Clínica Psiquiátrica

VOLUME 3

A terapêutica psiquiátrica

2ª EDIÇÃO ampliada e atualizada

Clínica Psiquiátrica

VOLUME 3

A terapêutica psiquiátrica

EDITORES

Euripedes Constantino Miguel
Beny Lafer
Helio Elkis
Orestes Vicente Forlenza

EDITORES DE ÁREA

Ana Paula Lopes Carvalho
Andre Russowsky Brunoni
Chei Tung Teng
Eduardo de Castro Humes
Felipe Corchs
Frederico Navas Demetrio
Guilherme Vanoni Polanczyk
Karla Mathias de Almeida
Leandro da Costa Lane Valiengo
Marcio Eduardo Bergamini Vieira
Marco de Tubino Scanavino
Monica Kayo
Odeilton Tadeu Soares
Renério Fráguas Júnior
Sandra Scivoletto

COORDENADOR EDITORIAL

Flávio Guimarães-Fernandes

MANOLE

"A edição desta obra foi financiada com recursos da Editora Manole Ltda., um projeto de iniciativa da Fundação Faculdade de Medicina em conjunto e com a anuência da Faculdade de Medicina da Universidade de São Paulo – FMUSP."

Editor gestor: Walter Luiz Coutinho
Editora: Juliana Waku
Editora de arte: Anna Yue
Projeto gráfico: Departamento de Arte da Editora Manole
Editoração eletrônica: Elisabeth Miyuki Fucuda, Formato Editoração, HiDesign Estúdio, Luargraf Serviços Gráficos, Triall Editorial
Ilustrações: Elisabeth Miyuki Fucuda, Freepik, Formato Editoração, HiDesign Estúdio, Luargraf Serviços Gráficos, Triall Editorial
Capa: Ricardo Yoshiaki Nitta Rodrigues
Imagem da capa: Sirio José Braz Cançado

CIP-BRASIL. CATALOGAÇÃO NA PUBLICAÇÃO
SINDICATO NACIONAL DOS EDITORES DE LIVROS, RJ

C572
2. ed.
v. 3

Clínica psiquiátrica : a terapêutica psiquiátrica / editores Euripedes Constantino Miguel ... [et al.] ; editores de área Ana Paula Lopes Carvalho ... [et al.]. - 2. ed., ampl. e atual. - Barueri [SP] : Manole, 2021.
; 28 cm.

Inclui bibliografia e índice
ISBN 978-65-5576-254-9

1. Psicologia clínica. 2. Psiquiatria. 3. Saúde mental. 4. Psicoterapia. I. Miguel, Euripedes Constantino. II. Carvalho, Ana Paula Lopes.

20-66673 CDD: 616.8914
CDU: 616.8-085.851

Meri Gleice Rodrigues de Souza - Bibliotecária - CRB-7/6439

1ª edição – 2011
2ª edição – 2021

Editora Manole Ltda.
Avenida Ceci, 672 – Tamboré
06460-120 – Barueri – SP – Brasil
Tel.: (11) 4196-6000
www.manole.com.br | https://atendimento.manole.com.br

Impresso no Brasil | *Printed in Brazil*

Editores

Euripedes Constantino Miguel
Professor Titular do Departamento de Psiquiatria da Faculdade de Medicina da Universidade de São Paulo. Professor Associado Adjunto da Faculdade de Medicina da Universidade de Yale.

Beny Lafer
Professor Associado III da Faculdade de Medicina da Universidade de São Paulo. Professor Associado Adjunto da Faculdade de Medicina da Universidade de Toronto.

Helio Elkis
Professor Associado III do Departamento de Psiquiatria da Faculdade de Medicina da Universidade de São Paulo.

Orestes Vicente Forlenza
Professor Associado, Livre-Docente e Chefe do Departamento de Psiquiatria da Faculdade de Medicina da Universidade de São Paulo.

Coordenador editorial

Flávio Guimarães-Fernandes

Médico formado pela Faculdade de Medicina da Universidade de São Paulo (FMUSP). Psiquiatra pelo Instituto de Psiquiatria do Hospital das Clínicas da Faculdade de Medicina da Universidade de São Paulo (IPq-HCFMUSP). Docente em Psicopatologia Fenomenológica pela Faculdade de Ciências Médicas da Santa Casa de São Paulo. Médico voluntário do Hospital Dia e da Enfermaria de Agudos do IPq-HCFMUSP. Editor-chefe da *Revista Psicopatologia Fenomenológica-Contemporânea*.

Editores de área

Ana Paula Lopes Carvalho

Psiquiatra. Mestre em Psiquiatria pela Escola Paulista de Medicina da Universidade Federal de São Paulo (UNIFESP). Médica Assistente e Supervisora dos Residentes pelo Grupo de Interconsultas – Instituto de Psiquiatria do Hospital das Clínicas da Faculdade de Medicina da Universidade de São Paulo. Lifestyle Medicine Physician pelo International Board of Lifestyle Medicine.

Andre Russowsky Brunoni

Professor Associado da Faculdade de Medicina da Universidade de São Paulo (FMUSP). Professor Visitante da Universidade Ludwig-Maximilians de Munique. Livre-Docente pelo Departamento de Psiquiatria da FMUSP. Doutor em Neurociências e Comportamento pelo Instituto de Psicologia da USP, com Doutorado-Sanduíche na Harvard Medical School. Psiquiatra graduado pela FMUSP.

Chei Tung Teng

Coordenador do Serviço de Interconsultas e Pronto-Socorro do Instituto de Psiquiatria do Hospital das Clínicas da Faculdade de Medicina da Universidade de São Paulo (IPq-HCFMUSP). Professor Colaborador do Departamento de Psiquiatria da FMUSP. Médico Supervisor do HCFMUSP. Membro da Associação Brasileira de Familiares, Amigos e Portadores de Transtornos Afetivos (ABRATA). Membro da Comissão de Emergência Psiquiátrica da Associação Brasileira de Psiquiatria (ABP). Doutorado pela FMUSP.

Eduardo de Castro Humes

Psiquiatra com doutorado pelo Departamento de Psiquiatria da Faculdade de Medicina da Universidade de São Paulo (FMUSP). Chefe do Ambulatório de Psiquiatria do Hospital Universitário da USP (HU-USP) e coordenador médico do Grupo de Apoio Psicológico ao Aluno FMUSP (GRAPAL). Membro do Comitê Executivo do Fórum de Serviços de Apoio aos Estudantes de Medicina (FORSA) e representante internacional da Association for College Psychiatry (AfCP).

Felipe Corchs

Professor Colaborador Médico do Departamento de Psiquiatria da Faculdade de Medicina da Universidade de São Paulo (FMUSP). Médico Assistente do Instituto de Psiquiatria do Hospital das Clínicas da FMUSP (IPq-HCFMUSP). Coordenador do Grupo de Trauma e do Núcleo de Análise do Comportamento do Serviço de Psicoterapia do IPq-HCFMUSP.

Frederico Navas Demetrio

Médico assistente do Instituto de Psiquiatria do Hospital das Clínicas da Faculdade de Medicina da Universidade de São Paulo (IPq-HCFMUSP). Doutor em Medicina pela FMUSP. Médico Supervisor e Coordenador do Ambulatório do Grupo de Estudos de Doenças Afetivas (GRUDA) do IPq-HCFMUSP. Supervisor da Enfermaria de Ansiedade e Depressão (EAND) do IPq-HCFMUSP.

Guilherme Vanoni Polanczyk

Professor Associado Livre-Docente da Disciplina de Psiquiatria da Infância e Adolescência do Departamento de Psiquiatria da Faculdade de Medicina da Universidade de São Paulo (FMUSP). Coordenador do Programa de Diagnóstico e Intervenções Precoces e da Unidade de Internação do Serviço de Psiquiatria da Infância e Adolescência do Instituto de Psiquiatria do Hospital das Clínicas da FMUSP (IPq-HCFMUSP).

Karla Mathias de Almeida

Mestre em Saúde Comunitária pelo Instituto de Saúde Coletiva da Universidade Federal da Bahia. Doutora em Ciências pela Universidade de São Paulo (USP). Professora Colaboradora do Departamento de Psiquiatria da Faculdade de Medicina da USP (FMUSP). Médica Assistente e Supervisora de Residentes do Instituto de Psiquiatria do Hospital das Clínicas da FMUSP (IPq-HCFMUSP). Vice-Coordenadora do Programa de Transtorno Bipolar (PROMAN) do IPq-HCFMUSP.

Leandro da Costa Lane Valiengo

Médico graduado pela Faculdade de Medicina da Universidade de São Paulo (FMUSP). Residência em Psiquiatria pelo Hospital das Clínicas da FMUSP (HCFMUSP). Doutor em Ciências Médicas pela FMUSP. Coordenador do Ambulatório de Psicogeriatria e do Serviço Interdisciplinar do Instituto de Psiquiatria do HCFMUSP. Professor da pós-graduação do Programa de Fisiopatologia Experimental da FMUSP.

Marcio Eduardo Bergamini Vieira

Médico formado pela Faculdade de Medicina da Universidade de São Paulo (FMUSP). Residência em Psiquiatria pelo Hospital das Clínicas da FMUSP. Especialista em Psiquiatria pela ABP e AMB. Mestrado em Ciências pela USP. MBA Executivo em Gestão em Saúde pela APM e Proahsa HCFMUSP. Membro das Comissões de Residência Médica e de Ligas Acadêmcias da ABP. Médico supervisor de internos e residentes no Hospital Universitário da USP e Docente do Curso Médico da Uninove.

Marco de Tubino Scanavino

Médico pela Universidade Federal de Ciências da Saúde de Porto Alegre (UFCSPA). Mestre e Doutor em Ciências da Saúde, na Área de Concentração da Psiquiatria. Colaborador do Programa Ambulatorial Integrado dos Transtornos do Impulso (ProAMITI) do Instituto de Psiquiatria do Hospital das Clínicas da Faculdade de Medicina da Universidade de São Paulo (IPq-HCFMUSP). Pós-Doutor na área de concentração das Moléstias Infecciosas e Parasitárias, pela FMUSP. Médico assistente do IPq-HCFMUSP no Centro de Reabilitação e Hospital-Dia (CRHD). Fundador e Coordenador do Ambulatório de Impulso Sexual Excessivo e de Prevenção aos Desfechos Negativos associados ao Comportamento Sexual (AISEP-IPq-HCFMUSP). Professor do Departamento de Psiquiatria da FMUSP e Orientador Pleno da Pós-graduação em Fisiopatologia Experimental da FMUSP.

Monica Kayo

Psiquiatra pela Universidade Federal de São Paulo (UNIFESP). Mestre em Ciências pela Faculdade de Medicina da Universidade de São Paulo (FMUSP).

Odeilton Tadeu Soares

Coordenador da Enfermaria de Ansiedade e Depressão do Instituto de Psiquiatria do Hospital das Clínicas da Faculdade de Medicina da Universidade de São Paulo (IPq-HCFMUSP). Médico Supervisor do IPq-HCFMUSP.

Renério Fráguas Júnior

Professor Associado, Departamento e Instituto de Psiquiatria do Hospital das Clínicas da Faculdade de Medicina da Universidade de São Paulo (IPq-HCFMUSP). Diretor da Divisão de Psiquiatria e Psicologia do Hospital Universitário (HU) – USP. Coordenador do Grupo de Pesquisa em Depressão na Interface da Psiquiatria com outras Especialidades. Laboratório de Investigação Médica, LIM-21.

Sandra Scivoletto

Psiquiatra. Doutorado em Psiquiatria pela Faculdade de Medicina da Universidade de São Paulo (FMUSP). Professora de Psiquiatria da Infância e Adolescência do Departamento de Psiquiatria da FMUSP. Chefe do Serviço de Psiquiatria da Infância e Adolescência do Instituto de Psiquiatria do Hospital das Clínicas da FMUSP (IPq-HCFMUSP). Coordenadora do Programa de Residência em Psiquiatria da Infância e Adolescência do IPq-HCFMUSP. Coordenadora do Programa Equilíbrio e Chefe do Ambulatório de Adolescentes do IPq-HCFMUSP.

Revisores científicos

Alan Campos Luciano
Psiquiatra. Residência de Psiquiatria pela Faculdade de Medicina da Universidade de São Paulo (FMUSP). Doutorando em Ciências Médicas pela FMUSP. Médico Assistente do Hospital das Clínicas da FMUSP (HCFMUSP). Psiquiatra e docente do Programa de Ansiedade (AMBAN) do Instituto de Psiquiatria do HCFMUSP (IPq-HCFMUSP).

Aline Jimi Myung Cho
Psiquiatra da Infância e Adolescência, graduada na Faculdade de Medicina da Universidade de São Paulo (FMUSP), com residência de Psiquiatria e subespecialidade em Psiquiatria da Infância e Adolescência no Instituto de Psiquiatria do Hospital das Clínicas da FMUSP (IPq-HCFMUSP). Preceptora da Disciplina de Psiquiatria da Infância e Adolescência do IPq-HCFMUSP.

André Henrique Oliveira Gonçalves
Psiquiatra formado na Universidade Federal da Bahia. Residente em Psiquiatria da Infância e Adolescência pela Faculdade de Medicina da Universidade de São Paulo.

Camila Truzzi Penteado
Médica e Psiquiatra pela Faculdade de Ciências Médicas da Universidade Estadual de Campinas (UNICAMP). Psicogeriatra pelo Instituto de Psiquiatria do Hospital das Clínicas da Faculdade de Medicina da Universidade de São Paulo (IPq-HCFMUSP).

Flávio Guimarães-Fernandes
Médico formado pela Faculdade de Medicina da Universidade de São Paulo (FMUSP). Psiquiatra pelo Instituto de Psiquiatria do Hospital das Clínicas da Faculdade de Medicina da Universidade de São Paulo (IPq-HCFMUSP). Docente em Psicopatologia Fenomenológica pela Faculdade de Ciências Médicas da Santa Casa de São Paulo. Médico voluntário do Hospital Dia e da Enfermaria de Agudos do IPq-HCFMUSP. Editor-chefe da *Revista Psicopatologia Fenomenológica-Contemporânea.*

Gabriel Henrique Beraldi
Psiquiatra pelo Instituto de Psiquiatria do Hospital das Clínicas da Faculdade de Medicina da Universidade de São Paulo (IPq-HCFMUSP). Preceptor do Departamento de Psiquiatria da FMUSP. Membro do Programa Esquizofrenia (PROJESQ) do IPq-HCFMUSP.

Guilherme Braga Cliquet
Graduado em Medicina pela Faculdade de Medicina da Universidade de São Paulo (FMUSP). Residente de Psiquiatria pelo Instituto de Psiquiatria do Hospital das Clínicas da FMUSP.

Isabella D'Andrea Garcia da Cruz
Médica graduada pela Faculdade de Medicina da Universidade de São Paulo (FMUSP). Residente médica em Psiquiatria pelo Instituto de Psiquiatria do Hospital das Clínicas da FMUSP.

Liana Silva Tortato
Graduada em Medicina pela Faculdade de Medicina da Universidade de São Paulo (FMUSP). Formada em Psiquiatria pelo Instituto de Psiquiatria do Hospital das Clínicas da FMUSP. Atualmente trabalhando como preceptora da graduação da FMUSP na disciplina de Psiquiatria.

Lucas Tokeshi
Graduação em Medicina pela Faculdade de Medicina da Universidade de São Paulo (FMUSP). Residência em Psiquiatria pelo Instituto de Psiquiatria do Hospital das Clínicas da FMUSP (IPq-HCFMUSP). Psiquiatra do Grupo de Apoio Psicológico ao Aluno FMUSP (GRAPAL).

Natália L. Saldanha
Psiquiatra da Infância e Adolescência, com residência no Instituto Bairral de Psiquiatria e subespecialização no Instituto de Psiquiatria do Hospital das Clínicas da Faculdade de Medicina da Universidade de São Paulo (IPq-HCFMUSP). Preceptora da disciplina de Psiquiatria da Infância e Adolescência do IPq-HCFMUSP.

Pedro Fukuti

Graduação e Residência na Faculdade de Medicina da Universidade de São Paulo (FMUSP). Psiquiatra preceptor da graduação (2019-2020) e da residência médica (2020-2021) no Instituto de Psiquiatria do Hospital das Clínicas da FMUSP.

Rodolfo Furlan Damiano

Médico Residente de Psiquiatria pelo Hospital das Clínicas da Faculdade de Medicina da Universidade de São Paulo (HCFMUSP). Membro do Programa de Saúde, Espiritualidade e Religiosidade (Pro-SER) do HCFMUSP, do Grupo de Pesquisa em Educação Médica da Universidade Federal de Juiz de Fora (UFJF) e atualmente mentor Jr. do Programa de Mentoria da FMUSP. Co-organizador dos livros: *Uma nova medicina para um novo milênio: a humanização do ensino médico*, *Cartas ao Dr. Bezerra de Menezes* e *Spirituality, religiousness and health, from research to clinical practice*, publicado este ano pela editora Springer-EUA. Coautor do livro *O problema do ser, do destino e da dor: 100 anos depois* e revisor técnico da terceira edição do livro *Espiritualidade no cuidado com o paciente*, do prof. Harold Koenig.

Rodrigo Darouche Gimenez

Psiquiatra com graduação e residência médica pela Faculdade de Medicina da Universidade de São Paulo (FMUSP). Colaborador do Programa de Saúde Mental da Mulher (ProMulher) do Instituto de Psiquiatria do Hospital das Clínicas da FMUSP.

Thiago Viegas Gomes Lins

Psiquiatra pelo Instituto de Psiquiatria do Hospital das Clínicas da Faculdade de Medicina da Universidade de São Paulo (IPq-HCFMUSP). Pós-graduado em Psicopatologia Fenomenológica pela Faculdade de Ciências Médicas da Santa Casa de São Paulo (FCMSCSP). Psiquiatra da Universidade Federal da Paraíba (UFPB). Psiquiatra do Instituto Federal da Paraíba (IFPB).

Autores

Abel Trindade Neto

Especialista em Terapia analítico-comportamental e monitor do curso de especialização em Análise do Comportamento Aplicada e Terapia Comportamental, Hospital Universitário da Universidade de São Paulo.

Abigail Betbedé

Médica psicanalista. Psiquiatra colaboradora do Ambulatório de Transtornos Somáticos (SOMA) do Instituto de Psiquiatria do Hospital das Clínicas da Faculdade de Medicina da Universidade de São Paulo (IPq-HCFMUSP). Membro filiado da Sociedade Brasileira de Psicanálise de São Paulo. Pós-graduanda em Psicanálise pela Universidade do Salvador – Associação Psicanalítica Argentina.

Adriana Dias Barbosa Vizzotto

Doutora e Mestre em Ciências da Saúde pela Faculdade de Medicina da Universidade de São Paulo (FMUSP). Diretora Técnica de Saúde do Serviço de Terapia Ocupacional. Terapeuta Ocupacional do Hospital Dia/Unidade de Internação Infantil. Colaboradora do Programa Esquizofrenia (PROJESQ) do Instituto de Psiquiatria do Hospital das Clínicas da FMUSP.

Adriana Fidalgo

Psicóloga formada pela Pontifícia Universidade Católica de São Paulo (PUC-SP). Mestrado e Doutorado em Psicologia Experimental pela PUC-SP. Professora e Supervisora do Paradigma – Centro de ciências e tecnologia do comportamento. Supervisora dos residentes em Psiquiatria do Hospital das Clínicas da Faculdade de Medicina da Universidade de São Paulo.

Adriane Bacellar Duarte Lima

Graduada em Psicologia pela Pontifícia Universidade Católica de São Paulo (PUC-SP). Psicóloga e Supervisora no Serviço de Psicologia e Neuropsicologia do Instituto de Psiquiatria do Hospital das Clínicas da Faculdade de Medicina da Universidade de São Paulo (IPq-HCFMUSP). Psicóloga Responsável do Centro de Reabilitação e Hospital Dia do IPq-HCFMUSP. Especialista em Psicologia Hospitalar. Coordenadora dos cursos "A Clínica do Acompanhamento Terapêutico" e "Aprofundamentos na Clínica do Acompanhamento Terapêutico", no hospital dia do IPq.

Alan Campos Luciano

Psiquiatra. Residência de Psiquiatria pela Faculdade de Medicina da Universidade de São Paulo (FMUSP). Doutorando em Ciências Médicas pela FMUSP. Médico Assistente do Hospital das Clínicas da FMUSP (HCFMUSP). Psiquiatra e docente do Programa de Ansiedade (AMBAN) do Instituto de Psiquiatria do HCFMUSP (IPq-HCFMUSP).

Alberto Rocha Barros

Psicanalista membro filiado a Sociedade Brasileira de Psicanálise de São Paulo (SBPSP) e membro-coordenador do Núcleo de Psicanálise do Instituto de Psiquiatria do Hospital das Clínicas da Faculdade de Medicina da Universidade de São Paulo (IPq-HCFMUSP).

Alexandra Martini de Oliveira

Graduação em Terapia Ocupacional pela Universidade de São Paulo (USP). Mestrado e Doutorado pela Faculdade de Medicina da USP (FMUSP). Especialista no Método TAP (*Tailored Activity Program*) para treinamento de cuidadores de pessoas com demência, pelo Johns Hopkins University School (Baltimore, EUA). Especialista em Reabilitação Cognitiva-Funcional em Neuropsiquiatria e Saúde Mental. Terapeuta Ocupacional do Serviço de Terapia Ocupacional do Instituto de Psiquiatria do Hospital das Clínicas da FMUSP (IPq-HCFMUSP) e pesquisadora e colaboradora do Laboratório de Neurociências (LIM-27) do IPq-HCFMUSP.

Alexandre de Lima Freitas

Psiquiatra e psicoterapeuta. Analista junguiano pela Sociedade Brasileira de Psicologia Analítica, filiada à International for

Analytical Psychology. Supervisor de residentes do Serviço de Psicoterapia do Instituto de Psiquiatria do Hospital das Clínicas da Faculdade de Medicina da Universidade de São Paulo (IPq-HCFMUSP).

Alexandre Jack Dwan

Médico formado pela Faculdade de Medicina da Universidade de São Paulo (FMUSP). Psiquiatra formado pelo Instituto de Psiquiatria do Hospital das Clínicas da FMUSP (IPq-HCFMUSP). Coordenador do Serviço de Interconsulta Psiquiátrica do IPq-HCFMUSP. Coordenador do Grupo de Interconsultas do IPq-HCFMUSP. Colaborador do Ambulatório de Psicodermatoses do Departamento de Dermatologia do HCFMUSP. Colaborador do Ambulatório de Dor do Departamento de Anestesiologia do HCFMUSP. Médico responsável pelo Ambulatório de Cetamina do IPq-HCFMUSP.

Alexandre Pinto de Azevedo

Psiquiatra. Assistente do Programa de Transtornos do Sono do Instituto de Psiquiatria do Hospital das Clínicas da Faculdade de Medicina da Universidade de São Paulo (IPq-HCFMUSP). Coordenador do Grupo de Estudos em Comer Compulsivo e Obesidade do Programa de Transtornos Alimentares (AMBULIM) do IPq-HCFMUSP. Supervisor do Programa de Residência Médica em Medicina do Sono do HCFMUSP e do Programa de Residência Médica em Psiquiatria do HCFMUSP.

Alexandre Saadeh

Psiquiatra e Psicodramatista. Doutor em Ciências pelo Departamento de Psiquiatria da Faculdade de Medicina da Universidade de São Paulo (FMUSP). Coordenador do Ambulatório Transdisciplinar de Identidade de Gênero e Orientação Sexual do Instituto de Psiquiatria do Hospital das Clínicas da FMUSP (AMTIGOS-IPq-HCFMUSP). Professor Colaborador no Departamento de Psiquiatria da FMUSP. Professor Doutor do Curso de Psicologia da Faculdade de Ciências Humanas e da Saúde da Pontifícia Universidade Católica de São Paulo (PUC-SP).

Alexandrina Maria Augusto da Silva Meleiro

Doutora em Medicina pelo Departamento de Psiquiatria da Faculdade de Medicina da Universidade de São Paulo (FMUSP). Médica Psiquiatra pela Associação Brasileira de Psiquiatria (ABP). Vice-Presidente da Comissão de Atenção à Saúde Mental do Médico – ABP. Vice-Presidente da Associação Brasileira de Estudo e Prevenção de Suicídio (ABEPS). Vice-Presidente do Conselho Científico da ABRATA.

Allan Cristiano dos Santos

Psiquiatra, colaborador do Programa Transtornos do Espectro Obsessivo Compulsivo do Instituto de Psiquiatria do Hospital das Clínicas da Faculdade de Medicina da Universidade de São Paulo.

Álvaro Cabral Araújo

Psiquiatra e Analista do Comportamento. Pesquisador do Programa de Ansiedade do Instituto de Psiquiatria do Hospital das Clínicas da Faculdade de Medicina da Universidade de São Paulo. Doutorando em Neurociências e Comportamento pelo Instituto de Psicologia da USP.

Amanda Rafaella Abreu Soares

Psicóloga da Infância e da Adolescência. Colaboradora do Hospital Dia Infantil do Instituto de Psiquiatria do Hospital das Clínicas da Faculdade de Medicina da Universidade de São Paulo (IPq-HCFMUSP). Mestre em Ciências da Saúde pela Faculdade de Ciências Médicas da Santa Casa de São Paulo. Neuropsicóloga pelo Centro Universitário Christus (Unichristus) – Fortaleza (CE).

Ana Carolina Soares

Psicóloga com graduação pela Universidade Estadual do Piauí. Mestre em Ciências e Saúde pela UFPI. Especialista em Neuropsicologia e Terapia Cognitivo-comportamental. Psicóloga do quadro efetivo da SESAPI e do Centro integrado de reabilitação e professora do curso de Psicologia da Uninassau.

Ana Cláudia Melcop

Psiquiatra da Infância e Adolescência pela Universidade Federal de São Paulo (UNIFESP). Médica assistente da Enfermaria Infantil do Instituto de Psiquiatria do Hospital das Clínicas da Faculdade de Medicina da Universidade de São Paulo (IPq-HCFMUSP). Coordenadora do Programa de Psicose na Infância e Adolescência (PROPIA) do IPq-HCFMUSP.

Ana Gabriela Hounie

Psiquiatra. Doutora em Ciências pela Faculdade de Medicina da Universidade de São Paulo (FMUSP). Colaboradora do Projeto Transtornos do Espectro Obsessivo-Compulsivo (PROTOC) do Instituto de Psiquiatria do Hospital das Clínicas da FMUSP (IPq-HCFMUSP).

Ana Jô Jennings

Mestranda pelo Programa de Neurociências e Comportamento do Instituto de Psicologia da Universidade de São Paulo. Especialista em Neuropsicologia pelo Conselho Federal de Psicologia, com aprimoramento em neuropsicologia no contexto hospitalar pelo Instituto de Psiquiatria do Hospital das Clínicas da Faculdade de Medicina da Universidade de São Paulo (IPq-HCFMUSP). Formação em Psicologia Forense pelo Núcleo Forense (Nufor) do IPq-HCFMUSP. Graduada em Psicologia pela UNESP - Bauru.

Ana Katharina de Figueiredo Leite

Terapeuta ocupacional. Mestre em Design. Especialização em Tecnologia Assistiva. Especialização em Neuropsicologia. Fundadora do Reab.me.

Ana Laura Alcantara Alves

Graduada em Terapia Ocupacional pela Universidade de São Paulo (USP-Ribeirão Preto). Terapeuta ocupacional do Centro de Reabilitação e Hospital Dia, da Enfermaria de Pacientes Agudos do Instituto de Psiquiatria do Hospital das Clínicas da Faculdade de Medicina da Universidade de São Paulo (IPq--HCFMUSP). Especialista pelo Método Terapia Ocupacional Dinâmica (MTOD-CETO). Pós-graduada em Psicopatologia Fenomenológica pela Faculdade de Ciências Médicas da Santa Casa de São Paulo. Aprimoramento em Saúde Mental do Hospital das Clínicas de Ribeirão Preto da USP.

Ana Paula Lopes Carvalho

Psiquiatra. Mestre em Psiquiatria pela Escola Paulista de Medicina da Universidade Federal de São Paulo (UNIFESP). Médica Assistente e Supervisora dos Residentes pelo Grupo de Interconsultas – Instituto de Psiquiatria do Hospital das Clínicas da Faculdade de Medicina da Universidade de São Paulo. Lifestyle Medicine Physician pelo International Board of Lifestyle Medicine.

André Brooking Negrão

Doutor em Ciências Médicas pela Faculdade de Medicina da Universidade de São Paulo (FMUSP). Médico assistente do Programa Interdisciplinar de Estudos de Álcool e Drogas (GREA) do Instituto e Departamento de Psiquiatria do Hospital das Clínicas da FMUSP.

André Luís Campos Lima

Programa de Pesquisa em Transtornos do Espectro Obsessivo, Compulsivo e Ansioso, Instituto de Psiquiatria, Universidade Federal do Rio de Janeiro.

André Malbergier

Psiquiatra. Mestrado em Saúde Pública pela Universidade de Illinois em Chicago (EUA). Doutorado em Medicina pela Faculdade de Medicina da Universidade de São Paulo (FMUSP). Professor Colaborador do Departamento de Psiquiatria da FMUSP. Coordenador do Grupo Interdisciplinar de Estudos de Álcool e Drogas (GREA) do Instituto de Psiquiatria do Hospital das Clínicas da FMUSP.

Andre Russowsky Brunoni

Professor Associado da Faculdade de Medicina da Universidade de São Paulo (FMUSP). Professor Visitante da Universidade Ludwig-Maximilians de Munique. Livre-Docente pelo Departamento de Psiquiatria da FMUSP. Doutor em Neurociências e Comportamento pelo Instituto de Psicologia da USP, com Doutorado-Sanduíche na Harvard Medical School. Psiquiatra graduado pela FMUSP.

Andrea Machado Vianna

Psicóloga clínica. Mestre em Ciências da Saúde pela Faculdade de Medicina da Santa Casa de Misericórdia de São Paulo. Psicóloga Colaboradora do Programa Ansiedade do Instituto de Psiquiatria do Hospital das Clínicas da Faculdade de Medicina da Unviersidade de São Paulo (IPq-HCFMUSP). Coordenadora do Curso de Acompanhamento Terapêutico do Programa Ansiedade do IPq-HCFMUSP. Professora/Supervisora do Curso de Especialização em Terapia Comportamental e Cognitiva em Saúde Mental do Programa Ansiedade do IPq-HCFMUSP.

Andréia A. Pires de Oliveira

Especialista em Terapia Analítico-comportamental e monitora do curso de especialização em Análise do Comportamento Aplicada e Terapia Comportamental, Hospital Universitário da Universidade de São Paulo.

Anny de Mattos Barroso Maciel

Psiquiatra. Ex-coordenadora da Equipe de Bulimia Nervosa no Hospital das Clínicas da Faculdade de Medicina da Universidade de São Paulo (HCFMUSP). Terapeuta Interpessoal pelo PROVE – Universidade Federal de São Paulo (UNIFESP).

Antonio Carlos Lopes

Departamento e Instituto de Psiquiatria do Hospital das Clínicas da Faculdade de Medicina da Universidade de São Paulo e Departamento de Neurologia da Universidade de São Paulo.

Antonio de Pádua Serafim

Diretor Técnico de Saúde do Serviço de Psicologia e Neuropsicologia e do Núcleo Forense do Instituto de Psiquiatria do Hospital das Clínicas da Faculdade de Medicina da Universidade de São Paulo (IPq-HCFMUSP). Professor Colaborador do Departamento de Psiquiatria da FMUSP. Professor do Programa de Neurociências e Comportamento do Instituto de Psicologia da Universidade de São Paulo (IPUSP). Professor do Programa de Pós-graduação em Psicologia da Saúde da Universidade Metodista de São Paulo (UMESP).

Ariella Fornachari Ribeiro Belan

Fonoaudióloga (Universidade Federal de São Paulo – UNIFESP). Especialista em Neurolinguística (Faculdade de Medicina da Universidade de São Paulo – FMUSP). Doutorado em Ciências pelo Departamento de Neurologia da FMUSP. Pós-Doutorado em Neurociência pelo Departamento de Psiquiatria da FMUSP. Pesquisadora no Instituto de Psiquiatria do Hospital das Clínicas da FMUSP, no Ambulatório de Psicogeriatria. Docente do curso de Pós-graduação Latu Sensu do grupo educacional CENSUPEG.

Arthur Caye

Psiquiatra pelo Hospital de Clínicas de Porto Alegre. Doutor em Psiquiatria pela Universidade Federal do Rio Grande do Sul, Universidade Federal de São Paulo e Universidade de São Paulo. Pesquisador do Programa de Depressão na Infância e na Adolescência do Hospital de Clínicas de Porto Alegre.

Arthur Guerra de Andrade

Coordenador do Programa Redenção da Prefeitura Municipal de São Paulo. Professor Titular de Psicologia Médica e Psiquiatria da Faculdade de Medicina do ABC. Professor Associado do Departamento de Psiquiatria da Faculdade de Medicina da Universidade de São Paulo (FMUSP). Coordenador do Programa do Grupo Interdisciplinar de Estudos de Álcool e Drogas (GREA) do Instituto de Psiquiatria do Hospital das Clínicas da FMUSP. Presidente Executivo do Centro de Informações sobre Saúde e Álcool (CISA). Foi Presidente do International Council on Alcohol and Addictions (ICAA). Livre-Docente pelo Departamento de Psiquiatria da FMUSP. Pós-doutorado na School of Public Health, Johns Hopkins University (EUA), Fullbright Commission. Doutorado em Psiquiatria pela FMUSP. Graduado em Medicina pela Faculdade de Medicina do ABC.

Arthur Hirschfeld Danila

Médico formado e especialista em Psiquiatria pela Faculdade de Medicina da Universidade de São Paulo (FMUSP). Especialista em Medicina do Estilo de Vida pelo International Board of Lifestyle Medicine. Coordenador do Programa de Mudança de Hábito e Estilo de Vida do Instituto de Psiquiatria do Hospital das Clínicas da FMUSP (IPq-HCFMUSP). Colaborador do Programa de Ansiedade do IPq-HCFMUSP. Coordenador do Serviço de Acolhimento Integrado do Núcleo de Apoio ao Estudante da FMUSP.

Augusto Santos Batista

Psicólogo Clínico e Organizacional. Especialista em Psicopatologia e Prática Clínica pelo Instituto de Psiquiatria do Hospital das Clínicas da Faculdade de Medicina da Universidade de São Paulo (IPq-HCFMUSP). Especialista em Gestão Estratégica de Pessoas pela Universidade Presbiteriana Mackenzie.

Belquiz S. Avrichir

Assistente do Instituto de Psiquiatria do Hospital das Clínicas da Faculdade de Medicina da Universidade de São Paulo (IPq-HCFMUSP). Mestre e Doutora pela FMUSP. Membro do Projeto Esquizofrenia e responsável pelo estágio do 2° ano da Residência na área de Esquizofrenia e outros Transtornos Psicóticos.

Beny Lafer

Professor Associado III do Departamento de Psiquiatria da Faculdade de Medicina da Universidade de São Paulo (FMUSP). Coordenador do Programa de Transtorno Bipolar (PROMAN) do Instituto de Psiquiatria do Hospital das Clínicas da FMUSP. Professor Associado Adjunto do Departamento de Psiquiatria da Faculdade de Medicina da Universidade de Toronto, Canadá.

Bernardo Carramão Gomes

Psicólogo com graduação pela Universidade Federal do Rio de Janeiro (UFRJ). Extensão em Terapia Cognitivo-Comportamental pela UFRJ. Mestre e Doutor em Ciências pela Faculdade de Medicina da Universidade de São Paulo.

Bernardo de Sampaio Pereira-Júnior

Médico psiquiatra pela Faculdade de Medicina do ABC (FMABC). Doutor em Psiquiatria pela Faculdade de Medicina da Universidade de São Paulo (FMUSP). Especialização em Neuromodulação Clínica não Invasiva pela Harvard Medical School. Pesquisador clínico no Serviço Interdisciplinar de Neuromodulação do Instituto de Psiquiatria do Hospital das Clínicas da FMUSP.

Bianca Brunelli Eduardo

Graduação em Medicina pela Faculdade de Medicina da Universidade de São Paulo (FMUSP). Residência em Psiquiatria pelo Instituto de Psiquiatria do Hospital das Clínicas da FMUSP (IPq-HCFMUSP). Psiquiatra do Grupo de Apoio Psicológico ao Aluno FMUSP (GRAPAL).

Bruna Avellar de Paula Pereira

Graduada em Medicina pela Faculdade de Medicina da Universidade de São Paulo (FMUSP). Residência em Psiquiatria pelo Instituto de Psiquiatria do Hospital das Clinicas da FMUSP.

Bruna Bartorelli

Psiquiatra assistente, fundadora e chefe do Ambulatório de Transtornos Somáticos (SOMA) do Instituto de Psiquiatria do Hospital das Clínicas da Faculdade de Medicina da Universidade de São Paulo.

Bruno Pinatti Ferreira de Souza

Graduação em Medicina pela Faculdade de Medicina da Universidade de São Paulo (FMUSP). Residência em Psiquiatria pelo Instituto de Psiquiatria do Hospital das Clínicas da FMUSP (IPq-HCFMUSP). Psiquiatra assistente do Grupo de Interconsultas do IPq-HCFMUSP.

Bruno Sakiyama

Médico colaborador do Ambulatório do Trauma (AMBAN) do Instituto de Psiquiatria do Hospital das Clínicas da Faculdade de Medicina da Universidade de São Paulo (IPq-HCFMUSP). Residência Médica em Psiquiatria pelo IPq-HCFMUSP.

Caio Borba Casella

Formado em Medicina pela Universidade de São Paulo (USP). Residência médica em Psiquiatria Geral e Psiquiatria da Infância e Adolescência pelo Instituto de Psiquiatria do Hospital das Clínicas da Faculdade de Medicina da USP (IPq-HCFMUSP). Coordenador da Equipe Médica do Hospital Dia Infantil do IPq-HCFMUSP. Psiquiatra do Instituto da Criança e do Adolescente do HCFMUSP.

Caio Mayrink

Residente de Psiquiatria pelo Instituto de Psiquiatria do Hospital das Clínicas da Faculdade de Medicina da Universidade de São Paulo.

Camila Luisi Rodrigues

Mestre e Especialista em Psicologia Hospitalar em Avaliação Psicológica e Neuropsicológica pelo Instituto de Psiquiatria do Hospital das Clínicas da Faculdade de Medicina da Universidade de São Paulo (IPq-HCFMUSP). Neuropsicóloga colaboradora do Programa dos Transtornos Ansiosos na Infância e Adolescência.

Carmen Lúcia Albuquerque de Santana

Psiquiatra pela Faculdade de Medicina da Universidade de São Paulo (FMUSP). Mestrado em Medicina (Saúde Mental) e Doutorado em Ciências pela FMUSP. Especialista e Mestre no programa "International Master in Mental Health Policies & Services" pela Universidade Nova de Lisboa/Organização Mundial da Saúde. Professora associada visitante no Departamento de Saúde Coletiva da Escola Paulista de Enfermagem da Universidade Federal de São Paulo (UNIFESP), professora do curso de especialização em Saúde Mental, Imigração e Interculturalidade (UNIFESP) e Orientadora de Aprendizagem na Educação a Distância da Escola Nacional de Saúde Pública, Fiocruz, RJ. Coordena o Projeto A Cor da Rua (parceria IPq-HCFMUSP e EPE-UNIFESP).

Carolina Guimarães

Acadêmica de Psicologia pela Pontifícia Universidade Católica de São Paulo (PUC-SP).

Carolina Perroni

Psicóloga Analista do Comportamento, Mestre em Psicologia Experimental pela Pontifícia Universidade Católica de São Paulo (PUC-SP). Supervisora dos residentes em Psiquiatria do Hospital das Clínicas da Faculdade de Medicina da Universidade de São Paulo.

Carolina Sophia Vila Zambotto

Psicóloga com formação em Psicanálise Winnicottiana. Colaboradora do Projeto de Ansiedade na Infância e Adolescência (IPq-HCFMUSP). Especialista em Neuropsicologia pela Faculdade de Ciências Médicas da Santa Casa de São Paulo.

Caroline Louise Mesquita Uchôa

Psiquiatra e Preceptora dos residentes do Instituto de Psiquiatria do Hospital das Clínicas da Faculdade de Medicina da Universidade de São Paulo.

César Bozzola Neto

Médico graduado pela Universidade Estadual de Campinas (Unicamp) com residência médica em Psiquiatria pelo Instituto de Psiquiatria do Hospital das Clínicas da Faculdade de Medicina da Universidade de São Paulo.

Chei Tung Teng

Coordenador do Serviço de Interconsultas e Pronto-Socorro do Instituto de Psiquiatria do Hospital das Clínicas da Faculdade de Medicina da Universidade de São Paulo (IPq-HCFMUSP). Professor Colaborador do Departamento de Psiquiatria da FMUSP. Médico Supervisor do HCFMUSP. Membro da Associação Brasileira de Familiares, Amigos e Portadores de Transtornos Afetivos (ABRATA). Membro da Comissão de Emergência Psiquiátrica da Associação Brasileira de Psiquiatria (ABP). Doutorado pela FMUSP.

Christian Kieling

Médico Psiquiatra, Psiquiatra da Infância e da Adolescência pelo Hospital de Clínicas de Porto Alegre. Doutor em Ciências Médicas: Psiquiatria pela Universidade Federal do Rio Grande do Sul. Professor Adjunto do Departamento de Psiquiatria e Medicina Legal da Faculdade de Medicina, Universidade Federal do Rio Grande do Sul. Diretor do Programa de Depressão na Infância e na Adolescência do Hospital de Clínicas de Porto Alegre.

Christiane Santos Matos

Pós-Doutorado em Infectologia e Medicina Tropical pela Faculdade de Medicina da UFMG, Mestrado e Doutorado em Ciências da Saúde (área: doenças infecciosas e parasitárias) pela Fundação Oswaldo Cruz (CPqRR/Fiocruz-MG), Especialização na área de Análise de Situação de Saúde (UFG-GO) e Graduação em Biomedicina, com habilitação profissional em Patologia Clínica. Durante sua trajetória profissional, com mais de 15 anos de experiência na área de conhecimento relacionada à gestão, pesquisa e docência em saúde, destacam-se as experiências como Consultora Nacional na Organização das Nações Unidas para as áreas de conhecimento relacionadas às doenças tropicais negligenciadas, Análise da Situação da Saúde, Redes de Informação em Saúde, Ciência, Tecnologia e Pesquisa no Escritório Nacional da Organização Pan-Americana da Saúde/Organização Mundial da Saúde (OPAS/OMS) em Brasília/DF, bem como a atuação técnica no Departamento de Ciência e Tecnologia/Secretaria de Ciências, Tecnologia e Insumos Estratégicos/Ministério da Saúde para a área de doenças infecciosas (em especial doenças negligenciadas), estudos epidemiológicos e a Política Nacional das Práticas Integrativas e Complementares em Saúde (PNPIC). Desde 2012 tem dedicado novas iniciativas de formação técnica nas áreas de conhecimento relacionadas à área de Medicinas Tradicionais, Complementares e Integrativas. Atuou como Terapeuta voluntária no Centro de Reabilitação Hospital Dia (CRHD) do Instituto de Psiquiatria do Hospital das Clínicas da Faculdade de Medicina da Universidade de São Paulo (IPq-HCFMUSP), integrando o grupo de Terapeutas de Jikiden Reiki no Núcleo de Cuidados Complementares e Integrativos (NUCCI) do CRHD-IPq-HCFMUSP.

Cícera Duarte

Licenciatura e Bacharelado pela Organização Santamarense de Educação e Cultura (OSEC). Mestre em Ciências pela Faculdade de Medicina da Universidade de São Paulo (FMUSP). Pesquisadora do PROMAN do Instituto de Psiquiatria do Hospital das Clínicas da FMUSP (IPq-HCFMUSP).

Clarice Tanaka

Fisioterapeuta. Professora Titular do Departamento de Fisioterapia, Fonoaudiologia e Terapia Ocupacional da Faculdade de Medicina da Universidade de São Paulo.

Claudia Ballestero Gracindo

Psicóloga clínica e Neuropsicóloga. Mestre em Ciências da Saúde pela Faculdade de Medicina da Universidade de São Paulo (FMUSP). Psicóloga colaboradora do Programa Ansiedade (AMBAN) do Instituto de Psiquiatria do Hospital das Clínicas da FMUSP.

Claudia Leicand

Psicóloga, Psicanalista, Terapeuta familiar, Co-coordenadora do curso Introdução à Terapia Familiar no Instituto de Psiquiatria do Hospital das Clínicas da Faculdade de Medicina da Universidade de São Paulo (IPq-HCFMUSP). Colaboradora no HDI IPq-HCFMUSP. Membro efetivo da APTF, membro fundadora da ABPCF.

Claudia Romano Pacífico

Psicóloga/Analista do Comportamento. Doutora em Psicologia Experimental pela Pontifícia Universidade Católica de São Paulo (PUC-SP). Co-fundadora do Grupo Gradual e Adapte. Colaboradora do Programa de Diagnóstico do Ambulatório de Autismo (PROTEA) do Serviço de Psiquiatria da Infância e Adolescência do Instituto de Psiquiatria do Hospital das Clínicas da Faculdade de Medicina da Universidade de São Paulo (IPq¬HCFMUSP).

Clement Hamani

Division of Neurosurgery, Sunnybrook Health Sciences Centre, Toronto, Canada. Divisão de Neurocirurgia Funcional, Instituto de Psiquiatria, Departamento de Neurologia, Universidade de São Paulo.

Cleverson Higa Kaio

Psiquiatra. Mestre em saúde da criança e do adolescente pela UFPR. Médico colaborador do ambulatório do Programa de Atendimento aos Transtornos Afetivos (PRATA) do Serviço de Psiquiatria da Infância e Adolescência (SEPIA) do Instituto de Psiquiatria do Hospital das Clínicas da Faculdade de Medicina da Universidade de São Paulo (IPq-HCFMUSP).

Cristiana Castanho de Almeida Rocca

Psicóloga Supervisora do Serviço de Psicologia e Neuropsicologia, e em atuação no Hospital Dia Infantil do Instituto de Psiquiatria do Hospital das Clínicas da Faculdade de Medicina da Universidade de São Paulo (IPq-HCFMUSP). Mestre e Doutora em Ciências pela FMUSP. Professora Colaboradora na FMUSP e Professora nos cursos de Neuropsicologia do IPq-HCFMUSP.

Cristiane Blanco

Psicóloga com Especialização em Neuropsicologia pelo Cenaces. Presidente do Instituto Nacional de Ações e Terapias Assistidas por Animais (INATAA). Atua como colaboradora responsável pelos atendimentos a vítimas de violência sexual no Ambulatório de Impulso Sexual Excessivo e Prevenção dos Desfechos Negativos Associados ao Comportamento Sexual (AISEP) do IPq-HCFMUSP.

Cristina Hatsumi Yui

Graduação em Fisioterapia pela Universidade Estadual de Londrina. Pós-graduação latu sensu em Metodologia do Ensino Superior pelo Centro Ensino Unificado de Brasília. Especializações em Reabilitação (Centro de Reabilitação Sarah Kubitscheck), Reeducação Postural Global, Terapia Craniossacral, Somatic Experiencing. Fisioterapeuta colaboradora voluntária do Centro de Reabilitação Hospital Dia (CRHD) do Instituto de Psiquiatria do Hospital das Clínicas da Faculdade de Medicina da Universidade de São Paulo (IPq-HCFMUSP). Coordenadora do Grupo de TISE no Núcleo de Cuidados Complementares e Integrativos (NUCCI) do CRHD-IPq--HCFMUSP. Membro da comissão científica NUCCI do CRHD--IPq-HCFMUSP. Pesquisadora e colaboradora voluntária no Ambulatório de Impulso Sexual Excessivo e Prevenção aos Desfechos Negativos Associados ao Comportamento Sexual – AISEP do IPq-HCFMUSP, no segmento de violência sexual. Idealizadora do método Toque Integrativo Somato Emocional® - T.I.S.E®, desenvolvido no CRHD. Professora no curso de formação de terapeuta em Toque Integrativo Somato Emocional® - T.I.S.E® pela Escola de Excelência do IPq-HCFMUSP. Supervisora do Curso de Capacitação em Serviço em Práticas Integrativas e Complementares em Saúde, modalidade- T.I.S.E® pela Escola de Educação Permanente no IPq-HCFMUSP.

Daniel Ciampi A. de Andrade

Neurologista, Professor Livre-Docente pelo Departamento de Neurologia da Faculdade de Medicina da Universidade de São Paulo. Coordenador do Centro de Dor do Departamento de Neurologia do Hospital das Clínicas da FMUSP. Médico Assistente do Instituto do Câncer do Estado de São Paulo. Supervisor da Residência Médica em Neurologia e Neurocirurgia da FMUSP – Área de Atuação em Dor.

Daniel Fatori

Psicólogo e Mestre em Distúrbios do Desenvolvimento pela Universidade Presbiteriana Mackenzie e Doutor em Psiquiatria pelo Departamento de Psiquiatria da Faculdade de Medicina da Universidade de São Paulo (FMUSP). Especialista em Terapia Cognitivo-Comportamental pelo Instituto de Psiquiatria do Hospital das Clínicas da FMUSP (IPq-HCFMUSP). Pesquisador Pós-Doutorando e Professor Colaborador do Departamento de Psiquiatria da FMUSP.

Daniel Guilherme Suzuki Borges

Psiquiatra especialista em Medicina do Sono. Médico Assistente junto ao Laboratório do Sono e Ambulatório do Sono (ASONO) do Instituto de Psiquiatria do Hospital das Clínicas da Faculdade de Medicina da Universidade de São Paulo.

Daniel Kawakami
Psiquiatra. Coordenador de Psiquiatria do Pronto-Socorro do Instituto Central do Hospital das Clínicas da Faculdade de Medicina da Universidade de São Paulo (PS-ICHC-FMUSP). Assistente de Interconsultas de Psiquiatria do HCFMUSP (IPq-HCFMUSP).

Daniel Lucas da Conceição Costa
Psiquiatra. Doutor em Ciências pelo Departamento de Psiquiatria da Faculdade de Medicina da Universidade de São Paulo (FMUSP). Pesquisador do Programa Transtornos do Espectro Obsessivo-Compulsivo (PROTOC) do Instituto de Psiquiatria do Hospital das Clínicas da FMUSP.

Daniel Minkin Levy
MD. Centro de Saúde Mental de Jerusalem, Israel.

Daniel Victor Barbosa Magalhães
Graduado em Medicina pela Universidade Federal do Piauí. Psiquiatra pelo Instituto de Psiquiatria do Hospital das Clínicas da Faculdade de Medicina da Universidade de São Paulo (IPq-HCFMUSP). Psiquiatra no Centro de Referência de Álcool, Tabaco e outras Drogas (CRATOD) e no Programa Einstein na Comunidade Judaica (PECJ).

Daniela Rothschild
Psicóloga, terapeuta de crianças e adolescentes e terapeuta familiar. Coordenadora do curso Introdução a terapia familiar para os residentes do 4° ano do Instituto de Psiquiatria do Hospital das Clínicas da Faculdade de Medicina da Universidade de São Paulo (IPq-HCFMUSP).

Daniella Mouadeb
Psicóloga graduada pela Universidade Presbiteriana Mackenzie. Psicóloga colaboradora do Ambulatório de Ansiedade do Instituto de Psiquiatria Hospital das Clínicas da FMUSP (HC-FMUSP). Especialização em Terapia Cognitiva Comportamental pelo Centro de Estudos em Terapia Cognitiva Comportamental.

Débora Luciana Melzer-Ribeiro
Psiquiatra assistente do serviço de Eletroconvulsoterapia do Instituto de Psiquiatria do Hospital das Clínicas da Faculdade de Medicina da Universidade de São Paulo (IPq-HCFMUSP). Supervisora do Ambulatório do PROJESQ e do Grupo de Interconsultas do IPq-HCFMUSP. Mestre e Doutora em Ciências pela FMUSP.

Deborah Rolim
Graduada em Fonoaudiologia pela Pontifícia Universidade Católica de São Paulo. Mestrado em Ciências pela Faculdade de Medicina da Universidade de São Paulo.

Denise Matheus Gobo
Psiquiatra. Fellowship em Cefaleia pela Universidade Federal de São Paulo. Colaboradora no Programa Transtornos do Espectro Obsessivo-Compulsivo (PROTOC) do Instituto de Psiquiatria do Hospital das Clínicas da Faculdade de Medicina da Universidade de São Paulo.

Desirèe Monteiro Cordeiro
Psicóloga e psicodramatista. Mestre em Ciências pelo Departamento de Psiquiatria da Faculdade de Medicina da Universidade de São Paulo (FMUSP). Psicóloga voluntária do Ambulatório Transdisciplinar de Identidade de Gênero e Orientação Sexual do Instituto de Psiquiatria do Hospital das Clínicas da FMUSP (AMTIGOS-IPq-HCFMUSP).

Doris Hupfeld Moreno
Mestre-Doutora em Medicina pelo Departamento de Psiquiatria da Faculdade de Medicina da Universidade de São Paulo (FMUSP). Médica Assistente do Instituto de Psiquiatria do Hospital das Clínicas da FMUSP (IPq-HCFMUSP). Médica Pesquisadora do Grupo de Estudos de Doenças Afetivas (GRUDA) do IPq-HCFMUSP.

Edinalva Cruz Souza
Psicóloga do Serviço de Psicologia do Hospital Universitário da Universidade de São Paulo. Especialista em Psicologia do Tabagismo e Stress.

Edson Luiz de Toledo
Psicólogo. Mestre em Ciências pelo Departamento de Psiquiatria da Faculdade de Medicina da Universidade de São Paulo (FMUSP). Coordenador Voluntário das Sessões de Tricotilomania e Automutilação do Programa Ambulatorial Integrado dos Transtornos do Impulso do Instituto de Psiquiatria do Hospital das Clínicas da FMUSP (IPq-HCFMUSP). Supervisor Clínico na Universidade Paulista (UNIP).

Edson Maciel Costa
Graduado em Comunicação Social pela Universidade Metodista de São Paulo (UMESP). Mestrando pela Faculdade de Medicina da Universidade de São Paulo (FMUSP). Instrutor de Yoga formado pelo K.R.I. (Kundalini Research Institute) – BRA/EUA. Professor de Yoga formado pela Nada Yoga School e Yoga Alliance – IND/EUA. Professor de Yoga voluntário no Centro de Reabilitação e Hospital Dia Adulto (CRHD), nas Enfermarias de Ansiedade e Depressão (EAND), Comportamento Impulsivo (ECIM), Agudos, Comportamento Alimentar (ECAL) e do Ambulatório de Impulso Sexual Excessivo e Prevenção (AISEP) do Instituto de Psiquiatria do Hospital das Clínicas da Faculdade de Medicina da Universidade de São Paulo (IPq-HCFMUSP). Coordenador do Grupo de Yoga no Núcleo de Cuidados Complementares e Integrativos (NUCCI) do CRHD do IPq-HCFMUSP. Supervisor do Curso de Capa-

citação em Serviço em Práticas Integrativas e Complementares em Saúde, modalidade – Yoga, pela Escola de Educação Permanente no IPq-HCFMUSP.

Edson Rodrigues Neto

Médico residente de Psiquiatria pelo Instituto de Psiquiatria do Hospital das Clínicas da Faculdade de Medicina da Universidade de São Paulo. Psicanalista, membro do Instituto Vox de Pesquisa em Psicanálise.

Eduardo Barretto Maia

Psiquiatra. Residência em Psiquiatria pelo Instituto de Psiquiatria do Hospital das Clínicas da Faculdade de Medicina da Universidade de São Paulo (IPq-HCFMUSP). Psiquiatra pesquisador e assistente voluntário do Programa de Transtorno Bipolar (PROMAN) do IPq-HCFMUSP.

Eduardo de Castro Humes

Psiquiatra com doutorado pelo Departamento de Psiquiatria da Faculdade de Medicina da Universidade de São Paulo (FMUSP). Chefe do Ambulatório de Psiquiatria do Hospital Universitário da USP (HU-USP) e coordenador médico do Grupo de Apoio Psicológico ao Aluno FMUSP (GRAPAL). Membro do Comitê Executivo do Fórum de Serviços de Apoio aos Estudantes de Medicina (FORSA) e representante internacional da Association for College Psychiatry (AfCP).

Eduardo Martinho Jr.

Doutor em Psiquiatria pelo Departamento de Psiquiatria da Faculdade de Medicina da Universidade de São Paulo (FMUSP). Um dos fundadores e coordenador do ADRE (Ambulatório para o Desenvolvimento dos Relacionamentos e das Emoções) do Serviço de Psiquiatria da Infância e Adolescência do Instituto de Psiquiatria do Hospital das Clínicas da FMUSP (SEPIA-IPq-HCFMUSP). Colaborador de pesquisa do Hospital McLean da Harvard Medical School. Treinador Oficial de Good Psychiatric Management pelo Gunderson Personality Disorders Institute do McLean Hospital (Harvard Medical School). Mentor em DBT pela Behavior Tech. Treinamento Avançado no Tratamento Baseado na Mentalização pelo Gunderson Personality Disorders Institute.

Eduardo Wagner Aratangy

Psiquiatra. Médico Supervisor da Enfermaria de Comportamento Alimentar (ECAL) do Instituto de Psiquiatria do Hospital das Clínicas da Faculdade de Medicina da Universidade de São Paulo.

Egberto Reis Barbosa

Livre-Docente do Departamento de Neurologia da Faculdade de Medicina da Universidade de São Paulo (FMUSP). Coordenador do Grupo de Estudo de Distúrbios do Movimento da Divisão de Neurologia do Hospital das Clínicas da FMUSP.

Elaine Scapaticio Di Sarno

Mestranda em Ciências pela Faculdade de Medicina da Universidade de São Paulo (FMUSP). Psicóloga especialista em Terapia Cognitivo-Comportamental pelo Instituto de Psiquiatria do Hospital das Clínicas da FMUSP (IPq-HCFMUSP). Psicóloga pesquisadora do Programa de Esquizofrenia (PROJESQ) do IPq-HCFMUSP. Aperfeiçoamento em Avaliação Neuropsicológica pelo IPq-HCFMUSP.

Elda de Oliveira

Enfermeira. Mestrado em Saúde Mental e Psiquiátrica. Doutora em Ciências pela Escola de Enfermagem da Universidade de São Paulo. Pós-doutorado no Departamento de Medicina Preventiva da Faculdade de Medicina. Professora visitante na Escola de Enfermagem da Universidade Federal de São Paulo (UNIFESP).

Elizabeth F. Albregard

Psicóloga clínica. Graduada em Psicologia pela Universidade de São Paulo. Psicóloga colaboradora do Programa de Ansiedade (AMBAN) do Instituto de Psiquiatria do Hospital das Clínicas da Faculdade de Medicina da Universidade de São Paulo (IPq-HCFMUSP).

Eric Cretaz

Médico assistente do Serviço de Terapias Biológicas do Instituto de Psiquiatria do Hospital das Clínicas da Faculdade de Medicina da Universidade de São Paulo (IPq-HCFMUSP). Médico colaborador do Programa Terceira Idade do IPq-HCFMUSP.

Erika Leonardo de Souza

Psicóloga Clínica. Doutora em Ciências – área de concentração psiquiatria (FMUSP) e pós-doutoranda no Instituto do Cérebro do Hospital Israelita Albert Einstein. Trained Teacher do Programa de Mindfulness e Autocompaixão Mindful Self-Compassion (MSC) e líder do programa no Brasil. Professora certificada de Mindfulness e Compaixão para a Saúde – Respira Vida Breathworks. Professora em cursos de pós-graduação.

Eunice Monteiro Labbadia

Psicóloga clínica. Especialização em Terapia Cognitivo-Comportamental pelo Núcleo de Terapia Cognitiva de São Paulo. Psicóloga do Programa de Ansiedade na Infância e Adolescência do Instituto de Psiquiatria do Hospital das Clínicas da Faculdade de Medicina da Universidade de São Paulo (IPq-HCFMUSP).

Euthymia Brandão de Almeida Prado

Doutora em Medicina pela Faculdade de Medicina da Universidade de São Paulo. Especialista em Psiquiatria e Certificação em Psicoterapia pela Associação Brasileira de Psiquiatria. Certificação para Formação e Supervisão em Psicoterapia Interpessoal pela International Society of Interpersonal Psychotherapy. Médica Psiquiatra Colaboradora do Programa de

Atendimento e Pesquisa em Violência (PROVE) da Universidade Federal de São Paulo.

Eva Helena C. C. Zoppe

Psiquiatra e psicoterapeuta. Mestre em Ciências pela Faculdade de Medicina da Universidade de São Paulo (FMUSP). Membro do Grupo de Psicoterapia Dinâmica Breve do Instituto de Psiquiatria do Hospital das Clínicas da FMUSP (IPq-HCFMUSP).

Fabiana Meira Guimarães

Psiquiatra com especialização em Psiquiatria da Infância e Adolescência pelo Instituto de Psiquiatria do Hospital das Clínicas da Faculdade de Medicina da Universidade de São Paulo (IPq-HCFMUSP). Colaboradora do Hospital Dia Infantil do Serviço de Psiquiatria Infantil do IPq-HCFMUSP. Psicanalista formada pelo Instituto Sedes Sapientiae.

Fabiana Saffi

Doutoranda e Mestre em Ciências pela Universidade de São Paulo (USP). Especialista em Psicologia Jurídica pelo Conselho Federal de Psicologia. Especialista em Avaliação Psicológica e Neuropsicológica pelo Serviço de Psicologia do Instituto de Psiquiatria do Hospital das Clínicas da Faculdade de Medicina da USP (IPq-HCFMUSP). Psicóloga perita do Programa de Psiquiatria Forense e Psicologia Jurídica (NUFOR) do IPq-HCFMUSP. Coordenadora do Ambulatório NUFOR – Unidade Pericial.

Fábio Moraes Corregiari

Médico Psiquiatra graduado pela Faculdade de Medicina da Universidade de São Paulo (FMUSP). Doutor pelo Departamento de Psiquiatria da FMUSP. Pesquisador do Programa de Ansiedade do Instituto de Psiquiatria do Hospital das Clínicas da FMUSP.

Fábio Sato

Médico Colaborador e Coordenador do Ambulatório dos Transtornos do Espectro Autista (PROTEA) do Serviço de Psiquiatria da Infância e Adolescência do Instituto de Psiquiatria do Hospital das Clínicas da Faculdade de Medicina da Universidade de São Paulo (IPq-HCFMUSP).

Fábio Tápia Salzano

Médico formado pela Faculdade de Medicina da Universidade de São Paulo (FMUSP). Residência médica em Psiquiatria pelo Instituto de Psiquiatria do Hospital das Clínicas da FMUSP (IPq-HCFMUSP). Mestrado em Ciências pela FMUSP. Vice-coordenador do Programa de Transtornos Alimentares (AMBULIM) do IPq-HCFMUSP.

Felipe Barreto Schuch

Professor Adjunto da Universidade Federal de Santa Maria (UFSM). Graduado em Educação Física (UFRGS). Mestre e Doutor em Ciências Médicas, Psiquiatria (UFRGS). Coordenador do Grupo de Estudos e Pesquisa em Exercício Físico e Saúde Mental da UFSM.

Felipe Corchs

Professor Colaborador Médico do Departamento de Psiquiatria da Faculdade de Medicina da Universidade de São Paulo (FMUSP). Médico Assistente do Instituto de Psiquiatria do Hospital das Clínicas da FMUSP (IPq-HCFMUSP). Coordenador do Grupo de Trauma e do Núcleo de Análise do Comportamento do Serviço de Psicoterapia do IPq-HCFMUSP.

Fernanda Garcia Varga de Sobral

Psicóloga formada pela Universidade Presbiteriana Mackenzie. Formação em Terapia de Aceitação e Compromisso pelo Instituto Brasiliense de Análise do Comportamento. Psicóloga técnica e responsável pelo gerenciamento de voluntários do Instituto Nacional de Ações e Terapias Assistidas por Animais (INATAA). Pesquisadora em violência sexual associada ao risco de suicídio no Ambulatório de Impulso Sexual Excessivo e Prevenção dos Desfechos Negativos Associados ao Comportamento Sexual (AISEP) do Instituto de Psiquiatria do Hospital das Clínicas da Faculdade de Medicina da Universidade de São Paulo (IPq-HCFMUSP).

Fernanda Pisciolaro

Nutricionista. Especialista em Distúrbios Metabólicos e Risco Cardiovascular. Coordenadora da equipe de Nutrição Clínica e Supervisora do Programa de Transtornos Alimentares (AMBULIM) do Instituto de Psiquiatria do Hospital das Clínicas da Faculdade de Medicina da Universidade de São Paulo (IPq-HCFMUSP). Membro do GENTA (Grupo Especializado em Nutrição e Transtornos Alimentares) e Colaboradora do Instituto Nutrição Comportamental.

Fernando Ramos Asbahr

Psiquiatra da Infância e Adolescência. Doutor pelo Departamento de Psiquiatria da Faculdade de Medicina da Universidade de São Paulo (FMUSP). Coordenador do Programa de Ansiedade na Infância e Adolescência do Instituto de Psiquiatria do Hospital das Clínicas da FMUSP (IPq-HCFMUSP).

Flávia Morais

Graduada em Psicologia pela Universidade Federal de Pernambuco. Mestranda em Psicologia Experimental: Análise do Comportamento pela Pontifícia Universidade Católica de São Paulo (PUC-SP).

Flavia Venetucci Gouveia

Division of Neurosurgery, Sunnybrook Health Sciences Centre, Toronto, Canada.

Flávio José Gosling

Psiquiatra, Psicanalista e Médico do Trabalho. Mestre pelo Departamento de Medicina Preventiva da Faculdade de Medicina da Universidade de São Paulo. Membro filiado da Sociedade de Psicanálise de São Paulo. Médico do setor de Saúde Ocupacional do Hospital Sírio-Libanes (SP)

Florindo Stella

Psiquiatra. Professor Visitante e Pesquisador do Laboratório de Neurociências (LIM-27), Departamento e Instituto de Psiquiatria da Faculdade de Medicina da Universidade de São Paulo. Professor Livre-Docente da Universidade Estadual Paulista, Instituto de Biociências, Campus de Rio Claro, SP.

Francisco Lotufo Neto

Professor Associado da Faculdade de Medicina e do Instituto de Psicologia da Universidade de São Paulo.

Frederico Navas Demetrio

Médico assistente do Instituto de Psiquiatria do Hospital das Clínicas da Faculdade de Medicina da Universidade de São Paulo (IPq-HCFMUSP). Doutor em Medicina pela FMUSP. Médico Supervisor e Coordenador do Ambulatório do Grupo de Estudos de Doenças Afetivas (GRUDA) do IPq-HCFMUSP. Supervisor da Enfermaria de Ansiedade e Depressão (EAND) do IPq-HCFMUSP.

Gabriel Henrique Beraldi

Psiquiatra pelo Instituto de Psiquiatria do Hospital das Clínicas da Faculdade de Medicina da Universidade de São Paulo (IPq-HCFMUSP). Preceptor do Departamento de Psiquiatria da FMUSP. Membro do Programa Esquizofrenia (PROJESQ) do IPq-HCFMUSP.

Gabriel Taricani Kubota

Neurologista, área de atuação em Dor, Faculdade de Medicina da Universidade de São Paulo.

Gabriela Rached El Helou Silot

Psiquiatra da Infância e Adolescência. Especialização em Psiquiatria da Infância e Adolescência pela UPIA – Universidade Federal de São Paulo (UNIFESP).

Geraldo Massaro

Doutor em Psiquiatria pela Faculdade de Medicina da Universidade de São Paulo (FMUSP). Supervisor do Serviço de Psicoterapia do Instituto de Psiquiatria do Hospital das Clínicas da FMUSP. Supervisor, Terapeuta Didata e Ex-Presidente da Federação Brasileira de Psicodrama. Autor dos livros: *Loucura: uma proposta de ação*; *Esboço para uma teoria da cena; Insegurança*; *E se o psicodrama tivesse nascido no cinema?*; *Nas terras de Creonte.*

Giovana Del Prette

Psicóloga, especialista em Terapia Analítico-Comportamental. Mestre em Psicologia, Doutora em Ciências (IP-USP) e Pós-doutora em Psiquiatria (IPq-HCFMUSP). Pesquisando e atendendo (em) terapia infantil desde sua graduação, com ênfase em treinamento parental comportamental no tratamento de crianças em idade pré-escolar. Leciona, desde 2012, disciplina de Análise do Comportamento no Programa de Residência Médica em Psiquiatria da Infância e Adolescência do IPq-HCFMUSP.

Glenda Dias dos Santos

Gerontóloga pela Universidade de São Paulo. Especialista em Neuropsicologia com Formação em Reabilitação pela Escola de Educação Permanente do Hospital das Clínicas da FMUSP e Mestre em Ciências pela Faculdade de Medicina da Universidade de São Paulo (FMUSP). Tem experiência em gestão de projetos relacionados à política da pessoa idosa no Hospital do Coração (HCor-SP) junto ao Programa de Apoio ao Desenvolvimento Institucional do SUS (PROADI-SUS).

Graça Maria Ramos de Oliveira

Psicóloga Especialista em Psicologia Hospitalar pelo Conselho Federal de Psicologia (CFP). Especialista em Psicoterapia Psicodinâmica – Intervenção Institucional e Clínica de Adultos do Instituto Sedes Sapientiae. Psicóloga Supervisora do Serviço de Psicologia e Neuropsicologia do Instituto de Psiquiatria do Hospital das Clínicas da Faculdade de Medicina da Universidade de São Paulo (IPq-HCFMUSP). Psicóloga Responsável pela Enfermaria Agudos e Psicóloga Colaboradora junto ao Projeto de Esquizofrenia (PROJESQ) no IPq-HCFMUSP.

Guilherme Braga Cliquet

Graduado em Medicina pela Faculdade de Medicina da Universidade de São Paulo (FMUSP). Residente de Psiquiatria pelo Instituto de Psiquiatria do Hospital das Clínicas da FMUSP.

Guilherme Vanoni Polanczyk

Professor Associado Livre-Docente da Disciplina de Psiquiatria da Infância e Adolescência do Departamento de Psiquiatria da Faculdade de Medicina da Universidade de São Paulo (FMUSP). Coordenador do Programa de Diagnóstico e Intervenções Precoces e da Unidade de Internação do Serviço de Psiquiatria da Infância e Adolescência do Instituto de Psiquiatria do Hospital das Clínicas da FMUSP (IPq-HCFMUSP).

Gustavo Gil Alarcão

Psicanalista, membro associado à SBPSP. Psiquiatra pela Faculdade de Medicina da Universidade de São Paulo (FMUSP). Doutor em Medicina Preventiva pela FMUSP. Membro-coordenador do Núcleo de Psicanálise do Instituto de Psiquiatria do Hospital das Clínicas da FMUSP (IPq-HCFMUSP).

Gustavo Nogueira Lima

Psiquiatra. Médico colaborador do ambulatório do Programa de Atendimento aos Transtornos Afetivos (PRATA) do Serviço de Psiquiatria da Infância e Adolescência (SEPIA) do Instituto de Psiquiatria do Hospital das Clínicas da Faculdade de Medicina da Universidade de São Paulo (IPq-HCFMUSP).

Helena Bellini

Graduada em Medicina pela Faculdade de Medicina de Ribeirão Preto da Universidade de São Paulo (FMRP-USP). Residência Médica em Psiquiatria pela Universidade Estadual de Campinas (UNICAMP). Médica assistente do Serviço de Eletroconvulsoterapia do Instituto de Psiquiatria do Hospital das Clínicas da Faculdade de Medicina da USP (IPq-HCFMUSP). Doutoranda pelo Departamento de Psiquiatria da FMUSP. Pesquisadora do Laboratório de Neurociências – LIM 21.

Helena Brentani

Psiquiatra. Professora Doutora do Departamento de Psiquiatria da Faculdade de Medicina da Universidade de São Paulo (FMUSP).

Helio Elkis

Professor Associado III do Departamento de Psiquiatria da Faculdade de Medicina da Universidade de São Paulo (FMUSP). Coordenador do Programa de Esquizofrenia (PROJESQ) do Instituto de Psiquiatria do Hospital das Clínicas da FMUSP. Membro do International Psychopharmacology Algorithm Project (IPAP) e do Treatment Response and Resistance in Psychosis (TRRIP) Working Group.

Henrique Gonçalves Ribeiro

Psiquiatra. Núcleo Técnico-Científico de Cuidados Paliativos do Hospital das Clínicas da Faculdade de Medicina da Universidade de São Paulo. Hospital Sírio-Libanês. Docente do Instituto Paliar.

Henrique Moura Leite Bottura

Psiquiatra. Mestre em Pedagogia da Motricidade Humana, Estados Emocionais no Esporte pela Universidade Estadual Paulista (UNESP). Colaborador do Ambulatório Integrado de Transtornos do Impulso do Instituto de Psiquiatria do Hospital das Clínicas da Faculdade de Medicina da Universidade de São Paulo (IPq-HCFMUSP). Fundador e Diretor do Instituto de Psiquiatria Paulista.

Hermano Tavares

Professor-Associado do Departamento de Psiquiatria da Faculdade de Medicina da Universidade de São Paulo (FMUSP). Coordenador do Programa Ambulatorial Integrado dos Transtornos do Impulso do Instituto de Psiquiatria do Hospital das Clínicas da FMUSP (IPq-HCFMUSP).

Isabel Cristina Napolitano

Psicóloga Clínica, especialista em Terapia Cognitiva Comportamental da Esquizofrenia e outros transtornos mentais. Rater de pesquisa clínica. Voluntária e Colaboradora no PROJESQ – Instituto de Psiquiatria do Hospital das Clínicas da Faculdade de Medicina da Universidade de São Paulo (IPq-HCFMUSP).

Isabella D'Andrea Garcia da Cruz

Médica graduada pela Faculdade de Medicina da Universidade de São Paulo (FMUSP). Residente médica em Psiquiatria pelo Instituto de Psiquiatria do Hospital das Clínicas da FMUSP.

Ivanil Morais

Psicólogo Pesquisador do Programa Transtornos do Espectro Obsessivo-Compulsivo (PROTOC) do Instituto de Psiquiatria do Hospital das Clínicas da Faculdade de Medicina da Universidade de São Paulo.

Jader Piccin

Psiquiatra, Psiquiatra da Infância e da Adolescência pelo Hospital de Clínicas de Porto Alegre. Mestre pelo Programa de Pós-graduação em Psiquiatria e Ciências do Comportamento da Universidade Federal do Rio Grande do Sul. Pesquisador do Programa de Depressão na Infância e na Adolescência do Hospital de Clínicas de Porto Alegre.

Joana Portolese

Neuropsicóloga. Mestranda pelo Instituto de Psiquiatria do Hospital das Clínicas da Faculdade de Medicina da Universidade de São Paulo (IPq-HCFMUSP). Coordenadora Geral do Programa de Diagnóstico do Ambulatório de Autismo (PROTEA) do Serviço de Psiquiatria da Infância e Adolescência do IPq-HCFMUSP.

João Carlos Papaterra Limongi

Grupo de Estudo de Distúrbios do Movimento da Divisão de Neurologia do Hospital das Clínicas da Faculdade de Medicina da Universidade de São Paulo.

João Cronemberger Sá Ribeiro

Médico pela Faculdade de Medicina da Universidade de São Paulo (FMUSP). Psiquiatra pelo Instituto de Assistência Médica ao Servidor Público Estadual. Supervisor do Ambulatório para o Desenvolvimento dos Relacionamentos e das Emoções (ADRE) do Serviço de Psiquiatria da Infância e Adolescência (SEPIA) do Instituto de Psiquiatria do Hospital das Clínicas da FMUSP (IPq-HCFMUSP).

João Maurício Castaldelli-Maia

Professor Auxiliar de Psiquiatria do Departamento de Neurociência do Centro Universitário Saúde ABC. Orientador da Pós-graduação do Departamento de Psiquiatria da Faculdade de Medicina da USP. Pesquisador do Programa Interdisciplinar de Estudos de Álcool e Drogas (GREA). Presidente do Centro de Estudos em Saúde Mental do ABC.

José Gilberto Prates

Doutor em Ciências da Saúde pela Escola de Enfermagem da Universidade de São Paulo (EEUSP). Mestrado em Enfermagem Psiquiátrica pela EEUSP. Especialista em Saúde Mental e Enfermagem Psiquiátrica pela Faculdade de Enfermagem Israelita Albert Einstein. Especialista em Terapia Comportamental Cognitiva pela Faculdade de Medicina da Universidade de São Paulo (FMUSP). Enfermeiro do Hospital das Clínicas da FMUSP (HCFMUSP). Coordenador do Departamento de Educação Permanente da Divisão de Enfermagem do Instituto de Psiquiatria do HCFMUSP (IPq-HCFMUSP). Supervisor do Programa de Aprimoramento em Enfermagem Psiquiátrica do IPq-HCFMUSP. Coordenador Técnico do Programa de Residência Uniprofissional em Enfermagem Psiquiátrica e Saúde Mental do IPq-HCFMUSP. Professor convidado do CEEN (Centro de Especialização em Enfermagem e Nutrição) PUC-Goiânia, GO. Membro do Grupo de Estudo em Álcool e outras Drogas (GEAD) da EEUSP.

Joseph Zohar

MD. Departamento de Psiquiatria, Centro Médico Sheba, Tel Hashomer, e Faculdade de Medicina, Universidade de Tel Aviv, Israel.

Júlia Cunha Loureiro

Psiquiatra. Graduação, Residência Médica e Subespecialidade em Psiquiatria Geriátrica pela Universidade Estadual de Campinas (UNICAMP). Doutoranda no Instituto de Psiquiatria do Hospital das Clínicas da Faculdade de Medicina da Universidade de São Paulo (IPq-HCFMUSP). Pesquisadora do Laboratório de Neurociências (LIM-27) do IPq-FMUSP.

Julia de Melo Koneski

Médica Residente do Programa de Residência Médica de Psiquiatria do Instituto de Psiquiatria do Hospital das Clínicas da Faculdade de Medicina da Universidade de São Paulo.

Julia F. Eigenheer Mühlbauer

Programa de Pesquisa em Transtornos do Espectro Obsessivo, Compulsivo e Ansioso, Instituto de Psiquiatria, Universidade Federal do Rio de Janeiro.

Juliana Barbosa Goulardins

Fisioterapeuta. Coordenadora do Curso de Especialização em Fisioterapia aplicada à Neuropediatria (FACMED/Physiocursos SP). Docente do curso de Graduação em Fisioterapia na Universidade Cruzeiro do Sul. Doutora e Mestre em Ciências pela Universidade de São Paulo. Especialização em Fisioterapia Neurofuncional pela Irmandade Santa Casa de Misericórdia de São Paulo.

Juliana Junqueira Bei

Psicanalista, acompanhante terapêutica e supervisora clínica. Graduada em psicologia pela Universidade São Marcos e em Comunicação e Artes do Corpo pela PUC-SP. Formada em Psicanálise pelo Instituto Sedes Sapientiae e em Acompanhamento Terapêutico pelo Instituto A Casa. Aperfeiçoamento em "A escuta da subjetividade do paciente psiquiátrico: exercício psicanalítico" pelo serviço de Psicoterapia no Instituto de Psiquiatria do HCFMUSP. Coordenadora da Equipe Andarilhas de AT no Centro de Reabilitação e Hospital Dia do IPq. Coordenadora dos cursos "A Clínica do Acompanhamento Terapêutico" e "Aprofundamentos na Clínica do Acompanhamento Terapêutico", no Hospital Dia do IPq e dos cursos de expansão "AT como dispositivo clínico na saúde pública, educação e assistência social" e "Acompanhamento Terapêutico: a quem se destina?", no Instituto Sedes Sapientiae.

Karla Mathias de Almeida

Mestre em Saúde Comunitária pelo Instituto de Saúde Coletiva da Universidade Federal da Bahia. Doutora em Ciências pela Universidade de São Paulo (USP). Professora Colaboradora do Departamento de Psiquiatria da Faculdade de Medicina da USP (FMUSP). Médica Assistente e Supervisora de Residentes do Instituto de Psiquiatria do Hospital das Clínicas da FMUSP (IPq-HCFMUSP). Vice-Coordenadora do Programa de Transtorno Bipolar (PROMAN) do IPq-HCFMUSP.

Katia M. Amirati

Enfermeira pela Universidade Federal de São Paulo (UNIFESP). Especialista em Saúde da Família e Especialista em Enfermagem em Saúde Mental e Psiquiátrica (UNIFESP). Trabalhou como enfermeira do Consultório na Rua na região Central de São Paulo e como interlocutora dos Consultórios na Rua pela Secretaria Municipal de Saúde de São Paulo. Atualmente é enfermeira do CAPS Adulto Saúde Mental da região Oeste de São Paulo.

Kelly dos Santos Prado

Psiquiatra pelo Instituto de Psiquiatria do Hospital das Clínicas da Faculdade de Medicina da Universidade de São Paulo (IPq-HCFMUSP). Colaboradora no Ambulatório de Gestantes do Grupo de Interconsulta do IPq-HCFMUSP.

Lais B. Razza

Especialista em Neuropsicologia. Doutoranda em Psiquiatria pela Faculdade de Medicina da Universidade de São Paulo (FMUSP).

Laís Maria Milani

Psicóloga Formada pela Universidade Presbiteriana Mackenzie com Especialização em Psicologia Hospitalar pela Irmandade da Santa Casa de Misericórdia de São Paulo. Professora da Pós-graduação de Bem-Estar e Comportamento Animal da UniRP. Voluntária técnica do Instituto Nacional de Ações e Terapias Assistidas por Animais (INATAA). Coordenadora do Projeto Cão Afeto.

Leandro da Costa Lane Valiengo

Médico graduado pela Faculdade de Medicina da Universidade de São Paulo (FMUSP). Residência em Psiquiatria pelo Hospital das Clínicas da FMUSP (HCFMUSP). Doutor em Ciências Médicas pela FMUSP. Coordenador do Ambulatório de Psicogeriatria e do Serviço Interdisciplinar do Instituto de Psiquiatria do HCFMUSP. Professor da pós-graduação do Programa de Fisiopatologia Experimental da FMUSP.

Leandro Michelon
Psiquiatra. Mestre e Doutor em Ciências pelo Departamento de Psiquiatria do Hospital das Clínicas da Faculdade de Medicina da Universidade de São Paulo.

Lee Fu-I
Psiquiatra da infância e adolescência. Doutora em Psiquiatria pela Faculdade de Medicina da Universidade de São Paulo (FMUSP). Médica Supervisora do Serviço de Psiquiatria da Infância e da Adolescência do Instituto de Psiquiatria do Hospital das Clínicas da FMUSP. Responsável pelo Programa de Atendimento aos Transtornos Afetivos (PRATA) no mesmo serviço.

Leila Bagaiolo
Psicóloga/Analista do Comportamento. Doutora em Psicologia Experimental pela Universidade de São Paulo. Cofundadora do Grupo Gradual e Adapte. Colaboradora do TEAMM (Ambulatório de Cognição Social da Universidade Federal de São Paulo).

Lena Nabuco de Abreu
Psiquiatra. Doutora em Ciências Médicas pela Faculdade de Medicina da Universidade de São Paulo

Leonardo F. Fontenelle
Programa de Pesquisa em Transtornos do Espectro Obsessivo, Compulsivo e Ansioso, Instituto de Psiquiatria, Universidade Federal do Rio de Janeiro. Instituto D'Or de Pesquisa e Ensino, Rio de Janeiro. Turner Institute for Brain and Mental Health, Monash University, Victoria, Australia.

Leonardo Machado
Médico psiquiatra e psicoterapeuta. Professor Adjunto de Psiquiatria e Psicologia Médica da Universidade Federal de Pernambuco (UFPE). Mestrado e Doutorado em Neuropsiquiatria e Ciências do Comportamento pela POSNEURO-UFPE. Professor permanente da POSNEURO-UFPE. Preceptor da residência de psiquiatria do Hospital das Clínicas – UFPE. Título de especialista em psiquiatria pela ABP/AMB. Especialização em terapia cognitiva comportamental e em terapia cognitiva processual. Coordenador do Programa de Primeiro Episódio Psicótico (PEP) e do Programa de Assistência à Saúde Mental do Estudante de Medicina (PROGad) – UFPE. Ex-membro da comissão executiva de Psiquiatria Positiva da World Psychiatric Association.

Ligia Montenegro Ito
Graduação em Psicologia pela Pontifícia Universidade Católica de São Paulo (PUC-SP). Doutorado na Universidade de Londres.

Lilian Lerner Castro
Psicóloga. Especialista em Terapia Cognitivo e Comportamental pelo Hospital das Clínicas da Faculdade de Medicina da Universidade de São Paulo (HCFMUSP). Psicóloga do Programa de Ansiedade na Infância e Adolescência do Instituto de Psiquiatria do HCFMUSP.

Livea Carla Fidalgo Garcêz Sant'Ana
Psicóloga. Graduada pela Faculdade de Ciências e Letras da Universidade Estadual de São Paulo. Especialização em Neuropsicologia pelo Hospital das Clínicas da Faculdade de Medicina da Universidade de São Paulo (HCFMUSP). Pesquisadora do Laboratório de Neurociências (LIM-27) do HCFMUSP.

Livia C. S. Alves
Médica formada pela Universidade de Franca (UNIFRAN). Residente de Psiquiatria do Instituto de Psiquiatria do Hospital das Clínicas da Faculdade de Medicina da Universidade de São Paulo (IPq-HCFMUSP).

Luan Carvalho
Departamento de Psiquiatria, Instituto de Psiquiatria, Departamento de Neurologia, Universidade de São Paulo.

Luana Dongue Martinez
Psiquiatra com subespecialidade em Psiquiatria Geriátrica. Colaboradora do Laboratório de Neurociências (LIM-27), Departamento e Instituto de Psiquiatria do Hospital das Clínicas da Faculdade de Medicina da Universidade de São Paulo.

Luara Nagata Otoch
Psiquiatra Geral e Psiquiatra da Infância e Adolescência pelo Instituto de Psiquiatria do Hospital das Clínicas da Faculdade de Medicina da Universidade de São Paulo (IPq-HCFMUSP). Colaboradora do Serviço de Psiquiatria da Infância e Adolescência do IPq-HCFMUSP.

Luca Schilling Gonçalves
Médico graduado pela Faculdade de Medicina da Universidade de São Paulo (FMUSP). Cursando residência médica em Psiquiatria no Instituto de Psiquiatria do Hospital das Clínicas da FMUSP (IPq-HCFMUSP).

Lucas Borrione
Psiquiatra do Setor Interdisciplinar de Neuromodulação (SIN) do Instituto de Psiquiatria do Hospital das Clínicas da Faculdade de Medicina da Universidade de São Paulo (IPq-HCFMUSP). Mestre em Ciências pela FMUSP.

Lucas Gandarela
Possui graduação em Medicina pela Fundação Bahiana de Desenvolvimento das Ciências. Residência em Psiquiatria pela Escola Paulista de Medicina da Universidade Federal de São Paulo (EPM-UNIFESP).

Lucas Ito Suguikawa
Graduado em Medicina pela Faculdade de Medicina da Universidade de São Paulo (FMUSP). Residência em Psiquiatria pelo Instituto de Psiquiatria do Hospital das Clínicas da FMUSP.

Lucas Melo Neves
Professor do Programa de Mestrado em Ciências da Saúde da Universidade Santo Amaro (UNISA). Graduado em Educação Física (UNITAU), Mestre em Fisioterapia (UNESP) e Doutor pela EEFE-USP. Pós-doutorando pelo Instituto de Psiquiatria do Hospital das Clínicas da Faculdade de Medicina da Universidade de São Paulo (IPq-HCFMUSP). Pesquisador do PROMAN-IPq-HCFMUSP.

Lucas Tokeshi
Graduação em Medicina pela Faculdade de Medicina da Universidade de São Paulo (FMUSP). Residência em Psiquiatria pelo Instituto de Psiquiatria do Hospital das Clínicas da FMUSP (IPq-HCFMUSP). Psiquiatra do Grupo de Apoio Psicológico ao Aluno FMUSP (GRAPAL).

Luciana Luccas Mendes Damaso
Psiquiatra e psicoterapeuta. Graduação e Residência médica pela Faculdade de Medicina da Universidade de São Paulo (FMUSP). Médica colaboradora do Ambulatório de Ansiedade do Instituto de Psiquiatria do Hospital das Clínicas da FMUSP (IPq-HCFMUSP). Aprimoramento em Terapia de Aceitação e Compromisso pelo HCFMUSP. Instrutora de *Mindfulness* pelo HCFMUSP.

Luciane Gonzalez
Psicóloga e Psicodramatista. Pós-graduada em Psicoterapia Cognitiva, Psicologia da Saúde pela Universidade de São Paulo (IPUSP) e Socionomia pelo COGEAE da Pontifícia Universidade Católica de São Paulo (PUC-SP). Psicóloga voluntária do Ambulatório Transdisciplinar de Identidade de Gênero e Orientação Sexual (AMTIGOS) do Instituto de Psiquiatria do Hospital das Clínicas da Faculdade de Medicina da Universidade de São Paulo (IPq-HCFMUSP).

Luciene Stivanin
Diretora do ReEscreva - Clínica Especializada em Aprendizagem. Professora contratada do curso de Fonoaudiologia da Faculdade de Medicina da Universidade de São Paulo (FMUSP), responsável pelo Laboratório de Investigação Fonoaudiológica em Leitura e Escrita, pelo Estágio Supervisionado em Fonoaudiologia Educacional/Programa Escola (2016-2018). Pesquisadora no Instituto de Psiquiatria do Hospital das Clínicas da FMUSP, no ambulatório Programa Equilíbrio, especializado no atendimento a crianças e adolescentes em situação de vulnerabilidade social e vítimas de maus tratos. Professora de cursos de Pós-graduação Latu Sensu do Centro Universitário Faculdades Metropolitanas Unidas (FMU).

Luis Augusto Rohde
Professor Titular do Departamento de Psiquiatria e Medicina Legal da Universidade Federal do Rio Grande do Sul (UFRGS). Professor Colaborador da Pós-graduação em Psiquiatria da Universidade de São Paulo. Coordenador do Programa de TDAH do Hospital das Clínicas de Porto Alegre (HCPA) da UFRGS.

Luis C. Farhat
Acadêmico na Faculdade de Medicina da Universidade de São Paulo (FMUSP).

Luísa Shiguemi Sugaya
Psiquiatra da Infância e Adolescência. Psiquiatra colaboradora do Programa de Diagnóstico e Intervenções Precoces do Serviço de Psiquiatria da Infância e Adolescência do Instituto de Psiquiatria do Hospital das Clínicas da Faculdade de Medicina da Universidade de São Paulo (IPq-HCFMUSP).

Luiz Alberto Hanns
Graduado em Psicologia pelo Instituto de Psicologia da Universidade de São Paulo (IPUSP). Doutor em Psicologia Clínica pela Pontifícia Universidade Católica de São Paulo (PUC-SP). Professor convidado da Sigmund Freud Universität de Viena, Autor do livro *A arte de dar limites – como mudar atitudes de crianças e adolescentes.*

Luiz Felipe Rigonatti
Psiquiatra assistente do Serviço de Eletroconvulsoterapia do Instituto de Psiquiatria do Hospital das Clínicas da Faculdade de Medicina da Universidade de São Paulo (IPq-HCFMUSP). Membro do grupo Saúde Mental e Trabalho, SAMPO-IPq-HCFMUSP.

Luiz Fernando de Almeida Lima e Silva
Psiquiatra. Mestre em Ciências Médicas pela Universidade Estadual de Campinas (UNICAMP). Assistente do Departamento de Psicologia Médica e Psiquiatria da FCM-UNICAMP. Coordenador do Serviço de Psiquiatria Geriátrica e Neuropsiquiatria do HC-UNICAMP.

Maitá Seixas de Figueiredo
Graduada em Serviço Social pela Pontifícia Universidade Católica de São Paulo (PUC-SP) e especialista em Saúde Mental e Reabilitação Psicossocial pelo Instituto de Psiquiatria do Hospital das Clínicas da Faculdade de Medicina da Universidade de São Paulo (IPq-HCFMUSP). Trabalhou no IPq de 2008 a 2018, onde atuou como assistente social e diretora substituta do Centro de Reabilitação e Hospital Dia (CRHD). Tem formação em Terapia de Casal e Família e atua no corpo clínico e conselho gestor do Instituto Noos. Formanda no Departamento de Psicanálise do Instituto Sedes Sapientiae.

Marcel Simis
Coordenador da Neuromodulação do Instituto de Medicina Física e Reabilitação do Hospital das Clínicas da Faculdade de Medicina da Universidade de São Paulo.

Marcelo Feijó de Mello
Professor Livre-Docente Adjunto do Departamento de Psiquiatria da Escola Paulista de Medicina (UNIFESP). Professor Pleno da Faculdade de Medicina do Hospital Israelita Albert Einstein. Certificação para Formação e Supervisão em Psico-

terapia Interpessoal pela International Society of Interpersonal Psychotherapy.

Marcelo José Abduch Adas Brañas

Médico e psiquiatra pela Faculdade de Medicina da Universidade de São Paulo (FMUSP). Supervisor e cofundador do ADRE (Ambulatório para o Desenvolvimento dos Relacionamentos e das Emoções) do Serviço de Psiquiatria da Infância e Adolescência do Instituto de Psiquiatria do Hospital das Clínicas da FMUSP (SEPIA-IPq-HCFMUSP). *Research Fellowship* no Mclean Hospital, Harvard University. Treinador Oficial de *Good Psychiatric Management* pelo Gunderson Personality Disorders Institute do McLean Hospital (Harvard Medical School). Treinamento em DBT pela Behavior Tech e em Tratamento Baseado na Mentalização pelo Gunderson Personality Disorders Institute.

Marcelo Queiroz Hoexter

Vice-coordenador do Programa Transtornos do Espectro Obsessivo-Compulsivo (PROTOC) e orientador do Programa de Pós-graduação do Departamento de Psiquiatria da Faculdade de Medicina da Universidade de São Paulo (FMUSP). Graduação em Medicina pela Universidade Federal de São Paulo (UNIFESP), doutorado em Psiquiatria e Psicologia Médica pela UNIFESP. Pós-Doutorado pelo Departamento de Radiologia e pelo Departamento de Psiquiatria da FMUSP.

Márcia Morikawa

Médica pela Faculdade de Medicina da Universidade de São Paulo (FMUSP). Psiquiatra pelo Instituto de Psiquiatria do Hospital das Clínicas da FMUSP (IPq-HCFMUSP). Psiquiatra da Infância e Adolescência pelo Serviço de Psiquiatria Infantil (SEPIA) do IPq-HCFMUSP. Médica Assistente da Psiquiatria Infantil do SEPIA IPq-HCFMUSP. Médica Colaboradora do Grupo de Apoio Psicológico ao Aluno FMUSP (GRAPAL).

Márcia Radanovic

Médica Neurologista. Mestrado e Doutorado em Neurologia pela Faculdade de Medicina da Universidade de São Paulo (FMUSP). Pós-doutorado pelo Departamento de Psiquiatria da FMUSP. Pesquisadora do Laboratório de Neurociências (LIM-27), Departamento e Instituto de Psiquiatria da FMUSP.

Márcio Antonini Bernik

Médico Psiquiatra graduado pela Faculdade de Medicina da Universidade de São Paulo (FMUSP). Doutor pelo Departamento de Psiquiatria da FMUSP. Coordenador do Programa de Ansiedade (AMBAN) do Instituto de Psiquiatria do Hospital das Clínicas da FMUSP.

Márcio de Assis Roque

Psicólogo. Integrante do Núcleo de Psicanálise do Instituto de Psiquiatria do Hospital das Clínicas da Faculdade de Medicina da Universidade de São Paulo (IPq-HCFMUSP). Supervisor de Psicoterapia da Residência em Psiquiatria.

Marcio Eduardo Bergamini Vieira

Médico formado pela Faculdade de Medicina da Universidade de São Paulo (FMUSP). Residência em Psiquiatria pelo Hospital das Clínicas da FMUSP. Especialista em Psiquiatria pela ABP e AMB. Mestrado em Ciências pela USP. MBA Executivo em Gestão em Saúde pela APM e Proahsa HCFMUSP. Membro das Comissões de Residência Médica e de Ligas Acadêmicas da ABP. Médico supervisor de internos e residentes no Hospital Universitário da USP e Docente do Curso Médico da Uninove.

Márcio Gerhardt Soeiro-de-Souza

Professor e orientador da Pós-graduação em Psiquiatria da Faculdade de Medicina da Universidade de São Paulo (FMUSP). Médico Pesquisador do GRUDA do Instituto de Psiquiatria do Hospital das Clínicas da FMUSP (IPq-HCFMUSP).

Marco de Tubino Scanavino

Médico pela Universidade Federal de Ciências da Saúde de Porto Alegre (UFCSPA). Mestre e Doutor em Ciências da Saúde, na Área de Concentração da Psiquiatria. Colaborador do Programa Ambulatorial Integrado dos Transtornos do Impulso (ProAMITI) do Instituto de Psiquiatria do Hospital das Clínicas da Faculdade de Medicina da Universidade de São Paulo (IPq-HCFMUSP). Pós-Doutor na área de concentração das Moléstias Infecciosas e Parasitárias, pela FMUSP. Médico assistente do IPq-HCFMUSP no Centro de Reabilitação e Hospital-Dia (CRHD). Fundador e Coordenador do Ambulatório de Impulso Sexual Excessivo e de Prevenção aos Desfechos Negativos associados ao Comportamento Sexual (AISEP-IPq-HCFMUSP). Professor do Departamento de Psiquiatria da FMUSP e Orientador Pleno da Pós-graduação em Fisiopatologia Experimental da FMUSP.

Marcos Carvalho Alves

Graduado em Medicina pela Universidade Federal da Bahia (UFBA). Residência médica em Psiquiatria pelo Instituto de Psiquiatria do Hospital das Clínicas da Faculdade de Medicina da Universidade de São Paulo (IPq-HCFMUSP). Médico colaborador do Grupo de Trauma do IPq-HCFMUSP.

Marcos Signoretti Croci

Médico e psiquiatra pela Faculdade de Medicina da Universidade de São Paulo (FMUSP). Supervisor e cofundador do ADRE (Ambulatório para o Desenvolvimento dos Relacionamentos e das Emoções) do Serviço de Psiquiatria da Infância e Adolescência do Instituto de Psiquiatria do Hospital das Clínicas da FMUSP (SEPIA-IPq-HCFMUSP). *Research Fellowship* no Mclean Hospital, Harvard University. Treinador Oficial de *Good Psychiatric Management* pelo Gunderson Personality Disorders Institute do McLean Hospital (Harvard Medical School). Treinamento em DBT pela Behavior Tech e em Tratamento Baseado na Mentalização pelo Gunderson Personality Disorders Institute.

Marcos Vasconcelos Pais

Psiquiatra. Graduado pela Faculdade de Medicina da Universidade de Brasília. Residência Médica em Psiquiatria pelo Instituto de Assistência Médica ao Servidor Público Estadual em São Paulo (IAMSPE). Pesquisador do Laboratório de Neurociências (LIM-27) do Hospital das Clínicas da Faculdade de Medicina da Universidade de São Paulo.

Maria Alice de Mathis

Psicóloga. Doutora em Ciências pela Universidade de São Paulo. Pós-doutoranda do Departamento de Psiquiatria da Faculdade de Medicina da Universidade de São Paulo.

Maria Aparecida das Neves

Psicóloga Clínica com especialização em Transtornos Alimentares e Psicologia do Esporte. Educadora credenciada pela Fundação Dr. Edward Bach da Inglaterra. Certificação Internacional Retail Trainning - Academia Tisserand UK. Docente do curso de Pós-graduação em Naturopatia – UNIP. Terapeuta Voluntária no Centro de Reabilitação e Hospital Dia (CRHD) do Instituto de Psiquiatria do Hospital das Clínicas da Faculdade de Medicina da Universidade de São Paulo (IPq-HCFMUSP). Coordenadora das Terapias Botânicas que envolvem Florais de Bach e Aromaterapia no Núcleo de Cuidados Complementares e Integrativos (NUCCI) do CRHD-IPq-HCFMUSP. Supervisora do Curso de Capacitação em Serviço em Práticas Integrativas e Complementares em Saúde, modalidade Aromaterapia e Florais de Bach, pela Escola de Educação Permanente no IPq-HCFMUSP.

Maria Cecília Fernandes Silva

Mestre em Psicologia Clínica pela Pontifícia Universidade Católica de São Paulo (PUC-SP). Membro Filiado do Instituto Durval Marcondes da Sociedade Brasileira de Psicanálise de São Paulo SBPSP. Psicóloga Supervisora do Serviço de Psicoterapia e Coordenadora do Ambulatório de Família (AMFAM) do Instituto de Psiquiatria do Hospital das Clínicas da Faculdade de Medicina da Universidade de São Paulo. Membro Efetivo da Associação Brasileira de Psicanálise de Casal e Família (ABPCF). Representante dos membros filiados para América Latina no Comitê de Psicanálise de Família e Casal da IPA (COFAP). Psicanalista de Adulto, Casal e Família.

Maria Cecília Pereira da Silva

Pós-Doutora e Doutora em Psicologia Clínica e Mestre em Psicologia da Educação pela Pontifícia Universidade Católica de São Paulo (PUC-SP). Psicanalista, Membro Efetivo, Analista Didata, Analista de Criança e Adolescente e Docente da Sociedade Brasileira de Psicanálise de São Paulo ligada a International Psychoanalytical Association (IPA). Membro do Departamento de Psicanálise com Crianças e Professora do curso Relação Pais-Bebê: da Observação à Intervenção do Instituto Sedes Sapientiae.

Maria Conceição do Rosário

Professora Associada do Departamento de Psiquiatria da Universidade Federal de São Paulo (UNIFESP). Coordenadora da Unidade de Psiquiatria da Infância e Adolescência (UPIA) da UNIFESP. Coordenadora do Programa de Apoio a Primeira Infância (PAPI) da UPIA-UNIFESP.

Maria José Azevedo de Brito

Pós-Doutora em Ciências pela Universidade Federal de São Paulo (UNIFESP) com foco na psicopatologia da cirurgia plástica – transtorno dismórfico-corporal. Pesquisadora colaboradora do PRO-AMITI do Instituto de Psiquiatria do Hospital das Clínicas da Faculdade de Medicina da Universidade de São Paulo.

Maria Martha Hübner

Professora Titular do Instituto de Psicologia da Universidade de São Paulo (IPUSP). Chefe da Seção de Psicologia do Hospital Universitário da USP (HU-USP). Terapeuta e Supervisora em terapia analítico-comportamental junto ao curso de especialização em Análise do Comportamento Aplicada e Terapia Comportamental, HU-USP.

Maria Odila Buti de Lima

Psiquiatra e psicoterapeuta. Analista junguiana pela Sociedade Brasileira de Psicologia Analítica, filiada à International for Analytical Psychology. Supervisora de residentes do Serviço de Psiquiatria da Infância e Adolescência do Instituto de Psiquiatria do Hospital das Clínicas da Faculdade de Medicina da Universidade de São Paulo (IPq-HCFMUSP). Supervisora de residentes do Serviço de Psicoterapia do IPq-HCFMUSP.

Maria Paula Maziero

Aluna de Medicina da Universidade Cidade de São Paulo (UNICID), aluna de Iniciação Científica e pesquisadora do Programa de Transtornos do Espectro Obsessivo-Compulsivo (PROTOC) do Instituto de Psiquiatria do Hospital das Clínicas da Faculdade de Medicina da Universidade de São Paulo.

Mariana Bonini Pampanelli

Graduada em Medicina pela Universidade Estadual de Campinas (UNICAMP).

Mariana Tiemi Mine de Moura

Psiquiatra. Residente do Programa de Residência Médica de Psicogeriatria do Instituto de Psiquiatria do Hospital das Clínicas da Faculdade de Medicina da Universidade de São Paulo.

Mariana Verpa Sanches

Psicóloga, Mestre em Ciências pela Faculdade de Medicina da Universidade de São Paulo (FMUSP). Supervisora da Psicologia do Programa Interdisciplinar de Estudos de Álcool e Drogas (GREA) do Departamento e Instituto de Psiquiatria do Hospital das Clínicas da FMUSP. Tutora da Residência Multiprofissional em Saúde Mental com Ênfase em Dependência Química da FMUSP.

Mariangela Gentil Savoia

Psicóloga Clínica. Mestre em Psicologia Clínica pela Pontifícia Universidade Católica de Campinas (PUCCAMP). Doutora em Psicologia Clínica pelo Instituto de Psicologia da Universidade de São Paulo (IPUSP). Coordenadora e docente de cursos do AMBAN do Instituto de Psiquiatria do Hospital das Clínicas da Faculdade de Medicina da Universidade de São Paulo (IPq-HC-FMUSP). Coordenadora do Núcleo Conscientia.

Marina Kairrala Garcia de Azevedo

Estudante de Psicologia na Pontifícia Universidade Católica de São Paulo (PUC-SP).

Marina Souza Pikman

Residente do terceiro ano do programa de residência médica em Psiquiatria no Instituto de Psiquiatria do Hospital das Clínicas da Faculdade de Medicina da Universidade de São Paulo (IPq-HCFMUSP). Graduada em Medicina na FMUSP.

Mario Rodrigues Louzã

Doutor em Medicina pela Universidade de Würzburg, Alemanha. Médico Assistente e Coordenador do Programa de Esquizofrenia (PROJESQ) e do Programa de Déficit de Atenção e Hiperatividade no Adulto (PRODATH) do Instituto de Psiquiatria do Hospital das Clínicas da Faculdade de Medicina da Universidade de São Paulo.

Marisol Montero Sendin

Médica pela Faculdade de Medicina da Universidade de São Paulo (FMUSP). Pediatra e Hebiatra pelo Instituto da Criança e do Adolescente do Hospital das Clínicas da FMUSP. Ludoterapeuta pelo GEPPPI, Psicossomatista Analista pelo Instituto Sedes Sapientiae, Psicanalista pela Sociedade Brasileira de Psicanálise Winnicottiana.

Martinus Theodorus van de Bilt

Médico Assistente do Instituto de Psiquiatria do Hospital das Clínicas da Faculdade de Medicina da Universidade de São Paulo. Coordenador do Grupo de Psicoses do Laboratório de Neurociências (LIM-27).

Mary Ann von Bismark

Médica Assistente do Centro de Reabilitação e Hospital Dia (CRHD) do Instituto de Psiquiatria do Hospital das Clínicas da Faculdade de Medicina da Universidade de São Paulo (IPq-HCFMUSP). Mestre em Ciências da Saúde – área de psiquiatria IPq, especializada em neuropsiquiatria e psicodramatista.

Mateus Brasileiro

Graduado em Psicologia pela Universidade Estadual do Piauí. Mestre e Doutor em Psicologia Experimental: Análise do Comportamento pela Pontifícia Universidade Católica de São Paulo (PUC-SP). Psicólogo clínico e supervisor e pesquisador da clínica escola do CEFAPP Recife.

Mauro Shigueharu Oide Junior

Graduação e residência médica em Psiquiatria pela Faculdade de Medicina da Universidade de São Paulo (FMUSP). Bacharelado em Educação Física pela Escola de Educação Física da Universidade de São Paulo (EEFUSP).

Melissa Garcia Tamelini

Psiquiatra. Médica Assistente do Instituto de Psiquiatria do Hospital das Clínicas da Faculdade de Medicina da Universidade de São Paulo (IPq-HCFMUSP). Membro fundador da Sociedade Brasileira de Psicopatologia Fenômeno-Estrutural (SBPFE).

Michele de Oliveira Gonzalez

Psiquiatra com residência médica pela Faculdade de Medicina do ABC e título de especialista pela Associação Brasileira de Psiquiatria (ABP). Médica colaboradora do Programa de Transtornos Alimentares (AMBULIM) do Instituto de Psiquiatria do Hospital das Clínicas da Faculdade de Medicina da Universidade de São Paulo.

Michele Santos da Cruz

Doutoranda no Programa de Pós-graduação da Faculdade de Saúde Pública da Universidade de São Paulo (FSP-USP). Mestrado em Ciências pela FSP-USP. Profissional de Educação Física graduada no curso de Bacharelado em Educação Física e Saúde pela Escola de Artes, Ciências e Humanidades da USP (EACHUSP). Membro do Grupo de Estudos e Pesquisas Epidemiológicas em Atividade Física e Saúde na USP (GEPAF-USP). Membro da Diretoria da Sociedade Brasileira de Atividade Física e Saúde (SBAFS) gestão 2018-2019. Pesquisadora voluntária no Centro de Reabilitação e Hospital Dia do Instituto da Psiquiatria do Hospital das Clínicas da Faculdade de Medicina da USP. Atua como profissional de Educação física em programas de atividades físicas para terceira idade.

Michelle Martins Vieira

Psicóloga graduada pela Universidade Federal de Juiz de Fora (UFJF). Especialista em Psicologia do Desenvolvimento Humano – UFJF. Aprimoramento em Terapia Cognitivo-Comportamental pelo AMBAN do Hospital das Clínicas da Faculdade de Medicina da Universidade de São Paulo (HCFMUSP) e Colaboradora do Programa de Ansiedade do Instituto de Psiquiatria do HCFMUSP.

Milena Gross de Andrade

Psiquiatra formada pela Faculdade de Medicina da Universidade de São Paulo. Psicanalista formada pelo IBPW.

Mirella Martins de Castro Mariani

Bióloga e psicóloga. Mestre em Distúrbios do Desenvolvimento pela Universidade Presbiteriana Mackenzie. Vice-presidente da comissão de voluntários do Instituto de Psiquiatria do Hospital das Clínicas da Faculdade de Medicina da Universidade de São Paulo (IPq-HCFMUSP). Diretora de Gestão do Programa Ambulatorial do Jogo.

Moacyr Alexandro Rosa

Psiquiatra com Mestrado e Doutorado pela Universidade de São Paulo e Pós-doutorado pela U. Columbia. Diretor do Instituto de Psiquiatria Avançada e Neuromodulação (IPAN).

Monica Kayo

Psiquiatra pela Universidade Federal de São Paulo (UNIFESP). Mestre em Ciências pela Faculdade de Medicina da Universidade de São Paulo (FMUSP).

Mônica Lopes Gomes

Psicóloga, especialista em Terapia Cognitivo-Comportamental pelo Centro de Estudos em Terapia Cognitivo-Comportamental (CETCC). Colaboradora do Programa de Esquizofrenia (PROJESQ) do Instituto de Psiquiatria do Hospital das Clínicas da Faculdade de Medicina da Universidade de São Paulo.

Monika Kölle

Professora formada pelo Jikiden Reiki Institute, Kyoto, Japão. Formação técnica em Acupuntura e Massagem pela Escola Oriental de Massagem e Acupuntura (EOMA). Terapeuta voluntária no Centro de Reabilitação Hospital Dia (CRHD) do Instituto de Psiquiatria do Hospital das Clínicas da Faculdade de Medicina da Universidade de São Paulo (IPq-HCFMUSP). Coordenadora do Grupo de Jikiden Reiki no Núcleo de Cuidados Complementares e Integrativos (NUCCI) do CRHD-IPq-HCFMUSP. Professora no Curso de Formação de Terapeuta em Jikiden Reiki pela Escola de Excelência do IPq-HCFMUSP. Supervisora do Curso de Capacitação em Serviço em Práticas Integrativas e Complementares em Saúde, modalidade-Jikiden Reiki, pela Escola de Educação Permanente no IPq-HCFMUSP.

Natália L. Saldanha

Psiquiatra da Infância e Adolescência, com residência no Instituto Bairral de Psiquiatria e subespecialização no Instituto de Psiquiatria do Hospital das Clínicas da Faculdade de Medicina da Universidade de São Paulo (IPq-HCFMUSP). Preceptora da disciplina de Psiquiatria da Infância e Adolescência do IPq-HCFMUSP.

Natalie Torres de Matos

Mestranda pelo Programa de Fisiopatologia Experimental da Faculdade de Medicina da Universidade de São Paulo (FMUSP). Terapeuta Ocupacional Encarregada do Serviço de Terapia Ocupacional do Instituto de Psiquiatria do Hospital das Clínicas da FMUSP (IPq-HCFMUSP). Terapeuta Ocupacional do Programa de Transtornos Alimentares (AMBULIM) do IPq-HCFMUSP.

Nelson Francisco Serrão Júnior

Professor Adjunto na Universidade Federal do Pampa (UNIPAMPA-RS). Doutor em Fisiopatologia em Clínica Médica pela Faculdade de Medicina de Botucatu e Universidade Estadual Júlio de Mesquita Filho (FMB-UNESP/SP) e Pós-Doutor em Fisioterapia pela Universidade Federal de São Carlos (UFSCAR/SP).

Nicole Rezende da Costa

Psiquiatra. Residente no Programa de Dependência Química e Transtornos do Impulso e Colaboradora do Programa Ambulatorial Integrado dos Transtornos do Impulso (PRO-AMITI) e do Programa Ambulatorial do Jogo (PRO-AMJO) do Instituto de Psiquiatria do Hospital das Clínicas da Faculdade de Medicina da Universidade de São Paulo (IPq-HCFMUSP).

Octávio Gonçalves Ribeiro

Médico Geriatra. Graduação pela Faculdade de Medicina da Universidade de São Paulo (FMUSP). Residência em Clínica Médica e Geriatria pelo Hospital das Clínicas da FMUSP (HC-FMUSP). Pós-graduação em Cuidados Paliativos pelo IEP--Sírio-Libanês. Médico colaborador do ambulatório de Psiquiatra Geriátrica LIM-27 do Instituto de Psiquiatria do HCFMUSP (IPq-HCFMUSP). Médico geriatra do Ambulatório de Envelhecimento em Síndrome de Down LIM-27 do IPq-HCFMUSP.

Odeilton Tadeu Soares

Coordenador da Enfermaria de Ansiedade e Depressão do Instituto de Psiquiatria do Hospital das Clínicas da Faculdade de Medicina da Universidade de São Paulo (IPq-HCFMUSP). Médico Supervisor do IPq-HCFMUSP.

Orestes Vicente Forlenza

Professor Associado, Livre-Docente e Chefe do Departamento de Psiquiatria da Faculdade de Medicina da Universidade de São Paulo (FMUSP). Coordenador do Programa de Psiquiatria Geriátrica do LIM-27 (Laboratório de Neurociências), Instituto de Psiquiatria do Hospital das Clínicas da FMUSP.

Osvaldo Hakio Takeda

Mestre pela Escola de Enfermagem da Universidade de São Paulo (EEUSP). Graduado em Educação Física pela Universidade de Santo Amaro (UNISA). Coordenador do Núcleo de Cuidados Complementares e Integrativos (NUCCI) do Centro de Reabilitação e Hospital Dia (CRHD) do Instituto de Psiquiatria do Hospital das Clínicas da Faculdade de Medicina da Universidade de São Paulo (IPq-HCFMUSP). Coordenador dos Cursos de Formação de Terapeuta em Práticas Integrativas e Complementares em Saúde pela Escola de Excelência do IPq-HCFMUSP. Coordenador dos Cursos de Capacitação em Serviço em Práticas Integrativas e Complementares em Saúde, pela Escola de Educação Permanente no IPq-HCFMUSP.

Oswaldo Ferreira Leite Netto
Médico pela Faculdade de Medicina da Universidade de São Paulo (FMUSP). Psiquiatra e Psicanalista. Membro da Sociedade Brasileira de Psicanálise de São Paulo (SBPSP) e da International Psychoanalytical Association (IPA). Diretor do Serviço de Psicoterapia do Instituto de Psiquiatria do Hospital das Clínicas da FMUSP (IPq-HCFMUSP).

Patricia Buchain
Terapeuta Ocupacional. Doutorado em Ciências pelo Departamento de Psiquiatria da Faculdade de Medicina da Universidade de São Paulo (FMUSP). Treinamento no método *Taillored Activity Program* (TAP) pelo Johns Hopkins Hospital. Formação em reabilitação cognitivo-funcional e treinamento para o LOTCA com Noomi Katz. Terapeuta Ocupacional do Instituto de Psiquiatria do Hospital das Clínicas da FMUSP (IPq-HCFMUSP). Colaboradora do PROTER do IPq-HCFMUSP. Coordenadora de cursos de Aperfeiçoamento em Terapia Ocupacional.

Patrícia Cotting Homem de Mello
Mestre em Ciências pelo Departamento de Psiquiatria (FMUSP). Especializada em Reabilitação Cognitiva Funcional. Formada no Método TAP (*Tailored Activity Program*) para treinamento de cuidadores de pessoas com demência (Johns Hopkins University School). Especialista em Acupuntura e Medicina Tradicional Chinesa (CEATA). Graduada em Terapia Ocupacional (Universidade de São Paulo – USP). Docente do Curso de Especialização em Reabilitação Cognitiva Funcional EEP-HCFMUSP. Supervisora dos Cursos de Aperfeiçoamento em Terapia Ocupacional aplicados à Saúde Mental do Idoso e do Adulto do Serviço de Terapia Ocupacional (STO) do Instituto de Psiquiatria do HCFMUSP (IPq-HCFMUSP). Terapeuta Ocupacional Chefe do STO do IPq-HCFMUSP. Sócia fundadora e terapeuta ocupacional da Clínica Médica Homem de Mello & Cotting.

Patrícia de C. L. Schoueri
Psiquiatra. Médica assistente do Serviço de Psicoterapia do Instituto de Psiquiatria do Hospital das Clínicas da Faculdade de Medicina da Universidade de São Paulo (IPq-HCFMUSP). Doutorado em Psiquiatria pela FMUSP. Coodenadora do Grupo de Psicoterapia Dinâmica Breve do IPqHCFMUSP. Psicanalista pela SBPSP.

Paulo Cenacchi
Psicólogo Clínico. Mestrando pelo Programa de Pós-graduação em Neurociências e Comportamento (NEC) do Instituto de Psicologia da Universidade de São Paulo (USP). Participante do programa de Estágio de Pesquisador da Faculdade de Medicina da USP (FMUSP).

Paulo Mattos
Professor Associado da Universidade Federal do Rio de Janeiro (UFRJ). Doutor em Psiquiatria. Pesquisador do Instituto D´Or de Pesquisa e Ensino.

Paulo Renato Canineu
Geriatra. Doutor em Gerontologia pela Universidade Estadual de Campinas (UNICAMP). Professor Assistente-Doutor da Pontifícia Universidade Católica de São Paulo (PUC-SP).

Pedro Colli Badino de Souza Leite
Membro Associado da Sociedade Brasileira de Psicanálise de São Paulo. Membro do Núcleo de Psicanálise do Instituto de Psiquiatria do Hospital das Clínicas da Faculdade de Medicina da Universidade de São Paulo (IPq-HCFMUSP).

Pedro Gomes de Alvarenga
Psiquiatra, Doutor pela Faculdade de Medicina da Universidade de São Paulo. Docente no Hospital Sírio-Libanês

Priscila Chacon
Psicóloga clínica, colaboradora do Programa Transtornos do Espectro Obsessivo-Compulsivo (PROTOC) do Instituto de Psiquiatria do Hospital das Clínicas da Faculdade de Medicina da Universidade de São Paulo.

Priscila Dib Gonçalves
Psicóloga e neuropsicóloga. Doutora (Faculdade de Medicina da Universidade de São Paulo – FMUSP). Pós-doutorado (Universidade da Califórnia, San Diego). Supervisora no Serviço de Psicologia e Neuropsicologia. Professora colaboradora do Departamento de Psiquiatria da FMUSP. Psicóloga pesquisadora no Programa Interdisciplinar de Estudos de Álcool e Drogas (GREA) do Instituto de Psiquiatria do Hospital das Clínicas da FMUSP (IPq-HCFMUSP) e no Grupo de Neuroimagem dos Transtornos Neuropsiquiátricos (LIM-21) do IPq-HCFMUSP.

Raphael Nacarelli Salgado
Médico graduado pela Faculdade de Medicina da Universidade de São Paulo (FMUSP). Residência em Psiquiatria pelo Instituto de Psiquiatria do Hospital das Clínicas da FMUSP. Médico Supervisor de residentes do Hospital Universitário da Universidade de São Paulo.

Regina Christina Wielenska
Psicóloga graduada pela Pontifícia Universidade Católica de São Paulo (PUCSP). Doutora em Psicologia Experimental pela Universidade de São Paulo (USP). Terapeuta analítico-comportamental acreditada pela ABPMC. Docente e supervisora do Curso de Especialização em Análise do Comportamento Aplicada e Terapia Comportamental do Hospital Universitário da USP.

Renata de Melo Felipe da Silva
Psiquiatra. Doutoranda em Psiquiatria pelo Instituto de Psiquiatria do Hospital das Clínicas da Faculdade de Medicina da Universidade de São Paulo (IPq-HCFMUSP). Colaboradora do Programa Transtornos do Espectro Obsessivo-Compulsivo (PROTOC) do IPq-HCFMUSP.

Renato Del Sant
Diretor do Hospital Dia de Adultos do Instituto de Psiquiatria do Hospital das Clínicas da Faculdade de Medicina da Universidade de São Paulo (IPq-HCFMUSP).

Renério Fráguas Júnior
Professor Associado, Departamento e Instituto de Psiquiatria do Hospital das Clínicas da Faculdade de Medicina da Universidade de São Paulo (IPq-HCFMUSP). Diretor da Divisão de Psiquiatria e Psicologia do Hospital Universitário (HU) – USP. Coordenador do Grupo de Pesquisa em Depressão na Interface da Psiquiatria com outras Especialidades. Laboratório de Investigação Médica, LIM-21.

Ricardo Abrantes do Amaral
Mestre e Doutor pela Faculdade de Medicina da Universidade de São Paulo (FMUSP). Professor colaborador do Departamento de Psiquiatria da FMUSP. Médico Psiquiatra pela Faculdade de Medicina da Pontifícia Universidade Católica de São Paulo (PUC-SP). Coordenador do setor de ensino do Programa Interdisciplinar de Estudos de Álcool e Drogas (GREA) do Instituto e Departamento de Psiquiatria do Hospital das Clínicas da FMUSP.

Ricardo Alberto Moreno
Fundador e Diretor do Programa de Transtornos Afetivos (GURDA) do Instituto de Psiquiatria do Hospital das Clínicas da Faculdade de Medicina da Universidade de São Paulo (IPq-HCFMUSP). Professor de disciplina e orientador da pós-graduação da FMUSP. Fundador da Associação Brasileira de Familiares, Amigos e portadores de Transtornos Afetivos (ABRATA).

Ricardo Alexandre Toniolo
Médico Psiquiatra e Doutor em Ciências pela Faculdade de Medicina da Universidade de São Paulo (FMUSP). Coordenador do ambulatório do Programa de Transtorno Bipolar (PROMAN) do Instituto de Psiquiatria do Hospital das Clínicas da FMUSP (IPq-HCFMUSP).

Ricardo Castilho da Silva
Médico formado pela Universidade Estadual de Maringá. Residência em Psiquiatria pelo Hospital Geral de Carapicuíba pela Secretaria do Estado de São Paulo. Psiquiatra colaborador do Programa de Ansiedade (AMBAN) do Instituto de Psiquiatria do Hospital das Clínicas da Faculdade de Medicina da Universidade de São Paulo (IPq-HCFMUSP).

Ricardo Galhardoni
Gerontólogo. Cirurgião-Dentista. Pós-Doutor em Ciências pelo Departamento de Neurologia da Universidade de São Paulo. Pesquisador do Centro de Dor do Departamento de Neurologia do Hospital das Clínicas da Faculdade de Medicina da Universidade de São Paulo (FMUSP). Professor do Curso de Medicina da Universidade Cidade de São Paulo (UNICID).

Roberta Carbonari Muzy
Nutricionista pelo Centro Universitário São Camilo. Pós-graduada em Terapia do Comportamento Alimentar, Membro do Eating Disorder Centre – ACFED, Mestranda em Nutrição.

Roberto Banaco
Psicólogo pela Pontifícia Universidade Católica de São Paulo. Mestre em Psicologia (Psicologia Experimental) pela Universidade de São Paulo. Doutor em Ciências (área de concentração: Psicologia Experimental) pela Universidade de São Paulo. Diretor acadêmico/professor da Associação Paradigma Centro de Ciências e Tecnologia do Comportamento.

Rodrigo Boavista
Psicólogo e pesquisador do Programa Transtornos do Espectro Obsessivo-Compulsivo (PROTOC) do Instituto de Psiquiatria do Hospital das Clínicas da Faculdade de Medicina da Universidade de São Paulo.

Rodrigo Menezes Machado
Psiquiatra Colaborador do Ambulatório Integrado dos Transtornos do Impulso (PRO-AMITI) do Instituto de Psiquiatria do Hospital das Clínicas da Faculdade de Medicina da Universidade de São Paulo (IPq-HCFMUSP). Residência Médica em Psiquiatria pela Santa Casa de São Paulo. Título de Especialista em Psiquiatria pela Associação Brasileira de Psiquiatria. Professor do Curso de Transtornos de Controle dos Impulsos, organizado pelo PRO-AMITI.

Rodrigo Yacubian Fernandes
Médico radiologista e dos Cuidados Integrativos do Hospital Sírio-Libanês. Professor de Kundalini Yoga pelo Kundalini Research Institute. Residência médica com título de especialista em Radiologia pelo Hospital das Clínicas da Faculdade de Medicina da Universidade de São Paulo (HCFMUSP) e *fellowship* na Universidade da Califórnia San Diego (UCSD).

Rosa Hasan
Neurologista especialista em Medicina do Sono. Coordenadora do Laboratório do Sono e Ambulatório do Sono (ASONO) do Instituto de Psiquiatria do Hospital das Clínicas da Faculdade de Medicina da Universidade de São Paulo.

Roseli Gedanke Shavitt
Psiquiatra. Professora Colaboradora-Médica do Departamento de Psiquiatria da Faculdade de Medicina da Universidade de São Paulo (FMUSP). Coordenadora do Programa Transtornos do Espectro Obsessivo-Compulsivo (PROTOC) do Instituto de Psiquiatria do Hospital das Clínicas da FMUSP.

Sandra Scivoletto
Psiquiatra. Doutorado em Psiquiatria pela Faculdade de Medicina da Universidade de São Paulo (FMUSP). Professora de Psiquiatria da Infância e Adolescência do Departamento de Psiquiatria da FMUSP. Chefe do Serviço de Psiquiatria da In-

fância e Adolescência do Instituto de Psiquiatria do Hospital das Clínicas da FMUSP (IPq-HCFMUSP). Coordenadora do Programa de Residência em Psiquiatria da Infância e Adolescência do IPq-HCFMUSP. Coordenadora do Programa Equilíbrio e Chefe do Ambulatório de Adolescentes do IPq-HCFMUSP.

Sasson Zemach
MD. Centro de Saúde Mental de Jerusalem, Israel.

Sérgio Rigonatti
Mestre e Doutor em Medicina pelo Departamento de Psiquiatria da Faculdade de Medicina da Universidade de São Paulo (FMUSP). Presidente do Conselho Penitenciário do Estado de São Paulo. Coordenador do Serviço de Tratamentos Biológicos (ECT-TMS) do Instituto de Psiquiatria do Hospital das Clínicas da FMUSP (IPq-HCFMUSP).

Silvia Stahl Merlin
Psiquiatra e Neurologista formada pela Universidade Estadual de Campinas. Especialista em Neurologia Cognitiva e do Comportamento pela Faculdade de Medicina da Universidade de São Paulo (FMUSP). Médica Assistente do Instituto de Psiquiatria do Hospital das Clínicas da FMUSP. Doutoranda em Neurologia pela FMUSP.

Silvia Sztamfater
Psicóloga clínica. Doutora em Ciências da Saúde pela Faculdade de Medicina da Santa Casa de Misericórdia de São Paulo. Psicóloga colaboradora do Programa Ansiedade (AMBAN) do Instituto de Psiquiatria do Hospital das Clínicas da Faculdade de Medicina da Universidade de São Paulo (IPq-HCFMUSP). Docente de cursos do Programa Ansiedade (AMBAN) do IPq-HCFMUSP.

Solange Ferreira do Rosário Santana
Graduada no curso de Estética e Cosmética da Universidade Paulista (UNIP). Pós-graduanda em Medicina Tradicional Chinesa pelo Centro de Estudo de Acupuntura e Terapias Alternativas (CEATA). Reflexoterapeuta, Massoterapeuta e Mestra em Reiki. Terapeuta Corporal Voluntária no Centro de Reabilitação e Hospital Dia (CRHD) do Instituto de Psiquiatria do Hospital das Clínicas da Faculdade de Medicina da Universidade de São Paulo (IPq-HCFMUSP). Coordenadora do Grupo de Reflexoterapia e Oficina de Beleza e Autoestima do CRHD-IPq-HCFMUSP. Supervisora do Curso de Capacitação em Serviço em Práticas Integrativas e Complementares em Saúde, modalidade – Reflexoterapia pela Escola de Educação Permanente no IPq-HCFMUSP.

Sonia Borcato
Psicóloga clínica, colaboradora do Programa Transtornos do Espectro Obsessivo-Compulsivo do Instituto de Psiquiatria do Hospital das Clínicas da Faculdade de Medicina da Universidade de São Paulo.

Sonia Maria Duarte Sampaio
Psiquiatra e psicoterapeuta. Analista junguiana pela Sociedade Brasileira de Psicologia Analítica, filiada à International for Analytical Psychology. Supervisora de residentes do Serviço de Psicoterapia do Instituto de Psiquiatria do Hospital das Clínicas da Faculdade de Medicina da Universidade de São Paulo (IPq-HCFMUSP).

Taís Michele Minatogawa-Chang
Médica formada pela Faculdade de Medicina da Universidade de São Paulo (FMUSP). Psiquiatra pelo Instituto de Psiquiatria do Hospital das Clínicas da FMUSP (IPq-HCFMUSP).

Táki Athanássios Cordás
Coordenador da Assistência Clínica do Instituto de Psiquiatria do Hospital das Clínicas da Faculdade de Medicina da Universidade de São Paulo (IPq-HCFMUSP). Coordenador do Programa de Transtornos Alimentares (AMBULIM) do IPq-HCFMUSP. Professor dos Programas de Pós-graduação do Departamento de Psiquiatria da FMUSP, do Programa de Neurociências e Comportamento do Instituto de Psicologia da USP e do Programa de Fisiopatologia Experimental da FMUSP.

Talita Rodrigues de Oliveira
Psiquiatra formada pelo Instituto de Psiquiatria do Hospital das Clínicas da Faculdade de Medicina da Universidade de São Paulo (IPq-HCFMUSP). Membro do Grupo de Psicoterapia Dinâmica Breve do IPq-HCFMUSP.

Telma Pantano
Fonoaudióloga e Psicopedagoga do Serviço de Psiquiatria Infantil do Hospital das Clínicas da Faculdade de Medicina da Universidade de São Paulo (HCFMUSP). Coordenadora da equipe multidisciplinar do Hospital Dia Infantil do Instituto de Psiquiatria do HCFMUSP. Especialista em Linguagem, Mestre e Doutora em Ciências pela FMUSP. Master em Neurociências pela Universidade de Barcelona - Espanha, Pós-doutora em Psiquiatria pela FMUSP.

Thiago Pacheco de Almeida Sampaio
Psicólogo. Doutor em Psicologia Clínica (IPUSP). Mestre em Ciências – área de concentração, psiquiatria (Faculdade de Medicina da Universidade de São Paulo – FMUSP). Professor e supervisor clínico do curso de especialização em terapia comportamental cognitiva dos transtornos psiquiátricos do Programa de Ansiedade (AMBAN) do Instituto de Psiquiatria do Hospital das Clínicas da FMUSP.

Valéria de Paula Richinho
Médica geriatra pela Faculdade de Medicina da Universidade de São Paulo (FMUSP). Médica clínica do Instituto de Psiquiatria do Hospital das Clínicas da FMUSP.

Vanessa Dentzien Pinzon
Coordenadora do Programa de Atendimento, Ensino e Pesquisa em Transtornos Alimentares na Infância e Adolescência (PROTAD). Mestre em Ciências pela Faculdade de Medicina da Universidade de São Paulo (FMUSP).

Vera Tess
Psiquiatra, Mestre em Medicina pela Faculdade de Medicina da Universidade de São Paulo (FMUSP). Assistente do Instituto de Psiquiatria do Hospital das Clínicas da FMUSP (IPq-HCFMUSP). Responsável pelo Ambulatório de Gestantes do Serviço de Interconsultas do IPq-HCFMUSP.

Victoria Fogaça Doretto
Psiquiatra Geral e Psiquiatra da Infância e Adolescência pelo Instituto de Psiquiatria do Hospital das Clínicas da Faculdade de Medicina da Universidade de São Paulo (IPq-HCFMUSP). Colaboradora do Serviço de Psiquiatria da Infância e Adolescência do IPq-HCFMUSP.

Vinícius Guimarães Dornelles
Psicólogo. Mestrado em Cognição Humana pela Pontifícia Universidade Católica do Rio Grande do Sul. Formação em Terapias Baseadas em Evidências para o Transtorno de Personalidade *Borderline* pela Fundación Foro. Treinador oficial em Terapia Comportamental Dialética pela Behavioral Tech LLC/EUA.

Vinicius Oliveira de Andrade
Médico Residente do Programa de Residência Médica de Psiquiatria do CAISM Franco da Rocha/Complexo Juquery.

Vitor Vincenzo Silva Tancredi
Psiquiatra Colaborador do Programa Ambulatorial Integrado dos Transtornos do Impulso (PRO-AMITI) e do Programa Ambulatorial do Jogo (PRO-AMJO) do Instituto de Psiquiatria do Hospital das Clínicas da Faculdade de Medicina da Universidade de São Paulo (IPq-HCFMUSP).

Vivaldo Ferreira dos Santos Junior
Psiquiatra formado pela Universidade Federal de Pernambuco (UFPE/NCV). Psiquiatra da Infância e da Adolescência formado pelo Instituto de Psiquiatria do Hospital das Clínicas da Faculdade de Medicina da Universidade de São Paulo (IPq-HCFMUSP). Colaborador do Programa de Atendimento, Ensino e Pesquisa de Transtornos Alimentares da Infância e Adolescência (PROTAD-IPq-HCFMUSP). Docente do curso de Aprimoramento Interdisciplinar de Transtornos Alimentares do AMBULIM-IPq-HCFMUSP.

Wagner de Sousa Gurgel
Psiquiatra colaborador do Programa de Diagnóstico e Intervenções Precoces (PRODIP) e do Programa de Atendimento, Ensino e Pesquisa em Transtornos Alimentares na Infância e Adolescência (PROTAD) do Serviço de Psiquiatria da Infância e Adolescência do Instituto de Psiquiatria do Hospital das Clínicas da Faculdade de Medicina da Universidade de São Paulo (IPq-HCFMUSP). Coordenador do PROTAD. Psiquiatra da Infância e Adolescência pelo IPq-HCFMUSP com Aprimoramento em Transtornos Alimentares pelo AMBULIM.

Wagner Machado de Moraes Busato
Médico formado pela Faculdade de Medicina da Universidade de São Paulo (FMUSP). Psiquiatra pelo Instituto de Psiquiatria do Hospital das Clínicas da FMUSP (IPq-FMUSP). Médico preceptor de graduação pelo IPq-HCFMUSP.

Wellingson Paiva
Neurocirurgião. Professor Livre-Docente pelo Departamento de Neurologia da Faculdade de Medicina da Universidade de São Paulo (FMUSP). Médico Assistente e Supervisor da Unidade de Emergência e do Grupo de Neuro-oncologia da Divisão de Neurocirurgia do Hospital das Clínicas da FMUSP.

William Isao Miyamoto
Psiquiatra pelo Instituto de Psiquiatria do Hospital das Clínicas da Faculdade de Medicina da Universidade de São Paulo (IPq-HCFMUSP). Membro da Sociedade Brasileira de Psicopatologia Fenômeno-Estrutural (SBPFE).

Wilson Rafael Felício Joaquim
Graduado em Medicina pela Faculdade de Medicina da Universidade de São Paulo (FMUSP). Psiquiatra formado pelo Instituto de Psiquiatria do Hospital das Clínicas da FMUSP. Pós-graduado em clínica analítico-comportamental pelo Núcleo Paradigma. Supervisor em psicoterapia dos residentes em Psiquiatria do Hospital das Clínicas da FMUSP.

Ygor Arzeno Ferrão
Graduação em Medicina pela Universidade de Ciências da Saúde de Porto Alegre. Residência em Psiquiatria pela Universidade de Ciências da Saúde de Porto Alegre. Mestrado em Medicina: Ciências Médicas, pela Universidade Federal do Rio Grande do Sul. Doutorado em Psiquiatria pela Universidade de São Paulo. Professor Associado de Psiquiatria da Universidade Federal de Ciências da Saúde de Porto Alegre e Médico Psiquiatra Preceptor no Hospital Materno Infantil Presidente Vargas. Professor no PPG Ciências da Saúde e Psicologia e Saúde da UFCSPA. Membro do Consórcio Brasileiro de Pesquisa em Transtornos do Espectro Obsessivo-Compulsivo (CTOC) e da Rede Gaúcha de Pesquisa em Transtornos do Espectro Obsessivo-Compulsivo (ReTOC).

Sumário

Seção 2 – Psicoterapias na infância e adolescência

Editores de área: Guilherme Vanoni Polanczyk, Sandra Scivoletto

Seção 3 – Psicoterapias no adulto

Editor de área: Felipe Corchs

Seção 4 – Tratamentos com neuromodulação e neurocirurgia

Editor de área: Andre Russowsky Brunoni

Seção 5 – Reabilitação psiquiátrica ao longo da vida

Editor de área: Marco de Tubino Scanavino

Seção 6 – Medicina do estilo de vida aplicada à psiquiatria

Editoras de área: Karla Mathias de Almeida, Ana Paula Lopes Carvalho

Seção 7 – Abordagem terapêutica específica na infância e adolescência

Editores de área: Guilherme Vanoni Polanczyk, Sandra Scivoletto

Seção 8 – Abordagem terapêutica das principais síndromes psiquiátricas no adulto

Editora de área: Monica Kayo

Seção 9 – Abordagem terapêutica específica do idoso

Editor de área: Leandro da Costa Lane Valiengo

Seção 10 – Abordagem terapêutica das manifestações psiquiátricas na interface com outras especialidades

Editores de área: Eduardo de Castro Humes, Renério Fráguas Júnior, Marcio Eduardo Bergamini Vieira

Clínica Psiquiátrica – volumes 1 e 2

VOLUME 1

Seção 1 – A psiquiatria: limites e interfaces

Seção 2 – Psicopatologia

Seção 3 – Conceitos e investigação diagnóstica em psiquiatria

Seção 4 – Modelos de assistência em psiquiatria e saúde mental

Seção 5 – Ensino em psiquiatria

Seção 6 – Pesquisa em psiquiatria

Seção 7 – Bases etiológicas em psiquiatria

Seção 8 – Ética e psiquiatria forense

VOLUME 2

Seção 1 – As grandes síndromes psiquiátricas na infância e adolescência

Seção 2 – As grandes síndromes psiquiátricas no adulto

Seção 3 – As grandes síndromes psiquiátricas no idoso

Seção 4 – Neuropsiquiatria

Seção 5 – Interconsulta em psiquiatria

Apresentação

Nós, editores da segunda edição do tratado *Clínica Psiquiátrica*, temos o orgulho de apresentar esta mais recente obra realizada em conjunto pelo Departamento de Psiquiatria da Faculdade de Medicina da Universidade de São Paulo (FMUSP), pelo Instituto de Psiquiatria do Hospital das Clínicas da FMUSP e pela Editora Manole. Nove anos após o lançamento da primeira edição, vencedora do Prêmio Jabuti na área de Ciências da Saúde em 2012, apresentamos esta nova edição, reformulada e ampliada. Esta publicação, como não poderia deixar de ser, acompanha o que há de mais atual e se apoia nas melhores evidências científicas no campo da psiquiatria.

Conquanto os terríveis efeitos que a pandemia da Covid-19 causou em nossa sociedade por sua repercussão na saúde e na economia, podemos afirmar que esse evento decretou, apesar do crescente movimento já em andamento, a entrada da psiquiatria como área fundamental da medicina no século XXI. Esse movimento pode ser analisado em nosso primeiro volume, a respeito das bases teóricas e científicas que sustentam a nossa prática clínica. Além disso, ele promoveu alterações na forma de como exercer a profissão, sendo um exemplo a telemedicina, abordada neste livro, ou mesmo um capítulo específico sobre os efeitos da pandemia na saúde mental.

Temos também a publicação do DSM-5 e perspectivas a respeito da iminente publicação da CID-11, que modificaram alguns conceitos e formas de abordagem dos critérios diagnósticos envolvendo a especialidade e que merecem uma atualização cuidadosa como a aqui presente – alterações essas em parte provocadas pelos recentes avanços em pesquisas científicas nos campos das neurociências, da prática clínica, da farmacologia e da psicopatologia. Nosso tratado aborda em detalhes a metodologia dos mais diversos tipos de estudo em psiquiatria e suas aplicações no cotidiano do psiquiatra. Dessa forma, a obra se alinha aos objetivos de ensino, pesquisa e extensão do Departamento de Psiquiatria da FMUSP e, desta feita, cumpre com a nossa missão de investir na formação de recursos humanos qualificados, realizar pesquisa de ponta, com relevância social e voltada a orientar políticas públicas e de buscar excelência na assistência psiquiátrica para melhor atender às novas demandas da população.

Esta obra foi realizada primariamente pelos profissionais do Departamento & Instituto de Psiquiatria bem como de outras instituições ligadas a eles, dentre as quais podemos destacar o Hospital Universitário da USP e o Centro de Saúde Escola "Samuel Barnsley Pessoa".

São 582 autores das mais diversas especialidades, a saber: médicos, psicólogos, enfermeiros, terapeutas ocupacionais, fonoaudiólogos, fisioterapeutas, educadores físicos, ouvidores, advogados..., o que denota uma importante característica da multidisciplinaridade em psiquiatria que perpassa os 3 volumes desta edição. Além de multi, o tratado é transdisciplinar e detém os valores que comportem a ética profissional, o respeito ao paciente e seus familiares e o trabalho em equipe. Entendemos que os conhecimentos aqui gerados são universais e, para disseminá-los, investimos em inúmeras atividades de extensão como, por exemplo cursos de educação continuada e o Congresso Clínica Psiquiátrica. Incentivamos o convívio com diferentes vertentes do conhecimento, sempre buscando evidências científicas que possam aumentar nosso arsenal terapêutico para o alívio do sofrimento dos nossos pacientes. Foram contempladas, pois, diferentes visões acerca da prática psiquiátrica da instituição, uma marca da sua riqueza e de seu valor universitário. Dessa forma, este tratado está inserido nas diretrizes estabelecidas pela nossa instituição desde 2019, ou seja o de: "Promover saúde mental e melhorar a vida das pessoas e famílias afetadas por transtornos mentais".

Assim como nos grandes compêndios internacionais em psiquiatria, focamos em aspectos formais da prática médica, incluindo as bases conceituais do diagnóstico, realizadas em nosso volume 1, e em questões relacionadas à caracterização das síndromes psiquiátricas e seus diferenciais em relação às outras especialidades médicas, abordadas em nosso volume 2. Destacamos, no entanto, uma característica distinta em nosso tratado: o volume 3 é eminentemente prático para os desafios do tratamento realizado pelo psiquiatra. Além dos já consagrados tratamentos medicamentosos e psicoterapêuticos, realizamos uma investigação detalhada do que há de mais atual nos procedimentos em psiquiatria, na reabilitação psicossocial e nas recentes descobertas em relação à nova área de medicina do estilo de vida e seu impacto na saúde mental.

Enfim, oferecemos aos nossos leitores um conteúdo informativo atualizado e abrangente sobre saúde mental, que busca contemplar de forma multi e transdisciplinar o conhecimento contemporâneo aplicado à prática clínica, elaborado com a visão crítica dos nossos colaboradores e baseado nas melhores evidências científicas.

Esperamos que todos tenham uma ótima leitura!

Os Editores

Prefácio

Prof. Dr. Tarcisio Eloy Pessoa de Barros Filho

Inicialmente, nosso agradecimento ao Departamento de Psiquiatria da Faculdade de Medicina da Universidade de São Paulo (FMUSP) e ao Instituto de Psiquiatria do Hospital das Clínicas da FMUSP (IPq-HCFMUSP), pelo honroso convite para prefaciar este tratado de psiquiatria, representado pela obra *Clínica Psiquiátrica*, em sua 2ª edição, em três volumes, digna representante dessa Escola de Psiquiatria.

A obra é abrangente e plural; reflete o estado da arte atual do conhecimento e da prática psiquiátrica. Não se propõe a ser polêmica. Os editores, aliados aos profissionais dos numerosos grupos autônomos existentes, cada um com sua característica e especificidade de conhecimentos e ações, em constante interação complementar, definiram um projeto acadêmico no qual, do conjunto, emerge uma propriedade essencial, no caso, a atenção integral à saúde do ser humano, na situação de saúde ou de enfermidade. Assumiram, conscientemente, o conceito holístico de que o ser humano é uma unidade biopsicossocial indivisível, portanto, multidimensional, cujas dimensões físico-biológicas, mentais e sociais estão em contínua interação e interdependência. Nessa visão sistêmica do ser humano, a enfermidade, necessariamente biopsicossocial, ora incide com predomínio do componente físico-biológico, ora com predomínio do componente psíquico ou com predomínio do componente social (patologias sociais), como nos crimes, agressões físicas e/ou psicológicas, abuso de drogas etc.

A fim de dar maior concretude ao que relatamos, explicitamos, a seguir, em linhas gerais, o conteúdo temático dos três volumes:

Volume 1: aborda os limites e interfaces da Psiquiatria; descreve sua história e a evolução dos conceitos; estabelece suas interfaces com as Neurociências, a Psicologia, a Sociologia, a Antropologia, a Filosofia, a cultura, a espiritualidade e a religião; destaca sua interface com os enfoques multiprofissionais; com os valores, com a ética médica e biomédica; enfoca questões da psicopatologia e em noções abstratas sobre consciência, atenção, memória, inteligência, sensopercepção, pensamento, linguagem e fala, juízo, afetividade e conação; comenta sobre os diferentes modelos de assistência psiquiátrica; sobre a Saúde Mental no SUS (nos 3 níveis de atenção à saúde – primária, secundária e terciária); relata sobre o ensino da Psiquiatria na graduação, residência e pós-graduação *estrito senso* e psicologia clínica; descreve a pesquisa quantitativa e qualitativa e suas diferentes modalidades; aponta para as bases etiológicas em Psiquiatria – epidemiologia dos transtornos mentais e descreve os conceitos e a investigação diagnóstica em Psiquiatria.

Volume 2: descreve a anamnese na infância e na adolescência, no adulto e no idoso; destaca a formulação biopsicossocial, as avaliações neurológicas e da personalidade; descreve o exame físico e neurológico, os exames laboratoriais, os marcadores genéticos e biomarcadores, os exames de imagem, de eletroencefalografia e a avaliação do sono; descreve as grandes síndromes psiquiátricas na infância e adolescência, no adulto e no idoso; e relata sobre a neuropsiquiatria e a interconsulta em psiquiatria.

Volume 3: aborda os aspectos gerais do tratamento psicofarmacológico; as modalidades de psicoterapias na infância, na adolescência e no adulto; os tratamentos com neuromodulação não invasiva e neurocirúrgica; a reabilitação psiquiátrica ao longo da vida; a medicina do estilo de vida aplicada à psiquiatria; a abordagem terapêutica específica na infância e na adolescência; a abordagem terapêutica das principais síndromes psiquiátricas no adulto e no idoso; a abordagem terapêutica das manifestações psiquiátricas na interface com outras especificidades médicas.

Esse voo panorâmico pelos três volumes da obra mostra, claramente, que a intenção dos editores e dos profissionais dos diferentes grupos que participaram desta empreitada foi a de produzir um texto que, no conjunto, reflete a atenção integral à saúde do ser humano. Cremos que atingiram plenamente esse objetivo.

Prof. Dr. Tarcisio Eloy Pessoa de Barros Filho
Diretor da Faculdade de Medicina
da Universidade de São Paulo

Prefácio

Prof. Dr. Valentim Gentil Filho

Clínica Psiquiátrica, na 2ª edição – em apenas dez anos, é um compêndio de proporções enciclopédicas, que encerra sínteses e recortes atuais das principais áreas de interesse, investigação e atuação do Departamento & Instituto de Psiquiatria do Hospital das Clínicas da Faculdade de Medicina da Universidade de São Paulo (IPq-HCFMUSP). São 351 capítulos escritos por profissionais especializados que trabalham no IPq e em outros serviços e instituições do país e do exterior, com os quais há importante interação e frutífera colaboração. Parabéns aos autores e, em particular, aos editores gerais e editores de áreas, que conseguiram reunir temas tão relevantes para a formação, a educação continuada e o desenvolvimento da Arte de Curar e de promoção da Saúde Mental.

O nome deste livro remete à tradição dessa Instituição. Há 100 anos, a Faculdade de Medicina e Cirurgia de São Paulo (FM-SP) contratou Franco da Rocha para lecionar "clínica psiquiátrica". Em 1935, Pacheco e Silva ganhou o concurso e assumiu a Cadeira de "Clínica Psiquiátrica". Uma das suas mais importantes contribuições foi a criação de uma unidade psiquiátrica no Hospital das Clínicas da Faculdade de Medicina da Universidade de São Paulo (FMUSP), a que denominou Hospital de Clínica Psiquiátrica (HCP). Parcialmente inaugurado em 1952 e concluído alguns anos depois, desde 1990 o HCP foi redefinido como "Instituto de Psiquiatria Antônio Carlos Pacheco e Silva" (IPq). Tive o privilégio de nele me formar e o prazer de participar da modernização do IPq, um projeto de dez anos consistentemente apoiado pela FMUSP, pelo HC, pelo Governo do Estado e conduzido com brilhantismo pelo Professor Geraldo Serra e sua equipe, com base nas observações e demandas dos profissionais que aqui exercem, muitos como trabalho voluntário, as atividades de assistência, ensino, pesquisa e serviços técnicos descritos ou relacionados com os fundamentos descritos neste livro.

As publicações científicas e a memória dos primeiros 100 anos da Clínica Psiquiátrica da FM e HC revelam uma história coerente de perseverança e capacidade de adaptação diante das demandas, dos desafios, das ameaças e dos progressos do campo da saúde mental. A identidade médica da psiquiatria foi fortalecida na segunda metade do século XX graças, em grande parte, à descoberta de medicamentos com eficácia diferencial, exigindo maior acuidade de diagnóstico e classificação nosológica, numa época em que algumas correntes propunham a dissolução dos diagnósticos e o abandono do modelo médico, ou, até mesmo, a desconstrução da psiquiatria, por considerarem que os problemas psiquiátricos eram fruto exclusivo de fatores intrapsíquicos e socioambientais, ou que a doença mental era um mito. A partir daí, a interação dos psiquiatras com as ciências básicas e do comportamento e com as demais áreas da Medicina se adensou e passou a exigir formação ampla e educação continuada para o exercício da clínica psiquiátrica.

Além dos aspectos teóricos e práticos fundamentais, a familiaridade com a metodologia científica tornou-se indispensável para quem pretende participar ou mesmo apenas entender os resultados das investigações sobre etiopatogenia, fisiopatologia e abordagens terapêuticas. Isso tornou-se ainda mais necessário desde que a geração de dados ficou volumosa demais e de difícil avaliação quanto à sua qualidade e relevância. Livros como este têm o objetivo de auxiliar seus leitores a identificar informações fidedignas e relevantes, apontando as que já foram refutadas. Certamente, além dos conhecimentos recentes, é importante reconhecer o valor do que resistiu ao teste do tempo, mesmo que ainda não tenha recebido validação científica. Faltam evidências que comprovem várias observações consagradas do nosso ofício milenar. Daqui a dez anos, na já esperada 3ª edição deste livro, será possível saber o quanto de hoje sobreviveu e o que de novo surgiu, nessa permanente busca da prevenção e superação dos males que tanto nos desafiam.

Prof. Dr. Valentim Gentil Filho
Professor Emérito da FMUSP

Prefácio

Uma visão pessoal sobre o desenvolvimento do Departamento e Instituto de Psiquiatria do Hospital das Clínicas da FMUSP

Sir Robin Murray

Em 1984, fui convidado pelo Conselho Britânico a visitar o Departamento de Psiquiatria na Faculdade de Medicina da Universidade de São Paulo, para aconselhar sobre pós-graduação e pesquisa em psiquiatria. Eu não era a primeira escolha do Departamento. Eles haviam indicado o Professor Michael Shepherd, um ilustre epidemiologista inglês, mas ele não aceitou o convite e eu fui como seu substituto. Fui recebido pelo Professor Fortes, então Chefe do Departamento, que foi muito cortês e gentil comigo, mas estava um tanto perplexo com a minha visita, concatenada pelo Dr. Valentim Gentil, que não fazia parte do Departamento naquela época. O Departamento realizava pouca atividade de pesquisa e sua vida acadêmica parecia dominada por discussões entre os fenomenologistas que seguiam a escola francesa de antes da guerra e os que seguiam a escola alemã. Eu não acompanhava nenhuma delas. De qualquer forma, eu tive uma boa experiência, apreciando a maravilhosa cozinha e hospitalidade de São Paulo e procurando entusiasmar os jovens psiquiatras em relação aos novos horizontes que se abriam nas neurociências e nas ciências sociais.

Para minha surpresa, logo fui contatado pelo Valentim Gentil, que me informou estar tentando convencer o Conselho Britânico e a FAPESP a financiar uma colaboração entre o nosso Instituto de Psiquiatria de Londres e o Instituto de Psiquiatria em São Paulo. Mais surpreendentemente, eles aceitaram e foi estabelecido um programa de Visitas de Professores de Londres a São Paulo e de psiquiatras e psicólogos em treinamento ao Instituto de Londres, para desenvolver trabalhos de doutorado.

Voltei à USP para ver o início das mudanças. O Dr. Gentil tinha conseguido uma sala no Departamento, próxima ao banheiro e à saída, e o trabalho de pós-graduação foi se tornando mais sistemático. Cada professor visitante de Londres foi encarregado de iniciar treinamento em pesquisa ou novas técnicas clínicas e o Departamento ficou cada vez mais embasado em ciências. No Instituto de Psiquiatria de Londres, os orientadores começaram a se dar conta de que os estagiários brasileiros eram de nível muito elevado e, consequentemente, passaram a competir para ter esses alunos de PhD em seus grupos de pesquisa.

Nós, é claro, estávamos (arrogantemente) familiarizados com o conceito do pesquisador "autômato", cujas habilidades acadêmicas são aperfeiçoadas pela experiência de um PhD em centros dos Estados Unidos ou da Europa, mas gradualmente as abandonam quando voltam aos seus países de origem. Surpreendentemente, isso não aconteceu na USP, pois os que retornavam se inseriam em um ambiente que os encorajava a continuar em pesquisa. Um fluxo constante de publicações conjuntas de colegas dos dois Institutos passou a chegar às revistas científicas. Cada vez que eu voltava para visitar, mais impressionado eu ficava com a evolução fomentada pelo Valentim Gentil, agora Professor Titular e Chefe do Departamento. Pessoalmente, eu desenvolvi pesquisas colaborativas muito produtivas com vários colegas brasileiros competentes, particularmente com Homero Vallada, Paulo Menezes, Geraldo Busatto e Osvaldo Almeida, em genética, epidemiologia, imagem em esquizofrenia e psiquiatria geriátrica, respectivamente. Para surpresa de outras especialidades da USP, supostamente mais prestigiosas, o montante das verbas de pesquisa obtidas pelo Instituto de Psiquiatria começou a superar o de outros departamentos médicos.

Mais ainda, outros Departamentos de Psiquiatria no Brasil começaram a se tornar mais orientados para a pesquisa, particularmente na Universidade Federal de São Paulo, onde a pesquisa foi impulsionada pelo Professor Jair Mari. A consequência foi que, no início do século XXI, uma avaliação quinquenal dos periódicos psiquiátricos internacionais de alta qualidade revelou que, no seu conjunto, os artigos do Brasil superaram os da França em termos de citações e impacto – um feito impressionante!

Os Chefes de Departamento que se seguiram – Wagner Gattaz, Zacaria Ramadan, Helio Elkis, Euripedes Miguel, Francisco Lotufo e agora Orestes Forlenza – continuaram a fomentar essa visão acadêmica e o Departamento da USP floresceu. Também surpreendentemente, uma grande verba foi conseguida e um novo e maravilhoso Instituto de Psiquiatria surgiu com enfermarias muito melhores e instalações especialmente concebidas para pesquisa, ensino e assistência. O resultado disso tudo é que o Departamento é hoje o mais conceituado da América do Sul e suas pesquisas, ensino e cuidados clínicos continuam florescendo. Um dos principais objetivos do Departamento é proporcionar educação da mais alta qualidade no campo da psiquiatria para formar jovens psiquiatras e psicólogos bem preparados para a prática clínica. A alta qualidade deste livro é testemunho do sucesso do Departamento!

Sir Robin Murray
Professor de Pesquisa Psiquiátrica
Instituto de Psiquiatria, Psicologia e Neurociências
King's College, Londres

Tradução: Professores Helio Elkis e Valentim Gentil Filho

Prefácio

A personal view on the development of the Departamento and Instituto de Psiquiatria do Hospital das Clínicas da FMUSP

Sir Robin Murray

In 1984 I was invited to visit the Department of Psychiatry at the University of São Paulo and advise on postgraduate education and research in psychiatry. I was not the Department's first choice. They had asked a distinguished English epidemiologist, Professor Michael Shepherd, but he declined the invitation so I came as a substitute. I was met by the Professor Fortes, then Head of the Department. He was very gracious and kind to me but somewhat mystified by my arrival which had been negotiated by Dr Valentim Gentil who wasn't actually based in the Department at that time. The Department did little research, and academic life appeared to be dominated by arguments between those phenomenologists who followed the pre-war French school and those who followed the German school. I could follow neither. Anyway, I had a great time enjoying the wonderful São Paulo food and hospitality, and tried to enthuse young psychiatrists about the new vistas that were opening up in neuroscience and social science.

To my surprise I was shortly contacted by Valentim Gentil who told me he was trying to persuade the British Council to fund a collaboration between my Institute of Psychiatry in London and the Institute in São Paulo. Even more surprisingly, the British Council agreed and a programme of Visits of London Professors to São Paulo was established with trainee psychiatrists and psychologists going the other way to get PhD's at the London Institute.

So, I arrived back in USP to see the beginning of change. Firstly, Dr Gentil had managed to secure a room in the Department next to the toilet and the way out, and postgraduate training was becoming more systematic. Each visiting academic from London was tasked with initiating training in research or new clinical techniques and the Department became steadily more science based. In the London Institute of Psychiatry, academics began to realise that the Brazilian trainees who were coming were of a very high standard and consequently our Institute academics competed to have such PhD students in their research groups.

Of course, we were (arrogantly) familiar with the concept of the "clockwork" researcher whose academic skills would be wound up by his PhD experience in a centre in the USA or Europe but would then gradually wind down when he returned to his own country. Strikingly this did not happen in USP, as returning trainees with their PhDs fitted into an atmosphere which encouraged then to continue in research, and a steady stream of joint publications between colleagues in our two Institutes began hitting the journals. Each time I visited I was more impressed by the developments, fostered by Valentim Gentil, now Professor and Head of Department. I myself had very productive research collaborations with many able colleagues but especially Homero Vallada, Paulo Menezes, Geraldo Busatto and Osvaldo Almeida, in the genetics, epidemiology, imaging of schizophrenia and geriatric psychiatry, respectively. To the surprise of other supposedly more prestigious specialties in USP, the research income of the Institute of Psychiatry began to overtake that of other medical departments.

In addition, other Psychiatric Departments in Brazil started to become more research orientated particularly the Universidade Federal de São Paulo, where research was driven by Professor Jair Mari. The consequence was that by the beginning of the 21st century a 5 years audit of high quality international journals of psychiatry revealed that, overall, articles from Brazil outranked those from France in their citations and impact – an impressive achievement!

Succeeding Heads of Department, Wagner Gattaz, Zacaria Ramadan, Helio Elkis, Euripedes Miguel, Francisco Lotufo and now Orestes Forlenza continued to foster academia and the USP Department flourished. Amazingly a huge amount of money was raised and a wonderful new Institute built with much improved wards and tailor-made research and teaching facilities. The result has been that the Department is the most prestigious in South America and its teaching, research, and clinical care are flourishing. One of the major goals of the Department is to provide education of the highest quality in the field of psychiatry in order to develop young psychiatrists and psychologists well prepared for clinical practice. This high quality of this book is testament to the Department's success!

Sir Robin Murray
Professor of Psychiatric Research
Institute of Psychiatry, Psychology and Neuroscience
King's College, London

Prefácio

O futuro da psiquiatria

John H. Krystal, M.D

Não somos muito bons em prever o futuro. O programa de televisão e a série de filmes *Star Trek*, por exemplo, previram que as espaçonaves viajariam mais rápido que a velocidade da luz e que a matéria seria transportada através do espaço. Por outro lado, também previram que desenvolveríamos comunicadores portáteis e computadores ativados por voz que poderiam monitorar o que dizíamos e responder às nossas perguntas. Algumas previsões exageradas serão impossíveis, enquanto outras poderão se concretizar mais rápido do que se espera. Ah, se pudéssemos prever o que vai acontecer de fato!

Também não somos muito bons em prever o futuro da psiquiatria. Nossas tecnologias são espetaculares. Mas com exceção da avaliação da demência, ainda não conseguimos dar o primeiro passo, que é a validação de um teste diagnóstico ou prognóstico. Na década de 1960, parecia que a descoberta da desregulação da monoamina nos transtornos psiquiátricos anunciava o rápido surgimento de uma psiquiatria científica fundamentada na neurociência. Na década de 1980, o teste de supressão de dexametasona e os estudos de provocação farmacológica fizeram com que acreditássemos que os biomarcadores auxiliares no diagnóstico e que caracterizam a fisiopatologia estavam ao nosso alcance. Na década de 1990, o surgimento da genética molecular, da ressonância magnética e da tomografia por emissão de pósitrons fez com que estudássemos mais diretamente o cérebro. Desde então, vieram à tona análises do cérebro e de outros tecidos graças ao uso da transcriptômica, epigenômica, proteômica e de outras tecnologias, bem como de novas plataformas, como os modelos celulares baseados em neurônios e em outros tipos de células derivadas de células-tronco pluripotentes. Assim, estamos adquirindo uma visão cada vez mais profunda sobre a biologia dos transtornos psiquiátricos.

Atualmente, temos ciência na psiquiatria, mas não temos psiquiatria científica. Nossos diagnósticos se fundamentam exclusivamente em sintomas e comportamentos. Em nossos diagnósticos, não entendemos a heterogeneidade dos pacientes nem compreendemos os limites diagnósticos atribuíveis aos mecanismos genômicos transdiagnósticos ou a mecanismos ambientais ou fisiopatológicos. Nossos tratamentos são paliativos, ineficazes para muitos de nossos pacientes e, basicamente, são os mesmos que já estavam disponíveis há 50 anos.

E por que deveríamos esperar por outro panorama? Fica claro que, basicamente, subestimamos a complexidade de nossa tarefa. É provável que o cérebro seja o órgão mais complexo em todo universo. As nossas expectativas de obter soluções rápidas para problemas científicos de inimaginável complexidade eram meras expressões de uma esperança ingênua. Diante das limitações da neurociência na década de 1950, é incrível que os tratamentos modernos, em sua maioria, tenham sido descobertos ou desenvolvidos naquela época: lítio, eletroconvulsoterapia, inibidores da monoamina oxidase, antagonistas do transportador de monoamina e antipsicóticos bloqueadores do receptor D2 da dopamina. Mas as histórias por trás dessas descobertas são testemunhos de um misto de ousadia e sorte – não são triunfos da própria ciência.

No entanto, vêm ocorrendo mudanças fundamentais sobre a natureza do conhecimento científico em psiquiatria. Finalmente estão sendo estabelecidas as bases para a biologia dos transtornos psiquiátricos. Depois de transcorridas décadas de investimento, a genética está começando a dar seus frutos. Com isso, quero dizer que ocorreram descobertas reprodutíveis que implicam variantes genéticas raras e comuns específicas no risco da ocorrência de transtornos psiquiátricos. Mais recentemente, ficou claro que estamos no limiar de descobertas reprodutíveis relacionadas à transcriptômica ligada a transtornos, ou seja, os padrões de expressão gênica no cérebro, e à epigenômica, isto é, os padrões de mudanças nos mecanismos que regulam a expressão gênica. Estamos aprendendo que a biologia dos transtornos psiquiátricos é a biologia de células cerebrais individuais; não apenas neurônios, mas também as células da glia. Estão sendo enfrentados dois desafios fundamentais que provavelmente não serão resolvidos pela minha geração de cientistas. O primeiro desafio: nossos transtornos psiquiátricos comuns são altamente poligênicos, com envolvimento de centenas de genes. Ainda não sabemos como estudar a biologia de padrões tão complexos de processos biológicos convergentes e divergentes. Em segundo lugar, ficou evidenciado que, a partir da genômica e da transcriptômica, os mecanismos biológicos implicados nos transtornos psiquiátricos não são singulares. Ocorre sobreposição de genes implicados em vários transtornos psiquiátricos. Essa descoberta sugere que transtornos psiquiátricos distintos podem estar incorporados em populações de pacientes que, na aparência, são clinicamente semelhantes. E também sugere que o próprio sistema diagnóstico deva talvez ser alterado, de modo a refletir a inter-relação genômica dos distúrbios. O que torna a solução desse problema tão espinhosamente difícil é que estamos tentando lançar mão da biologia (genética, epigenética, metabolômica, microbioma etc.) para ajudar a esclarecer a estrutura dos diagnósticos psiquiátricos, ao mesmo tempo em que usamos nosso sistema diagnóstico com o objetivo de estruturar nossos estudos de risco genômico. É mais ou menos como construir um avião enquanto ele está sendo pilotado. Para lidar com essas questões transdiagnósticas, são necessárias amostras enormes, da ordem talvez de milhões de participantes. No entanto, a pesquisa aceitou esse desafio.

Ao mesmo tempo, estamos apenas começando a entender as propriedades dos circuitos cerebrais, e isso leva à geração de conhecimentos sobre a natureza dos sintomas. Quando em seus primórdios, a neurociência cognitiva psiquiátrica se concentrava na regulação de "centros" cerebrais, ou seja, um centro do prazer (*nucleus accumbens*), um centro do medo (amígdala), entre outros. No entanto, em um grau sem comparação em qualquer outra parte do corpo, o cérebro é um órgão de conexão – e o comportamento é uma propriedade emergente de sua comunicação interna. Existem algumas implicações fundamentais a partir dessa perspectiva. Em primeiro lugar, tal perspectiva sugere uma mudança na maneira como os psiquiatras consideram os transtornos. Houve um tempo em que os psiquiatras tentavam diferenciar entre distúrbios "funcionais" e "orgânicos". No entanto, todos os distúrbios e, na verdade, todo o comportamento humano são atualmente considerados "orgânicos" (por envolverem a estrutura e a química dos neurônios inseridos em circuitos) e também "funcionais" (por envolverem a atividade dos circuitos).

Essa perspectiva também está subjacente ao potencial da unidade, no âmbito da psiquiatria, de pacientes da "mente" (comportamentos, atividade de circuito) e do "cérebro" (estrutura, propriedades biológicas). Embora hoje em dia tenhamos apenas um entendimento limitado de como a biologia define as propriedades dos circuitos e provoca patologias comportamentais, essa unidade é essencial, pois nos possibilita compreender os efeitos convergentes de tratamentos que produzem resultados clínicos semelhantes mediante a manipulação de circuitos (psicoterapia, reabilitação cognitiva, neuroestimulação) e da química (farmacoterapia, terapia genética). Esse "cruzamento de linhas" fica ilustrado com o uso da cetamina, um agente antidepressivo de ação rápida. Esse agente farmacológico ativa os circuitos corticais e desencadeia o ressurgimento da conectividade sináptica, permitindo que os circuitos cerebrais envolvidos na regulação da emoção funcionem de forma mais adaptativa. Podemos aliviar a mente consertando o cérebro. Esse ponto também fica ilustrado pelo impacto da psicoterapia nos circuitos cerebrais. Com o envolvimento da mente, é possível sintonizar o cérebro.

À medida que os mecanismos moleculares que governam o desenvolvimento do cérebro vão sendo mapeados e concomitantemente vão sendo identificadas as principais variantes gênicas patológicas que contribuem para o risco de ocorrência de transtornos psiquiátricos, surgem oportunidades para intervenções preventivas precoces que podem envolver o uso de pequenas moléculas e de terapias genéticas. O resgate de pacientes com atrofia muscular espinhal (um distúrbio letal do neurodesenvolvimento), tanto com o tratamento com oligonucleotídeos *anti-sense* como com a terapia genética, é um triunfo para a neurociência clínica. Mas, e quanto aos transtornos psiquiátricos mais comuns? Com o advento dos avanços na detecção genômica de indivíduos de alto risco com a maior brevidade possível, além do direcionamento específico para os mecanismos patológicos, o enriquecimento ambiental também pode desempenhar uma função moderadora em termos da redução do risco de ocorrência de transtornos psicóticos e também do humor.

Outra fronteira se situa em entender o cérebro como o órgão do comportamento social – o que, por sua vez, é fundamental para a patologia psiquiátrica. Sabemos relativamente pouco sobre a neurociência subjacente à maioria dos processos sociais fundamentais. Qual é a neurociência dos relacionamentos românticos, parentais, familiares e entre pares? Qual é a neurociência da patologia nesses domínios sociais? Os distúrbios nesses mecanismos neurais subjacentes à cognição social em nível individual estão relacionados à patologia expressa em comunidades mais amplas, por exemplo, sexismo, racismo, crime e guerra?

A revolução científica que se aproxima também está associada ao surgimento da "psiquiatria computacional", com envolvimento de novos parceiros importantes, os cientistas da computação. São duas as funções principais desses cientistas computacionais: informática/análise e modelagem. Nossas tecnologias transformadoras se baseiam em canais informáticos e em abordagens computacionais atualmente em acelerada evolução, de modo a permitir o acesso e a manipulação de volumes extraordinários de dados. As abordagens de inteligência artificial, por exemplo, possibilitam a identificação de biomarcadores informativos com base na análise do tipo de dados clínicos coletados rotineiramente em estudos clínicos. A modelagem computacional da química do cérebro, dos circuitos cerebrais e dos comportamentos nos propicia uma teoria rigorosa, que serve para orientar a interpretação entre níveis de análise e também para que possamos testar o impacto dos tratamentos potenciais.

Sessenta anos após o surgimento da "psiquiatria biológica", estamos nos preparando para o surgimento da psiquiatria científica. Até agora, as descobertas da neurociência relacionadas à psiquiatria constituíam novas instâncias que raramente podiam ser integradas de forma significativa no tecido do conhecimento básico do campo. Por conhecimento básico, quero dizer as informações que, supomos, todos os psiquiatras precisariam aprender em seu treinamento para que possam ter um desempenho de excelência em suas áreas. Certamente a expansão do conhecimento da neurociência, no âmbito do conhecimento essencial de nosso campo, será intimidante para alguns. Já tomamos conhecimento de artigos que questionam se a psiquiatria "enlouqueceu" nessa busca por fundamentos na neurociência. Da mesma forma, outros sugeriram que a neurociência é, de alguma forma, intrinsecamente "inacessível". Além disso, ainda outros acham que o enfoque nos fundamentos científicos da psiquiatria desvaloriza o enfoque humanístico do campo. Embora essas colocações críticas possam ser objeto de discussão, fica claro que, para que possamos estabelecer as bases científicas emergentes de nosso campo, será preciso enfrentar o desafio de educar os psiquiatras e a sociedade com respeito a essas mudanças.

Mas a transformação da psiquiatria também virá de outros avanços na área. Acima de tudo, os psiquiatras, as instituições médicas, as empresas seguradoras e os sistemas nacionais de saúde devem ser responsabilizados pelos resultados, bem como pelos processos terapêuticos. São pouquíssimos os programas de psiquiatria que medem sistematicamente os desfechos clínicos de seus pacientes, e isso faz com que seja impossível responsabilizar o sistema geral de saúde pelos resultados em qualquer nível considerado. Para que essa transformação seja viável, haverá necessidade de avanços que promovam uma coleta eficiente de dados de resultados confiáveis e válidos e sua inclusão no prontuário eletrônico (PE). Provavelmente esses avanços incluirão autoavaliações do paciente e dados coletados passivamente com o uso de telefones celulares e outros meios que possam ser baixados diretamente para o PE. Esses dados forneceriam aos médicos informações confiáveis sobre as trajetórias de longo prazo de seus pacientes. Além disso, também proporcionariam um incrível recurso nacional em apoio ao desenvolvimento de biomarcadores.

A falta de prestação de contas pelos resultados pode contribuir para um suporte profundamente inadequado para as intervenções psicossociais e para a existência de percentuais relativamente baixos de utilização de muitos dos nossos tratamentos farmacológicos mais eficazes, como clozapina, terapia eletroconvulsiva e cetamina. Apesar do progresso, ainda são profundas as disparidades nos níveis de atendimento que oferecemos aos pacientes com transtornos psiquiátricos, em comparação com pacientes portadores de outras enfermidades. Além disso, no âmbito da psiquiatria, são observadas disparidades igualmente graves no acesso ao tratamento e nos resultados terapêuticos obtidos. Os reais impactos dessas disparidades são invisíveis, por não serem medidos e também porque os resultados do tratamento não são publicamente relatados. Por outro lado, a falta de responsabilidade pelos resultados da psiquiatria também faz com que a sociedade ignore os determinantes sociais de saúde (raça, idade etc.) que influenciam o acesso aos recursos (moradia, dieta saudável, prática de exercícios, acesso aos serviços de saúde, segurança pública, proteção contra exposição ao chumbo e a outras toxinas etc.), que exercem enorme impacto na saúde mental.

Estamos nos aproximando do fim do começo do campo da psiquiatria. Até agora, a psiquiatria podia contar apenas com a relação médico-paciente para informar o diagnóstico e o tratamento. Embora reconfortante, essa confiança acabou gerando um sistema de diagnósticos que suspeitamos ser enganoso, além de promover disparidades no acesso ao tratamento; além disso, resultou em tratamentos ineficazes para muitos pacientes. Estamos acumulando o conhecimento e as tecnologias de que precisamos para que possamos superar essa situação. Ainda não é possível prever quando os biomarcadores diagnósticos, prognósticos ou terapêuticos passarão a fazer parte da prática da psiquiatria, orientando a promoção de tratamentos clínicos personalizados. Nesse ponto, posso apenas postular que esses biomarcadores serão uma consequência da transformação científica de nosso campo e de sua confiança cada vez maior nos dados empíricos. Talvez ainda mais complicados do que a ciência, são os desafios para lidar com os determinantes sociais da saúde e com as barreiras ao acesso aos biomarcadores e tratamentos. Mesmo assim, acredito que esse processo seja inevitável; que ele é estimulante e inspirador; e que nos permitirá atender melhor nossos pacientes.

Agradecimentos: O autor agradece H.L. Krystal, E. Nestler, D. Ross e R. Rohrbaugh pelas opiniões e comentários sobre o esboço anterior deste prefácio.

John H. Krystal, M.D.

Robert L. McNeil, Jr. Professor of Translational Research and Professor of Psychiatry and of Neuroscience; Co-Director, Yale Center for Clinical Investigation; Chair, Department of Psychiatry; Chief of Psychiatry, Yale-New Haven Hospital; Director: NIAAA Center for the Translational Neuroscience of Alcoholism; Director, Clinical Neuroscience Division, VA National Center for PTSD.

Prefácio

The future of psychiatry

John H. Krystal, M.D

We are not very good at predicting the future. For example, the television show and movie series "Star Trek" predicted that spaceships would travel faster than the speed of light and that matter would be transported across space. Yet this show also predicted that we would develop portable communicators and voice-activated computers that could monitor what we were saying and answer our questions. Some far-fetched predictions may be impossible, while others attainable faster than can be expected. If only we could predict which was which!

We are also not very good at predicting the future of psychiatry. Our technologies are spectacular. However, with the exception of the evaluation of dementia, we have not achieved the first step, i.e., the validation of a diagnostic or prognostic test. In the 1960s, the discovery of monoamine dysregulation in psychiatric disorders seemed to portend the rapid emergence of a scientific psychiatry founded in neuroscience. In the 1980's, the dexamethasone suppression test and pharmacologic challenge studies created the belief that biomarkers aiding diagnosis and characterizing pathophysiology were within our grasp. In the 1990's, the emergence of molecular genetics, magnetic resonance imaging, and positron emission tomography brought us to study the brain more directly. Since then, analyses of brain and other tissues using transcriptomics, epigenomics, proteomics, and other technologies as well as new platforms, such as cellular models based on neurons and other cell types derived from pluripotent stem cells, have emerged to generate increasingly deep insights into the biology of psychiatric disorders.

Today, we have science in psychiatry, but not scientific psychiatry. Our diagnoses are based purely on symptoms and behavior. We do not understand the heterogeneity of patients within our diagnoses and we do not understand the diagnostic boundaries attributable to transdiagnostic genomic or environmental etiologic or pathophysiologic mechanisms. Our treatments are palliative, they are ineffective for too many, and they are basically the same treatments as were available 50 years ago.

What should we have expected? It is apparent that we fundamentally underestimated the complexity of our task. The brain may be the most complex organ in the universe. The expectations for rapid solutions to scientific problems of unimaginable complexity were expressions of naïve hope. Given the limitations of neuroscience in the 1950s, it is amazing that most modern treatments were discovered or developed in this era: lithium, electroconvulsive therapy, monoamine oxidase inhibitors, monoamine transporter antagonists, and dopamine-2 receptor blocking antipsychotics. However, the stories behind these discoveries are testimonies to boldness and luck, not triumphs of the science itself.

Yet, something fundamental is changing about the nature of scientific knowledge in psychiatry. We are finally laying a foundation for the biology of psychiatric disorders. After decades of investment, genetics is starting to pay off. By this I mean that there are replicable findings implicating specific rare and common gene variants in the risk for psychiatric disorders. More recently, we appear to be on the verge of replicable findings regarding disorder-related transcriptomics, i.e., the patterns of gene expression in the brain, and epigenomics, i.e., the patterns of changes in mechanisms regulating gene expression. We are learning that the biology of psychiatric disorders is the biology of individual brain cells; not only neurons but glia as well. We are encountering two fundamental challenges that are not likely to be solved by my generation of scientists. First, our common psychiatric disorders are highly polygenic, involving hundreds of genes. We do not yet know how to study the biology of such complex patterns of converging and diverging biological processes. Second, it is clear from genomics and transcriptomics that the biological mechanisms implicated in psychiatric disorders are not unique. There is overlap in genes implicated in various psychiatric disorders. This suggests that different psychiatric disorders may be embedded in populations of patients who appear similar clinically. It also suggests that the diagnostic system, itself, might need to change to reflect the genomic inter-relatedness of disorders. What makes solving this problem so daunting is that we are trying to use biology (genetics, epigenetics, metabolomics, microbiome, etc.)

to shed light on the structure of psychiatric diagnoses at the same time that we are using our diagnostic system to structure our studies of genomic risk. It is a bit like building an airplane while you are flying it. To tackle these transdiagnostic questions requires enormously large samples, perhaps millions of participants. Nonetheless, research has accepted this challenge.

At the same time, we are just beginning to understand properties of brain circuits, generating knowledge about the nature of symptoms. Psychiatric cognitive neuroscience, when in its infancy, focused on the regulation of brain "centers", i.e., a pleasure center (nucleus accumbens), a fear center (amygdala), among others. Yet, to a degree unmatched elsewhere in the body, the brain is an organ of connection and behavior is an emergent property of its internal communication. There are some fundamental implications of this perspective. First it suggests a shift in the way that psychiatrists think about disorders. There was a time when psychiatrists tried to distinguish "functional" and "organic" disorders. Yet all disorders, in fact all of human behavior, are now seen as both "organic" (involving structure and chemistry of neurons embedded in circuits) and "functional" (involving activity of circuits).

This perspective also underlies the potential for unity within psychiatry of people of the "mind" (behaviors, circuit activity) and "brain" (structure, biological properties). Although we have only limited understanding of how biology defines the properties of circuits and produces behavioral pathology, this unity is essential for enabling us to understand the convergent effects of treatments that produce similar clinical outcomes by manipulating circuits (psychotherapy, cognitive rehabilitation, neurostimulation) and chemistry (pharmacotherapy, gene therapy).This cross-talk is illustrated by the rapidly-acting antidepressant, ketamine. This drug activates cortical circuits and triggers the regrowth of synaptic connectivity that enables brain circuits involved in the regulation of emotion to function more adaptively. We can ease the mind by fixing the brain. It is also illustrated by the impact of psychotherapy on brain circuits. We can tune the brain by engaging the mind.

As we map the molecular mechanisms governing the development of the brain and identify the key pathological gene variants contributing to the risk for psychiatric disorders, opportunities for early preventative interventions arise that may include small molecules and gene therapies. The rescue of spinal muscular atrophy patients, a lethal neurodevelopmental disorder, with both anti-sense oligonucleotide and gene therapy is a triumph for clinical neuroscience. But what about more common psychiatric disorders? By using advances in genomic detection of individuals at high risk as early as possible, in addition to specifically targeting pathological mechanisms, environmental enrichment may also play a moderating role in reducing the risk for both psychotic and mood disorders.

Another frontier is understanding the brain as the organ of social behavior which, in turn, is central to psychiatric pathology. We understand relatively little about the neuroscience underlying most fundamental social processes. What is the neuroscience of romantic, parental, familial, and peer relationships? What is the neuroscience of pathology in these social domains? Are disturbances in these neural mechanisms underlying social cognition within individuals related to pathology expressed in broader communities, i.e., sexism, racism, crime, and war?

The coming scientific revolution is also associated with the emergence of "computational psychiatry" and engages important new partners, computational scientists. There are two key roles for these computational scientists, informatics/analytics and modeling. Our transformative technologies build on rapidly evolving informatic pipelines and computational approaches to enable access to and manipulation of extraordinary amounts of data. Artificial intelligence approaches, for example, enable the identification of informative biomarkers based on analysis of the type of clinical data collected routinely in clinical trials. Computational modeling of brain chemistry, brain circuits and behaviors provide rigorous theory to guide translation across levels of analysis and to test the impact of potential treatments.

Sixty years after the emergence of "biological psychiatry," we are getting ready for the emergence of scientific psychiatry. Until this point, neuroscience discoveries related to psychiatry were novel instances that rarely could be woven meaningfully into the fabric of the foundational knowledge of the field. By foundational knowledge, I mean the information that we would expect that all psychiatrists would need to learn in their training to function at the top of their field. The expansion of neuroscience knowledge within the core knowledge of our field will be threatening to some. Already we have seen articles questioning whether psychiatry has "lost its mind" in searching for foundations in neuroscience. Similarly, others have suggested that neuroscience is somehow intrinsically "inaccessible." Further, some have felt that a focus on the scientific foundations of psychiatry detracts from the humanistic focus of the field. While these critical assertions may be debated, it is clear that in order to establish the emerging scientific foundations of our field, we will need to grapple with the challenge of educating psychiatrists and society about these changes.

The transformation of psychiatry, however, also will come from other advances in the field. First and foremost, psychiatrists, institutions, insurance companies, and national healthcare systems must be held responsible for the outcomes as well as the processes of treatment. Very few psychiatry programs measure the clinical outcomes of their patients systematically, making it impossible to hold the overall healthcare system accountable for outcomes at any level. To enable this transformation, we will need advances that promote the efficient collection of reliable and valid outcome data and its inclusion in the electronic health record (EHR). These advances will likely include patient self-ratings and data passively collected from mobile phones and other sources that can be uploaded directly into the HER. These data would provide clinicians with reliable information about the long-term trajectories for their patients. It would also provide an incredible national resource to support biomarker development.

The lack of accountability for outcomes may contribute to the profoundly inadequate support for psychosocial interventions and the relatively low rates of utilization of many of our most effective pharmacologic treatments, including clozapine, electroconvulsive therapy, and ketamine. Despite progress, there are profound disparities in the levels of care that we provide to patients with psychiatric disorders relative to patients with other illnesses. Further, within psychiatry, there are similarly serious disparities in access to treatment and the outcomes of treatment. The true impacts of these disparities are invisible because we do not measure and publicly report treatment outcomes. Further, lack of accountability for psychiatry outcomes also enables society to ignore social determines of health (race, age, etc.) that influence access to resources (housing, healthy diet, exercise, access to healthcare, public safety, protection from exposure to lead and other toxins, etc.) that have an enormous impact on mental health.

We are approaching the end of the beginning of the field of psychiatry. Until now, psychiatry could rely only on the doctor-patient relationship to inform diagnosis and treatment. While heartwarming, this reliance has produced a diagnostic system that we suspect is misleading, disparities in the access to treatments, and treatments that are inadequately effective for many. We are garnering the knowledge and technologies that we need to move beyond this situation. We cannot yet say when diagnostic, prognostic, or therapeutic biomarkers will become part of the practice of psychiatry, guiding the delivery of personalized medical treatments. Here, I posit only that these biomarkers will be the outgrowth of the scientific transformation of our field and its increasing reliance on empirical data. Perhaps even more vexing that the science are the challenges to addressing the social determinants of health and the barriers to access to biomarkers and to treatments. Nonetheless, I believe that this process is inevitable; that it is exciting and inspiring; and that it will enable us to better serve our patients.

Acknowledgements: The author thanks H.L. Krystal, E. Nestler, D. Ross, and R. Rohrbaugh for feedback on an earlier draft of this preface.

John H. Krystal, M.D.
Robert L. McNeil, Jr. Professor of Translational Research and Professor of Psychiatry and of Neuroscience; Co-Director, Yale Center for Clinical Investigation; Chair, Department of Psychiatry; Chief of Psychiatry, Yale-New Haven Hospital; Director: NIAAA Center for the Translational Neuroscience of Alcoholism; Director, Clinical Neuroscience Division, VA National Center for PTSD.

Seção
1

Aspectos gerais do tratamento psicofarmacológico

Editores de área

Chei Tung Teng

Odeilton Tadeu Soares

Frederico Navas Demetrio

1

História e novas perspectivas da psicofarmacologia

Lucas Tokeshi
Chei Tung Teng
Táki Athanássios Cordás

Sumário

Pontos-chave

- O manejo das alterações comportamentais e psicopatológicas dos transtornos mentais sempre envolveu o tratamento somático, desde a antiguidade, com fitoterápicos.
- A descoberta científica dos primeiros medicamentos para transtornos mentais – os psicofármacos – foi essencialmente fortuito e ao acaso, no início.
- Os primeiros psicofármacos tinham caráter inespecífico, com múltiplas ações farmacodinâmicas, a maioria delas desconhecidas no início.
- Com o melhor conhecimento dos mecanismos de ação, novos psicofármacos foram desenvolvidos, buscando maior especificidade na ação em proteínas-alvo (receptores de neurotransmissores, proteínas transportadoras, canais iônicos).
- O esgotamento dos modelos monoaminérgicos como etiologia dos transtornos mentais gerou uma busca de novos mecanismos fisiopatológicos, e novas propostas de tipos de medicamentos, com estratégias como *repurposing* e a psiquiatria de precisão.

INTRODUÇÃO

A proposta de terapias farmacológicas com ação específica e resultados positivos na prática psiquiátrica não pode ser vislumbrada até meados do século XX. Até então, as terapias propostas se ancoravam nas chamadas terapias biológicas, tendo como exemplos a utilização da malarioterapia, de comas insulínicos e eletroconvulsoterapia, ou a utilização de agentes farmacológicos de baixa eficácia terapêutica, como hidrato de cloral, codeína e digitálicos[1].

A evolução do entendimento a respeito dos psicofármacos é intrinsecamente relacionada às mudanças de paradigmas na compreensão e classificação dos transtornos mentais, sendo de suma importância compreender o contexto em que se insere uma determinada acepção da psicofarmacologia em relação à *praxis* psiquiátrica da época.

PRIMÓRDIOS DA PSICOFARMACOLOGIA

> "As drogas não podem suprimir uma ilusão insana mais diretamente do que erradicar uma inveja ou diminuir uma ambição."
>
> Henry Maudsley[2]

Não é possível dizer que o interesse pelo tratamento de perturbações mentais não seja uma preocupação milenar, há registros de que médicos gregos utilizavam um grande número de plantas para o tratamento da melancolia e da mania, termo usado na antiguidade para qualquer problema mental. Em Roma, Atenas ou Alexandria o tratamento era predominantemente somático com o uso do heléboro, meimendro, da mandrágora e da beladona entre outras plantas.

O advento científico porém, do uso de medicações em patologias psiquiátricas, teve como marco a utilização da morfina para o manejo de agitações psicomotoras em hospitais psiquiátricos na década de 1860, uma importante ruptura no manejo desses quadros, anteriormente restrito ao manejo comportamental e a práticas de contenção mecânica[3].

O foco recaía sobre a ação sedativa dos fármacos no controle de agitações, com uso liberal de sedativos e hipnóticos, sem que houvesse como objetivo principal o tratamento propriamente dito dos transtornos mentais[4] (com raras exceções sem embasamento científico como com o azul de metileno), suscitando reflexões como a citação de Henry Maudsley[2]. Nos anos 1890 Emil Kraepelin trabalhando em Leipzig sob a orientação de Wilhelm Wund, buscava descobrir em laboratório os efeitos de drogas sobre as faculdades psicológicas e atitudes, cunhou então o termo psicofarmacologia.

A inespecificidade de intervenções no tratamento de patologias psiquiátricas em detrimento do manejo de sintomas passa por uma modificação com o início da utilização da insulina no tratamento da esquizofrenia, sendo a terapia de coma insulínico a modalidade prevalente no tratamento da esquizofrenia na década de 1940, sendo progressivamente abandonada apenas com a introdução da clorpromazina[3].

Esta especificidade encontrada na clorpromazina não constitui uma singularidade neste período, sendo constituinte de uma grande modificação de paradigma na década de 1950, com a chamada Revolução Psicofarmacológica[1]. Neste período, em um curto intervalo de oito anos, adicionaram-se ao repertório farmacológico psiquiátrico diversas medicações, com particular destaque à utilização do carbonato de lítio (1949), iproniazida (1951), clorpromazina (1952) e imipramina (1957) dentro do arsenal de intervenções psicofarmacológicas[3].

A descoberta desses compostos não ocorria de maneira premeditada, sendo regularmente achados fortuitos. A clorpromazina, por exemplo, um antipsicótico do grupo das fenotiazinas, origina-se da tentativa de sintetização de anti-histamínicos sintéticos, uma busca que também ocasionou na sintetização da prometazina. O início desse processo, todavia, veio como culminação de uma longa progressão, cujo advento se encontra na sintetização de tintas a partir de alcatrão de carvão[4].

O lítio, outro exemplo de achado fortuito, anteriormente era utilizado para o controle de cálculos renais, sendo outrora utilizado como terapêutica no tratamento de gota, com algumas esparsas associações do uso desse mineral com afecções psiquiátricas ou neurológicas[5]. A despeito de haver registros de uso de lítio para quadros de mania aguda já em 1871 nos EUA; e em 1894, para quadros depressivos na Dinamarca, não havia um emprego disseminado deste psicofármaco.

Isto se manteve até 1949, quando John Cade, na Austrália, testou a eficácia terapêutica da utilização de carbonato de lítio e citrato de lítio em pacientes com quadros de mania. Cade notou uma similaridade de sintomas de humor com pacientes que apresentavam distúrbios tireoidianos, hipotetizando uma correlação de transtornos de humor com alguma disfunção hormonal ou toxina excretada na urina. Seus achados o levaram à hipótese de que esta alteração envolveria o ácido úrico e, em seus experimentos para comprovar sua tese, observou uma resposta positiva em modelos animais com a utilização de lítio, ao utilizar-se desta substância como solvente para o ácido úrico[6].

A publicação de um artigo reportando seus achados iniciou indagações e estudos subsequentes, culminando com o estudo do dinamarquês Mogens Schou evidenciando a eficácia do lítio e afastando os fantasmas de toxicidade, a partir de um controle adequado do nível sérico, tornando a droga de ampla aceitação como terapêutica para quadros de transtorno afetivo bipolar.

O ganho de popularidade com o uso da Clorpromazina suscitou uma busca de compostos que pudessem replicar o sucesso desse neuroléptico. Foi nesse contexto que se se propôs a utilização da imipramina, um tricíclico, pelo psiquiatra suíço Roland Kuhn. Em função de seu pouco impacto em quadros psicóticos, a imipramina correu o risco de ser descartada não fosse a observação da enfermagem de que ocasionava melhora de sintomas depressivos. Outra classe de antidepressivos, os iMAOs, tiveram seu advento relacionado à testagem de compostos promissores para o tratamento de tuberculose, derivados de combustíveis de foguete alemães[7].

DESENVOLVIMENTO DA PSICOFARMACOLOGIA

Indagações quanto ao mecanismo de ação dos fármacos e seus efeitos terapêuticos, além da possibilidade de investigar, com a cunha proporcionada pelas medicações, possíveis mecanismos etiológicos dos transtornos mentais, estabeleceram as bases para o desenvolvimento da psicofarmacologia nas décadas subsequentes à descoberta de opções farmacológicas para o tratamento de transtornos mentais.

Em paralelo à introdução de diversos fármacos, desenvolveram-se métodos para medir concentrações de monoaminas no cérebro e o mapeamento de suas projeções[8]. Assim, na década de 1960, propôs-se que as catecolaminas estivessem envolvidas no mecanismo de ação do haloperidol e da clorpromazina[9] e, posteriormente, que essa ação se dava através do bloqueio de receptores de dopamina. Isso fez com que o farmacologista Jacques van Rossum, considerasse a hipótese de que a hiperestimulação de receptores de dopamina poderia ser a causa subjacente da patofisiologia da esquizofrenia[10].

Na década de 1970, a afinidade dos neurolépticos a diferentes receptores dopaminérgicos começou a ser observada[11], por meio do desenvolvimento de técnicas adequadas de estudo, permitindo o desenvolvimento da hipótese de que a alta afinidade a receptores D2, em particular, estaria relacionado aos efeitos benéficos dos antipsicóticos, assim como aos seus efeitos extrapiramidais. Esses achados contribuíram para o estabelecimento da hipótese dopaminérgica da esquizofrenia[10].

Com o advento da clozapina, um neuroléptico com um perfil de ligação a receptores sensivelmente diferente de seus pares à época, sendo então o primeiro antipsicótico atípico, dá-se margem ao entendimento de que a patofisiologia dos transtornos mentais é mais complexa do que postulava-se com a hipótese dopaminérgica da esquizofrenia, ocasionando adaptações ao modelo até então proposto e a procura por compostos com perfil de ação semelhante, com marcada afinidade por receptores serotoninérgicos[12].

Em paralelo, o uso de iMAOs e tricíclicos ocasionou o florescimento de teorias monoaminérgicas para explicar quadros depressivos. Em 1968 foi descrita pela primeira vez a ação de tricíclicos, bloqueando a recaptura de serotonina no cérebro, reforçando uma hipótese serotoninérgica para a depressão[7]. Achados de afinidade de antidepressivos a receptores serotoninérgicos 5-HT2A também foram feitos neste mesmo período, contribuindo para um entendimento dos psicofármacos a partir de suas afinidades por receptores[3].

Estas descobertas permitiram, pela primeira vez, focar o desenvolvimento de fármacos direcionados para sítios específicos de ação, sendo a fluoxetina o primeiro antidepressivo produzido dentro deste paradigma, com uma pesquisa direcionada a uma medicação com ação específica de inibição de recaptura de serotonina, em detrimentos das outras monoaminas. O lançamento comercial da fluoxetina, em 1987, marcou o início de uma nova geração de antidepressivos[13] sendo rapidamente seguida por outros antidepressivos, como o citalopram, paroxetina e sertralina.

Com a generalização do uso da imipramina para pacientes com quadros ansiosos, modelos envolvendo disfunções monoaminérgicas a transtornos ansiosos começaram a ser feitos, sendo mais direcionadas para alterações de serotonina, em consonância com o estudado em transtornos depressivos, com a utilização disseminada de inibidores de recaptura de serotonina[12].

PERSPECTIVAS ATUAIS

> "O futuro da terapia antidepressiva parece se voltar para mecanismos extraneuronais não aminérgicos ou mecanismos que modulam a via bioquímica intraneuronal."
>
> F. Lopez-Muñoz

Avanços significativos têm sido realizados em direção a um melhor entendimento da ação de psicofármacos em transtornos mentais, com a produção de diversos estudos desprendendo-se dos clássicos mecanismos de recaptura, metabolização e ação via receptores.

Estudos mais recentes apontam para um modelo etiológico nos quais transtornos mentais relacionam-se com disfunção em diversas vias de neurotransmissores, englobando diferentes áreas cerebrais. Delgado e Moreno, por exemplo, apontam para disfunções do córtex frontal, hipocampo, amídala e gânglios da base, como responsáveis por quadros depressivos[14], um modelo compatível com a compreensão de que há uma gama heterogênea de etiologias para quadros depressivos.

A observação clínica bem estabelecida de que os efeitos terapêuticos das medicações utilizadas para quadros depressivos e ansiosos não se estabelece de maneira imediata, a despeito da ação imediata dos fármacos na recaptura e metabolização de monoaminas, com subsequente aumento da oferta destes na fenda sináptica, contribui para o apontamento de que a compreensão da ação dos fármacos restrita a uma interação monoamina-receptor é insuficiente.

Sugere-se, assim, que a ação terapêutica de antidepressivos, por exemplo, envolva uma série de adaptações a nível neuronal como consequência da administração crônica dessas medicações[15], algo reforçado pela cascata de ações desencadeadas em nível celular pelos antidepressivos, marcadamente via fator neurotrófico derivado do cérebro e em metabolismo mitocondrial[16].

O melhor entendimento da fisiopatologia envolvendo os transtornos mentais tem possibilitado a abertura de novos horizontes para a psicofarmacologia, com campos promissores de estudo envolvendo o reaproveitamento ou *repurposing*, de substâncias previamente utilizadas em outro contexto, possibilitado pela melhor compreensão dos mecanismos subjacentes dos transtornos mentais[17]. Um exemplo atual disso é a cetamina, um anestésico antagonista de receptores NMDA, que vem sendo amplamente estudado por sua ação antidepressiva, tendo como um potencial mecanismo de ação o seu impacto no metabolismo mitocondrial[18,19], sendo a utilização de antipsicóticos no tratamento do transtorno afetivo bipolar, um exemplo bem conhecido dessa reorientação do uso de um fármaco.

Os modelos mais atuais, expandindo-se a partir dos avanços supracitados, envolvem a utilização da medicina de precisão, uma abordagem emergente de tratamento e prevenção que leva em conta a variabilidade genética, ambiental e de estilo de vida de cada indivíduo[20]. A importância de aspectos individuais no tratamento tem se estabelecido de maneira cada vez mais consistente na literatura, com dados apontando, por exemplo, para afirmações de que mais de 50% da variância em resposta a antidepressivos é geneticamente determinada[21].

Para o desenvolvimento de uma psiquiatria de precisão, há uma demanda hercúlea para o emprego de análise de *big data*, com múltiplos fatores, como registros fisiológicos, neuroimagem, biomarcadores, exposição ambiental e experiência autorreportadas, com o intuito de gerar modelos que possibilitem uma compreensão integrativa e multifatorial dos transtornos mentais[22]. Essa empreitada é considerada por alguns estudiosos como a pedra angular para a reformulação da compreensão das doenças mentais como transtornos do funcionamento cerebral[23], porém trata-se de uma proposição que não é vista de maneira uníssona no campo da psiquiatria[24-26].

A enorme quantidade de dados e correlações estabelecidas com o *big data* tem possibilitado o estudo de doenças psiquiátricas por meio de um novo prisma, com o advento de novos estudos feitos com foco em outras patologias que elucidam mecanismos similares no campo da saúde mental ou por meio de interações, como no caso da obesidade, cuja sinalização aberrante de grelina interfere no humor[27].

COMENTÁRIOS FINAIS

A psicofarmacologia encontra-se num momento de certa estagnação, com o esgotamento do potencial dos fármacos direcionados à ação em neurotransmissores monoaminérgicos, e a falta de novos mecanismos de ação que orientem a busca de tratamentos inovadores com resultados mais efetivos e perenes. Novas fronteiras podem ser abertas com a busca de substâncias desenvolvidas para outras indicações, mas que possam ser utilizadas em condições mentais com hipóteses inovadoras de mecanismos de ação. Estudos cada vez mais minuciosos compreendendo os processos fisiopatológicos dos transtornos mentais podem definir biomarcadores e endofenótipos que podem aumentar a eficiência das escolhas dos psicofármacos que possam agir de forma mais rápida, efetiva e segura. A complexidade das fisiopatologias dos transtornos mentais aliada à enorme variabilidade individual impõe os principais desafios na evolução da futura psicofarmacologia, indicando a necessidade de incansáveis pesquisas científicas tanto nas áreas básicas como clínicas, e do estímulo para os prescritores clínicos para aguçarem sua curiosidade e perspicácia; e notarem efeitos relevantes de substâncias insuspeitas, para a descoberta de novas possibilidades terapêuticas ao acaso, como foi nos primórdios da medicina e da psicofarmacologia.

Para aprofundamento

- Healy D. The creation of psychopharmacology. Cambridge: Harvard University Press; 2002.
- Ayd FJ. The early history of modern psychopharmacology. Neuropsychopharmacol. 1991;5:71-84.
- Cordas TA, Emilio MS. História da melancolia. Porto Alegre: Artmed; 2017.

REFERÊNCIAS BIBLIOGRÁFICAS

1. López-Muñoz F, Alamo C, Cuenca E, Shen WW, Clervoy P, Rubio G. History of the discovery and clinical introduction of chlorpromazine. Ann Clin Psychiatry. 2005;17(3):113-35.
2. Maudsley H. The pathology of mind: Astudy of its distempers, deformities, and disorders [Internet]. Macmillan; 1895. Disponível em: https://books.google.com.br/books?id=-MU4AQAAMAAJ
3. Ban TA. Pharmacotherapy of mental illness: a historical analysis. Prog Neuro-Psychopharmacology Biol Psychiatry. 2001;25(4):709-27.
4. Braslow JT, Marder SR. History of Psychopharmacology. Annu Rev Clin Psychol. 2019;15(1):25-50.
5. Shorter E. The history of lithium therapy. Bipolar Disord. 2009;11(2):4-9. Disponível em: https://pubmed.ncbi.nlm.nih.gov/19538681/
6. López-Muñoz F, Shen WW, D'ocon P, Romero A, Álamo C. A history of the pharmacological treatment of bipolar disorder. Int J Mol Sci. 2018;19(7):1-38.
7. Lopez-Munoz F, Alamo C. Monoaminergic Neurotransmission: The history of the discovery of antidepressants from 1950s until today. Curr Pharm Des. 2009;15(14):1563-86.
8. Dahlström A, Fuxe K. Localization of monoamines in the lower brain stem. Experientia. 1964;20(7):398-9. Disponível em: https://link.springer.com/article/10.1007/BF02147990
9. Foley PB. Dopamine in psychiatry: a historical perspective. J Neural Transm. 2019;126(4):473-9. Disponível em: http://dx.doi.org/10.1007/s00702-019-01987-0
10. van Rossum JM. The significance of dopamine-receptor blockade for the mechanism of action of neuroleptic drugs. Arch Int Pharmacodyn Ther. 1966;160(2):492-4.
11. Seeman P, Lee T, Chau-Wong M, Wong K. Antipsychotic drug doses and neuroleptic/dopamine receptors. Nature. 1976;261(5562):717-9. Disponível em: https://www.nature.com/articles/261717a0
12. Millan MJ, Goodwin GM, Meyer-Lindenberg A, Ove Ogren S. Learning from the past and looking to the future: Emerging perspectives for improving the treatment of psychiatric disorders. Eur Neuropsychopharmacol. 2015;25(5):599-656.
13. Feighner JP. The new generation of antidepressants. J Clin Psychiatry. 1983;44(5Pt2):49-55.
14. Delgado PL, Moreno FA. Role of norepinephrine in depression. J Clin Psychiatry. 2000;31;61(1):5-12.
15. López-Muñoz F, González CÁ. Historia de la Psicofarmacología. Colombia: Ed. Médica Panamericana; 2007. vol.3
16. Markham A, Bains R, Franklin P, Spedding M. Changes in mitochondrial function are pivotal in neurodegenerative and psychiatric disorders: how important is BDNF? Br J Pharmacol. 2014;171(8):2206-29.
17. Fava M. The promise and challenges of drug repurposing in psychiatry. World Psychiatry. 2018;17(1):28-9.
18. Schulz P. Opportunities and challenges in psychopharmacology. Dialogues Clin Neurosci. 2019;21(2):119-30.
19. Cowen PJ. Backing into the future: Pharmacological approaches to the management of resistant depression. Psychol Med. 2017;47(15):2569-77.
20. National Research Council (US) Committee on a Framework for Developing a New Taxonomy of Disease. Toward precision medicine: building a knowledge network for biomedical research and a new taxonomy of disease. Washington: National Academies Press; 2011.
21. Serretti A. The present and future of precision medicine in psychiatry: focus on clinical psychopharmacology of antidepressants. Clin Psychopharmacol Neurosci. 2018;16(1):1-6.
22. Williams LM, Goldstein-Piekarski AN, Chowdhry N, Grisanzio KA, Haug NA, Samara Z, et al. Developing a clinical translational neuroscience taxonomy for anxiety and mood disorder: Protocol for the baseline-follow up Research domain criteria Anxiety and Depression ("RAD") project. BMC Psychiatry. 2016;16(1).
23. Fernandes BS, Williams LM, Steiner J, Leboyer M, Carvalho AF, Berk M. The new field of 'precision psychiatry'. BMC Med. 2017;15(1):80.
24. Fuchs T. Brain Mythologies Jaspers ' Critique of Reductionism from a Current Perspective. New York: Springer; 2014. p.75-84.
25. Fuchs T. Are mental illnesses diseases of the brain? In. Critical neuroscience: A handbook of the social and cultural contexts of neuroscience. Oxford: Wiley-Blackwell; 2012. p. 331-44.
26. Tamelini MG. A step beyond psychopathology: a new frontier of phenomenology in psychiatry. Philos Psychiatry Psychol 2019;26(2):151-4.
27. Caroleo M, Carbone EA, Primerano A, Foti D, Brunetti A, Segura-Garcia C. The role of hormonal, metabolic and inflammatory biomarkers on sleep and appetite in drug free patients with major depression: A systematic review. J Affect Disord. 2019;250:249-59.

2

Nomenclatura baseada em neurociência (NbN): nova classificação de psicotrópicos com orientação farmacológica

Daniel Minkin Levy
Sasson Zemach
Joseph Zohar

Sumário

Pontos-chave

- A classificação atual dos psicotrópicos não é atualizada há décadas e não reflete a neurociência atualizada.
- A nomenclatura baseada em neurociência (NbN) é uma nova nomenclatura para psicotrópicos, com o objetivo de mudar a terminologia usada para uma farmacologicamente dirigida em vez de baseada em doenças.
- O uso da nova terminologia NbN pode promover uma melhor prescrição racional, melhor comunicação médico-paciente e melhor adesão do paciente.
- O uso de uma nomenclatura com base neurocientífica pode melhorar o estigma da psiquiatria na população médica e em geral.

INTRODUÇÃO

A denominação e a classificação dos produtos farmacêuticos estão afetando nossa compreensão do tratamento de transtornos psiquiátricos e da maneira de como estes são comunicados. Elas definem os limites de atuação do clínico durante a construção de um plano terapêutico e influenciam a discussão da farmacoterapia com seus colegas, alunos e pacientes. Além disso, determinam a forma de como o tratamento é percebido, tanto pela comunidade em geral quanto pela comunidade médica.

O ATUAL PROBLEMA NA TERMINOLOGIA DOS PSICOTRÓPICOS

A necessidade de classificar os produtos farmacêuticos promoveu a constituição do Sistema de Classificação Anatômica Terapêutica (*Anatomical Therapeutic Chemical* [ATC] *System*), publicado originalmente pela Organização Mundial da Saúde em 1976[1] com o objetivo de "servir como ferramenta de monitoramento e pesquisa do uso de medicamentos para melhorar a qualidade de uso dos agentes farmacológicos". O ATC foi elaborado num modelo de hierarquia rígida, consistindo em cinco níveis; cada nível foi definido por uma propriedade diferente. No primeiro nível, as substâncias foram classificadas por seu local de ação anatômico, com os medicamentos usados na prática psiquiátrica classificados sob o título sistema nervoso (Figura 1). Foi estabelecida uma subdivisão com base em categorias vagas, como psicolépticos e psicoanalépticos – termos que incluem diferentes categorias, que vão desde "Medicamentos para demência" até "antidepressivos" e "psicoestimulantes". Nas subdivisões subsequentes, as substâncias foram classificadas por propriedades farmacológicas, terapêuticas ou químicas.

Apesar da importância para a padronização do monitoramento do uso de agentes farmacológicos, a classificação dos psicotrópicos no sistema ATC reflete os conceitos e os conhecimentos da década de 1970. Diante disso, e considerando que os agentes são designados de maneira unidimensional para grupos e subgrupos rígidos, muitas designações são termos inadequados, por corresponderem apenas parcialmente à descrição fornecida. O próprio ATC reconhece essa limitação, uma vez que o sistema alerta contra o uso da classificação na prática clínica: "Portanto, a classificação de uma substância no sistema ATC/DDD não é recomendação de uso nem implica qualquer

A: Trato digestivo e metabolismo
B: Sangue e órgãos hematopoiéticos
C: Sistema cardiovascular
D: Agentes dermatológicos
G: Sistema geniturinário e hormônios sexuais
H: Preparações hormonais sistêmicas, exclusive hormônios sexuais e insulinas
J: Agentes anti-infecciosos para uso sistêmico
L: Agentes antineoplásicos e imunomoduladores
M: Sistema musculoesquelético
N: Sistema nervoso
P: Produtos antiparasitários, inseticidas e repelentes
R: Sistema respiratório
S: Órgãos dos sentidos
V: Outros

Figura 1 Classificação do *Anatomical Therapeutic Chemical (ATC) System*, primeiro nível. Fonte: site da Organização Mundial da Saúde.

julgamento sobre a eficácia, ou relativa eficácia, dos agentes e grupos de agentes."[2]

Tradicionalmente, a descoberta da eficácia de um medicamento no tratamento de determinado transtorno psiquiátrico precede o conhecimento científico sobre seu mecanismo de ação. A clorpromazina foi produzida pela primeira vez em 1950, tendo sido rapidamente aplicada no tratamento da esquizofrenia. Seu uso revolucionou o campo da psicofarmacologia, mas a relação entre o receptor D2 da dopamina e a esquizofrenia foi descrita somente décadas depois[3]. De maneira semelhante, a descoberta acidental das propriedades antidepressivas dos inibidores da monoamina oxidase (I-MAO) em pacientes com tuberculose[4] levou ao desenvolvimento da teoria monoaminérgica da depressão e à maior compreensão da biologia da depressão. Esse padrão deu origem a descobertas incríveis, que funcionaram como uma força que impulsionou a pesquisa nesse campo. Mas seu uso também gerou imprecisões na terminologia, até hoje prevalecentes.

A categoria de "Antidepressivos" consiste em muitas classes diferentes e em medicamentos individuais que variam em seus domínios farmacológicos e modos de ação. Com frequência, os agentes nessa categoria são usados no tratamento de outros transtornos – por exemplo, a classe de inibidores seletivos de recaptação da Serotonina (ISRS) está rotulada de acordo com sua indicação terapêutica como "Antidepressivos", apesar de ter sua eficácia devidamente estabelecida no tratamento da ansiedade (transtorno do pânico, transtorno de ansiedade social etc.), transtornos obsessivo-compulsivos e distúrbios afins[5]; e transtorno relacionado ao estresse (p. ex., transtorno de estresse pós-traumático). A classe dos inibidores da recaptação da noradrenalina-serotonina (SNRI) também desempenha um papel no tratamento da dor crônica[6]; e a bupropiona, um inibidor da recaptação da noradrenalina-dopamina (NDRI), tem um papel na dependência, como adjuvante para o abandono do fumo[7]. Assim, a multiplicidade de indicações costuma ser a regra e não a exceção – um fenômeno que a terminologia atual não consegue representar. Também ocorrem problemas com a atual classificação de medicamentos com atividade estabilizadora do humor. O valproato de sódio, por exemplo, é classificado no grupo dos Antiepilépticos – uma escolha óbvia, tendo-se em conta que este é o agente de escolha para o tratamento da epilepsia em alguns pacientes[8], e diante das limitações do ATC – nesse sistema, cada substância pode ser atribuída a apenas uma categoria-mãe. Além disso, muitos medicamentos denominados "antipsicóticos" costumam ser usados como estabilizadores. O caso do lítio ilustra melhor o problema – uma vez que essa substância está alocada na categoria dos antipsicóticos, apesar de não ter atividade antipsicótica primária. Na verdade, a classificação equivocada do ATC é utilizada na prática clínica em raras ocasiões – mas é certo também que o uso do termo não oficial "estabilizadores de humor" é igualmente impreciso, já que, em sua maioria, esses agentes farmacológicos têm mais de uma indicação.

Na mesma linha, a categoria de medicamentos conhecidos como "antipsicóticos" compreende uma ampla gama de medicamentos, variando na afinidade pelo receptor e nos modos de ação. Embora todos esses agentes demonstrem eficácia no tratamento de sintomas positivos, foi constatado que alguns medicamentos têm um efeito adicional independente no tratamento de outros transtornos psiquiátricos. Por exemplo, a quetiapina, originalmente aprovada para tratamento da esquizofrenia em 1996, também pode ser usada no tratamento da depressão, pelo menos em parte, graças à sua ação como agonista parcial do receptor 5HT1A da serotonina[9]. Outro exemplo importante é o aripiprazol, um antagonista parcial do receptor D2 da dopamina que tem a função de agonista parcial do receptor 5HT1A da serotonina e que recebeu aprovação da FDA para tratamento adjuvante em pacientes com transtorno depressivo maior. Haloperidol, risperidona e aripiprazol também ajudam no tratamento do tique nervoso[10].

A confusão aumentou com a criação das subcategorias propostas para a classe dos antipsicóticos – termos como "típico", "atípico" e "antipsicótico de segunda geração (SGA)" foram concebidos não por cientistas ou profissionais da medicina, mas por especialistas em marcas – como uma forma de melhorar a comercialização de medicamentos novos para prescritores e para o público. Mas o que define determinado agente farmacológico como um SGA? O momento de seu lançamento no mercado? Em caso afirmativo, por que a clozapina costuma ser chamada de SGA? É pelo seu mecanismo de ação? Nem todos os medicamentos alocados nesse grupo compartilham o mesmo mecanismo de ação, e mesmo considerando o perfil de efeitos colaterais como denominador comum, o percentual de efeitos colaterais extrapiramidais varia consideravelmente dentro do grupo[11]. Além disso, as evidências demonstram que a novidade *per se* não serve como garantia de um tratamento superior – já que medicamentos mais antigos são considerados como escolhas mais economicamente viáveis no tratamento da esquizofrenia[12].

A confusão causada pela terminologia atualmente vigente se estende para além da comunidade médica. A mudança na relação médico-paciente em termos de autonomia gerou uma realidade em que o paciente muitas vezes busca a autoeducação, utilizando a internet como fonte de informação para o tratamento oferecido. Com frequência essa atividade levanta dúvidas com respeito à adequação do tratamento prescrito pelo médico. Em uma realidade na qual o uso da psicofarmacologia ainda é estigmatizado, não surpreende que os pacientes hesitem em aderir ao tratamento, ao descobrirem que o medicamento que lhes foi administrado tem indicação para o tratamento de um distúrbio diferente daquele diagnosticado pelo médico.

Em resumo, a atual taxonomia para os psicofármacos está compilada com base em termos oficiais e não oficiais, é inconsistente e está desatualizada. Ao se determinar uma categoria de agentes farmacológicos considerando-se apenas uma indicação, a base neurocientífica dos transtornos psiquiátricos e a imensa versatilidade dos medicamentos usados no seu tratamento deixam de ser representadas com fidelidade. Quando a linguagem não consegue representar ideias abstratas, passa a ter pouco espaço para o pensamento criativo. O uso contínuo de uma terminologia fundamentada na indicação pode servir de incentivo para a prescrição habitual de um número limitado de medicamentos, além de fazer com que o psiquiatra deixe de administrar o tratamento baseado em evidências mais moderno. Do ponto de vista do paciente, a falta de clareza pode gerar desconfiança em relação à psiquiatria, o que também dificulta a adesão ao tratamento. Então, há necessidade de novas abordagens, para que sejam solucionados esses problemas pendentes.

NOMENCLATURA BASEADA NA NEUROCIÊNCIA – HISTÓRIA E MISSÃO

Em 2008, foi lançada a *Nomenclature Taskforce* (Força-tarefa para Nomenclatura), composta por representantes de cinco grandes organizações internacionais (Colégio Europeu de Neuropsicofarmacologia (*European College of Neuropsychopharmacology*, ECNP), Colégio Norte-americano de Neuropsicofarmacologia (*American College of Neuropsychopharmacology*, ACNP), Colégio Asiático de Neuropsicofarmacologia (*Asian College of Neuropsychopharmacology*, AsCNP), Colégio Internacional de Neuropsicofarmacologia (*International College of Neuropsychopharmacology*, CINP) e União Internacional de Farmacologia Básica e Clínica (*International Union of Basic and Clinical Pharmacology*, IUPHAR). Essa iniciativa sem fins lucrativos e que objetiva "...examinar formas de melhorar a nomenclatura atualmente utilizada em psicofarmacologia" foi financiada pelo ECNP, não tendo sido patrocinada por qualquer empresa farmacêutica.

Tendo em vista as inúmeras limitações da terminologia baseada em indicação, ficou claro que uma nova nomenclatura deveria se fundamentar no conhecimento atual, com ênfase nos princípios farmacológicos e não no transtorno tratado. A nomenclatura ideal deve ter sua origem na base neurocientífica da psicofarmacologia, objetivando descrever as diferentes opções disponíveis ao psiquiatra de maneira sistemática e coerente. Esse novo sistema deve ser projetado de modo a não entrar em conflito com o uso clínico de medicamentos, e também deve ter flexibilidade suficiente para que possa abrigar futuros avanços científicos – inclusive novas evidências acrescentadas a medicamentos existentes e a descoberta de novos agentes farmacológicos – sem que haja necessidade de uma revisão completa.

ESTRUTURA DO NBN

Introduzido originalmente em 2014[13] a NbN é um sistema multiaxial que atribui dois domínios principais a cada medicamento: "Farmacologia" e "Modo de ação". O domínio "Farmacologia" refere-se ao neurotransmissor, molécula ou sistema que esteja sendo modificado pelo fármaco (acetilcolina, glutamato, dopamina etc.); enquanto "Modo de ação" especifica a natureza da ação exercida (antagonista de receptor, inibidor de recaptação, modulador enzimático etc.). Para que o sistema reflita mais apropriadamente sua versatilidade, é possível atribuir mais de um domínio aos compostos (Figura 2). A edição revisada, denominada NbN2, foi lançada em 2019 em forma de livro[14]. O aplicativo NbN2R vem sendo anualmente atualizado.

Em decorrência disso, se na nomenclatura anterior a olanzapina era simplesmente conhecida como um antipsicótico atípico/de segunda geração, na NbN esse fármaco é atualmente

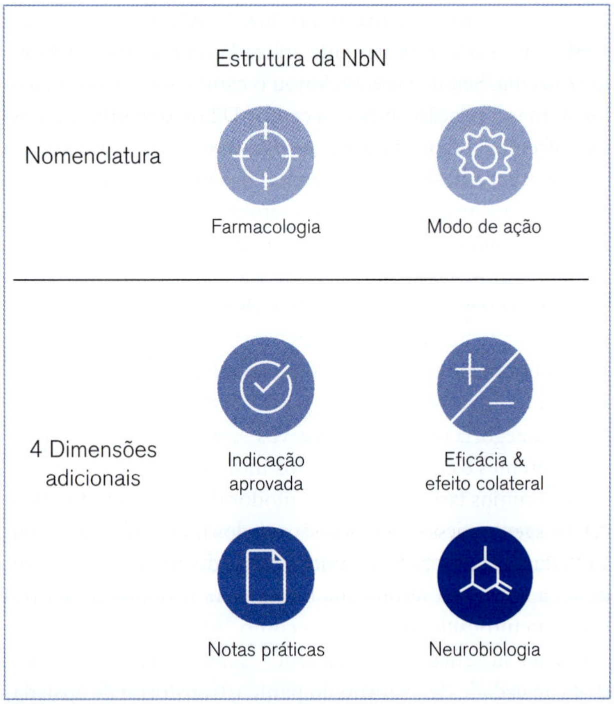

Figura 2 Estrutura da nomenclatura baseada em neurociência (NbN).

definido como tendo o domínio farmacológico da dupla "dopamina e serotonina" e modo de ação exclusivo de "antagonista". Em comparação, o brexpiprazol, outro "atípico", atua na dopamina e na serotonina, mas foi definido como tendo dois modos de ação: "agonista parcial e antagonista". Essa abordagem ilustra mais adequadamente as semelhanças e diferenças entre os dois medicamentos. A versão atual da NbN, a NbN2R, apresenta dez domínios farmacológicos e nove modos de ação, que podem ser variadamente combinados para descrever os cerca de 150 compostos atualmente listados (Figura 3).

10 Domínios farmacológicos	9 Modos de ação
1. Acetilcolina	1. Inibidor enzimático
2. Dopamina	2. Modulador enzimático
3. GABA	3. Bloqueador de canal iônico
4. Glutamato	4. Liberador de neurotransmissores
5. Histamina	5. Modulador alostérico positivo (PAM)
6. Melatonina	6. Agonista de receptor
7. Noradrenalina	7. Antagonista de receptor
8. Opioides	8. Agonista parcial de receptor
9. Orexina	9. Inibidor de recaptação
10. Serotonina	

Figura 3 Os dois eixos principais da nomenclatura baseada em neurociência (NbN): Domínio farmacológico e Modo de ação.

Diante da tensão existente entre o volume de dados científicos disponíveis e o objetivo de criar uma nomenclatura suficientemente conveniente para possibilitar sua aplicação prática, o desafio foi definir quais variáveis que devem ser incluídas em cada domínio. Tendo em vista que alguns agentes exercem sua ação por um mecanismo específico e complicado, foi preciso recorrer a certa redução, para que a nomenclatura se mantivesse o mais simples e intuitivo possível. Portanto, nesse nível os detalhes complementares sobre mecanismos e circuitos do cérebro são mencionados apenas na seção "Neurobiologia", que foi acrescentada ao sistema como uma dimensão extra.

Em alguns casos, nos quais o modo de ação ou domínio farmacológico ainda não foi completamente elucidado (p. ex., valproato e topiramato), faz-se a anotação "indefinido" (embora o domínio farmacológico seja informado como "GABA" para o valproato e "GABA, glutamato" para o topiramato). Outra exceção é o lítio, alocado independentemente porque seu domínio farmacológico ainda está por ser definido. Embora não seja perfeita, essa abordagem é preferível à adotada anteriormente, pois ela reconhece as limitações atuais e abre espaço para aperfeiçoamentos futuros.

Com o objetivo de aumentar a praticidade da NbN para uso habitual, foram acrescentadas quatro dimensões adicionais à descrição de cada medicamento. O nível Indicações aprovadas sugere quais indicações foram oficialmente aprovadas pelos principais órgãos reguladores (p. ex., FDA, EMA etc.); o nível Eficácia e efeitos colaterais especifica se há evidência em apoio ao uso do composto em outras indicações adicionais, além das aprovadas pelos reguladores (p. ex., narcolepsia para metilfenidato, mirtazapina como promotor do sono etc.) Na parte "Efeitos colaterais", estão listados apenas os efeitos colaterais prevalentes ou que representem risco à vida; o nível Notas práticas contém conhecimento clínico considerado como útil pela força-tarefa sobre metabolismo, dosagem etc. Finalmente, o nível denominado Neurobiologia concentra-se na apresentação de dados resumidos sobre farmacologia e modos de ação, enfatizando aspectos clinicamente relevantes. Também foram incluídos destaques extraídos de estudos pré-clínicos e clínicos, efeitos fisiológicos de neurotransmissores e circuitos cerebrais, com o objetivo de apresentar todos os aspectos biológicos relevantes atualmente conhecidos e que tenham relação com os efeitos terapêuticos de cada medicamento.

MEIOS AUXILIARES PARA O CLÍNICO – APLICATIVOS NbN2 E SITE

Em 2014, paralelamente ao lançamento da nomenclatura na conferência do ECNP em Berlim, o aplicativo NbN foi tornado público. Esse aplicativo foi disponibilizado gratuitamente para dispositivos Android e iOS e vem sendo constantemente atualizado com base em novas descobertas científicas e em informações de médicos. O aplicativo permite que o uso cotidiano da NbN se transforme em uma experiência dinâmica. Em vez de folhear um livro que provavelmente será usado apenas ocasionalmente, o aplicativo é uma ferramenta poderosa, destinada à prática do dia a dia – um banco de dados totalmente pesquisável, que tira partido do formato de múltiplos eixos que constituem a classificação. Os profissionais também contam com outro aplicativo, NbN C&A, que contém informações relevantes sobre medicamentos usados por crianças e adolescentes. O banco de dados da NbN também pode ser acessado no site www.nbn2r.com.

A utilização do aplicativo NbN é bastante intuitiva e é feita com o uso da barra de pesquisa; o usuário pode optar por pesquisa livre ou selecionar previamente um eixo (Figura 4A). Uma vez que os diferentes domínios e dimensões da classificação são pesquisáveis, o usuário pode pesquisar medicamentos por qualquer parâmetro – incluindo (mas não se limitando) farmacologia, modo de ação, indicação aprovada e efeitos colaterais. E para maior refinamento dos resultados, é possível adicionar livremente mais eixos de pesquisa. Por exemplo, se o termo "depressão" for pesquisado, o aplicativo exibirá todos os medicamentos que estão em uso para tratamento desse distúrbio. Se o paciente sofreu disfunção sexual como efeito colateral de medicação precedente e está tendo problemas para dormir, é possível refinar a pesquisa adicionando o eixo "eficácia e efeitos colaterais" duas vezes – uma vez para "disfunção sexual baixa" e novamente para "distúrbio do sono". Como mostra a Figura 4B, os resultados listam todos os medicamentos que se enquadram nesses critérios. Ao ser selecionado um composto,

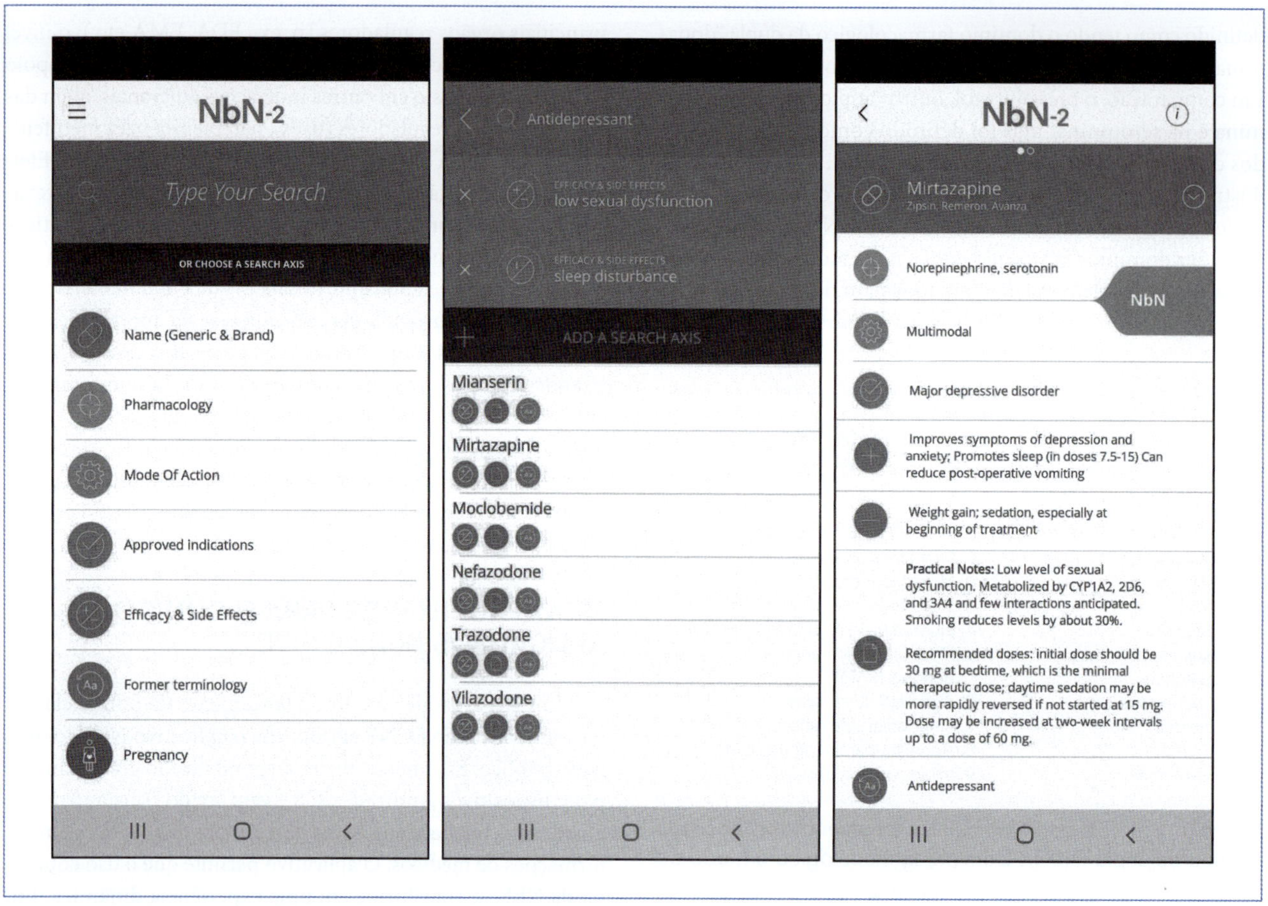

Figura 4 Uso do aplicativo NbN. A: Tela inicial do aplicativo; B: resultados da pesquisa depois da filtragem por dois eixos; C: tela de informações sobre o agente farmacológico.

todas as informações são claramente apresentadas ao usuário (Figura 4C). Para facilitar a transição entre a terminologia anterior e a nova sistemática, também é possível pesquisar pela terminologia antiga (antidepressivos, antipsicóticos etc.). O usuário também pode acessar tutoriais sobre uso do aplicativo NbN no YouTube15, no site https://www.youtube.com/channel/UCt-7NmQeJbRtSLF1hl_QxrTg.

Tendo em vista que um dos objetivos da NbN é melhorar a adesão do paciente ao tratamento (com base na crença de que um paciente bem informado tem mais probabilidade de se motivar e cooperar), está em fase de desenvolvimento um aplicativo semelhante chamado NbN-P&F (paciente e família). O novo aplicativo, destinado diretamente aos pacientes, irá apresentar a NbN em uma linguagem acessível e não científica.

CONSIDERAÇÕES FINAIS

Desde seu lançamento original, a iniciativa NbN vem crescendo cada vez mais, e está sendo gradativamente adotada pelas principais revistas científicas[16,17] e organizações internacionais, mais recentemente em uma declaração de posicionamento da American Psychiatric Association (APA) de 2019[18], na qual foi colocado que "a iniciativa incentiva a inclusão da terminologia NbN em produtos científicos, por exemplo, documentos técnicos preparados pelos componentes da APA e material publicado em periódicos da APA".

A iniciativa NbN pretendia atualizar a nomenclatura atual baseada na doença, com vistas a uma classificação baseada na farmacologia. Uma possível crítica à NbN é a de que, atualmente, ainda faltam muitas peças no quebra-cabeça da psicofarmacologia. Embora esse argumento tenha seus méritos, prevalecem três contra-argumentos:

- está bem presente o desafio para os psiquiatras que precisam redigir uma receita; e o uso de uma terminologia ultrapassada não ajuda a resolver o problema;
- em um campo que está se esforçando para progredir, não é possível esperar que todas as dúvidas existentes sejam reveladas; e
- os pacientes têm o direito de serem totalmente esclarecidos pelo médico, o que torna imperiosa a imediata aplicação da NbN.

Para aprofundamento

- Tutoriais sobre o uso do aplicativo NbN podem ser acessados pelo YouTube® em https://www.youtube.com/channel/UCt-7NmQeJbRtSLF1hl_QxrTg.
- O NbN *database* pode também ser acessado em: www.nbn2r.com.

REFERÊNCIAS BIBLIOGRÁFICAS

1. WHOCC (28 November 2018). DDD alterations from 2005-2019. WHO Collaborating Centre for Drug Statistics Methodology (WHOCC).
2. WHO Collaborating Centre for Drug Statitics Methodology Guidelines for ATC Classification and DDD Assignment 2020. (2019). Disponível em: whocc.no/filearchive/publications/2020_guidelines_web.pdf. accessed September 05, 2020.
3. Snyder SH. Dopamine receptors, neuroleptics, and schizophrenia. Am J Psychiatry. 1981;138(4):460-4.
4. López-Muñoz F, Alamo C, Juckel G, Assion HJ. Half a century of antidepressant drugs: on the clinical introduction of monoamine oxidase inhibitors, tricyclics, and tetracyclics. Part I: monoamine oxidase inhibitors. J Clin Psychopharmacol. 2007;27(6):555-9.
5. Stein DJ, Ipser JC, Baldwin DS, Bandelow B. Treatment of obsessive--compulsive disorder. CNS Spectr. 2007;12(suppl 3):28-35.
6. Arnold LM, Lu Y, Crofford LJ, Wohlreich M, Detke MJ, Iyengar S, et al. A double-blind, multicenter trial comparing duloxetine with placebo in the treatment of fibromyalgia patients with or without major depressive disorder. Arthritis Rheum. 2004;50:2974-84.
7. Hurt RD, Sachs DP, Glover ED, Offord KP, Johnston A, Dale LC, et al. A comparison of sustained-release bupropion and placebo for smoking cessation. New Engl J Med. 1997;337:1195-202.
8. National Clinical Guideline Centre (UK). The epilepsies: the diagnosis and management of the epilepsies in adults and children in primary and secondary care. London: Royal College of Physicians; 2012.
9. Jensen NH, Rodriguiz RM, Caron MG, Wetsel WC, Rothman RB, Roth BL. N- desalkylquetiapine, a potent norepinephrine reuptake inhibitor and partial 5-HT1A agonist, as a putative mediator of quetiapine's antidepressant activity. Neuropsychopharmacology. 2008;33:2303-12.
10. Pringsheim T, Okun MS, Müller-Vahl K, Martino D, Jankovic J, Cavanna AE, et al. Practice guideline recommendations summary: treatment of tics in people with Tourette syndrome and chronic tic disorders. Neurology. 2019;92(19):896-906.
11. Divac N, Prostran M, Jakovcevski I, Cerovac N. Second-generation antipsychotics and extrapyramidal adverse effects. Biomed Res Int. 2014;2014:656370.
12. Lieberman JA, Stroup TS, McEvoy JP, Swartz, MS, Rosenheck RA, Perkins DO, et al. Effectiveness of antipsychotic drugs in patients with chronic schizophrenia [published correction appears in N Engl J Med. 2010;363(11):1092-3]. N Engl J Med. 2005;353(12):1209-23.
13. **Zohar J, Nutt DJ, Kupfer DJ, Moller HJ, Yamawaki S, Spedding M., et al. A proposal for an updated neuropsychopharmacological nomenclature. Eur Neuropsychopharmacology. 2014;24:1005-14.**
    ⇨ **Mostra a adesão da NbN por publicações e associações internacionais.**
14. **Wilson S. Naming the drugs we use: neuroscience-based nomenclature, a helpful innovation. Ther Adv Psychopharmacol. 2018;8(6): 171-2.**
    ⇨ **Mostra a adesão da NbN por publicações e associações internacionais.**
15. Worley L. Neuroscience-based nomenclature (NbN). Lancet Psychiatry. 2017;4(4):272-273.
16. **NbN2. NbN Tutorial [Video]. YouTube. Disponível em: youtube.com/watch?v=uBZQwa0tDeI Published August 1, 2019. Accessed September 5, 2020.**
    ⇨ **Mostra a adesão da NbN por publicações e associações internacionais.**
17. **Krystal JH, Abi-Dargham A, Barch DM, Bullmore ET, Carter CS, Geschwind DH, et al. Biological psychiatry and biological psychiatry: cognitive neuroscience and neuroimaging adopt neuroscience--based nomenclature. Biol Psychiatry Cogn Neurosci Neuroimaging. 2016;1(4):300-301.**
    ⇨ **Mostra a adesão da NbN por publicações e associações internacionais.**
18. American Psychiatric Association 2019. Position Statement On Neuroscience-Based Nomenclature (Nbn) Project. [online] Disponível em: psychiatry.org/File%20Library/About-APA/Organization-Documents--Policies/Policies/Position-Neuroscience-based-Nomenclature-NbN--Project.pdf. Accessed 7 May 2020.

3

Bases fisiológicas da psicofarmacologia

Raphael Nacarelli Salgado
Odeilton Tadeu Soares
Frederico Navas Demetrio
Chei Tung Teng

Sumário

Pontos-chave

- A psicofarmacologia se divide em duas áreas: farmacocinética e farmacodinâmica.
- A farmacocinética estuda os efeitos do organismo no princípio ativo e se divide em administração, absorção, distribuição, metabolismo e excreção.
- A administração e absorção vão estudar as diferenças entre as possíveis vias do fármaco (como oral ou parenteral) e seus efeitos no tempo de absorção do mesmo.
- Distribuição é o tempo em que o medicamento leva para chegar aos tecidos-alvo. Depende de fatores como estado de nutrição e processos inflamatórios, além de idade, sexo e outras comorbidades.
- Metabolismo é o processo de transformação do fármaco em metabólitos ativos e inativos para facilitar sua excreção.
- A biodisponibilidade é a fração do fármaco restante após o metabolismo de primeira passagem. É importante especialmente em drogas administradas via oral, sendo que as endovenosas tendem a ter biodisponibilidade de 100%.
- Excreção é a eliminação do fármaco e de seus metabólitos do organismo. Ocorre principalmente por meio do fígado, rins e vesícula biliar.
- A farmacodinâmica estuda os efeitos do princípio ativo no organismo. Envolve diversos conceitos como afinidade, especificidade, agonismo, antagonismo e tolerância.
- A síndrome de abstinência ocorre com diversas classes medicamentosas, mas especialmente antidepressivos e benzodiazepínicos. Pode ser dividida em sintomas de descontinuação (sintomas diferentes do transtorno original) e sintomas rebote (mesmos sintomas do transtorno original).

INTRODUÇÃO

A psicofarmacologia pode ser considerada uma subárea da farmacologia clínica, focada nos fármacos cujo objetivo principal é tratar condições relacionadas às patologias neuropsiquiátricas. Tem apresentado um avanço notável desde o advento dos primeiros fármacos para os transtornos de humor (lítio) e quadros psicóticos (clorpromazina). A multiplicidade das substâncias incluídas no rol dos fármacos neuropsiquiátricos refletiu a progressiva compreensão da grande complexidade da fisiopatologia dos transtornos mentais, e do quanto falta ainda para ser descoberto. Para uma introdução pertinente a este tema, é fundamental que as bases da farmacologia clínica sejam apresentadas, de forma que os principais aspectos farmacológicos dos psicofármacos possam ser compreendidos.

De modo geral, dividimos o estudo da psicofarmacologia em duas áreas: farmacocinética e farmacodinâmica (Figura 1). Ambas serão exploradas em detalhes a seguir, mas em suma, a farmacocinética estuda as ações do organismo na droga, enquanto a farmacodinâmica estuda as ações das drogas no organismo.

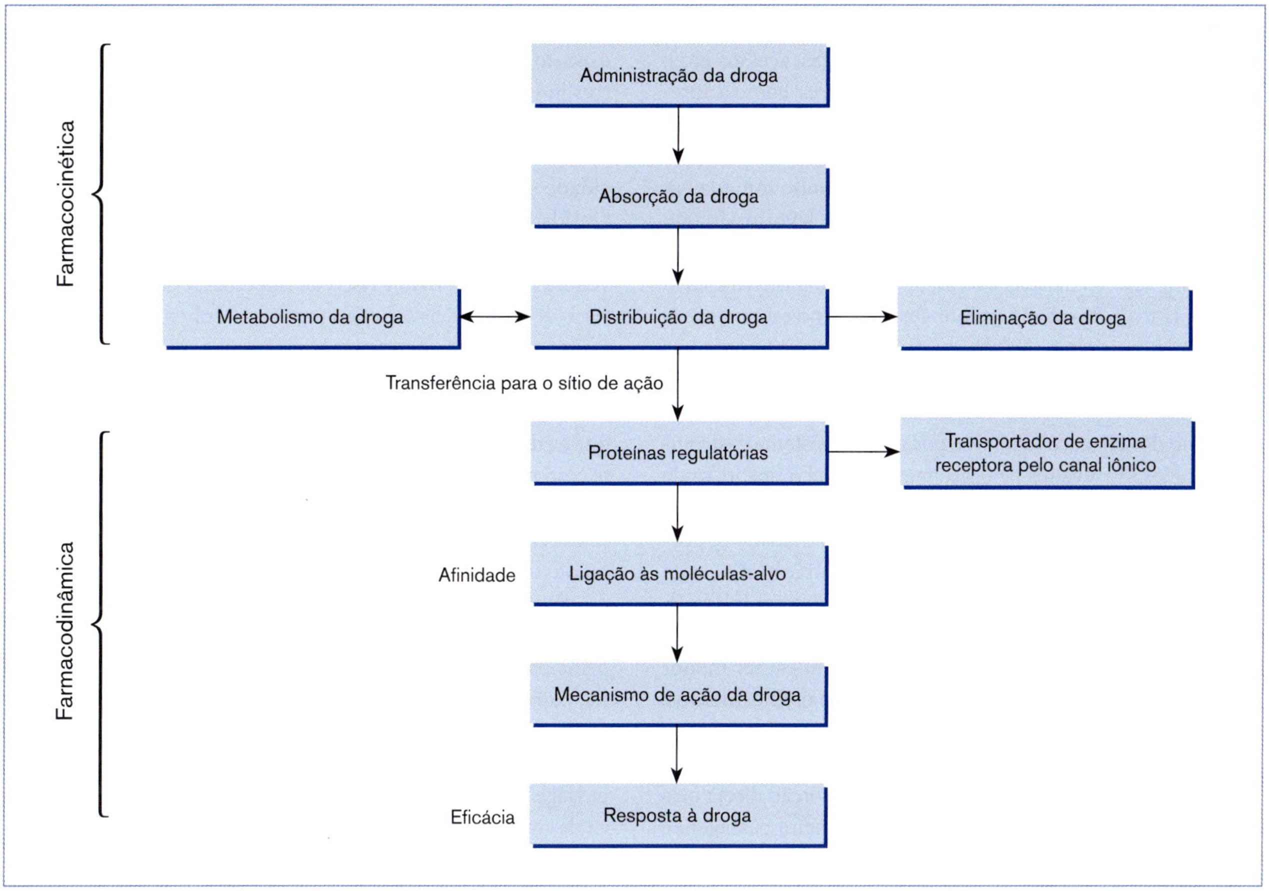

Figura 1 Farmacocinética e farmacodinâmica.

FARMACOCINÉTICA

A farmacocinética estuda os efeitos do organismo sobre o princípio ativo. Tem início na administração e absorção, seguindo para distribuição e, a partir daí, para a metabolização e finalmente excreção (Figura 2).

Administração e absorção

O primeiro passo no processo de escolha de um fármaco se dá pela via de administração escolhida. De modo geral, usamos a via oral para introdução e manutenção de um tratamento, já que é segura (sem risco de infecções por perda de conti-

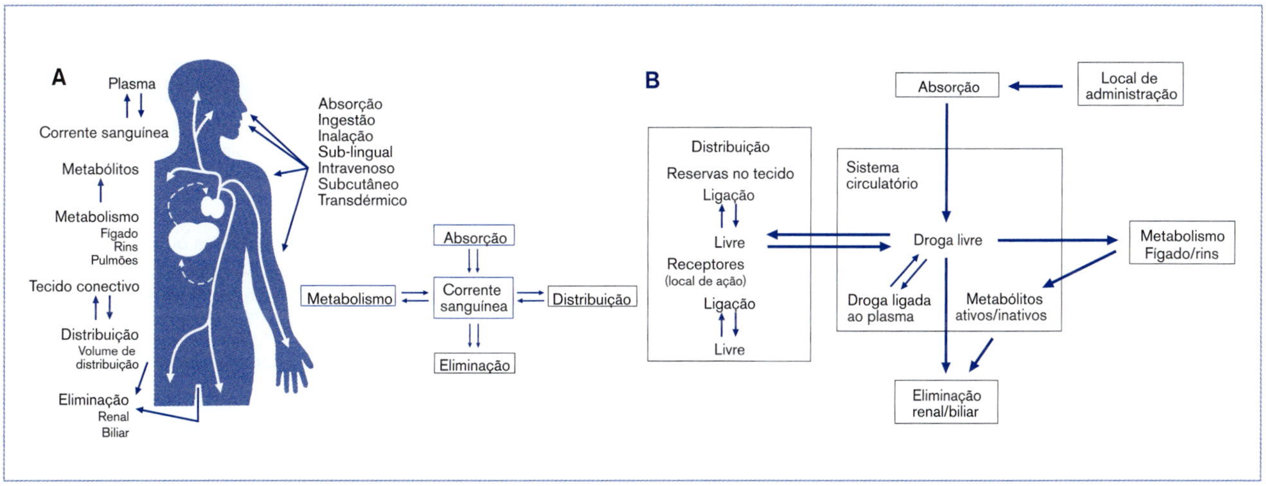

Figura 2 Resumo de farmacocinética.

guidade da barreira da pele), indolor, prática e mais econômica (não necessita de equipamentos, como seringas, acessos etc.). Entretanto, a absorção depende de muitos fatores, como a apresentação (comprimido, cápsula de liberação lenta ou solução), a necessidade de ingestão alimentar (como ocorre com a ziprasidona, que tem até 50% menos absorção quando tomada em jejum) ou não (como ocorre com omeprazol, levotiroxina ou levodopa), a motilidade gastrointestinal; quadros como vômitos, constipação ou diarreia e o caráter ácido ou básico da substância (pH mais baixos são melhor absorvidos no estômago enquanto pH mais altos são absorvidos preferencialmente nas alças intestinais).

Especialmente quando a via de administração é oral, o metabolismo dos fármacos acontece por meio do sistema gastrointestinal. Eles são levados pelo sistema portal até o fígado, onde sofrem o metabolismo de primeira passagem. É aí que uma parte dos metabólitos ativos acabam se tornando inativos (e posteriormente excretados), diminuindo a concentração efetiva do fármaco a ser distribuído. O conceito de biodisponibilidade, portanto, envolve a velocidade e a concentração efetiva de um fármaco após sua absorção. Naturalmente, tende a ser menor na via oral e maior na via parenteral. Alguns medicamentos, como a risperidona ou a codeína, têm seus metabólitos ativos liberados apenas após o metabolismo de primeira passagem.

A via sublingual parte do princípio da absorção direta pela mucosa oral, evitando o metabolismo de primeira passagem e permitindo, em tese, uma maior biodisponibilidade inicial com menor dose total; tem uma ação mais rápida que a via oral, e menos rápida que as modalidades parenterais. As restrições de absorção à via sublingual são: dificuldade de aplicação com substâncias que necessitam de grande volume para se obter a eficácia clínica, ou uso de substâncias que sejam muito irritantes da mucosa oral.

A via parenteral pode ser intravenosa, intramuscular ou subcutânea. É preferida quando objetivamos ação rápida de uma dada medicação. Na psiquiatria clínica, duas indicações frequentes da via parenteral são agitações psicomotoras graves (refratárias a manejo verbal, risco ao paciente e a terceiros etc.) ou uso de medicações de depósito (como paliperidona ou decanoato), esses em pacientes com histórico de má adesão. Outras indicações menos frequentes incluem risco de uso da via oral como estados catatônicos ou desnutrição grave.

As vantagens, além de menor tempo de ação e maior velocidade na obtenção de níveis terapêuticos, incluem a não necessidade do metabolismo de primeira passagem assim como evitar o ambiente gástrico. Desvantagens em medicações intravenosas incluem maior risco de infecções, edema e dor locais, risco de embolia, as soluções precisam ser bem dissolvidas e os efeitos são difíceis de reverter (lembre-se: a biodisponibilidade tende a ser imediata e de 100%). Desvantagens das medicações intramusculares também envolvem maior risco de infecções, dor e edema locais, além de poder ser usada preferencialmente com medicações lipofílicas. O diazepam não deve ser usado via intramuscular. Sua absorção é errática e pode ocasionar intoxicação grave com efeitos adversos que envolvem rebaixamento de nível de consciência, coma e parada respiratória.

Outra forma de administração que ainda se encontra nos passos iniciais na psiquiatria clínica é a via intranasal. Um dos principais medicamentos em estudo atualmente é a escetamina, cujos fins incluem tratamento para depressão refratária[1]. Suas vantagens são similares às das medicações parenterais (alta biodisponibilidade, rápida ação, sem metabolismo de primeira passagem etc.) e sua principal desvantagem é o pequeno número de medicações que podem ser usadas desta maneira. Existem protocolos de estudo que também usam a cetamina via subcutânea[2]. As vantagens e desvantagens deste modo são similares às dos fármacos intramusculares.

Distribuição

A fase de distribuição é aquela onde os metabólitos ativos serão carregados até os tecidos-alvo através da corrente sanguínea. O resultado é a obtenção de um equilíbrio entre as concentrações no plasma (intersticial) e a intracelular.

No sangue, a maioria dos psicotrópicos circula ligada a proteínas plasmáticas. A principal proteína é a albumina, se-

Tabela 1 Resumo vias de administração

Via	Vantagens	Desvantagens
Oral	Fácil; conveniente, mais econômico; sem risco de infecção, indolor; pode ser auto-administrado; doses podem ser fracionadas se em comprimidos ou soluções; se liberação lenta, pode ser administrado em menos doses diárias	Biodisponibilidade menor e pode ser alterado por mudanças no trato gastrointestinal (vômitos, diarreia ou constipação), tempo de início de ação mais lento
Intravenoso	Biodisponibilidade de 100%; efeito imediato, distribuição muito rápida; sem metabolismo de primeira passagem; dosagem pode ser melhor controlada; não passa pelo ambiente gástrico	Risco de infecção; dor, edema ou irritação locais; risco de embolismo; ação não pode ser revertida rapidamente; maior risco de intoxicação
Intramuscular	Tempo de ação intermediário, requer menos técnica em relação ao intravenoso; adequado para drogas lipofílicas	Risco de infecção; dor, edema ou irritação locais; tempo de início de ação mais lento (em relação à via intravenosa)
Sublingual	Fácil administração; boa opção para pacientes com dificuldade de deglutição; alta biodisponibilidade; distribuição e efeito imediatos; sem metabolismo de primeira passagem; evita ambiente gástrico; pode ser auto-administrado	Podem ocorrer mudanças na absorção se mastigados, engolidos ou tomados após um episódio de vômitos

guida pela alfa-1-glicoproteína além de lipoproteínas. A primeira se liga principalmente a fármacos mais ácidos enquanto a segunda, a fármacos mais básicos. A consequência é a formação de frações livres e frações ligadas. A fração livre do fármaco costuma ser uma boa forma de estimar a concentração plasmática de uma determinada droga. Algumas, porém, como o lítio, não se ligam a nenhuma proteína e, assim, a concentração plasmática tem uma relação mais direta com a concentração terapêutica.

Como dito, a fração livre é a única efetivamente livre para exercer sua ação. Como as proteínas carreadoras não são seletivas, drogas que competem pelo mesmo sítio de ligação poderiam ter seus níveis plasmáticos aumentados ou diminuídos. Em fármacos com janelas terapêuticas estreitas, como o lítio, fenobarbital, fenitoína e carbamazepina, tais interações podem ter efeitos potencialmente perigosos ao paciente.

Pacientes desnutridos têm menores níveis de albumina e, assim, as concentrações de drogas que se ligam a ela tendem a ser maiores. Pacientes com processos inflamatórios importantes, por outro lado, têm aumento de alfa-1-glicoproteína. A concentração plasmática das drogas que se ligam a ela tende a ser menor. Outra barreira importante é a hematoencefálica. Para atravessar esta barreira, a droga precisa passar por membranas celulares perivasculares e por células endoteliais[3]. Sendo assim, a lipossolubilidade de uma droga é um fator muito importante que facilita seu transporte através da barreira hematoencefálica.

A distribuição para o meio intracelular pode ocorrer de três formas: transporte ativo, pelo qual a droga é transportada para dentro da célula usando um carreador que depende de energia (como a bomba Na-K); transporte passivo, a droga se difunde ao longo de um gradiente de concentração graças à sua lipossolubilidade; e por difusão facilitada, quando a droga é transportada por carreador não dependente de energia na direção do gradiente de concentração (como ocorre na glicose).

O volume de distribuição de uma droga correlaciona a quantidade total de droga no corpo com sua concentração no sangue ou no plasma. É, portanto, uma medida da quantidade presente em tecidos extravasculares. Um valor alto significa que a droga se liga pouco a proteínas plasmáticas e se distribui mais nos tecidos corporais. Esse conceito é mais usado para calcular doses de ataque ou a dose necessária para atingir um nível sérico desejado. A fórmula da dose de ataque é dada por: concentração sérica desejada da droga [mg/L] x volume de distribuição [L/kg] x peso do paciente [kg].

O volume de distribuição também depende de diversos fatores, como sexo, faixa etária, permeabilidade da membrana celular, outras comorbidades presentes; além de fatores hemodinâmicos.

Metabolismo (ou biotransformação)

O metabolismo é o processo de transformação do fármaco, por meio de reações enzimáticas, em metabólitos ativos e inativos, a fim de facilitar a excreção. Embora se dê principalmente no fígado, pode ocorrer também no trato gastrointestinal, rins, pele e pulmões.

Como já mencionado anteriormente, quando absorvido por via oral, uma parte do fármaco pode ser metabolizada pelo epitélio gastrointestinal ou pelo fígado em metabólitos inativos, reduzindo, portanto, a quantidade que chega de fato à circulação (metabolismo de primeira passagem).

Retomando o conceito, a biodisponibilidade se refere à quantidade efetiva do fármaco disponível no sítio de ação após o metabolismo de primeira passagem. Em medicações endovenosas, por exemplo, ela chega a ser quase 100% já que não passa pelo trato gastrointestinal ou pelo fígado.

Alguns psicotrópicos têm metabólitos ativos tão ou mais potentes que a droga original. É o caso da fluoxetina com seu metabólito ativo norfluoxetina[4]. Clobazam é um benzodiazepínico com propriedades ansiolíticas e anticonvulsivantes. Seu metabólito ativo, N-desmetilclobazam, tem potência similar à da droga mãe com meia-vida até três vezes maior – cerca de 50 horas[4]. Outro exemplo importante é o da risperidona. Seu metabólito principal é a 9-hidroxi-risperidona e tem atividade farmacológica similar à da droga-mãe, porém sua meia-vida é de 24 horas. A meia-vida da risperidona, por outro lado, é de 3 horas.

No fígado, o metabolismo enzimático acontece em duas fases. Na Fase I, as reações envolvem hidrólise, oxidação, redução e hidroxilação por enzimas no retículo endoplasmático. Na Fase 2, as reações envolvem principalmente a conjugação com ácido glucurônico (ou ao acetato, glutationa ou sulfato).

Considerando as medicações psicotrópicas, a metabolização da maioria delas se dá na Fase I por enzimas do citocromo p450 (CYP450). Elas recebem esse nome por apresentarem o pico de absorção na espectrofotometria quando expostos a ondas de 450 nm. Pelo menos 50 enzimas já foram identificadas, mas somente seis delas respondem por mais de 90% de toda a atividade do CYP450 (1A2, 3A4, 2C9, 2C19, 2D6 e 2E1)[5].

Outra via importante é a da UGT (uridinas 5difosfato glicuronosiltransferases), envolvida na metabolização do valproato de sódio e lamotrigina. A relevância clínica é a interação entre as duas drogas, uma vez que o valproato pode aumentar os níveis séricos de lamotrigina em até duas vezes. Há um risco aumentado de complicações graves relacionadas ao aumento rápido dos níveis de lamotrigina, como sonolência, confusão mental, *rash* cutâneo e síndrome de Steven-Johnson.

A idade é um dos principais fatores envolvidos na variabilidade da atividade metabólica. Sabe-se que crianças têm uma taxa metabólica muito maior do que a de adultos, especialmente das drogas metabolizadas pelo fígado. Assim, é frequente que sejam necessárias doses maiores e distribuídas em mais vezes ao longo do dia. Idosos, por outro lado, requerem dosagens menores e ajustes medicamentosos mais espaçados. Além disso, é mais frequente o surgimento de efeitos adversos e interações medicamentosas.

Outro aspecto relevante na metabolização de fármacos são os polimorfismos genéticos. Eles se traduzem na população na presença de metabolizadores rápidos e metabolizadores lentos. Os metabolizadores rápidos são aqueles que possuem maior capacidade de biotransformar uma substância e, dessa forma, precisam de dosagens maiores para atingir níveis terapêuticos. Os metabolizadores lentos, ao contrário, têm menor capacidade de metabolização e precisam de doses menores para níveis séricos terapêuticos. Estes, em especial, são mais suscetíveis a efeitos adversos e interações medicamentosas.

Excreção

É a eliminação do fármaco após sua metabolização pelo organismo. As três principais vias são a hepática, a renal e a biliar; apesar de diversos fármacos serem excretados em menor quantidade pela pele, cabelos, saliva, pulmões e leite materno.

A maior parte das drogas psicotrópicas é excretada pelos rins. Para que isso ocorra, no entanto, é preciso que os compostos sejam metabolizados em formas mais hidrofílicas (ou polares). A função renal diminui à medida em que envelhecemos, sendo que a taxa de depuração (ou *clearance*) aos 90 anos é metade da encontrada aos 30 anos de idade[6]. Crianças, por outro lado, têm uma taxa de eliminação renal melhor do que a dos adultos[7].

O conceito de *clearance* envolve a eficiência com que o organismo consegue eliminar a droga. Depende da taxa de eliminação e também do volume de distribuição (lembrem-se: maior volume de distribuição indica menor afinidade a proteínas plasmáticas). Outro conceito importante é o de meia-vida. Ela é a quantidade de tempo que leva para que a concentração de uma droga no corpo diminua em 50%. Ambos são de grande valia na prática clínica em contextos de intoxicações exógenas, na decisão sobre a posologia dos fármacos escolhidos e no tempo necessário para se chegar em um nível sérico estável (cerca de 4 meias-vidas).

Nos rins, os glomérulos filtram preferencialmente compostos de baixo peso molecular. Isso significa que drogas que tenham menor afinidade a proteínas plasmáticas são mais facilmente excretadas. Suas meias-vidas, consequentemente, são menores.

O pH urinário, que varia de 4,5 a 8,0, afeta a capacidade, a reabsorção e a secreção do fármaco. É o pH quem determina a ionização dos ácidos ou bases fracos e podemos nos utilizar deste mecanismo em intoxicações exógenas, por exemplo. Desse modo, é possível aumentar a eliminação de determinada droga ao alcalinizar ou acidificar a urina. Um dos principais exemplos disso na prática clínica é quando ocorre intoxicação por fenobarbital. O fenobarbital é um ácido fraco, portanto, a alcalinização da urina aumenta a concentração de sua forma dissociada e altera sua lipossolubilidade. O resultado final é o aumento da taxa de excreção dessa medicação[8]. Raciocínio similar é usado em intoxicações por tricíclicos.

A eliminação gastrointestinal (e também biliar) ocorre com substâncias que não foram totalmente absorvidas via oral. Um aspecto relevante desse método de excreção é que por conta da circulação entero-hepática há reabsorção de algumas substâncias no organismo. Isso favorece a ação da droga por mais tempo no organismo, como acontece com a clorpromazina.

A excreção pulmonar acontece principalmente com substâncias voláteis (como os anestésicos) e também com o álcool. A morfina e a codeína, por exemplo, são excretadas também pelos cabelos e podem inclusive se incorporar à estrutura deles[9,10]. A cafeína também é excretada pela saliva.

Considera-se que todos os psicotrópicos sejam eliminados também pelo leite materno. Assim, deve-se ter bastante cautela durante a amamentação e discutir extensamente o assunto com os pais e com o pediatra. Os principais efeitos adversos dos psicotrópicos em bebês são sedação, sintomas extrapiramidais e dificuldades para dormir ou se alimentar[11]. O lítio é uma das principais medicações contraindicadas na amamentação pelo alto risco de intoxicação em bebês, particularmente quando se encontram em estados de desidratação.

FARMACODINÂMICA

Se a farmacocinética se concentra nos efeitos do organismo sobre a droga, a farmacodinâmica estuda os efeitos do princípio ativo no corpo. Envolve conceitos como afinidade, sítios de ação das drogas, as interações entre os fármacos e os receptores, especificidade e seletividade e mecanismos de ação.

De modo geral, os psicotrópicos exercem seus efeitos atuando na fenda pré-sináptica, modificando a função sináptica ou atuando diretamente nos receptores pré ou pós-sinápticos. Antes de aprofundarmos a discussão, faremos uma breve revisão sobre conceitos básicos do funcionamento do sistema nervoso central (SNC).

Neurônio e o impulso nervoso

Os principais componentes de um neurônio são o axônio, os dendritos e o corpo celular (ou soma) (Figura 3). O ponto de contato entre o axônio terminal pré-sináptico e o dendrito pós-sináptico é chamado de sinapse. Os neurotransmissores, em geral, ficam armazenados em vesículas no axônio terminal.

As informações (ou impulsos) primeiramente são recebidas pelos dendritos, sendo levadas até o corpo celular e daí, passadas adiante pelos axônios. Na sinapse, os impulsos elétricos são convertidos em impulsos químicos que serão carregados pelos receptores pós-sinápticos. Depois, o impulso químico é novamente convertido em elétrico no neurônio pós-sináptico.

Existem também autorreceptores ligados à membrana na região pré-sináptica que são responsáveis pela liberação (e, às vezes, à síntese) de neurotransmissores na fenda sináptica. Os neurotransmissores, por sua vez, se ligarão a receptores na membrana pós-sináptica, que podem ser de dois tipos: ionotrópicos, ou seja, dependem de um íon para serem ativados; ou ligados à proteína G ou metabotrópicos (Figura 4). A neurotransmissão via receptores ionotrópicos é mais rápida do que receptores ligados à proteína G.

Em todo caso, para haver descarga neuronal é preciso que o neurotransmissor se ligue a um sítio específico da porção extracelular para que o canal se abra. O efeito depende de qual tipo de íon passa preferencialmente pelo canal em direção ao neurônio pós-sináptico. A passagem de íons de sódio gera despolarização da célula pós-sináptica e resposta excitatória, como visto na transmissão glutamatérgica. Íons de cloreto, por outro lado, levam à hiperpolarização e resposta inibitória, como se vê na transmissão GABAérgica (ácido gama-aminobutírico).

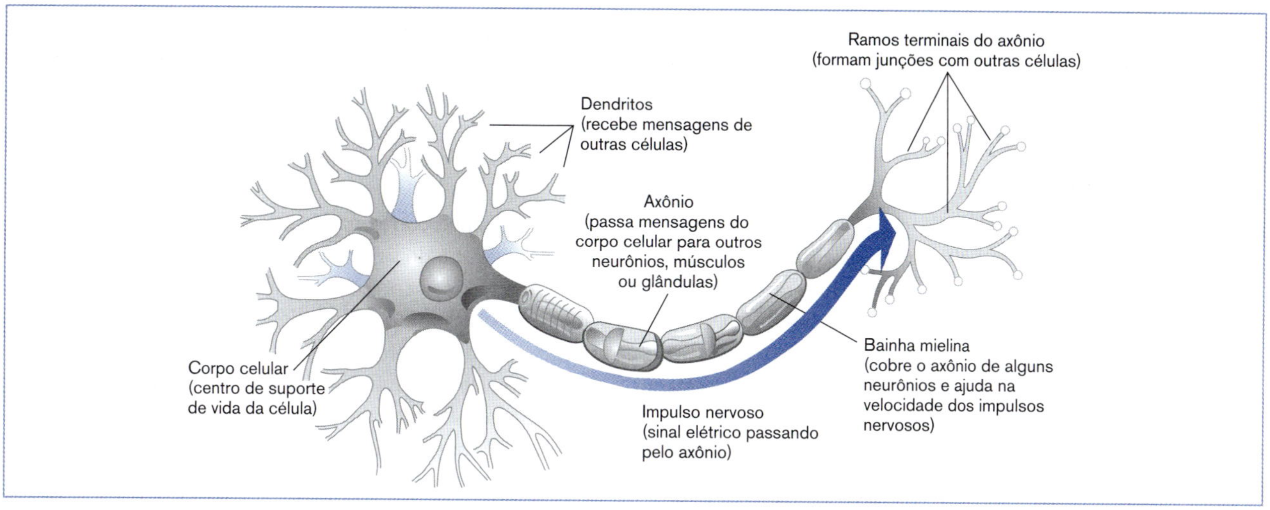

Figura 3 Neurônio.

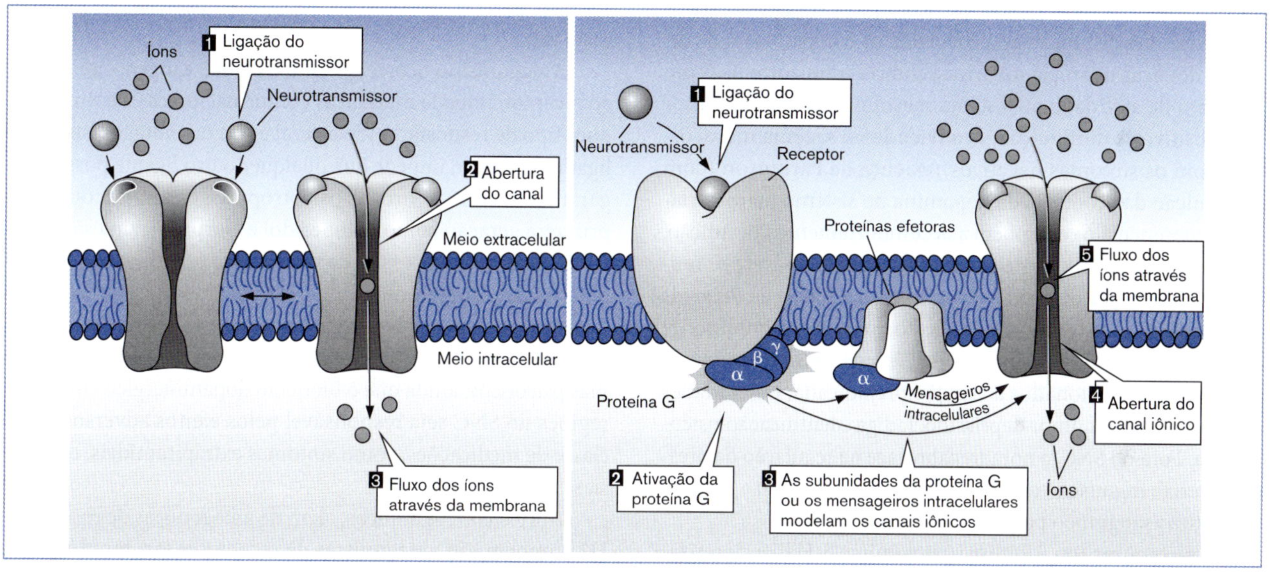

Figura 4 Receptores ionotrópicos (A) e metabotrópicos (B).

Quando um neurotransmissor (chamaremos aqui de primário) ocupa o seu sítio receptor, desencadeia uma resposta química naquele receptor. Quando outro neurotransmissor (secundário) ocupa seu próprio receptor e consegue agir de maneira indireta (seja alterando sua afinidade ou sua ação) no receptor primário, diz-se que ocorre modulação alostérica (Figura 5). Qualquer modulador alostérico pode ser positivo (aumenta a afinidade e/ou a ação do receptor), neutro ou negativo (diminui a afinidade e/ou ação). O exemplo mais conhecido é o das drogas benzodiazepínicas, que por meio da sua ação, aumentam a atividade do receptor GABA.

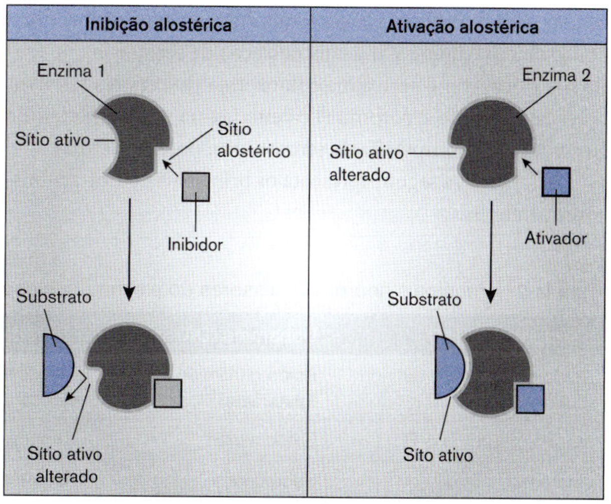

Figura 5 Modulação alostérica.

Neurotransmissores

Os neurotransmissores são moléculas endógenas sintetizadas a partir de aminiácidos simples cuja função é a de possibilitar a transmissão de sinais de um neurônio a outro. São liberadas de vesículas sinápticas na fenda sináptica, onde vão se ligar aos receptores ionotrópicos ou metabotrópicos, fazendo com que haja despolarização ou hiperpolarização da célula. Pelo menos 200 neurotransmissores foram descobertos, mas seu número exato é desconhecido.

Além de se ligar nos receptores pós-sinápticos, podem também ser recaptados para o neurônio pré-sináptico por meio de transportadores ou então metabolizados por enzimas como a monoaminoxidase (MAO) ou a catecol-O-metiltransferase (COMT).

O neurotransmissor mais importante é o glutamato, que é predominantemente excitatório no SNC[12]. Tem sido foco de novos tratamentos voltados para depressão refratária, especialmente com a cetamina. O GABA (ácido gama-aminobutírico) é predominantemente inibitório e seu precursor é o próprio glutamato. As drogas mais conhecidas com ação GABAérgica são os benzodiazepínicos.

A dopamina tem várias funções no SNC, estando envolvido no sistema de recompensa, por exemplo, e na saliência motivacional. Sua disfunção está envolvida na fisiopatologia de diversas doenças neuropsiquiátricas, como a esquizofrenia (com aumento de atividade no sistema mesolímbico com os sintomas positivos e diminuição da atividade no sistema mesocortical com os sintomas negativos), doença de Parkinson (com diminuição da produção da dopamina no sistema nigroestriatal no mesencéfalo) e também aos comportamentos de adição.

A noradrenalina é o neurotransmissor responsável por mobilizar o cérebro e o corpo à ação. Também é foco de diversos medicamentos psiquiátricos voltados para o tratamento de transtornos ansiosos e depressivos. Déficits nesse neurotransmissor estão relacionados à atenção prejudicada, dificuldades de concentração, humor deprimido, fadiga e lentificação psicomotora. Fora do SNC, a noradrenalina age na regulação da pressão arterial, frequência cardíaca, esvaziamento vesical e aumento de fluxo sanguíneo para os músculos.

A serotonina (ou 5-hidroxi-triptamina, 5-HT) é sintetizada a partir do triptofano e exerce uma miríade de funções no SNC. Está envolvida na regulação de humor, sistema de recompensa, cognição, aprendizado e memória[13]. As medicações mais usadas para o combate a transtornos depressivos e ansiosos têm como objetivo aumentar a concentração de serotonina na fenda sináptica, como sertralina e fluoxetina (inibidores seletivos da recaptação de serotonina) e venlafaxina e desvenlafaxina (inibidores da recaptação da serotonina e noradrenalina).

A Tabela 2, a seguir, apresenta os principais neurotransmissores cerebrais.

Agonismo e antagonismo

Qualquer ligante dentro de um complexo ligante-receptor pode agir como agonista ou antagonista, sendo que as mudanças intracelulares desencadeadas por essa ligação podem ser diretas ou indiretas (Figura 6).

O agonismo ocorre quando o ligante exógeno desencadeia resposta similar à do ligante endógeno ao se ligar ao receptor. Um exemplo disso ocorre com a morfina, que é um agonista do sistema opioide. Tanto o álcool quanto os benzodiazepínicos são agonistas de receptores pós-sinápticos sistema GABA, com consequente efeito inibidor no SNC.

Um agonista parcial é aquele cuja afinidade é menor do que 100%. O tramadol é um exemplo de agonista parcial. Acima de uma determinada concentração, aumentos de doses dessa medicação não aumentarão o efeito analgésico. A probabilidade de aumento de efeitos adversos, porém, é significativa. Um agonista parcial age como antagonista na presença de um agonista total[14].

Antagonismo ocorre quando o ligante exógeno, ao se ligar ao receptor, impede mudanças conformacionais e, assim, qualquer tipo de resposta. A ideia geral é que um antagonista, ao se ligar ao receptor, impede que qualquer outro ligante possa se ligar a ele. Dentre as drogas psicotrópicas, os antipsicóticos de primeira geração como haloperidol e clorpromazina são antagonistas de receptores D2 de dopamina. Acredita-se que a hiperatividade dopaminérgica no sistema mesolímbico seja uma das responsáveis pelos sintomas positivos vistos na esquizofrenia. Assim, o bloqueio de dopamina visa à melhora dos sintomas psicóticos, ainda que o bloqueio dopaminérgico em outras regiões do SNC seja responsável pelos efeitos adversos dessa classe de medicações, como sintomas extrapiramidais, discinesias e galactorreia.

Antipsicóticos atípicos, além de antagonistas de receptores D2, também são antagonistas de receptores serotoninérgicos, especialmente 5-HT2a. O resultado desse mecanismo de ação são menores efeitos adversos, como sintomas extrapiramidais, discinesias e aumento de prolactina. Porém, há um aumento de incidência de síndrome metabólica (aumento de pressão arterial, dislipidemia e aumento de resistência à insulina). O aripiprazol é um antipsicótico atípico com mecanismo diverso dos demais. É agonista parcial potente de receptores D2, mas funciona como antagonista em condições de hiperatividade dopaminérgica e agonista quando pouca dopamina está presente. Também tem atividade serotoninérgica, sendo agonista parcial

Tabela 2 Principais neurotransmissores do sistema nervoso central

Serotonina (5-HT)	Dopamina (DA)	Noradrenalina (NA)	Adrenalina	Aceticolina (ACh)
Ácido gama-amino-butírico (GABA)	Ácido glutâmico (glutamato)	Ácido aspártico (aspartato)	Glicina	Substância P
Neurocininas A e B	Óxido nítrico	Monóxido de carbono	Neurotensina	Colecistoquinina (CCK)
Gastrina	Secretina	Beta-endorfina	Angiotensina	Glugacon
Insulina	Leptina	Hormônios tireoidianos	Ocitocina e prolactina	Vasopressina

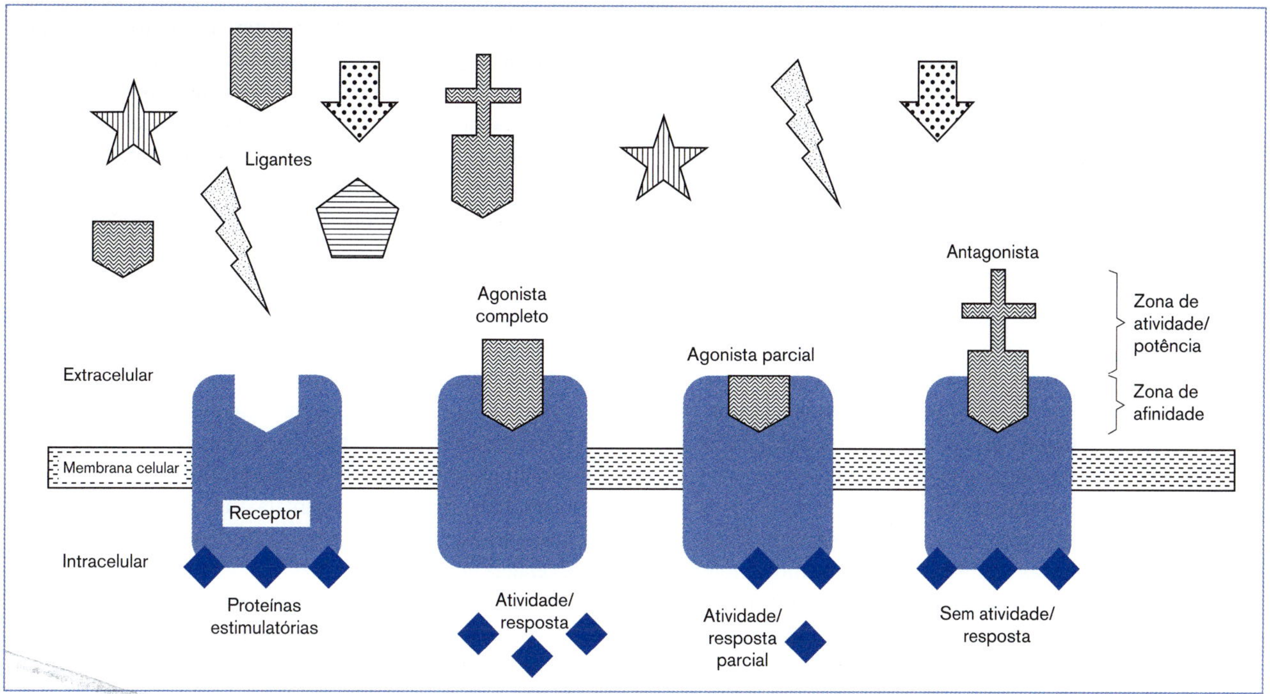

Figura 6 Agonismo.

potente de receptores 5HT-1A e antagonista potente dos receptores 5HT-2A.

Um agonista inverso, diferente de um antagonista, ao se ligar ao receptor desencadeia uma resposta negativa. Um exemplo clássico acontece com a naloxona, agonista inverso em receptores mu, antídoto usado em intoxicações por opioides como a morfina e a metadona. A naloxona, além de agonista inverso, também age como antagonista competitivo (ou reversível). Isso significa que, aumentando a concentração de um dado agonista ou utilizando um ligante de afinidade mais alta, o antagonista pode ser removido do receptor.

Antagonistas não competitivos (ou irreversíveis) são aqueles cuja ligação com o receptor não pode ser desfeita mesmo utilizando concentrações mais altas de um agonista ou um ligante de maior afinidade. A cetamina se liga ao receptor NMDA de modo irreversível, independente de quanto glutamato esteja disponível na fenda sináptica.

Ações das drogas

Outros conceitos importantes relacionados às interações entre drogas e receptores são descritos a seguir.

Especificidade

Especificidade mede a capacidade de um receptor de responder a um ligante. Um aspecto importante é que quanto menor a especificidade, maior a chance de efeitos adversos (em vez das respostas fisiológicas esperadas). É comum que várias drogas sejam desenvolvidas com um efeito teórico específico, mas por terem baixa especificidade, seus efeitos colaterais fazem com que sejam reposicionadas. O exemplo mais famoso é o do Sildenafil (Viagra), cujo foco inicial durante seu desenvolvimento era o tratamento de hipertensão e angina. Após verificarem a alta incidência de ereções penianas durante o estudo de fase I[15], foi reposicionada e lançada em 1998 nos Estados Unidos como tratamento de disfunção erétil. Outro exemplo é o da talidomida, desenvolvida na Alemanha, em 1957, como sedativo. Logo após seu lançamento no mercado, porém, vários casos de malformação congênita foram relatados (chegando a cerca de 10 mil casos em 46 países). Muitas décadas depois, foram descobertas as propriedades anticâncer da talidomida e hoje ela é usada no tratamento do mieloma múltiplo[16,17].

Afinidade

A afinidade representa a força de atração do ligante pelo receptor. O significado prático da afinidade diz respeito à escolha da posologia. Ligantes com afinidades maiores necessitam de doses menores para a obtenção de efeito terapêutico.

Potência

A potência descreve a relação entre a dose do fármaco e a magnitude de seu efeito. Drogas de alta potência necessitam de doses menores para atingir efeito terapêutico. Existe uma correlação entre afinidade e potência, à medida que drogas de alta potência tendem a ter afinidades maiores.

Eficácia

É a potência *in vivo*, ou em outras palavras, a resposta máxima que pode ser atingida com um dado fármaco em organismos vivos. A diferença em relação à potência é que esta não considera a absorção, metabolismo, distribuição e excreção. Todos esses fatores alteram a biodisponibilidade do fármaco e, assim, sua eficácia. Uma droga de alta eficácia tende a exercer efeitos terapêuticos em doses menores. Drogas parenterais, por exemplo, tendem a ter eficácia maior por não sofrerem metabolismo de primeira passagem.

Tolerância

A tolerância é a diminuição do efeito de uma droga após usos repetidos da mesma. É geralmente encontrada em drogas agonistas. A tolerância é reflexo de mecanismos compensatórios adaptativos nos neurocircuito. Muitas vezes, está associada a uma redução no número ou na densidade dos receptores-alvo (*down-regulation*). Assim, é preciso que sejam administradas doses maiores para se conseguir o mesmo efeito.

Na neurologia e na psiquiatria, os benzodiazepínicos são as drogas mais usadas que possuem mecanismo de tolerância. Álcool e substâncias ilícitas também têm mecanismo de tolerância, o qual está implicado na fisiopatologia dos transtornos de dependência química. Além disso, a melhora dos efeitos adversos iniciais dos inibidores seletivos de recaptação de serotonina (ISRS) (como náusea e tontura) e de anti-histamínicos (como a sedação) também é uma forma de tolerância[18].

Sensibilização

A sensibilização é o fenômeno no qual há aumento da função de uma droga após usos repetidos da mesma. É uma das possíveis explicações para os sintomas psicóticos após uso de estimulantes. Após o uso crônico de antagonistas, uma forma de supersenbilidade a agonistas pode se desenvolver, uma vez que a sensibilização levaria a aumento na densidade de receptores (*upregulation*). Apesar disso, a sensibilização é um fenômeno raro visto em drogas psiquiátricas.

Período de latência

Na psiquiatria, dentre as perguntas mais frequentes feitas pelos pacientes está "quanto tempo vai levar para eu melhorar?". Como tratado em tópicos anteriores, o tempo necessário para o efeito terapêutico varia a depender do transtorno, da gravidade do mesmo, e de fatores relacionados ao organismo (como idade, sexo, estado nutricional, medicações em uso, gestação e metabolização rápida ou lenta).

A classe conhecida como ISRS, por exemplo, é usada principalmente em transtornos de humor e de ansiedade. O surgimento de efeitos terapêuticos com significância clínica está ligado a dessensibilização em receptores pós-sinápticos, autorreceptores pré-sinápticos e sinalização pós-sináptica. Tais processos ocorrem progressivamente e a melhora do quadro psicopatológico se dá após cerca de 2 a 3 semanas, para antidepressivos em geral[19].

Abstinência

A síndrome de abstinência ocorre quando um paciente sente inúmeros sintomas após cessar o tratamento com uma droga. Pode ser dividida em dois componentes: efeito rebote e descontinuação.

No efeito rebote, o paciente apresenta retorno dos sintomas originais (ou seja, que o levaram a iniciar o tratamento) após cessar o uso do fármaco em questão. Pode ser considerado uma recaída dos sintomas, e a depender da gravidade, como recidiva da doença. Exemplos incluem parada abrupta de benzodiazepínicos em síndromes epilépticas, risco aumentado de mania após parada abrupta de lítio e sintomas psicóticos com retirada de clozapina.

Na síndrome de descontinuação, termo muito usado para caracterizar os sintomas de abstinência vistos com a retirada de ISRS, temos sintomas que são diferentes do transtorno original quando da retirada de um fármaco. Desse modo, pode ser diferenciado do efeito rebote e muito frequentemente, os sintomas relatados não tem relação com a farmacologia da droga. Tais sintomas podem ser bastante bizarros, como os sonhos vívidos na descontinuação da venlafaxina, ou então lembrar os sintomas iniciais da introdução do medicamento (como náusea e cefaleia em ISRS).

As reações de descontinuação têm sua fisiopatologia ainda pouco compreendidas. Podem ocorrer com diversas classes de medicamentos, como os ISRS e inibidores de recaptação de serotonina e noradrenalina (IRSN), os antidepressivos tricíclicos e inibidores de monoaminooxidase (IMAO), nicotina, opioides, corticoides e benzodiazepínicos. Sabe-se que são mais comuns em drogas de meia-vida mais curta como paroxetina e venlafaxina, sendo menos comuns naquelas com meia-vida longas, como a fluoxetina.

Um modelo que ajudaria a explicar tais reações é baseado na farmacodinâmica. Conhecido como modelo oposicional de tolerância, postula que o tratamento contínuo com um fármaco faz com que sejam recrutados processos que se opõem aos seus efeitos agudos. Tais processos ajudariam a explicar a perda de eficácia e também o surgimento de efeitos adversos após um certo tempo (como aumento de apetite e ganho de peso). Quando o tratamento medicamentoso termina, esses processos não teriam mais nenhum tipo de resistência. A falta de resistência ajudaria a explicar o aparecimento dos sintomas de descontinuação, além do efeito rebote. Vários estudos clínicos ao longo dos anos têm reforçado este modelo[20,21]. Outro modelo é um com base farmacocinética, que postula que uma redução gradual e mais lenta dos antidepressivos faria com que o organismo se adaptasse à menor quantidade de ligantes disponíveis. Dessa maneira, os sintomas de descontinuação tenderiam a ser menores[22].

O mnemônico em inglês FINISH[23] pode ser usado para auxiliar na identificação de sintomas de descontinuação:

F = sintomas gripais (*flu-like symptoms*).
I = insônia, com pesadelos e sono agitado.
N = náusea.
I = desequilíbrio (*imbalance*), com tonturas e vertigem.
S = distúrbios sensoriais (*sensory disturbances*), como disestesias e sensação de choques.
H = hiperexcitabilidade (*hyperarousal*), como inquietação, ansiedade, irritabilidade.

Tabela 3 Diferenças entre rebote e descontinuação

	Descontinuação	Rebote
Sintomas do transtorno original	Não	Sim
Sintomas da droga original	Sim	Não
Sintomas novos	Sim	Não
Podem ocorrer na ausência de tolerância	Sim	Não

Para aprofundamento

- Teng CT, Demetrio FN. Psicofarmacologia aplicada: manejo prático dos transtornos mentais. 2 ed. São Paulo: Atheneu; 2011.
  - ⇨ **Ótimo guia que associa a teoria por trás dos psicofármacos à prática clínica. Seu principal objetivo é desenvolver uma consciência crítica na escolha da melhor medicação para um dado transtorno, considerando as opções disponíveis.**
- Oga S, Batistuzzo JAO, Zanini AC. Farmacologia aplicada. 5 ed. São Paulo: Atheneu; 2018.
  - ⇨ **Excelente livro em português que explora as bases teóricas da farmacologia das principais classes de medicamentos usadas na prática clínica. Não se restringe apenas aos fármacos neurolépticos, e é de grande valia nos casos clínicos que frequentemente se interseccionam com os casos psiquiátricos.**
- Stahl S. Psicofarmacologia: bases neurocientíficas e aplicações práticas. 4 ed. Porto Alegre: Guanabara Koogan; 2017.
  - ⇨ **A bíblia de psicofarmacologia. É um livro que preza a teoria, explicando-a de modo extremamente didático com inúmeras figuras de fácil compreensão.**

REFERÊNCIAS BIBLIOGRÁFICAS

1. Rosenblat JD, Carvalho AF, Li M, Lee Y, Subramanieapillai M, McIntyre RS. Oral ketamine for depression: a systematic review J Clin Psychiatry. 2019;80(3):18r12475. [published correction appears in J Clin Psychiatry. 2020;22;81(2)..
2. Andrade C. Ketamine for depression, 4: in what dose, at what rate, by what route, for how long, and at what frequency?. J Clin Psychiatry. 2017;78(7):e852-e857.
3. Buxton ILO, Benet L. Pharmacokinetics: The dynamics of drug absorption, distribution, metabolism and elimination. In. Brunton LL, Dandan RH, Knollmann BC. Goodman & Gilman's the Pharmacological Basis of Therapeutics. 13 ed. New York: McGraw Hill; 2018.
4. Kang MJ, Song WH, Shim BH, et al. Pharmacologically active metabolites of currently marketed drugs: potential resources for new drug discovery and development. Yakugaku Zasshi. 2010;130(10):1325-37.
5. Guengerich FP. Comparisons of catalytic selectivity of cytochrome P450 subfamily enzymes from different species. Chem Biol Interact. 1997;106(3):161-182. doi:10.1016/s0009-2797(97)00068-9
6. Tillmann J, Reich A. Psychopharmacology and pharmacokinetics. Geriatric Neurology. 2019;37-56. doi:10.1016/b978-0-12-804766-8.00003-0
7. **Feucht C, Patel DR. (2011). Principles of pharmacology. Pediatr Clin N Am. 2011;58(1):11-9.**
   ⇨ **Um artigo excelente para uma revisão de farmacologia. Seu foco principal é claramente a farmacocinética, mas aborda brevemente farmacodinâmica e farmacogenética.**
8. Pedroso RJA, Silva CAM. O nefrologista como consultor ante a intoxicação aguda: epidemiologia das intoxicações graves no Rio Grande do Sul e métodos de aumento da depuração renal. J Bras Nefrol. 2010;32(4):342-51.
9. Currie GM. Pharmacology. Part 1: introduction to pharmacology and pharmacodynamics. J Nucl Med Technol. 2018;46(2):81-6.
10. **Currie GM. Pharmacology. Part 2: introduction to pharmacokinetics. J Nucl Med Technol. 2018.**
    ⇨ **Juntas, as duas partes são uma revisão abrangente de farmacocinética e farmacodinâmica. Para quem procura um aprofundamento maior no tema, também explicam as principais fórmulas matemáticas usadas na farmacocinética e sua aplicabilidade clínica.**
11. Payne JL. (2019). Psychopharmacology in pregnancy and breastfeeding. Med Clin N Am. 2019;103(4):629-650.
12. Wang SJ, Yang TT. Role of central glutamatergic neurotransmission in the pathogenesis of psychiatric and behavioral disorders. Drug News Perspect. 2005;18(9):561-6.
13. Young SN. How to increase serotonin in the human brain without drugs. J Psychiatry Neurosci. 2007;32(6):394-9.
14. Fudin J. Opioid agonists, partial agonists, antagonists: Oh My! 2018. Available: https://www.pharmacytimes.com/contributor/jeffrey-fudin/2018/01/opioid-agonists-partial-agonists-antagonists-oh-my
15. Boolell M, Allen MJ, Ballard SA, et al. Sildenafil: an orally active type 5 cyclic GMP-specific phosphodiesterase inhibitor for the treatment of penile erectile dysfunction. Int J Impot Res. 1996;8(2):47-52.
16. Singhal S, Mehta J, Desikan R, Ayers D, Roberson P, Eddlemon P. et al. Antitumor activity of thalidomide in refractory multiple myeloma. N Engl J Med. 1999;341:1565-71.
17. Ning YM, Gulley JL, Arlen PM, Woo S, Steinberg SM, Wright JJ. et al. Phase II trial of bevacizumab, thalidomide, docetaxel, and prednisone in patients with metastatic castration-resistant prostate cancer. J Clin Oncol. 2010;28:2070-6.
18. Nutt D, Lingford-Hughes A. Key concepts in psychopharmacology. Psychiatry. 2007;6:263-7. 10.1016/j.mppsy.2007.05.002.
19. Lam RW. Onset, time course and trajectories of improvement with antidepressants. Eur Neuropsychopharmacol. 2012;22:S492-S498.
20. Fava GA, Guidi J, Grandi S, Hasler G. The missing link between clinical states and biomarkers in mental disorders. Psychother Psychosom. 2014;83:136-41.
21. Fava GA, Offidani E. The mechanisms of tolerance in antidepressant action. Prog Neuro-Pscyhopharmacol Biol Psychiatry. 2011;35(7):1593-602.
22. Horowitz MA, Taylor D. Tapering of SSRI treatment to mitigate withdrawal symptoms. Lancet psychiatry. 2019;6(6):538-46.
23. Berber MJ. FINISH: remembering the discontinuation syndrome. Flu-like symptoms, Insomnia, Nausea, Imbalance, Sensory disturbances, and Hyperarousal (anxiety/agitation). J Clin Psychiatry. 1998;59(5):255.
24. Beasley CM Jr., Masica DN, Heiligenstein JH, Wheadon DE, Zerbe RL. Possible monoamine oxidase inhibitor-serotonin uptake inhibitor interaction: fluoxetine clinical data and preclinical findings. J Clin Psychopharmacol. 1993;13:312-20.
25. Benet LZ, Zia-Amirhosseini P. Basic principles of pharmacokinetics. Toxicologic pathology. 1995;23(2):115-23.
26. Berlin CM. Medications and the breastfeeding mother. In. Mattison DR. Clinical pharmacology during pregnancy. Cambridge: Elsevier Academic Press; 2013. p. 41-53.
27. Blix HS, Viktil KK, Moger TA, Reikvam A. Drugs with narrow therapeutic index as indicators in the risk management of hospitalised patients. Pharm Pract. 2010;8(1): 50-5.
28. Cavuto NJ, Woosley RL, Sale M: Pharmacies and prevention of potentially fatal drug interactions. JAMA. 1996;275:1086-7.
29. Corriger A, Pickering G. Ketamine and depression: a narrative review. Drug Design, Development and Therapy. 2019;13:3051-67.
30. Drayer DE. Pharmacologically active drug metabolites: therapeutic and toxic activities, plasma and urine data in man, accumulation in renal failure. Clin Pharmacokinet. 1976;1(6):426-43.
31. Lambert DG, BSc (Hons). Drugs and receptors. Continuing Education in Anaesthesia Critical Care & Pain. 2004;4(6):181-4.
32. Garattini S. Active drug metabolites. Clin Pharmacokinet. 1985;10:216-27.
33. Opperman R (responsável técnico). Geodon: cloridrato de ziprasidona [bula de medicamento]. São Paulo: Pfizer; 2008.

34. Henssler J, Heinz A, Brandt L, Bschor T. Antidepressant withdrawal and rebound phenomena. Dtsch Arztebl Int. 2019;116(20):355-61.
35. Artigo que explora bem os sintomas de abstinência e os efeitos rebote identificados em pacientes que cessaram o uso de antidepressivos. Busca diferenciar os sintomas de descontinuação e os sintomas de um efeito rebote a fim de que se possa pensar melhor em estratégias terapêuticas.
36. Khilnani G, Khilnani AK. Inverse agonism and its therapeutic significance. Indian J Pharmacol. 2011;43(5):492-501.
37. **Patel DR, Feucht C. Basic concepts of neurotransmission. Pediat Clin N Am. 2011:58(1):21-31.**
   ⇨ **Ótimo artigo que explora de modo objetivo e direto os princípios básicos da neurotransmissão. Desde a estrutura de um neurônio até os principais neurotransmissores e seus papeis no sistema nervoso central.**
38. Pegorer FR (técnico responsável). Risperidona [bula de medicamento]. São Paulo: Novartis; 2018.
39. Ribeiro RA, Kapczinski F, Oliva R, Stein A, Barros HMT. Monitoramento da adesão ao tratamento com lítio. Rev Psiquiatr Clin. 2006;33(5):249-61.
40. Shim JS, Liu JO. Recent advances in drug repositioning for the discovery of new anticancer drugs. Int J Biol Sci. 2014;10(7):654-63.
41. Shad UM, Carmichael CA, Preskorn SH, Horst WD: The nature and extent of polypharmacy in patients on antidepressants as a function of treatment setting. Clin Pharmacol Ther. 1999;65:183.
42. Tylee A, Walters P. Onset of action of antidepressants. BMJ. 2007;334(7600):911-2.
43. Zhao Z, Zhang H, Bootzin E, et al. Association of changes in norepinephrine and serotonin transporter expression with the long-term behavioral effects of antidepressant drugs. Neuropsychopharmacol. 2009;34:1467-81.

4

Serotonina

Mauro Shigueharu Oide Junior
César Bozzola Neto
Isabella D'Andrea Garcia da Cruz
Frederico Navas Demetrio

Sumário

Pontos-chave

- A serotonina (5-HT) é um neurotransmissor muito importante para a regulação do humor, fazendo parte de diversas teorias a respeito dos transtornos depressivos.
- As principais medicações usadas no tratamento dos transtornos de humor e ansiedade são os Inibidores seletivos da recaptação de serotonina.

INTRODUÇÃO

Os primeiros relatos referentes à serotonina (5-HT), sobre uma substância vasoconstritora presente no sangue coagulado, datam do século XIX; contudo, isso não passou de curiosidade até o século seguinte. Na década de 1940, Green e Page isolam pela primeira vez a molécula da 5-HT. Até então, o que se sabia a respeito dessa substância era que ela estava presente no plasma sanguíneo e que tinha efeito vasoconstritor sobre vasos sanguíneos perfundidos e isolados, além do efeito de contração sobre tiras de intestino isoladas[1]. Daí vem o nome serotonina ("*sero*" soro, "*tonin*" contrição)[2].

A serotonina, ou 5-hidroxitriptamina, foi alvo de muitos estudos nos anos seguintes, sendo que, ao final da década de 1950, já se conheciam suas vias de síntese e degradação, além de várias funções no organismo, inclusive no cérebro[3,4].

Na década seguinte, a hipótese de que as aminas, principalmente 5-HT, noradrenalina (NE) e dopamina (DA), teriam papel importante nos transtornos de humor começa a ganhar força. Dois principais fatores contribuíram para isso: estudos mostravam altas concentrações de aminas em diferentes regiões do cérebro, e pacientes tratados com medicamentos capazes de aumentar a disponibilidade de aminas no SNC, Inibidores da enzima monoaminaoxidase (IMAO) e tricíclicos, promoviam melhora importante em quadros depressivos, enquanto pacientes em uso de medicações que promoviam a depleção de aminas no SNC, como a reserpina, provocavam quadros graves de depressão[5].

Nas décadas seguintes essa teoria continuou forte, com maior destaque para a importância da 5-HT no processo da depressão, principalmente porque medicações inibidoras seletivas da recaptação de serotonina (ISRS), como a fluoxetina, mostraram-se efetivas no tratamento da depressão, sugerindo que o aumento da 5-HT sináptica melhoraria os sintomas depressivos. Contudo, com o avanço da genética, biologia molecular e neuroimagem, hoje sabe-se que o fenômeno é mais intrincado e que não é apenas a diminuição ou o aumento da serotonina no SNC que determinariam o surgimento ou a remissão de quadros depressivos. Há diversos tipos diferentes de receptores de serotonina, variando muito em função e localização, o que torna o estudo da função cerebral da 5-HT extremamente complexo[6].

Neste capítulo iremos destrinchar o funcionamento da 5-HT para melhor a compreensão de sua importância na prática clínica.

TOPOGRAFIA DO SISTEMA SEROTONÉRGICO

Os receptores 5-HT são amplamente difundidos no cérebro e, atualmente, sabe-se que têm participação importante em áreas como hipocampo, amígdala e córtex, sendo relacionados ao aprendizado, ansiedade e depressão[7-9].

Estudos com ratos da década de 1970 mostraram que a via serotonérgica possui neurônios descendentes e ascendentes. Há um grupo de células no bulbo que emitem axônios descendentes para a parte medial do funículo anterior e para a parte anterior do funículo lateral (que inervam o corno ventral da medula). Há outro grupo de axônios que descem pela parte dorsal do funículo lateral e inervam a região dorsal e simpática da medula. As vias serotoninérgicas descendentes estão relacionadas ao controle da entrada de estímulos dolorosos ("sistema porta" da dor). A via ascendente tem projeções de neurônios concentrados principalmente nos núcleos medial e dorsal da rafe, dando origem a um sistema ascendente de axônios que correm de ventral para rostral pelo núcleo interpeduncular. Os axônios ocupam a parte ventral no prosencéfalo e podem ser separados em medial e lateral. Os axônios mediais ascendem pelo septo e seguem caudalmente para o giro do cíngulo, os laterais passam pelo hipotálamo e área da amígdala[10].

Diversas patologias têm comprometimento dessas vias. Na doença de Alzheimer há diminuição de marcadores 5-HT no complexo da rafe, assim como diminuição de receptores e transportadores de serotonina[7].

A 5-HT tem papel importante na resposta às ameaças, porém não única, sendo que animais com deficiência crônica de 5-HT têm comportamento mais sensível e reativo a situações de ameaça e que aumento de 5-HT em longo prazo alivia a ansiedade. Contudo, as vias e os receptores exatos nesse processo ainda não são conhecidos[8].

Os receptores 5-HT_{1A} e 5-HT_{1B} são os mais estudados, contudo, existe uma grande quantidade de receptores e medicações que podem ser usados no tratamento da ansiedade e da depressão[6,11-13]. Os próximos tópicos abordarão esse assunto com mais detalhes.

METABOLISMO DE SEROTONINA

Síntese

Metabolização do triptofano

A biossíntese de 5-HT ocorre a partir de um precursor, o L-triptofano (TRP).

O TRP, que foi identificado em 1901 por Hopkins e Cole[14], é um aminoácido essencial, ou seja, não é sintetizado pelo organismo e, portanto, precisa ser obtido na dieta. É encontrado em grande parte dos alimentos, notavelmente em sementes, nozes, derivados de soja, laticínios, alguns peixes (como salmão, linguado), aveia, feijões, lentilhas e ovos[15].

Apenas 10% do TRP ingerido são encontrados na forma livre na circulação sanguínea, enquanto cerca de 90% encontram-se ligados à albumina do plasma[16]. Os ácidos graxos não esterificados competem com esse aminoácido pela ligação com a albumina plasmática. Ao se ligarem à albumina, aumentam, consequentemente, o nível de TRP livre no plasma. Portanto, são fundamentais para o equilíbrio entre a proporção do TRP na forma livre ou ligado à albumina[17].

O TRP é substrato para a produção de diversas moléculas como a serotonina (5-HT), a melatonina, a 3-hidroxi quinurenina (3-HK), o ácido quinolínico (AQ), entre outros[18].

As duas principais vias de metabolização do TRP são a da 5-HT e da quinurenina (QUIN)[19]. Cerca de apenas 1 a 2% do TRP obtido da dieta são convertidos em 5-HT no sistema nervoso central (SNC)[20], enquanto em torno de 95% do TRP são metabolizados pela via da QUIN. O restante é direcionado à síntese de proteínas e de melanina[21].

A síntese de serotonina está fortemente ligada à disponibilidade de triptofano[18], à enzima limitadora da taxa, triptofano hidroxilase (TPH), e à síntese de quinurenina[22].

A TPH produz por meio de reação de hidroxilação, com cofator tetrahidrobiopterina (BH4), o precursor 5-hidroxitriptofano (5-HTP). Esta constitui a etapa limitante na síntese da serotonina[23]. A TPH existe em duas isoformas: TPH1 e TPH2. A TPH1 está presente principalmente na periferia, sendo encontrada nas células enterocromafins (CE) do trato gastrointestinal (TGI) e nos mastócitos[24]. A TPH2 está associada à síntese de serotonina, principalmente no cérebro[25], e também está presente nos neurônios entéricos (ou plexo mioentérico)[26]. No cérebro, essa enzima é sintetizada nos corpos celulares serotoninérgicos dos núcleos da rafe e é encontrada apenas nas células que sintetizam 5-HT. Portanto, sua distribuição no cérebro é semelhante à do 5-HT em si[26].

Em sequência, o 5-HTP formado é rapidamente descarboxilado por L-aminoácido aromático descarboxilase (AAAD), também conhecido como DOPA descarboxilase, para resultar em 5-HT na sua forma final. Ao contrário da TPH, a AAAD é uma enzima não específica. Além de realizar descarboxilação de 5-HTP, a enzima também descarboxila L-DOPA, L-tirosina e L-fenilalanina em diferentes células[27].

Apesar da importância e da diversidade dos mecanismos serotoninérgicos centrais, os corpos celulares de neurônios serotoninérgicos cerebrais produzem pouca 5-HT em termos relativos. Em pH fisiológico, a 5-HT apresenta-se como uma substância hidrofílica. Portanto, não ultrapassa facilmente a barreira hematoencefálica lipofílica[28]. Como o AAAD não está saturado com 5-HTP em condições fisiológicas (ou seja, a concentração de 5-HTP é muito inferior à constante de Michaelis – Km – da enzima), é possível aumentar o conteúdo de 5-HT no cérebro não só aumentando a ingestão alimentar de triptofano, mas também aumentando a ingestão de 5-HTP, que consegue ultrapassar essa barreira[28].

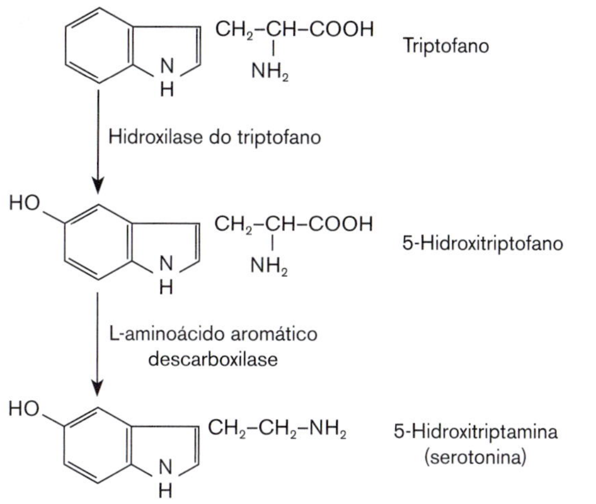

Figura 1 Síntese de serotonina.
Fonte: adaptada de Tyce et al., 1990[27].

A maior parte da serotonina do corpo (aproximadamente 95%) reside no intestino[29], onde exerce papel importante; como foge ao escopo deste capítulo, a ação no trato gastrointestinal não será detalhada.

As CE contêm a maior parte do 5-HT do intestino, mas o 5-HT também é um neurotransmissor de neurônios mioentéricos descendentes[30]. A ablação de TPH1 esgota o 5-HT da mucosa, mas não o 5-HT neuronal[25], enquanto a ablação de TPH2 esgota o 5-HT advindo dos neurônios[31], mas como as células EC contêm muito mais 5-HT do que neurônios, dificilmente o 5-HT total do intestino muda.

Via das quinureninas

A via da quinurenina (QUIN) é a principal rota de metabolização do TRP, sendo responsável pela metabolização de mais de 90% do TRP no organismo humano[32] e, portanto, é importante para ditar a síntese e a disponibilidade de serotonina. Essa via é um mecanismo eficaz na modulação da resposta imune e na indução de tolerância imune[33]. Desregulações da via, causando hiper ou hipofunção de metabólitos ativos, podem se associar a distúrbios neurodegenerativos e outros distúrbios neurológicos, além de doenças psiquiátricas, como depressão e esquizofrenia[34].

Seguindo a via da quinurenina, o triptofano é oxidado pela clivagem do anel indol, iniciado pelas enzimas limitadoras da taxa: triptofano-2,3-dioxigenase (TDO) ou pela indoleamina-2,3-dioxigenase 1 (IDO-1) ou IDO-2, uma enzima relacionada à IDO[35]. O TDO reside principalmente no fígado e é induzido pelo triptofano ou corticosteroides[36]. A IDO-1, por outro lado, é a enzima predominante extra hepaticamente e pode ser encontrada em várias células, incluindo macrófagos, micróglia, neurônios e astrócitos[37]. É regulada por citocinas e moléculas inflamatórias, como lipopolissacarídeos, peptídeos amiloides e proteínas do vírus da imunodeficiência humana (HIV), mas seu estimulante mais potente é o interferon gama (IFN-γ)[38]. Ambas as enzimas têm baixa atividade cerebral[39]. A IDO tem uma especificidade de substrato mais ampla que o TDO, reagindo com a porção indol de uma variedade de constituintes da via serotoninérgica (isto é, triptofano, 5-HTP, 5-HT, melatonina)[40].

À medida que o triptofano prossegue ao longo da via da quinurenina para alcançar o produto final, a nicotinamida adenosina dinucleotídeo (NAD), a quinurenina é o primeiro intermediário estável formado. Posteriormente, vários intermediários neuroativos são gerados. Estes compreendem o ácido 3-hidroxiantranílico, gerador de radicais livres[41], o ácido quinolínico, agonista do receptor NMDA e excitotoxina[42], o ácido quinurênico, antagonista do NMDA[43], e o ácido picolínico, neuroprotetor[44].

Sob várias condições patológicas, é frequentemente observada uma degradação acelerada do triptofano com um aumento de quinureninas no soro, LCR e tecido cerebral. As patologias associadas à regulação positiva da via da quinurenina incluem doenças infecciosas (por exemplo, HIV), distúrbios neurológicos (por exemplo, doença de Alzheimer e doença de Huntington), distúrbios afetivos (por exemplo, esquizofrenia, depressão e ansiedade), doenças autoimunes (por exemplo, esclerose múltipla e artrite reumatoide), condições periféricas (por exemplo, doença cardiovascular) e neoplasias como neoplasia hematológica e câncer colorretal[33].

Várias linhas de evidência indicam que a ativação do sistema imunológico da IDO desempenha um papel importante no transtorno depressivo[45]. Várias citocinas pró-inflamatórias conhecidas por estimular a IDO, como interferon γ ou fator de necrose tumoral α (TNFα), induzem comportamentos depressivos duradouros e esses efeitos são amplamente atenuados quando o aumento da atividade da IDO é diminuído[46]. A vulnerabilidade à depressão induzida por citocinas está associada a um polimorfismo na IDO[47], fornecendo uma possível explicação para a heterogeneidade clínica na ocorrência de sintomas depressivos após a estimulação do sistema imunológico. Curiosamente, a infecção bacteriana também estimula a atividade da IDO na placenta e pode, assim, contribuir para a depressão pós-parto[48].

Via da melatonina

Na glândula pineal, há síntese ativa de serotonina a partir de TRP, que é metabolizada posteriormente à N-acetil-5-metoxitriptamina (melatonina). Acredita-se que a captação de TRP no pinealócito envolve um mecanismo ativo de captação. A enzima triptofano hidroxilase (TH) pineal, enzima limitadora de taxa na produção de 5-HT, catalisa a conversão de TRP em 5-hidroxitriptofano (5-HTP). Então, a enzima 5-hidroxitriptofano descarboxilase (5-HTPD) catalisa a oxidação de 5-HTP a 5-HT[49].

A conversão de serotonina para melatonina envolve duas enzimas características da glândula pineal. A N-acetiltransferase (NAT) catalisa a transferência do grupo acetil para a serotonina, resultando na formação da N-acetilserotonina (NAS). A enzima hidroxindol-O-metiltransferase (HIOMT) catalisa a reação de conversão do NAS em melatonina[50]. Essa enzima é considerada fator limitante na produção dessa molécula[51].

Pode ocorrer síntese extrapineal de melatonina em locais como a retina, o trato gastrointestinal, medula óssea e linfócitos; no entanto, a melatonina circulante deriva apenas da glândula pineal[52]. A melatonina é secretada da glândula pineal ativamente durante a noite e sua síntese é inibida pela luz[53]. A melatonina está envolvida na regulação dos ritmos diurnos, mas também pode influenciar as funções reprodutivas e imunológicas[49]. Veja mais no Capítulo "Melatonina".

Metabolismo de 5-HT

O SERT é um transportador seletivo de membrana de 5-HT composto por doze segmentos transmembranares, alguns dos quais são essenciais para a ligação de substratos exógenos ou para sua atividade[54]. Esse transporte é um processo ativo que envolve uma bomba de Na+/K+ ATPase e a formação de um complexo quaternário que requer um cotransporte de sódio e cloro antes de fixar o 5-HT no transportador. Uma vez formado esse complexo, uma mudança na conformação do transportador permite que o 5-HT, sódio e cloro sejam translocados do exterior para o interior do neurônio. Após a dissociação do 5-HT, sódio e cloro do transportador, o potássio intracelular, por sua vez, é translocado de dentro do neurônio para o exterior, onde se dissocia do transportador[55].

O SERT é o alvo de importantes medicamentos, como tricíclicos, membros da família de inibidores da recaptação seletiva de serotonina, assim como de substâncias psicotrópicas como a cocaína. O SERT foi localizado em muitas células epiteliais intestinais usando imuno-histoquímica e parece estar presente nas membranas apical e basal dessas células[56]. O SERT também é encontrado nas plaquetas, neurônios entéricos e neurônios do rafe[57].

No cérebro, o SERT está situado tanto nas membranas perissinápticas dos terminais nervosos quanto nas árvores dendríticas próximo aos corpos celulares que contêm serotonina no núcleo da rafe. O SERT medeia a remoção e a reciclagem rápidas da serotonina liberada após a estimulação neuronal. Assim, tem um papel crítico na regulação homeostática da magnitude, duração e distribuição espacial dos sinais que atingem os receptores de serotonina[54].

O SERT tem alguma capacidade de transportar outras aminas endógenas, como a dopamina, e também é um transportador de alguns medicamentos que incluem fenfluramina, anfetaminas substituídas (por exemplo, MDMA)[54]. Se o SERT é inibido ou eliminado, os transportadores de cátions orgânicos e o transportador de dopamina podem atuar como reserva para captação de menor afinidade, mas alta capacidade[58].

Depois que o SERT introduziu o 5-HT nas células, ocorre, principalmente, a desaminação oxidativa da 5-HT pela MAO-A (veja mais sobre MAO no Capítulo "Noradrenalina")[59]. Essa metabolização resulta em 5-hidroxindol acetaldeído. Subsequentemente, este pode ser oxidado pela enzima aldeído desidrogenase a ácido 5-hidroxindol acético (5-HIAA), seu principal metabólito, ou reduzido pela aldeído-redutase a 5-hidroxitriptofol (5-HTOL)[27]. O 5-HIAA é filtrado e excretado pelo rim. O vasto aumento na excreção urinária de 5-HIAA foi encontrado na síndrome carcinoide, em decorrência da produção pronunciada de serotonina pelas células carcinoides.

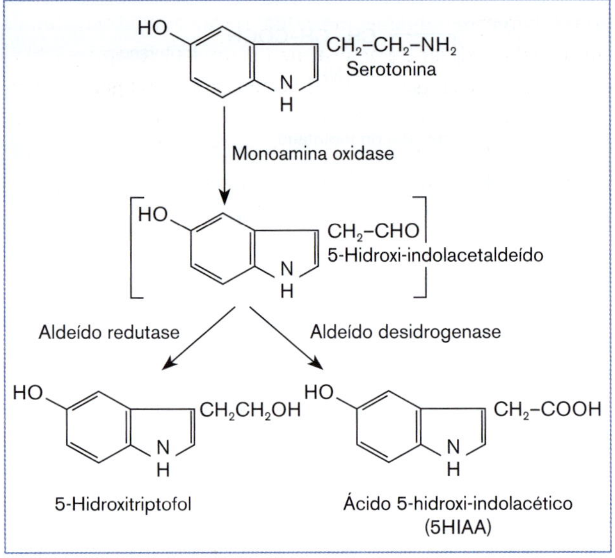

Figura 2 Metabolismo da serotonina.
Fonte: adaptada de Tyce et al., 1990[27].

Como discutido, a serotonina também pode ser metabolizada por outras vias como a da quinurenina e a da melatonina. Assim, o suprimento de serotonina depende não apenas da disponibilidade de triptofano e da expressão e atividade de TPH, mas também da atividade de enzimas envolvidas no metabolismo da serotonina, como MAO, IDO, TDO, NAT e HIOMT[22].

OS RECEPTORES DE SEROTONINA

Até o momento, foram identificados quinze subtipos distintos de receptores de serotonina que, de acordo com a classificação atual, são divididos em sete famílias. Na espécie humana, são observados catorze desses subtipos. Sua nomenclatura é dada pela sigla 5-HT seguida pelo número da família subscrito e, também subscrita, uma letra correspondente ao subtipo, quando presente naquela família. Estas vão de 1 a 7 ($5\text{-HT}_{1/2/3/4/5/6/7}$), contendo subtipos a 5-HT_1 ($5\text{-HT}_{1A/1B/1D/1E/1F}$), 5-HT_2 ($5\text{-HT}_{2A/2B/2C}$) e 5-HT_5 ($5\text{-HT}_{5A/5B}$)[60-61].

Todos, exceto o 5-HT_3, são receptores acoplados à proteína G (*GPCR* em sua sigla em inglês). Estes correspondem à maior superfamília de proteínas no genoma mamífero, intermediando respostas celulares aos mais variados estímulos, de fótons e pequenas moléculas até peptídeos e proteínas. Somente em humanos são conhecidos mais de 800 subtipos desses receptores. Sua função é traduzir estímulos extracelulares em respostas intracelulares, e estima-se que pelo menos um terço de todas as drogas comercializadas interage com algum desses receptores[62].

Os receptores de serotonina acoplados à proteína G são classificados como metabotrópicos, em contraste aos ionotrópicos. Estes são canais de íons dependentes de ligantes, ou seja, ao receberem seu ligante, permitem o trânsito entre os meios intra e extracelular de determinados íons. O receptor 5-HT_3 pertence a essa classe, sendo um canal catiônico ligado à serotonina. Já os receptores metabotrópicos, como descrito anteriormente, permitem que estímulos extracelulares alterem indiretamente, por meio da proteína G e segundos mensageiros, o meio intracelular[63].

A estrutura dos receptores de serotonina acoplados à proteína G é composta por sete regiões transmembrânicas, ou seja, que atravessam a membrana celular sete vezes, com três dobras intracelulares e três extracelulares, um terminal amino extracelular e um terminal carboxi intracelular. Essas regiões transmembrânicas organizam-se de forma circular em torno de um núcleo, que é o sítio de ligação específico a um determinado ligante. Ao receberem seus ligantes, esses receptores sofrem uma alteração conformacional que permite, na face intracelular da membrana, o acoplamento da proteína G. O complexo receptor-proteína G, por sua vez, tem um efeito enzimático, interagindo com segundos mensageiros intracelulares de diferentes formas, desencadeando uma cascata de reações com uma miríade de resultados, que vão desde alterações no limiar de despolarização neuronal até mudanças na expressão gênica[61,64]. A desativação do complexo receptor-proteína G é conhecida como dessensitização e ocorre pela fosforilação do GPCR. Isso recruta proteínas chamadas β-arrestinas que, ao ligarem-se ao GPCR, impedem o acoplamento da proteína G, interrompendo a cascata de sinalização. A ligação à β-arrestina pode também provocar a endocitose dos receptores, diminuindo sua expressão na membrana celular. Além disso, sabe-se que as β-arrestinas dão início a cascatas de sinalização paralelas, independentes da proteína G[65].

São classificadas cinco grandes famílias de proteínas G, sendo que os receptores de serotonina interagem com três subtipos. As famílias 5-HT_1 e 5-HT_5 acoplam-se principalmente à $G\alpha_i$; a família 5-HT2 acopla-se principalmente à $G\alpha_{q/11}$; e as famílias 5-HT_4, 5-HT_6 e 5-HT_7 acoplam-se principalmente à $G\alpha_s$. Alguns receptores, embora tenham maior afinidade por um subtipo específico de proteína G, podem acoplar-se a outros subtipos. Isso é bem observado principalmente na família 5-HT_2. Assim, somada à cascata de sinalização das β-arrestinas, a ativação de um receptor por um ligante inicia um complexo panorama de cascatas de sinalização paralelas. A intensidade com que cada uma é ativada varia de acordo com o receptor e outras condições, conceito nomeado de seletividade funcional. Postula-se que, no futuro, podem ser desenvolvidos fármacos que interajam com o receptor de forma a selecionar cascatas específicas de sinalização, possibilitando efeitos terapêuticos precisos e livres de efeitos adversos[65].

Dos catorze subtipos de receptores 5-HT observados no ser humano, todos, exceto o 5-HT_{5B}, ocorrem no sistema nervoso central. Sua distribuição é variada e eles regulam múltiplos processos neuropsicológicos que incluem humor, recompensa, raiva, agressão, apetite, sexualidade, atenção, motricidade, entre outros. Muitos desses comportamentos são regulados por núcleos cerebrais específicos e a presença dos mesmos subtipos de receptores em diversos deles, bem como em outros tecidos do corpo, torna extremamente desafiadora a tarefa de tratar certos sintomas neuropsiquiátricos sem produzir efeitos adversos[66]. Um exemplo é a presença do receptor 5-HT_{2B} em cardiomiócitos: na década de 1990, a droga fenfluramina, projetada para a perda de peso, provocou hipertrofia miocárdica em seus usuários, pois um de seus metabólitos, a norfenfluramida, é forte agonista 5-HT_{2B}. Apenas mais tarde descobriu-se que esse neurorreceptor está envolvido no desenvolvimento celular e hipertrofia miocárdicos, com ratos *knockout* de seu gene (sem a expressão desse gene) exibindo uma hipotrofia fatal das trabéculas musculares das valvas cardíacas[67].

Adiante serão resumidas a distribuição anatômica, a função e o uso clínico conhecidos de cada subtipo de neurorreceptor de serotonina.

Receptores 5-HT_1

Os receptores 5-HT_{1A} e 5-HT_{1B} foram os primeiros receptores de serotonina a serem clonados. Inicialmente acreditava-se que eram receptores β-adrenérgicos em razão de sua semelhança farmacológica e sequencial[65]. Estão entre os receptores mais estudados por seu papel em doenças neuropsiquiátricas, principalmente a depressão. Quando localizado pré-sinapticamente, o receptor 5-HT_{1A} é somatodendrítico, ou seja, encontra-se no corpo do neurônio, enquanto o 5-HT_{1B} é expresso no terminal axônico. O estímulo de ambos provoca uma redução da liberação de neurotransmissores, porém por mecanismos distintos. A ativação do 5-HT_{1A} provoca hiperpolarização neuronal, diminuindo a frequência de disparos do neurônio, enquanto o 5-HT_{1B} diminui a liberação de neurotransmissores pela inibição de canais de cálcio voltagem-dependente no terminal axônico, além de aumentar a recaptação de serotonina pela bomba de recaptação de serotonina (5-HTT ou SERT, em sua sigla em inglês)[68].

Ambos são presentes como autorreceptores pré-sinápticos nos neurônios serotoninérgicos do núcleo da rafe, onde seu estímulo diminui a liberação de serotonina. Em neurônios pós-sinápticos, onde são heterorreceptores, apresentam distribuição distinta: o 5-HT_{1A} é encontrado em maiores densidades no sistema límbico e no córtex pré-frontal[69]; enquanto o 5-HT_{1B} predomina nos núcleos da base[70]. O estímulo dos receptores pós-sinápticos resulta na diminuição da liberação de outros neurotransmissores pelos neurônios pós-sinápticos, produzindo assim diferentes efeitos de acordo com a região cerebral e neurotransmissor em questão. Por exemplo, o agonismo de heterorreceptores 5-HT_{1A} em neurônios gabaérgicos diminui a liberação de GABA, produzindo assim um efeito excitatório nos neurônios não gabaérgicos inervados pelos gabaérgicos. Além disso, o estímulo pós-sináptico também promove efeitos que vão além das sinapses, como a proliferação e o desenvolvimento celular.

Essa distinção entre os efeitos pré e pós-sinápticos do receptor 5-$HT_{1A/1B}$ é postulada como explicação para a demora no efeito terapêutico dos inibidores da recaptação de serotoni-

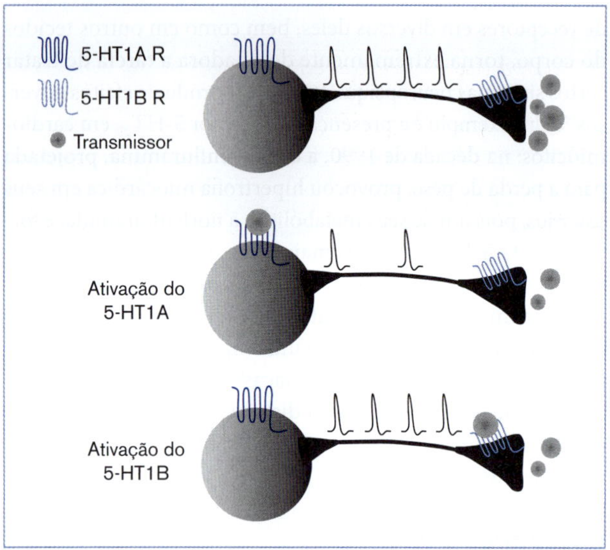

Figura 3 Esquema mostrando os efeitos inibitórios dos receptores da serotonina (5-hidroxitriptamina, 5-HT) 1A (5-HT_{1A}) e 5-HT_{1B} no disparo normal e na liberação do neurotransmissor no neurônio (acima). A ativação dos receptores 5-HT_{1A} resulta na diminuição do disparo (meio), enquanto a ativação dos receptores 5-HT_{1B} causa a liberação do neurotransmissor pelas ações no terminal pré-sináptico (abaixo).
Fonte: Nautiyal e Hen, 2017[68].

na (ISRS). Ao inibir a SERT, essas drogas aumentam a disponibilidade de serotonina nas sinapses. No entanto, o estímulo dos autorreceptores diminui secreção de serotonina por eles. Acontece que esses receptores pré-sinápticos são passíveis de dessensitização, tendo sua expressão diminuída se estimulados em excesso e continuamente. O mesmo não ocorre com os receptores pós-sinápticos, de forma que sua expressão é mantida. Assim, a demora no efeito terapêutico dos ISRS seria decorrente do tempo necessário para a *down-regulation* dos receptores 5-$HT_{1A/1B}$ pré-sinápticos que, por fim, permite o aumento da serotonina no sistema. As evidências disponíveis indicam que o estímulo dos receptores pós-sinápticos é pelo menos parcialmente responsável pelos efeitos terapêuticos dessas drogas na depressão e na ansiedade[68].

Cabe destacar que não existe o receptor 5-HT_{1C}, pois esse subtipo foi reclassificado como 5-HT_{2C} após descobertas sobre o seu acoplamento à proteína G_q.

5-HT_{1A}

Quadro 1 Distribuição do receptor 5-HT_{1A}

Tronco cerebral (núcleos da rafe)
Córtex pré-frontal
Hipocampo
Amígdalas
Hipotálamo

O receptor 5-HT_{1A} é o principal receptor serotoninérgico inibitório do cérebro. É amplamente distribuído no córtex cerebral e, principalmente, no sistema límbico, além de também estar presente no tronco. Seu estímulo promove a diminuição da liberação de neurotransmissores pelo neurônio pós-sináptico. É observado em neurônios corticais que se projetam do córtex para o mesencéfalo, exercendo uma regulação *top-down* da secreção de monoaminas pelo tronco encefálico. Como descrito anteriormente, fica localizado no corpo neuronal, agindo como autorreceptor pré-sináptico nos neurônios serotoninérgicos dos núcleos da rafe e como heterorreceptor pós-sináptico nos neurônios das demais regiões do cérebro onde é expresso. Parte de seus efeitos deve-se à sua expressão em neurônios gabaérgicos que, por sua vez, inibem indiretamente (inibindo neurônios glutamatérgicos) os neurônios dopaminérgicos. A inibição desses neurônios gabaérgicos pelo estímulo de seus receptores 5-HT_{1A} desinibe essas vias dopaminérgicas, promovendo efeitos sobre o humor, cognição e motricidade[71].

Estudos com esse subtipo de receptor demonstram potenciais efeitos terapêuticos em múltiplas doenças psiquiátricas. No hipocampo, seu estímulo parece promover neurogênese e aumento da atividade neuronal. Pacientes cronicamente deprimidos apresentam diminuição volumétrica e inibição funcional do hipocampo, o que é revertido com tratamento antidepressivo. Não obstante, sabe-se que outros receptores 5-HT estão envolvidos na atividade e desenvolvimento do hipocampo[69].

No que tange a ansiedade, estudos com ratos *knockout* para seu gene demonstram que ausência desse receptor durante o desenvolvimento perinatal provoca comportamento ansioso na vida adulta. Isso é revertido se o gene é reativado ainda no período perinatal. A desativação desse gene apenas na vida adulta desses ratos não provocou ansiedade, ressaltando sua importância durante o desenvolvimento – podendo indicar um papel desse receptor no aprendizado e adaptação aos estímulos ambientais. Estudos de neuroimagem funcional em humanos mostraram redução da expressão desse receptor no córtex de portadores de transtorno do pânico, o que foi revertido após tratamento; e, em portadores de fobia social, também foi visto redução de sua expressão na amígdala, giro do cíngulo e núcleos da rafe[69].

Na esquizofrenia, estudos *post mortem* e de neuroimagem funcional em doentes revelam alterações na expressão do receptor 5-HT_{1A} no córtex cerebral e na amígdala. Estudos com antipsicóticos modernos, como a lurasidona e o aripiprazol, bem como antigos, como a clozapina, demonstram que o agonismo desse receptor tem efeito terapêutico sobre os sintomas negativos da esquizofrenia. O seu estímulo favorece a neurotransmissão dopaminérgica, o que previne efeitos extrapiramidais do bloqueio D2, bem como promove melhora da cognição e do humor[72].

Apesar de todo o conhecimento acumulado sobre os receptores 5-HT_{1A}, o desenvolvimento e emprego de drogas com afinidade específica para esse receptor trouxe resultados contraditórios. A buspirona é a única medicação comercializada com afinidade específica para esse receptor – embora seja apenas agonista parcial e um de seus metabólitos seja um antagonista α-adrenérgico. Seus resultados clínicos no tratamento de

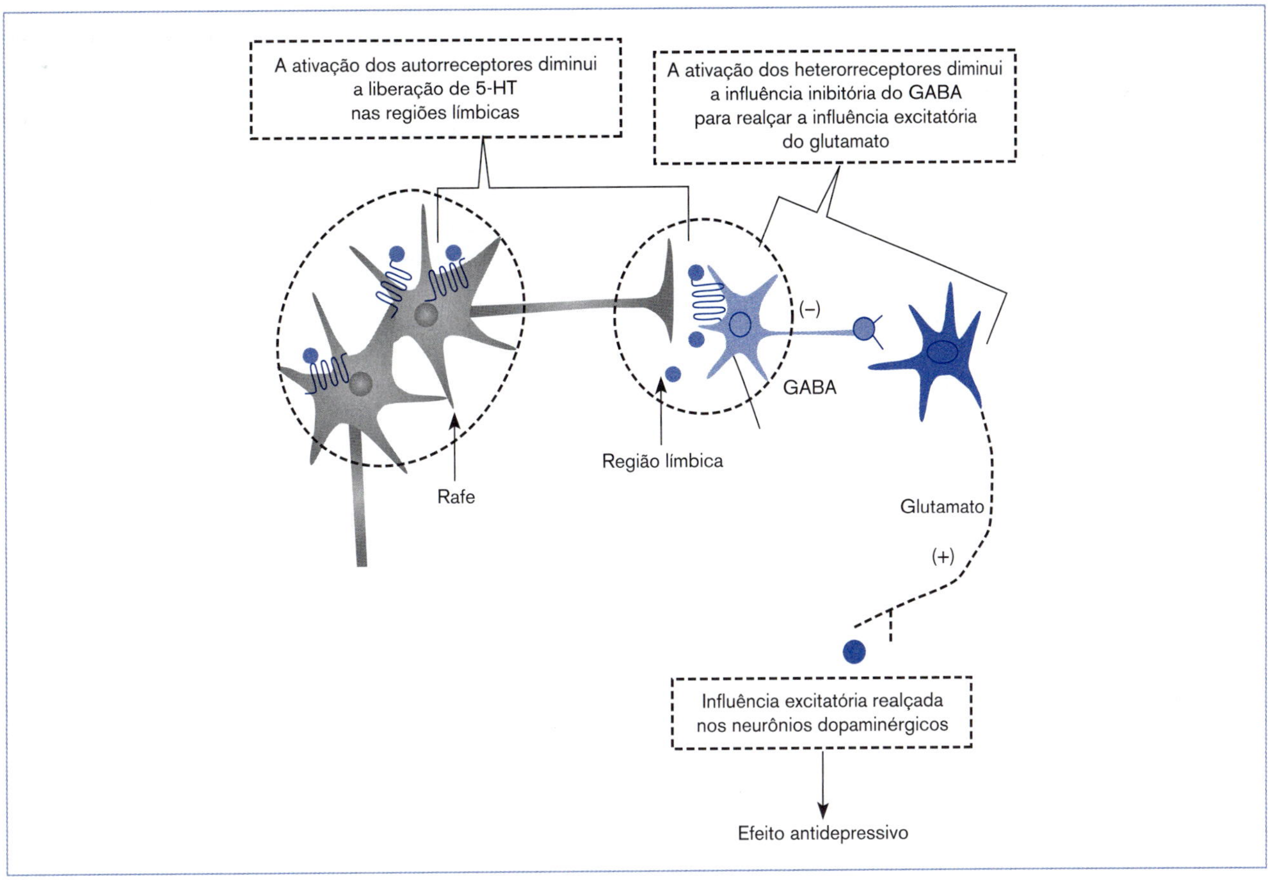

Figura 4 Receptor 5-HT_{1A}.
Fonte: Haleem, 2019[71].

depressão e ansiedade demonstraram pouca eficácia em monoteraia, relegando-lhe um papel apenas de adjuvante em associação a outras medicações[10,14]. Outras drogas também exibem afinidade pelo receptor 5-HT_{1A}. A vortioxetina – um ISRS antagonista 5-HT_3 e 5-HT_7, além de agonista 5-$HT1_{1A}$ – destaca-se por seus efeitos pró-cognitivos no tratamento da depressão[73]. Como mencionado anteriormente, diversos antipsicóticos atípicos – como clozapina, quetiapina, lurasidona e aripiprazol – exibem agonismo 5-HT_{1A}, o que pode explicar, pelo menos em parte, sua maior eficácia no manejo de sintomas negativos[72].

5-HT_{1B}

Tabela 1 Distribuição do receptor 5-HT_{1B}

Densidade	Região
Alta	Tronco cerebral (substância nigra) Núcleos da base (*globus pallidus*)
Intermediária	Tronco cerebral (núcleos da rafe) Núcleos da base (*striatum*) Sistema límbico Córtex cerebral
Baixa	Amígdala Hipocampo

Como descrito anteriormente, os receptores 5-HT_{1B} são autorreceptores pré-sinápticos localizados no terminal axonal dos neurônios serotoninérgicos do núcleo da rafe e heterorreceptores nos demais neurônios nos quais se expressa. Cabe destacar que, seja como autorreceptor, seja como heterorreceptor, ele é quase sempre um modulador pré-sináptico. Seu estímulo em autorreceptores inibe a liberação de serotonina e, em heterorreceptores, modula a liberação de outros neurotransmissores – glutamato, GABA, acetilcolina e dopamina. Assim como o receptor 5-HT_{1A}, estudos indicam que sua presença em neurônios gabaérgicos faz com que seu estímulo reduza a liberação de GABA, desinibindo vias dopaminérgicas e glutamatérgicas. Assim como o receptor 5-HT_{1A}, sofre dessensitização nos neurônios da rafe, explicando a demora na instalação de efeitos terapêuticos dos ISRS. São presentes em neurônios colinérgicos, em que seu estímulo inibe a secreção de acetilcolina[70].

O uso clínico mais bem-sucedido do receptor 5-HT_{1B} é no tratamento de migrânea. Ele é amplamente expresso em artérias cerebrais e seu estímulo provoca vasoconstrição, o que alivia a migrânea. Os triptanos – dos quais o mais conhecido é a sumatriptana – são drogas desenvolvidas com essa finalidade, como agonistas seletivos 5-$HT_{1B/1D/1F}$. Seu efeito neuropsiquiátrico não é bem conhecido, embora haja evidência de que passe a barreira hematoencefálica, ligando-se a receptores 5-HT_{1B} no SNC.

Estudos em modelos animais indicam que o estímulo dos receptores 5-HT_{1B} têm efeito ansiogênico em situações estressantes e seu antagonismo é ansiolítico. Contrariamente, seu antagonismo ou ausência (em ratos *knockout*) parece provocar aumento de ansiedade em situações não estressoras. Essa diferença nos efeitos pode ser explicada por uma possível função desse receptor no aprendizado, permitindo a adaptação a estímulos ambientais, semelhante ao receptor 5-HT_{1A}, porém não apenas no desenvolvimento. Os estudos em humanos são, no entanto, escassos. Em um estudo, a administração de sumatriptana, agonista desse receptor, aumentou a ansiedade relativa a falar em público em sujeitos hígidos. Em portadores de depressão e de estresse pós-traumático, foi visto menor ativação desses receptores no sistema límbico.

Resultados contraditórios também são vistos em estudos sobre transtorno depressivo maior. O agonismo e oantagonismo dos receptores 5-HT_{1B} produz tanto piora quanto melhora dos sintomas, a depender da substância utilizada. Essa heterogeneidade é provavelmente decorrente das diferentes funções das regiões em que esse receptor é expresso. Sabe-se, conforme descrito anteriormente, que sua expressão se encontra reduzida no sistema límbico de portadores de transtorno depressivo maior.

O receptor 5-HT_{1B} também está envolvido no controle de impulso, agressividade e recompensa. Vários modelos animais demonstram que a deleção de seu gene em ratos aumenta a agressividade e o abuso de substâncias como álcool e cocaína. Ambos os efeitos parecem estar ligados ao desenvolvimento, pois a recuperação do gene no período perinatal reduziu a agressividade em ratos, assim como sua deleção em adultos não a aumentou.

Embora tenha-se amplo conhecimento sobre a importância desse neurorreceptor em diversos comportamentos, pelos motivos descritos, o desenvolvimento de drogas psiquiátricas com seletividade específica para ele não trouxe avanços significativos. A vortioxetina exerce agonismo parcial sobre esse receptor, porém é também agonista 5-HT_{1A} e antagonista 5-$HT_{3/7}$, o que torna difícil a avaliação específica dos efeitos decorrentes do estímulo 5-HT_{1B}[74]. Diversos antipsicóticos atípicos – aripiprazol, asenapina, clozapina, iloperidona, quetiapina e ziprasidona – têm efeito antagonista 5-HT_{1B}, porém também sem uma clareza sobre quais de seus efeitos são atribuíveis à ação sobre esse receptor. Um possível caminho para futuras pesquisas seria o desenvolvimento de substâncias com afinidade específica para subpopulações desse receptor em determinadas regiões cerebrais. Outro possível caminho é o desenvolvimento de drogas com seletividade funcional, ou seja, com afinidade para subtipos específicos de proteína G acopladas a esse receptor[70].

5-HT_{1D}

O receptor 5-HT_{1D} é mais conhecido e estudado por seu papel na migrânea. Expresso no nervo trigeminal, seu estímulo parece modular a liberação de peptídeos pró-inflamatórios, bem como vasoconstritores[75]. No interior do sistema nervoso central, são encontrados no terminal axonal dos neurônios do núcleo da rafe – assim como os receptores 5-HT_{1B}, embora em quantidade muito menor, mas também com função inibitória da secreção de serotonina – e, possivelmente, em neurônios gabaérgicos do *striatum*, globo pálido e córtex pré-frontal. Nestes, seu estímulo produziria inibição da secreção de GABA. Em função disso, postula-se que o receptor 5-HT_{1D} pode estar envolvido em processos de modulação de sistemas dopaminérgicos e glutamatérgicos, talvez com repercussões na motricidade e em ansiedade[74]. No entanto, sua semelhança estrutural e farmacológica com o receptor 5-HT_{1B} torna extremamente difícil a pesquisa isolada de seus efeitos comportamentais[76]. Assim, mais estudos são necessários para a compreensão de sua função e potencial uso clínico psiquiátrico.

5-HT_{1E}

Muito pouco se sabe sobre o receptor 5-HT_{1E}. Até o momento não foram desenvolvidas substâncias com afinidade específica para ele, impossibilitando grandes avanços no seu estudo. Pesquisas com RNAm demonstram sua presença principalmente no córtex cerebral e, em menor quantidade, nos núcleos da base, amígdala e hipotálamo. Sua quase ausência nos neurônios dos núcleos da rafe levam à hipótese de que seja um receptor pós-sináptico. Nada se sabe sobre seus efeitos sobre o comportamento[76].

5-HT_{1F}

O receptor 5-HT_{1F}, assim como o 5-HT_{1D}, tem papel bastante conhecido no tratamento de migrânea, modulando o processo nociceptivo tanto no sistema nervoso central quanto no periférico. No interior do cérebro, é expresso no córtex frontotemporal, amígdala, tálamo e núcleos da base. O lasmiditan, um triptano, é uma medicação antimigrânea com afinidade específica por esse receptor[77]. Estudos não demonstraram participação específica desse receptor no comportamento, de forma que, pelo menos até o momento, ele não tem importância psiquiátrica[76]. Em concordância com esses achados, pesquisas genéticas falharam em encontrar polimorfismos específicos desse receptor tanto na esquizofrenia quanto no suicídio[78].

Receptores 5-HT_2

5-HT_{2A}

O receptor 5-HT_{2A} é o principal receptor excitatório de serotonina do cérebro, sendo também o mais abundante no neocórtex. Sua localização é pós-sináptica, no corpo neuronal e dendritos, e seu estímulo diminui o limiar excitatório do neurônio portador, provocando o aumento da liberação de outros neurotransmissores por ele – glutamato, GABA, dopamina e acetilcolina. Além do córtex, é presente no tronco cerebral e no sistema límbico, porém em menor densidade[79]. É grande a lista de medicações psicotrópicas que interagem com esse receptor.

A maior densidade desses receptores encontra-se nas camadas V do córtex, mais precisamente em neurônios piramidais glutamatérgicos. Estes enviam diversas projeções subcorticais, incluindo para os núcleos da rafe, compondo um sistema *top-down* de modulação. Por sua vez, os neurônios serotoninérgicos da rafe também têm abundantes projeções para a camada V, formando assim um sistema de *feedback*[80]. Assim como para os demais receptores, a função do receptor 5-HT_{2A} varia de acordo com a localização do neurônio estimulado.

Os alucinógenos psicodélicos são algumas das principais áreas de estudo desse receptor. É consenso que os efeitos psicomiméticos (semelhantes à psicose) – alterações do estado de consciência, percepção, cognição e humor – desencadeados por drogas como o LSD e a psilocibina são dependentes do receptor 5-HT_{2A}. Estudos recentes demonstram que essas substâncias são agonistas com seletividade funcional para um subtipo de proteína G($G_{i/o}$). Isso explica por que outros agonistas desse receptor, como as ergotaminas, não têm efeito alucinógeno[81].

O mais conhecido papel clínico psiquiátrico desse receptor encontra-se nos antipsicóticos atípicos. Estes, por definição, são antagonistas 5-HT_{2A}, o que provoca um índice muito inferior de sintomas extrapiramidais (SEP). Isso é explicado pelo efeito dos neurônios piramidais glutamatérgicos, descritos anteriormente, sobre os neurônios dopaminérgicos da substância nigra. Os primeiros enviam projeções para interneurônios gabaérgicos no tronco cerebral, que, quando estimulados, secretam GABA sobre os últimos, inibindo sua liberação de dopamina. O antagonismo 5-HT_{2A} diminui a ativação desses interneurônios gabaérgicos do tronco encefálico e, assim, de-

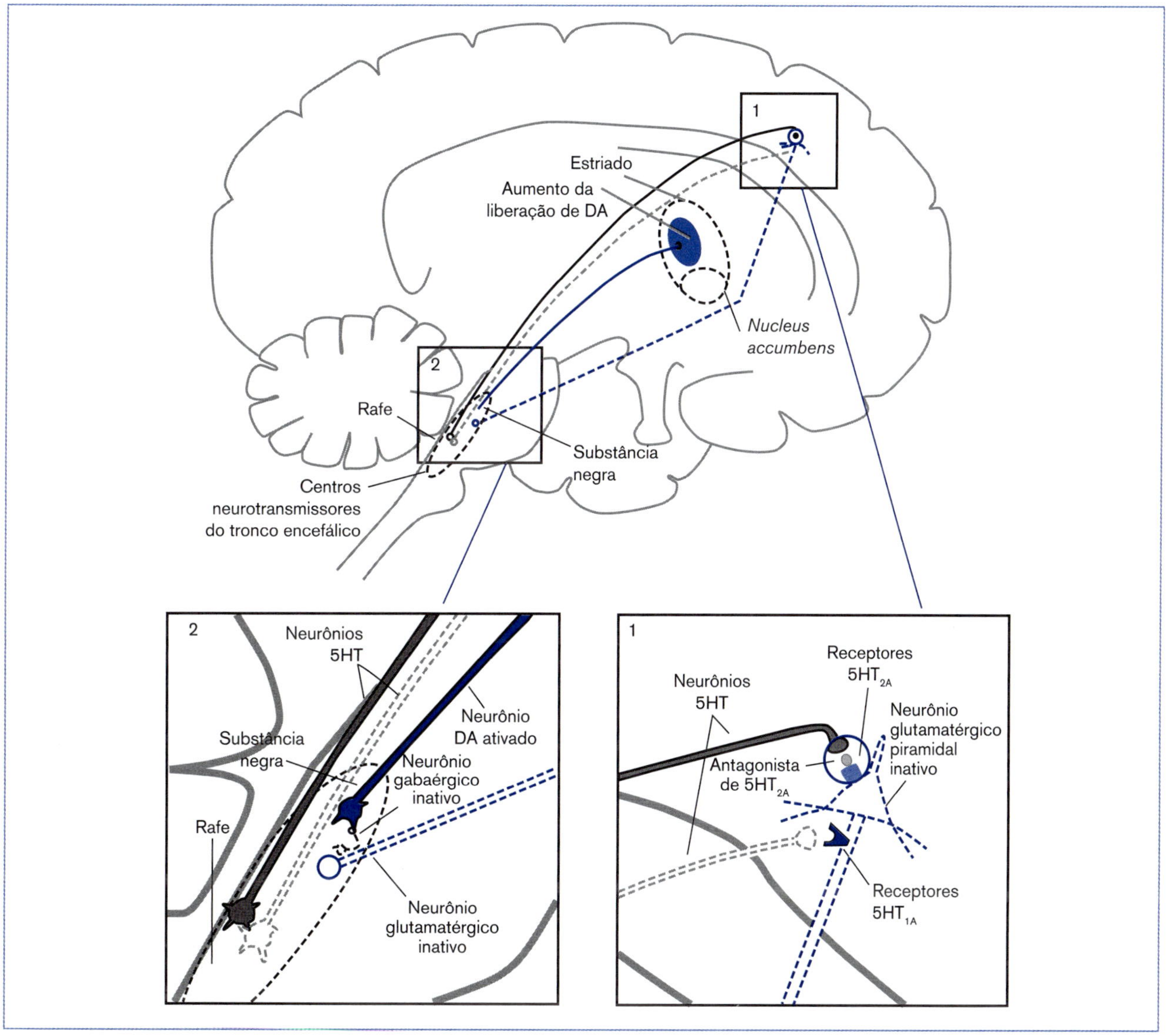

Figura 5 O bloqueio dos receptores $5HT_{2A}$ corticais aumenta a liberaçção de dopamina. A: Se os receptores $5HT_{2A}$ nos neurônios glutamatérgicos piramidais forem bloquados, eles não podem ser ativados pela liberação de serotonina no córtex (indicado pelo contorno pontilhado do neurônio glutamatérgico). B: Se não houver liberação de glutamato pelos neurônios glutamatérgicos piramidais no tronco encefálico, a liberação de GABA não é estimulada. Assim, o GABA não pode inibir a liberação de dopamina pela substância negra no estriado.
Fonte: Stahl, 2014[64].

sinibe a liberação de dopamina por neurônios da substância nigra que se projetam para o *striatum* – onde a dopamina tem papel fundamental no controle motor e, portanto, nos SEP[64]. São antagonistas 5-HT_{2A} todos os antipsicóticos atípicos, desde os mais antigos, como a risperidona e a clozapina, até os mais modernos, como o aripiprazol e a lurasidona.

Na ansiedade, o estímulo desse receptor parece provocar piora. Em modelos animais, antagonistas 5-HT_{2A} foram ansiolíticos em testes comportamentais. Ratos *knockout* para seu gene exibiram menor ansiedade, o que foi revertido pelo restabelecimento do gene[82]. Em humanos, os achados são menos consistentes. Psicodélicos como LSD e psilocibina demonstraram pouco efeito ansiogênico no uso agudo. Ademais, nas semanas subsequentes ao uso, os níveis de ansiedade parecem diminuir. Com base em estudos do uso terapêutico dessas substâncias, um modelo proposto é o de que elas, pelo agonismo 5-HT_{2A}, promovem uma janela de maior plasticidade neural, associada a maior sensibilidade ao estresse. Durante essa janela, embora mais sensíveis ao estresse, os sujeitos estariam mais abertos a intervenções não farmacológicas para lidar com eventos traumáticos[80].

Embasando essa hipótese, estudos mostram que a ativação dos receptores 5-HT_{2A} tem efeitos positivos sobre a cognição e o aprendizado em relação a estímulos ambientais – tanto na aquisição de associações adaptativas quanto na extinção de associações mal adaptativas. Acredita-se que esse efeito seja decorrente do aumento da plasticidade neuronal. Em função disso, novas pesquisas têm sido feitas com agonistas 5-HT_{2A} para o tratamento de transtorno de estresse pós-traumático[83]. Acredita-se que esse receptor aumenta a flexibilidade cognitiva e já foi amplamente demonstrado que esta encontra-se diminuída em estados de depleção de serotonina.

No que tange o humor, os estudos com psicodélicos têm mudado nossa compreensão sobre o receptor 5-HT_{2A}. Acreditava-se que o antagonismo desse receptor provocaria melhora de sintomas depressivos, baseando-se no fato de que pacientes deprimidos demonstram um aumento em sua expressão e disponibilidade, que é revertida com o tratamento (tanto farmacológico quanto eletroconvulsoterápico), e de que diversos antidepressivos exibem algum efeito antagonista 5-HT_{2A} – como imipramina, amitriptilina, trazodona e mirtazapina. Os novos dados provenientes de estudos com psicodélicos levaram ao surgimento da hipótese de que esses achados fossem decorrentes da *up-regulation* causada pela depleção de serotonina no receptor 5-HT_{2A} – ou seja, a falta de serotonina em pacientes deprimidos aumentaria a disponibilidade e a expressão desse receptor. Inversamente, o tratamento, ao aumentar a disponibilidade de serotonina, promoveria sua *down-regulation*.

Assim como para a ansiedade, a principal hipótese atual é a de que o receptor 5-HT_{2A} está envolvido na plasticidade neuronal, permitindo o desenvolvimento de melhores estratégias para lidar (*coping mechanisms*) com estressores. Postula-se que esse receptor não está diretamente envolvido na valência do humor, positivo ou negativo, mas interfere na sensibilidade a estímulos e labilidade emocional. Assim, como descrito anteriormente, forneceriam uma janela para o emprego mais eficaz de terapias não farmacológicas. Esse aumento da sensibilidade a estímulos também explicaria por que antagonistas 5-HT_{2A} diminuem a tensão emocional em pacientes ansiosos e deprimidos, mas por vezes são ineficazes na melhora de outros sintomas depressivos. Outra explicação para o efeito adjuvante observado em antagonistas 5-HT_{2A}, como a mirtazapina e antipsicóticos atípicos, é que eles possivelmente diminuem a regulação *top-down* que os neurônios glutamatérgicos do córtex exercem sobre os neurônios serotoninérgicos da rafe. Aqueles ativam interneurônios gabaérgicos no tronco cerebral e sua inibição desinibe a secreção de serotonina pelos últimos – da mesma forma que ocorre com a dopamina para os SEP[80].

5-HT_{2B}

O receptor 5-HT_{2B} é amplamente expresso fora do sistema nervoso central. No trato gastrointestinal, ele está envolvido no controle da peristalse intestinal e da contração do estômago. No endotélio vascular, sua ativação promove a secreção de óxido nítrico e, consequentemente, vasodilatação. Além disso, sabe-se que ele tem papel fundamental no desenvolvimento embrionário cefálico, cardíaco e neurológico. Essa multiplicidade de funções periféricas torna difícil o desenvolvimento de psicotrópicos seguros com afinidade por esse receptor[79]. Como descrito anteriormente, a fenfluramina, forte agonista 5-HT_{2B}, provocou hipertrofia miocárdica e valvulopatia cardíaca em seus usuários na década de 1990, tendo sua venda suspensa.

Até há pouco tempo, a distribuição e funções desse receptor no interior do cérebro eram desconhecidas. Em humanos, seu RNAm foi detectado em todo o cérebro, principalmente no cerebelo, córtex frontal e occipital, embora não se conheça sua distribuição celular. Estudos em animais demonstram que a ablação genética ou bloqueio farmacológico do receptor 5-HT_{2B} eliminam os efeitos comportamentais provocados por ISRS, o que demonstra sua importância central na neuropsicofarmacologia. O seu agonismo, por sua vez, produz efeitos comportamentais semelhantes aos ISRS. Também foi observado efeito ansiolítico com esse agonismo.

Esse receptor também parece exercer um papel nas vias dopaminérgicas, a partir da modulação dos neurônios dopaminérgicos da área tegmental ventral (VTA). Seu estímulo parece ser inibitório na via mesocortical e excitatório na via mesolímbica. Nesta ele parece afetar apenas as projeções para o núcleo *accumbens* (NAc), sem ter efeito sobre o *striatum*. O NAc é responsável pelo sistema de recompensa – implicado no uso de substâncias e na anedonia – e de saliência de estímulos – implicado na esquizofrenia. Isso significa que o antagonismo seletivo 5-HT_{2B} poderia ter efeitos antipsicóticos sem provocar SEP, além de efeitos pró-cognitivos ligados à desinibição da via mesocortical – o que representaria um enorme avanço no tratamento da esquizofrenia. Ademais, o antagonismo 5-HT_{2B}, ao influenciar o sistema de recompensa, também demonstrou reduzir o efeito de algumas drogas de abuso (MDMA e anfetaminas, mas não cocaína), tendo potencial uso para o tratamento do transtorno de uso de substância.

Das medicações psicotrópicas atualmente disponíveis no mercado, numerosos antipsicóticos atípicos demonstram efeito antagonista 5-HT_{2B}. Destacam-se clozapina, olanzapina, quetiapina, amissulprida e aripiprazol. O desenvolvimento de antagonistas ou agonistas mais específicos desse receptor ainda esbarra em seus graves efeitos colaterais periféricos[84].

5-HT_{2C}

O receptor 5-HT_{2C}, assim como os demais de sua família, tem função excitatória. É expresso no córtex, hipocampo, substância nigra e cerebelo, bem como em neurônios serotoninérgicos dos núcleos da rafe e dopaminérgicos da VTA[85]. Localiza-se no corpo celular e dendritos, sendo, portanto, pós-sináptico. Sua importância clínica deve-se ao seu papel na regulação das vias dopaminérgicas mesocortical e mesolímbica. Conforme descrito adiante, substâncias com afinidade por esse receptor têm demonstrado promissor potencial terapêutico em diversas doenças.

Ele é expresso nos neurônios dopaminérgicos da VTA que se projetam para o NAc (via mesolímbica) e para o córtex pré-frontal (via mesocortical); e em neurônios gabaérgicos inibitórios presentes nessas mesmas três regiões. Além disso, ele também é expresso em neurônios serotoninérgicos da rafe e em neurônios glutamatérgicos corticais com projeções para os neurônios dopaminérgicos da VTA. Dessa forma, seu estímulo pode ser tanto excitatório quanto inibitório das vias dopaminérgicas. Estudos demonstram que a administração sistêmica de substâncias com afinidade por esse receptor exerce maior efeito sobre os neurônios gabaérgicos, de forma que o agonismo 5-HT_{2C} tem efeitos inibitórios sobre as vias dopaminérgicas e seu antagonismo, excitatório[86].

Estudos em modelos animais, bem como os efeitos de medicações já comercializadas, sugerem que o antagonismo 5-HT_{2C} tem efeitos antidepressivos e ansiolíticos. Dentre os antidepressivos, são antagonistas desse receptor a agomelatina, a mirtazapina, a fluoxetina e a trazodona. Já dentre os antipsicóticos atípicos, são seus antagonistas a clozapina, a olanzapina, a quetiapina e a asenapina. Apesar dos indícios de potencial efeito terapêutico na depressão e na ansiedade, a agomelatina – droga com maior seletividade para esse receptor – não parece ser tão eficaz na prática clínica. Já as demais substâncias citadas são muito pouco seletivas, de forma que seus efeitos podem ser decorrentes do estímulo de outros neurorreceptores[87].

Grande destaque foi dado a esse receptor com a descoberta de que seus agonistas podem ter efeito anorexígeno. Isso se deve à sua presença em neurônios do núcleo arqueado no hipotálamo. Esses neurônios, quando estimulados, aumentam sua produção de pró-opiomelanocortina (POMC), peptídeo precursor do hormônio estimulador de α-melanócitos (α-MSH, em sua sigla em inglês). Este, por sua vez, age sobre receptores de melanocortina 4 (receptores MCR4) nos neurônios do núcleo paraventricular, também no hipotálamo, promovendo a sensação de saciedade. A produção de α-MSH gera também β-endorfina, que faz *feedback* negativo nos autoceptores μ-opioides das células POMC, impedindo um efeito anorexígeno excessivo. Diversas drogas anorexígenas parecem exercer efeito sobre os neurônios do núcleo arqueado por meio da POMC. O GLP-1, com seus análogos como a liraglutida, também promove saciedade por esse sistema, com receptores específicos nos neurônios do núcleo arqueado do hipotálamo. A dopamina pode ser um dos estimulantes das células POMC, mas o efeito anorexígeno é limitado pela β-endorfina. A associação de bupropiona (inibidor da recaptura de dopamina e noradrenalina) com naltrexona demonstra efeitos anorexígenos por meio do sistema POMC – pelo antagonismo do receptor μ-opioide nos neurônios do núcleo arqueado, promovido pela

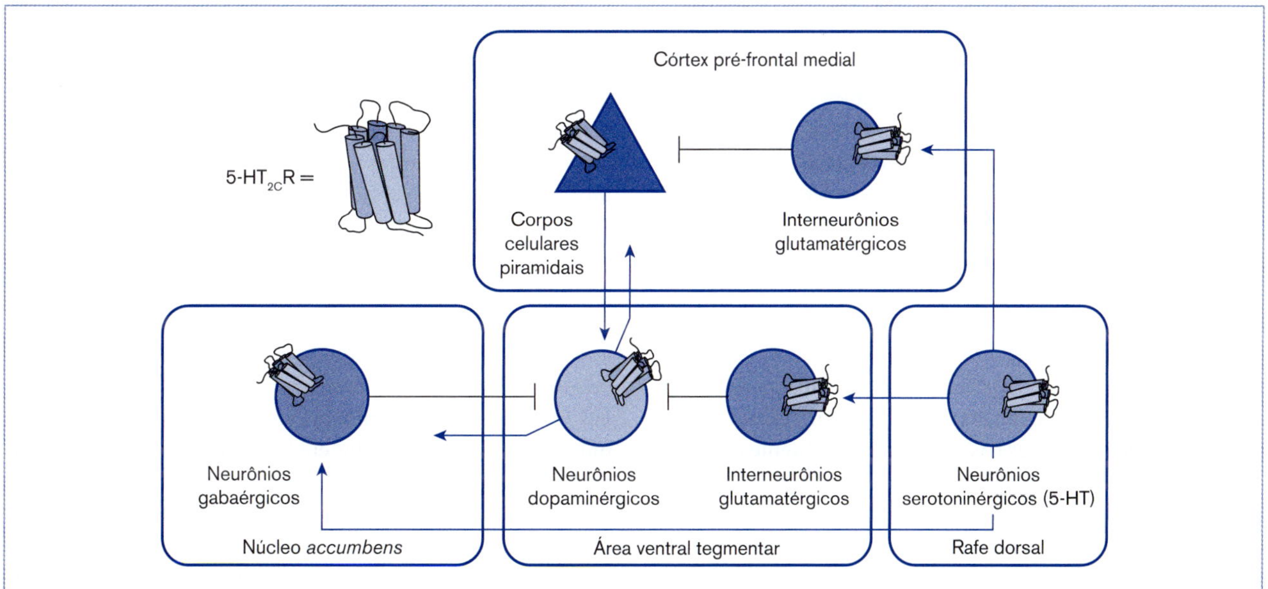

Figura 6 Esquema da modulação de 5-HT2C.
Fonte: Wold, et al., 2019[86].

naltrexona, em associação aos efeitos dopaminérgicos e noradrenérgicos da bupropiona[88]. Esse mecanismo também explica parcialmente o grande ganho de peso promovido pelos antipsicóticos atípicos e pela mirtazapina com seu antagonismo $5\text{-}HT_{2C}$.

A lorcaserina é a mais moderna droga desenvolvida com seletividade para o receptor $5\text{-}HT_{2C}$. Tendo pouca afinidade pelos receptores $5\text{-}HT_{2A}$ (1:8) e mínima pelo $5\text{-}HT_{2B}$ (1:45~90), essa droga não provoca importantes efeitos colaterais periféricos, principalmente cardiovasculares, que a fenfluramina e a sibutramina. Sua eficácia na redução de peso é amplamente comprovada por estudos clínicos controlados. Esse efeito é decorrente da ativação do sistema POMC e, possivelmente, da modulação de circuitos de recompensa no NAc por vias dopaminérgicas (como descrito anteriormente)[89].

Outros potenciais usos da lorcaserina são no tratamento de transtorno compulsivo alimentar, embora não haja estudos clínicos em humanos; e no transtorno de uso de substâncias. Estudos com fumantes tiveram resultados contraditórios na prevenção de abstinência e recaída, embora tenham prevenido o ganho de peso associado à cessação do tabagismo. Estudos com usuários de cocaína, cannabis e opioides estão em curso[90].

Em um revés recente, o FDA solicitou a remoção da lorcaserina do mercado norte-americano após uma grande coorte de 12 mil pacientes ter mostrado um aumento na incidência de diversas neoplasias nos seus usuários – 7,7% *versus* 7,1% no grupo placebo. Sua comercialização foi interrompida, inclusive no Brasil, até que novos estudos possam comprovar sua segurança.

Receptores $5\text{-}HT_3$

O receptor $5\text{-}HT_3$ é um canal de íons ligante dependente. Quando estimulado, torna-se permeável a cátions, permitindo o efluxo de K^+ e o influxo de Ca^{++} e Na^+. Conforme descrito anteriormente, ele é o único receptor de serotonina não acoplado à proteína G. Assim, sua ação é ligada à modulação da despolarização da membrana celular. Sua estrutura é composta por cinco subunidades transmembrana organizadas em um cilindro com 3 nm de diâmetro e seu sítio de ligação fica no terminal amino extracelular. Ele é sujeito a dessensitização, principalmente no tronco encefálico[76].

A maior densidade desses receptores no sistema nervoso central é encontrada no tronco encefálico em regiões responsáveis pelo início e controle do reflexo do vômito – área postrema, núcleo do trato solitário e núcleo motor dorsal do nervo vago. Em função disso, as primeiras drogas com especificidade para esse receptor, antagonistas $5\text{-}HT_3$, foram desenvolvidas para o controle de náuseas e vômitos, principalmente para pacientes oncológicos em quimioterapia. As setronas, como ficaram conhecidas e das quais a mais famosa é a ondansetrona, demonstraram ótima eficácia nessa função, sendo amplamente empregadas clinicamente[91]. Cabe destacar que o uso de agonistas $5\text{-}HT_3$ é prejudicado pelo seu efeito pró-emético, a exemplo da vareniclina, agonista muscarínico para tratamento do tabagismo, com agonismo parcial $5\text{-}HT_3$, cujo principal efeito colateral é a náusea.

Não obstante, o receptor $5\text{-}HT_3$ é observado também em outras regiões cerebrais com participação no controle de comportamento e emoções, o que levou ao estudo de seu potencial clínico em doenças neuropsiquiátricas. É presente no sistema límbico – NAc, VTA e giro do cíngulo – e em vias relacionadas à cognição e atenção – hipocampo e núcleos da base. Aparentemente, sua presença é maior em neurônios gabaérgicos que regulam vias dopaminérgicas e colinérgicas do córtex pré-frontal[85].

No tratamento da esquizofrenia, diversos estudos clínicos randomizados foram realizados com o uso de antagonistas $5\text{-}HT_3$ como adjuvantes. Da mesma forma que o receptor $5\text{-}HT_{2B}$, esse receptor é expresso em neurônios da via mesocortical e mesolímbica, porém, não no *striatum*. Assim, pode possuir efeito antipsicótico e no sistema de recompensa sem provocar SEP. Apesar desse mecanismo proposto, os estudos clínicos não demonstraram eficácia antipsicótica em monoterapia ou como adjuvante. Entretanto, seu uso em associação de antipsicóticos foi eficaz na redução de sintomas negativos, cognitivos e extrapiramidais[92]. Ademais, modelos animais indicam uma possível eficácia no tratamento da discinesia tardia. Cabe destacar que diversos antipsicóticos, de típicos a atípicos, exercem efeito antagonista $5\text{-}HT_3$, indicando uma possível coparticipação desse receptor em seus efeitos antipsicóticos, apesar do fracasso de seu antagonismo em monoterapia[93].

Dentre os mecanismos propostos para seu efeito pró-cognitivo está sua já mencionada presença na via dopaminérgica mesocortical e sua presença em interneurônios gabaérgicos corticais. Seu antagonismo diminui a secreção de GABA no córtex pré-frontal, diminuindo a inibição de neurônios piramidais glutamatérgicos e, assim, melhorando a regulação das funções cognitivas. Outra possível explicação é seu efeito sobre neurônios colinérgicos envolvidos no processamento da memória. Em virtude disso, estão em curso estudos clínicos para avaliar sua eficácia no tratamento da doença de Alzheimer[91].

Diversos antidepressivos também exercem algum antagonismo $5\text{-}HT_3$. Isso foi observado na imipramina, em inibidores da monoaminoxidase, na mirtazapina e na vortioxetina. Modelos animais mostram que o antagonismo $5\text{-}HT_3$ diminui a secreção de GABA no córtex pré-frontal (mesmo mecanismo observado nos efeitos pró-cognitivos), desinibindo neurônios piramidais glutamatérgicos que se projetam para os núcleos da rafe, onde estimulam a secreção de serotonina por eles. Junto a isso, em animais também foram registrados aumentos nos níveis de dopamina na via mesolímbica, o que se correlacionou positivamente com a diminuição de anedonia. No entanto, estudos clínicos randomizados em humanos sobre o efeito de antagonistas específicos $5\text{-}HT_3$ sobre a depressão ainda são escassos.

Assim, como para a depressão, diversos modelos animais sugerem a eficácia de antagonistas $5\text{-}HT_3$ para o tratamento de ansiedade. Por exemplo, o bloqueio desse receptor na amígdala e núcleos da rafe de camundongos provocou efeitos ansiolíticos semelhantes ao diazepam. Ainda há uma carência de estudos clínicos randomizados para averiguar seu efeito em humanos[93].

Receptores 5-HT_4

Esses receptores são expressos principalmente no hipocampo e núcleos da base. Em menor densidade, também se expressam no córtex, tronco encefálico e tálamo. São somatodendríticos, sendo assim predominantemente pós-sinápticos[85]. Fora do sistema nervoso central, são encontrados no trato gastrointestinal, sendo um alvo antigo de procinéticos como a metoclopramida e a prucaloprida.

Seus efeitos no sistema nervoso central parecem estar ligados à plasticidade neuronal e sua alta densidade no hipocampo confere-lhe aparente papel na cognição. Modelos animais demonstram melhora da memória e aprendizado com o emprego de agonistas 5-HT_4. Há evidências também de que seu estímulo diminui a deposição da proteína β-amiloide, tornando-lhe um potencial alvo para o tratamento da doença de Alzheimer e outras demências[85,94]. Na depressão, o uso de agonistas 5-HT_4 em animais reduziu a latência de resposta ao tratamento com ISRS. Postula-se que esse efeito seja sobre neurônios corticais piramidais que exercem uma regulação *top-down* sobre os núcleos da rafe, aumentando sua secreção de serotonina[85].

Receptores 5-HT_{5A}

A família 5-HT_5 é dividida nos subtipos A e B, no entanto, o último não é expresso em humanos, com sua sequência genética sendo interrompida por um *stop codon*. Muito pouco se sabe sobre a distribuição e função desses neurorreceptores[76,95]. Um estudo recente com receptores 5-HT_{5A} em ratos associou seu antagonismo a prejuízo no aprendizado[95]. São necessários mais estudos para o esclarecimento de seu funcionamento e função em humanos.

Receptores 5-HT_6

O receptor 5-HT_6 é o segundo mais recente receptor de serotonina descoberto. Encontra-se no corpo celular e dendritos, localização pós-sináptica. Sua expressão é maior no *striatum*, NAc e córtex, também ocorrendo em menor densidade no hipocampo, amígdala e tálamo. Parece ter função ativa apenas no sistema nervoso, pois, embora encontrado em células sanguíneas, seu estímulo não provocou alterações nestas. Assim, esse receptor tem o potencial de ser um alvo específico de drogas neuropsiquiátricas sem o risco de efeitos periféricos[96].

Estudos em modelos animais indicam que esse receptor tem impacto sobre memória e aprendizado, alimentação e saciedade e humor. O maior volume de estudos é sobre a cognição. Apesar disso, os mecanismos pelos quais o receptor 5-HT_6 influencia esses processos ainda não é conhecido. Estudos com antagonistas evidenciaram aumento de acetilcolina, glutamato e dopamina em diferentes regiões do córtex pré-frontal, enquanto agonistas aumentaram ou diminuíram a concentração de GABA a depender da região cerebral avaliada[97]. Assim, ainda não é claro se é benéfico o seu agonismo ou antagonismo, com resultados contraditórios a depender da substância e modelo utilizados[85,96].

A idalopirdina e interpirdina são antagonistas seletivos 5-HT_6 e passaram por amplos estudos clínicos randomizados em humanos verificando seu efeito, em associação a anticolinesterásicos, sobre pacientes com demência de Alzheimer. Embora tenham sido seguras e bem toleradas, elas falharam em demonstrar melhora significativa dos sintomas nesses pacientes[98]. Apesar disso, estudos em ratos demonstraram um efeito anorexígeno da idalopirdina, algo que ainda precisa ser avaliado em humanos, com potencial para o tratamento da obesidade[99].

Os efeitos do receptor 5-HT_6 também foram avaliados para modelos de esquizofrenia, depressão e ansiedade. Não foram verificados efeitos antipsicóticos, no entanto o uso de antagonistas 5-HT_6 em portadores de esquizofrenia já estabilizados com antipsicóticos melhorou seus escores cognitivos[97]. Antagonistas e agonistas 5-HT_6 exibiram efeitos antidepressivos em modelos animais, tanto em monoterapia quanto em associação a antidepressivos, promovendo resultados com doses menores destes. Por fim, também foram verificados efeitos ansiolíticos com antagonistas 5-HT_6[85].

Algumas drogas psicotrópicas já amplamente empregadas – como os antidepressivos amitriptilina, imipramina e mianserina e os antipsicóticos atípicos asenapina, clozapina, olanzapina e quetiapina – são antagonistas 5-HT_6, no entanto, em razão da baixa seletividade destas, não se sabe ao certo qual a participação desse receptor em seus efeitos.

Receptores 5-HT_7

O receptor 5-HT_7 é o mais recente receptor de serotonina descoberto, sendo clonado pela primeira vez em 1993. Sua distribuição é somatodendrítica e sua expressão ocorre em maior densidade no tálamo, hipotálamo, hipocampo, amígdala e córtex pré-frontal. Sua expressão também ocorre em diversos tecidos fora do sistema nervoso central, como pâncreas, rins, fígado, baço, estômago e mesotélio arterial[85,100]. Embora tenha-se algum conhecimento sobre o importante papel desse receptor em fármacos tanto já utilizados quanto em desenvolvimento, pouco se sabe sobre as vias pelas quais esse feito se realiza.

Dentre as funções mais básicas reguladas por esse receptor está o ciclo circadiano. Os neurônios do núcleo supraquiasmático, sede regulação do ciclo circadiano, expressam receptores 5-HT_7. Tanto a administração de agonistas quanto de antagonistas provocou aumento da latência de início do sono REM e reduziu sua duração. Curiosamente, os antidepressivos exercem essas mesmas alterações sobre a arquitetura do sono.

Essa semelhança no impacto sobre o sono REM estimulou pesquisas com esse receptor em modelos animais de depressão, nos quais diversos antagonistas 5-HT_7 exibiram efeito antidepressivo e ansiolítico. O antagonismo farmacológico e a deleção genética desse receptor exibiram efeitos antidepressivos em roedores. A associação de ISRS com antagonistas 5-HT_7 teve efeito sinérgico, reduzindo o tempo de resposta àqueles. Evidências indicam que os efeitos antidepressivos observados nos antipsicóticos amissulprida, aripiprazol e lurasidona são decorrentes do antagonismo 5-HT_7. Dentre os antidepressivos, a imipramina e a reboxetina também são antagonistas desse receptor. Estudos genéticos demonstram dois polimorfismos na área promotora do gene desse receptor que estão associados à melhor resposta a ISRS. Na ansiedade, os resultados são contraditórios, com alguns antagonistas produzindo efeito ansiolítico, enquanto outros, não. Da mesma forma, alguns agonistas desse receptor também foram ansiolíticos, evidenciando a necessidade de maior conhecimento sobre suas vias de ação[100].

Há maior conhecimento sobre a participação do receptor 5-HT_7 no neurodesenvolvimento e plasticidade neuronal, tendo papel no aprendizado, na memória e na flexibilidade cognitiva. Diversos estudos demonstram que seu estímulo afeta a arquitetura neuronal, promovendo aumento das espinhas dendríticas. A supressão de seu gene em camundongos produz fenótipos com alterações comportamentais semelhantes àquelas observadas no transtorno do espectro autista (TEA). Ademais, em modelos animais com camundongos que exibem fenótipos semelhantes ao TEA, bem como síndrome de Rett e síndrome do X Frágil, o agonismo desse receptor durante o desenvolvimento reduziu os comportamentos aberrantes, o que correspondeu ao aumento da expressão do receptor 5-HT_7 no cérebro desses animais. Cabe destacar que as únicas drogas aprovadas pela FDA para tratamento do TEA, a risperidona e o aripiprazol, são antagonistas 5-HT_7 – embora tenham diversos outros efeitos[101].

Em adultos, o receptor 5-HT_7 também parece manter importância central no aprendizado, memória e flexibilidade cognitiva. Estudos em animais evidenciaram benefícios de seu antagonismo em modelos que simulavam desde Transtorno de Déficit de Atenção e Hiperatividade e disfunções cognitivas até sintomas psicóticos. Sabe-se que diversos antipsicóticos têm algum antagonismo 5-HT_7. As pesquisas em animais indicam que, embora esse efeito não produza impacto sobre os sintomas positivos da esquizofrenia, pode ter papel importante na redução de sintomas negativos, como a disfunção cognitiva e o retraimento social[100].

Até o momento, os fármacos que exibem afinidade para esse receptor são pouco seletivos, interagindo também com muitos outros receptores. Isso impede que os efeitos comportamentais decorrentes da sua interação com os receptores 5-HT_7 sejam distinguidos daqueles exercidos por demais neurorreceptores. Assim, apesar do conhecimento obtido em animais, o progresso da compreensão sobre seu potencial no tratamento de doenças neuropsiquiátricas é barrado pela ausência de agonistas/antagonistas 5-HT_7 seguros para uso em humanos.

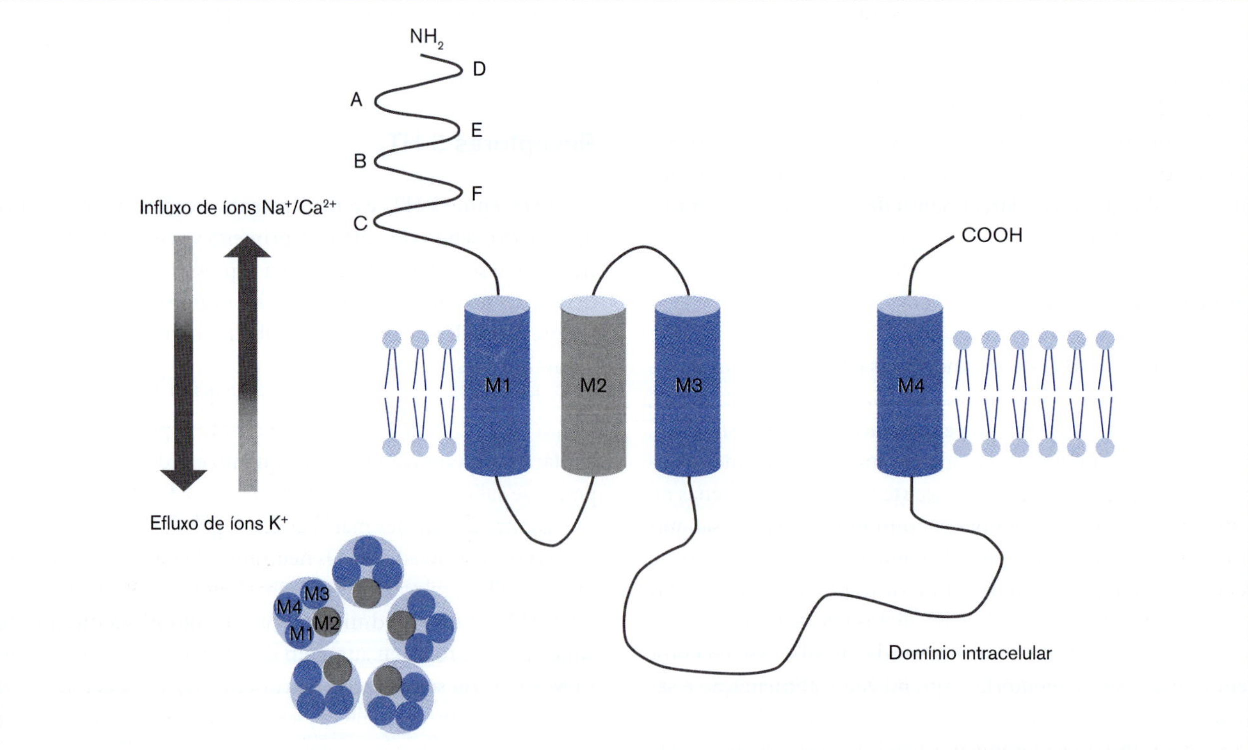

Figura 7 O receptor 5-HT_3 é um canal de íons ligante dependente. Quando estimulado, torna-se permeável a cátions, permitindo o efluxo de K^+ e o influxo de Ca^{++} e Na^+.
Fonte: Juza, et al., 2020[91].

RELAÇÃO COM OS TRANSTORNOS PSIQUIÁTRICOS E IMPLICAÇÕES CLÍNICAS

A base do tratamento farmacológico dos transtornos ansiosos e da depressão são os ISRS, sendo evidente a importância da 5-HT nos transtornos de humor e na ansiedade, sendo que essa relação é muito mais complexa do que se imaginava inicialmente. Os receptores 5-HT_{1A} e 5-HT_{1B}-são os mais estudados e os principais alvos das medicações atualmente, mas existem diversos outros receptores[6,11].

Um estudo grande que avaliou alternativas de tratamento sequenciado para aliviar a depressão (conhecido pela sigla em inglês STAR*D) iniciou o tratamento de mais de quatro mil pacientes com depressão não psicótica com ISRS (citalopram). Conforme os pacientes entravam em remissão da doença, ou seja, além de não preencherem mais os critérios diagnósticos para o transtorno depressivo também apresentassem escores de escalas psicométricas compatíveis com o estado de "não deprimidos", continuavam em fase de manutenção, enquanto os que se mantivessem sintomáticos (não remitidos) seguiam para o passo seguinte, com mudança no esquema terapêutico. O passo número 2 poderia ser a troca do ISRS por outro antidepressivo (um segundo ISRS - sertralina, ou inibidor dual de recaptação de 5-HT e NE - venlafaxina, ou inibidor de recaptação de NE e DA - bupropiona) ou a potencialização do citalopram com buspirona, ou a combinação do citalopram com bupropiona, ou a combinação de citalopram com psicoterapia cognitivo-comportamental (TCC) para depressão, ou a interrupção do tratamento farmacológico e substituição por TCC isolada; como no primeiro passo, os remitidos partiam para a manutenção com o esquema eficaz e os não remitidos passavam para o passo 3. A partir do passo 3, o desenho do estudo se torna complexo, sendo que os pacientes com tratamentos farmacológicos poderia ter seus medicamentos trocados por tricíclico (nortriptilina), ou mirtazapina, ou ter seu tratamento do passo 2 potencializado com lítio ou hormônio tireoidiano (T3), e os pacientes com TCC (isolado ou não), em número muito reduzido (apenas 163 pacientes tiveram acréscimo/troca por TCC, contra 1.292 que continuaram apenas com psicofármacos - embora aleatorizado, o estudo permitia o paciente "vetar" os tratamentos que incluíssem psicoterapia), foram para o passo "2a" (troca por vanlafaxina ou bupropiona, sem TCC); o passo 4 consistia na troca por IMAO (tranilcipromina) ou pela combinação venlafaxina + mirtazapina (do grupo que fez TCC, necessário o passo 3, como descrito, antes de os não remitidos irem para o passo 4). Assim, os pacientes, à medida que não atingissem a remissão completa dos sintomas, podiam seguir até o passo 4, sendo que a mudança no tratamento consistia em acréscimo ou modificação de medicação de diversas classes farmacológicas e/ou associação com terapia cognitivo-comportamental. Como resultado final, obteve-se remissão de 38,8%, 30,6%, 13,7% e 13% nos passos de 1 a 4, respectivamente, com um acumulado de 67% de remissão[12,13].

Isso mostra como os transtornos do humor são heterogêneos, tendo respostas diversas ao tratamento farmacológico, mesmo utilizando-se medicações com ação em diferentes receptores e em diferentes neurotransmissores, há por volta de um terço que não responderam de forma satisfatória ao tratamento. Com isso em mente é importante levar em conta a individualidade de cada paciente e tentar diferentes planos terapêuticos para cada um e de acordo com os sintomas e a apresentação clínica[6].

Para aprofundamento

- Stahl SM. Stahl's essential psychopharmacology neuroscientific basis and practical applications, 4.ed. Cambridge University Press; 2013.
  ⇨ **É a principal referência atual em psicofarmacologia. Nesta versão completa e concisa, resume de forma didática os princípios da neurofisiologia dos neurotransmissores relevantes nos transtornos psiquiátricos e suas relações com os diversos psicofármacos.**
- Teng CT, Demetrio FN. Psicofarmacologia Aplicada: manejo prático dos transtornos mentais, 2.ed. São Paulo: Atheneu, 2011.
  ⇨ **Livro estruturado no manejo dos psicofármacos nos diversos transtornos mentais.**
- Zanini AZ, Oga S, Batistuzzo JAO. Farmacologia aplicada. Rio de Janeiro: Atheneu; 2018.
  ⇨ **Livro didático abrangente, com citações da dopamina inclusive em diversos transtornos não psiquiátricos.**

REFERÊNCIAS BIBLIOGRÁFICAS

1. Page IH. Serotonin (5-hydroxytryptamine). Physiological reviews. 1954;34(3):563-88.
2. McCorvy JD, Roth BL. Structure and function of serotonin G protein-coupled receptors. Pharmacology & Therapeutics. 2015;150:129-42.
3. Page IH. Serotonin (5-hydroxytryptamine); the last four years. Physiological Rev. 1958;38(2):277-335.
4. Sjoerdsma A. Serotonin. N Engl J Med. 1959;261(4):181-8.
5. Coppen A. The biochemistry of affective disorders. Br J Psychiatry. 1967;113(504):1237-64.
6. **Nautiyal KM, Hen R. Serotonin receptors in depression: from A to B. F1000Research. 2017;6:123.**
   ⇨ **É um bom artigo sobre o papel da serotonina nos quadros depressivos.**
7. Meneses A. 5-HT system and cognition. Neuroscience & Biobehavioral Reviews. 1999;23(8):1111-25.
8. Handley SL. 5-Hydroxytryptamine pathways in anxiety and its treatment. Pharmacology & therapeutics. 1995;66(1):103-48.
9. Laugeray A, et al. Peripheral and cerebral metabolic abnormalities of the tryptophan-kynurenine pathway in a murine model of major depression. Behavioural brain research. 2010;210(1):84-91.
10. Ungerstedt U. Stereotaxic mapping of the monoamine pathways in the rat brain. Acta Physiologica Scandinavica. 1971;82(S367):1-48.
11. Gordon RP, Brandish EK, Baldwin DS. Anxiety disorders, post-traumatic stress disorder, and obsessive-compulsive disorder. Medicine. 2016;44(11):664-71.
12. Rush AJ, et al. Acute and longer-term outcomes in depressed outpatients requiring one or several treatment steps: a STAR* D report. Focus. 2008;6(1):128-42.

13. **Rush AJ, Trivedi MH, Wisniewski SR, et al. Acute and longer-term outcomes in depressed outpatients requiring one or several treatment steps: a STAR*D report. Am J Psychiatry. 2006;163(11):1905-17.**

    ⇨ **Trabalho clássico em tratamento para quadros depressivos.**
14. Bender DA. Biochemistry of tryptophan in health and disease. Molecular Aspects of Medicine. 1983;6(2):101-97.
15. Sainio EL, Pulkki K, Young SN. L-Tryptophan: biochemical, nutritional and pharmacological aspects. Amino acids. 1996;10(1):21-47.
16. McMenamy RH, Oncley JL. The specific binding of L-tryptophan to serum albumin. Journal of Biological Chemistry. 1958;233(6):1436-47.
17. Madras BK, Cohen EL, Messing R, Munro HN, Wurtman RJ. Relevance of free tryptophan in serum to tissue tryptophan concentrations. Metabolism: clinical and experimental. 1974;23(12):1107-16.
18. Allegri G, Costa CV, Bertazzo A, Biasiolo M, Ragazzi E. Enzyme activities of tryptophan metabolism along the kynurenine pathway in various species of animals. Il Farmaco. 2003;58(9):829-36.
19. Gál EM, Sherman AD. L-kynurenine: its synthesis and possible regulatory function in brain. Neurochem Res. 1980;5(3):223-39.
20. Tyce GM. Biochemistry of serotonin. In: Van Houtte PM (ed.). Serotonin and the cardiovascular system. New York: Raven Press, 1985.
21. Botting NP. Chemistry and neurochemistry of the kynurenine pathway of tryptophan metabolism. Chemical Society Rev. 1995;24(6):401-12.
22. Yabut JM, Crane JD, Green AE, Keating DJ, Khan WI, Steinberg GR. Emerging roles for serotonin in regulating metabolism: New implications for an ancient molecule. Endocrine Rev. 2019;40(4):1092-107.
23. Noguchi TOMOO, Nishino MIHO, Kido R. Tryptophan 5-hydroxylase in rat intestine. Biochemical Journal. 1973;131(2):375-80.
24. Côté F, Thevenot E, Fligny C, Fromes Y, Darmon M, Ripoche MA, et al. Disruption of the nonneuronal tph1 gene demonstrates the importance of peripheral serotonin in cardiac function. Proceedings of the National Academy of Sciences. 2003;100(23):13525-30.
25. Walther DJ, Peter JU, Bashammakh S, Hortnagl H, Voits M, Fink H, et al. Synthesis of serotonin by a second tryptophan hydroxylase isoform. Science. 2003;299(5603):76.
26. Chen JJ, Wan S, Gershon MD. Expression of two isoforms of tryptophan hydroxylase (TPH1 and TPH2) in human and mouse gut. Gastroenterology. 2004;126:A411
27. **Tyce GM. Origin and metabolism of serotonin. Journal of Cardiovascular Pharmacology. 1990;16:S1-S7.**

    ⇨ **Breve e clara revisão da distribuição da serotonina nos tecidos e descrição das etapas enzimáticas na biossíntese e metabolismo.**
28. Muck-Seler D, Pivac N. Serotonin. Periodicum biologorum. 2011;113(1):29-41.
29. Gershon MD, Tack J. The serotonin signaling system: from basic understanding to drug development for functional GI disorders. Gastroenterology. 2007;132(1):397-414.
30. Monro RL, Bertrand PP, Bornstein JC. ATP and 5-HT are the principal neurotransmitters in the descending excitatory reflex pathway of the guinea-pig ileum. Neurogastroenterol Motil. 2002;14:255-64.
31. Gutknecht L, Kriegebaum C, Waider J, Schmitt A, Lesch KP. Spatio-temporal expression of tryptophan hydroxylase isoforms in murine and human brain: convergent data from Tph2 knockout mice. Eur Neuropsychopharmacol. 2009;19(4):266-82.
32. Leklem JE. Quantitative aspects of tryptophan metabolism in humans and other species: a review. Am J Clin Nutrition. 1971;24(6):659-72.
33. **Chen Y, Guillemin GJ. Kynurenine pathway metabolites in humans: disease and healthy states. International Journal of Tryptophan Research. 2009;2:IJTR-S2097.**

    ⇨ **Boa revisão sobre o funcionamento da via da quinurenina e de como pode contribuir para o desenvolvimento de doenças.**
34. Schwarcz R, Bruno JP, Muchowski PJ, Wu HQ. Kynurenines in the mammalian brain: when physiology meets pathology. Nature Reviews Neuroscience. 2012;13(7):465-77.
35. Metz R, Duhadaway JB, Kamasani U, Laury-kleintop L, Muller AJ, Prendergast GC. Novel tryptophan catabolic enzyme IDO2 is the preferred biochemical target of the antitumor indoleamine 2,3-dioxygenase inhibitory compound D-1-methyl-tryptophan. Cancer Res. 2007;67:7082-7.
36. Salter M, Pogson CI. The role of tryptophan 2,3-dioxygenase in the hormonal control of tryptophan metabolism in isolated rat liver cells. Effects of glucocorticoids and experimental diabetes. Biochem J. 1985;229:499-504.
37. Guillemin GJ, Smythe G, Takikawa O, Brew BJ. Expression of indoleamine 2,3-dioxygenase and production of quinolinic acid by human microglia, astrocytes, and neurons. Glia. 2005;49:15-23.
38. Werner-felmayer G, Werner ER, Fuchs D, Hausen A, Reibnegger G, Wachter H. Characteristics of interferon induced tryptophan metabolism in human cells in vitro. Biochim Biophys. 1989;1012(2):140-7.
39. Dang Y, Dale W, Brown OR. Comparative effects of oxygen on indoleamine 2, 3-dioxygenase and tryptophan 2, 3-dioxygenase of the kynurenine pathway. Free Radical Biology and Medicine. 2000;28(4):615-24.
40. Oxenkrug GF. Metabolic syndrome, age-associated neuroendocrine disorders, and dysregulation of tryptophan - Kynurenine metabolism. Ann N Y Acad Sci. 2010;1199:1-14.
41. Goldstein LE, Leopold MC, Huang X. 3-Hydroxykynurenine and 3-hydroxyanthranilic acid generate hydrogen peroxide and promote alpha-crystallin cross-linking by metal ion reduction. Biochemistry. 2000;39:7266-75.
42. Stone TW, Perkins MN. Quinolinic acid: a potent endogenous excitant at amino acid receptors in CNS. Eur J Pharmacol. 1981;72:411-2.
43. Stone TW. Neuropharmacology of quinolinic and kynurenic acids. Pharmacological Rev. 1993;45(3):309-79.
44. Grant RS, Coggan SE, Smythe GA. The physiological action of picolinic acid in the human brain. International Journal of Tryptophan Research. 2009;2:IJTR-S2469.
45. Miura H, Ozaki N, Sawada M, Isobe K, Ohta T, Nagatsu T. A link between stress and depression: shifts in the balance between the kynurenine and serotonin pathways of tryptophan metabolism and the etiology and pathophysiology of depression. Stress. 2008;11(3):198-209.
46. O'Connor JC, Andre C, Wang Y, Lawson MA, Szegedi SS, Lestage J, et al. Interferon-gamma and tumor necrosis factor-alpha mediate the upregulation of indoleamine 2,3-dioxygenase and the induction of depressive-like behavior in mice in response to bacillus Calmette-Guerin. J. Neurosci. 2009;29:4200-9.
47. Smith AK, Simon JS, Gustafson EL, Noviello S, Cubells JF, Epstein MP, et al. Association of a polymorphism in the indoleamine-2, 3-dioxygenase gene and interferon-ß-induced depression in patients with chronic hepatitis C. Molecular Psychiatry. 2012;17(8):781-9.
48. Kohl C, Walch T, Huber R, Kemmler G, Neurauter G, Fuchs D, et al. Measurement of tryptophan, kynurenine and neopterin in women with and without postpartum blues. J Affect Disord. 2005;86:135-42.
49. Reiter RJ. Pineal melatonin: cell biology of its synthesis and of its physiological interactions. Endocr Rev. 1991;12:151-80.
50. Srinivasan V, Smits M, Spence W, Lowe AD, Kayumov L, Pandi-Perumal SR, et al. Melatonin in mood disorders. World J Biological Psychiatry. 2006;7(3):138-151.
51. Macchi MM, Bruce JN. Human pineal physiology and functional significance of melatonin. Frontiers in neuroendocrinology. 2004;25(3-4):177-95.
52. Cardinali DP, Pévet P. Basic aspects of melatonin action. Sleep Med Rev. 1998;2(3):175-90.
53. Klein DC, Moore RY. Pineal N-acetyltransferase and hydroxyindole-O--methyl-transferase: control by the retinohypothalamic tract and the suprachiasmatic nucleus. Brain research. 1979;174(2):245-62.
54. Murphy DL, Lerner A, Rudnick G, Lesch KP. Serotonin transporter: gene, genetic disorders, and pharmacogenetics. Molecular interventions. 2004;4(2):109.
55. Chang AS, Lam DM-K. Mechanistic analyses of ion dependences in a high-affinity human serotonin transport system in transfected murine fibroblast cells. J Physiology. 1998;510(3):903-13.
56. Gill RK, Pant N, Saksena S, Singla A, Nazir TM, Vohwinkel L, et al. Function, expression, and characterization of the serotonin transporter in the native human intestine. Am J Physiology-Gastrointestinal and Liver Physiology. 2008;294(1):G254-G262.
57. Gershon MD. Serotonin receptors and transporters: roles in normal and abnormal gastrointestinal motility. Alimentary Pharmacology & Therapeutics. 2004;20:3-14

58. Chen JJ, Li Z, Pan H, Murphy DL, Tamir H, Koepsell H, et al. Maintenance of serotonin in the intestinal mucosa and ganglia of mice that lack the high-affinity serotonin transporter: abnormal intestinal motility and the expression of cation transporters. J Neurosc. 2001;21(16):6348-61.
59. Egashira Toru, Waddell WJ. Histochemical localization of monoamine oxidase in whole-body, freeze-dried sections of mice. The Histochemical Journal.1984;16(9):919-29.
60. Hoyer D, Clarke DE, Fozard JR, Hartig PR, Martin GR, Mylecharane EJ, et al. International Union of Pharmacology classification of receptors for 5-hydroxytryptamine (Serotonin). Pharmacol Rev. 1994;46:157-203.
61. Roth BL. The serotonin receptors: From molecular pharmacology to human therapeutics. Springer Science & Business Media, 2008.
62. Kroeze WK. G-protein-coupled receptors at a glance. Journal of Cell Science. 2003;116:4867-9.
63. Katritch V, Cherezov V, Stevens RC. Structure-function of the G protein--coupled receptor superfamily. Annu Rev Pharmacol Toxicol. 2013;53:531-56.
64. Stahl SM. Psicofarmacologia: bases neurocientíficas e aplicações práticas. Rio de Janeiro: Guanabara Koogan; 2014.
65. McCorvy JD, Roth BL. Structure and function of serotonin G protein-coupled receptors. Pharmacology & Therapeutics. 2015;150:129-42.
66. Berger M, Gray JA, Roth BL. The expanded biology of serotonin. Annu Rev Med. 2009;60:355-66.
67. Smith SA, Waggoner AD, de las Fuentes L, Davila-Roman VG. Role of serotoninergic pathways in drug-induced valvular heart disease and diagnostic features by echocardiography. J Am Soc Echocardiogr. 2009;22:883-9.
68. Nautiyal KM, Hen R. Serotonin receptors in depression: from A to B. F1000Res. 2017; 6: 123.
69. Celada P, Bortolozzi A, Artigas F. Serotonin 5-HT1A receptors as targets for agents to treat psychiatric disorders: rationale and current status of research. CNS Drugs. 2013;27:703-16.
70. Tiger M, Varnäs K, Okubo Y, Lundberg J. The 5-HT1B receptor – a potential target for antidepressant treatment. Psychopharmacology. 2018;235:1317-34.
71. Haleem DJ. Targeting serotonin1A receptors for treating chronic pain and depression. Curr Neuropharmacol. 2019;17:1098-108.
72. Newman-Tancredi A, Kleven MS. Comparative pharmacology of antipsychotics possessing combined dopamine D2 and serotonin 5-HT1A receptor properties. Psychopharmacology. 2011;216:451-73.
73. Okada M, Okubo R, Fukuyama K. Vortioxetine subchronically activates serotonergic transmission via desensitization of serotonin 5-HT receptor with 5-HT receptor inhibition in rats. Int J Mol Sci. 2019;20.
74. Orsolini L, Tomasetti C, Valchera A, Iasevoli F, Buonaguro EF, Vellante F, et al. New advances in the treatment of generalized anxiety disorder: the multimodal antidepressant vortioxetine. Expert Rev Neurother. 2016;16:483-95.
75. Ramírez Rosas MB, Labruijere S, Villalón CM, Van Den Brink AM. Activation of 5-hydroxytryptamine1B/1D/1F receptors as a mechanism of action of antimigraine drugs. Expert Opin Pharmacother. 2013;14:1599-610.
76. Barnes NM, Sharp T. A review of central 5-HT receptors and their function. Neuropharmacology. 1999;38:1083-152.
77. Clemow DB, Johnson KW, Hochstetler HM, Ossipov MH, Hake AM, Blumenfeld AM. Lasmiditan mechanism of action - review of a selective 5-HT agonist. J Headache Pain. 2020;21:71.
78. Videtic A, Pungercic G, Pajnic IZ, Zupanc T, Balazic J, Tomori M, et al. Association study of seven polymorphisms in four serotonin receptor genes on suicide victims. Am J Med Genet B Neuropsychiatr Genet. 2006;141B:669-72.
79. Leysen JE. 5-HT2 receptors. Curr Drug Targets CNS Neurol Disord. 2004;3:11-26.
80. **Carhart-Harris RL, Nutt DJ. Serotonin and brain function: a tale of two receptors. J Psychopharmacol. 2017;31:1091-120.**
⇨ **Artigo de revisão que estabelece uma hipótese teórica para interação entre receptores de serotonina excitatórios e inibitórios com base nas recentes descobertas com drogas psicodélicas.**
81. López-Giménez JF, González-Maeso J. Hallucinogens and serotonin 5-HT receptor-mediated signaling pathways. Curr Top Behav Neurosci. 2018;36:45-73.
82. Quesseveur G, Nguyen HT, Gardier AM, Guiard BP. 5-HT2 ligands in the treatment of anxiety and depression. Expert Opin Investig Drugs. 2012;21:1701-25.
83. Murnane KS. Serotonin 2A receptors are a stress response system: implications for post-traumatic stress disorder. Behav Pharmacol. 2019;30:151-62.
84. Devroye C, Cathala A, Piazza PV, Spampinato U. The central serotonin receptor as a new pharmacological target for the treatment of dopamine-related neuropsychiatric disorders: Rationale and current status of research. Pharmacol Ther. 2018;181:143-55.
85. Artigas F. Serotonin receptors involved in antidepressant effects. Pharmacol Ther. 2013;137:119-31.
86. Wold EA, Wild CT, Cunningham KA, Zhou J. Targeting the 5-HT2C receptor in biological context and the current state of 5-HT2C receptor ligand development. Curr Top Med Chem. 2019;19:1381-98.
87. Palacios JM, Pazos A, Hoyer D. A short history of the 5-HT receptor: from the choroid plexus to depression, obesity and addiction treatment. Psychopharmacology. 2017;234:1395-418.
88. Gautron L, Elmquist JK, Williams KW. Neural control of energy balance: translating circuits to therapies. Cell. 2015;161:133-45.
89. Singh AK, Singh R. Efficacy and safety of lorcaserin in obesity: a systematic review and meta-analysis of randomized controlled trials. Expert Rev Clin Pharmacol. 2020;13:183-90.
90. Higgins GA, Fletcher PJ, Shanahan WR. Lorcaserin: a review of its preclinical and clinical pharmacology and therapeutic potential. Pharmacol Ther. 2020;205:107417.
91. Juza R, Vlcek P, Mezeiova E, Musilek K, Soukup O, Korabecny J. Recent advances with 5-HT modulators for neuropsychiatric and gastrointestinal disorders. Med Res Rev. 2020;40(5):1593-678.
92. Zheng W, Cai D-B, Zhang Q-E, He J, Zhong LY, Sim K, et al. Adjunctive ondansetron for schizophrenia: a systematic review and meta-analysis of randomized controlled trials. J Psychiatr Res. 2019;113:27-33.
93. Fakhfouri G, Rahimian R, Dyhrfjeld-Johnsen J, Zirak MR, Beaulieu JM. 5-HT Receptor antagonists in neurologic and neuropsychiatric disorders: the iceberg still lies beneath the surface. Pharmacol Rev. 2019;71:383-412.
94. Hagena H, Manahan-Vaughan D. The serotonergic 5-HT4 receptor: a unique modulator of hippocampal synaptic information processing and cognition. Neurobiol Learn Mem. 2017;138:145-53.
95. Gonzalez R, Chávez-Pascacio K, Meneses A. Role of 5-HT5A receptors in the consolidation of memory. Behav Brain Res. 2013;252:246-51.
96. Karila D, Freret T, Bouet V, Boulouard M, Dallemagne P, Rochais C. Therapeutic potential of 5-HT6 receptor agonists. J Med Chem. 2015;58:7901-12.
97. Nikiforuk A. The procognitive effects of 5-HT6 receptor ligands in animal models of schizophrenia. Rev Neurosci. 2014;25:367-82.
98. Khoury R, Grysman N, Gold J, Patel K, Grossberg GT. The role of 5 HT-6-receptor antagonists in Alzheimer's disease: an update. Expert Opin Investig Drugs. 2018;27:523-33.
99. Kotańska M, Lustyk K, Bucki A, Marcinkowska M, Sniecikowska J, Kolaczkowski M. Idalopirdine, a selective 5-HT receptor antagonist, reduces food intake and body weight in a model of excessive eating. Metab Brain Dis. 2018;33:733-40.
100. Blattner KM, Canney DJ, Pippin DA, Balls BE. Pharmacology and therapeutic potential of the 5-HT receptor. ACS Chem Neurosci. 2019;10:89-119.
101. Crispino M, Volpicelli F, Perrone-Capano C. Role of the serotonin receptor 7 in brain plasticity: from development to disease. Int J Mol Sci. 2020;21.
102. Thomas SR, Stocker R. Redox reactions related to indoleamine 2,3-dioxygenase and tryptophan metabolism along the kynurenine pathway. Redox Rep. 1999;4(5):199-220.

5

Dopamina

Mauro Shigueharu Oide Junior
Gabriel Henrique Beraldi
Isabella D'Andrea Garcia da Cruz
Chei Tung Teng

Sumário

Pontos-chave

- Dopamina é um dos neurotransmissores centrais nas fisiopatologias de diversos transtornos mentais, como nos transtornos psicóticos, do humor, dependências de substâncias e déficit de atenção e hiperatividade.
- Os processos de síntese e metabolização da dopamina são importantes por serem relevantes como alvos terapêuticos (p. ex., L-DOPA) e estudos de metabolômica.
- A modulação dos receptores de dopamina é uma das principais estratégias terapêuticas na psiquiatria, constituindo um importante alvo de ação, direta ou indireta, da maioria dos psicofármacos.

INTRODUÇÃO

Até o final da década de 1950, acreditava-se que a dopamina (DA) era um mero metabólito intermediário na síntese dos transmissores adrenérgicos. Nessa época, os estudos evoluíram metodologicamente e pode-se determinar a presença e concentração de monoaminas nos tecidos biológicos. Os estudos iniciais foram realizados em animais ruminantes, neles percebeu-se uma alta concentração de dopamina em vários tecidos, inclusive estoques da molécula em células especializadas. Isso apontou para a importância da dopamina[1].

Na década seguinte, já se conhecia a presença importante das monoaminas nos neurônios, principalmente nos terminais sinápticos, também se percebeu que a dopamina em especial, tinha alta concentração na região dos núcleos caudados e putâmen[2].

Em meados de 1970 a relação dos distúrbios da DA com transtornos neurológicos e psiquiátricos começa a ganhar força. Diversos estudos evidenciavam a importância da DA no controle do movimento modulando a atividade dos centros extrapiramidais do cérebro: conhecia-se a distribuição característica da DA nos núcleos caudado, putâmen, globo pálido e via nigro-estriatal, além disso, pacientes com doença de Parkinson tinham uma redução importante de DA nesses núcleos e existia uma resposta clínica notável da rigidez e acinesia em pacientes com parkinsonismo que faziam uso da levodopa, o precursor imediato da DA[3].

Na mesma época, a pesquisa e a experiência clínica mostraram que o uso de alguns tipos de drogas adrenérgicas poderia piorar os sintomas da esquizofrenia, ou mesmo, em doses mais elevadas, provocar uma psicose transitória indistinguível da doença, mesmo em pacientes hígidos. Corroborando com essa ideia, observou-se que as fenotiazinas, bloqueadoras centrais de catecolaminas, principalmente de DA, podiam melhorar os sintomas da esquizofrenia. Até então, conhecia-se bem a existência dos neurônios dopaminérgicos da região de núcleos da base, sistema límbico subcortical e hipotalâmico, porém o sistema dopaminérgico cortical ainda era pouco conhecido[4].

Hoje em dia, acredita-se que a DA seja um importante neurotransmissor do sistema de recompensa (motivação e reforçamento), mais especificamente no que diz respeito à motivação. As leves flutuações de concentração de DA medeiam a sensibilidade do animal ao reforçamento, ou seja, ao estímulo que aumenta a probabilidade de um evento acontecer novamente. Isso tem implicação direta em adição a drogas, hábitos alimentares, interação social e comportamentos depressivos[5,6].

Este capítulo tem por objetivo, explorar o que se conhece do sistema dopaminérgico, um sistema complexo, constituído por várias vias com diferentes tipos de neurônios e receptores, o que implica numa ampla gama de funções na cognição, no movimento e no comportamento humano.

METABOLISMO DA DOPAMINA

Síntese

A fenilalanina hidroxilase (PAH) catalisa a conversão de L-fenilalanina (L-Phe) em L-tirosina (L-Tyr) por para-hidroxilação da cadeia lateral aromática[7]. Nos mamíferos, esta reação dependente de tetra-hidrobiopterina (BH4) é a reação inicial e limitante da taxa na degradação do excesso de fenilalanina de proteínas alimentares[8]. O L-tirosina é, portanto, um aminoácido não essencial em organismos contendo PAH, usado para síntese de proteínas ou como precursor de neurotransmissores, como a dopamina. A enzima PAH está presente principalmente no fígado, onde a remoção do excesso de L-Phe impede o efeito neurotóxico da hiperfenilalaninemia[9].

A tirosina hidroxilase (TH) é a enzima citosólica limitadora da taxa da biossíntese da catecolamina; usa BH4 e oxigênio molecular para converter tirosina em 3,4-dihidroxifenilalanina (L-DOPA) dentro do neurônio[10]. Diferente da dopamina, a L-DOPA atravessa facilmente a barreira hemato-encefálica e é convertida em dopamina (DA) no cérebro, o que explica sua utilidade no tratamento da doença de Parkinson[11].

A enzima citosólica DOPA descarboxilase (DDC), também chamada de L-aminoácido aromático descarboxilase, catalisa a remoção do grupo carboxila da L-DOPA, principalmente no trato gastrointestinal e no fígado, formando a DA[12]. A enzima usa piridoxal fosfato como um cofator[13].

Em neurônios noradrenérgicos, a dopamina-b-hidroxilase hidroxila a dopamina para noradrenalina, que pode ser metilada em epinefrina pela feniletanolamina N-metiltransferase (veja com mais detalhes no item "Noradrenalina").

Armazenamento e liberação

Nos neurônios dopaminérgicos, o neurotransmissor é transportado do citoplasma para vesículas especializadas em armazenamento – vesículas transportadoras de monoaminas 2 (VMAT 2). Nas vesículas, a dopamina encontra-se em concentração 10 a 1.000 vezes maior que o nível no citosol. Este transportador de monoamina vesicular sináptica sensível à reserpina difere do transportador de membrana plasmática sensível à cocaína localizado na membrana externa do neurônio dopamina. Deve-se notar que a dopamina pode ser sintetizada e liberada a partir de dendritos, além de regiões terminais; no entanto, nos dendritos, a dopamina parece estar armazenada nas vesículas clássicas e no retículo endoplasmático liso[14].

Com a chegada de um potencial de ação, uma alteração na conformação das proteínas da membrana permite o influxo de íons de cálcio, que é uma parte essencial do estímulo responsável pela fusão das vesículas com a membrana neuronal. Pelo processo de exocitose, as vesículas descarregam seu conteúdo solúvel na sinapse. A extensão da liberação de dopamina parece ser dependente da taxa e padrão de disparo neuronal[15].

Na sinapse, a DA se liga a receptores de DA pós-sinápticos ou pré-sinápticos ou a ambos. Essa ligação, independentemente do receptor, gera um potencial elétrico na célula pré-sináptica.

No caso de receptores de DA pós-sinápticos, o sinal é propagado para o neurônio pós-sináptico, enquanto, no caso de receptores de DA pré-sinápticos, o sinal pode excitar a célula pré-sináptica ou inibi-la. Os receptores pré-sinápticos com potencial inibitório, também conhecidos como autorreceptores, inibem a síntese e a liberação de neurotransmissores e, portanto, funcionam para manter os níveis normais de DA. Após realizar sua função sináptica, a DA é retomada no citosol pelas células pré-sinápticas através das ações dos transportadores de DA de alta afinidade (DAT) ou dos transportadores de monoamina da membrana plasmática de baixa afinidade. O transportador de DA é uma proteína cotransportadora acoplada a sódio responsável por modular a concentração de DA extraneuronal no cérebro. O DA agora no citosol é, então, re-embalado em vesículas pela ação do transporte de monoamina vesicular, VMAT2[16].

Inativação

O principal metabólito da DA é o ácido homovanílico (HVA), que pode ser originado por duas vias diferentes que se iniciam pela atuação da enzima MAO (monoamina oxidase) ou da enzima COMT (catecol O-metiltransferase)[8].

A ação degradativa pode ser realizada pelas duas isoformas da MAO: MAO-A e MAO-B. Apesar de ambas as enzimas exibirem idêntica afinidade para a DA[17], pensa-se que a MAO-B seja a principal responsável pela metabolização da DA[18].

A MAO decompõe, por meio de reação oxidativa, a dopamina em 3,4-dihidroxi fenilacetaldeído (DOPAL). Este, por sua vez, pode ser catalisado de duas formas: pela enzima aldeído desidrogenase (ALD-D), formando-se ácido 3,4-dihidroxifenilacético (DOPAC) (via majoritária), ou pela enzima álcool desidrogenase ou aldeído redutase (ADH) formando-se 3,4-dihidrofeniletanol (DOPET) (via minoritária). O DOPAC é depois metabolizado pela enzima COMT, formando-se HVA.

A enzima COMT poderá ainda atuar diretamente sobre o DOPET a fim de formar um outro metabolito designado de 3-metoxi-4-hidroxifeniloetanol (MOPET).

A via para o metabolismo da DA envolve a enzima COMT, que converte dopamina em 3 metoxitiramina (3-MT) através da O-metilação. Em seguida, a 3-MT é metabolizada pela MAO, depois pela ALD-D, originando o HVA, que pode ser eliminado na urina.

No cérebro, a dopamina é metabolizada principalmente em metabólitos ácidos (DOPAC, HVA), com menor formação de metabólitos alcoólicos (DOPET, MOPET); na periferia, os metabólitos do álcool podem ser metabolizados ainda mais pela desidrogenase do álcool. Na periferia, a glucoroniltransferase é capaz de formar conjugados glicoronídeos de dopamina e metabólitos. O DA não degradado é reembalado pelo VMAT2 nas vesículas para reutilização[19,20].

TOPOGRAFIA DOS SISTEMAS DE NEUROTRANSMISSÃO

Existem quatro principais vias dopaminérgicas no encéfalo[21]:

- A via nigroestriatal tem papel fundamental no controle do movimento e no aprendizado motor. Ela tem origem na substância nigra e suas fibras se projetam rostralmente para uma ampla distribuição nos núcleos da base (caudado e putâmen). Acredita-se que os efeitos extrapiramidais dos medicamentos antipsicóticos são devido ao bloqueio dos receptores dopaminérgicos na região estriatal.
- A via mesolímbica está relacionada às emoções e ao sistema de recompensa. Os neurônios dopaminérgicos dessa via se originam na área tegumentar ventral e se espalham pela amídala, córtex piriforme, núcleo septal lateral e núcleo accumbens. Esses neurônios são estimulados em situações ligadas ao prazer, como alimentação e sexo. Eles também são importantes no mecanismo de adição de diversas drogas de abuso. Acredita-se que o estímulo excessivo dessa via e as mudanças por neuroplasticidade estão associadas ao mecanismo de adição. Essa região também é alvo dos antipsicóticos. Eles promoveriam o bloqueio de receptores de dopamina com o intuito de diminuir os sintomas positivos da esquizofrenia.
- A via mesocortical tem sua função na cognição e comportamento emocional. Seus neurônios se originam na região tegmentar ventral e se projetam para córtex frontal e região septo hipocampal. O equilíbrio dos níveis de dopamina dessa via está relacionado a uma boa memória de trabalho e atenção. Os antipsicóticos poderiam piorar os sintomas negativos da esquizofrenia supostamente bloqueando os receptores dessa via.
- A via tuberoinfundibular é responsável por inibir a liberação de prolactina. Seus neurônios têm origem no núcleo arqueado do hipotálamo e se projetam para a eminência medial da glândula pituitária. Os antipsicóticos que bloqueiam os receptores dopaminérgicos na hipófise e estimulam a liberação de prolactina, provocando galactorreia.

RECEPTORES DOPAMINÉRGICOS

Receptores dopaminérgicos são alvos bem estabelecidos de diversas medicações de uso clínico, tanto para efeitos terapêuticos quanto colaterais, além de apresentarem alterações em diversas patologias neurológicas e psiquiátricas. Nesta lista, estão incluídos não somente os transtornos psicóticos, como esquizofrenia e transtorno delirante persistente, mas também o transtorno bipolar, depressão e doença de Parkinson, por exemplo.

Compreender o funcionamento de receptores celulares envolve, primeiramente, o estudo de sua classificação e estrutura molecular. Só a partir de então é que se podem compreender

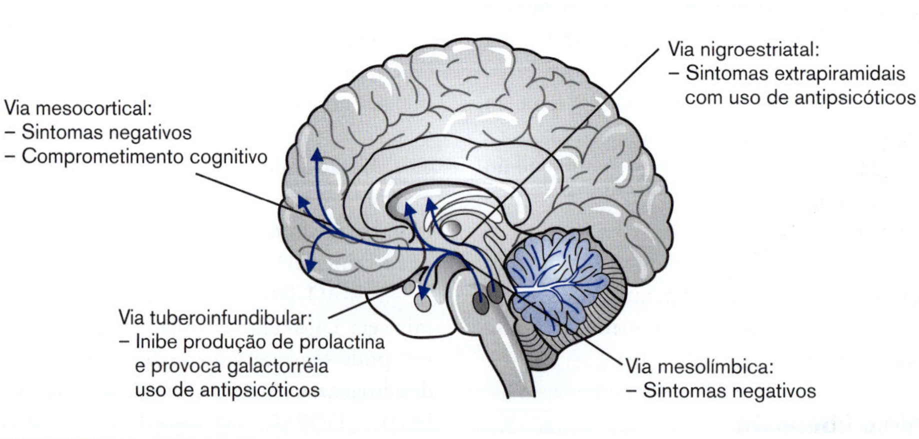

Figura 1 Vias dopaminérgicas e exemplos de suas supostas papéis na fisiopatologia da esquizofrenia. Disfunções nas vias dopaminérgicas, estão associadas a diversos sintomas, como demostrado na figura: hipoatividade da via mesocortical está associada aos sintomas negativos e disfunção cognitiva; a nigroestriatal está envolvida em sintomas extrapiramidais; a mesolímbica em hiperatividade e sintomas positivos da esquizofrenia; a tuberoinfundibular é responsável pela inibição da prolactina e sua disfunção está associada a anormalidades de secreção desse hormônio.
Fonte: adaptada de Kwak et al., 2015[22].

os aspectos farmacodinâmicos (ou funcionais, em oposição ao estrutural). A farmacodinâmica envolve a interação da dopamina com seu receptor, seguida da sinalização intracelular, até a transdução do sinal e alteração intranuclear da transcrição gênica. Esse processo é feito através de segundos mensageiros, que atuam em diversas vias citoplasmáticas, regulando a ação dopaminérgica. Por fim, é necessário também compreender como se dá a expressão gênica desses receptores, que se supõe alterada em algumas patologias neuropsiquiátricas.

Estrutura molecular

São descritos atualmente cinco tipos de receptores dopaminérgicos, nomeados D1, D2, D3, D4 e D5. Esses cinco receptores são responsáveis por mediar todas as funções biológicas atribuídas à dopamina. Com membros da superfamília de receptores acoplados à proteína G, todos os receptores dopaminérgicos são compostos de sete domínios, ou segmentos, transmembrana[23].

Apesar de classicamente aceito que sinalização intracelular é mediada pela proteína G, há evidências de que outras vias também são recrutadas para transmissão do sinal a partir da ativação de receptores dopaminérgicos, como será detalhado adiante, na descrição da transdução do sinal.

Classificação

Os receptores dopaminérgicos podem ser divididos em dois subgrupos, os receptores da classe D1 (D1 e D5) e os pertencentes à classe D2 (D2, D3 e D4). Essa divisão é atribuída a diferentes características bioquímicas, especialmente relacionadas à atividade da adenilato ciclase, enzima ativada pela proteína G responsável por transformar o ATP em AMPc (3´5´-adenosina-monofosfato-cíclico), uma das principais moléculas responsáveis pela cadeia de sinalização intracelular. Enquanto os receptores da classe D1 estimulam a produção de AMPc, os da classe D2 inibem a adenilato ciclase e consequentemente a produção de AMPc. Enquanto os receptores da classe D1 se localizam exclusivamente na região pós-sináptica, os da classe D2 são encontrados tanto na região pré como pós-sináptica[24].

Outra diferença é percebida na estrutura genética, uma vez que somente os receptores da classe D2 apresentam íntrons em sua região codificadora (seis íntrons na região codificadora do receptor D2, cinco no gene do receptor D3 e três no gene do receptor D4). Essa informação tem implicações relevantes na expressão dos receptores dopaminérgicos da classe D2. A presença de íntrons permite uma variação na transcrição gênica, levando à produção de receptores com diferentes características. Por exemplo, a produção de duas isoformas do receptor D2, chamados de D2S (D2-short) e D2L (D2-long). Enquanto a variante D2S é encontrada predominantemente na região pré-sináptica e atua como autorreceptor, a isoforma D2L parece ser predominante na membrana pós-sináptica. Outras variantes foram também descritas para os receptores D3 e D4, mas ainda não é possível saber seu significado clínico, seja na sintomatologia ou na resposta medicamentosa, por exemplo[24].

Por fim, os receptores D1 a D5 variam consideravelmente em sua sensibilidade à agonistas e antagonistas dopaminérgicos. Enquanto a maior parte dos antipsicóticos atua com maior afinidade em receptores D2, por exemplo, a cariprazina apresenta maior afinidade por receptores D3[25].

Expressão gênica

Os receptores dopaminérgicos são codificados pelos genes DRD1 (dopamine receptor D1), DRD2, DRD3, DRD4 e DRD5, localizados em diferentes loci do genoma humano:

- Receptores D1: 5q35.1.
- Receptores D2: 11q23.1.
- Receptores D3: 3q13.3.
- Receptores D4: 11p15.5.
- Receptores D5: 4p16.1.

Distribuição corporal

Os receptores dopaminérgicos estão amplamente distribuídos no sistema nervoso central (SNC), mas são também abundantes em outros órgãos, como coração, estomago, intestino, testículos e baço. Em menor quantidade, os receptores podem ser encontrados até mesmo em vasos sanguíneos, traqueia, rins, vesícula biliar, entre outros. A Figura 2 mostra graficamente como se dá a distribuição dos cinco receptores dopaminérgicos pelo tecido neural.

- Receptores D1. Localizam-se em maior quantidade nas regiões nigroestriatais, mesolímbicas e mesocortical, como o núcleo caudado, putâmen, núcleo accumbens, substância negra, bulbo olfatório, amídala e córtex pré-frontal. Em menor quantidade, é encontrado também no hipocampo, cerebelo, tálamo e hipotálamo[24,26].
- Receptores D2. São abundantes no SNC, localizados especialmente no estriado, núcleo accumbens e trato olfatório, além de substância negra, área tegumentar ventral, hipotálamo, córtex, amídala e hipocampo[24,26,27].
- Receptores D3. Estão presentes em menor quantidade no SNC, quando comparados com D1 e D2, especialmente em regiões límbicas, como núcleo accumbens e tubérculo olfatório. Também podem ser encontrados no estriado, substância negra compacta, área tegumentar ventral, hipocampo e várias regiões corticais[24,28,29].
- Receptores D4. São os menos expressos no SNC, podendo ser encontrados em pequena quantidade no córtex frontal, amídala, hipocampo, hipotálamo, globo pálido, substância negra parte reticulada e tálamo[24,26,30].
- Receptores D5. São receptores pouco expressos no SNC, encontrado em áreas, como neurônios piramidais do córtex pré-frontal, córtex pré-motor, giro do cíngulo, córtex entorrinal, substância negra, hipotálamo e hipocampo[24].

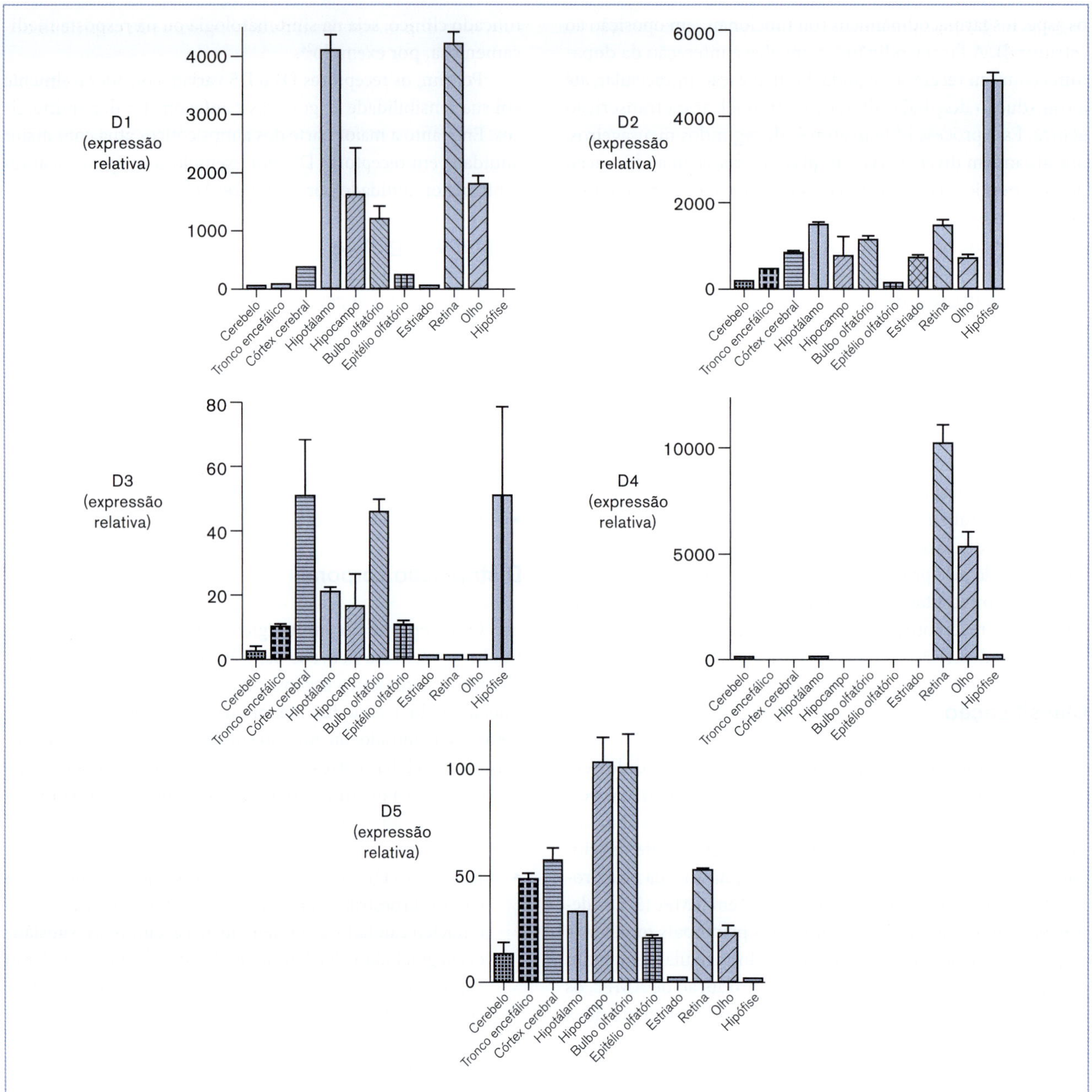

Figura 2 Expressão dos receptores dopaminérgicos nos tecidos do sistema nervoso central, retina e olho.
Fonte: adaptada de Regard et al., 2008[31].

Propriedades farmacológicas

Moléculas que atuam nos receptores dopaminérgicos podem ser (1) agonistas, (2) antagonistas ou (3) agonistas parciais, e ter afinidades diferentes por cada um dos cinco tipos de receptores. A própria dopamina não tem igual afinidade por todos eles.

Os receptores da classe D1 pouco se diferenciam entre si, uma vez que D1 e D5 apresentam sensibilidade muito similar aos antagonistas dopaminérgicos, como os antipsicóticos. Contudo, em relação aos agonistas, a dopamina tem dez vezes mais sensibilidade ao receptor D5 do que ao D1[32,33].

Por outro lado, os receptores da classe D2 apresentam maior variedade entre si com relação a afinidade dos antagonistas. A dopamina, por exemplo, tem vinte vezes mais afinidade pelos receptores D3 do que os D2[28]. Com o surgimento dos antipsicóticos de terceira geração (aripiprazol, brexpiprazol e cariprazina), foi possível atuar seletivamente em alguns desses receptores, em detrimento de outros.

Entre as classes D1 e D2 as diferenças se acentuam ainda mais. A Tabela 1 mostra a seletividade de cada receptor para alguns dos antipsicóticos mias utilizados na prática clínica, assim como de outros agonistas dopaminérgicos.

Tabela 1 Afinidade dos principais antipsicóticos aos diferentes receptores dopaminérgicos, de acordo com sua constante de inibição (Ki)

	Classe D1		Classe D2		
	D1	D5	D2	D3	D4
Antagonistas					
Haloperidol[26]	+	+	++++	++	+++
Clorpromazina[26]	+	+	+++	++	++
Risperidona[34]	+	+	+++	++	++
Paliperidona[35]	++	++	+++	++	++
Olanzapina[36]	+	+	++	++	++
Quetiapina[37,38]	+/-	+/-	+	+	+/-
Aripiprazol[39]	+/-	+/-	+++	++	+/-
Cariprazina[25,40]	ND	ND	+	++++	ND
Ziprasidona[41]	+	+	+++	++	++
Clozapina[26]	+	+	+	+	++
Sulpirida[26]	–	–	++	++	++
Agonistas					
Dopamina[26]	+/-	+	+	++	++
Bromocriptina[26]	+	+	+++	+++	+

Ki: constante de inibição, expressos em nM (valores baixos representam maior afinidade aos receptores); ++++, Ki < 0,5nM. +++, 0,5nM < Ki < 5nM; ++, 5nM < Ki < 50nM; +, 50nM < Ki < 500nM; +/-, 500nM < Ki < 5000nM; -, Ki > 5000nM; ND: não disponível.

Sinalização intracelular

Apesar de classicamente aceito que sinalização intracelular é mediada pela proteína G, há evidências de que outras vias também são recrutadas para transmissão do sinal a partir da ativação de receptores dopaminérgicos. Dentre essas vias, destaca-se aquela mediada pela arrestina, uma proteína que modula a transdução do sinal a partir da proteína G. A soma desses mecanismos (a sinalização precoce mediada pela proteína G e a sinalização tardia mediada pela arrestina) promove uma potencialização na transdução do sinal, já classicamente amplificada pela cascata de transdução do sinal através dos mensageiros intracelulares[24].

A proteína G está acoplada ao receptor na membrana celular e é composta por três subunidades: alfa, beta e gama. Ela é classificada em 4 grupos, de acordo com a subunidade alfa, a saber, Ga_s, Ga_i, Ga_q e Ga_{12}, que englobam ao todo 16 subtipos. a importância dessa informação reside em explicar as diferenças de comportamento dos receptores dopaminérgicos da classe D1 e da classe D2, por exemplo. Receptores da classe 1 estão acoplados à proteína Ga_s, que estimulam a adenilato ciclase a consequente produção de AMPc, enquanto os da classe D2 estão acoplados à proteína Ga_i, que inibem a ação da adenilato ciclase[42].

Na ausência de um ligante (como a dopamina, por exemplo), a subunidade alfa está associada ao complexo beta-gama. Contudo, quando o receptor recebe seu ligante, a subunidade alfa se desprende e dá início à cascada de sinalização intracelular, enquanto o complexo beta-gama atua, por sua vez, em outra cascada de eventos. Finda a ação citoplasmática, ambas as partes se juntam para formar novamente a proteína G, agora inativada[43]. No caso em questão, diversos mecanismos competem para a inativação da proteína G, regulando o funcionamento dos receptores dopaminérgicos. Os detalhes desse processo fogem ao escopo deste capítulo, mas podem ser encontrados nas referências[24].

Funções biológicas

A maior parte das funções atribuídas à dopamina é mediada pelos receptores D1 e D2, que são, de longe, os mais abundantes no cérebro. Pouco se sabe ainda da função dos receptores D3, D4 e D5, apesar de já haver medicações seletivas que atuam com maior afinidade em receptores D3, por exemplo[24]. Os receptores D4 estão mais presentes no olho, especialmente na retina, mediando a transdução do sinal luminoso em estímulo elétrico. Os receptores D5 são ainda pouco conhecidos e sua estrutura e afinidade por antagonista é muito semelhante a dos receptores D1.

A função mais bem descrita mediada por receptores dopaminérgicos é a locomoção. Do ponto de vista psiquiátrico, contudo, eles são responsáveis por inúmeras outras funções, descritas a seguir[24].

- Circuito de recompensa: depende em grande parte dos receptores D1 e D2 localizados no núcleo accumbens, mas também são importantes neste sistema os receptores D3. Juntos, eles atuam em doenças como transtornos por uso de substâncias e dependências comportamentais.

- Cognição: receptores D1 e D2 estão presentes em vias de memória e aprendizagem que partem especialmente do córtex pré-frontal. Ao mesmo tempo, os receptores D3, D4 e, potencialmente, D5, parecem intermediar funções cognitivas localizadas na região hipocampal.
- Sensopercepção: o conhecimento acumulado no estudo das psicoses e ação dos antipsicóticos permite inferir que os receptores D2 têm um papel crucial no desenvolvimento de sintomas como alucinações e delírios, por exemplo.
- Outras funções mediadas por receptores dopaminérgicos no SNC: atenção, controle dos impulsos, tomada de decisão, aprendizado motor, sono, regulação da ingesta alimentar, visão, olfato, regulação hormonal da hipófise.
- Outras funções mediadas por receptores dopaminérgicos fora do SNC: liberação da renina nos rins (receptores D1), regulação da liberação de aldosterona nas glândulas adrenais, regulação do tônus simpático, pressão arterial, vasodilatação, motilidade intestinal, entre outras.
- Os receptores D3 parecem exercer alguma modulação no funcionamento dos D2, enquanto os receptores D4 e D5 parecem ter uma função bastante limitada.

RELAÇÃO COM OS TRANSTORNOS PSIQUIÁTRICOS E IMPLICAÇÕES CLÍNICAS

Como visto anteriormente, as diferentes vias e seus respectivos receptores dopaminérgicos regulam diversas funções no SNC, com implicações no sistema de recompensa, na cognição e no humor[24].

Para exemplificar algumas dessas ações, podemos falar um pouco a respeito de drogas psicoestimulantes pró-dopaminérgicas. A cocaína por exemplo, é uma droga que durante o uso agudo, gera euforia, hipervigilância além de produzir grande reforçamento em humanos e em animais. O uso frequente tem grande poder de adição levando a quadros de uso abusivo da substância e de difícil controle de consumo mesmo quando há prejuízo importante para a vida do indivíduo. Baseado em estudos invasivos com ratos, sabe-se que a cocaína age na via dopaminérgica mesoaccumbens, estendendo-se da área tegmentar ventral do mesencéfalo para o núcleo accumbens. Estudos com neuroimagem funcional em humanos mostram que a sensação subjetiva de euforia coincide com a ativação do sistema de recompensa cerebral, núcleo caudado, putâmen, tálamo, regiões temporal medial e paralímbica[44].

A euforia e os efeitos agudos de ativação psíquica e motora da cocaína estão relacionados ao aumento significativo da liberação de DA no SNC e os efeitos do uso crônico estão associados às modificações e neuroplasticidade dos neurônios e dos receptores de DA a essa situação[45].

O fenômeno de adição é bastante complexo, pois envolve diversos sistemas integrados tanto emocional quanto cognitivo. Em modelo animal, a cocaína leva a um aumento de DA no núcleo accumbens, esse aumento é o responsável por estimular o comportamento de recompensa, sendo provavelmente o corresponde pela sensação de euforia. Entretanto, o uso repetido da droga, leva a uma ativação cada vez menor dessa via. Isso tem como consequência a necessidade de aumento da dose para obter a mesma resposta[44].

Além da via de recompensa que é amplamente ativada na liberação de DA aguda, há também ativação pré-frontal lateral e têmporo-occipital antes do momento do efeito esperado pela droga. O que corresponde ao momento de expectativa, que é seguido da sensação de euforia quando a expectativa é atendida e de uma sensação aversiva, quando a expectativa é frustrada. Essa sensação de disforia e fissura induzida pela frustração é muito complexa e não envolve apenas a ativação de uma área do cérebro, mas sim uma alteração no nível de ativação de diversas áreas[44].

Outra droga que promove um aumento importante da DA no SNC de forma aguda é a metanfetamina. Ela bloqueia a reabsorção da DA na sinapse, levando a um grande aumento na concentração desse neurotransmissor, assim como a cocaína, gera um estado de euforia e hiperatividade; contudo, assim como a cocaína, desencadeia a lesão neuronal e adaptações que em última instância provocam a diminuição da ação da DA no SNC. Há diversos trabalhos que mostram que no longo prazo, o abuso da substância, leva a diminuição do volume da região estriatal, além de diminuição de receptores e transportadores de DA. Como resultado, há prejuízo em funções executivas, atenção e controle inibitório[46].

Diversos estudos apontam que o uso crônico da cocaína pode ocasionar lesão neuronal, depleção da DA em SNC e consequente prejuízos cognitivos e funcionais em pessoas com adição à droga. Contudo, revisões de literatura mais recentes têm mostrado que diversos fatores de confusão, como idade, nível de educação e gênero, podem influenciar a magnitude desses prejuízos, sendo necessários mais estudos sobre o assunto para determinar melhor seus efeitos a longo prazo[47].

Outra condição psiquiátrica em que há participação importante da DA é no transtorno de déficit de atenção e hiperatividade, que tem início precoce no indivíduo e é caracterizado por dificuldade em manter a atenção voluntária, impulsividade e/ou hiperatividade. Acredita-se que nesta condição há um estado hipodopaminérgico do indivíduo, que provocariam tais sintomas cognitivos e comportamentais. Os estudos mostram que tanto o metilfenidato, quanto a dextroanfetamina, bloqueadores da recaptura de DA e noradrenalina (NE), em doses adequadas, são capazes de acalmar a hiperatividade e melhorar a concentração da criança[48].

Assim como nos transtornos anteriormente discutidos, a esquizofrenia tem em sua patogênese a desregulação da DA. Seu mecanismo é muito complexo e ainda não totalmente compreendido, todavia até hoje a hipótese da dopamina é a mais aceita, apesar de ter passado por ajustes e adaptações ao longo dos anos. Duas constatações foram importantes para a elaboração inicial dessa hipótese. Primeiro, a reserpina, uma medicação bloqueadora de recaptação de DA e outras aminas, era capaz de tratar psicose; e em segundo, a anfetamina, liberadora de DA, era capaz de causar psicose. Contudo, com a evolução das tecnologias, descobriu-se que muitos pacientes esquizofrênicos possuíam, na verdade, um hipometabolismo de DA. Passou-se a acreditar que na verdade havia uma hiperdopaminergia estriatal responsável pelos sintomas positivos e uma hipodopaminergia frontal que explicaria os sintomas negativos. Contudo, a hipótese centrada apenas na dopamina, não é capaz de explicar os delírios e as diferentes manifestações do transtorno[49].

Estudos mais recentes têm mostrado que a esquizofrenia envolve uma miríade de fatores, que envolve desde a gestação, complicações obstétricas, traumas, estresse, uso de drogas e genética, além da função dopaminérgica pré-sináptica aumentada. Isso implica na prática clínica, que as medicações antipsicóticas têm papel importante no controle dos sintomas positivos ao efetuar o bloqueio dos receptores de dopamina, mas que também existem outros fatores ambientais e biológicos que necessitam de atenção.

Para aprofundamento

- Stahl SM. Stahl's essential psychopharmacology neuroscientific basis and practical applications. 4 ed. Cambridge: Cambridge University Press; 2013.
  - ⇨ **É a principal referência atual em psicofarmacologia, nesta versão completa e concisa, resume de forma didática os princípios da neurofisiologia dos neurotransmissores relevantes nos transtornos psiquiátricos, e suas relações com os diversos psicofármacos.**
- Teng CT, Demetrio FN. Psicofarmacologia aplicada: manejo prático dos transtornos mentais. 2 ed. São Paulo: Atheneu; 2011.
  - ⇨ **Livro estruturado no manejo dos psicofármacos nos diversos transtornos mentais.**
- Zanini AZ, Oga S, Batistuzzo JAO. Farmacologia aplicada. Rio de Janeiro: Atheneu; 2018.
  - ⇨ **Livro didático abrangente, com citações da dopamina inclusive em diversos transtornos não psiquiátricos.**

REFERÊNCIAS BIBLIOGRÁFICAS

1. Bertler A, Falck B, Hillarp NA, Rosengren E, Torp A. Dopamine and chromaffin cells. Acta Physiol Scand. 1959;47:251-8. Disponível em: https://www.ncbi.nlm.nih.gov/pubmed/13799993.
2. Anden NE, Carlsson A, Dahlstroem A, Fuxe K, Hillarp NA, Larsson K. Demonstration and mapping out of nigro-neostriatal dopamine neurons. Life Sci. 1964;3:523-30. Disponível em: https://www.ncbi.nlm.nih.gov/pubmed/14187491.
3. Bernheimer H, Birkmayer W, Hornykiewicz O, Jellinger K, Seitelberger F. Brain dopamine and the syndromes of Parkinson and Huntington. Clinical, morphological and neurochemical correlations. J Neurol Sci. 1973;20(4):415-55. Disponível em: https://www.ncbi.nlm.nih.gov/pubmed/4272516.
4. Hokfelt T, Ljungdahl A, Fuxe K, Johansson O. Dopamine nerve terminals in the rat limbic cortex: aspects of the dopamine hypothesis of schizophrenia. Science. 1974.184(4133):177-9. Disponível em: https://www.ncbi.nlm.nih.gov/pubmed/4856104.
5. **Volkow ND, Wise RA, Baler R. The dopamine motive system: implications for drug and food addiction. Nat Rev Neurosci. 2017;18(12):741-52. Disponível em: https://www.ncbi.nlm.nih.gov/pubmed/29142296.**
   ⇨ **Importante artigo de revisão do papel da dopamina mo sistema de motivação.**
6. Koo JW, Chaudhury D, Han MH, Nestler EJ. Role of mesolimbic brain-derived neurotrophic factor in depression. Biol Psychiatry. 2019;86(10):738-48. Disponível em: https://www.ncbi.nlm.nih.gov/pubmed/31327473.
7. Kaufman S. The phenylalanine hydroxylating system from mammalian liver. Adv Enzymol Relat Areas Mol Biol. 1971;35:245-319. Disponível em: https://www.ncbi.nlm.nih.gov/pubmed/4150152.
8. Hyland K. Presentation, diagnosis, and treatment of the disorders of monoamine neurotransmitter metabolism. Semin Perinatol. 1999;23(2):194-203. Disponível em: https://www.ncbi.nlm.nih.gov/pubmed/10331470.
9. Daubner SC, Le T, Wang S. Tyrosine hydroxylase and regulation of dopamine synthesis. Arch Biochem Biophys. 2011;508(1):1-12. Disponível em: https://www.ncbi.nlm.nih.gov/pubmed/21176768.
10. Nagatsu T. Tyrosine hydroxylase: human isoforms, structure and regulation in physiology and pathology. Essays Biochem. 1995;30:15-35. Disponível em: https://www.ncbi.nlm.nih.gov/pubmed/8822146.
11. Hardebo JE, Owman C. Barrier mechanisms for neurotransmitter monoamines and their precursors at the blood-brain interface. Ann Neurol. 1980;8(1):1-31. Disponível em: https://www.ncbi.nlm.nih.gov/pubmed/6105837.
12. Levin EY, Kaufman S. Studies on the enzyme catalyzing the conversion of 3,4-dihydroxyphenylethylamine to norepinephrine. J Biol Chem. 1961;236:2043-9. Disponível em: https://www.ncbi.nlm.nih.gov/pubmed/13761407.
13. Maller A, Hyland K, Milstien S, Biaggioni I, Butler IJ. Aromatic L-amino acid decarboxylase deficiency: clinical features, diagnosis, and treatment of a second family. J Child Neurol. 1997;12(6):349-54. Disponível em: https://www.ncbi.nlm.nih.gov/pubmed/9309516.
14. Kelly RB. Storage and release of neurotransmitters. Cell. 1993;72:43-53. Disponível em: https://www.ncbi.nlm.nih.gov/pubmed/8094036.
15. Grace A, Bunney B. Electrophysiological properties of midbrain dopamine neurons. Psychopharmacol. 1995;163-77.
16. Schmitt KC, Rothman RB, Reith MEA. Nonclassical pharmacology of the dopamine transporter: atypical inhibitors, allosteric modulators, and partial substrates. J Pharmacol Exp Ther. 2013;346(1):2-10. Disponível em: https://www.ncbi.nlm.nih.gov/pubmed/23568856.
17. Youdim M, Riederer P. Monoamine oxidases and their inhibitors. Cambridge: Academic Press; 2011.
18. Bortolato M, Chen K, Shih JC. Monoamine oxidase inactivation: from pathophysiology to therapeutics. Adv Drug Deliv Rev. 2008;60(13-14):1527-33. Disponível em: http://dx.doi.org/10.1016/j.addr.2008.06.002.
19. Elsworth JD, Roth RH. Dopamine synthesis, uptake, metabolism, and receptors: relevance to gene therapy of Parkinson's disease. Exp Neurol. 1997;144(1):4-9. Disponível em: https://www.ncbi.nlm.nih.gov/pubmed/9126143.
20. Eisenhofer G, Kopin IJ, Goldstein DS. Catecholamine metabolism: a contemporary view with implications for physiology and medicine. Pharmacol Rev. 2004;56(3):331-49. Disponível em: https://www.ncbi.nlm.nih.gov/pubmed/15317907.
21. **Ayano G. Dopamine: receptors, functions, synthesis, pathways, locations and mental disorders: review of literatures. J Mental Dis Treat. 2016;2.**
    ⇨ **Revisão ampla do fisiologia da dopamina, com foco nos transtornso mentais.**
22. Kwak Y, Yang Y, Jang HR. Understanding of antipsychotics in elderly patients with dementia. Dement Neurocogn Dis. 2015;14:53.
23. **Beaulieu JM, Espinoza S, Gainetdinov RR. Dopamine receptors – IUPHAR review 13. Br J Pharmacol. 2015;172(1):1-23. Disponível em: http://dx.doi.org/10.1111/bph.12906.**
    ⇨ **Ampla revisão sobre os receptores de dopamina.**
24. Beaulieu JM, Gainetdinov RR. The physiology, signaling, and pharmacology of dopamine receptors. Pharmacol Rev. 2011;63(1):182-217. Disponível em: http://dx.doi.org/10.1124/pr.110.002642.
25. Frankel JS, Schwartz TL. Brexpiprazole and cariprazine: distinguishing two new atypical antipsychotics from the original dopamine stabilizer ari-

piprazole. Ther Adv Psychopharmacol. 2017;7(1):29-41. Disponível em: http://dx.doi.org/10.1177/2045125316672136.

26. Missale C, Nash SR, Robinson SW, Jaber M, Caron MG. Dopamine receptors: from structure to function. Physiol Rev. 1998;78(1):189-225. Disponível em: http://dx.doi.org/10.1152/physrev.1998.78.1.189.

27. Seeman P. Targeting the dopamine D2 receptor in schizophrenia. Expert Opin Ther Targets. 2006;10(4):515-31. Disponível em: http://dx.doi.org/10.1517/14728222.10.4.515.

28. Sokoloff P, Giros B, Martres MP, BouthenetML, Schwartz JC. Molecular cloning and characterization of a novel dopamine receptor (D3) as a target for neuroleptics. Nature. 1991;347(6289):146-51. Disponível em: https://doi.org/10.1038/347146a0.

29. Sokoloff P, Giros B, Martres MP, BouthenetML, Schwartz JC. Localization and function of the D3 dopamine receptor. Arzneimittel-forschung. 1992;42(2a):224-30.

30. Roundou P, Haegeman G, van Craenenbroek K. The dopamine D4 receptor: biochemical and signalling properties. Cell Mol Life Sci. 2010;67(12):1971-86. Disponível em: http://dx.doi.org/10.1007/s00018-010-0293-y.

31. Regard JB, Sato IT, Coughlin SR. Anatomical profiling of G protein-coupled receptor expression. Cell. 2008;135(3):561-71.

32. Sunahara RK, Guan HC, O'Dowd BF, Seeman P, Laurier LG, Ng G, et al. Cloning of the gene for a human dopamine D5 receptor with higher affinity for dopamine than D1. Nature. 1991;350(6319):614-9. Disponível em: https://pubmed.ncbi.nlm.nih.gov/1826762/.

33. Tiberi M, Jarvie KR, Silvia C, Falardeau P, Gingrich JA, Godinot N, et al. Cloning, molecular characterization, and chromosomal assignment of a gene encoding a second D1 dopamine receptor subtype: differential expression pattern in rat brain compared with the D1A receptor. Proc Natl Acad Sci USA. 1991;88(17):7491-5. Disponível em: https://www.ncbi.nlm.nih.gov/pmc/articles/PMC52326/.

34. Corena-McLeod M. Comparative pharmacology of risperidone and paliperidone. Drugs RD. 2015;15:163-74.

35. Correll CU. Antipsychotic use in children and adolescents: minimizing adverse effects to maximize outcomes. J Am Acad Child Adolesc Psychiatry. 2008;47(1):9-20. Disponível em: http://dx.doi.org/10.1097/chi.0b013e31815b5cb1.

36. Bymaster F, Perry KW, Nelson DL, Wong DT, Rasmussen T, Moore NA, et al. Olanzapine: a basic science update. Br J Psychiatry Suppl. 1999;37:36-40. Disponível em: https://pubmed.ncbi.nlm.nih.gov/10211140/.

37. Ablordeppey SY, Altundas R, Bricker B, Zhu XY, Eyunni SEVK, Jackson T, et al. Identification of a butyrophenone analog as apotential atypical antipsychotic agent: 4-[4-(4-Chlorophenyl)-1,4-diazepan-1-yl]-1-(4-fluorophenyl)butan-1-one. Bioorg Med Chem. 2008;16(15):7291-301. Disponível em: https://www.ncbi.nlm.nih.gov/pmc/articles/PMC2664318/.

38. Jensen NH, Rodriguiz RM, Caron MG, Wetsel WC, Rothman RB, Roth BL. N-desalkylquetiapine, a potent norepinephrine reuptake inhibitor and partial 5-HT1A agonist, as a putative mediator of quetiapine's antidepressant activity. Neuropsychopharmacology. 2008;33(10):2303-12. Disponível em: http://dx.doi.org/10.1038/sj.npp.1301646.

39. Shapiro DA, Renock S, Arrington E, Chiodo LA, Liu LX, Sibley DR, et al. Aripiprazole, a novel atypical antipsychotic drug with a unique and robust pharmacology. Neuropsychopharmacology. 2003;28(8):1400-11. Disponível em: http://dx.doi.org/10.1038/sj.npp.1300203.

40. Kiss B, Horváth A, Némethy Z, Schmidt E, Laszlovszky I, Bugovics G, et al. Cariprazine (RGH-188), a dopamine D(3) receptor-preferring, D(3)/D(2) dopamine receptor antagonist-partial agonist antipsychotic candidate: in vitro and neurochemical profile. J Pharmacol Exp Ther. 2010;333(1):328-40. Disponível em: http://dx.doi.org/10.1124/jpet.109.160432.

41. Schmidt AW, Lebel LA, Howard HR Jr, Zorn SH. Ziprasidone: a novel antipsychotic agent with a unique human receptor binding profile. Eur J Pharmacol. 2001;425(3):197-201. Disponível em: https://pubmed.ncbi.nlm.nih.gov/11513838/.

42. Jaber M, Robinson SW, Missale C, Caron MG. Dopamine receptors and brain function. Neuropharmacology. 1996;35(11):1503-19. Disponível em e: http://dx.doi.org/10.1016/s0028-3908(96)00100-1.

43. Pierce KL, Premount RT, Lefkowitz RJ. Seven-transmembrane receptors. Nat Rev Mol Cell Biol. 2002;3(9):639-50. Disponível em: http://dx.doi.org/10.1038/nrm908.

44. Breiter HC, Gollub RL, Weisskoff RM, Kennedy DN, Makris N, Berke JD. Acute effects of cocaine on human brain activity and emotion. Neuron. 1997;19(3). Disponível em: https://www.ncbi.nlm.nih.gov/pubmed/9331351.

45. Kleven MS, Perry BD, Woolverton WL, Seiden LS. Effects of repeated Injections of cocaine on D1 and D2 dopamine receptors in rat brain. Brain Res. 1991;532:1-2. Available: https://www.ncbi.nlm.nih.gov/pubmed/2149299.

46. Jablonski SA, Williams MT, Vorhes CV. Mechanisms involved in the neurotoxic and cognitive effects of developmental methamphetamine exposure. Birth Defects Res C Embryo Today. 2016;108:2. Disponível em: https://www.ncbi.nlm.nih.gov/pubmed/27297291.

47. Kirsten MF, Richards Q, Keith DR. The long-term effects of cocaine use on cognitive functioning: a systematic critical review. Behav Brain Res. 2018;348:241-62. Disponível em: https://www.ncbi.nlm.nih.gov/pubmed/29673580.

48. **Campo ND, Chamberleim SR, Sahakian BJ, Robbins TW. The roles of dopamine and noradrenaline in the pathophysiology and treatment of attention-deficit/hyperactivity disorder. Biol Psychiatry. 2011;69(12):e145-57. Disponível em: https://www.ncbi.nlm.nih.gov/pubmed/21550021.**

    ⇨ **Revisão relevante sobre o papel da dopamina e noradrenalina na patofisiologia do transtorno de deficit de atenção e hiperatividade.**

49. **Howes OD, Kapur S. The dopamine hypothesis of schizophrenia: version III – the final common pathway. Schizophr Bull. 2009;35(3):549-62. Disponível em: https://www.ncbi.nlm.nih.gov/pubmed/19325164.**

    ⇨ **Artigo que organiza a hipótese dopaminérgica da esquizofrenia.**

6

Noradrenalina

Isabella D'Andrea Garcia da Cruz
Mauro Shigueharu Oide Junior
Odeilton Tadeu Soares

Sumário

Pontos-chave

- A monoamina oxidase (MAO) no trato gastrointestinal e no fígado desempenha um papel protetor, impedindo o acesso à circulação geral de aminas ingeridas de ação indireta, como a tiramina e a feniletilamina que estão contidas em alimentos, como queijos, vinhos, cervejas, chucrute etc.
- O catecol-O-metiltransferase (COMT) atua como uma barreira desintoxicante enzimática entre o sangue e outros tecidos, protegendo contra os efeitos prejudiciais dos xenobióticos.
- O efeito exato da noradrenalina (NE) sobre o humor ainda é bastante discutido, contudo, há diversas evidências que apontam a NE como um dos principais neurotransmissores na regulação do humor

INTRODUÇÃO

Conhecida hoje como um importante neurotransmissor, a noradrenalina ou norepinefrina teve suas primeiras descrições no início do século XX. Nessa época, sabia-se da existência da adrenalina, molécula, capaz de elevar a pressão arterial sistêmica e o ritmo cardíaco se injetada na corrente sanguínea. Percebeu-se que ela e diversas outras substâncias semelhantes com o grupo catecol ($[OH]_2C_6H_8$) em sua estrutura, entre elas a atual noradrenalina, possuíam ação semelhantes e reproduziam o efeito do estímulo dos nervos do sistema simpático[1].

Na década de 1960 o conhecimento a respeito da síntese e ação da noradrenalina avançaram e começou-se a perceber sua importância também no sistema nervoso central (SNC), nas fibras simpáticas periféricas e na medula adrenal[2].

Na mesma época, começou-se a perceber seu papel importante nos transtornos do humor. As medicações utilizadas como antidepressivos eficazes na época tinham por diferentes mecanismos o efeito de aumentar a disponibilidade de aminas no cérebro, entre elas a noradrenalina, enquanto medicações como a reserpina, que causavam sua diminuição, induziam a estados depressivos[3].

Atualmente, esta é uma molécula muito estudada em diversos tipos de condições cognitivas e do humor, tendo papel central em diversos processos mentais. Apesar da serotonina ser o neurotransmissor mais citado nos transtornos do humor, a noradrenalina merece uma discussão abrangente de sua função no SNC e suas implicações na fisiopatologia dos transtornos mentais[4,5].

SÍNTESE DA NORADRENALINA E ADRENALINA

Os aminoácidos fenilalanina e tirosina são precursores das catecolaminas. Esses aminoácidos são encontrados em altas concentrações no plasma e no cérebro. Nos mamíferos, a tirosina pode ser convertida da fenilalanina, obtida na dieta, pela enzima fenilalanina hidroxilase (PAH), encontrada principalmente no fígado[6]. Considera-se que a síntese de catecolaminas (Figura 1) começa com a tirosina, que representa um ponto de ramificação de muitos processos biossintéticos importantes nos tecidos animais. A sequência das etapas enzimáticas necessárias para sintetizar as catecolaminas a partir da tirosina foi postulada pela primeira vez por Blaschko[7], em 1939, e confirmada

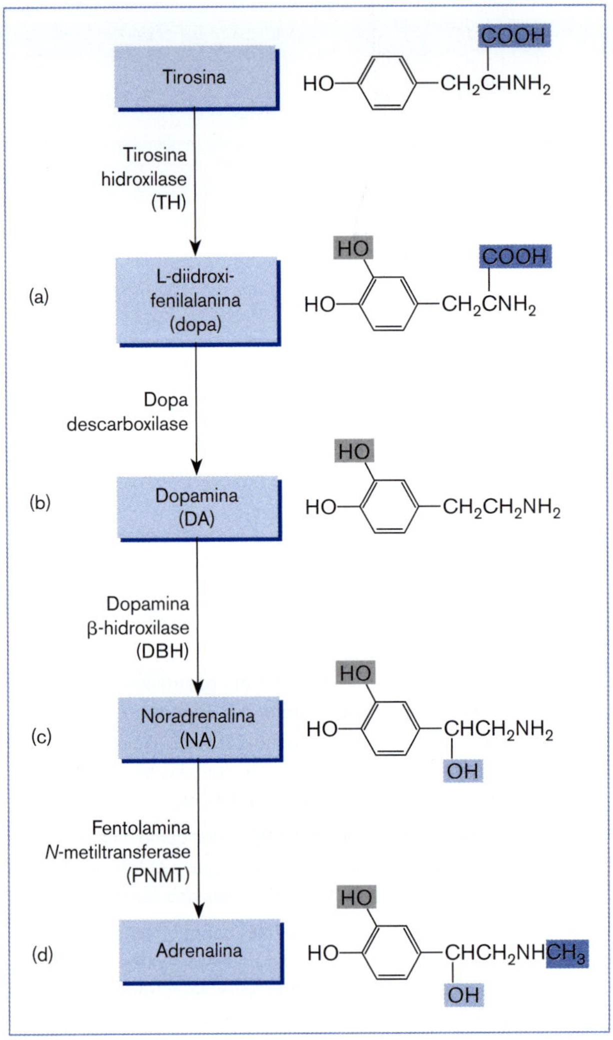

Figura 1 Síntese de catecolaminas.

por Nagatsu et al.[8], em 1964, quando demonstraram que a enzima tirosina hidroxilase (TH) converte o aminoácido L-tirosina em 3,4-dihidroxifenilalanina (L-DOPA) quando é transportada para o axônio do nervo simpático. A tirosina hidroxilase é a enzima limitante na biossíntese das catecolaminas, sendo saturada por altas concentrações da tirosina endógena. O cofator desta enzima é a biopterina[8].

A enzima DOPA descarboxilase catalisa a remoção do grupo carboxila da L-DOPA formando a dopamina (DA). Em neurônios noradrenérgicos, a DA é transportada para as vesículas e depois convertida em noradrenalina (NE) pela dopamina beta-hidroxilase (DBH) que forma um grupo hidroxil, adicionado ao carbono na cadeia lateral da dopamina[9].

Na medula adrenal, o passo final de metabolização é a transformação de NE em adrenalina pela enzima feniletanolamina n-metiltransferase (PNMT), que adiciona um grupo metil à molécula[10]. Essa enzima é encontrada principalmente nas células medulares adrenais, para as quais a adrenalina é o hormônio primário secretado, e em um pequeno grupo de neurônios no tronco cerebral que usam a adrenalina como neurotransmissor[11]. A atividade da PNMT é regulada por corticosteroides na glândula adrenal[12].

ARMAZENAMENTO, LIBERAÇÃO E INATIVAÇÃO

As catecolaminas estão concentradas em vesículas armazenadas em alta densidade nos terminais nervosos. As vesículas têm a função de manutenção de um suprimento de catecolaminas no terminal nervoso e de mediação do processo de liberação[13].

Normalmente, baixas concentrações de catecolaminas são livres no citosol, onde podem ser metabolizadas por enzimas, incluindo a monoamina oxidase. A conversão de TH em L-DOPA, e a de L-DOPA em DA ocorre no citosol; a DA é então absorvida pelas vesículas de armazenamento. Nos neurônios contendo NE, a beta-hidroxilação final ocorre nas vesículas. Na glândula adrenal, a NE é N-metilada por PNMT no citoplasma, e a epinefrina é, então, transportada de volta aos grânulos cromoafins para armazenamento[14].

Um potencial de ação que percorre o axônio despolariza a membrana e faz com que o cálcio entre no axônio. O aumento do cálcio intracelular faz com que as vesículas migrem para a membrana axonal e se fundam com a membrana, o que permite que a NE se difunda da vesícula para o espaço extracelular (juncional). A NE liga-se ao receptor pós-sináptico e estimula a resposta do órgão efetor (Figura 2).

A NA é metabolizada através de duas principais vias metabólicas: desaminação pela monoamina oxidase (MAO) e O-metilação pela catecol-O-metiltransferase (COMT)[15].

A MAO é uma enzima contendo flavina localizada na membrana externa da mitocôndria.

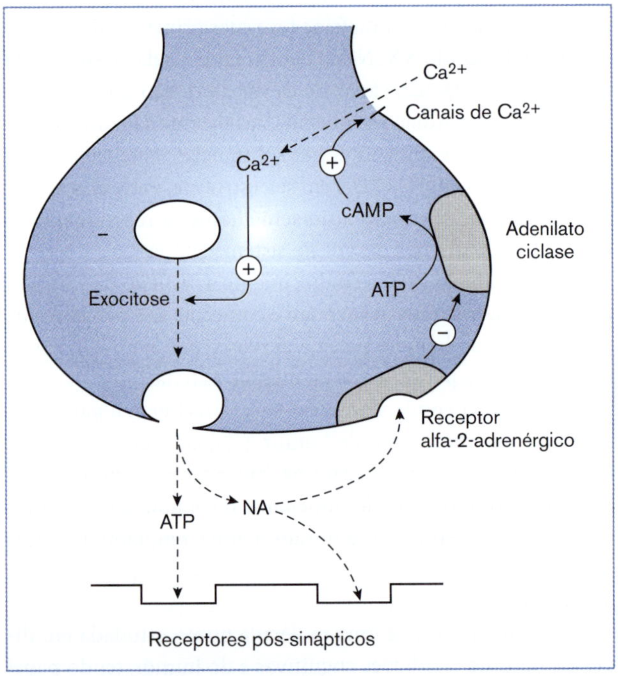

Figura 2 Transmissão noradrenérgica.

Devido à sua localização intracelular, a MAO desempenha um papel estratégico na inativação de catecolaminas que são livres no terminal nervoso e não protegidas por vesículas de armazenamento[16].

A MAO é encontrada em duas isoformas: MAO-A e MAO-B. Inicialmente, eles foram distinguidos por sua preferência de substrato e por inibidores seletivos, bem como por suas propriedades físicas[17]. MAO-A foi designada por Johnston[18] como a forma sensível à clorgilina e que desaminou a serotonina. A outra forma, MAO-B, é insensível à clorgilina e desamina seletivamente a benzilamina[19]. Verificou-se que o deprenil é mais potente na inibição seletiva e irreversível da MAO-B[20]. A tiramina e DA são substratos igualmente bons para a MAO-A e a MAO-B[21].

Atualmente, sabe-se que compartilham cerca de 70% de identidade de sequência gênica, mas diferem na distribuição e seletividade tecidual[22-24].

A localização da MAO tem sido intensamente estudada, particularmente no cérebro, onde a MAO-A foi encontrada predominantemente nos neurônios noradrenérgicos, enquanto a MAO-B foi detectada nos neurônios serotoninérgicos e histaminérgicos e nas células da glia[25,26]. Nos tecidos periféricos, a MAO-A foi encontrada na placenta, no fígado, no intestino e na glândula tireoide; enquanto as plaquetas, o fígado e o rim contêm principalmente MAO-B. Os cardiomiócitos humanos contêm ambas as enzimas, embora a MAO-A pareça ser a isoforma predominante[27,28].

Inibidores que atuam principalmente na MAO-A são usados no tratamento da depressão[29] devido à sua capacidade de aumentar as concentrações de serotonina e noradrenalina[30], enquanto os inibidores da MAO-B diminuem a degradação da dopamina e são usados no tratamento da doença de Parkinson[31,32].

Além disso, a inibição da MAO tem efeito neuroprotetor notável porque as reações catalisadas pela MAO produzem produtos neurotóxicos, como peróxido de hidrogênio e aldeídos[33].

A desaminação oxidativa regulada dos neurotransmissores de monoamina pelo MAO-A é, portanto, crítica para a função cerebral normal, e a expressão e atividade elevada prolongada do MAO-A pode desencadear danos mitocondriais e distúrbios neurodegenerativos[34,35].

A MAO no trato gastrointestinal e no fígado desempenha um papel protetor, impedindo o acesso à circulação geral de aminas ingeridas de ação indireta, como a tiramina e a feniletilamina que estão contidas em alimentos, como queijos, vinhos, cervejas, chucrute etc.[36]. Por isso, pacientes em tratamento para depressão ou hipertensão com inibidores da MAO deixam de apresentar essa proteção e podem sofrer graves crises hipertensivas após a ingestão de alimentos que contêm grandes quantidades de tiramina. Esse efeito colateral grave quando descoberto foi chamado de *Cheese reaction*[37]. Assim, a MAO é importante na remoção da tiramina e aminas relacionadas à circulação e na prevenção do acúmulo inadequado de aminas intraneuronais.

Axelrod et al.[38] descreveram pela primeira vez a O-metilação catalisada por enzimas de catecolaminas e outros catecóis no final da década de 1950. A enzima responsável pela O-metilação, catecol-O-metiltransferase (COMT), foi parcialmente purificada e caracterizada pelo mesmo grupo[38].O COMT catalisa a transmissão de um grupo metil da S-adenosil-L-metionina para um grupo hidroxil de um substrato de catecol na presença de magnésio[39].

Os substratos fisiológicos da COMT incluem L-dopa, catecolaminas (dopamina, noradrenalina, epinefrina), seus metabólitos hidroxilados, catecolestrógenos[40], ácido ascórbico e intermediários da melanina. Vários produtos dietéticos e medicinais também são substratos COMT, como trifenóis e catecóis[41].

O COMT é encontrado em quase todas as células, incluindo eritrócitos; portanto, essa enzima também pode atuar nas catecolaminas extraneuronais[42,43]. A enzima é amplamente distribuída por todo o corpo, com o fígado contendo a maior atividade COMT[44].

A organização estrutural do gene COMT foi revisada em detalhes por Lundstrom et al.[45]. Existe um único gene para COMT, que codifica tanto COMT solúvel (S-COMT) quanto COMT ligado a membrana (MB-COMT)[46]. O S-COMT é dominante no tecido periférico, e o MB-COMT é encontrado principalmente no cérebro[47].

A função geral do COMT é a eliminação de catecóis biologicamente ativos ou tóxicos e alguns outros metabólitos hidroxilados. O COMT atua como uma barreira desintoxicante enzimática entre o sangue e outros tecidos, protegendo contra os efeitos prejudiciais dos xenobióticos (p. ex., na mucosa intestinal e no cérebro). O COMT também pode ter algumas funções únicas ou indiretas no trato renal e intestinal, modulando o tônus dopaminérgico; o mesmo pode ser verdade no cérebro: a atividade COMT pode regular as quantidades de DA e NE ativas em várias partes do cérebro e, portanto, ser associada ao humor e a outros processos mentais[48].

Além disso, durante o primeiro trimestre da gravidez, o COMT protege a placenta e o embrião em desenvolvimento dos compostos hidroxilados ativados[49].

Tanto a noradrenalina quanto a epinefrina, são inicialmente desaminadas por oxidação pela MAO em 3,4-diidroxifenilglicalaldeído (DOPGAL) (Figura 3), e a seguir reduzidas em 3,4-diidroxifeniletilenoglicol (DOPEG) ou oxidadas em ácido 3,4-diidroximandélico (DOMA). Alternativamente, noradrenalina e epinefrina podem ser primeiro metiladas pela COMT em normetafrenina e metanefrina, respectivamente, que são metabolizadas em 3-metoxi-4-hidroxifenilglicolaldeído (MOPEGAL). O DOMA é, também, convertido pela COMT em 3-metoxi-4-hidroxifeniletolenoglicol (MOPEG). MOPEG é metabólito da noradrenalina, formado predominantemente pela O-metilação do DOPEG. Mais de 94% da produção de (ácido vanililmandélico) VMA no corpo ocorre no fígado[50].

O VMA, principal produto final do metabolismo da noradrenalina e da adrenalina[51], é produzido principalmente pela oxidação do MOPEGAL[52], além da O-metilação do DOMA e desaminação da normetanefrina e metanefrina descritos anteriormente.

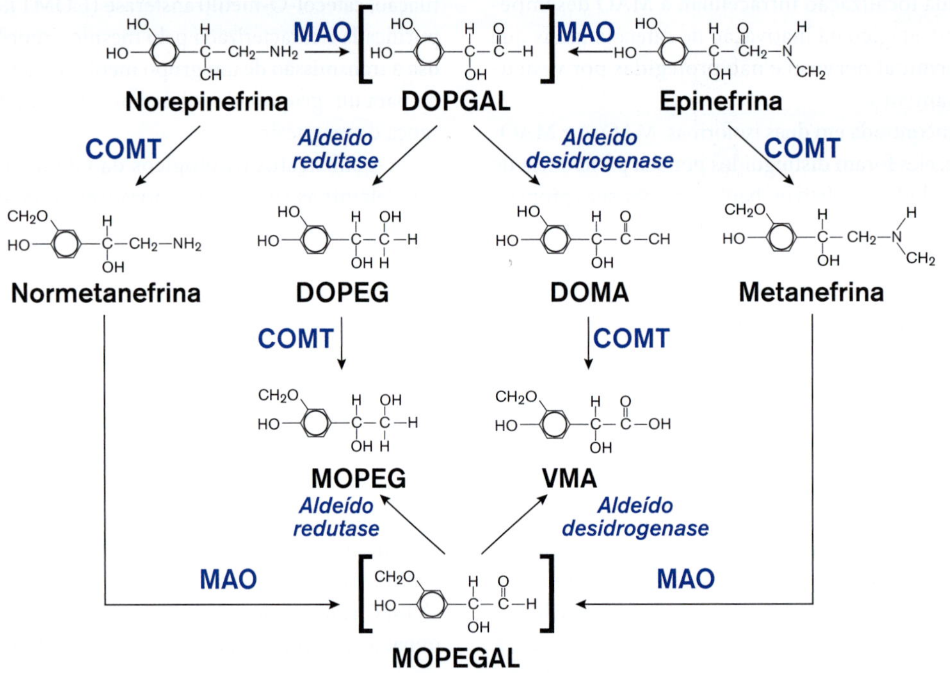

Figura 3 Metabolismo das catecolaminas.
COMT: catecol-O-metiltransferase; DOMA: ácido 3,4-diidroximandélico; DOPEG: 3,4-diidroxifeniletilenoglicol; DOPGAL: 3,4-diidroxifenilglicalaldeído; MAO: monoamina oxidase; MOPEG: 3-metoxi-4-hidroxifeniletolenoglicol; MOPEGAL: 3-metoxi-4-hidroxifenilglicolaldeído; VMA: ácido vanililmandélico.

RECEPTORES E ANATOMIA DO SISTEMA NORADRENÉRGICO

O neurônio noradrenérgico central, como o neurônio simpático periférico, é caracterizado por uma rede axonal terminal difusamente arborizada. Os terminais nervosos do neurônio simpático noradrenérgico periférico arborizam-se profusamente para criar uma malha densa, chamada plexo. As fibras terminais contêm ampliações, ou varicosidades, que dão uma aparência de cordão de contas às fibras. As varicosidades têm a estrutura e a função de terminais pré-sinápticos e foram identificadas como locais de liberação[53]. A liberação de noradrenalina de varicosidades axonais é vista como uma característica geral dos neurônios noradrenérgicos centrais[54].

Embora alguns dos grupos noradrenérgicos formem contatos individuais com os neurônios adjacentes, muitos deles estão localizados em espaços intersticiais sem nenhum contato sintético identificável. A existência de botões não sinápticos sugere que a noradrenalina, além de atuar como transmissor sináptico, também pode ter uma ação semelhante a hormonal mais difusa no cérebro[55].

Os adrenoceptores estimulados pela noradrenalina liberada ocorrem tanto pós-sinapticamente como no próprio neurônio noradrenérgico, chamados autorreceptores. Os adrenoceptores pós-sinápticos na periferia estão localizados nas células do músculo liso ou da glandular, no SNC nos neurônios seguintes e nas células da glia, e pertencem a qualquer subclasse (alfa-1, alfa-2 ou beta) do adrenoceptor. Os autorreceptores são da subclasse alfa-2: em local somato-dendrítico, inibem o disparo neuronal[56]; enquanto localizados na membrana do terminal nervoso, receptores pré-sinápticos, inibem a liberação de noradrenalina[57].

As três principais subclasses de receptores adrenérgicos compreendem um número de subtipos que foram caracterizados farmacologicamente com base em suas afinidades por ligantes seletivos. A maioria dos subtipos de receptores foi geneticamente definida e clonada. A subclasse alfa-1-adrenoceptores compreende os subtipos alfa-1-A, alfa-1-B e alfa-1-D, e a subclasse alfa-2-adrenoceptores consiste nos subtipos alfa-2-A/D, alfa-2-B e alfa-2-C[58]. A subclasse de receptores beta-adrenérgicos compreende três subtipos: beta-1, beta-2 e beta-3[59].

Todos os subtipos de adrenoceptores foram identificados no SNC: subtipos de adrenoceptores alfa-1[60], alfa-2[61] e subtipos de adrenorreceptores beta[62].

Os neurônios noradrenérgicos ocorrem em grupos tanto na periferia (gânglios simpáticos) quanto no SNC (núcleos noradrenérgicos). Sete núcleos noradrenérgicos podem ser distinguidos e são rotulados de A1 a A7[63] (Figura 4). Embora esses núcleos tenham sido originalmente descritos em ratos, a maioria deles também foi identificada em primatas, incluindo o homem[64].

Os núcleos noradrenérgicos podem ser divididos em três grupos: grupo caudal (ou medular), grupo central (ou medulo-pontino) e grupo rostral (ou pontino).

O grupo rostral é o mais importante no homem: consiste em apenas um núcleo, a área A6 (*locus coeruleus* – LC). O LC é o maior núcleo noradrenérgico: contém quase 50% de todos os

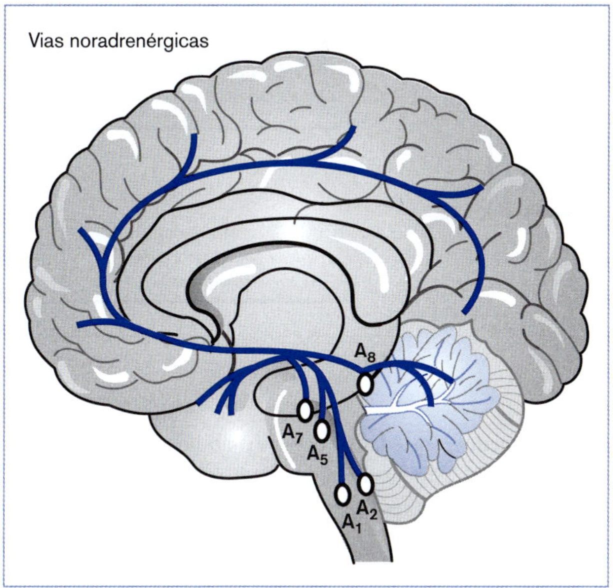

Figura 4 Vias noradrenérgicas.

neurônios noradrenérgicos. O LC está localizado no tegmento dorsal da área rostral da ponte.

As projeções de fibras do LC dão origem a três vias: a via ascendente (feixe noradrenérgico dorsal), a via cerebelar e a via descendente. A via ascendente inerva estruturas no mesencéfalo (substância cinza periaqueductal, núcleo *raphe dorsalis*, colículos), tálamo, sistema límbico (amídala, hipocampo, giros cingulados e para-hipocampais) e todas as áreas do neocórtex. A via cerebelar se projeta para os núcleos cerebelares e córtex cerebelar através do pedúnculo cerebelar superior. A via descendente envia colaterais para os núcleos motores no tronco cerebral inferior (núcleo dorsal do vago, complexo olivar inferior) e depois desce para a medula espinhal (via coerulo-espinhal), inervando os neurônios espinhais nas três colunas nucleares.

Os neurônios LC projetam-se amplamente na maioria das áreas do neuroeixo, onde mediam efeitos duplos: excitação neuronal por receptores alfa-1-adrenérgicos[65] e inibição por receptores alfa-2-adrenérgicos[66].

O LC desempenha um papel importante nas redes reguladoras fisiológicas. Na rede de sono/excitação, o LC promove a vigília, por meio de projeções excitatórias no córtex cerebral e outros núcleos promotores da vigília, e projeções inibitórias nos núcleos promotores do sono[67].

O LC, juntamente com outros núcleos noradrenérgicos pontinos, modula funções autonômicas por projeções excitatórias para simpatia pré-ganglionar e projeções inibitórias para neurônios parassimpáticos pré-ganglionares[68,69].

RELAÇÃO COM OS TRANSTORNOS PSIQUIÁTRICOS E IMPLICAÇÕES CLÍNICAS

O efeito exato da NE sobre o humor ainda é bastante discutido, contudo, há diversas evidências que apontam a NE como um dos principais neurotransmissores na regulação do humor:

- Os neurônios NE do LC têm projeções para o sistema límbico que está envolvido na regulação das emoções.
- Em análises pós-morte de cérebros de pacientes deprimidos foram encontradas diferenças em elementos constituintes do sistema NE, se comparado a indivíduos não deprimidos.
- Estudos genéticos com ratos modificados geneticamente para ter um aumento do funcionamento do sistema NE são protegidos contra os comportamentos depressivos induzidos por estresse.
- Depleção de NE no cérebro, resulta no retorno de sintomas depressivos em pacientes tratados com sucesso para depressão com drogas antidepressivas noradrenérgicas.
- Agentes que agem especificamente no aumento da NE têm efeito antidepressivo[4].

Os estudos mais antigos, datados da década de 1960 observaram uma relação entre o uso de certas medicações que atuavam no metabolismo da noradrenalina com alterações do humor. Na época, os tricíclicos e os inibidores da enzima monoamina oxidase (IMAO) eram os antidepressivos mais utilizados, ambas classes de medicações têm como mecanismo de ação, o aumento da biodisponibilidade de neurotransmissores no NSC, entre eles, a noradrenalina. Percebeu-se que essas medicações tinham ação antidepressiva expressiva, enquanto o anti-hipertensivo reserpina, que tem como mecanismo a diminuição da biodisponibilidade de monoaminas no cérebro, inclusive noradrenalina, induz importantes sintomas depressivos nos pacientes[3].

Quais são exatamente as alterações do humor, é difícil de se determinar, já que a reserpina atua também diminuindo a serotonina do cérebro; além disso, boa parte dos estudos utilizam escalas com pontuação em que não é feita a discriminação para cada item, sabendo-se apenas que os pacientes que utilizavam a reserpina apresentavam os sintomas clássicos de depressão, inclusive pensamentos suicidas. As medicações antidepressivas potentes, como os tricíclicos e os IMAO atuam em diversos sistemas e em diferentes neurotransmissores tornando ainda mais difícil a separação do efeito de cada neurotransmissor[3]. Estudos de condutância eletrodérmica demonstraram a existência de duas modalidades de depressão: a depressão agitada, na qual ocorreria um estado de hiperalerta; e a depressão retardada, na qual teríamos um estado de hipoalerta. O aumento do metabolito de NA (MHPG) em depressões com ansiedade, agitação e insônia, corroboram com esses mecanismo[70].

Como já discutido anteriormente, os receptores e a anatomia do sistema noradrenérgico é bastante complexa, e cada receptor estimulado terá um efeito final diferente, dependendo do tipo e de sua localização. Os receptores alfa-1, por exemplo, tem um efeito acelerador no processo de liberação de neurotransmissores. Há projeções de neurônios do LC até a rafe, onde há liberação de NE, que estimula receptores alfa-1 adrenérgicos em regiões somatodendríticas em neurônios serotonérgicos. Ao serem ocupados por NE, esses receptores aceleram a liberação da serotonina. Por outro lado, a liberação direta de NE nos axônios terminais de serotonina, estimula receptores alfa-

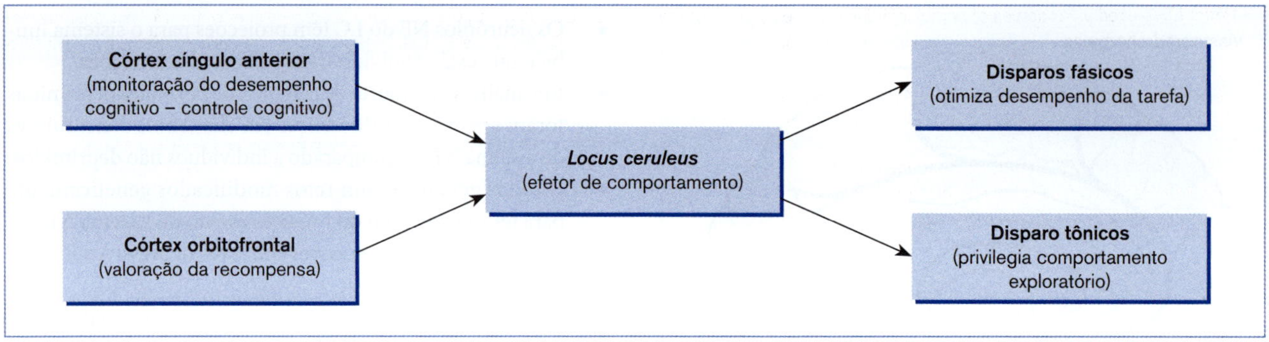

Figura 5 Fisiologia da atenção.

2 pós-sinápticos de NE, provocando o efeito contrário, ou seja, a inibição do neurônio[71].

Em diversos estudos duplo cego randomizado que compararam tricíclicos seletivos para NE (lofepramina, maprotilina, desipramina ou nortriptilina) com antidepressivos inibidores seletivos de recaptação de serotonina (ISRS) (fluoxetina, paroxetina, sertralina fluvoxamina ou zimelidina), não observaram diferenças estatísticas entre eles[72]. Comparando-se os antidepressivos ISRS e os duais, que inibem a recaptação também da NE, pouca diferença se observa na clínica. Ambas as classes são comparáveis e em média não há diferença. Contudo, alguns estudos apontam que em depressões mais severas, o tratamento com medicações duais pode ser mais eficaz, mas os dados ainda são limitados[73].

A NE não tem ação só no humor, mas também em funções cognitivas. Atualmente sabe-se que os neurônios noradrenérgicos estão espalhados por todo o cérebro, sugerindo uma grande importância nos comportamentos. A maior parte desses neurônios estão concentrados no LC, pequeno núcleo do cérebro, que abastece o hipocampo e o neocórtex com NE, regiões críticas para processamento cognitivo e afetivo[74].

Como foi visto, a NE é sintetizada a partir da DA pela enzima dopamina-beta-hidroxilase, além disso, a NE pode ser absorvida por neurônios dopaminérgicos e liberada para ativar receptores dopaminérgicos. Isso dificulta o estudo dos efeitos isolados da NE no SNC.

Na fisiologia da atenção mediada no LC, observa-se a presença de disparos tônicos do sistema noradrenérgico, necessários em momentos de maior atenção para explorar o ambiente, contrapondo-se ao momento de desempenhar tarefas, quando disparos fásicos tornam-se mais presentes[75] (Figura 5).

Acredita-se que o transtorno do déficit de atenção e hiperatividade (TDAH) tem sua patogênese em distúrbios do metabolismo da dopamina e da noradrenalina. O metilfenidato, medicação estimulante, e a atomoxetina, inibidora da recaptação de NE são duas linhas de tratamentos com eficácia maior que placebo utilizados atualmente[5].

O transtorno do estresse pós-traumático (TEPT) também tem em sua fisiopatologia importantes repercussões no sistema noradrenérgico. Em situações de estresse temos alta liberação de NA no SNC levando a sintomas de hiperestimulação (*hyperarousal*). Nesse caso, pode ocorrer aumento da ativação de circuitos de medo e ansiedade, maior irritabilidade, tremores, inquietação, impaciência, além de maior reatividade emocional (apatia e resposta agressiva a pequenos estressores), podendo causar insônia[75].

A NE tem ação importante também na regulação do ciclo circadiano, atuando no controle do ritmo sono-vigília. Existem conexões nervosas que vão da retina à glândula pineal, a NE é liberada em seus terminais nervosos estimulando receptores alfa e beta-adrenérgicos na pineal que em última instância irão aumentar a concentração melatonina na glândula pineal. A estimulação luminosa provoca a inibição da liberação de NE e, consequentemente, a inibição da produção de melatonina[76].

Como pode-se perceber, a atuação da NE no SNC é ampla e complexa tendo ainda muitos mecanismos pouco esclarecidos. Mais detalhes de sua implicação no tratamento psiquiátrico serão discutidos nos capítulos de farmacologia.

REFERÊNCIAS BIBLIOGRÁFICAS

1. Barger G, Dale HH. Chemical structure and sympathomimetic action of amines. J Physiol. 1910;41(1-2):19-59.
2. Marley E. The adrenergic system and sympathomimetic amines. Advances in pharmacology. Cambridge: Academic Press; 1964. vol. 3. p. 167-266.
3. Bunney WE, Davis JM. Norepinephrine in depressive reactions: A review. Arch Gen Psychiatry. 1965;13(6):483-94.
4. Moret C, Briley M. The importance of norepinephrine in depression. Neuropsychiatric Dis Treat. 2011;7(1):9.
5. del Campo N, Chamberleim SR, Sahakian BJ, Robbins TW. The roles of dopamine and noradrenaline in the pathophysiology and treatment of attention-deficit/hyperactivity disorder. Biol Psychiatry. 2011;69(12):e145-e157.
6. Kaufman Se. The phenylalanine hydroxylating system from mammalian liver. Adv enzymol Relat Areas Mol Biol. 1971;35:245-319.
7. Blaschko H. The specific action of l-dopa decarboxylase. J Physiology. 1939;96:50-1.
8. Nagatsu T, Morton L, Udenfriend S. Tyrosine hydroxylase the initial step in norepinephrine biosynthesis. J Biol Chem. 1964;239(9):2910-7.
9. Levin EY, Kaufman S. Studies on the enzyme catalyzing the conversion of 3, 4-dihydroxyphenylethylamine to norepinephrine. J Biol Chem. 1964;236(7):2043-9.
10. Kirshner N, Goodall M. The formation of adrenaline from noradrenaline. Biochim Biophys Acta. 1959;24:658-9.
11. Fuller RW. Pharmacology of brain epinephrine neurons. Annual review of pharmacology and toxicology. 1982;22(1):31-55.
12. Pohorecky L, Zigmond M, Karten H, Wurtman RJ. Enzymatic conversion of norepinephrine to epinephrine by the brain. J Pharmacol Exp Ther. 1969;165:190-95.

13. Potter LT, Axelrod J. Properties of norepinephrine storage particles of the rat heart. J Pharmacol Exp Ther. 1963;142(3):299-305.
14. Axelrod J, Kopin IJ. The uptake, storage, release and metabolism of noradrenaline in sympathetic nerves. Prog Brain Res. 1969;31:21-32.
15. Axelrod J. Metabolism of epinephrine and other sympathomimetic amines. Physiol Rev. 1959;39:751-76.
16. Green AR, Youdim MB. Effects of monoamine oxidase inhibition by clorgyline, deprenil or tranylcypromine on 5-hydroxy tryptamine concentrations in rat brain and hyperactivity following subsequent tryptophan administration. Br J Pharmacol. 1975;55:415-22.
17. Youdim MBH, Finberg JPM, Tipton KF. Monoamine oxidase. In. Trendelburg U, Weiner N (eds). Catecholamines II. Berlin Heidelberg: Springer; 1988. p. 125-97.
18. Johnston JP. Some observations up on a new inhibitors of monoamine oxidase in brain tissue. Biochem Pharmacol. 1968;17:1285-98.
19. O'Carroll AM, Fowler CJ, Phillips JP, Tobia I, Tipton KF. The deamination of dopamine by human brain monoamine oxidase. Arch Pharmacol. 1983;322:198-222.
20. Knoll J, Magyar K. Some puzzling effects of monoamine oxydase inhibitors. Adv Biochem. Psychopharmacol. 1972;5:393-408.
21. Youdim MBH, Buccafusco JJ. Multi-functional drugs for various CNS targets in the treatment of neurodegenerative disorders. Trends Pharmacol Sci. 2005;26(1):27-35.
22. Bach AW, Lan NC, Johnson DL, Abell CW, Bembenek ME, et al. cDNA cloning of human liver monoamine oxidase A and B: molecular basis of differences in enzymatic properties. Proc Natl Acad Sci USA. 1988;85:4934-38.
23. Grimbsby J, Chen K, Wang LJ, Lan NC, Shih JC. Human monoamine oxidase A and B genes exhibit identical exon-intron organization. Proc Natl Acad Sci USA. 1991;88(9):3637-41.
24. Shih JC, Chen K, Ridd MJ. Monoamine oxidase: from genes to behavior. Annu Rev Neurosci. 1999;22:197-217.
25. Arai R, Kimura H, Nagatsu I, Maeda T. Preferential localization of monoamine oxidase type A activity in neurons of the locus coeruleus and type B activity in neurons of the dorsal raphe nucleus of the rat: a detailed enzyme histochemical study. Brain Res. 1997;745:352-6.
26. Westlund KN, Denney RM, Rose RM, Abell CW. Localization of distinct monoamine oxidase A and monoamine oxidase B cell populations in human brainstem. Neuroscience. 1988;25:439-56.
27. Sivasubramaniam SD, Finch CC, Rodriguez MJ, Mahy N, Billet EE. A comparative study of the expression of monoamine oxidase-A and-B mRNA and protein in non-CNS human tissues. Cell Tissue Res. 2003;313(3):291-300.
28. Saura J, Kettler R, Prada M, Richards JG. Quantitative enzyme radioautography with 3H-Ro 41-1049 and 3H-Ro 19-6327 in vitro: localization and abundance of MAO-A and MAO-B in rat CNS, peripheral organs, and human brain. J Neurosci. 1992;12(5):1977-99.
29. DeVerteuil RL, Lehmann HE. Therapeutic trial of iproniazid (Marsilid) in depression and apathetic patients. Can Med Assoc J. 1958;78(2):131-3.
30. Johnston P. Some observations upon a new inhibitor of monoamine oxidase in brain tissue. Biochem. Pharmacol. 1968;17:1285-97.
31. Birkmayer W, Knoll J, Riederer P, Youdim MB, Hars V, Marton J. Increased life expectancy resulting from addition of L-deprenyl to Madopar treatment in Parkinson's disease: a longterm study. J Neural Transm. 1985;64:113-27.
32. Mandel S, Weinreb O, Amit T, Youdim MB. Mechanism of neuroprotective action of the anti-Parkinson drug rasagiline and its derivatives. Brain Res Rev. 2005;48:379-38.
33. O'Brien PJ, Siraki AG, Shangari N. Aldehyde sources, metabolism, molecular toxicity mechanisms, and possible effects on human health. Crit Rev Toxicol. 2005;35:609-62.
34. Nagatsu T. Progress in monoamine oxidase (MAO) research in relation to genetic engineering. Neurotoxicol. 2004;25:11-20.
35. Bortolato M, Chen K, Shih JC. Monoamine oxidase inactivation: from pathophysiology to therapeutics. Adv Drug Deliv Rev. 2008;60:1527-33.
36. Marley E, Blackwell B. Interactions of monoamine oxidase inhibitors, amines and foodstuffs. Adv Pharmacol Chemother. 1970;8:186-239.
37. Youdim MBH, Finberg JPM, Tipton KF. Monoamine oxidase. In. Trendelenburg U, Weiner U (eds.). Advances in experimental pharmacology. Catecholamine II. Berlin: Springer-Verlag; 1988. p. 119-92.
38. Axelrod J, Tomchick R. Enzymatic O-methylation of epinephrine and other catechols. J Biol Chem. 1958;233(3):702-5.
39. Guldberg HC, Marsden CA. Catechol-O-methyl transferase: pharmacological aspects and physiological role. Pharmacol Rev. 1975;27(2):135-206.
40. Ball P, Knuppen R. Catecholoestrogens (2-and 4-hydroxyoestrogens): chemistry, biogenesis, metabolism, occurrence and physiological significance. Acta Endocrinol Suppl (Copenh). 1980;232:1-127.
41. Kaakkola S. Clinical pharmacology, therapeutic use and potential of COMT inhibitors in Parkinson's disease. Drugs. 2000;59:1233-50.
42. Keränen T, Gordin A, Koulu M, Scheinin M, Antila S, Sundberg S, et al. COMT inhibition by entacapone does not affect growth hormone or prolactin secretion in healthy volunteers. J Neural Transmission. 1996;103:729-36.
43. Dingemanse J, Jorga KM, Schmitt M, Gieschke R, Fotteler B, Zurcher G, et al. Integrated pharmacokinetics and pharmacodynamics of the novel catechol-O-methyltransferase inhibitor tolcapone during first administration to humans. Clin Pharmacol Ther. 1995;57(5):508-17
44. Hong J, Shu-Leong H, Tao X, Lap-Ping Y. Distribution of catechol-O-methyltransferase expression in human central nervous system. NeuroReport. 1998;9:2861-4.
45. Lundström K, Tenhunen J, Tilgmann C, Karhunen T, Panula P, Ulmanen I. Cloning, expression and structure of catechol-O-methyltransferase. Biochimica et Biophysica Acta (BBA)-Protein Structure and Molecular Enzymology. 1995;1251(1):1-10.
46. Lundstr K, Salminen M, Jalanko A, Savolainen R, Ulmanen I. Cloning and characterization of human placental catechol – methyltransferase cDNA. DNA Cell Biology. 1991;10(3):181-9.
47. Tenhunen J, Salminen M, Jalanko A, Ukkonen S, Ulmanen I. Structure of the rat catechol-O-methyltransferase gene: separate promoters are used to produce mRNAs for soluble and membrane-bound forms of the enzyme. DNA Cell Biology. 1993;12(3):253-26.
48. Mannisto PT, Kaakkola S. Catechol-O-methyltransferase (COMT): biochemistry, molecular biology, pharmacology, and clinical efficacy of the new selective COMT inhibitors. Pharmacol Rev. 1999;51:593-628.
49. Barnea ER, Avigdor S. Coordinated induction of estrogen hydroxylase and catechol-O-methyl transferase by xenobiotics in first trimester human placental explants. J Steroid Biochemistry. 1990;35(2):327-31.
50. Eisenhofer G, Åneman A, Hooper D, Holmes C, Goldstein DS, Friberg P. Production and metabolism of dopamine and norepinephrine in mesenteric organs and liver of swine. Am J Physiol. 1995;268:G641-9.
51. Armstrong MD, McMillan A. Identification of a major urinary metabolite of norepinephrine. Fed Proc. 1957;16:146.
52. Eisenhofer G, Kopin IJ, Goldstein DS. Catecholamine metabolism: a contemporary view with implications for physiology and medicine. Pharmacol Rev. 2004;56(3):331-49.
53. Geffen LB, Livett BG. Synaptic vesicles in sympathetic neurons. Physiol Rev. 1971;51:98-157.
54. Chiti Z, Teschemacher AG. Exocytosis of norepinephrine at axon varicosities and neuronal cell bodies in the rat brain. FASEB J. 2007;21:2540-50.
55. Descarries L, Mechawar N. Ultrastructural evidence for diffuse transmission by monoamine and acetylcholine neurons in the central nervous system. Prog Brain Res. 2000;125:27-47.
56. Huang H-P, Zhu F-P, Chen X-W, Xu ZQD, Zhang CX, Zhou Z. Physiology of quantal nor-epinephrine release from somatodendritic sites of neurones in locus coeruleus. Front Mol Neurosci. 2012;5:1-5.
57. Starke K. Presynaptic autoreceptors in the third decade: Focus on α2-adrenoceptors. J Neurochem. 2001;78:685-93.
58. Civantos CB, Artiñano A. Alpha-adreno-ceptor subtypes. Pharmacol Res. 2001;44:195-208.
59. Hieble JP, Ruffolo RR. Subclassification of the β-adrenoceptors. Pharmacol Commmun. 1995;6:183-93.
60. Day H, Campeau S, Watson SJ Jr, Akil H. Distribution of α1a–, α1b– and α1d–adrenergic receptor mRNA in the rat brain and spinal cord. J Chem Neuroanat. 1997;13:115-39.
61. Guyenet PG, Stornetta RL, Riley T, Norton FR, Rosin DL, Lynch KR. Alpha 2A-adrenergic receptors are present in lower brainstem catecholaminergic and serotonergic neurons innervating spinal cord. Brain Res. 1994;638:285-94.
62. Summers RJ, Papaionnaou M, Harris S, Evans BA. Expression of beta 3-adrenoceptor mRNA in rat brain. Br J Pharmacol. 1995;116:2547-48.
63. Dahlström A, Fuxe K. Evidence for the existence of mono- amine-containing neurones in the central nervous system. I. Demon- stration of mo-

noamines in the cell bodies of brain stem neurones. Acta Physiol Scand. 1964;62:232:S1-55.

64. Bogerts B. A brainstem atlas of catecholaminergic neurons in man, using melanin as a natural marker. J Comp Neurol. 1981;197:63-80.
65. Berridge CW, Isaac SO, España RA. Additive wake-promoting actions of medial basal forebrain noradrenergic α1- and β-receptor stimulation. Behav Neurosci. 2003;117:350-9.
66. Manns ID, Lee MG, Modirrousta M, Hou YP, Jones BE. Alpha 2 adrenergic receptors on GABAergic, putative sleep-promoting basal forebrain neurons. Eur J Neurosci. 2003;18:723-7.
67. Aston-Jones G, Shipley MT, Chouvet G, Ennis M, van Bockstaele E, Pieribone V, et al. Afferent regulation of locus coeruleus neurons: Anatomy, physiology and pharmacology. Prog Brain Res. 1991;88:47-75.
68. Buijs RM, la Fleur SE, Wortel J, Heyningen CV, Zuiddam L, Mettenleiter TC, et al. The suprachiasmatic nucleus balances sympathetic and parasympathetic output to peripheral organs through separate preautonomic neurons. J Comp Neurol. 2003;464:36-48.
69. Swanson LW, Sawchenko PE. Paraventricular nucleus: a site for the integration of neuroendocrine and autonomic mechanisms Neuroendocrinol. 1980;31:410-7.
70. Birket SM, Hasle N, Jensen HH. Electrodermal activity in anxiety disorders. Acta Psychiatr Scand. 1993;88:350-55.
71. Stahl SM. Mood disorders. In. Stahl SM. Stahl's essential psychopharmacology: neuroscientific basis and practical applications. 4 ed. Cambridge: Cambridge University Press; 2013. p. 258-62.
72. Brunello N, Mendlewicz J, Kasper S, Leonard B, Montgomery S, Nelson J, et al. The role of noradrenaline and selective noradrenaline reuptake inhibition in depression. Eur Neuropsychopharmacol. 2002;12(5):461-75.
73. Bradley AJ, Lenox-Smith AJ. Does adding noradrenaline reuptake inhibition to selective serotonin reuptake inhibition improve efficacy in patients with depression? A systematic review of meta-analyses and large randomised pragmatic trials. J Psychopharmacol. 2013;27(8):740-58.
74. Berridge CW, Waterhouse BD. The locus coeruleus-noradrenergic system: modulation of behavioral state and state-dependent cognitive processes. Brain Res Rev. 2003;42(1):33-84.
75. Yamamoto K, Shinba T, Yoshii M. Psychiatric symptoms of noradrenergic dysfunction: a pathophysiological view. Psychiatry Clin Neurosci. 2014;68(1):1-20.
76. Pangerl B, Pangerl A, Reiter RJ. Circadian variations of adrenergic receptors in the mammalian pineal gland: a review. J Neural Transmission/General. 1990;81(1):17-29.
77. Eisenhofer G. Catecholamine metabolism: a contemporary view with implications for physiology and medicine. Pharmacol Rev. 2004;56(3):331-49.
78. Szabadi E. Functional neuroanatomy of the central noradrenergic system. J Psychopharmacol. 2013;27(8):659-93.
79. Cajochen C, Münch M, Kobialka S, Krauchi K, Steiner R, Oelhafen P, et al. High sensitivity of human melatonin, alertness, thermoregulation, and heart rate to short wavelength light. J Clin Endocrin Metab. 2005;90:1311-6.
80. Lockley SW, Evans EE, Scheer FA, Brainard GC, Czeisler CA, Aeschbach D. Short-wavelength sensitivity for the direct effects of light on alertness, vigilance, and the waking electroencephalogram in humans. Sleep. 2006;29:161-8.
81. Aston-Jones G. Brain structures and receptors involved in alertness. Sleep Med. 2005;6:S3-S7.
82. Puschmann A, Bhidayasiri R, Weiner WJ. Synucleinopathies from bench to bedside. Parkinsonism Relat Disord. 2012;18:S24-7.
83. Lee VM, Goedert M, Trojanowski JQ. Neurodegenerative tau- pathies. Annu Rev Neurosci. 2001;24:1121-59.
84. Mason ST. Noradrenaline in the brain: progress in theories of behavioural function. Progress Neurobiol. 1981;16(3-4):263-303.

7

Glutamato

Julia de Melo Koneski
Mariana Tiemi Mine de Moura
Vinicius Oliveira de Andrade
Chei Tung Teng

Sumário

Pontos-chave

- Compreender aspectos gerais do neurotransmissor glutamato.
- Conhecer as principais vias glutamatérgicas no sistema nervoso central.
- Conhecer os receptores glutamatérgicos e sua relevância clínica.
- Conhecer as indicações e a efetividade dos antagonistas NMDA.

CONCEITOS FUNDAMENTAIS

Introdução

O glutamato é o aminoácido livre mais abundante no sistema nervoso central (SNC), age como principal neurotransmissor excitatório e, mesmo em pequenas quantidades, pode desencadear potenciais de ação. Além disso, é o que mantém maior tônus de ativação de membrana. Porém, em excesso é neurotóxico. Participa de importantes funções como cognição, memória, aprendizagem e plasticidade neuronal[1].

É um aminoácido com carga e por esse motivo não ultrapassa a barreira hematoencefálica. Para ser disponível no SNC, precisa ser sintetizado no tecido nervoso, a partir da metabolização da glicose (alfa-cetoglutarato) através do ciclo de Krebs. Após a metabolização, é armazenado em forma de glutationa. As enzimas responsáveis por seu metabolismo estão localizadas nos neurônios e nas células da glia[2].

A dinâmica de utilização de glutamato ocorre da interação do neurônio com o astrócito. O astrócito captura glutamato da fenda sináptica, transformando em glutamina, e nesta forma repassa ao neurônio; o neurônio, para usá-lo, transforma glutamina novamente em glutamato tornando-o disponível para ser utilizado por este (Figura 1)[3].

À medida que o astrócito captura glutamato na fenda, diminui sua disponibilidade na fenda sináptica. Nos quadros de depressão maior, há evidência de menor quantidade de astrócitos (principalmente em pacientes jovens), restando maior quantidade de glutamato[4]. Quadro parecido ocorre nos pacientes com *diabetes mellitus*, em que se apresentam com menor quantidade de astrócitos e com secundária toxicidade glutamatérgica, disponibilizando maiores quantidades de glutamato na fenda[5].

O glutamato não sofre conversão bioquímica no espaço extracelular pois não há nenhuma enzima que o degrade e fica disponível para interagir com receptores até que se difunda ou seja removido por meio de transportadores de aminoácidos excitatórios, que têm por função regular a concentração deste neurotransmissor na fenda sináptica. Quando estes transportadores são farmacologicamente inibidos, os níveis basais de glutamato aumentam.

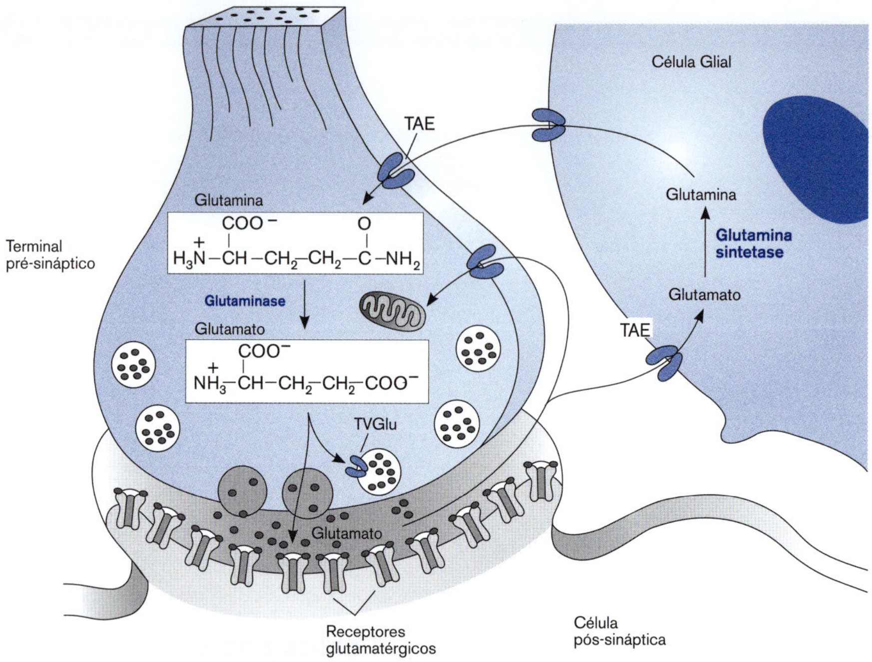

Figura 1 A dinâmica de utilização de glutamato ocorre da interação do neurônio com o astrócito: o astrócito captura glutamato da fenda sináptica, transformando em glutamina, e nesta forma repassa ao neurônio; o neurônio, para usá-lo, transforma glutamina novamente em glutamato tornando-o disponível para ser utilizado por este.

O excesso de glutamato causa neurotoxicidade; quando o tônus glutamatérgico fica diminuído tem-se efeitos de neuroproteção. A maior parte dos tratamentos psiquiátricos visam diminuição do glutamato. A ação dos antidepressivos pode ser mais relevante nos astrócitos, por protegê-los e melhorar as vias de sinalização astrocítica e consequentemente a sua função.

Na membrana pós-sináptica, o glutamato age por meio das interações com os receptores, que por consequência têm uma alteração de conformação proteica que permite o influxo de cátions e a posterior despolarização[6].

Perspectiva histórica

Na década de 1930, foram observadas altas concentrações de glutamato no cérebro, gerando hipóteses iniciais da sua importância neurofisiológica. Em 1950 levantou-se sua importância nas funções cerebrais, com possibilidade de ação em coma hipoglicêmico, ter efeito anticonvulsivante e potencial ação cognitiva em déficit intelectual[7]. Em 1954, Hayashi descobriu que o glutamato era um transmissor sináptico[8] e em 1959 e 1960 foi sugerido como principal neurotransmissor excitatório no SNC, porém esta hipótese só foi aceita 20 anos depois[9].

Na década de 1980, o grande desenvolvimento no conhecimento neurobiológico sobre glutamato possibilitou melhor compreensão dos seus mecanismos: é o principal neurotransmissor excitatório do SNC; medeia suas ações por meio de múltiplos receptores e seu mau funcionamento interfere em distúrbios neuropsiquiátricos[10]. Durante a década de 1990, identificaram-se duas famílias de receptores, os ionotrópicos e metabotrópicos.

TOPOGRAFIA DOS SISTEMAS DE NEUROTRANSMISSÃO

Vias e estruturas cerebrais

Foram observadas as seguintes vias glutamatérgicas no SNC:

- Origem no córtex, com axônios que fazem ramificações na ponte e no tronco cerebral (com corpos celulares nestes locais), do tronco seguem em direção à medula espinhal, gerando contração muscular.
- Origem no córtex, projetando-se ao corpo estriado, com importância no controle do comportamento muscular.
- Origem no córtex em direção ao tálamo, estando em excitação enquanto uma atividade motora estiver sendo executada.
- Origem no hipocampo através do fórnix até o corpo mamilar.
- Origem no tronco cerebral com projeções ao cerebelo, estando envolvido na coordenação motora; neste caso, com conexão entre os hemisférios[11-13].

RECEPTORES

Descrição

O sistema glutamatérgico envolve uma série de receptores que são ativados pelo glutamato.

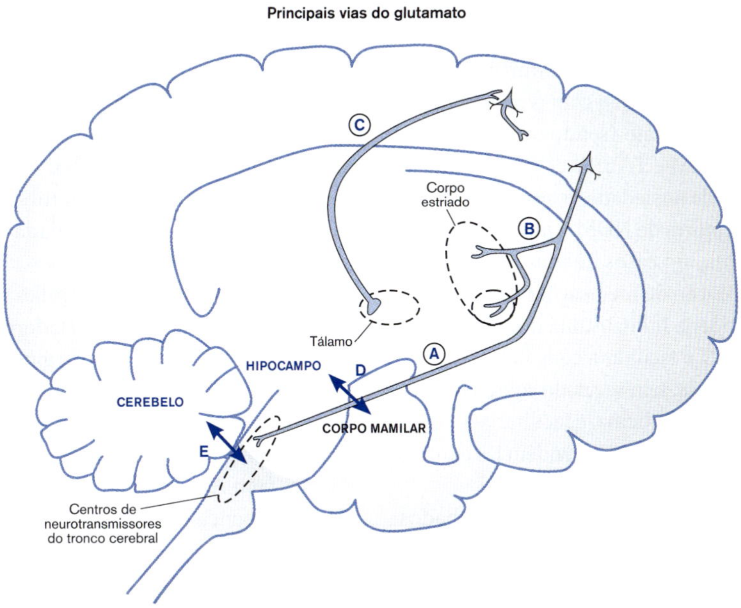

Figura 2 Principais vias do glutamato. A: Projeção glutamatérgica *cortical para o centro de neurotransmissores do tronco cerebral* (rafe, *locus coeruleus*, área tegmental ventral e substância nigra) e seguem em direção à medula espinhal. B: Projeção glutamatérgica cortical para o corpo estriado. C: Projeção glutamatérgica cortical para o tálamo. D: Projeção glutamatérgica do hipocampo através do fórnix para o corpo mamilar. E: Projeção glutamatérgica do centro de neurotransmissores do tronco cerebral para o cerebelo.

Tem-se dois subgrupos de receptores, os ionotrópicos e os metabotrópicos, que são classificados de acordo com suas propriedades farmacológicas e funcionais. Os metabotrópicos são proteínas transmembranas acoplados à proteína G, que quando ativados promovem modulação; estão presentes em todas as regiões do cérebro. O ionotrópicos contêm canais iônicos que quando ativados permitem a entrada de sódio e potássio favorecendo a despolarização do neurônio.

Entre os ionotrópicos há três importantes receptores: alfa-amino-3-hidroxi-metil-5-4-isoxazolpropiônico (AMPA), KAINATO e N-metil-D-aspartato (NMDA)[14].

AMPA e KAINATO estão relacionados a transmissão sináptica rápida do SNC, em regiões telencefálicas. KAINATO parece estar relacionado na doença de Huntington e epilepsia de lobo temporal. O receptor AMPA é modulado por poucas substâncias, têm baixa afinidade ao glutamato, porém quando modulado é o que apresenta ação mais rápida e término mais rápido.

O receptor NMDA tem alta afinidade ao glutamato e, por esse motivo, tem mais chance de ser ativado. Apresenta ação mais lenta, permitindo maior tempo de influxo de cálcio. Sua ativação pode desencadear cascatas de sinalização intracelular cálcio-dependentes, que desencadeiam alterações gênicas relacionados com aprendizagem e memória. Sua ativação é voltagem-dependente e ocorre através dos receptores AMPA que estão localizados ao lado dos receptores NMDA. Quando ativados, os receptores NMDA agem no sentido de aumentar ainda mais a despolarização iniciada pelos receptores AMPA[1].

Quando ativado em excesso, aumenta o cálcio intracelular e induz apoptose; além disso, esse excesso pode estar relacionado com doenças isquêmicas, neurodegenerativas agudas (epilepsia, hipóxia/anóxia) e crônicas (Alzheimer, doença de Huntington, encefalopatia hepática e doenças genéticas). Baixas concentrações de glutamato parecem estar relacionadas à fisiopatologia da esquizofrenia.

Um mecanismo de medicação conhecido é o bloqueio dos receptores NMDA. Por bloquear e impedir a afinidade do glutamato com os receptores de NDMA, maior quantidade de glutamato fica disponível na fenda e privilegia a ligação do glutamato com o AMPA.

Os transportadores são ativados por concentrações baixas de glutamato e inibidos por altas concentrações[15,16].

Relevância clínica

Estudos de ressonância magnética (RM) funcional demonstram que pacientes com transtornos de humor apresentam aumento de glutamato/glutationa no córtex frontal e occipital, e diminuição no pré-frontal, diminuição de receptores NMDA no córtex pré-frontal, e alteração das proteínas transportadoras de aminoácidos excitatórios. Nos quadros depressivos, quando há melhora, pode haver normalização dessas alterações encontradas em RM funcional[17,18].

A diminuição de glutamato/glutationa no córtex pré-frontal e córtex cingulado anterior está associada a menor responsividade emocional e anedonia. A presença de hiperatividade do córtex cingulado anterior subgenual/dorsal prediz resposta terapêutica a cetamina.

No transtorno afetivo bipolar, parece ter aumento de glutamato/glutationa, que poderia ter relação com o metabolismo da glicose e maior produção de lactato (sendo uma evidência fisiopatológica da ponte entre DM e TAB)[19].

Em relação aos quadros de ansiedade, o aprendizado do medo exige ativação dos receptores de NDMA muito expressados na amígdala. Dessa forma, em casos de transtorno de estresse pós-traumático, a utilização de medicações antagonistas dos receptores de NMDA poderia induzir uma diminuição do aprendizado do medo no TEPT e facilitar a consolidação patológica do medo. Em contrapartida, tem se falado sobre D-cicloserina que ativa NMDA no sítio da glicina, e facilitaria a extinção do medo em TEPT, mas ainda apresenta evidências clínicas preliminares[20].

Em relação à esquizofrenia, apesar de inúmeros achados científicos demonstrarem uma disfunção dopaminérgica, uma série de evidências indica associação de outras vias, inclusive da via glutamatérgica. Sugere-se que os receptores NMDA estão envolvidos e que seriam alvo para o tratamento[21].

Da mesma forma, nos transtornos psicóticos a hipótese de associação do glutamato também está presente. Sabemos que antes de alteração de dopamina, na gênese da esquizofrenia, há hiperatividade de glutamato, mesmo antes de abrir o quadro psicótico. Após longo prazo, os níveis de glutamato/glutationa estão diminuídos, o que estaria relacionado ao baixo funcionamento social[22,23].

Além disso, vemos maior aumento de glutamato/glutationa, principalmente em córtex pré-frontal medial, em pacientes psicóticos com perfil de início precoce, sintomas positivos exacerbados e pouco responsivos a antipsicóticos; e possivelmente a presença de aumento de glutamato/glutationa nas primeiras 4 semanas do início do quadro seria um preditor de pior resposta aos antipsicóticos.

A cetamina e principalmente a fenilciclidina (PCP) bloqueiam os receptores de NMDA, e o uso pode induzir sintomas positivos e negativos semelhantes à esquizofrenia decorrente desse mecanismo. Evidências preliminares indicam que, no caso de sintomas induzidos pela cetamina, a associação com lamotrigina bloqueia os efeitos colaterais, além de melhorar a eficácia da clozapina quando associada a esta[24].

Em relação ao quadro de dependência de álcool, percebe-se uma ativação dos receptores NMDA e AMPA, o que faz aumentar a preferência e o consumo de álcool, e que o bloqueio desses receptores diminuiria esses fenômenos. Bebedores moderados e pesados apresentam maior atividade glutamatérgica e menor atividade gabaérgica em córtex cingulado anterior e hipocampo. Na vigência de episódios de consumo massivo ("*binges*"), há recrutamento de sistemas glutamatérgicos relacionado com sistema de recompensa e modulação do estresse. O uso de lamotrigina e acamprosato nesses pacientes, quando em abstinência, poderiam diminuir os "*binges*" (consumo agudo excesivo)[25].

Considerando a presença importante de glutamato no SNC, é esperado que a transmissão glutamatérgica se relacione com doenças neuropsiquiátricas. Em grandes quantidades no meio extracelular, é capaz de induzir dano excitotóxico grave em neurônios-alvo, estando relacionado às doenças neurodegenerativas. A perda de neurônios ocorre por superativação dos receptores de glutamato, com excessiva excitação sináptica mediada por este, o que é chamado de excitotoxicidade[15].

A esclerose lateral amiotrófica pode estar relacionada a expressão alterada dos transportadores de glutamato, em que cursa com aumento dos níveis de glutamato no liquor, diminuição da atividade de transporte. Doença de Alzheimer também cursa com expressão reduzida de transportadores; a expressão diminui com a idade e diminui ainda mais rapidamente nos pacientes com Alzheimer[15].

Na doença de Huntington, além de outras alterações, há também uma mutação responsável por afetar o sistema glutamatérgico, de forma a estabilizar e aumentar a ativação dos receptores de NMDA na superfície celular, com diminuição da captação de glutamato[15].

As vias glutamatérgicas influenciam também a doença de Parkinson. O glutamato participa das projeções motoras do córtex para os núcleos da base, medula espinhal e tálamo e dos núcleos da base para o tálamo; e o mau funcionamento desse sistema pode prejudicar a atividade nos núcleos da base[15].

Exemplos de antagonismo NMDA

A cetamina, usualmente um anestésico, apresenta-se também como droga de abuso, e tem um efeito antidepressivo em depressão resistente (inclusive depressão bipolar) como medicação adjuvante. Entre os casos de depressão refratária, 50% dos casos apresentam resposta ao uso de cetamina. Além disso, é a única medicação com efeito de diminuição de suicidalidade aguda em depressão maior. Sua ação se dá por ser um inibidor dos canais abertos não competitivos do receptor NMDA, ligando-se ao sítio da fenilciclidina desse receptor, levando a diminuição da liberação de glutamato e consequente estimulação de outros receptores do glutamato como AMPA. Seu efeito parece depender também da integridade da função opioide[26,27].

A lamotrigina, amplamente utilizada como anticonvulsivante e estabilizador de humor, entre outros mecanismos, por meio do bloqueio de canais de sódio dependentes de voltagem do glutamato, culmina em redução da liberação de glutamato, além de aumentar a disponibilidade de glutamato no receptor AMPA[24].

A pregabalina é um aminoácido com alta afinidade na subunidade alfa2-delta do receptor de canal de cálcio (principalmente em sinapses excitatórias), que ao ligar-se aos canais de cálcio dependentes de voltagem do glutamato fecha (bloqueia) os canais de cálcio pré-sinápticos, diminuindo a ação glutamatérgica e diminui a excitabilidade neuronal e a liberação de vesículas, modulando a liberação de neurotransmissores, principalmente de glutamato. A importante ação ansiolítica da pregabalina se dá principalmente por causa da ação do receptor alfa2-delta tipo I[28,29].

A gabapentina, introduzida a primeira vez como anticonvulsivante, hoje é utilizada também para insônia, sintomas ansiosos e dor neuropática. Tem sua ação também fundamentada pela diminuição da síntese de glutamato, entre outras[30].

A memantina, comumente usada na doença de Alzheimer, tem também efeitos de potencialização no tratamento de sintomas negativos da esquizofrenia. Além disso, tem a tendência de melhorar a cognição em pacientes com transtornos de humor. É um antagonista não competitivo dos receptores de NMDA e bloqueia os receptores quanto maior os níveis de glutamato. É muito seletivo e efetivo, mas tem baixa afinidade ao receptor[31].

A N-acetilcisteína tem seu principal uso em intoxicação hepática (por álcool e paracetamol), mas vem também sendo usada na doença de Alzheimer, por diminuir a toxicidade glutamatérgica induzida pela proteína A-beta) além do seu uso na dependência química (controle do sistema de recompensa), transtorno de escoriação e há evidência de eficácia em depressão bipolar. É um potente antioxidante, que por competir no transportador de glutamina culmina em menor liberação de glutamato[32,33].

O acamprosato tem efeito gabaérgico e glutamatérgico, e tem sido eficaz na diminuição de uso de álcool em paciente já abstêmios, quando associado a medidas psicossociais. Tem sua ação pela redução da ativação glutamatérgica principalmente em córtex cingulado anterior[34,35].

O valproato de sódio amplamente utilizado em tratamento de epilepsia e transtornos de humor, além de coadjuvante em outras comorbidades, na via glutamatérgica tem sua ação por bloquear glutamato no receptor de NMDA[36].

CONSIDERAÇÕES FINAIS

O progresso em direção à promessa inicial de novos agentes clínicos baseados em receptores de glutamato está sendo feita. Esse progresso é acompanhado pela perspectiva de medicamentos inovadores que ampliam as opções de tratamento para muitos pacientes.

Além disso, existe a noção de que o glutamato desempenha papéis secundários importantes (agravantes) em várias doenças amplamente diferentes. Na maioria dos casos, no entanto, sabe-se muito pouco sobre os papéis do sistema de atuação do glutamato. Essa falta de entendimento representa um fator desconhecido na modelagem de eventos patológicos na maioria das principais doenças neurológicas, bem como em várias doenças não neurológicas.

Portanto, prevê-se que um melhor entendimento desses transportadores leve a um melhor entendimento de patologias e provavelmente para tratamentos. Pelo conhecimento atual, é provável que ferramentas capazes de modular a captação de glutamato tenham várias aplicações clínicas no futuro.

Para aprofundamento

- Carvajal FJ, Mattison HA, Cerpa W. Role of NMDA receptor-mediated glutamatergic signaling in chronic and acute neuropathologies. Neural Plasticity. 2016:1-20. Disponível em: https://doi.org/10.1155/2016/270152.
  ⇨ **Este artigo relaciona doenças neurológicas agudas e crônicas com o sistema glutamatérgico e o impacto de lesões cerebrais traumáticas, acelerando o aparecimento de condições neurológicas via ação NMDA.**
- Gould TD, Zarate CA, Thompson SM. Molecular pharmacology and neurobiology of rapid-acting antidepressants. Annu Rev Pharmacol Toxicol. 2019;59(1):213-36. Disponível em: http://dx.doi.org/10.1146/annurev-pharmtox-010617-052811
  ⇨ **Este artigo discute dados clínicos relativos a cetamina e outros medicamentos antidepressivos de ação rápida, bem como o atual conhecimento farmacológico sobre seu mecanismo de ação.**
- McCutcheon RA, Krystal JH, Howes OD. Dopamine and glutamate in schizophrenia: biology, symptoms and treatment. World Psychiatry. 2020;19(1):15-33. Disponível em: https://doi.org/10.1002/wps.20693.
  ⇨ **Este artigo avalia pesquisas que implicam a relação da esquizofrenia com o sistema glutamatérgico e dopaminérgico. Além disso, levanta questões pendentes para o campo, incluindo o que permanece desconhecido em relação à natureza da função do glutamato e dopamina na esquizofrenia e o que precisa ser alcançado para avançar no desenvolvimento de novos tratamentos.**

REFERÊNCIAS BIBLIOGRÁFICAS

1. **Zhou Y, Danbolt NC. Glutamate as a neurotransmitter in the healthy brain. J Neural Transm. 2014;121(8):799-817. Disponível em: https://doi.org/10.1007/s00702-014-1180-8.**
   ⇨ **Este artigo aborda a fisiologia do glutamato e a ação excitatória nas células nervosas.**
2. Hertz L. Intercellular metabolic compartmentation in the brain: past, present and future. Neurochem Int. 2004;45(2-3):285-96. Disponível em: https://doi.org/10.1016/j.neuint.2003.08.016
3. Bak LK, Schousboe A, Waagepetersen HS. The glutamate/GABA-glutamine cycle: aspects of transport, neurotransmitter homeostasis and ammonia transfer. J Neurochem. 2006;98(3):641-653. Disponível em: https://doi.org/10.1111/j.1471-4159.2006.03913.
4. Rajkowska G, Stockmeier CA. Astrocyte pathology in major depressive disorder: insights from human postmortem brain tissue. Curr Drug Targets. Out 2013;14(11):1225-36. Disponível em: https://doi.org/10.2174/13894501113149990156.
5. Quincozes-Santos A, Bobermim L, Assis AM, Gonçalves C, Souza DO. Fluctuations in glucose levels induce glial toxicity with glutamatergic, oxidative and inflammatory implications. BBA - Molecular Basis of Disease. 2017;1863(1):1-14. Disponível em: http://dx.doi.org/10.1016/j.bbadis.2016.09.013.
6. Danbolt NC. Glutamate uptake. Prog Neurobiol. 2001;65(1):1-105. Disponível em: https://doi.org/10.1016/S0301-0082(00)00067-8.
7. Weil-Malherbe H. Significance of glutamic acid for the metabolism of nervous tissue. Physiol Rev. 1950; 30:549-68.
8. Hayashi T. Effects of sodium glutamate on the nervous system. Keio J Med. 1954;3:183.

9. Curtis D, Phillis J, Watkins J. Chemical excitation of spinal neurones. Nature. 1959;183:611-2.
10. Monaghan DT, Olverman HJ, Nguyen L, Watkins JC, Cotman CW. Two classes of N-methyl-D-aspartate recognition sites: differential distribution and differential regulation by glycine. Proc Natl Acad Sci USA. 1988;85(24):9836-40. Disponível em: http://dx.doi.org/10.1073/pnas.85.24.9836
11. Hansen KB, Yi F, Perszyk RE, Menniti FS, Traynelis SF. NMDA receptors in the central nervous system. Methods in molecular biology. 2017;1677:1-80. Disponível em: https://doi.org/10.1007/978-1-4939-7321-7_1
12. Schwartz TL, Sachdeva S, Stahl SM. Glutamate neurocircuitry: theoretical underpinnings in schizophrenia. Front Pharmacol. 2012;3:195. Disponível em: htto://dx.doi.org/10.3389/fphar.2012.00195
13. Eisenberg D, Berman K. Executive function, neural circuitry, and genetic mechanisms in schizophrenia. Neuropsychopharmacol. 2010;35:258-277. Disponível em: https://doi.org/10.1038/npp.2009.111
14. **Traynelis SF, Wollmuth LP, McBain CJ, Menniti FS, Vance KM, Ogden KK, et al. Glutamate receptor ion channels: structure, regulation, and function. Pharmacol Rev. 2010;62(3):405-96. Disponível em: https://doi.org/10.1124/pr.109.002451.**
    ⇨ **Está revisão aborda o sistema glutamatérgico: estrutura, regulação e função.**
15. **Carvajal FJ, Mattison HA, Cerpa W. Role of NMDA Receptor-mediated glutamatergic signaling in chronic and acute neuropathologies. Neural Plasticity. 2016:1-20. Disponível em: https://doi.org/10.1155/2016/270152.**
    ⇨ **Este artigo relaciona doenças neurológicas agudas e crônicas com o sistema glutamatérgico e o impacto de lesões cerebrais traumáticas acelerando o aparecimento de condições neurológicas via ação NMDA.**
16. Lau A, Tymianski M. Glutamate receptors, neurotoxicity and neurodegeneration. Pflugers Arch - Eur J Physiol. 2010;460:525-542. Disponível em: https://doi.org/10.1007/s00424-010-0809-1
17. Duarte J, Xin L. Magnetic resonance spectroscopy in schizophrenia: evidence for glutamatergic dysfunction and impaired energy metabolism. Neurochem Res. 2019;44(1):102-16. Disponível em: https://doi.org/10.1007/s11064-018-2521-z.
18. Cai K, Haris M, Singh A, Kogan F, Greenberg JH, Hariharan H, et al. Magnetic resonance imaging of glutamate. Nat Med. 2012;18:302-6. Disponível em: https://doi.org/10.1038/nm.2615.
19. Salvadore G, Zarate CA. Magnetic resonance spectroscopy studies of the glutamatergic system in mood disorders: a pathway to diagnosis, novel therapeutics, and personalized medicine?. Biol Psychiatry. 2010;68(9): 780-782. Disponível em: http://dx.doi.org/10.1016/j.biopsych.2010.09.011.
20. Steckler T, Risbrough V. Pharmacological treatment of PTSD - established and new approaches. Neuropharmacol. 2012;62(2):617-27. Disponível em: https://doi.org/10.1016/j.neuropharm.2011.06.012.
21. Uno Y, Coyle JT. Glutamate hypothesis in schizophrenia. Psychiatry and Clinical Neurosciences. 2019,73(5):204-15. Disponível em: http://dx.doi.org/10.1111/pcn.12823.
22. Javitt DC, Zukin SR. Recent advances in the phencyclidine model of schizophrenia. Am J Psychiatry. 1991;148(10):1301-8. Disponível em: https://doi.org/10.1176/ajp.148.10.1301.
23. McCutcheon RA, Krystal JH, Howes OD. Dopamine and glutamate in schizophrenia: biology, symptoms and treatment. World Psychiatry. 2020;19(1):15-33. Disponível em: https://doi.org/10.1002/wps.20693.
24. Anand A, Charney DS, Oren DA, Berman RM, Hu XS, Cappiello A, et al. Attenuation of the neuropsychiatric effects of ketamine with lamotrigine: support for hyperglutamatergic effects of N-methyl-D-aspartate receptor antagonists. Archives of General Psychiatry. 2000,57(3),270-6. Disponível em: https://doi.org/10.1001/archpsyc.57.3.270.
25. Chandrasekar R. Alcohol and NMDA receptor: current research and future direction. Front Mol Neurosci. 2013;6:14. Disponível em: https://doi.org/10.3389/fnmol.2013.00014.
26. **Gould TD, Zarate CA, Thompson SM. Molecular pharmacology and neurobiology of rapid-acting antidepressants. Annu Rev Pharmacol Toxicol. 2019;59(1):213-36. Disponível em: http://dx.doi.org/10.1146/annurev-pharmtox-010617-052811.**
    ⇨ **Este artigo discute dados clínicos relativos à cetamina e outros medicamentos antidepressivos de ação rápida, bem como o atual conhecimento farmacológico sobre seu mecanismo de ação.**
27. Zarate C A, Singh JB, Quiroz J A, De Jesus G, Denicoff KK, et al. A double-blind, placebo-controlled study of memantine in the treatment of major depression. Am J Psychiatry. 2006;163:153-55. Disponível em: https://doi.org/10.1176/appi.ajp.163.1.153.
28. Baldwin D S, Ajel K. Role of pregabalin in the treatment of generalized anxiety disorder. Neuropsychiatr Dis Treat. 2007;3(2):185-191. Disponível em: https://doi.org/10.2147/nedt.2007.3.2.185.
29. Baldwin D S, Ajel K, Masdrakis VG, Nowak M, Rafiq R. Pregabalin for the treatment of generalized anxiety disorder: an update. Neuropsychiatr Dis Treat. 2013;9:883-92. Disponível em: https://doi.org/10.2147/NDT.S36453.
30. Cai K, Nanga R, Lamprou L, Schinstine C, Elliot M, Hariharan H, et al. The impact of gabapentin administration on brain gaba and glutamate concentrations: a 7T 1H-MRS study. Neuropsychopharmacol. 2012;37:2764-71. Disponível em: https://doi.org/10.1038/npp.2012.142.
31. Zarate CA, Singh JB, Carlson PJ, Brutsche NE, Ameli R, et al. A randomized trial of an N-methyl-D-aspartate antagonist in treatment-resistant major depression. Arch Gen Psychiatry. 2006;63:856-64.
32. Minari A, Ferrari S, Galletti M, Giambalvo N, Perrone D, Rioli G, et al. N-acetylcysteine in the treatment of psychiatric disorders: current status and future prospects. Expert Opinion on Drug Metabolism & Toxicology. 2016;13(3):279-92. Disponível em: http://dx.doi.org/10.1080/17425255.2017.1251580
33. Kisby B, Jarrell JT, Agar ME, Cohen DS, Rosin ER, Cahill CM, et al. Alzheimer's Disease and Its Potential Alternative Therapeutics. J Alzheimers Dis Parkinsonism. 2019;9(5):477. Disponível em: https://doi.org/10.4172/2161-0460.1000477.
34. Kiefer F, Mann K. Acamprosate: how, where, and for whom does it work? Mechanism of action, treatment targets, and individualized therapy. Curr Pharm Des. 2010;16(19):2098-102. Disponível em: https://doi.org/10.2174/138161210791516341.
35. Akbar M, Egli M, Cho YE, Song BJ, Noronha A. Medications for alcohol use disorders: An overview. Pharmacol Ther. 2018;185:64-85. Disponível em: https://doi.org/10.1016/j.pharmthera.2017.11.007.
36. Löscher W. Basic pharmacology of valproate. Mol Diag Ther. 2002;16:669-94. Disponível em: https://doi.org/10.2165/00023210-200216100-00003.
37. **Niswender CM, Conn PJ. Metabotropic glutamate receptors: physiology, pharmacology, and disease. Annu Rev Pharmacol Toxicol. 2010;50:295-322. Disponível em: https://doi.org/10.1146/annurev.pharmtox.011008.145533.**
    ⇨ **Este artigo aprofunda no mecanismo de ação dos receptores metabotrópicos de glutamato.**

8

Ácido gama-aminobutírico (GABA)

Mariana Tiemi Mine de Moura
Julia de Melo Koneski
Odeilton Tadeu Soares
Chei Tung Teng

Sumário

Pontos-chave

- Fármacos que atuam sobre a neurotransmissão do ácido gama-aminobutírico (GABA) potencializando sua atividade deprimem as funções do sistema nervoso central.
- Os benzodiazepínicos exercem um efeito ansiolítico por meio da inibição das sinapses no sistema límbico, uma região do SNC que controla o comportamento emocional e que se caracteriza por uma elevada densidade de receptores GABAA.
- A ação potencializadora dos barbitúricos para o GABA é maior que a dos benzodiazepínicos.
- Alguns anestésicos intravenosos atuam primariamente sobre os receptores GABAA. O etomidato mostra-se particularmente útil durante a indução da anestesia em pacientes hemodinamicamente instáveis.
- O propofol é utilizado tanto para indução da anestesia em injeção direta quanto para manutenção através de infusão intravenosa contínua.
- O etanol potencializa os efeitos dos medicamentos gabaérgicos por ação sinérgica em receptores GABA A.

INTRODUÇÃO

Conceitos fundamentais

O ácido gama-aminobutírico (GABA) foi descoberto no cérebro em 1950[1,2] e em 1967[3] foi reconhecido como um neurotransmissor inibitório. É o neurotransmissor inibitório mais importante e abundante do sistema nervoso central. É uma pequena molécula quiral com alta solubilidade em água. Em razão de sua ampla distribuição e utilização como neurotransmissor, pode-se dizer que ele está envolvido em todas as funções do sistema nervoso central.

Perspectiva histórica

O impulso para a pesquisa GABA ocorreu em 1957 com a descoberta dos benzodiazepínicos[4]. O primeiro benzodiazepínico, o clordiazepóxido, foi patenteado em 1959. O diazepam foi lançado em 1963 e tornou-se o medicamento mais vendido nos Estados Unidos de 1969 a 1982. A partir de então, diversas drogas derivadas dessas substâncias foram lançadas no mercado. Os benzodiazepínicos foram amplamente prescritos para transtornos de ansiedade e distúrbios do sono.

Os fármacos que modulam os receptores GABA afetam a reatividade, a atenção, a formação da memória, a ansiedade, o sono e o tônus muscular, além de modular a atividade neuronal focal ou disseminada na epilepsia.

TOPOGRAFIA DOS SISTEMAS DE NEUROTRANSMISSÃO

Expressão cerebral

O GABA é sintetizado a partir do glutamato pela ação da descarboxilase do ácido glutâmico (GAD), que requer a piri-

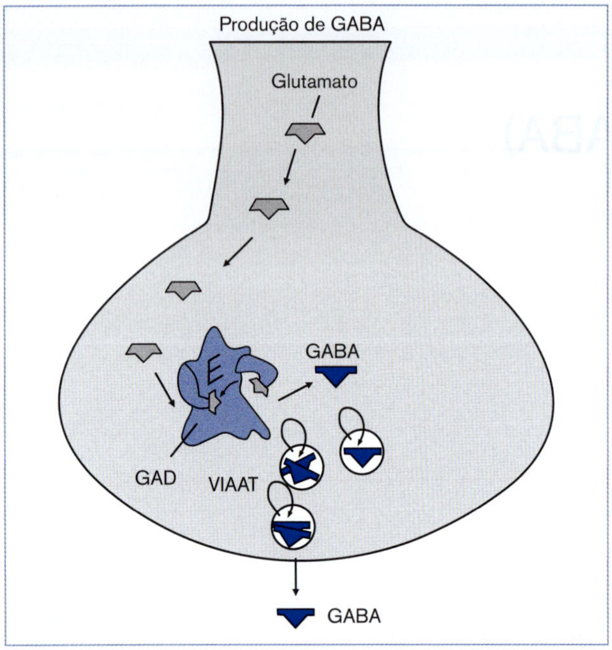

Figura 1 Produção de ácido gama-aminobutírico (GABA). O glutamato é convertido em GABA pela enzima ácido glutâmico descarboxilase (GAD). Após sua síntese, o GABA é transportado em vesículas sinápticas.
Fonte: Stahl, 2014[5].

doxina como coenzima (Figura 1). A quantidade de GABA correlaciona-se com a quantidade de GAD funcional e o término da ação GABA depende da sua remoção do espaço extracelular. Os neurônios e as células da glia captam o GABA por meio de transportadores (GAT) específicos. O neurônio pré-sináptico gabaérgico também possui uma bomba de recaptura que retira o GABA da sinapse, interrompendo o seu efeito. A GABA transaminase (GABA-T) catalisa a transformação de GABA em semialdeído succínico (SSA), que é transformado no ciclo de Krebs em alfa-cetoglutarato. O GABA-T regenera o glutamato a partir do alfa-cetoglutarato.

A síntese e o metabolismo do glutamato estão entrelaçados com a síntese e o metabolismo do GABA.

IMPLICAÇÕES CLÍNICAS

Os agentes farmacológicos que atuam sobre a neurotransmissão gabaérgica afetam o metabolismo do GABA ou do seu receptor. Os agentes terapêuticos que ativam receptores GABA A são utilizados para sedação, redução da ansiedade, hipnose, neuroproteção após acidente vascular encefálico ou traumatismo cranioencefálico e controle de epilepsia. Na psiquiatria, podem ser utilizados no controle da ansiedade (em transtorno de pânico, ansiedade generalizada, fobia social, por exemplo), no tratamento da insônia, no manejo da agitação psicomotora aguda e em síndromes de abstinência de álcool, por exemplo.

Na insônia, o efeito agudo do benzodiazepínico (4 a 6 semanas) aumenta o tempo total de sono, melhora a qualidade subjetiva do sono, diminui a instabilidade do REM e protege contra perturbação induzida por barulho. No entanto, com o uso crônico, piora a qualidade subjetiva do sono, aumenta despertares noturnos e causa rupturas grosseiras do ciclo REM e não REM.

RECEPTORES

Descrição

Os receptores de GABA (Figura 2) podem ser: ionotrópicos (receptores GABA A e GABA C), que são canais de cloro regulados pela ligação do GABA; ou metabotrópicos (GABA B), que são canais acoplados à proteína G que afetam as correntes iônicas por meio de segundos mensageiros[6].

Os receptores GABA A são os mais abundantes no sistema nervoso central. São canais iônicos formados de glicoproteínas transmembrana com poro iônico central circundado por 5 unidades. Existem muitos subtipos diferentes de receptores GABA A, dependendo das subunidades presentes. A ativação do receptor GABA A ocorre com a ligação de duas moléculas de GABA, uma em cada um dos sítios agonistas do receptor (Figura 2). A abertura do canal de cloro estabiliza o potencial de membrana do neurônio, levando à inibição da célula[7]. A ocupação prolongada dos sítios agonistas pelo GABA leva a uma dessensibilização do receptor GABA A, um dos mecanismos responsáveis pela tolerância. Vários receptores podem modular alostericamente o receptor GABA A, inclusive receptores benzodiazepínicos de sedativos não benzodiazepínicos (como zolpidem), barbitúricos e álcool.

Os receptores GABA C são formados por três subunidades e são expressos principalmente na retina. Até o momento, não existem fármacos dirigidos para este receptor.

O receptor GABA B são metabotrópicos acoplados a proteína G formados por três subunidades (alfa, beta e gama), que afetam os canais iônicos neuronais através de segundos mensageiros. O receptor GABA B interage com proteínas G hetero-

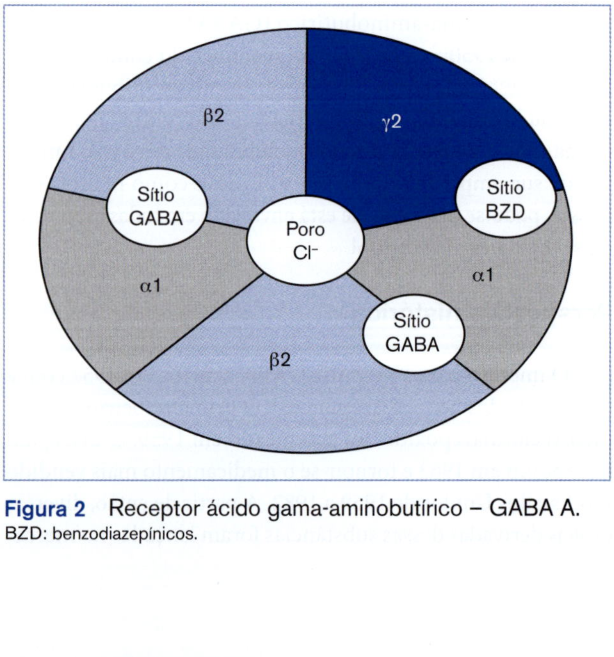

Figura 2 Receptor ácido gama-aminobutírico – GABA A.
BZD: benzodiazepínicos.

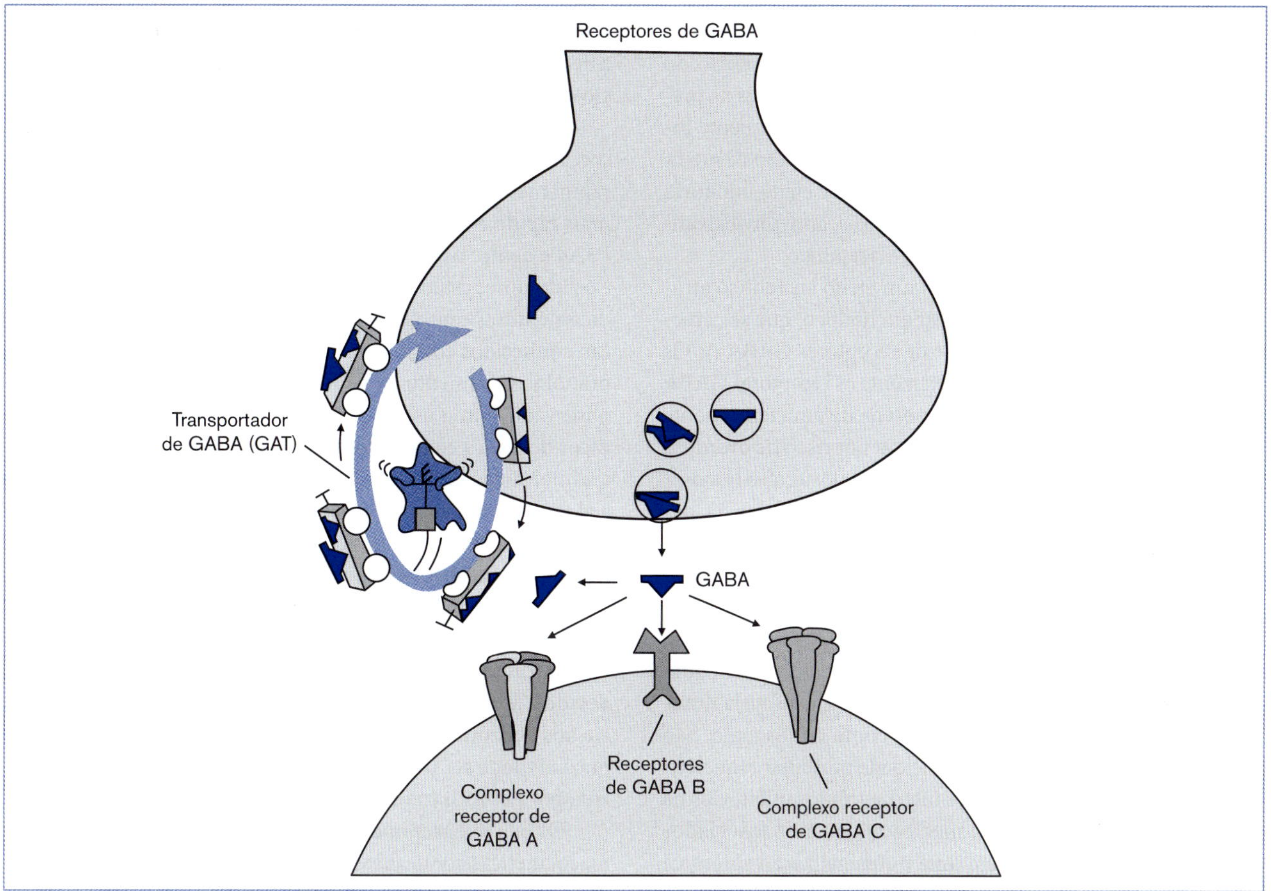

Figura 3 Transmissão gabaérgica. São mostrados aqui os receptores de GABA que regulam sua neurotransmissão. Os receptores de GABA A e GABA C são canais iônicos controlados por ligantes; fazem parte de um complexo macromolecular que forma um canal de cloreto inibitório. Os receptores de GABA B são receptores ligados às proteínas G.
Fonte: Stahl, 2014[5].

trimétricas que inibem a adenil ciclase e ativam os canais iônicos de potássio e inibem os canais de cálcio regulados por voltagem, que resultam por inibir a célula.

Antagonismo

A bicuculina e a gabazina são antagonistas competitivos que se ligam aos sítios do GABA nos receptores GABA A e produzem convulsões.

O flumazenil é um potente antagonista benzodiazepínico. Ele se liga com alta afinidade sobre o receptor GABA, onde impede a ligação dos benzodiazepínicos. O flumazenil reverte a ação dos benzodiazepínicos e hipnóticos (zopiclone e zolpidem) no sistema nervoso central. O uso da medicação em pacientes que fazem uso de benzodiazepínicos pode levar a maior risco de convulsões. A meia-vida é de cerca de 40-80 minutos e o tempo de início de ação de 4 a 11 minutos.

Agonismo

A tiagabina é uma droga antiepiléptica que inibe a recaptura de GABA nos neurotransmissores e na glia, onde pode atuar seletivamente sobre o GAT-1, e potencializa efeitos de álcool, dos benzodiazepínicos e barbitúricos[8]. A tiagabina é metabolizada no fígado por transformações da CYP, mas não é um indutor de CYP. Esse fármaco não possui interações medicamentosas significativas. Os principais efeitos colaterais incluem tontura, sonolência, náuseas, tremores, dificuldade de concentração e dor abdominal.

A vigabatrina atua como inibidor irreversível da GABA transaminase, bloqueia a conversão do GABA em ácido succínico, resultando em concentrações intracelulares elevadas de GABA e aumento da liberação sináptica de GABA. É usado como agente complementar em pacientes com crises focais refratárias[9] e para o tratamento de espasmos infantis. A vigabatrina não sofre metabolismo hepático, mas é um indutor fraco da CYP2C9. Os efeitos adversos mais comuns incluem sonolência, fadiga, cefaleia e tontura.

O baclofeno é um derivado do GABA que estimula receptores GABA B levando a diminuição da frequência e amplitudes de espasmos musculares. É um relaxante muscular de ação central que ocasiona alívio da dor e da rigidez muscular em pacientes com lesão na medula espinal. A meia-vida é de cerca de 2,5 a 4 horas e o tempo de início de ação de 30 a 60 minutos.

Benzodiazepínicos

Os benzodiazepínicos aumentam o efeito inibitório do GABA, aumentando a frequência de abertura dos canais na presença de baixas concentrações de GABA[10]. O consequente influxo aumentado de cloreto provoca a hiperpolarização da membrana e diminui a excitabilidade neuronal. Esse efeito inibitório leva às propriedades ansiolíticas, hipnóticas, anticonvulsivantes e relaxantes musculares dos benzodiazepínico.

Os benzodiazepínicos exercem um efeito ansiolítico através da inibição das sinapses no sistema límbico, que se caracteriza por uma elevada densidade de receptores GABA A. Os benzodiazepínicos não ativam diretamente os receptores GABA A "nativos" na ausência de GABA, porém ativam efetivamente certos receptores "mutantes", que têm menor risco de overdose fatal, indicando que atuam como agonistas alostéricos fracos.

Devido ao potencial de desenvolvimento de tolerância, dependência e adição, o uso dos benzodiazepínicos deve ser intermitente. A tolerância aos benzodiazepínicos resulta da expressão diminuída dos receptores GABA A. A abstinência é caracterizada por confusão, ansiedade, agitação e insônia.

Os benzodiazepínicos são frequentemente utilizados como sedativos para procedimentos desconfortáveis e de curta duração, associados a dor aguda mínima, como endoscopia. São miorrelaxantes, reduzindo a espasticidade muscular esquelética pelo aumento da atividade dos interneurônios inibitórios na medula espinal. Essa classe de medicação, quando associados a opioides e álcool, produzem uma potencialização sinérgica da sedação e da depressão respiratória. Quando são administrados antes da anestesia geral, os benzodiazepínicos reduzem a necessidade de agentes hipnóticos. Além disso, facilitam o início do sono e também aumentam a duração global do sono.

A natureza lipofílica dos benzodiazepínicos explica sua absorção rápida e completa. Quanto maior a lipofilicidade, mais rapidamente ele entra no sistema nervoso central e, portanto, mais rápido é o efeito ansiolítico. São metabolizados pela CYP3A4 e dentre os inibidores estão a fluoxetina e o cetoconazol e os indutores estão o omeprazol e a nifedipina. Interações medicamentosas que aumentam os níveis de benzodiazepínicos são conhecidos com cimetidina, dissulfiram, isoniazida e propranolol. O aumento da depressão do sistema nervoso central observado com o uso concomitante de etanol e benzodiazepínicos deve-se a efeitos sinérgicos sobre os receptores GABA A e a inibição da CYP3A4 mediada pelo etanol. O uso associado a álcool e benzodiazepínicos piora a evolução do alcoolismo e deve-se sempre suspender o uso do benzodiazepínicos após o tratamento da abstinência alcoólica.

A overdose de benzodiazepínicos pode ser revertida por um antagonista, como o flumazenil[11], mas seu uso deve ser feito com cautela neste cenário, pois pode precipitar convulsões devido a abstinência em pacientes que desenvolveram tolerância aos benzodiazepínicos por uso crônico e/ou abuso. O flumazenil pode ser usado também para reverter a sedação induzida por benzodiazepínico após procedimentos anestésicos[12].

Os benzodiazepínicos diferem nas suas propriedades farmacocinéticas como absorção, distribuição e eliminação[13]. Podem ser classificados em agentes de ação curta (15 a 30 minu-

Tabela 1 Benzodiazepínicos e hipnóticos não benzodiazepínicos

Medicação	Dose habitual ao dia	Início de ação	Meia-vida
Drogas benzodiazepínicas			
Alprazolam	0,5-6 mg	20-40 minutos	8-15 horas
Bromazepam	3-18 mg	20 minutos	20-40 horas
Clobazam	10-40 mg	60 minutos	32-60 horas
Clonazepam	0,5-4 mg	20-40 minutos	30-40 horas
Diazepam	4-40 mg	30-90 minutos (VO) 2-5 minutos (EV) Errática (IM)	1-2 dias 2-5 dias – metabólitos ativos
Flunitrazepam	0,5-2 mg	30 minutos	18-26 horas
Flurazepam	30 mg	30 minutos	2-3 horas
Lorazepam	0,5-6 mg	15-45 minutos	10-20 horas
Midazolam	5-15 mg	12-60 minutos (VO) 12-30 minutos (IM)	1-4 horas
Nitrazepam	5 mg	15-30 minutos	15-38 horas
Drogas não benzodiazepínicas			
Zolpidem	5-10 mg	20-30 minutos	2-3 horas
Zopiclona	3,75-7,5 mg	20-30 minutos	5-6 horas
Zaleplona	10-20 mg	20-30 minutos	1,5-3 horas
Eszopiclona	3,75-7,5 mg	20-30 minutos	6 horas

tos), ação intermediária (30 a 60 minutos) e ação prolongada (mais de 60 minutos). A meia-vida dos benzodiazepínicos depende de sua distribuição e metabolização (Tabela 1).

Os benzodiazepínicos estão entre as drogas mais seguras[14], mas podem ocorrer efeitos indesejados. Os benzodiazepínicos de meia-vida longa normalmente causam sonolência diurna (que geralmente diminui com o tempo). O uso crônico pode causar dependência[15]. A exposição crônica aos benzodiazepínicos causa uma resposta reduzida do receptor GABA A, levando a uma resposta inibitória reduzida. Ocorre também uma expressão aumentada de receptores glutamatérgicos excitatórios na retirada de benzodiazepínicos após exposição crônica, que pode estar relacionada aos sintomas observados na síndrome de retirada[16]. As drogas de meia-vida mais curta apresentam desenvolvimento de tolerância e dependência mais rápido e mais problemas de abstinência[17,18].

Os benzodiazepínicos também estão associados a descoordenação motora, prejuízos de memória verbal e não verbal, piora do rebaixamento de consciência, agitação no *delirium* (exceto no *delirium tremens*), aumento de risco de queda em idosos, desinibição comportamental. Em relação ao risco de declínio cognitivo e demência com o uso crônico, as evidências são controversas.

Hipnóticos não benzodiazepínicos

O zolpidem foi o primeiro agonista seletivo do receptor GABA A na subunidade ômega 1. Sua principal indicação é para rápida indução com algum efeito na consolidação do sono, com alterações mínimas na arquitetura do sono em pessoas saudáveis. Sua eliminação é renal e está reduzida em pacientes com doença renal crônica. Os principais efeitos colaterais são fadiga, irritabilidade, cefaleia e amnésia no dia seguinte.

A zopiclona difere do zolpidem por ter meia-vida um pouco maior (Tabela 1) e por ser menos seletiva, atuando em receptores ômega 1 e ômega 2, apresentando maior risco de sonolência diurna residual. Os efeitos colaterais são sonolência, fadiga, irritabilidade, cefaleia, amnésia e pode causar tolerância e dependência.

A zaleplona tem perfil de ligação ao receptor GABA A semelhante ao zolpidem, sendo um agonista seletivo ômega 1 de baixa afinidade, com rápida indução do sono e pouco efeito na manutenção.

A eszopiclona é considerada um hipnótico de 3ª geração, reconhecido como isômero da zopiclona racêmica. Atua como agonista nas subunidades ômega 1 e ômega 2 do receptor GABA A. É utilizada para indução e manutenção de sono[19,20].

Barbitúricos

Os barbitúricos aumentam o tempo que o canal de cloreto permanece aberto. O aumento da transmissão gabaérgica nos neurônios motores da medula espinal relaxam os músculos e suprimem os reflexos.

O tiopental e o pentobarbital atuam como anestésicos e são agonistas nos receptores GABA A e também aumentam as respostas dos receptores ao GABA. Os barbitúricos anticonvulsivantes, como o fenobarbital, produzem agonismo menos direto sobre os receptores GABA A "nativos".

O fenobarbital se liga ao receptor GABA A, estendendo a duração da abertura dos canais de cloreto mediados por GABA, permitindo um fluxo crescente de íons cloreto através da membrana. O fenobarbital está entre as medicações antiepilépticas mais antigas ainda em uso, sendo eficaz no tratamento das crises convulsivas generalizadas e focais[21,22]. No entanto, seu uso pode ser limitado devido a efeitos colaterais, por exemplo náuseas, alterações do ciclo sono-vigília, sedação, letargia, alterações comportamentais incluindo depressão, ataxia, hiperatividade, tolerância, dependência e risco de teratogenicidade na gravidez[21].

A supressão profunda da atividade neuronal pelos barbitúricos pode produzir silêncio eletroencefalográfico conhecido como coma barbitúrico. Paciente com hipóxia, choque e edema cerebral pode ter coma induzido para redução do consumo de oxigênio pelo cérebro e redução do fluxo sanguíneo cerebral. Em altas doses, podem causar depressão fatal do sistema nervoso central. A abstinência é caracterizada por tremores, ansiedade, insônia e excitabilidade do sistema nervoso central.

A administração oral dos barbitúricos pode estar associada a um metabolismo de primeira passagem e uma redução da biodisponibilidade dos fármacos. A administração crônica dos barbitúricos lipofílicos pode ter um efeito prolongado devido a elevada capacidade do tecido adiposo, podendo levar a meias-vidas elevadas. A administração endovenosa sofre rápida redistribuição e produz apenas um efeito de curta duração sobre o sistema nervoso central.

As enzimas do citocromo P450 que metabolizam os barbitúricos são a CYP3A4, a CYP3A5 e a CYP3A7. A administração crônica pode levar a tolerância, devido ao aumento do metabolismo das enzimas do CYP 450. São indutores potentes de amplo espectro da CYP e da UGT (uridina difosfato-glucuronosiltransferase), podendo diminuir a eficácia dos contraceptivos hormonais e interagir com diversas medicações.

Etanol

O etanol aumenta o influxo de Cl^- mediado pelos receptores GABA e inibe os efeitos excitatórios do glutamato nos receptores NMDA. O etanol interage potencializando os efeitos de sedativos, hipnóticos, antidepressivos, ansiolíticos, anticonvulsivantes e opioides. A tolerância e a dependência de etanol estão associadas a alterações na função dos receptores $GABA_A$. O uso crônico de etanol altera a expressão das subunidades dos receptores $GABA_A$ no córtex e no cerebelo, levando a o desenvolvimento dos fenômenos de tolerância (necessidade de doses cada vez maiores para obter o mesmo efeito) e dependência. Os benzodiazepínicos, como o diazepam e o clordiazepóxido, podem ser usados no tratamento da abstinência do etanol evitando o surgimento de convulsões por abstinência.

CONSIDERAÇÕES FINAIS

O GABA é o neurotransmissor inibitório mais importante e abundante do sistema nervoso central. Os agentes terapêuticos que atuam em GABA estão implicados em diversas questões clínicas como sedação, redução da ansiedade e crises de pânico, controle de epilepsia, manejo de agitação psicomotora, síndromes de abstinência. Portanto, conhecer as drogas que atuam neste neurotransmissor é de suma importância para uma boa prática psiquiátrica.

A depressão das funções do SNC é muito importante. Se não houvesse funções inibitórias, a hiperestimulação neuronal levaria a apoptose. Por isso temos estimulações tônicas, entremeadas com estimulações fásicas, quando ocorreria um "descanso" celular, com redução do consumo de energia. Em situações de estresse contínuo, ou desequilíbrio biológico intenso, ocorre quebra da homeostase, podendo levar à lesão celular e alterações importantes do funcionamento com repercussões físicas (neurológicas) ou mentais. O uso indiscriminado de benzodiazepínicos podem levar a importantes efeitos adversos, incluindo ataxia, tolerância e dependência física, que podem ser evitados com uso racional, com tempo e dose adequados. Os benzodiazepínicos encontram se entre os medicamentos mais prescritos na prática clínica. Atualmente 10% dos adultos recebem prescrições de benzodiazepínicos a cada ano, a maioria por clínicos gerais. Os benzodiazepínicos são responsáveis por metade de toda a prescrição de psicotrópicos. O momento atual é de revisão e readequação quanto às potencialidades e aos limites destas medicações. São de considerável eficácia tanto no controle da ansiedade, como coadjuvantes na farmacoterapia de diversos transtornos psiquiátricos como transtornos de ansiedade, do sono, na depressão, na mania e na síndrome de abstinência alcoólica, e de outras drogas psicotrópicas.

REFERÊNCIAS BIBLIOGRÁFICAS

1. Awapara J, Landua AJ, Fuerst R, Seale B. Free gamma-aminobutyric acid in brain. J Biol Chem. 1950;187(1):35-39.
2. Roberts E, Frankel S. Gamma-aminobutyric acid in brain: its formation from glutamic acid. J Biol Chem. 1950;187(1):55-63.
3. Krnjevic K, Schwartz S. The action of g-aminobutyric acid on cortical neurones. Exp. Brain Res. 1967;3(4), 320-36.
4. Sternbach LH. The benzodiazepine story. J Med Chem. 1979;22(1):1-7.
5. tahl S. Psicofarmacologia: bases neurocientíficas e aplicações práticas, 4ªed. São Paulo: Medsi; 2014.
6. Hevers W, Lüddens H. The diversity of GABAA receptors. Pharmacological and electrophysiological properties of GABAA channel subtypes. Mol Neurobiol. 1998;18(1):35-86.
7. Smith TA. Type A gamma-aminobutyric acid (GABAA) receptor subunits and benzodiazepine binding: significance to clinical syndromes and their treatment. Br J Biomed Sci. 2001;58(2):111-21.
8. Pulman J, Hutton JL, Marson AG. Tiagabine add-on for drug-resistant partial epilepsy. Cochrane Database Syst Rev. 2014;2014(2):CD001908.
9. Hemming K, Maguire MJ, Hutton JL, Marson AG. Vigabatrin for refractory partial epilepsy. Cochrane Database Syst Rev. 2013;(1):CD007302.
10. Twyman RE, Rogers CJ, Macdonald RL. Differential regulation of gamma-aminobutyric acid receptor channels by diazepam and phenobarbital. Ann Neurol. 1989;25(3):213-20.
11. Weinbroum AA, Flaishon R, Sorkine P, Szold O, Rudick V. A risk-benefit assessment of flumazenil in the management of benzodiazepine overdose. Drug Saf. 1997;17(3):181-96.
12. Seger DL. Flumazenil: treatment or toxin. J Toxicol Clin Toxicol. 2004;42(2):209-16.
13. Chouinard G, Lefko-Singh K, Teboul E. Metabolism of anxiolytics and hypnotics: benzodiazepines, buspirone, zoplicone, and zolpidem. Cell Mol Neurobiol. 1999;19(4):533-52.
14. Höjer J, Baehrendtz S, Gustafsson L. Benzodiazepine poisoning: experience of 702 admissions to an intensive care unit during a 14-year period. J Intern Med. 1989;226(2):117-22.
15. Wafford KA. GABAA receptor subtypes: any clues to the mechanism of benzodiazepine dependence?. Curr Opin Pharmacol. 2005;5(1):47-52.
16. Kalivas PW. The glutamate homeostasis hypothesis of addiction. Nat Rev Neurosci. 2009;10(8):561-72.
17. Griffiths RR, Johnson MW. Relative abuse liability of hypnotic drugs: a conceptual framework and algorithm for differentiating among compounds. J Clin Psychiatry. 2005;66(Suppl 9):31-41.
18. Pradel V, Delga C, Rouby F, Micallef J, Lapeyre-Mestre M. Assessment of abuse potential of benzodiazepines from a prescription database using 'doctor shopping' as an indicator. CNS Drugs. 2010;24(7):611-20.
19. Sukys-Claudino L, Moraes WAS, Tufik S, Poyares D. Novos sedativos hipnóticos. Rev. Bras Psiquiatr. 2010;32(3):288-93. Disponível em: https://doi.org/10.1590/S1516-44462010000300014.
20. Azevedo AP, Alóe F, Hasan R. Hipnóticos. Revista Neurociências. 2004;12(4):198-208. Disponível em: https://doi.org/10.34024/rnc.2004.v12.8851
21. Abou-Khalil BW. Antiepileptic drugs. Continuum (Minneap Minn). 2016;22(1 Epilepsy):132-56.
22. Abou-Khalil BW. Update on antiepileptic drugs 2019. Continuum (Minneap Minn). 2019;25(2):508-36.

9

Lítio

Mariana Tiemi Mine de Moura
Caroline Louise Mesquita Uchôa
Chei Tung Teng
Leandro Michelon

Sumário

Pontos-chave

- Lítio é um dos principais tratamentos do transtorno bipolar, tanto nas fases agudas de mania e depressão, como na manutenção.
- Apresenta potencial neuroprotetor e capacidade de prevenção de suicídio.
- Tem diversos efeitos adversos, principalmente renais, metabólicos, endocrinológicos e dermatológicos.
- Tem estreita margem de segurança, sendo necessário fazer controle dos níveis séricos com regularidade.

CONCEITOS FUNDAMENTAIS

Introdução

O lítio é um metal alcalino utilizado em psiquiatria como um estabilizador de humor no tratamento da mania e na prevenção de novos episódios afetivos em portadores de transtornos de humor. Sua utilização trouxe um grande benefício aos pacientes ao diminuir consideravelmente o número e a gravidade dos episódios, o que melhorou substancialmente o prognóstico da doença.

Perspectiva histórica

O uso do lítio na psiquiatria remonta a meados do século XIX. No entanto, a primeira publicação trazendo observações sistematizadas do uso de lítio no tratamento de pacientes com transtorno de humor datam de 1949, quando o médico australiano John Cade demonstrou sua eficácia em 10 pacientes em mania com citrato de lítio e carbonato de lítio[1]. A partir dessa descrição, vários estudos maiores foram realizados. Na década de 1950, Mogens Schou e outros grupos escandinavos demonstraram o efeito antimaníaco em estudos controlados[2], enquanto na década de 1960 foram descritos estudos duplo-cegos e controlados para fase aguda e profilaxia do transtorno bipolar, e seu uso foi aprovado e introduzido na prática clínica na Europa. O lítio foi aprovado para tratamento de mania aguda nos Estados Unidos pela Food and Drug Administration (FDA) em 1970, mas apenas em 1974 seu uso foi chancelado a longo prazo para prevenção de recorrência de mania. Na década de 1970, seu uso também foi aprovado no Brasil.

A despeito do volume de estudos evidenciando o benefício do lítio, nas últimas duas décadas tem se observado redução em sua utilização. A propagação do uso dos anticonvulsivantes e introdução dos antipsicóticos atípicos deslocou o lítio para um segundo plano. Esse fato se deve às dificuldades no controle necessário para monitorar a litioterapia e na titulação de dose terapêutica, além do receio em relação à toxicidade. Seu uso em monoterapia também tem sido menosprezado, em especial pela necessidade de meses de uso para se estabelecer eficácia completa, risco que se torna difícil de assumir frente à disfuncionalidade decorrente de novos episódios.

FISIOLOGIA MOLECULAR E MECANISMOS DE AÇÃO

O papel do lítio na fisiologia celular não está bem estabelecido. Indivíduos saudáveis possuem naturalmente concentrações muito pequenas deste metal[3].

Nenhum mecanismo de transporte de membranas foi identificado como específico ao lítio. Seus mecanismos de ação consistem em diversos locais de transdução de sinais, além dos receptores de neurotransmissores (Figura 1). Acredita-se que seu efeito seja resultado da modulação que exerce nos segundos mensageiros de vias de sinalização intracelulares, especialmente sobre a adenilato ciclase, fosfatidil inositol, diacilglicerol e proteínas G. De todos os mecanismos potencialmente responsáveis pela atenuação dos sinais, a redução na concentração celular de myo-inositol provocada pela inibição direta das enzimas inositol-monofosfatase (IMPase) e inositol-polifosfato-1-fosfatase (IPP) pelo lítio é a mais bem demonstrada[4]. Esses efeitos sobre a transdução de sinal têm amplas implicações no funcionamento neuronal e na expressão gênica.

O amplo efeito final do lítio envolve também uma série de mecanismos neuroprotetores e reguladores do apoptose, responsáveis pela sobrevida e resiliência celular e pela neuroplasticidade. Os mais importantes incluem as vias associadas às enzimas glicogênio sintase quinase 3 beta (GSK3B) e fosfoquinase C (PKC)[5-7]. A GSK3B ocupa uma posição central nas cascatas de sinalização associadas às proteínas G, portanto modulada pela ação de diferentes monoaminas neurotransmissoras e neurotrofinas, e sofre ativação sob diversas situações de estresse celular (estresse oxidativo, danos do DNA, exposição a proteínas e outras substâncias tóxicas). Ao inibir de forma potente a GSK3B, o lítio promove reorganização axonal e confere assim melhor plasticidade às sinapses, melhora a atividade mitocondrial e promove neurogênese no hipocampo. O lítio, por meio de sua inibição, teria o potencial de corrigir ritmos dessincronizados, uma vez que a expressão e a atividade enzimática de GSK3B ocorre de modo cíclico e circadiano[8].

Inúmeros estudos, principalmente em cultura de neurônios e em modelos animais de mania e depressão, associam diversas alterações funcionais em diferentes vias de sinalização na presença de lítio, efeitos esses responsáveis pela neuroproteção e plasticidade sináptica. Contribuem para isso a influência no aumento da expressão dos genes de ritmo biológico; na diminuição de radicais oxidativos produzidos por excesso de ativação dopaminérgica e glutamatérgica; na melhora da função mitocondrial; na diminuição da apoptose em neurônios e células da glia; na modulação dos processos autofágicos; na redução da produção de citocinas inflamatórias pela micróglia; na inibição de vias ligadas à proteína quinase C (PKC), aumentando efeitos reparativos celulares; na regulação da homeostase do cálcio; na diminuição de glutamato e inibição da atividade de receptores NMDA; na regulação da expressão de corticotrofinas e consequente resposta do eixo hipotálamo-hipófise-adrenal ao estresse.

IMPLICAÇÕES CLÍNICAS

A farmacocinética do lítio é relativamente simples e não envolve enzimas metabolizadoras. O lítio é completamente absorvido no trato gastrointestinal independentemente da presença

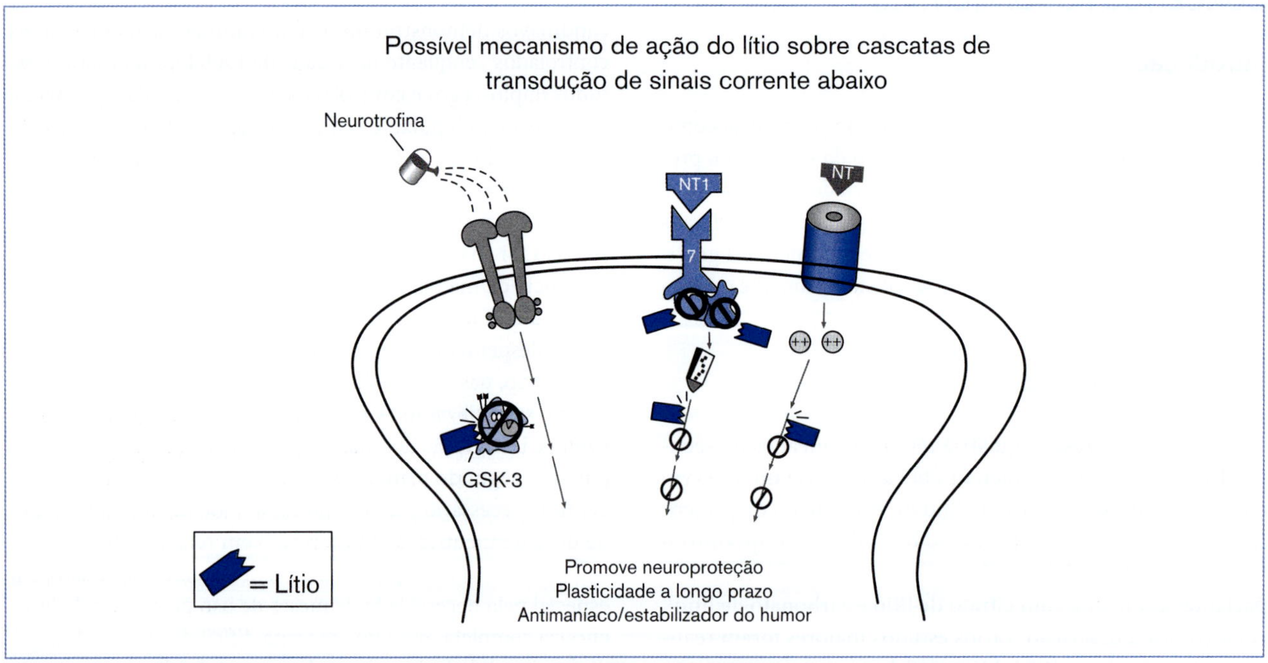

Figura 1 Mecanismo de ação do lítio – ainda não é bem elucidado. O lítio pode atuar na transdução de sinais, por meio da inibição de segundos mensageiros ou da interação em diversos locais em cascatas de transdução de sinais.
Fonte: Stahl, 2014[5].

de alimentos e não se liga a proteínas plasmáticas. A absorção ocorre de 60 a 90 minutos em sua preparação tradicional e de 4 a 4,5 horas na preparação de liberação controlada. O pico plasmático ocorre de 2,5 a 3 horas. A excreção é feita 95% pelos rins, o que depende da qualidade da filtração glomerular, sem biotransformação e a meia-vida varia de acordo com a idade do indivíduo, sendo em média 18 horas em adolescentes, 20 a 26 horas em adultos jovens e 36 horas em idosos. A toxicidade renal é mais relacionada ao número de picos da concentração do lítio, portanto em pacientes que toleram, prefere-se o uso de dose única diária para proteção renal[9]. O *steady-state* (estado de equilíbrio) do lítio, ou seja, quando a taxa de administração do fármaco é igual à taxa de eliminação, é de 4 a 7 dias.

O lítio apresenta janela terapêutica estreita e pode haver variabilidade entre indivíduos em sua farmacocinética. Portanto, a dose de lítio deve ser individualizada e estabelecida a partir da sua concentração sérica. A janela terapêutica varia entre 0,6 e 1,2 mEq/L (Figura 2). Na mania aguda, é desejável litemias acima de 0,8 mEq/L[10]. Na profilaxia de quadros de humor e em idosos, a litemia pode ser menor.

Em geral, deve-se iniciar o tratamento com a dose de 300 mg duas vezes ao dia e aumentar 300 mg a cada três dias até atingir a litemia desejada ou o efeito terapêutico. A litemia deve ser colhida 12 horas após a tomada da última dose. Níveis séricos mais altos estão relacionados a maior incidência de efeitos colaterais.

Antes de iniciar o uso de lítio é necessário avaliar o histórico clínico do paciente e realizar exames complementares, como hemograma, eletrólitos, função renal, glicemia, função tireoidiana, eletrocardiograma e teste de gravidez (se necessário). A litemia deve ser solicitada semanalmente durante o período de ajuste de dose. Após atingir o nível sérico desejado, deve ser solicitada mensalmente por 3 meses, trimestralmente por 6 meses e, então, semestralmente. Além disso, deve-se solicitar função renal, eletrólitos e função tireoidiana a cada 6 meses.

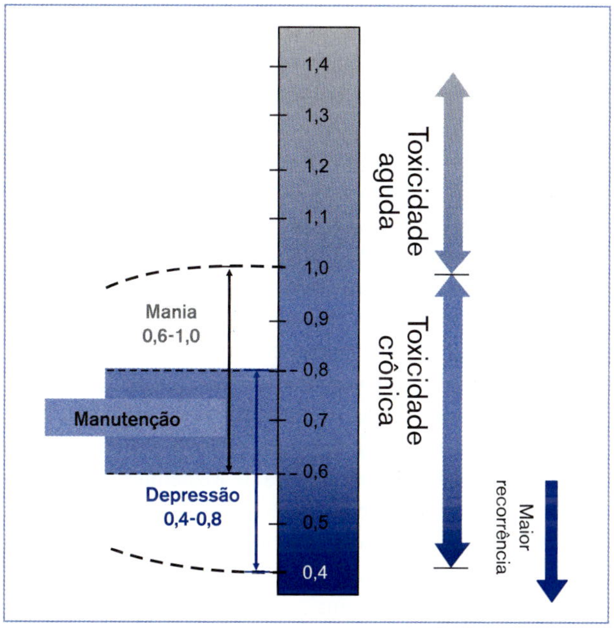

Figura 2 *Lithiumeter*
Fonte: adaptada de Malhi et al, 2016[11].

Os efeitos colaterais associados ao uso de lítio são tremor, poliúria e polidipsia (risco de *diabetes insipidus* nefrogênico), náuseas, diarreia, *rash* cutâneo, prejuízos cognitivos (evidências de diminuição de psicomotricidade, memória verbal e fluência verbal). Tais efeitos cognitivos poderiam também ser resultado do declínio cognitivo descrito nos pacientes bipolares. A médio prazo, o lítio pode levar a ganho de peso e, a longo prazo, a alterações tireoidianas e renais. O lítio também pode causar alterações dermatológicas. Psoríase e acne podem ser desencadeadas ou pioradas com o uso de lítio e, dependendo do grau das lesões, pode ser necessária a suspensão do fármaco (Tabela 1).

A população idosa está mais suscetível aos efeitos colaterais do lítio em decorrência da menor taxa de filtração glomerular e potencial interação medicamentosa.

A taxa de não adesão ao lítio é bastante alta, chegando a mais de 40%. As possíveis causas são os efeitos colaterais, principalmente em pacientes deprimidos ou em estado misto que não toleram bem os efeitos adversos. As principais queixas associados à má adesão são aumento de peso e prejuízos cognitivos[12]. Problemas na adesão ao tratamento podem confundir a avaliação de eficácia. O adequado uso da medicação pode ser influenciado por questões cognitivas, sintomas residuais, intolerância a efeitos colaterais, uso de drogas e diversos aspectos de personalidade, sociais e econômicos. Ressalta-se que algumas queixas atribuídas a efeitos colaterais podem se dever a sintomas da doença, principalmente as relacionadas à cognição e lentificação psicomotora, fraqueza, fadiga e sonolência.

O lítio tem interação farmacológica com medicações que diminuem a taxa de filtração glomerular (ex.: anti-hipertensivos inibidores da enzima conversora da angiotensina (ECA), anti-inflamatórios não esteroidais, drogas serotoninérgicas), reduzindo-se a excreção renal, aumenta-se a litemia e, portanto, o risco de intoxicação. Os diuréticos poupadores de potássio (espironolactona) e tiazídicos diminuem a excreção renal e aumentam a litemia. Os bloqueadores de canal de cálcio (ex.: nifedipina) podem aumentar a litemia por mecanismo desconhecido. Já a teofilina e a aminofilina reduzem os níveis de lítio. O lítio também pode aumentar o efeito relaxante muscular da succinilcolina, utilizada frequentemente na eletroconvulsoterapia.

Os sinais e sintomas de intoxicação por lítio incluem sintomas neurológicos, renais, cardiovasculares e, em geral, a gravidade do quadro clínico tem relação proporcional a litemia. Em intoxicação leve (normalmente litemia entre 1,5 a 2,5 mEq/L), o quadro se caracteriza por vômitos, dor abdominal, diarreia, tremores grosseiros, boca seca, ataxia, tonturas, disartria, nistagmo, letargia ou excitabilidade e fraqueza muscular. Em intoxicações moderadas (nível sérico entre 2,5 e 3,5 mEq/L), observa-se anorexia, náuseas e vômitos persistentes, visão turva, hipertonia, rigidez e fasciculações musculares, hiper-reflexia, *delirium*, síncope, alterações eletroencefalográficas, estupor, insuficiência respiratória e até coma. Em intoxicações graves (litemia acima de 3,5 mEq/L), há crises convulsivas ge-

Tabela 1 Manejo de efeitos colaterais do lítio

Efeito colateral	Estratégia
Tremores	Redução da dose; uso de betabloqueadores ou benzodiazepínicos
Distúrbios gastrointestinais	Redução da dose; administrar às refeições; usar preparação de liberação lenta
Poliúria/polidipsia	Descartar *diabetes insipidus* nefrogênico (em que seria indicado uso de diuréticos tiazídicos em dose baixa e acompanhamento com nefrologista); redução da dose; redução da ingestão de proteínas
Ganho de peso	Dieta e atividade física; avaliar função tireoidiana
Distúrbios sexuais	Uso de inibidor da fosfodiesterase 5 (ex.: sildenafila)
Letargia, sedação	Redução da dose (pode melhorar com uso continuado – neuroadaptação); avaliar função tireoidiana
Queda de cabelo	Uso de selênio e zinco
Acne	Antibióticos tópicos ou sistêmicos
Edema	Verificar outras causas; eventualmente uso de diuréticos
Psoríase	Redução da dose; abordagem dermatológica; frequentemente exige suspensão
Hipotireoidismo	Reposição de hormônio tireoidiano

neralizadas, turvação da consciência, coma, oligúria, insuficiência renal e até morte[13].

O tratamento da intoxicação é feito com suporte clínico, suspensão da medicação, hidratação e hemodiálise nos quadros mais graves. A melhora clínica neurológica pode demorar mais tempo que a depuração do lítio.

Algumas alterações clínicas podem ser persistentes da toxicidade do lítio, como manifestação cerebelar (ataxia, disartria, disfagia), cognitiva (prejuízo de memória, atenção, controle executivo, déficits visuoespaciais) e renal (nefropatia túbulo-intersticial, *diabetes insipidus* nefrogênico)[13]. Em casos de intoxicação, a mortalidade é baixa, em torno de 0,2%, e sequelas neurológicas irreversíveis são raras[12,13].

Os cuidados na utilização do lítio (exames periódicos, monitorização do nível sérico, ocorrência de efeitos adversos) podem desestimular sua prescrição em relação a outros estabilizadores de humor no âmbito do sistema público de saúde nacional. No entanto, é inegável o benefício e a eficácia da medicação, inclusive em monoterapia.

PATOLOGIAS RELACIONADAS

Na prática clínica psiquiátrica, o lítio está indicado no tratamento da mania aguda, na depressão bipolar, na profilaxia de recorrências no transtorno bipolar e na potencialização de antidepressivos na depressão resistente[14,15].

Alguns fatores podem contribuir como preditores de boa resposta ao lítio, por exemplo, boa resposta prévia a esta medicação, mania sem sintomas disfóricos ou psicóticos incongruentes com o humor, pacientes que apresentam história de ciclagens na sequência mania-depressão-eutimia, presença de antecedentes familiares de transtorno afetivo bipolar, litemias mantidas acima de 0,8 mEq/L, poucos episódios ao longo da vida[16].

Paciente com estados mistos ou com ciclagem rápida normalmente são menos respondedores ao lítio, mas isso não significa ausência de resposta em todos os casos. Os estudos de farmacogenômica trazem uma boa perspectiva na identificação precoce de respondedores, contudo poucas variantes conseguiram mostrar associação discreta com resposta terapêutica. Os resultados mais promissores envolvem os polimorfismos rs334558 do gene codificante de GSK3B e rs6265 do gene *BDNF* e variante *InDel* na região promotora do gene codificante do transportador de serotonina (SLC6A4/5HTT). Contudo, sua utilização na prática clínica carece de sensibilidade e especificidade tendo em vista a variabilidade das apresentações dos transtornos de humor e inconsistência dos fenótipos de resposta[17].

A descontinuação do lítio pode trazer algumas consequências como menor responsividade ao efeito do fármaco após descontinuação[18], maior risco de recorrência do quadro afetivo e aumento do risco de suicídio. Recomenda-se que ao descontinuar o lítio, sua redução deve ser feita gradualmente, a fim de diminuir o risco de recorrência, principalmente para mania[19,20].

Um efeito do lítio que tem sido bastante estudado é na prevenção do suicídio. Alguns estudos mostraram diminuição de 5 vezes no risco de suicídio e 10 vezes nas tentativas de suicídio ao ano com o uso de lítio, com taxas mais próximas à população geral[21,22]. Este efeito parece ser independente do transtorno de humor, visto que populações que usam água com maior concentração de lítio apresentam menores índices de suicídio e comportamentos agressivos[23-25]. Estudos populacionais mostraram que o risco de suicídio aumentou com o tempo no período entre 1970 e 2002, diferentemente ao que ocorreu em usuários de lítio, que não tiveram o risco aumentado neste período[21].

Fortes evidências sugerem uma possível ação do lítio em mecanismos etiológicos da doença de Alzheimer[26,27]. A inibição de GSK3B pelo lítio bloquearia a fosforilação de proteínas tau e reduziria a produção de peptídeos beta amiloide, postergando a formação de placas e emaranhados na doença de Alzheimer. Sendo assim, alguns estudos indicam que o lítio impediria a progressão do comprometimento cognitivo leve para demência de Alzheimer, quando administrados por longo período (maior que um ano) mesmo que em dose baixa[28,29].

CONSIDERAÇÕES FINAIS

Apesar dos seus mecanismos de ação ainda não estarem bem estabelecidos, atribui-se sua ação a locais de transdução de sinais e receptores de neurotransmissores. Independentemente do modo de ação do lítio, ele demonstra ser efetivo em episódios de mania e na manutenção do tratamento no transtorno bipolar. Apesar dos efeitos colaterais e da necessidade de monitorização periódica, o lítio deve ser uma das primeiras escolhas por causa de sua eficácia consistente, de sua capacidade de neuroproteção e prevenção de suicídio nos transtornos de humor.

Para aprofundamento

- Goodwin FK, Jamison KR. Doença maníaco-depressiva: transtorno bipolar e depressão recorrente. 2.ed. Porto Alegre: Artmed 2010.
  - ⇨ **É o melhor livro sobre doença bipolar e transtorno depressivo recorrente, incluindo tratamentos.**
- Forlenza OV, De-Paula VJ, Diniz BS. Neuroprotective effects of lithium: implications for the treatment of Alzheimer's disease and related neurodegenerative disorders. ACS Chem Neurosci. 2014;5(6):443-450.
  - ⇨ **Trabalho publicado por pesquisadores do IPq-HCFMUSP, revisando e contextualizando os potenciais neuroprotetores do lítio.**
- Freitas DF, Moreno RA (eds.) Depressão e transtorno bipolar: a complexidade das doenças afetivas. São Paulo: Segmento; 2019.
  - ⇨ **Livro atualizado sobre os transtornos de humor.**

REFERÊNCIAS BIBLIOGRÁFICAS

1. Cade JF. Lithium salts in the treatment of psychotic excitement. 1949. Bull World Health Organ. 2000;78(4):518-20.
2. Schou M, Juel-Nielsen N, Stromgren E, Voldby H. The treatment of manic psychoses by the administration of lithium salts. J Neurol Neurosurg Psychiatry. 1954;17(4):250-60.
3. Kilts CD. The ups and downs of oral lithium dosing. J Clin Psychiatry. 1998;59 Suppl 6:21-7.
4. Harwood AJ. Lithium and bipolar mood disorder: the inositol-depletion hypothesis revisited. Mol Psychiatry. 2005;10(1):117-26.
5. Stahl S. Psicofarmacologia: bases neurocientíficas e aplicações práticas. 4.ed.; São Paulo: Medsi, 2014.
6. Malhi GS, Outhred T. Therapeutic mechanisms of lithium in bipolar disorder: recent advances and current understanding. CNS Drugs. 2016;30 (10):931-49.
7. Jope RS, Nemeroff CB. Lithium to the rescue. Cerebrum. 2016;2016:cer-02-16.
8. Padiath QS, Paranjpe D, Jain S, Sharma VK. Glycogen synthase kinase 3beta as a likely target for the action of lithium on circadian clocks. Chronobiol Int. 2004;21(1):43-55.
9. Grünfeld JP, Rossier BC. Lithium nephrotoxicity revisited. Nat Rev Nephrol. 2009;5(5):270-6.
10. Yatham LN, Kennedy SH, Parikh SV, Schaffer A, Bond DJ, Frey BN, et al. Canadian Network for Mood and Anxiety Treatments (CANMAT) and International Society for Bipolar Disorders (ISBD) 2018 guidelines for the management of patients with bipolar disorder. Bipolar Disord. 2018;20(2):97-170.
11. Malhi GS, Gershon S, Outhred T. Lithiumeter: version 2.0. Bipolar Disorder. 2016;18(8), 631-41.
12. Gitlin M. Lithium side effects and toxicity: prevalence and management strategies. Int J Bipolar Disord. 2016;4(1):27.
13. Baird-Gunning J, Lea-Henry T, Hoegberg LCG, Gosselin S, Roberts DM. Lithium Poisoning. J Intensive Care Med. 2017;32(4):249-263.
14. Tondo L, Alda M, Bauer M, Bergink V, Grof P, Hajek T, et al. Clinical use of lithium salts: guide for users and prescribers. Int J Bipolar Disord. 2019;7(1):16.
15. Bauer M, Forsthoff A, Baethge C, Adli M, Berghöfer A, Döpfmer S, et al. Lithium augmentation therapy in refractory depression-update 2002. Eur Arch Psychiatry Clin Neurosci. 2003;253(3):132-9.
16. Kleindienst N, Engel R, Greil W. Which clinical factors predict response to prophylactic lithium? A systematic review for bipolar disorders. Bipolar Disord. 2005;7(5):404-17.
17. Pagani R, Gasparini A, Ielmini M, Caselli I, Poloni N, Ferrari M, et al. Twenty years of lithium pharmacogenetics: A systematic review. Psychiatry Res. 2019;278:42-50.
18. Cakir S, Yazıcı O, Post RM. Decreased responsiveness following lithium discontinuation in bipolar disorder: A naturalistic observation study. Psychiatry Res. 2017;247:305-9.
19. Baldessarini RJ, Tondo L, Viguera AC. Discontinuing lithium maintenance treatment in bipolar disorders: risks and implications. Bipolar Disord. 1999;1(1):17-24.
20. Baldessarini RJ, Tondo L, Davis P, Pompili M, Goodwin FK, Hennen J. Decreased risk of suicides and attempts during long-term lithium treatment: a meta-analytic review. Bipolar Disord. 2006;8(5 Pt 2):625-39.
21. Baldessarini RJ, Tondo L, Hennen J. Treating the suicidal patient with bipolar disorder. Reducing suicide risk with lithium. Ann N Y Acad Sci. 2001;932:24-43.
22. Goodwin FK, Fireman B, Simon GE, Hunkeler EM, Lee J, Revicki D. Suicide risk in bipolar disorder during treatment with lithium and divalproex. JAMA. 2003;290(11):1467-1473.
23. Schrauzer GN, Shrestha KP. Lithium in drinking water and the incidences of crimes, suicides, and arrests related to drug addictions. Biol Trace Elem Res. 1990;25(2):105-113.
24. Vita A, De Peri L, Sacchetti E. Lithium in drinking water and suicide prevention: a review of the evidence. Int Clin Psychopharmacol. 2015;30(1):1-5.
25. Kessing LV, Gerds TA, Knudsen NN, Jørgensen LF, Kristiansen SM, Voutchkova D, et al. Lithium in drinking water and the incidence of bipolar disorder: A nation-wide population-based study. Bipolar Disord. 2017;19(7):563-567.
26. Alvarez G, Muñoz-Montaño JR, Satrústegui J, Avila J, Bogónez E, Díaz--Nido J. Regulation of tau phosphorylation and protection against beta--amyloid-induced neurodegeneration by lithium. Possible implications for Alzheimer's disease. Bipolar Disord. 2002;4(3):153-165.
27. Su Y, Ryder J, Li B, Wu X, Fox N, Solenberg P, et al. Lithium, a common drug for bipolar disorder treatment, regulates amyloid-beta precursor protein processing. Biochemistry. 2004;43(22):6899-6908.
28. Nunes MA, Viel TA, Buck HS. Microdose lithium treatment stabilized cognitive impairment in patients with Alzheimer's disease. Curr Alzheimer Res. 2013;10(1):104-107.
29. Forlenza OV, Diniz BS, Radanovic M, Santos FS, Talib LL, Gattaz WF. Disease-modifying properties of long-term lithium treatment for amnestic mild cognitive impairment: randomised controlled trial. Br J Psychiatry. 2011;198(5):351-6.

10

Acetilcolina

Silvia Stahl Merlin

Sumário

Pontos-chave

- A acetilcolina é um neurotransmissor com ações em diversos tecidos.
- A ligação da ACh ocorre em dois receptores: muscarínicos e nicotínicos.
- Diversas drogas têm o princípio de ação baseado na ACh.

INTRODUÇÃO

A acetilcolina é um neurotransmissor com ação em variados órgãos e tecidos. No sistema cardiovascular, determina vasodilatação generalizada; diminuição da frequência cardíaca (efeito cronotrópico negativo); redução da força de contração cardíaca (efeito inotrópico negativo) e diminuição da velocidade de condução (efeito dromotrópico negativo). No sistema gastrointestinal, por meio da estimulação do nervo vago, aumentam a atividade secretora do estômago e do intestino e os esfíncteres são liberados. No sistema respiratório, determina broncoconstrição e consequente hiperpneia reflexa. No sistema urinário, causa contração do músculo detrusor da bexiga, aumentando a pressão de esvaziamento de esfíncteres. No sistema nervoso central a acetilcolina tem participação importante no processo de cognição e no controle motor, mas também tem efeito no sistema nervoso periférico como um neurotransmissor no sistema nervoso autônomo.

A ACETILCOLINA

A acetilcolina (ACh) é uma estrutura proteica ionizada e insolúvel em lipídio resultante da ligação de uma colina com a acetilcoenzima A (acetilCoA). A colina está naturalmente presente em alimentos como gemas de ovos, fígado, sementes e legumes. A colina também é produzida pelo fígado nativamente. Uma vez que a colina circula no plasma, ela pode facilmente atravessar a barreira hematoencefálica e ser absorvida pelos terminais nervosos colinérgicos por meio dos canais de captação. Após a sua liberação, a acetilcolina sofre difusão através da fenda sináptica para combinar-se com receptores da sinapse. A liberação da acetilcolina é regulada por mediadores pré-sinápticos. Nas terminações nervosas parassimpáticas pós-ganglionares, a noradrenalina inibe a liberação de acetilcolina.

Uma vez secretada a ACh persiste no tecido por alguns segundos de modo que a sua ação é breve, e então será dissipada ao ser hidrolisada pela acetilcolinesterase (AChE) conforme demostrado na Figura 1. A AChE é uma enzima ligada à membrana basal das sinapses. No sistema nervoso central (SNC), a degradação da ACh na fenda sináptica ocorre principalmente pela acetilcolinesterase (AChE), onde sua função consiste em hidrolisar o transmissor liberado, mas também pela butirilcolinesterase (BuChE) presente nas células glia.

Vários são os locais de ação da ACh; é liberada em nervos motores autônomos e somáticos assim como em circuitos cerebrais. Os neurônios colinérgicos estão atuantes nos neurônios do núcleo acumbens, núcleo basal de Meynert, núcleo tegmentar laterodorsal e pedúnculo pontino gerando circuitos colinérgicos em prosecencéfalo, mesencéfalo e tronco cerebral.

A ACh será decomposta em acetato e colina e a nova síntese de ACh dependerá da captura da colina na fenda sináptica

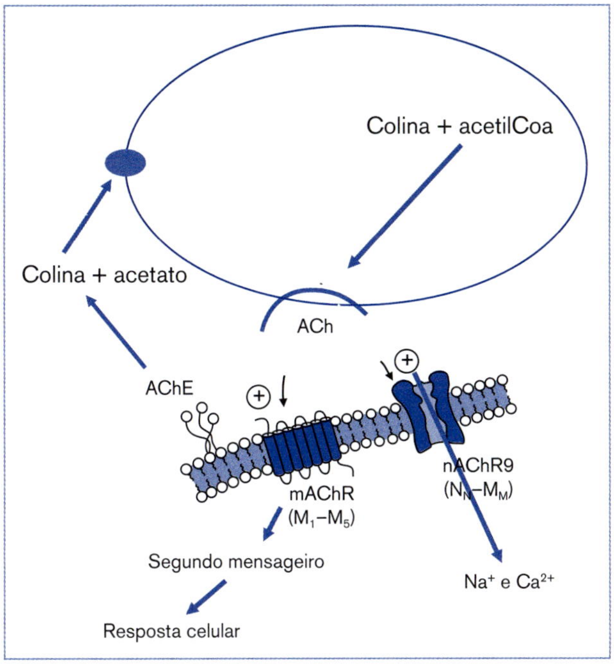

Figura 1 Atuação da acetilcolina na fenda sináptica. nAChR: receptores nicotínicos da acetilcolina; mAChR: receptores muscarínicos da acetilcolina.

pelo neurônio pré-sináptico. É a captação de colina e não a atividade da acetiltransferase, um limitante na biossíntese de ACh.

OS RECEPTORES

A acetilcolina possui efeitos principalmente excitatórios mediados por receptores nicotínicos ou muscarínicos na região pré-sináptica e pós-sináptica. Os receptores nicotínicos da ACh (nAChR) estão localizados nas membranas plasmáticas das células pós-ganglionares presentes em todos os órgãos e também disseminados no cérebro, porém mais esparso do que os receptores muscarínicos (mAChR). O sistema nervoso central contém receptores muscarínicos e nicotínicos, sendo o cérebro relativamente mais rico em locais muscarínicos e a medula espinhal contendo uma preponderância de locais nicotínicos.

Os nAChR fazem parte de um polipeptídeo transmembrana em que a estrutura é pentamérica e composta por subunidades α e β, cujas subunidades formam canais de íons seletivos a cátions. A ligação do agonista nicotínico aos receptores causa uma alteração conformacional na proteína (abertura do canal), que permite que os íons sódio, potássio e cálcio se difundam rapidamente. No cérebro, os receptores nicotínicos, em sua maioria os nAChR, estão localizados em região pré-sináptica e facilitam a liberação de outros transmissores como o glutamato e a dopamina com função predominantemente excitatória.

Todos os receptores muscarínicos de ACh (mAChR) têm acoplado à proteína G. A ligação do agonista muscarínico ativa a cascata que implicam a abertura dos canais de cálcio e fluxo de potássio. Esses receptores muscarínicos contêm sete domínios transmembranares cuja terceira alça citoplasmática é acoplada às proteínas G que regulam a produção de segundos mensageiros intracelulares como também canais de íons.

Nos mamíferos, foram identificados cinco subtipos distintos de mAChRs, cada um produzido por um gene diferente. Alguns receptores muscarínicos também atuam no nível pré-sináptico, inibindo a liberação de acetilcolina dos neurônios colinérgicos. Muitos dos efeitos comportamentais associados às vias colinérgicas parecem ser produzidos pela ação da acetilcolina sobre os receptores muscarínicos. Na Tabela 1, observa-se a descrição dos subtipos de receptores ligantes a ACh.

No sistema nervoso central, os mAChR mediam efeitos comportamentais associados à acetilcolina, isto é, efeitos sobre o estado de reatividade, a aprendizagem e a memória a curto prazo, assim como funções sensoriais, motoras e autonômicas. O subtipo M1 é ricamente expresso em áreas do cérebro envolvidas na cognição e plasticidade neuronal. Outros neurotransmissores como 5-HT e GABA são conhecidos por modificar a transmissão ganglionar com inibição do mAChR.

AÇÃO DAS DROGAS COLINÉRGICAS

As principais funções atribuídas às vias colinérgicas estão relacionadas com o estado de reatividade, a aprendizagem e a memória e o controle motor. Acredita-se que a projeção colinérgica do prosencéfalo ventral para o córtex possa mediar essa resposta.

Os medicamentos de ação da acetilcolina comumente têm efeitos no receptor muscarínico e/ou nicotínico. Os agentes colinomiméticos de ação direta se ligam e ativam os receptores. Já os agentes de ação indireta produzem seus efeitos primários inibindo a acetilcolinesterase e assim aumentam a concentração endógena de acetilcolina nas fendas sinápticas em todo o sistema nervoso central e periférico; essa é a base do seu uso clínico e seus efeitos adversos.

Receptores nicotínicos pré-sinápticos permitem que a acetilcolina e a nicotina regulem a liberação de vários neurotransmissores (glutamato, serotonina, GABA, dopamina e noradrenalina) no hipocampo e no córtex. A exposição crônica à nicotina tem efeito duplo nos receptores nicotínicos: ativação (associado a maior liberação de dopamina no sistema mesolímbico) seguida de dessensibilização. O primeiro efeito está associado a sensação de alerta suave e a propriedade aditiva da nicotina absorvida pelo tabaco.

Na doença de Alzheimer foi observada uma deficiência de neurônios colinérgicos, particularmente aqueles que se estendem de áreas subcorticais, como o núcleo basal de Meynert. Assim, os inibidores da AChE, ou agentes anticolinesterásicos (anti-ChE), fazem com que a ACh se acumule nas proximidades dos terminais nervosos colinérgicos e, portanto, podem produzir efeitos equivalentes à estimulação excessiva dos receptores colinérgicos em todo o sistema nervoso central e periférico.

Tabela 1 Receptores de ligação da acetilcolina

Tipos de receptor	Localização	Resposta
Muscarínico 1 (M1)	Nervos	Ativação da fosfolipase, influxo de cálcio (Ca^{2+}), despolarização e excitação, processo de aprendizagem e memória Diminuição da dopamina
Muscarínico 2 (M2)	Coração, musculo liso	Inibição da adenilciclase e redução do AMpc Hiperpolarização, redução da velocidade de condução cardíaca Aumento da contração do músculo liso Causa tremor
Muscarínico 3 (M3)	Endotélio e glândulas	Ativação da fosfolipase, influxo de Ca^{2+} Aumento da contração do músculo liso e secreções
Muscarínico 4 (M4)	SNC principalmente tronco	Inibição da adenilciclase e redução do monofostato cíclico de adenosina Inibição de canais voltagem dependente de Ca^{+}. Analgesia, facilitador de liberação de dopamina, facilitador da locomoção
Muscarínico 5 (M5)	SNC predomínio em núcleos da base	Ativação da fosfolipase, influxo de Ca^{2+}. Aumento de ácido araquidônico Facilitador de liberação de dopamina
Nicotínico muscular $\alpha 1$ e $\beta 1$	Músculo esquelético	Aumento intracelular de potássio (K^{+}) e sódio (Na^{+})
Nicotínico neuronal $\alpha 2$-9 e $\beta 2$-4	SNC, dendritos, pós-ganglionar, gânglio autonímico	Alteração de permeabilidade K^{+} e Na^{+} e aumento intracelular de Ca^{2+}

Distúrbios do movimento e distonias agudas são tratados com o bloqueio colinérgico (anticolinérgico) de ação preferencial em receptores muscarínicos tipo1 (M1); esses são com antagonistas dos receptores muscarínicos em gânglios da base, corrigindo assim o excesso relativo de acetilcolina no sistema nigroestriatal causado pelo bloqueio dopaminérgico dos antipsicóticos

O agonista parcial seletivo do receptor nicotínico $\alpha 4\beta 2$ bloqueia o efeito de nicotina do tabaco nos receptores nicotínico de acetilcolina. Regimes de cessação do tabagismo visam bloquear a liberação de dopamina pela nicotina ao se ligarem às subunidades dos receptores nicotínicos, diminuindo assim o prazer do fumo.

Para aprofundamento

- Colangelo C, Shichkova P, Keller D, Markram H, Ramaswamy S. Cellular, synaptic and network effects of acetylcholine in the neocortex. Front Neural Circuits. 2019;13:24.
  - ⇨ **Descrição sobre receptores de ACh afeta a dinâmica da transmissão no neucórtex e justifica seu uso terapêutico.**
- Picciotto MR, Higley MJ, Mineur YS. Acetylcholine as a neuromodulator: cholinergic signaling shapes nervous system function and behavior. Neuron. 2012;76(1):116-29.
  - ⇨ **A acetilcolina no cérebro altera a excitabilidade neuronal, influencia a transmissão sináptica, induz a plasticidade sináptica e coordena o disparo de grupos de neurônios. Explica as consequências dessa sinalização em comportamentos relacionados ao abuso de drogas, atenção, ingestão de alimentos e afeto.**
- Brunton L, Parker K, Blumenthal D, Buxton I. Goodman & Gilman's manual of pharmacology and therapeutics. 11.ed. Philadelphia: McGraw-Hill Companies. Section III. 2008.
  - ⇨ **Livro fundamental para compreensão das bases dos neurotransmissores.**

CONSIDERAÇÕES FINAIS

A ACh é um neurotransmissor com ação essencialmente excitatória capaz de se ligar em diferentes subtipos de receptores muscarínicos e nicotínicos disseminados pelo corpo. Importante neurotransmissor da prática neurológica, psiquiátrica e anestésica.

REFERÊNCIAS BIBLIOGRÁFICAS

1. **Borroto-Escuela DO, Agnati LF, Fuxe K, Ciruela F. Muscarinic acetylcholine receptor-interacting proteins (mAChRIPs): targeting the receptorsome. Curr Drug Targets. 2012;13(1):53-71.**
   ⇨ **Descrição dos receptores muscarínicos de acetilcolina e suas muitas funções no sistema nervoso central e periférico.**
2. Brown, David A. Acetylcholine and cholinergic receptors. Brain and Neuroscience Advances. 2019.
3. **Brunzell DH, McIntosh JM. Alpha7 nicotinic acetylcholine receptors modulate motivation to self- administer nicotine: implications for smoking and schizophrenia. Neuropsychopharmacology. 2012; 37:1134-43.**
   ⇨ **Explicação sobre a influência da aprendizagem e da memória pela acetilcolina. Assim como descrição de controle sobre os ciclos de sono e vigília.**
4. **Chevy Q, Kepecs A. When acetylcholine unlocks feedback inhibition in cortex, preview, volume 97, issue 3. 2018. p. 481-4. Disponível em: https://doi.org/10.1016/j.neuron.2018.01.042.**
   ⇨ **Nesta edição, demonstram como a ACh funciona como neuromodulador das sinapses dos neurônios piramidais.**
5. **Colangelo C, Shichkova P, Keller D, Markram H, Ramaswamy S. Cellular, synaptic and network effects of acetylcholine in the neocortex. Front Neural Circuits. 2019;13:24.**

⇨ **Descrição do neocórtex densamente inervado pelos neurônios colinérgicos e quanto a ACh afeta a dinâmica da transmissão, não apenas alterando a probabilidade pré-sináptica de liberação, mas também à magnitude do pós-sináptico resposta.**
6. Hogan DB. Long-term efficacy and toxicity of cholinesterase inhibitors in the treatment of Alzheimer disease. Can J Psychiatry. 2014;59(12):618-23.
7. Picciotto MR, Higley MJ, Mineur YS. Acetylcholine as a neuromodulator: cholinergic signaling shapes nervous system function and behavior. Neuron. 2012;76(1):116-29.
8. Rang H P, Ritter JM, Flower RJ, Handerson G. Rang & Dale farmacologia. 8a. ed. Philadelphia: Elsevier; 2016.
9. Raich A, Ballbè M, Nieva G, Cano M, Fernández T, Bruguera E, et al. Safety of varenicline for smoking cessation in psychiatric and addicts patients. Subst Use Misuse. 2016;51(5):649-57.
10. Ren C, Tong YL, Li JC, Lu ZQ, Yao YM. The protective effect of alpha 7 nicotinic acetylcholine receptor activation on critical illness and its mechanism. Int J Biol Sci. 2017;13(1):46-56.

11

Histamina

Lucas Ito Suguikawa
Bruna Avellar de Paula Pereira
Frederico Navas Demetrio

Sumário

Pontos-chave

- A histamina tem baixa penetrabilidade pela barreira hematoencefálica, o que protege o cérebro, em grande medida, das ações da histamina liberada perifericamente.
- Em pacientes com hipersonia ou narcolepsia, os níveis de histamina no liquor estão diminuídos, corroborando o conceito de que a histamina promove vigília e alerta nos seres humanos.
- Medicações com ação antagonista H1 têm como efeito colateral comum o ganho de peso e depreende-se que o inverso, um aumento da atividade histaminérgica, poderia levar à perda de peso

INTRODUÇÃO

A histamina é uma monoamina cujas ações periféricas no sistema imunológico e na regulação da secreção ácida no estômago são classicamente conhecidas. A identificação da histamina no cérebro, por sua vez, data de 1919, quando foi isolada na hipófise por John J. Abel[1].

Contudo, o seu papel na manutenção da vigília e na regulação do comportamento alimentar passou a ser melhor compreendido apenas recentemente e ainda se faz necessário maior refinamento acerca do funcionamento do sistema histaminérgico no sistema nervoso central.

Metabolismo

A histamina tem baixa penetrabilidade pela barreira hematoencefálica, o que protege o cérebro, em grande medida, das ações da histamina liberada perifericamente.

Ela é produzida no sistema nervoso central em neurônios do núcleo tuberomamilar, nos quais a enzima histidina descarboxilase (HDC) converte o aminoácido histidina em histamina.

Após sua produção no neurônio, ela é armazenada em vesículas pré-sinápticas pelo transportador vesicular de monoaminas 2 (VMAT2). Com a chegada do potencial de ação e a consequente despolarização do neurônio, a histamina é liberada na fenda sináptica, onde pode se ligar a receptores pré e pós-sinápticos.

Diferentemente de outros neurotransmissores, que têm na recaptura um dos principais mecanismos de retirada da fenda sináptica, essa via é menos importante no caso da histamina, pois não existem transportadores de alta afinidade por sua molécula. Sua recaptura ocorre em pequena proporção pelo transportador 3 de cátions orgânicos, presente em astrócitos, o qual tem baixa afinidade por ela.

O principal mecanismo de retirada da histamina da fenda sináptica se dá pela ação da enzima histamina-N-metil-transferase (HNMT) no espaço extracelular que, por metilação, converte histamina na sua forma inativa, a tele-metilhistamina (tmHA) (ou N-metil-histamina).

A tele-metilhistamina, por sua vez, é oxidada pela monoamino oxidase B (MAO B) em ácido t-metil-imidazolacético (ou ácido N-metil-indolacético)[2].

Topografia do sistema histaminérgico

O núcleo tuberomamilar, localizado na porção ventral do hipotálamo posterior, ao redor do terceiro ventrículo e dos corpos mamilares, concentra os neurônios produtores de histamina. Seus neurônios emitem projeções, no geral excitatórias, difusas para o córtex, tálamo e outras regiões promotoras de vigília e recebem eferências da área pré-óptica ventrolateral (VLPO)[3].

Receptores histaminérgicos

A histamina exerce seus efeitos por meio de quatro tipos de receptores (H1R-H4R) acoplados à proteína G[4]. Pouco se sabe sobre o papel dos receptores H4R no sistema nervoso central, ao passo que se tem maior conhecimento sobre os receptores H1R, H2R e H3R.

Receptores H1 são receptores pós-sinápticos com ação excitatória. A ligação da histamina ao H1R leva à ativação do Gq/11 e da fosfolipase C, induzindo eventos dependentes de Ca e a despolarização das células-alvo[5]. Eles são expressos por neurônios e células da glia em todo o cérebro, com maiores concentrações no córtex, hipocampo e estriado. A principal ação desses receptores está relacionada à manutenção da vigília[4]. Grande parte das medicações que causam sonolência são antagonistas de receptores H1, como é o caso da prometazina[5].

O receptor H2 (conhecido pela ação sobre a secreção ácida gástrica) também está expresso no SNC, sendo um receptor pós-sináptico acoplado à proteína Gs e, quando estimulado, leva à ativação da adenilciclase, com conversão do AMP em AMPc e consequente ativação da proteína quinase A (PKA). O H2R tem expressão e distribuição cerebrais semelhantes às do H1R, entretanto em alguns neurônios têm ação excitatória, aumentando o número de potenciais de ação disparados quando o neurônio é despolarizado, e em outros, como é o caso dos interneurônios hipocampais, tem ação inibitória, provocando uma diminuição na frequência máxima de disparos[3]. Em estudos com ratos, evidenciou-se que o receptor H2 pode ter relação com agressividade, uma vez que ratos com maiores níveis de histamina, em razão da ausência da HNMT, apresentam maior agressividade e que, na presença de antagonista H2, há supressão de tal comportamento. Ainda são necessários mais estudos para se esclarecer se seria o papel dos H2R em humanos[6].

Os receptores H3, por sua vez, são autoceptores inibitórios cuja função é a de exercer um *feedback* negativo nos neurônios histaminérgicos[7], semelhante aos receptores 5HT1 e D2, respectivamente, dos sistemas serotoninérgico e dopaminérgico. Frente a um tônus elevado de histamina no cérebro, os receptores H3 dos neurônios histaminérgicos do núcleo tuberomamilar são ativados, causando hiperpolarização desses neurônios, com consequente redução da sua atividade[8].

A ativação do H3R leva à ativação da proteína Gi/o e, então, *downregulation* da PKA dependente do AMPc. Além dessa cascata de sinalização intracelular, outras também são ativadas, como proteína quinase ativada por mitógeno (MAPK), fosfolipase A2 e Pi3K (fosfoinositida 3 quinase)[3].

Além de funcionarem como autoceptores inibitórios nos neurônios histaminérgicos, os H3R agem também como heteroceptores, regulando a liberação de outros neurotransmissores como GABA[9], glutamato, acetilcolina e noradrenalina[10]. Os H3R também podem ser encontrados em neurônios pós-sinápticos, como ocorre no núcleo estriado, onde teriam um papel regulador da sinalização dopaminérgica. Tal ação reguladora sobre outros sistemas de neurotransmissão pode ser observada, por exemplo, pela ação do antagonista H3R (agonista inverso) pitolisant (Wakix®), que bloqueia o efeito inibitório H3R nos neurônios histaminérgicos e é utilizado no tratamento da narcolepsia e da sonolência diurna excessiva[11]. Sua ação em outros neurônios pode aumentar os níveis cerebrais de serotonina, noradrenalina e dopamina[12].

Além de seus receptores H1R a H4R, a histamina também se liga ao sítio modulador alostérico dos receptores NMDA-glutamato, chamado de sítio poliamina. O papel da histamina neste sítio não está plenamente esclarecido[13].

Ações do sistema histaminérgico, relação com transtornos mentais e implicações clínicas

Ciclo sono-vigília e transtornos do sono

A histamina, por meio dos receptores H1 e H3, participa da regulação do ciclo sono-vigília normal. Durante a vigília, os neurônios histaminérgicos do núcleo tuberomamilar disparam com maior frequência e há maior concentração extracelular de histamina. Durante o sono não REM (NREM), por sua vez, neurônios histaminérgicos disparam com menor frequência, e, no sono REM, praticamente não disparam[14].

Em pacientes com hipersonia ou narcolepsia, os níveis de histamina no liquor estão diminuídos, corroborando o conceito de que a histamina promove vigília e alerta nos seres humanos[15].

Drogas que bloqueiam receptores H1 são utilizadas para o tratamento da insônia. Os antagonistas H1 de primeira geração são lipofílicos e, por isso, ultrapassam a barreira hematoencefálica com maior facilidade, causando sonolência. São exemplos de antagonistas H1 a difenidramina, a clorfeniramina e a prometazina. Os antagonistas H1 de segunda geração, como a loratadina e a fexofenadina, são menos lipofílicos e, por esse motivo, causam menos sonolência[16].

Segundo a nomenclatura baseada em neurociências (*NbN Glossary*), o hidroxizine é classificado como uma droga para ansiedade, um antagonista de H1R de primeira geração de uso comum, principalmente em quadros dermatológicos e alérgicos, em que o prurido é o sintoma-alvo. O efeito sedativo do hidroxizine é bem conhecido e explorado nesses contextos e também tem sido muito estudado como possibilidade terapêutica em transtornos ansiosos[17], em casos insônia e de bruxismo, com destaque para uso na população pediátrica[18,19]). Além de sua ação como anti-histamínico, também bloqueia receptores muscarínicos e serotoninérgicos, o que, em parte, justifica sua ação ansiolítica[17]. O hidroxizine tem como vantagens, em relação a outros psicofármacos, rápido início de ação (15 a 30 minutos), uma duração de efeito entre 4 e 6 horas (com uma meia-vida de 3 horas), menos efeitos colaterais, menor risco de desenvolvimento de tolerância, baixa toxicidade, amplo intervalo terapêutico (25 a 100 mg/

dia), múltiplas apresentações e baixo custo[20]. Seus efeitos colaterais mais comuns são boca seca, tremor, tontura, hipotensão, cefaleia e constipação[17].

Tal ação antagonista H1 é o mecanismo pelo qual alguns antidepressivos e antipsicóticos, como a amitriptilina, a olanzapina e a doxepina, causam sonolência e são preferidos nos casos em que há queixa de insônia[2].

O receptor H3 tem sido alvo farmacológico de estudos para a produção de medicações para tratamento da narcolepsia e de outros transtornos de sono que cursam com hipersonia[21].

O pitolisant, ainda não disponível no Brasil, é um antagonista/agonista inverso H3, que, portanto, bloqueia o efeito inibitório dos autoceptores H3 nos neurônios histaminérgicos, melhorando a qualidade do sono e aumentando a vigília em pacientes com narcolepsia[22].

Cognição

Os receptores histaminérgicos H1, H2 e H3 estão presentes em grande densidade em áreas cerebrais relacionadas à cognição, como é o caso do córtex, hipocampo, tálamo, hipotálamo e amígdala[23]. Estudos sugerem que a histamina teria um papel importante na ativação tálamo-cortical motora/executiva e na função de memória frente às demandas da vigília. Camundongos sem H1R e H2R apresentam um prejuízo no reconhecimento de objetos e na aquisição de memória espacial[24], ao passo que camundongos sem H3R apresentam um melhor aprendizado espacial[25].

Supõe-se que a melhora da cognição observada com os antagonistas H3 se deva a um aumento na liberação de acetilcolina[26].

Em pacientes com demência na doença de Alzheimer, os níveis de histamina estão diminuídos no córtex, hipotálamo e hipocampo, sugerindo que o sistema histaminérgico também seja acometido pelo processo degenerativo e contribua para o declínio cognitivo[27].

Antagonistas H3 melhoram o desempenho cognitivo em camundongos modelo para demência na doença de Alzheimer[28]. Fármacos com tal mecanismo de ação estão sendo investigados quanto ao potencial efeito benéfico cognitivo, não apenas na doença de Alzheimer, mas também na esquizofrenia e no TDAH[29].

Alimentação, balanço energético e termorregulação

O sistema hipocretina/orexina (HCRT) tem um papel importante na regulação do metabolismo energético e representa uma via ativadora dos neurônios histaminérgicos do núcleo tuberomamilar durante a vigília[30]. O sistema histaminérgico, por sua vez, tem eferências para todas as regiões hipotalâmicas e do tronco cerebral envolvidas na regulação da ingesta alimentar. Medicações com ação antagonista H1 têm como efeito colateral comum o ganho de peso e depreende-se que o inverso, um aumento da atividade histaminérgica, poderia levar à perda de peso[31].

REFERÊNCIAS BILBIOGRÁFICAS

1. Nuutinen S, Panula P. Histamine in neurotransmission and brain diseases. Adv Exp Med Biol. 2010; 709:95-107.
2. Scammell TE, Jackson AC, Franks NP, Wisden W, Dauvilliers Y. Histamine: neural circuits and new medications. Sleep. 2019;42(1):zsy183.
3. Haas HL,Sergeeva O, Selbach O. Histamine in the nervous system. Physiol Rev. 2008;88(3):1183–1241.
4. Haas H, Panula P. The role of histamine and the tuberomamillary nucleus in the nervous system. Nature Rev Neurosci. 2003;4:121-30.
5. Panula P, Nuutinen S. The histaminergic network in the brain: basic organization and role in disease. Nat Rev Neurosci. 2013;14(7):472-87.
6. Naganuma F, Nakamura T, Yoshikawa T, Iida T, Miura Y, Kárpáti A, et al. Histamine N-methyltransferase regulates aggression and the sleep-wake cycle. Sci Rep. 2017;7(1):15899.
7. Arrang JM, Garbarg M, Schwartz JC. Autoinhibition of brain histamine release mediated by a novel class (H3) of histamine receptor. Nature. 1983; 302:832-7.
8. Schlicker E, Kathmann M. Role of the histamine H3 receptor in the central nervous system. Handb Exp Pharmacol. 2017;241:277-99.
9. Yamamoto Y, Mochizuki T, Okakura-Mochizuki K, Uno A, Yamatodani A. Thioperamide, a histamine H3 receptor antagonist, increases GABA release from the rat hypothalamus. Methods Find Exp Clin Pharmacol. 1997;19:289-98.
10. Blandina P, Giorgetti M, Cecchi M, Leurs R, Timmerman H, Giovannini MG. Histamine H3 receptor inhibition of K(+)-evoked release of acetylcholine from rat cortex in vivo. Inflamm Res. 1996;45:S54-5.
11. Lin JS, Dauvilliers Y, Arnulf I, Bastuji H, Anaclet C, Parmentier R,et al. An inverse agonist of the histamine H(3) receptor improves wakefulness in narcolepsy: studies in orexin-/- mice and patients. Neurobiol Dis. 2008;30(1):74-83.
12. Zeitzer JM, Kodama T, Buckmaster CL, Honda Y, Lyons DM, Nishino S, et al. Time-course of cerebrospinal fluid histamine in the wake-consolidated squirrel monkey. J Sleep Res. 2012;21(2):189-94.
13. Mony L, Zhu S, Carvalho S, Paoletti P. Molecular basis of positive allosteric modulation of GluN2B NMDA receptors by polyamines. EMBO J. 2011;30(15):3134-46.
14. Sakai K, Takahashi K, Anaclet C, Lin JS. Sleepwaking discharge of ventral tuberomammillary neurons in wild-type and histidine decarboxylase knock-out mice. Front Behav Neurosci. 2010; 4:53.
15. Nishino S, Sakurai E, Nevsimalova S, Yoshida Y, Watanabe T, Yanai K, et al. Decreased CSF histamine in narcolepsy with and without low CSF hypocretin-1 in comparison to healthy controls. Sleep. 2009;32:175-80.
16. Simons FE. Advances in H1-antihistamines. N Engl J Med. 2004;351(21):2203–2217.
17. Guaiana G, Barbui C, Cipriani A. Hydroxyzine for generalised anxiety disorder. Cochrane Database Syst Rev. 2010;(12):CD006815.
18. Ghanizadeh A, Zare S. A preliminary randomised double-blind placebo-controlled clinical trial of hydroxyzine for treating sleep bruxism in children. J Oral Rehabil. 2013;40(6):413-7.
19. Chisini LA, San Martin AS, Cademartori MG, Boscato N, Correa MB, Goettems ML. Interventions to reduce bruxism in children and adolescents: a systematic scoping review and critical reflection. Eur J Pediatr. 2020;179(2):177-89.
20. Dowben JS, Grant JS, Froelich KD, Keltner NL. Biological perspectives: hydroxyzine for anxiety: another look at an old drug. Perspect Psychiatr Care. 2013;49(2):75-7.
21. Barateau L, Lopez R, Dauvilliers Y. Treatment options for narcolepsy. CNS Drugs. 2016;30(5):369-79.
22. Schwartz JC. The histamine H3 receptor: from discovery to clinical trials with pitolisant. Br J Pharmacol. 2011;163(4):713-21.
23. Martinez-Mir MI, Pollard H, Moreau J, Arrang JM, Ruat M, Traiffort E, et al. Three histamine receptors (H1, H2 and H3) visualized in the brain of human and non-human primates. Brain Res. 1990;526:322-7.

24. Dai H, Kaneko K, Kato H, Fujii S, Jing Y, Xu A, et al. Selective cognitive dysfunction in mice lacking histamine H1 and H2 receptors. Neurosci Res. 2007;57:306-13.
25. Rizk A, Curley J, Robertson J, Raber J. Anxiety and cognition in histamine H3 receptor–/– mice. Eur J Neurosci. 2004;19:1992-6.
26. Brioni JD, Esbenshade TA, Garrison TR, Bitner SR, Cowart MD. Discovery of histamine H3 antagonists for the treatment of cognitive disorders and Alzheimer's disease. J Pharmacol Exp Ther. 2011;336:38-46.
27. Airaksinen MS, Paetau A, Paljärvi L, Reinikainen K, Riekkinen P, Suomalainen R, et al. Histamine neurons in human hypothalamus: anatomy in normal and Alzheimer diseased brains. Neuroscience. 1991;44(2):465-81.
28. Bardgett ME, Davis NN, Schultheis PJ, Griffith MS. Ciproxifan, an H3 receptor antagonist, alleviates hyperactivity and cognitive deficits in the APPTg2576 mouse model of Alzheimer's disease. Neurobiol Learn Mem. 2011;95:64-72.
29. Kuhne S, Wijtmans M, Lim HD, Leurs R, Esch IJ. Several down, a few to go: histamine H3 receptor ligands making the final push towards the market? Expert Opin. Investig. Drugs. 2011;20:1629-48.
30. Huang ZL, Qu WM, Li WD, Mochizuki T, Eguchi N, Watanabe T, et al. Arousal effect of orexin A depends on activation of the histaminergic system. Proc Natl Acad Sci USA. 2001;98(17):9965-70.
31. Umehara H, Mizuguchi H, Mizukawa N, Matsumoto M, Takeda N, Senba E, et al. Deprivation of anticipated food under scheduled feeding induces c-Fos expression in the caudal part of the arcuate nucleus of hypothalamus through histamine H1 receptors in rats: potential involvement of E3 subgroup of histaminergic neurons in tuberomammillary nucleus. Brain Res. 2011;1387;61-70.

12

Melatonina, orexinas e opioides

Bianca Brunelli Eduardo
Caroline Louise Mesquita Uchôa
Chei Tung Teng

Sumário

Pontos-chave

- A melatonina tem um papel fundamental no controle do ritmo circadiano e de processos neuroendócrinos.
- Orexinas, também denominadas hipocretinas, são neuropeptídeos multifuncionais relacionados à regulação da alimentação, do metabolismo energético, do ciclo sono-vigília e de circuitos de recompensa.
- O sistema opioide tem importantes funções fisiológicas ligadas a mecanismos de analgesia e funções neurovegetativas.

INTRODUÇÃO

Este capítulo abordará três substâncias muito relevantes no estudo da psicofarmacologia: melatonina, orexinas e opioides. A melatonina exerce um papel essencial na regulação de atividades fisiológicas e vem ganhando destaque no tratamento de transtornos do sono e do ritmo circadiano. A orexina está relacionada à regulação da alimentação e do metabolismo. Os opioides, por sua vez, têm papel importante no controle da dor, mas também tem um potencial de adicção elevado, sendo um protagonista em dependência química.

MELATONINA

Síntese da melatonina

A melatonina (5-metoxi-N-acetiltriptamina) (Figura 1) é o principal hormônio regularizador de atividades fisiológicas, como o ritmo circadiano, a regulação da temperatura corporal, a secreção de hormônios e a reprodução humana. É produzida majoritariamente pelos pinealócitos, células específicas da glândula pineal, a partir do aminoácido triptofano, principalmente nas mitocôndrias. Nos vertebrados, a melatonina pode ser gerada também por outros tecidos, como células da retina, células da medula óssea, plaquetas, células da pele, linfócitos, glândulas de Harder, células enterocromafins do trato gastrointestinal, células da placenta e células do colostro humano.

A síntese e a secreção da melatonina é diretamente afetada pela quantidade de luz, sendo fundamental para manutenção do ritmo circadiano. O estímulo luminoso é recebido pelas células da retina e transmitido por meio do trato retino-hipotalâmico ao núcleo supraquiasmático do hipotálamo anterior; a partir do

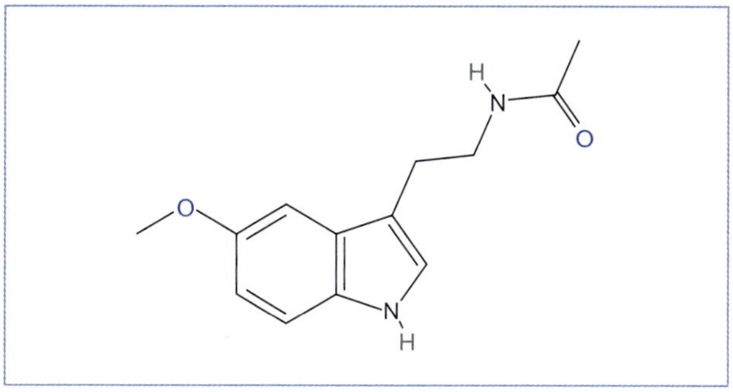

Figura 1 A estrutura química da melatonina.

qual a informação chega à glândula pineal. A ausência de luz implica em aumento da síntese; a luminosidade, em inibição.

Com a senescência, há uma redução nos níveis de melatonina por conta da exposição celular à atividade de radicais livres.

O triptofano é captado pelos pinealócitos e hidroxilado pela triptofano-5-hidroxilase em 5-hidroxitriptofano. O 5-hidroxitriptofano é descarboxilado pela 5-hidroxitriptofano descarboxilase e convertido em serotonina. A serotonina é acetilada pela enzima arilalquilamina-N-acetiltransferase e convertida em N-acetil-serotonina. A N-acetil-serotonina é transformada finalmente em melatonina pela ação da hidroxi-indol-O-metiltransferase, também chamada de acetil-serotonina-O-metiltransferase (Figura 2).

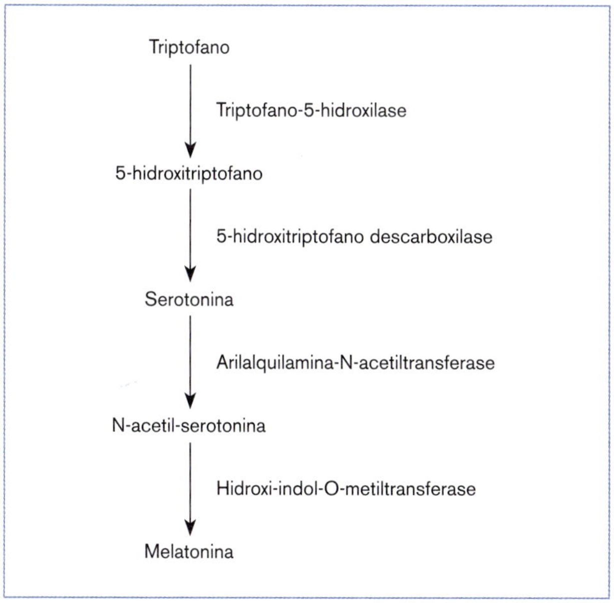

Figura 2 Síntese da melatonina.

Farmacocinética

A melatonina endógena é lipofílica e tem rápida difusão pelos tecidos, atingindo suas maiores concentrações durante a noite.

Após administração oral, a melatonina exógena atinge o pico de concentração plasmática em até 60 minutos. A diminuição é bifásica: tem uma primeira meia-vida de dois minutos e uma segunda meia-vida de vinte minutos. É metabolizada principalmente no fígado e secundariamente nos rins, sendo hidroxilada pela enzima CYP1A2 e tendo como resultado a 6-hidroximelatonina. A 6-hidroximelatonina sofre, majoritariamente, conjugação com ácido sulfúrico e em menor parte com o ácido glucurônico. Tem excreção renal e cerca de 5% da melatonina plasmática é excretada sem ser metabolizada, mas o metabólito principal é a 6-sulfatoxi-melatonina.

Farmacodinâmica

A melatonina tem um papel fundamental no controle do ritmo circadiano e de processos neuroendócrinos. É agonista dos receptores melatoninérgicos MT-1 e MT-2, ambos ligados à proteína G, e antagonista do receptor 5HT2C, por meio da formação dos heterodímeros MT-1/5HT2C e MT-2/5HT2C. O receptor MT-1 provavelmente está relacionado ao efeito promotor de sono da melatonina; o receptor MT-2, à atividade ressincronizadora da melatonina e à fisiopatologia de transtornos do sono, ansiedade, depressão, doença de Alzheimer e dor. O agonismo de MT-1 e MT-2 também está relacionado a um possível efeito neuroprotetor.

A melatonina também tem como alvo a enzima quinona oxidorredutase 2 (também chamada de sítio MT-3), a qual provavelmente não tem relação com o ciclo sono-vigília.

Além disso, a melatonina e seus metabólitos têm um eficaz efeito antioxidante por meio da remoção de radicais livres e, indiretamente, pelo aumento da expressão gênica de enzimas antioxidantes (como a superóxido dismutase, a glutationa peroxidase, a glutationa redutase, a catalase e a glicose-6-fosfato desidrogenase), da inibição de enzimas oxidativas e, por fim, da redução do dano oxidativo celular.

Medicações melatoninérgicas

Em virtude das propriedades hipnóticas e cronobióticas da melatonina, medicações melatoninérgicas têm grande utilidade no tratamento de transtornos do sono e alterações do ritmo circadiano. Comparativamente aos benzodiazepínicos, têm menos efeitos colaterais, há menos sintomas de abstinência e menor risco de dependência.

A melatonina exógena pode ser utilizada para organizar o ritmo circadiano de indivíduos completamente cegos que não percebem a luz e também para regularizar avanços de fase do sono. Também tem aplicabilidade em casos de transtornos afetivos sazonais e para melhora dos sintomas de *jet lag* e de mudança de turno laboral. Tem efeitos oncostáticos e apoptóticos em células cancerosas. É uma medicação com boa tolerabilidade e com baixo potencial de dependência, quando comparada com outras medicações para o sono. É segura e efetiva para melhorar a latência de início de sono em crianças, adolescentes e idosos.

O ramelteon foi a primeira droga melatoninérgica aprovada para uso em insônia em humanos. Tem maior lipofilicidade, é absorvido mais rapidamente e tem meia-vida maior do que a melatonina, de aproximadamente 0,8 a 1,9 horas. Tem maior seletividade por MT-1 do que por MT-2. Sofre metabolização hepática, principalmente pela CYP1A2.

A agomelatina também tem alta afinidade por MT-1 e MT-2, mas é também antagonista de 5HT2C, provável mecanismo pelo qual tem ação antidepressiva e ansiolítica. Tem uma meia-vida de cerca de 2 horas, é rapidamente absorvida e tem metabolização hepática por CYPA1, CYPA2 e CYP2C9.

OREXINAS

Orexinas, também denominadas hipocretinas, são neuropeptídeos multifuncionais relacionados à regulação da alimentação, do metabolismo energético, do ciclo sono-vigília e de circuitos de recompensa.

Sua descoberta foi descrita em 1988 por dois grupos de pesquisa: um deles encontrou em neurônios hipotalâmicos a pré-prohipocretina que, ao ser clivada, origina hipocretina-1 e hipocretina-2; o nome foi dado devido à localização anatômica dos neuropeptídeos e também devido à sua semelhança ao peptídeo gástrico secretina. O outro grupo, por sua vez, descobriu a orexina-A e a orexina-B ao estudar receptores acoplados à proteína G órfãos (que ainda não foram relacionados à ligantes endógenos); receberam essa denominação em virtude da sua capacidade de promover a ingestão de alimentos (a palavra grega orexis significa apetite).

As orexinas (A e B) são seletivamente produzidas por neurônios da região dorsolateral do hipotálamo. Os corpos celulares dos neurônios orexinérgicos estão presentes nessa região e suas projeções nervosas se encontram por todo o sistema nervoso central (SNC), principalmente no tálamo, hipotálamo, tronco cerebral e medula espinal. Os neurônios orexinérgicos recebem informações referentes ao ciclo de sono e vigília por meio de glutamato, GABA, acetilcolina, norepinefrina e serotonina, principalmente nos neurônios do *locus ceruleus*, núcleos tuberomamilares e núcleo dorsal da rafe. As informações referentes à alimentação e metabolismo são recebidas via neuropeptídeo Y, grelina, leptina e colecistoquinina.

As orexinas atuam nos receptores OX1 e OX2, ambos acoplados à proteína G. O receptor OX2 tem a mesma afinidade pelas duas orexinas; o receptor OX1, por sua vez, tem uma afinidade dez vezes maior pela orexina A.

O sistema orexinérgico

A ativação de neurônios orexinérgicos regula a vigília por meio de neurônios noradrenérgicos do *locus ceruleus*, neurônios serotoninérgicos do núcleo dorsal da rafe, neurônios histaminérgicos dos núcleos tuberomamilares e de neurônios colinérgicos do núcleo tegmental pedunculopontino e núcleo tegmental lateral dorsal. A orexina ativa os neurônios histaminérgicos dos núcleos tuberomamilares, favorecendo a liberação de histamina e, portanto, a vigília. A ativação dos neurônios noradrenérgicos no *locus ceruleus* e dos neurônios serotoninérgicos do núcleo dorsal da rafe promove o controle motor.

Com isso, quadros de narcolepsia podem ocorrer decorrentes de diminuição de pré-prohipocretina, degeneração do neurônio orexinérgico levando à deficiência na produção de orexinas ou deficiência de receptores orexinérgicos.

O sistema orexinérgico também parece estar relacionado ao sistema de recompensa, à resposta ao estresse e à extinção de memórias relacionadas ao medo; acredita-se que a ativação do receptor OX1 promove comportamentos ansiosos.

Além disso, as orexinas têm efeito no comportamento alimentar por meio da interação com substâncias como neuropeptídeo Y, leptina, hormônio concentrador de melanina e grelina, dentre outros. A leptina inibe a ingesta alimentar, atenuando ou bloqueando o efeito das orexinas. Como a orexina também promove o tônus muscular e consequentemente o gasto calórico, é fundamental para o balanço energético final, geralmente negativo, sendo portanto uma ferramenta potencial para o tratamento de obesidade.

Drogas que atuam em receptores orexinérgicos

Medicações agonistas de OX1 e/ou OX2 podem ser coadjuvantes ao tratamento de transtornos, como narcolepsia, cataplexia, hipofagia, obesidade e abuso de substâncias. Medicações antagonistas de OX1 e/ou OX2 podem atuar no tratamento da insônia, sendo uma alternativa interessante aos benzodiazepínicos dada a indução de um sono mais fisiológico com menos efeitos adversos e menor risco de dependência.

O suvorexant atualmente é a única droga antagonista de receptor de orexina aprovada pelo Food and Drug Administration (FDA) para tratamento de insônia em adultos, desde 2014. É considerada uma droga dual por ser antagonista tanto de OX1 como de OX2. Tem como efeito diminuição do tempo de latência do sono e aumento do tempo de manutenção do sono. Tem uma meia-vida de aproximadamente 12,2 horas, é metabolizada pelo citocromo 3A4 e tem excreção majoritariamente fecal.

OPIOIDES

O sistema opioide tem importantes funções fisiológicas ligadas a mecanismos de analgesia e funções neurovegetativas. Compostos opioides são produzidos endogenamente, e vários deles podem ser encontrados na natureza. Por outro lado, a descoberta dos opioides exógenos na psicofarmacologia remonta a 3000 a.C., quando os sumérios cultivavam a papoula *Papaver somniferum* para fins euforizantes e medicinais.

A psicofarmacologia moderna só passou a fazer uso dos opioides em 1806, quando a morfina foi isolada do ópio pela primeira vez. Desde então, foram desenvolvidos ainda opioides sintéticos e semi-sintéticos com amplo uso na prática clínica, principalmente para fins analgésicos e anestésicos.

Um grande revés na história do uso dessas medicações de alto poder analgésico é a crise opioide que assolou os Estados Unidos nas últimas décadas.

Mecanismo de ação

Existem quatro tipos conhecidos de receptores opioides – delta, kappa, mu e sigma –, que estão difusamente espalhados no SNC e, em menor extensão, no sistema nervoso periférico (SNP). Os três primeiros (delta, kappa e mu) são os receptores clássicos, extensamente descritos e estudados, tendo em comum o mecanismo de ação de ativação da cascata de proteína G com função inibitória. O quarto receptor (sigma) foi descoberto em 1994, e tem um sistema de cascata acoplado à proteína G bastante semelhante aos previamente descobertos; no entanto, por não ser antagonizado por naloxona (antagonista opioide clássico) como os demais, ainda causa controvérsias na literatura quanto à sua classificação. A ativação desses receptores, em última análise, provoca o fechamento de canais de cálcio voltagem-dependentes e a hiperpolarização celular por efluxo de potássio. Desse modo, dá-se uma diminuição da excitabilidade neuronal levando à diminuição da transmissão de impulsos nociceptivos.

A sinapse opioide é essencialmente composta de pró-hormônios, que dão origem a neuropeptídeos que serão os ligantes endógenos em cada receptor. São conhecidos quatro pró-hormônios precursores nas sinapses opioides, e a ação do agonista vai depender do receptor e da sua localização no sistema nervoso, como descrito na Tabela 1.

No encéfalo, as áreas de grande concentração de receptores opioides são: tálamo, substância cinzenta periaquedutal, *locus ceruleus* e bulbo rostral. Na medula, concentram-se na substância gelatinosa do corno dorsal. A localização mesencefálica é parte importante da analgesia opioide, onde agonistas desses receptores atuam direta (inibindo aferências nociceptivas) ou indiretamente (estimulando vias descendentes inibitórias, que vão conectar-se com a substância gelatinosa do corno dorsal da medula, inibindo o estímulo álgico). Sabe-se também que estão presentes em terminações nervosas periféricas.

Opioides exógenos

As mesmas sinapses opioides são alvos de opioides exógenos, que consistem na essência do uso farmacológico dessas substâncias.

Quatro alcaloides podem ser isolados da *P. somniferum*: morfina, codeína, papaverina e tebaína, dos quais derivam os opioides sintéticos (p. ex., fentanil, metadona, petidina) e semi-sintéticos (oxicodona, di-hidromorfona, buprenorfina) usados na prática clínica.

Os opioides podem funcionar como agonistas, agonistas parciais ou antagonistas dos receptores opioides -- com seus efeitos clínicos variando conforme a sua classificação. Agonistas (p. ex., morfina, diamorfina, peptidina e fentanil) agem exacerbando os efeitos dos receptores; antagonistas (p. ex., naloxona, naltrexona) agem bloqueando o receptor, impossibilitando sua ativação; agonistas parciais (p. ex., buprenorfina) exibem um "teto de resposta", ou seja, estimulam uma resposta até um nível máximo, a partir do qual um aumento na concentração da droga não aumenta a estimulação do receptor.

Todos os opioides exógenos usados na prática clínica têm como alvo principal os receptores mu. Dependendo da substância usada, ela pode ter efeito adicional em outros receptores opioides ou mesmo em receptores de outras famílias. No tocante à farmacocinética, sabe-se que os opioides, quando administrados por via oral, têm baixa biodisponibilidade sanguínea devido ao metabolismo intestinal e hepático de primeira passagem. Ademais, algumas das moléculas opioides são pouco lipossolúveis, o que pode dificultar sua penetrância na barreira hematoencefálica (BHE), o que deve ser levado em consideração

Tabela 1 Precursores, neurotransmissores e receptores opioides, com seus respectivos mecanismos de ação

Precursor	Peptídeos endógenos derivados	Receptor	Ação
Pró-ópio-melanocortina (POMC)	Beta-endorfina	Mu* (principalmente, mas age nos três receptores clássicos) ou MOP**	▪ Analgesia ▪ Sedação ▪ Depressão respiratória ▪ Bradicardia ▪ Náuseas e vômitos ▪ Redução da peristalse
Proencefalina	Met-encefalina e Leu-encefalina	Delta* ou DOP**	▪ Analgesia central e periférica ▪ Redução da peristalse
Prodinorfina	Dinorfinas A e B	Kappa* ou KOP**	▪ Analgesia periférica ▪ Diurese ▪ Disforia ▪ Alucinações
Pré-pró-nociceptina	Nociceptina/orfanina FQ	NOP**	Efeito de agonismo parcial: hiperalgesia ou analgesia, dependendo da concentração e da localização do receptor

*Nomenclatura clássica; **nomenclatura segundo a International Union of Pharmachology, 1994.

quando se vai escolher a via de administração dependendo do objetivo terapêutico. Os opioides têm metabolização principalmente hepática, e excreção urinária e biliar.

As indicações de uso dessas drogas objetivando analgesia são essencialmente restritas ao tratamento de dor aguda e subaguda. O grau de evidência para tratamento de dores crônicas é baixo, devido ao pouco benefício analgésico quando comparado aos efeitos colaterais e às propriedades de tolerância medicamentosa.

Além de analgesia, opioides podem causar rebaixamento de nível de consciência e euforia, que são os efeitos responsáveis por torná-los potenciais drogas de abuso. Ademais, seus efeitos de depressão respiratória e inibição de reflexos de proteção de vias aéreas tornam-nos importantes medicações para uso anestésico.

Efeitos colaterais importantes relacionados à classe incluem: constipação, náuseas, vômitos, retenção urinária, prurido, rigidez muscular, miose e disforia. Apesar de as sinapses opioides preservarem função cardíaca.

Descrevemos a seguir as características de cada uma das drogas usadas na prática clínica com relação a suas propriedades farmacológicas essenciais.

Agonistas opioides

A morfina é o agonista opioide arquetípico, ao qual todos os demais são comparados. Ela pode ser administrada por vias oral, intramuscular, intravenosa, subcutânea, retal, epidural e intratecal. Por ser uma substância pouco lipossolúvel, ela tem uma lenta passagem através da BHE, causando um atraso no pico de ação quando a administração é feita por via oral ou intravenosa. Adicionalmente, o metabolismo de primeira passagem na administração oral leva a uma perda de 40 a 60% da dose administrada. Sua metabolização é intestinal e hepática, e sua excreção é renal. É um potente analgésico, com propriedades sedativas e ansiolíticas.

Alfentanil, fentanil e remifentanil também agem como agonistas mu, diferindo da morfina essencialmente por suas propriedades farmacocinéticas. São drogas de administração venosa, altamente lipossolúveis (fentanil é 500 vezes mais lipossolúvel que a morfina), o que leva a um pico de ação central rápido. No caso do fentanil e alfentanil, devido a sua alta lipossolubilidade, existe um potencial de depósito em tecidos gordurosos nos casos de administração prolongada. Remifentanil, por sua vez, apesar de também ser bastante lipossolúvel, tem uma metabolização extra-hepática (por esterases sanguíneas e teciduais) bastante rápida, que impede seu acúmulo a longo prazo, sendo considerado um opioide de ação ultrarrápida. Por suas propriedades farmacocinéticas, estes tendem a ser os opioides de escolha em cenários intraoperatórios, de intubações ou de terapia intensiva, em que a depuração rápida da droga é benéfica.

Petidina (meperidina) é um derivado sintético da fenilpiperidina, originalmente desenvolvido para ser um agente antimuscarínico, o que leva ao seu maior perfil de efeitos colaterais anticolinérgicos (xerostomia, hipotensão em idosos). Pode ser administrada via oral, subcutânea, intramuscular ou intravenosa, e tem uso bem descrito em casos de dor aguda. É trinta vezes mais lipossolúvel que a morfina, mas mantém metabolismo e excreção semelhantes. Contraindicada em pessoas que fazem uso de inibidores da monoamino-oxidase (IMAO) por potenciais efeitos de hipo ou hipertensão, hiperpirexia, convulsões e coma.

Codeína é um opioide natural com baixa afinidade a receptores opioides. Tem formas de administração oral e intramuscular. Devido às poucas propriedades euforizantes, é uma droga com baixo potencial de abuso. Constipação é um efeito colateral comum, sendo uma droga usada em terapêuticas antidiarreicas. De maneira semelhante, seu efeito de inibição de reflexos protetores de vias aéreas explica o seu uso em xaropes antitussígenos.

Tramadol e metadona são drogas com agonismo mu, mas também efeitos em receptores não opioides. Tramadol é um análogo da codeína, que, adicionalmente ao efeito opioide, também parece exercer função de inibição de recaptação de noradrenalina, estimula a disponibilidade serotoninérgica e causa inibição nociceptiva descendente. Além disso, parece ter menos efeitos colaterais cardiorrespiratórios e gastrointestinais em comparação a outros opioides de efeito analgésico semelhante. Também é contraindicado em pacientes com história de epilepsia ou em uso de IMAO. Metadona é um opioide sintético de longa ação, agonista pleno do receptor mu, além de parecer exercer um antagonismo glutamatérgico de receptores NMDA (N-metil-D-aspartato), bem como modulador da recaptação de serotonina e noradrenalina. Tem excelente biodisponibilidade na administração oral, bem como ação e depuração lentas. Suas propriedades farmacocinéticas e farmacodinâmicas fazem da metadona uma boa droga no uso em dores neuropáticas crônicas, mas seu uso principal é no tratamento da dependência de opioides, já que tende a causar poucos sintomas de abstinência. Além disso, tem pouco metabolismo de primeira passagem e limitadas propriedades euforizantes, sendo uma droga de baixo (mas não nulo) potencial de abuso.

Oxicodona é um derivado semissintético da tebaína, com efeitos analgésicos via receptores mu e kappa, com a vantagem de ter uma boa biodisponibilidade com a administração via oral.

Diamorfina (heroína) é um opioide semissintético análogo da morfina, porém mais potente. Ela também pode ser administrada por vias oral, intramuscular, intravenosa, subcutânea, retal, epidural e intratecal. A molécula é uma pró-droga, convertida em seus metabólitos ativos (morfina e acetilmorfina) por esterases localizadas no SNC, no fígado e no plasma. É uma droga de alta lipossolubilidade, com penetrância rápida no SNC, o que leva a efeitos analgésicos e euforizantes rápidos, tornando-a uma droga com altíssimo potencial de abuso e dependência.

Agonistas parciais

Agonistas parciais têm afinidade por receptores opioides, porém baixa atividade intrínseca comparada aos agonistas plenos. Por conta disso, eles são capazes de antagonizar com os agonistas quando atuando no mesmo receptor, de modo que doses maiores do agonista são necessárias para atingir o mesmo efeito.

Buprenorfina é o principal representante desta classe, produzindo analgesia em concentrações baixas via receptores mu (com quem tem alta afinidade), mas com ação anti-analgésica em doses altas via receptores kappa e sigma. Pode ser usada por via transdérmica e sublingual e é altamente lipossolúvel, porém baixa biodisponibilidade. Tem baixo potencial de induzir depressão respiratória, porém é importante cautela em seu uso, já que seus efeitos não são completamente revertidos com uso da naloxona.

Antagonistas

Drogas desta classe são capazes de reverter efeitos opioides em receptores mu (principalmente), kappa e delta. Naloxona é a droga de escolha para reverter depressão respiratória provocada por opioides, com ação imediata pelo uso intravenoso. Deve ser administrada lentamente pelo risco de hipertensão pulmonar ou edema agudo de pulmão (pelo antagonismo dos opioides endógenos). A duração do efeito é de cerca de trinta minutos, podendo necessitar de infusão contínua para manter sua ação até depuração completa do opioide. Outro cuidado necessário é quanto ao risco de indução de sintomas agudos de abstinência em pacientes dependentes de opioide. A naltrexona tem semelhante ação farmacodinâmica, porém diverge quanto às propriedades farmacocinéticas: é administrada via oral e tem meia-vida mais longa, sendo frequentemente usada para tratamento de dependência opioide, etilismo e transtornos de impulsos.

CONSIDERAÇÕES FINAIS

As três substâncias abordadas neste capítulo participam de funções fisiológicas relevantes para diversas condições patológicas em saúde mental. Entretanto, a melatonina e a orexina ainda carecem de compreensão suficiente para garantir uma otimização adequada da sua funcionalidade, além disso, poucos medicamentos estão aprovados e disponíveis com foco nestes mecanismos de ação. O papel dos opioides ainda é amplamente associado aos prejuízos causados pelos quadros de dependência, e ainda faltam mais clareza das possibilidades terapêuticas utilizando os conhecimentos desse sistema de neurotransmissão. Todos esses sistemas de neurotransmissão ainda possuem um potencial terapêutico grande a ser explorado por pesquisas futuras.

Para aprofundamento

- Sheldon E, Sheldon K. Heroin(e). EUA: Netflix; 2017.
  - ⇨ **Foi indicado ao Oscar em 2018 como melhor documentário de curta-metragem e conta a história de três mulheres na luta contra a epidemia de uso de opioides nos Estados Unidos.**
- Lima L, Guerrero, G. O relógio biológico e os ritmos circadianos de mamíferos: uma contextualização histórica. Revista de Biologia. 2014;12(2):1-7.
  - ⇨ **Artigo sucinto e bem escrito atualizando o conhecimento dos ritmos biológicos dos mamiferos ao contexto fisiopatológico de distúrbios da saude humana.**
- Cipolla-Neto J, Afeche SC. Glândula pineal. In. Aires MM (org.). Fisiologia. 5 ed. Rio de Janeiro: Guanabara Koogan; 2018. p. 1103-12.
  - ⇨ **Texto sucinto e atualizado da fisiologia da melatonina.**

REFERÊNCIAS BIBLIOGRÁFICAS

1. **Tordjman S, Chokron S, Delorme R, et al. Melatonin: pharmacology, functions and therapeutic benefits. Curr Neuropharmacol. 2017;15(3):434-43.**
   ⇨ **Este artigo traça um panorama dos mecanismos envolvidos na melatonina, bem como seus potenciais usos.**
2. Chowdhury D, Wang C, Lu AP, Zhu HL. Understanding quantitative circadian regulations are crucial towards advancing chronotherapy. Cells. 2019;8(8):883.
3. Liu J, Clough SJ, Hutchinson AJ, Adamah-Biassi EB, Popovska-Gorevski M, Dubocovich ML. MT1 and MT2 melatonin receptors: a therapeutic perspective. Annu Rev Pharmacol Toxicol. 2016;56:361-383.
4. Srinivasan V, Zakaria R, Othaman Z, Brzezinski A, Prasad A, Brown GM. Melatonergic drugs for therapeutic use in insomnia and sleep disturbances of mood disorders. CNS Neurol Disord Drug Targets. 2012;11(2):180-9.
5. Arendt J. Melatonin: countering chaotic time cues. Front Endocrinol. 2019;10:391.
6. Carocci A, Catalano A, Sinicropi MS. Melatonergic drugs in development. Clin Pharmacol. 2014;6:127-37.
7. Guardiola-Lemaitre B, De Bodinat C, Delagrange P, Millan MJ, Munoz C, Mocaër E. Agomelatine: mechanism of action and pharmacological profile in relation to antidepressant properties. Br J Pharmacol. 2014;171(15):3604-19.
8. Carlomagno G, Minini M, Tilotta M, Unfer V. From implantation to birth: insight into molecular melatonin functions. Int J Mol Sci. 2018;19(9):2802.
9. **Nishanthi A, Vimal M, Sandhiya S, Dkhar SA. Orexin receptors: a journey through their discovery to the development of suvorexant, the new sleeping pill. Int J Basic Clin Pharmacol. 2016;5:573-8.**
   ⇨ **Este artigo aborda a evolução do conhecimento a respeito das orexinas.**
10. Oh J, Petersen C, Walsh CM, Bittencourt JC, Neylan TC, Grinberg LT. The role of co-neurotransmitters in sleep and wake regulation. Mol Psychiatry. 2019;24(9):1284-95.
11. Wang C, Wang Q, Ji B, Pan Y, Xu C, Cheng B, et al. The orexin/receptor system: molecular mechanism and therapeutic potential for neurological diseases. Front Mol Neurosci. 2018;11:220.
12. Nixon JP, Kotz CM, Novak CM, Billington CJ, Teske JA. Neuropeptides controlling energy balance: orexins and neuromedins. Handb Exp Pharmacol. 2012;(209):77-109.
13. Brownstein MJ. A brief history of opiates, opioid peptides, and opioid receptors. Proc Nat Acad Sci USA. 1993;90(12):5391.
14. Pathan H, Williams J. Basic opioid pharmacology: an update. Brit J Pain. 2012;6(1):11-16.
15. Trivedi M, Shaikh S, Gwinnut C. Pharmacology of opioids. Update in Anaesthesia. 2011;118-24.

13

Farmacogenômica aplicada à psiquiatria

Gabriel Henrique Beraldi
Helio Elkis

Sumário

Pontos-chave

- A farmacogenômica, às vezes chamada de farmacogenética, investiga as certas alterações do DNA ou RNA (e.g. polimorfismos genéticos) sobre as vias farmacocinéticas e farmacodinâmicas, com o objetivo de potencializar os efeitos terapêuticos e reduzir efeitos colaterais dos fármacos.
- Os fenótipos que resultam das diferentes expressões genotípicas do polimorfismo do genes do sistema CYP450 resultam em alterações na velocidade de metabolização: 1) metabolizadores lentos (ML) apresentam ausência de alelos funcionais e não produzem a enzima correspondente; 2) metabolizadores intermediários (MI): apresentam apenas um alelo funcional , com produção diminuída da enzima correspondente; 3) metabolizadores extensivos ou normais (MN): seu genótipo apresenta 2 alelos e metabolização normal; e 4) metabolizadores ultrarrápidos (MUR): seus genótipos apresentam uma cópia do gene, totalizando 3 alelos funcionais, ou um alelo que produz a enzima metabolizadora em quantidade aumentada.
- Antidepressivos: o CYP2D6 é a principal enzima responsável pelo metabolismo da fluoxetina, fluvoxamina e paroxetina e contribui no metabolismo da sertralina. O CYP2C19 está envolvido principalmente no metabolismo do escitalopram, citalopram e sertralina.
- Antipsicóticos: o CYP3A4 é a principal enzima envolvida no metabolismo da iloperidona, quetiapina e ziprasidona. Para clorpromazina, existem dados apenas *in vitro* sobre o envolvimento do CYP2D6. A iloperidona, quetiapina, ziprasidona e também a clozapina são metabolizadas ainda pelo CYP1A2, CYP2B6 e CYP3A4. Já o aripiprazol, haloperidol, olanzapina, risperidona, tioridazina e zuclopentixol são metabolizados principalmente pelo CYP2D6, CYP2C19, CYP2C9.

- Estabilizadores do humor: não há diretrizes, até o momento, que estabeleçam recomendações para o ajuste de dose de alguns dos estabilizadores do humor baseados no fenótipo de metabolização de cada indivíduo. Variações alélicas no HLA estão associadas a reações cutâneas graves, como a síndrome de Stevens-Johnson e a necrólise epidérmica tóxica.
- Testes farmacogenômicos: podem ser benéficos para otimizar os resultados do tratamento psiquiátrico, evitando efeitos adversos e maximizando a eficácia. Contudo, ainda existem muitos alvos a serem testados e, no momento, apenas os alvos farmacocinéticos apresentaram evidências robustas de aplicabilidade clínica. A maioria dos testes no mercado inclui painéis genômicos farmacocinéticos e farmacodinâmicos. Os genes farmacocinéticos afetam a absorção, distribuição, metabolismo e eliminação de medicamentos do corpo. Os genes farmacodinâmicos afetam o mecanismo de ação da medicação e podem alterar a eficácia ou o perfil de efeitos adversos da medicação.

INTRODUÇÃO

A farmacogenética é responsável pela identificação de variantes genéticas que influenciam a ação de determinado medicamento, geralmente através de alterações na absorção, distribuição, metabolização ou eliminação, ou modificando seu alvo ou perturbando as vias biológicas que moldam a sensibilidade do paciente aos seus efeitos terapêuticos e colaterais.

O termo farmacogenética foi utilizado pela primeira vez em 1959, pelo geneticista alemão Friedrich Vogel[1]. Contudo, o rápido acúmulo de conhecimento sobre as interações entre o genoma humano, tanto com as doenças como os fármacos, impulsionou a transformação da farmacogenética em uma nova entidade da genética humana – a farmacogenômica – e, ao mesmo tempo, forneceu uma justificativa para a esperança de que a medicina individualizada possa ser alcançada em um futuro próximo[2]. Neste capítulo, os termos farmacogenética e farmacogenômica serão utilizados como sinônimos.

No futuro, a farmacogenômica poderá ser usada para melhorar a descoberta e o desenvolvimento de medicamentos a fim de superar a resistência a eles ou atingir novos alvos, de otimizar o metabolismo e farmacocinética dos medicamentos para minimizar variações nos níveis séricos[2] e, talvez aquilo que seja sua principal função, reduzir a frequência de efeitos colaterais graves[3]. O estudo da farmacogenômica é também um dos principais componentes da chamada medicina personalizada ou de precisão.

Nas sete décadas que nos separam da síntese da clorpromazina, considerada o marco inicial da psicofarmacologia moderna[4], foi possível mapear, com alguma precisão, os fatores genéticos que afetam a metabolização, ação e excreção de um medicamento. O próximo passo será desenvolver técnicas mais simples e de menor custo, a fim de que os recursos de avaliação farmacogenética estejam amplamente disponíveis na prática psiquiátrica. Assim, graças a estes avanços, hoje sabemos que certos medicamentos simplesmente não podem ser administrados em populações de risco, como é o caso daquelas com deficiência de G6PD, devido ao risco de desenvolvimento de anemia hemolítica, como veremos a seguir[5].

Uma vez descoberta e validada uma relação farmacogenômica, existem muitos obstáculos para implementá-la na prática clínica. Seria necessário, por exemplo, que um tratamento alternativo eficaz estivesse disponível para aqueles com genótipos de alto risco para determinado efeito colateral. Seria ainda necessário implementar melhorias nos sistemas de saúde, abordagens estruturadas para orientar a prescrição (p. ex., algoritmos) e implementação de pontos de apoio à decisão clínica, para viabilizar o uso adequado da genética e orientar a prescrição de medicamentos[6].

CONCEITOS DE FARMACOGENÔMICA

A farmacogenômica investiga as alterações do DNA (e.g. polimorfismos genéticos) sobre as vias farmacocinéticas e farmacodinâmicas, com o objetivo de potencializar os efeitos terapêuticos e reduzir efeitos colaterais dos fármacos[7].

Aspectos históricos

A ideia de que os genes controlam algumas respostas a medicamentos foi sugerida na década de 1950 por causa da ligação entre etnia e respostas aberrantes a medicamentos. O antimalárico primaquina era capaz de induzir hemólise em até 10% dos negros, enquanto os caucasianos eram raramente afetados. Uma mutação genética hereditária que levava a uma atividade anormal da glicose-6-fosfato desidrogenase (G6PD) era responsável por esse efeito colateral[8]. Uma vez que essa mutação era mais comum em negros, ficou claro que fatores genéticos eram parte fundamental na equação que determinaria o potencial terapêutico e efeitos colaterais de determinada medicação[5].

Essa noção foi reforçada por estudos de família e gêmeos nas décadas de 1960 e 1970[9], estendida por estudos bioquímicos nas décadas de 1970 e 80 e solidificada pela genética molecular nas décadas de 1980 e 1990[10]. Mas o maior salto no estudo das interações entre genes e fármacos foi dado após o sequenciamento do genoma humano, em 2003, prevendo-se então que, em 2020, a genética adentraria a medicina para personalizar os tratamentos de acordo com o perfil genético de cada indivíduo:

> Em 2020, o impacto da genética na medicina será ainda mais difundido. A abordagem farmacogenômica para prever a resposta aos medicamentos será uma prática padrão para uma grande parte dos transtornos e dos medicamentos. Novas drogas baseadas em genes serão introduzidas no mercado para diabetes mellitus, hipertensão, transtornos mentais e muitas outras condições[11].

Esse objetivo, contudo, ainda está longe de ser alcançado, apesar dos inúmeros avanços nessa área. O Projeto Genoma Humano resultou no surgimento de milhares de empresas de biotecnologia e no desenvolvimento de técnicas mais rápidas e baratas para avaliar o genoma, o que têm alimentado descobertas de biomarcadores de doenças e alvos de drogas[12].

A linha do tempo na Figura 1 mostra os marcos históricos da farmacogenética desde seu surgimento na década de 1950, passando pela introdução das tecnologias de DNA recombinante em 1975, ampliação ao longo da década de 1980 e de sua transformação de uma ciência descritiva para uma ciência preditiva na década de 1990. Desde o seu surgimento na década de 1950, o objetivo principal da farmacogenética experimental tem sido entender como a variação genética nos processos moleculares nas células está ligada às respostas de drogas humanas. Por quase três décadas, a análise da variação genética, bioquímica e fisiológica foi a principal fonte de compreensão desses processos. Mas a adoção generalizada, na década de 1970, de métodos de sequenciamento do genoma para identificar

1954	Genética da deficiência de G6PD, neuropatia induzida por isoniazida e sensibilidade à succinilcolina
1960	Descoberto o citocromo P450 em microssomos hepáticos
1962	Identificada genética da hipertermia maligna
1963	Descobertas as duas fases do metabolismo de drogas
1969	Identificados os metabolizadores lentos da desbrioquina
1975	Desenvolvimento das técnicas de DNA recombinante (*Southern blots*, por exemplo)
1980	Descoberta associação da tiopurina metiltransferase (TPMT) à toxicidade da mercaptopurina
1981	Clonagem da glicose-6-fosfato desidrogenase (G6PD)
1983	Clonagem do citocromo P450 em ratos
1984	Clonagem do receptor da rodopsina (receptor acoplado à proteína G)
1985	Clonagem dos receptores de insulina e de glicocorticoides
1986	Clonagem do receptor estrogênico ESR1
1987	Clonagem dos receptores beta2-adrenérgico (b2AR), de mineralocorticoides e do ácido retinoico
1988	Clonagem do receptor androgênico e sua associação à síndrome de insensibilidade androgênica
	Clonagem da variante metabolizadora lenta do gene CYP2D6
	Clonagem do gene da vitamina D e sua associação à resistência de vitamina D.
1989	Descoberta associação da variante SeChe na sensibilidade succinilcolina
1990	Descoberta associação da variante NAT2 na neuropatia induzida por isoniazida
1991	Descoberta associação da variante do receptor de glicocorticoide com a resistência a glicocorticoides
	Descoberta associação da variante do canal de potássio com a síndrome do QT longo tipo 1 (LQT1)
	Descoberta associação da variante do receptor de rianodina com a hipertermia maligna
1992	Descoberta associação da variante da UGT1A1 com inibidores da calcineurina (p. ex., ciclosporina)
1993	Descoberta associação da 11-beta-hidroxilase com hipertensão revertida com corticoides
	Descoberta associação da variante da TPMT à toxicidade por azatioprina e tioguanina
	Associação da variante metabolizadora ultrarrápida do CYP2D6 com falha terapêutica
1994	Clonagem da variante metabolizadora lenta do gene CYP2C19
1995	Descoberta associação entre a variante UGT1a1 e a síndrome de Gilbert
	Descoberta associação da variante b2AR com asma noturna
	Descoberta associação da variante do receptor de sulfoniureia com o hiperinsulinismo infantil
	Descoberta associação da variante da TPMT à toxicidade hematopoiética grave
1996	Lançamento do GeneChip®, um microarray de DNA que permitiu a testagem genética paralela
2003	Conclusão do Projeto Genoma
2004	Clonagem da variante do gene VKORC1
2005	Aprovação, pelo FDA, do primeiro teste farmacogenético comercial, o AmpliChip CYP450®

Figura 1 Marcos históricos da farmacogenômica.
Fonte: adaptada de Weber, 2008[13] e Leon, 2008[14].

mutações de importância médica marcou o início de um período que transformou completamente a pesquisa em ciências da vida, incluindo a da farmacogenômica[13].

Fatores que determinam a resposta a um psicofármaco

Diversos fatores influenciam a resposta a determinado medicamento, como idade, gênero, massa corpórea, função renal e hepática, uso concomitante de outros fármacos, natureza da doença e etnia. Enfim, fatores genéticos (e epigenéticos), fisiológicos e ambientais. Ao contrário dos dois últimos, os fatores genéticos são herdados e estáveis ao longo do tempo, o que lhes confere a predominância na determinação dos efeitos de um fármaco em determinado individuo. De forma resumida, é possível dizer que os fatores genéticos determinam tanto as propriedades farmacocinéticas quanto farmacodinâmicas de determinada medicação. Já os fatores fisiológicos e ambientais determinam apenas as propriedades farmacocinéticas, sendo que os fatores fisiológicos são mais estáveis e duradouros que os ambientais[2].

Não é o objetivo deste capítulo descrever conceitos básicos de farmacologia, biologia celular e genética. Contudo, para compreensão do conteúdo exposto neste capítulo, são necessários maiores detalhes do funcionamento de um sistema de metabolização em especial, aquele do citocromo P450.

Tabela 1 Fatores que influenciam a resposta de um indivíduo a um determinado fármaco

1. Fatores genéticos	Determinantes para:
Polimorfismos de alvos terapêuticos	Eficácia da droga
Polimorfismos de enzimas metabolizadoras dos fármacos	Metabolismo da droga
Polimorfismos em moléculas transportadores dos fármacos	Distribuição da droga
Alvos para reações adversas aos fármacos	Toxicidade e reações de hipersensibilidade da droga
Varações genéticas com efeitos indiretos que afetam a resposta aos fármacos, modulando proteínas-alvo, enzimas metabolizadoras ou transportadoras de fármacos	Eficácia, farmacocinética e toxicidade da droga
2. Fatores fisiológicos	
Idade, sexo, comorbidades clínicas, gravidez, exercício físico, alimentação, ritmo circadiano	Eficácia, farmacocinética e toxicidade da droga
3. Fatores ambientais	
Produtos químicos ambientais, medicamentos coadministrados, tabagismo, alimentação	Eficácia, farmacocinética e toxicidade da droga

Fonte: adaptada de Ma e Lu, 2011[2].

Sistema do citocromo P450

O citocromo P450 (CYP) é uma família de enzimas que catalisa a conversão de substâncias lipofílicas em moléculas hidrofílicas, a fim de que elas possam ser excretadas pelos rins. Eles representam uma espécie de "sistemas de desintoxicação" do organismo, metabolizando tanto substratos endógenos quanto exógeno. Substâncias exógenas (produtos ingeridos ou absorvidos) incluem não apenas compostos farmacêuticos, mas também alimentos e outros componentes alimentares, poluentes ocupacionais e produtos químicos industriais. Geralmente, o processo metabólico é descrito como tendo duas fases, com base na natureza da transformação. A fase 1 envolve um processo oxidativo, enquanto o metabolismo da fase 2 é geralmente um processo de conjugação[15].

Dentre as substâncias exógenas metabolizadas pelo CYP450, estão 40 a 50% de todos os medicamentos disponíveis. No geral, 11 enzimas do citocromo P450 são responsáveis pelo metabolismo de um grande número de agentes farmacológicos em humanos: CYP2A6, CYP2B6, CYP2E1, CYP2C19, CYP1A1, CYP1A2, CYP2C8, CYP2C9, CYP2D6, CYP3A4 e CYP3A5[16].

Existem variações importantes nos genes que codificam o CYP2C9, CYP2C19, CYP2D6 e CYP3A5, por exemplo. Quando essas diferenças são encontradas em mais de 1% da população, elas são denominadas polimorfismos farmacogenéticos. Os diferentes polimorfismos encontrados nesses genes dão origem a fenótipos distintos em diversas populações étnicas. Fenótipo é a característica observada (influenciada pela ingestão alimentar e exposição ambiental) da atividade enzimática de um paciente[16].

Dessa forma, os fenótipos para as diferentes expressões genotípicas do CYP450 são alterações na velocidade de metabolização, a saber[17]:

- Metabolizadores lentos (ML): esses indivíduos apresentam ausência de alelos funcionais, de forma que não produzem adequadamente a enzima correspondente. Eles apresentam um risco aumentado de efeitos adversos induzidos por medicamentos devido à diminuição da eliminação ou falta de efeito terapêutico resultante da falha na geração da forma ativa do medicamento.
- Metabolizadores intermediários (MI): esses indivíduos apresentam apenas um alelo funcional, resultando em uma produção diminuída da enzima correspondente. Eles também apresentam um risco aumentado de efeitos adversos ou falha terapêutica, mas em menos grau do que ML.
- Metabolizadores extensivos ou normais (MN): os genótipos consistentes com esse fenótipo apresentam 2 alelos funcionais que produzem determinado CYP e, portanto, possuem a capacidade de metabolização normal de fármacos. Esses indivíduos geralmente requerem a dose preconizada em bula dos medicamentos prescritos.
- Metabolizadores ultrarrápidos (MUR): os genótipos consistentes com o fenótipo apresentam uma cópia do gene,

totalizando 3 alelos funcionais, ou um alelo que produz a enzima metabolizadora em quantidade aumentada. Esses indivíduos podem requerer um aumento das doses recomendadas dos medicamentos prescritos.

Embora a prevalência dos fenótipos de ML do CYP2C9, CYP2D6 e CYP2C19 varie de acordo com a raça ou etnia, não há uma demarcação fenotípica clara entre ML, MI, MN e MUR, mas sim, um continuum. A Figura 2 ilustra uma proposta de classificação entre os diferentes fenótipos e explica como a velocidade de metabolização varia entre eles. Baseando-se no escore de atividade, o CPIC estabeleceu critérios quantitativos para determinação do fenótipo de metabolização. Dessa forma, dentro das diretrizes do CPIC indivíduos com um escore de 0 são metabolizadores lentos (ML), aqueles com pontuação de 0,5 são metabolizadores intermediários (MI), aqueles com pontuação de 1,0, 1,5, e 2,0 são metabolizadores normais (MN) e aqueles com pontuação acima que 2 são metabolizadores ultrarrápidos (MUR)[18].

CYP2D6

O gene CYP2D6 é altamente polimórfico. Mais de 100 variantes e subvariantes alélicas foram identificadas (Tabela 2) e existem diferenças étnicas substanciais nas frequências observadas de alelos (Tabela 3). Os alelos mais comumente relatados são categorizados em grupos funcionais da seguinte forma: função normal (p. ex., CYP2D6*1 e *2), função diminuída (p. ex., CYP2D6*9, *10 e *41) e nenhuma função (p. ex., CYP2D6*3-*6). Como o CYP2D6 está sujeito a deleções ou duplicações, muitos laboratórios clínicos também relatam o número da cópia. As exclusões são indicadas pelo alelo CYP2D6*5 e as duplicações genéticas são denotadas por um "xN" após o alelo (p. ex., CYP2D6*1xN, em que xN representa o número de cópias do gene CYP2D6)[19].

CYP2C19

Semelhante ao CYP2D6, o gene CYP2C19 é altamente polimórfico. Mais de 35 variantes e subvariantes alélicas conhecidas foram identificadas (Tabela 2). Embora existam diferenças étnicas nas frequências dos alelos (Tabela 3), a maioria dos pacientes portará um alelo do CYP2C19*1, *2, *3 ou *17. O CYP2C19*1 é o alelo do tipo selvagem que codifica uma enzima totalmente funcional. CYP2C19*2-*8 não são alelos funcionais, dos quais o CYP2C19*2 é o mais frequentemente observado, embora o CYP2C19*3 seja mais comum entre indivíduos de ascendência asiática. O alelo CYP2C19*17, definido por uma variante no gene região promotora, causa maior transcrição gênica, resultando em maior capacidade metabólica e, portanto, é classificada como um alelo de função aumentada[19].

O genótipo e fenótipo dos CYP nos testes farmacogenômicos

Os testes farmacogenômicos serão estudados em maiores detalhes ao final deste capítulo. É importante, contudo, entender que os detalhes descritos anteriormente não o foram sem propósito. É dessa mesma forma que os laboratórios que avaliam os resultados do genótipo do CYP2D6 e CYP2C19, por exemplo, apresentam os resultados. Os resultados dos testes genéticos são relatados como o resumo do alelo materno e paterno herdados. A Tabela 2 lista não apenas os alelos mais comumente encontrados para cada CYP, mas também o resultado fenotípico para aquele indivíduo, assim como fazem os testes.

Além disso, muitos dos laudos também incluem ferramentas de suporte à decisão clínica. Essas ferramentas são, por exemplo, tabelas com a indicação dos principais substratos de cada enzima do CYP, além de substâncias inibidoras e indutoras. A Tabela 4 apresenta os principais psicotrópicos e enzimas metabolizadoras, enquanto a Tabela 5 apresenta as enzimas mais relevantes do CYP, reunindo seus substratos, indutores e inibidores.

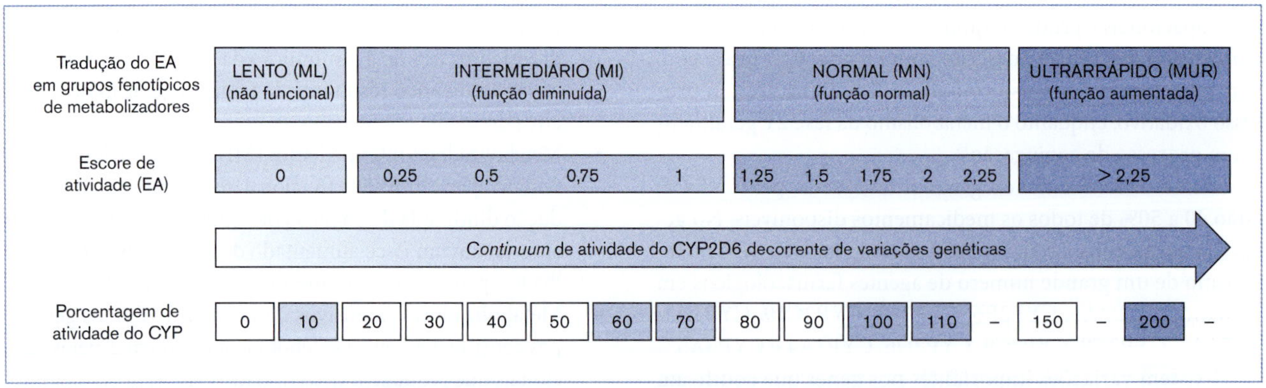

Figura 2 Proposta de classificação dos diferentes fenótipos do CYP2D6, baseando-se no escore de atividade, de acordo com as diretrizes do *Clinical Pharmacogenetics Implementation Consortium* (CPIC)[18].

Tabela 2 Correlação entre genótipo e fenótipo e do CYP2D6 e CYP2C19

CYP 2D6	Genótipos	Exemplos de alelos
MUR	Um indivíduo portador de duplicação de alelos funcionais	(*1/*1)xN, (*1/*2)xN, (*2/*2)xN b
MN	Um indivíduo portador de dois alelos de função normal	*1/*1, *1/*2, *2/*2, *1/*9, *1/*41, *41/*41, *1/*5, *1/*4
MI	Um indivíduo com uma função diminuída e um alelo sem função	*4/*41, *5/*9, *4/*10
ML	Um indivíduo carregando apenas alelos sem função	*4/*4, (*4/*4)xN, *3/*4, *5/*5, *5/*6
CYP2C19		
MUR	Um indivíduo portador de dois alelos de função aumentada	*17/*17
MN	Um indivíduo portador de dois alelos de função normal	*1/*1
MI	Um indivíduo portador de um alelo de função normal e um alelo sem função ou um alelo sem função e um alelo com função aumentada	*1/*2, *1/*3, *2/*17
ML	Um indivíduo portador de dois alelos sem função	*2/*2, *2/*3, *3/*3

MI: metabolizador intermediário; ML: metabolizador lento; MN: metabolizador normal; MUR: metabolizador ultrarrápido. As exclusões são indicadas pelo alelo CYP2D6*5 e xN representa o número de cópias do gene CYP2D6.
Fonte: Adaptada de Hicks et al., 2016[19].

Tabela 3 Frequências dos fenótipos do CYP2D6, CYP2C19 e CYP2C9 em diferentes populações

	Metabolizador lento	Metabolizador intermediário	Metabolizador normal	Metabolizador ultrarrápido	Desconhecido ou indeterminado
CYP2D6					
Africanos	1,9%	13%	72%	4,5%	9,2%
Europeus	6,1%	7,2%	75%	3,3%	8,5%
Leste Asiáticos	0,9%	8,7%	86%	1,2%	3,7%
Sul Asiáticos	1,3%	6,3%	89%	2,8%	0,4%
Americanos	3,7%	4,5%	81%	4,8%	5,8%
CYP2C19					
Africanos	4,8%	24%	17%	16%	38%
Europeus	2,5%	27%	39%	32%	0,0%
Leste Asiáticos	14%	47%	37%	1,7%	0,2%
Sul Asiáticos	12%	46%	23%	19%	0,0%
Americanos	2,3%	26%	47%	24%	0,0%
CYP2C9					
Africanos	1,8%	23%	75%	–	–
Europeus	4,0%	32%	64%	–	–
Leste Asiáticos	0,1%	6,6%	93%	–	–
Sul Asiáticos	4,5%	33%	62%	–	–
Americanos	1,2%	20%	79%	–	–

Fonte: adaptada de Tornio e Backman, 2018[20].

Tabela 4 Principais psicotrópicos e enzimas metabolizadoras do citocromo P450 (CYP)

Antidepressivos	Agomelatina	1A2
	Amitriptilina	2D6, 2C19, 2C9, 3A4/5
	Bupropiona	2B6
	Citalopram	2C19, 3A4/5
	Clomipramina	2D6, 1A2, 3A4, 2C19
	Duloxetina	1A2
	Escitalopram	2C19, 2D6, 3A4/5
	Fluoxetina	2C9, 2D6, 2C19, 3A4/5
	Fluvoxamina	2D6
	Paroxetina	2D6
	Mirtazapina	2D6, 1A2, 3A4/5
	Nortriptilina	2D6
	Sertralina	2C19
	Trazodona	3A4/5
	Venlafaxina	2D6, 3A4/5
Antipsicóticos	Aripiprazol	2D6
	Clozapina	1A2, 3A4
	Haloperidol	3A4/5, 2D6
	Olanzapina	1A2, 2D6
	Quetiapina	3A4/5
	Risperidona	2D6, 3A4/5
	Ziprasidona	3A4/5
Sedativos e hipnóticos	Alprazolam	3A4/5
	Diazepam	3A4/5, 2C19
	Eszopiclona	3A4/5, 2E1
	Melatonina	1A2
	Midazolam	3A4/5
	Prometazina	2D6
	Zolpidem	3A4/5, 1A2
Outros	Anfetamina	2D6
	Buspirona	3A4/5
	Cafeína	1A2
	Modafinil	3A4/5
	Sibutramina	3A4/5

Os CYPs são apresentados por ordem de importância.
Fonte: adaptada de Tornio e Backman, 2018[20], Zanger et al., 2008[21] e KEGG[22].

FARMACOGENÔMICA DOS PSICOFÁRMACOS

Informações farmacogenômicas contidas em bula

A oncologia e a psiquiatria lideram o processo de implementação de dados farmacogenéticos na prática clínica. Cerca de 12% dos medicamentos licenciados pelo FDA no período de 1998 a 2012 tinham informações de biomarcadores farmacogenéticos incluídas em seus rótulos no momento da aprovação. Das 385 medicações licenciadas nesse período, 36 delas eram oncológicas e 27 psiquiátricas, ambas muito abaixo do terceiro lugar, que foram as 9 medicações cardiovasculares. Contudo, é importante ressaltar que, de todos os medicamentos inclusos na pesquisa, apenas 14 deles continha orientações na bula que os médicos utilizassem testes farmacogenéticos antes da prescrição. Além desses números ficarem muito abaixo da expectativa criada nos anos 1990 para o papel da farmacogenética na medicina, a inclusão dessas informações atualmente ainda tem utilidade clínica limitada ou inexistente[23].

A rotulagem de medicamentos pode conter informações sobre biomarcadores genômicos e pode descrever[24]:

- Variabilidade da resposta clínica.
- Risco de eventos adversos.
- Dosagem específica para cada genótipo.
- Mecanismo de ação de drogas.
- Genes polimórficos de alvo e disposição de drogas.
- Características metodológicas dos ensaios clínicos.

O U.S. Food & Drug Administration (FDA) apresenta em detalhes as informações farmacogenômicas disponíveis das medicações aprovadas para uso pelo órgão. A Tabela de Biomarcadores Farmacogenômicos em Bulas de Medicações (*Table of Pharmacogenomic Biomarkers in Drug Labeling*) continha, em julho de 2020, informações sobre três medicações psiquiátricas metabolizadas pelo CYP2C19 (citalopram, escitalopram e doxepina) e outras 33 metabolizados pelo CYP2D6, entre as quais estão:

- Antidepressivos: amitriptilina, citalopram, clomipramina, desipramina, desvenlafaxina, duloxetina, escitalopram, fluoxetina, fluvoxamina, imipramina, nortriptilina, paroxetina, venlafaxina e vortioxetina.
- Antipsicóticos: aripiprazol, cariprazina, clozapina, paliperidona, risperidona e tioridazina.
- Psicoestimulantes: anfetamina e modafinil.

A Agência Europeia de Medicamentos (European Medicines Agency, EMA) também tem adotado estratégias para conscientizar os profissionais de saúde, através da adição de informações farmacogenômicas na bula dos medicamentos, está evoluindo e agora está fornecendo cada vez mais orientações práticas sobre como, quando e por que dados farmacogenômicos podem guiar o tratamento medicamentoso de cada paciente[25]. Como avanço das descobertas nesse campo, é importante que o clínico tenha conhecimento das informações relevantes a respeito de como o genótipo de seus pacientes que podem influenciar a resposta terapêutica ou efeitos indesejados do uso de determinada medicação. A Tabela 6 indica quais as informações o EMA considera obrigatórias que estejam contidas na bula a respeito da interação entre o genótipo e a medicação a ser prescrita.

Tabela 5 Enzimas do citocromo P450, sua localização cromossômica, significância clínica de sua variabilidade genética e exemplos de substratos (exceto psicotrópicos, listados na Tabela 5), inibidores e indutores

Enzima/ Gene	Cromossomo	Significância*	Substratos	Inibidores	Indutores
CYP1A2	15q24.1	+/–	Lidocaína, paracetamol, estradiol, propranolol, teofilina	Ciprofloxacino, **fluvoxamina,** cimetidina, contraceptivos orais	Brócolis, tabagismo, omeprazol
CYP2A6	19q13.2	+	Nicotina	–	-
CYP2B6	19q13.2	+	Efavirenz, ciclofosfamida, quetamina, propofol, selegilina, amiodarona	Clopidogrel	Ciclofosfamida, efavirenz, fenobarbital, rifampicina, estatinas, vitamina D
CYP2C8	10q23.33	+	Hipoglicemiantes orais, loperamida, montelucaste, ácido retinoico	Montelucaste, trimetropina	Rifampicina
CYP2C9	10q23.33	++	AINE (p. ex., diclofenaco ibuprofeno), glimepirida, losartana, fenitoína, varfarina	Amiodarona, fluconazol, sulfametoxazol	Prednisona, rifampicina
CYP2C19	10q23.33	++	Clopidogrel, (Es)omeprazol, pantoprazol, voriconazol	Clopidogrel, **fluvoxamina**	**Carbamazepina,** rifampicina
CYP2D6	22q13.2	++	Codeína, metoprolol, MDMA, ondansetrona, propafenona, tamoxifeno, timolol, tramadol	**Fluoxetina, paroxetina,** celecoxibe	Nenhum
CYP2E1	10q26.3	+/–	Etanol Halotano Paracetamol	–	–
CYP2J2	1p32.1	+/–	Amiodarona Ácido aracdônico Ciclosporina	–	–
CYP3A4	7q22.1	+/–	Alfentanil, atorvastatina, budesonida, ciclosporina, dexametasona, eritromicina, nifedipino, sildenafila, sinvastatina, tacrolimus, testosterona, verapamil, vincristina	Etinilestradiol, antifúngicos, claritromicina	**Carbamazepina,** efavirenz, glicocorticoides, nevirapine, fenobarbital, rifampicina, estatinas
CYP3A5	7q22.1	++	Substratos se sobrepõem com os do CYP3A4.	Inibidores se sobrepõem com os do CYP3A4.	Rifampicina

*Representa a importância da variabilidade genética, ou seja, a relevância clínica que alterações nesse gene podem acarretar: –, menor ou sem significância clínica; +, significância clínica moderada; ++, significância clínica maior. ADT: antidepressivos tricíclicos; AINE: anti-inflamatórios não esteroidais. Os psicotrópicos inibidores e indutores estão destacados em negrito.
Fonte: Adaptada de Tornio e Backman, 2018[20] e Zanger et al., 2008[21].

Farmacogenômica dos antidepressivos

A introdução de informações farmacogenômicas na bula de medicações surgiu justamente de sua aplicabilidade, ainda momentaneamente limitada, na prática médica. Em outras palavras, representa o reconhecimento, por órgãos oficiais como o FDA e a EMA, da relevância clínica variabilidade genética para a resposta e tolerabilidade a determinado fármaco; e os antidepressivos são um grande exemplo disso[26]. Apesar de uma metanálise em rede ter demonstrado a superioridade de certos antidepressivos sobre outros[27], é difícil de prever sua eficácia em determinado indivíduo. Isso frequentemente obriga os médicos a escolherem um antidepressivo baseados em suposições e experiência clínica, dentre as diversas opções disponíveis[28].

A seguir, serão discutidas as principais variações farmacogenômicas que afetam (1) a farmacocinética e (2) a farmacodinâmica dos psicofármacos.

Farmacogenômica das vias farmacocinéticas

Os fatores farmacogenômicos mais estudadas em antidepressivos são os polimorfismos em genes que codificam as enzimas do citocromo P450, ou seja, relacionados à farmacocinética das drogas. São, consequentemente, os fatores mais bem estabelecidas e cujos testes clínicos estão disponíveis ao público. Polimorfismos genéticos no CYP2D6 e CYP2C19 exercem grande influência sobre o metabolismo de antidepressivos, levando os indivíduos a apresentarem diferentes concentrações da medicação ao longo do tempo, de acordo com cada fenótipo.

Tabela 6 Recomendações da Agência Europeia de Medicamentos para descrição, em bula, de informações farmacogenômicas

Indicações terapêuticas	Relatar nas indicações terapêuticas se a indicação do produto depende: 1. de um genótipo específico; 2. da expressão de um gene; 3. de um fenótipo particular.
Posologia e método de administração	Relatar se houver necessidade de ajustes na dosagem do fármaco em pacientes com um genótipo específico.
Contraindicações	Relatar se o fármaco estiver contraindicado para o indivíduo com determinado a um genótipo.
Avisos especiais e precauções para uso	Relatar situações nas quais os indivíduos com um genótipo ou fenótipo específico: 1. podem não responder ao tratamento da forma esperada; 2. estar em risco de uma reação adversa grave.
Interação com outros medicamentos	Relatar se polimorfismos em enzimas do metabolismo ou certos genótipos específicos influenciam a forma como dois ou mais fármacos interagem no organismo.
Efeitos indesejáveis	Relatar quaisquer efeitos indesejáveis que sejam clinicamente relevantes e que observados em pacientes com um genótipo específico.
Overdose	Relatar se pacientes com determinados fatores genéticos necessitam de medidas diferenciadas na presença de intoxicação pelo fármaco.
Propriedades farmacodinâmicas	Relatar quaisquer informações farmacogenéticas relevantes a respeito da ação do fármaco em indivíduos com genótipo específico, especialmente se decorrerem de observações realizadas em estudos clínicos, independentemente de se tratar de um risco ou de um benefício.
Propriedades farmacocinéticas	Relatar quaisquer variações em relação ao metabolismo polimórfico, se clinicamente relevantes, em termos quantitativos.

Fonte: adaptada de Ehmann et al., 2015[25].

O CYP2D6 é a principal enzima responsável pelo metabolismo da fluoxetina, fluvoxamina e paroxetina e contribui no metabolismo da sertralina. O CYP2C19 está envolvido principalmente no metabolismo do escitalopram, citalopram e sertralina[29]. Outros antidepressivos se afastam desse padrão, como é o caso da bupropiona, que é um substrato do CYP2B6 e aparentemente não é influenciada pelos polimorfismos do CYP2D6[30].

Como explicado no início deste capítulo, os polimorfismos do CYP2D6 e CYP2C19 afetam a atividade enzimática da seguinte maneira, como anteriormente descrito: indivíduos com três ou mais alelos, isto é, portadores de duplicação do gene codificante para determinado CYP foram classificados como metabolizadores ultrarrápidos (MUR); indivíduos com dois alelos funcionais foram classificados como metabolizadores normais (MN); portadores heterozigotos de apenas um alelo funcional são denominados metabolizadores intermediários (MI); por fim, indivíduos com dois alelos não funcionais são classificados como metabolizadores lentos (ML)[31]. Tais diferenças fenotípicas podem causar resultados variados. Por exemplo, a ineficácia ou a resistência terapêutica ocorrem porque os níveis plasmáticos de medicamentos são reduzidos em MUR, enquanto ML pode aumentar os níveis plasmáticos e a toxicidade[32].

Em revisão sistemática publicada em 2004, Kirchheiner et al. estudaram fatores genotípicos que afetavam a resposta a antidepressivos (fenótipo). Especificamente paro estudo dos efeitos farmacocinéticos, os autores reuniram dados de 36 antidepressivos, sendo que, em 20 deles, foram encontrados polimorfismos que afetavam significativamente a atividade do CYP2D6 ou CYP2C19. O mais interessante, contudo, foi a descoberta de que, em 14 desses antidepressivos, essa variação genética exigiria pelo menos o dobro da dose em MN em comparação com ML.

Variações genotípicas no CYP2C19, por exemplo, desempenham um papel fundamental no metabolismo do escitalopram, podendo levar à falha terapêutica. Em estudo conduzido por Jukic et al. (2018), indivíduos que são ML para o CYP2C19 apresentam até concentrações séricas de escitalopram 3,3 vezes maiores quando comparados a MN que, por sua vez, apresentam aumento de 20% da dose em relação aos MUR. Esse resultado também se reflete na troca de medicações ao longo do tratamento, uma vez que indivíduos MN apresentavam 3,3 vezes mais chances de trocar de antidepressivo em um ano, quando comparados ao ML. Essa descoberta sugere a utilidade clínica da genotipagem do CYP2C19 para a individualização da terapia[33].

Um dos maiores avanços na catalogação de informações farmacogenômicas se deu com a publicação das diretrizes do *Clinical Pharmacogenetics Implementation Consortium* (CPIC), que sumariza as evidências da literatura sobre o tema e fornece recomendações de dosagem para diversos antidepressivos. Além disso, o consórcio atualiza um portal online (pharmgkb.org) com informações sobre ajustes de dose, que podem ser consultadas pelo médico prescritor, por exemplo[34] (para uma lista completa de bases de dados disponíveis, vide seção Testes Farmacogenômicos adiante). A Tabela 7 sumariza as recomendações de alguns dos antidepressivos mais utilizados na prática clínica. Contudo, como os próprios autores ressaltam, pacientes que estiverem clinicamente estáveis em uso de determinada dose do fármaco muito provavelmente não se beneficiarão de modificações adicionais na dose das medicações baseadas na genotipagem do CYP2D6 e CYP2C19. Assim com outras ferramentas diagnosticas, os testes genéticos são apenas um dos vários elementos a serem considerados antes de se iniciar ou trocar a terapia medicamentosa.

- Inibidores seletivos da recaptação da serotonina. Os ajustes de dose baseados em genótipo podem ser necessários especialmente para a paroxetina[35], mas também para fluoxetina[36] e fluvoxamina[37]. Esses fármacos são fortemente afetados por variabilidades genéticas no CYP2D6, principalmente, mas também no CYP1A2. Há relatos, por exemplo, de indivíduos MUR pra CYP2D6 que apresentaram concentrações indetectáveis de paroxetina no sangue[35]. Clinicamente, esse fator pode representar uma redução na taxa de resposta no tratamento da depressão, por exemplo[38]. Para sertralina, não foi detectada influência dos polimorfismos da CYP2D6 nos parâmetros farmacocinéticos, mas apenas do CYP2C19[39]. Em menor escala, o citalopram escitalopram e o escitalopram também são influenciados por variações genéticas no CYP2C19 e, menor escala, no CYP2D6[40]. O *Royal Dutch Pharmacists Association – Pharmacogenetics Working Group* (DPWG) recomenda que se opte por uma alternativa à venlafaxina, se reduza a dose ou se monitore o nível plasmático de seu metabólito em indivíduos ML e MI do CYP2D6. Por outro lado, em indivíduos MUR do CYP2D6 pode-se aumentar a dose para 150% acima da recomendada[41].
- Antidepressivos tricíclicos. As propriedades farmacológicas das aminas terciárias e secundárias diferem, sendo que as aminas terciárias têm mais pronunciado o efeito serotonérgico e as aminas secundárias o efeito noradrenérgico. As aminas terciárias (amitriptilina, clomipramina, doxepina e imipramina) são metabolizadas pelo CYP2C19 em aminas secundárias (nortriptilina e desipramina, que também são farmacologicamente ativos). Tanto as aminas terciárias como as secundárias são metabolizadas pelo CYP2D6 em metabólitos menos ativos. Por conta disso, o CYP2C19 afeta a concentração plasmática de aminas terciárias e secundárias, mas com menor influência geral do que o CYP2D6[19]. A consequência clínica desse aspecto farmacológico é que, embora a concentração total de amitriptilina e nortriptilina (seu metabólito ativo), somadas, possam ser iguais tanto em um indivíduo MUR como em outro ML do CYP2C19, em um haverá mais amitriptilina e em outro mais nortriptilina, gerando um desequilíbrio entre os efeitos serotonérgicos e noradrenérgicos que modificam a resposta clínica ou toxicidade[42]. A Tabela 7 mostra a complexidade da interação entre as diferentes combinações de funcionamento do CYP2D6 e CYP2C19.
- Outros antidepressivos. Para outros antidepressivos, os estudos são mais escassos ou ainda inconclusivos. O DPWG, por exemplo, declara não haver, até o momento, recomendações para alteração da dose administrada de bupropiona[43], mirtazapina[44] ou moclobemia[45], com base nos genótipos do CYP2D6 ou CYP2C19. Isso não significa que não haja alterações no nível sérico dessas medicações de acordo com variações genotípicas, mas sim que isso não leva a um aumento da incidência de efeitos colaterais ou ao aumento da eficácia, ao menos até o que se sabe até o momento. A Figura 3 apresenta graficamente como as doses de diversos antidepressivos precisam ser ajustadas, em termos percentuais, de acordo com o perfil de metabolização do CYP2D6 e CYP2C19 de cada indivíduo.

Farmacogenômica das vias farmacodinâmicas

Dentre as variabilidades genéticas que afetam a farmacodinâmica de uma droga estão aquelas que codificam diretamente seus alvos (como receptores e transportadores de neurotransmissores, p. ex.), ou moléculas intermediárias que interagem e modulam a estrutura molecular alvo do fármaco2.

Retomando o estudo citado no subitem anterior, Kirchheiner et al. estudaram fatores genotípicos que afetavam a resposta a antidepressivos. Para estudar os efeitos da variabilidade genética nos fatores farmacodinâmicos, os autores revisaram 80 estudos clínicos sobre polimorfismos em genes candidatos. Contudo, na maioria das vezes não houve associação significativas entre os genótipos de receptores e transportadores de neurotransmissores e a resposta à terapia ou reações adversas a medicamentos. Além disso, as associações encontradas em um estudo não puderam ser replicadas em outros estudos, demonstrando baixa reprodutibilidade dos resultados. Por esse motivo, os autores concluíram que ainda não era possível traduzir completamente tais parâmetros em recomendações clínicas[35].

A mesma conclusão foi alcançada não só por revisões sistemáticas, mas também por metanálises, em que os autores reuniram dados de polimorfismos em diversos genes candidatos tanto para fisiopatologia da depressão[44], como para resposta ao tratamento antidepressivo[47]. Dentre esses genes, alguns dos mais comumente estudados são apresentados na Tabela 8. Os achados da metanálise conduzida por Niitsu et al. sugeriram o BDNF Val66Met seria o gene candidato que, individualmente, estaria mais associado à resposta aos antidepressivos, mas que, ainda assim, não seria suficiente para explicar a eficácia dessa medicação. Os autores ainda ressaltaram que os resultados foram altamente dependentes de um ou dois estudos únicos[46].

A saída foi então elaborar modelos poligênicos, nos quais a variabilidade em diversos genes candidatos era somada na tentativa de explicar a resposta ao tratamento. Mais uma vez, essa tentativa falhou. Em uma metanálise publicada em 2017, os autores investigaram se a eficácia do tratamento antidepressivo pode ser prevista por um modelo poligênico. Utilizando dados do Consórcio de Genômica Psiquiátrica (*Psychiatric Genomics Consortium*), foram incluídos 3746 participantes de 7 estudos, entre eles, as maiores amostras farmacogenéticas disponíveis sobre resposta a antidepressivos, o GENDEP (*Genome-Based Therapeutic Drugs for Depression*) e o STAR*D (*Sequenced Treatment Alternatives for Depression*). Apesar da dimensão da análise e da qualidade metodológica, não foi possível construir um modelo escore de risco poligênico capaz de prever a resposta aos antidepressivos[59]. Ainda que fosse criado um modelo de

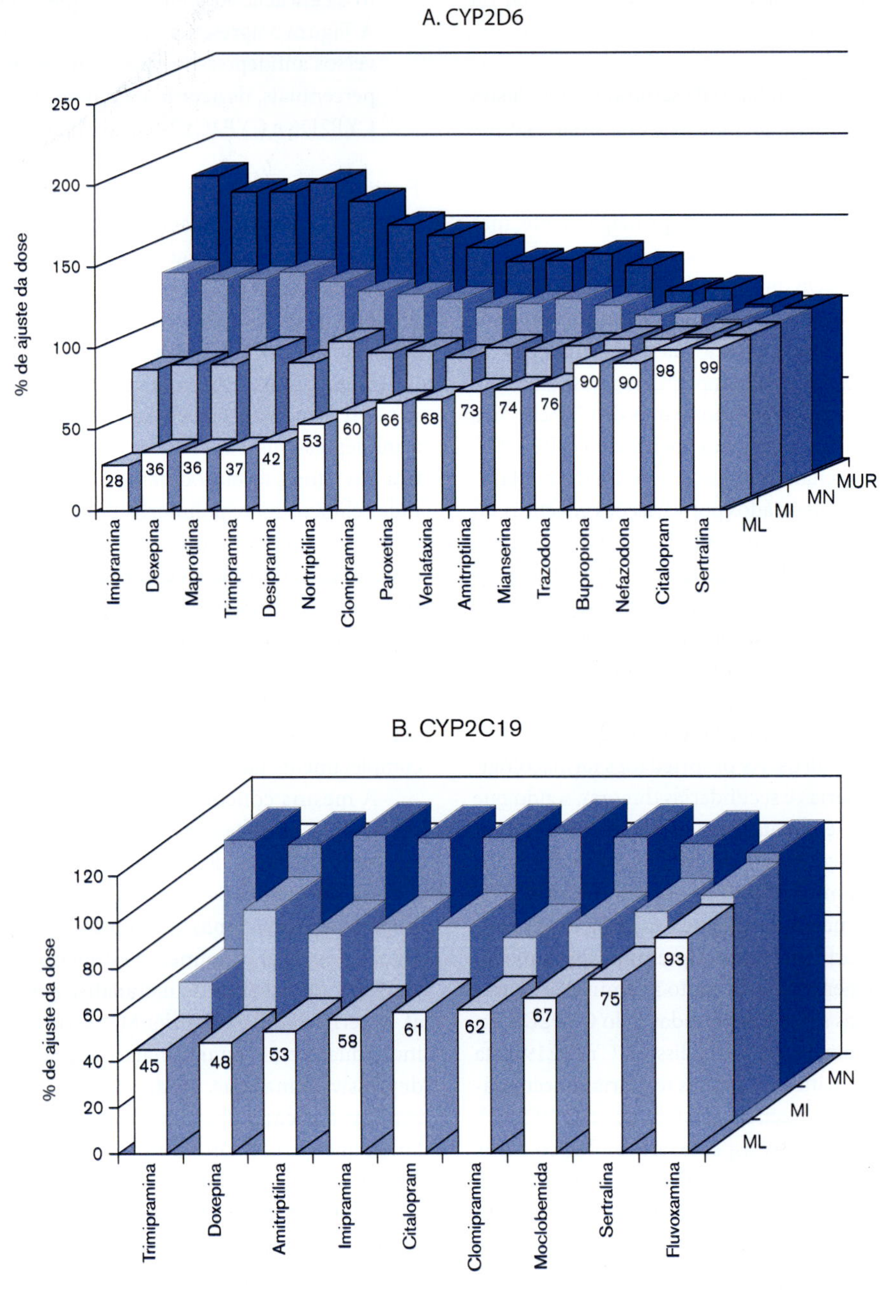

Figura 3 Percentagem de ajustes de dose de antidepressivos para os fenótipos do (A) CYP2D6 E (B) CYP2C19: metabolizadores lentos (ML), metabolizadores intermediários (MI), metabolizadores normais (MN) e metabolizadores ultrarrápidos (MUR). Valores acima de 100% representam a necessidade de aumento percentual da dose recomendada enquanto valores abaixo de 100% representam uma necessidade de redução da dose. Note que, dentre as medicações listadas, a imipramina é a que mais sofre influência da variabilidade genética do CYP2D6, necessitando de uma redução para 28% da dose recomendada em ML e um aumento para mais de 150% em MUR. No outro extremo, a sertralina é a que menos sofre influência, dentre as medicações listada, uma vez que sua dose permanece muito próxima ao 100% (dose recomendada) independentemente do fenótipo do CYP2D6. Já para o CYP2C19, a amitriptilina é uma das medicações que sofrem importante influência do CYP2C19, enquanto a fluvoxamina é pouco afetada por variabilidades genéticas.

Fonte: adaptada de Kirchheiner et al., 2004[35].

Tabela 7 Recomendações do Clinical Pharmacogenetics Implementation Consortium (CPIC) para ajustes da dose de antidepressivos baseado nos fenótipos do CYP2D6 e CYP2C19

	Metabolizadores ultrarrápidos	Metabolizadores intermediários	Metabolizadores lentos
Paroxetina (CYP2D6)[34]	Escolher outro medicamento que não seja metabolizado predominantemente pelo CYP2D6.	Iniciar o tratamento com a dose recomendada.	Escolher outro medicamento que não seja metabolizado predominantemente pelo CYP2D6. Se o uso for necessário, considerar uma redução de 50% da dose inicial recomendada e ajustar a dose de acordo com a resposta.
Fluvoxamina (CYP2D6)[34]	Sem recomendação devido falta de evidências.	Iniciar o tratamento com a dose recomendada.	Considerar uma redução de 25-50% da dose inicial recomendada e titular de acordo com a resposta ou usar uma medicação alternativa que não seja metabolizada pelo CYP2D6.
Antidepressivos tricíclicos* (CYP2D6)[19]	Evitar o uso por potencial ineficácia terapêutica. Escolher outro medicamento que não seja metabolizado predominantemente pelo CYP2D6. Se o uso for necessário, considerar aumentar para doses superiores à alvo e monitorar o nível sérico para guiar eventuais ajustes.	Iniciar o tratamento com a dose recomendada. Para metabolizadores intermediários, considerar também uma redução de 25% na dose inicial e monitorar o nível sérico para guiar eventuais ajustes.	Evitar o uso por risco potencial de efeitos colaterais. Considerar outro medicamento que não seja metabolizado predominantemente pelo CYP2D6. Se o uso for necessário, considerar uma redução de 50% da dose inicial recomendada e monitorar o nível sérico para guiar eventuais ajustes de dose.
Sertralina (CYP2C19)[34]	Iniciar o tratamento com a dose recomendada. Na ausência de resposta, considerar a troca por uma medicação que não seja metabolizada predominantemente pelo CYP2C19.	Iniciar o tratamento com a dose recomendada.	Considerar uma redução de 50% da dose inicial recomendada e titular de acordo com a resposta ou usar uma medicação alternativa que não seja metabolizada predominantemente pelo CYP2C19.
Citalopram/ escitalopram (CYP2C19)[34]	Considerar outro medicamento que não seja metabolizado predominantemente pelo CYP2C19.	Iniciar o tratamento com a dose recomendada.	Considerar uma redução de 50% da dose inicial recomendada e titular de acordo com a resposta ou usar uma medicação alternativa que não seja metabolizada predominantemente pelo CYP2C19.
Amitriptilina, clomipramina, doxepina, imipramina (CYP2C19)[19]	Considerar outro medicamento que não seja metabolizado predominantemente pelo CYP2C19. Se o uso for necessário, monitorar o nível sérico para guiar eventuais ajustes de dose.	Iniciar o tratamento com a dose recomendada.	Considerar uma redução de 50% da dose inicial recomendada ou outro medicamento que não seja metabolizado predominantemente pelo CYP2C19. Se o uso for necessário, monitorar o nível sérico para guiar eventuais ajustes de dose.

*Incluindo aminas secundárias (nortriptilina e desipramina) e terciárias (amitriptilina, clomipramina, doxepina e imipramina).

risco poligênico baseado somente nos dados do GENDEP, por exemplo, esse modelo explicaria apenas 1,2% da variância da resposta a antidepressivos no estudo STAR*D[60].

Farmacogenômica dos antipsicóticos

Farmacogenômica das vias farmacocinéticas

CYP3A4 é a principal enzima envolvida no metabolismo da iloperidona, quetiapina e ziprasidona. Para clorpromazina, existem dados apenas *in vitro* sobre o envolvimento do CYP2D6 (Figura 4). A iloperidona, quetiapina, ziprasidona e também a clozapina são metabolizadas ainda pelo CYP1A2, CYP2B6 e CYP3A4. Já o aripiprazol, haloperidol, olanzapina, risperidona, tioridazina e zuclopentixol são metabolizados principalmente pelo CYP2D6, CYP2C19, CYP2C9. De acordo com estudos *in vivo*, a levomepromazina, pimozida e clozapina, são ainda substratos menores para CYP2D6 ou CYP2C19.

Apesar do CYP1A2 catalisar parcialmente a biotransformação de clozapina, olanzapina e alguns outros antipsicóticos, não se sabe ao certo quanto da variabilidade de sua atividade enzimática é explicada por polimorfismos genéticos. Apesar do CYP3A4 participar do metabolismo de diversas medicações, os polimorfismos nesse gene têm poucos efeitos sobre a função da enzima ou são raras na maioria das populações. Por fim, não é possível afirmar se os polimorfismos em CYP3A5 e CYP3A7 desempenham um papel medicamente relevante, uma vez que os níveis de expressão são baixos e não há medicações seletivas metabolizadas exclusivamente pelos CYP3A5 ou CYP3A7.

Assim como os antidepressivos, já existem diretrizes que sugerem o ajuste da dose de alguns antipsicóticos para cada fenótipo de metabolização. A Tabela 9 resume algumas das recomendações do DPWG para ajuste das doses de antipsicóticos baseado nos fenótipos do CYP2D6[61,62].

Tabela 8 Genes candidatos na fisiopatologia dos transtornos depressivos e farmacodinâmica dos antidepressivos

Hipótese monoaminérgica	
Genes de transportadores de monoaminas	Transportador de serotonina (SLC6A4)[48,49] Transportador de noradrenalina (SLC6A2)[46] Região promotora do gene do transportador de serotonina (5-HTTLPR)[47,50]
Genes de receptores de monoaminas	Receptores de serotonina, particularmente 1A, 2A, e 6 (HTR1A, HTR2A e HTR6)[47,51,52,53] Receptores de dopamina, como o D4[54]
Genes de enzimas envolvidas na quebra de monoaminas	Catecol-o-metiltransferase (COMT)[46] Monoamina oxidase A (MAO-A)[46]
Genes envolvidos na síntese de monoaminas	Triptofano hidroxilase 1 e 2 (TPH1 e TPH2)[47]
Hipótese inflamatória	
Genes que reguladores do eixo hipotálamo-pituitário-adrenal	Proteína 51 de ligação à chaperona FK506 (FKBP51)[55,56]
Hipótese neurotrófica	
Genes que codificam fatores neurotróficos	Fator neurotrófico derivado do cérebro (BDNF)[46,47]
Genes que codificam moléculas envolvidas na cascata de transdução intracelular	Subunidade beta 3 da proteína G (GNB3)[49,57]
Moléculas intermediárias	
Transporte (entrada do fármaco da célula)	Gene codificador da glicoproteína P1 (ABCB1)[58]

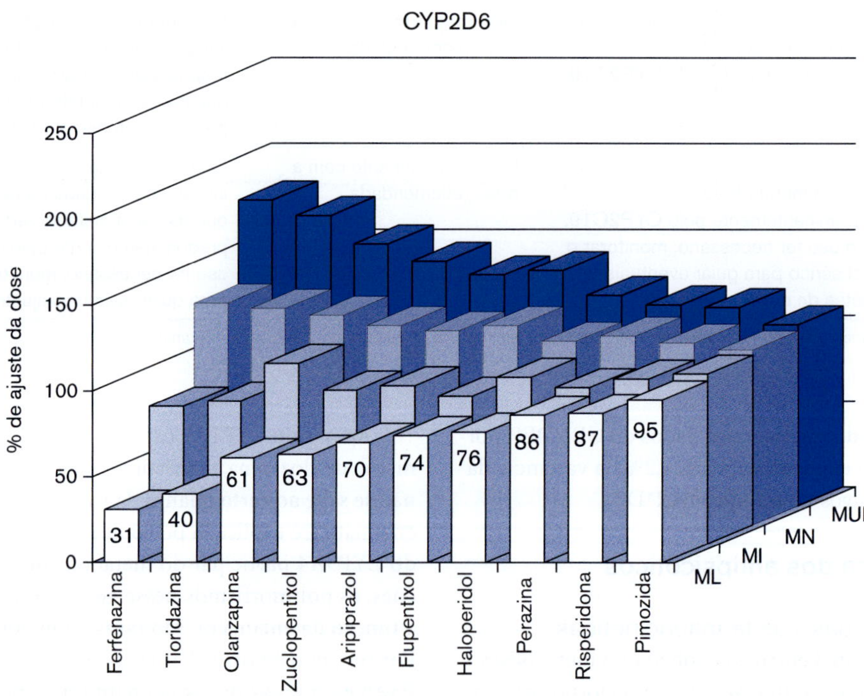

Figura 4 Percentagem de ajustes de dose de antipsicóticos para os fenótipos do CYP2D6: metabolizadores lentos (ML), metabolizadores intermediários (MI), metabolizadores normais (MN) e metabolizadores ultrarrápidos (MUR). Valores acima de 100% representam a necessidade de aumento percentual da dose recomendada enquanto valores abaixo de 100% representam uma necessidade de redução da dose. Dentre as medicações disponíveis comercialmente no Brasil, a tioridazina é uma das que mais sofre influência da variabilidade genética do CYP2D6, necessitando de uma redução para 40% da dose recomendada em ML e um aumento para mais de 150% em MUR. No outro extremo, a risperidona necessita de uma redução ou aumento apenas de cerca de 10%, para mais ou para menos, entre ML e MUR.
Fonte: Adaptada de Kirchheiner et al., 2004[35].

Tabela 9 Recomendações do Royal Dutch Pharmacists Association – Pharmacogenetics Working Group (DPWG) para ajuste das doses de antipsicóticos baseado nos fenótipos do CYP2D6[61,62]

	Metabolizadores ultrarrápidos	Metabolizadores intermediários	Metabolizadores lentos
Aripiprazol (CYP2D6)	Iniciar o tratamento com a dose recomendada.	Iniciar o tratamento com a dose recomendada.	Reduza a dose máxima para 10 mg/dia (67-75% da dose diária máxima recomendada).
Clozapina (CYP2D6)	Não há interação da clozapina com o CYP2D6. Iniciar o tratamento com a dose recomendada.	Não há interação da clozapina com o CYP2D6. Iniciar o tratamento com a dose recomendada.	Não há interação da clozapina com o CYP2D6. Iniciar o tratamento com a dose recomendada.
Haloperidol (CYP2D6)	Dados insuficientes para permitir o cálculo do ajuste da dose. Atentar para o risco potencial de ineficácia terapêutica ou considerar outro medicamento que não seja metabolizado predominantemente pelo CYP2D6 (como olanzapina, quetiapina ou clozapina).	Iniciar o tratamento com a dose recomendada.	Reduza a dose em 50% ou considerar outro medicamento que não seja metabolizado predominantemente pelo CYP2D6 (como olanzapina, quetiapina ou clozapina).
Olanzapina (CYP2D6)	Não há interação da olanzapina com o CYP2D6. Iniciar o tratamento com a dose recomendada.	Não há interação da olanzapina com o CYP2D6. Iniciar o tratamento com a dose recomendada.	Não há interação da olanzapina com o CYP2D6. Iniciar o tratamento com a dose recomendada.
Quetiapina (CYP2D6)	Não há interação da quetiapina com o CYP2D6. Iniciar o tratamento com a dose recomendada.	Não há interação da quetiapina com o CYP2D6. Iniciar o tratamento com a dose recomendada.	Não há interação da quetiapina com o CYP2D6. Iniciar o tratamento com a dose recomendada.
Risperidona (CYP2D6)	Dados insuficientes para permitir o cálculo do ajuste da dose. Considerar outro medicamento (p. ex., quetiapina, olanzapina ou clozapina). Se o uso for necessário, atentar para o risco aumentado de efeitos adversos e ajustar a dose de acordo com a resposta.	Iniciar o tratamento com a dose recomendada.	Usar 67% da dose recomendada. Se ainda assim houver efeitos colaterais, reduzir para 50% da dose recomendada.
Zuclopentixol (CYP2D6)	Reduza a dose em 50% ou escolha uma medicação alternativa (p. ex., quetiapina, olanzapina ou clozapina).	Reduza a dose em 25% ou escolha uma medicação alternativa (p. ex., quetiapina, olanzapina ou clozapina).	Dados insuficientes para permitir o cálculo do ajuste da dose. Considerar outro medicamento (p. ex., quetiapina, olanzapina ou clozapina). Se o uso for necessário, atentar para o risco de baixos níveis plasmáticos e ajustar a dose de acordo com a resposta.

*Incluindo aminas secundárias (nortriptilina e desipramina) e terciárias (amitriptilina, clomipramina, doxepina e imipramina).

Farmacogenômica das vias farmacodinâmicasAssim como nos antidepressivos, variabilidades genéticas que afetam a farmacodinâmica de uma droga estão aquelas que codificam receptores e transportadores de neurotransmissores ou moléculas intermediárias, e dependem de uma complexa interação de enzimas e, consequentemente, de genes2. Baseados no mecanismo de ação dos antipsicóticos, os genes candidatos mais prováveis são aqueles ligados à síntese e transporte de monoaminas, além de receptores dos sistemas dopaminérgico e serotoninérgico[35].

Os antipsicóticos prescritos para tratar sintomas psicóticos são variáveis em eficácia e propensão para causar efeitos colaterais. Os principais efeitos colaterais incluem discinesia tardia, ganho de peso e agranulocitose induzida por clozapina. Várias associações promissoras de polimorfismos em genes, incluindo HSPG2, CNR1 e DPP6 com discinesia tardia foram relatadas. Em particular, um polimorfismo no gene SLC18A2 foi associado com discinesia tardia. Esse gene é inclusive um alvo da da única medicação aprovada para tal condição, a valbenazina. Da mesma forma, também foram relatados vários achados consistentes principalmente de genes modulando a homeostase energética (p. ex., MC4R, HTR2C). A agranulocitose induzida por clozapina tem sido consistentemente associada com polimorfismos nos genes HLA (HLA-DQB1 e HLA-B). Alguns achados sugerem ainda uma associação entre genes do sistema de glutamatérgico e resposta aos antipsicóticos, mas ainda não é possível comprovar essa associação[63].

Farmacogenômica dos estabilizadores do humor

Diferentemente do que foi descrito para os antidepressivos e antipsicóticos, não há diretrizes, até o momento, que estabeleçam recomendações para o ajuste de dose de alguns dos estabilizadores do humor baseados no fenótipo de metabolização de cada indivíduo. Isso porque a farmacocinética e farmacodinâmica das medicações inclusas nessa classe sofre, em geral, menor influência da variabilidade genética. O lítio, por exemplo, é um íon e não é metabolizado pelo organismo. A carbamazepina é tanto substrato quanto indutora do CYP3A4. Essa indução pode contribuir para que a dose terapêutica seja aumentada ao longo do tratamento. Apesar disso, é improvável que variações do próprio gene CYP3A4 altere a atividade enzimática, de modo que fenótipo de metabolização (ML, MN, MUR) não interfere na dose inicial recomendada[64].

Um detalhe muito relevante aqui diz respeito aos efeitos colaterais graves, em especial da carbamazepina. Variações alélicas no complexo principal de histocompatibilidade foram capazes de detectar indivíduos susceptíveis a reações cutâneas graves, como a síndrome de Stevens-Johnson e a necrólise epidérmica tóxica[65-67].

As Tabelas 10, 11 e 12 apresentam as principais descobertas sobre variações genéticas sua influência na farmacocinética e farmacodinâmica do lítio, carbamazepina e ácido valproico.

Tabela 10 Aspectos farmacogenômicos dos estabilizadores de humor – lítio[68]

Farmacodinâmica	
SNP rs2769605	Pacientes com o genótipo CC e transtorno bipolar podem ter menor probabilidade de responder ao lítio ou ácido valproico em comparação com pacientes com o genótipo CT ou TT.*
GSK3B	Variantes rs334558 ou rs6438552: pacientes com o genótipo AA e transtorno bipolar podem ter menor probabilidade de responder ao lítio em comparação com pacientes com o genótipo GG ou AG.*
CACNG2	Variante rs2284017: pacientes com o genótipo CC podem ter maior resposta ao lítio em comparação com pacientes com o genótipo TT. Outros fatores genéticos e clínicos também podem influenciar a resposta do paciente ao tratamento.
EPHX2	Variante rs59724122: pacientes com o genótipo CC e transtorno afetivo bipolar podem ter uma resposta reduzida ao lítio em comparação com pacientes com os genótipos CT ou TT.*
RABEP1	Variante rs1000940: pacientes com transtorno bipolar, depressivo, psicótico ou esquizoafetivo e com o genótipo AA que fazem uso de lítio podem ter elevações maiores da glicose em comparação com pacientes com os genótipos AG ou GG.*
MYO1H	Variante rs7959663: pacientes com o genótipo CC e transtorno bipolar podem ter uma resposta reduzida ao lítio em comparação com pacientes com os genótipos GC ou GG.*
HTR1B	Variante rs130058: pacientes com o genótipo AA e Depressão tratados com clomipramina, lítio ou venlafaxina podem ter um risco aumentado de ideação suicida em comparação com pacientes com o genótipo TT.*
NR1D1	Variante rs2314339: pacientes com o genótipo CC e transtorno bipolar podem ter maior probabilidade de responder ao lítio em comparação com pacientes com o genótipo TT.*
ASIC2	Variante rs11869731: pacientes com genótipo CC e transtorno bipolar podem ter uma melhor resposta ao tratamento com lítio em comparação com pacientes com o genótipo CG ou GG.*
FKBP5	Variante rs1360780: pacientes com o genótipo CC podem 1) ter uma resposta reduzida a antidepressivos e 2) ter diminuído, mas não estar ausente, risco de ideação suicida com paroxetina, venlafaxina, clomipramina ou lítio em comparação com pacientes com genótipo TC ou TT. No entanto, os resultados são contraditórios.*

*Outros fatores genéticos e clínicos podem também influenciar esse desfecho.
ASIC2: *acid sensing ion channel subunit 2*; CACNG2: *calcium voltage-gated channel auxiliary subunit gamma 2*; EPHX2: *epoxide hydrolase 2*; FKBP5: *FKBP prolyl isomerase 5*; GSK3B: *glycogen synthase kinase 3 beta*; HTR1B: *5-hydroxytryptamine* (serotonina) *receptor 1B, G protein-coupled*; MYO1H: *myosin IH*; NR1D1: *nuclear receptor subfamily 1 group D member 1*; RABEP1: *rabaptin – RAB GTPase binding effector protein 1*; SNP: *single nucleotide polymorphism*.

Farmacogenômica dos sedativos e indutores do sono

Os sedativos e hipnóticos são também substrato do citocromo P450 e agem em receptores que estão susceptíveis a variações genéticas[21]. Contudo, são poucos explorados no contexto dos transtornos psiquiátricos, sendo mais amplamente estudados no tratamento da epilepsia[71] ou indução anestésica[72], por exemplo. Até o momento, o conhecimento adquirido sobre essa classe de medicação não permite que sejam recomendados ajustes de dose de acordo com o perfil de metabolização de cada indivíduo.

As informações sobre variações genéticas e influência no metabolismo e ação de benzodiazepínicos estão contidas na Tabela 13. Em relação a outros hipnóticos, como o zolpidem, zopiclona e eszopiclona, não existem evidências para realizar um ajuste de dose baseado no perfil de metabolização de cada indivíduo[73].

Farmacogenômica dos psicoestimulantes

O principal mecanismo de ação do metilfenidato envolve um aumento na dopamina e noradrenalina através do bloqueio do transportador de dopamina e do transportador de noradrenalina, além do da atividade agonista no receptor da serotonina 1A e redistribuição do transportador de monoamina vesicular 2, que regula a liberação de monoaminas. Assim como o metilfenidato, as anfetaminas atuam bloqueando a recaptação de dopamina e noradrenalina através do transportador de dopamina e inibição da NET. Além disso, as anfetaminas aumentam

Tabela 11 Aspectos farmacogenômicos dos estabilizadores de humor – carbamazepina[69]

Farmacocinética	
CYP1A1	Variante rs2606345: pacientes do sexo feminino com genótipo AA e epilepsia podem ter uma resposta pior quando tratadas com medicamentos antiepiléticos, em comparação com pacientes com o genótipo AC ou CC.*
CYP1A2	Variante rs76255: pacientes pediátricos com epilepsia e o genótipo AA podem ter maior depuração da carbamazepina em comparação com pacientes pediátricos com epilepsia e os genótipos CA ou CC.*
CYP3A4	Variante rs2740574: pacientes com o genótipo CC e epilepsia podem ter uma depuração diminuída da carbamazepina em comparação com pacientes com o genótipo TT. Variante rs2242480: Pacientes com o genótipo CC (CYP3A4 *1/*1) e epilepsia podem ter concentrações aumentadas de carbamazepina em comparação com pacientes com o genótipo CT (*1/*1G) ou TT (*1G/*1G). No entanto, os estudos entram em conflito.*
CYP3A5	Variante rs15524: Pacientes com o genótipo AA e epilepsia podem ter concentrações aumentadas de carbamazepina em comparação com pacientes com os genótipos AG e GG quando os pacientes também estavam tomando fenitoína ou fenobarbital.* Variante rs776746 Pacientes com o genótipo CC (CYP3A5*3/*3) e epilepsia podem ter diminuição da depuração e aumento das concentrações de carbamazepina e requerem doses mais baixas do medicamento, em comparação com pacientes com TC (*1/*3) ou Genótipo TT (*1/*1).*
UGT2B7	Variante rs28365063: pacientes com o genótipo AA e epilepsia podem ter uma depuração diminuída da carbamazepina em comparação com pacientes com o genótipo AG ou GG.*
Farmacodinâmica	
HLA-A	Pacientes com uma ou duas cópias do alelo HLA-A*31:01:02 podem ter um risco aumentado de reações adversas cutâneas graves em comparação com pacientes negativos para o teste HLA-A*31:01:02.*
HLA-B	Pacientes com uma ou duas cópias do alelo HLA-B*15:02:01 têm um risco aumentado de SSJ e NET, em comparação com pacientes negativos para o teste HLA-B* 15:02:01.* Pacientes com uma ou duas cópias do alelo HLA-B *40: 01: 01 têm um risco diminuído de reações adversas cutâneas graves em comparação com pacientes negativos para o teste HLA-B*40:01:01.* Pacientes com uma ou duas cópias do alelo HLA-B *15:11:01 têm um risco aumentado de reações adversas cutâneas graves, como a síndrome de SSJ e NET, em comparação com pacientes sem alelos ou negativos para o teste HLA-B*15:11:01.*
HLA-C	Pacientes com uma ou duas cópias do alelo HLA-C*08:01 podem ter um risco aumentado de síndrome de SSJ e NET em comparação com pacientes negativos para o teste HLA-C*08:01.*
SCN1A	Variante rs3812718: pacientes com o genótipo CC podem precisar de doses menores em comparação com pacientes com o genótipo CT ou TT.*
EPHX1	Variante rs2234922: pacientes com o genótipo AA podem precisar de doses menores em comparação com pacientes com o genótipo AG ou GG.*

*Outros fatores genéticos e clínicos podem também influenciar esse desfecho. EPHX1: *epoxide hydrolase 1*, microsomal; HLA-A: *major histocompatibility complex* (MHC), *class I*, A; HLA-B: MHC, *class I, B*; HLA-C: MHC, *class I, C*; NET: necrólise epidérmica tóxica; SCN1A: *sodium voltage-gated channel alpha subunit 1*; SSJ: síndrome de Stevens-Johnson; UGT2B7: *UDP glucuronosyltransferase family 2 member B7*.

Tabela 12 Aspectos farmacogenômicos dos estabilizadores de humor – ácido valproico[70]

Farmacocinética	
CYP1A1	Variante rs2606345: pacientes do sexo feminino com o genótipo AA podem ter uma resposta pior quando tratadas com drogas antiepilépticas como 3 em comparação com pacientes com o genótipo AC ou CC.
CYPC29	Variantes * 1, * 2 e * 3: pacientes com o genótipo AA podem exigir uma dose reduzida de carbamazepina em comparação com pacientes com o genótipo AG ou GG, embora isso seja contraditório em um estudo.*
UGT1A6	Variante rs1105879: pacientes com o genótipo AA e epilepsia tratados com ácido valproico podem exigir uma dose reduzida em comparação com pacientes com o genótipo AC ou CC.*
Farmacodinâmica	
RABEP1	Variante rs1000940: pacientes com transtorno bipolar, depressivo, psicótico ou esquizoafetivo e com o genótipo AA que fazem uso de valproato podem ter elevações maiores da glicose em comparação com pacientes com os genótipos AG ou GG.*
SNP rs2769605	Pacientes com o genótipo CC e transtorno bipolar podem ter menor probabilidade de responder ao lítio ou ácido valproico em comparação com pacientes com o genótipo CT ou TT.*

(continua)

Tabela 12 Aspectos farmacogenômicos dos estabilizadores de humor – ácido valproico[70] (*continuação*)

Farmacodinâmica	
SH2B1	Variante rs3888190: pacientes com distúrbios bipolares, depressivos, psicóticos ou esquizoafetivos e com o genótipo AA que são administrados amisulprida, aripiprazol, clozapina, olanzapina, quetiapina, paliperidona, risperidona, lítio, valproato ou mirtazapina podem ter elevações menores do colesterol em comparação com pacientes com o genótipo AC ou CC.*
POLG	Variante rs3087374: pacientes com o genótipo AA que são tratados com ácido valproico podem ter um risco aumentado de hepatotoxicidade em comparação com pacientes com o genótipo CC. Essa variação é comumente referida como Q1236H na literatura.*
GABRA1	Variante rs2279020: pacientes com genótipo AA e epilepsia tratados com carbamazepina, fenitoína ou ácido valproico podem ter um risco diminuído, mas não ausente, de resistência a medicamentos em comparação com pacientes com o genótipo GA ou GG.*
ANKK1	Variante rs1800497: pacientes com genótipo AA e epilepsia podem ter menor ganho de peso quando tratados com ácido valproico em comparação com pacientes com o genótipo AG ou GG.*
LEPR	Variante rs1137101: pacientes com genótipo AA e epilepsia podem ter maior ganho de peso quando tratados com ácido valproico em comparação com pacientes com o genótipo GG.*

*Outros fatores genéticos e clínicos podem também influenciar este desfecho. ANKK1: *ankyrin repeat and kinase 1*; GABRA1: *gamma-aminobutyric acid A receptor a1*; LEPR: *leptin receptor*; POLG: *DNA polymerase gamma*; RABEP1: *rabaptin 1*; SH2B1: *SH2B adaptor 1*; SNP: *single nucleotide polymorphism*; UGT1A6: *UDP glucuronosyltransferase 1A*.

Tabela 13 Aspectos farmacogenômicos dos sedativos e indutores do sono[74]

Benzodiazepínicos	
OPRM1	Variante rs1799971: os pacientes com o genótipo AA podem ter um risco reduzido de sofrer parada cardíaca ou parada respiratória após overdose de antidepressivos, antipsicóticos, benzodiazepínicos, opioides ou simpatomiméticos, em comparação com pacientes com os genótipos AG ou GG.*
GAL	Variante rs948854: pacientes do sexo feminino com depressão e genótipo CC, tratados com antidepressivos, derivados de benzodiazepínicos, mirtazapina ou inibidores seletivos da recaptação de serotonina podem ter menor probabilidade de responder ao tratamento antidepressivo em comparação com pacientes com o genótipo TT.*
Diazepam	
CYP2C19	Variantes *1, *2 e *3: pacientes com o genótipo CYP2C19*1/*1 (metabolizadores normais) que recebem diazepam para ansiedade pré-operatória podem ter um metabolismo aumentado do diazepam em comparação com pacientes metabolizadores lentos (* 2 / * 2 ou * 2 / * 3). Os pacientes com o genótipo *1/*1 também podem emergir da anestesia mais rapidamente do que os pacientes portadores dos alelos *2 ou *3 (metabolizadores intermediários e lentos).*
Lorazepam	
UGT2B15	Variante rs1902023: indivíduos com o genótipo AA podem ter um *clearance* diminuído do lorazepam em comparação com indivíduos com o genótipo CC.*
Midazolam	
CYP3A4	Variante rs35599367: pacientes com o genótipo AA não foram estudados, no entanto, eles podem ter um metabolismo diminuído do midazolam em comparação com pacientes com o genótipo GG.*
CYP3A5	Variantes *1 e *3: pacientes com o genótipo CYP3A5*1/*1 que recebem midazolam podem ter clearance e metabolismo aumentados do midazolam em comparação com pacientes com o genótipo CYP3A5*3/*3, embora isso seja contraditório em um estudo.*
POR	Variante rs1057868: pacientes com o genótipo CC podem ter metabolismo reduzido do midazolam em comparação com pacientes com o genótipo TT. No entanto, resultados contraditórios são relatados com uma taxa metabólica aumentada de midazolam em comparação com pacientes com o genótipo CT em pacientes com CYP3A5*1.*

a dopamina sináptica inibindo o transportador de monoamina vesicular 2 e também pelo transporte reverso no transportador de dopamina[75].

Do ponto de vista farmacocinético, a principal enzima hepática que tem sido implicada no metabolismo dessa classe de medicação é o CYP2D6, no caso das anfetaminas[21,76], e a carboxilesterase 1, no caso do metilfenidato[77]. Do ponto de vista farmacodinâmico, diversos genes candidatos já foram associados à eficácia dessa classe de medicação, mas uma resposta conclusiva ainda parece longe de ser alcançada. Isso porque a ação terapêutica parece ser determinada por um conjunto de genes interagindo de maneira específica em cada indivíduo, acrescentando grande complexidade à análise[78].

Em uma recente revisão da literatura, publicada em 2020, Elsayed et al. descreveram genes candidatos implicados na eficácia dos psicoestimulantes para o tratamento do déficit de atenção e hiperatividade. Para o metilfenidato, foram identificadas variantes genéticas que influenciavam tanto aspectos farmacocinéticos quanto farmacodinâmicos[79]. Os principais resultados dessa análise estão apresentados resumidamente na Tabela 14. Os autores identificaram apenas um ensaio clínico randomizado que investigou aspectos farmacodinâmicos da resposta à anfetamina para os sintomas do TDAH. Nele, polimorfismos do gene do transportador de dopamina (DAT/SLC6A3) regulou o efeito dose-dependente de sais mistos de anfetaminas[80].

Tabela 14 Genes candidatos implicados na resposta ao tratamento com metilfenidato

Farmacocinética	
Metabolização do metilfenidato	Gene da carboxilesterase 1 (CES1)
Farmacodinâmica	
Genes de receptores de monoaminas	Receptores noradrenérgicos (ADRA2A) Receptores dopaminérgicos (DRD1, DRD2, DRD3, DRD4) Receptores glutamatérgicos (mGluR7/GRM7 e GRIN2B) Latrofilina 3 (LPHN3/ADGRL3)
Síntese e degradação de neurotransmissores	Catecol-o-metiltransferase (COMT) Dopamina beta hidroxilase (DBH) Tirosina hidroxilase (TH)
Recaptação e liberação de neurotransmissores	Transportador de dopamina (DAT/SLC6A3) Transportador de noradrenalina (NET/SLC6A2) Transportador de serotonina (SLC6A4/5-HTT) *Synaptosomal-associated protein* 25 (SNAP25)
Plasticidade sináptica e neuronal	Fator neurotrófico derivado do cérebro (BDNF)

Fonte: adaptada de Elsayed et al., 2020[79].

Estudos utilizando um escore de risco poligênico têm sido mais promissores. Duas coortes, uma pediátrica e outra de adultos, utilizaram um modelo de escore de risco poligênico e encontraram uma associação significativa entre a resposta ao metilfenidato e variantes no gene PEBP4, bem como efeitos sugestivos dos genes ALDH1L1, CDH23, e ARSA[78]. Por fim, utilizando técnicas de proteômica associadas à farmacogenômica, o metilfenidato parece interferir em diversos processos biológicos, incluindo estresse oxidativo, respiração celular e metabolismo. Esses achados lançaram luz sobre as assinaturas moleculares dos efeitos do MPH e possíveis fontes biológicas de variabilidade de resposta ao tratamento, envolvendo não somente fatores genéticos, mas a interação deles com outros intermediários[78,81].

FARMACOGENÔMICA NO TRATAMENTO DOS TRANSTORNOS MENTAIS

Diretrizes que integram dados farmacogenômicos à prática médica

O mais importante passo para utilização dos testes farmacogenômicos para guiar a conduta terapêutica foi dada com o surgimento de diretrizes clínicas que recomendavam ou a troca medicamentosa, ou o ajuste em sua dose. Além das diretrizes, foram montados também bancos de dados específicos para agrupamento de dados farmacogenômicos, incluindo as principais recomendações para cada perfil de metabolização. Uma vantagem dos bancos de dados em relação às diretrizes é a possibilidade de se atualizar continuamente o nível de evidência de determinada recomendação e inserção de pequenas alterações, enquanto as diretrizes são publicadas com uma frequência menos regular e somente quando há uma série de novas evidências.

A Tabela 15 reúne algumas das principais diretrizes e bancos de dados sobre farmacogenômica que são atualizados atualmente. Outras bases de dados ainda agrupam diretrizes, mas não são mais atualizadas, como é o caso da *Evaluation of Genomic Applications in Practice and Prevention* (EGAPP)[82], *Genomic Applications in Practice and Prevention Network* (GAPPNet™)[83], *PLoS Currents: Evidence on Genomic Tests*[84] e UK Genetic Testing Network[85].

Após compreender o mecanismo pelos qual a variabilidade genética interfere na ação dos psicofármacos, é preciso dar o próximo passo: verificar se as ações observadas, em sua maioria *in vitro* refletem alterações clínicas observadas *in vivo* e interferem efetivamente em condutas médicas. Dessa forma, serão apresentados aqui alguns dos ensaios clínicos já realizados utilizando-se informações farmacogenômicas para individualização do tratamento.

Transtorno depressivo maior

Em 2019, Bousman et al. publicaram uma revisão sistemática e metanálise de ensaios clínicos randomizados (ECR) que examinaram a eficácia de ferramentas de apoio à decisão guiadas por informações farmacogenéticas. Os autores utilizaram como desfecho a remissão de sintomas em pacientes com depressão maior. Foram avaliados 1.737 indivíduos distribuídos em 5 ECRs. Os indivíduos que receberam tiveram 70% de chance a mais de alcançar remissão dos sintomas em relação aos indivíduos que receberam tratamento convencional (RR = 1,71; IC 95%: 1,17-2,48; p = 0,005)[93]. Os estudos incluídos nessa análise são apresentados na Tabela 16. No ano anterior, Rosenblat et al. já haviam chegado a resultado semelhante, mas incluíram, além de 4 ECR, 2 estudos abertos[94].

A metanálise de Bousman et al. reúne duas características que lhe conferem alguma robustez. A primeira delas é que os autores incluíram apenas ECR; a segunda, foi que utilizaram a taxa de remissão (e não resposta) como desfecho. Contudo,

Tabela 15 Diretrizes e bancos de dados sobre farmacogenômica

Serviço	Descrição
Clinical Pharmacogenetics Implementation Consortium (CPIC)[86]	Fornece diretrizes de dosagem para pacientes submetidos a testes farmacogenômicos para medicamentos específicos.
Dutch Pharmacogenetics Working Group (DPWG)[87]	Em 2005, a Royal Dutch Pharmacists Association (KNMP) estabeleceu o DPWG com o objetivo de desenvolver recomendações terapêuticas (dose) de base farmacogenômica holandesa. Até agora, as recomendações foram desenvolvidas para mais de 80 medicamentos e são atualizadas a cada 3 meses. Nos Países Baixos, as diretrizes do DPWG estão disponíveis para todos os médicos e farmacêuticos e integradas em sistemas de apoio a decisões clínicas.
PharmGKB[88]	O PharmGKB é um recurso de conhecimento farmacogenômico que engloba informações clínicas, incluindo diretrizes e bula de medicamentos, associações genes-droga clinicamente relevantes e relações genótipo-fenótipo. PharmGKB coleta, classifica e dissemina conhecimento sobre o impacto de variantes genéticas humanas na resposta a medicamentos.
CDC Office of Genomics and Precision Public Health (OGPPH)[89]	O CDC compila uma lista atualizada de diretrizes, políticas e recomendações sobre pesquisa e prática genômica, conforme fornecido por organizações profissionais, grupos consultivos federais, painéis de especialistas e grupos políticos. A lista é organizada por tópicos, ano de publicação e organização recomendada.
Eurogentest[90]	EuroGentest é um projeto financiado pela Comissão Europeia para harmonizar o processo de testes genéticos, desde amostragem até aconselhamento, em toda a Europa. Desenvolveu um modelo para avaliar e descrever critérios de indicação para testes genéticos e uma série de diretrizes referidas como Clinical Utility Gene Cards (CUGC), publicadas no European Journal of Human Genetics.
FDA Genomics and Targeted Therapy Group[91]	Braço do FDA que trabalha para aplicar informações farmacogenômicas e outros biomarcadores no desenvolvimento de medicamentos e na prática clínica. As funções principais incluem revisão regulatória, pesquisa, desenvolvimento de políticas e educação e divulgação.
NIH Genetic testing registry[92]	O Registro de Testes Genéticos (GTR®) fornece um local para o envio voluntário de informações de teste genético pelos provedores. A plataforma reúne dados de testes, como metodologia, indicação, validade e evidência de sua utilidade, além de contatos e credenciais dos laboratórios fornecedores.

Fonte: adaptada de McCarthy et al., 2013[12].

outros autores desferiram algumas críticas e esse estudo. A principal delas é que a análise foi feita utilizando a média de remissão de todos os pacientes de cada estudo. Contudo, o benefício da prescrição farmacogenética guiada não é distribuído uniformemente através de uma amostra, mas é derivado de uma minoria de pacientes. Quando se analisam os dados da amostra, e não de cada paciente individualmente, o tamanho de efeito se dilui entre aquelas que apresentaram grande benefício com o teste e aqueles que apresentaram pouco ou nenhum benefício. Daí a necessidade de estudos meta-analíticos envolvendo dados individuais de pacientes, a fim de se estabelecer o perfil daqueles que mais serão beneficiados com o teste[95].

Outra metanálise sobre o tema foi publicada em 2019 por Vilches et al., dessa vez reunindo três estudos clínicos que utilizavam um mesmo teste farmacogenético. Mais uma vez, a prescrição guiada por farmacogenética foi superior ao tratamento convencional (d = 0,34, IC 95% = 0,11-0,56, valor p = 0,004). Pacientes que utilizaram o teste apresentaram um aumento de 1,8 vezes nas chances de resposta clínica. Após a exclusão de pacientes com depressão leve, o tamanho do efeito aumentou para 0,42 (IC95% = 0,19-0,65, valor p = 0,004, n = 287), correspondendo a um OR = 2,14 (IC 95% = 1,40-3,27). Os autores afirmaram que esses resultados apoiam a utilidade clínica dessa ferramenta de base farmacogenética na melhoria dos desfechos de saúde em pacientes com depressão, especialmente aqueles com depressão moderada e grave[96]. Contudo, é importante ressaltar que, diferentemente do estudo anterior, foram incluídos ensaios clínicos não randomizados e o desfecho primário foi a taxa de resposta, e não de remissão.

Para entender como variantes genéticas podem afetar diretamente a prática clínica, nada melhor do que partir do maior ensaio clínico randomizado já realizado para avaliação da eficácia de antidepressivos no tratamento da depressão, o STAR*D (*Sequenced Treatment Alternatives for Depression*). O estudo STAR*D constituído por uma grande coorte de pacientes ambulatoriais com transtorno depressivo maior que foram tratados inicialmente com o citalopram. Aqueles que não responderam foram subsequentemente alocados para diferentes tratamentos farmacológicos ou combinados com psicoterapia[97]. Apenas os seguintes genes das vias farmacodinâmicas mostraram-se associados à resposta ao tratamento no STAR*D (FKBP5, GRIK1, GRIK4, GRIN2A, HTR2A, KCNK2, PDE e SLC6A4). No entanto, os genes farmacocinéticos estudados (ABCB1, CYP2D6, CYP2C19, CYP3A4 e CYP3A5) não apresentaram associação com a resposta ou resistência ao tratamento. Outros 6 genes candidatos à resposta ao tratamento foram rastreados, mas não estavam relacionados aos fenótipos dos resultados do tratamento: BDNF, COMT, GNB3, MAOA, SLC6A2 e TPH1. Por fim, os genes CREB1, GRIA3 e GRIK2 podem estar associados à ideação suicida após o início do tratamento[28,98].

Tabela 16 Características de ensaios clínicos prospectivos e randomizados, avaliando os resultados clínicos da prescrição guiada por farmacogenética no transtorno depressivo maior

Autor (ano)	Genes-alvo	Tamanho da amostra (n)	Pontos de avaliação	Medida de remissão
Winner et al., 2013[103]	CYP2D6/2C19, CYP1A2, SLC6A4, HTR2A	Guiado (25) vs. não guiado (24)	0, 4, 6 e 10 semanas	HRDS-17
Singh, 2015[104]	ABCB1, ABCC1, CYP2C19/2D6 e UGT1A1	Guiado (74) vs. Não guiado (74)	0, 4, 8 e 12 semanas.	HRDS-17
Perez et al., 2017[105]	ABCB1, AKT1, BDNF, CACNG2, CES1, COMT, CRHR1, CYP1A2/2B6/2C19/2C9/2D6/3A4, DDIT4, DRD1/2/3/4, HLA-A, HTR1A/2A/2C, LPHN3, NEFM, OPRM1, RGS4, RPTOR, SLC6A4, UGT2B15	Guiado (155) vs. não guiado (161)	0, 4, 8 e 12 semanas	HRDS-17
Bradley et al., 2018[106]	COMT, CYP1A2/2C9/2C19/2D6/3A4, HTR2A, MTHFR, SLC6A4	Guiado (352) vs. não guiado (333)	0, 4, 8 e 12 semanas	HRDS-17
Greden et al., 2018[107]	CYP2D6/2C9/2C19/1A2/2B6/3A4, HLA-A/B, HTR2A, SLC6A4, UGT1A4, UGT2B15	Guiado (681) vs. não guiado (717)	0, 4 e 8 semanas	HRDS-17

Fonte: adaptada de Bousman et al., 2019[93].

Contudo, há várias limitações com relação aos estudos de farmacogenômica no estudo STAR*D. Não foram considerados, por exemplo, comorbidades e medicamentos concomitantes, além de não possuir um grupo controle com placebo, períodos de tratamento variados, ausência de estratificação populacional, ausência de GWAS e sem considerar as interações gene-gene e gene-ambiente[28].

Apesar de não serem detectadas no STAR*D, bem como em outros estudos subsequentes[99,100], alterações farmacocinéticas relacionadas à resposta ao tratamento foram evidenciadas em outros trabalhos, como para o CYP2D6[101], colocando ainda em dúvida o papel de tais genes na resposta ao tratamento antidepressivo.

Outros estudos, apesar de evidenciarem uma diferença no nível sérico entre os diferentes fenótipos de metabolizadores dos CYP2D6 e CYP2C19, mostraram que essa diferença não se refletiu em uma mudança na taxa de resposta ao tratamento antidepressivo entre os grupos[102].

Transtorno bipolar

Quando o tipo de classe de medicamentos a ser utilizado foi identificado, informações farmacogenômicas podem ajudar a impulsionar a escolha da melhor molécula de acordo com o ativo farmacocinético individual, e ao mesmo tempo indicar a dose e a estratégia terapêutica que deve ser usada para otimizar o tratamento e minimizar os riscos de efeitos colaterais. Com base nessas informações, Fortinguerra et al. propõem um algoritmo para testagem farmacogenética para o uso de antidepressivos em pacientes com transtorno bipolar. Apresentamos um algoritmo (Figura 5) a título de ilustração, e não de recomendação.

De acordo com os autores, o uso das informações genéticas do paciente pode ser útil para a orientação terapêutica inicial quando for necessário tomar uma decisão sobre o uso de antidepressivos serotoninérgicos, uma vez que mutações no gene HTR2A sugerem um risco de indução do estado maníaco. Em particular, a análise de polimorfismos de nucleotídeo único (SNP, *single nucleotide polymorphisms*) farmacodinamicamente relevantes pode apoiar a identificação do tipo de medicamento com maior chance de ser eficaz ou com menor probabilidade de causar efeitos colaterais. Essas informações devem ser combinadas com um histórico familiar completo e informações médicas, bem como com perfis regulares de fatores de risco clínicos para transtorno bipolar. Embora sejam necessárias mais evidências antes que os dados genômicos possam ser totalmente utilizados para auxiliar a conduta médica, a farmacogenômica pode fornecer orientação para um uso mais seguro de medicamentos, particularmente antidepressivos, com base nos polimorfismos no gene HTR2A[64].

Esquizofrenia

Os estudos farmacogenéticos em esquizofrenia são focados principalmente nos 30% dos pacientes que não respondem a duas (ou mais) tentativas de antipsicóticos, a chamada esquizofrenia resistente ao tratamento (ERT). Nesse caso, a Clozapina ainda é o único tratamento comprovadamente eficaz. Os testes farmacogenéticos se aproximam cada vez mais de identificar marcadores tanto para tolerância quanto vulnerabilidade à clozapina. Contudo, os estudos disponíveis até o momento mostram resultados conflitantes e seu uso clínico ainda exigirá estudos maiores, multicêntricos e prospectivos. A pesquisa farmacocinética em esquizofrenia tem se concentrado em grande parte na família citocromo P450 (CYP). Esperava-se que a genotipagem para deficiências de enzimas CYP pudesse oferecer uma solução relativamente simples a fim de otimizar a dosagem e a resposta à clozapina. No entanto, isso não tem se mostrado consistente na prática. Os genes codificados para essas enzimas são altamente polimórficos e muitas variações genéticas contribuem simultaneamente para o metabolismo dos agentes psicotrópicos[108].

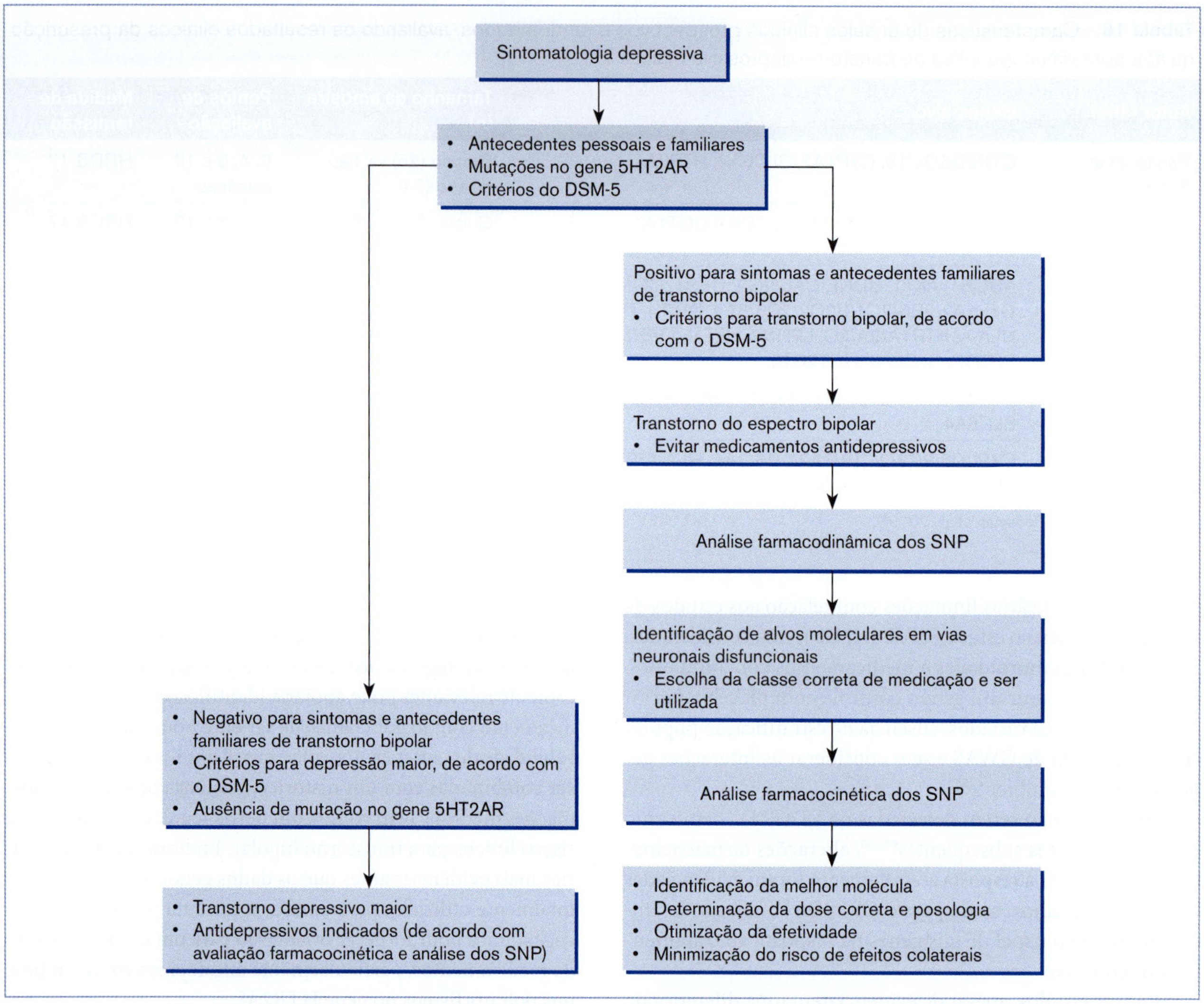

Figura 5 Algoritmo proposto por Fortinguerra et al. para uso de informações farmacogenômicas em pacientes com transtorno bipolar que necessitam utilizar antidepressivos[63].
SNP: *single nucleotide polymorphism.*

Se a farmacogenômica que determina o nível sérico de clozapina não demonstrou ainda toda a relevância clínica esperada, o mesmo não acontece para os antipsicóticos que são primeira ou segunda escolha no tratamento da esquizofrenia.

Em estudo publicado em 2020, Kyllesø et al. avaliaram a concentração de antipsicóticos no sangue de 353 pacientes com ERT ao longo dos 12 meses que antecederam a introdução da clozapina. Aproximadamente 10% pacientes com ERT apresentaram níveis subterapêuticos ou indetectáveis dos antipsicóticos orais utilizados anteriormente[109]. Em outros estudos, contudo, esse número salta para 35%. Esses dados sugerem que, para cada 10 pacientes prescritos com clozapina, entre 1 e 3 deles o faz por não alcançar o nível sérico dos antipsicóticos orais utilizados previamente[110].

Assim como para clozapina, Kyllesø et al. também estudaram doses de antipsicóticos orais e troca para um injetável de longa duração. Os autores encontraram que cerca de 10% dos pacientes que mudavam de um antipsicótico oral para um injetável de longa duração não alcançavam níveis terapêuticos com os antipsicóticos orais usados anteriormente[109].

Mas não só a clozapina foi alvo de estudos clínicos. Utilizando dados do estudo CATIE (*Clinical Antipsychotic Trials of Intervention Effectiveness*), Sacchetti et al. buscaram preditores genéticos de resposta à risperidona após 2 semanas em 86 pacientes com esquizofrenia através de GWAS. A análise genômica revelou uma associação entre um polimorfismo no gene GRM7, que codifica um receptor metabotrópico de glutamato, com o domínio positivo de escala de síndrome positiva e negativa (PANSS). Pacientes com 2 alelos desse polimorfismo (rs2133450) apresentaram piores resultados no domínio positivo ao longo de 2 semanas, em comparação com portadores de apenas um alelo polimórfico (OR = 12,68) ou nenhum alelo polimórfico (OR = 6,95). Não satisfeitos com esse achado, os autores testaram esse polimorfismo em outros 97 pacientes com esquizofrenia e avaliaram a resposta à risperidona após 9 meses de uso da medicação. Dessa vez, essa variação genética mostrou associação não somente com melhora mais discreta dos sintomas positivos, mas também dos sintomas depressivos e de excitação. Ou seja, portadores do polimorfismo rs2133450 no gene GRM7 apresentavam resposta reduzida à risperidona[111].

Em um estudo brasileiro, van de Bilt et al. testaram a hipótese de que pacientes com ERT (n = 49) eram mais frequentemente MUR para o CYP2D6 e CYP2C19 em relação aos pacientes que respondiam ao tratamento (n = 41) e controles saudáveis (n = 81). Contudo, essa hipótese não foi confirmada, uma vez que não houve diferença entre o padrão de genotipagem entre os grupos. Ou seja, a resistência à esquizofrenia não pode ser explicada, nesse caso, pela velocidade de metabolização dos antipsicóticos utilizados no tratamento[112].

Mesmo estudos que utilizaram modelos poligênicos despontaram ao não mostrar associação entre a dose de antipsicóticos e diversas variantes genéticas em pacientes com esquizofrenia, ilustrando a dificuldade em se estabelecer essa associação[113]. Dessa forma, ainda não há diretrizes claras que apontem o benefício de testes farmacogenéticos na esquizofrenia.

Contudo, alguns autores propõem modelos para ajuste da dose de antipsicóticos no tratamento da esquizofrenia. É o caso de Jose de Leon, por exemplo, que estabeleceu um modelo baseado no fenótipo de metabolização, a partir da relação concentração/dose de risperidona, paliperidona e clozapina. Esses modelos, contudo, ainda requerem replicação para validação e uso generalizado[114].

Farmacogenômica no tratamento de populações especiais: idosos e gestantes

Além das condições já citadas, outra aplicação da testagem farmacogenômica se dá para populações com características especiais, como idosos e gestantes. Essas populações são de especial interesse na psiquiatria, dado o potencial teratogênico e de efeitos colaterais dos psicotrópicos, mas os estudos nessas populações ainda são incipientes.

Um estudo realizado com 74 gestantes tratadas com paroxetina durante a gravidez avaliou genótipo do CYP2D6 e concentração plasmática de paroxetina à medida que aumentava a idade gestacional. As mulheres que eram MN ou MUR para o CYP2D6 apresentaram concentrações de paroxetina plasmática cada vez menores durante o curso da gestação, com uma diminuição de 0,3 μg/L para cada semana de gravidez. Por outro lado, as concentrações plasmáticas de paroxetina de MI e ML aumentaram durante a gravidez, resultando em um aumento de 0,82 μ/L para cada semana de gravidez. Segundo os autores, isso ocorre porque a gestação induz a atividade do CYP2D6, ao passo que o aumento do nível sérico de paroxetina em mulheres com metabolismo diminuído do CYP2D6 pode ser explicado pela competição com um substrato endógeno. O mais interessante, contudo, foi o resultado clínico do estudo. As gestantes que eram MN ou MUR apresentaram piora dos sintomas depressivos ao longo da gravidez, enquanto nas MI ou ML não houve alteração significativa nos sintomas. Dessa forma, o conhecimento sobre o genótipo CYP2D6 de uma paciente mostrou-se bastante relevante ao se prescrever paroxetina durante a gestação[115].

Em relação à idade, as variações farmacocinéticas parecem ter grande impacto, aumentando ainda a cada mudança de faixa etária. Um estudo conduzido com 255 pacientes tratados com escitalopram e 541 com venlafaxina avaliou o fenótipo de metabolização (ML, MN e MUR) e a concentração desses antidepressivos em cada uma das faixas etárias: menos de 40 anos (controles), entre 40 e 65 anos, e maiores de 65 anos. Indivíduos acima de 65 anos que eram ML para o CYP2D6 apresentaram níveis séricos de venlafaxina 8 vezes maiores do que aqueles que também eram ML, mas que tinham menos de 40 anos. Esse mesmo efeito não foi observado, contudo, para o escitalopram, que é metabolizado predominantemente pelo CYP2C19. Esse estudo sugere que o efeito da idade na concentração sérica de venlafaxina depende do genótipo do CYP, em contraste com o escitalopram. Assim, para evitar possíveis efeitos colaterais, pode ser particularmente útil realizar a genotipagem do CYP2D6 antes do início do tratamento com venlafaxina em pacientes idosos[116].

TESTAGEM FARMACOGENÔMICA EM PSIQUIATRIA

Todo psiquiatra clínico deseja ver novas tecnologias, como neuroimagem e testes farmacogenômicos, aplicados à sua prática e apoiando suas condutas. Na genômica, muitas empresas prometem enfrentar esse desafio comercializando os testes especialmente para o tratamento da depressão maior[117]. Contudo, a comercialização dos testes farmacogenéticos exige a compreensão da complexidade da resposta farmacológica, rigor na aprovação de novos testes pelas agências reguladoras a fim de evitar o uso de testes não validados, educando os médicos sobre indicação e interpretação dos testes, além de educar os pacientes sobre suas limitações[118]. Tudo isso sem considerar que, além da sequência de DNA, medidas de expressão gênica, proteínas, metabólitos e alterações epigenéticas estão sendo usadas para gerar perfis abrangentes de sistemas biológicos em saúde e doença, a fim de guiar condutas médicas[12].

Não é nosso objetivo, nesta seção, detalhar quais são os testes comerciais disponíveis e sua aplicabilidade, até porque este é um mercado que avança rapidamente e essa lista logo estaria ultrapassada. Desejamos dar ao leitor as ferramentas necessárias para compreender quais os tipos de testes existentes, quando indicar um ou outro tipo e como interpretá-los, a fim de que ele possa avaliar com critérios científicos qualquer ferramenta que ganhar o mercado.

Antes de mais nada, é preciso diferenciar o que é um teste farmacogenômico de uma ferramenta de apoio à decisão. ambos fornecem informações que podem auxiliar na seleção ou dosagem de determinado fármaco. No entanto, o método pelo qual ferramentas e testes fornecem resultados é bem diferente. Testes farmacogenéticos são plataformas das quais o genótipo e o fenótipo previsto de um paciente (p. ex., ML, MN ou MUR) podem ser avaliados, mas não fornecem interpretação clínica. As ferramentas de suporte a decisões, além das informações anteriores, já fornecem informações relevantes para conduta médica, sugerindo escolhas na medicação ou dosagem, além de alertar para interações medicamentosas em potencial[119].

Uma das grandes inovações tecnológicas que permitiram a disseminação dos testes farmacogenômicos foi o desenvolvimento do sequenciamento genético maciço[120]. Atualmente, formas mais avançadas dessa tecnologia permitem testar teste de mais de meio milhão de SNPs por um preço cada dia mais acessível. Contudo, o primeiro teste farmacogenético, o AmpliChip CYP450®, só foi aprovado pelo FDA em 2005. Desde então, uma série de testes têm sido testados e disponibilizados comercialmente para uso clínico[14].

Em 2004, o Centers for Disease Control and Prevention (CDC) dos Estados Unidos criou o grupo de trabalho *Evaluation of Genomic Applications in Practice and Prevention* (EGAPP), com o objetivo de desenvolver um processo sistemático de avaliação de testes genéticos e farmacogenéticos. A estrutura usada pelo EGAPP foi posteriormente adotada e expandida pelo UK Genetic Testing Network (UKGTN), e conta com os seguintes parâmetros para avaliação dos testes e ferramentas de apoio à decisão baseadas em farmaconegômica[119,121]:

- Utilidade clínica: inclui avaliação da aplicabilidade (eficácia e efetividade) e viabilidade (aceitabilidade, eficiência e viabilidade econômica).
- Validade clínica: avalia as evidências de associação dos resultados do teste com dosagem, resposta e eventos adversos dos medicamentos.
- Validade analítica: avalia tanto o desempenho nos estudos (sensibilidade, especificidade e valores preditivos positivo e negativo), como a confiabilidade do ensaio (reprodutibilidade e consistência interna).
- Conteúdo e contexto da ferramenta: por fim, é preciso avaliar para qual condição o teste é indicado e se ele é capaz de responder à pergunta clínica em questão.

A maioria dos testes no mercado inclui painéis genômicos farmacocinéticos e farmacodinâmicos. Os genes farmacocinéticos afetam a absorção, distribuição, metabolismo e eliminação de medicamentos do corpo. A família de enzimas do citocromo P450 (CYP) é o principal mecanismo para a biotransformação de medicamentos e pode ter várias variações que afetam a maneira como os medicamentos são metabolizados. Os genes farmacodinâmicos afetam o mecanismo de ação da medicação e podem alterar a eficácia ou o perfil de efeitos adversos da medicação[122].

Testagem farmacocinética

Como visto anteriormente, diferentes polimorfismos das enzimas do CYP podem levar à perda de função, diminuição da função ou aumento da função. A identificação desses polimorfismos através da testagem genética permite a identificação dos fenótipos ML, MI, MN e MUR para cada CYP. A partir de então, é possível prever a velocidade com que cada indivíduo metaboliza os fármacos que são substratos daquele CYP. As famílias do CYP 1 a 3 estão envolvidas na fase I do metabolismo dos fármacos, sendo que um subconjunto dessas enzimas CYP tem conhecidas implicações para medicamentos psiquiátricos, incluindo CYP1A2, CYP2B6, CYP3A4/5, CYP2C9, CYP2C19 e CYP2D6[122].

Dentre eles, os mais estudados, e também os mais relevantes para a psiquiatria, são o CYP2C9, CYP2D6 e CYP2C19. Essa foi a conclusão de um estudo conduzido por Bousman e Hopwood e publicado em 2016. Os autores reuniram dados dos testes farmacogenômicos disponíveis até então, e avaliaram os alvos farmacocinéticos e farmacodinâmicos inclusos em cada um[119]. A Figura 6A resume a frequência na qual os principais genes aparecem nos testes.

Após o resultado dos testes, é possível remeter às diretrizes já publicadas, ou aos bancos de dados públicos (vide Tabela 16) que reúnem recomendações sobre ajuste de dose ou escolha de medicação de acordo com cada perfil de metabolização.

Testagem farmacodinâmica

As evidências que embasam os testes farmacodinâmicos são menos robustas do que as dos farmacocinéticos, de forma que são menos comumente inclusos na avaliação laboratorial (Figura 6B)[119]. Alguns genes que codificam enzimas de vias farmacodinâmicos são comumente relacionados a medicamentos neuropsiquiátricos e foram descritos em maiores detalhes nas seções anteriores. Dentre eles, estão o gene SLC6A4, que codifica o transportador de recaptação de serotonina e tem sido associado à resposta a antidepressivos serotoninérgicos; o gene HTR2A, que codifica o receptor 2A da serotonina e tem sido associado à resposta a antidepressivos; o gene DRD2, que codifica o receptor 2 da dopamina e tem sido associado à resposta aos antipsicóticos; o gene COMT, que codifica a catecol-o-metiltransferase e tem sido associado à eficácia dos antipsicóticos no tratamento da esquizofrenia; e gene HTR2C, que codifica o receptor 2C da serotonina e tem sido associado a efeitos adversos do tratamento antipsicótico[122].

Dilemas éticos envolvidos na realização dos testes farmacogenéticos

Pode-se dizer que os dilemas éticos envolvidos na realização dos testes farmacogenéticos são de duas naturezas. A primeira delas envolve a necessidade de compartilhamento dados pessoais em larga escala para elaboração e validação dos testes, ou seja, a da existência de um banco de dados genético compartilhado com pesquisadores do mundo todo.

A segunda envolve as consequências da testagem, ou seja, o impacto (ou não) dos resultados no tratamento do indivíduo. Isso porque, apesar de essenciais ao desenvolvimento da área de estudo, os testes farmacogenéticos somente deveriam ser utilizados como uma ferramenta de apoio à prática clínica quando (e se) houvesse diretrizes específicas de tratamento para guiar a conduta farmacológica a partir dos resultados obtidos nos testes.

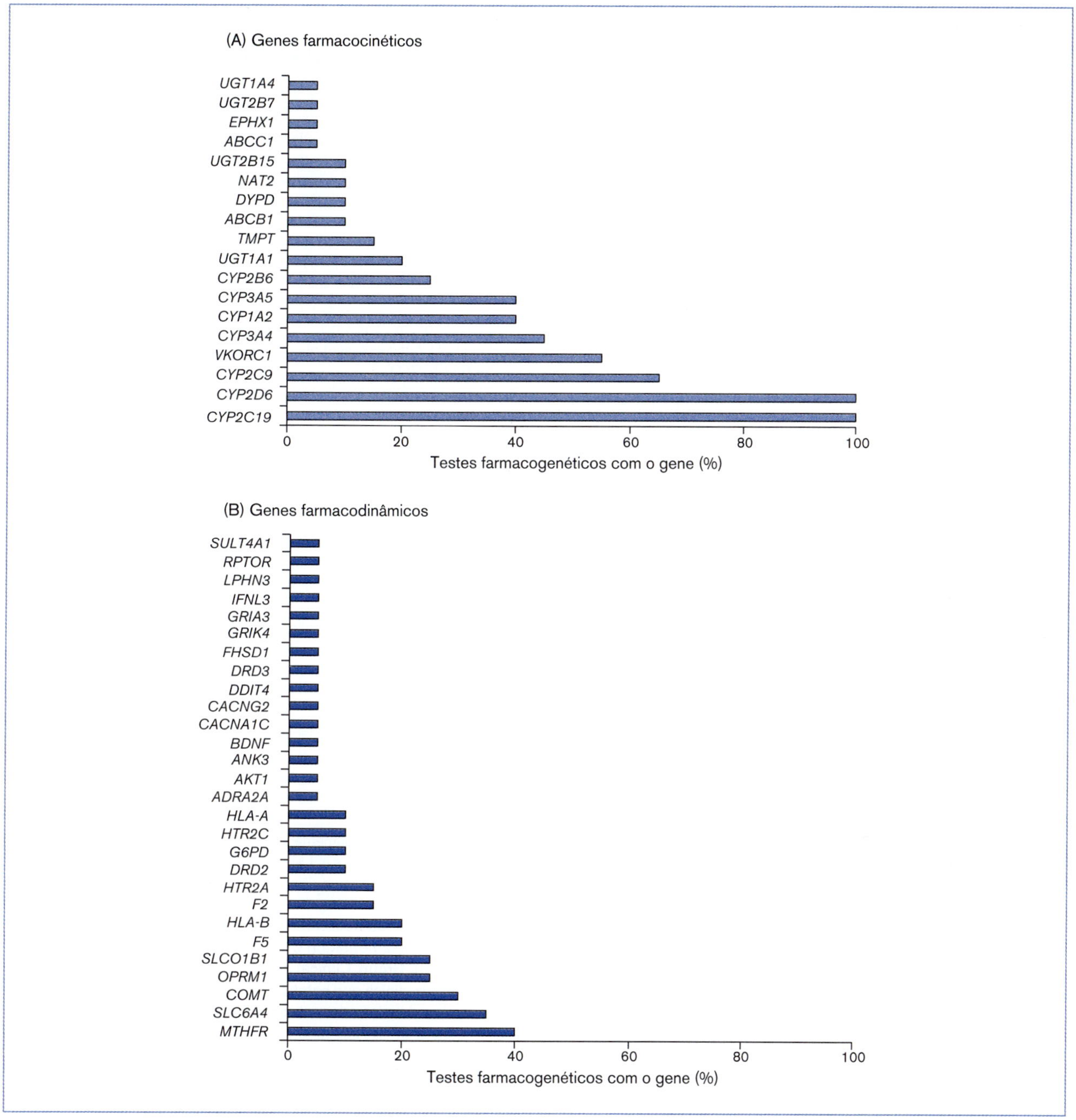

Figura 6 Frequência de genes de vias (A) farmacocinéticas e (B) farmacodinâmicas de 22 testes farmacogenéticos disponíveis comercialmente na ocasião da publicação do artigo.
Fonte: adaptada de Bousman e Hopwood, 2016[119].

Em estudo publicado em 2018, Zubenko et al. encontraram somente 10 estudos que avaliaram a eficácia da testagem farmacogenética, todos para depressão maior. Todos esses estudos apresentavam conflitos de interesse em que um autor ou instituição tinha participação comercial nos testes utilizados. A maioria dos estudos incluía uma amostra muito pequena, bem abaixo das centenas de participantes necessários para ensaios clínicos robustos. Os grupos de comparação não foram bem pareados para uma série de fatores que afetam a resposta, como idade, sexo, subtipo de depressão, comorbidades clínicas e psiquiátricas, abuso de substâncias, gravidade da doença, histórico social e familiar, medicamentos atuais e tratamento prévio. Houve pouca informação sobre quem eram os prescritores, validade das classificações escolhidas, confiabilidade dos avaliadores, a significância clínica das diferenças entre os grupos e a contribuição dos efeitos adversos no desfecho. Nenhum dos estudos havia sido adequadamente cego e devidamente controlado, ou seja, o médico responsável sabia qual paciente estava recebendo um novo procedimento, acrescentando um importante efeito placebo. Além disso, os controles eram muitas vezes fornecidos por não psiquiatras e as escolhas de medicamentos eram, em alguns casos, desatualizadas ou inadequadas, colocando em dúvida se os controles receberam efetivamente o tratamento convencional. Na verdade, nenhum estudo havia utilizado um protocolo clínico reconhecido para o tratamento dos controles e algumas das medicações utilizadas nesse grupo eram sabidamente diferentes em termos de efeitos adversos e não eram utilizadas de rotina no tratamento convencional[117].

Perspectivas futuras

No geral, os testes farmacogenômicos podem ser benéficos para otimizar os resultados do tratamento psiquiátrico, evitando efeitos adversos e maximizando a eficácia. Contudo, ainda existem muitos alvos a serem testados e, no momento, apenas os alvos farmacocinéticos apresentaram evidências robustas de aplicabilidade clínica. Existem muitos estudos com alvos farmacodinâmicos, mas sua aplicação clínica ainda não está totalmente definida[122].

No futuro, espera-se que os estudos baseados em SNP e GWAS continuem a se expandir, abrangendo uma crescente quantidade de transtornos mentais, respostas a medicamentos, fenótipos farmacogenômicos e diversidades étnicas. Com o crescente reconhecimento de que fatores ambientais afetam o risco de transtornos mentais, os estudos epigenéticos serão outro campo promissor. Por fim, são necessários ainda modelos celulares para testagem dos resultados clínicos das variantes genéticas e epigenéticas, a fim de fornecer conexões importantes com seus respectivos fenótipos biológicos[122].

Para aprofundamento

- Schulze G, McMahon FJ. Psychiatric genetics: a primer for clinical and basic scientists. Oxford: Oxford University Press; 2018.
  - ⇨ **Livro de introdução à genética psiquiátrica e suas aplicações clínicas. Escrito e editado por expoentes da Sociedade Internacional de Genética Psiquiátrica, o livro abrange epidemiologia básica, recrutamento para estudos humanos, estratégias de fenotipagem, estudos genéticos e moleculares, genética estatística, bioinformática e genômica, farmacogenômica, modelos animais mais relevantes e banco de dados, por exemplo.**
- Prado CM, Dieckmann LHJ, Dieckmann PM. Farmacogenética na Psiquiatria: entendendo os princípios e a aplicabilidade clínica. Rio de Janeiro: DOC, 2018. 248p.
  - ⇨ **Livro escrito por profissionais brasileiros, com conteúdo didático e completo, cobrindo desde a farmacologia básica até aspectos clínicos da prática psiquiátrica. Descreve diversas variantes genéticas de vias farmacocinéticas e farmacodinâmicas.**
- Vesell E. Pharmacogenetic perspectives gained from twin and family studies. Pharmacology & Therapeutics. 1989;41(3).
  - ⇨ **Artigo de importância histórica, publicado em 1989, que traz uma revisão dos primeiros estudos que levantaram a hipótese de que aspectos genéticos influenciavam na sensibilidade de determinados indivíduos a uma medicação.**

REFERÊNCIAS BIBLIOGRÁFICAS

1. Vogel F. Moderne probleme der humangenetik. Ergebnisse der inneren medizin und kinderheilkunde: Springer; 1959. p.52-125.
2. Ma Q, Lu A. Pharmacogenetics, pharmacogenomics, and individualized medicine. Pharmacological reviews. 2011;63(2).
3. Ingelman-Sundberg M. Pharmacogenomic biomarkers for prediction of severe adverse drug reactions. N Engl J Med. 2008;358:6.
4. Braslow JT, Marder SR. History of psychopharmacology. Ann Rev Clin Psychol. 2019;15.
5. Luzzatto L, Seneca E. G6PD Deficiency: a classic example of pharmacogenetics with on-going clinical implications. Br J Haematol. 2014;164(4).
6. Relling MV, Evans WE. Pharmacogenomics in the clinic. Nature. 2015;526(7573):343-50.
7. Singh AB. Antidepressant pharmacogenetics. Current Opinion in Psychiatry. 2014;27(1).
8. Alving AS, Carson PE, Flanagan CL, Ickes CE. Enzymatic deficiency in primaquine-sensitive erythrocytes. Science. 1956;124(3220).
9. Vesell ES. Pharmacogenetic perspectives gained from twin and family studies. Pharmacology & Therapeutics. 1989;41(3).
10. Evans WE, Relling MV. Moving towards individualized medicine with pharmacogenomics. Nature. 2004;429(6990).
11. Collins FS, McKusick VA. Implications of the Human Genome Project for medical science. JAMA. 2001;285(5).
12. McCarthy JJ, McLeod HL, Ginsburg GS. Genomic medicine: a decade of successes, challenges, and opportunities. Science Translational Medicine. 2013;5(189).
13. Weber WW. Pharmacogenetics: from description to prediction. Clinics in laboratory medicine. 2008;28(4).
14. De-Leon J, Arranz MJ, Ruaño G. Pharmacogenetic testing in psychiatry: a review of features and clinical realities. Clinics in Laboratory Medicine. 2008;28(4).
15. Al-Ghoul M, Valdes R. Fundamentals of pharmacology and applications in pharmacogenetics. Clinics in Laboratory Medicine. 2008;28(4).
16. Rogers JF, Nafziger AN, Bertino JS. Pharmacogenetics affects dosing, efficacy, and toxicity of cytochrome P450-metabolized drugs. Am J Med. 2002;113(9).
17. Valdes R, Yin DT. Fundamentals of pharmacogenetics in personalized, precision medicine. Clinics in Laboratory Medicine. 2016;36(3).
18. **Caudle KE, Sangkuhl K, Whirl-Carrillo M, Swen JJ, Haidar CE, Klein TE, et al. Standardizing CYP2D6 Genotype to Phenotype Translation: Consensus Recommendations from the Clinical Pharmacogenetics Implementation Consortium and Dutch Pharmacogenetics Working Group. Clinical and Translational Science. 2020;13(1).**
    - ⇨ **Diretriz clínica que estabelece aquilo que atualmente é considerada a definição de metabolizadores lento, intermediário, normal e ultrarrápido, baseado em critérios bioquímicos e genéticos.**
19. **Hicks JK, Swen JJ, Thorn CF, Sangkuhl K, Kharasch ED, Ellingrod VL, Clinical Pharmacogenetics Implementation Consortium Guideline (CPIC®) for CYP2D6 and CYP2C19 genotypes and dosing of tricyclic antidepressants: 2016 Update. Clin Pharmacol Ther. 2017;102(1):37-44.**
    - ⇨ **Diretriz clínica que recomenda ajustes de doses dos antidepressivos tricíclicos para os diversos fenótipos de metabolizadores (lento, intermediário, normal e ultrarrápido).**
20. Tornio A, Backman JT. Cytochrome P450 in pharmacogenetics: an update. Advances in pharmacology (San Diego, Calif.). 2018;83.
21. Zanger UM, Turpeinen M, Klein K, Schwab M. Functional pharmacogenetics/genomics of human cytochromes P450 involved in drug biotransformation. Analytical and Bioanalytical Chemistry. 2008;392(6).
22. Genomes KEOGA. KEGG DRUG Database. 2020. Disponível em: https://www.kegg.jp/kegg/drug/. Acesso em: 03/08/2020.
23. Tutton R. Pharmacogenomic biomarkers in drug labels: what do they tell us? Pharmacogenomics. 2014;15(3).
24. (FDA) U. S. F. A. D. A. Table of pharmacogenomic biomarkers in drug labeling. 12/2019. Disponível em: https://www.fda.gov/drugs/science-and-research-drugs/table-pharmacogenomic-biomarkers-drug-labeling. Acesso em: 06/2020.

25. Ehmann F, Caneva L, Prasad K, Paulmichl M, Maliepaard M, Llerena A, et al. Pharmacogenomic information in drug labels: european medicines agency perspective. The Pharmacogenomics Journal. 2015;15(3).
26. Fabbri C, Crisafulli C, Calabrò M, Spina E, Serretti A. Progress and prospects in pharmacogenetics of antidepressant drugs. Expert Opinion on Drug Metabolism & Toxicology. 2016;12(10).
27. Cipriani AC, Furukawa TA, Salanti G, Chaimani A, Atkinson LZ, Ogawa Y, et al. Comparative efficacy and acceptability of 21 antidepressant drugs for the acute treatment of adults with major depressive disorder: a systematic review and network meta-analysis. Lancet (London, England). 2018;391(10128).
28. Lin E, Chen PS. Pharmacogenomics with antidepressants in the STAR*D Study. Pharmacogenomics. 2008;9(7).
29. Probst-Schendzielorz K, Viviani R, Stingl JC. Effect of cytochrome P450 polymorphism on the action and metabolism of selective serotonin reuptake inhibitors. Expert Opin Drug Metab Toxicol. 2015;11(8):1219-32.
30. Pollock BG, Sweet RA, Kirshner M, Reynolds CF. Bupropion plasma levels and CYP2D6 Phenotype. Therapeutic drug monitoring. 1996;18(5).
31. Kirchheiner J, Brøsen K, Dahl ML, Gram LF, Kasper S, Roots I, Sjöqvist F, et al. CYP2D6 and CYP2C19 genotype-based dose recommendations for antidepressants: a first step towards subpopulation-specific dosages. Acta Psychiatrica Scandinavica. 2001;104(3).
32. Shan X, Zhao W, Qiu Y, Wu H, Chen J, Fang Y, et al. Preliminary clinical investigation of combinatorial pharmacogenomic testing for the optimized treatment of depression: a randomized single-blind study. Frontiers in neuroscience. 2019;13.
33. Jukić MM, Haslemo T, Molden E, Ingelman-Sundberg M. Impact of CYP2C19 genotype on escitalopram exposure and therapeutic failure: a retrospective study based on 2,087 patients. Am J Psychiatry. 2018;175(5):463-70.
34. **Hicks HJ, Bishop JR, Sangkuhl K, Müller DJ, Ji Y, Leckband SG, et al. Clinical Pharmacogenetics Implementation Consortium (CPIC) Guideline for CYP2D6 and CYP2C19 genotypes and dosing of selective serotonin reuptake inhibitors. Clin Pharmacol Ther. 2015;98:127-34.**
    ⇨ **Diretriz clínica que recomenda ajustes de doses dos antidepressivos inibidores seletivos da recaptação da serotonina para os diversos fenótipos de metabolizadores (lento, intermediário, normal e ultrarrápido).**
35. **Kirchheiner J, Nickchen K, Bauer M, Wong M-L, Licinio J, Roots I, Brockmöller J. Pharmacogenetics of antidepressants and antipsychotics: the contribution of allelic variations to the phenotype of drug response. Molecular Psychiatry. 2004;9(5).**
    ⇨ **Revisão sistemática que reúne de forma completa e didática informações sobre variâncias genéticas em vias farmacocinéticas e dinâmicas alteram a resposta a antidepressivos e antipsicóticos.**
36. Eap CB, Bondolfi G, Zullino D, Savary-Cosendai L, Powell-Golay K, Kosel M, Baumann P. Concentrations of the enantiomers of fluoxetine and norfluoxetine after multiple doses of fluoxetine in cytochrome P4502D6 poor and extensive metabolizers. J Clin Psychopharmacol. 2001;21(3).
37. Spigset O, Granberg K, Hägg S, Norström Å, Dahlqvist R. Relationship between fluvoxamine pharmacokinetics and CYP2D6/CYP2C19 phenotype polymorphisms. European Journal of Clinical Pharmacology. 1997;52(2).
38. Lin K-M, Tsou H-H, Tsai I-J, Hsiao M-C, Hsiao C-F, Liu C-Y, et al. CYP1A2 Genetic polymorphisms are associated with treatment response to the antidepressant paroxetine. Pharmacogenomics. 2010;11(11).
39. Kirchheine J, Nickchen K, Bauer M, Wong M-L, Licinio J, Roots I, et al. Pharmacogenetics of antidepressants and antipsychotics: the contribution of allelic variations to the phenotype of drug response. Molecular psychiatry. 2004;9(5).
40. Tsai M-T, Lin K-M, Hsiao M-C, Shen WW, Lu M-L, Tang H-S, et al. Genetic polymorphisms of cytochrome p450 enzymes influence metabolism of the antidepressant escitalopram and treatment response. Pharmacogenomics. 2010;11(4).
41. PHARMGKB. Venlafaxine: clinical guideline annotations. 2020. Disponível em: https://www.pharmgkb.org/chemical/PA451866/guidelineAnnotation.
42. Steimer W, Zöpf K, von Amelunxen S, Pfeiffer H, Bachofer J, Popp J. Amitriptyline or not, that is the question: pharmacogenetic testing of CYP2D6 and CYP2C19 identifies patients with low or high risk for side effects in amitriptyline therapy. Clinical Chemistry. 2005;51(2).
43. PHARMGKB. Bupropion: clinical guideline annotations. 2020. Disponível em: https://www.pharmgkb.org/chemical/PA448687/guidelineAnnotation.
44. PHARMGKB. Mirtazapine: clinical guideline annotations. 2020. Disponível em: https://www.pharmgkb.org/chemical/PA450522/guidelineAnnotation.
45. PHARMGKB. Moclobemide: clinical guideline annotations. 2020. Disponível em: https://www.pharmgkb.org/chemical/PA452615/guidelineAnnotation. Acesso em: 10/07/2020.
46. Niitsu T, Fabbri C, Bentini F, Serretti A. Pharmacogenetics in major depression: a comprehensive meta-analysis. Progress in Neuro-Psychopharmacology & Biological Psychiatry. 2013;45.
47. Kato M, Serretti A. Review and meta-analysis of antidepressant pharmacogenetic findings in major depressive disorder. Molecular Psychiatry. 2010;15(5).
48. Anguelova M, Benkelfat C, Turecki G. A systematic review of association studies investigating genes coding for serotonin receptors and the serotonin transporter: I. Affective disorders. Molecular Psychiatry. 2003;8(6).
49. López-León S, Janssens ACJW, González-Zuloeta Ladd AM, Del-Favero J, Claes SJ, Oostra BA, et al. Meta-analyses of genetic studies on major depressive disorder. Molecular psychiatry. 2008;13(8).
50. Porcelli S, Fabbri C, Serretti A. Meta-analysis of serotonin transporter gene promoter polymorphism (5-HTTLPR) association with antidepressant efficacy. European Neuropsychopharmacology. 2012;22(4).
51. Zhao X, Huang Y, Li J, Ma H, Jin Q, Wang Y, et al. Association between the 5-HT1A receptor gene polymorphism (rs6295) and antidepressants: a meta-analysis. International Clinical Psychopharmacology. 2012;27(6).
52. Lin J-Y, Jiang M-Y, Kan Z-M, Chu Y. Influence of 5-HTR2A genetic polymorphisms on the efficacy of antidepressants in the treatment of major depressive disorder: a meta-analysis. Journal of Affective Disorders. 2014;168.
53. Kishi T, Tsunoka T, Ikeda M, Kawashima K, Okochi T, Kitajima T, et al. Serotonin 1A receptor gene and major depressive disorder: an association study and meta-analysis. Journal of Human Genetics. 2009;54(11).
54. León SL, Croes EA, Sayed-Tabatabaei FA, Claes S, Van Broeckhoven C, van Duijn CM. The dopamine D4 receptor gene 48-base-pair-repeat polymorphism and mood disorders: a meta-analysis. Biological Psychiatry. 2005;57(9).
55. Zou Y-F, Wang F, Feng X-L, Li W-F, Tao J-H, Pan F-M, et al. Meta-analysis of FKBP5 gene polymorphisms association with treatment response in patients with mood disorders. Neuroscience letters. 2010;484(1).
56. Binder EB, Salyakina D, Lichtner P, Wochnik GM, Ising M, Pütz B, et al. Polymorphisms in FKBP5 are associated with increased recurrence of depressive episodes and rapid response to antidepressant treatment. Nature genetics. 2004;36(12).
57. Klenke S, Kussmann M, Siffert W. The GNB3 C825T polymorphism as a pharmacogenetic marker in the treatment of hypertension, obesity, and depression. Pharmacogenetics and Genomics. 2011;21(9).
58. Breitenstein B, Brueckl T, Ising M, Müller-Myssok B, Holsboer F, Czamara D. ABCB1 gene variants and antidepressant treatment outcome: a meta-analysis. American Journal of Medical Genetics. Part B, Neuropsychiatric genetics: the official publication of the International Society of Psychiatric Genetics. 2015;168B(4).
59. García-González J, Tansey KE, Hauser J, Henigsberg N, Maier W, Mors O, et al. Pharmacogenetics of antidepressant response: a polygenic approach. Progress in Neuro-Psychopharmacology & Biological Psychiatry. 2017;75.
60. Investigators G, Investigators M, Investigators SD. Common genetic variation and antidepressant efficacy in major depressive disorder: a meta--analysis of three genome-wide pharmacogenetic studies. Am J Psychiatry. 2013;170(2).
61. Swen JJ, Nijenhuis M, de Boer A, Grandia L, Maitland-van der Zee AH, Mulder H, et al. Pharmacogenetics: from bench to byte – an update of guidelines. Clinical Pharmacology and Therapeutics. 2011;89(5).
62. Group, RDPAPW. DPWG Guidelines; 2020. p. 2020.
63. Zai CC, Tiwari AK, Zai G, Maes MS, Kennedy JL. New findings in pharmacogenetics of schizophrenia. Current Opinion in Psychiatry. 2018;31(3).
64. Fortinguerra S, Sorrenti V, Giusti P, Zusso M, Buriani A. Pharmacogenomic characterization in bipolar spectrum disorders. Pharmaceutics. 2019;12(1).
65. Amstutz U, Ross CJD, Castro-Pastrana LI, Rieder MJ, Shear NH, Hayden MR, et al. HLA-A*31:01 and HLA-B*15:02 as genetic markers for carbamazepine hypersensitivity in children. Clin Pharmacol Ther. 2013;94(1).

66. Hung S-I, Chung W-H, Jee S-H, Chen W-C. Genetic susceptibility to carbamazepine-induced cutaneous adverse drug reactions. Pharmacogenetics and Genomics. 2006;16(4).

67. Yip VL, Marson AG, Jorgensen AL, Pirmohamed M, Alfirevic A. HLA genotype and carbamazepine-induced cutaneous adverse drug reactions: a systematic review. Clinical Pharmacology and Therapeutics. 2012;92(6).

68. PHARMGKB. Lithium: clinical annotations. 2020. Disponível em: https://www.pharmgkb.org/chemical/PA450243/clinicalAnnotation.

69. PHARMGKB. Carbamazepine: clinical annotations. 2020. Disponível em: https://www.pharmgkb.org/chemical/PA448785/clinicalAnnotation. Acesso em: 27/07/2020.

70. PHARMGKB. Valproic acid: clinical annotations. 2020. Disponível em: https://www.pharmgkb.org/chemical/PA451846/clinicalAnnotation. Acesso em: 27/07/2020.

71. Seo S, Nagata R, Ishitsu T, Murata T, Takaishi C, Hori H et al. Impact of CYP2C19 polymorphisms on the efficacy of clobazam therapy. Pharmacogenomics. 2008;9(5).

72. Inomata S, Nagashima A, Itagaki F, Homma M, Nishimura M, Osaka Y, et al. CYP2C19 genotype affects diazepam pharmacokinetics and emergence from general anesthesia. Clinical Pharmacology and Therapeutics. 2005;78(6).

73. PHARMGKB. Benzodiazepine related drugs: clinical annotations. 2020. Disponível em: https://www.pharmgkb.org/chemical/PA164712532/clinicalAnnotation. Acesso em: 27/07/2020.

74. PHARMGKB. Benzodiazepine derivatives: clinical annotations. 2020. Disponível em: https://www.pharmgkb.org/chemical/PA10402/clinicalAnnotation. Acesso em: 27/07/2020.

75. Faraone SV. The pharmacology of amphetamine and methylphenidate: relevance to the neurobiology of attention-deficit/hyperactivity disorder and other psychiatric comorbidities. Neuroscience and biobehavioral reviews. 2018;87.

76. Wu D, Otton SV, Inaba T, Kalow W, Sellers EM, et al. Interactions of amphetamine analogs with human liver CYP2D6. Biochemical pharmacology. 1997;53(11).

77. Sun Z, Murry DJ, Sanghani SP, Davis WI, Kedishvili NY, Zou Q. Methylphenidate is stereoselectively hydrolyzed by human carboxylesterase CES1A1. J Pharmacology and Experimental Therapeutics. 2004;310(2).

78. Pagerols M, Richarte V, Sánchez-Mora C, Rovira P, Artigas MS, Garcia-Martínez I, et al. Integrative genomic analysis of methylphenidate response in attention-deficit/hyperactivity disorder. Scientific reports. 2018;8(1).

79. Elsayed NA, Yamamoto KM, Froehlich TE. Genetic influence on efficacy of pharmacotherapy for pediatric attention-deficit/hyperactivity disorder: overview and current status of research. CNS drugs. 2020;34(4).

80. Stein MA, Waldman I, Newcorn J, Bishop J, Kittles R, Cook EH, et al. Dopamine transporter genotype and stimulant dose-response in youth with attention-deficit/hyperactivity disorder. J Child Adolesc Psychopharmacol. 24(5):238-44.

81. da Silva BS, Leffa DT, da-Silva WOB, Torres ILS, Rovaris DL, Victor MM, et al. Integrative proteomics and pharmacogenomics analysis of methylphenidate treatment response. Translational psychiatry. 2019;9(1).

82. Prevention CFDCA. Evaluation of genomic applications in practice and prevention, EGAPP. 2018-11-19T08:19:10Z/ 2018. Disponível em: https://www.cdc.gov/egappreviews/default.html.

83. Prevention CFDCA. GAPPNet™ Products. Disponível em: https://www.cdc.gov/genomics/translation/gappnet/announcement_gappnet.htm.

84. PLOS. PLoS Currents: evidence on genomic tests. 2020. Disponível em: http://currents.plos.org/genomictests.1.html.

85. NHS, N. H. S. UK Genetic Testing Network (UKGTN). Disponível em: https://digital.nhs.uk/data-and-information/publications/statistical/uk-gtn. Acesso em: 02/08/2020.

86. Clinical Pharmacogenetics Implementation Consortium. What is CPIC? 2020. Disponível em: https://cpicpgx.org/. Acesso em: 02/08/2020.

87. Group DPW. Pharmacogenetics – KNMP; 2018. Disponível em: https://www.knmp.nl/patientenzorg/medicatiebewaking/farmacogenetica/pharmacogenetics-1/pharmacogenetics.

88. PHARMGKB. PharmGKB; 2020. Disponível em: https://www.pharmgkb.org/.

89. Prevention CFDCA. Public Health Genomics; 2020. Disponível em: https://www.cdc.gov/genomics/default.htm.

90. Commission E. EuroGentest; 2020. Disponível em: http://www.eurogentest.org/index.php?id=160.

91. Administration UFAD. Genomics and Targeted Therapy Group; 2020. Disponível em: https://www.fda.gov/drugs/science-and-research-drugs/pharmacogenomics-overview-genomics-and-targeted-therapy-group.

92. (NIH), N. I. O. H. Genetic Testing Registry (GTR) – NCBI. 2020. Disponível em: https://www.ncbi.nlm.nih.gov/pubmed/.

93. Bousman CA, Arandjelovic K, Mancuso SG, Eyre HA, Dunlop BW. Pharmacogenetic tests and depressive symptom remission: a meta-analysis of randomized controlled trials. Pharmacogenomics. 2019;20(1).

94. Rosenblat JD, Lee Y, McIntyre RS. The effect of pharmacogenomic testing on response and remission rates in the acute treatment of major depressive disorder: a meta-analysis. Journal of Affective Disorders. 2018;241.

95. Suthers GK, Polasek TM. Letter to the editor: reply to Bousman et al. Pharmacogenomics. 2019;20(15).

96. Vilches S, Tuson M, Vieta E, Álvarez E, Espadaler J, et al. Effectiveness of a pharmacogenetic tool at improving treatment efficacy in major depressive disorder: a meta-analysis of three clinical studies. Pharmaceutics. 2019;11.

97. Rush AJ, Fava M, Wisniewski SR, Lavori PW, Trivedi MH, Sackeim HA, et al. Sequenced treatment alternatives to relieve depression (STAR*D): rationale and design. Controlled clinical trials. 2004;25(1).

98. Peters EJ, Slager SL, Kraft JB, Jenkins GD, Reinalda MS, McGrath PJ, et al. Pharmacokinetic genes do not influence response or tolerance to citalopram in the STAR*D sample. PloS One. 2008;3(4).

99. Chee Ng, Jerome Sarris, Ajeet Singh, Chad Bousman, Keith Byron, Lai Huat Peh, et al. Pharmacogenetic polymorphisms and response to escitalopram and venlafaxine over 8 weeks in major depression. Human Psychopharmacology. 2013;28(5).

100. Peñas-LLedó EM, Trejo HD, Dorado P, Ortega A, Jung H, Alonso E, et al. CYP2D6 ultrarapid metabolism and early dropout from fluoxetine or amitriptyline monotherapy treatment in major depressive patients. Molecular Psychiatry. 2013;18(1).

101. Kawanishi C, Lundgren S, Agren H, Bertilsson L. Increased incidence of CYP2D6 gene duplication in patients with persistent mood disorders: ultrarapid metabolism of antidepressants as a cause of nonresponse. A pilot study. Eur J Clin Pharmacol. 2004;59(11).

102. Hodgson K, Tansey T, Dernovšek MZ, Hauser J, Henigsberg N, Maier W, et al. Genetic differences in cytochrome P450 enzymes and antidepressant treatment response. Journal of Psychopharmacology (Oxford, England). 2014;28(2).

103. Winner JG, Carhart JM, Altar CA, Allen JD, Dechairo BM, et al. A prospective, randomized, double-blind study assessing the clinical impact of integrated pharmacogenomic testing for major depressive disorder. Discovery Medicine. 2013;16(89).

104. Singh AB. Improved antidepressant remission in major depression via a pharmacokinetic pathway polygene pharmacogenetic report. Clinical Psychopharmacology and Neuroscience. 2015;13(2).

105. Pérez V, Salavert A, Espadaler J, Tuson M, Saiz-Ruiz J, Sáez-Navarro C, et al. Efficacy of prospective pharmacogenetic testing in the treatment of major depressive disorder: results of a randomized, double-blind clinical trial. BMC Psychiatry. 2017;17(1).

106. Bradley P, Shiekh M, Mehra V, Vrbicky K, Layle S, Olson MC, et al. Improved efficacy with targeted pharmacogenetic-guided treatment of patients with depression and anxiety: a randomized clinical trial demonstrating clinical utility. J Psychiatric Research. 2018;96.

107. ACNP 57th Annual Meeting: Poster Session I. Neuropsychopharmacology. 2018;43(1).

108. Lally J, Gaughran F, Timms P, Curran SR. Treatment-resistant schizophrenia: current insights on the pharmacogenomics of antipsychotics. Pharmgenomics Pers Med. 2016;9:117-29.

109. Kyllesø L, Smith RL, Karlstad Ø, Andreassen AO, Molden E. Undetectable or subtherapeutic serum levels of antipsychotic drugs preceding switch to clozapine. NPJ Schizophr. 2020;6.

110. **McCutcheon R, Beck K, D'Ambrosio E, Donocik J, Gobjila C, Jauhar S, et al. Antipsychotic plasma levels in the assessment of poor treatment response in schizophrenia. Acta Psychiatrica Scandinavica. 2018;137(1).**

⇨ **Estudo observacional publicado em periódico científico de alto impacto, indicando que o fenótipo de metabolização do CYP**

pode ser um fator de resistência ao tratamento antipsicótico na esquizofrenia.

111. Sacchetti E, Magri C, Minelli A, Valsecchi P, Traversa M, Calza S, et al. The GRM7 gene, early response to risperidone, and schizophrenia: a genome-wide association study and a confirmatory pharmacogenetic analysis. The Pharmacogenomics Journal. 2017;17(2).
112. Van de Bilt MT, Prado CM, Ojopi EPB, Sousa RT, Loch AA, Zanetti MV, et al. Cytochrome P450 genotypes are not associated with refractoriness to antipsychotic treatment. Schizophr Res. 2015;168(1-2):587-8.
113. Hettige NC, Cole CB, Khalid S, De Luca V, et al. Polygenic risk score prediction of antipsychotic dosage in schizophrenia. Schizophrenia research. 2016;170(2-3).
114. De-Leon J. Personalizing dosing of risperidone, paliperidone and clozapine using therapeutic drug monitoring and pharmacogenetics. Neuropharmacology. 2020;168.
115. Ververs FFT, Voorbij HAM, Zwarts P, Belitser SV, Egberts TCG, Visser GHA, et al. Effect of cytochrome P450 2D6 genotype on maternal paroxetine plasma concentrations during pregnancy. Clinical Pharmacokinetics. 2009;48(10).
116. Waade RB, Hermann M, Moe HL, Molden E. Impact of age on serum concentrations of venlafaxine and escitalopram in different CYP2D6 and CYP2C19 genotype subgroups. Eur J Clin Pharmacol. 2014;70(8).
117. Zubenko GS, Sommer BR, Cohen BM. On the marketing and use of pharmacogenetic tests for psychiatric treatment. JAMA Psychiatry. 2018;75(8).
118. De-Leon J, Spina E. What is needed to incorporate clinical pharmacogenetic tests into the practice of psychopharmacotherapy? Expert Review of Clinical Pharmacology. 2016;9(3).
119. Bousman CA, Hopwood M. Commercial pharmacogenetic-based decision-support tools in psychiatry. The Lancet. Psychiatry. 2016;3(6).
120. Fodor SPA. DNA sequencing: massively parallel genomics. Science. 1997;277(5324):393.
121. Burke W, Zimmern R. Moving Beyond ACCE: an expanded framework for genetic test evaluation. a paper for the United Kingdom Genetic Testing Network; 2007. 1-28 p.
122. Gross T, Daniel J. Overview of pharmacogenomic testing in clinical practice. Ment Health Clin. 2018;8(5):235-41.
123. Liu C, Faraone SV, Glatt SJ. Psychiatric genetics, epigenetics, and cellular models in coming years. J Psychiatry and Brain Science. 2019;4.

14

Interação medicamentosa

Julia de Melo Koneski
Isabella D'Andrea Garcia da Cruz
Raphael Nacarelli Salgado
Odeilton Tadeu Soares

Sumário

Pontos-chave

- O conhecimento das interações farmacológicas pode otimizar o tratamento ao escolher as melhores associações e evitar os efeitos indesejados que apresentam potenciais prejuízos como a diminuição da eficácia terapêutica dos fármacos ou o aumento de sua toxicidade.
- A inibição enzimática prolonga o efeito farmacológico, podendo também resultar em toxicidade pelo aumento do nível sérico.
- A administração de drogas capazes de estimular a inibição da atividade da glicoproteína P pode induzir o desenvolvimento de interações entre drogas.

INTRODUÇÃO – A IMPORTÂNCIA DO CONHECIMENTO DAS INTERAÇÕES MEDICAMENTOSAS E OS TIPOS DE INTERAÇÃO

O uso de vários medicamentos de forma concomitante é comumente referido como polifarmácia. A polifarmácia é frequente na população idosa e/ou com multimorbidade e tem se tornado cada vez mais comum na clínica psiquiátrica. A definição comumente usada de polifarmácia em psiquiatria é o uso de dois ou mais medicamentos psicotrópicos no mesmo paciente ou o uso de dois ou mais medicamentos (da mesma classe química ou das mesmas ações farmacológicas) para tratar uma mesma condição[1].

Junto ao avanço da prática clínica na psiquiatria houve o aumento exponencial de psicotrópicos disponíveis no mercado e a polifarmácia tornou-se uma prática clínica comum para muitas condições psiquiátricas[2]. Desta forma, atualmente os transtornos mentais são tratados com o uso simultâneo de vários medicamentos almejando melhor manejo dos sintomas das psicopatologias, tratamento de patologias associadas e potencialização do efeito farmacológico em condições refratárias e pouco responsivas[3].

Quando se observa a polifarmácia nos diferentes diagnósticos psiquiátricos, observa-se que a polifarmácia é mais comum em pacientes que recebem o diagnóstico de esquizofrenia, distúrbios esquizotípicos e delirantes[4]. Entretanto, os antidepressivos foram a classe de medicamentos co-prescritos mais comuns em pacientes em uso de doses terapêuticas completas de mais de um medicamento de classes diferentes para o mesmo agrupamento de sintomas, seguidos pelos medicamentos para TDAH, antipsicóticos, estabilizadores de humor e hipnóticos sedativos[5].

A polifarmácia é um dos principais fatores de risco para ocorrência de interações medicamentosas. Além disso, a polifarmácia está associada a resultados adversos, incluindo mortalidade, quedas, reações adversas a medicamentos, aumento do tempo de permanência no hospital e readmissão hospitalar breve após a alta[6]. O risco de efeitos adversos e danos aumenta com o aumento do número de medicamentos[7]. Os danos podem ocorrer devido a uma infinidade de fatores, incluindo interações entre as medicações e interações entre fármacos e doenças. Pacientes idosos têm risco ainda maior de efeitos adversos devido à diminuição da função renal e hepática, menor massa corporal magra, déficits em audição e visão, alteração em cognição e redução de mobilidade[8].

O conhecimento das interações farmacológicas pode otimizar o tratamento ao escolher as melhores associações e evitar os efeitos indesejados que apresentam potenciais prejuízos como a diminuição da eficácia terapêutica dos fármacos ou o aumento de sua toxicidade.

Interação medicamentosa é definida como o fenômeno que ocorre quando os efeitos clínicos de um fármaco são alterados pela administração prévia ou coadministração de um segundo fármaco. Essa alteração do efeito pode acontecer pela mudança no modo em que o corpo lida com o fármaco ou por modificação da maneira em que a substância atua no organismo. As interações entre os fármacos podem ser classificadas em dois grupos principais – farmacocinéticas e farmacodinâmicas[9].

As farmacocinéticas são causadas pelo efeito de uma droga na forma como a outra droga é transformada no organismo. Envolve alterações nas etapas de absorção, distribuição, metabolismo (ou biotransformação, termo que deve ser utilizado para substâncias exógenas) e excreção (ADME). Como exemplos importantes destas alterações temos: mudança em PH gastrointestinal, formação de complexos não absorvíveis em trato gastrointestinal, atuação na motilidade gastrointestinal, modulação da glicoproteína P intestinal, o grau de ligação às proteínas plasmáticas e a competição por esta ligação, inibição ou indução de enzimas CYP, mecanismo de competição no nível da secreção tubular, mudanças em reabsorção tubular e variação do pH urinário[10]. Essas alterações, portanto, podem ser associadas a falha ou a toxicidade do tratamento.

As interações farmacodinâmicas ocorrem quando um medicamento modifica o efeito de outra, em decorrência de eventos relacionados a interações com seus receptores e outros pontos primários de ação[11]. Portanto, ocorrem quando um medicamento altera os efeitos de outro medicamento sem afetar sua farmacocinética, ou seja, não interferem nos processos de absorção, distribuição, metabolismo ou excreção[12]. Quando dois fármacos são usados juntos, seus efeitos podem ser, em geral, agonistas – combinando os medicamentos obtém-se um efeito maior que o esperado – ou antagonistas, combinando os medicamentos tem-se um efeito menor que o esperado. As interações farmacodinâmicas podem ser classificadas em áreas principais: interações que ocorrem em um único sítio do receptor; aquelas que ocorrem em uma variedade de sítios de receptor e as interações inespecíficas mediadas por sítios de ação não especificados[13]. Os mecanismos subjacentes incluem ação em sítio de ação moleculares ou celulares.

BIOTRANSFORMAÇÃO

A biotransformação, também chamada de metabolismo (termo reservado para substâncias endógenas), é um processo farmacocinético que envolve a alteração química de um agente (medicamento) que ocorre em virtude da estada do agente em um sistema biológico[14]. Portanto, trata-se das alterações químicas que a droga sofre no organismo, geralmente sob a ação de enzimas inespecíficas, ocorrendo principalmente no fígado, mas podendo ocorrer também em outros órgãos.

Envolve dois tipos de reação, frequentemente sequenciais, conhecidas como fase 1 e fase 2. Essas reações químicas são principalmente reações de oxidação, redução, hidroxilação e conjugação[15]. As fases atuam aumentando a lipossolubilidade, facilitando, assim, a eliminação renal[11]. Os produtos de biotransformação ou metabólitos podem não ser farmacologicamente inertes. Eles podem ser ativos em um sentido farmacológico ou altamente reativos, perturbando a homeostase celular o que pode levar a danos em células e órgãos. A lesão hepática devido a uma overdose de acetaminofeno é um exemplo. Ela é causada pela N-acetil-p-benzoquinona imina, um metabólito do acetaminofeno mediado pelo citocromo P450 2E1 (CYP2E1)[14].

As reações de biotransformação da fase 1 modificam grupos funcionais do medicamento com o objetivo de aumentar a polaridade do composto. Embora o metabolismo da droga na fase 1 possa ocorrer em diversos tecidos, o local primário e de primeira passagem do metabolismo é a circulação hepática. Metabolismo adicional ocorre nos tecidos epitelial, renal, cutâneo

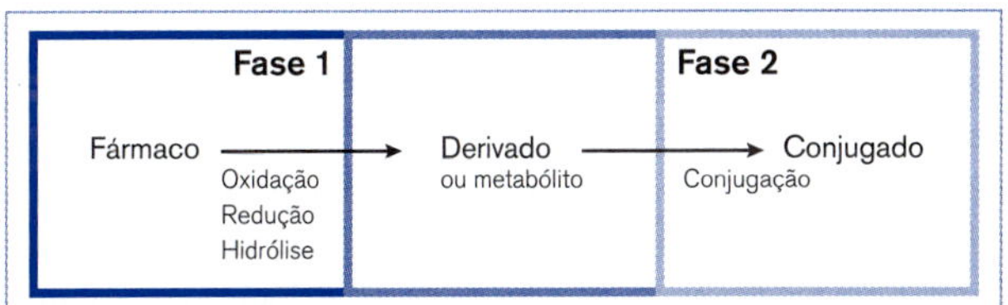

Figura 1 Fases do metabolismo.
Fonte: adaptada de Rang e Dale, 2015[11].

e pulmonar gastrointestinal. Dentro das células, a maioria das enzimas da fase I está localizada no retículo endoplasmático.

As reações da fase 1 são amplamente agrupadas em três categorias: oxidação, redução e hidroxilação. Como a maioria dos medicamentos é de natureza lipofílica, o metabolismo do medicamento converte esses compostos hidrofóbicos em compostos mais solúveis em água que podem ser excretados. Normalmente, a oxidação é a reação de fase 1 mais comum. O sistema do citocromo P450 (CYP) hepático é o mais importante dos sistemas de oxidação da fase 1[16].

As reações da fase 2 são sintéticas e incluem ligação de um grupo substituinte, processo chamado conjugação, ao metabólito da fase 1 (em alguns casos à droga inalterada), com intuito de resultar em produtos inativos, embora existam exceções. As reações de conjugação podem adicionar moléculas hidrossolúveis à droga, gerando compostos mais hidrofílicos o que facilita a excreção. As reações ocorrem principalmente no fígado e algumas das principais são glicuronidação (mediadas por uridinas 5-difosfato-glicuronosiltransferases ou UGT), metilação (por metiltransferases), sulfatação (por sulfotransferases ou SULT) e conjugação com glutationa (por glutationa-S-tranferase ou GST)[16].

As UGT pertencem às principais enzimas do metabolismo de vários compostos exógenos e endógenos. As reações de conjugação metabolizadas pela superfamília dessas enzimas servem como a via de desintoxicação mais importante para um amplo espectro de drogas, produtos químicos alimentares, agentes cancerígenos e seus metabólitos oxidados e outros produtos químicos ambientais. Além disso, os UGT estão envolvidos na regulação de vários compostos endógenos ativos, como ácidos biliares ou hidroxiesteroides, devido à sua inativação por glicuronidação[17]. Nos seres humanos, quase 40-70% dos medicamentos utilizados clinicamente são submetidos à glucuronidação[18]. O sistema de glicuronidação é importante por ter como substratos psicotrópicos amplamente utilizados como clorpromazina, olanzapina, clozapina, amitriptilina e imipramina, além de lamotrigina. Todos são biotransformados preferencialmente pela UGT 1A4. Os benzodiazepínicos lorazepam e oxazepam também são biotransformados diretamente por glicuronidação, fato este que permite a pacientes com doença hepática (que atinge menos as UGT) metabolizar tais compostos. Assim como as enzimas do CYP 450, as UGT também são suscetíveis aos fenômenos de indução e inibição[19].

CITOCROMO P450 (CYP450)

O citocromo P450 (CYP) é o complexo enzimático responsável pela maior parte da biotransformação oxidativa de xenobióticos e bioquímicos endógenos. Existem cerca de 40 isoformas do CYP, mas apenas 6 destas isoformas, pertencentes às famílias CYP1, 2 e 3, estão envolvidas principalmente no metabolismo hepático dos medicamentos[19]. Mais de 90% da oxidação humana de medicamentos pode ser atribuída aos seguintes CYP: 1A2 (4%), 2A6 (2%), 2C9 (10%), 2C19 (2%), 2E1 (2%), 2D6 (30%) e 3A4 (50%)[20].

A ampla gama de medicamentos submetidos à biotransformação oxidativa mediada pelo CYP é responsável pelo grande número de interações medicamentosas clinicamente significativas em terapia medicamentosa múltipla. Muitas dessas interações estão relacionados à inibição, indução ou como substratos de enzimas CYP. A maioria dos membros das famílias do CYP é polimórfica e variantes alélicas, resultando em expressão ou atividade proteica alterada, têm efeitos significativos na disposição dos medicamentos[21].

O CYP3A4 é uma das enzimas humanas mais importantes, pois aproximadamente 60% dos medicamentos oxidados são biotransformados, pelo menos em parte, por ele[22]. O CYP 3A4 oxida um amplo espectro de medicamentos por vários processos de biotransformação. A localização do CYP3A4 no intestino delgado e no fígado permite efeito na disposição pré-sistêmica e sistêmica das drogas[23].

Os inibidores clinicamente importantes do CYP3A4 incluem itraconazol, cetoconazol, claritromicina, eritromicina, nefazodona, ritonavir e suco de toranja[24]. Quando esses inibidores são co-administrados com terfenadina, astemizol, cisaprida ou pimozida podem ocorrer arritmias ventriculares devido prolongamento do intervalo QT. A rabdomiólise tem sido associada à administração concomitante de alguns inibidores das estatinas e inibidores do CYP3A4[25]. A sedação excessiva pode resultar da administração concomitante de sedativos benzodiazepínicos (midazolam, alprazolam ou diazepam) ou não benzodiazepínicos (zopiclona e buspirona) com inibidores da CYP3A4[24]. Podem ocorrer ataxia importante com carbamazepina, após a adição de um inibidor da CYP3A4.

Interações medicamentosas benéficas podem ocorrer. Por exemplo, a administração de um inibidor da CYP3A4 com ciclosporina pode permitir a redução da dosagem e do custo do imunossupressor.

Deve-se observar que certos substratos metabolizados pelo CYP3A4 também são substratos para a glicoproteína P (P-gp). Consequentemente, algumas interações originalmente pensadas para serem causadas exclusivamente pela inibição do metabolismo de medicamentos mediados pelo CYP3A4 provavelmente serão mediadas, em parte, pela inibição do transporte pela P-gp[25]. Esta sobreposição das interações será detalhada a seguir.

Outra isoenzima importante para a prática psiquiátrica é a CYP2D6. Esta tem sido um dos mais intensamente investigados CYP em relação ao extenso polimorfismo genético polimorfismo, apresentando muitos alelos e variantes alélicas descritas. Isto mostra um alto grau de variabilidade interindividual, influenciando a expressão e a função da enzima. Esse polimorfismo pode produzir como consequência a atividade diminuída, intermediária, rápida ou ultrarrápida da isoenzima[26]. Essa variação de um polimorfismo genético irá influenciar no manejo terapêutico. Quando há menor capacidade de biotransformar uma substância, tratando-se de metabolizador lento, haverá necessidade de menores doses de uma droga para se obter efeito terapêutico. Caso aumento da capacidade de biotransformação temos o metabolizador rápido, nesse caso, de modo contrário, são necessárias doses maiores de uma droga para se obter um mesmo efeito terapêutico.

Onde também houve um interesse significativo do estudo da CYP2D6, foi sobre o uso do bloqueador do receptor de estrogênio, o tamoxifeno, no tratamento adjuvante do câncer de mama, uma vez que o metabólito ativo endoxifeno é formado por dois processos envolvendo o CYP2D6 e por isso passível de interações[27].

Apesar de responder por apenas uma pequena porcentagem de todos os CYP hepáticos (aproximadamente 2-4%), a CYP 2D6 metaboliza cerca de 25% dos medicamentos atualmente utilizados no ser humano, incluindo uma série de drogas direcionadas ao SNC. Dentre esses medicamentos que são substancialmente metabolizados pelo CYP2D6, estão os antidepressivos tricíclicos (por exemplo, amitriptilina, nortriptilina, clomipramina e imipramina), inibidores seletivos da recaptação de serotonina (ISRS; por exemplo, fluoxetina, fluvoxamina, paroxetina e sertralina), antipsicóticos (por exemplo, clorpromazina, risperidona e haloperidol), opioides (por exemplo, codeína e tramadol e antieméticos (como ondansetron e metoclopramida)[21]. A inibição clinicamente significativa do CYP2D6, que leva à diminuição do metabolismo dos substratos, ocorre com o tratamento potentes inibidores como inibidores da recaptação de serotonina[28].

Vale lembrar que outros CYP também podem desempenhar um papel na depuração metabólica desses medicamentos. Por exemplo, CYP1A2 e 3A4 também estão envolvidos no metabolismo da maioria dos medicamentos antipsicóticos, enquanto CYP2C19, 2C9 e 3A4 contribuem significativamente para a depuração da maioria dos ISRS. Portanto, o impacto dos polimorfismos e inibidores do CYP2D6 na depuração geral desses medicamentos dependerá da contribuição relativa do CYP2D6 para a biotranformação.

INIBIÇÃO E INDUÇÃO ENZIMÁTICA

Na inibição enzimática, uma droga inibe a atividade de uma determinada enzima, resultando em aumento do nível sérico dela mesma ou de outra droga metabolizada pela mesma enzima. Quando duas drogas que competem pelo mesmo sítio enzimático são administradas, a droga com maior afinidade irá deslocar a droga com menor afinidade. A inibição prolonga o efeito farmacológico, podendo também resultar em toxicidade pelo aumento do nível sérico. Um exemplo clássico é a interação entre ácido valproico e lamotrigina. O ácido valproico é um inibidor enzimático (inibe a glicuronidação da fase 2), ocasionando aumento do nível sérico de lamotrigina[29]. Isso acaba elevando a toxicidade da lamotrigina que pode causar efeito adverso grave como síndrome de Stevens-Johnson.

Na indução enzimática, há estímulo da enzima e as drogas são metabolizadas mais rapidamente, com diminuição dos níveis séricos da medicação e aumento dos metabólitos produzidos. Esse fenômeno ocorre porque há um aumento na produção de enzimas do CYP 450, aumentando o número de sítios disponíveis para biotransformação. Como exemplo: a fenitoína é um potente indutor de 3A4 (enzima do CYP450) e o haloperidol é biotransformado sob ação de 3A4. Se usados em associação a indução feita pela fenitoína irá reduzir o nível sérico do haloperidol, com possível recaída do quadro psicótico. Se suspensa a fenitoína, por deixar de induzir a enzima, pode ter aumento do nível sérico de haloperidol, causando efeitos colaterais[30].

GLICOPROTEÍNAS P

A glicoproteína P (P-gp) é uma proteína transmembrana, com a capacidade de transportar os seus substratos de dentro para fora da célula, pertencente à superfamília *adenosine triphosphate-binding cassette* (ABC), juntamente com outros 41 membros agrupados em 7 famílias (A a G). Está localizada no fígado, pâncreas, rim, intestino delgado e grosso, córtex adrenal, testículos e leucócitos[10].

A P-gp desempenha um papel protetor, influenciando a difusão transmembrana dos medicamentos. A P-gp atua como um transportador de efluxo para diminuir a absorção do medicamento na circulação portal e no SNC, aumentar a eliminação do medicamento e limitar a distribuição de seus tecidos (isto é, sistema nervoso, tecidos fetais e gonadais)[30-31].

Tabela 1 Metabolismo do citocromo P 450

Alguns substratos e inibidores do CYP 450		
Enzima	**Substrato**	**Inibidores**
CYP1A2	Cafeína, clomipramina	Cimetidina, fluvoxamina, fluorquinolonas
CYP2C9	Diclofenaco, ibuprofeno, piroxiam, losartana, tamoxifeno, varfarina, celecoxib	Fluconazol
CYP2C19	Omeprazol, pantoprazol, diazepam	Cimetidina, fluvoxamina
CTP2D6	Amitriptilina, imipramina, paroxetina, haloperido, propranolol, metoprolol, codeína, tamoxifeno	Cimetidina, fluoxetina, paroxetina, quinidina, amiodarona, ritonavir
CYP3A4	Diltiazem, nifedipino, verapamil, ciclosporina A, tacrolimus, cortisol, progesterona, testosterona, claritromicina, eritromicina, tamoxifeno, alprazolam, midazolam, fentanil, sinvastatina, atorvastatina, ritonavir, sildenafil	Cetoconazol, itraconazol, fluconazol, claritromicina, eritromicina, nefazodona, ritonavir, suco de toranja

Fonte: adaptada de Tirona et al., 2017[27].

A P-gp regula a absorção intestinal de drogas (está presente na superfície luminal dos enterócitos) e promove sua excreção (está presente no lado tubular do epitélio renal e no lado biliar dos hepatócitos). Transportam substâncias como esteroides, citocinas, conjugados de glicuronato e sulfato através das células para o intestino, bile, urina e para fora das gônadas e do cérebro[32]. Portanto, a administração de drogas capazes de estimular a inibição da atividade da P-gp pode induzir o desenvolvimento de interações entre drogas. A inibição da P-gp pode aumentar significativamente a biodisponibilidade de medicamentos com baixa absorção[10].

A maioria das drogas psicotrópicas não são substrato das glicoproteínas P e alcançam concentrações adequadas no sistema nervoso central (SNC). Drogas que inibem a atividade deste sistema podem aumentar o nível plasmático de drogas que são seus substratos. Por exemplo, a fluoxetina (junto com seu metabólito norfluoxetina) pode aumentar o nível da carbamazepina, que é um de seus substratos[33]. Anti-histamínicos de segunda geração possuem efeito sedativo menor porque são substratos das glicoproteínas P e não conseguem se manter nas células do SNC. Recentemente, foi descrito que o aripiprazol e seu metabólito ativo, o de-hidroaripiprazol, são fortes inibidores da P-gp, *in vitro*, enquanto *in vivo* é improvável que sua administração induza interações farmacológicas na barreira hematoencefálica, mas a possibilidade de interações no intestino não pode ser negligenciada.

Muitos medicamentos (mas não todos) transportados pela P-gp também são metabolizados pela isoforma 3A4 do CYP. Isso acontece, por exemplo, com ciclosporina, anticonvulsivantes, alguns antidepressivo, fluoroquinolonas, quinidina e ranitidina. Portanto, a coadministração destes medicamentos com inibidores conhecidos da P-gp resulta em interações farmacológicas clinicamente evidentes. O CYP3A4 e a no intestino e no fígado parecem capazes de agir em conjunto para diminuir as concentrações plasmáticas de medicamentos[10]. Além disso, certas substâncias parecem ser capazes de inibir tanto a CYP3A4 quanto a P-gp[34]. No entanto, é importante sublinhar que essas interações também podem ser usadas no tratamento clínico como uma possível estratégia para melhorar a distribuição e potencialmente a atividade de drogas[35].

INTERAÇÕES COM ANTIDEPRESSIVOS

Antidepressivos tricíclicos (ADT)

Tem esse nome devido a sua fórmula com três anéis de carbono[36]. São medicações com ação em diversos sítios e neurotransmissores, causando também aumento de efeitos colaterais, característica importante desta classe de medicação. Seu mecanismo se dá pelo bloqueio da recaptura de monoaminas: noradrenalina, serotonina, e em menor proporção dopamina. As ações pós-sinápticas, causam efeitos anticolinérgicos como síndrome seca, constipação, disfunção sexual e retenção urinária; efeitos anti-histaminérgicos com sedação e aumento de apetite; e efeitos alfa-adrenérgicos.

A retenção urinária causada pelos ADT pode ser efeito colateral benéfico em pacientes com incontinência urinária; é explicada pela ação anticolinérgica com aumento da capacidade vesical e do tônus esfincteriano entre outros mecanismos.

A associação de ADT com antiparkinsonianos pode levar a potencialização de efeitos atropínicos, podendo desencadear síndrome anticolinérgica com ansiedade, agitação, desorientação, disartria, comprometimento de memória, alucinações, mioclonias, convulsões, taquicardia, arritmias, midríase, hipertermia, constipação e retenção urinária[36].

O uso concomitante com carbamazepina pode acelerar o metabolismo de imipramina, doxepina e amitriptilina, reduzindo nível sérico dessas medicações em até 50%. Deve-se cuidar com a associação com cimetida, pois pode inibir a metabolização hepática dos ADT elevando o nível sérico com risco de intoxicação. A administração de drogas simpatomiméticas como adrenalina em associação com ADT pode levar a efeito sinérgico, aumentando o tônus simpático[36].

Em pacientes suscetíveis, o uso de ADT apresenta maior risco de *delirium* em comparação a outras classes de antidepressivos, sendo esse efeito é dose-dependente[36]. A intoxicação por ADT pode cursar com arritmia devido a cardiotoxicidade, causada por inibição da Na^+/K^+ ATPase; sendo as principais medicações de risco imipramina, amitriptilina, desipramina e doxepina, e em menor grau nortriptilina e clomipramina. Efeitos neurotóxicos dose-dependentes esperados pela intoxicação são agitação, crises convulsivas, *delirium*, coma podendo levar à morte.

Anticonvulsivantes, ISRS, antipsicóticos típicos e atípicos, inibidores da monoamina oxidase (IMAO) e venlafaxina são inibidores enzimáticos; assim como omeprazol, ciprofloxacina, cetoconazol e verapamil. Cursam com aumento do nível sérico dos ADT, predispondo a intoxicação, síndrome serotoninérgica e exacerbação dos efeitos colaterais.

Inibidores seletivos da recaptação de serotonina (ISRS)

São medicações mais seguras, e menos suscetíveis às interações farmacodinâmicas[37,38]. São mais seletivas na ação em receptores, tendo menor afinidade por receptores muscarínicos, histamínicos e adrenérgicos, causando também menos efeitos colaterais. Os ISRS podem ser inibidores ou indutores enzimáticos.

Pelo seu potencial serotoninérgico, a intoxicação pode gerar síndrome serotoninérgica cursando com agitação, confusão mental, mioclonias, tremores, hiper-reflexia, rigidez, instabilidade autonômica, taquicardia, hipertermia, diaforese, náuseas, vômitos, cólicas e diarreia. Devido a possibilidade da inibição de liberação de dopamina em via nigroestriatal, pode também cursar com acatisia e sintomas extrapiramidais.

Por aumentarem serotonina em regiões do cérebro e do corpo (que não as que cursam com ações terapêuticas), causa efeitos colaterais, como no centro do sono causando insônia e no intestino causando diarreia. Outro efeito da ação serotoninérgica é a

Tabela 2 Principais interações medicamentosas dos antidepressivos tricíclicos

Droga co-administrada	Alteração no nível plasmático	Mecanismo	Consequências clínicas	Significado clínico
Bupropiona	↑ Níveis dos ADT	Bupropiona inibe 2D6	↑ Risco arritmias e efeitos anticolinérgicos	
Carbamazepina	↓ Nível de ADT Clomipramina ↑	CBZ induz 1A2, 2C9 e 3A4 CBZ inibe 2C19?	Perda de eficácia terapêutica	A ação da CBZ em 2C19 ainda não está definida
Citalopram escitalopram	↑ Níveis dos ADT	Citalopram e escitalopram inibem 2D6	↑ Risco arritmias e efeitos anticolinérgicos	
Duloxetina	↑ Níveis dos ADT	Duloxetina inibe 2D6	↑ Risco arritmias e efeitos anticolinérgicos	
Fluoxetina	↑ Níveis dos ADT	Fluoxetina inibe múltiplas enzimas do CYP450 e glicoproteína P	↑ Risco arritmias e efeitos anticolinérgicos	
Fluvoxamina	↑ Níveis dos ADT	Fluvoxamina inibe múltiplas enzimas do CYP450 e glicoproteína P	↑ Risco arritmias e efeitos anticolinérgicos	
Haloperidol	↑ Níveis dos ADT	Haloperidol inibe 2D6	↑ Risco arritmias e efeitos anticolinérgicos	Concepção teórica
IMAO	n/a	↓ Metabolismo da 5HT e NA pelos IMAO, combinado com inibição da recaptação de 5HT e NA pelos ADT	Síndrome serotonérgica e/ou crise hipertensiva	Potencialmente fatal
Paroxetina	↑ Níveis dos ADT	Paroxetina inibe 2D6	↑ Risco arritmias e efeitos anticolinérgicos	
Antipsicóticos fenotiazínicos	↑ Níveis dos ADT	Antipsicóticos fenotiazínicos inibem 2D6	↑ Risco arritmias e efeitos anticolinérgicos	ADT + tioridazina ↑ potencial arritmogênico
Fenitoína	↓ Nível dos ADT	Fenitoína induz 2C9 e 3A4	Perda de eficácia terapêutica	Concepção teórica
Pimozide	↑ Níveis dos ADT	Pimozide inibe 2D6 e 3A4	↑ Risco de arritmias	Concepção teórica
Sertralina	↑ Níveis dos ADT	Sertralina inibe múltiplas enzimas do CYP450 e glicoproteína P	↑ Risco de arritmias e efeitos anticolinérgicos	
Ziprasidona	n/a	Prolongamento do QT	↑ Risco de arritmias	

ADT: antidepressivos tricíclicos; CBZ: carbamazepina; IMAO: inibidores da monoamina oxidase; Fonte: adaptada de Soares, 2006[39].

possível redução de dopamina que pode desencadear embotamento afetivo, lentificação cognitiva e apatia em alguns pacientes.

Efeitos extrapiramidais e acatisia podem ocorrer pois a serotonina pode inibir a liberação de dopamina em região nigroestriatal, onde são originados os chamados efeitos extrapiramidais por bloqueio de receptores dopaminérgicos. Ocorreria uma deficiência relativa de dopamina nessa região, por elevação dos níveis de serotonina[39].

Fluoxetina

A fluoxetina é um inibidor enzimático da CYP450 2D6 e CYP450 3A4, e aumenta significativamente os níveis séricos de medicações como de clozapina (aumento de 50%), risperidona (aumento aproximado de 75%), carbamazepina e antipsicóticos típicos. Por aumentar os níveis séricos dos ADT, deve-se fazer associação com cautela[79].

Pela inibição de CYP450 3A4, quando usada em associação, pode aumentar a concentração de sinvastatina, atorvastatina e lovastatina, aumentando o risco de rabdomiólise por essas medicações. Por essa mesma via, aumenta os níveis de alprazolam, buspirona e triazolam.

É contraindicado associar fluoxetina com tioridazina, pimozida, IMAO e tamoxifeno. Em decorrência da inibição de CYP450 2D6, quando associada com tioridazina, aumenta concentração desta droga, aumentando o risco de arritmias graves; quando associada com pimozida (devido inibição de CYP450 3A4) tem maior risco de prolongar o intervalo QT[79].

Pela inibição forte de CYP450 2D6, o uso associado com tamoxifeno pode reduzir os níveis séricos desta medicação, causando prejuízos do tratamento desses pacientes. No caso de necessidade de associação de tamoxifeno com antidepressivos, preferir inibidores fracos ou não inibidores de CYP450 2D6, como citalopram e escitalopram.

Quando associada com IMAO, inclusive linezolida, pode desencadear síndrome serotoninérgica fatal; devendo ser iniciada fluoxetina pelo menos 14 dias após suspensão dessas medicações. Quando troca de fluoxetina por IMAO, aguardar 5 semanas para iniciá-los após descontinuação da fluoxetina (correspondente a 5 meias-vidas).

Devido ao risco aumentado de sangramento, se deve ter cuidado em administrar fluoxetina em pacientes em uso de anticoagulantes como varfarina (desloca substâncias altamente ligadas a proteína), necessitando de monitorização dos índices específicos, como INR.

Pela ação de antagonismo de 5HTC desencadeada pela fluoxetina, os pacientes podem apresentar agitação, ansiedade e ativação indesejada, principalmente no início do uso da medicação.

O metabólito norfluoxetina é mais potente que a fluoxetina na inibição de 2C19, 2D6 e 3A4[40].

As principais interações dos ISRS são mostradas na Tabela 3.

Paroxetina

A paroxetina também é um importante inibidor enzimático, principalmente de CYP460 D26; e inibe inclusive o seu próprio metabolismo. Além do seu efeito serotoninérgico, apresenta também efeito anticolinérgico leve; podendo alguns pacientes terem alívio de insônia ou ansiedade logo após o início do tratamento. Porém, quando usado em associação com medicações anticolinérgicas, pode ter esse efeito potencializado.

Quando administrada em associação com outras drogas como ADT ou fenotiazinas deve haver cautela devido ao aumento do nível sérico dessas substâncias, que podem trazer efeitos indesejados[41].

É contraindicado associar paroxetina com tioridazina, pimozida, IMAO e tamoxifeno. Em decorrência da inibição de CYP450 D6, quando associada com tioridazina, aumenta concentração desta droga, aumentando o risco de arritmias graves; e quando associada com pimozida apresenta maior risco de prolongar o intervalo QT. Em associação com IMAO há risco de síndrome serotoninérgica; e como o tempo de meia vida da paroxetina é de 24 horas, na troca por IMAO deve-se aguardar em média 5-7 dias após descontinuação da paroxetina (correspondente a 5 meias-vidas)[41].

Pela inibição forte de CYP450 D6, da mesma forma que a fluoxetina, o uso associado de paroxetina com tamoxifeno pode reduzir os níveis séricos desta medicação, causando prejuízos do tratamento desses pacientes. No caso de necessidade de associação de tamoxifeno com antidepressivos, preferir inibidores fracos ou não inibidores de CYP450 D6 (como citalopram e escitalopram).

Sertralina

É classicamente um inibidor da recaptação de serotonina; porém também tem ação dopaminérgica e se liga em receptores se sigma 1, contribuindo para suas ações terapêuticas. Por inibir CYP450 2D6 e CYP450 3A4 tem as mesmas interações que a fluoxetina. Mas, de forma geral é menos indutora enzimática do que fluoxetina e paroxetina, porém a inibição pode se acentuar em doses mais elevadas[79].

Tabela 3 Principais interações medicamentosas dos inibidores seletivos de recaptação de serotonina (ISRS)

Droga co-administrada	Alteração no nível plasmático	Mecanismo	Consequências clínicas	Significado clínico
Bupropiona	Aumenta nível de bupropiona	ISRS inibem 2B6	↑ Risco de convulsões	Concepção teórica
Carbamazepina	Aumenta nível de carbamazepina	ISRS inibem 3A4,1A2,2B6,2C9 e glicoproteína P	Ataxia, náusea, sedação, disartria, diplopia, tremores	
Clozapina	Aumenta nível de clozapina	ISRS inibem 3A4,1A2,2D6,2C9/1 9 e glicoproteína P	↑ Sedação, efeitos anticolinérgicos, risco de convulsões	Aumento de 50% nos níveis de clozapina
Duloxetina	Aumenta nível de duloxetina	ISRS inibe 2D6	Boca seca, obstipação, fadiga, sedação e sudorese	
IMAO	n/a	↓ Metabolismo de 5HT pelos IMAO, combinado com inibição recaptação de 5HT pelos ISRS	Síndrome serotonérgica	Potencialmente fatal
Nefazodone	Aumenta nível de (mCPP) metaclorofenilpiperazin a	ISRS inibem 2D6	Sintomas autonômicos de ansiedade	
Fenitoína	Aumenta nível de fenitoína	ISRS inibe 2C9 e 2C19 além de glicoproteína P	Nistagmo, ataxia, náusea, sedação, sudorese	
Pimozide	Aumenta nível de pimozide	ISRS inibe 3A4 e 1A2	↑ Sintomas extra-piramidais e arrtimias	Relato de bradicardia severa
Risperidona	Aumenta nível de risperidona	ISRS inibe 3A4 e 2D6, além de glicoproteína P	↑ Sintomas extra-piramidais e prolactina	↑ Médio de 75% nos níveis de risperidona
Tricíclicos (ADT)	Aumenta nível de ADT	ISRS inibe 3A4,1A2,2D6,2C9/1 9	↑ Arritmias e sint. anticolinérgicos	
Antipsicóticos típicos	Aumenta nível de antipsicóticos típicos	ISRS inibem 3A4,1A2,2D6	↑ Sintomas extrapiramidais e outros efeitos colaterais	

Fonte: adaptada de Soares, 2006[39].

A sertralina quando em associação, tende a aumentar os níveis séricos de risperidona, bupropiona, lamotrigina (2x) e nortriptilina (40% quando doses maiores entre 100-150 mg/dia)[42]. E pode ter seus níveis séricos reduzidos por indução enzimática de carbamazepina e fenitoína.

O uso concomitante de sertralina com tramadol aumenta o risco de convulsões, devendo esta associação ser evitada. A solução oral de sertralina tem álcool na composição, sendo por esse motivo contraindicado associação com dissulfiram.

Fluvoxamina

A fluvoxamina é um potente inibidor de CYP450 1A2 além de exercer inibição moderada de CYP450 2C19 e a CYP450 3A4. É o ISRS que mais tem poder de inibição enzimática[79].

Em decorrência da inibição de CYP450 1A2, pode aumentar os níveis de clozapina em três a quatro vezes, além de também aumentar os níveis séricos de teofilina, imipramina, clomipramina, amitriptilina e mirtazapina.

Devido a inibição de CYP450 2C19 pode aumentar os níveis séricos de cafeína em até quatro vezes. Por essa mesma via de inibição pode aumentar os níveis de benzodiazepínicos e carbamazepina. Por essa mesma via de inibição, quando usada em associação, pode aumentar a concentração de sinvastatina, atorvastatina e lovastatina, aumentando o risco de rabdomiólise por essas medicações. Ainda em decorrência da inibição da CYP450 2C19, aumenta os níveis de alprazolam, buspirona e triazolam. E, por essa mesma via de inibição, quando associada com pimozida tem mais risco de prolongar o intervalo QT[79].

O uso de fluvoxamina com cafeína e teofilina, pelo aumento do nível sérico dessas substâncias, pode resultar em nervosismo, estimulação excessiva, e até mesmo convulsões. E o uso concomitante com tabaco pode reduzir os níveis séricos de fluvoxamina, necessitando dosagem mais elevada nesses casos.

Pelo potente poder de inibição enzimática, não se recomenda uso associado com ADT e IMAO. Por aumentar os níveis séricos de propranolol, sugere-se dose menor desta medicação quando necessidade de associação.

Citalopram e escitalopram

O citalopram e o escitalopram estão entre os ISRS com menor potência de inibição enzimática. O Citalopram tem leve ação em CYP450 2C19, 2D6 e 3A4; e o escitalopram não tem ação significativa nas enzimas do CYP450. Essa característica faz com que o potencial de interações seja o menor, sendo muitas vezes ao antidepressivos preferidos em paciente policomórbidos e polimedicados[36,37].

Assim como os outros ISRS, tem risco de síndrome serotoninérgica caso combinado com IMAO.

Inibidores da monoaminoxidase (IMAO)

Os IMAO têm grande potencial para interações em virtude de seu mecanismo de ação em que cursa com aumento de serotonina, noradrenalina e dopamina, e pela inibição irreversível na MAO. Os IMAO irreversíveis (fenelzina e tranilcipromina) podem levar a efeitos severos como crises hipertensivas ou síndrome serotoninérgica grave quando associados a ADT ou ISRS.

Devido a sua ação enzimática irreversível, a duração da sua ação clínica pode ser de até 14 dia; por esse motivo que se deve suspender um IMAO por período 14 dias, para apenas após esse tempo iniciar outra medicação serotoninérgica[43,44].

A associação com substâncias simpatomiméticas (efedrina, anfetaminas, cocaína, metilfenidato e compostos relacionadas a metildopa, levodopa, triptofano, tirosina e fenilalanina) pode causar síndrome hipertensiva com cefaleia, hemorragia intracraniana e morte. O mesmo pode ocorrer com a associação com tiramina, presente em queijos conservas e vinho, devendo a orientação alimentar fazer parte da prescrição desses pacientes.

Os IMAO quando usados em associação com depressores do sistema nervoso central (inclusive álcool) podem aumentar sedação e hipotensão, por efeito aditivo.

Inibidores seletivos da recaptura de serotonina e noradrenalina (ISRSN)

Venlafaxina

A venlafaxina é um inibidor seletivo da recaptura de serotonina e noradrenalina, alterando seus sítios de ação dependendo da dose: em doses até 37,5 mg/dia, inibem apenas a bomba recaptação de serotonina; doses entre 37,5 e 225 mg/dia, inibem também a recaptação de noradrenalina; e a partir de 225 mg/dia, inibe além da recaptação de serotonina e noradrenalina, também a recaptação de dopamina[45].

A venlafaxina é menos potente que fluoxetina e paroxetina na inibição de CYP450 2D6[46,47]. Tem poucas interações conhecidas, porém uso combinado com IMAO predispõe ao risco de síndrome serotoninérgica; e o uso concomitante com carbamazepina (indutor de CYP460 2D6), pode diminuir o nível sérico de venlafaxina, necessitando de doses mais altas para ter o efeito terapêutico esperado.

Pacientes hipertensos estáveis em uso de medicações anti-hipertensivas podem apresentar alteração pressórica após introdução de venlafaxina pelo seu potencial noradrenérgico[48,49].

Venlafaxina em associação com diazepam diminui seu nível sérico, ao contrário de fluoxetina e fluvoxamina que causam aumento[50].

Duloxetina

A duloxetina tem maior afinidade com as bombas de serotonina e noradrenalina, mas também tem ação sobre dopamina de forma menos intensa do que a venlafaxina. Tem pouca ou nenhuma afinidade para receptores histaminérgicos, colinérgicos e adrenérgicos. É metabolizada principalmente por CYP450 2D6 e CYP450 1A2, e tem potencial inibitório sobre elas, sendo clinicamente relevante a inibição de CYP450 2D6[36].

Inibidores de CYP450 1A2 como a fluvoxamina e inibidores de CYP450 2D6 como paroxetina, fluoxetina e quinidina,

Tabela 4 Principais interações dos inibidores da monoamina oxidase (IMAO)

Droga co-administrada	Alteração no nível plasmático	Mecanismo	Consequências clínicas	Significado clínico
Antidepressivos (todos)	n/a	↓ Metabolismo de 5HT e NA pelos IMAO, combinado com inibição recaptação de 5HT NA e DA pelos antidepressivos	Síndrome serotonérgica e/ou crise hipertensiva	Potencialmente fatal
Clozapina	n/a	↓ Metabolismo da NA pelos IMAO, combinado com nível de NA por bloqueio alfa2 pela clozapina	Hipertensão	
Estimulantes do sistema nervoso central	n/a	↓ Metabolismo da NA e DA pelos IMAO, combinado com inibição da recaptação de NA e DA pelos estimulantes	Crise hipertensiva	Potencialmente fatal
Ziprasidona	n/a	↓ Metabolismo da NA e DA pelos IMAO, combinado com inibição da recaptação de NA e DA pela ziprasidona	Síndrome serotonérgica e/ou crise hipertensiva	Potencialmente fatal, mas ainda uma concepção teórica

Fonte: adaptada de Soares, 2006[39].

Tabela 5 Principais interações medicamentosas da venlafaxina

Droga co-administrada	Alteração no nível plasmático	Mecanismo	Consequências clínicas	Significado clínico
IMAO	n/a	↓ Metabolismo da 5HT, NAe DA pelos IMAO, combinado com inibição da recaptação de 5HT, NAe DA pela venlafaxina	Síndrome serotonérgica e/ou crise hipertensiva	Potencialmente fatal
Bupropiona	Aumento nível venlafaxina	Inibição 2D6		Aumento do risco de efeitos cardiovasculares

IMAO: inibidores da monoamina oxidase. Fonte: adaptada de Soares, 2006[39].

aumentam os níveis plasmáticos de duloxetina, e pode ser necessário dose reduzida de duloxetina no caso dessas associações. Em contrapartida, o uso de tabaco induz CYP450 1A2, diminuindo os níveis de duloxetina[36].

Pelo efeito inibitório moderado em 2D6, pode aumentar os níveis plasmáticos de ADT; e quando associada com tioridazina, aumenta concentração desta droga. Não usar em associação com IMAO pelo risco de síndrome serotoninérgica[36].

Tabela 6 Principais interações medicamentosas da duloxetina

Droga co-administrada	Alteração no nível plasmático	Mecanismo	Consequências clínicas	Significado clínico
Bupropiona	↑ Nível de duloxetina	Bupropiona inibe 2D6	Boca seca, obstipação, fadiga, sedação e sudorese	Concepção teórica
Carbamazepina	↓ Nível de duloxetina	CBZ inibe 1A2	Perda de eficácia terapêutica	Concepção teórica
Fluoxetina Paroxetina	↑ Nível de duloxetina	Fluoxetina e paroxetina inibem 2D6	Boca seca, obstipação, fadiga, sedação e sudorese	
Fluvoxamina	↑ Nível de duloxetina	Fluvoxamina inibe 1A2 >>2D6	Boca seca, obstipação, fadiga, sedação e sudorese	
IMAO		↓ Metabolismo de 5HT e NA pelos IMAO, combinado com inibição recaptação de 5HT e NA pela duloxetina	↑ Crise hipertensiva ou síndrome setoninérgica	Potencialmente fatal
Antipsicóticos fenotiazínicos	↑ Nível de antipsicóticos fenotiazínicos	Duloxetina inibe 2D6	↑ Sintomas extra- piramidais e outros efeitos colaterais	Duloxetina + tioridazina, ↑ potencial arritmias
Tricíclicos (ADT)	nível de ADT	Duloxetina inibe 2D6	Risco de arritmia e sintomas anticolinérgicos	

ADT: antidepressivos tricíclicos; IMAO: inibidores da monoamina oxidase. Fonte: adaptada de Soares, 2006[39].

Vortioxetina

A vortioxetina é um antidepressivo multimodal, com aumento de serotonina, norepinefrina, dopamina, glutamato, acetilcolina e histamina, e redução de GABA. É biotransformada via CYP450 2D6, CYP450 2C19, CYP450 2C9, CYP450 3A4/5, CYP450 2A6, CYP450 2C8, CYP450 2B6. Inibidores potentes de CYP450 2D6 como fluoxetina, paroxetina, bupropiona, cetoconazol ou rifampicina tendem a aumentar significativamente os níveis séricos de vortioxetina, aumentando também a incidência dos efeitos adversos já esperados para esta medicação como insônia, náuseas, vômitos e cefaleias[51].

Não usar em associação com IMAO pelo risco de síndrome serotoninérgica, aguardar 14 dias da suspensão de vortioxetina caso seja necessário introduzir IMAO.

Outros antidepressivos

Mirtazapina

A mirtazapina é um antidepressivo que atua como antagonista alfa2-adrenérgico e antagonista de canais 5-HT2 e 5-HT3, aumentando a liberação de serotonina e noradrenalina.

É biotransformada principalmente no fígado por CYP450 1A2, 2D6 e 3A4; e apesar de ter afinidade por várias enzimas do CYP450, não exerce atividade inibitória em doses usuais. Além disso, não apresenta interações farmacocinéticas significativas[36].

Devido ao seu mecanismo de ação, com ação histaminérgica e serotonérgica, predispõe a ganho de peso e sedação, efeitos que podem ser potencializados pela associação com ADT e ISRS. E, em associação com IMAO pode cursar com síndrome serotoninérgica[36].

A associação com álcool, barbitúricos ou benzodiazepínicos pode potencializar o efeito depressor já esperado sobre o SNC[52].

Trazodona

Tem sua ação principalmente em receptores pós-sinápticos 5HT-2A e 5HT-2C, além de fraca inibição da recaptura de serotonina. É metabolizada pelo CYP450 3A4 e é indutor de glicoproteína P[25]; e o uso associado com os ISRS indutores de CYP450 3A4 pode aumentar seu nível sérico[53].

Pelas suas propriedades anti-histamínicas e pelo bloqueio dos receptores alfa-1 adrenérgicos tem ação sedativa, que pode ter potencializado com associação de outros depressores do SNC[53].

Deve-se ter cuidado com associação com substâncias anti-hipertensivas, pois pode bloquear os efeitos hipotensores dessas drogas. E o uso associado com digoxina e fenitoína pode resultar em aumento do nível sérico dessas medicações.

Em relação aos IMAO, pouco se sabe sobre essa interação; e diante disso, sua transição deve ser feita com cuidado.

Tabela 7 Principais interações medicamentosas da vortioxetina

Droga co-administrada	Alteração no nível plasmático	Mecanismo	Consequências clínicas	Significado clínico
Bupropiona	↑ Nível de vortioxetina	Bupropiona inibe 2D6	Boca seca, obstipação, fadiga, sedação e sudorese	Concepção teórica
Fluoxetina Paroxetina	↑ Nível de vortioxetina	Fluoxetina e paroxetina inibem 2D6	Boca seca, obstipação, fadiga, sedação e sudorese	
Fluvoxamina	↑ Nível de vortioxetina	Fluvoxamina inibe 1A2 >>2D6	Boca seca, obstipação, fadiga, sedação e sudorese	
IMAO		↓ Metabolismo de 5HT e NA pelos IMAO, combinado com inibição recaptação de 5HT e NA pela vortioxetina	↑ Crise hipertensiva ou síndrome setoninérgica	Potencialmente fatal
Tricíclicos (ADT)	Nível de ADT	Vortioxetina inibe 2D6	Risco de arritmia e sintomas anticolinérgicos	

ADT: antidepressivos tricíclicos; IMAO: inibidores da monoamina oxidase. Fonte: adaptada de Soares, 2006[39].

Tabela 8 Principais interações medicamentosas da mirtazapina

Droga co-administrada	Alteração no nível plasmático	Mecanismo	Consequências clínicas	Significado clínico
Carbamazepina	↓ Nível de mirtazapina	CBZ induz 1A2 e 3A4	Perda de eficácia terapêutica	
Fluvoxamina	↑ Nível de mirtazapina	Fluvoxamina inibe 3A4,1A2,2D6	Sonolência, ↑ risco de síndrome serotonérgica	↑ Nível de mirtazapina até 4 vezes
IMAO(s)	n/a	↓ Metabolismo da NA e 5HT pelos IMAO, combinado com ↑ liberação pré-sináptica de 5HT e NA	Síndrome serotonérgica e/ou crise hipertensiva	Potencialmente fatal
Fenitoína	↓ Nível de mirtazapina	Fenitoína induz 3A4	Perda de eficácia terapêutica	

Fonte: adaptada de Soares, 2006[39].

Bupropiona

A bupropiona é um inibidor da recaptura e liberador de dopamina; é metabolizada por CYP450 2B6 e embora não seja metabolizado por essa enzima, é um inibidor moderado de CYP450 2D6 (aumentando o nível sérico de ADT por essa via de inibição). Os ISRS por inibirem CYP450 2B6 resultam em aumento do nível sérico de bupropiona. Diferente disso, carbamazepina e fenitoína induzem a CYP450 2B6 diminuindo o nível sérico de bupropiona[36].

Via inibição de CYP450 2D6, pode teoricamente aumentar os níveis de tioridazina com risco de causar arritmias cardíacas graves. Quando usada com digoxina, a bupropiona pode reduzir os níveis de digoxina, necessitando de doses maiores desta medicação.

A associação de bupropiona com terapia de reposição nicotínica há risco aumentado de hipertensão. No caso do uso concomitante com antirretrovirais, pode ser necessário dose maior de bupropiona pra ter o efeito esperado[54].

Seus efeitos adversos resultam do antagonismo de receptores H1 e alfa-adrenérgico, como confusão, déficit de concentração, alucinações, delírios, agitação e ansiedade. Deve ser evitado em pacientes com histórico de crises convulsivas por diminuir o limiar convulsivo[55].

INTERAÇÕES COM ANTIPSICÓTICOS E OUTROS ESTABILIZADORES DE HUMOR

Clozapina

A clozapina é metabolizada principalmente por CYP450 1A2, e em menor medida por 2D6 e 3A4. Inibidores de CYP450 2D6 (fluoxetina, bupropiona, duloxetina, paroxetina), CYP450 1A2 (fluvoxamina) e CYP450 3A4 (cetoconazol) podem cursar com aumento dos níveis séricos de clozapina, sendo necessário ajuste de dose; na presença de um inibidor forte (fluvoxamina e ciprofloxacina), recomenda-se usar um terço da dose de clozapina[56,57].

Na presença de indutores potentes, a clozapina tem seus níveis reduzidos; é o caso da carbamazepina, fenitoína e fenobarbital (indutores potentes de CYP450) e do uso de cigarro em decorrência da fumaça (por indução de 1A2)[57]. No caso de cessação do tabagismo por períodos maiores de uma semana poderá ser necessário redução da dose de clozapina até pela metade.

Por ser um depressor medular e por alargar o intervalo QTc, evitar a associação com outras medicações que tenham essas características pelo risco de potencialização desses efeitos. Em decorrência de sua função anticolinérgica, atentar quando associar com outras medicações com essas funções por causa do potencial aditivo anticolinérgico.

Aripiprazol

Este antipsicótico atípico é metabolizado pelas enzimas do CYP450 2D6 e 3A4[58]; a interação com inibidores de 2D6 (como paroxetina, duloxetina e fluoxetina) ou de 3A4 (como cetoconazol, fluvoxamina, fluoxetina) aumenta os níveis dessa droga. E indutores de 3A4 (como a carbamazepina) podem diminuir o seu nível plasmático[59].

Lurasidona

A lurasidona é um antipsicótico atípico com atividade antagonista de serotonina e de dopamina. Tem alta afinidade por

Tabela 9 Principais interações medicamentosas da bupropiona

Droga co-administrada	Alteração no nível plasmático	Mecanismo	Consequências clínicas	Significado clínico
Carbamazepina	↓ Nível de bupropiona	CBZ induz 2B6	Perda de eficácia terapêutica	
Duloxetina	↑ Nível de duloxetina	Bupropiona inibe 2D6	Boca seca, obstipação, fadiga, sedação e sudorese	Concepção teórica
Fluoxetina	↑ Nível de bupropiona	Fluoxetina inibe 2B6	Risco de convulsões	Concepção teórica
Fluvoxamina	↑ Nível de bupropiona	Fluvox. inibe 2B6	Risco de convulsões	Concepção teórica
IMAO	n/a	↓ Metabolismo da NA pelos IMAO, combina do com inibição da recaptação de NA pela bupropriona	Risco de crise hipertensiva	Potencialmente fatal
Nefazodona	↑ Nível de (mCPP) metaclorofenilpipera zina	Bupropiona inibe 2D6	Sintomas autonômicos de ansiedade	Concepção teórica
Paroxetina	↑ Nível de bupropiona	Paroxetina inibe 2B6	Risco de convulsões	Concepção teórica
Antipsicóticos fenotiazínicos	↑ Nível de Antipsicóticos fenotiazínicos	Bupropiona inibe 2D6	↑ Sintomas extra-piramidais e outros efeitos colaterais	Bupropiona + tioridazina potencial arritmias
Fenitoína	↓ Nível de bupropiona	Fenitoína induz 2B6	Perda de eficácia terapêutica	Concepção teórica, mas provável

CBZ: carbamazepina; IMAO inibidores da monoamina oxidase. Fonte: adaptada de Soares, 2006[39].

Tabela 10 Principais interações medicamentosas da clozapina

Droga co-administrada	Alteração no nível plasmático	Mecanismo	Consequências clínicas	Significado clínico
Aripiprazol	↓ Atividade da clozapina sobre o receptor D2 quando da troca por aripiprazol	Aripiprazol tem maior afinidade pelo receptor D2 que outros antipsicóticos	Descompensação clínica durante a troca por aripiprazol	A troca deve ser feita gradualmente, ↓ a dose do outros enquanto introduz aripiprazol
Carbamazepina	↓ Nível de clozapina	CBZ induz 1A2, 2C9, 3A4 e UGT 1A4.	Perda de eficácia terapêutica	Risco sinérgico de agranulocitose e anemia aplástica
Fluoxetina	↑ Nível de clozapina	Fluoxetina inibe múltiplas enzimas do CYP450	↑ Sedação, efeitos anticolinérgicos, risco de convulsões	↓ Nível de clozapina em 50 por cento
Fluvoxamina	↑ Nível de clozapina	Fluvoxamina inibe múltiplas enzimas do CYP450	↑ Sedação, efeitos anticolinérgicos, risco de convulsões	↑ Nível de clozapina 3 a 4 vezes
IMAO	n/a	↓ Metabolismo da NA pelos IMAO, combinado com ↑ NA por bloqueio alfa2 pela clozapina	Crise hipertensiva	
Fenitoína	↓ Nível de clozapina	Fenitoína induz 1A2, 2C9, 3A4 e UGT 1A4	Perda de eficácia terapêutica	

Fonte: adaptada de Soares, 2006[39].

Tabela 11 Principais interações medicamentosas do aripiprazol

Droga co-administrada	Alteração no nível plasmático	Mecanismo	Consequências clínicas	Significado clínico
Outros antipsicóticos	↓ Atividade de outros antipsicóticos sobre o receptor D2 dopaminérgico	Aripiprazol tem maior afinidade pelo receptor D2 que outros antipsicóticos	Descompensação clínica durante a troca por aripiprazol	A troca deve ser feita gradualmente, ↓a dose do outros enquanto introduz aripiprazol
Carbamazepina	↓ Nível de aripiprazol	CBZ induz 3A4	Perda de eficácia terapêutica	Elevar dose do aripiprazol
Fluoxetina	↑ Nível de aripiprazol	Fluoxetina inibe múltiplas enzimas do CYP450	↓ Incidência de efeitos colaterais como acatisia e náuseas	Diminuir dose do aripiprazol
Fenitoína	↓ Nível de aripiprazol	Fenitoína induz 3A4	Perda de eficácia terapêutica	Concepção teórica

Fonte: adaptada de Soares, 2006[39].

D2, 5-HT2A e 5-HT7; moderada afinidade por receptores alfa-2C adrenérgicos e é agonista parcial para receptores 5-HT1A. Não tem afinidade significativa por receptores muscarínicos e histaminérgicos H1[60].

É metabolizado por CYP450 3A4. Inibidores de CYP450 3A4 (fluvoxamina, fluoxetina e cetoconazol) podem aumentar o nível sérico da droga, e a coadministração com um inibidor forte como cetoconazol pode aumentar em sete vezes o nível sérico.

A coadministração com um indutor forte de CYP450 3A4 como a rifampicina diminui em aproximadamente 82% os níveis, e essa associação é contraindicada[61]. O uso associado com indutores do CYP450 3A4 reduz o nível da droga, requerendo doses maiores para atingir efeito terapêutico, ou sendo contraindicado o uso no caso de indutores fortes.

Pode antagonizar levodopa e agonistas de dopamina. Quando associado com anti-hipertensivos pode aumentar o efeito hipotensor dessas drogas.

Olanzapina

Tem predominantemente afinidade serotoninérgica, com maior afinidade por receptores serotoninérgicos 5HT-2A do que por receptores dopaminérgicos D2. Age também nos receptores muscarínicos, histaminérgicos e adrenérgicos, com efeitos de sedação e ganho de peso. O uso de olanzapina isolada apresenta sedação e ganho de peso, e quando coadministrado com drogas com mesma atividade esse efeito é potencializado[62].

Olanzapina é substrato para CYP450 1A2 e 2D6. Pela indução de CYP450 1A2, pacientes fumantes (fumaça é indutora de CYP450 1A2) podem ter redução dos níveis séricos de olanzapina. Entretanto, pacientes que cessaram o tabagismo em uso de olanzapina cursam com aumento dos níveis da droga, podendo levar à intoxicação ou exacerbação dos efeitos colaterais[62].

Carbamazepina e fenitoína, por seu conhecido perfil indutor de múltiplas enzimas do CYP450, podem diminuir o nível

Tabela 12 Principais interações medicamentosas da lurasidona

Droga co-administrada	Alteração no nível plasmático	Mecanismo	Consequências clínicas	Significado clínico
Aripiprazol	↓ Atividade da lurasidona sobre o receptor D2 quando da troca por aripiprazol	Aripiprazol tem maior afinidade pelo receptor D2 que outros antipsicóticos	Descompensação clínica durante a troca por aripiprazol	A troca deve ser feita gradualmente, ↓a dose do outro enquanto introduz aripiprazol
Carbamazepina	↓ Nível de lurasidona	CBZ induz 3A4	Perda de eficácia terapêutica	
Fenitoína	↓ Nível de lurasidona	Fenitoína induz 3A4	Perda de eficácia terapêutica	↑ Clearance da quetiapina 5 vezes

Fonte: adaptada de Soares, 2006[39].

sérico de olanzapina. Por outro lado, inibidores potentes de 1A2 como fluvoxamina, cafeína e ciprofloxacina podem aumentar o nível sérico da olanzapina[63].

Uma frequente associação é a de olanzapina e fluoxetina (primeira linha de tratamento na depressão bipolar em adultos)[64], que apresenta interação importante a ser conhecida: a inibição potente da CYP450 2D6 causada pela fluoxetina eleva os níveis de olanzapina em cerca de 30%, aumentando também a incidência de efeitos colaterais como boca seca, ganho de peso, sedação e tremores[65].

Quetiapina

A quetiapina tem alta afinidade por receptores serotoninérgicos 5HT-2A e baixa afinidade pelos receptores dopaminérgicos D1 e D2. Tem alguma afinidade por receptores alfa-1 e alfa-2 e por receptores H1, mas pouca afinidade por receptores muscarínicos[66,67].

É substrato para CYP450 3A4[66,67]. Inibidores potentes de 3A4 como cetoconazol, nefazodona, eritromicina, fluoxetina e fluvoxamina podem elevar o nível sérico de quetiapina; enquanto indutores potentes como carbamazepina, fenobarbital e fenitoína podem diminuir os níveis séricos da medicação.

Há relatos de alargamento de INR em paciente em associação de quetiapina com varfarina (também substrato para CYP450 3A4).

Risperidona

A risperidona tem afinidade tanto por receptores serotoninérgicos 5HT-2A quanto por receptores D2, sendo um antipsicótico atípico que se aproxima dos típicos por apresentando efeitos colaterais extrapiramidais quando são utilizadas doses iguais ou superiores a 6 mg/dia[68].

É metabolizada pela CYP340 2D6 e CYP450 3A4 em seu metabólito principal, a 9-hidroxi-risperidona[69]. De modo similar à quetiapina, inibidores potentes de 3A4 (nefazodona, cetoconazol, fluoxetina e fluvoxamina) pode cursar com aumentos dos níveis séricos, enquanto indutores potentes (carbamazepina, fenitoína e fenobarbital) tendem a diminuir seu nível plasmático.

Ziprasidona

A ziprasidona tem seu mecanismo de ação pouco compreendido ainda; mas possui alta afinidade por receptores D2, D3, 5-HT2A, 5-HT1A, 5-HT2C, 5-HT1D e alfa-1 adrenérgicos em estudos *in vitro*. Sua absorção é quase dobrada se for administrada junto com alimentos[70].

Seu metabolismo é predominantemente hepático, mas apenas um terço da depuração da ziprasidona ocorre pelas enzimas CYP450, principalmente por ação de CYP450 3A4. Não apresenta atividade inibitória de CYP450, e tem pouco potencial em afetar o metabolismo de substâncias eliminadas por enzimas do CYP450[71].

Tabela 13 Principais interações medicamentosas da olanzapina

Droga co-administrada	Alteração no nível plasmático	Mecanismo	Consequências clínicas	Significado clínico
Aripiprazol	↓ Atividade da olanzapina sobre o receptor D2 quando da troca por aripiprazol	Aripiprazol tem maior afinidade pelo receptor D2 que outros antipsicóticos	Descompensação clínica durante a troca por aripiprazol	A troca deve ser feita gradualmente, ↓ a dose do outro enquanto introduz aripiprazol
Carbamazepina	↓ Nível de ilanzapina	CBZ induz 1A2,3A4 e UGT 1A4	Perda de eficácia terapêutica	
Fluvoxamina	↑ Nível de olanzapina	Fluvoxamina inibe 1A2 > 2D6 e glicoproteína P	↑ Sintomas extrapiramidais e sedação	
Fenitoína	↓ Nível de olanzapina	Fenitoína induz UGT 1A4	Perda de eficácia terapêutica	Concepção teórica

Fonte: adaptada de Soares, 2006[39].

Tabela 14 Principais interações medicamentosas do quetiapina

Droga co-administrada	Alteração no nível plasmático	Mecanismo	Consequências clínicas	Significado clínico
Aripiprazol	↓ Atividade da quetiapina sobre o receptor D2 quando da troca por aripiprazol	Aripiprazol tem maior afinidade pelo receptor D2 que outros antipsicóticos	Descompensação clínica durante a troca por aripiprazol	A troca deve ser feita gradualmente, ↓ a dose do outro enquanto introduz aripiprazol
Carbamazepina	↓ Nível de quetiapina ↑ Nível de CBZ	CBZ induz 3A4 Mecanismo desconhecido	Perda de eficácia terapêutica Ataxia, náusea, tremores, diplopia	
Fenitoína	↓ Nível de quetiapina	Fenitoína induz 3A4	Perda de eficácia terapêutica	↑ *Clearance* da quetiapina 5 vezes

CBZ: carbamazepina. Fonte: adaptada de Soares, 2006[39].

Tabela 15 Principais interações medicamentosas do risperidona

Droga co-administrada	Alteração no nível plasmático	Mecanismo	Consequências clínicas	Significado clínico
Aripiprazol	↓ Atividade da risperidona sobre o receptor D2 quando da troca por aripiprazol	Aripiprazol tem maior afinidade pelo receptor D2 que outros antipsicóticos	Descompensação clínica durante a troca por aripiprazol	A troca deve ser feita gradualmente, ↓ a dose do outro enquanto introduz aripiprazol
Carbamazepina	↓ Nível de risperidona	CBZ induz 3A4	Perda de eficácia terapêutica	
Fluoxetina	↑ Nível de risperidona	Fluoxetina inibe 2D6 e 3A4	↑ Sintomas extra- piramidais e ↑ prolactina	Aumento de 75% nos níveis de risperidona
Paroxetina	↑ Nível de risperidona	Paroxetina inibe 2D6 e 3A4	↑ Sintomas extra- piramidais e ↑ prolactina	Aumento de 45% nos níveis de risperidona
Fenitoína	↓ Nível de risperidona	Fenitoína induz 3A4	Perda de eficácia terapêutica	

Fonte: adaptada de Soares, 2006[39].

O cetoconazol, inibidor de 3A4 mais potente, aumenta a concentração de ziprasidona em 40%; e a carbamazepina, indutor mais potente, aumenta sua depuração em cerca de 35%.

A ziprasidona prolonga o intervalo QTc mais do que outros antipsicóticos; e o principal risco da interação medicamentosa com ziprasidona é o uso associado com drogas que aumentem este intervalo, como mesoridazina, tioridazina, clorpromazina, cimetidina, hidralazina, metadona e alguns antiarrítmicos.

Pode antagonizar levodopa e agonistas de dopamina. E, quando associado com anti-hipertensivos pode aumentar o efeito hipotensor dessas drogas.

Clorpromazina

A clorpromazina é um antipsicótico típico (primeira geração) cujo metabolismo acontece principalmente no fígado, e em menor grau no intestino e outros órgãos. O uso prolongado leva a autoindução enzimática hepática e intestinal, o que faz com que seus níveis plasmáticos se reduzam[72].

Inibidores de CYP450 1A2 (fluvoxamina) e CYP2D6 (fluoxetina, bupropiona, duloxetina, paroxetina) podem aumentar o nível sérico de clorpromazina. Indutores enzimáticos potentes como carbamazepina e fenitoína tendem a diminuir o nível sérico dos antipsicóticos típicos[72].

O uso associado com ISRS, ISRSN e bupropiona tende a aumentar os níveis dos antipsicóticos típicos, como a clorpromazina. E, quando associados com ADT aumentam o nível dessas medicações.

Pode antagonizar levodopa e agonistas de dopamina. E, quando associado com anti-hipertensivos pode aumentar o efeito hipotensor dessas drogas. Alguns agentes pressores, como a adrenalina, podem interagir com clorpromazina e reduzir a pressão arterial[73].

Na associação com anticoagulantes, a clorpromazina pode reduzir o efeito anticoagulante dessas medicações. Pela diminuição do limiar convulsivo, usar com cautela em pacientes com abstinência alcoólica ou transtornos convulsivos de base[74].

Haloperidol

O haloperidol é metabolizado por muitas vias, incluindo o sistema enzimático do citocromo P450 (particularmente CYP 3A4 e CYP 2D6) e glucuronização.

O uso associado com inibidores de CYP450 3A4 (fluoxetina, paroxetina, bupropiona, cetoconazol ou rifampicina) e de CYP450 2D6 (fluoxetina, bupropiona, duloxetina, paroxetina), podem aumentar o nível sérico do haloperidol[74].

Pode antagonizar levodopa e agonistas de dopamina. E, quando associado com anti-hipertensivos pode aumentar o efei-

Tabela 16 Principais interações medicamentosas do ziprasidona

Droga co-administrada	Alteração no nível plasmático	Mecanismo	Consequências clínicas	Significado clínico
Aripiprazol	↓ Atividade da ziprasidona sobre o receptor D2 quando da troca por aripiprazol	Aripiprazol tem maior afinidade pelo receptor D2 que outros antipsicóticos	Descompensação clínica durante a troca por aripiprazol	A troca deve ser feita gradualmente, ↓ a dose do outros enquanto introduz aripiprazol
Carbamazepina	↓ Nível de ziprasidona	CBZ induz 3A4	Perda de eficácia terapêutica	
IMAO	n/a	↓ Metabolismo da 5HT eNA pelos IMAO, combinado com ↑ 5HT e NA por bloqueio de recaptura pela ziprasidona	Crise hipertensiva ou síndrome serotonérgica	Potencialmente fatal, mas ainda uma concepção teórica
Fenitoína	↓ Nível de ziprasidona	Fenitoína induz 3A4	Perda de eficácia terapêutica	Concepção teórica
Pimozide	n/a	Prolongamento QT	↑ Risco de arritmias	Concepção teórica
ADT	n/a	Prolongamento QT	↑ Risco de arritmias	Concepção teórica
Antipsicóticos típicos	n/a	Prolongamento QT com clorpromazina, tioridazina	↑ Risco de arritmias	Concepção teórica

Fonte: adaptada de Soares, 2006[39].

to hipotensor dessas drogas. Alguns agentes pressores (como a adrenalina) podem interagir com haloperidol e reduzir a pressão arterial.

Na associação com álcool ou medicações depressores do SNC, pode apresentar aumento do potencial depressor, necessitando reduzir a dose da outra medicação associada[74]. O uso associado com agentes anticolinérgicos pode cursar com aumento da pressão intraocular. Na associação com anticoagulantes, o haloperidol pode reduzir o efeito dessas medicações. Quando associado com rifampicina, pode ocasionar redução dos níveis séricos de haloperidol.

Devido aos efeitos extrapiramidais mais intensos e frequentes causados por essa medicação, evitar o uso e pacientes com doença de Parkinson. Já em pacientes com doença de Huntington, pode ser benéfico o uso de haloperidol pelo melhor controle dos movimentos[75].

Lítio

O lítio é um cátion com propriedades semelhantes ao sódio e ao potássio; e a interação por mecanismo de trocas com esses cátions têm papel importante em seu mecanismo de ação e nas suas interações medicamentosas.

A excreção é predominantemente renal com meia-vida de 18 a 36 horas, sendo aumentada em idosos[76]. Quando administrada em jejum tem menor absorção. O lítio não tem metabolismo hepático, portanto, não tem capacidade de indução ou inibição enzimática, não causando interações por essas vias[77].

A maior parte das interações medicamentosas do lítio ocorre por alterações na função renal. Assim, diuréticos tiazídicos podem aumentar os níveis séricos em até 80%, sendo que diuréticos osmóticos e poupadores de potássio apresentam menor efeito em condições controladas[77,78]. O uso associado com inibidores da enzima conversora de angiotensina também pode aumentar a concentração sérica de lítio.

Pacientes com desidratação podem ter aumento de litemia, e cursar com intoxicação mesmo sem alteração da dose de administração. Quando associado com metronidazol pode ter redução da excreção renal de lítio. O uso concomitante com bloqueadores dos canais de sódio, metildopa, carbamazepina, e fenitoína podem aumentar a toxicidade do lítio[79].

A interação mais estudada e conhecida envolve o uso concomitante de anti-inflamatórios não-esteroidais (AINE) como diclofenaco sódico ou potássico, indometacina e piroxicam. Estas drogas causam a reabsorção tubular de lítio (junto com sódio), podendo aumentar a litemia e levar à intoxicação[79].

Não apresenta interações importantes da associação com antidepressivos[80-85]; apesar de tais efeitos não parecerem estar relacionados ao aumento das concentrações plasmáticas, quando associado com ISRS os efeitos colaterais como tontura, confusão, diarreia, agitação e tremor, podem aumentar.

A combinação de lítio com ácido valproico, lamotrigina e antipsicóticos costuma ser bem tolerada; porém, o uso concomitante a carbamazepina tende a aumentar significativamente a incidência de efeitos adversos neurológicos[86-89].

Outra interação é a de lítio com agentes bloqueadores neuromusculares, que quando associados pode prolongar ação de bloqueio neuromuscular.

Valproato

O mecanismo de ação parece estar associado com aumento da disponibilidade de ácido gama-aminobutírico (GABA) –

Tabela 17 Principais interações medicamentosas dos antipsicóticos típicos

Droga co-administrada	Alteração no nível plasmático	Mecanismo	Consequências clínicas	Significado clínico
Aripiprazol	↓ Atividade dos antipsicóticos típicos sobre o receptor D2 quando da troca por aripiprazol	Aripiprazol tem maior afinidade pelo receptor D2 que outros antipsicóticos	Descompensação clínica durante a troca por aripiprazol	A troca deve ser feita gradualmente, ↓a dose do outro enquanto introduz aripiprazol
Bupropiona	↑ Nível de antipsicóticos fenotiazínicos	Bupropiona inibe 2D6 e glicoproteínaP	↑ Sintomas extra-piramidais e outros efeitos colaterais	Bupropiona + tioridazina ↑ potencial arritmogênico
Citalopram Escitalopram	↑ Nível de antipsicóticos fenotiazínicos	Citalopram Escitalopram inibem 2D6 e glicoproteínaP	↑ Sintomas extra-piramidais e outros efeitos colaterais	Citalopram + tioridazina ↑ potencial arritmogênico
Duloxetina	↑ Nível de antipsicóticos fenotiazínicos	Duloxetina inibe 2D6 e glicoproteína P	↑ Sintomas extra-piramidais e outros efeitos colaterais	Duloxetina + tioridazina ↑ potencial arritmogênico
Paroxetina	↑ Nível de antipsicóticos fenotiazínicos	Paroxetina inibe 2D6 e glicoproteína P	↑ Sintomas extrapira-midais e outros efeitos colaterais	Paroxetina + tioridazina ↑ potencial arritmogênico
Fluoxetina	↑ Nível de antipsicóticos típicos	Fluoxetina inibe múltiplas enzimas do CYP450	↑ Sintomas extra-piramidais e outros efeitos colaterais	Fluoxetina + tioridazina ↑ potencial arritmogênico
Carbamazepina	↓ Nível de antipsicóticos típicos	CBZ induz 1A2,3A4 e UGT 1A4	Perda de eficácia terapêutica	
Fluvoxamina	↑ Nível de antipsicóticos típicos	Fluvoxamina inibe múltiplas enzimas do CYP450	↑ Sintomas extra-piramidais e outros efeitos colaterais	Fluvoxamina + tioridazina ↑ potencial arritmogênico
Fenitoína	↓ Nível de antipsicóticos típicos	Fenitoína induz 3A4 e UGT 1A4	Perda de eficácia terapêutica	
ADT	↑ Níveis de ADT	Antipsicóticos fenotiazínicos inibem 2D6	↑ Risco arritmias e efeitos anticolinérgicos	ADT + tioridazina ↑ potencial arritmogênico
Ziprasidona	n/a	Prolongamento do QT pela tioridazina e clorpromazina	↑ Risco arritmias	Concepção teórica

ADT: antidepressivos tricíclicos. Fonte: adaptada de Soares, 2006[39].

principal neurotransmissor inibitório –, e bloqueio de canais de cálcio voltagem-dependentes. É metabolizado primariamente pelo fígado, e cerca de 25% do seu metabolismo depende do sistema CYP450 (2C9 e 2C19), e inibe CYP450 2C9[79].

É um importante inibidor de enzimas do sistema microssomal hepático[89], além de ser muito ligado às proteínas plasmáticas. É biotransformado no fígado por oxidação e glicuronidação, gerando um grande número de metabólitos[90]. Por esse motivo, se deve tomar cuidado com associação com indutores do sistema microssomal hepático como carbamazepina, fenitoína e fenobarbital[91].

O uso de medicações que induzem o sistema microssomal hepático acarretam diminuição dos níveis plasmáticos de ácido valproico, porém há aumento dos níveis de metabólito tóxico do valproato (4-ene-ácido valproico), além de aumento dos níveis das próprias medicações indutoras em associação.

Associação de topiramato com valproato pode resultar em hiperamonemia com ou sem encefalopatia; e na presença de letargia inexplicável, vômitos ou alteração do estado mental, deve-se dosar os níveis de amônia[79].

Outra interação medicamentosa do valproato é a que ocorre com a lamotrigina, que por inibição enzimática aumenta cerca de duas vezes os níveis séricos de lamotrigina; quando usados associados, sugere-se que a dose de lamotrigina deve ser reduzida pela metade. O aumento rápido dos níveis séricos da lamotrigina está correlacionado com o aumento de efeitos adversos potencialmente graves como sonolência, confusão e *rash* cutâneo (inclusive síndrome de Stevens Johnson)[92].

Carbamazepina

É uma medicação indutora enzimática potente, que além de ter potencial de induzir outras medicações, induz o seu próprio metabolismo. Não é mais a primeira escolha no tratamento de doenças psiquiátricas justamente pelo fato de induzir o

Tabela 18 Principais interações medicamentosas do lítio

Droga co-administrada	Alteração no nível plasmático	Mecanismo	Consequências clínicas	Significado clínico
Antipsicóticos	Variáveis efeitos nos níveis plasmáticos de lítio e dos antipsicóticos		Neurotoxicidade; aumento de SEP; possível aumento de agranulocitose e crises convulsivas com clozapina	
Antidepressivos	↑ Nível de lítio		Aumento de efeitos serotonérgicos; aumento de tremores e náuseas	
Carbamazepina			Aumento da neurotoxicidade de ambas as drogas	
Clonazepam			Aumento de disfunção sexual	
Triptofano	↑ Nível de lítio		Toxicidade por lítio	

Tabela 19 Principais interações medicamentosas do valproato

Droga co-administrada	Alteração no nível plasmático	Mecanismo	Consequências clínicas	Significado clínico
Carbamazepina	↓ Nível valproato ↑ Metabólito tóxico do valproato ↑ Nível de CBZ	CBZ induz fase 2 CBZ induz 2C9 Desconhecido	Perda de eficácia terapêutica Elevação de transaminases Ataxia,náusea,sedação, disartria, diplopia, tremores	
Lamotrigina	↑ Nível de lamotrigina ↓ Nível de valproato	Valproato inibe UGT 1A4 Lamotrigina induz fase 2	Sonolência,confusão ↑ risco de rash cutâneo Perda de eficácia terapêutica	↑ Nível de lamotrigina 2X Concepção teórica
Fenitoína	↓ Nível valproato ↑ Metabólito tóxico do valproato ↑ Nível de fenitoína	Fenitoína induz fase 2 Fenitoína induz 2C9 Inibição 2C19	Perda de eficácia terapêutica Elevação de transaminases Ataxia,náusea,sedação, Disartria, diplopia, tremores	

CBZ: carbamazepina. Fonte: adaptada de Soares, 2006[39].

metabolismo de várias drogas, diminuindo seus níveis plasmáticos[93]. Sua interrupção, pelo mesmo motivo, pode elevar o nível plasmático de outras drogas levando à intoxicação.

Devido sua forte indução, pode diminuir os níveis séricos de diversas medicações como: acetominofeno, clozapina, benzodiazepínicos, doxicilina, teofilina, varfarina, haloperidol, etossuximida, fenitoína, topiramato, lamotrigina e valproato. Além disso, pode diminuir os níveis séricos de anticontraceptivos orais, podendo interferir na sua eficácia[79].

É um substrato e também indutora de CYP450 3A4 (de forma mais potente), 2C9 e 1A2. Indutores de 3A4 mais potentes como rifampicina e fenobarbital podem diminuir os níveis plasmáticos de carbamazepina. Já inibidores de 3A4 como o cetoconazol, ritonavir e eritromicina podem aumentar seus níveis[94,95]. Já a fluoxetina e fluvoxamina tendem a aumentar os níveis séricos de carbamazepina pela inibição de várias enzimas do CYP450 (3A4, 2C9, 1A2 e 2B6).

Como sua estrutura química é parecida com a estrutura tricíclica, usar com cautela com IMAO, inclusive levando-se em consideração o tempo de interrupção antes do início de uma medicação serotoninérgica. Quando associado a outros depressores do SNC, este efeito é potencializado.

Oxcarbazepina

Droga estruturalmente associada à carbamazepina. Sua principal diferença consiste em induzir de forma muito reduzida o sistema microssomal hepático. Assim, há menor risco de interações farmacocinéticas com outras drogas. É indutor leve de CYP450 3A4 e inibidor de CYP450 2C9[96]. Mas não há interações muito significativas com drogas metabolizadas por estas enzimas[97].

A inibição de 2C9 pode acarretar aumento no nível plasmático de fenitoína em até 40%[98]. Por outro lado, tende a diminuir os níveis séricos de lamotrigina e topiramato.

Seu uso induz o metabolismo de etinilestradiol e levonorgestrel; assim, mulheres em uso concomitante das duas drogas podem ter sangramentos e perda da eficácia anticoncepcional[99]. Fortes indutores da CYP450 como carbamazepina, fenobarbital, fenitoína e primidona podem reduzir os níveis plasmáticos do seu metabólito ativo, assim como o uso associado com verapamil.

Oxcarbazepina tem tendência de causar hiponatremia, podendo ser necessário restringir fluidos e monitorar o sódio. Em

Tabela 20 Principais interações medicamentosas da carbamazepina (CBZ)

Droga co-administrada	Alteração no nível plasmático	Mecanismo	Consequências clínicas	Significado clínico
Aripiprazol	↓ Nível de aripiprazol	CBZ induz 3ª4	Perda de eficácia terapêutica	
Bupropiona	↓ Nível de bupropiona	CBZ induz 2B6	Perda de eficácia terapêutica	
Citalopram escitalopram	↓ Nível de citalopram escitalopram	CBZ induz 3ª4	Perda de eficácia terapêutica	
Clozapina	↓ Nível de clozapina	CBZ induz 1A2, 2C9, 3A4 e UGT 1A4.	Perda de eficácia terapêutica	Risco sinérgico de agranulocitose e anemia aplástica
Duloxetina	↓ Nível de duloxetina	CBZ induz 1ª2	Perda de eficácia terapêutica	Concepção teórica
Fluoxetina	↑ Nível de CBZ	Fluoxetina inibe 1A2,2B6,2C9 e 3A4	Ataxia, náusea, sedação, disartria, diplopia, tremores	
Fluvoxamina	↑ Nível de CBZ ↓ Nível de fluvoxamina	Fluvoxamina inibe múltiplas enzimas do CYP450 CBZ induz 1A2	Ataxia, náusea, sedação, disartria, diplopia, tremores	↓ Nível de fluvoxamina é uma concepção teórica
Haloperidol	↓ Nível de haloperidol	CBZ induz 1A2 e 3A4	Perda de eficácia terapêutica	
Lamotrigina	↓ Nível de lamotrigina ↑ Nível de CBZ	CBZ induz UGT 1A4 Mecanismo desconhecido	Perda de eficácia terapêutica Ataxia, náusea, sedação, disartria, diplopia, tremores	
Mirtazapina	↓ Nível de mirtazapina	CBZ induz 1A2 e 3A4	Perda de eficácia terapêutica	
Nefazodona	↓ Nível de nefazodona ↑ Nível de CBZ	CBZ induz 3A4 Nefazodona inibe 3A4	Perda de eficácia terapêutica Ataxia, náusea, sedação, Disartria, diplopia, tremores	
Olanzapina	↓ Nível de llanzapina	CBZ induz 1A2 e UGT 1A4.	Perda de eficácia terapêutica	
Fenitoína	↓ Nível de CBZ	Fenitoína induz 2B6, 2C9 e 3ª4	Perda de eficácia terapêutica	
Pimozide	↓ Nível de pimozide	CBZ induz 1A2 e 3A4	Perda de eficácia terapêutica	Concepção teórica
Quetiapina	↓ Nível de quetiapina ↑ Nível de CBZ	CBZ induz 3A4 Mecanismo desconhecido	Perda de eficácia terapêutica Ataxia, náusea, sedação, disartria, diplopia, tremores	
Risperidona	↓ Nível de risperidona	CBZ induz 3A4	Perda de eficácia terapêutica	
Sertralina	↓ Nível de sertralina	CBZ induz 2B6, 2C9 e 3ª4	Perda de eficácia terapêutica	
Tricíclicos (ADT)	↓ Nível de ADT Clomipramina↑	CBZ induz 1A2, 2C9 e 3A4 CBZ inibe 2C19?	Perda de eficácia terapêutica	A ação da CBZ em 2C19 ainda não está definida
Valproato	↓ Nível de valproato ↑ Metabólito tóxico do valproato ↑ Nível de CBZ	CBZ induz fase 2 CBZ induz 2C9 Desconhecido	Perda de eficácia terapêutica Elevação de transaminases Ataxia, náusea, sedação, disartria, diplopia, tremores	
Ziprasidona	↓ Nível de ziprasidona	CBZ induz 3A4	Perda de eficácia terapêutica	

associação com outras medicações com este mesmo efeito, este risco é aumentado.

Como sua estrutura química é parecida com a estrutura tricíclica, usar com cautela com IMAO, inclusive levando-se em consideração o tempo de interrupção de um antes do início do outro. Quando associado a outros depressores do SNC, este efeito é potencializado.

Topiramato

Tem sua excreção predominantemente renal, e 70% é excretado de forma inalterada pela urina; seus outros metabólitos são excretados por enzimas da fase 1 e 2[100]. Mesmo com tal metabolismo, o topiramato pode ser induzido quando coadministrado com fenitoína ou carbamazepina.

O uso concomitante com metformina pode cursar em aumento dos níveis de ambas as medicações. Além disso, pode diminuir os níveis séricos de anticontraceptivos orais, podendo interferir na sua eficácia

Associação de topiramato com valproato, aumenta a eliminação de valproato reduzindo seu nível sérico; e o uso concomitante dessas medicações pode resultar em hiperamonemia com ou sem encefalopatia; e na presença de letargia inexplicável, vômitos ou alteração do estado mental, deve-se dosar os níveis de amônia[79].

Quando topiramato é associado a outros depressores do SNC, este efeito é potencializado.

Tabela 21 Principais interações medicamentosas da oxcarbazepina

Droga co-administrada	Alteração no nível plasmático	Mecanismo	Consequências clínicas
Lamotrigina	↓ Nível de lamotrigina	CBZ induz UGT 1A4	Perda de eficácia terapêutica
Fenitoína	↑ Nível de fenitoína ↑ Nível de oxcarbazepina	Oxcarbazepina inibe 2C19 Fenitoína induz fase 2	Nistagmo, ataxia, náusea, disartria Perda de eficácia terapêutica
Topiramato	↓ Nível de topiramato	Oxcarbazepina induz fase 2	Perda de eficácia terapêutica

Fonte: adaptada de Soares, 2006[39].

Lamotrigina

Seu metabolismo é predominantemente renal e hepático por meio de glicuronidação, ainda que uma ou mais enzimas do citocromo P450 (ainda não caracterizadas) possam ser responsabilizadas como uma via secundária[101,102].

A presença de um inibidor de UGT 1A4 como o valproato aumenta significativamente os níveis séricos de lamotrigina. Isto poderia explicar o aumento na incidência de síndrome de Stevens-Johnson e de necrose epidérmica quando da associação dessas drogas[92].

Indutores enzimáticos potentes como carbamazepina, fenitoína e fenobarbital tendem a diminuir o nível de lamotrigina. A sertralina, por também inibir UGT 1A4, pode aumentar em até duas vezes os níveis de lamotrigina[103,104].

A associação com anticontraceptivos orais pode diminuir os níveis séricos de lamotrigina. Quando associado a outros depressores do SNC, este efeito é potencializado.

INTERAÇÕES COM BENZODIAZEPÍNICOS (BZD) E OUTROS ANSIOLÍTICOS

Os benzodiazepínicos são drogas com múltiplas propriedades: ansiolíticas, sedativas, relaxantes musculares e anticonvulsivantes[105]; as ações de cada um deles diferem entre si. No momento da escolha, três fatores farmacocinéticos devem também ser levados em conta: a via do medicamento, a meia-vida e se há ou não metabólitos ativos[106,107].

Quanto à via, deve-se evitar diazepam por via intramuscular, pois por essa via tem absorção errática, já que grande parte cristaliza no local da aplicação[108]. O grande risco dessa via de administração é a intoxicação com rebaixamento de nível de consciência e insuficiência respiratória aguda. Na síndrome de abstinência alcoólica é preferível usar este medicamento por via oral; e em casos de crises convulsivas, intravenoso (ou, eventualmente, via retal). Para uso intramuscular, midazolam e lorazepam são mais indicados.

Quase todos os BZD são metabolizados por enzimas do CYP450, com exceção do lorazepam e do oxazepam que são metabolizados por conjugação[109]; e, por este motivo, são mais indicados para paciente com doenças hepáticas e idosos.

O diazepam é substrato principalmente para 2C19 e 3A4. O alprazolam e o midazolam são substratos para 3A4, prioritariamente. Assim, inibidores de 3A4 e 2C19 como os ISRS (fluoxetina, paroxetina, fluvoxamina) podem aumentar os níveis plasmáticos destes BZD; enquanto indutores destas enzimas (como carbamazepina e fenitoína) podem diminuir estes níveis[110].

Os IMAO com a inibição da oxidação aumentam o nível sérico dos BZD como diazepam ou bromazepam, mas não de drogas conjugadas como lorazepam e oxazepam.

A co-prescrição com digitálicos pode resultar em intoxicação digitálica, por aumentar o seu nível sérico[111]. O uso associado com cimetidina pode reduzir a eliminação e elevar os níveis de diazepam. E o uso de valproato com clonazepam pode predispor a estados de ausência.

O flumazenil, utilizado como antídoto para reverter os efeitos dos benzodiazepínicos, não deve ser usado em pacientes com histórico de crises convulsivas, pois pode desencadear episódios convulsivos.

Tabela 22 Principais interações medicamentosas da lamotrigina

Droga co-administrada	Alteração no nível plasmático	Mecanismo	Consequências clínicas	Significado clínico
Carbamazepina	↓ Nível de lamotrigina ↑ Nível de CBZ	CBZ induz UGT 1A4 Mecanismo desconhecido	Perda de eficácia terapêutica Ataxia,náusea,sedação, disartria, diplopia, tremores	
Oxcarbazepina	↓ Nível de lamotrigina	CBZ induz UGT 1A4.	Perda de eficácia terapêutica	
Fenitoína	↓ Nível de lamotrigina	Fenitoína induz UGT 1A4	Perda de eficácia terapêutica	
Sertralina	↑ Nível de lamotrigina	Sertralina inibe UGT 1A4	Sonolência, confusão ↑ risco de rash cutâneo	↑ Nível de lamotrigina 2X
Valproato	↑ Nível de lamotrigina ↓ Nível de valproato	Valproato inibe UGT 1A4 Lamotrigina induz fase 2	Sonolência,confusão ↑ risco de rash cutâneo Perda de eficácia terapêutica	↑ Nível de lamotrigina 2X Concepção teórica

Fonte: adaptada de Soares, 2006[39].

A associação de benzodiazepínicos e opioides deve ser evitada pelo risco depressor do SNC e dificuldade na respiração. E o uso concomitante de álcool e outras medicações depressoras deve ser evitado pela potencialização de efeitos como sedação e lentificação. Deve-se também observar a interação com drogas anti-histamínicas por chance de potencializar os efeitos sedativos.

A associação com anticolinérgicos pode diminuir a absorção dos benzodiazepínicos a nível gastrointestinal[112]. Em pacientes com histórico de dependência de álcool e outras substâncias, a administração de benzodiazepínicos cursa com maior risco de dependência também dessas medicações.

BUSPIRONA

Diferentemente dos benzodiazepínicos, a buspirona não tem ação relaxante muscular ou anticonvulsivante. Também não há relatos de desenvolvimento de tolerância e tem efeitos mínimos na memória e na cognição[113].

Seu mecanismo de ação é desconhecido, mas possui alta afinidade por receptores serotoninérgicos 5-HT1A e 5-HT2A, sem ter ação em receptores GABA ou benzodiazepínicos. Apresenta também moderada afinidade por receptores dopaminérgicos D2.

Sua metabolização é principalmente hepática via CYP450 3A4, além de também utilizar 2C19 e 2D6. Indutores potentes de 3A4, como carbamazepina, fenitoína e fenobarbital, tendem a diminuir os níveis séricos da buspirona. Fluoxetina, fluvoxamina e nefazodona, por outro lado, inibem 3A4 e tendem a aumentar o nível sérico de buspirona[79].

O uso associado com haloperidol pode elevar o nível desta última. E o uso concomitante com diazepam pode elevar os efeitos desta droga, pelo aumento do seu metabólito ativo nordiazepam. Por conta da atividade em receptores serotoninérgicos, a interação com IMAO pode levar ao desenvolvimento de síndrome serotoninérgica, necessitando interromper por tempo mínimo antes de iniciar a outra medicação[79].

DROGAS Z

As drogas Z (zolpidem, zopiclone, eszopiclone) são fármacos que aumentam a atividade do ácido gama-aminobutírico (GABA) por meio de agonismo seletivo em receptores benzodiazepínicos-1 (BZ1). Por conta da seletividade de BZ1 em vez de BZ2, as drogas Z têm menores efeitos ansiolíticos, miorrelaxantes e anticonvulsivantes (efeitos largamente atribuídos ao agonismo em receptores BZ2)[79].

São metabolizados no fígado por enzimas principalmente por CYP450 3A4 (60%), mas também por 2C9, 1A2, 2D6 e 2C19[114]. A interação com indutores potentes de 3A4, como carbamazepina, fenitoína, fenobarbital e rifampicina, tendem a diminuir os níveis séricos das drogas Z enquanto inibidores de 3A4, como cetoconazol, ritonavir, eritromicina ou ISRS como fluoxetina ou fluvoxamina, aumentam o nível sérico.

ANFETAMINAS

Embora existam diversos efeitos colaterais e interações com esta medicação, o metilfenidato não parece inibir as enzimas do CYP450. Porém por outras vias, tem potencial de inibir a metabolização de ISRS, anticonvulsivantes, ADT e anticoagulantes cumarínicos. Pode afetar a pressão arterial, e deve ser usado com cautela com medicações de controle de hipertensão[79].

Tabela 23 Principais interações medicamentosas dos benzodiazepínicos

Droga co-administrada	Alteração no nível plasmático	Mecanismo	Consequências clínicas
Carbamazepina	↓ Nível de BZD	CBZ induz 3A4	Perda de eficácia terapêutica
Fluoxetina	↑ Nível de BZD	Fluoxetina inibe 3A4	Sedação, sonolência
Fluvoxamina	↑ Nível de BZD	Fluvoxamina inibe 3A4	Sedação, sonolência
Nefazodona	↑ Nível de BZD	Nefazodona inibe 3A4	Sedação, sonolência
Hipericum P.	↓ Nível de BZD	Hipericum induz 3A4	Perda de eficácia terapêutica

BZD: benzodiazepínicos. Fonte: adaptada de Soares, 2006[39].

Tabela 24 Principais interações medicamentosas da buspirona

Droga co-administrada	Alteração no nível plasmático	Mecanismo	Consequências clínicas
Carbamazepina	↓ Nível de buspirona	CBZ induz 3A4	Perda de eficácia terapêutica
IMAO	n/a	↓ Metabolismo da 5HT pelos IMAO, combinado com agonismo parcial de 5HT da buspirona	Síndrome serotonérgica ou crise hipertensiva
Nefazodona	↑ Nível de buspirona	Nefazodona inibe 3A4	Sonolência, cefaleia, naúseas
Fenitoína	↓ Nível de buspirona	Fenitoína induz 3A4	Perda de eficácia terapêutica
Hipericum P.	↓ Nível de buspirona	Hipericum induz 3A4	Perda de eficácia terapêutica

CBZ: carbamazepina. IMAO: inibidores da monoamina oxidase. Fonte: adaptada de Soares, 2006[39].

Tabela 25 Principais interações medicamentosas do zolpidem

Droga co-administrada	Alteração no nível plasmático	Mecanismo	Consequências clínicas	Significado clínico
Carbamazepina	↓ Nível de zolpidem	CBZ induz 1A2 e 3A4	Perda de eficácia terapêutica	
Fluvoxamina	↑ Nível de zolpidem	Fluvoxamina inibe 3A4,1A2	Sonolência, ↑ risco de síndrome serotonérgica	↑ Nível de mirtazapina até 4 vezes
IMAO	n/a	↓ Metabolismo da NA e 5HT pelos IMAO, combinado com ↑ liberação pré-sináptica de 5HT e NA	Síndrome serotonérgica e/ou Crise hipertensiva	Potencialmente fatal
Fenitoína	↓ Nível de zolpidem	Fenitoína induz 3A4	Perda de eficácia terapêutica	

Fonte: adaptada de Soares, 2006[39].

Parece ter efeitos adversos graves quando associado com clonidina, outra medicação com características psicoestimulantes. O uso de metilfenidato com antipsicóticos pode ter uma inibição mútua dos efeitos terapêuticos, tendo ambos efeito reduzido quando usados em associação[115].

Em pacientes que utilizam antiácidos ou ácido-supressores, a liberação da formulação de liberação prolongada pode ser alterada, alterando o efeito terapêutico.

REFERÊNCIAS BIBLIOGRÁFICAS

1. Kingsbury SJ, Yi D, Simpson GM. Psychopharmacology: rational and irrational polypharmacy. Psychiatr Serv. 2001;52:1033-6.
2. Ghaemi SN. Polypharmacy in psychiatry. New York: Marcel Dekker; 2002.
3. Shad UM, Carmichael CA, Preskorn SH, Horst WD. The nature and extent of polypharmacy in patients on antidepressants as a function of treatment setting. Clin Pharmacol Ther. 1999;65:183.
4. De las Cuevas C, Sanz EJ. Polypharmacy in psychiatric practice in the Canary Islands. BMC Psychiatry. 2004;4:18.
5. Kukreja S, Kalra G, Shah N, Shrivastava A. Polypharmacy in psychiatry: a review. Mens Sana Monogr. 2013;11(1):82.
6. Milton JC, Hill-Smith I, Jackson SHD. Prescribing for older people. BMJ. 2008;336(7644): 606–9.
7. Maher RL, Hanlon J, Hajjar ER. Clinical consequences of polypharmacy in elderly. Expert Opin Drug Saf. 2014;13(1):57-65
8. Bushardt RL, Massey EB, Simpson TW, Ariail JC, Simpson KN. Polypharmacy: misleading, but manageable. Clin Interv Aging. 2008;3(2):383-9.
9. Goldberg RM, Mabee J, Chan L, Wong S. Drug-drug and drug-disease interactions in the ED: analysis of a high-risk population. Am J Emerg Med. 1996;14:447-50
10. Palleria C, Di Paolo A, Giofre C, Caglioti C, Leuzzi G, Siniscalchi A, et al. Pharmacokinetic drug-drug interaction and their implication in clinical management. J Res Med Sciences. 2013;18(7):601.
11. Rang HP, Ritter JM, Flower RJ, Henderson G. Rang & Dale farmacologia. São Paulo: Elsevier; 2015.
12. Hinder M. Pharmacodynamic drug-drug interactions. In: Vogel HG, Mass J, Gebauer A (eds.). Drug discovery and evaluation: methods in clinical pharmacology. Berlin: Springer-Verlag; 2011. p. 367-76.
13. Corrie K, Hardman JG. Mechanisms of drug interactions: pharmacodynamics and pharmacokinetics. Anaesthesia & Intensive Care Med. 2011;12(4):156-9.
14. Ito S. Biotransformation. Clinical pharmacology & therapeutics. 2014;96(3):281-3.
15. Stahl SM. Stahl's essential psychopharmacology: Neuroscientific basis and practical applications, 4th ed. Cambridge University Press; 2013.
16. Xu C, Li CYT, Kong ANT. Induction of phase I, II and III drug metabolism/transport by xenobiotics. Archives of Pharmacal Res. 2005;28(3):249.
17. Rowland A, Miners JO, Mackenzie PI. The UDP-glucuronosyltransferases: their role in drug metabolism and detoxification. Int J Biochemistry & Cell Biology. 2013;45(6):1121-32.
18. Wells PG, Mackenzie PI, Chowdhury JR, Guilemette C, Gregory PA, Ishii Y, et al. Glucuronidation and the UDP-glucuronosyltransferases in health and disease. Drug metabolism and disposition. 2004;32(3):281-90.
19. Guengerich FP. Characterization of human cytochrome P450 enzymes. The FASEB Journal, 1992;6(2):745-8.
20. Rendic S. Summary of information on human CYP enzymes: human P450 metabolism data. Drug Metab Rev. 2002;34:83-448
21. Zhou SF. Polymorphism of human cytochrome P450 2D6 and its clinical significance. Clinical Pharmacokinetics. 2009;48(12): 761-804.
22. Guengerich FP. Cytochrome P-450 3A4: regulation and role in drug metabolism [review]. Annu Rev Pharmacol Toxicol. 1999;39:1-17
23. Kolars JC, Lown KS, Schmiedlin-Ren P, Ghosh M, Fang C, Wrighton SA, et al. CYP 3A gene expression in human gut epithelium. Pharmacogenetics. 1994;4(5):247-59.
24. Dresser GK, Spence JD, Bailey DG. Pharmacokinetic-pharmacodynamic consequences and clinical relevance of cytochrome P450 3A4 inhibition. Clinical Pharmacokinetics. 2000;38(1):41-57.
25. Rowan CG, Brunelli SM, Munson J, Flory J, Reese PP, Hennessy S, et al. Clinical importance of the drug interaction between statins and CYP3A4 inhibitors: a retrospective cohort study in The Health Improvement Network. Pharmacoepidemiology and Drug Safety. 2012;21(5):494-506.
26. Zanger UM, Raimundo S, Eichelbaum M. Cytochrome P450 2D6: overview and update on pharmacology, genetics, biochemistry. Naunyn-Schmiedeberg's Arch Pharmacol. 2004;369(1):23-37.
27. Tirona RG, Kim RB. Introduction to clinical pharmacology. Clinical and Translational Science. Academic Press; 2017. p. 365-88.
28. De Leon J. Glucuronidation enzymes, genes and psychiatry." International Journal of Neuropsychopharmacology. 2003;6(1): 57-72.
29. Lalic M, Cvejic J, Popovic J, Bozic K, Golocorbin-Kon S, Al-Salami H, et al. Lamotrigine and valproate pharmacokinetics interactions in epileptic patients. Eur J Drug Met Pharmacokinet. 2009;34(2):93-9.
30. Besag FMC, Berry D. Interactions between antiepileptic and antipsychotic drugs. Drug Safety. 2006;29(2):95-118.
31. Silverman JA, Thorgeirsson SS. Regulation and function of the multidrug resistance genes in liver. Progress in Liver Dis. 1995;13:101.
32. Conrad S, Kauffmann HM, Ito K, Deeley RG, Cole SP, Schrenk D. Identification of human multidrug resistance protein 1 (MRP1) mutations and characterization of a G671V substitution. J Human Genetics. 2001;46(11):656-63.
33. Weiss J, Dormann SM, Martin-Facklam M, Kerpen CJ, Ketabi-Kiyanvash N, Haefeli WE. Inhibition of P-glycoprotein by newer antidepressants. J Pharmacol Exp Ther. 2003;305:197-204.
34. Kim RB, Wandel C, Leake B, Cvetkovic M, Fromm MF, Dempsey PJ, et al. Interrelationship between substrates and inhibitors of human CYP3A and P-glycoprotein. Pharm Res. 1999;16:408-14
35. Shi Z, Tiwari AK, Shukla S, Robey RW, Singh S, Kim IW, et al. Sildenafil reverses ABCB1-and ABCG2-mediated chemotherapeutic drug resistance. Cancer Research. 2011;71(8): 3029-41.

36. Moreno, RA, Moreno DH, Soares MBM, Psicofarmacologia de antidepressivos. Rev Bras Psiquiatr. 1999;21(1).
37. Arana GW, Rosenbaum JF. Antidepressant drugs. In: Handbook of psychiatric drug therapy, 4th ed. Philadelphia: Lippincott Williams & Wilkins; 2000. p.53.
38. Preskorn SH. Clinically relevant pharmacology of selective serotonin reuptake inhibitors. An overview with emphasis on pharmacokinetics and effects on oxidative drug metabolism. Clin Pharmacokinet. 1997;32(Suppl 1):1.
39. Soares OT. Guia de interações medicamentosas em psiquiatria. Rio de Janeiro: EPUC; 2006.
40. Ring BJ, Eckstein JA, Gillespie JS, Binkley SN, VandenBranden M, Wrighton SA. Identification of the human cytochromes p450 responsible for in vitro formation of R- and S-norfluoxetine. J Pharmacol Exp Ther. 2001;297:1044-50.
41. Ozdemir V, Naranjo CA, Herrmann N, Reed K, Sellers EM, Kalow W. Paroxetine potentiates the central nervous system side effects of perphenazine: contribution of cytochrome P450 2D6 inhibition in vivo. Clin Pharmacol Ther. 1997;62:334-47.
42. Crewe HK, Lennard MS, Tucker GT, Woods FR, Haddock RE. The effect of selective serotonin re-uptake inhibitors on cytochrome P4502D6 (CYP2D6) activity in human liver microsomes. Br J Clin Pharmacol. 1992;34(3):262-5.
43. Baker GB, Urichuk LJ, McKenna KF, Kennedy SH. Metabolism of monoamine oxidase inhibitors. Cell Mol Neurobiol. 1999;19:411-26.
44. Zhang W, Kilicarslan T, Tyndale RF, Sellers EM. Evaluation of methoxsalen, tranylcypromine, and tryptamine as specific and selective CYP2A6 inhibitors in vitro. Drug Metab Dispos. 2001;29:897-902.
45. Debonnel G, Saint-André E, Hébert C, de Montigny C, Lavoie N, Blier P. Differential physiological effects of a low dose and high doses of venlafaxine in major depression. Int J Neuropsychopharmacol. 2007;10:51.
46. Ball SE, Ahern D, Scatina J, Kao J. Venlafaxine: in vitro inhibition of CYP2D6 dependent imipramine and desipramine metabolism; comparative studies with selected SSRIs, and effects on human hepatic CYP3A4, CYP2C9 and CYP1A2. Br J Clin Pharmacol. 1997;43:619-26.
47. DeVane CL, Donovan JL, Liston HL, Markowitz JS, Cheng KT, Risch SC, et al. Comparative CYP3A4 inhibitory effects of venlafaxine, fluoxetine, sertraline, and nefazodone in healthy volunteers. J Clin Psychopharmacol. 2004;24:4-10.
48. Richelson E. Pharmacokinetic drug interactions of new antidepressants: a review of the effects on the metabolism of other drugs. Mayo Clin Proc. 1997;72:835-47.
49. Richelson E. Pharmacokinetic interactions of antidepressants. J Clin Psychiatry. 1998;59(supp 10):22-6.
50. Quinn DI, Day RO. Drug interactions of clinical importance: an updated guide. Drug Saf. 1995;12:393-452.
51. Montgomery SA, Nielsen RZ, Poulsen LH, Häggström L. A randomised, double-blind study in adults with major depressive disorder with an inadequate response to a single course of selective serotonin reuptake inhibitor or serotonin-noradrenaline reuptake inhibitor treatment switched to vortioxetine or agomelatine. Hum Psychopharmacol. 2014;29(5):470-82.
52. Dolder CR, Nelson MH, Iler CA. The effects of mirtazapine on sleep in patients with major depressive disorder. Ann Clin Psychiatry. 2012;24(3):215-24.
53. Cantarelli MG, Marcolin MA. Trazodona: farmacologia e interações medicamentosas. Rev. Psiquiatr Clín. 2006;33(6).
54. Haggsträm FM, Chatkin JM, Cavalet-Blanco D, Rodin V, Fritscher CC. Tratamento do tabagismo com bupropiona e reposição nicotínica. J Bras Pneumol. 2001;27(5):255-61.
55. Sigg T. Recurrent seizures from sustained-release bupropion. Int J Med Toxicol. 1999;2:4.
56. Olesen OV, Linnet K. Contributions of five human cytochrome P450 isoforms to the N-demethylation of clozapine in vitro at low and high concentrations. J Clin Pharmacol. 2001;41:823-32.
57. Breyer-Pfaff U, Wachsmuth H. Tertiary N-glucuronides of clozapine and its metabolite desmethylclozapine in patient urine. Drug Metab Dispos. 2001;29:1343-8.
58. Abilify package insert. Princeton: Bristol-Myers-Squibb; 2005.
59. Burris KD, Molski TF, Xu C, Ryan E, Tottori K, Kikuchi T, et al. Aripiprazole, a novel antipsychotic, is a high-affinity partial agonist at human dopamine D2 receptors. J Pharmacol Exp Ther. 2002;302:381-9.
60. Lobel A, Cucchiaro J, Silva R, Kroger H, Hsu J, Sarma K, et al. Lurasidone monotherapy in the treatment of bipolar I depression: a randomized, double-blind, placebo-controlled study. Amer J Psychiatry, 2014.
61. Chiu YY, Ereshefsky L, Preskorn SH, Poola N, Loebel A. Lurasidone drug-drug interaction studies: a comprehensive review. Drug Metabol Interact. 2014;29(3):191-202.
62. Oliveira IR, Ribeiro MG, Fregoneze JB, Sena EP, Silva EC. Regional c-fos expression in rat brain may predict antipychotic therapeutic window. J Clin Psychopharmacol. 2000;20(6):705-6..
63. Linnet K, Olesen OV. Free and glucuronidated olanzapine serum concentrations in psychiatric patients: influence of carbamazepine comedication. Ther Drug Monit. 2002;24:512-7.
64. Taylor DM, Cornelius V, Smith L, Young AH. Comparative efficacy and acceptability of drug treatments for bipolar depression: a multiple-treatments meta-analysis. Acta Psychiatr Scand. 2014;130:452.
65. Brown E, Dunner DL, McElroy SL, Keck PE, Adams DH, Degenhardt E, et al. Olanzapine/fluoxetine combination vs. lamotrigine in the 6-month treatment of bipolar I depression. Int J Neuropsychopharmacol. 2009;12:773.
66. DeVane CL, Nemeroff CB. Clinical pharmacokinetics of quetiapine: an atypical antipsychotic. Clin Pharmacokinet. 2001;40:509-52
67. Seroquel package insert. Wilmington, Del, AstraZeneca Pharmaceuticals, 2004.
68. Oliveira I. Antipsicóticos atípicos: farmacologia e uso clínico. Rev Bras Psiquiatr. 2000;22(1).
69. Bork JA, Rogers T, Wedlund PJ, de Leon J. A pilot study on risperidone metabolism: the role of cytochromes P450 2D6 and 3A. J Clin Psychiatry. 1999;60:469-76.
70. Mello MF de, Abreu PB, Bastos O, Dalgalarrondo P, Vale RDC, Dunningham W, et al. Estudos multicêntricos da ziprasidona oral no tratamento de pacientes com esquizofrenia ou transtorno esquizoafetivo. Rev Bras Med. 2007;64(4):156-60.
71. Seeger TF, Seymour PA, Schmidt AW, Zorn SH, Schulz DW, Lebel LA, et al. Ziprasidone (CP-88,059): a new antipsychotic with combined dopamine and serotonin receptor antagonist activity. J Pharmacol Exp Ther. 1995;275:101-13.
72. Stimmel GL, Falloon IR. Chlorpromazine plasma levels, adverse effects, and tobacco smoking: case report. J Clin Psychiatry. 1983;44:420-2.
73. Costa AR, Monzillo PH, Sanvito HL. Uso de clorpromazina para tratamento de cefaleia no serviço de emergência. Arq Neuro-Psiquiatr. 1998;56(3B):565-8.
74. Balen E, Giordani F, Cano MFF, Zonzini FHT, Klein KA, Vieira MH, et al. Interações medicamentosas potenciais entre medicamentos psicotrópicos dispensados. J Bras Psiquiatr. 2017;66(3):172-7.
75. Videnovic A. Tratamento da doença de Huntington. Curr Treat Options Neurol. 2013;15(4):424-38.
76. Ward ME, Musa MN, Bailey L. Clinical pharmacokinetics of lithium. The J Clin Pharmacology. 1994;34(4):280-5.
77. Finley PR. Drug Interactions with Lithium: An Update. Clinical Pharmacokinetics. 2016;55(8):925-41.
78. Crabtree BL, Mack JE, Johnson CD, Amyx BC. Comparison of the effects of hydrochlorothiazide and furosemide on lithium disposition. Am J Psychiatry. 1991;148:1060-3.
79. Stahl S. Psicofarmacologia: bases neurocientíficas e aplicações práticas, 4.ed. São Paulo: Medsi; 2014.
80. Trivedi MH, Rush AJ, Wisniewski SR, Nierenberg AA, Warden D, Ritz L, et al. Evaluation of outcomes with citalopram for depression using measurement-based care in STAR*D: implications for clinical practice. Am J Psychiatry. 2006;163:28.
81. Thase ME, Haight BR, Richard N, Rockett CB, Mitton M, Modell JG, et al. Remission rates following antidepressant therapy with bupropion or selective serotonin reuptake inhibitors: a meta-analysis of original data from 7 randomized controlled trials. J Clin Psychiatry. 2005;66:974.
82. Thase ME, Nierenberg AA, Vrijland P, van Oers HJJ, Schutte AJ, Simmons JH. Remission with mirtazapine and selective serotonin reuptake inhibitors: a meta-analysis of individual patient data from 15 controlled trials of acute phase treatment of major depression. Int Clin Psychopharmacol. 2010;25:189.
83. Crossley NA, Bauer M. Acceleration and augmentation of antidepressants with lithium for depressive disorders: two meta-analyses of randomized, placebo-controlled trials. J Clin Psychiatry. 2007;68:935.

84. Nelson JC, Baumann P, Delucchi K, Joffe R, Katona C. A systematic review and meta-analysis of lithium augmentation of tricyclic and second generation antidepressants in major depression. J Affect Disord. 2014;168:269.
85. Zhou X, Ravindran AV, Qin B, Giovane CZ, Li Q, Bauer M, et al. Comparative efficacy, acceptability, and tolerability of augmentation agents in treatment-resistant depression: systematic review and network meta-analysis. J Clin Psychiatry. 2015;76:e487.
86. Chaudhry RP, Waters BG. Lithium and carbamazepine interaction: possible neurotoxicity. J Clin Psychiatry. 1983;44(1):30-1.
87. Shukla S, Godwin CD, Long LE, Miller MG. Lithium-carbamazepine neurotoxicity and risk factors. Am J Psychiatry. 1984;141(12):1604-6.
88. Price WA, Zimmer B. Lithium-carbamazepine neurotoxicity in the elderly. J Am Geriatr Soc. 1985;33(12):876-7.
89. Pisani F. Influence of co-medication on the metabolism of valproate. Pharm Weekbl Sci. 1992;14(3A):108-13.
90. Ethell BT, Anderson GD, Burchell B. The effect of valproic acid on drug and steroid glucuronidation by expressed human UDP-glucuronosyltransferases. Biochem Pharmacol. 2003;65:1441-9.
91. Bernus I, Dickinson RG, Hooper WD, Eadie MJ. The mechanism of the carbamazepine-valproate interaction in humans. Br J Clin Pharmacol. 1997;44:21-7.
92. Ribeiro AGA, Ribeiro MC, Benito, LAO. Síndrome de Stevens Johnson: revisão sistemática. Universitas: Ciências da Saúde. 2017;15(2):117-25.
93. Spina E, Pisani F, Perucca E. Clinically significant pharmacokinetic drug interactions with carbamazepine: an update. Clin Pharmacokinet. 1996;31:198-214.
94. Staines AG, Coughtrie MW, Burchell B. N-glucuronidation of carbamazepine in human tissues is mediated by UGT2B7. J Pharmacol Exp Ther. 2004;311:1131-7.
95. Potschka H, Fedrowitz M, Loscher W: P-glycoprotein and multidrug resistance-associated protein are involved in the regulation of extracellular levels of the major antiepileptic drug carbamazepine in the brain. Neuroreport. 2001;12:3557-3560
96. Ketter TA, Wang PW, Post RM. Carbamazepine and oxcarbazepine. In: Schatzberg AF, Nemeroff CB (eds.). The American Psychiatric Publishing Textbook of psychopharmacology, 3rd ed. Arlington: American Psychiatric Publishing; 2004. pp 581-606
97. May TW, Rambeck B, Jurgens U. Influence of oxcarbazepine and methsuximide on lamotrigine concentrations in epileptic patients with and without valproic acid comedication: results of a retrospective study. Ther Drug Monit. 1999;21:175-81.
98. Zielinski JJ, Haidukewych D. Dual effects of carbamazepine-phenytoin interaction. Ther Drug Monit. 1987;9:21-3
99. Fattore C, Cipolla G, Gatti G, Limido GL, Sturm Y, Bernasconi C, et al. Induction of ethinylestradiol and levonorgestrel metabolism by oxcarbazepine in healthy women. Epilepsia. 1999;40:783-87.
100. Topamax (package insert). Raritan: Ortho-McNeil Pharmaceutical; 2008.
101. Hiller A, Nguyen N, Strassburg CP, Li Q, Jainta H, Pechstein B, et al. Retigabine N-glucuronidation and its potential role in enterohepatic circulation. Drug Metab Dispos. 1999;27:605-12
102. Maggs JL, Naisbitt DJ, Tettey JN, Pirmohamed M, Park BK. Metabolism of lamotrigine to a reactive arene oxide intermediate. Chem Res Toxicol. 2000;13:1075-81.
103. Kaufman KR, Gerner R. Lamotrigine toxicity secondary to sertraline. Seizure. 1998;7(2):163-5.
104. Christensen J1, Sandgaard AP, Sidenius P, Linnet K, Licht RW. Lack of interaction between sertraline and lamotrigine in psychiatric patients: a retrospective study. Pharmacopsychiatry. 2012;45(3):119-21.
105. Zanini AC, Oga S. Farmacologia aplicada, 4.ed. São Paulo: Atheneu; 1989.
106. Simon GE, Ludman EJ. Outcome of new benzodiazepine prescriptions to older adults in primary care. Gen Hosp Psychiatry. 2006;28(5):374-8
107. Revet, A, Yrondi A, Montastruc F. Règles de bon usage des benzodiazépines. La Presse Médicale. 2018.
108. Bloom FE, Kupfer DJ. Psychopharmacology: the fourth generation of progress. New York, Raven Press; 1995.
109. Greenblatt DJ, Harmatz JS, von Moltke LL, Wright CE, Shader RI. Age and gender effects on the pharmacokinetics and pharmacodynamics of triazolam, a cytochrome P450 3A substrate. Clin Pharmacol Ther. 2004;76(5):467-79.
110. von Moltke LL, Greenblatt DJ, Harmatz JS, Duan SX, Harrel LM, Cotreau-Bibbo MM, et al. Triazolam biotransformation by human liver microsomes in vitro: effects of metabolic inhibitors and clinical confirmation of a predicted interaction with ketoconazole. J Pharmacol Exp Ther. 1996;276:370-9
111. Yamano K, Yamamoto K, Kotaki H, Takedomi S, Matsuo H, Sawada Y, et al. Quantitative prediction of metabolic inhibition of midazolam by erythromycin,diltiazem, and verapamil in rats: implication of concentrative uptake of inhibitors into liver. J Pharmacol Exp Ther. 2000;292(3):1118-26.
112. Jones HM, Hallifax D, Houston JB. Quantitative prediction of the in vivo inhibition of diazepam metabolism by omeprazole using rat liver microsomes and hepatocytes.Drug Metab Dispos. 2004;32(5):572-80.
113. Rakel RE. Long-term buspirone therapy for chronic anxiety: a multicenter international study to determine safety. South Med J. 1990;83:194-8.
114. Hesse LM, von Moltke LL, Greenblatt DJ. Clinically important drug interactions with zopiclone, zolpidem and zaleplon. CNS Drugs. 2003;17(7):513-32.
115. Markowitz JS, Morrison SD, DeVane CL. Drug interactions with psychostimulants. Int Clin Psychopharmacol. 1999;14:1-18.

15

Guia de manejo de outros efeitos colaterais dos psicofármacos

Taís Michele Minatogawa-Chang
Frederico Navas Demetrio
Chei Tung Teng

Sumário

Pontos-chave

- Embora os efeitos colaterais possam ser idiossincráticos, a maioria pode ser explicada pelo mecanismo de ação da droga.
- O manejo adequado dos efeitos adversos exerce um impacto positivo na adesão ao tratamento e, consequentemente, na evolução clínica do paciente.
- O risco de suicídio pode aumentar durante o primeiro mês de tratamento antidepressivo; clínicos, pacientes e familiares devem estar atentos a pensamentos e comportamentos suicidas.
- A introdução de dois novos psicofármacos (valbenazina e deutetrabenazina) revitalizou o interesse pelo tratamento da discinesia tardia.

INTRODUÇÃO

A ocorrência de efeitos colaterais muitas vezes leva ao abandono do tratamento. O surgimento de novos psicofármacos, que apresentam perfis de efeitos colaterais mais favoráveis, não evitou a necessidade do uso de abordagens farmacológicas para minimizá-los. O manejo dos eventos adversos promove maior aderência aos tratamentos propostos e possibilita atingir doses mais elevadas quando necessário, otimizando os esquemas medicamentosos. Os efeitos colaterais relacionados aos transtornos do movimento, que estão relacionados principalmente ao uso de antipsicóticos, serão abordados em capítulo específico.

EFEITOS COLATERAIS DOS INIBIDORES DA COLINESTERASE

Os inibidores da colinesterase (p. ex., donepezila e galantamina) têm uma propensão a potencializar os sintomas extrapiramidais associados aos antipsicóticos. Em contraste, o antagonista do receptor NMDA memantina reduz os efeitos extrapiramidais induzidos por antipsicóticos[1].

Portanto, o manejo de sintomas psicóticos e dos possíveis efeitos colaterais em pacientes portadores de quadro demencial deve levar em consideração esta interação sinérgica entre as duas classes de psicofármacos.

EFEITOS COLATERAIS DOS ANTIDEPRESSIVOS

Os antidepressivos disponíveis atualmente são eficazes e geralmente bem tolerados, mas a falta de adesão permanece como uma questão preocupante. As taxas de abandono variam de 7 a 44% para os antidepressivos tricíclicos e de 7 a 23% para os inibidores de recaptação de serotonina[2].

Apesar de pertencerem a diversas classes farmacológicas, os antidepressivos possuem alguns efeitos colaterais semelhantes, respeitando as particularidades de cada fármaco. Por este motivo, os efeitos colaterais clinicamente mais comuns serão citados a seguir, com as respectivas condutas. Alguns desses efeitos podem estar presentes em outras classes, sendo passíveis de terem a mesma estratégia de tratamento.

EFEITOS COLATERAIS ANTICOLINÉRGICOS

Os antidepressivos mais associados são os heterocíclicos (principalmente amitriptilina e clomipramina, menor efeito para desipramina e nortriptilina), mais raramente paroxetina, venlafaxina, inibidores da monoamina oxidase (IMAO).

Hipotensão ortostática

Este efeito colateral prevalece nos tricíclicos (principalmente nas aminas terciárias) e IMAO. Também ocorre com os antipsicóticos da classe das fenotiazinas. Este efeito colateral está associado a quedas e acidentes, que podem ter consequências graves em idosos.

Por isso, a hipotensão postural deve ser adequadamente tratada (Quadro 1).

Quadro 1 Recomendações para pacientes com hipotensão ortostática

Compressão abdominal: usar uma cinta abdominal quando estiver fora da cama.
Aumentar a ingestão de água.
Dormir com a cabeceira da cama elevada.
Medicamentos como piridostigmina (Mestinon) e fludrocortisona (Florinef) podem ser usados para aumentar a pressão arterial.
Realizar mudanças de decúbito lentamente.

Fonte: adaptado de Figueroa et al., 2010[3].

Aumento de peso

Pode estar associado a uma série de substâncias psicotrópicas, já que grande parte dos antipsicóticos apresenta este efeito colateral, em especial as fenotiazinas e os atípicos[4].

Quase todos os antidepressivos tricíclicos podem apresentar este efeito colateral. Os mecanismos de ação prováveis seriam o descontrole da ingestão de carboidratos e a menor atividade metabólica. Outros antidepressivos que apresentam este efeito colateral com frequência são a mirtazapina e talvez com mianserina. O aumento do peso ocorre em menor escala com os IMAO, principalmente com a fenelzina. Outras drogas associadas ao aumento de peso são o lítio e o valproato[5].

As primeiras estratégias consistem em orientar o paciente e familiares quanto ao risco, monitorar o peso e controlar com dieta e exercícios físicos[6]. A troca de antidepressivos que causam aumento de peso para os inibidores seletivos de recaptação de serotonina (ISRS), venlafaxina, reboxetina, trazodona, nefazodona, amineptina e tianeptina pode ser considerada.

Tabela 1 Manejo dos principais efeitos anticolinérgicos

Efeito colateral	Quadro clínico	Manejo
Glaucoma por estreitamento de ângulo: os tricíclicos podem desencadear crises agudas em pacientes previamente assintomáticos.	Ataques recorrentes de visão embaçada, dor ao redor dos olhos, anéis coloridos ao redor de luzes.	Colírio de pilocarpina 4%, 1 gota por olho, 3-6 vezes ao dia, para prevenção de crises em pacientes com o distúrbio.
Boca seca		Aumento da ingestão de líquidos, uso de balas e goma de mascar sem açúcar, ou saliva artificial. Nos casos mais intensos, uso de cloridrato de pilocarpina 4% diluído em um pouco de água, com uso de bochechos.
Constipação		Dieta laxante; fibras concentradas podem ser acrescentadas se necessário (metamucil, 1-4 pacotes ao dia; fibras de trigo, em misturas alimentares).
Retenção e hesitação urinária		Betanecol (agonista colinérgico periférico) 10-50 mg, 2-4 vezes ao dia.
Prejuízos na função cognitiva		O uso de antidepressivos sem ação anticolinérgica, como a sertralina, moclobemida e tianeptina, são menos associados à alteração cognitiva. A associação de terapia cognitivo-comportamental melhora não só o quadro depressivo como também previne piora da função cognitiva e melhora a aderência ao tratamento.

Fonte: adaptada de Khawam et al., 2006[2].

Pode ser usado L-triptofano até 2 g/dia, em doses divididas, nos antidepressivos de perfil noradrenérgico. Existem relatos de eficácia com o uso de naltrexone em pacientes com descontrole da ingestão de carboidratos.

Uma recente metanálise apontou para a eficácia da metformina e do topiramato no controle de peso de pacientes portadores de transtorno mental grave (esquizofrenia e transtorno bipolar)[7].

Tremores

Provável decorrência de hiperatividade adrenérgica, o tremor induzido por medicações ocorre principalmente nos membros superiores, geralmente com alta frequência e baixa amplitude.

O tremor geralmente é tratado por meio da redução da dose da droga, troca para uma preparação de liberação controlada ou substituição para outro agente. Quando não for possível reduzir a dose do agente causador do efeito colateral, associa-se outra medicação (p. ex., propranolol). O tratamento com propranolol 10 a 20 mg/dia, 2 a 3 vezes ao dia, pode apresentar resultados em 2 dias[8].

Mioclonia

Várias formas de contrações involuntárias podem ocorrer com drogas serotoninérgicas, sendo a mais comum a mioclonia noturna. A prevalência é de 40 % em pacientes que usam imipramina. A mioclonia noturna inicia-se logo após o sono, podendo durar toda a noite. A fisiopatologia está relacionada com o aumento da atividade serotoninérgica e desequilíbrio entre serotonina e acetilcolina.

O clonazepam é efetivo no controle deste efeito colateral[9].

Sudorese (diaforese) excessiva

Sudorese excessiva é um efeito colateral relativamente frequente do uso de antidepressivos, cuja intensidade pode comprometer a aderência ao tratamento. A sudorese é mais intensa no couro cabeludo e no tronco. É bem descrito com o uso de antidepressivos tricíclicos, com relatos de casos para ISRS. Sudorese noturna excessiva foi descrita com o uso de venlafaxina.

A fisiopatologia está relacionada com o desequilíbrio, ainda pouco claro, do sistema adrenérgico; há evidência de boa resposta ao tratamento com antagonista alfa-1-adrenérgico (terasozin 8 mg/dia) e de piora com o uso de betabloqueadores. Há relatos de melhora e piora do quadro de sudorese excessiva com o uso de clonidina, um antagonista alfa-adrenérgico inespecífico. Há relatos do uso do anticolinérgico benztropina para o tratamento da sudorese excessiva, sendo a ação atribuída ao bloqueio das glândulas sudoríparas periféricas[10].

Disfunções sexuais

Ocorrem, dentre outros, diminuição do desejo sexual, diminuição da capacidade de excitação e ereção, disfunção ejaculatória (retardo ejaculatório) e orgásmica (anorgasmia, diminuição da satisfação sexual), priapismo (com trazodona), impotência e dispareunia na mulher. Esses sintomas predominam nos medicamentos de perfil serotonérgico, como os ISRS, IMAO, venlafaxina e antidepressivos tricíclicos. Os antipsicóticos também estão associados às disfunções ejaculatórias e orgásmicas[2,11].

O manejo pode ser dividido nas três principais formas de disfunção sexual[2] (Tabela 2).

Tabela 2 Manejo dos efeitos colaterais sexuais

Efeitos sexuais	Estratégia de manejo
Diminuição do desejo sexual	Trocar de antidepressivo, de preferência para trazodona ou bupropiona, que estão associados a aumento do desejo sexual acima dos níveis pré-mórbidos. Mirtazapina, moclobemida e nefazodona podem ser alternativas possíveis.
Disfunção na excitabilidade e ereção	▪ A suspensão da medicação geralmente melhora as dificuldades de excitação e ereção. ▪ Há evidências de eficácia do uso de ioimbina em alta dose (5 a 10 mg/d) ou 5,5 mg, 1-2 horas antes do intercurso sexual. Pode causar insônia. ▪ Pentoxifilina também pode ser uma opção, apenas 1-2 horas antes do intercurso sexual.
Anorgasmia e perda da satisfação sexual	▪ Aguardar resolução espontânea do efeito adverso. ▪ Suspensão ou troca da medicação. ▪ Suspensão ou diminuição temporária de paroxetina, sertralina e citalopram (não é eficaz para fluoxetina), por 2 a três dias. Existe o risco de apresentar síndrome de abstinência pela retirada das medicações, e não há evidências de segurança desta estratégia em longo prazo. ▪ Concentrar a dose do antidepressivo após o intercurso sexual (se possível, em dose única). ▪ Ciproeptadina 4 mg, 1 hora antes do intercurso sexual. Há relatos de recaída de depressão. ▪ Betanecol 10-50 mg, 2 horas antes do intercurso sexual para homens com retardo ejaculatório, ou anorgasmia. ▪ Amantadina 100-300 mg/dia (evidências com fluoxetina). ▪ Bupropiona 100-150 mg, 1-2 horas antes do intercurso sexual (evidências para ISRS). ▪ Buspirona 30-60 mg/dia (evidências para citalopram e paroxetina). ▪ Granisitron (antagonista 5HT3) para fluoxetina. ▪ Nefazodona 150 mg, 1 hora antes do intercurso sexual para ISRS. ▪ Sildenafil 50-100 mg (para homens e mulheres). ▪ Estimulantes (metilfenidato e dexamphetamina) 10-15 mg/dia. ▪ Ioimbina 5,5 mg, 1-2 horas antes do intercurso sexual.

Fonte: adaptada de Taylor et al., 2013[12].

Priapismo

Priapismo é a ereção peniana persistente e dolorosa na ausência de excitação sexual, sendo que crises que superem 4 horas são consideradas urgências urológicas, uma vez que 50% dos casos evoluem com impotência. O priapismo induzido por medicação não é dose-dependente, e não tem associação com a duração do tratamento. Pode ser causado pelo bloqueio de receptores alfa-adrenérgicos inibindo as vias simpáticas relacionadas ao processo de detumescência peniana.

Os fatores de risco seriam episódios anteriores de retardo na detumescência peniana, uso de álcool, *cannabis*, discrasias sanguíneas e anemia falciforme.

As drogas psicotrópicas mais associadas ao priapismo são a trazodona e as fenotiazinas. Há relatos para diversas drogas antidepressivas, incluindo os ISRS, diazepan, buspirona e fenitoína[2].

O agonista beta-adrenérgico terbutalina tem sido preconizado como tratamento em doses de 5 a 10 mg, com uma taxa de resposta de 36%. Outras opções terapêuticas são a terapia antiandrogênica e o uso profilático de digoxina. Se essas medidas falharem, a injeção intracavernosa de um agonista adrenérgico é o próximo passo[13].

Síndrome serotoninérgica

Esta síndrome é uma condição atribuída a uma hiperestimulação serotoninérgica, descrita com o uso de antidepressivos, dextrometorfano e levodopa, geralmente associado com diversas drogas ou em superdosagem. Geralmente é leve, podendo ser abordada com a retirada da medicação, mas pode ter uma evolução grave e às vezes fatal. Os quadros clínicos podem ser estruturados de acordo com os critérios diagnósticos de Sternbach:

Pelo menos três dos seguintes: agitação ou inquietação, sudorese, diarreia, febre, hiperreflexia, descoordenação motora, alterações do estado mental (*delirium*, hipomania), mioclonias, tremores, *shivering*.

Outras causas orgânicas precisam ser descartadas (infecção, alterações metabólicas, abuso de substâncias ou abstinências).

Não pode haver alteração de dose de antipsicóticos utilizados concomitantemente.

Outros sintomas, como náusea, vômitos e taquicardia podem ocorrer. Em casos graves, foram relatados hipertensão, convulsão e morte. O início está associado temporalmente com ajuste ou aumento das doses da medicação implicada, e usualmente remite em 24 horas após a suspensão da medicação[11].

O tratamento baseia-se na suspensão da medicação implicada, e aplicar terapêutica de suporte, como o uso de benzodiazepínicos.

Crise hipertensiva com IMAO

As crises hipertensivas são geralmente induzidas pelo consumo de alimentos ricos em tiramina ou por medicamentos com atividade simpatomimética. Dor de cabeça, rigidez no pescoço, sudorese, náusea e vômitos caracterizam a fase prodrômica[2].

Com a evolução do quadro, pode ocorrer instabilidade autonômica, aumento da pressão arterial, arritmia cardíaca, coma e morte[2].

Assim, deve ser tratada como urgência clínica. Pode ser usada fentolamina, 5 mg, EV, lento. Diuréticos e clorpromazina também podem ser utilizados.

Superdosagem de antidepressivos tricíclicos

Os antidepressivos tricíclicos podem reduzir a condução cardíaca, causando atraso de condução intraventricular, bloqueio atrioventricular, achatamento de ondas T, depressão do segmento ST e prolongamento do intervalo QT. Devido à cardiotoxicidade, uma superdosagem com o equivalente a uma semana de tratamento pode ser fatal[11].

Dessa forma, este quadro deve ser tratado como urgência clínica. É fundamental a lavagem gástrica inicial. Diálise não é útil. O tratamento das arritmias cardíacas deve seguir as orientações dos tratamentos das intoxicações por quinidina. Monitorização intensiva é necessária. Induzir alcalose respiratória (pH entre 7,45-7,5) ou uso de bicarbonato de sódio (0,5-2,0 mEq/kg, EV).

Síndrome de descontinuação

A síndrome de descontinuação pode ocorrer se um antidepressivo com meia vida curta, como a paroxetina, fluvoxamina, venlafaxina e duloxetina, for abruptamente interrompido. Os pacientes podem apresentar tonturas, náuseas, fraqueza, insônia, ansiedade, irritabilidade e dor de cabeça[2].

Os sintomas tendem a ser transitórios e resolver-se espontaneamente dentro de uma semana. A redução lenta do antidepressivo ao longo de algumas semanas pode ajudar a prevenir esta síndrome[2].

Crises convulsivas

Alguns antidepressivos podem reduzir o limiar convulsivo. Doses elevadas de bupropiona devem ser evitadas em pacientes com histórico de convulsões, descargas epileptiformes no eletroencefalograma, uso intenso de álcool, transtornos alimentares; ou com a retirada de benzodiazepínicos, traumatismo craniano ou síndrome cerebral orgânica[2,11].

Hepatotoxicidade

A toxicidade hepática provocada por antidepressivos tem sido subestimada na literatura científica, por isso os dados sobre lesão hepática induzida por antidepressivos são escassos[11].

Na maioria dos casos, a lesão hepática relacionada ao uso de antidepressivos tende a aparecer alguns dias ou em até 6 meses após o início do tratamento. Portanto, o uso de antidepressivos associados a um maior risco de hepatotoxicidade (nefa-

Tabela 3 Tratamento dos efeitos colaterais dos antidepressivos

Efeitos colaterais	Tratamento	Nome comercial	Doses
Glaucoma de estreitamento de ângulo	Cloridrato de pilocarpina	Pilocarpina® 4%	1 gota por olho, 3-6 vezes/dia
Boca seca	Balas sem açúcar Substâncias ácidas Gomas de mascar (uso moderado) Cloridrato de pilocarpina (diluído em pouca água, para bochechos)	Pilocarpina® 4%	
Constipação intestinal	Fibras vegetais	Metamucil® Fibraxx® Allbran® Fibra de trigo	1-4 porções/dia Idem acima Idem acima Idem acima
Hipotensão ortostática	NaCl Fludrocortisona	Formulação magistral Florinefe®	500 mg, 2 vezes/dia 0,1 mg 1-3 vezes/dia
Aumento de peso	L-triptofano Cloridrato de naltrexone	Formulação magistral Revia®	Comprimidos de 500 mg, 1-4 vezes/dia, ou à noite 50 mg/dia.
Disfunções sexuais	Amantadina 100 mg Bupropion 150 mg Buspirona 10 mg Ciproheptadina 4 mg Granisetrona Cloridrato de betanecol Nefazodona 150 mg Dexanfetamina Sildenafil 50 mg Ioimbina 5,5 mg Pentoxifilina 400 mg	Mantidan® Zyban® Buspanil®, Ansitec®, Ansienon® Periatin® Kytrill®, Neosetron® Formulação magistral Serzone® Formulação magistral Viagra® Formulação magistral Pentox®, Trental®	2 a 3 vezes/dia 1-2 horas antes do intercurso sexual 1 a 2 cp, 3 vezes/dia 4 mg, 2 horas antes do intercurso sexual 1 mg, 2 vezes/dia 10 mg, 1-5 cp, 2 horas antes do intercurso sexual 1 cp, 1 hora antes do intercurso sexual 10 a 15 mg/dia 1 a 2 cp, 1 hora antes do intercurso sexual 1 cp, 1 a 2 horas antes do intercurso sexual 1-2 horas antes do intercurso sexual
Crise hipertensiva com IMAO	Fentolamina Tratamento anti-hipertensivo de urgência	Formulação magistral	Ampolas 5 mg EV lento

Fonte: adaptada de Bazire, 2000[14].

zodona, imipramina, amitriptilina, duloxetina, sertralina, bupropiona, trazodona, agomelatina) requer monitoramento regular dos níveis séricos de transaminases[15].

Hiponatremia

A hiponatremia está relacionada à síndrome de secreção inapropriada de hormônio antidiurético (SIADH). Idosos e pacientes em uso de diuréticos são os que estão em maior risco de hiponatremia. O uso de ISRS e IRSN também está associado ao desenvolvimento de SIADH[16,17].

Risco de suicídio

Em outubro de 2004, o órgão regulador norte-americano Food and Drug Association (FDA) emitiu um alerta sobre o aumento do risco de pensamentos e comportamentos suicidas em crianças e adolescentes tratados com antidepressivos. A agência solicitou à indústria farmacêutica que adicionasse um alerta na bula de todos os antidepressivos para descrever o risco e enfatizar a necessidade de monitoramento rigoroso dos pacientes[2,11].

Apesar de não existir uma relação de causalidade direta entre o uso de antidepressivos e suicídio, uma possível explicação é que os ISRS e outros antidepressivos podem causar ansiedade, agitação e ativação, particularmente no início do tratamento. Considerando uma pessoa com depressão, o desenvolvimento de sintomas aversivos pode piorar ainda mais o humor e aumentar o risco de suicídio[2].

O FDA reconhece que a depressão e outros transtornos psiquiátricos podem ter consequências se não forem adequadamente tratados. O aviso na bula não proíbe o uso de antidepressivos, mas alerta para o risco de pensamentos e comportamentos suicidas e encoraja o clínico a ponderar este risco e monitorar de perto os pacientes, especialmente no início do tratamento.

EFEITOS COLATERAIS DOS ESTABILIZADORES DE HUMOR

Tireotoxicidade

O lítio exerce múltiplos efeitos na fisiologia da glândula tireoide. O mais importante deles é a inibição da síntese e liberação de hormônios tireoidianos. O tratamento com levotiroxina é eficaz e o hipotireoidismo não é uma contraindicação absoluta para o uso do lítio[18]. Além disso, a dose e o nível sérico devem ser mantidos no nível mínimo, sem perder a eficácia[19].

Acne

A acne pode se desenvolver por semanas após o início do tratamento com lítio. O tratamento inclui preparações tópicas de isotretinoína e de ácido salicílico[19].

Psoríase

A preexistência de psoríase não deve ser considerada uma contraindicação para a prescrição de lítio, mas pacientes com histórico familiar positivo de psoríase devem ser cuidadosamente monitorados. O tratamento baseia-se em esteroides tópicos, análogos da vitamina D, queratolíticos ou ômega-3[19].

Rash cutâneo

Trata-se de uma reação dermatológica associada à lamotrigina. A titulação lenta da lamotrigina pode reduzir substancialmente a incidência de erupções cutâneas[19].

Alteração do cabelo

A queda de cabelo (alopecia e eflúvio do telógeno) e a alteração na cor e na estrutura do cabelo são efeitos adversos comuns dos estabilizadores do humor. A recomendação é tentar manter a medicação e usar suplementos minerais (p. ex., zinco) e tratamento com minoxidil[19].

NOVOS PSICOFÁRMACOS

Os avanços sobre a fisiopatologia dos transtornos psiquiátricos têm atuado como referências para o desenvolvimento de novos psicofármacos. Os próximos passos da terapêutica medicamentosa visam à melhora de sintomas alvo (p. ex., sintomas negativos e cognitivos da esquizofrenia), além do quadro como um todo.

Por isso, o conhecimento farmacodinâmico permite "prever" o benefício do mecanismo de ação e os efeitos colaterais secundários (Tabela 4).

CONSIDERAÇÕES FINAIS

O conhecimento sobre a farmacodinâmica e a farmacocinética é a base para a escolha de um tratamento medicamentoso. Na prática clínica, além da seleção adequada do psicofármaco, é necessário prever possíveis efeitos colaterais e executar o manejo desses eventos (Tabela 5). Isso garante a adesão ao tratamento e a evolução bem-sucedida do paciente.

Tabela 4 Efeitos colaterais dos novos psicofármacos

	Indicações	Mecanismo de ação	Efeitos colaterais
Lurasidona	Esquizofrenia e depressão bipolar	Inibição dos receptores D2, 5-HT2A e 5-HT7	Tontura, cefaleia, tremor, acatisia, náusea, e insônia
Brexpiprazol	Esquizofrenia e depressão bipolar	Agonista parcial de 5-HT1A e D2 e antagonista 5-HT2A	Ansiedade, irritabilidade, insônia
Cariprazina	Esquizofrenia e transtorno bipolar	Agonista parcial de D3	Crise oculógira, trismo, acatisia, doença dos gânglios da base, bradicinesia, rigidez em roda dentada, obstipação, sonolência, discinesia, distonia, reação extrapiramidal, hipersonia, ganho de peso e sialorreia
Lumateperone	Esquizofrenia	Antagonista potente de 5-HT2A, agonista parcial pré-sináptico e antagonista pós-sináptico de D2, modulador do glutamato dependente do receptor D1 e inibidor da recaptação da serotonina	Insônia e boca seca
Vortioxetina	Depressão	Antagonista dos receptores 5-HT3, 5-HT7 e 5-HT1D, Agonista parcial do receptor 5-HT1B, agonista do receptor 5-HT1A e um inibidor do transportador de serotonina	Náusea, vômito e constipação
Escetamina	Depressão refratária	Antagonista não seletivo e não competitivo do receptor de N-metil-D-aspartato (NMDA)	Aumento da pressão arterial, despersonalização, tontura, cefaleia, ansiedade, náusea, vômitos

Fonte: adaptada de Caraci et al., 2017[20], Corponi et al., 2019[21], Correll et al., 2020[22], Diefender e Iuppa, 2018[23], Pompili et al., 2018[24].

Tabela 5 Efeitos colaterais baseados no mecanismo de ação

Mecanismo de ação	Efeito colateral
Bloqueio do transportador de noradrenalina	Ansiedade Aumento da pressão arterial Diaforese Taquicardia Tremor
Inibição da recaptação de serotonina	Anorexia no início do tratamento e ganho de peso mais tarde Distúrbios ejaculatórios, anorgasmia e diminuição da libido Efeitos colaterais extrapiramidais Interação com inibidores da monoamina oxidase e triptofano Náusea, vômito e diarreia Sedação ou insônia Síndrome serotoninérgica
Inibição da recaptação de dopamina	Ativação e agravamento da psicose Parkinsonismo Ativação psicomotora
Bloqueio do receptor alfa-1 adrenérgico	Hipotensão postural e tontura Potencialização do efeito anti-hipertensivo de outros medicamentos Taquicardia reflexa
Bloqueio do receptor da dopamina D2	Efeitos extrapiramidais: acatisia, distonia, parkinsonismo, discinesia tardia Elevação da prolactina
Bloqueio do receptor da histamina H1	Sonolência Quedas em idosos Hipotensão ortostática Sedação Ganho de peso
Bloqueio do receptor muscarínico de acetilcolina	Visão embaçada Efeitos centrais: memória e comprometimento cognitivo, delírio em casos graves Efeitos gastrointestinais: diminuição da salivação, boca seca, diminuição do peristaltismo, constipação Precipitação de glaucoma de ângulo estreito Taquicardia sinusal Hesitação e retenção urinária

Fonte: adaptada de Khawam et al., 2006[2].

Vinheta clínica

Um homem de 32 anos, portador de esquizofrenia, em uso de risperidona 6 mg/noite, foi à consulta e relatou que os colegas de trabalho estavam "falando pelas costas". O paciente adicionou: "percebo as risadinhas e as trocas de olhares quando entro na empresa, por isso prefiro trabalhar em casa, quando posso". Além disso, o paciente se queixou de cansaço e sonolência durante o dia: "falta energia, faço tudo devagar".

Diante da resposta parcial à risperidona e ao perfil de sintomas apresentados, associou-se o aripiprazol 10 mg, de manhã.

Após quatro semanas de tratamento, o paciente teve a melhora total dos sintomas, mas começou a apresentar "uma sensação de não conseguir ficar parado": "sento e levanto várias vezes no trabalho, meu serviço está ficando atrasado; e, em casa, não tenho sossego nem para ver uma série de TV, que gostava de assistir.

Considerando a melhora clínica, introduziu-se o clonazepam 0,5 mg à noite. O paciente evoluiu com melhora da acatisia, mantendo a melhora clínica.

Para aprofundamento

- Cipriani A, Furukawa TA, Salanti G, Chaimani A, Atkinson LZ, Ogawa Y, et al. Comparative efficacy and acceptability of 21 antidepressant drugs for the acute treatment of adults with major depressive disorder: a systematic review and network meta-analysis. Lancet. 2018;7;391(10128):1357-66.
  - ⇨ **Revisão sistemática e metanálise que analisou a eficácia e a tolerabilidade dos antidepressivos mais relevantes para a prática clínica disponíveis na atualidade.**
- Schatzberg AF, Nemeroff CB. The American Psychiatric Publishing Textbook of Psychopharmacology, 5 ed. Arlington: American Psychiatric Publishing; 2017.
  - ⇨ **Referência clássica no estudo da psicofarmacologia, abordando desde os princípios fundamentais da biologia molecular, genética, genômica e farmacocinética, continuando com as inúmeras classes de agentes psicofarmacológicos e, finalmente, chegando ao tratamento dos transtornos psiquiátricos.**
- Stahl SM. Comparing pharmacologic mechanism of action for the vesicular monoamine transporter 2 (VMAT2) inhibitors

valbenazine and deutetrabenazine in treating tardive dyskinesia: does one have advantages over the other? CNS Spectr. 2018;23(4):239-47.

⇨ **Atualização clínica aprofundada sobre o mecanismo de ação de duas novas estratégias para o tratamento da discinesia tardia.**

REFERÊNCIAS BIBLIOGRÁFICAS

1. Ohno Y, Kunisawa N, Shimizu S. Antipsychotic treatment of behavioral and psychological symptoms of dementia (BPSD): management of extrapyramidal side effects. Front Pharmacol. 2019;17;10:1045.
2. **Khawam EA, Laurencic G, Malone DA Jr. Side effects of antidepressants: an overview. Cleve Clin J Med. 2006;73(4):351-3.**
   ⇨ **Revisão de fácil leitura, abrangente e com aspectos relevantes à prática clínica.**
3. Figueroa JJ, Basford JR, Low PA. Preventing and treating orthostatic hypotension: as easy as A, B, C. Cleve Clin J Med. 2010;77(5):298-306.
4. De Hert M, Yu W, Detraux J, Sweers K, van Winkel R, Correll CU. Body weight and metabolic adverse effects of asenapine, iloperidone, lurasidone and paliperidone in the treatment of schizophrenia and bipolar disorder: a systematic review and exploratory meta-analysis. CNS Drugs. 2012;26(9):733-59.
5. Serretti A, Mandelli L. Antidepressants and body weight: a comprehensive review and meta-analysis. J Clin Psychiatry. 2010;71(10):1259-72.
6. Wharton S, Kuk JL, Petrova L, Rye PI, Taylor VH, Christensen RAG. Effectiveness of a community-based weight management program for patients taking antidepressants and/or antipsychotics. Obesity (Silver Spring). 2019;27(9):1539-44.
7. Hiluy JC, Nazar BP, Gonçalves WS, Coutinho W, Appolinario JC. Effectiveness of pharmacologic interventions in the management of weight gain in patients with severe mental illness: A systematic review and meta-analysis. Prim Care Companion CNS Disord. 2019;19;21(6).
8. Morgan JC, Kurek JA, Davis JL, Sethi KD. Insights into Pathophysiology from Medication-induced Tremor. Tremor Other Hyperkinet Mov (N Y). 2017;22;7:442.
9. Kojovic M, Cordivari C, Bhatia K. Myoclonic disorders: a practical approach for diagnosis and treatment. Ther Adv Neurol Disord. 2011;4(1):47-62.
10. Feder R. Clonidine treatment of excessive sweating. J Clin Psychiatry. 1995;56(1):35.
11. Wang SM, Han C, Bahk WM, Lee SJ, Patkar AA, Masand PS, et al. Addressing the side effects of contemporary antidepressant drugs: a comprehensive review. Chonnam Med J. 2018;54(2):101-12.
12. Taylor MJ, Rudkin L, Bullemor-Day P, Lubin J, Chukwujekwu C, Hawton K. Strategies for managing sexual dysfunction induced by antidepressant medication. Cochrane Database Syst Rev. 2013;31(5):CD003382.
13. Keoghane SR, Sullivan ME, Miller MA. The aetiology, pathogenesis and management of priapism. BJU Int. 2002;90(2):149-54.
14. Bazire S. Psychotropic Drug Directory 2000. London: Quay Books Division, Mark Allen Publishing, Snow Hill; 2000.
15. Plesničar BK. Efficacy and tolerability of agomelatine in the treatment of depression. Patient Prefer Adherence. 2014;8:603-12.
16. De Picker L, Van Den Eede F, Dumont G, Moorkens G, Sabbe BG. Antidepressants and the risk of hyponatremia: a class-by-class review of literature. Psychosomatics. 2014;55(6):536-47.
17. Yoshida K, Aburakawa Y, Suzuki Y, Kuroda K, Kimura T. Acute hyponatremia resulting from duloxetine-induced syndrome of inappropriate antidiuretic hormone secretion. Intern Med. 2019;58(13):1939-42.
18. **Joshi A, Bow A, Agius M. Pharmacological therapies in bipolar disorder: a review of current treatment options. Psychiatr Danub. 2019;31(Suppl 3):595-603.**
    ⇨ **Revisão que abrange aspectos históricos, farmacodinâmicos, dados de eficácia, efeitos colaterais e contraindicações dos principais estabilizadores de humor.**
19. **Dols A, Sienaert P, van Gerven H, Schouws S, Stevens A, Kupka R, et al. The prevalence and management of side effects of lithium and anticonvulsants as mood stabilizers in bipolar disorder from a clinical perspective: a review. Int Clin Psychopharmacol. 2013;28(6):287-96.**
    ⇨ **Revisão abrangente sobre o manejo de efeitos colaterais dos estabilizadores de humor.**
20. **Caraci F, Leggio GM, Salomone S, Drago F. New drugs in psychiatry: focus on new pharmacological targets. F1000Res. 2017;30;6:397.**
    ⇨ **Atualização sobre os novos psicofármacos para esquizofrenia, depressão e doença de Alzheimer.**
21. **Corponi F, Fabbri C, Bitter I, Montgomery S, Vieta E, Kasper S, et al. Novel antipsychotics specificity profile: A clinically oriented review of lurasidone, brexpiprazole, cariprazine and lumateperone. Eur Neuropsychopharmacol. 2019;29(9):971-85.**
    ⇨ **Revisão recente sobre os mais novos antipsicóticos disponíveis.**
22. Correll CU, Davis RE, Weingart M, Saillard J, O'Gorman C, Kane JM, et al. Efficacy and safety of lumateperone for treatment of schizophrenia: a randomized clinical trial. JAMA Psychiatry. 2020;77(4):349-58.
23. Diefenderfer LA, Iuppa C. Brexpiprazole: a review of a new treatment option for schizophrenia and major depressive disorder. Ment Health Clin. 2018;7(5):207-12.
24. Pompili M, Verzura C, Trovini G, Buscajoni A, Falcone G, Naim S, et al. Lurasidone: efficacy and safety in the treatment of psychotic and mood disorders. Expert Opin Drug Saf. 2018;17(2):197-205.

16

Manejo dos transtornos do movimento induzidos por drogas

Egberto Reis Barbosa
João Carlos Papaterra Limongi

Sumário

Pontos-chave

- Os transtornos do movimento induzidos por drogas são comuns e a lista de fármacos que podem provocar esse tipo de efeito colateral é vasta e continua aumentando.
- O parkinsonismo induzido por drogas é o tipo mais comum de parkinsonismo secundário e representa o mais grave transtorno do movimento iatrogênico em indivíduos acima de 50 anos, pois aumenta o risco de disfunção da marcha, quedas e internação prolongada.
- Os tremores induzidos por drogas geralmente são de ação (postural ou cinético) e resultam de uma exacerbação do tremor fisiológico que é subclínico. Habitualmente é bilateral, de baixa amplitude com frequência semelhante à do tremor essencial.
- Os principais fatores de risco para discinesia tardia são: idade avançada, exposição prolongada a doses altas de neurolépticos, sexo feminino, transtornos cognitivos ou do humor, história de abuso de drogas ou álcool, exposição a neurolépticos de primeira geração, uso de lítio e manifestação precoce de parkinsonismo medicamentoso.
- As principais urgências em transtornos do movimento induzidos por drogas são a síndrome neuroléptica maligna e a síndrome serotoninérgica.

INTRODUÇÃO

Transtornos do movimento induzidos por drogas são comuns e por vezes não diagnosticados. A chave para a identificação dessas condições é uma meticulosa anamnese com enfoque sobre medicamentos que o paciente está usando e mesmo aqueles que foram tomados nos meses que antecederam o aparecimento do transtorno do movimento. Os mais frequentes tipos de transtornos do movimento induzidos por drogas são: parkinsonismo, acatisia tremor e hipercinesias tardias (distonias, coreias, mioclonias e tiques). Os transtornos do movimento induzidos por levodopa serão tema do capítulo referente à doença de Parkinson. Na parte final deste capítulo serão discutidas condições induzidas por drogas que geralmente levam os pacientes a atendimento de emergência.

PRINCIPAIS TIPOS DE TRANSTORNOS DO MOVIMENTO INDUZIDOS POR DROGAS

Parkinsonismo

O conceito de parkinsonismo induzido por drogas surgiu pouco tempo depois da introdução dos neurolépticos para tratamento de doenças psiquiátricas. Os primeiros relatos de parkinsonismo induzido por neuroléptico são da década de 1950 e a droga implicada era a clorpromazina[1].

O parkinsonismo induzido por drogas é o tipo mais comum de parkinsonismo secundário e representa o mais grave transtorno do movimento iatrogênico em indivíduos acima de 50 anos, pois aumenta o risco de disfunção da marcha, quedas e internação prolongada[2]. Em dois estudos recentes a frequência de parkinsonismo induzido por medicamentos entre todas as formas de parkinsonismo variou entre 8 e 12%, com incidência de 2,5 a 3,3 por 100.000/ano[3,4]). O estudo de Savica et al.[3] mostrou uma acentuada redução da incidência (68%) desse tipo de efeito colateral entre 1976 e 2005 atribuível à progressiva substituição do uso de neurolépticos típicos pelos atípicos, estes com menor afinidade por receptores dopaminérgicos de tipo D2 e, portanto, menos propensos a causarem parkinsonismo.

Em metanálise de estudos com pacientes portadores de esquizofrenia e psicoses relacionadas, tratadas com 12 diferentes tipos de antipsicóticos (típicos e atípicos) Martino et al.[5] mostraram significativas diferenças nas taxas de prevalência de parkinsonismo iatrogênico quando comparados antipsicóticos típicos (p. ex., haloperidol, 23%; clorpromazina, 21%) e atípicos (p. ex., clozapina, 4%; aripiprazol, 7%; olanzapina, 8%).

As drogas que mais frequentemente induzem parkinsonismo são os antipsicóticos típicos (de primeira geração), especialmente os neurolépticos bloqueadores de receptores dopaminérgicos, tais como os fenotiazínicos (clorpromazina, flufenazina) e as butirofenonas (haloperidol).

Entretanto, o grupo de drogas potencialmente causadoras de parkinsonismo foi se expandindo progressivamente e inclui atualmente: benzamidas (sulpirida e antieméticos como a metoclopramida), bloqueadores de canais de cálcio (especialmente os antivertiginosos cinarizina e flunarizina). Raramente outros medicamentos podem causar parkinsonismo, tais como antidepressivos inibidores da recaptação de serotonina, imunossupressores e antiarrítmicos (amiodarona). Há ainda relatos de parkinsonismo provocado pelo uso do lítio, mesmo em doses subterapêuticas[6] e pelo valproato, um anticonvulsivante também usado como estabilizador de humor[7]. Nos casos de parkinsonismo induzido por valproato há predomínio de tremor de repouso.

Embora neste vasto grupo de medicamentos vários não sejam de uso para tratamento de doenças psiquiátricas, eles podem estar sendo usados por pacientes com indicação para iniciar o uso de antipsicóticos e potencializar o surgimento de parkinsonismo.

No quadro clínico do parkinsonismo induzido por drogas podem estar presentes os três componentes clássicos: bradicinesia, rigidez e tremor – ou isoladamente síndrome rígido-acinética ou tremor. O tremor geralmente é de repouso, mas um componente postural pode estar presente. Tipicamente o quadro é bilateral e de instalação em poucas semanas, aspecto que auxilia na diferenciação com a doença de Parkinson. Manifestações axiais como hipomimia, disartria, instabilidade postural, postura fletida e alteração da marcha com características similares às da doença de Parkinson podem estar presentes. Em alguns pacientes com parkinsonismo medicamentoso podem estar presentes concomitantemente movimentos coreicos ou distônicos sugestivos de discinesias tardias. A Tabela 1 mostra as principais diferenças entre o parkinsonismo induzido por drogas e a doença de Parkinson.

A identificação de relação temporal entre o surgimento do parkinsonismo e a prévia introdução da droga causadora é crucial para o diagnóstico. O tempo de uso da droga até o aparecimento desse efeito colateral é variável de semanas a meses, porém deve ser ressaltado que na investigação de pacientes com quadro parkinsoniano recém-diagnosticado uma rigorosa busca de drogas suspeitas em uso, ou usadas nos últimos meses deve ser efetuada. Outro aspecto a ser considerado é que eventualmente o parkinsonismo pode surgir anos após a introdução do agente causador, possivelmente como consequência de aumento da suscetibilidade conferida pelo envelhecimento cerebral e a consequente perda de neurônios nigrais que produzem dopamina.

A resposta à retirada do neuroléptico leva à remissão do quadro em algumas semanas. A persistência do parkinsonismo por meses após a retirada da suposta droga causadora levanta a suspeita de que o paciente era portador de doença de Parkinson subclínica ou não reconhecida que foi exacerbada pelo neuroléptico. Em casos em que há dúvida diagnóstica na diferenciação das duas condições pode-se recorrer a exames complementares dos quais o mais útil é o uso de marcadores da via dopaminérgica nigroestriatal. Em nosso meio está disponibilizado o SPECT (*single photon emission computed tomography*) com o marcador TRODAT. Nos casos de parkinsonismo induzido por drogas o exame mostra a integridade da via

Tabela 1 Parkinsonismo induzido por drogas e doença de Parkinson

	Parkinsonismo induzido por drogas	Doença de Parkinson
Distribuição corpórea	Bilateral e simétrico	Unilateral ou assimétrico
Curso evolutivo	Subagudo	Insidioso, crônico
Presença de discinesia tardia	Pode ocorrer em concomitância com o parkinsonismo	Ausente
Hiposmia	Ausente	Geralmente presente
Resposta à levodopa	Variável	Boa e consistente
Resposta à retirada da droga causadora	Remissão em semanas	Persistência e progressão do parkinsonismo

dopaminérgica nigroestriatal. Entretanto, deve ser ressaltado que em indivíduos usando estimulantes do sistema nervoso central (cocaína, anfetaminas e modafinil) a interpretação do resultado do exame pode ser dificultada[8], portanto, essas substâncias/drogas devem ser suspensas antes da realização do exame. Medicamentos aminérgicos tais como antidepressivos (p. ex., imipramina, sertralina, citalopram e duloxetina) também podem interferir, mas em menor grau, na interpretação desse tipo de exame[9].

Outro exame complementar que pode ser utilizado é a sonografia transcraniana para estudo do mesencéfalo e gânglios da base. Em pacientes com doença de Parkinson esse exame mostra hiperecogenicidade da substância negra em mais de 90% dos casos.

Os fatores de risco para o parkinsonismo induzido por drogas são: idade avançada, dose utilizada, preparações de neuroléptico de efeito prolongado (*depot*) e dano cerebral preexistente. Outro possível fator de risco é o sexo feminino. A maior propensão de pacientes de sexo feminino para desenvolverem parkinsonismo medicamentoso se contrapõe ao que ocorre na doença de Parkinson, que é mais comum em homens. Admite-se que o maior risco de desenvolver parkinsonismo esteja relacionado a efeito dos estrógenos que inibem a expressão de receptores dopaminérgicos[10]. Por outro lado, a menor incidência de doença de Parkinson no sexo feminino estaria relacionada a um possível efeito neuroprotetor dos estrógenos[11]. Entretanto, em estudos publicados em 2019 por Byun et al.[12] e Han et al.[13] sobre a epidemiologia do parkinsonismo induzido por fármacos, os autores encontraram uma maior prevalência em homens, particularmente a partir da meia-idade.

Os antipsicóticos podem causar parkinsonismo por bloqueio de receptores dopaminérgicos ou por depleção de dopamina em terminais pré-sinápticos. Estima-se que os neurolépticos clássicos ou típicos induzem parkinsonismo em cerca de 40% dos pacientes tratados[14] e, no passado, acreditava-se que o efeito antipsicótico estava estreitamente vinculado à indução de parkinsonismo. O advento dos antipsicóticos atípicos (risperidona, olanzapina, aripiprazol, quetiapina, clozapina) com menor potencial de induzir parkinsonismo mas efetivos no tratamento das psicoses mostrou que o efeito antipsicótico não está atrelado à indução de parkinsonismo.

O mecanismo subjacente ao parkinsonismo induzido por neurolépticos é o bloqueio de receptores dopaminérgicos estriatais, especialmente da classe D2. Os neurolépticos atípicos que têm menor afinidade por receptores dopaminérgicos de tipo D2 oferecem menor risco de provocar parkinsonismo. Factor et al.[15] sugerem que os mecanismos farmacológicos subjacentes ao parkinsonismo induzido por neurolépticos atípicos e bloqueadores de canais de cálcio sejam mais complexos e envolvem antagonismo para receptores serotoninérgicos de tipo 5-HT2A e agonismo para receptores 5-HT1A. Os bloqueadores de canais de cálcio, adicionalmente, têm interações peculiares com o sistema dopaminérgico combinando inibição do bombeamento de prótons e captação de dopamina em vesículas pré-sinápticas, inibição da liberação pré-sináptica de dopamina bloqueio pós-sináptico de receptores dopaminérgicos D2 e inibição dos complexos mitocondriais I e II[16,17]. Essas diferenças de ação farmacológica justificam a diversidade de características clínicas no parkinsonismo induzido por essas três classes de drogas (neurolépticos clássicos, neurolépticos atípicos e bloqueadores de canais de cálcio). Em estudo comparando as peculiaridades do parkinsonismo nos três grupos, Munhoz et al.[18] observaram menor tempo de exposição para indução das alterações motoras, sendo estas mais intensas no parkinsonismo relacionado aos neurolépticos típicos; escores mais altos de tremor e duração do parkinsonismo mais prolongada após a retirada no grupo que havia recebido bloqueadores de canais de cálcio; parkinsonismo mais leve e menor incidência de discinesias tardia entre os que foram tratados com neurolépticos atípicos. Por outro lado, no parkinsonismo induzido por valproato admite-se o envolvimento do sistema gabaérgico[7].

Entre os depletores pré-sinápticos de dopamina cabe um papel histórico à reserpina, hoje praticamente abandonada como antipsicótico. A tetrabenazina, que tem o mesmo mecanismo farmacológico, tem sido utilizada para tratamento de transtornos hipercinéticos como os que ocorrem na discinesia tardia.

O tratamento do parkinsonismo induzido por drogas envolve como primeiro passo a retirada ou redução da dose da medicação, se possível. Caso a condição psiquiátrica do paciente piore a recomendação é a substituição por um anipsicótico atípico como a quetiapina ou a clozapina. Para o tratamento sintomático do parkinsonismo geralmente são empregados agentes anticolinérgicos (biperideno ou trihexifenidil) ou amantadina. Entretanto, especialmente em pacientes com idade mais avançada essas drogas podem comprometer significativamente o desempenho cognitivo.

O uso da levodopa esbarra na possibilidade de falta de resposta devida ao bloqueio dos receptores dopaminérgicos, especialmente de tipo D2, causado pela droga indutora do parkinsonismo e no risco de piora da psicose. Entretanto, em pacientes com comprometimento do sistema nigoestriatal demonstrado por neuroimagem há possibilidade de melhor resposta[19,20]. Nos pacientes que apresentam concomitantemente parkinsonismo e discinesia tardia, desde que não sejam idosos, o uso da amantadina é o mais indicado[21].

Acatisia

A acatisia é conceituada como uma atividade motora voluntária complexa, compulsiva, por exemplo caminhar, para aliviar uma sensação inquietude, às vezes relatada como ansiedade. Essa atividade motora pode assumir outras características como levantar-se e marcar passos sem caminhar, executar movimentos de rotação do tronco (em pé ou sentado), esfregar as mãos. Os pacientes com acatisia podem ainda vivenciar sensação de tensão, irritabilidade e manifestar algum grau de agressividade.

Esse tipo de transtorno do movimento pode manifestar-se agudamente na introdução de um bloqueador dopaminérgico (geralmente um antipsicótico) ou manifestar-se durante uso crônico desse tipo de droga como uma expressão dentro do espectro da discinesia tardia (acatisia tardia). A acatisia aguda pode manifestar-se nas primeiras horas ou após alguns dias de uso. É uma manifestação acentuadamente disfórica que paradoxalmente pode agravar o quadro psicótico.

Em estudo de pacientes com esquizofrenia vivendo na comunidade a incidência de acatisia aguda foi de 19% com nítida diferença conforme o tipo de antipsicótico utilizado: 4% em pacientes sob uso dos antipsicóticos atípicos quetiapina e olanzapina, 20% com outros antipsicóticos atípicos e 50% com haloperidol[22]. No estudo de Raschid et al.[23] sobre acatisia induzida por antieméticos antidopaminérgicos em pacientes com neoplasias malignas a incidência foi de 5%, mas o diagnóstico de acatisia demorou mais a ser estabelecido e o quadro foi frequentemente confundido com ansiedade.

No manejo da acatisia são essenciais a rápida identificação correta da natureza do fenômeno seguida pela retirada ou redução da dose e, se necessário, a sua substituição. Medicamentos que podem ser úteis para o controle da acatisia são o propranolol, moduladores da transmissão serotoninérgica (mianserina, mirtazapina e trazodona), anticolinérgicos, vitamina B6 e benzodiazepínicos[24].

Tremor

Os tremores induzidos por drogas geralmente são de ação (postural ou cinético) e não de repouso, como o tremor típico do parkinsonismo e resultam de uma exacerbação do tremor fisiológico, que é subclínico. Habitualmente é bilateral, de baixa amplitude com frequência semelhante à do tremor essencial (8-12 Hz). Fatores que podem contribuir para o aparecimento do tremor são uso concomitante de vários medicamentos (polifarmácia), transtornos metabólicos, febre, ambiente frio, ansiedade, uso excessivo de estimulantes como cafeína ou mesmo abstinência de bebida alcoólica.

A relação temporal com a introdução de alguma medicação é o primeiro elemento para o seu diagnóstico. Adicionalmente pode haver uma relação entre intensidade do tremor e a dose da droga causadora. Exames laboratoriais eventualmente são necessários para excluir hipertireoidismo e hipoglicemia. Idosos de sexo masculino são mais propensos para desenvolver tremor induzido por drogas.

Entre os medicamentos utilizados em psiquiatria os que mais frequentemente podem induzir este tipo de tremor são o lítio, o valproato e os antidepressivos (tricíclicos, inibidores seletivos de recaptação de serotonina ou duais). Os antipsicóticos, conforme exposto anteriormente, geralmente induzem tremor de repouso, de tipo parkinsoniano. Os antidepressivos de efeito predominantemente serotoninérgicos além do tremor podem provocar o aparecimento de mioclonias.

A lista de drogas e condições que podem provocar tremor é ampla[25] e as principais constam a seguir:

- Anticonvulsantes: valproato, carbamazepina e fenitoína.
- Broncodilatadores (β2 agonistas).
- Drogas simpatomiméticas.
- Antidepressivos.
- Lítio.
- Neurolépticos.
- Amiodarona.
- Quimioterápicos: vincristina, cisplatina, metotrexate, ciclofosfamida etc.
- Hipoglicemia.
- Hipertireoidismo.
- Abstinência de álcool.

No manejo do tremor induzido por drogas o passo inicial é o diagnóstico correto e o esclarecimento do paciente sobre a causa do tremor. Em muitos casos o tremor é de intensidade leve e suportável. Nos pacientes em que o tremor não é tolerável recomenda-se redução da dose para diminuir a intensidade do tremor ou mesmo a substituição da medicação. Caso essas medidas não sejam possíveis pelo risco de agravamento da condição psiquiátrica, as medicações recomendadas para mitigar a intensidade do tremor são as mesmas usadas para tratamento do tremor essencial. A primeira opção é o beta-bloqueador adrenérgico propranolol em doses de 20 a 40 mg por dia em duas ou três tomadas. Havendo contraindicação clínica (p. ex., bronquite asmática, hipotensão arterial ou cardiopatia) para uso desta droga a primidona em doses de 50 a 200 mg por dia pode ser empregada.

Hipercinesias tardias

Hipercinesias ou discinesias podem ocorrer como consequência de inúmeras causas e incluem distonias, coreias, mioclonias e tiques, entre outros. Entretanto, o termo discinesia tardia abrange um grupo de movimentos involuntários definido segundo critérios específicos. De acordo com o DSM-5, discinesias tardias são definidas como movimentos involuntários com duração de pelo menos algumas semanas[26]. Em sua forma clássica são geralmente coreiformes e acometem músculos da região orobucolingual, tronco ou extremidades, que ocorrem em associação com o uso de neurolépticos por pelo menos alguns meses. Atualmente, o termo síndromes tardias é utilizado para caracterizar todo o espectro de movimentos involuntários que ocorrem após o uso crônico de neurolépticos, incluindo a forma clássica de discinesia tardia. De modo geral, síndromes tardias ocorrem após meses ou anos de tratamento com agentes bloqueadores de dopamina e podem emergir mesmo após a descontinuação do tratamento. Para o diagnóstico de uma síndrome tardia, deve haver a persistência dos movimentos anormais por pelo menos um mês após a suspensão da medicação neuroléptica[26]. Os vários tipos de síndromes tardias serão discutidos a seguir, subdivididos conforme a fenomenologia e formas clínicas.

Discinesia tardia clássica

Discinesia tardia é definida pelo aparecimento insidioso de movimentos involuntários anormais rítmicos, repetitivos e estereotipados que acomete principalmente face, boca e língua, mas pode envolver tronco e extremidades em pacientes expostos a drogas bloqueadoras da dopamina. Em sua forma mais característica, ocorrem movimentos orobucolinguais e mastigatórios, associados a protrusão da língua e estalar dos lábios. A fala e a respiração podem estar afetadas, mas não costuma haver dificuldade para a alimentação, pois os movimentos desaparecem durante o toque de algum objeto nos lábios. Quando músculos axiais estão envolvidos, ocorrem movimentos rítmicos de balanço para a frente e para trás ou movimentos pélvicos[27].

O início do quadro pode ocorrer durante o tratamento com neurolépticos ou na fase de retirada. O tempo de exposição para o aparecimento do quadro é variável e, em certas situações, pode ser de apenas algumas semanas. A suspensão súbita de um neuroléptico pode desencadear as manifestações clínicas, de modo que se recomenda reduzir gradualmente as doses, quando a intenção for a retirada do medicamento. Paradoxalmente, neurolépticos podem reduzir ou mascarar os sintomas. Discinesias tardias são crônicas e costumam ser permanentes. Em estudo de longo prazo, foi observada tendência de redução dos sintomas após quatro anos, mas a resolução permanente é rara[28]. É mais prevalente no sexo feminino e o risco aumenta com a idade.

Distonia tardia

A ocorrência de distonia em associação com o uso de neurolépticos é bem conhecida e foi inicialmente descrita poucos anos após a introdução desses agentes na prática clínica. Entretanto, as distonias então descritas representavam o que se denomina atualmente reação distônica aguda ao neuroléptico e constitui fenômeno transitório que aparece horas após a administração de um agente depletor de dopamina. Por sua vez, a distonia tardia foi somente reconhecida e descrita anos depois[29]. Ocorre em pacientes mais jovens quando comparados com a forma clássica de discinesia tardia e em ambos os sexos e em todas as faixas etárias, mas a distonia tardia predomina em adultos jovens do sexo masculino, enquanto a forma clássica de discinesia tardia é mais prevalente em pacientes mais idosas do sexo feminino.

A distribuição anatômica da distonia tardia varia conforme a idade de início. Pacientes mais jovem têm acometimento inicial em membros inferiores e aqueles cujo início é mais tardio têm início em região axial ou face. Entretanto, em contraste com o que ocorre nas distonias primárias, mesmo na população adulta a distonia progride para formas mais generalizadas ao longo do tempo e pode estar associada a estereotipias, acatisia e não costumam melhorar com truques sensitivos. A fenomenologia das distonias tardias é característica e consiste em retrocolo, opistótono, extensão e rotação interna dos braços e flexão dos punhos bilateralmente. Uma forma particular de síndrome distônica tardia consiste na distonia oromandibular tardia que, assim como em sua forma primária, acomete principalmente pacientes do sexo feminino e caracteriza-se por contração e fechamento forçado da mandíbula[30].

Como nas formas primárias, as distonias tardias podem responder a bloqueio químico com toxina botulínica e, em determinados casos, à estimulação cerebral profunda.

Coreia tardia

A coreia é caracterizada por movimentos involuntários contínuos, rápidos e irregulares que fluem em forma de dança e pode acometer vários segmentos do corpo. Quando ocorre em segmentos distais das extremidades, os movimentos são mais lentos e ondulantes e recebe a denominação de atetose. Uma característica das coreias é a impersistência motora que consiste na incapacidade de manutenção de contração muscular voluntária que impossibilita, por exemplo, um aperto de mão prolongado ou a protrusão mantida da língua. A ocorrência de coreia isolada após exposição a drogas neurolépticas não é tão comum e pode ser confundida com estereotipias geralmente na forma de movimentos coreiformes orobucolinguais[31]. O surgimento de coreia em pacientes com demências tratados com neurolépticos e que eventualmente desenvolvam coreia pode levar a confusão diagnóstica com a doença de Huntington[32].

Mioclonia tardia

Mioclonias são movimentos bruscos de curta duração (< 100 ms) e podem ocorrer em várias partes do corpo. Mioclonias tardias têm sido descritas após uso prolongado de neurolépticos, geralmente em membros superiores, mais evidentes com os braços estendidos, espontâneas ou estímulo-sensitivas, amplitude variável e nem sempre percebidos pelo paciente[30]. Curiosamente, o primeiro caso descrito de mioclonia tardia era de uma paciente em uso crônico de neuroléptico que desenvolveu mioclonia cervical em extensão, com característica rítmica (1-2 Hz)[33]. Deve-se ressaltar que mioclonias também podem surgir em pacientes em uso de antidepressivos, especialmente os da classe dos inibidores seletivos de recaptação de serotonina.

Tiques tardios

Tiques são movimentos involuntários ou semi-involuntários, bruscos, intermitentes e geralmente precedidos por sensação premonitória ou de urgência. Podem ser motores, respiratórios ou fônicos. Tiques são comuns na infância como condição benigna e transitória ou podem ser crônicos como na síndrome de Tourette.

Ocasionalmente, uma condição muito semelhante à síndrome de Tourette, denominada tique tardio ou touretismo tardio, ocorre após o uso crônico de neurolépticos. O quadro clínico exibe as mesmas características da síndrome de Tourette, com tiques motores complexos, fônicos e urgência premonitória. Em contraste com a síndrome de Tourette, pacientes com tiques tardios não têm história familiar de tiques, tampouco apresentam transtorno obsessivo-compulsivo ou transtorno de déficit de atenção e hiperatividade como comorbidades, e sintomas clássicos de discinesia tardia costumam estar associados.

Por outro lado, a ocorrência de tiques pode estar associada a outras drogas como estimulantes, anticonvulsivantes e antidepressivos e, a rigor, não são considerados tiques tardios. Tetrabenazina e novos inibidores da VMAT2 (ver a seguir) associados a terapia cognitivo-comportamental podem ser benéficos[34].

Manejo e profilaxia das discinesias tardias

A identificação de fatores de risco para discinesia tardia é fundamental para a sua prevenção. Os principais fatores de risco incluem, entre outros, idade avançada, exposição prolongada a doses altas de neurolépticos, sexo feminino, transtornos cognitivos ou do humor, história de abuso de drogas ou álcool, exposição a neurolépticos de primeira geração, uso de lítio e manifestação precoce de parkinsonismo medicamentoso[35].

Se, por um lado, o uso de neurolépticos é imprescindível em condições como esquizofrenia, transtorno bipolar e depressão maior, essa classe de medicamentos deve ser evitada em situações como distúrbios do sono, ansiedade e transtorno do estresse pós-traumático, que podem ser tratados com outras drogas. Manifestações iniciais de parkinsonismo medicamentoso devem ser cuidadosamente monitoradas e prevenidas com o uso de neurolépticos atípicos. Drogas anticolinérgicas, tradicionalmente usadas para reduzir sintomas de parkinsonismo medicamentoso, constituem fator adicional de risco para discinesia tardia e devem ser evitadas[36].

Até pouco tempo atrás, antes do desenvolvimento dos novos inibidores do transporte vesicular de monoaminas tipo 2 (VMAT2) (ver a seguir), existiam poucas opções terapêuticas. A estratégia mais comum consistia na substituição gradual de um neuroléptico de primeira geração por outro de segunda geração e suspensão de anticolinérgicos. Em situações críticas de discinesias intensas ou com comprometimento de músculos respiratórios com risco de vida, uma alternativa seria a supressão dos sintomas pela associação com outro neuroléptico de primeira geração, com o objetivo de bloquear ao máximo os receptores dopaminérgicos supersensitivos. Em 2013, as diretrizes da American Academy of Neurology sugeriram não haver evidências suficientes para as estratégias mencionadas, porém sugeriram a eficácia das seguintes drogas com graus variáveis de evidência: clonazepan, tetrabenazina, amantadina e gingko biloba[36]. O clonazepam, agonista indireto dos receptores gabaérgicos, pode ser benéfico nos primeiros meses, porém pacientes desenvolvem tolerância após esse período. As evidências para amantadina e gingko biloba são fracas e suportadas por escassos estudos. A tetrabenazina, um inibidor reversível da VMAT2, foi aprovada pelo FDA em 2008 para o controle sintomático da coreia na doença de Huntington. A VMAT2 é uma proteína transportadora de monoaminas que atua no transporte e liberação de vesículas pré-sinápticas na fenda sináptica. Sua inibição reduz a liberação de neurotransmissores na fenda sináptica e resulta em diminuição da transmissão dopaminérgica sem necessidade de bloqueio pós-sináptico e consequente diminuição do risco de modificações adicionais nesses receptores[38]. Existem poucos estudos sobre os efeitos da tetrabenazina nas discinesias tardias, mas há evidências consistentes de sua ação na melhora desses pacientes. Entretanto, a tetrabenazina apresenta uma série de limitações que incluem meia-vida curta, pouca tolerabilidade, depressão (provavelmente devido a depleção serotoninérgica) e interferência no metabolismo do CYP 2D6.

Recentemente, duas novas drogas com atividade inibidora da VMAT2 foram aprovadas pelo FDA para o tratamento de discinesias tardias em adultos: deutetrabenazina e valbenazina. Ambas as drogas mostraram eficácia em estudos duplo-cegos controlados com placebo com redução significativa nos escores da escala AIMS na semana 6 (valbenazina)[39] e na semana 12 (deutetrabenazina)[40]. Além disso, possuem maior tolerabilidade e menos efeitos colaterais quando comparadas com a tetrabenazina. A tolerabilidade pode ser objetivamente avaliada pelas taxas de descontinuação devido a efeitos colaterais. Aproximadamente 3,6% dos pacientes tratados com deutetrabenazina e 3,1% dos pacientes tratados com placebo suspenderam o tratamento. Para os pacientes tratados com valbenazina, as taxas de descontinuação foram de 2,9% e 1,6%, respectivamente. Efeitos colaterais comuns com a tetrabenazina, como depressão e ideação suicida, não parecem ocorrer com o uso dessas novas drogas. Da mesma forma, o prolongamento do intervalo Q-T não contraindica o uso simultâneo de outras drogas que eventualmente produzam o mesmo efeito, desde que a monitorização eletrocardiográfica possa ser realizada.

A duração do tratamento das discinesias tardias não tem um prazo definido, e na maior parte das vezes deve ser continuado. A interrupção do tratamento geralmente resulta em retorno das discinesias em período de quatro semanas. Essas drogas não estão disponíveis comercialmente em nosso meio, mas podem ser adquiridas através de importadoras especializadas. A Tabela 2 mostra as principais características farmacológicas de ambas.

Urgências em transtornos do movimento induzidos por drogas

As principais condições deste grupo são: a síndrome neuroléptica maligna e a síndrome serotoninérgica.

A síndrome neuroléptica maligna é uma grave reação idiossincrática aguda, rara (frequência estimada de 0,2% dos pacientes expostos a neurolépticos) desencadeada por antipsicóticos da classe dos neurolépticos com taxa de 4% a 20% de mortalidade[41]. Pode ser causada por qualquer neuroléptico, inclusive os atípicos, mas os mais potentes como a flufenazina e o haloperidol e formas depot oferecem maior risco. Outras drogas causadoras são as benzamidas (metoclopramida, sulpirida, amisulpirida).

A síndrome maligna do neuroléptico está relacionada a bloqueio dos receptores dopaminérgicos no *striatum* e hipotálamo. Fatores predisponentes são: temperatura ambiente elevada, desidratação, catatonia, hiponatremia, exercício físico e doença neurológica preexistente. Pacientes mais jovens, especialmente homens, têm risco maior.

Tabela 2 Deutetrabenazina e valbenazina: características farmacológicas

Nome comercial	Austedo® (Teva)	Ingrezza® (Neurocrine Bio)
Formulações	6 mg, 9 mg, 12 mg (comprimidos	40 mg, 80 mg (cápsulas)
Meia-vida	10 horas	15-22 horas
Contraindicações	Insuficiência hepática, associação com reserpina, tetrabenazina, inibidores da MAO	Não mencionado
Precauções	Prolongamento Q-T, síndrome maligna do neuroléptico, acatisia, agitação, sonolência	Prolongamento Q-T, sonolência
Doses	Dose inicial 12 mg/dia, manutenção 12-48 mg/dia dividida em duas tomadas	Dose inicial 40 mg/dia, manutenção 80 mg/dia, dose única
Insuficiência hepática	Contraindicado	Dose máxima de 40 mg/dia
Insuficiência renal	Não há estudos	IR moderada: sem ajustes necessários IR grave: contraindicado

Os principais componentes do quadro clínico são:

- Hipertermia.
- Rigidez, tremor, distonia, mioclonias.
- Crises convulsivas.
- Alteração do estado de consciência, agitação, delírios.
- Transtornos Autonômicos: hiper-hidrose, taquicardia, taquipneia, instabilidade de pressão arterial.

As alterações laboratoriais mais frequentes são:

- Aumento de CPK (creatino-fosfoquinase).
- Rabdomiólise.
- Leucocitose.
- Creatinina ↑/Ureia ↑.
- Mioglobinúria.
- Proteinúria.

O tratamento da síndrome maligna do neuroléptico deve ser feito em unidade de terapia intensiva e consiste nas seguintes medidas:

- Hidratação.
- Correção de desequilíbrios metabólicos.
- Hipotermia.
- Administração de dantrolene sódico por via endovenosa.
- Uso de drogas de ação dopaminérgica como: levodopa ou agonistas dopaminérgicos (pramipexol ou rotigotina).

A síndrome serotoninérgica é decorrente de aumento excessivo da atividade serotoninérgica e tem, portanto, como causa o uso isolado ou em associação de drogas que aumentam a transmissão serotonérgica (incidência: 0.23% dos indivíduos expostos) tais como: antidepressivos, principalmente os inibidores seletivos da recaptação de serotonina, inibidores não seletivos de monoamino-oxidase (p. ex., pargilina) e mesmo inibidores seletivos de monoamino-oxidase B (rasagilina e selegilina) e analgésicos opioides[42]. Drogas ilícitas como cocaína e ecstasy também pode provocar a síndrome serotoninérgica.

O quadro clínico é caracterizado por: alterações mentais (estado confusional, agitação e coma), autonômicas (hipertermia, sudorese, hipertensão, taquicardia e diarreia) e motoras (mioclonias, hiper-reflexia, rigidez, ataxia e acatisia). Entre vários critérios diagnósticos propostos para o diagnóstico de síndrome serotoninérgica, os propostos por Dunkley et al.[43] são considerados atualmente os que propiciam melhor acurácia. Esses critérios, também conhecidos como "Hunter Serotonin Toxicity Criteria", elegem como manifestações cardinais dessa síndrome a presença de mioclonias e hipertonia associada a febre (> 38º).

O tratamento consiste em hidratação, correção de desequilíbrios metabólicos e uso de neurolépticos (p. ex., clorpromazina), betabloqueadores e antisserotoninérgios (metisergide e ciproheptadina). O estudo de Mills[44] mostrou que 70% dos pacientes recuperam-se completamente dentro de 24 horas, mas cerca de 40% requerem admissão em terapia intensiva e 25% chegam a precisar de assistência respiratória por meio de entubação traqueal. Caso fatais ocorrem, mas não há dados seguros sobre a taxa de mortalidade.

Para finalizar este tópico deve ser mencionado que algumas características da síndrome maligna do neuroléptico e da síndrome serotoninérgica podem ser observadas em outras condições de instalação aguda relacionadas a drogas como a hipertermia maligna por exposição a anestésicos halogenados ou succinilcolina, toxicidade desencadeada por doses excessivas de anticolinérgicos, na retirada abrupta de agentes dopaminérgicos (levodopa ou agonistas dopaminérgicos) em pacientes com doença de Parkinson, assim como no *status dystonicus*, este não necessariamente desencadeado por uso ou retirada de drogas (será abordado em outro capítulo).

CONSIDERAÇÕES FINAIS

Os transtornos do movimento induzidos por drogas continuam sendo frequentes mesmo com a progressiva substituição de neurolépticos típicos pelos atípicos de nova geração. A lista de fármacos que podem provocar esse tipo de efeito colateral é grande, e gradativamente vai sendo ampliada com identificação de novas drogas capazes de provocar essas complicações. O uso criterioso dessas drogas deve ser ressaltado e os pacientes alertados para a possibilidade do aparecimento desses transtornos.

Vinheta clínica

Paciente de 49 anos, empresária. Há um ano começou a notar lentificação dos movimentos, que foi evoluindo de forma progressiva. Há cinco anos em uso de sinvastatina para reduzir o colesterol e reposição de hormônio tireoidiano. Há cerca de um ano e meio vinha recebendo escitalopram (10 mg/dia) e flufenazina (1 mg/dia) para tratamento de quadro de depressão e ansiedade. Há quatro meses estava recebendo levodopa 250 mg/carbidopa 25 mg em dose de ½ cp três vezes por dia com discreta melhora da lentidão.

Ao exame neurológico apresentava quadro rígido-acinético mais acentuado à esquerda.

Recebeu diagnóstico de parkinsonismo induzido por neuroléptico associado a uma forma leve de discinesia tardia. Foi orientada a suspender o uso da flufenazina e da levodopa. Nas semanas seguintes, o quadro parkinsoniano foi progressivamente regredindo e após dois meses o exame neurológico era normal.

Este caso é uma forma típica de parkinsonismo induzido por neuroléptico de primeira geração, numa paciente de meia-idade e sexo feminino que, reconhecidamente, são fatores de risco para esse tipo de complicação. Vale ressaltar que o quadro parkinsoniano já havia sido identificado e tratado sintomaticamente com levodopa, mas sua causa não foi investigada de maneira adequada. Conforme exposto no texto, em pacientes que se apresentam com quadro parkinsoniano a anamnese cuidadosa, especialmente dirigida para a identificação de alguma droga indutora de parkinsonismo, é crucial no manejo desses casos. Outro aspecto a ser ressaltado é que a orientação inicial deve ser apenas a retirada da possível medicação indutora do parkinsonismo, sem usar drogas antiparkinsonianas, que podem até aumentar o risco de discinesia tardia.

Para aprofundamento

- Rajan S, Kaas B, Moukheiber E. Movement Disorders Emergencies. Semin Neurol. 2019;39:125-136.
- Gurrera RJ, Mortillaro G, Velamoor V, Caroff SN. A validation study of the international consensus diagnostic criteria for neuroleptic malignant syndrome. J Clin Psychopharmacol. 2017;37:67-71.

  ⇨ **Estes dois artigos complementam a bibliografia sobre urgências em distúrbios do movimento causados por drogas.**
- Estevez-Fraga C, Zeun P, López-Sendón Moreno JL. Current methods for the treatment and prevention of drug-induced parkinsonism and tardive dyskinesia in the elderly. Drugs Aging. 2018; 959-971.

  ⇨ **Nesta revisão os autores discutem fatores de risco, mecanismos fisiopatológicos, meios de prevenção e tratamento dos principais tipos de transtornos do movimento induzidos por drogas em idosos.**

REFERÊNCIAS BIBLIOGRÁFICAS

1. Anton-Stephens D. Preliminary observations on the psychiatric use of chlorpromazine. J Ment Sci. 1954;100:543-7.
2. Lopez-Sendon JL, Mena MA, de Yebenes JG. Drug-induced parkinsonism in the elderly: incidence, management and prevention. Drugs Aging. 2012;29:105-18.
3. Savica R, Grossardt BR, Bower JH, Ahlkog JE, Mielke MM, Rocca WA, et al. Incidence and time trends of drug-induced parkinsonism: a 30-year population-based study. Mov Disord. 2017;32:227-34.
4. Fleury V, Brindel P, Nicastro N, Burkhard PR. Descriptive epidemiology of parkinsonism in the Canton of Geneva, Switzerland. Parkinsonism Relat Disord. 2018;54:30-39.
5. Martino D, Karnik V, Osland S, Barnes TRE, Pringsheim TM. Movement disorders associated with antipsychotic medication in people with schizophrenia: an overview of cochrane reviews and meta-analysis. Can J Psychiatry. 2018. DOI:706743718777392.
6. Hermida AP, Janjua AU, Glass OM, Vaughan CP, Goldstein F, Trorri LM, et al. A case of lithium-induced parkinsonism presenting with typical motor symptoms of Parkinson's disease in a bipolar patient. Int Psychogeriatr. 2016;28:2101-04.
7. Brugger F, Bhatia KP, Besag FM. Valproate-associated parkinsonism: a critical review of the literature. CNS Drugs. 2016;30:527-40.
8. Factor SA, Burkhard PR, Caroff S, Friedman JP, Marras C, Tinazzi M, et al. Recent developments in drug-induced movement disorders: a mixed picture. Lancet Neurol. 2019;18:880-90.
9. Kagi G, Bhatia KP, Tolosa E. The role of DAT-SPECT in movement disorders. J Neurol Neurosurg Psychiatry. 2010;81:05-12.
10. Bedard P, Langelier P, Villeneuve A. Oestrogens and extrapyramidal system. Lancet. 1977;2:1367-8.
11. Brann DW, Dhandapani Wakade C, Mahesh VB, Khan MM, et al. Neurotrophic and neuroprotective actions of estrogen: basic mechanisms and clinical implications. Steroids. 2007;72:381-405.
12. Byun J-H, Cho H, Kim YJ, Kim J-S, Baik JS, Jang S, et al. Trends in the prevalence of drug-induced parkinsonism in Korea. Yonsei Med J. 2019;60:760-767.
13. Han S, Kim S, Kim H, Shin H-W, Na K-S, Suh HS, et al. Prevalence and incidence of Parkinson's disease and drug-induced parkinsonism in Korea. BMC Public Health. 2019;19:1328.
14. Ayd FJ. A survey of drug-induced parkinsonism extrapyramidal reactions. J Am Med Ass. 1961;175:1054-60.
15. Factor SA. Pharmacology of atypical antipsychotics. Clin Neuropharmacol. 2002;25:153-7.
16. Dall'Igna OP, Tort AB, Souza DO, Lara DR, et al. Cinnarizine has an atypical antipsychotic profile in animal models of psychosis. J Psychopharmacol. 2005;19:342-346.
17. Terland O, Flatmark T. Drug-induced parkinsonism: cinnarizine and flunarizine are potent uncouplers of the vacuolar H+-ATPase in catecholamine storage vesicles. Neuropharmacology. 1999;38:879-882.

18. Munhoz RP, Bertucci Filho D, Teive HAG. Not all drug-induced parkinsonism are the same: the effect of drug class on motor phenotype. Neurol Sci. 2017;38:319-324.
19. Yomtoob J, Koloms K, Bega D. DAT-SPECT imaging in cases of drug-induced parkinsonism in a specialty movement disorders practice. Parkinsonism Relat Disord. 2018;53:37-41.
20. Tinazzi M, Morgante F, Matinella A, Bovi T, Cannas A, Solla P, et al. Imaging of the dopamine transporter predicts pattern of disease progression and response to levodopa in patients with schizophrenia and parkinsonism: a 2-year follow-up multicenter study. Schizophr Res. 2014;152:344-349.
21. Ward KM, Citrome L. Antipsychotic-related movement disorders: drug-induced parkinsonism vs. tardive dyskinesia – key differences in pathophysiology and clinical management. Neurol Ther. 2018;7:233-248.
22. Juncal-Ruiz M, Ramirez-Bonilla M, Gomez-Arnau J, de la Foz VO-G, Suarez-Pinilla P, Martinez-Garcia O, et al. Incidence and risk factors of acute akathisia in 493 individuals with first episode non-affective psychosis: a 6-week randomised study of antipsychotic treatment. Psychopharmacology (Berl). 2017;234:2563-70.
23. Rashid A, Baile W, Olubajo T, De La Garza R. Incidence of antiemetic-induced akathisia in patients at a comprehensive cancer center. Psychooncology. 2018;27:1338-40.
24. Laoutidis ZG, Luckhaus C. 5-HT2A receptor antagonists for the treatment of neuroleptic-induced akathisia: a systematic review and meta-analysis. Int J Neuropsychopharmacol. 2014;17:823-32.
25. Bhatia KP, Bain P, Bajaj N, Elble RJ, Hallett M, Louis ED, et al. Consensus statement on the classification of tremors from the task force on tremor of the International Parkinson and Movement Disorder Society. Mov Disord. 2018;33:75-87.
26. American Psychiatric Association 2013; Medication-induced movement disorders and other adverse effects of medication, Diagnostic and Statistical Manual of Mental Disorders, fifth edition.
27. Frei K, Truong DD, Fahn S, Hauser RA. The nosology of tardive syndromes. J Neurol Sci. 2018;389:10-16.
28. Gardos G, Cole JO, Haskell D, Marby D, Paine SS, Moore P, et al. The natural history of tardive dyskinesia. J Clin Psychopharmacol. 1988;8(Suppl 4):31S-37S.
29. Burke RE, Fahn S, Jankovic J, Marsden CD, Gollomp S, Ilson J, et al. Tardive dystonia: late-onset and persistent dystonia caused by antipsychotic drugs. Neurology. 1982;32:1335-46.
30. Savitt D, Jankovic J. Tardive syndromes. J Neurol Sci. 2018;389:35-42.
31. Stacy M, Cardoso F, Jankovic J. Tardive stereotypy and other movement disorders in tardive dyskinesias. Neurol. 1993;43:937-941.
32. Cardoso F. Differential diagnosis of Huntington's disease: what the clinician should know. Neurodegener Dis Manag. 2014;4:67-72.
33. Little JT, Jankovic. Tardive myoclonus. Mov Disord. 1987;2:307-11.
34. Yogaratnan J, Xu C, Thinn DSS, Chai L, Xu C, Yoong LK, et al. De novo tardive Tourette-like syndrome after prolonged combination depot and oral neuroleptic therapy. Acta Neuropsychiatr. 2013;25:122-4.
35. Correll CU, Kane JM, Citrome LL. Epidemiology, prevention and assessment of tardive dyskinesia and advances in treatment. J Clin Psychiatry. 2017;78:1136-47.
36. Citrome L. Clinical management of tardive dyskinesia: five steps to success. J Neurol Sci. 2018;389:61-6.
37. Bhidayasiri R, Fahn S, Weiner WJ, Gronseth DS, Sullivan KL, Zesiewicz TA, et al. Evidence-based guideline: treatment of tardive syndromes: report of the Guideline Development Subcommittee of the American Academy of Neurology, Neurology. 2013;81:463-9.
38. Chen JJ, Ondo WG, Dashtipour K, Swope DM. Tetrabenazine for the treatment of hyperkinetic movement disorders: a review of the literature. Clin Ther. 2012;34:1487-504.
39. Citrome L. Valbenazine for tardive dyskinesia: a systematic review of the efficacy and safety profile for this newly approved novel medication – what is the number needed to treat, number needed to harm and likelihood to be helped or harmed? Int J Clin Pract. 2017;71(7):1-14.
40. Citrome L. Deutetrabenazine for tardive dyskinesia: a systematic review of the efficacy and safety profile for this newly approved novel medication – what is the number needed to treat, number needed to harm and likelihood to be helped or harmed? Int J Clin Pract. 2017;71(11):1-17.
41. Minguez-Castellanos A. Catastrofes en transtornos del movimento. Neurologia 2010; 25(supl 1):24-29.
42. Francescangeli J, Karamchandani K, Powell M, Bonavia A. The serotonin syndrome: from molecular mechanisms to clinical practice. Int J Mol Sci. 2019;20:1-17.
43. Dunkley EJ, Isbister GK, Sibbritt D, Dawson AH, White IM, et al. The hunter serotonin toxicity criteria: simple and accurate diagnostic decision rules for serotonin toxicity. QJM. 2003;96:635-42.
44. Mills KC. Serotonin syndrome. Am Fam Physician. 1995;52:1475-82.

Seção

2

Psicoterapias na infância e adolescência

Editores de área

Guilherme Vanoni Polanczyk
Sandra Scivoletto

1

Psicoterapia psicodinâmica na infância e na adolescência

Maria Cecília Pereira da Silva

Sumário

Pontos-chave

- Este capítulo apresenta primeiramente dados históricos que deram início à psicoterapia psicodinâmica com crianças e adolescentes, com as contribuições de Anna Freud, Melanie Klein, Bion, Winnicott, até os últimos trabalhos de psicanalistas que incluíram o tratamento psicoterápico de crianças com autismo.
- Discorre sobre as descobertas recentes e a ampliação do campo psicoterápico que passa a incluir a intervenção com pais e seus bebês.
- Detalha os desdobramentos técnicos no trabalho com crianças e pais-bebês, exemplificando com vinhetas clínicas.
- Descreve o processo psicodinâmico da adolescência, os recursos técnicos específicos para essa faixa etária, ilustrado com uma situação clínica.

INTRODUÇÃO

A psicoterapia psicodinâmica apoia-se nos princípios teóricos e técnicos da psicanálise, ou seja, na interpretação dos conflitos inconscientes e na análise das situações transferenciais e contra transferenciais presentes no campo terapêutico. Baranger & Baranger[1], em 1962, investigaram a construção do psiquismo e seus significados inconscientes presentes na linguagem verbal, não verbal ou gráfica, nas ações, nos jogos, nas fantasias, nos sonhos e/ou na imaginação, levando em consideração os traumas sem representação, os fenômenos trans e intergeracionais, as funções corporais, a sexualidade, os desejos em suas pulsões de vida e de morte. Desde Anna Freud e Klein, o trabalho psicanalítico com crianças e adolescentes ganhou fundamentação e vem se expandindo com novas técnicas e manejos, abarcando diversos sintomas e sofrimentos psíquicos.

A partir do método de observação de bebês proposto por Esther Bick e com as contribuições de Meltzer, Harris, Winnicott e Lebovici, entre outros, os bebês também foram incluídos no trabalho de intervenção nas relações iniciais pais-bebê, ganhando novo estatuto dentre as psicoterapias possíveis.

Este capítulo se inicia com alguns dados históricos e, num segundo momento, apresenta a teoria da técnica da psicoterapia da infância (incluindo os bebês) e da adolescência.

As primeiras contribuições para a compreensão do mundo infantil nasceram com Freud[2-4] descrevendo a sexualidade infantil e a teoria das pulsões; o complexo de Édipo desde o início da vida psíquica; a angústia de separação com o exemplo de seu netinho com o "*fort-da*", a brincadeira com o carretel, ensinando como a criança elabora situações dolorosas por meio da sua repetição no brincar, expressa a fantasia, sua função e o sentido psíquico inconsciente subjacente, em toda sua riqueza. Em 1909, Freud escreveu sobre o pequeno Hans, um menino de 5 anos com sintomas fóbicos. Este foi o primeiro caso relatado de análise de uma criança a partir de cartas de seu pai, em que Freud pôde comprovar vários aspectos de suas teorias presentes na análise de adultos com origem na infância, especialmente o complexo de Édipo.

Von Hug-Hellmuth[5], Anna Freud[6] e Melanie Klein[7,8] foram pioneiras em adaptar o método psicanalítico criado por Freud à análise de crianças, dando origem às técnicas de psicanálise infantil.

Enquanto Anna Freud defendia uma influência educativa do psicoterapeuta de crianças, não acreditava na possibilidade de trabalhar com as transferências negativas e em investigar profundamente o complexo de Édipo; Melanie Klein demonstrou que o método psicanalítico, tal qual Freud propôs, podia ser adaptado ao trabalho com crianças. Durante um simpósio sobre análise de crianças, Klein[9] apresentou suas controvérsias com as propostas de Anna Freud, apontando que era possível analisar crianças desde seus 2 anos de idade, assim como as questões edípicas, sentimentos de culpa e ansiedades, por meio da técnica do brincar, correlata das associações livres do adulto.

Progressivamente, com o trabalho pioneiro de Klein, utilizando o brincar como meio de expressão e comunicação privilegiada dos pequenos, preconiza-se que a partir da escuta dos movimentos internos do paciente, suas associações livres, sonhos e, com uma escuta atenta, o terapeuta vá atribuindo significados às fantasias e aos aspectos inconscientes que se apresentam na relação transferencial.

Klein, em suas reflexões e interesse nos primórdios da infância, ajudou a pensar os processos psicóticos e, em como abordá-los. A partir desses avanços encontramos a criatividade de Bion[10] que teorizou sobre os processos do pensamento e Winnicott[11] que se dedicou ao estudo da importância do vínculo precoce entre a mãe e o bebê no desenvolvimento emocional primitivo, com a noção de objeto transicional, de preocupação materna primária, do uso do objeto, entre outros[12].

O referencial winnicottiano destaca que o cuidado materno é fundamental para o desenvolvimento emocional primitivo e deve atender às necessidades do bebê para, paulatinamente, ir transformando uma situação no início alucinatória e logo ilusória, em real, quando, o bebê estabelece a relação de objeto. Essa primeira experiência é vital para o início de todas as experiências subsequentes de identificação. A mãe, ou o cuidador, está presente na relação com o bebê não só como mãe, mas com toda sua história de relações inter e transgeracionais, com as questões culturais e do ambiente em que ela viveu, compondo o próprio cuidado materno.

Bion* propõe que o sujeito depende da capacidade de *rêverie* materna e de sua continência para significar a experiência emocional inicial e, então ter a possibilidade de desenvolver sua capacidade de pensar, resultante dos aspectos identificatório e projetivo.

Tanto Bion quanto Winnicott trouxeram o terapeuta para dentro do campo da psicoterapia e salientaram a recíproca e permanente interação com o paciente. Há uma importância na relação, no vínculo estabelecido pela dupla. Sob essa perspectiva poderíamos dizer que os cuidados maternos, juntamente com a ressonância emocional, um contrato emocional intersubjetivo, e o ambiente é que vão dar significado à relação mãe-filho e dar origem ao psiquismo, tendo os mecanismos de identificação† como fundantes.

Os acréscimos na teoria psicanalítica abriram portas para o trabalho não só com as crianças, mas também com os psicóticos e com as crianças com autismo, na medida em que o conhecimento dos estados primitivos da mente e da constituição do psiquismo foram ampliados.

Apesar de ter sido Kanner[13] quem, em 1943, denominou o "autismo infantil precoce" como uma síndrome específica, diferenciando-a do retardo mental e da esquizofrenia, foi Klein que, em 1930, descreveu preciosas observações no atendimento de seu paciente Dick. Embora na ocasião os sintomas de Dick fossem vistos como parte das psicoses, a descrição de Klein se aproximava significativamente do que será posteriormente assinalado por Kanner (inicia-se na primeira infância, a incapacidade para se relacionar desde muito cedo, a ausência ou retardo na aquisição da linguagem, a manutenção rígida de rotinas, a relação com objetos, a masturbação acentuada e o uso de pessoas como instrumentos).

* Bion[10] inferiu e descreveu como os estados emocionais primitivos, tanto os de prazer como os dolorosos, são vivenciados concretamente e, como tais, não estão disponíveis para o desenvolvimento mental. Esses estados não podem ser pensados, imaginados, sonhados ou lembrados (em oposição a serem repetidos), até que tenham se transformado em experiências emocionais. Um bebê não pode adquirir a capacidade de transformar suas experiências primitivas de elementos-beta em elementos-alfa, como Bion os chamou, exceto por meio da identificação com um objeto capaz de executar tal função fundamental, a função de *rêverie*. No desenvolvimento saudável, tal identificação é atingida via uso da identificação projetiva, como um mecanismo próprio de toda e qualquer comunicação. Nessa situação, o bebê projeta o difícil e indigerível conglomerado de experiências boas e más para dentro do objeto parcial que cuida dele. Esse objeto parcial receptivo oferece uma realização da expectativa inata do bebê, sua pré-concepção, de que há algum lugar onde o difícil pode tornar-se tratável, o insuportável suportável, o impensável pensável. Assim, o objeto parcial primário, o seio na terminologia kleiniana, através de um processo que Bion chama de função-alfa, age sobre os elementos-beta projetados e os transforma em elementos-alfa pensáveis, armazenáveis, sonháveis. Esses são projetados para dentro do bebê e introjetados por ele. O resultado é uma identificação com um objeto parcial capaz de executar a função-alfa, ou melhor um esboço de identificação, pois a palavra identificação parece ser mais apropriada para descrever uma atividade de muito mais formal e final[14].

† Para Winnicott[15,16], a expressão identificação primária refere-se à ideia de que o bebê e o objeto são um só, e demonstra quão vitalmente importante esta primeira experiência é para o início de todas as experiências subsequentes de identificação. "As identificações projetivas e introjetivas originam-se ambas deste lugar em que cada um é o mesmo que o outro" (p.140). Winnicott[16] acredita que Melanie Klein fez plena justiça ao tema das identificações projetivas e introjetivas, e a partir do desenvolvimento de ideias como essas em Freud que se pode construir esta parte da teoria em que a comunicação tem uma importância maior do que é costumeiramente chamado de relacionamento objetal. "O bebê, por outro lado, está sendo um bebê pela primeira vez, nunca foi mãe e, certamente, jamais recebeu quaisquer instruções. O único passaporte com que o bebê chega às barreiras alfandegárias é a soma das características herdadas e tendências inatas no sentido do crescimento e do desenvolvimento." (p.198-9) Winnicott salienta o fator ambiental como fundamental na constituição do ser, que toma forma na transferência.

Ao longo dos últimos anos, vários psicanalistas, ampliaram os conhecimentos teóricos e técnicos buscando entender o universo particular das crianças com autismo. Entre alguns deles estão Mahler[17], que estudou o processo de separação-individuação, Bick[18] com o conceito de "segunda pele", Meltzer[19] com o conceito de identificação adesiva e desmantelamento, Tustin[20] com o conceito de objeto autístico e Anne Alvarez[21,22] com o conceito de convocação, entre outros.

Organicistas e psicodinamicistas dividem-se em relação à etiologia e tratamento do autismo, apesar de que mesmo pacientes com danos neurológicos comprovados, podem ser ajudados emocional e cognitivamente pela terapia psicanalítica. Alvarez[23] salienta que muitos estudiosos já começam a aceitar uma causação múltipla para o autismo, ainda que para alguns organicistas essa chamada multiplicidade seja puramente médica, e afirma que: "resultados bem-sucedidos utilizando o método psicanalítico com crianças autistas não provam necessariamente que a condição inicial não incluía elementos orgânicos" (p. 290).

Para que um desenvolvimento emocional seja sadio depende do estabelecimento de uma ligação emocional intensa, rica e profunda - uma relação de intimidade. Meltzer[24] afirma que uma relação de intimidade tem como qualidade ser delimitada pela atenção seletiva, ser um lugar confortável protegido de toda estimulação irrelevante que emana do interior do corpo e ser um lugar de exclusividade. Diante de um estado de confusão e de incapacidade para pensar a respeito da experiência emocional que a criança está vivendo, será a capacidade de continência e *rêverie* do psicoterapeuta que promoverá a integração e o processo de simbolização e de pensamento, rumo à experiência de intimidade. Essa relação de intimidade está na base da constituição do psiquismo e é a fonte de nossa capacidade amorosa e de continência de nossas experiências emocionais para nos tornarmos seres humanos capazes de ter intimidade com os outros e preocupados com o bem-estar deles.

A possibilidade de vivenciar um encontro íntimo com o objeto depende de um processo de simbolização de experiências de um tempo sem palavras e de uma reorganização do espaço psíquico. Será na relação analítica que novas potencialidades poderão nascer e um círculo virtuoso recomeçar.

Vinheta clínica 1

João era um garoto de 10 anos que me dizia que não sentia saudades. Ele nascera sem o diafragma e ficara na UTI entre a vida e a morte por quarenta dias. Quando veio para análise tinha fortes dores abdominais. Um dia ele chegou ao consultório e na sala de espera tocava uma música de Roberto Carlos‡: "De saudades eu chorei e até pensei que ia morrer./ Juro que eu não sabia que viver sem ti eu não poderia".

Convido-o a entrar e nesta passagem ele me pergunta "Está ouvindo? Pra quê sentir saudades, esse cara cantando parece que está chorando, sentir saudades pra quê?" Então pudemos conversar sobre seus momentos iniciais de vida e que talvez ele tenha sentido tanta, tanta falta de sua mãe no hospital ou daquele lugar quentinho que vivera antes de nascer, que até pensou que ia morrer. E aí ficou achando que não valia a pena sentir essas coisas. Essas emoções tão fortes e sem palavras, que aos poucos fomos ressignificando, têm permitido que ele possa elaborar as situações traumáticas iniciais e experimentar a gama de sentimentos que a vida nos oferece, em um momento em que seu coração ainda está permeável a transformações e a novas experiências afetivas[25].

DESCOBERTAS RECENTES E AMPLIAÇÃO DO CAMPO DE INTERVENÇÃO COM PAIS E SEUS BEBÊS

Os estudos da epigenética têm chamado a atenção para os fatores que interferem na expressividade genética, reforçando ainda mais o ponto de vista da importância do ambiente da criança, tanto em termos gerais, como emocionais[26,27].

As pesquisas científicas, em particular as neurobiológicas, têm se debruçado para compreender como a maturação dos circuitos visuais, auditivos, perceptivos começam a processar e criar um circuito como a imaginação. A partir dos estudos sobre a plasticidade cerebral na estruturação do sistema nervoso, sabe-se que diante dos indicadores de risco no desenvolvimento da intersubjetividade do bebê[28] ou de criança pequena, pode-se criar condições extremamente desfavoráveis a este processo, levando a prejuízos significativos nas relações do laço social.

Graças à plasticidade cerebral e à epigenética[27] as terapias psicodinâmicas podem atuar ou reparar os processos implicados na constituição das primeiras relações vinculares para um desenvolvimento cerebral e global do bebê como um ser biopsicossocial, reorganizando padrões neurais e criando uma nova plasticidade.

Pesquisas atuais têm mostrado como alguns bebês, logo no início da vida, podem apresentar certos indicadores de risco caracterizando desenvolvimentos atípicos, como: evitar o olhar, evadir-se do contato, ausência de sorriso, estereotipias sonoras, estereotipias gestuais, movimentos estranhos da língua na boca, e ao longo dos primeiros dezoito meses demonstrar certa apatia, serem pouco convocadores, apresentar preferência por objetos inanimados e falha nas trocas intersubjetivas. Tustin[20], Haag[30] e Laznik[31] estudaram a possibilidade de existência de uma hipersensibilidade em alguns bebês, que podem levá-los a se fecharem para o vínculo com o outro, tornando-os predispostos a manifestações autísticas.

A partir destes estudos somado ao trabalho de intervenção precocíssima com bebês que apresentam indicadores de risco de desenvolvimento, foram implementados novos protocolos

‡ "Olha dentro dos meus olhos/ Vê quanta tristeza de chorar por ti, por ti/ Olha eu já não podia mais viver sozinho/ E por isso eu estou aqui/ De saudade eu chorei e até pensei que ia morrer/ Juro que eu não sabia que viver sem ti eu não poderia"[29].

de indicadores de desenvolvimento (como a *Enquete Nationale sur le Développement du Nourisson, Centres de Protection Maternelle et Infantile du Département et l'Association PREAUT*, coordenada por Marie-Christine Laznik[§] e o protocolo IRDI com 31 Indicadores Clínicos de Risco para o Desenvolvimento Infantil, coordenado por M. Cristina Kupfer[33] e vários modelos de intervenção logo nos primeiros meses de vida do bebê.

Dentre as pesquisas neste campo destaca-se o trabalho de Muratori e Maestro[34] realizado a partir de vídeos caseiros de crianças, que foram diagnosticadas posteriormente com autismo, com cenas da rotina familiar (alimentação, banho etc.), momentos especiais (aniversários, batismo do bebê, Natal, Páscoa) e situações de jogo (com objetos ou pessoas). Esses autores perguntavam-se: Os comportamentos essencialmente autistas não estão presentes em crianças muito novas com autismo? Os comportamentos essencialmente autistas estão presentes, mas dificilmente são passíveis de reconhecimento porque os cuidadores os veem como deficiências próprias dos bebês? Os comportamentos essencialmente autistas estão presentes, mas não são reconhecidos como problemáticos até mais tarde quando as expectativas dos cuidadores crescem muito ou os clínicos e os pais se atentam mais para o assunto?

Esses autores observaram que há duas formas principais de aparecimento do autismo: 1) Um grupo de crianças apresenta sinais de risco a partir dos três meses de idade em que não há crescimento progressivo da vivacidade e da capacidade de modular os estados afetivos; há um tanto de indiferença, apatia e falta de afeto; a atenção do observador é capturada pela falta de vivacidade, de iniciativa e de trocas interativas, apesar de haver troca de olhares, atenção pelos objetos e reação a estímulos emocionais; e 2) Outro grupo de crianças apresenta um período sem nenhum comportamento de risco entre seis e doze meses com desenvolvimento normal ou quase normal, antes da perda inesperada de habilidades e do início dos sinais de autismo. Nesses casos, a relação emocional intersubjetiva falha em se desenvolver no começo do segundo ano de vida com aumento no afastamento da criança. As mudanças que se intensificam entre os doze e dezoito meses estão relacionadas à diminuição nas reações aos estímulos ambientais; desenvolvimento de gestos comunicativos e interesse pelas pessoas. O afastamento social crescente leva a criança a um mundo próprio com menos atenção no olhar, falta de interesse e diminuição de respostas ao discurso do adulto.

Este estudo revela, sobretudo, que é possível pensar em um processo patológico desde o início do primeiro ano de vida, quando já podemos observar no bebê: afastamento, hipoatividade, falta de iniciativa e dificuldades relacionadas ao humor. Além disso, alerta que, apesar de alguns bebês com autismo exibirem muitos comportamentos sociais, eles mostram um número mais baixo de competências intersubjetivas, isto é, capacidade de mostrar compreensão, de antecipar-se aos objetivos do outro e em apresentar gestos comunicativos. Enquanto nos primeiros seis meses a capacidade do bebê de olhar para alguém é um dado fundamental de desenvolvimento, depois dos primeiros seis meses o desenvolvimento de alguns comportamentos de contato com as pessoas próximas, olhar, sorrir ou vocalizar, podem mascarar o déficit social, adiando um encaminhamento necessário.

O que esses pesquisadores revelaram é que os sinais iniciais aqui apontados, particularmente o interesse intenso por estímulos não sociais e objetos concretos, podem representar um sinal de alerta, indicador de um desenvolvimento atípico no primeiro ano de vida de um bebê. Esse desenvolvimento atípico pode desencadear uma formação neuronal anormal do cérebro e em um desenvolvimento alterado do processo de desenvolvimento neuronal esperado.

O achado mais sério desta pesquisa é que um desejo ou crença imperiosos de que a criança seja normal pode levar os pais, que nos vídeos se mostraram flexíveis e envolvidos, à convicção de que uma habilidade está presente quando, de fato, não está. E, ainda que há um período muito grande entre o momento de percepção de alguma alteração comportamental no bebê e a procura de uma avaliação clínica. Esse hiato variou entre 6 e 41 meses, pois, é comum que pais – e clínicos – estejam inclinados a pensar que esses comportamentos sociais vão se desenvolver em interações diádicas mais complexas.

Além disso, muitos pais diante da pouca capacidade de interação de seus bebês sucumbem e desistem de convocá-los para o contato social e afetivo, gerando um círculo vicioso que cria dificuldades no vínculo pais-bebê e, consequentemente, os déficits de desenvolvimento do bebê se intensificam.

Considerando uma visão desenvolvimentista[27], a detecção precoce de fatores de vulnerabilidade (genética + ambiente + epigenética) somados à plasticidade cerebral, podemos alcançar um novo fenótipo, pois o favorecimento de fatores de proteção e resiliência por meio de intervenções a tempo, podem evitar a cristalização de aspectos de ameaça e risco, muitas vezes relacionados ou intensificados por dificuldades nas trocas afetivas, simbólicas e intersubjetivas, promovendo saúde para o bebê e para a família. Portanto, mesmo em condições inicialmente não tão favoráveis, crescimentos podem ser impulsionados e parcerias mostram-se possíveis.

Por mais difícil que seja para os pais e clínicos encontrarem um destino para suas percepções sobre os déficits de desenvolvimento do bebê, é importante lembrar que, com um encaminhamento para uma intervenção psicoterápica conjunta pais-bebê, levando-se em conta a plasticidade cerebral, teremos grandes chances de, ao correr contra o tempo, oferecer um novo destino a esse bebê e sua família.

Para qualquer bebê ou criança que apresente indicadores de risco ou dificuldades em seu desenvolvimento, é fundamental que o atendimento seja feito o mais breve possível, para que a relação com o outro, vivida como algo amedrontador e que deve ser evitada, seja transformada em uma relação objetal, na qual o outro seja visto como alguém interessante e que instigue

§ A partir de filmes caseiros Laznik[32] observou que "as mães se cansam de questionar o bebê que não dá qualquer sinal de ouvi-las" (p. 213). Ela acha que a condição autística está ligada ao fracasso do aparelho psíquico e o "não se dirigir ao outro estaria presente desde o nascimento" (p. 238).

a curiosidade, levando a interações que aumentem o investimento mútuo entre *self* e objeto. Um trabalho de intervenção psicoterapêutica nas relações iniciais pais-bebê (em que o bebê apresente algum tipo de sofrimento emocional, como transtorno de sono ou de alimentação, atraso psicomotor, choro intenso, riscos intersubjetivos ou simbólicos, entre outros) pode contribuir para que um círculo virtuoso se restabeleça na relação, fortalecendo a função parental e o desenvolvimento do bebê[35].

Serge Lebovici[36], apoiado nas ideias de Consultas Terapêuticas¶ de Winnicott[37], propôs o modelo de intervenção nas relações iniciais pais-bebê como um trabalho conjunto que ocorre a partir de um sintoma específico manifesto pela criança pequena ou pelo bebê, que de alguma forma está interferindo em seu desenvolvimento ou demonstrando um transtorno em sua interação com seus pais. A intervenção previne o desencadeamento de transtornos mais graves de desenvolvimento e se constitui em um instrumento extremamente profilático, evitando a cristalização dos sintomas.

Durante as consultas terapêuticas observa-se a interação mãe-bebê e, sempre que possível, com os outros membros da família, sobretudo o pai. Elas permitem que os pais falem sobre o bebê, sobre eles mesmos e sobre suas famílias, sobre seu passado e sobre a repetição das suas condutas. Procura-se colher a história do bebê desde o relacionamento de seus pais com seus próprios pais, até a concepção, nascimento, desenvolvimento e seu sintoma. Busca-se o acesso às diferentes representações do bebê imaginário, fantasmático, cultural e real, que os progenitores, em função de sua história, têm de seu pequeno filho[36,38,39]. Procura-se investigar os fantasmas parentais que podem estar sendo projetados sobre o bebê[40-43].

Cada sessão consiste então, de uma observação multidimensional que permite acesso: aos sintomas da criança e as suas formas de funcionamento, aos fenômeno inter e transgeracional que caracterizam a relação pais-criança-família, ao ambiente e ao cuidado parental, à personalidade da mãe e do pai, aos aspectos familiares e à dimensão sociocultural. Os pais podem falar sobre seu filho e expectativas em relação a ele, sobre eles mesmos, sobre suas famílias, sobre seu passado, sobre comportamentos que se repetem e noções e valores estabelecidos[44].

Ao se identificar com os diferentes parceiros na interação, o terapeuta transforma sua experiência em palavras de valor metafórico, que são então compartilhadas com a família. O que era até aquele momento impensável, e somente expresso através de ações, descargas individuais ou sintomas, pode então encontrar uma representação por meio de pensamentos e palavras compartilháveis[45].

¶ O enquadre de intervenção facilita a comunicação e a continência tanto de material consciente, organizado por meio da experiência relatada, como de elementos inconscientes, em estado bruto, que clamam por comunicação e integração. Os dois níveis de discurso são colocados instantaneamente juntos e é parte do papel do terapeuta deixar-se surpreender pelo que parece óbvio ou já cristalizado como padrão familiar, permitindo que um "momento sagrado" ocorra na sessão[37]. Nesse sentido, momentos de sincronicidade e sintonia emocional entre terapeutas e pacientes, nos quais importantes significados conscientes e inconscientes emergem, fornecem representação para aspectos que não estavam integrados anteriormente. A presença da criança se relacionando com os adultos e o uso de mediações como o brincar e o material lúdico, facilitam a irrupção de conteúdo mais primitivo que busca representação[45,46].

Vinheta clínica 2

Psicoterapia pais-bebê: Clara

Ao longo das quatro sessões com a família de Clara, de um ano de idade, que não dormia, soubemos que o pai, filho mais velho, teve que crescer precocemente para tomar conta de 7 irmãos, mas precisava estar sempre rodeado de pessoas, barulhos e movimentos para se sentir seguro e acompanhado. Sentia medo de se ver sozinho com seus "barulhos internos" e sua filha de 11 anos declarou: "Eu acho que ele está com medo de dormir sozinho..." então assinalei: "Então é você que põe o papai para dormir!" A mãe demonstrou entusiasmo e ressonância com as conexões e completou: "É isso mesmo, ela põe o pai para dormir! E quando eu acordo durante a noite e olho ela está agarradinha com ele e ele está agarradinho com ela!"

Investigamos um pouco mais sobre os medos do pai: "... é medo de assombração, medo de coisas reais, da vida, como é?" Ele, então nos diz: "... eu sempre tentei proteger minha filha do que eu tinha medo... o medo era desse ritual, ritual de passagem. Falando da morte por exemplo, se eu fosse num velório eram 15 dias sem conseguir dormir... Até hoje você vê como é o trauma, como que é, ah, nós temos que ir num velório, eu vou no velório mas eu não vou lá ver a pessoa, eu não vou não..." A partir desse momento a mãe e a filha mais velha se discriminam dizendo que não têm medo de defunto.

E uma rede de sentidos se revelou quando apontei: "...E dormir... morto parece que está dormindo, né?" Pôde-se, então, identificar que o medo do pai era o medo da morte e que ele acabava envolvendo a família num medo que era só dele.

Em outra sessão, a mãe nos surpreendeu trazendo memórias de sua infância sofrida. Ela se recordou de sua relação com os avós. Ela nos conta que vivia num sítio no interior em que havia mais duas casas: em uma morava seu avô paterno acamado; e na outra morava sua avó materna, com duas tias, sendo uma delas limítrofe. Emocionada, ela comentou sobre a impossibilidade de consolar o choro desesperado de suas tias, quando a mãe delas morreu e elas foram retiradas da família para serem institucionalizadas. Nós pudemos então compreender como as separações e o choro encontravam uma reverberação intensa na mente da mãe, e ela procurava calar rapidamente qualquer choro de suas filhas, evitando o reencontro com a situação traumática.

Neste momento repleto de emoções, observamos um movimento do pai de acariciar a cabeça de Clara, revelando a possibilidade de desenvolvimento de sua função paterna também no suporte aos processos emocionais regressivos vividos por sua esposa com a maternidade.

Esse diálogo gerou uma nova rede de sentidos: a angústia da mãe diante das situações de choro de suas filhas e a situação traumática que vivera com as tias, puderam então, encontrar uma representação. Assim, os fenômenos transgeracionais puderam ser revelados e desvendados: discriminaram-se os medos do pai e as angústias de separação da mãe.

Clara, por sua vez, apresentava desde o início um quadro diferente e uma qualidade de demanda singular. Enquanto o discurso manifesto estava sendo sobre quão difícil era para ela dormir, em várias ocasiões nas sessões, ela tentou se acomodar com as almofadinhas no meio da sala, ou explorou com curiosidade a textura macia do divã. Assim, demonstrava seu desejo de ser confortada e de adormecer, bem como sua confiança em seus recursos quando auxiliada por um setting continente e com capacidade de rêverie no qual ela pudesse ser discriminada das demandas inconscientes dos pais que não a deixavam dormir.

Ao fim de nosso segundo encontro, foi possível conversar com Clara, integrando as diferentes camadas emocionais: o nível observacional, o relacional e o transgeracional. "Ei, Clara, você gostou dessa conversa hein! Esse seu nome, Clara, tem tudo a ver com essa conversa. Porque, Clara! Tudo claro! Você veio clarear as ideias, iluminar, trazer luz, veio para explicar as coisas, tem muito trabalho para você, hein!"

Na última consulta os pais nos contaram que ela estava dormindo muito bem em seu próprio quarto, acordava uma vez por noite quando tomava uma mamadeira. Inaugurou-se o processo de separação com a instalação do desmame.

O pai disse que tem se percebido com menos medo, tem ficado sozinho no trabalho e em casa, o que indica que está desenvolvendo sua capacidade de ficar só. Observou que as filhas não têm medo – os medos são só dele. A mãe brincou com Clara durante a consulta como se pudesse ter recuperado algo que havia se perdido com a internação das tias. Observaram que podem criar a própria história e se livrar de mandatos transgeracionais, que não precisam se perpetuar. Nascia um casal criativo.

Clara era a depositária de fantasias, de vivências violentas, de medos terroríficos que diziam respeito *à* outras gerações. Ela não podia dormir e acordava para lembrar à sua mãe que ela ainda não tinha ido embora, acalmando-a diante de suas angústias de separação; e chorava para lembrar ao seu pai que ela não estava morta, tranquilizando-o diante de seus medos aterrorizadores. E também poderíamos dizer que Clara já estava identificada com as angústias e os medos aterrorizadores de seus pais e com tudo isso não podia dormir. Esta intervenção possibilitou que os fenômenos transgeracionais fossem falados, conhecidos e reconhecidos como tais, e parece que cada coisa foi para o seu devido lugar – criou-se um "berço" afetivo para Clara e cada membro da família pôde ocupar seu lugar psíquico, assumir suas funções materna, paterna e fraterna[44,45].

TEORIA DA TÉCNICA COM CRIANÇAS: ANTES E DEPOIS**

Ao longo dos últimos anos a clínica com crianças foi modificando sua teoria da técnica para o favorecimento do desenvolvimento e do processo terapêutico, que resultou de desdobramentos do modelo clássico da psicanálise com crianças e adolescentes e que ajuda a criança, em especial a criança com autismo, dissociada ou com situações traumáticas precoces, a descobrir que o mundo é interessante. Alguns desdobramentos se destacam com os autores contemporâneos.

Inicialmente, na clínica com crianças, os pais eram vistos como personagens coadjuvantes; na clínica contemporânea e, principalmente, na de crianças com autismo e na clínica de 0 a 3, os pais passam a ser personagens ativos e parceiros, coatores principais, num contexto de trabalho conjunto com o terapeuta, desde o início do processo de avaliação psicanalítica pais-filho[46,48].

Nas primeiras entrevistas com os pais procuramos colher a queixa (com os dados de anamnese††), a história inter e transgeracional da criança na relação com os pais e no contexto familiar em que se insere. Observa-se se os pais têm empatia com o sofrimento emocional da criança e disponibilidade para um trabalho psicoterápico. Após as entrevistas com os pais, iniciam-se as observações lúdicas que podem incluir observações lúdicas dos pais com a criança e com os irmãos, se houver. Nos encontros com toda a família, observa-se a capacidade de brincar dos pais, sua disponibilidade emocional e sintonia com as sugestões propostas pela criança, se há um campo de intimidade nas relações familiares e se há compreensão das demandas psíquicas da criança, assim como a relação do paciente com os demais familiares. Após essas observações lúdicas familiares, se necessário, são feitas também observações lúdicas individuais com a criança, nas quais se verifica a expressão dos conflitos, sua capacidade de brincar e as possibilidades de prognóstico no trabalho psicoterápico. Às vezes, torna-se importante um diálogo com a escola, tutores e/ou outros profissionais que atendam a criança. Durante esse processo inicial, por vezes, ainda se faz necessário solicitar uma avaliação neurológica e/ou psiquiátrica, e/ou neuropsicológica, e/ou psicomotora e/ou fonoaudiológica.

Nessa etapa inicial, contribuímos quando podemos empatizar com o sofrimento dos pais e ajudá-los a perceber e compreender a dimensão das dificuldades da criança, propiciando a adesão ao tratamento e o fortalecimento das funções parentais.

** Muitas das ideias aqui apresentadas foram primeiramente escritas no livro "Atendimento psicanalítico do autismo", organizado por Fátima Batistelli e M. Lúcia G. De Amorim[47]. E, posteriormente no artigo "A caixa lúdica do analista: uma reflexão sobre mudanças na teoria da técnica"[24].

†† Durante as entrevistas com os pais procura-se conhecer como foi a chegada da criança, desde o momento do namoro dos até a gravidez e o parto; como foi a escolha do nome e com quem se parece. Colhem-se os dados do nascimento e sobre amamentação, introdução da alimentação, desenvolvimento motor e linguagem, sono e controle esfincteriano. É interessante conhecer a rotina da criança desde o acordar até o adormecer, como são os finais de semana, quais são as brincadeiras e os brinquedos prediletos, quanto tempo por dia fica exposta às telas tecnológicas (TV, *videogame* ou no computador). Recolhem-se os dados de como foram os processos de separação desde o desmame até a entrada na escola, a curiosidade epistemofílica e o processo de aprendizagem, a integração social fora e dentro da escola, condições de autonomia e independência. Também se buscam dados da história dos pais com os próprios pais e irmãos, fenômenos inter e transgeracionais, traumas familiares, doenças físicas e mentais de familiares, abortos, prematuridade, hospitalizações, cirurgias, acidentes etc. Por fim, busca-se ver a capacidade de empatia dos pais com o sofrimento emocional da criança.

Nesse sentido, o trabalho clínico com crianças segue *pari passu* com o trabalho com os pais, em que está em jogo uma transferência múltipla e a ideia de um campo transferencial no qual a presença do bebê/criança é essencial para propiciar mudanças e transformações nos fantasmas parentais e na forma de parentalidade que lhe é oferecida[49]. Cada vez mais se faz necessário ajudar os pais na construção de sua função parental. Muitas vezes estão distantes de seu próprio mundo infantil, dos aspectos dependentes do *self* e muito ligados aos processos pedagógicos para torná-los logo autônomos e independentes, esquecendo-se das necessidades emocionais de seus filhos. Diante das novas configurações familiares, a dissolução da função paterna e de autoridade, a comunicação virtual em que os vínculos se estabelecem muito mais pela prevalência da imagem e pelo anseio de ser visto, pelo mandato da iniciação sexual precoce, pela perda da noção de privacidade e intimidade, faz-se mister construir uma noção de intimidade, com a experiência de relações emocionais e criativas em todas suas dimensões – como a de gerar sonhos e ampliar o mundo de fantasiar e pensar (refletir) *versus* o do ato, da satisfação imediata do desejo e alívio rápido do sofrimento[50].

Para que os bebês se desenvolvam de forma saudável é importante que os pais sejam capazes de: "gerar amor, manter a esperança, conter a dor depressiva e promover o pensar"[51]. Os bebês necessitam de cuidadores que exerçam as funções materna e paterna. Alguém que cuide com prazer e disponibilidade – função materna, o que permitirá a construção da confiança e da crença no encontro de um objeto que a compreenda. Alguém que coloque limite de forma firme e sólida – função paterna, o que favorecerá o processo de separação, individuação e simbolização. Se for mais de um cuidador, é fundamental que haja uma sintonia e parceria entre eles, um vínculo cooperativo, para que sejam capazes de conter os ataques dissociantes e incestuosos que venham a eclodir durante o crescimento. Na construção desse vínculo cooperativo, os cuidadores também devem transmitir às crianças valores éticos em relação à realidade e à verdade em que vivem[52].

A função do terapeuta será a de conter e transformar angústias e terrores, às vezes inomináveis, presentes na convivência dos pais com o filho; desidentificar a criança de lugares não humanos ou sinistros; desvelar aspectos trans e intergeracionais, histórias traumáticas dos próprios pais e do paciente, ajudando-os a compreender o lugar que o filho ocupa na transmissão psíquica entre as gerações e criando novas redes de sentido; fertilizar as funções parentais, as forças reparatórias e os tropismos criativos; nomear e transformar a culpa inconsciente ante o filho com perturbações emocionais, que ferem o próprio narcisismo parental; oferecer uma nova compreensão sobre o sofrimento do filho facilitando a comunicação afetiva entre os pais e a criança, criando um vínculo afetivo e parceiro favorecedor do trabalho analítico.

Enquanto o brincar, como um sonho, foi tomado, no início como uma atividade com sentido psíquico que apontava para o inconsciente, hoje trabalha-se com elementos anteriores à linguagem, estados emocionais primitivos e não integrados, experiências não verbais, angústias primitivas ligadas ao terror sem nome[53] ou ao medo do colapso[54]. Até mesmo a caixa lúdica[‡‡] tradicional foi sendo enriquecida por brinquedos e materiais plásticos que vão ao encontro dessas experiências emocionais.

Enquanto a criança ao brincar procura elaborar situações excessivas, isto é, traumáticas para o ego, buscando um sentido, na relação terapêutica com crianças profundamente retraídas ou com autismo, diante de suas atividades, busca-se convocá-las para o vínculo, introduzir cuidadosamente uma relação intersubjetiva e buscar os indícios de *self* para ajudá-las a criar e/ou enriquecer seu mundo interno.

Se a clínica com crianças levou o terapeuta a reconhecer a origem e as diversas facetas das fantasias e identificações, a clínica e a escuta da primeiríssima infância, ampliada pelos seminários de observação de bebês[55] e o atendimento de pais-bebês, têm trazido contribuições importantes para se construir a compreensão de neuroses graves, especialmente dos sofrimentos psíquicos característicos dos chamados casos-limite, que envolvem questões narcísicas e identitárias. Aproxima a escuta do terapeuta de marcas psíquicas deixadas pelas primeiras experiências emocionais que não serão mais lembradas, em virtude da ausência da linguagem verbal ou por sucumbirem ao efeito do recalcamento, e que não chegam a se constituir como memória e como história[49,56]. Portanto, reconhece-se que os desencontros afetivos precoces deixam marcas narcísicas primitivas impossibilitadas de terem representação e que, muitas vezes, impedem o desenvolvimento de um *self* genuíno e da capacidade de amar[56]. Sob a prevalência de relações objetais parciais, as questões edípicas precoces também não têm um destino e se repetem em diferentes tonalidades[57], impossibilitando a integração e empobrecendo o mundo emocional.

Se no início o foco estava na escuta do mundo interno do paciente (fantasias inconscientes e objetos internos), com Bion, Winnicott e Roussillon, entre outros, pode-se dizer que as fantasias inconscientes passam a ter um correlato com o ambiente e as primeiras relações com os objetos externos, que ganham novo estatuto. Destacam-se os conceitos de capacidade de *rêverie* materna/cuidador, continência ou *holding*, mãe suficientemente boa ou objeto maleável[58], pois os fracassos dos primeiros encontros produzem feridas narcísicas primárias e mobilizam mecanismos de defesa primitivos, nos quais se reconhecem num extremo as primeiras formas de retração da subjetividade em estados autísticos, e no outro tentativas de cicatrização por meio de um masoquismo primário exacerbado. Entre as duas, situam-se as formas de processos psicóticos, *borderline*,

‡‡ A caixa lúdica é individual e deve conter uma família de bonecos de pano, carrinhos (bombeiros, polícia, corrida, ambulância, caminhão com caçamba), avião, barco, panelinhas, pratinhos, xícaras, revólveres, espadas, blocos de encaixar, cubos de madeira ou jogos de construção, massa de modelar ou argila, pano, bacia pequena e materiais gráficos (que podem ser repostos, quando necessário), como folhas sulfites ou caderno de desenho, lápis de cor, canetas hidrográficos, tintas, pincéis, cola, fita adesiva, cordão, tesoura e clips. Pode ser incluído algum jogo ou brinquedo que seja de interesse da criança, como instrumentos de médico de faz de conta.

perversos ou antissociais. "Quando o ambiente primeiro se torna rígido, pouco adaptável, tendendo a submeter o bebê a seus imperativos próprios em vez de se adaptar a suas necessidades, portanto, quando a relação primeira tende a inverter os dados necessários, a simbolização fica prejudicada. O sujeito fará um esforço para tornar maleável esse ambiente rígido, mas quando esse trabalho falha, o sujeito se retira de si mesmo para um *bunker* interno e se protege do encontro com um objeto sobre o qual nenhuma ação lhe parece possível"[56].

Se para Freud a neutralidade deixava o terapeuta a uma distância confortável para exercer sua atenção flutuante, Roussillon[58] propõe que o terapeuta deve oferecer um meio maleável[§§], estar suficientemente disponível para ser alcançável e apreensível, isto é, "o sujeito deve poder sentir que pode exercer sobre ele uma ação, mas que ela obedecerá a determinadas leis"[58]. E, ainda, deve ser suficientemente sensível e perceptivo para que o sujeito possa transmitir a esse meio maleável um quinhão de sua própria vivência e, ainda, suficientemente não destrutivo nem demasiado confuso para o que se comunique e se transmita; além de suficientemente sensível e paciente para que o sujeito sinta que é o seu próprio tempo, o seu próprio passo que está no centro e não o do objeto.

Assim, as noções de um traumatismo por falta ou de uma clínica do negativo, como propõe Green[59], são essenciais, pois indicam a necessidade de valorizar o objeto enquanto referencial para a constituição do psiquismo na infância não só em sua dimensão de presença/ausência, mas principalmente em função de sua presença. Presença que se traduz em investimento afetivo na relação com a criança, definindo um estilo interativo próprio entre o bebê e seu objeto primário, que constitui a fundação e a base do aparelho psíquico[60]. A passagem de um mundo interpessoal para a dimensão intrapsíquica se deve à qualidade das relações afetivas e pulsionais estabelecidas entre o bebê e seus objetos primordiais, devendo ser priorizada no trabalho direcionado a esta etapa de vida[49].

Se no início o foco estava no intrapsíquico, na clínica contemporânea houve um deslocamento para o intersubjetivo, para o que acontece entre as duas pessoas, e para o objeto que é capaz de conhecer colocando em primeiro plano o terapeuta como pessoa, a dimensão dialógica da relação terapêutica e a potencialidade transformadora para o indivíduo que participa desse processo[61].

Se a concepção de transferência envolvia paciente e terapeuta, hoje ela foi ampliada para envolver um sistema de relações, um campo relacional[1], incluindo os pais e a criança, assim como a presença do terapeuta. Nesse sentido pode-se dizer que na clínica atual o contato do terapeuta com sua contratransferência e com sua capacidade negativa[53] (tolerar, dúvidas, incertezas e não embarcar na busca irritante de fatos e razões) passa a ter um estatuto de grande importância no trabalho analítico, ou seja, a capacidade do psicoterapeuta para examinar as ressonâncias internas e os impactos evocados pelo contato com o paciente, e de utilizá-los na compreensão da criança, em suas intervenções e no manejo clínico. Assim como sua disponibilidade emocional, mantendo sua mente como ferramenta privilegiada para o trabalho clínico, por meio de sua análise pessoal, reanálise e troca de experiências entre colegas, supervisões e grupos de estudo.

Se no início trabalhava-se predominantemente com as identificações projetivas da criança em sua tridimensionalidade, Meltzer[19,62] ensina que o mecanismo de defesa principal de crianças com autismo (ou com núcleos autistas) é o desmantelamento do aparelho perceptivo em suas partes de sensualidade e de percepção sensorial. Apresenta a identificação com o objeto do tipo adesiva, em sua bidimensionalidade, com um tempo circular e falta de um espaço psíquico, provocando a retração do contato com o objeto humano.

No que tange à clínica de crianças com autismo, Meltzer salienta a importância do terapeuta ser capaz de mobilizar a atenção que está suspensa nessas crianças, a fim de trazê-las para o contato transferencial. Isso implicaria em um uso de técnicas mais intuitivas por parte do terapeuta, inclusive na modulação da voz, da atenção e da postura, além de certa permissividade com respeito ao contato físico (tocar, olhar, agradar), diferentemente do trabalho com pacientes com outros comprometimentos. As interpretações, quando acontecem, não se propõem a discriminar as defesas e as ansiedades subjacentes, mas sim "reunir os fragmentos de uma experiência desmantelada"[62].

Se no início o ponto crucial em torno do qual se desenvolve a técnica é a ideia de que o brincar da criança representa simbolicamente suas fantasias, ansiedades e defesas, como expressão simbólica de seus conflitos inconscientes[20], a partir de seu paciente John, mostrou que os movimentos estereotipados e os objetos autísticos (objetos duros segurados na mão ou produtos corporais endurecidos mantidos dentro de um ou de outro orifício do corpo) buscam manter certo sentimento de existência ao produzir um estado de excitação permanente, uma autossensualidade, mascarando sentimentos de separação.

Se a postura do psicoterapeuta esteve centrada no conceito de neutralidade proposto por Freud, às vezes definido de maneira muito estática, passiva ou continente, Anne Alvarez[63] propõe que em alguns casos seja cultivada e conquistada uma neutralidade pensante, informada pelas emoções, sensibilidade e percepções do terapeuta, especialmente no trabalho com crianças psicóticas ou *borderline*. Ela sugere três variações de neutralidade. A primeira variação é definida como neutralidade fortificada, proposta no trabalho com crianças psicopáticas ou com estados narcísicos destrutivos, em que a distância desejável pode ter sido muito reduzida de início, mas, a partir daí, o terapeuta pode recorrer a fortificações adicionais para manter sua capacidade de pensar. A segunda, a autora denomina de missões diplomáticas, ou seja, quando a distância é muito grande e a capacidade de sentir e pensar do paciente autista, esquizoide ou emocionalmente carente, cronicamente doente, está severamente limitada, levando o terapeuta a ocupar

§§ Roussillon[58] ressalta que um sujeito que passou repetidamente pela experiência de uma destruição da sua função representativa e simbolizante precisa experienciar na relação terapêutica um meio maleável: um meio não destrutível e um meio de simbolização não destrutível.

temporariamente o lugar de *self* auxiliar do paciente. Assim, essas missões diplomáticas reclamam e investem as partes sadias do paciente, como um objeto humano vivo, animado, consistente, uma companhia viva convocando-o a se conectar com a realidade e, assim, ele vai construindo um continente para seus conteúdos e adquirindo a capacidade de pensar. Alvarez, ainda propõe como terceira variação o uso de postos avançados de escuta, captando sinais de reparação e indícios de desenvolvimento do ego em certas crianças *borderline* e psicóticas quando apresentam indícios de melhoras.

Vinheta clínica 3

Com Lucas, um menino de 4 anos de idade, a necessidade de oferecer um continente firme e flexível, com uma neutralidade fortificada[63] foi o que permitiu um verdadeiro brincar com um novo modelo de relação de objeto, com possibilidade de fantasiar e sonhar[64].

Garoto esperto e divertido, tem um olhar vivo e curioso, e é tão sagaz que por vezes chega a ser desconcertante. Ao mesmo tempo, possui uma grande dificuldade para lidar com sua impulsividade e é muito vulnerável às separações. A mãe me diz: "Quando Lucas fica frustrado, ele tem reações muito explosivas, ataques de raiva homéricos e nesses momentos treme, fala baixo, não consegue segurar sua raiva e me bate."

Um dia Lucas chega pedindo para eu lhe contar o que fizemos na última sessão. Recordo-lhe que a gente brincou de caminha e de cuca, e que ele bebia água. Que a gente fez cabana e ele fez pizza. Enquanto isso ele se volta para sua caixa, abre e pega as arminhas de palito. Continuo dizendo que no final tivemos uma conversa sobre as arminhas de palito. Ele novamente começa a me pedir uma cópia daquelas arminhas, de uma forma mais desafiadora, como se tivesse testando se eu manteria ou não o nosso combinado.

Repito o que havia dito na outra sessão, discriminando que há coisas específicas de nossa relação. Ele logo se levanta, parece satisfeito com a minha resposta, pega a almofada, senta-se no meu colo e esconde meu rosto e brincamos que eu sumi: Cadê a Cecília....e ele me acha. Depois faço o mesmo com ele, mas ele começa a me bater de leve e fala num tom bem autoritário:

L: "Fecha o bico."

P: "Você está feliz de me ter de volta... mas você está me batendo... é a gente não se encontrou ontem... mas eu estava aqui... não sumi... não me esqueci de você nem de tudo que fizemos juntos..."

L: "Vamos brincar de demolição? Eu sou o demolidor do bem e você é o demolidor do mal. Eu vou ser o demolidor do bem que tem este braço de demolição". Ele faz muitos sons e começa a lutar, dar socos de faz-de-conta em mim e eu nele. Ele segura as minhas mãos e me dá um choque, eu fico tremendo e ele reafirma que está cheio de armas. Ele vai narrando o que eu deveria falar e fazer e vai encenando o papel do demolidor. Então, ele para, abre as cortinas e fica reflexivo brincando com fios da cortina. Depois ele pega uma roldana com um cordão muito longo e começa a enrolar o fio na roldana de um jeito muito concentrado e introvertido.

L: "Quer brincar comigo? Vamos brincar de escalar?" (Enrola o cordão no trinco da porta, no trinco da janela e no pendurador de toalha)

P: "Agora está tudo bem preso e bem ligado, assim como o Lucas e a Cecília."

Ele pega a almofada, coloca embaixo do fio, depois coloca o banquinho e o cobertor cobrindo tudo.

L: "Olha que legal! Fiz uma toca!"

P: "Um cantinho protegido para nós dois."

L: "Olha é um varal! Olha o meu quintal! É a minha toca, minha casinha, minha cabana."

Ele está realmente feliz e orgulhoso com o que ele acabou de construir. Ele prepara um piquenique e passeamos, vimos a cachoeira.

Já estávamos no final da sessão. O clima era de um sonho a dois, opto por lhe dizer baixinho que era hora de terminar e ele responde ao pé de meu ouvido:

L: "Está na hora de eu ir embora? Hoje a gente brincou de verdade, né Maria Cecília? Adorei fazer a cabana com o varal."

P: "É Lucas, hoje a gente brincou de verdade... e nós dois tínhamos a força do bem e do mal..."

Essa análise gira em torno da angústia de perda da continuidade da relação e do alívio que ele sente de encontrar em mim o registro da nossa história, de perceber que ele permanece em minha mente e que pode recorrer a mim para encontrar suas coisas. Minha função de ser guardiã da nossa história e daquela que mantém o vínculo, tem sido fundamental. Quando ele me reencontra e eu o relembro o que fizemos na sessão anterior, ele vai construindo a confiança em mim como a depositária de nossa história a dois. Assim, tenho sido o fio que tece a narrativa[47] dessa análise. Então, além de construir um continente e manter um continente firme, flexível e receptivo, a constância do objeto tem sido fundamental nesse processo analítico.

Se tradicionalmente as concepções teóricas sobre o mecanismo de idealização estão associadas a uma função defensiva, cada vez mais os processos de idealização se destacam nas etapas necessárias do desenvolvimento, diferenciando-se do processo de idealização quando utilizado como uma defesa contra as ansiedades persecutórias ou contra a dor depressiva[65]. Crianças em condições de muita vulnerabilidade e com privações muito precoces necessitam viver na análise situações de "estados ideais" e de "asseguramento potente", para depois serem capazes de lidar com seus próprios impulsos destrutivos e tornarem-se menos impelidas a projetá-los. Só assim se tornarão capazes de integrar aspectos bons e maus do próprio *self* e do objeto e virem a transformar sua destrutividade em uma agressividade favorável à vida[65].

Vinheta clínica 4

No trabalho analítico com Daniel, um menino de 8 anos severamente carente, vulnerável e que havia sofrido privações muito precoces, pude observar o aparecimento de objetos ideais não como uma defesa resistente ou evasiva contra a depressão, mas como uma importante conquista em termos de desenvolvimento[66].

Quando encaminhado falava palavrões, ameaçava com faca, sem limites. Fazia brincadeiras sexuais descontrolada e agressivamente. Com um mês fora deixado no hospital pela mãe ao saber que era portador do vírus HIV. Depois de 8 meses de abandono foi encaminhado para uma Associação. Lá chegando seu corpo estava enrijecido, não se mexia, somente seus olhos arregalados buscavam reconhecer o ambiente. Aos 2 anos, após fisioterapia, tinha se recuperado.

Em uma sessão conversamos sobre o Pinóquio e o Tarzan, dois personagens das histórias infantis que não tiveram mães, representantes simbólicos de sua história.

Ao chegar me contou que agora era jogador de basquete. Estava treinando muito e seu time tinha ganhado uma taça enorme e ele foi carregado com a taça na mão. Depois me contou que no futebol ele estava ótimo, que na escola agora tinha aula até as 3 horas da tarde, numa turma da 4° série em que ele tinha que escrever textos muito longos.

Fico surpresa e digo que ele precisava criar um mundo mágico em que ele era muito poderoso e era um vencedor, para conquistar minha admiração. Talvez sentisse medo que se ele não fosse assim, eu não me interessaria por ele.

Então ele me chamou para ver um zepelim pela janela. Olhou encantado para o dirigível procurando desvendar esse objeto voador e me disse: "Parece uma baleia. A baleia é grande assim, Cecília?"

Digo que sim e me recordei da história do Pinóquio associada à sua necessidade de "inventar-mentir" e comecei a lhe contar esse conto infantil. Terminei o conto dizendo que o Pinóquio achava que já era grande e que sabia de tudo. Mas quando foi parar na barriga da baleia, ficou muito assustado e aprendeu a lição. Gepeto fez de tudo para salvá-lo, Pinóquio quase morreu afogado. Mas de tanto que o Gepeto o amava, um dia a fada o transformou em um menino de verdade.

Daniel ouviu-me com muita atenção. Brincou com o lápis colocando-o em seu nariz imitando o do Pinóquio. Depois escolheu brincar com a família de onças e a família de bonecos. Disse para eu ficar quieta e foi construindo uma história. Em um primeiro momento ele era um menino que dizia para o pai, a mãe e a irmã: "fiquem aí que eu vou salvar vocês das onças". E ele se tornou um Tarzan que subia no cipó (fio da cortina) e lutava contra a família de onças. Fez muitos sons e malabarismos e num dado momento ele disse: Agora ele já é grande. Então, ele abraçou o avô com muito carinho, mas a luta contra as onças continuou. Num outro momento ele se tornou um bebê que ficava no colo da mãe.

Depois de toda essa luta ele disse: "Você não quer falar nada?"

Então eu lhe disse: "Você está me contando uma história de um menino que vive num mundo muito selvagem e que tem que ser muito forte, tem que crescer e ser grande rápido para lutar e proteger todo mundo. É um mundo muito perigoso."

Ele concordou: "O mundo é mesmo muito perigoso e eu tenho que usar muito a força..."

Eu lhe disse: "É, mas não é só pela força que a gente consegue as coisas; aqui comigo isso não tem sido necessário..."

Ele então retrucou: "Ah! Cecília, mas você é diferente..."

Assim, fui oferecendo pequenos incrementos na idealização, pois sua capacidade para a esperança viva estava severamente subdesenvolvida e não deveria ser confrontada com constantes lembretes sobre o desespero e a ansiedade que estava tentando superar[65].

E como se dão as novas formas de aproximação, intervenção e interpretação na clínica com crianças?

APROXIMAÇÕES, INTERVENÇÕES E INTERPRETAÇÕES

Enquanto Freud[67] ensina a construir uma interpretação explanatória a respeito do vínculo entre partes reprimidas deslocadas da personalidade e defesas contra elas (relacionando o sintoma à culpa inconsciente), Klein[68] propõe fazer um tipo de interpretação explanatória mais profunda, que considere as partes da personalidade escondidas ou projetadas (destacando os mecanismos de identificação projetiva presentes na transferência). Já com autores psicanalíticos contemporâneos e com os estudiosos do desenvolvimento, o terapeuta passa a ser mais cuidadoso, fazendo comentários mais descritivos, continentes, e a respeitar os paradoxos.

Se antes as interpretações buscavam explicar, dar sentido ou descobrir os conteúdos inconscientes, hoje a atividade interpretativa está mais ligada a descrever e a conjecturar imaginativamente, numa construção realizada pela dupla. Trata-se de um convite ao trabalho, que lembra ao terapeuta a impossibilidade de saber tudo, e uma diplomacia com as diversas instâncias psíquicas do paciente, como a possibilidade de observar e descrever. É uma tarefa conjunta, mais próxima do estado de ânimo do paciente, um estímulo para o processo de pensamento[50]. É um exercício de nomear o que o terapeuta faz sem saber, um exercício de fazer sabendo, para a partir de seu efeito dar um estatuto pleno de interpretação às intervenções e manifestações endereçadas a partes primitivas do paciente[69].

Diante de crianças que não tinham condições para o tipo de pensamento espacial, temporal e causal envolvido no que Bruner[70] chama de pensamento em dois trilhos, Alvarez[22] afirma que precisamos inverter os desenvolvimentos históricos no nível da interpretação. Destaca que os dois primeiros níveis de interpretação envolvem uma interpretação em duas partes e a suposta capacidade de pensamento do paciente em dois trilhos. No entanto,

> muitos pacientes não conseguem pensar dois pensamentos ao mesmo tempo, nem ao menos em sequência, antes de conseguirem pensar um pensamento mais plenamente. Para eles, o sentido da experiência precisa ter prioridade sobre o porquê, e a simples investigação das qualidades que rodeiam um aspecto do objeto (o brilho, digamos) ou do *self* (minha voz pode ser mais alta!) pode ser suficiente para continuar de modo que sua mente possa crescer. (p. 181)

Logo, quando a criança está próxima do que Klein denominou posição depressiva, constroem-se interpretações num nível explanatório, pois seu estado mental envolve a capacidade de poder pensar dois pensamentos e/ou conter dois sentimentos ao mesmo tempo, e tolerar a ansiedade e a dor de continuar pensando; quando a criança, por outro lado, apresenta sérios *déficits* de desenvolvimento, trabalha-se num nível mais descritivo, falando do significado do que ela sente, de seus sentimentos, colocando-se no lugar dela, sentindo por ela tudo o que não pode sentir, processando os sentimentos contratransferenciais, descrevendo os sentimentos provocados pela identificação projetiva e, muitas vezes, contendo as projeções sem devolvê-las.

Já com pacientes gravemente doentes, cujo senso de *self* e de objeto ficaram atrofiados, que apresentam estados de dissociação crônica, apatia desesperada ou grau severo de autismo, o processo analítico deve considerar um quarto nível de interpretação, direcionado a uma vitalização intensificada, uma atitude de ativa convocação, para chamar a pessoa de volta a si e para ter acesso aos seus sentimentos[22].

Assim, na clínica com crianças com autismo, o terapeuta vai em busca do paciente e, diante da falta de contato ou do brincar repetitivo e estereotipado, procura ativamente oferecer significados e interferir, acrescentando lentamente novos elementos, na tentativa de constituir um mundo psíquico com sentido, o brincar e o sonhar. A clínica com crianças com autismo apoia-se no conceito de reclamação e também na ideia de uma postura ativa e pensante, informada pelas emoções, pela sensibilidade e pelas percepções do terapeuta.

Enquanto, no início, o trabalho clínico baseava suas interpretações na situação transferencial e na atribuição de significados, a clínica atual, por sua vez, detém-se mais em construir um continente do que em lidar com os conteúdos do pensamento[71], ou seja, detém-se em construir o aparelho necessário para pensá-los[53], e nela não está mais em jogo o trabalho sobre a repressão (Freud) ou sobre a cisão (Klein). Tustin[20] lembra que as intervenções do psicoterapeuta propiciam um recipiente para o transbordamento, até que a criança consiga desenvolver um senso de integração e autocontenção.

O trabalho clínico, desse modo, centra sua escuta nos conteúdos psíquicos e nos conflitos intrapsíquicos, na decifração de um código que abre a porta para o significado inconsciente, como uma atividade interpretativa decodificadora. A partir da segunda metade do século XX, porém, o campo psicoterapêutico passa por uma grande alteração, com a mudança de foco para uma clínica do continente, relacionada ao sofrimento da criança; essa clínica prioriza o estudo do psiquismo em seu estado nascente, e não mais como uma estrutura estabelecida[60].

Nesse processo está implicada a função narrativa do psicoterapeuta – a construção narrativa como uma maneira de o terapeuta encontrar, com o paciente, um significado, de forma dialógica, sem muitas censuras interpretativas. Ferro[71] assinala que o terapeuta deve acolher e vivenciar em si as experiências, às vezes inconscientes, que o analisando não consegue comunicar, embora consiga ativá-las no terapeuta por meio de identificações projetivas. Para esse autor, as interpretações narrativas ou fracas procuram não saturar a comunicação do paciente, e "a transformação conarrativa, ou mesmo a conarração transformativa, toma o lugar da interpretação"[72].

Considerando as ideias de Bion e Ferro, a função narrativa do psicoterapeuta[43,73] se configura como uma paixão, uma emoção compartilhada, exercitada no seio das sessões, a partir do campo analítico[1]. A paixão se destaca na função analítica como uma ampliação da curiosidade, como um componente não só indispensável, mas primordial. A função de *rêverie*, digerindo as identificações adesivas[18,19] e projetivas[68], emerge na forma de uma narrativa, especialmente nos casos em que houve situações traumáticas precoces inacessíveis e não representadas ou nos transtornos do espectro do autismo.

A interpretação, na forma de uma construção narrativa unida à função narrativa do terapeuta[73-76], nasce de um campo que envia missões diplomáticas para reclamar e investir as partes sadias do paciente, como um objeto humano vivo, consistente, uma companhia viva, um objeto animado[21], convocando-o a se conectar com a realidade, construindo assim um continente para seus conteúdos e a capacidade de pensar, como um recurso técnico que permite a reconstituição do tecido psíquico esgarçado por uma situação traumática.

Vinheta clínica 5

Guilherme chegou ao consultório com 2 anos e 8 meses. Não falava, não interagia, não dirigia o olhar à terapeuta, ficando num estado encapsulado, isolado, com alguns rituais. Diante da ruptura desses rituais, desesperava-se. Mais interessado nos objetos, estabelecia uma relação fusional com os pais, e só quando precisava pedia ajuda a eles. Parecia não me perceber e, muitas vezes, não aceitava qualquer contribuição sugerida por mim.

Houve um dia em que ele chegou com um choro desesperado. Ele não queria se separar da mãe. Entrou na sala, muito agoniado[54] e desmantelado[62], acompanhado de seu trem Thomas. Aos poucos, começou a brincar com o trem e me pediu o trilho/continente (desenhado conjuntamente em uma cartolina). Ainda soluçando, explorou esse cenário. Fui apresentando a estação e os locais para onde Thomas poderia ir. Com isso, a sessão prosseguiu. Ao final, ainda me sentia tomada pela percepção de sua angústia de aniquilação e de fragmentação diante da separação no início de nosso encontro. Então, como uma construção narrativa das vivências transferenciais e contratransferenciais, desenhei uma história em quadrinhos relatando seus sentimentos e como lidamos com eles utilizando o trilho/continente. Por fim, conversamos sobre como era difícil ficar comigo e deixar a mamãe lá fora.

Em outros momentos, Guilherme utilizava o bombeiro/Cecília para resgatar o carrinho McQueen ou o trem Thomas, quando sucumbiam ao desmoronamento de casas. Eram momentos de desmantelamento psíquico, vividos intensamente na sessão. Depois o bombeiro/Cecília passou a resgatar o trem Thomas quando, em suas estripulias, invadia a casinha e destruía tudo, como tentativa de elaboração de vivências intrusivas que inundavam seu mundo interno. No final de sua análise, o bombeiro/ Cecília se transformou num guindaste, com uma engrenagem com duas alças que davam suporte e equilíbrio para resgatar o trem Thomas – uma construção sofisticada, criada, pensada e examinada por ele. Então, com uma narrativa própria, Guilherme me contou que já possuía um guindaste/Cecília/função analítica introjetado, a que poderia recorrer nos desafios apresentados pelas encruzilhadas do crescimento.

Ao narrar para as crianças, em linguagem lúdica, simples e conectiva o que vai percebendo, o psicoterapeuta amplia a rede associativa, oferece contorno e continência ao mundo mental, cria espaço para estrear o brincar, o pensar e o sonhar.

Nos últimos anos, a clínica com crianças foi depurando novas formas específicas de intervenção que contemplam vários aspectos da função terapêutica de continência a estados primitivos da mente e que passo a descrever.

Como a criança com autismo ou severamente prejudicada em seu desenvolvimento não tem acesso ao mundo simbólico, o trabalho do psicoterapeuta, a princípio, está mais direcionado para uma atitude de reclamação ou de reinvindicação na busca de uma resposta emocional, oferecendo delicadamente significados possíveis para o brincar repetitivo e sem sentido, interferindo cuidadosamente para chegar ao nível descritivo e explanatório[22].

Vinheta clínica 6

No início, era comum Guilherme se recolher e começar a desenhar num bloco de papel, e de repente ir se encolhendo, de costas para mim, com o rosto e os braços colados no papel, rabiscando, totalmente absorto (concha autística?). Naqueles momentos, eu pegava outro lápis e ia fazendo um caminho no papel até chegar próximo ao lápis dele. Meu lápis conversava com o dele e, depois, com ele: "Ei, Guilherme, onde está você?". Então, Guilherme olhava para mim, os lápis começavam a correr um do outro e ele se divertia. Esse foi o início de uma interação dialógica que favorecia o encontro de nosso olhar, resgatando Guilherme e possibilitando novos encontros.

Essa vinheta ilustra as tentativas de alcançar uma relação dialógica atribuindo significados incipientes aos movimentos da sessão, mais direcionadas a uma atitude de ativa convocação na busca de uma resposta emocional. Esses aspectos da função analítica de continência a estados primitivos de mente caracterizam a maneira como o terapeuta se orienta em relação ao paciente, assim como a figura materna subjetiva o bebê desde os primórdios de seu desenvolvimento.

Ao favorecer um senso de espaço mental interno, com o "pensar alto" muitas vezes intuitivo do terapeuta, num diálogo com um interlocutor interno, apresenta-se à criança um espaço/mente (função) em que conteúdos como sensações e percepções, mesmo que em estado incipiente, possam ir sendo registrados, processados, até adquirir algum valor compartilhado.

Vinheta clínica 7

Com Guilherme, fui falando, lenta e delicadamente, o que podia observar de seus mínimos movimentos na sessão, como uma maneira de buscar alguma conexão com seu isolamento, observando e narrando como ele ia reencontrando as coisas do dia anterior: "Você está vendo o carrinho que tem coisas dentro e quer olhar o que tem dentro e guardar coisas dentro".

Quando eu o ajudava a colocar uma massinha vermelha no porta-malas de um carrinho que ele irá reencontrar em outras sessões, Guilherme esboçava a possibilidade de explorar e incorporar o que eu ia oferecendo. Ao aceitar essas contribuições, ele mostrava poder construir uma interação mais lúdica, com a presença de um dentro e um fora – o esboço de uma mente com espaço tridimensional.

Ao oferecer um envelope sonoro[77], utilizando certa prosódia em forma de manhês[¶¶] típica da relação inicial mãe-bebê[78], com ritmo e musicalidade, procura-se alcançar a criança no nível em que seu *self* infantil saudável se encontra. Trata-se de uma prosódia que dá vida aos comportamentos repetitivos e sem sentido, caracterizados como uma descarga emocional sem possibilidade de representação.

Vinheta clínica 8

Um dia Guilherme descobriu um miniaparelho de som na casinha de bonecas e o explorou com curiosidade e interesse. Cantarolou alguma coisa e depois o jogou longe, como expressão de seu desmantelamento. Tomando sua atitude como um esboço de brincadeira, encontro o aparelhinho, manipulo-o e, como se o ligasse, cantarolo baixinho uma música. Ele me in-

¶¶ Segundo Dupoux e Mehler[79], manhês é "o dialeto de todas as mães do mundo, quando elas falam com seus bebês, no qual a voz é mais aguda e a entonação exagerada." (p.221)

terrompe pedindo que o jogue novamente. Jogo-o em sua direção. Ele brinca de ligá-lo e pede que eu cante. De repente, ele o joga e eu interrompo a música, transformando-me numa estátua. Guilherme se regozija e me imita, canta suas músicas e joga o aparelho. Em turnos de presença e ausência, em que ele controla o objeto com certa previsibilidade, a brincadeira continua e Guilherme se diverte. Com minha prosódia, ofereço um envelope sonoro e falo de sua alegria ao comandar a situação, incluindo ritmo e musicalidade na sessão.

Como um objeto interessante e atraente, desperta-se no paciente interesse e curiosidade, para que possa vir a se interessar por outros objetos humanos e se relacionar afetivamente com eles[22]. Do interesse pelo controle do objeto, Guilherme passa para o interesse pelo novo que pode surgir desse objeto/terapeuta, que liga e desliga ao seu comando.

Outro aspecto que se destaca é a possibilidade de regular as distâncias, oferecendo um espaço para que os ritmos da criança se desenvolvam sem sobrecarga ou invasão de necessidades, projeções e expectativas narcísicas do adulto, captando o seu interesse em qualquer lugar em que ela esteja.

Vinheta clínica 9

Guilherme, aos 6 anos, após interrupções na continuidade de nosso trabalho por problemas familiares, expressava sua tristeza e frustração no início das sessões. Nesses momentos, descrevia sentimentos de saudade ou estranhamento, de desconfiança ou distanciamento, sondando seus sentimentos. Diante dessa experiência de descontinuidade e imprevisibilidade, ao chegar ao final da sessão, Guilherme se revoltava e dizia que não queria ir embora: "Agora não! Não! Quero ficar aqui!". Era difícil terminar a brincadeira que iniciou: ele dava início a algo novo ou jogava tudo para o ar.

Começo a abordar a situação com certa distância, como se o relógio fosse o responsável por aquela tarefa insuportável de pôr fim a sessão. Falo em tom vivo, indicando urgência: "Esse relógio está dizendo que está na hora de ir embora. É muito chato isso de ir embora... Que chato esse relógio!". Com essas palavras, cria-se um campo de reflexão: Guilherme pode se conter e parece que eu me torno sua aliada contra o tempo que o impede de ficar ali para sempre. Ainda não era possível aproximá-lo de seu sentimento reconhecendo-o como seu, de modo que foi necessário tratar da separação como um terceiro para que fosse tolerada.

A capacidade do terapeuta de estar atento aos mínimos sinais e tentativas de comunicação expressos pela criança proporciona um estado de mente disponível para receber e registrar incipientes manifestações e observar seus impactos emocionais, captando movimentos do paciente rumo à vincularidade e rudimentares demandas de compartilhar o contato.

Ao amplificar pequenos sinais e tentativas de comunicação da criança, cria-se uma vivência de continuidade por meio da observação e da função narrativa do psicoterapeuta, com manifestação de surpresa e dúvida, nomeação, investigação e agregação desses estados emocionais. O psicoterapeuta funciona como um catalisador semântico dos estados emocionais rudimentares, das manifestações aparentemente automáticas e sensoriais.

Vinheta clínica 10

David desenhava palmeiras, coqueiros, samambaias repetidamente, como se estivesse em outro mundo e eu não estivesse ali. Ele dizia, olhando para o papel: "Agora a palmeira... Vou fazer uma samambaia... Tô fazendo samambaia... Coqueiro...", e fazia cada folhinha de seus ramos, e outra palmeira, e assim em um papel atrás do outro. Fui nomeando cada desenho, suas cores, o tamanho das folhas, amplificando sua condição de representação. Em dado momento, um pouco entediada de tanta repetição e sem encontrar espaço para uma possível interação, eu me introduzi por meio de um macaquinho que desenhei no canto de uma folha. Eu/macaquinho encontrei uma forma de ir conversando com David/coqueiros sobre os sentimentos que ecoavam na sessão: "Puxa! Estou tão entretido nesse desenho/floresta de coqueiros que parece que não tem mais ninguém aqui... estou tão sozinho nessa floresta...". Diante da fala do macaquinho/terapeuta, David olha para mim e, meio pensativo, olha para sua floresta de coqueiros, para o macaquinho/terapeuta e desenha um ET, um novo personagem de seu interesse. Então esse ET/David começa a conversar com o macaquinho/terapeuta. Esse ser nos aproxima, e o sentimento de ser de outro mundo e tão sozinho foi nomeado, passando a fazer parte do cenário analítico.

Também se destacam no trabalho com crianças com autismo ou atrasos graves de desenvolvimento o investimento desejante[80] e subjetivante[81] do terapeuta: atitude de mente ativa que envolve uma aposta pulsional na busca de respostas emocionais com vitalidade psíquica e a sensibilidade a seus afetos mobilizados pela contratransferência para promover o desenvolvimento psíquico. Refere-se aos movimentos do terapeuta que buscam amplificar o senso de agência e de coesão interna dos pacientes para a constituição de sua subjetividade e de sentidos na vincularidade. Desde sempre, o terapeuta tem em mente que a criança, por mais perturbada que esteja, é um ser humano com potencialidades de desenvolvimento de um ser pensante, capaz de viver relações afetivas compartilhadas. Essa atitude, ao supor um sujeito onde ele ainda está sendo constituído, tal como a mãe faz com seu bebê, dá voz e representação a possíveis estados em construção, criando um espaço potencial repleto de esperança.

PSICOTERAPIA PSICODINÂMICA NA ADOLESCÊNCIA

> "Que os jovens modifiquem a sociedade e ensinem os adultos a ver o mundo em forma renovada: mas aonde existe um desafio de um jovem que haja um adulto para encará-lo. E não é obrigatório que isto seja agradável."
>
> Winnicott, 1971[82]

Para compreender a natureza da adolescência é preciso conhecer a enorme gama de elementos somáticos, psíquicos e sociais que intervêm em sua configuração. É um estado de mente no qual ocorrem modificações profundas, relacionadas a mudanças intensas e rápidas, que se constituem em uma crise de identidade em relação à percepção de si próprio e de suas relações com o mundo.

O adolescente está tomado pela dor mental provocada pela aguda sensibilidade em relação ao seu mundo interior e pelo clamor do mundo exterior, bem como pela complexidade das emoções e das sensações diante das quais tem escassas capacidades de controle, que podem assumir proporções enormes.

Freud, em 1905, com o Caso Dora[67] descreveu a primeira análise de uma adolescente e, neste mesmo ano, propôs as fases psicossexuais do desenvolvimento, destacando que a entrada na adolescência inaugura a fase genital[2]. Com as mudanças físicas e hormonais e diante da primazia genital, reatualizam-se desejos pré-edípicos e edípicos, aos quais o adolescente tem de renunciar, voltando-se para a conquista do objeto exogâmico e monogâmico, substituindo as fantasias incestuosas e de bissexualidade. Essas mudanças trazem consigo sentimentos, emoções e impulsos mobilizados pela excitação sexual. As descobertas sexuais marcam a entrada na adolescência.

A força propulsora da adolescência é como uma montanha-russa de mudanças que tomam conta da mente e do corpo. Ao mesmo tempo que é uma época de turbulência que pode facilmente levar a distúrbios, é uma época de crescimento físico e emocional. Uma época em que a diferenciação dos pais e a ânsia por novos modelos de identificação e por uma identidade distinta aumentam a curiosidade, a excitação e a esperança, ao lado da ansiedade e da vontade de voltar atrás para um estado idealizado anterior à puberdade. A dramática aceleração do crescimento corporal, o senso de urgência e a necessidade de gratificação imediata, o sentimento de "não ter tempo" a perder, vai lado a lado com o senso de eternidade à frente, um senso de imortalidade. A adolescência é, com certeza, uma época em que aquele que não é mais criança se sente na encruzilhada de sentimentos e sensações divergentes, conflituosos e convergentes, e com a necessidade de gradativamente substituir os fantasmas infantis por suas próprias experiências pessoais em que o fazer e o conhecer são difíceis de coincidir e precisam ser negociados. Para enfrentar essas encruzilhadas, o adolescente adota e utiliza modelos que se referem geralmente a mundos ideais. A forma como os adolescentes lidam com essas mudanças, diante do escasso conhecimento de suas próprias potencialidades e de sua capacidade de integrá-las como parte da sua realidade, marca o trajeto para o avanço mais ou menos conflituoso para a vida adulta. Não é uma trajetória fácil[83].

As transformações corporais próprias da adolescência exigem uma nova mente para lidar com essas solicitações: trata-se do segundo desafio[84]. O jovem se defronta com modificações corpóreas tão rápidas e impetuosas – além de profundas e estruturais – que o tornam desconhecido e estranho a si próprio. Modificações que, por sua vez, criam uma série de respostas problemáticas que se manifestam ruidosamente nas modalidades de comportamento, nas escolhas de vestuário, nos modos, nas aparências e nas participações. Assim, os processos de maturação e os comportamentos dos jovens são compreendidos como expressão externa da ansiedade e dos conflitos inconscientes despertados pelo desenvolvimento sexual da puberdade[85,86]. Ao mesmo tempo, há uma crise no processo de integração da imagem do corpo maduro dentro da representação do si mesmo (*self*). As desarmonias da adolescência estão relacionadas à visão distorcida que o adolescente tem de seu corpo e a relação distorcida que mantém consigo próprio[87].

Todo esse processo de mudança na adolescência implica um processo de maturação e um processo de desinvestimento e de luto dos objetos infantis. No intervalo entre os antigos e os novos investimentos se situa o tempo de flutuação da libido à procura de objetos para investir e o seu retorno sobre o ego do adolescente, responsável pela inflação narcísica e pelos elãs grandiosos, próprios a essa idade. A morosidade, o tédio, os momentos de flutuação, às vezes de despersonalização, e também os episódios depressivos são a tradução deste vazio mais ou menos durável nos investimentos[88].

Em função disso encontramos no estado de mente adolescente o predomínio da linguagem de ação sobre o pensar, pois o fazer torna-se o instrumento predominante de pesquisa e descoberta do mundo. O sentimento de pudor que aflora e caracteriza a pré-adolescência requer, não só de parte do terapeuta, como também dos adultos em geral, muita sensibilidade e respeito: com efeito, ele pertence aos primeiros tímidos indícios de uma personalidade em formação. O adolescente defronta-se com uma realidade pela qual se sente fortemente atraído, mas cujos limites não sabe reconhecer nem traçar; isto faz com que se encontre, frequentemente, vivendo situações de perturbação e períodos de inevitável confusão. Assim, estão presentes buscas de identificações imediatas, por meio de adições ou perversões, e megalomanias (modas, tatuagem, marcas etc.)[89].

As fronteiras dentro das quais o adolescente se move perdem suas funções normativas e limitativas próprias da infância e se abrem para os problemas do mundo adulto. Emergem assim, por exemplo, em resposta à dilatação do espaço, atitudes de tipo maníaco, que comportam reflexos deformando a percepção do tempo e, em última instância, são a expressão de uma defesa contra a angústia provocada pela constatação de que viver é uma aventura tão complexa quanto perigosa.

As tentativas de fuga para o passado ou para o futuro podem levar o adolescente a imaginar que suas ideias e concepções sobre a vida sejam banais, pela evidente inadequação diante das necessidades reais, ou então, ao contrário, fazê-lo crer que possui todo conhecimento, dilatando deste modo, além de qualquer limite, as características maníacas. Neste contexto, manifestam-se frequentemente a desvalorização da linguagem comum, considerada um código pertencendo unicamente aos adultos e estranho a suas exigências, e a necessidade de acrescentar-lhe criptolinguagens inventadas, por meio das quais procura criar espaços pessoais em que possa mover-se livremente. Essas modalidades, na maioria das vezes, têm a clara função de salvaguardar as primeiras percepções e experiências muito ansiógenas, que o adolescente tenta esconder, sentindo-se invadido por um sentimento particular de pudor.

A adolescência implica a elaboração de diversos lutos: luto pelos objetos do passado, pela infância e pelo corpo infantil, luto pela mãe nutriz, luto pelas decepções sentimentais, em que a libido deve se destacar dos pais para se colocar nos novos objetos. O adolescente revisita as configurações edípicas[84], vive o eclipse do corpo e revive os processos de individuação e separação[17]. É, ao mesmo tempo, um momento de perda e ansiedade diante do novo. Os adolescentes sentem a dor de deixar para trás a infância, o corpo infantil, a dependência. Ao mesmo tempo, temem não conseguir corresponder às expectativas do mundo adulto e se inquietam diante do futuro, o eterno desconhecido. São crises transitórias, como um caleidoscópio sempre em movimento, em que o adolescente terá de se incumbir da delicada tarefa de elaboração da reatualização edípica, por meio da ressignificação do Édipo infantil à luz do erotismo genital gerado pelo amadurecimento físico e o estabelecimento da identidade sexual e adulta, autônoma dos objetos originais; e, especialmente, desenvolver sua capacidade simbólica[89].

Vinheta clínica 11

Sofia é uma garota de 16 anos que por um lado é uma menina muito alegre e divertida – com um humor perspicaz; por outro, possui um alto nível de exigência interna que a levava ao desespero por não se sentir capaz, quando me procurou aos 14 anos. Desde a primeira entrevista veio decidida a fazer análise e resolveu os horários comigo sem envolver seus pais, não perde uma sessão. Quando alguma viagem ou atividade escolar a impede de comparecer, avisa-me e pede reposição.

Está envolvida com todas as tarefas da adolescência: estuda pensando em sua futura profissão, está inserida socialmente nos grupos de iguais, tem muitas amigas, está procurando se separar dos pais (revisitando questões edípicas) e está envolvida com as questões ligadas ao despertar da sexualidade[90].

Ela me contou que seus pais são seus grandes amigos, indicando não perceber a assimetria que marca a diferença de gerações. Se Sofia por um lado é muito precoce[***] e mostra-se responsável cuidando de si mesma e dos pais, por outro sente um vazio enorme e a vida tediosa[†††]. Diante dos desafios que tem que enfrentar, especialmente as provas, entra em pânico, morre de medo e, embora acabe sendo bem-sucedida nessas situações sempre se sente muito insegura e desamparada[‡‡‡].

Sofia com seus olhos muito expressivos e sentada à minha frente fala de tudo o que acontece nos dias em que não nos vemos. Liga-me pelo olhar... Às vezes me faz de sua melhor amiga... outras de seu diário ... buscando na relação transferencial um objeto interno que possa amenizar um superego muito exigente.

Sessão

Quando a encontro na sala de espera, Sofia está ouvindo música no seu celular, presente do pai. Ao chamá-la comenta que achou linda a saia que eu estava usando. (Aproxima-se de mim sedutoramente, ao mesmo tempo que busca uma figura de identificação.)

Entra e vai logo falando: "Olha o que aconteceu? Uma espinha bem na ponta do meu nariz, bem antes do feriado. Eu vou à médica quarta-feira e vou tomar Roacutan® de qualquer jeito, por oito meses, quero acabar de vez com essas espinhas. Não vejo a hora de viajar. Eu adoro fazer depilação, acabei de fazer, parece que fico mais leve. Eu não gosto de pelo, quando começa a crescer eu já fico aflita para tirar tudo. Quando o Guto estava aí, começava a crescer pelo eu já ia à depilação. Ontem fui fazer um trabalho sobre pílula anticoncepcional na casa do Luca. É um absurdo, os meninos não sabem nada."

Logo engata para me contar sua opinião sobre o tema do trabalho.

"Eu não tomo pílula. Acho que não tem nada a ver tomar pílula se eu não tenho um namorado. E se não tiver camisinha, eu não vou transar. Minha mãe não acredita. É por isso também que eu digo que não vou usar maconha. Eu vejo quem fuma, engorda e fica perdida nas aulas. Eu sou muito responsável. Meus pais são muito liberais. Acho que é por isso que eu e meu irmão não aprontamos, eles deixam tudo na mão da gente e a gente fica mais responsável."

(Ao me relatar tantas coisas Sofia provoca em mim diversas emoções. Por um lado, sinto muito prazer em atendê-la com um certo encantamento/apaixonamento, às vezes me deixando inebriada diante de uma adolescente descobrindo o mundo e temo me perder em uma conversa superficial. Por outro, sinto uma enorme compaixão por vê-la tendo que precocemente se virar sozinha e processar todos os lutos da infância, sem um

*** É difícil se constituir como pessoa nessa função de cuidar dos objetos parentais danificados havendo um descompasso entre o desenvolvimento de um ego precoce e o amadurecimento propriamente dito, o que gera um desequilíbrio entre o princípio da realidade (fortalecimento progressivo ao lado das funções do ego) e o princípio do prazer (desejo imediato)

††† O desejo de toda criança de se manter no quarto dos pais, gera um incremento do narcisismo e do sentimento de culpa persecutória, acompanhado de triunfo. Sem suporte para o seu crescimento/desenvolvimento, Sofia realiza o desejo de ficar no lugar do adulto. Isso resulta no tédio que sente em sua vida, um certo esvaziamento interno tomado por sentimento de culpa, pois não conta com objetos bons introjetados, os objetos parentais introjetados são prejudicados.

‡‡‡ Este superego exigente está ligado a essa configuração em que há um triunfo sobre as partes dependentes (maior persecutoriedade). Não conta com um objeto bom introjetado consistente que a sustente nos momentos de desafio da vida (provas, perda do namorado...) Quando é confrontada com objetos exigentes, não conta com objetos parentais protetores. Assim podemos ver uma pseudoautonomia (*falso self*) disfarçando sua necessidade de uma relação com pais mais sólida e com limites, com acolhimento e proteção.

objeto interno acolhedor. Nessas horas, ela provoca em mim um sentimento materno de querer protegê-la como se fosse um bebê desamparado. Opto por apontar esse conflito entre o desejo de menina e o de jovem adolescente.)

"Sofia você está me falando duas coisas interessantes de você. Você já é uma garota muito adulta que é capaz de refletir sobre o uso da maconha e sobre como namorar, com todos os cuidados necessários. Mas, ao mesmo tempo, você chegou me dizendo que você queria ter um corpo de garotinha, sem pelos e sem espinhas.... não um corpo de uma garota que virou mulher... falou de uma saudade do corpo de menina... de criança com papai e mamãe ao seu lado... te protegendo..."

"Ah.... queria mesmo a vida de garotinha... (e desconversa) sabe que fui bem na prova de física e dei uma aula muito boa sobre federalismo, a minha professora de história adorou... estou sabendo muito disso... Mas descobri que tenho um problema com o tempo. À noite não posso estudar, fico aflita entre estudar e dormir... acho que não vai dar tempo...."

P: "É, a noite avisa que o dia seguinte está chegando... as provas... as tarefas... a sua vida."

Sofia fica em silêncio, então se recorda de seus sentimentos no domingo.

"Nesse domingo acordei péssima... com uma angústia... liguei pro meu pai e o celular não atendeu... liguei pra minha mãe e ela perguntou por que eu estava assim. Eu disse que achava que era por causa das provas... tinha tirado um monte de D... A minha mãe não quis nem falar... Ela foi logo dizendo: ah! Sofia não vale a pena você sofrer com isso e desconversou..."

P: "Pois é Sofia, aqui você espera que eu não desconverse[§§§], que fique ao seu lado. Que eu esteja atenta e não me desespere quando você acha que não vai dar conta de suas tarefas... escutando seus medos..."

"É, você não existe.... você deve ser muito tranquila com as suas coisas... minha mãe não tem paciência. Estou muito nervosa, não consigo me concentrar, eu até sei a matéria, mas fui mal nas provas por falta de atenção..."

(Percebo como ela busca desesperadamente um objeto que a ajude a pensar sobre suas lutas internas.)

"É que minha vida está um tédio... estou com muita saudade do Guto...ele ficou "online" o dia inteiro... hoje também... tô muito carente... tô com falta de homem... ri... queria dizer para o Gustavo que ainda não o esqueci e que não consegui achar ninguém legal... Será que ele me esqueceu? Queria tanto saber... a última vez que escrevi pra ele foi no réveillon, ele mal me respondeu...chorei muito...."

(Eu me recordo das paixões narcísicas da adolescência com todas as cores dos dramas shakespearianos. Seu sofrimento por sentir-se despedaçada, com partes faltando, provoca em mim uma enorme empatia e me recordo da música do Chico.)

Canto um pedacinho da música *A Rita*[¶¶¶] de Chico e digo que, como na música, ela sente que perdeu tudo...

Ela me escuta reflexiva e se recorda da música *Chega de saudade*[****] de Vinícius que seu pai sempre cantava para ela e que ouviu no domingo... E diz: "mas ao invés de me lembrar de meu pai lembro do Gustavo... e seus olhos se enchem de lágrimas... fiquei prestando atenção na letra e tem tudo a ver com o Guto... deu mais saudade ainda[††††]...."

P: "Pois é, antes o seu pai era tudo pra você e você ficava feliz só de ir ao cinema ou comer japonês com ele... agora..."

"Então agora não é mais. Falei pra ele que quando ele morrer vou chorar e lembrar dele quando tocar essa música... mas agora estou com saudades do Guto. Agora tem um vazio.... Ah lembrei de um sonho. Sonhei com o Guto. Ele estava numa festa, eu fui falar com ele, um cara muito gordo com barba. Perguntei para Denise será que o Guto ficou gordo? Então ele começou a tirar umas almofadas da barriga, a barba, tudo. Quando vi que era ele, dei um megapulo em seu colo e disse: o que você está fazendo no Brasil? Ele disse: Eu voltei porque tenho um amor aqui. Eu não acreditava e gritava, ele voltou!"

P: "Parecia de verdade, né?"

"Puxa seria tão bom... Pensando bem quem tem barba é meu pai. (ri sem graça como se se surpreendesse com o que acabara de perceber) Seria tão bom um outro homem... resolveria tudo... Fiquei pensando que adoro italiano e argentino e que na Nova Zelândia quero beijar um Pablo... preciso de um cara novo na minha vida[‡‡‡‡]..."

Nosso tempo termina: "Até quarta", Sofia se despede.

§§§ Ela espera que eu não seja essa mãe depilada, lisa, sabonete. Parece que ela viveu um encantamento inicial com o objeto e precocemente o perdeu, e isso vem se repetindo em suas relações, sente que todas lhe escapam. Quem sabe eu possa vir a existir como um objeto mais continente e confiante, que ela está buscando esperançosamente.

¶¶¶ *A Rita*, de Chico Buarque: No sorriso dela/ Meu assunto/ Levou junto com ela/ o que me é de direito/Arrancou-me do peito/ E tem mais/ Levou seu retrato, seu trapo, seu prato/ Que papel! / Uma imagem de São Francisco/ E um bom disco de Noel. A Rita matou nosso amor/ De vingança/ Nem herança deixou/ Não levou um tostão/Porque não tinha não/ Mas causou perdas e danos/ Levou os meus planos/ Meu pobres enganos/ Os meus vinte anos/ O meu coração/ E além de tudo/ Me deixou mudo/ Um violão.

**** *Chega de Saudade,* de Vinicius de Moraes: Vai minha tristeza/ E diz a ela que sem ela não pode ser/ Diz-lhe numa prece/ Que ela regresse/Porque não posso mais sofrer/ Chega de saudade/ A realidade é que sem ela/ Não há paz/ Não há beleza/ É só tristeza e a melancolia/ Que não sai de mim/ Não sai de mim/ Não sai/ Mas, se ela voltar/ Se ela voltar que coisa linda!/ Que coisa louca!/ Pois há menos peixinhos a nadar no mar/ Do que os beijinhos/ Que eu darei na sua boca/ Dentro dos meus braços, os abraços/ Hão de ser milhões de abraços/ Apertado assim, colado assim, calada assim,/ Abraços e beijinhos e carinhos sem ter fim/ Que é pra acabar com esse negócio/ De viver longe de mim/ Não quero mais esse negócio/De você viver assim/Vamos deixar esse negócio/De jamais viver sem mim.

†††† Aqui a saudade é expressão de algo que ela sente que já experimentou inicialmente e perdeu, e que sente necessidade – acolhimento materno, limites, continência parental? Saudade do pai da infância, do corpo de menina: lutos diante da adolescência.

‡‡‡‡ Sofia tem pressa em superar suas dores de amor. Aprisionada à situação edípica, parece mais fácil para Sofia falar desse objeto paterno com quem estabeleceu uma relação mais amorosa e consistente. Sente-se insegura e amedrontada de seu pai (papai Noel) se afastar e perder esse objeto idealizado e forte que a contém e a sustenta. Se por um lado os objetos lhe escapam, por outro seu sonho também aponta como Sofia procura e mantém a esperança de encontrar um objeto que possa atender as suas necessidades.

Jeammet e Corcos[88] afirmam que a problemática do luto concomitante ao deslocamento dos investimentos será da ordem de uma ameaça presente na ambivalência do adolescente em relação a um de seus pais ou aos dois, como a seus eventuais substitutos. Essa problemática é particularmente aguda com o progenitor do mesmo sexo. Blos[85] destaca que a resolução da fase negativa homossexual do Édipo, é uma tarefa essencial da adolescência. É a atualização dessa problemática na puberdade a responsável pela frequente atitude hostil e agressiva dos adolescentes em relação ao progenitor do mesmo sexo e o seu apego, por vezes obsessivo, ao progenitor do sexo oposto.

O movimento de luto portanto seria fruto do trabalho interno de desconstrução dos objetos primários e da idealização dos objetos internos arcaicos soterrados. Quando o deslocamento dos investimentos, não é da ordem da ameaça e é bem-sucedido, resulta num alargamento, num enriquecimento e em uma diversificação dos investimentos, tornando menos necessários os primeiros investimentos, não sendo assim acompanhados de uma vivência de perda, mas de elaboração. Haverá a possibilidade de coexistência e de movimentos de vai e vem entre antigas e novas afeições[88].

A tarefa de se separar de seus pais como objetos sexuais originais e de se voltar para outros fora da família gera no adolescente dificuldades, especialmente, quando os impulsos originados dos aspectos infantis da sexualidade continuam a dominar o comportamento, tanto com os companheiros, quanto com os adultos. O jovem passa a ter a capacidade física de colocar em ação muito daquilo que aparece como fantasia na criança pequena. Pode atacar, destruir, roubar, assassinar ou se suicidar, pode ter experiências sexuais de natureza homossexual, heterossexual ou perversa, portanto pode colocar em ação as fantasias agressivas e sexuais inerentes ao ser humano. Como essas possibilidades podem ser assustadoras, tanto para o adolescente, quanto para os que o cercam, ativam-se defesas poderosas, muitas vezes de natureza patológica. O adolescente pode viver o impacto da puberdade como uma situação de extremo perigo interno. Às vezes, para buscar alívio, procura viver perigosamente ou se utiliza de comportamento violento ou autodestrutivo, projetando, assim, no ambiente todas as angústias que está vivendo e que não consegue conter. Essa projeção, no ambiente, dos conflitos internos, tem por objetivo livrar-se das angústias, mas isso tem como contrapartida uma reação intensa por parte dos pais, especialmente, e da comunidade, em geral, fazendo o adolescente acreditar que as restrições impostas são injustas ou reações de inveja diante das suas novas conquistas em direção à independência e à autonomia.

A organização defensiva do adolescente faz amplo uso da cisão do ego e do objeto, por isso a facilidade de cortar a relação, inclusive com o terapeuta. A nível interno, é frequente o estado de identificação com apenas uma parte do *self*, ou com o objeto externo idealizado (como um político, um jogador, um ator ou cantor, ou alguém famoso nas redes sociais). Amplas e significativas partes do *self* são projetadas e tornadas vivas em outros, e assim aproximadas ou distanciadas. A identificação com o objeto idealizado facilita uma disposição megalomaníaca. O adolescente, como sabemos, tem uma forte propensão para a cisão paranoide entre objetos persecutórios e idealizados e, está exposto consequentemente a angústias persecutórias e vivências de fragmentação, e se defende entrando em identificação com perseguidores vividos como poderosos. A isso se segue uma tendência ao distanciamento, seja das instâncias superegoicas (representadas pelos adultos) seja das partes necessitadas do *self* (representadas pelas crianças). Muitos adolescentes se afastam de casa por essas razões. As figuras de referência são prevalentemente da série narcísica: O "outro si mesmo" (os amigos), o ideal de ego (o amigo particularmente admirado), os adultos que representam uma alternativa ao pai menos conflitante, mais que um derivado do deslocamento, como um tio, um professor ou um técnico de esporte, equivalentes paternos que têm a característica de não perturbar o narcisismo, mas de potencializá-lo. Assim, a busca por gratificação imediata, por meio de adições, perversões e megalomaníacas, pelo uso da moda, *griffes* e tatuagens permeia a dinâmica do adolescente[89,91].

Como o fazer e o conhecer, no adolescente, são expressão de uma única e complexa operação, o conceito de *acting* deveria ser revisitado, quer no plano teórico, quer no clínico, no que tange à adolescência. O *acting* é sempre uma comunicação, mas neste contexto o *fazer* adquire a significação de uma interação comunicativa destinada ao terapeuta. Diferentemente do *acting* do adulto, o do adolescente em geral não é um ataque com colorações hetero ou autodestrutivas, mas sim a forma possível de compartilhar e buscar compreensão ou sentido para a experiência. Adolescente e terapeuta encontram-se assim na situação de ter que avaliar o sentido da *proposta ou do protesto* contidos na ação, mas, em particular, podem avaliar juntos a utilidade ou a inutilidade do fazer quando falta, no contexto da ação do *acting*, a possibilidade de conhecer e adquirir experiência. Desse modo, o fazer e o conhecer podem ter como consequência uma reflexão sobre as próprias emoções e sobre a experiência em si. Essa experiência exerce uma grande atração no adolescente, já que ele é levado a pensar que, além de conter o fazer e o conhecer, a própria experiência confere o poder. No que toca à experiência, porém, o adolescente é ambivalente. Todavia, se prevalece o sentimento de inadequação, o temor o impele perigosamente para uma situação de isolamento. A resposta será a necessidade imediata de encontrar o espaço próprio, para ser dividido e compartilhado com os outros, no grupo ou na instituição. Se esta necessidade não é atendida (e isso pode acontecer por motivos referentes à esfera da incipiente estruturação da identidade), sucede um nível exasperado de autoestima, que não se revela vital para seu desenvolvimento, mas cria as condições para um desdenhoso isolamento que o adolescente atribui à incompreensão do mundo e, em particular, do mundo adulto[84].

O jovem faz um tremendo esforço para se manter ligado à realidade, ou seja, de ser ativo, ir a lugares e de manter-se fazendo as coisas, que aparecem nas experiências de grupos ou de relações individuais, em muitos relacionamentos vividos com intensidade, uma verdadeira fome de afetos e de objetos.

A mudança frequente e, em geral, abrupta dessas relações com ambos os sexos chama a atenção sobre seu caráter passageiro. O que se busca não é o vínculo pessoal, mas a provisão de afetos e de experiências, para se sentir vivo. A esse campo pertencem as necessidades que pressionam a ter experiências, escapando da solidão e do tédio afetivo. Mas há também os adolescentes que buscam solidão e isolamento, vivendo internamente estados afetivos de muita intensidade. O adolescente busca essas experiências, que muitas vezes envolvem risco para se conhecer e conhecer. Todos os adolescentes têm em comum a necessidade de estados afetivos intensos, marcados por exuberância e elação ou por dor e angústia. Toda essa condição afetiva é uma tentativa compensatória de lidar com o luto diante das perdas dos objetos infantis e das identificações infantis, com o concomitante empobrecimento do ego e a busca de enriquecimento.

O ir para frente ou para trás, segundo Meltzer e Harris[92], fica na dependência da tolerância à dor mental. Enfrentar os desafios envolvidos na busca da própria identidade, seu novo lugar na família e no mundo, as confrontações com os papéis familiares, e com os valores da sociedade em que vive, necessariamente implicará ter que viver a dor mental e desenvolver recursos para conviver com ela.

Quando o adolescente não tem recursos para enfrentar essas questões, isola-se, retirando-se para uma organização narcísica e recusando-se a viver a experiência da busca de conhecimento e das trocas afetivas presentes nas experiências que envolvem a alteridade.

Na tentativa de libertar-se da submissão aos pais da infância, onipotentes e oniscientes, o adolescente vive um estado de confusão, até então encoberto pela crença na onisciência dos pais. Nesse estado de confusão e de descrença nas figuras parentais, ele passa a duvidar de tudo, inclusive de si mesmo e vive intensa crise de identidade.

Portanto, uma das principais tarefas da adolescência é a aquisição de uma noção de identidade estável, sendo "identidade" a tentativa que cada indivíduo faz para integrar as identificações conflitantes a fim de buscar uma unidade. É somente esse processo que permite ao indivíduo fazer colocações como 'eu sou isto' (e não aquilo). As características associadas à noção de identidade incluem constância, unidade e reconhecimento do que é igual e das diferenças.

Nesta busca da própria identidade, como um processo de "escolha" e integração das identificações vividas até esse momento da vida, os jovens questionam, discordam e rejeitam quase tudo que lhes é proposto, porque querem desbravar o seu caminho a seu modo, escolher o que lhes é próprio discriminando do que é de outrem. A construção de si mesmo passa por essa contestação do que está ao seu redor, muitas vezes envolvendo sofrimento psíquico. No entanto, a vivência da crise é fundamental para a constituição da identidade.

Durante a crise de identidade pessoal e familiar, o jovem transita entre a família, o mundo adulto, os adolescentes e o isolamento. Na normalidade o adolescente transita, de modo flexível, entre essas quatro comunidades, enquanto, na patologia, há uma fixação rígida em alguma delas. Nesse processo, ele fica dividido entre a ideia de ter sido feito por si mesmo (onipotência) e a idealização de seus pais (aspecto infantil) sendo que da conjugação desses dois fatores dependerá a possibilidade de identificar-se com a comunidade dos adolescentes ou grupo de pares. À medida que se sente mais seguro com seu corpo e seus impulsos, surgem as relações diácidas, com mais intimidade[92].

Os sentimentos de onipotência, vigor e autenticidade levam os jovens a utilizar suas forças pulsionais de uma forma que seria "impossível" sob a ótica dos adultos. Eles não se deixam limitar, por exemplo, por questões de lógica ou coerência. Mas o exercício dessas paixões e a descoberta do amor, da amizade, da sexualidade, das trocas e da cooperação só desabrocham quando os jovens se inserem em atividades sociais, indo além do ambiente familiar. Tais sonhos e idealizações são germes fundamentais para os sentimentos e possibilidades de satisfação e de realização na vida adulta.

Esse processo de ser adolescente pode se revestir de diferentes facetas. Há aqueles que criam heróis e amigos inseparáveis, vivem de forma expansiva em grupos de iguais (buscando aprovação grupal), tribos ou gangues e os mais tímidos, que se desenvolvem solitariamente. O importante é que cada um conquiste liberdade para expressar seus pontos de vista, nortear suas escolhas e assumir seus sentimentos nos relacionamentos afetivos.

Nesse processo de descoberta, é comum que os adolescentes, movidos por ideais e sonhos, se deixem arrebatar pelo desejo de mudar radicalmente o mundo à sua volta. Podem buscar ativamente um palco mais amplo para tentar promover essas mudanças e expressar suas personalidades, ou apenas imaginá-las, infinitamente, da coxia. Podem canalizar essa energia para o objetivo de fazer do mundo um lugar melhor, ou para seus projetos de êxito individuais[83].

As crises típicas da adolescência correspondem a estados mentais diferentes: o jovem não está fixado em lugar algum e isso tanto o angustia, a ponto de não acreditar que alguém possa ajudá-lo. Esta labilidade e inconstância dos adolescentes também podem se confundir com os chamados quadros nosográficos psiquiátricos em que estão presentes surtos psicóticos[§§§§] graves. O terapeuta de adolescente terá então, que se ver às voltas com as questões ligadas ao diagnóstico diferencial, ao que é patologia e o que é *acting out* ou ação comunicativa, dando

§§§§ Essa é uma ideia de Nogueira[93] que questiona o termo partes ou núcleos psicóticos e não psicóticos e propõe atividades mentais psicóticas e não psicóticas: "Embora originado na já tradicional fraseologia kleiniana, e contando com o respaldo de autores desse porte, não pode deixar de ser criticado por nos remeter a uma configuração do mundo mental que mais dificulta que ajuda a observar seus acontecimentos, apreendê-los e pensar sobre os resultados dessas observações-apreensões. Termos como "partes", "lado", "fundo", "núcleo", "fragmentos" etc., emprestados do mundo sensorial concreto, parecem mais corresponder e contribuir para uma percepção "esquizoide" (ou psicótica...?), concreta e estática do mundo mental e a dificultar sua apreensão nos termos de sua qualidade psíquica, nos termos de acontecimentos ou fenômenos psicológicos como uma atividade mental, um funcionamento dinâmico e evolutivo que nos interessa de início apreender para poder depois categorizar e pensar sobre ele". (p. 192) atenção à necessidade ou não de medicação, do trabalho interdisciplinar bem como da frequência necessária para um atendimento eficaz.

Se o final da adolescência era marcado pelo casamento e pelo início da vida profissional, atualmente, o final da adolescência é dado pela capacidade de autonomia e pela possibilidade de uma atividade reflexiva. Isso só pode ser conquistado a partir de um trabalho de integração de tudo que vem da infância, que não é nem repressão nem satisfação direta dos desejos, mas resultado de uma transformação, que em última análise se constitui na elaboração da identidade[90].

Se os jovens vivem conflitos de identidade sexual ou possuem características de personalidade que não se adaptam a essas regras da cultura ou a eles próprios, há uma dor psíquica que transborda e afloram-se os conflitos infantis que não foram elaborados suficientemente bem na chegada da adolescência. Em situações extremas, os adolescentes ora se lançam em diversos relacionamentos indiscriminados ora se isolam e "travam".

Embora muitas vezes as marcas culturais façam pressão para um início da vida sexual precoce, faz-se *mister* que o adolescente viva uma passagem indispensável que transforme sua sexualidade em uma sexualidade adulta, ou seja, "a convicção de que uma relação entre corpos se traduzirá mais tarde em um encontro entre mentes e a convicção de que um encontro entre mentes poderá transformar-se em um encontro satisfatório entre corpos"[92].

Vinheta clínica 12

Felipe era um pouco assim. Tímido, não conseguia "xavecar" as meninas numa "balada", buscava um "papo cabeça". Inseguro, buscava uma relação que tivesse garantia de continuidade. Sensível e com experiências anteriores de muita intrusividade, buscava uma garota menos afoita que tivesse a delicadeza de aguardar o seu tempo para tomar iniciativas mais íntimas.

Procurou-me por sentir-se muito confuso e deprimido, não conseguia seguir seu curso universitário e tinha dificuldade para se relacionar com as garotas. Raramente têm contatos, programas, passeios em que inclua companhias femininas. Tivera apenas uma experiência sexual com uma amiga de sua irmã, numa situação meio arranjada, o que deixou certo gosto amargo de caráter incestuoso.

Felipe é o primogênito e sua irmã nasceu quando ele tinha um ano e cinco meses. Seus pais se separaram quando ele tinha 17 anos, sua mãe havia descoberto que seu pai a traía com uma jovem. Felipe se ressente da falta de ajuda e apoio financeiro do pai e declara certo ciúme do carinho que ele sempre dedicou a sua irmã.

Durante o processo analítico fui percebendo suas dificuldades de identificação masculina na constituição de sua identidade e nas descobertas da sexualidade, um certo enclausuramento narcísico ou retraimento emocional com aspectos fóbicos em sua personalidade.

Levanto a hipótese de Felipe ter permanecido num vínculo primitivo com a mãe, numa relação pré-genital que o impede de caminhar para uma sexualidade adulta, buscando o prazer genital. Sente medo de se relacionar com as mulheres, de ser lançado numa relação de aprisionamento e domínio semelhante ao que foi estabelecido com a mãe fálica, controladora com características sádicas e persecutórias, com quem não construiu um vínculo mais profundo e empático. Penso que a fragilidade paterna, por não lhe oferecer um suporte identificatório, não pôde salvá-lo dessa relação perigosa e mortal com a mãe. Mortal, por deixá-lo aprisionado numa condição infantil que o impede de adquirir uma individualidade, de fazer escolhas próprias e não mais correr o risco de se afogar em suas angústias primitivas.

Um dia ele entrou na sessão e, ao vê-lo de terno e gravata, observo que ele deixara para trás seu ar de menino – tornara-se homem.

Meu trabalho contratransferencial tem sido o de poder permitir que ele seja essa criança com uma sexualidade polimorfa, sem me tornar "uma mãe invasiva", que o censura e o impede de usufruir a vida, cobrando que ele tenha uma vida sexual com outras mulheres. Ele já consegue olhar para esse objeto primário como uma instância interna, superegoica, muito cruel, personalizado na figura da mãe e da irmã.

Diante de seu quadro de fobia e retraimento procurei trabalhar com muita delicadeza, pois a delicadeza foi o que mais lhe faltou. Fruto da própria situação transferencial e contratransferencial procuro ser cuidadosa, para que ele não volte para um refúgio enclausurado, construindo interpretações próximas de sua narrativa e com sua participação[95].

Sessão

Felipe chega pontualmente. Entra, deita-se no divã e vai logo me contando...

"Fiquei pensando na sua pergunta: Tem alguma coisa que não está legal? Talvez agora eu possa pensar mais fundo. Estou melhor, mais curioso com as mulheres, mais livre, sem aquela expectativa maluca, estou mais curioso. Tem uma coisa que ainda me incomoda, eu percebo, é um certo preconceito. Sempre me foi doutrinado que as pessoas têm que se casar e ter filhos. Se não é isso, não funciona. A madrinha da minha irmã era assim, ela não teve filhos e, o marido e ela, eram considerados pela família um casal triste."

"Sempre funcionei com regras que eu mesmo criava para mim. Quero ter a liberdade de escolher ser casado ou solteiro, mas esse preconceito com gente sozinha ainda me persegue. Tenho querido conhecer gente nova. É um jeito novo de pensar. (...)"

Faz um pequeno silêncio e em seguida recorda-se de um sonho:

"Sonhei com a família do meu pai, com aquele avô que não era bem meu avô, porque ele não era pai do meu pai de verdade e que se suicidou quando soube que estava doente. Estava no Hotel. Meu avô foi diretor desse Hotel por muitos anos. Ele veio da Europa para administrá-lo. Fui pegar um terno no meu quarto, mas não tinha nenhum bom, achei um que parecia um pijama, meio tipo 'Falcão', brega, fui mesmo assim. Deu certo o jantar, conversei com meus primos e primas."

"Durante o sonho eu pensei: Não vou deixar de ir porque não tenho um terno bom e lá ninguém ligou."

P: "Parece que nesse sonho você pode ter mais liberdade para ser você mesmo..."

"É verdade, é engraçado, terno de flanela... A vida já é difícil, fica muito mais cansativa com esse meu jeito rígido. (...) Sabe Cecília, eu ando tendo um desejo de morar sozinho num apartamento, meu lar."

Retomo o sonho perguntando o que ele acha do pijama.

"Acho que aparece a minha ambivalência em ir à festa ou ir dormir."

P: "Parece que nesse sonho você revisita sua história..."

"Esse sonho com meu avô foi ótimo, teve conflitos com meu pai e com minha avó... mas com a gente ele foi muito legal."

Ele me conta a história desse avô, sua doença e que o levou a se suicidar. Recorda-se do período em que iniciou a análise em que várias situações difíceis haviam ocorrido. A morte desse avô deixou-o muito abalado, era alguém de quem ele gostava muito. Assinalo algo nessa direção.

"É tem a ver. Meu avô morreu no mesmo ano da separação dos meus pais, minha mãe só chorava, perdi o ano na faculdade, meu pai tirou dinheiro da minha irmã, foi muito marcante a morte dele. Estou me dando conta de como nesse período foram anos muito difíceis, que fizeram um estrago muito grande."

P: "No sonho você pôde revisitar um momento bom da sua vida, quando você me falava que você tinha a sua curiosidade de menino. Se tudo se despedaçou, nesse sonho você conta como você juntou todos os pedacinhos da sua vida emocional, aí dentro de você."

"Se for assim eu fui no jantar do hotel do jeito que sou."

Penso no seu aspecto de retraimento, no seu lado enclausurado com vontade de dormir, mas também no que gosta das pessoas, em sua amistosidade que tinha me falado outro dia e digo:

P: "Talvez a gente pudesse pensar que o sonho fala que você está saindo da 'clausura' para voltar a gostar das pessoas."

"É... eu estou... acho que estou aceitando mais minhas imperfeições e a dos outros também."

Essa vinheta explicita seu conflito de identidade e sua busca em saber quem ele é, filho de quem, neto de quem, com quem se identificar. Ele é um paciente adolescente em profunda metamorfose, transformando-se. A questão do masculino está ainda distante de poder ser abordada, no momento vive a luta para constituir sua subjetividade.

Que figura identificatória ele tem? Parece que a possibilidade de se encontrar com o menino e o bebê de pijama dentro dele só é possível graças à transferência analítica. Acredito que por meio dessa vivência ele poderá se retomar e se constituir como homem e refazer sua história.

"Fico pensando como crescer numa família com tantos segredos, com experiências de desamor, e de desencontros e fracassos amorosos, sem uma pessoa que funcionasse de objeto transicional de aconchego? O avô que representou o amor materno, e também paterno, que era o objeto de transicionalidade e de acolhimento morreu e, então, acontece uma catástrofe monumental em sua vida, o casamento dos pais se desfaz, o avô morre, a avó fica doente. Diante de tantas demandas, como ser simplesmente adolescente? Parece que ele não pôde ser um jovem enfrentando com liberdade as experiências naturais dessa idade."

Nessa sessão ele se pergunta quem eu sou nessa família, em que lugar eu me coloco? Assim talvez ele esteja tendo uma oportunidade de resgatar sua curiosidade perdida na infância para constituir a própria subjetividade com sua historicidade.

Mais recentemente ele trouxe os seguintes sonhos:

"Sonhei que estava numa nave espacial e fomos atacados por uns bichinhos que só uma mulher que estava conosco era capaz de ver. Depois que ela nos fala, nós conseguimos pegá-los e tirar todos os bichinhos e livrar a nave."

Falamos sobre o medo que ele tem de se aproximar das mulheres e de mim, e de como eu o ajudo a lidar com esses "fantasmas."

"Sonhei que eu ia me casar num castelo e depois ia viajar pela Europa fazendo um roteiro pelos Castelos do Loire. As famílias estavam conversando sobre a organização da festa e eu saí com a menina porque não estava gostando nada daquilo. Nós estávamos juntos de mãos dadas e ela me pergunta: Você não quer se casar? A gente não precisa casar se você não quiser. Aí eu lhe dou um abraço muito gostoso e lhe digo que gosto muito dela. O que eu não estava gostando era de tudo que estava em volta."

Nós conversamos sobre esse processo de desidealização do casamento que esse sonho encena e sobre a possibilidade de um verdadeiro encontro afetivo, mais livre de influências externas familiares.

No primeiro sonho reaparece uma mulher poderosa, potente, que não é atacada pelos bichinhos. Ele imagina que a analista é capaz de fazer desaparecer todos esses bichinhos-angústias, talvez aspectos dele que também atacam as mulheres.

No entanto, esses sonhos apontam para a ideia de que a ligação edípica é retomada na análise e é trabalhada, transformada.

Há nesses últimos sonhos uma onipresença da analista e isto coloca uma questão técnica. Por um lado, se minhas interpretações remeterem sistematicamente à analista coloco-me em uma posição em que a analista se torna autorreferente. De outro lado, se eu deixo de lado a referência à analista, nas interpretações e construções, deixo de utilizar na elaboração o motor da transferência. Fico sempre entre as duas, privilegiando o momento de cada sessão, sempre contando com a colaboração dele. Acredito que minhas interpretações poderiam conter mais explicitamente esse aspecto onipotente que ele deposita em mim ou de um lugar de onipresença em que ele me coloca, poderia desidealizar esse lugar e falar que ele imagina que eu sou tão poderosa capaz de cuidar de um jardim sozinha ou de fazer desaparecer esses bichinhos-fantasmas. Diante do aspecto vulcânico de seu psiquismo, a intensidade erótica pulsional dessa transferência amorosa, e ao mesmo tempo incestuosa, tento uma intervenção que esclareça seu potencial libidinal para depois canalizar seu desejo para outra mulher com a qual ele possa se realizar com prazer, na vida. Ou mesmo na transferência, que ele pudesse até fazer declarações de amor de uma forma menos encoberta, e se aproximar desses sentimentos.

Além disso, o sonho do casamento ilustra o processo que levou ao despertar da sensualidade no trabalho analítico com este jovem paciente. Ele sonha que vai se casar, ele escolhe, ele encontrou finalmente uma mulher, apesar de oscilar entre o interdito e o desejo. Mas é surpreendente quando ele sonha: Eu a abracei, pois é a primeira vez que ele tem uma posição ativa nos últimos sonhos. Além disso, esse sonho aponta para uma esperança quando ele diz que a amava muito, pois se ele pôde dizer isto à analista por meio do sonho, pode ser que ele venha dizer a outra mulher, que não a mãe: Eu te amo muito.

TÉCNICA

Essas características do estado de mente adolescente implicam questões técnicas e a flexibilidade necessária para o trabalho terapêutico com adolescentes.

Se no trabalho psicoterápico com crianças recebemos os pais primeiramente, no trabalho com adolescentes recomenda-se que a primeira entrevista seja com o jovem, pois deve ser uma decisão dele iniciar sua terapia. Posteriormente, incluem-se os pais, para colher informações que queiram nos comunicar e estabelecermos o contrato terapêutico. Se o diálogo com os pais durante o processo terapêutico com crianças é frequente, com os adolescentes estes encontros dependem da autorização do paciente e preconiza-se que seja na presença dele, pois resguardar a privacidade dele e o sigilo do trabalho é dever do terapeuta. Esses procedimentos técnicos favorecem a confiança e a aliança terapêutica e, ainda, garantem o lugar e a construção identitária do jovem.

Durante o processo terapêutico com adolescentes, às vezes, se faz necessário um acompanhamento psiquiátrico e/ou com AT (acompanhante terapêutico), e/ou outros profissionais envolvidos nos cuidados com os jovens, implicando um trabalho em rede com esses profissionais.

A tendência bem conhecida dos adolescentes de abandonar o tratamento operando cisões maciças e atuando impulsivamente, pode ser contrabalanceada por uma organização interna e externa do terapeuta, que alterne concordância e complementaridade no contato empático, e por uma cuidadosa utilização das similaridades, mais do que dando ênfase às diferenças existentes entre os dois protagonistas da cena analítica. Em alguns casos, a técnica de tratamento precisa basear-se na máxima tolerância das necessidades de espelhamento, de aparentes gemelaridades e de compartilhamento confirmativo das vivências e das perspectivas subjetivas do paciente[91,94].

O terapeuta deve dosar de modo tolerável e progressivo, a experiência do reconhecimento do contato com o mesmo, com o igual e com o "outro", aos poucos confrontando o jovem com as diferenças e com a realidade durante as sessões: um jovem assustado pela dependência e pela sua emergência posicional pouco governável; hostil aos representantes do superego e propenso a basear a afirmação de si mesmo por meio de uma típica patologia da peremptoriedade; um jovem com necessidade de uma contenção não explicitada e não ofensiva no plano narcísico, mas sólida e operante, e que precisa também de uma contribuição fundamental à precária coesão do *self*, durante a descoberta perturbadora de suas vicissitudes instintivas e identitárias. Essas vicissitudes estão temporariamente desnorteadas por agitações que tomam o próprio adolescente – como resultado da mudança da relação entre o ego e id – comparável a um veículo utilitário dotado de chassi, freios, câmbio, pneus muito modestos sobre os quais foi montado sem mais nem menos o motor de uma Ferrari[91].

O trabalho clínico diante da turbulência emocional própria da adolescência deve estabelecer um grau tolerável de intervenções que não leve o adolescente a adotar defesas ou comportamentos próprios do universo infantil. Universo que ainda está nostalgicamente presente como refúgio conhecido e seguro e, por conseguinte, desejável para ele se movimentar em seu interior com as modalidades da infância, que seriam, porém, destinadas a se revelarem no mínimo inadequadas, senão caricaturais. Para enfrentar as possibilidades de fechamento, exigem, de modo particular, que as intervenções do terapeuta sejam formuladas com uma coloração empática precisa, pois o adolescente vive sensações e emoções de maneira intensa, mas ainda não tem uma estrutura psíquica para conter sua intensidade. As modalidades relacionais exigem um trato especial e a abstinência temporária de uma *performance* interpretativa por parte do terapeuta, que não deve roubar a cena com interpretações brilhantes demais, o que corre o risco de ressaltar a superioridade do adulto de modo dificilmente tolerável pelo adolescente.

A complexidade da relação terapêutica com o paciente adolescente compreende ao mesmo tempo, níveis objetais e narcísicos. Quando a coesão interna está abaixo de um certo limiar e não há uma suficiente condição da situação ser vivida pelo paciente, o risco de ruptura do sujeito e/ou da relação terapêutica se torna mais alto. Nesse caso, é necessário restabelecer níveis mais favoráveis de espelhamento, gemelaridade ou, de qualquer forma, de não excessiva alteridade com o sujeito frágil, para fazê-lo recuperar a coesão fisiológica de base[91,94]. Pois, o terapeuta nesse momento da vida do adolescente funciona como uma figura intermediária entre o objeto parental pleno e reconhecido, muito envolvido em uma colocação tópica superegoica, e um objeto narcísico gemelar, um *self* objeto.

Bolognini[91] chama atenção para que o terapeuta de adolescente, assim como um garçom num bar no deserto, deve simplesmente estar lá sem se surpreender com nada, inclusive com as mais estranhas histórias humanas, e se manter firme e disponível. Essa figura do garçom no bar do deserto é uma figura diferente porque ele é potencial e alternadamente às vezes um outro no sentido de não eu, às vezes um outro como *self* objeto, nunca é protagonista.

O adolescente precisa desse tipo de terapeuta porque muitas vezes não aguenta o peso das situações transferenciais mais fortes e conflituosas que existem entre as gerações e que ainda não consegue conter nem elaborar ou comunicar a alguém que esteja muito próximo a ele ou que ele conheça bem: naqueles momentos pode preferir um desconhecido que seja atento e participe com discrição, mas que saiba também se propor a ser, pelo menos por algum tempo, como um objeto de passagem que pode ser esquecido e que é capaz de tolerar, sem muitas pretensões a possível ferida narcísica de ter um papel mais precário.

Nora Barugel e Berta Mantykow de Sola[96] propõem como forma de compreender as marcas deixadas pelos adolescentes no enquadre como uma ação comunicativa, diferenciando-a de *acting out*, como: atrasos, faltas, esquecimento do pagamento, esquecimento de sonhos, pedidos constantes de mudança de horário, leitura de cartas, poesias, exposição de fotos, agendas, perguntas sobre meios de transporte, trazer os amigos, animais, *tablets* ... para a sala de espera, etc.... O terapeuta precisa ser capaz de diferenciar uma ação comunicativa de um *acting out*.

A ação comunicativa revela a gestação de uma ideia nova, que traz dor e que requer um continente (isso requer uma situação emocional para ser pensada, e um terapeuta para pensar junto). Ao psicoterapeuta cabe modular a ansiedade que surge no jovem com essa ideia nova, que se caracteriza por ser um novo conhecimento sobre si próprio, uma nova visão dos fatos, envolvendo geralmente ações em vez de ideais.

Se no *acting out* há o predomínio da hostilidade em relação ao processo psicoterapêutico e ao psicoterapeuta, que perturba o trabalho clínico, busca a descarga e não a reflexão, e pode levar a um impasse, ou a uma contra-atuação do terapeuta, na ação comunicativa; ao contrário, evidencia a compreensão clínica e a evolução mental. A ação comunicativa fica entre o pensar e o não pensar, o eu e o não eu, é uma busca que ainda não tomou a forma de uma representação. A contratransferência despertada no terapeuta faz surgir o sentimento a ser elaborado e a necessidade de aguardar para transformar, interpretar e ser escutado.

As ações comunicativas do adolescente colocam em evidência situações transferenciais, expressam a relação com o objeto e revelam os fatos psíquicos produzidos nesta situação específica, bem como o funcionamento da identificação projetiva como comunicação. Como uma dramatização, ela é expressão no mundo externo, dos momentos vividos numa experiência emocional, a meio caminho da simbolização. Pode ser pensada como uma linguagem corporal, uma linguagem alternativa à verbal, dando espaço para interpretações. São fragmentos de pensamentos, ainda impensáveis (como protopensamentos), que podem ser incluídos no trabalho clínico, interpretados e pensados como parte do trabalho e não como algo alheio ou externo.

Por meio da ação comunicativa, o adolescente apresenta-se no mundo externo e torna o mundo interno menos caótico e mais tolerável para o próprio paciente, contando com um vínculo de confiança com o terapeuta, que se supõe continente e em condições de tolerar e conter aquela identificação projetiva; geralmente ocorre no início do trabalho. Trata-se de uma forma do adolescente comunicar que o pensar traz dor e que precisa de um continente para tolerá-la.

A função do terapeuta será de abrir um espaço para dúvida e incerteza, para construção de um pensamento próprio, evitando as situações de confrontação e interpretações saturadas. Trata-se de oferecer um continente para pensar os pensamentos. Por outro lado, há momentos em que o terapeuta precisa ser firme e apontar os comportamentos de risco em que o adolescente se coloca.

Diante dos movimentos impulsivos, os *acting in* e *out*, enquanto ações comunicativas, vão caracterizar formas do adolescente se comunicar, constituem-se em um vínculo de acesso à vida mental do jovem, a função do terapeuta vai ser a de colocar palavras onde só há ação e ampliar sua capacidade de pensar. Diante da identificação projetiva patológica e a comunicativa independente do conteúdo projetado pelo adolescente, sua compreensão depende da capacidade de *revêrie* e transformação da mente do terapeuta que a recebe.

O psicoterapeuta de adolescentes tem que se inventar o tempo inteiro. Tem que ser capaz de ouvir sem se horrorizar, mas, se horrorizando utilizando sua função continente e, ainda, com liberdade, intuição e bom senso. Essa condição emocional do terapeuta implica, necessariamente, a esfera da elaboração de sua própria identidade, da qual a identidade sexual é parte integrante. A sensibilidade particular do terapeuta pode assim facilitar o emergir de aspectos femininos ou masculinos no adolescente, favorecendo a integração desses aspectos, num momento particularmente complexo e decisivo de sua vida identitária.

O psicoterapeuta, deve contar com um trabalho analítico pessoal que possibilite que diante dos sentimentos contratransferenciais provocados pelo adolescente, ele não seja levado a fazer alianças com aspectos infantis do paciente, seja capaz de não ocupar o lugar de pai ou de mãe, aceitar o jovem a partir dele mesmo, não ser intrusivo. Então, o terapeuta terá que se ver com seus pontos cegos e suportar as dúvidas e incertezas mantendo sua liberdade interior, ao mesmo tempo em que deve ser empático e não se colocar à distância da dor e do pânico, sentidos pelo paciente. Também tem que poder lidar com seus aspectos narcísicos, suportando não ser idealizado, lidar com aspectos homossexuais, sentimentos de fusão e destruição, angústias psicóticas atuadas, isto é, ter contato emocional e elaboração psíquica em relação à própria adolescência. Tudo isso implica em ter continência, ser flexível e disponível para o inesperado apresentado pelo adolescente.

CONSIDERAÇÕES FINAIS

> "A clínica psicanalítica de criança e adolescente não é para principiantes. Pensamos que sua complexidade exige características mentais específicas, além de sólida formação fundamentada na teoria, na experiência clínica, supervisões e análise pessoal. O escrutínio permanente da contratransferência não é tarefa fácil quando a turbulência emocional se expressa na concretude da atuação, já que o contato com objetos arcaicos entra em cena em primeiro plano. A questão é como esculpir uma postura analítica

> que não se escude na rigidez defensiva e que, ao brincar ou personificar um personagem, possa ser criado um diálogo intersubjetivo que leve ao *insight*. (...) Consideramos o trabalho com crianças um terreno potencialmente minado, um campo cheio de armadilhas para serem desarmadas. Por outro lado, é um terreno fértil e como tal oferece para o analista um campo simples, lúdico e menos defendido." (p. 25)[97]

O sujeito nasce antes mesmo de ser concebido, nasce quando o desejo de ter um filho se constrói na mente dos pais. A história dos pais, a escolha do nome e o ambiente em chega fazem parte da constituição psíquica do bebê e, portanto, do sujeito. Assim se faz presente o bebê fantasmático, narcísico, imaginário, real e cultural[39,42] e toda a gama de fenômenos inter e transgeracionais (identificações mórbidas, projeções parentais e o bebê como receptáculo dessas projeções)[98].

O desenvolvimento de pacientes que tiveram entraves nas relações objetais iniciais implicará na possibilidade de encontrar, no campo transferencial, ampliado pela função narrativa do psicoterapeuta[43,73,74,76], a compreensão e a significação dos aspectos intrapsíquicos, inter e transgeracionais[98,99], e dos elos pulsionais de amor, ódio e conhecimento[53], pois, enquanto no contexto de nosso mundo interno objetos parciais, invasivos, persecutórios e inacessíveis ficam fixados e inertes, causando sofrimento, objetos vivos geram identificações verdadeiramente introjetivas.

Se faz mister no desenvolvimento emocional a construção de um campo de intimidade. O desenvolvimento emocional depende da possibilidade de viver a intimidade nas primeiras relações com as necessidades afetivas atendidas e compreendidas pela disponibilidade e pela *rêverie* materna. Diante de falhas iniciais de continência e diversas tonalidades de identificação intrusiva e/ou mórbida[98], o trabalho psicoterapêutico implicará uma reconstituição desse tecido esgarçado.

A psicoterapia psicodinâmica com crianças e adolescente inexoravelmente acontece em uma zona compartilhada com a presença dos pais, da família e algumas vezes de seu entorno: escola, outros familiares e profissionais afins (área do trabalho transdisciplinar). Trata-se de um trabalho em rede, com todos que estão envolvidos no tratamento, que se ancoram como andaimes e, dialeticamente se movimentam entre as fronteiras das alteridades, do psíquico e do factual, do interno e do externo, na cultura e histórias pessoais do paciente.

A psicoterapia psicodinâmica se desenvolve e se transforma continuamente, mas não de forma aleatória. A teoria está sempre vinculada à clínica como base, abrindo novos questionamentos, buscando respostas e, assim, criando novas maneiras de se lidar com o sofrimento psíquico, nas suas mais variadas formas de apresentação, sem deixar de considerar o ser humano como possuidor de um mundo psíquico e emocional, mesmo que se apresente com um potencial a ser desenvolvido. Apoia-se em uma formação teórica e técnica com supervisões, além da análise pessoal do terapeuta.

A atitude terapêutica também se transforma, tornando-se mais complexa, e exigindo, cada vez mais, do terapeuta um trabalho com seu próprio mundo interno e com seus sentimentos contratransferenciais, para que ele possa estar presente no encontro analítico, dispondo de sua subjetividade como instrumento de trabalho, com flexibilidade e maleabilidade psíquica, e com uma postura ativa, criativa, inventando brincadeiras e metáforas, buscando brechas e descobrindo possíveis canais de contato.

Se para as crianças a capacidade criativa do brincar, discriminando fantasia de realidade, indica desenvolvimento emocional; para os adolescentes a capacidade de lidar com suas ansiedades e de refletir sobre si mesmo e a realidade à sua volta, assim como, a possibilidade de estabelecer uma relação amorosa e sexual íntima, indicam a passagem para a vida adulta.

Para aprofundamento

Psicoterapia com crianças e com adolescentes

- Alvarez A. Companhia viva: psicoterapia psicanalítica com crianças autistas, bordeline, desamparadas e que sofreram abuso. Tradução: Gabriel Hirschborn; revisão técnica: Nilde Parada Franch. São Paulo: Blucher; 2020. 392 p.
  - ⇨ **Este livro descreve seus 30 anos de experiência no tratamento de crianças e adolescentes autistas, psicóticos e *borderline* com o método da psicoterapia psicanalítica. Apresenta uma série de contribuições e desenvolvimentos da teoria e da técnica psicanalíticas inestimáveis e suas implicações técnicas no trabalho com crianças psicóticas e *borderline*, abusadas ou desamparadas. Discute detalhadamente questões técnicas e metodológicas presentes no atendimento de seu paciente Robbie.**
- Jeammet P, Corcos M. Novas problemáticas da adolescência: evolução e manejo da dependência. Tradução: Mônica do Amaral. São Paulo: Casa do Psicólogo; 2005. 142p.
  - ⇨ **Os autores abordam o lugar da puberdade e da adolescência no desenvolvimento da personalidade, em sua especificidade e implicações psicopatológicas, diagnósticas e terapêuticas.**
- Barros VFR. A saúde mental na atenção *à* criança e ao adolescente: os desafios da prática pediátrica. São Paulo: Atheneu; 2016.
  - ⇨ **Este livro do Departamento de Saúde Mental da Sociedade de Pediatria de São Paulo, apresenta uma visão ampla e profunda das diversas questões psicológicas e sociais da criança e do adolescente.**
- Eizirik CL, Aguiar RW, Schestatsky SS. Psicoterapia de orientação analítica: fundamentos teóricos clínicos. Porto Alegre: Artmed; 2015.
  - ⇨ **Este livro apresenta o amplo campo de ação das diferentes abordagens psicodinâmicas com pacientes de diversos transtornos psicopatológicos, inclusive da infância e adolescência.**
- Gueller AS, Souza ASL. Psicanálise com crianças: perspectivas teórico-clínicas. 2 ed. São Paulo: Casa do Psicólogo; 2008.
  - ⇨ **Este livro perpassa textos históricos que marcam a especificidade da psicanálise com crianças, desde o caso**

inaugural do pequeno Hans, até o campo do brincar, da transferência e da interpretação

Psicoterapia pais-bebês

- Silva MCP, Mendes MA. Infância, vínculos e diversidade profissional – Espaços para interlocução. São Paulo: Blucher; 2019.
  - ⇨ **Este livro apresenta o resultado de discussões de situações de trabalho em vários contextos, em que se buscou refletir sobre o vínculo cuidador-bebê/criança e aprofundar o exercício da observação, compreensão e intervenção psicanalíticas no âmbito relacional. Apresenta artigos sobre intervenções pais-bebê/crianças, no consultório, em berçários, em creches e pré-escolas, em unidades de prevenção em saúde e unidades de atendimento em saúde mental, no atendimento pediátrico e obstétrico, em acompanhamento terapêutico, entre outros.**

Psicoterapia e autismo

- Batistelli FMV, Amorim MLG. Atendimento psicanalítico do autismo. São Paulo: Zagodoni; 2014.
  - ⇨ **Este livro de linguagem simples, apresenta o trabalho clínico com crianças com autismo, suas características e nuances na descoberta do mundo, o trabalho com pais e rede de apoio e os recursos técnicos para o atendimento psicoterápico.**

REFERÊNCIAS BIBLIOGRÁFICAS

1. Baranger W, Baranger M. La situación analítica como campo dinâmico. Rev Uruguaya Psicoanal. 1962;4(1):3-54.
2. Freud S. Fragmento da análise de um caso de histeria. In. Freud S. Edição standard brasileira das obras psicológicas completas de Sigmund Freud. Rio de Janeiro: Imago; 1976.
3. Freud S. Análise de uma fobia em um menino de cinco anos. In. Freud S. Edição standard brasileira das obras psicológicas completas de Sigmund Freud. Rio de Janeiro: Imago; 1976. p. 13-154.
4. Freud S. A dissolução do complexo de Édipo. Edição standard das obras psicológicas completas de Sigmund Freud. Rio de Janeiro: Imago; 1976.
5. Von Hug-Hellmuth H. On the technique of child-analysis. Int J Psychoanal. 1921;2:287-305.
6. Freud A. O tratamento psicanalítico de crianças. Rio de Janeiro: Imago; 1971. p. 87-99.
7. Klein M. O desenvolvimento de uma criança. In. Klein M (obras completas). Amor, culpa e reparação e outros trabalhos (1921-1945). Rio de Janeiro: Imago; 1996.
8. Klein M. A análise de crianças pequenas. In. Klein M (obras completas). Amor, culpa e reparação e outros trabalhos (1921-1945). Rio de Janeiro: Imago; 1996.
9. Klein M. Simpósio sobre análise de crianças. In. Klein M (obras completas). Amor, culpa e reparação e outros trabalhos (1921-1945). Rio de Janeiro: Imago; 1996.
10. Bion WR. Una teoría del pensamiento. In: Volviendo a pensar. Buenos Aires: Ediciones Hormé; 1990. p. 151-64.
11. Winnicott DW. Teoria do relacionamento paterno-infantil. In. Winnicott DW. O ambiente e os processos de maturação: estudos sobre a teoria do desenvolvimento emocional. Porto Alegre: Artes Médicas; 1983.
12. Soares MD, Ono M. Psicanálise com crianças: histórias que configuram um campo. In. Stoppel de Gueller A, Souza ASL. Psicanálise com crianças: perspectivas teórico-clínicas. São Paulo: Casa do Psicólogo; 2008. p. 17-48.
13. Kanner L. Psiquiatria infantil. Buenos Aires: Sieglo Veinte; 1943.
14. Isaacs-Elmhirst S. Bion and Babies. In. The Annual of psycho-analysis, VIII. New York: International Universities Press; 1980. p. 155-67.
15. Winnicott DW. Sobre os elementos masculinos e femininos ex-cindidos. In. Winnicott C, Shepherd R, Davis M. Explorações psicanalíticas: D. W. Winnicott. Porto Alegre: Artes Médicas; 1994. p. 133-50.
16. Winnicott DW. A experiência mãe-bebê de mutualidade. In. Winnicott C, Shepherd R, Davis M. Explorações psicanalíticas: D. W. Winnicott. Porto Alegre: Artes Médicas; 1994. p. 195-202.
17. Mahler M. O processo de separação individuação. Porto Alegre: Artes Médicas; 1982.
18. Bick E. A experiência da pele em relações de objeto arcaicas. In. Klein M. Desenvolvimento da teoria e da técnica. Rio de Janeiro: Imago; 1991. p. 194-8.
19. Meltzer D. Identificação adesiva. Jornal de Psicanálise. 1986;19(38):40-52.
20. Tustin F. Estados autístico em crianças. Rio de Janeiro: Imago; 1984.
21. Alvarez A. Companhia viva: psicoterapia psicanalítica com crianças autistas, bordeline, desamparadas e que sofreram abuso. São Paulo: Blucher; 2020.
22. Alvarez A. Níveis de trabalho analítico e níveis de patologia. In.. Livro Anual de Psicanálise; 2012. Tomo XXVI, p. 173.
23. Alvarez A. Autismo. In. Alvarez A. Companhia viva: psicoterapia psicanalítica com crianças autistas, bordeline, desamparadas e que sofreram abuso. São Paulo: Blucher; 2020. p. 289-311.
24. Meltzer D. La distinction entre les concepts d'identification projective (Klein) et de "contenant contenu" (Bion). Revue Française de Psychanalyse. 1984;2:551-69.
25. Silva MCP. A caixa lúdica do analista: uma reflexão sobre mudanças na teoria da técnica. Rev Bras Psicanálise. 2017;51(4):71-88.
26. Cunha I. A revolução dos bebês: Aspectos de como as emoções esculpem o cérebro e geram os comportamentos no período pré e perinatal. In. Psicanalítica – a revista da SPRJ. 2001;2(1):102-28.
27. Trevarthen C. Desenvolvimento da intersubjetividade no primeiro ano de vida. In. Laznik MC, Cohen D (org.). O bebê e seus intérpretes: clínica e pesquisa. São Paulo: Instituto Langage; 2011.
28. Guerra V. Rythme et intersubjetivité chez le bébé. Toulouse: Érès; 2018.
29. Carlos R. E por isso estou aqui [Gravada por Roberto Carlos]. In. Roberto Carlos em ritmo de aventura (LP). Rio de Janeiro: CBS; 1967.
30. Haag G. Avaliação psicodinâmica de mudanças em crianças com autismo sob tratamento psicanalítico. In: Livro Anual de Psicanálise. Tomo XXI. São Paulo: Escuta; 2008.
31. Laznik MC. Rumo à palavra: três crianças autistas em psicanálise. São Paulo: Escuta; 1995.
32. Laznik MC. Empatia emocional e autismo. In. Laznik MC. A hora e a vez do bebê. São Paulo: Instituo Langage; 2013. p. 225-39.
33. Kupfer MC. A pesquisa IRDI resultados finais. In. Lerner R, Kupfer MCM (orgs.). Psicanálise com crianças: clínica e pesquisa. São Paulo: Escuta; 2008.
34. Muratori F, Maestro S. Early signs of autism in the first year of life. In. Acquarone S. Signs of autism in infants: recognition and early intervention. London: Karnac Books; 2007.
35. Silva MCP. Indicadores de risco psíquico e do desenvolvimento infantil: avaliação e intervenção nas relações iniciais pais-bebê. In. Morais MB, Campos SO, Hilário MOE. Pediatria – diagnóstico e tratamento. Barueri: Manole. 2013. p. 105-10.
36. Lebovici S. À propos des consultations thérapeutiques. J Psychanalyse de l'Enfant. 1986;3:135-52.
37. Winnicott DW. Consultas terapêuticas em psiquiatria infantil. Rio de Janeiro: Imago; 1984.
38. Lebovici S. Des psychanalystes pratiquent des psychothérapies bébés-parents. Rev Franç Psychanal. 1991; 56:733-857.
39. Lebovici S. On intergenerational transmission: from filiation to affiliation. Infant Mental Health J. 1993;14(4):260-72.
40. Fraiberg S. Ghost in the nursey. J Amer Acad Child Psychiat. 1975;14. p. 387-421.
41. Williams G. O bebê como receptáculo das projeções maternas. In. Lacroix MB, Monmayrant M. Os laços do encantamento: a observação de bebês segundo Esther Bick e suas aplicações. Porto Alegre: Artes Médicas; 1997. p. 105-12.
42. Moro MR. Os ingredientes da parentalidade. Revista Latinoamericana de Psicopatologia Fundamental. 2005;8(2):258-73.

43. Silva MCP. The analyst's narrative function: inventing a possibility. Int J Psychoanal. 2016;98(1):21-38.
44. Silva MCP. Um self sem berço. Relato de uma intervenção precoce na relação pais-bebê. Rev Bras Psicanálise. 2002;36(3):541-65.
45. Mendes MA, Silva MCP, Marconato MM. Redes de sentido: evidência viva na intervenção precoce com pais e crianças. In. Revista Brasileira de Psicanálise. 2004;38(3):637-48.
46. Silva MCP, Mendes MA (orgs.). Infância, vínculos e diversidade profissional – espaços para interlocução. São Paulo: Blucher; 2019.
47. Batistelli FMV, Amorim MLG. Atendimento psicanalítico do autismo. São Paulo: Zagodoni; 2014.
48. Mélega MP. Intervenções terapêuticas conjuntas pais-filhos. Alter – Jornal de Estudos Psicanalíticos. 1998;18(2).
49. Aragão RO, Zornig SA. Clínica da relação pais/bebê: novos paradigmas para a psicanálise? Pulsional Rev Psicanálise. 2009;22(4).
50. Ungar V. O ofício de analista e sua caixa de ferramentas: a interpretação revisitada. Rev Bras Psicanálise. 2015;49(1):15-32.
51. Meltzer D, Harris M. Familia y Comunidad. Buenos Aires: Spatia; 1990.
52. Di Loreto ODM. Da adoção (e dos erros do pensar) ou dos erros ao pensar (e da adoção). In. Psicologia em Estudo. Maringá: Universidade de Maringá; 1997.
53. Bion WR. O aprender com a experiência. Rio de Janeiro: Imago Ed; 1991.
54. Winnicott DW. Medo do Colapso. In. Winnicott C, Shepherd R, Davis M. Explorações psicanalíticas. Porto Alegre: Artes Médicas; 1994.
55. Bick E. Notas sobre la observación de lactantes en la enseñanza del psicoanálisis. Rev Psicoanál, Buenos Aires. 1967;24(1):97-115.
56. Roussillon R. Para introduzir o trabalho sobre a simbolização primária. In. Rev Bras Psicanálise. 2015;49(1):33-46.
57. Britton R, Feldman M, O'shaughnessy E, Steiner J. O Complexo de Édipo hoje: implicações clínicas. Porto Alegre: Artes Médicas; 1992.
58. Roussillon R. Manual da prática clínica em psicologia e psicopatologia. São Paulo: Blucher; 2019. 314 p.
59. Green A. O trabalho do negativo. IDE. 1988;16: 24-8.
60. Golse B. Sobre a psicoterapia pais/bebê: narratividade, filiação e transmissão. São Paulo: Casa do Psicólogo; 2003.
61. Bonamino V. O discurso do adolescente em análise e o esgarçamento do tecido transicional: a mudança da psicopatologia na sociedade contemporânea. Rev Bras Psicanál. 2007;41(3):161-70.
62. Meltzer D. La psicologia de los estados autistas y de la mentalidade posautista. In. Melzer D, et all. Exploracion del autismo: um estúdio psicoanalítico. Buenos Aires: Paidós; 1979. p. 27-39.
63. Alvarez A. The problem of neutrality: some reflections on the psychoanalytic attitude in the treatment of borderline and psychotic children. J Child Psychotherapy. 1985;2(1):87-103.
64. Silva MCP. Brincar de verdade: um caminho de Lucas. J Psicanálise. 2006;39(71):203-21.
65. Alvarez A. O anjo necessário. Idealização como desenvolvimento. In. Alvarez A. Companhia viva: psicoterapia psicanalítica com crianças autistas, bordeline, desamparadas e que sofreram abuso. São Paulo: Blucher; 2020a. p.193-206.
66. Silva MCP. O mecanismo de idealização como parte do processo de introjeção do objeto bom. Rev Estudos Psicanalíticos. 2005;24(1):93-105.
67. Freud S. Três ensaios sobre a teoria da sexualidade. In. Freud S. Edição standard brasileira das obras psicológicas completas de Sigmund Freud. Rio de Janeiro: Imago; 1976.
68. Klein M. Notas sobre alguns mecanismos esquizoides. In. Inveja e gratidão. Rio de Janeiro: Imago; 2004. p. 17-43.
69. Prat R. A roupa nova da interpretação. Rev Bras Psicanálise. 2014;48(2):33-46.
70. Bruner J. Processes of cognitive growth: infancy. Worcester: Clark University Press; 1968.
71. Ferro A. A técnica na psicanálise infantil. Rio de Janeiro: Imago; 1995.
72. Ferro A. Narrações e interpretações. In. Ferro A. Psicanálise como literatura e terapia. Rio de Janeiro: Imago; 2000. p. 17-32.
73. Silva MCP. Uma paixão entre duas mentes: a função narrativa. Rev Bras Psicanálise. 2013;47(4):69-79.
74. Silva MCP. A construção narrativa: o processo interpretativo diante de uma situação traumática. Rev Psicanálise SPPA. 2012;19(3):505-18.
75. Silva MCP. Sono alterado: quando os fantasmas não deixam os bebês dormirem. In. Barros VFR. A saúde mental na atenção à criança e ao adolescente: os desafios da prática pediátrica. São Paulo: Atheneu; 2016.
76. Silva MCP. A função narrativa do analista: invenção de um possível. Livro Anual de Psicanálise, Livro Anual de Psicanálise, XXXIII-1; 2019.
77. Anzieu D. Le Moi-peau. Paris: Dunod; 1995.
78. Parlato-Oliveira E. A clínica de linguagem de bebê: um trabalho transdisciplinar. In. Laznik MC, Cohen D (orgs.). O bebê e seus intérpretes: clínica e pesquisa. São Paulo: Instituto Langage; 2011. p. 253-9.
79. Dupoux E, Mehler J. Nascer humano. Lisboa: Instituto Piaget; 1990.
80. Mendes MA. O investimento desejante do analista frente a movimentos de afastamento e aproximação no trabalho com os transtornos autísticos: impasses e nuances. Revista Latinoamericana de Psicanálisis. 2008;8:169-84.
81. Silva MCP, Mendes MA, Barros IG. O investimento subjetivante do analista na clínica dos transtornos autísticos: cenas filmadas de uma intervenção conjunta pais-criança. Rev Bras Psicanálise. 2012;46(4):126-36.
82. Winnicott DW. O brincar e a realidade. Rio de Janeiro: Imago; 1975.
83. Winnicott DW. A imaturidade do adolescente. In. Winnicott DW. Tudo começa em casa. São Paulo: Martins Fontes; 1999. p. 145-63.
84. Ferrari A. Adolescência: o segundo desafio. São Paulo: Casa do Psicólogo; 1996.
85. Blos P. Transição adolescente: questões desenvolvimentais. Porto Alegre: Artes Médicas; 1996.
86. Erikson EH. Identidade, juventude e crise. Rio de Janeiro: Editora Guanabara; 1987.
87. Laufer M. De quelques préalables au travail psychanalytique avec des adolescents. Adolescence. 1996;27(1):239-45.
88. Jeammet P, Corcos M. Novas problemáticas da adolescência: evolução e manejo da dependência. São Paulo: Casa do Psicólogo; 2005. 142 p.
89. Lewkowicz AB, Brodacz G. Abordagem psicodinâmica na adolescência. In. Eizirik CL, Aguiar RW, Schestatsky SS. Psicoterapia de orientação analítica: fundamentos teóricos clínicos. Porto Alegre: Artmed; 2015.
90. Jeammet P. Respostas a 100 questões sobre a adolescência. Petrópolis: Vozes; 2007.
91. Bolognini S. O bar no deserto: simetria e assimetria no tratamento de adolescentes difíceis. Rev Bras Psicanál. 2004;38(2):259-69.
92. Meltzer D, Harris M. Adolescentes. Buenos Aires: Spatia; 1998. p. 180.
93. Nogueira PO. Algumas sugestões para a caracterização de atividades mentais psicóticas e não-psicóticas. In. Uma trajetória analítica: coletânea. Goiânia: Dimensão; 1993.
94. Bolognini S. Premissas teóricas: cisão, figuras de referência, tratamento. Apresentado em: Encontro Adolescência no Século XXI: desafios e peculiaridades. São Paulo; 2005.
95. Silva MCP. O despertar da sensualidade sobre o processo analítico com um jovem. Rev Estudos Psicanalíticos. 2011; 29:91-104.
96. Barugel N, Mantykow de Sola B. La acción comunicativa, una manifestación transferencial en el análisis de los adolescentes. Psicoanálisis, Buenos Aires. 2001;23(2):313-28.
97. Lisondo ABD, Ribeiro ESM, Noto ISBS, Souza MSI, Franch NJP. Psicanálise de crianças: um terreno minado? Rev Bras Psicanál. 1996;30(1):9-26.
98. Silva MCP. Identificação mórbida: comunicação transgeracional traumatizante. Rev Psican SPPA. 2007;15(1):137-65.
99. Silva MCP. A herança psíquica na clínica psicanalítica. São Paulo: Casa do Psicólogo; 2003.
100. Klein M. A importância da formação de símbolos no desenvolvimento do ego. In. Klein M (obras completas). Amor, culpa e reparação e outros trabalhos (1921-1945). Rio de Janeiro: Imago; 1996.

2

Psicoterapia breve na infância e na adolescência

Marisol Montero Sendin

Sumário

Pontos-chave

- Conhecimento básico sobre recursos ludoterápicos.
- Ampliação do alcance da entrevista psicológica e psiquiátrica.
- Aplicação terapêutica da relação médico-paciente.
- Estímulo ao engajamento parental na ludoterapia
- Melhora da utilização de recursos terapêuticos breves na infância e adolescência.

INTRODUÇÃO

A análise infantil é um método de diagnóstico e terapia que combina os princípios da psicanálise freudiana e as técnicas projetivas. A esse método Melanie Klein deu o nome de *playtechnique*, ou técnica do brinquedo ou, ainda, ludoterapia, depois desenvolvida por outros psicanalistas e adotada, no todo ou em parte, por analistas de outras correntes.

A análise infantil permitiu, além de estudar as interações entre o ambiente concreto e o desenvolvimento das capacidades da criança, desvendar uma variedade de dados intrínsecos sobre a vida da criança, de modo que tanto as suas fantasias como as suas experiências cotidianas ficaram acessíveis à observação.

As características especiais da psicologia da criança propiciaram a base da técnica da análise através do brincar[1]. Melanie Klein realizou uma das contribuições mais importantes para a compreensão do brinquedo infantil: ela relatou as personificações (capacidade de projetar os objetos internos) produzidas pelas crianças em seus brinquedos e nas relações entre os personagens lúdicos. Assim, qualquer brincar da criança poderia ser visto como uma projeção de sua realidade psíquica; portanto, se olharmos uma criança brincando seremos capazes de ver seu mundo interno.

O analista de adultos trabalha com a realidade psíquica, que muitas vezes se opõe à realidade externa ou compartilhada. O analista de crianças, no entanto, trabalha sob a poderosa influência do meio ambiente, necessitando avaliar a todo momento até que ponto o comportamento e a patologia da criança são determinados pelas influências ambientais. O jogo simbólico da criança, na sessão analítica, comunica não só suas fantasias internas, como também os eventos familiares correntes, como a vida sexual dos pais, suas brigas e preocupações conjugais, suas ações frustradoras e geradoras de ansiedade, suas anormalidades e expressões patológicas.

BREVE HISTÓRICO DA LUDOTERAPIA

Sigmund Freud (1856-1939), fundador da psicanálise, deu as bases para a ludoterapia psicanalítica, pelos *insights* das experiências e do desenvolvimento emocional das crianças. Freud não atendeu diretamente, mas orientou o pai do pequeno Hans, um menino de 5 anos com fobia de cavalos[2], analisando as fantasias, os jogos, brincadeiras e histórias de Hans que o pai trazia e orientando-o como deveria conversar com a criança. O texto traz os elementos que evidenciam as possibilidades de alcance de crianças de qualquer idade pelo método psicanalítico, onde os jogos e os desenhos tinham o caráter de manifestação do ego, como expressão e possibilidade de elaboração de conflitos, de forma análoga à associação verbal do adulto.

Fundamental para a compreensão do potencial do brincar na análise de crianças como método e na compreensão da mente infantil é a descrição de Freud do "jogo do carretel" ou "*for da*"[3], que Freud interpretou como uma forma que a criança utilizava para permitir ou lidar com o afastamento da mãe. A criança transformava, no jogo, a experiência que vivia passivamente em algo ativo. Outro aspecto relevante está na repetição do traumático, fazendo a criança brincar, dessa forma, a sua adaptação à realidade, em função da intensa angústia surgida das situações excessivas para o ego.

Hermine von Hug-Hellmuth ou Hermine von Hugenstein (1871-1924), uma professora de Viena, foi a primeira a formalmente tratar crianças com "fala e brincar". Hug-Hellmuth reconhecia a importância da comunicação com a criança já na primeira sessão terapêutica e a importância do brincar como forma de permitir a expressão da problemática da mesma. Ela propunha que o analista de criança não precisava explicitar os impulsos inconscientes, bastando que esses se expressassem em atos simbólicos, sem necessidade de passar pela linguagem falada[4] E também acreditava que o *insight* consciente não era necessário para a criança obter alívio e ajuda no brincar.

Melanie Klein (1882-1960) via o brincar da criança em terapia como o equivalente da associação livre do adulto, como um veículo para a interpretação direta do inconsciente, mesmo com crianças pequenas. Klein traz a concepção de que o brincar se constitui em função do ego e se presta à expressão do mundo mental infantil, dos conflitos e da própria elaboração destes, tendo, inclusive, uma evolução. Na obra "Psicanálise da criança"[5], Klein estabelece a técnica lúdica, mostrando que a criança expressa as fantasias, desejos e experiências por meio dos jogos e brinquedos, de forma simbólica.

Anna Freud (1895-1982) tinha métodos que visavam ajudar as crianças a conscientemente entenderam por que elas pensam, sentem e se comportam como fazem, de modo a conseguirem mudanças pessoais. Talvez a contribuição mais importante de Anna Freud seja a de que o brincar não poderia substituir a associação verbal do adulto, por não se constituir em função egoica, considerando ainda a imaturidade do ego e a dependência das figuras externas e reais, e por ser mais expressão dos aspectos impulsivos. Ela respeitava o comportamento e as defesas da criança como suas melhores tentativas de lidar com as ansiedades, traumas, experiências da vida e do crescimento[6]. Seu trabalho não apenas reconheceu os fatores da saúde da criança, condições de vida e habilidades cognitivas[7], mas também promoveu a orientação parental e nas escolas como importantes funções do terapeuta de crianças[8].

Para Donald Woods Winnicott (1896-1971), cada ser humano traz um potencial inato para amadurecer, para se integrar; porém, o fato de essa tendência ser inata não garante que ela realmente vá ocorrer. Isso dependerá de um ambiente facilitador que forneça os cuidados necessários ao estágio do desenvolvimento[9].

Winnicott, diferentemente de Klein, considera o brincar em si, um espaço que fica entre o subjetivo e o objetivo, um espaço transicional[10]. Esse espaço diz respeito a uma dimensão do viver que não depende nem da realidade interna nem da realidade externa, mas é o espaço em que ambas as realidades se encontram e separam o interior do exterior.

Nos anos 1960, Winnicott trouxe uma valiosa contribuição à avaliação diagnóstica e ao tratamento ludoterápico por meio da técnica do Jogo do Rabisco (*Squiggle game*), que é, para ele, uma forma de comunicação.

Arminda Aberastury (1910-1972), ao utilizar o lúdico terapêutico, constatou que, durante a primeira sessão, já são manifestadas as fantasias inconscientes de enfermidade e de cura. Para Aberastury[11], a criança, na sessão, reconhece que está enferma, compreendendo e aceitando a ludoterapia. Para ela, o desenho e as histórias podem ser considerados uma linguagem universal. Para a criança, o desenho assume o papel de um instrumento precioso de expressão, o que não é permitido expressar em palavras, o que não é capaz de exprimir verbalmente, pode ser expresso por meio dos desenhos. Aberastury propõe uma análise da observação lúdica em que o sintoma é considerado no todo da sessão, verificando sua gênese, as angústias que o desencadeiam, as defesas que aparecem e as fantasias de cura imaginadas.

OBSERVAÇÃO LÚDICA

A observação lúdica é um instrumento que, utilizando a brincadeira infantil, permite que a criança expresse, através dos brinquedos, as dificuldades que porventura esteja enfrentando. A observação do comportamento da criança tem fundamentos teóricos comprometidos com o desenvolvimento humano.

A observação lúdica é uma técnica projetiva, entendendo-se a projeção como a operação pela qual o indivíduo expulsa de si e localiza em pessoas ou objetos, qualidades, sentimentos, desejos e mesmo objetos que ele desdenha ou recusa em si.

Durante a hora lúdica, as crianças podem atuar, projetando no relacionamento com os brinquedos e com o terapeuta seus conflitos ou relacionamentos internos. A criança pode expressar sua raiva, atribuindo à situação lúdica ou através de personificação, o ódio que não pode admitir no plano consciente. Como se trata de uma situação comumente ansiogênica para a criança, deve-se ficar atento e intervir tentando diminuir reações de medo ou de angústia intensas, evitando crítica às condutas expressas sem, no entanto, deixar de colocar limites a estragos irreparáveis ao ambiente, a si ou aos outros, pois isso pode intensificar muito a angústia. O método projetivo geralmente é utilizado nos diagnósticos para a obtenção de informações indiretas, às quais o sujeito não tem acesso ou não consegue expressar. Assim, são planejados o uso de certas técnicas para proporcionar oportunidades de autoexpressão sem depoimento verbal direto. Na técnica lúdica os materiais teriam essa função indireta de expressão.

O ludodiagnóstico é o resultado da interpretação da observação lúdica, levando em conta a presença de noções espaço-temporais e causais, investigando a presença de problemas cognitivos e afetivos determinando o comportamento.

Tardivo[12], baseado nas pesquisas de Trinca[13], formulou uma organização de categorias aplicadas à observação lúdica, sugerindo a análise de:

- Atitudes básicas do sujeito diante da tarefa lúdica (aceitação, oposição, insegurança, identificação positiva ou negativa).
- Identificação das figuras significativas (figura materna, paterna, fraterna).
- Sentimentos expressos (positivos, negativos, conflitivos).
- Identificação das tendências e desejos (regressão, necessidade de proteção, destruição e construção).
- Identificação das ansiedades e dos mecanismos de defesa.

Efron[14] propõe oito indicadores para a análise da hora lúdica, orientados para uma classificação dinâmica do funcionamento da personalidade da criança:

- Escolha dos brinquedos: relacionado ao momento evolutivo afetivo e cognitivo da criança.
- Modalidade de brinquedo: baseada nas formas de manifestação simbólica de seu ego e seus traços de funcionamento psíquico, podendo se expressar de maneira organizada, com uma sequência lógica ou limitada em seus recursos egoicos, podendo apresentar de rigidez expressiva até estereotipia ou perseveração.
- Psicomotricidade: identificação das condutas motoras e adequação evolutiva da criança.
- Personificação: capacidade da criança para assumir e desempenhar papéis no brinquedo, por meio da qual a criança pode transformar os brinquedos ou a si mesma, em personagens, imaginários ou não, expressando seus afetos, tipos de relações ou de conflitos.
- Criatividade: manifesta-se quando a criança transforma ou constrói um novo objeto, demonstrando a sua capacidade de relacionar elementos novos, de manipular o ambiente, resultando em novas ideias, formas ou relações.

CONSULTAS TERAPÊUTICAS E O JOGO DO RABISCO

Em linhas gerais, as consultas terapêuticas representam uma possibilidade nova e breve de coligir a história de um caso clínico por meio de contato com o paciente, ou seja, obter e conduzir os elementos vitais que possam ajudá-lo na elaboração de um sofrimento ou dificuldade.

Buscando esclarecer o trabalho de consultas terapêuticas, Winnicott descreve[15]: "Os princípios aqui enumerados são os mesmos que caracterizam um tratamento psicanalítico. A diferença entre a psicanálise e as consultas terapêuticas é principalmente que, na primeira, tenta-se ter a oportunidade de fazer tanto quanto possível, enquanto na última pergunto-me: qual é o mínimo que se precisa fazer? O que se perde fazendo-se tão pouco quanto possível é balanceado por um lucro imenso, uma vez que na psiquiatria infantil tem-se acesso a um vasto número de casos para os quais a psicanálise não constitui uma proposta prática".

As consultas terapêuticas ou a exploração integral das primeiras entrevistas psicológicas, representam uma nova possibilidade de avaliação, intervenção e ajuda psicológica, em que o encontro analítico se respalda basicamente numa comunicação significativa entre os membros do encontro. A brevidade (variando aproximadamente de uma a três sessões) torna-se possível graças ao elemento norteador do trabalho terapêutico, segundo a clínica winnicottiana, respaldado nas necessidades do si-mesmo (*self*), que exigem um outro ser humano para cumprir-se.

Sua fundamentação encontra-se no próprio movimento de busca de auxílio da criança e na constatação de que, durante as primeiras entrevistas, o paciente se encontra particularmente ávido para informar o terapeuta sobre sua dificuldade[16].

Em "Consultas terapêuticas em psiquiatria infantil", Winnicott fundamenta a prática de consultas na relação subjetiva de objeto da criança e na necessidade do analista reconhecer ao longo do(s) encontro(s) qual é a problemática que o paciente anseia tratar, isto é, qual a necessidade mais premente que o paciente anseia por comunicar.

Dessa forma, Winnicott restringe o uso das consultas terapêuticas não por intermédio de quadros psicopatológicos, mas em relação a dois fatores intimamente imbricados: a capacidade/incapacidade da criança em ter esperança em um encontro humano que venha em seu auxílio, e também em relação ao ambiente imediato da criança que poderá ou não fazer bom uso do progresso alcançado por ela por meio da integração favorecida pela consulta. Haverá provisão ambiental familiar (e/ou escolar e/ou da comunidade)[17] capaz de ir ao encontro das necessidades e comunicações da criança após o desbloqueio em seu desenvolvimento decorrente das consultas? "De fato, a principal dificuldade na avaliação dos casos para essa espécie de trabalho é a de avaliar o meio ambiente imediato da criança. Onde há um poderoso e contínuo fator externo adverso ou ausência de consistente cuidado pessoal, é preciso evitar essa espécie de procedimento, devendo-se sentir inclinado a explorar o que pode ser feito mediante 'tratamento cuidado' ou ainda instituir uma terapia que possa dar à criança a oportunidade para um relacionamento pessoal do tipo geralmente conhecido como transferência"[18].

Conforme exposto, durante a realização de consulta(s) terapêutica(s), qualquer condução clínica poderá ser utilizada, dependendo do caminho possível e escolhido pelo paciente em questão (e sua necessidade). Poder-se-ão usar desenhos, jogos, brinquedos, diálogos ou o Jogo do Rabisco. Winnicott utilizava esse jogo porque gostava, pois facilitava a tomada de notas sobre os acontecimentos das consultas (que eram registrados pelos desenhos produzidos), e não como uma técnica necessária para a realização de consultas.

As consultas terapêuticas encontram-se sustentadas pela exploração do período de "lua-de-mel" que caracteriza tanto as consultas em si mesmas quanto o início do processo de análise, isto é, no caráter particular da transferência, em que o psicoterapeuta é colocado no lugar de objeto subjetivo por qualquer paciente: adulto, adolescente ou criança. Dessa forma, em termos clínicos, o analista não deve interpretar ou decodificar esse sentido de realidade subjetiva, mas conduzi-la, facilitando a emergência do brincar, assim como os fenômenos transicionais que emergem nas consultas.

Em linhas gerais, Winnicott desenvolveu as consultas terapêuticas a partir da otimização do instrumento entrevistas clínicas. Com uma nova maneira de conceber a natureza humana, Winnicott descobriu no brincar os elementos constitutivos do ser humano, do espaço propício à ajuda psicológica e dos fins terapêuticos correspondentes. Nas consultas terapêuticas, o *setting* analítico e os manejos clínicos assumem primordialmente a função de devolver a criança à própria criança. Para Winnicott, esta é a essência da terapia: o favorecimento dos processos de integração da personalidade sustentado pelo *holding* (sustentação, suporte) e pela função especular do analista (inclusive dos aspectos psíquicos referentes ao inconsciente reprimido).

No trabalho de consultas, o que é solicitado ao analista é manejo clínico, sustentação da experiência da criança ao longo do tempo, do espaço e da realidade construída pela própria necessidade da criança, a cada momento do processo comunicacional. Só por meio dos manejos adequados do analista é que a comunicação significativa se torna possível, uma vez que a brincadeira não foi interrompida pelo interpretar prematuro do analista. Dito de outra forma, o psicoterapeuta não precisa buscar significados ou procurar desvelar sentidos; é preciso que ele saiba ouvir o que o paciente tem a comunicar, respeitando o ritmo, as características pessoais do seu paciente e, principalmente, a realidade experiencial em que a dupla se encontra a cada momento da entrevista psicoterapêutica.

Com relação ao conhecimento psicanalítico, as consultas terapêuticas não podem ser definidas como psicanálise, no sentido tradicional do termo, nem mesmo como psicoterapia breve psicanalítica, exatamente pela brevidade de sua intervenção (1 a 3 sessões) e, principalmente, por responderem a uma necessidade específica do paciente, não sendo realizado um tratamento exaustivo ou focal da transferência. Em outras palavras, o que realmente define as consultas são a utilização e a condução da transferência de forma que a transferência seja utilizada no favorecimento ao paciente de uma experiência constitutiva completa[19]. Desse modo, não se busca uma resolução ou uma resposta conclusiva à problemática do paciente, mas a integração, na presença de "outrem" significativo, de alguma dificuldade, sofrimento ou qualquer aspecto dissociado da personalidade.

Em virtude das características das consultas terapêuticas, estas possibilitam o aparecimento de necessidades e questões psíquicas do paciente nos diferentes momentos do processo de amadurecimento, dependendo da história de vida e cronologia da criança.

A consulta terapêutica busca favorecer um tempo, um espaço e uma relação humana especial dos quais possa emergir, pelo contato analítico, a problemática mais significativa do paciente. Tal processo de comunicação estabelecida entre paciente e terapeuta, descortina a problemática mais significativa do paciente devido à confiabilidade e previsibilidade fornecidas pelo psicoterapeuta. Assim, aspectos anteriormente dissociados da personalidade do paciente são integrados por meio do encontro.

A partir da valorização dos manejos clínicos (em oposição ao uso exclusivo da interpretação oral como único veículo de intervenção psicanalítica) e das experiências constitutivas do si-mesmo (*self*) do paciente por meio do brincar compartilhado, demonstrou-se a mútua influência entre a prática clínica de Winnicott e seu modelo conceitual – fundamentado em sua teoria do amadurecimento humano.

Winnicott[20] introduziu sua técnica de rabiscos para comunicar-se via metáforas com seus pacientes infantis. Ele utilizou o jogo de rabiscos como o centro de suas consultas de curta duração. O objetivo dessa técnica era estabelecer uma comunicação com os pensamentos e sentimentos íntimos da criança, por meio de uma interação que "desatasse aquela parte em que o desenvolvimento do paciente foi interrompido". A abordagem de Winnicott baseava-se na avaliação do nível cognitivo emocional de desenvolvimento da criança, sendo utilizada uma intervenção breve (de 1 a 3 entrevistas). Os procedimentos do jogo são introduzidos após a certificação de que a criança está interessada e disposta a desenhar. Pergunta-se, então, à criança se ela gostaria de brincar com um "jogo divertido de desenhar – o jogo do rabisco-desenho".

O jogo envolve criar um desenho a partir de um rabisco, contar uma história, questionar e ser questionado, de forma alternada. Um rabisco é qualquer variação de uma linha reta, curva, ondulante ou em ziguezague. O terapeuta inicia o jogo desenhando o primeiro rabisco, a partir do qual espera que a criança se baseie. É desejável que a criança desenvolva a primeira história pois, dessa forma, o terapeuta encontra-se mais apto a decidir a respeito do tema que usará na sua própria vez. Se a criança não compreender os procedimentos, a ordem pode ser revertida e a criança desenha o primeiro rabisco. Uma vez iniciado, o jogo continua enquanto houver uma interação produtiva e divertida.

O papel do terapeuta no jogo é realizar uma psicoterapia empática, colaborativa e interativa, focada nos conflitos e no estágio do desenvolvimento da criança. O terapeuta é guiado pelo conteúdo e pela estrutura dos desenhos e das histórias da criança para ajudá-la a expressar seus pensamentos, sentimentos e inquietações, em uma forma temática indireta. O terapeuta compartilha, pelos próprios desenhos e histórias, seu entendimento sobre os conflitos infantis e sugere possíveis soluções, através da interação recíproca e compartilhamento do material temático. Não é uma desvantagem para o terapeuta desenhar mal. Isso faz com que a criança sinta que pode desenhar tão bem, senão melhor, que o terapeuta, o que pode ser encorajador para ela.

TERAPIA FILIAL

A terapia filial é única, porque envolve os pais como os provedores primários da terapia para sua própria criança. Os pais são treinados, por um terapeuta - que continua a oferecer supervisão durante o curso das sessões de ludoterapia, para funcionarem independentemente.

A terapia filial foi concebida por Bernard Guerney Jr. nos anos 1960 para lidar com problemas emocionais e comportamentais infantis. Guerney apontava que os erros que os pais cometiam com as crianças eram por falta de conhecimento, basicamente um problema de aprendizagem, pois os pais não eram ensinados a serem pais, obtendo orientações da família, amigos e vizinhos, que serviam para os problemas do dia a dia, mas não para problemas mais complexos.

Baseado na teoria de Carl Rogers[21], da terapia não diretiva ou centrada no cliente, e seguidor de Virginia Axline[22] que desenvolveu a ludoterapia não diretiva ou centrada na criança, ele observou que a ludoterapia corria melhor quando os pais davam suporte a seus filhos, apontando também que a falta de suporte parental é um verdadeiro problema para os terapeutas de crianças, podendo resultar em rivalidade entre os pais e o terapeuta e interrupção prematura do processo terapêutico. Além disso, Guerney percebeu que os laços entre os pais e a criança, a despeito dos problemas que existam, são forças poderosas que mantém a relação entre eles, podendo-se então imaginar que os pais poderiam ser treinados para brincarem terapeuticamente com suas próprias crianças. Fornecer ferramentas lúdicas poderia ser o caminho para que os pais se relacionassem mais positiva e apropriadamente com suas crianças e, ao mesmo tempo, ofereceria uma terapia efetiva para ambos, permitindo que os fatores positivos do terapeuta sejam transmitidos aos pais e utilizando toda a potencialidade do vínculo pais-criança para construir o rapport terapêutico.

No modelo original de terapia filial os pais frequentavam o treinamento por um período de doze meses, enquanto a criança recebia sessões semanais de ludoterapia. Desde o final dos anos 1980, Garry Landreth ajudou a expandir o uso da terapia filial adaptando o modelo original a um em que os pais frequentam dez sessões de treinamento enquanto conduzem sessões semanais de brincar com seus filhos em casa[23].

A terapia filial deriva de várias teorias, psicodinâmica, familiar sistêmica, desenvolvimental e comportamental, entre outras. O método é uma intervenção psicoeducacional voltada a ensinar habilidades aos pais. O terapeuta treinado em ludoterapia educa os pais e supervisiona as sessões, mas o papel dos pais nessa modalidade é mais educacional do que terapêutico. Os pais não se tornam ludoterapeutas no processo, mas aprendem habilidades para ajudar seus filhos a superarem dificuldades e/ou implementar práticas de parentalidade.

A terapia filial envolve vários estágios. O terapeuta geralmente conduz uma avaliação da família e observa as interações familiares. Depois, o terapeuta demonstra uma sessão de ludoterapia e treina os pais em técnicas básicas durante algumas sessões. Após, o terapeuta provê supervisão das sessões que os pais conduziram com seus filhos em casa.

Quadro 1 Justificativa

- Geralmente os problemas das crianças não são produto da patologia dos pais, mas podem ser agravados com a falta do conhecimento e habilidade parentais.
- Brincar com seus filhos em uma situação terapêutica pode ajudar os pais a se relacionar mais apropriadamente com suas crianças e vice-versa por quebrar o ciclo vicioso das percepções e falsas percepções dos sentimentos e comportamentos dos pais pela criança.
- A natureza da sessão lúdica permite à criança comunicar pensamentos, sentimentos e necessidades por meio do brincar que não seriam expressos nas situações reais da vida. Ter os pais nesse processo torna a experiência terapêutica para ambos.
- Quando é dado aos pais o papel de agentes primários de mudança eles se tornam auxiliares do processo, o que diminui muito a resistência encontrada quando os pais se sentem ameaçados pela relação do terapeuta com sua criança. Na terapia filial os pais se vêem como agentes vitais no auxílio ao seu filho.
- A relação pai-criança é geralmente a mais significativa na vida da criança. Assim, se a criança tem a experiência de expressão, *insight* e aceitação na presença desse adulto tão importante, qualquer pequeno sucesso que o pai obtém é potencializado, no papel terapêutico, muitas vezes mais que seria vindo de um terapeuta não parental.

A terapia filial é mais frequentemente conduzida em grupo, assim os pais podem receber suporte emocional, além de treinamento. Em grupo, os pais têm, também, a oportunidade de conhecer vários estilos de parentalidade. A terapia filial pode ser, também, adaptada para ser usada com casais ou apenas com um dos pais, assim como para treinar professores, mentores e outros cuidadores. As técnicas na terapia filial são não diretivas e centradas na criança, significando que as crianças são livres para brincar como quiserem, sem muitas instruções ou direções dos seus pais.

As técnicas básicas ensinadas na terapia filial são:

- Estruturação: os pais organizam a sessão lúdica criando um espaço lúdico específico e comunicando à criança que qualquer brinquedo do espaço pode ser usado da forma que a criança quiser (com algumas pequenas restrições de segurança). Na sessão lúdica é proporcionado às crianças liberdade para expressar sentimentos e desejos, comunicar seus anseios, resolver problemas e dominar seus medos e traumas.
- Escuta empática: os pais podem desenvolver habilidades para refletir sobre os comportamentos e emoções da criança durante o brincar; e usar essas habilidades para transmitir para a criança o que eles compreenderam que ela está fazendo e como ela deve estar se sentindo. Ocasiões em que as crianças corrigem seus pais e estes se ajustam a seu papel representam outra forma de adaptação e empatia com a criança.

- Brincar imaginativo centrado na criança: os pais simplesmente observam e seguem a criança em seu brincar imaginativo. Quando as crianças convidam seus pais a participarem de seu jogo imaginativo, eles aprendem a assumir os papéis que lhe são designados e a seguir a iniciativa de seus filhos.
- Limites: embora as regras sejam mínimas, os pais promovem limites para assegurar a segurança da criança e o respeito ao ambiente e objetos. Alguma agressão pode ser permitida, mas os pais interferem se a criança tenta destruir brinquedos ou se envolve em comportamentos perigosos, auto ou heteroagressivos. O objetivo é a criança se sentir aceita e ser capaz de expressar sentimentos e emoções de modo seguro e mais apropriado. Os pais aprendem a estabelecer limites de maneira firme e específica em cada ocasião que as crianças brincam de maneira insegura para elas, seus pais ou quando destroem muitos brinquedos. Se não podem mostrar autocontrole os pais podem suspender a sessão lúdica para restaurar a segurança e sua autoridade primordial. Os pais devem estar preparados para manejar a situação se os seus filhos desafiam as regras[24].

Quadro 2 Objetivos para os pais

- Estabelecer expectativas mais realistas sobre seus filhos.
- Aumentar seu conhecimento sobre o desenvolvimento infantil.
- Melhorar sua habilidade para entender os sentimentos, pensamentos, percepções e condutas de seus filhos.
- Dar valor ao brincar de seus filhos como parte do seu desenvolvimento.
- Incrementar sua confiança como pais.
- Desenvolver relações mais próximas, adaptadas, seguras e satisfatórias com seus filhos.
- Fortalecer a confiança em seus filhos.
- Melhorar sua capacidade para dar estrutura, para estabelecer e fazer cumprir limites.
- Comunicar-se melhor dentro da família.

Quadro 3 Objetivos para as crianças

- Aumentar a autoestima.
- Reconhecer e expressar seus sentimentos.
- Melhorar as condutas inadaptativas.
- Desenvolver habilidades de confiança.
- Obter domínio de seus medos e outros sentimentos.
- Aumentar sua autorregulação.
- Desenvolver condutas adaptativas.
- Fortalecer a confiança em seus pais.

Quadro 4 Objetivos para a família

- Resolver problemas presentes em nível mais fundamental.
- Melhorar a comunicação e a solução de problemas.
- Melhorar as interações entre os membros.
- Adquirir confiança para funcionar de maneira mais independente, coesa e com maior satisfação com a vida familiar.

A terapia filial é bem estudada e beneficia tanto os pais quanto as crianças por facilitar as relações interpessoais e, geralmente, proporciona uma grande melhora quando as crianças enfrentam desafios comportamentais e psicossociais. A terapia filial também pode ser muito efetiva na prevenção de futuras dificuldades, já que aborda problemas dentro do sistema familiar e provê os pais de ferramentas que podem ser usadas para responderem mais efetivamente às suas crianças. Podem ser vistos resultados positivos após poucas sessões[25].

A terapia filial pode não ser efetiva para todas as crianças ou situações familiares, mas pode ser efetiva para diversos tipos de crianças e famílias. É considerada uma intervenção culturalmente sensível mas, em alguns casos, as habilidades ensinadas pelo terapeuta podem conflitar com certas crenças culturais familiares. Outro problema potencial é a confiabilidade dos relatos. Alguns relatos parentais podem não concordar com relatos obtidos de outras fontes, como professores ou outros membros da família. Alguns pais não relatam ou atenuam suas próprias dificuldades, o que pode potencialmente impactar o desenrolar da terapia.

A terapia filial pode ser utilizada como prevenção primária para fortalecer os vínculos familiares, como meio de compensar problemas potenciais de famílias em situação de risco ou como uma forma completa de terapia para famílias que experimentam problemas que vão de leves a graves.

Em geral, sua meta é contribuir para o fortalecimento das famílias por meio da obtenção de relações mais satisfatórias baseadas na compreensão, na confiança, na segurança e no pertencimento.

Os pais são os principais agentes de mudança de seus próprios filhos. Eles não se convertem em terapeutas mas, ao utilizar as habilidades da ludoterapia, tornam-se melhores pais.

As sessões de treinamento e supervisão ajudam a criar relações colaborativas do terapeuta com os pais que se tornam agentes de mudança e ativos na resolução de problemas da criança e da família. O terapeuta enfoca o processo, o que permite que as crianças e seus pais e famílias resolvam muitos dos seus problemas.

LUDOTERAPIA NÃO DIRETIVA

Carl Rogers (1902-1987) desenvolveu a terapia não diretiva ou centrada no cliente, que se baseia na suposição de que o indivíduo tem, dentro de si, não apenas a habilidade de resolver seus problemas satisfatoriamente, mas também o impulso para crescer, que faz com que o comportamento maduro seja mais satisfatório que o imaturo. Permite ao indivíduo ser ele mesmo; aceita-o completamente, sem avaliação ou pressão para mudança; reconhece e clarifica as atitudes emocionalmente expressas pela reflexão do que o cliente expressou e, pelo processo da terapia não diretiva, oferece ao indivíduo a oportunidade de ser ele mesmo, aprender por si mesmo, traçar seu próprio curso, de modo que possa obter uma forma mais satisfatória de vida[26].

Virginia Axline (1911-1988) adaptou a terapia não diretiva ou centrada no cliente, como ludoterapia não diretiva ou centrada na criança, de modo a oferecer uma oportunidade à criança de experienciar o crescimento sob condições mais favoráveis.

Uma vez que o brincar é seu modo mais natural de autoexpressão, é dado à criança a oportunidade de brincar seus sentimentos acumulados de tensão, frustração, insegurança, agressividade, medo, espanto e confusão.

Os princípios básicos que norteiam os terapeutas em todos os contatos da terapia não diretiva são muito simples, mas grandes em suas possibilidades:

- O terapeuta deve desenvolver uma relação calorosa com a criança, na qual um bom *rapport* deve ser estabelecido tão rapidamente quanto possível.
- O terapeuta aceita a criança exatamente como ela é.
- O terapeuta estabelece um sentimento de permissividade na relação, de tal modo que a criança sente-se livre para expressar seus sentimentos completamente.
- O terapeuta está alerta para reconhecer quais sentimentos a criança está expressando; e reflete tais sentimentos de volta para a criança de modo que ela possa ganhar *insight* sobre seu comportamento.
- O terapeuta mantém um profundo respeito sobre a capacidade da criança de resolver os seus próprios problemas, se tiver a oportunidade para isso. A responsabilidade de fazer as escolhas e instalar as mudanças é da criança.
- O terapeuta não tenta direcionar as ações ou conversações da criança de qualquer modo. A criança lidera, o terapeuta segue-a.
- O terapeuta não tenta acelerar a terapia. É um processo gradual e é assim reconhecido pelo terapeuta.
- O terapeuta estabelece apenas certos limites que são necessários para ancorar a terapia ao mundo real e manter a criança ciente de sua responsabilidade na relação interpessoal[27].

O terapeuta encoraja e acompanha a criança na exploração da sala lúdica. Na ludoterapia não diretiva, mais importante do que o terapeuta é, é o que ele não é: o terapeuta não é o diretor, professor, pregador, igual, figura parental, policial, babá, investigador ou parceiro de brincadeira. Ele tampouco está lá para resolver problemas, resgatar a criança, interpretar, inquirir ou explicar. Envolver-se nessas tarefas seria privar a criança da possibilidade de exploração, criatividade, autoavaliação e autodescoberta.

Quadro 5 Objetivos da terapia não diretiva

Ajudar a criança a:
- Desenvolver um autoconceito mais positivo.
- Assumir maior responsabilidade.
- Aumentar sua capacidade de se autoadministrar.
- Aumentar sua autoaceitação.
- Aumentar sua autoconfiança.
- Envolvê-la em tomadas de decisão.;
- Experienciar sentimentos de autocontrole.
- Torná-la apta ao processo de autodomínio.
- Desenvolver fontes internas de autoavaliação.
- Torná-la mais autoconfiante.

Os pais devem ser entrevistados antes do processo terapêutico. Os objetivos da entrevista inicial são:

- Estabelecer *rapport*.
- Obter informações.
- Avaliar a situação.
- Discutir as expectativas com a terapia.
- Estabelecer objetivos.
- Explicar o processo terapêutico.

Quando a criança é vista individualmente, os pais podem ser vistos em bases periféricas continuamente, sendo mantidos informados sobre o progresso terapêutico e rotineiramente entrevistados para obtenção de dados referentes ao progresso desenvolvimental e às mudanças emocionais e comportamentais.

A abordagem centrada na criança é única, permitindo trabalhar com crianças de diferentes classes socioeconômicas, étnicas e culturais, pois esses fatores não mudam a abordagem, a filosofia, as crenças ou a teoria do terapeuta. A criança é livre para comunicar-se por meio do brincar, do modo que lhe é confortável e típico.

LUDOTERAPIA DE GRUPO

É o reconhecimento de um modo de comunicação da criança (o brincar), combinado com uma conexão humana benéfica com outra criança (o grupo), sob a facilitação de um adulto treinado e cuidador. O grupo tende a promover a espontaneidade na criança e pode, assim, aumentar seu nível de participação na experiência terapêutica do brincar (o terapeuta ajuda). As crianças podem observar as expressões emocionais e comportamentais dos outros membros e aprender a dominar comportamentos, habilidades de resolução de problemas e alternativas de autoexpressão.

O processo de crescimento e autoexploração é facilitado no grupo pelas respostas e reações dos outros membros às expressões emocionais e comportamentais da criança, que pode refletir e obter *insight* através do *feedback* dos pares. A vida afetiva da criança é lidada em dois níveis: intrapsíquico, através da exploração e expressão, e interpessoal, entre o terapeuta e a criança, assim como entre as crianças entre si. Aprendizagem e catarse vicariante ocorre em todos os grupos, e as crianças podem observar as expressões emocionais e comportamentais dos outros membros e aprender a dominar comportamentos, habilidades de resolução de problemas e alternativas de autoexpressão.

O grupo provê muitas oportunidades de ancorar a criança à realidade e serve como microcosmo da sociedade. O terapeuta tem a oportunidade de obter muito *insight* da vida comum da criança pela atuação dela no microcosmo do grupo. O grupo pode diminuir a necessidade da criança de repetição ou de se isolar na fantasia, mantendo-se no aqui e agora.

No grupo, a criança tem a oportunidade de praticar habilidades do dia a dia e habilidades sociais, tendo, assim, a oportunidade de praticar e dominar medos e ansiedades sociais.

A terapia de grupo pode ser a mais viável para atender pais e crianças[28].

Contraindicações:

- Irmãos que apresentem intensa rivalidade.
- Crianças extremamente auto ou heteroagressivas.
- Crianças extremamente erotizadas.
- Crianças sofrendo de grave ansiedade de separação.
- Crianças com autoimagem extremamente desvalida.

Para aprofundamento

- Freud A. Infância normal e patológica. Rio de Janeiro: Zahar; 1982.
  ⇨ **Este livro aborda o desenvolvimento psicoemocional normal e variantes da normalidade.**
- Winnicott DW. Natureza humana. Rio de Janeiro: Imago; 1988.
  ⇨ **Este livro condensa a teoria do amadurecimento de DW Winncott.**
- Winnicott DW. Consultas terapêuticas em psiquiatria infantil. Rio de Janeiro: Imago; 1984.
  ⇨ **Este livro apresenta casos de consultas terapêuticas, utilizando o Jogo do Rabisco, na clínica de DW Winnicott**

REFERÊNCIAS BIBLIOGRÁFICAS

1. Freud S. Escritores criativos e devaneio. Edição Standard Brasileira das Obras Completas de Sigmund Freud. Rio de Janeiro: Imago; 1969. vol. IX.
2. Freud S. Análise de uma fobia em um menino de cinco anos. Edição Standard Brasileira das Obras Completas de Sigmund Freud. Rio de Janeiro: Imago; 1969. vol X.
3. **Freud S. Além do princípio do prazer. Edição Standard Brasileira das Obras Completas de Sigmund Freud. Rio de Janeiro: Imago; 1969. vol. XVIII.**
   ⇨ **Este capítulo tem a descrição da observação lúdica de Freud de um bebê que serviu de base para as teorizações sobre as possibilidades e os benefícios do brincar como diagnóstico e terapia.**
4. Bronfield RN. Psychoanalytic play therapy. In. Charles E. Schaefer (ed.). Fundation of pay therapy. New Jersey: John Wiley & Sons; 2003.
5. Klein M. A psicanálise de crianças. Rio de Janeiro: Imago; 1997.
6. Freud A. As operações defensivas do ego consideradas como objeto de análise. O Ego e os mecanismos de defesa. 6 ed. Rio de Janeiro: Civilização Brasileira; 1982.
7. Freud A. A análise de crianças e a sua educação. O tratamento psicanalítico de crianças. Rio de Janeiro: Imago; 1971.
8. **Sandler J, et al. Outros usos da terapia. Técnica da psicanálise infantil – Anna Freud na Clínica Hampstead. Porto Alegre: Artes Médicas; 1990.**
   ⇨ **Este livro aborda os vários aspectos da ludoterapia, da entrevista com os pais à sua condução com a criança, seus percalços e vicissitudes.**
9. Winnicott DW. Desenvolvimento emocional primitivo. Da pediatria à psicanálise. Obras escolhidas. Rio de Janeiro: Imago; 1975.
10. Winnicott DW. Objetos transicionais e fenômenos transicionais. Brincar e realidade. Rio de Janeiro: Imago; 1975.
11. Aberastury A. A primeira hora de jogo: seu significado. Psicanálise da criança, teorias e técnica. Porto Alegre: Artes Médicas; 1992.
12. Tardivo LSPC. O procedimento de desenhos-estórias na clínica e na pesquisa; 45 anos de percurso. São Paulo: Editora Instituto de Psicologia da Universidade de São Paulo; 2017.
13. Trinca W. Investigação clínica da personalidade. O desenho livre como estímulo de apercepção temática. 3 ed. São Paulo: E.P.U; 2003.
14. **Efron AM, et al. A hora de jogo diagnóstica, O processo psicodiagnóstico e as técnicas projetivas. São Paulo: Martins Fontes; 1999.**
    ⇨ **Este capítulo descreve extensivamente a observação lúdica.**
15. Winnicott DW. Um caso de psiquiatria infantil que ilustra a reação retardada à perda. Explorações psicanalíticas. Porto Alegre: Artes Médicas; 1994.
16. Winnicott DW. Consultas terapêuticas em psiquiatria infantil. Rio de Janeiro: Imago; 1984.
17. Winnicott DW. O conceito de trauma em relação ao desenvolvimento do indivíduo dentro da família. Explorações Psicanalíticas. Porto Alegre: Artes Médicas; 1994.
18. Winnicott DW. O valor da consulta terapêutica, Explorações Psicanalíticas. Porto Alegre: Artes Médicas; 1994.
19. Winnicott DW. A observação de bebês numa situação padronizada. Da pediatria à psicanálise. Obras escolhidas. Rio de Janeiro: Imago; 1975.
20. **Winnicott DW. O jogo do rabisco (Squiggle Game). Explorações psicanalíticas. Porto Alegre: Artes Médicas; 1994.**
    ⇨ **Este capítulo descreve o Jogo do Rabisco em sua aplicação na clínica.**
21. Roger CR. The directive versus non-directive aprroach. In. Howard KB, Henderson VL (eds.). The Carl Rogers Reader. Boston: Houghton Mifflin; 1989.
22. Axline VM. The non-directiv play-therapy situation and participants. Play Therapy. New York: Ballantin; 1974.
23. Guerney L. Filial playtherapy. In. Schaefer CE (ed.). Fundation of pay therapy. New Jersey: John Wiley & Sons; 2003.
24. VanFleet R. Filial therapy: Strengthening family relationships with the power of play. In. Schaefer CE (Ed.). Fundation of pay therapy. New Jersey: John Wiley & Sons; 2003.
25. Bratton SC, Landreth GL, Child parent relationship therapy: a review of controlled-outcome. In. Baggerly JN, Ray DC, Bratton SC (eds.). Child-centered play. Therapy research: The evidence base for effective practice. New Jersey: John Wiley & Sons; 2010.
26. Roger CR. A client-centered/person-centered approach to therapy. In. Baum HK, Hendersen VL. The Carl Rogers Reader. Boston: Houghton Mifflin Company; 1989.
27. **Axline VM. The principles of non-directive play therapy. Play Therapy. New York: Ballantin Books; 1974.**
    ⇨ **Este capítulo explora as principais características distintivas da ludoterapia não diretiva.**
28. Sweenly DS. Group play therapy. In. Schaefer CH (Ed.). Fundation of pay therapy: New Jersey; John Wiley & Sons; 2003.

3

Terapia cognitivo-comportamental na infância e na adolescência

Ligia Montenegro Ito

Sumário

Pontos-chave

- A terapia cognitivo-comportamental é utilizada com sucesso em diversos problemas emocionais e psiquiátricos.
- Os resultados de estudos científicos em adultos incentivaram sua aplicação em crianças e adolescentes.
- Pesquisas com jovens são escassas, mas já demonstram eficácia nos transtornos de ansiedade e depressão, sendo o atual tratamento de escolha, não medicamentoso.
- A abordagem terapêutica do jovem requer especificidades e inclusão das variáveis ambientais envolvidas.
- A intervenção precoce de transtornos psiquiátricos em jovens pode amenizar o agravamento de transtornos mentais na vida adulta.

INTRODUÇÃO

A terapia cognitiva comportamental (TCC) é a psicoterapia mais investigada como tratamento baseado em evidências, isto é, com validação experimental de sua eficácia por uso de metodologia específica. É composta por um conjunto de intervenções terapêuticas que visam reduzir disfunções cognitivas e comportamentais associadas a problemas emocionais e transtornos psiquiátricos.

A TCC de crianças e adolescentes, semelhante à de adultos, segue um padrão organizado e estruturado. Há um plano de tratamento construído a partir das informações colhidas, que funciona como um guia com diferentes etapas, incluindo metas claras e passos definidos para cada objetivo a ser alcançado. Pode ser utilizada no formato individual[1] ou em grupo[2,3], por computador[4], por um terapeuta – pessoalmente ou pela internet[5], embora essa última alternativa ainda requeira pesquisas para a comprovação de sua eficácia.

A personalização e a flexibilidade para aplicação das estratégias devem ser consideradas. Manuais de intervenção são úteis como uma diretriz para o tratamento[6,7], além de complementarem a terapia e auxiliarem na fixação da aprendizagem de novas habilidades.

A TCC para crianças e adolescentes deve considerar as variáveis específicas da faixa etária para a programação e o sucesso do tratamento. Crianças e adolescentes não procuram tratamento ou o escolhem por conta própria, mas são trazidos por um responsável. Isso pode comprometer a aceitação da terapia. A adaptação das técnicas com maior proximidade do universo do jovem, pode facilitar a compreensão e a adesão[8]. A participação e o treinamento dos pais, cuidadores e da escola é parte integrante do tratamento, traz mais segurança para crianças e possibilita o intercâmbio de informações sobre o desenvolvimento e o progresso.

Outra variável essencial é a habilidade do terapeuta como avaliador, treinador e educador, bem como o bom contato afetivo e a flexibilidade na atuação diante das diferentes demandas.

Este capítulo descreve a abordagem da TCC com suas diferentes etapas para crianças e adolescentes com transtornos psiquiátricos. Para efeitos didáticos, as técnicas cognitivas e comportamentais são apresentadas separadamente. As principais técnicas indicadas para os transtornos mais frequentes serão discutidas. Os termos crianças e adolescentes serão aqui unificados na palavra jovens.

TRATAMENTO

Avaliação

A fase inicial envolve avaliação do problema, incluindo informação detalhada sobre a queixa principal e identificação dos fatores que colaboram para sua manutenção. Deve conter: data do início do problema e fatores relacionados; lugar e circunstância onde ocorre, frequência, antecedentes e consequentes; descrição de pensamentos, emoções e comportamentos relacionados; elementos que o agravam e/ou o aliviam; fatores que colaboram para a sua manutenção, como esquiva, pensamentos e crenças negativos.

É útil pedir ao paciente para descrever a última ocorrência, buscando informações sobre pensamentos e sensações presentes no momento. Quando o paciente apresentar dificuldades para o relato, pode-se pedir o auxílio dos pais para a execução dessa tarefa em casa.

Dados sobre cognições, emoções e comportamentos dos pais em relação ao problema devem ser considerados. É importante também obter informação sobre tratamentos anteriores e resultados. Ao término da coleta, o problema principal deve ser estruturado segundo o modelo cognitivo-comportamental e apresentado, considerando o nível de compreensão cognitivo e emocional do paciente e de seus pais.

Psicoeducação

Um dos principais atributos da TCC é a explicação sobre a doença e o plano de tratamento, a qual é feita no início e ao longo do processo. Para crianças menores, é útil contar histórias sobre um personagem que apresenta a mesma problemática e construir aos poucos, ideias de como ajudá-lo, durante a apresentação das técnicas. Entender a relação entre as técnicas da terapia e a redução do mal-estar, pode aumentar a motivação do jovem para a participação.

Terapia

O paciente é um participante ativo, envolvido no aprendizado e desenvolvimento de novas estratégias, realizando tarefas de casa e reportando resultados para avaliação do progresso da terapia. O terapeuta é o guia do tratamento, explicando e demonstrando cada estratégia a ser implementada nas diferentes fases.

As consultas duram sessenta minutos e ocorrem, geralmente, uma vez por semana. O conteúdo de cada sessão baseia-se nas dificuldades relatadas. Dessas, são extraídas tarefas a serem executadas como lições de casa que são preenchidas em relatórios diários. Em toda sessão, os fatos ocorridos durante a semana são discutidos à luz do modelo cognitivo-comportamental, analisando os pensamentos e comportamentos, desenvolvendo hipóteses, examinando padrões disfuncionais e criando alternativas mais adaptadas de funcionamento.

A solução de problemas é utilizada durante todo o processo e prepara o jovem a pensar antecipadamente para resolver problemas futuros. Crianças menores podem necessitar de algumas sessões com os pais. Ao longo do tratamento, questões familiares devem ser abordadas individualmente com o paciente e/ou com os pais. Contatos com a escola devem ser feitos, sempre que necessário.

Durante essa fase, deve ocorrer importante redução dos sintomas. O tempo de duração do tratamento varia de acordo com a gravidade do problema, sendo em média, por volta de seis meses.

Término e prevenção de recaídas

Ao final do tratamento ocorre a revisão do que foi aprendido, a avaliação do índice de melhora e de generalização dos ganhos terapêuticos nos objetivos secundários. É ressaltada a importância da manutenção dos comportamentos aprendidos a longo prazo, e em situações de maior dificuldade de enfrentamento. Sessões quinzenais e/ou mensais são administradas a partir do término, por um período de até seis meses. Caso a terapia não produza mudanças é aconselhável não ultrapassar dezesseis semanas, interrompendo-se o tratamento para se discutir alternativas possíveis.

TÉCNICAS

A aplicação das técnicas cognitivas e comportamentais para crianças pode ser implementada com a criação de papéis e a técnica de *roleplayng*. O nome de um vilão pode ser dado para o problema, sendo o paciente o herói ou policial que, através da técnica irá derrotá-lo. Para aliviar a tensão de se ter sempre o foco no jovem e auxiliar o vínculo de colaboração, é útil recorrer a jogos de cartas ou tabuleiros, uso de computador, de desenhos, ou fazer uma caminhada fora da sala de atendimento.

A técnicas descritas a seguir foram investigadas em adultos e são extensamente descritas na literatura científica. Os estudos citados referem-se a sua aplicação em jovens[9].

REESTRUTURAÇÃO COGNITIVA

Visa alterar cognições disfuncionais por meio do enfoque nos pensamentos automáticos (PA). Estes surgem rápido na mente, espontaneamente ou diante de um estímulo, situação ou outro antecedente, e são aceitos como uma verdade. Podem ter alguma validade ou chance de vir a ocorrer, mas na maioria das vezes, constituem erros ou distorções cognitivas. São exemplos dessas distorções: catastrofização dos fatos, personalização ao se responsabilizar por eventos, pensar tudo ou nada sem moderação, inferência arbitrária contrárias às evidências.

A coleta dos PA em crianças pode ser feita através da criação de imagens e representação de papéis, imaginando uma cena e investigando quais pensamentos e sentimentos surgem. A partir disso, a criança anota seus pensamentos e sentimentos em diferentes situações, diariamente, como uma forma de se automonitorar. Os pais podem ajudar inicialmente, até que a tarefa possa ser plenamente executada pela criança.

QUESTIONAMENTO SOCRÁTICO: BUSCA POR EVIDÊNCIAS

Após aprender a reconhecer um PA, o paciente é orientado a questionar a sua validade. Pensamentos são considerados hipóteses, buscando-se evidências a favor e contra eles, para uma avaliação mais equilibrada. Nessa fase, o paciente aprende que pensamentos não são verdades simplesmente porque ocorrem na mente, questionando-os através da análise das evidências dos fatos e da realidade.

CORREÇÃO DAS DISTORÇÕES DE INTERPRETAÇÃO

Dependendo do estado de humor do indivíduo, podem ocorrer interpretações distorcidas sobre situações, sobre si mesmo e comportamentos. Como em um ciclo vicioso, a interpretação negativa deteriora o humor e mantém os pensamentos negativos. Assim, um sorriso do colega pode ser interpretado como um desdém ou a desatenção do amigo como um desinteresse ou rejeição. Refletir sobre alternativas possíveis pode trazer uma nova luz para a situação, diferente daquela motivada por um estado de humor subjacente.

MODIFICAÇÃO DAS CENAS IMAGINADAS

Imagens catastróficas geralmente se concentram no auge do constrangimento ou do terror imaginado, e nunca oferecem um possível desfecho neutro. Nessa técnica, o paciente é orientado a se imaginar repetidamente nas situações temidas, criando saídas alternativas e se posicionando como um protagonista menos impotente.

ALTERANDO AS CRENÇAS CENTRAIS

Pensamentos automáticos são produto de crenças centrais ou esquemas cognitivos. Essas crenças são adquiridas precocemente através das primeiras experiências vividas, nas quais determinados comportamentos são enfatizados ou rejeitados e punidos. Ideias são construídas a partir das consequências que determinados comportamentos produzem no ambiente. Assim, filhos de pais exigentes, por exemplo, podem correlacionar sucesso escolar com aceitação e amor. A crença sobre valor próprio estaria subjacente a pensamentos negativos associados a repreensão pelo rendimento escolar.

A modificação das crenças centrais possibilita um novo olhar sobre si mesmo, os outros e o mundo[10]. Essa abordagem, entretanto, requer o uso de processos cognitivos como *insight*, autoconsciência e articulação dos pensamentos, os quais estão subdesenvolvidos em crianças mais novas, tornando as crenças centrais inacessíveis.

MEDITAÇÃO COM ATENÇÃO PLENA PARA REDUÇÃO DE ESTRESSE

Atenção plena é uma forma de meditação com foco na respiração e nos sentimentos, afastando pensamentos e julgamentos sobre eles[11]. Essa técnica apresentou melhora em adultos com diferentes transtornos psiquiátricos[12]. Quando adaptada a adolescentes no formato grupal houve redução de sintomas ansiosos, depressivos, de somatização, obsessivo-compulsivos, na autoestima e nas relações interpessoais[13]. Atenção plena aplicada a terapia cognitiva resultou em melhora em adolescentes com transtorno de externalização[14], e melhora da atenção, na relação social e com os pais, em adolescentes com transtorno de déficit de atenção e hiperatividade[15].

TÉCNICAS DA TERAPIA DIALÉTICA DO COMPORTAMENTO

A terapia dialética desenvolvida por Marsha Linehan enfoca a melhora nas interações sociais, na habilidade para regular emoções, na aprendizagem de aceitação e tolerância a intensas emoções e sentimentos, quando associada à técnica de meditação de atenção plena. Foi adaptada para tratar adolescentes com depressão e comportamentos de automutilação, quando associada a técnicas de reestruturação cognitiva[16]. Inclui treino de cuidadores e familiares, ensinando-os a negociar, validar compromissos e manter comprometimentos.

TÉCNICAS DE REGULAÇÃO FISIOLÓGICA

Pacientes com ansiedade apresentam sintomas fisiológicos e sensações corporais que são comumente interpretados como um sinal de doença física grave. A utilização de técnicas, como o treino de respiração regulatória para evitar a hiperventilação, treino de relaxamento e exposição interoceptiva reduzem reações fisiológicas e pensamentos catastróficos associados.

DESSENSIBILIZAÇÃO SISTEMÁTICA

Treinos de relaxamento progressivo são associados à exposição na imaginação em uma primeira etapa, e depois à exposição ao vivo para reduzir a reação de medo em determinadas situações. É uma forma de parear sensação desagradável com um sentimento de conforto, até que ocorra o decréscimo do medo. Associar exposição com relaxamento pode facilitar o confronto, mas evidências indicam que exposição é o principal elemento para a redução do medo.

EXPOSIÇÃO

A técnica de exposição reduz sintomas fóbico-ansiosos por meio do confronto gradual e por tempo prolongado com as situações temidas. Inicialmente com a ajuda do terapeuta e posteriormente com o auxílio da família, o jovem confronta a ansiedade até que ela diminua, através da habituação e da percepção de que a consequência temida não ocorre. Pode ser feita na imaginação, ao vivo ou de forma interoceptiva, provocando-se sensações semelhantes aos sintomas físicos de ansiedade e permanecendo na situação até o seu decréscimo.

REFORÇO PARA AUMENTAR OCORRÊNCIA DE COMPORTAMENTOS

Na economia de fichas, reforça-se um comportamento alvo com fichas, que após serem acumuladas são trocadas por um prêmio. O reforço é dado para comportamentos incompatíveis e/ou alternativos ao comportamento problema, e na sua ausência, em situações que o desencadeiem. Reforço gradual deve ocorrer sempre que houver aproximação do comportamento desejado.

PUNIÇÃO PARA A DIMINUIÇÃO DE COMPORTAMENTOS

Para a redução de um comportamento indesejável estabelecem-se consequências para sua correção (ajudar a trocar a roupa de cama após incontinência urinária); retirada de reforço ganho previamente; ficar isolado em um local, sem atenção ou atividades após o comportamento; remoção de qualquer reforço na ocorrência do comportamento.

TREINO DE REVERSÃO DE HÁBITO

Consiste em aumentar a consciência sobre impulsos e sensações que evocam um comportamento disfuncional e então, desenvolver um comportamento incompatível com a urgência para sua execução. É indicado para o tratamento de tiques e outros comportamentos repetitivos. O treino de cuidadores que auxiliem na monitorização do novo comportamento deve ser associado.

TCC APLICADA AOS TRANSTORNOS PSIQUIÁTRICOS

Transtornos de ansiedade

A teoria cognitivo-comportamental considera que reações de ansiedade estão associadas a um processo de informação distorcido sobre as percepções do ambiente e de si mesmo, ocasionando a superestimação do perigo e a subestimação da capacidade para enfrentá-lo. Sintomas físicos, como voz trêmula, transpiração, dor abdominal, urgência para urinar, tremor, aceleração cardíaca e pensamentos negativos associados são percebidos como um perigo real e presente. Crianças menores podem apresentar dificuldades para verbalizá-los por não saberem identificar o que exatamente está ocorrendo.

A dessensibilização sistemática e a exposição interoceptica, seguidas da exposição ao vivo são as técnicas mais indicadas para a redução dos sintomas fisiológicos da ansiedade[17]. A redução gradual das reações físicas produz domínio sobre as situações temidas. Técnicas comportamentais são utilizadas para o manejo de novas habilidades de enfrentamento do medo, tendo o terapeuta como modelo em situações de *roleplaying*[18]. O enfoque cognitivo corrige crenças e pensamentos catastróficos e ajuda o jovem a sair do ciclo de pensamentos negativos e ganhar controle racional sobre o pensamento intrusivo.

Transtorno obsessivo-compulsivo (TOC)

A terapia consiste em exposição e prevenção de resposta (EPR). As situações temidas são confrontadas gradualmente na realidade ou na imaginação, ao mesmo tempo em que os comportamentos de esquiva e compulsão são impedidos. Ao tolerar a ansiedade até a sua habituação, o paciente aprende que a situação temida não ocorre na ausência da compulsão ou da fuga. É importante ressaltar que períodos de exposição prolongados e constantes produzem resultado mais eficaz do que aqueles feitos de forma breve. A longo prazo, a exposição aleatória e espontânea a situações temidas garante a melhora duradoura dos sintomas[19,20]. Atenção deve ser prestada à violação do princípio do procedimento que possa prevenir a exposição. O formato em grupo tem eficácia demonstrada, sendo considerada o tratamento de escolha[19-21].

Fobias

Nas fobias, como no TOC, exposição gradual na imaginação e relaxamento, seguidas de EPR são as técnicas mais indicadas. As situações temidas são gradualmente confrontadas e a resposta de esquiva é impedida, até que ocorra a aprendizagem de que se está seguro na situação. Em crianças com hipervigilância, o treino de desvio do foco de atenção da situação temida em direção a um estímulo neutro ou positivo apresentou resultados positivos[22]. Na fobia social, há maior enfoque em treinos de habilidade social[23], que ensina formas alternativas de interagir, seguindo modelos mais adaptados. Essa abordagem associada à participação dos pais resultou em redução significativa dos sintomas e ganhos clínicos mantidos em até 5 anos após tratamento[24,25].

Transtorno de pânico

A terapia envolve a abordagem fisiológica, a reestruturação cognitiva e a exposição interoceptiva[26,27]. O treino de controle respiratório e o relaxamento muscular também auxiliam na redução sobre os sintomas físicos. Modelos de controle das crises de pânico, por meio da aplicação de estratégias produzem melhora na ansiedade geral de adolescentes com manutenção de ganhos clínicos até seis meses após o tratamento[28,29].

Transtorno do estresse pós-traumático (TEPT)

Crianças apresentam maior dificuldade em relatar os sintomas do TEPT espontaneamente. Assim, a investigação deve enfocar as vivências de angústia em temas de brincadeiras, sonhos ou pesadelos, na diminuição de interesse em atividades rotineiras, no isolamento e na frequência das birras[30]. Exposição na imaginação é o primeiro foco do tratamento, acompanhada de técnicas de redução de sintomas físicos, correção da interpretação de pensamentos disfuncionais e enfrentamento de situações[31,32]. O contato com os pensamentos sobre o evento traumático deve ser forçado na exposição na imaginação, uma vez que a esquiva desses pensamentos está associada à manutenção do quadro[33]. Estudos científicos controlados ainda são escassos no TEPT infantil, predominando na literatura estudos com vítimas de abuso sexual[34]. A TCC de crianças com sintomas comórbidos de internalização produziu melhora do TEPT mantendo ganhos terapêuticos por até dois anos após o tratamento[35]. A participação dos pais e a criação de uma narrativa do trauma são parte fundamental da terapia[36]. Formas alternativas de exposição em crianças incluem escrever uma história, ilustrar um livro com desenhos ou construir cenas com bonecos[37].

Mutismo seletivo

É caracterizado por recusa a falar em situações públicas, especificamente quando se espera que isso ocorra. Anteriormente vista como uma manifestação do comportamento de oposição, investigações mais recentes correlacionam o mutismo seletivo com ansiedade geral, timidez e ansiedade social. Atrasos no desenvolvimento, articulação da fala e problemas na comunicação estão comumente associados[38]. A idade de início é precoce e o comportamento pode ser mantido pela percepção de que se é compreendido e/ou de que as necessidades são satisfeitas (por outra pessoa) sem ter que enfrentar o desconforto de falar em voz alta.

A abordagem é essencialmente comportamental e envolve a avaliação da história antecedente ao comportamento disfuncional e de suas consequências. Seguindo padrões de recursos comportamentais disponíveis, molda-se o comportamento de fala associando-se a técnica de dessensibilização sistemática e a exposição gradual às situações, até que a criança aumente a frequência das verbalizações. A fala inicialmente pode ser direcionada para uma só pessoa em uma situação específica e depois englobar outras situações, ou pode ser exclusiva a uma determinada pessoa e gradualmente incluir outras pessoas na mesma situação[39]. O aumento da comunicação funcional após técnicas comportamentais foi correlacionado com redução na ansiedade social medida por avaliadores cegos ao procedimento utilizado[40]. Desfocar a atenção da fala da criança, retirando a tensão da espera de uma resposta é um fator que contribui para melhora do sintoma quando comparado com o pré-tratamento e na manutenção de ganhos terapêuticos um ano após o tratamento em jovens com mutismo seletivo[41].

Depressão

Crianças com depressão possuem baixa autoestima, percepção falha sobre competência escolar, incapacidade para solucionar problemas, especialmente de interação social, devido a repertório limitado, e pouco reforço em atividades prazerosas[42,43]. Padrões negativos de pensamentos devem ser abordados por meio da reestruturação cognitiva, e estratégias comportamentais devem focalizar no reforço de ações positivas[44]. O treino de habilidades sociais deve ser utilizado para facilitar a inicialização e manutenção das interações sociais[45]. Os pais recebem orientação sobre as práticas aprendidas para que sejam desenvolvidas nos demais ambientes da criança.

Transtorno do espectro autista

É caracterizado por déficit na habilidade de comunicação social e motivação que produz grave desamparo aprendido a longo prazo. Dessa forma, crianças com autismo necessitam de treinamento em métodos motivacionais. O tratamento é essencialmente comportamental focado no treino para desenvolvimento da comunicação social adequada, habilidades sociais e em comportamentos que tragam algum reforço significativo para a criança[46]. O método Antecedente, Comportamento e Consequência (ACC) deve ser utilizado tanto para aumentar, como diminuir a probabilidade de que um comportamento futuro ocorra. Para aumentar a frequência de um comportamento, o reforço é usado imediatamente após sua ocorrência. Para diminuir a probabilidade, nenhuma resposta deve ocorrer diante do comportamento, até que uma nova aprendizagem mais adequada esteja instalada. O treinamento de pais e cuidadores é fundamental para garantir que as estratégias de intervenção sejam aplicadas em uma ampla variedade de situações[47].

Comportamento disruptivo

Compreende um agrupamento de comportamentos antissociais, como birra, ausência de colaboração e agressão verbal. Crianças com tal disfunção estão sob o risco de abandono escolar e de desenvolverem transtorno de personalidade antissocial, uso de substâncias e transtornos de humor. O tratamento inclui manipulação do ambiente para reduzir a probabilidade dos antecedentes e aumentar chance de comportamentos mais adaptados; reforço de comportamentos adequados, automonitoramento das emoções, controle da raiva, relaxamento e técnicas de solução de problemas. O treinamento com os pais visa desenvolvimento de comunicação não coercitiva, mas efetiva, e aumento na interação positiva[48].

Transtorno do déficit de atenção e hiperatividade (TDAH)

Sintomas de desatenção, hiperatividade e impulsividade compõem o quadro de TDAH e interferem em certo grau na habilidade de automonitoração e autoavaliação, na linguagem, na capacidade de planejamento e organização, na solução de problemas e de utilização adequada de tempo. Técnicas de manejo de comportamento, como reforço de atitudes apropriadas e punição leve daquelas a serem extintas, são utilizadas visando o desenvolvimento de novos repertórios de funcionamento das habilidades. O tratamento deve ser feito concomitantemente em casa e na escola, além das consultas individuais. Treino em organização, planejamento e execução de tarefas são fundamentais para a automonitoração e regulação de comportamentos e emoções[49].

Transtornos alimentares: anorexia e bulimia

A busca obcecada pela silhueta magra e o medo desesperado de se tornar gordo compõem os quadros de anorexia e bulimia respectivamente. Em ambos, a distorção cognitiva está no centro da patologia, determinando os comportamentos disfuncionais. Enquanto na bulimia existe alguma noção de doença pelo ciclo compulsão-purgação, pacientes com anorexia acreditam não ter problema, exceto que necessitam perder peso. Assim, o foco do tratamento é a motivação para a mudança[50]. O treino educacional em mapeamento de peso, dieta regular e planejamento das refeições deve anteceder a reestruturação cognitiva que visa alterar o sistema de crenças rígidas sobre autocontrole[51]. A TCC dos transtornos alimentares na infância e adolescência assemelha-se a de adultos, mas, destaca o desenvolvimento da autonomia e responsabilidade pessoal nas relações interpessoais; envolvimento dos pais e da escola no tratamento; e intervenção precoce para reduzir as complicações médicas associadas com a condição[52].

Síndrome de Tourette

É caracterizada pela presença de tiques motores e/ou vocais que são precedidos por uma urgência involuntária e irresistível para executá-los. Dessa forma, o reforço negativo é um fator de contribuição para a formação e manutenção do comportamento, ou seja, elimina-se a sensação de urgência ao se executar o tique[53]. O treino de reversão de hábitos em combinação com manejo de contingências é considerado o tratamento de escolha para quebrar a relação urgência-tique em jovens nos ensaios controlados multicêntricos[54]. A abordagem inclui reconhecimento e consciência do momento que antecede o tique e determinação de uma resposta que possa ser utilizada em seu lugar, sempre que houver a sensação de urgência. É importante salientar que essa é uma técnica de manejo que reduz a intensidade da urgência, mas não elimina o tique por completo.

Tricotilomania

Consiste em puxar e/ou arrancar cabelos ou pelos do corpo, em áreas como couro cabeludo, sobrancelhas, cílios e pelos púbicos. A ausência evidente de cabelos e pelos nessas áreas, como consequência, gera estresse e estigmatização levando a esquiva de situações sociais. O treino de reversão de hábitos como nos transtornos de tique, tem eficácia demonstrada em estudo controlado. A associação de técnicas de controle de impulso (usar luvas, sentar-se nas próprias mãos ou colocá-las nos bolsos) e treino de relaxamento para a redução de ansiedade podem aumentar a eficácia do tratamento[55].

GAGUEIRA

A gagueira é um distúrbio do desenvolvimento caracterizado por perturbações da fluência normal da fala, como repetições de sílaba e prolongamento de sons acompanhados por tensão física excessiva. Estresse e ansiedade fazem parte dessa condição e a exacerbam. O tratamento consiste em orientar o paciente a falar mais devagar, respirando fundo e intercalando com relaxamento; ajudar a ter consciência sobre o problema e treino de reversão de hábitos. Os pais são orientados a reforçar o comportamento de falar mais devagar e de forma mais relaxada. Essa terapêutica tem demonstrado diminuição da gagueira em jovens no longo prazo após o tratamento[56], embora o índice de recuperação espontânea seja alto, e comprometa a determinação de sua eficácia.

CONSIDERAÇÕES FINAIS

Estudos clínicos demostram eficácia da TCC para uma parcela de jovens com transtornos psiquiátricos. Entre os fatores associados a ausência de resposta estão idade, gravidade, comorbidades associadas, problemas familiares, história familiar[57,58] e baixa adesão a terapia[59]. Para essa população, a farmacoterapia isolada ou em associação com a TCC pode ser uma alternativa de tratamento. Pesquisas futuras são necessárias para responder a essa questão.

Apesar de seu sucesso, no Brasil, o conhecimento sobre os benefícios da TCC nos meios profissionais ainda é limitado, prevalecendo a indicação de psicoterapias de longo prazo e/ou da farmacoterapia, que não são as terapêuticas ideais para muitos casos. Além disso, a sociedade em geral, desconhece a gravidade das patologias na infância e adolescência e de suas consequências, o que contribui para a crença de que a questão se resolverá com o passar do tempo. Informações sobre problemas emocionais e terapêuticas eficazes, se disponibilizadas em larga escala para instituições de saúde, de ensino e escolas poderiam reduzir em muito o sofrimento dessa população.

Embora a TCC seja considerada o tratamento de escolha para depressão e ansiedade, em diversos países há escassez de terapeutas treinados e especializados[60]. Alguns autores apontam para a importância de se desenvolver plataformas de tecnologia para a aplicação da TCC pela internet, com um terapeuta orientando vários pacientes com um problema em comum, ao mesmo tempo. Essa opção reduz custos e aumenta a disponibilidade de tratamento para um maior número de pacientes[5]. Esta é definitivamente uma área que merece maior investigação de pesquisadores.

Diversos transtornos psiquiátricos incapacitantes na idade adulta têm seu início na infância e na adolescência. Dessa forma, a disponibilidade de tratamento precoce é a forma mais eficaz de prevenção de prejuízos emocionais, profissionais e econômicos futuros. Com um número crescente de jovens na população mundial, torna-se urgente uma oferta maior de serviços públicos e privados de saúde mental, que ofereçam psicoterapias eficazes para atender aqueles que delas necessitam. A criação de centros de atenção e informação dentro das escolas, que possam manter comunicação com profissionais habilitados pode ser uma fonte de assistência adequada para familiares e de prevenção de saúde mental para jovens.

Vinheta clínica

FLC, 16 anos, masculino, indicado para TCC com medo de tocar em objetos por incômodo com sujeira por dois anos. Apresentava lavagem de mãos excessiva com uso constante de álcool gel, e banhos ritualizados com duração de duas horas ou mais. Após avaliação detalhada do problema, recebeu informações sobre o TOC e os princípios da terapia. Foi instruído a construir uma lista hierárquica com as situações temidas e os respectivos graus de ansiedade. Foi orientado sobre a técnica de exposição e prevenção de resposta, a qual deveria aplicar aos itens da lista. Seguindo uma hierarquia, a exposição foi iniciada de um nível mais tolerável para o mais desconfortável.

No início, F apresentou grande dificuldade para confrontar seu medo, sendo necessário a exposição acompanhada pelo terapeuta para que pudesse tocar em objetos sem lavar as mãos depois. Técnicas de respiração ante o aumento da ansiedade auxiliaram o paciente no enfrentamento do medo. Gradualmente com o auxílio da família e da escola, as exposições passaram a ser feitas como tarefas de casa. Conforme a ocorrência da habituação, o paciente sentiu-se mais seguro para executar novas exposições, com banhos de tempo controlado e lavagem de mãos, sem uso de álcool gel. Após cinco meses de tratamento, lavagens de mãos e banhos com rituais ainda ocorriam somente após uso do banheiro. Consultas de manutenção foram mantidas visando a redução das compulsões. As tarefas executadas durante o tratamento tornaram-se parte de sua rotina.

Para aprofundamento

- Kendall PC. Child and adolescent therapy: cognitive-behavioral procedures. 4 ed. New York: The Guilford Press; 2012.
  - ⇨ **Este livro apresenta resultados de pesquisas sobre procedimentos da terapia cognitivo-comportamental nos principais transtornos psiquiátricos em jovens. A obra é uma valiosa fonte de informação para profissionais que queiram se especializar em TCC.**
- Kendall PC. Cognitive therapy with children and adolescents. A casebook for clinical practice. 3 ed. New York: The Guilford Press; 2018.
  - ⇨ **O livro apresenta anos de pesquisa em teoria e investigação científica com ênfase na conceitualização e tratamento de casos. Auxilia o profissional a ter uma visão geral sobre avaliação e manejo clínico de jovens com diferentes diagnósticos psiquiátricos.**
- Martin A, Bloch MH, Volkmar FR. Lewis's child and adolescent psychiatry – A comprehensive textbook. 5 ed. Alphen aan den Rijn: Wolters Kluwer; 2018.
  - ⇨ **O livro é um importante compêndio de psiquiatria da infância e adolescência, que aborda diagnósticos e tratamentos atualizados e clinicamente testados, do ponto de vista farmacológico e psicológico. Escrito por pesquisadores da área, apresenta resultados de pesquisas recentes.**

REFERÊNCIAS BIBLIOGRÁFICAS

1. Kendall PC. Treating anxiety disorders in children: results of a randomized clinical trial. J Consult Clin Psychol. 1994;62:100-10.
2. Asbahr FR, Castillo AR, Ito LM, Latorre MR, Moreira MN, Lotufo-Neto F. Group cognitive-behavioral therapy versus sertraline for the treatment of children and adolescents with obsessive-compulsive disorder. J Am Acad Child Adolesc Psychiatry. 2005;44(11): 1128-36.
3. Holmes M, Donovan CL, Farrel L, March S. The efficacy of group-base, disorder-specific treatment program for childhood GAD: a randomized controlled trial. Behaviour Research and Therapy. 2014;61:122-35.
4. Cunningham M, Wuthrich V, Rapee R, Lynehan C, Schniering J, Hudson J. The cool teens CD-ROM for anxiety disorders in adolescents. Eur Child Adolesc Psychiatry. 2009;18:125-29.
5. **Andersson G, Carlbring P, Lindefors N. History and current status of ICBT. In. Lindefors W, Andersson G. Guided internet-based treat-**

ments in psychiatry. Switzerland: Spring International Publishing; 2016. p.1-16.

⇨ **Este capítulo está inserido em um livro que aborda a TCC pela internet nos principais transtornos psiquiátricos e traz para a discussão a importância da tecnologia informatizada na saúde, devido ao seu alcance no mundo atual.**

6. Kendall PC. Coping cat workbook. Ardmore: Workbook Publishing; 1992.
7. **Asbahr FR, Labbadia EM e Castro LL. Ansiedade na infância e adolescência. Spada: programa de intervenção cognitivo-comportamental. Barueri: Manole; 2017.**

   ⇨ **Este manual de TCC para jovens com transtornos de ansiedade auxilia pacientes, pais e profissionais não especializados na aprendizagem de técnicas práticas que reduzem com sucesso os principais sintomas.**
8. Knell S, Dasari M. Cognitive-behavioral play therapy for anxiety and depression. In. Reddy L, Files-HallT, Schaefer C (eds.). Empirically based interventions for children. 2 ed. Washington: American Psychological Association; 2016. p. 77-94.
9. **Minjarez MB, Montague RA, Fox EA, Piacentini J. Cogniitive behavioral therapies. In. Martin A, Bloch MH, Volkmar FR. Lewis's child and adolescent psychiatry: a comprehensive textbook. 5 ed. Alphen aan den Rijn: Wolters Kluwer; 2018.**

   ⇨ **Este capítulo aborda de forma prática, as principais técnicas da TCC e sua aplicação nos transtornos psiquiátricos. Excelente referência para estudantes e profissionais.**
10. **Beck AT. Cognitive therapy and the emotional disorders. New York: International University Press; 1976.**

    ⇨ **Este livro é a base para a compreensão da teoria cognitiva sobre o papel das distorções cognitivas nos transtornos emocionais.**
11. Shapiro SL, Carlson LE, Astin JA, Freedman B. Mechanisms of mindfulness. J Clin Psych. 2006;62(3):373-86.
12. Grossman P, Niemann L, Schmidt S, Walach H. Mindfulness-based stress reduction and health benefits. J Psychossomat Res. 2004;57(1):35-43.
13. Biegel GM, Brown KW, Shapiro SL, Schubert CM. Mindfulness-based stress reduction for the treatment of adolescente psychiatric outpatients: a randomized clinical trial. J Consult Clin Psychol. 2009;77(5):855-66.
14. Bögels S, Hoogstad B, van Dun L, de Schutter S, Restifo K. Mindfulness training for adolescentes with externalizing disorders and their parents. Behav Cogn Psychother. 2008;36(2).
15. Van der Oord S, Bögels S, Peijnenburg D. The effectiveness of mindfulness training for children with ADHD and mindful parenting for their parents. J Child Fam Stud. 2012;21(1):139-47.
16. Cook NE, Gorraiz M. Dialectical behavior therapy for non suicidal self-injury and depression among adolescents: a preliminarymeta-analytic evidence. Child Adolesc Ment Health. 2016;21(2):81-9.
17. Rosenstiel S, Scott D. Four considerations in imagery techniques with children. J Behav Ther Exp Psychiatry. 1977;8:287-90.
18. Ollendick T, Francis, G. Behavioral assessment and treatment of childhood fobias. Behav Modif. 1988;12:165-204.
19. Kendall PC. Child and adolescent therapy: cognitive-behavioral procedures. 4 ed. New York: Guilford Publications; 2012.
20. Arch J, Abramovitz J. Exposure therapy for obsessive-compulsive disorder: an optimizing inhibitory learning approach. J Obses Compuls Disord. 2015;6:174-82.
21. Freeman J, Garcia A, Frank H, Benito K, Conelea C, Walther M, et al. Evidence base update for psychosocial treatments for paediatric obsessive-compulsive disorder. J Clin Child Adolesc Psychol. 2014;43:7-26.
22. Eldar S, Apter, A Lotan D, Edgar KP, Naim R, Fox NA, et al. Attention bias modification treatment for paediatric anxiety disorders: a randomized control trial. Am J Psychiatry. 2012;169:213-20.
23. Beidel D, Turner S, Morris T. Behavioral treatment of childhood social phobia. J Consult Clin Psychol. 2000;68:1072-80.
24. Beidel D, Turner S, Young B. Social effectiveness therapy for children: five years later. Behav Ther. 2006;37:416-25.
25. Cartwright-Hatton S, Roberts C, Chitsabesan P, Fothergill C, Harrington R. Systematic review of the efficacy of cognitive behavior therapies for childhood and adolescente anxiety disorders. Br J Clin Psychol. 2004;43:421-36.
26. Addis M, Hatgis C, Krasnow A, Jacob K, Bourne L, Mainsfield A. Effectiveness of cognitive-behavioral treatment for paanic disorder versus treatment as usual in a managed care setting. J Consult Clin Psychol. , 2004;72(4):625-35.
27. Stewart SH, Watt MC. Introduction to the special issue on interoceptive exposure in the treatment of anxiety and related disorders: novel applications and mechanisms of action. J Cogn Psychother. 2008;22:291-302.
28. Hoffman E, Mattis S. A developmental adaptation of a panic control treatment for panic disorder in adolescence. Cogn Behav Pract. 2000;7(3):253-61.
29. Pincus DB, May JE, Whitton SW, Mattis SG, Barlow DH. Cognitive-behavioral treaamentof panic disorder in adolescence. J Clin Child Adolesc Psychol. 2010;39(5):638-49.
30. Scheeringa M, Zeanah C, Myers L, Putnam F. New findings on alternative criteria for PTSD in preschool children. J Acad Child Adolesc Psychiatry. 2003;42:561-70.
31. Feeny NC, Foa EB, Treadwell KR, March J. Posttraumatic stress disorder in youth: a critical review of the cognitive and behavioral treatmnebt outcome literature. Prof Psychol Res Pract. 2004;35(5):466-76.
32. Dorsey S, Briggs EC, Woods BA. Cognitive-bevavioral treatment for posttraumatic stress disorder in children and adolescents. Child Adolesc Psychiatr Clin N Am. 2011;20(2):255-69.
33. Ehlers A, Mayou R, Bryant B. Psychological predictors of chronic posttraumatic stress disorder after motor vehicle acidentes. J Abnorm Psychol. 1998;107(3):508-19.
34. Foa EB, McLean CP, Capaldi S, Rosenfield D. Prolonged exposure vs supportive counselling for sexual abuse related PTSD in adolescente girls: a randomized clinical trial. JAMA. 2013;310(24):2650-57.
35. Mannarino AP, Cohen JÁ, Deblinger E, Runyon MK, Steer RA. Trauma--focused cognitive behavioral therapy for children: sustained impacto f treatment 6 and 12 months later. Child Maltreat. 2012;17(3):231-41.
36. Foster JM. Supporting child victims of sexual abuse: impllementation of a trauma narrative Family intervention. Family J. 2014;22(3):332-28.
37. Pine S, Cohen J. Trauma in children and adolescents: risk and treatment of psychiatric sequelae. Biol Psychiatry. 2002;51(7):519-31.
38. Cohan SL, Chavira DA, Shipon-Blum E, Hitchcock C, Roesch SC, Stein MB. Refining the classification of children with selective mutismo: a latente profile analysis. J Clin Child Adolesc Psychol. 2008;37(4):770-84.
39. Cunningham C, Cataldo M, Mallion C, Keyes J. A review and controlled single case evalauation of behavioral approaches to the management of elective mutismo. Child Fam Behav Ther. 1983;5(4):25-49.
40. Bergman RL, Gonzalez A, Piacentini J, Keller ML. Integrated behavior therapy for selective mutism: a randomized controlled pilot study. Behav Res Therapy. 2013;51(10):680-9.
41. Oerbeck B, Stein M, Pripp AH, Kristensen HÁ. Selective mutismo: follow-up study 1 year after end of treament. Eur Child Adolesc Psychiatry. 2015;24(7):757-66.
42. Kaslow N, Rehm L, Siegel A. Social cogniitive and cognitive correlates of depression in children. J Abnorm Child Psychol. 1984;12(4):605-20.
43. Curry J, Craighead W. Attributional style in clinically depressed and conduct disordered adolescents. J Consult Clin Psychol. 1990;58(1):109-15.
44. Rubstein LM, Freed RD, Shapero BG, Fauber RL, Alloy LB. Cognitive attributions in depression: bridging the gap between reseaerch and clinical practice. J Psychother Integr. 2016;26(2):103-15.
45. Garvik M, Idsoe T, Bru E. Motivation and social relations in school following a CBT course for adolescents with depressive symptoms: na effectiveness study. Scand J Educ Res. 2016;60(2):219-39.
46. Lovaas O. Behavioral treatment and normal education and intelectual functioning in youth autistic children. J Consult Clin Psychol. 1987;55(1):3-9.
47. Koegel L, Koegel R, Carter C. Pivotal response and the natural language paradigma. Semin Speech Lang. 1998;19(4):355-72.
48. Sanders MR. Development, evaluation, and a multinational dissemination of the triple P-Positive Parenting Program. Annu Rev Clin Psychol. 2012;8:345-79.
49. Evans S, Owen J, Bunford N. Evidence-based psychossocial treatments for children and adolescents with attentio déficit/hyperactivity ddisorder. J Clin Child Adolesc Psychol. 2014;43(4);527-51.

50. Dalle Grave R, El Ghoch M, Sartirana M, Calugi S. Cognitive-behavioral yherapy for anorexia nervosa: aan update. Curr Psychiatry Rep. 2016;18(1):2.
51. Murphy R, Straebler S, Cooper Z, Fairburn CG. Cognitive behavioral therapy for eating disorders. Psychiatr Clin N Am. 2010;33(3):611-27.
52. Fairburn CG, Cooper Z, Doll HA, O'Connoer ME, Bohn K, Hawker DM, et al. Transdiagnostic cognitive-behavioral therapy for patients with eating disorders: a two site trial with 60-week follow-up. Am J Psychiatry. 2009;166(3):311-9.
53. McGuire J, Piacentini J, Brennan E, Lewin AB, Murphy TK, Small BJ, et al. A meta-analysis of habit reversal training for chronic tic disorders. J Psychiatry Res. 2014;50:106-12.
54. Piacentini J, Woods D, Scahill L, Wilhelm S, Peterson AL, Chang S, et al. Randomized trial of behavior therapy for children with Tourette´s ddisorder. J Am Med Assoc. 2010;303(19):1929-37.
55. Franklin M, Edson A, Ledley D, Cahill S. Behavior therapy for pediatric trichotillomania: a ramdomized controlled trial. J Am Acad Child Adolesc Psychiatry. 2011;50:763-71.
56. Jones M, Onslow M, Packman A, Williams S, Ormond T, Schwarz I, et al. Randomized controlled trial of the Lidcombe programme of early stuttering intervention. BMJ. 2005;331(7518):659.
57. Emslie GJ, Mayes TL, Laptook RS, Batt M. Predictors of response to treatment in children and addolescents with mood disorders. Psychiatric Clin N Am. 2003;24:435-56.
58. Barrett PM, Farrel L, Dadds M Boutler N. Cognitive behavioral family treatment of OCD: Long-term follow-up and predictors of outcome. J Am Acad Child Adolesc Psychiatry. 2005;44:1005-14.
59. Chu B, Kendall P. Positive association of child involvement and treatment outcome within a manual-based cognitive behavioral treatment for children with anxiety. J Consul Clin Psychol. 2004;72:821-29.
60. **Manassis K. Cognitive behavioral therapy with children. A guide for the community practitioner. Abingdon: Routledge; 2009.**

⇨ **Este livro apresenta evidências científicas e auxilia profissionais a tratar crianças com transtornos psiquiátricos e a orientar suas famílias, com os procedimentos da TCC, na prática clínica diária.**

4

Análise do comportamento na infância e na adolescência

Giovana Del Prette

Sumário

Pontos-chave

- A relação entre comportamento e consequência altera propriedades do ambiente em que ele ocorre e seleciona em quais situações ele terá maior probabilidade de se repetir no futuro.
- A análise do comportamento aplicada (ABA) é um campo de pesquisa que utiliza a experimentação para identificar variáveis ambientais que determinam o comportamento e para verificar se a intervenção proposta é de fato responsável por sua mudança.
- O treinamento parental visa ensinar aos pais habilidades mais eficazes e positivas, baseadas nos princípios da análise do comportamento, que levem à redução desses comportamentos, ao desenvolvimento de outros mais saudáveis e à mudança dos relacionamentos coercitivos da criança.

Vinheta clínica

Pedro tem seis anos de idade e, tanto em casa como na escola, sempre foi visto como um menino inteligente, carinhoso, porém difícil e agitado. Por volta de seus quatro anos, as demandas escolares e em casa se tornaram mais complexas e a rotina cada vez mais estruturada do que livre. Ao mesmo tempo, Pedro foi alcançando mais autonomia para ampliar suas brincadeiras e interesses. Nesse período, tornou-se mais resistente para cumprir as tarefas do dia a dia, como trocar de roupa, sentar para as refeições, escovar os dentes, tomar banho e ir dormir, reagindo com gritos e recusando-se a obedecer quando era interrompido em atividades do seu interesse. Isso atrasava a rotina de casa, obrigando os pais a desistirem de fazê-lo cumprir algumas regras ou a fazerem por ele coisas que ele poderia fazer sozinho, para não perderem seus compromissos. Como estratégia, os pais começaram a oferecer prêmios, como brinquedos e doces tentando obter melhora da obediência e cooperação. Isso em pouco tempo resultou em chantagens por parte de Pedro, com reações de ameaças dos pais.

Na escola, por sua vez, Pedro concordava com as atividades, mas, ao mesmo tempo, se engajava em brincadeiras paralelas, obtendo adesão de alguns colegas e incomodando outros atentos às atividades em curso. Quando repreendido pela professora ou confrontado por colegas, negava o próprio comportamento ou se justificava com histórias. A professora passou a dar ou retirar estrelinhas, a depender do seu comportamento no dia, mas elas logo perderam o efeito.

Por volta dos cinco anos de idade, os pais de Pedro começaram a evitar levá-lo a alguns locais devido às dificuldades de mantê-lo calmo e de lidar com suas atitudes desafiadoras e com as consequências resultantes, por exemplo, na casa de alguns familiares mais exigentes ou até mesmo em festinhas de aniversários de colegas da escola ou da vizinhança. Na escola, suas provocações foram se tornando mais inconvenientes, como deboches e até empurrões em colegas, tendendo para a agressividade. Seus pais passaram a adotar uma vigilância intensa, inquirindo-o diariamente sobre sua obediência *às regras da* escola e ameaçando-o de confrontar a veracidade do que dizia com os professores. Pedro se tornou um menino cada vez mais irritável, agressivo, e seus pais passaram a castigá-lo, retirando de uso seu *tablet*, o que também não surtiu efeito, pois ele retrucava dizendo não se importar. Por outro lado, passou a chorar diariamente por coisas simples, dizendo que não sabia fazer nada e que ninguém gostava dele.

Agora, no início do primeiro ano do ensino fundamental, os pais de Pedro foram chamados à escola porque ele havia empurrado um colega por trás e este caiu e quebrou um dente. A coordenadora penalizou-o com uma suspensão e, ao chegar em casa, foi repreendido severamente pelo pai. Sua reação foi de choro compulsivo, repetindo aos gritos: "Vou embora dessa casa", "Vou me matar, vocês vão ver!". Assustados com o episódio ocorrido na escola, com a reação do filho em casa, e sem saber mais o que fazer, os pais agendaram uma consulta psiquiátrica. Após algumas sessões de avaliação, Pedro foi diagnosticado com transtorno opositor desafiante e transtorno de déficit de atenção e hiperatividade, sendo sugerido encaminhamento para avaliação e tratamento psicológico em análise do comportamento.

INTRODUÇÃO

A compreensão de problemas como o de Pedro e o encaminhamento de intervenções específicas à infância e à adolescência têm sido abordados sob diferentes perspectivas. Neste capítulo, será apresentada a perspectiva da análise do comportamento e discutida a prática clínica no tratamento de crianças e adolescentes, a partir de três diferentes campos de pesquisa e atuação: (1) terapia de análise do comportamento aplicada (ABA) para transtorno do espectro autista; (2) treinamento parental comportamental para transtornos relacionados a comportamentos disruptivos, ilustrado com o caso fictício de Pedro e (3) terapias em análise do comportamento para transtornos internalizantes. Os três campos serão discutidos à luz da coerência dos tratamentos com a análise do comportamento, o tamanho de efeito das intervenções em ensaios clínicos randomizados e estudos de metanálise, equívocos conceituais comuns e suas implicações e o compromisso ético do analista do comportamento.

O QUE É ANÁLISE DO COMPORTAMENTO?

Para compreender a abordagem da análise do comportamento, pode ser importante começar a desfazer alguns equívocos comuns. A análise do comportamento não corresponde a um conjunto de técnicas, embora invista em construí-las e testar sua efetividade. Não é sinônimo de terapia comportamental, ainda que esta seja uma de suas práticas. Não se limita a intervenções para problemas de comportamento, mesmo que seja muito conhecida nessa temática. Não é somente uma teoria, embora tenha bem estabelecidas suas bases filosóficas e conceituais.

A análise do comportamento é um campo do saber que propõe o entendimento da psicologia como uma ciência da natureza[1]. Como tal, seu objeto, método, objetivo e responsabilidade ética são fundamentados por bases filosóficas comuns a todas as ciências naturais[2]. A filosofia das ciências naturais define seu objeto de estudo como um fenômeno de ordem físico/material, regulado por regras e leis de origem natural e validade universal[3], portanto aplicáveis não somente ao mundo físico, mas também ao mundo animal e social, ou seja, incluindo os seres humanos. O conhecimento é construído por meio de métodos científicos de observação, construção de hipóteses, experimentação e generalização, com o objetivo de modificar a capacidade de prever e agir sobre o fenômeno estudado[4]. Por fim, as ciências naturais têm responsabilidade ética sobre a produção e o uso desse conhecimento no benefício da natureza, incluindo a humanidade[5].

Enquanto parte das ciências naturais, o objeto de estudo da análise do comportamento é o comportamento dos organismos (não somente dos humanos) tornando-a, por definição, parte da biologia. A principal descoberta das pesquisas básicas foi a Lei do Reforçamento[6], segundo a qual todo organismo é sensível às consequências de seus comportamentos, que alteram a probabilidade futura dos mesmos. Essa descoberta se tornou a base do desenvolvimento do modelo explicativo de Seleção por Consequências, segundo o qual cada comportamento é único, pois é resultante de um processo de variação e seleção ao longo da história da espécie, da história de vida daquele que se comporta e das práticas da cultura em que se insere[7].

Por meio de pesquisa básica, verificou-se, ainda, que a relação entre comportamento e consequência altera propriedades do ambiente em que ele ocorre e seleciona em quais situações ele terá maior probabilidade de se repetir no futuro. A relação de contingência entre (1) contexto antecedente, (2) resposta ou comportamento e (3) consequências* foi denominada de tríplice contingência, definida como a unidade de análise mínima do comportamento[8].

A partir disso, pesquisas básicas também passaram a testar experimentalmente de que forma contexto e consequência alteram o comportamento[6], o que levou à identificação de diferentes processos subjacentes às relações de tríplice contingência, como reforçamento positivo primário, condicionado ou generalizado, discriminação e generalização, operações motivadoras, equivalência e controle verbal. Foram descobertos também processos que produzem efeitos colaterais especialmente danosos ao indivíduo, como os de reforçamento negativo, punição positiva e punição negativa, que podem levar ao aumento de esquiva, agressividade, desamparo, anedonia, ansiedade, medo e raiva, dentre outros efeitos[9].

Quaisquer desses processos, sendo regras universais, são aplicáveis a todos os comportamentos dos indivíduos, estendendo-se o conceito de comportamento para além de ações observáveis pelos outros, abrangendo o que acontece no mundo privado

* Os termos técnicos "antecedente" e "resposta" podem parecer não muito claros para profissionais de outras disciplinas, de modo que o capítulo permanecerá utilizando, como sinônimos para estes, os termos "contexto" e "comportamento", respectivamente, abrindo mão do rigor conceitual em prol da compreensão do leitor.

do indivíduo – pensamentos, sentimentos e emoções – e que só pode ser observado e descrito por ele mesmo. Amplia-se, também, o conceito de ambiente para tudo aquilo que afeta os processos envolvidos em um comportamento, desde os aspectos físicos do contexto, os comportamentos de outrem na relação com o indivíduo, até os seus próprios comportamentos (incluindo novamente seu mundo privado), funcionando como contexto ou consequência para outros comportamentos, privados ou não[10].

ANÁLISE DO COMPORTAMENTO APLICADA

O conhecimento advindo de pesquisas básicas é utilizado em pesquisas aplicadas para o desenvolvimento de estratégias efetivas para modificar comportamentos socialmente relevantes[11]. A análise do comportamento aplicada (ABA) é um campo de pesquisa, com início na década de 1940, que utiliza a experimentação para identificar variáveis ambientais que determinam o comportamento e verificar se a intervenção proposta é de fato responsável por sua mudança. A expansão da ABA levou à sistematização de diretrizes para suas pesquisas que, conforme Baer et al.[11], deveriam ser: (a) aplicadas, (b) comportamentais, (c) analíticas, (d) tecnológicas, (e) conceitualmente sistemáticas, (f) eficazes e (g) generalizáveis.

Essas diretrizes também impulsionaram pesquisas sobre a análise de diferentes métodos, permitindo selecionar os mais eficazes, considerando tanto os resultados quanto a economia de aplicação. Como um resultado dessas pesquisas, na década de 1980, foi proposto e descrito o método da análise funcional[12], adotada desde então como base das pesquisas aplicadas. A análise funcional tornou mais efetivas as intervenções, que passaram a ser delineadas com base na identificação da função dos comportamentos a partir da manipulação de variáveis antecedentes e consequentes ao comportamento em foco pelo pesquisador.

As pesquisas permitiram testar técnicas de intervenção sobre o comportamento baseadas em evidências de efetividade. Dentre as técnicas bem estabelecidas por pesquisas básicas[8], podemos citar a modelagem, a modelação, o esvanecimento, o treino discriminativo e o ensino instrucional. Essas e outras são combinadas e utilizadas em novas pesquisas, de forma a desenvolver toda uma tecnologia para as intervenções, tratamentos, terapias e modos de atuação efetivos do clínico diante de determinadas classes de comportamento, transtornos, e características do cliente.

A análise do comportamento aplicada não apenas desenvolve estratégias de intervenção, mas também define como deve ser o trabalho do clínico analista do comportamento. Essa definição advém da transposição das mesmas dimensões que caracterizam a pesquisa aplicada[11] para a prática clínica do analista do comportamento. A prática clínica é, portanto, orientada por bases filosóficas, leis e princípios do comportamento. Eles estão na base da atuação clínica desde o momento de elaborar análises, delinear e descrever procedimentos de coleta e intervenção, até as decisões sobre como mensurar a eficácia da intervenção sobre a mudança de comportamentos relevantes, ou seja, que resultam em melhora significativa da vida do paciente, generalizadas no tempo e para outros contextos.

A proposta da análise do comportamento aplicada à clínica não é ingênua em relação à (in)capacidade de se identificar e controlar todas as variáveis que possam funcionar como contexto ou consequência para os comportamentos dos indivíduos, devendo ser entendida como norteadora do raciocínio clínico e das decisões do analista[13]. Ela norteia, ainda, a formação do clínico analítico-comportamental para atender a todas essas diretrizes. Isso significa que esse último elo entre a produção de conhecimento e o benefício sobre indivíduos e sociedade também deve ser consistente com a proposta da análise do comportamento como uma ciência natural.

PRÁTICA CLÍNICA EM ANÁLISE DO COMPORTAMENTO

A tecnologia desenvolvida por pesquisas básicas e aplicadas para problemas relacionados a diversos transtornos facilitou a interlocução da ciência da análise do comportamento aplicada com outras disciplinas da área da saúde mental, como a psiquiatria. Essa interlocução ampliou o alcance da análise do comportamento, resultando no desenvolvimento de manuais de tratamento utilizados em ensaios clínicos randomizados e no teste, em larga escala, da validade de diversas intervenções, cujos resultados também são utilizados no desenvolvimento de novas pesquisas aplicadas. Três grupos de transtornos para as quais a análise do comportamento aplicada tem, historicamente, desenvolvido intervenções efetivas, especialmente na infância e adolescência, são:

- Transtorno do espectro autista (TEA).
- Transtornos relacionados a comportamentos disruptivos, como transtorno opositor desafiante, transtorno de conduta e transtorno de déficit de atenção e hiperatividade.
- Transtornos relacionados a sintomas internalizantes (embora não apenas), como os de humor, de ansiedade e de personalidade.

A diferença entre as trajetórias de pesquisas em análise do comportamento aplicada para cada um dos três grupos, o grau de eficácia dos tratamentos estabelecidos e a interface com pesquisas em psiquiatria, pode ser relacionada com a definição da prática clínica do analista do comportamento, como veremos a seguir. A história de Pedro, descrita no início do capítulo como um caso de transtorno opositor desafiante (TOD) e transtorno de déficit de atenção e hiperatividade (TDAH), será utilizada para ilustrar como é a prática clínica não delimitada à aplicação de um manual de intervenção, apresentando algumas possibilidades de coletar informações, fazer análise funcional e planejar intervenções.

Terapia ABA e o TEA: intervenções altamente eficazes

Intervenções voltadas a indivíduos com desenvolvimento atípico constituem as primeiras pesquisas da análise do comportamento aplicada, iniciadas na década de 1940[14]. A terapia ABA não se restringe somente ao tratamento de indivíduos com TEA, entretanto, esse tornou-se o campo da análise do comportamento mais influente e com maior crescimento nos Estados Unidos[15], fazendo com que a terapia ABA seja vista muitas vezes como sinônimo de "tratamento para autismo".

Atualmente, a robustez de conhecimento acumulado sobre sua eficácia[16], desenvolvido essencialmente por meio de pesquisas em análise do comportamento aplicada, levou outras disciplinas a reconhecê-lo como "um tratamento notável para pessoas com transtorno do espectro autista (...), amplamente aceito entre os profissionais de saúde"[17]. Só mais recentemente, a terapia ABA passou a ser utilizada também por pesquisas em psiquiatria[18], inclusive com manuais de intervenção para conduzir ensaios clínicos randomizados. Os resultados desses ensaios já possibilitam pesquisas de metanálise que, por sua vez, também têm confirmado seu alto grau de eficácia[19].

No tratamento de crianças com autismo, o clínico analista do comportamento deve identificar, avaliar e intervir [sobre] uma gama de comportamentos em diversas áreas, como motricidade, linguagem, cognição e socialização[20]. Identificar quais comportamentos serão alvo de intervenção por meio de análise funcional é uma tarefa complexa, que requer habilidades de observação, mensuração, identificação de classes funcionais, uso de escalas, dentre outras. Comportamentos que crianças típicas aprenderiam naturalmente, junto a esses clientes, requerem o controle preciso de múltiplas variáveis antecedentes e consequentes que promovam a aprendizagem e que possam dificultá-la e precisam ser eliminadas. A depender da severidade dos sintomas do autismo, comportamentos simples, como olhar, apontar, pegar; e comportamentos complexos, como imitar, nomear, classificar, flexibilizar e abstrair, precisam ser ensinados por meio de tratamento intensivo. O tratamento inclui planejar e promover, ainda, a generalização da aprendizagem no tempo e para outros contextos, tarefa que pode ser mais efetiva com a participação dos pais[21].

Como resultado, a terapia ABA pode exigir 30 ou até 40 horas por semana de intervenção, requerendo uma equipe multiprofissional que deve estar alinhada em torno dos objetivos e dos procedimentos previamente definidos[22]. Todas essas características citadas são coerentes com a definição da prática clínica em análise do comportamento e, nesse sentido, a construção de uma prática baseada em uma ciência natural tem implicações, portanto, sobre o treinamento do clínico[23].

Assim, a complexidade da terapia ABA e das competências necessárias ao clínico levaram à criação, a partir da década de 1990, de organizações internacionais que estabeleceram um código de ética específico e passaram a promover a acreditação do analista do comportamento[24]. A certificação se dá pela avaliação da formação, atividades de prática supervisionada, conhecimento avaliado por meio de provas objetivas e experiência em educação continuada segundo as dimensões que definem a prática clínica do analista do comportamento, descritas anteriormente.

Nos Estados Unidos, a certificação do analista do comportamento é exigida por leis estaduais, que também regulamentam a cobertura de seguros de saúde para tratamentos baseados em evidência para diferentes transtornos, dentre eles a terapia ABA para autismo[25]. No Brasil, o autismo passou a ser considerado uma deficiência, para todos os efeitos legais, a partir de 2012[26], levando a políticas públicas de inclusão social. Em decorrência, Tribunais de Justiça de diversos Estados têm determinado a obrigatoriedade dos planos de saúde cobrirem a terapia ABA para autismo[27]. Contudo, ainda é preponderante a negativa dos planos de saúde, levando as famílias a recorrerem na Justiça para obterem esse direito. A certificação de analistas do comportamento no Brasil, embora já exista, ainda não é exigida por lei.

Treinamento parental comportamental para transtornos relacionados a comportamentos disruptivos

Partindo-se da premissa de que, em toda interação social, os comportamentos de uma pessoa são antecedentes ou consequências para os comportamentos do outro, diferentes processos comportamentais ocorrem simultânea e continuamente na relação interpessoal, podendo reforçar tanto os comportamentos saudáveis, como os problemáticos. Assim, na relação da criança com pais, professores e pares, as formas com que eles lidam com seus comportamentos disruptivos podem torná-los mais intensos e frequentes, o que também repercute sobre mudanças nessas formas de lidar[28].

Intervenções para crianças com comportamentos disruptivos, baseadas na mudança do comportamento de seus pais, denominadas de treinamento parental, são propostas e testadas desde os primórdios das pesquisas em ABA. O treinamento parental visa ensinar aos pais habilidades mais eficazes e positivas, baseadas nos princípios da análise do comportamento, que levem à redução desses comportamentos, ao desenvolvimento de outros mais saudáveis e à mudança dos relacionamentos coercitivos da criança[29]. Abordaremos alguns aspectos desse tratamento a partir do caso de Pedro, descrito no início do capítulo.

O caso de Pedro: treinamento parental comportamental consistente com análise do comportamento

Partiremos da suposição de que as informações de que dispomos sobre Pedro foram relatadas pelos pais, com o auxílio de perguntas do clínico para identificar variáveis importantes do relacionamento da criança com pais, colegas e professores. Isso permite ao clínico levantar algumas hipóteses sobre o desenvolvimento de seus comportamentos disruptivos, que serão sistematizadas na Tabela 1, a seguir, selecionando-se o relacionamento de Pedro com seus pais.

Essas hipóteses, contudo, são baseadas em relatos e, portanto, não escapam a vieses de percepção, memória, motivação, julgamento e capacidade de descrição dos pais[30]. Por isso, a observação é essencial para o clínico obter informações mais fidedignas, controlar e mensurar comportamentos dos pais e de Pedro no início e ao longo de todo o tratamento, fazendo, assim, uma análise funcional mais completa e um pouco mais próxima a uma testagem experimental, e avaliando também se sua intervenção está de fato produzindo mudanças.

Tabela 1 Análise do contexto, das consequências e dos efeitos colaterais dos comportamentos de Pedro e de seus pais

Analisando Pedro			
Contexto	**Comportamentos de Pedro**	**Consequências reforçadoras**	**Efeitos colaterais sobre Pedro**
Demanda dos pais Atividades pouco interessantes	Reclamar, gritar, desobedecer, desafiar, ameaçar, agredir, mentir	Adiamento da demanda Atenção e impacto sobre outros Obtenção de algo	Aumento de esquivas, irritabilidade, agressividade, insensibilidade à punição, desamparo e tristeza
Os comportamentos disruptivos de Pedro podem ter sido reforçados por diferentes consequências, como o adiamento de demandas da rotina (reforçamento negativo), o impacto da atenção diferencial dos pais, professores e colegas, mesmo que na forma de broncas e ameaças (reforçamento positivo social) e a obtenção de algo de seu interesse (reforçamento positivo tangível). Os efeitos colaterais dessa relação coercitiva podem passar a acontecer em outras situações.			
Analisando os pais			
Contexto	**Comportamentos dos pais**	**Consequência**	**Efeitos colaterais sobre os pais**
Comportamentos disruptivos de Pedro	Ameaçar, chantagear, dar bronca, retirar *tablet*, fazer por Pedro e desistir	Interrupção dos comportamentos disruptivos de Pedro	Vigilância, restrição de passeios, irritabilidade, agressividade
Os comportamentos disruptivos de Pedro são provavelmente aversivos para os pais. Reações como ameaças, chantagens, broncas (punição positiva), castigos e afastamento (punição negativa) podem funcionar mais imediatamente para interrompê-los, tornando-se modos de lidar cada vez mais frequentes (reforçamento negativo). Os efeitos colaterais dos comportamentos dos pais podem intensificar a própria coerção.			

Dentre as diversas possibilidades, iremos supor uma observação inicial que mantenha estáveis algumas variáveis, como: ocorrência em consultório, oferecimento de brinquedos não competitivos, inclusão dos pais em uma proposta de que eles brinquem com Pedro, estabelecimento de um tempo arbitrário para a observação. A variável "demandas dos pais", que já se supõe levar a comportamentos disruptivos[28], será manipulada por meio de duas diferentes condições delimitadas pelo clínico. A Tabela 2, a seguir, ilustra uma possibilidade de manipulação das condições: "brinque com seu filho como você faria em casa" e

Tabela 2 Registro de frequência de recusas e obediências de Pedro diante de comandos da mãe e consequências dos dois comportamentos em condição de brincar livre ou brincar direcionado por 5 minutos

Condição 1: mãe e Pedro brincam de forma livre por cinco minutos		
Contexto	**Comportamento de Pedro**	**Consequências**
21 ordens (ou solicitações, pedidos etc.)	8 desobediências	2 repreensões/insistências 6 desistências
	13 obediências	9 novas ordens ou solicitações 4 silêncios
2 repreensões/insistências	2 obediências (+ irritabilidade)	2 silêncios da mãe
A mãe fez 21 ordens, das quais somente oito foram desobedecidas por Pedro, levando sua mãe a repreendê-lo duas vezes e a desistir seis vezes (mãe silencia e/ou faz por ele). As outras 13 ordens foram obedecidas, levando imediatamente a novas ordens da mãe em nove vezes, e ao seu silêncio em quatro vezes. As duas repreensões levaram à obediência de Pedro, seguidas do silêncio da mãe.		
Condição 2: mãe direciona brincadeira de Pedro por cinco minutos		
Contexto	**Comportamento de Pedro**	**Consequências**
44 ordens	35 desobediências (+ irritabilidade)	31 repreensões/insistências 4 desistências
	9 obediências	8 novas ordens ou solicitações 1 silêncio
21 repreensões/insistências	18 desobediências (+ irritabilidade)	10 repreensões/insistências 8 silêncios
	3 obediências (+ irritabilidade)	3 repreensões/insistências
A mãe fez 44 ordens, das quais 35 foram desobedecidas por Pedro com mais irritabilidade, levando sua mãe a repreendê-lo ou insistir 31 vezes e a desistir em quatro. As outras nove ordens foram obedecidas, levando imediatamente a novas ordens da mãe em todas as vezes. Das 31 repreensões e insistências, Pedro desobedeceu 18 vezes, com acentuada irritabilidade, levando a mais 10 repreensões e oito silêncios da mãe. As três obediências após repreensões levaram a novas repreensões em que a mãe se referia às vezes anteriores em Pedro desobedeceu.		

"brinque com seu filho tentando conduzir a brincadeira", registrando a frequência de comportamentos de Pedro e de sua mãe (supondo o mesmo registro, subsequente, para a interação de Pedro com seu pai), pré-selecionados e observados pelo clínico por cinco minutos em cada condição.

A observação e registro de frequência de comportamentos da mãe e da criança permitiram ao clínico identificar outras relações não descritas no relato dos pais. Somadas às informações do relato, o clínico pode compreender a função dos comportamentos disruptivos e de outros comportamentos e, a partir disso, elaborar intervenções sobre a necessidade de modificação das funções identificadas, e não só dos comportamentos de Pedro, elegendo e combinando diferentes habilidades parentais que poderiam levar a essa mudança. A Tabela 3, a seguir, apresenta possibilidades de análise funcional, de planejamento dos processos necessários à mudança de Pedro e de previsão de quais habilidades parentais poderiam ser ensinadas para esse objetivo.

A análise funcional permitiu identificar processos relacionados ao contexto e às consequências da obediência e da desobediência, levando ao detalhamento de habilidades parentais a serem ensinadas. A própria análise funcional da polarização do relacionamento de Pedro em termos de desobediência *versus* obediência deve levar, também, à necessidade de intervir sobre outros comportamentos de Pedro, o que amplia a definição de comportamentos-alvo para além da obediência[31,32]. Incluímos, também, na Tabela 4, a análise e o planejamento visando ensinar aos pais habilidades para desenvolver comportamentos de

Tabela 3 Análise funcional, planejamento de processos necessários à mudança e previsão de habilidades parentais a serem ensinadas

	Análise funcional da situação atual	Processos necessários à mudança	Habilidades parentais a serem ensinadas
Consequências para desobediência	▪ Pais desistem da ordem, reforçando desobediência ▪ Pais repreendem, punindo e reforçando (com atenção) desobediência ▪ Pedro adia a tarefa, reforçando desobediência	▪ Extinguir reforçamento para desobediência ▪ Retirar tanto punição como reforçamento para desobediência ▪ Extinguir reforçamento por adiamento da tarefa	▪ Manter a ordem, em caso de desobediência ▪ Ignorar desobediência ▪ Conduzir fisicamente para que ocorra obediência imediata
Consequências para obediência	▪ Pais dão novas ordens, punindo desobediência ▪ Pais ficam em silêncio, reforçando a obediência como esquiva de ordens e repreensões	▪ Retirar punição para obediência ▪ Reforçar a obediência com reforço social ▪ Reforçar a obediência com reforço natural	▪ Adiar a próxima ordem após uma obediência ▪ Permanecer presente, descrevendo e elogiando obediência ▪ Eleger ordens cujas consequências sejam prazerosas/ úteis para Pedro
Contextos para obediência e desobediência	▪ Ordens são contexto para desobediência ser reforçada ▪ Ordens são aversivas: dadas em tom de bronca e reprovação, e sinalizam tarefas pouco agradáveis ▪ Pais dão ordens confusas que facilitam desobediência ▪ Ordens em momentos de sono, cansaço, fome ou raiva são menos efetivas	▪ Reduzir contexto para desobediência ▪ Reduzir propriedades aversivas das ordens mudando tom e conteúdo ▪ Modificar propriedades ambíguas das ordens ▪ Dar ordens em momentos mais favoráveis para serem efetivas	▪ Dar menos ordens, escolher ordens dispensáveis ▪ Dar ordens em tom amistoso e educado, envolvendo atividades prazerosas para Pedro ▪ Dar ordens claras e objetivas ▪ Observar os estados físicos e emocionais para escolher quando dar ordens
Para além da obediência: promovendo um desenvolvimento saudável	▪ Práticas parentais focando somente a obediência ▪ Ciclo coercitivo dificultando relacionamento afetuoso ▪ Restrição de oportunidades para atividades e interações prazerosas ▪ Baixo repertório de habilidades sociais, enfrentamento das adversidades, autonomia na solução de problemas e expressão de sentimentos	▪ Criar contingências para fortalecer outros comportamentos: habilidades sociais, engajamento em relacionamento afetivo e atividades prazerosas, enfrentamento de adversidades e autonomia ▪ Manejar contexto e consequências que maximizem chance de resultados bem-sucedidos	Utilizar as habilidades parentais anteriores para: ▪ Tornar momentos de brincadeiras, conversas e troca afetiva não relacionados a obediência parte do dia-a-dia ▪ Proporcionar atividades em outros lugares e com outras crianças e adultos ▪ Criar situações para solução de desafios e problemas interpessoais progressivamente mais complexos ▪ Facilitar e acolher expressão de sentimentos

Pedro relacionados à comunicação, obtenção de atenção e trocas afetivas, engajamento em atividades e relacionamentos positivos, habilidades sociais de enfrentamento e de expressão de sentimentos. Essas aquisições possibilitam, inclusive, o alcance da intervenção sobre sintomas internalizantes[33], além de serem essenciais para possibilitar uma intervenção precoce por meio do tratamento, ampliando as chances de um desenvolvimento saudável em outras fases da infância, adolescência ou idade adulta[34].

Por fim, o clínico planeja e define quais estratégias de ensino poderão ser mais eficazes para o treinamento dos pais resultar na melhora de Pedro. O conhecimento em análise do comportamento permite avaliar algumas possibilidades de estratégias de intervenção baseadas em aprendizagem por instruções (em que as sessões podem ser conduzidas somente com os pais) ou por consequências (em que pais e criança estão presentes), listadas na Tabela 4.

Na comparação entre as estratégias de intervenção baseadas em aprendizagem por instruções ou baseadas em consequências, descritas na Tabela 4, fica evidente que estas últimas são mais compatíveis com a definição da prática clínica em análise do comportamento[35]. O ensino por meio de manejo de contexto e consequências do comportamento possibilita ao clínico agir mais diretamente sobre diferentes processos de mudança dos pais e da criança do que o ensino instrucional, reduzindo vieses que comprometem a própria aderência dos pais e a efetividade do tratamento[36].

As questões analisadas no caso fictício de Pedro sobre vieses do relato, necessidade de observação e mensuração, análise de processos comportamentais e escolha de intervenções efetivas que não dependam somente da orientação ao cliente, podem se estender ao trabalho de profissionais de outras disciplinas, por exemplo, do psiquiatra. Comumente, o relato dos pais exclui a descrição de variáveis do ambiente, relacionadas ao comportamento da criança (pela própria dificuldade deles de observação), que seriam importantes para a avaliação e tomada de decisão do psiquiatra. Além disso, o ato de relatar também está sujeito às leis de reforçamento, isto é, pode ser modificado a depender das consequências dadas pelo próprio psiquiatra, por exemplo, sinais sutis ou explícitos de aprovação, desaprovação ou mesmo pela mudança na hipótese diagnóstica e/ou na medicação.

As orientações dadas em consulta, por sua vez, correm o risco de não serem seguidas, pela própria força das contingências do dia a dia, quando as tentativas de fazer conforme solicitado pelo psiquiatra podem ser pouco reforçadoras, ou muito difíceis de se colocar em prática, para manter a mudança nos pais. Diante dessa situação, por sua vez, o relato fidedigno do não cumprimento de tais orientações em consultas posteriores pode ser ainda mais difícil. Isso mostra que a tarefa do clínico analista do comportamento – seja psicólogo, psiquiatra ou outro profissional – precisa incluir estratégias para modelar relatos fidedignos, para lidar de forma não aversiva nem indutiva com a dificuldade dos pais nessa área e para intervir e avaliar os efeitos de sua intervenção de formas objetivas, mensuráveis e minimamente sujeitas a vieses. Esses detalhes podem ser relevantes também nos protocolos de intervenção utilizados em pesquisas, contudo, nem sempre são levados em conta, como veremos a seguir.

Treinamento parental comportamental: tamanho de efeito moderado e (in)consistências em protocolos de intervenção

Intervenções baseadas na mudança do comportamento dos pais no tratamento de problemas relacionados a comportamentos externalizantes de crianças têm tamanho de efeito moderado de acordo com metanálises[37]. Ainda assim, o treinamento parental comportamental é o único tratamento psicossocial com su-

Tabela 4 Estratégias de intervenção do clínico baseadas em aprendizagem por instruções ou por consequências

Estratégias do clínico	Baseadas em aprendizagem por instruções	Baseadas em aprendizagem pelas consequências
Informar e analisar	Informar e analisar com base nos relatos de comportamentos, sujeitos a vieses	Informar e analisar com base em comportamentos observados continuamente em sessão
Orientar	Dar instruções para serem aplicadas em casa	Dar instruções aplicadas de imediato, em sessão
Dar modelo (modelação)	Dar modelo de habilidades via *role-playin*g com os pais	Ser modelo das habilidades que pretende ensinar ao interagir com Pedro em sessão
Fazer modelagem	Reforçar o relato dos pais sobre a aplicação das habilidades	Reforçar as habilidades dos pais em sessão e tanto o clínico quanto Pedro podem reforçar, de imediato, as habilidades dos pais em sessão
Manejar contexto antecedente	Dar orientações e fazer *role-playing* sobre manejo de antecedentes para serem aplicadas em casa	Manejar contexto antecedente por meio de manipulação de variáveis da própria sessão e do treino sistemático em sessão
Verificar efetividade das habilidades sobre os comportamentos de Pedro	Buscar informações sobre efetividade a partir do relato dos pais	Observar e mensurar comportamentos-alvo e habilidades parentais em sessão
Promover generalização	Propor tarefas de casa	Propor a continuidade, em casa, de habilidades já treinadas e reforçadas em sessão

porte empírico suficiente para ser classificado como bem estabelecido no tratamento de crianças com TOD ou transtorno de conduta (TC)[38]. É também o tratamento não farmacológico mais recomendado para crianças e adolescentes com TDAH, sendo considerado de primeira linha no caso de crianças pré-escolares[39].

Metanálises mais compreensivas apontam, ainda, que é grande a variação no tamanho de efeito de diferentes ensaios clínicos randomizados sobre treinamento parental[40]. Embora os manuais adotados nos ensaios clínicos sejam genericamente denominados de treinamento parental comportamental, a análise de seu conteúdo indica que eles diferem em relação à abordagem teórica na qual se embasam, com possíveis repercussões sobre o tamanho de efeito dos ensaios clínicos que os utilizam[41].

Dentre os manuais utilizados, alguns são coerentes com a definição da prática clínica em análise do comportamento[31,42], implicando no ensino de análise funcional aos pais, na seleção dos comportamentos-alvo da criança para além da obediência, na definição de habilidades parentais pertinentes aos processos necessários para a mudança e na adoção de estratégias de ensino baseadas em aprendizagem pelas consequências – assemelhando-se, portanto, ao tratamento ilustrado para o caso de Pedro. Outros manuais, em contrapartida, foram elaborados importando análises e procedimentos de diferentes teorias[32,43,44] e seu uso em ensaios clínicos corresponde a tamanhos de efeitos menores[41]. Nesses casos, o termo comportamental é utilizado como sinônimo de intervenção sobre comportamentos observáveis, não embasada em análise funcional e construída principalmente por meio de ensino instrucional, diferindo substancialmente de intervenções como a ilustrada pelo caso de Pedro, o que parece comprometer seus resultados.

Terapias baseadas em análise do comportamento para transtornos internalizantes

No tratamento de transtornos internalizantes, a terapia cognitivo-comportamental é a intervenção predominantemente estudada em ensaios clínicos e metanálises, como no caso de transtorno obsessivo-compulsivo (TOC), transtorno de ansiedade e transtorno depressivo, inclusive para crianças e adolescentes[45]. O componente comportamental, nesses casos, corresponde à aplicação de técnicas sobre comportamentos observáveis[46], assim como em alguns dos treinamentos parentais discutidos anteriormente. Até mesmo a terapia comportamental, em muitos estudos, é definida como sinônimo do mero isolamento deste componente, não correspondendo a uma terapia da análise do comportamento, de modo que não nos cabe analisar sua efetividade.

O desconhecimento de que a diferença entre terapia cognitivo-comportamental (TCC) e análise do comportamento não está em seu objeto, e sim nas bases filosóficas que norteiam a produção de conhecimento e as intervenções (e de que isso pode levar a desfechos diferentes) tem algumas implicações. Uma delas é a dificuldade de inserção de terapias de fato baseadas em análise do comportamento nessa área, somada à recenticidade de pesquisas experimentais sobre comportamentos privados que mostram o desenvolvimento dessas terapias voltadas a transtornos internalizantes[47,48]. Outra implicação é a dificuldade de se comparar os resultados dos tratamentos baseados em técnicas do comportamento com aqueles baseados em análise do comportamento.

O avanço das pesquisas em análise do comportamento sobre transtornos internalizantes levou à elaboração de diferentes propostas de tratamento, inicialmente construídas para a população adulta e posteriormente adaptadas também para crianças e adolescentes. Já há ensaios clínicos e metanálises sobre versões infanto-juvenis das principais terapias, como as de ativação comportamental para depressão[49], aceitação e compromisso[50], *mindfullness*[51] e comportamental dialética para transtorno de personalidade *borderline*[52]. Os estudos citados apresentam resultados positivos sobre sintomas e transtornos internalizantes, além daqueles já conhecidos sobre transtornos externalizantes.

Outra via de pesquisas, sobre parentalidade, tem apontado que as formas dos pais lidarem com os comportamentos das crianças podem favorecer o desenvolvimento de transtornos internalizantes. Manejos parentais que sinalizam rejeição podem dificultar a autorregulação de emoções da criança e levar a sentimentos de abandono e de baixa autoestima, relacionados à depressão e ansiedade. O controle excessivo dos pais, por sua vez, pode minar a autonomia da criança e impactar seu senso de competência[53].

O papel dos pais, como participantes das contingências relacionadas ao problema e à sua solução, tem levado ao desenvolvimento de pesquisas em análise do comportamento que adaptam propostas de intervenção em treinamento parental comportamental[33]. As mesmas estratégias terapêuticas e habilidades ensinadas aos pais para o tratamento de comportamentos disruptivos são aplicadas às características e necessidades das crianças com transtornos de humor e de ansiedade. Nesse sentido, os pais aprendem a validar emoções e auxiliar a criança a lidar com seus próprios comportamentos, promovendo seu desenvolvimento emocional. Essas adaptações ao tratamento de transtorno depressivo em crianças têm produzido resultados positivos significativos, inclusive sobre mecanismos neurais relacionados ao sistema de recompensas[54].

CONSIDERAÇÕES FINAIS

A trajetória de pesquisas em análise do comportamento aplicada nos três diferentes campos apresentados neste capítulo aponta para a importância da correspondência entre a prática clínica e a caracterização da análise do comportamento como uma ciência natural, o que ocorre de modo mais consistente na terapia ABA para autismo. Por outro lado, o agrupamento de terapias baseadas em abordagens diferentes sob o mesmo rótulo, para uso em ensaios clínicos e pesquisas de metanálise, pode mimetizar os resultados de uma e de outra, como no caso do treinamento parental comportamental e da terapia comportamental. Pode, ainda, restringir a adoção de tratamentos da análise do comportamento em pesquisas sobre determinados transtornos, como os internalizantes, e o reconhecimento do trabalho do clínico analista do comportamento junto a clientes com outros problemas que não autismo e comportamentos disruptivos.

Tanto em pesquisas aplicadas como na prestação de serviços, bons tratamentos comportamentais são aqueles baseados em análise funcional do comportamento, e não apenas na aplicação de técnicas sobre sintomas relacionados ao diagnóstico[55]. Nesse sentido, a separação entre sintomas externalizantes e internalizantes é puramente didática; tanto um como outro estão sujeitos às mesmas leis do comportamento e estão inter-relacionados, devendo ser, ambos, alvos de análise e de planejamento da intervenção em qualquer tratamento, como vimos no caso de Pedro. A delimitação do alcance do tratamento, imposta em manuais de terapia, não corresponde à prática clínica do analista do comportamento e, sim, a uma necessidade metodológica das pesquisas que os utilizam.

Certamente, é o alcance do tratamento na mudança dos indivíduos, especialmente de crianças e adolescentes, que pode impulsionar o avanço de mais pesquisas e o apoio inclusive do governo, como vimos no caso da terapia ABA para autismo. A adoção de um tratamento que analise, preveja e indique intervenções sobre a promoção do desenvolvimento atual e futuro da criança é obrigação ética do analista do comportamento, alinhando-se aos próprios fundamentos dos direitos humanos da criança[56].

Essa mesma proposição se aplica à psiquiatria da infância e da adolescência. O conhecimento de analistas do comportamento sobre a psiquiatria, bem como de psiquiatras sobre a análise do comportamento, pode trazer contribuições para o trabalho de ambos. A ciência do comportamento pode e deve ser acessível a todo profissional de saúde que intervenha direta ou indiretamente sobre algum aspecto do comportamento humano. Tornar a análise do comportamento acessível é compromisso dos analistas do comportamento. Compreendê-la e adotá-la na prática clínica é um desafio a todos nós, profissionais de saúde. Se o presente capítulo pôde contribuir de alguma forma para a acessibilidade da análise do comportamento à psiquiatria, seu objetivo pode ser considerado alcançado.

Para aprofundamento

- Casey LB, Carter SL. Applied behavior analysis in early childhood: an introduction to evidence-based interventions and teaching strategies. New York: Routledge; 2016.
  - ⇨ **Intervenções baseadas em evidência aplicadas a desafios do dia a dia e ao manejo de comportamentos importantes no desenvolvimento infantil.**
- Cooper J, Heron T, Heward W. Applied behavior analysis. 3 ed. Upper Saddle River, Nj: Pearson; 2007.
  - ⇨ **Avaliação, diagnóstico e intervenção em análise do comportamento aplicada para transtorno do espectro autista.**
- Eyberg SM, Funderburk BW. Parent-Child Interaction Therapy Protocol. Gainesville, FL: PCIT International; 2011.
  - ⇨ **Treinamento parental baseado em Análise do Comportamento para transtornos relacionados a comportamentos disruptivos.**

REFERÊNCIAS BIBLIOGRÁFICAS

1. Skinner BF. Behaviorism at fifty. In. Skinner BF. Contingencies of reinforcement: a theoretical analysis. New York, NY: Appleton-Century-Crofts; 1963. p. 221-68.
2. Ledoux SF. Defining natural sciences. Behaviorology Today. 2002;5(1):34-5.
3. Lagemaat RV. Theory of Knowledge for the IB Diploma. Cambridge: Cambridge University Press; 2006.
4. Gauch HG Jr. Scientific method in practice. Cambridge: Cambridge University Press; 2003.
5. UNESCO. Declaração sobre a ciência e o uso do conhecimento científico. Versão adotada pela Conferência Budapeste, 1 de julho de 1999. Disponível em: http://livros01.livrosgratis.com.br/ue000111.pdf (acesso 20 fev 2020).
6. Skinner BF. The behavior of organisms: an experimental analysis. Indiana, USA: Appleton-Century; 1938.
7. Skinner BF. Selection by consequences. Science. 1981;213(4507):501-4.
8. Skinner BF. Science and human behavior. New York: Macmillan; 1953.
9. Sidman M. Coercion and its fallout. Authors Cooperative; 1989.
10. Dougher MJ. Behaviorisms and private events. Behav Anal. 2013;36(2):223-7.
11. Baer DM, Wolf MM, Risley TR. Some current dimensions of Applied Behavior Analysis. Journal of Applied Behavior Analysis. 1968;1:917.
12. Iwata BA, Dorsey MF, Slifer KJ, Bauman KE, Richman GS. Toward a functional analysis of self-injury. J Appl Behav Anal. 1994;27(2):197-209.
13. Sturmey P (ed.). Functional analysis in clinical treatment. Massachusetts: Elsevier Academic Press; 2007.
14. Lovaas OI. Behavioral treatment and normal educational and intellectual functioning in young autistic children. J Consult Clin Psychol. 1987; 55(1):3-9.
15. Deochand N, Fuqua RW. BACB certification trends: State of the states (1999 to 2014). Behav Anal Pract (BAP). 2016;9(3):243-52.
16. Wong C, Odom SL, Hume KA, Cox AW, Fettig A, Kucharczyk S, et al. Evidence-based practices for children, youth, and young adults with autism spectrum disorder. J Autism Dev Disord. 2015;45(7):1951-66.
17. Center of Disease Control (CDC). Treatment for autism spectrum disorder. 2020. Disponível em: https://www.cdc.gov/ncbddd/autism/treatment.html (acesso 20 fev 2020).
18. Smith T. Evolution of research on interventions for individuals with autism spectrum disorder: implications for behavior analysts. Behav Anal. 2012;35(1):101-13.
19. Makrygianni MK, Gena A, Katoudi S, Galanis P. The effectiveness of applied behavior analytic interventions for children with autism spectrum disorder: A meta-analytic study. Res Autism Spectr Disord. 2018;51:18-31.
20. Matson JL. Applied behavior analysis for children with autism spectrum disorders. New York: Springer; 2010.
21. Brookman-Frazee L, Vismara L, Drahota A, Stahmer A, Openden D. Parent training interventions for children with autism spectrum disorders. In. Applied behavior analysis for children with autism spectrum disorders. New York: Springer; 2009. p. 237-57.
22. **Barr SM. A Students guide to natural science. In: Wilmington DE: Intercollegiate Studies Institute. Behavior Analyst Certification Board (BACB); 2014. Applied behavior analysis treatment of autism spectrum disorder: practice guidelines for healthcare funders and managers. 2 ed. Disponível em: https://www.bacb.com/wp-content/uploads/2017/09/ABA_Guidelines_for_ASD.pdf (acesso 20 fev 2020).**
    ⇨ **Colocaria como um guia sobre a intervenção ABA para TEA que oferece uma visão ampla sobre características do transtorno e da intervenção e que oferece um panorama geral dos principais elementos que constituem uma intervenção ABA.**
23. Marr MJ. The natural selection: behavior analysis as a natural science. Eur J Behav Anal. 2009;10:105-20.
24. Behavior Analyst Certification Board (BACB). Código de ética e disciplina para analistas do comportamento. 2016. Available: https://www.bacb.com/wp-content/uploads/2017/09/160621-compliance-code-brazilian-portuguese.pdf (acesso 20 fev 2020).

25. Oda FS. Análise do comportamento e autismo: marcos históricos descritos em publicações norteamericanas influentes. Rev Bras Terapia Comportamental e Cognitiva. 2018;3:86-98.
26. Brasil. Lei 12.764, de 27 de dezembro de 2012. Institui a Política Nacional de Proteção dos Direitos da Pessoa com Transtorno do Espectro Autista; e altera o § 3o do art. 98 da Lei no 8.112, de 11 de dezembro de 1990. Available: http://www.planalto.gov.br/ccivil_03/_ato2011-2014/2012/lei/l12764.htm (acesso 20 fev 2020).
27. Tribunal de Justiça de São Paulo (TJSP). Operadora de planos de saúde deve custear terapias complementares a criança. 2016/ Disponível em: https://www.tjsp.jus.br/Noticias/Noticia?codigoNoticia=37725 (acesso 20 fev 2020).
28. Lucyshyn MM, et al. Transforming parent-child interaction in family routines: longitudinal analysis with families of children with developmental disabilities. J Child Fam Stud. 2015; 24(12):3526-41.
29. Kazdin AE. Parent management training: treatment for oppositional, aggressive and antisocial behavior in children and adolescent. New York: Oxford University Press; 2005.
30. Moens MA, Weeland J, Van der Giessen D, Chhangur RR, Overbeek G, et al. The eye of the beholder? Parent-observer discrepancies in parenting and child disruptive behavior assessments. J Abnorm Child Psychol. 2018;46:1147-59.
31. **Forehand RL, McMahon RJ. Helping the noncompliant child: family--based treatment for oppositional behavior. New York: Guilford Press; 2003.**
    ⇨ **Manual de treinamento parental comportamental consistente com princípios da análise do comportamento na seleção de comportamentos-alvo da criança, habilidades parentais e estratégias do terapeuta.**
32. Webster-Stratton CH. The incredible years: a trouble-shooting guide for parents of children aged 2-8 years. Seatle: incredible years press; 2006.
33. Luby JL, Barch DM, Whalen D, Tillman R, Freedland KE. A randomized controlled trial of parent-child psychotherapy targeting emotion development for early childhood depression. Am J Psychiatry. 2018;175(11):1102-10.
34. **Ala'i-Rosales S, Cihon JH, Currier TDR, Ferguson JL, Leaf JB, Leaf R, et al. The big four: functional assessment research informs preventative behavior analysis. Behav Anal Pract. 2019;12(1):222-34.**
    ⇨ **Análise funcional no desenvolvimento de intervenções sobre comportamentos da criança essenciais para seu desenvolvimento saudável: comunicação, produção de atenção e afeto, engajamento em atividades prazerosas e enfrentamento de adversidades.**
35. **Del Prette G, Pilatti CF, Lopes GM, Modernell LM, Dib RR. Análise funcional de intervenções com pais: orientação ou treinamento? In. Rossi A, Brandão L, Linares I (orgs.). Terapia analítico-comportamental infantil. São Paulo: Paradigma; 2020.**
    ⇨ **Análise funcional de intervenções baseadas em orientação ou treinamento parental e sua consistência com princípios da análise do comportamento, apresentando os possíveis impactos sobre os resultados do tratamento.**
36. Allen KD. Warzak WJ. The problem of parental nonadherence in clinical behavior analysis: Effective treatment is not enough. J Appl Behav Anal (JABA). 2000;33:373-91.
37. Mingebach T, Kamp-Becker I, Christiansen H, Weber L. Meta-meta-analysis on the effectiveness of parent-based interventions for the treatment of child externalizing behavior problems. Plos One. 2018;13(9):1-21.
38. Kaminski JW, Claussen AH. Evidence base update for psychosocial treatments for disruptive behaviors in children. J Clin Child Adolesc Psychol. 2017;46:477-99.
39. CDC. ADHD Treatment Recommendations. 2020. Disponível em: https://www.cdc.gov/ncbddd/adhd/guidelines.html (acesso20 fev 2020).
40. Sonuga-Barke EJ, Brandeis D, Cortese S, Daley D, Ferrin M, Holtmann M, et al. Nonpharmacological interventions for ADHD: systematic review and meta-analysis of randomized controlled trials of dietary and psychological treatments. Am J Psychiatry. 2013;170(3):275-89.
41. Del Prette G. Adaptação e aplicação de um programa para Treinamento Parental Comportamental no tratamento de pré-escolares com Transtorno de déficit de atenção/hiperatividade. [Relatório final de pós-doutorado]. São Paulo: Núcleo de Pesquisa em Neurodesenvolvimento e Saúde Mental, Instituto de Psiquiatria da Universidade de São Paulo; 2017.
42. Eyberg SM, Funderburk BW. Parent-child interaction therapy protocol. Gainesville: PCIT International; 2011.
43. Thompson MJ, Laver-Bradubury C. New forest parenting programme: A timely, target and theoretically based intervention for children with ADHD difficulties: an 8 week home based programme. Notes for Therapists; 2013.
44. Barkley RA. Defiant children: A clinician's manual for assessment and parent training. New York: The Guilford Press; 1996.
45. Butler A, Chapman J, Forman E, Aaron B. The empirical status of cognitive-behavioral therapy: A review of meta-analyses. Clin Psychol Rev. (2006);26(1):17-31.
46. Knapp P, Beck A. Fundamentos, modelos conceituais, aplicações e pesquisa da terapia cognitiva. Rev Bras Psiquiatr. 2008;30(2).
47. Anderson CM, Hawkins RP, Scotti JR. Private events in behavior analysis: Conceptual basis and clinical relevance. Behav Ther. 1997;28:157-79.
48. Hayes SC. Acceptance and commitment therapy, relational frame theory, and the third wave of behavioral and cognitive therapies. Behav Therapy. 2004;35:639-65.
49. Martin F, Oliver T. Behavioral activation for children and adolescents: a systematic review of progress and promise. Eur Child Adolesc Psychiatry. 2019;28(4):427-11.
50. Fang S, Ding D. A meta-analysis of the efficacy of acceptance and commitment therapy for children. J Contextual Behav Sci. 2020;15:225-34.
51. Dunning D, Griffiths K, Kuyken W, Crane C, Foulkes L, Parker J, et al. Research review: the effects of mindfulness-based interventions on cognition and mental health in children and adolescents – a meta-analysis of randomized controlled trials. J Child Psychol Psychiatry. 2019;60(3):244-58.
52. McCaulin E, Berk MS, Asarnow JR, Adrian M, Cohen J, Korslund K, et al. Efficacy of dialectical behavior therapy for adolescents at high risk for suicide a randomized clinical trial. JAMA Psychiatry. 2018;75(8):777.
53. Scaini S, Palmieri S, Caputi M. The relationship between parenting and internalizing problems in childhood. In. Benedetto L, Ingrassia M (eds.). Parenting: empirical advances and intervention resources. London: InterchOpen; 2018. p. 639-81.
54. **Luby JL, Gilbert K, Whalen D. The differential contribution of the components of parent child interaction therapy emotion development for treatment of preschool depression. J Am Acad Child Adolesc Psychiatry. 2019;1-12.**
    ⇨ **Adaptação de um dos principais treinamentos parentais comportamentais para o tratamento de depressão em pré-escolares, apontando para efeitos sobre sintomas de depressão e também sobre o sistema neural de recompensas da criança.**
55. Chronis AM, Chacko A, Fabiano GA, Wymbs BT, Pelham WE. Enhancements to the behavioral parent training paradigm for families of children with ADHD: Review and future directions. Clin Child Fam Psychol Rev. 2004;7(1):1-26.
56. United Nations. United Nations convention on the rights of the child. United Nations Treaties. 1990. Disponível em: https://treaties.un.org/doc/Publication/UNTS/Volume%201577/v1577.pdf

5

Psicoterapia de grupo com crianças: uma revisão da literatura

Mateus Brasileiro
Flávia Morais
Ana Carolina Soares

Sumário

Pontos-chave

- Qualquer abordagem psicoterápica deve levar em consideração que a construção intrapessoal ocorre dentro das relações que este estabelece com seu grupo, sendo a formação do indivíduo, portanto, também um produto social.
- Pode-se compreender melhor o aumento crescente do interesse pelo desenvolvimento de intervenções em grupo dentro de um modelo terapêutico que, em seu início, era essencialmente realizado de forma individualizada.
- As particularidades do grupo acabam fornecendo peculiaridades para as relações estabelecidas entre o paciente e o terapeuta e, com isso, possibilitam análises que a terapia individual não permitiria.

INTRODUÇÃO

A sociedade nada mais é do que um grande grupo. E é no grupo que se perpassa a história da humanidade, com a produção de cultura, leis de funcionamento, dialetos específicos e diversos outros subprodutos. O grupo, no entanto, vai para além do desenvolvimento de repertório coletivo, tendo ele também um papel fundamental na formação intrapessoal ao longo da existência do indivíduo[1]. Assim, o processo de desenvolvimento intra e interpessoal do sujeito (o próprio cerne da psicologia) é intrínseco às relações estabelecidas por ele no e com o grupo, um aspecto que ocupa papel essencial nas formulações explicativas das diferentes matrizes teóricas da psicologia e que, consequentemente, torna-se relevante na construção dos serviços psicológicos oferecidos, dentre eles, a psicoterapia.

Existem diversos tipos e modalidades de psicoterapia pesquisadas e descritas na literatura, por vezes se observando variações até dentro de um mesmo paradigma teórico[2,3]. Uma dessas modalidades refere-se a um modelo de intervenção coletiva que vem sendo genericamente caracterizada como psicoterapia em grupo. Dentre as características peculiares da terapia em grupo, uma que tem sido bastante destacada é que ela oferece condições que facilitam a identificação do sofrimento ou inabilidade que são comuns entre os participantes, facilitando a autopercepção e a empatia com o seu semelhante, diminuindo a sensação isolamento social[1] e unificando os objetivos interpessoais[4]. Além disso, a terapia em grupo tem como um de seus subprodutos a aproximação das famílias dos participantes, não raramente gerando um grupo de apoio que vai além da própria psicoterapia. Por fim, uma vantagem é a de que as terapias em grupo podem fornecer uma alternativa financeiramente mais viável do que a psicoterapia individual e, com isso, possibilitar um maior acesso às intervenções de tratamento, prevenção e promoção de saúde mental[5].

De acordo com Cheney et al.[5], uma das populações que mais se beneficiam da psicoterapia em grupo são as crianças, por tratar-se de ambiente menos intimidador e por estas serem particularmente responsivas ao grupo social e beneficiadas pela aprendizagem conduzida por pares etários. Além disso, por representarem um análogo à sociedade, os grupos terapêuticos fornecem um ambiente no qual dificuldades comportamentais e emocionais podem ser trabalhadas concomitantemente ao desenvolvimento das habilidades de socialização interpessoal e o repertório de seguir regras[6].

Há uma variedade de modelo para a psicoterapia em grupo com crianças, como ludoterapia centrada na criança, terapia cognitivo-comportamental, terapias comportamentais de grupo, terapias de base psicodinâmica, entre outras.

O presente capítulo tem como objetivo apresentar algumas das principais práticas atuais da psicoterapia em grupo com crianças, em especial aquelas que vêm sendo construídas com base em evidências científicas. Para isso, ele será dividido em duas seções distintas, mas complementares. Primeiramente serão apresentados dados referentes à sua eficácia a partir de artigos identificados por meio de uma revisão não sistemática da literatura nas bases de dados Pubmed e Psychinfo nos últimos 5 anos. Posteriormente, serão descritas as principais modalidades de terapia infantil em grupo, destacando as peculiaridades das diferentes matrizes teóricas que as embasam.

REVISÃO DAS EVIDÊNCIAS CIENTÍFICAS SOBRE INTERVENÇÕES EM GRUPO COM CRIANÇAS

Características gerais dos estudos

Um primeiro esforço na caracterização geral dos artigos sobre psicoterapia infantil em grupo apresentados nesta revisão será o de descrever seus participantes, trazendo para cada um dos 17 estudos encontrados o número total de participantes na pesquisa, sua faixa etária e a característica principal para inclusão das crianças selecionadas (população). Esses dados estão sistematizados e exibidos na Tabela 1.

A principal característica a ser destacada em uma descrição dos dados gerais apresentados na Tabela 1 e, particularmente, dos participantes das pesquisas encontradas, é que eles são reveladores de uma característica citada por Cheney et al.[5] como endêmica e inevitável às intervenções em grupo com crianças: a grande heterogeneidade dos trabalhos encontrados. Observa-se uma variabilidade, por exemplo, em relação à quantidade de participantes, que vai desde apenas três até 482 crianças, com uma média de 118 participantes e um desvio padrão de 151.17. Já a idade dos membros dos grupos apresentados nas intervenções vai desde a primeira infância até a adolescência, com uma amplitude que vai de 3 a 15 anos de idade, estando a faixa etária mais comum no intervalo entre 7 e 13 anos.

Diversidade considerável também foi verificada no tipo de população para as quais os grupos se destinaram. Dez estudos tiveram como participantes crianças e adolescentes com diagnósticos clínicos ou que apresentavam algum sintoma relacionado a estes diagnósticos. No entanto, pouca regularidade pôde ser constatada entre as categorias diagnósticas identificadas, visto que apenas duas delas foram utilizadas como critério principal de inclusão em mais de um estudo: transtorno de ansiedade (estudos 7, 8 e 12) e agressividade (estudos 3 e 16). Vale destacar ainda que os dois trabalhos nos quais o público alvo foram crianças agressivas, utilizaram a mesma intervenção e com o mesmo grupo de participantes, diferindo apenas nos tipos de medidas utilizadas e no momento em que elas foram realizadas. Os outros critérios diagnósticos encontrados foram mutismo seletivo, obesidade, comportamentos desafiadores, autismo e síndrome de Tourette.

O público-alvo das pesquisas relacionadas à terapia de grupo tem circundado também a situação de vulnerabilidade dos participantes, totalizando 8 de 17 pesquisas, dentre as quais três delas foram realizadas com crianças em situação de adaptação cultural desafiadora (estudos 9, 13 e 15) e outras três com irmãos de crianças com doença e/ou deficiência (estudos 1, 6 e 17). Além disso, o estudo 10 tem como participantes crianças negras americanas em situação de pobreza e o estudo 12 apresenta uma sobreposição dos dois tipos de critérios de seleção (diagnóstico e situação de vulnerabilidade), tendo selecionado como participantes crianças com TEPT e que vivenciaram zonas de conflito.

Atentar para as características dos participantes das pesquisas analisadas adquire uma importância especial em uma revisão de literatura, pois a quantidade de participantes vai conferir um maior ou menor poder preditivo das conclusões feitas sobre as intervenções e as particularidades dos participantes definirá, pelo menos em parte, o alcance das afirmações trazidas por cada estudo, uma vez que a idade e o tipo de população irá conferir especificidades que devem ser levadas em consideração pelo tipo de tratamento aplicado. Nesse sentido, tais características são relevantes ao delinear o escopo das análises permitidas acerca da eficácia das intervenções avaliadas neste capítulo.

Resultados e intervenções

Os resultados a respeito da eficácia da psicoterapia em grupo com crianças nos 17 artigos encontrados foram classificados em quatro categorias diferentes: (i) positivos e melhores que o grupo controle, quando além das evidências de melhorias clínicas das crianças, constatou-se progressos superiores aos de crianças que não haviam passado pela intervenção avaliada; (ii) positivos, mas não superiores ao grupo controle, quando houve melhorias nos participantes expostos à psicoterapia em grupo, porém tais progressos se mostraram inferiores ou iguais às de participantes dos grupos controle; (iii) positivos, mas sem a existência de um grupo controle para comparação; (iv) negativos, quando não se observou melhora clínica nos participantes.

Pode-se observar na Tabela 1 que o único estudo analisado a reportar resultados negativos foi o estudo 12, cujas medidas não capturaram nenhuma melhoria significativa no quadro clínico das crianças. Assim, apesar da grande heterogeneidade encontrada nos estudos analisados dificultar uma comparação

Tabela 1 Dados referentes aos 17 artigos encontrados na literatura sobre psicoterapia em grupo com crianças

Nº	Identificação do artigo	N	Idade	População	Tipos de resultados	Tipo de controle
1	Engelhardt-Lohrke et al.[7]	68	8-13	Irmãos de crianças com doença ou deficiência grave	Positivos e melhores que controle	Grupo espera
2	Cornacchio et al.[8]	29	5-9	Crianças com mutismo seletivo	Positivos e melhores que controle	Grupo psicoeducativo
3	Lochman et al.[9]	360	9-11	Crianças agressivas	Positivos, mas não superiores a controle	Terapia individual
4	Farpour-Lambert et al.[10]	74	7-12	Crianças com obesidade	Positivos e melhores que controle	Acompanhamento nutricional individual
5	Taylor, Meany-Walen, Nelson e Abdi Gungor[11]	3	6-8	Crianças com comportamentos desafiadores	Positivos, sem grupo controle	Próprio sujeito
6	Barrera, Neville, Purdon e Hancock[12]	18	8-15	Irmãos de crianças com câncer	Positivos, mas não superiores a controle	Grupo atenção
7	Esbjørn, Normann, Christiansen e Reinholdt-Dunne[13]	44	7-13	Crianças com distúrbios de ansiedade	Positivos, sem grupo controle	-
8	Salum et al.[14]	79	7-11	Crianças com ansiedade generalizada, de separação ou social	Positivos, mas não superiores a controle	Grupo psicoeducativo
9	Kwon e Lee[15]	4	8-9	Refugiados norte coreanos	Positivos, sem grupo controle	Próprio sujeito
10	Patterson, Stutey e Dorsey[16]	12	5-9	Crianças americanas negras em situação de pobreza	Positivo sem grupo controle	Próprio sujeito
11	Leaf et al.[17]	15	3-7	Crianças com autismo	Positivos e melhores que controle	Grupo espera
12	Kangaslampi, Punamaki, Qouta, Diab e Peltonen[18]	482	10-13	Crianças com sintomas de transtorno do estresse pós-traumático (TEPT) que vivenciaram zonas de conflito	Negativos	Grupo de espera
13	Berger, Benatov, Abu-Raiya e Tadmor[19]	322	3ª e 4ª séries	Estudantes de escolas israelense-palestinas ou palestino-israelenses	Positivos, sem grupo controle	-
14	Dabrowski et al.[20]	28	9-13	Crianças com Síndrome de Tourette	Positivos e melhores que controle	Grupo espera
15	Su e Tsai[21]	8	8-9	Crianças imigrantes no Taiwan	Positivos e melhor que controle	Grupo espera
16	Lochman et al.[22]	364	9-12	Crianças agressivas	Positivos, mas não superiores a controle	Terapia individual
17	Roberts et al.[23]	56	7-12	Irmãos de crianças com alguma deficiência	Positivos e melhores que controle	Grupo espera

deles entre si, os dados aqui apresentados parecem sugerir de modo bastante robusto que as intervenções psicoterápicas em grupo com crianças têm sido eficazes em produzir os resultados a que foram propostas.

Os resultados sobre a eficácia da intervenção em grupo, no entanto, precisam ser interpretados com uma certa cautela, pois, apesar das melhorias clínicas obtidas em seus participantes, em quatro estudos tais progressos foram iguais ou inferiores ao grupo controle e cinco estudos não tiveram um grupo comparação. Sendo assim, é necessário considerar a extensão dos resultados obtidos a partir da comparação com o grupo controle.

Dos doze estudos que possuíram grupo controle, seis tiveram um controle ativo, isto é, os participantes do grupo controle passaram por tratamento (individual ou em grupo) e seis pesquisas dispuseram de grupo controle passivo, nos quais os participantes não foram submetidos a nenhuma intervenção. Quando comparados, esses grupos de pesquisas revelam uma diferença entre si. Para cinco dos seis estudos que utilizaram um grupo controle passivo, obteve-se um resultado positivo e melhor do que o controle, tendo apenas o estudo 12 relatado resultados negativos. Já para as pesquisas que utilizaram um controle ativo, em quatro dos seis estudos observaram-se resultados positivos, mas não superiores ao controle e apenas dois desses resultados se mostraram superiores aos dos participantes dos grupos controle.

Esses números corroboram o que Reynolds, Wilson, Austin e Hooper[24] haviam constatado em uma metanálise que investigou a eficácia da psicoterapia no tratamento de transtornos de ansiedade para crianças e adolescentes. Segundo os autores, a psicoterapia infantil em grupo tem conseguido consistentemente demonstrar alguma eficácia clínica, mas por vezes falha em obter um resultado superior ou mesmo igual a outros tratamentos, geralmente grupos psicoeducativos ou intervenções individuais.

Uma outra característica averiguada refere-se às matrizes teóricas que embasaram as intervenções das pesquisas encontradas, um aspecto considerado relevante, uma vez que (1) revela as áreas da psicologia que mais têm produzido conhecimento sobre a terapia em grupo com crianças, e (2) acaba também delimitando, pelo menos em parte, as características das intervenções em si.

Oito dos artigos relatam suas intervenções como tendo uma base cognitivo-comportamental, três como analítico-comportamental, três como abordagem centrada na criança, dois como multidisciplinar e um como adleriana (Figura 1). Ao se fazer uma análise mais aprofundada das técnicas e estratégias utilizadas, nota-se que os dois artigos definidos como multidisciplinares, assemelham-se a uma intervenção fundamentada nas premissas cognitivo-comportamentais.

Em relação aos tipos de resultados encontrados, percebe-se que todas as matrizes teóricas apresentaram intervenções com efeitos positivos sobre a amostra pesquisada. As intervenções de base cognitivo-comportamental, talvez por serem as mais comuns, foram as que apresentaram maior variabilidade nos tipos de resultados, com dois estudos relatando efeitos maiores que o controle, quatro com efeitos positivos, mas não superiores ao controle, um sem grupo controle e um com resultados negativos. Em contrapartida, os melhores resultados foram os de base analítico-comportamental, pois em sua totalidade tiveram resultados positivos e superiores ao controle.

Apesar da aparente vantagem dos grupos baseados na teoria da análise do comportamento, é difícil afirmar que haja uma correlação entre determinada matriz teórica e a qualidade dos resultados obtidos. Primeiro porque a quantidade de estudos encontrados para outras abordagens que não a cognitivo-comportamental é muito pequena para sustentar tal afirmação. Segundo, porque, ao se analisar os dados mais detalhadamente, percebe-se também uma relação entre os tipos de controle utilizados e as diferentes matrizes teóricas, o que poderia responder pela diferença observada nos resultados. Por exemplo, enquanto para os grupos de base cognitivo-comportamental o grupo controle mais utilizado foi do tipo ativo (em quatro estudos), nos grupos de base analítico comportamental, apenas um dos estudos utilizou este tipo controle, enquanto os outros dois tiveram grupos controle passivos.

A partir de agora, o presente capítulo passa a ocupar-se em descrever mais detalhadamente os princípios e algumas estratégias utilizadas em grupos com crianças considerando-se

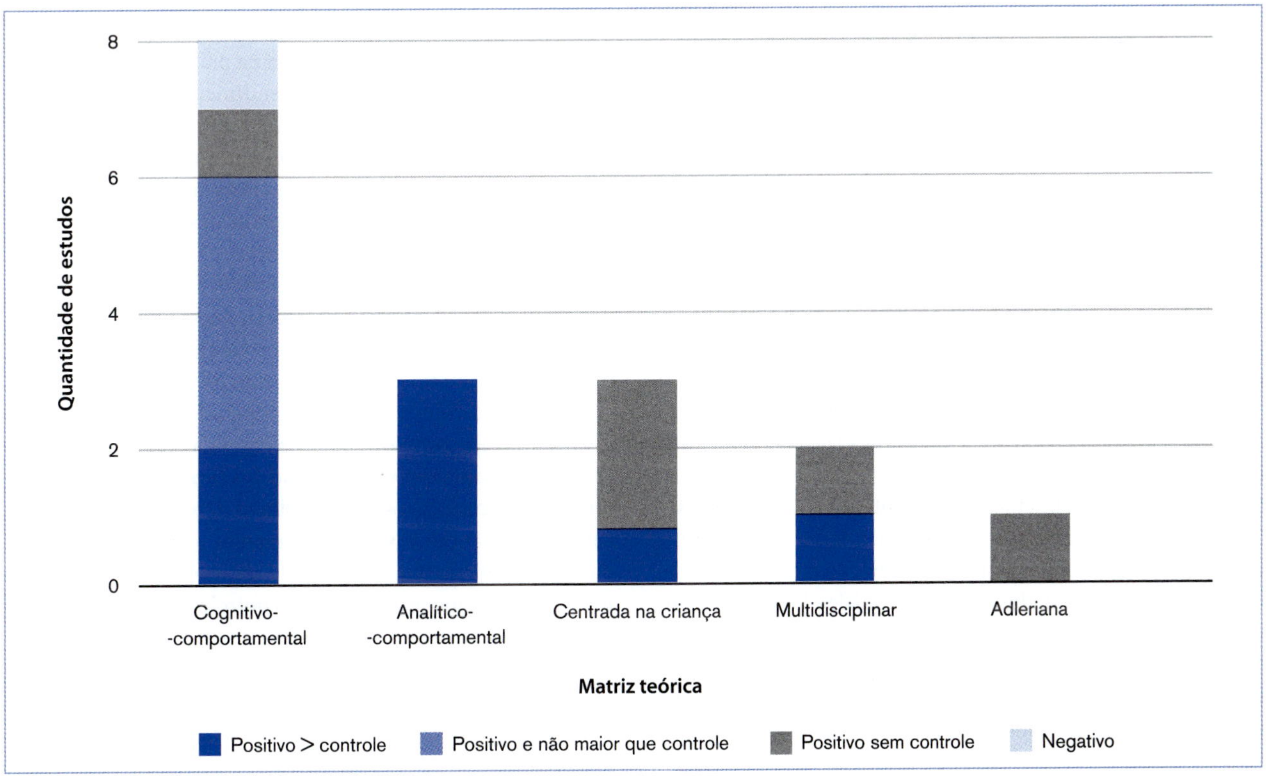

Figura 1 Gráfico com quantidade de estudos coletados e as matrizes teóricas, juntamente com seus respectivos resultados.

cada uma das quatro matrizes teóricas que retornaram artigos na busca realizada.

APRESENTAÇÃO DOS DIFERENTES MODELOS DE PSICOTERAPIA EM GRUPO COM CRIANÇAS

Grupoterapia de base cognitivo-comportamental

As diferentes terapias englobadas pelo título de terapias cognitivo-comportamentais convergem no entendimento de que a mediação cognitiva é responsável pelo gerenciamento do comportamento humano, bem como das suas respostas emocionais e que, portanto, deve ser o ponto principal a ser trabalhado para o alcance da mudança terapêutica, seja por meio de intervenções individuais ou grupais[25]. Desse modo, para essa abordagem psicoterapêutica as psicopatologias não se reduzem às contingências ambientais ou às variáveis inconscientes, mas são resultantes das estruturas e processos cognitivos disfuncionais em determinado momento da vida dos indivíduos.

Caracterização da terapia cognitivo-comportamental (TCC) com foco em crianças

A TCC orientada para a clínica foi inicialmente direcionada para o atendimento de adultos, tendo em vista que, muitas das técnicas cognitivas utilizadas exigiam um certo grau de maturação cognitiva. Porém, a partir da década de 1980, os trabalhos relacionados à psicoterapia cognitivo-comportamental com crianças e adolescentes passaram a ser evidenciados e começaram a mostrar maior consistência, o que pode estar relacionado aos modelos construtivistas da abordagem cognitivo-comportamental. A chamada terceira onda da terapia cognitivo-comportamental propôs intervenções que enfatizam o papel adaptativo das emoções, o que possibilitou uma ampliação e aprimoramento dos tratamentos de crianças e adolescentes nessa modalidade psicoterápica[26].

Atualmente, a TCC apresenta eficácia comprovada no tratamento de diversos transtornos da infância, como ansiedade e depressão infantil; e assim, como no seu modelo tradicional, propõe que o pensamento distorcido ou disfuncional influencia o humor e o comportamento desse grupo de indivíduos. Desse modo, a avaliação realista e a modificação dos pensamentos distorcidos provocam a melhora do humor e facilita o desenvolvimento de comportamentos mais adaptativos pelas crianças.

Apesar do modelo teórico da TCC não variar nas intervenções com crianças, muitos aspectos da prática do atendimento em si precisam ser ajustados. As especificidades do atendimento infantil incluem desde a ampliação das fontes de informações e sujeitos implicados no processo psicoterápico (criança, família, escola e profissionais de diversas áreas que lidam com a criança), a variação dos métodos utilizados, a linguagem do terapeuta (que deve estar em consonância com o nível de desenvolvimento cognitivo da criança) e adaptação de materiais utilizados[27].

Caracterização da TCC em grupo

Embora as propostas iniciais da TCC tenham sido para aplicação individual, posteriormente tais propostas foram expandidas por estudiosos como Aaron Beck para a aplicação em grupos, visando, sobretudo, o acesso simultâneo de um maior número de indivíduos ao tratamento ofertado por um único terapeuta.

Assim como na modalidade individual, as primeiras intervenções da TCC em grupo foram realizadas com pacientes com diagnóstico de depressão e só depois passaram a incluir outros transtornos, como os de ansiedade e a esquizofrenia. No entanto, os estudos preliminares apontavam uma eficácia 50% inferior às intervenções individuais da TCC, embora ainda fossem substancialmente superiores aos resultados obtidos pelas demais abordagens psicológicas. Posteriormente, novas pesquisas constataram a eficácia da TCC em grupo, principalmente quando observados alguns critérios como a homogeneidade dos grupos terapêuticos. Atualmente, os serviços de saúde públicos e privados consideram cada vez mais a eficácia, eficiência e efetividade dessa modalidade terapêutica, especialmente no que se refere à diminuição dos custos em saúde, tendo em vista seu caráter breve, estruturado e com abrangência de um maior número de indivíduos[28].

Os protocolos existentes para essa modalidade terapêutica contemplam uma ampla diversidade de técnicas, como: psicoeducação, técnicas comportamentais, automonitoramento, reestruturação cognitiva, análise racional, entre outras. No entanto, assim como nos modelos individuais ou naqueles empregados com adultos, a eficácia da TCC em grupos com crianças e adolescentes advém da aplicação deliberada e sistemática dos procedimentos em um contexto de uma aliança produtiva funcional[29]. Há de se considerar ainda a importância da flexibilidade e criatividade do terapeuta na prática clínica da TCC, especialmente no que tange ao atendimento infantil, no qual os recursos e estratégias lúdicas são essenciais para acesso aos processos cognitivos, afetivos e comportamentais do paciente, além de representarem importantes ferramentas para modelação e modificação de comportamentos desadaptativos e reestruturação de cognições disfuncionais.

Um estudo conduzido por Hemphill e Littlefield[30] avaliou um grupo de crianças em idade escolar encaminhadas para tratamento com problemas de comportamentos externalizantes, que foram submetidas a um protocolo de intervenção grupal da TCC, junto com seus pais; e comparadas a crianças de um grupo controle composto por pacientes da lista de espera. Os resultados apontaram uma redução dos problemas de comportamento das crianças, além da melhora de suas habilidades em casa. As mudanças nos comportamentos e habilidades sociais das crianças foram mantidas após 12 meses da aplicação do protocolo que utilizou técnicas, como controle da raiva, solução de problemas, treinamento de habilidades sociais e treino parental.

Um outro estudo realizado por Waxmonsky et al.[31] buscou desenvolver um novo programa de tratamento para crianças com diagnóstico de TDAH e transtornos do humor graves por meio de técnicas cognitivos-comportamentais também direcionadas aos pais. Os participantes do estudo apresentaram grande melhora dos sintomas depressivos, do humor e do nível global de funcionamento. Além disso, melhoras mais discretas nos comportamentos externalizantes também puderam ser observadas. Os autores concluíram que a integração de técnicas cognitivas e comportamentais podem potencializar a eficácia do tratamento para esses grupos de pacientes, especialmente quando o tratamento é focado na criança e na família e fundamentado em técnicas, como a psicoeducação, estabelecimento de rotinas, apoio para redução de estressores e melhora da autorregulação das emoções e automonitoramento.

De acordo com Neufeld[32], alguns critérios éticos e técnicos precisam ser observados para a melhor eficácia da TCC em grupo com crianças e adolescentes, como: seleção dos participantes em faixas semelhantes do desenvolvimento, demandas homogêneas e específicas, permissão e participação dos pais ou responsáveis, momento terapêutico ideal para inserção da criança ou adolescente no processo grupal, identidade do grupo e adesão grupal, entre outros. Além disso, deve-se partir do entendimento de que é preciso ir além da mera transposição dos protocolos individuais já existentes para a terapia grupal, desconsiderando assim a natureza dinâmica e interativa dos grupos em geral.

As pesquisas atuais evidenciam ainda que para alguns transtornos psicopatológicos específicos, a TCC em grupo para crianças e adolescentes pode ser ainda mais eficaz que a terapia individual, como no caso da ansiedade social, na qual o paciente pode testar no espaço do grupo as suas distorções cognitivas relacionadas à autoimagem e às suas habilidades sociais, favorecendo assim a substituição das cognições disfuncionais por outras mais realistas, e assim desenvolver comportamentos mais adaptativos. Nessa mesma direção, Bieling et al.[33] destacam a distinção entre o chamado processo grupal, inerente a toda e qualquer abordagem terapêutica de grupo, e as técnicas específicas de cada abordagem terapêutica. Ou seja, para a TCC, tanto no formato individual como no grupal, algumas diretrizes precisam ser observadas, como a estrutura das sessões, o foco na tarefa e a utilização de estratégias cognitivas e comportamentais no protocolo de intervenção.

Apesar do evidente sucesso da TCC nas intervenções psicoterápicas, muitos estudiosos consideram que é necessário que essa abordagem terapêutica possa desenvolver-se melhor como modalidade terapêutica grupal, de modo a atender as necessidades terapêuticas grupais na construção de técnicas e estratégias específicas para a psicoterapia infantil em grupo, ou, ainda, dedicando maior espaço e cuidado à dinâmica grupal com este público específico. Entre outras questões, é preciso diferenciar a mera aplicação da TCC para muitos indivíduos simultaneamente à verdadeira psicoterapia infantil em grupo, esta sim com grande potencial e eficácia.

Grupoterapia de base analítico-comportamental

O objeto de estudo da análise do comportamento (AC) é, como o próprio nome sugere, o comportamento, entendido como uma relação entre o organismo (o que se convencionou genericamente a chamar de respostas) e o ambiente (para o qual atribuiu-se o termo genérico estímulos). O que uma pessoa faz, portanto, deve ser compreendido a partir da sua história de interação com o mundo. Esta interação, no entanto, só pode ser plenamente compreendida levando-se em consideração alguns cuidados na compreensão do termo ambiente[34].

Em primeiro lugar, ambiente se refere não apenas aos estímulos que estavam presentes antes da resposta ocorrer, mas também àqueles eventos subsequentes a ela, suas consequências. Ser sensível às consequências ambientais significa que o que uma determinada pessoa faz dependerá, pelo menos em parte, do tipo de consequências que suas ações tiveram no passado. Por exemplo, se uma criança estiver com um brinquedo na mão (antecedente) e apertar acidentalmente um certo botão (resposta), uma música começará a tocar (consequência). Assim, das próximas vezes que estiver na presença deste brinquedo, espera-se que seja mais provável que a criança volte a apertar o botão, justamente pelo tipo de consequência produzida. Às consequências que aumentam a probabilidade de uma determinada resposta voltar a ocorrer, dá-se o nome de reforço[34].

Um segundo cuidado a ser destacado é que o termo ambiente não se refere apenas aos estímulos físicos, mas também (e principalmente) aos estímulos (antecedentes e consequentes) advindos de outras pessoas, o ambiente social. Este aspecto, por si só, já revela o escopo da compreensão que o desenvolvimento humano terá para a análise do comportamento.

> ... cada um de nós é um organismo, isto é, membro de uma espécie humana com sua história de evolução; mas é um organismo que, interagindo com o ambiente durante sua vida, adquire um repertório de comportamentos: torna-se uma pessoa. Uma pessoa, que interagindo com o ambiente, estabelece relações especiais: relações com outros seres humanos que lhe possibilitam desenvolver um repertório também especial que podemos chamar de autoconhecimento; uma pessoa que pode conhecer seus comportamentos, públicos ou não, e os estados corporais (sentimentos, emoções) que acompanham tais comportamentos e que, assim, torna-se um *self*. (Sério[35], 2001, p. 4)

Assim, o indivíduo se constitui a partir de sua interação com o ambiente, sendo que parte importante deste ambiente são os outros. E é neste contato que boa parte de sua subjetividade é construída. Nesse contexto, pode-se dizer que a psicoterapia em grupo é um espaço especial e até mesmo natural para o trabalho do clínico analítico-comportamental, uma vez que ele possibilita acesso direto às contingências dispostas pelo ambiente social e vivenciadas pelos organismos no microcosmo que é o grupo terapêutico.

Caracterização da terapia analítico-comportamental infantil (TACI)

Para intervir na modificação e/ou consolidação do repertório comportamental da criança na TACI, a brincadeira tem um papel fundamental, visto que oportuniza a ocorrência de comportamentos adequados e inadequados dentro do *setting* terapêutico a partir de um contexto familiar à criança e, com isso, possibilita que o terapeuta realize intervenções diretas no comportamento, seja provendo consequências que tenham por finalidade o aumento de um certo comportamento considerado desejável, seja produzindo modificações para redirecionar e/ou diminuir a probabilidade de ocorrência de comportamentos indesejáveis, ou ainda fornecendo *feedbacks* verbais que podem funcionar como regras (descrições das relações de contingências entre o que a crianças faz e as consequências que produz no mundo)[36].

O parágrafo anterior apresenta um bom resumo dos principais cuidados na terapia analítico-comportamental com crianças. Criação de um ambiente com potencial reforçador, visando aumentar a motivação e engajamento do paciente, bem como ajudar na construção de um vínculo positivo com a criança; criação de regras e autorregras (quando a criança colabora na própria descrição de contingências); e a manipulação direta de contingências, visando o aumento na probabilidade comportamentos adaptativos e redução nos comportamentos problema. Este último aspecto será especialmente destacado na caracterização da TACI em grupos, visto que é uma peculiaridade da terapia com base na análise do comportamento que a distingue de outras áreas e porque justamente o grupo propicia condições únicas para observação e manejo direto das contingências.

Caracterização da TACI em grupo

A TACI em grupo geralmente tem como foco as habilidades sociais, que são utilizadas para o gerenciamento da interação entre indivíduos. Dado que o grupo tem como marca se aproximar de uma situação natural social sendo possível trabalhar tanto comportamentos desafiadores quanto o ensino de novas habilidades, como resposta de autorregulação, comportamento governado, regras, entre tantos outros comportamentos necessário ao convívio eficaz em sociedade[37].

Em sua grande maioria, os grupos têm objetivos gerais e individuais, pois cada participante precisa refinar ou aprender repertórios específicos. Este aspecto (o estabelecimento de objetivos individuais e coletivos) está intimamente relacionado com uma prática comum em todos os grupos de base analítico-comportamental: a condução de uma avaliação funcional para todos os participantes.

Avaliação funcional

Antes de iniciar o grupo, o terapeuta deve levantar os objetivos comportamentais para cada um dos integrantes e elaborar hipóteses sobre as variáveis que evocam e mantêm determinados comportamentos. De acordo com Del Rey[38], alguns dos principais objetivos de uma avaliação funcional são: identificar déficits e excessos comportamentais, detectar possíveis falhas no controle de estímulos e instrucional (p. ex., a criança não consegue reconhecer a emoção nas outras pessoas e reage pouco a regras sociais estabelecidas), reconhecer sensibilidades especiais a eventos ambientais antecedentes e consequentes (p. ex., a criança pode ser muito sensível a críticas e pouco sensível a aprovação do grupo) e levantar aspectos relevantes da vida pessoal que possam responder pelas características apresentadas.

Para Brasileiro e Cenacchi[39], é a partir dessas informações que o terapeuta poderá estabelecer objetivos individuais para cada paciente e, assim, elaborar estratégias de grupo que possam beneficiar a todos. Leaf et al.[17], por sua vez, defendem que esta avaliação deve ser contínua e os objetivos terapêuticos (bem como as estratégias para atingi-los) devem ser repensados e planejados ao fim de cada encontro. Assim, os grupos baseados na TACI adquirem uma característica mista, com objetivos e estratégias pré-estabelecidos, mas com flexibilidade suficiente para criar adaptações e mudanças constantes, de forma que a estrutura esteja sempre se moldando aos indivíduos.

Modelação e modelagem

Apesar do nome ser semelhante, modelação e modelagem são técnicas distintas. Por modelação refere-se à capacidade da criança de aprender por observação. No grupo, outros modelos se apresentam que não aqueles oferecidos pelo terapeuta. Dessa forma, parte importante do papel do facilitador é identificar modelos positivos, incentivar que eles sejam seguidos, manipulando consequências reforçadoras para quando eles o forem.

Na modelagem, o que ocorre é o reforço de aproximações graduais de comportamento alvo complexo[40]. Por exemplo, ensinar aos participantes a se cumprimentarem adequadamente quando se encontram pode envolver muitas respostas verbais e não verbais (p. ex., olhar no olho, se aproximar, dar as mãos), de forma que para algumas crianças é uma habilidade bastante complexa para que ocorra de forma socialmente aceitável já nas primeiras vezes. Dessa forma, o terapeuta pode iniciar reforçando pequenos passos, como o simples fato de uma criança falar com a outra quando chegue, mesmo que sem olhar nos olhos, e com postura corporal inadequada.

Uma forma de possibilitar repetidas oportunidades de modelação e modelagem é o ensaio comportamental. Nele, o terapeuta pede que as crianças assumam e interpretem certos papéis e vai fornecendo *feedbacks* e incentivando que os outros participantes também o façam.

Economia de fichas

Por vezes os participantes de um determinado grupo são pouco sensíveis às consequências sociais que deveriam, supostamente, selecionar e fortalecer os comportamentos socialmente desejáveis que ocorrem no grupo. Em uma situação como esta, o terapeuta pode valer-se da utilização de reforçadores arbitrários, de forma que, para obtê-los, as crianças terão que se engajar em determinados comportamentos. Nesses casos, é muito comum se ciar um arranjo no qual para se obter o reforçador final desejado (chamado de reforçador de troca) seja necessário um acúmulo de pontos por parte dos participantes (fichas), assim vários comportamentos pró sociais seriam necessários para obter a consequência final. A este arranjo dá-se o nome de economia de fichas.

Segundo Tomanari[41], esta estratégia possibilita o afastamento das respostas alvo em relação ao reforço principal (as crianças se mantêm motivadas mesmo que o reforçador de troca só venha no final, pois estão ganhando fichas) e mantém os comportamentos alvo com alta frequência de emissão. Um bom exemplo é ensino de diálogo no grupo. A cada pergunta que o participante fizer a um de seus pares ele recebe uma ficha, com o mesmo ocorrendo caso ele responda perguntas realizadas pelos pares. Ao final, caso ele junte vinte pontos em sua cartela, ele poderá ter acesso ao seu item preferido.

Vale ressaltar que Brasileiro e Cenacchi[39] afirmam que o uso de economia de fichas em grupo merece um cuidado especial, pois o ganho individualizado dos pontos tende a gerar competição e menor integração entre os participantes. Os autores recomendam, então, uma adaptação do sistema na qual os participantes produzam pontos em conjunto e possam, ao final, usufruir também em conjunto de alguma atividade reforçadora.

Abordagem centrada na pessoa (ACP)

Originada por Carl Rogers, a abordagem centrada na pessoa (ACP) apoia-se em uma psicoterapia não diretiva, na qual o terapeuta deve confiar que o cliente possui dentro de si vastos recursos para crescer e se desenvolver, sendo o indivíduo o protagonista do *setting* terapêutico. Neste contexto, o papel do terapeuta é proporcionar um clima interpessoal que promova a autoliberdade, maturidade e, dessa forma, a modificação de seus autoconceitos[42].

Apesar de ser não diretiva, a terapia com base na ACP possui condições básicas para a construção de um ambiente facilitador. Esses elementos são baseados no pressuposto de que o ser humano é essencialmente bom, positivo, existindo assim uma tendência ao crescimento, chamada tendência atualizante.

A compreensão empática é necessária para produzir o olhar positivo incondicional do terapeuta para o cliente, sendo representado pela aceitação do outro independente do que será exposto em terapia. Para que o terapeuta construa esse tipo de ambiente é preciso se desprender de sua própria rigidez, para não ser incongruente, estando aberto à diversidade e complexidade do cliente[43].

Caracterização da ACP infantil

Tais princípios da ACP também são aplicados à psicoterapia infantil. A ludoterapia centrada na criança é uma ferramenta com foco na facilitação para que a criança encontre um caminho saudável na expressão apropriada de sentimentos e gerencie a liberdade e o poder de escolha por meio da escuta atenta de seus desejos, além de desenvolver o respeito pela sua própria singularidade e autoaceitação[44].

Para além dos fundamentos da ACP e do ambiente acolhedor é indispensável o lúdico quando se fala em intervenção infantil. Segundo Axline[45], o brincar é um meio natural de autoexpressão da criança e carrega a possibilidade de liberação de sentimentos e problemas do indivíduo. A ludoterapia não se baseia em técnicas, porém é pautada em princípios, como: (1) acolhimento amistoso; (2) aceitação; (3) estabelecimento do sentimento de permissividade; (4) reconhecimento e reflexão dos sentimentos; (5) respeito pela criança e seu ritmo; (6) não diretividade; (7) valor dos limites. Assim como na ACP, tais princípios circulam na relação entre o cliente e o terapeuta[42].

Caracterização da ludoterapia centrada na criança em grupo

A ludoterapia pode ser praticada como terapia individual ou em grupo, e cada opção tem a sua vantagem. Porém, enfatizando aqui o formato grupal, considera-se que, além dos benefícios terapêuticos da ludoterapia, ela também conta com a vantagem dos processos de grupo[44]. Assim, para o crescimento do cliente, cria-se um ambiente acolhedor, no qual se possibilita que as crianças aprendam sobre si mesmas à medida que experienciam o contato com outros membros do grupo, refinando suas habilidades interpessoais. Neste ambiente, o terapeuta deve incentivar a expressão livre de cada criança, ajudando também que elas vivenciem e superem os conflitos e reconstruam seus própria *self* a partir da construção de uma dinâmica de grupo mais harmoniosa.

Segundo Landreth[44], outros benefícios da ludoterapia em grupo se encontram na construção das competências emocionais sociais, compreensão empática, autocontrole e autorresponsabilidade.

Grupoterapia de base psicodinâmica

Por psicoterapias psicodinâmicas entende-se todo o grupo de modalidades terapêuticas que se baseiam nas proposições centrais da teoria e prática psicanalítica de que pensamentos e comportamentos (incluindo sintomas) são determinados por processos mentais inconscientes, sendo, portanto, a principal função do processo terapêutico a de evidenciar as linhas dinâmicas inconscientes que governam o psiquismo e tornar o inconsciente acessível à consciência[46-48].

Apesar de ser considerada uma linha terapêutica pouco baseada em evidências[46,47,49], optou-se por incluir também as grupo terapias de base psicodinâmica nesta revisão, pois foi encontrado um estudo na busca realizada e previamente descrita neste capítulo e por se tratar de uma área com extensa tradição na psicoterapia infantil e mesmo na histórica das psicoterapias em grupo[47,50,51].

Caracterização das psicoterapias de base psicodinâmica com crianças

Em seu texto de 1909, *Análise de uma fobia em um menino de cinco anos: o Pequeno Hans*, Freud reafirma seu interesse na investigação do desenvolvimento da sexualidade infantil (mesmo que inicialmente mais voltado para o entendimento de como reminiscências e marcas desta sexualidade se apresentam no indivíduo adulto) e estabelece a possibilidade de uma análise infantil, bem como explicita as vantagens que esta poderia ter para o desenvolvimento da criança. As bases para a terapia psicanalítica infantil, no entanto, só surgiram posteriormente, com o desenvolvimento de técnicas específicas para a escuta do inconsciente infantil[50].

Nas palavras se Scatena[47],

> A diferença entre a psicanálise de crianças e a de adultos não está nos princípios básicos da metapsicologia freudiana, mas sim na técnica para o acesso ao inconsciente. Sendo assim, a especificidade da psicoterapia infantil implica a utilização de outras técnicas, pois a criança não faz associação livre como os adultos. (p. 28)

Melaine Klein é considerada a pioneira no desenvolvimento de uma técnica psicanalítica especialmente voltada para a terapia infantil, colocando o brincar em lugar de destaque no que se refere à possibilidade de o terapeuta acessar e compreender as angústias trazidas pelas pulsões sexuais da criança. A brincadeira, portanto, é considerada a linguagem típica da criança e como esta consegue simbolizar suas fantasias inconscientes, formando uma ponte entre as realidades externas e internas[47,50].

Assim, a análise infantil leva em conta as mesmas dimensões de escuta do inconsciente da terapia com adultos, mas obriga a uma ampliação dos limites teóricos da psicanálise, pois as crianças necessitam de uma escuta diferenciada, que fora historicamente estabelecida principalmente através do brincar[50]. Nesse contexto, a função do terapeuta seria de incentivar, de forma não diretiva, esta ação de brincar, colocando-se como um observador/participante interessado, mas permitindo que o inconsciente da criança aponte as direções a serem tomadas, permitindo, assim, uma maximização de sua capacidade de expressão[46,48].

Caracterização das psicoterapias de base psicodinâmica com crianças em grupo

Apesar de ser um modelo psicoterápico desenvolvido inicialmente para o atendimento individual, a terapia em grupo tem uma longa história dentro das intervenções que seguem um referencial psicodinâmico[47,52], sendo que desde as formulações iniciais da teoria freudiana já se podia identificar elementos que embasariam uma psicologia multipessoal, dado o destaque na compreensão do homem (e seu sofrimento) como um ser social[51]. Efetivamente, Rutan, Stone e Shay[53], justificam a própria linha de desenvolvimento das terapias psicodinâmicas dentro do contexto do ambiente social na qual elas estão inseridas ao longo do tempo.

> Dado o forte senso do que eram comportamentos e pensamentos aceitáveis no tempo de Freud, a forma de tratamento era um para um e muito privada. Os pacientes de Freud não tinham falta de contato social. Na verdade, ele estava muito presente e a terapia oferecia um lugar privado muito necessário, onde uma pessoa poderia explorar os sentimentos, desejos e comportamentos que a sociedade proibia.
>
> Tipicamente, a situação hoje em dia está invertida. O individualismo é tão dominante que as conexões sociais não são formadas ou, se formadas, se desmancham. Os requisitos e objetivos da psicoterapia são diferentes. [...] Dessa perspectiva, os benefícios da terapia em grupo começam a ficar claros (p. 8)[53].

A partir desta perspectiva histórica, pode-se compreender melhor o aumento crescente do interesse pelo desenvolvimento de intervenções em grupo dentro de um modelo terapêutico que, em seu início, era essencialmente realizado de forma individualizada.

De acordo com Brofman[52], a psicoterapia psicodinâmica de grupo tem se apoiado nos mesmos conceitos e técnicas utilizados na terapia individual, apenas tomando o cuidado de se realizar adaptações necessárias ao *setting* grupal. E esta afirmação pode ser estendida também ao grupo com crianças.

A partir dessas considerações, passa-se agora a listar algumas possibilidades de atuações em grupo que vêm sendo comumente citadas na literatura.

O brincar em grupo

Assim como na psicoterapia infantil individual, o brincar tem um papel central na grupoterapia com crianças. De acordo com Bodstein e Arruda[48], Gérard Decherf forneceu, em 1986, uma contribuição importante para a terapia psicanalítica de grupo com crianças ao estabelecer uma técnica específica para o brincar neste *setting*. A técnica consiste basicamente em reunir de cinco a oito crianças com idades próximas, dispor brinquedos nos locais apropriados em uma sala ampla e explicitar para as crianças que elas poderiam se expressar livremente, tanto de forma verbal como por meio das brincadeiras.

Como se pode ver, trata-se de um ambiente não estruturado e não diretivo, no qual as crianças têm a possibilidade de criar individualmente e de estabelecer relações, ditando os rumos da dinâmica no grupo. Neste contexto, caberia ao terapeuta estimular o brincar, mantendo uma postura de neutralidade, continência, não julgamento e empatia, enquanto realiza a interpretação analítica (tanto no plano individual como no grupal), fornecendo e, especialmente, encorajando *feedbacks*[47,48,52].

O foco no aqui e agora

Brofman[52] coloca que uma característica especial do grupo é a possibilidade de se trabalhar mais diretamente com o "aqui e agora", pois os pacientes tenderão a repetir nele seus relacionamentos e condutas, por vezes, mal adaptativos. Esses eventos, sendo trabalhados no momento em que ocorrem, tendem a facilitar o *insight* emocional e promover mudanças mais significativas. Além disso, interpretações e *feedbacks* podem ser validados pelo grupo, o que reduziria a probabilidade de resistência do paciente.

Uma junção interessante do brincar com o foco no aqui agora, foi descrita por Levisky[54]. A técnica foi chamada de encantamento e descrita pela autora da seguinte forma:

> As crianças escolhiam os bichos que gostariam de ser, e a sala era transformada em uma floresta. Então, cada bicho falaria do que gostaria de ser, dos seus sonhos e desejos. Isso permitia às crianças poderem falar de si e dos colegas, no aqui e agora grupal. No final do encantamento as crianças deixavam ser bichos. (p. 319)

Além das interpretações e *feedbacks* já relatados, esta técnica permitiria ainda que as crianças vivenciassem o conflito entre viver e o imaginário e as limitações do mundo real, vivenciando dois funcionamentos mentais distintos: aquele governado pelo princípio do prazer e o regido pela realidade.

O grupo como ferramenta: características especiais da relação terapeuta-paciente

O grupo, mais do que um *setting*, pode funcionar como uma ferramenta terapêutica, no sentido de que suas particularidades acabam fornecendo também peculiaridades para as relações estabelecidas entre o paciente e o terapeuta e, com isso, possibilitam análises que a terapia individual não permitiria.

Por exemplo, de acordo com Bodstein e Arruda[48], a presença de dois terapeutas (principalmente se cada um desempenhar uma das funções paternais) pode facilitar a transferência dos dinamismos inconscientes geralmente direcionados aos pais. Além disso, os autores afirmam que o grupo traz uma dinâmica diferente à vivência e expressão do complexo de Édipo. Por um lado, o paciente desejaria tomar o poder do terapeuta, por outro, a presença de outras crianças alimenta um desejo de cativar o líder e ficar sozinho com ele. Assim, a expressão edípica é ao mesmo tempo desintegradora (no sentido que pode produzir ciúmes e gerar conflitos) e terapêutica, pois o trabalho analítico pode ajudar com que ciúme seja substituído por um sentimento grupal e a resistência ao terapeuta tende a ser diminuída, visto que existe uma competição não revelada pela atenção e afeto do facilitador.

CONSIDERAÇÕES FINAIS

Este capítulo teve dois objetivos gerais: (1) examinar o que publicações realizadas nos últimos 5 anos têm descrito sobre a eficácia das psicoterapias de grupo com crianças e (2) descrever de forma sucinta os princípios e algumas estratégias das principais matrizes teóricas com intervenções neste modelo.

Os dados das 17 pesquisas encontradas demonstram que há eficácia para este tipo de intervenção, contudo ainda não é claro se as psicoterapias infantis em grupo têm efeitos melhores que outras intervenções (p. ex., psicoterapia individual ou intervenções não psicoterápicas em grupo). Foram encontrados estudos com quatro matrizes teóricas diferentes: cognitivo-comportamental, analítico-comportamental, centrada na criança e psicodinâmica. Mesmo com princípios e práticas diferentes, todas as matrizes teóricas apresentaram intervenções com efeitos positivos sobre as amostras de suas pesquisas.

Nesse sentido, além da caracterização das peculiaridades que marcam as diferentes intervenções em grupo, descritas neste capítulo, futuros trabalhos poderiam contribuir para a área ao explicitarem os aspectos em comum que perpassam os diferentes modelos de grupo terapia infantil. Investigações como esta poderiam ajudar a revelar o que Reynolds et al.[24], Salum et al.[14] e Kangaslampi et al.[18] apontam como a maior necessidade no atual desenvolvimento das intervenções em grupo com crianças, um detalhamento dos aspectos específicos (ao invés do pacote de tratamento) que parecem ser responsáveis pelos ganhos desejados.

REFERÊNCIAS BIBLIOGRÁFICAS

1. Bechelli LPC, Santos MA. O terapeuta na psicoterapia de grupo. Rev Lat-Am Enferm. 2005;13(2):249-54.
2. Peón AG, Nespereira AB, Casariego MTA. Psicoterapia: marca registrada. Rev Assoc Esp Neuropsiq. 2018;38(133):131-44.
3. Kazdin AE. Psychotherapy for children and adolescents. In. Bergin AE, Garfield SL (eds.). Handbook of Psychotherapy and Behavior Change. 1994;4:543-94.
4. Tachibana Y, Miyazaki C, Mikami M, Ota E, Mori R, Hwang Y, et al. Meta-analyses of individual versus group interventions for pre-school children with autism spectrum disorder (ASD). PloS One. 2018;13(5):1-30.
5. Cheney G, Schlösser A, Nash P, Glover L. Targeted group-based interventions in schools to promote emotional well-being: a systematic review. Clin Child Psychol Psychiatry. 2014;19(3):412-38.
6. Hoag MJ, Burlingame GM. Child and adolescent group psychotherapy: A narrative review of effectiveness and the case for meta-analysis. J Child Adolescent Group Ther. 1997;7:51-68.
7. Engelhardt-Lohrke C, Schepper F, Herrmann J, Kowalewski K, Spilger T, Weiss C, et al. Evaluation of a manualized group program for siblings of children with diseases or disabilities/evaluation eines manualisierten gruppen programms fur geschwister von erkrankten oder behinderten kindern. Praxis der Kinderpsychologie und Kinderpsychiatrie. 2020;69(3):203.
8. Cornacchio D, Furr JM, Sanchez AL, Hong N, Feinberg LK, Tenenbaum R, et al. Intensive group behavioral treatment (IGBT) for children with selective mutism: A preliminary randomized clinical trial. J Consulting Clinical Psychology. 2019;87(8):720-33.
9. Lochman JE, Glenn AL, Powell NP, Boxmeyer C L, Bui C, Kassing F, et al. Group versus individual format of intervention for aggressive children: Moderators and predictors of outcomes through 4 years after intervention. Development and psychopathology. 2019;31(5):1757-75.
10. Farpour-Lambert NJ, Martin XE, Bucher Della Torre S, von Haller L, Ells LJ, Herrmann FR, et al. Effectiveness of individual and group programmes to treat obesity and reduce cardiovascular disease risk factors in pre-pubertal children. Clin Obesity. 2019;9(6):e12335.
11. Taylor D, Meany-Walen KK, Nelson KM, Gungor A. Investigating group Adlerian play therapy for children with disruptive behaviors: A single-case research design. Int J Play Ther. 2019;28(3):168-82.
12. Barrera M, Neville A, Purdon L, Hancock K. It's Just for Us! Perceived benefits of participation in a group intervention for siblings of children with cancer. J Pediatric Psychol. 2018;43(9):995-1003.
13. Esbjørn BH, Normann N, Christiansen BM, Reinholdt-Dunne ML. The efficacy of group metacognitive therapy for children (MCT-c) with generalized anxiety disorder: An open trial. J Anxiety Dis. 2018;53:16-21.
14. Salum GA, Petersen CS, Jarros RB, Toazza R, DeSousa D, Borba LN, et al. Group cognitive behavioral therapy and attention bias modification for childhood anxiety disorders: a factorial randomized trial of efficacy. J Child Adolescent Psychopharmacol. 2018;28(9):620-30.
15. Kwon YJ, Lee K. Group child-centered play therapy for school-aged North Korean refugee children. Int J Play Ther. 2018;27(4):256-71.
16. Patterson L, Stutey DM, Dorsey B. Play therapy with African American children exposed to adverse childhood experiences. Int J Play Ther. 2018;27(4):215-26.
17. Leaf JB, Leaf JA, Milne C, Taubman M, Oppenheim-Leaf M, Torres N, et al. An evaluation of a behaviorally based social skills group for individuals diagnosed with autism spectrum disorder. J Autism Develop Dis. 2017;47(2):243-59.
18. Kangaslampi S, Punamäki RL, Qouta S, Diab M, Peltonen K. Psychosocial group intervention among war-affected children: an analysis of changes in posttraumatic cognitions. J Traum Stress. 2016;29(6):546-55.
19. Berger R, Benatov J, Abu-Raiya H, Tadmor CT. Reducing prejudice and promoting positive intergroup attitudes among elementary-school children in the context of the Israeli-Palestinian conflict. J School Psychol. 2016;57:53-72.

20. Dabrowski J, King J, Edwards K, Yates R, Heyman I, Zimmerman-Brenner S, et al. The long-term effects of group-based psychological interventions for children with tourette syndrome: a randomized controlled trial. Behav Ther. 2018;49(3):331-43.
21. Su SH, Tsai MH. Group play therapy with children of new immigrants in Taiwan who are exhibiting relationship difficulties. Int J Play Ther. 2016;25(2):91-101.
22. Lochman JE, Dishion TJ, Powell NP, Boxmeyer CL, Qu L, Sallee, M. Evidence-based preventive intervention for preadolescent aggressive children: One-year outcomes following randomization to group versus individual delivery. J Consult Clin Psychol. 2015;83(4):728-35.
23. Roberts RM, Ejova A, Giallo R, Strohm K, Lillie M, Fuss B. (2015). A controlled trial of the SibworkS group program for siblings of children with special needs. Research in developmental disabilities. 2015;43(44):21-31.
24. Reynolds S, Wilson C, Austin J, Hooper L. Effects of psychotherapy for anxiety in children and adolescents: a meta-analytic review. Clinical psychology review. 2012;32(4):251-62.
25. Wainer R. Os processos inferenciais nos diálogos psicoterapêuticos: Correlações entre a semântica do dito e a pragmática do comunicado. Tese de Doutorado inédita, Programa de Pós-Graduação em Psicologia, Faculdade de Psicologia da PUC-RS. Porto Alegre, RS; 2002.
26. Mahoney MJ. Processos de mudança: as bases científicas da psicoterapia. Porto Alegre: Artmed; 1998.
27. Rangé B. Psicoterapias cognitivo-comportamentais: um diálogo com a psiquiatria. Porto Alegre: Artmed; 2008.
28. Neufeld CB, Rangé BP (org.). Terapia cognitivo-comportamental em grupos: das evidências à prática. Porto Alegre: Artmed; 2017.
29. Friedberg R, McClure J, Garcia J. Técnicas de terapia cognitiva para crianças e adolescentes: ferramenta para aprimorar a prática. Porto Alegre: Artmed; 2011.
30. Hemphill SA, Littlefield L. Evaluation of a short-term group therapy program for children with behavior problems and their parents. Behav Res Ther. 2001;39(7):823-41.
31. Waxmonsky JG, Wymbs FA, Pariseau ME, Belin PJ, Waschbusch DA, Babocsai L, et al. A novel group therapy for children with ADHD and severe mood dysregulation. J Attention Dis. 2013;17(6):527-41.
32. Neufeld CB. Terapia cognitivo-comportamental em grupo para crianças e adolescentes. Porto Alegre: Artmed; 2015.
33. Bieling PJ, McCabe RE, Antony MM. Terapia cognitivo-comportamental em grupos. Porto Alegre: Artmed; 2008.
34. Andery MA. O estudo de processos comportamentais básicos no laboratório; 2007.
35. Sério TMAP. Por que sou behaviorista radical? In: Banaco RA (org.). Comportamento e cognição. Santo André: ESETec; 2001.
36. de Rose JC, Gil MCSA. Para uma análise do brincar e de sua função educacional – a função educacional do brincar. In: Brandão MZS. Conte FCS, Brandão FS, Ingberman YK, Moura CB, Silva VM, Oliane SM. Sobre comportamento e cognição. A história e os avanços, a seleção por consequências em ação. Santo André, SP: ESETec; 2003. p. 373-82.
37. Ferraz MRP. A Terapia comportamental infantil em grupo e sua aplicação nos transtornos de aprendizagem. In. Guilhardi HJ, Aguirre NC. Sobre comportamento e cognição. Expondo a variabilidade. Santo André, SP: ESETec; 2005. p. 386-99.
38. Del Rey D. O uso dos recursos lúdicos na avaliação funcional em clínica analítico-comportamental infantil. In: Borges NB, Cassas FA (orgs.). Clínica analítico-compor-tamental: aspectos teóricos e práticos. Porto Alegre: Artmed; 2012. pp. 233-8.
39. Brasileiro M, Pereira JMC. Intervenção em grupo para desenvolvimnto de habilidades sociais. In. Duarte CP, Silva LC, Velloso RL. Estratégias da análise do comportamento aplicada para pessoas com transtorno do espectro do autismo. São Paulo: Menon; 2018.
40. Catania AC. Aprendizagem: comportamento, linguagem e cognição. 4 ed. Porto Alegre: Artmed; 1999.
41. Tomanari GY. Reforçamento condicionado. Rev Bras Terapia Comportamental e Cognitiva. 2000;2(1):61-77.
42. Brito RAC, Paiva VMB. Psicoterapia de Rogers e ludoterapia de Axline: convergências e divergências. Revista do NUFEN. 2012;4(1):102-114.
43. Santos CB. Abordagem centrada na pessoa – Relação terapêutica e processo de mudança. Revista do Serviço de Psiquiatria do Hospital Fernando Fonseca. 2004;1(2)
44. Landreth GL. Play therapy: The art of relationship. 3 ed. Oxford: Routledge/Taylor & Francis Group; 2012.
45. Axline VM. Play therapy. New York: Ballantine Books; 1969.
46. American Academy of Child and Adolescent Psychiatry (AACAP). Practice parameter for psychodynamic psychotherapy with children. Journal of the American Academy of Child & Adolescent Psychiatry. 2012;51(5):541-57.
47. Scatena L. Grupos com crianças: uma revisão bibliográfica. Trabalho de Conclusão de Curso, Faculdade de Medicina de Ribeirão Preto da Universidade de São Paulo, Ribeirão Preto; 2010
48. Bodstein K, Arruda SLS. Fantasias sexuais e edípicas em pré-adolescentes atendidos em grupo de psicoterapia lúdica. Arquivos Brasileiros de Psicologia. 2006;58(1):58-74.
49. Midgley N, Kennedy E. Psychodynamic psychotherapy for children and adolescents: a critical review of the evidence base. Journal of Child Psychotherapy. 2011;37(3):232-60.
50. Guimarães MC, Malaquias JHV, Pedroza RLS. Psicoterapia infantil em grupo: possibilidades de escuta de subjetividades. Rev Mal-Estar Subj. 2013;13(3-4).
51. Carvalho J, Térzis A. Experiências com um grupo de crianças através da música: um estudo psicanalítico. Vínculo. 2009;1(6):1-111.
52. Brofman M, Schaller CT. The inner cause: a psychology of symptoms from A to Z. New York: Findhorn; 2008
53. Rutan JS, Stone WN, Shay JJ. Psychodynamic group psycotherapy, 5. ed. New York: Guilford; 2014.
54. Levisky RB. Grupos com crianças. In: Zimerman DE, Osório LC (orgs.). Como trabalhamos com grupos (pp. 311-320). Porto Alegre: Artes Médicas; 1997.
55. Baer DM, Wolf MM, Risley TR. Some current dimensions of applied behavior analysis. J Appl Behav Anal. 1968;1(1):91-7.
56. Bearss K, Johnson C, Haden B, Smith T, Scahill L. A pilot study of parent training in younh children with autism spectrum disorders and disruptive behavior. J Autism Develop Dis. 2013;43:829-40.
57. Bechelli LPC, Santos MA. Psicoterapia de grupo: como surgiu e evoluiu. Rev Lat-Am Enferm. 2004;12(2):242- 9.
58. Gimeno AP, Barrio AN, Álvarez MTC. Psicoterapia: marca registrada. Revista de la Asociación Española de Neuropsiquiatría. 2018;38(133):131-44.
59. Handen BL, Johnson CR, Butter EM, Lacavalier L, Scahil L, Aman MG, et al. (2013). Use of direct observational measure in a trial of risperidone and parent training in children with pervasive developmental disorders. J Dev Phys Disabil. 2013;25(3):355-71.
60. Little SG, Akin-Little A, O'Neill K. Group contingency interventions with children -1980-2010: a meta-analysis. Behavior Modification. 2015;39(2):322-41.
61. Oliveira MAP, Velarde LGC, Sá RAM. Ensaios clínicos randomizados: Série Entendendo a Pesquisa Clínica 2. FEMINA. 2015;43(1):8-11.
62. Petersen CS, Wainer R. Terapias cognitivo-comportamentais para crianças e adolescentes. Porto Alegre: Artmed; 2011.

6

Terapia familiar sistêmica na infância e na adolescência

Claudia Leicand
Daniela Rothschild
Carolina Sophia Vila Zambotto
Fabiana M. Guimarães

Sumário

Pontos-chave

- A terapia familiar oferece um espaço privilegiado de acolhimento e compreensão das angústias, medos, inseguranças e conflitos não apenas do paciente, mas também de seus familiares, além de promover o desenvolvimento dos potenciais presentes na família, tantas vezes mitigados pela patologia ou pelo sofrimento atual.
- Família como matriz da identidade e referencial afetivo, emocional, sociocultural.
- Desenvolvimento da terapia familiar sistêmica, a partir da década de 1950.
- O sistema familiar é um sistema dinâmico que não pode ser reduzido a partes menores, isto é, o que ocorre numa parte afeta o todo, que é mais do que a soma das suas partes. Muitas vezes a família está equilibrada em torno de padrões disfuncionais, perpetuando os sintomas existentes na dinâmica familiar. Quando o sistema encontra dificuldade para se transformar, a crise se expressa através do sofrimento de um ou mais de seus membros.
- Breves noções de construcionismo social – narrativas, construção de realidades compartilhadas.
- Principal instrumento de trabalho: linguagem, representação, simbolização. A circularidade.
- Como fazemos? Perguntas que abrem caminhos para novos questionamentos, novas narrativas, novas significações.
- Vinhetas clínicas – como se dá a mudança.

INTRODUÇÃO

Os transtornos psíquicos e seus desafios, nosológicos e terapêuticos, têm sido inspiradores para o surgimento e crescimento da terapia familiar na psiquiatria, na psicanálise e no desenvolvimento da teoria sistêmica.

No atendimento a famílias e a pessoas com transtornos psiquiátricos lidamos com situações de intenso sofrimento nas áreas relacionais, afetivas e nas questões de identidade, abordando os aspectos emocionais, sociais e culturais da experiência humana.

Por sua própria especificidade, o atendimento em terapia familiar oferece um espaço privilegiado de acolhimento e compreensão das angústias, medos, inseguranças e conflitos não apenas do paciente, mas também de seus familiares, além de promover o desenvolvimento dos potenciais presentes na família, tantas vezes mitigados pela patologia ou pelo sofrimento atual.

Dentro de uma equipe complexa e múltipla, o olhar dos terapeutas de família é capaz de oferecer ao paciente e à sua família um momento de integração das diversas experiências e processos terapêuticos. Permite, ainda, acrescentar contornos, seja à equipe, aos terapeutas individuais, aos psiquiatras ou demais profissionais que atuam junto aos casos (nutricionistas, enfermeiros, educadores, fonoaudiólogos e outros).

Gurman et al.[1] afirmam que a terapia de família pode ser definida como qualquer abordagem terapêutica que visa alterar as interações entre membros da família e busca o fortalecimento do funcionamento familiar como uma unidade e seus subsistemas, assim como o fortalecimento do funcionamento individual de cada integrante.

A família tem influência não apenas no âmbito das relações sociais, mas também da vida emocional de seus membros. Para a psicanálise a família é vista como um referencial para entendermos o desenvolvimento emocional da criança. A família é o lugar social onde se dá a origem do psiquismo individual, além de fornecer as bases para que o indivíduo caminhe socialmente. Nesse sentido, é considerada como mediadora entre o indivíduo e a sociedade. É, ainda, o primeiro lugar no qual nos confrontamos com as normas, leis e interdições.

Minuchin[2] afirma que a família é a matriz do desenvolvimento psicossocial dos seus membros. Ela é o primeiro grupo de pertinência permanente do indivíduo e o primeiro grupo social do qual fazemos parte. Assim, o que caracteriza uma família é sobretudo a natureza das relações entre seus componentes, ou seja, a forma como interagem e como estão vinculados nos diferentes papéis e subsistemas.

O modo de organização familiar nos revela características de nossa cultura que, por sua vez, é o que define os padrões de normalidade familiar. Devemos, portanto, considerar a família como um modelo construído historicamente. Atualmente existe uma grande diversidade de configurações familiares, não havendo a existência de um modelo único, verdadeiro, linear e hegemônico. Cada família tende a repetir modelos anteriores e a aceitar implicitamente seus valores, regras, crenças e padrões emocionais por meio de transmissão psíquica geracional.

Entende-se por transmissão psíquica geracional o aprofundamento no estudo da história longitudinal de cada família e na história da família de origem de cada pessoa do par parental. Em geral, é lá que encontramos elementos importantes, que nos ajudam a dar sentido a dores emocionais, afetivas e psíquicas presentes. Estas muitas vezes se referem a repetições inconscientes de áreas profundamente conflitivas e dolorosas, que não puderam ser elaboradas na linguagem e contadas às gerações subsequentes. Aqui estão incluídas experiências dramáticas familiares, sociais ou históricas, traumas, situações de abuso, violência, abandono, doenças ocultadas, traições, experiências de guerra ou opressão.

Com a valorização da intersubjetividade na construção de cada indivíduo, a identificação é considerada um mecanismo fundamental do funcionamento psíquico. Hoje a sabemos como um processo complexo que concerne não apenas ao próprio indivíduo, mas também aos outros, especialmente àqueles com quem este se identifica.

Consideremos a definição clássica de Laplanche[3] em que afirma que a identificação é um "processo psicológico pelo qual um indivíduo assimila um aspecto, uma propriedade, um atributo do outro e se transforma, total ou parcialmente, segundo o modelo dessa pessoa". Desse modo, podemos inferir que os mecanismos de identificação, em suas variadas formas e desdobramentos, não são essenciais apenas para o desenvolvimento do psiquismo humano, mas também se constituem como alicerces às transmissões psíquicas entre gerações.

Na terapia familiar o fato de que duas ou mais gerações estejam reunidas na sessão já traz a percepção de que exista uma continuidade entre os vínculos atuais e os que os precedem, até a origem da descendência[4].

Nessa complexidade, diversos autores têm se dedicado a estudar e desenvolver questões muito importantes do psiquismo humano no que diz respeito à transmissão psíquica geracional observando quais aspectos são transmitidos dentro de uma linhagem familiar e cultural, de uma geração a outra, de forma mais elaborada, isto é, inserida na linguagem (transmissão intergeracional), ou menos elaborada e não representada simbolicamente (transmissão transgeracional). Aqui temos em autores como Renée Kaes[5], Alberto Eiguier[4], Janine Puget[6], seus maiores expoentes.

TERAPIA FAMILIAR SISTÊMICA

A terapia familiar surgiu em meados da década de 1950, nos EUA, quando os terapeutas começaram a se interessar pelo estudo do funcionamento de famílias nas quais um dos membros apresentava algum problema de saúde mental. A doença mental já não era mais considerada como consequência de um psiquismo perturbado, apenas, mas também como resultante de um problema de comunicação surgido no interior da família.

Ao desenvolver, em 1956, a teoria do "duplo vínculo" como fenômeno comunicacional associado à etiologia da esquizofrenia, Bateson tornou-se um grande marco no início da terapia familiar, ao considerar a psicose como uma resposta adaptativa à comunicação familiar disfuncional e a introduzir conceitos de mutualidade nas relações. É assim que se inicia o pensamento sistêmico nas intervenções terapêuticas.

Para outros fundadores da terapia familiar, a esquizofrenia também foi um referencial importante: Boszormeny-Nagy[7] e Bowen[8], ao desenvolverem a teoria dos vínculos, Wynne[9], que descreveu a pseudomutualidade; e Lidz[10] com sua obra *Schizophrenia and family*. Outros grandes expoentes da terapia familiar desenvolveram uma teoria sistêmica das psicoses, como Watzlawick e Haley, Selvini[11] e outros[12].

A terapia familiar sistêmica é pautada em noções provenientes da teoria geral dos sistemas, que pressupõe que organismos vivos podem ser vistos como um grupo de elementos em interação formando estabilidade com o tempo, com fronteiras entre si e entre o meio ambiente, e na compreensão da inter-relação e interdependência essencial de todos os fenômenos. Baseia-se, também, na cibernética, vertente mecanicista da ciência dos sistemas, que se preocupa em conhecer as conexões existentes entre as partes que compõem o sistema e as regras que existem nas relações, buscando os padrões de interação. Há, ainda, forte influência da teoria da comunicação, na qual estruturas narrativas da linguagem não apenas organizam a experiência emocional, mas também lhes dão sentido.

A terapia familiar de orientação sistêmica considera que as famílias são dotadas de fronteiras e controlam o material e a informação que entrecruzam seus limites; são organizadas hierarquicamente, fazem parte de um sistema maior (família de origem, inserção social e cultural) e possuem seus subsistemas componentes, como gerações, grupo de irmãos e irmãs, pares conjugais, rede de parentalidade por afinidade e assim por diante. Tem por objetivo trabalhar os relacionamentos disfuncionais mais amplos e as cristalizações das famílias que estão em sofrimento para que as fronteiras se tornem mais flexíveis, auxiliando a mudança dos padrões de interação e potencializando os recursos da família.

Cada família desenvolve uma sequência padronizada de comportamentos de caráter repetitivo que garante a organização desse sistema. Os comportamentos repetitivos são governados por regras que mantêm o equilíbrio e o funcionamento familiar e muitas vezes essas regras podem ser repetições de vivências do casal em sua família de origem.

O sistema familiar é entendido como um sistema dinâmico que não pode ser reduzido a partes menores, isto é, o que ocorre numa parte afeta o todo, que é mais do que a soma das suas partes. Cada membro possui características individuais e podemos dizer que as transformações nos indivíduos e na estrutura familiar são decorrentes de um processo de interação no qual as alterações do comportamento de cada membro são influenciadas pelo comportamento de todos os outros, trazendo mudanças nos padrões transacionais.

Uma vez que a família se caracteriza sobretudo por meio da natureza das relações entre seus componentes, isto é, a forma como interagem e como estão vinculados nos diferentes papéis e subsistemas interdependentes, uma pessoa não pode mudar sem causar mudanças nas outras pessoas do mesmo grupo familiar. Desse modo, os sintomas surgem por uma disfunção no sistema relacional, na comunicação ou na capacidade de negociar as mudanças no relacionamento.

A maneira como a família molda os comportamentos envolve o reconhecimento de qualidades individuais, mas também pode bloquear um comportamento, restringir a exploração e limitar elementos. Assim, apesar de ser um sistema dinâmico, a estabilidade (ou homeostase) familiar não significa necessariamente funcionalidade, e, sim, apenas um modo de interação que permite a sobrevivência da família. Muitas vezes a família pode estar equilibrada em torno de padrões disfuncionais, perpetuando os sintomas existentes na dinâmica familiar e quando o sistema encontra dificuldade para se transformar e se adaptar às novas exigências ou para superar uma determinada etapa do ciclo vital, a crise se expressa através do sofrimento de um ou mais de seus membros.

Na perspectiva sistêmica, a família deve se organizar e se modificar de uma unidade que protege e nutre os filhos pequenos para uma unidade de preparação para a entrada do adolescente no mundo das responsabilidades e dos compromissos adultos. Para isso, é essencial que haja flexibilidade na dinâmica familiar e na interação entre os integrantes da família.

Assim, no atendimento em terapia familiar é preciso considerar o sintoma dentro do contexto e da dinâmica familiar. Quando o sintoma surge é sinal de que há uma crise, ou seja, o sistema está saturado no seu modo de funcionamento e é preciso mudar os padrões de relacionamento familiar para que seja possível voltar à homeostase. Se por um lado, a família tem a necessidade de manter o equilíbrio, por outro, precisa ter capacidade de transformação para se adaptar às mudanças que ocorrem no seu ciclo de vida.

Como a família é envolvida no tratamento?

A dinâmica familiar é um aspecto relevante no aparecimento e na manutenção de alguns sintomas ligados ao diagnóstico psiquiátrico da criança ou do adolescente.

Uma vez que a realidade é criada por meio da linguagem em um processo contínuo de interação, no atendimento em terapia familiar o principal foco é desenvolver novas formas de compreender, ouvir e construir narrativas.

Muitas vezes ao iniciar um processo de terapia familiar, a família está aprisionada à uma única história. Para que novas narrativas sejam construídas, o terapeuta desenvolve curiosidade sobre as experiências que foram negligenciadas no relato, concentrando seu esforço no sentido de desenvolver um espaço convencional livre onde possam nascer novas ideias e significados. A mudança acontece após o desenvolvimento de uma nova linguagem e a função da terapia familiar é criar espaços de discussão entre os membros da família.

Perguntas circulares são utilizadas para considerar a relação do problema com as pessoas, sua identidade e suas vidas. Além das perguntas, o terapeuta pode utilizar outras técnicas, como recursos gráficos ou lúdicos, elaboração de genogramas, *reflecting team* etc.

Ao abordar a família o terapeuta deve estar atento ao uso da comunicação e da linguagem. Os intercâmbios verbais entre o terapeuta e a família não refletem verdade alguma, ou seja, não dizem respeito à aplicação de uma teoria pré-concebida, mas trata-se de estabelecer um diálogo potencialmente produtivo.

Quando um dos membros da família fala sobre um problema, é importante que o terapeuta se questione sobre seu contexto relacional, indagando-se sobre as causas e o objetivo de a pessoa manter esse discurso. Os significados são co-gerados pela família e pelo terapeuta no contexto terapêutico e já não existe mais uma voz única; e cabe ao terapeuta, a partir da linguagem terapêutica, auxiliar a família a permitir o surgimento das outras vozes que cada membro guarda em si e que lhes permitirão orientar-se para outras formas de conversações.

O terapeuta ativo faz parte do sistema familiar e participa construindo o que está sendo observado. As estruturas narrativas não abarcam toda riqueza da experiência vivida, apenas a organizam e lhe dão sentido, ressaltando que sempre há sentimentos e experiências vividas que o relato dominante não pode abarcar.

É o significado que os membros da família atribuem aos fatos que determina o comportamento do terapeuta, que se interessa em saber como as pessoas organizam suas vidas em torno de certos significados e como, ao fazê-lo, contribuem para a manutenção do problema.

O terapeuta deve colocá-los num contexto no qual possam desenvolver sua própria capacidade de atribuir sentido às suas experiências. É por meio das histórias narradas e do sentido que os pacientes dão a elas, que irão atribuir sentido às experiências que moldam suas vidas.

Os membros da família são seletivos quanto a quais experiências atribuem sentido e quais ficam desinvestidas; portanto, para co-construirmos novas narrativas, como terapeutas, é preciso ter curiosidade sobre as experiências que foram negligenciadas e buscar um ponto de entrada para explorarmos os territórios de vida e identidades que estão nas histórias subordinadas. Esse ponto pode ser por meio das crianças ou adolescentes, pela história da família de origem de cada um dos membros do casal, o que é transmitido de uma geração a outra ou quais são as repetições nos padrões funcionais ou disfuncionais.

TÉCNICAS

A seguir, alguns exemplos de abordagens a temas significativos por meio de perguntas, que devem ser circulares, de modo que todos os membros da família possam se expressar e ouvir atentamente a reflexão dos demais.

- Perguntas de exteriorização do problema (servem para preparar a conversa para esse encontro): de que forma o problema afeta você? Quem pode falar com quem e sobre qual assunto? Sobre quais assuntos as pessoas presentes desejariam falar? Deve alguém falar e alguém escutar?
- Perguntas de reconstrução histórica: O que aconteceu? O que habitualmente acontece? O que não ocorreu? Onde e quando? Quem mais estava diretamente envolvido nessa ocorrência? De que forma?
- Perguntas que levem em conta o tempo (passado, presente e futuro): daqui a dois anos, quando esse problema já tiver ficado para trás, o que você terá feito?
- Perguntas sobre quais seriam as características da pessoa ou relacionamento que se refletem na nova tomada de responsabilidades: quando você fez isso, o que acha que seu pai notou a seu respeito, mas, de outra forma, lhe teria passado despercebido? O que você acha que isso demonstrou a seu pai ao conhecer suas intenções?
- Perguntas que possibilitam explicações: como isso pode ser entendido? Como veio a acontecer nesse determinado momento?
- Perguntas que possibilitam troca de ideias: quem falou com quem, sobre qual assunto e de que maneira? Quais são os diversos significados sobre o assunto? Até que ponto os significados são negociáveis? Quais são as pessoas, nesse momento, capazes de falar uma com a outra sobre esse assunto? Quem não é?

EVIDÊNCIAS EM TERAPIA FAMILIAR SISTÊMICA

Todos os *guidelines* de tratamento em saúde mental sugerem o envolvimento da família e de cuidadores no tratamento e os benefícios da participação familiar e da criação de uma rede de apoio são bem estabelecidos. Apesar disso, a taxa de implementação de serviços e políticas que incluam familiares ao tratamento ainda é baixa[13].

Ao buscarmos evidências sobre a eficácia das abordagens em terapia familiar sistêmica nos deparamos com diversas revisões sistemáticas inconclusivas. Uma grande parte da dificuldade para avaliar as abordagens familiares se deve à enorme variedade de abordagens metodológicas e à dificuldade de padronização de resultados. Existem poucos estudos com metodologia rigorosa que possam tecer conclusões sobre a eficácia da terapia familiar, todos com amostras pequenas e heterogêneas[14-16].

A diversidade metodológica é causada pela complexidade do estudo das múltiplas interações, intra e interfamiliares, que estão envolvidas nas abordagens sistêmicas. Cada estudo é obrigado a considerar múltiplas perspectivas, gerando inúmeras possibilidades de abordagem. As múltiplas variáveis que influenciam os resultados são difíceis de serem isoladas e testadas. Por exemplo, como considerar as avaliações dos pais que podem estar influenciadas pelo seu próprio humor e pela percepção alterada de presença ou ausência de sintomas?

A pesquisa em terapia familiar deve focar não apenas no resultado (o que funciona), mas também no processo (por que funciona) e identificar os mecanismos de mudança das intervenções eficazes, estudando os múltiplos resultados (individual, severidade dos sintomas, nível de funcionamento) através de diferentes perspectivas. É também de extrema importância a definição das habilidades clínicas e características que influenciam os resultados, tornando possível a melhora da qualidade de serviço oferecido pelos terapeutas de família e pelos programas de treinamento[17].

Apesar disso, existem estudos suficientes para apoiar o efeito da terapia familiar como abordagem terapêutica em diversas patologias e as evidências confirmam que as intervenções sistêmicas se mantêm ao longo do tempo[18].

Alan Carr[19] publicou evidências de metanálises e relatos qualitativos nos quais afirma que programas de intervenção familiar sistêmicos são eficientes na redução de uma ampla variedade de patologias em crianças e adultos.

Os potenciais da intervenção familiar são vastos: melhora nas interações intrafamiliares, com pares, na escola, melhor aproveitamento educacional, melhora nas relações de trabalho, diminuição dos problemas com a justiça e na prevenção de problemas legais, diminuição da evasão escolar e na construção de relacionamentos sociais[20].

Apesar do reconhecimento da importância das abordagens familiares, ainda existem muitas perguntas a serem respondidas. Uma das maiores dificuldades encontradas é a realização da conexão entre a prática clínica e a comunidade científica, o que torna complexa a tradução dos achados científicos em prática clínica. A questão não é se a pesquisa pode ser posta em prática, mas como ela influencia e é influenciada por ela.

Com o tempo as pesquisas deixaram de questionar sobre a eficácia das abordagens familiares e passaram a focar nas aplicações práticas dessa em contextos clínicos específicos. A pesquisa em terapia familiar também passou a realizar perguntas mais complexas, considerando dados de múltiplos participantes, como pais e terapeuta[21].

Os pesquisadores em terapia de família também usam métodos mistos para estudar as influências contextuais e sua função na mudança das interações familiares. Uma revisão sistemática que avaliou o custo-benefício das intervenções familiares para adolescentes com transtornos externalizantes e delinquência revelou que os estudos avaliam resultados e custos de maneira diferente, não sendo possível conduzir uma metanálise[22].

Os métodos de avaliação dos desfechos e objetivos das intervenções em saúde mental mostram-se limitados na cobertura de todos os efeitos possíveis do tratamento, visto que os benefícios das intervenções são vastos e vão além de apenas ganhos em marcadores de saúde. Esse é um dos motivos pelos quais os estudos sobre as avaliações de eficácia econômica das intervenções familiares ainda são escassas.

A maioria dos estudos realizados é feita nos Estados Unidos, sendo difícil a comparação com as outras realidades mundiais. Em uma metanálise, Woolfenden et al.[23] observaram que tratamentos focados na família, como terapia familiar funcional e terapia multissistêmica foram mais efetivos do que o tratamento de rotina.

A efetividade da terapia no tratamento de adolescentes com histórico de uso de substâncias e transtorno de conduta envolve sessões de terapia familiar regulares, de acordo com a intensidade de seus sintomas. Intervenções familiares também são eficientes em uma proporção de casos de depressão, ansiedade, luto, transtorno bipolar e tentativa de suicídio, recusa escolar, transtorno obsessivo-compulsivo (TOC), transtornos alimentares, enurese e sintomas somáticos.

Sydow et al.[18] realizaram uma revisão sistemática sobre a abordagem da terapia familiar sistêmica em transtornos externalizantes e demonstraram que:

- Não foram encontradas evidências de efeitos adversos da terapia familiar sistêmica.
- Taxas de adesão são superiores às outras terapias para doenças externalizantes.
- A terapia familiar sistêmica é uma abordagem eficaz para transtornos externalizantes e delinquência juvenil.
- É eficaz em múltiplos domínios do funcionamento (sintomas, problemas com a justiça, performance escolar, efeitos na família).
- Os efeitos positivos são duradouros podendo ser demonstrados até 23 anos pós tratamento.
- Minorias tem uma taxa de adesão e permanência menor.
- Resultados das pesquisas sobre custo-benefício são promissores, porém inconclusivos até o momento.

A revisão dos artigos e estudos citados nos leva a concluir que a intervenção sistêmica é efetiva em uma grande gama de patologias da infância e adolescência. Essas intervenções são rápidas, raramente envolvendo mais de 20 sessões, podendo ser oferecidas por uma vasta gama de profissionais em ambiente extra-hospitalar.

CONSIDERAÇÕES FINAIS

Os estudos teórico-clínicos e os *guidelines* atuais de tratamentos em saúde mental demonstram que a terapia familiar é um recurso importante no tratamento de transtornos psiquiátricos na infância e na adolescência. Colabora especialmente para uma compreensão mais ampla, por parte da família e do paciente, dos diversos sentidos de seus sofrimentos e de sua inserção na linha evolutiva e histórica de sua família. Além disso, a terapia familiar ajuda a família a compartilhar o conhecimento e o manejo dos momentos de crise e de recaídas, assim como a reconhecer e validar o crescimento e a melhora.

Considerando esses aspectos, notamos que a adesão do paciente ao tratamento é melhor quando todo o processo pode ser verdadeiramente compartilhado.

As vinhetas clínicas ilustram como ocorre esse processo e como se desenvolvem as competências afetivas e psíquicas no decorrer do trabalho terapêutico.

Vinheta clínica

Família F.

Família composta por F., menino de 10 anos, mãe e pai.

Foram encaminhados para a terapia familiar pelo Programa Transtornos de Ansiedade na Infância e Adolescência (PROTAIA), do Instituto de Psiquiatria do Hospital das Clínicas da Universidade de São Paulo.

F. apresenta um quadro de ansiedade excessiva, TOC e tiques; faz vocalizações e executa rituais intensos nos quais ele próprio e os pais ficam aprisionados.

É filho único de uma gestação difícil em que a mãe precisou ficar em repouso absoluto. Nasceu aos 8 meses e precisou ficar na UTI por 15 dias após o nascimento. A mãe disse ter se sentido incapaz e com muito medo de perder o filho.

No começo dos atendimentos era possível perceber que F. e a mãe estavam fusionados em uma relação simbiótica e o pai, periférico.

O pai ficava muito incomodado com o comportamento do filho, principalmente quando saíam de casa. Com frequência, nessas ocasiões, F. apresentava vários rituais e vocalizações, como ter que vocalizar inúmeras vezes ao andar de metrô ou, ao passar por uma feira e se alguém falasse a palavra "fruta", as vocalizações apareciam de maneira incessante, fazendo com que o pai se sentisse constrangido.

Era nítido que o pai tinha muita frustração e um grande inconformismo com a situação do filho. Queria a qualquer custo que as vocalizações e rituais parassem, gerando tensão e distanciamento na relação dele com o F. A mãe, por sua vez, era mais tolerante e muitas vezes acabava presa nos rituais juntamente com o filho.

O pai saía cedo para trabalhar e a mãe, após o nascimento do filho, parou de trabalhar passando os dias a cuidar de F. Tinha muita dificuldade em colocar regras e limites em F., fazendo com que a rotina dos dois em casa fosse bastante estressante.

O processo de terapia familiar teve duração de três meses, com sessões semanais. A família aderiu bem ao tratamento e todos eram muito participativos e com boa capacidade de elaboração. Muitas vezes F. não gostava do que estava sendo trabalhado na sessão, mas após certa relutância, aceitava conversar sobre assuntos que lhe eram difíceis.

Durante as sessões, todos perceberam que o pai se situava defensivamente em uma posição periférica, perpetuando a relação simbiótica entre F. e a mãe.

Aos poucos, a mãe foi tolerando que F. se tornasse mais independente, permitindo ao filho voltar sozinho da escola, que fica a um quarteirão da casa, por exemplo; e o pai compreendeu que sua figura e sua participação eram importantes para a dinâmica familiar e passou a estar mais presente e atuante na vida de F.

Família G.

Família composta por duas meninas gêmeas, G. e L., 15 anos, mãe e pai. Foram encaminhados para terapia familiar pelo hospital-dia infantil (HDI) do Instituto de Psiquiatria do Hospital das Clínicas da Universidade de São Paulo. O motivo da semi-internação foram pensamentos recorrentes e intrusivos de morte dos pais e ideação suicida de G.

O tema central desse processo terapêutico foram os medos.

A terapia familiar teve duração de oito meses, com sessões semanais. A dinâmica da família era permeada por diversos tipos de medo, traduzidos pelos pensamentos de morte de G. O principal medo da família era de que o pai se descontrolasse e ficasse agressivo e violento. G. e L. temiam o desequilíbrio do pai, e tentavam, cada qual a seu modo, manter a harmonia familiar.

Durante as sessões ficava evidente o desconforto de L. quando o assunto do desequilíbrio e agressividade do pai vinha à tona. L. 'protegia' e 'cuidava' do pai durante todo o tempo das sessões, agindo, inclusive, de modo que a mãe ou a irmã não falassem ou fizessem algo que pudesse 'provocar' seu descontrole.

Anteriormente, quando o pai se desequilibrava e ficava violento, G. o enfrentava a fim de proteger a mãe, pois tinha medo de o pai bater na mãe ou até mesmo matá-la. L. também tinha medo de ver o pai nervoso e, temendo que isso gerasse ainda mais confusão, nesses momentos exigia que a irmã se calasse. Ficava implícita a ideia de que falar desencadeava o 'surto' do pai. Para não ver o pai agressivo e desequilibrado (e sem poder confrontá-lo), G. passou a dormir na casa da avó, prática que persistia até então.

G. apresentava outro comportamento: durante as primeiras sessões quase não falava e precisava da autorização dos pais cada vez que tentava se manifestar. Por não conseguir confrontar os pais, os medos, pensamentos e fantasias tomavam conta de G.

O medo dos pais era em relação à independência e às amizades das filhas. Tinham medo da violência urbana e não confiavam nas pessoas e, por isso, não as deixavam sair com amigos.

Desde os 12 anos de idade, G. dormia na casa da avó materna porque tinha medo que a avó morresse.

A morte dos avós paternos, que faleceram no mesmo ano, foi o fator desencadeante para os sintomas de G. Antes, os papéis eram invertidos: L. era mais introvertida e G., mais expansiva, parecendo que uma precisava ser o contraponto da outra, ocupando posições antagônicas dentro do contexto familiar.

Aos poucos, os medos da família, antes insuportáveis, puderam ser revelados e as fantasias derivadas deles, dirimidas. Durante os atendimentos foi possível perceber uma mudança na dinâmica familiar em que a mãe, antes principal porta-voz das angústias familiares, estava se esforçando para ficar mais calada, dando voz aos demais membros da família.

O pai parecia estar mais consciente de suas angústias e sentimentos, conseguindo verbalizá-los durante as sessões e já não agia de maneira agressiva e violenta.

A relação de G. e L. ficou menos simbiótica. G. começou a fazer as atividades escolares por conta própria e L. passou a poder sair e se relacionar mais com as amigas de sua idade.

Ao término do processo, G. passou a verbalizar o que sentia, seus medos e temores, especialmente em relação ao comportamento violento do pai no passado. Seus sentimentos puderam ser expressados sem medo da reação dos demais e o pai pode acolher e respeitar o que G. relatava e sentia.

Para aprofundamento

- Andersen T. Processos reflexivos. 2 ed. Rio de Janeiro: ITF-RJ NOOS; 2002.
  - ⇨ **Este livro oferece a base para a compreensão dos processos de conversação reflexiva e construção de narrativas. Também pode orientar os profissionais que estão iniciando a prática em terapia familiar.**
- Minuchin S, Nichols MP, Lee WI. Famílias: do sintoma ao sistema. Porto Alegre: Artmed; 2009.
  - ⇨ **Salvador Minuchin é um dos autores mais importantes da Terapia Familiar Sistêmica e um dos fundadores da terapia estrutural. Neste livro ele apresenta as bases da terapia familiar sistêmica e descreve situações da prática clínica.**
- Eiguer A, Kaes R, Carel A, André-Fustier F, Auberte F, Cicone A. Lo generacional: abordaje en terapia familiar psicoanalítica. Buenos Aires: Amorrortu; 1997.
- Trachtenberg ARC. Transgeracionalidade – de escravo a herdeiro: um destino entre gerações. Porto Alegre: Sulina, 2013.
  - ⇨ **Os dois livros explicam conceitos fundamentais de transmissão psíquica geracional e da teoria da psicanálise de famílias.**

REFERÊNCIAS BIBLIOGRÁFICAS

1. Gurman AS, Kniskern DP, Pinsof WM. Research on the process and outcome of marital and family therapy. In. Garfield SL, Bergin AE (eds.). Handbook of psychotherapy and behaviour change. 3 ed. New York: John Wiley; 1986. p. 565-624.
2. **Minuchin S, Nichols MP, Lee WI. Famílias – do sintoma ao sistema. Porto Alegre: Artmed; 2009.**

   ⇨ **Como um dos expoentes do desenvolvimento da terapia familiar sistêmica, a leitura desse autor é fundamental para quem deseja conhecer esta área de atuação.**
3. Laplanche J. Vocabulário da psicanálise/Laplanche e Pontalis. 4 ed. São Paulo: Martins Fontes; 2001.
4. Eiguer A, Kaes R, Carel A, André-Fustier F, Auberte F, Cicone A. Lo generacional: abordaje en terapia familiar psicoanalítica. Buenos Aires: Amorrortu; 1997.
5. Kaës R. O grupo e o sujeito do grupo: elementos para uma teoria psicanalítica do grupo. São Paulo: Casa do Psicólogo; 1997.
6. Puget J. Diversidad deinscripciones. Jornadas Marcas de Vida, Marcas de Muerte. Buenos Aires: 2013.
7. Boszormenyi-Nagy I. The concenpt of schizophrenia from the perspective of family treatment. Fam Proc. 1962:1:103-13.
8. Bowen E. Principles and techniques of multiple family therapy. In: Guerin Jr. P (ed.). Family therapy: theory and practice. New York: Gardner; 1976. pp. 388-404.
9. Wynne LC, Ryckoff IM, Day J, Hirsch SI. Pseudomutualid en las relaciones familiares de los esquizofrénicos. In: Bateson G. Interacción familiar. Buenos Aires: EBA; 1980.
10. Lidz T, Fleck S. Schizophrenia and the family. International Universities Press; 1965.
11. Watzlawick P, Weakland JH, Fisch R. Mudança: princípios de formação e resolução de problemas. São Paulo: Cultrix; 1977.
12. Linares JL, Selvini M. O sofrimento psicológico e o maltrato relacional como fontes de psicopatologia. São Paulo: Zagodoni Editora; 2015.
13. Dirik A, Sandhu S, Giacco D, Barrett K, Bennison G, Collinson S, et al. Why involve families in acute mental healthcare? A collaborative conceptual review. BMJ Open. 2017;7:e 017680.
14. Bjornstad GJ, Montgomery P. Family therapy for attention-deficit disorder or attention-deficit/hyperactivity disorder in children and adolescents. Cochrane Database Syst Rev. 2005, Issue 2.
15. Fisher CA, Skocic S, Rutherford KA, Hetrick SE. Family therapy approaches for anorexia nervosa. Cochrane Database Syst Rev. 2018, Issue 10.
16. Spain D, Sin J, Paliokosta E, Furuta M, Prunty JE, Chalder T, et al. Family therapy for autism spectrum disorders. Cochrane Database Syst Rev. 2017, Issue 5.
17. Sexton TL, Datch C. The development and evolution of family therapy research: its impact on practice, current status, and future directions. Family Process. 2014;53:415-33.
18. Sydow K, Retzlaff R, Beher S, Haun MW, Schweitzer J. The efficacy of systemic therapy for childhood and adolescent externalizing disorders: a systematic review of 47 RCT. Family Process. 2013;52(4):576-618.
19. Carr A. The effectiveness of family therapy and systemic interventions for child-focused problems. J Family Therapy. 2009;31:3-45.
20. Sawyer AM, Borduin, CM. Effects of multisystemic therapy through midlife: A 21.9-year follow-up to a randomized clinical trial with serious and violent juvenile offenders. J Consult Clin Psychol. 2011;79(5):643-52.
21. Sexton T, Gordon KC, Gurman A, Lebow J, Holtzworth-Munroe A, Johnson S. Guidelines for classifying evidence-based treatments in couple and family therapy. Family Process. 2011;50(3):377-92.
22. Schawo S, Bouwmans C, Schee E, Hendriks V, Brouwer W, Hakkart L. The search for relevant outcome measures for cost-utility analysis of systemic family interventions in adolescents with substance use disorder and delinquent behavior: a systematic literature review. Health Qual Life Out. 2017;15:179.
23. Woolfenden SR, Williams K, Peat JK. Family and parenting interventions for conduct disorder and delinquency: a meta-analysis of randomised controlled trials. Arch Dis Child. 2002;86:251-6.
24. Aguiar M, Leicand C, Rothschild D. Psicoterapia de família. In. Lee Fu I, Boarati M, Maia APF, et al. Transtornos afetivos na infância e adolescência – diagnóstico e tratamento. São Paulo: Artmed; 2012.
25. **Cotrell D, Boston P. Practioner review: the effectiveness of systemic family therapy for children and adolescents. J Child Psychol Psycuiatry. 2002;43:5:573-86.**

   ⇨ **Este artigo dá uma boa noção da história da evolução da terapia familiar, suas diversas abordagens e sua aplicação .**
26. Gomes IC, Fernandes MI, Leviski RB, et al. Diálogos psicanalíticos sobre família e casal. São Paulo: Zagodoni; 2012.
27. Leicand C, Lima MOB, Rothschild D. Abordagens familiares: terapia familiar e terapia vincular. In. Boarati MA, Pantano T, Scivoletto S. Psiquiatria da Infância e adolescência: cuidado multidisciplinar. Barueri: Manole; 2016. p. 613-28.

   ⇨ **Este texto oferece uma noção do trabalho da terapia familiar, inserido em uma equipe multidisciplinar.**
28. Maturana H. Transformación em la convivencia. Buenos Aires: Ediciones Granica; 2014.
29. Winnicott DW. A família e o desenvolvimento individual. São Paulo: Martins Fontes; 1997.

7

Orientação parental na infância e na adolescência

Luiz Alberto Hanns

Sumário

Pontos-chave

- Uma Orientação Parental Abrangente (OPA), seja qual for o modelo adotado, busca educar pais para praticarem tanto o *parenting* formativo, como o corretivo.
- A lógica da (OPA) é diversa da habitual orientação de parentagem segmentada (OPS), que segmenta as orientações por núcleos temáticos e idade.
- A OPA igualmente considera as dificuldades dos pais. Pais estressados ou com transtornos leves podem beneficiar-se da OPA, ainda que seja preciso atendê-los.

INTRODUÇÃO

Orientação parental hoje

Ao final dos anos 1950 e ao longo dos 1960, foram publicados diversos manuais de *parenting* que diferentemente das prescrições disciplinadoras anteriores, enfatizavam a importância de prover o ambiente de amor, estabilidade, rotinas e regras coerentes. Um pioneiro nesse movimento é o pediatra Benjamin Spock[1-3], cujos livros influenciaram a geração dos anos 1960 e 1970. O foco central era a infância e criar filhos saudáveis.

Sobretudo nos anos 1980 e 1990, a orientação de parenting passou a endereçar também a adolescência, múltiplos focos temáticos, incluindo o *parenting* corretivo (lidar com problemas já instalados). As próprias publicações de Benjamin Spock refletem essa mudança de ênfase[4-8]. Podemos denominá-la de orientação parental segmentada (OPS), voltada a núcleos temáticos, idades, gênero e situações.

Por exemplo: como criar filhos resilientes, com autoestima, como dialogar com adolescentes, como lidar com chiliques infantis. Ante problemas considerados antes indisciplina ou defeitos de caráter, passa-se a orientar pais a identificarem, acolherem e lidarem com questões como déficit de atenção, transtorno obsessivo-compulsivo (TOC), depressão etc. Em livros, blogs, vídeos, cursos e em consultórios, disseminam-se em orientações segmentadas por esses recortes.

Essa especialização em núcleos temáticos permite especificar diagnósticos e intervenções, mas resulta frequentemente em pais confusos. Assemelham-se a viajantes portando dezenas de mapas parciais, sem bússola e sem Norte, paralisados, com medo de serem demasiado severos ou complacentes e com dúvidas de como adaptar os preceitos às especificidades do cotidiano.

Em resposta a essa fragmentação de orientações, a partir dos anos 2000, novas abordagens visam municiar pais com um mapa global e bússola, podemos denominá-las de Orientações Parentais Abrangentes (OPA)[9].

O desafio é tornar os pais aptos a formarem, eles mesmos, uma visão organizada dos nexos, identificando problemas, definindo metas, estratégias e adotando métodos, tanto para lidar com problemas já instalados (*parenting* corretivo), como para promover um *parenting* formativo (um programa de educação da infância ao final da adolescência, que forme filhos para a vida). Nesse capítulo será discutido como fornecer OPA em uma, ou até em doze sessões, o modelo adotado é a Educação Pensada (EP).

Educação pensada é a denominação de OPA usada no livro *A arte de dar limites – como mudar atitudes de crianças e adolescentes*[10], que busca municiar pais a formularem e executarem um programa de educação individualizado para cada filho.

Orientação parental abrangente

Uma OPA, seja qual for o modelo adotado, busca educar pais para praticarem tanto o *parenting* formativo, como o corretivo, ensinando-os a atentar para cinco aspectos:

1. Características da faixa etária do filho (condições atuais).
2. Inclinações e tendências do filho (natureza).
3. Influências ambientais passadas e atuais que afetaram e estão afetando o filho (contextos).
4. Funções e uso dos diferentes instrumentos de intervenção (ferramentas).
5. Capacidades que o filho deveria adquirir até a vida adulta para lidar com o mundo (metas).

Por exemplo, frequentemente pais preocupam-se com o uso de eletrônicos. Ao receber OPS, tendem a adotar diretrizes, sem adaptá-las às especificidades do contexto e sem visão geral de um programa de educação para seu filho. Uma OPA, avalia além da quantidade, a qualidade e o conteúdo das atividades eletrônicas e seus efeitos sobre o filho. Coloca esses elementos em conexão com a personalidade, a idade e com o ecossistema familiar-social para definir se o uso de eletrônicos está sendo nocivo, e se há outros problemas relevantes.

Com relação aos eletrônicos a OPA ensina pais a desenharem estratégias para enfrentarem diversos aspectos em jogo. Pode envolver questões como a pressão social da "turma", a falta de alternativas e de repertórios para se ocupar, uma baixa capacidade de automotivação, ou uma eventual dependência de hiperestimulação externa. Talvez os pais precisem aprender a dar limites eficientes, ou é necessário reestruturarem ambientes, ou trata-se de atuarem sobre aspectos psicológicos (crenças, valores, hábitos, regulação das emoções e do humor, etc.). Problemas, como desinteresse em estudar, agressividade entre irmãos, vícios em games, são inseridos no contexto abrangente em jogo.

A OPA igualmente considera as dificuldades dos pais. Pais estressados ou com transtornos leves podem beneficiar-se da OPA, ainda que seja preciso atendê-los (em geral, uma a três sessões bastam). Se forem portadores de transtornos relevantes, tratar dessas dificuldades pode demorar, e terão mais benefício de uma OPS, dosada conforme suas possibilidades.

Filhos com transtornos, como TOC, fobias, autismo etc., em geral, são tratados por equipes multidisciplinares e os pais, desde que em condições, incorporam-se à equipe, realizando em casa atividades especificas[11].* Em casos assim, só mais adiante, quando aspectos limitantes estiverem estabilizados, a OPA deve entrar em pauta.

* O mesmo ocorre com outros quadros, como anorexia, fobias, TOC, autismo etc, que apoiados por programas de parentagem específicos e articulados com a escola, têm muito mais resultado do que apenas atendendo crianças e adolescentes em consultório.

COMO DESENVOLVER COM PAIS UM PROGRAMA DE OPA

A OPA de curta ou média duração segue uma estrutura lógica descrita logo abaixo no item "Objetivos".** Cada psicoterapeuta pode construir um modelo próprio ou adaptar outros, o importante é definir se o caso pede uma OPA ou OPS. Como mencionado, adotou-se aqui o modelo de EP.

Características de uma OPA

- Duração: 6 a 12 encontros de 90 minutos, por 8 a 20 semanas. Em alguns casos a OPA pode se restringir a uma única ou a poucas sessões.
- Objetivos: ensinar pais a:
  1) Entenderem características da faixa etária.
  2) Observarem a personalidade.
  3) Identificarem influências ambientais.
  4) Definirem quais capacidades funcionais os filhos precisam desenvolver para lidar com a vida de modo suficientemente eficaz e com algum bem-estar psicológico.
  5) Formularem as estratégias para que desenvolvam tais capacidades.
  6) Empregarem ferramentas de parentagem para executar estratégias formuladas.
- Pressupostos da OPA:
  1) Pais são capazes de em poucas sessões compreender os nexos entre os seis objetivos da OPA e atuarem terapeuticamente.***

** A lógica geral é a mesma de qualquer projeto, seja um foguete para ir a Marte, um *businessplan* ou um resgate de um matrimonio deteriorado:
- Análise das contingências e contextos atuais e prováveis no futuro.
- Metas almejadas.
- Diagnósticos dos eventuais problemas para atingimento das metas (recursos faltantes, dificuldades estruturais, contingências externas mutáveis e imutáveis).
- Submetas intermediárias para superar problemas e futuramente atingir metas almejadas.
- Plano de estratégias intermediárias e definição das necessárias ferramentas de intervenção e execução.
- Aquisição das ferramentas e de proficiência em seu uso.
- Monitoramento do processo e revisão e correção de metas e ferramentas.

A OPA ensina pais a aplicarem esses passos ao contexto de parentagem. Um excelente resumo das áreas que devem ser cobertas pela OPA se encontra em Barroso et al.[12].

*** Desde a Antiguidade pais sempre alternaram funções de protetores e provedores com funções terapêuticas, pedagógicas, disciplinadoras e de *coaching*; ora intuitivamente, ora orientados por xamãs, avós, sacerdotes, filósofos, preceptores, tutores ou pedagogos. O amor nem sempre fez parte da parentalidade. Uma OPA busca sistematizar essas funções, sob o pano de fundo amoroso, levando em conta os três eixos determinantes do comportamento, e as seis competências de vida.

2) O filho só deve receber psicoterapia adicional se houver dificuldades psicológicas não tratáveis por um *parenting* adequado.

- Faixas etárias dos filhos:
OPA é útil a partir dos 4 anos (antes se recomenda OPS, embora desde 1,5 anos alguns elementos de OPA possam ser introduzidos). A OPA pode ser introduzida ainda até o final da adolescência, mas, mesmo pais de jovens adultos podem obter resultados.
- Focos da preparação de pais para parentagem:
  1) Ensiná-los como estabelecer metas corretivas e formativas (definir metas) (A).
  2) Ensiná-los como formular estratégias para cada meta, articulando aspectos ambientais, biológicos e psicológicos (escolher estratégias) (B).
  3) Ensiná-los como atuar sobre a aprendizagem, os ambientes e os aspectos biológicos (dominar métodos e ferramentas) (C).
  4) Ensiná-los como eles mesmos podem manusear as três etapas acima (A, B e C) para, em diferentes contextos, formular e atualizar um programa individualizado de "educação para a vida" (colocar em perspectiva).
- Etapas da OPA:
  1) Anamnese: em geral, duas sessões, uma com pais e outra com filho. Conforme o caso, pode envolver uma única sessão com pais, ou uma terceira, com demais familiares. Eventualmente pede-se avaliações neuropsicológicas, médicas e de outras especialidades.
  2) Fase informacional: pais são municiados com informações conceituais apresentadas de modo apreensível e aplicadas ao caso do filho. Essa fase, em geral, toma duas a três sessões de 90 minutos. Instruções adicionais são ministradas ao longo da fase de prática.
  3) Fase de prática: o preparo das intervenções envolve compreensão das estratégias e domínio das ferramentas. Conteúdo das sessões pode ser anotado em folhas, formulários e ser gravado. São realizados exercícios, *role-playing* e pede-se leitura de materiais e auto-treino em casa. A cada sessão, reavaliam-se resultados, estratégias e a motivação dos pais. Entre sessões, pais podem pedir suporte telefônico.
  4) Consolidação e prevenção de recaída: nas últimas duas ou três sessões repassa-se e consolidam-se experiências, discute-se como lidar com futuras dificuldades e quando voltar a buscar uma OPA.
  5) Acompanhamento (*follow-up*): duas a três sessões espaçadas por quatro meses: revisões, ajustes ou retomada de sessões de OPA.

Os conceitos e conteúdos transmitidos na Fase Informacional

O primeiro foco: definição de metas (competências de vida). Tempo da atividade: 90 minutos

No modelo EP apresenta-se aos pais seis "competências de vida" essenciais ao funcionamento psíquico.**** Problemas atuais (queixas), bem como metas formativas, são avaliadas à luz dessas seis capacidades, e individualizadas para o filho.

- Metas corretivas: a partir das queixas discute-se quais das seis capacidades esperar da faixa etária do filho e elabora-se com os pais hipóteses sobre traços de personalidade do filho. Esses não devem ser mudados, mas calibrados. Define-se quais comportamentos e atitudes acolher e quais são problemáticos e necessitam ser calibrados.
- Metas formativas: em paralelo às queixas atuais, discutem-se as principais competências de vida a serem desenvolvidas por um programa de educação. À luz delas constróem-se hipóteses sobre comportamentos e atitudes do filho, que embora ainda não sejam problema, deveriam ser abordados preventivamente para favorecer seu funcionamento psicológico nos contextos adultos que ele provavelmente enfrentará.

O modelo de EP reúne as capacidades a serem desenvolvidas com filhos, em "seis competências de vida". Trata-se de um recorte diverso dos esquemas socioemocionais, bem como da teoria dos 5 *big personality traits*, mas seu conteúdo coincide com ambos, e como essas, liga-se a tópicos como autoestima, autoconfiança, empatia, entre outros.*****

**** Cada uma dessas seis competências é necessária para um adulto lidar com a vida contemporânea e constituiu, em sua época, tema central para bem-estar e sucesso. Embasadas em experimentos, dados empíricos e neurociências, vem até hoje gerando estudos e linhas de pesquisa no campo da educação escolar e *parenting*.
A primeira competência está contemplada, por exemplo, no livro Flow, de Csikszentmihalyi[13]. A segunda, em artigos de Bindman et al.[14] e de Deci et al.[15], ou no livro de Greene[16], de 2017. A terceira, no livro de Daniel Goleman[17], do qual se derivaram inúmeros artigos e obras baseados dos conceitos de Howard Gardner. A quarta competência pode ser analisada no livro de Angela Duckworth, Garra o poder da paixão e da perseverança[18]. A quinta, no livro de Leonard Mlodinov[19]; e a sexta, baseada no teste do mashmelow, do qual Walter Mischel[20] foi um dos idealizadores; este livro gerou inúmeros estudos e outros livros sobre controle da impulsividade, capacidade de se autodisciplinar, por isso é base essencial para o planejamento e execução de projetos[21].

***** O modo de classificar cada aspecto é bem diverso, todavia, em ambos os sistemas, as seis competências estão contempladas, assim como elas também contemplam todos os aspectos discutidos nos dois modelos. A vantagem do modelo das seis competências é que ao enfeixar diversos aspectos, como otimismo, empatia, abertura, resiliência, autoestima etc., em elementos que são arregimentados alternadamente pelo cérebro para suas interações com o ambiente, permite diagnosticar rapidamente problemas funcionais e identificar nos três eixos (biológico, ambiental e mental) as variáveis que dificultam ou favorecem cada competência. Portanto, é uma opção pragmática de conveniência metodológica.

As seis competências expressam-se e desenvolvem-se conforme a faixa etária e personalidade. Cada uma enfatiza um núcleo, embora estejam interligadas e articuladas.

Competências de vida:

1. **Desenvolver com o filho a vontade de conhecer e experimentar.** Implica interesse, curiosidade, abertura, entusiasmo e fascínio, resultam em engajamento, senso de propósito e *flow*; ligam-se à vitalidade, alegria de viver. Sua falta corresponde a astenia, autismo, depressão, passividade, indiferença etc.
2. **Desenvolver com o filho a busca de autonomia (proatividade e independência).** Implica autoconfiança nas capacidades de enfrentamento e resulta em antecipação, proatividade, independência diante de problemas atuais ou vindouros. Sua falta liga-se à passividade, a esquemas de dependência e sensação de impotência.
3. **Desenvolver com o filho habilidades interpessoais** (abarca além da inteligência emocional, habilidades sociais específicas). Implica ser capaz de formar teorias sobre o funcionamento mental do outro e seu próprio, ter empatia, capacidade de integrar as necessidades do outro nas próprias decisões, senso de *timing* e de persuasão e argumentação. Reconhecer quando recuar, quando e como negociar, e ser assertivo. Também implica ética e etiqueta. Sua falta leva a inadequações sociais e interpessoais, a constantes conflitos e resulta em exclusão, ressentimentos, depressão etc.
4. **Desenvolver com o filho relação com o erro e a garra.** Implica conceber a aprendizagem como um processo de treinamento, encarar fracassos como tentativas a serem repetidas e aperfeiçoadas. Inclui disposição à autocrítica, bem como resiliência, otimismo, persistência e ambição para apostar na possibilidade de aperfeiçoamento. Sua falta resulta em desistir facilmente, não tentar aquilo em que não se é competente, não aprender coisas complexas, e vergonha do não saber.
5. **Desenvolver com o filho tolerância à frustração e flexibilidade.** Implica resiliência e interpretar de modo circunstancial os impedimentos da vida (não os interpretar como descaso pessoal, como fazem pacientes *borderline*, histriônicos e narcisistas). Implica também flexibilidade para reformular alternativas gratificantes ao que se perdeu, de modo a evitar conformismo. Exige capacidade de regular emoções, por meio de auto-diálogo, distração etc. Sua falta resulta em surtos de raiva, amargura, depressão, rigidez de propósitos e obsessividade.
6. **Desenvolver com o filho a capacidade de analisar e planejar a curto, médio e longo prazo.** Implica conter impulsividade, analisar situações e estabelecer metas de prazos diversos, adiar um prazer momentâneo em função de disfrutes futuros e disciplina para dedicar-se a execução das estratégias. Sua falta leva a comportamentos inconsequentes, perda de foco, e resulta em problemas financeiros, de carreira, de saúde etc.

As seis competências têm valor no contexto atual, democrático, meritocrático-competitivo, em constante transformação (tecnológica, econômica e social). Em outros contextos podem ser menos necessárias, por exemplo, em sociedades mais coletivistas, em regiões rurais, para personalidades em contextos sociais diversos[22]. Exemplo de influência de cultura sobre *parenting* pode ser visto em https://bold.expert/what-kind-of-parent-are-you/?

No contexto ocidental urbano as seis são essenciais e podem ser comparadas a partes de um avião, como asas, turbina e trem de pouso. Sem uma delas não se voa. A insuficiência ou ausência de uma não é compensada pela suficiência de outra. Porém, desde que estejam todas disponíveis, a excelência em uma, pode compensar outra (nessa analogia, turbinas menos potentes seriam compensadas por asas e fuselagem aerodinâmicas, mas a ausência de turbinas, ou sua insuficiência naturalmente não seria compensada por uma boa aerodinâmica).

Em geral, pessoas têm facilidade em uma, ou duas dessas capacidades, mas são medianas em outras, e estão abaixo da média em outras. Estar abaixo da média não é problema, o problema é estar abaixo da suficiência, uma preocupação da parentagem corretiva e formativa. Tais insuficiências podem manifestar-se em crianças, adolescentes e adultos, como recorrentes ataques de cólera, desinteresse em estudar, drogadição, consumismo etc.

A parentagem corretiva lida com esses problemas quando já estão instalados. Todavia, frequentemente, a insuficiência não se manifesta disfuncionalmente, permanece latente ativando-se só em futuros ciclos de vida. Nesse caso a parentagem formativa formula e implementa um programa individualizado para alçar deficiências latentes, da insuficiência para a suficiência, e para otimizar as competências nas quais o filho tenha facilidade.

Para atuar corretiva ou formativamente, é preciso que pais entendam a relação entre os três eixos que determinam o comportamento.

O segundo foco: estratégias de intervenção sobre os três eixos do comportamento. Tempo da atividade: 90 minutos

Informações aos pais sobre componentes biológicos do temperamento e humor

O temperamento e o humor do filho estão se manifestando de modo disfuncional e precisam ser endereçados a curto prazo? Ou trata-se de tendências que no futuro poderão afetá-lo e que preventivamente deveriam ser endereçadas? Ou o temperamento e as inclinações do filho apenas não correspondem às expectativas dos pais ou do grupo social?

Tanto problemas atuais e potenciais, quanto inclinações que desagradam a uns, têm componentes biológicos ligados à psicogenética, à epigenética e a ciclos de desenvolvimento, bem como a outras influências transitórias ou estruturais (infecções, intoxicações, mudanças hormonais, síndromes diversas etc.).

Tendências como passividade, agressividade e distração são passiveis de regulação e redirecionamento, tanto corretivo, como formativo, mas não se deve impor uma mudança à essência ou à natureza do filho.

Os modos de atuar sobre a dimensão biológica podem envolver mudanças de esquemas ambientais, intervenções cognitivas e emocionais, ou fármacos que interfiram na bioquímica cerebral.

Estilo de vida, alimentação, sono e postura dos pais afetam o biológico e podem exacerbar ou ativar irritabilidade, depressão, déficit de atenção, bem como estimular a passividade, impulsividade, superficialidade etc. Todavia, além de intervenções ambientais e sobre as dimensões psicológicas, em alguns casos pode ser necessária avaliação médica que implique introdução de medicação, psicofármacos, hormônios etc.

Informações aos pais sobre influência ambiental

Há influências ambientais que atuam favorável ou negativamente a curto prazo; e outras só a longo prazo afetam o desenvolvimento das seis competências. É importante que pais entendam e dominem as diversas estratégias para atuar sobre os ambientes. Por exemplo, reconfigurar esquemas e regras que regulam a vida doméstica, escolar e social ou mudar de atitude com o filho. Eventualmente seja preciso trocá-lo de ambiente (mudar de escola, de grupo social, guarda parental etc.).

Os ambientes em que o filho circula emitem dois tipos de mensagens, as implícitas e inconscientes e as explícitas e conscientes. As mensagens implícitas podem atuar:

- Por pressão (p. ex., um sistema de notas escolares exigente).
- Por indução (p. ex., um sistema de premiação e sugestionamento).

Pais podem introduzir esquemas e regras que pressionam e impõem ou que induzem e sugestionam. Conforme as circunstâncias uma ou outra estratégia será adequada.

Educar por meio de mensagens implícitas repetidas inúmeras vezes, visa promover uma aprendizagem por impregnação cumulativa (aprendizagem situacional), mas pode apenas produzir uma adequação transitória.

Por exemplo, a estratégia de dar atenção positiva a comportamentos adequados, pode fixar novos comportamentos ou apenas funcionar como contenção, isto é, mesmo após anos, o comportamento desejado só ocorre enquanto houver pressão ou premiação.

Além disso, pais devem compreender que diversas mensagens implícitas são transmitidas de modo involuntário. Por exemplo, um sistema escolar ou doméstico de meritocracia-competitiva, pode confirmar a certos alunos que eles são inferiores, sem que essa seja a intenção da escola ou dos pais. Igualmente, pais tendem a projetar em seus filhos seus próprios medos e sonhos, algo que uma OPA explora.

Por meio de mensagens paralelas e implícitas o filho absorve neuroses familiares, preconceitos, bem como preconceitos e ideologias do grupo social ou da cultura de época que podem causar dissonâncias. Muitas dificuldades comportamentais são reações transitórias a duplas mensagens.

Informações aos pais sobre aprendizagem e ensino ativo (em contraste à aprendizagem situacional)

Discute-se com pais hipóteses sobre esquemas pré-verbais, valores, crenças, hábitos e habilidades eventualmente aprendidas e incorporadas pelo filho, e geradoras de conflitos e sofrimentos atuais. Por exemplo, crenças pessimistas, hábitos de procrastinação, falta de habilidades de persuasão. Essas dificuldades são abordáveis por meio de "ensino ativo" (ainda que, em paralelo, haja reconfiguração de ambientes, intervenções situacionais ou medicação). Ensino ativo se refere a atividades explícitas de conscientização, discussão das metas, impedimentos, plano de adesão e treinamento à mudança[10]. Diferente de intervenções situacionais (ensino implícito), tal como dar bom exemplo, dar estímulos positivos ou negativos etc.

Pela educação ativa os pais promovem nos filhos a compreensão profunda de certos conceitos e trabalham a formação de valores, hábitos e habilidades. Autoestima e autoconfiança também podem ser influenciados. A educação ativa permite, em muitos casos, até mesmo "vacinar" filhos contra influências negativas que impregnam poderosamente ambientes escolares, sociais e culturais, (pressão social por consumismo, *bullying*, drogas, rivalidade etc.). Pode-se prepará-los para identificarem por conta própria duplas mensagens e vieses, municiando-os a enfrentarem esses problemas.

De forma geral, o ensino ativo envolve conscientizar filhos para:

1. Obter compreensão profunda do problema.
2. Obter compreensão da necessidade de mudança.
3. Obter adesão a um programa de mudança, em que pais endereçam diversas dimensões psicológicas e falta de habilidades, que impedem o filho de mudar padrões.

Informações aos pais sobre nexos entre três eixos

Para formularem estratégias flexíveis assegura-se que pais compreendam os nexos entre três eixos que determinam o comportamento de seu filho.

Por exemplo, pode-se promover a capacidade e o interesse em ler, por meio de indução, introduzindo condições que favoreçam e induzam a leitura, como disponibilizar livros motivadores, dar bom exemplo, premiar, reduzir programas de hiperestimulação, criar momentos calmos, estimular conversas interessantes em que filhos exercitem a reflexão e ponderação sobre filmes, episódios do cotidiano e notícias. Pais também podem valorizar programas e conversas culturais. São intervenções de indução implícita.

Todavia, pode ser necessário combiná-las com intervenções explícitas de conscientização. Por exemplo, explicita-se aos filhos a importância da leitura, não na forma de sermão, mas usando ferramentas como diálogo em conexão com emoções e pensamentos, debatendo de acordo com idade, textos, *sites* e vídeos de neurociência, que mostrem os efeitos da não leitura e benefícios desta sobre aspectos da inteligência.

Em alguns casos adiciona-se à indução e conscientização, uma imposição forçada de leitura. Por exemplo, com eventuais metas semanais de leitura a serem atingidas, introdução de reforços negativos e positivos, visando criar um hábito pela repetição, bem como para desenvolver a competência cognitiva de entender e processar informações.

O terceiro foco: métodos e ferramentas. Tempo da atividade: uma sessão de 90 minutos para transmitir conceitos e exemplos

Nas sessões seguintes planejam-se intervenções para cada etapa e treina-se o uso das ferramentas.

Informações aos pais sobre modos de conectar-se com o filho

O modelo de EP apresenta cinco principais ferramentas para estabelecer conexão emocional e as funções de cada uma.****** Por exemplo, quando apenas escutar, compartilhar e empatizar. Quando promover "diálogos em conexão com emoções e pensamentos", visando conscientizar e obter adesão à mudança.******* Também como, por meio do diálogo, habituar o filho a escutar, a ponderar prós e contras e argumentar, ao invés de reagir impulsivamente.********

Além dos diálogos genuínos, pais podem promover programas e convívios que propiciem proximidade, prazer, intimidade e profundidade. Essas práticas melhoram o acesso aos medos e desejos do filho. Somadas a diálogos promovidos antes ou após eventuais conflitos, favorecem a mútua compreensão e consensos.

Informações aos pais sobre modos de impor limites

Ensina-se pais a avaliarem quando é necessário impor limites e como fazê-lo com autoridade, sem arbitrariedade, alternando, conforme a situação e a personalidade do filho, limites suaves, moderados e fortes. No modelo EP aprendem a diferença entre limites situacionais de contenção, usados quando comportamentos inadequados ocorrem e limites transformacionais e formativos, aportados entre os episódios, num momento calmo.

Limites transformacionais conscientizam e constroem novas alternativas de comportamento, estimuladas e treinadas em programas de mudança de atitude.********

Limites de contenção exigem muita repetição e só têm ação transformativa ao longo do tempo. Limites transformativos são rápidos, mas podem exigir intervenções abrangentes.

Pais também devem aprender e praticar diversos métodos de impor limites: indução, comandos, limites crescentes, "bastas contundentes" e diferenciar a "gestão de consequências" dos "castigos" (ambos têm funções, dosimetrias e eficácias específicas).********

Informações aos pais sobre sua função de terapeutas, *coachs* e mentores

Eventualmente o filho não consiga mudar, não porque não compreenda a necessidade de mudar, mas porque não sabe como fazê-lo, precisa de ajuda em aspectos específicos: medos, inaptidões etc. Em alguns casos, basta pais darem dicas e conselhos, em outros, é preciso realizarem com apoio da OPA um Programa de mudança de atitude, com esquemas estruturados visando promover mudanças paulatinas de crenças, hábitos e aquisição de habilidades. Dependendo das dificuldades esse programa pode exigir, em paralelo ao trabalho dos pais, também uma psicoterapia ou *coaching* para o filho. Mas, mesmo envolvendo profissionais, pais devem participar ativamente do projeto de mudança.

O quarto foco: visão crítica de contextos e colocar em perspectiva. Tempo da atividade: indefinido e distribuído ao longo de todo processo de OPA, não necessariamente concentrados em uma sessão)

Mesmo pais com pouco repertório cultural beneficiam-se da discussão que a OPA promove continuamente, e já na sessão devolutiva sobre aspectos sociológicos, antropológicos e filosóficos colocam em perspectiva valores sociais, estilo de vida e expectativas.********

****** Na verdade, conexão com pensamentos e emoções, pode ser feita em graus diversos: só ouvindo; ouvindo e empatizando; ouvindo, empatizando e validando; bem como sem diálogo, apenas por meio de compartilhamento de vivencias de interesse comum, ou reforçando positivamente competências (autoconfiança) e declarando apreciação das características inerentes do sujeito (autoestima)[10].

******* O diálogo em conexão com os pensamentos e emoções é uma ferramenta que vai além da comunicação não violenta, desenvolvida para lidar com situações de grande desgaste, com interlocutores imaturos, *borderline*, sob estresse intenso e resistente ao contato. Envolve cinco passos bem estruturados que promovem mudanças profundas de atitude, a serem construídas ao longo da conversa[10].

******** Além de promover mudanças em conteúdos decisórios, o diálogo em conexão com pensamentos e emoções apresenta conflitos como dilemas e visa habituar o sujeito a ponderar sobre os prós e contras de cada decisão, e buscar soluções para dilemas[10].

******** Limites situacionais entram em ação quando a situação ocorre e contém o comportamento (técnicas positivas ou repressivas, indutoras ou ativas), os limites transformacionais são veiculados pelo ensino ativo com conscientização do problema, das metas almejáveis, das dificuldades para atingi-las e elabora-se um plano de mudança de atitudes (projetos de mudança). Conforme sua complexidade, o projeto pode consistir em uma conversa e alguns "combinados" ou seguir roteiros mais elaborados[10].

******** A gestão de consequências não é punitiva, apenas evoca as limitações ao desejo do sujeito, limitações éticas e práticas, daí a consequência, "se-então"[10]. Ela só dura enquanto o sujeito não alterar postura. O castigo, é um recurso de último caso, implica uma retaliação impressionante que tem a meta de traumatizar o suficiente para que o sujeito entenda que não pode ultrapassar um determinado limite sem sofrer uma retaliação extremamente aversiva. Em casos em que há uma resistência ou impossibilidade de dar limites positivamente por indução ou conscientização, pode restar apenas a criação de uma barreira interna para ações não éticas ou perigosas, o castigo[10].

******** É importante que pais aprendam a relativizar os "ideais de eu" de cada cultura e de cada época e cotejem as características efetivas do filho com as expectativas familiares e sociais. Colocar em con-

Com uma postura flexível e empática podem formar um ambiente participativo, sem perder a autoridade parental.

Vinheta clínica

Isadora, 16 anos, pais casados e uma irmã de 13.

Queixa parental: Isadora é mimada, queixosa, mal humorada, egoísta, não estuda, desiste de tudo, consumista, vaidosa, tem ataques de fúria e é inacessível.

Queixa de Isadora: mãe implicante, injusta; pai bonzinho, omisso; irmã metida e privilegiada pelos pais.

Anamnese: uma entrevista com pais, uma com Isadora e uma com irmã.

Hipóteses diagnósticas articulando os três eixos e as seis competências:

- Vulnerabilidades constitutivas de Isadora: espectro de transtorno de personalidade histriônico, convocando mecanismos *borderline* e narcisistas. Eventual depressão subclínica contribui para irritabilidade, preguiça e autoestima e autoconfiança baixas.
- Influências ambientais: ambiente familiar de exaustão e comunicação violenta. Atuais rompantes de Isadora, embora ligados à personalidade e temperamento, foram reforçados por anos de exposição aos estressores e modelos de identificação dos ambientes domésticos, escolares e sociais. A família tem alto padrão de vida. Mãe irritadiça, consumista, padrão semelhante a Isadora, pai presente, mas com postura de amigo. Mãe e Isadora disputam primazia e atenção. A irmã é a grande amiga da mãe. O casal tem bom relacionamento. As vivências em família são superficiais: sempre em grupo, ou cada um ao celular. A casa é festiva, intensa vida social e lazer coletivo, sem espaços de reflexão, contemplação, aprofundamento ou compartilhamento de sentimentos. A irmã é aluna brilhante e tenta agradar Isadora. Perfil dos grupos sociais de referência de Isadora e família: poucos limites, pouca profundidade e reflexão, ética e etiqueta pouco consistentes, consumismo, modelos femininos de futilidade, impulsividade e inconsequência.
- Educação ativa: o pai, ético e dedicado, não se contrapõe ativamente a esses padrões sociais. O empenho educativo da escola (voluntariado, valorização do esforço, empoderamento feminino), não toca "corações e mentes" de Isadora e seu grupo.
- Dificuldades de Isadora nas seis competências:
  1) Fechamento ao novo, baixo engajamento e desejo de conhecer. Associa o novo a sair da zona de conforto, ou ao "brega". Essa inclinação ao fechamento, poderia ser calibrada por vivências de aprofundamento, sucesso, e tranquilidade para experimentar (sem temer críticas sociais). Usa o tempo para se distrair, não tem interesses genuínos. Falta vitalidade basal.
  2) Baixa autonomia e proatividade, exige ser cuidada e servida. Pouca autoconfiança nas habilidades de enfrentamento e alega preguiça. Não foi exposta à necessidade de "se virar". O importante é ser linda, bem-nascida e bem relacionada.
  3) Habilidade interpessoal rebaixada pelo humor alterado e por padrões aprendidos de confronto. Revela astúcia e perspicácia psicológica das personalidades histriônicas. Empatia baixa reforçada pelo autocentramento e vitimização. Tampouco teve necessidade de praticar etiqueta e diplomacia. Modelos sociais reforçam padrão "adolescente de mau humor", censurado apenas quando extrapola.
  4) Relação evasiva frente ao erro e pouca garra. Mesmo críticas construtivas são aversivas. Com autoestima baixa e sem uma autoconfiança que compense a primeira, tem medo do fracasso e não tem motivação para aprendizagens complexas. Esforços lhe parecem além de suas possibilidades e não valem a pena.
  5) Baixa tolerância à frustração e pouca flexibilidade. A irritabilidade e negativismo, contribuem para que a frustração se expresse em fúria e ressentimentos (crenças histriônicas de que é sempre injustiçada). Sem exercitar ponderação de alternativas, não desenvolveu flexibilidade.
  6) Não analisa contextos, nem planeja e executa a médio e longo prazos. Sua personalidade e temperamento não tendem à análise e à disciplina para planejar e executar. Conta com pais e professores "helicópteros". Refugia-se no pensamento mágico para amenizar a impaciência, a irritabilidade e a falta de resiliência.

As articulações entre os três eixos e as seis competências descritas foram discutidas com pais na devolutiva, utilizando linguagem positiva, remetendo cada item a algo dito pelos próprios pais e construindo hipóteses em conjunto, verificando se fazem sentido para eles. Também foram abordadas algumas dinâmicas psicológicas dos pais e chegou-se ao consenso de que suas dificuldades não seriam impeditivas para uma OPA; e poderiam, quando necessário, ser abordadas em sessões avulsas. Quanto à Isadora, tem importantes dificuldades que exigem uma psicoterapia em paralelo a OPA, mas resiste à ideia; portanto, só mais adiante será sugerida psicoterapia (terapia comportamental dialética – DBT – devido aos aspectos histriônicos) e, posteriormente, será avaliada a necessidade de medicação complementar.

Com Isadora, as hipóteses diagnósticas foram construídas ao final da entrevista de anamnese, numa versão atenuada e egossintônica.

---

texto e perspectiva, permite que busquem alguma sabedoria na aplicação dos preceitos educacionais, com mais empatia, flexibilidade, humor; e identificando os vieses pessoais, familiares, sociais e culturais poderão entender que o fundamental é o grau de congruência entre os três eixos (temperamento-personalidade/crenças, valores, hábitos e habilidades aprendidos/exigências ambientais) e que cada um dos três eixos tem alguma plasticidade e algumas limitações.

Devido à dificuldade do caso, as etapas da OPA no modelo EP foram divididas em cinco fases, quinze sessões, cobrindo 27 semanas. Ao final, três sessões de acompanhamento.

Etapas informacionais e práticas, distribuídas por 5 fases

Fase 1: três sessões e três semanas

- Estratégias e metas: estabelecer acesso à filha e promover conexão emocional. Mapear medos, desejos e atuais dificuldades dela. Reduzir repreensões e investir no acolhimento.
- Ferramentas: diálogo de escuta, empatia, diálogo de ponderação, compartilhamento de sentimentos positivos, reforçar a autoestima.*
- Resultados: foi necessária uma sessão individual de alinhamento com a mãe (lidar com impaciência e clarificar conflitos). De início houve grande melhora no ambiente, Isadora abrindo-se alternadamente com pai e mãe, que compreenderam, acolheram e validaram seus sentimentos e pensamentos e aceitaram diversas demandas. Continuou agressiva com irmã.

Fase 2: três sessões e três semanas

- Estratégias e metas: pais construirem com Isadora a adesão a um "programa de preparação para vida". Após melhoria da comunicação e intimidade, buscarão utilizar com ela o "diálogo em conexão com as emoções e pensamentos" para construir com ela um diagnóstico das fontes de estresse nos ambientes familiar, escolar e social e de suas dificuldades em lidar com elas. Pais lhe ofereceram trabalharem juntos para ajustarem os conflitos familiares e formularem estratégias para lidar com outros estressores. Indicam que querem trabalhar em parceria com ela e que aceitarão os desejos e sugestões dela dentro da razoabilidade, mas não abrem mão da função de pais que devem prepará-la para a vida e não cederão ao que não acharem razoável (compartilharão critérios parentais de razoabilidade).** Apresentarão o "pacto da educação para a vida" com abertura para que ela questione e faça sugestões.***
- Ferramentas: método de clarificar limites pelo diálogo, bem como de imposição de limites (gestão de consequências, pressão moral, o "basta contundente" e retaliação – castigos). A adesão aos projetos de mudança ocorre por uma mescla de conscientização, incentivos positivos, mas também pode ser necessário nos casos em que falta capacidade de compreensão, autocritica e *insight*; impor a adesão por diversos meios (basta contundente, pela força da sanção moral, e eventualmente gestão de consequências ou até castigos)[10]. Compartilhar e debater o "pacto da educação para a vida".
- Resultados: Isadora aceitou conceitualmente os diagnósticos e o "pacto da educação para a vida", todavia, recuou ao entender os desdobramentos práticos dos projetos de mudança descritos a seguir. Foram preparadas intervenções parentais de acolhimento, mas também de assertividade e demonstração de determinação inegociável de "prepará-la para a vida".

Fase 3: quatro sessões e seis semanas

- Estratégias e metas: construir com Isadora três projetos de mudança iniciais com metas gradativas, o primeiro introduzido imediatamente, o segundo e terceiro, somam-se ao anterior, a cada três semanas.
  1) Mudar padrões confrontativos para padrões de diálogo e ponderação.
  2) Mudar padrão superficial para padrão de aprofundamento.
  3) Aumentar resiliência, garra e autoaperfeicoamento contínuo.
- Ferramentas:
  1) Diálogos de conscientização da necessidade de mudança.
  2) Imposição de limites, moderada e forte (gestão de consequências, "basta contundente", excepcionalmente um castigo).
  3) Planejamento de passos e metas de cada projeto de mudança (após adesão de Isadora, em parte voluntária, em parte imposta).****
  4) Acompanhamento (*follw-up*): ajustes e prevenção de recaídas, ajuda prática de "como" mudar certos comportamentos.*****
- Resultados: ao entender desdobramentos dos projetos de mudança com os quais havia concordado, Isadora inicialmente quis voltar atrás, em seguida passou a resistir veementemente; e os pais precisaram de três semanas para ir impondo com determinação a adesão aos projetos, aplicando limites fortes a cada tentativa de ruptura e simultaneamente dando-lhe apoio e reforços positivos. Mantiveram-se abertos a ouvir argumentos e fazer adaptações, se apresentados de modo respeitoso.

Fase 4: cinco sessões e quinze semanas

- Estratégias e metas: consolidação, ajustes e prevenção de recaídas. Nas cinco sessões seguintes acrescentaram-se novas ambições aos projetos de mudança:
  1) Mais autonomia.
  2) Novas atividades de aprofundamento e dedicação ao estudo e a áreas extracurriculares de seu interesse (*design* e moda).
  3) Esmero nas obrigações escolares e domésticas.
  4) Empatia, solidariedade e etiqueta com familiares.

Com o grau de conscientização atingido por Isadora e sua necessidade de amadurecer, chegou o momento dos pais a

---

**** A construção do projeto de mudança, metas, submetas intermediárias, ritmo, bem como limites e até retaliações em caso de má-fé ou ruptura, são todos antecipadamente discutidos e se possível consensuados, com amplo espaço para filhos se posicionarem, sugerirem e argumentarem[10].

***** A ajuda prática de como mudar certos comportamentos pode abranger desde como lidar com crenças, valores e hábitos disfuncionais até falta de habilidades. A OPA ajuda pais a rastrearam por meio do diálogo em conexão onde estão os impedimentos a mudanças e a estabelecerem cooperativamente com o filho passos para superar cada impedimento[10].

incentivarem a uma psicoterapia. Nas últimas duas sessões, trabalhou-se a prevenção de recaídas que certamente ocorreriam.

- Ferramentas: mantiveram-se atividades de conexão, imposição de limites e *coaching*, além de compartilharem estratégias para lidar com eventuais recaídas (não catastrofizar, entender curvas de mudança etc.).
- Resultados: em vários momentos, as dificuldades de Isadora de regular emoções, diferenciar críticas construtivas das destrutivas, e a necessidade de explorar sua individualidade longe dos pais, resultou em picos de estresse, o que desencadeou na boa aceitação da psicoterapia individual, a qual aderiu rapidamente.

Fase 5: três sessões em quatro meses

- Estratégias e metas: uma sessão mensal por dois meses e uma após mais dois meses, visando atualizar e rever os resultados e a motivação dos pais e de Isadora.
- Ferramentas: as mesmas já utilizadas nas fases anteriores.
- Resultados: Isadora teve grandes melhoras na consciência dos contextos, das metas, na compreensão do pacto pela educação e na autocrítica. Todavia, a regulação do humor não respondeu o suficiente nem à psicoterapia, nem ao *parenting*. Sugeriu-se após a segunda sessão de acompanhamento, consultar um psiquiatra e testar, em parceria com Isadora, um antidepressivo. Na terceira sessão, dois meses depois, Isadora, pais e psicoterapeuta, concordam que a medicação foi benéfica e combinaram mantê-la por oito meses. Os pais passaram a se sentir capazes de seguir sem OPA.

REFERÊNCIAS BIBLIOGRÁFICAS

1. Spock B. Baby and child care. 2 ed. New York: Pocket Books; 1957.
2. Spock B. Dr. Spock talks with mothers. Boston: Houghton Mifflin; 1961.
3. Spock B. Problems of parents. Boston: Houghton Mifflin; 1962.
4. Spock B. Teenager's guide to life and love. New York: Pocket Books; 1970.
5. Spock B. Raising children in a difficult time. New York: Norton; 1974.
6. Spock B. Spock on parenting. New York: Simon and Schuster; 1988.
7. Spock B. Dr. Spock's the school years: the emotional and social development of children. New York: Gallery Books; 2001.
8. Spock B. The optimistic child: proven program to safeguard children from depression & build lifelong resilience. New York: Houghton Mifflin; 1996.
9. Rainey D, Rainey B. The art of parenting. Minnesota: Bethany House; 2018. Disponível em: https://positivepsychology.com/positive-parenting/.
10. Hanns L. A arte de dar limites – como mudar atitudes de crianças e adolescentes. São Paulo: Companhia das Letras, selo Paralela; 2015.
11. Kaminski JW, Valle LA, Filene JH, Boyle CL. A meta-analytic review of components associated with parent training program effectivness. J Abnorm Psychol. 2008;36(4):567-89.
12. Barroso R, Machado C. Definições, dimensões e determinantes da parentalidade. Psychologica. 2010;I(52):211-29.
13. Csikszentmihalyi M. Flow. Lisboa: Relógio d'Água; 2002.
14. Bindman SW, Pomerantz EM, Roisman GI. Do children's executive functions account for associations between early autonomy-supportive parenting and achievement through high school? J Educational Psychol. 2015;107(3):756-70.
15. Deci EL, Ryan RM. The 'what' and 'why' of goal pursuits: Human needs and the self-determination of behavior. Psychol Inquiry. 2000;11(4):227-68.
16. Greene RW. Raising human beings: Creating a collaborative partnership with your child. New York: Scribner; 2017.
17. Goleman D. Inteligência emocional. Rio de Janeiro: Objetiva; 1995.
18. Duckworth A. Garra o poder da paixão e da perseverança. Rio de Janeiro: Intrínseca; 2016.
19. Mlodinov L. Elástico: como o pensamento flexível pode mudar nossas vidas. Rio de Janeiro: Zahar; 2018.
20. Mischel W, Ayduk O. Willpower in a cognitive-affective processing system: The dynamics of delay of gratification. In. Baumeister RF, Vohs KD (eds.). Handbook of self-regulation: research, theory, and applications. New York: Guilford; 2004.
21. Shoda Y, Mischel W, Peake PK. Predicting adolescent cognitive and self-regulatory competencies from preschool delay of gratification: identifying diagnostic conditions. Developmental Psychology. 1990;26(6):978-86.
22. Luster T, Okagaki L. Parenting: an ecological perspective. 2 ed. Mahwah: Lawrence Erlbaum; 2005.

Seção
3

Psicoterapias no adulto

Editor de área

Felipe Corchs

1

Psicoterapias: conceitos e aspectos comuns às diferentes abordagens

Felipe Corchs
Alexandre de Lima Freitas
Pedro Colli Badino de Souza Leite
Márcio de Assis Roque
Adriana Fidalgo
Carolina Perroni
Geraldo Massaro
Patricia de C. L. Schoueri
Maria Odila Buti de Lima
Sonia Maria Duarte Sampaio
Roberto Banaco
Oswaldo Ferreira Leite Netto

Sumário

Pontos-chave

- Psicoterapia faz uso da interação entre ao menos duas pessoas para ajudar alguém em sofrimento.
- Técnicas e intervenções guiadas por princípios psicologicamente oferecidos costumam ter seu espaço se ocorrerem no contexto acima descrito.
- Existem vários aspectos teóricos específicos das mais diversas abordagens e escolas psicoterápicas, mas alguns fatores são considerados essenciais por todas elas. São os chamados fatores comuns.
- Destaca-se, dentre os fatores comuns, a relação terapêutica. Não apenas é a base de qualquer técnica específica, mas tem um poderoso papel terapêutico em si.
- Outros fatores comuns são discutidos ao longo do texto.

INTRODUÇÃO

Conceitos de psicoterapia

A proposta do presente texto é uma tarefa desafiadora: sublinhar os conceitos e os aspectos comuns às diversas abordagens de psicoterapia. O primeiro desafio desse empreendimento é a própria conceituação da psicoterapia. Existem tantas escolas e abordagens de psicoterapia que as diferenças e especificidades parecem tornar distante a possibilidade de estabelecer um conceito comum a todas. Entretanto, em meio a tantas distinções, os aspectos comuns permitem que se estabeleça a questão: o que é psicoterapia?

A palavra psicoterapia deriva de uma junção de duas palavras gregas: *psyche* e *therapeia*. *Psyche* significa alma ou sopro. Inúmeras vezes, também é traduzida como mente. *Therapeia*, por sua vez, se refere a cuidar, carregar, sustentar, dar suporte. O terapeuta é aquele que carrega e cuida como um empregado. A raiz de *therapeia* também tem sentido próximo a *thronos*, ou seja, trono, lugar, cadeira[1].

A prática psicoterápica poderia remontar à primeira vez em que um ser humano se aproximou de outro em sofrimento com o intuito de confortá-lo. Pode-se especular que, mesmo na ausência de técnicas ou teorias, o sofrimento de um ser humano teria sido o motivador primeiro deste "terapeuta". Como extensão dessa especulação, o próprio ato médico teria sido motivado pelo sofrimento alheio – sem nenhum conhecimento científico. O sofrimento subjetivo era, por consequência, o ponto de partida para o trabalho do curador.

Apesar de toda a evolução de conhecimento e tecnologia de cada tempo e cultura, tais aspectos permanecem como espinha dorsal para as profissões de ajuda. De certa forma, problemas que não envolvam sofrimento, atual ou futuro, da própria pessoa ou de terceiros, direto ou indireto, material ou imaterial, simplesmente não são considerados como problemas de saúde (ou análogos). O ofício do curador, portanto, envolve desde o princípio dos tempos um trabalho de cuidado e serviço dos aspectos psicológicos, mente, ou quaisquer outras denominações que utilizemos.

Além da perspectiva especulativa proposta acima, Buchanan e Haslam[2] afirmam que o termo "*psychotherapeia*" foi usado pela primeira vez por pelo cirurgião londrino Walter Dendy, em 1853 e, duas décadas depois, o termo "*psycho-therapeutics*" foi usado pelo psiquiatra Daniel Tuke para se referir aos efeitos curativos da mente e da imaginação sobre o corpo. É Freud, entretanto, quem inaugura o modelo atual de psicoterapia, marcando o início da era moderna do processo psicoterápico nos moldes que conhecemos[2]. No artigo "Tratamento anímico"[3], ele amplia o campo de sentidos da psicoterapia, propondo que psicoterapia não é apenas o tratamento que visa a alma, mas sobretudo o conjunto de intervenções que partem da alma do psicoterapeuta em direção ao sofrimento físico ou psíquico de um paciente. Entretanto, alguns autores referem que a psicoterapia tem origem histórica na filosofia antiga, medicina e psicologia, mas colocam a origem da psicoterapia moderna nas concepções e posturas terapêuticas de Philippe Pinel (1745-1826) sobre os transtornos psiquiátricos, muito semelhantes às psicoterapias, sugerindo que contenções mecânicas, isolamento e medicamentos para casos mais graves[4].

Em linhas gerais, o termo abrange uma ampla gama de procedimentos, objetivos e formatos e pode ser atribuído a qualquer intervenção de natureza psicológica que objetivem bem-estar ou autoconhecimento[2]. Seguindo este raciocínio, a Associação Americana de Psicologia adotou[5], em 2012, a conceituação de psicoterapia de John C. Norcross[6]: "psicoterapia é a aplicação informada e intencional de métodos clínicos e instâncias interpessoais derivadas de princípios psicológicos estabelecidos com o propósito de assistir pessoas a modificar seus comportamentos, cognições, emoções ou características pessoais na direção que os participantes consideram desejável".

Essa conceituação traz consigo diversos pontos bastante controversos: a difícil caracterização do que se trata a tal natureza psicológica, a falta de consenso sobre a definição de bem-estar e se o mesmo deve ou não ser um objetivo da psicoterapia, a objetividade das supostas modificações a serem buscadas na terapia, a clareza de uma direção desejável.

No entanto, tais controvérsias estão longe de sepultarem uma conceituação de psicoterapia. Acreditamos que justamente as diferenças podem aprofundar o conceito mediante a paradoxal junção de divergências, ou como dizia Heráclito de Éfeso, "o contrário é convergente e dos divergentes a mais bela harmonia".

A partir das opiniões do Serviço de Psicoterapia do Instituto de Psiquiatria do Hospital das Clínicas da Faculdade de Medicina da Universidade de São Paulo (IPq-HCFMUSP), incluindo suas diversas escolas ou abordagens, com suas próprias conceituações, técnicas, estilos e procedimentos, concordamos com as conceituações de psicoterapia de John C. Norcross[6], descritas acima, mas achamos importante salientar alguns pontos. Apesar de aparentemente mencionado pelo autor, achamos importante destacar a qualidade interpessoal de um tratamento para que o mesmo possa ser considerado psicoterápico. Técnicas derivadas de princípios teóricos bem estabelecidos podem ser aplicadas por computadores, como exemplificaremos adiante e esse é um dos exemplos de ações que não incluiríamos no escopo das psicoterapias. Em síntese, entendemos que a psicoterapia é o encontro entre ao menos duas pessoas que se dispõem a uma troca muito particular, por um lado, buscando algumas transformações, por outro, justamente para o estabelecimento e o reconhecimento do que é próprio e único de cada pessoa.

Acreditamos que uma conceituação de psicoterapia deva, portanto, englobar a abrangência das diferentes abordagens, bem como a profundidade de cada uma. Seria muito difícil ir além desse ponto sem entrar em aspectos específicos de cada escola psicoterápica, o que não é o objetivo desse texto. Certamente, alguns aspectos que serão definidos como terapêuticos por alguma escola nem serão considerados por outras. Por isso, alguns autores têm proposto o uso do termo no plural, psicoterapias[2].

Finalmente, o conceito proposto abre-se para a apreciação de aspectos comuns às diversas escolas de psicoterapia. Apreciaremos adiante alguns deles sob a perspectiva do Serviço de Psicoterapia do IPq-HCFMUSP, dirigido pelo autor sênior do presente capítulo (OFLN). A rica diversidade de abordagens existentes nesse serviço será apresentada a partir de um panorama geral do que acreditamos serem os fatores comuns das psicoterapias, uma reflexão crítica e diversificada do assunto, baseada em como os diferentes núcleos do Serviço de Psicoterapia veem o tema.

Atualmente, o serviço conta com quatro núcleos teóricos formais: psicanálise, psicologia analítica, psicodrama e análise do comportamento, todos representados nas ideias aqui apresentadas. Aprofundamentos sobre fatores específicos de cada abordagem de psicoterapia serão abordados nos capítulos específicos que compõem esta seção deste livro.

ASPECTOS COMUNS ÀS PSICOTERAPIAS

Atualmente é quase um consenso que as fervorosas discussões a respeito da eficácia das psicoterapias para tratamento dos transtornos psiquiátricos sejam um assunto superado. A literatura científica dispõe de infinitos trabalhos demonstrando a importância das mais diversas abordagens psicoterápicas para as inúmeras patologias psiquiátricas. Obviamente, existe toda uma discussão sobre a adequação e aplicabilidade do método científico, usado pela medicina ocidental, para se testarem as psicoterapias[7-10]. Entretanto, parece haver menos consenso quanto aos mecanismos pelos quais as psicoterapias funcionam, uma área de investigação bastante rica, mas para a qual o método científico tipicamente utilizado pela medicina no contexto clínico não parece ser adequado[7-11].

Os diversos estudos sobre os mecanismos pelos quais atuam as psicoterapias parecem apontar para dois grandes grupos de fatores. Por um lado, há fatores que podem ser chamados de específicos para cada escola ou abordagem psicoterápica. Por outro lado, há fatores comuns e que podem ser constatados em praticamente todas as abordagens de psicoterapia[7,9,10].

Em relação aos fatores específicos pelos quais atuam as psicoterapias, há inúmeros aspectos descritos por cada uma das escolas e abordagens. Como breve introdução do assunto, podemos trazer alguns exemplos, simplificadamente: para a análise do comportamento, a realização de uma análise funcional das relações comportamentais do paciente e de como elas se entrelaçam com as do terapeuta; para a psicologia analítica, a elaboração simbólica dos conteúdos psíquicos e a ampliação da consciência; para o psicodrama, a dramatização de relações importantes; para a psicanálise, a tomada de consciência sobre a vida mental inconsciente e a simbolização de material psíquico traumático; para a terapia cognitiva, a reestruturação cognitiva.

Por outro lado, os fatores comuns pelos quais atuam as psicoterapias constituem importante reflexão sobre essa abordagem terapêutica e sustentam importantes pesquisas sobre o tema. Em poucas palavras, os fatores comuns são aspectos ou variáveis que podem ser contemplados na maioria das abordagens psicoterápicas. A ideia de que haveria aspectos comuns às diversas abordagens psicoterápicas, por meio dos quais essas modalidades de tratamento atuariam, foi introduzida pelo psicólogo americano Saul Rosenzweig ainda no ano de 1936[12].

Discussões sobre a importância de cada um dos grupos de fatores são frequentes: enquanto uns são mais radicais em relação a uma perspectiva ou outra, outros acreditam que ambos os grupos de fatores, comuns e específicos, possam ser importantes, com defesa das mais variadas proporções da importância de cada grupo. Entretanto, a maioria dos estudiosos em psicoterapia reconhece a importância dos fatores comuns[13]. Vale ressaltar que, mesmo entre os defensores dos fatores comuns, em geral admite-se que algumas técnicas específicas podem ser particularmente mais úteis para determinadas condições clínicas[13].

Apesar da discussão, a importância dos fatores comuns fica cada vez mais clara com o passar do tempo[7,9,10]. Sua importância é tão grande que tem sido usada a ilustração do "veredito do pássaro Dodô" para se referir a tais fatores[12]. Em *Alice no país das maravilhas*, de Lewis Carroll, diversos personagens ficam molhados e, para se secarem, o pássaro prepara uma competição entre eles: deveriam correr ao redor de um lago até se secarem. Quando questionado sobre quem ganhou, o pássaro Dodô revela seu veredito após longa e árdua deliberação: todos ganharam, então todos devem receber prêmios. Rosenzweig[12] defendia que aquilo de fato importante nas psicoterapias seriam os fatores comuns, independentemente da aceitação da importância também dos fatores específicos[10].

Este capítulo não se presta a discutir se existe ou não superioridade de uma forma de psicoterapia ou mesmo de uma técnica sobre outras para determinados tipos de problemas clínicos. Apenas descreve alguns fatores comuns e salienta sua importância no exercício da modalidade terapêutica. Os fatores específicos, brevemente introduzidos acima, serão melhor explorados nos capítulos correspondentes da presente seção desse tratado.

Existem muitos modelos para explorar os fatores comuns das psicoterapias. Alguns exemplos, entre outros:

- O estabelecimento de um vínculo intenso, pessoal, íntimo, genuíno e emocional (em oposição a meras teorizações sobre o caso) entre psicoterapeuta e paciente.
- A elaboração de explicações acerca do problema do paciente, bem como de caminhos e tarefas terapêuticas, que façam sentido para ele e que, de preferência, sejam psicológica e culturalmente sintônicos*.
- A delimitação de *setting* terapêutico e de ritos nos quais terapeuta e paciente se envolvam numa direção comum.

É a qualidade da relação do terapeuta com o paciente, entretanto, que parece se destacar entre as mais importantes. Trata-se da criação de um vínculo intenso, pessoal e íntimo entre psicoterapeuta e paciente, que possa prover ao paciente uma conexão com uma pessoa acolhedora e empática, livre de julgamentos e punições. É apenas assim que assuntos suprimidos socialmente, fonte comum de psicopatologias, que chegam tornar sua revelação impossível até para o próprio sujeito, possam aparecer em sessão. Dessa forma, a própria relação da pessoa com os conteúdos de interesse pode ser trabalhada e, na medida do possível, transformada. Em consonância, tem-se observado que terapeutas mais efetivos são, entre outras qualidades, mais capazes de formar alianças fortes com uma ampla gama de pacientes e têm mais habilidades interpessoais facilitadoras15,16. Além disso, a empatia expressa pelo terapeuta e a atenção verdadeira às questões do paciente têm sido fortemente associados ao sucesso de processos psicoterápicos[7,17].

O tópico vem sendo descrito e estudado de diversas formas, como aliança, relação e vínculo terapêuticos. Se olharmos atentamente, praticamente todos os fatores comuns descritos acima são aspectos que influenciam, de uma forma ou de outra, a relação entre os dois atores desse encontro. A própria conceituação da tradicional "aliança terapêutica" salienta que, além do vínculo entre paciente e terapeuta, a concordância entre eles acerca dos objetivos da terapia e dos caminhos para sua realização são partes importantes de sua composição[9,11]. Não é difícil imaginar que discordâncias importantes do ponto de vista das explicações e caminhos trilhados no processo possam ferir a sintonia entre terapeuta e paciente. No entanto, a questão vai muito além de apenas "concordar" com o paciente e deixar a relação sempre livre de tensões. Uma relação terapêutica envolverá, entre outras coisas, defesas do paciente (e do próprio terapeuta) contra tópicos difíceis de serem abordados, mas que os são exatamente por sua relevância terapêutica. Em um paralelo com outras áreas da medicina, sabemos que, ao palpar

* Ver referência de Lévi-Strauss na tese da "Eficácia simbólica"[14].

um abdômen, pontos dolorosos são exatamente alguns dos que merecem mais atenção. Não é diferente em psicoterapia. Tópicos que produzem incômodo, sofrimento e defesa nos despertam interesse pelo mesmo motivo. Mas, tanto na palpação do abdômen quanto em psicoterapia, é nossa tarefa o fazer de forma gentil e cuidadosa, garantindo consentimento e tentando conquistar a colaboração do paciente, tarefa que costuma exigir que tais ações façam sentido para o mesmo.

Outro exemplo bastante importante é a ocorrência de atritos entre paciente e terapeuta. Como em qualquer outra relação humana, eles ocorrerão. No entanto, a maneira com a qual lidamos com esses conflitos em sessão pode vir a ser muito útil terapeuticamente. A própria maneira como aquele indivíduo lida com atritos interpessoais em geral pode se transformar a partir dessas novas experiências com o terapeuta.

Mais um exemplo do que ocorre na relação terapêutica é a necessidade do terapeuta estar atento à sua linguagem para que ela seja compreendida, de fato, pelo paciente. Iniciaremos nos próximos parágrafos uma discussão acerca da interação terapêutica propriamente dita, abordando subsequentemente alguns dos temas relacionados supracitados.

Sobre a interação terapêutica propriamente dita, sua importância para a eficácia da psicoterapia tem sido observada em um conjunto amplo de evidências[11]. Em contraste, sua negligência tem sido apontada como sendo o principal o principal motivo de insucesso do processo psicoterápico[18,19].

Não à toa, o tema é abordado pela maioria (se não todas) as escolas psicoterápicas. As psicoterapias psicodinâmicas trabalham com os conceitos de "transferência" e "contratransferência", referentes aos conteúdos psíquicos vividos na relação do paciente com o terapeuta e os respectivos afetos ativos no terapeuta[20]. Amplificações, como a oferecida pela psicologia junguiana, por exemplo, recorrem à imagem do "vaso terapêutico", resgatada dos antigos textos alquímicos, para descrever a relação hermeticamente fechada entre o terapeuta e o paciente proposta à transformação de ambos[21]. As teorias sistêmicas, por sua vez, colocam o terapeuta como parte de um sistema, afetando-o e sendo afetado por ele, não fazendo sentido a análise isolada de suas partes[22]. Algumas formas de psicoterapia, como a psicoterapia analítica funcional (*functional analytic psychotherapy*, FAP) derivada da análise do comportamento, baseiam-se quase que por completo nessa relação[23], por acreditarem que a interação direta entre psicoterapeuta e paciente é o principal componente pelo qual as mudanças terapêuticas ocorrem[24]. Jung reproduz poeticamente essa ideia com a seguinte frase icônica:

"Conheça suas teorias tanto quanto possível, mas as coloque de lado ao tocar o milagre da alma. Não teorias, mas somente sua própria individualidade criativa deve decidir"[**25].

Infelizmente, com uma frequência considerável, algumas práticas psicoterápicas caíram na armadilha de técnicas estabelecidas em manuais, rígidas, protocolares, e que fossem o mais fidedignas possível a estratégias "empiricamente validadas"[8]. O problema é que nem as rígidas aderências a tais protocolos, nem a "competência" específica em tais técnicas parecem melhorar os resultados de tais tratamentos padronizados[26] e podem até piorar seu desfecho[27]. Inversamente, alguns estudos sugerem que a flexibilização de técnicas e teorias específicas têm sido associadas a melhores evoluções do processo psicoterápico[28], como antecipado pela famosa frase de Jung citada acima. Recentemente, um sopro de esperança tem sido percebido, com indícios de que mesmo aqueles que estudam a psicoterapia com um viés científico mais tradicional têm assumido a importância de tais pontos (por exemplo Hofmann et al.[29] e Holmes et al.[8]).

Vale destacar que tais aspectos transcendem a psicoterapia e suas escolas. Como dizia um professor de Propedêutica Médica, um oncologista, "não importa o quanto você sabe de medicina: se seu paciente não se sentir pelo menos um pouco melhor com sua presença quando você entrar na sala, você não é um bom médico". Essa afirmação tem ganhado suporte empírico com as evidências, por exemplo, de que a demonstração da empatia do médico está associada a melhores controles glicêmicos[30] e menos complicações em diabéticos[16], resfriados comuns mais curtos[31], entre outras formas de benefícios para um melhor desfecho clínico[32].

Em um raro estudo experimental nessa área, "acupuntura placebo" se mostrou significativamente superior no tratamento da síndrome do cólon irritável se aplicada de forma calorosa e empática do que se aplicada de forma fria e técnica[33]. Uma outra perspectiva do mesmo conceito está nas evidências de que relações interpessoais sólidas estão associadas a taxas de sobrevida 50% maiores, um tamanho de efeito combinado comparável ao obtido por fumantes que param de fumar e com magnitude superior aos dos riscos produzidos por inúmeros fatores conhecidos, como beber em excesso, obesidade e sedentarismo[34]. Consistentemente, uma metanálise recente revelou que a psicoterapia está associada à importante redução da mortalidade geral, não apenas àquelas relacionadas ao comportamento autoagressivo[35]. Entretanto, vemos as faculdades de medicina investindo maciçamente no ensino das doenças supracitadas, mas muito pouco em relações humanas; médicos atentos a tais doenças, mas raramente à pessoa com tais diagnósticos; prescrevendo tratamentos para as mesmas, mas raramente psicoterapia.

Diversos são os motivos pelos quais acredita-se que tal fenômeno ocorra. É provável que uma boa relação não apenas facilite a introdução de componentes terapêuticos e o contato com assuntos difíceis, mas que seja terapêutica em si. O ser humano é altamente social e dependente de relações com outros seres humanos. Como diz nosso querido autor sênior do presente capítulo (OFLN), "gente precisa de gente" e, nas palavras atribuídas a William James, "o mais profundo princípio da na-

** Tradução livre de "*Learn your theories as well as you can, but put them aside when you touch the miracle of the living soul. Not theories, but your own creative individuality alone must decide*", encontrada em Jung[25]. Acreditamos que seja a origem da famosa frase "Conheça todas as teorias, domine todas as técnicas, mas ao tocar uma alma humana, seja apenas outra alma humana" atribuída a Jung.

tureza humana é a ânsia de ser apreciado"***. As relações interpessoais são muito poderosas, podendo ser altamente destrutivas, como provavelmente são na gênese de grande parte das psicopatologias. Também podem ter impacto positivo, podendo ser usadas terapeuticamente. Essa contradição é expressa tanto em situações do cotidiano como da prática clínica: interações íntimas podem ser, ao mesmo tempo, exatamente o que o paciente deseja e evita. Relações terapêuticas íntimas, envolvendo vulnerabilização e confiança mútuas, podem ser difíceis para algumas pessoas, mas são também uma oportunidade de novas experiências com intimidade. Aliás, recuperando o paralelo com a palpação do abdômen, quanto mais difícil é a intimidade para um paciente, maior o potencial terapêutico de sua promoção. Ainda mais importante, terapeuta e paciente não apenas teorizarão sobre esse assunto, mas poderão vivê-lo, o que tende a ter um poder terapêutico muito maior[36]. Outras formas pelas quais a própria relação terapêutica pode ser usada na análise de questões clinicamente relevantes podem ser, por exemplo, as expectativas do paciente sobre a relação que estabelece com o terapeuta; a força e o estilo de ligação que se estabelece; as possíveis ações, transformações ou tarefas a serem realizadas pelo paciente entre outros[19].

Com tamanha importância da relação terapêutica, o foco em habilidades e qualidades que permitam seu uso nas psicoterapias não poderia deixar de ser central na formação de um psicoterapeuta. A formação de um psicoterapeuta inclui o estudo de teorias e conteúdos técnicos acerca do tópico em questão, mas, como em virtualmente todas as áreas que envolvem atuação prática, o estudo teórico não é suficiente. A teoria sobre um procedimento cirúrgico não chega perto de substituir a experiência em campo, pois grande parte da aprendizagem transcende os modelos linguísticos do fenômeno. Tal paralelo poderia ser traçado com referência à prática psicoterápica, mas o foco, na presente passagem, está na aprendizagem emocional, de autoconhecimento e de interação com outros seres humanos em suas questões mais íntimas. Dada a qualidade subjetiva desses assuntos, descrições objetivas apreendem ainda menos do fenômeno do que no caso do cirurgião, usado ilustrativamente acima. Por esses motivos, a formação de um psicoterapeuta deve se utilizar de outros tipos de recursos, normalmente envolvendo experiências imediatas como vivências, dinâmicas, oficinas experienciais e, especialmente, atendimentos supervisionados e a psicoterapia do próprio terapeuta. Ainda nesse sentido encontra-se uma das importâncias do uso de outros tipos de material além dos técnicos. A arte, em suas diversas modalidades pode, muitas vezes, ser uma via pela qual um terapeuta aprendiz (em certo sentido, nos mantemos sempre aprendizes) apreende aspectos de fenômenos dificilmente apreensíveis de outras formas. Por exemplo, o relato de uma história pode, muitas vezes enriquecido por recursos literários, trilhas sonoras, entre outros, propiciar experiências emocionais relevantes à apreensão de aspectos do todo que não poderiam ser transmitidas apenas com um texto técnico. De qualquer forma, com base em anos de formação de residentes de psiquiatria e apoiados pela análise da vinheta clínica com que iniciamos esse texto, tentamos destacar adiante alguns aspectos dentre os fatores comuns das psicoterapias que nos chamam a atenção em médicos que estão em fases iniciais de suas formações em psicoterapia.

Primeiramente, verificamos serem muito frequentes algumas dificuldades iniciais por parte dos residentes de psiquiatria quando passam a atender em psicoterapia, como destacamos no caso apresentado na vinheta clínica. Os residentes de psiquiatria são egressos das faculdades de medicina – são seis anos de treino muito intenso para o desenvolvimento de um raciocínio clínico bastante objetivo: a obtenção de informações suficientemente detalhadas sobre o paciente para possibilitar uma formulação diagnóstica baseada no raciocínio nosológico e um plano de ação resolutiva. O atendimento em psicoterapia exige, por outro lado, algumas outras habilidades. Informações importantes não se resumem a informações sobre o paciente, mas também são fundamentais aquelas sobre como se deu a interação do paciente com o terapeuta e do terapeuta com o paciente. Como dissemos acima, os relacionamentos interpessoais estão quase invariavelmente envolvidos nos problemas daqueles que procuram ajuda psicoterápica e, portanto, os diversos aspectos descritivos sobre como ocorre a interação entre terapeuta e paciente são fontes valiosas de informações. Perguntas que nos fazemos como terapeutas, tão subjetivas como "nos sentimos compelidos a ajudar o paciente?", "nos sentimos atraídos por adotar uma postura paternalista?", "nos sentimos ameaçados?", "sentimos raiva, impaciência, sono?", podem ser mais importantes para um processo psicoterápico do que diagnóstico nosológico[37].

Além disso, a importância da forma como terapeuta e paciente interagem tem alcance muito além da possibilidade de investigação diagnóstica em psicoterapia. Nossa relação como terapeutas com os pacientes também é, ela própria, a via de intervenção. Em outras palavras, a mesma ferramenta, nossa relação com o paciente, tem função analítica e terapêutica. Elas ocorrem simultaneamente e é praticamente impossível serem tão objetivamente distintas. Na vinheta clínica, por exemplo, supõe-se que o residente, seguindo modelo aprendido em seu treinamento médico contou todas as informações para o supervisor esperando que esse pudesse dar-lhe os próximos passos dos atendimentos. Afinal, é assim que as coisas acontecem nos atendimentos médicos: o residente inicia o atendimento, traz as informações necessárias ao supervisor para que esse o ajude a formular uma impressão sobre o que está acontecendo, bem como oriente a conduta que o residente deve tomar ao retornar ao consultório no qual o paciente o espera. Em psicoterapia não é o que acontece na maioria absoluta das vezes. Em psicoterapia, o *timing* é uma variável fundamental. Uma mesma intervenção que é capaz de ser fantástica se realizada no momento adequado pode ser inócua ou até mesmo prejudicial se realizada fora de contexto. Swift et al.[38], por exemplo, observaram que, com frequência, as mesmas intervenções considera-

*** Tradução livre de "*The deepest principle in human nature is the craving to be appreciated*".

das mais relevantes e positivas são potencialmente negativas quando aplicadas fora de contexto ou numa tonalidade afetiva incompatível. Imaginemos, portanto, que o supervisor diga ao residente que ação tomar e esse tente realizar a orientação na sessão seguinte. Seja ela qual for – uma interpretação, uma sugestão ou qualquer outra ação. A situação trazida pela paciente na sessão seguinte pode ser completamente diferente, tornando provavelmente inadequada a ação sugerida. Por outro lado, com o tempo, caso o próprio residente desenvolva uma capacidade de leitura das situações vividas nas sessões, é possível que, em algum momento, as intervenções passem a ocorrer de forma mais orgânica, numa relação mais verdadeira e genuína. A própria qualidade afetiva das intervenções tem fundamental importância: os efeitos são absolutamente diferentes quando o paciente se sente ouvido e compreendido em contraste com quando se sente julgado.

Ainda nessa mesma direção e tomando proveito da vinheta, a máxima grega do "conhece-te a ti mesmo" continua muito atual e necessária para o trabalho em psicoterapia. A capacidade de leitura subjetiva exigida de um terapeuta não consegue prescindir do desenvolvimento de habilidades como auto-observação, autoconhecimento, reconhecimento dos próprios recursos e das próprias dificuldades e preconceitos, elaboração das próprias feridas psíquicas. Os gregos também foram sábios quando adotaram como curador em sua mítica a figura de Quíron, um centauro com uma ferida que nunca cicatrizava[39]. Para que seja automática a atenção às suas próprias reações, bem como seus entendimentos e as relações que estão ocorrendo em sessão, o psicoterapeuta precisa, ele próprio, também ter experimentado em si um processo psicoterápico. Por exemplo, um paciente pode estar abordando assuntos extremamente difíceis para o psicoterapeuta que, inadvertidamente, pode acabar se afastando ou evitando o material clínico. Descrições com intensa carga emocional de episódios de violência sexual, como o da vinheta clínica desse capítulo, são frequentemente difíceis de serem ouvidos, para citar uma das muitas possíveis situações com as quais nos depararemos como terapeutas. Muitas vezes, no entanto, a tentativa de evitar assuntos difíceis será de percepção muito mais sutil para o terapeuta e exigirá uma sensibilidade e um autoconhecimento muito mais refinados. Como exemplos, um terapeuta pode, sem perceber, mudar de assunto, se distanciar emocionalmente ou até mesmo verbalizar falas do tipo "não fique assim", ou "enxugue essas lágrimas e vamos em frente".

Se por um lado não pretendemos discutir aqui se algumas dessas atitudes podem ou não ser adequadas em algum momento específico da psicoterapia, parece consenso a expectativa de que o terapeuta não esteja ingênuo em relação as motivações que o levam a se posicionar de uma determinada forma em sessão e que as mesmas sejam sempre direcionadas em benefício do paciente. Durante uma sessão psicoterápica, nossas próprias experiências, emoções, sensações, pensamentos e quaisquer outros fenômenos psicológicos devem estar temporariamente a serviço do paciente. É necessário muito autoconhecimento e uma grande disponibilidade para tolerar nossos próprios sofrimentos e suspender motivações pessoais momentaneamente para nos posicionarmos em prol do paciente.

A psicoterapia, embora seja pouco falado, também tem seus riscos[40]. Imagine o efeito sobre um paciente como o da vinheta clínica ao sentir que, assim como muitas vezes já experimentou ao longo de sua vida, o próprio terapeuta tenta se afastar e mostra-se incapaz de estar com ele num assunto que é naturalmente doloroso. Pode receber, mais uma vez, a mensagem de que algumas partes de si são de fato sujas, inadequadas e devem ser evitadas. Por outro lado, podemos visualizar o quanto pode ser terapêutico se, pela primeira vez em sua vida, alguém conseguir escutá-lo sem que ele necessite suprimir o seu relato, mostrando-lhe empatia genuína, sem ameaças de abandono, sem julgamento. Obviamente deve ficar claro que essa é apenas uma das inúmeras dinâmicas da interação entre terapeuta e paciente. Sua escolha e destaque é decorrente da frequência e importância para ilustrar uma habilidade fundamental de um terapeuta, independentemente de sua linha teórica.

Algo que também se relaciona com o autoconhecimento do terapeuta é sua própria vontade de que seu paciente melhore. Por inúmeros e diferentes motivos podemos desejar que nossa terapia seja terapêutica, ou seja, desejar o melhor para o paciente – vale destacar que há aqui até mesmo a vaidade do terapeuta como profissional, o orgulho de ser um profissional competente. Independentemente do motivo, devemos ter cuidado para que isso não produza efeitos indesejáveis. A postura de alguns terapeutas de *furor curandis* pode colocar o paciente sob uma enorme pressão de melhora. Quanto do sofrimento psicológico comum em nossa atual cultura não tem alguma relação com pressão por desempenho, por termos vidas perfeitas e felizes, sem sofrimento? Certamente a terapia não deveria ser mais um agente dessa pressão, mas exatamente o oposto. Devemos ter cuidado com intervenções que pressionam o paciente a melhorar. Novamente, essa pode ser uma motivação pessoal do terapeuta que deveria ser guiado pelas motivações do paciente e não por suas próprias. O tiro pode sair pela culatra.

Existem muitas outras formas pelas quais o tiro pode sair pela culatra. Para alguns pacientes mais sensíveis, uma simples interpretação ou pontuação sobre algo relatado pode soar como se estivéssemos julgando, recriminando ou sugerindo que ele não deva fazer aquilo que estamos apontando. Recuperamos aqui as observações de que as intervenções relevantes e positivas são as mesmas que podem ser negativas a depender do contexto e forma nas quais o terapeuta as adote[38]. Por exemplo, posturas extremamente diretivas podem produzir resistência por parte do paciente e até aumento das taxas de abandono da terapia[41], privando o paciente da oportunidade de lidar com suas dificuldades de uma forma terapêutica ao ter uma experiência nova e construtiva. Por outro lado, posturas muito passivas podem ser desmotivadoras ou produzir sentimentos de negligência e desesperança para alguns pacientes, podendo também ter efeitos indesejáveis e até abandono da terapia. Como equilibrar o que achamos que pode ser terapêutico com o seu potencial efeito indesejável?

Uma resposta parcial está em algumas sutilezas que vamos aprendendo e flexibilidades que vamos adquirindo. Tomando o exemplo abordado acima, de que novas experiências com intimidade com o terapeuta podem ser poderosas em psicoterapia, inicialmente podemos adotar uma atitude mais formal se percebermos que a intimidade é demasiadamente ameaçadora para um determinado paciente. Entretanto, não há nada mais importante ao tentarmos lidar com esses delicados equilíbrios do que nos mantermos sensíveis à pessoa que está na nossa frente. Não a teorias ou a possíveis recomendações da última supervisão, mas aos detalhes do que nos é comunicado pelo paciente, aos efeitos do que fazemos (ou deixamos de fazer), sempre de forma muito pessoal e personalizada e com atenção aos diferentes tempos e contextos do processo psicoterápico****. Mesmo o uso da própria relação como ferramenta terapêutica, que tanto defendemos acima, pode ter efeitos indesejáveis se usado de forma indiscriminada, em "doses" ou em *timings* "errados"[42], tendendo a ser mais interessante para pacientes com dificuldades interpessoais[11].

Vale ainda estender o raciocínio do último parágrafo para algumas evidências interessantes acerca da experiência e nível de aprimoramento do terapeuta. De forma geral, os estudos que avaliam a relação entre nível de aprimoramento do terapeuta e resultados terapêuticos de suas intervenções foram incapazes de mostrar que tal relação existe ou observaram que existe um declínio estável dos resultados terapêuticos com o passar do tempo e da experiência dos terapeutas43. Tais informações devem ser lidas com cautela uma vez que são resultados derivados dos resultados médios observados. É possível que a média seja mais fortemente influenciada por terapeutas que, com o tempo, desenvolvam um certo enrijecimento de sua prática e algum grau de excesso de confiança, ficando menos sensíveis às especificidades de cada caso. Em sintonia com essa visão, um estudo recente mostrou que terapeutas que se questionam enquanto terapeutas, especialmente os que conseguem faze-lo de forma mais gentil e construtiva, tendem a produzir mais mudança em seus pacientes que o padrão oposto[17]. Tal humildade favorece nossa sensibilidade às peculiaridades de cada pessoa em seus diferentes momentos, bem como à regulação de nossas interações com elas. Seria interessante avaliar se existe uma parcela de terapeutas que melhora com o tempo de formação e experiência clínica e quais as variáveis críticas para que isso ocorra.

Finalmente, apesar do limite imposto à extensão do presente capítulo, parece interessante introduzir alguns outros fatores comuns fortemente associados à relação terapêutica e que também parecem ter importância central no processo psicoterápico. Tangenciamos acima a importância de elaborar explicações acerca do problema do paciente que façam sentido para ele, bem como de uma boa sintonia entre paciente e terapeuta acerca dos rumos da terapia e dos caminhos que serão trilhados nesse sentido[9,11]. Mencionamos ainda aspectos relacionados, como a delimitação de *setting* terapêutico e de ritos nos quais terapeuta e paciente se envolvam numa direção comum e que todos esses componentes sejam adequados à cultura do paciente. Benish et al.[44], por exemplo, observaram que a adaptação do conteúdo explicado ao paciente à sua cultura, por meio do uso de mitos típicos da cultura daquele paciente, esteve associada a melhores resultados*****. É importante salientar que cada teoria psicoterápica faz isso de uma forma diferente, coerente com suas especificidades, mas tudo indica que atentar a esses aspectos é fundamental à qualidade e mesmo ao desfecho do processo psicoterápico[9,10]. Também parece fundamental destacar o quanto cada um desses aspectos aponta para a importância da pessoalidade com a qual tratamos nossos pacientes, de um processo individualizado e humanizado, independentemente de estarmos falando de psicoterapias que se baseiam em protocolos manualizados ou não.

CONSIDERAÇÕES FINAIS

Com todo o exposto até aqui, fica clara uma característica central da psicoterapia: sua principal ferramenta é a própria pessoa do terapeuta e sua relação com o paciente. O terapeuta disponibiliza, temporariamente, sua própria intimidade para exercer a mais primitiva das ações em saúde: acolher um ser humano em sofrimento. Dissemos no início do presente capítulo que o primeiro médico foi um psicoterapeuta. Com o caminhar da "tecnologização" da atenção à saúde, seria excessivo prever que o psicoterapeuta será também o médico do futuro? Em outras áreas do conhecimento, especialmente nas ligadas a áreas comercias, tem se antecipado o sucateamento do serviço humano para tarefas técnicas. Em saúde, até mesmo em psicoterapia, a mais humana de todas as suas aplicações, aspectos técnicos e específicos vêm sendo propostos em versões computadorizadas (p. ex., *site* https://br.deprexis.com/en). Não entrando no mérito da utilidade (ou não) desses recursos, parece pouco provável que os aspectos comuns das psicoterapias poderiam um dia ser substituídos (alerta sobre possível *spoiler* do filme "Ela" na próxima frase). Na ficção *Ela* (2013), Spike Jonze especula sobre uma interação romântica íntima de um humano com uma máquina na qual quase todos os aspectos objetivamente apreensíveis são aprendidos pelo algoritmo. Por mais perto que a interação se aproxime de uma relação humana natural, o diretor foi capaz de deixar o filme todo num tom desconfortavelmente vazio, destacando algo faltante naquela interação. De fato, diversas áreas comerciais já começam a substituir as habilidades que procuram em seus profissionais exatamente por programas de computador, robôs e afins. As diversas áreas médicas provavelmente não serão poupadas desse movimento, especialmente para questões mais técnicas e menos emocionais e subjetivas[46]. Se a progressão da tecnologia, em especial da inteligência artificial, continuar a evoluir como parece acontecer, não seria exagero pensar que, assim como proposto no início do presente capítulo em relação aos primeiros médicos, o médico do futuro também será um psicoterapeuta.

**** Ver referência de Groesbeck[39].

***** Ver referências de Lévi-Strauss[14,45].

Obviamente, serão necessários os médicos de especialidades de suporte, responsáveis pela manutenção e aprimoramento de máquinas e fornecimento da assistência técnica das máquinas aos humanos. No entanto, no limite da progressão tecnológica, todos os aspectos técnicos da medicina poderão ser, eventualmente, substituídos por máquinas. Nesse limite, sobrará ao médico clínico uma prática muito semelhante à de quando os aspectos técnicos eram inexistentes e que, de certa forma, foi preservada e aprimorada no trabalho em psicoterapia. Exagero ou não, isso nunca deveria ter sido abandonado.

Vinheta clínica

Durante uma supervisão de psicoterapia do IPq-HCFMUSP, um médico residente em psiquiatria no primeiro ano da especialização começa a relatar o atendimento inicial de uma paciente. Tratava-se de uma moça de 27 anos com questões bastante significativas sobre a percepção de si mesma e com muitas dificuldades nos relacionamentos interpessoais. Apesar das vivências de vergonha e culpa, conseguiu abrir-se até certo ponto com o residente que a atendia e relatou ter vivido uma sequência de episódios de abuso sexual cometidos por seu pai, dos 7 aos 11 anos de idade.

"E agora, professor, o que faço?": uma pergunta frequente feita por residentes iniciantes. Aprendida ainda na época da faculdade de medicina, uma sequência objetiva para a condução de um caso seria: apresentar a situação para o supervisor, ouvir a medida terapêutica que deveria ser implementada e, no próximo contato com o paciente, executar o que havia sido orientado pelo supervisor. Em pouco tempo, no entanto, nosso residente pôde perceber que essa objetividade na condução de um caso em medicina não funcionaria tão bem em psicoterapia. Tanto do ponto de vista didático, para o residente, quanto terapêutico, para a paciente.

Ao invés de dizer ao residente o que fazer, o supervisor o surpreende perguntando o que havia sentido durante os atendimentos e como havia sido a interação com a moça durante as sessões. As questões foram realmente inesperadas, já que em nenhum momento o residente espontaneamente havia se atentado a esses aspectos. Afinal, nunca o ensinaram a prestar atenção nisso na faculdade. Sem a mesma naturalidade e desenvoltura com que fazia o relato objetivo do "caso", o jovem terapeuta conta como ficou assustado com a intensidade do sofrimento que acompanhou o relato da paciente. Sofrimento de ambos, paciente e terapeuta. Ao se perceber num vínculo carregado de empatia por aquele ser humano, sentiu vontade de cuidar, mas não sabia como. Não conseguia imaginar uma medicação que pudesse apagar aquela cicatriz, algo que seria capaz de eliminar um agente etiológico, ou um procedimento qualquer que pudesse extirpar a experiência, fonte de tanto sofrimento.

Desamparado, conta que, ao final da sessão, limitou-se a dizer para a paciente que tudo ia passar e que ele a ajudaria. A resposta da paciente foi quase imediata e contribuiu ainda mais para o seu sentimento de impotência diante da dor. "Não vai não, doutor, isso nunca vai embora. Já é parte de mim". Com o tempo, veio a perceber que falou aquilo muito mais para aliviar sua própria sensação de impotência do que por achar que aquela fala, de fato seria, de alguma forma, terapêutica para a paciente.

Com o tempo conseguiu notar o quanto essas ações ingênuas, desprovidas de uma análise sobre a função de cada uma delas, poderiam não ser terapêuticas ou até mesmo ter efeitos negativos sobre a terapia. Em sessões posteriores, a paciente contou que as pessoas não suportavam ouvir sua história de vida. Quando contava sobre os abusos, uma reação comum era ouvir "vai ficar tudo bem", o que lhe parecia uma forma de interromper seu relato. Era como se as outras pessoas evitassem escutar uma história tão terrível, muitas vezes chegando a se afastar dela. No geral, isso a fazia ter muita vergonha, sentir-se suja. Chegou a pensar nisso na primeira sessão de terapia, quando o residente disse o mesmo que ela sempre ouvia: "tudo vai passar, tudo vai ficar bem". Entretanto, lembrou que havia sentido algo diferente naquele episódio com o residente. Chegou a terminar aquela primeira sessão com uma confissão: "só de estar aqui hoje com você já me sinto um pouco melhor!". E o residente, mais uma vez, se sentiu confuso. Como ela poderia ter se sentido melhor se ele não havia feito nada? Não deu nenhum remédio, não aplicou nenhuma técnica...

A chave para a compreensão e condução de um caso em psicoterapia foi apontada por aquelas primeiras e simples perguntas feitas pelo supervisor, acompanhando o seu relato objetivo: o que o jovem terapeuta havia sentido durante os atendimentos e como havia sido a interação com a moça durante as sessões. É difícil refletir sobre um processo psicoterápico sem levar em consideração a relação entre o paciente e o terapeuta. Nesse sentido, essa relação constitui a principal (ou uma das principais) ferramentas dessa modalidade terapêutica.

Tendo em vista a importância dessa relação para o processo de tratamento, conhecer-se bem como pessoa é tão fundamental para um psicoterapeuta como é para um clínico conhecer bem as medicações que prescreve. Para um terapeuta, manter-se o mais consciente possível das influências mútuas que ocorrem ao longo de um processo de psicoterapia é tão vital para a condução das sessões quanto é vital para um cirurgião acompanhar os efeitos dos seus procedimentos. Em outras palavras, ter-se mantido de maneira atenta e autêntica ao lado de sua paciente pode ter sido um ótimo início de terapia para nosso jovem terapeuta. No entanto, um melhor conhecimento de si, seus afetos, seus preconceitos, suas limitações e medos, certamente poderá contribuir para que atue não em função de suas próprias questões, mas em função das necessidades e questões de sua paciente.

Para aprofundamento

- Wampold BE. How important are the common factors in psychotherapy? An update. World Psychiatry. 2015;14(3):270-7.
  - ⇨ **Ótima revisão recente sobre os fatores comuns das psicoterapias.**
- Strauss CL. O feiticeiro e sua magia. Antropologia estrutural. São Paulo: Ubu; 2017. p. 167.
  - ⇨ **O texto faz uma contribuição antropológica sobre o tema do vínculo. O fenômeno da crença exerce papel importante tanto no adoecer quanto na cura, e serve de base para outros fatores psicoterápicos.**
- Groesbeck CJ. A imagem arquetípica do médico ferido. Junguiana. 1983;1:72-96.
  - ⇨ **O texto reflete a importância do autoconhecimento do próprio terapeuta para o exercício da psicoterapia, destaca alguns limites dessa prática terapêutica e os riscos das identificações que ocorrem entre terapeuta e paciente.**

REFERÊNCIAS BIBLIOGRÁFICAS

1. Hillman J. Suicídio e alma. Petrópolis: Vozes; 2011.
2. **Buchanan R, Haslam N. Psychotherapy: the development of psychotherapy in the modern era. In: Sternberg RJ, Pickren WE, editors. The Cambridge handbook of the intellectual history of psychology. Cambridge: Cambridge University Press; 2019. p. 468-94.**
   ⇨ **Interessante texto que discute a história da psicoterapia, tanto em relação ao uso do termo quanto da prática.**
3. Freud S. Tratamento psíquico (ou anímico). Edição standard brasileira das obras psicológicas completas de Sigmund Freud. 7. Rio de Janeiro: Imago; 1989/1890. p. 259-79.
4. **Castanheira NP, Grevet HG, Cordioli AV. Aspectos conceituais e raízes históricas das psicoterapias. In: Cordioli AV, Grevet EH, editors. Psicoterapias, 4ed: Abordagens Atuais. Porto Alegre: Artmed; 2019. p. 3-24.**
   ⇨ **O texto busca as raízes históricas da psicoterapia na filosofia além de apresentar uma descrição geral das principais correntes psicoterápicas vigentes.**
5. American Psychological Association. Recognition of psychotherapy effectiveness; 2012. Disponível em: https://www.apa.org/about/policy/resolution-psychotherapy.
6. Norcross JC. An eclectic definition of psychotherapy. In: Zeig JK, Munion WM, editors. What is psychotherapy?: Contemporary perspectives. San Francisco: Jossey-Bass; 1990. p. 218-20.
7. Cuijpers P, Reijnders M, Huibers MJH. The role of common factors in psychotherapy outcomes. Annual Review of Clinical Psychology. 2019;15(1):207-31.
8. Holmes EA, Ghaderi A, Harmer CJ, Ramchandani PG, Cuijpers P, Morrison AP, et al. The Lancet Psychiatry Commission on psychological treatments research in tomorrow's science. Lancet Psychiatry. 2018;5(3):237-86.
9. Wampold BE. How important are the common factors in psychotherapy? An update. World Psychiatry. 2015;14(3):270-7.
10. Mulder R, Murray G, Rucklidge J. Common versus specific factors in psychotherapy: opening the black box. The Lancet Psychiatry. 2017;4(12):953-62.
11. **Zilcha-Mano S. Is the alliance really therapeutic? Revisiting this question in light of recent methodological advances. American Psychologist. 2017;72(4):311-25.**
    ⇨ **Interessante revisão de pesquisas sobre a aliança terapêutica e como o seu fortalecimento antecede a melhora clínica durante o processo psicoterápico.**
12. Rosenzweig S. Some implicit common factors in diverse methods of psychotherapy. Am J Orthopsychiatry. 1936;6(3):412-5.
13. Hofmann SG, Barlow DH. Evidence-based psychological interventions and the common factors approach: the beginnings of a rapprochement? Psychotherapy (Chic). 2014;51(4):510-3.
14. **Strauss CL. A eficácia simbólica. In: Antropologia estrutural. São Paulo: Ubu; 2017. p. 186.**
    ⇨ **O texto fala da importância dos símbolos usados para mediar o processo psicoterápico. Há uma distinção importante de eficácia entre os símbolos que passam por dentro ou por fora do "espírito" (psique) do paciente.**
15. Baldwin SA, Wampold BE, Imel ZE. Untangling the alliance-outcome correlation: exploring the relative importance of therapist and patient variability in the alliance. J Consult Clin Psychol. 2007;75(6):842-52.
16. Canale SD, Louis DZ, Maio V, Wang X, Rossi G, Hojat M, et al. The relationship between physician empathy and disease complications: an empirical study of primary care physicians and their diabetic patients in Parma, Italy. Academic Medicine. 2012;87(9).
17. Nissen-Lie HA, Rønnestad MH, Høglend PA, Havik OE, Solbakken OA, Stiles TC, et al. Love yourself as a person, doubt yourself as a therapist? Clin Psychology & Psychotherapy. 2017;24(1):48-60.
18. Schindler L, Hohenberger-Sieber E, Hahlweg K. Observing client: therapist interaction in behaviour therapy: Development and first application of an observational system. Br J Clin Psychology. 1989;28(3):213-26.
19. Meyer SB, Vermes JS. Relação terapêutica. Psicoterapias cognitivo-comportamentais: um diálogo com a psiquiatria; 2001. p. 101-10. Outro interessante texto sobre a relação terapêutica, suas variedades e pontos a serem atentados na clínica.
20. Wiener J. Trabalhando na e com a transferência. In: Stein M, editor. Psicanálise junguiana. Petrópolis: Vozes; 2019. p. 135-53.
21. Jung C. Ab-reação, análise dos sonhos e transferência. Petrópolis: Vozes; 2012.
22. Boscolo L, Bertrando P. Terapia sistêmica individual: manual prático na clínica. Belo Horizonte: Artezã; 2012.
23. Kohlenberg B, Tsai M. Psicoterapia analítica funcional: criando relações terapêuticas intensas e curativas. Santo André: ESETec; 1991.
24. Follette WC, Naugle AE, Callaghan GM. A radical behavioral understanding of the therapeutic relationship in effecting change. Behavior Therapy. 1996;27(4):623-41.
25. Jung CG. Contribuitions to analytical psychology. New York: Harcourt, Brace and Company; 1928.
26. Webb CA, Derubeis RJ, Barber JP. Therapist adherence/competence and treatment outcome: A meta-analytic review. J Consult Clin Psychol. 2010;78(2):200-11.
27. Meier A, McGovern MP, Lambert-Harris C, McLeman B, Franklin A, Saunders EC, et al. Adherence and competence in two manual-guided therapies for co-occurring substance use and posttraumatic stress disorders: clinician factors and patient outcomes. Am J Drug Alcohol Abuse. 2015;41(6):527-34.
28. Owen J, Hilsenroth MJ. Treatment adherence: the importance of therapist flexibility in relation to therapy outcomes. J Couns Psychol. 2014;61(2):280-8.
29. Hofmann SG, Curtiss JE, Hayes SC. Beyond linear mediation: Toward a dynamic network approach to study treatment processes. Clinical Psychology Review. 2020.
30. Hojat M, Louis DZ, Markham FW, Wender R, Rabinowitz C, Gonnella JS. Physicians' empathy and clinical outcomes for diabetic patients. Acad Med. 2011;86(3):359-64.
31. Rakel DP, Hoeft TJ, Barrett BP, Chewning BA, Craig BM, Niu M. Practitioner empathy and the duration of the common cold. Fam Med. 2009;41(7):494-501.
32. Derksen F, Bensing J, Lagro-Janssen A. Effectiveness of empathy in general practice: a systematic review. Br J Gen Pract. 2013;63(606):e76-84.
33. Kaptchuk TJ, Kelley JM, Conboy LA, Davis RB, Kerr CE, Jacobson EE, et al. Components of placebo effect: randomised controlled trial in patients with irritable bowel syndrome. BMJ. 2008;336(7651):999-1003.

34. Holt-Lunstad J, Smith TB, Layton JB. Social relationships and mortality risk: a meta-analytic review. PLoS Medicine. 2010;7(7):e1000316.
35. Erlangsen A, Lind BD, Stuart EA, Qin P, Stenager E, Larsen KJ, et al. Short-term and long-term effects of psychosocial therapy for people after deliberate self-harm: a register-based, nationwide multicentre study using propensity score matching. The Lancet Psychiatry. 2014.
36. Cahill SP, Carrigan MH, Evans IM. The relation between behavior theory and behavior therapy: challenges and promises. In: Plaud JJ, Eifert GH, editors. From behavior theory to behavior therapy. Needham Heights: Allyn & Bacon; 1998. p. 294-319.
37. Banaco RA. O impacto do atendimento sobre a pessoa do terapeuta 2: experiências de vida. In: Delitti AM, editor. Sobre comportamento e cognição. 2. 1a ed. Santo André: Arbytes; 1997. p. 174-81.
38. Swift JK, Tompkins KA, Parkin SR. Understanding the client's perspective of helpful and hindering events in psychotherapy sessions: a micro-process approach. J Clin Psychol. 2017;73(11):1543-55.
39. Groesbeck CJ. A imagem arquetípica do médico ferido. Junguiana. 1983;1:72-96.
40. Rozental A, Kottorp A, Boettcher J, Andersson G, Carlbring P. Negative effects of psychological treatments: an exploratory factor analysis of the negative effects questionnaire for monitoring and reporting adverse and unwanted events. PLoS One. 2016;11(6):e0157503.
41. Bischoff MM, Tracey TJG. Client resistance as predicted by therapist behavior: a study of sequential dependence. J Couns Psychol. 1995;42(4):487-95.
42. Hoglend P. Exploration of the patient-therapist relationship in psychotherapy. Am J Psychiatry. 2014;171(10):1056-66.
43. Miller SD, Hubble MA, Chow D. The question of expertise in psychotherapy. J Expertise. 2018;1(2):121-9.
44. Benish SG, Quintana S, Wampold BE. Culturally adapted psychotherapy and the legitimacy of myth: a direct-comparison meta-analysis. J Couns Psychol. 2011;58(3):279-89.
45. Strauss CL. O feiticeiro e sua magia. Antropologia estrutural. São Paulo: Ubu; 2017. p. 167.
46. Schneider M. O profissional do futuro. TEDxFAAP. Disponível em: https://www.ted.com/talks/michelle_schneider_o_profissional_do_futuro.

2

Psicanálise e psicoterapias de orientação psicanalítica

Oswaldo Ferreira Leite Netto
Gustavo Gil Alarcão
Alberto Rocha Barros
Pedro Colli Badino de Souza Leite

Sumário

Pontos-chave

- A psicanálise é um corpo de hipóteses teóricas e pesquisas clínicas que privilegia radicalmente a subjetividade e a individualidade do paciente, propondo um escrutínio detalhado de seu mundo interno particular e de sua experiência emocional singular.
- A pedra de toque da psicanálise será a postulação de uma dimensão inconsciente do funcionamento mental: trata-se de uma hipótese metodológica que busca lançar luz sobre fenômenos que não podem ser explicados orgânica ou conscientemente.
- A psicanálise confere um lugar de destaque à sexualidade humana em sentido ampliado, um conceito que recobre tanto uma urgência biologicamente inata quanto a "sexualidade" como metáfora da vitalidade, criatividade, agressividade, competitividade etc.
- A técnica clínica psicanalítica está sustentada numa série de ferramentas – transferência, contratransferência, associação livre, interpretação – que permitem ao analista sondar microscopicamente o mundo interno do seu paciente com vistas a tentar encontrar oportunidades de crescimento emocional, maturação afetiva e mudança psíquica.
- A clínica psicanalítica almeja, dentre outras coisas, expandir o repertório simbólico do paciente, ampliar seu repertório emocional e flexibilizar seus modos de agir e reagir ao seu ambiente, tanto externo (o mundo exterior) quanto interno (o seu mundo mental privado).

INTRODUÇÃO

Este capítulo tem por intuito introduzir o leitor aos contornos básicos do campo teórico-metodológico estabelecido originalmente por Sigmund Freud (1856-1939): a psicanálise.

Trabalhamos com hipóteses e modelos, sempre bastante tentativos e especulativos, sustentados pela riqueza e coerência interna de suas configurações e pelos seus efeitos clínicos, mas nem sempre verificáveis mediante testes empíricos. Isso se deve justamente à enorme complexidade do universo mental humano, das profundezas insondáveis da vida emocional de todos nós e do caráter infinitamente multifacetado dos nossos mundos internos.

Antes de mais nada, a psicanálise se constitui como um reconhecimento e uma celebração dessa complexidade e uma defesa de que a vida bem vivida é aquela que admite radicalmente esse multicolorido da nossa humanidade, o que se expressa numa técnica clínica específica que valoriza energicamente a singularidade individual. Em certo sentido, a célebre frase de Terêncio, poeta e dramaturgo romano, serviria bem como lema da nossa visão da vida: *Homo sum: humani nihil a me alienum puto* ("Sou humano e nada do que é humano me é estranho").

Assim, não é de espantar que a psicanálise beba tanto das águas das ciências naturais e das ciências da vida quanto das ciências humanas, da filosofia e das artes em geral. É um campo de pesquisa transdisciplinar por excelência.

Essas características fizeram com que a psicanálise nunca tivesse se tornado facilmente "manualizável": é difícil arregimentarmos regras de manejo, protocolos de conduta ou livros-texto padronizados. Não trabalhamos assim. Nós, psicanalistas e psicoterapeutas de orientação analítica, embasados nos pressupostos inaugurados por Freud com a psicanálise, tentamos transmitir uma escuta e uma atitude para conhecer e investigar a mente e o funcionamento psíquico, procurando entender pessoas independentemente de seus diagnósticos psiquiátricos. Convivendo de perto com a Medicina e a Psiquiatria e com as práticas baseadas em evidências, enfrentamos cotidianamente certo desconcerto. Lidamos com fatos imateriais (emoções, modos de vida, sentimentos e pensamentos) apreendidos através do envolvimento pessoal dos terapeutas, de modo que qualquer metodologia de pesquisa habitualmente empregada é de difícil aplicação na área das psicoterapias de orientação psicanalítica.

As ciências da mente e do cérebro, a área da saúde mental como um todo e as disciplinas da psicologia e da psicoterapia, vivem por vezes uma divisão, voltando-se umas contra as outras, contaminadas por desconfianças mútuas. Acreditamos que um futuro saudável para todos que trabalham nessas variadas áreas, com os mais diversos e conflitantes paradigmas básicos, será aquele pautado por uma maior tolerância, uma maior abertura para o diálogo, para a colaboração e para o aprendizado mútuo (além da explicitação de nossas semelhanças e diferenças). A condição humana é tão difícil de ser apreendida que dificilmente haverá um modelo ou recorte investigativo com destaque soberano.

Tudo que poderemos fazer neste breve capítulo é apresentar ao leitor alguns dos temas centrais da psicanálise. Ao final, encontra-se um roteiro de estudos para aprofundamento.

TEORIA PSICANALÍTICA

A psicanálise colocou revolucionariamente em questão o modo de funcionamento e as formas de conceber a vida do ser humano. Nossas estratégias de comunicação, percepção e ação começaram a ser repensadas e reformuladas por Freud e pela psicanálise. Os labirintos do desejo, o erotismo, as primeiras relações da infância, a noção de desenvolvimento mental, uma nova dimensão para a fala e para o discurso, o significado dos sintomas e da patologia mental são pontos de destaque. Pode-se atribuir a Freud a introdução de dois campos de pesquisa que se tornaram nucleares à psicanálise como um todo: o horizonte do inconsciente e o mundo da sexualidade.

O inconsciente

Em 1970, um clássico e monumental estudo historiográfico sobre as origens da psicanálise e das psicoterapias psicodinâmicas falava na descoberta do inconsciente[1]. Já um livro de introdução à psicanálise publicado em 2020 propõe que se fale na invenção do inconsciente[2]. Sem dúvida, a ideia de uma dimensão inconsciente do funcionamento mental é a um só tempo o traço distintivo da psicanálise e uma de suas postulações mais polêmicas.

Muitos hoje rejeitam peremptoriamente a existência de uma dimensão inconsciente da mente[3-4]; outros investigam cientificamente uma comprovação empírica de um inconsciente nos parâmetros das neurociências[5-9]. Ainda há aqueles que argumentam que a reflexão sobre a natureza do inconsciente precisa caminhar lado a lado com a pesquisa sobre a natureza da consciência, e, uma vez que temos uma compreensão ainda precária do que constitui a consciência, nossas especulações sobre os fenômenos inconscientes estão fadadas a serem ainda muito frágeis[10,11]. Por fim, é necessário dizer que a ideia de um inconsciente não é exclusiva da seara da psicanálise: outros campos das ciências da mente propuseram hipóteses como o inconsciente cognitivo ou o inconsciente adaptativo, que dialogam com o inconsciente psicanalítico ou psicodinâmico, mas também se distinguem dele[12-16].

Postular a existência de uma dimensão inconsciente do funcionamento mental é uma manobra metodológica da psicanálise para dar conta daquilo que não poderia ser explicado orgânica ou conscientemente. Nós, seres humanos, somos capazes de comportamentos surpreendentes, bizarros, por vezes altamente construtivos e criativos, por vezes terrivelmente destrutivos e perturbadores. Nosso mundo emocional é muito vasto e encontra-se em constante oscilação. Nossas formas de vida e nossos modos de ser e estar no mundo, além de muito variados (como mostram a história, a sociologia e a antropologia), são por vezes misteriosos para nós mesmos: Por que fiz isso? Por que sou assim? Por que escolhi esse caminho na vida? A hipótese do inconsciente psicanalítico passa uma rasteira nas garantias do pensamento racional corriqueiro. Propõe que operemos num lusco-fusco entre o consciente e o inconsciente, entre o racional e o irracional, e que grande parte de nosso manancial psicológico permaneça fora da consciência. Não somos simplesmente como achamos que somos, o que nossa razão ou cognição consciente nos garante: motivações e desejos de difícil acesso direto também orientam nossas ações e decisões.

Assim, o inconsciente psicanalítico é uma hipótese metodológica. Para alguns, é um conceito solidamente amparado em observações empíricas inegáveis; para outros, uma construção hermenêutica ou metafórica. Sua função teórica é permitir que psicanalistas elaborem modelos da mente[17] para compreender nossa complexa e enigmática humanidade e as especificidades dos modos de ser, sentir e agir dos nossos pacientes. "Modelos da mente" são construções abstratas a partir das quais o analista (ou o analista em conjunto com seu paciente) pensa e brinca imaginativamente com especulações sobre aquilo que poderia estar ocorrendo nos recônditos da intimidade mental do paciente e sobre os processos que estruturam e organizam aquela mente.

Ao longo de sua história centenária, a psicanálise propôs diversos modelos sobre como a mente humana pode estar organizada e sobre quais poderiam ser os conteúdos e as funções do inconsciente. O próprio Freud trabalhou com diversos modelos ao longo da carreira[18], mas estruturou-os em torno da noção de pulsão ou instinto[19,20]. Freud estava buscando uma teoria geral da motivação, uma explicação tanto para o que animava nosso comportamento quanto para as forças que colocavam em fluxo nossas emoções, fantasias e pensamentos. Ele estrutura sua resposta tomando a noção de "instinto", derivada da etologia, como paradigma: o comportamento animal pode ser compreendido mediante urgências instintuais (fome, sede, procriação, sobrevivência etc.) que definem seus padrões de atuação no seu nicho ecológico. Já seres humanos são mais complexos. Embora claramente respondamos a necessidades biologicamente predeterminadas, há tamanha variação individual e sociocultural entre seres humanos que uma resposta puramente biológica não dá conta dos fenômenos que observamos. Assim, Freud revoluciona a concepção de "instinto", introduzindo um componente psicológico nele: isto é, seres humanos são pautados também por desejos e fantasias[21] que não seguem padrões biologicamente predeterminados.

Freud propõe, então, que os seres humanos são movidos por forças que estão no limiar entre o biológico e o psíquico. Em português, para distinguir esse conceito psicanalítico de instinto (fronteiriço entre o psíquico e o biológico) de sua contraparte etológica (ligado ao comportamento animal em seu hábitat), convencionou-se usar o neologismo pulsão. Freud sugere que somos regidos por dois grupos de forças pulsionais: as pulsões de vida e as pulsões de morte. As pulsões de vida, ou Eros, são as forças que visam à conservação do indivíduo, à sua integração psíquica e aos seus vínculos e elos de ligação com o mundo e com as outras pessoas. São representadas pela pulsão sexual e pelas pulsões de autopreservação (funções corporais ligadas às necessidades vitais). Já as pulsões de morte buscam conduzir à autodestruição, à desintegração e aos desligamentos de elos e vínculos, levando o organismo ao estado inanimado, desvitalizado; manifestam-se sob a forma de pulsões agressivas, destrutivas e paralisantes.

Para Freud, essas forças pulsionais se espraiam por três instâncias psíquicas que configuram a arquitetura da nossa mente:

- Ego.
- Id.
- Superego.

São instâncias que contêm, em maiores ou menores proporções, constituintes conscientes e inconscientes, que passam a ser qualidades psíquicas. O Id abarca as pulsões em estado bruto, mais primitivo, e é constituído de tensões contraditórias que almejam ser descarregadas. O ego possui uma mescla de consciente e inconsciente, fica responsável por elaborar as defesas nascidas da angústia pela ativação pulsional e dos diversos tipos de desaprovação vindos do julgamento e interdições externas, representados pelo superego. O superego surge através das observações das relações do indivíduo com o meio e a cultura e da repercussão dessas forças de censura, que são também internas e auxiliam o ego na formação das defesas. Em suma, há, na mente de cada indivíduo, o embate constante entre forças pulsionais e instâncias psíquicas que operam a nossa oscilação permanente entre polos de funcionamento bestial, egoísta e escravo das paixões, e polos que nos organizam como um ser biopsicossocial mais ou menos adaptado ao nosso meio e em paz com nós mesmos.

Muitas linhas de psicoterapia psicodinâmica valem-se desses preceitos psicanalíticos, sobretudo quando buscam localizar a patologia mental, caracterizá-la psicologicamente e propor uma atuação terapêutica. Assim, diante de alguém rígido, pouco espontâneo, indeciso, hesitante, amedrontado e inseguro, poderíamos pensar que ele está submetido a forças superegoicas poderosas que lhe tolhem aspectos de sua personalidade a trabalhar no sentido de que se reconheçam esses mecanismos e que se possam transformá-los. Ainda seria possível especular sobre outro paciente hostil, arrogante, intolerante a frustrações e opiniões alheias, impulsivo, precipitado, atuador, sem respeito às regras e normas, com atitudes transgressivas e violentas que corresponderiam a uma frágil estruturação do superego.

A teoria das pulsões não deve ser assimilada como o único modelo do funcionamento inconsciente proposto pela psicanálise. Podemos fazer menção rápida à teoria das relações de objeto[22], por exemplo, que confere mais destaque às demandas relacionais do indivíduo do que às suas necessidades de satisfação pulsional. O modelo das relações de objeto enfoca menos o funcionamento intrapsíquico individual e mais as necessidades de apego e vinculação dos indivíduos ao seu meio. Assim, a urgência mais primitiva do ser humano não seria satisfazer demandas instintuais e pulsionais, mas sim criar elos e laços intersubjetivos.

A sexualidade

Outra estratégia revolucionária do edifício conceitual da psicanálise foi conferir um lugar privilegiado à sexualidade na vida mental humana.

Mas como compreender essa opção por focar minuciosamente o horizonte do sexual? O psicanalista norte americano Thomas Ogden tece instigantes reflexões sobre a radicalidade de Freud[23]:

> [A] proposta mais extrema foi o conceito freudiano de que todas as motivações, psicopatologias, realizações culturais e comportamentos humanos, podem ser compreendidos em termos de significados sexuais. A partir dessa perspectiva, o instinto sexual não é simplesmente um esforço, um impulso, um desejo, mas o veículo pelo qual os seres humanos criam significados. Freud não propôs que o instinto sexual fosse pensado simplesmente como gerador de desejos sexuais e impulsos. Com significado muito mais amplo, está a implicação de que os seres humanos interpretam todas as suas percepções em termos sexuais, criando, portanto, experiências. O indivíduo dá sentido às suas percepções internas e externas através das lentes do sistema de significados sexuais. Outra metáfora pertinente é a de que o instinto sexual é a pedra de Rosetta que permite ao ser humano traduzir dados sensoriais brutos em experiências providas de significado.

Isso implica que o termo "sexualidade", em psicanálise, tem um sentido ampliado, que recobre pelo menos dois campos distintos de significação. Por um lado, designa um instinto biologicamente inscrito no ser humano, uma urgência natural de todos nós. Mas, mesmo aqui, esse "instinto biológico de reprodução" ganha uma vibração revolucionária no pensamento freudiano. Desde os *Três ensaios sobre a teoria da sexualidade*, Freud notou que a sexualidade humana não seguia plenamente padrões instintivos estereotipados naturalmente predeterminados. Há algo de móvel, fluido, inusitado e criativo na experiência sexual dos seres humanos[24]. A sexualidade seria, pois, um dos recursos pelos os quais seres humanos buscam prazer e felicidade, de maneira altamente singularizada e individualizada e forjam formas de vida bastante variadas para si mesmos, algo que não observamos com a mesma complexidade no resto do reino animal. Assim, Freud propõe uma "antinaturalização" do sexual: a sexualidade não nos é simplesmente dada, mas é algo construído, é manchada tanto pela cultura quanto pelo psiquismo individual.

Por outro lado, "sexualidade", em psicanálise, possui toda a força metafórica aludida por Ogden. O termo designa e amarra uma série de sentidos distintos:

- "Sexualidade" designa um princípio de vinculação que "liga" elementos da existência humana: fisicamente, através do sexo; emocionalmente, através do afeto/amor; mentalmente, através da associação de ideias, fantasias, imaginação[25].
- "Sexualidade" remete a processos de criatividade, vitalidade, fertilidade, originalidade, germinação, fecundação.
- "Sexualidade" como metáfora da competitividade, agressividade, destrutividade.
- "Sexualidade" como paradigma geral de toda experiência de prazer/desprazer; amor/agressividade.

Dentre suas reflexões sobre o campo do sexual, Freud aventurou uma hipótese muito inovadora e bastante controversa: o notório complexo de Édipo. Alguns trabalhos contemporâneos buscam verificar empiricamente a existência dessa famosa construção psicanalítica, dentre os quais alguns são céticos e críticos em relação a ela, enquanto outros buscam problematizar a hipótese original freudiana e reformulá-la em termos mais modernos[26-29]. Trata-se de uma hipótese tentativa, um modelo, com aproximações variadas com relação à realidade, mas que fornece um ângulo de observação de certos fenômenos, que pode ser bastante elucidativo.

A hipótese estrutura-se a partir dos relatos sobre os romances familiares vividos entre pais e filhos, "romances" no sentido dos investimentos afetivo-emocionais colocados em jogo no seio das famílias nucleares. Famílias são marcadas tanto por vínculos amorosos profundos quanto por ódios antigos. É também no ambiente da família nuclear que a criança tem seus primeiros contatos com o mundo exterior mediado pelos pais, e em que se dá início seu processo de socialização e criação de vínculos intersubjetivos. Concebido inicialmente como uma descrição do jogo de amor-ciúme-rivalidade que se desencadeia entre pais e filhos, a teoria do complexo de Édipo amplia-se em um leque de problemáticas que incluem, dentre outras, as seguintes:

- A dinâmica ambígua de amor e rancor, raiva e dependência, que caracteriza as relações entre pais e filhos.
- A estruturação da personalidade individual (a constituição da subjetividade), incluindo nuclearmente a sexualidade do indivíduo, tanto em termos de orientação sexual quanto em termos da dinâmica dos desejos eróticos particulares.
- É uma teoria do desenvolvimento psíquico e psicossexual dos filhos, em termos cronológicos. Isto é, trata-se de uma fase do crescimento e desenvolvimento das crianças, em que vínculos particularmente intensos com os pais podem ser observados, bem como o surgimento dos rudimentos do interesse sexual. É a questão da sexualidade infantil.
- É uma teoria sobre os processos que dão ensejo à possibilidade de o indivíduo superar tanto a onipotência e o solipsismo individual quanto fantasias de pequenez, fragilidade e dependência.
- É uma teoria geral sobre a dinâmica do amor e do ciúme amoroso. "Superar o Édipo" significa compreender que o amor não é absoluto e exclusivo, mas flutuante e compartilhado.
- É uma teoria geral sobre como o indivíduo internaliza regras de interdição e proibição.

Assim, o conjunto das teorias psicanalíticas sobre fenômenos edipianos e a hipótese do complexo de Édipo constituem uma tentativa de produzir uma reflexão sistemática sobre as complexas dinâmicas familiares, sobre a constituição da individualidade e sobre como se desenrola a entrada do indivíduo na vida em sociedade. Para sumariar, podemos dizer que os três eixos centrais da teoria psicanalítica como um todo são:

- A postulação de um registro inconsciente da mente.
- O destaque privilegiado do conjunto heterogêneo de fenômenos psíquicos que configuram o campo do sexual.
- A hipótese do complexo de Édipo.

TÉCNICA E CLÍNICA PSICANALÍTICA

Todo o repertório de técnicas clínicas psicanalíticas almeja, sobretudo, duas coisas:

A emergência da subjetividade, isto é, um contato íntimo e profundo com a singularidade da experiência de vida do paciente.

A ativação e o acesso aos processos inconscientes que se desenrolam na mente do paciente.

O tratamento psicoterápico de orientação psicanalítica valoriza essencialmente o contato entre paciente e analista como forma de construção de um vínculo, no qual os problemas e sofrimentos daquele paciente, em sua individualidade, serão abordados. O trabalho não visa estritamente a uma adequação do indivíduo às condições de normalidade estabelecidas por quaisquer convenções, mas sim a um desenvolvimento de sua subjetividade.

"Desenvolver-se" significa ampliar e aprofundar o repertório simbólico do paciente, isto é, ajudá-lo a enriquecer e adquirir maior maleabilidade nos modos de registrar e interpretar suas vivências. O mundo interno e externo da pessoa com repertório simbólico empobrecido ou engessado apresenta-se como um campo limitado e limitante de possibilidades, sendo vivenciado de modo bastante concreto, demandando reações e respostas desprovidas de sutilezas. Uma análise também busca despertar ou amplificar o acervo afetivo-emocional do paciente, ajudando-o a amadurecer e multiplicar seus vínculos sociais e amorosos.

Dentre o instrumental técnico que a psicanálise desenvolveu para apreender a singularidade e a complexidade do mundo interno dos pacientes atendidos psicanaliticamente, destacam-se quatro ferramentas:

- Transferência.
- Contratransferência.
- Associação livre.
- Interpretações e intervenções.

Não há uma definição rígida desses termos na literatura psicanalítica: cada escola e autor prestam a eles um traçado próprio e singular. Mas é possível delinear seus contornos fundamentais.

A transferência é também algo que pode ter um sentido ampliado ou um sentido restrito. No sentido ampliado, "transferência" diz respeito à natureza do vínculo estabelecido entre duas pessoas (ou entre pessoas e instituições), com todas as suas peculiaridades. No linguajar comum, falamos na "boa química" entre pessoas, ou mesmo na "energia ruim" de um ambiente, por exemplo: estamos falando de transferências positivas e negativas. No sentido restrito, mais psicanalítico, a transferência diz respeito ao vínculo que o paciente estabelece com o seu analista, colorido pelo inconsciente. Esse vínculo temperado por elementos inconscientes permite que o analista/terapeuta seja cooptado a representar figuras da vida do paciente (o analista pode ser vivenciado como o pai bravo, exigente e controlador que marcou a experiência de vida do paciente, por exemplo), mas também o surgimento de um ambiente de acolhimento e aceitação na dinâmica analista-paciente, em que experiências de vida podem ser ressignificadas (o analista pode dar ao paciente a vivência de um "pai" mais doce e tolerante do que ele teve de fato). Há um acúmulo de evidências de que uma boa aliança terapêutica (boa transferência) seja uma das variáveis críticas para o sucesso de quase qualquer terapia[30].

A contratransferência descreve a contrapartida da transferência: diz respeito ao conjunto de fantasias, emoções e impressões suscitadas no analista pelo paciente, também embebidas em processos inconscientes. É por meio de sua contratransferência que o analista pode sondar e tentar apreender aquilo que pode estar fora do campo de visão imediata da situação clínica. Por exemplo, um paciente agradável e simpático, mas com um histórico de ser malquisto e arrumar confusões, pode suscitar no analista uma sensação de inquietação e apreensão. Poder-se-ia levantar a hipótese de que esse paciente projeta no outro uma agressividade que é intolerável para ele (daí a sua simpatia superficial) e tenciona, sem querer nem saber, os ambientes por onde ele transita (daí ser malquisto e arrumar confusões). Transferência e contratransferência são o "microscópio do psicanalista", os recursos exploratórios que empregamos para tatear os aspectos inconscientes na interação analista-paciente.

A associação livre pode ser concebida como o método clínico por excelência da psicanálise. Trata-se da injunção de que o paciente fale a seu analista o que lhe vier à mente, sem se preocupar com o tipo de discurso bem estruturado, lógico e racional empregado no dia a dia. Com a certeza de que a troca é absolutamente sigilosa e de que o analista vai batalhar por suspender toda forma de juízo moral. A estratégia de estabelecer um discurso pautado pela associação livre visa plasmar algo que ocorre naturalmente dentro de nós praticamente a todo instante. Nossa mente é constantemente bombardeada por imagens, sensações, lembranças, emoções, fantasias, pensamentos e outros elementos que formam o caudaloso rio daquilo que o filósofo Platão chamou de "o diálogo silencioso da alma consigo mesma". O método da associação livre permitiria, assim, que o analista se aproximasse da mente do paciente no seu estado mais desarmado e espontâneo, o que possibilitaria maiores oportunidades de detectar processos inconscientes. O analista não está atento apenas ao conteúdo do que é relatado, mas também à forma como algo é relatado, além de atentar para o contexto geral do relato (o que foi dito antes? O que é dito logo em seguida?). Nós nos revelamos em sutilezas, e o fluxo da narrativa em livre associação oferece uma oportunidade para o analista construir uma hipótese sobre o que pode estar em jogo no mundo interno de um paciente em dado instante.

A combinação da transferência-contratransferência com uma fala marcada pela associação livre permite ao analista tecer interpretações e intervenções. Há várias teorias sobre o que constitui uma "interpretação psicanalítica propriamente dita"[31], mas, de maneira geral, interpretações e intervenções são as reações e comunicações verbais que o analista oferece tentativamente ao paciente, nas quais ele expressa uma síntese daquilo que apreendeu do funcionamento inconsciente do indivíduo, ou de aspectos de seu mundo emocional e experiências de vida.

As interpretações e intervenções visam estimular oportunidades para o paciente refletir sobre sua realidade individual e procurar se desenvolver psiquicamente. Nesse sentido, autonomia, independência, tolerância às frustrações, capacidade de pensar, criatividade, capacidades amorosas, valores éticos e de consideração pelo outro e o reconhecimento de limites são parâmetros que podem balizar um desenvolvimento mental suficientemente saudável. Falamos em saúde não nos remetendo apenas à ideia de bem-estar e tranquilidade, mas como condição de possibilidades que uma pessoa tem de enfrentar as vicissitudes da vida. De forma geral, poderíamos dizer que uma clínica psicanalítica almeja, dentre outras coisas, o seguinte:

- Ampliar os estados de espírito disponíveis ao paciente, combatendo o aprisionamento em estados estanques.
- Trazer maior complexidade às redes afetivas do paciente, enriquecendo sua vida emocional e suas inter-relações com seus entes queridos.
- Fomentar uma plasticidade simbólica maior ao paciente, tornando-o mais capaz de apreender suas experiências de vida em representações mais ricas e complexas.

- Aguçar sua capacidade de compreender e interpretar suas experiências de vida e a complexidade de seu mundo interno.

DUAS VINHETAS CLÍNICAS ILUSTRATIVAS

Vamos, agora, apresentar duas vinhetas clínicas que ilustram como os psicanalistas trabalham.

Vinheta clínica

Uma paciente foi levada pela família para psicoterapia de orientação psicanalítica. Já haviam tentado medicação, terapia, mas pouca coisa pareceu ajudar. Tratava-se de uma jovem de 23 anos com uma vida aquém do esperado em vários aspectos: poucos interesses externos, muito restrita ao ambiente familiar, brigas e desentendimentos constantes, atitudes pueris e muito concretas interpretadas pela família como desvio de caráter, mentiras e falsidade. Durante entrevista para a psicoterapia de orientação psicanalítica, ficou nítida a impressão de que havia um problema de desenvolvimento intelectual. Dados da história de vida da paciente chamaram atenção: um parto complicado, baixo rendimento escolar e o próprio relato da paciente de muitas dificuldades de compreender os outros. Além disso, o contato interpessoal revelava uma garota ingênua, com grande dificuldade de compreender perguntas abstratas, de fácil irritação, vocabulário infantil, nenhum plano para si e para seu futuro, desinibida e com pouca condição de lidar com sua sexualidade (vários garotos mais jovens do bairro haviam tido relações sexuais com a paciente em troca de presentes, como CD, chocolate etc.). A entrevista inicial foi capaz de oferecer indicativos claros de que as queixas familiares sobre a paciente estavam desconsiderando esse aspecto, que também passara despercebido em outras avaliações, que seu desempenho intelectual aquém do esperado era seu principal problema. Assim, pôde-se pensar em uma estratégia de acompanhamento mais adequada para ela, considerando suas limitações e dificuldades, o que inclusive redimensionou o papel da própria psicoterapia para a paciente. Nesse sentido, uma formação sólida com pressupostos claramente definidos auxilia na individualização das situações, definindo as possibilidades de alcance e os limites de atuação. É parte da função do psicoterapeuta saber caminhar nesses terrenos. No exemplo citado, o trabalho possibilitou a percepção das reais dificuldades da paciente e iluminou a natureza da demanda familiar, bem como a demanda não percebida e não esclarecida da própria paciente. Reformular os vínculos familiares e oferecer maior compreensão e adequação à vida da paciente foram tarefas importantes e difíceis, porque tocavam em idealizações, negações e dificuldades de comunicação entre paciente, família e cuidadores. Além da identificação da situação e dos problemas, há todo o percurso realizado durante as sessões de um aprendizado emocional, de diálogos e conversas que eram impossíveis, da manifestação de sentimentos que estavam atuando somente no desespero e no julgamento dos comportamentos. Trouxemos para a consciência conteúdos que dela estavam distantes.

Vinheta clínica

Um jovem de 28 anos está em tratamento psiquiátrico há 10 anos. Conta que, no final da adolescência, perdeu o prazer pela vida, descontente, desmotivado, sem vontade de seguir em frente. Apesar disso, concluiu a faculdade de Ciências Sociais, passou a dominar um idioma estrangeiro (tanto que é professor) e mantinha algum convívio social com os amigos e a família. Muito descontente consigo mesmo, não tolerava sua forma física, dizia-se inseguro e muito atencioso para com os outros, que não o retribuíam da mesma forma. Vem de uma família estruturada com pais que lhe ofereceram uma vida confortável e com possibilidades. Em função de sua insegurança, diz que perdeu a chance de realizar seu maior sonho: jogar futebol profissionalmente. "Nada na vida me motiva além do sonho de jogar futebol". Aos 25 anos, conseguiu arriscar-se e realizar um teste em um time de futebol; entretanto, para sua infelicidade, machucou o joelho e precisou fazer uma cirurgia. A partir desse evento, afundou-se em uma melancolia profunda, ganhou peso, isolou-se em casa. Realizou diversos tratamentos com medicação, inclusive eletroconvulsoterapia, relatando poucos ganhos. Dizia-se descrente quanto à "terapia": "ninguém pode resolver meus problemas para mim, é assunto meu". Essa frase esboça um pouco do sentimento de onipotência e certa arrogância com a qual se posicionava na vida. Apesar de sentir-se muito desamparado, ninguém era capaz de ajudá-lo, e seus problemas eram "falta de serotonina" ou de algum problema no cérebro que precisava ser tratado. Não encontrava explicação para a quantidade de tentativas fracassadas de medicação e o medo que sentia de entrar em contato consigo mesmo. Mesmo sentindo que não iria adiantar e que estava perdendo seu tempo, procurou uma psicoterapia em grupo em nosso serviço. Resistente no início, com uma postura apática, pouco envolvida, despertava sentimentos contraditórios no grupo (ora pena pelo seu sofrimento, ora irritação pela sua inoperância), mas pouco a pouco conseguiu falar da raiva que sentia pelas oportunidades perdidas. A primeira aos dezoito anos, quando deixou de seguir a carreira futebolística para atender aos supostos desejos familiares de que cursasse uma faculdade, e, num segundo momento, a raiva pelo infortúnio com seu problema no joelho: "buscava um culpado para tudo isso". Em uma das sessões do grupo, uma das integrantes disse-lhe: "talvez precisasse parar de pôr a culpa nos outros e se dar conta da sua realidade, do seu medo de enfrentar sua própria vontade de jogar bola, assim você vai poder fazer alguma coisa melhor do que só reclamar". Ele, enfurecido, saiu da sessão. Poucas semanas depois, após algumas faltas, voltou, menos arrogante, mais interessado nos assuntos dos outros integrantes do grupo e contando que tinha começado a dar aulas de inglês. "Eu nunca havia parado para pensar, porque ninguém nunca havia me dito nada com tanta franqueza. Fiquei com raiva, mas me serviu para muitas coisas", disse ele. Uma situação arrastada, caminhando para a cronicidade, perda de esperança e empobrecimento começou a ser modificada pela intervenção proporcionada pelo contato psicoterápico.

Nesse sentido, buscamos explicar a essência de um trabalho psicodinâmico e de suas vicissitudes. Preconizamos uma convivência de parceria entre os diferentes profissionais que se dedicam aos cuidados das pessoas e de seus problemas psíquicos. Reiterando a necessidade de que os limites entre esses campos sejam percebidos e considerados.

CONCLUSÃO E BREVE ROTEIRO PARA O ESTUDO DA PSICANÁLISE

A psicanálise é uma ciência? Trata-se de uma questão polêmica que produziu uma vasta bibliografia[32-39]. O filósofo da ciência Adolf Grünbaum (1923-2018) talvez tenha sido o mais sofisticado e incansável crítico do estatuto científico da psicanálise[40,41], embora suas teses tenham dado ensejo a respostas muito consistentes por parte de filósofos e psicanalistas[42,43]. Epistemologicamente falando, o paradigma do que é "científico" tem sido muitas vezes o das ciências naturais. Mas há uma tendência na psicanálise contemporânea de enxergá-la mais como uma hermenêutica, isto é, como um conjunto de imagens e metáforas que pretendem lançar luz sobre uma dimensão tão singular da experiência humana – as vivências emocionais e mundo interno de indivíduos particulares – que dificilmente é captável pelos métodos teóricos e técnicas de investigação próprios das ciências da natureza. Em outras palavras, talvez seja apropriado pensar na psicanálise como um corpo de conhecimentos mais humanísticos do que científicos.

A psicanálise trabalha com elementos que estão além dos complexos sintomáticos, incluindo:

- Redes de sentido e significação.
- O mundo simbólico.
- Formas de sentir, pensar, viver.
- Questões de existência e inserção no mundo e na vida.
- Problemas de adaptação à realidade e ao contexto de vida.

Isso faz com que ele esteja em desvantagem diante de outras terapias na hora de apurar sua eficácia em termos de enfraquecimento ou remissão de sintomas. No entanto, como escrevem Kaplan & Sadock em seu compêndio de psiquiatria[44]:

> [A psicanálise] continua sendo um método insuperável para descobrir o significado e a motivação de comportamento, especialmente os elementos inconscientes que permeiam pensamentos e sentimentos.

Gostaríamos de encerrar este capítulo com um roteiro de indicações de leituras que poderiam ajudar o estudante a adentrar ou se aprofundar no estudo da psicanálise.

O próprio Sigmund Freud redigiu, ao longo da vida, uma série de trabalhos introdutórios à psicanálise que primam pela clareza e pelo didatismo. Esses textos talvez configurem uma excepcional introdução à psicanálise[45-50]. No entanto, a psicanálise evoluiu e se modificou desde suas bases freudianas; existem hoje em dia, sobretudo em língua inglesa, boas introduções gerais ao campo da psicanálise, em sua feição moderna. Alguns desses livros introdutórios privilegiam a teoria psicanalítica[2,51-57], enquanto outros oferecem um sumário das técnicas clínicas empregadas pela psicanálise[58-64].

Por fim, há livros-texto mais alentados e voltados para o estudante de Medicina ou Psiquiatria[65-68].

Para aprofundamento

- Eizirik CL, Aguiar RW, Schestatsky SS, editores. Psicoterapia de orientação analítica: fundamentos teóricos e clínicos. Porto Alegre: Artmed; 2015.
  - ⇨ **Um livro-texto aprofundado, desenhado para a comunidade médica, que recobre tanto as temáticas teóricas quanto as temáticas clínicas da psicanálise contemporânea.**
- Freud S. Fundamentos da clínica psicanalítica. 2. ed. Belo Horizonte: Autêntica; 2019.
  - ⇨ **Uma ótima compilação dos principais artigos de Freud sobre a técnica clínica psicanalítica.**
- Roudinesco E. Por que a psicanálise? Rio de Janeiro: Jorge Zahar Editora; 2000.
  - ⇨ **Trata-se de uma apresentação geral de importantes tópicos e preocupações do campo da psicanálise.**

REFERÊNCIAS BIBLIOGRÁFICAS

1. Ellenberger HF. The discovery of the unconscious: the history and evolution of dynamic psychiatry. Nova Iorque: Basic Books; 1970.
2. Civitarese G, Ferro A. A short introduction to psychoanalysis. Londres: Routledge; 2020.
3. Watters E, Ofshe R. Therapy's delusions: the myth of the unconscious and the exploitation of today's walking worried. Nova Iorque: Scribner; 1999.
4. Crews F. Unconscious Deeps and Empirical Shallows. In: Brooks P, Woloch A, editores. Whose Freud? The place of psychoanalysis in contemporary culture. Londres: Yale University Press; 2000.
5. Western D. The scientific status of the unconscious process: is Freud really dead? J Am Psychoanal Assoc. 1999;47(4):1061-106.
6. Kandel ER. The age of insight: the quest to understand the unconscious in art, mind and the brain. Random House; 2012.
7. Sternberg EJ. NeuroLogic: the brain's hidden rationale behind our irrational behavior. Nova Iorque: Vintage; 2015.
8. Schore AN. The development of the unconscious mind. Nova Iorque: W. W. Norton and Company; 2019.
9. Weinberger J, Stoycheva V. The unconscious: theory, research, and clinical implications. Nova Iorque: Guilford Press; 2020.
10. Blackmore S. Consciousness: a very short introduction. Oxford: Oxford University Press; 2017.
11. Kandel ER. Consciousness: the great remaining mystery of the brain. In: ______. The disordered mind: what unusual brains tell us about ourselves. Nova Iorque: Farrar, Straus and Giroux; 2018. p. 219-41.
12. Eagle MN. The psychoanalytic and the cognitive unconscious. In: Stern R, editor. Theories of the unconscious and theories of the self. The Analytic Press; 1987.
13. Kihlstrom JF. The cognitive unconscious. Science. 1987;237(4821):1445-52.
14. Epstein S. Integration of the cognitive and the psycho-dynamic unconscious. Am Psychol. 1994;49(8):709-24.

15. Wilson TD. Strangers to ourselves: discovering the adaptive unconscious. The Belknap Press/Harvard University Press; 2002.
16. Lanfredini R. The unconscious in phenomenology. In: Stanghellini G, Broome M, Fernandez AV, Fusar-Poli P, Raballo A, Rosford R, editores. The Oxford Handbook of Phenomenological Psychiatry. Oxford: Oxford University Press; 2019.
17. Calich JC. Modelos psicanalíticos da mente. In: Eizirik CL, Aguiar RW, Schestatsky SS, editores. Psicoterapia de orientação analítica: fundamentos teóricos e clínicos. Porto Alegre: Artmed; 2015. p. 150-74.
18. Sandler J, Holder A, Dare C, Dreher AU. Freud's models of the mind: an introduction. Londres: Karnac Books; 1997.
19. Scarfone D. As pulsões. São Leopoldo: UNISINOS; 2004.
20. Birman J. As pulsões e seus destinos: do corporal ao psíquico. 6. ed. Rio de Janeiro: Civilização Brasileira; 2018.
21. Steiner R, editor. Unconscious phantasy (psychoanalytic ideas). Londres: Karnac Books; 2003.
22. Greenberg JR, Mitchell SA. Object relations in psychoanalytic theory. Cambridge: Harvard University Press; 1983.
23. Ogden TH. A matriz da mente. São Paulo: Blucher; 2017. p. 27-8.
24. Freud S. Três ensaios sobre a teoria da sexualidade. In: _______. Obras completas. v. 6. São Paulo: Companhia das Letras; 2016.
25. Abel-Hirsch N. Eros. São Paulo: Almedina; 2010.
26. Kupfermid J. Does the Oedipus complex exist? Psychotherapy: Theory, Research, Practice, Training. 1995;32(4):535-47.
27. Friedman RC, Downey JI. Biology and the Oedipus complex. Psychoanalytic Quarterly. 1995;64:234-64.
28. Barratt BB. Oedipality and oedipal complexes reconsidered: on the incest taboo as key to the universality of the human condition. Int J Psychoanal. 2019;100(1):7-31.
29. Young RM. Complexo de Édipo (Conceitos da Psicanálise). São Paulo: Ediouro Segmento-Duetto; 2005.
30. Ardito RB, Rabellino D. Therapeutic alliance and outcome of psychotherapy: historical excursus, measurements, and prospect for research. Front Psychol. 2011;2:270.
31. Schermer VL. Interpreting psychoanalytic Interpretation: a fourfold perspective. Psychoanal Rev. 2011;98(6):817-42.
32. Figueiredo LC. Psicologia e cientificidade: para uma política do rigor. In: _______. Revisitando as psicologias: da epistemologia à ética das práticas e discursos psicológicos. Petrópolis: Vozes; 2005. p. 130-45.
33. Mezan R. Que tipo de ciência é, afinal, a psicanálise?. In: _______. O tronco e os ramos: estudos de história da Psicanálise. São Paulo: Companhia das Letras; 2014. p. 543-75.
34. Caper R. Building out into the dark: theory and observation in science and psychoanalysis. Londres: Routledge; 2005.
35. Wallerstein RS. The relevance of Freud's psychoanalysis in the 21st century: its science and its research. Psychoanalytic Psychology. 2006;23(2):302-26.
36. Cohler BJ, Galatzer-Levy R. What kind of science is psychoanalysis? Psychoanal Inq. 2007;27(5): 547-82.
37. Boag S, Brakel LAW, Talvitie V, editores. Philosophy, science and psychoanalysis: a critical meeting. Londres: Karnac; 2015.
38. Hoffmann M. Psychoanalysis as science. In: Schramme T, Edwards S, editores. Handbook of the Philosophy of Medicine. Springer; 2015.
39. Misra P. The scientific status of psychoanalysis: evidence and confirmation. Londres: Karnac; 2016.
40. Grünbaum A. Précis of the foundations of psychoanalysis: a philosophical critique. Behav Brain Sci. 1986;9(2):217-28.
41. Grünbaum A. Is Sigmund Freud's psychoanalytic edifice relevant to the 21st century? Psychoanalytic Psychology. 2006;23(2):257-84.
42. Sachs D. Em justiça a Freud: apontamento crítico a fundamentos da psicanálise de Adolf Grünbaum. In: Neu J, editor. Freud. São Paulo: Ideias & Letras; 2018. p. 361-94.
43. Robinson P. Freud and his critics. Berkeley: University of California Press; 2013.
44. Sadock BJ, Sadock VA, Ruiz P. Compêndio de Psiquiatria: ciência do comportamento e Psiquiatria Clínica. 11. ed. Porto Alegre: Artmed; 2017. p. 845.
45. Freud S. Cinco lições de psicanálise. In: _______. Obras completas: v. 9. São Paulo: Companhia das Letras; 2013.
46. Freud S. Conferências introdutórias à psicanálise. In: _______. Obras completas. v. 13. São Paulo: Companhia das Letras; 2014.
47. Freud S. "Psicanálise" e "Teoria da Libido". In: _______. Obras completas. v. 15. São Paulo: Companhia das Letras; 2011.
48. Freud S. Novas conferências introdutórias à psicanálise. In: _______. Obras completas. v. 18. São Paulo: Companhia das Letras; 2010.
49. Freud S. Compêndio de psicanálise. In: _______. Obras completas. v. 19. São Paulo: Companhia das Letras; 2018.
50. Freud S. Fundamentos da clínica psicanalítica. 2. ed. Belo Horizonte: Autêntica; 2019.
51. Roudinesco E. Por que a psicanálise? Rio de Janeiro: Jorge Zahar Editora; 2000.
52. Milton J, Polmear C, Fabricius J. A short introduction to psychoanalysis. 2. ed. Nova Iorque: SAGE; 2011.
53. Frosh S. A brief introduction to psychoanalytic theory. Red Globe Press/ Springer; 2012.
54. Pick D. Psychoanalysis: a very short introduction. Oxford University Press; 2015.
55. Auchincloss EL. The psychoanalytic model of the mind. American Psychiatric Publishing; 2015.
56. Johnson AA. Introduction to key concepts and evolutions in psychoanalysis: from Freud to Neuroscience. Londres: Routledge; 2019.
57. Safran JD, Hunter J. Psychoanalysis and psychoanalytic therapies (theories of psychotherapy series). 2. ed. Washington: American Psychological Association; 2020.
58. Sandler J, Dare C, Holder A. The patient and the analyst. Londres: Routledge; 1992.
59. Williams NM. Psychoanalytic psychotherapy: a practitioner's guide. Nova Iorque: Guilford Press; 2004.
60. Summers RF, Barber JP. Psychodynamic therapy: a guide to evidence-based practice. Nova Iorque: Guilford Press; 2010.
61. Quatman T. Essential psychodynamic psychotherapy: an acquired art. Londres: Routledge; 2015.
62. Cabaniss DL. Psychodynamic psychotherapy: a clinical manual. Nova Jersey: Willey; 2016.
63. Lemma A. Introduction to the practice of psychoanalytic psychotherapy. Nova Iorque: Wiley-Blackwell; 2016.
64. Howard S. Skills in Psychodynamic Psychotherapy. Nova Iorque: SAGE; 2017.
65. Gabbard GO, Litowitz BE, Williams P, editores. Textbook of Psychoanalysis. American Psychiatric Publishing; 2012.
66. Gabbard GO. Psychodynamic psychiatry in clinical practice. American Psychiatric Publishing; 2014.
67. Eizirik CL, Aguiar RW, Schestatsky SS, editores. Psicoterapia de orientação analítica: fundamentos teóricos e clínicos. Porto Alegre: Artmed; 2015.
68. Akhtar A, Twemlow S, editores. Textbook of applied psychoanalysis. Londres: Routledge; 2018.

3

Psicodrama

Geraldo Massaro

Sumário

Pontos-chave

- A cena como invariante principal do psicodrama.
- A relação entre o teatro e o psicodrama. Semelhanças e diferenças.
- Importância do entendimento das dinâmicas psíquicas individuais e grupais.
- Mecanismos de ação da cena em busca de saúde psíquica.
- Diferenças entre resolução de conflitos e processos de subjetivação.

PEQUENA INTRODUÇÃO HISTÓRICA

Jacob Levy Moreno viveu sua adolescência e juventude nos primórdios do século XX, em Viena, onde se formou em psiquiatria.

Através de seu irmão, William, entrou em contato mais profundo com o teatro, o que acarretou, posteriormente, na criação do psicodrama e do sociodrama.

Espírito inquieto, criativo e controverso, Moreno não se contentou com uma relação com o teatro que fosse baseada nas conservas culturais e no teatro clássico. Já na adolescência era possível vê-lo em praças públicas encenando com crianças, tentando desenvolver nelas a espontaneidade. Ainda estudante de medicina, usou técnicas teatrais para trabalhar com refugiados e posteriormente com prostitutas, procurando sempre observar as interações que o teatro possibilitava entre as pessoas.

O conceito de espontaneidade era, naquela época, bastante valorizado, principalmente a partir dos estudos filosóficos de Henri Bergson[5]. Em 1921, então com 32 anos, Moreno fundou o Teatro da Espontaneidade, que se constituiu a base do psicodrama e da terapia de grupo.

Considerando que as repetições das encenações em nada contribuíam para a verdadeira criação do teatro, o Teatro da Espontaneidade propunha que cada peça surgisse espontaneamente e acontecesse apenas no "aqui e agora", ou seja, no momento da própria criação. Na revista existencialista *Daimon Magazine*, em que colaborava juntamente com intelectuais como Kafka, Martin Buber, Max Scheller, Jakob Wassermann, entre outros, Moreno publicou três diálogos: "A divindade como autor", "A divindade como orador" e "A divindade como ator". A ideia a ser defendida era a mesma: a de que o momento da criação é muito mais importante do que o produto acabado.

Alguns críticos teatrais argumentavam que as peças criadas já haviam sido organizadas de antemão. Para neutralizar tais críticas, Moreno propôs o *Jornal Vivo*, no qual uma notícia do jornal do dia era escolhida e dramatizada.

É necessário que se perceba que Viena era, naquela época, uma cidade fervilhante e que havia no mundo teatral, principalmente europeu, uma busca incessante por formas de ação que oferecessem alternativas. Pessoas como Stanislavski, Max Reinhardt, Pirandello e mesmo Artaud propunham diferenças importantes como mudanças de locais de encenação, mudanças na relação plateia/palco e uma preocupação com os aspectos psicológicos dos protagonistas.

Frequentando a clínica psiquiátrica do professor Otto Potzl, Moreno vislumbrou a possibilidade do uso do teatro da espontaneidade com pacientes psiquiátricos; e foi nesse âmbito que surgiu o caso Bárbara/Jorge que marca o início do teatro terapêutico. Jorge era um jovem autor teatral que se apaixonou por Barbara, uma das atrizes principais de Moreno, acostumada a fazer sempre papéis românticos e ingênuos. Após algum tempo de casados, Jorge procurou Moreno, pedindo ajuda, já que Barbara mostrava-se, no dia a dia do casal, uma pessoa agressiva e difícil. Moreno passou a destinar à atriz papéis violentos, vulgares e nada ingênuos. Segundo o relato do casal, as coisas se transformaram no dia a dia, com ambos percebendo melhor suas diferenças e conseguindo estabelecer uma relação bem mais profícua. Barbara reconheceu que a mudança no conteúdo tinha lhe possibilitado perceber com mais clareza sua ação na relação com Jorge.

O teatro da espontaneidade havia se transformado em teatro terapêutico, e esse era o embrião do psicodrama. Em 1925 Moreno mudou-se para os EUA, levando na bagagem todas essas experiências e desenvolvendo-as ainda mais em vários centros. Em 1931 introduziu o termo Psicoterapia de Grupo e organizou a revista *Impromptu*, a primeira especializada nessa forma de terapia.

Nessa época, nos EUA, havia um desenvolvimento acentuado nos estudos sobre grupos. Lá chegando, Moreno dedicou-se à investigação e mensuração das relações interpessoais, o que acarretou a sedimentação dos métodos sociométricos e o nascimento da Sociometria.

Em 1936, em Beacon, cidade perto de Nova York, Moreno organizou um centro de formação de psicodramatistas no qual ocorria, semanalmente, sessões de psicodrama público.

INFLUÊNCIAS CONCEITUAIS SOBRE O PSICODRAMA

O psicodrama, enquanto uma estrutura social, recebe inúmeras influências, tanto conceituais quanto práticas e ideológicas. São realçadas aqui as três consideradas prioritárias.

Teatro

O psicodrama, enquanto proposta psicoterápica, nasce no teatro. Foi possível descrever isso na sequência do histórico do Psicodrama. Mas já existiam, mesmo em épocas antigas, o uso de técnicas teatrais perante pessoas com distúrbios mentais. Michel Foucault, em seu intenso *História da loucura*[12], descreve tal uso em espaços de confinamento na Idade Média. Esses espaços, organizados pelo Estado, continham pessoas condenadas por crimes, misturadas com pessoas delirantes. Agentes do Estado propunham encenações que visavam a facilitar a resolução de conflitos de tais pessoas no espaço de confinamento.

Freud, em 1904[13], propôs o que se passa em uma representação teatral. Mais importante do que a própria catarse emocional, ocorreria uma identificação com o protagonista/herói, na qual a plateia pode realizar o mundo à luz de seus desejos. Pela identificação, podemos realizar nosso imaginário, entrando em contato com nossos desejos, necessidades e fantasias. É dado ao dramaturgo a possibilidade de interferir e trabalhar com os conflitos, enfrentando as determinações que engendram tais conflitos. Se em Freud o sujeito não é jamais aquilo que se crê, o que fala é o desejo. O contato com esse desejo pode lhe possibilitar experimentar realidades distintas. Na cena, o desejo se realiza em ato e, assim fazendo, constrói o real enquanto produtor de sentidos. Freud não propôs uma terapia baseada no teatro, mas reconheceu no dramaturgo um poder de interferência nos conflitos emocionais.

Atualmente temos alguns autores que têm proposto o uso de técnicas do cinema para o dia a dia do psicodrama. (19). Alguns, inclusive, dramatizam cenas de filmes reais para buscar a saúde mental das pessoas envolvidas. Outros chegam a filmar as cenas dentro da sessão para posterior discussão dos aspectos emocionais. O uso de técnicas do cinema enriquece o psicodrama, mas não traz, na verdade grandes diferenças conceituais.

Psicanálise

Em seu caráter inquieto e combativo, Moreno diversas vezes negou influências psicanalíticas na formação do psicodrama. Alguns de seus seguidores mantêm tal posição. Há diferenças éticas, ideológicas, de foco e muitas outras; mas tais diferenças também existem dentro do psicodrama e da psicanálise. Assim, não constituem diferenças suficientes para negar as influências. Também não se pode buscar o oposto e considerar que a dramatização é apenas a substituição da palavra pelo ato. A complexidade da situação poderá ser discutida um pouco mais amplamente nos próximos capítulos.

Na França, desenvolveu-se o psicodrama triádico, no qual a influência psicanalítica é buscada[14]. De qualquer maneira, há um consenso entre os psicodramatistas sobre a existência da influência de Freud em aspectos conceituais do psicodrama.

Filosofia

Moreno desenvolveu, principalmente em seus cursos da juventude, um embasamento filosófico consistente. É comum em seus escritos menções a autores como Nietzsche, Kierkegaard, Darwin, Marx, Rousseau, Bergson e outros, sempre procurando fazer correlações entre aspectos filosóficos dos autores e seus próprios conceitos. Mas, sem dúvida, a influência filosófica maior é a dos existencialistas. A própria revista *Daimon Magazine* tinha uma direção conceitual existencialista.

O filósofo existencialista que mais contribuiu para o entendimento do psicodrama foi Maurice Merleau-Ponty, que fez várias considerações conceituais sobre o psicodrama, chegando a dizer que, para ele, o psicodrama era a terapia existencialista. Um conceito seu é muito importante para que se possa entender o mecanismo de ação do psicodrama.

Segundo Merleau-Ponty: "Mas o psicodrama, se não se passa no real, tampouco se passa no imaginário; passa-se antes na Ordem do Mito. É o desdobramento dos conflitos reais, quando possível com seus atores reais, em um domínio neutralizado pela presença de outros e do médico, e onde, consequentemente, os estreitamentos podem ser ultrapassados e a espontaneidade mobilizada."[21]

Em uma aula para graduandos da Medicina USP, estava sendo dramatizada uma situação na qual, por um suposto erro médico, um paciente estava morrendo. Esse tipo de dramatização visa a treinar os alunos para situações difíceis, pois permite a experimentação da situação e também a discussão após a encenação, buscando saídas para as dificuldades apresentadas. Nesse dia, para surpresa de todos, uma enfermeira bateu com insistência na porta da sala de aula. Junto a ela, inúmeras pessoas assustadas. Para as pessoas dentro da sala, era uma aula na forma de dramatização. Para as de fora, parecia ser uma realidade cruel. O que Merleau-Ponty ensina é que a dramatização acontece na Ordem do Mito. O que é isso? Mito é algo que se encontra no imaginário e que vai ser vivido como real. Edson Arantes do Nascimento, o Pelé, era um mito na medida em que se necessitava de um herói, com características de terceiro mundo, mas que, na realidade, cumprisse as fantasias que a cultura brasileira tinha. Portanto, a cena nasce no imaginário, mas não se fixa nele. Ao mesmo tempo, traz o real à tona, mas não se fixa nele. Isso permite que se gere uma intensidade emocional fortíssima. Essa cena imaginária que ganha forma no real pode ter acontecido um dia ou pode ser produto apenas dos desejos. Assim, a cena se constitui uma abertura do imaginário para o real e do real para o imaginário, sem que essas dimensões se misturem. Esses conceitos serão retomados quando o mecanismo de ação da dramatização for avaliado.

Existem hoje alguns conceitos filosóficos importantes que poderiam ser relacionados com o moderno psicodrama, por exemplo, alguns conceitos de Deleuze, como a Dialética das Diferenças, e da Análise do Discurso, que poderiam alcançar semelhanças com conceitos psicodramáticos.

INSTRUMENTOS DO PSICODRAMA E TÉCNICAS DE AÇÃO

Instrumentos do psicodrama

Palco: é o espaço cênico, no qual ocorre a ação dramática. Nos primórdios do psicodrama, o palco tinha níveis diferentes, mas isso foi desaparecendo com o tempo. Um simples tapete pode marcar a diferença de contexto.

Plateia: são as pessoas que acompanham a dramatização, sem participar dela. Isso não as impede de vivenciar climas emocionais intensos. A plateia é o contraponto do palco. Algumas vezes pode ser virtual, como em um grupo de terapia em que todos estejam participando da cena, ou pode ser imensa como em uma dramatização pública. Em geral as pessoas que participam do ato dramático têm facilidade em saber o "dentro" e o "fora". Alguns psicóticos podem ter dificuldades em perceber essa diferença.

Ego-auxiliar: é um profissional que participa da dramatização assumindo papéis dentro do ato dramático. Deve ter sensibilidade e percepção avançada para captar as nuances emocionais da cena e transmiti-las ao terapeuta. Em consultórios particulares, a figura do ego-auxiliar profissional foi sendo substituída por egos-auxiliares do próprio grupo, por razões financeiras.

Diretor: é o terapeuta, que dirige a dramatização. Situa-se um pouco mais afastado, acompanhando a cena de fora. Por isso espera-se que tenha um bom entrosamento com os egos-auxiliares, para receber e processar a informação das nuances emocionais do interior da cena.

Protagonista: é aquele cujo "mundo interno" está sendo trabalhado na cena. É importante que esse material represente a dinâmica grupal, pois senão a sessão tende a ficar "quebrada" e distante da emoção grupal. Algumas vezes o protagonista é o próprio grupo.

As sessões costumam ser divididas em fases: o aquecimento, específico ou não, a dramatização e o compartilhamento. É claro que essa divisão é apenas didática. Existem terapeutas que não se preocupam com o aquecimento, assim como outros terapeutas que preferem que o compartilhamento possa ser feito na sessão seguinte, para não ter o risco de transformar um ato dramático intenso emocionalmente em uma polêmica de discussões racionais. É a sensibilidade do diretor que organizará as diferentes saídas.

Técnicas de ação

Descrever técnicas traz sempre um risco: a superficialização. De fato, ao leitor desavisado, o manejo das técnicas pode dar a impressão de algo simples e corriqueiro. Longe disso. Cada técnica será usada dentro de um entendimento do que está acontecendo na dramatização, quer seja um simples *role playing* ou uma profunda dramatização terapêutica. Uma técnica vai ser escolhida por um terapeuta experiente, dentro daquilo que ela pode trazer à tona. O mesmo raciocínio vale para os jogos dramáticos.

Uma boa técnica, ou um bom jogo, é aquele que o terapeuta "inventa" no próprio momento da dramatização, segundo as necessidades do que está acontecendo na cena. Entretanto existem inúmeras técnicas padronizadas que são comumente descritas e que fazem a maior parte do arsenal técnico do dia a dia do psicodrama. As mais utilizadas no dia a dia são apresentadas a seguir.

Tomada de papel: convida-se protagonista a "tomar" o papel de outra pessoa, real ou imaginária, mas presente na dramatização. Colocar-se no papel desse outro, o que nem sempre é fácil, permite a percepção mais aprofundada de quem é esse outro. Obriga o protagonista a dimensionar os desejos, as fantasias e as necessidades desse outro, reconhecendo as diferenças de leituras possíveis ao mesmo fato dramatizado. Não se trata apenas de tentar pensar ou sentir o que o outro pensa ou sente. Trata-se de uma vivência intensa na qual é possível entrar em contato mais profundo com a dimensão existencial desse outro. Claro que tudo isso depende muito da habilidade e da sensibilidade do terapeuta para propor a técnica no momento adequado.

Troca de papel: o princípio é o mesmo, mas neste caso não só o protagonista entra no papel do outro como vê a si mesmo representado por esse outro, em sua condição de existência. As trocas sucessivas permitem a vivência de aspectos menos conscientes, permitindo ainda uma conscientização mais concreta dos aspectos dinâmicos da relação.

Espelho: retira-se o protagonista da dramatização, colocando-se alguém em seu lugar. Ele será levado para fora da cena, podendo perceber nuances das quais não se dava conta de dentro da cena. A posição corporal, os gestos, a entonação de voz e muitos outros aspectos serão mostrados pelo terapeuta, quando isso trouxer para o protagonista alguma vantagem no entendimento e na percepção.

Solilóquio: em um determinado momento da dramatização, o terapeuta percebe que o protagonista está confuso em seus sentimentos, pensamentos ou percepções. Então pede-se que ele se concentre e emita um verbal sobre seus sentimentos, pensamentos ou percepções. Isso ajuda o protagonista a se ressituar. Mas o terapeuta pode pedir também que o solilóquio possa ser feito por outros participantes da cena, ou até mesmo por todos os presentes, sempre buscando um clareamento das instâncias envolvidas.

Duplo: o terapeuta, ou outro membro da equipe, ou mesmo outra pessoa que participe da dramatização, aproxima-se do protagonista e emite uma fala como se fosse o próprio protagonista. A ideia, aqui, é também levar a pessoa a ter outras leituras que não apenas a sua. Usa-se muito quando o paciente parece estar confuso em suas percepções, pensamentos e sentimentos. A diferença com a técnica anterior é que aqui a leitura vem de fora, podendo o protagonista aceitá-la ou não.

Concretização: representam-se objetos inanimados, partes corporais, doenças orgânicas, entidades abstratas e outras instâncias, como se fossem vivas e respondessem ao diálogo proposto pelo terapeuta. Por exemplo, em um clima intenso e emocional pode-se "conversar" com um sintoma físico, buscando entendimento de suas origens. O protagonista é instado a "responder" pelo sintoma. Os móveis de um quarto podem "responder" ao terapeuta, que vai investigando, dessa maneira, a relação do protagonista com seu quarto, onde, supostamente, teriam acontecidos fatos importantes para o emocional da pessoa.

Escultura: tomando-se um tema, por exemplo, relações familiares, o protagonista é convidado, utilizando objetos ou pessoas da sala, a fazer uma escultura que represente para ele o tema proposto. Será colocado no papel de cada pessoa, desenvolvendo a leitura correspondente. O grupo rodará a estrutura tecendo considerações sobre aspecto do conjunto.

Dramatização de sonhos, interpolação de resistências, realidade suplementar, átomo social ou familiar, psicodrama interno, autoapresentação, psicograma, etc. são muitas outras técnicas usadas de quando em quando.

Está-se falando em terapeutas, já que este capítulo de Psicodrama se insere na divisão de tratamento do livro. É preciso, entretanto, que se perceba que as técnicas descritas também são utilizadas em outras dimensões do psicodrama, como o psicodrama pedagógico, o industrial, os trabalhos sociodramáticos, o treinamento de papéis e outras dimensões psicodramáticas.

É importante também perceber que o psicodramatista em formação, quando em seu curso, aprende maneiras de utilizar essas técnicas em psicoterapias individuais.

DIFERENÇA ENTRE TEATRO E PSICODRAMA

Uma coisa que incomoda muito os psicodramatistas é quando se resume o psicodrama como uma forma de fazer "teatrinho" levando a pessoa a se emocionar. Alguns realmente acreditam que o psicodrama seja isso: um local de se promover catarses emocionais que, em tese, levariam as pessoas a se aliviar de seus conflitos e ficarem mais leves e mais juntas às outras. Terrível engano. Um grupo de terapia, ou mesmo uma terapia individual, tem dinâmicas nem sempre conscientes e intensas, que conduzem o processo, e o terapeuta tem que compreendê-las, para que possa ajudar a pessoa a se apropriar de si mesma de uma maneira mais saudável. Essas dinâmicas têm que ser percebidas pelo terapeuta, e as dramatizações que irá propor ao longo do processo levam em conta o que compreende do mundo dinâmico do paciente e de suas inter-relações com outras pessoas. Mesmo as técnicas que irá utilizar dependerão muito das características que perceba no paciente.

Então, psicodrama não é simplesmente dramatizar para trazer emoções à tona.

Mas o que é então psicodrama e como se pode diferenciá-la do teatro? Algumas considerações a esse respeito serão esboçadas a seguir[19]:

Há alguns anos havia um filme chamado *O homem de La Mancha*, com Peter Finch e Sophia Loren. Não era um filme sobre Quixote, mas sobre Miguel de Cervantes. Ele havia sido preso por razões políticas e temia um desenlace violento contra si, por parte dos outros presos. Então propôs contar uma história, a de Dom Quixote e, se os presos gostassem, ele estaria a salvo. O filme alterna situações de Miguel com as de Quixote. Em uma das cenas finais encontra-se o bufão, em sua velha armadura, rodeado por cavaleiros armados, que o espreitam e o esperam. Quando Quixote se aproxima, eles não o enfrentam. "Apenas viram seus escudos, agora espelhos. Seu ser encontra-se na imagem. Assim, o louco, patético, prisioneiro de sua própria criatura, se revela e se liberta. Cruel e bendito espelho/terapeuta que revela ao louco sua irrealidade e sua missão."[19]

Essa cena apresenta dois movimentos. Entendê-los é perceber quando o teatro se torna terapêutico. No primeiro movimento há na cena uma continuidade. A realidade quixotesca encontra-se integrada à sua percepção. Os cavaleiros, egos-auxiliares, suscitam novas imagem a um delírio que não é seu. A cena situa-se, como já visto, na Ordem do Mito, em algum ponto entre a imaginação e a realidade, mas sem colocá-los em oposição. Ao trazer um fundo mundano e complementar à imaginação quixotesca, a cena abre a possibilidade de resgate do real. Os cavaleiros, ego-auxiliares, têm um compromisso indissolúvel com esse real. Isso é uma montagem. Enquanto montagem, é teatro.

> "É necessário que surja o Drama, o Conflito. O que o espelho reflete é uma contradição entre as exigências do ser Quixote, expressas no delírio do não ser, com as leis do ser. Quixote confronta-se consigo mesmo e a linguagem delirante das imagens se revela. Ele tem a confirmação perceptiva de sua ilusão. Agora, a ilusão volta-se contra si mesma. Ao ser percebido, o delírio se extingue. O espelho/terapeuta, ao prender sua imagem, mantém-no cativo no real. A quase realidade de seu delírio se desfaz na percepção da realidade de seu desejo. É o que acontece no filme, e expressa o momento em que a montagem permite a terapia, ou seja, a transformação. Assim como uma interpretação psicanalítica pode produzir uma quebra de campo, do inconsciente para o consciente, a cena serve de caminho, de passagem, entre dois universos distintos. Transcendendo à montagem, denuncia o Drama. Na ação das palavras não ditas, que são o discurso da imagem, as cristalizações se quebram e se reorganizam em função de uma espontaneidade e de uma possibilidade."[10]

No filme, assim como na possibilidade da vida real, ao se situar, Quixote se reconstrói, buscando suas consequências e podendo alcançar uma convivência, engendrando-se na solidariedade do Drama humano. Assim, alcança a interdependência.

Na montagem da cena, um teatro preparatório. Só no Drama, a cura. Do teatro ao terapêutico.

MECANISMO DE AÇÃO DA CENA

Como se dá a busca da saúde psíquica no psicodrama?
Como a dramatização age sobre o protagonista?
Como pode se dar a tão buscada transformação?
Como podem diminuir ou desaparecer os sintomas?
Perguntas difíceis...

Há duas maneiras diferentes e boas de se pensar a busca da saúde psíquica através dos processos de psicoterapias, qualquer que seja a vertente psicoterápica. Em uma delas, mais antiga e mais tradicional, a saúde psíquica é buscada através da resolução dos conflitos. Conflitos internos entre desejos e impedimentos, recalcados no âmago do ser, e que podem, por transferências ou outros fenômenos, interferir brutalmente no dia a dia das pessoas. A tática da resolução de conflitos seria trazer à tona, na consciência, a motivação proibida e, assim, possibilitar que o ser possa se livrar dos efeitos deletérios desses conflitos. Ela parte de uma conceituação filosófica de que as pessoas aquilo que não têm. E de que a proibição a esse desejo gera o conflito. O psicodrama sempre trabalhou muito voltado para essa tática. Através da dramatização, organizam-se as forças em conflito, possibilitando uma maior percepção das dinâmicas em jogo. O protagonista é levado a reconhecer as possíveis origens dessas ordens conflitantes e se ressituar perante elas. São cenas em geral de grande envolvimento físico e emocional, nas quais se buscam desbloqueios ou pelo menos acordo entre as diferentes ordens, reorganizando as defesas. Enfim, a saúde se origina na resolução dos conflitos.

Ao se citar as influências filosóficas sobre o psicodrama, foi apontada uma interface mesmo que inicial entre Moreno e Deleuze. E em Deleuze, Nietzsche fala. Aqui o desejo não é tomado naquilo que falta ao sujeito, mas como uma "máquina" de produção de instâncias de subjetividade. Através de sua Dialética das Diferenças, Deleuze aponta para a possibilidade de que aspectos indiferenciados do psiquismo possam ter a potencialidade de gerar subjetividades. É o processo de subjetivação. A saúde será tomada como a busca de diferenciar-se em novas formas de existência, começando pelas virtualidades e por meio do contato com o mundo que chega à pessoa. Não se busca reorganizar as defesas, mas produzir instâncias. O corpo é tomado como abertura ao mundo que o coloca em situação. Ele permite o fluxo desses desejos e fantasias contidos no imaginário e o concretiza em cena. O papel do terapeuta não é mais o de resolutor de conflitos, mas daquele que coloca a pessoa perante seu estranho, mobilizando virtualidades, ajudando a reconhecer o desejo, propiciando o contato com as diferenças e, em seguida, propiciando a busca de novas formas de existência. O Eu é tomado como uma instância que organiza uma multiplicidade de vozes e desejos. A cena passa a ser vista como um dispositivo, um instrumento que coloca o indivíduo em contato com suas indeterminações, permitindo uma objetivação de singularidades dispersas e, consequentemente, um ganho de subjetividades.

São duas formas diferentes. Elas não são contraditórias, até porque, em tese, resolução de conflitos poderia levar a novas formas de subjetivação.

Os psicodramatistas, e não só eles, estão descobrindo aos poucos a importância dessa visão. Mas, como já dito, pode-se encontrar em Moreno algumas nuances iniciais desse projeto psicoterápico. E é através desses conceitos morenianos que será discutido o mecanismo de ação da cena em busca da saúde psíquica.

Iniciando com quatro frases de Moreno:

"O tratamento psicodramático consiste em induzir o sujeito a uma representação adequada das dimensões vividas e não vividas do seu mundo privado." Nessa frase, Moreno aponta o imaginário[28].

"Independentemente de onde a terapia acontece, a interação produz efeitos terapêuticos."[28] Nessa frase, Moreno aponta a importância do relacional. Ou seja, da vivência do ser do outro.

"No momento em que podemos ver a nós mesmos, surge imediatamente um palco a nossos pés."[26] Nessa frase, aponta o palco, não como um espaço físico delimitado, mas como um conjunto que inclui o imaginário, o indeterminado, a complementariedade, o intersubjetivo, a investigação, o desejo e o próprio Drama.

"As pessoas não querem superar a realidade, querem expô-la. Reexperimentam-na, são os seus donos..."[27] Essa frase é a mais importante. A realidade é tomada como construída; singular, mas intersubjetiva; oriunda do imaginário, mas testada no relacional.

No palco assim tomado, pode-se, a partir dos desejos e usando a cena como espaço de ação do imaginário, experimentar o novo, o estranho, o indeterminado, o não ser.

Subjetivar-se. A cena como espaço de produção de subjetividades. O que não afasta resolução de conflitos. Seguindo Nafahh, o ato criador supõe a revelação de uma certa estrutura fugidia, invisível. E que a "espontaneidade/criatividade define antes um esforço de reconquista da interioridade do sujeito/mundo, do que um estado concluído e acabado"[33]. Essa interioridade está nas pessoas a partir do mundo, e no mundo, a partir da intersubjetividade, quem é produzida no-de-fora.

Na cena, enquanto ato criador, há a possibilidade de experimentar formas de existência cujos códigos se encontram no mundo. Mas de um ponto onde, não sendo o outro, segue-se o desejo e podem-se afirmar as diferenças. É aí que, incorporando suas diferenças, produz subjetividades.

Ao organizar a zona de indeterminação em um espaço objetivo, ela coloca o indivíduo na matriz do sujeito. Mas o que é a matriz do sujeito, a Matriz da Identidade?

A MATRIZ DA IDENTIDADE

Todas as vertentes psicoterápicas costumam ter uma teoria do desenvolvimento. Não seria diferente com o psicodrama. Moreno esboçou um conceito de matriz da identidade. Melhor seria dizer matriz da subjetividade, já que identidade aponta apenas para as semelhanças, enquanto a subjetividade inclui as diferenças. Era apenas um esboço para uma teoria do desenvolvimento coerente com os postulados do psicodrama.

Quando essa vertente psicoterápica começou a se desenvolver no Brasil, existiam, no Serviço de Psicoterapia do HCFMUSP, alguns psicodramatistas importantes, que se destacavam nas teorizações nascentes no psicodrama brasileiro. Antonio Carlos Cesarino, José de Souza Fonseca Filho, Anibal Mezher, Miguel Perez Navarro, Wilson Castello de Almeida, entre tantos outros. Cada um de sua maneira tomou aspectos do psicodrama para teorizar. Jose Fonseca e Miguel desenvolveram aquilo que em Moreno era apenas um esboço.

A matriz da identidade, ou da subjetividade, constitui-se em uma maneira de descrever, através de gráficos, aspectos do desenvolvimento psíquico humano. Não cabe aqui, em função da proposta do capítulo, apresentar essa dimensão gráfica. No livro *Psicodrama da loucura*, de José Fonseca, pode ser encontrado todo esse conhecimento. Ele se inicia tomando o psiquismo do bebê como caótico e indiferenciado. E aí segue, sempre através de desenhos, a apresentar as supostas fases do desenvolvimento psíquico humano.

Nesse momento, para aprofundar o item anterior, interessa mais a última fase, que, sobre influência existencialista, foi chamada de Encontro. Duas ou mais pessoas podem estabelecer uma relação intensa como se "se misturassem". Entretanto, cada uma delas encontra-se resguardada pelo próprio nome. Ou, de outra maneira, pela própria subjetividade. Com isso, essa relação pode fornecer as diferenças da subjetividade do outro, permitindo a cada um sair do Encontro enriquecido pelas diferenças. Totalmente diferente da posição simbiótica do adulto, na qual a pessoa passa a se diferenciar em seu material psíquico caótico através da relação. Dessa maneira este estará "preso" a esse outro, com identidades misturadas, em um processo bastante doentio. Aqui, o nome próprio, a subjetividade, não garante a incorporação das diferenças e o acréscimo na subjetividade.

No Encontro, como referido em outro texto, "saímos daquela ordem oriunda do cultural. Entramos, através do outro e resguardado em nosso nome próprio, no espaço aberto às possibilidades. Através e junto ao outro, encontramos nossa fonte de produção de nós mesmos. O estranho-em-nós é incorporado à subjetividade, porque pode ser escutado. Com isso incorporamos o diferente, presente no outro, e incorporamos nosso próprio indiferente"[19].

A cena produz subjetividades não apenas porque permite o contato com o indeterminado, mas também porque pode facilitar o Encontro, a opção pelo outro.

Essa é a proposta do psicodrama.

Vinheta clínica

Esta cena aconteceu em um grupo de terapia, com quatro pessoas, no Serviço de Psicoterapia do Hospital das Clínicas da Faculdade de Medicina da Universidade de São Paulo (HCFMUSP). Pedro é um rapaz de 23 anos, obeso e desajeitado, que apresenta alucinações auditivas e inúmeras interpretações delirantes. Acredita que os carros, na rua, buzinam constantemente para si, em geral para apontar o quanto ele é insignificante. Pedro relata, no dia da dramatização, que um taxista havia buzinado insistentemente para ele e que isso significava uma crítica feroz ao seu jeito de ser. Pedro é colocado no papel de taxista, enquanto outro paciente "entra" no papel de Pedro. Enquanto taxista, refere que Pedro é gordo, desajeitado e que nunca vai ser nada na vida. Por isso, diz, buzina para realçar isso. E para "se desfazer". Os papéis são trocados e Pedro, agora em seu papel, ouve o então taxista e tenta responder, mas pouco consegue falar. Trocam-se novamente os papéis e, agora, novamente taxista, Pedro tem um verbal virulento e acusatório, em um grau de emoção inesperado. De volta ao seu próprio papel, o outro paciente é incitado a repetir a mesma veemência. Pedro ouve, mas não consegue emitir um único som. Está desnorteado e confuso. O terapeuta aproxima-se dele e faz um duplo. Coloca, enquanto Pedro/duplo, que, independentemente de qualquer coisa, ele sofre muito. Pedro, ao ouvir isso, esboça um choro e repete que sofre muito. Pedro é retirado do centro da cena, colocando outras pessoas no lugar e faz-se espelho. Pede-se que os outros pacientes repitam a cena e pergunta-se para Pedro se aquela cena lembra alguma coisa. Assustado, Pedro relata que é como se sente perante seu pai, um homem descrito como insensível e que dá nítida preferência para a irmã de Pedro, uma garota um pouco mais jovem, que cursa medicina. Após um pouco de conversa, Pedro consegue compreender a relação que existe entre o taxista crítico e o próprio pai. Pede-se então que ele retome o papel e estabeleça uma conversa com o próprio pai. Pedro, entretanto, refere estar cansado e que aquilo já bastava. Houve o cuidado de elaborar com Pedro e com as outras pessoas do grupo o acontecido. Nas sessões seguintes não foi possível conversar muito sobre a cena, mas Pedro trazia cada vez menos suas interpretações delirantes.

Para aprofundamento

- Freud S. Personajes psicopáticos en el teatro. In: Obras completas. Madrid: Biblioteca Nueva; 1981. p. 1272-6.
  ⇨ **Neste artigo Freud faz interessantes observações sobre a relação entre o teatro e seu possível uso como estímulo às psicoterapias.**
- Massaro G. Situação-psicodrama. In: E se o psicodrama tivesse nascido no cinema? São Paulo: Ágora; 2014. p. 69-83.
  ⇨ **O autor analisa variáveis do que denominou chamar situação/psicodrama, que é composta pelas condições e pelo jogo de força que interagem em uma cena dramatizada.**
- Merleau-Ponty M. L'Enfant vu par l'adult. In: Naffah Neto A. Psicodrama: descolonizando o imaginário. São Paulo: Braziliense; 1979. p. 109.
  ⇨ **Neste artigo, um dos principais filósofos franceses do século XX discorre sobre a relação entre o psicodrama e o existencialismo e enuncia o conceito de dramatização enquanto Ordem do Mito.**

REFERÊNCIAS BIBLIOGRÁFICAS

1. Aguiar M. Teatro espontâneo e psicodrama. São Paulo: Ágora; 1998.
2. Almeida WC. Psicoterapia aberta: formas de encontro. São Paulo: Ágora; 1988.
3. Altenfelder Silva Filho LM. Psicograma: utilização do desenho em psicoterapia psicodramática. Temas. 1981;21:121-7.
4. Baptista MCVD, organizador. O palco da espontaneidade. São Paulo: Roca; 2012.
5. Bergson H. Matière et mémoire. Paris: Librairie Felix Alcan; 1907.
6. Bleger J. Simbiose e ambiguidade. Rio de Janeiro: Franscisco Alves; 1977.
7. Bustos DM. El psicodrama: aplicaciones de las técnicas psicodramáticas. Buenos Aires: Plus Ultra; 1973.
8. Casagrande MC. Pequenas histórias: subjetividades loucas e poéticas. São Paulo: Escuta; 2011.
9. Deleuze G. Lógica dos sentidos. São Paulo: Perspectiva; 1974.
10. **Fonseca Filho JS. Psicodrama da loucura. São Paulo: Ágora; 1986.**
    ⇨ **Contém estudos aprofundados da relação de Moreno com os existencialistas e a apresentação detalhada da Matriz da Identidade.**
11. Fonseca Filho JS. Psicoterapia da relação. São Paulo: Ágora; 2000.
12. Foucault M. História da loucura. São Paulo: Perspectiva; 1978.
13. Freud S. Personajes psicopáticos en el teatro. In: Obras completas. Madrid: Biblioteca Nueva; 1981b.
14. Kestemberg E, Jeammet P. O psicodrama psicanalítico. Campinas: Papirus;1989.
15. Massaro G. Relações históricas entre psiquismo e pensamentos filosóficos. Rev Psiq Clin. 1980;IX(3):23-37.
16. Massaro G. Técnicas psicodramáticas e temporalidade. Revista Febrap. 1984;4:15-9.
17. Massaro G. O psicodrama como teatro terapêutico. A cena do (no)psicodrama. VI Congresso Brasileiro de Psicodrama, set. 1988.
18. Massaro G. Subjetividade e psicodrama. In: Petrilli SRA, organizador. Rosa dos ventos na teoria do psicodrama. São Paulo: Ágora; 1994b.
19. **Massaro, G. Esboço para uma teoria da cena. São Paulo: Ágora; 1996.**
    ⇨ **O autor apresenta um estudo aprofundado sobre vários aspectos da cena dramática, incluindo mecanismos de ação, relação com dinâmicas psíquicas, aspectos político/ideológico e outros.**
20. Massaro G. E se o psicodrama tivesse nascido no cinema? São Paulo: Ágora; 2014.
21. Menegazzo CM, Zuretti MM, Tomasini MA. Dicionário de psicodrama e sociodrama. São Paulo: Ágora; 1995.
22. Merleau-Ponty M. L'Enfant vu par l'adulte. In: Naffah Neto A. Psicodrama: descolonizando o imaginário. São Paulo: Braziliense; 1979. p. 109.
23. Monteiro R, organizador. Técnicas fundamentais do psicodrama. São Paulo: Braziliense; 1993.
24. Moreno JD. Impromptu man. São Paulo: Febrap; 1969.
25. **Moreno JL. Psicoterapia de grupo e psicodrama. São Paulo: Mestre Jou; 1974.**
    ⇨ **Aparecem neste livro descrições dinâmicas da psicoterapia de grupo e também proposta de entendimento moreniano sobre as psicoses.**
26. Moreno JL. A divindade como comediante. In: Psicodrama. São Paulo: Cultrix; 1975a.
27. **Moreno JL. Psicodrama. São Paulo: Cultrix; 1975b.**
    ⇨ **É o livro no qual J.L. Moreno desenvolve suas principais teorias que acabaram por fornecer base para a criação do teatro espontâneo, do teatro terapêutico e do psicodrama.**
28. Moreno JL. Las bases de la psicoterapia. Buenos Aires: Hormé; 1977.
29. Moreno JL. Fundamentos do psicodrama. São Paulo: Summus; 1983.
30. Moreno JL. O teatro da espontaneidade. São Paulo: Summus; 1984.
31. Moreno JL. Quem sobreviverá? Fundamentos da sociometria. Psicoterapia de grupo e sociodrama. Goiânia: Dimensão; 1992.
32. Motta JMC, Falivene Alves L, organizadores. Psicodrama: ciência e arte. São Paulo: Ágora; 2011.
33. **Naffah Neto A. Psicodrama: descolonizando o imaginário. São Paulo: Braziliense; 1979.**
    ⇨ **Livro originário da tese de doutoramento do autor, no qual faz ampla e profunda análise das questões que envolvem política/ideologicamente o psicodrama. Apresenta também interessante posfácio da filósofa Marilena Chauí.**
34. Naffah Neto A. Psicodramatizar: ensaios. São Paulo: Ágora; 1980.
35. Pêcheux M. O discurso: estrutura ou acontecimento. Campinas: Pontes; 1990.
36. Rojas-Bermudes JC. Introdução ao psicodrama. São Paulo: Mestre JOu; 1970.
37. Sartre JP. A imaginação. São Paulo: Difusão Européia do Livro; 1964.
38. Silva Dias VRC. Sonhos e psicodrama interno. São Paulo: Ágora; 1996.
39. Stanilavsky C. A preparação do ator. São Paulo: Civilização Brasileira; 1976.
40. Yozo RYK. 100 jogos para grupos. São Paulo: Ágora; 1996.
41. Wolff JRAS, Gonçalvez CS, Almeida WC. Lições de psicodrama. São Paulo: Ágora; 1988.

4

Psicologia analítica

Alexandre de Lima Freitas
Maria Odila Buti de Lima
Sonia Maria Duarte Sampaio

Sumário

Pontos-chave

- Psicologia analítica: a conceituação de Carl Jung para a compreensão dinâmica da psique.
- Conceito de inconsciente e sua relação com a consciência.
- Arquétipo e inconsciente coletivo como conceitos característicos da psicologia analítica.
- Formação dos símbolos e sua elaboração como passos fundamentais da psicoterapia.
- Conceito de transferência e sua importância para o processo terapêutico.

INTRODUÇÃO

Psicologia analítica é o nome dado por Carl Gustav Jung à sua conceituação da psique humana. Essa abordagem da psicologia compreende um conjunto de concepções acerca do ser humano e do mundo, um extenso conhecimento de aspectos da psique com base nas descobertas de Jung e de posteriores pensadores desse ramo da psicologia e, por consequência, uma proposta de trabalho para ampliar tais conhecimentos e aplicá-los no tratamento ou cuidado dos indivíduos.

A pedra angular das concepções de Jung sobre o ser humano e o mundo é o conceito de inconsciente. Esse termo, introduzido ainda no século XIX por Von Hartmann[1], filósofo romântico alemão, encontrou seu lugar na psicologia graças à genialidade de Sigmund Freud. Partindo de uma busca de explicações para o adoecimento psíquico neurótico, Freud realizou a brilhante descoberta de que a mente humana não se resume aos aspectos da consciência, mas compreende, em grande parte, uma complexa dinâmica inconsciente.

O profundo conhecimento da psicanálise freudiana contribuiu fortemente para Jung sintetizar seus próprios conceitos de psique e inconsciente. Por um lado, detentor de uma vastidão de conhecimentos humanísticos, de filosofia a línguas antigas e mitologia, e, por outro lado, com uma sólida formação médica pautada pelo empirismo, Jung percebeu no conceito de inconsciente de Freud a possibilidade da constatação empírica de uma gama de ideias filosóficas que resultaram na formulação de uma visão bastante autêntica do funcionamento psíquico.

A concepção de ser humano e de mundo da psicologia de Jung foi profundamente alicerçada na filosofia de Heráclito de Éfeso e de Immanuel Kant[2]. A filosofia heraclitiana, muito conhecida por seu aspecto mobilista ("não é possível entrar duas vezes no mesmo rio"), traz outro aspecto ainda mais fundamental para a psicologia junguiana: a ideia de que a totalidade não somente inclui as polaridades, mas sobretudo resulta da união (ainda que paradoxal) dessas polaridades[3]. Kant, por sua vez, explora as noções de realidade material e imaterial, as possibilidades de conexão entre o mundo aparente e o mundo subjacente (metafísica)[4]. Resumidamente, os conceitos junguianos de consciência e inconsciente guardam semelhanças com as ideias kantianas de mundo aparente e mundo subjacente. As ideias heraclitianas, por sua vez, são observadas na formação da realidade psíquica a partir da união de consciência e inconsciente.

Como empírico, Jung não deixou de submeter seus conceitos ao rigor da constatação científica. Ainda em 1900, defendeu sua tese de doutorado intitulada "Sobre a psicologia e a patologia dos fenômenos chamados ocultos", em que interpretou as diversas manifestações mediúnicas de sua prima, Helene Preiswerk, como personificações de aspectos inconscientes da própria médium. Essa foi sua primeira tentativa de estabelecer um entendimento próprio da realidade psíquica[5].

Posteriormente realizou experimentos nos quais utilizou o método de associação de palavras para provar o quanto a realidade psíquica consciente é afetada por uma realidade psíquica inconsciente, com uma dinâmica própria. Em poucas palavras, o teste consistia em estimular os pacientes com uma lista de palavras e observar sua reação (tempo de resposta, alterações fisiológicas, palavras associadas à palavra original). Com base em suas observações, Jung conceitua o termo complexo afetivo para descrever a dinâmica própria da psique inconsciente e sua influência sobre a consciência[6]. Posteriormente, abandona esse método de estudo do inconsciente para dedicar-se ao estudo da psique e do inconsciente segundo um paradigma científico próprio[7].

Apesar de ater-se ao aspecto empírico na busca de conhecimento sobre a psique, muitas vezes as ideias de Jung são confundidas e acusadas de misticismo. Na realidade, Jung nunca se permitiu escapar do rigor do conhecimento científico, já que sempre se dedicou a estudar a realidade metafísica, imaterial ou inconsciente estritamente como uma realidade psíquica. É justamente na abrangência do material e do imaterial, da consciência e do inconsciente como realidades psíquicas que a psicologia analítica constrói sua obra: uma forma de conhecimento que descreve coerentemente o funcionamento psíquico no indivíduo e no coletivo.

Baseada em sua concepção do ser humano e do mundo e nos conhecimentos adquiridos e descobertos, a psicologia analítica, portanto, estabeleceu-se como uma forma de produção de novos conhecimentos e aplicação para cuidado e tratamento dos indivíduos. A psicoterapia orientada pela psicologia analítica, ou psicoterapia junguiana, é um campo da terapêutica que se desenvolveu com fundamento nesses conceitos, tendo como premissa fundamental a existência do inconsciente e suas relações com a consciência. Trata-se de um procedimento dialético, isto é, um diálogo entre duas pessoas: paciente e terapeuta, ou analista e analisando. Tal procedimento é dirigido para uma investigação do inconsciente do paciente, seus conteúdos e seu funcionamento, com o objetivo de compreender sua dinâmica, elucidar bloqueios e dificuldades e abrir para novas possibilidades de funcionamento mais criativos[8].

Para a psicologia analítica, cada pessoa é vista como um sistema psíquico único, uma edição única com possibilidades universais de existência, ou seja, compartilhada por todos. A essas possibilidades universais de funcionamento psíquico, Jung deu o nome de arquétipos, e ao seu conjunto, inconsciente coletivo. Por outro lado, Jung deu o nome de individuação ao processo de tornar-se efetivamente único, profundamente singular. Nesse processo que ocorre ao longo da vida de cada pessoa, os arquétipos (ou seja, as possibilidades psíquicas) humanizam-se: a virtualidade de cada arquétipo é preenchida com a vivência de cada pessoa, com suas particularidades e especificidades. O processo de individuação também compreende uma crescente integração entre a consciência e os conteúdos inconscientes: dito de outra forma, realizar o processo de individuação é dedicar-se ao autoconhecimento, à ampliação da consciência e ao reconhecimento e elaboração de aspectos da própria personalidade que a consciência a princípio desconhece.

CONTEXTUALIZAÇÃO HISTÓRICA DE C. G. JUNG E DA PSICOLOGIA ANALÍTICA

Carl Gustav Jung (1875-1961), fundador da psicologia analítica, foi um psiquiatra e psicoterapeuta suíço, cuja vasta obra se iniciou ainda nos anos em que cursou medicina na cidade da Basiléia. Após a conclusão do curso médico, realizou sua residência em psiquiatria no Hospital Burghölzli, onde permaneceu por alguns anos como assistente de Eugen Bleuler, conhecido psiquiatra que propôs o termo esquizofrenia para descrever o que então era conhecido por *dementia praecox*.

Filho de um pastor protestante, Jung não se descreve como um homem de fé em seu livro de memórias, mas alguém profundamente curioso acerca da realidade psíquica da religião, da mitologia e do divino. Nos primeiros anos de sua carreira, Jung aproximou-se de Freud, com quem manteve intensa troca de conhecimento entre 1907 e 1912. No ano de 1909, viajaram juntos aos Estados Unidos, ocasião em que Freud proferiu as famosas "Cinco conferências sobre a psicanálise" e Jung apresentou seus trabalhos sobre o método de associação de palavras. Em 1910, foi eleito como primeiro presidente da Associação Psicanalítica Internacional e em 1912 publicou "Metamorfose e símbolos de transformação da libido", obra que marca seu processo de separação do pensamento psicanalítico freudiano.

A vida de Jung foi marcada entre 1913 e 1918 por um difícil período de solidão, em que se dedicou a práticas de ativação do inconsciente, experiências de imaginação ativa e mesmo de visões, recordação e interpretação de sonhos, enquanto mantinha sua vida profissional e familiar. Dedicou-se posteriormente e até o final de sua vida a elaborar e compreender todas essas vivências para escrever sua magnífica obra e estabelecer sua psicologia. Seus trabalhos foram marcadamente impressionados pelos textos alquímicos ocidentais e orientais, com a percepção de que os textos antigos descreviam a projeção dos processos psíquicos na matéria. Manteve contato próximo com importantes teóricos da física quântica, reconhecendo significativos paralelos entre essa área do conhecimento e a psicologia[9].

Depois de seu fundador, a psicologia analítica seguiu basicamente por três vertentes: uma descrita como escola junguiana clássica, que segue as premissas fundamentais do pensamento de Carl Jung e vê o trabalho analítico como uma contínua descoberta da vida inconsciente e libertação do indivíduo da falta de sentido e das compulsões; outra descrita como escola desenvolvimentista, cujo foco se dá sobre as etapas de desenvolvimento psicológico da criança e suas implicações sobre a vida adulta; por fim, a escola arquetípica, cujo objetivo é desenvolver um sentido de alma, ou seja, o território das realidades psíquicas, e cujo método é o cultivo da imaginação como abordagem terapêutica[10].

PRINCIPAIS CONCEITOS DA PSICOLOGIA ANALÍTICA

Com sua sólida formação médico-científica e sua profunda formação humanística, Jung partiu da observação direta de fenômenos psíquicos em si e em seus pacientes para uma descrição da psique e sua dinâmica. A primeira e mais importante concepção, já destacada, é que a psique não se resume aos seus aspectos conscientes, mas compreende também um amplo e complexo inconsciente.

A consciência é como um campo onde o eu consciente ou ego está localizado. Trata-se de uma qualidade psíquica que revela o estado de conhecimento do eu sobre eventos externos e internos do indivíduo. O ego, portanto, é a parte da psique que se considera como o eu, complexo psíquico com o qual os conteúdos conscientes se relacionam. O ego constitui o centro do campo da consciência[11].

Para a psicologia analítica, o desenvolvimento da consciência é arquetípico, ou seja, existe uma faculdade *a priori* da própria psique de se fazer consciente, uma potencialidade da própria psique de constituir-se com um ego que necessita do corpo para existir[12]. O ego não se resume aos conteúdos da consciência, mas funciona como o seu centro: tem uma identidade pessoal, um nome, um corpo e é capaz de perceber. É também o tomador de decisões conscientes, realiza o livre-arbítrio. O ego tem a capacidade da consciência reflexiva, ou seja, a consciência sobre a própria existência do ego. Também tem a capacidade da linguagem.

O inconsciente, por sua vez, é o oposto primordial da consciência. É um conceito psicológico que abrange todos os conteúdos ou processos psíquicos não conscientes, isto é, não relacionados com o ego de modo perceptível. Jung partiu do experimento de associação de palavras para provar que havia algo na psique, fora da consciência, e que era capaz de ser estimulado, bem como de afetar a própria consciência. Posteriormente, chegou-se à conclusão de que a psique inconsciente também se expressa mediante outros fenômenos psíquicos igualmente acessíveis: os sonhos, os atos falhos, as expressões artísticas, os sintomas, os vínculos e as formas de relação do ego com o outro[13].

A psicologia analítica descreve uma verdadeira arquitetura dinâmica da psique e do inconsciente. Toda a constituição psíquica traduz uma potencialidade humana herdada, ou seja, a realização de uma faculdade com uma forma *a priori*. Vale destacar que o que é herdado não é o conteúdo da psique, mas a capacidade de surgimento dos conteúdos. Jung utilizou a palavra arquétipo para conceituar essa faculdade inata de formação da psique. Arquétipos são, portanto, disposições inatas, comuns a todos os indivíduos, para a estruturação da psique. São potencialidades puramente formais que podem ser realizadas durante a vida do indivíduo[14,15].

Os arquétipos não são os conteúdos das experiências na vida, mas as formas possíveis em que tais experiências podem acontecer. São uma herança coletiva de formas gerais e abstratas que estruturam a aquisição e a realização pessoal dos conteúdos concretos e particulares. Como exemplo, a experiência em relação ao arquétipo materno: o que é herdado não são as imagens em si que retratam o que é vivido em relação à mãe, mas todas as possibilidades de se realizarem psiquicamente as mais diversas imagens que traduzem o que pode ser vivido sob a constelação desse arquétipo[16].

A psicologia analítica descreveu inúmeras potencialidades de formação de imagens pela psique, ou seja, inúmeros arquétipos. Os arquétipos são determinados quanto ao seu conteúdo apenas quando se tornam conscientes e passam a ser conhecidos como imagens arquetípicas. Alguns dos principais arquétipos estudados como estruturantes da psique são o arquétipo materno, o arquétipo paterno, o arquétipo da *anima* e do *animus*, o arquétipo do herói, o arquétipo da criança, o arquétipo do velho sábio e da velha sábia, o arquétipo do curador, o arquétipo da totalidade ou do *self*. Todos são possibilidades de formação de conteúdo psíquico.

A essa camada do inconsciente, praticamente uma virtualidade de formação de conteúdo psíquico, Jung deu o nome de inconsciente coletivo. Trata-se de uma parte da psique inconsciente formada pelas predisposições arquetípicas e, portanto, comum a todos os seres humanos. "O inconsciente coletivo é uma parte da psique que pode ser negativamente distinta do inconsciente pessoal pelo fato de que ela não deve sua existência à experiência pessoal, como este último, e, consequentemente, não é uma aquisição pessoal."[17]

Em distinção ao inconsciente coletivo, a psicologia analítica descreve o inconsciente pessoal. Trata-se dos aspectos inconscientes formados pelos complexos pessoais. Complexos são imagens ou ideias repletas de carga emotiva, com relativa autonomia, ligados a um ou mais arquétipos. São, digamos assim, a vivência pessoal das possibilidades arquetípicas. Desenvolvem-se com carga afetiva negativa ou positiva e permanecem, muitas vezes, mergulhados no inconsciente, sem ao menos serem notados pela consciência, mas podem ser ativados por algum estímulo a qualquer momento, perturbando e interferindo na vida do indivíduo[18].

Embora tenha inicialmente descrito que os complexos eram originados de conflitos vividos individualmente, tanto na infância quanto em outras fases da vida, posteriormente Jung ampliou o conceito para descrever que os complexos também são manifestações vitais da psique, imagens carregadas de forças com potencialidades de vida que ainda não alcançaram o limiar da consciência e exercem pressão para vir à tona[19].

Aqui, vale destacar que enquanto para Freud os sonhos são considerados como a via régia para o inconsciente, para Jung, a via régia são justamente os complexos que se expressam não apenas nos sonhos, mas também nos atos falhos, nas expressões artísticas, nos sintomas, nos vínculos e nas formas de relação do ego com o outro. Ainda assim, a análise dos sonhos ocupa papel bastante importante na psicologia analítica e no trabalho psicoterápico.

Sendo manifestação autêntica da natureza, Jung afirma que o sonho tem todas as características de um produto genuíno. Exprime as coisas tais como elas são, na linguagem arcaica das imagens. Para Freud, o sonho é a realização disfarçada de um desejo, enquanto para Jung, ainda que alguns sonhos revelem desejos secretos, "são verdades inelutáveis, de sentenças filosóficas, de ilusões, de fantasias desordenadas, de recordações, projetos, antecipações, seja mesmo de visões telepáticas, de experiências íntimas irracionais, e de não sei mais o que ainda"[20]. Uma função muito significativa do sonho, e que dialoga profundamente com a ideia de totalidade formada pelo eixo consciência-inconsciente, é o aspecto de compensação das polarizações que se verifica entre a psique consciente e as imagens do sonho[21].

Atrelado ao conceito de ego, Jung descreve a persona, ou seja, a pessoa tal como ela se apresenta socialmente. Trata-se de uma construção psicológica e social da personalidade que adota determinadas posturas e atitudes ao desempenhar determinados papéis. É um traço humano bem conhecido e não necessariamente patológico, a menos que o indivíduo não consiga adaptar sua persona às diferentes situações[22].

Em oposição a esse conceito de persona, a psicologia analítica utiliza-se também do conceito de sombra, de caracterização muito mais complexa. Para alguns, a sombra é praticamente um sinônimo de inconsciente pessoal, portanto em oposição à consciência egoica e constituída pelos inúmeros complexos. Ainda nessa linha, a sombra é um oposto da persona: enquanto a última é uma construção consciente do ego para realização dos papéis sociais, a primeira é o produto de um rechaço do ego de conteúdos psíquicos. O conceito de sombra ainda é empregado para descrever conteúdos psíquicos negativos, conteúdos formados por fixações defensivas e patológicas, ou mesmo conteúdos psíquicos que revelam a natureza do mal[23].

Um dos conceitos mais controversos e ao mesmo tempo mais significativos na obra de Jung é o de *anima* e *animus*. Sujeito a diversas críticas devido a seu aspecto aparentemente sexista, a ideia evoluiu sobretudo com os estudos da escola arquetípica, possivelmente a área da psicologia analítica que melhor descreve o que é *anima*. Jung inicialmente postulou o conceito de *anima* baseado em suas próprias imaginações ativas: a *anima* corresponderia à contraparte feminina inconsciente da personalidade masculina, e o *animus* corresponderia à contraparte masculina inconsciente da personalidade feminina[24].

A psicologia analítica posteriormente amplifica o conceito de *anima* e *animus* para descrevê-lo como a capacidade arquetípica de ligação com o outro e da própria consciência com o inconsciente. Os arquétipos da *anima* e do *animus* passam a ser considerados como estruturantes para a função psíquica da alteridade[25]. A psicologia arquetípica tem na *anima* um conceito fundamental, como sinônimo da própria alma, de psique profunda e de mediadora para o desconhecido proveniente da dinâmica dos arquétipos[26].

Por fim, o conceito de símbolo, central para entendimento da obra junguiana. Trata-se de mais uma ideia que Jung toma emprestada da filosofia para comprovar sua compreensão da psique. A palavra símbolo vem do grego *symbállein* e significa "lançado com", "arremessado ao mesmo tempo", "posto junto". Revela-se assim seu significado de união e ligação. Quando a psicologia analítica emprega o termo símbolo, ela se refere, sobretudo, à ligação de conteúdos inconscientes com a consciência ou, melhor dizendo, como os conteúdos outrora inconscientes alcançam a consciência e se fazem conscientes. Além do caráter de união do inconsciente com a consciência, o símbolo também apresenta o caráter de revelação dos mesmos conteúdos para a consciência. Dessa maneira, o símbolo também traz consigo o caráter de ampliação da consciência, ou seja, de expansão dos conteúdos da consciência[27].

Símbolos são, portanto, imagens forjadas pela tensão entre as polaridades consciente e inconsciente da psique, formulando a síntese ou união dessas polaridades. "O símbolo é sempre um produto de natureza altamente complexa, pois se compõe de dados de todas as funções psíquicas. Portanto, não é de natureza racional e nem irracional. Possui um lado que fala à razão e outro inacessível à razão, pois não se constitui apenas de dados racionais, mas também de dados irracionais fornecidos pela simples percepção interna e externa[28].

O símbolo pressupõe uma função psíquica que cria o símbolo, isto é, cria uma imagem que alcança a consciência e cujas raízes permanecem no desconhecido. Isso depende de uma atitude da consciência que considera o fato dado não apenas como tal, mas como expressão de algo desconhecido. A essa atitude Jung denomina atitude simbólica. Da atitude simbólica da consciência pode resultar a capacidade de compreensão do símbolo, ou seja, o entendimento simbólico[29]. Por outro lado, na obra *A natureza da psique*, o autor escreve: "A tendência do inconsciente e a da consciência são os dois fatores que formam a função transcendente. É chamada transcendente porque torna possível organicamente a passagem de uma atitude para outra, sem perda do inconsciente."[30]

Em resumo, a psicologia analítica descreve assim essas duas funções: uma é a capacidade de a psique unir o inconsciente à consciência mediante símbolos, constituídos por imagens, sonhos, atos falhos, padrões de comportamento, padrões de relação com o outro, sintomas, expressões artísticas, etc. A essa capacidade de criação de símbolos que unem o inconsciente à consciência, Jung deu o nome de função transcendente. A outra função é a capacidade da psique de realizar a leitura do símbolo, ou seja, sua tradução e processamento para que a consciência fixe o conteúdo outrora inconsciente. A essa capacidade Jung chamou elaboração simbólica e depende de a consciência egoica assumir a atitude simbólica para que ela possa ocorrer.

A formação dos símbolos guarda ainda alguns outros aspectos bastante significativos para conceituar a psicologia analítica de Jung. De um primeiro ponto de vista, a formação do símbolo pode ocorrer devido a uma causalidade[31], isto é, uma excessiva unilateralidade da consciência que gera uma tensão de energia psíquica muito elevada e acaba por resultar na produção do símbolo. Isso é bastante evidente quando são considerados como símbolos os sintomas, os sonhos compensatórios, os *acting-out*, por exemplo. De outro ponto de vista, a formação do símbolo ocorre também com uma finalidade, isto é, há um propósito teleológico de o inconsciente se fazer consciente, bem como de compensação da psique. Há ainda um terceiro ponto de vista: o da sincronicidade. Trata-se de um conceito bastante complexo, que dialoga com os princípios da física quântica, e que estabelece uma relação entre dois acontecimentos simultâneos, que não guardam entre si relação de causalidade ou finalidade, mas uma conexão pelo significado. Nesses casos, em geral, admite-se que a consciência cria o significado[32,33].

OBJETIVOS DA PSICOLOGIA ANALÍTICA E TRABALHO DA PSICOTERAPIA JUNGUIANA

Psiquiatria e psicologia analítica são dois campos que se sobrepõem e se inter-relacionam em vários momentos, mas que não são idênticos. Primeiramente, a psiquiatria, como parte da medicina, não pode abrir mão de alguns pressupostos como a coleta sistematizada de sinais e sintomas, a classificação diagnóstica e a proposta de tratamento. Por ser a medicina da psique e pela complexidade do que é psique ou alma, a psiquiatria não pode correr o risco de simplificar-se para não perder sua essência. Uma indesejada simplificação pode ser decorrente da busca por uma resposta única, uma verdade para o que acontece com a alma, seja essa verdade única biológica, social ou psicológica.

A psicologia analítica, por sua vez, é uma concepção destinada a apreender e compreender a complexidade psíquica e que, portanto, não se restringe à psique adoecida: inclui tanto o estudo da dinâmica psíquica considerada patológica quanto uma possibilidade de conhecer a realidade psíquica consciente e inconsciente. Em certa medida, portanto, a psiquiatria dialoga com a psicologia analítica, seja como uma possibilidade de entendimento do desenvolvimento e funcionamento psíquico, seja por ter na psicoterapia junguiana uma possibilidade terapêutica. No entanto, a análise junguiana tem seus objetivos próprios: a ligação criativa entre consciência e inconsciente, a elucidação de conteúdos psíquicos inconscientes e a realização do processo de individuação.

Jung fez as seguintes considerações: "Há uma destinação, uma possível meta além das fases ou estádios de que tratamos na primeira parte deste livro: é o caminho da individuação. Individuação significa tornar-se um ser único, na medida em que por individualidade entendermos nossa singularidade mais íntima, última e incomparável, significando também que nos tornamos o nosso próprio si-mesmo. Podemos, pois, traduzir 'individuação' como tornar-se si mesmo ou o realizar-se do si-mesmo."[34] Em outra passagem, ele assim escreve: "Individualismo significa acentuar e dar ênfase deliberada a supostas peculiaridades, em oposição a considerações e obrigações coletivas. A individuação, no entanto, significa precisamente a realização melhor e mais completa das qualidades coletivas do ser humano; é a consideração adequada e não o esquecimento das peculiaridades individuais, o fator determinante de um melhor rendimento social. A singularidade de um indivíduo não deve ser compreendida como uma estranheza de sua substância ou de suas componentes, mas sim como uma combinação única, ou como uma diferenciação gradual de funções e faculdades que em si mesmas são universais."[34]

A psicologia analítica classicamente propõe que o processo de análise se destina a facilitar ou contribuir com o processo de individuação, aqui entendido como o máximo de tomada de consciência possível da totalidade da psique, chamada por Jung de *Self*, o que inclui o confronto pessoal com a sombra e a exploração segura das profundidades do inconsciente e se dá por diferentes meios: sonhos, pressentimentos, imaginações, sintomas, comportamentos, técnicas expressivas e até mesmo por acontecimentos sincronísticos. Dentro da psicologia analítica, a escola arquetípica tem outro nome para esse processo: fazer alma. Para essa tradição da psicologia analítica, o foco não se dá tanto na consciência egoica, mas sobretudo no aspecto profundo, misterioso e imediato da alma[35].

O processo na psicologia analítica pode então ser assim resumido: o psicoterapeuta ou analista como alguém que respeitosamente recebe o analisando para estar ao seu lado no processo de fazer consciência e realizar o próprio caminho, facilitando o eixo de ligação entre a consciência e o inconsciente, respeitando a subjetividade e abstendo-se do papel de um normalizador do ser humano. Esse trabalho se faz, sobretudo, pela contemplação do símbolo e pela elaboração dos seus significados pela consciência egoica. Para tanto, duas operações são facilitadoras: a amplificação e a associação. Na amplificação, a dupla analista e analisando busca os diversos significados arquetípicos do símbolo, que se expressam na cultura em geral, nos padrões de relacionamento, nos mitos, na filosofia, na literatura, etc. A amplificação busca enriquecer o símbolo sem reduzi-lo a um único significado, por meio da recordação de diversas analogias. A associação, por sua vez, é a busca de quais significados universais fazem sentido especificamente para o analisando em atendimento. Em resumo, esse é o trabalho de elaboração simbólica.

O trabalho com os sonhos é muito importante para a psicologia analítica. Eles trazem as fantasias, a produção vaga e incerta do inconsciente. Embora não sejam o meio único para acesso ao inconsciente, eles são possivelmente o mais fecundo e acessível campo para exploração do mundo simbólico do ser humano. Com imagens vagas e pitorescas, o sonho tem linguagem própria, que a consciência a princípio desconhece. Durante o trabalho analítico, outras técnicas também são capazes de abordar o inconsciente: a dramatização, o desenho, a pintura, a imaginação ativa, o trabalho com miniaturas na caixa de areia. Seja pelo sonho ou pelas diversas técnicas expressivas, a psicologia analítica aborda a imagem em um movimento circunvolutório, isto é, procura-se manter a imagem do sonho ou da técnica expressiva como um ponto central a partir do qual se faz o trabalho de elaboração simbólica. As imagens produzidas no sonho são mais vigorosas e pitorescas que os conceitos de quando se está acordado. O motivo disso é que às vezes, quando despertos, o indivíduo despoja tanto uma ideia de seu conteúdo emocional que não mais reage a ela; no sonho, entretanto, a imagem é carregada da emoção, o que justamente impressiona o ego e revela a imagem e seu conteúdo para a consciência.

Por fim, a questão da transferência. Para a psicoterapia junguiana, a dupla analista-analisando pode ser vista como dois sistemas psíquicos que atuam um sobre o outro, afetando-se mutuamente. Em uma passagem das *Tavistock Lectures*, Jung assim escreve: "As emoções são contagiosas porque estão profundamente enraizadas no sistema simpático[...]. qualquer processo de tipo emocional imediatamente suscita um processo semelhante em outrem[...]. Mesmo quando o médico está inteiramente desligado dos conteúdos emocionais do paciente, o simples fato de esse paciente ter emoções tem um efeito sobre ele. É um grande engano o médico julgar que está isento disso. O máximo que ele pode fazer é se tornar consciente do fato de estar afetado."[36]

Ainda enquanto pertenceu ao movimento psicanalítico, Jung foi grande defensor da necessidade de o próprio analista submeter-se ao processo de análise, justamente para tomar consciência de suas questões inconscientes e de como pode ser afetado ao exercer seu ofício[37]. Paradoxal e erroneamente, a psicologia analítica tem sido vista como menos atenta à questão da transferência. Na verdade, a transferência, ou ligação inconsciente entre analisando e analista, é considerada pela psicologia junguiana justamente como o terreno fértil em que o trabalho analítico ocorre. Jung tratou do tema no texto "A psicologia da transferência", no qual ele usou a sequência de imagens do trabalho alquímico *Rosarium Philosophorum* para amplificar visualmente o fenômeno da transferência e o processo de individuação. É nessa obra que se descreve a imagem da transferência na psicologia analítica como um vaso alquímico, um receptáculo para os diversos processos psíquicos que ocorrem ao longo de um processo analítico, analogamente ao que era descrito pelos alquimistas em relação à matéria. Jung descreveu o fenômeno da transferência como um relacionamento cruzado entre analista e analisando, abarcando relacionamentos conscientes e inconscientes entre ambos. Dessa forma, a imagem do vaso alquímico como símbolo da relação transferencial traz consigo o significado dos limites, do contorno, do segredo, da viabilidade de encontro com as mais diversas qualidades da matéria (boas e terríveis), da possibilidade da transformação mútua[38].

Embora em algumas situações o analista possa se dedicar a trabalhar com a transferência, ou seja, interpretar as projeções transferenciais de seus pacientes, na maior parte do tempo a opção da psicologia analítica é de simplesmente trabalhar na transferência. O trabalho na transferência é entendido como simplesmente apoiar o trabalho analítico nas projeções inconscientes mútuas para conduzir todo o processo de adoção de uma atitude simbólica para a desejada elaboração dos símbolos observados[39].

Vinheta clínica

A análise junguiana, como apresentada no texto, leva muito em consideração a interpretação dos sonhos. Apresenta-se aqui um exemplo de como um sonho pode ajudar o terapeuta a entender os meandros do processo de individuação. O sonho, com sua linguagem simbólica, mostra não só quais estruturas estão sendo mobilizadas durante o curso da análise, como também indica a capacidade egoica do paciente em lidar com a própria sombra.

Uma mulher de 45 anos em processo de análise, teve o seguinte sonho:

"Estou na cidade natal de meus pais. Há dois rios na cidade, um dos rios que corta a cidade está sendo canalizado e estão construindo uma estrada de ferro por cima da canalização. Há muitas pessoas trabalhando e há uma favela ao lado do rio e muita sujeira. O rio está muito sujo e há também muita terra, montes de terra...

Estou indo de encontro àquela sujeira, àquela obra de canalização. Quando chego ao local me sinto mal com toda aquela sujeira. Decido retornar por onde vim, e começo a subir em um daqueles montes de terra. Tenho muita dificuldade para subir, porque a terra começa a ceder. Um senhor me ajuda, um senhor que não conheço. Continuo indo e de repente o céu começa a escurecer, as pessoas passam a correr, e um trem passa sobre o trilho e ambos sobre o rio. Eu quero atravessar, mas o trem me impede. Começam a ocorrer rachaduras na canalização do rio e a sair muito vapor das rachaduras como se o rio tivesse se aquecendo. Consigo atravessar e encontro com uma tia e duas crianças. Começamos a correr da tempestade no sentido do centro próximo a igreja e à praça. Um vento forte destelha as casas, as lojas e construções mais altas. Procuro me abrigar em um dos cantos do chafariz da praça, colocando uma madeira sobre um dos cantos superiores do chafariz para proteger meu rosto dos destroços que voam por toda parte (a piscina do chafariz está vazia). Termina o vento e a chuva, mas perdi minha tia e as crianças que estavam com ela, procuro meu tio para que me ajude a encontrá-la, fico preocupado com o desaparecimento de minha tia. Meu tio tenta me acalmar, e por fim encontramos minha tia e as crianças que estão bem, fico feliz por isso e a abraço e choro muito."

O sonho inicialmente remete ao passado, à origem de tudo, à cidade natal dos pais. Parece haver uma elaboração da paciente sobre aspectos relacionados a sua origem e à história de seus pais e de seus familiares. Ela está indo de encontro à sua sombra, implícita na imagem da sujeira e da favela e das obras de canalização.

O encontro com a sombra não é uma tarefa fácil, isso fica exemplificado com o sentir-se mal perante a sujeira, pela dificuldade em subir pelo monte de terra. A figura do analista ou analista interno ajuda, mas há uma menção no sonho de que não se pode jogar sujeira para baixo do tapete, a canalização do rio está prestes a romper. A construção da estrada de ferro sobre a canalização do rio, como oriundo do processo analítico, não está pronta, não se deve ter pressa: há momentos em que o processo fica aquecido demais e pode-se por tudo a perder. Há mais a confrontar, como o sonho mostra adiante. O processo analítico não é rápido, ele leva tempo para se consolidar. A saída é retornar ao *self*, representado pelo centro, onde há a praça e a igreja. O caminho para o centro simboliza a conexão do ego com o *self* (centro da cidade), possibilita o acesso a aspectos desconhecidos da personalidade como uma possibilidade de auxílio, de criatividade para reagrupar forças para enfrentar a tempestade. Há no final o reencontro com uma figura feminina e os seus significados (tia), o encontro com o passado e o futuro (crianças), o reencontro com personagens familiares em uma nova situação. O ego emerge exausto, mas vitorioso, fortalecido pela incorporação dos aspectos sombrios e criativos da personalidade.

Para aprofundamento

- Jung CG. Memórias, sonhos, reflexões. Rio de Janeiro: Nova Fronteira; 2006.
  - ⇨ **Livro de memórias escrito sob a supervisão de Carl Jung.**
- Hillman J. Revendo a psicologia. Petrópolis: Vozes; 2010.
  - ⇨ **Obra fundamental para entendimento da escola arquetípica, uma das principais vertentes da psicologia analítica.**
- López-Pedraza R. Sobre Eros e Psiquê. Petrópolis: Vozes; 2010.
  - ⇨ **Obra que retrata o processo de individuação a partir do mito grego de Eros e Psiquê.**

REFERÊNCIAS BIBLIOGRÁFICAS

1. Ellenberger HF. The discovery of unconscious: the history and evolution of dynamic psychiatry. New York: Basic Books; 1970. p. 729.
2. Jung CG. Cartas. vol. 1. Petrópolis: Vozes; 2002. p. 105.
3. Costa A. Heráclito: fragmentos contextualizados. São Paulo: Odysseus; 2012. p. 95.
4. Jung CG. Símbolos da transformação: análise dos prelúdios de uma esquizofrenia. Petrópolis: Vozes; 2012. p. 14.
5. **Bair D. Jung: uma biografia. vol. 1. São Paulo: Globo; 2006. p. 121.**
   ⇨ **Esta é a melhor biografia sobre Carl Jung.**
6. Jung CG. Tipos psicológicos. Petrópolis: Vozes; 2012. p. 988.
7. Penna EMD. Epistemologia e método na obra de C. G. Jung. São Paulo: EDUC; 2013. p. 93.
8. Jung CG. A prática da psicoterapia: contribuições ao problema da psicoterapia e à psicologia da transferência. Petrópolis: Vozes; 2011. p. 1.
9. Silveira N. Jung: vida e obra. Rio de Janeiro: Paz e Terra; 1997. p. 16.
10. Young-Eisendrath P, Dawson T. Compêndio da Cambridge sobre Jung. São Paulo: Madras; 2011. p. 157, 171, 193.
11. **Stein M. Jung: o mapa da alma. São Paulo: Cultrix; 2006. p. 23.**
    ⇨ **Este livro descreve e esquematiza os principais conceitos da psicologia analítica.**
12. Jung CG. Tipos psicológicos. Petrópolis: Vozes; 2012. p. 889.
13. Byington CAB. Freud e Jung: o que a emoção não deixou reunir. Junguiana. 2005;23:29-38.
14. Jung CG. Os arquétipos e o inconsciente coletivo. Petrópolis: Vozes; 2012. p. 155.
15. Jung CG. A natureza da psique. Petrópolis: Vozes; 2012. p. 270.
16. Neumann E. A grande mãe: um estudo fenomenológico da constituição feminina do inconsciente. São Paulo: Cultrix; 2006. p. 19.
17. Jung CG. Os arquétipos e o inconsciente coletivo. Petrópolis: Vozes; 2012. p. 88.
18. Jacobi J. Complexo, arquétipo e símbolo na psicologia de C. G. Jung. Petrópolis: Vozes; 2016. p. 19.
19. Stein M. Jung e o caminho da individuação: uma introdução concisa. São Paulo: Cultrix; 2020. p. 104.
20. Silveira N. Jung: vida e obra. Rio de Janeiro: Paz e Terra; 1997. p. 91.
21. Bachmann H. O animal como símbolo nos sonhos, mitos e contos de fadas. Petrópolis: Vozes; 2016. p. 10.
22. Stein M. Jung: o mapa da alma. São Paulo: Cultrix; 2006. p. 102.
23. **Byington CAB. Psicologia simbólica junguiana: a viagem de humanização do cosmos em busca da iluminação. São Paulo: Linear B; 2008. p. 73.**
    ⇨ **Importante autor brasileiro que fez uma releitura dos conceitos junguianos.**
24. Hillman J. Anima: anatomia de uma noção personificada. São Paulo: Cultrix; 1985. p. 19.
25. Guerra MHRM. O livro vermelho: o drama de amor de C. G. Jung. São Paulo: Linear B; 2011. p. 197.
26. **Hillman J. Psicologia arquetípica: um breve relato. São Paulo: Cultrix; 1983. p. 40.**
    ⇨ **James Hillman estabelece uma nova escola dentro da psicologia analítica: a psicologia arquetípica.**
27. Brandão JS. Mitologia grega. vol. 1. Petrópolis: Vozes; 2011. p. 78.
28. Jung CG. Tipos psicológicos. Petrópolis: Vozes; 2012. p. 912.
29. Jung CG. Tipos psicológicos. Petrópolis: Vozes; 2012. p. 908.
30. Jung CG. A natureza da psique. Petrópolis: Vozes; 2012. p. 145.
31. Penna EMD. Epistemologia e método na obra de C. G. Jung. São Paulo: EDUC; 2013. p. 204.
32. Aufranc ALB. A questão do sentido no mundo do acaso. Junguiana. 2009;27:41-50.
33. Jung CG. Sincronicidade. Petrópolis: Vozes; 2006. p. 963.
34. Jung CG. O eu e o inconsciente. Petrópolis: Vozes; 2012. p. 266-7.
35. Barcellos G. Psique e imagem: estudos de psicologia arquetípica. Petrópolis: Vozes; 2012. p. 99.
36. Jung CG. A vida simbólica. Petrópolis: Vozes; 2010. p. 318-9.
37. **Jacoby M. O encontro analítico: transferência e relacionamento humano. São Paulo: Cultrix; 1984. p. 18.**
    ⇨ **Texto significativo para a compreensão do conceito de transferência e contratransferência na psicologia analítica.**
38. Jung CG. Ab-reação, análise dos sonhos e transferência. Petrópolis: Vozes; 2010. p. 425.
39. Stein M. Psicanálise junguiana: trabalhando no espírito de C. G. Jung. Petrópolis: Vozes; 2019. p. 135-53.

5

A psicoterapia pela perspectiva analítico-comportamental

Adriana Fidalgo
Carolina Perroni
Guilherme Braga Cliquet
Wilson Rafael Felício Joaquim
Roberto Banaco
Felipe Corchs

Sumário

Pontos-chave

- Diferentemente do senso comum, que utiliza a palavra comportamento para designar as ações de um indivíduo, a análise do comportamento utiliza esse termo para se referir a qualquer interação entre o que um organismo faz (suas atividades, ações, emoções e pensamentos) e o seu ambiente (eventos ambientais ou estímulos). Essa perspectiva assume que todos esses fenômenos são da mesma natureza e funcionam da mesma forma.
- Um pressuposto básico da análise do comportamento é o de que não existe comportamento simplesmente desadaptado ou disfuncional. Todos os comportamentos ocorrem por terem uma função, mas às vezes podem ser, por outro lado, muito custosos e associados a grande sofrimento para o indivíduo que se comporta. Uma das tarefas do clínico analítico-comportamental é identificar a função desses comportamentos e ajudar o paciente a decidir qual a melhor forma de lidar com esse conflito e, quando possível, encontrar formas alternativas de se comportar.
- O behaviorismo radical é uma filosofia monista e fisicalista. Em oposição ao dualismo cartesiano, rejeita qualquer entidade extranatural para explicar o comportamento humano, entendendo que todos os aspectos da psicologia, do mais palpável e material ao mais subjetivo e intangível, são constituídos por natureza física. É importante ressaltar que isso é muito diferente de rejeitar aspectos subjetivos, complexos, privados ou qualquer outro tipo de aspecto relevante à psicologia, tais quais os eventos chamados por mentais..
- Outro ponto importante na análise comportamental é a avaliação do valor simbólico do comportamento para o próprio paciente. As intrincadas redes simbólicas típicas dos seres humanos podem, facilmente, carregar autoconceitos bastante depreciativos e/ou perpetuar comportamentos problemáticos, produzindo sofrimento e possíveis empecilhos para mudanças – é difícil se motivar a mudar quando o seu comportamento é explicado por uma fraqueza de caráter ou quando sofrer é coisa de gente fraca, por exemplo.
- Quanto mais complexa e próxima da realidade clínica, mais necessária se torna a inclusão do comportamento verbal, comportamento simbólico, consciência e subjetividade na análise funcional.

INTRODUÇÃO

Definir e caracterizar a prática clínica do analista do comportamento não é tarefa simples. Sob o termo terapia comportamental agrupam-se diferentes modelos terapêuticos, que vão desde as antigas terapias de modificação do comportamento, passando pela Análise do Comportamento Aplicada (ABA, do inglês *Applied Behavior Analysis*) – mais focada em problemas de desenvolvimento atípico – até chegar às chamadas terapias de terceira onda[1], na qual se incluem a Psicoterapia Funcional-Analítica (FAP, do inglês *Functional Analytic Psychotherapy*)[2], Terapia da Aceitação e Compromisso (ACT, do inglês *Acceptance and Commitment Therapy*)[3], Ativação Comportamental[4], dentre outras. Mesmo a mais conhecida, Terapia Cognitivo-

-Comportamental (TCC), é, frequentemente, tratada de forma intercambiável com a terapia comportamental.

Portanto, pode-se entender que as terapias comportamentais e cognitivas são um grande grupo de terapias psicológicas que têm em comum uma origem histórica baseada na busca por uma psicologia que pudesse ser alinhada às ciências naturais. Diferem entre si, entretanto, em diversos aspectos, técnicos e filosóficos, e suas principais diferenças serão abordadas no presente capítulo, com o intuito de ajudar o leitor a se situar entre todas essas terminologias. Tais especificações serão feitas especialmente tomando como ponto de referência uma abordagem que alguns autores da área têm chamado, no Brasil, de Clínica Analítico-Comportamental ou Terapia Analítico-Comportamental[5] e *Clinical Behavior Analysis* (CBA), nos Estados Unidos[6,7]. Mesmo que muito semelhantes, destacamos que essas duas formas de entender e executar a psicoterapia, desenvolveram-se em paralelo nesses dois países, com maior ou menor grau de influência mútua, mas com base nos mesmos princípios da análise do comportamento e do behaviorismo radical, tendo, portanto, suas próprias peculiaridades.

UM BREVE HISTÓRICO

As primeiras formas de intervenções comportamentais sobre problemas psicológicos eram consideravelmente simplistas e focadas em comportamentos publicamente observáveis. Tais intervenções, conhecidas como modificação do comportamento, surgiram na década de 1950. Para ajudar o leitor a se situar, essa é considerada a primeira onda de terapias comportamentais[8-10].

Os modificadores do comportamento e behavioristas metodológicos desconsideravam aspectos mais subjetivos e complexos do sofrimento humano, uma limitação importante da abordagem. Em resposta a tal limitação, algumas escolas começaram a aparecer. Dentre elas, uma das mais importantes, dado o impacto na comunidade científica e terapêutica internacional, foi a chamada revolução cognitiva, que propunha a recuperação dos fenômenos não observáveis publicamente como fenômenos cognitivos, mas preservando as técnicas comportamentais que pudessem ser aplicadas aos comportamentos publicamente observáveis. Dessa forma, o cognitivismo recuperou uma estrutura lógica dualista na qual dois processos distintos, com propriedades e lógicas próprias, interagem e se afetam mutuamente. As terapias cognitivo-comportamentais, que compõem a segunda onda de terapias comportamentais[8], serão abordadas no Capítulo "Terapia cognitivo-comportamental". Outra importante escola nascida como reação ao behaviorismo metodológico é a base teórico-filosófica da CBA, chamada de behaviorismo radical e sua ciência, a análise do comportamento[11]. Como veremos em mais detalhes adiante, a solução proposta por essa escola para a questão da subjetividade foi a de admitir processos subjetivos como formas de comportamentos aos quais apenas o sujeito que se comporta tem acesso, mas que não diferem, em sua natureza, dos comportamentos publicamente observáveis.

Apenas a partir de 1970, trabalhos experimentais que investigavam processos verbais em situações análogas às da terapia passaram a ser conduzidos. Como veremos adiante, a linguagem e uma de suas principais derivações, o comportamento simbólico, são a base da subjetividade e, portanto, são cruciais para a prática clínica do analista do comportamento com adultos verbalmente competentes[3,8,11], como é o caso da maioria dos pacientes que chega no consultório de um psicoterapeuta. Entretanto, apesar da inclusão teórica de comportamentos privados (pensamentos, emoções e sentimentos) na análise psicoterápica, sua consideração prática nas intervenções clínicas demorou para ocorrer formalmente. Vale lembrar que alguns relatos sobre essa época contam que a falta de atenção a pensamentos e sentimentos não se devia à falta de empatia desses profissionais, que se preocupavam genuinamente com seus pacientes, mas às escolhas metodológicas as quais eles se viam presos[13]. Dada a demanda encontrada no consultório, muitos terapeutas começaram a incluir tais aspectos em sua prática clínica, combinando informações oriundas de pesquisas laboratoriais sobre o tema, de suas experiências clínicas e pessoais e de estratégias psicoterápicas de outras orientações.

Nas próximas seções deste capítulo, descreveremos, em linhas gerais, a concepção behaviorista radical da subjetividade, uma vez que essa é uma das principais diferenciações desta abordagem em relação aos outros behaviorismos, sendo também uma marca definidora da CBA em relação à maioria das outras terapias comportamentais. Para tanto, é preciso antes definir comportamento segundo o behaviorismo radical, conceito que também será útil nas seções subsequentes.

A DEFINIÇÃO DE COMPORTAMENTO

Diferentemente do senso comum, que utiliza a palavra comportamento para designar as ações de um indivíduo, a análise do comportamento utiliza esse termo para se referir a qualquer interação entre o que um organismo faz e o seu ambiente (estímulos, entendido como tudo aquilo que afeta ou é afetado pelo que o organismo faz, incluindo partes do próprio organismo. Ver mais detalhes a respeito adiante). Em uma explicação mais simplista, a definição formal de comportamento inclui a visão popular de comportamento (o que o organismo faz), mas exige também o contexto no qual esse fazer ocorre. Outra diferença é que, ao dizer que o comportamento é tudo o que o organismo faz, a análise do comportamento inclui aí ações privadas, como o pensar, lembrar, o sentir e o se emocionar, que não são tipicamente vistas como comportamentos. Essa perspectiva assume que todos esses fenômenos são de mesma natureza e funcionam da mesma forma.

As ações de um organismo são chamadas de respostas. Já estímulos são definidos como todo e qualquer elemento do ambiente que afeta qualquer responder de um indivíduo, alterando a sua probabilidade de ocorrência. Como descrito em outro momento, comportamentos e seus componentes, estímulos e respostas podem ser privados – quando acessíveis apenas ao sujeito que se comporta, ou públicos – quando outras pessoas têm acesso ao comportamento ou a uma de suas dimensões. Da mesma forma, esses elementos podem ser abertos, estando fora do corpo, ou encobertos, ocorrendo dentro no nosso corpo. Tais conceituações podem ser complexas e mesmo confundir o leitor, uma vez que muitos comportamentos privados não são necessariamente encobertos (comer escondido, masturbar-se etc.). Como deve-se intuir e tangenciado acima, os fenômenos mentais (p. ex., pensar, imaginar, sentir, entre outros) são privados (não acessíveis a outros) e grande parte dos seus componentes é encoberta (ocorrem dentro do corpo). Devido à complexidade do assunto, sugerimos ao leitor interessado que leia outros autores, como Pompermaier e Lopes[13]; Skinner[14] e Tourinho[15,16].

De forma simplificada, pode-se dizer que, tomando o comportamento como uma relação organismo-ambiente, as respostas dizem respeito ao organismo e os estímulos, ao ambiente. Para entender um comportamento, conhecer apenas a resposta, ou seja, o que o organismo faz, não é suficiente. Uma pessoa que pisca, por exemplo, pode fazê-lo em resposta a um objeto estranho que tocou seu olho, para saudar uma pessoa que ele encontrou ou por múltiplos outros motivos ou funções, como veremos adiante com mais detalhes.

Os estímulos são classificados em duas grandes categorias: estímulos antecedentes e estímulos subsequentes à resposta. Estímulos antecedentes, como o nome sugere, são aqueles que estão presentes na situação na qual o responder ocorre. Estímulos subsequentes são aqueles que passam a existir após o responder e, via de regra, como consequências da resposta, (i. e. são produzidos pela resposta). Os estímulos, como as respostas, também podem ser públicos ou privados. É importante ressaltar que tanto respostas quanto estímulos privados e públicos, abertos e encobertos são de mesma dimensão: física. Não possuem uma natureza especial em relação aos eventos chamados de mentais, por não serem imateriais. Tal questão será aprofundada mais à frente.

Além disso, é importante atentar ao fato de que uma resposta, privada ou pública, pode se constituir como estímulo antecedente para uma outra resposta. Assim, por exemplo, quando um jogador de cartas que está perdendo todas as "mãos", pode extrair dessa situação a regra "hoje eu não estou com sorte". A partir dessa formulação verbal encoberta, sua resposta de apostar pode diminuir de frequência e/ou ser feita de maneira mais cuidadosa, por exemplo, apostando em mãos que valham pouco.

Deve-se levar em consideração que a maior parte do ambiente que importa a um indivíduo envolve estímulos sociais, ou seja, produtos de respostas de outros indivíduos. Assim, quando um indivíduo A diz a um outro indivíduo B, "me passe a caneta", essa resposta verbal de A é, ao mesmo tempo, estímulo antecedente para o comportamento de B de entregar a caneta. Quando uma resposta de um indivíduo se torna estímulo antecedente para a resposta de outro indivíduo, dizemos que ocorre um entrelaçamento entre contingências. Segundo a análise do comportamento, uma contingência é o conjunto de eventos ambientais e suas relações com as respostas de um organismo, isto é, quando estímulos (antecedentes ou subsequentes, públicos ou privados) afetam a probabilidade de emissão de certas respostas[11]. Vale a pena ressaltar, também, que a resposta de um indivíduo pode ser estímulo antecedente para a sua próxima resposta, cadeia observada em quase todos os comportamentos complexos em seu fluxo dinâmico ininterrupto.

Além dos diferentes componentes do comportamento que definimos anteriormente, também é fundamental destacar as diferentes categorias de comportamento, a depender do tipo de relação estímulo-resposta estabelecida.

Comportamento reflexo é aquele no qual a presença de um estímulo (quase) sempre produz uma resposta específica. Por exemplo, um som alto (estímulo) produz uma resposta de sobressalto. Esse tipo de comportamento envolve respostas fisiológicas, mas também envolve respostas ao ambiente externo, como reflexos a estímulos nociceptivos e a resposta de sobressalto[11]. A característica fundamental desse tipo de relação é que a resposta analisada (o sobressalto) não muda o ambiente que o produziu (o som alto). A relação termina na resposta. Os reflexos podem ser de dois tipos: (1) incondicionados, quando um estímulo (US, do inglês *unconditioned stimulus)* elicia (produz) uma resposta inata ou incondicionada (UR, do inglês *unconditioned response*), isto é, sem necessidade de aprendizagem, ou (2) condicionados, quando o estímulo eliciador não é típico da espécie para aquela resposta, isto é, precisou passar por um processo de condicionamento (aprendizagem "daquele" indivíduo) para assumir o controle sobre a resposta (CS, inglês *conditioned stimulus*). O CS adquire função eliciadora decorrente de uma história de condicionamento produzindo uma resposta reflexa condicionada (CR, do inglês *conditioned response*).

No condicionamento respondente, clássico, ou pavloviano*, um estímulo neutro, isto é, que não exercia função eliciadora prévia para determinada resposta, passa a exercê-la após uma história de sucessivos pareamentos com um estímulo eliciador incondicionado. É por meio desse processo que, por exemplo, ocorre o aumento da frequência cardíaca e da sudorese (CR) diante da mera visão de um agressor ou de outros estímulos presentes no momento da agressão (CS), como o próprio lugar onde a agressão ocorreu. Um indivíduo que sofreu agressões na escola, quando estiver nesse ambiente, pode passar a sentir todas as respostas reflexas tipicamente envolvidas no que chamamos de ansiedade. Dada essa situação, é importante se perguntar: como podemos ajudá-lo a se sentir seguro novamente em um ambiente onde ele sofreu agressão? Para que a escola não mais elicie respostas envolvidas no que chamamos de ansiedade é necessário que o indivíduo frequente as aulas repetidas vezes sem a ocorrência de nenhum tipo de agressão. Se isso acontecer, ocorre a chamada extinção reflexa ou respondente; processo pelo qual um estímulo condicionado deixa de produzir respostas reflexas condicionadas e volta a ser um estímulo neutro para aquela resposta em questão.

Uma das mais tradicionais técnicas da terapia comportamental, chamada de exposição com prevenção de respostas, envolve

* Em homenagem ao fisiologista russo Ian Pavlov, que o descreveu pela primeira vez em 1927.

o processo de extinção respondente. Essa técnica consiste, basicamente, na quebra de um pareamento reflexo – garantindo que o US não ocorra novamente na presença do CS que será maciçamente apresentado ao indivíduo e que irá gradativamente perdendo sua força eliciadora. Para isso, é importante prevenir respostas de fuga e esquiva diante do CS, antes que a extinção das CR possa acontecer. Retomando o exemplo do indivíduo agredido, seria garantir que ele vá à escola (CS) na ausência da agressão (US) e que não fuja para casa antes que sua frequência cardíaca (uma das respostas identificadas na ansiedade) volte ao normal.

Se por um lado as CR costumam ser muito semelhantes às UR correspondentes, às vezes elas podem diferir consideravelmente ou até mesmo serem opostas. Um exemplo típico disso envolve o que chamamos de respostas reflexas compensatórias a estímulos condicionados, observadas nos efeitos de algumas drogas com potencial aditivo. Tais respostas podem ser observadas, por exemplo, nas síndromes de abstinência e tolerância ligadas ao abuso de drogas[17-20]. A droga (US) produz respostas reflexas incondicionadas (UR) – efeitos farmacocinéticos diretos –, mas os estímulos neutros antecedentes, pareados ao uso da droga passam a eliciar respostas no sentido oposto à UR, numa tentativa de preservar a homeostase do organismo (respostas compensatórias). Por exemplo, estímulos presentes no momento em que a droga é utilizada (p. ex., amigos) podem passar a eliciar respostas reflexas opostas às respostas eliciadas pela droga. Se a droga (US) produz taquicardia, os amigos (CS) produzirão bradicardia. Assim, ante os amigos, o corpo começa a se preparar para receber a droga: a frequência cardíaca diminui de forma que a ingestão da droga (que produz o aumento da frequência cardíaca) colocará o corpo novamente em homeostase. A experiência subjetiva do conjunto de respostas compensatórias é chamada clinicamente de abstinência (ou popularmente, fissura), enquanto a diminuição dos efeitos da droga pelas CR compensatórias é chamada de tolerância. O uso de doses necessárias, em alguém já com suficiente tolerância, na ausência inadvertida dos CR e, portanto, das respostas compensatórias, pode explicar alguns casos de *overdose*.

Em suma, apesar de bastante primitivo, o comportamento reflexo participa da composição de fenômenos psíquicos complexos e é fundamental para entender os mais diferentes casos clínicos.

O comportamento operante é um segundo grupo de comportamentos. É considerado uma evolução adaptativa em relação ao comportamento respondente pela qual os organismos passam a operar sobre o meio, alterando-o. Essas alterações são os estímulos subsequentes aos quais nos referimos anteriormente, produzidos pelas respostas do organismo e, portanto, chamadas de consequências. Dizemos que tais consequências são reforçadoras quando retroagem sobre a resposta do indivíduo, tornando-a mais provável em situações semelhantes no futuro. Podemos repetir ações que produziram mudanças ambientais vantajosas ou, inversamente, "abandonar" ações que produziram consequências ineficazes ou aversivas[21].

Por exemplo, agir agressivamente pode produzir atenção de outras pessoas ou talvez o término de uma discussão ou mesmo produzir agressividade por parte de quem foi agredido. Em situações de discussões futuras, quando for importante para a pessoa produzir uma dessas consequências (atenção, interrupção da discussão ou agredir com quem se discute), é mais provável que se repita a ação que no passado a produziu, e nesse sentido, dizemos que ela é mais forte/provável. É importante ressaltar que um estímulo não é reforçador *a priori*. Por exemplo, atenção em excesso pode ser extremamente aversiva para um paciente com fobia social; outro alguém, em contrapartida, pode se engajar até mesmo em comportamentos de risco, mantidos pelo cuidado do outro como reforçador. Tanto a história de vida, a condição fisiológica do organismo, quanto o contexto no qual o indivíduo se encontra são relevantes para determinar se um estímulo vai funcionar como um reforçador naquela condição específica.

O reforçamento pode ocorrer por dois mecanismos. Qualificamos como reforçamento positivo, em referência ao procedimento matemático de adição, quando a consequência reforçadora se dá pela adição de algo no ambiente de quem se comporta. Tomando o exemplo de jogadores de azar para ilustrar esses conceitos, algumas pessoas podem se engajar nessas atividades pelo dinheiro que ganham em algumas rodadas. No entanto, se o jogo tem a função de manter o indivíduo distraído e afastado de seus problemas cotidianos, uma vez que o jogar subtrai, em algum grau, o contato da pessoa com seus problemas, chamamos o processo de reforçamento negativo, em alusão ao sinal matemático negativo da subtração. Na prática, as coisas costumam ser mais complexas e mais de uma função pode existir para o mesmo comportamento. Por exemplo, uma pessoa pode jogar pelo dinheiro ganho ocasionalmente e pela fuga de problemas cotidianos. Mais exemplos serão abordados adiante.

No caso descrito na vinheta podemos falar que diversos comportamentos de Maria eram mantidos por reforçamento negativo. A paciente passou grande parte da vida se afastando de sentimentos, especialmente dos dolorosos. Para isso, ela evitava falar ou pensar em sentimentos ou qualquer outro tema que a levasse a entrar em contato com emoções. A esquiva de eventos privados é chamada por alguns autores de esquiva experiencial[22]. Esses autores afirmam que um indivíduo, ao se esquivar de sentimentos e pensamentos (comportamentos privados e encobertos), afasta-se também de outros eventos importantes e valiosos que vêm junto com tais eventos privados. Por essa razão, esses autores consideram a esquiva experiencial como o cerne do sofrimento humano. No caso de Maria, a esquiva experiencial impossibilitava a construção de relações íntimas. Apesar de "protegida" de sentimentos desagradáveis, ela se sentia sozinha e não compreendida.

Até aqui, falamos apenas das consequências chamadas de reforçadoras, mas comportamentos podem também produzir consequências aversivas. Por exemplo, a resposta de jogar, que esporadicamente é seguida de dinheiro, mais frequentemente é seguida pela perda da quantia investida. Sempre que uma resposta é seguida pela subtração de um estímulo reforçador positivo (no exemplo oferecido, o dinheiro) dizemos que ocorreu punição negativa. O comportamento de jogar pode ainda ser seguido pela produção (adição) de estímulos aversivos, por exemplo, briga com os parentes quando descobrem os gastos excessivos com o jogar. Sempre que uma resposta é seguida por adição de um estímulo aversivo dizemos que ocorreu punição positiva. Aqui, como nos diferentes tipos de reforçamento, os termos positivo e negativo correspondem a operações matemáticas. Para saber mais sobre o conceito de punição, ler Sidman[23].

Em ambas as punições, usualmente ocorre uma diminuição temporária do responder que a produziu. Dizemos que a resposta foi suprimida pela punição. A exposição a estímulos aversivos tem uma gama de efeitos colaterais, frequentemente indesejáveis e prejudiciais para o indivíduo, como certas predisposições emocionais (p. ex., medo, ansiedade, culpa, vergonha). Além disso, estímulos presentes no momento em que a punição ocorreu tornam-se estímulos aversivos condicionados, podendo gerar reações emocionais e respostas evitativas em mais e mais contextos. Por exemplo, uma criança que sofreu *bullying* de seus colegas de escola pode se sentir mal ao se aproximar da escola, dos colegas de classe, de pessoas no geral, de tarefas acadêmicas e assim por diante. Também é esperado que passe a evitar todos esses estímulos aversivos condicionados: ela pode começar a faltar nas aulas, a se isolar nos intervalos, a não conversar com pessoas dentro da escola ou até mesmo fora dela. Por essa razão, dizemos que os efeitos colaterais da punição são pervasivos, isto é, eles rapidamente "contaminam" o ambiente no qual o indivíduo vive.

A maioria, se não todos esses efeitos colaterais, são relevantes para a compreensão psicopatológica e para a prática psicoterápica. Muitos desses efeitos colaterais envolvem respostas emocionais, subjetivas e problemas como os chamados mecanismos de defesa descritos por outras abordagens psicoterápicas. No caso ilustrado na vinheta, a manifestação de emoções e sentimentos foi severamente punida ao longo da vida de Maria. Essa foi uma das razões pelas quais a paciente acabou desenvolvendo um repertório de esquiva experiencial generalizada, o que se aproxima do conceito de repressão de sentimentos descrita por outras abordagens da psicologia.

Aproveitamos a oportunidade para abordar a perspectiva analítico-comportamental e behaviorista radical da subjetividade, uma das marcas mais características dessa escola psicológica. Na sequência, retornaremos a alguns exemplos de efeitos colaterais da estimulação aversiva com implicações clínicas.

SUBJETIVIDADE, LINGUAGEM E A CLÍNICA ANALÍTICO-COMPORTAMENTAL

O behaviorismo radical é uma filosofia monista e fisicalista. Em oposição ao dualismo cartesiano, rejeita qualquer entidade extranatural para explicar o comportamento humano, entendendo que todos os aspectos da psicologia, do mais palpável e material ao mais subjetivo e intangível, são constituídos pela mesma natureza física. É importante ressaltar que isso é drasticamente diferente de rejeitar aspectos subjetivos, complexos, privados ou qualquer outro tipo de fenômeno relevante à psicologia. Apenas rejeita a proposta de que o fato de serem inacessíveis objetivamente não confere a eles propriedades metafísicas especiais nem justifica assumir que tais fenômenos seriam de outra natureza. Nesse sentido, difere também de outras formas de behaviorismo, como o metodológico, que apenas apreende fenômenos acessíveis por métodos objetivos como objeto da psicologia.

Para ressaltar sua compreensão de que não existiria uma diferença de essência entre um comportamento observável, como o sacudir de uma perna, e um não observável, como a ansiedade sentida pela pessoa que balança a perna, o behaviorismo radical propõe que todos os fenômenos psicológicos sejam entendidos como comportamentos[24]. Estes, seriam produtos de processos complexos de variação e seleção na história pessoal do indivíduo (ontogênese), de sua espécie (filogênese) e da cultura em que está inserido (aspectos socioculturais); modelo explicativo que Skinner[24] chamou de seleção por consequências. Mais do que a soma desses componentes, como no modelo biopsicossocial, esses três processos convergem para constituir um indivíduo em sua integridade.

Segundo Skinner[11] e Tourinho[16], a subjetividade e o mundo privado de um indivíduo são construídos socialmente. Por meio da linguagem ocorre o desenvolvimento da experiência de identidade (*self*), bem como vivências subjetivas, como a experiência singular de ser, pensar, sentir e assim por diante. Para saber mais sobre a perspectiva behaviorista radical de *self* e de subjetividade, ver Kohlenberg e Tsai[2] e Tourinho[16], respectivamente.

> "Os componentes verbais das mais complexas relações comportamentais referidas como sentimentos, emoções e pensamentos são produtos de uma cultura que promove de modo mais abrangente padrões de relacionamento com o mundo físico e social, que definem a subjetividade e só existem quando essas contingências culturais estão em operação"[16].

Esse processo é um desafio e exige uma comunidade atenta e sensível aos seus membros, uma vez que as dicas publicamente observáveis daquilo que uma pessoa está vivendo privadamente são muito sutis. Imaginemos, por exemplo, uma criança que cai e machuca o joelho e o pai, ao ver a cena e ver sutilezas do comportamento público da criança, como se curvar, colocar a mão no joelho, mudar sua expressão facial, entre outras dicas, infere que a criança está sentindo dor e diz isso para ela. Dessa maneira, por meio da linguagem, vamos aprendendo a nomear experiências subjetivas, das mais simples às mais complexas, de tal forma que na vida adulta um indivíduo consiga relatar que está angustiado devido a questões existenciais, por exemplo. Para mais informações sobre subjetividade e behaviorismo radical ler Tourinho[16].

Segundo Kohlenberg e Tsai[25], problemas nesse processo podem explicar parte dos chamados transtornos de personalidade. Tais problemas podem acontecer, por exemplo, como resultado de uma família pouco atenta, negligente ou excessivamente invalidante. Para saber mais sobre o assunto ler Kohlenberg[26].

A CLÍNICA ANALÍTICO-COMPORTAMENTAL

Como dito anteriormente, além da terapia cognitiva, outras formas de terapias se desenvolveram em reação à supersimplificação das terapias comportamentais alinhadas ao behaviorismo metodológico. Certos tipos de terapias comportamentais passaram a incluir, aos poucos, aspectos mais subjetivos da experiência humana (mencionados anteriormente), até a constituição do que viria a ser chamado de clínica analítico-comportamental (do inglês, *Clinical Behavior Analysis* – CBA). Segundo Dougher e Hayes[6]:

"A clínica analítico-comportamental pode ser definida como a aplicação dos pressupostos, princípios e métodos de análise do comportamento contextual funcional moderna à "questões clínicas tradicionais". (p.11)

Dentre todos os pressupostos da análise do comportamento que constituem a CBA, talvez o mais básico para a análise dos casos em psicoterapia seja o que a área chama de análise funcional do comportamento.

A ANÁLISE FUNCIONAL

A análise funcional tem como objetivo identificar qual é a função de um comportamento; isto é, quais são os reforçadores envolvidos na manutenção daquele comportamento. Em linguagem menos técnica e, portanto, menos precisa, busca-se entender por que uma pessoa se comporta de determinada forma, ou qual a motivação para aquele comportamento, tenha a pessoa consciência das funções do seu próprio comportamento ou não. No processo psicoterápico, também procuramos pelas consequências punidoras, pois essas, frequentemente, são as responsáveis pelo sofrimento relatado pelo paciente. Dado que a análise funcional é a base para toda a intervenção que se segue, não realizá-la da forma mais completa e precisa possível diminuirá a efetividade do processo terapêutico. Isso envolve incluir processos verbais, simbólicos e subjetivos do paciente. Exemplos desses processos comportamentais complexos serão exemplificados mais tarde.

Um primeiro passo é compreender que um comportamento possui múltiplas consequências, tanto reforçadoras quanto aversivas. Um comportamento que produz consequências reforçadoras (positivas ou negativas) pode também produzir consequências aversivas. Por essa razão, se olharmos apenas para uma das consequências, sem entender o jogo conflituoso entre as múltiplas envolvidas, não seria possível entender o sofrimento do paciente ou o porquê dele continuar se comportando de uma determinada maneira. Tais questões estão no cerne da compreensão analítico-comportamental de comportamento problema e de sofrimento. Um pressuposto básico da análise funcional é o de que não existe comportamento desadaptado ou disfuncional. Se um comportamento está ocorrendo é porque ele produziu ou está produzindo consequências reforçadoras, isto é, ele possui uma função. Quando um comportamento deixa de produzir alguma forma de consequência reforçadora, seja ela pública ou privada, ele termina por entrar em extinção operante, deixando de ocorrer. Dessa forma, por mais "bizarro" ou danoso que um comportamento possa parecer, ele tem uma função, ou seja, produz alguma consequência importante para aquela pessoa e, nesse sentido, é adaptado, em algum nível. Entretanto, muitas das outras consequências produzidas por um comportamento (ou que deixam de ser produzidas) podem "custar caro" para a pessoa e, assim, envolver muito sofrimento e prejuízo em áreas importantes de suas vidas, critérios consideravelmente consensuais da definição de um transtorno comportamental.

Vamos descrever brevemente a análise funcional do caso de Maria, apresentado na vinheta. O terapeuta escolheu intervir sobre um conjunto de respostas da paciente que produziam como consequência o afastamento de sentimentos e pensamentos experienciados como aversivos. Por essa razão, podemos dizer que tais respostas eram mantidas por reforçamento negativo. Além de consequências reforçadoras, essas respostas também produziam consequências aversivas – responsáveis por parte do sofrimento relatado por Maria. Por exemplo, evitar pensar e falar sobre sentimentos também impedia a paciente de se aprofundar em relações mais íntimas, gerando grande sensação de solidão. O comprar compulsivo, identificado como uma das respostas de esquiva experiencial, trouxe grandes prejuízos financeiros – além de brigas com o marido. Nesse sentido, podemos afirmar que essas respostas eram punidas tanto positiva (brigas) quanto negativamente (perda de dinheiro). Esse conflito entre consequências reforçadoras e punidoras mantinha a paciente presa em uma dinâmica que perpetuava seu sofrimento.

Conhecer a função de um determinado comportamento pode ajudar no processo psicoterápico de inúmeras formas. Descreveremos brevemente algumas delas. Começando pela mais simples: ao identificar quais consequências relevantes são produzidas por um comportamento problema, torna-se possível pensar em alternativas menos custosas e dolorosas de chegar às mesmas consequências. No caso de Maria, por exemplo, o terapeuta a ajudou a encontrar novas formas de lidar com suas emoções sem ter que se afastar delas.

Outro exemplo que ajuda a visualizar como uma análise funcional pode ser formulada é o do comportamento autolesivo. Nesses casos, é necessário, antes de mais nada, identificar a função de tal comportamento (i. e., quais são as suas consequências reforçadoras, tanto positivas quanto negativas). Ao mesmo tempo, é necessário identificar quais são as consequências aversivas que esse tipo de comportamento produz além do óbvio risco e danos físicos das lesões, uma vez que são essas que trazem sofrimento para o paciente e que, portanto, justificam tê-lo como alvo de intervenção. É comum, por exemplo, prejuízos sociais como o afastamento de amigos e conhecidos além de outros tipos de punição social positiva e negativa, dado o estigma do comportamento.

Podemos começar a investigação das variáveis de controle relevantes sobre o comportamento perguntando sobre as situações nas quais o paciente costuma se cortar e como geralmente ele se sente antes, durante e após fazer isso. Essas informações dão dicas do tipo de contingência envolvida na situação em questão. A pessoa pode identificar, por exemplo, que a autolesão usualmente ocorre quando está em um momento de sofrimento intenso, e que ao se cortar esse sofrimento diminui, sugerindo que esse comportamento pode estar sendo reforçado negativamente. De fato, pesquisas sugerem um importante alívio do sofrimento emocional produzido por comportamentos autolesivos[27]. Alternativamente, a automutilação também pode ocorrer quando a pessoa está se sentindo rejeitada ou solitária e acabar produzindo o cuidado e a aproximação de pessoas. Nesses casos, é possível que a automutilação esteja produzindo atenção e afeto, ou seja, sendo reforçada positivamente.

Nem sempre, deve ficar claro, é possível ou fácil de se obter essas informações. Por essa razão, a análise funcional, frequentemente, é formulada de forma gradativa, utilizando-se de coincidências observadas em múltiplas situações e em padrões que se repetem. Também deve ser mencionado que, como dito anteriormente, comportamentos costumam ser multideterminados, ou seja, uma mesma resposta, frequentemente, produz mais de uma consequência. Um paciente que se automutila pode fazê-lo, inicialmente, para diminuir sofrimento emocional. Porém, ao receber cuidado e atenção de seus familiares nesse contexto, pode passar a se automutilar quando estiver privado de afeto e cuidado. Uma outra faceta dessa análise é a de que, por mais problemático que seja um comportamento, provavelmente ele é a melhor maneira pela qual aquela pessoa consegue lidar com algo importante para ela. Os cortes e as cicatrizes de quem se automutila, possivelmente, são as únicas maneiras pela qual ela consegue demonstrar seu sofrimento e então obter ajuda ou afeto quando a privação e solidão já se tornaram insuportáveis. Os casos descritos ilustram a importância de se elaborar uma análise funcional cuidadosa e completa. Afinal, a depender das funções identificadas, as estratégias de intervenção serão bastante diferentes.

Um outro ponto importante na análise funcional é a avaliação do valor simbólico do comportamento do paciente para si mesmo. As intrincadas redes simbólicas típicas dos seres humanos podem, facilmente, carregar autoconceitos bastante depreciativos e/ou perpetuar comportamentos problemáticos, produzindo sofrimento e sendo empecilhos para mudanças. É difícil se motivar a mudar quando o seu comportamento é explicado por uma fraqueza de caráter ou quando se entende que sofrer é coisa de gente fraca, por exemplo. O autoconhecimento, ou seja, conhecer a função do seu próprio comportamento, pode, às vezes, ser suficiente para mitigar parte do sofrimento decorrente dessa autoavaliação negativa. A análise funcional pode tanto ajudar nesse sentido, quanto empoderar o paciente ao lhe dar ferramentas para que possa mudar. Também o ajuda a perceber as dimensões de seu comportamento que são válidas (i. e., sua função histórica) e aquelas que trazem sofrimento – e que, portanto, merecem ser mudadas.

No caso de Maria, os próprios sentimentos se tornaram mais aversivos pelo valor simbólico agregado a eles no decorrer de sua vida. Ao crescer em uma família que condenava e julgava a manifestação de certos tipos de sentimentos, estes passaram a ter função aversiva, e logo deveriam ser evitados. Em outras palavras, ao punir manifestações emocionais naturais, a família de Maria tornou alguns sentimentos que já seriam dolorosos, como tristeza ou ansiedade, ainda mais sofridos. Apesar do processo de autoconhecimento parecer simples, é algo extremamente difícil de ser concretizado por alguns pacientes, mas fundamental na maior parte dos casos.

Dentre as diversas formas de se trabalhar esse tipo de problema, destaca-se o processo de validação. Segundo Koerner[28], validação é uma importante estratégia de intervenção do terapeuta, na qual empatiza com o paciente e então comunica para ele que sua perspectiva, sensações e reações são válidas de alguma maneira. Tal estratégia não apenas ajuda o paciente a regular suas emoções em momentos de intensas reações emocionais como também valida a percepção de eventos privados de pessoas que frequentemente tiveram suas vivências subjetivas cronicamente negligenciadas e/ou invalidadas, o que é associado a importante sofrimento emocional[26]. A análise funcional, ao indicar para o terapeuta as razões pelas quais o paciente se comporta e sente de uma determinada maneira, também pode auxiliá-lo a compreender a perspectiva do mesmo, favorecendo uma postura empática e validante.

Para finalizar, é importante pontuar que quanto mais complexa e próxima da realidade clínica, mais necessária se torna a inclusão do comportamento verbal, comportamento simbólico, consciência e subjetividade na análise funcional. Como no caso de Maria, muitas vezes, o valor aversivo ou reforçador de uma consequência é, em si, simbolicamente determinado. Frequentemente, é sobre esses "comportamentos simbólicos" que a terapia deve intervir. O tema é complexo e avançado para o caráter introdutório do presente capítulo, portanto oferecemos ao leitor interessado algumas referências introdutórias sobre o tema comportamento simbólico e como ele é abordado na clínica analítico-comportamental. Para saber mais sobre essa temática ver Hayes et al.[22,29].

CONSIDERAÇÕES FINAIS

A abordagem do trabalho clínico em psicoterapia pela análise do comportamento tem trazido alívio de dores e melhoria na qualidade de vida de muitas pessoas. Sua forma particular de conceber e trabalhar sobre os problemas humanos é embasada em experimentos que indicam, descrevem e atestam processos de sofrimento ao indivíduo. Ao mesmo tempo, oferece uma interpretação válida e útil para a análise dos aspectos da história de vida do cliente, que passa a ter, quando em terapia, a influência de uma relação que mereça ser chamada de terapêutica. Como atesta o primeiro capítulo dessa obra, vários aspectos comuns de todas as psicoterapias são também adotados nesta abordagem. Aqui, assumimos os fatores inespecíficos de todas as psicoterapias. É no modelo de análise, na formulação do caso clínico e nas técnicas utilizadas para a mudança que residem as diferenças. De qualquer maneira, o sucesso com o qual temos produzido resultados com esta forma de atender nossos pacientes justifica a importância desse trabalho ininterrupto e sempre incompleto. Muitas pesquisas têm sido desenvolvidas sobre os aspectos de intervenção clínica para poder revelar as intervenções válidas por produzirem os melhores efeitos.

Muito temos ainda a conhecer sobre o processo psicoterápico. Muito já se pode fazer com o que se conhece.

Vinheta clínica

Paciente Maria, 52 anos, casada, dois filhos adolescentes.

Maria procurou por terapia para cuidar de problemas conjugais, dos quais destaca-se uma dificuldade para aceitar a relação de proximidade do marido com os filhos do primeiro casamento, isto é, seus enteados. Não sabia o porquê, mas constantemente monitorava se seu marido estava se comunicando com seus filhos e brigava se acontecesse. Além da exaustão pessoal e desentendimentos maritais, o tempo tomado com o assunto começou a prejudicar seu trabalho. Logo também ficou evidente um padrão de preocupações generalizadas ligadas a outros temas, como trabalho, finanças, saúde e relacionamentos sociais.

Maria não falava sobre seus sentimentos, mesmo quando convidada pelo terapeuta. Parecia ter dificuldade em observar e identificar o que sentia. Como essa dificuldade parecia um problema mais básico e atrapalhava o avanço da terapia, o terapeuta optou por explorar primeiro essa questão. Até porque hipotetizava que uma parte do problema conjugal decorria justamente dessa dificuldade. Com o avanço da terapia, foi ficando evidente que a paciente passou grande parte da vida agindo de forma a evitar sentir, tanto sentimentos agradáveis quanto desagradáveis. Para isso, ela evitava falar sobre sentimentos ou sobre assuntos que a colocassem em contato com emoções experienciadas como aversivas. Ela também evitava o contato com pessoas ou lugares relacionados àquelas emoções. Até mesmo o comprar em excesso foi identificado como uma das formas da paciente se afastar de suas emoções.

Terapeuta e paciente identificaram que diferentes experiências em sua vida a levaram a isso. Seus pais, por exemplo, eram pessoas muito fechadas, não falavam sobre os próprios sentimentos (não forneceram um modelo). Também não perguntavam sobre os sentimentos dos filhos (não proporcionaram um contexto de aprendizagem para esse tipo de habilidade). Além disso, a expressão de qualquer sentimento negativo era duramente reprovada no contexto familiar. Falas como "sentir ansiedade é uma fraqueza" ou "uma pessoa triste é doente" eram comuns em sua casa, sem contar os frequentes e importantes abusos emocionais que sofria por parte do pai (mais tarde também se envolveu em um relacionamento amoroso abusivo). Passar por tudo isso sem ter recebido as ferramentas necessárias para lidar com essas sensações fez com que a paciente tentasse, de alguma maneira, "enterrar" seus sentimentos.

A terapia se tornou, então, o lugar onde essa paciente poderia, aos poucos, se deparar novamente com certas emoções e ter novas experiências com sentimentos e com intimidade. O bom vínculo terapêutico, baseado em empatia, afeto, cuidado e validação, foi fundamental para que Maria aceitasse seguir em frente. As experiências que teve na terapia mostraram-lhe que era possível estar vulnerável e, ainda assim, ser aceita.

Com o tempo foi ficando mais fácil para o terapeuta fazer perguntas sobre como a paciente estava se sentindo – na vida e também durante as sessões – algo que, inicialmente, produzia bastante ansiedade e tensão em sessão. Não só isso proporcionou momentos de reflexão e de auto-observação, mas uma nova relação, não mais assustadora, com seus próprios sentimentos. O terapeuta também pôde começar a descrever reações emocionais que observava na paciente. Por exemplo: "eu observei que seu olho encheu de lágrimas ao falarmos disso. Você se emocionou. O que você está sentindo agora?", favorecendo o reconhecimento de emoções e relações pacificadas com as mesmas. Também expressava como se sentiria no lugar da paciente. Falas empáticas como "se eu estivesse no seu lugar, teria ficado muito frustrado e preocupado", além de ajudar nas funções descritas anteriormente, permitiam a validação das experiências subjetivas da paciente.

Gradualmente, a paciente passou a observar e falar mais sobre o que sentia. Entrar em contato justamente com aquilo que havia passado tanto tempo tentando evitar, produziu, em um primeiro momento, muita angústia. Essa foi uma fase difícil da terapia. Quando questões mais delicadas começaram a ser abordadas, como os relacionamentos abusivos com o pai e um ex-namorado, as crises de ansiedade se tornaram frequentes. Junto veio o sentimento de vergonha e o medo de que aquelas sensações nunca fossem embora. Entretanto, foi também uma oportunidade importante para aprender que emoções vêm em vão e, com frequentes validações do terapeuta, entender que sentir tudo aquilo era normal. Já não se sentia mais com tanto medo, culpa e vergonha por ter sentimentos, especialmente os ruins. Aos poucos, o desconhecido foi tornando-se familiar para Maria. Agora ela consegue reconhecer suas emoções e, quando necessário, cuidar delas. Isso também permitiu relações mais íntimas e uma vida menos solitária. Agora, terapeuta e paciente estão prontos para avançar e cuidar de outras e novas questões terapeuticamente relevantes.

Para aprofundamento

- Tourinho EZ. Subjetividade e relações comportamentais. São Paulo: Paradigma; 2009.
  - ⇨ **A obra aborda de forma aprofundada a perspectiva analítico comportamental de eventos privados e de subjetividade, na qual fenômenos, como emoções, sentimentos e pensamentos são concebidos como relações comportamentais.**
- Sidman M. Coerção e suas implicações. Campinas: Livro Pleno; 2003.
  - ⇨ **O livro define a noção de coerção e suas implicações para a sociedade e o indivíduo, inclusive no que se refere à psicopatologia. Os efeitos colaterais indesejados dessa forma de controle e os perigos associados ao seu uso são aprofundados e detalhados.**

- Kohlenberg RJ, Tsai M. Functional analytic psychotherapy: A guide for creating intense and curative therapeutic relationships. New York: Plenum; 1991.

  ⇨ **A obra apresenta a psicoterapia analítica funcional, forma de intervenção clínica que privilegia análise e intervenção centradas na relação terapêutica. No livro também é proposta uma definição analítico comportamental de *Self*.**

- Zamignani DR, Banaco RA. Relação terapêutica no contexto da clínica: enfoque analítico-comportamental. In. Miyazaki MCOS, Teodoro MLM, Gorayeb R (orgs.). Sociedade Brasileira de Psicologia. PROPSICO Programa de Atualização em Psicologia Clínica e da Saúde: Ciclo 1. Porto Alegre: Artmed Panamericana; 2017. p. 67-100.

  ⇨ **Outro texto com uma perspectiva nacional sobre a relação terapêutica e seu uso clínico na psicoterapia comportamental.**

REFERÊNCIAS BIBLIOGRÁFICAS

1. **Hayes SC. Acceptance and commitment therapy, relational frame theory, and third wave of behavioral and cognitive therapies. Behav Ther. 2004;35:639-65.**
   ⇨ **Artigo seminal do conceito de ondas de terapias cognitivo-comportamentais.**
2. **Kohlenberg RJ, Tsai M. Functional analytic psychotherapy: A guide for creating intense and curative therapeutic relationships. New York: Plenum; 1991.**
   ⇨ **Ótimo livro introdutório para terapia analítico-comportamental. Dá base para uma relação terapêutica que será base para qualquer outra ação do terapeuta, inclusive as descritas no presente capítulo.**
3. Hayes SC, Strosahl KD, Wilson KG. Acceptance and commitment therapy: An experiential approach to behavior change. New York: The Guilford Press; 1999.
4. Martell CR, Dimidjian S, Herman-Dunn R. Behavioral activation for depression: A clinician's guide. New York: Guilford; 2013.
5. **Borges N, Cassas F. Clínica analítico-comportamental: aspectos aeóricos e práticos. Porto Alegre: Artmed; 2012.**
   ⇨ **Obra brasileira que reúne vários aspectos do desenvolvimento nacional dessa abordagem da psicoterapia analítico-comportamental**
6. Dougher MJ, Hayes SC. Clinical behavior analysis. In. Dougher MJ. Clinical behavior analysis. Reno: Context; 2000. p. 11-26.
7. Guinther PM, Dougher MJ. From behavioral research to clinical therapy. In. Madden GJ (org.) APA handbook of behavior analysis. Translating principles into practice. Washington: American Psychological Association; 2013. vol. 2. p. 3-32.
8. **Pérez-Álvarez M. La terapia de conducta de tercera generacíion. EduPsykhé. 2006;5:159-72.**
   ⇨ **Perspectiva do autor espanhol sobre a terceira geração de terapias comportamentais. Amplia a discussão sobre o assunto.**
9. Kazdin AE. History of behavior modification: Experimental foundations of contemporary research. Baltimore: University Park Press; 1978.
10. Ullman LP, Krasner L. Case studies in behavior modification. New York: Holt Rinehart and Winston; 1965.
11. Skinner BF. Science and human behavior. New York: Free Press; 1965.
12. Hofmann SG, Hayes SC. The future of intervention science: process-based therapy. Clin Psychol Sci. 2019;7(1):37-50.
13. Pompermaier HM, Lopes CE. Para além da privacidade. Psicologia: Teoria e Pesquisa. 2018;34:e3422.
14. Skinner BF. About Bbehaviorism. New York: Alfred A. Knopf; 1974.
15. Tourinho EZ. Private stimuli, covert responses, and private events: conceptual remarks. The Behavior analyst/MABA. 2006;29(1):13-31.
16. Tourinho EZ. Subjetividade e relações comportamentais. São Paulo: Paradigma; 2009.
17. Siegel S. Evidence from rats that morphine tolerance is a learned response. J Comp Physiol Psychol. 1975;89:498-506.
18. Siegel S. The role of conditioning in drug tolerance and addiction. In. Keehn JD (org.). Psychopathology in animals: Research and clinical implications. New York: Academic Press; 1979. p. 143-68.
19. Siegel S. Pavlovian conditioning and heroin overdose: reports by overdose victims. Bull Psychon Soc. 1984;22(5):428-30.
20. Siegel S. Pavlovian conditioning and drug overdose: when tolerance fails. Addic Res Theory. 2001;9:503-13.
21. Skinner BF. The behavior of organisms: an experimental analysis. Acton: Copley; 1938.
22. Hayes SC, Strosahl KD, Wilson KG. Acceptance and commitment therapy. The process and practice of mindful change. 2 ed. New York: The Guilford Press; 2011.
23. Sidman M. Coerção e suas aplicações. Campinas: PSY 2; 1989.
24. Skinner BF. Selection by consequences. Science. 1981;213: 501-4.
25. Kohlenberg RJ, Tsai M. I speak, therefore I am: a behavioral approach to understanding problems of the self. The Behavior Therapist. 1995;18(6):113-6.
26. Kohlenberg Psicoterapia analítica funcional: criando relações terapêuticas intensas e curativas. São Paulo: Tec; 2006.
27. Bohus M, Limberger M, Ebner U, Glocker FX, Schwarz B, Wernz M, et al. Pain perception during self-reported distress and calmness in patients with borderline personality disorder and self-mutilating behavior. Psychiatry Res. 2000;95(3):251-60.
28. Koerner K. Doing dialectical behavior therapy: a practical guide. New York: Guilford Press; 2012.
29. Hayes SC, Barnes-Holmes D, Roche B (org.). Relational frame theory: a post-skinnerian account of human language and cognition. New York: Plenum; 2001.
30. Sidman M. Coerção e suas implicações. Campinas: Livro Pleno; 2003.
31. Sturmey P. Functional analysis in clinical psychology. Oxford: John Wiley & Sons; 1996.
32. Törneke N. Learning RFT: An introduction to relational frame theory and its clinical application. Oakland: New Harbinger; 2010.

6

Terapia comportamental dialética

Vinícius Guimarães Dornelles
Marcelo José Abduch Adas Brañas
Marcos Signoretti Croci
Eduardo Martinho Jr

Sumário

Pontos-chave

- A terapia comportamental dialética (DBT)* tem cinco objetivos: 1) aumentar a motivação dos pacientes; 2) aumentar suas habilidades; 3) assegurar a generalização das habilidades dos mesmos; 4) estruturar o ambiente para que ele reforce as habilidades dos terapeutas e dos pacientes, em especial em situações de crises; 5) aumentar a motivação e as habilidades do terapeuta.
- Para tanto, a DBT possui quatro módulos de tratamento: 1) terapia individual; 2) treino de habilidades; 3) *coaching* telefônico; 4) equipe de consultoria em DBT.
- Embora a DBT tenha sido inicialmente desenvolvida para clientes portadores de transtorno de personalidade *borderline* (TPB), ela foi adaptada com bons resultados para portadores de diferentes transtornos mentais, como transtorno relacionado ao uso de substâncias, transtornos alimentares, depressão refratária, transtorno do déficit de atenção e hiperatividade e ambientes forenses.

* A sigla DBT refere-se ao nome da abordagem em língua inglesa *Dialectical Behavior Therapy*. A sigla em inglês é utilizada devido a uma convenção estabelecida em uma reunião das principais lideranças da DBT na América Latina em Buenos Aires, no primeiro treinamento intensivo em DBT feito na América do Sul, com a finalidade de unificar o termo em língua portuguesa e espanhola

INTRODUÇÃO

A terapia comportamental dialética (DBT) foi inicialmente desenvolvida por Marsha Linehan no final dos anos 1980 para tratar ideação suicida crônica em mulheres diagnosticadas com TPB. Inicialmente ela fez uma revisão minuciosa de tratamentos psicossociais que tinham como alvo lidar de modo eficiente com comportamentos suicidas em pacientes com transtornos de humor, transtornos ansiosos, e transtornos do controle dos impulsos. O uso isolado dessas técnicas, por serem muito focadas em mudança comportamental, acabavam fazendo os pacientes se sentirem criticados, invalidados. Em consequência, o abandono do tratamento era um desfecho comum quando os pacientes eram submetidos isoladamente a essas técnicas.

Percebendo isso, Marsha Linehan contrabalançou essas técnicas com intervenções criadas para demonstrar aceitação de nós mesmos, de nossas próprias emoções, pensamentos, do outro e do mundo em si. O balanço de técnicas de aceitação e mudança é sintetizado pela filosofia dialética. Dentro dessas bases estão as ideias de que tudo (fenômenos, pessoas, comportamentos etc.) são holísticos, estão conectados. Toda a realidade é complexa, relacional e organizada em tensões polares, e tudo está em contínua mudança. A função dessas bases é fazer com que os pacientes e os terapeutas sempre se mantenham distantes de uma visão polarizada sobre qualquer aspecto[1]. Elas orientam os terapeutas a estarem constantemente atentos para perceberem e instigarem os pacientes a procurar o que pode estar faltando dentro de algum contexto, de buscarem outras alternativas ou ainda em perceber o que mais pode estar implicado em cada situação que seja foco do processo terapêutico[2]. Assim sendo, as bases dialéticas norteiam o processo terapêutico na busca da substituição de padrões de pensamentos dicotômicos por pensamentos e avaliações dialéticas por parte do paciente[3].

Além de ser o tratamento baseado em evidências mais estudado para o TPB, algumas adaptações realizadas nos protocolos originais permitiram que o uso de DBT fosse aplicado com sucesso para o tratamento de outros transtornos mentais que apresentam a desregulação emocional como base de comportamentos desadaptativos. Há uma considerável evidência empírica que dá suporte ao uso de DBT para transtornos alimentares, transtornos relacionados ao uso de substâncias, transtorno do estresse pós-traumático e outros transtornos de personalidade, incluindo seu uso em adolescentes[4].

PRINCÍPIOS NORTEADORES DO TRATAMENTO

A DBT é uma abordagem baseada em princípios e não em protocolos. Isso significa que nessa proposta de tratamento o clínico não tem um mapa claro do que seguirá em cada sessão, mas sim utilizará um conjunto de princípios norteadores para julgar e tomar decisões sobre o que deve ser feito naquele momento em busca das metas finais estabelecidas na psicoterapia. Os princípios que o terapeuta em DBT utiliza para tomar as suas decisões são apresentadas a seguir.

Modelo biossocial

O modelo biossocial trata-se de uma proposta teórica que visa explicar a gênese da desregulação emocional. A desregulação emocional pode ser definida como a ação impulsionada pela emoção quando a mesma estiver focada em uma demanda do momento, e que seu resultado prático seja a intensificação da situação problema e/ou a formatação de novos problemas sem que a pessoa tenha de fato percepção desses efeitos[3,5].

A desregulação emocional global é oriunda da transação entre duas variáveis:

- Vulnerabilidade emocional (componente marcadamente biológico), na qual o indivíduo apresenta alta sensibilidade para o disparo da emoção, atingindo uma intensidade bastante elevada, com lento retorno ao estado emocional basal.
- Ambientes invalidantes (componente marcadamente ambiental), no qual o ambiente não consegue compreender de modo efetivo as expressões emocionais do indivíduo, no qual diferenças temperamentais entre o indivíduo e seus cuidadores reforçam a hiper/hipoativação de respostas emocionais, por conta de um ajuste pobre entre o temperamento do indivíduo e o estilo de cuidado do ambiente a que ele é submetido. Em suma, existe uma dificuldade de comunicação eficaz das emoções entre o indivíduo e seu ambiente (pais, escola, colegas, trabalho, igreja, etc). Dessa forma, o indivíduo acaba oscilando entre fortes tentativas de inibir o próprio processamento emocional e explosões comportamentais intensas[6].

Modelo de transtorno baseado em déficit de habilidades

Devido à desregulação emocional, os indivíduos geralmente acabam apresentando déficits importantes em quatro competências fundamentais:

- Inibir comportamentos socialmente ineficazes por conta da intensa ativação emocional.
- Alternar o foco atencional diante de estimulação emocional.
- Sustentar comportamentos direcionados a metas diante de ativação emocional.
- Reduzir a excitação fisiológica diante de intensa ativação emocional.

Assim, fica evidente que a principal problemática de pacientes com desregulação emocional é um intenso déficit de habilidades em como gerenciar as suas emoções nos mais diversos contextos. É justamente por isso que todo o tratamento será embasado na lógica da necessidade da aquisição, do fortalecimento e da generalização de habilidades[7].

Teoria dos estágios de tratamento e hierarquia de alvos prioritários

Pacientes com desregulação emocional possuem muitos problemas complexos, o que dificulta muito focar e direcionar o processo terapêutico. Para dar conta disso, a DBT possui uma hierarquia de alvos prioritários. Essa hierarquia visa trabalhar uma das estratégias mais importantes de solução de problemas complexos, que é o de dividir um problema em diversos subproblemas. Tendo isso em mente, a hierarquia de alvos prioritários em DBT tem como objetivo responder uma questão problema que é: "O que é necessário para que o tratamento seja efetivo em pacientes com desregulação emocional?"[3,7].

Levando essa questão em conta é que a hierarquia de alvos foi pensada. Assim, a primeira necessidade do tratamento é que o paciente esteja vivo. Dessa forma, o primeiro alvo que deve ser trabalhado (no tratamento como um todo e nas sessões de tratamento em si) são os comportamentos de risco à vida imediatos. Nessa categoria podemos incluir as tentativas de suicídio, autolesões, ameaças suicidas, comunicações suicidas, ideação suicida (em especial as com alta intensidade emocional) e outros comportamentos que possam colocar a vida do paciente em risco imediatamente[8].

Uma vez que se tenha um paciente e ele esteja vivo, é necessário que a díade terapêutica esteja comprometida com o tratamento e que se oriente com comportamentos pró-tratamento. Dessa forma, a segunda questão a ser vista na terapia são os comportamentos que podem interferir no tratamento. Aqui é importante salientar que esses podem ser tanto dos terapeutas quanto dos pacientes. Esses comportamentos podem incluir ações que interfiram na frequência das sessões, na pontualidade, em condutas que esgotem o terapeuta, oposição às intervenções do tratamento, condutas protetivas por parte do terapeuta que fragilizem o paciente, comportamentos julgadores ou de culpabilizar o terapeuta e todo e qualquer aspecto que possa interferir no curso natural da terapia. Portanto, é fundamental uma avaliação muito acurada dos comportamentos problemas do paciente, porque muitas vezes comportamentos que poderiam ser da hierarquia dos comportamentos que interferem na qualidade de vida podem ser comportamentos que interferem na terapia. Um exemplo categórico disso seria o de um paciente que está tendo muitas crises de pânico e isso tem feito com que ele falte muito às sessões. Nesse caso, trabalhar as crises de pânico do paciente são fundamentais para lidar com comportamentos que interferem na terapia[9].

Após o trabalho com comportamentos que interferem na terapia, o próximo alvo da hierarquia é o dos comportamentos que interferem amplamente na qualidade de vida dos pacientes. Nessa categoria estão comportamentos que possuam graves consequências para o paciente, como uso de substâncias, comportamentos criminosos, comportamentos sexuais de risco, transtornos mentais residuais que estejam tendo impacto importante no funcionamento do paciente, entre outros que possam ter um impacto realmente importante na qualidade de vida do paciente[3].

Ao trabalhar com pacientes que chegam à sessão e não tenham nenhum comportamento de risco de vida imediato, que interfira na terapia ou que interfira na qualidade de vida (ou caso esses já tenham sido trabalhados na sessão) é o momento no qual o terapeuta individual irá trabalhar o treinamento de alguma habilidade específica que seja interessante para o momento do paciente. Cabe salientar que o trabalho com habilidades pode ocorrer nos níveis anteriores da hierarquia de alvos, desde que o trabalho com alguma habilidade específica seja crucial para lidar adequadamente com esses alvos[3,7].

Os próximos alvos da hierarquia envolvem o trabalho com autorrespeito, com a incompletude e a transcendência. No aspecto de autorrespeito discute-se sobre planos para a própria vida, aspectos de satisfação laboral e ocupacional e em lidar adequadamente com a tristeza e felicidade naturais do cotidiano. Por fim, os alvos relacionados à incompletude envolvem um intenso trabalho de aceitação, da dimensão espiritual do paciente e da sensação de conexão.

Avaliação comportamental

A avaliação comportamental orienta o raciocínio clínico, considerando que a DBT possui um alicerce muito sólido dentro da ciência comportamental. Dessa forma, entende-se que cada comportamento que for trabalhado em terapia precisa ser analisado dentro do contexto no qual ela tenha ocorrido. Afinal um mesmo comportamento pode possuir desencadeantes e reforçadores distintos em contextos diferentes e assim requerer formulações e intervenções específicas para cada situação. Como consequência dessa sólida base da ciência comportamental, têm-se como princípios fundamentais dentro da DBT a importância da observação e descrição sem interpretações ou julgamentos dos comportamentos. A partir disso são geradas e testadas hipóteses baseadas nos modelos teóricos comportamentais subjacentes da DBT[3].

Processos de mudança

Uma vez que a avaliação comportamental foi desenvolvida em uma dada situação cabe ao terapeuta DBT, utilizando as teorias subjacentes dos processos de mudança, escolher quais intervenções serão necessárias para o comportamento alvo em questão. Dessa forma, o clínico, observando a avaliação comportamental se deparará com as seguintes questões: "o paciente está fazendo esse comportamento problema por que ele não tem habilidades para lidar com essa situação?", "ele está fazendo isso devido à intensa ativação emocional que acaba disparando essa conduta?", "existem poderosas contingências de reforços ambientais que acabam inibindo quaisquer respostas alternativas?", ou "esse comportamento está sendo resultado de um ou mais processos cognitivos do paciente?". A resposta para essas questões naturalmente direcionará o terapeuta para quais processos de mudança ele poderá utilizar para trabalhar o comportamento alvo em questão. Assim ele poderá utilizar procedimentos de treinamento de habilidades, de exposição, de manejo de contingências e/ou de modificação cognitiva[3,10]. Dessa forma, fica evidente a ideia do tratamento baseado em princípios, ou seja, existe um algoritmo de raciocínio desde a avaliação do paciente até os processos terapêuticos que serão utilizados para que seja possível atingir as metas acordadas entre terapeuta e paciente.

Bases dialéticas

As bases dialéticas configuram-se como princípios que perpassam toda a DBT, desde a concepção de mundo até posturas e intervenções dialéticas específicas. Dentro dessas bases estão as ideias de que tudo (fenômenos, pessoas, comportamentos etc.) são holísticos, estão conectados e em relação; toda a realidade é complexa, relacional e organizada em tensões polares, tudo está em contínua mudança e esta ocorre por meio de processos transacionais. A função dessas bases é fazer com que os pacientes e os terapeutas sempre se mantenham distantes do apego a uma visão polarizada sobre qualquer aspecto[1]. Elas orientam os terapeutas a estarem constantemente atentos para perceberem e instigarem os pacientes a procurar o que pode estar faltando dentro de algum contexto, de buscarem outras alternativas ou ainda em perceber o que mais pode estar implicado em cada situação que seja foco do processo terapêutico[2]. Assim sendo, as bases dialéticas norteiam o processo terapêutico na busca da substituição de padrões de pensamentos dicotômicos por pensamentos e avaliações dialéticas por parte do paciente[3].

Alvos secundários (dilemas dialéticos)

Os alvos secundários na DBT constituem um modelo explicativo de padrões comportamentais que comumente ocorrem em pacientes com intensa desregulação emocional, com comportamentos suicidas e autolesivos crônicos[3]. Eles podem servir para explicar o funcionamento dos pacientes quando eles muitas vezes não conseguem nos dizer com exatidão. Contudo, como um princípio norteador, a cautela é fundamental no uso dos alvos secundários, tendo em vista que estes só serão operacionalizados caso estejam diretamente implicados em algum alvo primário. Ou seja, a conduta do terapeuta no trabalho com os alvos sempre se dá com base na hierarquia de alvos primários. A grande questão é que um alvo secundário pode ter um papel fundamental em ativar ou manter o paciente preso a um alvo primário[2]. Um exemplo claro disso seria o de uma paciente que tipicamente solicita ajuda ao terapeuta para que ela consiga lidar com os seus conflitos conjugais ao mesmo tempo em que adota uma postura passiva na solução e implementação de possíveis soluções de problemas. Tal conduta acaba esgotando o terapeuta, que percebe que a paciente acaba não tendo uma postura ativa com relação ao problema para o qual ela tanto pede ajuda. A seguir, serão apresentados os alvos secundários e uma breve explicação deles:

- Vulnerabilidade emocional: uma marcada dificuldade em regular processos emocionais aversivos. Envolve uma alta sensibilidade a estimulação emocional aversiva, picos emocionais muito elevados e um lento retorno ao estado emocional basal. O paciente aqui expressa uma acentuada percepção da vulnerabilidade emocional.
- Autoinvalidação: envolve o paciente introjetar o próprio ambiente invalidante e assim invalidar e/ou não reconhecer as próprias emoções, comportamentos e pensamentos. Muitas vezes isso se expressa através de intensa culpabilização, vergonha, raiva de si e expectativas e metas irrealistas para o próprio *self*.
- Passividade ativa: o paciente tende a ser passivo na solução de problemas da própria vida que pode ser acompanhada de pedidos ativos de que as demais pessoas resolvam esses problemas por ela. Além disso, a passividade ativa pode funcionar como uma relação funcional entre o aumento da expressão emocional do paciente e a consequente ação do ambiente para resolver os problemas do paciente ou para apaziguar a situação.
- Competência aparente: um déficit de generalização de habilidades para diferentes estados emocionais e situações da vida do paciente. Dessa forma, o paciente pode enganosamente aparentar ser mais competente do que de fato é para lidar com as suas problemáticas. Além disso, é comum que pacientes com desregulação emocional possam apresentar sinais não verbais que não sejam condizentes com o seu sofrimento emocional.
- Crises implacáveis: esse alvo secundário se caracteriza pelo paciente estar constantemente envolvido com situações emocionais negativas e estressantes. É como se ele fosse naturalmente "coordenado" por crises que acabam uma sucedendo a outra. Essas podem ocorrer pelo padrão de vida que o paciente leva e outras pelo mero acaso.
- Luto inibido: envolve um padrão de desconexão com o próprio processamento emocional, que podem ocorrer de forma ativa por meio de mecanismos de inibição e de intenso controle de respostas emocionais aversivas, ou ainda de forma passiva como no caso dos sintomas dissociativos que esses pacientes tipicamente apresentam.

ESTRUTURA DO TRATAMENTO

A DBT configura-se como um tratamento de estrutura altamente organizada ao mesmo tempo em que é extremamente flexível. Tal característica, que à primeira vista pode parecer paradoxal, é fundamental para a efetividade da DBT no trabalho com pacientes com intensa desregulação emocional. Isso decorre das características dos pacientes com essa problemática clínica, do tratamento em si e, também, da transação entre esses[2].

Nesse modelo de tratamento, o terapeuta toma decisões sobre o que está acontecendo no momento presente do processo terapêutico, guiando-se pelos princípios norteadores da DBT (descritos previamente), com o propósito de auxiliar os pacientes a se aproximarem de suas metas no tratamento[11].

Um ponto de partida para a adequada compreensão da estrutura do tratamento em DBT é o entendimento dos modos e funções do tratamento. Os pacientes com desregulação emocional intensa apresentam múltiplos problemas com alta complexidade, além de um intenso déficit de habilidades. Essas características acabam por inviabilizar ou tornar praticamente inexequível a tarefa do terapeuta individual de reduzir os comportamentos problemas dos pacientes, ao mesmo tempo em que trabalha para aumentar habilidades fundamentais para comportamentos direcionados às metas dos mesmos. Para dar conta disso, a DBT acaba por se orientar em diferentes modos de tratamento, os quais têm por objetivo garantir a execução de todas as funções básicas do tratamento[7].

A DBT é uma abordagem terapêutica com uma estrutura que visa atingir cinco funções básicas do tratamento dos pacientes:

- Aumentar a motivação.
- Aumentar as habilidades.
- Assegurar a generalização das habilidades.
- Estruturar o ambiente para que ele reforce as habilidades dos terapeutas e dos pacientes, em especial em situações de crises.
- Aumentar a motivação e as habilidades do terapeuta.

Cabe clarificar aqui que o termo motivação tem o seu entendimento a partir da ciência do comportamento. Ou seja, como uma variável (ou um somatório de variáveis) que altera momentaneamente o valor de um reforçador (ou conjunto de reforçadores) de um, ou mais, estímulos e que pode modificar a frequência de comportamentos reforçados por esses estímulos supracitados[12].

Desse modo, para desenvolver efetivamente as cinco funções básicas, a DBT, em sua versão *standard*, possui uma composição modular de tratamento com os seguintes modos:

- Terapia individual.
- Treino de habilidades.
- *Coaching* telefônico.
- Equipe de consultoria em DBT.

A organização dos modos de tratamento relacionados às funções básicas se dá em uma hierarquia de responsabilidades. Assim, a terapia individual possui a principal responsabilidade de aumentar a motivação dos pacientes; o treino de habilidades, de aumentar as habilidades desses; o *coaching* telefônico, de assegurar a generalização das habilidades; a consultoria de equipe, tem a função de manter os terapeutas efetivos e motivados na aplicação da DBT; e como um modo auxiliar, as sessões com familiares e o manejo de caso com a estruturação do ambiente.

Os modos de tratamento possuem uma hierarquia de responsabilidades divididas entre as funções do tratamento. Ou seja, o fato de um determinado modo estar mais vinculado a uma das funções do tratamento, não quer dizer que ele não vá operar sobre outra dada função do tratamento.

Um exemplo disso seria a diferença de hierarquia de responsabilidades sobre os processos de desenvolvimento das habilidades existentes entre a terapia individual e o treinamento de habilidades. No treino, a principal responsabilidade hierárquica é com a aquisição de habilidades; depois passa a ser com o fortalecimento; e, por fim, com a generalização das habilidades. Já a terapia individual tem como foco principal a generalização das habilidades; depois o fortalecimento; e, por fim, a aquisição de habilidades[1,3,7].

Em relação ao treino de habilidades, quatro classes de habilidades são ensinadas:

- Atenção plena (*mindfulness*): estar plenamente atento e conectado ao momento presente.
- Tolerância a crises: identificação de momentos de crise, aprendendo a vivenciar fortes emoções negativas enquanto inibe comportamentos disfuncionais que podem piorar a situação.
- Eficácia interpessoal: aprender a responder de maneira eficaz a conflitos e demandas interpessoais.
- Regulação emocional: identificar e modular emoções elicitadas pelo ambiente.

Treino de habilidades em DBT são realizados em grupos que se reúnem com frequência semanal, durante aproximadamente seis meses. Os líderes dos grupos dão lições de casa aos pacientes, para que pratiquem as habilidades em seu cotidiano. Foi demonstrado que o treino de habilidades isoladamente pode ser bastante efetivo em promover melhora clínica em pacientes com desregulação emocional[13].

Níveis de desordem

Os alvos de tratamento que serão foco da intervenção em cada estágio de tratamento são organizados de acordo com o nível de desordem que o paciente apresenta. São esses:

- Descontrole comportamental: é configurado por comportamentos intensos e que o paciente não consegue controlá-los ou consegue em situações muito específicas. Nesse nível é que se enquadram os comportamentos suicidas. Contudo, é importante ter clareza que não são apenas essas duas classes de condutas que configuram esse nível, mas sim todo e qualquer comportamento sem controle e que traga um prejuízo intenso e generalizado na vida do paciente.
- Desespero silencioso: é formado pelo histórico de vivências traumáticas, transtornos mentais com grave prejuízo no funcionamento dos pacientes, resolução de relacionamentos interpessoais realmente importantes e pela formação de novos relacionamentos. O paciente aqui já não apresenta o descontrole comportamental acentuado, mas sim uma intensa experiência de sofrimento emocional com impacto direto no seu funcionamento.
- Desordem dos problemas da vida cotidiana: está relacionado às metas de vida, no aumento do autorrespeito e que o paciente consiga estabilidade e tranquilidade em lidar com os eventos agradáveis e desagradáveis do cotidiano na vida. Nesse nível, o paciente ainda necessita trabalhar algumas de suas problemáticas, que já não possuem uma interferência tão intensa em sua vida, ao mesmo tempo no qual é necessário um intenso trabalho com aceitação radical, em especial da naturalidade da existência de eventos agradáveis e desagradáveis ordinários.
- Incompletude: a busca de cultivar uma vida repleta de sentido, transcendência e liberdade. Nesse nível, o trabalho a ser desenvolvido com os pacientes é relacionado à aceitação as vulnerabilidades, da capacidade de não buscar controle sobre essas e de um senso de conexão[2,7].

Estágios de tratamento

Os estágios de tratamento nada mais são do que uma evolução natural de alvos de tratamento, que são organizados conforme o nível de desordem observado nos pacientes. Dessa forma, os estágios de tratamento têm como objetivo organizar a visão do clínico sobre quais alvos devem ser focados em cada momento do tratamento.

A ideia aqui é organizar o raciocínio clínico do terapeuta e do paciente para perceberem quais alvos são necessários serem atingidos, e em que ordem – para que se possa alcançar as metas finais dos pacientes. Uma metáfora que exemplifica bem essa questão para os pacientes é a da pessoa que mora no quarto andar de um prédio sem elevador, e ela vai ao mercado e realiza toda a compra do mês. Então essa pessoa volta com muitas sacolas. Ao chegar em casa, ela não tem como subir com todas as sacolas de uma única vez. Ela acabará levando todas aos poucos, e precisa decidir qual será a ordem das sacolas (p. ex., começando com os congelados). Assim, fica muito claro na metáfora que os estágios de tratamento não se configuram como níveis hierárquicos rígidos, mas como uma evolução natural dos alvos de tratamento[2,7].

A seguir, será apresentada a descrição dos estágios, bem como dos alvos que são acessados em cada um deles[3].

Pré-tratamento

Antes da descrição dos alvos que compõem esse estágio é necessário clarificar que ele não faz parte do tratamento. O pré-tratamento configura-se como uma preparação para o tratamento no qual, ao final desse estágio, o terapeuta e o paciente estarão capacitados a tomarem a decisão de querer ou não trabalhar juntos[3]. Os alvos desse estágio são a orientação e o comprometimento. Assim, o terapeuta avaliará as metas do paciente e o orientará sobre a DBT, sobre a dificuldade do tratamento e acerca do modelo biossocial. Além disso, trabalhar-se-á no estabelecimento de um comprometimento mútuo entre terapeuta e paciente para o desenvolvimento do tratamento.

Nesse sentido, existem alguns compromissos básicos necessários para que o paciente possa iniciar o tratamento em DBT, são eles:

- Parar com os comportamentos de risco de vida imediato e que toda vez que o paciente tenha o impulso de fazê-los, irá relatar ao terapeuta, antes de executá-los.
- O paciente comparecerá a todas as sessões de terapia individual e do treinamento de habilidades.
- A regra das quatro faltas, que é explicada para o paciente, e consiste em desligamento do paciente, caso ele falte em quatro sessões seguidas (ele é naturalmente desligado do tratamento e não poderá realizar o tratamento novamente com esse mesmo terapeuta durante o período de um ano). Por mais que a regra das quatro faltas possa parecer à primeira vista um tanto quanto drástica, ela é crucial para que o terapeuta não acabe desenvolvendo um esquema de reforçamento por intervalo variável dos comportamentos problemas do paciente, o que acabaria se configurando com uma ação altamente iatrogênica longitudinalmente[3,11].

Uma vez cumprido o estágio pré-tratamento, com o paciente devidamente orientado e a díade terapêutica esteja comprometida em trabalhar em conjunto, o paciente pode iniciar o tratamento em DBT. Aqui cabe salientar que não necessariamente o paciente começará no estágio 1, tudo dependerá do seu nível de desordem. A seguir, apresentamos os estágios de tratamento, bem como os alvos focados de acordo com os níveis de desordem.

Estágio 1

O estágio 1 está relacionado aos pacientes que apresentam como nível de desordem o descontrole comportamental. Os alvos focados são: 1) reduzir comportamentos de risco de vida imediatos; 2) reduzir comportamentos que interferem na terapia; 3) reduzir comportamentos que interferem maciçamente na qualidade de vida; e 4) adquirir habilidades.

Estágio 2

Nessa fase, o tratamento é orientado para os seguintes alvos: 1) trabalhar transtorno de estresse pós-traumático (TEPT) e/ou vivências traumáticas do passado; 2) transtornos mentais residuais que estejam gerando importante disfunção no paciente; 3) experienciar estados emocionais aversivos; 4) reduzir a evitação experiencial. Um ponto importante aqui é que se os sintomas referentes ao TEPT estiverem gerando importante descontrole comportamental ou comportamentos característicos do estágio 1, então o TEPT deve ser tratado prioritariamente[14,15]. Por fim, como pode ser observado, os alvos do estágio 2 estão relacionados ao nível de desordem do desespero silencioso.

Estágio 3

Os alvos aqui implicados são os seguintes: 1) experienciar eventos agradáveis e desagradáveis do cotidiano (felicidade e infelicidade comuns); 2) aumentar o autorrespeito; 3) aumentar a qualidade de vida; 4) reduzir transtornos mentais de gravidade leve; e 4) lidar de forma efetiva com os problemas do cotidiano. O estágio 3 do tratamento está alinhado em focar nos alvos relacionados ao nível de desordem dos problemas da vida cotidiana.

Estágio 4

Por fim, esse estágio está focado em lidar com o nível de desordem da incompletude[7], e está alicerçado nos seguintes alvos: 1) aumentar um senso de conexão consigo mesmo, com os outros e entender a historicidade existente entre o passado e o presente; 2) experiências culminantes; e 3) realização espiritual.

EVIDÊNCIAS SOBRE A EFICÁCIA DA TERAPIA DIALÉTICA COMPORTAMENTAL

O primeiro ensaio clínico randomizado usando DBT para tratar pacientes com TPB demonstrou uma diminuição significativa no comportamento suicida (26% DBT *vs.* 60% de tratamento habitual) e no número de dias em internação hospital em um ano após o tratamento[16]. Esses resultados foram posteriormente replicados por outros pesquisadores, em outros ensaios clínicos randomizados[17-19].

Importante salientar que a maioria desses estudos investigou o uso de DBT padrão, que inclui grupo de treino de habilidades, sessões de psicoterapia individual, *coaching* telefônico e grupos de consultoria. Modificações desse protocolo estão sendo estudadas em populações específicas, com outros transtornos mentais.

Há estudos que apontam eficácia do uso de DBT para o uso em adolescentes com comportamentos suicidas e com transtornos alimentares. O treino de habilidades é particularmente útil nessa faixa etária, podendo ter também a função de proteger o adolescente contra o desenvolvimento de um transtorno mental de maior gravidade, melhorando o funcionamento social.

Também, com algumas adaptações no protocolo de tratamento, DBT tem demonstrado evidência no tratamento de transtornos alimentares[20-22] e nos transtornos relacionados ao uso de substâncias, especialmente quando há comorbidade com TPB[23].

CONSIDERAÇÕES FINAIS

A DBT é um tratamento cada vez mais popular dadas as amplas evidências de sua eficácia no tratamento do TPB e comportamentos suicidas. A DBT também tem se mostrado eficaz no tratamento de transtornos relacionados ao abuso de substâncias, transtornos alimentares e depressão resistente ao tratamento, embora estudos adicionais com condições de controle ativo sejam necessários. O uso da dialética para equilibrar as estratégias de mudança e aceitação, bem como seu direcionamento ao desenvolvimento de habilidades em diversas áreas (regulação emocional, eficácia interpessoal, tolerância ao estresse e atenção plena), tornam a DBT um tratamento eficaz para uma série de transtornos mentais.

No entanto, a DBT é um tratamento abrangente que requer treinamento intensivo e recursos substanciais para praticar com competência suas quatro modalidades: terapia individual, treinamento de habilidades em grupo, *coaching* telefônico e equipe de consultoria. Hoje, os terapeutas interessados em aprender DBT têm uma gama de opções de treinamento, bem como acesso a um corpo crescente de literatura sobre como adaptar o DBT a diferentes ambientes e populações.

Vinheta clínica

Maria Clara (nome fictício), 23 anos, branca, não professa nenhuma religião, não possui atividade laboral, e acaba de decidir trocar o curso que está fazendo na universidade – saindo do direito e indo para o de assistência social. A paciente atualmente mora com os pais. Tem uma irmã que se mudou de casa há menos de dois meses. Está em relacionamento estável há um ano. A mãe da paciente apresenta transtorno afetivo bipolar (TAB) e o pai transtorno depressivo recorrente.

A paciente inicia a busca por atendimento em 2018, em consequência do seu histórico de intensa ideação suicida, episódios de autolesão, bulimia nervosa, episódios de intenso abuso de álcool, comportamentos de risco em suas saídas em festas com amigos (comportamentos sexuais de risco e uso esporádico de cocaína), e a oscilação entre comportamentos de isolamento com crises intensas de choro (normalmente quando ocorrem os pensamentos suicidas).

Atualmente o atendimento deve-se a episódios esporádicos de comer compulsivo seguidos de purgação (em média 1 episódio a cada 90 dias), a uso abusivo de álcool (que em muitas situações gera impulsos de comportamentos autolesivos, sem que a paciente os execute nos últimos oito meses), e para a elaboração de uma "volta sustentável" para a faculdade.

Vulnerabilidades a apresentação dos problemas

Paciente no presente momento encontra-se namorando um rapaz que parece apoiá-la no tratamento. Contudo, ela acaba fazendo uso do álcool para "ser mais legal" para o namorado. Isso por diversas vezes acaba levando Maria Clara a ter crises de choro importantes e a ter impulsos autolesivos.

Crise econômica afetando diretamente os rendimentos do pai, provocando uma cadeia de pensamentos autoinvalidantes muito intensas por não estar nem trabalhando, nem seguindo o semestre na faculdade.

Irmã pela qual a paciente tem muito carinho foi estudar em outra cidade, o que deixou-a com sensação de solidão. Relata que isso a faz buscar mais contato com amigos, fazendo uso de álcool para parecer mais interessante.

Paciente em polifarmácia com a inclusão de lamotrigina, bupropiona, fluoxetina e venvanse.

Histórico da paciente com foco na transação entre a vulnerabilidade emocional e os ambientes invalidantes

Mãe com TAB e histórico de violência física na infância. Paciente inicia um processo de isolamento e já começa a apresentar preocupação com o corpo e a ter crises de choro desde os 5 anos.

Mudança para o interior do Estado aos 9 anos. Aos 11 anos, volta para São Paulo e entra em uma das escolas mais importantes da cidade, onde sofre muitas experiências de *bullying*. Inicia os primeiros comportamentos autolesivos

Aos 12 anos inicia o uso de álcool. Nesse período, há episódios importantes de violência em casa, por conta dos "namoricos" (sic) da paciente.

Aos 13 anos, paciente fica pela primeira vez com uma menina, e família responde afirmando que ela é uma vagabunda. Depois desse evento, apresenta primeira tentativa de suicídio (uso de medicamentos), mas não é levada ao hospital. Paciente começa a desenvolver mais seriamente a bulimia nervosa e acaba desenvolvendo anorexia nervosa.

Aos 14 anos, faz a segunda tentativa de suicídio, tentando cortar os pulsos. Esse episódio, leva a paciente à primeira hospitalização psiquiátrica. O processo de *bullying* na escola aumenta de intensidade e ela chega a pesar 40 kg nesse ano. Inicia, então, um tratamento para a anorexia nervosa

Com 15 anos a paciente acaba ficando obesa. Intensificaram-se os episódios de compulsão alimentar, seguidos de métodos purgativos. A paciente vai ficando cada vez mais tímida e com dificuldades de ter relacionamentos sociais.

Aos 16-17 anos, iniciam-se os episódios de intenso abuso de álcool e uso de cocaína. Quando os familiares percebem o abuso de álcool, acabam reagindo de forma violenta física e verbalmente.

Entre os 17-18 anos, a paciente começa a ter múltiplos parceiros sexuais, muitas vezes transando com pessoas das quais não se lembrava dia seguinte.

Em um episódio desses, aos 21 anos, acabou sofrendo estupro, causado por um garoto de uma família conhecida. Ela foi para a casa dele e eles acabaram bebendo muito; ela "apagou" e acordou no dia seguinte com dor, desconforto e com a sensação ter sêmen dentro dela.

Ao contar para a família, os pais não levaram o episódio a sério e culparam-na pelo ocorrido. Após esse evento, ocorre uma acentuação dos episódios de autolesão.

Metas da paciente para a terapia

- Terminar a faculdade.
- Ter uma relação saudável com o namorado.
- Ter uma relação estável com a família.
- Construir a independência financeira.

Avaliação do nível de desordem

Paciente encontra-se no segundo nível de desordem (desespero silencioso), pois o tratamento está focado na solução de importantes transtornos mentais, de experiências traumáticas que vivenciou, em melhorar o relacionamento interpessoal dela com a família e com a construção de um novo grupo social de amigos que possa vir a ser mais protetivo para ela.

Estágio de tratamento (progressão natural dos alvos de tratamento)

Paciente atualmente encontra-se no Estágio 2 do tratamento. Isso se deve ao foco do tratamento estar nos seguintes alvos:

- Transtornos mentais que atualmente não tem gerado importantes experiências de descontrole comportamental.
- Diminuir hipersensibilidade interpessoal, que muitas vezes a faz buscar o álcool para conseguir permanecer nas situações de convívio social.
- Em fazer com que a paciente se exponha cada vez mais a novos contextos sociais e assim forme novas relações. Que ela consiga ser mais eficaz nas relações interpessoais sem buscar estratégias como o álcool ou o comer compulsivo para regular a própria emoção.
- Analisar a eficácia, os efeitos adversos e os motivos da prescrição dos quatro psicotrópicos que a paciente está tomando, para que aos poucos, possam ser reduzidos.

Um ponto importante nesse caso é que a paciente esporadicamente apresenta alguns comportamentos do estágio 1, demandando o uso de estratégias referentes a esse estágio de tratamento.

Para aprofundamento

- Bohus M, Reicherzer M. Como lidar com o transtorno de personalidade limítrofe-*borderline*: guia prático para familiares e pacientes. Lisboa: Editora Hogrefe; 2017.
  - ⇨ **Utilizado para psicoeducação sobre o transtorno de personalidade *borderline*, indicado a pacientes e seus familiares. Explica de modo simplificado e acessível os princípios da DBT.**
- Linehan MM. Terapia cognitivo comportamental para o transtorno da personalidade *borderline*. Porto Alegre: Artmed; 2010.
  - ⇨ **O primeiro livro escrito por Marsha Linehan sobre DBT, no qual são explicados de modo detalhado os princípios dessa abordagem terapêutica.**
- Linehan MM. Treinamento de habilidades em DBT: manual de terapia comportamental dialética para o terapeuta. 2 ed. Porto Alegre: Artmed; 2018.
  - ⇨ **Apresenta em pormenores a metodologia de ensino de todo o treinamento de habilidades em DBT.**

REFERÊNCIAS BIBLIOGRÁFICAS

1. **Dornelles VG, Sayago CW. Terapia comportamental dialética: princípios e bases do tratamento. In: Lucena-Santo P, Pinto-Gouveia J, Oliveira MS (orgs.). Terapias comportamentais de terceira geração: guia para profissionais. Novo Hamburgo: Sinopsys; 2015.**
   ⇨ **Artigo que detalha mais princípios da DBT.**
2. Dornelles VG, Alano D. Terapia comportamental dialética. In. Neufeld CB, Falcone EMO, Rangé B (orgs.). Federação Brasileira de Terapias Cognitivas. PROCOGNITIVA Programa de Atualização em Terapia Cognitivo Comportamental: Ciclo 3. Porto Alegre: Artmed Panamericana; 2016. p. 9-51.
3. Linehan MM. Terapia cognitivo comportamental para o transtorno da personalidade borderline. Porto Alegre: Artmed; 2010.
4. Ritschel LA, Lim NE, Stewart LM. Transdiagnostic applications of DBT for adolescents and adults. Am J Psychother. 2015;69(2):111-28.
5. Linehan MM. DBT skills training manual. New York: Guilford Press; 2015.
6. Koerner K. Doing dialectical behavior therapy: a practical guide. New York: Guilford Press; 2012.
7. Linehan MM. Treinamento de habilidades em DBT: manual de terapia comportamental dialética para o terapeuta. 2 ed. Porto Alegre: Artmed; 2018.
8. **Miller AL, Rathus JH, Linehan MM. Dialectical behavior therapy with suicidal adolescents. New York: The Guilford Press; 2007.**
   ⇨ **Livro que detalha as adaptações da DBT em adolescentes.**
9. Chapman AL, Rosenthal ZM. Managing therapy-interfering behavior: strategies from dialectical behavior therapy. Washington: American Psychological Association; 2016.
10. **Swenson CR. DBT principles in action: acceptance, change, and dialectics. New York: The Guilford Press; 2016.**
    ⇨ **Outro excelente livro teórico sobre os princípios da DBT.**
11. Swales MA, Heard HL. Dialectical behaviour therapy: the CBT distinctive features series. 2 ed. London: Routledge; 2017.
12. Cunha RN. Motivação e análise do comportamento. Temas em Psicologia. 1995;3(3):11-8.
13. Valentine SE, Bankoff SM, Poulin RM, Reidler EB, Pantalone DW. The use of dialectical behaviour therapy skills training as stand-alone treatment: a systematic review of the treatment outcome literature. Journal of Clinical Psychology. 2014;71(1):1-20.

14. Boggiano JP, Gagliesi P. Terapia Dialéctico Conductual: introdución al tratamiento de consultantes com desregulación emocional. La Plata: EDULP; 2018.
15. Harned MS, Korslund KE, Linehan MM. A pilot randomized controlled trial of dialectical behavior therapy with and without the dialectical behavior therapy prolonged exposure protocol for suicidal and self-injuring women with borderline personality disorder and PTSD. Behav Res Therapy. 2014;55:7-17.
16. Linehan MM, Armstrong HE, Suarez A, Allmon D, Heard HL. Cognitive-behavioral treatment of chronically parasuicidal borderline patients. Arch Gen Psychiatry. 1991;48:1060-4.
17. Koons C, Robins C, Tweed J, Lynch T, Gonzalez A, Morse J, et al. Efficacy of dialectical behavior therapy in women veterans with borderline personality disorder. Behav Therapy. 2001;32(2):371-90.
18. McQuillan A, Nicastro R, Guenot F, Girard M, Lissner C, Ferrero F. Intensive dialectical behavior therapy for outpatients with borderline personality disorder who are in crisis. Psychiatric Services. 2005;56(2): 193-7.
19. Verheul R, Van Den Bosch LMC, Koeter MWJ, De Ridder MAJ, Stijnen T, Van Den Brink W. Dialectical behaviour therapy for women with borderline personality disorder: 12-month, randomized clinical trial in the Netherlands. Br J Psychiatry: the journal of mental science. 2003;182:135-40.
20. Telch C, Agras W, Linehan M. Dialectical behavior therapy for binge eating disorder. J Consult Clin Psychol. 2001;69:1061-5.
21. Bankoff SM, Karpel MG, Forbes HE, Pantalone DW. A systematic review of dialectical behavior therapy for the treatment of eating disorders. Eat Disord. 2012;20(3):196-215.
22. Chen EY, Segal K, Weissman J, Zeffiro TA, Gallop R, Linehan MM, et al. Adapting dialectical behavior therapy for outpatient adult anorexia nervosa: A pilot study. Int J Eat Disord. 2015;48(1):123-32.
23. Dimeff LA, Linehan MM. Dialectical behavior therapy for substance abusers. Addict Sci Clin Pract. 2008;4(2):39-47.

7

Terapia cognitivo-comportamental

Ana Jô Jennings
Antonio de Pádua Serafim
Francisco Lotufo Neto
Fabiana Saffi

Sumário

Pontos-chave

- Panorama histórico da terapia cognitivo comportamental – "três ondas teóricas".
- Perspectivas emergentes sobre as terapias cognitivo-comportamentais.
- Processos transdiagnósticos e a terapia comportamental cognitiva.
- Eficácia da terapia cognitivo-comportamental.

INTRODUÇÃO

Este capítulo tem como principal intuito percorrer um panorama geral sobre a terapia cognitivo comportamental, tentando dar conta de sua compreensão enquanto abordagem teórica, a fim de possibilitar ao clínico interessado em aprofundar-se nesta temática os meios para encontrar e transitar entre os diferentes caminhos de intervenção.

A terapia cognitivo comportamental (TCC) é considerada uma terapia de forte base empírica[1], uma vez que fundamenta suas intervenções em achados de pesquisas científicas. Em uma rápida busca em bancos de dados como o PubMed, com a sigla CBT (*cognition behavioral therapy*), equivalente a TCC em português, foram localizados 42.466 estudos, evidenciando o quanto esta abordagem tem sido investigada mundo a fora.

Tendo isso em mente, é necessário fazer uma breve diferenciação entre a TCC no Brasil e a TCC norte-americana, o seu desenvolvimento no Brasil não seguiu os mesmos percursos apesar de ter recebido influências da TCC norte-americana, por razões históricas e culturais, repercutindo na forma como foram estruturadas[2].

Para Guilhardi, o surgimento das terapias comportamentais no Brasil tiveram características peculiares e únicas que justificariam um desenvolvimento histórico próprio. Nesta perspectiva, o termo TCC é tomado como uma abordagem teórica específica, que seria a TCC clássica, direcionada pelas proposições feitas por Aron T. Beck.

Na perspectiva norte-americana, o termo CBT é tomado de forma mais abrangente, sendo considerado como um termo guarda-chuva por englobar um grupo diversificado de tratamentos e intervenções[1]. Neste termo, estariam inseridos tratamentos de origem cognitiva, comportamental, aceitação e compromisso, comportamental dialética, terapia focada em esquemas, comportamental emotivo racional, psicoterapia cognitivo comportamental, terapia de processamento cognitivo, dentre outras[2]. Por essa perspectiva se tratar de uma das principais referências adotadas na comunidade científica, também adotaremos essa nomenclatura neste capítulo.

Nessa perspectiva, o termo CBT (TCC) é tomado como uma denominação comum a diferentes terapias que se enquadram nessa categoria. Alguns autores discutem esse termo de forma mais detalhada, questionando qual dos "cs" viria primeiro, comportamental cognitivo ou cognitivo comportamental. Para fins metodológicos de pesquisa essas diferenciações seriam relevantes para a diferenciação da base teórica predominante, cognitivo ou comportamental[3].

Vários estudos fornecem forte apoio à eficácia da TCC em uma ampla gama de distúrbios, como transtornos de ansiedade[4], transtornos de humor[5], transtornos de personalidade[6], dentre outros. Além disso, diferentes estudos de revisão e metanálise têm demonstrado de forma consistente a superioridade da TCC em comparação à outras formas de psicoterapia[7].

Como consequência dessas evidências, Hofmann et al.[8] apontam que nos últimos dez anos, as diretrizes publicadas pela Associação Psiquiátrica Americana e pelo Instituto Nacional de Excelência em Saúde e Cuidados recomendaram essa terapia para o tratamento da depressão, transtorno obsessivo-compulsivo, transtorno de ansiedade generalizada, transtorno do pânico, transtorno de estresse pós-traumático, transtorno de personalidade *borderline*, esquizofrenia e bulimia nervosa.

Apesar de todas essas evidências apoiarem a TCC como um tratamento empiricamente sustentado, pesquisadores destacam a existência de algumas limitações. Uma delas é a carência de conhecimento sobre como a TCC previne e melhora efetivamente os sintomas, principalmente aqueles com um desdobramento mais cognitivo, havendo nesse sentido a necessidade de uma descrição mais clara dos processos envolvidos. Outro aspecto que enfraqueceria os seus resultados é a metodologia utilizada para avaliação de mudanças na cognição, uma vez que a maioria dos instrumentos utilizados para avaliar mudanças na cognição são instrumentos de autorrelato, configurando-se como uma medida de avaliação carregada de vieses. A própria definição do termo cognição é tida como um ponto de fragilidade, por se tratar de um termo muito amplo, que engloba diferentes âmbitos do conhecimento e dificulta assim, partir de um mesmo parâmetro de comparação[1].

A literatura sugere formas alternativas de avaliação da melhora cognitiva, como aquelas que envolvem induções de humor negativo[9], classificações das verbalizações dos clientes em sessão[10] ou avaliações ecológicas momentâneas[11] que fornecerão informações mais detalhadas e descritivas sobre os mecanismos de mudança envolvidos nas técnicas utilizadas pela TCC[1].

Uma abordagem de pesquisa que tem sido empregada para tentar dar conta dessas limitações é a abordagem transdiagnóstica. Que traz uma proposta mais amplificada diante da forma como as intervenções são empregadas, na tentativa de romper com o modelo interventivo centrado no diagnóstico, voltando-se para aspectos mais processuais[12].

PANORAMA HISTÓRICO

Partindo da perspectiva norte-americana, o processo histórico do desenvolvimento da terapia comportamental iniciou-se com a psicologia predominantemente comportamental, o behaviorismo metodológico; e constituiu-se como uma abordagem fundamentalmente diferente da forma tradicional de se tratar distúrbios psicológicos. Partindo de um berço experimental, focado na intervenção clínica sobre os comportamentos. A infusão de conceitos e procedimentos cognitivos se deu mais adiante, culminando em uma fusão de terapia comportamental e terapia cognitiva, terapia cognitivo-comportamental (TCC)[3].

Em meados de 1960-1980 houve mudanças significativas na estruturação da psicoterapia em que foi reafirmada a necessidade de introduzir padrões rigorosos de avaliação, incluindo ensaios de tratamento controlado. Esse tipo de influência e pensamento foi um importante precursor sobre a adoção de padrões contemporâneos para tratamentos baseados em evidências[3].

Hayes et al.[12], denominaram essas mudanças como ondas: primeira, segunda e terceira. Esses pesquisadores destacam a presença de críticas equivocadas a essa terminologia, direcionadas à impressão de que uma onda substituiria a outra. Justificam que pelo contrário, uma onda incorpora a outra, acrescentando novas perspectivas, sem abandonar as anteriores, criando possibilidades a partir de conceitos já consolidados. Outra crítica que o uso dessa terminologia recebeu foi associada ao fato de que é uma forma de enquadrar historicamente a TCC e nesse sentido se aplicaria apenas em relação a perspectiva norte-americana[2].

Hayes et al.[12] descrevem ainda, que a primeira onda se configurou pela terapia comportamental em si, que através da aplicação de princípios de aprendizado e métodos bem avaliados, visavam a mudança do comportamento manifesto.

O surgimento da terapia comportamental ocorreu com Pavlov quando estudou a fisiologia do sistema digestivo e descreveu o comportamento respondente. Esse esquema de tratamento, que faz parte da primeira onda, é utilizado até os dias atuais, como apresentado por Marshal et al.[13] para o tratamento de parafilias. Os autores descrevem que o procedimento prevê a realização de masturbação durante a vigência de fantasias sexuais apropriadas, orientando que a masturbação, juntamente com essas fantasias, não seja interrompida até o orgasmo. E, após esse, que a masturbação continue, mas na presença de fantasias inapropriadas. Assim a excitação sexual e o prazer ficariam associadas a fantasias apropriadas, e a falta de prazer a fantasias inapropriadas[13].

Ainda na primeira onda temos Skinner[14], que descreveu o comportamento operante (que é quando a resposta do indivíduo age ou interage no ambiente e as consequências do comportamento influenciam na probabilidade desse comportamento ocorrer novamente) e Bandura[15], com a aprendizagem social que, muito resumidamente, é a importância e o estudo da aprendizagem que ocorre por observação e imitação.

A aplicação dos conceitos derivados da aprendizagem operante[16] à psicoterapia deu origem à análise do comportamento que permitiu a promoção de um entendimento sólido para os fenômenos clínicos visando a criação de intervenções eficazes e um diálogo intenso com as neurociências.

A segunda onda teria se configurado por meio de uma nova geração de métodos e conceitos focados no papel dos padrões de pensamento desadaptativos, nas emoções, no comportamento, e no uso de métodos para detectar e alterar esses padrões, configurando-se como a TCC clássica[12].

Na TCC clássica, temos como um dos principais autores Aaron T. Beck[17] que pensou na técnica para ser aplicada inicialmente em pacientes com depressão. Nessa abordagem enfoca-se o modelo cognitivo, no qual pressupõe-se que os pensamentos interferem nos comportamentos e sentimentos e, para se mudar comportamentos e mudar sentimentos é necessária uma mudança nos pensamentos, no modo como se interpreta os acontecimentos da vida[17]. Destrinchando um pouco mais este modelo encontram-se as crenças centrais, os pensamentos automáticos e os esquemas emocionais.

Outra psicoterapia da segunda onda foi a terapia racional emotiva. Desenvolvida por Albert Ellis[18] influenciado pelo ensino do filósofo grego Epiteto. Um de seus pressupostos é que o sofrimento humano não é só consequência das adversidades, mas de como é construída a visão da realidade por meio da linguagem, das crenças e dos significados. O cliente aprende o modelo A-B-C de transtorno e mudança psicológica (A: adversidade ou acontecimento ativador, B: crenças sobre a adversidade, C: comportamento físico ou emocional disfuncional). Outro pressuposto é que padrões de pensamento irracionais e disfuncionais contribuem para sentimentos, desejos e comportamentos prejudiciais que trazem e mantem infelicidade e fracasso pessoal. Ao tornar seus pensamentos e crenças mais flexíveis apresentaria melhora[18].

No que foi chamado de terceira onda, ocorreram mudanças relacionadas às suposições orientadoras da TCC, as quais englobaram um conjunto de novas abordagens comportamentais e cognitivas, baseadas em conceitos contextuais focados mais na relação dos indivíduos com seus pensamentos e emoções, do que em seus conteúdos propriamente ditos.

Essa nova perspectiva possibilitou também uma mudança quanto as linhas de pesquisa e alvos de intervenção, com pesquisas que identificaram moderadores que sugerem quanto os métodos mais antigos e mais novos funcionam melhor com diferentes populações[19]. A terceira onda estaria focada, portanto, em processos baseados em evidências vinculados a procedimentos também baseados em evidência, ampliando a prática focada em protocolos para síndromes especificas[20].

Nesta perspectiva esses novos conceitos e métodos passaram a coexistir de forma colaborativa com os previamente estabelecidos e incluem a terapia da aceitação e compromisso (ACT, do original *acceptance and commitment therapy*), terapia comportamental dialética (DBT, do original *dialetical behavior therapy*) e terapia analítico funcional (FAP, do original *functional analytic psychotherapy*). Os métodos da terceira onda enfatizaram questões, como atenção plena, emoções, aceitação, relacionamento, valores, objetivos e metacognição[12].

ACT

Terapia de aceitação e compromisso foi proposta por Steven Hayes[21]. Nessa intervenção usa-se a aceitação do sofrimento e faz-se uso de estratégias como a meditação, associadas ao compromisso de mudanças comportamentais. O foco seria em desenvolver flexibilidade psicológica no paciente ao ensiná-lo a não tentar controlar seus pensamentos negativos e sentimentos ruins, mas observá-los e aceitá-los, sem esquivar-se deles. Assim, abre-se espaço para o compromisso com os valores, aquilo que é importante na vida. É norteada por um diagrama de aspectos fundamentais hexaflex, que sintetiza a conexão entre esses aspectos. A ACT é uma intervenção baseada em evidência para diferentes transtornos psicológicos como transtorno obsessivo-compulsivo, dor crônica, transtorno de estresse pós-traumático etc.

FAP

A terapia analítica funcional foi proposta por Kohlemberg e Tsai[10]; nessa abordagem, a mudança clínica é obtida a partir da interação entre cliente e terapeuta. Para isso, são descritas três categorias de comportamentos clinicamente relevantes (CCR). A primeira (CCR 1) diz respeito aos comportamentos problemas representativos das dificuldades do cliente que ocorrem durante a sessão. A segunda (CCR 2), aos comportamentos que o cliente usa na sessão para lidar com esses problemas. E, finalmente, a terceira (CCR 3) inclui as afirmações ou regras que o cliente formula sobre suas mudanças positivas. Os CCR 2 quando acontecem na sessão de terapia devem ser valorizados e receber reforço natural imediato de forma a aumentar a sua frequência e facilitar sua generalização a situações de vida real. Essas respostas contingentes enfraquecem os CCR 1. O tratamento não é mecanicista e ajuda a estabelecer relacionamentos psicoterapêuticos muito intensos e transformadores. Os seus princípios podem ser usados em qualquer forma de terapia havendo evidências de que melhoram o resultado.

DBT

A terapia comportamental dialética foi desenvolvida por Marsha Linehan, incialmente com a finalidade de tratar comportamentos suicidas e autolesivos. É uma psicoterapia baseada em princípios, de modo que diferentes procedimentos podem ser empregados a depender da necessidade de cada caso. É considerada uma abordagem padrão-ouro para o tratamento do transtorno de personalidade *borderline* e, recentemente, também tem apresentado evidências empíricas para o tratamento de outros sintomas psicopatológicos, como distúrbios alimentares, dependência de substâncias, distúrbios afetivos e, ainda, possui adaptação para intervenção com crianças e adolescentes com problemas comportamentais severos[23].

A EVOLUÇÃO DA TCC

Tendo em vista esse processo de evolução das terapias comportamentais e cognitivas, Hofmann e Hayes[19] destacam a possibilidade de uma quarta onda, na qual esse conjunto de mudanças catalizariam uma transição de um campo de intervenções baseadas em evidências para um campo baseado em processos, que se propõe a sistematizar aspectos biológicos psicossociais e contextuais[19]. Enfatizam em relação a essa perspectiva que "Um resultado notável é que agora há muito mais foco nos moderadores e mediadores de mudança, e na construção de modelos de intervenção que enfatizam o papel dos processos transdiagnósticos variáveis (ou seja, caminhos de mudança funcionalmente importantes que abrangem várias categorias de diagnóstico)"[12].

PROCESSOS TRANSDIAGNÓSTICOS E TERAPIA COMPORTAMENTAL COGNITIVA

Dentro do processo evolutivo das terapias comportamentais cognitivas, tem sido crescente o interesse por uma abordagem transdiagnóstica, que pressupõe a existência de processos cognitivos e comportamentais responsáveis pela manutenção dos sintomas e que são compartilhados entre diferentes distúrbios psicológicos e psiquiátricos. Ou seja, um constructo transdiagnóstico envolveria a presença de processos psicológicos semelhantes, mesmo que a sintomatologia apresentada atenda a critérios diagnósticos para diferentes transtornos[20].

Para Mansell et al.[20], a mudança de uma perspectiva exclusivamente focada no transtorno em direção a uma abordagem transversal aos distúrbios, ou transdiagnóstica, teria pelo menos três vantagens: a possibilidade de ajudar a entender por que tantos distúrbios psicológicos são "comórbidos", auxiliar na generalização contínua do conhecimento, desde modelos já estabelecidos de transtornos psicológicos, até a descoberta de novos transtornos que ainda precisam ser totalmente investigados, e terceiro, poderia, eventualmente, levar a composições de tratamentos eficazes em uma ampla variedade de distúrbios.

Emergem na literatura diversos constructos transdiagnósticos, que possibilitam realizar intervenções mais amplas que atravessam uma variedade de transtornos psiquiátricos, como o perfeccionismo, por exemplo, que estaria associado a diagnósticos como fobia social, transtorno de personalidade obsessivo-compulsivo, anorexia, dentre outros. Um outro constructo transdiagnóstico que pode ser citado é a desregulação emocional, que também está presente em ampla gama de transtornos como transtorno de personalidade *borderline*, transtorno explosivo intermitente e transtorno afetivo bipolar.

Destaca-se que na perspectiva de uma terapia baseada em processos esses constructos transdiagnósticos têm um papel bastante significativo no direcionamento das intervenções. Existe uma literatura específica voltada para esta área que elucida a inserção de uma visão mais processual em busca de intervenções empiricamente sustentadas.

Um outro aspecto importante abordado no estudo de Marsell et al.[20] diz respeito aos dados obtidos de evidências empíricas que sugerem que quando um distúrbio é tratado com terapia comportamental cognitiva, mesmo que as comorbidades não sejam alvo direto daquela intervenção, há uma melhora da sintomatologia como um todo. A hipótese dos autores, envolve a concepção de que os processos que mantêm um distúrbio, também manteria os distúrbios comórbidos. Ou seja, configurariam-se como processos transdiagnósticos. Uma segunda explicação possível, apresentada por eles é a de que os processos transdiagnósticos estariam presentes em graus diferentes em diferentes distúrbios[20].

Os autores desse artigo apresentam processos atencionais, mais especificamente vises atencionais, como exemplo de um provável processo transdiagnóstico, e se debruçam sobre eles, trazendo evidências empíricas na literatura científica de sua eficácia no tratamento de diferentes transtornos. Dentre os processos atencionais investigados debruçaram suas análises sobre três em específico: vigilância a estímulos externos relacionados à preocupação; vigilância de estímulos internos relacionados à preocupação (atenção autocentrada) e evitação atencional. Nessa perspectiva apontam que este último, por exemplo, poderia ser considerado como outra forma de atenção seletiva, sendo associado a um processo transdiagnóstico por ter sido identificado em uma variedade de distúrbios (fobia social, fobia específica, transtornos afetivos e esquizofrenia).

Um exemplo bastante elucidativo descrito por eles refere-se aos sintomas psicóticos, que em comparações realizadas entre populações clínicas e não clínicas demonstram que a sintomatologia expressa-se dentro de um *continuum*, de modo que alguns indivíduos mesmo sem um distúrbio psicótico apresentariam um viés de tirar conclusões precipitadas sob certas condições, por exemplo diante de situações em que se sintam extremamente angustiados.

Destacam ainda que um grande desafio para a perspectiva transdiagnóstica seria o de explicar por que os distúrbios psicológicos se apresentam de maneira tão diferente uma vez que eles compartilham muitos dos mesmos processos comportamentais e cognitivos.

Essa perspectiva possibilita três vantagens em potencial segundo os autores, como: entender a comorbidade, transferir conhecimento entre distúrbios e desenvolver avanços no tratamento. O que em alguns relatos possibilita desenvolver tratamentos em larga escala, mais baratos e mais acessíveis as populações.

TCC E REGULAÇÃO EMOCIONAL

Regulação emocional é um tema que tem sido amplamente pesquisado na atualidade. Para um dos principais estudiosos da área, regulação da emoção se configura em um processo pelo qual se tenta interferir nas emoções dada a sua ocorrência e em como elas são experimentadas ou expressadas[24]. Interferir de forma deliberada nas emoções, configura-se como uma ferramenta importante de autocontrole que pode ser utilizada nos mais diversos tipos de intervenção em saúde mental.

Em artigo recente publicado no *Journal of Social and Clinical Psychology*[25], pesquisadores da Universidade de Ohio debruçaram-se a estudar, por meio de uma pesquisa de observação naturalista, sobre a relação entre as estratégias de regulação emocional utilizadas e a emoção a ser regulada, com a principal hipótese de que o contexto emocional, no caso as emoções experienciadas, interferiam na escolha das estratégias de regulação emocional. Os autores partiram do pressuposto de que, apesar do número exponencial de pesquisas nesta área, "poucos pesquisadores testaram os efeitos contextuais das emoções a serem reguladas no uso ou eficácia da estratégia de regulação emocional", mesmo com o seu papel aparentemente central neste processo.

Dentro do tema de regulação emocional as estratégias de regulação encontram-se em posição de destaque em razão de seu interesse diante da possibilidade de serem utilizadas em intervenções clínicas para o tratamento de sintomas psicopatológicos.

A PRÁTICA DA TCC

A terapia cognitivo comportamental não se resume a um compilado de técnicas e a mera aplicação delas. Como foi descrito anteriormente neste capítulo, a TCC compreende um rico aporte teórico com fundamentação metodológica e filosófica estruturada que norteia a escolha e aplicação de técnicas durante o processo de intervenção.

Em relação à aplicação prática da TCC, é importante levar em conta os aspectos discutidos anteriormente neste capítulo de que não estamos falando de uma única abordagem, mas de múltiplas perspectivas nesse arcabouço teórico.

Por se tratar de uma perspectiva empiricamente sustentada, há toda uma literatura que dá suporte e embasa a escolha das intervenções em uma perspectiva focada nas práticas baseadas em evidências. Nesse sentido, as escolhas das intervenções deveriam ser norteadas por critérios específicos, pautadas nas melhores evidências disponíveis.

A EFICÁCIA DA TCC

Em uma grande revisão sistemática e metanálise realizada em 2012, Hofmann et al.[8] se propuseram a identificar evidências empíricas para a eficácia da terapia cognitivo comportamental em relação a diferentes diagnósticos. Para tanto, analisaram 269 estudos metanalíticos que examinam a TCC para os seguintes problemas: transtorno por uso de substâncias, esquizofrenia e outras distúrbios psicóticos, depressão e distimia, transtorno bipolar, distúrbios de ansiedade, distúrbios somatoformes, distúrbios alimentares, insônia, transtornos de personalidade, raiva e agressão, comportamentos criminosos, estresse geral, angústia decorrente de problemas de condições médicas, dor crônica e fadiga, angústia relacionada a complicações na gravidez e doenças hormonais femininas.

Com esse estudo, chegaram à conclusão de que o apoio empírico mais forte de eficiência da TCC encontra-se associado a distúrbios de ansiedade, distúrbios somatoformes, bulimia, problemas de controle da raiva e estresse de modo geral.

Esse estudo evidenciou que a TCC é sem dúvida a forma mais amplamente estudada de psicoterapia. Outros achados relevantes foram descritos como o fato de que a TCC foi altamente eficaz no tratamento de dependência de cannabis e nicotina, mas menos eficaz no tratamento de opioides e dependência de álcool.

Em relação ao tratamento da esquizofrenia e outros transtornos psicóticos foi identificada eficácia apreciável da TCC, apesar de sua menor eficácia para transtornos cronificados quando comparada a outras abordagens, como intervenção familiar, por exemplo. A literatura metanalítica sobre a eficácia da TCC para a depressão e distimia foram misturadas com alguns estudos sugerindo evidências fortes e outras que relatam apoio fraco.

Quanto aos transtornos de ansiedade, a eficácia da TCC foi consistentemente forte, apesar de alguma variabilidade em relação a patologias específicas, principalmente quanto a condições de comparação, dados de acompanhamento e nível de gravidade. Grandes tamanhos de efeito foram relatados para o tratamento do transtorno obsessivo-compulsivo e tamanhos de efeitos menos robustos, médios, para transtorno de ansiedade social, pânico e transtorno do estresse pós-traumático. Médio a grandes efeitos do tratamento da TCC foram relatados para distúrbios, como hipocondria e dismórficos corporais transtorno.

Apesar de todos esses achados, o estudo aponta para limitações importantes das pesquisas dessa área relativas a uma clara necessidade de estudos de alta qualidade que examinam a eficácia da TCC. Além disso, a eficácia da TCC é questionável para alguns problemas, o que sugere que mais melhorias nas estratégias de investigação das técnicas de TCC ainda são necessárias[8].

A grande maioria dos estudos que foram levantados nessa metanálise, demonstram a eficácia da TCC para o tratamento de alguns transtornos psiquiátricos específicos e ainda para alguns processos transdiagnóstico, que se aplicariam a transtornos comórbidos e a sintomas de diferentes etiologias. Porém, discutem as dificuldades metodológicas encontradas para embasar e sustentar alguns desses resultados, como a mensuração do tamanho dessas mudanças ou a durabilidade do tratamento, dentre outros aspectos. Sugerindo de forma unânime a necessidade de se avançar em metodologias de pesquisas na área clínica que atendam as necessidades de esclarecimentos de algumas questões mais específicas sobre as intervenções em questão.

Para aprofundamento

- Wright JH, et al. Aprendendo a terapia cognitivo-comportamental: um guia ilustrado. 2 ed. Porto Alegre: Artmed; 2019. 234p.
  ⇨ **Material bastante interessante e recente, traz ferramentas para desenvolver habilidades para a prática clínica.**
- Wenzel A. Inovações em terapia cognitivo-comportamental: intervenções estratégicas para uma prática criativa. Porto Alegre: Artmed; 2018. 216 p.
  ⇨ **Esta obra traz outras possibilidades relacionadas à prática clínica, possibilitando um aprofundamento quanto a estratégias de intervenção na TCC.**
- Hayes SC, Hofmann SG. Terapia cognitivo-comportamental baseada em processos: ciência e competências clínicas. Porto Alegre: Artmed; 2020. 354 p.
  ⇨ **Importante leitura para se aprofundar sobre a evolução conceitual e teórica das TCC, traz desdobramentos relacionados à terceira onda da TCC.**

REFERÊNCIAS BIBLIOGRÁFICAS

1. McMain S, Newman MG, Segal ZV, DeRubeis RJ. Cognitive behavioral therapy: Current status and future research directions. J Soc Psychother Res. 2015;25(3):321-9.
2. Guilhardi HJ. Considerações conceituais e históricas sobre a terceira onda no Brasil. [Trabalho apresentado]. Curitiba, PR: XXI Encontro da ABPMC; 2012.
3. Rachman S. The evolution of behaviour therapy and cognitive behaviour therapy. Behav Res Ther. 2015;64:1-8.
4. Otte C. Cognitive behavioral therapy in anxiety disorders: Current state of the evidence. Dialogues Clin Neuro. 2011;13(4):413-21.
5. Driessen E, Hollon SD. Cognitive behavioral therapy for mood disorders: Efficacy, moderators and mediators. Psychiatr Clin North Am. 2010;33(3):537-55.
6. **Matusiewicz AK, Hopwood CJ, Banducci AN, Lejuez CW. The effectiveness of cognitive behavioral therapy for personality disorders. Psychiatric Clin North Am. 2010;33(3):657-85.**
   ⇨ **Estudo relevante sobre as perspectivas futuras de pesquisa em relação as TCC.**
7. **Tolin DF. Is cognitive-behavioral therapy more effective than other therapies? A meta-analytic review. Clin Psychol Rev. 2010;30(6):710-20.**
   ⇨ **Importante meta análise comparando a eficácia da TCC com a de outras psicoterapias**
8. Hofmann SG, Asnaani A, Vonk IJJ, Sawyer AT, Fang A. The efficacy of cognitive behavioral therapy: a review of meta-analyses. J Cogn Ther Res. 2012;36(5):427-40.
9. Segal ZV, Gemar M, Williams S. Differential cognitive response to a mood challenge following successful cognitive therapy or pharmacotherapy for unipolar depression. J Abnorm Psychol. 1999;108(1):3-10.
10. Tang TZ, DeRubeis RJ. Sudden gains and critical sessions in cognitive-behavioral therapy for depression. J Consult Clin Psychol. 1999;67(6):894-904.
11. Stone AA, Shiffman S. Ecological momentary assessment (EMA) in behavorial medicine. Annals of Behavioral Medicine. 1994;16(3):199-202.
12. Hayes SC, Hofmann SG. The third wave of cognitive behavioral therapy and the rise of process-based care. World Psychiatry. 2017;16(3):245-6.
13. Marshal WL, Fernandez YM. Enfoques cognitivo-comportamental para as parafilias: o tratamento da delinquência sexual. In. Caballo VE. Manual para o tratamento cognitivo comportamental dos transtornos psicológicos. Sao Paulo: Editora Santos; 2011. p.299-311.
14. Skinner BF. Operant behavior. American Psychologist. 1963;18(8):503-15.
15. Bandura A. Social learning of moral judgments. J Personal Social Psychol. 1969;11(3):275-9.
16. Skinner BF. The operant side of behavior therapy. J Behav Ther Exp Psychiat. 1988;19(3):171-9.
17. Beck AT. Cognitive therapy: Past, present, and future. J Consult Clinical Psychol. 1993;61(2):194-8.
18. Ellis A. Rational-emotive theory: Albert Ellis. In. Burton A (ed.). Operational theories of personality. New York: Brunner-Mazel; 1974.
19. **Hofmann SG, Hayes SC. The future of intervention science: process-based therapy. Clin Psychol Science. 2019;7(1):37-50.**
   ⇨ **Excelente artigo sobre o futuro das intervenções psicoterápicas, focadas em processos e não mais em diagnósticos específicos.**
20. **Mansell W, Harvey A, Watkins ER, Shafran R. Cognitive behavioral processes across psychological disorders: a review of the utility and validity of the transdiagnostic approach. Int J Cogn Ther. 2008;1(3):181-91.**
   ⇨ **Importante revisão de literatura quanto a visão transdiagnóstica nos tratamentos psicoterápicos aos transtornos mentais.**
21. **Hayes SC, Strosahl KD, Wilson KG. Acceptance and commitment therapy: an experiential approach to behavior change. New York: Guilford Press; 1999.**
   ⇨ **Importante meta análise que revisa a eficácia da TCC como tratamento para diversos transtornos mentais.**
22. Kohlenberg RJ, Kanter JW, Tsai M, Weeks CE. FAP and cognitive behavior. In. Kanter JW, Tsai M, Kohlenberg RJ (orgs.). The practice of functional analytic psychotherapy. New York: Springer; 2010. p. 11-30.
23. Leonardi JL. A terapia comportamental dialética (DBT). In. Antúnez AEA, Safra G (orgs.). Psicologia clínica: da graduação à pós-graduação. São Paulo: Atheneu; 2018. p.95-103.
24. Gross JJ, Thompson RA. Emotion regulation: conceptual foundations. In. Handbook of emotion regulation. New York: Guilford Press; 2007. p. 3-24.
25. Southward M., Hei, J., Cheaven, JS. Emotions as context: Do the naturalistic effects of emotion regulation strategies depend on the regulated emotion? J Soc Clin Psychol. 2019;38(6):451-74.

8

Psicoterapia dinâmica breve

Patrícia de C. L. Schoueri
Eva Helena C. C. Zoppe
Talita Rodrigues de Oliveira
Milena Gross de Andrade

Sumário

Pontos-chave

- A psicoterapia dinâmica breve (PDB) é uma abordagem psicoterapêutica com duração e objetivos limitados, baseada na teoria psicanalítica.
- É fundamental a flexibilidade do analista, visando um manejo da transferência para evitar uma regressão defensiva, ou seja, evitar a instalação de uma neurose de transferência.
- Escolha de um conflito central relacionado à queixa do paciente – foco.
- PDB de apoio: para pacientes com transtornos de estruturação psíquica mais graves.
- PDB interpretativa: pacientes com boa estrutura psíquica. Por intermédio do aumento da ansiedade promovido pelo término, trabalha-se o conflito intrapsíquico, ressignificando a vivência de frustração como limite.
- *Setting* da PDB: posição face a face e limitação de tempo – a realidade se faz presente.

INTRODUÇÃO

O conceito de psicoterapia dinâmica breve (PDB) deve ser construído com base na concepção de psicoterapia psicodinâmica e na noção de tempo aplicada a ela.

Muitas vezes encontra-se na literatura apenas o termo psicoterapia breve, trazendo a ideia de multiplicidade das várias possibilidades terapêuticas que essa designação implica. Diversas formas de tratamento psicoterapêutico realizado em um período limitado são classificadas como psicoterapia breve. Terapias de várias orientações teóricas podem ser assim denominadas, como as terapias comportamental, cognitiva, sistêmica ou ainda dinâmica. O termo psicoterapia breve também pode designar psicoterapias que são realizadas em vários formatos no que se refere ao *setting*, como as terapias de casal, de família, em grupo ou individual.

Dessa forma, entende-se psicoterapia breve como abordagem psicoterapêutica que tem como ponto teórico e prático central o fato de ser estruturada na concepção e na experiência humana de tempo, o que implica dizer, baseada na experiência humana da realidade, em contraposição à do imaginário, da fantasia[1,2].

Dessa multiplicidade de possibilidades que o termo psicoterapia breve engloba, este capítulo desenvolverá aspectos teóricos e práticos da PDB aplicada a pacientes adultos atendidos individualmente.

A PDB, como todas as psicoterapias breves, trabalha com uma "âncora" na experiência de realidade explicitada pelo termo breve e intimamente ligada à temporalidade. Além disso, o termo dinâmica ou psicodinâmica esclarece que essa experiência se dá no âmbito do funcionamento do psiquismo como concebido pela psicanálise, na sua vertente dinâmica, ou seja, da relação entre as forças psíquicas envolvidas nesse processo, da sua origem, direção e vicissitudes[3]. Essas forças têm, em última instância, origem pulsional e existência no inconsciente. Clinicamente, os seguintes conceitos psicanalíticos estão envolvidos:

conflitos intrapsíquicos, defesas e soluções de compromisso (sintomas e transferência).

A PDB trabalha com o conceito de inconsciente, central à psicanálise, e relacionado com os conceitos de atemporalidade, mobilidade e plasticidade das experiências intrapsíquicas. Aqui se encontra um paradoxo, na medida em que o conceito de realidade, também essencial à PDB, está calcado na experiência única do momento presente, que em sua sucessão evidencia a experiência da passagem do tempo.

Do ponto de vista da prática clínica, trata-se de uma forma de psicanálise aplicada, já que há alteração do *setting* e da condução do tratamento, com delimitação do material a ser trabalhado, manejo específico da transferência e prioridade à situação de término. Trabalha-se na direção da constituição do sujeito, da subjetividade do paciente, lugar que não se sobrepõe, mas também não se opõe às concepções de diagnóstico psiquiátrico ou de sintomas.

A PDB não prioriza a remoção dos sintomas em si, mas sim uma possível reorganização de forças intrapsíquicas, que secundariamente podem ser suficientes para que os sintomas deixem de ser necessários.

Outra diferenciação importante é que, apesar de a PDB estar calcada na teoria e na prática da psicanálise, ela deve ser entendida como um procedimento diferente dessa e não como uma psicanálise curta. Suas metas são diferentes, e o manejo técnico também difere, apesar de usar os mesmos conceitos e as mesmas hipóteses sobre a constituição e o funcionamento do psiquismo.

Uma discriminação necessária é não confundir curto e limitado com superficial. Como a proposta terapêutica implica a escolha de um conflito intrapsíquico, o que está limitado não é a profundidade, mas sim a extensão das questões a serem abordadas.

Deve-se lembrar também, que está sob a denominação de PDB a sua vertente de apoio. Essa é oferecida para pacientes nos quais, antes de poderem se estabelecer os conflitos inconscientes pulsionais, verifica-se uma necessidade de construção de significação para suas emoções, de forma a terem maior mobilidade e possibilidade de transformação (ressignificação).

A diferenciação entre a PDB que provoca ansiedade e trabalha com as interpretações e a PDB de apoio não é estanque e pode ser melhor compreendida como um *continuum* entre a possibilidade do paciente suportar a angústia e poder aproveitar as interpretações; e a possibilidade do paciente não suportá-la, e o trabalho direcionar-se na construção de um significado para ela. Para maior clareza, neste capítulo serão usados os termos PDB interpretativa e PDB de apoio para essas duas formas.

A PDB levanta questões que transcendem a sua atividade terapêutica. Uma delas é a questão custo-benefício do tratamento em suas diversas vertentes, desde a econômica até a que se refere à economia psíquica de cada paciente. Essa é uma questão de saúde pública e está sempre presente quando consideramos qualquer forma de tratamento psicoterapêutico oferecido em uma instituição[4].

O Grupo de Psicoterapia Breve (GPB), do Serviço de Psicoterapia, do Instituto de Psiquiatria do Hospital das Clínicas da Faculdade de Medicina da Universidade de São Paulo (IPq-HCFMUSP), formou-se em 1989 movido pela mesma motivação. Ele oferece PDB individual, nas suas vertentes interpretativa e de apoio, com duração de 12 a 24 sessões, para pacientes adultos da instituição. Além disso, tem função de ensino e pesquisa ao promover a formação de psicoterapeutas e as atividades correlatas com a residência médica.

HISTÓRICO

Apesar de Freud[5] ter proposto uma alteração técnica no caso do "Homem dos Lobos", definindo uma data de término para o tratamento analítico; e de Ferenczi e Rank[6,7] – seus discípulos –, terem proposto alterações técnicas visando o encurtamento das análises; assim como Alexander e French[8] – no Instituto de Psicanálise de Chicago –; foi apenas na década de 1960 que se deu a formalização da PDB.

No período do pós-guerra, houve um aumento no número de pessoas necessitadas de tratamento psicoterapêutico. Nesse contexto, Balint, discípulo de Ferenczi, na década de 1950, sensibilizado por esse aumento de busca de tratamento para a dor psíquica, criou na Clínica Tavistock um grupo com o intuito de pesquisar uma maneira de encurtar as psicoterapias e, consequentemente, favorecer um maior número de pacientes.

Os trabalhos de Malan[9,10], publicados em 1963 e 1976, foram o resultado dessa pesquisa, cujo objetivo era avaliar de que forma os conhecimentos até então adquiridos pela psicanálise poderiam ser utilizados para o atendimento de pacientes em psicoterapia de uma forma eficiente, atendendo às suas queixas em um período curto.

Nessa mesma época, Peter Sifneos[11] desenvolveu um estudo semelhante, no qual propõe duas formas de psicoterapia breve: a supressora de ansiedade e a provocadora de ansiedade. É interessante notar que sua proposta de terapia breve tem como centro a ideia de superação de crise emocional.

Outros autores que desenvolveram variações técnicas da PDB são Habib Davanloo[12], Mann[1] e Guilleront[13].

ASPECTOS TÉCNICOS

Em função de sua especificidade, a PDB cursa em três etapas: triagem, atendimento e avaliação de resultados.

Triagem

A triagem é realizada por uma ou mais entrevistas psicodinâmicas em que a intenção primeira é determinar a adequação ou não da PDB às questões trazidas pelo paciente e ao seu funcionamento psíquico. Nessa entrevista também são utilizados os critérios de exclusão preconizados na literatura, assim como critérios de inclusão que nos servem de guia, mas que não são estritos. Além disso, ao término da triagem, faz-se uma formulação psicodinâmica referente à questão central trazida pelo paciente, que ajuda a definir o foco e estabelecer, em conjunto com o paciente, o número de sessões.

Malan definiu, em primeiro lugar, os seguintes critérios de exclusão: tentativas de suicídio importantes, dependência de substâncias psicoativas, hospitalização prolongada, mais de uma série de eletroconvulsoterapia (ECT), alcoolismo, sintomas obsessivos ou fóbicos crônicos e incapacitantes, e atuações altamente destrutivas ou autodestrutivas[10].

A intenção dos critérios de exclusão é impedir as seguintes situações: impossibilidade de contato, prolongamento do tratamento para desenvolver motivação ou penetrar defesas muito rígidas, envolvimento em questões primitivas que não podem ser elaboradas em um curto período e dependência severa.

Malan testou vários critérios de inclusão para PDB, mas de todos o único que teve uma relação estatisticamente significativa com bom prognóstico foi o paciente apresentar uma motivação para o *insight*[9].

É na entrevista de triagem que, com base nas interpretações teste, há o estabelecimento de uma "interpretação básica" que enderece o conflito intrapsíquico subjacente à queixa do paciente e constitua o foco do trabalho terapêutico.

Já Sifneos[14] definiu os seguintes critérios de seleção: presença de inteligência acima da média, pelo menos uma relação significativa com outra pessoa na infância, expressão de sentimentos durante a triagem e algum grau de flexibilidade, capacidade do paciente eleger alguma queixa específica, motivação para mudança e não apenas para remoção de sintomas.

Seus critérios são mais restritivos do que os de Malan, em função da técnica que emprega. Da mesma forma que Malan, Sifneos dá grande importância ao critério da motivação para a mudança e subdivide esse item da seguinte forma:

- Capacidade em reconhecer que seus sintomas são de origem psicológica.
- Capacidade de introspecção e possibilidade de ser honesto no relato de suas dificuldades emocionais.
- Vontade de participar ativamente do tratamento.
- Curiosidade e disposição para se conhecer.
- Disposição para mudar, explorar e experimentar.
- Expectativas realistas quanto aos resultados da psicoterapia.
- Disposição para realizar esforço considerável para estar na terapia. Esse critério é muito importante, porque está associado aos processos criativos do paciente e à sua capacidade de procurar e encontrar novas soluções para suas dificuldades.

Com fundamento nos muitos trabalhos de pesquisa realizados na área nas últimas décadas, tem sido possível condensar os critérios de seleção. O chamado grupo de Oslo, com base na replicação do trabalho de Sifneos, elaborou quatro itens para a seleção de pacientes: qualidade de relações interpessoais, problema circunscrito para o tratamento, motivação para psicoterapia psicodinâmica e envolvimento no teste terapêutico da entrevista de triagem (resposta às interpretações)[15].

O GPB propõe a avaliação das seguintes áreas[16]: presença ou ausência de uma situação de crise, possibilidade ou não de os entrevistadores formularem uma hipótese psicodinâmica que possa explicar os sintomas ou as queixas do paciente, presença ou ausência de foco, qualidade de relação objetal, intensidade e qualidade das defesas, capacidade de simbolização e resposta às interpretações, bem como da autoestima. Além disso, propõe uma reflexão sobre a influência dos sentimentos contratransferenciais dos entrevistadores na avaliação de triagem.

Já os critérios para a PDB de apoio não estão tão bem estabelecidos. Sifneos propõe as seguintes linhas básicas: forte pedido de ajuda, habilidade em reconhecer que suas dificuldades são de natureza psicológica, capacidade de manter um emprego e disposição em cooperar com o plano terapêutico.

No GPB, a PDB de apoio se desenvolve baseada nos seguintes critérios de exclusão: presença de produção delirante (sintomas positivos), risco de suicídio, comportamentos autodestrutivos e dependência de álcool e drogas. Essas são situações que explicitam a existência de uma estrutura egoica frágil, com alto grau de vulnerabilidade, em que os impulsos são precariamente controlados.

Para a prática da PDB os critérios de seleção (Tabela 1) devem ser considerados mais como um guia para a construção da realidade compartilhada entre paciente e terapeuta do que

Tabela 1 Critérios de seleção

Malan[9,10]	Sifneos[14]	Hoglend (Oslo)[15]	GPB-IPq[16]
Resposta às interpretações teste	Inteligência acima da média	Qualidades de relações interpessoais	Presença ou não de situação de crise
Motivação para o *insight*	Relação interpessoal significativa	Problema circunscrito	Foco
	Expressão adequada de sentimentos na triagem	Motivação para psicoterapia	Qualidade de relação objetal
	Capacidade de eleger queixa específica	Resposta às interpretações na triagem	Mecanismos de defesa observado na triagem
	Motivação para mudança e não apenas para remoção de sintomas		Capacidade de simbolização e resposta às interpretações
			Autoestima

GPB-IPq: Grupo de Psicoterapia Breve do Instituto de Psiquiatria do Hospital das Clínicas da Faculdade de Medicina da Universidade de São Paulo.

por seu valor absoluto. Essa última possibilidade deve se restringir à pesquisa.

Atendimento

Esta é a segunda etapa da PDB. No GPB ela é realizada, de preferência, por um terapeuta do grupo que não tenha participado da entrevista de triagem. Essa diretriz garante o senso de discriminação entre o cuidado que a instituição possa prestar e o processo de psicoterapia propriamente dito. Fica assim preservado o processo terapêutico como uma etapa com começo, meio e fim. Além disso, para fins de pesquisa é importante que os avaliadores da triagem e da avaliação de resultados não estejam comprometidos com o conhecimento do processo terapêutico. Ele apresenta uma série de particularidades técnicas.

Setting

O *setting* é constituído por um conjunto de fatores que organizam o tipo de contato que terapeuta e paciente terão durante a terapia. É importante por delimitar um campo terapêutico e lhe dar uma significação. É com fundamento nessa organização que os fatores concretos que regulam a relação entre paciente e terapeuta se tornam conhecidos e estáveis, oferecendo a segurança necessária para que a dupla terapêutica entre em contato com aspectos emocionais desconhecidos e que estão subjacentes ao foco estabelecido.

O *setting* em PDB é definido por dois parâmetros: o limite de tempo e o atendimento face a face[13].

Ambos estão relacionados com a dimensão da realidade em oposição à dimensão da fantasia, esse é o tom que o processo terapêutico terá. Porém, na sua primeira metade, esse limite perderá sua força, sendo substituído pela atmosfera da fantasia e da idealização. Isso acontece para permitir que o vínculo se estabeleça, até porque não é possível separar-se de quem não se está ligado, fortalecendo a aliança terapêutica.

A posição face a face utilizada na PDB, em contraposição ao uso do divã utilizado pela psicanálise, favorece que a ligação entre paciente e terapeuta se instale mais rapidamente e põe em evidência a importância dada à relação objetal atual, com presença e participação do corpo juntamente com o que ocorre no mundo intrapsíquico. Assim, favorece-se que a linguagem corporal seja utilizada pela dupla e as emoções que ocorrem na situação terapêutica sejam explicitadas, compreendidas, podendo servir de base para a ressignificação de emoções semelhantes ocorridas no passado.

A dinâmica interativa é privilegiada e a atitude de neutralidade é mais difícil de ser mantida. Também dificulta a regressão e a instalação da neurose de transferência. Com essa organização do *setting*, em que a relação terapêutica importa tanto quanto as interpretações, há o favorecimento da discriminação entre o fora e o dentro, permitindo que as trocas emocionais ocorram nesse nível. Assim, muito da comunicação emocional se dá pela identificação projetiva com uma comunicação emocional não mediada.

Portanto, em PDB escolhe-se um enquadre que privilegia a relação dual no aqui–agora em contraposição ao enquadre atemporal e onírico que privilegia o contato com o mundo interno, como na psicanálise. Deve-se lembrar, entretanto, que ambas as situações estão presentes nas duas formas de atendimento.

Mann afirma que, em função do limite de tempo, o processo psicoterapêutico pode ser descrito em três etapas[1]. Denomina a primeira fase de lua de mel, pois paciente e terapeuta encontram-se mergulhados na tarefa de se conhecerem e para tal "esquecem" o limite de tempo. Essa constelação permite que o paciente entre em contato com as fantasias do mundo interno, favorecendo o aparecimento da transferência, entendida como o motor da terapia. Na segunda fase, em função da postura do terapeuta de ater-se ao foco, ocorre uma certa frustração que limita a regressão e possibilita a instalação da ambivalência na relação terapêutica. No último terço, o limite de tempo se presentifica fortemente, e paciente e terapeuta se veem em contato com a angústia despertada pela separação, favorecendo a possibilidade de que os sentimentos de tristeza, raiva e pesar diante das faltas possam ter a oportunidade de ser experimentados em sua dimensão emocional, suportados e compreendidos.

O fato de a PDB trabalhar com tempo limitado encontra-se no bojo de sua conceituação. Entretanto, os autores, em função de variações técnicas e de seleção de pacientes, divergem no número de sessões que preconizam, assim como na forma de determiná-las.

Malan, em função de seus critérios de seleção, trabalha com pacientes mais comprometidos, propondo terapias de no máximo quarenta sessões[10]. Sifneos, trabalhando com pacientes com os quais é possível se escolher um foco edípico, mais restrito por natureza, propõe uma terapia de 8 a 24 sessões, que serão definidas ao longo do processo terapêutico[14].

No GPB, trabalha-se com 12 a 24 sessões, com o número de sessões determinada na entrevista de triagem e a data do término definida conjuntamente com o paciente na primeira sessão.

Trata-se de um recorte de uma área do funcionamento mental do paciente relacionada com sua queixa, definindo assim o tema das interpretações.

Há algumas variações entre os autores. Malan trabalha com pacientes mais comprometidos, por um tempo maior, e tem o foco como a variação técnica central. Esse teria a função de fio condutor da terapia e sua manutenção até o término (focalidade) tem valor preditivo de bons resultados[10]. Ele define foco como o "conflito neurótico básico" relacionado com a queixa do paciente ou ainda como a "interpretação básica" que deve guiar todo o processo terapêutico. É a hipótese psicodinâmica que o avaliador constrói durante a entrevista inicial da questão do paciente.

Quando o conflito nuclear é a relação primitiva mãe-bebê, Malan sugere que se trabalhe com derivativos desse conflito. Outra possibilidade, nos casos em que o conflito nuclear se encontra em experiências muito primitivas, é deixá-lo de lado e trabalhar com um conflito secundário, que se instalou em condições de funcionamento mental menos primitivas, mas que está relacionado ao conflito nuclear. Esses conflitos secundários geralmente se referem a aspectos edípicos da experiência emocional. Já quando o conflito nuclear está assestado na organização edípica, ele próprio se constitui no foco da terapia.

Sifneos, em função de restringir seus critérios de seleção para fins de pesquisa, trabalha com pacientes cuja problemática pode ser entendida em termos de um conflito básico edípico que ele denominou de foco edípico[14]. São situações conflituosas próprias da fase genital e implicam emoções decorrentes de relações triangulares. Nesse caso, o ego está fortalecido e atuante, o senso de existência garantido e o centro do conflito inclui a situação de exclusão. Dessa forma, a experiência do limite está mais relacionada à falta do que à ideia de rejeição. Estamos em meio às identificações que só podem se realizar a partir da coesão da experiência de si mesmo e da experiência do limite.

Finalmente, entende-se o foco como uma estrutura constituída de várias camadas organizadas no sentido da profundidade da seguinte forma: a mais superficial relaciona-se com a queixa explícita do paciente, seus sintomas ou dificuldades interpessoais. Logo abaixo, localizam-se os fatores desencadeantes presentes que atualizam o conflito infantil. Por sua vez, o conflito infantil localiza-se no nível mais profundo e se relaciona com um acontecimento traumático na infância. A imagem de um cone invertido pode ser útil para a compreensão do foco (Figura 1).

ATIVIDADE DO TERAPEUTA E TÉRMINO

A técnica psicoterapêutica nomeada atividade do terapeuta é preconizada desde a triagem, sendo essencial para a construção do foco a ser trabalhado. Posteriormente, durante o processo terapêutico, tal postura deve persistir para que o trabalho focal se mantenha. Essa atividade não deve ser confundida com um direcionamento ou postura de orientação, mas consiste na manutenção da atenção, da negligência e da interpretação seletivas. Assim, o terapeuta estará ativamente em busca, pela sua escuta, de uma ligação possível entre o que o paciente diz de forma explícita e o seu significado implícito, na área do foco. O terapeuta deve cuidar para selecionar e negligenciar material pertinente, estando atento para as repercussões daquilo que escolhe, bem como para as interpretações relativas à sua formulação. Estará no caminho adequado quando as interpretações propiciarem ao paciente uma produção de novas associações, abrindo o campo de trabalho e fortalecendo a aliança terapêutica[17](Tabela 2).

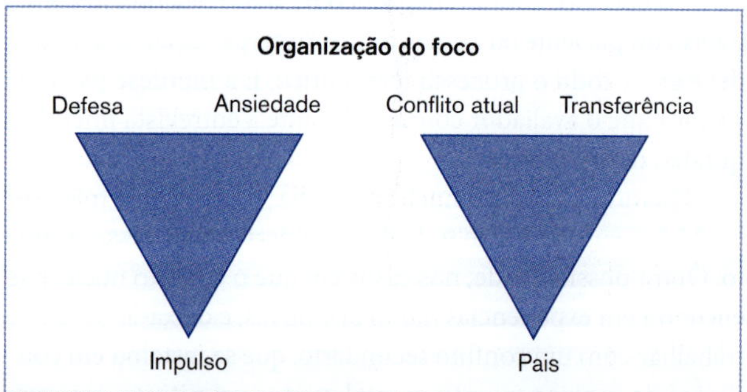

Figura 1 Organização do foco.

Tabela 2 Atividade do terapeuta

Técnica	Descrição
Interpretação seletiva	Escolhe a interpretação em consonância com o foco nos casos em que são admitidas mais de uma interpretação
Atenção seletiva	Busca a conexão do conteúdo trazido pelo paciente com o foco estabelecido
Negligência seletiva	Evita qualquer conteúdo que cause desvio do objetivo almejado

Didaticamente, Malan[18] construiu, com base na imagem de dois triângulos, todas as vinculações possíveis para a formulação de uma interpretação. Cada lado do triângulo mostra uma face diferente do foco, a qual deve ser explorada.

O triângulo do conflito explicita o conflito inconsciente. A ansiedade vivida pelo paciente denuncia o impulso que está sendo defendido e, portanto, impossibilitado de se expressar. O triângulo da pessoa mostra os vários relacionamentos nos quais esse conflito se instala[18].

Malan[9] aponta a importância da emergência precoce da transferência, que tende a ocorrer em função da seleção dos pacientes e da própria entrevista de triagem. Pacientes com alta motivação para o *insight* encontram-se menos defendidos e mais predispostos às vivências emocionais. O estabelecimento precoce da transferência é importante porque ele se constitui no cenário em que os sentimentos conflituosos do foco poderão ser reexperimentados e ressignificados pelas interpretações transferenciais[9]. Nessa mesma direção, Malan aponta a necessidade de se interpretar a transferência negativa. Essa é a expressão da resistência do paciente à emergência de sentimentos inconscientes e dolorosos relativos ao foco[9].

Na fase de término, todas essas possibilidades de interpretação, com suas várias vinculações em relação aos vértices dos triângulos, devem ser exploradas exaustivamente. Os sentimentos de raiva, pesar e tristeza vêm à tona pela experiência anunciada da falta. Esses sentimentos emergidos são aqueles que não puderam ser elaborados no passado e que geraram o conflito nuclear. Deve-se formular uma interpretação que vincule esses sentimentos do conflito nuclear com aqueles atualizados nos relacionamentos conflitivos do presente e na transferência. A partir dessa experiência de limite compartilhada afetivamente, possibilita-se ao paciente o estabelecimento de novos relacionamentos de intimidade, sem o peso das defesas anteriores que o protegiam das fantasias em relação aos seus relacionamentos e que geravam intenso sofrimento. Abre-se a possibilidade para que tal separação possa ser vivida como um limite e não como um abandono.

A utilização da interpretação transferencial deve variar de acordo com a organização defensiva do paciente. Para organizações defensivas menos estruturadas, nas quais a projeção e a falta de continência interna predominam, a interpretação transferencial deve ser evitada por ter um potencial de gerar persecutoriedade, podendo aumentar os sentimentos de culpa e de agressividade. Essa constelação dificulta a aliança terapêutica e o desenrolar da terapia.

O valor preditivo de bom prognóstico da interpretação da transferência tem sofrido vários enfoques. Malan encontrou que bons resultados estavam diretamente ligados com a ocorrência de interpretações transferenciais relacionadas ao foco[9]. Já Ogrodniczuk e Piper[19] advertem para a possibilidade de haver uma relação inversa entre a frequência das interpretações transferenciais, o estabelecimento da aliança terapêutica e um resultado favorável. Esses achados estão de acordo com a literatura, que relaciona a técnica transferencial em PDB com a qualidade de relação objetal dos pacientes[20-22].

Avaliação de resultados

As entrevistas de avaliação de resultados podem ser feitas periodicamente, visando acompanhar o estado do paciente, identificar a cristalização das mudanças ocorridas e verificar se o mesmo continua em processo de elaboração. Esse procedimento tem como objetivo secundário minimizar a possibilidade de sentimentos de abandono, pois apesar de não ser o próprio terapeuta quem realiza essas entrevistas, o paciente permanecerá ainda vinculado e de certa forma cuidado pela instituição. Esse seguimento favorece a realização de pesquisas, fornecendo dados objetivos em relação aos resultados em períodos definidos. Além disso, corroborando o estudo de Knekt[23], temos encontrado que um outro ganho da PDB é a percepção do paciente de seu próprio funcionamento psicodinâmico, o que favorece que ele considere em outros momentos de sua vida buscar esse recurso.

Entretanto, na prática, a avaliação de resultados apresenta algumas dificuldades: o retorno dos pacientes após o término do processo e a escolha de parâmetros adequados de avaliação. Essas dificuldades estão, em parte, ligadas ao fato de se buscar uma aproximação objetiva de um procedimento que, em sua essência, ocupa-se da subjetividade.

A partir do desenvolvimento da PDB foi possível uma investigação mais sistematizada de critérios específicos de avaliação de resultados para psicoterapia. A delimitação do tempo acaba por delinear melhor outros parâmetros da técnica, favorecendo a padronização.

Com as pesquisas de Malan, a avaliação de resultados passou a considerar não só parâmetros externos e objetivos, como sintomas e comportamentos, mas também critérios baseados em conceitos teóricos de funcionamento psíquico. Uma observação clínica comum é que os pacientes podem apresentar uma melhora sintomática às custas de uma restrição de atividades de sua vida diária, ou como uma tentativa de agradar o terapeuta. Porém, essa melhora vem acompanhada por pouca ou nenhuma melhora em áreas como funcionamento pessoal ou *insight*, não significando um ganho duradouro ou mesmo real. Malan chamou essa situação de "falsa melhora"[9]. Portanto, a simples melhora sintomática não é suficiente para dizer se o paciente se beneficiou ou não da psicoterapia.

Coube a Sifneos, em uma elaboração posterior, manter essa mudança qualitativa, dando grande importância à organização intrapsíquica, mas tornando-a menos global, ao avaliar objetivamente alguns parâmetros bem específicos, como a possibilidade de discriminação da aquisição do *insight*, além da compreensão cognitiva e do uso que o paciente pode fazer dela. Ele desenvolveu um método que engloba conceitos universais da psicodinâmica, relacionados com os aspectos de mudança teoricamente esperados após a psicoterapia, desde a melhora sintomática e mudanças do comportamento mal-adaptado, até uma mudança do funcionamento psicodinâmico básico de cada paciente a partir do diagnóstico psicodinâmico realizado na entrevista de triagem[14].

O GPB realiza entrevistas de avaliação seis meses após o término da terapia, utilizando o questionário de avaliação de resultados elaborado por Sifneos.

PSICOTERAPIA DINÂMICA BREVE E TRANSTORNOS PSIQUIÁTRICOS

Há na literatura estudos que demonstram eficácia de PDB em transtornos psiquiátricos específicos[24]. As evidências mais robustas são para os transtornos depressivos[25-33]. São utilizadas tanto a PDB interpretativa como a de apoio, porém a primeira apresenta melhores resultados em longo prazo, com menor índice de recorrência. Rosso et al.[32] avaliaram 88 pacientes com diagnóstico de depressão leve e moderada que receberam PDB ou psicoterapia breve de apoio. Os pacientes com depressão leve se beneficiaram igualmente das duas formas de psicoterapia. Já os com depressão moderada tiveram uma taxa de remissão dos sintomas maior com a PDB do que com a psicoterapia breve de apoio. A melhora sintomática foi avaliada seis meses após o término da terapia.

Muitos estudos tentaram comparar grupos que só receberam PDB com aqueles que receberam psicoterapia combinada com farmacoterapia[26,27,30,33]. Maina et al.[27] apontam para um melhor resultado quando a PDB é associada com a farmacoterapia para pacientes unipolares com depressão maior, corroborando achado de Pampallona et al.[34] que encontraram que a terapia combinada é superior à farmacoterapia isolada no tratamento das depressões. Rosso et al.[32], avaliando pacientes no primeiro episódio depressivo, verificaram que o tratamento com PDB obteve uma menor taxa de recorrência em um seguimento de cinco anos, quando comparado com pacientes tratados com farmacoterapia isoladamente. Mais recentemente foram realizados estudos comparando PDB com TCC, verificando diferença insignificante de eficácia entre os dois. Observou-se, no entanto, que a PDB é mais eficaz entre pacientes com mais de um ano de sintomas, enquanto a TCC é mais eficaz entre pacientes com menos de um ano de sintomas[35].

Apesar de inicialmente terem sido propostos critérios de seleção que excluíam pacientes que sofriam de transtorno de personalidade, notadamente o *borderline*, são muitos os estudos atuais que demonstram a eficácia da PDB para esse perfil de pacientes[36-38]. Em estudos comparativos com grupos que receberam TCC, os resultados se mostram equivalentes entre ambos os grupos, e superiores quando comparados ao grupo controle (usualmente a lista de espera). Os efeitos da PDB para pacientes *borderlines* são observados a longo prazo com melhora dos sintomas e do relacionamento interpessoal sustentadas e progressivas, com consequente diminuição do uso de medicações e da frequência do uso de serviços de saúde[38,39].

A presença de comorbidade entre transtorno de personalidade e transtorno depressivo é um dos fatores que impede o sucesso do tratamento da depressão. Abbas[40] encontrou que, em se tratando de depressão maior, a PDB é equivalente a outras psicoterapias, mas demonstra uma melhor resposta para a depressão menor. Esse mesmo estudo sugere que a PDB tem uma boa indicação para o tratamento dessa comorbidade. Um trabalho de colaboração entre o Grupo de Oslo e outro do Canadá propõe um programa de PDB intensiva para pacientes resistentes ao tratamento habitual com transtorno depressivo e transtorno de ansiedade em comorbidade com transtorno de personalidade. Uma avaliação quatorze meses após o tratamento mostrou melhora sintomática tanto em eixo I como em eixo II[41].

Uma vez comprovada sua eficácia, as pesquisas mais recentes têm procurado quais são os alvos terapêuticos e o aprimoramento das técnicas visando maiores taxas de sucesso, e são diversos os estudos que indicam o trabalho transferencial e a aliança terapêutica como características técnicas importantes[42].

Vinheta clínica

Trata-se de um publicitário de 42 anos, já em seu terceiro casamento, com um filho de 10 anos, e desempregado há mais de um ano. Ele procurou o serviço de PDB dizendo: "Deve ter algo de errado comigo, não consigo mais apenas responsabilizar os outros". Realmente, parecia suspeitar de que havia algo nele que impedia a estabilização de seus relacionamentos afetivos. Queixava-se de sua impulsividade e agressividade em relação à sua esposa, aos pais e aos colegas em seus últimos empregos.

Para esse paciente, o foco foi considerado preponderância da agressividade nas relações de ambivalência amor-ódio expressas no relacionamento com os pais, reeditado nas relações atuais amorosas e de trabalho. Defende-se da proximidade afetiva por intermédio da competição e de defesas obsessivas, negando as diferenças. Como resultado, sente-se angustiado diante da percepção das perdas e do crescente isolamento no qual se encontra (casamentos desfeitos, demissões, distanciamento dos pais). Foi oferecida uma PDB de treze sessões, uma vez por semana.

Nas sessões seguintes, o paciente falava repetidamente de como ficava irritado com certas atitudes da esposa no cotidiano e suspeitava que ela fazia aquilo só para irritá-lo. Reclamava igualmente dos antigos chefes, apontando a incompetência deles e, da mesma maneira, criticava os pais por não aceitarem os benefícios que ele queria lhes proporcionar. A terapeuta intervinha abordando os aspectos de onipotência, inveja e agressividade.

Na oitava sessão, o paciente disse que queria falar sobre algo que nunca havia mencionado.

Contou que teve uma irmã que morrera ao nascer, quando ele ainda tinha 9 meses de idade. Disse que sua mãe é Rh negativo, e ele e a irmã Rh positivo. Explicou que havia um problema de incompatibilidade sanguínea e que ele corria risco de vida, pois sua mãe "combatia" seu sangue e vice-versa. Contou que o risco maior era na hora do parto, num contato mais intenso, por isso deveria ser o mais breve possível, para que pudesse sobreviver. A proximidade do término da terapia e, consequentemente, a separação aumentavam a angústia trazendo à tona o conflito; funcionando como uma força catalisadora que aumenta a motivação e dissipa as defesas. Esse relato da experiência mítica do parto foi interpretado como uma tentativa de simbolizar o perigo ante um contato mais íntimo na vigência da separação.

Nas sessões seguintes, o paciente pode falar sobre sentimentos e fantasias de culpa, medo de aniquilação e reparação. Sentiu-se menos onipotente em sua agressividade e mais humano, considerando seus pontos frágeis e confiando mais em seus recursos.

Na última sessão, o paciente chegou de paletó e gravata, contando animado que iria fazer mais uma entrevista de trabalho. Fica clara a importância da experiência de uma psicoterapia vivida por meio de uma relação na qual foi possível suportar a agressividade com o outro, sem que isso fosse visto como um "combate", transformando uma intimidade temida pela possibilidade de morte em uma intimidade criativa e produtiva.

Para aprofundamento

- Malan DH. A study of brief psychotherapy. London: Tavistock; 1963.
  ⇨ **Estudo inaugural para PDB.**
- Sifneos PE. Two different kinds of psychotherapy of short duration. Amer J Psychiat. 1967;123(9):1069-74.
  ⇨ **Estudo inaugural com parâmetros técnicos.**
- Solbakken AO, Abbass A. Symptom and personality disorder changes in intensive short-term dynamic residential treatment for treatment-resistant anxiety and depressive disorders. Acta Neuropsychiatr. 2016;28(5):257-71.
  ⇨ **Indicação de PDB para pacientes com transtorno depressivos e ansiosos, com comorbidade com transtornos de personalidade.**

REFERÊNCIAS BIBLIOGRÁFICAS

1. **Mann J. Time-limited psychotherapy. Cambridge: Harvard University Press; 1973.**
   ⇨ **Autor que define a orientação técnica básica referente ao término.**
2. Schoueri PCL, Zoppe EH. Tempo e liberdade psíquica. In. Bettarello SV, Segre CD (eds.). Saúde e liberdade. Campinas: Livro Pleno; 2006. p. 251-4.

3. Laplanche P. Vocabulário da psicanálise. São Paulo: Martins Fontes; 1997. p.119-20.
4. Schoueri PCL. Indicação de psicoterapias em instituição. In. Leite Neto OF. A psicoterapia na instituição psiquiátrica. São Paulo: Ágora; 1999. p. 39-46.
5. Freud S. Edição standard brasileira das obras psicológicas completas de Sigmund Freud – v. XVII (1917-1918). São Paulo: Imago; 2006. p. 15-129.
6. Ferenczi S. Obras completas – Psicanálise III. São Paulo: Martins Fontes; 1993.
7. Ferenczi S, Rank O. The development of psycho-analysis. New York and Washington: Nervous and Mental Disease; 1925.
8. Alexander F, French TM. Psychoanalytic therapy – principles and applications. 2 ed. New York: The Ronald Press; 1946.
9. **Malan DH. A study of brief psychotherapy. London: Tavistock; 1963.**
   ⇨ Estudo inaugural para PDB.
10. Malan DH. The frontier of brief psychotherapy – an example of the convergence of research and clinical practice. New York and London: Plenum Medical Book; 1976.
11. **Sifneos PE. Two different kinds of psychotherapy of short duration. Amer J Psychiat. 1967;123(9):1069-74.**
    ⇨ Estudo inaugural com parâmetros técnicos.
12. **Davanloo H. Basic principles and techniques in short-term dynamic psychotherapy. Northvale: Jason Aronson; 1994.**
    ⇨ Estudo inaugural com parâmetros técnicos.
13. Guilléront E. Introdução às psicoterapias breves. São Paulo: Martins Fontes; 1993.
14. Sifneos PE. Psicoterapia dinâmica breve – avaliação e técnica. Porto Alegre: Artes Médicas; 1989. p. 42-59.
15. Hoglend P, Sorbye O, Sorlie T, Fossum A, Engelstad V. Selection criteria for brief dynamics psychotherapy: reliability, factor structure and long-term predictive validity. Psychother Psychosom. 1992;57:67-74.
16. Schoueri PCL. Psicoterapia dinâmica breve – critérios de seleção de pacientes em atendimento institucional. [Tese]. São Paulo: Faculdade de Medicina da Universidade de SãoPaulo; 1998.
17. Diener MJ, Hilsenroth MJ, Weinberger J. Therapist affect focus and patient outcomes in psychodynamic psychotherapy: a meta-analysis. Am J Psychiatry. 2007;164:936-41.
18. Malan DH. O diálogo terapêutico e os dois triângulos. In. Psicoterapia individual e a ciência da psicodinâmica. Porto Alegre: Artes Médicas; 1983. p.107-32.
19. Ogrodniczuk JS, Piper WE, Joyce AS, McCallum M. Transference interpretations in short-term dynamic psychotherapy. J Nerv Ment Dis. 1999;187(9):571-8.
20. Piper WE, Azim HFA, Joyce AS, McCallum M. Transference interpretations, therapeutic alliance and outcome in short-term individual psychotherapy. Arch Gen Psychiatry. 1991;48:946-53.
21. Piper WE, Azim HFA, McCallum M, Joyce AS. Patient suitability and outcome in short-term individual psychotherapy. J Consult Clin Psychol. 1990;58(4):475-81.
22. Piper WE, Duncan SC. Object relations theory and short-term dynamic psychotherapy: findings from the quality of object relations scale. Clin Psychol Rev. 1999;19(6):669-85.
23. Knekt P, Virtala E, Härkänen T, Vaarama M, Lehtonen J, Lindfors O. The outcome of short and long term psychotherapy 10 years after start of treatment. Psychol Med. 2016;46(6):1175-88.
24. Leichsenring F, Rabung S, Leibing E. The efficacy of short-term psychodynamic psychotherapy in specific psychiatric disorders – a meta-analysis. Arch Gen Psychiatry. 2004;61:1208-16.
25. Maina G, Forner F, Bogetto F. Randomized controlled trial comparing brief dynamic and supportive therapy with waiting list condition in minor depressive disorders. Psychother Psychosom. 2005;74(1):43-50.
26. Maina G, Rosso G, Crespi C, Bogetto F. Combined brief dynamic therapy and pharmachotherapy in the treatment of major depressive disorder: a pilot study. Psychother Psychosom. 2007;76(5):298-305.
27. Maina G, Rosso G, Bogetto F. Brief dynamic therapy combined with pharmacotherapy in the treatment of major depressive disorder: long-term results. J Affect Disord. 2009;114(1-3):200-7.
28. Driessen E, Cuijpers P, de Maat SC, Abbass AA, de Jonghe F, Dekker JJ. The efficacy of short-term psychodynamic psychotherapy for depression: a meta-analysis. Clin Psychol Rev. 2010;30(1):25-36.
29. Bond M. Psychodynamic psychotherapy in the treatment of mood disorders. Curr Opin Psychiatry. 2006;19(1):40-3.
30. de Maat S, Dekker J, Schoevers R, van Aalst G, Gijsbers-van Wijk C, Hendriksen M, et al. Short psychodynamic supportive psychotherapy, antidepressants, and their combination in the treatment of major depression: a mega-analysis based on three randomized clinical trials. Depress Anxiety. 2008;25(7):565-74.
31. Driessen E, Driessen E, Hegelmaier LM, Abbass AA, Barber JP, Dekker JJM, Van HL, et al. The efficacy of short-term psychodynamic psychotherapy for depression: A meta-analysis update. Clin Psychol Rev. 2015;42:1-15.
32. Rosso G, Martini B, Maina G. Brief dynamic therapy and depression severity: a single-blind , randomized study. J Affect Dis. 2013;147(1-3):101-6.
33. **Rosso G, Aragno E, Cuomo A, Fagiolini A, Di Salvo G, Maina G. Five year follow up of first-episode depression treated with psychodynamic psychotherapy or antidepressants. Psychiatry Res. 2019;275:27-30.**
    ⇨ Efetividade da PDB na prevenção de recorrência de episódios depressivos
34. Pampallona S, Bollini P, Tibaldi G, Kupelnick B, Munizza C. Combined pharmacotherapy and psychological treatment for depression. Arch Gen Psychiatry. 2004;61:714-9.
35. Gibbons MBC, Gallop R, Thompson D, Luther D, Crits-Christoph K, Jacobs J, Yin S, Crits-Christoph P, et al. Comparative effectiveness of cognitive therapy and dynamic psychotherapy for major depressive disorder in a community mental health setting: A randomized clinical noninferiority trial. JAMA Psychiatry. 2016;73(9): 904-11.
36. Abbass A, Sheldon A, Gyra J, Kalpin A. Intensive short-term dynamic psychotherapy for DSM-IV personality disorders: a randomized controlled trial. J Nerv Ment Dis. 2008;196(3):211-6.
37. Svartberg M, Stiles TC, Seltzer MH. Randomized, controlled trial of the effectiveness of short-term dynamic psychotherapy and cognitive therapy for cluster C personality disorders. Am J Psychiatry. 2004;161:810-7.
38. Hoglend P, Dahl HS, Hersoug AG, Lorentzen S, Perry JC. Long-term effects of transference interpretation in dynamic psychotherapy of personality disorders. Eur Psychiatry. 2011;26(7):419-24.
39. **Town JM, Abbass A, Hardy G. Short-term psychodynamic psychotherapy for personality disorders : a critical review of randomized controlled trials. 2011;25(6),723-40.**
    ⇨ Revisão sistemática que considera a PDB tratamento eficaz para uma porcentagem significativa de paciente.
40. Abbass A, Town J, Driessen E. The efficacy of short-term psychodynamic psychotherapy for depressive disorders with comorbid personality disorder. Psychiatry. 2011;74(1):58-71.
41. Solbakken AO, Abbass A. Symptom and personality disorder changes in intensive short-term dynamic residential treatment for treatment-resistant anxiety and depressive disorders. Acta Neuropsychiatr. 2016;28(5):257-71.
42. Hoglend P, Hersoug AG, Bøgwald KP, Amlo S, Marble A, Sørbye Ø, et al. Effects of transference work in the contextof therapeutic aliance and quality of object relations. J Consult Clin Psychol. 2011;79(5):697-706.

9

Psicoterapia de grupo

Alexandre Saadeh
Desirèe Cordeiro Monteiro
Luciane Gonzalez

Sumário

Pontos-chave

- Agrupamentos humanos foram psicoterapêuticos ao longo da História, entretanto adquiriram critérios, aplicações, estudos de técnicas e metodologias e marcos teóricos a partir do século XX.
- O psicodrama, a psicodinâmica-existencial e a terapia comportamental cognitiva se apresentam como referências teóricas importantes nas abordagens grupais psicoterapêuticas.
- Grande número de indivíduos pode usufruir da psicoterapia a custos muito menores que as abordagens individuais.

INTRODUÇÃO

Pode-se afirmar que a prática da terapia de grupo surgiu concomitantemente ao início da humanidade, desde que o mundo é habitado pela nossa espécie, seres humanos se agrupam. Há evidências históricas de que nossos antepassados se agrupavam e se ajudavam por meio de práticas coletivas de trabalho, rituais de caça e religião, defesa dos membros do grupo, agrupamentos tribais etc. Entretanto, a prática da psicoterapia grupal que objetivava o enfrentamento e resolução de problemas e transtornos mentais é bem mais recente[1]. A história da terapia de grupo não apresenta início tão preciso como a psicoterapia individual, havendo divergências quanto ao momento de início e os precursores dessa prática[2].

Ao que tudo indica, a primeira intervenção em grupo de que se tem notícia, postulada com características similares aos trabalhos contemporâneos, foi proposta no início do século passado por Pratt, em 1907[3]. Ele trabalhava como clínico geral no Ambulatório do Massachussetts General Hospital (Boston, EUA). Em julho de 1905, iniciou um programa de assistência a doentes com tuberculose, incapazes de arcar com os custos de internação. Reunia-os semanalmente, em grupos de 15 a 20 membros, propondo o contato grupal aos participantes. Além dos cuidados clínicos, orientava-os a adotar atitudes positivas em relação às suas condições, enfatizando a importância de manterem a confiança e a esperança. O reconhecimento de que não eram os únicos a sofrer, de alguma forma, contribui para uma sensação de melhora. Pratt começou seus grupos com o propósito educacional de ensinar aos pacientes a melhor maneira de cuidar de si próprios e da doença. Descrevia sua abordagem como um método baseado em estratégia de persuasão e reeducação emocional. Adotava técnicas como o emprego de diário para anotação de detalhes do dia a dia e tarefas a serem realizadas em casa, que posteriormente foram nomeadas como técnicas comportamentais. Alguns anos depois, o modelo de Pratt foi adotado, em diversas localidades dos Estados Unidos, para tratamento não só de pacientes com tuberculose, mas de saúde mental também.

Interações humanas grupais podem ou não ser consideradas psicoterapêuticas, dependendo do grau de coesão entre os integrantes dos grupos e das propostas dessas vivências grupais.

Moreno[4], considera-se o criador do termo psicoterapia de grupo, em 1931. Ele afirma que: "A psicoterapia de grupo é mais antiga que a terapia individual (p. 27); no começo existia o grupo, no fim o indivíduo" (p. 28).

Moreno[4] diz ter se baseado em três experiências sequenciais realizadas por ele no início do século XX: grupo de crianças nos Jardins de Viena (1910-1914); grupo de discussão com prostitutas em Spittelberg (1913-1914) e trabalho num campo de refugiados em Mittendorf, perto de Viena, durante a Primeira Guerra Mundial.

Mas é com a publicação em 1932[5] do livro *The first book on group psychotherapy*, que Moreno define o conceito de psicoterapia de grupo. Moreno[4] baseia a psicoterapia em grupo em um tripé: medicina, sociologia e religião, estabelecendo um esforço para abarcar as três referências teóricas fundamentais humanas e de grupo.

Mas é após a Segunda Guerra Mundial que a prática e o desenvolvimento teórico da psicoterapia em grupo se intensificam, decorrente do interesse de se tratar mais pessoas em menos tempo, especialmente os veteranos de guerra e militares.

Muitos trabalhos sobre psicoterapia em grupo são publicados nos anos de 1940: Bierer[6,7] (1942, 1944); Jones[8] (1942); Bierer e Lieut[9] (1944); Moreno e Schuwartz[10] (1948).

Moreno[4] desenvolverá depois o psicodrama, que abraça e amplia seus conceitos para a psicoterapia de grupo.

EVOLUÇÃO

Fiorini[11], em 1985, afirma que "nas últimas décadas, o caráter maciço da demanda, entre outros fatores, tem induzido o desenvolvimento de técnicas grupais de acelerado ritmo de expansão, em virtude de suas maiores possibilidades de alcance social (p.14)". Mas isso se dá sem que as técnicas individuais percam seu espaço e interesse. O convívio, das duas formas de intervenção, se dá de maneira harmônica e complementar até hoje, em pleno século XXI.

Baremblitt[12], em 1986, lembra-nos que existem três grandes áreas de geração e ação para os grupos: medicina (psicoprofilaxia e psicoterapia); pedagogia (ensino); e sociologia (psicossociologia de pequenos grupos na indústria, comércio e comunitário) (p.12). Além disso, discorre sobre suas fontes epistemológicas:

- Psicanálise: Freud, Adler, Jung, Klein, Bion, Lacan.
- Fenomenologia e existencialismo: Sartre, Buber, Binswanger, Merleau-Ponty, Scheler, etc.
- Psicodrama: Moreno.
- Empirismo, pragmatismo: Dewey, Mead, Stuart Mill, Malinowisky, Parsons, Merton, etc.
- Gestalt: Kurt Lewin.

Essas fontes epistemológicas deram origem à variadas escolas ou linhas:

- Inglesa: Bion, Ezriel, Balint, Foulkes.
- Norte-americana: Schilder, Taylor, Bach, Gibbs, Cartwright e dezenas de outros.
- Francesa: Anzieu, Kaes, Lebovici, Pagés, Lapassade, etc.
- Argentina: Pichon-Rivière, Grinberg, Langer, Rodrigué, Bleger, Bauleo, Ulloa, Usandivaras, Pavlovsky, etc.

Minicucci[13], em 1997, amplia o conceito de grupo, baseado em vários autores contemporâneos (Freud, Dewey, Piaget, Lewin, Cartwright, Zander, Davis e outros), para trabalhos não só psicoterapêuticos, mas também em escolas, famílias, empresas e várias outras inserções dentro de nossa sociedade.

Hoje, sabemos que para ser um bom condutor ou diretor de grupo de psicoterapia é necessária uma boa formação[14], além de constante discussão ou supervisão, tema recorrente há décadas[15].

Psicoterapia em grupo, nos dias atuais, é utilizada em várias possíveis intervenções: psicoses[16], doenças autoimunes[17], HIV[18], alterações corporais por câncer e sobreviventes de câncer[19,20], refugiados e saúde mental[21], depressão[22], pacientes não responsivos à medicação[23] e outros.

Segundo Yalom[24], certos pacientes podem se beneficiar mais de uma psicoterapia de grupo do que com outras abordagens, especialmente os pacientes que lidam com estigmas ou com isolamento social e ainda, aqueles que buscam desenvolver novas habilidades de enfrentamento.

Estudo de metanálise mostra que a reatividade às revelações e dependência dentro de um grupo de psicoterapia têm relação com a efetividade do grupo como tratamento, muito mais que a duração do grupo, seu formato ou tamanho[25].

CONCEITOS

Yalom

Yalom[24] explicita conceitos fundamentais de serem conhecidos para quem deseja trabalhar com psicoterapia de grupo. Segundo ele, tais conceitos são importantes em qualquer processo psicoterápico, porém, na psicoterapia de grupo tais mecanismos devem ser considerados táticas e estratégias no manejo do grupo (Tabela 1).

Segundo Yalom[24], a terapia é obviamente um processo complexo que envolve muito mais do que o simples reconhecimento de limites e a alteração deliberada e consciente do comportamento social.

Victor Dias

Segundo Dias[26], os grupos obedecem a quatro configurações básicas que são fundamentais para o estabelecimento do clima terapêutico e que funciona como uma rede de sustentação para a pesquisa intrapsíquica dos pacientes (Tabela 2).

Segundo Victor Dias[26], um grupo já hierarquizado pode voltar a qualquer uma das configurações dependendo das fases que atravessará; a leitura adequada do terapeuta possibilitará trabalhar as motivações da recuada e a volta a uma configuração. É importante conhecer e entender as fases que um grupo passa no fluxo e refluxo da sua dinâmica própria.

Tabela 1 Conceitos de Yalom[24]

Instilação de esperança	Manutenção da esperança no processo de mudança de cada um. Isso deve ser ressalto pelo terapeuta durante todo o processo, visando que o paciente (enquanto indivíduo) e o grupo, como um todo, possam promover a autoeficácia, e manter o processo ativo.
Universalidade	Tem como objetivo retirar o indivíduo do isolamento de seu sofrimento, a partir do momento em que ele percebe que em um grupo outras pessoas podem passar por coisas semelhantes em suas vidas.
Compartilhamento de informações	Abrange a instrução didática fornecida pelos terapeutas e a sugestão ou orientação direta que pode partir do terapeuta ou de algum outro membro do grupo. A intenção é que exista uma conexão baseada em interesse e cuidados mútuos entre os participantes do grupo. Quanto mais maduro um grupo, mais os aconselhamentos dão lugar ao compartilhar.
Altruísmo	A ideia fundamental do grupo, no qual cada membro ganha por dar, não somente receber. Se beneficiam por algo que é intrínseco ao ato de doar.
Recapitulação corretiva do grupo familiar primário	Os grupos psicoterápicos se parecem com o grupo familiar em diversos aspectos, por conta da representação dos papéis de cada um dentro do contexto grupal, e a partir daí, esses papéis podem ser vivenciados novamente com a possibilidade de ressignificar afetos e com isso transformar a leitura das relações familiares primárias.
Desenvolvimento de técnicas de socialização	Por intermédio dos outros membros do grupo, é possível cada paciente perceber questões sociais que os limita no dia a dia, e com isso transformar algumas atitudes. Desenvolvendo habilidades sociais mais sofisticadas, que podem auxiliar em interações sociais futuras, e constituírem as bases da inteligência emocional deles.
Comportamento imitativo	Os membros do grupo podem aprender observando novos padrões de comportamentos por intermédio de outros membros do grupo e do terapeuta. Existe a possibilidade de novas respostas para comportamentos antigos, e com isso uma possível experimentação de comportamentos, até chegar à maturidade de compreender e ressignificar seus próprios comportamentos.
Aprendizagem interpessoal	Fator amplo e complexo que envolve a importância de relacionamentos interpessoais, a experiência emocional corretiva e o grupo como microcosmo social, no qual o terapeuta deve ser um facilitador dessa percepção e aprendizagem.
Coesão grupal	Atratividade que os membros sentem por seu grupo e pelos outros membros. Em níveis interpessoais, intrapessoais e intragrupal.
Catarse	Possibilidade de integrar afeto e comportamento. Possível com o compartilhar o que é bom ou ruim, sem julgamentos, de eventos pessoais e/ou em relação aos membros do grupo e ao terapeuta. Conseguindo colocar para fora o que está incomodando em vez de guardar; e, com isso, apreender a lidar melhor com as situações de conflito.
Fatores existenciais	Reconhecer limites existenciais.

Tabela 2 Conceitos de Vitor Dias[26]

Configuração basal	Ocorre no início, quando cada cliente já tem um vínculo estabelecido com o terapeuta. Nessa fase, a sustentação sempre é do terapeuta, ele é o protagonista. Portanto ele tem que ser mais atuante, mais diretivo e não esperar que o grupo tome decisões. Essa configuração ocorre no início da formação do grupo e pode também acontecer quando o grupo entra em fortes defesas, em situações de muito medo e nas mudanças de fase da terapia. O terapeuta deve então ser realmente o líder do grupo e responsabilizar-se pela continência grupal.
Integração	Nessa fase, o grupo inicia o estabelecimento de vínculos entre seus elementos, mas são vínculos que ainda dependem da proteção ou da presença do terapeuta. Eles falam para o terapeuta. A função do terapeuta é de facilitador ou de objeto intermediário entre as relações dos elementos do grupo. Começam a aparecer os primeiros materiais terapêuticos, que devem ser trabalhados com cautela, pois o grupo ainda não é continente para suportar um protagonista. O ideal são trabalhos com o grupo todo, nos quais todos os elementos participem. Se for impossível evitar o trabalho de protagonista, pode-se fazê-lo, mas será certamente um trabalho do ponto de vista de corredor cliente-terapeuta. A continência ainda ocorre muito por conta do terapeuta e muito pouco por conta do grupo.
Circularização	É a fase em que o grupo pode trocar confidências entre si, com a presença ou não do terapeuta; e se apresenta realmente como um grupo de terapia. Todos continuam tendo um vínculo individual com o terapeuta, mas já podem também estruturar os seus vínculos com os elementos do grupo, na presença ou não do terapeuta. O clima já é bastante próximo e as pessoas se sentem à vontade para trazer materiais íntimos, compará-los, auxiliar um ao outro. O trabalho com o protagonista tem uma ressonância afetiva no grupo sendo ele, portanto, o porta voz emocional do grupo. Nessa fase, apesar da sustentação afetiva ser boa, é difícil escolher o protagonista, a não ser que ele venha extremamente carregado e se imponha pelo seu estado emocional.
Hierarquização	É a fase ótima do grupo, na qual as pessoas sem a ajuda do terapeuta começam a estabelecer um grau de importância e de liderança dentro do grupo. O grupo, então se organiza e se torna muito operativo. Essa hierarquização é dinâmica e não fixa, em que várias pessoas vão ocupar a liderança dependendo do momento do grupo. Essa liderança baseia-se no grau de continência que determinados elementos vão ter nas várias fases do grupo. Pode-se dizer que o grupo se trata sozinho, e se trabalha muito com protagonistas individuais, não necessitando de trabalhos com a dinâmica do grupo.

ABORDAGEM COGNITIVO COMPORTAMENTAL

Em 1955, Albert Ellis, que havia sido treinado como psicanalista e que já era conhecido como terapeuta sexual e de casais, ficou insatisfeito com os resultados obtidos ao empregar princípios psicanalíticos. Por acreditar que o trabalho que estava desenvolvendo precisava ser repensado, começou a agir diferente e passou a confrontar diretamente os pacientes; questionando suas teorias autodestrutivas, argumentando contra suas ideias e sugerindo tarefas comportamentais e cognitivas para que praticassem novas maneiras de pensar e de se comportar. Dá-se aí a gênese de seus primeiros pressupostos teóricos da terapia racional emotiva[27].

O objetivo da TRE é o de ensinar aos pacientes como mudar suas emoções e comportamentos disfuncionais, além de ampliar o repertório de possibilidades para lidar com um evento infeliz que possa surgir em suas vidas. A TRE sustenta que os seres humanos podem utilizar seus processos de pensamento consciente para seu próprio benefício, repensando as suposições disfuncionais e mudando seus comportamentos.

A terapia racional emotiva como psicoterapia de grupo começou quase tão cedo quanto a TRE individual[27].

Ellis foi um importante precursor do trabalho de Beck28 e da revolução cognitiva.

A terapia cognitivo comportamental de Beck[28] foi postulada e praticada em um formato individual, porém seu criador também descreveu o seu uso para o formato de grupo, no seu texto original sobre tratamento da depressão[29].

Atualmente, a abordagem cognitivo comportamental tem sido adotada nas mais diversas práticas e modalidades de intervenção psicoterápica, tanto no enfoque individual como no grupal (TCCG).

Existem onze modalidades principais de intervenções cognitivos comportamentais que podem ser utilizadas no trabalho grupal:

- Psicoeducação.
- Registro de pensamentos disfuncionais.
- Questionamento socrático.
- Técnicas de exposição.
- Dessensibilização sistemática.
- Técnicas de relaxamento.
- Treinamento de habilidades sociais.
- Enfrentamento do estresse.
- Observador distante.
- Troca de papéis.
- Parada de pensamento e autoinstrução.

Em todas essas modalidades, a atividade psicoeducativa norteia o trabalho ativamente, tendo como objetivo principal o fornecimento de informações sobre a gênese dos problemas, as dificuldades dos participantes e os conhecimentos *a priori* sobre os temas. Além disso, permite que os membros do grupo reconheçam suas dificuldades e o que está relacionado a elas (crenças disfuncionais, pensamentos automáticos, emoções primárias e secundárias, comportamentos disfuncionais, ganhos secundários etc.) e encontrem no grupo novas estratégias para promover mudanças e respostas diferentes.

O trabalho em grupo propicia um ambiente terapêutico facilitador no qual cada indivíduo lida com questões internas por meio das relações interpessoais com cada membro do grupo terapêutico. Além de se abordar o problema central, permite-se ampliar as habilidades sociais, a empatia e cristalizações de percepções acerca de um tema. Essa experiência grupal possibilita vivências semelhantes às situações do cotidiano, mas em um ambiente seguro e facilitador.

A intervenção psicológica em grupo permite democratizar o serviço psicológico que ainda representa um alto custo para a população brasileira[30]. Segundo Bieling et al.[31], em alguns contextos a TCCG é praticamente o único formato possível devido à limitação dos recursos financeiros, da quantidade de profissionais disponíveis e da alta demanda pelo serviço. No entanto, a eficiência da terapia cognitivo comportamental em grupo tem se mostrado muito além da relação do custo-benefício, há muitos estudos que comprovam sua eficácia e efetividade.

Segundo Bieling e Kuyken[32], a terapia cognitivo-comportamental é uma forma empiricamente validada de psicoterapêutica que se mostrou eficiente e, apesar de ser um trabalho relativamente novo, tanto como teoria quanto como tratamento, publicou um número incomparável de dados de pesquisa.

Mahoney[33] pontua que um bom trabalho de psicoterapia individual e grupal não depende apenas da condução por um bom técnico, mas também desse profissional de saúde estar atento ao seu desenvolvimento pessoal e ao seu autocuidado. É importante salientar que há riscos e responsabilidades em exercer o papel de um profissional da saúde mental e, por isso, o bem-estar do terapeuta deve ser sempre buscado para o exercício de um papel profissional satisfatório.

CONSIDERAÇÕES FINAIS

Todos nós já pertencemos a algum grupo, pertencemos no momento ou pertenceremos no futuro. Impossível ser humano atualmente e não pertencer a nenhum grupo. Ele pode ser real ou virtual, mas mesmo assim, as dificuldades de convivência e as potencialidades psicoterapêuticas estão presentes.

Toda vivência grupal permite crescimento, experiência e reformulação de conduta ou comportamento. Mas nem todo grupo pode ser considerado psicoterapêutico, pois este tem regras claras, tempo de funcionamento, contrato claro, sigilo e o mais importante: cumpre uma função preestabelecida – terapia – e segue critérios pré-estabelecidos – funcionamento da psicoterapia de grupo. Hoje em dia, mesmo uma reunião de Alcoólicos Anônimos (AA) ou outros grupos específicos, seguem padrões de psicoterapia de grupo.

Presenciar a formação, estabelecimento de coesão e vínculos, as várias maneiras de interação entre os participantes, o amadurecimento proposto e incentivado, as mudanças que acontecem e a praticidade e o baixo custo financeiro, fazem da psicoterapia de grupo uma das possibilidades de intervenção psíquica mais eficiente e possível nos dias atuais.

Estimular o aprendizado e a aplicação da psicoterapia de grupo dentro da formação em psicoterapia para psiquiatras e psicólogos é um dos desafios atuais.

Esperemos que as próximas gerações de profissionais possam desempenhar o papel de psicoterapeuta de grupo de maneira tranquila e segura, propondo para as pessoas dos tempos atuais e vindouros, nos quais o isolamento e a vivência individual é mais que estimulada, a experiência da convivência, alteridade e disponibilidade, que só um grupo pode oferecer. Em oposição às redes sociais, que por seu lado estimulam o isolamento e o individualismo, a partir dos *likes* ou convivência sempre com os de mesma opinião. Conviver com a diferença e os diferentes é o que enriquece e amplia nosso conceito de sociedade e de vida.

Para aprofundamento

- Beck AT, Rush AJ, Shaw BF, Emery G. Cognitive therapy of depression. New York: The Guilford Press; 1987.
  ⇨ **Autor fundamental no estudo da TCC. Estabeleceu conceitos, processos e técnicas que são básicas na atuação profissional dessa linha de trabalho.**
- Mahoney MJ. Processos humanos de mudança: as bases científicas da psicoterapia. Porto Alegre: Artmed; 1998.
  ⇨ **Leitura obrigatória. Descreve um trabalho de dez anos de pesquisa e é, sem dúvida, uma das mais importantes contribuições para a psicologia neste século. Combina filosofia, biologia evolucionária e psicologia do desenvolvimento e cognitiva.**
- Yalom ML. Psicoterapia de grupo: teoria e prática. Porto Alegre: Artmed; 2006.
  ⇨ **Autor norte-americano, referência atual em psicoterapia de grupo. Ajudou a divulgar essa abordagem com literatura voltada ao grande público.**

REFERÊNCIAS BIBLIOGRÁFICAS

1. Rosenbaum M, Lakin M, Roback HB. Psychotherapy in groups. In. Freedheim DK (Ed.). History of psychotherapy. Washington: American Psychological Association; 1992. p. 695-724.
2. Benchelli LPC, Santos MA. Psicoterapia de grupo: como surgiu e evoluiu. Rev Latino-Am Enfermagem. 2004;12(2):242-9.
3. Pratt JH. The class method of treating consumption in homes of the poor. JAMA. 1907;49:755-9. Reimpresso em: MacKenzie KR (org.). Classics in group psychotherapy. New York: Guilford Press; 1992.
4. Moreno JL. Psicoterapia de grupo e psicodrama. São Paulo: Mestre Jou; 1974.
5. Moreno JL, Bromberg W. The first book on group psycotherapy. New York: Beacon House; 1932.
6. Bierer J. Group Psychotherapy. Br Med J. 1942;14;1(4232):214-7.
7. Bierer J. A new form of group psycotherapy [Abridged]. Proc R Soc Med.1944;37(5):208-9.
8. Jones M. Group Psychotherapy. Br Med J. 1942;2(4261): 276-8.
9. Bierer J, Lieut RAMC. A new form of group psychotherapy. Ment Health (Lond). 1944;5(2):23-26.
10. **Moreno JL, Schwartz M. Psychodrama combined with insulin in the treatment of psychoses. Psychiatr Q. 1948;22(4):621-33.**
    ⇨ **Autor original, idealizador do psicodrama, um dos pilares da psicoterapia de grupo. Estabelece técnicas e entendimentos dos possíveis funcionamentos grupais.**
11. **Fiorini HJ. Teoria e técnica de psicoterapias. 6 ed. Rio de Janeiro: Francisco Alves; 1985.**
    ⇨ **Autor argentino que nessa obra estrutura conceitos e facilita o entendimento das psicoterapias em suas mais diferentes abordagens. É um dos autores fundamentais quando se estuda psicoterapia.**
12. **Baremblitt G. Grupos: teoria e técnica. 2 ed. Rio de Janeiro:Graal.; 1986.**
    ⇨ **Livro referência de autor latino-americano importante no trabalho grupal. Estabelece conceitos e ligações fundamentais.**
13. Minicucci A. Dinâmica de grupo: teorias e sistemas. São Paulo: Atlas; 1997.
14. Corey G, Corey MS, Callanan PJ, Russell JM. Técnicas de grupo. Rio de Janeiro: Zahar; 1983.
15. McGee TF. Supervision in group psychoterapy: a comparison of four approaches. Int J Group Psychother. 1968;18(2):165-76.
16. Restek-Petrović B, Mayer N, Grah M. Psychodynamic group psychotherapy in the early intervention program for patients with psychosis (RIPEPP). Psychiatr Danub. 2018;30(Suppl 4):198-202.
17. Corsetti MT, Rossi E, Bonvino S, Randazzo P. Psychological distress and quality of life are improved in autoimmune patients through Tandem--Psychotherapy, combining individual hypnosis and eye movement desensitization and reprocessing (EMDR) treatment for trauma, followed by supportive-expressive group therapy. Clin Rheumatol. 2019.
18. Mastropaolo C, Carrasco B, Breslow AS, Gagnon GJ. Security amidst stigma: Exploring HIV and sexual minority stressors through an attachment--based psychotherapy group. Psychotherapy (Chic). 2019.
19. Grossert A, Meffert C, Hess V, Rochlitz C, Pless M, Hunziker S, et al. A clinical trial of group-based body psychotherapy to improve bodily disturbances in post-treatment cancer patients in combination with randomized controlled smartphone-triggered bodily interventions (KPTK): study protocol. BMC Psychol. 2019;7(1):90.
20. Holtmaat K, van der Spek N, Lissenberg-Witte B, Breitbart W, Cuijpers P, Verdonck-de Leeuw I. Long-term efficacy of meaning-centered group psychotherapy for cancer survivors: two-year follow-up results of an RCT. Psychooncology. 2019.
21. Renner A, Hoffmann R, Nagl M, Roehr S, Jung F, Grochtdreis T, et al. Syrian refugees in Germany: Perspectives on mental health and coping strategies. J Psychosom Res. 2019;129:109906.
22. Kirchberger I, Maleckar B, Meisinger C, Linseisen J, Schmauss M, Baumgärtner J. Long-term outcomes in patients with severe depression after in-hospital treatment - study protocol of the depression long-term Augsburg (DELTA) study. BMJ Open. 2019;9(12):e032507.
23. Gloster AT, Rinner MTB, Ioannou M, Villanueva J, Block VJ, Ferrari G, et al. Treating treatment non-responders: A meta-analysis of randomized controlled psychotherapy trials. Clin Psychol Rev. 2019;75:101810.
24. **Yalom ML. Psicoterapia de grupo: teoria e prática. Porto Alegre: Artmed; 2006.**
    ⇨ **Autor norte-americano, referência atual em psicoterapia de grupo. Ajudou a divulgar essa abordagem com literatura voltada ao grande público.**
25. Kivlighan DM, Aloe AM, Adams MC, Garrison YL, Obrecht A, Ho YCS, et al. Does the group in group psychotherapy matter? A meta-analysis of the intraclass correlation coefficient in group treatment research. J Consult Clin Psychol. 2019.
26. Dias VRC. Psicodrama – teoria e prática. São Paulo: Ágora; 1987.
27. Ellis A. Reason and emotion in psychotherapy. New York: Lyle Stuart; 1962.
28. Beck AT, Rush AJ, Shaw BF, Emery G. Cognitive therapy of depression. New York: The Guilford Press; 1987.
29. Beck AT. Cognitive therapy and the emotional disorders. New York: International Universities Press; 1976.

30. Chacon PJ, Motta MM, Belloto C. Terapia cognitivo-comportamental em grupo no transtorno obsessivo-compulsivo: um ensaio clínico. Rev Bras Psiquiatria. 2003;25(1):56-8.
31. Bieling PJ, McCabe RE, Antony MM. Terapia cognitivo-comportamental em grupos. Porto Alegre: Artmed; 2008.
32. Bieling PJ, Kuyken W. Is cognitive case formulation science or sci-ence fiction? Clinical Psychology: Science and Practice. 2003;10(1):52-69.
33. Mahoney MJ. Processos humanos de mudança: as bases científicas da psicoterapia. Porto Alegre: Artmed; 1998.

10

Psicoterapia familiar e de casal

Maria Cecília Fernandes Silva

Sumário

Pontos-chave

- A importância de se considerar o sofrimento vincular na compreensão dos transtornos mentais
- O enfoque psicanalítico na terapia de família e casal.
- A tarefa básica da família na constituição do psiquismo.
- O papel que cada membro desempenha na família: o paciente identificado.
- Questões técnicas no atendimento familiar e de casal.

INTRODUÇÃO

Na segunda metade do século XX, a questão social e familiar adquiriu relevância no campo da saúde mental. Começou a haver todo um esforço para reconectar o psicótico com seu meio, principalmente após a segunda Guerra Mundial, quando vários estudos surgiram tendo como denominador comum a relevância da inclusão dos indivíduos com transtornos mentais em seu meio, em suas famílias e em suas relações. Ao redor do mundo, vários países começaram a prestar mais atenção ao cuidado do "vínculo", ao "sofrimento vincular" no imaginário social e nas políticas de estado relativas à saúde mental.

A abordagem do "sofrimento vincular" permitiu uma melhor compreensão dos transtornos mentais e abriu um caminho para se considerar o efeito das relações familiares e sociais sobre o indivíduo.

Em função dessa mudança de perspectiva, e com o crescimento da utilização desse dispositivo, neste capítulo será abordado o tratamento voltado para a família e o casal. Deve-se entender que não significa uma abordagem dirigida exclusivamente ao cuidador do paciente, mas trata-se de uma prática na qual o paciente está inserido junto a seus familiares em uma proposta de atendimento que inclui o grupo familiar, o cônjuge, ou seja, o meio em que vive como um todo.

O termo "terapia familiar" remete a um conjunto de teorias e práticas em que são abordados os problemas e as dificuldades ligados a um ou mais membros da família. No sentido estrito, corresponde a um tipo de tratamento que surge em um momento histórico em que as instituições necessitavam de outros dispositivos de tratamento no âmbito dos transtornos mentais. A família, que durante muito tempo era afastada do doente mental, passa a ser incluída em seu projeto terapêutico. Nessa formulação, é indiscutível a expressiva influência da psicanálise na elaboração dos novos conceitos e novas tecnologias que envolviam a participação da família no fenômeno do adoecimento mental. No entanto, uma aproximação mais cuidadosa permite-nos constatar que esse campo é bastante heterogêneo e polimorfo e, na verdade, existem muitas escolas de terapia familiar e de casal de abordagem psicanalítica com diferenças entre si, além de escolas com diferentes abordagens, principalmente a sistêmica, também com suas diversas vertentes.

A importância do atendimento à família e ao casal

Atualmente observamos na literatura vários estudos[1-3] sobre a relação entre famílias e casais disfuncionais e a manifestação de transtornos mentais. De acordo com Ackerman[4], "a família é a unidade básica de crescimento e experiência" e, nesse sentido, ela é também a unidade básica de doença e saúde. Inserido no grupo familiar, ou no relacionamento conjugal, a estabilidade emocional do indivíduo depende de um padrão delicado de equilíbrio e intercâmbio no qual cada membro é afetado por todos os outros. Não existem famílias ou casamentos idealmente saudáveis, apenas aqueles predominantemente saudáveis ou predominantemente doentes. Entende-se aqui por famílias doentes aquelas que progressivamente não conseguiram levar adiante suas funções* e que, em estágios mais graves, favoreceram a desintegração emocional e a cognitiva de seus integrantes, as quais, dependendo das circunstâncias, culminaram com a desorganização dos vínculos familiares, do casamento, gerando confusão no exercício de papéis e, eventualmente, eclosão de distúrbios psicopatológicos em uma ou várias pessoas dessas relações.

O papel que o paciente desempenha na família e esta, em relação a ele, adquire formas muito peculiares que dependem de uma rede muito extensa de articulações. A inequívoca importância dos determinantes sociofamiliares no desencadeamento e evolução dos quadros clínicos indica, claramente, que a abordagem do paciente psiquiátrico deve incluir intervenções com a família e com o meio social[5].

O estudo criterioso do desenvolvimento dos vínculos familiares permite elucidar o modo como o aparecimento de uma doença desestrutura a dinâmica de funcionamento da família, de um casamento e, também, como interações familiares desajustadas favorecem ou precipitam o aparecimento de doenças em um ou mais de seus membros. O equilíbrio familiar realiza-se à custa desse indivíduo, que será o depositário das maiores tensões e atenções (seria o "bode expiatório" sobre o qual todos os outros membros da família despejariam seus problemas). Isso é visível nos casais também. Muitos autores[6,7] falam sobre as escolhas inconscientes que atravessam todos os vínculos, e, muitas vezes, essas escolhas são feitas única e exclusivamente para aliviar angústias e tensões insuportáveis para determinado indivíduo. A chance de toda essa carga recair sobre o parceiro escolhido é muito grande.

Longe de responsabilizar as interações sociofamiliares como únicas determinantes pela eclosão dos transtornos mentais, estamos simplesmente considerando até que ponto tais interações podem dificultar, ou mesmo impedir, uma adequada evolução do ser humano no desenvolvimento dos seus papéis ao longo da vida. É preciso assinalar, também, que existem consideráveis indícios que demonstram os benefícios da participação da família no tratamento e controle de diversos transtornos mentais. Segundo pesquisas realizadas[8-10], o resultado do tratamento psiquiátrico é mais favorável para os pacientes cujos familiares são envolvidos no processo. Inclui-se aqui o atendimento do casal.

* Navarro, citando Ackerman, afirma que à família compete: 1. assegurar a sobrevivência física e da espécie; 2. desenvolver o basicamente humano no homem: a) provisão de alimento e abrigo; b) ligação afetiva; c) identidade pessoal; d) desenvolvimento da aprendizagem e da criatividade.

REFERENCIAL TEÓRICO

Ao acolher a família em seu campo de investigações, a psicanálise pôde revelar o sentido que esses arranjos e suas transformações tiveram para o próprio grupo tanto em sua forma singular de lidar com as tarefas que lhe são impostas a partir de demandas internas e externas como em seu contínuo e coletivo trabalho de significação, e a articulação dessas demandas.

Ao prefaciar o livro *Família: dinâmica e terapia*[7], Belinda Mandelbaum define o que o autor considera como a tarefa básica da família. Portanto, ela refere que:

> A tarefa básica da família é auxiliar os indivíduos que a compõem na travessia de uma situação de absoluta dependência para uma gradativa autonomia, travessia que deve possibilitar que cada um venha a constituir uma nova família, diferente, ainda que com laços profundos com suas famílias de origem. Frente às ansiedades suscitadas por essa tarefa em cada um dos familiares – já que nelas estão implicadas experiências dolorosas de separação, exclusão, perda com todo amálgama de sentimentos penosos e contraditórios que são o cerne mesmo dessas experiências – o grupo familiar tende a buscar modos de livrar-se da dor psíquica, sendo meios privilegiados para isto a cisão e a projeção de aspectos insuportáveis, ou mesmo daqueles idealizados, e a outorga, a cada uma das pessoas que fazem parte da família (e mesmo as que não coabitam com ela), de um papel específico na manutenção de um certo arranjo psíquico compartilhado por todos, ainda que inconscientemente. (p.XIX)

Para o autor, a terapia familiar visa ao desenvolvimento psíquico, o que, no caso da família, significa a descristalização desses arranjos defensivos, gerando a possibilidade de uma circulação de diferentes experiências emocionais entre os membros, a diminuição da estereotipia e a abertura para um processo de reflexão sobre o próprio modo de ser e funcionar familiar. Conceber o processo de desenvolvimento psíquico da família significa também construir junto a ela (ou reconstruir) sua história emocional, a história de constituição e ruptura de seus vínculos, da repetição de seus padrões de relação, em um trabalho terapêutico que, ao desvelar essa história, pode vir a modificá-la.

Dentro da visão psicanalítica a família é concebida como uma unidade psíquica, na qual se pode observar toda a dinâmica pulsional em movimento no seu interior, cujas forças em confronto são mobilizadas e mobilizam fantasias originárias, desdobramentos da sexualidade infantil que se manifestam no interjogo das relações familiares.

Sabe-se que a psicanálise pressupõe a internalização – por meio dos mecanismos de incorporação e identificação – das figuras parentais como organizadoras do psiquismo, como base da identidade pessoal e sexual de todo ser humano. Assim, a ênfase da psicanálise está justamente na captação, pela transferência, dessas figuras introjetadas, já marcadas e distorcidas pela pulsão e pelo desejo da criança, que constituem o complexo de Édipo, ou seja, a família fantasmática representada no "romance familiar". Teorizações posteriores deixaram claro como a sequência dos complexos de Édipo na sucessão das gerações (avô, pai, filho, por exemplo) permite ver como a criança, ao invés de ser o protagonista do drama edipiano, muitas vezes é coadjuvante de um drama que já se arrasta por gerações.

A criança, desde o próprio momento de sua concepção, já ocupa um lugar na fantasia dos pais e na história familiar. Ao nascer, vem ocupar um lugar já constituído por esses determinantes.

Apesar dessas colocações, que mostram a extraordinária importância do inconsciente parental na constituição do sujeito, alguns teóricos não advogaram a necessidade de tratar a família, lugar onde esse processo de alienação e constituição do sujeito acontece. Tarefa empreendida por outros analistas, como, por exemplo, Meyer[6,7,11,12].

A criança, além de internalizar um objeto chamado pai e um objeto chamado mãe, passa a internalizar outro chamado relacionamento conjugal. Do mesmo modo que se pode falar de um *self* inconsciente, ou de imagens inconscientes do *self*, pode-se postular a existência de um objeto familiar inconsciente, cuja externalização irá modelar a qualidade das interações interpessoais dentro da unidade familiar.

No enfoque psicanalítico, a mudança se opera na medida em que os componentes da família podem entender as forças inconscientes que regem seus destinos. É importante que fique claro para toda a família como cada filho ocupa um lugar no inconsciente dos pais, sendo que estes, por sua vez, repetem com os filhos suas experiências com os seus próprios pais. É assim que se estruturam as cadeias transgeracionais. Para desfazê-las, é fundamental que os segredos familiares, escondidos por gerações, sejam desvendados e que a família enfrente seus lutos e feridas narcísicas, suas vergonhas e humilhações, sem negá-las.

No campo da transgeracionalidade, façamos especial referência às interessantes contribuições de Torok e Abraham[13]. Segundo os autores, o fantasma transgeracional, ou "o trabalho do fantasma no inconsciente", significa o efeito dos segredos familiares transmitidos pelas gerações. Como em família o que não se resolve se repete, as experiências indizíveis de certos membros, para as gerações subsequentes, tornam-se inomináveis e impensáveis, sendo que seus efeitos podem repercutir ainda mais adiante, além da terceira geração.

Esses conteúdos que se transmitem quase "imodificados" de uma geração a outra ficam escindidos, incorporados, enquistados, porém não podem ser introjetados. Framo[14] os denominou de restos fósseis e Abraham e Torok[13], de fantasmas que habitam criptas.

Na terapia familiar, devem-se analisar, portanto, esses conteúdos para que a família possa começar a enfrentar com o sofrimento correspondente os lutos não elaborados e as delegações tanáticas das gerações anteriores. A possibilidade de poder desencriptar e desvelar os fantasmas, "fazer circular" no campo vincular terapêutico os segredos encriptados e dar sentido aos fenômenos de repetição ajuda a todos a liberar-se de seu destino de repetição e, portanto, de morte, de falta de mobilidade e possibilidade de transformação.

A terapia familiar psicanalítica, a partir de seu enquadre ou dispositivo, cria um espaço de depositação ou retomada de elementos derivados de um tempo genealógico esquecido, silenciado ou perdido. Os aspectos da transmissão psíquica genealógica que não puderam ter a transformação necessária, ou serem integrados em uma corrente de sentido pelos processos de simbolização, assim como os fragmentos de uma história impensável, poderão ter um lugar de inscrição no tecido associativo grupal dentro do processo terapêutico.

É transmitido tudo aquilo que concerne às vivências psíquicas ou representações na ordem geracional; algumas delas inconscientes poderiam ser elaboradas na forma de mitos familiares ou culturais, outras são proibidas ou, como já foi dito, encriptadas.

Cabe perguntarmos como um sujeito pode ser atingido pela história que pertence a um outro. E ao mesmo tempo, desde uma perspectiva clínica, como esse fantasma se transforma em uma espécie de organizador do psiquismo do paciente. Os diversos mecanismos de identificação estão na base desse processo, com um forte investimento libidinal.

Desse modo, em linhas gerais, as intervenções psicanalíticas privilegiam as resoluções de conflitos interpessoais a partir da elucidação das motivações inconscientes dos membros da família. A presença do terapeuta é dirigida à elucidação do significado inconsciente do funcionamento do grupo parental, examinando sua natureza, suas origens e o papel que desempenha na manutenção de certo nível de estabilidade da estrutura.

Por intermédio da transferência, os membros da família encontram a oportunidade de elaborar seus conflitos, evocar os traumatismos e fantasmas associados aos personagens aos quais fazem menção. Por meio dela, tiram conclusões insuspeitas tanto para eles quanto para os terapeutas, conclusões essas que para eles serão marcantes por longo tempo após o término da terapia.

Segundo Eiguer[11], esse campo transferencial permite que alcancemos um dos mais caros objetivos de nosso trabalho: o crescimento do imaginário e sua tradução em palavras, bem como a formação de novos mitos. Para o autor, "a transferência familiar é o denominador comum dos fantasmas e dos afetos ligados à psique comum ou a um objeto do passado familiar, que é referenciada ao terapeuta seja por um deslocamento, seja pela projeção"[15]. Dessa forma, a transferência frequentemente recolhe a representação rejeitada ou talhada sobre outros objetos que, no passado, gravitaram de modo significativo sobre os membros da família.

Nesse modelo, a dinâmica do relacionamento do casal torna-se a dinâmica *familiar*, pois o casal recém-formado é o "veículo de transporte" das expectativas e necessidades que foram cunhadas em uma situação ancestral. A família nuclear começa já "hipotecada" à família extensa (família de origem) e, portanto, a natureza da interação na família nuclear será determinada pelas qualidades das relações objetais familiares que foram introjetadas no decurso do processo de crescimento e desenvolvimento na e pela família de origem. Dessa forma, entende-se que o conflito internalizado, ou seja, o processo que transcorre no interior do indivíduo, pode ser externalizado assumindo a forma de conflitos interpessoais entre os familiares.

Lembramos que o grupo familiar tem características específicas em relação aos outros grupos, nele se entrelaçam e interagem vínculos de aliança e de filiação, assim como de consanguinidade, atravessados pelo envelope genealógico grupal familiar e sua estrutura inconsciente. Esses vínculos organizam uma importante dimensão fantasmática. Essa organização complexa e variada integra níveis psíquicos diferenciados, singulares e plurais, articulados em função de pactos e alianças inconscientes que são organizadoras da vida psíquica do grupo familiar.

O ponto relevante aqui é que tal tipo de organização se desenvolve como resultado de uma acomodação harmônica geral inconsciente a um pressuposto compartilhado também por todos no nível inconsciente.

Segundo Meyer[7], o bom funcionamento familiar depende da capacidade de os familiares serem flexíveis o suficiente para poder se identificar com os elementos projetados sobre si próprios, sem, contudo, atuar essas projeções (*acting out*). Deve ser permitido, na família, espaço para uma regressão construtiva do indivíduo, espaço que facilite para todos os familiares tolerar a criança dependente e necessitada que subsiste em cada um. O autor refere que:

> Enquanto continente das projeções, a pessoa estará sendo pressionada a "absorver" aquilo que está sendo projetado nela, a representar no cenário da interação familiar quaisquer possíveis propósitos a serviço do qual foi feita a projeção... Em vez de concordar com as demandas feitas pela pessoa que projetou, aquela a quem a projeção se dirige deve ser capaz de "digerir" as necessidades imaturas, de modo tal que um produto final seja devolvido à pessoa "projetora" para que esta possa elaborar a situação de forma positiva. Se essa operação for bem-sucedida, o elemento que volta para a fonte de projeção é mais que um novo e adequado objeto de introjeção, pois acompanha todo um modelo de como lidar com objetos que podem dar margem a ansiedade e dor. (p.19)

Portanto, quando se confere liberdade aos objetos, observa-se o desenvolvimento do indivíduo para uma vida mais própria. Quando os objetos não recebem tal permissão a família se enrijece e cria formas de defesa. Toda família enfrenta crises, atravessa dificuldades, vê-se diante de encruzilhadas e diante dessas adversidades ou a família se desenvolve como um grupo formado, porém, por indivíduos separados, no qual cada um é responsável por toda a unidade, ou tende a tornar-se um agregado simbiótico e indiferenciado.

Os sistemas defensivos familiares aparecem como mecanismos matriciais para garantir a permanência desse grupo-família. Como vimos, em certa medida são necessários para a sobrevivência do grupo. Contudo, quando utilizados em excesso revelam famílias cristalizadas e fragilmente estruturadas.

Em famílias cujos mecanismos defensivos estão sendo utilizados de forma extrema observamos que não se trata apenas do medo de perder um determinado elemento do grupo familiar, mas de abandonar esses sentimentos penetrantes de "todos serem um só coração e uma só cabeça". Ninguém consegue se desenvolver, a família funciona em bloco. Observa-se o funcionamento por identificações projetivas** e um ou mais membros (que por razões históricas são os pais) recrutam as crianças para o desempenho de papéis centrais em seus sistemas defensivos inconscientes, e nesse sentido a criança assume o papel complementar às exigências defensivas dos pais. Ela passa a ser um participante da fantasia familiar compartilhada, um contribuinte para a ansiedade geral que os une entre si. Em consequência disso, a criança não consegue alcançar um equilíbrio adequado entre seus dotes reais e aquilo que lhe é imposto, sendo este um fator que se torna sério obstáculo ao seu desenvolvimento e sua diferenciação.

Aqui nos aproximamos da noção de paciente identificado. Nesse sentido, visto que a história pessoal de cada um é de algum modo única, e que a vulnerabilidade correspondente é diferente, o membro mais frágil teria maior probabilidade de tornar-se o paciente identificado e, criança ou adulto, ele vai revelar-se com frequência um emissário disfarçado de um grupo familiar emocionalmente deformado.

A família evita o impacto dos sentimentos de luto, angústia, desilusão e separação, colocando ativamente em alguém suas dores, dificuldades e conflitos. Essas tarefas psíquicas repelidas vão cair inevitavelmente sobre o outro.

Segundo esse modelo, a cada pessoa dentro de uma dinâmica familiar são atribuídos papéis e funções. O paciente, ao carregar o papel de doente do grupo, permite que os outros caminhem relativamente bem e se encontrem protegidos dos sintomas mais graves.

O fato de ter "um paciente" na família dificulta a diluição da problemática entre todos os membros. Observamos uma força que vai contra essa possibilidade. A chance de eles perceberem que, por trás daquele "quadro clínico", esconde-se um ser humano com dificuldades que eventualmente eles próprios apresentem é muito desestruturante.

Existem famílias cujo paciente já está doente há dez anos e não se sabe nada a respeito de sua doença, muito menos dessa pessoa que sofre. A negação é muito comum e, apesar de em alguns momentos funcionar como um recurso protetor frente

** Dentro da psicanálise observamos diferentes aproximações em relação à apreensão do campo familiar. Estamos até aqui nos referindo a uma leitura que privilegia a transferência, as relações de objeto, o conceito de identificação projetiva e especial atenção a história do passado do sujeito. Existem outros autores como, por exemplo, Berenstein e Puget, que trabalham com o conceito de vincularidade, no qual privilegiam a presença do sujeito e não a ausência dele representada enquanto um objeto fantasiado e constituído por elementos do passado. Existe um "entre" que pressupõe a existência de dois sujeitos e não dois objetos. Portanto utilizam a expressão interferência no lugar do conceito de transferência, para significar a imposição de uma presença, com a qualidade iniludível de alteridade, que é irredutível a ser identificado como um objeto projetado no qual a identificação a princípio não poderia explicar seus efeitos. A diferença, portanto, é que o vínculo com o outro ou com os outros significativos passa a ser também instituinte de sentido e subjetivação, o que antes só parecia ser proveniente do mundo interno.

a essa situação muito assustadora e desgastante, torna-se um importante obstáculo a qualquer possibilidade de melhora.

Para muitos terapeutas familiares de orientação psicanalítica, todos os membros de uma família estão conscientemente de acordo em ajudar a superar os sintomas incômodos da pessoa doente. Porém, esse movimento esconde, muitas vezes, um desejo inconsciente de não modificar o equilíbrio familiar, mesmo que insatisfatório. Qualquer mudança pode ser forte geradora de resistências, temores de que o sistema grupal possa se desintegrar.

Deparamo-nos então com famílias fragilmente estruturadas em um equilíbrio muitas vezes precário, na iminência de uma ruptura. Nesses ambientes familiares predominam a baixa qualidade das comunicações, a violência objetiva ou encoberta e a pobreza material e/ou afetiva.

Observamos um funcionamento saudável no contexto familiar, quando os vínculos cumprem a função de sustentação do ser, constituindo-se em uma rede vincular que cumpre a função de envoltura psíquica, dando um sentido de pertencimento, de continência, delimitando o dentro e o fora, ou seja, gerando uma identidade familiar e também servindo como uma para-excitação frente às exigências do mundo externo.

O processo de constituir-se sujeito é extremamente complexo. É preciso que o novo ser encontre um meio com interdependências saudáveis, aquelas que facilitam a emergência do si mesmo verdadeiro no filho, seu desenvolvimento libidinal e a utilização de seus recursos internos a favor da vida. Essas interdependências saudáveis permitem o desenvolvimento da mente, o crescimento emocional, a possibilidade de pensar, de gerar esperança e de promover um estado emocional de confiança no e do qual emerge e se sustenta o ser.

Para Piera Aulagnier[16], o ego surge em um meio psíquico que o precede e o pré-investe. A criança ao nascer já foi pensada, desejada e se constrói a partir dos enunciados identificatórios da mãe como porta-voz. O importante é que não se fale de uma criança passiva, senão de um ego historiador que vai armando suas significações a partir de sua história de encontros e desencontros.

O ser humano transita entre a angústia gerada pela necessidade de ser ele mesmo e pela necessidade em corresponder ao que vem do outro, que no início da vida é indispensável para a sua sobrevivência. Quando essa dialética entre o eu e os outros significativos é funcional, a criança encontra um ambiente propício para a expressão de seu ser.

Portanto, há famílias com capacidade para enfrentar seus conflitos e superá-los. Seus membros estão suficientemente diferenciados, a comunicação dá-se com suficiente fluidez, há recursos para reparação e elaboração. Diante de alguma dificuldade maior, procuram ajuda, estabelecem trocas, buscam saídas, transformam.

Nas famílias disfuncionais, o conflito original não foi superado, prepondera a confusão entre os membros com padrões paradoxais de interação. Nessas famílias "viver junto é impossível, mas separar-se é mortal".

O ATENDIMENTO DE CASAL E FAMÍLIA

Um dos objetivos da terapia de casal e família é permitir a retomada de um funcionamento no qual tanto o casal quanto a família possam organizar no registro da representação o que tenha ficado fora desse registro. Melhorar a circulação de elementos representativos, restabelecer a capacidade de pensar do grupo e não permanecer apenas com as fantasias individuais que possam surgir são tarefas fundamentais.

Essa capacidade de pensar a que nos referimos aproxima-se do desenvolvimento que Bion[17] deu à noção de identificação projetiva, considerando-a como sendo o primeiro meio de comunicação da criança, fazendo dela o ponto de partida da atividade de pensar e de elaborar a angústia. Assim, nesse sentido a família também busca ser contida e experimentar pensar em um espaço terapêutico seguro.

Escutar grupalmente um casal ou uma família é receber os diferentes níveis de expressão, contê-los, fazê-los manterem-se juntos e investidos com os objetos possíveis de sentido. É um funcionamento mais arcaico e tudo o que é produzido ou dito é considerado como vindo desse conjunto, seja a dupla ou a família.

A partir do referencial teórico psicanalítico, pretende-se desvendar a rede oculta de identificações projetivas e, na execução dessa tarefa, é primordial identificar o objeto criado coletivamente, que é responsável pela estimulação do jogo de ações recíprocas de defesa.

Nesse sentido, além de reconhecer o que as pessoas estão fazendo umas para as outras, o terapeuta tem de, paralelamente, esclarecer em particular o aspecto transferencial, ou seja, o que a família ou o casal estão fazendo com ele, e movido por que ansiedade. Essa é uma situação extremamente delicada, pois o terapeuta é um novato dentro de um grupo antigo de "devotos". Ele deve tomar cuidado para que suas interpretações não acabem por devolver na mesma medida o bombardeio que terá recebido da família. Tem de tentar transformar esse desconforto em algo potencialmente significativo.

Devemos lembrar que o terapeuta também leva consigo, em seu íntimo, sua própria família interior, com os conflitos, crenças e atitudes que a acompanham. Com essa bagagem o terapeuta deve estar ciente não só da ameaça que ele representa para a dinâmica presente na família, como também saber a reação da família, que certamente, se voltará contra sua capacidade profissional.

Segundo Meyer[7], a tarefa do terapeuta é tentar interpor uma espécie particular de processos em sua própria atividade mental, localizando-o entre o impacto que a sessão exerce sobre ele e a devolução para a família, a respeito de sua experiência sobre esse impacto. O terapeuta deve ajudar o casal ou a família a reconhecer as identificações projetivas que circulam entre os membros, como eles as ativam e quais as ansiedades que os pressionam a esse comportamento. Na medida em que sejam capazes de reconhecer e diferenciar suas próprias necessidades como indivíduos separados, eles tendem a progredir com mais flexibilidade e, portanto, maior liberdade entre os integrantes dessas relações.

Sabemos que todos esses modos de funcionamento familiar e conjugal vistos até então repetem-se não só na família, mas na relação com o terapeuta e também na relação com a equipe de saúde mental. A família reproduz padrões de funcionamento doentios (extrema rigidez, indiferenciação e impermeabilidade) que interferem diretamente na atuação dos profissionais e, portanto, o atendimento a famílias gravemente disfuncionais torna-se condição para melhor evolução dessas situações específicas.

A terapia de casal e família é concebida como um processo que visa à mudança de situações de sofrimento não só por fazer consciente o inconsciente familiar, mas por restabelecer de forma saudável e diferenciada a ligação entre os elementos familiares.

Deparamo-nos todos os dias com questões que atravessam várias famílias atendidas na Instituição. Essa observação norteia nosso trabalho, ajudando-nos a estabelecer focos nos atendimentos:

- Compreensão da situação: ajudar a família tanto do ponto de vista objetivo quanto do ponto de vista emocional a entender o que se passa. Muitas vezes as famílias estão perplexas diante de tudo o que está acontecendo. Esse trabalho inicial é importante para que se possa efetivar o item a seguir, pois às vezes é necessário que nos voltemos para o doente e a doença para só depois podermos implicar a todos no tratamento.
- Desmistificação do paciente identificado: desfocar o problema de um único membro da família para que todos possam reconhecer aquele espaço como um lugar de tratamento para todos.
- Comunicação: melhorar a qualidade de escuta entre os membros. Muitas vezes o trabalho inicia-se de forma concreta onde os familiares obrigatoriamente, pelo menos durante aquele tempo em que estão na sessão, têm de se ouvir em um *setting* mais protegido e organizado pelo terapeuta. Explicitar comunicações paradoxais e de duplo vínculo.
- Reorganização de papéis: ajudá-los a perceber a confusão no exercício das funções de cada um. Muitas vezes os filhos estão cuidando dos pais. Promover o esclarecimento e as dificuldades que levaram a família a funcionar dessa forma.

Colocação de limites: diferenciar cuidados de excesso de zelo e diferenciar imposição de limites de excesso de violência. Muitos pais confundem-se mimando demais os filhos, confundindo amor com satisfação ou exercendo a autoridade de forma muito opressora, por vezes até violenta.

Construção de alianças saudáveis: ajudar a família a compor agrupamentos de acordo com o ciclo de vida no qual se encontram. Por exemplo, muitas vezes vemos "casais" de pai e filha contra a mãe ou de mãe e filho contra o pai. Em certas situações é mais saudável que a fratria se una e possa desfrutar dessa aliança. O casal tem de ser o parental.

Esses aspectos apresentados podem ser trabalhados em diferentes modalidades de atendimento, quais sejam: psicoterapia familiar individual, psicoterapia de casal, psicoterapia familiar individual breve, psicoterapia de casal breve, grupo multifamiliar e grupo multifamiliar psicoeducacional.

CONSIDERAÇÕES FINAIS

Sabemos que, na verdade, dentro da Instituição as possibilidades de intervenção se multiplicam frente a demandas tão diversas e por vezes tão urgentes. Cabe ao profissional inserido nessa estrutura maior, seja no ambulatório, no hospital dia ou na enfermaria, determinar que tipo de assistência é mais conveniente para aquela demanda específica.

As famílias gravemente disfuncionais demonstram grande intolerância a conflitos. Não tendo tido condição de fazer face às angústias inerentes ao desenvolvimento, prevalecem padrões narcísicos de interação e, portanto, o atendimento torna-se premente.

No entanto, de modo paradoxal, qualquer intervenção é extremamente ameaçadora, pois o equilíbrio alcançado é muito precário e a família teme um desmoronamento a partir do contato com uma realidade psíquica tida como muito estragada.

A partir do que foi exposto fica claro que o equilíbrio dinâmico do indivíduo e do grupo familiar influencia:

- A precipitação da doença.
- O curso dela.
- A possibilidade de recuperação.
- O risco de recidiva.

Toda essa estabilidade depende de um padrão delicado de equilíbrio e intercâmbio emocional no qual cada membro é afetado por todos os outros.

Nesse sentido, o sofrimento da população que procura atendimento em uma instituição deve ser entendido, nessa estrutura mais ampla, como uma experiência contínua de integração emocional com seu ambiente, seu cônjuge, seu grupo familiar e sua interação com eles, focando principalmente no entendimento do contexto no qual esse indivíduo se encontra.

Segundo Winnicott[18], quando somos chamados a intervir em situações de desorganização da dinâmica familiar, devemos procurar compreender os fatores subjacentes ao problema manifesto para que nossa ajuda possa ser a mais adequada possível. Se Freud deu à metapsicologia um estatuto intrapsíquico, destacamos neste texto a intersubjetividade como fundamento da transferência familiar a partir do enunciado da preexistência de um psiquismo grupal à psique individual.

A psicanálise voltada para o atendimento de casal e família e, portanto, para melhor compreensão dos vínculos e vicissitudes desse grupo complexo tem, pouco a pouco, garantido seu lugar no contexto clínico e teórico. Essa inserção, no entanto, não se deu tão facilmente. Embora Freud tenha procurado observar as interferências a que os sujeitos estavam submetidos na convivência com os grupos e com a cultura, a maior parte dos seus seguidores privilegiou a visão do indivíduo, e o estudo das inter-relações foi, por longo tempo, negligenciado. Mesmo não tendo se voltado para a elaboração de trabalhos específicos sobre a família, foi ele quem criou as bases para o surgimento dessa área de estudos. Os textos em que aborda inconsciente, complexo de Édipo, teorias da sexualidade e noções sobre técnica – sobretudo transferência, contratransferência e interpretação – constituem os eixos centrais que sustentam a psicanálise de casal e família. Foram essas concepções, associadas a estudos antropológicos e sociológicos, que incentivaram pioneiros do estudo de grupo e de família a expandir o campo da psicanálise, criando uma nova perspectiva para tratar dos conflitos e sofrimentos inerentes aos laços familiares. Desde seu surgimento, na segunda metade do século XX, essa abordagem vem ocupando alguns pensadores que têm o intuito de consolidá-la cada vez mais.

Sabe-se que a interação entre os psiquismos individuais organiza um aparelho psíquico do grupo, um princípio que revoluciona os estudos de família por dois aspectos centrais. Primeiro o que denuncia que aquilo que se expressa nas relações precisa ser compreendido também a partir de conflitos inconscientes entre os membros do grupo. Assim, todos os indivíduos estão implicados na produção da doença. Nesse caso, aquele "paciente identificado" não pode ser o único alvo do tratamento. O foco terapêutico deve incidir sobre todos, uma vez que os conflitos originários da doença não estão encontrando espaço para circulação. Para tanto, é necessário que o analista faça uso das noções de enquadre, transferência e interpretação, aplicadas, evidentemente, à realidade das relações.

O objetivo dos seus procedimentos terapêuticos é levar cada integrante do grupo a recuperar aspectos projetados nos diferentes sujeitos com os quais interage na família. Assim, oferece condições para que o sujeito possa criar seu próprio espaço, enriquecê-lo com sua singularidade e desobstruir seu processo de subjetivação, até então travado pelas fantasias e expectativas vindas de outros: cônjuge, pai, mãe, irmãos etc.

Na psicanálise dos vínculos, foi o próprio Freud (1856-1939) quem deixou clara a impossibilidade de pensar o ser humano fora das relações com seus iguais. O trabalho que prioriza os vínculos vem sendo consolidado na França por estudiosos como René Kaës[19]. Alguns psicanalistas argentinos, como Isidoro Berenstein[20] e Janine Puget[21], também têm contribuído para o avanço dessa abordagem, criando, paralelamente, noções teóricas e uma metodologia clínica. Essa visão ressalta o caráter múltiplo da constituição subjetiva, evidenciando não só o sujeito do inconsciente, mas aquele que emerge dos vínculos e da história individual e social.

A família envolve uma organização de espaços e tempos. Seu presente traz sempre registros do passado e continuamente prepara o futuro. Dessa forma, tudo o que se passa em família deixa marcas, cujos traços atravessam gerações, determinando, inconscientemente, respostas e condutas.

É notadamente no campo psíquico que a família se revela indispensável, já que o psiquismo humano se constitui a partir de um tecido psíquico grupal[6] – por consanguinidade ou adoção – que permite, em condições suficientemente boas, a emergência de aparelhos psíquicos individuais.

Sendo assim, independente da linha de trabalho do terapeuta, o que importa é o compromisso que ele deve assumir de compartilhar com a família suas percepções e seu entendimento sobre a natureza e o funcionamento dos aspectos abrigados pela família.

Vinheta clínica

Trata-se de uma família que veio de uma cidade do interior da Bahia em busca de tratamento para a esposa. Há anos o marido e os dois filhos vêm percorrendo vários estados e cidades à procura de ajuda para um quadro de transtorno obsessivo compulsivo muito grave com rituais de limpeza. A paciente é encaminhada para atendimento em regime de Hospital Dia após alta de um período de internação (segunda vez que é internada e também a segunda vez que frequenta o Centro de Reabilitação e Hospital Dia (CRHD). Em discussão de equipe sobre seu caso observou-se a importância de se realizar psicoterapia familiar, pois a equipe notou que os membros da família estavam participando de alguns rituais de Maria (nome fictício) e, apesar de frequentarem o grupo multifamiliar, algumas questões necessitavam ser aprofundadas em um enquadre mais específico.

Recebemos a família de Maria, composta pelo seu marido Pedro e seu filho mais velho João. O filho mais novo nunca pôde comparecer, pois trabalhava o dia todo. O marido de Maria trabalhava como vigia noturno, sendo assim conseguíamos conciliar os horários. O filho mais velho também trabalhava, mas seu horário era compatível com o atendimento. Esses dois jovens tinham em torno de 20 anos e o mais velho parecia apresentar algumas dificuldades em sua vida. Havia interrompido os estudos em uma faculdade de engenharia e não estava conseguindo retomar suas atividades. Segundo descrição de seu pai parece que João estava um pouco deprimido.

Maria flutuava quanto à sua presença nos atendimentos (realizados em coterapia, semanalmente, com duração de uma hora). O membro mais assíduo era sempre o marido. O filho mais velho também sempre acompanhava o pai e só faltava quando mudava sua escala de horário no trabalho.

No decorrer das sessões fomos percebendo que a situação era grave, principalmente entre Maria e seu filho João. Aos poucos, com muito constrangimento foram surgindo cenas de rituais em que João participava com sua mãe. Maria tinha rituais de limpeza consigo própria, tendo de lavar diversas vezes a mão, mas o sabonete tinha de estar esterilizado e "só quem podia dar-lhe essa garantia era o filho". Também não podia haver nenhum respingo na pia e nenhuma "espumação" além do necessário, e "tudo isso quem cuidava era João". Todos os dias Maria tinha de lavar os pés antes de entrar em casa, ritual que também era realizado com esse filho. A água tinha de escorrer de uma certa maneira e Maria precisava ver o "brilho na pele" para sentir que estava limpa. Maria não tomava banho sozinha, não lavava seu próprio cabelo, assim como também não limpava suas partes íntimas nem nos períodos menstruais... os filhos a ajudavam em tudo.

Pudemos perceber que, à medida que João falava sobre o assunto, sentíamos uma fala contida, como se estivesse prendendo algo dentro de si. Porém, quando perguntávamos, sempre respondia que "fazia tudo isso numa boa porque ela era sua mãe e então..." O irmão mais novo e o marido não cumpriam tantos rituais aparentemente por questões de horário de trabalho. Com o tempo fomos percebendo que o marido estava conseguindo colocar certo limite nessa demanda de Maria. Refere que aprendeu isso "no grupo e na terapia de família".

Aos poucos foram surgindo nas sessões questões ligadas à culpa, à percepção de comportamentos automáticos e repetitivos, sem questionamentos nem crítica sobre a situação e também intensos sentimentos de tristeza e... muita raiva...

Trouxe muito alívio para os filhos poder falar da raiva que sentiam em ter de fazer os rituais, e a culpa que sentiam por não realizá-los. Pudemos conversar sobre a possibilidade de decidirem o que fazer e arcar com as consequências... Maria, por sua vez, mergulhada em suas angústias e necessidades, já não se dava mais conta da relação abusiva que estabelecia com os filhos. Ela chorava muito sempre que tocávamos nessa questão e também se sentia muito culpada. O pai também se deu conta que, em certa medida, por conveniência, não interviu nessa situação dos filhos, deixando-os à mercê das exigências da mãe. Tivemos sessões carregadas de emoções, muita dor e sofrimento.

Conversamos também sobre qual função tudo isso tinha na vida dos filhos... dois jovens desvitalizados para realizarem projetos... ter relacionamentos afetivos... O tempo que dispendiam com os rituais às vezes também parecia funcionar como uma boa desculpa para dificuldades pessoais de cada um.

Devagar fomos percebendo a possibilidade de novos arranjos na dinâmica familiar. Os filhos foram se retirando desse lugar indiferenciado em relação à mãe e, por sua vez, o pai passou a intervir mais, garantindo mais liberdade de escolha para os meninos. Maria, concomitante a esses movimentos, teve uma leve melhora do quadro e, apesar de ainda apresentar muitos rituais, passou a se responsabilizar mais por eles.

O trabalho seguiu por alguns meses até que resolveram voltar para a Bahia. Havia muito ainda a ser conversado e elaborado, mas parece que pequenos e importantes movimentos foram feitos. O enquadre oferecido deu oportunidade para a expressão de emoções intensas em um ambiente protegido e capaz de realizar alguma elaboração sobre elas.

Para aprofundamento

- Abraham N, Torok M. A Casca e o Núcleo. São Paulo: Escuta; 1995.

  ⇨ **Este livro aborda um tema muito importante para quem trabalha com casal e família. Os autores discutem o conceito de Transgeracionalidade, que é a não transmissão dos conteúdos psíquicos através das gerações e as consequências sofridas em decorrência desse fenômeno. Para a compreensão do sofrimento familiar é um conceito muito útil.**

- Kaës R. L'appareil psychique goupal: constructions du groupe. Paris: Dunod; 1976.

  ⇨ **Renomado teórico da psicanálise, aborda questões fundamentais sobre o significado de vínculo e sobre o conceito de alianças inconscientes. Quando se escolhem, os casais nem sempre são movidos pelas escolhas conscientes e acessíveis aos olhos de cada um. Portanto, esse conceito de alianças inconscientes revela relacionamentos que se sustentam por escolhas destrutivas.**

- Puget J. Subjetivación discontinua y psicoanálisis: incertidumbre y certezas. Buenos Aires: Lugar Editorial; 2015.

  ⇨ **Psicanalista de renome internacional, contribuiu de forma original para o desenvolvimento da teoria dos vínculos, principalmente a partir de conceitos como alteridade e interferência. A autora aprofunda a noção de que levar em conta o "outro" como alguém radicalmente fora daquilo que sou é um mecanismo muito sofisticado e, por vezes, difícil de atingir.**

REFERÊNCIAS BIBLIOGRÁFICAS

1. Weich S, Patterson J, Shaw R, Stewart-Brown. Family relationships in childhood and common psychiatric disorders in later life: systematic review of prospective studies. Br J Psychiatry. 2009;194(5):392-8.
2. Aamir S, Jahangir SF, Farooq S. Family functioning among depressive and dissociative (conversion) patients. J Coll Physicians Surg Pak. 2009;19(5):300-3.
3. Smith GC, Hancock GR. Custodial grandmother-grandfather dyads: Pathways among marital distress, grandparent dysphoria, parenting practice, and grandchild adjustment. Fam Relat. 2010;59(1):45-59.
4. Ackerman NW. Diagnóstico e tratamento das relações familiares. Porto Alegre: Artes Médicas; 1978.
5. **Bettarello SV, Greco F, Silva LMA, Silva MCF. Fundamentos e prática em hospital-dia e reabilitação psicossocial. São Paulo: Atheneu; 2008.**

   ⇨ **Livro que aborda conceitos teóricos e a prática clínica em um hospital dia, com capítulo que aborda intervenções familiares.**
6. **Kaës R. Les Alliances Inconscientes. Paris: Dunod; 2009.**

   ⇨ **Renomado teórico da psicanálise, aborda questões fundamentais sobre o significado de vínculo e sobre o conceito de alianças inconscientes.**
7. **Meyer L. Família: dinâmica e terapia, 2.ed. São Paulo: Casa do Psicólogo; 2002.**

   ⇨ **Psicanalista da SBPSP e terapeuta de família; aborda em seu livro conceitos fundamentais para a compreensão das dinâmicas dos vínculos.**
8. Sandberg JG, Johnson LN, Dermer SB, Gfellerstrouts LL, Seibold JM, Hutchings JB, et al. Demonstrated efficacy of models of marriage and family therapy: an update of Gurman, Kniskern, and Pinsof' S Chart. Am J Family Therapy. 1997;25(2):121-37.
9. Pitschel-Walz G, Kissling W, Bäuml J. The effect of family interventions on relapse and rehospitalization in schizophrenia: a meta-analysis. FOCUS. 2004;2(1):78-94.
10. Falloon IRH, Roncone R, Held T, et al. An international overview of family interventions: developing effective treatment strategies and measuring their benefits to patients, carers, and communities. In: Lefley HP, Johnson DL (eds.). Family interventions in mental illness: international perspectives. Westport: Greenwood; 2001. p. 3-23.
11. Eiguer A. Um divã para a família. Porto Alegre: Artes Médicas; 1989.
12. Berenstein I. Psicoanalisis de la estrutura familiar. Buenos Aires: Paidós; 1981.
13. **Abraham N, Torok M. A casca e o núcleo. São Paulo: Escuta; 1995.**

⇨ **Esses autores são referência no assunto sobre a não transmissão dos conteúdos psíquicos através das gerações, o conceito de Transgeracionalidade.**

14. Framo JL. Fundamentos y técnicas de la terapia familiar intensiva. In: Boszormenyi-Nagy I, Framo J. Terapia Familiar Intensiva. Aspectos teóricos y prácticos. México: Trillas; 1976.
15. Eiguer A. O Parentesco fantasmático: transferência e contratransferência em terapia familial psicanalítica. São Paulo: Casa do Psicólogo; 1995.
16. Aulagnier P. A violência da interpretação: do pictograma ao enunciado. São Paulo: Imago; 1979.
17. Bion W. As Transformações: a mudança do aprender para o crescer. Rio de Janeiro: Imago; 1991.
18. Winnicott DW. A família e o desenvolvimento individual. 3.ed. São Paulo: Martins Fontes; 2005.
19. Kaës R. Um Singular Plural: a psicanálise à prova do grupo. São Paulo: Loyola, 2007.
20. Berenstein, I. Familia y Enfermedad Mental. Buenos Aires: Paidós, 2012.
21. **Puget J. Subjetivación discontinua y psicoanálisis: incertidumbre y certezas. Buenos Aires: Lugar; 2015.**

⇨ **Psicanalista de renome internacional, contribui de forma original para o desenvolvimento da teoria dos vínculos, principalmente a partir de conceitos como alteridade e interferência.**

22. Freud S. Fragmento da análise de um caso de histeria. Obras Completas. Vol. VII. Rio de Janeiro: Imago; 1976.
23. Kaës R. L'appareil psychique goupal: constructions du groupe. Paris: Dunod; 1976.
24. Pichon-Rivière E. La Teoria Del Vínculo. Buenos Aires: Galerna; 1977.
25. Puget J, Berenstein I. Psicoanálisis de la pareja matrimonial. Buenos Aires: Paidós; 1988.
26. Ruffiot A, Eiguer A, Litovky de Eiguer D, Gear MC, Liendo EC, Perrot J. La Thérapie familiale psychanalytique. Paris: Dunod; 1981.
27. Ruffiot A. La terapia familiar psicoanalítica: un tratamiento eficaz del terreno psicótico. Rev Arg. Psicol. y Psicoterapia de Grupo. 1984;7(1):107.

11

Psicoterapia de orientação fenomenológica

Daniel Victor Barbosa Magalhães
William Isao Miyamoto
Melissa Garcia Tamelini

Sumário

Pontos-chave

- A abordagem fenomenológica tem a intenção primeira de compreender o paciente e as essências de seu mundo, guiando-se fundamentalmente pela experiência vivida por ele e distanciando-se de teorias causais psicológicas e cerebrais.
- É o exame das estruturas fundamentais da experiência da consciência, como temporalidade, espacialidade, intencionalidade, corporeidade e intersubjetividade, que norteia a construção de um projeto fenomenológico de psicoterapia.
- O objetivo da abordagem clínica de orientação fenomenológica é, através de uma coparticipação vivida no campo aberto pela psicoterapia, fornecer instrumentos para o paciente conhecer sua posição existencial no mundo e poder expandir seu horizonte de possibilidades.
- Sob a perspectiva fenomenológica, teoria e técnica são orientadas pela práxis clínica, e não o oposto. Assim, o projeto terapêutico nunca está estabelecido *a priori* e só pode ser desenhado a partir do entendimento do mundo no qual o paciente está imerso.

INTRODUÇÃO

A terapia de orientação fenomenológica tem como intenção primeira a compreensão do paciente e das essências de seu mundo, não por uma ótica externa, mas "de dentro", guiando-se fundamentalmente pela experiência vivida por (e com) ele. O terapeuta busca examinar de forma reflexiva a miríade de experiências psíquicas, de naturezas e formas diversas, bem como os contextos situacionais que configuram a singularidade da relação do paciente com o seu mundo próprio. Desse modo, a psicoterapia fenomenológica não tem como intuito primário o estabelecimento de relações de causalidade biográfica ou psíquica, distanciando-se de teorias causais psicológicas e cerebrais, sem negar, entretanto, o lugar que elas possam ocupar[1,2].

Suas origens históricas e bases metodológicas remetem aos campos da filosofia e da corrente fenomenológica dentro da psicopatologia, destacando a importância da intersubjetividade e da corporeidade no encontro psicoterápico – isto é, ver e tratar o sujeito como um ser corporificado, como "sendo e tendo um corpo", corpo este que vive, que se estende no espaço e se relaciona com os outros, e que se encontra colocado em um mundo e em constante interação com esse mundo que lhe é próprio. Assim, os fenômenos humanos não são tomados como produtos de mecanismos intrapsíquicos isolados, mas como o resultado de interações mútuas entre sujeitos corporificados, situados em contextos relacionais[3,4]. Dessa forma, a vida psíquica e suas perturbações psicopatológicas podem ser compreendidas como fruto de uma tensão entre indivíduo e alteridade ou como resultado de uma desproporção na possibilidade de dar sentido a esse encontro intersubjetivo[5].

PSICOTERAPIA FENOMENOLÓGICA

A fenomenologia insere-se no campo da psicoterapia como uma possibilidade de compreensão sofisticada e uma atitude geral, mais do que fonte de novas técnicas[6]. Assim como a psicopatologia fenomenológica, é um campo de conhecimentos e estudos em constante evolução, "um programa de pesquisa em andamento, ao invés de uma teoria ou conjunto de categorias já alcançado"[7,8], de modo que suas investigações dialogam constantemente com disciplinas correlatas e com as contingências do momento. A ênfase maior da psicoterapia fenomenológica não está em uma mera remoção de disfunção ou sintoma, mas na promoção de uma relação terapêutica enquanto campo interativo aberto, no qual emerge um espaço de ressonância intercorpórea e um espaço afetivo compartilhado. Nesse espaço, buscam-se momentos de intersubjetividade e experiências de correspondência empática entre paciente e terapeuta que podem ter o alcance de transformar não apenas a relação entre eles, mas também o modo como o paciente se relaciona com a alteridade como um todo[9].

No diálogo entre terapeuta e paciente, o foco desloca-se do conteúdo das narrativas para a esfera estrutural que permite a compreensão da natureza formal dos conteúdos presentes em um determinado momento e também para todo o rol de experiências que se desdobram no momento em que as narrativas são contadas – o que aparece é a textura imanente ao estilo de experiência e ação do paciente[5]. A prioridade é dada ao "O quê" da narrativa, ao invés de "Por quê", dando precedência à experiência vivida. Assim, busca-se não apenas a descrição da experiência, mas o conhecimento de suas condições de possibilidade – as estruturas da subjetividade que sustentam essa experiência. A construção de um projeto terapêutico fenomenológico orienta-se pelo exame dessas estruturas fundamentais da experiência da consciência, como temporalidade, espacialidade, intencionalidade, corporeidade e intersubjetividade. Essas estruturas são os antecedentes básicos da perspectiva explícita do paciente, não sendo habitualmente objetos da própria consciência, por isso são ditas estruturas pré-reflexivas. É nesse âmbito pré-reflexivo da consciência que se dá a organização formal básica das experiências do paciente em uma fisionomia de mundo, estável, ainda que em contínua movimentação[2].

Outro ponto relevante na prática terapêutica clínica é o emprego de intervenções que mantenham (ou aumentem) a capacidade humana de transformação[10]. A psicopatologia fenomenológica contemporânea destaca-se pela compreensão dialética do indivíduo – em uma acepção de dialética que busca refletir uma concepção de existência humana como transformação contínua, como movimento decorrente das tensões e oposições existenciais inerentes à vida humana[11]. Essa compreensão envolve a exploração do campo das tensões dialéticas relevantes para o indivíduo, bem como as maneiras pelas quais essas tensões contribuem para as experiências de conflito e sofrimento ou, em última instância, como constituem impedimentos à mobilidade existencial. A apreensão dialética permite a criação de um projeto terapêutico de acordo com as projeções e ensaios de transformação e os obstáculos existenciais da estrutura psíquica do paciente em questão[2].

Evidencia-se, assim, que é a prática clínica quem orientará a teoria e a técnica utilizadas, e não o oposto. Será a compreensão do mundo vivido do paciente, e a visão das categorias estruturais dessa consciência, que estabelecerá o projeto terapêutico. Ao se compreender a totalidade da vida psíquica do paciente, bem como as possibilidades de transformação dela, é possível, por uma coparticipação da aliança terapeuta-paciente, determinar as ambições psicoterapêuticas individuais[2].

Sucintamente e em linhas gerais, a psicoterapia fenomenológica visa a:

- Priorizar a experiência imediata do paciente como ser corporificado, imerso no mundo e em constante interação com todos os aspectos próprios desse mundo.
- A partir de uma compreensão dialógica e dialética, apreender a organização formal ou arquitetura básica do mundo vivido do paciente, inclusive as modalidades de encontro com a alteridade.
- Esclarecer os sentidos, os significados e os valores inerentes às situações nas quais ele está inserido, bem como os dilemas e as decisões a elas vinculados, auxiliando o paciente a lidar com tais contextos experienciais.
- Identificar as vulnerabilidades intrínsecas ao mundo vivido.
- Auxiliar na modificação da estrutura experiencial e na redefinição de projetos existenciais, sendo o próprio contato terapêutico uma possibilidade de estabelecimento de mudanças.

CONSIDERAÇÕES FINAIS

As abordagens psicoterapêuticas fenomenológicas partem de inclinações filosóficas por vezes heterogêneas, com algumas diferenças metodológicas; contudo, elas têm em comum o fato de possibilitarem ao psicoterapeuta uma atitude que se assenta na compreensão do mundo vivido do paciente e suas categorias fundamentais da consciência. A partir do encontro estabelecido entre terapeuta e paciente, em regime de coparticipação vivida, é possível dar ao paciente ferramentas para que ele tenha uma maior clareza sobre sua posição existencial no mundo, suas possibilidades de transformação e expansão de horizontes, e, assim, poder exercer suas potencialidades e escolhas com uma visão mais compreensiva. A abordagem psicoterapêutica fenomenológica sempre busca a compreensão da estrutura do indivíduo, isto é, sua totalidade, o que implica uma apreensão das suas particularidades e determinações; dessa forma, tal abordagem atua em um regime de intervenção aberto e preciso, pois estuda as singularidades da estrutura em questão, e constrói um projeto terapêutico a partir das possibilidades existenciais do paciente[2].

Para aprofundamento

- Fuchs T, Messas G, Stanghellini G, editores. Phenomenological approaches to psychotherapy. Psychopathology. 2019;52(2).
  ⇨ **Esta edição da revista *Psychopathology* reúne artigos escritos por importantes nomes da psicopatologia fenomenológica contemporânea sobre aspectos da psicoterapia sob a ótica da fenomenologia.**
- Messas G, Tamelini M, Mancini M, Stanghellini G. New perspectives in phenomenological psychopathology: its use in psychiatric treatment. Front Psychiatry. 2018;9:466.
  ⇨ **Este artigo descreve duas possíveis estratégias terapêuticas a serem utilizadas, a partir de um viés da psicopatologia fenomenológica.**
- Stanghellini G, Broome M, Fernandez AV, Fusar-Poli P, Raballo A, Rosfort R, editores. The Oxford Handbook of phenomenological psychopathology. Oxford University Press; 2019.
  ⇨ **Este livro reúne diversos aspectos possíveis de serem estudados a respeito da psicopatologia fenomenológica – sua história, seus fundamentos, seus conceitos –, bem como a clínica e a terapêutica da psicopatologia fenomenológica.**
- Tellenbach H. Melancholie. Berlin: Springer-Verlag; 1974.
  ⇨ **Este livro, obra cara à psicopatologia fenomenológica e escrita por um dos maiores autores do tema, aborda aspectos do mundo vivido do indivíduo melancólico, suas condições de possibilidade, bem como aborda, ao final do livro, aspectos terapêuticos.**

REFERÊNCIAS BIBLIOGRÁFICAS

1. Fuchs T. Psychotherapy of the lived space: a phenomenological and ecological concept. Am J Psychotherapy. 2007;61(4):423-39.
2. Tamelini MG, Benedito LAP. Psicoterapia fenomenológica. In: Humes EC, Cardoso F, Guimarães-Fernandes F, Hortêncio LOS, Miguel EC. Clínica psiquiátrica: guia prático. 1. ed. Barueri: Manole; 2019.
3. Orange DM, Atwood GE, Stolorow RD. Working intersubjectively – Contextualism in psychoanalytic practice. Hillsdale (NJ): The Analytic Press; 1997.
4. D'Agostino A, Mancini M, Monti MR. Phenomenology in psychoanalysis: still an open debate? Psychopathology. 2019;52(2):104-9.
5. Stanghellini G. The PHD method for psychotherapy: integrating phenomenology, hermeneutics, and psychodynamics. Psychopathology. 2019;52(2):75-84.
6. Sass L. Three dangers: phenomenological reflections on the psychotherapy of psychosis. Psychopathology. 2019;52(2):126-34.
7. Wiggins OP, Schwartz MA. Schizophrenia: a phenomenological-anthropological approach. In: Chung MC, Fulford KW, Graham G, editores. Reconceiving schizophrenia. Oxford: Oxford University Press; 2007. p. 113-27.
8. Skodlar B. Toward a phenomenological psychotherapy for schizophrenia. Psychopathology. 2019;52(2):117-25.
9. Fuchs T. The interactive phenomenal field and the life space: a sketch of an ecological concept of psychotherapy. Psychopathology. 2019; 52(2):67-74.
10. Messas GP, Fukuda L, Pienkos E. A phenomenological contribution to substance misuse treatment: principles for person-centered care. Psychopathology. 2019;52:85-93.
11. Messas GP. Psicopatologia e transformação: um esboço fenômeno-estrutural. 1. ed. São Paulo: Casa do Psicólogo; 2004.
12. Tamelini MG, Messas GP. Phenomenological psychopathology in contemporary psychiatry: interfaces and perspectives. Revista Latinoamericana de Psicopatologia Fundamental. 2017;20(1):165-80.

12

Psicoterapia interpessoal

Euthymia Brandão de Almeida Prado
Marcelo Feijó de Mello

Sumário

Pontos-chave

- Psicoterapia interpessoal: modelo médico, breve, focal e manualizado.
- Bases teóricas principais: teoria interpessoal (TIP), teoria do apego e teoria social.
- As evidências científicas da eficácia da TIP para o tratamento de um episódio depressivo são de alta qualidade, permitindo que seja considerada uma terapêutica de primeira linha.

INTRODUÇÃO

Existem evidências da eficácia da TIP para o tratamento da depressão em diferentes fases do ciclo da vida, assim como associadas a outras comorbidades ou para a prevenção de recorrências.

A psicoterapia interpessoal, também conhecida em nosso meio como terapia interpessoal (TIP), é uma modalidade de psicoterapia breve, focal e manualizada, introduzida por Gerald Klerman et al.[1], na década de 1970, com o primeiro manual publicado em 1984. Inicialmente proposta para o tratamento do transtorno depressivo, tem evoluído com adaptações para muitas outras situações, como transtorno afetivo bipolar, transtorno de estresse pós-traumático, transtornos alimentares, transtornos de ansiedade, além de adaptações específicas para adolescência e idade avançada, com fortes evidências de eficácia. Desde sua introdução, tem sido crescentemente utilizada e incluída em vários *guidelines* internacionais no tratamento do transtorno depressivo.

ORIGENS E BASES TEÓRICAS

A psicoterapia interpessoal tem muito a ver com as características do idealizador[2]. Gerald Klerman desenvolveu seu trabalho antes do recente impacto da epigenética e dos avanços da neurociência, no contexto de um refinamento do desenvolvimento de novas medicações psiquiátricas e desenvolvimento de instrumentos para o estudo do impacto do meio ambiente.

Tinha a convicção de que a vulnerabilidade para a depressão e outros quadros psiquiátricos têm uma base biológica, com forte interação com fatores psicossociais. Na sua época, década de 1980, esse não era o pensamento corrente, já que a psicanálise era forte e dominava o pensamento psiquiátrico. Além do treinamento em psicanálise, Klerman[1] recebeu um forte treinamento em psicofarmacologia. Os pressupostos em que se apoia são relacionados à compreensão de que as síndromes psiquiátricas, especialmente a depressão, ocorrem em contexto social e interpessoal.

Estressores, como casamentos rompidos, desemprego, morte de alguém querido, aparecimento de doenças clínicas, conflitos interpessoais (familiares, profissionais), circunstâncias sociais de isolamento e solidão fazem parte dos deflagradores de quadros depressivos.

Na década de 1960 e início de 1970, os tratamentos farmacológicos da depressão estavam nos seus inícios, e as psicoterapias de base psicodinâmica eram as mais indicadas. Estas se baseavam nos antecedentes históricos dos problemas atuais do paciente. A compreensão desses antecedentes e suas consequências intrapsíquicas levariam a melhora dos sintomas. O uso de terapias de curta duração era raro, e as abordagens cognitivas e comportamentais não haviam ainda entrado na prática clínica de forma consistente.

A proposta da psicoterapia interpessoal trouxe assim um novo paradigma no tratamento dos transtornos depressivos, ao apresentar um modelo médico, focal, breve e manualizado, integrando uma visão biopsicossocial, com bases teóricas na psicoterapia interpessoal de Adolf Meyer e Harry Stack Sullivan[3], na teoria do apego de John Bowlby[4], e na sociologia e antropologia, articulando os papéis sociais na depressão e definições socioculturais significativas em psicoterapia, especialmente com autores como Frida Fromm-Reichman e Jerome Frank[1,5].

ESTRUTURA DA PSICOTERAPIA INTERPESSOAL

Sendo manualizada, seguiremos nesse texto o protocolo proposto para o tratamento de transtorno depressivo maior, para o qual foi primeiramente idealizada.

Divide-se em três fases – inicial, intermediária e final –, com a proposta de 12 a 16 sessões semanais de 45 a 50 minutos de duração.

Fase inicial

Essa fase se realiza até as três primeiras sessões, na qual se aplica um modelo médico para diagnóstico do transtorno depressivo maior, segundo o DSM-5[6] ou CID-10[7]. O diagnóstico é seguido de uma breve psicoeducação sobre o quadro depressivo, o que facilita a compreensão do paciente sobre seus sintomas e sobre o tratamento. Para avaliar a gravidade da depressão, são preconizadas algumas escalas, sendo as mais utilizadas: Escala de Avaliação de Depressão de Hamilton[8], o Inventário de Depressão de Beck[9] ou o *Patient Health Questionnaire* PHQ-9[10]. São guias para avaliar sintomas específicos, a severidade da depressão (leve, moderada ou grave) e podem ser repetidas no desenrolar do processo terapêutico, em princípio a cada 3 ou 4 semanas. Essa pontuação facilita também a escolha do tratamento psicoterápico isolado ou em combinação com farmacoterapia, especialmente indicada nos quadros mais graves. Depressões leves e moderadas podem responder apenas com psicoterapia. Na sequência, é atribuído ao paciente o papel transitório de doente. Esse papel traz consigo aspectos importantes, na medida em que alivia a culpa do paciente, e se atribuem a ele direitos e deveres. O direito de ser dispensado de algumas obrigações e responsabilidades sociais, e o dever de seguir o tratamento para se recuperar.

Além disso, o inventário é interpessoal, pelo qual se investigam todas as relações interpessoais importantes para o paciente na vida atual, e a qualidade delas. Haverá nesses relacionamentos possíveis apoios sociais e também relações conflituosas e estressantes, analisando detalhadamente os aspectos positivos e negativos, o que se deseja mudar, a qualidade da comunicação, etc.

Pode ser feita também nessa fase uma avaliação mais detalhada dos estilos de apegos, de acordo com a teoria de Bowlby[4]. Estilos de apego inseguros são associados a transtornos depressivos e outros transtornos psiquiátricos, e ainda que se originem na fase inicial de vida, repetem-se em relacionamentos atuais e podem ser reativados em momentos de vulnerabilidade a estressores. Entre os instrumentos utilizados, está a *Adult Attachment Scale*, de Collins[11].

A partir do inventário interpessoal, caracterizam-se as chamadas áreas-problema, que os autores classificaram em quatro tipos, que abrangem a maior parte das situações humanas interpessoais:

- Luto (perda por morte de alguém significativo).
- Conflitos interpessoais (também designados na literatura de disputas interpessoais), em que expectativas mútuas não atingidas em diversos tipos de relacionamento estão como principais estressores, quer sejam relações profissionais, familiares, sociais ou outras.
- Transição de papéis, que abrangem quaisquer situações vitais de mudança que demandam adaptação a mudanças exigidas pelo novo papel (casar-se ou divorciar-se, ter filhos, perder emprego, ser promovido, mudar de cidade, etc.).
- Sensibilidade interpessoal, originalmente chamada de déficits interpessoais, mas também chamada de isolamento social, é a área mais difícil de ser trabalhada como foco principal. Refere-se a situações onde há falta de habilidades sociais e isolamento, e muitas vezes é trabalhada como foco secundário, priorizando-se o estressor principal na deflagração do quadro depressivo (qualquer um dos três anteriores). Somando-se a presença de isolamento e falta de habilidades sociais a serem trabalhadas durante a psicoterapia, esse foco pode ser trabalhado como foco secundário.

A escolha da área-problema é feita sempre em conjunto com o paciente, procurando trabalhar uma área-problema como foco principal, podendo-se ainda associar um segundo foco como secundário. Por exemplo, o foco de disputa interpessoal que termine no rompimento de uma relação pode trazer como segundo foco uma transição de papéis, de casado para divorciado, ou de casado para viúvo no luto, etc.

Depois do diagnóstico, de dar ao paciente o papel transitório de doente, de explorar as relações interpessoais, podendo aí incluir-se também o estilo de apego, é feita a formulação interpessoal, fazendo-se um resumo do caso, as correlações entre os eventos vitais e o início da depressão e o foco escolhido e o planejamento da psicoterapia. Antes de iniciar a fase intermediária é feito ainda o contrato terapêutico, que compreende um trato entre o terapeuta e o paciente, com aspectos práticos, como duração e frequência das sessões, confidencialidade, honorários, normas sobre faltas. Inclui ainda as metas terapêuticas ajustadas com o paciente.

Fase intermediária

Essa fase dura em geral de 4 a 13 sessões, e é manualizada em relação ao modo de trabalhar cada foco. Tem finalidades e estratégias bem definidas, e usa recursos comuns a várias outras modalidades de psicoterapia.

Seguindo o manual original, relataremos cada foco a seguir.

Luto

Na psicoterapia interpessoal, em sua formulação original, esse foco refere-se à perda por morte. Outras perdas são incluídas no foco transição de papéis. No entanto, alguns autores consideram a possibilidade de utilizar esse foco também para outras perdas. Aqui trabalharemos com a conceituação original dos autores, ou seja, perda por morte. Este é um importante desencadeador de depressão, especialmente na falta de suporte social, quando o paciente tem dificuldade para expressar suas necessidades a outros, ou de lidar com ambivalências em relação ao falecido, e até mesmo os sentimentos de culpa por continuar a viver.

Quando nos referimos ao luto, temos em mente não somente a perda em si, mas o processo de desorganização que a acompanha. Seguindo especialmente Bowlby[4] e Parkes[12], o luto é visto como um processo diante da perda, com mudanças importantes na vida do enlutado. É necessária uma elaboração. Como coloca bem Schoedl[13], na psicoterapia interpessoal procura-se dar um lugar para a perda na história do paciente. Podendo dividir com o terapeuta e outras pessoas de seu convívio os sentimentos e buscar como significar essa perda. O processo do luto, segundo Bowlby[4], não é linear, mas pode ser dividido em quatro fases: a) entorpecimento, b) protesto, c) desespero e desorganização e d) desapego e reorganização. De acordo com a fase em que está o paciente, podem ser usadas estratégias mais específicas.

Para esse foco, os objetivos gerais são: a) facilitar o processo de luto; e b) ajudar o paciente a restabelecer interesses e relações que substituam o que foi perdido.

As principais estratégias utilizadas são: a) revisão dos sintomas depressivos; b) relacionar o início dos sintomas com a morte de alguém significativo; c) reconstruir a relação do paciente com a pessoa falecida; d) descrever a sequência e consequências de eventos antes, durante e após a morte; e) explorar os sentimentos associados, tanto positivos como negativos; e f) considerar modos possíveis de se envolver com outras pessoas.

Conflitos interpessoais

Como já dito antes, também chamado de disputas interpessoais. Relacionamentos interpessoais podem ser acompanhados de expectativas de ambos os lados que ficam frustradas; e especialmente na vigência de falhas de comunicação, esses conflitos podem se tornar estressores muito importantes na gênese e perpetuação de processos depressivos. Costuma-se identificar três fases possíveis na presença de conflitos interpessoais: a) negociação, na qual há um esforço de ambas as partes por realizar mudanças; b) impasse, em que a comunicação costuma estar interrompida, não há mais tentativas de mudança, mas se deixa o conflito arrastar-se; e c) dissolução, em que não há mais investimentos no relacionamento e não se vê possibilidade de manter o relacionamento, partindo para a ruptura. No processo terapêutico ampliam-se as possibilidades de desfecho, desde o seu término e busca de novos suportes sociais, à manutenção com mudanças tanto factuais como de expectativas.

É um foco onde se trabalha muito a comunicação. Os objetivos nesse foco são:

- Identificar o conflito e os afetos ligados.
- Escolher um plano de ação.
- Modificar expectativas ou comunicações deficientes para conseguir uma resolução satisfatória.

Entre as estratégias, consideramos:

- Rever os sintomas depressivos.
- Relacionar o início dos sintomas ao conflito interpessoal aberto ou encoberto, com alguém significativo das relações do paciente.
- Determinar o estágio da disputa (negociação, impasse ou dissolução)
- Entender como as expectativas recíprocas não atendidas se relacionam com o conflito interpessoal (temas da disputa, diferenças nas expectativas e valores, quais as opções, qual a possibilidade de encontrar alternativas, que recursos estão disponíveis para promover as mudanças na relação, paralelos com outras situações (há ganhos secundários? Quais premissas não expressas estão por trás do comportamento do paciente?).
- Como o conflito está se perpetuando?

Transição de papéis

Objetivos desse foco:

- Fazer o luto pela perda do antigo papel, com aceitação das mudanças consequentes.
- Ajudar o paciente a olhar para o novo papel de forma positiva.
- Restabelecer a confiança em si mesmo ao desenvolver maestria em relação às demandas do novo papel.

As estratégias utilizadas são:

- Revisão dos sintomas depressivos.
- Relacionar os sintomas depressivos a dificuldades no enfrentamento de mudanças recentes de vida.
- Rever os aspectos positivos e negativos do papel antigo e do novo.
- Explorar os sentimentos sobre a perda do antigo papel.
- Explorar os sentimentos relacionados à mudança em si e explorar oportunidades do novo papel.
- Avaliar de forma realista o que foi perdido.
- Encorajar a expressão dos afetos.
- Encorajar o desenvolvimento de um sistema de suporte social e novas habilidades para o novo papel.

Sensibilidade interpessoal

Como dito anteriormente, também chamado de déficit interpessoal e/ou isolamento social. As metas são: reduzir o isolamento social; e encorajar a formação de novos relacionamentos.

As estratégias utilizadas nesse foco:

- Revisão dos sintomas depressivos.
- Relacionar os sintomas depressivos aos problemas ligados ao isolamento social.
- Rever relações significativas do passado incluindo os aspectos positivos e negativos.
- Explorar padrões repetitivos nas relações.
- Discutir os sentimentos negativos e positivos em relação ao terapeuta e procurar paralelos em outras relações, de modo que a relação com o terapeuta sirva de modelo nesse caso de isolamento social.

Como se pode depreender, em todos os focos reavaliam-se os sintomas depressivos e faz-se a correlação entre o início dos sintomas e os problemas em cada área específica, estabelecendo-se estratégias com a finalidade de melhora dos conflitos e dos sintomas depressivos.

Fase final

Essa fase dura em geral de 2 a 4 sessões, em que se prepara e se discute o término da terapia. A manualização prevê: a) discussão explicita do término; b) reconhecimento de que o término supõe um luto do processo, em que pode haver alguma piora dos sintomas em função da iminente perda da continuidade do processo terapêutico; c) reconhecimento pelo paciente das competências desenvolvidas durante o processo; d) lidar com a não resposta; e) discutir continuidade/manutenção do tratamento e/ou mudança de psicoterapia na continuidade.

TÉCNICAS ESPECÍFICAS

Durante todo o processo, são utilizadas diversas técnicas, comuns a outros processos terapêuticos, mas adaptadas para a psicoterapia interpessoal.

Descrevemos a seguir as principais técnicas, seguindo Pupo e Campanini[14]:

- Técnicas exploratórias: utilizadas para obtenção de informações. Podem ser não diretivas, por meio de perguntas abertas, que possibilitam ao paciente trazer sua narrativa das experiências, sintomas e afetos; ou diretas, explorando os relacionamentos interpessoais, cada área problema ou por questionários específicos para avaliação dos sintomas depressivos, estilo de apego etc.
- Encorajamento dos afetos: supõe que o terapeuta facilite a identificação e a expressão de afetos, tanto os expressos como os reprimidos ou de conteúdo mais difícil para o paciente. O manejo dos afetos estabelece um modo mais eficiente de identificar e comunicar o que se sente e isso se reflete numa melhora da comunicação.
- Clarificação: supõe uma reformulação do que é dito pelo paciente, de modo a tornar mais claro e coerente o conteúdo expresso. Ao clarificar falas específicas, há uma reflexão das experiências interpessoais, com validação das trazidas pelo paciente e consolidação da aliança terapêutica, ao envolver o paciente e o terapeuta na exploração e compreensão dessas experiências.
- Análise da comunicação: na análise da comunicação, há várias fontes potenciais[15]: a descrição do paciente, a qualidade da narrativa, a comunicação com o terapeuta durante a sessão, os relatos da interação com pessoas significativas e os incidentes interpessoais, ou seja, a análise de todos esses fatores a partir da narrativa de um episódio de comunicação relatado pelo paciente. Os objetivos principais dessa análise são ajudar o paciente a identificar seu estilo de comunicação, reconhecer a relação entre os conflitos apresentados e sua forma de comunicação, e motivar o paciente para uma comunicação mais efetiva.
- Relação terapêutica: a psicoterapia interpessoal não trabalha com a interpretação das relações transferenciais ou contratransferenciais, embora sejam reconhecidas. Os pensamentos, sentimentos, emoções e comportamentos na relação terapêutica são foco de discussão e muitas vezes utilizados como modelos para outras relações. Ao fazer o contrato terapêutico, procura-se deixar claro que o paciente deverá expressar sentimentos, críticas, preocupações, relacionadas tanto com o terapeuta como com a terapia. A expressão de sentimentos negativos é especialmente importante, pois permite avaliar o modo de interação, possíveis distorções, defesas na comunicação. O paciente terá maior facilidade para expressar-se se houver de parte do terapeuta o que se chama de validação empática, sem julgamento.
- Técnicas de mudança de comportamento: as mudanças para melhora das relações interpessoais envolvem novos comportamentos e atitudes. Embora devam ocorrer fora do setting terapêutico, é nele que serão decididas, escolhidas e treinadas, sendo que duas técnicas serão especialmente utilizadas: a capacidade de resolver problemas e o role playing. A capacidade de resolver problemas é desenvolvida pela: a) avaliação detalhada do problema; b) brainstorming de soluções potenciais; c) seleção de possíveis ações e modo de implementar; d) monitoramento e refinamento das soluções. Através da dramatização durante a sessão, utilizando-se o role playing, o paciente e o terapeuta alternam papéis, o paciente como ele mesmo, como o outro e o terapeuta como o paciente, permitindo vivenciar e analisar situações vivenciadas com maior clareza dos processos envolvidos, incluindo especialmente a comunicação e os sentimentos emergentes.
- Técnicas acessórias: entre estas, especialmente os incidentes interpessoais e tarefas de casa. Trazer para a sessão situações concretas (incidentes interpessoais), permite utilizar as diferentes técnicas antes apresentadas de forma

prática, sem se basear apenas no relato do paciente. Tarefas de casa se restringem a tarefas de relacionamento interpessoal, especialmente na comunicação e monitoramento de atividades interpessoais combinadas na sessão.

PAPEL DO TERAPEUTA

Segundo Weissman et al.[2], o terapeuta interpessoal não é neutro, tem um papel ativo e se comporta como advogado do paciente, de forma empática e receptiva, sem julgamento. Ajuda o paciente a aprender e testar novos modos de pensar sobre seus sentimentos, sobre si mesmos e seu papel social e resolver dificuldades interpessoais.

EFICÁCIA E EFETIVIDADE DA TIP

A eficácia da TIP individual para adultos com transtorno depressivo (TD) é uma evidência robusta, testada em mais de cem ensaios clínicos controlados publicados em revistas com pareceristas, além de revisões sistemáticas da literatura[16-18]. Além do episódio depressivo, podemos afirmar a eficácia da TIP também para outras formas de transtornos de humor e outros tipos de transtornos. A TIP faz parte de várias diretrizes terapêuticas como o NICE (*National Institute for Health and Care Excellence*), do Reino Unido e dentro do programa inglês, o *Improving Access to Psychological Therapies* (IAPT). Este último provê acesso a psicoterapias com eficácia baseadas em evidências para pessoas com depressão e ansiedade. A TIP também está nas diretrizes terapêuticas para os transtornos do humor da American Psychiatric Association, American Psychological Association e da Royal Australian and New Zealand College of Psychiatrists Clinical (RANZCP).

A maior parte dos estudos sobre o uso da TIP para a fase aguda do TD apresentam um tempo entre 12 a 16 sessões. Alguns autores alteraram essa regra, como Swartz et al.[19], quando testaram formatos mais breves, que também se mostraram eficazes. Esses formatos eram compostos de oito sessões[19] e o aconselhamento interpessoal com a 3 a 4 sessões[20].

Algumas condições específicas dos transtornos de humor também foram avaliadas cientificamente. Entre elas, as depressões associadas a gravidez e o puerpério. A depressão está presente em cerca de 10% das mulheres grávidas e em grande parte os sintomas continuam no período pós-parto. A TIP é um dos tratamentos mais bem estudados para a depressão perinatal, existem cincos ensaios clínicos na gravidez, seis no período pós-parto e outros endereçados para o contexto do tratamento da infertilidade e do acompanhamento pós-aborto. A TIP durante a gravidez e no período pós-parto apresentam assim boas evidências científicas de eficácia[22-28].

A depressão em adolescentes é um tópico específico dentro dos transtornos de humor, a TIP também tem boas evidências científicas de sua eficácia nessa fase da vida. Essa é uma importante adaptação, uma vez que estudos epidemiológicos demonstram que o TD tem início frequentemente durante a adolescência, principalmente entre as meninas. A falta de um tratamento adequado da depressão está associada a uma morbidade substancial nessa faixa etária, incluindo abandono escolar, gravidez, tentativas de suicídio e abuso de substâncias. As adaptações da TIP mais usadas foram desenhadas pelo grupo da pesquisadora Laura Mufson[29] com boas evidências de eficácia, incluindo uma versão no formato para psicoterapia de grupo[30-33]. Em ambos os formatos, individual ou grupal os níveis de resposta foram semelhantes.

A adaptação da TIP para adultos mais idosos também apresenta bons níveis de evidência de eficácia. Em geral, esses pacientes já tiveram outros episódios no decorrer de suas vidas, mas nessa época da vida os quadros são mais focados em queixas físicas, preocupações somáticas, dores e dificuldades no sono. A comorbidade de quadros clínicos é comum, o que complica o tratamento do quadro depressivo, não somente pelas condições físicas, mas também pela interação com medicamentos, incluindo medicações clínicas que podem levar a sintomas depressivos. A psicoterapia é assim uma importante ferramenta terapêutica para pacientes idosos. Pacientes dessa faixa etária demonstraram ótimos resultados, com uma boa adesão ao tratamento[34]. Como decorrência dos quadros depressivos recorrentes dos idosos, os pesquisadores do grupo de Pittsburgh conduziram uma série de estudos sobre os efeitos da TIP de manutenção, com o intuito de observar a diminuição das recorrências. Após a remissão do quadro, usando a TIP na sua forma tradicional e o uso da medicação (nortriptilina), os pacientes receberam de forma aleatória o tratamento combinado de medicação (nortriptilina) com a TIP-M, ou monoterapia com um dos dois tratamentos. Na TIP-M os pacientes recebiam sessões mensais de TIP. Pacientes com idades entre 60 a 69 anos foram melhores com a combinação dos tratamentos[35]. Estes pacientes tiveram um maior tempo sem recorrências no período de dois anos[36].

Transtornos do humor em pacientes portadores de condições médicas sérias e da atenção primária tem sido foco de interesse para a busca de melhor detecção e tratamento. Nesse campo foi desenvolvida uma versão brevíssima da TIP, o aconselhamento interpessoal (AIP, em inglês IPC, de *Interpersonal Counseling*), que consiste em 3 a 4 sessões de aconselhamento, que segue a estrutura da TIP, mas nem sempre aplicados por profissionais especializados de saúde mental, podendo ser aplicado por agentes comunitários de saúde, o que pode ser uma solução para o *mental health gap* nos países com baixo e médio recursos econômicos.

Uma revisão publicada em 2014 encontrou treze ensaios clínicos usando AIP[20] demonstrando resultados positivos para essa terapia aplicada na atenção primária. No Brasil, foi realizado um ensaio clínico comparando o AIP aplicado por agentes comunitários de saúde com o tratamento usual na rede de atenção básica de pacientes com depressão e que tinham pelo menos um filho com problemas de saúde mental. Verificou-se que ambos melhoravam igualmente a depressão, porém, o AIP mostrava um maior impacto nos filhos das mães depressivas[37,38].

A adaptação da TIP para transtorno afetivo bipolar (TAB), desenhada pela pesquisadora Ellen Frank et al.[39], de Pittsburg, associou a terapia interpessoal à terapia de ritmos sociais (TI-PRS). Neste estudo, demonstraram que essa adaptação foi eficaz em aumentar o tempo de eutimia, após um episódio depressivo em pacientes com TAB tipo I. Frank et al.[39] publicaram um ensaio clínico controlado com 175 pacientes com diagnóstico de TAB tipo I, mostrando que as medicações estabilizadoras do humor eram mais eficazes quando associadas à TIPRS comparadas aos cuidados clínicos intensivos como condição controle[39].

Existe uma série de transtornos mentais não relacionados aos transtornos do humor que tiveram adaptações da TIP. Entre esses quadros, transtornos alimentares receberam adaptações da TIP. Os transtornos alimentares mais comuns são a anorexia nervosa, a bulimia nervosa e o transtorno de compulsão alimentar. As adaptações foram feitas pensando que nos transtornos alimentares o sofrimento está associado a alterações de humor e num meio social precário com mau funcionamento interpessoal. As adaptações iniciais da TIP para bulimia nervosa focavam mais no desconforto que a compulsão alimentar causa, com repercussões nos sentimentos e nos relacionamentos interpessoais. Na TIP os sintomas alimentares, que são crônicos e recorrentes estão conectados de forma bidirecional aos fatores interpessoais, sendo este último tanto um fator mantenedor como desencadeador da compulsão. Os estudos iniciais feitos por Wilfley et al.[40] combinavam as sessões grupais com duas sessões individuais iniciais. Os estudos posteriores com TIP mostraram que o formato grupal é um tratamento eficaz, tanto a curto quanto a longo prazo para o tratamento do transtorno de compulsão alimentar, porém parece ser mais lento na obtenção de resultados para restrições alimentares, quando comparada a TCC. Essa adaptação da TIP é recomendada como uma opção terapêutica em várias diretrizes terapêuticas.

Adaptações para transtornos de ansiedade ainda são preliminares e precisam de confirmações de sua eficácia. Tanto o transtorno de ansiedade social (fobia social) como o transtorno do pânico têm fortes elementos interpessoais. Existem quatro estudos controlados e randomizados para ansiedade que usaram a TIP com resultados promissores[41-43].

Uma outra adaptação da TIP que mostra ser promissora é para o transtorno de estresse pós-traumático (TEPT). Os sintomas de TEPT prejudicam o funcionamento social, marital e ocupacional dos pacientes acometidos. Os pacientes ficam distantes do ponto de vista social e emocional, o que interfere muito nas relações interpessoais. As terapias focadas no trauma, especificamente a exposição prolongada (EP) são as principais terapêuticas, em termos de evidências, para o TEPT[44]. Contudo, muitos pacientes têm dificuldades em tolerar esse tipo de tratamento, chegando a recusá-lo[45,46]. A adesão a EP é as vezes um problema, apesar da sua eficácia[46]. Markowitz et al.[47] adaptaram a TIP para TEPT (TIP-TEPT) e encontraram uma eficácia similar e menores níveis de abandono comparados a exposição prolongada especialmente nos pacientes com depressão comórbida. Os pacientes com traumas sexuais tiveram um desfecho melhor, quando comparados aos pacientes que se submeteram a EP[48]. Estudo brasileiro publicado recentemente encontrou uma boa adesão a TIP-TEPT em pacientes com TEPT devido a estupro[49]. Duas publicações mostraram bons resultados com o formato grupal da TIP-TEPT[50,51].

Vinheta clínica

Paciente: C., 27 anos, médica residente.

C. veio para avaliação inicial por apresentar há 3 meses dificuldade para manter suas atividades, estando prestes a desistir do estágio por se considerar incapaz de dar conta das atribuições. O conteúdo de seus pensamentos se tornou mais negativo, com humor depressivo persistente, passando a se recriminar por sua incompetência, com medo de fracassar e levar frustração e tristeza aos pais. Relatou ainda anedonia e diminuição de libido. Foi proposta psicoterapia, por haver estressores psicossociais no início do quadro depressivo. É a primeira vez que mora sozinha, longe dos pais, em outro estado, e necessita gerenciar a própria vida: cuidado da casa, alimentação, vestuário, manejo do dinheiro, deixando de receber ajuda familiar. Teve ainda afastamento dos amigos, e dificuldade para fazer novos relacionamentos na cidade atual, que a levaram ao isolamento.

- Revisão dos sintomas depressivos (CID-10): C. preencheu critérios para episódio depressivo moderado.
- Informações adicionais: foi aplicada a escala de Hamilton (HAM-D 21 itens): escore HAM-D 20.
- Foi feito o diagnóstico de transtorno depressivo (CID-10 F 32) e iniciada a psicoterapia, dividida em fase inicial (3 sessões), fase intermediária (8 sessões) e fase final (2 sessões).

Fase inicial

1. Explicar a depressão e o tratamento

Foi feita uma explicação sobre a depressão e suas causas (vulnerabilidade biopsicossocial). O enfoque dado procurou diminuir a responsabilidade de C., apresentando o quadro depressivo não como de sua responsabilidade e culpa, e sim como um quadro clínico tratável e de bom prognóstico.

2. Dar ao paciente o "papel de doente"

Em função do grande mal-estar e da dificuldade de desempenhar suas atividades, foi feita a abordagem de legitimar o papel de doente, como um estado não desejado, em que necessita e pode contar com ajuda, e em que ficará livre de algumas obrigações que irá reassumindo gradativamente.

3. Avaliar a necessidade da medicação

Tendo em conta tratar-se de depressão moderada, e o desejo da paciente de não usar medicação antidepressiva, optou-se por iniciar a psicoterapia sem farmacoterapia.

4. Relacionar a depressão com o contexto interpessoal

O afastamento do seu ambiente familiar e social e assumir atividades profissionais com o desafio de ter mais autonomia nos próprios cuidados, com pouco suporte atual, favoreceram o início dos sintomas depressivos. O estilo de apego era inseguro, necessitando da proximidade, aprovação e suporte dos familiares próximos, fragilizando-se com o afastamento deles e não se sentindo competente para gerenciar a própria vida.

5. Identificação da área problemática principal

A área identificada foi de transição de papéis: término da graduação, início do treinamento profissional especializado, assumir tarefas às quais não estava habituada, falta do suporte próximo dos pais e irmão, afastamento das amizades próximas anteriores e atual isolamento social.

A depressão atual foi deflagrada ao haver mudança significativa em sua vida, assumindo o papel de vida adulta e independente para a qual não se sentiu com as habilidades necessárias.

6. Explicar os conceitos e como funciona a TIP e estabelecer um contrato

Houve concordância com relação ao foco terapêutico, que poderia ser de transição de papéis e feito o contrato terapêutico.

Fase intermediária: trabalho no foco escolhido

- Foco: transição de papéis.
- Proposta: reconhecer e aceitar a perda do antigo papel, com poucas responsabilidades e muito suporte familiar e social. Relacionar os sintomas com as dificuldades trazidas pelas mudanças de papéis. Revisar os aspectos positivos e negativos do antigo papel. Explorar os sentimentos sobre o que foi perdido e as oportunidades do novo papel. Encorajar a expressão dos afetos, e a comunicação com sua rede de apoio, podendo expressar suas dificuldades, pedir ajuda para uma transição gradativa. Incentivar a formação de novos suportes sociais no local onde vive e trabalha. Estimular o desenvolvimento de habilidades para o novo papel. Nas sessões, foi feito o uso de técnicas exploratórias, encorajamento de afetos, clarificação, análise da comunicação, técnicas de resolução de problemas e dramatizações (*role playings*). A relação terapêutica foi bastante utilizada no sentido de reforço positivo, ao dar espaço para a comunicação, conversa aberta, ser valorizado, elogiada nos aspectos positivos, receber um retorno franco e claro dos aspectos em que poderia se modificar para conseguir seus objetivos, sempre a partir de suas qualidades, de seus esforços, de suas tentativas, o que foi proporcionando que tivesse cada vez mais iniciativas e se sentisse mais segura com seu potencial.

Fase final

Foi abordado o término, com a ideia de que as dificuldades não seriam totalmente superadas durante as sessões, revendo as competências adquiridas e as vulnerabilidades ainda presentes. Foi combinado que haveria sessões de manutenção mais espaçadas, para consolidar as melhoras e trabalhar as dificuldades ainda presentes.

Ao término da terapia, C. não apresentava sintomas depressivos significativos, escores da escala de Hamilton HAM-D = 5.

Para aprofundamento

- Weissman MM, Markowitz JC, Klerman GL. The guide to interpersonal psychotherapy. Oxford University Press; 2018.
  - ⇨ **Publicação recente, atualizada e expandida, do guia original, trazendo os elementos teóricos e aplicação prática da psicoterapia interpessoal**
- Schoedl AF, Lacaz FS, Mello MF, Pupo MC. Campanini RB. Psicoterapia interpessoal: teoria e prática. São Paulo: Livraria Médica Paulista; 2009.
  - ⇨ **Publicado em português, pela equipe que iniciou a aplicação da terapia interpessoal no PROVE-Universidade Federal de São Paulo.**
- Cuijpers P, Donker T, Weissman MM, Ravitz P, Cristea A. Interpersonal psychotherapy for mental health problems: a comprehensive meta-analysis. Am J Psychiatry. 2016; 173(7):680-7.
  - ⇨ **Este artigo é sobre uma metanálise recente sobre as evidências científicas de qualidade demonstrando a eficácia da TIP**
- de Mello MF, de Jesus JM, Bacaltchuk J, Verdeli H, Neugebauer R. A systematic review of research findings on the efficacy of interpersonal therapy for depressive disorders. Eur Arch Psychiatry Clin Neurosci. 2005;255(2):75-82.
  - ⇨ **Trata-se de uma primeira metanálise publicada em jornal indexado, com pareceristas demonstrando a eficácia da TIP no tratamento.**

REFERÊNCIAS BIBLIOGRÁFICAS

1. Klerman GL, Weissman MM, Rounsaville B, Chevron E. Interpersonal psychotherapy of depression. New York: Basic Books; 1984.
2. **Weissman MM, Markowitz JC, Klerma, GL. The guide to interpersonal psychotherapy: Oxford University Pres; 2018.**
   ⇨ **Trata-se de uma publicação revisada recente, com as bases teóricas e a aplicação da Psicoterapia Interpessoal, pelos autores originais.**
3. Sullivan H. The interpersonal theory of psychiatry. New York: WW Norton; 1953.
4. Bowlby J. Attachment. Attachment and Loss. New York: Basic Books; 1969.
5. Weissman MM, Markowitz JC, Klerman G.L. Comprehensive guide to interpersonal psychotherapy. New York. Basic Books; 2000.
6. American Psychiatric Association. Diagnostic and statistical manual of mental disorders (DSM-5). 5 ed. Arlington: American Psychiatric Association Press; 2013.
7. World Health Organization. ICD-10 International Statistical Classification of Diseases and Related Health Problems. Tenth Revision. 2 ed. WHO; 2004.
8. Hamilton MA. Rating scale for depression. J Neurol Neurosurg Psychiatry. 1960;23:56-62.
9. Beck AT. Depression inventory. Philadelphia: Center for Cognitive Therapy; 1978.
10. Kroenke K, Spitzer RL, Williams JB. The PHQ-9: validity of a brief depression severity measure. J Gen Intern Med. 2001;16:606-13.
11. Collins NL. Working models of attachment: implications for explanation, emotion, and behavior. J Personal Social Psychol. 1996;71:810-32.
12. Parkes CM. Luto: estudos sobre a perda na vida adulta. Colin Murray Parkes. 3 ed. São Paulo. Summus; 1998.
13. Schoedl AF. Luto. In. Schoedl AF, Lacaz FS, Mello MF, Pupo MC, Campanini RB. Psicoterapia interpessoal: teoria e prática. São Paulo. Livraria Médica Paulista; 2009.
14. Pupo MC, Campanini RFB. Técnicas específicas. In. Schoedl AF, Lacaz FS, Mello MF, Pupo MC. Campanini RB. Psicoterapia interpessoal: teoria e prática. São Paulo: Livraria Médica Paulista; 2009.
15. Stuart S, Robertson M. Interpersonal psychotherapy: a clinician guide. 2 ed. London: Hodder Arnold; 2012.
16. **de Mello MF, Jesus MJ, Bacaltchuk J, Verdeli H, Neugebauer R. A systematic review of research findings on the efficacy of interper-**

sonal therapy for depressive disorders. Eur Arch Psychiatry Clin Neurosci. 2005;255(2):75-82.

⇨ **Trata-se de uma primeira metanálise publicada em jornal indexado e com pareceristas demonstrando a eficácia da TIP no tratamento da depressão.**

17. Cuijpers P, Sijbrandij M, Koole SL, Andersson G, Beekman AT, Reynolds CF. The efficacy of psychotherapy and pharmacotherapy in treating depressive and anxiety disorders: a meta-analysis of direct comparisons. World Psychiatry. 2013;12(2):137-48.
18. **Cuijpers P, Donker T, Weissman MM, Ravitz P, Cristea IA. Interpersonal psychotherapy for mental health problems: a comprehensive meta-analysis. Am J Psychiatry. 2016;173(7):680-7.**

⇨ **Este artigo é sobre uma meta-análise recente sobre as evidências científicas de qualidade demonstrando a eficácia da TIP.**

19. Swartz HA, Grote NK, Graham P. Brief interpersonal psychotherapy (IPT-B): overview and review of evidence. Am J Psychother. 2014;68(4):443-62.
20. Weissman MM, Hankerson SH, Scorza P, Olfson M, Verdeli H, Shea S, et al. Interpersonal counseling (IPC) for depression in primary care. Am J Psychother. 2014;68(4):359-83.
21. O'Hara MW, Stuart S, Gorman LL, Wenzel A. Efficacy of interpersonal psychotherapy for postpartum depression. Arch Gen Psychiatry. 2000;57(11):1039-45.
22. Klier CM, Muzik M, Rosenblum KL, Lenz G. Interpersonal psychotherapy adapted for the group setting in the treatment of postpartum depression. J Psychother Pract Res. 2001;10(2):124-31.
23. Zlotnic C, Johnson SL, Miller IW, Pearlstein T, Howard M. Postpartum depression in women receiving public assistance: pilot study of an interpersonal-therapy-oriented group intervention. Am J Psychiatry. 2001;158(4):638-40.
24. Spinelli MG, Endicott J. Controlled clinical trial of interpersonal psychotherapy versus parenting education program for depressed pregnant women. Am J Psychiatry. 2003;160(3):555-62.
25. Neugebauer R, Kline J, Markowitz JC, Bleiberg KL, L. Baxi L, M. A. Rosing MA, et al. Pilot randomized controlled trial of interpersonal counseling for subsyndromal depression following miscarriage. J Clin Psychiatry. 2006;67(8):1299-304.
26. Neugebauer R, Kline J, Bleiberg K, Baxi L, Markowitz JC, Rosing M, et al. Preliminary open trial of interpersonal counseling for subsyndromal depression following miscarriage. Depress Anxiety. 2007;24(3): 219-22.
27. Grote NK, Swartz HA, Geibel SL, Zuckoff A, Houck PR, Frank E. A randomized controlled trial of culturally relevant, brief interpersonal psychotherapy for perinatal depression. Psychiatr Serv. 2009;60(3):313-21.
28. Koszycki D, Bisserbe JC, Blier P, Bradwejn J, Markowitz J. Interpersonal psychotherapy versus brief supportive therapy for depressed infertile women: first pilot randomized controlled trial. Arch Womens Ment Health. 2012;15(3):193-201.
29. Mufson L, Weissman MM, Moreau D, Garfinkel R. Efficacy of interpersonal psychotherapy for depressed adolescents. Arch Gen Psychiatry. 1999;56(6):573-9.
30. Mufson L, Moreau D, Weissman MM, Wickramaratne P, Martin J, Samoilov A. Modification of interpersonal psychotherapy with depressed adolescents (IPT-A): phase I and II studies. J Am Acad Child Adolesc Psychiatry. 1994;33(5):695-705.
31. Mufson L, Dorta KP, Wickramaratne P, Nomura Y, Olfson M, Weissman MM. A randomized effectiveness trial of interpersonal psychotherapy for depressed adolescents. Arch Gen Psychiatry. 2004;61(6):577-84.
32. Dietz LJ, Mufson L, Irvine H, Brent DA. Family-based interpersonal psychotherapy for depressed preadolescents: an open-treatment trial. Early Interv Psychiatry. 2008;2(3):154-61.
33. Gunlicks-Stoessel M, Mufson L, Jekal A, Turner JB. The impact of perceived interpersonal functioning on treatment for adolescent depression: IPT-A versus treatment as usual in school-based health clinics. J Consult Clin Psychol. 2010;78(2):260-7.
34. Reynolds CF, Miller MD, Pasternak RE,Frank E, Perel JM, Cornes C, et al. Treatment of bereavement-related major depressive episodes in later life: a controlled study of acute and continuation treatment with nortriptyline and interpersonal psychotherapy. Am J Psychiatry. 1999;156(2):202-8.
35. Reynolds CF, Frank E, Perel JM, Imber SD, Cornes C, Miller MD, et al. Nortriptyline and interpersonal psychotherapy as maintenance therapies for recurrent major depression: a randomized controlled trial in patients older than 59 years. Jama. 1999;281(1):39-45.
36. Reynolds CF, Dew MA, Pollock BG, Mulsant BH, Frank E, Miller MD, et al. Maintenance treatment of major depression in old age. N Engl J Med. 2006;354(11):1130-8.
37. Matsuzaka CT, Wainberg M, Norcini Pala A, Hoffmann EV, Coimbra BM, Braga RF, et al. Task shifting interpersonal counseling for depression: a pragmatic randomized controlled trial in primary care. BMC Psychiatry. 2017;17(1):225.
38. Matsuzaka CT, Wainberg ML, Norcini Pala A, Hoffmann EV, Coimbra BM, Braga RF, et al. Correlations between caregiver psychiatric symptoms and offspring psychopathology in a low-resource setting. Braz J Psychiatry. 2018;40(1):56-62.
39. Frank E. Treating bipolar disorder: A clinician's guide to interpersonal and social rhythm therapy. New York, Guildford; 2005.
40. Wilfley DE, Agras WS, Telch CF, Rossiter EM, Schneider JA, Cole AG, et al. Group cognitive-behavioral therapy and group interpersonal psychotherapy for the nonpurging bulimic individual: a controlled comparison. J Consult Clin Psychol. 1993;61(2):296-305.
41. Lipsitz JD, Markowitz JC, Cherry S, Fyer AJ. Open trial of interpersonal psychotherapy for the treatment of social phobia. Am J Psychiatry. 1999;156(11):1814-6.
42. Lipsitz JD, Gur M, Miller NL, Forand N, Vermes D, Fyer AJ. An open pilot study of interpersonal psychotherapy for panic disorder (IPT-PD). J Nerv Ment Dis. 2006;194(6):440-5.
43. Markowitz JC, Lipsitz J, Milrod BL. Critical review of outcome research on interpersonal psychotherapy for anxiety disorders. Depress Anxiety. 2014;31(4):316-25.
44. Foa EB, Kozak MJ.Emotional processing of fear: exposure to corrective information. Psychol Bull. 1986;99(1):20-35.
45. Weissman MM, Markowitz JC, Klerman GL. Clinician's quick guide to interpersonal Psychotherapy. New York: Oxford University Press; 2007.
46. Markowitz J. Interpersonal psychotherapy for posttraumatic stress disorder. New York, Oxford Press; 2016.
47. Markowitz JC, Petkova E, Neria Y, Van Meter PE, Zhao Y, Hembree E, et al. Is Exposure Necessary? A Randomized Clinical Trial of Interpersonal Psychotherapy for PTSD. Am J Psychiatry. 2015: appiajp201414070908.
48. Markowitz JC, Neria Y, Lovell K, Van Meter PE, Petkova E. History of sexual trauma moderates psychotherapy outcome for posttraumatic stress disorder. Depress Anxiety. 2017;34(8):692-700.
49. Proença CR, Markowitz JC, Prado EA, Braga R, Coimbra BM, Mello TF, et al. Attrition in interpersonal psychotherapy among women with post--traumatic stress disorder following sexual assault. Front Psychol. 2019;10:2120.
50. Krupnick JL, Green BL, Stockton P, Miranda J, Krause E, Mete M. Group interpersonal psychotherapy for low-income women with posttraumatic stress disorder. Psychother Res. 2008;18(5):497-507.
51. Campanini RF, Schoedl AF, Pupo MC, Costa AC, Krupnick JL, Mello MF. Efficacy of interpersonal therapy-group format adapted to post-traumatic stress disorder: an open-label add-on trial. Depress Anxiety. 2010;27(1):72-7.

13

Psiquiatria e psicologia positiva

Arthur Hirschfeld Danila
Leonardo Machado

Sumário

Pontos-chave

- Características psicológicas positivas, como resiliência, otimismo e engajamento social, estão associadas a melhores resultados em saúde, mas ainda são pouco abordadas na clínica psiquiátrica, nas residências médicas de psiquiatria, em periódicos ou livros didáticos de psiquiatria.
- Desfechos relacionados ao bem-estar e desfechos vinculados ao adoecimento não são excludentes entre si.
- A avaliação de características psicológicas positivas e o uso de intervenções para aprimorá-las em pacientes com transtornos mentais, incluindo esquizofrenia, têm mostrado impacto positivo na clínica psiquiátrica.

INTRODUÇÃO

Como campos de conhecimento teóricos e de aplicabilidade prática relacionados à mente humana, tanto a psiquiatria quanto a psicologia se desenvolveram sobremaneira no último século, com base em investigações clínicas e formulações conceituais que almejavam a melhor compreensão da mente humana. Para tanto, foi necessário classificar os transtornos mentais com validade e confiabilidade entre pesquisadores de todo o mundo, levando-se em consideração também a perspectiva multifatorial do modelo biopsicossocial de saúde da Organização Mundial da Saúde[1].

Por muitos anos do século XX, novas classificações diagnósticas de transtornos mentais foram elaboradas, bem como inúmeras propostas terapêuticas clínicas e protocolos psicoterápicos foram desenvolvidos com foco nos diferentes transtornos mentais descritos nos manuais classificatórios de doenças mentais. Paralelamente, as primeiras menções conceituais da psiquiatria e psicologia positiva datam de 1906, por William James, médico e psicólogo, que defendia uma nova abordagem terapêutica que incluísse o poder curativo de emoções e crenças positivas[2]. Embora presente no cenário acadêmico, essa visão da saúde mental acabou sendo ignorada em decorrência da necessidade premente do desenvolvimento de tratamentos das doenças mentais até meados do século XX, sobretudo pelo legado das duas guerras mundiais que acometeram gravemente a população humana e acarretaram profundos traumas psicológicos e sociais.

Nessas circunstâncias, os pesquisadores colocaram seus empenhos em estudar a mente humana com algum tipo de adoecimento, objetivando com essa análise recuperar a funcionalidade perdida. A psiquiatria e a psicologia Positiva surgem com o objetivo de expandir o paradigma de saúde mental para além do adoecimento psíquico, incluindo aspectos biopsicossociais positivos.

A partir da segunda metade do século XX, retomou-se a preocupação da compreensão de indivíduos saudáveis, da criatividade e de seu desenvolvimento psíquico, com o desenvolvimento da psicologia humanista de Maslow, tendo sido esse o autor a cunhar a expressão psicologia positiva pela primeira vez em um capítulo de seu livro "Motivação e Personalidade", publicado em 1954. Indiretamente, pode-se conceber que tal movimento abriu espaço para o surgimento formal da psicologia positiva – de cuja irmã psiquiatria positiva compartilha sua imbricada trajetória – por Seligman et al.[4], na década 1990. Em seu discurso presidencial de 1998 à American Psychological Association, Seligman usou formalmente o termo psicologia positiva, alegando ser essa "uma ciência reorientada que enfatize a compreensão e a construção das qualidades mais positivas de um indivíduo: otimismo, coragem, ética no trabalho, espírito de futuro, habilidades interpessoais, capacidade de prazer e *insight* e responsabilidade social"[4].

A psicologia positiva não busca substituir a psicologia tradicional, mas complementá-la e ampliá-la. Pode-se dizer que ela tem afinidades e similaridades com trabalhos anteriores de William James, John Dewey e Lightner Witmer; com recentes linhas de investigação na psicologia e ciências sociais aliadas com as de Alexander Sutherland Neill de vida e satisfação no trabalho; com os pioneiros George Albee e Emory Cowen em visões utópicas da educação e programas de prevenção primária baseados em noções de bem-estar; com o trabalho de Albert Bandura e outros sobre eficácia humana; e, especialmente, com as teorias de Mihalyi Csikszentmihalyi sobre criatividade, fluência e funcionamento ideal, com os estudos longitudinais de George Vaillant sobre os benefícios de mecanismos de defesa maduros, e com as pesquisas de Robert Cloninger[5].

Nas décadas seguintes, a psicologia positiva cresceu e floresceu em um movimento internacional, mas grande parte da pesquisa se concentrou em promover o bem-estar entre indivíduos mental e fisicamente saudáveis, com menor impacto na prática cotidiana de psiquiatria clínica. A partir da década de 2010, foi possível conceber as bases da psiquiatria positiva, ao trazer seus conceitos e intervenções[6] para o âmbito da clínica psiquiátrica e, como ramo da medicina, ampliá-los com seu enraizamento em aspectos biológicos.

CONCEITO DE PSICOLOGIA POSITIVA

A psicologia positiva (PP) é a ciência que estuda os estados emocionais de saúde em uma perspectiva subjetiva positiva, as forças/potencialidades/virtudes humanas, bem como as instituições que promovem a qualidade de vida. Em seu bojo emergem temas, como felicidade, esperança, gratidão, apreciação e otimismo. Dessa forma, a PP tende a contribuir para a compreensão e o desenvolvimento dos fatores que permitam a prosperidade dos indivíduos e da comunidade, a prevenção do adoecimento e a promoção da saúde mental[6-9].

Pode-se dizer que a PP visa predominantemente fortalecer competências em vez de corrigir as deficiências. Busca ampliar o conceito de felicidade para incluir não somente o bem-estar subjetivo momentâneo, mas um bem-estar psicológico de natureza mais complexa – relacionado à autoaceitação, autocompaixão e propósito de vida – e autenticidade por meio de das forças e virtudes pessoais.

É importante ressaltar que o termo positiva pode gerar uma ideia de que existiria uma psicologia negativa, ou que a PP se dedica apenas à análise de situações favoráveis da existência – negligenciando, por consequência, o sofrimento humano – o que não é razoável imaginar que seja verdadeiro. Apesar de esta abordagem enfocar aspectos saudáveis e os potenciais humanos – em contraponto à ênfase predominante ao adoecimento das correntes científicas de até então –, uma segunda onda da PP surge com o intuito de compreender também as experiências desafiadoras da vida – bem como o desconforto de seus consequentes pensamentos, emoções e comportamentos. Dessa maneira, mesmo iluminando os desconfortos das jornadas desafiadoras da vida, o desfecho proposto pela PP objetiva um olhar positivo para a experiência humana[10,11].

O enfoque sobre felicidade dos trabalhos de Csikszentmihalyi[12] e Seligman[6] permitiu maior compreensão das emoções positivas e de sua natureza complexa e ampla. Tal perspectiva contribuiu para a concepção do chamado florescimento psicológico – conquistado por meio da construção do bem-estar e enfrentamento das adversidades – acrescentando-o à proposta conceitual de bem-estar subjetivo. O florescimento psicológico é caracterizado por cinco atributos[13-15], a seguir descritos sob a sigla PERMA:

- Alimentar emoções positivas (*positive emotions* – P).
- Estar engajado (*engagement* – E).
- Ter relacionamentos saudáveis (*relationships* – R).
- Encontrar sentido de vida (*meaning* – M).
- Se sentir realizado (*achievement* – A).

Nesse sentido, para a psicologia, uma vida plena incluiria[16]:

- Realização e satisfação pessoal: emoções positivas com percepção de realização e satisfação pessoal decorrentes de uma vida com alegria, felicidade e prazer.
- Engajamento: melhor aproveitamento dos momentos vividos por meio do reconhecimento e uso das próprias forças e virtudes de caráter.
- Propósito: encontrar um propósito de vida.
- Relacionamentos saudáveis: vínculos sólidos e mútuos, promovendo saúde interpessoal.

Conceitual e pragmaticamente podem ser assinaladas algumas diferenças entre modelos de psicologia tradicional e a PP, partindo da premissa característica da PP de que bem-estar não é simplesmente a ausência de doença, por serem ambos multidimensionais e poderem, portanto, coexistir. Nesse sentido, a a Figura 1 revela algumas dessas particularidades, como a possibilidade de classificação de indivíduos dependendo de seus perfis particulares de forças/virtudes e problemas. Os indivíduos no quadrante 3 são os mais frequentemente estudados por psicólogos clínicos, por serem indivíduos com mau funcionamento psicológico, com diagnósticos psiquiátricos ou problemas como alienação, desmoralização e solidão.

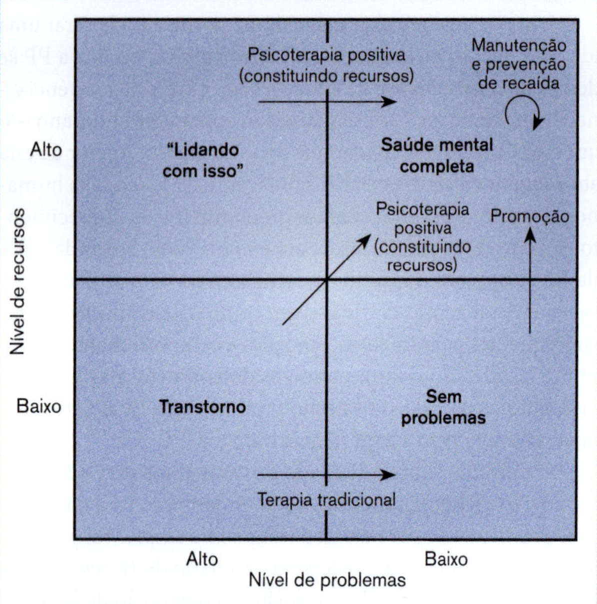

Figura 1 Diferenças entre modelos de psicologia tradicional e psicologia positiva.
Fonte: adaptada de Sadock et al., 2017[25].

Tabela 1 Diferenças entre a psiquiatria tradicional e a psiquiatria positiva

Variável	Psiquiatria tradicional	Psiquiatria positiva
Pacientes-alvo	Pessoas com transtornos mentais	Aqueles que sofrem ou correm alto risco de desenvolver doenças mentais ou físicas
Foco na avaliação	Psicopatologia	Atributos e pontos fortes positivos
Foco da pesquisa	a) Fatores de risco b) Psico/neuropatologia	a) Fatores de proteção b) Psico/neuroplasticidade
Objetivo do tratamento	Alívio dos sintomas e prevenção de recaídas	Recuperação, melhor bem-estar, envelhecimento saudável, crescimento pós-traumático
Principais tratamentos	Medicamentos e, geralmente, psicoterapias de curto prazo para alívio dos sintomas e prevenção de recaídas	Intervenções psicossociais/comportamentais (e cada vez mais biológicas) para aprimorar atributos positivos
Prevenção	Em grande parte ignorado	Foco importante em toda a vida útil

Fonte: adaptada de Jeste et al., 2015[51].

A psicoterapia tradicional ou a consulta geralmente se preocupam em resolver problemas, movendo os indivíduos do quadrante 3 para o quadrante 4. A psicologia positiva propõe objetivos adicionais de intervenção, para mover pessoas e grupos para o quadrante 2 e mantê-los nesse quadrante. Mesmo entre indivíduos e grupos já no quadrante 2, seu bem-estar pode ser sempre promovido e aperfeiçoado.

CONCEITO DE PSIQUIATRIA POSITIVA

Do ponto de vista médico psiquiátrico, a psiquiatria positiva (PsiqP) pode ser definida como a ciência e a prática psiquiátrica que se concentra na promoção do bem-estar e da saúde por meio do aprimoramento de fatores biopsicossociais positivos, como resiliência, otimismo, sabedoria e engajamento social, em pessoas com doenças ou deficiências, bem como na comunidade em geral[17]. Não se restringe a populações específicas de pacientes e é aplicável a todos os transtornos psiquiátricos, pois se concentra no conjunto de habilidades únicas dos pacientes – ou seja, no estudo, na avaliação e na modificação de pensamento, sentimento e comportamento.

As intervenções biológicas para aprimorar traços positivos e impactar a saúde mental e física se baseiam em construtos que envolvem a neurociência, a genética e a epigenética. Até o momento, a quantidade dessas pesquisas em relação a resultados positivos e fatores psicossociais positivos foi limitada apenas a aspectos específicos, e há uma necessidade óbvia de investigações adicionais nessa área. A Tabela 1 resume as principais diferenças entre a psiquiatria tradicional e a PsiqP.

Buscando investigar e incorporar clinicamente o arcabouço teórico-prático da PP, estudos têm sido conduzidos no campo da psiquiatria para estudar diversas relações envolvendo o bem-estar subjetivo e a felicidade: relação entre personalidade e bem-estar[18]; felicidade em psiquiatras[19]; felicidade e espiritualidade na prática psiquiátrica[20,21]; desenvolvimento de escalas para avaliar bem-estar subjetivo[22]; dentro outros.

INTERVENÇÕES EM PSICOLOGIA POSITIVA E SUA EFICÁCIA NA PSIQUIATRIA CLÍNICA

As intervenções da PP visam promover o bem-estar subjetivo e a ampliação das características sociais positivas, independentemente da presença de estressores psíquicos ou transtornos mentais[23].

As preocupações do campo podem ser divididas em quatro tópicos relacionados:

- Experiências subjetivas positivas (felicidade, gratificação, realização e fluxo).
- Traços individuais positivos (virtudes e forças de caráter, como humor, amor, gratidão, perdão, modéstia, espiritualidade, otimismo, bondade, criatividade, coragem e sabedoria, talentos, interesses, valores, significado e propósito).
- Relações interpessoais positivas (amizade, união ou casamento, filhos e colegas).
- Instituições positivas (famílias, escolas, empresas, comunidades e sociedades).

Ao focar na potencialização das características humanas saudáveis, estudos demonstraram amortecimento das emoções negativas, com a consequente diminuição dos sintomas psiquiátricos à medida em que se atingia melhores padrões de bem-estar subjetivo[24].

Nessa linha, pesquisadores têm mostrado que a felicidade pode ser obtida e/ou promovida[25] em ações como:

- Exercer a gratidão (p. ex., contar diariamente os atos pelos quais é grato).
- Agir proativamente em ações que promovam sensação de fluxo (p. ex., procurar atividades no trabalho ou no lazer que convoquem à total imersão da consciência e desafiem as habilidades).
- Prestar serviço a outras pessoas (p. ex., realizar trabalho voluntário).
- Realizar atos de bondade (p. ex., diariamente fazer pequenas boas ações para os outros).
- Saborear as coisas boas que acontecem (p. ex., compartilhar experiências e memórias com outras pessoas, guardar lembranças físicas ou mentais dos momentos vividos, parabenizar a si mesmo).
- Identificar e usar forças de caráter de novas maneiras (p. ex., procurar maneiras diferentes de mostrar o humor, o trabalho em equipe ou o amor pelo aprendizado).
- Articular as esperanças e desejos (p. ex., escrever sobre um "eu possível" previsto e desejado).

As propostas psicoterápicas e intervenções em PP se aproximam da terapia cognitivo-comportamental (TCC) – abordagem bastante estudada no campo científico da psicologia – mas se diferenciam desta por enfocar a promoção do bem-estar e o desenvolvimento das potencialidades humanas[12,25], independentemente da presença ou ausência de estresse psicológico ou transtorno psiquiátrico[14,26,27]. Afinal, o objetivo não é reduzir sintomas, mas potencializar características saudáveis.

Como forma de mensurar e avaliar cientificamente essas intervenções, desde o início, os teóricos da PP desenvolveram, além de técnicas psicoterapêuticas, diversos protocolos de intervenções individuais, em grupo e institucionais, e que utilizam a internet, para estudar sua eficácia[14,23,28-32].

Quatro metanálises[33-36] visaram avaliar a eficácia dos protocolos de psicologia positiva, a saber:

- Sin NL (2009) incluiu 51 estudos com critérios metodológicos de seleção heterogêneo e possivelmente superestimando a eficácia, encontrando efeito significativo no aumento do bem-estar (desfecho primário) e na diminuição de sintomas depressivos.
- Bolier L (2013) avaliou a eficácia das intervenções em 39 estudos em aumentar o bem-estar subjetivo e psicológico, e em diminuir sintomas depressivos. A eficácia ficou abaixo comparativamente à anterior, para os três desfechos acima.
- White CA (2019) revisou o rigor metodológico das metanálises anteriores, mostrando eficácia menor do que inicialmente reportado pelos trabalhos em aumentar bem-estar, mas ainda assim estatisticamente significativa.
- Chakhssi F (2018) incluiu em sua metanálise somente estudos realizados em contextos clínicos, encontrando eficácia das intervenções para aumentar bem-estar e diminuir sintomas depressivos e ansiosos em populações clínicas. O tamanho de efeito foi pequeno para o bem-estar e depressão e moderado para a ansiedade.

BEM-ESTAR SEGUNDO A PSICOLOGIA POSITIVA

Na psicologia positiva, há dois tipos de bem-estar: psicológico e subjetivo (Quadro 1)[37]. Para auxiliar na diferenciação e mensuração desses diferentes tipos de bem-estar, inclusive com estudos publicados de neuroimagem para acessar os seus respectivos correlatos neuronais, tem sido publicadas diversas escalas validadas na literatura.

O bem-estar subjetivo, também conhecido por bem-estar hedônico, apresenta dois componentes relacionados à experiência de satisfação: cognitivo (satisfação com a vida) e afetivo (emoções positivas), englobando, portanto, em um de seus principais componentes afetivos, o conceito de felicidade, reconhecida como protótipo das emoções positivas[18,21,38,39].

Para pesquisa, algumas escalas foram elaboradas para aferir os componentes do bem-estar subjetivo, podendo ser também úteis na prática clínica e em uma avaliação pessoal. Uma das escalas mais utilizadas para mensurar a satisfação com a vida (o componente cognitivo do bem-estar subjetivo) é a *Satisfaction With Life Scale* (SWLS)[40,41] (Quadro 1), uma escala mundialmente utilizada com cinco perguntas de respostas tipo

Quadro 1 Escala de satisfação com a vida – *satisfaction with life scale* (SWLS)

Como anda a sua satisfação com a vida?
A seguir, há 5 afirmativas (A a E) com as quais você pode concordar ou discordar. Usando a escala de 1 a 7 mais adiante, indique o quanto você concorda ou não com cada afirmação, colocando o número que melhor corresponde à sua opinião na frente da afirmativa. Por favor, responda com sinceridade.
Sob a maioria dos aspectos, minha vida está perto do ideal. As condições da minha vida são excelentes. Eu estou satisfeito(a) com minha vida. Até agora, eu consegui as coisas importantes que eu queria da vida. Se eu pudesse viver minha vida de novo, eu não mudaria quase nada.
Discordo plenamente. Discordo. Discordo ligeiramente. Nem concordo, nem discordo. Concordo ligeiramente. Concordo. Concordo plenamente.

Fonte: Machado, 2020[73].

Likert e já traduzida e adaptada para inúmeros países, incluindo o português do Brasil[42-46].

Já o bem-estar psicológico, ou também chamado de bem-estar eudaimônico, está mais relacionado a relacionamentos positivos e autoaceitação como produto da realização das potencialidades íntimas, levando em consideração parâmetros mais complexos e alguns menos subjetivos. De acordo com a noção de eudaimonia de Aristóteles[47], a verdadeira felicidade envolve identificar as virtudes, cultivá-las e viver de acordo com elas. Contrapondo esse conceito com a igualmente venerável ideia de hedonismo – buscar o prazer e evitar a dor –, a eudaimonia parece superar a hedonia como preditora de melhor satisfação na vida[25]. O modelo conceitual de bem-estar psicológico foi elaborado pela psicóloga e acadêmica norte-americana Carol Ryff[48,49], após a importante contribuição no tema pelo trabalho da professora de psicologia social da Universidade de Nova York, Marie Jahoda, sobre saúde mental positiva, em 1958[50].

O modelo de bem-estar psicológico da professora Carol Ryff enfatiza que bem-estar não pode ser igualado à felicidade ou à satisfação com a vida do indivíduo consigo mesmo, mas da interação dele com outras instâncias, como o ambiente e outras pessoas, e engloba, de forma sintetizada, seis dimensões:

- Autonomia: senso de autodeterminação.
- Domínio do ambiente: a capacidade de manejar a própria vida.
- Relacionamentos interpessoais positivos.
- Crescimento pessoal: sentimento de que se está continuadamente crescendo e se desenvolvendo.
- Propósito de vida: a crença de que a própria vida tem um propósito e um sentido.
- Autoaceitação: uma atitude positiva consigo mesmo.

ASPECTOS BIOLÓGICOS DO BEM-ESTAR E DAS EMOÇÕES POSITIVAS

Sendo a psiquiatria um ramo da medicina, portanto uma ciência aplicada de base também biológica, torna-se importante considerar os aspectos biológicos envolvidos nos construtos positivos[17,51].

Do ponto de vista da neurociência, a felicidade tende a ser vista como a principal representação da emoção positiva primária ou básica. Nesse sentido, a formação e a regulação das emoções positivas em geral, e da felicidade em particular, parece estar associada a uma redução significativa da atividade do córtex pré-frontal direito e bilateralmente do córtex temporo-parietal, e associadas a uma maior ativação de regiões pré-frontais dorsolaterais e mediais esquerdas, o giro do cíngulo, a porção inferior e medial do giro temporal, a amídala e o estriado ventral[52].

Considerando as duas formas de bem-estar (subjetivo e psicológico), ambos estão relacionados a estados cerebrais diferentes e parecem depender de distintas circuitarias cerebrais. Ao investigar a íntima relação do conceito de felicidade hedônica (ou bem-estar subjetivo) à experiência de prazer, faz-se necessário retomar o circuito cerebral da recompensa. Originado em um núcleo dopaminérgico localizado no tronco encefálico chamado área tegmentar ventral (ATV), esse circuito cerebral lança projeções para o núcleo *accumbens* (NAc), localizado no estriado ventral, completando-se ao se projetar para o córtex pré-frontal (CPF) (Figura 2).

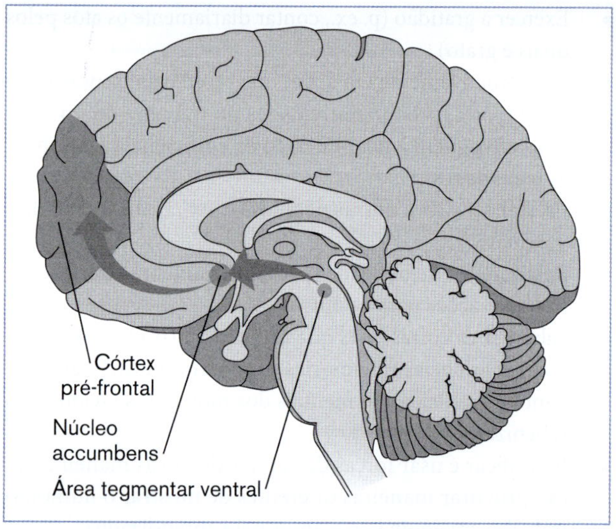

Figura 2 Circuito de recompensa relacionado à experiência de felicidade hedônica, ou bem-estar subjetivo.
Fonte: Machado, 2020[73].

Este circuito utiliza o neurotransmissor dopamina como principal sinalizador, podendo ser acionado de modo mais passivo ao entrar em contato com estímulos externos – como comida e sexo – que excitam a ATV e o NA (um núcleo subcortical), ou mais ativo por meio do processamento consciente que está relacionado à atividade do CPF. Nesse sentido, o bem-estar subjetivo apresentaria dois correlatos neurais: o componente emocional/sensorial – relacionado à presença de emoções positivas e ausência de emoções negativas – ligado a uma experiência inicialmente pouco consciente – portanto, ao NAc – e o componente cognitivo/reflexivo – relacionado à satisfação com a vida – relacionado a uma experiência mais consciente – portanto, ao CPF. Faz-se necessário ressaltar que tanto o circuito de recompensa quanto os dois componentes do bem-estar subjetivo trabalham em conjunto e influenciam-se mutuamente, viabilizando a associação positiva entre emoções positivas e satisfação com a vida.

Já o bem-estar psicológico mostrou associação positiva com o volume da substância cinzenta do córtex insular direito[53] – envolvido em um conjunto de capacidades que conseguem integrar estados interoceptivos e circunstâncias externas – e o *precuneus* direito[54] – envolvido na consciência, na movimentação do corpo no espaço, no autoconhecimento e na recuperação de memórias episódicas e imagens visuoespaciais[55], com papel crucial na integração de vários tipos de informações, convergindo-as para a sensação de bem-estar subjetivo[54].

É importante pontuar, ainda, que alguns estudos da neurociência da felicidade têm sido conduzidos em algumas frentes relacionadas ao bem-estar subjetivo:

- Manutenção das emoções positivas.
- Capacidade de se recuperar de emoções negativas.
- Empatia, altruísmo e comportamentos pró-sociais.
- *Mind-wandering* e *mindfulness*.

O estado de *mind-wandering* – ou seja, não ter foco nas atividades em que se está primariamente envolvido – está associado negativamente à felicidade, e tem relação com a parte medial do córtex pré-frontal e a parte posterior do córtex cingulado, enquanto o estado de *mindfulness* – ou seja, manter a atenção no propósito, sem julgamentos – envolve a diminuição da ativação dessas regiões. Por fim, é necessário ressaltar que todos esses componentes exibem plasticidade e, desse modo, podem ser aperfeiçoados ou transformados pela experiência e até mesmo pelo exercício[56].

Além da neurocircuitaria do bem-estar, é possível evidenciar alguns biomarcadores de saúde mental positiva, como cortisol salivar, citocinas e genes pró-inflamatórios; carga alostática envolvendo risco cardiovascular, quantidade de sono REM, comprimento do telômero, mecanismos de estresse oxidativo e níveis de imunidade.

Estados emocionais positivos funcionam como fatores protetores nos sistemas neuroendócrino, imune e cardiovascular, estando relacionados a níveis mais baixos de cortisol salivar e de citocinas pró-inflamatórias, a menor risco cardiovascular, e a maior duração do sono REM, inversamente ao que se evidencia em estados emocionais negativos, nos quais há o consequente aumento do funcionamento do eixo hipotálamo-hipófise-adrenal, com maiores níveis de cortisol, estimulação simpática e elevação de marcadores pró-inflamatórios.

A carga alostática é uma medida da resposta fisiológica cumulativa do corpo à exposição frequente e sustentada a estressores ambientais, relacionada ao funcionamento cognitivo e a fatores psicológicos[57], e a um maior risco de doenças. Investigações nesse sentido têm utilizado os seguintes parâmetros de funcionamento biológico: pressão arterial sistólica e diastólica, índice de massa corporal, colesterol de lipoproteína de alta densidade (HDL), relação colesterol total/HDL, noradrenalina e epinefrina plasmáticas[58].

O comprimento dos telômeros é um indicador da idade biológica e representa um índice cumulativo do número de divisões celulares e exposições a processos genotóxicos e citotóxicos, como a oxidação. O comprimento do telômero é mantido pela enzima telomerase, e há evidências preliminares de que mudanças comportamentais objetivando um estilo de vida saudável, bem como intervenções psicossociais de redução do estresse, podem aumentar a atividade da telomerase[59,60].

O estresse oxidativo – causado por uma superprodução de radicais livres ou subprodução de moléculas antioxidantes – danifica o DNA, proteínas, lipídios e outras macromoléculas em muitos tecidos, especialmente no cérebro[61,62]. Estudos envolvendo estratégias em saúde mental positiva buscam reduzir a exposição prolongada ou repetida ao estresse oxidativo, evitando-se a neuroinflamação e protegendo a função imune, evitando-se a celereidade do envelhecimento biológico, com a consequente menor comorbidade e mortalidade no longo prazo.

FATORES PROTETORES PARA A SAÚDE MENTAL

A PP mostrou que uma variedade de intervenções breves pode, a curto prazo, proteger e melhorar a saúde mental ao aumentar o bem-estar, medido pela felicidade, satisfação e realização com a vida, assim como aliviar sintomas na presença de transtornos psiquiátricos (Tabela 2). Essas intervenções têm um papel óbvio, não apenas em remediar o sofrimento após a experiência com a adversidade, mas também em criar recursos que atenuem os efeitos emocionais negativos da adversidade antes mesmo de eles acontecerem.

Nesse sentido, a PP busca ajudar os indivíduos a identificar, apreciar e celebrar aspectos positivos de sua vida cotidiana, por meio de algumas técnicas promissoras de intervenção psicológicas, em situações de prevenção, promoção e/ou tratamento clínico. Isto posto, analogamente, as emoções positivas podem estar ligadas ao passado, presente e futuro.

Dentre as emoções positivas ligadas ao passado, a gratidão se apresenta como caminho emocional e cognitivo para intensificar lembranças/memórias positivas, originando técnicas como "contar as bênçãos" e "a visita da gratidão".

Como emoções positivas ligadas ao presente, pode-se ressaltar a curiosidade e a abertura, a apreciação (*savoring*) e o fazer bem ao outro. Elas são maneiras de transformar os prazeres em gratificações, evitando o mecanismo biológico de habituação do prazer, ao proporcionar uma perspectiva nova a algo já conhecido, ou ao explorar alguma experiência não vivida anteriormente, mantendo-se com mentalidade de abertura para novas oportunidades na vida. Para obtê-las, utilizam-se técnicas como "diminuir o tempo de tela" e "em busca da apreciação", visando prazeres – sensações espontâneas que envolvem mais estruturas subcorticais; gratificações – atividades que gostamos de fazer e que envolvem estruturas corticais, o querer fazer e a interpretação; e o circuito da recompensa cerebral – que envolve a área tegmentar ventral, o núcleo accumbens e o córtex pré-frontal, e que está relacionado às emoções positivas ligadas ao prazer. Não menos importante, está o fazer bem ao outro, seja por meio da prestação de serviços a outrem – como um trabalho voluntário – ou simplesmente atos de bondade para os outros – como pequenas boas ações.

Já dentre as emoções positivas ligadas ao futuro, é possível trabalhar a esperança e o otimismo. A literatura médica já demonstrou que cerca de um terço do pessimismo e/ou otimismo recebem influência genética, sendo os dois terços restantes dependentes do ambiente não-compartilhado – que envolve sobretudo a percepção pessoal. Do mesmo modo que o pessimismo, o otimismo também pode ser aprendido ou treinado. Verifica-se também a relação bidirecional entre otimismo e sucesso. Assim, o pessimismo – ligado às emoções negativas ou de afastamento/recolhimento – pode ser útil na formação da perspicácia para ações mais precavidas e com maior capacidade de antevisão de possíveis entraves. Já o otimismo é fundamental para o bom-humor e o ânimo. Uma abordagem construtiva poderia desenvolver o que se chama de flexibilidade explicativa – uma disposição para reformular

Tabela 2 Intervenções da psicologia positiva como protetores para a saúde mental, de acordo com a temporalidade vivida

Temporalidade	Intervenção	Explicação
Passado	Gratidão	Exercer genuína gratidão pelas experiências vividas, podendo ser adicionada ao repertório por intervenção deliberada. Vários estudos demonstraram a eficácia de fazê-lo aumentando a satisfação e o otimismo da vida, gerando maior consciência dos atos vividos e reduzindo sintomas depressivos.
	Contando bênçãos	Anotar no final do dia ao menos 3 a 5 coisas que ocorreram bem no dia e pelas quais se é grato.
	Visita de gratidão	Escrever um depoimento de cerca de uma página para uma pessoa que tenha feito uma grande diferença positiva em sua vida, e com quem você nunca expressou totalmente seu agradecimento. Convidar a pessoa para a sua casa ou marque um encontro presencialmente, mas não dizer a ela o objetivo da visita com antecedência.
Presente	Curiosidade e abertura	Adotar uma atitude de curiosidade e abertura emocional em relação às experiências cotidianas. Identificar e usar forças de caráter de novas maneiras (p. ex., procurar maneiras diferentes de mostrar o humor, o trabalho em equipe ou o amor pelo aprendizado). Ao sair do "piloto automático", será possível verdadeiramente acolher as dádivas da vida, e estar aberto e de prontidão para absorvê-las, aprender com elas e crescer diariamente.
	Apreciação (*savoring*)	É o ato de cultivar emoções positivas maximizando-as quando acontecem na vida, ao criar a consciência do prazer e a tentativa deliberada de fazê-lo perdurar, com consequente maior felicidade, otimismo, satisfação com a vida e menores escores depressivos. Como estratégias, recomenda-se compartilhar e expressar os bons momentos com outras pessoas, no momento ou após os eventos, construir memórias dos bons eventos (p. ex., com fotografias, diários, lembranças); parabenizar a si mesmo quando coisas boas acontecem; aguçar percepções durante a experiência de bons eventos; e tornar-se totalmente absorvido pelo prazer durante cada evento, evitando confundir-se em outros pensamentos/assuntos.
	Fazer bem ao outro	Prestar serviço a outras pessoas (p. ex., realizar trabalho voluntário) e realizar atos de bondade (p. ex., diariamente fazer pequenas boas ações para os outros)
Futuro	Esperança e otimismo	Desenvolver o que se chama de flexibilidade explicativa – uma disposição para reformular a maneira como se pensa sobre as causas dos eventos negativos. É fundamental exercer pensamento crítico, evitando-se o risco de hipergeneralização da realidade como sendo sempre negativa ou sempre positiva, sendo possível então trabalhar a técnica "mudando o pessimismo visando uma realidade otimista".
Intemporal	Resiliência e aceitação	Articular as esperanças e desejos (p. ex., escrever sobre um "eu possível" previsto e desejado) com os dados de realidade e as limitações conjunturais. Focar ações proativas na resolução de problemas dentro da própria esfera de ação ou influência, e a aceitar resilientemente as limitações para além da esfera de ação ou influência, ou seja, de esferas externas à existência do individuo. Uma técnica possível a ser trabalhada é o "exercício de empatia/aprendendo com uma pessoa resiliente".
	Estilo de vida saudável	Construir um estilo de vida saudável para uma vida mais plena de significado e com maior satisfação. Mudanças de hábito incluem ações em seis pilares comportamentais baseados em evidências científicas, a saber: alimentação saudável, atividade física regular, sono saudável e reparador, adequado manejo do estresse, controle de vícios e dependências e estreitamento de relacionamentos saudáveis.
	Espiritualidade	Exercer alguma forma de crença ou espiritualidade, uma vez que extensos estudos já demonstraram a relação positiva entre espiritualidade, religiosidade e envolvimento da religião com saúde física, saúde mental e felicidade. Novas pesquisas exploram a relação interveniente entre aspectos da personalidade, espiritualidade e felicidade.
	Propósito de vida	Encontrar um sentido para a vida aumenta a qualidade e satisfação com a vida. Indivíduos que apresentam maior clareza em seu propósito de vida apresentam: maior proatividade, menor insegurança e maior tolerância à frustração.

a maneira como pensamos sobre as causas dos eventos negativos, mas exercendo crítica ao abandonar até mesmo as narrativas otimistas quando alguma informação as contradiz, evitando-se o risco de hipergeneralização da realidade como sendo sempre negativa ou sempre positiva, sendo possível então trabalhar a técnica "mudando o pessimismo visando uma realidade otimista".

Para além das emoções relacionadas às diferentes temporalidades da trajetória biográfica, há fatores protetores de caráter intemporal. Levando-se em consideração que a dor, o sofrimento e as várias formas de adoecimento são uma realidade universal da vida, é possível encontrar na resiliência e na aceitação mecanismos psicológicos positivos para lidar melhor com esses desconfortos da existência humana. Para aumentar a resiliência psicológica, além de treinar o otimismo, faz-se importante discutir a vivência da dor como processo natural da vida, focando na resolução de problemas dentro da própria esfera de ação ou influência ("o quê está ao meu alcance fazer? como eu posso resolver? como posso influenciar o meu entorno favoravelmente em meus ensejos?") apoiada em um significado/sentido existencial ("o quê a vida quer de mim? o quê eu posso tirar de útil desse sofrimento? o quê essa situação pode me ensinar?") e a aceitação resiliente das limitações para além da esfera de ação ou influência. Uma técnica possível a ser trabalhada é o "exercício de empatia/aprendendo com uma pessoa resiliente".

A psicologia positiva propõe, por fim, a seguinte ferramenta para o sucesso/resiliência/otimismo/bem-estar: utilizar ao máximo possível e no maior tempo possível as principais qualidades/virtudes/forças de si. Nesse sentido, enfocar o lado positivo (virtudes/forças/qualidades) de cada um (sabedoria/coragem/humanidade/justiça/temperança/transcendência) pode ser extremamente potente.

QUANDO E COMO ABORDAR INTERVENÇÕES DE SAÚDE MENTAL POSITIVA NA CLÍNICA PSIQUIÁTRICA

Intervenções de saúde mental positiva podem ser realizadas na prática da clínica psiquiátrica, em diferentes quadros psiquiátricos e estágios de evolução dos transtornos.

Prevenção primária

Um dos campos de prática mais promissores de aplicação da psicologia positiva na psiquiatria é na prevenção primária. Em geral, intervenções preventivas devem ocorrer próximas à comunidade de interesse, para além do cenário ambulatorial e/ou hospitalar, utilizando de estratégias criativas para se efetivarem. Uma população particularmente interessante para essa prática de prevenção seletiva são grupos que possuem alguma(s) vulnerabilidade(s) para o adoecimento mental; e na prevenção indicada quando as estratégias atingem pessoas com alguns sintomas psiquiátricos subclínicos, sem fechar critério para nenhum diagnóstico[63].

Um dos estudos preventivos utilizando a PP envolveu estudantes de medicina da Universidade Federal de Pernambuco (UFPE). Os resultados demonstraram níveis médios de satisfação com a vida, níveis abaixo da média de emoções positivas e níveis elevados de preocupação ansiosa entre os estudantes, sinalizando a necessidade de se criar programas de intervenção preventiva, aumentando bem-estar subjetivo (por meio de técnicas da psicologia positiva) e/ou focando na diminuição de sintomas ansiosos (utilizando paradigmas da TCC e/ou do *mindfulness*)[64]. Uma proposta de intervenção a partir dessa constatação foi inserida ao longo de sete semanas dentro do curso médico da UFPE e baseada nas descobertas da ciência do bem-estar e nas técnicas da psicologia positiva, gerando no grupo ativo maior satisfação com a vida e emoções positivas, e redução de sintomas psiquiátricos, mesmo sem diminuir emoções negativas[65].

Fase aguda e de manutenção

Apesar de a abordagem preventiva primária ter sido um dos primeiros focos da PP, é também concebível sua aplicabilidade, segurança e eficácia em fases agudas de adoecimento. Um estudo randomizado controlado por placebo avaliou o efeito de curto prazo da técnica diário de gratidão em pacientes internados por tentativa de suicídio ou por ideação de suicídio, encontrando diminuição dos sintomas depressivos e ansiosos, e um aumento dos níveis de otimismo no grupo ativo, algo promissor uma vez que a diminuição do otimismo e aumento do pessimismo envolve maior risco para o ato suicida[66,67]. Assim, encontra-se na utilização da PP em vigência de crise suicida e em fases agudas de transtornos psiquiátricos como a depressão uma intervenção possível e eficaz, sendo razoável indicar a associação da PP também nessas fases dos tratamentos convencionais, visando diminuição de sintomas psiquiátricos e de recaídas.

Transtornos mentais graves

Embora inicialmente a aplicação da PP tenha se voltado para os chamados transtornos mentais comuns – ou seja, transtornos depressivos e de ansiedade – alguns estudos vem apresentando benefícios para pessoas com transtornos mentais mais graves, como esquizofrenia e transtorno bipolar. Um deles adaptou técnicas da psicoterapia positiva a pacientes com psicose[68], demonstrando-se capaz de aumentar bem-estar e esperança dessa população, bem como diminuir sintomas psiquiátricos em pacientes com esquizofrenia. Outro estudo em PP focou no tratamento dos sintomas negativos da esquizofrenia – até hoje um dos grandes desafios clínicos e motivo de grandes frustrações psicofarmacológicas[69] – sendo eficaz em melhorar sintomas negativos, mantendo resultados inclusive no seguimento de seis meses[70]. Ainda, um pequeno estudo piloto com pacientes internados por depressão bipolar mostrou eficácia das técnicas da PP para aumentar otimismo e emoções positivas, inclusive no pequeno seguimento de oito semanas[71]. Novos protocolos em PP para pacientes bipolares estão sendo desenvolvidos, como o chamado B-positive[72], revelando o potencial dessa abordagem nesse transtorno psiquiátrico.

CONSIDERAÇÕES FINAIS

A psiquiatria e psicologia positiva procuram ir além do foco nos problemas e na ausência deles para refletir a saúde e o bem-estar. Concentram-se na identificação e capitalização de forças e capacidades, mesmo em indivíduos com comprometimento da saúde mental. O objetivo das intervenções baseadas na psiquiatria e psicologia positiva não são apenas aliviar situações estressoras mentais, mas também ajudar pessoas com ou sem problemas a levar uma vida satisfatória.

Sob a égide da PsiqP, clínicos, pesquisadores e educadores podem passar a desenvolver papéis bastante diferentes dos de hoje. Pesquisas científicas de psiquiatria e neurociência em psiquiatria positiva são um fenômeno recente, e o potencial para novos progressos é inequívoco, pois convergem para a visão de que construtos positivos – como emoções positivas, bons relacionamentos, significado e propósito, forças de caráter e engajamento social – desempenham papéis importantes na saúde e no bem-estar, não apenas como amplos fatores de proteção, prevenindo ou mitigando patologias e problemas, mas também como condições facilitadoras promotoras de uma vida próspera e florescente.

Com a melhor operacionalização e avaliação de resultados psicossociais positivos, por meio de medidas com fortes propriedades psicométricas, os médicos avaliarão não apenas os sintomas e diagnósticos, mas também os níveis de bem-estar e as características psicológicas positivas entre seus pacientes e empregarão intervenções psicoterapêuticas/comportamentais (e no futuro, biológicas) para aprimorar essas características, com foco em resultados positivos, como melhoria na qualidade de vida[17]. Com maior ênfase em resultados positivos, atributos, forças e virtudes, o estigma contra a psiquiatria pode também ser progressivamente reduzido.

Se intervenções efetivas para fortalecer as características psicológicas positivas fossem fornecidas a todos os pacientes psiquiátricos, certamente poderíamos ver um aumento significativo no número de pessoas com doenças mentais graves em recuperação. Da mesma forma, por meio de estratégias preventivas bem projetadas e implementadas, a PsiqP tem o potencial de melhorar os resultados de saúde e reduzir a morbidade e a mortalidade na população em geral. Em vez de ser definida estritamente como uma subespecialidade médica restrita ao tratamento de doenças mentais, a psiquiatria do futuro pode se tornar um componente essencial do sistema geral de saúde. Assim, os psiquiatras retomarão mais explicitamente seu papel de médicos, além de profissionais de saúde mental. Claramente, é necessário muito mais trabalho para tornar a PsiqP uma norma na prática psiquiátrica, mas parece ser a hora de iniciar esse processo[17].

Vinheta clínica

Uma paciente médica com diagnóstico de transtorno de ansiedade generalizada e transtorno depressivo recorrente estava em tratamento com TCC com uma psicóloga especializada e psicofarmacologia com um psiquiatra. Uma de suas crenças nucleares negativas era de ser incapaz. Como consequência, nada do que conseguia realizar a satisfazia suficientemente. Em uma das consultas com o psiquiatra, ela apresentou elevados níveis de ansiedade, sendo necessário um ajuste medicamentoso. Na referida ocasião, a paciente estava no final da residência médica e na proximidade da última etapa para passar na prova de título de especialista. Uma prova difícil. A nota era importante, pois gerava a classificação para a escolha de futuros plantões e trabalhos. Não era suficiente apenas passar, era importante também passar com uma nota boa. Na consulta subsequente, a paciente trouxera para o psiquiatra a notícia de que havia passado e em boa classificação. Apesar disso, a ansiedade continuava alta. Nas palavras dela, ela não havia feito nada mais do que a própria obrigação. Foi necessário novo ajuste de dosagem do psicofármaco. Ao final da referida consulta, porém, o psiquiatra parabenizou a paciente pela aprovação, a qual, surpresa, reagiu:

– Parabéns por quê?

– Como não? – respondeu o psiquiatra. Você passou por um vestibular difícil, terminou um curso puxado de seis anos, passou em uma residência médica bastante concorrida, finalizou-a em três anos difíceis e passou muito bem em uma prova de título de especialista bastante difícil. Foram quase dez anos de dedicação para estar onde você está!

Na consulta subsequente, a paciente se antecipou na fala exclamando:

– Eu estou bem melhor. Mas, doutor, eu acredito que o ajuste do remédio teve efeito. No entanto, tenho certeza que aqueles parabéns juntamente com aquelas ponderações no final da consulta foram fundamentais. Eu nunca havia pensado assim, para me congratular, para saborear as minhas conquistas. Aquilo mexeu comigo.

A partir daí, o psiquiatra foi explicando um pouco da PP, do papel dela no estímulo de crenças nucleares positivas e como ela poderia ser útil na clínica. Empolgada, a paciente leu o livro Felicidade autêntica, de Martin Seligman e, alguns meses depois, iniciou um trabalho de terapia cognitiva processual (TCP) para trabalhar a crença nuclear negativa de incapacidade e estimular, integrando PP à TCP, crenças nucleares positivas.

– Eu continuo com minha ansiedade basal, mas foi muito importante trabalhar este outro lado mais positivo sobre mim mesma e não apenas ficar tentando diminuir minha crença nuclear negativa e meus pensamentos distorcidos – resumiu a paciente, depois dessa nova etapa em que a PP foi incluída no tratamento dela.

Para aprofundamento

- Rashid T, Seligman M. Psicoterapia positiva: manual do terapeuta. Porto Alegre: Artmed; 2019.
  - ⇨ **Este manual explica cada passo da psicoterapia positiva, que é um dos principais protocolos clínicos da psicologia positiva. Protocolo voltado para o desenvolvimento de bem-estar subjetivo e do florescimento humano.**
- Fava GA. Well-being therapy: treatment manual and clinical applications. New York: Karger; 2016.
  - ⇨ **Manual que explica cada passo da terapia do bem-estar, um dos protocolos relacionados à psicologia positiva com mais publicações científicas à respeito. Protocolo voltado para o desenvolvimento do bem-estar psicológico.**
- Machado L, Matsumoto LS. Psicologia positiva e psiquiatria positiva: a ciência do bem-estar na prática clínica. Barueri: Manole; 2020.
  - ⇨ **Livro que conta com o prefácio do Prof. Dilip V. Jeste, o chamado pai da psiquiatria positiva e ex-presidente da Associação Americana de Psiquiatria. Primeiro livro de psiquiatria positiva não escrito em inglês.**

REFERÊNCIAS BIBLIOGRÁFICAS

1. Organização Mundial da Saúde. Preâmbulo da Constituição da Organização Mundial da Saúde. Genebra: Organização Mundial da Saúde; 1948.
2. Froh JJ. The history of positive psychology: truth be told. NYS Psychologist. 2004;16:20.
3. Hutz CS. Avaliação em psicologia positiva: técnicas e medidas. 1 ed. São Paulo: Hogrefe; 2016.
4. Seligman MEP. The president's address. Am Psychol. 1999;54:559-62.
5. Park N. Positive psychology. In. Sadock BJ, Sadock VA, Ruiz P. Kaplan & Sadock's comprehensive textbook of psychiatry. Alphen aan den Rijn: Wolters Kluwer; 2017.
6. **Seligman MEP, Csikszentmihalyi M. Positive psychology: An introduction. Am Psychologist. 2000;55(1):5-14.**
   ⇨ **Artigo fundamental na história da Psicologia Positiva escrito pelos dois principais nomes da área.**
7. Tavares LM. Transtornos mentais comuns e bem-estar subjetivo em estudantes de medicina: uma intervenção preventiva baseada na psicologia positiva [Tese de Doutorado]. Recife: Universidade Federal de Pernambuco; 2017.
8. Graziano LD. A felicidade revisitada: um estudo sobre bem-estar subjetivo na visão da psicologia positiva. São Paulo: Universidade de São Paulo; 2005.
9. Hutz C. Avaliação em psicologia positiva. 1 ed. Porto Alegre: Artmed; 2014.
10. Ivtzan I, Lomas T, Hefferon K, Worth P. Introduction. In. Ivtzan I, et al. (eds.). Second wave positive psychology: embracing the dark side of life. 1 ed. New York: Routledge; 2016.
11. Ivtzan I. Mindfulness in positive psychology: an introduction. In. Ivtzan I, Lomas T (eds.). Mindfulness in positive psychology: the science of meditation and wellbeing. 1 ed. New York: Routledge; 2016.
12. Seligman MEP. Felicidade autêntica: usando a nova psicologia positiva para a realização permanente. 1 ed. Rio de Janeiro: Objetiva; 2010.
13. Ryff CD. Psychological well-being revisited: advances in the science and practice of eudaimonia. Psychother Psychosomatics. 2013;83(1):10-28.
14. Seligman MEP. Florescer: uma nova compreensão sobre a natureza da felicidade e do bem-estar. 1 ed. Rio de Janeiro: Objetiva; 2012.
15. Winton B. Flourish: A visionary new understanding of happiness and well-being. Policy. 2011;27(3):60-61.
16. Portela M, Matsumoto LS. Apresentando a psicologia positiva. In. Machado L, Matsumoto LS (orgs.). Psicologia positiva e psiquiatria positiva: a ciência da felicidade na prática clínica. 1 ed. Barueri: Manole; 2020.
17. **Jeste DV, Palmer BW, Rettew DC, Boardman S. Positive psychiatry: its time has come. J Clin Psychiatry. 2015;76(6):675-83.**
   ⇨ **Artigo fundamental que resume os fundamentos da psiquiatria positiva e que tem como primeiro autor o principal representante da psiquiatria positiva no mundo, o Prof. Dilip V. Jeste.**
18. Cloninger CR, Zohar AH. Personality and the perception of health and happiness. J Affect Disord [Internet]. 2011;128(1-2):24-32.
19. Machado L, Tavares H, Petribú K, Pinto T, Cantilino A. Happiness and defense styles in psychiatrists. J Nerv Ment Dis [Internet]. 2016;204(3):181-7.
20. Cloninger CR. Fostering spirituality and well-being in clinical practice. Psychiatr Ann [Internet]. 2006;36(March):157-62.
21. Machado L, Tavares H, Petribú K, Zilberman M, Torres RF, Cantilino A. Happiness and health in psychiatry: what are their implications? Arch Clin Psychiatry (São Paulo) [Internet]. 2015;42(4):100-10.
22. Naber D, Karowa, Lambert M. Subjective well-being under the neuroleptic treatment and its relevance for compliance. Acta Psychiatr Scand Suppl. 2005;111(427):29-34.
23. Seligman MEP, Steen TA, Park N, Peterson C. Positive psychology progress – empirical validation of interventions. Am Psychol. 2005;60(5):410-21.
24. Machado L, de Oliveira IR, Peregrino A, Cantilino A. Common mental disorders and subjective well-being: Emotional training among medical students based on positive psychology. PLoS One. 2019;14(2):e0211926.
25. Sadock BJ, Sadock VA, Ruiz P. Kaplan & Sadock's comprehensive textbook of psychiatry. Alphen aan den Rijn: Wolters Kluwer; 2017.
26. Favrod J, Nguyen A, Fankhauser C, Ismailaj A, Hasler JD, Ringuet A, et al. Positive emotions program for schizophrenia (PEPS): a pilot intervention to reduce anhedonia and apathy. BMC Psychiatry. 2015;15:231.
27. Snyder CR, Lopez SJ. Psicologia positiva: uma abordagem científica e prática das qualidades humanas. 1 ed. Porto Alegre: Artmed; 2009.
28. Kobau R, Seligman MEP, Peterson C, Diener E, Zack MM, Chapman D, et al. Mental health promotion in public health: perspectives and strategies from positive psychology. Am J Public Health. 2011;101(8):e1-9.
29. Krejtz I, Nezlek JB, Michnicka A, Holas P, Rusanowska M. Counting one's blessings can reduce the impact of daily stress. J Happiness Stud. 2016;17(1):25-39.
30. Linley PA, Dovey H, de Bruin E, Transler C, Wilkinson J, Maltby J, et al. Two simple, brief, naturalistic activities and their impact on positive affect: feeling grateful and eating ice cream. Psychology of Well-Being: Theory, Research and Practice. 2013;3(1):6.
31. Proyer RT, Gander F, Wellenzohn S, Ruch W. Strengths-based positive psychology interventions: A randomized placebo-controlled online trial on long-term effects for a signature strengths *vs.* a lesser strengths-intervention. Front Psychol. 2015;63):1-14.
32. Ramsey MA. Savoring with intent: investigating types of and motives for responses to positive events. J Happiness Stud; 2015;17(3).
33. **Sin NL, Lyubomirsky S. Enhancing well-being and alleviating depressive symptoms with positive psychology interventions: a practice-friendly meta-analysis. J Clin Psychol. 2009;65(5):467-87.**
   ⇨ **Primeira metanálise sobre a eficácia das intervenções da psicologia positiva em aumentar bem-estar e em diminuir sintomas depressivos.**
34. Bolier L, Haverman M, Westerhof GJ, Riper H, Smit F, Bohlmeijer E. Positive psychology interventions: a meta-analysis of randomized controlled studies. BMC Public Health. 2013;13:119.
35. White CA, Uttl B, Holder MD. Meta-analyses of positive psychology interventions: The effects are much smaller than previously reported. PLoS One. 2019;14(5):e0216588.
36. Chakhssi F, Kraiss JT, Sommers-Spijkerman M, Bohlmeijer ET. The effect of positive psychology interventions on well-being and distress in clinical samples with psychiatric or somatic disorders: a systematic review and meta-analysis. BMC Psychiatry. 2018;18(1):211.
37. Machado L. Bem-estar subjetivo e bem-estar psicológico. In. Machado L, Matsumoto LS (orgs.). Psicologia positiva e psiquiatria positiva: a ciência da felicidade na prática clínica. 1 ed. Barueri: Manole; 2020.
38. Bastianello MR, Pacico JC, Hutz CS. Optimism, self-esteem and personality: adaptation and validation of the Brazilian version of the revised Life Orientation Test (LOT-R). Psico-USF. 2014;19(3):523-31.
39. Ryff CD, Singer BH, Dienberg Love G. Positive health: connecting well-being with biology. Philos Trans R Soc Lond B Biol Sci. 2004;359(1449):1383-94.
40. Diener E, Emmons RA, Larsen RJ, Griffin S. The satisfaction with life scale. J Personal Assess. 1985;49(1):71-5.
41. Laranjeira CA. Preliminary validation study of the portuguese version of the satisfaction with life scale. Psychol Health Med. 2009;14(2):220-6.
42. Henna E, Zilberman ML, Gorenstein C. Instrumentos de avaliação do bem-estar. In. Gorenstein C, Yuan-Pang W, Hungerbühler I (eds.). Instrumentos de avaliação em saúde mental. Porto Alegre: Artmed; 2016.
43. Hutz C. Avaliação em psicologia positiva. Porto Alegre: Artmed; 2014.
44. Zanon C, Bardagi MP, Layous K, Hutz CS. Validation of the satisfaction with life scale to Brazilians: evidences of measurement noninvariance across Brazil and US. Soc Indic Res. 2014;119(1):443-53.
45. Albuquerque FJ, Sousa F, Martins C. Validação das escalas de satisfação com a vida e afetos para idosos rurais. Psico. 2010;41(1):85-92.
46. Gouveia VV. Measuring life satisfaction among physicians in Brazil. J Bras Psiquiatr. 2005;54(4):298-305.
47. Aristóteles. Ética à Nicômaco. São Paulo: Atlas; 2009. 280 p.
48. **Ryff CD. Psychological well-being revisited: advances in the science and practice of eudaimonia. Psychother Psychosom. 2013;83(1):10-28.**
   ⇨ **Artigo da principal referência mundial em bem-estar psicológico, a Profa. Carol Ryff.**
49. Weiss LA, Westerhof GJ, Bohlmeijer ET. Can we increase psychological well-being? The effects of interventions on psychological well-being: a meta-analysis of randomized controlled trials. PLoS One. 2016;11(6):1-16.

50. Fava GA. Well-being therapy: treatment manual and clinical applications. New York: Karger; 2016. 164 p.
51. Jeste DV, Palmer BW. Positive psychiatry: a clinical handbook. 1 ed. Washington, DC: American Psychiatric Publishing; 2015.
52. **Machado L, Cantilino A. A systematic review of the neural correlates of positive emotions. Rev Bras Psiquiatr [Internet]. 2017;39(2):172-9.**
⇨ **Primeira revisão sistemática sobre os correlatos neuronais das emoções positivas.**
53. Lewis GJ, Kanai R, Rees G, Bates TC. Neural correlates of the "good life": eudaimonic well-being is associated with insular cortex volume. SCAN. 2014;9:615-8.
54. Sato W, Kochiyama T, Uono S, Kubota Y, Sawada R, Yoshimura S, et al. The structural neural substrate of subjective happiness. Sci Rep. 2015;5(16891).
55. Clark DL, Boutros NN, Mendez MF. The brain and behavior. 3 ed. The brain and behavior. New York: Cambridge University Press; 2010.
56. Helliwell J, Layard R, Sachs J. World Happiness report 2015 [Internet]. 1 ed. New York: Sustainable Development Solutions Network; 2015. p.1-171. Available from: http://eprints.lse.ac.uk/47487/
57. McEwen BS. Stress, adaptation, and disease. Allostasis and allostatic load. Ann N Y Acad Sci. 1998;840:33-44.
58. Roepke SK, Mausbach BT, Patterson TL, Kanel RV, Ancoli-Israel S, Harmell AL, et al. Effects of Alzheimer caregiving on allostatic load. J Health Psychol. 2011;16:58-69.
59. Price LH, Kao H-T, Burgers DE, Carpenter LL, Tyrka AR. Telomeres and early-life stress: an overview. Biol Psychiatry. 2013;73:15-23.
60. Ornish D, Lin J, Daubenmier J, Weidner G, Epel E, Kemp C, Magbanua MJM, et al. Increased telomerase activity and comprehensive lifestyle changes: A pilot study. Lancet Oncol. 2008;9:1048-57.
61. Finkel T, Holbrook NJ. Oxidants, oxidative stress and the biology of ageing. Nature. 2000;408:239-47.
62. Ng F, Berk M, Dean O, Bush AI. Oxidative stress in psychiatric disorders: Evidence base and therapeutic implications. Int J Neuropsychoph. 2008;11:851-76.
63. Machado L, De Souza CTN, Cantilino A. Primary prevention in psychiatry: possibility or utopia? Rev Debates Psiquiatr. 2017;16-25.
64. Machado L, de Souza CTN, Nunes R de O, de Santana CN, Araujo CF De, Cantilino A. Subjective well-being, religiosity and anxiety: a cross-sectional study applied to a sample of Brazilian medical students. Trends Psychiatry Psychother. 2018;40(3):185-92.
65. Machado L, de Oliveira IR, Peregrino A, Cantilino A. Common mental disorders and subjective well-being: Emotional training among medical students based on positive psychology. PLoS One. 2019;14(2):e0211926.
66. Ducasse D, Dassa D, Courtet P, Brand-Arpon V, Walter A, Guillaume S, et al. Gratitude diary for the management of suicidal inpatients: A randomized controlled trial. Depress Anxiety. 2019;1-12.
67. Huffman JC, DuBois CM, Healy BC, Boehm JK, Kashdan TB, Celano CM, et al. Feasibility and utility of positive psychology exercises for suicidal inpatients. Gen Hosp Psychiatry [Internet]. 2014;36(1):88-94.
68. Schrank B, Brownell T, Jakaite Z, Larkin C, Pesola F, Riches S, et al. Evaluation of a positive psychotherapy group intervention for people with psychosis: Pilot randomised controlled trial. Epidemiol Psychiatr Sci. 2016;25(3):235-46.
69. Nguyen A, Frobert L, McCluskey I, Golay P, Bonsack C, Favrod J. Development of the positive emotions program for schizophrenia: An intervention to improve pleasure and motivation in schizophrenia. Front Psychiatry. 2016;7:1-9.
70. Favrod J, Nguyen A, Chaix J, Pellet J, Frobert L, Fankhauser C, et al. Improving pleasure and motivation in schizophrenia: A randomized controlled clinical trial. Psychother Psychosom. 2019;88(2):84-95.
71. Celano CM, Gomez-Bernal F, Mastromauro CA, Beale EE, DuBois CM, Auerbach RP, et al. A positive psychology intervention for patients with bipolar depression: a randomized pilot trial. J Ment Heal [Internet]. 2018;0(0):1-9.
72. Kraiss JT, Ten Klooster PM, Chrispijn M, Trompetter HR, Stevens AWMM, Neutel E, et al. B-positive: A randomized controlled trial of a multicomponent positive psychology intervention for euthymic patients with bipolar disorder – Study protocol and intervention development 11 Medical and Health Sciences 1117 Public Health and Health Services. BMC Psychiatry. 2018;18(1).
73. Machado L. Bem-estar subjetivo e bem-estar psicológico. In: Machado L, Matsumoto LS. Psicologia positiva e psiquiatria positiva: a ciência da felicidade na prática clínica. Barueri: Manole; 2020. pp. 121-30.

Seção

4

Tratamentos com neuromodulação e neurocirurgia

Editor de área

Andre Russowsky Brunoni

1

Neuromodulação invasiva e não invasiva e convulsoterapias: história, técnicas e mecanismos de ação

Marcel Simis
Sérgio Rigonatti

Sumário

Pontos-chave

- Os primeiros relatos do uso terapêutico da eletricidade foram utilizando o peixe elétrico (torpedo) para tratamento da dor, no século I (1 a 50 d.C.), por Scribonius Largus.
- O advento da bateria, por Alessandro Volta em 1800, possibilitou a realização de estudos utilizando uma fonte de eletricidade controlável e mais confiável.
- O desenvolvimento da neurofisiologia, como com estudos de Wilder Penfield nos anos 1930, impulsionou o desenvolvimento das técnicas de neuromodulação invasivas e não invasivas.
- Em 1938, Cerletti, em Roma, faz a primeira aplicação de um choque elétrico em um paciente psiquiátrico.
- No início dos anos 2000, Nitsche e Paulus publicaram estudos que tiverem grande relevância no embasamento das formas contemporâneas de estimulações elétricas transcranianas, como a estimulação elétrica transcraniana por corrente contínua.
- A técnica *Deep Brain Stimulation* foi aprovada pela Food and Drug Administration (FDA) em 2002 para tratamento da doença de Parkinson.
- A estimulação magnética transcraniana repetitiva foi aprovada pela FDA em 2008 para tratamento da depressão refratária e aprovada em 2012 pelo Conselho Federal de Medicina no Brasil.

USO DA ELETRICIDADE NA MEDICINA

A eletricidade foi utilizada na medicina séculos antes das técnicas atuais. Os primeiros relatos são do século I (1 a 50 d.C.), por Scribonius Largus, nos quais a aplicação da eletricidade era realizada utilizando o peixe elétrico (torpedo) para tratamento da dor. Ao longo da história existem descrições do uso do peixe torpedo para outras indicações, como melancolia e crises convulsivas.

A possibilidade de a eletricidade interagir com sistemas biológicos foi mais bem descrita por Luigi Galvani em 1791, tendo demonstrado que a descarga elétrica produzia a contração da perna de rã. Os estudos biológicos com eletricidade aumentaram com o advento da bateria, por Alessandro Volta em 1800, o que possibilitou o uso de uma fonte de eletricidade controlável e mais confiável em relação às máquinas eletrostáticas usadas até então.

Já a estimulação elétrica do neurônio induzida pelo eletromagnetismo foi primeiramente demonstrada por d'Arsonval em 1896. No experimento realizado, os participantes entravam em uma grande bobina, ou colocavam a bobina ao redor da cabeça, sendo produzidas sensações como vertigem e fosfenos.

Os primeiros estudos com o uso da corrente elétrica transcraniana para tratamento dos transtornos psiquiátricos iniciaram no século XIX, logo após o desenvolvimento da pilha voltaica. O interessante é que eram técnicas semelhantes às atuais de estimulação não invasivas (descritas a seguir), no entanto, aplicadas de forma empírica e sem embasamento anatomofuncional.

HISTÓRIA DA ELETROCONVULSOTERAPIA (ECT)

A tentativa de cura pela comoção cerebral remonta aos gregos. A história conta que os sacerdotes do templo de Apolo jogavam os portadores enfermidades mentais do alto de um penhasco, nas águas do mar Tirreno, na tentativa de curá-los. Na Idade Média, alguns pacientes eram mantidos com a cabeça debaixo d'água até o tempo necessário para rezar o Miserere, e Thomaz Willians, em *De Anima Brutorum*, assinala várias curas atribuídas a tal método (Delay, 1946).

Já em 1785, em uma publicação médica de Londres, William Oliver relatava que havia curado em caso de mania com cânfora.

Em 1828, G. Burrows fez afirmação semelhante em seu livro *Commentaries on the Causes, Forms, Symptoms, Treatment, Moral and Medical of Insanity*.

Auenbrugger, o famoso descobridor da auscultação, e Weichardt, no século XVIII, recomendavam cânfora para os doentes mentais[1].

É necessário citar que o uso da eletricidade em medicina já era comum no século XIX, havendo uma publicação importante na época sobre os efeitos da eletricidade nas neuralgias[2].

Os tratamentos biológicos propriamente ditos começaram em 1917 com a malarioterapia concebida por Wagner von Jauregg em Viena[3].

Von Jauregg, o único psiquiatra clínico a ganhar o prêmio Nobel, observou na Guerra da Crimeia que alguns pacientes com febre melhoraram de sintomatologia psicótica sifilítica. Sabe-se que a sífilis cerebral desenvolve delírios de grandeza, cuja característica típica é serem "em crescendo", ou seja, com o desenvolvimento do delírio, as ideias gradativamente se tornam cada vez mais grandiosas. Como a observação dessa melhora em razão da febre o intrigava, Von Jauregg procurou produzir nos pacientes condições febris artificiais e conseguiu seu intento com a injeção de *Plasmodium falciparum* no organismo dos pacientes com sífilis cerebral.

A meu ver, é o primeiro tratamento totalmente biológico proposto: um organismo vivo combatendo outro organismo vivo.

Em 1927, Manfredo Sackel, também em Viena, pôs em ação sua terapêutica à base de insulina pura a morfinômanos, pois estes se tornaram debilitados fisicamente e mesmo depauperados. Com as aplicações de insulina, o apetite voltava e o paciente melhorava muito, quer física quer psiquicamente.

Em 1932, Sackel aplicou seu método de coma insulínico em pacientes esquizofrênicos, obtendo grandes melhoras[4].

Sob o ponto de vista histórico, a terapêutica convulsivante teve seu início em 1934, quando Laszlo von Meduna fez a primeira comunicação de tratamento por choque, no caso choque químico, desencadeado pelo pentametileno tetrazol, que é derivado sintético da cânfora[5-8].

A base de seu método era: "Entre a epilepsia e a esquizofrenia existe antagonismo biológico, capaz de determinar incompatibilidade recíproca, absoluta ou relativa".

As restrições à teoria original de Von Meduna em nada invalidam a convulsoterapia, e sua ideia de provocar crises convulsivas nos esquizofrênicos justifica-se cabalmente pelos resultados sem dúvida brilhantes, apesar das alterações da memória[9].

Em maio de 1938, Bini publica nota sobre a indicação de crises convulsivas pela eletricidade, cujo título é: "Experimental researches on epileptic attacks induced by the electric current". Nessa mesma revista, Ladislau von Meduna publica: "General discussion of the cardiazol therapy". Tais artigos foram traduzidos para o inglês e publicados no *The American Journal of Psychiatry* em maio de 1938, e a publicação original foi em alemão no *Schweizer Archiv für Neurologie und Psychiatrie* em um suplemento no volume XXXIX juntamente com outros trabalhos apresentados no "Proceedings of the 89th Meeting of the Swiss Psychiatric Association". Tal encontro foi realizado nos dias 29 a 31 de maio de 1937. Deve-se notar que Von Meduna fez uma avaliação de seu método e Bini apresentou dados preliminares.

Na mesma época em que Von Meduna iniciava os primeiros ensaios sobre a convulsoterapia pelo cardiazol, divulgava-se outro método, com as mesmas finalidades terapêuticas e não menos eficiente, embora menos prático e cercado de maiores riscos: a insulinoterapia, a qual determina hipoglicemia intensa e prolongada, idealizada por Sakel. Em 1933, Sakel divulgou suas primeiras descobertas sobre os resultados de seu método em esquizofrenia[1].

Os efeitos terapêuticos do método de Von Meduna foram notáveis e ocasionaram nos pródromos da crise convulsiva uma angústia intensa, que na época era chamada de "terror cardiozólico", pois o paciente apresentava um intenso terror, ante a mera suspeita de que o tratamento poderia repetir-se, e procurava resistir a ele de todas as maneiras[5,10]. Essa sensação ocorre principalmente nas tentativas frustadas de indução da crise cardiazólica, quando tal sensação era vivenciada por maior período de tempo.

Em 1938, Cerletti, em Roma, fez a primeira aplicação de um choque elétrico em um paciente psiquiátrico[11], e um novo método de terapia convulsiva surgiu, mais seguro e indolor em relação à terapia convulsiva química[12].

Histórico da ECT em São Paulo

As experiências descritas pelo Prof. Pacheco e Silva, em seu artigo na *Revista de Medicina*, revelam os cuidados com que foi estudado o novo método terapêutico, em São Paulo e, mais especificamente, na Faculdade de Medicina da Universidade de São Paulo (FMUSP)[13]. Melhor explicando, o professor repetiu as experiências de Cerletti, inclusive com animais, antes de aplicar a ECT em seus pacientes. Nos primórdios da edificação de nosso Instituto, o Prof. Cerletti nos visitou.

Os melancólicos e os esquizofrênicos apresentaram, no dizer do nosso professor, "evidentes melhoras".

Desde então, a terapêutica eletroconvulsiva não foi abandonada na FMUSP, apesar dos ataques que sofreu, ataques estes baseados tanto na ignorância quanto no uso político da ECT.

Todos os nossos professores catedráticos, bem como os titulares, apoiaram e indicaram a ECT.

Lembro-me de ter realizado a ECT em pacientes, cuja indicação foi feita pelos professores catedráticos Fernando Bastos, Carvalhal Ribas, José Roberto de Albuquerque Fontes, e os atuais titulares Prof. Valentim Gentil Filho e Prof. Wagner Farid Gattaz.

Em nosso meio, não seria demais lembrar e, neste momento, citar a histórica tese do Prof. Fernando Bastos cujo título é "Contribuição clínica para o estudo da convulsoterapia aplicada aos distúrbios mentais não esquizofrênicos". Tal tese foi apresentada à FMUSP para o concurso à Livre Docência de Clínica Psiquiátrica, defendida e aprovada em 3 de março de 1941.

A tese do Prof. Bastos trata do método de Von Meduna, justamente no ano de introdução da ECT na então Clínica Psiquiátrica.

A tese estuda os seguintes estados mórbidos:

- As síndromes maníaco-depressivas, involutivas, climatéricas e pré-senis.
- As síndromes confusionais.
- As síndromes epilépticas.
- As síndromes psiconeuróticas.
- Outros estados mórbidos.

Em relação às síndromes arroladas no item 1, o professor conclui: "Parecem fora de dúvida os benefícios que o tratamento de Von Meduna pode proporcionar aos estados de excitação e depressão".

Em relação ao item 2, síndromes confusionais, o professor disserta sobre um caso que tratou (com melhoras) e faz referências ao "entusiasmo" de vários autores por tal indicação da convulsoterapia pelo cardiazol.

Em relação às síndromes epilépticas, cita a "prova do cardiazol" que poderia ser usada para o diagnóstico de epilepsia, mas "não pode ser tomada como segura e decisiva". Como tratamento para a síndrome epiléptica, comenta dados do Prof. Saly Rosas, que se mostrava muito otimista com respeito à aplicação do método terapêutico em epilepsia, indicando-o não só aos doentes dissociais e violentos, mas também aos portadores de crises frequentes".

Nas síndromes psiconeuróticas, são estudadas a histeria e a psicastenia. Na histeria, relata que o efeito terapêutico mais benéfico se exerceria sobre os sintomas anímicos e corporais intercríticos (ansiedade, transtorno de caráter, insônia, desnutrição)[13]. Na psicastenia os resultados não parecem ter sido tão favoráveis.

Em relação a outros estados mórbidos, o Prof. Bastos faz citações de vários autores que usaram o método cardiazólico:

- Honório Delgado aplicou o tratamento a um paralítico (paralisia geral progressiva a sífilis cerebral), o qual apresentou melhora clínica.
- Martinez Dalke aplicou em 6 casos de demências secundárias, com a melhora do mutismo e dos "delírios polimorfos".
- Nas psicoses alucinatórias crônicas, ocorreram resultados encorajadores.

Petri Canella e Levi usaram-no, sem resultado, em alcoólatras, e Leroy assinalou os efeitos da cardiazoloterapia nas contraturas extrapiramidais que podem, momentaneamente, atenuar-se.

O pesquisador Abély aplicou-o nos distúrbios pós-encefalíticos, com resultados duvidosos. Para Bucken, o método seria útil nas enfermarias psiquiátricas das prisões, para diagnosticar simulações. Leroy usava-o satisfatoriamente em afecções alérgicas, e Rosseto, na coreia de Sydenham, com resultados promissores, chegando mesmo a apresentar tais resultados em livro[14].

Canseco, *in* Rossetto[14], relata dois casos de melhoras com apenas uma crise provocada pelo cardiazol, e dentre 28 casos tratados 26 apresentaram melhora. O percentual de recidivas sobre os casos considerados curados foi de 11,53% (3 em 26 casos).

Rossetto documentou as melhorias com sequência de fotos pré e pós-cardinzoloterapia[9].

Como visto, algumas indicações da eletroconvulsoterapia já têm seus antecedentes naquelas da convulsoterapia química.

Também indica-se atualmente ECT para os transtornos de humor (enfermidade maníaco-depressiva), as esquizofrenias e as epilepsias. É certo que as indicações mais exóticas não prosperaram, como a indicação para problemas alérgicos.

Também na ECT os quadros esquizofrênicos crônicos ou com delírios estruturados crônicos respondem de modo adequado.

É interessante notar a citação do Prof. Cerletti, destacada pelo Prof. Bastos, de que nos tratamentos mediante choque o efeito curativo depende em parte do próprio choque, em parte do agente que o produz.

HISTÓRIA DA NEUROMODULAÇÃO INVASIVA

O desenvolvimento das técnicas de neuromodulação invasivas e não invasivas tiveram como base o avanço do conhecimento da neurofisiologia. Foi o entendimento da despolarização neuronal que permitiu o surgimento da técnica de mapeamento cortical utilizando estímulos elétricos, por Wilder Penfield nos anos 1930, com o objetivo guiar o tratamento cirúrgico da epilepsia.

Inicialmente, os estímulos eram realizados apenas na região cortical, mas, no final dos anos 1940, foi desenvolvida a técnica de estereotaxia, o que possibilitou a implantação de eletrodos em regiões profundas do cérebro para o tratamento cirúrgico da doença de Parkinson. Assim como na epilepsia, o objetivo inicial era desencadear com estímulos elétricos os sintomas da doença, possibilitando identificar o local da abordagem cirúrgica.

Nos anos 1960, notou-se que os estímulos elétricos aplicados nas regiões cerebrais profundas modificavam o padrão dos sintomas do Parkinson, podendo piorar ou melhorar, dependendo da frequência utilizada. Tal conhecimento embasou os trabalhos de Alim-Louis Benabid, que no final dos anos 1980 desenvolveu o *Deep Brain Stimulation* (DBS), sendo em 2002 aprovado pela Food and Drug Administration (FDA) para tratamento da doença de Parkinson.

Ainda nos anos 1960, foi desenvolvida a técnica de estimulações da medula espinal para tratamento da dor, baseada na teoria da comporta espinhal da dor de Melzack e Wall. Tal técnica é utilizada até os dias atuais, em constante aperfeiçoamento dos parâmetros e sistema implantáveis de estimulação, sendo recentemente aprovada pela FDA para tratamento de dor crônica.

HISTÓRIA DA NEUROMODULAÇÃO NÃO INVASIVA

Entre as técnicas de neuromodulação não invasiva destacam-se a estimulação magnética transcraniana (EMT, ou TMS, do inglês *transcranial magnetic stimulation*) e a estimulação elétrica transcraniana por corrente contínua (ETCC, ou tDCS, do inglês *transcranial direct current stimulation*).

Estimulação magnética transcraniana

A EMT foi inicialmente idealizada em 1985, com o objetivo de estudar a neurofisiologia das vias corticomotoras. Com a EMT é possível despolarizar os neurônios do córtex motor primário e gerar o potencial evocado motor (PEM) de forma indolor e não invasiva. O PEM é utilizado para inferir a integridade das vias corticomotoras, além de quantificar a excitabilidade neuronal e mudanças neuroplásticas. Embora a técnica de EMT tenha atualmente maior visibilidade pelo uso terapêutico, ela foi inicialmente desenvolvida como uma ferramenta para avaliações neurofisiológicas.

Já o uso terapêutico da EMT ocorre quando aplicada com pulsos repetitivos (EMTr). O embasamento para essa abordagem vem do conhecimento de que a estimulação elétrica repetitiva do hipocampo e do cerebelo de animais resultava na modificação da excitabilidade neuronal. Ainda, essa modificação perdura após o término da estimulação, sendo esses fenômenos descritos como potenciação em longo prazo (LTP) e depressão em longo prazo (LTD). A indução de um efeito semelhante (*like*) ao LTP e LTD é um dos principais mecanismos propostos para o resultado da EMTr no córtex humano, embora outros processos também ocorram, como o efeito sobre o BDNF (*brain-derived-neurotrophic fator*), a liberação de neurotransmissores, a regulação de receptores neuronais, a modificação de expressão gênica e outros.

A primeira aplicação terapêutica da EMTr ocorreu no estudo de Pascual-Leone, em 1996, tendo demonstrado o efeito antidepressivo da estimulação do córtex pré-frontal dorsolateral (CPFDL). Desde então, vários outros pesquisadores confirmaram que a estimulação do CPFDL é eficaz para o tratamento da depressão. Em 2008, a EMTr foi aprovada pelo FDA para tratamento da depressão refratária e em 2012, aprovada pelo Conselho Federal de Medicina (CFM) no Brasil.

A EMTr tem sido estudo para tratamento de diversas doenças, como acidente vascular cerebral (AVC), dor crônica, lesão medular, distúrbios dos movimentos, epilepsia, além de outras condições psiquiátricas (mais bem abordadas nos demais capítulos). Os parâmetros de aplicação da EMTr, e a região cerebral estimulada, variam entre as doenças, pois dependem da fisiopatologia da doença de base. Com o melhor entendimento das alterações anatomofuncionais relacionadas às doenças, os estudos atuais com a EMTr são menos empíricos e mais baseados em hipótese, em relação aos estudos históricos.

Estimulação elétrica transcraniana por corrente contínua

Foram Priori na Itália e Nitsche e Paulus[15] na Alemanha que realizaram os primeiros estudos que embasaram o uso contemporâneo da técnica de ETCC. Foi utilizando a EMT para estudar a atividade cerebral que Nitsche e Paulus conseguiram comprovar em 2000 os efeitos neuromodulatórios da ETCC. Eles demonstraram que a estimulação elétrica contínua de baixa intensidade através de eletrodos localizados sobre a cabeça pode aumentar ou diminuir a excitabilidade cortical.

A ETCC tem efeito neuromodulatório provavelmente por modificar o potencial de repouso da membrana neuronal e a frequência de despolarizações espontâneas. Embora a EMTr e a ETCC sejam técnicas muito distintas, provavelmente os efeitos terapêuticos sejam por mecanismos biológicos semelhantes, como a indução de LTP-*like* e LTD-*like*, descritos anteriormente.

Assim, os estudos com a ETCC seguem na sua maioria semelhante embasamento anatomofuncional utilizado na EMTr, tendo sido estudada em indicações similares. Atualmente, a ETCC tem um bom nível de evidência de eficácia no tratamento da dor e da depressão, tendo a ciência brasileira e o Departamento e do Instituto de Psiquiatria do Hospital das Clínicas da Faculdade de Medicina da Universidade de São Paulo (IPq-HCFMUSP) grande relevância na produção desse conhecimento.

Para aprofundamento

- Brunoni A, organizador. Princípios e práticas do uso da neuromodulação não invasiva em psiquiatria. Porto Alegre: Artmed; 2017.
  - ⇨ **Compêndio das evidências e avanços da área da neuromodulação nos diferentes transtornos mentais, com diretrizes clínicas.**
- Krames E, Peckham PH, Rezai AR, editores. Neuromodulation. Comprehensive textbook of principles, technologies, and therapies. 2. ed. 2018.
  - ⇨ **O livro abrange os princípios fundamentais da neuromodulação e suas aplicações no cérebro, medula espinhal, nervos periféricos, nervos autonômicos, entre outros.**
- Gardner J. A history of deep brain stimulation: technological innovation and the role of clinical assessment tools. Soc Stud Sci. 2013;43(5):707-28.
  - ⇨ **O artigo descreve a história de estimulação cerebral profunda, além da importância das avaliações clínicas no desenvolvimento das técnicas de neuromodulação.**

REFERÊNCIAS BIBLIOGRÁFICAS

1. Alexander FG, Selensick ST. História da psiquiatria. Ibrasa; 1968.
2. Rubio B. Electroterapia: métodos e procedimentos de electrización. Barcelona; 1872.
3. Loo H, Benyacoub A, Colonna L, Petit M, Boulanger JP. Electrochoc. Encyclopédie médico chirurgicale. 1979;37820-E10.
4. Reda G, Pancheri P. La terapia della schizofrenia. Roma: Il Pensiero Scientifico; 1985.
5. Kalinowsky L, Hippius H, Klein HE. The convulsive therapies. In: Biological treatments in psychiatry. New York: Grune & Stratton; 1982.
6. Fink M. Meduna and the origins of convulsive therapy. Am J Psychiatry. 1984;141:1034-41.
7. Meduna LJ. Autobiography: part 1. Convuls Ther. 1985;(1):43-57.
8. Meduna LJ. General discussion of the cardiazol therapy. Am J Psychiatry. 1938;9(Suppl):40-50.
9. Bastos FO. Contribuição clínica para o estudo da convulsoterapia aplicada aos distúrbios mentais não-esquizofrênicos, 1941.
10. Valejjo-Nágera JA. Introducción a la psiquiatría. Barcelona: Editorial Científico-Médica; 1970.
11. Accornero F. An eyewitness account of the discovery of electroshock. Convulsive Therapy. 1988;4:40-9.
12. Guz I. Terapêuticas biológicas e os distúrbios mentais. Artes Médicas, Porto Alegre, 1974.
13. Pacheco e Silva AC. O eletrochoque no tratamento das doenças mentais. Revista de Medicina. 1941;25(95-6):15.
14. Rossetto O. Convulsoterapia e sua aplicação ao tratamento da coréia [tese]. São Paulo: Faculdade de Medicina da Universidade de São Paulo; 1940.
15. Nitsche M, Cohen L, Wassermann E, Priori A, Lang N, Antal A, et al. Transcranial direct current stimulation: state of the art 2008. Brain Stimulation. 2008;1:206-23.
16. Barker A, Jalinous R, Freeston I. Non-invasive magnetic stimulation of human motor cortex. Lancet. 1985;1:1106-7.
17. Diniz HB, Benini A. Eletrochoque com barbitúrico em ambulatório. Revista Paulista de Medicina. 1960;57(4).
18. Jenkusky SM. Public perception of eletroconvulsive therapy: a historical review. Jefferson Journal of Psychiatry. 1992;10:2-11.
19. John G. A history of deep brain stimulation: technological innovation and the role of clinical assessment tools. Soc Stud Sci. 2013;43(5):707-28.
20. Kellet JM. Eletroconvulsive therapy. Lancet (letter). 1995;345:518.
21. Kellner CH, Pritchett JT, Beale MD, Coffey CE. Handbook of ECT. Washington, DC: American Psychiatric Press; 1997.
22. Kellner CH. Editorial. ECT at mid-decade. Two steps forward one step back. Convuls Ther. 1995;11(1):1-2.
23. Kellner CH. Health care reform and ECT. Convuls Ther. 1994;10(1):1-3.
24. Posner JB, Plum F, Van Posnak A. Cerebral metabolism during electrically induced seizures, in man. Arch Neurol. 1969;200:388-95.
25. Rey JM, Walter G. Half a century of ECT use in young people. Am J Psychiatry. 1997;154:595-602.
26. Sharfstein SS. In the year 2099. Arch Gen Psychiatry. 1999;56.
27. Weiner RD, Coffey CE. Eletroconvulsive therapy in the medical and neurologic patient. In: Stoudemire A, Fogel BS. Psychiatric care of the medical patient. New York: Oxford University Press; 1993. p. 207-24.

2

Neuromodulação não invasiva na depressão: estimulação magnética transcraniana e estimulação transcraniana por corrente contínua

Lucas Borrione
Bernardo de Sampaio Pereira-Júnior
Lais B. Razza
Leandro da Costa Lane Valiengo
Andre Russowsky Brunoni

Sumário

Pontos-chave

- Várias submodalidades de EMTr são eficazes no tratamento da fase aguda da depressão unipolar e da depressão bipolar.
- A EMTr é uma técnica segura e tolerável. O efeito colateral mais sério é a indução de crises convulsivas, porém este é raro.
- A ETCC é eficaz no tratamento da fase aguda da depressão unipolar e apresenta resultados promissores na depressão bipolar.
- A ETCC apresenta excelente perfil de tolerabilidade e segurança, não sendo associada a ela crises convulsivas.
- Apesar da ETCC ser considerada menos eficaz que a EMT no tratamento da fase aguda da depressão, a ETCC é menos dispendiosa e mais portátil, podendo ser aplicada em ambiente domiciliar.

ESTIMULAÇÃO MAGNÉTICA TRANSCRANIANA DE REPETIÇÃO (EMTR)

Os efeitos da EMTr sobre o humor foram descobertos "acidentalmente" em estudos de fisiologia[1]. A partir de 1996, iniciaram-se ensaios clínicos com EMTr para o tratamento da depressão, utilizando-se como alvos corticais regiões que tinham relação fisiopatológica com o transtorno mental, como o córtex pré-frontal dorsolateral (CPFDL) direito e esquerdo[2]. Baseando-se na teoria da assimetria cortical na depressão, surgiram três principais linhas de pesquisa com EMTr: estimulação em alta frequência (AF) no CPFDL esquerdo (efeito excitatório), em baixa frequência (BF) no CPFDL direito (efeito inibitório), ou mesmo a combinação de ambas, conhecida como estimulação bilateral.

Existe, no entanto, grande heterogeneidade entre os estudos em relação aos grupos comparativos e parâmetros de estimulação. Enquanto alguns estudos se ativeram a comparações entre dadas frequências em determinados alvos corticais em relação à estimulação simulada (sham), outros testaram diversos parâmetros de estimulação, tais como intensidade, frequência, lateralidade e potencial adjuvante à psicofarmacologia.

Observando-se a evolução dos estudos ao longo do tempo, nota-se que os ensaios posteriores ao ano 2010 são mais homogêneos, quer em relação aos parâmetros utilizados, quer quanto às populações-alvo, obtendo, portanto, resultados mais consistentes em relação à eficácia terapêutica[3].

Resultados gerais e influência do lado estimulado

Para o tratamento da depressão, até o momento, mais de 50 ensaios clínicos, duplo-cegos, randomizados, placebo-controlados, foram realizados em todo o mundo[4,5] com a grande maioria usando protocolos de estimulação à esquerda. Pascual-Leone et al.[6] conduziram um dos primeiros ensaios clínicos randomizados avaliando o uso da EMTr no tratamento dessa condição. Os autores estimularam diferentes áreas corticais, obtendo resposta clínica apenas quando a EMTr de alta frequência era aplicada sobre o CPFDL esquerdo.

Dois estudos multicêntricos, ambos com notável valor metodológico, são dignos de nota. Um deles é o estudo de O'Reardon et al.[7], em que se avaliou 301 pacientes com transtorno depressivo maior (TDM), sem uso concomitante de antidepressivos. As sessões de EMTr foram realizadas sobre o CPFDL esquerdo, na frequência de 10 Hz (a 120% do limiar motor), com 3.000 pulsos por sessão, com protocolo de 4 a 6 semanas de duração. A estimulação ativa foi estatisticamente superior à simulada, para a melhora de sintomas depressivos, nas semanas 4 e 6, usando-se a Escala de Depressão de Montgomery-Asberg (MADRS). O outro estudo, realizado por George et al.[8], avaliou a eficácia deste mesmo protocolo em 199 pacientes deprimidos, também sem o uso concomitante de antidepressivos. O desfecho primário revelou um efeito significativo da EMTr ativa em relação ao placebo, considerando-se as taxas de remissão clínica (14,1% na EMTr ativa e 5,1% no placebo, p = 0,02). O tamanho de efeito calculado para ambos os estudos foi de 0,87.

Levando em conta ensaios controlados por placebo que estimularam o CPFDL esquerdo, uma metanálise recente avaliou 29 estudos, totalizando 1.371 indivíduos. A taxa média de resposta foi de 29% e 10% para pacientes que receberam EMT à esquerda e sham, respectivamente. Baseando-se nesses resultados e em outras metanálises, o uso de EMTr-AF à esquerda no tratamento do TDM apresenta nível A de evidência, portanto eficácia definitiva[3].

A quantidade de estudos controlados com placebo para EMTr à direita é 3 vezes menor do que os à esquerda. Foram encontrados 8 estudos, totalizando 263 pacientes, em uma metanálise com EMTr-BF à direita 10. As taxas médias de resposta foram de 38 e 15% para pacientes com EMTr à direita e sham, respectivamente. Devido ao pequeno número de pacientes, tal modalidade apresenta nível B de evidência no tratamento do TDM.

Apesar dessa diferença, vários estudos fizeram comparações diretas entre as duas modalidades de EMTr dentro da mesma série de pacientes, demonstrando que ambos os protocolos (AF à esquerda e BF à direita) têm eficácia similar[11,12]. Em recente metanálise[13], com 7 estudos controlados, totalizando 279 pacientes, foram comparadas as estimulações à esquerda e à direta com a bilateral, mas os resultados foram conflitantes. Entretanto, os resultados de nova metanálise[14], com 4 estudos e um total de 189 pacientes, mostraram que os efeitos depressivos da EMTr aplicada bilateralmente é significativamente maior do que sham, com taxa de resposta de 25,4% e 6,8%, respectivamente. Porém, como a EMTr bilateral requer um protocolo mais intenso e não possui vantagens de eficácia se comparada à estimulação unilateral, ela é considerada uma modalidade de segunda linha de recomendação para o tratamento da depressão[15].

Consensos e protocolos

De acordo com o guia canadense para tratamentos de transtornos de humor e de ansiedade (CANMAT)[16], a EMTr é um tratamento de primeira linha para pacientes que falharam a pelo menos um antidepressivo. Os parâmetros recomendados de estimulação são: 110-120% do limiar motor, 5 sessões por semana (1x/dia), com 20-30 sessões totais (ou menos, se a resposta clínica for obtida). Estimulações de alta e baixa frequências , assim como a EMTr bilateral, têm alto nível de evidência de eficácia[17].

Uma metanálise de rede, publicada em 2017, avaliou a eficácia e a tolerabilidade de diferentes modalidades de EMTr[17]. A revisão incluiu não apenas as técnicas mais utilizadas, como a EMTr de AF, BF e bilateral, mas também a estimulação *theta burst* (TBS), H1 ("*deep*"/ estimulação "profunda"), EMT acelerada (ou seja, EMT realizada 4 vezes ao dia), EMTr *priming* (EMTr-AF seguida de EMTr-BF) e sincronizada. Os resultados mostraram que EMT em AF, BF, bilateral e TBS foram mais eficazes que placebo. Além disso, observou-se uma tendência de superioridade para a EMTr *priming* e bilateral, em comparação com as demais técnicas.

Por sua vez, a estimulação *theta burst*, uma recente forma de TMS em que os pulsos magnéticos são aplicados em padrões chamados "*burts*", tem se tornado uma modalidade promissora. Um recente ensaio clínico multicêntrico, randomizado, de não-inferioridade, mostrou que a estimulação *theta burst* intermitente (efeito excitatório) foi não-inferior à estimulação de alta frequência, ambas em CPFDL esquerdo[18]. O resultado deste estudo foi fundamental para que o Food and Drug Administration (FDA) aprovasse o uso da TBS para tratamento da depressão refratária. Esse dado tem bastante relevância, pois, quando se compara a duração das sessões entre as duas modalidades (37,5 minutos na AF e 3 minutos na *theta burst* intermitente), pode-se concluir que, utilizando a TBS, mais pacientes podem ser estimulados no mesmo dia, o que agiliza a rotina dos serviços e oferece mais conforto aos indivíduos submetidos à técnica.

Surpreendentemente, a EMTr com a bobina H1 não foi mais eficaz do que a estimulação sham na metanálise em rede citada acima, apesar de um grande ensaio clínico randomizado mostrar a superioridade desta condição em relação ao sham[19]. Essa discrepância pode ser explicada pelo fato de que a metanálise adotou diferentes critérios de avaliação final, mais comparáveis com os outros estudos incluídos, do que com a avaliação final utilizada neste ensaio clínico. Além disso, a metanálise foi insuficientemente alimentada para comparações distintas de EMTr de AF, BF e bilateral, em decorrência do baixo número de estudos das outras modalidades. O gráfico da Figura 1 mostra os resultados de uma metanálise em rede[17] que avaliou 4.233 pacientes deprimidos de 81 ensaios clínicos randomizados. sTMS, EMT sincronizada; dTMS, EMT profunda (bobina-H1); aTMS, EMT acelerada; LF-rTMS, EM Tr de baixa frequência; TBS, estimulação *Theta-Burst*; HF-rTMS, EMTr de alta frequência; pTMS, EMT *priming*. Os símbolos (quadra-

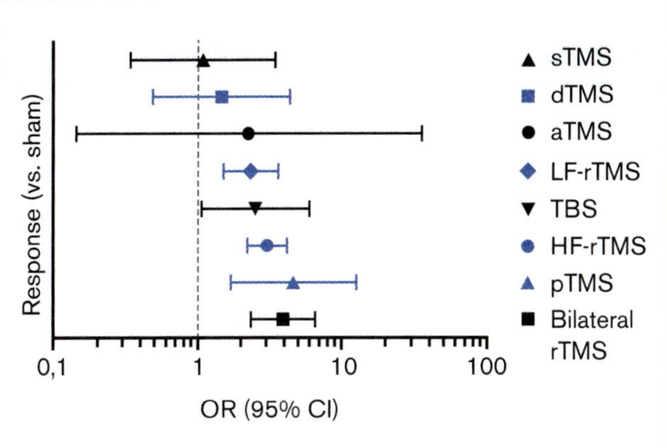

Figura 1 Eficácia relativa da EMTr em comparação com sham.

do, círculo, triângulo etc.) representam a razão de chances (OR) da taxa de resposta observada para uma determinada intervenção em comparação com as taxas de resposta de estimulação sham. As barras de erro representam 95% de intervalo de confiança (IC).

Número de pulsos e sessões

Existe grande heterogeneidade nesses parâmetros, variando de 120 a 3.000 pulsos por sessão, e um total de 10 a 30 sessões. Esse é um aspecto importante, uma vez que os melhores resultados clínicos estão ligados a maiores números de sessões e quantidade de pulsos/sessão. Gershon et al.[20] demonstraram que a maior taxa de respondedores, com estimulação à esquerda, é obtida com mais de 1.000 pulsos/sessão e mais de 10 sessões consecutivas. Berlim et al.[10] demonstraram, recentemente, que, para EMTr à direta, as melhores respostas são obtidas com mais de 1.200 pulsos/sessão.

Métodos para localizar o CPFDL [H3]

A grande maioria dos estudos utiliza um "método padrão" para a localização do CPFDL direito ou esquerdo. Este método, chamado de regra dos "5 cm", consiste em identificar o *hotspot* relacionado ao limiar motor e, à partir deste ponto, deslizar 5 cm anteriormente, seguindo o plano parassagital. Um viés importante dessa técnica heurística relaciona-se às variações anatômicas individuais, o que pode gerar estimulações indevidas nas áreas pré-motoras ou frontais. Ahdab et al.[21] corrigiram esta discrepância em um estudo no qual utilizaram 7cm ao invés de 5 cm, notando que as áreas de Brodmann 9 e 46, referentes ao CFPDL, foram mais precisamente acessadas.

Outro método de localização é baseado no sistema 10-20 do eletroencefalograma (EEG 10/20) para localizar os pontos F3 e F4, o que foi facilitado através de um simples cálculo por meio de um *software* chamado Beam[22].

Entretanto, a forma com maior acurácia em determinar esta região é a neuronavegação[23,24], a qual utiliza neuroimagem na localização das regiões-alvo.

Apesar da hierarquização dos métodos, um estudo recente apontou que a aplicação do sistema Beam prevê uma localização bastante aproximada do CDLPF se comparado à neuronavegação[25]. Além disso, na prática clínica é importante não negligenciar questões como custo, logística e praticidade, o que põe a neuronavegação em posição desvantajosa em relação aos outros métodos.

EMTr adjuvante aos psicofármacos

Grande parte dos estudos com EMTr no TDM usa a estratégia de potencialização (quando se mantém doses estáveis de antidepressivos), enquanto outros apostam no uso combinado (quando ambas as intervenções são iniciadas ao mesmo tempo). Baseando-se nos resultados, o método de potencialização é posto em nível C de evidência, enquanto o uso combinado, em nível B de evidência.

Corroborando o uso combinado, uma metanálise recente, conduzida por Berlim et al.[26], revisou ensaios clínicos, randomizados, duplo-cegos, para EMTr de alta frequência empregada como estratégia aditiva para antidepressivos no TDM. Os autores encontraram taxas significativamente mais elevadas de resposta para EMTr ativa (43,3%) em comparação com a EMTr placebo (26,8%) (OR = 2,5, IC 95%, 1,12-5,56; P = 0,025), porém, as taxas de remissão não diferiram significativamente entre os grupos (p = 0,33).

EMTr como tratamento de manutenção

O objetivo do tratamento de manutenção no TDM é, prioritariamente, manter os resultados obtidos na fase aguda e prevenir recaídas e recidivas. Estima-se que até 40% dos pacientes com TDM não se beneficiam ou não toleram os efeitos adversos dos antidepressivos, mesmo após diversas tentativas[27]. Além do mais, cerca de 40,1% dos pacientes que remitem, após tratamento antidepressivo prévio falho, têm recidiva do quadro depressivo nos 12 meses seguintes (em média 4,1 meses após se atingir a remissão)[28].

À medida que os estudos de longa duração avançam, a EMTr passa a se destacar como uma ferramenta alternativa no manejo da manutenção, sobretudo nos quadros depressivos resistentes ao tratamento. Alguns estudos, parte dos quais listados na Tabela 1, tentaram avaliar quão duráveis são os efeitos da EMT após a fase aguda do tratamento.

Embora o tratamento com antidepressivos (AD) seja a forma mais difundida no manejo clínico das diversas fases do tratamento dessa patologia, inúmeros estudos têm avaliado o papel da EMT como terapia combinada ou potencializadora dos AD, quando estes não obtêm os efeitos desejados.

Nesta linha, Charnsil et al.[35] realizaram um estudo aberto, com duração de 12 meses, com pacientes que responderam ao tratamento com AD em 8 semanas, mas não tiveram remissão. A mudança na média dos escores na Escala de Depressão de Hamilton (HDRS), medidas no início e no fim do estudo, foi de 12,89±2,15 para 6,45±1,67 (p < 0,001). Um estudo de segui-

Tabela 1 Estudos de manutenção com EMTr

Estudo	Desenho	Resultado
Dannon et al. (2002)[29]	EMT vs. ECT em 6 meses de seguimento	20% de recaída em ambos os grupos
O'Reardon et al. (2005)[30]	EMT em 6 meses de seguimento	70% notaram bom ou excelente benefício
Fitzgerald et al. (2013)[31]	Reintrodução da EMT em caso de recaída após resposta	Recaídas entre 6 e 12 meses
Demirtas-Tatlidede et al. (2008)[32]	16 pacientes respondedores, na fase aguda com EMT por 4 anos	50% se beneficiaram com a reintrodução Média de recaída em 4,9 meses
Cohen et al. (2009)[33]	Seguimento naturalístico de 204 pacientes remitidos após EMT	Tempo médio para recaídas de 120 dias Baixa idade e boa resposta inicial como preditores de efeitos a longo prazo
Janicak et al. (2010)[34]	301 pacientes em 36 semanas 3 fases: 1ª randomizada, duplo-cega; 2ª e 3ª, estudo naturalístico Dose estável de AD na fase 3	38,4% tiveram piora nas últimas 24 semanas 84,2% remitiram novamente após nova série de EMT

mento (2013)36, com duração de 20 semanas, dividiu 59 pacientes com TDM resistentes ao tratamento medicamentoso em dois grupos: manutenção com EMTr e sem EMTr. Foram incluídos os pacientes que tiveram resposta após 10 sessões de EMTr. A taxa de recaída no grupo com EMTr foi estatisticamente inferior ($p = 0,004$) ao grupo sem EMTr. Todos os pacientes estavam em doses estáveis de AD, sem alteração de dosagem durante o curso do estudo.

Em recente metanálise, Kedzior et al.[37] avaliaram, em 16 estudos duplo-cegos, randomizados e controlados por placebo, fatores preditores de durabilidade dos efeitos positivos da EMTr após fase aguda do tratamento, na ausência de manutenção. Maior gravidade de doença e tempo após o término da fase aguda foram os principais fatores responsáveis por menor durabilidade. Por outro lado, o uso concomitante de AD parece ter aumentado a durabilidade dos efeitos.

Também com o intuito de avaliar o tempo sem recaídas após resposta na fase aguda, em um elegante ensaio clínico aberto, conduzido por Fitzgerald et al.[31], optou-se pela aplicação agrupada de sessões de EMTr na fase de manutenção. Neste estudo, 35 pacientes foram inscritos e submetidos a dois ciclos de EMTr. Tais sujeitos repetiam um segundo ciclo, após remissão no primeiro, caso houvesse recaída em intervalo igual ou inferior a três meses. A fase de manutenção foi realizada mensalmente, com 5 sessões agrupadas em dois dias. O tempo médio de recaída foi de 10,2 ± 9,6 meses, superior aos 3 meses anteriores.

Vale lembrar que outras ferramentas de neuromodulação clínica também são empregadas com a mesma finalidade, ressaltando-se aqui o papel marcante da eletroconvulsoterapia (ECT). Alguns ensaios têm comparado a eficácia e a segurança da ECT e da EMTr. Um deles[38] comparou diretamente o uso da ECT e da EMTr durante as fases aguda e de manutenção do tratamento, mostrando resultado estatisticamente superiores para a ECT na fase aguda, mas sem diferença entre os resultados na escala de depressão após 6 meses de manutenção.

Segurança na EMTr

Os pulsos únicos de EMT são considerados como sendo relativos e, provavelmente, seguros. A EMTr, em especial a de alta frequência e intensidade, é mais passível de causar efeitos colaterais. Por isso é necessário atentar-se para os protocolos aplicados e seguir as diretrizes com precisão em relação à frequência, número de pulsos e intervalos entre os *trains*. O efeito colateral mais sério da EMTr é a provocação de crises epilépticas, apesar de ser, na realidade, bastante raro. Não há relato de crises convulsivas nos estudos publicados com EMTr no tratamento da depressão, assim como não há relato de a EMTr causar ou agravar a epilepsia. Em uma conferência para produzir um consenso sobre segurança da técnica[39], descobriu-se que as crises convulsivas tinham sido extremamente raras e, principalmente, ocorreram quando a EMT ultrapassou as diretrizes de segurança. Estudos em animais sugerem que mesmo em altas intensidades e durações de exposição prolongadas, há pouca probabilidade de dano a estruturas cerebrais.

Em contrapartida, os efeitos colaterais mais comuns da EMTr são cefaleia e náuseas, e costumam ser autolimitados[40]. Outro efeito colateral é a possível perda auditiva por exposição aos ruídos produzidos pelo aparelho de EMT, o que é evitado com o uso de tampões auditivos. Há indícios de segurança da EMTr no tratamento das gestantes[41], porém a indicação do uso da EMTr nesse grupo de pacientes deve também ser avaliada de maneira cuidadosa e particularizada.

De acordo com o consenso internacional de segurança em EMT[39], a única contraindicação absoluta para EMTr é a presença de material metálico e eletrônico em contato próximo com a bobina, tais como implantes cocleares.

ESTIMULAÇÃO TRANSCRANIANA POR CORRENTE CONTÍNUA (ETCC)

O efeito final da ETCC nas regiões subjacentes do cérebro depende da polaridade do eletrodo: o ânodo despolariza, e o cátodo hiperpolariza os neurônios[42]. Baseando-se na teoria da assimetria cortical na depressão, montagens tradicionais de ETCC nesta patologia utilizam a estimulação anódica sobre o CPFDL esquerdo, visando contrabalançar a hipoatividade dessa área do cérebro. A posição do cátodo é variável, como será discutido mais adiante neste capítulo.

Diferentemente da EMTr, na ETCC não há desencadeamento de potencias de ação. Entretanto, a ETCC induz alterações duradouras na plasticidade neuronal, através de mecanismos dependentes do receptor N-metil-D-aspartato[43]. Os efeitos anódicos da ETCC são considerados do tipo LTP (*long-term potentiation*)*-like*, enquanto os efeitos da estimulação catódica são do tipo LTD (*long-term depression*)*-like*. A ETCC também tem sido associada a efeitos nos canais iônicos da membrana neuronal, resultando em mudanças nas concentrações de serotonina e dopamina, e no funcionamento dos vasos sanguíneos e astrócitos[44].

Ensaios clínicos randomizados (ECR)

O primeiro ECR envolvendo ETCC em adultos deprimidos foi publicado em 2006 por Fregni et al., com resultados positivos[45]. Os autores também investigaram os efeitos pró-cognitivos da ETCC no TDM, alcançando resultados promissores[46]. Ambos os ensaios foram estudos-piloto, com amostras pequenas (n = 10 e n = 18, respectivamente).

Posteriormente, Boggio et al. também observaram melhora clínica com ETCC em uma amostra maior de 40 indivíduos deprimidos, sem o uso concomitante de antidepressivos[47].

Embora esses estudos iniciais tenham apresentado resultados positivos, dois ECR subsequentes, com pacientes medicados e resistentes ao tratamento medicamentoso, apresentaram resultados negativos[48,49]. O impacto dos estabilizadores de humor/anticonvulsivantes usados pelos pacientes48 e a alta resistência ao tratamento antidepressivo[49] podem ter influenciado os achados destes estudos negativamente.

Posteriormente, dois ECR maiores, ambos realizados por Brunoni et al., que incorporaram a farmacoterapia como variável independente na análise dos resultados, mostraram que a combinação de ETCC com um antidepressivo convencional (sertralina 50 mg/dia) é superior a cada tratamento isoladamente[50], e mesmo a ETCC se mostrando inferior a um outro antidepressivo (escitalopram 20 mg/dia), ainda assim é superior à alternativa simulada[51].

Com o objetivo de otimizar a eficácia da ETCC, dois ECR se detiveram sobre a sua combinação com a terapia de controle cognitivo (TCC), um procedimento que consiste em tarefas cognitivas associadas à atividade do CPFDL (ex., memória de trabalho e treinamento de atenção sustentada). Segrave et al.[52] observaram uma resposta antidepressiva sustentada apenas no grupo que recebeu ambas as intervenções (ETCC + TCC), enquanto Brunoni et al. observaram taxas semelhantes de resposta tanto em pacientes que receberam ETCC ativa + TCC quanto ETCC simulada + TCC[53]. Os dois ECR recrutaram amostras pequenas.

Em contraste com os estudos de centro único, os ensaios multicêntricos com ETCC tentam otimizar a generalização dos resultados. Até o momento, os resultados de um estudo multicêntrico de Loo et al., envolvendo pacientes depressivos unipolares e bipolares, não demonstraram diferenças significativas entre os grupos (ativo e placebo), pois ambos melhoraram com o tempo[54]. Curiosamente, este estudo utilizou parâmetros de estimulação mais elevados do que os utilizados em ensaios anteriores (2,5 mA, aplicados durante 30 minutos em 20 dias consecutivos)[54].

Os ECR mencionados até agora trataram da depressão primária. Contudo, a depressão também pode estar associada a condições médicas gerais (isto é, neurológicas, cardiológicas, endocrinológicas, entre outras). Nesse cenário, a ETCC pode ser uma alternativa interessante, devido a possíveis contraindicações da farmacoterapia e a menor tolerabilidade aos efeitos colaterais medicamentosos nesta população de pacientes. Em um ECR para avaliar a eficácia da ETCC na depressão pós-acidente vascular cerebral (AVC), Valiengo et al. randomizaram 48 pacientes para ETCC ativa ou simulada, e observaram que a ETCC ativa foi superior a simulada em todos os desfechos[55]. No entanto, uma metanálise recente concluiu que uma afirmação geral sobre a eficácia da ETCC na depressão pós-AVC ainda não pode ser alcançada, devido ao pequeno tamanho das amostras, metodologias heterogêneas, falta de critérios diagnósticos uniformes e dados divergentes nos estudos disponíveis[56].

Embora muitos dos estudos citados tenham recrutado amostras mistas de pacientes unipolares e bipolares, Sampaio-Junior et al. randomizaram 59 pacientes unicamente com depressão bipolar para ETCC simulada ou ativa, sob um regime farmacológico estável com estabilizadores de humor[57]. Os autores observaram que os pacientes que receberam ETCC ativa apresentaram melhora mais pronunciada em relação aos que receberam a forma simulada[57]. Corroborando estes achados, uma metanálise recente concluiu que a depressão bipolar responde bem à ETCC, especialmente dentro de uma semana de tratamento[58]. No entanto, uma vez que existem poucos dados disponíveis para avaliar a ETCC ativa *versus* outras modalidades de tratamento na depressão bipolar, a ETCC, neste transtorno mental, só pode ser avaliada em termos de resposta, e não em relação à eficácia comparativa[58]. Estudos adicionais ainda são necessários para esclarecer a eficácia da ETCC na depressão bipolar.

A ETCC na terapia de manutenção da depressão

A eficácia da ETCC como terapia de manutenção na depressão, e seu papel na prevenção de recaídas, foram insuficientemente investigados na literatura[15]. No entanto, os resultados de três estudos de seguimento, em que os participantes receberam ETCC como um tratamento de continuação por até 6 meses após a fase aguda, mostraram resultados promissores.

Aparicio et al. recrutaram 24 pacientes (16 com depressão unipolar e 8 com depressão bipolar)[59]. As sessões foram realizadas duas vezes por semana durante 6 meses, com uma duração média até a recaída de 17,5 semanas, uma taxa de sobrevida sem sintomas ao final do estudo de 73,5%, e uma tendência para menores taxas de recaída em pacientes não resistentes ao tratamento[59].

Martin et al. recrutaram 26 participantes de dois estudos diferentes e ofereceram sessões semanais durante 3 meses e, depois, uma vez por quinzena nos últimos 3 meses[60]. A probabilidade cumulativa de permanecer sem recaída foi de 83,7% aos 3 meses e de 51,1% aos 6 meses, sendo a resistência medicamentosa um preditor de resposta ruim a ETCC[60].

Valiengo et al. recrutaram 42 pacientes que responderam à ETCC na fase depressiva aguda (provenientes do estudo SELECT[50]) para receber um máximo de 9 sessões (uma sessão a cada duas semanas por 3 meses, e depois mensalmente pelos 3 meses subsequentes)[61]. A duração média da resposta foi de 11,7 semanas e a taxa de sobrevida foi de 47%[61]. Pacientes com depressão resistente ao tratamento apresentaram menor sobrevida sem sintomas em 24 semanas, quando comparados a pacientes não refratários (10% vs. 77%; OR = 5,52; p < 0,01)[61]. Talvez a menor taxa de sobrevida sem sintomas neste último estudo, em comparação com os outros dois, esteve associada a um curso menos intensivo de sessões de ETCC.

Finalmente, um estudo recente avaliou o uso domiciliar da ETCC para o tratamento da manutenção da depressão[62]. Previamente, as sessões de manutenção foram administradas semanalmente durante os dois primeiros meses e quinzenalmente por mais três meses. Entretanto, os pesquisadores decidiram que a frequência das sessões poderia ser ajustada baseada na gravidade dos sintomas apresentados pelos pacientes, justificando que o melhor protocolo para prever recaída ainda continua desconhecido. Dos 10 pacientes que iniciaram o protocolo, 9 completaram o estudo e 6 apresentaram critério para resposta ao sexto mês de seguimento. Os autores concluíram que a flexibilidade do regime de tratamento durante a fase de manutenção pode sustentar a melhora do humor por mais tempo, se comparado à regimes fixos de tratamento.

Conclui-se, portanto, que os estudos futuros de ETCC na fase de manutenção devem se concentrar na otimização dos parâmetros da técnica, tais como a frequência das sessões (regimes fixos ou flexíveis) e no tempo de aplicabilidade da técnica, por períodos maiores que 6 meses, a fim de se melhor compreender o papel da ETCC na prevenção de recaídas.

ETCC na depressão: metanálises recentes

Três metanálises recentes corroboram a ETCC como um tratamento efetivo na depressão.

Brunoni et al., em uma metanálise de dados individuais de pacientes, observaram que a ETCC ativa foi significativamente superior à simulada na resposta [34% vs. 19%; respectivamente, razão de chances (OR) = 2,44; IC95%; 1;38-4,32, número necessário para tratar (NNT) = 7], remissão (23,1% vs. 12,7% respectivamente, OR = 2,38; IC95%; 1,22-4,64; NNT = 9) e melhora geral da depressão (coeficiente B 0,35, IC 95%; 0,12-0,57)6[3].

Os autores observaram que a depressão resistente ao tratamento e doses mais altas de ETCC (2 mA) estiveram, respectivamente, negativa e positivamente associadas à eficácia[63].

Posteriormente, Mutz et al., em uma revisão sistemática e metanálise de rede sobre a eficácia comparativa e a aceitabilidade de técnicas de NNI para o tratamento agudo da depressão em adultos, observaram que a ETCC foi eficaz em todos os desfechos, tanto em comparações pareadas quanto em rede (resposta OR = 2,65, IC 95% 1,55-4,55)[64]. Os autores consideraram que, uma vez que a ETCC é menos dispendiosa do que a EMT, a ECT e a psicoterapia, a resposta positiva pode ser relevante para formuladores de políticas de saúde que considerem a ETCC como uma terapia clínica fora do cenário de pesquisa[64].

Finalmente, Wang relatou uma diferença significativa entre a ETCC ativa e os grupos de controle, tanto na Escala de Depressão de Montgomery-Asberg (MADRS) (p <0,00001, diferença média = -5,18; IC 95%; -7,13 a -3,23) quanto na Escala de Depressão de Hamilton, versão com 17 itens (HDRS-17) (p < 0,00001, diferença média = -3,95; IC 95%; -5,58 a -2,32). Além disso, o autor destacou a ETCC como um método seguro, com poucos eventos adversos[65].

ETCC: segurança e tolerabilidade

A ETCC é amplamente considerada uma técnica segura e bem tolerada, pois as intensidades de corrente comumente usadas estão muito abaixo dos limiares que poderiam causar lesão cerebral[66]. Além disso, como nenhum potencial de ação é desencadeado, o risco de convulsão associado à ETCC é insignificante[66].

Os eventos adversos comuns da ETCC incluem eritema, prurido, formigamento, sensação de queimação e desconforto locais[67]. Esses efeitos ocorrem em aproximadamente 30% dos pacientes, com o eritema local atingindo uma incidência de 80%, embora com baixa percepção do paciente na prática clínica[67].

O risco de queimaduras na pele devido às correntes elétricas pode ser bastante minimizado com a imersão adequada das esponjas em solução salina[66]. Efeitos colaterais muito raros incluem dores de cabeça, visão embaçada, zumbido, visão mais clara ou luminosa, fadiga, náusea, euforia leve, redução da concentração, desorientação, insônia e ansiedade (todos com diferença mínima entre a ETCC ativa e a simulada)[15]. Finalmente, uma metanálise recente sugere que não há risco aumentado de mania/hipomania induzida por ETCC[68].

Apesar de seu perfil de efeitos colaterais, a ETCC ativa tem sido considerada aceitável e segura.

ETCC na prática psiquiátrica

Mesmo que a ETCC ainda não seja regulamentada pelo Conselho Federal de Medicina (CFM) para o tratamento da depressão, algumas diretrizes internacionais estabelecem critérios para seu uso na clínica psiquiátrica[3,15].

As Diretrizes Clínicas do CANMAT para o Manejo de Adultos com Depressão (Tratamentos de Neuroestimulação) consideram a ETCC como um tratamento de terceira linha para a fase depressiva aguda[15]. Essas diretrizes recomendam que uma estimulação mínima com 2 mA por pelo menos 30 minutos por dia, durante 2 semanas, seja necessária para se observar um efeito antidepressivo, sem recomendações expressas para o tratamento de manutenção[15].

As diretrizes de Lefaucheur et al., por outro lado, distinguem recomendações de acordo com a montagem específica da ETCC: embora o ânodo seja sempre colocado sobre o CPFDL esquerdo, o cátodo pode ser colocado sobre o córtex orbitofrontal (COF) ou CPFDL direito[3]. Em relação à montagem no COF, existe um nível de evidência B para sessões diárias durante 10 dias, com 2 mA e 20-30 minutos de duração, em pacientes medicados ou não, e sem resistência ao tratamento medicamentoso[3]. Em relação à montagem do cátodo no CPFDL direito, nenhuma recomendação pode ser feita naquele momento[3], embora estudos maiores publicados após essas diretrizes mostraram a eficácia desta montagem, em relação ao sham[51].

Atualmente, a ETCC ainda é considerada inferior no tratamento da depressão em relação à EMT[15], mas é menos dispendiosa e mais portátil. Estas são vantagens que poderiam tornar a ETCC adequada para uso domiciliar no futuro.

Conclusão

A depressão é uma doença global e incapacitante, cujos tratamentos de primeira linha estão longe de ser completamente eficientes na maioria dos casos, além de apresentarem uma infinidade de efeitos colaterais. A psicoterapia, embora livre de efeitos colaterais, é dispendiosa e demorada, e não está prontamente disponível em áreas remotas. As técnicas de neuromodulação não-invasiva (como EMT e ETCC) vêm sendo cada vez mais reconhecidas como técnicas eficientes, seguras e toleráveis no tratamento da depressão.

A EMT já é uma ferramenta disponível dos clínicos para tratamento da depressão, com eficácia comprovada e uso regulamentado no Brasil. Contudo, a técnica está ainda em evolução em relação a parâmetros de uso como: local de estímulo, números de pulsos, tipo de bobinas, limiar utilizado, número de sessões e manutenção. Além disso, tratamentos personalizados estão em pesquisa para achar possíveis preditores de resposta.

Os primeiros ensaios clínicos comparando ETCC ao placebo alcançaram resultados mistos (notadamente, com protocolos e montagens diferentes), mas ECR posteriores, envolvendo amostras de pacientes maiores e montagens fixas, mostraram que a ETCC foi mais efetiva que o placebo no tratamento da depressão aguda, com resultados promissores na fase de manutenção. Metanálises subsequentes confirmaram esses achados.

Embora a ETCC seja atualmente considerada inferior à EMT no tratamento do episódio depressivo agudo, existem algumas vantagens em relação à EMT, como menor custo, portabilidade e possibilidade de auto aplicação em domicílio. Essas vantagens práticas oferecem uma boa justificativa para a continuação das pesquisas com ETCC. A potencialização da ETCC com intervenções cognitivas, o estudo de padrões individuais de distribuição de corrente e de biomarcadores associados à resposta clínica são considerados linhas de pesquisa relevantes e interessantes.

Vinheta clínica

Um homem de 35 anos, diagnosticado com transtorno depressivo maior (TDM) de acordo os critérios do *Manual diagnóstico e estatístico de transtornos mentais* 5ª edição (DSM-5), chegou ao atendimento com humor depressivo, fadiga, dificuldade de atenção e de concentração, e insônia inicial. Apresentara o primeiro episódio depressivo aos 20 anos de idade e tivera cinco recorrências desde então (incluindo-se o episódio atual). Não possuía história prévia de sintomas psicóticos ou maniformes, dependência de álcool ou substâncias ilícitas, epilepsia ou outras condições médicas. Realizou-se o diagnóstico de transtorno depressivo recorrente, episódio atual moderado (escore na Escala de Depressão de Hamilton, versão com 17 itens, foi de 23).

O paciente estava desempregado há 2 anos, período durante o qual havia se dedicado aos tratamentos médico e psicoterápico. O episódio atual durava pouco mais de 2 anos, com momentos inexpressivos de melhora clínica. À consulta inicial, estava em uso de venlafaxina 225 mg/dia e mirtazapina 60 mg/dia. Os exames laboratoriais de rotina não mostraram achados anormais.

A estimulação magnética transcraniana de repetição (EMTr) foi administrada sem modificação ao esquema psicofarmacológico inicial. Foram realizadas 30 sessões ao longo de 6 semanas (5 sessões por semana, excluindo-se os finais de semana), com uma bobina em figura d e oito, usando-se os seguintes parâmetros: 3.000 pulsos/sessão, frequência de 10 Hz, "trens" com 50 pulsos, 20 segundos de intervalo entre os "trens", a 120% do limiar motor (LM) sobre o córtex pré-frontal dorsolateral (CPFDL) esquerdo.

O escore total na HDRS-17 diminuiu de 23 para 7 na 4ª semana, e subsequentemente para 5 na 6ª semana (final do tratamento). Não houve efeitos adversos significativos, apenas dor local nas primeiras 5 sessões, manejada com analgésico comum.

O paciente retomou sua rotina e, após 2 meses do fim do tratamento, conseguiu novo emprego. Não houve recaída nos 6 meses seguintes, em que se manteve apenas o esquema medicamentoso.

Para aprofundamento

- Livro: André Brunoni (org.). Princípios e práticas do uso da neuromodulação não-invasiva em psiquiatria. Porto Alegre: Artmed; 2017.
  - ⇨ **Compêndio das evidências e avanços da área da neuromodulação nos diferentes transtornos mentais, com diretrizes clínicas.**
- Williams LM. Precision psychiatry: a neural circuit taxonomy for depression and anxiety. Lancet Psychiatry. 2016;3:472-80.
  - ⇨ **Revisão das evidências neurocientíficas atuais sobre a fisiopatologia dos transtornos mentais mais comuns, dentro de um paradigma de psiquiatria de precisão.**
- Sathappan AV, Luber BM, Lisanby SH. The Dynamic Duo: combining noninvasive brain stimulation with cognitive interventions. Prog Neuropsychopharmacol Biol Psychiatry. 2019;89:347-60.
  - ⇨ **Revisão dos conhecimentos atuais a respeito do uso combinado de diferentes estratégias de neuromodulação com intervenções cognitivas, configurando linha de pesquisa relevante.**

REFERÊNCIAS BIBLIOGRÁFICAS

1. Bickford RG, Guidi M, Fortesque P, Swenson M. Magnetic stimulation of human peripheral nerve and brain: response enhancement by combined magnetoelectrical technique. Neurosurgery. 1987;20:110-6.
2. Paus T, Castro-Alamancos MA, Petrides M. Cortico-cortical connectivity of the human mid-dorsolateral frontal cortex and its modulation by repetitive transcranial magnetic stimulation. Eur J Neurosci. 2001; 14:1405-11.
3. Lefaucheur JP, Andre-Obadia N, Antal A, Ayache SS, Baeken C, Benninger DH, et al. Evidence-based guidelines on the therapeutic use of repetitive transcranial magnetic stimulation (rTMS). Clin Neurophysiol. 2014;125:2150-206.
4. Mutz J, Edgcumbe DR, Brunoni AR, Fu CHY. Efficacy and acceptability of non-invasive brain stimulation for the treatment of adult unipolar and bipolar depression: A systematic review and meta-analysis of randomised sham-controlled trials. Neuroscience and Biobehavioral Reviews. 2018;92:291-303.
5. Kedzior KK, Reitz SK. Short-term efficacy of repetitive transcranial magnetic stimulation (rTMS) in depression- reanalysis of data from meta-analyses up to 2010. BMC Psychology. 2014;2:39.
6. Pascual-Leone A, Rubio B, Pallardo F, Catala MD. Rapid-rate transcranial magnetic stimulation of left dorsolateral prefrontal cortex in drug-resistant depression. Lancet. 1996;348:233-7.
7. **O'Reardon JP, Solvason HB, Janicak PG, Sampson S, Isenberg KE, Nahas Z, et al. Efficacy and safety of transcranial magnetic stimulation in the acute treatment of major depression: a multisite randomized controlled trial. Biol Psychiatry. 2007;62:1208-16.**
   ⇨ **Ensaio clínico randomizado que serviu como base para o Food and Drug Administration nos Estados Unidos liberar a EMT para o tratamento do transtorno depressivo maior.**
8. George MS, Lisanby SH, Avery D, McDonald WM, Durkalski V, Pavlicova M, et al. Daily left prefrontal transcranial magnetic stimulation therapy for major depressive disorder: a sham-controlled randomized trial. Arch Gen Psychiatry. 2010;67:507-16.
9. Berlim MT, van den Eynde F, Tovar-Perdomo S, Daskalakis ZJ. Response, remission and drop-out rates following high-frequency repetitive transcranial magnetic stimulation (rTMS) for treating major depression: a systematic review and meta-analysis of randomized, double-blind and sham-controlled trials. Psychological Medicine. 2014;44:225-39.
10. Berlim MT, Van den Eynde F, Jeff Daskalakis Z. Clinically meaningful efficacy and acceptability of low-frequency repetitive transcranial magnetic stimulation (rTMS) for treating primary major depression: a meta-analysis of randomized, double-blind and sham-controlled trials. Neuropsychopharmacology. 2013;38:543-51.
11. Hoppner J, Schulz M, Irmisch G, Mau R, Schlafke D, Richter J. Antidepressant efficacy of two different rTMS procedures. High frequency over left versus low frequency over right prefrontal cortex compared with sham stimulation. Eur Arch Psychiatry Clin Neurosci. 2003;253:103-9.
12. Rossini D, Lucca A, Magri L, Malaguti A, Smeraldi E, Colombo C, et al. A symptom-specific analysis of the effect of high-frequency left or low-frequency right transcranial magnetic stimulation over the dorsolateral prefrontal cortex in major depression. Neuropsychobiology. 2010;62:91-7.
13. Chen JJ, Liu Z, Zhu D, Li Q, Zhang H, Huang H, et al. Bilateral vs. unilateral repetitive transcranial magnetic stimulation in treating major depression: a meta-analysis of randomized controlled trials. Psychiatry Research. 2014;219:51-7.
14. Sehatzadeh S, Daskalakis ZJ, Yap B, Tu HA, Palimaka S, Bowen JM, et al. Unilateral and bilateral repetitive transcranial magnetic stimulation for treatment-resistant depression: a meta-analysis of randomized controlled trials over 2 decades. JPN. 2019;44:151-63.
15. **Milev RV, Giacobbe P, Kennedy SH, Blumberger DM, Daskalakis ZJ, Downar J, et al. Canadian Network for Mood and Anxiety Treatments (CANMAT) 2016 Clinical guidelines for the management of adults with major depressive disorder: section 4. Neurostimulation Treatments. Can J Psychiatry. 2016;61:561-75.**
    ⇨ **Diretrizes do Canadian Network for Mood and Anxiety Treatments (CANMAT) para o uso de diferentes formas de neuromodulação no tratamento do transtorno depressivo maior.**
16. Milev RV, Giacobbe P, Kennedy SH, Blumberger DM, Daskalakis ZJ, Downar J, et al. Canadian Network for Mood and Anxiety Treatments (CANMAT) 2016 Clinical guidelines for the management of adults with major depressive disorder: section 4. Neurostimulation Treatments. Can J Psychiatry. 2016;61(9):561-75.
17. Brunoni AR, Chaimani A, Moffa AH, Razza LB, Gattaz WF, Daskalakis ZJ, et al. Repetitive transcranial magnetic stimulation for the acute treatment of major depressive episodes: a systematic review with network meta-analysis. JAMA Psychiatry. 2017;74:143-52.
18. Blumberger DM, Vila-Rodriguez F, Thorpe KE, Feffer K, Noda Y, Giacobbe P, et al. Effectiveness of theta burst versus high-frequency repetitive transcranial magnetic stimulation in patients with depression (THREE-D): a randomised non-inferiority trial. Lancet. 2018;391:1683-92.
19. Levkovitz Y, Isserles M, Padberg F, Lisanby SH, Bystritsky A, Xia G, et al. Efficacy and safety of deep transcranial magnetic stimulation for major depression: a prospective multicenter randomized controlled trial. World Psychiatry. 2015;14:64-73.
20. Gershon AA, Dannon PN, Grunhaus L. Transcranial magnetic stimulation in the treatment of depression. Am J Psychiatry. 2003;160:835-45.
21. Ahdab R, Ayache SS, Brugieres P, Goujon C, Lefaucheur JP. Comparison of "standard" and "navigated" procedures of TMS coil positioning over motor, premotor and prefrontal targets in patients with chronic pain and depression. Neurophysiologie Clinique. 2010;40:27-36.
22. Beam W, Borckardt JJ, Reeves ST, George MS. An efficient and accurate new method for locating the F3 position for prefrontal TMS applications. Brain Stimul. 2009;2:50-4.
23. Lefaucheur JP, Brugieres P, Menard-Lefaucheur I, Wendling S, Pommier M, Bellivier F. The value of navigation-guided rTMS for the treatment of depression: an illustrative case. Neurophysiol Clin. 2007;37:265-71.
24. Ruohonen J, Karhu J. Navigated transcranial magnetic stimulation. Neurophysiologie Clinique. 2010;40:7-17.
25. Mir-Moghtadaei A, Caballero R, Fried P, Fox MD, Lee K, Giacobbe P, et al. Concordance between beamf3 and mri-neuronavigated target sites for repetitive transcranial magnetic stimulation of the left dorsolateral prefrontal cortex. Brain Stimul. 2015;8:965-73.
26. Berlim MT, Van den Eynde F, Daskalakis ZJ. High-frequency repetitive transcranial magnetic stimulation accelerates and enhances the clinical response to antidepressants in major depression: a meta-analysis of randomized, double-blind, and sham-controlled trials. J Clin Psychiatry. 2013;74:e122-9.

27. Kessler RC, Bromet EJ. The epidemiology of depression across cultures. Annu Rev Public Health. 2013;34:119-38.
28. Rush AJ, Trivedi MH, Wisniewski SR, Nierenberg AA, Stewart JW, Warden D, et al. Acute and longer-term outcomes in depressed outpatients requiring one or several treatment steps: a STAR*D report. Am J Psychiatry. 2006;163:1905-17.
29. Dannon PN, Dolberg OT, Schreiber S, Grunhaus L. Three and six-month outcome following courses of either ECT or rTMS in a population of severely depressed individuals: preliminary report. Biol Psychiatry. 2002;51:687-90.
30. O'Reardon JP, Blumner KH, Peshek AD, Pradilla RR, Pimiento PC. Long-term maintenance therapy for major depressive disorder with rTMS. J Clin Psychiatry. 2005;66:1524-8.
31. Fitzgerald PB, Grace N, Hoy KE, Bailey M, Daskalakis ZJ. An open label trial of clustered maintenance rTMS for patients with refractory depression. Brain Stimul. 2013;6:292-7.
32. Demirtas-Tatlidede A, Mechanic-Hamilton D, Press DZ, Pearlman C, Stern WM, Thall M, et al. An open-label, prospective study of repetitive transcranial magnetic stimulation (rTMS) in the long-term treatment of refractory depression: reproducibility and duration of the antidepressant effect in medication-free patients. J Clin Psychiatry. 2008; 69:930-4.
33. Cohen RB, Boggio PS, Fregni F. Risk factors for relapse after remission with repetitive transcranial magnetic stimulation for the treatment of depression. Depress Anxiety. 2009;26:682-8.
34. Janicak PG, Nahas Z, Lisanby SH, Solvason HB, Sampson SM, McDonald WM, et al. Durability of clinical benefit with transcranial magnetic stimulation (TMS) in the treatment of pharmacoresistant major depression: assessment of relapse during a 6-month, multisite, open-label study. Brain Stimul. 2010;3(4):187-99.
35. Charnsil C, Suttajit S, Boonyanaruthee V, Leelarphat S. An open-label study of adjunctive repetitive transcranial magnetic stimulation (rTMS) for partial remission in major depressive disorder. Int J Psychiatry Clin Pract. 2012;16:98-102.
36. Richieri R, Guedj E, Michel P, Loundou A, Auquier P, Lançon C, et al. Maintenance transcranial magnetic stimulation reduces depression relapse: A propensity-adjusted analysis. J Affect Dis. 2013;151:129-35.
37. Kedzior KK, Reitz SK, Azorina V, Loo C. Durability of the antidepressant effect of the high-frequency repetitive transcranial magnetic stimulation (rTMS) In the absence of maintenance treatment in major depression: a systematic review and meta-analysis of 16 double-blind, randomized, sham-controlled trials. Depression and Anxiety. 2015; 32:193-203.
38. Eranti S, Mogg A, Pluck G, Landau S, Purvis R, Brown RG, et al. A randomized, controlled trial with 6-month follow-up of repetitive transcranial magnetic stimulation and electroconvulsive therapy for severe depression. Am J Psychiatry. 2007;164:73-81.
39. Rossi S, Hallett M, Rossini PM, Pascual-Leone A, Safety of TMSCG. Safety, ethical considerations, and application guidelines for the use of transcranial magnetic stimulation in clinical practice and research. Clin Neurophysiol. 2009;120:2008-39.
40. Wassermann EM. Side effects of repetitive transcranial magnetic stimulation. Depression and Anxiety. 2000;12:124-9.
41. Kim DR, Sockol L, Barber JP, Moseley M, Lamprou L, Rickels K, et al. A survey of patient acceptability of repetitive transcranial magnetic stimulation (TMS) during pregnancy. J Affect Disord. 2011;129:385-90.
42. Borrione L, Moffa AH, Martin D, Loo CK, Brunoni AR. Transcranial direct current stimulation in the acute depressive episode: a systematic review of current knowledge. J ECT. 2018;34:153-63.
43. Stagg CJ, Nitsche MA. Physiological basis of transcranial direct current stimulation. Neuroscientist. 2011;17:37-53.
44. Bulubas L, Mezger E, Keeser D, Padberg F, Brunoni A. Novel neuromodulatory approaches for depression: neurobiological mechanisms. In: Quevedo J, Carvalho AF, Zarate CA, eds. Neurobiology of depression. London: Academic Press; 2019:347-60.
45. Fregni F, Boggio PS, Nitsche MA, Marcolin MA, Rigonatti SP, Pascual-Leone A. Treatment of major depression with transcranial direct current stimulation. Bipolar Disord. 2006;8:203-4.
46. Fregni F, Boggio PS, Nitsche MA, Rigonatti SP, Pascual-Leone A. Cognitive effects of repeated sessions of transcranial direct current stimulation in patients with depression. Depress Anxiety. 2006;23:482-4.
47. Boggio PS, Rigonatti SP, Ribeiro RB, Myczkowski ML, Nitsche MA, Pascual-Leone A, et al. A randomized, double-blind clinical trial on the efficacy of cortical direct current stimulation for the treatment of major depression. Int J Neuropsychopharmacol. 2008;11: 249-54.
48. Palm U, Schiller C, Fintescu Z, Obermeier M, Keeser D, Reisinger E, et al. Transcranial direct current stimulation in treatment resistant depression: a randomized double-blind, placebo-controlled study. Brain Stimul. 2012;5:242-51.
49. Blumberger DM, Tran LC, Fitzgerald PB, Hoy KE, Daskalakis ZJ. A randomized double-blind sham-controlled study of transcranial direct current stimulation for treatment-resistant major depression. Front Psychiatry. 2012;3:74.
50. Brunoni AR, Valiengo L, Baccaro A, Zanão TA, de Oliveira JF, Goulart A, et al. The sertraline vs. electrical current therapy for treating depression clinical study: results from a factorial, randomized, controlled trial. JAMA Psychiatry. 2013;70:383-91.
51. **Brunoni AR, Moffa AH, Sampaio-Junior B, Borrione L, Moreno ML, Fernandes RA, et al. Trial of electrical direct-current therapy versus escitalopram for depression. N Engl J Med. 2017;376:2523-33.**
   ⇨ **Ensaio clínico de não inferioridade que demonstrou inferioridade da ETCC em relação ao escitalopram, mas superioridade da ETCC ativa em relação à simulada.**
52. Segrave RA, Arnold S, Hoy K, Fitzgerald PB. Concurrent cognitive control training augments the antidepressant efficacy of tDCS: a pilot study. Brain Stimulation. 2014;7:325-31.
53. Brunoni AR, Boggio PS, De Raedt R, Benseñor IM, Lotufo PA, Namur V, et al. Cognitive control therapy and transcranial direct current stimulation for depression: a randomized, double-blinded, controlled trial. J Affect Disord. 2014;162:43-9.
54. Loo CK, Husain MM, McDonald WM, Aaronson S, O'Reardon JP, Alonzo A, et al. International randomized-controlled trial of transcranial direct current stimulation in depression. Brain Stimul. 2018;11:125-33.
55. Valiengo LC, Goulart AC, de Oliveira JF, Bensenor IM, Lotufo PA, Brunoni AR. Transcranial direct current stimulation for the treatment of post-stroke depression: results from a randomised, sham-controlled, double-blinded trial. J Neurol Neurosurg Psychiatry. 2017;88:170-5.
56. Bucur M, Papagno C. A systematic review of noninvasive brain stimulation for post-stroke depression. Journal of Affective Disorders. 2018; 238:69-78.
57. **Sampaio-Junior B, Tortella G, Borrione L, Moffa AH, Machado-Vieira R, Cretaz E, et al. Efficacy and safety of transcranial direct current stimulation as an add-on treatment for bipolar depression: a randomized clinical trial. JAMA Psychiatry. 2018; 75:158-66.**
   ⇨ **Ensaio clínico randomizado que demonstrou eficácia da ETCC como tratamento de potencialização na depressão bipolar.**
58. Donde C, Amad A, Nieto I, Brunoni AR, Neufeld NH, Bellivier F, et al. Transcranial direct-current stimulation (tDCS) for bipolar depression: a systematic review and meta-analysis. Progress in Neuro-Psychopharmacology & Biological Psychiatry. 2017;78:123-31.
59. Aparicio LVM, Rosa V, Razza LM, Sampaio-Junior B, Borrione L, Valiengo L, et al. Transcranial direct current stimulation (tDCS) for preventing major depressive disorder relapse: Results of a 6-month follow-up. Depress Anxiety. 2019;36:262-8.
60. Martin DM, Alonzo A, Ho KA, Player M, Mitchell PB, Sachdev P, et al. Continuation transcranial direct current stimulation for the prevention of relapse in major depression. J Affect Disord. 2013;144:274-8.
61. Valiengo L, Bensenor IM, Goulart AC, de Oliveira JF, Zanao TA, Boggio PS, et al. The sertraline versus electrical current therapy for treating depression clinical study (select-TDCS): results of the crossover and follow-up phases. Depress Anxiety. 2013;30:646-53.
62. Alonzo A, Fong J, Ball N, Martin D, Chand N, Loo C. Pilot trial of home-administered transcranial direct current stimulation for the treatment of depression. J Affect Disord. 2019;252:475-83.
63. Brunoni AR, Moffa AH, Fregni F, Palm U, Padberg F, Blumberger DM, et al. Transcranial direct current stimulation for acute major depressive episodes: meta-analysis of individual patient data. Brit J Psychiatry. 2016;208:522-31.
64. **Mutz J, Vipulananthan V, Carter B, Hurlemann R, Fu CHY, Young AH. Comparative efficacy and acceptability of non-surgical brain stimu-**

lation for the acute treatment of major depressive episodes in adults: systematic review and network meta-analysis. BMJ (Clinical Research ed). 2019;364:l1079.

⇨ **Metanálise de rede recente comparando eficácia e tolerabilidade de diferentes modalidades de neuromodulação.**

65. Wang Y. Transcranial direct current stimulation for the treatment of major depressive disorder: a meta-analysis of randomized controlled trials. Psychiatry Research. 2019;276:186-90.
66. Palm U, Hasan A, Strube W, Padberg F. tDCS for the treatment of depression: a comprehensive review. European Archives of Psychiatry and Clinical Neuroscience. 2016;266:681-94.
67. Brunoni AR, Sampaio-Junior B, Moffa AH, Aparício LV, Gordon P, Klein I, et al. Noninvasive brain stimulation in psychiatric disorders: a primer. Revista Brasileira de Psiquiatria. 2019;41:70-81.
68. Brunoni AR, Moffa AH, Sampaio-Junior B, Galvez V, Loo CK. Treatment-emergent mania/hypomania during antidepressant treatment with transcranial direct current stimulation (tDCS): a systematic review and meta-analysis. Brain Stimulation. 2017;10:260-2.

3

Neuromodulação não invasiva em outros transtornos mentais

Leandro da Costa Lane Valiengo
Renata de Melo Felipe da Silva
Ygor Arzeno Ferrão
Moacyr Alexandro Rosa

Sumário

Pontos-chave

- Dentre as modalidades de tratamento baseadas em neuromodulação não invasiva, destacam-se a estimulação magnética transcraniana (EMT) e a estimulação elétrica por corrente contínua (ETCC).
- As duas modalidades vêm sendo estudadas para diversos transtornos psiquiátricos e neurológicos. Nos ensaios clínicos realizados apresentam bom perfil de segurança e tolerabilidade.
- Neste capítulo, observa-se que há diversos estudos apontando para resultados positivos para alguns transtornos psiquiátricos e neurológicos, no entanto, para alguns deles ainda não há evidência definitiva para indicar o uso rotineiro.

INTRODUÇÃO

Técnicas de neuromodulação não invasiva são opções para tratamento de condições em psiquiatria e neurologia. Apesar de haver bastante evidência para o tratamento de depressão, para outras doenças e transtornos mentais as evidências científicas ainda não são tão robustas. Neste capítulo serão resumidas as principais evidências para o uso de técnicas de neuromodulação não invasiva, como a estimulação magnética transcraniana (EMT) e a estimulação transcraniana por corrente contínua (ETCC) em condições neurológicas e psiquiátricas não discutidas em outros capítulos deste tratado.

DOR E FIBROMIALGIA

A fibromialgia é uma doença heterogênea e, assim, apresenta diversas hipóteses fisiopatológicas, tornando mais desafiadora a seleção de pacientes para tratamentos de neuromodulação específicos (alvo e combinação de parâmetros). Os estudos utilizando EMT para o tratamento da fibromialgia utilizaram duas abordagens principais: por um lado, a estimulação do córtex motor primário (área M1) com a finalidade de aliviar a dor, e, por outro, a estimulação do córtex pré-frontal dorsolateral (CPFDL), com a finalidade de aliviar sintomas emocionais associados à fibromialgia, melhorando a qualidade de vida. Os resultados encontrados, contudo, foram o inverso do que era inicialmente esperado, uma vez que a fisiopatologia da dor na fibromialgia pode não se assemelhar à fisiopatologia da dor de origem neurológica. Existe evidência nível A da eficácia da EMT na dor neuropática, com estímulo direto na região do córtex motor primário. Contudo, para a fibromialgia a estimulação com frequência alta no córtex motor (M1) do lado esquerdo parece ter um efeito de melhora na qualidade de vida (nível B de evidência), mas não na redução da intensidade da dor[1].

Por outro lado, a estimulação do CPFDL parece reduzir a fadiga e ter efeitos analgésicos. Houve um estudo que demonstrou melhora da fadiga e algum efeito analgésico com o uso de frequência alta no CPFDL esquerdo após 20 sessões de EMT repetida (EMTr) ao longo de 4 semanas[2]. Lefaucheur et al.[1] concluem haver um nível B de evidência dessa abordagem para efeitos analgésicos da EMT.

Já para o uso de ETCC, na fibromialgia foi encontrado nível B (provável eficácia) para estímulo anodal no córtex motor primário (M1) com o cátodo na região orbitofrontal. A melhora incluiu alívio da dor e do funcionamento global[3].

DEMÊNCIA

Uso de EMT em demências

Comprometimento cognitivo leve (CCL)

Até o momento, não existem evidências para o uso clínico de EMT no tratamento dos quadros demenciais. Em um estudo controlado com 34 pacientes com CCL, foram realizadas 10 sessões de EMTr a 10 Hz sobre o CPFDL esquerdo e observou-se melhora da memória por 1 mês no grupo ativo em relação ao placebo[4]. Outras funções, como fluência e funções executivas, não mostraram diferenças entre os grupos. Outro estudo, com os mesmos parâmetros, observou melhora da apatia e de funções executivas em 8 pacientes[5].

Demência de Alzheimer (DA)

Um estudo usou EMTr a 20 Hz para tratamento de sintomas comportamentais de DA estimulando o CPFDL esquerdo de 26 pacientes em grupo ativo ou placebo, e observou melhora da escala comportamental e de funções cognitivas na subescala cognitiva da escala de avaliação de doenças de Alzheimer (ADAS-Cog) ao final do estudo apenas no primeiro grupo[6]. Outro estudo com 10 pacientes com DA encontrou diferenças nas funções cognitivas avaliadas pela Montreal Cognitive Assessment (MoCA) e pelo ADAS-Cog favorecendo o grupo de EMT ativa nas primeiras 3 semanas, contudo, após 4 semanas o efeito não se manteve[7].

Outro estudo com EMTr estimulando o pré-cúneo esquerdo (10 sessões, 20 Hz) durante 2 semanas de 14 pacientes com estágio inicial de DA mostrou melhora seletiva na memória episódica, mas não em outros domínios cognitivos[8]. Um estudo com 19 pacientes com DA resolveu estimular vários pontos cerebrais diferentes (10 pacientes para EMTr em um único local do CPFDL esquerdo *versus* 9 pacientes para EMTr vários locais) durante 3 semanas. A melhora clínica, medida nos escores ADAS-Cog e Miniexame do Estado Mental (MEEM), foi semelhante nos dois grupos e mantida pelo menos por 4 semanas após a intervenção. Esses autores justificaram seus resultados pela conectividade estrutural e funcional em larga escala do CPFDL esquerdo com uma variedade de estruturas cerebrais potencialmente envolvidas na progressão fisiopatológica da DA[9].

Um ensaio clínico realizou uma combinação de treinamento cognitivo ativo e EMTr entregues em três regiões corticais diferentes direcionadas usando um sistema de navegação guiado por imagem. Assim, em dias alternados, a área de Broca, a área de Wernicke e o CPFDL direito (dias 1, 3 e 5) ou o CPFDL esquerdo e os córtices da associação somatossensorial parietal (PSAC) (dias 2 e 4) foram estimulados. Para cada alvo cortical estimulado, o protocolo consistia em uma série de 20 trens de 10 Hz. Não houve efeito interativo significativo do tempo entre os grupos. O escore ADAS-Cog no grupo de tratamento foi significativamente melhorado em comparação ao grupo placebo (4,28 e 5,39 no grupo de tratamento *vs.* 1,75 e 2,88 no grupo placebo imediatamente e 6 semanas após o tratamento, respectivamente)[10]. Esses resultados, embora promissores, não autorizam tomar uma decisão satisfatória sobre o tratamento com EMT para os quadros demenciais.

Uso de ETCC em demências

O principal alvo explorado nos estudos com ETCC foi o CPFDL esquerdo, destinado a ser ativado pelo ETCC anodal para melhorar o desempenho cognitivo[11]. Nesse domínio, os estudos publicados mostraram diferentes avaliações de resultados primários, que eram uma tarefa de memória de reconhecimento visual[12], uma tarefa de associação de reconhecimento facial[13], um escore de apatia[14] ou o MEEM[15]. O primeiro mostrou melhora da memória em pacientes que receberam ETCC anodal ativo no CPFDL esquerdo. Um estudo demonstrou melhora cognitiva significativa no MEEM após o ETCC anodal e catodal no CPFDL esquerdo, durando até 2 meses após a intervenção[15]; os outros dois estudos foram negativos. Semelhantemente à EMT, nenhuma recomendação mais consistente pode ser feita atualmente sobre a eficácia da ETCC anodal do CPFDL esquerdo para melhorar o desempenho cognitivo em pacientes com DA.

ANSIEDADE

Transtorno de pânico e agorafobia

O transtorno de pânico (TP) é uma doença que pode ter manifestações heterogêneas, como sintomas físicos, cognitivos e sintomas de evitação. Dessa forma, é possível que sintomas diferentes da mesma doença possam ser beneficiados por tratamentos de neuromodulação distintos, tornando desafiadora a escolha de alvos terapêuticos. Apesar disso, os estudos realizados até o momento consideram que do ponto de vista neurobiológico haveria uma hipoatividade do córtex pré-frontal com hiperatividade de estruturas cerebrais relacionadas com o medo, como a amígdala[16]. Baseado nesse pressuposto neurobiológico, os estudos baseados em neuromodulação vêm utilizando como alvo principal o CPFDL.

No que se refere ao TP e ao uso terapêutico de EMT, existem alguns relatos de caso e poucos ensaios clínicos disponíveis. Os relatos de caso utilizam parâmetros diversos com baixa intensidade e alta intensidade de estimulação em CPFDL direito e esquerdo, a maioria reportando melhora dos sintomas. Em relação aos estudos controlados, um ensaio clínico randomizado com 25 pacientes com TP e comorbidade psiquiátrica com depressão utilizou EMTr sobre CPFDL direito em 20 sessões de 30 minutos, 1.800 estímulos/trem, 1 Hz e 110% do limiar motor[17]. A resposta ao tratamento foi definida com redução maior ou igual a 40% da escala de gravidade de TP e maior ou igual a 50% na escala de depressão de Hamilton. O estudo encontrou melhora dos sintomas de TP no grupo ativo em relação ao grupo placebo, no entanto, não encontrou diferença estatística em relação aos sintomas depressivos. Em 4 semanas, a taxa de resposta foi de 50% no grupo ativo e 8% no grupo placebo. No entanto, é importante considerar que o estudo não foi controlado e seu tamanho amostral não era representativo.

Outro ensaio clínico avaliou se a estimulação excitatória intermitente por "*theta-burst*" (iTBS) no CPFDL associado com psicoeducação em 44 pacientes poderia alterar a atividade cerebral em pacientes com TP e alterar sintomas clínicos[18]. A atividade cerebral dos pacientes foi avaliada com uma tarefa de fluência verbal via espectroscopia e comparado a 23 controles saudáveis. No início do tratamento os pacientes com TP apresentavam hipoativação de CPFDL durante a tarefa cognitiva que diferia significativamente dos controles saudáveis. No entanto, após iTBS não houve aumento da atividade pré-frontal. Também não houve diferença estatística entre os grupos em relação à melhora nos sintomas clínicos. Outros resultados desse mesmo estudo foram publicados posteriormente[19] avaliando que o grupo ativo teria tido uma redução da evitação agorafóbica.

Dentre os ensaios clínicos publicados que utilizaram baixa frequência em CPFDL direito, um apresentou resposta[17] e outro, não[20]. Prasko[20] sugeriu que o seu resultado pode ter sido negativo tendo em vista uma amostragem pequena de pacientes. É necessário considerar também que esse estudo realizou menos sessões do que o estudo de Mantovani[17], o que pode ter influenciado na resposta. Apesar dos resultados positivos dos estudos não controlados e dos ensaios clínicos relatados, a pouca quantidade de estudos que avaliem a técnica não possibilita estabelecer uma evidência robusta[21]. Já em relação ao ETCC não há ensaios clínicos que avaliem o seu uso em pacientes com TP ou avaliem agorafobia.

Fobia social

Até o momento, não há evidências robustas sobre a eficácia de técnicas neuromodulatórias em pacientes com fobia social (FS). Uma revisão sistemática com metanálise sobre neuromodulação em transtornos de ansiedade, de maio de 2019, não encontrou um único artigo sobre quaisquer técnicas em FS[21]. Ainda assim, de acordo com Yuan et al.[22], como pacientes com FS parecem apresentar alterações de conectividade em regiões como área motora suplementar, córtex parietal inferior direito, córtex pré-frontal medial esquerdo e giro temporal inferior direitofew studies have explored alterations in intrinsic resting cerebral function in patients with SAD at both the regional and network levels, particularly focusing on the theory of mind (ToM, essas regiões podem ser alvos iniciais para tratamento com EMTr. Além disso, Yuan et al. encontraram que a conectividade com pré-cúneo estava associada com medo e comportamento evitativo na FS, podendo tornar-se alvo de técnicas como a ETCC[22].

De modo promissor, Heeren et al.[23], ao entenderem que pacientes com FS costumam apresentar um viés atencional para riscos ambientais e que essa característica estaria associada a disfunções do CPFDL, realizaram um ensaio clínico (n = 19) duplo-cegado com ETCC anodal no CPFDL esquerdo, e, em uma única sessão, encontraram redução significativa do viés atencional nesses pacientes em comparação ao procedimento falso ("sham")[23]. De modo também promissor, a terapia com luz de baixa intensidade por *laser* intracraniano (LLLT, do inglês *low-level light therapy*) também pode ser técnica eficaz na redução do viés atencional[24], embora não tenha sido testado na FS. Assim, estudos de intervenção com metodologias adequadas e amostras significativas de pacientes com FS ainda são necessários.

Fobias específicas

Embora muito prevalente na comunidade, as fobias específicas (FE) têm recebido pouca atenção da área da neuromodulação, uma vez que poucos estudos foram conduzidos até o momento. Apenas dois estudos com EMTr foram conduzidos com metodologia adequada. O primeiro deles utilizou iTBS na ansiedade provocada por realidade virtual em pacientes com aracnofobia (n = 41), comparando com voluntários saudáveis (n = 42). Os pacientes foram randomizados para iTBS ativa ou falsa. Estimularam o CPFDL esquerdo com 600 pulsos (*triplets* de 50 Hz a cada 200 ms por 2 s com intervalo de 8 s, com intensidade de 80% do limiar motor). Uma única sessão não obteve efeito[25]. O segundo estudo destacou a importância do córtex pré-frontal ventromedial na extinção do medo, mas como essa área é muito profunda para se conseguir atingir com EMT, Herrmann et al.[26] tentaram estimulá-la de modo indireto através da área FPz (sistema 10-20 do EEG), uma vez que esse ponto parece ser o centro de ativação do córtex pré-frontal medial. Utilizaram pacientes com acrofobia (n = 20) como paradigma de FE e, em duas sessões (uma por semana) de 20 minutos cada (10 Hz, 100% do limiar motor, trens de 4 s com 26 s de intervalo, 1.560 pulsos por sessão), antes de uma sessão de exposição com realidade virtual. Encontraram redução significativa dos níveis de ansiedade e dos escores de comportamento evitativo, quando comparados com o grupo falso ("sham") (n = 19)[26].

Palm et al.[27] usaram ETCC anodal no CPFDL esquerdo (com o cátodo na região supraorbital direita, com a esponja de 35 cm^2, uma estimulação por dia por 5 dias, de 2 mA, de 30 minutos de duração) em 8 pacientes com fobia de vertigem postural. Encontraram resultados significativos, mas transitórios, de redução na intensidade da vertigem e de sintomas ansiosos e depressivos, sugerindo um possível efeito placebo na melhora dos sintomas[27]. Nanjundaswamy et al.[28] relataram um caso grave de tocofobia associada a quadro depressivo e que respondeu adequadamente (aproximadamente 60% de redução da intensidade da ansiedade) após 20 sessões de iTBS bilateral associada a psicoterapia comportamental[28].

DEPENDÊNCIA QUÍMICA

Os tratamentos baseados em neuromodulação vêm sendo estudados para dependência química associados a tratamentos já preconizados, como tentativa de um possível sinergismo, ou adicionando efeitos ou potencializando os tratamentos farmacológicos e psicoterápicos disponíveis[29]. Dentre as dependências químicas, as que mais vêm sendo estudadas são a dependência de álcool e nicotina. Do ponto de vista neurobiológico, anormalidades nas regiões pré-frontais vêm sendo reportadas em diversos transtornos por uso de substâncias. O CPFDL é um substrato principal no processamento de memória de trabalho, processos de controle executivo e vem sendo o principal alvo terapêutico estudado em tratamentos de neuromodulação[30].

Dependência do álcool

Os estudos que avaliaram o uso da EMT para a dependência de álcool utilizaram sessão única ou diversas sessões. Os estudos que avaliaram a resposta em sessão única de EMT utilizaram como alvo o córtex pré-frontal e não apresentaram em sua maioria respostas consideráveis, quando comparados aos estudos que avaliaram a resposta a diversas sessões[31]. Estudos que avaliaram mais de uma sessão, variando na quantidade (10 a 20 sessões), utilizaram o mesmo alvo dos estudos com sessões únicas (CPFDL direito ou esquerdo) e parâmetros que variavam de 10 a 20 Hz e 110 a 120% do limiar motor, como será visto a seguir.

Dentre os estudos realizados, destaca-se o de Mishra et al. (2015), que avaliou o efeito antifissura de 10 sessões de EMT (10 Hz 110%) no CPFDL direito em 45 pacientes dependentes de álcool[32]. Desses pacientes, 30 receberam o tratamento ativo e 15 o tratamento placebo. O estudo avaliou a fissura por meio da escala *Alcohol Craving Questionnaire* (ACQ-NOW) no momento inicial do estudo, após as sessões, e em 1 mês de seguimento. Esse estudo observou que o tratamento ativo foi superior ao placebo em relação à fissura, no entanto, é importante considerar que houve muitas perdas no estudo (10 pacientes). Além disso, após as sessões poderia haver mudanças no tratamento farmacológico do paciente, e o estudo não era duplo-cego.

Já o estudo de Girardi et al.[33] avaliou 20 pacientes dependentes de álcool com distimia após receberem 10 sessões de EMT profunda, bilateralmente, em região pré-frontal (120% 18 Hz) como sinergista do tratamento padrão ou apenas o tratamento usual. Dez pacientes foram alocados para cada um dos grupos[33]. Os autores encontraram que o tratamento adjuvante com EMT profunda era superior ao tratamento padrão em relação à fissura, e sintomas depressivos, apenas durante o período de aplicação das sessões. No entanto, ao término do seguimento (6 meses), o grupo que recebeu EMT não apresentava diferença em relação ao grupo controle. Os autores cogitam que isso pode ter ocorrido pela falta de sessões de manutenção. Esse estudo tem as limitações de ser uma amostra pequena e ser um estudo aberto.

Já em relação à ETCC, também há estudos que avaliam o tratamento com sessões únicas ou diversas sessões, utilizando CPFDL como alvo[31]. Um estudo com 91 pacientes avaliou a aplicação de ETCC (ânodo em CPFDL esquerdo e cátodo direito) para melhorar o sucesso de treinamento de viés cognitivo no contexto do tratamento da dependência ao álcool – uma vez que esse tipo de treinamento cognitivo havia apresentado resposta no tratamento da dependência ao álcool[34]. Não foram observados efeitos no desfecho primário que seria o efeito dessa intervenção no período de abstinência.

Outro estudo randomizou 35 pacientes dependentes de álcool para receber estimulações bilaterais no CPFDL por 5 dias consecutivos, duas vezes ao dia (ânodo em CPFDL esquerdo e cátodo direito) ou tratamento sham[35]. O tratamento não teve efeito em fissura, sintomas depressivos e ansiosos. No entanto, ao término do seguimento (6 meses), mais pacientes do grupo ativo haviam se mantido abstinentes. O estudo teve algumas limitações, como o fato de as informações sobre o uso de álcool ter sido feito pelo relato do paciente ou cuidador por telefone e não ter havido nenhuma medida biológica para comprovar.

Embora existam estudos controlados e não controlados com resultados positivos, tanto com o uso de EMT quanto de ETCC, as evidências podem ser consideradas preliminares diante da amostragem, de dificuldades metodológicas e resultados ainda conflitantes encontrados. Dessa forma, a literatura atual não permite recomendar consistentemente o uso de EMT e ETCC para o tratamento da dependência ao álcool.

Nicotina

Os estudos que avaliaram EMT na dependência de nicotina adotaram sessões únicas ou múltiplas, a maior parte utilizando como alvo o CPFDL com parâmetros que iam de 1 a 10 Hz ou 50 Hz[31]. Os resultados desses estudos ainda são conflitantes em relação aos sintomas que foram melhorados (tempo de abstinência, fissura, redução do número de cigarros), bem como a duração da melhora e parâmetros adotados. Trojak et al.[36] conduziram um estudo com 37 pacientes tabagistas que estavam interrompendo o uso de cigarro. No dia após a cessação do tabagismo, cada paciente receberia adesivo de nicotina e EMTr ativa ou placebo (10 sessões por 2 semanas com parâmetros 1 Hz em CPFDL direito). Ao fim do tratamento combinado houve mais pacientes abstinentes no grupo ativo do que no grupo placebo, no entanto, ao fim do seguimento (12 semanas) não houve diferença entre os grupos.

Outro estudo avaliou a EMT em alta frequência no CPFDL direito para avaliar por questionário autoaplicado a redução do uso de cigarros em pacientes com esquizofrenia[37]. O grupo ativo teve o menor consumo de cigarros. Dinur-Klein et al.[38] conduziram um ensaio clínico com 115 adultos tabagistas que foram randomizados para receberem 13 sessões de alta frequência, baixa frequência de EMT profunda ou placebo. Foi utilizada bobina em H com alvo em córtex pré-frontal lateral e ínsula bilateralmente. O consumo de cigarros foi avaliado pelos níveis de nicotina na urina. Os autores encontraram que alta frequência, mas não baixa frequência, reduziriam o consumo de cigarros.

Os estudos existentes até o momento avaliam populações diferentes (com e sem comorbidades) e utilizam parâmetros de tratamento e alvos distintos, no entanto, a maioria dos estudos adota estimulações em alta frequência. Apesar da resposta encontrada em muitos dos ensaios clínicos, a evidência para o uso da dependência à nicotina ainda é preliminar.

Os estudos que avaliam ETCC na dependência de nicotina utilizaram sessões únicas em sua maioria com os eletrodos posicionados no CPFDL[31]. Dentre tais estudos, destaca-se o de Smith et al.[39], que conduziram um ensaio clínico avaliando os efeitos de 5 sessões de ETCC (ânodo em CPFDL e cátodo em área supraorbital contralateral) em 37 pacientes com esquizofrenia ou esquizoafetivos dependentes de nicotina. Não foram encontrados efeitos no que se diz respeito a alucinações, fissura ou quantidade de cigarros fumados. No entanto, houve efeitos no desempenho cognitivo. Boggio et al.[40] avaliaram o "*craving*" induzido por manipulação de cigarro e vídeo de fumo em 24 pacientes após a realização de ETCC placebo e ativa (ânodo sobre CPFDL direito e esquerdo). O "*craving*" foi significativamente reduzido nos pacientes do grupo ativo. Os autores postulam que essa técnica poderia auxiliar na cessação do tabagismo. Apesar dos resultados positivos dos estudos relatados, a pouca quantidade de estudos que avaliem a técnica não possibilita estabelecer uma evidência robusta para o tratamento de dependência à nicotina com ETCC.

Outras dependências químicas e limitações dos estudos atuais

Os estudos que avaliam a neuromodulação, como tratamento para dependência de cocaína, maconha, anfetaminas e opioides, são ainda escassos. Como não há estudos ensaios clínicos com grandes tamanhos amostrais, não é possível avaliar a eficácia. Os estudos existentes têm limitações em relação à amostragem e seleção de pacientes, pois muitos deles não recrutam pacientes com comorbidades ou dependência de outras substâncias – o que é bastante frequente em uma amostragem da vida real.

ESQUIZOFRENIA

A esquizofrenia é uma doença limitante e crônica com prevalência de 1% na população geral. O impacto da doença é grande tanto para o indivíduo e para a família quanto para a sociedade. Pacientes com esquizofrenia têm baixa funcionalidade para realizar atividades da vida diária, menor qualidade de vida e maior incidência de comorbidades como sintomas depressivos, distúrbios relacionados com substâncias, comportamento suicida e risco cardiovascular[41]. O transtorno é caracterizado por apresentação variável de: (a) sintomas positivos, (b) sintomas negativos e (c) disfunção cognitiva[42]. Cerca de 25% dos pacientes com esquizofrenia não respondem ao tratamento medicamentoso convencional, tendo pouca aderência e muitos efeitos colaterais[43]. Algumas técnicas de neuromodulação não invasiva têm sido utilizadas para tratar alguns sintomas da esquizofrenia.

Alucinações auditivas

Considerando-se sintomas positivos, o córtex temporoparietal esquerdo tem sido apontado como fator estrutural importante na topografia dos sintomas alucinatórios auditivos[44]. A escolha desse local é baseada em estudos de neuroimagem que descrevem aumento de atividade nas áreas de percepção da fala, relacionando-as com as alucinações auditivas[45]. Hoffman et al. realizaram um estudo duplo-cego, cruzado com três pacientes esquizofrênicos com alucinações auditivas persistentes[45]. Pelo menos três metanálises[44,46,47] demonstraram a eficácia da estimulação com baixa frequência em córtex temporoparietal esquerdo para o tratamento de alucinações auditivas na esquizofrenia. Um ensaio clínico também demonstrou eficácia quando da estimulação da mesma região no hemisfério direito[48]. Os estudos usaram EMTr de 1 Hz na região temporoparietal esquerda, na quantidade de ao menos 10 sessões. Há um estudo apenas com EMT profunda, com 18 pacientes[49] que receberam 10 sessões seguidas de EMT profunda a 1 Hz por 10 minutos, não havendo diferença entre os grupos placebo e ativo.

Em relação ao uso de ETCC, um primeiro estudo demonstrou melhora das alucinações após 10 sessões com o cátodo em região temporoparietal esquerda e ânodo em região pré-frontal do mesmo lado (F3)[50]. O efeito se manteve por até 12 semanas. Contudo, outros estudos e metanálises posteriores vieram com resultados ora positivos, ora negativos[51,52].

Sintomas negativos

Os sintomas negativos da esquizofrenia incluem afeto embotado, apatia e anedonia[53]. Vários estudos mostram que esses sintomas estão relacionados a um funcionamento global pré-mórbido baixo, QI baixo[54] e pior prognóstico clínico. Também tem sido sugerido que os sintomas negativos são "semi-independentes" dos sintomas positivos, já que eles aumentam no decorrer do tempo em gravidade e prognóstico. Apesar de as medicações antipsicóticas serem efetivas no manejo dos sintomas positivos, os sintomas negativos geralmente persistem ou até pioram em alguns casos com esses tratamentos[55]. Alguns estudos têm consistentemente sugerido que a disfunção pré-frontal, particularmente no CPFDL está envolvida na fisiopatologia dos sintomas negativos[56-58]. Estudos de neuroimagem têm demonstrado redução no metabolismo no córtex pré-frontal em pacientes com esquizofrenia tanto medicados quanto não medicados[59,60] e não parecem se relacionar com o desempenho na tarefa ou com a duração do transtorno. Além disso, alguns estudos têm sugerido uma correlação inversa envolvendo a gravidade dos sintomas negativos e o fluxo sanguíneo cerebral na região frontal[61] e perfusão cerebral como um todo[62]. Assim, foi feita a hipótese de que, se fosse aumentada a atividade no CPFDL com EMTr com alta frequência, poderia ocorrer melhora de sintomas negativos[63]. Metanálises recentes que avaliaram a eficácia de EMTr em ensaios clínicos randomizados mostraram ou uma eficácia ou uma tendência[44,64] de efeitos pequenos a médios nos sintomas negativos com resultados estatisticamente significativos[65] quando feita EMTr em CPFDL esquerdo a alta frequência, principalmente quando são feitas pelo menos 10 sessões de estimulação. Em relação à EMT profunda, um ensaio clínico com 30 pacientes, randomizado, placebo-controlado, demonstrou melhora dos sintomas negativos a 20 Hz em CPFDL esquerdo[66].

Até hoje, poucos estudos avaliaram a eficácia da ETCC no tratamento dos sintomas negativos da esquizofrenia. O primeiro estudo foi o de Brunelin et al.[50], que avaliou 30 pacientes, divididos em grupos ativo e placebo de 15 pessoas cada, com o principal objetivo de testar a eficácia da ETCC em alucinação auditiva. O ânodo foi colocado no CPFDL esquerdo e o cátodo, na junção temporoparietal esquerda. A estimulação foi de 2 mA durante 20 minutos e as sessões foram conduzidas 2 vezes/dia por 5 dias consecutivos. Como desfecho secundário houve melhora de sintomas negativos de esquizofrenia, que mostrou uma diminuição da PANSS total de 76,9 para 66,9 no grupo ativo e de 82,8 para 80,5 no grupo placebo. A dimensão da PANSS que modificou com o tratamento foi a de sintomas negativos apenas ($d = 1{,}07$; 95% CI = 0,30–1,84; $p = 0{,}01$). Foi observada melhora começando a partir de 5 dias até 3 meses do início da estimulação. Após isso, algumas metanálises demonstraram a eficácia da ETCC nos sintomas negativos[67]. As técnicas de neuromodulação são muito promissoras para tratamento de vários sintomas da esquizofrenia, sendo o procedimento com mais evidência a EMTr para tratamento de alucinações auditivas.

TRANSTORNOS ALIMENTARES

Dentre os transtornos alimentares, os mais pesquisados em relação a tratamentos baseados em neuromodulação não invasiva são anorexia nervosa (AN) e bulimia. Na perspectiva de tratamentos não invasivos os principais alvos utilizados são o córtex pré-frontal[68], especialmente o CPFDL, que está relacionado com funções executivas como o controle cognitivo inibitório[69]. Muitos dos modelos neurais que tentam explicar os transtornos alimentares observam um desequilíbrio nos mecanismos neurais relacionados a recompensa e controle cognitivo inibitório.

Para AN, o uso de EMT foi reportado em alguns relatos, séries de caso e estudos pilotos com pouca amostragem[68]. Todos os estudos utilizaram como alvo o CPFDL esquerdo. Dentre os estudos realizados, destacam-se um estudo piloto com 10 pacientes com AN que passaram por uma sessão única de EMT[70]. Observou-se melhora na sensação de sentir-se gordo e na ansiedade, mas em outros comportamentos mais complexos não foram observados resultados. No entanto, é importante considerar que foi um estudo piloto e com pequena amostra. O estudo de McClelland et al. avaliou o efeito de uma sessão de EMT em CPFDL esquerdo de 49 pacientes com AN em sintomas nucleares da doença em uma tarefa de exposição de alimento realizada antes e depois do procedimento[71], mostrando uma tendência à melhora do grupo ativo. Em relação ao uso de ETCC em AN, um estudo piloto utilizou 10 sessões anódicas sobre o CPFDL esquerdo em sete pacientes, de forma que a resposta foi bastante variada entre os pacientes: três deles melhoraram nas escalas alimentares e de depressão, após as sessões e 1 mês depois; e dois pacientes tiveram melhora ao fim do tratamento, mas retornaram aos valores basais após 1 mês[72]. É necessário considerar a limitação de ser um estudo aberto e com amostra pequena.

Para bulimia, o uso de EMT foi reportado em alguns relatos, séries de caso e ensaios clínicos[68]. Os estudos estimularam CPFDL esquerdo e cortex pré-frontal dorsomedial bilateral. Alguns estudos que utilizaram EMT conduziram sessões únicas ou múltiplas sessões. Os ensaios clínicos apresentaram resultados controversos. Van Den Eynden et al.[73] utilizaram EMT em sessão única, 10 Hz em CPFDL esquerdo em 38 pacientes com bulimia e observou redução da urgência para comer e menos episódios de *binge* nas 24 horas seguintes à estimulação[73]. Por outro lado, Gay et al.[74] realizaram 10 sessões de 20 minutos com os mesmos parâmetros e não encontraram diferenças significativas nos comportamentos de *binge* e purgação entre o tratamento ativo e o placebo após 15 dias do término das sessões em 47 pacientes com bulimia[74]. Em relação ao uso de ETCC, Kekic et al.[75] realizaram 3 estimulações em CPFDL com corrente 2 mA (direita, esquerda e sham). As sessões ativas trouxeram mais benefícios aos pacientes em relação aos sintomas de bulimia em comparação com placebo.

Uma quantidade reduzida de estudos controlados está disponível para a avaliação de EMT em anorexia e bulimia e uma quantidade menor ainda avaliando ETCC. O CPFDL parece ser uma região-chave, no entanto, questões como eficácia, parâmetros e quantidade das sessões ainda precisam ser mais avaliados.

TRANSTORNO OBSESSIVO-COMPULSIVO (TOC)

O crescente conhecimento sobre as vias neurobiológicas do TOC, sobretudo o circuito córtico-estriato-tálamo-cortical[76], vem facilitando e promovendo o desenvolvimento de modalidades de tratamento baseadas em neuromodulação **não** invasiva.

EMT

Greenberg et al.[77], ao testarem 16 pacientes com TOC e 11 controles saudáveis, verificaram haver aumento da excitabilidade cortical (pré-frontal direito), sugerindo que a circuitaria envolvendo os núcleos da base estivesse hiperativa nesses pacientes, independentemente de estarem ou não medicados. Com uma única sessão reduziu a urgência da realização das compulsões por 8 horas[77]. A primeira tentativa de uma metanálise ocorreu em 2003, mas envolveu apenas 2 ensaios que não tinham tamanho amostral adequado e mostrou não haver diferenças entre a EMT e o placebo[78]. Em 2010, uma nova tentativa de metanálise não recomendou, mais uma vez, o uso de EMT em pacientes com TOC[44], mas incluiu apenas 3 estudos com amostras insuficientes. Em 2012, Richter et al. estudaram 34 pacientes com TOC e seus parâmetros de excitabilidade cortical e encontraram novamente que o período silente está reduzido e que a facilitação intracortical está aumentada nos pacientes em comparação a voluntários saudáveis. Esses achados sugeririam alterações compatíveis com prejuízo das neurotransmissões mediadas por GABA(B) e por NMDA[79]. Mantovani et al.[80] conseguiram reduzir a excitabilidade cortical da área motora suplementar de 18 pacientes com TOC em comparação com controles saudáveis, o que foi correlacionado com redução dos escores das escalas YBOCS e CGIwe assessed bilateral resting and active motor thresholds (RMT and AMT. Ma et al.[81] conduziram um ensaio duplo-cego randomizado, e o efeito do tratamento de EMT foi avaliado por alfa-EEG. Para cada um dos 25 pacientes com tratamento ativo e 21 pacientes do grupo controle foram realizadas 10 sessões de EMT no CPFDL bilateralmente. Ao final de 2 semanas houve diferença significativa nos escores da Y-BOCS[81]. Ainda assim, até março de 2014 não havia um corpo de evidências suficiente para recomendar EMT em TOC[11]. Mesmo assim, em 2015, Pedapati et al. conseguiram mostrar, através de estudos de neuroimagem (ressonância magnética funcional) com provocação de sintomas, que há envolvimento do giro frontal inferior direito e do putâmen direito nos sintomas obsessivo-compulsivos, uma vez que essas regiões se mostraram inalteradas na ressonância magnética funcional em pacientes pediátricos submetidos a uma única sessão de EMT após estímulos provocativos de sintomas (1 Hz por 30 minutos no CPFDL direito), enquanto foram ativadas em pacientes que não haviam sido submetidos à EMT[82]. Em 2016, Trevizol et al. conseguiram realizar uma metanálise com 15 ensaios clínicos randomizados, totalizando 453 pacientes tratados. As análises mostraram não haver heterogeneidade das publicações e nem influência de variáveis de confusão. Nesse momento, havia predomínio da EMT ativa sobre as EMT placebo com tamanho de efeito moderado[83].

Em 2018, Carmi et al. mostraram efeitos significativos da EMT profunda em 18 pacientes após estímulos de alta frequência (20 Hz) (28% de redução da YBOCS em 49 pacientes, após 29 sessões em 6 semanas), no córtex pré-frontal medial e giro anterior do cíngulo quando comparados a pacientes que foram submetidos a falsas sessões (n = 51). Também não houve melhora quando houve estímulo com baixa frequência (1 Hz) (6% da redução da YBOCS). Os autores relatam que o efeito continuou por cerca de 30 dias após o fim das sessões[84]. Uma bobina em duplo cone já havia sido usada para penetração mais profunda do córtex, mas o foco foi o córtex orbitofrontal direito[85]. O resultado, contudo, mostrou apenas uma tendência estatística a maior efeito com o tratamento ativo quando comparado ao falso.

Uma nova revisão sistemática e metanálise, de janeiro de 2019, conseguiu selecionar 17 ensaios clínicos e nível de recomendação moderada para estimulações de 1 Hz em 3 locais candidatos: CPFDL direito, área motora suplementar e córtex orbitofrontal, especialmente em pacientes resistentes aos tratamentos convencionais[86]. Em 17 de agosto de 2018, o Food and Drug Administration dos Estados Unidos (FDA) aprovou a EMT profunda (*deep* TMS) para o tratamento de TOC refratário. Essa decisão foi tomada com base no estudo de Carmi et al.[84].

Como pode ser visto, várias controvérsias estão presentes em todos os estudos de EMT em pacientes com TOC, incluindo: discussão sobre o método ideal para um grupo controle com estímulo simulado/falso, localização apropriada da bobina, tipo de bobina, melhores parâmetros do dispositivo (intensidade, frequência, dosagem e esquema de doses) e, finalmente, o desenvolvimento de estratégias de ativação de sintomas durante o tratamento (ou não), refinando o que os indivíduos devem fazer durante o tratamento. Dessa forma, muito ainda há por se descobrir para que a EMT seja considerada tratamento de primeira escolha em pacientes com TOC.

ETCC

Dentre os primeiros relatos publicados utilizando ETCC para o tratamento de TOC, está o trabalho de Narayanaswamy et al.[87]. Nesse relato, 2 pacientes resistentes ao tratamento obtiveram resposta após 20 sessões de ETCC (2 sessões ao dia, 2 mA, ânodo sobre região pré-suplementar motora e cátodo sobre a região supraorbital direita). Após esse relato, foram publicados outros estudos não controlados (relatos e séries de caso)[88-92]. A maioria deles reportava casos de pacientes adultos, com diagnóstico primário de TOC e outras comorbidades psiquiátricas e com falha aos tratamentos de primeira linha. Nesses estudos não controlados o número de sessões variou de 10 a 20, 1 a 2 vezes/dia. O posicionamento dos eletrodos variava consideravelmente, estando o ânodo posicionado em diversas regiões como sobre o pescoço, pré-suplementar motora, córtex occipital direito, cerebelo, músculo deltoide, FP1 e F3 (de acordo com o sistema de EEG) e ânodo posicionado sobre F3, FP1, FP2, F4, pré-suplementar motora, músculo deltoide, córtex orbitofrontal e região supraorbital. A resposta reportada variou desde a ausência de resposta até 80% de melhora. Esses resultados devem ser observados cuidadosamente tendo em vista tratarem de estudos não controlados.

Por outro lado, há 3 estudos controlados que utilizaram ETCC para pacientes com TOC. O primeiro deles é um estudo *crossover*, que procurava avaliar a estimulação cátodica *versus* anódica da região pré-suplementar motora em pacientes com TOC que falharam em algum tratamento de primeira linha[93]. Os pacientes recebiam 20 minutos de 2 mA de ETCC por 20 dias (cátodo ou ânodo em região pré-suplementar motora e o outro eletrodo em deltoide). Caso os pacientes apresentassem melhora ou nenhuma alteração após 10 sessões, eram mantidos na montagem. Se houvesse piora após as primeiras 10 sessões, a polaridade dos eletrodos era alterada. Os autores encontraram que a estimulação catódica, mas não a anódica, estava associada com melhora nos sintomas do TOC. Após 10 sessões 100% dos pacientes que haviam começado na estimulação catódica permaneceram no mesmo grupo, enquanto 50% dos pacientes que haviam iniciado na estimulação catódica trocaram o grupo. Ao fim do estudo (4 semanas), a média dos sintomas de TOC (avaliados pela escala Y-BOCS) dos pacientes que se submeteram à estimulação catódica reduziu, enquanto não houve diferenças na estimulação anódica. O segundo estudo é um ensaio clínico randomizado avaliando a eficácia da estimulação anódica sobre região pré-suplementar motora e cátodo na região supraorbitrária[94]. Vinte e cinco pacientes que falharam a um tratamento de primeira linha foram randomizados para passar por tratamento ativo ou sham. As sessões foram conduzidas 2 vezes/dia em 5 dias. Os autores encontraram que o tratamento ativo foi superior ao placebo.

O terceiro estudo randomizado avaliou 21 pacientes com TOC que receberam 10 sessões de 20 minutos (duas sessões/dia, 2 mA) de estimulação ativa ou sham[95]. O cátodo estava posicionado no córtex orbitofrontal e o ânodo sobre área cerebelar direita. Comparado com o tratamento placebo, o tratamento ativo reduziu os sintomas de TOC de forma significativa após as 10 sessões, no entanto, não houve diferenças significativas quando os sintomas eram avaliados 1 mês e 3 meses após a estimulação. Os autores cogitam que a falta de resposta pode estar relacionada com o posicionamento dos eletrodos.

Com os estudos em ETCC disponíveis até o momento não é possível definir a eficácia da modalidade em pacientes com TOC e nem os parâmetros ideais. Os dois estudos com resultado positivo observaram resposta com estimulações opostas (estimulação catódica *vs.* anódica de região pré-suplementar motora)[93,94], mas utilizando o mesmo alvo.

TRANSTORNO DE ESTRESSE PÓS-TRAUMÁTICO

A EMT tem sido utilizada como possível ferramenta terapêutica para o tratamento do transtorno de estresse pós-traumático (TEPT). A maior parte dos estudos foi feita com estresse pós-combate em guerra. O alvo mais comum é o CPFDL. Diversas abordagens foram tentadas, mas as mais comuns foram frequência alta do lado esquerdo, frequência alta do lado direito e frequência baixa do lado direito[1]. A maior parte dos estudos consiste em relatos de casos ou estudos pequenos, o que dificulta a conclusão sobre a utilidade daquela abordagem específica. Os melhores resultados até o presente foram encontrados com frequências altas (10 Hz e 20 Hz) aplicados no CPFDL direito (contrário dos efeitos na depressão, onde geralmente se utilizam frequências altas do lado esquerdo). Um estudo paradigmático comparou três grupos: 20 Hz aplicados do lado direito, 20 Hz em ambos os lados ou estimulação placebo[96]. Foi realizado um total de 10 sessões ao longo de 4 semanas (2.400 pulsos por sessão, 100% do LM, alvo com a regra dos 5 cm). Os dois grupos ativos foram semelhantes e superiores ao grupo placebo. No momento há um nível B de evidência (provável eficácia) da utilização de frequência alta no CPFDL direito para o tratamento do TEPT.

Estudos têm sido tentados com a combinação de terapia cognitivo-comportamental associada à EMT[97] com resultados promissores, mais ainda inconclusivos. Estudos futuros são necessários para confirmar ou não a utilidade do estímulo com frequência baixa (1 Hz) do lado direito[98], estimulação bilateral[96] e estimulação do córtex pré-frontal medial com a bobina H1[99] para o alívio dos sintomas de TEPT. O uso da ETCC para o TEPT ainda é bastante experimental. Acredita-se que a combinação no CPFDL (com cátodo à direita e ânodo à esquerda) e intensidade de 2 mA possa ser a mais promissora abordagem[100].

TIQUES

Desde 2002, há tentativas de se tratar tiques ou transtornos relacionados (como transtorno de Tourette) com técnicas neuromodulatórias, embora o primeiro ensaio clínico realizado tenha mostrado resultados negativos com EMTr. Naquela ocasião, Münchau et al.[101] aplicaram pulsos de 1 Hz nas áreas motoras e pré-motoras por 20 minutos em 2 dias consecutivos, o que pode ter sido pouco tempo para que os pacientes (n = 12) apresentassem alguma melhora[101]. Posteriormente, Chae et al.[102] aumentaram o número de sessões para 5, aplicando 1 Hz e 15 Hz a 110% do limiar motor no córtex motor esquerdo e córtex pré-motor. Indiferentemente do local ou frequência do estímulo, todos os 8 pacientes com transtorno de Tourette mostraram melhora significativa[102]. Mantovani et al.[103], então, resolveram fazer 10 sessões a 1 Hz (100% do limiar motor, 1.200 pulsos/dia) na área motora suplementar em um estudo aberto, justificando sua conectividade com núcleos da base e áreas possivelmente envolvidas nos fenômenos cognitivos e motores do transtorno de Tourette. Relatam melhora dos tiques em 5 pacientes previamente medicados quando avaliados por uma escala que avalia tiques (Yale Global Tics Severity Scale [YGTSS]): redução de 71 pontos para 29 na primeira semana e para 23 na segunda semana, efeito esse que perdurou por 3 meses em 60% dos pacientes[103]. Posteriormente, Kwon et al. replicaram o protocolo de Mantovani, mas em 10 crianças de aproximadamente 11 anos com transtorno de Tourette, encontrando resultados semelhantes e sem efeitos adversos[104]. Já Le et al. aumentaram o número de sessões para 20 e também relataram melhora dos tiques, mas com estabilidade da melhora por 6 meses[105]. Em 2015, Landeros-Weisenberger et al. resolveram realizar EMTr em 20 pacientes com transtorno de Tourette refratários aos tratamentos convencionais, aplicando 1.800 pulsos a 1 Hz (110% do LM) por 15 sessões na área motora suplementar. Dos 20 pacientes, 9 receberam tratamento ativo e 11 receberam placebo. Após 3 semanas, os pacientes que receberam EMTr ativo apresentaram em média uma redução de 17,3% no escore total de tiques de acordo com a YGTSS em comparação com uma redução de 13,2% naqueles que receberam EMTr placebo (sem diferença estatística). Um tratamento adicional aberto de 3 semanas para 7 pacientes inicialmente randomizados para EMTr ativo resultou em uma redução geral significativa de 29,7% na gravidade dos tiques[106]. Em 2018, Hsu et al. realizaram uma metanálise com 8 estudos e descreveram que a EMTr pode, sim, ser eficaz em tiques e transtorno de Tourette, mas que esse efeito era reduzido nos esudos controlados com placebo. Destacaram também que os melhores efeitos aconteceram quando a EMTr era aplicada bilateralmente na área motora suplementar e em pacientes mais jovens[107].

Até o momento, poucos estudos exploraram o uso de ETCC em pacientes com tiques. Em 2008, Mrakic-Sposta et al. fizeram os primeiros relatos de caso, destacando a redução dos tiques após 5 dias consecutivos de aplicação no córtex motor esquerdo[108]. Carvalho et al.[109] e Eapen et al.[110] conseguiram a redução da gravidade dos tiques após 10 e 18 sessões, respectivamente, de ETCC catódica na área motora suplementar, efeito esse que perdurou por 6[109,110]. Contudo, Behler et al.[111] testaram 3 pacientes por 10 sessões em 5 dias consecutivos, de ETCC com cátodo colocado bilateralmente na área motora suplementar (30 minutos por sessão, 2 mA), mas sem reultado nos tiques[111]. Apesar de este último protocolo ter sido mais intenso, mostrou pior resultado, o que concorda com a possibilidade de que a ETCC catódica não mostra resultados lineares, ou seja, o aumento da intesidade poderia aumentar (e não reduzir) a excitabilidade cortical[112]. Porém, concordando com Dyke et al.[113], também não conseguiram mostrar a redução da gravidade dos tiques em 10 pacientes que foram monitorados por vídeo por apenas uma única sessão de tDCS catódica na área motora suplementar (1 mA por 20 minutos), quando comparados com uma sessão de ETCC falsa[113].

CONSIDERAÇÕES FINAIS

As técnicas de neuromodulação não invasiva vêm mostrando crescente interesse tanto no âmbito da pesquisa quanto na utilização clínica, combinadas ou não com os tratamentos farmacológicos e psicoterápicos usuais, dado seu perfil benéfico de efeitos colaterais e segurança. Alguns transtornos apresentam mais estudos e evidências do que outros, que ainda estão em investigação. Em geral, os estudos avaliam pacientes que são resistentes ao tratamento usual, mas é possível que com os avanços nas pesquisas, os tratamentos baseados em neuromodulação possam ser avaliados também como tratamento de primeira linha.

Vinheta clínica

Paciente de 22 anos, mulher, com quadro de pensamentos intrusivos com conteúdo de que estaria contaminada e que precisaria lavar as mãos para aliviar esses pensamentos. Faz esses rituais mais de 20 vezes ao dia e tem esse quadro há 2 anos. Já tentou tratamento com diversas medicações como venlafaxina, clomipramina, paroxetina, fluvoxamina e risperidona com resposta apenas parcial. Fez mais de 1 ano de terapia cognitivo-comportamental com melhora discreta do quadro.

Foi encaminhada para o serviço de neuromodulação para tratamento. Foi feito protocolo de estimulação cerebral profunda de alta frequência em cíngulo anterior, com 20 sessões, com provocação de sintomas obsessivos durante as sessões de EMT. Paciente teve redução de cerca de 50% dos sintomas obsessivo-compulsivos após o final das 20 sessões. Após isso, ela fez tratamento de manutenção e manteve essa melhora inicial. Retornou à terapia e obteve um ganho maior do que quando tinha feito anteriormente.

Esse caso ilustra o uso do protocolo aprovado pelo FDA para o tratamento do TOC em 2018, usando a bobina profunda para o TOC refratário. Nesse protocolo a estimulação é feita assim que um pensamento obsessivo vem após a provocação pelo médico. Isso apresenta eficácia clínica quando comparado ao grupo placebo e pode ser um tratamento útil para esse transtorno mental.

Para aprofundamento

- Brunoni AR, Sampaio-Junior B, Moffa AH, Aparício LV, Gordon P, Klein I, et al. Noninvasive brain stimulation in psychiatric disorders: a primer. Brazilian Journal of Psychiatry. 2019; 41(1):70-81.
  - ⇨ **Neste artigo os autores revisam os mecanismos de ação, tolerabilidade, eficácia, segurança e parâmetros clínicos de tratamentos em neuromodulação não invasiva.**
- Brunoni AR. Princípios e prática do uso da neuromodulação não invasiva em Psiquiatria. Artmed; 2019.
  - ⇨ **Neste livro são revisados os tipos de neuromodulação não invasiva, seus mecanismos e também qual a sua aplicabilidade em diversos transtornos mentais.**

REFERÊNCIAS BIBLIOGRÁFICAS

1. **Lefaucheur JP, Aleman A, Baeken C, Benninger DH, Brunelin J, Di Lazzaro V, et al. Evidence-based guidelines on the therapeutic use of repetitive transcranial magnetic stimulation (rTMS): an update (2014-2018). Clin Neurophysiol. 2020;131(2):474-528.**
   ⇨ **Este artigo revisa as evidências existentes para o uso terapêutico da EMT em diversas condições psiquiátricas e neurológicas.**
2. Fitzgibbon BM, Hoy KE, Knox LA, Guymer EK, Littlejohn G, Elliot D, et al. Evidence for the improvement of fatigue in fibromyalgia: a 4-week left dorsolateral prefrontal cortex repetitive transcranial magnetic stimulation randomized-controlled trial. Eur J Pain. 2018;22(7):1255-67.
3. Zhu CE, Yu B, Zhang W, Chen WH, Qi Q, Miao Y. Effectiveness and safety of transcranial direct current stimulation in fibromyalgia: a systematic review and meta-analysis. J Rehabil Med. 2017;49(1):2-9.
4. Drumond Marra HL, Myczkowski ML, Maia Memória C, Arnaut D, Leite Ribeiro P, Sardinha Mansur CG, et al. Transcranial magnetic stimulation to address mild cognitive impairment in the elderly: a randomized controlled study. Behav Neurol. 2015;2015:287843.
5. Padala PR, Padala KP, Lensing SY, Jackson AN, Hunter CR, Parkes CM, et al. Repetitive transcranial magnetic stimulation for apathy in mild cog-

nitive impairment: a double-blind, randomized, sham-controlled, cross-over pilot study. Psychiatry Res. 2018;261:312-8.

6. Wu Y, Xu W, Liu X, Xu Q, Tang L, Wu S. Adjunctive treatment with high frequency repetitive transcranial magnetic stimulation for the behavioral and psychological symptoms of patients with Alzheimer's disease: a randomized, double-blind, sham-controlled study. Shanghai Arch Psychiatry. 2015;27(5):280-8.
7. Rutherford G, Lithgow B, Moussavi Z. Short and long-term effects of rTMS treatment on Alzheimer's disease at different stages: a pilot study. J Exp Neurosci. 2015;9:43-51.
8. Koch G, Bonnì S, Pellicciari MC, Casula EP, Mancini M, Esposito R, et al. Transcranial magnetic stimulation of the precuneus enhances memory and neural activity in prodromal Alzheimer's disease. Neuroimage. 2018;169:302-11.
9. Alcalá-Lozano R, Morelos-Santana E, Cortés-Sotres JF, Garza-Villarreal EA, Sosa-Ortiz AL, González-Olvera JJ. Similar clinical improvement and maintenance after rTMS at 5 Hz using a simple vs. complex protocol in Alzheimer's disease. Brain Stimul. 2018;11(3):625-7.
10. Lee J, Choi BH, Oh E, Sohn EH, Lee AY. Treatment of alzheimer's disease with repetitive transcranial magnetic stimulation combined with cognitive training: a prospective, randomized, double-blind, placebo-controlled study. J Clin Neurol. 2016;12(1):57-64.
11. **Lefaucheur JP, Antal A, Ayache SS, Benninger DH, Brunelin J, Cogiamanian F, et al. Evidence-based guidelines on the therapeutic use of transcranial direct current stimulation (tDCS). Clin Neurophysiol. 2017;128(1):56-92.**

    ⇨ **Este artigo revisa as evidências existentes para o uso terapêutico da ETCC em diversas condições psiquiátricas e neurológicas.**
12. Boggio PS, Khoury LP, Martins DC, Martins OE, de Macedo EC, Fregni F. Temporal cortex direct current stimulation enhances performance on a visual recognition memory task in Alzheimer disease. J Neurol Neurosurg Psychiatry. 2009;80(4):444-7.
13. Cotelli M, Manenti R, Brambilla M, Petesi M, Rosini S, Ferrari C, et al. Anodal tDCS during face-name associations memory training in Alzheimer's patients. Front Aging Neurosci. 2014;6:38.
14. Suemoto CK, Apolinario D, Nakamura-Palacios EM, Lopes L, Leite RE, Sales MC, et al. Effects of a non-focal plasticity protocol on apathy in moderate alzheimer's disease: a randomized, double-blind, sham-controlled trial. Brain Stimul. 2014;7(2):308-13.
15. Khedr EM, Gamal NF, El-Fetoh NA, Khalifa H, Ahmed EM, Ali AM, et al. A double-blind randomized clinical trial on the efficacy of cortical direct current stimulation for the treatment of Alzheimer's disease. Front Aging Neurosci. 2014;6:275
16. Cosci F, Mansueto G. Biological and clinical markers in panic disorder. Psychiatry Investig. 2019;16(1):27-36.
17. Mantovani A, Aly M, Dagan Y, Allart A, Lisanby SH. Randomized sham controlled trial of repetitive transcranial magnetic stimulation to the dorsolateral prefrontal cortex for the treatment of panic disorder with comorbid major depression. J Affect Disord. 2013;144(1-2):153-9.
18. Deppermann S, Vennewald N, Diemer J, Sickinger S, Haeussinger FB, Notzon S, et al. Does rTMS alter neurocognitive functioning in patients with panic disorder/agoraphobia? An fNIRS-based investigation of prefrontal activation during a cognitive task and its modulation via sham-controlled rTMS. Biomed Res Int. 2014;2014:542526
19. Deppermann S, Vennewald N, Diemer J, Sickinger S, Haeussinger FB, Dresler T, et al. Neurobiological and clinical effects of fNIRS-controlled rTMS in patients with panic disorder/agoraphobia during cognitive-behavioural therapy. Neuroimage Clin. 2017;16:668-77.
20. Prasko J, Záleský R, Bares M, Horácek J, Kopecek M, Novák T, et al. The effect of repetitive transcranial magnetic stimulation (rTMS) add on serotonin reuptake inhibitors in patients with panic disorder: a randomized, double blind sham controlled study. Neuro Endocrinol Lett. 2007;28(1):33-8.
21. **Cirillo P, Gold AK, Nardi AE, Ornelas AC, Nierenberg AA, Camprodon J, et al. Transcranial magnetic stimulation in anxiety and trauma-related disorders: a systematic review and meta-analysis. Brain Behav. 2019;9(6):e01284.**

    ⇨ **Esta revisão sistemática e metanálise avalia o uso de EMT em transtornos de ansiedade e transtornos relacionados com o trauma.**
22. Yuan C, Zhu H, Ren Z, Yuan M, Gao M, Zhang Y, et al. Precuneus-related regional and network functional deficits in social anxiety disorder: a resting-state functional MRI study. Compr Psychiatry. 2018;82:22-9.
23. Heeren A, Billieux J, Philippot P, De Raedt R, Baeken C, de Timary P, et al. Impact of transcranial direct current stimulation on attentional bias for threat: a proof-of-concept study among individuals with social anxiety disorder. Soc Cogn Affect Neurosci. 2017;12(2):251-60.
24. Disner SG, Beevers CG, Gonzalez-Lima F. Transcranial laser stimulation as neuroenhancement for attention bias modification in adults with elevated depression symptoms. Brain Stimul. 2016;9(5):780-7.
25. Notzon S, Deppermann S, Fallgatter A, Diemer J, Kroczek A, Domschke K, et al. Psychophysiological effects of an iTBS modulated virtual reality challenge including participants with spider phobia. Biol Psychol. 2015;112:66-76.
26. Herrmann MJ, Katzorke A, Busch Y, Gromer D, Polak T, Pauli P, et al. Medial prefrontal cortex stimulation accelerates therapy response of exposure therapy in acrophobia. Brain Stimul. 2017;10(2):291-7.
27. Palm U, Kirsch V, Kübler H, Sarubin N, Keeser D, Padberg F, et al. Transcranial direct current stimulation (tDCS) for treatment of phobic postural vertigo: an open label pilot study. Eur Arch Psychiatry Clin Neurosci. 2019;269(2):269-72.
28. Nanjundaswamy MH, Varshney P, Thanki MV, Arunya B, Rai V, Mehta UM, et al. Theta burst stimulation for tokophobia during pregnancy. Brain Stimul. 2019;12(5):1322-4.
29. Substance Abuse and Mental Health Services Administration (US); Office of the Surgeon General (US). Facing addiction in America: the surgeon's general report on alcohol, drugs, and health. Washington (DC): US Department of Health and Human Services; 2016.
30. Philip NS, Sorensen DO, McCalley DM, Hanlon CA. Non-invasive brain stimulation for alcohol use disorders: state of the art and future directions. Neurotherapeutics. 2020;17(1):116-26.
31. **Coles AS, Kozak K, George TP. A review of brain stimulation methods to treat substance use disorders. Am J Addict. 2018;27(2):71-91.**

    ⇨ **Este artigo reúne as evidências existentes até o momento para o uso de tratamentos em neuromodulação para o tratamento de transtornos por uso de substâncias.**
32. Mishra BR, Praharaj SK, Katshu MZ, Sarkar S, Nizamie SH. Comparison of anticraving efficacy of right and left repetitive transcranial magnetic stimulation in alcohol dependence: a randomized double-blind study. J Neuropsychiatry Clin Neurosci. 2015;27(1):e54-9.
33. Girardi P, Rapinesi C, Chiarotti F, Kotzalidis GD, Piacentino D, Serata D, et al. Add-on deep transcranial magnetic stimulation (dTMS) in patients with dysthymic disorder comorbid with alcohol use disorder: a comparison with standard treatment. World J Biol Psychiatry. 2015;16(1):66-73.
34. den Uyl TE, Gladwin TE, Rinck M, Lindenmeyer J, Wiers RW. A clinical trial with combined transcranial direct current stimulation and alcohol approach bias retraining. Addict Biol. 2017;22(6):1632-40.
35. Klauss J, Penido Pinheiro LC, Silva Merlo BL, de Almeida Correia Santos G, Fregni F, Nitsche MA, et al. A randomized controlled trial of targeted prefrontal cortex modulation with tDCS in patients with alcohol dependence. Int J Neuropsychopharmacol. 2014;17(11):1793-803.
36. Trojak B, Meille V, Achab S, Lalanne L, Poquet H, Ponavoy E, et al. Transcranial magnetic stimulation combined with nicotine replacement therapy for smoking cessation: a randomized controlled trial. Brain Stimul. 2015;8(6):1168-74.
37. Prikryl R, Ustohal L, Kucerova HP, Kasparek T, Jarkovsky J, Hublova V, et al. Repetitive transcranial magnetic stimulation reduces cigarette consumption in schizophrenia patients. Prog Neuropsychopharmacol Biol Psychiatry. 2014;49:30-5.
38. Dinur-Klein L, Dannon P, Hadar A, Rosenberg O, Roth Y, Kotler M, et al. Smoking cessation induced by deep repetitive transcranial magnetic stimulation of the prefrontal and insular cortices: a prospective, randomized controlled trial. Biol Psychiatry. 2014;76(9):742-9.
39. Smith RC, Boules S, Mattiuz S, Youssef M, Tobe RH, Sershen H, et al. Effects of transcranial direct current stimulation (tDCS) on cognition, symptoms, and smoking in schizophrenia: a randomized controlled study. Schizophr Res. 2015;168(1-2):260-6.
40. Boggio PS, Liguori P, Sultani N, Rezende L, Fecteau S, Fregni F. Cumulative priming effects of cortical stimulation on smoking cue-induced craving. Neurosci Lett. 2009;463(1):82-6.

41. Benseñor IM, Brunoni AR, Pilan LA, Goulart AC, Busatto GF, Lotufo PA, et al. Cardiovascular risk factors in patients with first-episode psychosis in São Paulo, Brazil. General Hospital Psychiatry. 2012;34(3):268-75.
42. Andreasen NC, Arndt S, Alliger R, Miller D, Flaum M. Symptoms of schizophrenia: methods, meanings, and mechanisms. Arch Gen Psychiatry. 1995;52(5):341-51.
43. Bressan RA, Chaves AC, Pilowsky LS, Shirakawa I, Mari JJ. Depressive episodes in stable schizophrenia: critical evaluation of the DSM-IV and ICD-10 diagnostic criteria. Psychiatry Res. 2003;117(1):47-56.
44. Slotema CW, Blom JD, Hoek HW, Sommer IE. Should we expand the toolbox of psychiatric treatment methods to include repetitive transcranial magnetic stimulation (rTMS)? A meta-analysis of the efficacy of rTMS in psychiatric disorders. J Clin Psychiatry. 2010;71(7):873-84.
45. Hoffman RE, McGlashan TH. Using a speech perception neural network simulation to explore normal neurodevelopment and hallucinated "voices" in schizophrenia. Prog Brain Res. 1999;121:311-25.
46. Aleman A, Sommer IE, Kahn RS. Efficacy of slow repetitive transcranial magnetic stimulation in the treatment of resistant auditory hallucinations in schizophrenia: a meta-analysis. J Clin Psychiatry. 2007;68(3):416-21.
47. Zhang Y, Liang W, Yang S, Dai P, Shen L, Wang C. Repetitive transcranial magnetic stimulation for hallucination in schizophrenia spectrum disorders: a meta-analysis. Neural Regen Res. 2013;8(28):2666-76.
48. Lee SH, Kim W, Chung YC, Jung KH, Bahk WM, Jun TY, et al. A double blind study showing that two weeks of daily repetitive TMS over the left or right temporoparietal cortex reduces symptoms in patients with schizophrenia who are having treatment-refractory auditory hallucinations. Neurosci Lett. 2005;376(3):177-81.
49. Rosenberg O, Gersner R, Klein LD, Kotler M, Zangen A, Dannon P. Deep transcranial magnetic stimulation add-on for the treatment of auditory hallucinations: a double-blind study. Ann Gen Psychiatry. 2012;11:13.
50. Brunelin J, Mondino M, Gassab L, Haesebaert F, Gaha L, Suaud-Chagny MF, et al. Examining transcranial direct-current stimulation (tDCS) as a treatment for hallucinations in schizophrenia. Am J Psychiatry. 2012;169(7):719-24.
51. Kim J, Iwata Y, Plitman E, Caravaggio F, Chung JK, Shah P, et al. A meta-analysis of transcranial direct current stimulation for schizophrenia: "Is more better?" J Psychiatr Res. 2019;110:117-26.
52. Yang F, Fang X, Tang W, Hui L, Chen Y, Zhang C, et al. Effects and potential mechanisms of transcranial direct current stimulation (tDCS) on auditory hallucinations: a meta-analysis. Psychiatry Res. 2019;273:343-9.
53. Ananth J, Djenderdjian A, Shamasunder P, Costa J, Herrera J, Sramek J. Negative symptoms: psychopathological models. J Psychiatry Neurosci. 1991;16(1):12-8.
54. Tamminga CA, Buchanan RW, Gold JM. The role of negative symptoms and cognitive dysfunction in schizophrenia outcome. Int Clin Psychopharmacol. 1998;13 Suppl 3:S21-6.
55. Schneider AL, Schneider TL, Stark H. Repetitive transcranial magnetic stimulation (rTMS) as an augmentation treatment for the negative symptoms of schizophrenia: a 4-week randomized placebo controlled study. Brain Stimul. 2008;1(2):106-11.
56. Hill K, Mann L, Laws KR, Stephenson CM, Nimmo-Smith I, McKenna PJ. Hypofrontality in schizophrenia: a meta-analysis of functional imaging studies. Acta Psychiatr Scand. 2004;110(4):243-56.
57. Potkin SG, Alva G, Fleming K, Anand R, Keator D, Carreon D, et al. A PET study of the pathophysiology of negative symptoms in schizophrenia. Am J Psychiatry. 2002;159(2):227-37.
58. Wolkin A, Sanfilipo M, Wolf AP, Angrist B, Brodie JD, Rotrosen J. Negative symptoms and hypofrontality in chronic schizophrenia. Arch Gen Psychiatry. 1992;49(12):959-65.
59. Cohen JD, Perlstein WM, Braver TS, Nystrom LE, Noll DC, Jonides J, et al. Temporal dynamics of brain activation during a working memory task. Nature. 1997;386(6625):604-8
60. Kishimoto H, Yamada K, Iseki E, Kosaka K, Okoshi T. Brain imaging of affective disorders and schizophrenia. Psychiatry Clin Neurosci. 1998;52 Suppl:S212-4.
61. Sabri O, Erkwoh R, Schreckenberger M, Cremerius U, Schulz G, Dickmann C, et al. Regional cerebral blood flow and negative/positive symptoms in 24 drug- naive schizophrenics. J Nucl Med. 1997;38(2):181-8.
62. Molina Rodríguez V, Montz Andrée R, Pérez Castejón MJ, Gutiérrez Labrador R, Ferre Navarrete F, Carreas Delgado JL, et al. Cerebral perfusion correlates of negative symptomatology and parkinsonism in a sample of treatment-refractory schizophrenics: an exploratory 99mTc-HMPAO SPET study. Schizophr Res. 1997;25(1):11-20.
63. Cohen E, Bernardo M, Masana J, Arrufat FJ, Navarro V, Valls-Solé, et al. Repetitive transcranial magnetic stimulation in the treatment of chronic negative schizophrenia: a pilot study. J Neurol Neurosurg Psychiatry. 1999;67(1):129-30.
64. Kennedy NI, Lee WH, Frangou S. Efficacy of non-invasive brain stimulation on the symptom dimensions of schizophrenia: a meta-analysis of randomized controlled trials. Eur Psychiatry. 2018;49:69-77.
65. Dlabac-de Lange JJ, Knegtering R, Aleman A. Repetitive transcranial magnetic stimulation for negative symptoms of schizophrenia: review and meta-analysis. J Clin Psychiatry. 2010;71(4):411-8.
66. Rabany L, Deutsch L, Levkovitz Y. Double-blind, randomized sham controlled study of deep-TMS add-on treatment for negative symptoms and cognitive deficits in schizophrenia. J Psychopharmacol. 2014;28(7):686-90.
67. Aleman A, Enriquez-Geppert S, Knegtering H, Dlabac-de Lange JJ. Moderate effects of noninvasive brain stimulation of the frontal cortex for improving negative symptoms in schizophrenia: meta-analysis of controlled trials. Neurosci Biobehav Rev. 2018;89:111-8.
68. **Lee DJ, Elias GJB, Lozano AM. Neuromodulation for the treatment of eating disorders and obesity. Ther Adv Psychopharmacol. 2018;8(2):73-92.**
   ⇨ **Este artigo revisa as evidências existentes para os tratamentos baseados em neuromodulação nos transtornos alimentares.**
69. Dalton B, Bartholdy S, Campbell IC, Schmidt U. Neurostimulation in clinical and sub-clinical eating disorders: a systematic update of the literature. Curr Neuropharmacol. 2018;16(8):1174-92.
70. Van den Eynde F, Guillaume S, Broadbent H, Campbell IC, Schmidt U. Repetitive transcranial magnetic stimulation in anorexia nervosa: a pilot study. Eur Psychiatry. 2013;28(2):98-101.
71. McClelland J, Kekic M, Bozhilova N, Nestler S, Dew T, Van den Eynde F, et al. A randomised controlled trial of neuronavigated repetitive transcranial magnetic stimulation (rTMS) in anorexia nervosa. PLoS One. 2016;11(3):e0148606.
72. Khedr EM, Elfetoh NA, Ali AM, Noamany M. Anodal transcranial direct current stimulation over the dorsolateral prefrontal cortex improves anorexia nervosa: a pilot study. Restor Neurol Neurosci. 2014;32(6):789-97.
73. Van den Eynde F, Claudino AM, Mogg A, Horrell L, Stahl D, Ribeiro W, et al. Repetitive transcranial magnetic stimulation reduces cue-induced food craving in bulimic disorders. Biol Psychiatry. 2010;67(8):793-5.
74. Gay A, Jaussent I, Sigaud T, Billard S, Attal J, Seneque M, et al. A lack of clinical effect of high-frequency rTMS to dorsolateral prefrontal cortex on bulimic symptoms: a randomised, double-blind trial. Eur Eat Disord Rev. 2016;24(6):474-81.
75. Kekic M, McClelland J, Bartholdy S, Boysen E, Musiat P, Dalton B, et al. Single-session transcranial direct current stimulation temporarily improves symptoms, mood, and self-regulatory control in bulimia nervosa: a randomised controlled trial. PLoS One. 2017;12(1):e0167606.
76. van den Heuvel OA, van Wingen G, Soriano-Mas C, Alonso P, Chamberlain SR, Nakamae T, et al. Brain circuitry of compulsivity. Eur Neuropsychopharmacol. 2016;26(5):810-27.
77. Greenberg BD, Ziemann U, Corá-Locatelli G, Harmon A, Murphy DL, Keel JC, et al. Altered cortical excitability in obsessive-compulsive disorder. Neurology. 2000;54(1):142-7.
78. Martin JL, Barbanoj MJ, Pérez V, Sacristán M. Transcranial magnetic stimulation for the treatment of obsessive-compulsive disorder. Cochrane Database Syst Rev. 2003;2003(3):CD003387.
79. Richter MA, de Jesus DR, Hoppenbrouwers S, Daigle M, Deluce J, Ravindran LN, et al. Evidence for cortical inhibitory and excitatory dysfunction in obsessive compulsive disorder. Neuropsychopharmacology. 2012;37(5):1144-51.
80. Mantovani A, Rossi S, Bassi BD, Simpson HB, Fallon BA, Lisanby SH. Modulation of motor cortex excitability in obsessive-compulsive disorder: an exploratory study on the relations of neurophysiology measures with clinical outcome. Psychiatry Res. 2013;210(3):1026-32.
81. Ma X, Huang Y, Liao L, Jin Y. A randomized double-blinded sham-controlled trial of α electroencephalogram-guided transcranial magnetic stimulation for obsessive-compulsive disorder. Chin Med J (Engl). 2014;127(4):601-6.

82. Pedapati E, DiFrancesco M, Wu S, Giovanetti C, Nash T, Mantovani A, et al. Neural correlates associated with symptom provocation in pediatric obsessive compulsive disorder after a single session of sham-controlled repetitive transcranial magnetic stimulation. Psychiatry Res. 2015;233(3):466-73.
83. Trevizol AP, Shiozawa P, Cook IA, Sato IA, Kaku CB, Guimarães FB, et al. Transcranial magnetic stimulation for obsessive-compulsive disorder: an updated systematic review and meta-analysis. J ECT. 2016;32(4):262-6.
84. Carmi L, Alyagon U, Barnea-Ygael N, Zohar J, Dar R, Zangen A. Clinical and electrophysiological outcomes of deep TMS over the medial prefrontal and anterior cingulate cortices in OCD patients. Brain Stimul. 2018;11(1):158-65.
85. Nauczyciel C, Le Jeune F, Naudet F, Douabin S, Esquevin A, Vérin M, et al. Repetitive transcranial magnetic stimulation over the orbitofrontal cortex for obsessive-compulsive disorder: a double-blind, crossover study. Transl Psychiatry. 2014;4(9):e436.
86. Rapinesi C, Kotzalidis GD, Ferracuti S, Sani G, Girardi P, Del Casale A. Brain stimulation in obsessive-compulsive disorder (OCD): a systematic review. Curr Neuropharmacol. 2019;17(8):787-807.
87. Narayanaswamy JC, Jose D, Chhabra H, Agarwal SM, Shrinivasa B, Hegde A, et al. Successful application of add-on transcranial direct current stimulation (tDCS) for treatment of SSRI resistant OCD. Brain Stimul. 2015;8(3):655-7.
88. D'Urso G, Brunoni AR, Mazzaferro MP, Anastasia A, de Bartolomeis A, Mantovani A. Transcranial direct current stimulation for obsessive–compulsive disorder: a randomized, controlled, partial crossover trial. Depress Anxiety. 2016;33(12):1132-40.
89. Hazari N, Narayanaswamy JC, Chhabra H, Bose A, Venkatasubramanian G, Reddy YC. Response to transcranial direct current stimulation in a case of episodic obsessive compulsive disorder. J ECT. 2016;32(2):144-6.
90. Mondino M, Haesebaert F, Poulet E, Saoud M, Brunelin J. Efficacy of cathodal transcranial direct current stimulation over the left orbitofrontal cortex in a patient with treatment-resistant obsessive-compulsive disorder. J ECT. 2015;31(4):271-2.
91. Palm U, Leitner B, Kirsch B, Behler N, Kumpf U, Wulf L, et al. Prefrontal tDCS and sertraline in obsessive compulsive disorder: a case report and review of the literature. Neurocase. 2017;23(2):173-7.
92. Silva RMF, Brunoni AR, Miguel EC, Shavitt RG. Transcranial direct current stimulation for treatment-resistant obsessive-compulsive disorder: report on two cases and proposal for a randomized, sham-controlled trial. Sao Paulo Medical Journal, 2016;134(5):446-50.
93. D'Urso G, Brunoni AR, Anastasia A, Micillo M, de Bartolomeis A, Mantovani A. Polarity-dependent effects of transcranial direct current stimulation in obsessive-compulsive disorder. Neurocase. 2016;22(1):60-4.
94. Gowda SM, Narayanaswamy JC, Hazari N, Bose A, Chhabra H, Balachander S, et al. Efficacy of pre-supplementary motor area transcranial direct current stimulation for treatment resistant obsessive compulsive disorder: a randomized, double blinded, sham controlled trial. Brain Stimul. 2019;12(4):922-9.
95. Bation R, Mondino M, Le Camus F, Saoud M, Brunelin J. Transcranial direct current stimulation in patients with obsessive compulsive disorder: a randomized controlled trial. Eur Psychiatry. 2019;62:38-44.
96. Ahmadizadeh MJ, Rezaei M. Unilateral right and bilateral dorsolateral prefrontal cortex transcranial magnetic stimulation in treatment post-traumatic stress disorder: a randomized controlled study. Brain Res Bull. 2018;140:334-40.
97. Osuch EA, Benson BE, Luckenbaugh DA, Geraci M, Post RM, McCann U. Repetitive TMS combined with exposure therapy for PTSD: a preliminary study. J Anxiety Disord. 2009;23(1):54-9.
98. Kozel FA, Van Trees K, Larson V, Phillips S, Hashimie J, Gadbois B, et al. One hertz versus ten hertz repetitive TMS treatment of PTSD: a randomized clinical trial. Psychiatry Res. 2019;273:153-62.
99. Isserles M, Shalev AY, Roth Y, Peri T, Kutz I, Zlotnick E, et al. Effectiveness of deep transcranial magnetic stimulation combined with a brief exposure procedure in post-traumatic stress disorder-a pilot study. Brain Stimul. 2013;6(3):377-83.
100. Ahmadizadeh MJ, Rezaei M, Fitzgerald PB. Transcranial direct current stimulation (tDCS) for post-traumatic stress disorder (PTSD): a randomized, double-blinded, controlled trial. Brain Res Bull. 2019;153:273-8.
101. Münchau A, Bloem BR, Thilo KV, Trimble MR, Rothwell JC, Robertson MM. Repetitive transcranial magnetic stimulation for Tourette syndrome. Neurology. 2002;59(11):1789-91.
102. Chae JH, Nahas Z, Wassermann E, Li X, Sethuraman G, Gilbert D, et al. A pilot safety study of repetitive transcranial magnetic stimulation (rTMS) in Tourette's syndrome. Cogn Behav Neurol. 2004;17(2):109-17.
103. Mantovani A, Lisanby SH, Pieraccini F, Ulivelli M, Castrogiovanni P, Rossi S. Repetitive transcranial magnetic stimulation (rTMS) in the treatment of obsessive-compulsive disorder (OCD) and Tourette's syndrome (TS). Int J Neuropsychopharmacol. 2006;9(1):95-100.
104. Kwon HJ, Lim WS, Lim MH, Lee SJ, Hyun JK, Chae JH, et al. 1-Hz low frequency repetitive transcranial magnetic stimulation in children with Tourette's syndrome. Neurosci Lett. 2011;492(1):1-4.
105. Le K, Liu L, Sun M, Hu L, Xiao N. Transcranial magnetic stimulation at 1 Hertz improves clinical symptoms in children with Tourette syndrome for at least 6 months. J Clin Neurosci. 2013;20(2):257-62.
106. Landeros-Weisenberger A, Mantovani A, Motlagh MG, de Alvarenga PG, Katsovich L, Leckman JF, et al. Randomized sham controlled double-blind trial of repetitive transcranial magnetic stimulation for adults with severe Tourette syndrome. Brain Stimul. 2015;8(3):574-81.
107. Hsu CW, Wang LJ, Lin PY. Efficacy of repetitive transcranial magnetic stimulation for Tourette syndrome: a systematic review and meta-analysis. Brain Stimul. 2018;11(5):1110-8.
108. Mrakic-Sposta S, Marceglia S, Mameli F, Dilena R, Tadini L, Priori A. Transcranial direct current stimulation in two patients with Tourette syndrome. Mov Disord. 2008;23(15):2259-61.
109. Carvalho S, Gonçalves ÓF, Soares JM, Sampaio A, Macedo F, Fregni F, et al. Sustained effects of a neural-based intervention in a refractory case of tourette syndrome. Brain Stimul. 2015;8(3):657-9.
110. Eapen V, Baker R, Walter A, Raghupathy V, Wehrman JJ, Sowman PF. The role of transcranial direct current stimulation (tDCS) in tourette syndrome: a review and preliminary findings. Brain Sci. 2017;7(12):161.
111. Behler N, Leitner B, Mezger E, Weidinger E, Musil R, Blum B, et al. Cathodal tDCS over motor cortex does not improve tourette syndrome: lessons learned from a case series. Front Behav Neurosci. 2018;12:194.
112. Batsikadze G, Moliadze V, Paulus W, Kuo MF, Nitsche MA. Partially non-linear stimulation intensity-dependent effects of direct current stimulation on motor cortex excitability in humans. J Physiol. 2013;591(7):1987-2000.
113. Dyke K, Jackson GM, Nixon E, Jackson SR. Effects of single-session cathodal transcranial direct current stimulation on tic symptoms in Tourette's syndrome. Exp Brain Res. 2019;237(11):2853-63.

4

Neuromodulação não invasiva na neurologia e neurocirurgia

Daniel Ciampi A. de Andrade
Gabriel Taricani Kubota
Leandro da Costa Lane Valiengo
Ricardo Galhardoni
Valéria de Paula Richinho
Wellingson Paiva

Sumário

Pontos-chave

- Neuromodulação não invasiva é uma modalidade terapêutica que pode ser utilizada para tratamento da dor crônica e neuropática, engloba sob esse termo duas distintas técnicas estimulação magnética transcraniana (EMT) e estimulação transcraniana por corrente contínua (ETCC).
- A estimulação magnética transcraniana repetitiva (EMTr) recebeu recomendação pelo consenso latino-americano nível A para tratamento de dor neuropática e fibromialgia. Nível B para tratamento de dor musculoesquelética e miofascial, síndrome complexa de dor regional e enxaqueca.
- EMT pode ainda ser utilizada para mapeamento cortical, planejamento cirúrgico e localização de alvos profundos e de áreas não eloquentes.
- EMT pode ser usada também como ferramenta neurofisiológica; sendo que atualmente há mais de 25 parâmetros dos quais, os mais comuns utilizados são: inibição intracortical, facilitação intracortical e período silente. A inibição e facilitação, referem-se as vias GABAérgicas e glutamatérgicas, respectivamente. E cada etiologia apresenta um padrão de excitabilidade cortical.
- ETCC é uma técnica mais acessível e menos custosa, pode ser associada a outras modalidades terapêuticas, como exercícios físicos ou estimulação elétrica periférica. Pelo consenso latino-americano recebeu nível A para tratamento de fibromialgia, com corrente anódica posicionada sobre o M1. E nível B para tratamento de dor neuropática periférica, dor abdominal e pélvica, além de enxaqueca.

INTRODUÇÃO

Define-se neuromodulação a inibição ou a estimulação do sistema nervoso por meio de procedimentos físicos, químicos ou celulares indiretos visando modificar o seu desempenho funcional. Entre esses procedimentos, encontram-se, além do tratamento farmacológico, medicina física e reabilitação, métodos que atuam por meio de estímulos elétricos no córtex cerebral, núcleos da base ou medula espinhal. Os últimos podem ser classificados em invasivos e não invasivos. Este capítulo discutirá a estimulação magnética transcraniana repetitiva (EMT-r) e a estimulação transcraniana por corrente contínua (ETCC) como os métodos não invasivos. No caso de doentes refratários ao tratamento clínico, as terapias invasivas são alternativas, entre elas, o implante de eletrodos para estimulação do córtex motor, cerebral profunda, de nervo periférico ou medular, de acordo com indicações específicas.

A estimulação magnética transcraniana (EMT) modula a atividade de estruturas corticais de forma não invasiva. A EMT se baseia no princípio de Faraday, em que a passagem de corrente elétrica por uma bobina gera campo eletromagnético. Esse campo é capaz de gerar diferença de potencial a alguns centímetros da bobina e, quando aplicado a tecido vivo, leva a despolarização de neurônios por meio da criação de corrente elétrica induzida. Um campo eletromagnético de 1,9 Tesla gera corrente induzida no córtex cerebral a aproximadamente 2 cm da bobina, levando a despolarização de neurônios[1].

A aplicação de estímulos corticais repetitivos, por meio da EMT-r foi inicialmente proposta e estudada para o tratamento do transtorno depressivo, contudo, a técnica tem demonstrado benefícios potenciais para o tratamento de outros transtornos psiquiátricos e neurológicos, incluindo os sintomas negativos da esquizofrenia, as alucinações auditivas, os zumbidos e a reabilitação de déficit motor decorrente de acidente vascular encefálico[2]. Ademais, demonstrou-se que a EMT-r na região do córtex motor primário (M1) ou do córtex pré-frontal dorsolateral (CPFDL) reduz a percepção de dor em voluntários sadios, bem como induz efeitos analgésicos em condições dolorosas crônicas incluindo fibromialgia, dor neuropática e síndrome de dor complexa regional tipo I[3,4]. Os mecanismos relacionados aos efeitos citados são ainda incertos, no entanto ensaios em humanos e animais têm expandido nos últimos anos, com informações que podem auxiliar no esclarecimento de mecanismos e de novas aplicabilidades terapêuticas para a EMT-r.

A estimulação transcraniana por corrente contínua (ETCC) é uma técnica não invasiva que consiste na aplicação de uma corrente elétrica de baixa intensidade, de 0,5 mA a 3 mA, através de eletrodos colocados sobre a pele, com a finalidade de despolarizar ou hiperpolarizar neurônios cerebrais levando a efeitos neuromodulatórios e efeitos de neuroplasticidade[5]. A estimulação anódica classicamente tem função neuronal excitatória enquanto a catódica tem função inibitória. A duração do estímulo deve ter o tempo mínimo de 5 minutos para produzir efeito biológico[5].

ESTIMULAÇÃO MAGNÉTICA TRANSCRANIANA

A estimulação magnética transcraniana baseia-se no princípio da Lei de Faraday, descrito em 1838, que enuncia que a força eletromotriz é capaz de gerar campos eletromagnéticos; assim é a bobina de EMT quando a corrente elétrica passa por ela e é dissipada no escalpo do sujeito, gerando no encéfalo um campo eletromagnético[6]. A EMT desponta como alternativa de investigação neurofisiológica indolor à estimulação elétrica direta das estruturas do sistema nervoso central e periférica, na década de 1980, quando Antony Baker, físico médico da Universidade de Sheffield, na Inglaterra, apresenta a primeira máquina capaz de realizar potenciais evocados motores em pacientes acordados sem gerar desconforto. Nesse momento, a EMT não era vista como ferramenta terapêutica; ela ganha esse destaque primeiro na psiquiatria e posteriormente na neurologia, como forma de selecionar pacientes para implantes de estimuladores elétricos. Contudo, ao realizar testes terapêuticos com EMT, percebeu-se que ela poderia ser utilizada como ferramenta terapêutica *per se*[7].

Atualmente, dentro do campo da neurologia/neurocirugia, utiliza-se a EMT para tratamento de afecções neurológicas e também acoplado-a aos sistemas de neuronavegação para mapeamentos de regiões cerebrais, bem como planejamentos cirúrgicos como forma de auxiliar no momento da abordagem operatória.

Por isso, podemos distinguir a EMT em duas distintas categorias: a EMT terapêutica, que utiliza pulsos repetitivos e a EMT para medidas neurofisiológica, por meio de pulsos simples e pareados.

PRINCÍPIOS BÁSICOS DA EMT

O aparelho de EMT guarda dentro de si uma grande quantidade de energia, quando o botão de disparo é acionado, um pulso de corrente, com duração de microssegundos, passa através de um cabo que está conectado à bobina e é dissipado no local de aplicação, por exemplo, a região do córtex motor primário. Na Figura 1, podem-se notar os componentes essenciais para o funcionamento da máquina de EMT: o gerador de voltagem (V), capacitor (C), Resistor (R), Tristor (T), o interruptor (i) e a bobina.

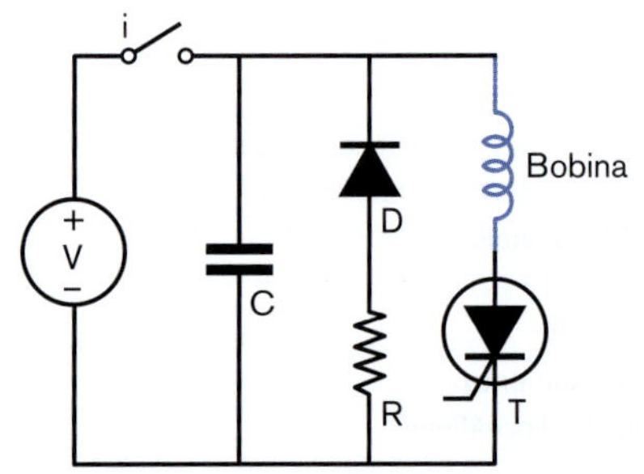

Figura 1 Componente do aparelho de estimulação magnética transcraniana (EMT).
C: capacitor; i: interruptor; R: resistor; T: tiristor; V: gerador de voltagem; D: diodo. Desenho do autor.

Como citado anteriormente, quando aplicamos um estímulo denominamos de pulso simples; quando associamos mais de um pulso no mesmo momento de aplicação, chamamos de pulso pareado; e quando os aplicamos em sequência de séries dá-se o nome de EMT repetitiva (EMTr)[8] . Ainda, a EMT repetitiva pode ser desmembrada na chamada EMT convencional, quando aplicada baixas ou alta frequências; e os protocolos padronizados, termo utilizado para frequências como o *thetaburst* contínuo e intermitente ou corrente do tipo quadripulso (estes últimos não serão abordados neste capítulo, para um aprofundamento consulte Groppa et al.[9]).

Os mecanismos de ação da EMT no cérebro humano não são totalmente conhecidos, o campo magnético na ordem de 1-3 Tesla, induzido no encéfalo é capaz de despolarizar os neurônios, que por sua vez geram potenciais de ação e espraiam-se através das zonas de abrangências destes neurônios, ativando conexões aferentes e eferentes. O efeito resultante da EMT depende em vários aspectos da condição de saúde do sujeito submetido a ela, mas também dos parâmetros escolhidos no momento da aplicação[10].

TIPOS DE BOBINAS

O tipo mais comum de bobina utilizada nos estudos consiste em duas asas adjacentes, em tradução literal, dando origem a chamada bobina figura de 8. Esse formato permite uma focalidade melhor na região superficial do córtex abaixo do segmento central da bobina, nessa região as fibras neuronais com maior probabilidade de serem estimuladas são as paralelas ao segmento central da bobina. É sabido que o ângulo formado entre as asas da bobina afeta diretamente na sua eficiência e focalidade, por exemplo, bobinas com elementos que não tangenciam o escalpo induzem um acúmulo de carga na superfície e acabam por reduzir a eficiência da bobina[8]. No geral, ângulos menores que 180º tem as asas da bobina mais tangenciais ao escalpo e aumentam a eficiência destas. O mais conveniente, no entanto, é colocar a bobina de forma que ela fique tangencialmente ao escalpo refinando assim a focalização[11].

Por outro lado, muitos estudos foram feitos com bobinas circulares de diferentes tamanhos. Diâmetros mais largos permitem estimulações diretas de regiões mais profundas do cérebro, mas com menos focalidade. Outro tipo de bobina que merece destaque é a chamada duplo-cone, essa bobina é formada por duas bobinas figuras de 8, separadas por um ângulo de 95º. Essa bobina gera um campo menos focal, mas mais forte, quando comparado com a bobina figura de 8 clássica, o que permite atingir áreas mais profundas, como o cerebelo e a própria ínsula ou representações da região pélvica e membros inferiores; uma desvantagem desta bobina é que com o aumento da intensidade, ela aumenta proporcionalmente o desconforto sentido pelo sujeito submetido a EMT[12].

Por último, mais recentemente têm sido especuladas e estudadas as bobinas H. Essas bobinas permitem a estimulação de um campo mais profundo do cérebro, porém com uma focalidade bem menor, o que acaba por gerar uma estimulação não focal[13].

EMT PARA MEDIDA NEUROFISIOLÓGICA

Excitabilidade cortical

Talvez o termo mais conhecido e atribuído para o uso da EMT para realizar medidas neurofisiológicas seja excitabilidade cortical, que por definição é a força da resposta dos neurônios corticais a uma determinada estimulação, que reflete a reatividade dos neurônios e a especificidade da resposta; em outras palavras, a excitabilidade cortical, representa o funcionamento do sistema nervoso[14]. Portanto, é possível avaliar o funcionamento das vias corticoespinais. Atualmente existem mais de 25 medidas que coletivamente são denominadas de excitabilidade cortical[10].

Entretanto, algumas delas são mais reprodutíveis que outras, e por isso apresentam melhor correlação com fenômenos clínicos; assim escolheu-se arbitrariamente algumas delas para compor esse capítulo. Por exemplo, há correlação entre mudança de medidas de excitabilidade cortical e maior propensão à ocorrência de crises convulsivas em epilépticos ou sintomas depressivos em pacientes deprimidos[15]. Entre essas medidas mais estudadas estão o limiar motor de repouso, que é utilizado para escolher qual intensidade de estimulação será utilizada nos protocolos de EMT repetitiva, o potencial evocado motor e a sua curva de recrutamento, a inibição intracortical de intervalo curto (IICIC) e a facilitação intracortical, advogam a respeito do funcionamento dos sistemas GABAérgicos e glutamatérgicos, respectivamente. As medidas de parâmetros da excitabilidade cortical são realizadas de maneira não invasiva e sua execução leva poucos minutos[16]. Ao longo dos anos, demonstrou-se que diferentes etiologias apresentam padrões de excitabilidade cortical totalmente defeituosos, por exemplo, doentes fibromiálgicos apresentam facilitação e inibição intracortical diminuídos, enquanto pacientes portadores de dores faciais atípicas apresentam inibição intracortical diminuídos[17-21].

A Figura 2 mostra uma medida de facilitação intracortical abolida, em doentes com dores crônicas.

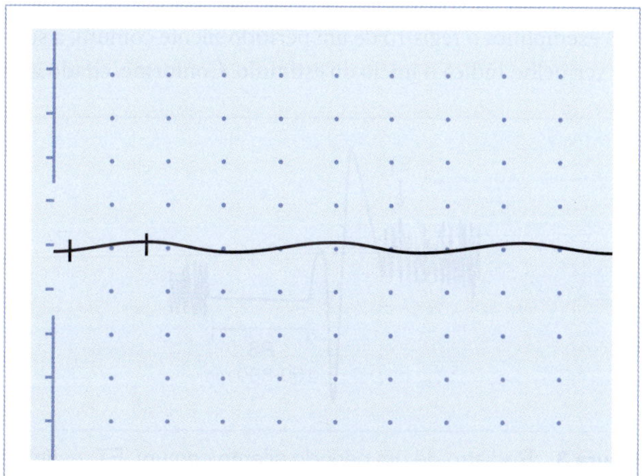

Figura 2 Curva de resposta ao potencial evocado motor.
Fonte: Acervo pessoal (Dr. Ricardo Galhardoni).

Período silente

O período silente (PS) é definido como o tempo decorrido desde o início do potencial evocado motor até a retomada do registro eletromiográfico, o que nos indica que o registro do PS só pode ser realizado com o músculo alvo em contração voluntária. O período silente situa-se entre 150-300 ms, a forma como normalmente o PS é medido, um único nível de intensidade, não permitem uma relação entre a intensidade do estímulo e a duração do PS[9]. É possível que a duração do PS seja apenas anormal nas intensidades de estímulo mais baixas, mas normal na intensidade do estímulo usada para a EMT diagnóstica. As medidas clínicas do SP são um subproduto que pode indicar inibição intracortical anormal no M1. Essa informação não é fornecida pela amplitude ou latência do potencial evocado motor (MEP).

Diante dessas limitações, duas estratégias podem ser adotadas para estimar a duração do SP. Ambas as estratégias usam todas as gravações do SP (5 a 6 registros por músculo) para estimar a duração característica do SP. O primeiro método calcula a duração média do SP (ou mediana) com base em medições experimentais por estudo da duração do SP. Em um único ensaio, o SP é medido como o tempo decorrido desde o início do MEP até a recorrência da atividade eletromiográfica (EMG) tônica voluntária. Determinar o fim do SP às vezes é difícil, pois a atividade voluntária de EMG não se recupera abruptamente, mas gradualmente. Além disso, o pulso de EMT pode induzir dois períodos de silentes da EMG interrompidos por um curto período de atividade EMG. Nesse caso, é difícil decidir se o final do primeiro ou do segundo período de silente de EMG marca o fim do SP. Portanto, é importante especificar os critérios para definir o final do SP com base em um único teste. Assim, se a atividade EMG atingir ou exceder a linha de base pré-EMT e durar pelo menos 50 ms, a atividade EMG recorrente marcará o fim do PS. Nesse caso, a ocorrência da primeira atividade EMG visível marca o final do PS[8].

Há diferenças substanciais inter-individuais na duração do PS em sujeitos saudáveis, o que dificulta a criação de uma curva de normalidade, porém a assimetria referente ao lado direito e esquerdo em sujeitos normais não ultrapassa 20%. A Figura 3 exemplifica o registro de um período silente comum, a seta em vermelho indica o início do estímulo. Conforme, citado anteriormente o período silente pode estar encurtado ou abolido em condições de dano em interneurônios do M1, exemplo desta condição são doentes que sofreram acidente vascular encefálico com infartos isquêmicos circunscritos a região do córtex motor, em oposição, doentes que sofreram acidente vascular encefálico em regiões fora do M1 apresentam um prolongamento do período silente. Outras condições apresentam alterações do PS como em patologias que reduzem a excitabilidade aferente, ou déficit de atenção. Por isso, o uso do PS em doentes individualmente é limitado[12].

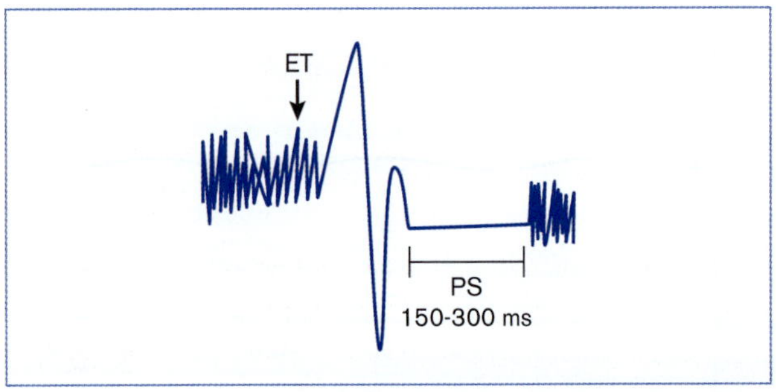

Figura 3 Registro de um período silente comum. ET: estímulo teste; PS: período silente, que ocorre entre 150-300 ms, com registro ocorrendo em 50 µV e 5 ms.
Fonte: desenho do autor.

EMT ASSOCIADA À NEURONAVEGAÇÃO

Tradicionalmente a escolha do local para realizar a EMTr é feita com o uso da medida em centímetros dos marcadores externos até o alvo escolhido ou pela visualização do potencial evocado, seja na região motora, produzindo movimento involuntário do músculo representado no córtex motor ou fosfenas ao estimular o córtex visual[22].

A neuronavegação é ferramenta útil para diversas finalidades, como mapeamento do córtex motor através de EMT, sessão de tratamento com EMTr combinado com neuronavegação e marcação de alvos profundos para a estimulação magnética transcraniana[12,23]. Embora ainda muito restrita ao ambiente hospitalar e centros de pesquisa, decorrente de seus custos são altos, a neuronavegação expande a possibilidade de uso da EMTr, pois permite que áreas profundas sejam acessadas com precisão e áreas superficiais precisamente localizadas. O método de neuronavegação em si é bastante simples, conforme demonstrado na Figura 4, na qual pode-se notar o esquema para realizar uma sessão de neuronavegação.

APLICAÇÕES DA NEURONAVEGAÇÃO

Mapeamento do córtex motor: permite cartografar o córtex motor e assim a funcionalidade do cérebro, permite ainda que regiões sejam estimuladas e respostas observadas, a EMT avalia diretamente a via corticoespinal e suas conexões. Assim é possível mapear o córtex motor para programar intervenções, o uso do mapeamento cortical ainda permite que áreas representadas no homúnculo de Penfield, sejam avaliadas, por exemplo, região da face. Conforme o exemplo da Figura 5, é possível marcar os locais em que houve resposta ou não (setas).

O mapeamento intraoperatório é considerado padrão-ouro, realizado com estimulação cortical direta (ECD), é consenso na literatura que podemos comparar este método com o mapeamento pré-cirúrgico realizado de forma não invasiva, por exemplo, com a EMT[23]. Vitikainen et al.[24] demonstraram de forma consistente a possibilidade de localização de alvos para a cirurgia de epilepsia, usando métodos não invasivos com magnetoencefalografia, EMT *versus* ECD, e que ambos foram muito similares (invasivo *versus* não invasivo). Da mesma forma, Paiva[25] demonstrou a precisão das duas técnicas em seu doutoramento, demonstrando que a variação na localização é de milímetros de diferença.

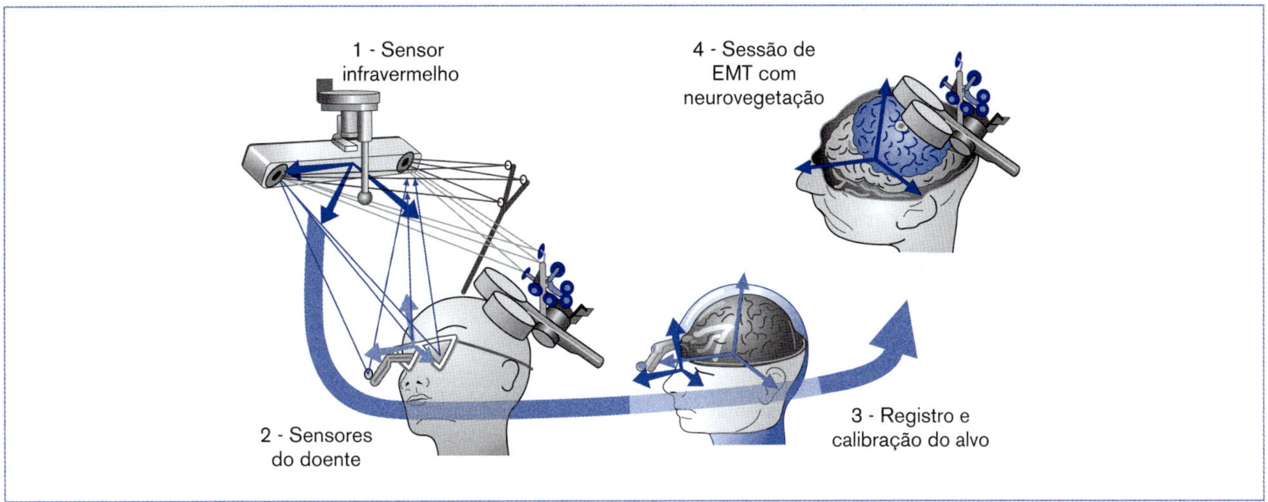

Figura 4 Navegação por EMT: é realizada uma ressonância magnética volumétrica do paciente para que se tenha os cortes necessários à técnica. Para essa finalidade um sensor (1) é colocado a uma certa distância do paciente e do aparelho de EMT, sob a cabeça do paciente para a calibração, e posteriormente para a realização da sessão, são colocadas as esferas que triangularão o sinal entre a bobina, a cabeça do paciente e o sensor (2). Após o registro dos referenciais (3), ocorre a sessão de EMT (4). Fonte: adaptada de Ruohonen et al.[23].

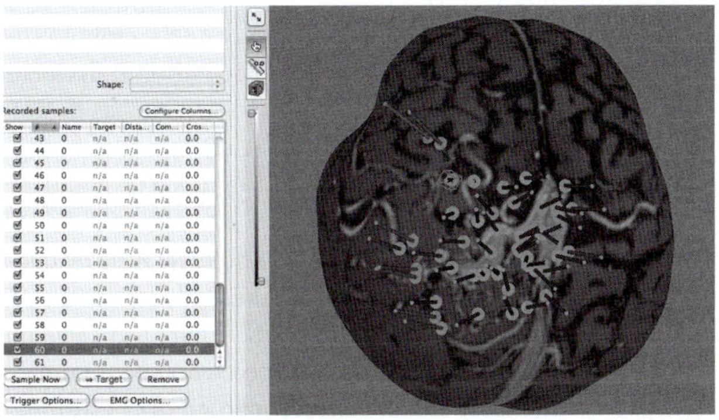

Figura 5 Exemplo de mapeamento cortical realizado com EMT, a partir de ressonância magnética funcional. Fonte: acervo pessoal, Dr. Ricardo Galhardoni.

O mapeamento com EMT tem um grande potencial para explorar mudanças anatômicas, reorganização e plasticidade fisiológica na presença de tumores e outras anormalidades que afetam o funcionamento normal do cérebro. Como também permitir que em casos nos quais o tumor invadiu áreas vitais para que o paciente mantenha a independência, o cirurgião consegue delimitar até que ponto é possível realizar a ressecção sem causar danos funcionais ao indivíduo[26].

Na Figura 6, vemos a região dos pés e das mãos identificados e a localização do tumor, do lado esquerdo o ECD que é um método invasivo ou seja, realizado durante o procedimento cirúrgico, enquanto do lado direito está o mapeamento não invasivo, ambos os casos avaliando se o tumor se estende sob áreas vitais para a autonomia do paciente.

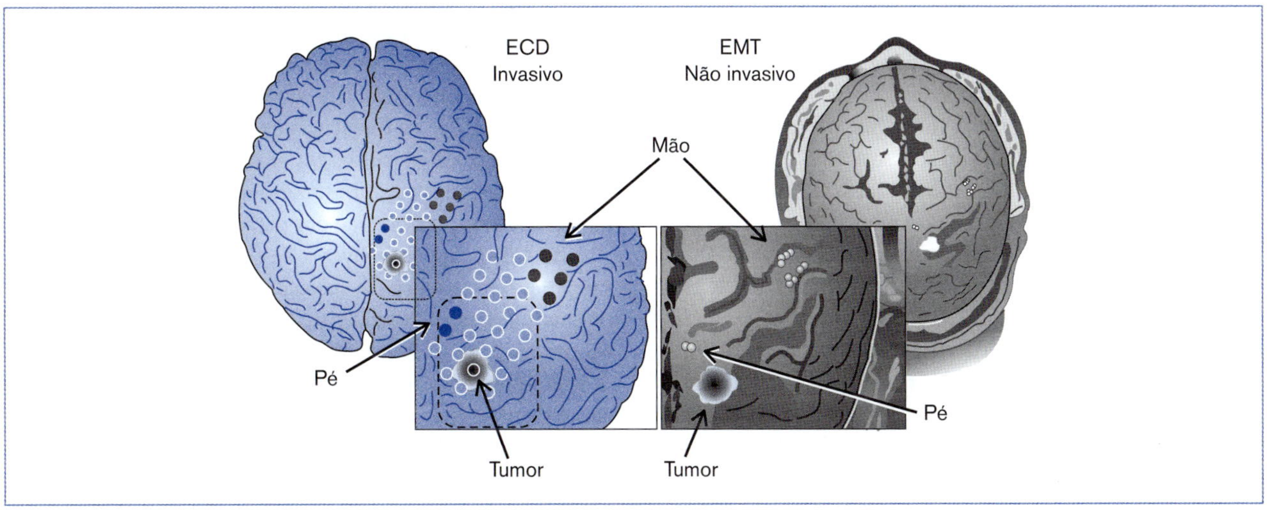

Figura 6 Comparação de mapeamento realizado de modo invasivo (lado esquerdo) e não invasivo (lado direito). Fonte: adaptada de Ruohonen et al.[23].

Sessão de EMTr combinada com neuronavegação

Uma das grandes dificuldades do posicionamento das bobinas na realização de sessões de EMTr é demonstrar que o alvo foi localizado corretamente e está sendo estimulado o tempo todo. Em um relato de caso Lefaucheur et al.[27] apresentam a localização do alvo da EMT na primeira e segunda semana de tratamento, por métodos diferentes. Na primeira semana, o alvo foi determinado de modo convencional, coordenadas foram encontradas a partir do *hotspot* em M1, e daí triangulado até a área de interesse para a neuronavegação, que coincidiu de ser na área de Broca (Brodmann 45) e não o córtex pré-frontal dorsolateral esquerdo; na segunda semana, utilizando a neuronavegação, o alvo correto foi atingido – CPFDL (Brodmann 46).

De modo geral, a neuronavegação apresenta-se como uma ferramenta útil para a neuromodulação; contudo, para que seja usada corretamente, é necessário que haja um bom treinamento e os alvos criteriosamente escolhidos. Mostra-se mais fidedigna do que outras formas de marcação de alvos de estimulação pelo fato de poder ser acessada *on line*. Entretanto, para que seu uso seja largamente difundido, é preciso que seus custos tornem-se mais acessíveis, para além do ambiente de pesquisa e hospitalar.

EMT PARA TRATAMENTO DA DOR

Dor é definida pela Associação Internacional para Estudos da Dor (IASP) como: sensação e experiência emocional desagradável associada à lesão tecidual, real ou potencial, ou descrita em termos desta lesão[28]. É o motivo mais frequente pelo qual as pessoas procuram atendimento médico no mundo[29].

A dor crônica afeta de 28 a 50% da população geral, e o portador de dor crônica procura 5 vezes mais os serviços de saúde quando comparados a sujeitos saudáveis[30]. Apesar do avanço da tecnologia e das ferramentas em saúde, 30% dos pacientes com dor crônica permanecem em sofrimento mesmo com tratamento de primeira linha[31]. A dor pode ser classificada em aguda e crônica. Aguda aquela que dura menos de 3 meses, tem função fisiológica e é importante para o sistema de defesa do nosso organismo, já a dor crônica é aquela que dura mais de 3 meses e não tem função biológica, normalmente descrita em termos de lesão ou dano ao sistema[32].

As dores ainda podem ser classificadas quanto à sua etiologia, o que normalmente auxilia no momento da escolha do tratamento. Dentro dessa classificação, temos a dor de origem neuropática, que é originada de uma lesão tecidual, por exemplo, quando da extração do terceiro molar ou uma herniorrafia. A dor nociceptiva, da qual a grande representante é a osteoartrite e por último temos a dor nociplástica, denominada anteriormente de dor ou síndrome disfuncional, são representantes dessa categoria as cefaleias, síndrome do intestino e bexiga irritada e a fibromialgia[33]. Diante disso, vale ressaltar que a dor é uma experiência multidimensional, tem componente sensitivo (localização, intensidade, natureza), afetivo (desconforto, medo, ansiedade, desamparo) e cognitivo (atenção, alerta, antecipação, controle percebido).

A ideia de usar EMT para tratar dor, deriva dos implantes elétricos no córtex motor para tratamento de dor neuropática refratária, descrito a primeira vez por Tsubokawa[34], em 1991. Outra aplicabilidade importante que corrobora para o uso da EMT como feito nos dias atuais, é o uso de neuromodulação em pacientes com dor neuropática, como ferramenta preditiva de implantes de eletrodos na região do giro-precentral. Nesses casos, uma sessão única de EMTr pode diminuir a intensidade da dor NeP dias após a estimulação sugerindo que ela por si só seja uma ferramenta potente[35]. A maioria dos estudos relatam que o alívio da dor é frequente, em torno de 30%, quando comparado aos tratamentos controles, principalmente quando a escolha no uso da EMT é pela alta frequência (> 10Hz) sobre o córtex motor primário, com a corrente elétrica gerada no sentido posteroanterior(Galhardoni, Correia et al. 2015).

Galhardoni et al.[36] encontraram 21 trabalhos randomizados controlados por *sham*, com um total de 500 participantes. Destes, 16 estudos mostraram significativa redução da dor comparando com *sham* ou 1Hz, enquanto 5 estudos foram negativos. Para dor neuropática a redução de 30% é frequentemente associada a melhora da qualidade de vida, ou seja, embora clinicamente pareça pequena essa melhora, quando correlacionamos o quadro do paciente com a melhora não apenas da dor, mas também da qualidade de vida, tem-se um expressivo e significativo ganho.

Segundo *guidelines* internacionais[37], o tratamento de dor neuropática com EMTr é classificado como nível A de evidência; contudo, nos estudos positivos às similaridades entre eles, podem ser apontadas como o ponto-chave para a eficácia do tratamento, os pontos elencados são: tipo de bobina (figura de 8); alvo da estimulação (região da face/mão no M1); estimulação sublimiar em alta-frequência 10-20Hz, quantidade de pulsos > 1000 por sessão e orientação da bobina na posição posteroanterior ou anteroposterior ao plano sagital[36].

Diante disso, o Consenso Latino-americano para Tratamento da Dor Crônica com Neuromodulação não invasiva[39] recomendou o uso de bobina figura de 8 sobre o córtex motor com cabo posicionado para frente ou para trás paralelo ao plano sagital, com intensidade de 80-90% do liminar motor de repouso do doente, com frequência de 10-20 Hz, com número de pulsos de 1500 a 3000 pulsos por sessão e intervalo entre séries de 10 a 25 segundos. Com número de sessões de 3 a 10 para fase de indução (uma sessão por dia, em dias consecutivos).

As indicações com nível A de evidência, ou seja, baixo a moderado efeito sem risco substancial de efeito adverso foram: dor neuropática e fibromialgia com alta frequência sobre o córtex primário motor. Dor miofascial ou musculoesquelética, síndrome complexa de dor regional e enxaqueca receberam indicação de nível B de evidência, ou seja, potencial, mas incerto benefício, sem substancial risco de efeito adverso foram. Esses dados diferem relativamente dos dados de Lefaucheur et al.[37] no que tange a classificação das evidências, enquanto o Consenso Latino-americano aceita trabalhos do mesmo grupo, a revisão realizada pelo grupo europeu somente incluía um trabalho por grupo, quando estes eram dentro do mesmo tema, assim no *guideline* europeu, fibromialgia alcançou nível B de evidência e síndrome complexa de dor regional alcançou nível C, e sem recomendação para enxaqueca.

O Consenso Latino-americano[38] recomenda evitar o uso do córtex pré-frontal dorsolateral esquerdo (CPFDLE) como alvo para tratamento da dor, contudo, não há consenso na literatura sobre esse alvo no tratamento da dor, porque em quadros como fibromialgia, síndrome complexa de dor regional e a própria dor neuropática – quando a dor é bilateral – o uso desse alvo tem boa eficácia; além disso, na síndrome complexa de dor regional e fibromialgia, a estimulação do CPFDLE melhora aspectos relacionados à qualidade de vida, não somente a dor[17,18,36,39,40].

Em resumo, a EMTr é uma possibilidade terapêutica para o tratamento da dor, desde que seja bem identificada a origem e a etiologia da dor, com resposta clínica embora de baixa a moderada (30-50% da redução da dor), mas possível também de modificar componentes ligados à qualidade de vida. Os efeitos adversos são poucos, como relatado na literatura e geralmente ligados à primeira sessão, o que faz o tratamento ser bem aceito e tolerado pelos doentes[41].

ETCC PARA TRATAMENTO DA DOR

A ETCC foi reintroduzida como uma técnica de neuromodulação não invasiva aplicável em humanos aproximadamente há 20 anos. O principal mecanismo de ação é a modulação sublimar do potencial de membrana com alteração da excitabilidade cortical e sua atividade é dependente da direção do fluxo de corrente no alvo dos neurônios. Outros efeitos biológicos do campo elétrico também são relevantes, dentre eles: mudanças nos neurotransmissores, efeitos nas células da glia e microvasos, modulação do processo inflamatório. Em uma analogia com a modulação farmacológica, ETCC não induz atividade nas redes neurais em repouso, apenas modula espontaneamente as redes neurais ativas; consequentemente, a resposta final depende da diversos fatores, entre eles o estado fisiológico prévio da estrutura neural a ser estimulada. O grande diferencial da ETCC em relação a EMT é que ela não produz potenciais de ação[42].

De um modo geral, a ETCC é uma técnica que envolve a aplicação de uma corrente elétrica de baixa intensidade, entre 1-2 mA no escalpo do doente com dois ou mais eletrodos, o propósito do eletrodo é facilitar a corrente elétrica gerada pelo dispositivo. No geral, depois de muitos pesquisadores no mundo utilizarem diferentes eletrodos, convencionou-se que os eletrodos devem ser de silicone ou outro material condutivo, evitando-se o uso de eletrodos de metal, envolvido em uma esponja e umedecido com solução salina para facilitar a troca de elétrons entre os polos[43].

A comparação com a EMT é inevitável. Desse modo, os eletrostimuladores para ETCC geralmente são aparelhos simples, que utilizam na maioria das vezes baterias de 9V, com a finalidade de manter a carga e a quantidade de energia durante toda a sessão, com certo padrão de qualidade[44].

Os eletrodos podem ser de metal, ligas de carbono-silicone. Hoje os consensos de neuromodulação desaconselham os eletrodos de metal, bem como os de alumínio e autoadesivos, devido ao potencial de concentração de corrente no crânio, podendo levar a lesões[45]. Os eletrodos variam de tamanho desde 5x5, 5x7 a 9x7. Habitualmente utilizamos o 5x7, gerando uma área de 35 cm^2. Soluções condutoras podem ser, cremes ou gel condutor, ou solução salina (SF 0,9%). O soro tem boa ação e boa resposta – normalmente essa substância é utilizada em esponjas para melhorar a condução da eletricidade entre o eletrodo e a pele[42].

Em relação às montagens, elas podem ser unipolar ou bipolar. Na unipolar, um eletrodo está no crânio e outro extracefálico, por exemplo, na região do deltoide; na bipolar, os dois eletrodos estão no crânio. A intensidade pode variar de 1 a 2 mA – a maioria dos estudos e tratamento clínicos em adultos é feita com 2 mA. Já para crianças, o melhor é modelar a intensidade da corrente, podendo variar de 0,5-1 mA[45]. A duração da corrente depende do efeito esperado, por exemplo, sessões com menos de 3 minutos tem efeitos passageiros. Em média realizam-se sessões de 20 a 40 minutos; não mais que isso por causa do incomodo que pode causar. Além disso, é importante programarmos uma rampa de subida, que ajuda a ajustar a corrente para que ela atinja a corrente programada, por exemplo, 2 mA e ao fim da sessão a rampa de descida, na qual a corrente é diminuída até cessar totalmente; isso evita, por exemplo, que o paciente tenha tontura ou zumbido ao fim do procedimento.

Um aspecto importante ainda, mas não menos importante é a polaridade da corrente, os efeitos estão diretamente relacionados à polaridade da corrente, que pode ser denominadas de: corrente anódica (+), que promove aumento da excitabilidade cortical, ou seja, despolarização das vias corticais, logo associada a efeitos do tipo LTP (*long-term potentiation*); e no oposto, a corrente catódia (-), que promove inibição da excitabilidade cortical, ou seja, hiperpolarização das vias corticais, associada a efeitos do tipo LTD (*long-term depression*).

O número de sessões depende do esquema terapêutico proposto, da etiologia que se quer tratar e da condição do doente. Contudo, os estudos demonstram que os efeitos tendem a aparecer após a segunda sessão. Estudos demonstraram que cinco sessões seguidas, levaram a maior aumento do PEM do que sessões em dias alternados[41].

Lefaucheur et al.[47] revisando a literatura disponível para dor e ETCC, pensando nas dores crônicas e dor aguda pós-operatória, encontraram no PubMed 269 artigos. Destes, 62 são originais e 17 incluíam menos de 10 pacientes por braço de estudo.

As síndromes incluídas para a criação dos níveis de evidência e recomendação para ETCC e dor são: dor neuropática central, dor neuropática periférica, dor musculoesquelética. As excluídas são: dor lombar, enxaqueca, dor orofacial, dor lombar crônica, dor abdominal ou pélvica, dor pós-operatória. Miscelânea de dor: dor do membro fantasma, esclerose múltipla, artralgia, toxicidade por fármacos e múltiplas etiologias.

O que geralmente é feito é o uso de M1 e do CPFDLE para dores; e no caso da enxaqueca, o córtex Visual primário (V1)[48].

A colocação do anodo sob M1 sugere uma redução da dor por ativar vários circuitos neurais presentes no giro pré-central, que apresentam conexões aferentes e eferentes envolvendo estruturas sensório-emocionais do processamento da dor. Já o uso do córtex visual primário para enxaqueca, sugere uma diminuição da hipersensibilidade ou aumento da capacidade de resposta à origem da dor de cabeça[47]. O protocolo mais utilizado é 2 mA com eletrodo de 35 cm^2, com mais de 20 sessões, de 10 a 20 minutos.

Há relatos de que uma sessão pode aliviar a dor. Logo, o protocolo mais comumente utilizado é: 20 minutos de sessão com anodo em M1, por 5 dias consecutivos, o que gera um efeito duradouro por 2 a 6 semanas.

Classifica-se o doente como respondedor quando ele sente uma melhora de 30 a 50%, medida por meio da escala visual analógica ou a escala verbal numérica.

O mecanismo exato pelo qual a ETCC atua permanece desconhecido, por isso há tanta heterogeneidade e diferentes tipos de respostas a depender do doente. Mas o efeito analgésico do anodo em M1 já foi reportado e replicado diversas vezes, em quadros periféricos e centrais[38].

A montagem de ETCC mais utilizada para o tratamento da dor, seguindo o sistema 10-20 de eletroencefalograma (EEG), que tem sido reportada na literatura consiste em anodo contralateral ao lado de maior dor, C3 ou C4, e cátodo em região ipsilateral a dor (Fp1 ou Fp2), quando a dor é bilateral ou difusa, é possível encontrar a montagem anodo em Cz e cátodo em Fp2; ou anodo em F3 e cátodo em F4; ou ainda anodo em F3 e cátodo em Fp2[38,47].

O Consenso Latino-americano para tratamento da dor crônica com neuromodulação não invasiva recomenda o uso de ETCC para dores uni e bilaterais com predominância do anodo no M1 contralateral e cátodo ipsilateral ao lado doloroso na região supraorbital, com eletrodos de 5x5 ou 5x7 preferencialmente embebido em solução salina, com amplitude de corrente a 2 mA, com sessões durando de 20 a 30 minutos e uma fase de indução de 5 a 10 sessões consecutivas (no esquema diário). O Consenso ainda apontou como baixa a moderada o efeito benéfico para diminuição da dor sem riscos de efeitos adversos graves nos quadros de fibromialgia com a montagem de anodo no M1 (nível A de evidência). Como potencial, mas incerto benefício, o uso de corrente anódica sobre o M1 para os casos de: dor neuropática periférica, dor abdominal crônica e enxaqueca, a montagem bifrontal (anodo em F3 e cátodo em F4) para fibromialgia e a montagem anodo em Cz e cátodo em Oz para enxaqueca (nível B de evidência)[38].

Já o *guideline* realizado por Lefaucheur et al.[47] fez a seguinte recomendação: nível C de evidência para dor crônica neuropática dos membros inferiores decorrentes de lesões na medula espinal; não faz recomendação para dor crônica não neuropática, oral, facial, abdominal ou pélvica e dor lombar, além de enxaqueca. E para fibromialgia, diferentemente do Consenso Latino-americano, a recomendação foi nível B de evidência.

A ETCC apresenta bons resultados para tratamento de dores crônicas quando estão localizadas em membros inferiores, além de ser uma opção bastante vantajosa quando pretende-se associá-la a outras modalidades de tratamento para reabilitação do doente, como exercícios físicos ou estimulação elétrica periférica. Sua tolerabilidade e segurança são grandes, o que permite que usemos a técnica em doentes que apresentem, por exemplo, derivações[49].

DOR

A nocicepção veicula as informações sensitivo-discriminativas da experiência dolorosa, por exemplo, local de dor, intensidade, qualidade, padrão temporal[50]. A dor é fruto da integração de diferentes vias neuronais ativadas pela presença de estímulo doloroso, em que as dimensões afetivo-emocional e cognitivo-avaliativa se somam à informação nociceptiva. Diferentemente da nocicepção, a dor é um fenômeno multidimensional que envolve aspectos fisiológicos, sensoriais, afetivos, cognitivos, comportamentais e socioculturais[7]. Ela pode ser influenciada pela memória, pelas expectativas e pelas emoções, além de fatores como condições socioeconômicas, pensamentos, contexto cultural, sinais vitais, história médico-cirúrgica, estratégias de enfrentamento[51].

Com base nos achados clínicos, as dores crônicas podem ser classificadas nas seguintes categorias: nociceptiva, neuropática, disfuncional, psicogênica e mista. Tal divisão representa diagnóstico sindrômico, baseado em mecanismos potencialmente envolvidos no desenvolvimento da dor e em características clínicas, resposta a tratamento e prognóstico. A síndrome dolorosa não define a causa subjacente, que deve ser esclarecida sempre que possível, entretanto, a classificação ampara o direcionamento da abordagem terapêutica[52].

A importância prática do reconhecimento dos diferentes aspectos e dimensões da dor é que intervenções terapêuticas devem buscar não somente redução da intensidade de dor (nocicepção), mas também redução do seu impacto negativo sobre o sono, a cognição, a interação interpessoal, a funcionalidade e o humor, todos intrinsicamente afetados pela experiência dolorosa e necessitantes de tratamento[51].

A dor está entre as doenças crônicas mais prevalentes na população geral e é uma condição altamente incapacitante, que interfere de forma significativa nas atividades diárias, nos relacionamentos e na capacidade profissional e intelectual. Ela gera custos diretos e indiretos para o sistema de saúde, como perda de produtividade e aposentadoria precoce[50].

Apesar dos avanços nas pesquisas que visam à compreensão dos seus mecanismos fisiopatológicos, com o intuito de desenvolver novas estratégias de tratamento, ainda há carência de modalidades terapêuticas eficazes para o alívio da dor. Dos doentes com síndromes dolorosas crônicas, mais de 30% se mantêm sintomáticos a despeito do melhor tratamento disponível e mais de 40% dos portadores de dor neuropática são farmacorresistentes[52].

Nesse contexto, novas abordagens de tratamento surgiram, incluindo drogas e intervenções baseadas em mecanismos de ação, através da melhor compreensão de mecanismos implicados na ocorrência das síndromes dolorosas. As técnicas neuromoduladoras por meio de corrente elétrica e de métodos eletromagnéticos estão entre as mais exploradas atualmente para o tratamento dos pacientes com dor crônica[53].

Estimulação magnética transcraniana repetitiva

A região da estimulação e os parâmetros utilizados influenciam significativamente o efeito analgésico da EMT-r. Em 1991, uma equipe japonesa publicou os primeiros ensaios sobre estimulação epidural do giro pré-central em humanos com o intuito de aliviar dores neuropáticas centrais após acidente vascular encefálico[54]. O racional era que a estimulação do córtex sensitivo primário seria capaz de aliviar a intensidade da dor nesses doentes através de mecanismo modulatório rostrocaudal. Acreditava-se que neurônios de terceira ordem corticais estivessem sensibilizados e sua modulação poderiam atenuar o quadro de dor crônica. Os estudos iniciais em ratos logo mostraram que os efeitos analgésicos se deviam à estimulação catódica do giro pré-central e não do pós-central, como se achava originalmente. Isso fez com que o córtex motor primário passasse a ser o alvo visado nas pesquisas subsequentes em humanos, o que trouxe avanços para a neuromodulação em dor. Nos anos seguintes, novos relatos de caso deram suporte aos efeitos da estimulação do córtex motor sobre dor neuropática[55,56].

O estímulo em áreas corticais localizadas desencadeia mudanças funcionais em outras regiões distantes e a estimulação do córtex motor primário ou do córtex pré-frontal dorsolateral aliviam o sintoma em condições dolorosas variadas[57]. Estudos com neuroimagem constaram que mudanças hemodinâmicas cerebrais induzidas pela EMT-r ou pela estimulação invasiva do córtex motor não estariam confinadas à área motora, mas abrangeriam um conjunto de regiões corticais e subcorticais envolvidas no processamento e na modulação da dor, a exemplo da ínsula, tálamo, estriato, córtex pré-frontal, orbitofrontal e cingulado[55]. A estimulação de M1 leva a modificações na atividade de estruturas cerebrais relacionadas aos componentes afetivo-emocionais da dor como o córtex cingulado e insular, podendo explicar os efeitos da estimulação de M1 nas dimensões afetivas da dor[55].

As modificações decorrentes da EMT-r ultrapassam o período de duração da sessão e, provavelmente, estão envolvidos mecanismos relacionados a potencialização de longa duração, que consiste em um sistema progressivo e prolongado do estímulo, mesmo com estímulo inicial em condições submáximas, por meio de sua influência nas vias mediadas por glutamato[1]. Pacientes com diferentes síndromes dolorosas crônicas apresentam mudanças nos parâmetros da excitabilidade cortical, a exemplo da fibromialgia, dor neuropática, síndrome de dor complexa regional. Os efeitos analgésicos parecem se correlacionar à restauração da excitabilidade cortical e dependem de sistemas modulatórios das vias de dor, em particular, dos opioides endógenos e do aumento das concentrações de determinados neurotransmissores, a exemplo das monoaminas e do ácido gama-aminobutírico (GABA), entretanto, boa parte dos mecanismos de ação relacionados à EMT-r são pouco compreendidos[53,58].

De acordo com pesquisas clínicas e experimentais, a EMT-r na região de M1 ou CPFDL acarretaria efeitos analgésicos difusos[53]. A magnitude desse efeito, que durariam diversos dias após uma única sessão de estimulação e seria reforçado por meio de repetições dessas sessões, depende dos parâmetros utilizados (frequência, intensidade e número de pulsos, número de sessões), alvo e orientação da bobina. Apesar da variabilidade nos protocolos de estimulação utilizados nos diferentes ensaios, evidências indicam que a EMT-r pode induzir efeitos analgésicos[9]. Alguns pesquisadores sugerem que esse efeito seria mantido a longo prazo por meio de sessões intermitentes (semanais ou quinzenais)[53].

Protocolos com estímulos de alta frequência na região de M1, com bobinas para estimulação superficial, são os mais comuns nos estudos e a maioria dos tratamentos é realizada adjuvante ao tratamento farmacológico, a exemplo de antidepressivos tricíclicos e anticonvulsivantes[53]. A dor neuropática e a fibromialgia são as síndromes dolorosas mais avaliadas em todas as pesquisas e os efeitos da estimulação ao final do tratamento encontrados são, na maioria, moderados (redução da dor superior a 30%) a altos (redução da dor superior a 50%), observando-se, adicionalmente, melhora de outros fatores relacionados à dor, como fadiga, catastrofismo e qualidade de vida[59]. Outras síndromes dolorosas prevalentes como a dor musculoesquelética, enxaqueca e síndrome de dor complexa regional ainda são pouco representadas nos ensaios[59]. O efeito placebo da EMT-r é relativamente pequeno, abaixo de 15% nos ensaios em dor crônica, inferior ao encontrado nas pesquisas com fármacos. Esse resultado poderia estar relacionado à refratariedade dos pacientes incluídos e às síndromes dolorosas estudadas. Adiante, será brevemente resumido o uso da EMT-r para o tratamento da dor em condições dolorosas específicas[53].

Dor neuropática

A maior parte dos ensaios inclui pacientes com dor neuropática central e dor neuropática periférica. Estudos que abordaram exclusivamente dor neuropática central são escassos. Considera-se resposta ao tratamento da dor neuropática, redução da intensidade da dor superior a 30%. Em geral, os ensaios positivos que utilizaram EMT-r evidenciaram alívio da intensidade dor em 20 a 45% em 35 a 60% dos participantes[59]. Similaridades encontradas nesses ensaios podem estar diretamente relacionadas à eficácia da EMT-r nessas descrições, entre elas citam-se o uso da bobina figura de oito na área motora da mão e da face, estímulos abaixo do limiar motor em alta frequência (10 a 20HZ), posicionamento da bobina na direção posteroanterior ou anteroposterior.

A EMT-r também poderia ser utilizada como teste preditivo para resposta ao implante de estimulador elétrico em M1[16]. A estimulação do córtex motor através de eletrodos corticais é uma ferramenta utilizada por centros de neurocirurgia funcional para o tratamento da dor neuropática refratária desde 1991[54], entretanto as evidências são limitadas pelo pequeno número de ensaios randomizados duplo-cego. Sugere-se que redução da dor superior a 30% após a EMT-r proveria o valor preditivo positivo de 79% para a estimulação invasiva[60].

Fibromialgia

O estímulo unilateral do córtex motor tem demonstrado resposta no alívio da dor em pacientes com fibromialgia[61]. Demonstrou-se que dez sessões consecutivas com alvo em M1 à direita apresentavam efeito analgésico de longa duração, mais pronunciados nos componentes afetivos da dor quando comparadas às suas dimensões discriminativas[62]. Um ensaio com sessões de manutenção semanais, quinzenais e mensais evidenciou que essas sessões poderiam perpetuar a resposta ao tratamento inicial diário realizado durante uma semana[62]. Nesses pacientes, além da redução da intensidade da dor, houve melhora da fadiga, do sono e das atividades gerais e não houve efeito no humor.

Pacientes com fibromialgia apresentam alterações nos parâmetros da excitabilidade cortical com inibição e facilitação intracortical defeituosas; esses parâmetros estão relacionados a vias mediadas por GABA e glutamato, respectivamente[61]. Alterações desses parâmetros estariam correlacionados a depressão, catastrofismo e fadiga. Observou-se que o tratamento com EMT-r, a longo prazo, seria capaz de modular a inibição e a facilitação intracortical para valores que tendiam à normalidade e esses parâmetros se correlacionaram a melhora de escores de dor, catastrofismo e fadiga[61].

Dor complexa regional

Estudo que avaliou a aplicação da EMT-r como cointervenção terapêutica em 23 pacientes com síndrome de dor complexa regional refratária aos tratamentos convencionais, divididos em dois grupos (ativo e placebo), mostrou que 10 sessões diárias com alta frequência na região de M1, concomitante ao tratamento farmacológico e reabilitação, produzia efeito analgésico significativo, com redução de 50,9%, comparado ao grupo placebo, que obteve redução de 24,7%, durante três semanas[63]. Nesse estudo todos os pacientes receberam o mesmo tratamento farmacológico e de reabilitação. Análogo ao observado no ensaio com protocolo semelhante em pacientes portadores de fibromialgia, os efeitos da EMT-r foram mais pronunciados nos aspectos emocionais da dor, avaliados por meio do questionário de dor McGill, e na qualidade de vida. Questiona-se se esses efeitos com predomínio dos aspectos emocionais da dor seriam uma característica particular do efeito da EMT-r em M1 na síndrome de dor complexa regional e na fibromialgia ou seria um efeito da EMT-r na dor crônica em geral[4].

Recomendações de diretriz

Em fevereiro de 2020, Lefaucheur et al. publicaram uma ampla revisão e recomendações de um grupo de especialistas europeus sobre a eficácia terapêutica do EMT-r em diversos contextos, incluindo o tratamento da dor crônica[59]. Essa diretriz contempla a literatura sobre o tema publicada até o final de 2018. A Tabela 1 resume as recomendações supracitadas.

Estimulação transcraniana por corrente contínua

Os mecanismos envolvidos na ação analgésica da ETCC são desconhecidos. Observações em humanos e animais evidenciaram que a estimulação na região de M1 reduz a hiperatividade talâmica e do tronco cerebral. A estimulação do CPF-DL provavelmente medeia os efeitos analgésicos por meio da modulação de vias afetivo-emocionais relacionadas à dor. A maior parte dos estudos que utilizou a ETCC para tratamento da dor crônica, lançou mão de múltiplas sessões.

A estimulação anódica no córtex motor primário com o posicionamento do catodo na região supraorbital contralateral é o protocolo utilizado na maioria dos estudos realizados em participantes com fibromialgia, dor neuropática decorrente de lesão medular, neuralgia trigeminal, radiculopatia e polineuropatia diabética, síndrome dolorosa miofascial, dor abdominal, migrânea episódica e dor relacionada à hepatite C[64-66]. Na maior parte das pesquisas para tratamento da dor crônica, a ETCC foi administrada através de um par de eletrodos de 25- 35 cm^2, nas amplitudes de 1 a 2 mA, com duração de 20 minutos, durante cinco dias consecutivos, variando de três a dezoito sessões[65].

Em geral, o benefício decorrente da estimulação do córtex motor foi baixo ou moderado, com redução da inferior a 30% ou superior a 30% respectivamente, ao término da sessão e du-

Tabela 1 Recomendações sobre a eficácia da estimulação magnética transcraniana repetitiva, de acordo com a indicação clínica

Indicação clínica	Tipo de estimulação	Alvo terapêutico	Efeito terapêutico	Nível de evidência	
Dor neuropática[A]	EMTr-AF	M1 contralateral ao local da dor	Analgesia	A	Eficácia definida
Fibromialgia	EMTr-AF	PFDL esquerdo	Analgesia	B	Eficácia provável
		M1 esquerdo	Melhora qualidade de vida	B	Eficácia provável
Síndrome dolorosa complexa regional tipo I	EMTr-AF	M1 contralateral ao local da dor	Analgesia	C	Eficácia possível

EMTr-AF: estimulação magnética transcraniana repetitiva de alta frequência; M1: córtex motor primário; PFDL: córtex prefrontal dorsolateral; [A]A: estimulação magnética transcraniana de baixa frequência no córtex motor primário contralateral à dor foi considerado provavelmente não eficaz (nível de evidência B).

rante o acompanhamento, cuja duração foi variável[65]. Tais resultados foram desviados para benefício moderado quando a ETCC foi aplicada para tratar fibromialgia e nenhum benefício quando aplicado para outras desordens neurológicas ou musculoesqueléticas. Os resultados para dor neuropática não foram considerados consistentes como aqueles para fibromialgia[66]. A estimulação do CPFDL foi menos estudada e, em geral, não demonstrou benefício[67].

Na maior proporção das pesquisas, a ETCC foi administrada em associação ao tratamento farmacológico, sendo os mais comuns os anticonvulsivantes e antidepressivos[65]. A ETCC, por meio da estimulação do córtex motor, é uma perspectiva de tratamento adjuvante, especialmente para pacientes com resposta insatisfatória ao tratamento farmacológico e não farmacológico. A ETCC parece ser efetiva em doentes com fibromialgia. Os efeitos parecem ser menos positivos nos doentes com dor neuropática[65].

Não há estudos que acessem o tratamento de manutenção com a ETCC. Verificou-se que os efeitos do tratamento se mantiveram por até 2 meses de acompanhamento em uma pesquisa realizada em pacientes com fibromialgia. Alguns autores sugerem a realização de cinco a dez sessões consecutivas diárias e posteriormente o espaçamento gradual das sessões para 3 vezes por semana, semanais, quinzenais e então mensais, entretanto esse tratamento de manutenção necessita ser estudado[65].

Apenas uma pesquisa realizou a comparação entre a EMT-r em alta frequência no córtex motor e a ETCC anódica no mesmo alvo[68]. Nesse estudo, realizado em 35 pacientes com radiculopatia lombossacra, a EMT-r de alta frequência (10 Hz) foi superior à ETCC anódica (2 mA) e ao placebo. O efeito da ETCC não foi superior ao placebo, mas seus efeitos analgésicos foram correlacionados àqueles da EMT-r, sugerindo mecanismos de ação comuns.

A melhor compreensão dos mecanismos geradores de dor crônica, a busca por marcadores biológicos e novas opções de tratamento para a dor crônica estão entre as demandas atuais para aliviar o sofrimento presente nas síndromes dolorosas. A neuromodulação por meio da EMT-r ou da ETCC parece ser uma ferramenta adicional no controle dessas diversas síndromes, e os benefícios dessas técnicas são claramente superiores aos riscos. Entretanto, buscam-se a compreensão de seus mecanismos de atuação, as formas de aumentar seu efeito clínico com novos paradigmas de estimulação e novos alvos corticais, além de marcadores biológicos que possam auxiliar na avaliação de indivíduos potencialmente respondedores a tratamentos específicos.

DISTÚRBIOS DO MOVIMENTO

Estimulação magnética transcraniana repetitiva

Existem cinco ensaios-clínicos para tratamento de doença de Parkinson com pelo menos 10 pacientes por estudo[59]. Todos eles foram positivos em relação à eficácia e usaram estimulação de alta frequência (10 Hz 4 estudos e 5 Hz 1) sobre a região M1 bilateral. As melhoras variaram de 13 a 26%, com desfechos variando da escala UPDRS-III a paralisia de marcha. Dois estudos estimularam a área motora suplementar e um foi positivo e o outro não. Outro estudo comparou a EMT bilateral de alta-frequência junto com a área motora suplementar, estimulação do córtex pré-frontal dorsolateral e grupo sham. Apenas encontrou resultados positivos no primeiro grupo.

Um estudo multicêntrico, sham-controlado tratou 20 pacientes com síndrome de Tourette usando 1Hz em área motora suplementar e não demonstrou diferença entre os dois grupos[69].

Um estudo sham-controlado também usou EMT de alta-frequência, para o tratamento da síndrome das pernas inquietas em 19 pacientes, com redução de 78% dos sintomas apenas no grupo ativo[70].

Estimulação transcraniana por corrente contínua

Estudos publicados até o momento sobre ETCC em sintomas motores na doença de Parkinson sugerem um efeito de melhora da marcha com ETCC anodal sobre a área motora M1. Benninger et al. encontraram melhora na marcha e na bradicinesia por 3 meses após tratamento com 8 sessões de ETCC anodal sobre o córtex motor e pré-frontal[71]. Valentino et al. também encontraram melhora da marcha, *freezing* e performance motora após 5 sessões de ETCC anodal sobre a área M1[72]. O uso em sintomas não motores da doença de Parkinson também foi estudado. Três estudos entre 16 e 20 participantes utilizaram ETCC anodal sobre o CPFDL esquerdo, com melhora do desempenho em testes cognitivos e fluência verbal[73-75].

Os estudos para outros distúrbios do movimento são raros. Um estudo para síndrome de Tourette com apenas 2 pacientes utilizou ETCC catodal sobre a área M1 esquerda e o ânodo sobre o músculo deltóide direito por 5 dias consecutivos, tendo diminuído significativamente o número de tiques motores e vocálicos em ambos os pacientes[76]. Outro estudo sobre tremor essencial testou ETCC por 10 dias com 2 cátodos sobre ambos os hemisférios cerebelares e 2 ânodos sobre a região pré-frontal bilateral, não tendo encontrado benefício[77].

Distonia é caracterizada por um prejuízo no controle do movimento, relacionada a perda da inibição, disfunção sensorial e alterações na integração sensitivo-motora. Estudos para distonia do músico encontraram benefício com uso de ETCC 4 a 10 sessões sobre ambas as regiões M1, porém não houve benefício com uso de sessões únicas sobre a região M1 esquerda[78-81].

O tratamento com ETCC não mostrou benefício para distonia do escritor, distonia cervical ou distonia em crianças com paralisia cerebral, porém os estudos realizados não foram replicados e a amostra estudada era pequena[65].

ACIDENTE VASCULAR CEREBRAL

Estimulação magnética transcraniana

O tratamento do AVC usando neuromodulação não invasiva envolve o uso de técnicas que podem ser classificadas em tempo do AVC e relação com lado lesional. Em relação ao tempo do AVC os estudos são classificados como pós-agudo – até 6 meses do AVC e crônico, quando mais que 6 meses de AVC. Em relação ao lado lesional, os estudos ou estimularam o mesmo lado da lesão – ipsilesional – ou o lado oposto – contralateral. Lefaucheur fez uma revisão importante sobre o tema e demonstrou que a o tratamento pós-agudo usando estimulação inibitória contralateral demonstram melhora na recuperação do membro acometido, principalmente se fisioterapia ser feito junto ou logo antes da EMT[59]. Também há evidência de melhora para estimulação de alta frequência da região lesionada contralateral, contudo existem menos estudos controlados com essa abordagem. Isso se explica pelo fato que o hemisfério contralateral fica hiperativo após o AVC e isso poderia ser prejudicial à reabilitação. Em relação à recuperação de lesões crônicas, há evidências de melhora funcional dos membros acometidos, principalmente no tratamento contralateral, mas existem alguns estudos com o uso de tratamento ipsilateral. Entretanto, nas lesões crônicas existem menos estudos apoiando a eficácia da técnica.

Em relação ao tratamento das afasias pós-AVC, existem alguns ensaios clínicos que usaram estimulação a 1 Hz contralateral à área da lesão[82,83], todos com melhora nos índices de afasia.

Estimulação transcraniana por corrente contínua

A ETCC foi estudada para reabilitação motora pós-AVC. O tratamento visa estimular a área motora M1 ipsilateral ou inibir a área M1 contralateral, ou ambos. Dois grandes ensaios clínicos randomizados e sham-controlados não encontraram melhora clínica significativa com o tratamento, porém um deles foi realizado na fase aguda 2 dias após o evento, e o outro incluiu participantes com AVC cortical e comprometimento motor grave, que já seriam menos propensos a responderem a estimulação[84,85]. Outros estudos controlados mostraram resultados positivos e negativos, porém apresentavam participantes com quadro clínico heterogêneo, diferiam entre si na metodologia utilizada para ETCC e medidas de desfecho, impedindo maiores conclusões[86-88]. Uma metanálise de ensaios clínicos randomizados e controlados não mostrou benefício significativo com tratamento com ETCC e reabilitação para sequelas em membros superiores[89]. Em suma, o nível de evidência permanece insuficiente para recomendação de ETCC para sequelas motoras de AVC[65].

Para tratamento de afasia pós-AVC, alguns resultados positivos utilizando estimulação anodal sobre a área de Broca e Wernicke, estimulação catodal sobre a área homóloga à direita ou estimulação bi-hemisférica dos giros frontais inferiores foram demonstrados. Porém, o nível de evidência é insuficiente para assegurar a eficácia terapêutica do procedimento para o tratamento de afasia pós-AVC[90].

ESCLEROSE MÚLTIPLA

Estimulação magnética transcraniana

Dois ensaios-clínicos sham-controlados usaram técnicas semelhantes para melhora de motricidade em membros acometidos em pacientes com esclerose múltipla[91,92]. Os estudos usaram estimulação *theta burst* intermitente na área cortical afetada pela esclerose múltipla, sendo um com 36 pacientes e uso de 600 pulsos, e outro com 22 pacientes e uso de 1.200 pulsos. Ambos mostraram eficácia na melhora da motricidade.

Estimulação transcraniana por corrente contínua

Os efeitos da ETCC na esclerose múltipla foram testados para vários sintomas: fadiga, cognição, motricidade, espasticidade, dor e déficit sensorial. Três estudos, entre 10 e 27 participantes, avaliaram estimulação do córtex motor ou sensorial por ETCC e mostraram uma redução de 28% na fadiga, apesar da diferença metodológica entre eles[93-95].

EPILEPSIA

Estimulação magnética transcraniana

Uma metanálise com 11 estudos totalizando 164 voluntários usando EMT repetitiva de baixa frequência demonstrou redução de frequência de crises, mas não do número de espículas no EEG[96]. A medida de efeito foi de 0,34 (IC 95%, de 0,1 a 0,57) e foi maior nos estudos em que foi usado para displasia cortical ou neocortical (0,71, IC 95%, de 0,3 a 1,12).

Estimulação transcraniana por corrente contínua

Estudo realizado com 19 pacientes, 10 ativos e 9 controles, com epilepsia focal, aplicou sessão única de ETCC com cátodo sobre a área epileptogênica a 1 mA por 20 minutos levou a uma redução na frequência das descargas epilépticas, com uma tendência a redução do número de convulsões[97]. Um estudo voltado para tratamento de depressão aplicou ETCC com ânodo a 2 mA por 20 minutos sobre o CPFDL esquerdo e cátodo sobre a região supra orbital direita por 5 dias consecutivos. Participaram do estudo 33 pacientes com epilepsia do lobo temporal (21 ativos e 12 controles), e não houve aumento de crises ou da frequência de descarga interictal, mostrando evidência quanto à segurança deste protocolo para pacientes epilépticos[98].

CONSIDERAÇÕES FINAIS

Em resumo, neste capítulo apresentaram-se duas técnicas de neuromodulação não invasiva que podem ser utilizadas para tratamento de diferentes tipos de dores crônicas. Ao passo que dor crônica é uma condição incapacitante e que afeta milhares de pessoas no mundo todo. Mesmo com os tratamentos já estabelecidos, há uma parte dos sujeitos que não respondem bem a esses tratamentos, assim a EMT e/ou ETCC são boas opções de tratamento. Embora a ETCC apresente menor grau de evidência que a EMT, ela é uma técnica mais acessível, do ponto de vista financeiro e de aplicabilidade, o que lhe confere certa liberdade ao ser aplicada conjuntamente com outras terapias de forma *on line*. A EMT também pode ser usada como ferramenta neurofisiológica para mensurar os padrões de funcionamento cerebral; além disso, pode ser utilizada no mapeamento cortical, quando associada à neuronavegação. É por meio deste uso combinado que há linhas de pesquisas estabelecidas e que buscam investigar áreas profundas, como ínsula, cerebelo e giro anterior do cíngulo, além de áreas não eloquentes, como alvos promissores a diferentes quadros neuropsiquiátricos.

Vinheta clínica 1

Paciente feminina de 36 anos de idade refere dor em várias regiões do corpo há pelo menos 3 anos. Refere ter feito uso de diversas medicações como: amitriptilina, duloxetina, gabapentina, além de acupuntura sem melhora. Refere que após passar em neurologista especialista em dor foi feita a hipótese de fibromialgia. Foi indicada EMT 20 sessões em M1 com 10 Hz. Paciente refere diminuição de mais de 50% da intensidade da dor após o procedimento.

Vinheta clínica 2

Paciente homem, 33 anos, com diagnóstico de neuralgia idiopática do trigêmeo, submetido a diversas intervenções para o controle da dor, como cirurgia de radiofrequência, balão para descompressão do gânglio de Grasser e rizotomias. Após esses procedimentos, desenvolveu uma neuropatia em região facial, na anamnese relatou como doença de base hipertireoidismo, em uso de tratamento farmacológico para controle da dor com pouca melhora (duloxetina 120 mg 2x/dia; pregabalina 150 mg 2x/dia; fenitoína 100 mg 3x/dia; baclofeno 10 mg 3x/dia; amplictil 40 mg/mL 60 gotas/dia; amitriptilina 25 mg 1x/dia e THC 10% 20 gotas/dia). Foi proposto pelo cirurgião do caso, um implante epidural no córtex motor. Assim, foi realizado teste terapêutico com EMTr para observar-se a resposta do paciente. O esquema de sessões proposto seguiu o que é apresentado na literatura: realizaram-se cinco sessões de EMTr em córtex motor, distribuídas da seguinte forma – três sessões consecutivas, com intervalo de três dias, e mais duas sessões consecutivas. Avaliado por meio da escala visual analógica no momento basal e um dia após a última sessão, apresentou um índice de melhora de 42,8% (EVA basal = 7; EVA final = 3). A seguir apresenta-se a Figura 7, demonstrando a evolução da dor, durante os dias do teste com EMTr.

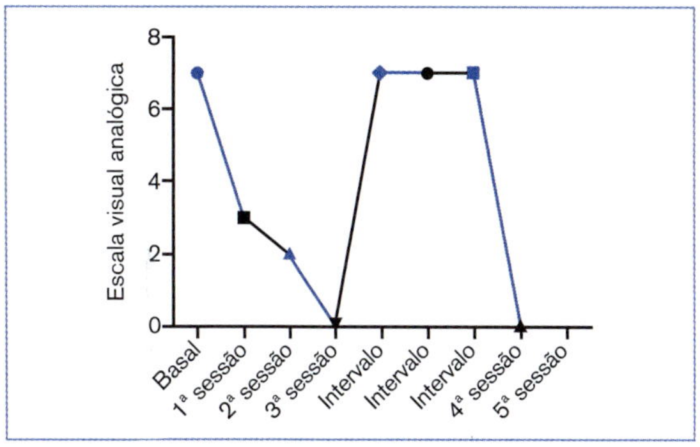

Figura 7 Diário de dor do doente submetido ao teste terapêutico com estimulação magnética transcraniana repetitiva (EMTr).

Por fim, a equipe optou por realizar o implante do estimulador epidural do córtex motor. No retorno de um mês após o implante, o doente mantinha-se estável e com a dor controlada.

Para aprofundamento

- Brunoni A. Princípios e práticas do uso da neuromodulação não-invasiva em psiquiatria. Porto Alegre: Artmed; 2017.
  - ⇨ **Livro que traz de forma atualizada as aplicações da neuromodulação não invasiva em psiquiatria e principais transtornos mentais.**
- Galhardoni R, Aparecida da Silva V, García-Larrea L, et al. Insular and anterior cingulate cortex deep stimulation for central neuropathic pain: Disassembling the percept of pain. Neurology. 2019;92(18):e2165-e2175.
  - ⇨ **Artigo recente, que demonstra a importância e a função de diferentes alvos para tratamento da dor crônica com EMTr. Maior estudo em doentes com dor pós-avc.**
- França C, de Andrade DC, Teixeira MJ, et al. Effects of cerebellar neuromodulation in movement disorders: A systematic review. Brain Stimul. 2018;11(2):249-60.
  - ⇨ **Revisão sistemática que aborda o uso da neuromodulação em alvos profundos e doenças neurológicas que não dor.**
- Fregni F, Boggio P, Brunoni A. Neuromodulação terapêutica. São Paulo: Sarvier; 2012.
  - ⇨ **Livro completo sobre mecanismos e uso da neuromodulação não invasiva em diversas situações com autores referências da área.**
- Pascual-Leone A, Davey N, Rothwell J, Wasserman E, Puri BK (eds.). Handbook of transcranial magnetic stimulation.
  - ⇨ **Livro clássico sobre o uso de estimulação magnética transcraniana. Boca Raton: CRC Press; 2002.**

REFERÊNCIAS BIBLIOGRÁFICAS

1. Moisset X, de Andrade DC, Bouhassira D. From pulses to pain relief: an update on the mechanisms of rTMS-induced analgesic effects. Eur J Pain. 2016;20:689-700.
2. Lefaucheur JP, André-Obadia N, Antal A, Ayache SS, Baeken C, Benninger DH, et al. Evidence-based guidelines on the therapeutic use of repetitive transcranial magnetic stimulation (rTMS). Clin Neurophysiol. 2014;125:2150-206.
3. Lefaucheur JP. TMS and pain. Oxford Handbooks Online. 2012.
4. Pleger B, Janssen F, Schwenkreis P, Völker B, Maier C, Tegenthoff M. Repetitive transcranial magnetic stimulation of the motor cortex attenuates pain perception in complex regional pain syndrome type I. Neurosci Lett. 2004;356:87-90.
5. **Woods AJ, Antal A, Bikson M, Boggio PS, Brunoni AR, Celnik P, et al. A technical guide to tDCS, and related non-invasive brain stimulation tools. Clin Neurophysiol. 2016;127:1031-48.**
   ⇨ **Artigo sobre o uso prático de ETCC em diversas condições com revisão da literatura sobre o tema.**
6. Huerta PT, Volpe BT. Transcranial magnetic stimulation, synaptic plasticity and network oscillations. J Neuroeng Rehabil. 2009;6:7.
7. Araújo H, Iglesio R, Correia G, Fernandes D, Galhardoni R, Marcolin MA, et al. Estimulação magnética transcraniana e aplicabilidade clínica: perspectivas na conduta terapêutica neuropsiquiátrica. Rev Med. 2011;90(1):3-14.
8. Rossi S, Hallett M, Rossini PM, Pascual-Leone A. Safety, ethical considerations, and application guidelines for the use of transcranial magnetic stimulation in clinical practice and research. Clin Neurophysiol. 2009;120(12):2008-39.
9. **Groppa S, Oliviero A, Eisen A, Quartarone A, Cohen LG, Mall V, et al. A practical guide to diagnostic transcranial magnetic stimulation: Report of an IFCN committee. Clin Neurophysiol. 2012;123(5):858-82.**
   ⇨ **Guia prático para compreender e aplicar em pesquisa e na clínica os parâmetros avaliados pela EMT como ferramenta neurofisiológica.**
10. Chen R, Cros D, Curra A, Di Lazzaro V, Lefaucheur JP, Magistris MR, et al. The clinical diagnostic utility of transcranial magnetic stimulation: report of an IFCN committee. Clin Neurophysiol. 2008;119(3):504-32.
11. Lefaucheur JP. Methods of therapeutic cortical stimulation. Clin Neurophysiol. 2009;39(1):1-14.
12. Ciampi de Andrade D, Galhardoni R, Pinto LF, Lancelotti R, Rosi Jr J, Teixeira M, et al. Into the island: A new technique of non-invasive cortical stimulation of the insula. Clin Neurophysiol. 2012;42(6):363-8.
13. Onesti E, Gabriele M, Cambieri C, Ceccanti M, Raccah R, Di Stefano G, et al. H-coil repetitive transcranial magnetic stimulation for pain relief in patients with diabetic neuropathy. Eur J Pain. 2013;17(9):1347-56.
14. Kujirai T, Caramia MD, Rothwell JC, Day BL, Thompson PD, Ferbert A. Corticocortical inhibition in human motor cortex. J Physiol. 1993;471:501-19.
15. Ciampi de Andrade D, Maschietto M, Galhardoni R, Gouveia G, Chile T, Victorino Krepischi AC, et al. Epigenetics insights into chronic pain: DNA hypomethylation in fibromyalgia-a controlled pilot-study. Pain. 2017;158(8):1473-80.
16. Cruccu G, Aziz TZ, Garcia-Larrea L, Hansson P, Jensen TS, Lefaucheur JP, et al. EFNS guidelines on neurostimulation therapy for neuropathic pain. Eur J Neurol. 2007;14(9):952-970.
17. Mhalla A, de Andrade DC, Baudic S, Perrot S, Bouhassira D. Alteration of cortical excitability in patients with fibromyalgia. Pain. 2010;149(3):495-500.
18. Picarelli H, Teixeira MJ, de Andrade DC, Myczkowski ML, Luvisotto TB, Yeng LT, et al. Repetitive transcranial magnetic stimulation is efficacious as an add-on to pharmacological therapy in complex regional pain syndrome (CRPS) type I. J Pain. 2010;11(11):1203-10.
19. Schwenkreis P, Scherens A, Ronnau AK, Hoffken O, Tegenthoff M, Maier C. Cortical disinhibition occurs in chronic neuropathic, but not in chronic nociceptive pain. BMC Neurosci. 2010;11:73.
20. Veronezi BP, Moffa AH, Carvalho AF, Galhardoni R, Simis M, Bensenor IM, et al. Evidence for increased motor cortical facilitation and decreased inhibition in atypical depression. Acta Psychiatr Scand. 2016;134(2):172-82.
21. Galhardoni R, Ciampi de Andrade D, Puerta MY, Brunoni AR, Varotto BL, de Siqueira JT, et al. Altered cortical excitability in persistent idiopathic facial pain. Cephalalgia. 2019;39(2):219-228.
22. Mylius V, Ayache SS, Ahdab R, Farhat WH, Zouari HG, Belke M, et al. Definition of DLPFC and M1 according to anatomical landmarks for navigated brain stimulation: inter-rater reliability, accuracy, and influence of gender and age. Neuroimage. 2013;78:224-32.
23. Ruohonen J, Karhu J. Navigated transcranial magnetic stimulation. Neurophysiol Clin. 2010;40(1):7-17.
24. Vitikainen A, Lioumis P, Paetau R, Salli E, Komssi S, Metsähonkala L. Combined use of non-invasive techniques for imporved functional localization for a selected group of epilepsy sugery candidates. Neuroimage. 2009;45: 342-8.
25. Paiva W. Avaliação da estimulação magnética transcraniana navegada no mapeamento anatômico e funcional não invasivo do córtex motor. [Doutorado]. São Paulo: Faculdade de Medicina da Universidade de São Paulo; 2012.
26. Ahdab R, Ayache SS, Farhat WH, Mylius V, Schmidt S, Brugieres P, et al. Reappraisal of the anatomical landmarks of motor and premotor cortical regions for image-guided brain navigation in TMS practice. Hum Brain Mapp. 2013.
27. Lefaucheur JP, Brugieres P, Menard-Lefaucheur I, Wendling S, Pommier M, Bellivier F. The value of navigation-guided rTMS for the treatment of depression: an illustrative case. Neurophysiol Clin. 2007;37(4):265-71.
28. Merskey H, Bogduk N. Classification of chronic pain: description of chronic pain syndromes and defnitions of pain terms. Seattle: IASP Press; 1994.
29. Teixeira MJ, Siqueira SRDT, Kosminsky M, Monteiro AA. Epidemiologia da dor. In. Siqueira J, Teixeira M. Dores orofaciais: diagnóstico e tratamento. São Paulo: Artes Médicas; 2012. p.46-60.
30. Sa KN, Moreira L, Baptista AF, Yeng LT, Teixeira MJ, Galhardoni R, de Andrade DC. Prevalence of chronic pain in developing countries: systematic review and meta-analysis. Pain Rep. 2019;4(6): e779.
31. Finnerup N., Attal N, Haroutounian S, McNicol E, Baron R, Dworkin RH, et al. Pharmacotherapy for neuropathic pain in adults: a systematic review and meta-analysis. Lancet Neurol. 2015;14(2):162-73.
32. Teixeira MJ, Siqueira J, Alvarez F. Fisiopatologia da dor/glóssario de termos para a semiologia da dor. In. Siqueira J, Teixeira M. Dores orofaciais: diagnóstico e tratamento. São Paulo: Artes Médicas; 2012. p.61-81.
33. International Association for the Study of Pain. Classification of chronic pain. Descriptions of chronic pain syndromes and definitions of pain terms. Pain Supplement. 1986;3:S1-226.
34. Tsubokawa T, Katayama Y, Yamamoto T, Hirayama T, Koyama S. Treatment of thalamic pain by chronic motor cortex stimulation. Pace. 1991;14:131-4.
35. Lefaucheur JP, Drouot X, Nguyen JP. Interventional neurophysiology for pain control: duration of pain relief following repetitive transcranial magnetic stimulation of the motor cortex. Neurophysiol Clin. 2001;31:247-52.
36. Galhardoni R, Correia GS, Araujo H, Yeng LT, Fernandes DT, Kaziyama HH, et al. Repetitive transcranial magnetic stimulation in chronic pain: a review of the literature. Arch Phys Med Rehabil. 2015;96(4 Suppl):S156-72.
37. **Lefaucheur JP, Aleman A, Baeken C, Benninger DH, Brunelin J, Di Lazzaro V, et al. Evidence-based guidelines on the therapeutic use of repetitive transcranial magnetic stimulation (rTMS): An update (2014-2018). Clin Neurophysiol. 2020;131(2):474-528.**
   ⇨ **Revisão avaliando as evidências para tratamento de dor com EMT. Já na segunda versão trazendo as atualizações entre 2014-2018.**
38. **Baptista AF, Fernandes A, Sa KN, Okano AH, Brunoni AR, Lara-Solares A, et al. Latin American and Caribbean consensus on noninvasive central nervous system neuromodulation for chronic pain management (LAC2-NIN-CP). Pain Rep. 2019;4(1):e692.**
   ⇨ **Consenso latino-americano de tratamento da dor crônica com neuromodulação.**
39. Mhalla A, Baudic S, Ciampi de Andrade D, Gautron M, Perrot S, Teixeira MJ, et al. Long-term maintenance of the analgesic effects of transcranial magnetic stimulation in fibromyalgia. Pain. 2011;152(7):1478-85.
40. Baudic S, Attal N, Mhalla A, Ciampi de Andrade D, Perrot S, Bouhassira D. Unilateral repetitive transcranial magnetic stimulation of the motor cortex does not affect cognition in patients with fibromyalgia. J Psychiatr Res. 2013;47(1):72-7.

41. Moisset X, Bouhassira D, Avez Couturier J, Alchaar H, Conradi S, Delmotte MH, et al. Pharmacological and non-pharmacological treatments for neuropathic pain: Systematic review and French recommendations. Rev Neurol (Paris). 2020;176(5): 325-52.
42. Woods AJ, Antal A, Bikson M, Boggio PS, Brunoni AR, Celnik P, et al. A technical guide to tDCS, and related non-invasive brain stimulation tools. Clin Neurophysiol. 2016;127(2):1031-48.
43. Paulus W. Transcranial electrical stimulation (tES - tDCS; tRNS, tACS) methods. Neuropsychol Rehabil. 2011;21(5):602-17.
44. Lefaucheur JP, Antal A, Ahdab R, Ciampi de Andrade D, Fregni F, Khedr EM, et al. The use of repetitive transcranial magnetic stimulation (rTMS) and transcranial direct current stimulation (tDCS) to relieve pain. Brain Stimul. 2008;1(4):337-44.
45. Bikson M, Grossman P, Thomas C, Zannou AL, Jiang J, Adnan T, et al. Safety of transcranial direct current stimulation: evidence based update 2016. Brain Stimul. 2016;9(5):641-61.
46. Nitsche MA, Paulus W. Excitability changes induced in the human motor cortex by weak transcranial direct current stimulation. J Physiol. 2000;527 Pt 3:633-9.
47. **Lefaucheur JP, Antal A, Ayache SS, Benninger DH, Brunelin J, Cogiamanian F, et al. Evidence-based guidelines on the therapeutic use of transcranial direct current stimulation (tDCS). Clin Neurophysiol. 2017;128(1):56-92.**
    - ⇨ **Revisão avaliando as evidências para o tratamento de dor com ETCC.**
48. Antal A, Kriener N, Lang N, Boros K, Paulus W. Cathodal transcranial direct current stimulation of the visual cortex in the prophylactic treatment of migraine. Cephalalgia 2011;31(7):820-8.
49. Cavalcante PGL, Baptista AF, Cardoso VS, de Carvalho Filgueiras M, Hasue RH, Joao SMA, Hazime FA. Transcranial direct current stimulation (tDCS) combined with therapeutic exercise in chronic low back pain: protocol of a randomized controlled trial. Phys Ther. 2020.
50. Crombie IK, Croft PR, Linton SJ, Leresche L, Von Korff M (eds). Epidemiology of pain: a report of the Task Force on Epidemiology of the International Association for the Study of Pain, 1999. Brit J Anaesthesia. 1999;976-7.
51. Ferreira K, Dias TRP, Latorre M, Teixeira MJ, Silva AM, Appolinario JC. T505 Predictors of perceived pain-related interference with emotional and physical functioning in persons with chronic pain: a population-based study. Eur J Pain Suppl. 2011;5:75.
52. Hansson PT, Attal N, Baron R, Cruccu G. Toward a definition of pharmacoresistant neuropathic pain. Eur J Pain. 2009;13:439-40.
53. **Galhardoni R, Correia GS, Araujo H, Yeng LT, Fernandes DT, Kaziyama HH, et al. Repetitive transcranial magnetic stimulation in chronic pain: a review of the literature. Arch Phys Med Rehabil. 2015;96:S156–72.**
    - ⇨ **Excelente e abrangente revisão de literatura sobre o uso de EMT em dor crônica.**
54. Tsubokawa T, Katayama Y, Yamamoto T, Hirayama T, Koyama S. Chronic motor cortex stimulation for the treatment of central pain. Acta Neurochir Suppl. 1991;52: 137-9.
55. Peyron R, Faillenot I, Mertens P, Laurent B, Garcia-Larrea L. Motor cortex stimulation in neuropathic pain. Correlations between analgesic effect and hemodynamic changes in the brain. A PET study. Neuroimage. 2007;34:310-21.
56. Lefaucheur J-P, Drouot X, Cunin P, Bruckert R, Lepetit H, Créange A, et al. Motor cortex stimulation for the treatment of refractory peripheral neuropathic pain. Brain. 2009;132:1463-71.
57. Garcia-Larrea L, Peyron R. Motor cortex stimulation for neuropathic pain: from phenomenology to mechanisms. Neuroimage. 2007;37(Suppl 1):S71-9.
58. Ciampi de Andrade D, Mhalla A, Adam F, Texeira MJ, Bouhassira D. Repetitive transcranial magnetic stimulation induced analgesia depends on N-methyl-d-aspartate glutamate receptors. Pain. 2014;155:598-605.
59. **Lefaucheur J-P, Aleman A, Baeken C, Benninger DH, Brunelin J, Di Lazzaro V, et al. Evidence-based guidelines on the therapeutic use of repetitive transcranial magnetic stimulation (rTMS): An update (2014-2018). Clin Neurophysiol. 2020;131:474-528.**
    - ⇨ **Revisão sobre EMT em todas as condições em psiquiatria e neurologia, bastante abrangente sendo uma das referências na área.**
60. Mylius V, Ayache SS, Teepker M, Kappus C, Kolodziej M, Rosenow F, et al. Transcranial magnetic stimulation and motor cortex stimulation in neuropathic pain. Schmerz. 2012;26:655-60.
61. Knijnik LM, Dussán-Sarria JA, Rozisky JR, Torres ILS, Brunoni AR, Fregni F, et al. Repetitive transcranial magnetic stimulation for fibromyalgia: systematic review and meta-analysis. Pain Practice. 2016. pp. 294-304.
62. Mhalla A, Baudic S, Ciampi de Andrade D, Gautron M, Perrot S, Teixeira MJ, et al. Long-term maintenance of the analgesic effects of transcranial magnetic stimulation in fibromyalgia. Pain. 2011;152:1478-85.
63. Picarelli H, Teixeira MJ, de Andrade DC, Myczkowski ML, Luvisotto TB, Yeng LT, et al. Repetitive transcranial magnetic stimulation is efficacious as an add-on to pharmacological therapy in complex regional pain syndrome (CRPS) type I. J Pain. 2010. pp. 1203-10.
64. Brietzke AP, Rozisky JR, Dussan-Sarria JA, Deitos A, Laste G, Hoppe PFT, et al. Neuroplastic effects of transcranial direct current stimulation on painful symptoms reduction in chronic hepatitis C: a phase II randomized, double blind, sham controlled trial. Frontiers in Neuroscience. 2016.
65. **Lefaucheur J-P, Antal A, Ayache SS, Benninger DH, Brunelin J, Cogiamanian F, et al. Evidence-based guidelines on the therapeutic use of transcranial direct current stimulation (tDCS). Clin Neurophysiol. 2017;128:56-92.**
    - ⇨ **Revisão sobre ETCC em todas as condições em psiquiatria e neurologia, bastante abrangente sendo uma das referências e das mais completas na área.**
66. Soler MD, Kumru H, Pelayo R, Vidal J, Tormos JM, Fregni F, et al. Effectiveness of transcranial direct current stimulation and visual illusion on neuropathic pain in spinal cord injury. Brain. 2010;133:2565-77.
67. Valle A, Roizenblatt S, Botte S, Zaghi S, Riberto M, Tufik S, et al. Efficacy of anodal transcranial direct current stimulation (tDCS) for the treatment of fibromyalgia: results of a randomized, sham-controlled longitudinal clinical trial. J Pain Manag. 2009;2:353-61.
68. **Attal N, Ayache SS, Ciampi De Andrade D, Mhalla A, Baudic S, Jazat F, et al. Repetitive transcranial magnetic stimulation and transcranial direct-current stimulation in neuropathic pain due to radiculopathy: a randomized sham-controlled comparative study. Pain. 2016;157:1224-31.**
    - ⇨ **Ensaio clínico que compara as técnicas de ETCC e EMT no tratamento da dor por radiculopatia lombossacra.**
69. Landeros-Weisenberger A, Mantovani A, Motlagh MG, de Alvarenga PG, Katsovich L, Leckman JF, et al. Randomized sham controlled double-blind trial of repetitive transcranial magnetic stimulation for adults with severe tourette syndrome. Brain Stimul. 2015;8:574-81.
70. Altunrende B, Yildiz S, Cevik A, Yildiz N. Repetitive transcranial magnetic stimulation in restless legs syndrome: preliminary results. Neurol Sci. 2014;35:1083-8.
71. Benninger DH, Lomarev M, Lopez G, Wassermann EM, Li X, Considine E, et al. Transcranial direct current stimulation for the treatment of Parkinson's disease. J Neurol Neurosurg Psychiatry. 2010;81:1105-11.
72. Valentino F, Cosentino G, Brighina F, Pozzi NG, Sandrini G, Fierro B, et al. Transcranial direct current stimulation for treatment of freezing of gait: a cross-over study. Movement Disorders. 2014;1064-9.
73. Boggio PS, Ferrucci R, Rigonatti SP, Covre P, Nitsche M, Pascual-Leone A, et al. Effects of transcranial direct current stimulation on working memory in patients with Parkinson's disease. J Neurol Sci. 2006;249:31-8.
74. Pereira JB, Junqué C, Bartrés-Faz D, Martí MJ, Sala-Llonch R, Compta Y, et al. Modulation of verbal fluency networks by transcranial direct current stimulation (tDCS) in Parkinson's disease. Brain Stimulation. 2013;16-24.
75. Manenti R, Brambilla M, Benussi A, Rosini S, Cobelli C, Ferrari C, et al. Mild cognitive impairment in Parkinson's disease is improved by transcranial direct current stimulation combined with physical therapy. Movement Disorders. 2016;715-24.
76. Mrakic-Sposta S, Marceglia S, Mameli F, Dilena R, Tadini L, Priori A. Transcranial direct current stimulation in two patients with Tourette syndrome. Movement Disorders. 2008;2259-61.
77. Gironell A, Martínez-Horta S, Aguilar S, Torres V, Pagonabarraga J, Pascual-Sedano B, et al. Transcranial direct current stimulation of the cerebellum in essential tremor: a controlled study. Brain Stimulation. 2014;491-2.
78. Rosset-Llobet J, Fàbregas-Molas S, Pascual-Leone Á. Effect of transcranial direct current stimulation on neurorehabilitation of task-specific

dystonia: a double-blind, randomized clinical trial. Med Probl Perform Art. 2015;30:178-84.

79. Buttkus F, Weidenmüller M, Schneider S, Jabusch H-C, Nitsche MA, Paulus W, et al. Failure of cathodal direct current stimulation to improve fine motor control in musician's dystonia. Movement Disorders. 2010;389-94.
80. Buttkus F, Baur V, Jabusch H-C, de la Cruz Gomez-Pellin M, Paulus W, Nitsche MA, et al. Single-session tDCS-supported retraining does not improve fine motor control in musician's dystonia. Restor Neurol Neurosci. 2011;29:85-90.
81. Furuya S, Nitsche MA, Paulus W, Altenmüller E. Surmounting retraining limits in musicians' dystonia by transcranial stimulation. Ann Neurol. 2014;75:700-7.
82. Wang C-P, Hsieh C-Y, Tsai P-Y, Wang C-T, Lin F-G, Chan R-C. Efficacy of synchronous verbal training during repetitive transcranial magnetic stimulation in patients with chronic aphasia. Stroke. 2014;45:3656-62.
83. Hsu Y-F, Huang Y-Z, Lin Y-Y, Tang C-W, Liao K-K, Lee P-L, et al. Intermittent theta burst stimulation over ipsilesional primary motor cortex of subacute ischemic stroke patients: a pilot study. Brain Stimul. 2013;6:166-74.
84. Hesse S, Waldner A, Mehrholz J, Tomelleri C, Pohl M, Werner C. Combined transcranial direct current stimulation and robot-assisted arm training in subacute stroke patients: an exploratory, randomized multicenter trial. Neurorehabil Neural Repair. 2011;25:838-46.
85. Rossi C, Sallustio F, Di Legge S, Stanzione P, Koch G. Transcranial direct current stimulation of the affected hemisphere does not accelerate recovery of acute stroke patients. Eur J Neurol. 2013;20:202-4.
86. Geroin C, Picelli A, Munari D, Waldner A, Tomelleri C, Smania N. Combined transcranial direct current stimulation and robot-assisted gait training in patients with chronic stroke: a preliminary comparison. Clin Rehabil. 2011;25:537-48.
87. Viana RT, Laurentino GEC, Souza RJP, Fonseca JB, Silva Filho EM, Dias SN, et al. Effects of the addition of transcranial direct current stimulation to virtual reality therapy after stroke: a pilot randomized controlled trial. NeuroRehabilitation. 2014;34:437-46.
88. Allman C, Amadi U, Winkler AM, Wilkins L, Filippini N, Kischka U, et al. Ipsilesional anodal tDCS enhances the functional benefits of rehabilitation in patients after stroke. Sci Transl Med. 2016;8: 330re1.
89. Triccas LT, Tedesco Triccas L, Burridge JH, Hughes AM, Pickering RM, Desikan M, et al. Multiple sessions of transcranial direct current stimulation and upper extremity rehabilitation in stroke: a review and meta-analysis. Clin Neurophysiol. 2016. pp. 946-55.
90. Elsner B, Kugler J, Pohl M, Mehrholz J. Transcranial direct current stimulation (TDCS) for improving activities in patients after stroke. Physiotherapy. 2015;101:e359-60.
91. Azin M, Zangiabadi N, Iranmanesh F, Baneshi MR, Banihashem S. Effects of intermittent theta burst stimulation on manual dexterity and motor imagery in patients with multiple sclerosis: a quasi-experimental controlled study. Iran Red Crescent Med J. 2016;18:e27056.
92. Korzhova J, Bakulin I, Sinitsyn D, Poydasheva A, Suponeva N, Zakharova M, et al. High-frequency repetitive transcranial magnetic stimulation and intermittent theta-burst stimulation for spasticity management in secondary progressive multiple sclerosis. Eur J Neurol. 2019;680-e44.
93. Ferrucci R, Vergari M, Cogiamanian F, Bocci T, Ciocca M, Tomasini E, et al. Transcranial direct current stimulation (tDCS) for fatigue in multiple sclerosis. NeuroRehabilitation. 2014;34:121-7.
94. Tecchio F, Cancelli A, Cottone C, Zito G, Pasqualetti P, Ghazaryan A, et al. Multiple sclerosis fatigue relief by bilateral somatosensory cortex neuromodulation. J Neurol. 2014;261:1552-8.
95. Kasschau M, Sherman K, Haider L, Frontario A, Shaw M, Datta A, et al. A Protocol for the use of remotely-supervised transcranial direct current stimulation (tDCS) in multiple sclerosis (MS). J Vis Exp. 2015;e53542.
96. Hsu WY, Cheng C-H, Lin M-W, Shih YH, Liao KK, Lin YY. Antiepileptic effects of low frequency repetitive transcranial magnetic stimulation: a meta-analysis. Epilepsy Res. 2011;96:231-40.
97. Fregni F, Thome-Souza S, Nitsche MA, Freedman SD, Valente KD, Pascual-Leone A. A controlled clinical trial of cathodal DC polarization in patients with refractory epilepsy. Epilepsia. 2006;47:335-42.
98. Liu A, Bryant A, Jefferson A, Friedman D, Minhas P, Barnard S, et al. Exploring the efficacy of a 5-day course of transcranial direct current stimulation (TDCS) on depression and memory function in patients with well-controlled temporal lobe epilepsy. Epilepsy Behav. 2016;55:11-20.

5

Eletroconvulsoterapia na depressão

Eric Cretaz
Sergio Rigonatti
Helena Bellini

Sumário

Pontos-chave

- O uso da eletroconvulsoterapia (ECT) na depressão, quando bem indicado, não deve ser postergado nem considerado como um tratamento de última escolha. Pelo contrário, quando utilizado de forma precoce, especialmente em pacientes com fatores preditores de boa resposta, está associado a desfechos positivos importantes.
- A ECT é o tratamento mais efetivo para a depressão, mostrando-se superior a psicofármacos de forma geral, em particular para casos graves, com ideação suicida importante, sintomas psicóticos e alterações de psicomotricidade.
- Trata-se de um tratamento seguro e, na maioria dos casos, bem tolerado. O principal efeito adverso é o prejuízo cognitivo, que pode ser mitigado por medidas como a titulação de carga e o uso de eletrodos unilaterais.
- Os estigmas que ainda pairam sobre a ECT são injustificados. Trata-se de uma ferramenta de grande importância no arsenal terapêutico da psiquiatria moderna.

INTRODUÇÃO

Estima-se que cerca de 264 milhões de pessoas sofram com episódios depressivos globalmente[1], com um significativo número desses casos em países em desenvolvimento, onde sabidamente o acesso a recursos de saúde mental é escasso[2]. Na cidade de São Paulo, a prevalência de depressão ao longo da vida é da ordem de 16,9%, e de transtornos de humor em geral chega a 19,1%[3]. Não apenas é uma condição comum como também frequentemente de curso crônico; entre 26 e 38% dos indivíduos acometidos cursam com recaídas em um período de 3 anos após a remissão do episódio inicial[4,5]. Além disso, está associada a importantes prejuízos econômicos e sociais, representando a segunda causa mais comum de incapacidade[6].

O tratamento da depressão é particularmente desafiador. Embora exista grande variedade de psicofármacos aprovados para o tratamento da depressão, com avanços notáveis nas últimas décadas, a taxa de resposta de um paciente ao primeiro antidepressivo testado é de cerca de 50%[7]. Mesmo após várias tentativas com múltiplas medicações, é frequente a falha do tratamento. Um estudo avaliou que mesmo após 1 ano de tratamento com quatro medicações diferentes, apenas 67% dos pacientes apresentaram redução de 50% dos escores depressivos[8], e, após 2 anos em acompanhamento, entre 10 e 20% dos pacientes permaneciam sintomáticos[9].

As limitações do tratamento farmacológico da depressão, especialmente nos casos de pacientes resistentes ao tratamento e em casos particularmente graves, evidenciam a importância das técnicas de neuromodulação. Destas, a eletroconvulsoterapia (ECT) continua a ser uma das ferramentas mais importantes do arsenal terapêutico da psiquiatria moderna, ainda que subutilizada[10] e cercada de estigmas e polêmicas sem fundamento.

Apesar de introduzida em 1938 por Ugo Cerletti e Lucio Bini, a ECT adaptou-se aos avanços da medicina, incorporando medidas visando ao conforto do paciente e à diminuição de efeitos adversos, como anestesia geral, monitoração de sinais vitais e parâmetros eletroencefalográficos, adoção do pulso breve e ultrabreve, e desenvolvimento de novos posicionamentos de eletrodos. Trata-se de uma técnica segura. As complicações são raras e não há evidências de que as aplicações possam causar dano neuronal ou lesões cerebrais[11]. Mais importante, apesar de todos os avanços das últimas décadas em psicofarmacologia e em novas técnicas de neuromodulação, a ECT ainda é o tratamento mais efetivo existente para transtornos de humor e quadros psicóticos graves[10].

INDICAÇÕES DE ECT NA DEPRESSÃO

A indicação de ECT é frequentemente influenciada por fatores não clínicos, talvez mais do que qualquer outro tratamento médico[10]. A despeito de sua eficácia e segurança serem amplamente documentadas na literatura médica, muitos profissionais ainda hesitam em indicar esse tratamento a seus pacientes, influenciados muito mais por estigmas e preconceitos do que qualquer outro motivo racional[12].

Tal hesitação em indicar a ECT faz com que o tratamento seja visto como "último recurso" por alguns, o que por sua vez pode levar a duas distorções, com consequências deletérias aos pacientes[13]. Em primeiro lugar, a visão da ECT como o último recurso a ser tentado faz com que alguns pacientes sejam encaminhados para esse tratamento sem uma indicação precisa, como indivíduos com transtornos de personalidade, apenas porque o profissional que o acompanha sente que esgotou seu arsenal terapêutico e busca na ECT uma "tábua de salvação". Nesses casos, o paciente é submetido a um tratamento invasivo, muitas vezes com resposta pobre.

Em segundo lugar, e certamente mais preocupante, é o fato de pacientes com indicações claras de ECT, como depressão com sintomas psicóticos ou com alto risco de suicídio, não serem encaminhados para esse tratamento com a devida presteza. Não é raro que esses pacientes passem por diversas tentativas infrutíferas de tratamento, prolongando seu sofrimento e aumentando custos, quando poderiam ter sido tratados com sucesso com a ECT. É particularmente digno de nota o fato de que a duração de um episódio de humor está relacionada ao prognóstico de resposta, de forma que o uso precoce da ECT, quando bem indicado, pode ser extremamente importante para a evolução do quadro.

A indicação mais comum de ECT no Ocidente é o tratamento de um episódio depressivo, tanto em casos de transtorno bipolar do humor (TBH) quanto na depressão unipolar[14]. Alguns autores ainda classificam a ECT como um tratamento de segunda linha para a depressão maior de forma geral[11], uma vez que, apesar de sabidamente efetiva, está associada a prejuízos cognitivos e por tratar-se de um procedimento invasivo. No entanto, os principais *guidelines*[11,15], concordam que em determinadas situações a ECT passa a ser considerada um tratamento de primeira linha, principalmente em situações em que o quadro depressivo ameaça a integridade do paciente. A Tabela 1 lista as principais indicações de ECT na depressão, com o respectivo grau de evidência, as quais serão discutidas de forma mais aprofundada a seguir.

Tabela 1 Indicações de 1ª linha da eletroconvulsoterapia na depressão

Situação	Nível de evidência
Risco importante de suicídio	Nível 1
Depressão com características psicóticas	Nível 1
Depressão resistente ao tratamento	Nível 1
Intolerância ao tratamento farmacológico	Nível 3
Sintomas catatoniformes	Nível 3
Resposta prévia a ECT	Nível 3
Deterioração da condição física	Nível 3
Depressão durante a gestação	Nível 3
Solicitação do paciente	Nível 4

Fonte: Milev et al., 2016[11].

Nível 1: metanálise com intervalo de confiança estreito ou pelo menos dois estudos clínicos randomizados com amostras adequadas; nível 2: metanálise com intervalo de confiança largo ou pelo menos um estudo clínico randomizado com amostra adequada; nível 3: estudos clínicos randomizados com amostras pequenas ou estudos clínicos não randomizados ou estudos prospectivos controlados ou séries de casos ou estudos retrospectivos de boa qualidade; nível 4: opiniões de especialistas.

Ideação suicida

Ideação suicida e tentativas de suicídio são riscos importantes a serem considerados em pacientes com depressão, cujo manejo é problemático. Um estudo encontrou uma taxa de suicídios consumados de cerca de 8,6% em pacientes deprimidos que passaram por uma ou mais internações psiquiátricas[16]. É importante notar que, paradoxalmente, em adolescentes e adultos jovens o uso de medicações antidepressivas parece estar associado a um maior risco de suicídio[17].

A ECT parece ser particularmente eficaz no controle da ideação suicida em pacientes deprimidos. Um trabalho que avaliou especificamente o subitem de ideação suicida da escala de Hamilton para depressão[18] encontrou taxas de remissão de ideação suicida de cerca de 15% após uma única sessão de ECT, 61% após seis sessões, atingindo ao final 87% de remissão ao final do estudo.

É importante frisar, contudo, que nem todas as situações nas quais o paciente apresenta ideação ou tentativas de suicídio constituem indicação de ECT, especialmente em se tratando de diagnósticos de transtornos de personalidade ou transtornos relacionados ao uso de substâncias. Nesses casos, é preciso avaliar com cuidado a existência de comorbidade com um transtorno de humor e pesar os riscos e benefícios.

Depressão com características psicóticas

Entre 0,35 e 1% dos episódios depressivos podem cursar com características psicóticas, incluindo sintomas como delírios e alucinações, sendo elas mais frequentes em pacientes com idade mais avançada e em indivíduos com TBH[15,19].

Os sintomas psicóticos são geralmente congruentes com o humor, de forma que os delírios frequentemente apresentam conteúdos de culpa, hipocondríacos, de ruína e niilistas[20]. Uma forma extrema desse quadro pode ser observada na síndrome de Cotard, em que os indivíduos acometidos passam a acreditar que já estão mortos ou seus órgãos internos paralisados ou putrefatos[21]. Da mesma forma, as alucinações auditivas, quando presentes, costumam ser de natureza depreciativa e acusatória.

Pacientes com características psicóticas possuem ainda risco aumentado de suicídio comparados àqueles em que tais características estão ausentes, possivelmente em decorrência do intenso sofrimento por eles experimentado[22]. Trata-se, portanto, de uma condição que exige resposta rápida e eficaz.

A depressão psicótica é uma indicação clássica de ECT, na qual sabidamente o tratamento apresenta bons resultados e com rápida resposta, os quais serão discutidos em maiores detalhes nas sessões seguintes. É importante ressaltar que, na ausência de contraindicações ao procedimento, não há motivo para postergar o início do tratamento com ECT para esses pacientes.

Depressão resistente ao tratamento

Embora não exista no momento um consenso acerca da definição de depressão resistente ao tratamento (TRD, do inglês *treatment resistant depression*), a maioria dos autores considera que a ausência de resposta (ou seja, redução de 50% dos escores depressivos utilizados) após dois tratamentos com antidepressivos de primeira linha diferentes, assumindo o uso de doses dentro da faixa terapêutica e por tempo adequado, pode ser considerada como resistência[23]. Outros propõem esquemas mais complexos e estratificados, levando em consideração as famílias de antidepressivos utilizados e o uso de esquemas de potencialização[24,25].

A causa da TRD é pouco clara e, assim como a própria etiologia da depressão, provavelmente emerge da articulação entre fatores ambientais, sociais, genéticos, metabólicos, inflamatórios e outros[26]. Além disso, é preciso diferenciar a TRD de outros fatores, como má aderência, intolerância ao tratamento farmacológico, bem como considerar a presença de comorbidades clínicas e psiquiátricas, que podem por sua vez prejudicar a resposta ao tratamento[27].

Diversos esquemas foram testados para o tratamento da TRD, incluindo troca de classe de antidepressivos, esquemas de potencialização (antipsicóticos de segunda geração, lítio, T3, estimulantes), psicoterapia e técnicas de neuromodulação, com graus variados de sucesso. Dentre estes, a ECT destaca-se como a mais efetiva, especialmente em pacientes graves[23].

É provável que a TRD seja atualmente a indicação mais comum de ECT na prática clínica[13]. Ironicamente, a mais frequente indicação de ECT pode estar relacionada a uma menor eficiência do tratamento. Diversos estudos que avaliaram fatores preditivos de resposta à ECT identificaram justamente a resistência ao tratamento farmacológico como um preditor de má resposta. Uma metanálise em particular descreveu taxas de resposta de 70% em pacientes não resistentes contra 58% em indivíduos com TRD[28]. Ainda assim, um resultado considerável, ainda mais levando em conta que esses pacientes não responderam a diversos tratamentos anteriores.

Dessa forma, é aconselhável ter em mente uma série de fatores ao indicar um paciente com hipótese de TRD para um ciclo de ECT. Em primeiro lugar é importante entender os motivos por trás da resistência ao tratamento, como comorbidades clínicas descompensadas, comorbidades psiquiátricas, aderência correta ao tratamento, etc. Em segundo lugar, atentar aos fatores preditivos de boa e má resposta, que serão discutidos a seguir. Terceiro, levar em consideração os possíveis efeitos adversos do tratamento e o impacto que este trará à vida e à funcionalidade do paciente. Um indivíduo com TRD pode, mesmo que sintomático, permanecer razoavelmente funcional, exercendo atividades laborativas etc. Para um paciente nessas circunstâncias, a relação custo-benefício da ECT pode ser desfavorável, enquanto outros tratamentos, como a estimulação magnética transcraniana, podem trazer benefícios consideráveis com impacto menor.

Outras indicações

A catatonia é uma síndrome caracterizada por alterações de movimento e negativismo, de etiologia variada, podendo se manifestar em diferentes condições psiquiátricas[29]. Pacientes com depressão podem manifestar características catatoniformes em seu quadro, principalmente lentificação ou inibição psicomotora e atitude negativista, como mutismo e recusa alimentar. Levando em conta a boa resposta da ECT na catatonia de forma geral, sua utilização está indicada em pacientes deprimidos com tais características.

O uso da ECT está igualmente indicado em pacientes que não tolerem ou que não possam fazer uso de medicações psiquiátricas de primeira linha[11]. Destacam-se nesse grupo idosos, particularmente sensíveis a efeitos adversos, pacientes hepatopatas ou nefropatas, nos quais o manejo de psicofármacos é difícil, e indivíduos que façam uso de medicações com interações farmacológicas que limitem ou inviabilizem o uso de certos antidepressivos.

Pacientes que apresentaram boa resposta à ECT em episódios depressivos passados tendem a mantê-la em episódios subsequentes[11]. Dessa forma, é possível indicar ECT de forma precoce em caso de recaída, mesmo na ausência de outras indicações.

Sintomas depressivos como inapetência e negligência do autocuidado podem se mostrar particularmente graves em alguns pacientes, chegando a níveis extremos como recusa alimentar e perda ponderal importante. Sempre que houver deterioração da condição física do paciente secundária ao quadro depressivo, a ECT está indicada.

Por fim, embora pouco usual no contexto local, alguns *guidelines* admitem o uso de ECT quando houver solicitação do paciente[15]. Tal indicação, contudo, não é válida em situações em que o paciente não apresente alguma condição que justifique seu uso. Cabe ao profissional que assiste o paciente explicitar os eventuais riscos e benefícios e se há de fato um diagnóstico compatível com o tratamento.

ECT em episódios depressivos do transtorno bipolar do humor

Os episódios depressivos do TBH são frequentes, geralmente mais comuns e mais duradouros do que os episódios maníacos[30]. A depressão bipolar é um quadro de difícil manejo, com resposta muitas vezes insuficiente aos tratamentos de primeira linha. Além disso, é mais frequente a presença de sintomas psicóticos e de ideação suicida em comparação com a depressão unipolar[30]. O uso de antidepressivos é controverso e muitas vezes arriscado pelo risco de virada maníaca e indução de ciclagem rápida[31].

A ECT é uma ferramenta útil, ainda que possivelmente subaproveitada, para o tratamento da depressão bipolar. A maior parte dos estudos publicados foca em depressão unipolar. Alguns utilizam amostras mistas de pacientes unipolares e bipolares, enquanto uma parcela pequena dos estudos controlados foi realizada em indivíduos com depressão bipolar[32].

De forma geral, as indicações de ECT em episódios depressivos no transtorno bipolar são similares à depressão unipolar. Segundo o CANMAT, ela seria um tratamento de segunda linha na depressão bipolar[31], embora em condições como risco de suicídio, presença de sintomas psicóticos, deterioração da condição clínica secundária ao quadro depressivo e características catatônicas seu uso deva ser considerado de forma precoce[33].

Pesa a favor da ECT o fato de as viradas maníacas durante o tratamento serem raras, consideravelmente menos frequentes do que com drogas antidepressivas. Além disso, a presença de características mistas e ciclagem rápida não contraindica seu uso e não interfere na resposta[33].

FATORES PREDITORES DE RESPOSTA

Embora não haja um consenso sobre a aplicabilidade clínica de biomarcadores na predição de resposta à ECT, sabe-se que a presença de sintomas psicóticos, idade avançada, ideação suicida e sintomas psicomotores está relacionada a melhores índices de resposta e remissão de transtornos depressivos[20,34]. Outro fator preditor de resposta positiva é o desenvolvimento de uma resposta inicial precoce, normalmente em até três sessões[35]. Além disso, pacientes que recebem o tratamento durante uma internação hospitalar tendem a apresentar melhores desfechos[36], sugerindo que a ECT parece ser mais efetiva em pacientes mais graves[34]. Vale destacar que pacientes com características psicóticas tendem a apresentar ainda remissão sustentada por mais tempo após um ciclo bem-sucedido de ECT[37].

A influência de uma apresentação melancólica (lentificação psicomotora, tristeza e adinamia) e de uma história de transtorno de personalidade (TP) permanece inconclusiva, possivelmente devido a discrepâncias entre os critérios de diferentes manuais diagnósticos[34,36]. Embora haja evidências contrárias[38], a associação entre determinadas características de personalidade e a resposta à ECT já era observada desde antes do uso do termo TP por critérios diagnósticos modernos[39]. De qualquer forma, sugere-se que apenas o TP *borderline* seja capaz de interferir negativamente nos efeitos antidepressivos da ECT, mas não os outros TP[40].

Em contrapartida, história de refratariedade farmacológica e presença de sintomas depressivos crônicos estão associados a uma baixa resposta à ECT, embora a depressão refratária seja justamente uma das indicações formais para o emprego terapêutico do procedimento[28]. Não demonstram qualquer influência nos desfechos clínicos do método variáveis como gênero e história de bipolaridade, assim como as expectativas subjetivas dos pacientes antes do início do tratamento[28,36,41,42].

Os preditores biológicos de resposta à ECT relacionam-se aos seus diferentes níveis de ação cerebral, incluindo a sinalização neuroquímica intermediária (neurotransmissores), os sistemas reguladores celulares e intracelulares, a expressão gênica e a conectividade neuronal[41].

Um estudo inusitado de Mickey et al.[43] verificou que a trajetória do cortisol, avaliada através de amostras de cabelo, pode predizer uma resposta positiva à ECT com acurácia de 80% em portadores de depressão refratária ao tratamento farmacológico, sugerindo que esse marcador poderia ser uma ferramenta válida na prática clínica, devido ao seu caráter não invasivo e de baixo custo. Ainda em relação ao eixo hipotálamo-hipófise, o teste de supressão à dexametasona também parece ser capaz de predizer a eficácia da ECT. Watts e Groft[44] investigaram os efeitos antidepressivos da técnica em pacientes portadores da comorbidade depressão maior e transtorno do estresse pós-traumático. Eles verificaram que quanto menores os índices de supressão no teste, melhores as taxas de resposta à ECT em relação aos sintomas depressivos.

Também há evidências de que os níveis plasmáticos de fator neurotrófico derivado do cérebro (BDNF, do inglês *brain-derived neurotrophic factor*) possam predizer a resposta à ECT, mas seu papel ainda é controverso[45]. Alternativamente, Scango et al.[46] sugeriram o uso da eletroencefalografia como biomarcador de resposta à ECT, por terem observado que alterações da onda delta da linha de base estão associadas a uma melhor resposta terapêutica subsequente. Inclusive, Kranaster et al.[47] propuseram e validaram um índice de qualidade de convulsão (SQI, do inglês *seizure quality index*), baseado em um conjunto de parâmetros ictais, capaz de predizer o risco de não resposta ou não remissão logo após a segunda sessão de ECT.

Os marcadores biológicos mais estudados na atualidade são as alterações estruturais e funcionais do cérebro avaliadas através de técnicas de neuroimagem. Há evidências de que volumes menores dos hipocampos são preditores de uma resposta positiva à ECT, assim como volumes maiores das amígdalas e do giro do cíngulo subgenual[48-50]. No que concerne ao hipocampo, dados sugerem que essa significativa predição de resposta esteja especificamente relacionada ao volume basal do giro denteado[51], embora Cao et al.[52] tenham observado semelhante função para outros subcampos.

Adicionalmente, uma ampla gama de anomalias da substância cinzenta e branca é capaz de predizer de forma positiva ou negativa os desfechos da ECT, com acurácia que pode chegar a 89%, como sugerem os estudos de Jiang et al.[53] e Levy et al.[54]. Embora com evidências menos robustas, a atrofia do lobo temporal medial também parece predizer um atraso no tempo de resposta e na remissão de quadros de depressão de início tardio[55].

No que se refere aos parâmetros cerebrais funcionais, Argylean et al.[56] apontaram como preditor de resposta à ECT a atividade neural regional do córtex cingulado subcaloso. Paralelamente, Lyden et al.[57] observaram que alterações na conectividade estrutural entre circuitos frontolímbicos também estavam associadas aos desfechos clínicos da ECT.

Em relação às medidas de conectividade funcional do estado de repouso (RSFC), há duas principais redes implicadas na predição de resposta à ECT, uma delas centrada no córtex pré-frontal dorsomedial (incluindo córtex pré-frontal dorsolateral, córtex orbitofrontal e córtex cingulado posterior), com sensibilidade de 84% e especificidade de 85%, e outra centrada no córtex cingulado anterior (incluindo córtex pré-frontal dorsolateral, córtex sensitivo-motor, giro para-hipocampal e mesencéfalo) com sensibilidade de 80% e especificidade de 75%[54,58-60]. Outro fenômeno implicado na predição de resposta positiva à ECT foi a hiperconectividade intrarregional tanto do córtex cingulado anterior (ACC)[41] quanto do hipocampo direito[61], de forma independente.

Quanto aos marcadores de polimorfismos genéticos, os genes de maior interesse são aqueles que codificam proteínas supostamente envolvidas nos efeitos biológicos da ECT ou na fisiopatologia da depressão, como fatores neurotróficos ou elementos das vias de neurotransmissão dopaminérgicas e serotoninérgicas[41]. Alguns dos genes cujos polimorfismos foram implicados na modulação da resposta à ECT foram o gene do receptor D2 de dopamina (*DRD2*) e o gene da enzima catecol O-metiltransferase (*COMT*)[62].

Recentemente houve um avanço importante no desenvolvimento de técnicas de inteligência artificial aplicadas às ciências da saúde. Para um futuro próximo, é possível que as indicações da ECT incluam o emprego de algoritmos computacionais, através dos quais será possível uma combinação de diferentes variáveis clínicas e biológicas, que podem servir como uma ferramenta mais objetiva para guiar o uso personalizado do tratamento.

Tabela 2 Fatores clínicos preditivos de resposta a eletroconvulsoterapia

Boa resposta	Má resposta
Idade avançada	Comorbidade com transtorno de personalidade *borderline*
Sintomas psicomotores	Duração do episódio
Pensamentos suicidas	Maior número de episódios anteriores
Sintomas psicóticos	História de resistência ao tratamento
Gravidade geral do quadro	
Resposta precoce ao tratamento	

PACIENTES ESPECIAIS

A ECT pode ser utilizada para o tratamento de episódios depressivos em pacientes que não toleram ou que por quaisquer razões não possam receber o tratamento farmacológico usual. Nessa categoria alguns grupos se destacam, como idosos, que são mais sensíveis a efeitos adversos e têm mais risco de interações medicamentosas por frequentemente fazerem uso de polifarmácia, e gestantes, já que o uso de certas medicações psiquiátricas aumenta o risco de malformações no primeiro trimestre de gestação e está associado a possíveis complicações perinatais no terceiro trimestre.

Gestantes

Transtornos psiquiátricos são frequentes na gestação, incluindo recaídas de condições preexistentes, bem como quadros de início durante a gravidez[63]. Cerca de 18,4% das mulheres apresentam sintomas depressivos leves ou subclínicos durante a gestação[64] e 7,5% fecham critérios para um episódio depressivo maior[65]. O tratamento desses episódios, contudo, é repleto de percalços.

Se por um lado existe preocupação quanto à exposição do feto a psicofármacos durante a gestação, por outro lado as consequências de um episódio depressivo durante a gestação devem ser consideradas. Além do próprio sofrimento da gestante, episódios depressivos nessa fase estão associados a desfechos obstétricos negativos, como baixo peso ao nascer[66], maior taxa de internação em unidades intensivas neonatais[67], dificuldade de estabelecer vínculo entre a mãe e o neonato e leves atrasos de desenvolvimento[68].

A ECT pode ser utilizada para tratar tais episódios depressivos como uma alternativa ao uso de psicofármacos. A segurança dos antidepressivos durante a gestação ainda é um assunto um tanto controverso. Enquanto alguns estudos sugerem que tais medicações sejam seguras, certos *guidelines* sugerem seu uso como tratamento de segunda linha[65]. Todos os antidepressivos atravessam a placenta e, com o uso prolongado, sua concentração no feto equipara-se à da mãe.

A eficácia, os efeitos adversos e o curso do tratamento com ECT em uma gestante são equivalentes àqueles observados na população geral[69]. A técnica anestésica é essencialmente a mesma empregada em outros pacientes, lançando mão de um bloqueador neuromuscular e um hipnótico, ambos de meia-vida curta[63]. Não parece haver nenhum risco para o feto com as drogas mais comuns, como o propofol, a succinilcolina e o methohexital, tampouco há relatos de teratogenicidade. A ECT, contudo, exige certas precauções nessa população.

Por apresentarem tempo de esvaziamento gástrico prolongado, em especial a partir do segundo semestre, deve-se atentar ao risco de broncoaspiração, uma vez que o líquido de estase gástrico tende a ser mais abundante e pode, portanto, refluir para o esôfago[70]. Em certas situações é aconselhável a entubação orotraqueal após a indução anestésica a fim de proteger a via aérea da paciente. Por motivos similares, o uso de medicações anticolinérgicas deve ser interrompido 24 horas antes do procedimento, visto que podem diminuir o tônus do esfíncter esofágico inferior, novamente aumentando o risco de broncoaspiração[71]. Gestantes também são mais suscetíveis a hipotensão arterial, por conta da diminuição do retorno venoso secundário à compressão da veia cava inferior pelo útero gravídico[72], sendo eventualmente necessária expansão volêmica e mudança de posição para decúbito lateral esquerdo[63].

Dentre as complicações da ECT na gestação destacam-se as contrações uterinas e o sangramento vaginal. Contrações são o efeito adverso específico mais comum, acometendo até 24% das pacientes[69], e é mais comum no segundo e no terceiro trimestres. O sangramento vaginal, por outro lado, ocorre com maior frequência no primeiro trimestre, com incidência de até 12%[69]. Mais importante, a ECT não está associada a maior frequência de partos prematuros (Kasar, 2007) e a taxa de abortamentos em pacientes submetidas ao procedimento não difere da população geral[63,69].

Idosos

A depressão é o transtorno mental mais comum em idosos[73], com prevalência ao redor de 7% após os 60 anos de idade[74]. Além disso, nessa faixa etária a depressão está associada a maior risco de suicídio, bem como maior mortalidade por outras causas[75]. O tratamento antidepressivo está associado a efeitos adversos significativos, algo particularmente preocupante nesse grupo, uma vez que idosos são mais suscetíveis a efeitos adversos de fármacos em geral devido a alterações farmacocinéticas[76]. Além disso, evidências sugerem que as taxas de resistência ao tratamento farmacológico sejam maiores nos indivíduos idosos do que em jovens[74].

Dessa forma, a ECT é uma ferramenta terapêutica particularmente interessante nesse grupo. Estudos focando essa faixa etária mostram taxas de resposta que variam entre 80 e 97,5%[77], taxas de remissão mais altas[78] e menores tempos de resposta[79]. A resposta mais rápida pode ser particularmente importante, considerando que em idosos a depressão está associada a maior mortalidade. Ademais, apresentam ainda menores taxas de recidiva após o tratamento[80] em comparação a adultos jovens.

Conforme discutido anteriormente, a ECT parece ter taxas de remissão e resposta melhores nessa faixa etária. De fato, segundo dados do estudo *Prolonging Remission in Depressed Elderly* (PRIDE), pacientes com mais de 70 anos tiveram 1,89 vezes mais chances de responder do que aqueles com 60 a 69 anos, e uma parcela maior daqueles com mais de 70 anos apresentou remissão (69,7%) em comparação com aqueles de 60 a 69 anos (55,0%)[81], sendo essa relação entre idade e resposta evidente até mesmo entre idosos. A razão para as melhores taxas de resposta em idosos não é clara, mas provavelmente é multifatorial, incluindo menores taxas de transtorno de personalidade comórbida, maiores taxas de intolerância medicamentosa, maior incidência de outros fatores preditivos de boa resposta como sintomas psicóticos e gravidade do quadro e, talvez, encaminhamentos mais precoces à ECT[82].

Acerca dos efeitos adversos, que serão discutidos de forma mais aprofundada adiante, um aspecto particularmente relevante nessa faixa etária é a questão dos déficits cognitivos[83]. Certas condições associadas a maior suscetibilidade a prejuízos cognitivos secundários à ECT, como comorbidades neurológicas e déficits preexistentes, são particularmente comuns nesse grupo[84]. As evidências, contudo, sugerem que pacientes idosos de forma geral não apresentem prejuízos mais intensos do que aqueles observados em adultos jovens, mostrando-se benignos e transitórios[83,85,86]. Por sinal, alguns pacientes apresentam até ganhos em testes cognitivos após o tratamento[87]. O uso de eletrodos em posição unilateral é particularmente indicado, a fim de minimizar tais efeitos adversos.

Pacientes com dispositivos implantáveis

Pacientes portadores de depressão não raro apresentam comorbidades cardíacas, de forma que não é de todo incomum na prática clínica encontrar um paciente com marca-passo cardíaco ou desfibrilador implantado[88]. Infelizmente, poucos dados estão disponíveis na literatura acerca do manejo de pacientes nessa situação, mas de forma geral a literatura aponta que a ECT é segura nesses casos. Em um levantamento de 29 pacientes deprimidos com marca-passo ou desfibrilador implantado tratados com ECT na Mayo Clinic, apenas um indivíduo de 87 anos apresentou intercorrência, no caso uma taquicardia supraventricular que rapidamente remitiu, sem repercussões hemodinâmicas ou quaisquer sequelas[88].

Certas precauções são necessárias, como uma avaliação cardiológica antes do início do tratamento, calibragem dos parâmetros do marca-passo após o tratamento, bem como o uso de um imã sobre o aparelho, caso o paciente apresente bradicardia. No caso específico dos cardioversores implantados é necessário antes do procedimento desativar o módulo de tratamento, mantendo apenas a monitoração do ritmo cardíaco, bem como reativá-lo em seguida. É necessário sempre manter a monitoração de eletrocardiograma (ECG) durante e após o procedimento, bem como capacitar a equipe para lidar com intercorrências cardiológicas e com o manejo de drogas vasoativas[88]. Não há qualquer evidência de que a passagem de corrente danifique tais dispositivos[89].

É importante ressaltar que a presença do dispositivo implantável não é contraindicação de ECT, porém é necessário assegurar que o paciente se encontre estável clinicamente e com suas comorbidades devidamente tratadas.

EFICÁCIA

Uma revisão sistemática demonstrou significativa superioridade antidepressiva da ECT quando comparada ao placebo, à ECT simulada e a todas as classes de antidepressivos[90]. As taxas de resposta ao tratamento (redução de 50% na pontuação de escalas que avaliam a intensidade de sintomas depressivos) podem chegar a 70 a 80%, enquanto as taxas de remissão (redução à pontuação mínima necessária para caracterizar um episódio depressivo) podem chegar a 40 a 50% ou mais[11].

Em relação à velocidade de resposta, dados reportados pelo estudo *Consortium for Research in ECT* (CORE), que incluiu 253 pacientes deprimidos submetidos a três sessões de ECT bilateral semanais, indicam que aproximadamente metade dos pacientes apresenta uma resposta inicial durante a 3ª sessão, enquanto um terço dos indivíduos atinge a remissão até a 6ª sessão e dois terços até a 10ª sessão[35]. Considerando-se essa mesma frequência de aplicações semanais, a resposta inicial da ECT poderia ser observada em aproximadamente 1 semana, tempo menor do que o esperado para os fármacos.

Na depressão, a eficácia da ECT pode variar de acordo com a intensidade do estímulo, o posicionamento dos eletrodos e as características do quadro[91]. Pacientes com sintomas psicóticos, por exemplo, tendem a apresentar um tempo de resposta mais rápido e taxas de remissão com valores acima de 90%[92].

Em contrapartida, certas características podem influenciar negativamente os resultados da ECT. O preditor mais forte dessa categoria é o grau de refratariedade aos tratamentos anteriores. Em pacientes com maior grau de resistência a tratamentos farmacológicos e psicológicos, as taxas de resposta com ECT aproximam-se de 50%, em comparação com 65% em pacientes sem falha anterior ao tratamento[93]. De qualquer forma, é interessante notar que esses resultados são claramente superiores àqueles observados para psicotrópicos, em populações de igual gravidade[94,95].

No que se refere aos aspectos técnicos, o número médio de tratamentos de ECT necessários para obtenção de resposta e/ou remissão na depressão varia entre 6 e 15[11]. Não há diferença significativa em termos de taxas de resposta ou remissão entre pacientes que recebem aplicações uma, duas ou três vezes na semana, embora a resposta tenda a ser mais rápida com três sessões semanais[96]. Quanto ao posicionamento dos eletrodos, a ECT bilateral parece ser mais eficaz do que a unilateral. Contudo, se aplicada em altas doses, a ECT unilateral pode ser tão eficaz quanto a bilateral, com o benefício de causar menos efeitos cognitivos adversos[97]. A aplicabilidade clínica de outras posições, como a bifrontal, requer maiores esclarecimentos[98].

Um dos métodos mais utilizados para a determinação da carga a ser utilizada é a titulação, técnica embasada no limiar convulsivo do indivíduo (menor carga com a qual ocorre uma convulsão), que varia conforme as características do paciente e do tratamento[99]. A ECT costuma ser efetiva a doses de 1,5 a 3 vezes e 6 vezes o limiar convulsivo para as posições bilateral e unilateral, respectivamente[98]. O grau em que a intensidade do estímulo excede o limiar convulsivo é fundamental para determinar a eficácia, a velocidade de resposta e o comprometimento cognitivo associados à ECT, independentemente do posicionamento dos eletrodos. Já a duração das crises não deve ser um marcador da adequação do tratamento[99].

O uso do chamado pulso ultrabreve (p. ex., largura de onda entre 0,25 e 0,37 ms) também é capaz de atenuar os efeitos colaterais cognitivos associados à ECT, embora com uma diminuição concomitante de eficácia antidepressiva[100]. Para o posicionamento bilateral, essa diminuição de eficácia é ainda mais drástica. Em um recente estudo duplo-cego que incluiu 90 indivíduos, os pacientes submetidos ao procedimento foram divididos em quatro grupos de acordo com o posicionamento dos eletrodos e a largura de onda do estímulo. Comparando-se os resultados dos pacientes que receberam um estímulo com pulso breve (1,5 ms), a taxa de remissão final para o grupo da ECT bilateral foi maior (65%) do que para a ECT unilateral (59%). Curiosamente, quando comparados os indivíduos que receberam um estímulo com pulso ultrabreve, a taxa de remissão final para o grupo da ECT unilateral foi maior (73%) do que para a ECT bilateral (35%)[91]. Dessa forma, não é recomendável o uso do pulso ultrabreve durante a aplicação da ECT bilateral.

Em relação a episódios depressivos no TBH, a ECT mostra-se como uma ferramenta bastante eficaz em um grupo de pacientes de difícil controle. Comparados aos indivíduos portadores de depressão unipolar, pacientes com depressão bipolar tendem a necessitar de um menor número de sessões de ECT para obter resposta[101], mantendo níveis semelhantes de recuperação sintomática[33]. Uma publicação recente mostrou taxas de resposta em uma grande amostra de pacientes deprimidos de cerca de 68%[32], com outros trabalhos apresentando taxas de remissão entre 50 e 70%[33]. É importante notar que a eficácia parece ser um pouco inferior em episódios depressivos no transtorno bipolar tipo II, nos quais as taxas de remissão giram em torno de 50%[33].

EFEITOS ADVERSOS

A ECT possui uma taxa de mortalidade baixa, estimada em 2 a cada 100.000 tratamentos[102], e não está relacionada a danos estruturais cerebrais[103]. Seus efeitos colaterais mais comuns são náuseas, cefaleia e mialgia, que acometem até 85% dos pacientes. Em geral, essas queixas são leves, autolimitadas e facilmente manejáveis com medicações sintomáticas. Lesões musculoesqueléticas mais graves eram frequentemente reportadas no passado, mas se tornaram raras após o advento dos relaxantes musculares. Alguns pacientes podem apresentar convulsões prolongadas ou tardias, passíveis de interrupção por meio do uso de benzodiazepínicos endovenosos[82,104].

Como qualquer outro procedimento realizado sob anestesia geral, a ECT está associada ao risco de efeitos colaterais graves, incluindo apneia prolongada, hipertermia maligna, alterações cardiopulmonares e morte. As complicações mais graves geralmente estão relacionadas a condições preexistentes, como disfunções cardíacas, anormalidades cerebrais ou doenças respiratórias[104]. Dessa forma, recomenda-se acompanhamento clínico criterioso para controle de comorbidades antes do início do tratamento.

Os efeitos adversos cardíacos são a principal causa de morbidade e mortalidade associada à ECT. A ocorrência de complicações cardíacas pode chegar a 7,5% e 55%, para pacientes sem e com doença cardíaca preexistente, respectivamente. Como o estímulo da ECT ativa diretamente o nervo vago, é comum o desenvolvimento, logo após o procedimento, de bradicardia, hipotensão ou até mesmo assistolia. Uma vez induzida a convulsão, também pode haver uma descarga simpática, resultando em hipertensão, taquicardia e aumento do débito cardíaco. Na ausência de comorbidades, essas alterações tendem a ser transitórias e benignas. No entanto, em indivíduos com doença cardíaca preexistente, elas tendem a ser mais graves, incluindo arritmia persistente ou, raramente, infarto agudo do miocárdio. A pré-medicação anticolinérgica com atropina ou glicopirrolato e a instituição de monitoramento contínuo da frequência cardíaca, pressão arterial e ECG podem ajudar a evitar essas complicações. Picos hipertensivos e arritmias podem ser tratados com betabloqueadores e vasodilatadores, se necessário[82].

Os efeitos adversos cognitivos da ECT continuam sendo o principal tema de debate e preocupação relacionado ao tratamento, já que a extensão de sua persistência é controversa, e sua identificação e mensuração são confundidas por inúmeros fatores[105]. As alterações cognitivas mais comumente observadas são desorientação pós-ictal e amnésia, mas também pode haver prejuízo de outros domínios neuropsicológicos, como velocidade de processamento, atenção, fluência verbal e funcionamento executivo[106].

Imediatamente após a ECT, pode haver desorientação, desatenção, lentificação psicomotora ou até confusão mental, que normalmente se resolvem dentro de algumas horas[107]. Pacientes idosos, em uso de medicações sedativas ou com comprometimento cognitivo prévio podem experimentar um estado confusional agudo prolongado, necessitando de intervenções ambientais e farmacológicas[104,108]. Em um segundo momento, ficam evidentes prejuízos nas funções cognitivas não mnésicas e mnésicas, tanto evocação das memórias adquiridas antes do tratamento (amnésia retrógrada) quanto incapacidade para aquisição de novas memórias após o início das sessões (amnésia anterógrada).

Geralmente, o comprometimento cognitivo resultante da ECT costuma melhorar em algumas semanas após o término do tratamento[109]. Uma recente metanálise, que incluiu 2.981 pacientes provenientes de 84 estudos, investigou 24 variáveis cognitivas antes e após a ECT para o tratamento de pacientes com depressão. Em relação ao desempenho na linha de base (antes do tratamento), houve um significativo comprometimento de 72% dos domínios avaliados entre 0 e 3 dias pós-ECT. Dentre as capacidades cognitivas prejudicadas, a memória episódica e o funcionamento executivo foram as mais afetadas, seguidas por pequenos prejuízos em velocidade de processamento, resolução de problemas espaciais e cognição global. Após 15 dias, todos os déficits observados foram atenuados, e, para 57% das variáveis, houve melhora até mesmo em relação à linha de base, que pode estar relacionada à melhora dos sintomas depressivos[110].

Contudo, alguns pacientes reportam perda de memória persistente[111]. Segundos revisão realizada por Verwijk et al.[112], que investigaram os efeitos neurocognitivos da ECT unilateral, a memória autobiográfica é o único domínio que ainda apresenta prejuízos entre 1 e 6 meses após a última sessão de ECT. De fato, outros estudos demonstraram que especificamente esse tipo de déficit pode persistir por até 3 anos após o tratamento[113,114]. Em alternativa, a maioria dos ensaios sugere que a amnésia retrógrada autobiográfica tem uma duração semelhante ao prejuízo causado pela ECT em outros domínios neuropsicológicos, ou seja, entre 1 a 6 meses[94,115]. Fatores confundidores que podem justificar a dificuldade de esclarecimento da questão são a ausência de instrumentos adequados para avaliar a memória autobiográfica e a existência de uma importante relação entre transtornos de humor e esse tipo de déficit[116].

Os fatores de risco que podem potencializar os efeitos neurocognitivos da ECT são idade avançada, baixo nível educacional, reserva cognitiva limitada, presença de doenças cerebrais e estado confusional agudo prolongado pós-tratamento. Fatores técnicos também estão associados a piores desfechos cognitivos, incluindo intensidade e parâmetros do estímulo, frequência de aplicações do procedimento e posicionamento bilateral dos eletrodos[84]. Dessa forma, algumas das estratégias utilizadas para atenuar significativamente esses efeitos são: (1) posicionamento unilateral dos eletrodos; (2) individualização do estímulo pelo método de titulação, mantendo a menor dose possível; (3) emprego do pulso ultrabreve; e (4) diminuição da frequência de aplicações[117]. Intervenções farmacológicas têm sido investigadas, mas ainda com resultados inconclusivos[95].

Recomendam-se avaliações do funcionamento cognitivo antes, durante e após a série de ECT para todos os pacientes. Esse procedimento tem por objetivos ajustar os parâmetros do tratamento e determinar possíveis restrições à rotina do indivíduo. Durante o tratamento, muitos pacientes precisam permanecer afastados de responsabilidades como trabalho, manejo de finanças e direção de veículos. Uma vez que ainda não há instrumentos validados para essa finalidade, sobretudo na língua portuguesa, testes como o *Montreal Cognitive Assessment* (MOCA) e o Miniexame do Estado Mental (MEEM) podem ser úteis para avaliar os efeitos adversos neurocognitivos da ECT na prática clínica[40].

CURSO DO TRATAMENTO

Uma vez identificada uma das indicações de ECT em um paciente sofrendo de um episódio depressivo, o paciente e/ou seus responsáveis devem ser informados e as vantagens e desvantagens do método discutidas. Exceto em pacientes que apresentem complicações clínicas ou outras possíveis contraindicações ou aqueles que recusem o tratamento, o caso deve ser referenciado o quanto antes para um serviço de ECT e discutido com o psiquiatra especializado. Recomenda-se particular presteza em casos graves e quando fatores preditivos de boa resposta são identificados.

Antes do início do tratamento o paciente deve passar por uma avaliação pré-anestésica, e uma avaliação odontológica. A avaliação pré-anestésica deve avaliar a presença de doenças clínicas descompensadas e outras condições que poderiam contraindicar o procedimento. A avaliação odontológica, por sua vez, é necessária por conta da contração da musculatura mastigatória quando da passagem da corrente, a fim de prevenir intercorrências como sangramentos gengivais e fraturas odontológicas. Uma vez liberado, o paciente poderá iniciar o tratamento.

Uma vez que a resposta tende a ocorrer após 6 a 15 sessões[11], é recomendável agendar previamente um número razoável de sessões. A frequência ideal na fase aguda do tratamento é duas a três vezes por semana, mas é importante notar que quando submetidos a três sessões semanais os pacientes tendem a apresentar mais prejuízos cognitivos[117], sem vantagens do ponto de vista de eficácia[118] exceto pela velocidade de resposta.

Na primeira sessão a carga elétrica deve ser titulada a fim de determinar a intensidade das aplicações subsequentes, geralmente 2,5 vezes o limiar convulsivo para eletrodos bitemporais e 6 vezes para eletrodos unilaterais. Tal conduta evita o uso de cargas desnecessariamente elevadas, minimizando déficits cognitivos[84]. Pelo mesmo motivo, recomenda-se o uso de eletrodos unilaterais à direita ou sobre o hemisfério contradominante, que na depressão comprovadamente apresenta eficácia similar ao posicionamento bitemporal com menos efeitos adversos[97].

As sessões de ECT devem prosseguir até que o paciente alcance respostas satisfatória (preferencialmente remissão do quadro depressivo) ou ao menos atinja um platô de resposta, quando não há mais ganhos com as aplicações subsequentes. Nesse momento a fase aguda do tratamento com ECT está encerrada, devendo o paciente dar continuidade ao tratamento, geralmente com psicofármacos, mas eventualmente com um protocolo de ECT de manutenção (tema que será explorado mais à frente). Caso não se observe resposta após cerca de seis sessões, uma possível conduta é a mudança para eletrodos bitemporais. Se mesmo assim não houver resposta, pode-se aumentar a carga das aplicações subsequentes, tendo em mente que tais medidas estão associadas a mais prejuízos cognitivos. Por outro lado, caso o paciente apresente prejuízos cognitivos importantes, é possível adotar o pulso ultrabreve, que tende a causar menos efeitos adversos à custa de uma redução da eficácia.

É preciso ter em mente que, apesar de notoriamente eficaz, nem todos pacientes apresentam boa resposta à ECT. Caso medidas discutidas anteriormente como o uso de eletrodos bitemporais e cargas elevadas não surtam o efeito esperado, não há justificativa para dar continuidade ao tratamento, e outras alternativas devem ser consideradas. De forma similar, em pacientes que apresentam déficits cognitivos severos secundários à ECT devem-se pesar os benefícios e os custos de seguir com o tratamento.

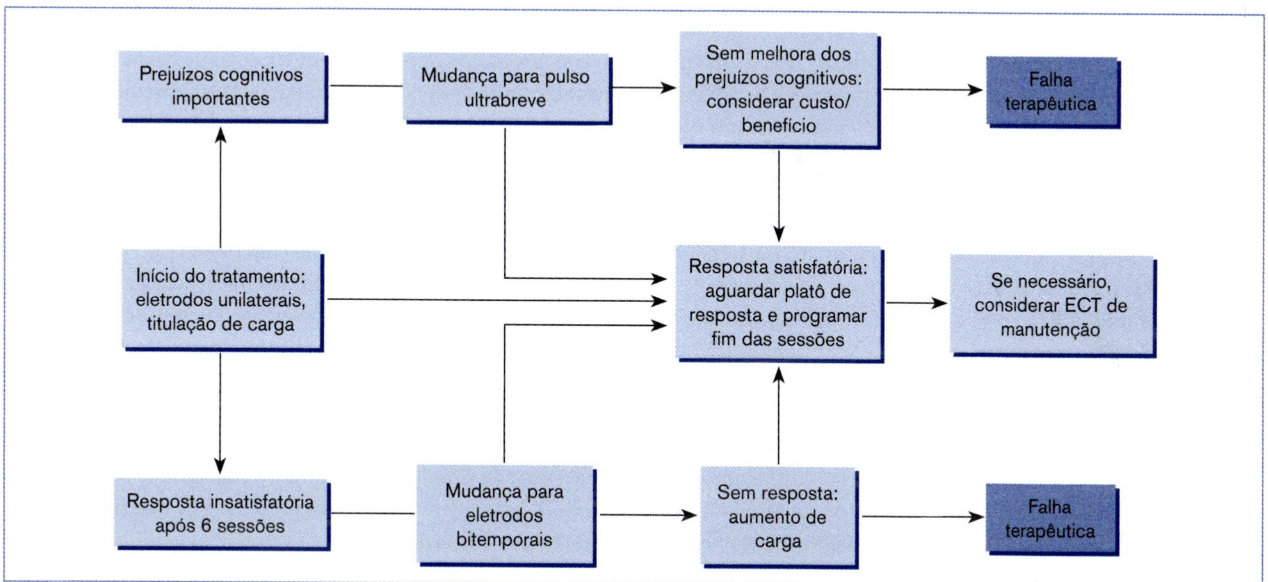

Figura 1 Fluxograma de tratamento com eletroconvulsoterapia (ECT) para depressão.

ECT DE MANUTENÇÃO

Apesar da bem documentada eficácia da ECT no tratamento da depressão, manter uma resposta sustentada após a remissão da fase aguda é um dos grandes desafios no manejo dos transtornos de humor. As recaídas e a recorrência de episódios depressivos são frequentes nas semanas e meses após o tratamento bem-sucedido da fase aguda do episódio depressivo (tratamento *index*)[119], acometendo entre 51 a 71% dos pacientes[120]. Os fatores de risco mais comuns para a recorrência de um episódio são sexo feminino, maior número de episódios prévios, sintomas depressivos residuais após o episódio index, alterações de sono, sintomas ansiosos e comorbidade com outros diagnósticos psiquiátricos[121,122].

Pacientes tratados com ECT não estão isentos de recaídas, com taxas que giram ao redor de 50% em 6 a 12 meses após o término das sessões[123,124], a despeito do uso de antidepressivos. Tal proporção é ainda maior em pacientes que não mantêm o uso de psicofármacos após a resposta a ECT, atingindo mais de 80% de recaídas em 1 ano[125,126].

Tendo em vista o alto risco de recorrência, alguns profissionais defendem o uso da ECT de forma contínua e não restrita somente ao episódio depressivo agudo. Tal técnica é conhecida como ECT de manutenção (ECT-M) ou, eventualmente, ECT de continuação (ECT-C). A distinção entre os termos manutenção e continuação é um tanto arbitrária, sendo que alguns usam-nos de forma intercambiável, enquanto certos autores preferem chamar de ECT-C uma fase de "desmame", em que a frequência das sessões é reduzida progressivamente até interromper por completo o tratamento[15,127].

A ideia por trás da ECT-M é manter aplicações regulares de ECT em frequência inferior àquela utilizada durante a fase aguda do tratamento a fim de prolongar o máximo possível o período de remissão. Geralmente as aplicações são realizadas com periodicidade semanal, quinzenal ou mensal, com alguns relatos de boa resposta com intervalos até mais longos. Não existe um regime fixo ou predeterminado para tais aplicações, sendo uma conduta essencialmente empírica[124]. De forma geral recomenda-se sempre tentar espaçar o máximo possível as sessões, a fim de minimizar a exposição do paciente a um procedimento invasivo, mas dentro do necessário para manter a resposta. Existe apenas uma proposta de um regime sistematizado para operacionalizar a ECT-M[119], no qual o paciente é submetido a avaliações quinzenais, sendo o número e a frequência de sessões definido pelos escores em escalas depressivas. Um único estudo utilizou esse método[128], com bons resultados em uma população de pacientes geriátricos que apresentaram boa resposta a ECT durante um episódio index. Recomenda-se manter a ECT-M por 12 a 24 meses, considerando períodos mais longos em pacientes particularmente graves[120].

A ECT-M apresenta boas taxas de resposta sustentada, sendo que a maioria dos estudos reporta taxas de sucesso entre 40 a 60% após um período de 1 ano de acompanhamento[18,124,129]. Tais números, no entanto, são muito próximos aos obtidos com regimes farmacológicos mais agressivos após uma fase aguda tratada com ECT, como lítio e nortriptilina em associação[18,126]. Por outro lado, o tratamento de manutenção parece diminuir em 50% o número de internações após o episódio index, assim como encurtar o período médio de internação de 41,6 dias para 22,1 dias[124].

É importante frisar que nem todos os pacientes que responderam a um ciclo de ECT devem ser encaminhados para ECT-M. A princípio não há justificativa para iniciar um regime de manutenção após um único ciclo de ECT na fase aguda. Nesses casos recomenda-se o tratamento farmacológico, possivelmente associado à psicoterapia[120]. A venlafaxina é bem documentada como uma alternativa de tratamento pós-ECT, bem como a nortriptilina. Em casos com história de refratariedade, múltiplos episódios prévios e tentativas de suicídio, a associação com lítio é recomendada[120,126]. Mesmo após um segundo ciclo de ECT, a farmacoterapia pode ser preferida, em particular em pacientes que apresentam ao menos 1 ano de intervalo entre cada episódio ou em casos de recaída por má aderência.

De forma geral, recomenda-se considerar ECT-M quando o paciente apresenta recaídas em curto período após o tratamento index, em indivíduos com história de episódios particularmente graves (p. ex., com sintomas psicóticos), em casos em que o tratamento farmacológico não é tolerado ou não pode ser utilizado com segurança, múltiplos episódios depressivos prévios, boa aderência ao tratamento e boa resposta à ECT na fase aguda. Por outro lado, seu uso deve ser evitado em pacientes com características crônicas e quadros distímicos, indivíduos com patologias clínicas descompensadas ou de difícil controle, comorbidade com transtornos de personalidade ou uso de substâncias e quando a ECT não foi bem tolerada ou não foi particularmente efetiva. Idosos em particular devem ser avaliados com cuidado, por conta dos efeitos cognitivos[120].

CONSIDERAÇÕES FINAIS

Após mais de 80 anos de uso contínuo, o valor da ECT para o tratamento da depressão, em especial de casos graves, está exaustivamente documentada na literatura médica. É desnecessário dizer que o preconceito que ainda paira sobre o método é injustificado, fruto, na melhor das hipóteses, de ignorância e, na pior, de interesses de certos grupos.

Infelizmente, a maioria dos psiquiatras ainda hesita em encaminhar para ECT um paciente com depressão, mesmo quando existe clara indicação, tentando lançar mão de diversos esquemas de tratamento farmacológico. Tal atitude só prolonga o sofrimento do paciente, podendo até comprometer seu prognóstico, uma vez que a duração de um episódio depressivo está relacionada a mau prognóstico.

É preciso enfrentar o estigma com fatos. Mais estudos são necessários a fim de esclarecer o mecanismo de ação por trás da ECT, para identificar fatores preditivos de boa resposta, potencializar sua eficácia em casos refratários e mitigar os efeitos adversos inerentes à técnica.

Assim, a ECT não deve ser encarada como o "último recurso" a ser utilizado quando tudo mais falhou, mas sim como um "ás na manga" para o tratamento de quadros específicos. Sempre que houver indicação clara de ECT não há justificativa para postergar seu uso, particularmente em paciente com quadro grave, risco de suicídio, sintomas psicóticos ou quando o tratamento farmacológico pode ser deletério.

Vinheta clínica

Paciente HMF, sexo feminino, 66 anos, natural de Piracicaba, SP, procedente de São Paulo, SP, viúva, professora de português aposentada, vive com uma filha.

Paciente sem história psiquiátrica prévia, portadora de hipertensão arterial sistêmica em uso de losartana 50 mg 2 vezes/dia e dislipidemia em uso de atorvastatina 20 mg/dia. Há aproximadamente 20 meses, os filhos notaram alterações de comportamento, como retraimento social e ideias de menos valia, sem fator desencadeante claro. Iniciou tratamento ambulatorial com geriatra do convênio, inicialmente com sertralina 50 mg/dia e zolpidem 5 mg/noite. A investigação clínica não revelou nenhuma alteração significativa em exames laboratoriais, tomografia de crânio nem ao exame físico. Não apresentou melhora significativa com o tratamento, evoluindo com piora da adinamia e da insônia terminal. A dose de sertralina foi aumentada gradativamente para 150 mg com pouca resposta. Após substituição da sertralina por escitalopram 10 mg/dia, apresentou melhora transitória, que não se sustentou mesmo após aumento de dose para 20 mg/dia.

Segundo relato de familiares, a paciente passou a se alimentar cada vez menos, apresentando considerável perda ponderal, estimada por eles em cerca de 10 kg no período em questão. Uma de suas filhas decidiu levá-la para sua casa e consultar um psiquiatra particular, que substituiu as medicações em uso para venlafaxina 75 mg/dia e mirtazapina 15 mg/dia. Ainda assim não apresentou nenhuma melhora, pelo contrário, passou a apresentar delírios niilistas e de culpa, alegando que não era capaz de comer porque seu intestino estava paralisado e que não merecia continuar viva.

Eventualmente foi levada para um pronto-atendimento clínico, onde foi submetida a uma nova bateria de exames de imagem e laboratoriais, sem alterações significativas exceto por leve anemia. Devido à gravidade do quadro, foi encaminhada para internação em enfermaria psiquiátrica. A conduta inicial de aumentar a venlfaxina para 150 mg/dia e associar olanzapina 5 mg não apenas não surtiu efeito como desencadeou sintomas extrapiramidais.

Em vista da gravidade do quadro, a paciente foi encaminhada para ECT, com aplicações duas vezes na semana. Após duas sessões de ECT unilateral com carga de 384 mC (6 vezes acima do limiar convulsivo), a paciente passou a aceitar alimentos com menos resistência. Após 6 sessões cursou com remissão dos delírios e após 13 sessões evoluiu com remissão dos sintomas depressivos, recebendo alta com venlafaxina 150 mg/dia e mirtazapina 30 mg/noite. As queixas cognitivas mais importantes foram déficits de memória anterógrada, que rapidamente remitiram.

Comentários: trata-se de um caso com mais de uma indicação de ECT, a saber, a presença de sintomas psicóticos, a deterioração da condição física secundária ao quadro depressivo (exemplificada pela perda ponderal) e a resistência ao tratamento farmacológico. Além disso, a paciente apresenta fatores preditivos de boa resposta, como idade avançada, gravidade do quadro depressivo e presença de sintomas psicóticos, que contrabalancearam os fatores preditivos de má resposta, como a duração relativamente longa do episódio e a própria resistência ao tratamento farmacológico. Como esperado, a paciente apresentou resposta satisfatória ao tratamento, que por sinal poderia ter sido iniciado de forma mais precoce, por exemplo, quando passou a apresentar sintomas psicóticos ou mesmo perda ponderal importante.

Para aprofundamento

- American Psychiatric Association (APA). The practice of electroconvulsive therapy: recommendations for treatment, training, and privileging: a task force report of the American Psychiatric Association. 2. ed. Washington: American Psychiatric Association; 2001.
  - ⇨ ***Guideline* da Associação Americana de Psiquiatria para utilização de eletroconvulsoterapia.**
- Milev RV, Giacobbe P, Kennedy SH, Blumberger DM, Daskalakis ZJ, Downar J, et al.; CANMAT Depression Work Group. Canadian Network for Mood and Anxiety Treatments (CANMAT) 2016 Clinical Guidelines for the management of adults with major depressive disorder: Section 4. Neurostimulation treatments. Can J Psychiatry. 2016;61(9):561-75.
  - ⇨ **Revisão abrangente das indicações de eletroconvulsoterapia na depressão.**
- Gazdag G, Ungvari GS. Electroconvulsive therapy: 80 years old and still going strong. World J Psychiatry. 2019;9(1):1-6.
  - ⇨ **Perspectivas modernas e futuras da eletroconvulsoterapia.**

REFERÊNCIAS BIBLIOGRÁFICAS

1. WHO, Global, regional, and national incidence, prevalence, and years lived with disability for 354 diseases and injuries for 195 countries and territories, 1990-2017: a systematic analysis for the Global Burden of Disease Study 2017. Lancet. 2018;392(10159):1789-858.
2. Wang PS, Aguilar-Gaxiola S, Alonso J, Angermeyer MC, Borges G, Bromet EJ, et al. Worldwide use of mental health services for anxiety, mood, and substance disorders: results from 17 countries in the WHO World Mental Health (WMH) surveys. Lancet. 2007;370(9590): 841-50.
3. Viana MC, Andrade LH. Lifetime prevalence, age and gender distribution and age-of-onset of psychiatric disorders in the São Paulo Metropolitan Area, Brazil: results from the São Paulo Megacity Mental Health Survey. Braz J Psychiatry. 2012;34(3):249-60.

4. Hasin DS, Grant BF. The National Epidemiologic Survey on Alcohol and Related Conditions (NESARC) Waves 1 and 2: review and summary of findings. Soc Psychiatry Psychiatr Epidemiol. 2015;50:1609-40.
5. Hardeveld F, Spijker J, de Graaf R, Hendriks SM, Licht CM, Nolen WA, et al. Recurrence of major depressive disorder across different treatment settings: results from the NESDA study. J Affect Disord. 2013;147:225-31.
6. Ferrari AJ, Charlson FJ, Norman RE, Patten SB, Freedman G, Murray CJ, et al. Burden of depressive disorders by country, sex, age, and year: findings from the global burden of disease study 2010. PLoS Med. 2013;10:e1001547.
7. Frodl T. Recent advances in predicting responses to antidepressant treatment. F1000 Res. 2017;6. pii: F1000 Faculty Rev-619.
8. Rush AJ, Trivedi MH, Wisniewski SR, Nierenberg AA, Stewart JW, Warden D, et al. Acute and longer-term outcomes in depressed outpatients requiring one or several treatment steps: a STAR*D report. Am J Psychiatry. 2006;163(11):1905-17.
9. Keitner GI, Ryan CE, Solomon DA. Realistic expectations and a disease management model for depressed patients with persistent symptoms. J Clin Psychiatry. 2006;67(9):1412-21.
10. Kellner CH, Obbels J, Sienaert P. When to consider electroconvulsive therapy (ECT). Acta Psychiatr Scand. 2019.
11. Milev RV, Giacobbe P, Kennedy SH, Blumberger DM, Daskalakis ZJ, Downar J, et al. Canadian Network for Mood and Anxiety Treatments (CANMAT) 2016 clinical guidelines for the management of adults with major depressive disorder: Section 4. Neurostimulation treatments. Can J Psychiatry. 2016;61(9):561-75.
12. Grozinger M, Smith ES, Conca A. On the significance of electroconvulsive therapy in the treatment of severe mental diseases. Wien Klin Wochenschr. 2015;127:297-302.
13. Kellner CH, Nordenskjöld A. 'Treatment resistance' in electroconvulsive therapy (ECT) patients: time to move on. Acta Psychiatr Scand. 2019;140(5):490-1.
14. Sackeim HA. Modern electroconvulsive therapy: vastly improved yet greatly underused. JAMA Psychiatry. 2017;74(8):779-80.
15. American Psychiatric Association (APA). The practice of electroconvulsive therapy: recommendations for treatment, training, and privileging: a task force report of the American Psychiatric Association. 2. ed. Washington: American Psychiatric Association; 2001.
16. Bostwick JM, Pankratz VS. Affective disorders and suicide risk: a reexamination. Am J Psychiatry. 2000;157:1925-32.
17. Barbui C, Esposito E, Cipriani A. Selective serotonin reuptake inhibitors and risk of suicide: a systematic review of observational studies. CMAJ. 2009;180(3):291-7.
18. Kellner CH, Fink M, Knapp R, Petrides G, Husain M, Rummans T, et al. Relief of expressed suicidal intent by ECT: a consortium for research in ECT study. Am J Psychiatry. 2005;162(5):977-82.
19. Jääskeläinen E, Juola T, Korpela H, Lehtiniemi H, Nietola M, Korkeila J, et al. Epidemiology of psychotic depression: systematic review and meta-analysis. Psychol Med. 2018;48(6):905-18.
20. van Diermen L, Vanmarcke S, Walther S, Moens H, Veltman E, Fransen E, et al. Can psychomotor disturbance predict ECT outcome in depression? J Psychiatr Res. 2019;117:122-8.
21. Dieguez S. Cotard syndrome. Front Neurol Neurosci. 2018;42:23-34.
22. Gournellis R, Tournikioti K, Touloumi G, Thomadakis C, Michalopoulou PG, Michopoulos I, et al. Psychotic (delusional) depression and completed suicide: a systematic review and meta-analysis. Ann Gen Psychiatry.2018;17:1-13.
23. Voineskos D, Daskalakis ZJ, Blumberger DM. Management of treatment-resistant depression: challenges and strategies. Neuropsychiatr Dis Treat. 2020;16:221-34.
24. Petersen T, Papakostas GI, Posternak MA, Kant A, Guyker WM, Iosifescu DV, et al. Empirical testing of two models for staging antidepressant treatment resistance. J Clin Psychopharmacol. 2005;25(4):336-41.
25. Thase ME, Rush AJ. Treatment resistant depression. In: Bloom FE, Kupfer DJ, editores. Psychopharmacology: the fourth generation of progress. New York: Raven Press; 1995. p. 1081-97.
26. Pandarakalam JP. Challenges of treatment-resistant depression. Psychiatr Danub. 2018;30(3):273-84.
27. Parker GB, Malhi GS, Crawford JG, Thase ME. Identifying "paradigm failures" contributing to treatment-resistant depression. J Affect Disord. 2005;87(2-3):185-91.
28. Haq AU, Sitzmann AF, Goldman ML, Maixner DF, Mickey BJ. Response of depression to electroconvulsive therapy: a meta-analysis of clinical predictors. J Clin Psychiatry. 2015;76:1374-84.
29. Fink M. Rediscovering catatonia: the biography of a treatable syndrome Acta Psychiatr Scand Suppl. 2013;(441):1-47.
30. Geddes JR, Miklowitz DJ. Treatment of bipolar disorder. Lancet. 2013;381(9878):1672-82.
31. Yatham LN, Kennedy SH, Parikh SV, Schaffer A, Bond DJ, Frey BN, et al. Canadian Network for Mood and Anxiety Treatments (CANMAT) and International Society for Bipolar Disorders (ISBD) 2018 guidelines for the management of patients with bipolar disorder. Bipolar Disord. 2018;20(2):97-170.
32. Perugi G, Medda P, Toni C, Mariani MG, Socci C, Mauri M. The role of electroconvulsive therapy (ECT) in bipolar disorder: effectiveness in 522 patients with bipolar depression, mixed-state, mania and catatonic features. Curr Neuropharmacol. 2017;15(3):359-71.
33. Carvalho A, McIntyre R. Treatment-resistant mood disorders. Oxford University Press; 2015.
34. van Diermen L, van denAmeele S, Kamperman AM, Sabbe BCG, Vermeulen T, Schrijvers D, et al. Prediction of electroconvulsive therapy response and remission in major depression: meta-analysis. Br J Psychiatry. 2018;212(2):71-80.
35. Husain MM, Rush AJ, Fink M, Knapp R, Petrides G, Rummans T, et al. Speed of response and remission in major depressive disorder with acute electroconvulsive therapy (ECT): a Consortium for Research in ECT (CORE) report. J Clin Psychiatry. 2004;65(4):485-91.
36. Nordenskjöld A, von Knorring L, Engström I. Predictors of the short-term responder rate of electroconvulsive therapy in depressive disorders: a population based study. BMC Psychiatry. 2012;12:115.
37. Birkenhager TK, van den Broek WW, Mulder PG, de Lely A. One-year outcome of psychotic depression after successful electroconvulsive therapy. J ECT. 2005;21:221-6.
38. Lee JH, Kung S, Rasmussen KG, Palmer BA. Effectiveness of electroconvulsive therapy in patients with major depressive disorder and comorbid borderline personality disorder. J ECT. 2019;35(1):44-7.
39. Rasmussen KG. Electroconvulsive therapy and melancholia. Review of the literature and suggestions for further study. J ECT. 2011;27:315-22.
40. Rasmussen KG. What type of cognitive testing should be part of routine electroconvulsive therapy practice? J ECT. 2016;32(1):7-12.
41. Pinna M, Manchia M, Oppo R, Scano F, Pillai G, Loche AP, et al. Clinical and biological predictors of response to electroconvulsive therapy (ECT): a review. Neurosci Lett. 2018;669:32-42.
42. Krech L, Belz M, Besse M, Methfessel I, Wedekind D, Zilles D. Influence of depressed patients' expectations prior to electroconvulsive therapy on its effectiveness and tolerability (Exp-ECT): a prospective study. EurArch Psychiatry Clin Neurosci. 2018;268(8):809-17.
43. Mickey BJ, Ginsburg Y, Sitzmann AF, Grayhack C, Sen S, Kirschbaum C, et al. Cortisol trajectory, melancholia, and response to electroconvulsive therapy. J Psychiatr Res. 2018;103:46-53.
44. Watts BV, Groft A. Retrospective evaluation of the dexamethasone suppression test as a predictor of response to electroconvulsive therapy in patients with comorbid major depressive disorder and posttraumatic stress disorder. J ECT. 2010;26(3):213-7.
45. van ZutphenEM, Rhebergen D, van Exel E, Oudega ML, Bouckaert F, Sienaert P, et al. Brain-derived neurotrophic factor as a possible predictor of electroconvulsive therapy outcome. Transl Psychiatry. 2019;9:155.
46. Scangos KW, Weiner RD, Coffey EC, Krystal AD. An electrophysiological biomarker that may predict treatment response to ECT. J ECT. 2019;35(2):95-102.
47. Kranaster L, Aksay SS, Bumb JM, Hoyer C, Jennen-Steinmetz C, Sartorius A. A novel Seizure Quality Index based on ictal parameters for optimizing clinical decision making in electroconvulsive therapy. Part 1: development. Eur Arch Psychiatry ClinNeurosci. 2018;268(8):819-30.
48. TenDoesschate F, van Eijndhoven P, Tendolkar I, van Wingen GA, van Waarde JA. Pre-treatment amygdala volume predicts electroconvulsive therapy response. Front Psychiatry. 2014;5:169.

49. Joshi SH, Espinoza RT, Pirnia T, Shi J, Wang Y, Ayers B, et al. Structural plasticity of the hippocampus and amygdala induced by electroconvulsive therapy in major depression. Biol Psychiatry. 2016;79:282-92.
50. Redlich R, Opel N, Grotegerd D, Dohm K, Zaremba D, Bürger C, et al. Prediction of individual response to electroconvulsive therapy via machine learning on structural magnetic resonance imaging data. JAMA Psychiatry. 2016;73(6):557-64.
51. Nuninga JO, Mandl RCW, Boks MP, Bakker S, Somers M, Heringa SM,et al. Volume increase in the dentate gyrus after electroconvulsive therapy in depressed patients as measured with 7T. Mol Psychiatry. 2020;25(7):1559-68.
52. Cao B, Luo Q, Fu Y, Du L, Qiu T, Yang X, et al. Predicting individual responses to the electroconvulsive therapy with hippocampal subfield volumes in major depression disorder. Sci Rep. 2018;8:5434.
53. Jiang R, Abbott CC, Jiang T, Du Y, Espinoza R, Narr KL, et al. SMRI biomarkers predict electroconvulsive treatment outcomes: accuracy with independent data sets. Neuropsychopharmacology. 2018;43(5):1078-87.
54. Levy A, Taib S, Arbus C, Péran P, Sauvaget A, Schmitt L, Yrondi A. Neuroimaging biomarkers at baseline predict electroconvulsive therapy overall clinical response in depression: a systematic review. J ECT. 2019;35(2):77-83.
55. Oudega ML, van Exel E, Wattjes MP, Comijs HC, Scheltens P, Barkhof F, et al. White matter hyperintensities, medial temporal lobe atrophy, cortical atrophy, and response to electroconvulsive therapy in severely depressed elderly patients. J Clin Psychiatry. 2011;72(1):104-12.
56. Argyelan M, Lencz T, Kaliora S, Sarpal DK, Weissman N, Kingsley PB, et al. Subgenual cingulate cortical activity predicts the efficacy of electroconvulsive therapy. Transl Psychiatry. 2016;6(4):e789.
57. Lyden H, Espinoza RT, Pirnia T, Clark K, Joshi SH, Leaver AM, et al. Electroconvulsive therapy mediates neuroplasticity of white matter microstructure in major depression. Transl Psychiatry. 2014;4:e380.
58. van Waarde JA, Scholte HS, van Oudheusden LJ, Verwey B, Denys D, van Wingen GA. A functional MRI marker may predict the outcome of electroconvulsive therapy in severe and treatment-resistant depression. Mol Psychiatry. 2015;20(5):609-14.
59. Leaver AM, Wade B, Vasavada M, Hellemann G, Joshi SH, Espinoza R, et al. Fronto-temporal connectivity predicts ECT outcome in major depression. Front Psychiatry. 2018;9:92.
60. Moreno-Ortega M, Prudic J, Rowny S, Patel GH, Kangarlu A, Lee S, et al. Resting state functional connectivity predictors of treatment response to electroconvulsive therapy in depression. Sci Rep. 2019;9:5071.
61. Abbott CC, Jones T, Lemke NT, Gallegos P, McClintock SM, Mayer AR, et al. Hippocampal structural and functional changes associated with electroconvulsive therapy response. Transl Psychiatry. 2014;4(11):e483.
62. Huuhka K, Anttila S, Huuhka M, Hietala J, Huhtala H, Mononen N, et al. Dopamine 2 receptor C957T and catechol-o-methyltransferase Val158Met polymorphisms are associated with treatment response in electroconvulsive therapy. Neurosci Lett. 2008;448(1):79-83.
63. Ward HB, Fromson JA, Cooper JJ, De Oliveira G, Almeida M. Recommendations for the use of ECT in pregnancy: literature review and proposed clinical protocol. Arch Womens Ment Health. 2018;21(6):715-22. Review. Erratum in: Arch Womens Ment Health. 2018 Jun 23.
64. Epstein RA, Moore KM, Bobo WV. Treatment of nonpsychotic major depression during pregnancy: patient safety and challenges. Drug Healthc Patient Saf. 2014;6:109-29.
65. MacQueen GM, Frey BN, Ismail Z, Jaworska N, Steiner M, Lieshout RJ, et al.; CANMAT Depression Work Group. Canadian Network for Mood and Anxiety Treatments (CANMAT) 2016 clinical guidelines for the management of adults with major depressive disorder: Section 6. Special populations: youth, women, and the elderly. Can J Psychiatry. 2016;61(9):588-603. Review. Erratum in: Can J Psychiatry. 2017;62(5):356.
66. Oberlander TF, Warburton W, Misri S, Aghajanian J, Hertzman C. Neonatal outcomes after prenatal exposure to selective serotonin reuptake inhibitor antidepressants and maternal depression using population-based linked health data. Arch Gen Psychiatry. 2006;63:898-906.
67. Bonari L, Pinto N, Ahn E, Einarson A, Steiner M, Koren G. Perinatal risks of untreated depression during pregnancy. Can J Psychiatry. 2004;49:726-35.
68. Deave T, Heron J, Evans J, Emond A. The impact of maternal depression in pregnancy on early child development. BJOG. 2008;115:1043-51.
69. Leiknes KA, Cooke MJ, Jarosch-von Schweder L, Harboe I, Hoie B. Electroconvulsive therapy during pregnancy: a systematic review of case studies. Arch Womens Ment Health. 2015;18(1):1-39.
70. Deguchi S, Komasawa N, Ueno T, Omori M, Minami T. Evaluation of pH on removed tracheal tubes after general anesthesia: a prospective observational study. J Clin Anesth. 2016;35:346-9.
71. O'Reardon JP, Cristancho MA, von Andreae CV, Cristancho P, Weiss D. Acute and maintenance electroconvulsive therapy for treatment of severe major depression during the second and third trimesters of pregnancy with infant follow-up to 18 months: case report and review of the literature. J ECT. 2011;27(1):e23-e26.
72. MonW, Stewart A, Fernando R, Ashpole K, el-Wahab N, MacDonald S, et al. Cardiac output changes with phenylephrine and ephedrine infusions during spinal anesthesia for cesarean section: a randomized, double-blind trial. J Clin Anesth. 2017;37:43-8.
73. Husain MM, Rush AJ, Sackeim HA, Wisniewski SR, McClintock SM, Craven N, et al. Age-related characteristics of depression: a preliminary STAR*D Report. Am J Geriatr Psychiatr. 2005;13(10):852-60.
74. Blumberger DM, Hsu JH, Daskalakis ZJ. A review of brain stimulation treatments for late-life depression. Curr Treat Options Psychiatry. 2015;2(4):413-21.
75. Bruce ML, Ten Have TR, Reynolds 3rd CF, Katz II, Schulberg HC, Mulsant BH, et al. Reducing suicidal ideation and depressive symptoms in depressed older primary care patients: a randomized controlled trial. JAMA. 2004;291(9):1081-91.
76. Lotrich FE, Pollock BG. Aging and clinical pharmacology: implications for antidepressants. J Clin Pharmacol. 2005;45(10):1106-22.
77. Dong M, Zhu XM, Zheng W, Li XH, Ng CH, Ungvari GS, et al. Electroconvulsive therapy for older adult patients with major depressive disorder: a systematic review of randomized controlled trials. Psychogeriatrics. 2018;18(6):468-75.
78. Greenberg RM, Kellner CH. Electroconvulsive therapy: a selected review. Am J Geriatr Psychiatry. 2005;13(4):268-81.
79. Rhebergen D, Huisman A, Bouckaert F, Kho K, Kok R, Sienaert P, et al. Older age is associated with rapid remission of depression after electroconvulsive therapy: a latent class growth analysis. Am J Geriatr Psychiatry. 2015;23(3):274-82.
80. Prudic J, Sackeim HA. Electroconvulsive therapy and suicide risk. J Clin Psychiatry. 1999;60(Suppl 2):104-10 [discussion: 111-6].
81. Kellner CH, Husain MM, Knapp RG, McCall WV, Petrides G, Rudorfer MV, et al. Right unilateral ultrabrief pulse ECT in geriatric depression: phase 1 of the PRIDE study. Am J Psychiatry. 2016;173(11):1101-9.
82. Meyer JP, Swetter SK, Kellner CH. Electroconvulsive therapy in geriatric psychiatry: a selective review. Psychiatr Clin North Am. 2018;41(1):79-93.
83. Obbels J, Verwijk E, Vansteelandt K, Dols A, Bouckaert F, Schouws S, et al. Long-term neurocognitive functioning after electroconvulsive therapy in patients with late-life depression. Acta Psychiatr Scand. 2018;138(3):223-31.
84. McClintock SM, Choi J, Deng ZD, Appelbaum LG, Krystal AD, Lisanby SH. Multifactorial determinants of the neurocognitive effects of electroconvulsive therapy. J ECT. 2014;30(2):165-76.
85. Kumar S, Mulsant BH, Liu AY ,Blumberger DM, Daskalakis ZJ, Rajji TK. Systematic review of cognitive effects of electroconvulsive therapy in late-life depression. Am J Geriatr Psychiatry. 2016;24:547-65.
86. Gardner BK, O' Connor DW. A review of the cognitive effects of electroconvulsive therapy in older adults. J ECT. 2008;24:68-80.
87. Obbels J, Vansteelandt K, Verwijk E, Dols A, Bouckaert F, Oudega ML, et al. MMSE changes during and after ECT in late-life depression: a prospective study. Am J Geriatr Psychiatry. 2019;27(9):934-44.
88. Dolenc TJ, Barnes RD, Hayes DL, Rasmussen KG. Electroconvulsive therapy in patients with cardiac pacemakers and implantable cardioverter defibrillators. Pacing Clin Electrophysiol. 2004;27(9):1257-63.
89. Abrams R. Electroconvulsive therapy. 4. ed. New York: Oxford University Press; 2002.
90. UK ECT review group. Efficacy and safety of electroconvulsive therapy in depressive disorders: a systematic review and meta-analysis. Lancet. 2003;361:799-808.

91. Sackeim HA, Prudic J, Nobler MS, Fitzsimons L, Lisanby SH, Payne N, et al. Effects of pulse width and electrodeplacement on the efficacy and cognitive side effects of electroconvulsive therapy. Brain Simulation 2008;1:71-83.
92. Petrides G, Fink M, Husain MM, Knapp RG, Rush AJ, Mueller M, et al. ECT remission rates in psychotic versus non psychotic depressed patients: a report from CORE. J ECT. 2001;17(4):244-53.
93. Heijnen WT, Birkenhager TK, Wierdsma AI, van den Broek WW. Antidepressant pharmacotherapy failure and response to subsequent electroconvulsive therapy: a meta-analysis. J Clin Psychopharmacol. 2010;30:616-9.
94. Sackeim HA, Prudic J, Devanand DP, Nobler MS, Lisanby SH, Peyser S, et al. A prospective, randomized, double-blind comparison of bilateral and right unilateral electroconvulsive therapy at different stimulus intensities. Arch Gen Psychiatry. 2000;57(5):425-34.
95. Weiner RD, Reti IM. Key updates in the clinical application of electroconvulsive therapy. Intern Rev Psychiatry. 2017;29:2:54-62.
96. Charlson F, Siskind D, Doi SAR, McCallum E, Broome A, Lie DC. ECT efficacy and treatment course: A systematic review and meta-analysis of twice vs thrice weekly schedules. J Affect Disord. 2012;138(1-2):1-8.
97. Kolshus E, Jelovac A, McLoughlin DM. Bitemporal v. high-dose right unilateral electroconvulsive therapy for depression: a systematic review and meta-analysis of randomized controlled trials. Psychological Medicine. 2016;47(03):518-30.
98. Loo CK, Schweitzer I, Pratt C. Recent advances in optimizing electroconvulsive therapy. Aust N Z J Psychiatry. 2006;40(8):632-8.
99. Sackeim HA, Devanand DP, Prudic J. Stimulus intensity, seizure threshold, and seizure duration: impact on the efficacy and safety of electroconvulsive therapy. Psychiatr Clin North Am. 1991;14(4):803-43.
100. Tor PC, Bautovich A, Wang MJ, Martin D, Harvey SB, Loo C. A systematic review and meta-analysis of brief versus ultrabrief right unilateral electroconvulsive therapy for depression. J Clin Psychiatry. 2015;76(9):e1092-e1098.
101. Bahji A, Hawken ER, Sepehry AA, Cabrera CA, Vazquez G. ECT beyond unipolar major depression: systematic review and meta-analysis of electroconvulsive therapy in bipolar depression. Acta Psychiatr Scand. 2019;139(3):214-26.
102. Torring N, Sanghani SN, Petrides G, Kellner CH, Østergaard SD. The mortality rate of electroconvulsive therapy: a systematic review and pooled analysis. Acta Psychiatr Scand. 2017;135(5):388-97.
103. Devanand DP, Dwork AJ, Hutchinson ER, Bolwig TG, Sackeim HA. Does ECT alterbrainstructure? Am J Psychiatry. 1994;151(7):957-70.
104. Andrade C, Arumugham SS, Thirthalli J. Adverse effects of electroconvulsive therapy. Psychiatr Clin North Am. 2016;39(3):513-30.
105. Kolar D. Current status of electroconvulsive therapy for mood disorders: a clinical review. EvidBasedMent Health. 2017;20(1):12-4.
106. Ingram A, Saling MM, Schweitzer I. Cognitive side effects of brief pulse electroconvulsivetherapy: a review. J. ECT 24. 2008;(1):3-9.
107. Calev A, Gaudino EA, Squires NK, Zervas IM, Fink M. ECT and non-memory cognition: a review. Br J Clin Psychol. 1995;34(4):505-15.
108. Moreines JL, McClintock SM, Holtzheimer PE. Neuropsychologic effects of neuromodulation techniques for treatment-resistant depression: a review. Brain Stimul. 2011;4(1):17-27.
109. Bodnar A, Krzywotulski M, Lewandowska A, Chlopocka-Wozniak M, Bartkowska-Sniatkowska A, Michalak M, et al. Electroconvulsive therapy and cognitive functions in treatment-resistant depression. World J Biol Psychiatry. 2016;17(2):159-64.
110. Semkovska M, McLoughlin DM. Objective cognitive performance associated with electroconvulsive therapy for depression: a systematic review and meta-analysis. Biol Psychiatry. 2010;68(6):568-77.
111. Rose D, Fleischmann P, Wykes T, Leese M, Bindman J. Patients' perspectives on electroconvulsive therapy: systematic review. Br Med J. 2003;326:1363.
112. Verwijk E, Comijs HC, Kok RM, Spaans HP, Stek ML, Scherder EJ. Neurocognitive effects after brief pulse and ultrabrief pulse unilateral electroconvulsive therapy for major depression: a review. J Affect Disord. 2012;140(3):233-43.
113. Squire L. Two forms of human amnesia: an analysis of forgetting. J Neurosci. 1981;1:635Y640.
114. Squire L, Slater P. Electroconvulsive therapy and complaints of memory dysfunction: a prospective three-year follow-up study. Br J Psychiatry. 1983;142:1Y8.
115. Calev A, Nigal D, Shapira B, Tubi N, Chazan S, Ben-Yehuda Y, et al. Early and long term effects of electroconvulsive therapy and depression on memory and other cognitive functions. J Nerv Ment Dis. 1991;179:526Y533.
116. Prudic J, Peyser S, Sackeim H. Subjective memory complaints: a review of patient self-assessment of memory after electroconvulsive therapy. J ECT. 2000;16:121Y132.
117. Hermida AP, Glass OM, Shafi H, McDonald WM. Electroconvulsive therapy in depression: current practice and future direction. Psychiatr Clin North Am. 2018;41(3):341-53.
118. Gangadhar BN, Janakiramaiah N, Subbakrishna DK, Praveen J, Reddy AK. Twice versus thrice weekly ECT in melancholia: a double-blind prospective comparison. J Affect Disord. 1993;27(4):273-8.
119. Lisanby SH, Sampson S, Husain MM, Petrides G, Knapp RG, McCall WV, et al. Toward individualized post-electroconvulsive therapy care: piloting the Symptom-Titrated, Algorithm-Based Longitudinal ECT (STABLE) intervention. J ECT. 2008;24(3):179-82.
120. Gill SP, Kellner CH. Clinical practice recommendations for continuation and maintenance electroconvulsive therapy for depression: outcomes from a review of the evidence and a Consensus Workshop held in Australia in May 2017. J ECT. 2019;35(1):14-20.
121. Duffy L, Bacon F, Clarke CS, Donkor Y, Freemantle N, Gilbody S, et al. A randomised controlled trial assessing the use of citalopram, sertraline, fluoxetine and mirtazapine in preventing relapse in primary care patients who are taking long-term maintenance antidepressants (ANTLER: ANTidepressants to prevent reLapse in dEpRession): study protocol for a randomised controlled trial. Trials. 2019;20(1):319.
122. Serafini G, Santi F, Gonda X, Aguglia A, Fiorillo A, Pompili M, et al. Predictors of recurrence in a sample of 508 outpatients with major depressive disorder. J Psychiatr Res. 2019;114:80-7.
123. Bourgon LN, Kellner CH. Relapse of depression after ECT: a review. J ECT. 2000;16(1):19-31.
124. Hausmann A, Post T, Post F, Dehning J, Kemmler G, Grunze H. Efficacy of continuation/maintenance electroconvulsive therapy in the treatment of patients with mood disorders: a retrospective analysis. J ECT. 2019;35(2):122-6.
125. van Beusekom BS, van den Broek WW, Birkenhäger TK. Long-term follow-up after successful electroconvulsive therapy for depression: a 4- to 8-year naturalistic follow-up study. J ECT. 2007;23:17-20.
126. Sackeim HA, Haskett RF, Mulsant BH, Thase ME, Mann JJ, Pettinati HM, et al. Continuation pharmacotherapy in the prevention of relapse following electroconvulsive therapy: a randomized controlled trial. JAMA. 2001;285(10):1299-307.
127. Omori W, Itagaki K, Kajitani N, Abe H, Okada-Tsuchioka M, Okamoto Y, et al. Shared preventive factors associated with relapse after a response to electroconvulsive therapy in four major psychiatric disorders. Psychiatry Clin Neurosci. 2019;73(8):494-500.
128. Kellner CH, Husain MM, Knapp RG, McCall WV, Petrides G, Rudorfer MV, et al.; CORE/PRIDE Work Group. A novel strategy for continuation ECT in geriatric depression: phase 2 of the PRIDE Study. Am J Psychiatry. 2016;173(11):1110-8.
129. Jelovac A, Kolshus E, McLoughlin DM. Relapse following successful electroconvulsive therapy for major depression: a meta-analysis. Neuropsychopharmacology. 2013;38(12):2467-74.
130. de Vreede IM, Burger H, van Vliet IM. Prediction of response to ECT with routinely collected data in major depression. J Affect Disord. 2005;86(2-3):323-7.
131. Ghaziuddin N, Shamseddeen W, Gettys G, Ghaziuddin M. Electroconvulsive therapy for the treatment of severe mood disorders during adolescence: a retrospective chart review. J Child Adolesc Psychopharmacol. 2020.
132. Kasar M, Saatcioglu O, Kutlar T. Electroconvulsive therapy use in pregnancy. J ECT. 2007;23(3):183-4.
133. Loubert C, Gagnon PO, Fernando R. Minimum effective fluid volume of colloid to prevent hypotension during caesarean section under spinal anesthesia using a prophylactic phenylephrine infusion: an up-down sequential allocation study. J Clin Anesth. 2017;36:194-200.

6

Eletroconvulsoterapia em outros transtornos mentais

Débora Luciana Melzer-Ribeiro
Luiz Felipe Rigonatti

Sumário

Pontos-chave

- As principais indicações da eletroconvulsoterapia (ECT) na esquizofrenia são: catatonia, história pregressa de boa resposta à ECT, risco iminente de suicídio e resposta insuficiente a neurolépticos, seja por intolerância ou resistência, sendo seguro e eficaz a associação clozapina e ECT nos casos de esquizofrenia resistente a clozapina.
- A ECT pode ser indicada tanto nas comorbidades psiquiátricas (depressão e sintomas psicóticos) quanto no quadro motor, e, em algumas situações, na doença de Parkinson.
- Na síndrome neuroléptica maligna (SNM) o uso da ECT costuma ser indicado quando há falha nas terapias farmacológicas padrão.
- Apesar da melhor resposta à depressão, a ECT também é utilizada com eficácia em quadros mistos e maniformes. Com técnica similar a quadros depressivos, o tratamento mostra-se eficaz para quadros refratários nas diversas fases do transtorno afetivo bipolar.
- A catatonia é indicação clássica para tratamento com ECT. A variabilidade da apresentação que levou a seu desligamento com a esquizofrenia não alterou a eficácia de resposta à ECT em suas diversas formas sintomáticas quando na refratariedade ao tratamento com benzodiazepínicos, sendo que na forma maligna deve ser a primeira indicação.
- Nos transtornos mentais graves a ECT é ferramenta útil para gestantes e puérperas. A rápida melhora proporcionada pelo tratamento diminui os riscos à paciente e ao feto ou recém-nascido e permite melhor ligação afetiva entre ambos.
- A ECT mostra-se segura em crianças e adolescentes com quadros psiquiátricos graves. As indicações são as mesmas que na população adulta, e a literatura não indica prejuízos no desenvolvimento e na maturação cerebral.
- Em quadros de incapacidade intelectual, seja por retardo mental ou em quadros autistas, há maior incidência de quadros psiquiátricos. Um sintoma comum é a agressividade muitas vezes de difícil controle, para a qual a ECT mostra-se eficaz no controle do quadro.
- As técnicas modernas de ECT e monitoração viabilizaram o tratamento em quadros clínicos antes considerados como contraindicação absoluta ao tratamento.

INTRODUÇÃO

Apesar de a depressão ser a maior indicação do tratamento com eletroconvulsoterapia (ECT) (80 a 90%)[1], outros quadros podem se beneficiar do tratamento, e essa será a abordagem deste capítulo.

Uma gama variada de quadros psiquiátricos mostra-se responsiva ao tratamento com ECT. Aqui, busca-se esmiuçar tais transtornos em suas características e respostas ao tratamento.

Observa-se que, apesar de muitas delas não apresentarem trabalhos controlados e randomizados, a literatura é repleta de casos clínicos indicando que no exercício da medicina a indicação é realizada nos mais diversos casos.

O estigma relacionado ao tratamento, a dificuldade de colher consentimento em alguns transtornos ou mesmo conflitos éticos de realizar um grupo controle, como em casos em que o tratamento é imperioso para salvar vidas, podem dificultar a metodologia de trabalho de pesquisas.

O conhecimento do tratamento em tais quadros e de quando essa terapia biológica deve ser iniciada é preponderante para que quadros graves obtenham um melhor prognóstico.

ECT NA ESQUIZOFRENIA

Até o desenvolvimento do primeiro neuroléptico, a clorpromazina, na década de 1950, a ECT era uma das únicas opções de tratamento para a esquizofrenia. Atualmente, a maioria das publicações indica a ECT no tratamento da esquizofrenia nos seguintes casos: catatonia, história pregressa de boa resposta à ECT, risco iminente de suicídio e resposta insuficiente a neurolépticos[2-7].

Hoje o arsenal terapêutico da esquizofrenia é mais rico, porém cerca de 30% dos pacientes não respondem bem ao tratamento farmacológico. Os pacientes que não respondem a dois tratamentos são considerados portadores da esquizofrenia refratária ou resistente e têm indicação precípua de clozapina[8]. Aqueles pacientes que não respondem à clozapina, por tempo e doses adequadas, com nível sérico acima de 350 ng/mL por pelo menos 6 meses[9], são denominados resistentes à clozapina.

Uma metanálise mostrou que em pacientes com esquizofrenia resistente ao tratamento (ERT) a adição da ECT aos antipsicóticos diferentes da clozapina foi superior ao tratamento baseado no uso de antipsicóticos em monoterapia em termos da redução da gravidade dos sintomas medidos pelas subescalas positiva e geral da PANSS (*Positive and Negative Schizophrenia Scale*)[10].

Max Fink foi o primeiro a propor o uso da ECT adicionada à clozapina[11], e desde então vários estudos foram publicados, em sua grande maioria sob a forma de relatos de casos ou séries de casos, mostrando ser tal procedimento eficaz e seguro[12].

Uma revisão sistemática recente seguida de metanálise[13] observou que mais estudos são necessários para se recomendar a ECT, uma vez que foram encontrados somente cinco estudos de potencialização da clozapina com ECT, sendo quatro deles abertos[14-17] e só um randomizado controlado[18] e sem controle[19]. Em 2017 o Serviço de ECT do Instituto de Psiquiatria do Hospital das Clínicas da Faculdade de Medicina da Universidade de São Paulo (IPq-HCFMUSP) publicou o piloto do primeiro ensaio clínico randomizado com placebo de ECT (sham-ECT). Devido ao pequeno número de participantes (N = 23), ainda não mostrou importante diferença entre os grupos[20]. O estudo em questão permanece em condução no IPq-HCFMUSP.

Outra metanálise que avaliou a ECT como potencializador da clozapina nos pacientes com esquizofrenia resistente a clozapina (ERC) indica que a ECT adicionada à clozapina nesses casos é eficaz, relativamente segura e tolerável. É superior à monoterapia, produzindo tamanhos de efeito médios a grandes nas avaliações pós-ECT e final. O comprometimento da memória e a dor de cabeça foram os principais efeitos adversos, mas esses sintomas estavam presentes em não mais do que 24,2% e 14,5% dos pacientes que receberam a ECT e foram leves e transitórios. Estudos adicionais de alta qualidade são necessários para determinar a utilidade do aumento da ECT em pacientes com ERC[21].

As diretrizes de tratamento da esquizofrenia[22] propõem que a ECT seja usada como alternativa em pacientes com esquizofrenia intolerante ou em adição ao uso de antipsicóticos[23]. Duas revisões sistemáticas mostraram haver evidências de que a ECT é capaz de potencializar o efeito de qualquer tipo de antipsicótico, que não a clozapina, em pacientes que não respondem a esses agentes[2,24].

Nos casos de esquizofrenia crônica, uma revisão sistemática mostrou ser a ECT superior ao placebo (sham-ECT), em termos de diminuição de recaídas e aumento da probabilidade de receber alta hospitalar, porém inferior quando comparada ao tratamento com antipsicóticos isoladamente. No entanto, a combinação da ECT com antipsicóticos apresenta evidência de eficácia discretamente maior quando comparada com o uso de antipsicóticos isoladamente[25].

Parâmetros de neuroimagem ou substâncias, como a oxitocina, foram investigados na tentativa de se estabelecer marcadores biológicos de resposta ao ECT, sem achados conclusivos[2]. Chama atenção que o aumento do *brain derived neurotrophyc factor* (BDNF) é um achado consistente de resposta ao tratamento da depressão maior com ECT[26], sem evidências consistentes no tratamento com ECT na esquizofrenia.

Em relação à técnica, é preconizado o posicionamento bitemporal dos eletrodos com titulação da carga como no tratamento da depressão.

MANIA

Apesar de a prática clínica em nosso serviço evidenciar uma boa resposta a quadros maniformes refratários e estados mistos, há poucas pesquisas duplo-cego, randomizadas, sendo a maioria dos artigos baseados em relatos de caso, estudos retrospectivos e ensaios abertos.

Bleuler, em seu *Tratado de psiquiatria*, descreve o uso da ECT como uma possibilidade de tratamento para os casos maniformes graves[27]. A ECT age sobre a hipertimia básica, atuando assim tanto em quadros depressivos quanto maniformes. Neste último, observa-se a melhora gradual do humor conforme se realizam as sessões, com melhora do sono, diminuição da agitação, melhora gradativa do humor e sua estabilização, melhora clínica importante por volta da quinta/sexta sessão, assim como em quadros depressivos, apesar de um estudo ter relatado que pacientes em estados mistos necessitaram de mais sessões de ECT e permaneceram mais tempo internados que pacientes depressivos[28].

A Associação Americana de Psiquiatria recomenda a ECT para tratamento de quadros maniformes e estados afetivos mistos[29]. Outras associações também o fazem para quadros emergenciais e quando há falha farmacológica, ou seja, quadros refratários[29]. O uso da terapêutica é indicado em diversas partes do globo, sendo que um estudo epidemiológico canadense indicou que 20% dos pacientes internados em estados maniformes receberam ECT[30].

Os poucos estudos randomizados são antigos, mas evidenciam a boa resposta terapêutica do uso da ECT em quadros maniformes. Sikdar et al. dividiram 30 indivíduos que preencheram critérios para mania segundo o DSM-III-R e receberam 600 mg de clorpromazina por dia. Quinze receberam ECT e 15 receberam ECT sham, sendo, portanto, considerados um grupo controle. Após 8 sessões, 12 indivíduos dos 15 que receberam ECT atingiram remissão em comparação com 1 indivíduo de 15 do grupo controle[31].

Os demais estudos demonstram a eficácia do uso da ECT por vezes superior à farmacoterapia, indicando um período menor de hospitalização e também evidenciando um período maior de estabilidade com menor incidência de hospitalizações[28,32,33].

Em relação aos episódios mistos, há ainda menor quantidade de trabalhos científicos, mas os resultados indicam que as taxas de resposta são similares nas diversas fases do transtorno afetivo bipolar[33,36].

Não há contraindicação formal ao tratamento com ECT concomitante ao uso de farmacoterapia para quadros maniformes, contudo algumas considerações devem ser realizadas, pois dois medicamentos em potencial para tratamento da doença e descritos nos *guidelines* são valproato de sódio e o carbonato de lítio[37].

O valproato, assim como outros de sua classe, tem propriedades anticonvulsivantes e portanto poderá reduzir a eficácia do tratamento com ECT[38]. As publicações relativas ao tema não indicam prejuízo na remissão sintomática com uso concomitante da medicação, porém em altas doses possivelmente a carga para o limiar convulsivo poderá ser mais elevada e a crise mais curta. A avaliação individualizada de cada caso permitirá uma redução da dose do valproato no início ou durante o tratamento com ECT, sendo por vezes aconselhado postergar ou suprimir a dose prévia à sessão de ECT[39].

O lítio, quando combinado com ECT, pode levar a quadros de *delirium,* ser elevado a níveis neurotóxicos, potencializar prejuízos cognitivos e gerar crises prolongadas[29]. Nosso serviço tem como protocolo a retirada desse medicamento durante o tratamento com ECT, entretanto não há na literatura uma contraindicação formal, e alguns serviços o utilizam em doses mais baixas, sendo recomendado nesses casos manter o nível terapêutico baixo com monitoração frequente, além de avaliação minuciosa de possíveis sinais de intoxicação.

Não há evidência sobre a melhor eficácia do tratamento em relação ao posicionamento dos eletrodos. O bom senso indica para um uso similar ao dos quadros depressivos, sendo aconselhável o posicionamento bitemporal nos quadros críticos que demandem uma resposta rápida[32].

A experiência em nosso serviço indica que o tratamento de manutenção é bem indicado para quadros bipolares refratários à farmacoterapia, sendo o observado também por Vaidya et al. em uma revisão de literatura[40].

CATATONIA

Berrios e Porter traçam a história do transtorno denominado "catatonia" desde Kahlbaum[41]. Kraepelin a incluiu no conjunto de *dementia preacox*[42] e Bleuler assimilou tais quadros sob sua denominação original de "esquizofrenia" (1960)[43]. A esse respeito, é relevante assinalar a diferença entre "catatonia" como síndrome e o transtorno denominado originalmente "catatonia". Wernicke descreve com clareza as síndromes da motilidade, hipercinética e acinética com derivação de excitação e inibição para a vertente psicomotora eferente e elas não apresentam euforia ou elação persistente[44].

Posteriormente Kleist e Leonhard diferenciam os quadros psicóticos da motilidade, denominados cicloides, da esquizofrenia catatônica e das síndromes catatônicas que resultam de transtornos orgânico-cerebrais[45]. Essa distinção é importante, desde que se considerem a evolução contínua da esquizofrenia catatônica e a evolução periódica e reversível dos transtornos psicóticos cicloides.

Beckmann refere:

> os processos psicomotores são experiências próximas ao ego, para as quais os processos psicomotores individuais podem ser confrontados com os processos psicológicos volitivos. Kleist diferenciava, em processos volitivos, entre motivo, decisão e ação. Em cada uma das respectivas fases de motivo, decisão e ação, há desempenhos psicomotores superiores e inferiores. Segundo Kleist, a fase do motivo é uma fase de excitação e dá a condução do processo volitivo. Na decisão surgem experiências sensoriais como sentimentos de iniciativa, cansaço e força. Esta fase constitui uma interferência de várias excitações e impressões. Ela é encerrada pela decisão. Decisão é a pré-condição para a ação, na qual os componentes inconscientes de impulso e persistência dominam, no sentido de uma sequência psíquica de reflexos.*[45].

O processo volitivo está voltado ao indivíduo e depende da intenção psíquica e neuronal que culminaram com a convergência de movimentos de acordo com o propósito dos atos, a ação em si.

É o comprometimento desse processo complexo, que envolve a atitude afetiva incitante, a intenção, que se traduz em ato, e a expressão (em todos os níveis da expressão eferente), que possibilita a elucidação das diversas síndromes catatônicas: negativista ou proscinética (obediência automática, ecolalia, etc.); acinética, estereotípica e paracinética (ou hipercinética); e, finalmente, mutista ou prolálica (loquaz), que corresponde à catatonia esquizofrênica. Já as síndromes da catatonia orgâni-

* *"(...) los processos psicomotores son vivencias cercanas al Yo, por lo cual los processos psicomotores individuales pueden confrontar-se con los processos psicológicos volitivos. Kleist diferenciaba, en los procesos volitivos, entre motivo, desición y acción. En cada una de las respectivas fases de motivo, decisión y ación existen rendimientos psicomotores superiores e inferiores. Según Kleist, la fase del motivo es una fase de excitación y da conducción del proceso volitivo. En la decisión se encuentran vivencias sensoriales como sensaciones de iniciativa, fatiga y fuerza. Esta fase constituye una interferencia de diversas excitaciones e impressiones. Ella es terminada por la decisión. La decisión es la condición previa para la acción, en la que dominan los componentes inconscientes del impulso y de la persistência, en el sentido de una secuencia psiquica de reflejos"*

co-cerebral são mais variáveis, na dependência do tipo de comprometimento. Finalmente, os transtornos psicóticos cicloides da motilidade abrangem a inibição difusa dos movimentos (acinesia) ou a exaltação, também difusa, principalmente dos movimentos expressivos e reativos.

A separação da catatonia com a esquizofrenia nos manuais diagnósticos ocorreu através do DSM-5, que a classifica como: catatonia devido a transtorno mental, seja este psicótico, do neurodesenvolvimento, bipolar, depressivo ou outro transtorno mental; catatonia devido a condição médica; e catatonia não especificada. O manual lista 12 sintomas, sendo que o mínimo de 3 deles se faz necessário para o diagnóstico. São eles: estupor, catalepsia, flexibilidade cérea, mutismo, negativismo, manutenção ativa ou espontânea da postura, maneirismo, estereotipia, agitação, fáscies, ecolalia, ecopraxia[46]. Assim, sendo necessários somente alguns sintomas para o diagnóstico, a manifestação clínica da catatonia será variada condizendo com a descrição dos eméritos professores de outrora.

O primeiro paciente a receber convulsoterapia através de injeções de cânfora por Lazlo Meduna foi um paciente em estupor catatônico há 4 anos que evoluiu com remissão sintomática após 8 sessões em 1934[47]. A convulsoterapia e, posteriormente, a ECT foram amplamente usadas para o tratamento da catatonia até a consolidação do benzodiazepínico como tratamento efetivo para o quadro na década de 1980[32].

Atualmente os manuais preconizam o uso de altas doses de benzodiazepínicos, especialmente o lorazepam, como primeira linha para tratamento de catatonia. Os antipsicóticos, apesar de controversos na literatura[48], também são utilizados em doses mais baixas principalmente nas manutenções e exacerbações. A efetividade do tratamento é de aproximadamente 80% e a resposta deve ser observada em até 3 dias[49]. A ECT é recomendada na falha terapêutica ou quando a condição médica é considerada risco de vida.

Há uma forma grave de catatonia que se apresenta por disfunção autonômica na forma de taquicardia hipertermia, taquipneia, suor excessivo, cianose periférica, pressão arterial elevada que podem gerar colapso circulatório e morte. Esse quadro descrito como catatonia maligna, que apresenta sintomas próximos da síndrome neuroléptica maligna (SNM), demanda tratamento de emergência, e nesses casos a ECT é tratamento de primeira linha[32].

As publicações relativas ao tema evidenciam a eficácia da ECT no tratamento da catatonia após falha terapêutica com uso de benzodiazepínicos. É comum que pacientes não respondedores ou respondedores parciais iniciem o tratamento com ECT sob o uso de benzodiazepínicos em altas doses. Como essa classe de medicamentos tem efeito anticonvulsivante, a carga elétrica inicial inevitavelmente será mais elevada para que se atinja o limiar convulsivo e consequente efetividade do tratamento[32].

A posição dos eletrodos em quase todas as publicações foi a bitemporal ou bifrontal, e a frequência usual, de 3 vezes/semana.

Não há estudos que compare a maior eficácia do posicionamento bilateral ao unilateral. Um estudo descreve a aplicação de ECT unilateral em 18 pacientes catatônicos, com carga 6 vezes maior ao limiar convulsivo e aplicações 3 vezes por semana, com remissão dos sintomas[50].

Quanto à catatonia maligna, as evidências publicadas recomendam aplicações diárias até remissão dos sintomas autonômicos com ajustes posteriores[32]. O tratamento de manutenção muitas vezes se faz necessário para evitar recaídas, principalmente para aqueles que já apresentaram novos episódios após um tratamento agudo com ECT[51].

A indicação segura e a eficiência no tratamento que leva a diminuição de custos no tratamento e melhor qualidade de vida em pacientes em síndromes catatônicas agudas ou em exacerbações demandam que a classe médica tenha conhecimento da técnica de ECT e indique o tratamento com maior frequência.

GRAVIDEZ E PUERPÉRIO

As indicações de ECT durante a gravidez e puerpério são as mesmas da população geral, mas algumas particularidades devem ser levadas em consideração. Cabe destacar que o estigma em relação ao procedimento que já é elevado ganha contornos ainda mais fortes nessa população especial, tanto por influência da equipe médica que assiste a paciente, dos familiares que a cercam e aconselham, quanto da própria paciente e o temor dos possíveis riscos e efeitos colaterais[32].

Transtornos mentais atingem de 15 a 29% das gestantes[52]. Cohen et al. evidenciam que as mulheres que descontinuaram suas medicações apresentaram maior recorrência dos quadros psiquiátricos tanto em depressão quanto em quadros bipolares[53].

Apesar do maior estigma relacionado ao tratamento nessa população específica, não há dados na literatura que contraindiquem o procedimento. Pelo contrário, o manual NICE recomenda o tratamento em quadros depressivos severos, estados mistos severos, quadros de mania, catatonia ou quando há risco à saúde física da gestante ou do feto[54].

O médico deve sempre avaliar o risco-benefício do procedimento tendo em mente que em situações graves a ECT poderá trazer uma melhora mais rápida que outras terapias. Devem ser considerados os possíveis riscos relativos ao adoecimento mental materno, como baixo ganho de peso materno, parto prematuro, baixo peso ao nascer, pré-eclâmpsia, prejuízo na ligação afetiva mãe-filho e maior risco de suicídio[32,52]. Considerada uma emergência psiquiátrica, a psicose do ciclo-gravídico puerperal pode levar ao suicídio e infanticídio, sendo o tratamento com ECT uma ferramenta importante para a rápida remissão dos sintomas.

Apesar de todos os psicotrópicos atravessarem a barreira placentária, dados recentes indicam que alguns são seguros durante a gestação. Contudo, muitos ainda podem causar efeitos colaterais importantes, como a classe dos estabilizadores de humor de potencial efeito teratogênico[52].

A fim de evitar tais prejuízos, a ECT pode ser ferramenta importante no tratamento de transtornos mentais graves na gestação. Os efeitos colaterais são similares ao da população geral, como prejuízo cognitivo, cefaleia e náuseas. Algumas particularidades foram descritas, como hemorragia vaginal no primeiro trimestre, tipicamente com resolução espontânea e sem levar a partos de urgência[32]. Contrações uterinas e trabalhos de parto prematuros, principalmente no terceiro trimestre gestacional, também foram descritos, porém, segundo Kasar et al., o parto prematuro não foi associado ao ECT, e a taxa de aborto espontâneo não foi diferente da população geral[55].

Em relação ao feto, o maior risco refere-se a alterações cardíacas, como arritmia ou bradicardia. Esta última pode ser gerada pela anestesia que leva à sedação do feto ou por crise convulsiva prolongada, como descrito por De Asis et al. em um estudo de caso[56].

Tais riscos não impedem o tratamento, mas demandam uma maior atenção e cuidado. A gestante deve ser avaliada não só pela psiquiatria, mas também pela ginecologia, em busca dos riscos obstétricos, como sangramento vaginal, trabalho de parto prematuro, insuficiência placentária e risco de aborto, além de avaliação cardíaca do feto[52].

Após o terceiro trimestre, devido à pressão sobre o estômago, a entubação é recomendada. A fim de evitar bradicardias fetais, uma dose menor de anestésico deve ser considerada, e principalmente no terceiro trimestre a realização do procedimento em uma unidade obstétrica deve ser considerada. Após terceiro trimestre, o posicionamento supino pode comprimir a veia cava inferior, levando à hipotensão da paciente e hipóxia fetal. A elevação direita do quadril ou o decúbito lateral esquerdo são estratégias para evitar tais sintomas[52].

Felizmente os efeitos colaterais e riscos existentes no tratamento com ECT nessa população são de baixa incidência, e a maioria deles foi transitória e sem risco de vida à gestante ou ao feto. Em casos graves e que necessitem de rápida resposta, o tratamento com ECT deve ser discutido e considerado.

CRIANÇAS E ADOLESCENTES

A falta de estudos controlados e randomizados com crianças e adolescentes e a possível associação com efeitos deletérios diante do desenvolvimento cerebral podem indicar a resistência ao tratamento nessa população específica.

A experiência no Serviço de Psiquiatria do IPq-HCFMUSP, assim como os estudos publicados, indicam que a ECT é segura e não conduz a nenhuma alteração neurológica ou psíquica, desde que sejam obedecidos os critérios de indicação e as técnicas convencionais de tratamento.

Segundo Moise e Petrides, a ECT é um procedimento útil e efetivo no tratamento de adolescentes com transtornos psiquiátricos graves, entre os quais doenças afetivas, psicoses não especificadas e catatonias[57]. A Academia Americana da Psiquiatria da Infância e Adolescência (AACAP), em seu guia *Parâmetros práticos para a para o uso de ECT em adolescentes*, de 2004, estabelece três critérios para o tratamento: diagnóstico severo e com sintomas persistentes; sintomas graves com incapacidade significante, assim como risco de vida, elevado risco de suicídio, mania incontrolável e psicose florida; falha na resposta ao tratamento com ao menos duas medicações em dose e tempo adequados[58]. Quando há intolerância farmacológica, incapacidade em tomar medicação ou quando há risco de vida, recomenda-se a ECT antes do tratamento farmacológico.

A literatura relata que, provavelmente, o tratamento eletroconvulsoterápico em crianças e adolescentes teria iniciado em 1944, no Bellevue Hospital, em Rockland, NY, onde se estudou um grupo de 32 crianças (25 meninos e 7 meninas), sendo o mais novo um garoto de 4 anos. Tais crianças foram divididas em 3 grupos: esquizofrênicos, transtornos primários do comportamento e personalidades psicopáticas[59].

No grupo de esquizofrênicos (9 pacientes), 4 remitiram, 2 remitiram parcialmente e 3 não responderam. No grupo de transtornos primários do comportamento (20 casos), 13 remitiram, 5 remitiram parcialmente e 2 não responderam. No grupo de personalidades psicopáticas (3 casos), 1 melhorou muito, 1 parcialmente e 1 não obteve melhora.

As publicações indicam uma boa resposta ao tratamento, assim como na população adulta, e, como nesta, a indicação mais comum são os transtornos de humor, principalmente a depressão.

Rey et al., em um trabalho de revisão de 50 anos de ECT em jovens, concluíram que o tratamento com ECT tem efeitos similares em eficácia e efeitos colaterais quando comparados com a população adulta[60]. A literatura também indica que, devido ao limiar convulsivo mais baixo em adolescentes, estes podem experimentar crises prolongadas e mais queixas de cefaleia[32].

Quanto ao prejuízo cognitivo, os estudos em geral avaliam de forma subjetiva. Os que avaliam de forma objetiva não constataram nenhum prejuízo ou déficit de memória anterógrada[61].

Quanto ao prognóstico, este irá depender da funcionalidade pré-mórbida, do diagnóstico, presença de sintomas somáticos e de comorbidades. Desse modo, o início precoce da doença pode indicar um mau prognóstico; indivíduos com comorbidades podem necessitar de tratamento mais prolongado, enquanto um bom funcionamento pré-mórbido é indicativo de uma boa resposta. Ghadziuddin ressalta que a deficiência intelectual não interfere na resposta à ECT em crianças e adolescentes[62].

AGRESSIVIDADE EM AUTISMO E RETARDO MENTAL

Embora agressividade não seja um diagnóstico em si, ela é um sintoma muito frequente em indivíduos com alguma incapacidade mental, seja por um quadro de retardo mental ou mesmo autismo.

É maior a prevalência de transtornos mentais nessa população específica. Meltzer et al. descrevem uma incidência 3 vezes maior que na população geral[63], e quanto mais grave a deficiência intelectual, maior a probabilidade de apresentar algum transtorno psiquiátrico[64].

A realização do diagnóstico é difícil, principalmente nos quadros graves, pois as doenças psíquicas podem apresentar sintomas atípicos ou ser consideradas como sintomas do próprio quadro de base[65]. Nos autistas, é comum o diagnóstico de catatonia que pode se apresentar tanto por retardo motor quanto por excitação motora[32].

Nem toda a agressividade é sinônimo de um transtorno mental, mas um diagnóstico psiquiátrico não tratado, quando associado a um quadro de retardo mental, pode apresentar-se por alterações do comportamento[66]. A literatura é escassa no tema e toda a gama de psicotrópicos já foi utilizada para o controle da agressividade, o que indica a dificuldade no controle do sintoma nessa população.

Independentemente da severidade, a incapacidade intelectual não é uma contraindicação para o tratamento com ECT. Contudo, a realização de ECT é menor nesses indivíduos do que na população geral e não há na literatura qualquer trabalho randomizado. As publicações são em geral de relatos de caso e revisões.

A maioria das indicações de ECT refere-se a casos de falha terapêutica aos psicofármacos e demais terapias ou pacientes com comportamentos de risco de vida. Alguns autores sugerem que o uso de ECT deve ocorrer em casos de risco à saúde física pelo quadro depressivo, estupor e risco de suicídio nos indivíduos com retardo mental[67]. Há diversos estudos sobre catatonia em pacientes autistas e também por alteração do comportamento e agressividade. Collins et al. sugerem que a ECT deve ser considerada de forma mais precoce para indivíduos com retardo mental. Aventar o tratamento somente após longo processo de tratamento e falha de resposta aos psicofármacos poderá agravar e cronificar sintomas e doenças psíquicas[68].

Assim como na literatura, a experiência em nosso serviço indica que os portadores de incapacidade intelectual respondem positivamente ao tratamento com ECT, seja em quadros psicóticos, transtornos de humor ou em sintomas como agressividade, evidenciando que essa possibilidade terapêutica não pode ser esquecida e que o aprofundamento científico na área poderá trazer maior segurança na indicação e no manejo do paciente.

SÍNDROMES CLÍNICAS

Algumas síndromes clínicas, especialmente cardíacas e neurológicas, podem ser uma contraindicação relativa ao tratamento com ECT. Apesar disso, não há uma contraindicação absoluta quando há grave risco de vida[69]. Desse modo, a literatura apresenta diversos casos de sucesso de indivíduos com doenças clínicas graves que foram submetidos à ECT.

Visto ser um procedimento eletivo, ao se detectar uma comorbidade clínica, esta deve ser avaliada, tratada ou estabilizada[70]. O risco-benefício do tratamento deve ser considerado, bem como a opinião de um médico especialista no quadro clínico, a avaliação do risco anestésico e o método de indução. Além disso, o tratamento deve ser realizado em local que tenha suporte clínico adequado para qualquer complicação que possa vir a ocorrer.

Tanto paciente quanto familiares devem ser esclarecidos quanto aos potenciais riscos e à necessidade do tratamento, sendo todas as possibilidades avaliadas em sua eficácia e possíveis efeitos colaterais para a tomada da decisão.

A literatura descreve o tratamento em pacientes hipertensos, com marca-passo e até em indivíduos que sofreram infarto agudo do miocárdio (IAM), sendo que um deles recebeu o tratamento 2 semanas após o IAM[71].

Bloch descreve o tratamento de um indivíduo de 67 anos, com quadro depressivo grave e refratário à terapia medicamentosa, 18 meses após transplante cardíaco e com bons resultados clínico-psiquiátricos[72]. A ECT já foi aplicada em pacientes com aneurisma cardíaco e outros fatores de risco, com sucesso terapêutico[73]. Relatos de caso descrevem a efetividade do tratamento em indivíduos deprimidos com problemas valvulares[74]. Esses relatos demonstram a boa tolerabilidade ao tratamento dessas condições clínicas.

A ECT também já foi realizada em indivíduos com aneurismas cerebrais tratados ou não[75], e em indivíduos que sofreram acidentes vasculares cerebrais (AVC), inclusive em nosso serviço. Embora seja aconselhado esperar de 4 a 6 semanas após um AVC, há relato de aplicação após 2 semanas[76].

Em indivíduos com neoplasias e deprimidos, com transtorno afetivo bipolar e maniformes, a ECT, tanto na experiência dos autores quanto na literatura disponível, não é somente eficaz como deve ser aventada como opção terapêutica de primeira linha, e não deixada para a última ou uma das últimas opções[77].

O *delirium* agudo é uma indicação formal de ECT, principalmente na falha de outros métodos terapêuticos[78]. Esse quadro pode ocorrer devido a doença ou condição clínica, como infecção ou puerpério, ou após trauma físico grave e intoxicação por drogas, inclusive neurolépticos[79]. É definida por transtorno mental agudo e reversível que se caracteriza por confusão mental e queda do nível de consciência, geralmente associadas a labilidade emocional, alucinações e ilusões, com comportamentos inapropriados, impulsivos, irracionais ou violentos[80].

A ECT também foi usada de modo eficaz em indivíduos com cranioplastia com placas de titânio, outros implantes cerebrais e até em indivíduos com fragmentos de munição de arma de fogo. Os autores sugerem que os eletrodos sejam colocados os mais distantes possível dos objetos metálicos para aplicação do estímulo elétrico, mas não descrevem intercorrências graves ou prejudiciais ao paciente[81].

O tratamento com ECT é considerado de baixo risco. As técnicas modernas de ECT associada à monitoração adequada tornam a terapia possível em indivíduos antes considerados inelegíveis ao tratamento, como aqueles com problemas cardíacos e neurológicos.

DOENÇA DE PARKINSON (DP)

Geralmente a ECT é indicada nas complicações e comorbidades do quadro, como episódios depressivos, quadros de psicose e mania, porém o quadro neurológico motor também apresenta benefício do tratamento, e em muitos casos a manutenção é indicada.

Discinesias são as causas mais comuns de insucesso do tratamento nas fases avançadas da DP. Os tipos de flutuação motora mais comuns são a "deterioração de final de dose" (*wearing-off*) e as flutuações aleatórias, também conhecidas como "fenômeno *on-off*", mostrando ser a ECT um tratamento seguro e eficaz também nesses casos[82]. A ECT pode melhorar os sintomas motores na DP através da facilitação da ligação de D1 e D3 no estriado[83].

O mecanismo de melhora do humor induzido pela ECT pode ser único na depressão relacionada à DP, pois a história natural da depressão relacionada à DP difere de outras etiologias. A depressão na DP pode ser responsiva ao agonismo da dopamina, um efeito único que pode ser decorrente de um estado hipodopaminérgico relativo não apenas no motor, mas também no neurocircuito do humor. Assim, o mecanismo da ECT no tratamento da depressão relacionada à DP pode ser resultado do aumento da ligação ao receptor de dopamina causada pela estimulação eletroconvulsiva em regiões cerebrais implicadas na depressão, como o núcleo *accumbens*. É provável que o mecanismo antidepressivo da ECT não seja completamente único em pacientes com DP. A psicose é particularmente comum em pacientes com DP avançada que foram tratados com agonistas dopaminérgicos por longos períodos. Da mesma forma que os antipsicóticos típicos, a ECT provavelmente exerce seu efeito antipsicótico por meio da sinalização D2 atenuada, pois foi demonstrado que a ECT reduz a ligação do receptor D2 no cingulado anterior. Além disso, a ECT pode produzir um efeito antipsicótico através da densidade reduzida do receptor 5HT2A[84].

Não há ainda na literatura dados suficientes que embasem uma técnica específica (posicionamento unilateral, bifrontal ou biltemporal de eletrodos) para que se possa indicar fortemente nos quadros relacionados a DP, porém, devido ao perfil dessa população, e dado o aumento da carga cognitiva inerente à DP avançada, é prudente que a técnica escolhida nesses casos seja ECT de pulso ultrabreve com posicionamento unilateral direito[84].

No caso de pacientes que usam estimulação cerebral profunda (DBS, do inglês *deep brain stimulation*), um trabalho mostrou ser seguro, e a ECT pode ser considerada uma estratégia de potencialização do tratamento para os sintomas motores da DP, mesmo em pacientes já tratados com outras estratégias. Em pacientes com um estimulador cerebral profundo (DBS), a ECT mostrou-se uma opção de tratamento segura e eficaz após várias falhas de medicação na depressão maior, principalmente na presença de sintomas psicóticos[85].

SÍNDROME NEUROLÉPTICA MALIGNA (SNM)

No caso da SNM, o uso da ECT costuma ser indicado quando há falha nas terapias farmacológicas padrão, porém é uma estratégia terapêutica vantajosa por ainda tratar a patologia de base, geralmente quadros psicóticos[86]. Alguns relatos de caso[87] mostram resposta reduzida ao tratamento da SNM com ECT, devido a seu uso tardio no arsenal terapêutico, sendo assim, a recomendação é que seu uso seja o mais breve possível, quando após 72 horas de tratamento farmacológico o paciente não apresentar evolução favorável[88].

Existem muitas razões pelas quais a ECT pode ser útil no tratamento de pacientes que desenvolvem SNM. Primeiro, pode ser difícil diferenciar a SNM de catatonia letal, quadro em que o tratamento com ECT está bem descrito e estabelecido. Segundo, a ECT pode ser uma alternativa adequada aos neurolépticos em pacientes psicóticos que tiveram um episódio anterior de SNM, especialmente se o uso de neurolépticos não for mais aconselhável. Terceiro, a ECT pode de fato ser um tratamento eficaz da SNM, como foi relatado por muitos. O uso de ECT no tratamento de SNM *per se* é de importância prática e teórica. Seria útil saber como a ECT se compara a outros tratamentos comumente usados de SNM, como bromocriptina, dantrolene e benzodiazepínicos. Porém, devido à raridade da síndrome, estudos com maior poder de evidência, como ensaios clínicos randomizados, não estão disponíveis na literatura, sendo assim, informações importantes podem ser obtidas a partir de relatos de caso de ECT na SNM. Outra importante questão a ser abordada é se a ECT coloca algum risco aos pacientes com SNM, que geralmente apresentam disfunção autonômica significativa. De uma perspectiva anestesiológica, é importante saber se os pacientes com SNM são vulneráveis ao desenvolvimento de hipertermia maligna (HM), um distúrbio genético caracterizado por febre e rigidez muscular que ocorre após exposição a certos agentes desencadeantes, como o relaxante muscular succinilcolina, por exemplo[89].

A semelhança clínica entre SNM e HM levanta a preocupação de que os pacientes com SNM podem apresentar um risco aumentado para o desenvolvimento de HM quando expostos a relaxantes musculares despolarizantes, succinilcolina no caso, durante a ECT. Existem argumentos empíricos e teóricos para ser considerado na avaliação dessa preocupação. A HM é um distúrbio familiar em que existe uma doença muscular subjacente, possivelmente uma deficiência de inositol 1,4,5-fosfato fosfatase, o que torna o músculo hipercontrátil em resposta a certos agentes como halotano, cafeína e relaxantes musculares despolarizantes, mas não antipsicóticos. A SNM é, por outro lado, um distúrbio do sistema nervoso central precipitado por drogas neurolépticas cuja etiologia não é conhecida. Os dois são, portanto, distúrbios bastante distintos farmacologicamente. Há, sim, alguma controvérsia na literatura sobre se os músculos de pacientes com SNM apresentam uma anormalidade semelhante àquela vista na HM[89]. A suscetibilidade à HM dos pacientes com SNM é, portanto, inconclusiva, mas algumas evidências sugerem que o uso de succinilcolina é seguro[90].

Em relação à tecnica aplicada, um estudo que reuniu 55 casos[89] mostrou que tanto o posicionamento bilateral quanto unilateral promovem boa resposta. Essa resposta foi medida por melhora da febre, rigidez, alteração da consciência, catatonia e índices laboratoriais (creatinoquinase – CK – e contagem de leucócitos). O início da resposta à ECT foi, em média, após 4,1 tratamentos. Dezenove pacientes tiveram melhora significativa nos sintomas de SMN após um a três tratamentos. Em outros oito casos, melhoria ocorreu gradualmente ao longo de quatro a sete tratamentos. Como alguns desses pacientes já haviam tratado por algumas semanas com terapia medicamentosa, sugeriria que a melhoria foi de fato devido à ECT e não uma melhora espontânea.

Conclui-se então que a ECT deve ser escolhida como tratamento na SNM em quatro situações[91]:

- A SNM é grave e o risco de complicações alto, e é necessária uma intervenção mais rápida para salvar a vida do paciente.
- O diagnóstico diferencial entre SMN e catatonia letal é incerto.
- Depressão psicótica foi o principal transtorno psiquiátrico para o qual o antipsicótico foi prescrito.
- Catatonia é uma das principais características do quadro.

PERSPECTIVAS

As técnicas adequadas da ECT associadas a anestesia, bloqueio muscular e monitoração permitiram uma consolidação da ECT como método efetivo de tratamento.

O estigma relacionado ao tratamento ainda é um entrave para maior popularização do método, contudo uma gama variada de transtorno se beneficia dessa terapêutica biológica, e não a indicar pode ser um ato de imprudência, negligência ou mesmo imperícia diante de quadros psiquiátricos tão graves.

A disseminação do conhecimento sobre o tratamento, não somente de sua eficácia como de seu baixo risco, poderá trazer segurança entre o meio médico na indicação dessa ferramenta terapêutica tão valiosa e incentivar as pesquisas nos mais variados transtornos que se beneficiam dela.

Vinheta clínica

Paciente L.C., 23 anos, masculino, solteiro, segundo grau completo, trabalhando em emprego protegido na farmácia dos pais.

Iniciou quadro abrupto de psicose aos 19 anos evoluindo com 2 graves tentativas de suicídio através da ingesta de água fervente, atitude que causou graves queimaduras no trato respiratório superior, necessitando de internação em unidade de terapia intensiva (UTI).

Devido a anamnese e história clínica, recebeu diagnóstico de esquizofrenia paranoide. Foi medicado por tempo e dose adequada com 2 antipsicóticos sem alteração alguma do quadro. Foi iniciada então clozapina e a dose titulada até 500 mg, porém paciente permanecia com alucinações auditivas: vozes de comando imperativas que indicavam ao paciente novamente tentar o suicídio, o que acabou por acontecer pela terceira vez, quando então, após alta da UTI, foi encaminhado a nosso serviço para realizar ECT em um ensaio clínico randomizado com placebo de ECT, desenvolvido em nosso serviço. Paciente realizou dosagem de nível sérico de clozapina, que se mostrava adequado (696,9 ng/mL), e outras avaliações do protocolo. Iniciou então sessões 2 vezes/semana, durante 10 semanas, de ECT bitemporal, carga titulada, com limiar convulsivo de 96 mC. Após 20 sessões, familiares mostravam-se muito satisfeitos, afirmando que a partir de então podiam sair de casa com L.C. sem medo, pois ele, embora permanecesse ainda com comportamento algo desorganizado, apresentava-se mais calmo e não falava mais em suicídio como antes. As avaliações pós-tratamento mostraram queda de 20% na pontuação da escala PANSS e de 50% na escala CGI-SCZ (*Global Clinical Impression in Schizophrenia*). Paciente então foi encaminhado para realizar manutenção do tratamento (primeiramente 1 sessão por semana e depois sessões quinzenais) e encontra-se estável. Realizou a bateria MATRICS (*Measurement and Treatment Research to Improve Cognition in Schizophrenia*) para avaliação da cognição em esquizofrenia antes do protocolo, a seu término e 6 meses após o início da manutenção, mostrando evoluir com prejuízos cognitivos inerentes e esperados em seu quadro (em sua maioria já presentes na avaliação pré-ECT), mostrando que o procedimento realizado de forma adequada leva a benefícios no quadro psiquiátrico sem causar prejuízos cognitivos realmente importantes e não relacionados à doença de base, como é de grande preocupação dos profissionais da saúde ao pensarem em indicar o tratamento.

Para aprofundamento

- Ferrier INWJ, editor. The ECT Handbook. 4. ed. Cambridge University Press; 2019.
  - ⇨ **Publicação atualizada sobre eletroconvulsoterapia que resume e condensa as atuais técnicas e protocolos.**
- Fink M. Eletroshock: restoring the mind. 1. ed. Oxford University Press; 1999.
  - ⇨ **Livro clássico sobre eletroconvulsoterapia, uma publicação obrigatória para introdução ao aprofundamento do assunto.**
- A task force report of the American Psychiatric Association. The practice of electroconvulsive therapy. Recommendations for treatment, training and privileging. 2. ed. 2001.
  - ⇨ **Manual da APA com os protocolos sobre o uso nos Estados Unidos, sugerimos sempre consultar a última edição publicada desta obra.**

REFERÊNCIAS BIBLIOGRÁFICAS

1. Shiozawa P, Silva ME, Ribeiro RB, Alberto RL, Cordeiro Q. Neuromodulação em Psiquiatria. 1. ed. Rio de Janeiro: Atheneu; 2017.
2. Sanghani SN, Petrides G, Kellner CH. Electroconvulsive therapy (ECT) in schizophrenia: a review of recent literature. Curr Opin Psychiatry. 2018;31(3):213-22.
3. Grover S, Chakrabarti S, Hazari N, Avasthi A. Effectiveness of electroconvulsive therapy in patients with treatment resistant schizophrenia: a retrospective study. Psychiatry Res. 2017;249:349-53.

4. Tharyan P, Adams CE. Electroconvulsive therapy for schizophrenia. Cochrane Database Syst Rev [Internet]. 2002;(2):CD000076.
5. Braga RJ, Petrides G. Terapias somáticas para transtornos psiquiátricos resistentes ao tratamento. Rev Bras Psiquiatr. 2007;29(suppl. 2):77-84.
6. Ward HB, Szabo ST, Rakesh G. Maintenance ECT in schizophrenia: a systematic review. Psychiatry Res. 2018;264:131-42.
7. Ali SA, Mathur N, Malhotra AK, Braga RJ. Electroconvulsive therapy and schizophrenia: a systematic review. Mol Neuropsychiatry. 2019;5(2):75-83.
8. Kane JM, Agid O, Baldwin ML, Howes O, Lindenmayer JP, Marder S, et al. Clinical guidance on the identification and management of treatment--resistant schizophrenia. J Clin Psychiatry. 2019;80(2).
9. Howes OD, McCutcheon R, Agid O, De Bartolomeis A, Van Beveren NJM, Birnbaum ML, et al. Treatment-resistant schizophrenia: Treatment Response and Resistance in Psychosis (TRRIP) Working Group Consensus Guidelines on Diagnosis and Terminology. Am J Psychiatry. 2017;174(3):216-29.
10. Zheng W, Cao XL, Ungvari GS, Xiang YQ, Guo T, Liu ZR, et al. Electroconvulsive therapy added to non-clozapine antipsychotic medication for treatment resistant schizophrenia: meta-analysis of randomized controlled trials. PLoS One. 2016;11(6):1-13.
11. Fink M. ECT in schizophrenia. J ECT. 1998;14(4):223-6.
12. Kupchik M, Spivak B, Mester R, Reznik I, Gonen N, Weizman A, et al. Combined electroconvulsive-clozapine therapy. Clin Neuropharmacol. 2000;23(1):14-6.
13. Lally J, Tully J, Robertson D, Stubbs B, Gaughran F, MacCabe JH. Augmentation of clozapine with electroconvulsive therapy in treatment resistant schizophrenia: a systematic review and meta-analysis. Schizophr Res. 2016;171(1-3):215-24.
14. Kho KH, Blansjaar BA, De Vries S, Babuskova D, Zwinderman AH, Linszen DH. Electroconvulsive therapy for the treatment of clozapine nonresponders suffering from schizophrenia: an open label study. Eur Arch Psychiatry Clin Neurosci. 2004;254(6):372-9.
15. Hustig H, Onilov R. ECT rekindles pharmacological response in schizophrenia. Eur Psychiatry. 2009;24(8):521-5.
16. Garg R, Chavan BS, Arun P. Short-term efficacy of electroconvulsive therapy in treatment-resistant schizophrenia. Ger J Psychiatry. 2012;15(2):44-9.
17. Pawełczyk T, Kołodziej-Kowalska E, Pawełczyk A, Rabe-Jabłońska J. Effectiveness and clinical predictors of response to combined ECT and antipsychotic therapy in patients with treatment-resistant schizophrenia and dominant negative symptoms. Psychiatry Res. 2014;220(1-2):175-80.
18. Petrides G, Malur C, Braga RJ, Bailine SH, Schooler NR, Malhotra AK, et al. Electroconvulsive therapy augmentation in clozapine-resistant schizophrenia: a prospective, randomized study. Am J Psychiatry. 2015;172(1):52-8.
19. Braga RJ, John M, Schooler NR, Bailine SH, Malur C, Mendelowitz A, et al. Continuation electroconvulsive therapy for patients with clozapine-resistant schizophrenia. J ECT. 2019;35(3):156-60.
20. Melzer-Ribeiro DL, Rigonatti SP, Kayo M, Avrichir BS, Ribeiro RB, Santos B Dos, et al. Efficacy of electroconvulsive therapy augmentation for partial response to clozapine: a pilot randomized ECT-sham controlled trial. Arch Clin Psychiatry (São Paulo) [Internet]. 2017;44(2):45-50.
21. Wang G, Zheng W, Li X-B, Wang S-B, Cai D-B, Yang X-H, et al. ECT augmentation of clozapine for clozapine-resistant schizophrenia: a meta--analysis of randomized controlled trials. J Psychiatr Res [Internet]. 2018;105:23-32.
22. Hasan A, Falkai P, Wobrock T, Lieberman J, Glenthoj B, Gattaz WF, et al. World Federation of Societies of Biological Psychiatry (WFSBP) Guidelines for biological treatment of schizophrenia, Part 2: Update 2012 on the long-term treatment of schizophrenia and management of antipsychotic-induced side effects. World J Biol Psychiatry. 2013;14(1):2-44.
23. Galletly C, Castle D, Dark F, Humberstone V, Jablensky A, Killackey E, et al. Royal Australian and New Zealand College of Psychiatrists clinical practice guidelines for the management of schizophrenia and related disorders. Australian and New Zealand J Psychiatry. 2016;50:410-72.
24. Zheng W, Cao XL, Ungvari GS, Xiang YQ, Guo T, Liu ZR, et al. Electroconvulsive therapy added to non-clozapine antipsychotic medication for treatment resistant schizophrenia: meta-analysis of randomized controlled trials. PLoS One. 2016;11(6):1-13.
25. Tharyan P, Adams CE. Electroconvulsive therapy for schizophrenia. Cochrane Database Syst Rev. 2005;(2):CD000076.
26. Rocha RB, Dondossola ER, Grande AJ, Colonetti T, Ceretta LB, Passos IC, et al. Increased BDNF levels after electroconvulsive therapy in patients with major depressive disorder: a meta-analysis study. J Psychiatr Res [Internet]. 2016;83:47-53.
27. Bleuler E. Tratado de Psiquiatria. 3. ed. Madrid: Espasa-Calpe; 1971. p. 506-15.
28. DP, Devenand Polanco P, Cruz R, Shah S, Paykina NSK. The efficacy of ECT in mixed effective states. J ECT. 2000;16:32-7.
29. America Psychiatric Association. Practice guideline for the treatment of patients with bipolar disorder (revision). Am J Psychiatry. 2002;159:1-50.
30. Malla A. An epidemiological study of eletroconvulsive therapy: rate and diagnosis. Can J Psychiatry. 1986;(31):824-30.
31. Sikdar S, Kulhara P, Avasthi ASH. Combined chlorpromazine and eletroconvulsive therapy in mania. Br J Psychiatry. 1994;(164):806-10.
32. Ferrier INWJ, editor. The ECT Handbook. 4. ed. Cambridge University Press; 2019. 32 p.
33. Perugi G, Medda P, Toni C, Mariani MG, Socci CMM. The hole of eletroconvulsite therapy (ECT) in bipolar disorder: effectiveness in 522 patients with bipolar depression, mixed state, mania and catatonic features. Curr Neuropharmacol. 2017;(15):359-71.
34. Versiani M, Cheniaux ELJ. Efficacy and safety of eletroconvulsive therapy in the treatment of bipolar disorder: a sistematic review. J ECT. 2011;(27):153-64.
35. Palma M, Ferreira B, Borja-Santos N, Trancas B, Monteiro CCG. Efficacy of eletroconvulsive therapy in bopolar disorder with mixed features. Depress Rest Treat; 2016;(:8306071).
36. Medda P, Perugi G, Zanello S, Ciuffa M, Rizzato SCGB. Comparative response to eletroconvulsive therapy in medication-resistant bipolar in patients with depression and mixed state. J ECT. 2010;(26):82-6.
37. Goodwin GM, Haddad PM, Ferrier IN, Aronson JK, Barnes TRHCA. Evidence-based guidelines for treating bipolar disorder: revised third edition. Recommendations from British Association for Psychopharmacology. J Psychopharm. 2016;(30):495-553.
38. Jahangard L, Haghighi M, Bigdelou G, Bajoghli HBS. Comparing efficacy of ECT with and without concurrent sodium valproate therapy in manic patients. J ECT. 2012;(28):118-23.
39. Thirthalli J, Prasad MK, Gangadhar BN. Eletroconvulsive (ECT) therapy in bipolar disorder: a narrative review of literature. Asian J Psychiatr. 2012;(5):11-7.
40. Vaidya N A, Mahableshwarker A R SR. Continuation and maintenance ECT in treatment-resistant bipolar disorder. J ECT. 2003;(19):10-6.
41. Berrios GEPR. Uma história da psiquiatria clínica – a origem e a história dos transtornos psiquiátricos. Vol II: As psicoses funcionais. São Paulo: Escuta; 2012.
42. Kraepelin E. A demência precoce (obras de Emil Kraepelin). 1ª parte. Lisboa: Climepsi; 2004.
43. Bleuler E. Demencia precoz – El grupo de las esquizofrenias. Buenos Aires: Hormé/Paidós; 1960.
44. Wernicke C. Tratado de Psiquiatria. Buenos Aires: Polemos; 1996. p. 337-409.
45. Diez KK. Comunicaciones – Introducción a las localizaciones cerebrales en neuropsiquiatria. 1. ed. Buenos Aires: Polemos; 1997.
46. American Psychiatric Association. diagnostic and statistical manual of mental disorders: DSM-5 (5. ed). Arlington: American Psychiatric Association; 2013. p. 119-22.
47. Fink M. Eletroshock: healing mental illness. Oxford University Press; 1999.
48. Walther S, Strik W. Catatonia. CNS Spectr. 2016;(21):241-348.
49. Bush G, Fink M, Petrides G, Dowling FFA. Catatonia II. Treatment with lorazepam and eletroconvulsive therapy. Acta Psychiatr Scand. 1996;(93):137-43.
50. Cristancho P, Jewkes D, Mon TCC. Succesfull use of right unilateral ECT for catatonia. J ECT. 2014;(30):69-72.
51. Suzuki K, Awata STT. Continuation ECT for relapse-prevention in middle--aged and elderly patients with intractable catatonic schizophrenia. Psychiatry Clin Neurosci. 2006;(60):486-92.
52. Ward HB, Fromson JA, Cooper JJ, De Oliveira G, Almeida M. Correction to: recommendations for the use of ECT in pregnancy: literature review and proposed clinical protocol. Arch Womens Ment Health. 2018;21(6):723.

53. Tiedje LB, Guimei MK, Owels A. Relapse of major depression during pregnancy in women who maintain or discontinue antidepressant treatment. MCN Am J Matern Nurs. 2006;31(6):393.
54. Care NI for H and. Antenatal and postnatal mental health: clinical management and service guidance. Essentially MIDIRS. 2015;6(1):14.
55. Kasar M, Saatcioglu OKT. Electroconvulsive therapy use in pregnancy. J ECT. 2007;23(3):183-4.
56. De Asis SJ, Helgeson LOR. The use of propofol to prevent fetal deceleration during electroconvulsive therapy treatment. J ECT. 2013;29(4):e57--e58.
57. Moise FNPG. Case study: electroconvulsive therapy in adolescents. J Am Acad Child Adolesc Psychiatry. 1996;35(3):312-8.
58. American Academy of Child and Adolescent Psychiatry (AACAP) Practice parameter for use of eletroconvulsive therapy with adolescents. J Am Acad Child Adolesc Psychiatry. 2004;43:1521-39.
59. Clardy ERRA. The effect of eletro shock treatment on children having schizophrenia manifestations. Psychiatry Quartely. 1954;28(suppl):616-21.
60. Rey JMWG. A century of ECT use in young people. Am J Psychiatry. 1997;154(5):595-602.
61. Cohen D, Taieb O, Flament M, Benoit N, Chevret S, Corcos M, et al. Absence of cognitive impairment at long-term follow-up in adolescents treated with ECT for severe mood disorder. Am J Psychiatry. 2000;157(3):460-2.
62. Ghaziuddin N, Dumas SHE. Use of continuation or maintenance electroconvulsive therapy in adolescents with severe treatment-resistant depression. J ECT. 2011;27(2):168-74.
63. Meltzer, H, Gill, B, Petticrew, M, Hinds K. The prevalence of psychiatric morbidity among adults living in private households. OPCS: Survey of psychiatric morbidity in Great Britain, Report 1. London: HMSO; 1995.
64. Cooper SABN. Psychiatric disorders amongst adults with learning disabilities - prevalence and relationship to ability level. Ir J Psychol Med. 2001;18(2).
65. Santosh PJBG. Psychopharmacotherapy in children and adults with intellectual disability. Lancet. 1999;354(9174):233-42.
66. McCarthy J, Hemmings C, Kravariti E, Dworzynski K, Holt G, Bouras N, et al. Challenging behavior and co-morbid psychopathology in adults with intellectual disability and autism spectrum disorders. Res Dev Disabil. 2010;31(2):362-6.
67. van Waarde JA, Stolker JJ, van der MR. ECT in mental retardation: a review. J ECT. 2001;17(4):236-43.
68. Collins J, Halder NCN. Use of ECT in patients with an intellectual disability: review. Psychiatrist. 2012;36:55-60.
69. Abrams R. The mortality rate with ECT. Convuls Ther. 1997;13(3):125-7.
70. Tess AVSG. Medical evaluation of patients undergoing electroconvulsive therapy. N Engl J Med. 2009;360(14):1437-44.
71. Magid M, Lapid MI, Sampson SMMP. Use of electroconvulsive therapy in a patient 10 days after myocardial infarction. J ECT. 2005;21(3):182-5.
72. Bloch M, Admon D, Bonne OLB. Electroconvulsive therapy in a depressed heart transplant patient. Convuls Ther. 1992;8(4):290-3.
73. Gardner MW, Kellner CH, Hood DEHG. Safe administration of ECT in a patient with a cardiac aneurysm and multiple cardiac risk factors. Convuls Ther. 1997;13(3):200-3.
74. Rayburn BK. Electroconvulsive therapy in patients with heart failure or valvular heart disease. Convuls Ther. 1997;13(3):145-56.
75. Wilkinson ST, Helgeson LOR. Electroconvulsive therapy and cerebral aneurysms. J ECT. 2014;30(4):e47-9.
76. Weintraub DLS. Electroconvulsive therapy in the acute poststroke period. J ECT. 2000;16(4):415-8.
77. Beale MD, Kellner CHPP. ECT for the treatment of mood disorders in cancer patients. Convuls Ther. 1997;13(4):222-6.
78. Strömgren LS. ECT in acute delirium and related clinical states. Convuls Ther. 1997;13(1):10-7.
79. Kant R, Bogyi AM, Carosella NW, Fishman E, Kane VCC. ECT as a therapeutic option in severe brain injury. Convuls Ther. 1995;11(1):45-50.
80. Sadock BJ, Sadock VARP. Compêndio de psiquiatria: ciência do cokportamento e psiquiatria clínica. Porto Alegre: Artmed; 2017.
81. Gahr M, Connemann BJ, Freudenmann RWSLC. Safety of electroconvulsive therapy in the presence of cranial metallic objects. J ECT. 2014;30(1):62-8.
82. Pintor LP, Valldeoriola F, Fernández-Egea E, Sánchez R, Rami L, Tolosa E,, et al. Use of Electroconvulsive therapy in parkinson disease with residual axial symptoms partially unresponsive to L-dopa: a pilot study. J ECT. 2012;28(2):87-91.
83. Strome EM, Zis AP, Doudet DJ. Electroconvulsive shock enhances striatal dopamine D1 and D 3 receptor binding and improves motor performance in 6-OHDA-lesioned rats. J Psychiatry Neurosci. 2007;32(3):193-202.
84. Williams NR, Bentzley B, Sahlem G, Pannu J, Korte JE, Revuelta G, et al. Unilateral ultra-brief pulse electroconvulsive therapy for depression in Parkinson's disease. 2018;135(4):407-11.
85. Stimulator DB. Motor function improvement after electroconvulsive therapy in a patient with Parkinson's disease. 2019;00(00):1-3.
86. Stroup TS, Gray N. Management of common adverse effects of antipsychotic medications. 2018;341-56.
87. Walther SSW. Catatonia. CNS Spectr. 2016;21(4):341-8.
88. Verma K, Jayadeva V, Serrano R, Sivashanker K. Diagnostic, treatment, and system challenges in the management of recurrent neuroleptic malignant syndrome on a general medical service. Vol. 2018, Case reports in psychiatry. United States; 2018. p. 4016087.
89. Trollor JN, Sachdev PS. Electroconvulsive treatment of neuroleptic malignant syndrome: a review and report of cases. Aust N Z J Psychiatry. 1999;33(5):650-9.
90. Geiduschek J, Cohen SA, Khan ABFC. Repeated anesthesia for a patient with neuroleptic malignant syndrome. Anesthesiology. 1988;68(1):134-7.
91. Ozer F, Meral H, Aydin B, Hanoglu L, Aydemir T, Oral T. Electroconvulsive therapy in drug-induced psychiatric states and neuroleptic malignant syndrome. J ECT. 2005;21(2):125-7.

7

Tratamentos neurocirúrgicos para transtornos psiquiátricos

Flavia Venetucci Gouveia
Luan Carvalho
Ygor Arzeno Ferrão
Antonio Carlos Lopes
Clement Hamani

Sumário

Pontos-chave

- A história da neurocirurgia para o tratamento de doenças psiquiátricas tem um passado bastante conturbado. Recentemente, no entanto, o interesse no uso de técnicas neurocirúrgicas para essas condições cresceu consideravelmente em decorrência dos novos avanços tecnológicos, uma vez que procedimentos podem ser realizados de forma minimamente invasiva e com alto grau de precisão.
- Grandes avanços na compreensão de mecanismos e neurocircuitos associados a transtornos psiquiátricos e novos procedimentos, como a estimulação cerebral profunda (ECP) e a radiocirurgia, têm sido investigados e utilizados de forma bastante promissora em ensaios clínicos com metodologias rigorosas em pacientes com depressão maior, transtorno obsessivo-compulsivo, síndrome de Tourette, dentre outras condições clínicas.
- Neste capítulo são discutidas as diversas intervenções neurocirúrgicas disponíveis para o tratamento de transtornos psiquiátricos.

INTRODUÇÃO

Dentre os diversos campos de atuação da neurocirurgia funcional, as cirurgias para o tratamento de transtornos psiquiátricos têm um papel de destaque devido a sua importância e histórico conturbado. Estudos realizados no final do século XIX e começo do século XX em cães e primatas demonstraram que a ablação seletiva de estruturas encefálicas resulta em profundas alterações do comportamento social, tornando esses animais mais mansos e fáceis de lidar[1]. Baseado nesses achados e tendo em vista a escassez de tratamentos efetivos para transtornos psiquiátricos no início do século XX, as neurocirúrgicas ablativas foram consideradas importante alternativa para o tratamento de pacientes psiquiátricos. Apesar dos resultados iniciais terem sido favoráveis, o uso indiscriminado de técnicas grosseiras de ablação e o desenvolvimento de tratamentos farmacológicos levou a um descrédito público da técnica[2].

Recentemente, o interesse no uso de neurocirurgias para o tratamento de transtornos psiquiátricos cresceu consideravelmente, principalmente em decorrência de novos avanços tecnológicos. O desenvolvimento de técnicas de neuroimagem proporcionou uma melhoria significativa no planejamento cirúrgico, que hoje pode contar com o uso da ressonância magnética, programas de fusão de imagem, tractografia, dentre outras técnicas que permitem visualização detalhada de estruturas encefálicas e têm aumentado a precisão das intervenções[3,4]. Além destas, o desenvolvimento de cirurgias minimamente invasivas (radiocirurgia e ultrassonografia focal) vem permitindo a realização de lesões em regiões sabidamente envolvidas na neurocircuitaria de doenças psiquiátricas[5,6]. A estimulação cerebral profunda (ECP), uma forma reversível de neuromodulação, permitiu alterar a atividade neuronal local resultando na modulação do funcionamento de neurocircuitos anômalos[7,8]. Aliada a ambos, temos uma melhor caracterização e conhecimento da fisiopatologia dos distúrbios psiquiátricos e o desenvolvimento de ensaios clínicos com metodologias mais rigorosas, que possibilitaram a determinação de alvos cirúrgicos mais efetivos.

Atualmente, as principais indicações de neurocirurgia funcional em psiquiatria incluem depressão maior[9], transtorno obsessivo-compulsivo (TOC)[7,10] e síndrome de Tourette[11]. Outros transtornos em investigação são os distúrbios alimentares[12], agressividade refratária ao tratamento farmacológico[1,13], dependência de substâncias químicas[14] e doença de Alzheimer[15].

É importante ressaltar que a indicação de neurocirurgias para transtornos psiquiátricos tem sido proposta apenas para pacientes com quadros crônicos e refratários aos tratamentos clínicos disponíveis e que apresentem quadros graves e incapacitantes[16].

TRANSTORNOS PSIQUIÁTRICOS

Segundo a Organização Mundial da Saúde, uma em cada quatro pessoas serão afetadas por transtornos psiquiátricos em algum ponto de suas vidas[17]. Atualmente, cerca de 450 milhões de pessoas sofrem de alguma condição psiquiátrica, colocando os distúrbios psiquiátricos dentre os mais onerosos e debilitantes[17]. Diversos fatores estão relacionados ao desenvolvimento e manutenção de transtornos psiquiátricos, como fatores genéticos, infecções perinatais, deficiências nutricionais e estresse crônico[18]. Dentre os transtornos psiquiátricos mais comuns e prevalentes destacam-se a depressão (350 milhões de indivíduos no mundo), as demências e as psicoses[18]. O TOC, possui uma prevalência mundial em torno de 2% e é considerado uma doença extremamente debilitante[19]. Em geral, acredita-se que as principais doenças psiquiátricas sejam consequência de alterações funcionais e/ou estruturais em regiões encefálicas responsáveis pelo controle das emoções, incluindo o hipotálamo, amídala, núcleos talâmicos, giro do cíngulo e/ou córtex orbitofrontal[20]. Entretanto, a fisiopatologia específica de cada transtorno psiquiátrico ainda não foi elucidada e é foco de debates e intensa pesquisa.

NEUROCIRURGIAS FUNCIONAIS PARA TRANSTORNOS PSIQUIÁTRICOS

As principais técnicas neurocirúrgicas funcionais utilizadas para o tratamento de transtornos psiquiátricos são a termocoagulação por radiofrequência, radiocirurgia, estimulação cerebral profunda (ECP), estimulação cortical e estimulação de nervo vago (ENV) e mais recentemente o ultrassom focal. Cabe frisar que várias dessas estratégias ainda estão sob investigação. A termocoagulação por radiofrequência consiste na inserção de um eletrodo guiado a um alvo encefálico específico por meio de neuronavegação ou estereotaxia. Por meio da aplicação de ondas de radiofrequência, o tecido é aquecido (em torno de 80°C) gerando desnaturação de proteínas e apoptose neural, o que resulta em uma lesão por termocoagulação[21]. A radiocirurgia por *gamma-knife* é uma técnica minimamente invasiva (não requer incisão cirúrgica) que envolve a administração de radiação gama (cobalto-60, ionizante) colimada através de vários pequenos feixes de radiação[5]. O ponto de intersecção entre os feixes possui a maior carga radioativa e é focado na estrutura alvo através de neuronavegação ou estereotaxia, resultando em baixa dose radioativa nos tecidos adjacentes[22]. Acredita-se que o efeito terapêutico da radiocirurgia ocorra não apenas pela lesão tecidual gerada, mas também por alterações funcionais, como remodelamento do tecido neural e alteração de células da glia[22]. Assim como a radiocirurgia, o ultrassom focal é uma técnica minimamente invasiva que usa estereotaxia para localização do alvo cirúrgico[6]. Através de múltiplos transdutores, ondas de ultrassom são emitidas de forma a intersectar em um alvo específico, levando ao aumento de temperatura do tecido até o ponto de lesão por termocoagulação[6,23,66].

Atualmente, quatro procedimentos neurocirúrgicos ablativos principais têm sido utilizados para o tratamento de transtornos psiquiátricos: cingulotomia, capsulotomia anterior, tractotomia subcaudada, e leucotomia límbica (cingulotomia combinada com a tractotomia subcaudada). Menos comumente utilizados em condições como agressividade são a hipotalamotomia e amidalotomia. A cingulotomia envolve a lesão restrita da porção dorsal do giro do cíngulo anterior (área de Brodmann 24), 2 a 4 cm posterior ao aspecto anterior dos cornos frontais[1,24]. A capsulotomia anterior consiste na lesão da porção anterior da cápsula interna com consequente desconexão de fibras entre regiões frontais e o tálamo[1]. A tractotomia subcaudada corresponde à lesão de tratos de fibras abaixo do núcleo caudado na altura da substância inominada gerando desconexão de fibras entre lobo frontal, substância inominada, amígdala e hipotálamo[24]. A leucotomia límbica é o procedimento que combina a cingulotomia à tractotomia subcaudada, com o objetivo de interromper as conexões entre o córtex frontal e o sistema límbico[24]. Em geral, as técnicas de cingulotomia e capsulotomia anterior são consideradas mais seguras do que a tractotomia subcaudada e a leucotomia límbica, proporcionando menores riscos de efeitos indesejados. A hipotalamotomia e amidalotomia envolvem lesões parciais dessas estruturas[24].

A ECP é uma técnica invasiva de neuromodulação, que consiste na inserção de eletrodos de estimulação em alvos encefálicos profundos e administração de corrente elétrica para modulação da atividade neural, resultando em efeito clínico sem lesão tecidual[25]. Os eletrodos são conectados a um gerador de pulso normalmente implantado na região infraclavicular através de extensões que correm pelo tecido subcutâneo. Após o implante, os parâmetros de estimulação (p. ex., amplitude de corrente, largura de pulso, frequência) são determinados com base na resposta clínica do paciente. Em caso de efeitos adversos induzidos pela estimulação, os parâmetros de estimulação podem ser modificados ou o sistema de ECP desligado[25]. A estimulação cortical envolve princípio semelhante com eletrodos implantados na região epidural sobre a superfície cortical[26]. A ENV consiste na fixação de pequenos eletrodos de estimulação ao nervo vago em sua porção médio-cervical esquerda, que são conectados a um gerador de pulsos implantado na região infraclavicular ou na margem axilar[27].

Os riscos e efeitos colaterais das técnicas ablativas descritas não ocorrem com grande frequência, são transitórios, mas podem ser permanentes em alguns casos. Os efeitos colaterais mais comuns são hematomas cerebrais, desorientação, alterações comportamentais, incontinência urinária e crises convulsivas isoladas[28] . Quanto a *Gamma Knife*, os efeitos colaterais mais comuns são cefaleia e alterações de peso. Mais raramente, podem ser desencadeados episódios de hipomania/mania, edema cerebral por radionecrose e até mesmo aparecimento de cistos cerebrais próximos ao alvo cirúrgico. A ECP e a ENV envolvem implante de equipamento (eletrodo e geradores) e, portanto, apresentam riscos adicionais, como infecção e erosão (estimado em 5%); bem como problemas de natureza mecânica (2 a 5%) que podem levar à remoção e reimplante do sistema[29]. A ECP pode, ainda, gerar alterações comportamentais significativas que podem ser reduzidas com a diminuição de corrente[25]. A ENV pode ocasionar alterações de fala, rouquidão e tosse que podem ser controladas com alterações nos parâmetros de estimulação ou desligamento do sistema[30].

Breves considerações sobre ética

Muito tem sido discutido em relação a ética de procedimentos neurocirúrgicos para transtornos psiquiátricos. De forma geral, a legislação para a realização desses procedimentos varia de país para país, ou mesmo de estado para estado em alguns países. Assim, cabe ao grupo responsável pelo tratamento desses pacientes consultar tais legislações e segui-las à risca, de acordo com a localidade onde o procedimento será realizado. Alguns aspectos consensuais são o de que o tratamento não deve ser realizado de forma involuntária e o consentimento informado deve ser obtido. Os pacientes devem apresentar diagnóstico estabelecido, quadros sintomáticos graves e refratários a tratamentos convencionais. Uma grande parte dos centros oferecendo tais procedimentos é composta de grupos multidisciplinares incluindo psiquiatras, neurocirurgiões, neuropsicólogos e outros profissionais de saúde.

Neurocirurgias para depressão maior

A utilização de técnicas de neurocirurgia em depressão maior refratária (DMr) leva, em geral, a uma melhora do quadro depressivo na ordem de 40 a 50% em escalas validadas em 30 a 50% dos pacientes operados. Especificamente, estudos publicados utilizando cingulotomia, tractotomia subcaudada, capsulotomia anterior e leucotomia límbica relataram benefícios duradouros mesmo após vários anos da realização desses procedimentos[31]. Pacientes com DMr tratados com cingulotomia bilateral, seguida ou não de tractotomia subcaudada apresentaram melhora de até 75% nos sintomas depressivos[31]. Vale notar que pacientes que respondem ao tratamento inicial com apenas uma intervenção cirúrgica, apresentam resultados melhores que aqueles obtidos com múltiplos procedimentos[31]. Desde a metade do século passado, mais de mil casos de tractotomia subcaudada foram publicados com uma eficácia em torno de 40 a 60%[32] e estudos recentes reportam remissão completa da doença após tractotomia subcaudada com *Gamma-Knife*[33]. Uma melhora significativa de cerca de 40% também foi observada em pacientes tratados com capsulotomia anterior bilateral[34]. Em estudo mais recente, a leucotomia límbica também foi descrita com resultados benéficos em DMr, com aproximadamente 50% dos pacientes apresentado melhora nos sintomas depressivos[35].

Outra importante área de tratamento para DMr é a neuromodulação, que vem sendo investigada com a utilização de ENV, estimulação cortical e ECP em diversos alvos encefálicos, incluindo giro do cíngulo na porção subgenual (ventral ao joelho do corpo caloso; Figura 1), o braço anterior da cápsula interna uma região que envolve a porção ventral da cápsula interna e o estriado ventral (VC/VS), núcleo acumbente, feixe prosencefálico basal e pedúnculo talâmico inferior[9,36-40]. Estudos abertos mostraram efeitos benéficos da estimulação desses alvos, com uma melhora média de 50% nos sintomas depressivos[9,36-40]. Esses resultados, no entanto, não foram corroborados por estudos clínicos duplamente encobertos[9,41,42]. Novos estudos mostram que o perfil clínico dos pacientes é fundamental para obtenção dos efeitos benéficos da terapia[43,44] e que o refinamento do planejamento cirúrgico, com a utilização de técnicas de tractografia por ressonância magnética é capaz de aumentar a taxa de resposta para cerca de 80%[44,45]. A ENV tem mostrado resultados similares em estudos abertos, com melhora dos sintomas em mais de 40% dos pacientes[46], porém essas diferenças não foram detectadas em estudos duplamente encobertos[46]. Pacientes que possuem uma história clínica com poucas modalidades de tratamentos antidepressivos parecem apresentar melhores taxas de resposta a ENV[46]. Em geral, a ECP é mais bem tolerada do que a ENV devido aos efeitos colaterais desta última.

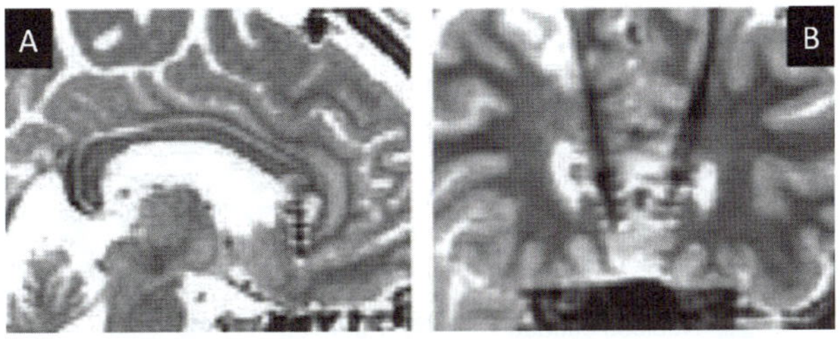

Figura 1 Estimulação cerebral profunda da substância branca da região subgenual do cíngulo. Imagem sagital (A) e coronal (B) de ressonância nuclear magnética pós-operatória demonstrando a localização dos eletrodos em um paciente com depressão.
Fonte: adaptada de Mayberg et al.[36].

Neurocirurgias para transtorno obsessivo-compulsivo

Para pacientes que apresentam transtorno obsessivo-compulsivo refratário (TOCr) aos tratamentos clínicos disponíveis, a neurocirurgia funcional pode ser oferecida como forma de tratamento (Figura 2)[5,47]. Tanto as cirurgias ablativas como a ECP podem ser realizadas nesses pacientes[5,48]. A capsulotomia por *Gamma-Knife* como técnica ablativa ganhou muita atenção recentemente[5,49], mas seus efeitos clínicos podem demorar meses para ocorrer[5]. Mais recentemente, resultados promissores foram relatados com o uso de ultrassonografia focal guiada por ressonância magnética[50,51].

A cingulotomia e a capsulotomia anterior são as cirurgias ablativas mais comumente realizadas para tratamento de TOCr, resultando em melhora de 40 a 50% nos sintomas em 35 a 65% dos pacientes[52,53]. De forma geral, a capsulotomia anterior parece levar a uma melhor taxa de resposta que a cingulotomia, porém com maior incidência de eventos adversos sérios ou permanentes (21% para capsulotomia anterior e 5% para cingulotomia)[53].

A ECP para TOCr pode ser realizada em diversas estruturas encefálicas, sendo as mais comumente utilizadas o núcleo acumbente, o núcleo subtalâmico, e a região do VC/VS[7,54,55]. Estudos clínicos randomizados duplamente encobertos em ECP do núcleo subtalâmico em TOCr geraram evidência de classe I indicando boa resposta terapêutica, em aproximadamente 70% dos pacientes[7,54]. Ademais, a estimulação da VC/VS, núcleo acumbente, pedúnculo talâmico inferior e núcleo do leito da estria terminal resultaram em melhora de aproximadamente 40 a 100% dos pacientes[7,47,56-58].

Neurocirurgias para síndrome de Tourette

Vários procedimentos ablativos foram investigados para o tratamento da síndrome de Tourette (ST). Dentre eles, foram realizadas talamotomias (lesões de regiões especificas do tálamo), cingulotomias e leucotomias límbicas[59]. Apesar da maioria dos pacientes ter apresentado melhora dos sintomas após a cirurgia, grande parte desses trabalhos não fizeram uso de medidas objetivas (escalas validadas) para avaliar os resultados clínicos do procedimento[59]. Entretanto, estudos prévios serviram de base para tratamentos mais modernos, como a ECP. Essa técnica tem se mostrado benéfica no tratamento de pacientes com síndrome de Tourette refratária (STr)[11,60]. A grande maioria dos estudos tiveram como alvo cirúrgico regiões mediais do tálamo e a porção anteromedial do globo pálido interno[60-63]. Em geral, o tratamento de STr com ECP leva a uma melhora de aproximadamente 50% nos sintomas, com efeitos adversos, independentemente do alvo encefálico utilizado[11].

Outras indicações

Como a neuromodulação invasiva para transtornos psiquiátricos é um campo novo, inúmeros estudos têm sido publicados investigando os efeitos da ECP em pacientes com anorexia nervosa[64], obesidade[65,66], agressividade[67-71], transtorno de estresse pós-traumático[72], doença de Alzheimer[73,74], dentre outros. Como essas indicações ainda são investigativas, não proveremos detalhes acerca das mesmas neste capítulo.

Implicações cognitivas nos tratamentos cirúrgicos em psiquiatria

Dentre os avanços no tratamento neurocirúrgico em psiquiatria, destacam-se o acompanhamento dos aspectos cognitivos de tais pacientes, a ser realizado nas etapas pré e pós-cirúrgica. Há certo consenso de que os déficits cognitivos impactem diretamente na resposta ao tratamento dos transtornos psiquiátricos[75]. Nesse sentido, a neuropsicologia pode ser compreendida como uma ciência dedicada a estudar a expressão comportamental, emocional e social das disfunções cerebrais[74]. A prática neuropsicológica contempla o processo de avaliação e reabilitação dos principais processos cognitivos, incluindo: atenção, percepção, orientação temporal e espacial, linguagem oral e escrita, memória, aprendizagem, funções motoras, praxias, raciocínio, cálculos e funções executivas[76].

Em pacientes com depressão maior submetidos à capsulotomia anterior[34,] não foram observadas alterações na memória e funções executivas, ainda que os dados de *follow-up* apon-

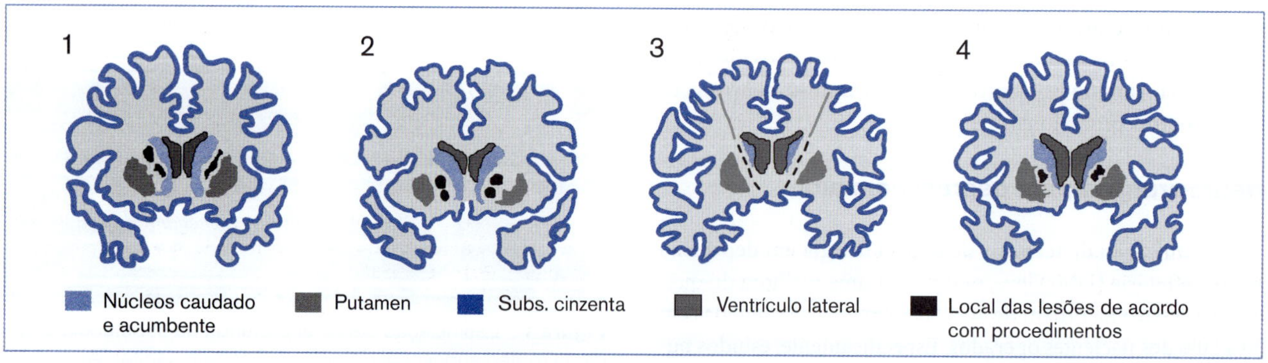

Figura 2 Diferentes técnicas cirúrgicas tendo como alvo o braço anterior da cápsula interna no tratamento do transtorno obsessivo compulsivo: 1- Capsulotomia por radiofrequência; 2- Capsulotomia ventral com gamma knife e dupla lesão; 3- Estimulação cerebral profunda da cápsula ventral/estriado ventral; 4- Ultrassonografia guiada por ressonância magnética na cápsula interna.
Fonte: adaptada de Miguel et al.[5].

tem para um discreto avanço em tais domínios cognitivos. Já os pacientes submetidos a ECP[37,39] apresentaram melhora significativa em atividades que requisitaram processos executivos e atencionais, incluindo a capacidade de fluência verbal e aprendizagem de conteúdos formais. Não foi observado prejuízo quando o dispositivo precisou de regulação ou até mesmo remoção[40]. Já a flexibilidade cognitiva[42], compreendida como a capacidade de adaptar planos comportamentais e cognitivos de acordo com a demanda do ambiente[77], demonstrou leve declínio, a ser investigado em futuros estudos.

A perspectiva clínica observada no TOC, incluindo traços de perfeccionismo e dificuldade em inibir comportamentos ritualísticos/compulsões, é convergente aos dados que apontam prejuízo nas funções executivas[78-80]. Esse conjunto de processos mentais permite que o indivíduo direcione seus comportamentos a uma meta, avalie a eficiência e a adequação desses comportamentos, abandone estratégias ineficazes em prol de outras mais eficientes e, assim, alcance a resolução de problemas[81].

Em estudo de *follow-up*[82], 25 pacientes submetidos à capsulotomia unilateral ou bilateral entre os anos de 1988 e 2000 pelo Instituto Karolinska não apresentaram melhora clinicamente significativa em quaisquer funções, exceto discreto prejuízo nas funções executivas. Já em 2009, outro estudo apontou ganhos individuais em processos atencionais, habilidades de aprendizagem e funções mnésticas em cinco sujeitos submetidos à capsulotomia por *Gamma Knife*[82]. Alterações neuropsicológicas, como melhoria nos processos atencionais e executivos (destacando-se a fluência verbal e inibição de respostas automáticas) indicam ser mais robustas em pacientes submetidos à capsulotomia anterior quando comparado a psicoterapia cognitivo comportamental[83]. Pacientes submetidos a ECP apresentaram ganhos na memória verbal[84] e visuoespacial[85], sem quaisquer prejuízos das demais funções.

CONSIDERAÇÕES FINAIS

Após um início promissor, as neurocirurgias funcionais para tratamento de transtornos psiquiátricos foram utilizadas indiscriminadamente, resultando em uma importante perda de credibilidade por parte do público. O uso de técnicas cirúrgicas precárias, a seleção inadequada de pacientes e as altíssimas taxas de efeitos colaterais, juntamente com o advento de farmacoterapias mais efetivas fez com que esse tipo de cirurgia fosse reduzido ao mínimo. Atualmente, as cirurgias são realizadas com uso de técnicas modernas de neuronavegação e estereotaxia e são baseadas em exames de neuroimagem, levando em conta aspectos neuroquímicos e fisiológicos das doenças. É fundamental frisar que os procedimentos cirúrgicos devem ser oferecidos exclusivamente a pacientes com quadros crônicos, graves e refratários aos demais tratamentos disponíveis. A determinação de refratariedade deve ser feita por um grupo especializado e multidisciplinar que envolve psiquiatras, psicólogos, neurocirurgiões, assistentes sociais e demais profissionais de saúde mental. Da mesma maneira, o manejo desses pacientes deve ser feito por um grupo multidisciplinar envolvendo as categorias profissionais citadas. Finalmente, é fundamental que todo e qualquer procedimento neurocirúrgico para tratamento de transtornos psiquiátricos seja realizado de acordo com preceitos éticos, obedecendo legislações regionais e federais específicas.

Para aprofundamento

- Hamani C, Holtzheimer P, Lozano AM, Mayberg HS (eds.). Neuromodulation in psychiatry. New Jersey: Wiley & Sons; 2015.
  ⇨ **Livro texto que descreve em detalhe técnicas de neuromodulação invasiva e não invasiva em psiquiatria.**
- Lozano AM, Gildenberg PL, Tasker RR (eds.) Textbook of stereotactic and functional neurosurgery. Berlin: Springer Science & Business Media; 2009.
  ⇨ **Livro texto contendo capítulos que descrevem em detalhe técnicas e modalidades utilizadas para o tratamento de pacientes com transtornos psiquiátricos.**
- Lopes AC, Teixeira MJ, Miguel EC, Fonoff ET. Intervenções neurocirúrgicas para o tratamento de transtornos mentais. In. Clínica psiquiátrica de bolso. Forlenza OV, Miguel EC (eds.). Barueri: Manole; 2014.
  ⇨ **Capítulo que inclui algumas diretrizes e aspectos éticos para o uso de procedimentos neurocirúrgicos em pacientes com transtornos psiquiátricos no Brasil. .**

REFERÊNCIAS BIBLIOGRÁFICAS

1. Gouveia FV, Hamani C, Fonoff ET, Brentani H, Alho EJL, Morais RMCB, et al. Amygdala and hypothalamus: historical overview with focus on aggression. Clin Neurosurg. 2019;85:11-30
2. Mahoney DE, Green AL. Psychosurgery: history of the neurosurgical management of psychiatric disorders. World Neurosurg. 2020;137:327-34.
3. Wende T, Hoffmann KT, Meixensberger J. Tractography in neurosurgery: a systematic review of current applications. J Neurol Surg. Part A Cent Eur Neurosurg. 2020.
4. Ranjan M, Elias GJB, Boutet A, Zhong J, Chu P, Germann J, et al. Tractography-based targeting of the ventral intermediate nucleus: accuracy and clinical utility in MRgFUS thalamotomy. J Neurosurg. 2019;1-8.
5. Miguel EC, Lopes AC, McLaughlin NCR, Noren G, Gentil AF, Hamani C, et al. Evolution of gamma knife capsulotomy for intractable obsessive-compulsive disorder. Mol Psychiatry 2019;24:218-40.
6. Davidson B, Meng Y, Giacobbe P, Haman C, Lipsman N. Magnetic resonance-guided focused ultrasound for psychiatric disorders. Clin Pharmacol Ther. 2019;106:720-2.
7. **Hamani C, Pilitsis J, Rughani AI, Rosenow JM, Patil PG, Slavin KS, et al. Deep brain stimulation for obsessive-compulsive disorder: systematic review and evidence-based guideline sponsored by the American Society for Stereotactic and Functional Neurosurgery and the Congress of Neurological Surgeons (CNS) and endorsed by the CNS and American Association of Neurological Surgeons. Neurosurgery. 2014;75:327-33.**
   ⇨ **Revisão sistemática sobre o uso de estimulação cerebral profunda em transtorno obsessivo compulsivo. Documento endossado por sociedades americanas.**
8. Gouveia FV, Gidyk DC, Giacobbe P, Ng E, Meng Y, Davidson B, et al. Neuromodulation strategies in post-traumatic stress disorder: from preclinical models to clinical applications. Brain Sci. 2019;9.
9. Gouveia FV, Hamani C. Deep brain stimulation as a treatment for depressive disorder. Braz J Psychiatry. 2020.

10. Lopes AC, Mathis ME, Canteras MM, Salvajoli JV, Del Porto JA, Miguel EC. Atualização sobre o tratamento neurocirúrgico do transtorno obsessivo-compulsivo. Rev Bras Psiquiatr. 2001;26:62-6.
11. Baldermann JC, Schuller T, Huys D, Becker I, Timmermann L, Jessen F, et al. Deep brain stimulation for tourette-syndrome: a systematic review and meta-analysis. Brain Stimul. 2016;9:296-304.
12. Lipsman N, Lozano AM, Hamani C. Neuromodulation in anorexia nervosa. In. Krames E, Peckham HP, Rezai A. Neuromodulation. New York: Elsevier; 2018. p.1073-9.
13. Gouveia FV, Germann J, Morais RMCB, Fonoff ET. Clinical, imaging genetics and deformation based morphometry study of longitudinal changes after surgery for intractable aggressive behaviour. Clin Trials. 2019;4.
14. Stelten BML, Noblesse LHM, Ackermans L, Temel Y, Visser-Vandewalle V. The neurosurgical treatment of addiction. Neurosurg Focus. 2008;25:E5.
15. Jakobs M, Lee DJ, Lozano AM. Modifying the progression of Alzheimer's and Parkinson's disease with deep brain stimulation. Neuropharmacol. 2019;107860.
16. Miguel EC, Lopes AC, Guertzenstein EZ, Calazas ME, Teixeira MJ, Brasil MA. Diretrizes para a neurocirurgia dos transtornos psiquiátricos graves no Brasil: uma proposta preliminar. Rev Bras Psiquiatr. 2004;26:8-9.
17. World Health Organization. Mental disorders. 2013. Available: https://www.who.int/whr/2001/media_centre/press_release/en/
18. Mental disorders. https://www.who.int/en/news-room/fact-sheets/detail/mental-disorders.
19. Sasson Y, Zohar J, Chopra M, Lustig M, Iancu I, Hendler T. Epidemiology of obsessive-compulsive disorder: a world view. J Clin Psychiatry. 1997;58(12):7-10.
20. Price JL, Drevets WC. Neurocircuitry of mood disorders. Neuropsychopharmacol. 2010;35:192-216.
21. Cosman ER, Cosman ER. Radiofrequency lesions. Textbook of stereotactic and functional neurosurgery. 2009;1359-82.
22. Régis J. Gamma knife for functional diseases. Neurotherapeutics. 2014;11:583-92.
23. Quadri SA, Waqas M, Khan I, Khan MA, Suriya SS, Farooqui M, et al. High-intensity focused ultrasound: past, present, and future in neurosurgery. Neurosurg Focus. 2018;44:E16.
24. Hamani C, Laxton AW, Snyder B, Holtzheimer PE, Mayberg HS, Lozano AM. Surgical treatment of major depression. In. Winn RH (ed.). Youmans neurological surgery. New York: Elsevier; 2011. p.1018-25.
25. Hamani C, Florence G, Heinsen H, Plantinga BR, Temel Y, Uludag K, et al. Subthalamic nucleus deep brain stimulation: basic concepts and novel perspectives. eNeuro. 2017;4.
26. Kopell BH, Halverson J, Butson CR, Dickinson M, Bobholz J, Harsch H, et al. Epidural cortical stimulation of the left dorsolateral prefrontal cortex for refractory major depressive disorder. Neurosurgery. 2011;69:1015-29.
27. Giordano F, Zicca A, Barba C, Guerrini R, Genitori L. Vagus nerve stimulation: surgical technique of implantation and revision and related morbidity. Epilepsia. 2017;58(1):85-90.
28. Lozano AM, Gildenberg PL, Tasker RR. Textbook of stereotactic and functional neurosurgery. New York: Springer Science & Business Media; 2009.
29. Conen A, Fux CA, Vajkoczy P, Trampuz A. Management of infections associated with neurosurgical implanted devices. Expert Rev Anti Infect Ther. 2017;15:241-55.
30. Johnson RL,Wilson CG. A review of vagus nerve stimulation as a therapeutic intervention. J Inflamm Res. 2018;11:203-13.
31. Shields DC, Asaad W, Eskander EN, Jain FA, Cosgrove RG, Flaherty AW, et al. Prospective assessment of stereotactic ablative surgery for intractable major depression. Biol Psychiatry. 2008;64:449-54.
32. Bridges PK, Bartlett JR, Hale AS, Poynton AM, Malizia AL, Hodgkiss AD. Psychosurgery: stereotactic subcaudate tractomy. An indispensable treatment. Br J Psychiatry. 1994;165:599-611.
33. Park SC, Lee JK, Kim CH, Hong JP, Lee DH. Gamma-knife subcaudate tractotomy for treatment-resistant depression and target characteristics: a case report and review. Acta Neurochir. 2017;159:113-20.
34. Christmas D, Eljamel MS, Butler S, Hazari H, MacVicar R, Steele JD, et al. Long term outcome of thermal anterior capsulotomy for chronic, treatment refractory depression. J Neurol Neurosurg Psychiatry. 2011;82:594-600.
35. Cho DY, Lee WY, Chen CC. Limbic leukotomy for intractable major affective disorders: a 7-year follow-up study using nine comprehensive psychiatric test evaluations. J Clin Neurosci. 2008;15:138-142.
36. **Mayberg HS, Lozano AM, Voon V, McNeely HE, Seminowicz D, Hamani C, et al. Deep brain stimulation for treatment-resistant depression. Neuron. 2005;45:651-660.**
    ⇨ **Primeiro estudo usando estimulação cerebral profunda como tratamento em pacientes com depressão refratária. Exemplo de desenvolvimento de terapêutica baseada em hipótese.**
37. Lozano AM, Mayberg HS, Gaicobbe P, Hamani C, Craddock RC, Kennedy SH. Subcallosal cingulate gyrus deep brain stimulation for treatment-resistant depression. Biol. Psychiatry. 2008;64:461-7.
38. Bewernick BH, Kayser S, Gippert SM, Switala C, Coenen VA, Schlaeper TE. Deep brain stimulation to the medial forebrain bundle for depression-long-term outcomes and a novel data analysis strategy. Brain Stimul. 2017;10:664-71.
39. Coenen VA, Bewernick BH, Kayser S, KilianH, Bostrom J, Greschus S, et al. Superolateral medial forebrain bundle deep brain stimulation in major depression: a gateway trial. Neuropsychopharmacol. 2019;44:1224-32.
40. Malone DA, Dougherty DD, Rezai AR, Carpenter LL, Friehs GM, Eskander EN, et al. Deep brain stimulation of the ventral capsule/ventral striatum for treatment-resistant depression. Biol Psychiatry. 2009.65:267-75.
41. Holtzheimer PE, et al. Subcallosal cingulate deep brain stimulation for treatment-resistant depression: a multisite, randomised, sham-controlled trial. The Lancet Psychiatry. 2017;4:839-49.
42. Dougherty DD, Rezai AR, Carpenter LL, Howland RH, Bhati MT, O'Reardon JP, et al. A randomized sham-controlled trial of deep brain stimulation of the ventral capsule/ventral striatum for chronic treatment-resistant depression. Biol Psychiatry; 2015;78:240-8.
43. Bergfeld IO, Mantione M, Hoogendoorn MLC, Ruhe HG, Notten P, Laarhoven J, et al. Deep brain stimulation of the ventral anterior limb of the internal capsule for treatment-resistant depression: a randomized clinical trial. JAMA Psychiatry. 2016;73:456-64.
44. Crowell AL, Riva-Posse P, Holtzheimer PE, Garlow SJ, Kelley ME, Gross RE, et al. Long-term outcomes of subcallosal cingulate deep brain stimulation for treatment-resistant depression. Am J Psychiatry. 2019;176:949-56.
45. **Riva-Posse P, Choi KS, Holtzheimer PE, Crowel AL, Garlow SJ, Rajendra JK, et al. A connectomic approach for subcallosal cingulate deep brain stimulation surgery: prospective targeting in treatment-resistant depression. Mol Psychiatry. 2018;23:843-9.**
    ⇨ **Estudo mostrando como novas modalidades de neuroimagem podem auxiliar na caracterização de alvos cirúrgicos para melhoria de resultados clínicos em psiquiatria.**
46. Rush AJ, Marangell LB, Sackeim HA, George MS, Brannan SK, Davis SM, et al. Vagus nerve stimulation for treatment-resistant depression: a randomized, controlled acute phase trial. Biol Psychiatry. 2005;58:347-54.
47. Lee DJ, Dallapiazza RF, De Vloo P, Elias GJB, Fomenko A, Boutet A, et al. Inferior thalamic peduncle deep brain stimulation for treatment-refractory obsessive-compulsive disorder: A phase 1 pilot trial. Brain Stimul. 2019;12:344-52.
48. Humanitarian Device Exemption (HDE). U.S. Food and Drug Administration. 2009. Available: https://www.accessdata.fda.gov/scripts/cdrh/cfdocs/cfhde/hde.cfm?id=H050003
49. **Lopes AC, Greenberg BD, Canteras MM, Batistuzzo MC, Hoexter MQ, Gentil AF, et al. Gamma ventral capsulotomy for obsessive-compulsive disorder: a randomized clinical trial. JAMA Psychiatry. 2014;71:1066-76.**
    ⇨ **Primeiro estudo randomizado utilizando radiocirurgia por Gamma Knife em transtorno obsessivo compulsivo.**
50. Jung HH, Kim SJ, Roh D, Chang JG, Chang WS, Kweon EJ, et al. Bilateral thermal capsulotomy with MR-guided focused ultrasound for patients with treatment-refractory obsessive-compulsive disorder: a proof-of-concept study. Mol Psychiatry. 2015;20:1205-11.
51. Kim SJ, Roh D, Jung HH, Chang WS, Kim CH, Chang JW. A study of novel bilateral thermal capsulotomy with focused ultrasound for treatment-refractory obsessive-compulsive disorder: 2-year follow-up. J. Pediatr Neurol. 2018;43:327-37.
52. Bear RE, Fitzgerald P, Rosenfeld JV, Bittar RG. Neurosurgery for obsessive-compulsive disorder: contemporary approaches. J Clin Neurosci. 2010;17:1-5.
53. Brown LT, Mikell CB, Youngerman BE, Zhang Y, McKhann 2nd GM, Sheth SA, et al. Dorsal anterior cingulotomy and anterior capsulotomy for seve-

re, refractory obsessive-compulsive disorder: a systematic review of observational studies. J Neurosurg. 2016;124:77-89.

54. Borders C, Hsu F, Sweidan AJ, Matei ES, Bota RG. Deep brain stimulation for obsessive compulsive disorder: A review of results by anatomical target. Ment Illn. 2018;10:7900.

55. **Mallet L, Polosan M, Jaafari N, Baup N, Welter ML, Fontaine D, et al. Subthalamic nucleus stimulation in severe obsessive-compulsive disorder. N Engl J Med. 2008;359:2121-34.**

   ⇨ **Estudo que provém evidência de classe I favorecendo o uso da estimulação cerebral profunda em transtorno obsessivo compulsivo.**

56. Greenberg BD, Malone DA, Friehs GM, Rezai AR, Kubu CS, Malloy PF, et al. Three-year outcomes in deep brain stimulation for highly resistant obsessive-compulsive disorder. Neuropsychopharmacol. 2006;31:2384-93.

57. Luyten L, Hendrickx S, Raymaekers S, Gabriëls L, Nuttin B. Electrical stimulation in the bed nucleus of the stria terminalis alleviates severe obsessive-compulsive disorder. Mol Psychiatry. 2016;21:1272-80.

58. Jiménez-Ponce F, Velasco-Campos F, Castro-Farfan G, Nicolini H, Velasco AL, Salín-Pascual R, et al. Preliminary study in patients with obsessive-compulsive disorder treated with electrical stimulation in the inferior thalamic peduncle. Neurosurgery. 2009;65:203-9.

59. Rauch SL, Baer L, Rees Cosgrove G, Jenike MA. Neurosurgical treatment of tourette's syndrome: A critical review. Compr Psychiatry. 1995;36:141-56.

60. Hartmann A, Martino D, Murphy T. Gilles de la Tourette syndrome: a treatable condition? Rev Neurol. 2016;172:446-54.

61. Martinez-Ramirez D, Jimenez-Shahed J, Leckman JF, Porta M, Servello D, Megn FG, et al. Efficacy and safety of deep brain stimulation in tourette syndrome: The International Tourette Syndrome Deep Brain Stimulation Public Database and Registry. JAMA Neurol. 2018;75:353-9.

62. Welter ML, Houeto JL, Thobois S, Bataille B, Guenot M, Worbe Y, et al. Anterior pallidal deep brain stimulation for Tourette's syndrome: a randomised, double-blind, controlled trial. Lancet Neurol. 2017;16:610-9.

63. Visser-Vandewalle V, Temel Y, Boon P, Vreeling F, Colle H, Hoogland G, et al. Chronic bilateral thalamic stimulation: a new therapeutic approach in intractable Tourette syndrome. Report of three cases. J Neurosurg. 2003;99:1094-100.

64. Lipsman N, Lozano AM. Targeting emotion circuits with deep brain stimulation in refractory anorexia nervosa. Neuropsychopharmacol. 2014;39:250-1.

65. Franco RR, Fonoff ET, Alvarenga PG, Alho EJL, Lopes AC, Hoexter MQ, et al. Assessment of safety and outcome of lateral hypothalamic deep brain stimulation for obesity in a small series of patients with Prader-Willi syndrome. JAMA Netw Open. 2018;1:e185275.

66. Franco R, Fonoff ET, Alvarenga P, Lopes AC, Miguel EC, Teixeira MJ, et al. DBS for Obesity. Brain Sci. 2016;6.

67. Torres CV, Blasco G, García MN, Ezquiaga E, Pastor J, Vega-Zelaya L, et al. Deep brain stimulation for aggressiveness: long-term follow-up and tractography study of the stimulated brain areas. J Neurosurg. 2020;1-10.

68. Torres CV, Sola RG, Pastor J, Pedrosa M, Navas M, García-Navarrete E, et al. Long-term results of posteromedial hypothalamic deep brain stimulation for patients with resistant aggressiveness. J Neurosurg. 2013;119:277-87.

69. Franzini A, Broggi G, Cordella R, Dones I, Messina G. Deep-brain stimulation for aggressive and disruptive behavior. World Neurosurg. 2013;80:S29.e11-S29.e14.

70. Franzini A, Messina G, Cordella R, Marras C, Broggi G. Deep brain stimulation of the posteromedial hypothalamus: indications, long-term results, and neurophysiological considerations. Neurosurg Focus. 2010;29:E13.

71. Sturm V, Fricke O, Buhrle CP, Lenartz D, Maarouf M, Treuer H, et al. DBS in the basolateral amygdala improves symptoms of autism and related self-injurious behavior: a case report and hypothesis on the pathogenesis of the disorder. Front Hum Neurosci. 2012;6: 341.

72. Langevin JP, Koek RJ, Schwartz HN, Chen JWY, Sultzer DL, Mandelkern MA, et al. Deep brain stimulation of the basolateral amygdala for treatment-refractory posttraumatic stress disorder. Biol Psychiatry. 2016;79:e82-e84.

73. Lozano AM, Fosdick L, Chakravarty MM, Leoutsakos JM, Munro C, Oh E, et al. A Phase II study of fornix deep brain stimulation in mild alzheimer's disease. J Alzheimers Dis. 2016;54:777-87.

74. Laxton AW, Tang-Wai DF, McAndrews MP, Zumsteg D, Wennberg R, Keren R, et al. A phase I trial of deep brain stimulation of memory circuits in Alzheimer's disease. Ann Neurol. 2010;68:521-34.

75. Kim EJ, Bahk YC, Oh H, Lee WH, Lee JS, Choi KH, et al. Current status of cognitive remediation for psychiatric disorders: a review. Frontiers in Psychiatry. 2018;9.

76. Lezak MD. Neuropsychological assessment. Oxford: Oxford University Press; 2004.

77. Neuropsicologia Latinoamericana 4. Neuropsicologia como ciência interdisciplinar: consenso da comunidade brasileira de pesquisadores/clínicos em Neuropsicologia; 2012.

78. Abramovitch A, Abramowitz JS, Mittelman A. The neuropsychology of adult obsessive-compulsive disorder: A meta-analysis. Clin Psychol Rev. 2013;33:1163-71.

79. Shin NY, Lee TY, Kim E, Kwon JS. Cognitive functioning in obsessive-compulsive disorder: a meta-analysis. Psychol Med. 2014;44:1121-30.

80. Snyder HR, Kaiser RH, Warren SL, Heller W. Obsessive-compulsive disorder is associated with broad impairments in executive function. Clin Psychol Sci. 2015;3:301-30.

81. Diamond A. Executive functions. Annu Rev Psychol. 2013;64:135-68.

82. Nyman H, Andreewitch S, Lundback E, Mindus P. Executive and cognitive functions in patients with extreme obsessive-compulsive disorder treated by capsulotomy. App Neuropsychol. 2001;8:91-8.

83. Rück C, Karlsson A, Steele JD, Edman G, Meyerson BA, Ericson K, et al. Capsulotomy for obsessive-compulsive disorder: long-term follow-up of 25 patients. Arch Gen Psychiatry. 2008;65:914-21.

84. Taub A, Lopes AC, Fuentes D, D'Alcante CC, Mathis ME, Canteras MM, et al. Neuropsychological outcome of ventral capsular/ventral striatal gamma capsulotomy for refractory obsessive-compulsive disorder: a pilot study. J Neuropsychiatry Clin Neurosci. 2009;21(4):393-7.

85. Csigó K, Harsanyi A, Demeter G, Rajkai C, Nemeth A, Racsmany M. Long-term follow-up of patients with obsessive–compulsive disorder treated by anterior capsulotomy: A neuropsychological study. J Affective Disorders. 2010;126:198-205.

Seção

5

Reabilitação psiquiátrica ao longo da vida

Editor de área

Marco de Tubino Scanavino

1

Introdução à reabilitação psiquiátrica ao longo da vida

Marco de Tubino Scanavino
Livia C. S. Alves

Sumário

Pontos-chave

- A reabilitação psiquiátrica é resultado de uma mudança significativa do olhar sobre a saúde mental e caracteriza o pensamento da psiquiatria contemporânea que foi além da desinstitucionalização para buscar a reinserção das pessoas com transtorno mental na comunidade.
- Os profissionais de saúde mental e a sociedade como um todo precisam se esforçar, independentemente do ambiente em que se encontram, na busca de um espaço na comunidade para os indivíduos com transtorno mental.
- O principal objetivo da reabilitação psiquiátrica é que o paciente tenha uma vida que ele considere significativa e que valha a pena, sob o seu ponto de vista. Dessa forma, quem estabelece as metas dentro do processo é o próprio paciente e a equipe deve adequar o planejamento para alcançá-las.
- Toda a equipe envolvida na reabilitação tem papel fundamental e o protagonismo não é dado ao médico. Cada etapa exige dos envolvidos determinadas condutas preestabelecidas e todos os responsáveis devem estar cientes da fase em que o paciente se encontra e das funções de cada um na busca das metas daquele indivíduo.

INTRODUÇÃO

Conceito e objetivos da reabilitação psiquiátrica

Para conceituar reabilitação psiquiátrica é necessário inicialmente compreender os conceitos de patologia, prejuízo, disfunção e incapacidade[1,2]. A patologia é causada por lesões ou alterações responsáveis pela etiologia e manutenção do transtorno, seja ela causada por agentes externos ou não. O prejuízo, por sua vez, é qualquer perda ou anormalidade psicológica, fisiológica ou anatômica resultante da patologia. O conceito de disfunção é relacionado a qualquer restrição ou déficit na capacidade de realizar uma atividade de forma satisfatória devido a algum prejuízo. Por fim, a incapacidade é qualquer desvantagem de um indivíduo que o limite ou impeça de desempenhar um papel que é considerado comum, para a idade, sexo e fatores socioculturais[1,2,3].

A reabilitação psiquiátrica, diferentemente do tratamento psiquiátrico convencional, busca atuar nos prejuízos e disfunções propiciados pelos transtornos mentais[4]. O tratamento medicamentoso tem por objetivo basicamente a melhora dos sintomas e alívio do sofrimento decorrente deles, inclusive nos episódios de crise quando é necessário o controle de situações críticas e potencialmente perigosas para o próprio paciente e terceiros[1]. Em contrapartida, a avaliação do paciente na reabilitação é feita em termos de funcionalidade, desejo de mudança e engajamento no processo, sem necessariamente considerar *a priori* os possíveis sintomas da doença[5,6,7]. A reabilitação busca a ampliação de campo vivencial do paciente, com objetivo de melhorar a qualidade de vida de indivíduos com transtornos mentais crônicos e graves a partir de programas que os auxiliem a se responsabilizar pelas próprias vidas e adquirir um funcionamento independente na sociedade, dentro das suas próprias possibilidades de recuperação[4,8]. O processo é primeiramente pensado para ajudar as pessoas a se tornarem bem sucedidas e satisfeitas com a vida, o trabalho, o aprendizado e o ambiente em que estão envolvidas[3]. É individualizado e cada pessoa tem o poder de escolha daquilo que gostaria de vivenciar durante o processo. A reabilitação tem como foco principal pacientes com transtornos mentais que causem prejuízo significativo e persistente na funcionalidade, independentemente do diagnóstico[9]. O maior exemplo é ainda a esquizofrenia, mas qualquer transtorno mental que leve a inadequação social e comprometimento da autonomia pode ser encarado como passível da intervenção[9].

Outro conceito importante para a compreensão da reabilitação psiquiátrica é o de recuperação[10]. É fundamental, pois define o campo em que a reabilitação atua, e pode ser caracterizado nesse contexto como a experiência subjetiva do paciente de catástrofe desde o diagnóstico de um transtorno mental grave até o (re)desenvolvimento de uma vida com significado e da cidadania[11,12]. É uma trajetória pessoal em lidar com um transtorno mental nas dificuldades diárias, com fases de ganhos e perdas durante curso[10].

O programa de reabilitação psiquiátrica é baseado em desenvolver ou aperfeiçoar habilidades em determinadas atividades e desenvolver um ambiente que dê o suporte necessário para sustentar a permanência do indivíduo em comunidade. Nascida da necessidade de readequar pacientes psiquiátricos na comunidade, a reabilitação psiquiátrica surgiu após o movimento de reforma psiquiátrica que permitiu a saída das pessoas dos manicômios e a permanência de pacientes com transtornos mentais graves na sociedade, sem necessariamente suprir as demandas especiais oriundas dessa população[1].

A reabilitação é um processo que inclui o diagnóstico, o planejamento e a intervenção, sendo que cada fase deve contar diretamente com a participação do paciente no estabelecimento de metas e prazos, além de ser um processo que pode ser revisto durante a execução, retomados passos anteriores, se necessário, sem a necessidade de uma linearidade constante[3]. Apesar disso, é um processo que precisa ser acompanhado para que o paciente e a equipe saibam em que fase estão e quais os obstáculos já foram superados para completar as metas estabelecidas. A reabilitação trouxe para a prática psiquiátrica a ênfase no envolvimento do paciente no processo, a individualização do tratamento, a escolha do paciente, seu potencial de mudança e crescimento, o que leva aqueles que trabalham com saúde mental a um olhar mais humanizado para pacientes com transtorno mental grave[13,14]. Caracteriza-se por ser um processo em que os profissionais de saúde se engajam com o indivíduo, e não com a doença, para a redescoberta de interesses e reinserção na comunidade. Essa mudança da perspectiva do tratamento é fundamental no sucesso do processo e deve ser enfatizada no treinamento daqueles que se dispõe a trabalhar com essa população. Apesar de mais de 50 anos após o início do movimento antimanicomial no Brasil, há ainda resíduos de pensamentos hospitalocêntricos e manicomiais, barreira que é constantemente enfrentada nessa abordagem[15,14].

A reabilitação psiquiátrica pode ser caracterizada como uma série de pequenos passos em direção a uma meta individual traçada pelo paciente em parceria com a equipe de saúde mental. A trajetória pode ser longa, os obstáculos muitas vezes difíceis de serem superados e o sucesso dentro do processo pode ser medido, inclusive, pela ausência de piora na funcionalidade e adequação social dos pacientes com quadros psiquiátricos graves[16].

FUNDAMENTOS

Os princípios básicos da reabilitação psiquiátrica são o respeito pela autonomia, relações terapêuticas, decisões compartilhadas, aprimoramento de habilidades, aumento de oportunidades, prover suporte e melhorar o ambiente para minimizar discriminação e estigma[13]. Fundamenta-se em um processo de determinar metas de vida, aprendizado, trabalho e papel na sociedade que as pessoas almejam e como farão para alcançá-los. Essas pessoas são ajudadas a identificar as habilidades que têm e as habilidades que precisam desenvolver para atingir as metas estabelecidas, além do que há e do que falta de rede de suporte para alcançar o que foi inicialmente traçado[3,17]. O suporte é caracterizado por pessoas, objetos, locais ou atividades que possam ajudar o paciente a alcançar suas metas ou ainda que possa suprir alguma incapacidade que o indivíduo tenha que o impeça ou dificulte no processo de reabilitação.

Apesar da descrição simplista, o processo é bastante complexo e exige a compreensão de toda a equipe do que está sendo realizado em detalhes, das possibilidades e momento do paciente dentro do processo e do que precisa ser corrigido para alcançar as metas daquele indivíduo. O processo é eminentemente multidisciplinar e necessita da participação de diferentes agentes de saúde[8,18]. O papel do psiquiatra é também necessário, mas não pode ser visto como protagonista dentro do processo. Deve-se sempre atentar-se à hipermedicalização pelo risco de dificultar que os pacientes adquiram novas habilidades em decorrência de efeitos adversos dos medicamentos[9].

Dentro do processo *diagnosing-planning-intervention* (DPI) de reabilitação[3,5,19], a fase inicial de *diagnosing* consiste em avaliar inicialmente a prontidão do paciente para iniciar o processo e traçar as metas individuais. Caso o paciente ainda não esteja pronto para a reabilitação, faz parte também deste momento o desenvolvimento da aptidão para começar. A reabilitação psiquiátrica não é algo a ser imposto, mesmo para aqueles que estão em tratamento de forma involuntária, é fundamental que se discuta os objetivos e as metas para desenvolver nesses indivíduos a esperança na melhora da qualidade de vida, autonomia e integração social. Quando o paciente se sentir pronto para iniciar o processo, o profissional deve ajuda-lo a estabelecer as possíveis metas para a reabilitação, sempre respeitando o desejo do indivíduo e as suas limitações, e buscar junto com ele as habilidades e o suporte necessário para concretizar as metas[3]. Nota-se, portanto, como o diagnóstico na reabilitação relaciona-se às limitações e potencialidades do indivíduo e não ao transtorno psiquiátrico em si. Ainda na fase *diagnosing*, é importante verificar quais habilidades o paciente já possui e quais ele precisará desenvolver durante o processo, para poder basear o planejamento. Essa etapa é individual e específica para cada paciente e estará relacionada com todo o restante do processo de reabilitação, pois nesse momento ele é convidado a traçar metas do que ele considera importante para melhora da sua qualidade de vida em relação a trabalho, aprendizado, moradia e relacionamentos a partir do seu contexto sociocultural[3,19]. Exemplos de metas que podem ser traçadas são: morar sozinho em determinado local em outubro do próximo ano; trabalhar como atendente de telemarketing em 2 anos; concluir o ensino médio em 3 anos. São traçadas metas gerais inicialmente, como as descritas, e a partir delas serão traçadas as pequenas metas que devem ser alcançadas para atingir o objetivo final. Como referência ao exemplo que foi dado, para morar sozinho o que é necessário desenvolver para esse paciente em questão? Pode ser necessário trabalhar a gestão da medicação, habilidade de ir ao supermercado para comprar mantimentos, habilidades na cozinha e manutenção da casa, além de organizar a rede de suporte, o que pode incluir vínculo com a unidade básica de saúde da região, contato com vizinhos e pessoas podem garantir ajuda em momentos de crise, suporte financeiro necessário para manutenção da casa, além de outros requisitos a depender de cada caso.

A segunda fase do DPI é o *planning*. Na reabilitação, o planejamento também diverge dos planos terapêuticos comuns que têm como objetivo a redução de sintomas, enquanto na reabilitação são vistos especificamente cada objetivo traçado pelo paciente, como desenvolver as habilidades necessárias e a rede de suporte para que se torne possível alcançar as metas. O planejamento deve ser descrito de forma detalhada, relacionando quem fará o que, por quanto tempo, como e onde[3,19]. É importante nessa fase detalhar a data que a intervenção deve começar e terminar. A fase inicial de diagnóstico deve fornecer o "porque" determinada atividade deve ser realizada e a fase de planejamento descreve o "como" e "quando". Por fim, a fase de *intervention* é a implantação do plano de reabilitação para mudanças do próprio paciente ou do ambiente onde ele está inserido para a concretização das metas[3,19].

Durante todo o processo de reabilitação, o acompanhamento do que foi alcançado é fundamental. É necessário que seja feito de forma objetiva e que o paciente seja constantemente avaliado, em todas as fases da reabilitação, para que não se perca de vista o que já foi alcançado[3,17]. Por ser um processo lento e feito em pequenos passos, muitas vezes o paciente e a equipe focam naquilo que ainda não foi realizado e na dificuldade constante de manutenção das novas aquisições, o que pode minar o processo. Diferentes escalas são usadas para evitar a frustração nesse sentido e para manter o paciente engajado no processo, principalmente quando há dificuldades ou retrocessos no caminho.

De acordo com a política de saúde mental implantada no Brasil atualmente, no Sistema Único de Saúde (SUS) há uma

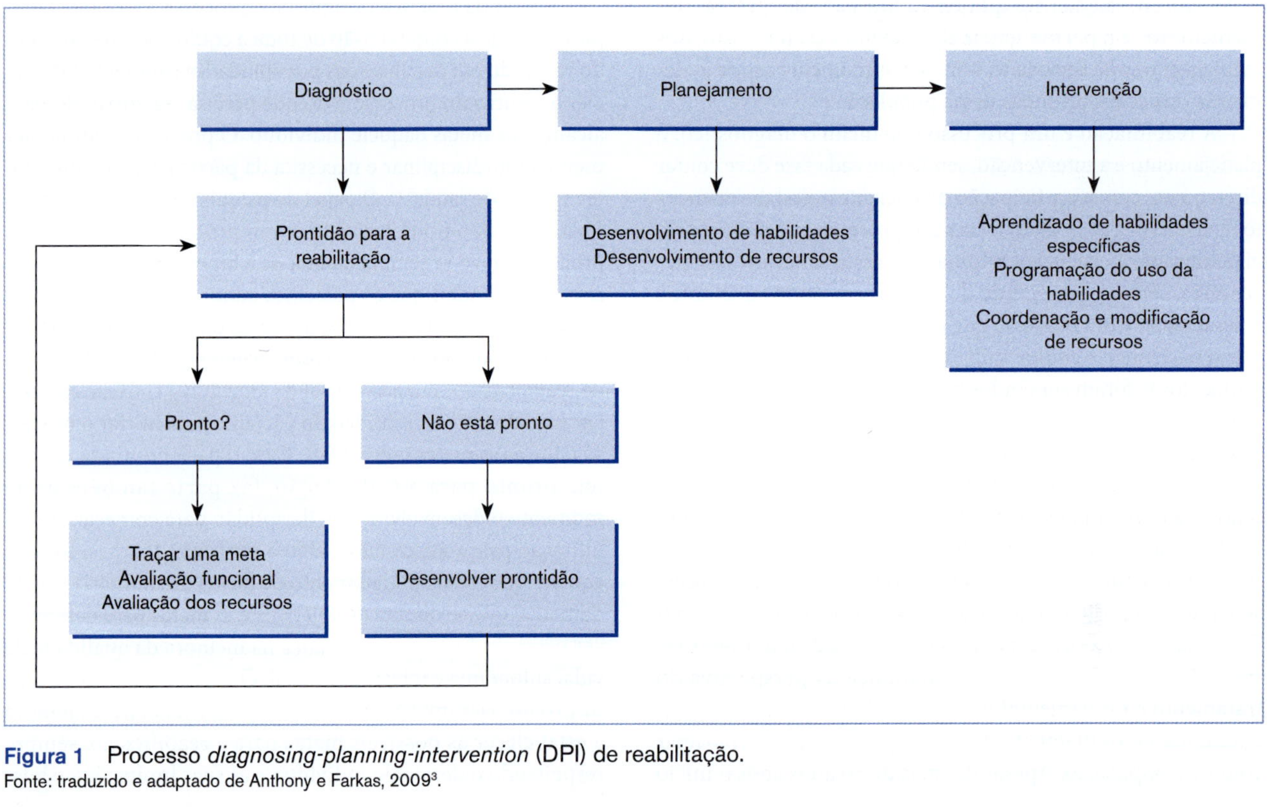

Figura 1 Processo *diagnosing-planning-intervention* (DPI) de reabilitação.
Fonte: traduzido e adaptado de Anthony e Farkas, 2009[3].

articulação em rede dos serviços de saúde com objetivo de vincular os pacientes à rede de suporte e integrar no cuidado também a família e a comunidade. Nesse sentido, um instrumento para aplicação dos conceitos de reabilitação psiquiátrica é utilizado, em especial na atenção básica e na saúde mental, além de ser o modelo implantado no Centro de Reabilitação e Hospital Dia do Instituto de Psiquiatria do Hospital das Clínicas da Faculdade de Medicina da Universidade de São Paulo (IPq-HCFMUSP), o chamado Projeto Terapêutico Singular (PTS).

Segundo o Ministério da Saúde, "o PTS é um conjunto de propostas de condutas terapêuticas articuladas, para um sujeito individual ou coletivo, resultado da discussão coletiva de uma equipe interdisciplinar"[20]. A partir dessa definição abrangente, o PTS é divido em etapas a serem discutidas e elaboradas a partir das demandas específicas dos usurários juntamente com uma equipe interdisciplinar. Inicialmente, duas etapas precedem a intervenção da equipe chamadas de Reconhecimento de um caso para o PTS e de Avaliação da Situação. No Reconhecimento, a situação singular, que pode ser específica para um indivíduo ou para a comunidade, deve ser avaliada por toda equipe a partir dos seguintes questionamentos, segundo Miranda, Coelho e Moré[21]:

- Para quem a situação é um problema?
- De quem é o problema?
- Por que é visto como um problema pelo encaminhador da situação singular?
- Por que discutir esse problema e não outros?

Dentro da realidade dos serviços de saúde brasileiros, alguns casos devem ser eleitos pela equipe para essa elaboração, levando em conta a sua gravidade e complexidade. Passado o reconhecimento, deve ser feita a Avaliação pelos profissionais com maior vínculo com a situação singular com objetivo de levantar o contexto social, cultural e rede de suporte que aquela situação está envolvida, além de pesquisar pelas vulnerabilidades e potenciais relações conflituosas que a caracterizam. Essa avaliação deve-se valer de instrumentos específicos para resultados objetivos e não embasar-se apenas na percepção subjetiva dos profissionais envolvidos[20].

Na elaboração do PTS, a fase de definição de metas tem algumas divergências quando comparada ao processo de reabilitação psiquiátrica descrita. As metas dentro do PTS são discutidas com o indivíduo ou família que motivaram a elaboração do projeto, mas são elaboradas prioritariamente pela equipe. As metas também partem do pressuposto de responsabilização do sujeito no projeto e busca pela autonomia, mas a equipe tem um papel diferente daquele visto no processo de reabilitação do Center for Psychiatric Rehabilitation da Boston University em que ajudam o sujeito a traçar as metas individualmente. Como o PTS é um instrumento que pode ser aplicado em diferentes contextos dentro do SUS, sistema de saúde com características singulares de organização e funcionamento, há divergências entre alguns de seus fundamentos quando comparados ao modelo que foi descrito anteriormente. Segundo Miranda, Coelho e Moré, a equipe de saúde deve atentar às seguintes questões durante a definição das metas: "O que é ou pode vir a ser produzir saúde na situação considerada? O que é ou pode vir a ser produzir autonomia? Como prevenir agravos futuros? Como melhorar a qualidade de vida? Quais necessidades são mais urgentes? Quais necessidades terão de ser adiadas? Quais conexões intersetoriais são necessárias ou podem ser utilizadas? Com que aliados, efetivamente, no meio comunitário, familiar, institucional e de trabalho, posso contar para propor uma mudança da situação identificada? Detentores das possibilidades de intervenção indicadas pelo envolvidos, das necessidades e desejos dos sujeitos, estão abertos ao momento das negociações?"[21]. Nota-se, dessa forma, singularidades características do sistema de saúde brasileiro.

Contexto histórico da reabilitação psiquiátrica e reabilitação psiquiátrica no Brasil

No Brasil, o movimento da Reforma Psiquiátrica teve início no contexto internacional de mudanças paradigmáticas na Psiquiatria e na forma de compreender os transtornos mentais[15]. Baseado em reformas na atenção à saúde mental ocorridas internacionalmente, a reforma brasileira foi um movimento social e político iniciado na década de 1970 enraizado na crítica ao modelo manicomial hospitalocêntrico em vigência no país e tem seu primeiro marco na I Conferência Nacional de Saúde Mental de 1987[22]. O texto da Conferência traz críticas ao sistema em vigor até então, caracteriza que o papel da saúde mental "tem consistido na classificação e exclusão dos "incapacitados" para a produção e, portanto, para o convívio social em uma sociedade organizada segundo os princípios do modo de produção capitalista", além de discorrer sobre a cidadania como possibilidade de participação dos indivíduos em todos os aspectos da vida social[22]. Ainda em 1987 é inaugurado o primeiro Centro de Atenção Psicossocial (CAPS) na cidade de São Paulo como serviço alternativo a atenção psiquiátrica exclusivamente hospitalar[15,23].

Apesar do forte apelo social do movimento, a evolução das propostas antimanicomiais ocorre de maneira descontínua e a luta política é motivo de debate até os dias atuais[15,23]. A proposta da Reforma Psiquiátrica é uma mudança no modelo assistencial baseada em novo conceito de loucura e da possibilidade da sociedade de sustentar com dignidade as singularidades do sujeito. Para além da diminuição dos leitos psiquiátricos, o movimento é caracterizado pela busca de ampliação e garantia de direitos dos usuários e humanização do cuidado. O movimento de Reforma Psiquiátrica não pode ser visto separadamente de todo o contexto de Reforma Sanitária que ocorria no Brasil na época e que culmina na Constituição de 1988 e criação do Sistema Único de Saúde (SUS)[24].

Em 1989, é proposto no Congresso Nacional um Projeto de Lei para regulamentação dos direitos da pessoa com transtorno mental. Apesar de inspirar movimentos sociais e leis estaduais para redução de leitos psiquiátricos, o a Lei Federal n.

10.216 é sancionada apenas em 2001[25]. Na década de 1990, entretanto, outros avanços da Reforma Psiquiátrica ocorrem mobilizados principalmente pela II Conferência Nacional de Saúde Mental e pela assinatura pelo Brasil da Declaração de Caracas[26,27]. Dessa forma, mesmo com a lei que regulamenta a saúde mental no país ainda em tramitação no Congresso, há a implantação de serviços de atenção diária e hospitais-dia. Após ser sancionada, a Lei n. 10.216 define o financiamento da rede de atendimento extra-hospitalar e o repasse de verbas aos novos dispositivos, o que permitiu o avanço das estratégias territoriais e não centralizadas na internação psiquiátrica[25]. Ademais, a Lei criou mecanismos para fiscalização dos hospitais psiquiátricos e para a redução progressiva no número de leitos psiquiátricos oferecidos pelo SUS[25].

Em resposta a essa mudança no entendimento do tratamento ao indivíduo com transtorno mental, foi necessário o incremento de uma rede que permitisse a Reabilitação Psiquiátrica e não apenas a desinstitucionalização. É nesse contexto que há o fortalecimento e a multiplicação dos CAPS como estratégia para atendimento dessa população antes institucionalizada[23]. É necessária outra prerrogativa de cuidado dos doentes mentais, antes asilar, e que passa a ser de reabilitação psicossocial[14,28].

O processo de investimento na rede territorial de cuidado, multicêntrica e multidisciplinar não ocorre sem percalços e mudanças recentes na política de saúde mental do país têm mudado essa visão. Após a Lei Federal n. 10.216, diversas portarias e novas leis federais que versam sobre o cuidado em saúde mental foram sancionadas e vem modificando paulatinamente o cuidado a essa população[15]. Ainda assim, o conceito central da reabilitação que é devolver ao indivíduo a possibilidade de viver de maneira autônoma e desenvolver as habilidades necessárias para estar em sociedade é ainda hoje materializado dentro do sistema de saúde brasileiro no CAPS em suas diferentes estruturas (CAPS I, CAPS II, CAPS III, CAPS-AD, CAPS i)[23]. Apesar de a política brasileira basear-se no CAPS, conceitualmente qualquer local que permita o desenvolvimento da autonomia e integração do indivíduo na comunidade pode ser usado no processo de reabilitação, seja ele em hospitais-dia, centros de atendimento em saúde mental e até mesmo hospitais psiquiátricos que permitam essa abordagem.

PRÁTICAS BASEADAS EM EVIDÊNCIAS

Pelas próprias características do processo de reabilitação psiquiátrica é ainda difícil encontrar estudos bem delineados metodologicamente que comprovem os seus resultados[29]. A reabilitação psiquiátrica é, dentro da sua própria definição, um processo individualizado e multidimensional para melhora da qualidade de vida do paciente, o que torna difícil de medir de forma objetiva os efeitos em termos de recuperação. Existe uma escassez ainda maior de estudos nacionais nessa área.

Na atualidade, são vistas algumas evidências que demonstram o benefício da reabilitação para que os pacientes alcancem as metas pessoais e de funcionalidade e hoje recuperação pessoal dentro da psiquiatria tornou-se parte da política de saúde mental em grande parte dos países do mundo[13,30].

Um aspecto fundamental que permeia qualquer abordagem de pacientes com transtorno mental grave é o estigma[31-34]. Há um grande corpo de evidências que demonstra que em diferentes aspectos da vida dessa população há influência do estigma, que leva a consequências como dificuldades de encontrar um emprego, estudar, ter um relacionamento afetivo ou uma vida sexual saudável[35,36]. Faz parte do processo de reabilitação psiquiátrica abordar esses aspectos e formas possíveis de lidar com o estigma, como educação e mobilização dos indivíduos em prol das causas do grupo, podem reduzir o impacto[16]. Ademais, as próprias questões sociais, como dificuldade de moradia e emprego, podem ser perpetuadoras de incapacidades para aqueles com transtorno mental grave. Há a necessidade de estudos nessa área que busquem alternativas para ampliar as oportunidades para essa população.

INSTRUMENTOS UTILIZADOS

Para o processo de reabilitação psiquiátrica, não é necessário local ou estratégia específica. Diferentes abordagens, que podem ocorrer inclusive no contexto de internação, permitem que seja iniciado o processo.

É necessário que o processo de reabilitação seja visto como um trajeto com objetivo a garantir àquele indivíduo uma vida satisfatória no contexto de trabalho, estudo, aprendizado, moradia e relacionamento interpessoal. Ao ser pensado como um processo, é necessário que seja constantemente registrado para que os profissionais e o próprio paciente não se percam em relação ao que já foi alcançado e aquilo que ainda falta para concretizar as metas estabelecidas. O Center for Psychiatric Rehabilitation, da Universidade de Boston, desenvolveu diferentes formulários para registro durante a reabilitação[3]. Um exemplo de registro da fase de Planejamento e Intervenção pode ser visto da Tabela 1. Esse registro deve ser feito durante todas as fases, inclusive na fase inicial que avalia se o paciente está pronto para iniciar a reabilitação. Cada fase deve ser avaliada de forma específica e seu registro inclui os pontos relevantes para aquele momento do processo.

No início e durante o processo de reabilitação, diferentes escalas podem ser utilizadas para avaliação objetiva do paciente, cada uma com suas especificidades e que devem ser utilizadas de acordo com as faixas etárias para as quais foram validadas. Por exemplo, para avaliação da funcionalidade, pode ser utilizadas escalas como a *Health of the Nation Outcome Scales* (HoNOS), desenvolvida no Reino Unido em 1998 e revisada em 2017, que avalia as seguintes esferas: alterações comportamentais, prejuízos físicos e cognitivos, sintomas psiquiátricos e problemas sociais[37,38]; *Life Skills Profile* (LSP) que avalia a funcionalidade e capacidades dos pacientes com esquizofrenia[39]; *Multidimensional Scale of Independent Functioning* (MSIF) desenvolvida em 2003 e que avalia o trabalho, a educação e aspectos da moradia[40]. Para a escolha do instrumento utilizado, deve-se observar as evidências atuais de cada uma delas, além das especificidades para cada paciente[17,30].

Tabela 1 Plano de reabilitação e cronograma de intervenção

Meta principal:				
Objetivos prioritários de desenvolvimento de habilidades e recursos	**Intervenções**	**Pessoa responsável**	**Data de início Planejada/atual**	**Data de conclusão**

Fonte: traduzido e adaptado de Anthony e Farkas, 2009[3].

PROGRAMAS OU APLICAÇÕES

O Center for Psychiatric Rehabilitation da Universidade de Boston desenvolveu uma abordagem intitulada *Choose-Get-Keep* (CGK) em que basicamente define o papel daqueles que trabalham com reabilitação psiquiátrica de ajudar os indivíduos a definir os suas metas, alcança-las e mantê-las, sempre baseado nas necessidades e desejos individuais[3,9,19]. Vale ressaltar que é fundamental o envolvimento do paciente na escolha das metas, o que por si só melhora os resultados da reabilitação. Estudos já demonstraram a efetividade de uma abordagem adequada na escolha das metas, além de evidências que demonstram que trabalho e estudos com suporte também têm resultados positivos no processo de reabilitação[41,42,43]. O engajamento e a prontidão são elementos críticos da fase inicial da abordagem e que se provaram necessários dentro o sucesso de todo o processo.

Atualmente já existem fortes evidências que pessoas com transtorno mental grave têm capacidade para aprender novas habilidades. Independentemente do programa de reabilitação utilizado, abordagens como *Social Skills Training* (SST) ou *Direct Skills Teaching* (DST) demonstraram ser efetivas para esse público. Enquanto o SST trabalha habilidades de forma semelhante para todos os participantes, o DST, desenvolvido pelo Center for Psychiatric Rehabilitation no contexto de reabilitação psiquiátrica, foca o ensino de habilidades que estão relacionadas às metas estabelecidas[9].

Ainda dentro do contexto de reabilitação psiquiátrica e recuperação, existem diferentes abordagens, como *Individual Placement and Support* (IPS) que é um modelo de emprego assistido[41]; *Assertive Community Treatment Programme* (ACT) elaborado em 1980 por Stein e Test que traz abordagens assertivas para ajudar os pacientes em aspectos importantes da vida social e mantê-los na comunidade[44]; *Strengths Model of Case Management* (SMCM) desenvolvido em 1989 que trabalha com princípios semelhantes aos descritos da própria reabilitação psiquiátrica como foco nas qualidades dos indivíduos e não nos déficits, comunidade como fonte de recursos e possibilidade de mudanças e crescimento nas pessoas com transtorno mental grave[45]; *Comprehensive Approach to Rehabilitation* (CARe) modelo baseado na recuperação pessoal e no SMCM[46].

CONSIDERAÇÕES FINAIS

A reabilitação psiquiátrica é hoje uma tendência mundial no cuidado em saúde mental que vai além de um tipo de abordagem e traduz a realidade do pensamento psiquiátrico atual embasado na possibilidade real de recuperação dos pacientes com transtorno mental grave. É um programa que exige grande investimento financeiro para sua realização de forma efetiva, o que dificulta muitas vezes que ele alcance toda a população que se beneficiaria da sua aplicação.

É fundamental que os profissionais de saúde mental que se formem na atualidade tenham conhecimento sobre seus principais aspectos e estejam aptos a trabalhar com indivíduos com transtornos mentais graves vivendo em comunidade. É cada dia mais evidente, após quase cinco décadas do início da mudança da política de saúde mental no Brasil, que as pessoas com transtornos psiquiátricos podem ter histórias de sucesso e ter autonomia para optar pela sua forma de viver e se tratar.

A presente sessão é o resultado do crescente reconhecimento da reabilitação psiquiátrica em nosso meio. Nela o leitor poderá conhecer ou se atualizar sobre importantes aspectos da reabilitação psiquiátrica atual. Para tanto, preparamos os seguintes capítulos que abordarão aspectos mais conceituais, tais como a Classificação Internacional da Funcionalidade e o diagnóstico de disfunção – fundamental no trabalho com pessoas com transtorno mental grave, reabilitação psicossocial e o papel da família na reabilitação. Teremos também capítulos dedicados a especialidades tais como terapia ocupacional, fisioterapia e fonoaudiologia na infância/adolescência, no adulto e no idoso. Vamos dedicar alguns capítulos sobre o trabalho em hospital dia em local de atenção terciária à saúde tais como o hospital dia adulto, infantil e do idoso. Mas também falaremos de intervenções extramuros como as intervenções em populações de rua, o trabalho do acompanhante terapêutico e o papel das residências terapêuticas. Os desenvolvimentos atuais da reabilitação neuropsicológica e socioprofissional são abordados em capítulos específicos. Finalmente, separamos alguns capítulos sobre abordagens novas e inovadoras, tais como os cuidados integrativos e complementares, novas modalidades de intervenção: (1) atividade física e (2) terapia assistida por animais e as tecnologias na reabilitação.

Vinheta clínica

Senhorita XXX, de 42 anos, solteira, parda, sem filhos, ensino médio completo. Iniciou tratamento em programa de hospital dia devido a estado depressivo e contínua incapacidade de desenvolver atividades básicas, relacionamentos, atividades laborais. Ingressou participando do programa comparecendo aos dias úteis na unidade de reabilitação. Os pais haviam falecido e XXX dependia de duas irmãs com as quais residia e resumiam o seu círculo de relacionamentos. O histórico de vivência profissional e de vida de relacionamentos era bastante precário. Após três meses de acompanhamento o diagnóstico foi revisto para transtorno do humor bipolar tipo 2 e transtorno de personalidade dependente. Foi introduzido estabilizador do humor, associado ao antidepressivo e foi definida meta de ampliar o campo de relacionamentos. Após 6 meses, XXX estava bastante engajada no programa do hospital dia e conquistara um papel dentro do grupo de pacientes se relacionando com a maioria dos pacientes. Neste momento foi introduzida em atividades ocupacionais envolvendo artesanato dentro do programa e foi incentivada a iniciar uma atividade semelhante fora do programa próxima da sua moradia. Após 9 meses, XXX mostrava ganhos de autonomia e habilidades de relacionamento interpessoal. Aos 12 meses teve alta do programa de hospital dia. Estava estável quanto aos sintomas do humor, mantinha atividade relacionada a artesanato fora do programa. Foi encaminhada para o ambulatório psiquiátrico e de terapia ocupacional, bem como recebeu orientações específicas no sentido de buscar qualificação profissional.

Para aprofundamento

- Anthony WA, Farkas MD. A primer on the psychiatric rehabilitation process. Boston: Boston University Center for Psychiatric Rehabilitation; 2009.
  - ⇨ **Com uma experiência de mais de 30 anos de trabalho em reabilitação psiquiátrica, o livro do Center for Psychiatric Rehabilitation da Universidade de Boston descreve de maneira sucinta o processo de reabilitação psiquiátrica da maneira como é desenvolvido no local. Livro escrito para qualquer profissional que trabalhe com transtorno mental grave que possibilita uma visão geral sobre o tema.**
- King R, Lloyd C, Meehan T, Deane FP, Kavanagh DJ. Manual of psychosocial rehabilitation. 1st ed. Philadelphia: Blackwell; 2012.
  - ⇨ **Livro que retrata o processo de reabilitação de forma realista, direta e prática. Tem o caso clínico de um paciente chamado Sam que é discutido durante todo o livro, a partir dos diferentes aspectos da reabilitação psiquiátrica que ajuda a ilustrar a aplicação do conteúdo teórico.**

REFERÊNCIAS BIBLIOGRÁFICAS

1. **Anthony WA, Liberman RP. The practice of psychiatric rehabilitation: historical, conceptual, and research base. Schizophr Bull. 1986;12(4):542-59.**
   ⇨ **Artigo histórico que traça as bases da reabilitação psiquiátrica.**
2. Gopinath PS, Rao K. Rehabilitation in psychiatry. Lancet. 1958;272(7049):737.
3. Anthony WA, Farkas MD. A primer on the psychiatric rehabilitation process. Boston: Boston University Center for Psychiatric Rehabilitation; 2009.
4. **Farkas M. The vision of recovery today: what it is and what it means for services. World Psychiatry [Internet]. 2007;6(2):68-74. Disponível em: http://www.ncbi.nlm.nih.gov/pubmed/18235855%0Ahttp://www.pubmedcentral.nih.gov/articlerender.fcgi?artid=PMC2219905**
   ⇨ **Importante artigo que problematiza os principais pontos de debate da reabilitação psiquiátrica.**
5. Anthony WA, Cohen MR, Cohen BF. Philosophy, treatment process, and principles of the psychiatric rehabilitation approach. In: New Directions for Mental Health Services. 1983. p. 67-79.
6. Hunter ST. Principles and practice of psychiatric rehabilitation. Indian J Ment Heal Neurosci. 2018.
7. Barbato A. Psychosocial rehabilitation and severe mental disorders: a public health approach. World Psychiatry. 2006;132-63.
8. **Farkas M, Gagne C, Anthony W, Chamberlin J. Implementing recovery oriented evidence based programs: Identifying the critical dimensions. Community Ment Health J. 2005;41(2):141-58.**
   ⇨ **Artigo que traz bases da reabilitação baseada em evidências.**
9. Rössler W. Psychiatric rehabilitation today: an overview. World Psychiatry [Internet]. 2006;5(3):151-7. Disponível em: http://www.ncbi.nlm.nih.gov/pubmed/17139342%0Ahttp://www.pubmedcentral.nih.gov/articlerender.fcgi?artid=PMC1636112
10. Van Weeghel J, Van Zelst C, Boertien D, Hasson-Ohayon I. Conceptualizations , Assessments , and Implications of Personal Recovery in. Psychiatr Rehabil J. 2019; (2):169-81.
11. Davidson L, Harding C, Spaniol L. Recovery from severe mental illnesses: research evidence and implications for practice. Vol. 2, Boston University Center for Psychiatric Rehabilitation. Center for Psychiatric Rehabilitation, Boston University; 2006.

12. Drake RE, Whitley R. Recovery and severe mental illness: description and analysis. Can J Psychiatry. 2014;59(5):236-42.
13. Rössler W, Drake RE. Psychiatric rehabilitation in Europe. Epidemiol Psychiatr Sci. 2017;26(3):216-22.
14. Lucena MA da S, Bezerra AFB. Reflexões sobre a gestão de processos de desinstitucionalização. Cienc e Saude Coletiva. 2012;17(9):2447-56.
15. Ministério da Saúde. Secretaria de Atenção à Saúde. Coordenação Geral de Saúde Mental. Reforma Psiquiátrica e política de Saúde Mental no Brasil. In: Conferência Regional de Reforma dos Serviços de Saúde Mental: 15 anos depois de Caracas. 2005.
16. **Farkas M, Anthony WA. Psychiatric rehabilitation interventions: A review. Int Rev Psychiatry. 2010;22(2):114-29.**
⇨ **Importante revisão das intervenções em reabilitação psiquiátrica.**
17. King R, Lloyd C, Meehan T, Deane FP, Kavanagh DJ. Manual of psychosocial rehabilitation. 1st ed. Philadelphia: Blackwell; 2012.
18. OMH, DOH, Australia G of W. A recovery vision for rehabilitation. Psychiatric Rehabilitation Policy and Strategic Framework. 2004;68.
19. Rogers ES, Anthony WA, Farkas M. The choose-get-keep model of psychiatric rehabilitation: a synopsis of recent studies. Rehabil Psychol. 2006;51(3):247-56.
20. Ministério da Saúde. Secretaria de Atenção à Saúde. Núcleo Técnico da Política Nacional de Humanização. Clínica ampliada, equipe de referência e projeto terapêutico singular. 2ªed. Brasília: Ministério da Saúde; 2007. p. 1-60.
21. Miranda FAC, Coelho EBS, Moré CLOO. Especialização multiprofissional em saúde da família: projeto terapêutico singular; 2012. 60 p.
22. Ministério da Saúde. I Conferência Nacional de Saúde Mental. In: I Conferência Nacional de Saúde Mental: relatório final; 1987.
23. Mateus MD. Políticas de Saúde Mental: baseado no curso Políticas públicas de saúde mental, do CAPS Luiz R. Cerqueira. Secretaria de Estado da Saúde de São Paulo; 2013.
24. Brasil. Constituição da República Federativa do Brasil de 1988 [Internet]. 1988. Disponível em: http://www.planalto.gov.br/ccivil_03/constituicao/constituicaocompilado.htm
25. Brasil. Lei n· 10.216, de 06 de abril de 2001 [Internet]. 2001. Disponível em: http://www.planalto.gov.br/ccivil_03/leis/LEIS_2001/L10216.htm
26. Ministerio da Saúde. Segunda Conferência Nacional de Saúde Mental. 1992;
27. Organização Mundial da Saúde. Declaração de Caracas. In: Conferência Regional para a Reestruturação da Assistência Psiquiátrica na América Latina. 1990. Disponível em: http://bvsms.saude.gov.br/bvs/publicacoes/declaracao_caracas.pdf
28. Silva EKB da, Rosa LC dos S. Desinstitucionalização Psiquiátrica no Brasil: riscos de desresponsabilização do Estado? Rev Katálysis. 2014;17(2):252-60.
29. Anthony W, Rogers ES, Farkas M. Research on evidence-based practices: future directions in an era of recovery. Community Ment Health J. 2003;39(2):101-14.
30. **Van Der Meer L, Wunderink C. Contemporary approaches in mental health rehabilitation. Epidemiol Psychiatr Sci. 2019;28(1):9–14.**
⇨ **Artigo abrangente sobre intervenções atuais em reabilitação psiquiátrica.**
31. Rüsch N, Angermeyer MC, Corrigan PW. Mental illness stigma: concepts, consequences, and initiatives to reduce stigma. Eur Psychiatry. 2005;20(8):529-39.
32. Link BG, Struening EL, Neese-Todd S, Asmussen S, Phelan JC. The consequences of stigma for the self-esteem of people with mental illnesses. Psychiatr Serv. 2001;52(12):1-6.
33. Corrigan PW, Watson AC, Barr L. The self–stigma of mental illness: implications for self–esteem and self–efficacy. J Soc Clin Psychol [Internet]. 2006;25(8):875-84. Disponível em: http://guilfordjournals.com/doi/10.1521/jscp.2006.25.8.875
34. Wainberg ML, Cournos F, Wall MM, Pala AN, Mann CG, Pinto D, et al. Mental illness sexual stigma: implications for health and recovery. 2015;91(2):165-71.
35. Elkington KS, Hackler D, Walsh TA, Latack JA, McKinnon K, Borges C, et al. Perceived mental illness stigma, intimate relationships, and sexual risk behavior in youth with mental illness. J Adolesc Res. 2013;28(3):378-404.
36. Elkington KS, McKinnon K, Mann CG, Collins PY, Leu CS, Wainberg ML. Perceived mental illness stigma and HIV risk behaviors among adult psychiatric outpatients in Rio de Janeiro, Brazil. Community Ment Health J. 2010;46(1):56–64.
37. James M, Painter J, Buckingham B, Stewart MW. A review and update of the Health of the Nation Outcome Scales (HoNOS). Psychiatrist. 2018;42(2):63-8.
38. Wing JK, Curtis RH, Beevor AS. Health of the nation outcome scales (HoNOS). Br J Psychiatry. 1999;174(5):432-4.
39. Rosen A, Hadzi-pavlovic D, Parker G. The life skills profile: a measure assessing function and disability in schizophrenia. Schizophr Bull. 1989;15(2):325-37.
40. Jaeger J, Berns SM, Czobor P. The Multidimensional scale of independent functioning: a new instrument for measuring functional disability in psychiatric populations. Schizophr Bull. 2003;29(1):153-67.
41. Bond GR. Supported employment: evidence for an evidence-based practice. Psychiatr Rehabil J. 2004;27(4):345-59.
42. Dunn EC, Rogers SE, Hutchinson DS, Lyass A, MacDonald WKL, Wallace LR, et al. Results of an innovative university-based recovery education program for adults with psychiatric disabilities. Adm Policy Ment Heal Ment Heal Serv Res. 2008;35(5):357–69.
43. Swildens W, Van Busschbach JT, Michon H, Kroon H, Koeter MWJ, Wiersma D, et al. Effectively working on rehabilitation goals: 24-month outcome of a randomized controlled trial of the boston psychiatric rehabilitation approach. Can J Psychiatry. 2011;56(12):751-60.
44. Stein LI. Alternative to mental hospital treatment. Arch Gen Psychiatry. 1980;37(4):392.
45. Rapp CA, Wintersteen R. The Strengths model of case management: Results from twelve demonstrations. Psychosoc Rehabil J. 1989;13(1):23–32.
46. Bitter NA, Roeg DPK, van Nieuwenhuizen C, van Weeghel J. Effectiveness of the Comprehensive Approach to Rehabilitation (CARe) methodology: design of a cluster randomized controlled trial. BMC Psychiatry. 2015;15(1):1-11.

2

Classificação Internacional de Funcionalidade (CIF) e o diagnóstico de disfunção

Adriana Dias Barbosa Vizzotto
Patricia Buchain

Sumário

Pontos-chave

- A Classificação Internacional de Funcionalidade (CIF) é um modelo para a organização e documentação de informações sobre funcionalidade e incapacidade, termos que denotam os aspectos positivos e negativos da funcionalidade sob uma perspectiva biológica, individual e social.
- O objetivo principal da CIF é determinar uma linguagem comum de conceitos, definições e termos para examinar a saúde e a capacidade do indivíduo e fornecer a clara comunicação entre profissionais, órgãos, o público e os usuários de serviços.
- A CIF representa uma mudança de paradigma para trabalhar a deficiência e a incapacidade, constituindo um instrumento importante para avaliação das condições de vida e para a promoção de políticas de inclusão social.

INTRODUÇÃO

O aumento de doenças crônicas que trazem incapacidade aos indivíduos ao longo da vida preocupa profissionais da saúde e autoridades do mundo todo. Com os avanços da medicina, a expectativa de vida aumentou no último século, mas infelizmente com pouca qualidade de vida e impacto negativo na funcionalidade em decorrência de diversas situações de saúde e ou sociais, trazendo prejuízos relevantes na vida cotidiana dos indivíduos. O estudo Global de Sobrecarga das Doenças, Lesões e Fatores de Risco[1] avaliou que os transtornos mentais, as demências, o de uso de substâncias, liderados por transtornos depressivos, são uma das principais causas de incapacidade funcional. A Organização Mundial de Saúde (OMS), preocupada com esse cenário, desenvolveu a Classificação Internacional de Funcionalidade, Incapacidade e Saúde – CIF (*International Classification of Functioning, Disability and Health – ICF*)[2]. A Classificação Internacional de Deficiências, Incapacidades e Desvantagens (CIDID) deu origem à atual classificação. A CIF substitui o enfoque da deficiência e da incapacidade por uma perspectiva positiva, considerando as atividades que um indivíduo que apresenta alterações de função e/ou da estrutura do corpo pode desempenhar, assim como sua participação social; e a funcionalidade e a incapacidade dos indivíduos sã determinadas pelo contexto ambiental[3]. A CIF pertence à família de classificações internacionais da OMS, cujo membro mais conhecido é a Classificação Estatística Internacional de Doenças e Problemas Relacionados à Saúde (CID-10)[4]. A CID-10 fornece aos usuários uma estrutura etiológica para a classificação, através de diagnósticos, de doenças, distúrbios e outras condições de saúde. Por outro lado, a CIF classifica funcionalidade e incapacidade associadas com estados de saúde. Portanto, CID-10 e CIF são complementares. A CID-11 já está em processo de publicação; é considerada uma atualização da CID anterior e será traduzida em vários idiomas para o seu uso mundial. No Brasil, a versão da CIF em português foi realizada pelo Centro Colaborador da Organização Mundial da Saúde para a Família das Classificações Internacionais em português, na Faculdade de Medicina de Saúde Pública da Universidade de São Paulo[5].

Inicialmente a CIF apresentava duas versões: a original e a Classificação Internacional de Funcionalidade, Incapacidade e Saúde para Crianças e Jovens (CIF-CJ), que foi desenhada para registrar as características da criança em desenvolvimento e a influência do seu ambiente[6]. Em 2015 houve atualizações da CIF, que foram aprovadas pela OMS e incorporadas à classificação. Entre essas atualizações, a CIF-CJ (implementação da fusão entre CIF e CIF-CJ) deixou de ser publicada e será incluída na CIF durante o processo de atualização ou incorporados na estrutura básica da CIF[7].

A CIF é considerada um modelo para a organização e documentação de informações sobre funcionalidade e incapacidade, termos abrangentes que denotam os aspectos positivos e negativos da funcionalidade sob uma perspectiva biológica, individual e social[8]. Oferece uma linguagem padronizada e uma base conceitual para a definição e mensuração da incapacidade, e ela fornece classificações e códigos. A CIF integra os principais modelos de incapacidade – o modelo médico e o modelo social – como uma "síntese biopsicossocial"[8]. É o mais recente e abrangente modelo taxonômico para a funcionalidade e incapacidade dentro de uma perspectiva universal e unificada[9]. A CIF classifica o funcionamento, a saúde e a deficiência do ser humano a nível mundial e é aceita em 191 países como a nova norma internacional para descrever a saúde e a deficiência. Aplicando a CIF, a OMS estima que a cada ano se perdem 500 milhões de anos de vida em boa saúde devido às deficiências associadas a problemas de saúde. Isso representa mais da metade dos anos perdidos devido a mortes prematuras. A CIF proporciona um instrumento para quantificar esse grave problema[2]. A CIF considera a forma como as pessoas vivem, os seus problemas de saúde e como podem melhorar as suas condições de vida. A visão de deficiência não se restringe às pessoas com deficiência física unicamente, mas, por exemplo, uma pessoa afetada por um transtorno mental pode apresentar prejuízos em termos de oportunidades na vida social e profissional. Sendo assim, a CIF coloca os transtornos mentais ao mesmo nível das patologias físicas e contribuiu para reconhecer e estabelecer a carga mundial de morbidade associada, por exemplo, aos problemas depressivos, que representam atualmente a causa principal de anos de vida perdidos em razão das incapacidades que podem apresentar[2]. Pode ser aplicada independentemente da cultura, grupo etário ou sexo, de modo a tornar possível a coleta de dados confiáveis e suscetíveis de comparação, relativamente aos critérios de saúde dos indivíduos e das populações, colocando o foco no impacto da doença na vida das pessoas.

A CIF é um sistema de classificação para múltiplos fins, que codifica a saúde e os aspectos da vida humana relacionados à saúde. O objetivo principal da CIF é determinar uma linguagem comum de conceitos, definições e termos para examinar a saúde e a capacidade do indivíduo para uma função e planejada para fornecer: a clara comunicação entre profissionais, órgãos, o público e os usuários de serviços; a comparação de dados de diversas fontes (países diferentes, especialidades distintas da área da saúde); e a codificação sistemática para os sistemas de informação[10]. Portanto, a CIF representa uma mudança de paradigma para trabalhar a deficiência e a incapacidade, constituindo um instrumento importante para avaliação das condições de vida e para a promoção de políticas de inclusão social[3]. Aos poucos a classificação vem sendo incorporada e utilizada em alguns setores da saúde e de uso multidisciplinar.

USO DA CIF EM DIFERENTES CONTEXTOS

A OMS realiza pesquisas em todo o mundo para recolher dados baseados na CIF. Pode ser usada em contextos diferentes e para vários fins, tais como: uma ferramenta para política estatística, de pesquisa, clínica e social ou para fins educacionais e aplicada não apenas nos diversos setores de saúde, mas em setores como seguros, previdência social, trabalhista, educacional, econômico, desenvolvimento de políticas ou legislação, e no meio ambiente[8]. Essa flexibilidade do uso da CIF se dá porque ela não classifica pessoas sem descrever a sua condição contextualizada em uma escala de domínios de saúde, isto é, sua descrição é sempre feita dentro do quadro que compõe os fatores ambientais e pessoais. Versões e adaptações da CIF podem ser criadas e organizadas, inclusive para o uso em disciplinas específicas, tais como saúde mental e pedagogia[11].

USO DA CIF PARA DESCREVER A FUNCIONALIDADE

A funcionalidade de acordo com a CIF é ampla e envolve diferentes funções e estruturas do organismo, a atividade e a participação em ambiente socioambiental. É um conceito que indica como uma atividade é executada no cotidiano, no seu ambiente habitual, repercutindo no envolvimento do indivíduo nas situações de vida[12]. De acordo com a CIF, a capacidade funcional é o aspecto fundamental no conceito de independência, que facilita a realização das atividades cotidianas. A CIF define a funcionalidade como uma interação dinâmica entre a condição de saúde de uma pessoa, os fatores ambientais e os fatores pessoais[7]. A Figura 1 apresenta a interação entre os componentes da CIF.

A funcionalidade, em termos práticos, é o resultado do desempenho em diversas atividades que compõem ocupações de significado e/ou necessidade para cada indivíduo. As atividades de vida diária (AVD), que podem ser das mais simples até as mais complexas, demandam habilidades físicas, cognitivas, comportamentais e sociais[13]. As AVD são divididas em: atividades básicas de vida diária (ABVD), que estão relacionadas às atividades de autocuidado (higiene, alimentação e vestuário) necessárias para a automanutenção do indivíduo; e atividades instrumentais de vida diária (AIVD), que são as mais complexas, fundamentais para a vida independente, como cuidados na casa, preparo de refeições, manejo do dinheiro, uso do telefone para se comunicar, cuidado com o outro, cuidar da própria saúde, uso de transporte etc.[14] Já as AAVD são relacionadas aos mais altos níveis de funcionalidade de um indivíduo. Essas atividades envolvem os mais altos níveis de aprendizagem e são

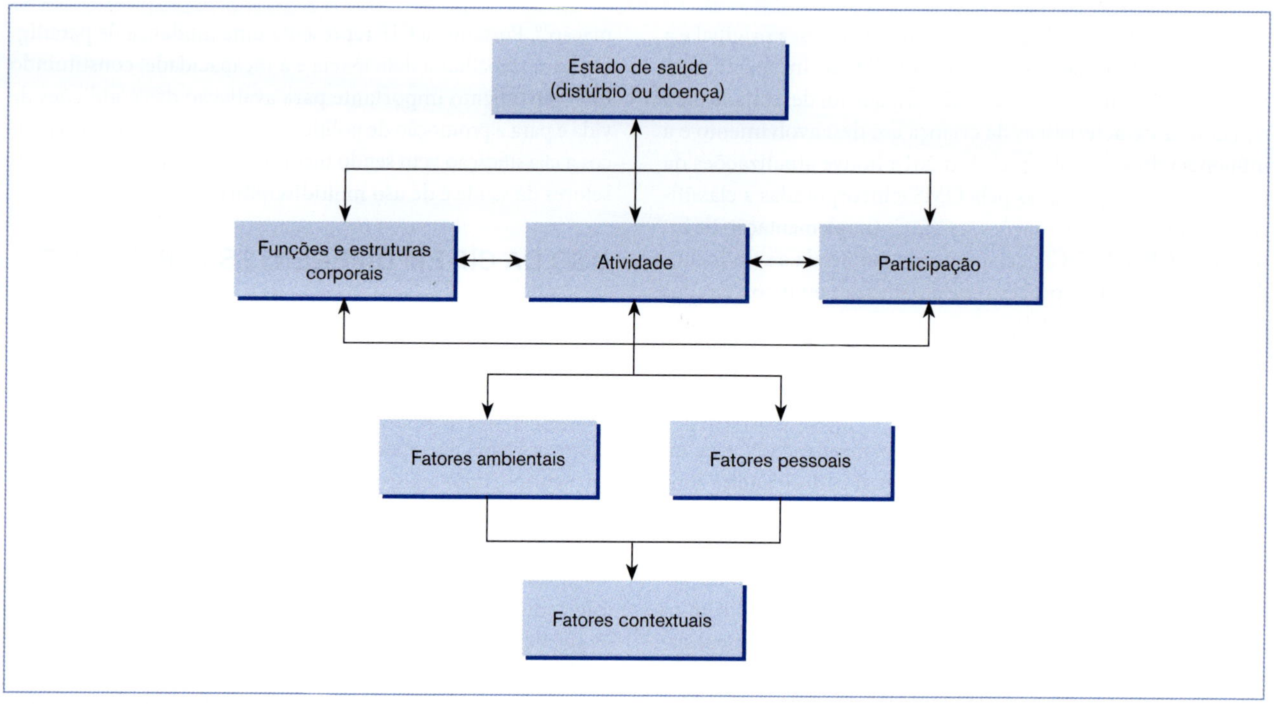

Figura 1 Interação entre os componentes.
Fonte: OMS, 2015[7].

influenciadas por habilidades físicas, cognitivas, emocionais e sociais mais complexas[15]. Alguns exemplos dessas atividades são: atividades de lazer – assistir à TV, praticar atividades físicas, dirigir automóvel, preparar refeições para amigos, praticar esportes, realizar atividades manuais, praticar jardinagem, ler livros/jornais, realizar passatempos, pescar, tocar instrumento musical, viajar, preencher formulários ou realizar atividades intelectuais; atividades sociais –: participar de atividades políticas, manter contatos sociais diversos, fazer chamadas telefônicas, frequentar restaurantes, participar de eventos sociais, participar de grupos sociais ou religiosos, relacionar-se com amigos e familiares, visitar amigos ou parentes; atividades produtivas – prestação de serviços comunitários, trabalhar, exercer voluntariado, praticar atividades religiosas e solidárias.

O desempenho ocupacional nas AVD é um indicador relevante para avaliar a funcionalidade de um indivíduo. Já a incapacidade funcional é entendida pela presença de dificuldades no desempenho de certas atividades da vida cotidiana ou mesmo pela impossibilidade de desempenhá-las[16]. Funcionalidade e incapacidade são consideradas uma interação dinâmica entre os estados de saúde (doenças, distúrbios, lesões, traumas etc.) e os fatores contextuais relacionados ao ambiente. Conforme o estado da capacidade/incapacidade, pode-se encontrar condições inter-relacionadas de independência/dependência e de autonomia[12].

A funcionalidade de acordo com o modelo e o conjunto de itens da CIF podem ser usados para a descrição e mensuração da funcionalidade. A CIF fornece os componentes básicos da mensuração e estatística em termos de conceitos, definições, categorias e códigos para funcionalidade e incapacidade e fatores ambientais que os influenciam[8]. A CIF pode ser usada apenas como um modelo conceitual, sendo suas dimensões e domínios usados para descrever funcionalidade sem usar as categorias ou códigos individuais. Os domínios podem ser entendidos como conjuntos significativos de funções do corpo, ações, tarefas ou área da vida que capturam um fenômeno específico ou as experiências de um indivíduo[8]. O objetivo deste capítulo é apresentar a CIF na prática clínica em saúde mental. Para sua utilização, é essencial o estudo detalhado de sua obra e às vezes requer o treinamento com um profissional treinado e qualificado.

ESTRUTURA DE CODIFICAÇÃO DA CIF

A CIF organiza-se de forma hierárquica, isto é, suas informações são classificadas e codificadas em níveis menores, mas também em nível mais amplo. Apresenta aspectos gerais de funcionalidade, além de obter descrições detalhadas de domínios específicos da funcionalidade[7]. A classificação é organizada em duas partes:

- Parte 1: funcionalidade e incapacidade – funções e estruturas do corpo e atividades e participação.
- Parte 2: fatores contextuais – fatores ambientais e fatores pessoais. Cada componente é subdividido em domínios e categorias em níveis variados (até quatro níveis), cada um deles representado por um código numérico. A Figura 2 mostra um esquema da estrutura da CIF.

A CIF utiliza um sistema alfanumérico no qual as letras b (*body*) significa funções do corpo; s (*structure*) estrutura do corpo; d (*domain*) atividades e participação; e e (*environment*) fa-

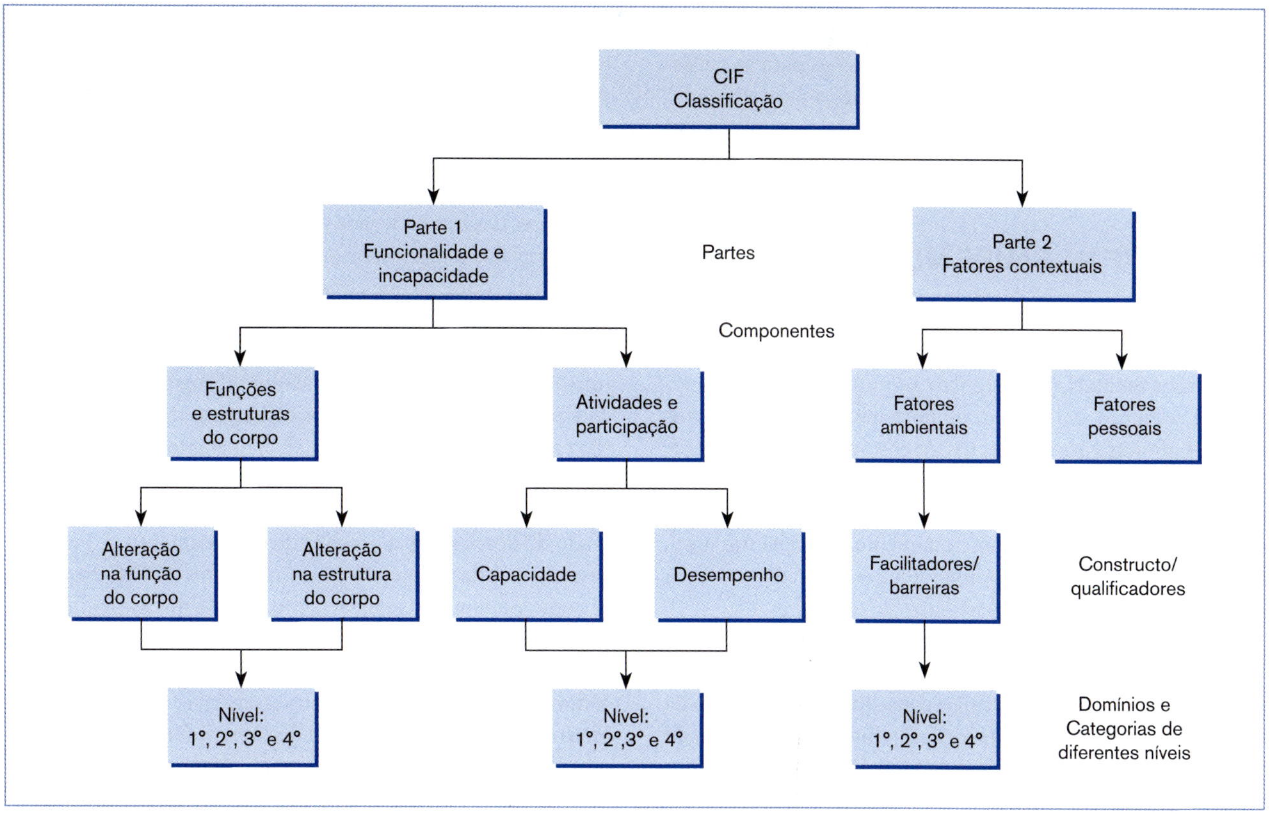

Figura 2 Esquema da estrutura da Classificação Internacional de Funcionalidade (CIF).
Fonte: OMS, 2015[7].

tores ambientais[7]. As letras são seguidas por um código que começa com o número do capítulo (um dígito), seguido pelo segundo nível (dois dígitos) e o terceiro e quarto níveis (um dígito cada). O primeiro dígito é usado para categorias de primeiro nível (capítulos 1 a 8 para funções e estruturas do corpo, 1 a 9 para atividades e participação, e 1 a 5 para fatores ambientais). Um total de 3 dígitos é usado para as categorias de segundo nível, 4 dígitos para as de terceiro nível e 5 dígitos para as categorias de quarto nível[7]. As categorias da CIF encaixam-se de maneira que as categorias mais amplas são definidas de forma a incluir subcategorias mais detalhadas.

A versão reduzida da CIF cobre dois níveis. Os códigos das versões completa e reduzida são correspondentes, e a versão resumida pode ser obtida da versão completa. A qualquer indivíduo pode-lhe ser atribuído uma série de códigos em cada nível. Estes podem ser independentes ou estar inter-relacionados[7]. Os códigos da CIF só estão completos com a presença de um qualificador, que indica a magnitude do nível de saúde. Os qualificadores registram a presença e gravidade de um problema em funcionalidade nos níveis do corpo, da pessoa ou social. Para as classificações de função e estrutura do corpo, o qualificador primário indica a presença de uma deficiência e, em uma escala de cinco pontos, o grau de deficiência de função ou estrutura (nenhuma deficiência, deficiência leve, moderada, grave e completa). No caso da lista de domínios de Atividade e Participação, dois qualificadores importantes são oferecidos. Esses qualificadores permitem ao usuário codificar a informação essencial sobre incapacidade e saúde[7].

A utilização de qualquer código deve ser acompanhada de, pelo menos, um qualificador. Sem eles, os códigos não têm significado. Há dois tipos de qualificadores: o de desempenho e o de capacidade. O qualificador de desempenho descreve o que um indivíduo faz no seu ambiente real. Uma vez que o ambiente real sempre inclui o contexto social, o desempenho pode ser entendido como "envolvimento em uma situação de vida" das pessoas em seu contexto de vida. O qualificador de capacidade descreve a habilidade ou condição de um indivíduo para executar uma tarefa ou uma ação. Esse construto indica o nível mais alto de funcionalidade de uma pessoa[7].

Outros fatores relevantes da CIF são os fatores contextuais que representam o histórico completo e o estilo de vida de uma pessoa e incluem dois componentes: fatores ambientais e fatores pessoais que podem ter um impacto sobre o indivíduo com uma condição de saúde ou os estados relacionados à saúde do indivíduo[7]. Os fatores ambientais apresentam dois níveis distintos: individual e social. Para compreensão detalhada dos qualificadores e da definição dos fatores contextuais, sugerimos a leitura da CIF[7] ou do manual da CIF[8]. Recomenda-se aos interessados na CIF que obtenham treinamento na sua utilização por meio da OMS e de rede de centros colaboradores.

Na perspectiva da reabilitação, pelo simples fato de a CIF classificar e codificar todos os componentes da vida de uma pessoa que é afetada por um problema de saúde, a CIF facilita a avaliação e o planejamento das intervenções para as consequentes limitações de atividade e restrições a participação[10]. Portanto, a CIF permite uma abordagem abrangente para identificar, mensurar e tratar as dificuldades relacionadas à saúde para qualquer indivíduo.

USO DA CIF NA SAÚDE MENTAL

O uso da CIF na Saúde Mental ainda é pouco descrito na literatura, mas fundamental quando se trata de indivíduos com transtornos mentais que sofrem de sintomas variados relacionados à cognição, emoções e comportamento. Os transtornos mentais afetam vários aspectos de cotidiano, o ônus dessas doenças muitas vezes está associado a limitações no funcionamento psicossocial e qualidade de vida. Os problemas são especialmente evidentes no funcionamento do papel nas áreas familiar e social (p. ex., responsabilidades domiciliares), bem como no trabalho[17].

Os diagnósticos de acordo com a CID-10 em saúde mental são derivados de algoritmos diagnósticos, com base em sintomas, curso de doença, história e consequências do estado da doença, mas apresentam um consenso limitado a respeito do impacto na funcionalidade do indivíduo. Já a CIF traz elementos relevantes já no seu primeiro capítulo Funções mentais, sendo que as definições vão além dos sintomas, sendo uma consequência da doença; e também definidos como capacidades e participação. Transtornos de funções, capacidade e participação juntos podem descrever alvos de tratamento[18]. A importância do uso da CIF em saúde mental se dá na diferenciação que é possível ser feita entre "desempenho", ou seja, o que uma pessoa faz, e "capacidade", ou seja, o que uma pessoa pode fazer.

Na definição da CIF, "participação" significa envolvimento em uma situação de vida, isto é, grau em que uma pessoa pode cumprir os requisitos de função em seu trabalho, na família ou nos tempos de lazer. Isso depende, em parte, de "fatores de contexto", que definem o tipo e a complexidade dos requisitos que devem ser preenchidos e que, portanto, também devem ser descritos e levados em consideração em quadros de alta complexidade. É importante contextualizar a família e o indivíduo da condição que ele se encontra na vida real. Em resumo, para definir e avaliar a gravidade da doença não basta descrever o espectro e a gravidade dos sintomas ou distúrbios das funções, como é feito na CID. Mesmo distúrbios leves de funções podem levar a transtornos específicos de capacidade que são essenciais para a participação e, portanto, podem resultar em uma condição grave e incapacitante de doença[18]. Desse modo, funções, capacidades e participação definem o que deve ser chamado de doença e está precisando de tratamento. A Figura 3, baseada na interação entre os componentes da CIF, exemplifica como podemos visualizar a situação de um indivíduo com esquizofrenia.

O termo *core set* é da língua inglesa e pode ser traduzido como conjunto principal ou itens essenciais e refere-se ao conjunto de categorias da CIF que descreve a funcionalidade das pessoas com uma determinada condição de saúde[19]. O objetivo do *core set* é selecionar as categorias relacionadas a determinada condição de saúde do indivíduo, isto é, ao invés de avaliar 1.454 aspectos da funcionalidade dos indivíduos, devem-se avaliar apenas aquelas categorias que são típicas e significativas de uma doença. O *core set* pode ser aplicado por uma categoria profissional, multidisciplinar, estudos clínicos etc. Para as condições agudas, os *core-sets* podem ter um número bem mais reduzido de categorias selecionadas, pois a funcionalidade de uma

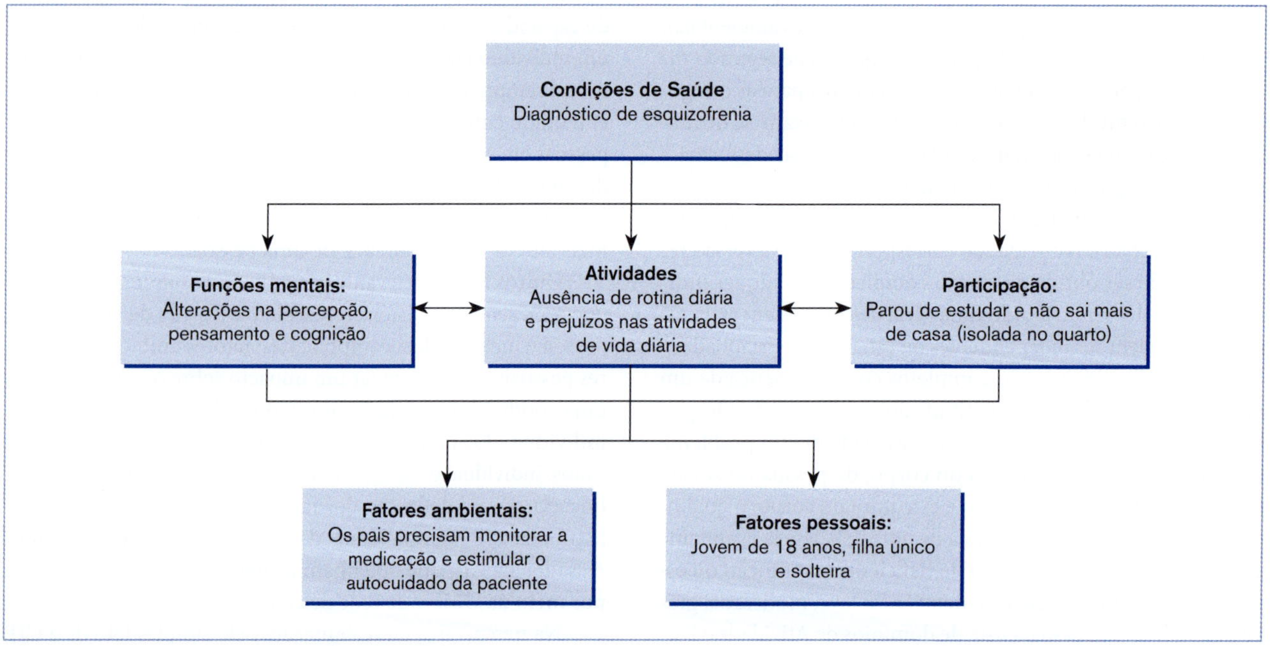

Figura 3 Indivíduo com esquizofrenia.

Tabela 1 Exemplo da aplicação de um core set na saúde mental*

Avaliação cognitiva funcional de terapia ocupacional de acordo com a classificação internacional de funcionalidade			
Cód. CIF	**Descritor**	**Qualificadores***	
O impacto das funções do corpo na funcionalidade	**Funções mentais**	**Avaliação Início do tratamento**	**Reavaliação Alta**
b114	Funções da orientação	0	0
b117	Funções intelectuais	2	2
b130	Funções da energia e de impulsos	3	2
b140	Funções da atenção	3	1
b144	Funções da memória	2	1
b147	Funções psicomotoras	2	1
b156	Funções da percepção	3	1
b160	Funções do pensamento	3	1
b164	Funções cognitivas superiores	2	1
b1640	Abstração	2	1
b1641	Organização e planejamento	3	2
b1642	Gerenciamento do tempo	2	1
b1644	Autoconhecimento (*insight*)	3	1
b1645	Julgamento	3	1
b1646	Resolução de problemas	3	2
O impacto funcional nas atividades e participação em situações de vida	**Aprendizagem e aplicação do conhecimento; tarefas de demandas gerais; comunicação; cuidado pessoal; vida doméstica; interações interpessoais; áreas principais da vida, vida comunitária, social e cívica.**	**Capacidade**	**Desempenho**
	Observar	1	1
d115	Ouvir	1	1
d160	Concentrar a atenção	2	1
d163	Pensar	2	1
d175	Resolver problemas	2	2
d177	Tomar decisões	2	2
d2100	Realizar uma tarefa simples	2	1
d2101	Realizar uma tarefa complexa	2	2
d2102	Realizar uma tarefa única, de forma independente	2	1
d2104	Realizar uma tarefa única em um grupo	2	1
d230	Realizar a rotina diária	1	2
d2302	Concluir a rotina diária	2	2
d255	Aquisição de habilidade		
d350	Conversação	1	1
d355	Discussão	1	2
d510	Lavar-se	0	1
d520	Cuidar das partes do corpo	0	1
d530	Cuidados relacionados aos processos de excreção	0	0
d540	Vestir-se	0	1
d550	Comer	0	0
d560	Beber	0	0
d6300	Preparar refeições simples	0	1

(continua)

Tabela 1 Exemplo da aplicação de um core set na saúde mental* *(continuação)*

Avaliação cognitiva funcional de terapia ocupacional de acordo com a classificação internacional de funcionalidade			
Cód. CIF	**Descritor**	**Qualificadores***	
d640	Realização de tarefas domésticas	0	2
d710	Interações interpessoais básicas	0	1
d740	Relações sociais formais	0	0
d770	Relações íntimas	2	2
d810	Educação escolar	2	2
d920	Recreação e lazer	1	1
O impacto funcional no ambiente físico, social e atitudes	**Apoio, relacionamentos e atitudes**	**Facilitadores****	**Barreiras*****
e310	Família nuclear	+3	1
e320	Amigos	+2	2
e350	Animais domésticos	+1	0
e355	Profissionais da saúde	+3	0

Resultado do *core set* de uma jovem que fez acompanhamento no Hospital-dia Infantil (HDI.

*Qualificadores 0: nenhuma deficiência (0-4%); 1: deficiência leve (5-24%); 2: deficiência moderada (25-49%); 3: deficiência grave (50-95%); 4: deficiência completa (96-100%); 8: não especificada; e 9: não aplicável. **Facilitadores +0: nenhum facilitador; +1: facilitador leve; +2: facilitador moderado; +3: facilitador considerável; +4: facilitador completo; +8: facilitador não especificado. ***Barreiras 0: nenhuma barreira; 1: barreira leve; 2: barreira moderada; 3: barreira grave; 4: barreira completa; 8: barreira não especificada; e 9: não aplicável.

pessoa internada, por exemplo, não incluirá uma série de aspectos como vida doméstica, uso de meio de transporte e/ou fatores ambientais[19]. A seguir, a Tabela 1 descreve os resultados da aplicação de um *core set* de uma jovem de 17 anos com diagnóstico de esquizofrenia, que foi acompanhada no Serviço de Psiquiatria da Infância e Adolescência (SEPIA), do Instituto de Psiquiatria do Hospital das Clínicas da Faculdade de Medicina da Universidade de São Paulo (IPq-HCFMUSP) pela terapia ocupacional (TO).

O relato apresentado na Tabela 1 trata-se de uma adolescente que foi encaminhada de uma internação integral, devido a um quadro psicótico agudo. Com a melhora parcial dos sintomas psicóticos, a adolescente deu continuidade ao seu tratamento, em regime de hospital-dia por um período de 3 meses. Podemos observar que a avaliação foi realizada em 2 tempos: no início e no final do tratamento no HDI. Esse *core set* foi desenvolvido pela TO que acompanha crianças e adolescentes com transtornos mentais. Ela foi preenchida através da observação clínica durante os atendimentos de TO, grupos de orientação para pais e cuidadores de atividades de vida diária e da aplicação da *"The Real"* (versão traduzida)[20]. Foram incluídos nesse *core set* códigos da CIF relacionados às funções mentais mais fundamentais de serem avaliadas em quadros de transtornos mentais. Em atividades e participação, os aspectos avaliados são relacionados às áreas da vida e tarefas sociais, de grande importância na funcionalidade do indivíduo, e apresenta dois qualificadores: o de capacidade, que descreve a capacidade de um indivíduo de executar a tarefa ou ação; e o de desempenho, que descreve se um indivíduo faz em seu ambiente habitual. E, por fim, os fatores ambientais que devem ser codificados sob a perspectiva cuja situação está sendo descrita, isto é, o impacto funcional no ambiente físico; por exemplo: as rampas na calçada ou as guias rebaixadas com piso liso deveriam ser codificadas como um facilitador para um cadeirante, mas uma barreira para um deficiente visual[7]. No caso de indivíduos com transtornos mentais, a escolha dos códigos pode ser relacionada mais com os aspectos pessoais, sociais e atitudes.

Ao aplicar o *core set* estamos contribuindo para uma melhor avaliação da evolução e seguimento do tratamento, além de oferecer uma linguagem comum e transparente entre profissionais da saúde, facilitando a elaboração de relatórios com finalidade clínica, jurídica, entre outros.

CIF E A CLÍNICA DA TERAPIA OCUPACIONAL

A TO historicamente estuda e tem sua clínica ancorada no olhar e compreensão da relação entre a saúde das pessoas e as ocupações de vida diária, incluindo influências ambientais, portanto acaba por ter responsabilidade em participar ativamente do desenvolvimento de conhecimento que a CIF se propõe a olhar. Ao examinarmos a literatura, podemos ver que a TO adotou a CIF como um meio de comunicação para além da profissão. A natureza interativa da estrutura da CIF permite que as complexidades e dinâmicas das oportunidades de participação e restrições de um indivíduo sejam comunicadas. Essa consideração da "experiência vivida" de um indivíduo em seu próprio contexto complementa os conceitos de prática centrada no cliente e desempenho ocupacional e, portanto, é compatível com as bases teóricas, filosofia e crenças da TO[21]. A definição da CIF de participação como envolvimento em situações da vida aponta para uma compreensão de saúde que incorpora um relacionamento entre a vida cotidiana e a saúde das pessoas. Essa perspectiva tem semelhanças com as premissas da terapia ocupacional em relação à influência das ocupações sobre a saúde das pessoas[22]. A estrutura da CIF inclui aspectos, atividades, tarefas e papéis ocupacionais e humanos que se enquadram na prática profissional dos terapeutas ocupacionais. Essa proximidade ocorre pelo simples fato de a CIF trazer enfoque a uma visão mais integrada da saúde, distanciando-se da orientação focada na doença. As classificações usadas pela CIF fazem um paralelo entre os conceitos da TO e definições de indivíduos como seres ocupacionais[10]. A estrutura da prática da TO (EPTO), produzida pela American Occupational Association[14], apresenta semelhança em termos de conceitos e definições. Faz parte do escopo profissional do terapeuta ocupacional analisar atividades em termos de suas propriedades e demandas sobre o indivíduo, assim como a capacidade dele de realizar uma atividade. Sendo assim, habilidades, padrões de desempenho e demandas da atividade são componentes do funcionamento humano e impõem sobre ele demandas que não se sobrepõem a CIF[10]. A Tabela 2 mostra um exemplo de relação entre a CIF e a estrutura da prática da TO.

Um outro aspecto a ser considerado dessa relação CIF e TO é como os conceitos da CIF são mais habituais para os terapeutas ocupacionais do que para os demais profissionais da saúde, em que os conceitos de desempenho e participação ocupacional não são centrais.

CIF E A INTERDISCIPLINARIDADE

A sistematização e inserção da CIF na rotina dos serviços de saúde ainda caminha lentamente, apesar de a CIF ser normatizada pela Resolução 452/12 (Conselho Nacional de Saúde)[23], constar da lista de verificação para avaliação dos Centros Especializados em Reabilitação (CER) do Programa Nacional dos Serviços de Saúde (PNASS) e seu modelo ser referência para a Lei Brasileira de Inclusão da Pessoa com Deficiência, n.º 13.146/2015[24], que dispõe que a avaliação da deficiência, quando necessária, será em uma abordagem biopsicossocial[25]. Na área da saúde mental, o processo ainda é mais lento. Um dos desafios na área da saúde consiste no fato de diferentes profissionais envolvidos no cuidado com o paciente descreverem o mesmo problema de maneiras distintas, documentando essa informação de forma independente e restrita à sua área de atuação[26]; pelo fato de a CIF fornecer uma linguagem, termos e conceitos comuns para uso de pessoas com incapacidades, prestadores de serviços, ou pessoas que trabalham com dados e informações sobre incapacidade. Facilita às pessoas com dificuldades funcionais interagir com profissionais e sistemas, por exemplo, de saúde, educação e assistência social. Os processos são mais eficientes se todas as pessoas envolvidas basearem suas abordagens e comunicação na linguagem e conceitos comuns. Este é especificamente o caso hoje, quando alguns serviços e sistemas humanos e de saúde fornecem serviços de longo prazo e suporte para o número crescente de pessoas afetadas por condições crônicas. Uma linguagem comum é essencial para dar suporte a esse cuidado integrado[7].

CONSIDERAÇÕES FINAIS

A CIF não pertence a uma disciplina específica, ela é neutra; é uma ferramenta que pode ser aplicada por qualquer profissional de saúde, podendo assim servir como uma base para a educação, colaboração e prática interprofissional. A CIF, em seu escopo, estimula mais do que o trabalho multidisciplinar, interdisciplinar ou transdisciplinar; ela faz com que os profis-

Tabela 2 Relação entre a Classificação Internacional de Funcionalidade (CIF) e a estrutura prática da terapia ocupacional

CIF	Funções do corpo e estruturas do corpo	Atividade e participação	Fatores ambientais	Fatores pessoais
Estruturas da prática da TO	**Fatores do cliente** Funções corporais e estruturas corporais	**Áreas da ocupação** Atividades de vida diária Educação, Trabalho, diversão e lazer Participação social	**Contexto de desempenho** Físico Social Temporal Virtual Espiritual Pessoal	
Componentes apenas da estrutura da prática de terapia ocupacional				
Habilidades do desempenho Habilidades motoras Habilidades de processo Habilidades de comunicação/interação		Padrões do desempenho Hábitos Rotinas Papéis		Demandas das atividades Ações necessárias, Sequência e organização temporal, Estruturas e funções corporais necessárias, Objetos e suas propriedades, demandas de espaço e sociais

Fonte: adaptada de Grieve, Gnanasekaran, 2010[10].

sionais que a utilizam reconheçam a dependência que eles têm de outros profissionais, inclusive daqueles que não são considerados profissionais da área da saúde, para garantir a funcionalidade da pessoa[27].

Embora na TO o conceito de ocupação e avaliação desenvolvidos não sejam equivalentes ao conceito de participação definido pela CIF, que, por exemplo, exclui a possibilidade de análise da experiência subjetiva em relação à participação, por seu arsenal e conhecimento teórico das ocupações, os terapeutas ocupacionais têm uma enorme oportunidade de assumir um papel de liderança na facilitação do uso da CIF para promover cuidados de saúde eficazes e eficientes[22,28].

Ao olharmos historicamente, a CIF é um documento em constante desenvolvimento, que sofrerá críticas e contribuições de diferentes ponto de vista, que ao longo de suas versões serão debatidas e talvez incorporadas, mas são de grande auxílio para a linguagem em saúde, para o olhar para o micro e macro na proposição de serviços e ações de saúde, à medida que deslocam o conceito de saúde para a ausência de doença e o impacto que estas podem ter no cotidiano de um indivíduo em determinado ambiente.

Vinheta clínica

A., 18 anos, filha única, mora com os pais. No início do 3° ano do ensino médio, pediu aos pais que não levassem mais para a escola. Relatou que os colegas de classe estavam "caçoando da sua forma de andar e falar" e que ouvia os professores falarem que ela era "uma aluna muito ruim". Diante desses relatos, os pais foram averiguar com a coordenadora pedagógica a possibilidade de a adolescente estar sofrendo *bullying*, mas segundo informações da escola esse fato não estava ocorrendo. Os professores também perceberam que A. estava apresentando comportamento "esquisito", de desatenção, e que às vezes ficava com o olhar distante e muito calada. Seu rendimento escolar apresentou uma queda no ano anterior, e A. precisou de aulas de reforço para passar de ano. Os pais começaram a ficar preocupados porque em casa A. estava mais isolada, um autocuidado prejudicado e um desempenho ocupacional precário em tarefas simples, além de um discurso desconexo da realidade e conteúdos de menos valia relatados pela jovem: "Não tenho mais vontade de viver". Diante desse cenário, os pais procuraram orientação psicológica e depois foram orientados a procurar um psiquiatra. O psiquiatra suspeitou de um quadro psicótico grave e a encaminhou para o HDI do IPq-HCFMUSP. O tratamento foi diário, por um período de 3 meses e interdisciplinar (intervenções terapêuticas diversas e tratamento medicamento). Um *core set* da CIF foi aplicado pela terapeuta ocupacional no início do tratamento e na alta (Tabela 1), além de um protocolo de avaliação: neuropsicológico, psicopedagógico, psiquiátrico, psicomotor e funcional. A. teve uma evolução significativa durante o seu acompanhamento no HDI, que se estendeu no seu cotidiano. No ano seguinte, conseguiu concluir o ensino médio e atualmente faz faculdade de enfermagem. Ainda faz seguimento psicoterápico, medicamentoso e de TO.

Para aprofundamento

- CIF: Classificação Internacional de Funcionalidade, Incapacidade e Saúde/Centro Colaborador da Organização Mundial da Saúde para a Família de Classificações Internacionais em Português, org.; coordenação da tradução: Cassia Maria Buchalla]. 1. ed. 2. reimpr atual. São Paulo: Edusp; 2015.

  ⇨ **Esta é a última edição traduzida em português.**
- Organização Mundial da Saúde. Como usar a CIF: Um manual prático para o uso da Classificação Internacional de Funcionalidade, Incapacidade e Saúde (CIF). Versão preliminar para discussão. Outubro de 2013. Genebra: OMS. Disponível em: http://www.fsp.usp.br/cbcd/wp-content/uploads/2015/11/Manual-Prático-da-CIF.pdf.

  ⇨ **Manual prático para maiores esclarecimentos sobre o uso da CIF.**
- Hemmingsson H, Jonsson H. An occupational perspective on the concept of participation in the international classification of functioning, disability and health – some critical remarks. Am J Occupational Therapy. 2005;59(5):569-76.

  ⇨ **Artigo que faz uma análise crítica do uso da CIF e a TO.**

REFERÊNCIAS BIBLIOGRÁFICAS

1. **GBD 2016. Disease and Injury Incidence and Prevalence Collaborators. Global, regional, and national incidence, prevalence, and years lived with disability for 328 diseases and injuries for 195 countries, 1990-2016: a systematic analysis for the Global Burden of Disease Study 2016. Lancet. 2017;390(10100):1211-59.**

   ⇨ **Estudo que mostra a incidência e prevalência de doenças que causam incapacidade ao longo da vida.**
2. World Health Organization (WHO). International Classification of functioning, disability and health: ICF. World Health Organization; 2001.
3. Farias N, Buchalla CM. A classificação internacional de funcionalidade, incapacidade e saúde da organização mundial da saúde: conceitos, usos e perspectivas. Rev Bras Epidemiol. [Internet]. 2005;8(2):187-193.
4. Organização Mundial da Saúde. Classificação Estatística Internacional de Doenças e Problemas Relacionados à Saúde, 10 revisão (CID-10). Trad. de Centro Colaborador da OMS para a Classificação de Doenças em Português. Vol. 2, 3. ed. São Paulo: Edusp; 1996.
5. [OMS] Organização Mundoal da Saúde, CIF: Classificação Internacional de Funcionalidade, Incapacidade e Saúde [Centro Colaborador da Organização Mundial da Saúde para a Família de Classificações Internacionais, org.; coordenação da tradução Cassia Maria Buchalla]. São Paulo: Edusp; 2003.
6. CIF-CJ: Classificação Internacional de Funcionalidade, Incapacidade e Saúde: versão crianças e jovens. São Paulo: Edusp; 2011.
7. Organização Mundial da Saúde. CIF: Classificação Internacional de Funcionalidade, Incapacidade e Saúde/Centro Colaborador da Organização Mundial da Saúde para a Família de Classificações Internacionais em Português, org.; coordenação da tradução Cassia Maria Buchalla. 1. ed. 2. reimpr. atual. São Paulo: Edusp; 2015.
8. Organização Mundial da Saúde. Como usar a CIF: Um manual prático para o uso da Classificação Internacional de Funcionalidade, Incapacidade e Saúde (CIF). Versão preliminar para discussão. Outubro de 2013. Genebra: OMS. Disponível em: http://www.fsp.usp.br/cbcd/wp-content/uploads/2015/11/Manual-Prático-da-CIF.pdf.
9. Castaneda L, Castro SS. Publicações brasileiras referentes à Classificação Internacional de Funcionalidade. Acta Fisiátr. 2013;20(1):29-36.
10. Grieve J, Gnanasekaran L. Neuropsicologia para terapeutas ocupacionais: cognição no desempenho ocupacional. 3. ed. São Paulo: Santos; 2010.
11. Araujo ES. Manual de utilização da CIF em saúde Funcional. São Paulo: Andreoli; 2011.

12. Mello PCH. Tradução e adaptação transcultural e validação do inventário das tarefas rotineiras – estendido (RTI-E) em idosos com doença de Alzheimer. [Dissertação de mestrado]. São Paulo: Faculdade de Medicina, Universidade de São Paulo; 2018.
13. Neubern PCB. Funcionalidade e função executiva em idosos saudáveis e portadores de demência na doença de Alzheimer: estudo de validação do Executive Function Performance Test – Br. [Tese de doutorado]. São Paulo: Faculdade de Medicina, Universidade de São Paulo; 2018.
14. **American Occupational Therapy Association (AOTA). A Estrutura da prática da Terapia Ocupacional: domínio e processo, 3. ed. traduzida. Rev Ter Ocup Univ São Paulo. 2015;26(esp):1-9. Disponível em: http://www.revistas.usp.br/rto/article/view/97496.**
   ⇨ **A estrutura prática da terapia ocupacional faz um paralelo entre conceitos e definições da TO e a CIF.**
15. Dias EG, Duarte YAO, Almeida MHM, Lebrão ML. Characterization of advanced activities of daily living (AADL): a review. Rev Ter Ocup Univ São Paulo. 2011;22(1):45-51.
16. Rosa TE, Benício MH, Latorre Mdo R, Ramos LR. Fatores determinantes da capacidade funcional entre idosos. Rev Saúde Pública. 2003;37(1):40-8.
17. **Brütt AL, Schulz H, Andreas S. Development of an ICF-based core set of activities and participation for patients with mental disorders: an approach based upon data. Clin Rehabil. 2013;27(8):758-67.**
   ⇨ **Artigo que relata o desenvolvimento do *core set* na Saúde Mental.**
18. **Baron S, Linden M. The role of the "International Classification of Functioning, Disability and Health, ICF" in the description and classification of mental disorders. Eur Arch Psychiatry Clin Neurosci. 2008;258(Suppl 5):81-5.**
   ⇨ **Artigo que apresenta o papel da CIF na descrição e classificação dos transtornos mentais.**
19. Riberto M. Core sets da Classificação Internacional de Funcionalidade, Incapacidade e Saúde. Rev Bras enferm [Internet]. 2011; 64(5):938-946. Disponível em: http://www.scielo.br/scielo.php?script=sci_arttext&pid=S0034-71672011000500021&lng=e. http://dx.doi.org/10.1590/S0034-71672011000500021.
20. Roll K, Roll W. "The Real." The roll evaluation of activities of life. User's guide: the evaluation of activities of daily living skills (ADLs) and the instrumental activities of daily living skills (AIDLs). Green Valley Drive Bloomington: Pearson; 2013.
21. McIntyre A, Tempest S. Disease specific core sets of the International Classification of Functioning, Disability and Health (ICF): two steps forward and one step back? Disability and Rehabilitation. 2007;29(18):1475-9.
22. Hemmingsson H, Jonsson H. An Occupational perspective on the concept of participation in the international classification of functioning, disability and health – some critical remarks. Am J Occupational Therapy. 2005;59(5):569-76.
23. Brasil. Conselho Nacional de Saúde. Resolução n. 452, de 10 de maio de 2012 [Internet]. Diário Oficial da União; Brasília; 10 de maio de 2012. Disponível em: http://bvsms.saude.gov.br/bvs/saudelegis/cns/2012/res0452_10_05_2012.html
24. Brasil. Lei nº 13.146, de 6 de julho de 2015. Institui a Lei Brasileira de Inclusão das Pessoas com Deficiência (Estatuto da Pessoa com Deficiência) [Internet]. Diário Oficial da União; Brasília; 7 de julho de 2015 [cited 2020 Fev 18]. Disponível em: http://www.planalto.gov.br/ccivil_03/_ato2015-2018/2015/lei/l13146.htm
25. Biz MCP, Regina YSC. Operacionalização da Classificação Internacional de Funcionalidade, Incapacidade e Saúde, CIF, em um Centro Especializado em Reabilitação. CoDAS [Internet]. 2020;32(2):e20190046. Disponível em: http://www.scielo.br/scielo.php?script=sci_arttext&pid=S2317-17822020000200301&lng=en.
26. Biz MCP, Lima DP, Machado WP. Perspectivas da utilização da CIF na prática interdisciplinar. Revista Científica CIF Brasil. 2017;7(7):2-11. Disponível em: http://www.revistacifbrasil.com.br/ojs/index.php/CIFBrasil/issue/viewFile/SÉTIMA%20EDIÇÃO/14
27. Araújo ES. CIF-WIN-S 2017. Revista Científica CIF Brasil. 2016;6(6):2-5.
28. Darzins P, Fone S, Darzins S. The International Classification of Functioning, Disability and Health can help to structure and evaluate therapy. Australian Occupational Therapy Journal. 2006;53:127-131.
29. Classificação Internacional de Funcionalidades (CIF). Comunicado de imprensa da OMS – 15 de novembro de 2001. Disponível em: http://www.saude.pr.gov.br/arquivos/File/SPP_Arquivos/PessoascomDeficiencia/ClassificacaoInternacionaldeFuncionalidades.pdf [26 de janeiro de 2020].
30. **Vizzotto ABD, Sato FM. Avaliação de terapia ocupacional. In: Boarati MA, Scivoletto S, Pantano T. Psiquiatria da infância e adolescência: cuidado multidisciplinar. Barueri, SP: Manole; 2016. p. 248-65.**
   ⇨ **As autoras descrevem o uso do *core set* em sua prática clínica na área da Infância e Adolescência em Saúde Mental.**
31. Administração Central do Sistema de Saúde (ACSS). Manual de aplicação da tabela de classificação da funcionalidade para a saúde mental. Disponível em: http://www.acss.min-saude.pt/wp-content/uploads/2016/07/Manual_Classificacao_Funcionalidade_-SM_Final.pdf.

3

Hospital-dia adulto

Mary Ann von Bismark
Ana Laura Alcantara Alves
Luca Schilling Gonçalves
Marco de Tubino Scanavino

Sumário

Pontos-chave

- Nos últimos anos tem ressurgido o interesse no conceito de cuidado oferecido pelo modelo hospital-dia. Dessa forma, procuramos oferecer no capítulo um panorama breve sobre a história do conceito de hospital-dia e o surgimento desse modelo de atenção e cuidado em saúde mental, além da definição do que é um hospital-dia e de seu modo de funcionamento, especificidade e objetivos.
- Existem diferentes modelos de funcionamento de hospital-dia, que são influenciados pela cultura do país onde estão e pelas demandas do serviço de saúde ao qual estão atrelados, e esses diferentes modelos prestam-se ao atendimento de perfis diversos de pacientes.
- Também desde a década de 1990 têm sido feitos estudos com maior rigor metodológico investigando as vantagens do modelo de hospital-dia em relação à internação psiquiátrica. Neste capítulo, serão discutidos alguns dados atuais baseados em evidências que validam esse modelo de cuidado e assistência em saúde mental.
- Existem instrumentos de mensuração que facilitam a tomada de decisão na elegibilidade dos pacientes, bem como para avaliar a evolução deles.
- Neste capítulo, usaremos como exemplo o modelo do Hospital Dia (CRHD) do Instituto de Psiquiatria do Hospital das Clínicas da Faculdade de Medicina da Universidade de São Paulo (IPq-HCFMUSP) para ilustrar um programa de referência nesse campo, bem como as abordagens e estratégias propostas nesse serviço.

INTRODUÇÃO

O hospital-dia é um modelo de cuidado dentro do campo da saúde mental e um recurso colocado como alternativa à internação psiquiátrica e complementar ao cuidado ambulatorial e à própria internação.

O conceito de hospital-dia surgiu em Moscou, em 1933, inicialmente em razão da escassez de leitos para internação psiquiátrica e da falta de recursos financeiros para o tratamento em saúde mental naquele momento histórico. Esse serviço ficou conhecido também como "hospital sem camas"[1], no qual os pacientes passavam o dia em atividades de terapia ocupacional, principalmente, retornando às suas casas ao fim do dia. O modelo se expandiu para a América do Norte nas décadas de 1940 e 1950, sendo favorecido pela expansão do ideal de "comunidades terapêuticas" após a Segunda Guerra Mundial e pelo advento das primeiras medicações psiquiátricas, que permitiram formas diferentes de lidar com os transtornos mentais na comunidade. O pico da popularidade do modelo de hospital-dia se situou na década de 1970, tanto na Europa quanto nos Estados Unidos, quando era a principal alternativa à internação psiquiátrica[2,3].

Ficou patente nesse período a necessidade de intervenções para reabilitação da população com transtornos de saúde mental, em especial aos indivíduos que anteriormente estavam institucionalizados nos manicômios. Se por um lado houve a abertura dos manicômios e instituições asilares, por outro não houve um processo de reintegração dessa população à comunidade, e ficou mais evidente a premência de abordagens que pudessem auxiliar na reabilitação desses indivíduos, valorizando sua singularidade e habilidades de forma a desenvolvê-las e permitir a essas pessoas a reintegração na sociedade.

Nas décadas de 1980 e 1990, a expansão dos hospitais-dia caiu em todo o mundo, possivelmente relacionado à competição com alternativas de cuidado não institucional, como o tratamento assertivo na comunidade (PACT)[4] e centros de assistência psicossocial.

No Brasil, a Política Nacional de Saúde Mental, instituída após a Lei n. 10.216/01[5], fundamenta-se nas ideias de desinstitucionalização e desospitalização, com o intento de inclusão social do usuário do serviço de saúde mental, entre outros. Para tanto, o Ministério da Saúde adotou contingências que favoreciam a constituição de uma rede de atenção psicossocial que privilegia os serviços ambulatoriais e ações de base comunitária em oposição às internações em hospital psiquiátrico. Dentro dos dispositivos dessa rede, inclui-se o hospital-dia, conforme previsto na Portaria SAS/MS n. 224[6].

Apesar de existir desde a década de 1960, o modelo de hospital-dia entrou no rol oficial de tratamentos em saúde mental apenas em 1992, com a edição do ato administrativo do Ministério da Saúde, que definia as diretrizes para funcionamento, remuneração e credenciamento[7-9].

Considerado como o primeiro hospital-dia no Brasil, a Clínica Pinel de Porto Alegre (RS) foi fundada pelo psiquiatra Marcelo Blaya em 28 de Março de 1960, inicialmente com 12 leitos e hospital-dia, inspirado na Menninger Clinic de Topeka, Kansas, onde Marcelo havia feito parte de sua formação profissional. Nas palavras do próprio psiquiatra: "A comunidade terapêutica permitia que o tempo de internação, melhor aproveitado, fosse uma preparação para usar a outra novidade introduzida pela clínica: o hospital-dia ou hospital-noite. Tão logo o psicótico e sua família aceitavam o risco de viver na comunidade, esses programas permitiam que eles passassem a noite e o fim de semana no seu meio familiar, permanecendo na comunidade terapêutica nos horários diurnos, como os alunos de uma escola como eles de fato eram. Para outros, porém, cujo contato familiar era conflitivo, a alternativa era retomarem as suas tarefas profissionais e utilizar a comunidade à noite e nos fins de semana. Esse modelo assistencial, trazido da Menninger, foi copiado em todo o Brasil."[10,11].

No Brasil, outro modelo existente de cuidado intermediário entre o cuidado na comunidade e a hospitalização são os Centros de Atenção Psicossocial (CAPS). Algumas diferenças e sobreposições entre os dois podem acontecer, e podemos atribuir ao modelo de hospital-dia especialmente duas funções: por ter um ambiente mais propício ao manejo de crises do que os CAPS, uma de suas funções possíveis seria evitar e encurtar internações psiquiátricas, estando mais próximo das enfermarias em psiquiatria nesse aspecto. A segunda função seria a de reabilitação psicossocial a casos ambulatoriais mais graves, também com maior continência desses casos do que os CAPS, nesse ponto estando mais próxima aos CAPS do que à internação hospitalar[12,13].

Nos últimos anos, o interesse pelo modelo de hospital-dia tem ressurgido globalmente, em decorrência de estudos que mostram a superioridade e a importância dessa modalidade de cuidado, e evidências que dão suporte às vantagens existentes do ponto de vista psicossocial e de custo-efetividade desse tratamento, bem como pela maior consonância com uma visão de cuidado em saúde mental pautada no modelo biopsicossocial, menos centrado nas intervenções médicas e psicofarmacológicas, e de desinstitucionalização e maior contato com a comunidade e recursos de onde os usuários do serviço vêm.

FUNDAMENTOS

O hospital-dia situa-se como uma modalidade alternativa à internação psiquiátrica comum. Faz a ponte entre a hospitalização psiquiátrica e a outra ponta, que pode ser considerada como o tratamento ambulatorial ou o tratamento na comunidade, fechando a lacuna entre essas duas modalidades. A sua indicação varia desde pacientes cuja necessidade de tratamento e suporte não pode ser suprida no contexto ambulatorial a pacientes com quadros clínicos mais graves que requerem hospitalização, porém que não necessitam da intensidade de cuidados de uma internação psiquiátrica. Baseia-se em um programa multidisciplinar de cuidado intensivo. Comparado ao tratamento em regime de internação, algumas vantagens podem ser esperadas do tratamento em hospital-dia[14]. A primeira delas é que o paciente pode se beneficiar de um cuidado mais intensivo sem perder o contato com seu contexto familiar e comunitário; além de poder manter os recursos disponíveis em seu meio, pode integrar ao tratamento problemas ou conflitos que acontecem em seu ambiente social, possibilitando, por exemplo, um acompanhamento terapêutico durante a resolução dessas questões. Na internação, por exemplo, por ser destacado de sua esfera diária, o paciente/usuário pode acabar por se afastar de problemas e conflitos que aconteciam em sua casa ou em seu dia a dia, não desenvolvendo estratégias eficazes para lidar com eles, sendo novamente confrontado com essas situações após sua alta, com nova exacerbação de sintomas e disfuncionalidades.

A segunda vantagem é o fator econômico. Por requerer menos recursos (não havendo necessidade de funcionários de plantão à noite, sem custos para estadias noturnas, por exemplo), é de se esperar vantagens em termos de custo do tratamento, o que sem dúvida é um aspecto fundamental quando se pensa em um sistema de saúde complexo[14].

A delimitação do conceito do que é, de fato, um hospital-dia parece variar com o tempo e em diferentes culturas e países. Algumas possíveis vertentes são[14]: se o modelo de hospital-dia seria uma alternativa à internação psiquiátrica para quadros agudos, se seria uma forma de acompanhamento após uma internação psiquiátrica, se seria uma extensão e aprofundamento do tratamento ambulatorial ou se seria uma instância primariamente focada em reabilitação (ver Tabela 1). Nesse estudo, os autores verificaram que a maioria dos hospitais-dia avaliados tem sobreposições entre esses diferentes modelos, com presença de algumas características comuns.

Por motivos históricos e culturais, próprios a cada região, o que se espera do serviço de hospital-dia pode variar significativamente. Por exemplo, em estudo de Kallert et al.[15], os autores

Tabela 1 Objetivos e critérios de seleção dos pacientes de acordo com as vertentes de hospital-dia

	Alternativa à internação	Acompanhamento após a internação	Extensão do ambulatório	Focado em reabilitação
Objetivos	Controle da crise	Estabilização	Reabilitação de baixa intensidade	Reabilitação de alta intensidade
Critérios de seleção	Crise psíquica aguda, risco de hetero/autoagressão	Sintomáticos com baixo risco	Transtorno mental moderado	Transtorno mental grave
Tempo de permanência	30 a 45 dias	1 a 2 meses	6 a 12 meses	6 a 12 meses

avaliaram metodologias e características de hospitais-dia na Inglaterra, Polônia, República Tcheca, Eslováquia e Alemanha no período de 2001 a 2002. Na Alemanha e na Inglaterra, o modelo de alternativa à internação psiquiátrica era o mais proeminente, enquanto na Eslováquia o modelo de reabilitação e suporte psicossocial foi o mais destacado, sendo o modelo de hospitalização parcial com psicoterapia o mais relevante na República Tcheca. Em razão dessas diferenças do conceito do que deve ser um hospital-dia, as características de funcionamento, frequência dos pacientes no serviço e tempo de permanência também variam muito. Por exemplo, cerca de 80% dos serviços na República Tcheca e 90% na Alemanha, Polônia e Eslováquia esperam que os pacientes frequentem os serviços diariamente de segunda a sexta, enquanto apenas 15% dos serviços ingleses têm tal expectativa, com 91,1% deles com a expectativa de que a frequência dos pacientes dependa mais da sua necessidade. Como é de esperar, o número de horas mínimas propostas também varia muito a depender de cada perfil de serviço. Na Polônia, Eslováquia, Alemanha e República Tcheca a maioria dos serviços propõe um número mínimo de horas diárias de presença, com o ponto de corte de um mínimo de 6 horas abarcando cerca de 90% dos serviços poloneses, 85% dos alemães e cerca de 70% dos eslovacos e tchecos[15].

Inclusive, em razão dos diferentes perfis de hospital-dia existentes, as abordagens propostas nesses serviços e a preferência por determinado perfil de pacientes também podem mudar. Serviços que tendem a funcionar primariamente como centros de psicoterapia com clínicas diárias e clínicas com característica mais imersiva ("*drop-in clinics*") tendem a ter um perfil de público de pacientes mais focado em transtornos de personalidade graves e em pacientes com quadros de humor. Por outro lado, serviços mais focados em reabilitação e terapia ocupacional podem preferir uma população de pacientes de perfil que abarque mais quadros psicóticos crônicos, como esquizofrenia. Outra população para a qual pode existir um perfil específico de hospital-dia é a população dos indivíduos com transtorno por uso de substâncias[16]. A definição do perfil dependerá também dos critérios de exclusão adotados pelo serviço, por exemplo pacientes com retardo mental, transtorno por uso de substâncias, epilepsia, quadros clínicos não psiquiátricos descompensados e mesmo distância excessiva do endereço residencial em relação ao serviço.

De forma geral, o fio condutor que une essas diferentes apresentações desse conceito pode ser considerado nos seguintes aspectos: o fato de ser um tratamento adequado ou válido para quadros psiquiátricos agudos, que os pacientes frequentam durante o dia, voltando para sua comunidade após as atividades do dia e onde são realizadas algumas atividades terapêuticas essenciais[15].

Normalmente são dispositivos de saúde que estão localizados dentro ou junto de centros hospitalares e que oferecem, durante o dia, e eventualmente aos fins de semana, um grande escopo de abordagens terapêuticas, que vão desde tratamentos biomédicos específicos, como a farmacoterapia, por exemplo, até abordagens psicoterapêuticas grupais ou individuais e atividades com foco em reabilitação psicossocial, como terapia ocupacional, grupos de habilidades e atividade física[17,18]. Algumas das atividades que normalmente fazem parte da grade do modelo de hospital-dia podem ser vistas no Quadro 1.

Quadro 1 Atividades componentes das grades de hospitais dias em geral

Terapia ocupacional
Orientação/terapia vocacional
Atividades esportivas
Grupos de medicação – aprendizado sobre manejo de medicamentos
Musicoterapia
Dançaterapia/terapia de dança
Fisioterapia
Treinamento de habilidades básicas (p. ex: cozinhar, atividades domésticas)
Treinamento de habilidades sociais
Psicoterapia de grupo
Atividades de estruturação de rotina
Intervenções de crise
Psicoterapia individual
Intervenções biomédicas

Fonte: Kallert et al., 2004[15].

Como pode-se notar, a abordagem terapêutica pretendida em hospital-dia é uma abordagem psiquiátrica abrangente, não se limitando apenas à assistência médica ou psicoterapêutica, mas incluindo também diversos atores no cuidado ao usuário, como enfermeiras, assistentes sociais, médicos, assistentes de enfermagem, educadores físicos, musicoterapeutas, terapeutas ocupacionais, entre outros[19,20].

PRÁTICAS BASEADAS EM EVIDÊNCIAS

Tendo em vista que existem diferenças entre os modelos de hospitais-dia existentes no mundo, tem-se referência de algumas evidências, principalmente envolvendo os modelos nos quais o hospital-dia funciona como alternativa à internação[21]. As evidências da eficácia do tratamento em regime de hospital-dia começaram a surgir a partir da década de 1990, quando foram realizados com sucesso alguns estudos clínicos randomizados que compararam essa modalidade com a internação psiquiátrica. A maioria dos estudos desde então mostra que a redução de sintomas psicopatológicos comparada à admissão é significativa e sem diferença de eficácia entre essas duas modalidades. Alguns estudos individuais mostraram que, em alguns aspectos pontuais, o tratamento em HD obteve melhores resultados, como uma melhor aceitação tanto dos pacientes quanto dos familiares do tratamento em hospital-dia e uma melhor reintegração social dos pacientes após tratamento nessa modalidade[22]. Em dois estudos, a duração do tratamento em hospital-dia foi significativamente menor quando comparada à internação psiquiátrica.

Em uma metanálise Cochrane de 2001[23], com 1.568 pacientes alocados para o tratamento em HD ou internação psiquiátrica, foi verificado que não havia diferenças com relação à melhora de funcionamento social, ao número de dias de tratamento e à taxa de readmissão após a alta. Reeditada em 2011[24] com a inclusão de 46 estudos mais recentes, essa metanálise com 2.685 pacientes manteve a equivalência entre as duas modalidades de tratamento com relação a alguns dos parâmetros estudados (redução de sintomas psicopatológicos, taxa de reinternação após a alta, desemprego ao fim do estudo e qualidade de vida), porém algumas das evidências de vantagens do tratamento em hospital-dia, como satisfação com o tratamento e declínio de sintomas psicopatológicos mais rapidamente, se perderam após a inclusão dos novos estudos. Outro dado que mudou com a reedição da revisão foi o tempo de tratamento, que aparentemente mostrou-se mais longo no tratamento em hospital-dia, fato que os autores do estudo ponderam como sendo resultado de um estudo com alto risco de viés que tornou esse resultado muito heterogêneo.

Outro ponto citado anteriormente como uma vantagem do hospital-dia em relação à internação, a questão do custo do tratamento, é baseada em evidências, segundo a mesma revisão da Cochrane. A vantagem de custo varia entre 49,6 e 20,9% a depender do método utilizado para medir os gastos, porém, independente do método, a vantagem do hospital-dia em termos econômicos se mantém.

INSTRUMENTOS UTILIZADOS

De forma geral, dentro dos estudos para avaliação do funcionamento e eficácia do tratamento em hospital-dia, encontramos algumas ferramentas para avaliar o esquema geral de organização desse tipo de serviço, especialmente para compará-los em suas diferentes variáveis, e ferramentas de avaliação individual para verificar as variáveis psicopatológicas, psicossociais, de qualidade de vida e de disfunção, por exemplo, e como se modificam com o tratamento em hospital-dia.

No esteio das ferramentas para avaliar as diferenças entre diversos serviços, encontramos, como um exemplo, a escala elaborada pelo grupo de estudos EDEN (*European Day Hospital Evaluation*), utilizada por Kallert et al. em seu estudo de 2004[15] que comparou Hospitais Dia da Inglaterra, Eslováquia, República Tcheca, Polônia e Alemanha, composta de 15 itens, cinco desses relacionados à infraestrutura/organização física, dois deles relacionados a critérios de exclusão e rotinas diagnósticas, três deles a equipamentos e atividades terapêuticas e quatro deles relacionados às características dos pacientes atendidos no ano anterior. O último item do questionário referia-se a uma autoavaliação do serviço relativo a oito critérios terapêuticos principais com definições que incluíam as quatro funções da hospitalização parcial definidas por Schene[25] que já vimos anteriormente, bem como questionamentos acerca das tradições históricas dos hospitais-dia de cada país.

O uso de instrumentos padronizados ou critérios diagnósticos tem papel na seleção dos participantes. Por exemplo, um hospital-dia experimental brasileiro estabeleceu como critéiros de elegibilidade pacientes com transtorno mental grave. De acordo com Ruggeri et al.[26], a definição de transtorno mental grave envolve a presença de uma doença mental grave, quando ele ou ela tem um diagnóstico de qualquer psicose não orgânica; uma duração de tratamento de dois anos ou mais; e algum grau de disfunção de acordo com a escala de Avaliação Global do Funcionamento (GAF).

Um outro uso de instrumentos padronizados é para mensurar a eficácia do tratamento. Dessa forma, escalas que mensuram sintomas e escalas que mensuram aspectos da personalidade e do funcionamento em diversas áreas da vida estão entre aquelas bastante indicadas. Veja na Tabela 2 alguns instrumentos sugeridos para o uso em hospitais dia e suas funções.

Apesar de não padronizado, o quadro de diagnóstico ideográfico pode favorecer a coleta de dados biopsicossociais, sendo um instrumento apropriado para o trabalho em hospital-dia (Tabela 3).

O PROGRAMA DO HOSPITAL DIA ADULTO DO CENTRO DE REABILITAÇÕES E HOSPITAL DIA (CRHD) DO IPQ-HCFMUSP

Um dos modelos de serviço de hospital-dia é o serviço CRHD no Instituto de Psiquiatria do Hospital das Clínicas da

Tabela 2 Exemplos de instrumentos utilizados para elegibilidade dos pacientes e para o acompanhamento da evolução

Fase	Instrumentos	Objetivos
Elegibilidade	SCID-CV	Critérios diagnósticos de acordo com o DSM
	GAF	Nível de funcionamento
Acompanhamento	BDI	Depressão
	BAI	Ansiedade
	ASEX	Disfunções sexuais
	Brief cope scale	Lidar
	WHOQOL-bref	Qualidade de vida
	BPRS-A	Sintomas psicóticos

SCID-CV: *Structured Clinical Interview, clinical version*[27]; GAF: Escala de Avaliação Global do Funcionamento (AGF)[28]; BDI: Inventário de Depressão de Beck[29]; BAI: Inventário de Ansiedade de Beck[30]; ASEX: Escala de Experiência Sexual do Arizona[31]; *Brief Cope Scale*: Escala Breve do Lidar[32]; WHOQOL-bref: Escala de avaliação de qualidade de vida da OMS, versão abreviada[33]; BPRS-A: Escala Breve de Avaliação Psiquiátrica (BPRS), versão ancorada[34].

Tabela 3 Diagnóstico ideográfico considerando as dimensões individuais e sistêmicas e os diversos fatores

Diagnóstico ideográfico		Dimensões			
		Individuais		Sistêmicas	
Biológica/somática		Psicológica	Conjugal/familiar	Profissional	Social
Fatores causais	Herança				
	Eventos precoces predisponentes				
	Constituição, padrão e resposta				
	Situação predisponente				
	Eventos precipitantes				
	Fatores agravantes				
	Fatores atenuantes de proteção e recursos				
	Mecanismos patogênicos				
	Plano de tratamento				

USP, um centro de atendimento de pacientes graves, de assistência terciária, que tem como população-alvo pacientes em sua maioria adultos jovens, com todos os transtornos psiquiátricos e que possuem um fator em comum, que é a perda da funcionalidade e grande restrição de contato social, apesar do tratamento clínico e, muitas vezes, psicoterápico instituídos. Nesses casos de alta complexidade, há a possibilidade de uma investigação diagnóstica aprofundada, e ações terapêuticas mais abrangentes, com a carga horária de 8 horas por dia, 5 dias por semana. Essa grade vai sendo individualizada conforme as necessidades; por exemplo: um paciente com esquizofrenia há muitos anos isolado inicia sua grade com três vezes por semana, aumentando os dias da semana conforme sua aceitação. O mesmo ocorre ao final de um ano e meio, com redução gradual, e inserção gradual no macro mundo. As atividades também podem ser selecionadas em decorrência da escolha individual e observações das necessidades pela equipe multidisciplinar, sempre discutindo com o paciente e seu técnico de referência.

Vale ressaltar também que essa ampla observação por meio do convívio diário com o paciente proporciona tanto mudanças diagnósticas quanto detalhamento das características de personalidade que podem estar agravando seu estado mental e suas recaídas.

A existência de uma equipe multidisciplinar é mandatária para essa realização, e muitas vezes com características mais interdisciplinares, unindo a equipe em torno das necessidades dos seres humanos que serão tratados naquele momento, naquele grupo específico (p. ex.: pacientes universitários durante as eleições presidenciais, pacientes com deficiência intelectual que descobrem a sexualidade com o início do convívio social)[35].

A Figura 1 mostra o formulário distribuído aos pacientes com a grade do Hospital Dia adulto do IPq-HCFMUSP.

Você pode acessar mais informações sobre essas intervenções nos capítulos "A importância do hospital-dia na atenção terciária" e "Cuidados complementares e integrativos".

<table>
<tr><th>Segunda</th><th colspan="2">Terça</th><th colspan="2">Quarta</th><th colspan="2">Quinta</th><th colspan="3">Sexta</th></tr>
<tr><td rowspan="2">Atividade física
08h30 às 09h30
Resp.: Osvaldo</td><td colspan="2" rowspan="2">Grupo videoterapia (GV)
08h30 às 10h
Resp.: Max</td><td colspan="2" rowspan="2">Grupo de medicação
8h20 às 9h
Resp.: Mary e Marco</td><td rowspan="2">Reiki I
08h30 às 12h
Resp.: Monika e Osvaldo</td><td rowspan="2">Práticas botânicas I
8h30 às 12h
Resp.: Maria Aparecida e Osvaldo</td><td colspan="3">Reunião geral do CRHD
8h às 10h</td></tr>
<tr><td>Atividade física
08h30 às 9h30
Resp.: Osvaldo</td><td>Mosaico
8h30 às 11h
Resp.: Cleide e Dr. Renato</td><td></td></tr>
<tr><td rowspan="2">Psicodrama
09h30 às 11h
Resp.: Mary Ann</td><td>Oficina de beleza e autoestima "ENI"
10h às 11h
Resp.: Solange e Manuela</td><td>Reflexoterapia
10h às 11h
Resp.: Solange e Osvaldo</td><td colspan="2">Expressão cinesiorrítmica
9h às 10h
Resp.: Mª Helena e Osvaldo</td><td>Grupo de família
09h às 10h30
Resp.: Maria Aparecida</td><td>Psicoterapia I
09h às 10h
Resp.: Adriane</td><td rowspan="3">TISE
10h às 12h
Resp.: Cristina e Osvaldo</td><td rowspan="3">Oficina SUSTER/ Posso ajudar
Resp: Felipe e Ana Laura</td><td>Reiki II
10h às 12h
Resp.: Monika e Osvaldo</td></tr>
<tr><td>Nutrição -
10h às 11h
Resp.: Equipe nutrição Última 3º do mês</td><td>O direito de saber
10h às 11h
Resp.: Cleide</td><td colspan="2">Jornal
10h às 11h
Resp.: Adriane</td><td rowspan="2">Acupuntura e auriculoterapia
09h às 12h
Resp.: Osvaldo</td><td rowspan="2">Psicoterapia II
10h às 11h
Resp.: Adriane</td><td rowspan="2"></td></tr>
<tr><td>Reorganização ocupacional
11h às 12h
Resp.: Adriane</td><td colspan="2">Caixa mágica
11h às 12h
Resp.: Marta/Fábio</td><td>Yoga II
11h às 12h
Resp.: Subagh e Osvaldo</td><td>Cidadania
11h às 12h
Resp.: Kely</td></tr>
<tr><td colspan="10">Almoço: 12h às 13h</td></tr>
<tr><td>Relacionamentos seguros
12h45 às 13h30
Resp.: Marco Scanavino</td><td colspan="2">Reabilitação neurofuncional
13h às 14h
Resp.: Karen</td><td colspan="2" rowspan="2">Terapia ocupacional e internos de medicina
14h às 16h
Resp.: Ana Laura e Manuela</td><td colspan="2">Práticas botânicas II
12h30 às 13h30
Resp.: Maria Aparecida e Osvaldo</td><td colspan="3">Literatura
13h às 14h
Resp.: Diego e Adriane</td></tr>
<tr><td>Bioenergética
13h45 às 14h30
Resp.: Mª Helena e Osvaldo</td><td colspan="2">Fortalecimento das relações
14h às 15h
Resp.: Marcia e Mazé</td><td colspan="2">Atividade física
13h30 às 14h30
Resp.: Osvaldo</td><td colspan="3" rowspan="2">Terapia ocupacional com os R3 e internos medicina
14h às 16h
Resp.: Ana Laura, Mary Ann e Manuela</td></tr>
<tr><td>Oficina de teatro e poesia
14h30 às 16h
Resp.: Margareth e Osvaldo</td><td>Convivência
15h às 16h
Resp.: Pacientes</td><td>Yoga I
15h às 16h
Resp.: Edson e Osvaldo</td><td colspan="2">Festa dos aniversariantes</td><td colspan="2">Grupo TOCAR
14h40 às 16h
Resp.: Mª Helena e Osvaldo</td></tr>
</table>

Figura 1 Exemplo de grade de atividades fornecida aos pacientes do Centro de Reabilitações e Hospital Dia (CRHD) do IPq-HCFMUSP.

Produção científica

Nessa mesma instituição, alguns programas associados à investigação científica têm sido desenvolvidos.

Como, por exemplo, um estudo realizado no Hospital Dia do CRHD-IPq-HC-FMUSP procurou verificar a eficácia da intervenção neurocognitiva, de relacionamento e condicionamento físico sobre variáveis sintomáticas em pacientes com transtorno mental grave. A intervenção consistia na aplicação das três das abordagens descritas, desenvolvidas em grupos, duas vezes por semana, com duração de 10 semanas.

Primeiramente foram analisadas características clínicas psiquiátricas, sociodemográficas, de vida e de relacionamento afetivo-sexual da amostra composta por dezoito homens e nove mulheres. Desse total, dezoito (66,7%) preenchem critérios para esquizofrenia, sete (25,9%) para transtorno de humor e dois (7,4%) para transtorno esquizoafetivo na Entrevista Clínica Estruturada (SCID). A idade dos participantes variou entre 21 e 59 anos e a média foi de 37 anos. Quatorze (51,8%) dos participantes relataram ter ensino fundamental completo/incompleto, enquanto treze (48,2%) relataram ter pelo menos algum nível de ensino superior. Dezesseis (59,3%) se autodeclararam brancos, cinco (18%) relataram estar empregados e apenas um participante (3,7%) era casado. Em relação aos relacionamentos afetivo-sexuais, no tocante à vida pregressa, 20 (74,1%) participantes relataram pelo menos um relacionamento romântico no passado e 15 (57,7%) relataram pelo menos uma relação sexual na vida. Por outro lado, um (3,9%) relatou ter atualmente um parceiro romântico estável, 11 (42,3%) relataram praticar masturbação, enquanto apenas cinco (18,6%) relataram envolvimento em relação sexual nos últimos seis meses. Observaram-se fortes correlações entre sintomas depressivos, sintomas ansiosos e estigma sexual do transtorno mental, bem como do tipo de vínculo ansioso e sintomas de ansiedade. O estudo aponta que os pacientes que se tratam em hospital-dia em hospital terciário apresentam elevada gravidade psicopatológica e comprometimento da vida afetivo-sexual relacionado a aspectos da regulação emocional e estigma sexual[36].

Nesse sentido, uma análise preliminar com dezessete participantes (onze homens e seis mulheres) com transtorno mental grave mostrou uma tendência à melhora em alguns itens relacionados ao estigma sexual relacionado ao diagnóstico de transtorno mental, como, por exemplo, a habilidade para não ter gravidez não planejada e não se sentir menos atraente do que outra pessoa do seu gênero que não tenha diagnóstico de transtorno mental; por outro lado, não se observou diferença na percepção da capacidade de se proteger para a aquisição de infecções sexualmente transmissíveis[37].

Em outra análise preliminar com nove participantes (sete homens e duas mulheres) com transtorno mental grave, observou-se melhora quanto à gravidade dos sintomas de ansiedade e tendência à melhora quanto à gravidade dos sintomas depressivos[38].

CONSIDERAÇÕES FINAIS

A partir da reforma psiquiátrica no Brasil e no mundo, o paradigma de cuidados em saúde mental sofreu modificações, passando a se pautar por desinstitucionalização, reabilitação psicossocial e humanização na assistência aos usuários.

Nesse contexto, o modelo de hospital-dia tem se mostrado como válido e efetivo, inclusive com algumas vantagens em comparação à internação psiquiátrica em muitos aspectos, além de ser mais consoante com o vetor de desinstitucionalização, focado no processo de recuperação e respeitando as particularidades e preferências de cada indivíduo.

Com seu modelo de cuidado intensivo e multidisciplinar, consegue abarcar diversos aspectos do cuidado aos indivíduos, oferecendo horizontes amplos de possibilidades de novas subjetividades, bem como possibilidade de reintegração psicossocial e retorno à comunidade.

Existem evidências da eficácia e de aspectos positivos do hospital-dia em relação a outros modelos de tratamento para pacientes com TMG, porém mais estudos devem ser realizados considerando-se os diferentes modelos de hospital-dia descritos neste capítulo.

Vinheta clínica

ID: XY, 20 anos, natural e procedente de São Paulo, ensino médico completo, morando com mãe e padrasto, filho único.

QP: tentativa de suicídio grave

História: há 3 anos com alteração de comportamento no qual focava o interesse em determinados temas e ficava repetidamente consumindo informações, e assim também se isolava do convívio social. A partir do início de 2019, começou a passar muitas horas de seu dia vendo vídeos de pastores sobre religião cristã no YouTube®, e o isolamento social se intensificou, pois "eu só queria falar coisas de religião e meus amigos sobre outras coisas que eu não estava interessado".

Refere que passou a se dar conta de alguns pecados que havia cometido.

O paciente passou a ter conflitos na escola com professores e colegas por divergência de opiniões sobre temas gerais por conta de sua opinião de cunho religioso. Parou de ir à escola na sequência por causa desses desentendimentos com os colegas e professores.

Conta que no início de setembro a sensação de que "essa entidade maligna estava controlando meu corpo" ficou mais intensa, e que começou a ouvir "espíritos obsessores falarem comigo". Mencionava que inúmeros espíritos malignos falavam para ele "fazer coisas ruins com outras pessoas".

À medida que o quadro se intensificava passou a ter a impressão iminente de que poderia ser dominado por tais espíritos malignos e agredir pessoas, inclusive entes queridos e, por isso, decidiu tentar se matar desferindo três golpes com arma branca em seu abdome.

O paciente foi trazido para o HCFMUSP, tendo sido realizada laparotomia exploradora, sem lesões de alça. Após recuperado, foi encaminhado ao IPq para internação. Passou os primeiros dois meses da internação sendo submetido a antipsicóticos atípicos. Em razão da resposta clínica não satisfatória iniciou o uso de clozapina e começou a fazer "conexão" com o HD, participando durante o dia da grade de atividades do HD e passando a noite na enfermaria. O paciente experimentou melhora sintomática suficiente para receber alta e assumiu o compromisso de se matricular no HD na sequência e frequentar diariamente, de segunda a sexta. O paciente apresentou melhora parcial dos sintomas produtivos no HD e mostrou bom engajamento nas atividades e no relacionamento com pacientes e equipe. Apresenta atitude muito positiva, sempre participando das atividades que é convidado. Enquanto trabalha nos grupos as suas questões relacionadas à religiosidade, passou a entender melhor o tratamento, inclusive a indicação do uso de medicamentos, seus efeitos terapêuticos e colaterais. Desenvolveu maior vínculo com alguns membros da equipe – um enfermeiro, um psicólogo –, com quem tem trabalhado temas mais pessoais. Apesar dos sintomas produtivos não terem remitido, o paciente ampliou os recursos e o repertório para lidar com a condição, desenvolvendo mais crítica e passando a confiar no tratamento e na equipe. Atualmente, está em processo de escolha de curso profissionalizante, com melhor contato interpessoal e maior independência para locomoção de sua casa até o hospital.

Para aprofundamento

- Marshall M, Crowther R, Sledge WH, Rathbone J, Soares-Weiser K. Day hospital versus admission for acute psychiatric disorders. Cochrane Database Syst Rev.2011;(12):-CD004026.
  - ⇨ **Metanálise Cochrane comparando internação com tratamento em hospital-dia para transtornos psiquiátricos com 2.685 pacientes.**
- Bettarello S, Greco F, Silva Filho L, Silva M. Fundamentos e prática em hospital-dia e reabilitação psicossocial. São Paulo: Atheneu, 2008.
  - ⇨ **Livro com aprofundamento nos conceitos teóricos e na prática do modelo de hospital-dia.**
- Kallert TW, Glöckner M, Priebe S, Briscoe J, Rymaszewska J, Adamowski T, et al. A comparison of psychiatric day hospitals in five European countries. Social psychiatry and psychiatric epidemiology. 2004;39(10):777-88.
  - ⇨ **Artigo com pesquisa realizada em diferentes países da Europa mostrando modelos diferentes de hospitais-dia nesses países e que explora as diferentes funções possíveis do hospital-dia.**

REFERÊNCIAS BIBLIOGRÁFICAS

1. Filho LAS. Doença Mental: um tratamento possível. São Paulo: Ágora, 2015.
2. **Curral R,Lopes R, Silveira C,Norton A, Domingues I,Lopes F, et al. Forty years of a psychiatric day hospital. Trends in psychiatry and psychotherapy. 2014;36(1):52-8.**
   ⇨ **Artigo em que os autores descrevem o funcionamento, perfil de pacientes, história e tendência de utilização de um hospital-dia da cidade de Porto, em Portugal.**
3. Cornwall PL. Textbook of Community Psychiatry. In: Thornicroft G, Szmuckler G (eds.). Oxford University Press; 2001. 585p.
4. Marshall M, Lockwood A. Assertive community treatment for people with severe mental disorders. Cochrane database of systematic reviews.1998;2.
5. Brasil. Lei n. 10.216/2001. Dispõe sobre a proteção e os direitos das pessoas portadoras de transtornos mentais e redireciona o modelo assistencial em saúde mental. Brasília: Diário Oficial da União. Disponível em: http://www.planalto.gov.br/ccivil_03/leis/leis_2001/l10216.htm.
6. Brasil. Portaria n. 224/92. Estabelece diretrizes e normas para o atendimento em saúde mental. Diário Oficial da União. 1992.
7. Blaya M. O primeiro hospital-dia psiquiátrico no Brasil: análise do seu funcionamento e de seus problemas. Arq Clin Pinel. 1962;1:28-33.
8. Campos MA. O hospital dia como alternativa assistencial em psiquiatria: opinião de pacientes e seus familiares; 1986.
9. Weber CAT, Juruena MF. Inclusão de usuários de hospital-dia em saúde mental: uma revisão. Psicologia, Saúde & Doenças. 2014;15(3):790-9.
10. Clínica Pinel, Porto Alegre. Site da Clínica Pinel, A Clínica - depoimento de Marcelo Blaya Perez. Disponível em: http://www.clinicapinel.com.br/index.php/clinica.
11. Piccinini WJ. História da psiquiatra: memórias de um jovem psiquiatra. Psychiatry on line Brasil. Vol. 19 , n. 1, Janeiro de 2014. Disponível em: https://www.polbr.med.br/ano14/wal0114.php.
12. Mateus MD. Fundamentos e prática em hospital-dia e reabilitação psicossocial. Brazilian Journal of Psychiatry.2009;31(1):83-83.
13. **Weber CAT, Juruena MF. Day hospital and psychosocial care center: Expanding the discussion of partial hospitalization in mental health. Revista da Associação Médica Brasileira. 2016;62(4):361-7.**
   ⇨ **Artigo no qual os autores procuram se debruçar brevemente sobre a história do surgimento do modelo de CAPS e de hospital-dia no Brasil, bem como nas diferenças na legislação, perfis de pacientes e serviços propostos.**
14. **Heekeren K, Antoniadis S, Habermeyer B, Obermann C, Kirschner M, Seifritz E,et al. Psychiatric acute day hospital as an alternative to inpatient treatment. Frontiers in Psychiatry. 2020;11:471.**
   ⇨ **Artigo recente em que é comparado o tratamento em hospital-dia e em unidade de internação no Hospital Psiquiátrico da Universidade de Zurique com duas pequenas amostras de pacientes.**
15. Kallert TW, Glöckner M, Priebe S, Briscoe J, Rymaszewska J, Adamowski T, et al. A comparison of psychiatric day hospitals in five European countries. Social psychiatry and psychiatric epidemiology. 2004;39(10):777-88.
16. Lima MCP, Botega NJ. Hospital-dia: para quem e para quê?. Brazilian Journal of Psychiatry. 2001;23(4):195-9.
17. Van Der Meer L, Wunderink C. Contemporary approaches in mental health rehabilitation. Epidemiology and psychiatric sciences. 2019;28(1):9-14.
18. Scherer EA. Estudo de Reuniões de Equipe Geral em um Hospital-Dia Psiquiátrico. 1999. Tese de Doutorado. Universidade de São Paulo.
19. **Taube-Schiff M, Ruhig M, Mehak A, van Dyk MD, Cassin SE, Ungar T, Koczerginski D, Sockalingam S. Staff perspectives: What is the function of adult mental health day hospital programs? Journal of Psychiatric and Mental Health Nursing. 2017;24(8):580-8.**
   ⇨ **Artigo que procura explorar as visões sobre as funções do tratamento em hospital-dia do ponto de vista de trabalhadores que atuam em dois serviços desse tipo na região de Ontário, no Canadá.**
20. Bettarello S, Greco F, Silva Filho L, Silva M. Fundamentos e prática em hospital-dia e reabilitação psicossocial. São Paulo: Atheneu, 2008.
21. Lamb D, Davidson M, Lloyd-Evans B, Johnson S, Heinkel S, Steare T,et al. Adult mental health provision in England: a national survey of acute day units. BMC. 2019;19(1):866.
22. Wiersma D, Kluiter H, Nienhuis FJ, Rüphan M, Giel R. Costs and benefits of hospital and day treatment with community care of affective and schizophrenic disorders. Br J Psychiatry. 1995;166(S27):52-9.
23. Marshall M, Crowther R, Almaraz-Serrano A, Creed F, Sledge W, Kluiter H, et al. Acute day hospital versus admission for acute psychiatric disorders. Health Technology Assessment. 2001;5(21):1-26.

24. Marshall M, Crowther R, Sledge WH, Rathbone J, Soares-Weiser K. Day hospital versus admission for acute psychiatric disorders. Cochrane database of systematic reviews. 2011;12.

25. **Schene AH, Van Lieshout Pah, Mastboom JCM. Different types of partial hospitalization programs: results of a nationwide survey in the Netherlands. Acta Psychiatrica Scandinavica. 1988;78(4):515-22.**
⇨ **Artigo em que são explorados e conceituados os quatro modelos de hospital-dia que mencionamos no capítulo por meio de pesquisa nacional na Holanda.**

26. Ruggeri M, Leese M, Thornicroft G, Bisoffi G, Tansella M. Definition and prevalence of severe and persistent mental illness. Br J Psychiatry. 2000;177(2):149-55.

27. First MB, Spitzer RL, Gibbon M, Williams JBW. Structured clinical interview for DSM-IV axis I disorders research version (SCID-I). New York: Biometrics Research, New York State Psychiatric Institute; 1996.

28. Startup M, Jackson MC, Bendix Sue. The concurrent validity of the Global Assessment of Functioning (GAF). Br J Clin Psychology. 2002;41(4): 417-22.

29. Gorenstein C, Andrade LHSG. Validation of a Portuguese version of the Beck Depression Inventory and State-Trait anxiety inventory in Brazilian subjects. Brazilian J Med Biological Research; 1996.

30. Cunha JA. Inventário Beck de Ansiedade (BAI). Manual da versão em português das escalas Beck. São Paulo: Casa do Psicólogo; 2001.

31. Mcgahuey CA, Gelenberg AJ, Laukes CA, Moreno FA, Delgado PL, McKnight KM, Manber R. The Arizona sexual experience scale (ASEX): reliability and validity. Journal of Sex & Marital Therapy. 2000;26(1):25-40.

32. Maroco J, Campos JADB, Bonafé F, Graça MV, Pais-Ribeiro Jose. Adaptação transcultural Brasil-Portugal da escala Brief COPE para estudantes do ensino superior. Psicologia, Saúde & Doenças. 2014;15(2): 300-13.

33. Fleck M, Louzada S, Xavier M, Chachamovich E, Vieira G, Santos L, et al. Aplicação da versão em português do instrumento abreviado de avaliação da qualidade de vida" WHOQOL-bref". Revista de Saúde Pública. 2000;34:178-83.

34. Elkis H, Alves TM, Santos B, Freitas RR. Escala breve de avaliação psiquiátrica-ancorada (BPRS-A). In: Instrumentos de avaliação em saúde mental. Portol Alegre: Artmed; 2016.

35. Alves AL, Lima ABD, Takahashi F, Figueiredo Bismarck MA, Del Sant R. Interdisciplinaridade: a prática clínica do Centro de Reabilitação e Hospital Dia. Clínica psiquiátrica: guia prático. 1.ed. 2019;567.

36. Scanavino MD, Alves LC, Yamaguchi ER, Wainberg ML. Sexual stigma, attachment difficulties, and emotional dysregulation among patients with severe mental illness. Brazilian Journal of Psychiatry. 2020;42(1):106-8.

37. Silva GE, Vieira JC, Amaral MLS, Messina B, Guterman IJJ, Dutra LB, et al. Dados preliminares acerca da eficácia do estudo de intervenção neurocognitivo, de relacionamento, condicionamento físico nrc sobre estigmatização e discriminação percebidos em pacientes com transtorno mental grave. 2015. Apresentado no Congresso Brasileiro de Psiquiatria.

38. Xavier Neto M, Carmo IL, Silva GE, Vieira JC, Amaral MLS, Sant R, et al. Dados preliminares acerca da eficácia do estudo de intervenção neurocognitivo, de relacionamento e condicionamento físico (NRC) sobre sintomas de ansiedade e depressão em pacientes com transtorno mental grave; 2014. Apresentado no Congresso Brasileiro de Psiquiatria.

39. De Silva Campos LB. Reflexões sobre a criação e o fechamento de um hospital-dia no contexto da reforma psiquiátrica em São Paulo. Interações. 2002;7(14):131-54.

4

Hospital-dia infantil

Márcia Morikawa
Caio Borba Casella
Telma Pantano

Sumário

Pontos-chave

- Compreender o conceito de hospital-dia infantil (HDI), como um regime de semi-internação, com funcionamento 5 dias na semana (segundas a sextas), com duração de pelo menos 8 horas por dia, composto por equipe multiprofissional, cujo objetivo é ser uma alternativa de tratamento para pacientes graves, que não necessitem de internação psiquiátrica integral.
- Entender quais os tipos de trabalho realizados nos hospitais-dia infantis e conhecer o funcionamento de uma unidade modelo, pertencente ao Serviço de Psiquiatria da Infância e Adolescência (SEPIA) do Instituto de Psiquiatria do Hospital das Clínicas da Faculdade de Medicina da Universidade de São Paulo (IPq-HCFMUSP).
- Compreender quais os tratamentos oferecidos pelo HDI, quais as abordagens de cada segmento da equipe e os objetivos de suas intervenções, com os pacientes em semi-internação.

CONCEITO E OBJETIVOS DO HOSPITAL-DIA INFANTIL

O hospital-dia (HD) de saúde mental é definido como um recurso intermediário entre a internação e o ambulatório, baseado em programa multidisciplinar de cuidados intensivos em saúde. Funcionam como uma hospitalização parcial, sendo uma alternativa flexível à internação integral, com boa relação custo-benefício[1].

Entre outras atividades, o HD deve oferecer, de acordo com o plano terapêutico individual de cada paciente, as seguintes modalidades de tratamento: atendimentos individuais (medicação, psicoterapia, orientação, avaliação etc.), atendimentos de grupo (psicoterapia, *workshops* terapêuticos, atividades sociais etc.), visitas domiciliares, abordagem familiar, atividades voltadas à reinserção social e comunitária, orientação sobre o diagnóstico, o programa de tratamento, sobre a alta hospitalar e sobre a continuidade do tratamento após a alta[2].

OS HD de saúde mental podem ser divididos em alguns subtipos, a depender de seus objetivos:

- Alternativa à hospitalização psiquiátrica.
- Ccontinuidade à internação integral.
- Extensão do tratamento ambulatorial.
- Reabilitação e apoio a crônicos.

Objetivos gerais do hospital-dia infantil

- Oferecer cuidados intensivos e multidisciplinares a crianças e adolescentes portadoras de transtornos mentais graves em fase de agudização clínica.

- Realizar avaliações clínicas mais abrangentes, envolvendo observação, identificação de áreas problemáticas, esclarecimento diagnóstico clínico psiquiátrico, comportamental, psicodinâmico, pedagógico, de linguagem e social.
- Intervenções terapêuticas breves e focais.
- Capacitação técnica para profissionais da área da saúde e educação.
- Permitir redução do tempo de internação em unidade de enfermaria para os casos que mantém a necessidade de investigação e terapêutica intensiva, mas onde já há possibilidade de semi-internação.
- Evitar internações integrais desnecessárias em casos de descompensação clínica que permitem a abordagem em semi-internação.

Objetivos específicos do hospital-dia infantil

- Definir diagnóstico clínico a partir da avaliação clínica, com base nos critérios operacionais vigentes (DSM e CID).
- Investigação de fatores orgânicos relacionados ao transtorno mental ou secundário à terapêutica biológica (efeitos colaterais e paradoxais aos psicofármacos).
- Avaliação neurocognitiva e psicodinâmica, elencando deficiências e potenciais nessas áreas.
- Avaliação de déficits ocupacionais, de linguagem e de aprendizagem que comprometem o desenvolvimento e a autonomia do paciente.
- Investigação de disfunções familiares e sociais que possam contribuir para a desestabilização ou cronificação do quadro atual.
- Estabilização do quadro clínico.
- Desenvolver autonomia nas atividades de vida básica, relativas ao autocuidado e atividades instrumentais de vida diária.
- Estimular o desenvolvimento neuropsicomotor.
- Melhorar aspectos funcionais.
- Desenvolver treino de habilidades sociais.
- Orientar e dar suporte terapêutico durante o processo de adoecimento ou agravamento do quadro psiquiátrico.
- Facilitar o processo de inclusão escolar.
- Psicoeducação e treinamento de habilidades parentais e resolução de conflitos para pais.
- Acionar, quando necessário, órgãos superiores competentes e que são responsáveis pelo bem-estar físico e psíquico das crianças e adolescentes, como o Conselho Tutelar, a Vara da Infância e Adolescência, o Ministério Público, o Poder Executivo etc.
- Encaminhamento assistido e implicado para a rede de saúde mental.

CONTEXTO HISTÓRICO DO HOSPITAL-DIA INFANTIL

O conceito de hospital-dia foi criado na Rússia, na década de 1930, como resposta ao movimento de desinstitucionalização de pacientes, nos tradicionais movimentos manicomiais. Espalhou-se pela América nas décadas de 1940 e 1950, impulsionado pelos avanços da psicofarmacologia, que propiciaram um melhor manejo dos transtornos psiquiátricos, no contexto social. Na Europa, os hospitais dia atingiram seu pico por volta de 1970, quando se constituíam a principal alternativa à admissão hospitalar integral[3].

Nas décadas de 1980 e 1990, houve uma desaceleração na expansão dos hospitais-dia psiquiátricos, com investimento em modalidades de tratamento não institucionais, como tratamento comunitário e baseado em cuidados domiciliares[3].

Nos últimos anos, houve uma retomada do interesse em hospitais-dia psiquiátricos, devido às evidências de boa relação custo-benefício e das vantagens sociais deste tipo de tratamento. O tratamento nos HD tem se mostrado tão eficazes quanto os tratamentos em regime de internação, com melhor desfecho para função social, funcional, bem como para a prevenção e a redução nos números de readmissão[3].

Uma revisão sistemática aponta que a redução do custo varia entre 20,9 e 36,9%, se comparados os gastos da semi-internação com a internação hospitalar, associados à maior satisfação com o tratamento[4]. Outros estudos evidenciam redução no número de pacientes que necessitam de internação psiquiátrica, redução na sobrecarga familiar e redução nas taxas de recaída, com aumento de medidas de qualidade de vida na ocasião da alta[4].

HOSPITAL-DIA INFANTIL NO BRASIL

No Brasil, o primeiro hospital-dia foi fundado em 1960, mas somente em 1992 (com a edição de ato administrativo do Ministério da Saúde) que essa modalidade terapêutica passou a fazer parte, oficialmente, das possibilidades de atendimento em saúde mental[5].

Os HD de saúde mental devem prover programas de atendimento em até 5 dias semanais (segundas a sextas feiras), com carga horária de 8 horas, situando-se em área específica independente da estrutura hospitalar, contando com salas para atividades grupais, sala de refeições, área externa para atividades ao ar livre e leitos para repouso eventual. O Ministério da Saúde recomenda que o serviço de atendimento em regime de hospital-dia seja regionalizado, atendendo à população de uma área geográfica definida, facilitando o acesso do paciente à unidade assistencial e orienta que o HD deve estar integrado à rede hierarquizada de assistência à saúde mental.

A Portaria do Ministério da Saúde brasileiro[6] estipula que a equipe mínima, por turno de 4 horas, para atendimento de 30 pacientes/dia, nos hospitais-dia, deve ser composta por: 1 médico; 1 enfermeiro; 4 profissionais de nível superior (psicólogo, assistente social, terapeuta ocupacional e/ou outro profissional necessário à realização das atividades).

Com relação à especificidade relacionada à população infanto-juvenil, entende-se que os hospitais-dia infantojuvenis (HDI) são serviços onde se devem desenvolver programas de tratamento caracterizados pela flexibilidade, pela diminuição do trauma de separação da criança de suas famílias, pelo envolvimento dos serviços da comunidade e pela tentativa de remodelação do ambiente infantil, nos seus aspectos vulneráveis, de maneira a tornar o meio mais contingente e seguro, para o desenvolvimento adequado daquela criança[7].

Uma metanálise recente estima que a prevalência de transtornos mentais na infância e adolescência seja de 13,4%[8]. Prevalências semelhantes foram encontradas em dois estudos brasileiros realizados na cidade de Taubaté (SP) e Pelotas (RS)[9,10].

Um conceito fundamental é que a criança e o adolescente estão inseridos em um contexto familiar e há a influência recíproca entre eles. Ainda que vários outros fatores tenham um peso grande no surgimento dos transtornos mentais da infância e adolescência, já foi comprovado que o estilo de parentagem tem um impacto significativo tanto em quadros externalizantes[11] quanto internalizantes[12,13] nos filhos. Da mesma forma, a psicopatologia dos pais também interfere nos sintomas das crianças, com o tratamento dos quadros nos pais melhorando a saúde mental dos[14]. Por outro lado, os sintomas da criança também impactam outros membros da família. Comportamentos externalizantes das crianças estão associados a uma diminuição de práticas parentais positivas[15], assim como o estresse relacionado ao cuidado de uma criança com dificuldades pode acabar desgastando a relação conjugal dos pais, por exemplo[16]. Sendo assim torna-se imperativo que o tratamento em regime de semi-internação em hospital-dia infantil contemple o trabalho multidisciplinar focado no paciente e nos seus cuidadores diretos, influenciando na estrutura do meio ambiente que circunda o paciente.

Por conta disso, o trabalho no HDI inclui, também, a abordagem familiar. O cuidador principal é parte fundamental do tratamento e participa da semi-internação tanto quanto o paciente, tendo atividades terapêuticas específicas para ele assim como atividades em conjunto com os menores.

Com base nos escassos modelos de hospitais-dia infantis pelo mundo, entende-se que os cuidados básicos a serem providos pelos serviços devem ser: atendimento médico psiquiátrico, psicológico (seja em psicoterapia individual, de grupo, familiar, avaliações neuropsicológicas e reabilitação neuropsicológica), atendimento familiar (psicoterapia e orientação parental), terapia ocupacional, assistência social e, não menos importante, o atendimento psicopedagógico e a parceria com as escolas em que os pacientes estão inseridos.

Devido à limitação de dados de literatura, inclusive pela carência de serviços nacionais que atendam em regime de semi-internação, será descrito o funcionamento do HDI do Serviço de Psiquiatria da Infância e Adolescência (SEPIA) do Instituto de Psiquiatria do Hospital das Clínicas da Faculdade de Medicina da Universidade de São Paulo (IPq-HCFMUSP), sem a pretensão de sugerir que este seja o modelo possível ou mais adequado, nas diferentes áreas do Brasil, mas com o ensejo de mostrar o devido valor desta modalidade de atendimento intensivo, e quem sabe servir de estímulo para o surgimento de novos serviços, visto a desassistência da população jovem com questões da saúde mental, e principalmente para o atendimento dos pacientes graves. O programa do HDI SEPIA servirá como base para a explicação dos atendimentos possíveis nos programas de semi-internações.

O HDI SEPIA foi estruturado para realizar o atendimento de crianças e adolescentes em regime intensivo, portadoras dos mais diversos transtornos mentais, que estejam em fase de descompensação clínica ou que necessitem de revisão diagnóstico e/ou terapêutica, por refratariedade às abordagens ambulatoriais ou egressos da unidade de internação, em reinserção no ambiente de origem.

É um programa para jovens com transtornos neuropsiquiátricos de alta complexidade, com nível de atenção terciário, que se constitui como um importante referencial da área da saúde mental do município de São Paulo.

O HDI SEPIA tem como um de seus objetivos prover suporte emocional e educacional para crianças, jovens e suas famílias em casos de difícil diagnóstico e/ou falha em atendimento ambulatorial, por meio de uma abordagem intensiva, focal e objetiva de intervenção multiprofissional, para períodos de crise, visando reorganizar e oferecer suporte terapêutico a essa população.

Dentre as abordagens realizadas, estão as avaliações psiquiátrica, neuropsicológica, psicopedagógica, psicomotora, ocupacional, fonoaudiológica, social e os atendimentos: clínico, psicoterápico (individual e grupal, tanto para o paciente quanto para o seu cuidador principal), de terapia ocupacional, reabilitação neurocognitiva, de psicomotricidade, psicopedagógica, de classe hospitalar, treino de habilidades parentais e terapia familiar.

O HDI conta com uma equipe médica composta por médicos residentes e supervisores, fonoaudiólogo, psicopedagogo, psicólogos de diferentes áreas terapêuticas e abordagens, psicomotricista, terapeuta ocupacional, nutricionista, assistente social, enfermeiros e técnicos de enfermagem além de alunos de pós-graduação relacionados à equipe multidisciplinar. A equipe se reúne semanalmente para discutir os casos e definir condutas.

O programa atende 8 pacientes diariamente e 8 acompanhantes (o cuidador principal da criança). Cada paciente terá seu plano terapêutico individualizado. O tempo de permanência da população atendida é de 1 a 3 meses.

Os pacientes admitidos para tratamento no HDI são triados semanalmente e obedecem aos critérios para a sua admissão, localizados no Quadro 1.

Quadro 1 Critérios de inclusão no hospital-dia infantil

Critérios
Faixa etária de 5 a 17 anos e 6 meses
Diagnóstico de transtorno mental grave em fase de agudização
Conflitos familiares e sociais graves que sejam responsáveis pela desestabilização clínica ou piora da evolução
Situação de risco ou vulnerabilidade social
Capacidade mínima de controle de impulsos
Possibilidade de permanecer em semi-internação
Competência mínima em atividades de vida diária e instrumentais e que exijam abordagem intensiva
Falência da abordagem ambulatorial e/ou em CAPS-I, temporariamente

São considerados critérios de exclusão: casos que pela sua gravidade ou falta de suporte familiar necessitem de internação integral; falta de suporte familiar e/ou social; casos que não se enquadrem nos critérios de inclusão quanto à gravidade ou indicação de investigação ou terapêutica focal breve.

Ao término da triagem, é realizada uma discussão em equipe para traçar o projeto terapêutico individual de cada paciente, sendo este projeto revisto semanalmente, com relação aos seus progressos e objetivos.

Após a admissão do paciente, é elaborada uma grade de atividades semanal, que envolve atividades para o paciente e seu cuidador. Os programas do HDI são propostos e divididos em grade comum (grupos) e grade individual. No final do capítulo, o Anexo apresenta um modelo de grade com as atividades em grupo.

Cada paciente passa pela consulta com médico psiquiatra já no primeiro dia, onde são realizadas a anamnese completa, avaliação médica do estado geral do paciente, proposição de diagnósticos e terapêutica psicofarmacológica, além da solicitação de investigação complementar necessária e a aplicação de escalas médicas.

Em cada grupo terapêutico (psicopedagógico, fonoaudiológico, psicomotricidade, psicológico, neuropsicológico e de terapia ocupacional) que o paciente participa são realizados os preenchimentos de questionários para a construção de seu planejamento terapêutico, e para realizar o mapeamento do funcionamento no início e no fim do tratamento, para cada habilidade que será trabalhada.

A evolução do tratamento do paciente e da família é acompanhada semanalmente por meio das observações e do controle quantitativo e qualitativo das crises e dos comportamentos externalizantes inadequados durante os atendimentos realizados no HDI e no ambiente familiar, para discussão pela equipe do andamento do referido paciente nas diversas atividades e os possíveis entraves ao seu progresso.

Vale a pena ressaltar que o paciente pode, a qualquer momento, ser desligado do HDI se for observado algum dos critérios inseridos no Quadro 2.

A seguir, serão descritas pormenorizadamente as especificidades dos atendimentos realizados por cada um dos profissionais do HDI, esmiuçando seus objetivos e metodologia de trabalho.

Psiquiatria

O objetivo principal da avaliação psiquiátrica é estabelecer o diagnóstico multiaxial a partir da avaliação clínica, utilizando os critérios diagnósticos vigentes e estabelecendo a sua relação com fatores emocionais, cognitivos e sociais presentes. É fundamental também a avaliação de fatores orgânicos e causas não psiquiátricas dos transtornos mentais e comportamentais e que exigirá investigação complementar (exames laboratoriais, radiológicos, eletroencefalograma etc.), além de interconsultas com diferentes especialidades médicas (pediatras, cardiologistas, endocrinologistas, neurologistas etc.). Sempre se realiza o exame físico completo na admissão.

Quadro 2 Critérios de alta administrativa do Hospital Dia Infantil

Critérios
Piora clínica que justifique internação integral
Má adesão ao Programa (3 ou mais faltas consecutivas ou 5 alternadas, sem justificativa)
Idade igual ou superior a 18 anos

Quando necessário o uso de medicamentos, a terapêutica é individualizada e a evolução dos sintomas ou efeitos adversos são acompanhados de perto pelo psiquiatra responsável. Os medicamentos são oferecidos gratuitamente pelo serviço e são administrados pela enfermagem durante o período de semi-internação. É realizada a orientação de como administrar a medicação, pelos familiares, na residência.

O respeito à adequação do ritmo e da intensidade dos tratamentos é um dos principais aspectos a ser considerado na elaboração de estratégias terapêuticas. Durante a progressiva remissão dos sintomas, a equipe, mediante reavaliações clínicas frequentes, avalia as dificuldades remanescentes, elaborando programas de reabilitação que foquem no desenvolvimento de funções saudáveis e na compensação das deficiências apresentadas. A meta do tratamento é a remissão ou melhora dos sintomas, reinserção social e aumento da qualidade de vida do paciente.

Psicologia

No HDI os pacientes e seus cuidadores recebem intervenções psicológicas de diferentes abordagens, incluindo linhas psicodinâmicas e cognitivo-comportamentais, além de avaliação psicológica, como apresentado a seguir.

Psicoterapia individual para criança/adolescente

Todos os pacientes recebem atendimento individual realizado por psicólogo, conforme as necessidades comportamentais e emocionais apresentadas na admissão. Além das situações trazidas pelo próprio paciente, com relação ao seu mundo interno, situações de conflito familiar ou social, que aconteçam nas dependências do hospital-dia infantil, também podem ser apresentadas e direcionadas pelo terapeuta nas sessões. Os atendimentos podem ser 1 ou 2 vezes por semana, a depender da necessidade de cada criança/adolescente.

Psicoterapia individual para pais

O principal cuidador da criança também receberá atendimento individualizado, para aprender o manejo adequado do cuidado com o paciente e o estímulo da criação de vínculos mais estáveis e sadios. Conhecer a história emocional e de vida do cuidador também auxilia a equipe no entendimento da dinâmica daquele núcleo e cria a possibilidade de uma orientação mais personalizada, respeitando tanto o paciente, quanto o cuidador. As sessões podem ocorrer de forma semanal ou 2 vezes por semana em períodos de maior demanda do cuidador.

Terapia assistida por cães

Visa estimular o cuidado, a atenção, a expressão das emoções de maneira mais apropriada e o manejo interpessoal, mediados pelo cão terapeuta.

Terapia lúdica

Visa observar o repertório lúdico e criativo do paciente, estimulando-nos a interagir de maneira ampla e salutar.

Suporte parental

Grupo aberto que se propõe a ouvir as demandas dos familiares e as dificuldades vividas por cada um, em razão dos quadros psiquiátricos das crianças e adolescentes.

Terapia de família

São realizadas sessões semanais com a presença de todo o núcleo familiar, visando auxiliar na comunicação intrafamiliar e na resolução de conflitos. São trabalhados temas trazidos pela própria família ou pela equipe, visando conhecer e estabelecer vínculos familiares mais equilibrados e estáveis.

Grupo de expressividade

O grupo visa favorecer diferentes formas de expressão do pensamento e ampliar os canais comunicativos, por meio de recursos não verbais. São utilizadas vivências e construção de materiais, tendo como um dos fundamentos a arte-terapia.

Terapia psicomotora

Os transtornos nas habilidades de coordenação motora são comuns em diversas patologias psiquiátricas, configurando-se como comorbidade em alguns casos e fazendo parte do quadro clínico em outros. O grupo utiliza atividades para estimular a modificação máxima da disponibilidade motora e revelar os potenciais individuais, estimulando o sentimento de competência e de autoestima.

Avaliação neuropsicológica e emocional

A testagem neuropsicológica e emocional é realizada em todos os pacientes do HDI que não tenham uma avaliação recente (datada de menos de 1 ano). Avaliações complementares, nos pacientes já avaliados, podem ser solicitadas, a fim de comparar os progressos/regressos cognitivos após algum tempo da avaliação inicial.

Grupos de estimulação cognitiva

Os grupos de estimulação cognitiva acontecem semanalmente, com tempo de duração de 50 minutos, durante 12 sessões. De maneira geral, visam o trabalho focal das funções cognitivas mais prejudicadas, associadas principalmente à agudização do quadro ou que possam atuar como fator de risco para recaídas futuras. As atividades de cada grupo de estimulação cognitiva serão explicadas na Tabela 1.

Tabela 1 Grupos de estimulação cognitiva e seus objetivos

Treino de atenção	Este modelo de intervenção relaciona informações psicoeducativas com atividades de reconhecimento da atenção, reflexão dos comportamentos e a criação de novas estratégias para os pacientes e seus responsáveis lidarem com dificuldades atencionais. Sendo assim, são oferecidas condições para os participantes aprenderem, reconhecerem e identificarem como ocorre os processos atencionais. Além disso, eles também são estimulados a refletir sobre formas de minimizar o impacto do déficit de atenção no cotidiano.
Treino de memória	Relaciona informações psicoeducativas com atividades de reconhecimento das memórias (operacional e em longo prazo), reflexão dos comportamentos decorrentes desses acessos e a criação de novas estratégias para os pacientes e seus responsáveis lidarem com dificuldades na memorização. Sendo assim, são oferecidas condições para os participantes aprenderem, reconhecerem e identificarem como ocorrem os processos mnemônicos. Além disso, eles também são estimulados a refletir sobre formas de minimizar o impacto dos déficits de memória no cotidiano.
Treino de habilidades sociais	O treino em habilidades sociais pretende capacitar os indivíduos a diferenciar, adequadamente, suas reações e comportamentos que tendem a minimizar ou maximizar problemas futuros, advindos das diversas situações da vida. Para tanto, a intervenção é composta de: avaliações iniciais, treinamentos de habilidades sociais específicas (empatia, assertividade e civilidade), estratégias cognitivo-comportamentais e avaliações posteriores (para avaliar os ganhos).
Treino de funções executivas e estudos	Visa auxiliar crianças e adolescentes com suas tarefas escolares e aprendizado, elaborando esquemas estratégicos de estudos envolvendo o ambiente, sua rotina, e ensinando a utilização de calendários mensais e diários. O auxílio também é oferecido para o manejo do tempo, para possibilitar à criança uma organização cognitiva. Com essas aquisições, há o estímulo da autonomia, com esquemas práticos de organização e estudo, que facilitem o seu dia a dia. São estimuladas também as funções executivas de: automonitoramento e planejamento, abstração, controle inibitório, flexibilidade cognitiva, categorização, sequenciamento e autorregulação.

(continua)

Tabela 1 Grupos de estimulação cognitiva e seus objetivos *(continuação)*

Treino de emoção expressa	Através de fotografias e imagens de diferentes expressões são trabalhadas as informações visuais (rosto/corpo) e auditivas que podem ser indicativas de diferentes emoções. Essas expressões são utilizadas no entendimento das emoções alheias, como recurso para aprender a nomear os próprios sentimentos, e na condução de comportamentos adequados para solicitar auxílio, quando o paciente não souber/conseguir expressar/manejar seus comportamentos decorrentes de alguma emoção.
Treino de reconhecimento de emoções	O reconhecimento das emoções e as discussões sobre o manejo destas ensinado a partir de histórias de livros infantis. São 12 livros que abordam a alegria, a surpresa, a tristeza, a raiva, o medo e a inveja, em diferentes situações. Apara além do reconhecimento dos sentimentos, são discutidos modos de enfrentá-los ou de lidar com eles quando expressos pelo outro.
Grupo manejo de estresse	Atividade fornecida exclusivamente aos pais. Visa fornecer o reconhecimento do estresse no próprio corpo e no corpo dos pacientes a fim de desenvolver estratégias que podem auxiliar no controle e equilíbrio corporal e emocional.
Grupo de tomada de decisão	São apresentadas situações-problemas comumente vivenciadas, em que são discutidos os aspectos cognitivos e emocionais que levam às escolhas e tomadas de decisões. São discutidas as possibilidades das diversas formas de resolução de problemas e os aspectos relacionados à organização e ao planejamento, o que permitem uma tomada de decisão saudável.
Grupo de pragmática	São trabalhados os recursos funcionais da comunicação corporal, gestual e facial, além dos aspectos da entonação e da melodia, que tornam a linguagem funcional, em diversos contextos.
Grupo de estimulação multissensorial	São apresentados estímulos olfativos, táteis, gustativos, auditivos e visuais que visam reconhecer os canais sensoriais e mostrar a ativação dessas experiências como forma de significação do mundo atual.

Terapia ocupacional

A terapia ocupacional (TO) com crianças e adolescentes com transtornos neuropsiquiátricos de alta complexidade, visa:

- Realizar avaliações específicas para identificar áreas problemáticas.
- Esclarecer diagnóstico funcional e relacional.
- Propiciar a participação em atividades cotidianas e lúdicas.
- Formular os planos terapêuticos individualizados.

A intervenção da TO ocorre com a realização de atividades, que é o instrumento do processo terapêutico. Essas atividades são classificadas segundo American Occupational Therapy Association[17] em:

- Atividades básicas de vida diária (ABVD) ou atividades de vida diária: relativas à higiene pessoal, autocuidado, alimentação e vestuário.
- Atividades instrumentais de vida diária: relativas à utilização adequada dos meios de comunicação (telefone e computador), uso de transportes, gerenciamento financeiro, cuidado e manutenção da saúde, afazeres domésticos, realização de compras etc.
- Educacionais: são as atividades de ensino/aprendizagem (cognitivas, psicomotoras) e de estudo.
- Lúdicas, lazer, entretenimento, culturais, produtivas, profissionais e outras.

Os objetivos almejados na TO são: melhorar aspectos cognitivos, funcionais, habilidades interpessoais e sociais; observação do brincar; desenvolver a autonomia nas atividades de vida diária, instrumentais, de aprendizagem, lúdicas, lazer e outras, instrumentalizando crianças e adolescentes para o seu cotidiano.

As intervenções têm ênfase nos atendimentos grupais, e o atendimento individual é proposto quando necessário. Os objetivos, de cada etapa das intervenções, são discutidos com a equipe interdisciplinar para adequar o processo terapêutico com as demais intervenções, evitando superposição ou conflito das atividades e para a avaliação da efetividade do tratamento, assim como o tempo que a intervenção será necessária para cada caso.

Os grupos de TO propiciam a realização de atividades estruturadas e expressivas. Durante a execução das atividades, são trabalhados aspectos do funcionamento executivo (volição, organização, planejamento, resolução de problemas, flexibilidade mental, memória operacional) e cognitivos que possibilitam novas formas de aprendizagem para melhora da funcionalidade e das habilidades sociais. São realizados:

- Grupo de jogos e brincadeiras: a proposta deste grupo é possibilitar que crianças e adolescentes tenham a liberdade de expressar suas emoções, observar sua relação com a brincadeira e com os participantes que fizerem parte dela. Quando forem utilizados jogos mais estruturados, com regras, limites, estratégias e uso de raciocínio, tais aspectos são observados e avaliados.
- Grupo de ABVD: orientação de autocuidado, alimentação, higiene e vestuário com crianças/adolescentes e cuidadores.São realizadasatividades psicoeducacionais; tarefas de cuidados pessoais, alimentação e higiene; orientação de profissionais especializados (dentistas, nutricionistas, educadores físicos, enfermeiros etc.).

Os atendimentos individuais são realizados quando os pacientes necessitam de atenção mais focada e específica.

Classe hospitalar

De acordo com o documento elaborado pelo Ministério da Educação, por meio da Secretaria de Educação Especial, denomina-se classe hospitalar o atendimento pedagógico-educacional que ocorre em ambientes de tratamento de saúde, seja na circunstância de internação, como tradicionalmente conhecida, seja na circunstância do atendimento em hospital-dia e hospital-semana, ou de serviços de atenção integral à saúde mental. Os objetivos visam:

- Proporcionar às crianças e jovens hospitalizados uma interação social e melhor qualidade de vida, preservando sua integridade física e emocional, respeitando seus limites dentro do quadro clínico, dando-lhes os estímulos que necessitam para retornarem às suas escolas de origem, visando à continuidade de suas atividades.
- Valorizar suas aptidões e dar-lhes oportunidade para troca de experiências que contribuam para assegurar-lhes, enquanto hospitalizadas, o direito ao atendimento pedagógico educacional, preparando-nos para o retorno à escola sem prejuízo do ano letivo.
- Promover o desenvolvimento social, emocional e cognitivo das crianças, dentro de uma perspectiva de humanização hospitalar.
- Contribuir para que não haja evasão escolar estimulada pelo fator saúde.

Os objetivos são individualizados e definidos em termos de: capacidades de ordem cognitiva, física, afetiva, de relação interpessoal e inserção social, ética, tendo em vista uma formação ampla sempre respeitando a saúde da criança e seus horários.

O conteúdo pedagógico é desenvolvido de acordo com a série em que o aluno estiver inserido. Dessa forma, os conteúdos são abordados de forma significativa para cada um. As atividades são planejadas de acordo com o projeto pedagógico da escola vinculada e de acordo com os Parâmetros Curriculares Nacionais.

O trabalho a ser desenvolvido é globalizado, com a preocupação de transmitir conhecimentos em todas as áreas de forma criativa e lúdica, na medida do possível, sempre respeitando os limites de cada criança, tanto intelectual, como físico e emocional. Os conhecimentos são transmitidos de forma motivada em todas as disciplinas, valorizando as crianças como seres livres, ativos e sociais. O importante não é só o ensino, mas o processo de aprendizagem, que pode estimulá-las a buscar o conhecimento através de suas experiências, descobrindo muitas coisas por si próprias.

Psicopedagogia

A psicopedagogia estuda o processo de aprendizagem e suas dificuldades, tendo um caráter preventivo e terapêutico. Preventivamente, deve atuar não só no âmbito escolar, mas alcançar a família e a comunidade, esclarecendo sobre as diferentes etapas do desenvolvimento humanos, para que os familiares possam compreender e entender a evolução das crianças, evitando assim cobranças de atitudes ou pensamentos que não são próprios da idade. Terapeuticamente, a psicopedagogia deve: identificar, analisar, planejar, intervir através das etapas de diagnóstico e tratar as alterações relativas ao processo de aquisição do conhecimento.

As atividades a serem desenvolvidas por esse profissional, no contexto do hospital-dia infantil, envolvem: a avaliação, a intervenção focal, a orientação familiar/escolar com relação ao aprendizado da criança, a organização e o planejamento necessários para o estudo, e o desenvolvimento de estratégias que visem facilitar a aquisição do conhecimento, por parte da criança, e a transmissão do conhecimento, por parte da escola.

São utilizadas terapias breves e pontuais, mediante protocolos de intervenções direcionadas, para atendimento das necessidades imediatas da criança durante o período de internação no hospital-dia infantil, tomando por base as seguintes áreas: motivação escolar (desenvolvimento de estratégias que visem motivar a criança na situação educacional); estratégias de aprendizagem (desenvolvimento de estratégias intrínsecas e extrínsecas que facilitem a aquisição do conhecimento); compreensão (trabalho com organização dos elementos discursivos visando facilitar a compreensão textual); organização do planejamento escolar (visando o suporte familiar e escolar); interação e estruturação do sistema educacional que a criança esteja inclusa visando à adaptação curricular e física às suas necessidades; reestruturação da relação entre o aluno, escola e o pais por meio de intervenções e conscientizações com técnicas que envolvam a realidade da situação; estimulação de aspectos relacionados a leitura, escrita, cálculo matemático e principalmente a significação desses conteúdos com a prática diária dos alunos.

Fonoaudiologia

A fonoaudiologia é a ciência que atua em pesquisa, prevenção, promoção, avaliação e terapia fonoaudiológicas na área da comunicação oral e escrita, voz e audição, bem como no aperfeiçoamento dos padrões da fala e da voz. Envolve quatro amplas áreas de atuação: linguagem, voz, audiologia e motricidade orofacial.

As atividades a serem realizadas no HDI envolvem a avaliação, prevenção e intervenção nas alterações comunicativas dos pacientes. As intervenções são focadas, prioritariamente, nas alterações linguísticas, contudo podem ser realizadas atividades em voz e/ou motricidade orofacial. Avaliações audiológicas, se necessárias e viáveis, são feitas por encaminhamento ao ambulatório central do HCFMUSP.

A partir dos encaminhamentos realizados pela equipe multiprofissional, será realizada entrevista com os familiares da criança, de maneira a buscar informações sobre o desenvolvimento infantil, queixas comunicativas e aspectos referentes ao ambiente familiar. Em seguida, será feita triagem inicial, com uma bateria de testes rápidos que visam identificar as áreas deficitárias para avaliações específicas e intervenções prioritárias. Com base nos resultados da triagem inicial, poderão ser utilizados protocolos específicos de avaliação. As avaliações específicas fornecerão subsídios para a utilização de protocolos de intervenções direcionados para as necessidades apresentadas pela criança durante o processo de internação. Os protocolos de avaliações específicas são aplicados antes e após as intervenções direcionadas, de maneira a identificar modificações nos padrões de comunicação e produção de relatório de encaminhamento para atendimento em logo prazo. As ações terão ênfase na educação e orientação familiar, de maneira a adequar o ambiente doméstico para a redução das dificuldades apresentadas pela criança.

São utilizadas terapias breves e pontuais, mediante protocolos de intervenções direcionadas, para atendimento das necessidades imediatas da criança durante o período de internação no hospital-dia infantil, tomando por base as seguintes áreas:

- Habilidades comunicativas: uso da linguagem nos diversos contextos sociais, respeito às regras do discurso, narrativa, funções de linguagem.
- Fonologia: organização e classificação dos sons da língua, que se apresentam como unidades contrastivas, capazes de criar diferentes significados.
- Semântica: compreensão dos sentidos das palavras e expressões de uma língua, pela categorização, classificação e ampliação do vocabulário.
- Consciência fonológica: habilidade metalinguística de consciência da segmentação da língua em unidades sonoras e posterior correspondência fonema-grafema.
- Motricidade orofacial: aspectos estruturais e funcionais da região orofacial, incluindo fala, respiração, sucção, mastigação e deglutição.
- Fluência: ordenamento, harmonização e sequenciação do discurso, incluindo planejamento dos padrões motores da fala.

Serviço social

O serviço social realiza avaliação psicossocial de todos os casos encaminhados ao HDI, levantando situações de vulnerabilidade ou possíveis estressores que possam estar relacionados direta ou indiretamente em deflagrar desestabilização clínica ou situações de risco.

Eventualmente, são realizadas visitas domiciliares para estudo do ambiente social no qual a criança e o adolescente estão inseridos. Além disso, o serviço social intermediará o fluxo de referência e contrarreferência, trabalhando os recursos disponíveis na rede pública para continuidade do tratamento.

Enfermagem

A equipe de enfermagem tem como objetivos as ações preventivas inerentes à saúde mental da criança e adolescente. Estas ações englobam também o atendimento à família.

O enfermeiro elabora a sistematização da assistência de enfermagem (SAE) para cada criança/adolescente com prescrição diária e evolução semanal, além de participar de reuniões e grupos (ABVD, treinamento parental, reabilitação neurocognitiva etc.).

A equipe de enfermagem liderada pelo enfermeiro tem como principais objetivos:

- Modificar comportamentos não adaptados das crianças/adolescentes.
- Orientar pais, responsáveis e crianças/adolescentes sobre todo o funcionamento do serviço e sobre seu plano de tratamento.
- Estimular e participar de atividades.
- Oferecer condições para que a criança/adolescente identifique distorções cognitivas.
- Promover o envolvimento dos familiares no tratamento.
- Promover ambiente terapêutico adaptando-o às diferentes idades.

Podemos dividir o tratamento no HDI em três fases:

- Fase I: (re)avaliação diagnóstica (em média 2 semanas) – protocolo de avaliações multidisciplinares e desenho do plano terapêutico individualizado.
- Fase II: abordagens terapêuticas (em média 6 a 8 semanas) – intervenção multidisciplinares intensiva.
- Fase III: alta (2 semanas) – diagnóstico situacional, levantamento de recursos e encaminhamento assistido e implicado

FASES DO TRATAMENTO NO HDI E CONSIDERAÇÕES SOBRE A ALTA

Conforme o projeto terapêutico do paciente chega à fase III, inicia-se o processo de alta, com início da reinserção escolar gradual do paciente, articulação de encaminhamentos com a rede encaminhadora de origem ou com a rede do Sistema Único de Saúde.

O principal critério de alta é a melhora clínica do quadro psiquiátrico que determinou o encaminhamento, por meio de critérios objetivos (avaliação clínica, escalas e nível de funcionamento) e o tempo de tratamento, estipulado a priori como de um a três meses, com situações de exceção, em que há uma curta prorrogação deste prazo em decorrência da necessidade individual de cada caso, observada pela equipe multidisciplinar.

Ao final do seguimento no HDI, o paciente recebe o relatório de cada profissional com a descrição dos objetivos atingidos, com os planejamentos pós-alta e encaminhamentos. Neste mesmo período, são elaborados os relatórios para as instâncias de proteção que tenha, porventura, sido acionadas, durante a semi-internação, notificando sua alta e seus encaminhamentos.

CONSIDERAÇÕES FINAIS

O modelo de hospital-dia infantil em saúde mental, no Brasil, apesar de se constituir em um ótimo tratamento custo benefício, com relação à internação integral, sofre das mesmas carências que as unidades de internação: seu número é reduzido e insuficiente para prover assistência à população que necessite de cuidados em psiquiatria infantil, em quadros agudos e graves.

Apesar dos estigmas que ainda circundam os diagnósticos e tratamentos psiquiátricos no país, principalmente no que concerne a população de crianças e adolescentes, acreditamos que mais serviços de hospital-dia precisam ser fundados e mantidos com estrutura adequada, visando o maior acesso ao tratamento pelos pacientes graves, a menor institucionalização da psiquiatria, a busca por resultados mais bem-sucedidos e que culminem na estabilização do quadro psiquiátrico, com melhora da qualidade de vida destes indivíduos.

Neste capítulo, a unidade Hospital Dia Infantil do SEPIA IPq-HCFMUSP foi utilizada como exemplo de unidade de semi internação psiquiátria, dentro do Sistema Único de Saúde brasileiro, visto a escassez de serviços deste subtipo no nosso meio. O tratamento neste regime é baseado no cuidado multiprofissional, dos pacientes, que permanecem na unidade, de segunda a sexta-feira, das 08:00 às 16:00, por um período aproximado de 12 semanas. São pacientes com falência de tratamento ambulatorial, egressos da unidade de internação e com quadro grave.

Vinheta clínica

F.S.M, 10 anos, natural e procedente de São Paulo.

Paciente foi encaminhado para consulta de triagem no HDI, após tentativa de tratamento ambulatorial farmacológico e psicoterápico, sem melhora expressiva e sustentada.

Mãe relatava não notar quaisquer alterações de comportamento do paciente até o mesmo completar 4 anos de idade. A partir de então, relata que F. passou a apresentar comportamentos disruptivos, com importante heteroagressividade verbal (xingamentos, palavras de baixo calão) e física, especialmente quando contrariado. Esse comportamento, com o tempo, não melhorou, culminando em episódios de agressão física importante e de destruição de patrimônio: agrediu fisicamente um colega, com um cano de ferro, após provocação verbal; após ser contrariado, chutou armário de sua escola até amassá-lo; passou a puxar os cabelos de sua mãe e a atirar objetos em sua casa quando seus desejos não eram satisfeitos; atirou controle remoto na testa de sua mãe, machucando-a (a ponto de deixar cicatriz local); subiu sobre o carro da família e começou a arremessar pedras no seu capô.

Em todos os episódios supracitados, a reação do paciente foi desproporcional ao estímulo. F. apresentava baixa tolerância a frustrações, e nessas situações ignorava as solicitações de seus pais, gritando e agredindo-os fisicamente; por vezes, o pai de F. tinha de segurá-lo para tentar contê-lo fisicamente, evitando progressão dos episódios agressivos.

Aos 9 anos de idade, o paciente já se apresentava mais facilmente irritável: exibia episódios de irritabilidade intensa quando era impedido de fazer o que queria. Os episódios de agressão à mãe pioraram em frequência, ocorrendo praticamente todos os dias. Com o tempo, colegas e familiares começaram a se afastar de F., temendo suas reações; também sua irmã de 15 anos passou a ficar mais tempo em seu quarto, para não discutir e brigar com o paciente. Paciente apresentava humor basal irritado e frequentes episódios de agitação psicomotora. A mãe de F. paulatinamente deixou de sair com ele, temendo os episódios públicos de agressividade do filho: quando passava em lojas em que queria entrar para adquirir algo (em geral, itens supérfluos) e seus pais não permitiam, F. ameaçava sua mãe e a agredia fisicamente.

O paciente também passou a não aceitar quaisquer tipos de regras, inclusive as estabelecidas na escola. Não conseguia ficar muito tempo sentado para realizar atividades, tendo prejuízo no desempenho escolar por conta disso; alegava não conseguir ficar muito tempo em locais fechados, nem sentado na sala de aula realizando atividades que não prendiam sua atenção, então faltas na escola eram frequentes.

A mãe de F. o levou para uma avaluação psiquiátrica. Inicialmente, foi aventada a hipótese diagnóstica de transtorno disruptivo de desregulação do humor, mas tal hipótese não se confirmou, sendo posteriormente substituída por transtorno de oposição desafiador (TOD). Diversas intervenções foram tentadas desde então, sem sucesso: sertralina, por 10 meses: segundo a mãe, ficou mais agitado e mais agressivo com essa medicação; valproato de sódio: sem melhora; aripiprazol (dose máxima = 20 mg/dia): sem melhora dos comportamentos disruptivos e desafiadores; atividades com psicólogo, sem sucesso. Foi então encaminhado para triagem no HDI devido aos frequentes e graves episódios de heteroagressividade verbal e física.

- Antecedentes pessoais: obesidade, esteatose hepática grau I, asma.
- Antecedentes familiares: mãe com histórico de episódio depressivo prévio (encaminhada para tratamento ambulatorial).
- Medicações à admissão no HDI: aripiprazol 20 mg/dia.
- Exames físico e psíquico, sem alteração na admissão.
- Hipóteses diagnósticas na entrada: transtorno de oposição desafiante (TOD).
- Conduta e evolução durante semi-internação no HDI: após sua admissão no HDI, o paciente passou a frequentar grade completa de atividades. O paciente ficou sob supervisão contínua de sua mãe durante o período.

Na primeira semana, o paciente mostrava-se irritado e opositor com a equipe. Tinha dificuldade em participar das atividades e em permanecer sem a presença da mãe, chegando inclusive a ameaçá-la sempre que ela conversava com a médica sem a presença dele. Mantinha episódios que escalonavam para heteroagressividade direcionada à mãe, tanto no HDI quanto em ambiente domiciliar, quando havia tentativas de dar limites aos seus comportamentos. No segundo dia em que estava no HDI, houve necessidade de realizar contenção física, pois o paciente estava agredindo sua mãe e a equipe de saúde do local. Após esse episódio, nunca mais houve necessidade de realização de contenção física (até o final da internação). A mãe, que se encontrava muito fragilizada, com labilidade afetiva e choro fácil, foi orientada a buscar tratamento psiquiátrico para um provável quadro depressivo. A equipe descobriu que F. tomava 3 mamadeiras por dia, apesar de seus 10 anos de idade e obesidade pronunciada, pois o mesmo pedia e os pais cediam, sem qualquer crítica.

Na segunda semana, foi realizada a troca do aripiprazol (medicação de que fazia uso à admissão no HDI) – por se notar ausência de resposta a essa medicação, além de a mesma não estar disponível na rede pública – por risperidona via oral, com ajustes paulatinos até atingir a dose atual (3 mg/dia), com sucesso.

Nas semanas seguintes, houve melhora expressiva do quadro com a nova medicação e com manejo comportamental: houve diminuição do número de episódios de heteroagressividade, além do paciente se tornar mais colaborativo no HDI e em casa com sua mãe. Após dois meses, paciente iniciou processo de reinserção às atividades escolares, tendo sido proposto dividir a semana com períodos de três dias no HDI e dois dias na escola. Na primeira semana, F. conseguiu ir à escola e realizar as atividades acadêmicas adequadamente, comportando-se bem; na segunda semana, apresentou dificuldade de entrar em sala de aula, pois acreditava que todos estavam olhando para ele devido ao fato de estar acima do peso. Tal dificuldade que foi trabalhada, e à alta, F. já apresenta maior tolerância em permanecer na sala de aula e realizar as atividades propostas.

Durante todo o período em que permaneceu no HDI, houve importante adesão da mãe ao tratamento.

No âmbito da terapia familiar, a separação conjugal dos pais, que já ocorria na pratica (a mãe morava com o paciente numa casa e o pai dormia na casa da tia avó paterna, vizinha a esta residência, com a desculpa de não deixar a idosa sozinha), foi revelada e trabalhada com o paciente e seus pais. F., que dormia na mesma cama que a mãe, apesar de seus 10 anos, passou a ser estimulado a dormir no mesmo quarto que a mãe, mas em camas distintas, e após esta conquista, conseguiu ir dormir no seu próprio quarto. O uso de mamadeiras foi progressivamente erradicado, com o reforço da autoestima do pré-adolescente, devido ao seu desejo de emagrecer e melhorar sua imagem corporal, e estímulo de sua autonomia.

A mãe de F. apresentou melhora importante de sua fragilidade, após início do tratamento para o transtorno depressivo e psicoterapia individual, que a fortaleceu para poder exercer a figura de autoridade que F. necessitava. O pai recebeu orientações quanto ao comportamento necessário, de imposição de limites claros e estruturados, conseguiu sair definitivamente de casa, sem perder os laços afetivos com F.

Paciente recebeu alta com encaminhamento psiquiátrico para seguimento ambulatorial e continuidade do acompanhamento psicoterápico individual. Encaminhado também para seguimento em CAPS infantil para realização de atividades ao longo do dia e para socialização.

Hipóteses diagnósticas na alta: transtorno de oposição desafiante (TOD) com melhora significativa.

Medicações em uso na alta: risperidona 3 mg/dia.

Para aprofundamento

- Blader JC, Foley CA. Milieu-based treatment: inpatient and partial hospitalization, residential treatment. Lewis's child and adolescent psychiatry: a comprehensive textbook. Philadelphia: Wolters Kluwer Health; 2017. Capítulo 6.3.2. – Capítulo do tratado de psiquiatria da infância e adolescência que aborda modelos de internação, semi-internação e residência terapêutica, abordando as pecualiaridades de cada modelo.
- Marshall M, Crowther R, Almaraz-Serrano AM, Tyrer P. Day hospital versus out-patient care for psychiatric disorders. Cochrane Database of Systematic Rev. 2001;2:CD003240. Revisão sistemática sobre o modelo de hospital-dia, que apesar de ser um pouco mais antigo, é um dos poucos artigos com este modelo de estudo

ANEXO – MODELO DE GRADE DE UM PACIENTE

HORÁRIO DE ATIVIDADES SEMANAIS										
HOSPITAL DIA INFANTIL – Instituto de Psiquiatria-HC FMUSP										
Horário	**Segunda**		**Terça**		**Quarta**		**Quinta**		**Sexta**	
8 h	Café Atendimento Psiquiatria		Café		Café Atendimento Psiquiatria		Café		Café Atendimento Psiquiatria	
	Criança	Pais	Criança	Pais	Criança	Pais	Criança	Pais	Criança	Pais
9h	Terapia lúdica	ABVD	Treino de habilidades sociais	Treino de habilidades sociais	Contadores de histórias	Terapia filial	Terapia familiar	Terapia familiar	TAC	Treino parental
10h	TO	Psicoterapia grupo	Grupo de estimulação multissensorial	Grupo pais Valores	TO	Terapia Filial	TO		Treino atenção	
11h	Treino de expressão das emoções	Treino de expressão das emoções	Funções executivas e estudo	Grupo enfermagem	Treino memória		Fonoaudiologia		Reconhecimento das emoções	Reconhecimento das emoções
12/13h	Almoço				Almoço		Almoço		Almoço	
13h	Atividade Nutrição		Grupo expressividade		Psicopedagogia	Tomada de decisão	Psicopedagogia	Controle do estresse	Psicomotricidade	
14h	Classe hospitalar		Classe hospitalar		Classe hospitalar		Classe hospitalar		Classe hospitalar	
15h	Classe hospitalar		Classe hospitalar		Classe hospitalar		Classe hospitalar		Classe hospitalar	
16 h	Classe hospitalar		Classe hospitalar		Classe hospitalar		Classe hospitalar		Classe hospitalar	

ABVD: atividades básicas de vida diária; TAC: terapia assistida por cães; TO: terapia ocupacional.

REFERÊNCIAS BIBLIOGRÁFICAS

1. **Contel JOB. O primeiro hospital-dia universitário no Brasil: 50° Aniversário. Rev Bras Psiquiatr. 2012;34:223-25.**
   ⇨ **Artigo histórico.**
2. **Weber CAT, Juruena MF. Day hospital and psychosocial care center: Expanding the discussion of partial hospitalization in mental health. Rev Assoc Med Bras. 2016;62(4):361-7.**
   ⇨ **Artigo abrangente sobre reabilitação psicossocial.**
3. **Curral R, Lopes R, Silveira C, Norton A, Domingues I, Lopes F, et al. Forty years of a psychiatric day hospital. Trends Psychiatry Psychother. 2014;36(1):52-8.**
   ⇨ **Revisão narrativa da área.**
4. Marshall M, Crowther R, Almaraz-Serrano A, Creed F, Sledge W, Kluiter H, et al. Systematic reviews of the effectiveness of day care for people with severe mental disorders: (1) acute day hospital versus admission; (2) vocational rehabilitation; (3) day hospital versus outpatient care. Health Technol Assess. 2001;5:1-75.
5. Weber CAT, Juruena MF. Inclusion of patients of a mental health day hospital: a review. Psicologia, Saúde & Doenças. 2014;15(3):790-9. Disponível em: http://dx.doi.org/10.15309/14psd150318.
6. Brasil. Ministério da Saúde. Portaria n. 44, de 10 de janeiro de 2001. Brasília: Diário Oficial da União, de 12/1/2001.
7. Associação Brasileira de Psiquiatria, Associação Médica Brasileira, Conselho Federal de Medicina, Federação Nacional dos Médicos. Diretrizes para um modelo de assistência integral em saúde mental no Brasil; 2006.
8. **Polanczyk GV, Salum GA, Sugaya LS, Caye A, Rohde LA. Annual research review: A meta-analysis of the worldwide prevalence of mental disorders in children and adolescents. J Child Psychol Psychiatry. 2015;56(3):345-65.**
   ⇨ **Importante revisao sobre prevalência de transtornos mentais em crianças e adolescentes.**
9. Fleitlich-Bilyk B, Goodman R. Prevalence of child and adolescent psychiatric disorders in Southeast Brazil. J Am Academy of Child & Adolescent Psychiatry. 2004;43(6):727-34.
10. Goodman R, Neves dos Santos D, Robatto Nunes AP, Pereira de Miranda D, Fleitlich-Bilyk B, Almeida Filho N. The Ilha de Maré study: a survey of child mental health problems in a predominantly African-Brazilian rural community. Soc Psychiatry Psychiatr Epidemiol. 2005;40:11-7.
11. Rothbaum F, Weisz JR. Parental caregiving and child externalizing behavior in nonclinical samples: a meta-analysis. Psychol Bull. 1994;116(1):55-74.
12. McLeod BD, Weisz JR, Wood JJ. Examining the association between parenting and childhood depression: a meta-analysis. Clin Psychol Rev. 2007;27(8):986-1003.
13. McLeod BD, Wood JJ, Weisz JR. Examining the association between parenting and childhood anxiety: a meta-analysis. Clin Psychol Rev. 2007;27(2):155-72.
14. **Gunlicks ML, Weissman MM. Change in child psychopathology with improvement in parental depression: a systematic review. J Am Acad Child Adolesc Psychiatry. 2008;47(4):379-89.**
    ⇨ **Revisão sistemática sobre impacto na psicopatologia infantil a partir da melhora do humor dos cuidadores.**
15. Serbin LA, Kingdon D, Ruttle PL, Stack DM. The impact of children's internalizing and externalizing problems on parenting: transactional processes and reciprocal change over time. Dev Psychopathol. 2015;27(4 Pt 1):969-86.
16. Eisler I, Lask J. Family interventions. In: Thapar A, Pine DS, Leckman JF, Scott S, Snowling MJ, Taylor E (eds.). Rutter's child and adolescent psychiatry, vol. 1. West Sussex: Wiley; 2015. pp. 510-20.
17. American Ocupational Therapy Association. Occupational therapy practice framework domain and process, 2. ed. American Journal of Occupational Therapy. 2008;62:625-83.

5

Hospital-dia do idoso

Glenda Dias dos Santos

Sumário

Pontos-chave

- As intervenções não farmacológicas complementam o tratamento farmacológico e têm como objetivo manter ou melhorar o estado de saúde e a qualidade de vida dos pacientes, familiares e cuidadores.
- O Hospital Dia do Idoso (HDI) é uma iniciativa pioneira que propõe oferecer ao idoso com doença de Alzheimer, na fase leve a moderada, e à sua família tratamento multiprofissional complementar ao tratamento farmacológico.
- A implementação de programas de reabilitação para idosos com déficits cognitivos deve ter como base o conhecimento do processo da doença, a identificação das habilidades preservadas e prejudicadas, e a participação dos cuidadores no tratamento.
- Programas de reabilitação destinados a idosos com déficits cognitivos, especificamente doença de Alzheimer, trazem resultados positivos para pacientes e cuidadores, melhorando a qualidade de vida e reduzindo a sobrecarga do cuidador, o que ajuda no enfrentamento da doença, podendo diminuir a necessidade de institucionalização de pacientes.

INTRODUÇÃO

O aumento da expectativa de vida trouxe desafios ao cuidado de saúde das pessoas idosas. Um desses desafios é o cuidado em saúde mental que se tornou uma prioridade diante do envelhecimento populacional[1]. Segundo dados da Pesquisa Nacional por Amostra de Domicílios Contínua (PNAD)[2], em 2017 os idosos eram 30,2 milhões. A previsão é de que, em 2025, seremos o sexto país em número de idosos, com aproximadamente 32 milhões de pessoas com 60 anos ou mais, devendo atingir 41,5 milhões em 2030.

Com o crescimento da população idosa estima-se um aumento de pessoas com risco de desenvolver doenças neurológicas e psiquiátricas[3], o que eleva a demanda por serviços de saúde mental para tratamento das síndromes demenciais, transtornos depressivos e ansiosos e quadros psicóticos, exigindo profissionais preparados para lidar com as especificidades do idoso e o desenvolvimento de serviços destinados às pessoas idosas com transtornos mentais[4,5].

Destas doenças, a depressão e as demências são os transtornos mentais mais frequentes nessa população. A depressão está associada a sofrimento emocional, aumentos nos gastos com saúde, morbidade, maior risco de suicídio e mortalidade por outras causas[6]. As demências, por sua vez, constituem-se em uma síndrome de natureza crônica e progressiva, que afeta o funcionamento cerebral, comprometendo as diversas funções cognitivas tais como memória, raciocínio, função executiva, linguagem, compreensão e julgamento, acarretando alterações comportamentais que interferem no desempenho de atividades usuais. Todo esse quadro leva à perda da autonomia e da independência, podendo trazer sofrimento e sobrecarga para familiares e cuidadores. Dentre as demências, a doença de Alzheimer é o tipo mais comum e representa entre 60 e 70% dos casos[7].

A doença de Alzheimer é dividida nas fases leve, moderada e grave. Na fase leve, a pessoa apresenta alterações como perda de memória recente, dificuldade para encontrar palavras, desorientação temporal e espacial, dificuldade nas tomadas de decisões, perda de iniciativa e de motivação, sinais de depressão, agressividade, diminuição do interesse por passatempos e atividades. Na fase moderada, as dificuldades ficam mais evidentes em relação às atividades da vida diária, como a incapacidade de cozinhar e cuidar da casa, necessidade de ajuda com a higiene pessoal e autocuidados, maior dificuldade para falar e se expressar com clareza, alterações de comportamento e alucinações. Na fase grave, observa-se prejuízo gravíssimo nas funções cognitivas, dificuldades para alimentar-se associadas a prejuízos na deglutição, dificuldade de entender o que se passa à sua volta, dificuldade de orientar-se dentro de casa. Pode haver incontinência urinária e fecal e intensificação de comportamento inadequado e dificuldade de locomoção[8].

As projeções para a população brasileira indicam um aumento de 7,6% para 7,9% entre 2010 e 2020, isto é, 55.000 novos casos de demência por ano, tornando-se um problema de saúde pública e umas das principais causas de incapacidade na velhice, pois demanda cuidados durante todo o curso da doença, que leva à dependência total da pessoa afetada[9].

Até o momento não há um tratamento estabelecido que possa curar ou reverter a deterioração causada pela doença de Alzheimer[10]. Dessa maneira, as opções terapêuticas disponíveis têm por objetivo aliviar sintomas cognitivos e comportamentais por meio do uso de medicamentos, e também melhorar a qualidade de vida do paciente e de sua família, através uma abordagem multiprofissional por meio das intervenções não farmacológicas[11-15].

Desta forma, as intervenções não farmacológicas complementam o tratamento farmacológico e têm como objetivo manter ou melhorar o estado de saúde e a qualidade de vida dos pacientes, familiares e cuidadores. Para melhorar ou manter o desempenho cognitivo de pacientes pode-se utilizar: reabilitação neuropsicológica, estimulação cognitiva, reestruturação ambiental, orientação nutricional, programas de exercícios físicos, fisioterapia, arteterapia, terapias sociais, ocupacionais e de recreação, dança, musicoterapia, fonoaudiologia e orientações de enfermagem. Para familiares e cuidadores, as intervenções utilizadas são orientação e apoio psicológico[10,16-18].

FUNDAMENTOS

Diversos estudos nessa área demonstraram que a combinação de tratamento farmacológico e reabilitação neuropsicológica em idosos com doença de Alzheimer na fase leve a moderada vem sendo utilizada para otimizar as funções cognitivas e o funcionamento global[19-21]. Esse tratamento combinado pode ajudar na estabilização ou na discreta melhora dos déficits cognitivos e funcionais[22]. Alternativas não farmacológicas, incluindo musicoterapia, aromaterapia, arteterapia, terapia comportamental, orientação à realidade, atividades sob medida e exercícios físicos, mostraram que essas intervenções têm eficácia importante e significativa para melhorar os sintomas comportamentais e psicológicos da demência, como agitação, sintomas psicóticos e apatia[23]. Ações direcionadas aos familiares e cuidadores, como suporte psicológico e orientações, podem diminuir sintomas psiquiátricos existentes e o estresse, favorecendo o bem-estar tanto de pacientes quanto de familiares e cuidadores[24,25].

Práticas baseadas em evidências

No estudo de Loewenstein et al.[26] sobre a eficácia de um programa de reabilitação cognitiva e funcional para pacientes com doença de Alzheimer na fase leve com associação do tratamento farmacológico (inibidores da colinesterase), houve estabilidade cognitiva e funcional após três meses do término da intervenção. Spector et al.[27], em seu estudo multicêntrico, randomizado e controlado sobre um programa de estimulação cognitiva para pacientes com doença de Alzheimer, verificaram melhora significativa em aspectos cognitivos e na qualidade de vida dos pacientes que participaram da intervenção em relação aos que não receberam tratamento. Desta forma, o cuidado ao idoso com doença de Alzheimer envolve o tratamento farmacológico e intervenções multidisciplinares conforme as particularidades do paciente e de sua rede de suporte social.

Em revisão de literatura sobre utilização da reabilitação neuropsicológica em pacientes com déficits cognitivos, Miotto et al.[28] verificaram que a intervenção é recomendada para pacientes com queixas cognitivas, com comprometimentos pré-clínicos de demência que utilizaram a estratégia de aprendizagem sem erro. Os autores destacam que a implementação de programas de reabilitação para idosos com déficits cognitivos deve ter como base o conhecimento do processo da doença, a identificação das habilidades preservadas e prejudicadas e a participação dos cuidadores no tratamento. Estes devem receber informações e suporte emocional, pois o principal objetivo da reabilitação neuropsicológica é a melhoria na qualidade de vida dos pacientes, familiares e cuidadores. Um estudo de Talassi et al.[29] sobre a eficácia de um programa de reabilitação cognitiva com o uso de programas computadorizados, terapia ocupacional e treino comportamental dirigido a pacientes com comprometimento cognitivo leve e demência leve encontrou melhora na função cognitiva global e no humor em pacientes com demência leve. Nos pacientes com comprometimento cognitivo leve houve melhora na apraxia construtiva, função visuoespacial, estado funcional e no humor em comparação ao grupo controle.

Na revisão sistemática com 25 estudos de intervenções não farmacológicas realizada por Matilla-Mora et al.[30], as evidências obtidas mostraram a eficácia de intervenções não farmacológicas no atraso da progressão da disfunção em pacientes com demência. Foram encontrados efeitos benéficos com a aplicação de programas estruturados de terapia ocupacional em domicílio no estágio demencial leve a moderado, que incluem exercícios aeróbicos e de fortalecimento, estimulação cognitiva e sensorial e treinamento de memória com base no aprendizado sem erros. Os benefícios obtidos se concentram no desempenho de atividades da vida diária, funcionamento cognitivo e funcionamento emocional. Verificou-se também que a intervenção combinada ao treinamento do cuidador em domicílio foi mais bem-sucedida do que aquela focada apenas no paciente.

Apesar dos resultados positivos desses programas e estudos, faltam pesquisas com grupo-controle, número maior de participantes e descrição detalhada das avaliações e intervenções realizadas com os pacientes[31]. Zucchella et al.[10] também destacam a necessidade de ensaios clínicos randomizados bem projetados, com projetos inovadores para verificar a eficácia as terapias não farmacológicas nas demências, além de examinar a relação custo-eficácia de acordo com o perfil dos pacientes com demência.

Diante dessas informações, que reforçam a importância das intervenções não farmacológicas no tratamento dos déficits cognitivos e em especial da doença de Alzheimer, em 2007 uma equipe de profissionais do Ambulatório de Psicogeriatria do Laboratório de Neurociências (LIM-27) do Instituto de Psiquiatria do Hospital das Clínicas da Faculdade de Medicina da Universidade de São Paulo (IPq-HCFMUSP), juntamente com docentes do Curso de Gerontologia da Escola de Artes, Ciências e Humanidades da Universidade de São Paulo (EACH-USP), elaborou um programa atrelando assistência e pesquisa para idosos com doença de Alzheimer e seus familiares e/ou cuidadores, no Hospital Dia do Idoso do IPq-HCFMUSP.

Os critérios para participar do programa foram: ter 60 anos ou mais; diagnóstico de possível ou provável doença de Alzheimer; estar realizando acompanhamento médico e em uso de medicação (inibidor da acetilcolinesterase e/ou memantina); ter no mínimo dois anos de escolaridade; conseguir ler e escrever; apresentar pontuação no Miniexame do Estado Mental de até 14 pontos[32]; ter disponibilidade de frequentar o programa e vir acompanhado por algum familiar ou cuidador.

No início e ao término desse programa foram aplicadas escalas de avaliação de parâmetros cognitivos, funcionais, de qualidade de vida, de sobrecarga do cuidador e de sintomas comportamentais para avaliação objetiva do benefício dessa intervenção.

Nos anos de 2009 e 2010, esse programa foi um dos cinco premiados do Concurso Talentos da Maturidade, categoria Programas Exemplares, do Grupo Santander Brasil, e será descrito a seguir.

PROGRAMAS OU APLICAÇÕES

Hospital-Dia do Idoso do IPq-HCFMUSP

O Hospital Dia do Idoso (HDI) propõe oferecer tratamento multiprofissional com abordagens não farmacológicas que complementam o tratamento farmacológico da doença de Alzheimer. O programa baseia-se no modelo de hospital-dia, com a proposta de cuidar do paciente durante o dia, duas vezes por semana, sendo oferecidas atividades terapêuticas para os pacientes e para seus familiares e cuidadores com a finalidade de proporcionar estimulação cognitiva, física e funcional, além aprimorar as formas de lidar com a doença.

O programa conta com uma equipe multiprofissional formada por psiquiatras, psicólogos, gerontólogos, terapeutas ocupacionais, fisioterapeutas, fonoaudiólogos, arteterapeutas, educadores físicos e profissionais de enfermagem. São oferecidas quatro atividades terapêuticas por dia, durando de uma hora a uma hora e meia, em grupos de 10 pacientes. As atividades são: estimulação cognitiva com uso de programas computadorizados, jogos de xadrez, pré-enxadrísticos e outros, terapia ocupacional, arteterapia, fonoaudiologia, fisioterapia e educação física. Para familiares e cuidadores são oferecidos grupos psicoeducacionais e psicoterapêuticos. Assim, incluindo a pausa para almoço, os pacientes ficam em atividade às terças e quintas-feiras, das 9h às 15h30. O programa tem duração de 15 semanas. Após esse período, de acordo com as preferências e possibilidades de cada paciente, são encaminhados para outros serviços de referência. O objetivo desse arranjo modular é possibilitar a avaliação periódica do benefício dessas atividades, bem como a otimização da utilização desse serviço, possibilitando o atendimento a novos pacientes.

A seguir serão descritas as atividades terapêuticas oferecidas no programa:

- **Estimulação cognitiva:** o principal intuito das sessões é estimular e manter as habilidades cognitivas ainda preservadas e diminuir o declínio das habilidades que já estão comprometidas. Por meio de exercícios cognitivos, programas computadorizados e jogos de raciocínio exercitam-se a atenção, memória, linguagem, funções executivas e visuoconstrução, entre outras. Utilizam-se simulação de fatos do cotidiano e aprendizagem de estratégias mnemônicas que variam de acordo com o grau de comprometimento cognitivo dos pacientes e as principais queixas do grupo. Geralmente utilizam-se recursos externos simples (como o calendário) e recursos internos (associação, aprendizagem sem erro, categorização, imagem mental). Além disso, as sessões acabam incluindo também um conteúdo educacional, já que os idosos trazem muitas dúvidas sobre suas dificuldades cognitivas.
- **Estimulação cognitiva por meio de jogos:** por meio de metodologia acessível e divertida, os elementos presentes nos jogos de xadrez e outros são utilizados para estimular algumas funções cognitivas como: atenção, concentração, raciocínio lógico-matemático, agilidade de pensamento, poder de decisão, capacidade de abstração e habilidades sociais no contato com outros participantes do grupo. Outros jogos, como dominó, jogo da velha, jogo da memória e quebra-cabeça são confeccionados em cartolina ou EVA durante a sessão com o objetivo de serem levados para o domicílio para que os familiares e/ou cuidadores possam estimular os idosos no seu domicílio.
- **Terapia ocupacional:** objetiva a melhora das funções cognitivas e da funcionalidade por meio do treino das atividades básicas de vida diária (higiene, alimentação, vestuário) e de atividades instrumentais de vida diária (pagar contas, fazer compras, atividades de lazer e sociais). São

estimuladas também as funções cognitivas (memória, atenção, linguagem, raciocínio, orientação temporal e espacial, entre outras) e ensinadas atividades diversas, como artesanato e lazer. São feitas também orientações aos familiares e cuidadores em relação à residência do paciente e aos seus cuidados, visando à prevenção de acidentes, melhora da funcionalidade e otimização da autonomia.

- **Arteterapia:** visa à estimulação cognitiva e motora por meio de técnicas expressivas e artísticas, propiciando o reconhecimento e a manutenção das habilidades remanescentes, além da possibilidade de os pacientes aprenderem e desenvolverem novas habilidades que não existiam antes da doença. No início do processo terapêutico é realizado o acolhimento entre terapeuta-paciente, em seguida a atividade expressiva e no término da sessão a autoavaliação da atividade. Utilizam-se colagens com diversos materiais, atividades com tintas e lápis de cor, expressão tridimensional com argila, papéis, papelão e sucata.
- **Fonoaudiologia:** tem por objetivo estimular os diversos campos semânticos, melhorando a comunicação do idoso por meio de estratégias de comunicação facilitadoras e efetivas para serem utilizadas em diferentes situações da vida diária. Elabora-se a linguagem oral e escrita com o intuito de organizar pensamentos por meio de pequenas histórias. Durante as sessões os pacientes são estimulados a falar sobre a sua história de vida (profissão, família, experiências de vida em geral) e são utilizados jogos que estimulam a linguagem (da memória, dominó com figuras e "stop"). Finalmente, na presença dos cuidadores, são realizadas atividades práticas sobre deglutição e disfagia.
- **Fisioterapia:** o objetivo é a prevenção de quedas por meio do treino de marcha e equilíbrio com e sem tarefa de atenção dividida (dupla tarefa) e educação continuada para pacientes e seus cuidadores em atividades do cotidiano. As sessões envolvem atividades funcionais e de mobilidade, treino de equilíbrio (estratégias e interação dos sistemas sensoriais), treino de marcha e a associação dessas atividades com tarefas cognitivas (dupla tarefa), estimulando a atenção e a memória.
- **Educação física:** visa proporcionar atividades físicas que tragam bem-estar e interação social para manutenção e/ou melhora das capacidades físicas/neuromotoras, funções cognitivas. São oferecidos aos pacientes e aos cuidadores conhecimentos sobre a importância da atividade física para a manutenção da qualidade do envelhecimento. As atividades físicas incluem: aquecimento, exercícios para melhorar o tempo de reação, flexibilidade, agilidade e coordenação, exercícios aeróbicos e com pesos e relaxamento.
- **Grupo de apoio aos familiares e cuidadores**: este grupo proporciona um espaço de orientação e suporte a familiares e cuidadores, ajudando-os a lidarem com as dificuldades que surgem diante da doença de Alzheimer. O trabalho de orientação tem por finalidade ensinar sobre a doença e compreender as diferentes necessidades de cuidado advindos da doença. Em cada encontro um tema é exposto e, em seguida, os participantes podem realizar perguntas, reflexões, relatos e trocas de experiências. São oferecidas informações para as atividades de cuidado e autocuidado e, se necessárias, sugestões para mudanças de atitudes e comportamentos. Além dos atendimentos em grupo, podem ser realizados atendimentos individuais aos familiares e cuidadores.

Para entrar no programa, os pacientes devem ter disponibilidade de participar de todas as atividades, isto é, de comparecer duas vezes por semana, durante todo o dia, ao longo de 15 semanas. Ao término do programa é elaborado um plano de atenção de acordo com as necessidades de cada idoso, incluindo seu familiar ou cuidador, e são oferecidas orientações para a continuidade do tratamento não farmacológico. Periodicamente, é realizado contato telefônico, e em alguns casos, quando preciso, é agendado um atendimento individual. Assim, para a triagem dos pacientes, orientações, cuidado dos pacientes ao longo do programa, aplicação das escalas de avaliação e integração da equipe multiprofissional é fundamental a presença de um gestor, além dos profissionais que coordenam cada uma das atividades terapêuticas descritas anteriormente.

Dados sobre o efeito deste programa revelaram melhora nos sintomas depressivos e na qualidade de vida dos idosos, expansão das redes de amizade e elevação da motivação e do prazer em participar das atividades terapêuticas, mostrando que intervenções psicossociais como estas podem ser uma estratégia eficaz na melhora da qualidade de vida dos idosos com doença de Alzheimer[18].

Em outra análise metodologicamente mais avançada, foi demonstrado que pacientes que realizaram as atividades desse programa mantiveram-se estáveis nas medidas da função cognitiva global e no desempenho de tarefas de atenção, enquanto que um grupo de comparação apresentou significativa piora. Além disso, houve redução em sintomas depressivos tanto em pacientes quanto em familiares e diminuição de sintomas neuropsiquiátricos em pacientes com doença de Alzheimer[17]. Em uma outra análise, com 97 pacientes, os dados apontam para mesma direção: melhora em parâmetros cognitivos globais, redução de sintomas depressivos, além da melhora na qualidade de vida. Porém, para pacientes em fase moderada da demência, não houve diferenças significativas[15].

Destaca-se também a ampliação da rede social dos familiares e cuidadores, que têm a possibilidade de esclarecer dúvidas e obter um espaço para troca de experiências e oportunidade para falarem sobre os seus problemas e dificuldades, pois diante da situação de perdas que a doença impõe, ocorrem modificações no funcionamento da dinâmica familiar, necessitando de readaptação dos papéis exercidos anteriormente[33]. Além disso, foram identificadas percepções positivas e negativas associadas ao cuidado[25]. Detectou-se que após as intervenções houve uma maior demonstração de carinho através de palavras entre os membros da família, aceitação das coisas sem muita preocupação e um aumento de atividades instrumentais desenvolvidas pelos cuidadores. Entretanto, observou-se que os cuidadores aumentaram o estresse e a vergonha em relação aos comportamentos dos pacientes, destacando a importância da inclusão de serviços de saúde destinados a essas pessoas para ajudá-las no enfrentamento das adversidades encontradas no quadro progressivo da demência[34].

Como um todo, esses resultados demonstram que esse modelo de programa de estimulação cognitiva e funcional para idosos com déficits cognitivos em estágio leve pode ajudar no tratamento das demências, proporcionando benefícios nos sintomas da doença e melhora na qualidade de vida de pacientes e familiares.

CONCLUSÃO

Com o aumento de casos de demência na população idosa surge a necessidade de implementação de serviços e programas destinados a pacientes, familiares e cuidadores. O tratamento para as demências deve envolver tratamento farmacológico, intervenções multiprofissionais não farmacológicas e suporte ao cuidador.

As demandas dos pacientes com doença de Alzheimer e de seus familiares e/ou cuidadores são complexas, sendo necessária uma atenção multidisciplinar com a participação conjunta de vários profissionais. Neste contexto, é fundamental o trabalho em equipe, compartilhando os desafios e estimulando a busca conjunta de soluções para os problemas enfrentados. Sabe-se que há um longo caminho pela frente para atender a demanda de idosos com doença de Alzheimer e outras demências em uma rede de suporte efetiva e integrada, considerando aspectos sociais e de saúde apropriadas às realidades locais com envolvimento comunitário, otimização dos recursos e incentivo de novos programas de intervenção.

Programas de reabilitação destinados a idosos com déficits cognitivos, especificamente doença de Alzheimer, trazem resultados positivos para pacientes e cuidadores, melhorando a qualidade de vida e reduzindo a sobrecarga do cuidador, o que ajuda no enfrentamento da doença, podendo diminuir a necessidade de institucionalização de pacientes. O programa de estimulação cognitiva e funcional desenvolvido no Hospital Dia do Idoso, no Instituto de Psiquiatria do HCFMUSP, é uma experiência bem-sucedida que pode ser replicada em outros serviços, de acordo com a disponibilidade de recursos físicos, humanos e financeiros destes locais.

Vinheta clínica

Sra. Rosa, 80 anos, casada, 4 filhos e 7 netos. Aposentada, com 8 anos de escolaridade, trabalhou na maior parte da vida na área administrativa de uma escola, na qual era responsável pelo setor financeiro. Há 3 anos foi diagnosticada com doença de Alzheimer, atualmente realiza tratamento médico e está com as doses estabilizadas. Apresenta prejuízos cognitivos (repetições, falta de atenção, dificuldade de concentração e planejamento, desorientação no tempo e espaço) e sintomas depressivos. Filha refere que a mãe está muito sozinha e não tem interesse por nada. A pedido do médico, a família procura o Hospital Dia do Idoso do IPq para tratamento não farmacológico voltado para reabilitação cognitiva e funcional.

O gestor do serviço agendou consulta com a idosa e o familiar para elaboração do plano de cuidados. De acordo com o perfil da idosa, considerando suas preferências e suas demandas, foram sugeridas atividades grupais nas oficinas de estimulação cognitiva, arteterapia, terapia ocupacional, fisioterapia e atividade física, duas vezes na semana durante quatro meses. Também foi oferecido ao familiar o grupo de psicoeducação e de suporte a cuidadores.

A paciente foi avaliada antes e após o programa, com avaliação cognitiva breve, escalas de depressão e qualidade de vida. Após quatro meses, verificou-se melhora nos sintomas depressivos, qualidade de vida e orientação temporal e espacial. Segundo relato do familiar, a experiência grupal com outros cuidadores colaborou para enfrentar as dificuldades e criar estratégias para lidar com a doença.

Para aprofundamento

- Forlenza O, Falcão D, Cachioni M, Nunes P. Doença de Alzheimer: Uma perspectiva do tratamento multiprofissional. São Paulo: Atheneu; 2012.
  - ⇨ **Este livro descreve a estrutura do programa desenvolvido no Hospital Dia do Idoso para auxiliar os profissionais de saúde que tenham interesse nessa temática a desenvolverem estratégias e práticas para a reabilitação de idosos com demência.**
- World Health Organization (WHO). Global action plan on the public health response to dementia 2017-2025. Geneva: World Health Organization; 2017.
  - ⇨ **Este documento tem como objetivo melhorar a vida das pessoas com demência, seus cuidadores e famílias. Há conteúdo sobre o aumento da priorização e conscientização da demência; redução do risco de demência; diagnóstico, tratamento e cuidados; suporte para cuidadores de demência; fortalecimento dos sistemas de informação para demência; pesquisa e inovação.**
- Zucchella C, Sinforiani E, Tamburin S, Federico A, Mantovani E, Bernini S et al. The multidisciplinary approach to Alzheimer's disease and dementia. A narrative review of non-pharmacological treatment. Front Neurol. 2018;9:1058.
  - ⇨ **Revisão de estudos com intervenções não farmacológicas para idosos com doença de Alzheimer entre os anos de 2008 a 2018.**

REFERÊNCIAS BIBLIOGRÁFICAS

1. Medeiros B, Foster J. A doença mental no idoso: representações sociais de estudantes de medicina no Reino Unido. Rev Esc Enferm USP. 2014;48(Esp2):138-45.
2. Pesquisa Nacional por Amostra de Domicílios Contínua. Número de idosos cresce 18% em 5 anos e ultrapassa 30 milhões em 2017. Disponível em https://agenciadenoticias.ibge.gov.br/agencia-noticias/2012-agencia-de-noticias/noticias/20980-numero-de-idosos-cresce-18-em-5-anos-e-ultrapassa-30-milhoes-em-2017. [Acesso em 24 mar 2020].
3. Martins AMEBL, Nascimento JE, Souza JGS, de Sá MAB, Feres SBL, Soares BP, et al. Associação entre transtornos mentais comuns. Ciência & Saúde Coletiva. 2016;21(11):3387-98.
4. Borim FSA, Barros MBA, Botega NJ. Transtorno mental comum na população idosa: pesquisa de base populacional no Município de Campinas, São Paulo, Brasil. Ca. Saúde Pública, Rio de Janeiro. 2013;29(7):1415-26.
5. Clemente AS, Loyola Filho AI, Firmo JOA. Concepções sobre transtornos mentais e seu tratamento entre idosos atendidos em um serviço público de saúde mental. Cad Saúde Pública. 2011;27:555-64.
6. Vieira ER, Brown E, Raue P. Depression in older adults: Screening and referral. Journal of Geriatric Physical Therapy. 2014;37(1):24-30.
7. World Health Organization (WHO). Global action plan on the public health response to dementia 2017-2025. Geneva: World Health Organization; 2017. Disponível em http://apps.who.int/gb/ebwha/pdf_files/WHA70/A70_28-en.pdf?ua=1&ua=1&ua=1. [Acesso em 20 jan 2020].
8. Associação Brasileira de Alzheimer. Evolução da doença. Disponível em http://abraz.org.br/web/sobre-alzheimer/evolucao-da-doenca/. [Acesso em 24 mar 2020].
9. Zucchella C, Sinforiani E, Tamburin S, Federico A, Mantovani E, Bernini S et al. The multidisciplinary approach to Alzheimer's disease and dementia. A narrative review of non-pharmacological treatment. Front Neurol. 2018;9:1058.
10. Burlá C, Camarano AA, Kanso S, Fernandes D, Nunes R. Panorama prospectivo das demências no Brasil: Um enfoque demográfico. Ciência & Saúde Coletiva. 2013;18(10):2949-56.
11. Raggi A, Tasca D, Ferri R. A brief essay on non-pharmacological treatment of Alzheimer's disease. Rev Neurosci. 2017;28(6):587-97.
12. Duru Asiret G, Kapucu S. The effect of reminiscence therapy on cognition, depression, and activities of daily living for patients with Alzheimer disease. J Geriatr Psychiatry Neurol. 2015;pii:0891988715598233.
13. Kumar P, Tiwari SC, Goel A, Sreenivas V, Kumar N, Tripathi RK, et al. Novel occupational therapy interventions may improve quality of life in older adults with dementia. Int Arch Med. 2014;7:26.
14. Olazarán J, Reisberg B, Clare L, Cruz I, Peña-Casanova J, Del Ser T, et al. Nonpharmacological therapies in Alzheimer's disease: A systematic review of efficacy. Dement Geriatr Cogn Disord. 2010;30(2):161-78.
15. Carvalho IAM, Alvarez AMMA, Ávila R, Bottino CMC. Reabilitação cognitiva em pacientes com doença de Alzheimer. In: Bottino CMC, Laks J, Blay SL. Demência e transtornos cognitivos em idosos. Rio de Janeiro: Guanabara Koogan; 2006. p.353-62.
16. **Santos GD, Nunes PV, Stella F, Brum OS, Yassuda MS, Ueno LM et al. Multidisciplinary rehabilitation program: effects of a multimodal intervention for patients with Alzheimer's disease and cognitive impairment without dementia. Arch Clin Psychiatry. 2015;42(6):153-6.**
    ⇨ **Publicação sobre o Programa do Hospital Dia do Idoso.**
17. **Viola LF, Nunes PV, Yassuda MS, Aprahamian I, Santos FS, Santos GD, et al. Effects of a multidisciplinary cognitive rehabilitation program for patients with mild Alzheimer's disease. Clinics (Sao Paulo). 2011;66(8):1395-400.**
    ⇨ **Publicação sobre o Programa do Hospital Dia do Idoso.**
18. **Machado F, Nunes PV, Viola LF, Santos FS, Forlenza OV, Yassuda MS. Quality of life and Alzheimer's disease: Influence of participation in a rehabilitation center. Dement Neuropsychol. 2009;3(3):241-7.**
    ⇨ **Publicação sobre o Programa do Hospital Dia do Idoso.**
19. Woods B, Aguirre E, Spector AE, Orrell M. Cognitive stimulation to improve cognitive functioning in people with dementia. Cochrane Database Syst Rev. 2012;2:CD005562.
20. Spector A, Orrell M, Woods B. Cognitive Stimulation Therapy (CST): effects on different areas of cognitive function for people with dementia. Int J Geriatr Psychiatry. 2010;25(12):1253-8.
21. Bottino CMC et al. Cognitive rehabilitation combined with drug treatment in Alzheimer's disease patients: A pilot study. Clinical Rehabilitation. 2005;19:861-9.
22. Avila R, Bottino CM, Carvalho IA, Santos CB, Seral C, Miotto EC. Neuropsychological rehabilitation of memory deficits and activities of daily living in patients with Alzheimer's disease: a pilot study. Braz J Med Biol Res. 2004;37:1721-9.
23. De Oliveira AM, Radanovic M, de Mello PC, Buchain PC, Vizzotto AD, Celestino DL, et al. Nonpharmacological interventions to reduce behavioral and psychological symptoms of dementia: A systematic review. Biomed Res Int. 2015;2015:218980.
24. Santos GD, Ciasca EC, de Oliveira AM, Forlenza OV. Intervenções psicossociais para cuidadores de idosos com demência. Salud(i)Ciencia. 2018;23:275-80.
25. **Lopes LO, Cachioni M. Cuidadores familiares de idosos com doença de Alzheimer em uma intervenção psicoeducacional. Rev Bras Geriatr Gerontol Rio de Janeiro. 2013;16(3):443-60.**
    ⇨ **Publicação sobre o Programa do Hospital Dia do Idoso.**
26. Loewenstein DA, Acevedo A, Czaja SJ, Duara R. Cognitive rehabilitation of mildly impaired Alzheimer disease patients on cholinesterase inhibitors. American Journal of Geriatric Psychiatry. 2004;12(4):395-402.
27. Spector A, Woods B, Orrel M. Cognitive stimulation for the treatment of Alzheimer's disease. Expert Reviews Neurotherapy. 2008;8(5):751-7.
28. Bahar-Fuchs A, Clare L, Woods B. Cognitive training and cognitive rehabilitation for mild to moderate Alzheimer's disease and vascular dementia. Cochrane Database Syst Rev 2013;5:CD003260.
29. Miotto EC, Serrao VT, Guerra GB, de Lúcia MCS, Scaff M. Cognitive rehabilitation of neuropsychological deficits and mild cognitive impairment: A review of the literature. Dementia & Neuropsychologia. 2008;2(2):139-45.
30. Talassi E, Guerrecshi M, Feriani M, Fedi V, Bianchetti A, Trabucchi M. Effectiveness of a cognitive rehabilitation program in mild dementia and mild cognitive impairment: a case control study. Archves of Gerontology and Geriatrics. 2007;44(1):391-9.
31. Matilla-Mora R, Martínez-Piédrola RM, Fernández Huete J. Effectiveness of occupational therapy and other non-pharmacological therapies in cognitive impairment and Alzheimer's disease. Rev Esp Geriatr Gerontol. 2016;51(6):349-56.
32. Folstein MF, Folstein SE, McHugh PR. "Mini-mental state" – a practical method for grading the mental state of patients for clinician. J Psychiat Res. 1975;12:189-98.
33. Falcão DVS, Flauzino KL, Fratezi FR. Rede de Suporte Social e Doença de Alzheimer: O caso de um cônjuge idoso cuidador. In: Falcão DVS, Araújo LF (Orgs.). Psicologia do envelhecimento: Relações sociais, bem-estar subjetivo e atuação profissional em contextos diferenciados. Campinas, SP: Alínea; 2009. p.45-66.
34. **Falcão DVS, Braz MC, Garcia CR, Santos GD, Yassuda MS, Cachioni M, et al. Atenção psicogerontológica aos cuidadores familiares de idosos com doença de Alzheimer. Psicologia, Saúde & Doenças (Portugal). 2018;XIX:377-89.**
    ⇨ **Publicação sobre o Programa do Hospital Dia do Idoso.**

6

Equipe multi/transdisciplinar e plano terapêutico

Ana Laura Alcantara Alves
Mary Ann von Bismarck
Renato Del Sant

Sumário

Pontos-chave

- O embasamento do conceito de interdisciplinaridade favorece a construção de um trabalho em equipe em saúde mental.
- A fenomenologia existencial de Heidegger envolve conceitos que podem estruturar teoricamente esta prática.
- O trabalho em equipe exige do profissional uma disposição para estar com o outro, a trocar, a participar. Essa condição vai além da técnica exigida pela profissão.
- Um dos principais objetivos é o de sair do singular para alcançar o plural como um grupo.

INTRODUÇÃO

O trabalho em equipe é formado por seres que, de acordo com a fenomenologia existencial de Heidegger, propõe o Dasein, o qual indica o caráter peculiar, insigne, inerente e único da existência humana, sendo a constituição ontológica a estrutura do ser-no-mundo. Para o Dasein a diferença está na finitude humana – o ser pode escolher entre viver e morrer, e assim nascem os sentimentos de angústia e culpa, intrínsecos à existência humana. A principal angústia para o Dasein é a ameaça do não-ser (a morte), e a culpa está relacionada à consciência.

A segunda condição é que o homem nasce com o seu ser livre, tendo possibilidades e escolhas para tomar decisões. Assim o homem se entrelaça no mundo por meio da busca incessante pelo sentido, abrindo-se para infinitas possibilidades de ser, e é uma escolha do sujeito estar nessa equipe de saúde.

O homem tem de dar conta da sua existência, de seu ser, e isso é sua responsabilidade.

FUNDAMENTOS

O campo do saber na área da saúde e a definição conceitual dos tipos de equipes existentes

Heidegger definiu o cuidado como o habitar no mundo, preservando a vida e estando atento às suas necessidades com a responsabilidade de cuidar das próprias possibilidades – Dasein; assim, compreender que a vida não está pronta e que devemos construir cotidianamente um projeto de vida marcado entre o nascer e o morrer.

O trabalho em equipe envolve um grupo formado por indivíduos que possuem suas devidas experiências de vida para se entrelaçarem dinamicamente em um cotidiano que precisa acontecer dia a dia com ensaios teóricos, clínicos e pessoais.

O ensaio teórico se destina à formação de cada um, pautado na bibliografia que orienta a parte clínica de cada profissional, e essa escolha será elencada na vida pessoal e na história de vida.

Nos anos 1970, no Brasil, começou-se a priorizar as equipes de saúde com diferentes profissionais e formações[1]. As fronteiras de cada termo são tênues, principalmente no campo do saber, e se não houver o cuidado haverá a fragmentação disciplinar: por aprofundamento nos estudos e nas especializações, o que pode acarretar a perda do funcionamento global do sujeito, principalmente em saúde mental.

As definições conceituais dos tipos de equipe que trazem como cada uma delas funciona de forma dinâmica e que podem ser mais sedimentadas ou integradas e, com o passar do tempo, a mudança de profissionais, as demandas de trabalho, podem deixá-las mais coesas ou não.

O funcionamento das equipes de saúde

Para chamar de equipe, os profissionais devem ter objetivos comuns, partilhados e alinhados entre si. Com as diversas formas de atuar e funcionar, as equipes de saúde no seu dia a dia apresentam, na prática dos serviços, dificuldades significativas para realizar um trabalho amplo, coeso e consistente devido, muitas vezes, à insistência em manter uma divisão rígida disciplinar para lidar com as adversidades que aparecem no cotidiano. Essas dificuldades geralmente aparecem em três níveis: individuais, grupais e institucionais[2].

As dificuldades individuais estão relacionadas em como o trabalho em equipe é representativo para cada um, qual é o significado pessoal e como o saber ocupa um espaço predeterminado ao indivíduo de acordo com a disciplina escolhida. Isso poderá fortalecer ou enfraquecer a identidade profissional que, com o tempo, possibilita o amadurecimento da equipe e, assim, a construção de caminhos possíveis com indivíduos que buscam um lugar de pertencimento.

Já as grupais aparecem no funcionamento da equipe e nas questões que envolvem a dinâmica do grupo: relações interpessoais, *status*, poder, o papel desempenhado por cada um, competição, afeto, disputa, conflitos: processos grupais compartilhados por sujeitos formados e ligados entre si muitas vezes com objetivos recíprocos e que se farão sentir no trabalho por meio de resistências, ataques, boicotes, podendo vir a prejudicar a realização desses objetivos.

Na dinâmica grupal, o indivíduo almeja o reconhecimento de sua singularidade e anseia ser aceito como membro em uma identidade grupal. A equipe precisa transitar em diversos papéis para delimitar áreas exclusivas que não engessem a atuação interdisciplinar com as fronteiras, não tão rígidas para a definição do papel de cada profissional no serviço[3].

Dentre as dificuldades institucionais, a principal é que o instrumento de poder é o uso do saber, e quem não o possui fica em um lugar submisso. É preciso ter um compartilhamento do conhecimento sem a resistência em adquirir ou transmiti-lo, inclusive na própria assistência ao paciente, por meio de incentivos reais a cursos, capacitações, especializações dos profissionais envolvidos, para assim tornar possível a horizontalização das relações de poder.

Para Galvan[2], "é a equipe de saúde que funciona como um ambiente facilitador em prol da saúde e do desenvolvimento do indivíduo em tratamento; é a instituição, considerando desde as responsáveis pela formação dos profissionais, até as assistenciais, que podem funcionar como este ambiente facilitador para o desenvolvimento e amadurecimento das equipes; como uma rede interligada onde circulam tanto as dificuldades próprias do ser humano, como as possibilidades e condições necessárias para transpor os entraves e alcançar objetivos propostos"[2].

Geralmente, os momentos de troca nos grandes serviços de saúde mental ocorrem em reuniões semanais, em que o ideal seria todos os membros da equipe que atendem os pacientes, ou supervisionam os casos, participarem e colocarem, de forma clara e resumida, como eles têm visto os pacientes. Nessas reuniões, precisa haver o esforço de todos ali envolvidos para o respeito ao próximo e o aprender a se relacionar, controlando alguns sentimentos que fazem parte do cotidiano institucional.

Esses sentimentos e a forma como o indivíduo se coloca dependerá da sua história vivida e em como é a sua existência. Conforme Heidegger, "para assumir a sua existência na claridade do ser, o homem deve primeiro dar consistência do ser, segundo, mantê-lo na e contra a aparência e terceiro, arrancar, ao mesmo tempo, o ser e a aparência ao abismo não-ser"[4].

Essas reuniões apresentam-se como competência formal de coordenação do trabalho, por sua regularidade e por trazer as discussões que resultam no acerto das divisões de tarefas para a realização das atividades. Assim, conforme Vasconcelos, "a assistência pode se valer da pluralidade para introduzir a diferença, desencadeando processos criativos e de mudança nos serviços"[3].

ETAPAS DO PLANO TERAPÊUTICO SINGULAR (PTS)

O diálogo estabelecido nas equipes de saúde com o PTS

O diálogo estabelecido nas equipes depende de um movimento de coprodução e de cogestão do processo terapêutico de um sujeito singular, individual ou coletivo[5]. A organização de um PTS dinâmico precisa envolver primeiramente o sujeito, que deve ser ator e fazer parte integrante desse processo, o qual envolve:

- Diagnóstico situacional.
- Definição e metas e divisão de responsabilidades.
- Reavaliação.

O diagnóstico situacional, segundo Benetton[6], consiste na descrição e análise das condições socioemocionais apresentadas pelo sujeito nos primeiros encontros. Trata-se de como conhecemos o sujeito que chega até nós com "necessidade ou vontade de fazer terapia ocupacional"[7].

O PTS é uma ferramenta de registro e direcionamento para a construção de um projeto de cuidado individual ou coletivo. A sua construção representa um momento em que a opinião de toda a equipe é importante para ajudar a entender o usuário e, consequentemente, definir propostas de ações.

O diagnóstico dado pela equipe

Após o delineamento sobre o trabalho em equipe, é visto que os pacientes que são tratados por equipes interdisciplinares recebem um diagnóstico que vai além do sistemático/categorial, pois se trata de um diagnóstico tecido a muitas mãos e saberes, inclusive pelo próprio paciente, que também será sujeito ativo nesse processo. Esse diagnóstico amplo vai além das fronteiras dos sinais e sintomas, envolvendo também as diversas áreas da vida, como autocuidado, trabalho, lazer, vida em família e na comunidade. Aspectos não menos importantes para conseguir alcançar a superação na doença.

PROGRAMAS OU APLICAÇÕES

O acesso à rede de saúde mental e a clínica ampliada caminham para o campo transdisciplinar

O Brasil se inspira na reforma psiquiátrica italiana, em que houve uma ruptura com antigos paradigmas, surgindo movimentos para substituir o sistema asilar, como os centros de atenção psicossocial (CAPS) e os hospitais-dias e a desinstitucionalização dos hospitais psiquiátricos nas últimas décadas do século XX. No Hospital Psiquiátrico Juqueri, na década de 1980, houve propostas de mudança que visavam diminuir as taxas de mortalidade, aumentar as altas hospitalares e humanizar as condições de internação e trabalho. Assim, a oficina surge como dispositivo para uma proposta terapêutica e como elemento organizador e estruturador no cotidiano institucional, fundamental para a construção da nova clínica[8]. No Brasil, a reforma psiquiátrica foi mais efetiva a partir da década de 1990, com a iniciativa articulada dos três níveis gestores do Sistema Único de Saúde (SUS). O projeto de lei n. 3.657/89, Lei Paulo Delgado, aprovado em 2001, proíbe a construção ou contratação de novos leitos psiquiátricos pelo poder público e prevê o redirecionamento dos recursos públicos para a criação de "recursos não manicomiais". Foram implantados serviços substitutivos ao modelo tradicional, como leitos psiquiátricos em hospitais gerais e os chamados serviços de atenção diária, de base comunitária[9].

O relatório publicado em 2011 pelo Ministério da Saúde nos mostra a situação da saúde mental no Brasil nos anos de 2007-2010. O relato descreve a gestão de saúde e o aumento na procura por tratamento psiquiátrico e como está seu acesso, além de descrever a Política Nacional de Saúde Mental (PNSM).

Por meio desse relatório, pode-se entender como funciona a rede de saúde mental no Brasil. A porta de entrada para esses casos é a atenção primária, por meio de Unidades Básicas de Saúde tradicional e as que possuem a Estratégia de Saúde da Família, a qual se responsabiliza pela saúde de todos os moradores de um determinado território.

O que vem sendo observado é que a atenção primária consegue fazer a detecção precoce dos transtornos mentais, porém não consegue oferecer tratamento imediato em casos mais especializados, os quais ficam em lista de espera por serviço de Psiquiatria. A atenção primária deve ser responsável pelo tratamento do transtorno mental comum[10].

Os casos mais graves, com diagnósticos mais especializados, também ficam em lista de espera. Os CAPS absorvem uma parte, porém ainda há pacientes que transitam por diversos espaços de centro de saúde, mas que não são tratados de forma efetiva, o que em longo prazo gera um abandono ao tratamento e um descrédito na saúde pública brasileira.

Já a clínica ampliada é necessária aos serviços de saúde; irá incluir, além da doença, o indivíduo e seu contexto, responsabilizando-se tanto com a cura e a reabilitação quanto com a prevenção individual e coletiva[11]. "O apoio matricial é o elemento-chave para a ampliação da assistência. Baseia-se na transdisciplinaridade que transforma a prática tradicional, elevando o conhecimento dos profissionais entre si. Há um compartilhamento sincrônico de saberes que aumenta a capacidade de ver o indivíduo como um todo, contribuindo para uma melhor efetividade do tratamento"[12].

A clínica ampliada é considerada um compromisso com o sujeito visto de modo singular. Implica a corresponsabilização pela saúde das pessoas, buscando, para isso, profissionais de diversos conhecimentos e articulação com outros setores, para que juntos ampliem o cuidado na saúde.

O apoio matricial, por sua vez, possui duas dimensões de suporte: assistencial e técnico-pedagógica. Assistencial é aquela que produz ação clínica direta com os usuários, por meio de atendimento compartilhado (individual ou em grupo) com troca de saberes, capacitação e responsabilidades mútuas, gerando experiência para todos os profissionais envolvidos. Já o técnico pedagógico produz uma ação de apoio educativo com e para a equipe através de reunião de matriciamento e discussão de casos.

Para Brito et al., a transdisciplinaridade é esclarecida como a unidade plural de conhecimento, não precisando integrá-lo a apenas um pensamento que cuidará do direcionamento ou da organização, mas como um conceito da clínica ampliada[13]. Na transdisciplinaridade, não há fronteiras entre as disciplinas nem barreiras nas áreas de conhecimento; mas ideia de "tecer saberes disciplinares", o que trará novos conhecimentos[14].

CONSIDERAÇÕES FINAIS

Ao finalizarmos este capítulo, nos encontramos em meio a um confinamento devido a uma crise mundial de saúde, durante a qual somos obrigados a cuidar, olhar, escutar, perceber e observar os atos e as ações de todos, em razão da pandemia causada pelo novo coronavírus. Essa crise veio mostrar que as ações para funcionamento devem ser coletivas e que todos são responsáveis. Assim, os profissionais-membros de qualquer trabalho em equipe precisam estar dispostos a estar com o outro, a trocar, a participar, para que esse trabalho seja transformador e resolutivo para todos os envolvidos.

Neste momento, como queria Heidegger, não somos homens livres, porém estamos carregados de culpa e angústia: "... medo e angústia misturam-se com esperança e confiança. Muitas vezes e quase por toda a parte reina a ideia de que o pensamento que se guia pelo modelo da representação e cálculo puramente lógicos é absolutamente livre de qualquer disposição"[15].

O maior desafio do trabalho feito em equipe seria sair do singular para partir para o plural; assim, a atuação dos integrantes será transformadora para toda a vida. Só assim conseguiremos um fazer a diferença na assistência, modificando os serviços e os processos criativos.

Finalizo de fato o capítulo com a crise apenas começando, mas já se mostram de suma importância o trabalho em equipe e a integração de todos, para que menos indivíduos sejam afetados e mais vidas sejam salvas e, dessa maneira, não nos tornarmos "rosas de Hiroshima".

Vinheta clínica

As reuniões clínicas que ocorrem nos diversos serviços, em que geralmente os casos são discutidos e os diversos profissionais podem apontar o que consideram do caso por meio do embasamento teórico, são um bom exemplo de trabalho em equipe. Aqui o caso foi discutido pela equipe do hospital-dia de um hospital quaternário. O caso foi levado, geralmente, por aquele que sente alguma angústia, algum entrave: tivera tentativa de suicídio com arma branca no abdômen e, apesar de estar sendo bastante acolhido, frequentando o hospital-dia diariamente, queria, juntamente com sua mãe, ser internado novamente, "para a sua própria segurança". O paciente também vinha referindo que suas vozes de comando tinham aumentado, e então o caso foi discutido. Todos colocaram como o paciente vinha participando dos diversos grupos e espaços terapêuticos, a medicação sendo tomada com a supervisão da mãe, e o indivíduo, acolhido diariamente no serviço. Após longa discussão, decidimos, junto com o paciente, pela sua internação, colocando os prós e os contras. Naquela semana, o paciente, mais tranquilo, aceitou seguir em hospital-dia. Conseguimos também uma boa relação com a mãe dele, disposta a nos avisar sobre qualquer mudança.

Para serem tomadas essas decisões, a equipe precisa estar bastante coesa e alinhada, e, ainda, para estar atenta a esses sujeitos, que ficam à margem da linha da vida.

Para aprofundamento

- Alves ALA, Lima ABD, Takahashi F, Figueiredo M. Interdisciplinaridade: a prática clínica do Centro de Reabilitação e Hospital Dia. In: Clínica Psiquiátrica: Guia Prático. 1. ed. Barueri: Manole; 2019. p. 567.
  - ⇨ **Este capítulo aborda de modo prático o trabalho interdisciplinar.**
- Lima ABD, Alves ALA, Tiscar D. Atendimento psicológico em hospital dia: o desafio da interdisciplinaridade na reabilitação psicossocial. In: Psiquiatria Hospitalar em Psiquiatria. 1. ed. São Paulo: Vetor; 2018. p. 110.
  - ⇨ **Este capítulo destaca o atendimento psicológico dentro de uma equipe interdisciplinar.**
- Heidegger M. Ser e tempo. Petrópolis: Vozes; 1998. Um livro clássico da obra deste autor.

REFERÊNCIAS BIBLIOGRÁFICAS

1. Vilela EM, Mendes IJM. Interdisciplinaridade e saúde: estudo bibliográfico. Rev. Latino-Am Enfermagem. 2003;11(4):525-31.
2. Galvan GB. Equipes de Saúde: O desafio da integração disciplinar. Rev. SBPH. 2007;10(2):53-61.
3. **Vasconcelos VC. Trabalho em equipe na Saúde Mental: o desafio interdisciplinar em um CAPS. SMAD. 2010;6(1).**
   ⇨ **Este trabalho abrange o trabalho interdisciplinar em saúde mental.**
4. Heidegger M. Introdução à metafísica. Rio de Janeiro: Civilização Brasileira; 1987.
5. Oliveira MP, Tedesco S. O acolhimento. In: Silveira DX, Moreira FG, editores. Panorama atual de drogas e dependências. 1. ed. São Paulo: Atheneu; 2006.
6. Benetton MJ. Trilhas associativas: ampliando subsídios metodológicos à clínica da terapia ocupacional. Campinas: Arte Brasil/Unisalesiano; 2006.
7. Benetton MJ. A terapia ocupacional como instrumento nas ações de saúde mental. 1994. 190 f. Tese (Doutorado em Saúde Mental), Faculdade de Ciências Médicas, Universidade de Campinas, Campinas, 1994.
8. Lima EA. Oficinas e outros dispositivos para uma clínica atravessada pela criação. In: Costa CM, Figueiredo AC, organizadores. Oficinas terapêuticas em saúde mental: sujeito, produção e cidadania. Rio de Janeiro: Contra Capa; 2004.
9. Dunker CIL, Kyrillos Neto F. Sobre a retórica da exclusão: a incidência do discurso ideológico em serviços substitutivos de cuidado a psicóticos. Psicol Cienc Prof. 2004;24(1):116-25.
10. **Garcia L. A rede de saúde mental. In: Miguel EC, Filho VG, Gattaz WF, organizadores. Clínica Psiquiátrica. Barueri: Manole; 2011, v. 1, p. 1038-50.**
    ⇨ **Este capítulo aborda o sistema da rede de saúde mental.**
11. Campos GWS. A clínica do sujeito: por uma clínica reformulada e Ampliada.1996/1997. Disponível em: http://www.pucsp.br/prosaude/downloads/ bibliografia/ CLINICA ampliada.pdf.
12. Brasil. Ministério da Saúde. Secretaria de Atenção à Saúde. Departamento de Atenção Básica. Diretrizes do NASF: Núcleo de Apoio a Saúde da Família. Brasília; 2010.
13. rito DAS, Oliveira ISC, Resende JWR, Freitas LM. A transdisciplinaridade na construção da prática psicológica e no campo da clínica. Húmus. 2015;5(14).
14. Theofilo R. A transdisciplinaridade e a modernidade; 2000.
15. Heidegger M. Que é isto – a filosofia? São Paulo: Nova Cultural; 1999. p. 39.
16. Brasil. Ministério da Saúde. Secretaria de Atenção à Saúde. Núcleo Técnico da Política Nacional de Humanização. Acolhimento nas práticas de produção de saúde. 2. ed. Brasília; 2006.

7

Terapia ocupacional no adulto

Adriana Dias Barbosa Vizzotto
Ana Laura Alcantara Alves
Natalie Torres de Matos

Sumário

Pontos-chave

- A terapia ocupacional (TO) enfatiza o uso de ocupação significativa, para promover a participação do paciente em ocupações (educação, diversão, lazer, trabalho, participação social, atividades básicas da vida diária, atividade instrumentais de vida diária, sono e descanso).
- Os procedimentos realizados em TO são para todos os níveis de atenção em saúde mental.
- A prática baseada em evidências de TO na área da saúde mental vem crescendo na literatura internacional, mas no Brasil os números de estudos ainda são escassos, devido à pequena quantidade de faculdades de TO, além da dificuldade que os terapeutas ocupacionais encontram de realizar revisões sistemáticas e ensaios clínicos.

INTRODUÇÃO

A Organização Mundial da Saúde (OMS)[1] identificou a doença mental como uma causa crescente de incapacidade em todo o mundo e prevê que, no futuro, especificamente a depressão será a principal causa de incapacidade. Em resposta a essa tendência, faz-se necessário o crescente número de serviços de tratamento e prevenção de saúde mental para crianças, jovens, idosos e pessoas com doença mental grave e persistente. O cenário da saúde mental em todo o mundo está cada vez mais preocupante e estratégias de prevenção e tratamento estão sendo avaliadas para melhorar a crise que se enfrenta[2]. A American Occupational Therapy Association (AOTA) identificou a saúde mental como uma área de atuação chave da terapia ocupacional (TO) no século XXI. O objetivo dos serviços de TO em saúde mental é ajudar os indivíduos a desenvolver e manter uma saúde mental positiva, prevenir doenças mentais e recuperar-se o máximo possível, a fim de viver uma vida plena e produtiva. A TO enfatiza o uso de ocupação significativa, para promover a participação do paciente em ocupações (educação, diversão, lazer, trabalho, participação social, atividades básicas da vida diária – ABVD, atividades instrumentais de vida diária – AIVD, sono e descanso) em diversos ambientes, como escola, casa, comunidade, trabalho, residencial e serviços de saúde[3].

Neste capítulo serão abordadas práticas de TO baseada em evidências na saúde mental do adulto, os principais instrumentos de avaliação e as áreas de atuação do terapeuta ocupacional.

FUNDAMENTOS

Atuação da terapia ocupacional nos transtornos mentais

Unidades de internação

Com os avanços da Reforma Psiquiátrica no Brasil, a modalidade de internação psiquiátrica em hospital se mantém ativa diante da sua importância junto à Rede de Atenção Psicossocial (RAPS), porém, com número reduzido de equipamentos e leitos, e com uma nova proposta de tratamento, agora mais singular e humanizado, focado para os casos de mais alta complexidade e com menor tempo de internação até a estabilidade clínica[4,5]. Reconhece-se esse tipo de serviço como necessário e complementar aos cuidados integrais de saúde mental para um nível maior de assistência a uma maior gravidade dos sinais e sintomas dos transtornos mentais[6].

As unidades de internação psiquiátrica são consideradas um ponto estratégico para o fortalecimento da RAPS e vêm se tornando cada vez mais um ambiente avançado de cuidado individualizado e seguro aos casos mais complexos da doença mental e que exijam uma atenção de saúde mais constante e intensiva para a garantia da vida[5,7].

O funcionamento de uma enfermaria psiquiátrica é integral, com assistência de saúde 24 horas ininterruptas, aos mais diferentes tipos de transtornos mentais graves, e contando com equipe multidisciplinar especializada em saúde mental. O ambiente normalmente é composto por leitos, em números variados, mistos ou não, e divididos por perfis etários, sendo obrigatoriamente separados adultos e idosos de crianças e adolescentes. Tem como principal objetivo garantir a vida da pessoa em sofrimento mental (comportamentos de riscos contra a própria vida ou a de outra pessoa) e contribuir com melhora do estado de saúde mental. Na composição básica da equipe multidisciplinar de uma unidade de internação psiquiátrica é possível encontrar enfermeiros, médicos e nutricionistas, e profissionais complementares, os assistentes sociais, fisioterapeutas, psicólogos e terapeutas ocupacionais.

O terapeuta ocupacional é o profissional dessa equipe multidisciplinar responsável por contribuir com a promoção da autonomia e independência do paciente. Tem como especialidade a capacidade de analisar as atividades e promover mudanças no desempenho ocupacional quando necessário.

A participação do terapeuta ocupacional em unidade de internação psiquiátrica acompanha a história da própria profissão e vem sofrendo mudanças, também, acompanhando os movimentos científicos e sociais de cada época, e se atualizando. Com o tempo, novas teorias e intervenção surgiram, porém, o essencial da profissão vem se mantendo quanto ao seu objetivo, o desempenho nas ocupações. O funcionamento ocupacional tende a continuar permeando as intervenções da TO mesmo em espaço de internação, com suas características de isolamento físico e de restrição social e diante da própria condição de abrigar a presença dos casos mais graves de doença mental[8].

Apesar das adversidades do ambiente e da complexidade dos quadros de saúde mental, a unidade de internação acaba se tornando um local propício às intervenções da TO perante seu próprio espaço, que possibilita a desenvoltura natural das ABVD (autocuidado; vestimenta, mobilidade e alimentação) e de algumas AIVD (uso do celular, relações sociais e familiares, lazer, entre outras), permite as manifestações de comportamentos e emoções e propicia mudanças e descobertas de novos desejos.

A TO utiliza o local físico da internação a seu benefício e nele intervém a favor do desempenho ocupacional. O profissional trabalha na identificação, educação, orientação e promoção da funcionalidade e tem como foco reabilitador o desempenho ocupacional e a melhoria do estado de saúde mental.

A unidade de internação tende a ser vista e usada pela TO como um campo de vivência para várias atividades rotineiras interativas, das mais simples para as mais complexas, como de um simples ato de escovar os dentes ou de vestir uma roupa de botões até o manuseio de um dinheiro, o planejamento da busca por um novo curso, da retomada de um emprego ou de (re) assumir algum papel. O profissional tem o papel de auxiliar na identificação das limitações e potencialidades para o desempenho ocupacional, na (re)descoberta por desejos e no incentivo por mudanças de comportamentos e hábitos para retomada das ocupações e dos papéis sociais[8,9].

Para tanto, é necessário que o terapeuta ocupacional conheça melhor esse indivíduo, de forma única, em sua história mais ampla de vida e diante do seu próprio contexto ambiental, com o seu histórico de desenvolvimento/desempenho em ocupações e nas suas formas de se relacionar e expressar emoções e comportamentos, associando, assim, ao processo de adoecimento, com seus ganhos e perdas.

Centro de Reabilitação e Hospital Dia

A atual Política Nacional de Saúde Mental (PNSM), apoiada na Lei 10.216/2002, tem como centralidade a consolidação de um modelo de cuidado integral, de base comunitária e com prioridade para o atendimento interdisciplinar nas distintas modalidades de atenção. É uma das políticas públicas integrantes do Sistema Único de Saúde (SUS) e está em consonância com a Política Nacional de Humanização (PNH) e com a proposta da Clínica Ampliada, que afirmam a importância de formas de cuidado que ultrapassem o combate à patologia e busquem a transformação dos sujeitos, equilibrando o "combate à doença com a produção de vida"[10]. É a partir desses referenciais que o SUS estabelece a rede pública de saúde mental, sendo o Hospital Dia (HD) um dos equipamentos de assistência que a compõe. Conforme a Portaria n. 224/92A[11], o HD "representa um recurso intermediário entre a internação e o ambulatório, que desenvolve programas de atenção de cuidados intensivos por equipe multiprofissional, visando a substituir a internação integral".

Ambulatório

O ambulatório multiprofissional de saúde mental faz parte da rede de serviços de saúde mental mesmo após a Reforma Psiquiátrica, mantendo suas características originais de assistência aos diversos transtornos mentais e assumindo um novo papel diante da comunidade e dos demais serviços[12].

Os serviços de ambulatórios de saúde mental passam a ser entendidos como um ponto de atenção da rede de assistência de saúde mental associados à Unidade Básica de Saúde (UBS) e que, articulados com os Centros de Atenção Psicossocial (CAPS), oferecem assistência especializada às pessoas em sofrimento mental que não necessitam de cuidados intensivos ou semi-intensivos iguais à de um CAPS ou de uma internação em hospital geral/psiquiátrico[13].

Mesmos com tantas mudanças políticas e sociais, os ambulatórios de saúde mental continuam tendendo a ter um funcionamento mais solitário e por muitas vezes vinculado aos grandes hospitais psiquiátricos e a universidades, mantendo na população uma visão reducionista de seu funcionamento e muito similar à de um consultório psiquiátrico particular com dispensação de remédios[14].

Os ambulatórios de saúde mental ainda não atendem completamente conforme os pressupostos da Reforma Psiquiátrica, mas permanecem tendo grande importância junto à RAPS, já que muitas vezes é a única opção de serviço especializado de uma pequena cidade e quase que exclusivo equipamento que antecede a uma internação psiquiátrica e, também, como para as grandes cidades, um grande auxiliar nas inúmeras demandas de atendimentos psiquiátricos dos CAPS e na evitação das sobrecargas dos hospitais gerais/psiquiátricos.

A articulação dos ambulatórios na RAPS se faz até o momento insuficiente, e sua futura extinção pode ser uma realidade. Esse serviço tem como principal objetivo atender a população psiquiátrica de baixa complexidade e garantir a manutenção dos quadros mais estáveis da doença mental, além, é claro, de intermediar os casos de alta complexidade para os CAPS ou de internações psiquiátricas em hospitais, conforme a gravidade dos sintomas. Sua equipe é composta basicamente por equipe de enfermagem, médicos clínicos gerais e psiquiatras e psicólogos[15,16].

Os ambulatórios de saúde mental ainda, na atualidade, estão, em sua maioria, vinculados aos grandes hospitais e centros universitários e apresentam-se muitas vezes fragmentados em subespecialidades da psiquiatria e constituídos por grandes equipes multiprofissionais, formadas por diversas áreas, como: assistentes sociais, enfermeiros e técnicos de enfermagem, farmacêuticos, fisioterapeutas, médicos clínicos e psiquiatras, nutricionistas, psicólogos, terapeutas ocupacionais, entre outras. A população que normalmente frequenta os ambulatórios de saúde mental apresenta quadros mais estáveis da doença mental e buscam pela manutenção e/ou melhora dos sintomas psíquicos e comportamentais, assim como um auxílio à reinserção social.

O terapeuta ocupacional poderá ou não fazer parte da equipe multidisciplinar desses equipamentos, e seus atendimentos acontecerão por meio de consultas[17]. Na equipe, assume o papel de contribuir para a reabilitação da pessoa em sofrimento mental, mantendo o foco da sua intervenção para a melhora do desempenho ocupacional e a retomada das ocupações.

A clínica da TO nesses espaços é facilitada pela sua localização e proximidade junto à comunidade e pela variedade dos perfis dos usuários, com os seus mais diferentes diagnósticos psiquiátricos e entre as mais diversas necessidades pessoais. O atendimento de TO em ambulatório multiprofissional de saúde mental, normalmente, consiste de acolhimento, avaliação, planejamento terapêutico, intervenção e encaminhamento e/ou alta. O acolhimento é o primeiro contato entre o terapeuta ocupacional e o paciente. Acontece por meio da escuta do paciente, buscando compreender os problemas de saúde mental e as perdas do funcionamento ocupacional, assim como as manifestações por desejos e objetivos terapêuticos.

As avaliações de TO são realizadas com o paciente e seus familiares/cuidadores (quando estes houver) e visam a colher dados da história de vida ocupacional e dos papéis sociais assumidos ao longo da vida, como também de rastreamento cognitivo e do desempenho ocupacional, além, é claro, dos apontamentos e valias dos objetivos pessoais do usuário. Os resultados apresentam o perfil cognitivo-funcional e auxiliam na elaboração do planejamento terapêutico, levando em conta seus papéis ocupacionais atuais, suas limitações e potencialidades, seu contexto ambiental e seus desejos de vida presente e futura.

Após análise dos resultados das avaliações, o plano terapêutico de TO é apresentado e discutido em equipe multidisciplinar para possíveis adaptações, quando forem necessárias, para adequação aos objetivos gerais de tratamento.

O plano terapêutico de TO é elaborado a partir dos objetivos gerais da equipe e dos objetivos específicos de cada área. O objetivo de intervenção se dá a partir da junção entre as demandas identificadas pelo terapeuta ocupacional, a equipe multiprofissional, o paciente e seus familiares/cuidadores (quando houver).

A metodologia dos atendimentos pode variar conforme o perfil da população e os recursos disponíveis no serviço. As intervenções sempre visam ao uso de atividades terapêuticas significativas que promovam maior autonomia e independência. Entre os exemplos mais comuns em ambulatório estão os treinos de atividades comuns do dia a dia; as oficinas terapêuticas de artesanato, teatro, música, dança; os passeios externos (parques, cinema, escolas, entre outros) e os programas fechados de rentabilidade, inclusão no mercado de trabalho, etc. Os grupos de orientação e psicoeducativos são ferramentas-chave e complementares da assistência.

A conclusão dos objetivos terapêuticos é resultado do encaminhamento ou da alta. A todo o momento a intervenção deve ser reavaliada e modificada caso seja necessário, garantindo assim a melhor assertividade dos propósitos terapêuticos e a conclusão dos objetivos.

Rede Pública de Saúde

A RAPS[15] propõe um modelo de atenção em saúde mental, a partir do acesso e da promoção de direitos das pessoas, baseado na convivência dentro da sociedade. Com o objetivo de ampliar e articular os pontos de atenção à saúde para pessoas com sofrimento ou em transtorno mental e com necessidades decorrentes do uso de crack, álcool e outras drogas no âmbito do SUS, tem como formação em sua composição os equipamentos de saúde: CAPS, Núcleo de Apoio a Saúde de Família (NASF), Serviço Residencial Terapêutico ou Residência Terapêutica (SRT), Centro de Convivência e Cultura (CECCO), Unidade Básica de Saúde e de Acolhimento e os leitos de Atenção Integral (em Hospitais Gerais e CAPS III)[18,19].

São listados a seguir os principais equipamentos de saúde mental que compõem a rede pública de saúde:

- CAPS (Portaria n. 336/2002) são definidos através dessa portaria como o dispositivo que deverá estar capacitado para realizar prioritariamente o atendimento de pacientes com transtornos mentais severos e persistentes e também de uso de substâncias psicoativas em sua área territorial, em regime de tratamento intensivo, semi-intensivo e não intensivo (CAPS III, II,I e Ad).

- NASF surgiram com a Portaria n. 154/2008 (Ministério da Saúde, 2008) com o propósito de compartilhar as práticas em saúde nos territórios sob responsabilidade das Estratégias Saúde da Família (ESF), atuando diretamente no apoio às equipes e na unidade na qual o NASF está cadastrado.
- CECCO é um espaço de convivência entre pacientes com transtornos mentais e a população. O objetivo é oferecer uma oportunidade de integração social e convivência por meio de oficinas de artesanato, atividades esportivas, culturais e profissionalizantes[20].
- O SRT são casas localizadas no espaço urbano, constituídas para responder às necessidades de moradia de pessoas com transtornos mentais graves, institucionalizadas ou não. O suporte de caráter interdisciplinar deverá considerar a singularidade de cada um dos moradores, e não apenas projetos e ações baseadas no coletivo de moradores. O processo de reabilitação psicossocial deve buscar de modo especial a inserção do usuário na rede de serviços, organizações e relações sociais da comunidade.

Esses equipamentos de saúde compõem a rede de saúde pública e servem para dar assistência ao sujeito com transtorno mental grave e uso abusivo de substâncias de forma singular de acordo com a necessidade e o Projeto Terapêutico Singular (PTS) de cada um. O PTS envolve um conjunto de propostas terapêuticas articuladas em discussão interdisciplinar, direcionadas a um indivíduo, família ou coletividade. O objetivo é traçar uma estratégia de intervenção para o usuário, contando com os recursos da equipe, do território, da família e do próprio sujeito[21]. Outros equipamentos como UBS, de acolhimento e os leitos de Atenção Integral em hospital geral e CAPS III complementam a assistência de Saúde Mental.

Rede Privada e Saúde Suplementar

A TO, além de atuar na rede pública de saúde, desenvolve sua prática na rede privada e saúde suplementar em consultórios, hospitais, clínicas especializadas em Saúde Mental e tem uma vasta demanda em atendimentos domiciliares, *home care* e espaços sociais[22]. Os procedimentos realizados são para todos os níveis de atenção em saúde mental. O terapeuta ocupacional com especialização em saúde mental está apto a:

- Realizar consulta, triagem, entrevista, anamnese, interconsulta e encaminhamento em saúde mental.
- Realizar avaliação ocupacional, dos componentes perceptocognitivos, psicossociais, psicomotores, psicoafetivos e sensoperceptivos no desempenho ocupacional.
- Avaliar os fatores pessoais e ambientais que determinam a situação real da vida (contextos).
- Avaliar as restrições sociais, atitudinais e do ambiente.
- Avaliar a função cotidiana em saúde mental; avaliar ABVD, AIVD e atividades avançadas de vida diária (AAVD).
- Realizar diagnóstico do desempenho ocupacional e da função cotidiana em saúde mental.
- Realizar diagnóstico diferencial e contextual.
- Planejar tratamento e intervenção, promover, prevenir e restaurar a saúde mental em qualquer fase do cotidiano da vida.
- Planejar, acompanhar e executar etapas do tratamento e alta.
- Redesenhar as atividades em situação real de vida e promover o reequilíbrio dos componentes perceptocognitivos, psicossociais, psicomotores, psicoafetivos e sensoperceptivos do desempenho ocupacional.
- Redesenhar as atividades em situação real de vida e reduzir as restrições ambientais e atitudinais.
- Adaptar a atividade, o ambiente natural e o transformado; desenhar atividades em ambiente controlado (*setting* terapêutico) para facilitar, capacitar, desenvolver e (re)equilibrar os componentes do desempenho ocupacional.

A TO também faz atendimento domiciliar; orienta, educa e capacita a família/cuidadores e a rede de apoio; prescreve tecnologia assistiva quando necessário; planeja condições de segurança, aplica vigilância e promove condições de justiça ocupacional; registra evolução clínica e relatórios em prontuário próprio; faz laudos, atestados e pareceres. É importante ressaltar que o terapeuta ocupacional da saúde mental realiza todas as atribuições acima citadas tanto na rede de atenção pública quanto privada e na saúde suplementar.

PRÁTICAS DE TERAPIA OCUPACIONAL BASEADA EM EVIDÊNCIAS E PRINCIPAIS INSTRUMENTOS

A prática baseada em evidências de TO na área da saúde mental vem crescendo na literatura internacional, mas ainda no Brasil a quantidade de estudos é escassa, devido ao pequeno número de faculdades de TO, além da dificuldade que os terapeutas ocupacionais encontram de realizar revisões sistemáticas e ensaios clínicos. Não há ainda uma conscientização por parte dos terapeutas ocupacionais brasileiros da importância desses estudos. A Tabela 1 apresenta os estudos mais relevantes de TO.

MODELOS DE REABILITAÇÃO COGNITIVA FUNCIONAL

Os modelos de reabilitação cognitiva em TO visam a melhorar a participação das pessoas com prejuízos cognitivos em suas tarefas diárias e melhorar sua cognição social. Esses modelos podem ser classificados em abordagens cognitivas compensatórias e ambientais funcionais[35]. A Tabela 2 descreve as principais abordagens compensatórias e ambientais funcionais de TO.

Os modelos cognitivos da TO são amplamente utilizados na reabilitação de quadros neurológicos graves, mas, nos últimos anos, tais modelos estão sendo adaptados para reabilitar portadores de transtornos neuropsiquiátricos, sobretudo em quadros que apresentam uma deterioração cognitiva significativa (esquizofrenia, demência, transtorno bipolar, entre outros) e comprometem a participação do indivíduo no cotidiano.

Tabela 1 Estudos de terapia ocupacional

Título	Resultados
Intervenções de terapia ocupacional para a recuperação nas áreas de integração comunitária e papéis de vida normativos para adultos com doença mental grave: uma revisão sistemática[23]	A revisão inclui intervenções nas atividades, ocupações, padrões de desempenho e aspectos do contexto do meio ambiente do cliente. As evidências da efetividade da terapia ocupacional (TO) em treinamento social são de moderada para forte. Em atividades de vida diária (AVD) para melhora do desempenho ocupacional, é moderada. A intervenção da TO no contexto natural é mais benéfica do que na clínica, e não é conclusiva.
A eficácia do grupo de atividades em saúde mental comunitária: uma revisão sistemática[24]	A eficácia do grupo de atividades em saúde mental em ambiente comunitário não é clara e amplamente utilizada por terapeutas ocupacionais. Após a busca de 136 artigos para esta revisão, apenas três preencheram os critérios de inclusão. Mais estudos baseados em evidências (ensaios clínicos randomizados) devem ser realizados com urgência para avaliar a eficácia de atividades realizadas em grupos na comunidade.
Estudo controlado e randomizado de terapia ocupacional em pacientes com esquizofrenia resistente ao tratamento[25]	O cálculo de tamanho de efeito mostrou que o grupo experimental beneficiou-se da intervenção da TO ao longo de todo período de observação. A melhora medida pela Escala de Observação Interativa de Terapia Ocupacional (EOITO) ocorreu em relacionamento interpessoal e na execução de atividades.
A efetividade da intervenção cognitiva dinâmica na reabilitação de clientes com esquizofrenia[26]	Foram comparados dois grupos: TO baseada na Intervenção Cognitiva Dinâmica *versus* TO tradicional. As medidas de desfecho foram: baterias neuropsicológicas e avaliações funcionais. Os resultados mostraram diferenças significativas a favor do grupo experimental em quase todos os testes cognitivos. Não houve diferenças no questionário de atividades instrumentais de vida diária e na escala de autoconceito.
Comparando a aprendizagem de cozinhar em casa e na clínica para pessoas com esquizofrenia[27]	O objetivo deste estudo foi comparar a aprendizagem de uma habilidade funcional (aulas de culinária) em dois contextos: domiciliar e na clínica. Os participantes de ambos os grupos tiveram pontuação significativamente maior na *Kitchen Task Assessment – Modified* (KTA-M) após as aulas de culinária. Não houve diferenças estatisticamente significativas entre os dois grupos com base onde ocorreu o aprendizado.
O uso da realidade virtual para avaliar o funcionamento executivo entre pessoas com esquizofrenia: um estudo de validação[28]	Diferenças significativas no desempenho entre o grupo experimental e controle foram detectados no *Virtual Action Plan - Supermarket* (VAP-S), que simula atividades de vida real, e no *Behavioral Assessment of Dysexecutive Syndrome* (BADS). Houve uma correlação negativa significativa entre o nível dos sinais negativos e desempenho geral na BADS e na maioria das medidas do VAP-S. Os resultados deste estudo apoiam o uso do VAP-S para avaliar funções executivas entre as pessoas com esquizofrenia.
Terapia ocupacional para pessoas com condições psicóticas em espaços comunitários: um estudo piloto randomizado e controlado[29]	Os escores de ambos os grupos na Escala de Funcionalidade Social e na PANSS mostraram melhora significante em 12 meses. A diferença média global da Escala de Funcionalidade Social foi a favor da TO. Após 12 meses, o grupo de TO mostrou melhora clinicamente significante que não foi aparente no grupo controle. Outras 30 pessoas que receberam TO reduziram sintomas negativos de 18 (64%) para 13 (46%), $p = 0{,}055$.
A efetividade do *Occupational Goal Intervention* para pacientes com esquizofrenia[30]	Não foram encontradas diferenças significativas entre os grupos no pré e pós-teste, mas diferenças significativas dentro dos grupos antes e após a intervenção de moderado a alto tamanhos de efeito. O OGI apresentou melhora em relação a todas as medidas de funções executivas, atividades e participação. A maioria das realizações dos participantes foi mantida no *follow-up*.
Atividades de livre escolha pelo sujeito em TO para a melhora de sintomas psiquiátricos de pacientes internados com esquizofrenia crônica: um ensaio clínico controlado[31]	Os pacientes receberam 6 meses de TO (59 pacientes), participando de atividades de livre escolha ou atividades propostas pelo terapeuta ocupacional. PANSS e GAF foram utilizados para avaliar os sintomas psiquiátricos e o funcionamento psicossocial, respectivamente. Após 6 meses de TO, os escores das medidas de desfecho melhoraram significativamente no grupo de atividade de livre em comparação com o grupo de atividades propostas pela TO.
Terapia ocupacional para pacientes com esquizofrenia crônica: um estudo piloto randomizado e controlado[32]	Pacientes com esquizofrenia ($n = 60$) foram randomizados e distribuídos em grupo de TO e controle ($N = 30$, 18 horas/semana) e foram avaliados em dois tempos (*baseline* e pós-tratamento). Os resultados mostraram melhora significativa de acordo com as escalas SANS e SAPS (sintomas positivos e negativos) em relação ao grupo controle, indicando que a TO combinada com medicação pode melhorar sintomas da esquizofrenia.
Estudo piloto randomizado e controlado do método OGI para melhora de funcionamento executivo em pacientes com esquizofrenia resistente[33]	Pacientes ($n = 25$) foram randomizados e distribuídos em dois grupos: método OGI (experimental) e atividades artesanais (controle). O método OGI foi estatisticamente significante e efetivo para a melhora de FE medida pela BADS, funcionalidade medida pela DAFS-BR no pós-tratamento. A melhora no desempenho ocupacional nas AVD, medida pelo Inventário ILLS-BR, foi observada também pelas famílias.
Estudo multicêntrico randomizado e controlado de terapia ocupacional para pacientes com esquizofrenia no Japão[34]	O programa de TO individualizado somado ao grupo de TO (IOT + GOT) em comparação GOT sozinho. A combinação IOT + GOT mostrou efetividade na melhora do funcionamento cognitivo, sintomas psicopatológicos e funcionamento social de pacientes agudos.

Tabela 2 Principais abordagens compensatórias e ambientais funcionais.

Modelo Interativo Dinâmico da Reabilitação Cognitiva[36]	A abordagem compensatória que considera a capacidade de a pessoa usar estratégias, de monitorar seu desempenho e seu potencial de aprender. Os indivíduos precisam compreender, organizar, assimilar e integrar novas informações às experiências anteriores; a adaptação envolve o uso de informações que foram adquiridas anteriormente para planejar e estruturar o comportamento para que seja possível atingir objetivos. A cognição não é dividida em sub-habilidades como a atenção, a memória, a organização ou o raciocínio. Ela muda na interação com o ambiente. Uma mesma atividade pode requerer diferentes quantidades de processamento dependendo de como é realizada.
Modelo Interativo Dinâmico para pacientes com esquizofrenia (MID)[37]	Trata-se do potencial de aprendizagem, analisa estratégias e estilos individuais de processamento e fornece diretrizes importantes para o tratamento. A avaliação de rastreamento cognitivo é necessária para a informação exata dos déficits. Os resultados da avaliação definem a linha de base do desempenho do paciente. Os três componentes do MID que são integrados: (1) verificação da consciência, (2) fornecimento de pistas e classificação da tarefa e (3) investigação de estratégias. A principal contribuição do MID é que, na conclusão do processo de avaliação, o terapeuta pode fornecer respostas às seguintes três perguntas: (1) O desempenho pode ser facilitado ou alterado? (2) Quais condições melhoram ou diminuem os sintomas do paciente? (3) Qual é o potencial de aprendizado do paciente? Os terapeutas ocupacionais utilizam-se do MID para avaliar o desempenho ocupacional do paciente com esquizofrenia em seu contexto ambiental.
Abordagem de Retreinamento Neurofuncional[38]	Abordagem ambiental funcional para o desenvolvimento de hábitos e rotinas por meio do treinamento de habilidades do mundo real com a finalidade de desenvolver o automatismo comportamental. O objetivo é manter um cronograma que possa se tornar rotineiro, realizando as mesmas atividades, na mesma sequência, todos os dias. As capacidades cognitivas não são o alvo, mas precisam ser consideradas. Essa abordagem é aplicada em pacientes com prejuízos cognitivos graves.
Orientação Cognitiva para o Desempenho Ocupacional[39]	É uma abordagem para a solução de problemas, centrada na pessoa e baseada no desempenho que possibilita a aquisição de habilidades por meio de um processo de uso de estratégias e de descoberta guiada. A estratégia para a resolução de problemas é usada no CO-OP: Objetivo, Plano, Realização, Checagem. Depois que o indivíduo escolhe um objetivo que deseja atingir ou uma habilidade que quer aprender, o terapeuta ocupacional ajuda-o e orienta-o no uso da estratégia objetivo-plano-realização-checagem. O CO-OP está baseado no aprendizado que reconhece que, a partir de uma interação com o ambiente, poderão surgir novas habilidades, sendo o terapeuta ocupacional o propiciador desse espaço de aprendizagem.
Abordagem de Tratamento Multicontextual[40]	Concentra-se na aquisição de estratégias de processamento desenvolvidas para superar áreas com déficits cognitivos. Essas estratégias são descobertas pelos pacientes e são explicitamente definidas durante a intervenção e, posteriormente, praticadas em uma variedade de contextos, desde as atividades simples até as mais complexas. Essa abordagem é apropriada para pacientes com déficits cognitivos de mínimos a moderados, que apresentam áreas preservadas de domínios cognitivos. A abordagem requer um certo nível de consciência do déficit cognitivo e suas implicações a fim de entender a importância da estratégia e aplicá-la na vida diária. O *Goal Management Training* (GMT), desenvolvido por Levine et al.[41], é um exemplo de abordagem de aquisição de estratégias para pacientes com déficits de funções executivas, que envolvem o treinamento no processo de definição de metas, planejamento, avaliação de desempenho e correção em uma variedade de tarefas.
Modelo de Incapacidades Cognitivas (MIC)[42]	Abordagem ambiental funcional que se concentra na otimização das habilidades cognitivas funcionais remanescentes do indivíduo, modificando demandas, contextos e ambientes da atividade. Com base na observação de pacientes com doenças mentais, a autora formulou três hipóteses que se tornaram a estrutura de base do modelo. 1. pacientes desmotivados e não responsivos, espera-se um desempenho em níveis que estavam além de suas capacidades funcionais e cognitivas; 2. os terapeutas podem fazer inferências lógicas a respeito das capacidades funcionais cognitivas dos indivíduos, observando suas ações e o uso de objetos como parte da execução de atividades significativas com níveis variados de demanda e de complexidade de atividade. Há uma hierarquia chamada cognição funcional, que foi dividida em 6 níveis: Nível 0 - Coma; Nível 2 - Ações posturais; Nível 3 - Ações manuais; Nível 4 - Ações direcionadas para uma meta; Nível 5 - Ações exploratórias; Nível 6 - Ações planejadas.
Occupational Goal Intervention (OGI) (Katz e Keren, 2011)	O OGI é uma estratégia de treinamento para melhorar funções executivas em pessoas com esquizofrenia, mas pode ser utilizada para qualquer transtorno psiquiátrico que dela se beneficie. É um método em que a ação é representada e controlada com uma hierarquia de metas. É um tratamento direcionado para oferecer ao indivíduo habilidades necessárias para que metas de uma atividade e/ou ocupação sejam executadas de forma eficiente. O objetivo desse método é construir um plano de atividades, fazer uma lista do que é necessário, passo a passo, para alcançar uma meta, para mantê-las e recordá-las na mente, e para regular e monitorar o desempenho. O intuito da lista de objetivos é impor coerência no comportamento, controlando a ativação ou a inibição de ações que promovam ou impeçam a conclusão da tarefa.

TERAPIA OCUPACIONAL DINÂMICA

O Método Terapia Ocupacional Dinâmica (MTOD) foi desenvolvido por Benetton (2006) e tem como principal objetivo a melhora do indivíduo por meio da realização de atividades e das relações que o indivíduo estabelece com o terapeuta, o que irá constituir a relação triádica (paciente-terapeuta-atividades), que é estabelecida de forma dinâmica dentro do *setting* terapêutico (espaço em que ocorre a terapia).

O terapeuta dentro do método realiza o "diagnóstico situacional", no qual são levantadas todas as informações referentes às atividades cotidianas, relacionamentos interpessoais e contexto ambiental e social do indivíduo[43]. No método, também é apresentada a técnica de trilhas associativas, realizada pelo sujeito junto com seu terapeuta. Ambos formarão uma narrativa que irá compor a história do sujeito, dentro do processo de TO. Sua participação é bastante ativa nesse processo, podendo ser realizado individualmente ou em grupo, variando de acordo com as necessidades de cada participante[44].

Os grupos de TO são dispositivos amplamente utilizados por terapeutas ocupacionais, pois, em geral, propiciam duas situações: a realização de uma única atividade realizada pelo grupo ou uma segunda realizada pelo indivíduo, que ao executá-la encontra-se apenas reunido no espaço do grupo. Em cada uma dessas situações o efeito terapêutico observado é diferente[45].

AVALIAÇÃO COGNITIVA FUNCIONAL

O objetivo da avaliação cognitiva funcional é avaliar os prejuízos cognitivos e o impacto no desempenho ocupacional do sujeito em suas atividades cotidianas. A avaliação cognitiva funcional fornece um perfil abrangente dos pontos fortes e fracos dos sujeitos no desempenho ocupacional[35]. As autoras citam seis estágios que estão descritos na Figura 1.

Os instrumentos de avaliação são escolhidos de acordo com as necessidades do indivíduo e com modelo utilizado na intervenção. Os estágios iniciais (1, 2 e 3) são necessários para constatar as habilidades cognitivas básicas fundamentais para o desempenho ocupacional. Já os estágios 4 e 5 servem para uma avaliação mais detalhada, se necessário. E o estágio 6 é o ambiente que precisa ser avaliado e normalmente é fundamental em todos os casos. A avaliação cognitiva funcional colabora para o raciocínio clínico e na seleção da abordagem terapêutica e para basear-se na concepção de TO de pessoa-ocupação- ambiente, sendo avaliados, na pessoa, seus pontos fortes e fracos cognitivos; na ocupação, o perfil ocupacional anterior e atual e os objetivos das ocupações que serão necessárias para retomar a vida diária; e no ambiente, a detecção dos recursos humanos, físicos, econômicos e culturais e das barreiras e facilitadores encontrados para a reabilitação[35].

AVALIAÇÃO FUNCIONAL

O conceito de funcionalidade apresentado pela Classificação Internacional de Funcionalidade (CIF)[1] adota uma abordagem psicossocial, valorizando a interação entre várias dimensões da saúde (biológica, individual e social) que é descrita em estruturas e funções do corpo, atividade e participação. Sendo assim, o processo de incapacidade é representado por dimensões distintas, mas inter-relacionadas. Deficiência inclui sistemas ou partes do corpo que não funcionam apropriadamente; incapacidade centra-se em coisas que as pessoas

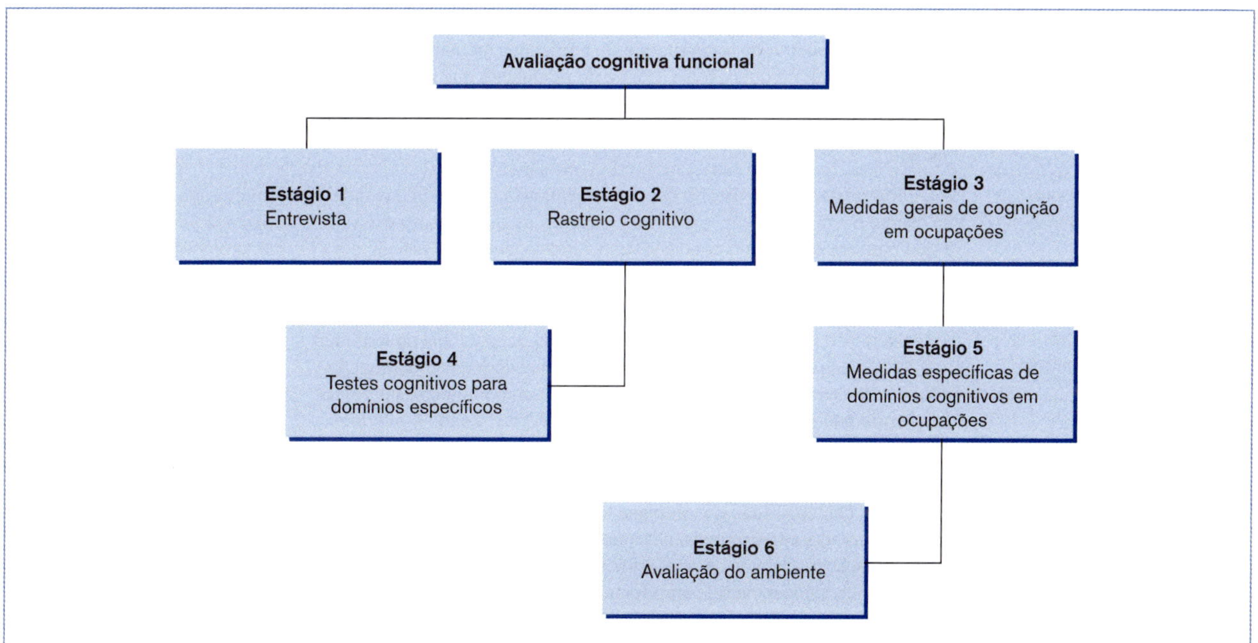

Figura 1 Processo de avaliação cognitiva funcional.
Fonte: adaptada de Katz et al., 2014[35].

não podem fazer, especialmente as atividades de vida diária (AVD) e o desempenho de papéis socialmente esperados. Define-se funcionalidade como o resultado do desempenho em diversas atividades que compõem ocupações de significado e/ou necessidade para cada indivíduo. As AVD podem ser das mais simples até as mais complexas, que demandam do indivíduo habilidades físicas, cognitivas, comportamentais e sociais[46]. As AVD são divididas: ABVD estão relacionadas às atividades de autocuidado (higiene, alimentação e vestuário) necessárias para a automanutenção do indivíduo; AIVD são as mais complexas, fundamentais para a vida independente, como cuidados na casa, preparo de refeições, manejo do dinheiro, uso do telefone para se comunicar, cuidado com o outro, cuidar da própria saúde, uso de transporte, etc.[2]. Já as AAVD são relacionadas aos mais altos níveis de funcionalidade de um indivíduo. Essas atividades envolvem os mais altos níveis de aprendizagem e são influenciadas por habilidades físicas, cognitivas, emocionais e sociais mais complexas[47].

A TO tem como objetivo avaliar e adequar o indivíduo em suas atividades cotidianas da melhor maneira possível, considerando suas capacidades e incapacidades e principalmente respeitando seu contexto de vida. A avaliação funcional é considerada um importante instrumento do terapeuta ocupacional que utiliza essa ferramenta para avaliar o desempenho ocupacional do indivíduo em seu cotidiano, isto é, as capacidades e incapacidades do indivíduo de desempenhar suas tarefas diárias. As avaliações podem ser: 1. indiretas: questionários e escalas autoaplicativas respondidos e relatados pelo próprio indivíduo ou informante relacionadas à funcionalidade; 2. diretas: aplicadas pelo terapeuta e que avaliam o desempenho em tempo real, também denominadas de ecológicas, que propõem a execução de tarefas do cotidiano durante a sua aplicação e têm como objetivo avaliar como o indivíduo está desempenhando ou não suas atividades cotidianas[46]. A Tabela 3 apresenta os principais instrumentos utilizados por terapeutas ocupacionais em adultos na saúde mental.

Tabela 3 Principais instrumentos de avaliação utilizados por terapeutas ocupacionais na saúde

Instrumento de avaliação	Objetivo	Tradução/validação/ adaptação transcultural
Autoavaliação do Funcionamento Ocupacional (SAOF)[48]	Teoria do Modelo de Ocupação Humana. Investigar a percepção das pessoas em relação às áreas do seu funcionamento ocupacional e contribuir com o planejamento da intervenção terapêutica estabelecendo prioridades em relação aos pontos mais vulneráveis do seu funcionamento global. Instrumento semiestruturado composto por 23 itens agrupados em 7 áreas. Uma escala com 3 níveis (ponto forte; ponto adequado; e ponto que precisa melhorar) é usada para quantificar a percepção individual da pessoa sobre as áreas de funcionamento ocupacional nas quais seu desempenho é avaliado em outros três escores (muito bom; bom; presença de dificuldades)	Padronizada no Brasil com pacientes usuários de substância psicoativas
Avaliação Cognitiva Dinâmica de Terapia Ocupacional Loewenstein (LOTCA-D)[49]	A bateria consiste de 28 subtestes nos domínios cognitivos de orientação, da consciência, de percepção visual, de percepção espacial, de práxis, de construção visomotora e de operações mentais. Para cada um dos testes existe uma escala própria de pontuação que varia em critério e em amplitude, além de uma sequência específica de mediações. Apresenta cinco níveis de mediação estruturados utilizados em todos os testes	Padronizada no Brasil para a população de pacientes com transtornos psiquiátricos e outros com prejuízos cognitivos
Modelo de Desempenho Ocupacional Canadense (COPM)[50]	A COPM avalia o desempenho ocupacional através da prática baseada no cliente em que eles irão identificar e priorizar as questões do dia a dia e que causem impacto no cotidiano. Este modelo divide a avaliação em três áreas: autocuidado, produtividade e lazer	Padronizada no Brasil para a população de idosos, com comprometimento cognitivo leve
Direct Assessment of Functional Status (DAFS-BR)[51]	A Avaliação ecológica que avalia o desempenho ocupacional do indivíduo nas AVD. Composta por 6 domínios, tendo cada subdomínio pontuação diferente, totalizando um total de 106 pontos e um ponto de corte de 96 separando pacientes normais de funcionamento prejudicado em termos da funcionalidade	Padronizada no Brasil para a população de idosos, mas também utilizada para pacientes com transtornos psiquiátricos
Escala de Observação Interativa de Terapia Ocupacional (EOITO)[52]	É uma escala composta por 16 itens (cuidado pessoal, execução de atividades, demonstração de interesse, comunicação verbal, interação social, referência a fatos irreais, alucinações, orientação, psicomotricidade aumentada, linguagem acelerada, irritabilidade, aceitação de limites, expressão de autoestima e comportamento inabitual). Apresenta 3 graduações psicopatológicas. A avaliação consiste não apenas na observação, mas na interação entre avaliador e paciente	Padronizada no Brasil para a população para pacientes com transtornos psiquiátricos

(continua)

Tabela 3 Principais instrumentos de avaliação utilizados por terapeutas ocupacionais na saúde (*continuação*)

Instrumento de avaliação	Objetivo	Tradução/validação/ adaptação transcultural
Executive Function Performance Test (EFPT)[46,53]	Avaliação ecológica que avalia o funcionamento executivo dos indivíduos. Os objetivos são: 1. determinar quais funções executivas estão comprometidas; 2. determinar a capacidade do indivíduo para o desempenho independente da tarefa; e 3. determinar o grau de assistência necessário para a conclusão de tarefas. São quatro tarefas: culinária simples, uso do telefone, administração da medicação e pagamento de contas	Padronizada no Brasil para a população idosa e pacientes neurológicos
Inventário de Habilidades de Vida Independente (ILSS-BR – versão paciente)[54]	Sã Avaliação autoaplicativa, tem como objetivo verificar o desempenho ocupacional nas AVD. Apresenta 70 itens agrupados em 10 domínios: higiene pessoal, aparência e vestuário, cuidado com os objetos pessoais, preparo dos alimentos, saúde, administração do dinheiro, transporte, lazer, emprego e manutenção do trabalho	Padronizado no Brasil para a população com esquizofrenia
Inventário de Habilidades de Vida Independente (ILSS-BR – versão familiar)[55]	Avaliação autoaplicativa com o familiar ou cuidador. Possui 86 itens que avaliam a autonomia de pacientes crônicos em nove áreas (alimentação, cuidados pessoais, atividades domésticas, preparo e armazenamento de alimentos, saúde, lazer, administração do dinheiro, transporte e emprego) da vida cotidiana, em termos da frequência com que eles apresentam as habilidades básicas para funcionar de forma independente na comunidade	Padronizado no Brasil para a população com esquizofrenia e outros transtornos psiquiátricos
Inventário das tarefas rotineiras - estendido (RTI-E)[56]	Avaliação mede a influência das incapacidades cognitivas sobre as tarefas rotineiras e suas consequências quanto a limitações e potenciais para o desempenho, e possibilita a análise detalhada do desempenho em situações reais da vida do avaliado, permitindo a coleta de informações através do autorrelato, do relato do informante/cuidador e da observação do terapeuta, exatamente nos mesmos domínios de funcionalidade. Ao relacionar o desempenho ocupacional cotidiano ao nível cognitivo do indivíduo, o RTI-E permite melhor compreensão dos prejuízos funcionais e do grau de necessidade de assistência	Padronizado no Brasil para idosos, mas também utilizada para pacientes com transtornos psiquiátricos
Lista de Identificação de Papéis Ocupacionais[57]	Inventário escrito que objetiva identificar a percepção do usuário sobre a sua participação nos principais papéis ocupacionais ao longo da vida, bem como o grau de importância que atribui a cada um desses papéis	Padronizada no Brasil para portadores de doença pulmonar obstrutiva crônica (DPOC), mas também pode se utilizada para pacientes com transtornos psiquiátricos

CONSIDERAÇÕES FINAIS

A TO foi regulamentada como profissão no Brasil há 50 anos, e, durante essas cinco décadas, os avanços acontecem gradualmente na área da Saúde Mental. Atualmente os terapeutas ocupacionais buscam desenvolver sua prática clínica baseados na neurociência e em evidências. A saúde mental é um dos campos de maior número de profissionais inseridos, mas ainda necessita do desenvolvimento de uma quantidade maior de pesquisas sobre as práticas desenvolvidas. O cenário brasileiro é muito diferente do internacional, que está em um crescente de pesquisas de alto poder de evidências. Os terapeutas ocupacionais estão se conscientizando da necessidade de publicações para mostrar a efetividade de sua prática clínica e para fortalecer seu mercado de trabalho. A grande dificuldade apresentada é o número restrito de faculdades de TO, que dificultam a expansão da profissão no Brasil.

Vinheta clínica

Relatório de avaliação da terapia ocupacional

Centro de Reabilitação Hospital Dia (CRHD)

Paciente: M.A.

DN: 17/09/1990

Idade: 27 anos de idade

Escolaridade: Ensino Fundamental Completo

Foi realizada a avaliação funcional do paciente M.A., que foi colaborativo, porém apresentou-se bastante apático e dialogava apenas quando solicitado.

A bateria aplicada de TO foi: *Montreal Cognitive Assessment* (MOCA); Inventário de Habilidade de Vida Independente (ILS-S-BR/P) e Medida Canadense de Desempenho Ocupacional (COPM).

A MOCA é um instrumento de rastreio das funções cognitivas. Abrange componentes das funções visuoespacial, executivas, nomeação, memória, atenção, linguagem, abstração, evocação tardia e orientação. A pontuação mínima e máxima varia entre 0 a 30 pontos, sendo o escore mínimo desejado dentro do padrão de normalidade, igual ou superior a 26 pontos. O paciente teve um escore de 10 pontos; apresentando bastante dificuldade na avaliação. As áreas mais comprometidas foram na parte visuoespacial executiva, nomeação, memória, atenção, linguagem, abstração e evocação tardia, além de alguma dificuldade na orientação temporal.

O ILSS-BR/P é um instrumento de autorrelato do desempenho funcional em atividades básicas e instrumentais durante o último mês. Ele se propõe a identificar o nível de funcionamento em atividades do cotidiano, aparência/vestuário, higiene pessoal, cuidado com objetos pessoais, preparo/armazenamento dos alimentos, saúde, administração de dinheiro, transporte, lazer, emprego e manutenção do emprego. M.A. apresentou grande dependência do pai, e as áreas mais prejudicadas são aquelas relacionadas ao autocuidado: higiene pessoal, saúde e alimentação. Quanto à higiene pessoal, paciente relatou dificuldade em manter as unhas limpas, esquecer-se de escovar os dentes e esquecer-se de tomar banhos; na área de saúde referiu dependência de familiar para tomar medicação nos horários corretos (necessitando que seu pai o acorde para tomar sua medicação), e relatou não conseguir ajuda de serviços públicos (p. ex., INSS, bombeiro, polícia, dentista, entre outros) adequados quando necessário; quanto à alimentação, M.A. é dependente para o preparo e o armazenamento dos alimentos, relatou dificuldades em preparar refeições simples e comprar sua própria comida. No que se refere à administração de dinheiro, paciente não a realiza, não recebe benefício do INSS e todos os gastos são manejados por seu pai com base na própria aposentadoria. M.A. encontra-se desempregado e não apresentou iniciativa ou interesse por atividades produtivas, relatou que não procura por trabalho, não contata potenciais empregadores e não participa de entrevistas de seleção para obter emprego. O paciente também apresenta prejuízos na área do lazer, referiu interesse por rádio e televisão, mas relatou não ter passatempos, não sair de casa para atividades culturais (cinemas, teatros, exposições) e não ter interesse por revistas, jornais, jogos ou práticas esportivas.

A COPM identifica mudanças na autopercepção do cliente em seu desempenho ocupacional ao longo do tempo e possibilita o indivíduo a identificar e priorizar as questões do dia a dia que causam impacto no seu desempenho ocupacional nas três grandes áreas: autocuidado, produtividade e lazer. De acordo com M.A., a área para ele que está mais prejudicada é a de cuidados pessoais: referiu dificuldade de lembrar-se de escovar os dentes e tomar banhos; e da independência fora de casa: relatou ficar nervoso por ter que permanecer em pé ao transportar-se de ônibus colocando ambos os aspectos com máxima importância para ele.

Considerações: o paciente apresentado tem pouca iniciativa e pouca motivação para as atividades básicas e instrumentais de vida diária. Apresenta relacionamento interpessoal bastante restrito e com poucos vínculos afetivos, mas vem demonstrando maior afetividade e bom relacionamento com outros pacientes. No decorrer da avaliação, paciente expressou esta ambivalência no relacionamento com o pai: criticou o modo como ele o trata, mas trouxe a grande dependência desse pai em variadas áreas da sua vida, evidenciando pouca crítica de suas limitações e suas dificuldades cognitivas; no entanto apresenta potencial para treinamento de funções executivas e possibilidades ganhos de maior independência nas atividades básicas e instrumentais de vida diária e de ampliação de seu repertório de experiências de vida e enriquecimento de sua realidade interna. Paciente tem demonstrado interesse no tratamento, pois tem frequentado o CRHD e os grupos terapêuticos e tem participado de outras propostas (eventos do CRHD).

Para aprofundamento

- Gibson RW, D'Amico M, Jaffe L, Arbesman M. Occupational therapy interventions for recovery in the areas of community integration and normative life roles for adults with serious mental illness: a systematic review. Am J Occup Ther. 2011;65(3):247-56.
  - ⇨ **Esta revisão sistemática inclui intervenções nas atividades, ocupações, padrões de desempenho e aspectos do contexto do meio ambiente do cliente.**
- Hoshii J, Yotsumoto K, Tatsumi E, Tanaka C, Mori T, Hashimoto T. Subject-chosen activities in occupational therapy for the improvement of psychiatric symptoms of inpatients with chronic schizophrenia: a controlled trial. Clin Rehabil. 2013;27(7):638-45.
  - ⇨ **Este ensaio clínico mostra como a intervenção da TO através de atividades de livre escolha melhorou significativamente em comparação a um grupo de atividades dirigidas.**
- Vizzotto AD, Celestino DL, Buchain PC, Oliveira AM, Oliveira GM, Di Sarno ES, et al. A pilot randomized controlled trial of the Occupational Goal Intervention method for the improvement of executive functioning in patients with treatment-resistant schizophrenia. Psychiatry Res. 2016;245:148-56.
  - ⇨ **Ensaio clínico realizado no Brasil que mostrou a efetividade da TO na reabilitação de funções executivas em pacientes com esquizofrenia refratária.**

REFERÊNCIAS BIBLIOGRÁFICAS

1. Organização Mundial da Saúde. Classificação internacional de funcionalidade, incapacidade e saúde. São Paulo: Edusp; 2003.
2. American Occupational Therapy Association Mental Health. 2020 [acesso em 20 jan 2020]. Disponível em: https://www.aota.org/Practice/Mental-Health.aspx.
3. American Occupational Therapy Association Occupational therapy practice framework: domain and process (3rd ed.). Am J Occupational Therapy. 2014;68(Suppl 1):S1-S48.
4. Sousa, FSP, Jorge, MSB O retorno da centralidade do hospital psiquiátrico: retrocessos recentes na política de saúde mental. Trabalho, Educação e Saúde. 2019;17(1).
5. Brasil. Ministério da Saúde. Comissão Intergestores Tripartite. Resolução n. 32, de 14 de dezembro de 2017. Brasília, 2017 [acesso em 20

fev 2020]. Disponível em: http://portalms.saude.gov.br/noticias/agencia-saude/42176-saude-mental-veta-ampliacao-de-leitos-psiquiatricos-em-hospitais-especializados-e-amplia-rede-de-assistencia.

6. Brasil. Saúde Mental em Dados - 12, Ano 10, n. 12, outubro de 2015. Informativo eletrônico de dados sobre a Política Nacional de Saúde Mental. Brasília, 2015 [acesso em 19 jan 2020]. Disponível em: https://www.mhinnovation.net/sites/default/files/downloads/innovation/reports/Report_12-edicao-do-Saude-Mental-em-Dados.pdf.
7. Zanardo GLP, Silveira LHC, Rocha CMF, Rocha KB. Internações e reinternações psiquiátricas em um hospital geral de Porto Alegre: características sociodemográficas, clínicas e do uso da Rede de Atenção Psicossocial. Revista Brasileira de Epidemiologia. 2017;20(3):460-74.
8. Tedesco S, Nogueira-Martins LA, Citero VA. As ações de terapia ocupacional (TO) em saúde mental no contexto de um serviço de interconsulta psiquiátrica em hospital geral (HG): impacto sobre o funcionamento ocupacional. Revista de Terapia Ocupacional da Universidade de São Paulo. 2017;28(3):261-70.
9. Pires AC. A terapia ocupacional no desempenho de papéis ocupacionais e da autonomia de pessoas internadas em uma clínica psiquiátrica [tese]. Belém; 2018.
10. Brasil. Ministério da Saúde. Secretaria de Atenção à Saúde. Departamento de Ações Programáticas Estratégicas. Saúde Mental no SUS: os Centros de Atenção Psicossocial. Brasília: Ministério da Saúde; 2004.
11. Brasil. Ministério da Saúde. Portaria n. 224/MS, de 29 de janeiro de 1992. Brasília: Ministério da Saúde; 1992.
12. Damous I, Erlich H. O ambulatório de saúde mental na rede de atenção psicossocial: reflexões sobre a clínica e a expansão das políticas de atenção primária. Revista de Saúde Coletiva. 2017;27(4):911-32.
13. Garla CC. Perfil dos profissionais de ambulatórios de saúde mental, suas práticas e opiniões sobre as políticas públicas [dissertação]. Ribeirão Preto: Escola de Enfermagem de Ribeirão Preto da Universidade de São Paulo; 2010.
14. Severo AK. Rede e intersetorialidade na atenção psicossocial: contextualizando o papel do ambulatório de saúde mental. Psicologia: Ciências e Profissão. 2011;31(3):640-55.
15. Brasil. Portaria n. 3.080, 23 de dezembro de 2011. Institui a Rede de Atenção Psicossocial para pessoas com sofrimento ou transtorno mental e com necessidades decorrentes do uso de crack, álcool e outras drogas, no âmbito do Sistema Único de Saúde. Brasília, 26 de dezembro de 2011.
16. Brasil. Relatório de Gestão. Saúde mental no SUS: acesso ao tratamento e mudança do modelo de atenção. Ministério da Saúde, Secretaria de Atenção à Saúde. Brasília: Editora do Ministério da Saúde; 2007. p. 78. (Série C. Projetos, Programas e Relatórios).
17. Brasil. Ministério da Saúde. Saúde mental: o que é, doenças, tratamentos e direitos [acesso em 13 fev 2020]. Disponível em: https://saude.gov.br/saude-de-a-z/saude-mental
18. Ministério da Saúde. Planejamento Estratégico do Ministério da Saúde 2011-2015. Resultados e Perspectivas. 2011 [acesso em 21 fev 2020]. Disponível em: http://bvsms.saude.gov.br/bvs/publicacoes/planejamento_estrategico_ministerio_saude_resultados.pdf.
19. Ministério da Saúde. RAPS, Rede de Atenção Psicossocial. 2013 [acesso em 01 mar 2020]. Disponível em: http://bvsms.saude.gov.br/bvs/folder/conheca_raps_rede_atencao_psicossocial.pdf.
20. Ministério da Saúde. Saúde Brasil 2008. 20 anos de Sistema Único de Saúde (SUS) no Brasil [acesso em 01 mar 2020]. Disponível em: https://siteantigo.portaleducacao.com.br/conteudo/artigos/enfermagem/projeto-terapeutico-singular-pts/43914.
21. Portal da Educação. Projeto Terapêutico Singular (PTS) [acesso em 01 mar 2020]. Disponível em: https://siteantigo.portaleducacao.com.br/conteudo/artigos/enfermagem/projeto-terapeutico-singular-pts/43914.
22. **Resolução Coffito n. 408 de 18 de agosto de 2011 [acesso em 24 jan 2020]. Disponível em: https://www.coffito.gov.br.**
    ⇨ Resolução do Conselho Federal de Fisioterapia e Terapia Ocupacional que descreve quais são as atribuições do terapeuta ocupacional no Brasil.
23. Gibson RW, D'Amico M, Jaffe L, Arbesman M. Occupational therapy interventions for recovery in the areas of community integration and normative life roles for adults with serious mental illness: a systematic review. Am J Occup Ther. 2011;65(3):247-56.
24. Bullock A, Bannigan K. Effectiveness of activity-based group work in community mental health: a systematic review. Am J Occup Ther. 2011;65(3):257-66.
25. **Buchain PC, Vizzotto AD, Henna Neto J, Elkis H. Randomized controlled trial of occupational therapy in patients with treatment-resistant schizophrenia. Revista Brasileira de Psiquiatria. 2003;25(1):26-30.**
    ⇨ Ensaio clínico realizado no Brasil que mostrou a melhora em de pacientes com esquizofrenia refratária no que diz respeito a execução de atividades e relacionamento interpessoal.
26. Hadas-Lidor N, Katz N, Tyano S, Weizman A. Effectiveness of dynamic cognitive intervention in rehabilitation of clients with schizophrenia. Clin Rehabil. 2001;15(4):349-59.
27. Duncombe LW. Comparing learning of cooking in home and clinic for people with schizophrenia. Am J Occup Ther. 2004;58(3):272-8.
28. Josman N, Schenirderman AE, Klinger E, Shevil E. Using virtual reality to evaluate executive functioning among persons with schizophrenia: a validity study. Schizophr Res. 2009;115(2-3):270-7.
29. Cook S, Chambers E, Coleman JH. Occupational therapy for people with psychotic conditions in community settings: a pilot randomized controlled trial. Clin Rehabil. 2009;23(1):40-52.
30. Katz N, Keren N. Effectiveness of occupational goal intervention for clients with schizophrenia. Am J Occup Ther. 2011;65(3):287-96.
31. Hoshii J, Yotsumoto K, Tatsumi E, Tanaka C, Mori T, Hashimoto T. Subject-chosen activities in occupational therapy for the improvement of psychiatric symptoms of inpatients with chronic schizophrenia: a controlled trial. Clin Rehabil. 2013;27(7):638-45.
32. **Foruzandeh N, Parvin N. Occupational therapy for in patients with chronic schizophrenia: a pilot randomized controlled trial. Jpn J Nurs Sci. 2013;10(1):136-41.**
    ⇨ Ensaio clínico que mostrou a efetividade da TO em pacientes com esquizofrenia crônica no Japão.
33. Vizzotto AD, Celestino DL, Buchain PC, Oliveira AM, Oliveira GM, Di Sarno ES, et al. A pilot randomized controlled trial of the Occupational Goal Intervention method for the improvement of executive functioning in patients with treatment-resistant schizophrenia. Psychiatry Res. 2016;245:148-56.
34. Shimada T, Ohori M, Inagaki Y, Shimooka Y, Sugimura N, Ishihara I, et al. A multicenter, randomized controlled trial of individualized occupational therapy for patients with schizophrenia in Japan. PLoS One. 2018;13(4):e0193869.
35. **Katz N, Baum CM, Maeir A. In: Katz N. Neurociência, reabilitação cognitiva e modelos de intervenção em terapia ocupacional. 3. ed. São Paulo: Santos; 2014. p. 3-11.**
    ⇨ Livro de referência internacional e nacional em neurociências, reabilitação cognitiva e funcional em TO.
36. Toglia, JP. Modelo interativo dinâmico de cognição na reabilitação cognitiva. In: Katz N. Neurociência, reabilitação cognitiva e modelos de intervenção em terapia ocupacional. 3. ed. São Paulo: Santos; 2014. p.149-88.
37. Josman N. Modelo interativo dinâmico na esquizofrenia. In: Katz N. Neurociência, reabilitação cognitiva e modelos de intervenção em terapia ocupacional. 3. ed. São Paulo: Santos; 2014. p. 189-206.
38. Giles GM. Abordagem neurofuncional à reabilitação após trauma cranioencefálico. In: Katz N. Neurociência, reabilitação cognitiva e modelos de intervenção em terapia ocupacional. 3. ed. São Paulo: Santos; 2014. p. 327-53.
39. Polatajko HJ, Mandich A, McEwen SE. Orientação cognitiva para desempenho ocupacional diário/ Intervenção com base na cognição para crianças e adultos. In: Katz N. Neurociência, reabilitação cognitiva e modelos de intervenção em terapia ocupacional. 3. ed. São Paulo: Santos; 2014. p. 279-300.
40. Toglia J, Goverover Y, Johnston MV, Dain B. Promoting learning and transfer of strategy use in a person with TBI and executive dysfunction: a case study of the application of the multicontextual approach. OTJR: Occupation, Participation, and Health. 2009;31:S53-S60.
41. Levine B, Robertson IH, Clare L, Carter G, Hong J, Wilson BA, et al. Rehabilitation of executive functioning: an experimental-clinical validation of goal management training. J Int Neuropsychol Soc. 2000;6(3):299-312.
42. Allen CK. Occupational therapy for psychiatric diseases: measurement and management of cognitive disabilities. Boston: Little, Brown; 1985.

43. **Benetton MJ. Trilhas associativas: ampliando subsídios metodológicos à clínica da terapia ocupacional. Campinas: Arte Brasil; 2006.**
⇨ Autora de referência nacional no Método de TO Dinâmica.
44. Maximino VS. Grupos de atividades com pacientes psicóticos. São José dos Campos: UNIVAP; 2001.
45. Maximino VS. A constituição de grupos de atividades com pacientes graves. Rev CETO. São Paulo. 1995;1(1):27-32.
46. Neubern PCB. Funcionalidade e função executiva em idosos saudáveis e portadores de demência na doença de Alzheimer: estudo de validação do Executive Function Performance Test – Br [tese]. São Paulo: Faculdade de Medicina da Universidade de São Paulo; 2018.
47. Dias EG, Duarte YAO, Almeida MHM, Lebrão ML. Characterization of advanced activities of daily living (AADL): a review. Rev Ter Ocup Univ São Paulo. 2011;22(1):45-51.
48. Tedesco SA, Citero VA. Tradução e validação para o português brasileiro da Escala de Autoavaliação do Funcionamento Global. O mundo da Saúde. 2010;34(2):230-37.
49. Schlecht BBG. Tradução e adaptação transcultural da Avaliação Cognitiva Dinâmica de Terapia Ocupacional Loewenstein (LOTCA-D) e estudo da sua aplicabilidade na população brasileira [dissertação]. Universidade Federal de São Paulo, UNIFESP; 2011.
50. Chaves GFS. Estudo de confiabilidade e da validade da Medida Canadense de Desempenho Ocupacional (COPM) em idosos com Comprometimento Cognitivo Leve (CCL) [dissertação]. São Paulo: Universidade de São Paulo; 2012.
51. Pereira FS, Oliveira AM, Diniz BS, Forlenza OV, Yassuda Ms. Cross-cultural adaptation, reliability and validity of the DAFS-R in a sample of Brazilian older adults. Archives of Clinical Neuropsychology. 2010;25(4):335-43.
52. Oliveira AS. Adequação e estudo de validade e fidedignidade da Escala Interativa de Observação de pacientes psiquiátricos internados às situações de terapia ocupacional [dissertação]. Ribeirão Preto: Faculdade de Medicina de Ribeirão Preto da Universidade de São Paulo; 1995.
53. Conti J. Teste de desempenho da função executiva: adaptação transcultural, avaliação das propriedades psicométricas e validade de constructo em indivíduos com acidente vascular cerebral [dissertação]. São Paulo: Faculdade de Medicina da Universidade de São Paulo; 2018.
54. Martini LC, Attux C, Bressan RA, Mari JJ. Adaptação cultural, validade e confiabilidade da versão brasileira do Inventário de Habilidades de Vida Independente: versão do paciente (ILSS-BR/P), na esquizofrenia. Revista de Psiquiatria Clínica. 2012;39(1):12-8.
55. Bandeira M, Lima LA, Gonçalves S. Qualidades psicométricas no papel da Escala de Habilidades de Vida Independente de pacientes psiquiátricos (ILSS-BR): fidedignidade do teste e do reteste. Revista de Psiquiatria Clínica. 2003;30(4):121-5.
56. Mello PCH. Tradução, adaptação transcultural e validação do inventário das tarefas rotineiras - estendido (RTI-E) em idosos com doença de Alzheimer [dissertação]. São Paulo: Faculdade de Medicina da Universidade de São Paulo; 2018.
57. Cordeiro JJR. Validação da Lista de Identificação de Papéis Ocupacionais em pacientes portadores de doença pulmonar obstrutiva crônica (DPOC) no Brasil [tese]. Universidade Federal de São Paulo; 2005.

8

Terapia ocupacional na infância e adolescência

Adriana Dias Barbosa Vizzotto

Sumário

Pontos-chave

- O foco da terapia ocupacional é detectar as possíveis barreiras que estejam impedindo o adequado desempenho ocupacional e a participação social de crianças e adolescentes com transtornos mentais.
- Os instrumentos mais utilizados em terapia ocupacional são os que avaliam o desempenho (*performance*) ocupacional.
- Modelos e métodos de terapia ocupacional baseiam-se na reabilitação cognitiva funcional e dinâmica.
- A terapia ocupacional reconhece o brincar como uma ocupação da criança e do adolescente que se estende na vida adulta de formas variadas.

INTRODUÇÃO

A saúde mental na área da infância e adolescência concentra sua intervenção estritamente nos serviços prestados a crianças e adolescentes com transtornos mentais e comportamentais. O crescimento de serviços especializados e a implementação de políticas públicas que possibilitam maior acesso de crianças e adolescentes aos tratamentos dos múltiplos transtornos não acompanham os estudos científicos da área infantojuvenil. Os serviços existentes ainda são bem escassos e concentram-se apenas nas grandes metrópoles. No Brasil a situação na área infantojuvenil ainda é mais complicada. A falta de recursos e equipes especializadas ainda é precária. Faltam psiquiatras, terapeutas ocupacionais, psicólogos, enfermeiros, entre outros profissionais para cobrir toda a rede pública de saúde[1]. Diante desse cenário, cabe ressaltar a importância da especialização dos profissionais da saúde na área e dos recursos financeiros para a implantação de novos serviços. É nesse contexto que a terapia ocupacional (TO) se insere como profissão da saúde mental e intervém em equipes multidisciplinares no Sistema Único de Saúde (SUS) e no setor privado em clínicas e consultórios. Ainda há poucos relatos e estudos baseados em evidências científicas e protocolos de avaliação validados no Brasil. Desde a regulamentação da profissão no Brasil, em 1969, somente nas duas últimas décadas é que os terapeutas ocupacionais passaram a se preocupar com a prática baseada em evidências científicas e a necessidade de instrumentos padronizados. A clínica da TO utiliza-se de referenciais teóricos psicodinâmicos, comportamentais e cognitivos funcionais para avaliar e tratar crianças e adolescentes em sofrimento mental. O foco da TO é detectar as possíveis barreiras que estejam impedindo o adequado desempenho ocupacional (funcional) e a participação social, agregando valor ao trabalho em equipe[2].

O objetivo da TO é promover o engajamento e a participação nos papéis de vida cotidiana de crianças e adolescentes. A participação em papéis significativos (p. ex., estudante, amigo, membro da família) e atividades (p. ex., esportes ou hobbies) leva ao aprimoramento do bem-estar emocional, saúde mental e competência social. A competência social inclui fazer o necessário para se relacionar com os outros, fazer e manter amigos, lidar com frustrações e raiva, resolver problemas, entender as convenções e regras sociais. Estudos recentes indicam que as habilidades de comportamento e interação social, ou seja, competência social, são indicadores mais fortes de sucesso acadêmico ao longo da vida do que as habilidades acadêmicas[3]. Portanto, o fracasso em apoiar o comportamento adequado e a competência social pode ter efeitos negativos duradouros em um número significativo de pessoas, quando passam da infância para a vida adulta. Além disso, há outros papéis essenciais de vida cotidiana que incluem: desenvolver independência pessoal, tornar-se produtivo, participar de brincadeiras ou lazer e atividades sociais[4]. A participação nas ocupações cotidianas é fundamental para a saúde e o desenvolvimento de todas as crianças, independentemente de habilidade ou deficiência[5]. A incapacidade de participação nos papéis da vida cotidiana devido a déficits de doenças, deficiências ou habilidades pode causar marginalização, isolamento social e baixa autoestima[6]. Diante dessa realidade, os terapeutas ocupacionais têm como propósito fazer uma análise de como o desempenho é afetado por sua deficiência e como o seu ambiente o apoia ou restringe seu desempenho e, a partir daí, selecionar intervenções apropriadas para a criança/adolescente engajar-se e participar de sua vida cotidiana da melhor forma possível. Avaliam também os componentes da competência social e determinam se as habilidades motoras, socioemocionais e cognitivas de uma criança; a capacidade de interpretar informações sensoriais; e a influência de ambientes domésticos, escolares e comunitários têm impacto em sua capacidade de atender às demandas da vida cotidiana[7]. As práticas dos terapeutas ocupacionais na infância e adolescência evoluíram e mudaram com base em pesquisa e teoria, e atualmente pautam-se na Classificação Internacional de Funcionalidade, Incapacidade e Saúde (CIF-CJ)[8].

PRÁTICAS BASEADAS EM EVIDÊNCIAS DA TERAPIA OCUPACIONAL NA INFÂNCIA E ADOLESCÊNCIA

Os principais estudos de maior evidência em TO na área saúde mental da infância e adolescência mostram uma variedade de intervenções com modelos teóricos diferentes entre si, dificultando a uniformidade de algumas intervenções. A Tabela 1 descreve as principais revisões sistemáticas e ensaios clínicos de TO.

A revisão sistemática de Novak e Honan[9] fornece um resumo de alto nível de intervenções em TO pediátrica. As intervenções baseadas em evidências terapêuticas sugere uma tendência crescente em abordagens "*top-down*", isto é, com foco no desempenho funcional do cliente e educação dos pais e com respaldo na CIF-CJ, não excluindo as abordagens "*bottom-up*", que são aquelas baseadas em prejuízos no nível de estruturas e funções do corpo e em remediar os déficits de crianças e adolescentes. Ambas são eficazes quando combinadas na prática clínica.

INSTRUMENTOS DE AVALIAÇÃO DE TERAPIA OCUPACIONAL

No Brasil, infelizmente, ainda é bastante escasso o número de avaliações específicas e padronizadas na área da TO, principalmente em saúde mental, mas aos poucos esse cenário está mudando, pois cada vez mais os terapeutas ocupacionais brasileiros têm se dedicado à validação de instrumentos para detectar os prejuízos, habilidades, capacidades e potencialidades de seus clientes[2]. Os instrumentos mais utilizados em TO são os que avaliam o desempenho (*performance*) ocupacional, descrito na literatura da TO como função ou competência ocupacional. Diferentes referenciais teóricos de TO fundamentam a avaliação e a mensuração de funcionalidade em clientes nas suas atividades em geral[13]. Para a avaliação do desempenho ocupacional do sujeito, seu engajamento nas atividades cotidianas e sua participação social, o terapeuta ocupacional deve avaliar em diferentes momentos da intervenção de TO, sendo no início do tratamento (avaliação inicial), ao longo do processo e no momento da alta. As avaliações podem ser por meio de observações, entrevistas e instrumentos de avaliação padronizados e não padronizados. É importante ressaltar que a padronização de instrumentos de avaliação é fundamental, considerando a fidedignidade dos resultados, abrangendo os aspectos culturais de cada país[2]. É importante evidenciar que, para avaliar adequadamente o cliente, primeiramente deve-se conhecê-lo em seu cotidiano, nas suas atividades e relações interpessoais (familiares e sociais), não ficando restrito apenas a um diagnóstico, mas também descrever sua situação de vida em seus vários aspectos. Este é um critério de avaliação de TO dinâmico denominado de diagnóstico situacional[14]. Em se tratando de crianças e adolescentes, o processo de avaliação deve ser amplo, diferenciando-se dos adultos em certos aspectos, como o nível de compreensão da criança e do adolescente, isto é, ser de acordo com a fase do seu desenvolvimento, inclusão dos relatos dos pais e a percepção do avaliador.

A CIF[15] é bastante utilizada pelos terapeutas ocupacionais, sistema de classificação que serve como referência universal para descrever, avaliar e medir a saúde e a incapacidade, quer ao nível individual, quer ao nível da população. Pode ser utilizada por vários profissionais da saúde, mas para os terapeutas ocupacionais a CIF passa a ser vista como um meio de facilitar e aprimorar a avaliação, a reabilitação e o apoio às pessoas com vários déficits, sendo uma estrutura biopsicossocial que considera a saúde em relação a atividades, participação, fatores ambientais e outros. A CIF proporciona uma estrutura para o exame sistemático da relação entre as desordens de saúde e a capacidade de incumbir-se de ocupações e interação do indivíduo com o ambiente. Permite descrever situações relacionadas com a funcionalidade do ser humano e suas restrições e serve como enquadramento para organizar essa informação. Uma versão da CIF crianças e jovens (CIF-CJ)[8] foi adaptada para população infantojuvenil para que fosse sensível às mudanças associadas com o desenvolvimento e acompanhasse as características dos diferentes grupos etários e dos

Tabela 1 Revisões sistemáticas e ensaios clínicos

Autores	Título*	Resumo
Novak e Honan, 2019[9]	Efetividade da terapia ocupacional pediátrica em crianças com deficiência: uma revisão sistemática	Introdução: o objetivo foi resumir as melhores evidências de intervenção disponível para crianças com deficiência, para ajudar famílias e terapeutas a escolherem um tratamento eficaz Método: foram incluídos 129 artigos. Revisão sistemática usando a metodologia Cochrane e resultados relatados de acordo com o PRISMA. Foram pesquisados CINAHL, Cochrane Library, MEDLINE, OTseeker, PEDro, PsycINFO Conclusão: as evidências apoiam 40 indicações de intervenções, baseadas no nível de atividades da Classificação Internacional de Funcionalidade (CIF)
Romagnoli et al., 2019[10]	Eficácia da terapia ocupacional em crianças com síndrome de Asperger: uma revisão sistemática de ensaios clínicos randomizados	Introdução: foi realizada uma revisão sistemática de acordo com as diretrizes do PRISMA Método: as bases de dados PubMed, Scopus, Web of Science e OTseeker. Três ensaios clínicos foram selecionados, com o objetivo de avaliar se crianças com síndrome de Asperger podem melhorar suas habilidades sociais com TO Resultados: as intervenções foram: terapia Lego®, programa de uso social da linguagem e *software* "Vamos enfrentá-lo!" e treinamento para pais combinados com a administração de risperidona Conclusão: essa revisão mostra que as intervenções podem ajudar as crianças com síndrome de Asperger a superar seus problemas sociais
Josman e Meyer, 2019[11]	Conceitualização e uso de funções executivas em pediatria: uma revisão do escopo da literatura de terapia ocupacional	Introdução: identificar, analisar, sintetizar e descrever a literatura científica atualizada de TO e funções executivas, em crianças e adolescentes Resultados: 50 publicações foram incluídas. A pesquisa inclui uma ampla faixa etária, diferentes diagnósticos, uso de diversas definições de funções executivas, avaliação e intervenções Conclusão: recomenda-se a pesquisa contínua de TO e funções executivas para entender os mecanismos subjacentes do desempenho diário
Rosenblum et al., 2015[12]	Perfil funcional diário de crianças com transtorno do déficit de atenção e hiperatividade (TDAH): um estudo piloto usando uma avaliação ecológica	Introdução: este estudo teve como objetivo comparar as características de desempenho das crianças com TDAH com os controles com base na avaliação Do-Eat Resultados: diferenças significativas nos escores do Do-Eat entre crianças com TDAH e controles. Correlações moderadas significativas foram encontradas entre o Do-Eat escores sensório motores, os escores CHAS-P e BRIEF no grupo TDAH Conclusão: foram encontradas correlações entre o desempenho no Do-Eat e o pontuações do questionário ChAS-P, verificando a validade ecológica da ferramenta
Arbesman et al., 2013[7]	Revisão sistemática da terapia ocupacional e promoção, prevenção e intervenção em saúde mental para crianças e jovens	Introdução: descrever os resultados de uma revisão sistemática da literatura sobre saúde mental infantil, utilizando um modelo de saúde pública que consiste em três níveis de serviço de saúde mental: universal, direcionado e intensivo Resultados: no nível universal há fortes evidências da eficácia de intervenções que se concentram no aprendizado socioemocional; prevenção de *bullying* em toda a escola; e atividades extracurriculares, de artes cênicas e de gerenciamento de estresse. No nível alvo, fortes evidências indicam que os programas de habilidades sociais e de vida são eficazes para crianças agressivas, que foram rejeitadas por mães adolescentes. Também são fortes as evidências de que crianças com deficiência intelectual, atrasos no desenvolvimento e dificuldades de aprendizado se beneficiam da programação de habilidades sociais e atividades lúdicas, de lazer e recreativas Conclusão: a eficácia dos programas de habilidades sociais é forte para crianças que necessitam de serviços em nível intensivo (transtorno do espectro do autismo, doença mental, distúrbios graves de comportamento) para melhorar o comportamento social e o autogerenciamento

TDAH: transtornode déficit de atenção/hiperatividade. *Títulos traduzidos pela autora (Vizzotto).

contextos mais significativos para crianças e jovens. A American Occupational Therapy Association (AOTA) produziu um documento oficial (*Occupational Therapy Practice Framework: Domain and Process*), uma espécie de *guideline* que descreve a prática de TO e contribui para o processo de avaliação e intervenção da profissão[16] e que está integrado à CIF. Em TO, dois aspectos são fundamentais de serem avaliados: a capacidade e o desempenho do sujeito. Capacidade refere-se à habilidade de uma pessoa, ou seja, o seu maior nível de desempenho em um ambiente padronizado (*setting* terapêutico), e desempenho refere-se ao desempenho real de uma pessoa nos contextos de seu ambiente familiar. Destaca-se, dessa forma, a importância de avaliar ambos os componentes das habilidades de um indivíduo, uma vez que a capacidade limitada para uma determinada atividade não prediz necessariamente um desempenho limitado. Por outro lado, não se pode concluir que o desempenho bem-sucedido de uma atividade indique capacidade normal[2].

Um dos objetivos de avaliar crianças e adolescentes na saúde mental é identificar e quantificar seu nível de atividade e participação nas atividades de vida diária. A análise do desempenho ocupacional é um fator importante no processo de avaliação, em que os problemas do cliente são especificamente identificados. O desempenho real, isto é, habilidades de desempenho, padrões de desempenho, contexto ou ambiente, fatores de clientes e demandas de atividades, é considerado. A Tabela 2 descreve os principais instrumentos utilizados na TO para avaliar crianças e adolescentes em seus vários aspectos (cognitivo, funcional, psicomotor, comportamental, lúdico, etc.). Há poucos instrumentos padronizados ou traduzidos no Brasil.

PROGRAMAS DE INTERVENÇÕES E APLICAÇÃO DE MÉTODOS DE TERAPIA OCUPACIONAL

Modelo metacognitivo

O modelo metacognitivo fundamenta-se em modelos de ocupação para crianças e adolescentes e no modelo da CIF-CJ. Prática baseada na ocupação, a atuação do terapeuta é voltada para os objetivos, desejos e necessidades do cliente, tendo em vista suas capacidades, o contexto de seu ambiente e o suporte e demandas que ele apresenta[30]. O papel da terapia baseada na ocupação é habilitar o engajamento de clientes em suas ocupações cotidianas[30], e em se tratando de crianças e adolescentes, a premissa básica da TO é que a saúde do

Tabela 2 Instrumentos de avaliação padronizados, traduzidos ou em processo de validação na área da infância e adolescência

Instrumentos de avaliação	Objetivos	Faixa etária	Padronização/tradução
Avaliação da coordenação e destreza motora (ACOORDEM)	Teste específico para transtornos da coordenação motora	4 a 8 anos	Padronizada no Brasil (Silva et al., 2017[17])
Avaliação do brincar de faz de conta (ChIPPA)	É uma avaliação padronizada e foi estruturada para ser utilizada em ambiente clínico, tendo como objetivo avaliar a qualidade da habilidade da criança em autoiniciar o brincar de faz de conta	3 anos	Padronizada no Brasil (Lucisano, 2016[18])
Avaliação Cognitiva Dinâmica de Terapia Ocupacional para crianças (D LOTCA-CH).	Identificação dos pontos fortes e déficits da criança nas diferentes áreas cognitivas e medida do potencial de aprendizagem, bem como reconhecimento de estratégias de pensamento da criança, utilizando procedimentos dinâmicos	6 a 12 anos	Padronizado no Brasil (Uchôa-Figueiredo, 2017[19])
Avaliação baseada no desempenho de crianças (DO-EAT)	Avaliação do desempenho de crianças com transtorno do desenvolvimento da coordenação, transtorno do déficit de atenção e hiperatividade e dificuldades de aprendizagem, tanto verbais quanto não verbais	5 a 8 anos	Instrumento traduzido pela autora (Vizzotto), utilizado na prática clínica, mas não padronizado para versão brasileira (Josman et al., 2010[20])
Avaliação pediátrica de incapacidade (PEDI)	1. entrevista inicial com os pais/cuidadores ou educadores; 2. observação clínica da criança Desempenho funcional nas áreas: autocuidado, mobilidade e função social e modificações no ambiente para facilitar o desempenho	6 meses a 7 anos e 6 meses	Padronizado no Brasil (Mancini, 2005[21])
Bayley III de desenvolvimento infantil. 1. entrevista inicial com os pais/cuidadores; 2. observação clínica da criança	Medida da função cognitiva, motora, habilidades sensoriais, aprendizado, linguagem/comunicação, comportamento adaptativo	1 mês a 3 anos e 6 meses	Padronizada no Brasil (Madaschi et al., 2016[22])
Core-set da CIF-CJ	A avaliação é realizada através da impressão clínica do terapeuta ocupacional. Avalia as funções mentais (aspectos cognitivos) e de atividades e participação, isto é, aspectos funcionais (aprendizagem e aplicação do conhecimento; tarefas e demandas gerais, comunicação e relações e interações interpessoais)	0 a 21 anos	Versão adaptada pela autora (Vizzotto) da CIF-CJ[8]
Denver II – Teste de triagem do desenvolvimento	Escala de rastreio que verifica o atraso do desenvolvimento infantil	Até 6 anos de idade	Padronizado no Brasil (Sabatés, 2018[23])
Escala lúdica pré-escolar de Knox	Avaliação baseada em observação que fornece uma descrição evolutiva do comportamento lúdico	0 a 6 anos	Padronizado no Brasil (Sposito, 2018[24])

(continua)

Tabela 2 Instrumentos de avaliação padronizados, traduzidos ou em processo de validação na área da infância e adolescência (*continuação*)

Instrumentos de avaliação	Objetivos	Faixa etária	Padronização/tradução
Avaliação do comportamento lúdico	1. A avaliação abrange 5 áreas de observação: interesse geral da criança; interesses lúdicos básicos; capacidades lúdicas básicas; atitude lúdica e expressão das necessidades e dos sentimentos. 2. A entrevista com os pais abrange 9 áreas, avaliadas a respeito de perguntas sobre o comportamento lúdico da criança	2 a 6 anos	Padronizado no Brasil (Sant'Anna et al., 2008[25])
Perfil sensorial II	Conjunto de ferramentas padronizadas que tem por objetivo avaliar os padrões de processamento sensorial da criança no contexto da vida cotidiana, além de revelar como esses padrões apoiam e/ou interferem no desempenho funcional em casa, na escola e na comunidade	0 a 14 anos e 11 meses	Padronizado no Brasil (Dunn, 2017[26])
Pediatric Activity Card Sort for Children (PACS)	É uma avaliação centrada no cliente, desenvolvida para capturar o repertório de ocupações de crianças	5 a 14 anos	Padronizado no Brasil (Pontes et al., 2016[27])
1. *The Children's Assessment of Participation and Enjoyment* (CAPE) 2. *The Preference for Activities of Children* (PAC)	1. CAPE - Avaliação designada para documentar a criança com ou sem incapacidade de participar em atividades do cotidiano. Determina quais são as atividades de preferência da criança 2. PAC - Avaliação baseada na ocupação, composta por imagens de crianças envolvidas em ocupações e atividades de infância. Determinação dos níveis de desempenho ocupacional, padrões de atividade e engajamento das crianças em atividades de infância	6 a 12 anos	Instrumento traduzido pela autora (Vizzotto), utilizado na prática clínica, mas não padronizado para versão brasileira (King et al., 2004[28])
The Roll Activities of Life (THE REAL)	Avaliação do desempenho de crianças e adolescentes nas atividades básicas e instrumentais de vida diária (inventário aplicado nos pais/cuidadores)	2 a 21 anos	Instrumento traduzido pela autora (Vizzotto), utilizado na prática clínica, mas não padronizado para versão brasileira (Roll e Roll, 2013[29])

cliente seja apoiada e mantida quando elas conseguem participar de tarefas, atividades e ocupações em vários ambientes, como em casa, na escola e em outros ambientes sociais. Já o objetivo da estrutura do modelo da CIF-CJ é classificar todos os aspectos de saúde de crianças e adolescentes, bem como os estados relativos à saúde, sendo as informações organizadas em duas partes: 1. funcionalidades e déficits (relacionada com o sucesso e a incapacidade de desempenhar as atividades de vida diária), e inclui as estruturas do corpo, funções corporais, atividades e participação; e 2. fatores contextuais da história do cliente, incluindo fatores ambientais e pessoais[8]. Três conceitos principais são relevantes nesse modelo: funções executivas (FE), consciência e estratégias para a criança e/ou adolescente e consideração dos ambientes que levam a um desempenho ocupacional melhor em vários domínios e melhor participação em eventos da vida[31]. É essencial ressaltar a importância que uma das funções corporais mais importantes para entender o motivo para déficits ou sucesso no desempenho da atividade e as habilidades de participação na vida cotidiana está relacionada às FE.

Conclui-se que nesse modelo a intervenção é customizada de acordo com as necessidades da criança e/ou adolescente e individualizada com os seus interesses e respostas. A capacidade de transferir de uma atividade para outra é o componente principal do modelo metacognitivo, portanto, as estratégias do cliente são avaliadas e mediadas no tratamento. O objetivo da intervenção é ajudar a criança e/ou adolescente a alcançar seu nível melhor de atividade e participação, e os terapeutas ocupacionais devem coordenar entre pais, professores e outros profissionais da área da saúde[31].

Modelo interativo dinâmico de cognição

Os princípios do Modelo Interativo Dinâmico de Cognição[32] baseia-se na interação pessoa-ocupação-ambiente e é apropriada para ser utilizada para conceituar as avaliações e intervenções em crianças e adolescentes. Esse modelo pode ser aplicado e integrado com uma abordagem cognitivo-comportamental. As premissas fundamentais do Modelo Interativo Dinâmico de Cognição são:

- O desempenho ocupacional precisa da capacidade de reconhecer os pontos fortes e as limitações, utilizar estratégias eficientes de processamento e monitorar o desempenho.

- O desempenho pode ser facilitado ao modificar as exigências da atividade ou tarefa, o ambiente, a utilização de estratégias da pessoa e sua autoconsciência, ou uma combinação destes.
- Pistas externas e modificações do ambiente ou da atividade (tarefa) podem apoiar e melhorar o desempenho ocupacional.

Na avaliação interativa dinâmica, os indivíduos precisam prever seu desempenho, desempenhar a tarefa e avaliar seu desempenho. A avaliação utiliza pistas e alterações de tarefa para identificar o potencial da pessoa, para a mudança. Um dos testes indicados para combinar com esse modelo é o de Avaliação Cognitiva Dinâmica de Terapia Ocupacional para crianças (DLOTCA- CH)[19], por incluir componentes estáticos e dinâmicos fundamentais para a avaliação nesse contexto de intervenção.

Orientação cognitiva para desempenho ocupacional diário

Conhecida como CO-OP (*Cognitive Orientation to Daily Occupational Performance*), é uma abordagem centrada na pessoa e baseada no desempenho que possibilita a aquisição de habilidades por meio de um processo de uso de estratégias. O Objetivo, Plano, Realização e Chegam são as estratégias para a resolução de problemas usada no CO-OP. O indivíduo, ao escolher o objetivo que deseja desempenhar ou habilidade que deseja aprender, é orientado pelo terapeuta ocupacional no uso da estratégia que deve ser aplicada. O CO-OP está baseado no aprendizado a partir de uma interação entre indivíduo, tarefa e o ambiente, porém acrescenta a isso o reconhecimento de que a cognição tem um papel na aprendizagem motora[5]. A fundamentação teórica dessa abordagem foi extraída da psicologia comportamental e cognitiva, da ciência do movimento humano e de fundamentos da TO. O CO-OP foi indicado principalmente para crianças que apresentam problemas de desempenho motor, também chamado transtorno do desenvolvimento da coordenação, com o objetivo de torná-las proficientes nessa habilidade.

É importante ressaltar que o CO-OP incorpora em seus fundamentos a estrutura da CIF, que enfatiza a interação entre os fatores pessoais e ambientais para permitir a participação bem-sucedida de crianças e adolescentes, além das práticas baseadas em evidências.

Técnica de aprendizagem sem erro

O termo aprendizagem sem erro é um conjunto de procedimentos de ensino que resultam em desempenhos com pouco erro. Na Análise do Comportamento, os erros e suas implicações para a aprendizagem são investigados em estudos sobre controle de estímulos, e os resultados indicam que erros podem interferir na precisão de desempenhos já aprendidos, gerar comportamentos emocionais e esquiva da tarefa[33]. A aprendizagem que pode ocorrer sem erro ou com poucos erros é uma contribuição significativa para a análise das contingências de ensino que geram muitos erros, como é o caso do ensino de matemática, por exemplo, para o desenvolvimento de tecnologias de ensino sem erro e para indivíduos com baixa resistência à frustração, com atraso no desenvolvimento ou que fracassam com os métodos tradicionais. Os procedimentos de ensino sem erro geram discriminações em curto espaço de tempo e com menos erros do que os procedimentos tradicionais. O planejamento de uma contingência de ensino sem erro e as manipulações nos estímulos devem ser definidos previamente pelo terapeuta a partir da verificação do que o aprendiz é capaz de fazer, da identificação dos estímulos que já controlam seu comportamento, de reforçadores potenciais e da constatação de que o procedimento mais simples de reforçamento diferencial foi ineficaz. A escolha do procedimento deve ser feita considerando-se as características individuais do aprendiz, e o programa deve ser cuidadosamente planejado no que se refere à seleção dos estímulos iniciais e finais, à definição do número de passos de mudança gradual e ao critério de aprendizagem a ser adotado[33]. Cabe ressaltar que a aprendizagem sem erro é uma técnica utilizada com crianças e adolescentes, principalmente do espectro autista, através do método ABA (*applied behavior analysis)* e efetivo para pacientes com esquizofrenia e demência.

O brincar e a terapia ocupacional

> "O brincar é o jeito de aprender de uma criança e uma saída para a sua necessidade inata de atividade. É o negócio da criança ou sua carreira. Na brincadeira, a criança se envolve com a mesma atitude e energia com que nos envolvemos com o nosso trabalho. Para a criança, é um compromisso sério, que não pode ser confundido com diversão, inatividade ou uso ocioso. Não é loucura. É atividade proposital."
> (Norma Alessandrini, 1949. AJOT apud Parham e Fazio, 2008).

O brincar é estudado e utilizado por diversas áreas de conhecimento e com enfoques distintos. Estudiosos na área veem no brincar possibilidades de representação mental e seus efeitos no desenvolvimento infantil. Dois importantes autores, Piaget e Vygotski, viram esse efeito no brincar de muitas possibilidades de compreender a criança e seu desenvolvimento infantil. Piaget[34] descreve o comportamento lúdico infantil em três sistemas de jogos: de exercício, simbólico e de regras. O jogo de exercício inicia-se por volta dos 3 meses até 2 anos, e consiste na repetição de ações, motivadas pelo prazer em respostas de atividades motoras. Os jogos simbólicos aparecem após os 2 anos, com o desenvolvimento da representação e da linguagem. Já os jogos de regras aparecem surgem aos 4 anos até os 7 a 11 anos. Os jogos de regra integram a interação entre os indivíduos e têm como objetivo regular o grupo social. Vygotski[35] valorizou a influência os aspectos sociais na brincadeira e desenvolveu o conceito de "zona de desenvolvimento proximal". De acordo com esse conceito, conforme a criança se desenvolve, a brincadeira se modifica. As brincadeiras imaginárias destacam-se inicialmente com regras implícitas, já nas crianças mais velhas predominam os jogos de regras explícitas.

A importância do brincar na TO fortalece-se com a primeira publicação de Reilly em 1974[36], *Play as a exploratory learning*, que considera que as habilidades e hábitos desenvolvidos nas atividades lúdicas preparam a criança para serem produtivas e competentes. "A criança desenvolve um saber fazer experimental que ela poderá utilizar na vida cotidiana"[36].

As principais correntes de pensamento da TO são:

- A teoria de Reilly, que considera o brincar como precursor de competências produtivas na vida adulta.
- O brincar não deve ser utilizado apenas como instrumento terapêutico para atingir outros fins, mas também como objetivo do tratamento, considerando o brincar como atividade essencial da infância.
- Possibilidades de o brincar livre ser acessível a qualquer criança em situação vulnerável.

Ferland[37] define o brincar como uma atividade lúdica e subjetiva na qual o prazer, o humor, a curiosidade, a espontaneidade, a iniciativa e a superação de desafios se integram. Suas teorias a respeito do grupo propiciaram a criação do modelo lúdico. A Tabela 3 mostra os efeitos do brincar na criança na perspectiva do modelo lúdico.

Tabela 3 As funções do brincar e seus efeitos sobre a criança

Funções do brincar	Efeito sobre a criança
Prazer	A criança motiva-se para o fazer. O prazer é o componente essencial do brincar
Descoberta	Estratégia de ação e capacidade de adaptação. A criança aprende a interagir com os objetos e as pessoas
Domínio da realidade	Iniciativa e autoestima. A criança tem o poder da realidade de decidir: ela é autossuficiente e experimenta um sentimento de domínio quando está brincando
Criatividade	Solução de problemas e humor. A criança cria a brincadeira e manifesta suas habilidades criativas. A criatividade da criança é sua imaginação em ação
Expressão	Comunicação de sentimentos. As crianças podem comunicar seus sentimentos. É a linguagem da ação

Adaptada de: Ferland, 2006[37].

A TO vê na sua prática clínica o brincar como um caminho efetivo para desenvolver funções, tais como integração sensorial, o motor, o social, o cognitivo, o autocuidado, habilidades de trabalho, entre outros. O brincar é utilizado como um instrumento para criar situações nas quais os pacientes podem experimentar novos comportamentos e habilidades com menos risco e consequências por falha que existiriam no dia a dia das crianças. A TO reconhece o brincar como uma ocupação da criança e do adolescente que se estende na vida adulta de formas variadas. Para compreensão do brincar, instrumentos de avaliação foram desenvolvidos especialmente e encontram-se descritos na Tabela 2. Uma outra valiosa ferramenta da TO é a análise de atividade, e a partir da análise do brincar é que alguns componentes são avaliados[37]:

- Componente sensorial: as crianças olham, sentem e manipulam os brinquedos desde bebês (formas, cores, texturas, cheiro, etc.), contribuindo para o desenvolvimento da percepção.
- Componente motor: motricidade fina, grossa e global, preensão palmar, pinça polegar-indicador, entre outros componentes, além da capacidade de coordenar os gestos movimentos dos olhos (coordenação visomotora) e o equilíbrio, são manifestações da criança que são avaliados no brincar.
- Componente cognitivo: as habilidades cognitivas são essenciais para compreender o ambiente e desenvolver o pensamento. Aprender a solucionar os problemas durante brincadeiras é um exercício essencial para a vida futura. A criança experimenta o conceito de causa e efeito quando faz experimentos durante o brincar. Por exemplo: ao construir uma casa de "Lego®", precisará fazê-la com boa estrutura, porque, caso contrário, ela não se sustentará.
- Componente afetivo: iniciativa, expressão de si, reações à frustração, prazer imediato, agressividade, entre outros, são componentes afetivos que podem surgir na brincadeira.
- Componente social: na brincadeira compartilhada, o aprendizado de aprender a dividir o brinquedo, de comunicar ideias, de levar em conta a opinião do outro e de esperar a sua vez são componentes fundamentais para a interação e o convívio sociais.

O *setting* da TO é amplo, e o brincar pode acontecer em brinquedotecas, salas de atendimentos, em áreas externas, de Integração Sensorial, entre outros espaços. Em se tratando do brincar na saúde mental, cabe ressaltar particularidades e sintomas clínicos que podem interferir no processo natural do brincar, mas cabe ao terapeuta ocupacional com sua *expertise* adaptar, analisar e propiciar o brincar na vida cotidiana de crianças e adolescentes.

Método de terapia ocupacional dinâmica

O método de TO dinâmica (MTOD) desenvolvido por Benetton[38] sustenta-se na investigação da prática clínica da autora e produziu um arcabouço teórico-metodológico para compreensão dos fenômenos da prática e sustentação da assistência em TO. As atividades desenvolvidas na TO fazem parte da relação triádica (terapeuta-paciente-atividades), elementos centralizadores do processo terapêutico. As atividades ao longo do desenvolvimento do método apresentaram três momentos distintos: a primeira fase sustentada pela teoria psicanalítica; a segunda fase, na qual atividades são consideradas instrumento da TO e terceiro termo da relação triádica; e a terceira fase, na qual há maior ligação com a criação de espaços de saúde para construções no cotidiano dos sujeitos[39]. O processo de comunicação acontece por meio das atividades, possibilitando o uso de uma técnica associativa denominada Trilhas Associativas. Trata-se de uma técnica de análise de atividades, que se integra a uma série de atividades realizadas no *setting* terapêutico ocupacional, no qual o paciente participa ativamente do processo, elegendo com a terapeuta o caminho de significação simbólica, além da possibilidade de o paciente tomar as atividades para si e comunicar suas emoções[40]. Um dos objetivos do MTOD é conhecer o sujeito e seu cotidiano, não apenas conhecê-lo por meio do seu diagnóstico médico e conjunto de sintomas. Na TO há a possibilidade de saber o que esse sujeito faz no seu cotidiano e de que forma ele faz suas atividades. Denomina-se diagnóstico situacional a descrição da situação do sujeito que se encontra na TO, levando em conta como ele se vê, como os outros o veem, o que faz e como faz. Nesse contexto, são as atividades do sujeito que darão as coordenadas para saber-se quem e como ele é[14].

O uso do MTOD na área da infância e adolescência é de fundamental importância devido a sua essência dinâmica na compreensão do sujeito e em seu contexto familiar e social. A relação triádica (terapeuta-paciente-atividades) é considerada o "carro-chefe" desse modelo. A criança e o adolescente são muito sensíveis ao ambiente, por isso sofrem impacto positivo e negativo na sua modelação comportamental, no desenvolvimento de sua identidade e dos recursos internos. Sendo assim, uma dinâmica estabelece-se nas suas relações, que não são excluídas mesmo com o uso de outras intervenções mais pontuais e específicas de TO. Isto é, o MTOD pode ser utilizado conjuntamente com outras intervenções não dinâmicas, pois não é possível excluí-lo de sua psicodinâmica.

CONSIDERAÇÕES FINAIS

O objetivo da TO é capacitar as pessoas para participarem das atividades da vida diária. Em se tratando da reabilitação de crianças e adolescentes com transtornos mentais, o olhar do terapeuta ocupacional é avaliar o desenvolvimento neuropsicomotor normal e/ou patológico, seus aspectos cognitivos, emocionais, comportamentais, sensoriais, além de seu desempenho ocupacional, seu processo de aprendizagem e principalmente como lidam com suas ocupações diárias (autocuidado, brincadeiras, estudo, lazer, etc.). Cabe ressaltar que a intervenção de TO deve fazer parte uma equipe multidisciplinar especializada em infância e adolescência.

Vinheta clínica

Mateus (nome fictício) tem 7 anos, sexo masculino, filho único de mãe solo. O pai biológico nunca participou da vida da criança. Mateus foi admitido no Hospital Dia Infantil (HDI) do Serviço de Psiquiatria da Infância e Adolescência (SEPIA) do Hospital das Clínicas da Faculdade de Medicina da Universidade de São Paulo (HCFMUSP) para avaliação psiquiátrica e multidisciplinar. A queixa principal era de comportamento agressivo verbal e físico, dificuldade de aceitar regras, limites, falta de controle inibitório e compreensão de instruções. Apresentava também movimentos estereotipados e tiques. Diagnóstico: transtorno do espectro autista. Mateus apresentava dificuldades relevantes de inserção escolar e social. Permaneceu 3 meses em regime de semi-internação (HDI), recebendo acompanhamento psiquiátrico e intervenções de uma equipe multidisciplinar especializada (médicos, psicólogos, terapeutas ocupacionais, psicopedagogos, fonoaudiologia, enfermagem e assistente social). Era acompanhado pela mãe, que revezava os cuidados com os avós maternos durante seu período no HDI. Em seu primeiro dia no HDI, Mateus foi agressivo fisicamente com a terapeuta ocupacional durante uma sessão grupal. Foi uma agressão inesperada, sem motivo aparente, que surpreendeu a terapeuta e os membros do grupo. Durante as primeiras semanas foi muito difícil seu manejo comportamental, porque só conseguia responder a qualquer demanda somente através da agressividade. A terapeuta ocupacional avaliou a necessidade de atendimento individual, além do grupal, já para trabalhar melhor os conteúdos dissociados, desorganizados, cognitivos, emocionais da criança, e o estabelecimento de um vínculo terapêutico. Os instrumentos utilizados para a avaliação de Mateus foram o *Core-set* (CIF-CJ), *The Real* e o *Do-eat*. Os aspectos avaliados foram:

1. Perfil ocupacional

Mateus brincava sempre sozinho em casa e na escola, isolando-se dos demais colegas. Quando abordado por outras crianças, normalmente agredia fisicamente, pelo fato de não gostar de compartilhar seus brinquedos e pertences pessoais. Frequenta a escola desde os 2 anos e os brinquedos de que mais gosta são bonecos (personagens de filmes), carros, dinossauros. Os temas e assuntos que mais lhe interessavam eram planetas, desenhos e filmes de terror e violentos (não compatíveis com sua faixa etária), que costumava assistir em casa. Em relação aos aspectos cognitivos e funcionais, Mateus apresentava prejuízos em algumas funções mentais (atenção, controle dos impulsos [controle inibitório], psicomotricidade, organização e planejamento e resolução de problemas); em atividades e participação não concentrava a atenção, tinha dificuldade em persistir na execução de tarefas e jogos e faltava-lhe iniciativa de começar qualquer tarefa em grupo.

2. Desempenho ocupacional

Nas atividades de vida diária (higiene, alimentação e vestuário), Mateus desempenhava-as com o auxílio de um adulto. Tem capacidade para executá-las com autonomia, mesmo apresentando uma leve dificuldade na coordenação motora fina e global. Em relação às atividades instrumentais de vida diária (atividades domésticas, cuidado com objetos pessoais, lidar com dinheiro, etc.), a mãe relatou que ele gosta de fazer algumas atividades domésticas (café, lanches frios e quentes, pipoca de micro-ondas e sucos), mas precisa ser orientado, porque às vezes excede na realização dessas atividades e faz com muita desorganização e sem planejamento. Segue a rotina diária estabelecida, mas precisa de orientação de um adulto. Só dormia com a avó ou com a mãe, mas, depois de ser orientado, ele passou a dormir no seu quarto.

3. Atividades terapêuticas ocupacionais

Seu repertório lúdico era regular. Sua maior dificuldade era de interação com crianças de sua faixa etária, querendo apenas brincar com adultos, e solicitava de forma intensiva a atenção dos adultos. Mateus gostava de jogos de regras simples, bola e adorava criar histórias e contar em detalhes os filmes que assistia. Fazia muitas perguntas (fase dos porquês). Tinha facilidade de gravar nomes e comunicava-se mais com os adultos e os membros da equipe do que com as crianças do HDI. O comportamento agressivo que apresentava inicialmente no HDI e em casa foi melhorando de forma significativa. Tem muita facilidade de reter informações, e em relação aos aspectos cognitivos, Mateus precisa melhorar o planejamento, a flexibilidade mental e o controle de impulsos. Inicialmente era mais resistente para participar da TO, mas ao longo do tratamento a participação melhorou muito, embora resista em fazer atividades mais estruturadas.

4. Participação social

Mateus melhorou muito seu contato interpessoal com os membros da equipe, a terapeuta ocupacional e as demais crianças. Quando já estava em processo de alta do HDI, foi inserido de forma gradual à escola para adaptar-se novamente ao ambiente escolar.

5. Conquistas

1. Redução da agressividade e maior controle inibitório; 2. realiza atualmente atividades de lazer e entretenimento de acordo com sua faixa etária; 3. melhora na coordenação motora global e redução das estereotipias e tiques com o tratamento e medicamentos; e continuidade do tratamento em CAPi.

Para aprofundamento

- Arbesman M, Bazyk S, Nochajski SM. Systematic review of occupational therapy and mental health promotion, prevention, and intervention for children and youth. Am J Occup Ther. 2013;67(6):e120-30.
  - ⇨ **Revisão sistemática que aborda a saúde mental infantil, utilizando um modelo de saúde pública que consiste em três níveis de serviço de saúde mental: universal, direcionado e intensivo.**
- Novak I, Honan I. Effectiveness of paediatric occupational therapy for children with disabilities: a systematic review. Aust Occup Ther J. 2019;66(3):258-73.
  - ⇨ **Revisão sistemática que reuniu evidências efetivas de intervenção para crianças com deficiência, para ajudar famílias e terapeutas a escolherem um tratamento eficaz.**
- Romagnoli G, Leone A, Romagnoli G, Sansoni J, Tofani M, De Santis R, et al. Occupational therapy's efficacy in children with Asperger's syndrome: a systematic review of randomized controlled trials. Clin Ter. 2019;170(5):e382-e387.
  - ⇨ **Revisão sistemática que elegeu três ensaios clínicos, com o objetivo de avaliar se crianças com síndrome de Asperger podem melhorar suas habilidades sociais com TO.**

REFERÊNCIAS BIBLIOGRÁFICAS

1. **Boarati MA, Scivoletto S, Pantano T. A infância e adolescência. In: Boarati MA, Scivoletto S, Pantano T. Psiquiatria da infância e adolescência: cuidado multidisciplinar. Barueri: Manole; 2016. Introdução.**
   ⇨ **Livro que descreve o cuidado multidisciplinar desenvolvido no serviço de Psiquiatria da Infância e Adolescência do IPq-HCF-MUSP. Serviço de referência na área da Saúde Mental Infantojuvenil.**
2. Vizzotto ABD, Sato FM. Avaliação de terapia ocupacional. In: Boarati MA, Scivoletto S, Pantano T. Psiquiatria da infância e adolescência – cuidado multidisciplinar. Barueri: Manole; 2016. p. 248-65.
3. Jones DE, Greenberg M, Crowley M. Early social-emotional functioning and public health: the relationship between kindergarten social competence and future wellness. Am J Public Health. 2015;105(11):2283-90.
4. Rodger S, Brown GT, Brown A. Profile of paediatric occupational therapy practice in Australia. Australian Occup Ther J. 2005;52(4):311-25.
5. Polatajko HJ, Mandich A, McEwen SE. Orientação cognitiva para desempenho ocupacional diário/Intervenção com base na cognição para crianças e adultos. In: Katz N. Neurociência, reabilitação cognitiva e modelos de intervenção em Terapia Ocupacional. Tradução Shirly Gabay; Terezinha Oppido. 3. ed. São Paulo: Santos; 2014. p. 279-300.
6. Mandich A, Rodger S. Doing, being and becoming: their importance for children. Occupational therapy with children: understanding children's occupations and enabling participation. Oxford: Blackwell; 2006. p. 123-5.
7. Arbesman M, Bazyk S, Nochajski SM. Systematic review of occupational therapy and mental health promotion, prevention, and intervention for children and youth. Am J Occup Ther. 2013;67(6):e120-30.
8. **Organização Mundial da Saúde (OMS). CIF-CJ: Classificação Internacional de Funcionalidade, Incapacidade e Saúde: versão para crianças e jovens. São Paulo: Edusp; 2011.**
   ⇨ **A CIF-CJ é referência internacional. Contribuição importante para avaliar, adaptar e realizar o diagnóstico funcional da criança e adolescente.**
9. Novak I, Honan I. Effectiveness of paediatric occupational therapy for children with disabilities: a systematic review. Aust Occup Ther J. 2019;66(3):258-73.
10. Romagnoli G, Leone A, Romagnoli G, Sansoni J, Tofani M, De Santis R, et al. Occupational Therapy's efficacy in children with Asperger's syndrome: a systematic review of randomized controlled trials. Clin Ter. 2019;170(5):e382-e387.
11. **Josman N, Meyer S. Conceptualisation and use of executive functions in paediatrics: a scoping review of occupational therapy literature. Aust Occup Ther J. 2019;66(1):77-90.**
    ⇨ **Artigo de revisão (scoping review) que descreve estudos baseados na reabilitação de funções executivas através da terapia ocupacional em crianças e adolescentes.**
12. Rosenblum S, Frisch C, Deutsh-Castel T, Josman N. Daily functioning profile of children with attention deficit hyperactive disorder: a pilot study using an ecological assessment. Neuropsychol Rehabil. 2015;25(3):402-18.
13. Chaves GFS, Oliveira AM, Forlenza OV, Nunes PV. Escalas de avaliação para terapia ocupacional no Brasil. Rev Ter Ocup Univ São Paulo. 2010;21(3):240-6.
14. **Benetton J, Marcolino TQ. As atividades no método terapia ocupacional dinâmica. Cad Ter Ocup UFSCar (São Carlos). 2013;21(3):645-52.**
    ⇨ **Artigo que descreve um método de Terapia Ocupacional Dinâmica desenvolvido no Brasil e largamente utilizado.**
15. Organização Mundial da Saúde (OMS). CIF: Classificação Internacional de Funcionalidade, Incapacidade e Saúde. São Paulo: Edusp; 2003.

16. **American Occupational Therapy Association (AOTA). Occupational therapy practice framework: domain and process (3rd ed.). American Journal of Occupational Therapy. 2014;68(Suppl.1):S1-S48.**
⇨ **A estrutura da prática da terapia ocupacional: domínio e processo descreve os conceitos centrais que fundamentam a prática da terapia ocupacional e constrói uma compreensão comum dos princípios básicos e a visão da profissão.**
17. Silva C, Van Petten A, Harsányi E, Magalhães L. Análise psicométrica dos itens da Avaliação da Coordenação e Destreza Motora (ACOORDEM) em crianças de 4 anos. Rev Ter Ocup Univ São Paulo. 2017;28(1):9-8. Disponível em: http://www.revistas.usp.br/rto/article/view/116793.
18. Lucisano RV. Validade da versão brasileira da avaliação do brincar de faz de conta iniciado pela criança (ChIPPA) - para crianças de três anos de idade [dissertação]. Ribeirão Preto: Faculdade de Medicina de Ribeirão Preto da Universidade de São Paulo; 2016.
19. Uchôa-Figueiredo LR, Lima FF, Mendes RS, Marques NCF. Adaptação transcultural para a língua portuguesa da Avaliação Cognitiva Dinâmica de Terapia Ocupacional para 288 crianças (DOTCA-Ch). Cad Bras Ter Ocup. 2017;25(2):287-96.
20. Josman N, Goffer A, Rosenblum S. Development and standardization of a "do-eat" activity of daily living performance test for children. Am J Occup Ther. 2010;64(1):47-58.
21. Mancini MC. Inventário de Avaliação Pediátrica de Incapacidade (PEDI). Belo Horizonte: Editora UFMG; 2005.
22. Madaschi V, Mecca TP, Macedo EC, Paula CS. Bayley-III scales of infant and toddler development: transcultural adaptation and psychometric properties. Paidéia (Ribeirão Preto). 2016;26(64):189-97.
23. Frankenburg WK, Dodds JB, Archer P, Bresnick B, Maschka P, Edelman N, et al. Denver II – Teste de triagem do desenvolvimento. Adaptação por Ana Llonch Sabatés. 1. ed. São Paulo: Hogrefe; 2018.
24. Sposito AMP. Confiabilidade e validação de conteúdo da Escala Lúdica Pré-Escolar de Knox – revisada para a população brasileira [tese]. Ribeirão Preto: Escola de Enfermagem de Ribeirão Preto; 2018.
25. Sant'Anna MMM, Blascovi-Assis SM, Magalhães LC. Adaptação transcultural dos protocolos de avaliação do modelo lúdico. Rev Ter Ocup Univ São Paulo. 2008;19(1):34-47.
26. Dunn W. Perfil sensorial II. 1. ed. São Paulo: Pearson; 2017. 280 p.
27. Pontes TB, Silva BM, Souza JG, Almeida PHT, Davis J, Polatajko H. Measuring children activity repertoire: is the paediatric activity card sort a good tool for Brazilian therapists? Cad Ter Ocup UFSCar. 2016;24(3):435-45.
28. King G, Law M, King S, Hurley P, Hanna S, Kertoy M, Rosenbaum P, Young N. Children's Assessment of Participation and Enjoyment (CAPE) and Preferences for Activities of Children (PAC). San Antonio: Harcourt Assessment; 2004.
29. Roll K, Roll W. The Real. The roll evaluation of activities of life. User's guide: the evaluation of activities of daily living skills (ADLs) and the instrumental activities of daily living skills (AIDLs). Green Valley Drive Bloomington: Pearson; 2013.
30. Fisher AG. Occupation-centred, occupation-based, occupation-focused: same, same or different? Scand J Occup Ther. 2014;21(Suppl 1):96-107.
31. Josman N, Rosenblun S. Modelo metacognitivo para crianças com desenvolvimento cerebral atípico. In: Katz N. Neurociência, reabilitação cognitiva e modelos de intervenção em terapia ocupacional. Tradução Shirly Gabay; Terezinha Oppido. 3. ed. São Paulo: Santos; 2014. p. 207-29.
32. Toglia JP. Modelo Interativo Dinâmico de cognição na reabilitação cognitiva. In: Katz N. Neurociência, reabilitação cognitiva e modelos de intervenção em Terapia Ocupacional. Tradução Shirly Gabay; Terezinha Oppido. 3. ed. São Paulo: Santos; 2014. p. 149-88.
33. Melo RM, Hanna ES, Carmo JS. Ensino sem erro e aprendizagem de discriminação. Temas Psicol. 2014;22(1):207-22.
34. Piaget J. A construção do real na criança. 2. ed. Tradução de Álvaro Cabral. Rio de Janeiro: Zahar; 1975.
35. Vigotsky LS. A formação social da mente. São Paulo: Martins Fontes; 1984.
36. Reilly M. Play as exploratory learning. Beverly Hills: Sage Publications; 1974.
37. Ferland F. O modelo lúdico. O brincar, a criança com deficiência e a Terapia Ocupacional. 3. ed. São Paulo: Roca; 2006.
38. Benetton MJ. A terapia ocupacional como instrumento nas ações de saúde mental [tese]. Campinas: Faculdade de Ciências Médicas da Universidade de Campinas; 1994.
39. Marcolino TQ, Fantinatti EN. A transformação na utilização e conceituação de atividades na obra de Jô Benetton. Rev Ter Ocup Univ São Paulo. 2014;25(2):142-50.
40. Benetton MJ. Trilhas associativas: ampliando subsídios metodológicos à clínica da terapia ocupacional. Campinas: Arte Brasil/Unisalesiano/Centro Universitário Católico Auxilium; 2006.

9

Terapia ocupacional no idoso

Alexandra Martini de Oliveira
Patrícia Cotting Homem de Mello
Patricia Buchain

Sumário

Pontos-chave

- Ações que visem à prevenção de alterações cognitivas e funcionais, que promovam a estimulação de habilidades físicas e psicossociais, bem como que visem à manutenção da saúde global, funcionalidade e qualidade de vida da população idosa são fundamentais no envelhecimento.
- A terapia ocupacional pode identificar, por meio da avaliação de funcionalidade, questões relacionadas à segurança, autonomia e independência.
- Os métodos de intervenção de terapia ocupacional em reabilitação cognitiva funcional têm como objetivo principal manter ou melhorar o desempenho ocupacional, bem como promover a participação de pessoas com incapacidades cognitivas.

INTRODUÇÃO

Atualmente, o envelhecimento é compreendido a partir da relação entre os diferentes aspectos biológicos, psicológicos e sociais que podem impactar na cognição e na capacidade de lidar com as atividades cotidianas[1,2]. O ser humano é um ser ocupacional e, portanto, qualquer interferência sobre sua funcionalidade repercutirá sobre ele e aqueles que o cercam[3].

Sob o ponto de vista do aspecto biológico, sabe-se que o envelhecimento é um processo que afeta todos os sistemas do organismo, sendo que, no sistema nervoso central (SNC), o envelhecimento é caracterizado por alterações funcionais (nas vias neuronais e neurotransmissores) e por alterações estruturais (com hipotrofia – diminuição do volume –cerebral)[4]. Os prejuízos cognitivos podem ser observados mesmo em idosos saudáveis, sem a presença de uma patologia cerebral[5]. No entanto, inúmeros fatores podem influenciar o desempenho cognitivo e funcional, como escolaridade, hábitos de vida, atividades intelectuais ao longo da vida, bem como a presença de transtornos mentais, como depressão, ansiedade e/ou quadros demenciais[5].

Alguns estudos mostram que idosos com declínio cognitivo apresentam perdas funcionais, ou seja, a perda cognitiva impacta na capacidade do idoso em realizar as atividades cotidianas e, por sua vez, pode estar relacionado à maior chance de desenvolver quadros demenciais. Sendo assim, a manutenção de habilidades cognitivas e funcionais torna-se fundamental em qualquer condição ou fase do processo de envelhecimento[2,6].

Nesse sentido, a literatura sugere a implementação de serviços com ações que visem à prevenção de alterações cognitivas e funcionais relacionadas ao envelhecimento, que promovam a estimulação de habilidades físicas e psicossociais, bem como que visem à manutenção da saúde global, funcionalidade e qualidade de vida da população idosa[7,8].

Programas de estimulação cognitiva e de atividades sociais e de lazer têm demonstrado resultados positivos com relação à melhora de aspectos cognitivos e na funcionalidade, com melhora de sintomas depressivos e na qualidade de vida em idosos.

Neste capítulo serão abordadas bases teóricas e práticas baseadas em evidências que podem ser úteis para a clínica de terapeutas ocupacionais (TO) que atuam em psicogeriatria.

FUNDAMENTOS TEÓRICOS PARA A CLÍNICA DA TERAPIA OCUPACIONAL EM PSICOGERIATRIA

TO são profissionais com conhecimento e habilidades que podem contribuir minimizando o impacto das alterações decorrentes do processo de envelhecimento. O TO pode atuar junto a idosos saudáveis, que vivem na comunidade, visando à prevenção de doenças, e podem atuar junto a idosos que apresentam algum tipo de patologia, como transtornos psiquiátricos (ansiedade, depressão, transtornos psicóticos ou neuropsiquiátricos, quadros demenciais).

Uma revisão sistemática mostrou que atividades físicas, comunitárias, sociais, lazer, e até mesmo atividades de trabalho, têm um impacto positivo na saúde e na qualidade de vida de idosos, sendo que as intervenções de terapia ocupacional mostraram ser eficazes na promoção do envolvimento ocupacional e contribuíram para a melhoria da saúde e do nível de independência dos idosos participantes desses estudos[9].

Já em quadros demenciais, a terapia ocupacional visa à manutenção do *status* funcional e da qualidade de vida de idosos e seus cuidadores[10]. Existem diversos estudos sobre a eficácia da terapia ocupacional com essa população, que inclui tanto os idosos quanto seus familiares e/ou cuidadores[11-13].

De um modo geral, no processo de envelhecimento, o comprometimento cerebral impacta diretamente a ação motora voluntária, resultando, em última instância, na incapacidade para o desempenho de atividades cotidianas[14-16].

A partir da observação do desempenho e da análise da tarefa, o TO pode inferir o nível cognitivo e funcional do idoso e, a partir daí, estabelecer um programa terapêutico[16]. Por exemplo, quando o objetivo é a participação do indivíduo em atividades cotidianas significativas, elas são escolhidas a partir das preferências e experiências passadas do idoso, e o TO analisa os quesitos necessários dessas atividades e adapta-as para estarem de acordo com o nível cognitivo do paciente[16].

Assim, acredita-se que idosos saudáveis podem manter suas habilidades durante o processo de envelhecimento ou podem adquirir novas habilidades de níveis mais complexos, e, para idosos com algum tipo de degeneração cerebral progressiva, como em quadros demenciais, estímulos cognitivos adequados e a adaptação das atividades e/ou do ambiente mantêm a participação em atividades cotidianas por um maior período[10].

PRÁTICA BASEADA EM EVIDÊNCIAS

O processo de avaliação em idosos

O processo de avaliação deve ser considerado a parte inicial do planejamento terapêutico em terapia ocupacional. A partir da avaliação é possível identificar habilidades e dificuldades do indivíduo, considerando todas as particularidades do processo de envelhecimento. Nesse contexto, o TO deve realizar avaliações e reavaliações durante todo processo de intervenção, para registrar todas as alterações de desempenho ao longo do processo terapêutico[17].

Katz[10] propõe que o processo de avaliação em terapia ocupacional ocorra seguindo seis estágios utilizando instrumentos relacionados aos objetivos específicos de cada estágio, conforme apresentado na Tabela 1.

Avaliação da funcionalidade em idosos

A avaliação de funcionalidade por TO é particularmente relevante para além do planejamento e monitoramento das intervenções junto aos idosos. Por meio da avaliação funcional o TO analisa como os idosos experimentam os prejuízos de desempenho ocupacional em seu cotidiano e como o declínio cognitivo, presente no envelhecimento, pode estar relacionado com a funcionalidade.

A funcionalidade é resultado da interação de fatores intrínsecos do sujeito com o ambiente, e é, portanto, o resultado do desempenho em diversas atividades que compõem ocupações

Tabela 1 Estágios do processo de avaliação do idoso

Estágio	Objetivo	Exemplo de instrumento que pode ser utilizado
Estágio 1	Avaliação inicial	Questionário Ocupacional Medida de Desempenho Ocupacional Canadense
Estágio 2	Rastreio cognitivo e *status* inicial	Miniexame do *Status* Mental (MEEM) *Montreal Cognitive Assessment* (MoCA) *Loewenstein Occupational Therapy Cognitive Assessment* (LOTCA-G) – Avaliação Cognitiva de Terapia Ocupacional de Loewenstein versão geriátrica
Estágio 3	Medidas gerais de cognição em ocupações	*Routine Task Inventory* (RTI) – Inventário de Tarefas Rotineiras *Executive Function Performance Test* (EFPT) – Teste de Desempenho de Função Executiva
Estágio 4	Testes cognitivos para domínios específicos	*Rivermead Behavioral Memory Test* (RBMT) – Teste de Memória Comportamental de Rivermead Avaliação Comportamental da Síndrome Disexecutiva (BADS)
Estágio 5	Medidas específicas de domínios cognitivos em ocupações	Questionário sobre Síndrome Disexecutiva (DEX) Teste de Funções Executivas (EXIT-25)
Estágio 6	Avaliações do ambiente	*Home Occupational Safety Self Assessment Tool* (HSSAT)[18]

de significado e/ou necessidade para cada indivíduo[19]. Essas atividades são as chamadas atividades de vida diária (AVD), as quais podem ser mais ou menos complexas e demandam habilidades físicas, cognitivas, comportamentais e sociais. São usualmente divididas em três grupos: atividade básica de vida diária (ABVD), atividade instrumental de vida diária (AIVD) e atividade avançada de vida diária (AAVD)[20].

Indivíduos idosos podem apresentar alterações na funcionalidade durante o envelhecimento, como perda de interesse ou diminuição do tempo de execução de algumas atividades que podem estar associados a um processo de adoecimento de caráter transitório ou definitivo[21]. Nesse contexto, a terapia ocupacional visa a identificar o nível funcional, tendo o olhar para questões relacionadas à segurança, autonomia e independência, além dos fatores associados ao diagnóstico[22].

Os instrumentos de funcionalidade disponíveis na literatura podem se diferenciar pelo tipo de atividade que avalia (atividades básicas e/ou instrumentais) ou pela maneira como avaliam (indiretamente, por meio de perguntas, ou diretamente, por meio da observação do desempenho na tarefa) (Tabela 2). Instrumentos de avaliação indiretos são avaliações em grande maioria no formato de questionários, respondidos pelo próprio sujeito ou por informantes sobre o desempenho em tarefas cotidianas, sendo de rápida e fácil aplicação, podendo ser empregado por qualquer profissional da saúde envolvido com o paciente. Instrumentos de avaliação diretos são avaliações que verificam o desempenho em tarefas de "mundo real". São testes denominados "ecológicos", que propõem tarefas relacionadas a situações cotidianas, enfatizam tarefas com relevância prática. As avaliações diretas também podem ser mediadas, elas possuem algum sistema de interferência do examinador, como pistas, para que as tarefas sejam completadas examinando o desfecho após essa interferência[23-25]. A seguir, a Tabela 2 apresenta alguns instrumentos de avaliação funcional que podem ser utilizados junto à população idosa.

Para realizar a avaliação de funcionalidade, o terapeuta deve seguir um protocolo que inclua observações e testes padronizados adequados ao contexto no qual exerce sua clínica, considerando aspectos como o contexto em que o paciente e avaliador se encontram e o motivo pelo qual a avaliação está sendo realizada.

Avaliação do ambiente

Há uma forte relação entre ambiente e funcionalidade, sendo esses fatores capazes de atuarem como facilitadores ou barreiras para o desempenho ocupacional. Nessa perspectiva e por ser um fator modificável, recebe grande atenção nas intervenções de terapia ocupacional, especialmente com idosos. Quando identificadas necessidades de modificações e executadas, é possível melhorar o envolvimento em AVD, facilitar o desempenho e prevenir agravos[27,29].

A avaliação do ambiente se faz então ponto fundamental da avaliação de funcionalidade e plano de tratamento, sendo que na clínica de psicogeriatria há preocupação não só do impacto do ambiente nos aspectos físicos (p. ex., prevenção de quedas) como também em relação a aspectos cognitivos (p. ex., prevenção de agitação, controle de sintomas neuropsiquiátricos em demência).

Para avaliar o ambiente, no Brasil, são recentes os instrumentos patronizados para esse fim, sendo em sua falta comumente utilizados *checklist* e observação clínica especializada. Recentemente foi validado o *Home Environmental Assessment Protocol Revision* (HEAP-R)[29] para uso com idosos, inclusive aqueles com demência. Apresenta como grande vantagem o fato de examinar o cuidador como parte do ambiente, avalia cinco domínios, riscos, adaptações, pistas visuais, desorganização e conforto[29].

Tabela 2 Instrumentos de avaliação de funcionalidade

	ABVD	AIVD	Adaptação transcultural	Validação brasileira	Direta (D) ou indireta (I)
DAFS	Sim	Sim	Sim[26]	Sim	D
EFPT-BR[27]	Não	Sim	Sim[25]	Sim[25]	D
RTI-E[10]	Sim	Sim	Sim	Sim	I + D
Escala de atividades instrumentais	Não	Sim	Sim	Sim	I
Escala de atividades de vida diária	Sim	Não	Sim	Sim	I
Índice de Barthel	Sim	Não	Sim	Sim	I
FAQ	Não	Sim	Sim	Sim	I
MIF	Sim	Não	Sim	Não para demências	I
IQCODE	Não	Sim	Sim	Sim	I
DAD	Sim	Sim	Sim	Sim	I
DAD-L	Sim	Sim	Sim	Não	
B-ADL	Sim	Sim	Sim	Não	I
ADL-Q	Sim	Sim	Sim	Sim	I

ABVD: atividade básica de vida diária; AIVD: atividade instrumental de vida diária. Fonte: adaptada e ampliada de: Harder, 2018[28]; Buchain, 2019[22].

O *Home Safety Self Assessment Tool* (HSSAT) é um instrumento de rastreio do risco de queda no domicílio, voltado para a população idosa. O estudo do instrumento comparou a percepção do idoso (autoavaliação) com a um profissional de saúde, encontrando baixa concordância que aponta para a baixa percepção de risco de queda pelo idoso e a necessidade de a avaliação do ambiente ser realizada por profissional capacitado.

É fundamental a avaliação e, caso necessário, a adaptação ambiental para melhorar e/ou manter a funcionalidade na população idosa.

Métodos e técnicas de intervenção para terapeutas ocupacionais em psicogeriatria

Reabilitação cognitiva e funcional

Os métodos de intervenção de terapia ocupacional em reabilitação cognitiva funcional têm como objetivo principal manter ou melhorar o desempenho ocupacional, bem como promover a participação de pessoas com incapacidades cognitivas. As escolhas dos objetivos e dos métodos de intervenção a princípio dependem do "*status* inicial" do idoso avaliado[30].

Existem dois grandes grupos de métodos e técnicas de intervenção, que são classificados de acordo com o tipo de objetivo. A seguir, serão descritos alguns tipos dessas intervenções, incluindo métodos exclusivos de terapia ocupacional.

Intervenções restauradoras ou remediadoras

As intervenções restauradoras ou remediadoras têm como objetivo a melhora de déficits cognitivos considerando a neuroplasticidade cerebral, ou seja, a recuperação total ou parcial de uma determinada função cognitiva ou um grupo delas. Tais métodos partem do princípio de que por meio da prática repetitiva de uma determinada função cognitiva pode-se potencializá-la, melhorando seu funcionamento[31].

Nesse contexto, o resultado final não é a funcionalidade, mas a função cognitiva, que pode ou não impactar na sua funcionalidade, já que existe uma relação direta entre cognição e funcionalidade[2].

As técnicas remediadoras, em geral, exigem pouco esforço de aprendizagem, pois o indivíduo realiza tarefas e exercícios, de maneira repetitiva, que utilizam uma ou mais funções cognitivas[32].

Essa modalidade de técnicas, também conhecida como *Brain Training*, é indicada para idosos saudáveis ou com comprometimento cognitivo leve, pois pode retardar o processo de perda cognitiva proveniente e natural do processo de envelhecimento[10,32].

Em geral, as técnicas remediadoras são utilizadas por toda a equipe multiprofissional que atua na área da ciência cognitiva, como TO, psicólogos, neuropsicólogos, enfermeiros, gerontólogos, etc.

Programas de estimulação cognitiva (PEC)

Os PEC têm como objetivo estimular diferentes funções cognitivas, como atenção, memória, concentração, percepção, linguagem, capacidade visuoespacial, etc. de maneira simultânea. Os PEC são realizados por meio de jogos recreativos (jogos de memória, cartas, bingo, etc.) podendo ou não ter auxílio de computadores ou *tablets*, grupal ou individualmente, dependendo do contexto e demanda do idoso[32].

Programas de estimulação da memória e funções cognitivas relacionadas (PEM)

Os PEM têm como objetivo manter ou melhorar o desempenho da memória e das demais funções cognitivas e ampliar o uso de estratégicas mnemônicas no cotidiano[33]. Trata-se de uma estratégia educativa para favorecer o autoconhecimento do desempenho cognitivo e de como estimulá-lo através das atividades cotidianas, adoção de hábitos de vida saudáveis, assim como enriquecimento do cotidiano através de atividades significativas variadas[33,34].

Treino cognitivo

O treino cognitivo pode ser em formato unimodal, ou seja, com tarefas que irão treinar e exigir de uma única função cognitiva ou multimodal, voltado para o treino de diversas habilidades cognitivas[32].

Para o treino cognitivo, são utilizados diversos recursos, como jogos em computadores, tarefas cotidianas ou quaisquer atividades cujo objetivo seja acionar as funções cognitivas desejadas.

A diferença entre estimulação e treino cognitivo é que a estimulação se dá apenas pelo uso das funções cognitivas, sem aprendizagem de estratégias, e no treino cognitivo é ensinado algum tipo de estratégia para otimização do funcionamento cognitivo[32].

Intervenções cognitivas compensatórias

Os métodos compensatórios estão relacionados à capacidade funcional do indivíduo, ou seja, no desempenho ocupacional em diferentes situações e contextos. Nesse sentido, serão apresentados métodos de intervenção desenvolvidos para TO.

Um exemplo de um método compensatório é o *Occupational Goal Intervention* (OGI). Trata-se de um método de terapia ocupacional desenvolvido em Israel por Katz e Keren[35] para indivíduos com déficits cognitivos leves a moderados, que visa ao treino de funções executivas por meio do uso de uma nova estratégia ensinada ao indivíduo para realização de tarefas cotidianas. O método OGI está disponível para o contexto brasileiro e foi estudado entre indivíduos jovens com esquizofrenia que, após a intervenção, melhoraram a funcionalidade[36]. A Tabela 3 apresenta outros exemplos de métodos compensatórios desenvolvidos por TO, que podem ser utilizados junto aos idosos com comprometimento leve a moderado.

Intervenções funcionais e ambientais

As intervenções funcionais e ambientais são indicadas para idosos com comprometimento cognitivo moderado ou grave e têm como objetivo mantê-los ativos no cotidiano.

Tabela 3 Métodos compensatórios desenvolvidos por terapeutas ocupacionais

Método	Descrição
Intervenção Cognitiva Dinâmica (DCI)[37]	Baseado na teoria de Feurstein, que formula o conceito da mutabilidade cognitiva humana como sendo um sistema mutável, independente da idade e do *status* de incapacidade. A aprendizagem deve ser mediada pelo terapeuta ocupacional
Orientação cognitiva para desempenho ocupacional diário (CO-OP)[38]	Centrado no paciente, baseado no desempenho ocupacional e na resolução de problemas que promovem a aquisição de habilidades, uso de estratégias cognitivas, generalização e transferência de aprendizado. O TO cria um ambiente que facilite o aprendizado ideal
Método OGI (*Occupational Goal Intervention*)[35,36]	Treino de funções executivas que possibilita o aprendizado de uma estratégia para a execução de atividades no cotidiano de maneira eficiente
Abordagem de Tratamento em Multicontexto[39]	As estratégias são definidas pelo próprio indivíduo, e o terapeuta possibilita a prática dessas estratégias em diferentes contextos e atividades cotidianas, que podem variar desde atividades manuais simples até atividades cotidianas mais complexas. Exige que o indivíduo tenha consciência do déficit cognitivo para entender como e quando aplicar a estratégia

Método neurofuncional

O método neurofuncional é um tipo de intervenção funcional que envolve o treinamento do idoso em atividades diárias do seu contexto, de forma que as etapas das atividades são repetitivamente realizadas e o idoso passa a ser capaz de realizar uma atividade e generalizá-la de um contexto para outro[10,40].

Adaptação do ambiente ou da tarefa

Esse tipo de intervenção é voltado para o idoso com comprometimento cognitivo grave por meio da adaptação do ambiente ou das atividades significativas, pois o idoso responde apenas às atividades que lhe são familiares. O método TAP (*Tailored Activity Program*) é um exemplo desse tipo de intervenção que tem como objetivo principal tratar sintomas neuropsiquiátricos (SNP) (agressividade, agitação psicomotora, apatia, etc.) que são bastante comuns em casos de demência, em fase moderada. No TAP são prescritas três atividades que são incluídas na rotina do idoso[13]. Trata-se de um método norte-americano desenvolvido por um grupo de neurocientistas e TO que se baseia no Modelo de Incapacidade Cognitiva de Allen[41]. O método tem mostrado eficácia com relação à diminuição de SNP em idosos com demência e diminuição de sobrecarga de cuidadores[12,13]. No Brasil há duas versões, uma semelhante à original norte-americana, que é para atendimento domiciliar[42], e outra, adaptada para uso ambulatorial[13].

Abordagens psicossociais para idosos

Intervenções psicossociais são intervenções que estimulam e favorecem a interação social e parecem prevenir ou postergar o aparecimento de déficits cognitivos e quadros demenciais[5,43]. A seguir serão descritas algumas das intervenções psicossociais encontradas na literatura que podem compor a intervenção da terapia ocupacional.

Atividades sociais de centros de convivência (CECCO)

De um modo geral, os CECCO são dispositivos governamentais que têm como principal objetivo promoção e manutenção da saúde por meio de oficinas terapêuticas de diferentes linguagens: artesanais, corporais, culturais, expressivas, práticas integrativas, buscando reestabelecer e reforçar vínculos humanos e sociais. Nesse contexto, o TO oferece atendimentos grupais que visam à socialização e à estimulação cognitiva por meio de atividades lúdicas[44]. A participação do idoso nos CECCO parece propiciar a ampliação do repertório de atividades significativas e das interações sociais, com consequente melhoria de qualidade de vida e saúde[44,45].

De acordo com Derhun et al.[46], o CECCO pode ofertar apoio não só aos idosos independentes, mas também aos idosos mais dependentes, que necessitam estar acompanhados o dia todo, e a seus familiares, pois, para os familiares que necessitam trabalhar, a inserção do idoso no CECCO passa a ser uma alternativa à institucionalização em serviços de longa permanência, já que a estadia diurna na instituição permite que o idoso esteja sendo cuidado enquanto o familiar trabalha, mantendo os laços familiares, uma vez que ao final do dia o idoso retorna à sua residência.

Programas de preparação para aposentadoria (PPA)

Como forma de preparar as pessoas para aposentadoria, as instituições têm implantado Programas de Preparação para Aposentadoria (PPA), que consistem em um conjunto de ações organizadas para atender os trabalhadores em fase de pré-aposentadoria. Tais programas desenvolvem um trabalho interdisciplinar, com médicos, TO, psicólogos, entre outros, buscando uma compreensão biopsicossocial do momento da aposentadoria[47].

O Estatuto do Idoso, Lei nº 10.741, de 1º de outubro de 2003, em seu capítulo VI, artigo 28º, inciso II, estabelece a importância da preparação para a aposentadoria, com antecedência mínima de um ano, por meio de estímulo a novos projetos sociais, conforme seus interesses, e de esclarecimento sobre os direitos sociais e de cidadania.

Dantas e Oliveira[48] referem que a preparação para a aposentadoria é importante, uma vez que constitui um processo de informação e formação para que as pessoas, após aposentadas, assumam seu novo papel positivamente.

Os PPA caracterizaram-se por atividades grupais e palestras, em formato psicoeducativo, que abordam as seguintes temáticas: envelhecimento saudável; processo de mudança e resiliência; critérios para a aposentadoria e legislação; família e rede social; saúde mental e física; autonomia financeira; novos talentos na fase pós-carreira e projetos de vida[49].

Vilela et al.[50] ressaltam a importância do envolvimento do TO no PPA, na medida em que o trabalho é uma ocupação humana central, que fornece estrutura e significado à vida, e a ruptura nesse processo demanda o estabelecimento de novos significados para as atividades cotidianas, desenvolvimento ou resgate de habilidades, reorganização da rotina diante do tempo livre.

O papel da terapia ocupacional junto aos cuidadores de idosos

Idosos com comprometimento cognitivo apresentam algum nível de dependência que pode estar relacionada à incapacidade de raciocinar, falar, andar, ver ou sentir, e que leva a dificuldades para executar suas atividades diárias. Nesse sentido, o cuidador vai ser a pessoa que irá fornecer ajuda para o idoso dependente, para que ele possa executar as atividades no dia a dia. Independentemente da patologia que acometeu o idoso, o papel do cuidador é fundamental nos cuidados diários, pois é ele que irá fornecer a maior parte do cuidado, porém, muitas vezes, para a maioria deles, falta conhecimento específico sobre o envelhecimento e um treinamento prévio sobre os aspectos básicos que envolve o processo do cuidar[51].

O fornecimento de orientações e treinamento pode ser uma das maneiras mais efetivas de ajudar a instrumentalizar o cuidador, capacitando-o para o cuidado de indivíduos idosos, considerando a qualidade do serviço prestado, bem como a prevenção de sobrecarga do próprio cuidador[13].

O TO deve sempre fornecer orientações sobre as necessidades reais do paciente a partir de uma avaliação prévia do idoso e do cuidador, e, para isso, é necessário que algum familiar cuidador ou o cuidador contratado participe pessoalmente dessa avaliação, pelo menos no contato inicial do TO com o paciente, durante a fase de avaliação. Na Tabela 4 serão descritas algumas orientações que podem ser fornecidas pelo TO aos cuidadores de idosos.

Cabe ao TO orientar o cuidador em como e quando manter o idoso ativo e participativo, realizando as atividades adequadamente pensadas de acordo com o nível cognitivo e funcional do idoso e que sejam significativas e necessárias para ele[12,13].

CONSIDERAÇÕES FINAIS

Na clínica da psicogeriatria as alterações relacionadas ao envelhecimento podem comprometer a cognição e impactar a funcionalidade, gerando dificuldades em adquirir ou manter

Tabela 4 Orientações que podem ser fornecidas pelo terapeuta ocupacional aos cuidadores de idosos

Tema	Orientação
1. Informações sobre a patologia	▪ O que é a patologia e sintomas relacionados ▪ Tratamentos disponíveis: farmacológicos e não farmacológicos ▪ Consequências dessa patologia na funcionalidade ▪ Impacto dessa patologia no idoso: aspectos físicos e mentais
2. Informações sobre a funcionalidade	Após a avaliação da terapia ocupacional, fornecer detalhadamente qual a condição funcional do idoso, incluindo informações que auxiliem o cuidador na compreensão do que o idoso consegue, pode e deve realizar na sua rotina, mantendo-o ativo e participativo
3. Cuidados com a segurança do idoso	Fornecer informações sobre a autonomia do idoso, incluindo a capacidade de manejo de dinheiro, dirigir com segurança, nível de assistência necessária: se é capaz de permanecer sozinho em sua residência ou necessita estar acompanhado 24 horas por dia, se pode realizar passeios sozinho, se pode cozinhar manejar o fogão/forno ou objetos perfurocortantes, como facas e tesouras
4. Organização da rotina	Organizar a rotina com a participação do cuidador e se possível do próprio idoso, incluindo atividades de diversos tipos, do contexto cultural e que sejam significativas, atividades sociais e também atividades necessárias como passeios e caminhadas ao sol, etc., dentro e fora de casa, de acordo com as possibilidades e necessidades do idoso
5. Dicas de prevenção de quedas	Após uma avaliação do ambiente doméstico, o terapeuta ocupacional é capaz de fornecer orientações sobre possíveis adaptações no ambiente físico, como uso de barras e cadeiras de banho, retirada de tapetes e uso de iluminação adequada na residência
6. Dicas para a comunicação efetiva	Idosos com alterações cognitivas, como aqueles que têm um quadro demencial ou após acidente vascular cerebral (AVC) podem apresentar problemas de comunicação tanto para se expressar quanto para compreender. Nesses casos, orientações sobre a comunicação são bastante importantes, incluindo dicas sobre o uso de frases curtas e palavras simples
7. Dicas sobre identificação e manejo de estresse do cuidador	Cuidadores são propensos a desenvolver problemas de saúde pela sobrecarga de trabalho. Nesses casos o terapeuta ocupacional pode identificar junto ao cuidador situações de estresse do cuidador: horas excessivas de trabalho, noites mal dormidas, acúmulo de tarefas, etc. podem estar relacionados ao aparecimento de estresse. Além de ajudar a identificar as possíveis causas relacionadas ao estresse, o terapeuta ocupacional pode auxiliar na eliminação dessas causas e fornecer algumas dicas de manejo, como técnicas de respiração, meditação, entre outras

habilidades. Nesse campo de atuação, a terapia ocupacional é uma das intervenções não farmacológicas que têm como meta manter o indivíduo idoso funcional e saudável em seu ambiente, favorecendo seu envolvimento em atividades significativas e de manutenção da vida independente durante todo o processo de envelhecimento.

Vinheta clínica

Avaliação e intervenção de terapia ocupacional

Paciente B.S., 71 anos, sexo masculino, casado, superior completo. Até os seus 68 anos de idade, trabalhou em administração de empresas, sendo essa a sua principal ocupação ao longo da vida. Foi encaminhado para terapia ocupacional para realização de investigação da funcionalidade diante de declínio cognitivo e para ampliação do repertório de atividades cotidianas, visando à melhora de desempenho. Apresenta cotidiano bastante restrito e relata ter falta de vontade para realizar atividades. É responsável pela gestão financeira da família, incluindo realização de investimentos e de bens. Nunca dirigiu automóvel.

A entrevista com o paciente e sua esposa, incluiu: (1) *Cambridge Cognitive Test* (CAMCOG) para rastreio cognitivo; (2) *Direct Assessment of Functional Status – Revised* (DAFS-BR) para avaliação funcional; (3) *Executive Functional Performance Test* (EFPT-Br) para observação do desempenho ocupacional e observação clínica especializada. Foi realizada análise da rotina por meio do preenchimento de uma "grade de rotina" com os dias da semana.

Durante a avaliação o paciente apresentou lentificação psicomotora, apatia e limitação de discurso espontâneo. Os resultados referentes ao rastreio cognitivo sugerem declínio cognitivo maior.

Na DAFS-BR, o paciente apresentou prejuízos que impactam a capacidade de planejamento, atenção sustentada e alternada. Durante as tarefas de cálculo, apresentou dificuldade para realizar os cálculos de manejo do dinheiro, sugerindo prejuízo em memória de trabalho. Às vezes, percebe o erro, porém nem sempre tenta corrigi-lo. Apresentou dificuldades nas tarefas sob maior influência de memória.

O EFPT-Br mostra que o paciente necessita de pistas no ambiente para melhorar seu desempenho nas tarefas cotidianas. Atividades que requerem organização, julgamento e segurança são aquelas para as quais B.S. tem maior necessidade de auxílio. B.S. apresenta dificuldade no aproveitamento espontâneo das pistas ambientais, sugerindo a necessidade de pistas verbais por parte de cuidador.

Quando percebe um erro durante a realização de uma tarefa, sua tomada de decisão para corrigir não é imediata. Há prejuízo na consciência dos déficits funcionais.

Observou-se repertório restrito de atividades na grade de rotina. No término da avaliação, fez-se um levantamento com o paciente e sua esposa de atividades que fizeram parte de sua vida e eram consideradas prazerosas, sendo listadas: preparar refeições com receitas de família, ouvir música, praticar esporte.

Orientações: (1) Segurança: tarefas complexas que envolvem riscos, neste momento devem ser eliminadas, por exemplo, decisões financeiras como comprar e/ou vender bens, e administração do próprio dinheiro. (2) Rotina: inclusão das seguintes atividades: (I) fazer caminhadas matinais diárias; (II) preparar refeições simples; (III) colocar a mesa e preparar o café preto do café da manhã e da tarde, todos os dias; (IV) ouvir músicas preferidas todos os dias. Esposa foi orientada sobre a utilização de pistas verbais, guiando cada etapa das tarefas, e a simplificação das atividades, com a organização dos utensílios e ingredientes sob a bancada da cozinha, todos à vista, como pista visual.

Plano terapêutico: sugeriu-se a realização de atendimentos, grupais de TO 1 vez/semana para estimulação cognitiva e funcional, auxílio na implementação das orientações e ajustes necessários e socialização.

Para aprofundamento

- Neubern PCB. Funcionalidade e função executiva em idosos saudáveis e portadores de demência na doença de Alzheimer: estudo de validação do Executive Function Performance Test-Br [tese]. São Paulo: Universidade de São Paulo; 2018.
  ⇨ **Texto sobre a avaliação das funções executivas e desempenho ocupacional do idoso.**
- Homem de Mello PC. Tradução, adaptação transcultural e validação do inventário das tarefas rotineiras – estendido (RTI-E) em idosos com doença de Alzheimer [dissertação]. São Paulo: Faculdade de Medicina da Universidade de São Paulo; 2018.
  ⇨ **Texto sobre a avaliação da funcionalidade do idoso.**
- Oliveira AM. Ensaio clínico randomizado e controlado para avaliar a versão brasileira ambulatorial do método TAP (*Tailored Activity Program* – Programa Personalizado de Atividades) no tratamento de sintomas neuropsiquiátricos em indivíduos com demência [tese]. São Paulo: Faculdade de Medicina da Universidade de São Paulo; 2018.
  ⇨ **Texto sobre o método de intervenção de terapia ocupacional para tratamento de sintomas comportamentais em idosos com demência:**

REFERÊNCIAS BIBLIOGRÁFICAS

1. Schneider RH, Irigaray TQ. O envelhecimento na atualidade: aspectos cronológicos, biológicos, psicológicos e sociais. Estudos de Psicologia (Campinas). 2008;25(4);585-93.
2. Pereira FS. Funções executivas e funcionalidade no envelhecimento normal, comprometimento cognitivo leve e doença de Alzheimer [tese]. São Paulo: Faculdade de Medicina da Universidade de São Paulo; 2010.
3. Yerxa EJ. Occupational science: a renaissance of service to humankind through knowledge. Occupational Therapy International. 2000:7(2):87-98.
4. Hamdan AC, Bueno OFA. Relações entre controle executivo e memória episódica verbal no comprometimento cognitivo leve e na demência tipo Alzheimer. Estudos de Psicologia (Natal). 2005;10(1):63-71.
5. Rienzo VD. Participação em atividades e funcionamento cognitivo: estudo de coorte com idosos residentes em área de baixa renda no municí-

pio de São Paulo [tese]. São Paulo: Faculdade de Medicina da Universidade de São Paulo; 2009.

6. Borson S, Scanlan J, Brush M, Vitaliano P, Dokmak A. The mini-cog: a cognitive 'vital signs' measure for dementia screening in multi-lingual elderly. Int J Geriatr Psychiatry. 2000;15(11):1021-7.
7. Ikeda NCLK, Lemos ND, BesseM. A terapia ocupacional na reabilitação de idosos com comprometimento cognitivo leve. Revista Kairós Gerontologia. 2014;17(3):165-82.
8. Dias EG. Associação entre o desempenho de atividades avançadas de vida diária e a incidência de declínio cognitivo: estudo SABE. São Paulo: Faculdade de Saúde Públicada da Universidade de São Paulo [tese de doutorado]; 2014.
9. Stav WB, Hallenen T, Lane J, Arbesman M. Systematic review of occupational engagement and health outcomes among community-dwelling older adults. Am J Occup Ther. 2012;66(3):301-10.
10. **Katz N, Baum CM, Maeir A. Introdução à intervenção cognitiva e à avaliação cognitiva funcional. In: Katz N. Neurociência, reabilitação cognitiva e modelos de intervenção em terapia ocupacional. 3. ed. São Paulo: Santos; 2014. p. 6.**
    ⇨ **Aborda diversos modelos de intervenção de reabilitação cognitiva, baseados em evidências científicas e fundamentados na prática clínica.**
11. Gitlin LN, Winter L, Burke J, Chernett N, Dennis MP, Hauck WW. Tailored activities to manage neuropsychiatric behaviors in persons with dementia and reduce caregiver burden: a randomized pilot study. Am J Geriatr Psychiatry. 2008;16(3):229-39.
12. Gitlin LN, Arthur P, Piersol C, Hessels V, Wu SS, Dai Y, et al. Targeting behavioral symptoms and functional decline in dementia: a randomized clinical trial. J Am Geriatr Soc. 2018;66(2):339-45.
13. Oliveira AM, Radanovic M, Homem de Mello PC, Buchain PC, Vizzotto ADB, Harder J, et al. An intervention to reduce neuropsychiatric symptoms and caregiver burden in dementia: Preliminary results from a randomized trial of the tailored activity program-outpatient version. Int J Geriatr Psychiatry. 2019;34(9):1301-7
14. Allen CK. Occupational therapy for psychiatric diseases: measurement and management of cognitive disabilities. Boston: Little Brown and Company; 1985.
15. Levy LL, Burns T. The cognitive disabilities reconsidered model: rehabilitation of adults with dementia In: Katz N. Cognition, neurorehabilitation, and models of intervention in occupational therapy. Bethesda: AOTA; 2011.
16. McCraith DB, Austin SL, Earhart CA. The cognitive disabilities model in 2011. In: Katz N. Cognition, neurorehabilitation, and models of intervention in occupational therapy. Bethesda, MD: AOTA; 2011.
17. Maskill L, Tempest S, editoras. Neuropsychology for occupational therapists: cognition in occupational performance. 4. ed. Wiley-Blackwell; 2017. 216 p.
18. Ishigaki EY. Adaptação transcultural e validação do Home Safety Self Assessment Tool (HSSAT) para rastreio do risco de queda no domicílio de idosos [dissertação]. São Paulo: Universidade de São Paulo; 2019.
19. Organização Mundial de Saúde. CIF: Classificação Internacional de Funcionalidade, Incapacidade e Saúde [Centro Colaborador da OMS para a Família de Classificações Internacionais, org.; coordenação da tradução Cássia Maria Buchalla]. 1. ed. São Paulo: Edusp; 2008.
20. Dias EG, Duarte YAO, Almeida MHM, Lebrão ML. Caracterização das atividades avançadas de vida diária (AAVDS): um estudo de revisão. Rev Ter Ocup. 2011;22:45-51.
21. **Christiansen C, Baum CM, Bass-Haugen J, editores. Occupational therapy: performance, participation, and well-being. Thorofare, NJ: Slack; 2005.**
    ⇨ **Apresenta de forma didática e clara a aplicação do Modelo Pessoa-Ambiente-Ocupação-Desempenho apresentando estratégias de intervenção.**
22. **Buchain P, Barauna M. Avaliação neurocomportamental e funcional em idosos com transtornos mentais. In: Aprahamian I et al., organizadores. Psiquiatria geriátrica. São Paulo: Atlas Books And Co; 2019.**
    ⇨ **Este capítulo aborda sobre as alterações comportamentais no desempenho e aprofunda sobre avaliação de funcionalidade.**
23. Abreu ID, Forlenza OV, Barros HL. Demência de Alzheimer: correlação entre memória e autonomia. Revista de Psiquiatria Clínica. 2005;32(3):131-6.
24. Pereira FS, Yassuda MS, Oliveira AM, Diniz BS, Radanovic M, Talib LL, et al. Profiles of functional deficits in mild cognitive impairment and dementia: benefits from objective measurement. J Int Neuropsychol Soc. 2010;16(2):297-305.
25. Neubern PCB. Funcionalidade e função executiva em idosos saudáveis e portadores de demência na doença de Alzheimer: estudo de validação do Executive Function Performance Test-Br [tese]. São Paulo: Universidade de São Paulo; 2018.
26. Pereira FS, Oliveira AM, Diniz BS, Forlenza OV, Yassuda MS. Cross-cultural adaptation, reliability and validity of the DAFS-R in a sample of Brazilian older adults. Arch Clin Neuropsychol. 2010;25(4):335-43.
27. Baum CM, Morrison T, Hahn M, Edwards DF. Executive function performance test: test protocol booklet. Program in Occupational Therapy. St. Louis, MO: Washington University School of Medicine; 2007.
28. Harder J. A percepção do informante frente à funcionalidade do idoso com doença de Alzheimer [dissertação]. São Paulo: Faculdade de Medicina da Universidade de São Paulo; 2018.
29. Aroni JN. Adaptação transcultural e avaliação das propriedades psicométricas do Home Environmental Assessment Protocol Revision (HEAP-R) para uso no Brasil [dissertação]. Belo Horizonte: Universidade Federal de Minas Gerais 2019.
30. Averbuch S, Katz N. Cognitive rehabilitation: a retraining model for clients with neurological disabilities. In N. Katz (ed.), Cognition, occupation, and participation across the life span: neuroscience, neurorehabilitation, and models of intervention in occupational therapy. American Occupational Therapy Association; 2011. p. 277-98.
31. Pontes LMM, Elkis H. A systematic review of cognitive training for schizophrenia in developing countries. EC Neurology. 2015;2(1):33-41.
32. Golino MTS, Flores-Mendoza CE. Desenvolvimento de um programa de treino cognitivo para idosos. Rev Bras Geriatr Gerontol. 2016;19(5):769-85.
33. Sato AT, Batista MPP, Almeida MHM. Programas de estimulação da memória e funções cognitivas relacionadas: opiniões e comportamentos dos idosos participantes. Rev Ter Ocup Univ São Paulo. 2014;25(1):51-9
34. Almeida MHM, Beger MLM, Watanabe HAW. Oficina de Memória para idosos: estratégia para a promoção de saúde. Interface Comunic Saúde Educ. 2007;11(22):9-18.
35. Katz N, Keren N. Effectiveness of occupational goal intervention for clients with schizophrenia. Am J Occup Ther. 2011;65(3):287-96.
36. Vizzotto ADB, Celestino DL, Buchain PC, Oliveira AM, Oliveira GMR, Di Sarno ES,with treatment-resistant schizophrenia.Psychiatry Res. 2016;245:148-56.
37. Hadas Lidor N, Weiss P. A dynamic model for cognitive modifiability. In: Katz N, editor. Cognition and occupation across the life span: models for intervention in occupational therapy. 2. ed. Bethesda: AOTA Press; 2005. p. 391-412.
38. Polatajko HJ, Mandich A. Cognitive coordination to daily occupational performance with children with developmental coordination disorder. In: Katz N, editor. Cognition across occupation over the life span: models for intervention in occupational therapy. 2. ed. Bethesda, MD: AOTA Press; 2005. p. 237-61.
39. Toglia J, Goverover Y, Johnston MV, Dain B. Promoting learning and transfer of strategy use in a person with TBI and executive dysfunction: a case study of the application of the multicontextual approach. OTJR (Thorofare N J). 2011;31(1):S53-60.
40. Giles GM. Abordagem neurofuncional à reabilitação após trauma cranioencefálico. In: Katz N. Neurociência, reabilitação cognitiva e modelos de intervenção em terapia ocupacional. São Paulo: Santos; 2014.
41. **Allen CK, Earhart CA, Blue T. Occupational therapy treatment goals for the physically and cognitively disabled. Rockville: American Occupational Therapy Association; 1992.**
    ⇨ **Este livro apresenta diretrizes clínicas para avaliação e tratamento baseados no modelo de Claudia Allen que determina níveis cognitivos e de desempenho.**
42. Novelli MMPC, Lima GB, Cantatore L, Sena BP, Machado SCB, D'Elia CIBR, et al. Adaptação transcultural do Tailored Activity Program (TAP) ao português do Brasil. Cad Bras Ter Ocup São Carlos. 2018;26(1):5-15.
43. **Livingston L, Sommerlad A, Orgeta V, Costafreda SG, Huntley J, Ames D, et al. Dementia prevention, intervention, and care. Lancet. 2017;390(10113):2673-734.**
    ⇨ **Apresenta a consolidação do conhecimento científico sobre prevenção, intervenção e assistência à demência.**

44. Andradea NB, Canon MBF, Zugman CL, Ayres TG, Ide MG, Novelli MMMPC. Centro de convivência de idosos: uma abordagem de estimulação cognitiva e psicossocial. Cad Ter Ocup. 2014;22(1):121-8.
45. Brasil. Ministério da Saúde. Política nacional de promoção da saúde. Brasília; 2006.
46. Derhun FM, Scolari GAS, Castro VC, Salci MA, Baldissera VDA, Carreira L. O centro de convivência para idosos e sua importância no suporte à família e à Rede de Atenção à Saúde. Esc Anna Nery. 2019;23(2):e20180156.
47. Zanelli JC, Silva N, Soares. DHP. Orientação para aposentadoria nas organizações de trabalho: construção de projetos para o pós-carreira. Porto Alegre: Artmed; 2010.
48. Dantas PMAB, Oliveira CM. Programas de preparação par aposentadoria: desafio atual para a gestão de pessoas. Argumentum. 2014;6(1):116-32.
49. Pazzim TA, Marin A. Programas de Preparação para Aposentadoria: revisão sistemática da literatura nacional. Revista Brasileira de Orientação Profissional. 2016;17(1):91-101.
50. Vilela JM, Paulin GST. Estou me aposentando, e agora? Contribuições da Terapia Ocupacional na reorganização do cotidiano. Cad Ter Ocup UFSCar. 2014;22(3):497-505.
51. Weiss V, Bologna G, Cloix S, Hasler D, Pun, T. Walking behavior change detector for a "smart" walker. Procedia computer science. 2014;39:43-50.
52. Canineu PR, Canineu RFB, Canineu RB, Silva MC. Terapia multidisciplinar: uma proposta de tratamento global do idoso. Mundo da Saúde. 2005;29:662-5.
53. Hemphill-Pearson B. The patient's profile: an integrative approach. In: Hemphill-Pearson BJ, editora. Assessments in occupational therapy mental health: an integrative approach. 2. ed. Thorofare, NJ: SLACK Incorporated; 2008. 499 p.
54. Law M, Baum CM, Dunn W. Measuring occupational performance: supporting best practice in occupational therapy. 2. ed. New Jersey: Slack; 2005.
55. Lira JO, Rugene OT, Mello PCH. Desempenho de idosos em testes específicos: efeito de Grupo de Estimulação. Rev Bras Geriatr Gerontol. 2011;14(2):209-20.

10

Fonoaudiologia ao longo da vida

Telma Pantano
Luciene Stivanin
Ariella Fornachari Ribeiro Belan

Sumário

Pontos-chave

- Definir a área de atuação da fonoaudiologia de acordo com a resolução do Conselho Federal de Fonoaudiologia.
- Conhecer a história da fonoaudiologia no Brasil e no mundo.
- Atualizar sobre o papel do fonoaudiólogo diante das diversas áreas de atuação, em especial na saúde mental.
- Apresentar o desenvolvimento da linguagem e como a linguagem é concebida atualmente.
- Conhecer o processo de avaliação da linguagem e os protocolos de intervenção na infância e adolescência.
- Conhecer as principais questões referentes à atuação fonoaudiológica no idoso e os protocolos de avaliação.

INTRODUÇÃO

De acordo com o Conselho Federal de Fonoaudiologia[1], o fonoaudiólogo é o profissional de saúde responsável pela promoção da saúde, avaliação e diagnóstico, orientação, terapia (habilitação/reabilitação), monitoramento e aperfeiçoamento de aspectos fonoaudiólogicos envolvidos na função auditiva periférica e central, na função vestibular, na linguagem oral e escrita, na articulação da fala, na voz, na fluência, no sistema miofuncional orofacial e cervical e na deglutição. Essa atuação ampla por parte do fonoaudiólogo ainda é bastante restrita no âmbito da saúde mental, que conhece pouco as suas formas de atuação e apresenta o foco nas questões de linguagem e comunicação, porém, estudos relacionados ao acompanhamento da disfagia e da hiperssensibilidade alimentar em pacientes com transtornos alimentares[2,3] e questões vocais relacionadas a quadros psicóticos[4,5] já estão ampliando a atuação desse profissional na área de saúde mental.

História e atuação da fonoaudiologia na área da saúde mental no Brasil e no mundo

A saúde mental sempre teve suas particularidades na história da medicina e da psicologia e, na fonoaudiologia não poderia ser diferente. Os estudos envolvendo os aspectos funcionais das questões congitivas e emocionais foram por muitas vezes negligenciados ou vistos como secundários diante dos estudos que envolviam as estruturas e os órgãos associados.

Nos estudos relacionados na área da fonoaudiologia, a fala e a voz sempre foram os aspectos mais estudados. O enfoque nas questões mais abstratas da linguagem e da comunicação, assim como a funcionalidade do seu uso, só recentemente receberam o enfoque das investigações e de pesquisas. Assim, diante das diversas faces da atuação da fonoaudiologia, podem-se considerar os primeiros estudos relativos à voz que, iniciando-se com os gregos, referem-se à retórica da fala e à necessidade de intervenções educacionais para o desenvolvimento dessas habilidades.

Seguiram-se a esses estudos a preocupação com a produção motora da fala (em especial a gagueira) e os aspectos educacionais relacionados a sua aprendizagem. Porém, nos últimos dois séculos as questões comunicativas e relacionadas aos transtornos da comunicação começaram a ser verificadas e definidas considerando aspectos estruturais e funcionais com preocupação direta no trabalho de prevenção e reabilitação.

A visão do profissional ainda hoje está muito restrita e relacionada com a fala, porém, em termos científicos, vive-se um período em que a forma e a funcionalidade da comunicação e da linguagem estão sendo consideradas entre os critérios diagnósticos e reconhecidas como interdependentes tanto em habilidades expressivas quanto compreensivas.

A primeira vez que o termo "doutores da fala"[6,7] começou a ser utilizado foi em 1923 por Edward Scripture, que procurou as origens e causas dessas alterações. Algumas das causas dessas alterações eram consideradas de ordem psíquica, envolviam questões motoras no processo de reabilitação (exercícios motores, consciência do tônus corporal e outras estratégias sensoriais) e foram associadas com a possibilidade de realização de uma psicoanálise ou a hipnose conjunta ao tratamento.

Os mesmos autores[6,7] relatam que em 1920 Margaret e Smiley Blanton publicaram um livro para pais e professores sobre a importância da fala para o desenvolvimetno infantil. Esses autores recomendavam o treino de fala para quaisquer crianças, mesmo aquelas sem alterações, como parte do programa educacional no contexto escolar.

Em 1928, Sara Stinchifield recebeu o título de Ph.D. em transtornos da fala e levantou a necessidade de que em conjunto à terapia motora da fala havia a necessidade de treinar também a gramática. Essa foi a primeira vez que a fala deixa de ser uma preocupação somente pelos seus aspectos motores, mas passa também a envolver os aspectos semânticos e sintáticos. Os aspectos auditivos para a produção e a compreensão também são enfatizados pela autora. Nessa visão linguística, a fala se distancia da linguagem, já que os elementos analisados se referem à produção verbal da comunicação.

No Brasil, a atuação fonoaudiológica inicia-se na década de 1930, resultante da preocupação da Medicina e da Educação com a profilaxia, bem como a correção de erros de linguagem apresentados pelos escolares[1].

O'Neil e Wollock[6,7] citam em seu livro que as bases neuropsicológicas começaram a ser mundialmente questionadas em 1931 com Lee Travis. Em 1939, Mildred McGinnis escreveu sobre a afasia em crianças diferenciando essa alteração da surdez e propondo um processo de reabilitação integrado das funções da fala com elementos de atenção e memória. Esse autor associa então a fala e os processos cognitivos, e as atividades propostas seguem essa associação com a atenção e principalmente a memória. Dessa forma, os aspectos psíquicos da produção da fala começam a ser considerados.

Os estudos em linguagem passaram a receber interferência direta de lesões cerebrais como a afasia em uma tentativa de explicar como a fala se estrutura. Esses estudos foram resultantes do grande número de soldados lesionados durante a guerra e os prejuízos advindos dessas lesões. Os estudos passaram então a enfocar a formação simbólica[8], a linguagem interna[9,10] e o processamento psicoanalítico[11].

No Brasil, na década de 1950, surgiu o curso de Logopedia no Rio de Janeiro, apoiado em questões de tratamento e reabilitação da fala. Nessa mesma década, a linguagem passa a ser vista como alterações dos processos psíquicos e linguísticos. Surge então a gramática gerativa de Chomsky[12], que considera a fala como resultado de processos mentais gerados pelas próprias crianças. Esses estudos forneciam como justificativa as produções "criativas" de crianças que não eram produzidas por adultos ou em outros ambientes sociais. O foco principal da sua teoria era a sintaxe que seria inata no ser humano.

Na década de 1960, surgiu no Brasil o curso de Fonoaudiologia em São Paulo, como graduação com duração de 3 anos. Porém, foi somente na década de 1970 que mundialmente os estudos em saúde mental, e em especial em autismo, passam a se preocupar com o uso funcional da fala e diferenciam assim as questões de fala, da linguagem e do contexto comunicativo. A função da linguagem recebeu o nome de pragmática e começou a ganhar força com os estudos de Lois Bloom e Margaret Lahey[13], que se preocupavam em observar e quantificar os atos comunicativos das crianças.

A pragmática trouxe modificações extremamente importantes para a fonoaudiologia permitindo que estudos sobre conversação, estrutura discursiva e as interações sociais começassem a ser relevantes para a avaliação, reflexão e intervenção mais ampla da linguagem.

A partir da década de 1980 o foco foi então o discurso e os elementos envolvidos nas situações sociais e comunicativas que acabam por significar e muitas vezes alterar o significado das produções. O enfoque nos estudos passou a ser nos elementos da comunicação e na construção dos contextos comunicativos. O processo terapêutico começou a ser analisado como resultado de diversos ambientes e situações sociais, envolvendo até mesmo a inclusão escolar, a aprendizagem e as rotinas de vida diária.

Os estudos do cérebro advindos das neuroimagens funcionais e as neurociências trouxeram então uma mudança importante nessa perspectiva. A linguagem passou a ser vista em um contexto comunicativo, porém agora analisada nos seus aspectos verbais, faciais, gestuais e corporais que passam a reproduzir representações corticais. A linguagem, dessa forma, passa a ser a função simbólica que permite a representação do mundo externo e interno possibilitando a comunicação[14].

A linguagem não possui uma área específica no cérebro, uma vez que sua representação pode se constituir a partir de diversos canais sensoriais e sua representação pode se dar através de diversos atos motores corporais, ampliando-se muito além da fala.

Caminhando nessa perspectiva, as patologias relacionadas à saúde mental passam a considerar as questões funcionais e simbólicas dos atos comunicativos como sinais e sintomas referentes ao mundo interno e muitas vezes advindos de representações atípicas do mundo externo. A linguagem torna-se então um marcador importante para diversas patologias tanto como pródromo de suas apresentações quanto como consequência e deterioração direta dessas alterações.

O enfoque atual do fonoaudiólogo na saúde mental são as questões de linguagem e, em casos de patologias específicas como a qualidade vocal nos quadros psicóticos[15], os transtornos alimentares e psicoses com o uso e antipsicóticos[16], assim como questões relativas à deglutição e disfagia também passam a ser evidentes[2,3].

A atuação da fonoaudiologia em transtornos mentais

A fonoaudiologia na saúde mental começou a ganhar destaque em estudos internacionais visando à socialização e à redução dos prejuízos comórbidos aos quadros neuropsiquiátricos. Já na década de 1970, a fonoaudiologia passou a ser inserida nos ambulatórios de saúde mental[17]. Em 2001 a Lei MS n. 10.216/01 redireciona o modelo de assistência a saúde mental e coloca a fonoaudiologia como uma das especialidades para compor a equipe mínima em atuação nos centros de atenção psicossocial.

Atualmente o fonoaudiólogo faz parte da equipe multidisciplinar de diversos centros de intervenção, diagnóstico e assistência à saúde mental nos níveis primários, secundários e terciários do sistema de saúde. Ainda apresenta atuação frágil e restrita, sendo necessários estudos e pesquisas que alicercem cada vez mais a atuação desse profissional nos processos diagnósticos e interventivos.

FONOAUDIOLOGIA NA INFÂNCIA E ADOLESCÊNCIA

Cenário atual da fonoaudiologia na área saúde mental da infância e adolescência

O conceito de infância e adolescência sofreu diversas modificações ao longo da história. De acordo com o contexto sociocultural, as crianças e adolescentes deixam de ser vistos como adultos em miniatura (momento em que recebiam as mesmas obrigações e funções) e passam a ocupar, no momento atual, um papel central na família e tornam-se o foco de cuidados parentais e sociais[18].

No campo da fonoaudiologia, os estudos avançam no intuito de detecção precoce dos transtornos da comunicação, fala, motricidade orofacial e deglutição até a investigação das causas biológicas e ambientais e na construção de modelos eficientes para a intervenção. Os estudos atuais são unânimes em considerar as consequências acadêmicas, psicológicas e sociais de transtornos da comunicação não tratados em crianças e aolescentes. Crianças com dificuldades de linguagem sentem-se frustradas, tendem a se esquivar e participar menos de interações sociais, evitam pedir ajuda aos professores e têm mais chances de serem excluídas[19-23].

As patologias na infância e adolescência envolvem critérios bastante relacionados a comunicação e linguagem como forma de representação dos pensamentos e interação com o ambiente. Dessa forma, o fonoaudiólogo torna-se um professional extremamente importante para o auxílio diagnóstico e interventivo. Estudos mostram que crianças com transtorno de linguagem têm três vezes mais chance de apresentar comportamentos internalizantes, externalizantes e transtorno de déficit de atenção e hiperatividade (TDAH)[24]. Em uma metanálise que envolveu a revisão de 22 estudos em diversos países com uma população de 1.171 crianças com problemas emocionais e comportamentais, foram verificados índices extremamente altos de diagnósticos fonoaudiológicos em conjunto com as questões comportamentais. Das crianças avaliadas, 81% apresentaram dificuldades em linguagem e 47%, problemas severos de linguagem[25].

Instrumentos de avaliação da fonoaudiologia

O diagnóstico em fonoaudiologia deve considerar as especificidades próprias da profissão, porém também deve envolver informações de diversas fontes para compor a trajetória desenvolvimental da criança. Dessa forma, devem ser reunidas e analisadas a história pessoal e familiar de doenças e as internações que acabam por configurar possíveis traços de apresentação psicopatológicos, assim como configuram períodos de baixa estimulação ambiental e social com restrições ao convívio principalmente relacionado às interações horizontais (com indivíduos da mesma faixa etária). É fundamental para o raciocínio clínico informações acerca da gestação, parto, desenvolvimento motor, social, cognitivo, emocional e, especialmente, da comunicação e dados comportamentais desde os primeiros anos de vida até o momento atual em diversos ambientes (escolar, familiar e social), assim como relatos e observações da interação em ambientes naturais com relação a comunicação verbal e não verbal e, por fim, os resultados derivados da aplicação de instrumentos.

Atualmente, os fonoaudiólogos brasileiros contam com poucos testes validados e padronizados e, embora haja necessidade de inúmeros testes formais mais específicos em várias áreas da Fonoaudiologia, esse processo está em crescente desenvolvimento.

De uma forma mais específica pode-se referir à linguagem de acordo com a forma como ela é emitida pelo emissor. Haveria então a linguagem oral, escrita, gestual, musical e tantos outros presentes no dia a dia. As duas formas de linguagem a que se centrará esse estudo relacionam-se com a linguagem oral e a escrita.

Tanto a linguagem oral (que envolve uma emissão oral e uma recepção auditiva) quanto a escrita (que envolve uma emissão motora e uma recepção visual) servem para expressar o conhecimento, as sensações e os sentimentos e constituem-se a partir das mesmas bases de conhecimento e das mesmas habilidades de planejamento. Porém, as informações sobre a fala e a escrita estão estocadas em léxicos distintos e os processos cog-

Tabela 1 Diferenças entre linguagem oral e escrita

	Oral	Escrita
Unidade básica	Fonemas	Grafemas
Segmentação	Sutil observado pela prosódia	Visualmente observada
Produção	Temporal	Pode ser vista como um todo
Recuperação	Naturalmente não pode ser recuperada	Recuperação a qualquer momento
Entrada	Auditiva	Visual
Aprendizagem	Não consciente	Formal e consciente

nitivos relacionados diferenciam-se à medida que se aproximam dos estágios finais de processamento, uma vez que originam respostas orais ou motoras[26]. A Tabela 1 apresenta algumas das diferenças entre esses dois processos de expressão linguística[14].

De uma forma geral utiliza-se a linguagem para expressar pensamentos. Considera-se assim que o pensamento é a capacidade de ter ideias e de inferir novas ideias a partir das antigas. A linguagem é a capacidade de codificar essas ideias em sinais para a comunicação.

O pensamento é expresso através da linguagem e pode expressar-se de inúmeras formas, como a oralidade, escrita, gestual, desenho, música, artes. Os estudos mais atuais[27,28] consideram o pensamento como o resultado da interação entre as funções executivas e a linguagem. Sendo assim, a compreensão de processos como sensação, percepção, atenção, memórias e funções executivas tornam-se fundamentais para a compreensão cognitiva da linguagem com relação a sua elaboração e compreensão.

Entende-se como sensação a transdução de estímulos ambientais em impulsos elétricos. Esses estímulos são captados e transmitidos de forma isolada ao cérebro, que tem como primeira função unir esses traços sensoriais em um processo conhecido como percepção. Posteriormente, com a atuação da atenção nesse canal sensorial, começarão a ser acopladas a essas percepções características mais subjetivas como traços de linguagem e memórias relacionadas ao seu armazenamento (p. ex., traços emocionais, cheiros, cores).

As funções executivas (entre elas a memória operacional) são responsáveis pelo controle atencional desse processamento, pela manutenção dessa informação enquanto unidades de significado são analisadas e associadas a essa informação (através do acesso às memórias de longo prazo) e pela elaboração de um planejamento e/ou raciocínio associado a essas informações. Temos então a construção de "ideias" que tomarão forma e serão expressas e/ou compreendidas com o auxílio da linguagem.

As unidades mais simples da linguagem falada são os fonemas, que são sons distintos os quais associados com outros sons formam sílabas e palavras. Tem-se a percepção como o processo essencial para o desenvolvimento e a construção do inventário fonético da criança, uma vez que permite a organização das representações internas a respeito da língua materna para produzir os sons de determinada língua – processo ativo. Os processos perceptivos também estão diretamente relacionados com a produção e a compreensão da linguagem[29-32].

A união desses traços perceptivos dá origem assim aos fonemas, no caso da expressão oral, e aos grafemas, no caso da escrita (aqui também os processos perceptivos são fundamentais para o reconhecimento e a diferenciação dos traços gráficos). São os fonemas e os grafemas que permitem a elaboração de significantes para representar determinados significados.

Essa associação de um significante (forma oral ou escrita) a um significado (conteúdo) é conhecida como semântica. O léxico torna-se assim um armazenamento individual que envolve a relação direta entre os sons dos fonemas, sílabas e palavras, a gramática que acompanha determinada palavra e o conteúdo final de significados que os envolve.

O léxico mental deve ser organizado de forma eficiente para que o sujeito possa fazer uso de forma significativa e contextualizada do seu conteúdo. O acesso ao léxico mental se dá através de traços auditivos (semelhança fonológica), traços visuais ou mesmo de traços semânticos (relacionados às condições conceituais para sua utilização). O léxico mental está diretamente relacionado às memórias semânticas e episódicas, já que a atribuição do significado das palavras comumente é realizada através da análise do contexto das situações. Frequentemente observa-se no léxico mental o "efeito de vizinhança", que constitui no fato de que as palavras utilizadas com maior frequência possuem acesso mais rápido e, portanto, tendem a ser mais facilmente recordadas e utilizadas.

É dessa forma que são originadas as palavras que em neurociências[33] são divididas em palavras de vocabulário (as que representam conceitos, objetos, ações, qualidades e lugares, incluindo assim os substantivos, adjetivos e advérbios) e palavras de gramática (que estão relacionadas às noções de tempo, lógica e as relações entre as palavras de conteúdo). Essa divisão torna-se bastante interessante a partir do momento em que ajuda a compreender as dificuldades encontradas nos alunos e pacientes com as palavras de gramática. O aprendizado e a utilização dessas palavras são bastante difíceis de ser ensinados e corretamente utilizados.

As palavras associam-se em frases cujo conjunto de regras gramaticais é denominado sintaxe. Mais do que estruturar as frases, a sintática é importante já que o significado expresso também se relaciona com a utilização da estrutura sintática. Dessa forma, a expressão e a compreensão de conteúdos semânticos complexos só são possíveis com o apoio de regras sintáticas[34].

Shankweiler e Smith[35] referem em seus estudos que o significado de uma sentença não é meramente a soma dos significados das palavras, mas o resultado das relações entre os componentes determinados pela estrutura sintática.

Porém, utilizar somente palavras de vocabulário e de gramática e uma estrutura sintática coerente não é suficiente para que se possa produzir ou compreender uma frase, quanto mais um texto. Para a produção, por exemplo, é necessário ter um foco atencional bem delimitado, escolher as palavras corretas, utilizar regras gramaticais para uni-las de acordo com as regras de uma determinada língua e gerar comandos motores para a expressão das ideias. No caso da compreensão faz-se necessário acionar o sistema atencional e coordenar as informações sensoriais com a gramática e o vocabulário e enviar as informações para os sistemas de memória e raciocínio.

Esses padrões de funcionamento dependem da interligação de áreas encefálicas e de padrões de funcionamento extremamente complexos. Os estudos de linguagem mais atuais que abordam uma linha cognitiva podem ser divididos entre aqueles que se referem a bases neuroanatômicas (fornecem as áreas cerebrais correspondentes a determinada tarefa e seu tempo de ativação) e os que se referem ao funcionamento cognitivo (preocupam-se em correlacionar as áreas e as funções uma vez que tenta realizar o sequenciamento das funções cognitivas)[14].

Esses estudos são complementares, uma vez que os estudos baseados em neuroimagem conseguem definir quais as áreas envolvidas, mas não quais as funções que se encontram na área observada. Porém, com o advento desses estudos, foi possível verificar que as áreas até então destinadas à linguagem não eram tão restritas e definidas como vinha sendo considerado até então[33]. Percebe-se nesses estudos que várias áreas associativas do cérebro se encontram integradas para a realização de cada processo que resulta no que definimos como linguagem.

Áreas associativas nas regiões temporal, frontal e parietal esquerdas estão envolvidas na mediação de conceitos e na produção e compreensão de linguagem; o córtex insular esquerdo é considerado envolvido na articulação de fala; e áreas pré-frontais estão intimamente relacionadas uma vez que fazem a mediação da memória e dos processos atencionais necessários. Dessa forma, o esquema atualmente em uso para a linguagem envolve um sistema de implementação de linguagem, um sistema mediador e um sistema conceitual[33].

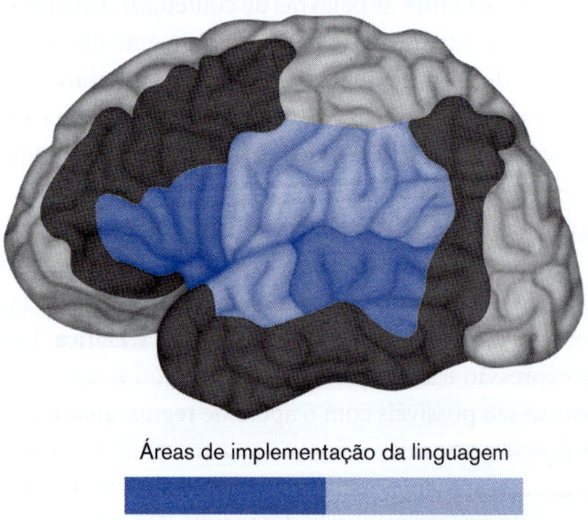

Figura 1 Neuroanatomia da linguagem.

O sistema de implementação de linguagem é um sistema que envolve as áreas de Broca, Wernicke, áreas do córtex insular e os núcleos da base. É uma região responsável pela análise dos sinais auditivos aferentes de forma a ativar o conhecimento conceitual e assegurar a construção fonêmica e gramatical, bem como o controle articulatório.

O sistema mediador é intermediário entre o sistema de implementação e o conceitual e está localizado de forma a circundar o sistema de implementação e, até o momento[33], relaciona-se ao polo inferotemporal esquerdo e o córtex pré-frontal esquerdo. Por fim, o sistema conceitual é aquele que embasa a estruturação de conceitos envolvidos na compreensão e na produção linguística e está localizado em diversas regiões entre os córtex associativos.

Dessa forma, graças ao advento das neuroimagens associam-se novas áreas relacionadas à linguagem às áreas anteriormente atribuídas e observa-se que para a organização, produção e compreensão da linguagem o cérebro deve organizar-se e trabalhar em conjunto com diversas outras áreas relacionadas ao processamento sensorial, ao controle atencional e à memória operacional. Cabe ao profissional de linguagem conhecer e se aprofundar nos estudos dessas áreas e suas conexões para uma melhor compreensão e elaboração do seu trabalho e raciocínio diário.

Neste capítulo será apresentada uma divisão didática para expor os instrumentos e testes mais utilizados na avaliação em fonoaudiologia. O fonoaudiólogo clínico deve, a partir da queixa inicial e das informações trazidas pela família e escola, planejar a bateria de testes para avaliação do paciente. Durante esse processo, a análise dos resultados permite a criação de hipóteses e a observação da necessidade de testes complementares.

É importante ressaltar que a comunicação está associada a habilidades cognitivas, comportamentais, sociais e emocionais. A avaliação fonoaudiológica deve levar em conta todos esses aspectos e raramente é fechada sem apontar necessidade de avaliação nesses outros domínios.

Avaliação do sistema miofuncional oral e funções neurovegetativas

Uma vez que a linguagem oral depende das mesmas estruturas motoras e sensoriais utilizadas para as funções neurovegetativas, o Conselho Federal de Fonoaudiologia considera que cabe ao fonoaudiólogo promover e provocar a prevenção da saúde no que se refere ao sistema miofuncional orofacial relacionado às funções de respiração, sucção, mastigação, deglutição e fala nos ciclos da vida, abrangendo o desenvolvimento desde o período gestacional até o processo natural de envelhecimento.

Cabe a esse profissional observar e tratar alterações morfológicas ou relativas à tonicidade de origem adquirida ou desenvolvimental dessas áreas e funções, assim como reabilitar os tecidos moles que compõem o sistema estomatognático, tais como a língua e o frênulo lingual, entre outros. Essas alterações podem ser resultantes de doenças do sistema nervoso central ou periférico, assim como processos naturais do envelhecimento, como o trabalho com a força e a coordenação muscular, sensibilidade, estética facial com relação às questões musclares e alterações alimentares relacionadas às funções neurovegetativas decorrentes de cirurgias bariátricas, obesidade e transtornos alimentares.

O profissional deve então colher dados a partir da seleção de protocolos novos ou preexistentes que contenham a identificação do paciente, a avaliação da aparência, mobilidade e da postura dos órgãos fonoarticulatórios e a interação dessas estruturas nas funções neurovegetativas.

As alterações miofuncionais orais incluem condições específicas ou comportamentais com impacto negativo na postura orofacial e funções neurovegetativas. A utilização de protocolos específicos visa a conhecer e padronizar os parâmetros observados, assim como detectar as irregularidades nesses processos.

Os dados objetivos devem estar em conjunto com as descrições detalhadas das funções. Para a respiração, por exemplo, considera-se o padrão de respiração nasal com oclusão labial sem evidência de esfoço muscular. Para a deglutição, considera-se a normalidade o posicionamento da língua na cavidade oral, com a contração dos músculos elevadores e postura que não pressione o arco dentário. Observa-se assim a necessidade de medidas quantitativas e qualitativas conjuntas paa a correta análise dessas estruturas.

Esses parâmetros têm sido verificados e observados em pacientes psiquiátricos com alterações desenvolvimentais que levam a alterações nos parâmetros motores e articulares da fala[36], assim como em pacientes em uso de medicações antipsicóticas[16]. Alterações relativas aos transtornos alimentares e hipersensibilidade alimentar podem ser intensificadas em função desses desvios.

Avaliação de aspectos fonológicos e fonéticos

A fala é uma das formas de expressão da linguagem, sendo um canal de expressão do pensamento e das emoções que depende de organizações motoras e sensoriais (sons) para a sua produção[37]. Os componentes da fala são denominados segmentos fonéticos, regulados pelas regras da língua e pelas características individuais do falante e do ambiente ao qual pertence.

O desenvolvimento fonético ocorre bastante precoce. Entre 6 semanas e 4 meses, os bebês produzem vocalizações; por volta de 7 a 12 meses passam a emitir sílabas isoladas (balbucio); e de 2 a 6,5 anos, a criança passa por um período de aquisição e organização dos sons da língua[38].

Para uma fala efetiva, aspectos sensoriais (audição), motores (movimentação dos órgãos fonoarticulatórios), linguísticos (símbolos) e cognitivos (capacidade de organização sequencial, temporal, atenção e memórias) são imprescindíveis.

A fala envolve diferentes níveis de planejamento que vão desde a geração de uma mensagem, a sua formulação até a articulação. Em nível pré-motor – em que se dão os processos relativos à conceituação (conteúdos semânticos, significados e léxico) e à formulação de um enunciado verbal (formato linguístico do conteúdo – melodia, prosódia, inflexão, acento e ritmo) –, a produção da fala envolve o planejamento da emissão. É necessário que se tomem decisões, por exemplo, quanto aos recursos linguísticos disponíveis. Antes de a fala tornar-se audível, uma fala interna se estrutura no plano fonético, o qual fornece informações necessárias para suas posteriores articulação e emissão verbal. A codificação fonológica é a preparação do programa articulatório específico, que tem por base a informação armazenada no léxico mental sobre a forma da palavra. Tal programa envolve a seleção de segmentos para uma palavra ou uma série delas, a sequencialização desses segmentos no contexto das sílabas e a fixação dos parâmetros de entonação e o ritmo. Esses processos criam padrões de movimentos coordenados pelos articuladores no sistema de músculos relacionados à fala e, então, a fala se torna audível[39].

Na avaliação, devem ser empregados testes que avaliam os diferentes níveis de processamento da fala. Além do exame auditivo e da motricidade oral, é realizada uma análise detalhada dos sons produzidos pela criança: sons produzidos corretamente pela criança, sons ausentes, sons presentes, porém produzidos com distorção ou substituídos. A idade da criança determina o julgamento a respeito desse inventário fonético, não apenas quanto à omissão dos sons, mas também quanto aos tipos de substituições.

A partir da emissão dos primeiros sons da língua criança tenta aproximar sua fala à do adulto e, por isso, ocorrem as trocas, que vão sendo eliminadas conforme melhoram a percepção e o domínio sobre as regras fonológicas. Quando ocorrem em idades além da prevista para eliminação, as trocas podem refletir falha na organização das regras fonológicas. Provas de nomeação de figuras, repetição de palavras, fala espontânea são capazes de fornecer tipo de substituições, quantidade e gravidade. Resultados diferentes em provas de imitação e nomeação/fala espontânea informam sobre localização da dificuldade.

Entretanto, as trocas podem ser inconsistentes, ou seja, a criança troca um som por sons diferentes, o que pode indicar dificuldade no planejamento fonológico que afeta o planejamento fonético durante a produção dos sons. A presença de dificuldade na programação fonológica[40,41] é considerada o processo responsável por selecionar e organizar a produção do fonema. É avaliada com o instrumento intitulado "prova de inconsistência de fala", que quantifica as inconsistências da fala medindo os tipos e a variabilidade das trocas.

O sistema fonológico íntegro é essencial para a alfabetização e o desenvolvimento da leitura e da escrita. Como o sistema de escrita é alfabético, os aprendizes devem associar grafemas (símbolos visuais) aos fonemas, e, a partir dessa habilidade, o ouvinte pode decodificar palavras novas, não existentes no léxico de palavras escrita. Dessa forma, atrasos no desenvolvimento da fala devem ser cuidadosamente considerados, pois constituem-se riscos para as dificuldades na linguagem escrita. Além da fala, pode se avaliar o processamento fonológico, mesmo antes do período de escolarização formal, ao medir se a criança tem consciência sobre os sons da fala e como consegue manipulá-los (consciência fonológica), a capacidade de repetir sequências de sons (memória fonológica) e o tempo dispensado para acessar nomes (nomeação rápida).

Tabela 2 Avaliação do sistema fonológico da criança

Avaliação da fonologia	Testes
Inventário fonético – por meio de nomeação de figuras e repetição de palavras, são identificados os fonemas presentes, ausentes e trocas na fala	ABFW – Teste de linguagem infantil nas áreas de Fonologia, Vocabulário, Fluência e Pragmática[42] AFC – Avaliação Fonológica da Criança[43]
Consciência fonológica – capacidade de manipulação dos sons da fala, em níveis silábico e fonêmico	CONFIAS – Consciência Fonológica: instrumento de avaliação sequencial[44] PROHMELE – Provas de Habilidades Metafonológicas e de Leitura[45] Prova de Consciência Fonológica por produção oral[46]
Memória fonológica – capacidade de manutenção e recuperação de itens, isoladamente ou apresentados em sequência	Memória de curto prazo fonológica em criancas pré-escolares[47] Teste de repetição de pseudopalavras[48,49]
Nomeação rápida – velocidade de acesso à memória fonológica para produção de nomes	TENA – Teste de nomeação rápida[50]

Na Tabela 2 encontram-se alguns testes utilizados no Brasil para avaliação do sistema fonológico da criança.

Avaliação dos aspectos semânticos

A semântica refere-se ao estudo do significado da linguagem e concentra-se na análise do significado de palavras isoladas e de frases. O conhecimento específico de uma palavra, o conhecimento de categorias conceituais e a interpretação de significados dentro de contextos variados são elementos importantes desse componente. As regras sobre a ordem e a organização das palavras em sentenças referem-se aos aspectos sintáticos e o objetivo é que as sentenças transmitam significados[51].

O estudo clássico de Bee[52] descreve que, no período inicial de aquisição de linguagem, as crianças costumam aprender palavras muito lentamente, sendo que esse padrão muda entre os 18 e 24 meses, em função da diversificação do vocabulário. Durante os anos pré-escolares, existe uma outra grande ampliação no crescimento do vocabulário. Contudo, esta se refere à velocidade, as crianças aprendem de 5 a 10 palavras diferentes por dia. Elas conseguem isso porque parecem prestar atenção às palavras como grupos de significado ou categorias semânticas, como as que nomeiam objetos de uma única classe ou as que têm significados semelhantes. Entre 5 e 7 anos de idade, os erros na produção do nome do objeto ainda ocorrem porque as crianças estão no processo de organização da resposta semântica para a palavra e as representações lexicais ainda não estão consolidadas[53].

Entre 18 e 24 meses, pode ser observada a combinação de uma palavra com um gesto. Entre 20 e 24 meses, a criança começa a combinar palavras em frases e sentenças e a combinar esquemas gestuais simples em combinações de esquemas múltiplos. Ocorre a combinação de palavras, formando frases mais elaboradas, assim como os gestos também se combinam. Após 28 meses, a complexidade gramatical do seu discurso aumenta em diferentes maneiras: aumento na utilização de morfemas gramaticais, no tamanho médio da frase, no número de elementos de uma oração, locuções e orações nos processos de coordenação e de subordinação[54]. Araujo e Befi-Lopes[55] apontam que o desempenho gramatical de crianças falantes do português do Brasil caracteriza-se, principalmente, pelo uso de artigos e substantivos no singular e masculino, verbos conjugados na 3ª pessoa do presente do indicativo e um aumento do número de palavras por frase nos sujeitos de 4 anos. Puglisi et al.[56] indicaram o domínio precoce das flexões de gênero e de flexões verbais. Para as flexões indicando número, plural, tanto nominais quanto verbais, foi observado um aumento gradual com a idade, porém a produção desses morfemas foi muito abaixo do observado nos demais morfemas investigados. O não-uso das flexões de número plural pareceu indicar uma variação sociolinguística e não uma dificuldade de aquisição.

Para avaliação do repertório de palavras de uma criança, a tarefa mais frequentemente utilizada é o teste de nomeação de figuras. Neste, é possível verificar em qual nível de processamento ocorre a dificuldade da criança. As dificuldades na nomeação de figuras podem ocorrer em função de um processamento incompleto da imagem visual ou a falhas no reconhecimento das características do objeto e o resultado da nomeação pode ser a produção de nomes cujos objetos são visualmente semelhantes ao objeto alvo (laranja nomeada como bola). Falhas na nomeação também podem ocorrer durante o acesso ao significado ou ao nome, principalmente quando as crianças estão no processo de organização semântica e as representações lexicais ainda não estão bem consolidadas na memória (alface nomeada como comida, vaca nomeada como cavalo). A extensão do nome também influencia o estágio de organização fonológica para sua produção, podendo ocorrer nomeações com formas fonológicas similares ao nome correto (elefante nomeado como "fante"). Em crianças mais novas (3 e 4 anos), a nomeação de figuras concentra-se mais nas características físicas dos objetos, e nomes de objetos visualmente semelhantes podem ser acessados e produzidos. Com o desenvolvimento (5 e 6 anos), a nomeação de figuras leva em consideração as características semânticas dos objetos representados. Podem ser acessados e produzidos, então, nomes de objetos da mesma categoria semântica para nomear determinado objeto[57].

Embora seja a forma mais utilizada, apenas a nomeação de figuras não diz sobre o repertório da criança. Testes de identificação de figuras e evocação de nomes por meio de critérios semânticos integram a bateria de avaliação. A discrepância nos resultados entre identificar uma figura (apontar a figura correspondente ao nome ouvido) e nomear figuras indica aspectos importantes do funcionamento da criança, sobre suas habilidades de estocar nomes e de evocá-los. Da mesma forma, desempenho melhor na nomeação do que na evocação de nomes de determinada categoria semântica aponta a necessidade do apoio visual para busca da palavra.

Para avaliação da sintaxe, poucos testes são disponíveis em nosso meio. Em crianças pequenas, Araújo[58] propõe, por meio da fala espontânea, verificar a extensão média do enunciado (número de morfemas – artigos, substantivos, verbos, pronomes, preposições, conjunções e número de palavras) que diz sobre aspectos morfológicos e sintáticos. Em escolares, identificar erros e corrigir sentenças com falhas em ordenação das palavras e em conjugação mostram a capacidade metassintática da criança, ou seja, a capacidade de reflexão sobre a estrutura da língua.

Assim como o processamento fonológico, as habilidades semânticas e sintáticas são imprescindíveis para o desenvolvimento da leitura e da escrita, especialmente para compreensão e produção de textos escritos. Ao ler uma palavra cujo significado e imagem estão armazenados na memória, a criança acelera o processo de decodificação, por ativar e integrar diversas características da palavra lida. Por isso, existe uma relação importante entre fonologia e os aspectos semânticos para o domínio da linguagem escrita: em fases precoces do desenvolvimento da linguagem, as crianças ouvem e percebem as palavras como única e inteira unidade e, ao falá-las, acessam sua representação fonológica como um todo. Sons similares parecem facilitar o crescimento do vocabulário. Crianças pequenas utilizam-se dessas estratégias para estocar e memorizar palavras com sons similares e com diferentes significados (faca/vaca; pente/dente). Posteriormente, as estratégias de recuperação da palavra mudam, as crianças processam partes e não mais o todo das palavras iniciando a construção de representações fonológicas e morfológicas[59].

Depreende-se, então, que o conhecimento do vocabulário está implicado na aquisição de habilidades fonológicas relacionadas à leitura. Com o crescimento do vocabulário, o número de palavras acusticamente similares também aumenta, iniciando uma pressão para implementar representações fonológicas cada vez mais detalhadas e bem definidas, o que vai auxiliar, posteriormente, no processamento fonológico[60].

Reforçando, a identificação de atraso e/ou dificuldades em estocar, organizar e/ou evocar palavras em idades precoces pode acarretar prejuízos na idade escolar (Tabela 3).

Aspectos pragmáticos e suprassegmentares – prosódia e voz

A pragmática refere-se à utilização das habilidades verbais e não verbais em contextos de interação. Para compreender o falante, deve-se não apenas reconhecer a sequência de sons, ativar o significado contido nas palavras e na organização das sentenças, mas também identificar mensagens implícitas e aspectos expressos pelo emissor, como sua expressão facial e corporal e a prosódia contida em sua voz. Crianças com dificuldade nos domínios linguísticos podem ainda compreender o interlocutor, por aproveitar sinais não verbais. Ainda, outras crianças apresentam desenvolvimento típico da linguagem, mas falham especificamente em detectar mensagens implícitas, e têm prejuízos em habilidades sociais.

As habilidades pragmáticas são desenvolvidas precocemente, mediante necessidade do bebê de comunicar suas necessidades físicas e emocionais. O choro, o grito e o sorriso são ações precoces que disparam reações nos adultos e assim se inicia um jogo de interações, que impulsionam o desenvolvimento da linguagem e da fala. As habilidades pragmáticas continuam a se desenvolver em interação com a linguagem e a fala. Ligi et al.[64] destacam que as regras pragmáticas dizem respeito à organização e coerência da conversação (iniciativa, manutenção do tópico, troca de turno, conclusão) e reparo de erros (dar e receber *feedbacks*). Dificuldades nesse nível levam a dificuldades para interpretar as ações dos outros e/ou expressar adequadamente seus desejos e intenções, caracterizando um prejuízo nas linguagens expressiva e compreensiva[65].

A partir dos 7 a 8 anos de idade, a habilidade para compreender metáforas primárias já está plenamente adquirida[66], mas, antes disso, a avaliação do discurso oral diz como as crianças compreendem e organizam suas ideias. Um dos recursos mais utilizados é a avaliação de narrativas orais. Para compreensão e produção de narrativas, é necessária a integração de componentes da linguagem como morfologia, semântica, fonologia, sintaxe e pragmática[67]. Por isso, a avaliação da narrativa oral fornece dados importantes sobre a linguagem, nos níveis macro e microestrutural. Enquanto a macroestrutura se

Tabela 3 Habilidades semânticas e sintáticas

Habilidades semânticas e sintáticas	Testes
Vocabulário receptivo: repertório de itens apresentado pelo indivíduo, avaliado por meio de identificação de figuras, independentemente de sua capacidade para lembrar o nome e do processamento sintático	TVusp – Teste de vocabulário por figuras USP[61]
Vocabulário expressivo: evocação e produção de nomes, tanto para nomear figuras quanto na fala espontânea	ABFW – Teste de linguagem infantil nas áreas de Fonologia, Vocabulário, Fluência e Pragmática[42]
Consciência sintática: conhecimento sobre a estrutura da língua, envolvendo conjugações e categorização de itens gramaticais	PCS – Prova de Consciência Sintática[62]
Compreensão de sentenças: compreensão do significado de sentenças, de acordo com extensão e complexidade da estrutura da sentença	TCCAL – Teste Contrastivo de Compreensão Auditiva e de Leitura[63]

Tabela 4 Avaliação pragmática

Avaliação da pragmática	Teste
Em situação de brincadeiras, jogos e conversas, são analisadas características da comunicação como contato de olho, iniciativa para a comunicação, manutenção do tópico, trocas de turno, uso de expressões faciais adequadas, entonação da voz, meio (verbal, vocal gestual), funções (pedidos de informação, pedidos de objeto, comentários, protestos	ABFW – Teste de linguagem infantil nas áreas de Fonologia, Vocabulário, Fluência e Pragmática[42]

relaciona ao nível global de estruturação da narrativa, a avaliação microestrutural fornece informações sobre uma variedade de aspectos linguísticos como extensão da narrativa, diversidade lexical e complexidade sintática[68].

Os aspectos não verbais, foco da avaliação em crianças sem oralidade, mas também importantes em crianças verbais, são avaliados quanto aos atos comunicativos, iniciativa para a comunicação, troca de turnos, manutenção e troca de tópicos, meios utilizados (verbal, vocal e gestual) e funções comunicativas (pedidos, protestos, comentários, etc.). Tanto a compreensão quanto a imitação e a produção oral espontâneas são caracterizadas quando à prosódia linguística (sentenças afirmativas, interrogativas e imperativas) e emocional (raiva, alegria e tristeza).

Para a linguagem escrita, a capacidade de associar ideias e fazer inferências é crucial para interpretação de textos. Ademais, dificuldades pragmáticas estão intrinsecamente relacionadas a dificuldades em habilidades sociais.

Relações com patologias na infância e adolescência

A linguagem é um marcador fundamental para o reconhecimento do desenvolvimento e da maturação cerebral. A observação das características e do desenvolvimento da linguagem de forma minuciosa permite reconhecer e estabelecer alterações de neurodesenvolvimento de uma forma mais precisa e integrada com os demais profissionais.

É necessário manter-se atento ao desenvolvimetno discrepante que pode se caracterizar pelo estabelecimento de padrões atípicos de linguagem expressiva (desde os primeiros meses de vida com o balbucio) até produções sintáticas e narrativas atípicas. Discrepâncias com relação **à**s etapas de desenvolvimento da linguagem como "saltos" ou regressões podem ser indícios diretamente com sintomas e patologias emocionais e comportamentais[69].

No transtorno do espectro autista, por exemplo, há tanto alterações nas funções comunicativas quanto na fala e nas funções pragmáticas da linguagem. A linguagem de crianças com TDAH parece se constituir com disfluências linguísticas[70], prejuízos semânticos, de compreensão e na estruturação de elementos linguísticos mais abstratos e complexos levando a prejuízos pragmáticos[71] nos contextos sociais e educacionais. A linguagem é apontada como o grande prejuízo que leva a dificuldades na leitura ambiental e na construção das relaç**ões** sociais.

Patologias neuropsiquiátricas como a depressão tendem a prejudicar o desenvolvimento da linguagem em vários domínios, como as relações interpessoais e sociais e a aprendizagem escolar. Para esses sujeitos, a escola tende a tornar-se um ambiente altamente frustrante. Os déficits atencionais, o sono excessivo durante o dia, a baixa tolerância às frustrações, a irritabilidade, falhas em compreensão e expressão da linguagem[14] e as dificuldades de memória operacional e de longo prazo trazem consigo o fracasso escolar. Consequentemente o fracasso escolar acaba por reforçar problemas de ordem social e comportamental[72] em uma espiral reforçadora.

Estudos bastante atuais em pacientes com quadros psicóticos demonstram que a diminuição e/ou perda da capacidade de compreensão do humor e de metáforas poderiam anteceder quadros psicóticos[73]. Observar a comunicação social e as atividades relativas ao hemisfério direito (prosódia emocional, linguística, compreensão de metáforas) tem trazido repercussões importantes para o diagnóstico e compreensão dos quadros psicóticos em geral não só na infância e adolescência[14] como também em adultos[74].

Questões relativas ao uso de neurolépticos e quadros de disartria, assim como disfagia, têm sido relatadas e merecem cuidados da área de Fonoaudiologia para o acompanhamento mais próximo em conjunto com os demais profissionais de saúde[75,76].

Relatórios clínicos

Um relatório de avaliação fonoaudiológica deve conter informações completas e de forma clara, para que os responsáveis compreendam e para que profissionais da saúde e escolares possam discutir, complementar suas próprias análises e elaborar planos de conduta.

Sugere-se que a queixa inicial seja descrita, assim como o motivo da escolha dos testes utilizados. Os testes devem ser mencionados e os resultados, descritos. Essa descrição é importante, pois, se houver reavaliação por outro profissional, este pode usar os mesmos testes para comparar os resultados.

O raciocínio clínico para conclusão diagnóstica e condutas baseia-se na análise e associação dos resultados obtidos na avaliação fonoaudiológica, mas também envolve outras habilidades, como as perceptuais, cognitivas, comportamentais, motoras e emocionais, observadas durante a avaliação ou avaliadas por outros profissionais.

Aspectos como dificuldade de concentração, agitação, sonolência, respiração oral, tiques, apatia, resistência, entre outros, podem prejudicar os resultados dos testes e indicar presença de outros transtornos conjuntos aos quadros de linguagem e comunicação.

Para auxiliar o raciocínio clínico, foram criadas as tabelas a seguir (Tabelas 5 e 6) para nortear a análise dos resultados da avaliação.

Tabela 5 Avaliação fonoaudiológica

Fonologia e fonética	Inventário fonético, processos fonológicos, discriminação fonológica, consciência fonológica, memória fonológica, velocidade de acesso ao léxico, praxias verbais e não verbais
	Questão importante: em qual nível está a dificuldade: perceptual, linguístico-cognitivo, programação ou execução motora?
Semântica e sintaxe	Vocabulário receptivo e expressivo, acesso lexical, consciência sintática, discurso oral
	Questão importante: há discrepância entre recepção, acesso e produção?
Pragmática	Verbais: associação de ideias, inferências, figuras de linguagem Não verbais: expressão facial, entonação, funções comunicativas
Leitura e escrita	Acertos, tipos de erros e velocidade de decodificação, rotas de leitura e escrita, nível de compreensão textual
	Questão importante: há discrepância entre as habilidades oral e escrita?

Tabela 6 Complementando a avaliação

Comunicação	Atraso, dificuldade em linguagem oral, fala, linguagem escrita, motricidade oral
Habilidades cognitivas	Atenção, memória, raciocínio, construção visual, planejamento, revisão
Comportamento	Orientação social, reação à novidade, persistência, modulação da atividade motora
Afetividade	Autoestima, autoconfiança, tolerância à frustração, engajamento e motivação

Discussão

As alterações na linguagem e na comunicação tornam-se extremamente amplas se forem considerados os aspectos funcionais e estruturais envolvidos. Como a função da linguagem é transmitir através de representações simbólicas, o pensamento, a distinção entre esses processos é extremamente refinada. No caso das patologias neuropsiquiátricas na infância e na adolescência as alterações desenvolvimentais – e entre elas a linguagem – permeiam as dificuldades observadas dificultando o diagnóstico e, muitas vezes, o prognóstico dessas alterações.

As alterações no desenvolvimento da linguagem antecedem e/ou impedem o desenvolvimento das aquisições linguísticas e comunicativas na sua totalidade. Observar padrões desordenados no desenvolvimento, assim como defasagens acentuadas ou "paradas" nos parâmetros de normalidade, são condições importantes para a investigação de patologias neuropsiquiátricas.

FONOAUDIOLOGIA E SAÚDE MENTAL NO IDOSO

Nas últimas décadas, a população brasileira vem passando por um processo de transição demográfica significativo. O número de idosos vem crescendo, trazendo consigo diversos desafios para pesquisadores e gestores de saúde, que atuam na área do envelhecimento[77]. Dados demográficos indicam que em 2050 o número de idosos terá duplicado e que, em 2060, o Brasil contará com aproximadamente 73 milhões de idosos[78].

Por essa razão, é impreterível buscar práticas e intervenções que possam promover a saúde global desses idosos, preservando o máximo de funcionalidade e autonomia possíveis[79]. Tais práticas, a despeito do fato de os idosos apresentarem maior vulnerabilidade a determinados tipos de transtornos mentais, podem evitar ou até mesmo reverter essas situações, culminando em um maior bem-estar físico, emocional e cognitivo[80,81].

A longevidade traz consigo mudanças de vida, muitas vezes, irreversíveis: perda do cônjuge, perda dos entes, perda de autonomia financeira e/ou motora, alterações sensoriais, entre outras. Assim, o isolamento social dos idosos frequentemente está associado a essas situações, agravadas pelas mudanças no padrão de vida (aposentadoria) e diminuição das capacidades cognitivas. Todos esses são fatores de risco para incidência de doenças mentais, na terceira idade.

Destacam-se, portanto, como principais transtornos mentais do idoso, as síndromes demenciais, os quadros depressivos, transtornos ansiosos e psicóticos, de modo que a depressão é considerada o maior problema de saúde mental nessa faixa etária[82,83]. Adicionalmente, os idosos podem apresentar outros sintomas psiquiátricos, como irritabilidade, fadiga, insônia, dificuldade de concentração, esquecimento e outras queixas somáticas[84].

Diante disso, é imprescindível que idosos possam ser acompanhados por equipes multidisciplinares que possam orientá-los, supervisioná-los e intervir direta ou indiretamente nos sintomas primários ou secundários às suas queixas, doenças e/ou comorbidades relacionadas a sua saúde mental.

A atuação do fonoaudiólogo na saúde mental tem como objetivos identificar e tratar alterações fonoaudiológicas (de linguagem, cognição, motricidade orofacial, voz e audição) decorrentes dos transtornos apresentados pelos idosos e propor formas de comunicação entre os pacientes e as pessoas que os rodeiam.

Fundamentos: atuação fonoaudiológica no envelhecimento

Tendo em vista que o processo de envelhecimento pode gerar várias situações que limitam a comunicação e os processos de alimentação, a fonoaudiologia assume um papel significativo nessa população.

Promoção da saúde do idoso, prevenção, avaliação, diagnóstico, estimulação e reabilitação das alterações relacionadas a audição, equilíbrio, linguagem e cognição, fala, voz e deglutição são funções cruciais do fonoaudiólogo, visando a melhorar as condições de qualidade de vida do idoso.

Entre outras queixas, as dificuldades de se expressar e se comunicar adequadamente aumentam o nível de ansiedade dos idosos, trazendo prejuízos na manutenção de sua autoestima[85].

Curiosamente, em entrevistas com cuidadores/responsáveis por idosos, a queixa de comunicação não parte somente do próprio idoso. Uma pesquisa realizada em uma instituição de longa permanência, cujo método era uma entrevista com os próprios pacientes, revelou que, entre outras, uma das limitações da pesquisa foi a dificuldade em compreender o entrevistado. Muitos idosos apresentavam falta ou ausência total de dentes, uso ininterrupto de medicação psiquiátrica, comprometendo a inteligibilidade de seu discurso[86].

Certamente, essa limitação e tantas outras apresentadas por esses indivíduos dizem respeito ao trabalho do fonoaudiólogo, que atua tanto na reabilitação quanto na prevenção de transtornos de linguagem e comunicação, sobretudo no caso dos pacientes que ainda não se encontram em processo de cronificação.

O trabalho do fonoaudiólogo é extenso e conta com uma série de estratégias e ferramentas que se adequam à necessidade do idoso e ao perfil de sua dificuldade. Pode ser realizado individualmente ou em grupo, cujo potencial é comprovado em vários níveis da assistência à saúde mental.

Atuação fonoaudiológica nas demências

Demências e linguagem

O envelhecimento é um fator de risco para demência, e, à medida que a idade aumenta, o risco também aumenta[87,88].

A demência é uma síndrome clínica caracterizada pela perda progressiva de funções cognitivas, que interfere nas atividades de vida diária causando prejuízo funcional. Embora a queixa de perda de memória seja a alteração cognitiva mais evidente na maioria das vezes, as alterações de linguagem presentes nos quadros demenciais podem aparecer precocemente, servindo de sinal de alerta e provocando grande impacto na comunicação à medida que a doença evolui.

A prevalência média das demências no Brasil é de 11,15%, um número superior ao de outras regiões do mundo[89]. O subtipo mais prevalente é a doença de Alzheimer (DA) (70%), seguido das demências vasculares (DV) (20%), da doença por corpúsculos de Lewy (DCL) (5%) e das demências frontotemporais (DFT) (5%)[87].

No subtipo mais frequente (DA), sabe-se que os distúrbios de linguagem podem estar presentes desde o início do quadro clínico e evoluir ao longo do tempo[90]. Estudos recentes demonstram que o discurso oral, por exemplo, é afetado pela doença logo nas fases iniciais[91]. Lira et al.[92] verificaram, em seu estudo, prejuízo evidente quanto à quantidade e conteúdo do discurso em pacientes com DA, a partir da fase leve.

Mesmo no comprometimento cognitivo leve (CCL), cujos indivíduos não preenchem critérios para o diagnóstico de demência e tem as atividades de vida diária relativamente preservada[93], podem aparecer dificuldades de linguagem primária relacionadas ao declínio nos níveis semântico e pragmático do processamento[94].

Pesquisadores mostraram que os déficits linguísticos encontrados no CCL foram semelhantes aos encontrados em indivíduos com demência devido à DA. Em seu estudo, ambos os grupos apresentaram alterações no processamento semântico, com preservação das habilidades sintáticas e fonológicas[95]. Esses resultados corroboraram outro estudo em que ambos os grupos de pacientes com CCL e DA apresentaram atrofia de lobo temporal anterior e de córtex pré-frontal inferior, regiões importantes para o processamento semântico[96].

Assim, resumidamente, os déficits de linguagem mais descritos, em pacientes com CCL e DA são: falhas em tarefas de fluência verbal (especialmente semântica), nomeação por confrontação visual, linguagem compreensiva e falhas na precisão no raciocínio sintático[97,98]. Nos casos em que a DA é um diagnóstico confirmado, são observadas dificuldades na compreensão de situações mais complexas (abstração e inferências), anomias, circunlóquios e repetição de ideias, nas fases mais iniciais; comprometimento da escrita, neologismos, parafasias e rupturas de discurso, nas fases intermediárias; e comprometimento de todas as funções linguísticas, com uso restrito de automatismos, repetições e ecolalias durante a produção oral, nas fases avançadas[99].

Cabe ainda destacar que a dificuldade de "lembrar os nomes das coisas", uma das principais queixas de pessoas com DA, é muitas vezes atribuída ao comprometimento de memória. Porém, essa dificuldade é fruto também de uma alteração de linguagem, cuja intervenção precisa ser realizada o quanto antes.

Outros tipos de demência que afetam de forma significativa a linguagem são as degenerações lobar frontotemporal (DLFT), das quais se destacam as afasias progressivas primárias (APP). Nas APP, ocorre déficit isolado e proeminente da linguagem nos primeiros anos da doença (geralmente 2 anos)[100].

De acordo com os processamentos linguísticos prejudicados e as áreas cerebrais acometidas, três subtipos podem ser destacados: 1) APP variante não fluente/agramática – alteração predominante da fluência da fala, com presença de apraxia de fala e/ou agramatismo; 2) APP variante semântica – perda do conhecimento semântico, com alteração predominante da compreensão de palavras e presença de anomias; 3) APP variante logopênica – comprometimento na memória fonológica de curta duração que ocasiona fala lentificada, falhas do tipo *word finding*, pausas, parafasias fonêmicas e dificuldade na repetição de frases[101].

Cada tipo de demência, entretanto, tem sua particularidade, por isso, é importante que o profissional saiba, a partir da etiologia da doença e da queixa, avaliar as singularidades do paciente em busca da melhor caracterização de seu perfil de linguagem e comunicação.

Avaliação dos distúrbios de linguagem nas demências e instrumentos utilizados

A avaliação e o acompanhamento da linguagem pelo fonoaudiólogo são de extrema importância, pois além do impacto na comunicação, as alterações na linguagem decorrentes dos processos demenciais podem levar o indivíduo a modificar seus hábitos de vida, impedindo-o de realizar suas atividades sociais, de estabelecer relações pessoais e de manter sua autonomia e independência.

A linguagem depende de múltiplos conhecimentos, incluindo informações linguísticas, não linguísticas, contextuais, entre outros. É um processo extremamente complexo, que envolve componentes linguísticos e componentes discursivos. Qualquer falha nesse processo pode afetar a comunicação tanto nos aspectos orais quanto nos aspectos gráficos. Dessa forma, a avaliação deve procurar identificar alterações da linguagem em todas as suas vertentes[102].

Ademais, existem métodos de avaliação específicos em que o fonoaudiólogo pode eleger episódios dialógicos como lócus de avaliação da linguagem e analisar minúcias que revelam enunciados singulares, descrevendo tanto as alterações no sistema formal da língua quanto aspectos discursivos que possam estar comprometidos. Muitas vezes, essas falhas são tão sutis e/ou mais relacionadas às competências pragmáticas e discursivas e menos marcadas no sistema formal da língua[103] que passam despercebidas em testes de triagem ou até mesmo em avaliações cognitivas amplas, que focam nas estruturas do sistema (como listas de palavras e orações).

A avaliação fonoaudiológica da linguagem, em geral, deve incluir exame abrangente dos componentes de compreensão oral, expressão oral, leitura e escrita, em relação aos diferentes processamentos linguísticos: fonético-fonológico (combinação de sons para a formação das palavras), morfológico (regras de formação lexical), sintático (regras de organização das frases), semântico (conceitos e significados) e pragmático (uso funcional da linguagem).

Considerando-se a estreita relação da linguagem com outras funções cognitivas, é essencial a análise conjunta dos subsistemas de atenção, memória, funções executivas, percepção, praxias, gnosias e funções visuoespaciais, além da verificação dos aspectos motores relacionados à produção da fala.

É importante enfatizar que, além de abordar diferentes modalidades e processamentos da linguagem, os instrumentos de avaliação devem ser padronizados visando a maior fidegnidade para interpretação dos achados e estabelecimento das hipóteses diagnósticas.

Avaliações padronizadas são ferramentas de avaliação desenvolvidas empiricamente com confiabilidade e validade estatística estabelecida. Um teste padronizado é aquele que requer que todos os examinandos respondam aos mesmos itens/perguntas da mesma forma e que sejam pontuados de maneira padronizada ou consistente, possibilitando, assim, a comparação do desempenho relativo de indivíduos ou grupos de indivíduos.

Destacam-se, a seguir, os principais instrumentos, padronizados e disponíveis para uso clínico, que podem ser utilizados para avaliação de linguagem dessa população.

Bateria Montreal-Toulouse de avaliação de linguagem – MTL-Brasil104

É um instrumento abrangente para avaliação da linguagem, que tem a finalidade de avaliar a linguagem de pacientes com comprometimentos neurológicos, em todos os níveis de processamento. É composta por 22 tarefas: Entrevista dirigida; Linguagem automática; Compreensão oral e escrita; Discurso narrativo oral e escrito; Cópia; Escrita sob ditado; Repetição; Leitura em voz alta; Fluência verbal semântica e fonológica; Praxia não verbais; Nomeação oral e escrita; Manipulação de objetos sob ordens verbais; Reconhecimento de partes do corpo/lateralidade; Ditado e leitura de números; e Cálculo numérico.

As tarefas são analisadas quantitativamente e qualitativamente e, a partir das manifestações apresentadas e dos padrões dos erros, é possível estabelecer o perfil linguístico do paciente avaliado.

Adicionalmente, a bateria foi validada e normatizada por idade e escolaridade.

Bateria Montreal de Avaliação da Comunicação – Bateria MAC105 e Bateria MAC-Breve106

A Bateria MAC é utilizada para avaliação das alterações de comunicação, a partir da análise dos diferentes processamentos comunicativos: pragmático, prosódico, léxico-semântico e discursivo. É indicada especialmente para pacientes com lesão de hemisfério direito, podendo também ser aplicada em outros quadros em que são observadas alterações pragmáticas da linguagem, como o traumatismo cranioencefálico, demências, afasias clássicas leves e outras alterações neuropsiquiátricas. A Bateria MAC aborda as tarefas de conversação, narrativa, interpretação de metáforas e atos de fala indiretos, fluência verbal, julgamento semântico, processamento de prosódia linguística e emocional. A versão resumida do teste (Bateria MAC-Breve) examina as mesmas habilidades da Bateria MAC, acrescida de provas de leitura e escrita.

Bateria de Avaliação de Linguagem no Envelhecimento – BALE107

É uma bateria padronizada com normas para a população brasileira idosa saudável de baixa e alta escolaridade, de 60 a 90 anos de idade. É composta por 10 tarefas de cunho linguístico, avaliando desde o nível da palavra, na tarefa de nomeação, por exemplo, até o do discurso. Inclui um questionário de hábitos de leitura e um de hábitos de escrita, tarefa de compreensão de frases, reconto e compreensão de texto, discurso narrativo oral, a partir de 3 subtestes diferentes, tarefas de fluência verbal semântica e fonológica, nomeação oral, designação de figuras, reconhecimento de figuras, associação semântica e conhecimento semântico. A partir dos dados normatizados para idosos saudáveis, é possível comparar os resultados esperados aos coletados junto a outras amostras de idosos com algum tipo de comprometimento cognitivo.

Intervenção dos distúrbios de linguagem nas demências, aplicações e programas

Atualmente, inúmeros estudos buscam responder às questões de como estabelecer diagnósticos precisos em fases iniciais de comprometimento cognitivo e quais intervenções podem ser implantadas, com o objetivo de mudar o curso evolutivo dessas desordens, evitando que esse comprometimento evolua para um estágio demencial[96].

Tendo os dados obtidos na avaliação e as manifestações clínicas apresentadas pelo paciente, a reabilitação fonoaudiológica deverá trabalhar os aspectos de linguagem de modo preciso, específico e individualizado e correlacionar com as demais funções cognitivas, como atenção e memória. Práticas que visam ao resgate e fluência verbal, acesso lexical, manutenção do discurso, fala espontânea e escrita contribuem com a melhora da memória e capacidade de atenção e vice-versa[108].

Pode-se trabalhar, por exemplo, com o resgate de funções comprometidas através dos potenciais remanescentes do paciente, como os atos da vida cotidiana[109], uso de técnicas para resgate e acesso lexical, tais como aprendizado sem erro, entre outras. Estratégias voltadas às dinâmicas de grupo, além de exercícios para controle e melhora da linguagem, também podem ser muito eficientes[42].

Além disso, o fonoaudiólogo, envolvido na reabilitação da linguagem de idosos com demência, precisa entender a importância do cuidador nesse processo, e o quanto a dificuldade de comunicação contribui para a sobrecarga emocional de quem presta assistência a esse paciente. Um estudo realizado com cuidadores de pacientes com DA solicitou que elencassem os primeiros sintomas linguísticos observados do mais frequente para o menos frequente[110]. As situações mais relatadas foram dificuldades em: encontrar palavras, nomear objetos, escrever uma carta, compreender instruções, sustentar conversação, completar sentenças, compreender leitura, entre outras.

Finalmente, faz parte também do trabalho do fonoaudiólogo orientar estratégias facilitadoras de comunicação que podem ser úteis tanto para familiares/cuidadores quanto para outros profissionais da saúde que lidam com esse paciente[111].

CONSIDERAÇÕES FINAIS

Os estudos atuais em neurociência têm incorporado novas áreas cerebrais associadas diretamente à linguagem em suas mais diversas expressões. A linguagem atualmente é vista como a possibilidade de utilizar recursos simbólicos para processar e transmitir o processamento cortical. Os estudos atuais em neurociência estão cada vez mais próximos de um funcionamento cerebral amplo e inter-hemisférico relacionado diretamente a maior necessidade de significação e manipulação simbólica da informação.

Independentemente da faixa etária a ser estudada, uma avaliação da linguagem considerando seus processamentos corticais e subcorticais na análise dos testes permite a visão da estruturação e do funcionamento da linguagem no cérebro e contribui para a definição de princípios importantes para a estruturação do processo de reabilitação.

Vinheta clínica

Características: sexo feminino, 8 anos, estudante do 2° ano do ensino fundamental, bimestre final. Foi encaminhada pela dentista por projetar língua anteriormente. Durante a anamnese, a mãe relatou condições pré, peri e pós-natais favoráveis, ausência de doenças, desenvolvimento neuropsicomotor dentro do esperado. A criança já fez terapia psicológica por ser agitada, desafiadora e opositora, em consequência de se comparar com a irmã, que é calma e tranquila e extremamente empática. O genitor se diz desatento e desorganizado, com prejuízo na realização de tarefas que exigem esforço mental e tempo maior de concentração. A irmã mais velha (10 anos) apresenta quadro de dislexia. A professora relata atraso na alfabetização.

Avaliação: devido à história, optou-se por avaliar não somente a fala (motivo do encaminhamento), mas também as habilidades de linguagem oral e escrita.

Resultados da avaliação: alteração de fala (projeção anterior de língua, distorcendo o fonema /s/); vocabulário receptivo e expressivo dentro do esperado, acesso lexical lentificado e com evocação de poucos itens (por critérios semânticos e fonológicos); prejuízo em consciência fonológica e memória verbal; compreensão oral prejudicada pela memória; capacidade de inferência preservada; erros fonológicos na leitura e na escrita; falta de automatização das relações entre grafemas e fonemas.

Observações complementares: interrupção constante das tarefas e da conversação, execução antes de ouvir a ordem completa, revisão constante durante nomeação de figuras e evocação de palavras, inquietação enquanto sentada na cadeira.

Hipóteses diagnósticas: alteração de fala; dificuldade em leitura e escrita – específico (dislexia) ou consequente a quadro de TDAH?

Condutas após avaliação fonoaudiológica: terapia fonoaudiológica e encaminhamento para avaliação neuropsicológica e psiquiátrica.

Avaliação neuropsicológica: quociente intelectual médio, índice de memória operacional inferior, alteração em atenção seletiva e sustentada, impulsividade.

Avaliação psiquiátrica: TDAH. Introdução da medicação.

Conduta multidisciplinar: terapia fonoaudiológica, treino de memória operacional, medicação e reavaliação após 1 ano.

Reavaliação após 1 ano: melhora considerável da atenção (testes e relato da escola); desenvolvimento significativo da leitura e escrita, porém aquém da média esperada e persistência da dificuldade no processamento fonológico.

Conclusão multidisciplinar: TDAH + dislexia.

Para aprofundamento

- Pantano T. Linguagem e cognição. In: Pantano T, Zorzi J, organizadores. Neurociência aplicada à aprendizagem. Pulso Editorial; 2006.
  - ⇨ **Este capítulo em especial integra os processamentos sensoriais e cognitivos com o processamento da linguagem em uma visão bastante atual envolvendo as neurociências e o funcionamento cerebral.**
- Yew SGK, O'Kearney R. Emotional and behavioural outcomes later in childhood and adolescence for children with specific language impairments: meta-analyses of controlled prospective studies. Journal of Child Psychology and Psychiatry. 2013;54(5):516-24.
  - ⇨ **Uma metanálise importante sobre as relações entre emoção, comportamento e linguagem.**
- Kandel ER, et al. Princípios de Neurociência. Porto Alegre: Artes Médicas; 2014.
  - ⇨ **Para compreender a interface linguagem e memórias e a sua interferência no desenvolvimento humano em diversas etapas da vida.**

REFERÊNCIAS BIBLIOGRÁFICAS

1. **Conselho Federal de Fonoaudiologia. Áreas de Competência do Fonoaudiólogo no Brasil. 2007. Disponível em: https://www.fonoaudiologia.org.br/cffa/wp-content/uploads/2013/07/areas-de-competencia-do-fonoaudiologo-2007.pdf.**
   ⇨ **Resoluções e normas a respeito da regularização da profissão e a compreensão da atuação do fonoaudiólogo em diversas áreas.**
2. Holmes SR, Gudridge TA, Gaudiani JL, Mehler PS. Dysphagia in severe anorexia nervosa and potential therapeutic intervention: a case series. Ann Otol Rhinol Laryngol. 2012;121(7):449-56.
3. Malczyk Ż, Oświęcimska JM. Gastrointestinal complications and refeeding guidelines in patients with anorexia nervosa. Psychiatr Pol. 2017;51(2):219-29.
4. Alpert M, Rosen A, Welkowitz J, Sobin C, Borod JC. Vocal acoustic correlates of flat affect in schizophrenia. Similarity to Parkinson's disease and right hemisphere disease and contrast with depression. Brit J Psychiatry. 1989;(Suppl 4):51-6.
5. Parola A, Simonsen A, Bliksted V, Fusaroli R. Voice patterns in schizophrenia: a systematic review and Bayesian meta-analysis. Schizophr Res. 2019;S0920-9964.
6. O'Neill YV. Speech and speech disorders in Western Thought before 1600. Westport: Greenwood; 1980.
7. Wollock J. The noblest animate motion: speech physiology and medicine in pre-Cartesian linguistic thought. Philadelphia: John Benjamins; 1997.
8. Eisenson J. Developmental aphasia: a speculative view with therapeutic implications. Journal of Speech & Hearing Disorders. 1968;33(1):3-13.
9. Goldstein K. Language and language disturbances: aphasic symptom complexes and their significance for medicine and theory of language. Grune & Stratton; 1948.
10. Myklebust HR. Aphasia in children. Journal Indexing and Metrics. 1952;19(1):9-14.
11. Osgood CE, Suci GJ, Tannenbaum PH. The measurement of meaning. Univer. Illinois Press; 1957.
12. Chomsky N. Syntactic structures. The Hague: Mouton; 1957.
13. Bloom L, Lahey M. Language development and language disorders. New York: John Wiley and Sons; 1978.
14. Pantano T, Rocca C. Como se estuda? Como se aprende? Pulso Editorial; 2017.
15. Parola A, Berardinelli L, Bosco FM. Cognitive abilities and theory of mind in explaining communicative-pragmatic disorders in patients with schizophrenia. Psychiatry Res. 2018;260:144-51.
16. Otsubo MTN, Rocca CCA, Campos MCS, Bezerra VC, Pantano T. Compreensão de metáforas em crianças e adolescentes com esquizofrenia. Proceeding of the Brain Connection. Belo Horizonte: 2019.
17. Moreira MD, Mota HB. Os caminhos da fonoaudiologia no Sistema Único de Saúde – SUS. Rev CEFAC. 2009;11(3).
18. Vian C. Do conceito de família ao de cuidador: problematizando as práticas em saúde mental para a infância [trabalho de conclusão de curso]. Lageado: Centro Universitário Univates; 2014.
19. Dodge KA, Lansford JE, Burks VS, Bates JE, Pettit GS, Fontaine R, et al. Peer rejection and social information-processing factors in the development of aggressive behavior problems in children. Child Dev. 2003;74(2):374-93.
20. Durkin K, Conti-Ramsden G. Young people with specific language impairment: a review of social and emotional functioning in adolescence. Child Language Teaching and Therapy. 2010;26(2):105-21.
21. Menting B, van Lier PAC, Koot HM. Language skills, peer rejection, and the development of externalizing behavior from kindergarten to fourth grade. The Journal of Child Psychology and Psychiatriy. 2011;51(1):72-9.
22. **Curtis PR, Frey JR, Watson CD, Hampton LH, Roberts MY. Language disorders and problem behaviors: a meta-analysis. Peditrics. 2018;142(2). pii: e20173551.**
    ⇨ **Texto bastante importante relacionando a linguagem com as alterações comportamentais.**
23. **Chow JC. Comorbid language and behavior problems: development, frameworks, and intervention. School Psychology Quarterly. 2018;33(3):356-60.**
    ⇨ **Artigo recente que traz as questões relacionadas a linguagem e comportamento.**
24. Yew SGK, O'Kearney R. Emotional and behavioural outcomes later in childhood and adolescence for children with specific language impairments: meta-analyses of controlled prospective studies. Journal of Child Psychology and Psychiatry. 2013;54(5):516-24.
25. Hollo A, Wehby JH, Oliver RM. Unidentified language deficits in children with emotional and behavioral disorders: a meta-analysis. Exceptional Children. 2014;80(2):169-86.
26. Stanovich, KE. Individual differences in the cognitive processes of reading. Journal of Learning Disabilities. 1982;15:549-54.
27. Barkus E, Stirling J, Hopkins R, McKie S, Lewis S. Cognitive and neural processes in non-clinical auditory hallucinations. Br J Psychiatry Suppl. 2007;51:s76-81.
28. **Bowie CR, Gupta M, Holshausen K. Disconnected and underproductive speech in schizophrenia: Unique relationships across multiple indicators of social functioning. Schizophr Res. 2011;131:152-6.**
    ⇨ **Texto extremamente importante para compreender a complexidade da linguagem em quadros relativos a saúde mental**
29. Ingram D. Phonological disability in children. London: Edward Arnold; 1976. p. xvii + 167.
30. Ingran D. Early phonological acquisition: a cross linguistic perspective. In: Ferguson & Stoel-Gammon. Phonological development. New York: Parkton; 1992.
31. Stoel-Gammom C, Dunn C. Normal and disordered phonology in children. Austin: Pro-Ed; 1985.
32. Wilcox J, Ingran D. Building a bridge between research and practice. Special Issues of Topics in Language Disorders. 1998;18(2).
33. Kandel ER, et al. Princípios de neurociência. Porto Alegre: Artes Médicas; 2014.
34. Van Dijk TA. Cognição, discurso e interação. São Paulo: Contexto; 1992. p. 207.
35. Shankweiller D, Smith ST, Mann VA. Repetition and comprehension spoken sentences by reading-disabled children. Brain and Language. 1984;23:241-57.
36. Vaiman M, Shoval G, Gavriel H. The electrodiagnostic examination of psychogenic swallowing disorders. Eur Arch Otorhinolaryngol. 2008;265(6):663-8.

37. Dale R, Roche J, Duran N. Language is complex. Int J Psychol Psychol Ther. 2008;8(3):351-62.
38. Yee HK, Seok CB, Hashmi SI, Teng TL, Indran R. Why gadget usage among preschoolers should matter to teachers ? A pilot study. GESJ Educ Sci Psychol. 2016;3(40):98-111.
39. Barbosa BA. Incursões em torno do ritmo de fala. Campinas: Pontes; 2006.
40. Holm A, Crosbie S, Dodd B. Differentiating normal variability from inconsistency in children's speech: normative data. Int J Lang Commun Disord. 2007;42(4):467-86.
41. Castro MM, Wertzner HF. Speech inconsistency index in Brazilian Portuguese-speaking children. Folia Phoniatr Logop. 2011;63(5):237-41.
42. Andrade SM, Moreira KLAF, Oliveira EA, Santos JBO, Quirino MAB. Independência funcional e qualidade de vida em pacientes com sequelas neurológicas: a contribuição de um grupo terapêutico interdisciplinar. Ciênc Cogn. 2010;15(2):155-64.
43. Yavas M, Hernandorena CLM, Lamprecht RR. Avaliação fonológica da criança. Porto Alegre: Artes Médicas; 2002.
44. Mooje SMP, Lamprecht RR, Santos RM, Freitas GM, Brodacz R, Siqueira M, et al. CONFIAS – Consciência Fonológica: instrumento de avaliação sequencial. São Paulo: Casa do Psicólogo; 2003.
45. Cunha VLO, Capellini SA. Desempenho de escolares de 1ª a 4ª série do ensino fundamental nas provas de habilidades metafonológicas e de leitura – PROHMELE. Rev Soc Bras Fonoaudiol. 2009;14(1):56-68.
46. Seabra AG, Capovilla FC. Prova de consciência fonológica por produção oral. In: Seabra AG, Dias NM. Avaliação neuropsicológica cognitiva: linguagem oral. v. 2. São Paulo: Mennon; 2012. p. 110-22.
47. Rodrigues A, Befi-Lopes DM. Memória de curto-prazo fonológica em criancas pré-escolares. CoDAS. 2013;25(5):422-8.
48. Santos FH, Bueno OFA. Validation of the Brazilian Children's Test of Pseudoword Repetition in portuguese speakers aged 4 to 10 years. Braz J Med Biol Res. 2003;36(11):1533-47.
49. Seabra AG. Teste de repetição de palavras e pseudopalavras. In: Seabra AG, Dias NM. Avaliação neuropsicológica cognitiva: linguagem oral, v.2. São Paulo: Mennon; 2012. p. 110-22.
50. Silva PB, Mecca TP, Macedo EC. TENA – Teste de Nomeação Rápida. São Paulo: Hogrefe; 2017.
51. Reed VA. An introduction to children with language disorders. New York: McMillan; 1994.
52. Bee H. A criança em desenvolvimento. 7. ed. Porto Alegre: Artes Médicas; 1996.
53. McGregor KK, Friedman RM, Reilly RM, Newman RM. Semantic representation and naming in young children. J Speech Lang Hear Res. 2002;45:332-46.
54. Bishop D, Mogford K. Desenvolvimento da linguagem em circunstâncias excepcionais. Rio de Janeiro: Revinter, 2002.
55. Araujo K, Befi-Lopes DM. Extensão média do enunciado de crianças entre 2 e 4 anos de idade: diferenças no uso de palavras e morfemas. Rev Soc Bras Fonoaudiol. 2004;9:156-63.
56. Puglisi ML, Befi-Lopes DM, Takiuchi N. Utilização e compreensão de preposições por crianças com distúrbio específico de linguagem. Pró-Fono R Atual Cient. 2005;17(3):331-44.
57. Scheuer CI, Stivanin L, Mangilli LD. Nomeação de figures e a memória em crianças: efeitos fonológicos e semânticos. Pró-Fono. 2004;16(1):49-56.
58. Araujo K. Desempenho gramatical de crianças com desenvolvimento normal e com distúrbio específico de linguagem. Rev Soc Bras Fonoaudiol. 2007;12(3):263.
59. Goswami U. Early phonological development and the acquisition of literacy. In: Neuman SB, Dickinson DK, editores. Handbook of early literacy research. New York: Guilford; 2001. p. 11-25.
60. Santos MTM, Navas ALGP. Aquisição e desenvolvimento da linguagem escrita. In: Santos MTM, Navas ALGP. Distúrbios de leitura escrita: teoria e prática. Barueri: Manole; 2002. p. 1-26.
61. Capovilla FC. Teste de vocabulário por figuras USP: (TVfusp): normalizado para avaliar a compreensão auditiva de palavras dos 7 aos 10 anos. 2011.
62. Capovilla FC, Capovilla AG. Prova de Consciência Sintática (PCS) normatizada e validada para avaliar a habilidade metassintática de escolares de 1a. a 4a. séries do ensino fundamental. São Paulo: Memnon; 2006. p. 25-45.
63. Capovilla FC, Seabra AG. Teste Contrastivo de Compreensão Auditiva e de Leitura (TCCAL). In: Seabra AG, Dias NM, Capovilla FC, organizadores. Avaliação neuropsicológica cognitiva: leitura, escrita e aritmética. v. 3. São Paulo: Memnon; 2013. p. 29-53.
64. Ligi A, Swathi A, Nazla P, Vinitha MG. Pragmatic abilities in juvenile delinquents. Language in India. 2013;13(11):505-21.
65. Ben-Yizhak N, Yirmiya N, Seidman I, Alon R, Lord C, Sigman M. Pragmatic language and school related linguistic abilities in siblings of children with autism. J Autism Dev Disord. 2011;41(6):750-60.
66. Siqueira MSG, Lamprecht RR. As metáforas primárias na aquisição da linguagem: um estudo interlinguístico. DELTA. Documentação de Estudos em Lingüística Teórica e Aplicada. 2007;23:245-72.
67. Olszewski A. A longitudinal study of English narrative discourse development in young spanish-english bilinguals [tese]. Utah: University Logan; 2013.
68. Ebert KD, Scott CM. Relationships beteween narrative language samples and norm-referenced tests im language assessment of school-age children. 2014;45:337-50.
69. Maughan B, Collishaw S, Stringaris A. Depression in childhood and adolescence. J Can Acad Child Adolesc Psychiatry. 2013;22(1):35-40.
70. Banchert KJ, Finestack LH. Linguistic maze production by children and adoelscents with attention-deficit/hyperactivity disorder. Journal of Speech Language and Hearing Research. 2020;63(1):274-85.
71. Green BC, Johnson KA, Bretherton L. Pragmatic language difficulties in children with hyperactivity and attention problems: na integrative review. In J Lang Commun Disord. 2014;49(1):15-29.
72. Rapport MD, Chung K, Shore G, Isaacs P. A conceptual model of child psychopathology: implications for understanding attention deficit hyperactivity disorder and treatment efficacy. J Clin Child Psychol. 2001;30:48-58.
73. Pawełczyk A, Łojek E, Żurner N, Kotlicka-Antczak M, Pawełczyk T. Higher order language impairments can predict the transition of ultrahigh risk state to psychosis – An empirical study. Early Interv Psychiatry. 2020.
74. Mitchell RL, Crow TJ. Right hemisphere language functions and schizophrenia: the forgotten hemisphere? Brain. 2005;128(Pt 5):963-78.
75. Chaumartin N, Monville M, Lachaux B. Dysphagia or dysphagias during neuroleptic medication? Encephale. 2012;38(4):351-5.
76. Rusz J, Klempíř J, Tykalová T, Baborová E, Čmejla R, Růžička E, et al. Characteristics and occurrence of speech impairment in Huntington's disease: possible influence of antipsychotic medication. J Neural Transm (Vienna). 2014;121(12):1529-39.
77. Veras R. Envelhecimento populacional contemporâneo: demandas, desafios e inovações. Revista de Saúde Pública. 2009;43(3):548-54.
78. Instituto Brasileiro de Geografia e Estatística (IBGE). Projeções da População – IBGE. 2019. Disponível em: https://www.ibge.gov.br/estatisticas/sociais/populacao/9109-projecao-da-populacao.html?=&t=resultados.
79. Jefferson AL, Paul RH, Ozonoff A, Cohen RA. Evaluating elements of executive functioning as predictors of instrumental activities of daily living (IADLs). Arch Clin Neuropsychol. 2006;21(4):311-20.
80. Alencar NA, Souza Júnior JV, Aragão JCB, Ferreira MA, Dantas E. Nível de atividade física, autonomia funcional e qualidade de vida em idosas ativas e sedentárias. Fisioterapia em Movimento. 2010;23(3):473-81.
81. Pegorari MS, Dias FA, De Freitas Santos NM, Dos Santos Tavares DM. Prática de atividade física no lazer entre idosos de área rural: condições de saúde e qualidade de vida. Revista da Educação Física. 2015;26(2):233-41.
82. Blazer DG. Depression in late life: review and commentary. The Journals of Gerontology Series A: Biological Sciences and Medical Sciences. 2003;58(3):249-65.
83. Clemente AS, Filho AIL, Firmo JOA. Concepções sobre transtornos mentais e seu tratamento entre idosos atendidos em um serviço público de saúde mental. Cadernos de Saude Pública. 2011;27(3):555-64.
84. Maragno L, Goldbaum M, Gianini RJ, Dutilh Novaes HM, Galvão César CL. Prevalência de transtornos mentais comuns em populações atendidas pelo Programa Saúde da Família (QUALIS) no Município de São Paulo, Brasil. Cadernos de Saúde Pública. 2006;22(8):1639-48.
85. Meira EC, Sena ELS, Souza AS, Coronago VMMO, Gonçalves LHT, Santos ET, et al. Tecnologia Assistiva de Vivências Musicais na recuperação

vocal de idosos portadores de doença de Parkinson. Revista Brasileira de Geriatria e Gerontologia. 2008;11(3):341-55.
86. Rangel MN. Ouvindo histórias: resgate de narrativas de pacientes de longa permanência. Rev Mnemosine. 2006;2(1):18-35.
87. Cunningham EL, McGuinness B, Herron B, Passmore AP. Dementia. The Ulster Medical Journal. 2015;84(2):79-87.
88. Teixeira JB, de Souza Junior PRB, Higa J, Theme Filha MM. Doença de Alzheimer: estudo da mortalidade no Brasil, 2000-2009. Cadernos de Saúde Pública. 2015;31(4):850-60.
89. Boff M, Sekyia F, Bottino C. Prevalence of dementia among brazilian population: systematic review. Rev Med (São Paulo). 2015;94(3):154-61.
90. Pistono A, Jucla M, Barbeau EJ, Saint-Aubert L, Lemesle B, Calvet B, et al. Pauses during autobiographical discourse reflect episodic memory processes in early Alzheimer's disease. Journal of Alzheimer's Disease. 2016;50(3):687-98.
91. Toledo CM, Aluísio SM, dos Santos LB, Brucki SMD, Trés ES, de Oliveira MO, et al. Analysis of macrolinguistic aspects of narratives from individuals with Alzheimer's disease, mild cognitive impairment, and no cognitive impairment. Alzheimer's and dementia: diagnosis, assessment and disease monitoring, 2018;10:31-40.
92. Lira JO, Minett TSC, Bertolucci PHF, Ortiz KZ. Analysis of word number and content indiscourse of patients with mild to moderate Alzheimer's disease. Dementia & Neuropsychologia. 2014;8(3):260-5.
93. Petersen RC, Caracciolo B, Brayne C, Gauthier S, Jelic V, Fratiglioni L. Mild cognitive impairment: a concept in evolution. Journal of Internal Medicine. 2014;275(3):214-28.
94. Barbeau EJ, Didic M, Joubert S, Guedj E, Koric L, Felician O, et al. Extent and neural basis of semantic memory impairment in mild cognitive impairment. Journal of Alzheimer's Disease. 2012;28(4):823-37.
95. Taler V, Phillips NA. Language performance in Alzheimer's disease and mild cognitive impairment: A comparative review. Journal of Clinical and Experimental Neuropsychology. 2008;30(5):501-56.
96. Joubert S, Brambati SM, Ansado J, Barbeau EJ, Felician O, Didic M, et al. The cognitive and neural expression of semantic memory impairment in mild cognitive impairment and early Alzheimer's disease. Neuropsychologia. 2010;48(4):978-88.
97. Collie A, Maruff P, Currie J. Behavioral characterization of mild cognitive impairment. Journal of Clinical and Experimental Neuropsychology. 2002;24(6):720-33.
98. Ritchie K, Artero S, Touchon J. Classification criteria for mild cognitive impairment: a population-based validation study. Neurology. 2001;56(1):37-42.
99. Mansur LL, Radanovic M, Taquemori L, Greco L, Araújo GCA. Study of the abilities in oral language comprehension of the Boston Diagnostic Aphasia Examination - Portuguese version: a reference guide for the Brazilian population. Brazilian J Med Biol Res. 2005;38(2):277-92.
100. Mesulam MM. Primary progressive aphasia. Annals of Neurology. 2001;49(4):425-32.
101. Gorno-Tempini ML, Hillis AE, Weintraub S, Kertesz A, Mendez M, Cappa SF, et al. Classification of primary progressive aphasia and its variants. Neurology. 2011;76:1006-14.
102. Ortiz KZ, Bertolucci PHF. Alterações de linguagem nas fases iniciais da doença de Alzheimer. Arquivos de Neuro-Psiquiatria. 2005;63(2):311-7.
103. Pinto RCN, Beilke HMB. Avaliação de linguagem na demência de Alzheimer (Language Evaluation in the Alzheimer Dementia). Estudos da Língua(Gem). 2008;6(2):97.
104. Parente MAMP, Fonseca RP, Pagliarin K, Barreto S, Siqueira E, Hubne L. MTL – Baterial Montreal Toulouse de Avaliação da Linguagem. Rio de Janeiro: Vetor; 2016.
105. Fonseca RP, Parente MAMP, Côté H, Ska B, Joanette Y. Apresentando um unstrumento de avaliação da comunicação à fonoaudiologia brasileira: Bateria MAC. Pró-Fono. 2008;20(4):285-92.
106. asarin FS, Scherer LC, Parente MAMP, Ferré P, Côté H, Ska B, et al. Bateria MAC Breve (MACB). Pró-Fono; 2014.
107. Hubner LC, Loureiro F, Smidarle A, Tessaro B, Soares E, Jerônimo G, et al. Bateria de Avaliação de Linguagem no Envelhecimento (BALE). In: Avaliação de memória episódica, percepção, linguagem e componentes executivos para adultos, v. 3. Rio de Janeiro: Memnon; 2019. p.188-221.
108. Ávila R. Resultados da reabilitação neuropsicológica em paciente com doença de Alzheimer leve. Revista de Psiquiatria Clinica. 2003;30(4):139-46.
109. **Camara VD, Dos S, Gomes S, Ramos F, Moura S, Duarte R, et al. Reabilitação cognitiva das demências. Revista Brasileira de Neurologia. 2008;45(1).**

⇨ **Texto importante para compreender a linguagem em quadros demenciais.**

110. Bayles KA. Alzheimer's disease symptoms: prevalence and order of appearance. Journal of Applied Gerontology. 1991;10(4):419-30.
111. Romero SB. Intervenção fonoaudiológica nas demências. In: Distúrbios neurológicos adquiridos: linguagem e cognição. 2005.
112. Canadian Paediatric Society, Digital Health Task Force, Ottawa, Ontario. Screen time and young children: promoting health and development in a digital world. Paediatr Child Health. 2017;22(8):461-8.
113. Wertzner HF, Pagan-Neves LO. A efetividade dos testes complementares no acompanhamento da intervenção terapêutica no transtorno fonológico. Rev Soc Bras Fonoaudiol. 2012;17(4):469-75.

11

Fisioterapia ao longo da vida

Juliana Barbosa Goulardins
Nelson Francisco Serrão Júnior
Clarice Tanaka

Sumário

Pontos-chave

- Contextualização da área de atuação da fisioterapia em saúde mental.
- Principais dificuldades cinético-funcionais nos transtornos mentais mais frequentes.
- Possíveis intervenções fisioterapêuticas baseadas em evidências.

INTRODUÇÃO

A saúde mental e a psiquiatria são áreas de atuação que se beneficiam com a inserção do fisioterapeuta, buscando um modelo de atenção integral. As intervenções fisioterapêuticas são potenciais aliadas para promoção da funcionalidade de pessoas com sofrimento psíquico ou transtornos mentais, por meio da adequação do movimento funcional, consciência de movimento, atividade e exercícios físicos, além de recursos relacionados à eletroterapia. Neste capítulo, serão abordadas as alterações motoras dos transtornos mentais mais comuns ao longo do ciclo de vida, bem como discutidas as evidências mais recentes sobre as principais estratégias de intervenção.

FISIOTERAPIA EM SAÚDE MENTAL E PSIQUIATRIA

Problemas orgânicos podem exacerbar um estado mental ou, inversamente, o desequilíbrio mental pode produzir mudanças no bem-estar e na estabilidade física. O impacto dos transtornos mentais tem sido considerado em estudos sobre a carga global das doenças, sendo uma das maiores causas de incapacidade, comprometimento de qualidade de vida e produtividade no mundo[1]. Estimativas sobre o ônus dos transtornos mentais referem-nos como responsáveis por até 32,4% dos anos vividos com incapacidade e 13% dos anos ajustados pela incapacidade[2].

Uma em cada quatro famílias tem pelo menos um membro com transtorno mental, sendo o risco particularmente mais alto para aqueles com deficiência ou doença física crônica[3]. Por exemplo, mais da metade das crianças com paralisia cerebral hemiplégicas apresentam sintomas psiquiátricos[4]. Entre pacientes adultos com dor crônica tratados em clínicas especializadas em dor, altos níveis de depressão e ansiedade pioram a dor e a incapacidade a ela relacionada[5].

Incapacidade é um termo antagônico à funcionalidade, correspondente a um conceito amplo que envolve a integridade de estruturas (partes anatômicas e seus componentes) e funções de corpo (fisiológicas ou psicológicas), autonomia para a realização de atividades diárias e participação social, influenciado direta ou indiretamente por aspectos do indivíduo e do ambiente. No contexto da Classificação Internacional da Funcionalidade, proposta pela Organização Mundial da Saúde, as deficiências refletem alterações nas funções ou estruturas corporais, enquanto as limitações correspondem a dificuldades na realização das atividades no dia a dia e as restrições da participação expressam problemas na execução de habilidades sociais[6].

A independência funcional, ou seja, a autonomia no controle do movimento voluntário aprendido e orientado para um fim, é o maior objetivo dos fisioterapeutas. O movimento funcional é específico da tarefa e do ambiente. O indivíduo produz o movimento para responder às demandas da tarefa que está sendo executada, dentro de uma circunstância específica do ambiente. A habilidade do indivíduo de atender às demandas da tarefa por meio de uma interação com o ambiente determina sua capacidade funcional.

Além de englobar a autorrealização do potencial intelectual e emocional da pessoa, a saúde mental compreende o bem-estar subjetivo, a autoeficácia percebida, a autonomia e a competência. Tais habilidades e sentimentos são necessários para a realização de tarefas que garantam a possibilidade de viver em contexto domiciliar e comunitário7 possibilitando a independência funcional.

Assim, a saúde mental e a psiquiatria são áreas de atuação que se beneficiam com a inserção do fisioterapeuta, buscando um modelo de atenção integral. As intervenções fisioterapêuticas são potenciais aliados para promoção da funcionalidade de pessoas com sofrimento psíquico ou transtornos mentais, através da adequação do movimento funcional, consciência de movimento, atividade e exercícios físicos, além de recursos relacionados à eletroterapia. Paciente e o fisioterapeuta devem aprender a lidar com novos desafios pela condição limitante apresentada, portanto, conceitos como aprendizagem motora, consciência corporal, percepção sensoriomotora, organização espacial e ritmo também podem ser utilizados para delinear a conduta terapêutica.

COMPORTAMENTO MOTOR NOS TRANSTORNOS MENTAIS

O comportamento motor abrange diversos aspectos do movimento humano e seu desempenho ao longo da vida, tais como a interação entre sua produção e controle (controle motor), como é aprendido (aprendizagem motora), e as alterações ao longo da vida, influenciadas por aspectos intrínsecos e extrínsecos (desenvolvimento motor)[8]. Os movimentos funcionais são caracteristicamente relacionados à meta, e podem ser descritos de acordo com o padrão de movimento usado ou com o resultado final[9]. Comumente desenvolvidos na infância e posteriormente refinados em habilidades específicas ao contexto ou ao esporte, incluem habilidades locomotoras, manipulativas e de estabilidade (controle postural)[10].

Apesar de receberem pouca atenção na prática clínica, as dificuldades de movimento e alterações de controle postural são comuns em indivíduos com problemas de saúde mental[11,12]. Várias dificuldades de movimento são encontradas em crianças com transtorno do espectro autista (TEA), transtorno do déficit de atenção e hiperatividade (TDAH) e outros transtornos de aprendizagem, tais como dificuldades de coordenação, postura e velocidade de movimento voluntário[13].

Em adultos, as manifestações físicas envolvem tensão e rigidez muscular crônica, padrão respiratório anormal e prejuízo da expressão corporal, que podem ocorrer pelo próprio transtorno ou pela ação prolongada de medicamentos psicotrópicos[14], que deixam esses indivíduos mais susceptíveis à inatividade e sedentarismo e, consequentemente, a maiores índices de síndrome metabólica, obesidade e osteoporose. Dores crônicas também são prevalentes em indivíduos com problemas mentais; associam-se em mais de 30% dos casos de transtorno afetivo, ansioso ou relacionado ao estresse e chegam a 80% em algumas amostras com transtorno do estresse pós-traumático[2].

Nos transtornos mentais graves, os distúrbios motores constituem componente importante e frequentemente fazem parte dos critérios diagnósticos[7,15]. Nesses casos, há uma variedade de manifestações motoras tais como lentidão psicomotora, inquietação motora, incapacidade de resistir à vontade de se mover, tremor e rigidez muscular, contração muscular súbita e movimento involuntário espasmódico[16], alterações estas que podem acontecer, inclusive, independentemente do uso de medicamentos[15].

Desenvolvimento motor nos transtornos do neurodesenvolvimento

A prevalência mundial de transtornos mentais em crianças e adolescentes foi estimada em 13,4%[17], sendo que metade deles começa antes dos 14 anos. Transtorno do neurodesenvolvimento é um termo utilizado para descrever condições com início dos sintomas durante a infância, cujos déficits variam desde limitações muito específicas na aprendizagem ou controle de funções executivas até prejuízos globais em habilidades sociais ou de inteligência. Entre eles incluem-se os transtornos do desenvolvimento intelectual, da comunicação, específico de aprendizagem, motores, TEA e TDAH[7].

Os transtornos do neurodesenvolvimento compartilham processos cognitivos e comportamentais semelhantes e frequentemente se sobrepõem (e com outros transtornos mentais). Qualquer que seja o transtorno desenvolvido, os indivíduos com esse conjunto de sintomas têm maior comprometimento nas esferas acadêmica, social, familiar e profissional. Além disso, problemas físicos e atraso no desenvolvimento motor são frequentes. Por exemplo, crianças com TEA, TDAH e/ou transtornos de aprendizagem apresentam alta prevalência de comorbidades físicas como epilepsia, enxaqueca, asma, complicações gastrointestinais e incontinência[18].

As habilidades motoras grossas de crianças com TEA, observadas nas faixas etárias de 12 a 24 meses, de 25 a 30 meses e de 31 a 36 meses, demonstraram um atraso médio de desenvolvimento de 3,5 meses, 5,13 meses e 9,18 meses, respectivamente, em relação às crianças com desenvolvimento típico[19]. Em crianças mais velhas foram identificadas alterações no controle vestibular, marcha, controle postural, funções oculomotoras e habilidades motoras grossas e finas[20].

Estudos clínicos e epidemiológicos referem que entre 30 e 50% das crianças com TDAH sofrem de problemas na coordenação motora, porcentagens estas a depender do tipo de avaliação motora, referências e pontos de corte utilizados[21]. As crianças com TDAH, quando comparadas com aquelas de desenvolvimento típico, foram reconhecidas como tendo maior quantidade e diferente qualidade de movimento. Além disso, foram encontradas diferenças significativas em tarefas de equilíbrio, organização espacial e motricidade global e fina, revelando um atraso de aproximadamente 1 ano entre a idade cronológica e a idade motora geral[22].

Do mesmo modo, nos transtornos do desenvolvimento intelectual e de aprendizagem podem ocorrer déficits sensoriais e motores. Achados emergentes sugerem que indivíduos com transtorno do desenvolvimento intelectual podem experimentar maiores níveis de dificuldades no desenvolvimento motor e habilidades fundamentais de movimento[23] e são caracterizados por níveis mais baixos de aptidão física do que os indivíduos de desenvolvimento típico[24]. Crianças entre 7 e 11 anos com transtornos de aprendizagem apresentam inferioridade nas habilidades locomotoras e com bola em relação àquelas com desenvolvimento típico. Nas crianças de 11 anos com transtornos de aprendizagem esse atraso nas habilidades locomotoras e com bola é de pelo menos 4 e 3 anos, respectivamente, em comparação com seus pares[25].

Entre os transtornos motores, destaca-se o transtorno do desenvolvimento da coordenação (TDC), que é definido como um comprometimento acentuado no aprendizado e na execução das habilidades motoras, considerando a idade cronológica e a oportunidade de aquisição e uso das habilidades. O TDC interfere significativa e persistentemente nas atividades de vida diária, com impactos sobre a produtividade acadêmica, atividades pré-vocacionais, vocacionais, de lazer e diversão. Os sintomas surgem na fase inicial do desenvolvimento e as dificuldades motoras não são decorrentes de problemas neurológicos, sensoriais ou intelectuais[7]. Na maioria dos casos, os indivíduos continuam a apresentar sintomas na fase adulta, com consequências envolvendo problemas sociais, psicológicos e de saúde física[26].

Independentemente do transtorno apresentado, as alterações motoras podem refletir na socialização de crianças e adolescentes, que frequentemente afirmam não gostar da realização de atividades físicas, devido ao baixo desempenho e à exclusão social. A recusa da exploração de novas habilidades e a resistência a tarefas diferentes de sua rotina aparecem como uma maneira de proteger-se da frustração, especialmente em eventos coletivos. Outro aspecto importante é que as dificuldades motoras nesses transtornos não se expressam simplesmente pela não realização de tarefas motoras, mas, sim, por uma imprecisão e/ou lentidão na execução do ato motor, que deve ser adequadamente avaliada para direcionar intervenções terapêuticas personalizadas.

Alterações posturais nos transtornos de eliminação

A aquisição do controle esfincteriano é influenciada por múltiplos fatores e é considerada um marco no desenvolvimento infantil. Os transtornos da eliminação envolvem a eliminação repetida em locais inapropriados de urina (enurese) ou fezes (encoprese), que são habitualmente diagnosticados pela primeira vez na infância ou na adolescência[7].

A enurese é um problema muito frequente, afetando de 5 a 10% de crianças de 5 anos, de 3 a 5% de 10 anos e em torno de 1% de 15 anos ou mais[7]. Particularmente, a enurese noturna é caracterizada por micção involuntária durante o sono em indivíduos com 5 anos ou mais de idade, após exclusão de causas orgânicas. Esse sintoma pode levar à deterioração da função da bexiga, do trato urinário superior e, em casos extremos, até à insuficiência renal[27].

A teoria mais aceita para explicar a fisiopatologia da enurese noturna é baseada em três condições: (1) poliúria devido à diminuição da liberação de vasopressina com aumento da produção de urina durante a noite; (2) ordenador da instabilidade da bexiga sobre a atividade e; (3) contrações não inibidas do músculo detrusor presentes somente durante o sono. No entanto, alguns autores descrevem a enurese noturna como um distúrbio do desenvolvimento neural, e o déficit de maturação do tronco cerebral é considerado a possível causa da disfunção. Dessa forma, o atraso no desenvolvimento parece não ser específico para o controle da bexiga. De fato, crianças com enurese noturna apresentam desempenho motor abaixo do esperado para a idade cronológica. Elas apresentaram déficits na função motora grossa e fina, redução da percepção espacial e visuomotora, disartria e incoordenação[28]. O desempenho das habilidades motoras, como equilíbrio, postura e coordenação, bem como da função miccional, requer a interação dos sistemas neural e musculoesquelético e recursos cognitivos que envolvem atenção e planejamento.

Crianças e adolescentes com enurese noturna apresentaram diminuição da mobilidade de quadril e desalinhamentos posturais, com maior ângulo de anteversão pélvica quando comparadas a controles saudáveis. Também apresentam déficits de equilíbrio, com aumento da área de oscilação do centro de pressão em diferentes condições sensoriais[29].

A literatura sobre as dificuldades motoras e déficits de controle postural em indivíduos com transtornos de eliminação é bastante limitada, particularmente no caso da encoprese. O reconhecimento e a compreensão desses déficits são cruciais para melhorar o processo diagnóstico e o desenvolvimento de programas de intervenção motora. É importante que estudos futuros se concentrem no desenvolvimento de novas ferramentas de avaliação e abordagem funcional com integração motora sensorial para o tratamento de indivíduos com transtornos de eliminação, com o objetivo de melhorar a qualidade de vida e reduzir a carga de interações psicossociais.

Dor, depressão e transtornos de ansiedade

A dor representa uma experiência sensorial e emocional desagradável associada a dano tecidual real ou potencial ou descrita em termos de tal prejuízo. Quando esse sintoma persiste além do tempo esperado, apesar dos esforços habituais para diagnóstico e tratamento da condição ou lesão original, recebe a denominação crônica e frequentemente se associa a uma constelação de comportamentos persistentes relacionados à dor, que representam uma interrupção significativa do papel na vida.

É habitual notar o fato de que indivíduos com dor persistente frequentemente apresentam queixas de raiva, medo, ansiedade e depressão associadas à experiência dolorosa. A prevalência geral de transtornos psiquiátricos é significativamente elevada em indivíduos com dores crônicas em comparação com a população em geral. Dos indivíduos com incapacidade relacionada ao trabalho por dor musculoesquelética, 64% foram diagnosticados com pelo menos um transtorno mental, em comparação com apenas 15% da população em geral[30]. O reverso também ser pode uma ocorrência comum, isto é, pacientes psiquiátricos geralmente apresentam dor como sintoma de seu transtorno mental. Aproximadamente 50% dos pacientes com dor e depressão desenvolvem as duas condições simultaneamente[31]. Os pacientes com depressão geralmente apresentam queixas somáticas clinicamente inexplicáveis, como dores abdominais, nas costas e de cabeça. A prevalência média de dor é estimada em 65%[32] em comparação com aproximadamente 29% para população sem depressão[33]. Sintomas físicos dolorosos também são presentes em aproximadamente 45% dos indivíduos com transtornos de ansiedade[34].

A dor em muitos casos pode estar relacionada a desajustes biomecânicos e posturais. Pacientes com transtorno depressivo maior apresentam desalinhamento postural durante o episódio depressivo, que melhoram durante a remissão dos sintomas. No entanto, a recorrência de episódios depressivos apresenta uma influência negativa no alinhamento postural, principalmente com protração da cabeça, abdução escapular e aumento da cifose torácica[11]. Indivíduos com transtornos ansiosos também demonstram estabilidade postural pobre dependendo da superfície fixa ou móvel[35].

A dor crônica é um grande problema de saúde resistente à intervenção medicamentosa convencional. Transtornos psiquiátricos não reconhecidos podem interferir na reabilitação bem-sucedida desses pacientes com incapacidades relacionadas à dor. Alguns pacientes apresentam quadros mistos, nos quais coexistem sintomas somáticos, ansiosos e depressivos. Apesar da prevalência relativamente alta, pacientes com sintomas inespecíficos, funcionais ou somatoformes geralmente permanecem não reconhecidos e os transtornos de sintomas somáticos, no sentido estrito, têm sido subdiagnosticados.

Quanto ao impacto da dor nos desfechos depressivos, vários achados foram encontrados. Primeiro, os pacientes cujos sintomas depressivos remetem relatam menos interferência da dor no início da terapia para depressão. Segundo, os pacientes cuja depressão responde parcialmente ao tratamento apresentam pior dor no início do que aqueles cuja depressão remite, mas, como o último grupo, apresentam melhora significativa da dor durante o tratamento. Terceiro, aqueles cuja depressão responde mal ao tratamento apresentam alta interferência da dor na linha de base e melhora mínima da dor durante a terapia de compressão. Quanto ao impacto dos sintomas depressivos nos desfechos dolorosos, a depressão mais grave foi fortemente associada a maior interferência da dor, cuja associação não muda muito ao longo do tempo e do tratamento, mas persiste[36]. Assim, reconhecer e otimizar o manejo da dor que geralmente coexiste com os transtornos depressivos e ansiosos pode ser importante para melhorar as taxas de resposta e remissão dos sintomas.

Imagem corporal nos transtornos alimentares

Transtornos alimentares caracterizam-se por alterações persistentes no comportamento relacionado à alimentação, que resultam no consumo ou na absorção desorganizada de alimentos e que comprometem significativamente a saúde física ou o funcionamento psicossocial. Os transtornos alimentares incluem transtorno alimentar restritivo/evitativo, anorexia nervosa, bulimia nervosa, transtorno de compulsão alimentar, entre outros. Esses transtornos estão associados a um comprometimento significativo da saúde física e do funcionamento psicossocial, além de aumentar o risco de morte[7].

Distúrbios na imagem corporal são associados ao desenvolvimento e manutenção dos transtornos alimentares em geral, assim como podem influenciar os desfechos do tratamento e o risco de recaída. De modo geral, a imagem corporal é simplificada como uma medida de como as pessoas se sentem em relação ao seu corpo. No entanto, a imagem corporal é um fenômeno complexo, que inclui a avaliação e a percepção do próprio corpo, além de sentimentos de autoconsciência física, pensamentos e atitudes sobre sua aparência. Indivíduos com transtornos alimentares experimentam seus corpos com uma percepção distorcida e negativa em relação ao peso, tamanho e/ou forma. A capacidade de perceber as sensações do corpo e de integrá-las conscientemente de maneira realista é muitas vezes prejudicada e gera falta de comunicação entre o corpo e a mente, além de experiências negativas do corpo[37].

A pessoa com transtorno alimentar frequentemente não tem confiança em seu próprio corpo e sente-se desconfortável dentro dele. O transtorno reflete em um sentimento de alienação (dissociação com o corpo) que pode ser comparado ao que ocorre após abuso físico ou sexual, levando a uma dificuldade de proximidade física e contato, com consequente exclusão social[38]. Essas distorções da imagem corporal predispõem a outros problemas físicos, tais como diminuição da integridade óssea (osteopenia e osteoporose), fraqueza da musculatura proximal, bradicardia, alterações gastrointestinais, tontura, obesidade, entre outros[39].

A consciência corporal adequada demonstrou ser importante para a capacidade de melhorar, especialmente na prevenção de recaídas. Alguns estudos mostraram a melhora da inter-relação corpo-mente por meio do aumento da consciência corporal desses indivíduos[38,39]. Assim, mudar a maneira como os indivíduos com transtornos alimentares experimentam seus corpos deve ser considerada uma prioridade no tratamento dessas condições.

Independência funcional e transtornos neurocognitivos

Os transtornos neurocognitivos constituem um grupo de condições de caráter adquirido, em que o déficit clínico primário está na função cognitiva. Incluem-se nessa categoria a doença de Alzheimer e diversas demências, tais como a vascular, a por corpos de Lewy, a relacionada à doença de Parkinson, a demência frontotemporal, entre outras[7].

A demência é uma das principais causas de mortalidade e morbidade no mundo, principalmente em pessoas com 60 anos ou mais, afetando aproximadamente 5 a 7% destas[40]. Sua trajetória está associada ao declínio funcional gradual, levando o indivíduo a necessitar de mais assistência ao longo do tempo para executar e gerenciar as atividades do cotidiano, em função do comprometimento cognitivo e físico.

Estima-se que 69% dos indivíduos com demência tenham pelo menos dois outros diagnósticos, e 48%, pelo menos três. Tais comorbidades incluem distúrbios pulmonares obstrutivos crônicos, úlceras crônicas na pele, insuficiência cardíaca crônica, doenças articulares degenerativas, cervicalgia e lombalgia, entre outros distúrbios musculoesqueléticos e coloproctológicos[41]. Quanto maior a gravidade da demência, maior a taxa de comorbidades. As comorbidades físicas são frequentemente tratáveis e algumas podem ser reversíveis. Pneumonias, infecções do trato urinário e insuficiência cardíaca congestiva são responsáveis por dois terços das admissões hospitalares evitáveis em indivíduos com demência[42].

Alterações no desempenho da marcha estão presentes aproximadamente 5 anos antes do diagnóstico da demência. A variabilidade na marcha durante a dupla tarefa associa-se significativamente a um aumento no risco de quedas[43]. Embora, em geral, as quedas sejam decorrentes de fatores ambientais ou intrínsecos como a sarcopenia, a neuropatia ou problemas visuais, os fatores centrais das demências também desempenham um papel. As consequências das quedas envolvem estresse, dor, limitações de movimento, redução da independência, aumento de sintomas ansiosos, com impactos na qualidade de vida. Além disso, quedas predispõem a fraturas, sendo as de quadril as mais comuns em indivíduos com demência.

A perda de capacidade funcional é multifatorial, inclui comprometimentos motores relacionados diretamente aos transtornos neurocognitivos, comorbilidades físicas, descondicionamento e perda de oportunidades. É importante que estratégias fisioterapêuticas reduzam a restrição de oportunidades, que geralmente ocorrem devido a preocupações com segurança, incluindo risco de quedas e falha na adaptação das atividades às habilidades residuais ou individuais.

PRÁTICA BASEADA EM EVIDÊNCIAS

A integralidade da assistência constitui um desafio particular diante da complexidade e diversidade do quadro clínico apresentado por indivíduos com transtornos psiquiátricos. A prática baseada em evidências está rapidamente ganhando popularidade, devido ao seu potencial para lidar efetivamente com problemas clínicos e oferecer melhor atendimento ao paciente; proporciona ao fisioterapeuta um método para eleger procedimentos cientificamente comprovados para fornecer cuidados de saúde de qualidade a uma população específica. Contudo, a fim de se obter o melhor resultado possível, a tomada de decisão clínica não deve ser direcionada apenas pelo uso consciente de evidências científicas, mas deve ser associada ao conhecimento (experiências e treinamento prévio) do profissional e às preferências do paciente[44].

Intervenção precoce

Diferenças qualitativas no comportamento motor precoce podem ser apontadas como os primeiros sinais de transtornos do neurodesenvolvimento. Dificuldades motoras precoces na infância estão relacionadas a problemas psicossociais, sintomas depressivos e ansiosos que tendem a aparecer quando a criança é desafiada por demandas sociais e de seus pares durante os anos escolares[45]. Nesse sentido, a intervenção precoce pode ser uma estratégia que pode ajudar o sistema nervoso a reorganizar padrões neuronais alterados e otimizar o desenvolvimento como um todo.

A intervenção precoce pode ser definida como o oferecimento de intervenção multidisciplinar a crianças, desde o nascimento até os 5 anos de idade, para promover saúde e bem-estar, aprimorar competências emergentes, minimizar atrasos no desenvolvimento, remediar dificuldades existentes ou emergentes, impedir a deterioração funcional e promover a adaptação, a funcionalidade e o vínculo familiar[46]. Os processos de neurodesenvolvimento parecem ser altamente sensíveis às influências ambientais, particularmente o enriquecimento ambiental e/ou exercício físico. Processos enriquecidos pela estimulação ambiental incluem a neurogênese, a sinaptogênese, o crescimento e a ramificação dendrítica, o espessamento cortical e a produção de fatores neurotróficos[47]. As intervenções podem ser descritas como (1) tradicionais: combinação de uma variedade de atividades integradas sensoriais, perceptivas, motoras grossas e finas; (2) orientadas ao processo: tarefas cinestésicas especificamente projetadas; e (3) estratégias orientadas a tarefas: praticar atividades da vida real com a intenção de adquirir habilidades[26].

A literatura investigando os efeitos de programas de intervenção precoce nos transtornos do neurodesenvolvimento é bastante divergente, em razão, especialmente, da heterogeneidade dos protocolos de estimulação. O maior corpo de evidências sobre esse assunto tem foco na redução de danos, estratégias de neuroproteção e consequente melhora de habilidades motoras, cognitivas e comportamentais de prematuros[12,48].

Atividade e exercício físico

A atividade física é frequentemente indicada para a prevenção e tratamento de vários transtornos mentais. As propriedades anti-inflamatórias do exercício e a alta comorbidade com obesidade, diabete, hipertensão e doença cardiovascular (aumentada pela ação psicotrópica) apoiam essa recomendação[49]. Exercícios aeróbicos e de força reduzem os sintomas psiquiátricos, enquanto melhoram a aptidão cardiometabólica em indivíduos com transtornos mentais graves e depressão[50,51]. Um mecanismo neurofisiológico sugerido para explicar as propriedades antidepressivas do exercício físico é o aumento dos níveis do fator neurotrófico derivado do cérebro no hipocampo, que estimula a neurogênese da mesma forma que medicamentos antidepressivos[52].

Particularmente, o exercício aeróbico reduz a sintomatologia negativa e positiva e alivia os sintomas, como depressão, baixa autoestima e retraimento social em pessoas com transtornos mentais graves. Uma revisão sistemática dos ensaios clínicos controlados e randomizados, avaliando a eficácia da atividade física em indivíduos com esquizofrenia, mostrou que exercícios aeróbicos, de força e relaxamento muscular progressivo podem ter um impacto nos resultados de saúde mental, como estado mental, ansiedade e sofrimento psicológico. Exercícios aeróbicos e de força também têm um efeito limitado nos resultados de saúde física, como aptidão aeróbica e muscular, sem efeitos adversos[53].

O treinamento aeróbico e de resistência resulta em aumento significativo da força muscular, índice de massa corporal e percentual de gordura corporal em pacientes com anorexia. Além disso, exercícios aeróbicos, yoga, massagem e terapia básica de conscientização corporal reduziram significativamente os escores de patologia alimentar e sintomas depressivos em pacientes com anorexia e bulimia nervosa[39]. As evidências científicas atuais destacam que a prática física direcionada pode melhorar a saúde mental e física das pessoas com transtornos mentais, com importantes benefícios cardiorrespiratórios, neurobiológicos e psiquiátricos.

Consciência corporal

Intervenções fisioterapêuticas voltadas à consciência corporal constituem elemento-chave de estratégias terapêuticas frequentemente categorizadas como abordagens mente-corpo. Tais estratégias são utilizadas na yoga, tai chi, psicoterapia orientada para o corpo, terapias baseadas no direcionamento da atenção/meditação, terapia da respiração somática, entre outras[54]. Essas abordagens orientadas para o corpo facilitam o desenvolvimento da integração das sensações sensoriomotoras e de habilidades para expressar os fenômenos internos, considerando que a autoconsciência está intimamente ligada à percepção do corpo.

Nessa vertente, um tratamento fisioterapêutico de destaque, tanto nos serviços escandinavos de saúde mental quanto nas publicações científicas, é denominado *Basic Body Awareness Therapy* (BBAT). O BBAT aborda a interação do corpo e da mente, explorando movimentos lentos com consciência da estabilidade postural, respiração e fluxo de movimentos. Apesar de ainda não haver evidências suficientes para produzir um nível de recomendação para o método BBAT, resultados promissores sobre sua eficácia foram mostrados em indivíduos com transtornos alimentares, esquizofrenia, depressão, fadiga e dores musculoesqueléticas crônicas[55-57]. Também há evidências preliminares de que o relaxamento muscular progressivo reduz a ansiedade do estado e o sofrimento psicológico[51].

Neuromodulação não invasiva

As técnicas de estimulação transcraniana, elétrica ou magnética não invasivas são modalidades seguras que podem ser utilizadas para modular seletivamente padrões de atividade neural associados a sintomas de transtornos mentais.

Na estimulação transcraniana por corrente direta (tDCS, do inglês *transcranial direct current stimulation*), uma corrente elétrica contínua relativamente fraca (geralmente 1 a 2 miliampères) é aplicada através de dois eletrodos com polaridades opostas (cátodo e ânodo) envoltos por esponjas embebidas em solução salina, colocados no couro cabeludo e conectados a um estimulador acionado por bateria. A estimulação anódica aumenta a excitabilidade cortical, enquanto a catódica diminui. Os efeitos na excitabilidade cortical podem durar até 90 minutos após uma única sessão de estimulação de 13 a 20 minutos de duração e podem ser estendidos ainda mais por estímulos repetidos (efeitos cumulativos)[58].

Sobre os efeitos da tDCS em distúrbios psiquiátricos, as evidências atuais não permitem fazer recomendação de eficácia definida (nível A) para qualquer indicação. A recomendação de provável eficácia (nível B) foi demonstrada para a estimulação anódica sobre a região de córtex pré-frontal dorsolateral (CPFDL) esquerdo (com cátodo orbitofrontal direito) no alívio dos sintomas principais do transtorno depressivo maior não resistente a medicamentos, estimulação anódica sobre a região de CPFDL (com cátodo em CPFDL direito) na adicção; e estimulação anódica em córtex motor primário esquerdo (com cátodo orbitofrontal direito) na fibromialgia[58]. Apesar dos dados sobre a eficácia clínica da tDCS serem ainda limitados em outros transtornos, alguns resultados promissores foram relatados em condições como o transtorno de ansiedade generalizada, o transtorno obsessivo compulsivo[59], demências, TDAH, TEA, entre outros.

A estimulação magnética transcraniana repetitiva (rTMS, do inglês *repetitive transcranial magnetic stimulation*) utiliza pulsos de campo magnético curtos, que mudam rapidamente para induzir correntes elétricas no tecido cortical subjacente. Os efeitos da rTMS dependem da forma de onda, intensidade, duração e frequência da estimulação, sendo essa última um dos parâmetros que mais afetam o desfecho clínico. Altas frequências (≥ 5 Hz) geralmente são apontadas com efeitos excitatórios, enquanto baixas frequências (≤ 1 Hz) seriam inibitórias.

Em relação à eficácia da rTMS em diversos quadros relacionados à saúde mental, as evidências já são mais robustas. A recomendação de nível A foi apontada para rTMS de alta frequência sobre o córtex motor primário contralateral ao lado doloroso para dor neuropática e sobre o CPFDL esquerdo para depressão. Evidências de recomendação nível B foram registradas com aplicação de rTMS de alta frequência sobre o córtex motor primário ou CPFDL esquerdo para melhorar, respectivamente, a qualidade de vida ou dor na fibromialgia; no córtex motor primário bilateralmente ou CPFDL esquerdo para melhorar, respectivamente, o comprometimento motor ou depressão na doença de Parkinson, e sobre o CPFDL direito no transtorno de estresse pós-traumático. Baixas frequências de rTMS demonstraram recomendação Nível B sobre o CPFDL direito em depressão; e sobre o CPFDL direito combinadas com alta frequência do lado esquerdo na depressão[60].

Contudo, deve-se ter cuidado para evitar aplicações inadequadas dessas técnicas, garantindo treinamento rigoroso dos profissionais e educação dos pacientes. Cabe ressaltar que tais procedimentos constituem ferramentas de apoio que podem ser eficientes acompanhadas de terapias ativas recomendadas, como as abordagens corpo-mente, exercícios ou atividades físicas, entre outros de eleição adequada para o paciente.

CONSIDERAÇÕES FINAIS

A fisioterapia constitui categoria importante nos cuidados de saúde em geral, incluindo tratamento de indivíduos com problemas psiquiátricos ou de saúde mental. Os movimentos do corpo são influenciados por pensamentos, atitudes e sentimentos, assim como estes são influenciados pelo ritmo e movimentos corporais. Mesmo que as funções cognitivas diminuam ao longo do curso natural de alguns transtornos mentais, o tratamento fisioterapêutico pode retardar os processos irreversíveis e melhorar a qualidade de vida. No entanto, o atendimento fisioterapêutico em psiquiatria e saúde mental ainda não é comum, particularmente no Brasil.

É importante ressaltar que o paciente não seja tratado com enfoque apenas nos déficits físicos, mentais ou neurológicos, mas como um ser complexo e global. Os resultados das intervenções devem ser direcionados para reduzir o impacto da condição no cotidiano e maximizar o potencial funcional.

Para aprofundamento

- Everett T, Dennis M, Ricketts E, editores. Physiotherapy in mental health: a practical approach. New York: Butterworth-Heinemann; 2013.
  ⇨ **Este livro fornece informações que abrangem todos os aspectos do tratamento fisioterapêutico e do gerenciamento de pacientes que sofrem de transtornos mentais.**
- Probst M. Physiotherapy and mental health. Clinical physical therapy. 1. ed. London: InTech; 2017. p. 179-204.
  ⇨ **O livro apresenta diferentes perspectivas, contextos e abordagens da fisioterapia em saúde mental e psiquiatria, abrangendo uma variedade de ferramentas de avaliação e tratamento.**
- Stubbs B, Soundy A, Probst M, De Hert M, De Herdt A, Vancampfort D. Understanding the role of physiotherapists in schizophrenia: an international perspective from members of the International Organisation of Physical Therapists in Mental Health (IOPTMH). J Ment Health. 2014;23(3):125-9.
  ⇨ **Este artigo aborda a perspectiva dos membros da Organização Internacional de Fisioterapeutas na Saúde Mental, vinculada à Confederação Mundial de Fisioterapia sobre o papel dos fisioterapeutas na esquizofrenia.**

REFERÊNCIAS BIBLIOGRÁFICAS

1. Alonso J, Chatterji S, He Y. The burdens of mental disorders: global perspectives from the WHO world mental health surveys. Cambridge University Press; 2013.
2. Vigo D, Thornicroft G, Atun R. Estimating the true global burden of mental illness. Lancet Psychiatry. 2016;3(2):171-8.
3. Chisholm D. Investing in mental health. Eastern Mediterranean Health Journal. 2015;12(7):531-4.
4. Heaven RK. Psychiatric problems at baseline in children with hemiplegia predicted psychiatric problems at 4 years. Evidence-Based Mental Health. 1998;1(4):122.
5. Lerman SF, Rudich Z, Brill S, Shalev H, Shahar G. Longitudinal associations between depression, anxiety, pain, and pain-related disability in chronic pain patients. Psychosom Med. 2015;77(3):333-41.
6. World Health Organization. International classification of functioning, disability and health: ICF. Diamond Pocket Books; 2001.
7. American Psychiatric Association. Diagnostic and statistical manual of mental disorders, 5ht ed. (DSM-5). Arlington: American Psychiatric Pub; 2013.
8. Ulrich BD, Reeve TG. Studies in motor behavior: 75 years of research in motor development, learning, and control. Res Q Exerc Sport. 2005;76(2 Suppl):S62-70.
9. Burton AW, Miller DE. Movement skill assessment. Human Kinetics; 1998.
10. Goodway JD, Ozmun JC, Gallahue DL. Understanding motor development: infants, children, adolescents, adults. Jones & Bartlett Learning; 2019.
11. Canales JZ, Fiquer JT, Campos RN, Soeiro-de-Souza MG, Moreno RA. Investigation of associations between recurrence of major depressive disorder and spinal posture alignment: a quantitative cross-sectional study. Gait Posture. 2017;52:258-264.
12. Poole KL, Schmidt LA, Missiuna C, Saigal S, Boyle MH, Van Lieshout RJ. Motor coordination and mental health in extremely low birth weight survivors during the first four decades of life. Res Dev Disabil. 2015;43-44:87-96.
13. **Kurtz LA. Understanding motor skills in children with dyspraxia, ADHD, autism, and other learning disabilities: a guide to improving coordination. Jessica Kingsley Publishers; 2007.**
    ⇨ **Este livro explica como reconhecer o desenvolvimento motor típico e atípico, reconhecendo os principais transtornos do neurodesenvolvimento, além de descrever uma ampla gama de métodos terapêuticos.**
14. Silva SB, da Silva SB, Pedrão LJ, Miasso AI. O impacto da fisioterapia na reabilitação psicossocial de portadores de transtornos mentais. SMAD. Revista Eletrônica Saúde Mental Álcool e Drogas. 2012;8(1):34.

15. Morrens M, Hulstijn W, Sabbe B. Psychomotor slowing in schizophrenia. Schizophr Bull. 2007;33(4):1038-53.
16. Peluso MJ, Lewis SW, Barnes TR, Jones PB. Extrapyramidal motor side--effects of first- and second-generation antipsychotic drugs. Br J Psychiatry. 2012;200(5):387-92.
17. Polanczyk GV, Salum GA, Sugaya LS, Caye A, Rohde LA. Annual research review: a meta-analysis of the worldwide prevalence of mental disorders in children and adolescents. J Child Psychol Psychiatry. 2015;56(3):345-65.
18. Alabaf S, Gillberg C, Lundström S, Lichtenstein P, Kerekes N, Råstam M, et al. Physical health in children with neurodevelopmental disorders. J Autism Dev Disord. 2019;49(1):83-95.
19. Lloyd M, MacDonald M, Lord C. Motor skills of toddlers with autism spectrum disorders. Autism. 2013;17(2):133-46.
20. Mosconi MW, Takarae Y, Sweeney JA. Motor functioning and dyspraxia in autism spectrum disorders. Autism Spectrum Disorders. 2011;355-80.
21. Kaiser ML, Schoemaker MM, Albaret JM, Geuze RH. What is the evidence of impaired motor skills and motor control among children with attention deficit hyperactivity disorder (ADHD)? Systematic review of the literature. Res Dev Disabil. 2015;36C:338-57.
22. Goulardins JB, Marques JC, Casella EB, Nascimento RO, Oliveira JA. Motor profile of children with attention deficit hyperactivity disorder, combined type. Res Dev Disabil. 2013;34(1):40-5.
23. Lloyd M. Physical activity of individuals with intellectual disabilities: challenges and future directions. Current Developmental Disorders Reports. 2016;3(2):91-3.
24. Hartman E, Smith J, Westendorp M, Visscher C. Development of physical fitness in children with intellectual disabilities. J Intellect Disabil Res. 2015;59(5):439-49.
25. Westendorp M, Hartman E, Houwen S, Huijgen BC, Smith J, Visscher C. A longitudinal study on gross motor development in children with learning disorders. Res Dev Disabil. 2014;35(2):357-63.
26. Blank R, Smits-Engelsman B, Polatajko H, Wilson P; European Academy for Childhood Disability. European Academy for Childhood Disability (EACD): recommendations on the definition, diagnosis and intervention of developmental coordination disorder (long version). Dev Med Child Neurol. 2012;54(1):54-93.
27. Austin PF, Bauer SB, Bower W, Chase J, Franco I, Hoebeke P, et al. The standardization of terminology of lower urinary tract function in children and adolescents: update report from the standardization committee of the International Children's Continence Society. Neurourol Urodyn. 2016;35(4):471-81.
28. Esposito M, Gallai B, Parisi L, Roccella M, Marotta R, Lavano SM, et al. Visuomotor competencies and primary monosymptomatic nocturnal enuresis in prepubertal aged children. Neuropsychiatr Dis Treat. 2013;9:921-6.
29. Pereira RPR, Nascimento Fagundes S, Surry Lebl A, Azevedo Soster L, Machado MG, Koch VH, et al. Children with nocturnal enuresis have posture and balance disorders. J Pediatr Urol. 2016;12(4):216.e1-6.
30. Dersh J, Gatchel RJ, Polatin P, Mayer T. Prevalence of psychiatric disorders in patients with chronic work-related musculoskeletal pain disability. J Occup Environ Med. 2002;44(5):459-68.
31. Romano JM, Turner JA. Chronic pain and depression: does the evidence support a relationship? Psychol Bull. 1985;97(1):18-34.
32. Bair MJ, Robinson RL, Katon W, Kroenke K. Depression and pain comorbidity. Arch Intern Med. 2003;163(20):2433-45.
33. Demyttenaere K, Bonnewyn A, Bruffaerts R, Brugha T, De Graaf R, Alonso J. Comorbid painful physical symptoms and depression: prevalence, work loss, and help seeking. J Affect Disord. 2006;92(2-3):185-93.
34. Demyttenaere K, Bonnewyn A, Bruffaerts R, De Graaf R, Haro JM, Alonso J. Comorbid painful physical symptoms and anxiety: prevalence, work loss and help-seeking. J Affect Disord. 2008;109(3):264-72.
35. Boffino CC, de Sá CS, Gorenstein C, Brown RG, Basile LF, Ramos RT. Fear of heights: cognitive performance and postural control. Eur Arch Psychiatry Clin Neurosci. 2009;259(2):114-9.
36. Kroenke K, Shen J, Oxman TE, Williams JW Jr, Dietrich AJ. Impact of pain on the outcomes of depression treatment: results from the RESPECT trial. Pain. 2008;134(1-2):209-15.
37. Wallin U, Kronovall P, Majewski ML. Body awareness therapy in teenage anorexia nervosa: outcome after 2 years. European Eating Disorders Review. 2000;8(1):19-30.
38. Probst M. Physiotherapy in eating disorders: changes in body avoidance and body checking behavior over six months. Physiotherapy. 2015;101:e1238-e1239.
39. **Vancampfort D, Vanderlinden J, De Hert M, Soundy A, Adámkova M, Skjaerven LH, et al. A systematic review of physical therapy interventions for patients with anorexia and bulemia nervosa. Disabil Rehabil. 2014;36(8):628-34.**

    ⇨ **Esta revisão sistemática enfatiza a atuação da fisioterapia nos transtornos alimentares, destacando o papel dos exercícios aeróbicos, massagem e terapia de conscientização corporal na redução de sintomas de pacientes com anorexia nervosa e bulimia nervosa.**
40. Prince M, Bryce R, Albanese E, Wimo A, Ribeiro W, Ferri CP. The global prevalence of dementia: a systematic review and metaanalysis. Alzheimers Dement. 2013;9(1):63-75.e2.
41. Poblador-Plou B, Calderón-Larrañaga A, Marta-Moreno J, Hancco-Saavedra J, Sicras-Mainar A, Soljak M, et al. Comorbidity of dementia: a cross--sectional study of primary care older patients. BMC Psychiatry. 2014;14:84.
42. Phelan EA, Borson S, Grothaus L, Balch S, Larson EB. Association of incident dementia with hospitalizations. JAMA. 2012;307(2):165-72.
43. Johansson J, Nordström A, Nordström P. Greater fall risk in elderly women than in men is associated with increased gait variability during multitasking. J Am Med Dir Assoc. 2016;17(6):535-40.
44. Herbert R, Jamtvedt G, Mead J, Hagen K. Practical evidence-based physiotherapy. Elsevier's Health Sciences; 2011.
45. Piek JP, Bradbury GS, Elsley SC, Tate L. Motor coordination and social–emotional behaviour in preschool-aged children. International Journal of Disability, Development and Education. 2008;55(2):143-51.
46. Zigler EF. Handbook of early childhood intervention. Cambridge University Press; 2000.
47. Farmer J, Zhao X, van Praag H, Wodtke K, Gage FH, Christie BR. Effects of voluntary exercise on synaptic plasticity and gene expression in the dentate gyrus of adult male sprague–dawley rats in vivo. Neuroscience. 2004;124(1):71-9.
48. Spittle A, Orton J, Anderson PJ, Boyd R, Doyle LW. Early developmental intervention programmes provided post hospital discharge to prevent motor and cognitive impairment in preterm infants. Cochrane Database Syst Rev. 2015;(11):CD005495.
49. Moylan S, Eyre HA, Maes M, Baune BT, Jacka FN, Berk M. Exercising the worry away: how inflammation, oxidative and nitrogen stress mediates the beneficial effect of physical activity on anxiety disorder symptoms and behaviours. Neurosci Biobehav Rev. 2013;37(4):573-84.
50. **Stubbs B, Rosenbaum S, Vancampfort D, Ward PB, Schuch FB. Exercise improves cardiorespiratory fitness in people with depression: a meta-analysis of randomized control trials. J Affect Disord. 2016;190:249-53.**

    ⇨ **Esta metanálise explora a eficácia de exercícios físicos na aptidão cardiorrespiratória de indivíduos com depressão.**
51. **Vera-Garcia E, Mayoral-Cleries F, Vancampfort D, Stubbs B, Cuesta-Vargas AI. A systematic review of the benefits of physical therapy within a multidisciplinary care approach for people with schizophrenia: an update. Psychiatry Res. 2015;229(3):828-39.**

    ⇨ **Esta revisão sistemática demonstra que a fisioterapia oferece um valor agregado no atendimento multidisciplinar de pessoas com esquizofrenia.**
52. Adamson BC, Ensari I, Motl RW. Effect of exercise on depressive symptoms in adults with neurologic disorders: a systematic review and meta--analysis. Arch Phys Med Rehabil. 2015;96(7):1329-38.
53. Vancampfort D, Probst M, Helvik Skjaerven L, Catalán-Matamoros D, Lundvik-Gyllensten A, Gómez-Conesa A, et al. Systematic review of the benefits of physical therapy within a multidisciplinary care approach for people with schizophrenia. Phys Ther. 2012;92(1):11-23.
54. Mehling WE, Wrubel J, Daubenmier JJ, Price CJ, Kerr CE, Silow T, et al. Body awareness: a phenomenological inquiry into the common ground of mind-body therapies. Philos Ethics Humanit Med. 2011;6:6.
55. Courtois I, Cools F, Calsius J. Effectiveness of body awareness interventions in fibromyalgia and chronic fatigue syndrome: a systematic review and meta-analysis. J Bodyw Mov Ther. 2015;19(1):35-56.

56. Hedlund L, Gyllensten AL. The experiences of basic body awareness therapy in patients with schizophrenia. J Bodyw Mov Ther. 2010;14(3):245-54.
57. Johnsen RW, Råheim M. Feeling more in balance and grounded in one's own body and life. Focus group interviews on experiences with Basic Body Awareness Therapy in psychiatric healthcare. Advances in Physiotherapy. 2010;12(3):166-74.
58. Lefaucheur JP, Antal A, Ayache SS, Benninger DH, Brunelin J, Cogiamanian F, et al. Evidence-based guidelines on the therapeutic use of transcranial direct current stimulation (tDCS). Clin Neurophysiol. 2017;128(1):56-92.
59. Kekic M, Boysen E, Campbell IC, Schmidt U. A systematic review of the clinical efficacy of transcranial direct current stimulation (tDCS) in psychiatric disorders. J Psychiatr Res. 2016;74:70-86.
60. **Lefaucheur JP, Aleman A, Baeken C, Benninger DH, Brunelin J, Di Lazzaro V, et al. Evidence-based guidelines on the therapeutic use of repetitive transcranial magnetic stimulation (rTMS): an update (2014-2018). Clin Neurophysiol. 2020;131(2):474-528.**
⇨ **O artigo apresenta diretrizes atualizadas sobre o uso terapêutico da estimulação magnética transcraniana, incluindo as publicações 2014–2018, e particularmente aponta evidências de alta eficácia no tratamento da depressão.**
61. Caspersen CJ, Powell KE, Christenson GM. Physical activity, exercise, and physical fitness: definitions and distinctions for health-related research. Public Health Rep. 1985;100(2):126-31.

12

Reabilitação neuropsicológica

Antonio de Pádua Serafim
Cristiana Castanho de Almeida Rocca
Priscila Dib Gonçalves

Sumário

Pontos-chave

- As bases da reabilitação neuropsicológica.
- As bases científicas.
- Modelos de intervenções.

INTRODUÇÃO

A neuropsicologia é uma área do conhecimento que busca compreender a relação do cérebro, da cognição e das emoções. A cognição refere-se à aquisição de conhecimento através da percepção, atenção, memória e raciocínio. Entre as funções necessárias para a realização de comportamentos autodirigidos, há as funções executivas que englobam controle inibitório, planejamento, flexibilidade mental e capacidade de automonitoramento, entre outras capacidades[1]. Por exemplo, ao realizar uma tarefa do dia a dia como cozinhar – elaborar um almoço para uma família de cinco pessoas –, é necessário ter motivação para executar a tarefa, exibir um planejamento adequado (ir ao mercado com uma lista para comprar os alimentos, não se distrair com outros itens), verificar se há espaço para armazenar os alimentos; no dia agendado para o almoço, planejar qual horário dever iniciar a tarefa, o que fazer primeiro, quanto tempo leva para cada item ficar pronto; assim, o sucesso da execução dessa tarefa depende da preservação de funções como atenção, funções executivas e memória.

A presença de déficits cognitivos desde prejuízos em atenção até rebaixamento em cognição social (processos mentais envolvendo a percepção, a interpretação e a emissão de respostas, culminando na análise contexto social, incluem: teoria da mente, reconhecimento de emoções e percepção social) é comum em paciente com transtornos mentais graves. Tais déficits normalmente são persistentes e têm relação com prejuízos na execução de tarefas de vida diária, vocacionais e laborais, e no estabelecimento dos relacionamentos interpessoais do indivíduo[2].

Breve histórico

Embora em documentos no século XVII já se encontrassem textos abordando técnicas e procedimentos para melhorar o funcionamento cognitivo de pessoas com lesões cerebrais, a reabilitação neuropsicológica (RN) consolidou-se com mais robustez no início do século XX, período em que ocorreram as Primeira e a Segunda Guerra Mundial. Inicialmente o foco era em procedimentos como treinamento e estratégias de compensação realizados em hospitais militares. Posteriormente, pesquisadores passam a se preocupar em traçar estratégias que visassem a benefícios nas atividades de vida diária dos pacientes, em sua maioria soldados com lesões cerebrais. Dois nomes destacaram-se nesse período: Alexander Romanovich Luria, na antiga União Soviética, e Oliver Zangwill, no Reino Unido[3,4].

Após as grandes guerras, em Israel a Guerra dos Seis Dias de certa forma teve importante impacto no desenvolvimento do método *Therapeutic Milieu* (tradução livre de ambiente terapêutico), abordagem desenvolvida por Ben-Yishay com enfoque na relevância de se ter um ambiente psicológica e fisicamente seguro que capaz de promover o desenvolvimento individual e grupal. Esse ambiente adequado e seguro seria caracterizado pela estrutura, previsibilidade, rotina, respeito e ajuda mútua[3,4].

Nos anos 1980, George Prigatano, um neuropsicológico no Barrow Neurological Institute em Phoenix nos Estados Unidos, sugere a integração de intervenções terapêuticas em programas de RN, e a abordagem incluindo trabalho, amor e jogo/diversão (em inglês: "*work, love and play*") fica conhecida. Prigatano[5] enfatiza que o sucesso da reabilitação está relacionado a programas que incluem as funções cognitivas e também nos aspectos subjetivos e as emoções através da psicoterapia adaptada. As intervenções psicoterápicas podem contribuir com o engajamento do paciente que sofreu traumatismo cranioencefálico (TCE) ao processo de reabilitação de forma mais ativa e positiva[3-5].

No mesmo período, ou seja, meados dos anos 1980, no Reino Unido a neuropsicóloga Barbara Wilson conclui seu doutorado em reabilitação cognitiva após lesão cerebral, segue com trabalho clínico e científico na área, e funda o centro Oliver Zangwill que foca no tratamento de indivíduos com lesões cerebrais. Desde então dra. Wilson publica diversos trabalhos científicos na área, ressalta a importância de uma abordagem holística e propõe um modelo compreensivo para ser trabalhado na RN, que inclui psicoeducação, estabelecimento de metas, trabalho cognitivo, psicoterapia e inclusão dos familiares e/ou cuidadores[3,4].

No Brasil, em São Paulo, nos anos 1970, é fundado o Serviço de Neuropsicologia no Instituto de Psiquiatria do Hospital das Clínicas da Faculdade de Medicina da Universidade de São Paulo (IPq-HCFMUSP) pela psicóloga Cândida Helena Pires de Camargo, e a neuropsicologia é implementada incialmente como uma das ferramentas diagnósticas na Divisão de Neurocirurgia Funcional do IPq-HCFMUSP, com protocolos estruturados de avaliação pré e pós-cirúrgica em pacientes com quadros neurológicos e posteriormente em pacientes com transtornos mentais. Nos anos 1990, além dos atendimentos em avaliações neuropsicológicas realizadas no IPq, são iniciadas intervenções cognitivas no grupo Clínica de Memória no Projeto Terceira Idade (atualmente Programa Terceira Idade – PROTER), então coordenado pelo Prof. Dr. Cássio Machado de Campos Bottino[6].

Mais recentemente nos Serviços de Psicologia e Neuropsicologia do IPq-HCFMUSP foi criado o ambulatório de RN e foram implementados dois programas interventivos.

Um desses programas é destinado a pacientes com lesão encefálica adquirida (LEA) advindos da enfermaria e do ambulatório da neurocirurgia do IPq e suas respectivas famílias. O programa contempla ações de psicoeducação, organização da rotina e de autocuidado, uso de estratégias compensatórias, manejo de comportamento, solução de problemas e identidade pós-lesão ou pós-quadro psiquiátrico.

O outro se trata de um programa de intervenção em hospital-dia infantojuvenil, destinado a crianças e adolescentes que passam por um processo de semi-internação pelo período de 3 meses. Durante esse período, tanto os pacientes quanto seus responsáveis participam de grupos que abordam diferentes funções cognitivas (e de cognição social), nos quais há espaço para psicoeducação sobre a relação função cognitiva, comportamento e quadro clínico; bem como para atividades práticas que colocam pacientes e responsáveis em ação sob a mediação dos profissionais das áreas de neuropsicologia, psicopedagogia, fonoaudiologia e terapia ocupacional.

É importante mencionar também outros programas que ocorrem em enfermarias específicas e no Centro de Reabilitação Hospital Dia (adultos), todos embasados nos preceitos das neurociências e que ocorrem em paralelo a atendimentos de psicoterapia, seja esta individual, familiar ou em grupo.

Baseado nesses programas, houve o desenvolvimento da Série *Psicologia e Neurociências*, que apresenta um conjunto de intervenções não farmacológicas para crianças, adolescentes, adultos e idosos portadores de vários quadros psiquiátricos.

A contribuição da neuropsicologia na avaliação dos pacientes com quadros psiquiátricos pode ser observada com a identificação de prejuízos no funcionamento cognitivo tanto em quadros prodrômicos quanto após a apresentação de todos os sinais e sintomas característicos de determinada patologia. No mais, o declínio das funções cognitivas nesses pacientes está intrinsicamente relacionado à redução da funcionalidade desses pacientes, e também possui impacto negativo na área vocacional. Evidências científicas recentes sugerem que intervenções neuropsicológicas podem contribuir, ainda que de forma modesta, para melhoria de funções cognitivas específicas nos transtornos mentais[7,8].

FUNDAMENTOS

Um dos grandes desafios no cenário da RN é ampliar o poder de efeito e de transferência dos seus resultados. Nesse seguimento, pensando-se em intervenções não farmacológicas para quadros psiquiátricos, dois pontos são fundamentais. O primeiro refere-se ao fato de que pacientes com quadros psiquiátricos tendem a expressar déficits cognitivos, sociais e funcionais similares aos pacientes com cérebro lesionado[9] e o segundo, à base de sustentação dos programas de reabilitação.

A literatura tem destacado que a eficácia ainda se atrela à especificidade dos modelos adotados, como número de sessões, sessões individuais e os recursos[10]. O que há de consenso é que um dos pressupostos subjacentes às intervenções cognitivas fundamenta que a prática de exercícios mentais tem o potencial de melhorar ou, pelo menos, preservar o funcionamento de determinado domínio cognitivo[11]. Essa consideração está associada ao princípio da neuroplasticidade que é dependente de experiência. Dessa forma, a neuroplasticidade refere-se à capacidade do cérebro humano de mudar em resposta à demanda interna e/ou experiência externa[12].

Lúria[13] já descrevia sobre o processo de reorganização funcional, a qual se caracterizava pelo fato de que alguns circuitos neurais que resistiam ilesos a uma lesão, por exemplo, reorganizam-se para executar um comportamento de uma forma diferente. Com base nesse entendimento, fundamenta-se a possibilidade da reabilitação para compensar déficits neurofucionais. Esse apontamento de Lúria já concebia a ideia da neuroplasticidade que aparece tanto no processo de aprendizagem normal quanto na recuperação, e está diretamente relacionada à experiência[14].

Ainda que os estudos necessitem de evidências mais robustas, os resultados têm sido promissores. Por exemplo, os motoristas de táxi de Londres que tiveram longa experiência em dirigir pela cidade com infraestrutura viária complexa demonstraram aumentos significativos no volume estrutural do cérebro no hipocampo posterior, o que implica armazenar a representação espacial do ambiente, sugerindo que experiências intensivas com navegação espacial podem induzir alterações específicas do plástico neural na região cerebral correspondente[15]. No Brasil, Schultheisz et al.[16] investigaram os efeitos de um programa de 12 oficinas de estimulação cognitiva na autoestima e cognição de 38 idosos com avaliação pré e pós (18 com queixas cognitivas subjetivas e 20 sem). Os resultados mostraram que o uso de treinamento produziu efeitos positivos no desempenho dos testes cognitivos de idosos com e sem comprometimento cognitivo, repercutindo também na autoestima. Esses resultados encorajam o investimento em programas de estimulação cognitiva como um recurso para melhorar a cognição e a qualidade de vida dos idosos. Ainda segundo os autores, a queixa cognitiva subjetiva pode ter servido como uma associação para a diminuição da autoestima; portanto, como o treinamento melhorou a cognição, também melhorou a autoestima.

Autores também têm enfatizado a necessidade de uma hierarquia das funções treinadas, na qual o resultado positivo associa-se diretamente à condição de treinar primeiro as funções atencionais mais básicas e depois as funções de alto nível de controle. Essa orientação deve-se ao fato de que a atenção tende a incorporar uma gama de funções cognitivas e envolve de imediato a atenção concentrada, sustentada e dividida, além da velocidade do processamento de informações[17].

Na literatura internacional, as modalidades mais comuns de intervenção cognitiva parecem caminhar para um consenso taxonômico[18], delimitando três tipos principais:

Treino cognitivo, que envolve a prática dirigida de um conjunto de tarefas padronizadas destinadas a produzir impacto em funções cognitivas específicas com vários níveis de dificuldade. Essas tarefas podem ser oferecidas a indivíduos ou grupos em formato impresso ou digital.

Estimulação cognitiva, definida por ações já direcionadas para pessoas com algum prejuízo funcional, que pode englobar uma série de atividades prazerosas que produzem estímulo geral para o raciocínio, a concentração e a memória e, normalmente, ocorre dentro de um contexto social inclusive por recursos computacionais.

Reabilitação cognitiva, cujo objetivo visa a melhorar a função diária, e não o desempenho nos testes cognitivos, e incorpora o uso de práticas compensatórias, em vez de se concentrar na restituição da função, como no treinamento cognitivo.

Princípios neurobiológicos da reabilitação neuropsicológica

De acordo com Gomez et al.[19], os princípios da RN incluem uma postura assimiladora, planejamento instrumental, metacognição, modularidade, singularidade, reserva funcional e complementariedade (sensação-emoção-ação). Estes incluem o mapeamento sobre o indivíduo, evitando rótulos iniciais; em outras palavras, é uma avaliação inicial do sujeito em termos cognitivos, emocionais e de comportamento, observando não apenas o que ele é capaz de fazer, mas também como ele faz.

Os autores reforçam a importância de uma comunicação efetiva entre a equipe de saúde, familiares e paciente; da organização do trabalho em termos práticos (número de encontros) e também técnicos, por exemplo, qual a estratégia se tem maior grau de evidência para aquela dificuldade cognitiva, por onde se deve começar; e do uso de estratégias metacognitivas que relacionam ao autoconhecimento e à capacidade de automonitoramento. Deve-se considerar também a especificidade funcional de cada região cerebral e avaliar a necessidade do uso de estratégias como compensação[19].

O profissional que atua na área de RN considera diversos elementos, como o funcionamento cognitivo, atividades de vida diária, modelo familiar, motivações e expectativas diante do tratamento, e não focar somente no diagnóstico. No mais, esse profissional reflete sobre possíveis repercussões da capacidade de adaptação de todo organismo (incluindo o cérebro) de acordo com a faixa etária de cada paciente. Dentro do planejamento de reabilitação também pode haver uma integração mais ampla do sistema sensorial, por exemplo, apenas o fato de imaginar apresenta ativação em regiões cerebrais; e assim ao se ter uma complementariedade entre sensação, emoção e ação, tem-se uma proposta multissensorial[19,20].

Abordagem compreensiva de reabilitação neuropsicológica

De acordo com Barbara Wilson, a RN "se preocupa com a melhoria dos déficits cognitivos, emocionais, psicossociais e comportamentais causados por um insulto ao cérebro"[3]. A abordagem compreensiva inclui psicoeducação (promoção de entendimento sobre o problema cerebral ou transtorno mental), estabelecimento de metas (promover impacto positivo na funcionalidade), trabalho cognitivo (treino cognitivo e mudanças ambientais), psicoterapia (aspectos emocionais, identidade após o diagnóstico neurológico e/ou psiquiátrico) e envolvimento dos familiares (suporte, apoio, e papel cuidador – quando necessário)[4].

O processo de melhoria dos déficits de forma global do paciente visa a que ele possa atingir o maior grau possível de funcionalidade considerando suas potencialidades. Para tal, é preciso considerar o estabelecimento de metas objetivas (*goal planning*), o uso de estratégias de intervenção comportamental e o estudo experimental de caso único, ou seja, ter uma linha de base no início do trabalho com o paciente, monitorar e registrar seu progresso.

Normalmente é realizada uma avaliação neuropsicológica inicial para documentar e também conhecer extensivamente quais são as forças e fraquezas do perfil cognitivo do examinando e como o perfil reflete na sua funcionalidade e execução de atividades de vida diária. Assim, com essa avaliação, tem-se uma linha de base para futuras comparações intrassujeito.

Frequentemente, profissionais de saúde escutam dos familiares: "Mas ele irá voltar a ser como era antes ('antes' podendo se referir a antes do acidente que causou uma lesão cerebral ou episódio psicótico)?". É preciso compreender especificamente a que esse familiar se refere, por exemplo: "antes" significa que o paciente era capaz de viver de forma independente e realizar atividades acadêmicas e laborais, ou "antes" significa que o paciente era dependente financeiramente da família e executava atividades de vida diária e lazer sem necessidade de auxílio?

O passo seguinte após a avaliação neuropsicológica inicial é a entrevista devolutiva em que paciente e familiares são comunicados sobre os resultados qualitativos e quantitativos. Em seguida, inicia-se um trabalho de psicoeducação visando a promover conhecimento sobre a condição atual tanto para o paciente quanto para os seus familiares, e em alguns contextos podem ser incluídos também membros da equipe de cuidado. Esse saber deve incluir o detalhamento dos processos cognitivos do paciente no momento e, em alguns casos, é necessário retomar aspectos que foram mencionados na entrevista devolutiva e também esclarecer dúvidas e outros questionamentos.

Um dos pontos principais no trabalho em RN é poder alinhar as expectativas de todos os membros envolvidos (paciente, familiar e equipe de cuidado) e realizar o estabelecimento de metas. Primeiro, define-se o que são metas. Uma das definições de meta no dicionário é objetivo que se almeja, e que há uma quantificação. Assim, em um contexto de RN postula-se que as metas devem ser específicas, mensuráveis, alcançáveis, realistas/relevantes e com um período de tempo viável (SMART)[21].

A definição das metas ocorre por meio de um processo em que o paciente, familiares e membros da equipe de saúde trabalham em conjunto para o estabelecimento das prioridades e quais são as áreas em que devem focar. As metas são essenciais no processo de reabilitação por promoverem direcionamento para o trabalho, alinharem as expectativas e possuírem um tempo determinado para ocorrer. O intuito das metas é propiciar impacto positivo na funcionalidade do paciente e, assim, contribuir para que ele retorne ao ambiente e a sua vida com maior grau de funcionalidade possível dentro de suas potencialidades[4].

Por exemplo, em um relato de caso com TCE e transtorno de estresse pós-traumático (TEPT), as metas foram: promover o entendimento de consequências de lesões cerebrais; pontuar a si mesmo como confortável em mais de 70% das interações sociais; usar sistemas de memória e planejamento durante atividades de vida independente; usar estratégias de atenção sustentada em atividades diárias; fazer atividade física como lazer semanalmente; realizar um curso profissionalizante; e ter um plano documentado de retorno para o emprego remunerado[4].

A etapa relacionada ao treino cognitivo pode incluir diversos tipos de estratégias e também combinações, como: (1) restauração, ou seja, treinamento das habilidades cognitivas específicas; (2) compensação com uso de estratégias compensatórias e uso de auxílios externos (agenda, celular e outras ferramentas tecnológicas); (3) reestruturação com, por exemplo, adaptações ambientais; (4) treino de habilidades sociais e/ou em cognição social.

É de suma importância também poder orientar a família como proceder em casa com o paciente e explicar as diferenças entre o trabalho cognitivo realizado em um contexto clínico e sendo conduzido por um profissional de saúde mental e de se executar uma tarefa semelhante em casa com supervisão de um familiar, ou, ainda, como esse familiar pode complementar e estimular em casa, observando sempre as orientações do profissional.

A psicoterapia tem um papel fundamental no cuidado com as emoções, na reestruturação da identidade e no acolhimento de emoções desconexas e contraditórias após um evento traumático e/ou o diagnóstico de um transtorno mental, de forma que oferecer um ambiente acolhedor e adaptado, considerando o perfil cognitivo e o funcionamento psicológico prévio, para nomear e expressar tais sentimentos, pode impactar positivamente na adesão ao tratamento.

O envolvimento dos familiares tem papel fundamental na reabilitação psicológica. É necessário promover a orientação familiar com psicoeducação, alinhamento das expectativas, quais são as formas de avaliação de resultado do tratamento e o que é entendido como melhora e/ou resultado positivo (p. ex., mais autonomia na execução de atividades de vida diária).

Uma pergunta que o leitor pode estar fazendo neste momento é como usar a abordagem compreensiva de RN em um paciente com transtorno mental. Em um artigo recente, Loschiavo-Alvares et al.[22] discorrem sobre a aplicação do modelo compreensivo em pacientes com transtornos mentais. As autoras postulam a necessidade de incorporar os seguintes elementos para o modelo da dra. Wilson: história clínica, perfil cognitivo esperado e observado, monitoramento neuropsiquiátrico ao longo do tempo e intervenções farmacológicas; qual é o prognóstico; *status* funcional (Classificação Internacional de Funcionalidade – CIF); capacidades de enfrentamento, ansiedade, humor e avaliações de qualidade de vida; e o processo de reabilitação.

PRÁTICAS BASEADAS EM EVIDÊNCIAS EM TRANSTORNOS MENTAIS

Quando se pensa em neuropsicologia e transtornos mentais, incialmente houve um esforço para poder observar e quantificar os déficits associados a quadros específicos e como esse perfil cognitivo era influenciado pela idade de início do transtorno, sua duração (anos da doença), uso de medicação e presença de comorbidades. Atualmente, sabe-se que a atenção, funções executivas e memória são funções que tendem a ser as mais prejudicadas na maioria dos quadros psiquiátricos.

O interesse sobre as intervenções neuropsicológicas que possam melhorar o funcionamento cognitivo, especialmente em estratégias que possam ser generalizadas para atividades de vida diária, é crescente. A seguir destacam-se algumas estratégias utilizadas, com uma breve descrição e em quais quadros há evidências de resultados positivos.

Aprendizagem sem erros

Como o próprio nome diz, é uma técnica em que se antecipam os possíveis erros e não se permite que o paciente os cometa, o que ocorre com dicas verbais, apresentação e modelação dos passos necessários para execução da tarefa, e só se avança para a etapa seguinte à medida que o paciente for capaz de alcançar com sucesso. Um exemplo simples pode ser memorizar o nome da profissional, por exemplo: "Olá! Meu nome é Mariana. Meu nome é Marian_", e permitir que o paciente complete. Se o fizer corretamente após um intervalo curto, prosseguir com "Meu nome é Mari___". Dessa maneira, o número de pistas vai se reduzindo à medida que o paciente for capaz de exibir o comportamento desejado. Pode ser usada na memorização de nomes e atividades relevantes do dia a dia.

Em quais quadros há estudos?

Transtornos neurocognitivos leves (também conhecido como comprometimento cognitivo leve)[23]; transtorno por uso de álcool – síndrome de Korsakoff[24].

Remediação cognitiva

"É um treino comportamental que visa a melhorar os processos cognitivos (atenção, memória, funções executivas, cognição social e metacognição) com o objetivo de durabilidade e generalização" (*Cognitive Remediation Experts Workshop* 2010[25]). Os exercícios, realizados em grupo, são intercalados entre tarefas verbais e escritas, direcionados para a estimulação de funções como atenção, memória, linguagem e funções executivas.

Em quais quadros há estudos?

O maior número de estudos concentra-se nos quadros de esquizofrenia[25], mas há também evidências em transtornos de humor, transtorno de déficit de atenção e hiperatividade (TDAH), anorexia nervosa[26]; transtorno por uso de álcool[27] e de substâncias[28].

Treinamento em gerenciamento de metas (*Goal Management Training* – GMT)

GMT é um treinamento de funções executivas composto por exercícios estruturados que os pacientes avaliam e monitoram seu próprio desempenho incluindo situações da vida diária. O GMT é dividido em cinco fases: orientação, seleção de metas, definição de submetas para alcançar a meta principal, memorização das submetas. As estratégias incluem uma pausa nas atividades destinadas a pensar e a divisão das metas em submetas, tornando-as mais gerenciáveis, usando imagens mentais e listas de afazeres. A meta principal é ajudar as pessoas a identificarem o que funciona melhor para si, de modo a promover a implementação dessas estratégias em situações cotidianas[29].

Em quais quadros há estudos?

Além de evidências em quadros de pacientes neurológicos, há também estudos com indivíduos com diagnóstico de TDAH e transtorno por uso de substâncias[30].

Xadrez motivacional

Combinação do uso do jogo de xadrez em grupo com prática do jogo de xadrez, com entrevista motivacional (psicoeducação, desenvolver a discrepância e apoiar a autoeficácia) no intuito de estimular funções executivas. Durante o treino cognitivo (jogo de xadrez), os pacientes são estimulados a observar e planejar seus movimentos com avaliação das vantagens e desvantagens de cada situação para a tomada de decisão. Ao final de cada encontro os pacientes assistem a apresentações em *slides* (psicoeducação) e é promovido debate com o intuito de refletir e generalizar o conteúdo e as habilidades desenvolvidas.

Em quais quadros há estudos?

Transtorno por uso de cocaína/*crack*[31].

Intervenção com NeuroTracker (NT)

Trata-se de um sistema de treinamento perceptocognitivo, que utiliza um projetor 3D, ou TV ou computador com capacidade 3D, com a finalidade de criar um ambiente imersivo em que o indivíduo tenha que rastrear visualmente uma série de bolas que se movimentam cada vez mais rápido, à medida que a complexidade da tarefa aumenta.

Em quais quadros há estudos?

Atletas[32], idosos[33,34], militares[35], pacientes com lesão cerebral[36], por exemplo.

CONSIDERAÇÕES FINAIS

A neuropsicologia é uma ciência que se destina a compreender as relações entre cérebro e comportamento, oferecendo como possibilidade o recurso da avaliação neuropsicológica para mapeamento do funcionamento cognitivo (identificação de potencialidades e dificuldades) e descrições sobre aspectos emocionais; e a RN como forma de atuar nesses problemas.

A RN configura-se como uma forma de intervenção auxiliar no tratamento de problemas comportamentais, que envolvam dificuldades cognitivas (atenção, memória, praxias, etc.) e imaturidade na capacidade de regular as emoções, as quais podem ocorrer de forma concomitante ou não. Nesse sentido, a avaliação neuropsicológica pode nortear o delineamento do programa de reabilitação, à medida que faz o mapeamento cognitivo e oferece dados sobre as características emocionais.

Em um programa de RN é possível aliar o treino cognitivo (incluindo a cognição social) a estratégias compensatórias e comportamentais, adaptações ambientais, sessões de psicoeducação sobre o problema, bem como sessões de orientação ou suporte emocional aos familiares. Crianças, adolescentes, adultos e idosos podem ser elegíveis para um programa de reabilitação, embora tenha que se considerar as especificidades de cada faixa etária quanto a manejos e técnicas utilizadas. O foco é possibilitar um melhor desenvolvimento das potencialidades de cada paciente, uma melhora na funcionalidade e na qualidade de vida.

A literatura tem mostrado um crescimento contínuo em termos de programas de RN que foram e estão ainda sendo testados para verificação de eficácia. Considerando que a prática clínica deve ser baseada em evidências científicas, esses estudos contribuem em demasia ao que pode ser oferecido a um paciente com transtorno mental ou até mesmo para indivíduos com problemas de menor complexidade. A RN é uma intervenção não medicamentosa, agindo como um importante recurso aliado ao tratamento médico e terapêutico.

Vinheta clínica

Oto (pseudônimo), de 11 anos, cursando o 5° ano do ensino fundamental I em uma escola de rede privada na cidade de São Paulo iniciou processo de RN em decorrência de uma orientação após avaliação neuropsicológica, para a qual foi encaminhado por problemas de comportamento e queda no rendimento escolar.

Oto era o caçula de uma prole de dois meninos. O irmão mais velho estava com 15 anos. Os pais eram casados, mas tinham muitos conflitos conjugais, parte destes devido ao comportamento de Oto.

Desde pequeno, Oto se mostrava muito inquieto, agitado e irritadiço. Quanto aos dados de história de vida, a gestação e o parto cesáreo a termo transcorreram sem intercorrências, mas a mãe relatou depressão pós-parto. Na opinião dela, o quadro depressivo não impactou de forma significativa os cuidados com Oto, mas a avó materna ficou bastante presente nesse período.

Não houve atrasos no desenvolvimento neuropsicomotor, contudo, Oto precisou de acompanhamento fonoaudiológico dos 4 aos 5,5 anos devido a problemas na articulação de palavras que tinham "R" intercalado (árvore) ou no encontro consonantal (prato). A fonoaudióloga relatava em seu laudo de alta que havia melhorado a articulação, mas que o trabalho com ele era exaustivo quanto aos manejos, pois Oto se mostrava voluntarioso, e, para ser convencido de realizar uma tarefa que não lhe agradava, precisava ser incentivado e premiado com figurinhas ou *cards* de seu interesse. Os exercícios de casa tiveram pouca adesão pelo mesmo motivo, pois os pais ficavam desgastados em ter que insistir demasiadamente para que ele os realizasse.

Oto entrou na escola com 2,5 anos, quando já estava tirando a fralda do dia. Ele foi mais rápido que o irmão nesse aspecto. Teve boa adaptação, chorando pouco na entrada no início do ano, mas ao longo do período foram muitas as queixas quanto ao comportamento, pois ele mordia as crianças e a professora quando se sentia frustrado, mesmo que a frustração não estivesse relacionada diretamente à criança mordida ou à professora, ou seja, ao se irritar, ele mordia quem estivesse próximo. Até os 4 anos, as professoras de classe foram manejando o comportamento dele, com a ajuda de uma psicóloga escolar. O encaminhamento para fonoaudióloga aos 4 anos ocorreu devido aos problemas de articulação que poderiam estar dificultando a comunicação com os outros, impactando a socialização.

A melhora da pronúncia não acompanhou melhora no comportamento agressivo, e, aos 6 anos, Oto foi encaminhado para acompanhamento psicológico em ludoterapia, o qual durou 1,5 ano, com melhora discreta do comportamento. No entanto, segundo a mãe, a frequência nas sessões não era consistente porque ela não conseguia acompanhá-lo, em outras porque ele saía antes da sala, o que acontecia sempre que se sentia contrariado pela terapeuta. As contrariedades tinham como tema impedimentos de jogar peças da caixa lúdica pela janela (que estava sempre fechada) ou no vaso sanitário.

Ao interromper a terapia por decisão dos pais, Oto ficou apenas com acompanhamento psicopedagógico em casa, pois era desgastante para a mãe fazer as lições com ele diariamente.

Dos 8 aos 10 anos, foi mostrando oscilações no desempenho escolar. Não apresentava uma dificuldade específica, seus erros em provas e tarefas pareciam decorrer de falhas atencionais e baixa persistência ou tolerância a desafios.

Aos 11 anos foi encaminhado para avaliação neuropsicológica, após consulta com psiquiatra especialista na infância, o qual aventou a hipótese de TDAH em comorbidade ao transtorno opositor-desafiador (TOD).

Os resultados da avaliação neuropsicológica revelavam quociente intelectual global na faixa média, mas havia discrepância entre os índices de compreensão verbal e organização perceptual, a favor deste último. Além disso, os índices menos expressivos eram o de memória operacional e velocidade de processamento, compostos por provas que avaliavam amplitude atencional e memória operacional audioverbal; e atenção visual, velocidade de rastreio e habilidade visomotora. Paralelamente, outras provas atencionais aplicadas também mostravam resultados aquém do esperado, em geral devido à lentidão com que ele as realizava, o que nem sempre garantia a precisão das respostas.

Oto era um menino inteligente, mas todas as tarefas foram realizadas com muitos incentivos e encorajamentos, pois, diante do menor impasse, ele mudava o humor, tornava-se hostil e queria interromper a atividade, ameaçando inclusive sair da sala. Uma impaciência maior foi observada em atividades que envolviam praxias. Assim, além das dificuldades atencionais em ambas as esferas (audioverbal e visual), outro aspecto que chamava a atenção era a baixa tolerância para desafios ou para empreender esforço mental, já mencionado na entrevista com a mãe.

Em relação ao desempenho em tarefas verbais, embora ele não tivesse rendimentos baixos, mas sim na faixa média inferior, era de se notar que ele custava a encontrar palavras para se expressar, inclusive nos momentos de conflito. Quando ficava insatisfeito diante de uma dificuldade, Oto se expressava mais por atos do que por palavras. Não sabia dizer o que sentia e a palavra que mais usava quando era questionado sobre isso era "bravo".

No contrato para início do programa de reabilitação, esses e outros aspectos descritos na avaliação foram discutidos com os pais e estabeleceu-se o primeiro problema a ser trabalhado, o qual versava sobre a necessidade de melhora do comportamento disruptivo, em específico, brigas com colegas e discussões frequentes com figuras de autoridade (pais e professores, estes últimos em frequência menor).

Estabelecido o problema, foi realizada a sessão de psicoeducação sobre quais fatores e funções cognitivas estariam relacionados com o comportamento problema. Em *slides* foi apresentada a teoria sobre autorregulação comportamental para os pais, a qual inclui o recrutamento de funções executivas, especificamente, controle inibitório, memória operacional e flexibilidade mental; além da definição sobre assertividade (dentro do escopo das habilidades sociais) e de explicações sobre tolerância a frustração e reconhecimento de emoções.

Dessa forma, chegou-se a uma primeira meta do programa: estabilização com menos reatividade, o que incluía conseguir se explicar sem brigar, aumento da tolerância à contrariedade e refinamento da capacidade de analisar problemas (diminuindo o viés de culpabilização do outro).

Para dar conta dessa meta, algumas estratégias foram traçadas, quais sejam:

Reconhecimento de emoções em si e no outro: foram utilizados Baralho das emoções, com várias formas de jogo[37], Baralho da regulação e proficiência emocional[38].

Exercitar a assertividade: Baralho das habilidades sociais[39]; Baralho dos pensamentos; Baralho dos comportamentos[37].

Técnicas de resolução de problemas: materiais embasados em livros sobre o tema[40,41].

O uso do material era sempre aliado a estratégias comportamentais para que Oto pudesse fazer ou usar quando se percebesse nervoso: técnica de respiração, uso da caixa sensorial organizada para ele e com ele (caixa de sapato encapada por ele onde havia um fone de ouvido, uma bola de borracha, um objeto que ele girava entre os dedos e fotos de viagens) e o afastamento da situação quando estivesse para entrar em conflito, ao que ele nomeou como "saída estratégica".

À medida que as sessões transcorriam, os pais (com maior frequência, a mãe de Oto) participavam de sessões quinzenais, sendo que, quando impossibilitados de comparecer, algumas orientações eram feitas via telefone. Sessões de 1 hora nem sempre eram preenchidas apenas pelos materiais acima citados, havendo também um espaço mais curto para treino cognitivo de atenção, memória operacional e praxias.

O registro dos comportamentos que eram alvo nessa etapa do trabalho: a) explicar-se sem agredir fisicamente ou verbalmente; b) conseguir analisar o problema identificando sua responsabilidade sem culpar apenas o outro – foi feito em um cartaz no qual ele podia pontuar com a ajuda dos pais, sendo aplicado o sistema de economia de fichas, que foi bem aceita por Oto. Porém, os pais foram bem orientados a elogiar comportamentos que precisavam ser mantidos e isso incluía qualquer atitude que fosse positiva. Houve orientação na escola quanto a afastá-lo em momentos de maior irritabilidade, lembrando-o da técnica de respiração; e de possibilitar maior aproximação com os professores, sentando-o perto da mesa deles.

Após 32 sessões com a criança, que ocorreram em aproximadamente 8 meses, nas quais foram realizadas 10 conversas presenciais com os pais, o registro dos pais e da escola atestava diminuição, mas não ausência, de embates físicos e verbais, bem como menor frequência da reatividade, além de haver melhora na identificação, nomeação e verbalização de sentimentos; e da capacidade de entender e de lidar com conflitos e frustrações (Tabela 1).

Tabela 1 Descrição da primeira meta do programa de reabilitação com Oto

Problema	Comportamento disruptivo em alta frequência, em específico, brigas com colegas e discussões frequentes com figuras de autoridade (pais e professores, estes últimos em frequência menor)
Correlato cognitivo ou comportamental	Problemas na autorregulação comportamental: controle inibitório, memória operacional e flexibilidade Dificuldade em ser assertivo e se expressar com clareza Baixa tolerância à frustração (labilidade do humor?) Dificuldade no reconhecimento das emoções e na expressão verbal sobre estas
Meta	Estabilização ▪ Conseguir se explicar sem brigar ▪ Aumentar a tolerância à contrariedade (diminuir a reatividade) ▪ Melhorar a capacidade de analisar problemas (diminuindo o viés de culpabilização do outro)
Recursos e estratégias	Trabalhar reconhecimento e nomeação das emoções Exercitar a assertividade Técnicas de resolução de problemas, com foco nas consequências: "aumentar ou diminuir problemas" (empatia) Técnica de respiração, caixa sensorial e afastar antes de responder
Resultado	Diminuição dos relatos de briga Diminuição das atitudes reativas Melhora da expressão verbal sobre os sentimentos e da capacidade de entender problemas

Para aprofundamento

- Abrisqueta-Gomes J (ed.). Reabilitação neuropsicológica: abordagem interdisciplinar e modelos conceituais na prática clínica. Porto Alegre: Artmed; 2012.
  - ⇨ **Este livro trata dos fundamentos na reabilitação neuropsicológica interdisciplinar em pacientes neurológicos incluindo o processo de avaliação das funções cognitivas, funcionalidade e modelos baseados em evidências científicas.**
- Loschiavo-Alvares FQ, Fish J, Wilson BA. Applying the comprehensive model of neuropsychological rehabilitation to people with psychiatric conditions. Clinical Neuropsychiatry: Journal of Treatment Evaluation. 2018;15(2):83-93.
  - ⇨ **Artigo científico que discorre sobre a aplicação do modelo compreensivo desenvolvido por Barbara Wilson em pacientes com transtornos mentais.**
- Serafim AP, Rocca CCA, Gonçalves PD. Intervenções neuropsicológicas em Saúde Mental. Barueri: Manole; 2019.
  - ⇨ **Este livro organizado pelos mesmos autores deste capítulo contempla as intervenções neuropsicológicas em saúde mental. Nos primeiros capítulos há uma introdução e especificidades do paciente psiquiátrico e, na sequência, há a descrição e discussão das estratégias baseadas em evidências científicas e utilizadas nos transtornos mentais desde a infância até o envelhecimento no Instituto de Psiquiatra.**

REFERÊNCIAS BIBLIOGRÁFICAS

1. Lezak, M, Howieson D, Loring D, Hannay H, Fischer J. Neuropsychological assessment. New York: Oxford University Press; 2004.
2. Millan M, Agid Y, Brüne M, Bullmore ET, Carter CS, Clayton NS, et al. Cognitive dysfunction in psychiatric disorders: characteristics, causes and the quest for improved therapy. Nat Rev Drug Discov. 2012;11:141-68.
3. **Wilson BA. Neuropsychological rehabilitation. Annu Rev Clin Psychol. 2008;4:141-62.**
   ⇨ **Artigo sobre a reabilitação neuropsicológica focado na abordagem holística que inclui o planejamento de metas de implementação da tecnologia nesse processo, trazendo definições e exemplos.**
4. Wilson BA, Gracey F, Evans J, Bateman A. Neuropsychological rehabilitation: theories, models, therapy and outcome. United Kingdom: Cambridge; 2009.
5. Prigatano G. Disordedered mind, wounded soul: the emerging role of psychotherapy in rehabilitation after brain injury. J Head Trauma Rehabil. 1991;6:1-10.
6. Camargo CH, Bolognani S, Yokomizo JE. Quando começou a reabilitação neuropsicológica em Psiquiatria? In: Serafim AP, Rocca CCA, Gonçalves PD. Intervenções neuropsicológicas em Saúde Mental. Barueri: Manole; 2019.
7. Twamley EW, Thomas KR, Burton CZ, Vella L, Jeste DV, Heaton RK, et al. Compensatory cognitive training for people with severe mental illnesses in supported employment: a randomized controlled trial. Schizophr Res. 2019;203:41-8.
8. Keshavan MS, Vinogradov S, Rumsey J, Sherrill J, Wagner A. Cognitive training in mental disorders: update and future directions. Am J Psychiatry. 2014;171(5):510-22.
9. Galletly C, Rigby A. An overview of cognitive remediation therapy for people with severe mental illness. ISRN Rehabilitation. 2013; ID 984932.
10. Lampit A, Hallock H, Valenzuela M. Computerized cognitive training in cognitively healthy older adults: a systematic review and meta-analysis of effect modifiers. PLoS Med. 2014;11(11):e1001756.
11. Leung NT, Tam HM, Chu LW, Kwok TCY, Chan F, Lam LCW, et al. Neural plastic effects of cognitive training on aging brain. Neural Plasticity. 2015;535618.
12. **Draganski B, Gaser C, Busch V, Schuierer G, Bogdahn U, May A. Neuroplasticity: changes in grey matter induced by training. Nature. 2004;427(6972):311-2.**
    ⇨ **Artigo sobre a neuroplasticidade e alterações em substância cinzenta associadas ao aprendizado e treino cognitivo.**
13. Luria AR. Fundamentos de neuropsicologia. São Paulo: Edusp; 1981.
14. **Sohlberg MM, Mateer CA. Reabilitação cognitiva: uma abordagem neuropsicológica integrada. 1. ed. Santos: Santos; 2011.**
    ⇨ **Livro sobre os fundamentos da reabilitação cognitiva, abordagens para as deficiências incluindo quadros neurológicos, depressão, ansiedade, e também abordagens com famílias e a reabilitação em crianças.**
15. Maguire EA, Gadian DG, Johnsrude IS, Good CD, Ashburner J, Frackowiak RS, et al. Navigation-related structural change in the hippocampi of taxi drivers. Proc Natl Acad Sci U S A. 2000;97(8):4398-403.
16. Schultheisz TSV, Aquino RR1, Alves ABF, André Radl ALM, Serafim AP. Cognitive stimulation: self-esteem and cognition workshops on the self--esteem and cognition of the elderly: a pilot project. Dement Neuropsychol. 2018;12(4):421-6.
17. Bender A R, Naveh-Benjamin M, Raz N. Associative deficit in recognition memory in a lifespan sample of healthy adults. Psychology and Aging. 2010;25(4):940-8.
18. Tuokko HA, Smart CM. Neuropsychology of cognitive decline: a developmental approach to assessment and intervention. New York: Guilford Press; 2018.
19. Abrisqueta Gomez J, et al. Reabilitação neuropsicológica: abordagem interdisciplinar e modelos conceituais na prática clínica. São Paulo: Artmed; 2012.
20. Dijkstra N, Zeidman P, Ondobaka S, van Gerven MAJ, Friston K. Distinct top-down and bottom-up brain connectivity during visual perception and imagery. Sci Rep. 2017;7(1):5677.
21. Bovend'Eerdt T, Botell R, Wade D. Writing SMART rehabilitation goals and achieving goal attainment scaling: a practical guide. Clin Rehabil. 2009;23(4):352-61.
22. Loschiavo-Alvares FQ, Fish J, Wilson BA. Applying the comprehensive model of neuropsychological rehabilitation to people with psychiatric conditions. Clinical Neuropsychiatry: Journal of Treatment Evaluation. 2018;15(2):83-93.
23. Simon SS, Yokomizo JE, Bottino CM. Cognitive intervention in amnestic Mild Cognitive Impairment: a systematic review. Neurosci Biobehav Rev. 2012;36(4):1163-78.
24. Rensen YC, Egger JI, Westhoff J, Walvoort SJ, Kessels RP. The effect of errorless learning on quality of life in patients with Korsakoff's syndrome. Neuropsychiatr Dis Treat. 2017;13:2867-73.
25. Bowie CR, Bell MD, Fiszdon JM, Johannesen JK, Lindenmayer JP, McGurk SR, et al. Cognitive remediation for schizophrenia: an expert working group white paper on core techniques. Schizophr Res. 2020;215:49-53.
26. Kim EJ, Bahk YC, Oh H, Lee WH, Lee JS, Choi KH. Current status of cognitive remediation for psychiatric disorders: a review. Front Psychiatry. 2018;9:461.
27. Rupp CI, Kemmler G, Kurz M, Hinterhuber H, Fleischhacker WW. Cognitive remediation therapy during treatment for alcohol dependence. J Stud Alcohol Drugs. 2012;73(4):625-34.
28. Marceau EM, Berry J, Lunn J, Kelly PJ, Solowij N. Cognitive remediation improves executive functions, self-regulation and quality of life in residents of a substance use disorder therapeutic community. Drug Alcohol Depend. 2017;178:150-8.
29. **Levine B, Robertson I, Clare L, Carter G, Hong J, Wilson B, et al. Rehabilitation of executive functioning: an experimental-clinical validation of goal management training. J Int Neuropsychol Soc. 2000;6(3):299-312.**
    ⇨ **Artigo sobre experimento clínico em *Goal Management Training* (Treinamento de Gerenciamento de Metas) em pacientes neurológicos, é um dos primeiros trabalhos com o uso dessa técnica.**

30. Stamenova V, Levine B. Effectiveness of goal management training® in improving executive functions: a meta-analysis. Neuropsychol Rehabil. 2019;29(10):1569-99.
31. Gonçalves PD, Ometto M, Bechara A, Malbergier A, Amaral R, Nicastri S, et al. Motivational interviewing combined with chess accelerates improvement in executive functions in cocaine dependent patients: a one-month prospective study. Drug Alcohol Depend. 2014;141:79-84.
32. Faubert J. Professional athletes have extraordinary skills for rapidly learning complex and neutral dynamic visual scenes. Sci Rep. 2013;3:1154.
33. **Assed MM, Carvalho MKHV, Rocca CCA, Serafim AP. Memory training and benefits for quality of life in the elderly: a case report. Dementia & Neuropsychologia. 2016;10(2):152-5.**
    ⇨ **Relato de um caso clínico em treinamento de memória e atenção em um paciente idoso, medidas de avaliação cognitiva e impacto desse treino na qualidade de vida.**
34. Assed MM, Rocca CCA, Garcia YM, et al. Memory training combined with 3D visuospatial perception improves cognitive performance in the elderly: pilot study. Dementia & Neuropsychologia. 2020. (no prelo)
35. Vartanian O, Coady L, Blackler K. 3D multiple object tracking boosts working memory span: implications for cognitive training in military populations. Military Psychology. 2016;28(5):353-60.
36. Corbin-Berrigan LA, Kowalski K, Faubert J, Christie B, Gagnon I. Three-dimensional multiple object tracking in the pediatric population the NeuroTracker and its promising role in the management of mild traumatic brain injury. NeuroReport. 2018;29(7):559-63.
37. Caminha RM, Caminha MG. Baralho das emoções. 4. ed. Synopsis; 2014.
38. Caminha RM, Caminha MG. Baralho da regulação e proficiência emocional. Synopsis; 2016.
39. Rodrigues CL, Folquitto CT. Baralhos das habilidades sociais. Desenvolvendo as relações. Synopsis; 2014.
40. Bunge E, Gomar M, Mandil J. Terapia cognitiva com crianças e adolescentes: aportes técnicos. Casa do Psicólogo; 2012.
41. Friedberg RD, McClure JM. A prática de clínica de terapia cognitiva com crianças e adolescentes. Porto Alegre: Artmed; 2004.

13

Reabilitação socioprofissional

Adriane Bacellar Duarte Lima
Augusto Santos Batista
Flávio José Gosling

Sumário

Pontos-chave

- A reabilitação socioprofissional envolve a articulação dos usuários de saúde mental, da sociedade e os serviços de saúde mental.
- Apesar da complexidade para implementar a reabilitação socioprofissional, os benefícios sociais e individuais são muito relevantes.
- Devido à falta de estudos sistematizados, existe uma carência de evidências em favor de um modelo, porém inúmeros relatos da literatura enfatizam a necessidade de se fazer uma abordagem multidisciplinar e personalizada, elaborada de acordo com as necessidades de cada individuo.
- Programas de reabilitação socioprofissional têm sido desenvolvidos para dar suporte e instrumentalizar pessoas com transtornos mentais leves, moderados ou graves, incluindo crônicos e persistentes.

INTRODUÇÃO

O trabalho é parte integrante da vida de todos, com múltiplas representações que vão desde fonte de segurança financeira, qualidade de vida, saúde, realização pessoal até importante meio de integração social e de participação significativa na sociedade1.

Nos últimos anos, as repercussões dos transtornos mentais no universo do trabalho vêm sendo amplamente discutidas, tendo em vista que a ocorrência de tais patologias, em todo mundo, tem aumentado consideravelmente, principalmente em grandes metrópoles, onde se estima que 18% da população precise de acompanhamento psiquiátrico[2]. No Brasil, ocupam a terceira causa de motivos de afastamento laboral, segundo dados do INSS[3]. Nesse sentido, os transtornos psiquiátricos não somente geram perdas de dias de trabalho como também acarretam consequências previdenciárias expressivas. Já em 2002, a partir do Relatório Mundial de Saúde Mental e Trabalho, elaborado pela OMS, o tema passou a obter um maior destaque. Na ocasião, foi evidenciado que transtornos mentais menores afetavam cerca de 30% dos trabalhadores ativos, e os transtornos mentais graves, cerca de 5 a 10%[4]. Desde 2008, são desenvolvidos planos de ações para os ambientes de trabalho, uma vez que se percebeu que a depressão e a ansiedade geram um forte impacto econômico, cerca de 1 trilhão de dólares por ano de perda em produtividade[5]. Os episódios depressivos e o estresse têm sido os diagnósticos clínicos mais estudados na população trabalhadora[2].

Para além dos impactos objetivos, grandes são as implicações subjetivas no indivíduo que adoece e experimenta algum prejuízo em seu labor.

Aspectos psicológicos correlacionados às situações de afastamento, de modo geral, vêm sendo estudados e envolvem descontinuidade dos projetos de vida e perda de perspectiva de futuro, ruptura do cotidiano e sensação de instabilidade, perda de identidade pessoal e profissional, autoimagem associada à impotência, menor valor e inutilidade. Podem interferir nas relações familiares e pessoais, gerar dificuldades de recolocação no mercado ou de readaptação ao ambiente de trabalho[6].

Sabe-se que, quanto maior for a lacuna ocasionada pelo afastamento ocupacional, seja pelo longo período que a recuperação ou a estabilização do quadro clínico demanda, seja pela diminuição na qualidade do exercício de suas funções ou, ainda, pela quebra no seu potencial laborativo, menor será a chance de o indivíduo retornar às suas atividades profissionais integralmente. Em decorrência, tem-se uma população economicamente mais vulnerável, que tende ao isolamento social e à maior exclusão do mercado de trabalho[6].

Nesse contexto, faz-se premente a necessidade de intervenções efetivas para reintegrar ou, mesmo, inserir no ambiente ocupacional pessoas que adoeceram psiquicamente. Ações terapêuticas precoces com essa finalidade auxiliam para que pessoas não abandonem seus empregos com o agravamento da doença ou se aposentem, antes da hora, por invalidez[6]. Usualmente, o processo de retorno ao trabalho fica relegado a um segundo plano nos tratamentos psiquiátricos, já que é dada ênfase ao tratamento clínico farmacológico e ao psicológico[7].

Programas de reabilitação profissional que buscam dar suporte para que sujeitos se tornem produtivos ou novamente ativos profissionalmente, há tempos, vêm sendo desenvolvidos, principalmente na América do Norte e Europa. Contudo, no Brasil, ainda são escassos e voltados para a população com deficiência física ou mental[8].

A proposta de reabilitação, enquanto diretriz terapêutica no tratamento dos transtornos mentais, é reconhecida historicamente por quem trabalha com saúde mental. No entanto, embora as teorizações a respeito do conceito de reabilitação sejam profusas, a aplicação delas, de fato, não ocorre com grande facilidade, principalmente no que se refere à esfera do trabalho. Exigem mobilização de muitos agentes e condições específicas, uma vez que envolvem aspectos psicológicos e sociais, contemplando assim diferentes facetas do campo psicossocial.

FUNDAMENTOS TEÓRICOS

Saúde mental e trabalho

Historicamente, a partir do final do século XX, o mundo do trabalho vem passando por intensas modificações[9]. Em especial, no que tange ao direito e acesso ao emprego, houve transformações na cultura do trabalho e nos modelos de formalização e contratação, advindos de reformas políticas e socioeconômicas nas legislações trabalhistas. Além do mais, o trabalhador teve que se ajustar às atualizações e novas especificidades que o mercado de trabalho impõe.

Soma-se a essa conjuntura o ambiente interno das rotinas laborais, permeado por pressões para a consecução de metas, objetivos e estratégias na obtenção de maior produtividade, gerando cenários de incertezas, sofrimento, fadiga e adoecimento mental. A ênfase está no capital, mercado, produção e consumo, e não no direito social que possibilite a empregabilidade para a garantia e manutenção da autonomia de uma pessoa.

Tais mudanças e exigências restringem, ainda mais, as oportunidades de caráter formal aos egressos – desempregados, recém-formados ou não profissionalizados – e aos que buscam ter uma primeira experiência ou recuperar alguma condição profissional perdida em função de doenças clínicas, necessidades especiais ou transtornos mentais. É um processo desafiador recolocar essa população, já que existe um paradoxo entre as demandas das pessoas com alguma habilidade reduzida e o que as instituições esperam de seus trabalhadores[6].

Rocha e Bussinguer[10] referem a imersão em uma atual circunstância em que, além de serem crescentemente acometidos pelo sofrimento psíquico, sujeitos também passam a sentir as mais diversas repercussões psicossomáticas da instabilidade, do medo e da insegurança no ambiente laboral, resultando em desdobramentos patológicos e em incapacidade laborativa. A relação com o trabalho, portanto, pode tornar-se tóxica, considerando a intensa atmosfera de competição e temor.

O desemprego, por sua vez, também é motivo de grandes perturbações, desde a financeira até a psicológica[11]. Indivíduos com transtorno mental grave, por exemplo, contabilizam consideravelmente taxas maiores de desemprego que a população em geral[12].

Nesse sentido, com base na complexidade das novas configurações, podem-se observar duas condições essenciais: de um lado, a identificação do sofrimento e adoecimento gerados pelo trabalho, e, do outro, a necessidade de se implementar formas mais eficientes para receber aquele que está adoecido e necessita ser inserido ou reinserido no mercado.

Ademais, o sofrimento psíquico de um indivíduo pode resultar também da própria situação de um afastamento ou da exclusão da vida laborativa, ou, até, por sua condição de estar incapacitado ou ter adoecido[6].

A psicodinâmica do trabalho, teoria proposta por Christophe Dejours[13] e discutida por Lancman[14] e Selligman-Silva[15], trouxe uma contribuição teórica importante para a análise da relação entre saúde mental e trabalho. Mais do que um estudo para identificar doenças mentais específicas relacionadas **à** profissão, a abordagem está preocupada, de forma mais abrangente, com a dinâmica que se refere à gênese e às transformações do sofrimento mental vinculadas à organização do trabalho[15].-

Tendo em vista que o campo da saúde mental engloba uma ampla gama de atividades direta ou indiretamente associadas ao bem-estar mental, à promoção de bem-estar, prevenção, tratamento e reabilitação de pessoas afetadas por transtornos mentais, cabe aos profissionais da área, juntamente com seus pacientes, buscarem as ferramentas necessárias nessa direção. É preciso favorecer a recuperação da saúde desses sujeitos, em seus diferentes aspectos, incluindo o exercício de uma atividade produtiva, por meio do desenvolvimento de recursos individuais, familiares e da sociedade, a fim de mitigar os efeitos iatrogênicos e cronificadores das doenças mentais[16].

Trabalho e identidade

O trabalho caracteriza-se como um ambiente privilegiado que possibilita a interação com o outro e permite o compartilhamento de experiências, o que favorece o desenvolvimento da identidade e a inserção do indivíduo no âmbito social[14].

É, ainda, um espaço de confronto entre sujeito, suas crenças, princípios e concepções do social, sempre historicamente definidas para uma determinada sociedade. Ou seja, ele é permeado não somente pelas condições concretas para sua realização e organização, mas também pelas diferentes formas de concebê-las[14]. Sob essa perspectiva, o trabalho nunca é neutro no tocante à saúde das pessoas. Ele pode promover o equilíbrio psíquico, a identificação com aquilo que se faz e a realização pessoal, na medida em que é um meio essencial de busca de sentido e permite que o indivíduo se envolva com algo de interesse próprio, de natureza singular[14]. Assim, faz-se essencial que a organização do trabalho e o conteúdo das tarefas propiciem condições para sua realização, fruto de uma ressonância simbólica entre a atividade em si e a história pessoal de quem a exerce.

No que concerne à relação constituição subjetiva/trabalho, Berger e Luckmann[17] referem que "a identidade é um fenômeno que deriva da dialética entre um indivíduo e a sociedade" (p. 230). Pode-se dizer, então, que as práticas laborais transformam sua subjetividade, seus valores e suas escolhas, criando condições internas e externas para o exercício de si mesmo, elemento representativo de saúde mental e essencial no estabelecimento de modos de viver.

Prova que o trabalho passa a funcionar como parte constitutiva identitária é percebida no próprio cotidiano das pessoas. Quando alguém é convidado a se apresentar socialmente a outra pessoa ou a um grupo desconhecido, usualmente inicia sua fala dizendo seu nome e descrevendo sua atividade profissional, isto é, com o quê ou onde trabalha, qual seu meio de ganhar a vida. Espera-se que essa informação sirva ao outro como uma espécie de localizador social, que dê um parâmetro sobre sua condição cultural, econômica, áreas de interesse e expectativas de realização e sucesso.

Retomando Dejours, o trabalho funciona com algumas premissas: (1) ele é parte importante da construção identitária de cada um; (2) a partir dele, estarão contidas relações de sofrimento e prazer; e (3) no trabalho, ocorrem riscos de alienação, ou seja, a não apropriação de suas atividades[14].

Barreiras sociais e individuais

Portadores de transtornos psiquiátricos crônicos, via de regra, anseiam por trabalho assim como as demais pessoas, entretanto, podem encontrar-se impossibilitados de adentrar ao mercado de trabalho, cada vez mais competitivo[1]. As baixas taxas de empregabilidade parecem refletir inúmeras barreiras a serem transpostas, como: baixos níveis educacionais, déficits de qualificação, falta de experiência profissional, preocupações em perder benefícios por incapacidade adquiridos (pensões, seguros ou mesmo aposentadorias por invalidez), entre outras[12].

Mais do que isso, essa população costuma vivenciar, em maior ou menor grau, uma redução na sua funcionalidade ou capacidade produtiva, que pode resultar tanto da presença dos sintomas clínicos quanto dos prejuízos causados pela própria doença nas diversas áreas da sua vida (física, pessoal e social). Efeitos cognitivos secundários aos quadros e aos medicamentos também contribuem de forma negativa[18].

No entanto, um outro grande obstáculo tem sido a autocrença que esses sujeitos carregam de que, uma vez adoecidos, não é possível retomar o trabalho. Constroem uma autoimagem por demais identificada com os aspectos de incapacidade, associada à sensação de não pertencimento e baixa autoestima. Sentimentos de desvalorização e vergonha podem fazer com que se sintam incapazes de ser produtivos e desestimulados a procurarem capacitação ou emprego, agravando sua perspectiva econômica e social[10]. Além disso, temem desapontar os outros, a família e a si mesmos. Intervenções que estimulam o aumento da crença do indivíduo em sua própria capacidade têm influência na melhora da sua autoeficácia[19].

Em paralelo às barreiras pessoais, fatores ambientais relacionados à falta de serviços especializados e de políticas sociais voltados para a empregabilidade, juntamente com o estigma que as patologias psiquiátricas despertam na sociedade, têm dificultado a obtenção ou a manutenção de um emprego[1]. O receio da discriminação não só por parte de seus empregadores, como ainda dos próprios colegas de trabalho, também representa um foco de preocupação. De acordo com Fernandes[20,21], "o estigma está relacionado a conhecimentos insuficientes ou inadequados, que levam a preconceitos, discriminação e distanciamento social da pessoa estigmatizada", o que se torna mais um entrave não só para a inserção profissional, mas para a inclusão social como um todo.

Brucker e Doty[12], em um estudo sobre as atitudes da equipe de um centro comunitário de saúde mental acerca da empregabilidade de indivíduos com doença mental grave, revelaram as preconcepções dos profissionais envolvidos com essa finalidade. Destacaram que a maioria do grupo pensa que pessoas com transtornos mentais podem trabalhar, e que isso, ainda, traz repercussões positivas para esses sujeitos. Mas uma parte ainda acredita que o trabalho poderia piorar os sintomas e também que empregadores não querem contratá-los porque isso envolveria muita responsabilidade.

Essa multiplicidade de emoções que o tema desperta e a diversidade de posicionamentos diante dele mostram quão necessária é a compreensão de que estratégias de suporte e ajuda, apoiadas nos objetivos da reabilitação, existem para buscar mudanças em crenças e preconceitos arraigados nos sujeitos adoecidos, na comunidade como um todo, e nos próprios serviços de saúde.

APLICAÇÕES OU PROGRAMAS

Reabilitação

Trabalho e tratamentos em psiquiatria têm seu entrelaçamento datado há muito tempo. Pinel, conforme Bettarello[22] relembra, prescrevia atividades laborais e inclusão em programas de reabilitação vocacional para seus pacientes, acreditando que o adoecimento psíquico estaria relacionado ao modo de vida de uma pessoa, fosse na eclosão da doença, fosse na sua manutenção. Outros psiquiatras seguiram com a reabilitação pelo trabalho, a partir da premissa de que o ócio estaria envolvido na gênese da doença mental[22]. Desse modo, o trabalho deveria ter um cunho socioterapêutico dentro do tratamento psiquiátrico.

Mais adiante, em 1943, nos Estados Unidos, foi deliberado que pessoas com "desabilidades psiquiátricas" recebessem suporte financeiro e reabilitação vocacional[22]. A reinserção profissional, bem como reabilitações e readaptações entraram em cena, de modo mais determinante, após os impedimentos no trabalho de mutilados de guerra ou portadores de alguma deficiência, visando à inclusão social e profissional daqueles indivíduos[23].

Ao se considerar o trabalho enquanto matriz de desenvolvimento pessoal e de inclusão social, pressupõe-se que o tratamento em reabilitação voltado aos transtornos psiquiátricos está atrelado ao componente psicossocial. Daí a utilização nesse capítulo do termo reabilitação socioprofissional e não apenas, reabilitação profissional.

Grosso modo, o processo de qualquer reabilitação inclui ir além de restaurar uma capacidade perdida ou reduzida. A abordagem é definida a partir da repercussão que essa limitação ou incapacidade causa no desempenho social e funcional de cada pessoa. No caso dos transtornos mentais, isso se aplica tanto aos leves e moderados quanto aos graves. Mesmo assim, na prática, "a redução dos sintomas e melhora da funcionalidade não costumam, necessariamente, ser acompanhadas de retorno ao trabalho". É preciso fazer mais[7].

Os programas de reabilitação socioprofissional, usualmente, objetivam que indivíduos que adoeceram obtenham um emprego, conservem-no e progridam nele para que se promova, assim, a integração ou reintegração dessa pessoa à sociedade[6]. Mas entende-se que a incapacidade laboral, isto é, a impossibilidade do trabalhador para desempenhar atribuições de sua vida laboral, pode exigir ações interventivas tanto para os que estão afastados por longa duração ou desempregados quanto para aqueles em situação de retorno[6]. Intervenções precoces e nas várias etapas da recuperação, abrangendo as duas condições, são necessárias, antes que o indivíduo deixe de estar apto para trabalhar, em decorrência da deterioração causada pelos sintomas[19].

A partir de um afastamento por um adoecimento, geralmente, necessita-se de um novo *modus operandi*. Em muitos casos, essa situação exige a atuação de um outro papel profissional, a fim de cuidar das novas adaptações ou atribuições. Limites passam a ser incorporados e aceitos, novas relações interpessoais e intergrupais são estabelecidas tanto com colegas de trabalho quando com a organização, chefia ou equipe[24]. O retorno ao trabalho de quem adoeceu pode trazer consigo queixas de desquailificação, sentimentos de ser colocado a desenvolver atividades menos honrosas, menos admiradas e sem prestígio ou a executar uma tarefa sem investimento material ou afetivo, que em outras circunstâncias seria suportada pela motivação e desejo[13].

A convergência das diversas práticas em reabilitação é, portanto, estabelecida a partir do objetivo de "superação do impacto que a doença mental traz para a vida do indivíduo, como o isolamento social, o estigma, o desemprego e a perda dos papéis sociais"[16].

ABORDAGENS ASSOCIADAS À REABILITAÇÃO SOCIOPROFISSIONAL

Readaptação ao trabalho

Consideram-se no processo de readaptação ao trabalho, após situação de perdas de capacidades, os vários aspectos implicados, de ordem física, psicológica e social, com a situação de afastamento.

A readaptação é indicada quando existem limitações em um indivíduo ao exercer as atividades laborais pelo adoecimento. Uma avaliação médica específica da medicina ocupacional ou de um contexto pericial é o que determina o grau dessas limitações. Contudo, o indivíduo pode não aceitar as limitações descritas ou as potencialidades referidas pelo profissional.

O contexto externo é fundamental para que ocorra o reasseguramento do retorno ao trabalhador (apoio institucional, apoio de seus pares e chefias, adaptações necessárias e respeito preservado). Para tal, além das avaliações médicas, torna-se imperativo que seja desenvolvida uma prática multidisciplinar[24]. Muitas vezes, envolve uma equipe constituída por médico do trabalho e psiquiatra, enfermeiro do trabalho, assistente social, terapeuta ocupacional e psicólogo. A ideia em recapacitar o sujeito está na encruzilhada de questões clínicas, assuntos previdenciários, jurídicos e também definições da saúde ocupacional.

A habilitação e reabilitação profissional por si só são ineficazes sem o envolvimento tanto do reabilitado quanto do empregador, requerem uma maior congruência entre a empresa empregadora e o trabalhador que está buscando uma colocação.

Nesse sentido, são necessárias as respectivas adaptações, que incluem adequações dos locais de trabalho como um meio de criar oportunidades de emprego e novos postos de trabalho para as pessoas reabilitadas ou portadoras de deficiência. Intervenções no local de trabalho aumentam a possibilidade de retorno ocupacional porque exigem maior cooperação entre a pessoa que está afastada, seu empregador, os serviços de saúde, as agências de seguridade social e os serviços de saúde ocupacional[7].

Por outro lado, a complexidade dá-se justamente porque os fatores intrínsecos ao processo de readaptação incluem tanto as demandas do ambiente do trabalho quanto as organizacionais[24]. Exigem práticas sem idealizações, pautadas pela verdade, articulando as características subjetivas ao contexto real do trabalho.

Reabilitação neuropsicológica

Produções científicas têm apontado que existe uma correlação entre capacidade de trabalho e cognição, pois portadores de transtornos mentais que trabalham apresentam menores déficits cognitivos. Se por um lado existe o impacto da cognição na direção a um maior ou menor sucesso de adaptação à vida laboral, por outro, há hipóteses em torno de que o trabalho em si pode fortalecer habilidades cognitivas, já que funções cognitivas são recrutadas durante o exercício de uma ocupação[8].

Assim, programas de reabilitação neuropsicológica (RN) baseados em um treino cognitivo sistemático para redução dos déficits cognitivos e funcionais associados aos sintomas psiquiátricos e aos efeitos do uso prolongado das medicações são de muita utilidade. De acordo com Mattos et al.[25], tal intervenção pode ser dirigida para os transtornos mentais graves (TMG), ainda que, no Brasil, geralmente, os estudos mostrem sua utilização mais voltada aos transtornos cognitivos leves e quadros demenciais.

O objetivo da RN é compreender o potencial cognitivo do indivíduo e promover o melhor aproveitamento das capacidades preservadas, bem como desenvolver estratégias compensatórias para as funções comprometidas e o aprendizado de novas habilidades.

A RN pode ser utilizada enquanto uma etapa no processo da reabilitação socioprofissional. Nesse caso, um perfil cognitivo bem traçado permite estabelecer a estimulação cognitiva mais apropriada para aquele sujeito que busca uma ocupação profissional e adequar, de forma mais realista, as expectativas quanto ao seu desempenho, bem como identificar áreas com maior possibilidade de exercer sua autonomia e de atender suas necessidades de autorrealização[25].

Treinamento pré-vocacional

Treinamento vocacional (TV) ou pré-profisional, em geral, é desenvolvido em espaços protegidos, como oficinas abrigadas, para capacitação de pessoas com deficiências, ou em centros de reabilitação psicossocial, para portadores de TMG, antes de saírem em busca de uma ocupação profissional. Mas pode ser desenvolvido também com pacientes recém-internados ou somente em acompanhamento ambulatorial[1].

O intuito do TV é preparar os indivíduos de forma prática e organizada para adentrar ao mercado de trabalho formal[8].

Quando utilizado na área da psiquiatria, consiste em programas nos quais os pacientes experimentam situações pertinentes ao ambiente de trabalho que vão desde noções de autocuidado, aparência e vestuário; identificação de áreas de interesse; simulação de entrevistas de emprego; preparação de currículo; até aprender como procurar uma atividade remunerada ou buscar por cursos para melhor qualificação. Algumas vezes, o treino requer, inclusive, instrumentalizar os sujeitos em atividades cotidianas, como manejo e organização financeira, considerando que indivíduos com sintomas mais severos podem delegar aos familiares as preocupações dessa ordem. Discussões e orientações sobre como lidar com os efeitos das medicações, estigma, exigências formais do emprego, postura profissional, responsabilidade, situações de enfrentamento e resolução de conflitos, angústias decorrentes desse processo, medo de falhar, e vivências profissionais prévias não elaboradas ou hipotéticas também fazem parte.

Há descrições de programas em que, durante o período de treinamento, existe a possibilidade de participação do indivíduo em estágios, em locais como padarias, cafés, lavanderias, em atividades relacionadas à área da computação[1]. Funcionam como vivências de trabalho, ou mesmo uma preparação "terapêutica" para resultados mais positivos quanto à empregabilidade. Oliveira et al.[8] citam ainda estágios em oficinas abrigadas ou oferecidos por agências de reabilitação, empregos informais em cooperativas, inclusive, ocupações em condição temporária, como amostras de treinamento vocacional.

Emprego assistido (EA)

Trata-se de um programa mais abrangente de reabilitação profissional que auxilia indivíduos com transtornos mentais graves a alcançarem um emprego no mercado competitivo[8]. Embora algumas atividades desenvolvidas sejam semelhantes, o EA difere do TV porque acrescenta um aspecto fundamental: o manejo junto ao empregador. Pesquisas apontam que intervenções no local de trabalho aumentam a possibilidade de retorno à atividade ocupacional[7].

A reabilitação por meio do EA usualmente é desenvolvida em ambulatórios de saúde mental, por equipes multiprofissionais que contam com um profissional qualificado nessa área da reabilitação[8].

Oliveira et al.[8] enumeram três etapas definidas por Burton et al., que são avaliação inicial, busca por emprego e suporte por tempo indeterminado. Em todas elas há o envolvimento ativo do sujeito em seu processo de inclusão profissional. Em um primeiro momento, são realizadas discussões com o indivíduo, a fim de se identificar habilidades laborais e experiências anteriores (perfil profissional), áreas de interesses, recursos e possíveis déficits (perfil cognitivo) e/ou limitações funcionais (*status* funcional). Leva-se em conta, dessa forma, a singularidade da pessoa que está buscando a reinserção profissional. Em seguida, começam atividades mais pragmáticas, voltadas para a busca efetiva de emprego, tais como organização de currículo, preenchimento de formulários, treinamentos para entrevistas.

A última etapa está relacionada com o momento após a colocação no mercado. O programa possui uma abordagem centrada tanto na pessoa quanto no ambiente de trabalho. De um lado, o indivíduo passa por treinamento, que abrange orientações, instruções e treinamento propriamente dito sobre o trabalho e o desempenho de suas funções. De outro, a organização empregadora recebe suporte para lidar com possíveis dúvidas e situações emergentes. O especialista envolvido na reabilitação profissional cuida dos "aspectos relacionados às situações estressoras e presença de sintomas, entre outros problemas, no local de trabalho"[8]. Esse apoio individualizado e constante tem a finalidade de assegurar o exercício laborativo e a manutenção do emprego.

São descritos vários benefícios dessa modalidade de reabilitação socioprofissional no paciente, com repercussões clínicas, psicológicas e cognitivas, além de estar associada à prevenção de reinternações. Melhora da adesão ao tratamento, da sintomatologia clínica, da funcionalidade, autoestima, da qualidade de vida e redução do impacto da doença no funcionamento cognitivo são algumas das vantagens referidas[8].

No Brasil, dentro da busca por uma política social mais inclusiva, foi criado o programa Emprego Apoiado, sustentado na Lei n. 7853/89. Trata-se de uma normativa que busca garantir a inserção de pessoas com deficiência (física ou mental) no mercado de trabalho formal, de forma remunerada. O foco é sair de modelos tradicionais como os oferecidos pelas oficinas protegidas, em que os indivíduos são treinados para determinadas funções ou atividades específicas. Desde 1991, as empresas obrigatoriamente têm que preencher de 2 a 5% de seu quadro de funcionários dessa forma (Lei n. 8213/91). Pessoas com transtornos mentais não estão contempladas nessa ferramenta social. Porém, atualmente, uma corrente da psiquiatria propõe ampliar e legitimar as oportunidades de superação dos prejuízos e dificuldades no desempenho social e funcional para os portadores de transtornos mentais. Esses sujeitos seriam reconhecidos como deficientes psicossociais e, sob essa vertente, teriam mais chances de adentrar no mercado de trabalho competitivo por meio da promoção da Lei Brasileira de Inclusão às pessoas com transtornos mentais graves, principalmente os crônicos e persistentes[26]. Esse tema ainda se encontra em transformação.

CONSIDERAÇÕES FINAIS

A reabilitação socioprofissional é complexa, permeada por inúmeras barreiras pessoais e sociais e, por isso, depende de um trabalho em conjunto, envolvendo o próprio indivíduo portador de transtorno mental, a sociedade e os serviços de saúde mental.

Não há um modelo único de atuação a ser seguido e que garanta de forma efetiva a inserção ou readaptação ao trabalho dessa população, tanto no sentido de obtenção de uma ocupação remunerada quanto da sua manutenção, ainda mais em um mercado tão competitivo como o atual. Entretanto, os inúmeros relatos da literatura enfatizam a necessidade de se fazer uma abordagem multidisciplinar e personalizada, elaborada de acordo com as necessidades de cada indivíduo, levando em conta seus interesses, experiências prévias, habilidades e fragilidades ou déficits, e severidade dos sintomas.

Programas de reabilitação socioprofissional têm sido desenvolvidos para dar suporte e instrumentalizar pessoas com transtornos mentais leves, moderados ou graves, incluindo crônicos e persistentes, a recuperar sua capacidade produtiva. No entanto, os que têm apresentado melhores resultados são aqueles que mantêm um acompanhamento individualizado e constante, mas também incluem intervenções junto ao ambiente de trabalho buscando integrar as demandas de ambos os lados, beneficiado e empregador.

Vinheta clínica

Paciente L.F., 64 anos, com quadro depressivo em remissão na época em que frequentou o Centro de Reabilitação e Hospital Dia do Instituto de Psiquiatria do Hospital das Clínicas da Faculdade de Medicina da Universidade de São Paulo (IPq-HCFMUSP), durante 10 meses, após alta da unidade de internação, devido a tentativa de suicídio. Foi encaminhado com o intuito de ampliar seu campo vivencial, tendo em vista que, nos 2 últimos anos, à medida que seu transtorno se agravou, interrompeu todas as suas atividades e permaneceu isolado em casa, mantendo contato apenas com sua família. Da sua história laboral, constava que trabalhou a partir da adolescência, exercendo inicialmente funções mais simples até chegar à posição de pequeno empresário no ramo de confecção de roupas. Naquele momento, de piora de seu quadro e tratamento mais intensivo, como não desempenhava ocupação profissional alguma, era custeado por sua esposa e filhas, que arcavam também com todas as despesas domésticas.

No Hospital Dia, o paciente era bastante participativo de forma geral, no entanto, especificamente no Grupo de Reorganização Ocupacional (RO), cujo objetivo e funcionamento se assemelham a um treino vocacional, em que são realizadas propostas e tarefas mais diretivas, voltadas para situações de trabalho, obtenção de empregos ou busca de interesses, não se mostrava tão envolvido, a não ser quando o foco estava voltado para as questões de outro paciente. Isso ocorria, em parte, por não conseguir estabelecer planos de futuro, em outra, por demonstrar constrangimento diante da perda de seus papéis sociais e, muito, por se encontrar inerte, à espera que seus benefícios de seguridade social por afastamento decorrente de incapacidade fossem aprovados. É uma situação ainda bastante comum entre várias pessoas do grupo, que, inclusive, têm receio de buscar uma ocupação e perder tais auxílios do governo, pois são a única garantia de sustento financeiro.

Em um movimento natural, no qual os membros compartilham com o grupo oportunidades de trabalho que souberam e propostas de cursos de qualificação gratuitos, surgiu um anúncio oferecendo espaço para que pessoas participassem de feiras de artesanato, expondo seus produtos. L.F. interessou-se e, muito motivado, foi amadurecendo suas ideias a cada novo encontro grupal, estabeleceu etapas e procurou qualificar-se, aprendendo algumas técnicas manuais. O grupo serviu de campo para que pudesse não só experimentar outras possibilidades produtivas, as quais, inclusive, nunca havia valorizado, como propiciou esperança, melhora da autoestima, maior interação social dentro e fora do hospital, mudanças atitudinais e levou-o a readquirir uma postura mais assertiva diante de sua vida. As dificuldades encontradas durante o percurso laborativo eram discutidas no próprio grupo, a fim de que todos pudessem colaborar para que ele conseguisse estabelecer estratégias de enfrentamento de desafios e de situações de estresse ou frustrações. A saída pela informalidade, ainda que seja instável, acompanha as tendências atuais do mercado e podem gerar menos angústias em indivíduos com transtornos mentais, por se sentirem menos pressionados a se encaixar no universo corporativo. Pode-se considerar, ainda, que a reabilitação socioprofissional nesse caso foi sendo construída em conjunto com o paciente e o grupo, a partir de parcerias em que se aproveitou o potencial e a motivação presentes em cada elemento grupal.

Para aprofundamento

- Dejours C. A loucura do trabalho: estudo de psicopatologia do trabalho. 6. ed. São Paulo: Cortez; 2015.
  ⇨ **Trata-se de uma obra inicial do autor que desenvolve a teoria da Psicodinâmica do Trabalho. Aborda os princípios pelo qual o autor desenvolve a disciplina e o terreno teórico para a operacionalização de práticas ligadas a readaptação profissional, reabilitação e prevenção de transtornos mentais ligados ao trabalho.**
- Seligmann-Silva E. Trabalho e desgaste mental: o direito de ser dono de si mesmo. São Paulo: Cortez; 2011.
  ⇨ **A autora contextualiza o campo da Psicopatologia do Trabalho e suas bases teóricas. Faz alusão a vários autores clássicos que iniciam seus trabalhos no campo da reabilitação em saúde mental e chegam a teorizações da psicopatologia a partir do trabalho. Boa leitura para observar a evolução do campo.**
- Alves ALA, Lima ABD, Takahashi FM, Figueiredo MS, Bismark MAV, Scanavino MT, et al. Interdisciplinaridade: a prática clínica do centro de reabilitação e hospital dia. In: Humes EC, Cardoso F, Guimarães-Fernandes F, Hortêncio LOS, Miguel EC, editores. Clínica psiquiátrica: guia prático. Barueri: Manole; 2019. p. 567-74.
  ⇨ **Os autores discutem o conceito da interdisciplinaridade e os eixos da avaliação interdisciplinar em articulação com a prática clínica da reabilitação psicossocial de pacientes com transtorno mental grave.**

REFERÊNCIAS BIBLIOGRÁFICAS

1. Lee HL, Hwang EJ, Wu SL, Tu WM, Wang MH, Chan F. Employment outcomes after Vocational Training for people with chronic psychiatric disorders: a multicenter study. Am J Occupational Therapy. 2018;72(5):7205195010p1-7250195010p9.
2. Cordeiro Q, Razzouk D, Lima MGA, organizadores. Trabalho e saúde mental dos profissionais de saúde. São Paulo: Conselho Regional de Medicina do Estado de São Paulo; 2015.
3. Silva Junior JS, Griep RH, Lagerveld SE, Fischer FM. Brazilian cross-cultural adaptation of "Return-to-work self-efficacy" questionnaire. Revista de Saúde Pública. 2017;51(8).
4. Organização Mundial da Saúde. Relatório mundial da saúde. Saúde mental: nova concepção, novas esperanças. Lisboa: OMS; 2002. p. 1426-31.
5. World Health Organization. Work health in the workplace. 2019. Information sheet. Disponível em: https://www.who.int/mental_health/in_the_workplace/en/ .
6. **Canal P, Cruz RM. Aspectos psicológicos e reabilitação profissional: revisão de literatura. Estudos de Psicologia. 2013;30(4):593-601.**
   ⇨ **Artigo que delineia princípios fundamentais da reabilitação profissional.**
7. Brämberg EB, Holmgren K, Bültmann U, Gyllensten H, Hagberg J, Sandman L, et al. Increasing return-work among people on sick leave due to common mental disorders: design of a cluster-randomized controlled trial of a problem-solving intervention versus care-usual conducted in the Swedish primary health care system (PROSA). BMC Public Health. 2018;18:889.
8. **Oliveira AM, Bio DS, Gattaz WF. Reabilitação profissional: emprego assistido. In: Miguel EC, Gentil V, Gattaz WF, editores. Clínica psiquiátrica. Barueri: Manole; 2011. p. 1426-31.**
   ⇨ **Capítulo sobre reabilitação profissional com enfoque principal em emprego assistido como intervenção em saúde mental.**
9. Gorz A. Adeus ao proletariado - para além do socialismo. Rio de Janeiro: Forense-Universitária; 1987.
10. Rocha SH, Bussinguer ECA. A invisibilidade das doenças mentais ocupacionais no mundo contemporâneo do trabalho. Pensar. 2016; 21(3);1104-22.
11. Schmidt MLG, Januário C, Rotoli LUM. Sofrimento psíquico e social na situação de desemprego. Cadernos de Psicologia Social do Trabalho. 2018;21(1):73-85.
12. Brucker DL, Doty M. Community mental health center staff attitudes about employment for persons with serious mental illness. Psychiatric Rehabilitation Journal. 2019;42(1):32-40.
13. Dejours C. A loucura do trabalho: estudo de psicopatologia do trabalho. São Paulo: Cortez-Oboré; 1992.
14. **Lancman S, Sznelwar LI, Uchida S, Alonso CMC, Juns AG. Ação em psicodinâmica do trabalho: contribuições sobre o trabalhar em saúde mental. In: Lancman S, organizador. Políticas públicas e processos de trabalho em saúde mental. Brasília: Paralelo 15; 2008. p. 175-205.**
    ⇨ **Capítulo que aborda as conexões entre psicodinâmica, processos de trabalho e saúde mental.**
15. **Seligmann-Silva E. Da psicopatologia à psicodinâmica do trabalho: marcos de um percurso. In: Dejours C, Abdoucheli E, Jayet C. Psicodinâmica do trabalho. São Paulo: Atlas; 1994. p. 13-21.**
    ⇨ **Capítulo que aprofunda as relações entre psicodinâmica e trabalho.**
16. **Alves ALA, Lima ABD, Takahashi FM, Figueiredo MS, Bismark MAV, Takeda OH, et al. Reabilitação psicossocial e hospital dia. In: Humes EC, Cardoso F, Guimarães-Fernandes F, Hortêncio LOS, Miguel EC, editores. Clínica psiquiátrica: guia prático. Barueri: Manole; 2019. p. 575-81.**
    ⇨ **Aborda conceitos importantes da reabilitação psicossocial em hospital dia.**
17. Berger P, Luckmann T. A construção social da realidade. Petrópolis: Vozes; 1976.
18. Cavalcante DM, Cabral BEB. Uso de medicamentos psicotrópicos e repercussões existenciais para usuários de um CAPS II. Estudos de Psicologia. 2017;22(3):293-304.
19. Lork K, Holmgren K, Danielsson L. A short work-directed rehabilitation to promote work capacity while depressed and anxious: a qualitative study of workers' experiences. Disabil Rehabil. 2019;1-10.
20. Fernandes PT. Percepção de estigma na epilepsia. Journal of Epilepsy and Clinical Neurophysiology. 2006;12(4):207-18.
21. Volz PM, Tomasi E, Bruck NRV, Saes MO, Nunes BP, Duro SMS, et al. A inclusão social pelo trabalho no processo de minimização do estigma social pela doença. Saúde e Sociedade. 2015;3(24):877-86.
22. Bettarello SV, Greco F, Silva Filho LMA, Silva MCF. Fundamentos e prática em hospital-dia e reabilitação psicossocial. São Paulo: Atheneu; 2008. p. 47-102.
23. Del-Masso MCS. Readaptação e reabilitação profissional. In: Schmidt MLG, Del-Masso MCS, organizadores. Readaptação profissional: da teoria à prática. São Paulo: Cultura Acadêmica; 2014.
24. Barbosa WF, Schmidt MLG. Reflexão sobre a importância do processo de readaptação profissional através de um olhar tridimensional. In: Schmidt MLG, Del Masso MCS, organizadores. Readaptação profissional: da teoria à prática. São Paulo: Cultura Acadêmica; 2014. p. 217-26.
25. Mattos K, Alves ALA, Monteiro LC, Scanavino MT. Reabilitação neuropsicológica em hospital dia adulto. In: Serafim AP, Rocca CCA, Saffi F, Yocomizo JE, organizadores. Psicologia hospitalar em Psiquiatria. São Paulo: Vetor; 2018. p. 437-49.
26. Sinicesp. Guia prático para gestores. 2017. Disponível em: Sinicesp.org.br.
27. Antunes R. Os sentidos do trabalho: ensaios sobre a afirmação e a negação do trabalho. São Paulo: Bontempo; 1999.
28. World Health Organization. Mental health: strengthening our response [acesso em 02 jan 2017]. Disponível em: http://who.int/mediacentre/factsheets/fs220/en.

14

Reabilitação psicossocial

Maitá Seixas de Figueiredo
Mariana Bonini Pampanelli

Sumário

Pontos-chave

- O paradigma biopsicossocial tem se tornado uma crescente referência na saúde mental.
- A situação de cronicidade coloca em evidência os limites do tratamento biomédico tradicional.
- A reabilitação psicossocial consolida-se por meio de ações destinadas a identificar e potencializar habilidades e recursos saudáveis que permanecem no adoecimento.
- A reabilitação psicossocial difere-se do tratamento psiquiátrico, em síntese, no que diz respeito à formulação diagnóstica, à condução do processo e à avaliação dos resultados.
- No Brasil, a reabilitação psicossocial é baseada no modelo italiano, com ênfase na inserção comunitária e no distanciamento do modelo hospitalocêntrico. As políticas públicas de saúde mental direcionam-se nesse sentido.
- Na atualidade, o *Open Dialogue*, a ECOSOL e o *Hearing Voices* têm se destacado como práticas de saúde mental que priorizam uma perspectiva psicossocial, com menor enfoque na patologia.

INTRODUÇÃO

O paradigma biopsicossocial na saúde mental

Entende-se por paradigma o conjunto de crenças, valores e práticas compartilhadas por uma comunidade, que sustentam uma visão particular da realidade e norteiam as atividades científicas. No campo da saúde pode-se pensar que toda ação remete a um paradigma sanitário relacionado ao contexto histórico, social, cultural, político e tecnológico no qual se insere.

A psiquiatria, como área específica das ciências médicas, tem suas teorias e práticas orientadas por dois paradigmas principais: o biomédico e o biopsicossocial. O paradigma biomédico entende uma linearidade causal entre danos no sistema nervoso central e o surgimento das doenças mentais, elegendo a neurofisiologia e a bioquímica como áreas privilegiadas na explicação e modificação dos processos mentais. Sob essa perspectiva, o tratamento consiste em intervenções bioquímicas no funcionamento cerebral, o que acontece, por exemplo, por meio da psicofarmacologia.

O paradigma biopsicossocial, por sua vez, concebe etiologias multifatoriais às doenças mentais, mais especificamente biológicas (genéticas, bioquímicas), psicológicas (personalidade, estado de humor, comportamento) e sociais (familiares, socioeconômicas, culturais). Sob esse paradigma, os tratamentos são pensados a partir de ações interdisciplinares integradas.

O modelo biopsicossocial passou a ser mais amplamente discutido na psiquiatria a partir do final da década de 1970. Um dos marcos na conquista desse espaço foi a publicação do artigo "The need for a new medical model: a challenge for biomedicine", de 1977, no qual o psiquiatra George L. Engel apontou limites e insuficiências do modelo biomédico hegemônico e considerou a transição entre os dois paradigmas o maior desafio para a medicina naquele momento[1].

Pensar a importância do modelo biopsicossocial na saúde mental passa pela compreensão de que, assim como não existe conhecimento parcial que explique toda a realidade, também não existe uma única referência teórica que dê conta das múltiplas dimensões envolvidas no processo saúde-doença. Não se nega a importância dos aspectos biológicos da doença mental, mas somam-se a eles diferentes níveis etiopatogênicos, que terão suas influências mais ou menos consideradas de acordo com o fenômeno clínico observado.

Passadas mais de quatro décadas da publicação de Engel, pode-se dizer que há um relativo consenso entre os profissionais da saúde mental referente à inter-relação de fatores biológicos, psicológicos e sociais nos processos de saúde e doença. As discordâncias, de modo geral, dizem respeito à percepção do modo como essas inter-relações acontecem e à importância que se atribui a cada um dos fatores envolvidos. Mudanças paradigmáticas no campo da saúde requerem uma interlocução permanente entre as produções acadêmicas e a prática cotidiana dos serviços, bem como atualizações correspondentes nas formações profissionais. Nesse sentido, são percebidos esforços mais recentes de difusão do modelo biopsicossocial por meio de manuais e questionários que guiam os profissionais em entrevistas clínicas mais amplas e menos restritas à anamnese médica[2-4]. No entanto, é preciso se atentar para não conferir um uso mecânico e automático a algo que diz respeito mais a um direcionamento ético do que a um método ou uma técnica.

Entre a cronicidade e a cura: uma discussão para a atualidade

A doença crônica institui uma vivência de ruptura e desordem com sentidos e significados que variam entre culturas e indivíduos. A convivência com os sintomas e o monitoramento dos processos corporais e emocionais têm impacto significativo na vida cotidiana e nas relações das pessoas, passando a ser parte permanente da história de vida. A situação de cronicidade coloca em evidência os limites do tratamento biomédico tradicional, fazendo-se necessária a constituição de um sistema de cuidado multidimensional, que ultrapasse a atenção restrita ao processo patológico[5].

Jucá[6] aponta que a cura já foi um objetivo mais nomeável na psiquiatria, no entanto, este tem se tornado um tabu na ordem da linguagem entre os profissionais e usuários dos serviços de saúde mental. A autora coloca, ainda, que nesse campo o termo cura é frequentemente substituído por termos alternativos como remissão, estabilização e recuperação, nos quais está implícita a noção de provisoriedade e a possibilidade de recaídas – especialmente quando se trata da esquizofrenia.

Em termos psiquiátricos mais estritos, essas noções estão relacionadas à saída de um estado de crise ou fase aguda da doença. Já do ponto de vista biopsicossocial, pode-se acrescentar o processo pelo qual o paciente retoma sua vida, suas relações e seu poder de contratualidade, interrompendo o ciclo de crises e internações. Nesse sentido, mais recentemente tem-se difundido a ideia de superação trazida pelas discussões em torno do *recovery* (desenvolvido mais adiante, neste capítulo). A ideia de superação do transtorno mental não implica uma remissão completa dos sintomas, tampouco a negação da possibilidade de recidivas. Trata-se da superação dos efeitos de ser um paciente psiquiátrico, como o estigma, o desemprego, o isolamento social, a perda do poder de contratualidade, do senso de si e do sentido da vida[7]. Nesse sentido, abre-se a possibilidade de se pensar processos de recuperação na doença, mesmo que a cronicidade impeça a cura da doença.

Reabilitação psicossocial: história e norteadores

A psiquiatria como especialidade médica nasceu e se desenvolveu até a segunda metade do século XX baseada hegemonicamente em práticas manicomiais asilares. Tais práticas marcavam as internações de longa permanência como principal recurso sanitário e social para lidar com o transtorno mental e estavam inscritas no paradigma científico predominante na época. O isolamento social, a ausência de perspectiva de alta e a recorrente violação de direitos humanos afastavam cada vez mais esses locais de um objetivo terapêutico de fato, e a situação começou a ser problematizada a partir do final da Segunda Guerra Mundial. Nesse período, passou-se a discutir o caráter estritamente racionalista e positivista da cultura científica desenvolvida até então[8], aflorando-se questões sobre os direitos humanos em todas as áreas da cultura e da ciência, assim como experiências que consideravam em seus pressupostos as relações entre o indivíduo e o meio em que vive.

Nesse contexto de crescente questionamento, entre as décadas de 1970 e 1980 fortalecem-se experiências de desinstitucionalização em diversas partes do mundo. A consequente diminuição do número de pacientes internados em instituições fechadas, a necessidade de formas alternativas de assistência aos pacientes egressos de longas internações, o entendimento do paciente como sujeito de direitos e a evolução do conhecimento da psiquiatria no que tange à complexidade etiológica e prognóstica das psicoses foram alguns dos fatores que tornaram o momento fértil para propostas como a da reabilitação psicossocial (RPS). Tendo em vista esse encadeamento histórico, Anthony e Farkas[9] enfatizam a RPS como uma resposta aos resultados da desinstitucionalização, que abriu as portas das instituições para que os internos saíssem, sem abrir as portas da comunidade para que fossem incluídos – lacuna a qual a RPS se propõe a responder.

Um dos consensos norteadores das diferentes experiências em RPS é a premissa de que a cronificação e o empobrecimento vivenciados pelos pacientes psiquiátricos não são evoluções intrínsecas às doenças mentais, mas sim facilitadas por um conjunto de variáveis contextuais e relacionais passíveis de modificação por meio de um processo de intervenção. Para Saraceno[10] é essencialmente nesse aspecto da cronificação e do empobrecimento relacional e funcional que a RPS atua, ampliando o entendimento dos efeitos negativos do adoecimento, não mais restritos aos sintomas e aos danos, mas considerando-se também as disfunções, as incapacidades e as desvantagens. Dessa forma, o diagnóstico em RPS passa por identificar os prejuízos e as barreiras com as quais a pessoa se depara nos vínculos e na contratualidade social em decorrência do processo de adoecimento. Tanto as condições objetivas quanto o repertório subjetivo são considerados importantes fatores de risco e/ou proteção e dizem respeito mais à vida da pessoa do que à doença em si.

A partir desse diagnóstico amplo, pretende-se que as ações reabilitadoras englobem áreas significativas e comumente afetadas na experiência com a doença mental, como o autocuidado, as relações familiares e comunitárias, a administração do dinheiro, a circulação pela cidade e o acesso ao lazer. São ações destinadas a identificar e potencializar as habilidades e os recursos saudáveis que permanecem potentes mesmo no processo de adoecimento.

Saraceno[10] entende que o processo de RPS deve ser acessível e acolhedor a todos os pacientes que desejem e possam se beneficiar dele, sem que haja distinção entre pessoas reabilitáveis e não reabilitáveis. Para o autor, os serviços são, também, espaços de circulação e produção de afeto e saúde na rede de relações dos pacientes. Nesse sentido, destaca-se a importância das relações ali estabelecidas, pontuando-se como elemento essencial a disponibilidade dos profissionais para uma escuta atenta, empática e respeitosa.

Ainda no que tange aos serviços reabilitadores, Anthony e Farkas[9] elencam os principais aspectos a serem considerados na efetivação dos programas de reabilitação:

- Avaliação das incapacidades e habilidades do paciente em relação às demandas de seu contexto de vida.
- Planejamento individualizado, estruturado e flexível do processo de reabilitação para cada paciente, a partir dos seus desejos e objetivos.
- Implicação ativa da rede de apoio significativa do paciente em todas as etapas da reabilitação, com atenção especial às famílias.
- Treinamento das habilidades necessárias para transitar e se relacionar no entorno comunitário.
- Avaliação e intervenção no ambiente físico e social do paciente, no intuito de melhorar sua integração social.
- Acompanhamento e apoio ao paciente em seus diferentes contextos.
- Atuação em equipe interdisciplinar.
- Articulação e atuação coerente entre as diversas equipes que acompanhem o caso.
- Avaliação sistemática dos resultados e, a partir delas, ajustes nos objetivos e ações.

FUNDAMENTOS

Recovery: uma expressão atual da reabilitação psicossocial

Entre as novas perspectivas necessárias para a construção de uma realidade assistencial fora dos hospitais e norteada pela ética inclusiva da RPS, a noção de *recovery* tem recebido crescente destaque. O termo surgiu nos Estados Unidos a partir de usuários de serviços de saúde mental que passaram a buscar quais aspectos processuais proporcionavam o senso de retomada da própria vida após receberem diagnóstico de um transtorno mental grave[11]. Nesse sentido, além de apontarem para os aspectos mencionados anteriormente – como a mudança do foco da doença e das limitações para as potencialidades, e a inclusão social e redução do estigma –, o *recovery* enfatiza a experiência subjetiva de cada indivíduo em seu percurso na convivência com a doença. Dispositivos como narrativas pessoais e grupos de apoio entre pares potencializam vivências pessoais de aceitação e superação da situação de vulnerabilidade[12].

Para William Anthony[13], entusiasta do *recovery*, trata-se de um processo de transformação de atitudes, valores, sentimentos, objetivos e papéis de um indivíduo, sendo profundamente pessoal e único; é a possibilidade de viver uma vida com satisfação, esperança e contribuições, mesmo na presença de limitações que acompanham a doença.

Reabilitação psicossocial e tratamento psiquiátrico

Há uma tendência a se considerar a RPS como um tipo ou um estágio do tratamento psiquiátrico, no entanto, autores que se debruçam sobre o tema ponderam as diferenças entre os dois campos[10,14,15]. Essas diferenças, em síntese, dizem respeito à formulação diagnóstica, à condução do processo e à avaliação dos resultados.

O diagnóstico em RPS é feito de forma ampla e considera as singularidades que marcam cada relação sujeito-adoecimento. Entende-se que os prejuízos às relações, ao pertencimento social e ao campo vivencial são partes importantes do diagnóstico e devem ser identificados caso a caso. Consideram-se também como dados diagnósticos os recursos, as habilidades e o suporte ambiental preservados. Já o tratamento psiquiátrico tende a diagnosticar a partir de critérios nosográficos, exames físicos e psíquicos centrados, fundamentalmente, em sinais e sintomas relacionados a tendências e padrões gerais. Pode-se dizer que a RPS faz um diagnóstico a partir da pessoa, e o tratamento, a partir da doença.

Anthony et al.[15] sustentam que os tratamentos psiquiátricos têm origem no paradigma biomédico e nas abordagens psicodinâmicas, valendo-se de uma variedade de teorias causais que determinam a natureza da intervenção. Geralmente acontecem em hospitais, consultórios e demais espaços médicos, que têm como principais recursos terapêuticos a farmacologia e a psicoterapia, utilizadas com o objetivo da redução sintomatológica, estabilização do quadro e desenvolvimento de *insights* terapêuticos. A internação psiquiátrica também é um recurso que compõe as possibilidades interventivas dos tratamentos.

Especialmente pelo recurso da medicação, os resultados dos tratamentos no contorno das crises e na estabilização dos quadros agudos são amplamente percebidos na literatura e na prática clínica, no entanto, frequentemente os pacientes permanecem com os déficits e o empobrecimento que a experiência do transtorno mental acarreta no campo vivencial, e a ameaça de recidivas sintomatológicas mantém-se presente. Saraceno[10] entende que, ao contrário do tratamento, a RPS não tem a instituição como lócus primordial de suas ações, mas sim todos os espaços nos quais a vida do paciente acontece. Sendo assim, é importante que as equipes conheçam e acessem esses espaços, atuando no sentido da transformação e fortalecimento do contexto de vida do paciente. Outro aspecto importante a ser considerado, é que a reabilitação não centra seus esforços na eliminação dos sintomas; esse é considerado um aspecto entre outros de igual importância no processo. Entende-se que a vida pode continuar significativa, produtiva e dotada de sentido, mesmo que permeada pelas situações permanentes próprias da cronicidade.

Marcar as diferenças entre tratamento e reabilitação não invalida o aspecto de complementaridade existente e desejável entre esses dois momentos do cuidado em saúde mental, uma vez que cada um deles atende demandas específicas no curso complexo dos transtornos psiquiátricos.

REABILITAÇÃO PSICOSSOCIAL NO BRASIL

No Brasil, a RPS surgiu a partir do modelo italiano da psiquiatria democrática de Franco Basaglia. Caracterizou-se pela recusa às instituições asilares que, até então, predominavam como recurso assistencial aos transtornos mentais graves, assim como pela revisão jurídico-normativa da situação desses pacientes, o que pressupunha um resgate da cidadania[16].

A partir do final da década de 1980, a adoção de práticas terapêuticas centradas na comunidade foi impulsionada pelo processo de redemocratização e pelo fim da ditadura militar, que marcavam o momento histórico do Brasil. Simultaneamente ocorria a reforma sanitária e a criação do Sistema Único de Saúde (SUS), cujos princípios fundamentais de universalidade, equidade e integralidade passam a permear todo modelo de assistência em saúde prestada pelo Estado.

Outro marco importante nas mudanças do cenário da saúde mental brasileira foi a Declaração de Caracas de 1990[17], que denunciava tanto a ineficácia técnica quanto a violação de direitos humanos e civis que aconteciam nos hospitais psiquiátricos; apontava para o efeito deletério que o isolamento social causava aos pacientes ao limitar ainda mais as possibilidades de convívio comunitário, e ressaltava, também, o desacordo entre a estratégia de saúde adotada pela OMS, centrada na atenção primária, e a lógica hospitalocêntrica aqui amplamente adotada.

Em meio a tal contexto, favorável à ocorrência de debates sociais para mudanças desse paradigma, resulta a Lei n. 10.216, em 2001. As mudanças estruturais que se seguiram foram marcadas pelos seguintes aspectos: redução dos leitos de hospital especializado, criação de serviços na comunidade, ampliação do acesso ao tratamento, abertura do acesso ao atendimento na atenção primária e na intersetorialidade[18]. O hospital psiquiátrico passou então a ser visto como último recurso terapêutico. Para atender aos usuários dentro das novas propostas, outras portarias e leis vão progressivamente permitindo a criação e o financiamento de novos modelos assistenciais: Centros de Atenção Psicossocial (CAPS), Núcleo de Atenção Psicossocial (NAPS), hospital-dia e unidades psiquiátricas em hospitais gerais.

Nessa rede de serviços, os CAPS assumem uma especial importância. São serviços abertos e comunitários, partes do SUS, que têm como objetivo acolher pacientes cuja severidade do transtorno psiquiátrico justifique cuidado intensivo e semi-intensivo; surgem a partir do final da década de 1980, e sua gestão passa a ser realizada diretamente pelos municípios nos novos dispositivos da reforma psiquiátrica brasileira. Atuam de forma territorializada e, além da assistência clínica, têm por objetivos evitar internações, favorecer o exercício da cidadania e promover inclusão social, tanto dos usuários quanto das famílias. É também responsável por organizar a demanda e a rede de saúde mental em seu território, supervisionando e capacitando os profissionais da rede básica e das unidades hospitalares[19,20].

AS EVIDÊNCIAS NO CAMPO DA REABILITAÇÃO PSICOSSOCIAL

O termo reabilitação psicossocial parece responder a um postulado amplo de entendimento e atuação em saúde mental, sem que haja teorias, metodologias e estratégias estabelecidas e reguladoras. Especificamente no Brasil, essa ausência de padronização se mostra também na forma como os estudos são feitos. Em pesquisa de artigos na plataforma PubMed usando os termos "reabilitação" e "psicossocial" nos últimos 10 anos, foram encontrados 5 artigos, dos quais 4 não correspondiam ao campo específico da saúde mental. O único estudo relacionado à RPS, como entendida neste capítulo, trata de uma descrição qualitativa da Rede de Atenção Psicossocial no município de São Paulo, constatando a falta de recursos humanos dentro da rede de serviços[21]. Essa escassez de sistematização talvez possa ser explicada pela própria complexidade do objeto estudado, uma vez que, ao abarcar fatores biológicos, psicológicos e sociais, um número muito grande de variáveis passa a direcionar a terapêutica na RPS, tais como políticas públicas, organização comunitária, leis, serviços de saúde e seus financiamentos e diversidade sociodemográfica. Um dos resultados desse cenário é a multiplicidade de práticas reconhecidas e autointituladas reabilitadoras com importantes variações teóricas e estratégicas, conforme o contexto no qual se inserem.

PROGRAMAS E APLICAÇÕES ATUAIS DA REABILITAÇÃO PSICOSSOCIAL

A RPS privilegia o aumento da contratualidade do paciente, ou seja, a autonomia para participar dos processos de trocas sociais, como objetivo central. Saraceno[10] pontua que esse objetivo é alcançável a partir de três eixos fundamentais: o *habitat* (noção que ultrapassa a casa como espaço físico, considerando a apropriação e o envolvimento afetivo do paciente em relação a esse espaço), a família (a partir de intervenções que permitam a participação no planejamento e na efetivação das ações previstas no tratamento e na reabilitação) e o trabalho (enquanto promotor de articulação do campo dos interesses, das necessidades, dos desejos). Nas discussões sobre *recovery*, pensa-se também a importância dos grupos de ajuda mútua como mecanismo importante nesse exercício da cidadania e negociações sociais.

A partir dessa referência, elencam-se a seguir três iniciativas consolidadas no campo da saúde mental em diferentes partes do mundo que exemplificam a aplicabilidade da RPS e do *recovery*.

As abordagens dialógicas e a experiência do *Open Dialogue*

A abordagem do diálogo aberto tem sua origem na Finlândia, na década de 1980. Trata-se de um projeto desenvolvido ao longo de 30 anos, cujos objetivos iniciais eram: reduzir a orientação médica do tratamento para pacientes com diagnóstico de esquizofrenia; reduzir o número de novas internações de longa permanência; reduzir a centralidade do hospital no tratamento e ampliar os recursos terapêuticos para além dos psicotrópicos, buscando um enfoque maior nas potencialidades do usuário e de sua rede social.

Para tal, iniciou-se uma abordagem adaptada a demandas específicas de cada paciente e a adoção de uma atitude terapêutica a partir do primeiro contato do usuário com o serviço. O desenvolvimento desse projeto resultou na elaboração de uma abordagem na qual o objetivo central é criar diálogos entre o sistema de tratamento e toda a rede de suporte social do paciente, promovendo intervenções psicoterapêuticas dentro de seu próprio ambiente e integrando o mais rápido possível o tratamento extra-hospitalar ao cotidiano do paciente. Passou-se a organizar times de intervenção em crises com profissionais treinados em terapia familiar e psicodinâmica; as reuniões propostas entre equipe e família são um dos pilares da abordagem, e nela as decisões são tomadas com a presença de todos os envolvidos; é objetivo da reunião obter informações acerca do problema, planejar o tratamento com base no que foi ali planejado e gerar um diálogo psicoterapêutico. O time designado inicialmente responsabiliza-se completamente pelo caso e por sua continuidade, e tem autonomia para tomar as decisões acerca do caso, junto com a família. Os resultados dessa intervenção têm demonstrado uma redução importante no uso de medicação por longos períodos, assim como um retorno mais rápido às atividades laborais e comunitárias[22]. Sua aplicação tem se expandido para outros países[23], como Estados Unidos, Inglaterra e Austrália.

Hearing Voices Networking – Grupo de Ouvidores de Vozes

Desde a reformulação da assistência psiquiátrica em termos globais, grupos locais organizados e mantidos pelos próprios usuários dos serviços de saúde mental têm se destacado como espaços de suporte mútuo, denúncia de violações de direitos humanos nas práticas institucionais, mobilização para a manutenção das liberdades civis já conquistadas e reivindicações para novas conquistas na esfera das políticas públicas. Muitos desses grupos foram fundados sob o discurso da antipsiquiatria e defendem questões como a desmedicalização e a negação dos diagnósticos psiquiátricos como pensados pela psiquiatria nosológica. Para além da atuação política, muitas vezes constituem espaços de escuta e compartilhamento entre pares acerca das vivências complexas com o transtorno mental. Nesse sentido, acabam preenchendo lacunas que as redes psicossociais substitutivas apresentam.

Uma dessas experiências é o Grupo de Ouvidores de Vozes criado na Holanda em 1987 por Marius Romme e Patsi Hage, que acabou dando início à organização Intevoice, com ampla difusão em diversos países.

A proposta central do Grupo de Ouvidores de Vozes é que as pessoas possam compartilhar suas experiências com esse que é o sintoma clássico da esquizofrenia: a alucinação auditiva. O grupo entende que ouvir vozes pode ser uma das variações da condição humana, um princípio estruturante para o autoconhecimento que não precisa estar atrelado, necessariamente, ao sofrimento e à patologia. Propõe, também, formas alternativas de lidar com as vozes, superar o medo e efetuar mudanças para que o poder da pessoa sobre sua própria vida se restabeleça[24]. Essas alternativas buscam que a medicação deixe de ser o principal recurso dos usuários para lidarem com a angústia, incentivando a procura por outras possibilidades de respostas, que passam por ignorar, silenciar, consultar e respeitar.

Além do trabalho principal de ajudar pessoas a lidarem melhor com seus sintomas, existe no grupo uma produção de conhecimento sistemático acerca da questão, que é compartilhado em seminários para profissionais da saúde em diversos países.

Rede de Saúde Mental e Economia Solidária

O campo do trabalho é um dos eixos fundamentais no processo de RPS. Constitui um importante aspecto do exercício da cidadania, aumentando a contratualidade e o poder de trocas sociais. Algumas experiências de geração de trabalho e renda para a população usuária dos serviços de saúde mental vêm sendo implementadas nos países em que concepções reformistas passaram a prevalecer. No Brasil, essas experiências acontecem geralmente em serviços públicos, como os CAPS e os Centros de Convivência (CECCO), em formas de oficinas de produção artesanal e projetos de prestação de serviços.

Uma dessas iniciativas é a Rede de Saúde Mental e Economia Solidária, um coletivo de organizações da sociedade civil, de empreendimentos econômicos e solidários e projetos de geração de trabalho e renda organizados por usuários, técnicos e familiares dos serviços da rede de saúde mental do estado de São Paulo. Ainda em processo de afirmação e desenvolvimento, o coletivo tem como objetivos: criar e organizar um banco de dados de projetos de geração de renda; captar recursos para comercialização e divulgação; oferecer suporte para que esses projetos se profissionalizem; fortalecer os projetos através de rede de apoio; criar um campo de conhecimento com discussão da produção teórica já existente e criar novos dispositivos teóricos; contribuir para ampliar o conhecimento sobre a saúde mental na sociedade e pressionar o poder público para a criação de uma política pública de financiamento para as iniciativas de geração de trabalho e renda[25].

A ação da Rede acontece por meio de atividades de comercialização, formação, troca de conhecimentos e tecnologias sociais. Chegou a ter 76 projetos cadastrados e 1.420 pessoas envolvidas em atividades como: produção e organização de festas, eventos, coquetéis; serviço de garçom e *barman*; fornecimento de refeição transportada; costura geral; zeladoria de praças e parques e limpeza de terrenos. A participação na Rede de Saúde Mental e Economia Solidária pressupõe a frequência dos usuários nas reuniões mensais e o engajamento nos projetos decididos coletivamente.

CONSIDERAÇÕES FINAIS

Como exposto ao longo deste capítulo, o campo da RPS é marcado por práticas e compreensões não homogêneas, que diferem de acordo com o contexto regional no qual se inserem. Essa diversidade existe dentro de uma mesma ética inclusiva com referenciais consonantes, como o marco da desinstitucionalização e o entendimento dos pacientes psiquiátricos como sujeitos de direitos, que devem ter garantidas as possibilidades de participação em todos os processos de trocas sociais. No Brasil, a RPS é inerente ao processo da Reforma Psiquiátrica, que teve o modelo italiano como norteador. Tal modelo enfatiza o aspecto social e político da reabilitação, entendendo-a como um processo amplo, que exige toda uma transformação das relações comunitárias e ultrapassa os limites institucionais.

Não obstante esse tenha sido o modelo que norteou as bases da atual Política Nacional de Saúde Mental, marcando presença predominante no campo das políticas públicas, evidencia-se um persistente distanciamento com o que se produz sobre psiquiatria no âmbito acadêmico, que privilegia o modelo biomédico. A interlocução entre os dois campos, o da academia e o das políticas públicas, é ainda bastante marcado por posições políticas e ideológicas divergentes, o que, somado à complexidade multidimensional inerente à temática, colabora para a baixa produção científica sobre reabilitação psicossocial no país. Essa baixa produção certamente traz prejuízos ao campo amplo da saúde mental, uma vez que dificulta a compreensão mais sólida de como cada aspecto dos programas de RPS tem efeitos na vida das pessoas.

A composição entre a sistematização dessas informações e a valorização da experiência individual do usuário é essencial para o planejamento de novas ações e para a consolidação de uma rede psicossocial consistente e continente à complexa demanda em saúde mental. Na clínica, essa composição seria percebida na conquista de vidas com mais satisfação, sentido e significado, alcances importantes quando se pensa na saúde mental em termos de reabilitação psicossocial.

Para aprofundamento

- Meaden A, Fox A. Innovations in psychosocial interventions: working with the hard to reach. Nova York: Routledge; 2015.
  - ⇨ **Por meio da extensa experiência clínica dos organizadores, são aqui reunidas diferentes intervenções e abordagens psicossociais especialmente direcionadas a usuários de serviços de saúde mental que, em decorrência de quadros em geral psicóticos, apresentam maiores dificuldades de serem acessados pelos tratamentos atuais.**
- Roberts G, Davenport S, Holloway F, Tattan T. Enabling recovery: the principles and practices of rehabilitation psychiatry. Londres: Gaskell; 2006.
  - ⇨ **Reúne múltiplas práticas orientadas para o *recovery* em diferentes contextos da saúde mental. Faz também apanhado histórico da evolução do conceito de *recovery* e traça panorama e perspectivas atuais dessa prática.**
- Saraceno B. Libertando identidades: da reabilitação psicossocial à cidadania possível. 2. ed. Rio de Janeiro: Te Corá/ Instituto Franco Basaglia; 2001.
  - ⇨ **Referência em reabilitação psicossocial no modelo italiano, o autor faz um resgate histórico dos princípios e valores que norteiam as práticas pós-desinstitucionalização. As ideias do autor foram amplamente adotadas na construção do modelo substitutivo brasileiro.**

REFERÊNCIAS BIBLIOGRÁFICAS

1. Engel GL. The need for a new medical model: a challenge for biomedicine. Science. 1977;196(4286):129-36.
2. Campbell W, Rohrbaugh R. The biopsychosocial formulation manual: a guide for mental health professionals. New York: Routledge; 2006.
3. Marco MA. Do modelo biomédico ao modelo biopsicossocial: um projeto de educação permanente. Rev Brasil Educação Médica. 2006;30(1):60-72.
4. World Psychiatry Association, Organização Mundial da Saúde. Essentials of the World Psychiatric Association's International Guidelines for Diagnostic Assessment (IGDA). Brit J Psychiatry. 2003;182(45):37-66.
5. Lira GV, Nations MK, Catrib AMF. Cronicidade e cuidados de saúde: o que a antropologia da saúde tem a nos ensinar? Texto Contexto Enfermagem. 2004;13(1):147-55.
6. Jucá VJS. A multivocalidade da cura na saúde mental: uma análise do discurso psiquiátrico. Ciênc & Saúde Colet. 2005;10(3):771-9.
7. **Anastácio CC, Furtado JP. Reabilitação psicossocial e recovery: conceitos e influências nos serviços oferecidos pelo sistema de saúde mental. Cad Bras Saúde Mental. 2012;4(9):72-83.**
   ⇨ **Autores articulam as ideias de reabilitação psicossocial e *recovery*, apresentando-os como consonantes e partes de um mesmo processo em saúde mental. Recuperam princípios e valores norteadores de ambos e as pertinências na política pública brasileira.**
8. Wallace IV ER. History of psychiatry and medical psychology: with an epilogue on psychiatry and the mind-body relation. New York: Springer; 2008.
9. **Anthony WA, Farkas MD. Primer on the psychiatric rehabilitation process. Boston: Boston University, Center for Psychiatric Rehabilitation; 2009.**
   ⇨ **Publicação de um importante centro de referência em reabilitação psiquiátrica na Universidade de Boston (EUA). Traz uma sistematização de norteadores dos programas de reabilitação e a importância dos processos de avaliação.**
10. Saraceno B. Libertando identidades: da reabilitação psicossocial à cidadania possível. 2. ed. Rio de Janeiro: Te Corá/Instituto Franco Basaglia; 2001.

11. Baccari IOP, Campos RTO, Stefanello S. *Recovery*: revisão sistemática de um conceito. Ciência & Saúde Coletiva. 2015;20(1):125-36.
12. Ahmed AO, Marino BA, Rosenthal E, Buckner A, Hunter KM, Mabe PA, et al. Recovery in schizophrenia: what consumers know and do not know. Psych Clin North Am. 2016;39(2):313-30.
13. Anthony WA. Recovery from mental illness: the guiding vision of the mental health service system in the 1990s. Psychosocial Rehab J. 1993;16(4):11-23.
14. Liberman RP. Recovery from disability: manual of psychiatric rehabilitattion. Boston: American Psychiatric Publishing; 2008.
15. Anthony WA, Cohen M, Farkas M, Gagne C. Psychiatric rehabilitation. 2. ed. Boston: Boston University, Center for Psychiatric Rehabilitation; 2002.
16. Yasui S. Conhecendo as origens da reforma psiquiátrica brasileira: as experiências francesa e italiana. História, Ciências, Saúde-Manguinhos. 2011;18:585-9.
17. Brasil. Reforma psiquiátrica e política de saúde mental no Brasil, Conferência Regional de Reforma dos Serviços de Saúde Mental: 15 anos depois de Caracas. Brasília: Ministério da Saúde; 2005.
18. Delgado PG. Reforma psiquiátrica: estratégias para resistir ao desmonte. Trabalho, Educação e Saúde. 2019;17(2).
19. 19. Nascimento DS, Fagundes PR, do Rosário N. Êxitos e desafios da reforma psiquiátrica no Brasil, 22 anos após a declaração de Caracas. Medwave. 2012;12(10).
20. Ramminger T, Brito JC. "Cada CAPS é um CAPS": uma coanálise dos recursos, meios e normas presentes nas atividades dos trabalhadores de saúde mental. Psicologia & Sociedade. 2011;23(spe):150-60.
21. Nóbrega MDPSD, Domingos AM, Silveira ASDA, Santos JCD. Weaving the west psychosocial care network of the municipality of São Paulo. Rev Brasil Enfermagem. 2017;70(5):965-72.
22. **Seikkula J, Aaltonen J, Alakare B, Haarakangas K, Keränen J, Lehtinen K. Five-year experience of first-episode nonaffective psychosis in open-dialogue approach: treatment principles, follow-up outcomes, and two case studies. Psychotherapy Research. 2006;16(02):214-28.**

    ⇨ **Este artigo apresenta um panorama da experiência finlandesa conhecida como *open dialogue*, contendo desde sua trajetória histórica e precursores, como os atuais princípios que norteiam o casamento e exemplos de condução de casos.**
23. Gidugu V, Rogers ES, Gordon C, Elwy AR, Drainoni ML. Client, family, and clinician experiences of open dialogue-based services. Psychological Services. 2020. Epub ahead of print.
24. Kantorsk LP, Antonacci MH, Andrade APM, Cardano M, Minelli M. Grupos de ouvidores de vozes: estratégias e enfrentamentos. Saúde em Debate. 2017;41(115):1143-55.
25. Rede de Saúde Mental e Economia Solidária. Sobre a Rede [acesso em 21 mar. 2020]. Disponível em: https://saudeecosol.wordpress.com.
26. Bettarello SV, Greco F, Silva Filho LMA, Silva MCF. Fundamentos e prática em hospital-dia e reabilitação psicossocial. São Paulo: Atheneu; 2008.
27. **Pitta AMF. Reabilitação psicossocial no Brasil. 2. ed. São Paulo: HUCITEC; 2001.**

    ⇨ **A autora reúne neste livro artigos publicados ao longo do processo da reforma psiquiátrica brasileira. Traz exemplos de experiências práticas em diversos serviços, visando a mostrar a multiplicidade de práticas abarcadas sob o termo reabilitação psicossocial no Brasil.**
28. Garcia L. A rede de saúde mental. In: Miguel EC, Filho VG, Gattaz WF. Clínica psiquiátrica. Barueri: Manole; 2011. p. 1038-50.
29. Davidson L, Strauss J. Beyond the biopsychosocial model: integrating disorder, health, and recovery. Psychiatry: interpersonal and biological processes. 1995;58(1):44-55.
30. Nóbrega MDPSD, Domingos AM, Silveira ASDA, Santos JCD. Weaving the west psychosocial care network of the municipality of São Paulo. Rev Brasil Enfermagem. 2017;70(5),965-72.
31. Roberts G, Davenport S, Holloway F, Tattan T. Enabling Recovery: the principles and practices of rehabilitation psychiatry. Londres: Gaskell; 2006.
32. **Campos RO. Clínica: a palavra negada – sobre as práticas clínicas nos serviços substitutivos de saúde mental. Saúde em Debate. 2001;25(58), 98-111.**

    ⇨ **A autora, por meio de sua experiência em supervisões institucionais em diversos CAPS, traça um panorama da situação pós-reforma, apontando alguns aspectos clínicos que acabaram sendo negligenciados no processo de desinstitucionalização, propondo meios de resgatá-los.**
33. Meaden A, Fox A. Innovations in psychosocial interventions – Working with the hard to reach. Nova York: Routledge; 2015.

15

Intervenções psicossociais para pessoas em situação de rua

Carmen Lúcia Albuquerque de Santana
Katia M. Amirati

Sumário

Pontos-chave

- O reconhecimento do efeito dos determinantes sociais na saúde mental da população em situação de rua (PSR) deve ser estruturante nas intervenções psicossociais voltadas a essa população.
- O trabalho com PSR desloca os limites do espaço terapêutico para um contexto não estruturado, frequentemente apresenta situações imprevistas. A literatura não traz abordagem terapêutica única, e recomenda uma oferta variada de serviços.
- O cuidado em saúde mental deve ser organizado e realizado prioritariamente na atenção primária, mas é na intersetorialidade que há a possibilidade de abordar as dificuldades sociais complexas, em suas múltiplas dimensões.

INTRODUÇÃO

O número crescente de pessoas vivendo nas ruas de grandes cidades é problema relevante em todo o mundo. A falta de moradia marca a falência do poder público em garantir esse direito humano fundamental. Ter um local seguro para morar é necessidade básica para manter a saúde e a dignidade de qualquer pessoa. O transtorno mental é fator que contribui para que a pessoa viva em situação de rua; por outro lado, as condições de vida nas ruas colaboram para o aparecimento da doença mental. A dificuldade em acessar os serviços de saúde piora ambas as condições.

Relatórios internacionais apontam que cerca de 2% da população do mundo vive sem um teto para morar. Outros 20% carecem de moradia adequada. A obtenção de números precisos sobre pessoas em situação de rua (PSR) é difícil, principalmente devido a grandes variações nas definições e metodologias utilizadas nos diversos países. Além disso, existem inúmeras barreiras para avaliar as dimensões e implicações da falta de moradia. A primeira delas é o alto custo das pesquisas censitárias. Adicionalmente, as cidades podem subestimar o valor de realizar um censo dessa população devido ao constrangimento de tornar público um número alto de pessoas sem moradia. Por outro lado, PSR muitas vezes evitam as pesquisas por vergonha ou medo de serem presas e assediadas[1].

O Brasil não possui dados oficiais sobre a população em situação de rua. A averiguação do número total da população não domiciliada não é incluída no censo demográfico decenal, nem nas contagens populacionais periódicas. A falta de informações é uma barreira para o desenvolvimento de políticas públicas voltadas a esse grupo, reproduzindo sua invisibilidade nas políticas sociais[2].

As definições de quem são as PSR variam enormemente entre os países. Pesquisas nacionais realizadas para contabilizar a população em situação de rua e estimar necessidades de serviços específicos utilizam a definição da Política Nacional para a População em Situação de Rua (PNPR) como garantia de critério único de nomenclatura. A PNPR utiliza o termo "situação de rua", em vez de "morador de rua". Essa opção foi feita buscando expressar a ideia que "viver na rua" não deve ser definitivo, mas apenas uma condição transitória. "Situação de rua" refere-se, portanto, a um estado pontual, em oposição ao termo "morador de rua", que remete à ideia de permanência, condição definitiva de morar na rua. Segundo a PNPR a população em situação de rua é "grupo populacional heterogêneo que possui em comum a pobreza extrema, os vínculos familiares interrompidos ou fragilizados e a inexistência de moradia convencional regular, que utiliza os logradouros públicos e as áreas degradadas como espaço de moradia e de sustento, de forma temporária ou permanente, bem como as unidades de acolhimento para pernoite temporário ou como moradia provisória"[3].

Essa importante publicação federal de 2009 tem subsidiado a elaboração de leis e decretos municipais, assim como a implantação de planos e políticas de saúde. Cabe ao profissional conhecer princípios e diretrizes da PNPR, pois muitas vezes seu papel é de apontar violações de direitos humanos no cotidiano das PSR.

A vida nas ruas é traumática, quase sempre descrita como empobrecida, isolada socialmente, associada a altas taxas de infecção, doenças crônicas, transtornos mentais e abuso de substância. Estar em situação de rua influencia de maneira negativa o senso de identidade; muitas dessas pessoas sentem-se impotentes e estigmatizadas ao serem impedidas de entrar em certos locais como estabelecimentos comerciais, *shopping centers*, transporte coletivo, órgãos públicos, inclusive na rede de saúde. Além disso, muitas vezes as PSR são apresentadas na mídia como pessoas perigosas, indesejáveis, imorais e com comportamento de risco. Considerando o efeito negativo que essa condição promove na saúde física, na saúde mental e na qualidade de vida, a moradia é urgentemente necessária.

Por outro lado, um terço das pessoas que conseguem uma habitação retornam à situação de rua durante os primeiros 6 meses após serem abrigadas[4]. Viver só e de maneira independente requer uma condição psicológica para além da experiência física de viver em uma casa. Essa situação exige, por exemplo, habilidades de autocuidado para a saúde e para superar as dificuldades diárias. A atenção às complexas necessidades psicológicas das PSR é fundamental para uma política de moradia bem-sucedida.

A alta prevalência de transtornos mentais na PSR é um problema de saúde pública, ou seja, não é um problema individual. Reflete a precariedade das condições de vida dessa população: a falta de moradia, uso abusivo de álcool e outras drogas, dificuldades de acesso a trabalho formal, baixos níveis de escolaridade, elevada exposição à violência doméstica, inexistência de políticas de inclusão social para egressos do sistema penitenciário e pobreza.

A Organização Mundial da Saúde (OMS) define saúde mental como "um estado de bem-estar em que cada indivíduo realiza seu próprio potencial, pode lidar com o estresse normal da vida, pode trabalhar produtivamente e é capaz de contribuir para a comunidade". A saúde mental é moldada por aspectos sociais, econômicos, físicos e ambientais. Fatores de risco à saúde estão fortemente associados a desigualdades sociais especialmente nas dimensões do emprego, habitação e educação. Teorias referentes aos determinantes sociais do processo saúde-doença postulam os efeitos benéficos das condições de vida sobre a saúde dos indivíduos e populações. O reconhecimento do efeito dos determinantes sociais na saúde mental da PSR deve ser estruturante nas intervenções psicossociais propostas[5].

FUNDAMENTOS

Quem são as pessoas em situação de rua?

Na ausência de dados nacionais, alguns municípios do país realizam suas próprias pesquisas específicas censitárias e de caracterização das PSR. A mais recente foi realizada em 2019 pelo Município de São Paulo, capital com maior número de PSR do país. São Paulo tem realizado pesquisas censitárias desde o ano 2000, seguidas dos censos de 2009, 2011, 2015 e 2019, com resultados iniciais publicados em 2020 (Tabela 1).

Em 2019 foram contabilizadas 24.344 PSR no município de São Paulo. Dessas, 11.693 estavam acolhidas em serviços da Secretaria de Assistência e Desenvolvimento Social (SMADS), e 12.651, vivendo nas calçadas. A maioria era formada por homens (85%), pretos ou pardos (69,3%)[6].

Informações dos entrevistados pelo censo de 2015 revelaram que o abuso de substâncias é mais grave entre aqueles que não utilizam os centros de acolhida: 84% das pessoas que vivem nas ruas e 54% das pessoas que vivem nos centros de acolhida declararam fazer uso de álcool e/ou outras drogas. A substância mais utilizada foi o álcool nos dois grupos (70% e 45%). Alguns faziam uso somente de drogas ilícitas e outros combinavam as diversas substâncias psicoativas. Na rua, entre os adultos com até 30 anos, 77% usavam alguma droga ilícita além do álcool. Essa proporção diminuiu conforme aumentou a idade, chegando a 24% entre os que tinham 50 anos ou mais[7]. Equipes da saúde atuantes no centro de São Paulo em oficina realizada em 2010 estimaram que cerca de 90% das pessoas atendidas apresentam algum transtorno mental e/ou dependência química.

Em comparação com a população em geral, PSR apresentam uma maior prevalência de transtornos mentais, incluindo

Tabela 1 Pessoas em situação de rua e acolhidas nos anos 2000, 2009, 2011, 2015 e 2019 na cidade de São Paulo.

Ano	Acolhidos	Rua	Total
2000	3.693	5.013	8.706
2009	7.079	6.587	13.666
2011	7.713	6.765	14.478
2015	8.570	7.335	15.905
2019	11.693	12.651	24.344

Fonte: São Paulo, 2020[6].

esquizofrenia e outros distúrbios psicóticos. Estudos internacionais relatam que 25 a 50% das PSR têm um transtorno mental severo; essa taxa sobe para cerca de 92% aos se considerar outros transtornos mentais. A presença de transtornos mentais entre as PSR está associada a maior comorbidade física, uso de substâncias, incapacidade e mortalidade por suicídio[8]. Dois terços dessa população apontam o uso de substâncias como principal causa de estarem na rua[9]. Entretanto, muitas vezes o abuso de substâncias se inicia após a perda da moradia. Nesses casos, as pessoas desabrigadas utilizam substâncias para obter uma sensação de alívio temporário dos problemas ou ainda para melhorarem a socialização no ambiente da rua[10]. Estudo realizado com a população em situação de rua em uma cidade brasileira demonstrou que a prevalência de transtorno mental nesse grupo era ainda maior que as referidas em estudos internacionais da época em que foi realizada[11].

Os principais motivos descritos na literatura internacional para alguém estar em situação de rua incluem: escassez de moradias populares, privatização de serviços públicos, especulação de investimentos imobiliários, urbanização não planejada e rápida, além de pobreza, desemprego e desagregação familiar. Além destes, são fatores importantes relacionados aos motivos de ida para as ruas a falta de serviços adequados e uma política de moradia para pessoas com transtornos mentais, problemas relacionados ao alcoolismo e ao abuso de substâncias psicoativas, deslocamentos causados por conflitos, desastres naturais e políticas habitacionais do governo. No âmbito dos transtornos mentais, o uso de substância, depressão, ansiedade, transtorno de estresse pós-traumático, esquizofrenia e transtorno afetivo bipolar estão fortemente associados com a situação de rua, podendo ser considerados como causa e consequência da ida para as ruas[12].

No Brasil, os principais motivos declarado por PSR para viver na rua referem-se aos problemas de alcoolismo e drogas (35,5%), desemprego (29,8%) e desavenças familiares (29,1%). Dos entrevistados, 71,3% citaram pelo menos um desses três motivos, que podem estar correlacionados entre si[13].

O SUS e as PSR

Os princípios do SUS constituem fundamentos para a garantia do cuidado em saúde mental para PSR:

- Universalidade ou universalização: pressupõe a saúde como direito de todos, cabendo ao Estado assegurar esse direito, garantindo a todas as pessoas o acesso aos serviços independente de sexo, raça, ocupação ou outras caracterizações do sujeito. Para as PSR esse fundamento garante que não tenham atendimento negado, mesmo sem possuir comprovante de endereço e documentos pessoais[14].
- Equidade: prevê uma diminuição das desigualdades, estruturada no princípio de justiça que considera que as pessoas não são iguais, e por isso têm necessidades distintas de acesso aos serviços. Equidade significa que se deve tratar desigualmente os desiguais, investindo mais onde a carência e as vulnerabilidades são maiores. Esse fundamento implica políticas públicas que atendam às especificidades das PSR, que respondam adequadamente à dinâmica da rua, como a Política Pública dos Consultórios na Rua, que será abordada mais à frente[14].
- Integralidade: garante um olhar abrangente ao indivíduo, atendendo a todas as suas necessidades. Para garantia de tal princípio, devem existir ações integradas de promoção à saúde, prevenção de doenças, tratamento e reabilitação[14]. Integralidade pressupõe a articulação da saúde com outras políticas públicas, a fim de assegurar a atuação intersetorial entre as diferentes áreas que tenham repercussão na qualidade de vida.

Consultórios na rua

No Brasil há uma Política Nacional de Saúde que prevê a existência de equipes de atenção primária à saúde específicas para PSR: os Consultórios na Rua (CnaR). As equipes de CnaR têm o objetivo de ampliar o acesso aos serviços da saúde e da rede intersetorial, operando o cuidado longitudinal das pessoas em seus processos de vida, integrando e articulando ações com diferentes equipamentos da rede, constituindo uma porta de entrada para o SUS[15].

Os CnaR desenvolvem suas atividades "*in loco*", de forma itinerante, com ações compartilhadas e integradas às UBS, aos CAPS, Serviços de Urgência e Emergência entre outros pontos de atenção. São equipes multiprofissionais geralmente compostas por: médico generalista, enfermeiro, cirurgião dentista, auxiliar de enfermagem, psicólogo, assistente social, agentes sociais e agentes de saúde, profissional administrativo e motorista[15].

A PSR atendida pelo CnaR tem acessado os serviços com mais frequência nos últimos anos, porém ainda se depara com grandes desafios para a efetivação do acesso. Barreiras encontradas são de diversas ordens, como: dificuldade de chegar ao serviço por não ter dinheiro para transporte público, dificuldade para realizar matrícula nos serviços pela ausência de comprovante de residência, dificuldade para agendar consultas pela ausência de documentos de identificação, atendimento negado pelo profissional de saúde pela ausência de banho, maus tratos relacionados por estigma e preconceito dos profissionais de saúde, entre outras violações de direitos humanos.

Especificidades do cuidado às pessoas em situação de rua

O trabalho com PSR impõe desafios e desloca os limites do espaço terapêutico para um contexto não estruturado, e frequentemente apresenta situações imprevistas. A literatura não traz abordagem terapêutica única, e recomenda uma oferta variada de serviços. Lidar com essa complexidade exige muita flexibilidade, especialmente nos contatos iniciais, e um plano de tratamento ou prevenção centrado na pessoa, que alcance as diferentes dimensões do sujeito. O sucesso terapêutico deve ser definido individualmente. A abordagem multidisciplinar é fundamental nesses casos, pois cada área do conhecimento é dotada de perspectivas e possibilidades de intervenções singulares. Além do conhecimento técnico, o autoconhecimento, capacidade de trabalhar em equipe, humanização, criatividade e flexibilidade são elementos essenciais nos processos de trabalho.

Um primeiro contato geralmente é feito no local onde vive a pessoa, nos termos da pessoa, considerando sempre a visão de mundo dela. Construir uma relação de confiança é o primeiro passo para uma intervenção bem-sucedida. Isso nem sempre é fácil e rápido, pois se está lidando com pessoas que viveram muitas experiências negativas no contato com outros profissionais. O comportamento deve ser avaliado em seu contexto para que seja possível identificar efeitos dos traumas psicológicos sobre a confiança, a vontade de perseverar e aceitar a ajuda de outras pessoas e uma variedade de outras dinâmicas pessoais e interpessoais que são importantes no tratamento e na recuperação das PSR.

É comum que PSR falem sobre falta de sentido na vida. Culpa, tristeza e perda de esperança também são experiências emocionais frequentes nessa população. Nesses cenários, relacionamentos significativos são centrais para a recuperação do transtorno mental. Por outro lado, do ponto de vista dos profissionais que atendem as PSR, uma mistura de sentimentos, muitas vezes ambíguos, é experimentada: medo, aversão, curiosidade, simpatia e empatia, entre outros. Ter um espaço de supervisão, ou ainda a reflexão por pares em presença de uma terceira pessoa constitui estratégias de promoção à saúde mental do trabalhador que atua com PSR[16].

Um grande desafio que se apresenta no cuidado às PSR com transtornos mentais são os indivíduos psicóticos, sem acesso ao serviço de saúde pelo grave comprometimento funcional. Esses sujeitos enfrentam barreiras maiores de acesso, sendo necessárias diversas opções de entrada no serviço, por exemplo: visitas de rua, atendimentos compartilhados, acolhimento de demanda espontânea na UBS, flexibilização dos horários e dos locais de atendimento. A situação se agrava quando eles apresentam situações clínicas não tratadas e quadros psicóticos agudos, trazendo aos trabalhadores a necessidade de avaliações breves do risco de morte, acionamento de dispositivos de transporte de emergência, como o Serviço de Atendimento Móvel de Urgência (SAMU), articulações com a rede de prontosocorros e/ou hospitais gerais com retaguarda psiquiátrica, bem como a constante discussão sobre o limite entre a negligência e necessidade de intervenções involuntárias[17].

Muitas PSR têm família ou algum apoio social, e faz parte do cuidado à saúde mental o resgate a esse suporte. Outros, no entanto, estão completamente desprovidos de rede de apoio; nesses casos é importante ressignificar a noção de arranjos familiares convencionais, e integrar diferentes setores da Rede de Atenção Psicossocial (RAPS) no sentido de reconstruir outros apoios sociais.

O cuidado em saúde mental das PSR deve ser organizado e realizado prioritariamente na atenção primária, mas é na intersetorialidade que há a possibilidade de abordar dificuldades sociais complexas, em suas múltiplas dimensões. Serviços públicos não integrados em seu funcionamento ocasionam dificuldades de acesso, manutenção das desigualdades, agravos à saúde e ao bem-estar social, prejuízo do trabalho social e insatisfação das PSR[18,19]. É muito importante que pessoas com história de vida nas ruas possam compor equipes de atenção primária, pois facilitam a comunicação e o acesso aos sujeitos mais difíceis de alcançar.

A violência é fator determinante para vários diagnósticos de saúde das PSR. O termo "violência estrutural" descreve os arranjos sociais que colocam a pessoa em perigo devido à exclusão sistemática ao longo do tempo. Esses arranjos são considerados estruturais porque estão embutidos na organização política e econômica de nossa sociedade; eles são violentos porque causam danos às pessoas. A violência estrutural manifesta-se como acesso desigual aos sistemas sociais de apoio, à moradia, assistência médica, educação e emprego. Apesar do impacto dessas estruturas sobre os pacientes, com poucas exceções, os profissionais de atenção primária não são treinados para atuar nesse contexto. Reduzir a violência estrutural é um passo importante no sentido de alcançar a equidade na saúde[20].

Além da humilhação e da discriminação, outros tipos de violência moral e física são frequentes entre as PSR. Os moradores de calçada são vítimas de violência sempre em maior proporção que os acolhidos. Entre os autores dos diversos tipos de violência destacam-se: agentes de segurança pública e privada, traficantes, transeuntes e comerciantes. Muitas PSR praticam agressões contra seus pares. Eles são acusados de todos os tipos de violência, em proporções elevadas, como a prática de roubos/furtos, o espancamento/luta corporal, tentativa de homicídio e abuso sexual[15].

As equipes de CnaR são fundamentais para denunciar violações de direitos humanos vividas cotidianamente dentro e fora dos serviços de saúde. Para o psiquiatra que atende as PSR, o desafio maior não é técnico, a complexidade do tratamento não é do campo biomédico. As dificuldades referem-se à classificação diagnóstica, identificação dos fatores causais e a busca por melhores intervenções.

PRÁTICAS BASEADAS EM EVIDÊNCIAS

Desde a década de 1990, ocorre um aumento progressivo no desenvolvimento de práticas baseadas em evidência voltadas às PSR. Diversos modelos de moradia apoiada foram criados para pessoas com transtornos mentais severos, com destaque para o modelo Moradia Primeiro (*Housing First*). Adicionalmente, outros modelos de práticas baseadas em evidência foram desenvolvidos: tratamento assertivo comunitário (ACT, do inglês *assertive community treatment*), intervenção em tempo crítico (*critical time intervention*), emprego apoiado (*supported employment*).

As causas e consequências da falta de moradia para pessoas com transtorno mental severo nos países em desenvolvimento podem diferir das configurações dos países desenvolvidos, onde são realizadas grande parte das pesquisas[21].

A importância da moradia

A moradia afeta todos os aspectos da vida de qualquer pessoa, é considerada determinante fundamental da saúde mental e elemento estruturante do cuidado em saúde mental das PSR. Ter um lugar para morar significa contar com abrigo nas intempéries, possuir local para estocar alimentos, ter acesso a água, um espaço seguro para reunião familiar e integração social. A falta de moradia adequada tem impacto direto no acesso à educação, trabalho e segurança. Ter um local para morar é primordial para sensação de estabilidade, fundamental para o senso de pertencimento e identidade.

A saída da rua é o objetivo maior dos programas sociais destinados à população em situação de rua. Moradia permanente foi a alternativa mais indicada para saída das ruas pela PSR (37%), seguida da oportunidade de um emprego fixo. Entre os moradores de calçada, a superação da dependência de álcool e drogas foi indicada por 14%, proporção bem maior que a dos acolhidos (6%)[15]. A falta de moradia em si é um fator de risco para transtornos mentais e de uso de substâncias. Viver nas ruas significa enfrentar constantes fatores de estresse, perda de conectividade social, ameaças constantes à integridade física e vitimização. Os efeitos podem ser especialmente negativos em crianças, para as quais a falta de moradia pode significar perda da estabilidade familiar, interrupções na frequência escolar ou no desempenho escolar e isolamento de colegas.

O mito da internação

A recuperação de transtornos mentais (incluindo os relacionados ao uso de substâncias) ocorre ao longo da vida, e o cuidado deve ser feito por meio da integração de um conjunto de estratégias terapêuticas que não necessariamente envolvem a internação. Esse "cardápio" de intervenções pode incluir diversas estratégias como: hospital-dia, hospital-noite, internação, desintoxicação (ambulatorial ou durante internação), residências (residências terapêuticas, comunidades terapêuticas), programas de drogas substitutivas para dependentes de opioides, programas de autoajuda (AA, NA, etc.) e outros. Acesso a local para morar durante e após o tratamento reduz o risco de recaídas, as situações de violência, hipotermia ou hipertermia, doenças infecciosas e outros riscos[22]. Quando indicada, a internação deve integrar-se aos pronto-socorros, hospitais gerais, unidade básica de saúde, equipes de CnaR e CAPS.

No município de São Paulo, mais da metade dos acolhidos e dos moradores de calçada passou por internação em alguma instituição (54 e 64%, respectivamente). Dentre os acolhidos destacam-se as clínicas de recuperação de dependência de drogas ou álcool (30%) e o sistema prisional (28%), além de instituições psiquiátricas (11%) e Fundação Casa (10%)[7].

Moradia Primeiro (*Housing First*)

Em geral, a adesão ao tratamento e a continuidade do atendimento das PSR que são tratadas enquanto permanecem nas ruas são ruins. Revisões recentes da literatura sugerem que o modelo *Housing First* é particularmente apropriado para PSR com transtorno mental. Em comparação com os programas que condicionam a moradia à adesão ao tratamento (*treatment first*), os programas *Housing First* relatam maior número de casos estabilizados, menos prisões, maior controle sobre o uso de drogas e álcool, melhores resultados de saúde e bem-estar, além de custos de saúde e moradia mais baixos[23].

O modelo *Housing First*, também chamado *Continuum of Care*, exige que problemas mentais e uso de substâncias sejam sempre abordados inicialmente. A pessoa só teria acesso à moradia independente após utilizar progressivamente uma "escada de transição". Em contraste com esse modelo, ainda predominante em vários países, o modelo *Housing First* inverte a sequência, oferecendo acesso imediato à moradia estável. Trata-se de uma política intersetorial baseada no princípio de que primeiro é necessário retirar o sujeito da rua, oferecendo moradia. Outras questões como o uso de substâncias, por exemplo, podem e devem ser abordadas após esse sujeito sair da rua. As abordagens *Housing First* são de baixa demanda, oferecem moradia permanente e não exigem que o paciente esteja em abstinência para ter acesso à moradia. Os participantes podem exercer algum grau de escolha em relação à localização e tipo de alojamento. Não há pré-condições, como estabilização com uso de medicamentos ou controle do abuso de substâncias para acessar o programa. Além disso, as PSR atendidas pelo modelo *Housing First* têm acesso ao apoio intensivo de uma equipe multidisciplinar. Muitos programas incentivam os clientes a participar de programas de gerenciamento de dinheiro que garantem o pagamento pela moradia[24].

Evidências de países de alta renda apoiam a eficácia de programas de moradia para pessoas com transtornos mentais severos, em que os indivíduos recebem serviços de acomodação e de gerenciamento de casos, no entanto, esse tipo de intervenção pode não ser viável em ambientes com poucos recursos[21].

Emprego Apoiado (*Supported Employment*)

O trabalho e/ou a educação são metas básicas para a maioria das PSR. São fontes de novos significados para vida, promovem uma autoestima positiva, neutralizando a desmoralização cotidiana que acomete esse grupo. Uma rotina de trabalho fornece uma estrutura diária e condições pessoais e financeiras para que a pessoa não volte para rua[22].

A maioria das PSR, incluindo aquelas com transtornos mentais severos, gostaria de trabalhar. O Emprego Apoiado (EA) é uma resposta a essa necessidade, uma abordagem detalhadamente descrita pela literatura com evidências de sucesso. De maneira geral, refere-se ao emprego integrado ao mercado de trabalho, que seja consistente com as forças, recursos, prioridades, habilidades, preocupações, capacidades, interesses e escolhas pessoais para indivíduos com dificuldades para competir no mercado de trabalho[25].

INSTRUMENTOS UTILIZADOS

As intervenções psicossociais para PSR em contextos internacionais geralmente focam em resultados como: melhora na ansiedade, depressão, força interior e resiliência. Portanto, os instrumentos utilizados de avaliação são os mesmos utilizados em estudos de eficácia. No entanto, as evidências de efetividade dessas intervenções são escassas. Em uma revisão sistemática que avaliou os efeitos de intervenções psicossociais para PSR, os autores concluíram que intervenções psicossociais podem reduzir a ansiedade e melhorar a saúde mental das PSR, especialmente as técnicas de relaxamento e a terapia cognitivo-comportamental. Contudo, essa revisão incluiu apenas artigos publicados em inglês, e a maioria deles foi conduzida nos Estados Unidos. Sendo assim, a generalização desses resultados para outros países com diferentes culturas, diferentes políticas sociais e de saúde deve ser vista com precauções[4].

PROGRAMAS OU APLICAÇÕES

O Projeto "A Cor da Rua"

Em 2010, uma parceria entre diversas instituições que atuavam com PSR no centro de São Paulo desencadeou um processo de discussão sobre a saúde dessa população. A iniciativa foi liderada pela Organização de Auxílio Fraterno (OAF) e contou com profissionais da Escola Paulista de Enfermagem (EPE) da Universidade Federal de São Paulo (Unifesp), da Associação Saúde da Família (ASF), do Centro Social Nossa Senhora do Bom Parto, entre outros. Esse grupo iniciou a construção de uma rede de apoio à saúde das PSR que identificou de forma sistemática problemas de atendimento, dificuldade de integração entre os serviços e necessidade de formação em saúde mental para os trabalhadores. Nascia aí o Projeto Social de Extensão Universitária "A Cor da Rua", no Departamento de Saúde Coletiva (DESC) da EPE-Unifesp.

Atualmente o Projeto tem como núcleo uma rede de instituições parceiras: o Departamento e Instituto de Psiquiatria do Hospital das Clínicas da Faculdade de Medicina da Universidade de São Paulo (FMUSP), a Escola Politécnica da USP, o College of Population Health – Center of Participatory Research, University of New Mexico, Estados Unidos; e o DESC-EPE-Unifesp. Atua na formação cidadã, técnica e política dos participantes, através da produção e democratização do conhecimento por meio de metodologias participativas. As atividades envolvem a formação de PSR, e de profissionais da rede SUS e SUAS para o desenvolvimento de boas práticas de saúde mental comunitária.

A partir de ações de aprendizagem participativa que integram saúde, direitos humanos, assistência social e participação popular, o Projeto "A Cor da Rua" promove encontros e convivências para desenvolver novas formas de cuidado. A Educação Popular é um recurso importante utilizado pelo projeto para a promoção do diálogo e leitura crítica da realidade. A interdisciplinaridade ocorre em ações extensionistas que envolvem comunidade acadêmica, profissionais da saúde, direitos humanos, assistência social e PSR. Os estudantes protagonizam uma interação dialógica entre universidade e sociedade, que combina o formal e o vivencial. Atuam em parceria com lideranças comunitárias na concepção, planejamento, implementação, avaliação participativa e divulgação das atividades do projeto.

CONSIDERAÇÕES FINAIS

Condições de vida na rua relacionam-se a processos de saúde-doença-cuidado peculiares, demandando novas formas de atenção e políticas públicas específicas. Reconhecer a diversidade de experiências relacionadas à vida nas ruas e identificar e compreender as barreiras de acesso aos serviços são elementos críticos para uma boa prática. Trabalhar com PSR amplia a complexidade do processo de trabalho, pois se atua com determinantes sociais e ambientais únicos, que requerem cuidados e atenção especiais. PSR enfrentam marginalização, invisibilidade e violência estrutural. Profissionais e prestadores de serviços sociais devem promover abordagens não opressivas e a defesa dos direitos humanos, aceitando e respeitando os outros como são, sem julgamento. Uma abordagem intersetorial, de interfaces com as outras políticas, é fundamental para o desenvolvimento de intervenções psicossociais para voltadas às PSR.

Vinheta clínica

A., 32 anos, masculino, branco, HIV positivo há 20 anos, tendo se contaminado com profissional do sexo, mãe de sua filha e grande amor de sua vida, falecida por quadro de aids. Não mantinha acompanhamento regular do HIV, em decorrência de sua condição de saúde mental e uso eventual de *crack*. Vivia da mendicância e pequenos furtos. Recebeu diagnóstico de esquizofrenia + déficit cognitivo pela psiquiatra da UBS onde fazia seguimento.

Paciente comparecia ao serviço quando apresentava dor (principalmente nos pés, por cortes, traumas e quedas) ou desconforto respiratório (associado a pneumonias de repetição). Após perda da visão unilateral, recebeu diagnóstico de toxoplasmose ocular (pelo imunocomprometimento), ficando cego unilateralmente, o que dificultava ainda mais o autocuidado.

Em uma visita de rua, passou a ser acompanhado equipe de CnaR. Desde então procurava o CnaR para "fugir" das violências, ameaças de morte e agressões físicas sofridas por dívidas com tráfico. Apenas nesses momentos aceitava o uso de antipsicótico de depósito (haloperidol decanoato), mas recusava qualquer medicação via oral, inclusive os antirretrovirais. A injeção só era aceita se fosse aplicada pela enfermeira da equipe CnaR, e deveria ser em deltoide sempre (apesar de sua musculatura não apropriada para o procedimento) no local de tatuagem, pois dizia que se sentia mais forte se a medicação fosse feita nesse local.

Apesar de melhora do quadro psiquiátrico, A. continuava recusando auxílio nos seus cuidados, e mantinha quadro de tosse, emagrecimento e falta de apetite. Dizia não querer viver, pedia para ser respeitado, e que o deixassem morrer em paz. Em pouco tempo não levantava mais do chão. Dormia em uma praça, recusava alimentação (que era oferecida diariamente pela mãe, apesar da agressividade de A.). O CnaR intensificou suas visitas de rua, apostando no vínculo para que A. aceitasse uma internação hospitalar para estabilização do quadro clínico e investigação da suspeita de tuberculose.

Após discussão do caso com a rede, a equipe optou por realizar internação involuntária na rua, na presença da mãe do paciente. No momento da abordagem ele estava deitado sobre suas fezes, pois não conseguia sentar. Aceitou a abordagem, mas recusou a internação. Carregado pela equipe, resistindo com xingamentos, foi levado em ambulância ao hospital de referência onde era esperado por articulação prévia realizada pela equipe de CnaR. Lá recebeu diagnóstico de tuberculose. Durante a internação recebeu visita da equipe, foi transferido para um Hospital de Retaguarda, onde permaneceu 3 meses internado, tendo a equipe acompanhado esse processo. Aceitou retorno para casa materna, após sua alta hospitalar. Finalizou seu tratamento na com apoio da mãe, supervisionado pela equipe CnaR, seguindo acompanhamento ambulatorial na UBS.

Para aprofundamento

- Ministério da Saúde. Manual sobre o cuidado à saúde junto à população em situação de rua. Série A. Normas e Manuais Técnicos. Brasília; 2012.
  - ⇨ **Trata-se da primeira publicação do Ministério da saúde que explicita a atenção primária e as equipes de consultório na rua como gestores do cuidado integral às pessoas em situação de rua. O livro trata das especificidades do atendimento às PSR e dos problemas clínicos mais comuns.**
- Santana C, Rosa A. Saúde Mental das pessoas em situação de rua: conceitos e práticas para profissionais da assistência social. São Paulo: Epidaurus Medicina e Artes; 2016.
  - ⇨ **O livro é fruto de um programa de "Capacitação dos Profissionais da Rede de Assistência Social e da Saúde para realizarem intervenções psicossociais na área da saúde mental das pessoas em situação de rua". Trata de situações práticas e formas de enfrentá-las considerando a realidade nacional e recursos locais.**
- Smartt C, Prince M, Frissa S, Eaton J, Fekadu A, Hanlon C. Homelessness and severe mental illness in low- and middle--income countries: scoping review. BJPsych Open. 2019;5(4):e57.
  - ⇨ **Esta é uma revisão sistemática e de escopo que aborda questões referentes à interface entre transtornos mentais severos e a situação de rua, nos países de baixa e média renda.**

REFERÊNCIAS BIBLIOGRÁFICAS

1. Chamie J. As cities grow, so do the numbers of homeless. YaleGlobal, 2017 [acesso em 30 jan 2020]. Disponível em: https://yaleglobal.yale.edu/content/cities-grow-so-do-numbers-homeless.
2. Natalino MAC. Estimativa da população em situação de rua no Brasil. Texto para discussão. Instituto de Pesquisa Econômica Aplicada. Brasília: Ipea; 2016.
3. **Brasil. Decreto n. 7.053 de 23 de dezembro de 2009. Institui a Política Nacional para a População em Situação de Rua e seu Comitê Intersetorial de Acompanhamento e Monitoramento, e dá outras providências.**
   ⇨ **Este decreto é a base legal da Política Nacional para Pessoas em Situação de Rua no Brasil, conceitua população em situação de rua e estabelece princípios e diretrizes para as diversas áreas de atenção.**
4. **Hyun M, Bae SH, Noh D. Systematic review and meta-analyses of randomized control trials of the effectiveness of psychosocial interventions for homeless adults. J Adv Nurs. 2020;76(3):773-86.**
   ⇨ **Esta é uma revisão sistemática e metanálise que teve como objetivo avaliar o efeito de intervenções psicossociais para adultos em situação de rua, demonstrando seu impacto na redução da ansiedade e na melhora do estado de saúde mental das PSR.**
5. Dorvil H, Tousignant-Groulx J. Models of housing in the Quebec setting for individuals with mental illness. Front Psychiatry. 2019;10:850.
6. São Paulo. Prefeitura Municipal de São Paulo. SMADS – Secretaria Municipal de Assistência e Desenvolvimento Social. Qualitest – Inteligência em Pesquisa. Pesquisa censitária da população em situação de rua, caracterização socioeconômica da população adulta em situação de rua. Relatório temático de identificação das necessidades dessa população na cidade de São Paulo. 2020.
7. Fundação Instituto de Pesquisas Econômicas (FIPE). Pesquisa Censitária da População em Situação de Rua, caracterização socioeconômica da população adulta em situação de rua e relatório temático de identificação das necessidades dessa população na Cidade de São Paulo, 2015.
8. **Ayano G, Tesfaw G, Shumet S. The prevalence of schizophrenia and other psychotic disorders among homeless people: a systematic review and meta-analysis. BMC Psychiatry. 2019;19:370.**
   ⇨ **Esta é uma revisão sistemática e metanálise que apresenta a esquizofrenia e outros transtornos psicóticos como altamente prevalentes entre PSR, recomendando que sejam feitos estudos para desenvolver melhores mecanismos de prevenção, diagnóstico e tratamento desses transtornos nessa população.**
9. Center for Substance Abuse Treatment (US). Behavioral health services for people who are homeless. Rockville (MD); 2013.
10. Didenko E, Pankratz N. Substance use: pathways to homelessness? Or a way of adapting to street life? Visions: BC's Mental Health and Addictions Journal. 2007;4(1):9-10.
11. Heckert U. Transtornos mentais da população de rua [tese]. São Paulo: Faculdade de Medicina da Universidade de São Paulo; 1998.
12. Rees S. Mental ill health in the adult single homeless population: a review of the literature. London: Crisis; 2009.
13. Brasil. Pesquisa Nacional sobre a População em Situação de Rua. Brasília: MDS, SAGI; Meta, 2008. (Sumário Executivo).
14. Brasil. Ministério da Saúde. Lei Orgânica da Saúde 8080, de 19 de setembro de 1990. Dispõe sobre as condições para a promoção, proteção e recuperação da saúde, a organização e o funcionamento dos serviços correspondentes e dá outras providências.
15. **São Paulo, Secretaria Municipal da Saúde de São Paulo. Documento Norteador dos Consultórios na Rua. Dezembro, 2016.**
    ⇨ **Trata-se de um documento referência, produzido de forma participativa por diversos atores sociais envolvidos na atenção primária às PSR, contendo diretrizes e princípios para organização do processo de trabalho das equipes CnaR.**
16. Santana C, Rosa A. Saúde Mental das pessoas em situação de rua: conceitos e práticas para profissionais da assistência social. São Paulo: Epidaurus Medicina e Artes; 2016.

17. Rosa A, Bretas A. Estratégias da área da Saúde para a assistência à população em situação de rua. In: Enfermagem e Saúde: olhares sobre a situação de rua. 1. ed. Curitiba: 2013. p. 169.
18. Silveira C, Carneiro Júnior N, Marsiglia R. Projeto inclusão social urbana: nós do centro. Metolodologia de pesquisa e de ação para inclusão social de grupos em situação de vulnerabilidade no centro da cidade de São Paulo. São Paulo: Fundação Arnaldo Vieira de Carvalho, Faculdade de Ciências Médicas da Santa Casa de São Paulo; 2009.
19. Marsiglia R, Carneiro Junior N. Condições de vida e saúde na região central de São Paulo (comunicação coordenada). In: V Congresso Brasileiro de Saúde Coletiva/V Congresso Paulista de Saúde Pública. Livro de Resumos. Águas de Lindóia: Abrasco/APSP; 1997. p. 21.
20. Magwood O, Leki VY, Kpade V, Saad A, Alkhateeb Q, Gebremeskel A, et al. Common trust and personal safety issues: a systematic review on the acceptability of health and social interventions for persons with lived experience of homelessness. PLoS One. 2019;14(12):e0226306.
21. Smartt C, Prince M, Frissa S, Eaton J, Fekadu A, Hanlon C. Homelessness and severe mental illness in low- and middle-income countries: scoping review. BJPsych Open. 2019;5(4):e57.
22. Substance Abuse and Mental Health Services Administration (SAMHSA). Behavioral health services for people who are homeless. Treatment Improvement Protocol (TIP) Series 55. HHS Publication No. (SMA) 13-4734. Rockville, MD: Substance Abuse and Mental Health Services Administration; 2013.
23. O'Campo P, Stergiopoulos V, Nir P, Levy M, Misir V, Chum A, et al. How did a Housing First intervention improve health and social outcomes among homeless adults with mental illness in Toronto? Two-year outcomes from a randomised trial. BMJ Open. 2016;6(9):e010581.
24. Tinland A, Fortanier C, Girard V, Laval C, Videau B, Rhenter P, et al. Evaluation of the Housing First program in patients with severe mental disorders in France: study protocol for a randomized controlled trial. Trials. 2013;14:309.
25. Bond G. Supported employment: evidence for an evidence-based practice. Psychiatric Rehabilitation Journal. 2004;27(4).
26. **Bond G, Drake R, Becker D. Generalizability of the Individual Placement and Support (IPS) model of supported employment outside the US. World Psychiatry. 2012;11(1):32-9.**
    ⇨ **Essa é a primeira revisão a comparar estudos ao redor do mundo quanto à eficácia do IPS, apresentando as vantagens dessa modalidade da tecnologia social do emprego apoiado em relação a outras propostas de inclusão social.**
27. Bungay H, Clift S. Arts on prescription: a review of practice in the UK. Perspective in Public Heath. 2010;130(6):277-81.
28. Griffith F, Seymour L, Goldberg M. Reframing art therapy to meet psychosocial and financial needs in homelessness. The Arts in Psychotherapy. 2015;46:33-40.

16

Acompanhamento terapêutico

Juliana Junqueira Bei
Adriane Bacellar Duarte Lima

Sumário

Pontos-chave

- Este capítulo define e descreve as especificidades do acompanhamento terapêutico, quando e para quem deve ser indicado, bem como seus parâmetros teórico-clínicos, evidenciando sua função e relevância na rede de cuidados do sofrimento psíquico.
- Ao longo do processo de constituição, formalização e profissionalização dessa modalidade clínica, sua prática esteve intrinsecamente ligada à mudança paradigmática nos modos de cuidado, assistência e atenção dentro da saúde mental.
- O acompanhante terapêutico é um profissional disposto a estar com o paciente em diferentes espaços da cidade, dentro e fora das instituições, mediando e tecendo a relação desse sujeito com seu entorno e com seu próprio sofrimento, por meio da presença, do olhar clínico, escuta analítica e intervenção terapêutica.
- Tendo seu enquadre aberto, os encontros preveem deslocamento, podendo ocorrer em diversos espaços, tanto públicos quanto privados – desde que as condições de trabalho se mantenham, bem como sua presença estável ao acompanhado.
- Dessa maneira, o acompanhante terapêutico torna-se mais um agente dentro da atenção psicossocial, oferecendo por meio de sua estratégia clínica a possibilidade de uma terapêutica para além das instituições, em parceria com estas.

INTRODUÇÃO

O termo hoje conhecido como acompanhante terapêutico (at), para designar aquele que faz acompanhamento terapêutico (AT), já teve diversas denominações. Desde auxiliar psiquiátrico, amigo qualificado, atendente psiquiátrico/terapêutico, até chegar ao nome/sigla *at*, instituído no Brasil na década de 1980. Ao longo do processo de constituição, formalização e profissionalização dessa modalidade clínica, sua prática esteve intrinsecamente ligada à mudança paradigmática nos modos de cuidado, assistência e atenção dentro da Saúde Mental.

As origens do AT são múltiplas, sem que se encontre um único marco histórico determinante para o seu exercício. Não há, como em alguns ramos das ciências biológicas, exatas ou mesmo humanas, um responsável por sua "descoberta"[1]. No entanto, podem ser localizados inúmeros movimentos que transformaram o pensar e o fazer acerca dos tratamentos mentais, em diversos países e por diferentes agentes. Entre eles atuaram médicos, enfermeiros, auxiliares psiquiátricos, psicólogos, psicanalistas, voluntários, estudantes – compondo esse dispositivo clínico que, ao longo de praticamente 40 anos, vem ganhando espaço nas ruas, instituições e produções teórico-clínicas.

O campo de atuação do AT teve, em seus primórdios, novas propostas e experimentos diante da psiquiatria clássica, a partir de ações que começaram a deslocar o lugar do louco e da loucura na sociedade. E foi no cenário da Reforma Psiquiátrica, na segunda metade do século XX, na Europa e, posteriormente, na América, que o tratamento dos transtornos mentais, em substituição ao modelo manicomial, ganhou força e território.

Precursores da clínica do acompanhamento terapêutico

Francesc Tosquelles, psiquiatra catalão, desenvolveu, diante da precariedade em que se encontravam os hospitais durante a Guerra Civil Espanhola, uma concepção de tratamento psiquiátrico inspiradora para a formação e prática no AT. Ele promoveu, entre médicos e cidadãos comuns (recrutados para ajudar na assistência, dada a escassez da guerra), o convívio com os doentes, nos hospitais e seus arredores, baseado mais na capacidade de estar com o outro em seu cotidiano comunitário do que necessariamente na técnica e conhecimentos dos profissionais ali presentes[1]. Isso resultou em relações terapêuticas sob uma nova perspectiva. Foi na década de 1940, porém, que Tosquelles encontrou, na França, terreno e parcerias para a continuidade de suas propostas coletivas em saúde mental – que vieram a constituir a chamada Psicoterapia Institucional. Junto a outros pensadores, como Jean Oury (psiquiatra e psicanalista francês), esse conjunto de ideias e experimentos reuniu conceitos e técnicas da psicanálise, da sociometria, da filosofia e da política, visando à "desalienação" dentro dos hospitais e para além deles, bem como transformou a relação entre médico e doente em instrumento terapêutico[2].

A criação das *comunidades terapêuticas*, por sua vez, ocorrida na Inglaterra nos anos 1950 e mais tarde em outros países, ficou conhecida pelo movimento da Antipsiquiatria. Em termos de tratamento comunitário, uma de suas grandes contribuições se deu pela distribuição de papéis e funções entre os profissionais que, até então, organizavam-se hierarquicamente em torno do doente mental.

David Cooper[3], psiquiatra sul-africano, um dos principais autores desse movimento, lançou sua reflexão sobre os modos de produção do "louco" e da loucura em oposição à ideia de sanidade. Para isso, investigou os sistemas de relacionamento no âmago institucional, familiar e social. Sua crítica denunciava a violência praticada nos manicômios e a consequente exclusão social produzida; e propunha que os pacientes fossem retirados dali e tratados em outro ambiente, livre de tais rótulos. Nesse novo espaço de tratamento, buscou-se uma horizontalização das relações entre funcionários (sobretudo psiquiatras e enfermeiros) e pacientes, de modo que os próprios profissionais ali presentes pudessem confrontar, em si mesmos, aquilo que também os aproximava da loucura[4].

Mais tarde, na década de 1960, ocorreu na Itália a chamada Psiquiatria Democrática. O médico Franco Basaglia, referência central da reforma psiquiátrica italiana, foi um dos principais responsáveis pela humanização dos tratamentos da loucura e sua inclusão na vida social cotidiana. O processo de desinstitucionalização dos internos e substituição dos manicômios por serviços comunitários possibilitou um verdadeiro pertencimento dos doentes mentais ao território urbano – tendo em vista que o modelo até então vigente, por seu caráter asilar, repetia a segregação e humilhação social destes, a eles impostas. A criação de Centros de Saúde Mental permitiu o exercício de circulação e cidadania aos enfermos, que passaram a ser amparados por leis e políticas de saúde mental, assegurando-lhes direitos civis e recursos financeiros, como em nenhuma outra conjuntura[5].

A repercussão desse movimento estendeu-se a outros países, exigindo uma redefinição profunda das práticas em saúde mental. Amarante[6] resume a Reforma Psiquiátrica e seu alcance em uma dimensão cultural, por tratar-se, sobretudo, da transformação do lugar social da loucura, da diferença e da divergência.

Notam-se, ao longo dessas décadas, mudanças e ganhos do ponto de vista institucional e terapêutico nos tratamentos dos transtornos mentais. Institucionalmente, seus agentes questionaram os modos da conduta clínica, revendo e recriando o funcionamento e as ações dos hospitais e manicômios. Surgiram, assim, outros dispositivos para acolher os doentes mentais (a exemplo das comunidades terapêuticas e modelo italiano), agora sob a perspectiva de que o ambiente interfere na loucura e no processo de adoecimento.

Destaca-se, ainda, principalmente a partir da Psicoterapia Institucional e das contribuições da Psicanálise, a importância das relações terapêuticas que sustentam as instituições (baseadas no conceito psicanalítico de *transferência*), bem como a conceituação acerca das psicoses. Um exemplo paradigmático já constava na análise de Freud[7] sobre as "Memórias de um doente dos nervos" – o famoso caso Schreber – de que a formação do delírio é, na realidade, uma tentativa de se restabelecer da enfermidade psíquica.

O próprio questionamento do que o transtorno mental representa – sua etiologia, como se expressa, se é uma deficiência, um desvio ou mesmo uma diferença – abre espaço para o que virá a ser um novo estatuto dentro da saúde mental, a considerar o ser humano o indivíduo em sua integralidade e naquilo em que é singular: a atenção psicossocial e, mais especificamente, a ideia de sofrimento psíquico, o qual o at é chamado a tratar.

O AT no Brasil

Em consonância aos movimentos sociais que aconteciam fora do Brasil, aqui se destaca a Reforma Sanitária (década de 1970), a criação do Sistema Único de Saúde (SUS) pela Constituição de 1988, a Luta Antimanicomial (década de 1980), a promulgação da Lei n. 10.216 conhecida como Lei da Reforma Psiquiátrica (2001) – todos dos quais o AT se faz herdeiro. Antes disso, porém, averígua-se uma influência mais distante, mas não menos inspiradora para esses novos moldes terapêuticos em ascensão.

A psiquiatra e analista junguiana Nise da Silveira, conhecida por sua inventividade nos tratamentos mentais, fundou, em 1956, a Casa das Palmeiras: uma clínica aberta aos egressos de hospitais psiquiátricos. Ali, os pacientes eram tratados por *clientes* e o método dava-se a partir da busca espontânea de atividades expressivas. O convívio entre profissionais e clientes, como o ato de fazer junto as refeições diárias, produzia um ambiente terapêutico cujos efeitos significativos resultaram na diminuição de reinternações psiquiátricas e também da cronificação do transtorno mental[1]. Fosse pelo convívio ou pela oferta de espaços criativos, havia nessa proposta um evidente processo de humanização, de forma que a subjetividade do paciente e as relações interpessoais ocupavam lugar fundamental na instituição.

Também no Rio de Janeiro, evidenciou-se a Clínica Vila Pinheiros (1969-1976), uma das primeiras instituições que utilizou a função de auxiliar psiquiátrico* no tratamento de pacientes diagnosticados como psicóticos. Esses auxiliares eram, por sua vez, estudantes de medicina, psicologia e de outras áreas das ciências humanas. Compunham a rede de cuidado junto aos médicos e enfermeiros, somando ao tratamento clássico a relação afetiva interpessoal com os pacientes. A clínica funcionava nos moldes das comunidades terapêuticas; mas devido ao retrocesso político nos anos 1970, teve suas portas fechadas. No entanto, isso não impediu a continuidade do trabalho dos auxiliares, pelo contrário, promoveu uma mudança irreversível: eles passaram a levar consigo a dimensão institucional até os domicílios dos pacientes, adentrando o cenário familiar e praticando o cuidado extramuros[8]. O lugar da família no tratamento da loucura, bem como sua relação com o adoecimento, ganhou maior importância nesse novo enquadre produzido.

Aí, começa-se a localizar o início da prática do que hoje define o *at*: um profissional disposto a estar com o paciente em diferentes espaços da cidade, dentro e fora das instituições, mediando e tecendo a relação desse sujeito com seu entorno e com seu próprio sofrimento, por meio da presença e intervenção terapêutica.

Em 1979, em São Paulo, surgiu o Instituto A Casa, funcionando como hospital-dia em substituição ao tratamento asilar. Fundado por uma psicanalista argentina e colegas brasileiros que, à época, consolidavam o ensino e transmissão da Psicanálise no Instituto Sedes Sapientiae, esse local passou a sediar importantes feitos que hoje formalizam o corpo teórico-clínico** do AT e sua formação. Poucos anos após sua abertura, formou-se a primeira equipe de *ats* da qual se tem registro. Posteriormente, surgiram organizações não governamentais, cooperativas e outras equipes hoje reconhecidas no campo do AT.

No início da década de 1980, no entanto, ainda se usava o termo *amigo qualificado* para designar a função de acompanhar pacientes psicóticos fora das instituições (enquanto na Argentina chamava-se *atendente terapêutico*). Críticas a esse termo, *amigo*, apontaram para a necessidade de delimitar seu aspecto terapêutico-profissional, pois o caráter *amistoso* de um *amigo qualificado*, acabava não o qualificando em seu papel clínico[9]. Foi em meados dos anos 1980, período do primeiro Encontro de Amigos Qualificados de São Paulo, que essa mudança de nome aconteceu. O termo hoje utilizado indica não somente a formalização dessa estratégia clínica, o AT, mas situa o profissional a partir de uma ética que o embase no tratamento psíquico do sujeito[5].

* Termo também utilizado na Clínica Pinel (1960), em Porto Alegre, na Comunidade Terapêutica Enfance (1969), em São Paulo, sob o nome de "assistente psiquiátrico".

** A rua como espaço clínico[8]; Crise e Cidade[10]; Textos, texturas e tessituras no AT[11] e Clínica em trânsito: acompanhamentos terapêuticos[12].

FUNDAMENTOS

Definição

O AT é um dispositivo*** clínico indicado para pessoas em quadros de sofrimento psíquico grave, no campo da Saúde Mental. Em geral, é buscado quando formas de tratamento convencionais não são suficientes para abarcar as necessidades apresentadas pelo paciente – ou quando este requer uma estratégia clínica que os moldes do consultório, seja ele público ou privado, não contemplam. Por isso configura uma clínica extramuros, ampliada, que vai até onde o paciente está.

Se, no início de sua prática, o AT se fazia com psicóticos em sua maioria, hoje ele se estendeu para pessoas em diferentes contextos e condições: bebês que apresentam risco ao desenvolvimento; crianças e adolescentes com dificuldades no processo de escolarização e aprendizagem, diagnosticados com autismo (TEA), TDAH ou alguma síndrome; jovens em situação de abrigo; adultos que tiveram sua autonomia e independência comprometidas, marcados por crise e isolamento social significativo; idosos que hoje vivem mais e mobilizam novas formas de pensar e cuidar do envelhecimento. Portanto, as indicações para AT são múltiplas e precisam ser pensadas caso a caso.

Seu objetivo é restituir e/ou viabilizar um grau possível de bem-estar ao sujeito e sua rede de relações, construir ou recuperar autonomia e formas de pertencimento ao seu território, prevenindo novas crises, evitando reinternações, de modo que seu sofrimento diminua, tornando-se mais suportável.

Parâmetros e rigor no AT

A clínica do AT se dá a partir dos seguintes pontos: entrevistas iniciais, contrato, enquadre, *setting* e projeto terapêutico. As entrevistas iniciais consistem nos primeiros contatos com o at, feito por familiares ou profissionais, para que se conheça o caso e os motivos dessa busca. Nesse primeiro momento o futuro acompanhado não precisa estar presente; servirá para o at se aproximar da história familiar e, em seguida, avaliar, conjuntamente, a melhor maneira de entrar no caso (conhecer o paciente).

O contrato definirá quem fará o pagamento dos honorários do at e de que forma. Em geral esse serviço é cobrado por hora, como a clínica no consultório, com a diferença de que o deslocamento e a distância percorrida pelo profissional preci-

*** Termo empregado por Michel Foucault13 e difundido atualmente. Na saúde mental, tem sido utilizado para definir estratégias de tratamento na atenção psicossocial, levando em conta a rede de profissionais, relações interpessoais e saberes que compõem e atuam em equipes transdisciplinares.

sam ser contabilizados em seu preço, viabilizando o acompanhamento. É preciso que o at tenha traçado, com o paciente e/ou seus familiares, um primeiro plano de ação: qual a frequência necessária? Um encontro semanal de uma hora, de uma hora e meia? Duas vezes por semana? Casos graves podem demandar mais tempo e até um revezamento entre ats.

O enquadre, por sua vez, delimita onde, como e por quanto tempo o atendimento acontecerá: em casa, na escola, em uma praça, no hospital. Esse ponto depende do acordo entre acompanhante e acompanhado (ou seus responsáveis), a partir do pedido de tratamento em questão: onde o at pode ajudar? Isso varia no caso de o paciente ser uma criança que precisa de ajuda na escola, um adolescente com dificuldades de interação social, um adulto que não consegue sair de casa ou que está hospitalizado. Mas o enquadre é aberto, pode mudar com o que vai sendo planejado, prevê circulação[14]. Acompanhante e acompanhado deslocam-se, fazendo do AT uma clínica nômade[10], itinerante. Um encontro a céu aberto, por exemplo, possui enquadre, mesmo não tendo paredes que delimitem concretamente seu espaço clínico. A imprevisibilidade da cidade produz espanto e desacomodação[15]. Com isso, é possível pensar que esse parâmetro está, antes de tudo, no próprio corpo do terapeuta – é ele que sustentará internamente e junto ao acompanhado seu lugar profissional, inclusive diante de imprevistos.

O *setting* tem a ver com o ambiente terapêutico entre at e paciente. É o espaço virtual onde o vínculo de confiança se constitui, regras e combinados são feitos. Serve de palco para as relações transferenciais que ali irão se estabelecer. Devido à relação assimétrica entre terapeuta e paciente, o *setting* é o meio pelo qual o sujeito pode expressar sua subjetividade, sendo acolhido e tratado – desde que as condições descritas anteriormente sejam mantidas. Ameaças, risco à vida, transgressões serão interditadas na medida que rompem o *setting*, tomando por pano de fundo as leis que regem o convívio social às quais todos estão submetidos.

Por fim, há o projeto terapêutico, que diz respeito ao desejo, às dificuldades e interesses do paciente, combinados às condições da realidade. Servirá de bússola para a direção do tratamento: qual é o objetivo desse AT? Como melhorar a saúde mental dessa pessoa? Às vezes a demanda por AT demora a ser identificada pelo acompanhado (e até pelo acompanhante), pois está além daquilo que se sabe nomear. Por exemplo: "não consigo sair de casa", "não consigo arrumar uma namorada" são queixas que apontam uma saída concreta. Mas há outras abstratas, que pedem mais tempo ("não consigo dizer não", "minha vida perdeu o sentido"). O projeto vai, aos poucos, se construindo como caminho singular para aquele sujeito vir a ter e ser algo que para ele aponta para uma falta, um desejo. Já com pacientes severamente desorganizados, essa ideia de construção (linear) dá lugar à perspectiva de estabilização psíquica (e o projeto é: sair or prevenir crise). Durante uma crise, não há como demandar produtividade ou normalidade de alguém que está "fragmentado", tentando sobreviver psiquicamente. A função dos psicotrópicos aqui pode ser valiosa e complementar ao AT, desde que não apague a subjetividade do indivíduo, tornando-o um ser apático a si mesmo.

Outro aspecto a ser discutido é que nem sempre a demanda do paciente vai ao encontro do que seus familiares ou instituição pedem para ser tratado. Essa é uma tarefa a ser percebida, diferenciada e manejada pelo at, que deve considerar os agentes que compõem o caso, seus respectivos papéis, mas atento para que a escuta analítica do paciente seja a norteadora na condução e intervenção clínica. Caso contrário, o acompanhado pode sucumbir ao que esperam que ele faça, seja ou produza. Por isso, a ideia de que o at funciona como um "terceiro"[16], mediando relações e salvaguardando uma exterioridade necessária para perceber e intervir nas dinâmicas disfuncionais que causam adoecimento. No lugar de afirmações, o at coloca questões, aposta em novos sentidos de existência para o sujeito que, por vezes, está aprisionado e imerso em um deserto subjetivo, na esperança de uma revitalização[10].

AT: função ou profissão?

O AT é comumente desempenhado por psicólogos, ainda que não seja obrigatória a formação em Psicologia. No entanto, é no campo *psi* que se encontram as principais e mais numerosas referências acerca dessa clínica. Consta, por exemplo, em tabela do Conselho Federal de Psicologia, título análogo sob a definição de *acompanhamento psicológico*, por vezes utilizado por ats psicólogos para fins de reembolso via convênios médicos.

Por não possuir estatuto legalmente regulamentado, profissionais de diferentes áreas podem se interessar pelo AT, buscar instituições e grupos de referência para aprofundar-se nesse estudo e virem a se tornar at. Mas o assunto é polêmico: há quem defenda a não regulamentação do AT como profissão e há quem seja a favor dela. Entre as divergências, encontram-se, em linhas gerais, ideias de que a institucionalização pode não somente não garantir a qualidade do trabalho exercido como acabar por enrijecê-lo, caindo em pontos cegos do funcionamento e saberes institucionalizados, visto que a origem dessa função se deu na saída das instituições, fora delas. Outras opiniões veem vantagem na regulamentação da profissão, pois isso garantiria a contratação e maior inserção de at nas equipes dos hospitais-dia, CAPS, Residências Terapêuticas e outros equipamentos de saúde mental – onde ats já atuam, mas sem serem contratados. Por enquanto, sua presença no sistema público é encontrada via parceria de estágio (com ats em formação, por tempo limitado), algum projeto/convênio pontual ou trabalho voluntário. Já no âmbito particular, a atuação é maior, por motivos evidentes.

Devido a sua versatilidade clínica, o AT pode ser confundido com outras práticas de cuidado e ter seu nome aplicado de maneira equivocada. É sabido que, nesse campo, existem abordagens dentro da psicanálise, da fenomenologia e da psicologia cognitivo-comportamental, embasando sua formação e, consequentemente, norteando a prática clínica. Assim, há a função-at e a profissão-at reunidas em um único profissional. Dispor-se a acompanhar um paciente, construir com ele um projeto terapêutico, tratar indiretamente sua família e a loucura/sofrimento ali presentes sem ter preparo para isso não é indicado.

Metzger[5] apresenta cinco pontos fundamentais na formação de um acompanhante terapêutico orientado pela ética da psicanálise****. São eles: a análise pessoal (vivenciar uma análise para poder analisar, tomar contato com a própria dimensão inconsciente); a formação teórica (conhecer e escolher teorias que sirvam de referência); o desejo de acompanhar (que sustentará os desafios a campo); a supervisão (espaço crucial para tratar o *não saber*, perceber erros, elaborar pensamento clínico) e os dispositivos grupais (espaços coletivos de troca, acolhimento e dúvidas que relativizem os saberes individuais).

AT e o trabalho em rede

Pioneiras na Argentina, Mauer e Resnizky[17] situam o AT necessariamente no seio de uma equipe institucional. Afirmam que, à medida que o acompanhante adentra a realidade cotidiana do paciente, presenciando suas condutas pessoais, relações familiares e espaços por onde circula, pode favorecer a compreensão global do acompanhado diante da equipe, coletando e compartilhando as informações obtidas durante o atendimento. No entanto, se àquela época essa prática não acontecia de forma isolada e dependia de uma instituição, como as autoras colocam, hoje nota-se que o at pode trabalhar autonomamente, seja na esfera particular ou pública. Hermann considera que o AT, enquanto função clínica instituída no campo da reforma psiquiátrica, extrapola a ideia de coletar informações e auxiliar o paciente em seu fazer cotidiano, embora o at exerça, em sua prática, um olhar institucional[4,18,19]. Ainda que não faça parte de uma instituição, ele lança mão de sua escuta analítica e intervenções clínicas, como agente articulador da rede de apoio e circulação para o acompanhado[19,20].

Assim se dá o trabalho em rede. Sereno[14] ressalta a disposição transdisciplinar do AT, o diálogo entre diversas áreas e saberes, a ideia de clínica no território e, por que não, como exercício de cidadania. Isso aproxima da pertinência do AT na atenção psicossocial. Sua finalidade é a promoção de um cuidado para além das instituições, desvinculando a prática da saúde restrita a esses espaços[21]. Sem isso, a perspectiva de alta médica – como consequência do desenvolvimento de autonomia e implicação subjetiva do indivíduo – pode falhar e surgirem novas cronicizações.

O projeto terapêutico (AT), enquanto produto de uma escuta individualizada do sujeito, pode se somar ao Projeto Terapêutico Singular (PTS), que por sua vez reúne um conjunto de condutas e metas em torno da terapêutica para cada usuário, construído conjuntamente à sua equipe interdisciplinar. Ambos visam à responsabilização do sujeito em seu tratamento[22].

A função e o lugar do AT são, então, incorporados à atenção em saúde mental, ao passo que esse profissional busca promover a reintegração psicossocial dos portadores de sofrimento psíquico[23]. E isso pode ser alcançado pela técnica privilegiada de que dispõe o at, o manejo, e pela articulação entre as atividades realizadas nos serviços de saúde e a realidade cotidiana do paciente[24].

No processo de reabilitação e inclusão social, surgem ressalvas: o risco de uma terapêutica adaptacionista e normatizadora, que visa a adequar o sujeito ao meio e ao que os outros esperam dele. O efeito disso é nocivo e dessubjetivante. Coloca o indivíduo em posição de "desabilitado", "anormal", como se aquilo que ele *é ou pode ser* fosse silenciado e submetido pelo imperativo de como ele *deveria ser*[25]. A ética do AT, aqui considerada, aponta para a apropriação do indivíduo por si mesmo. Diferentemente da acepção de que ele se comporte de forma *apropriada*, o protagonismo é devolvido ao sujeito em sua capacidade de *apropriar-se* da experiência, de maneira que o que está em jogo faça sentido para ele[26].

INSTRUMENTOS OU CRITÉRIOS

Não há registro quanto ao uso de instrumentos de medida para essa modalidade clínica. Foram encontrados mais de 15.100 artigos relacionados ao tema na plataforma Google Acadêmico, filtrados entre o período de 2010 e 2020, com relatos de experiência clínica, teorizações, articulações com a Saúde Mental. Com a expressão "acompanhamento terapêutico na atenção psicossocial" constam 15.400 artigos qualitativos. Para "acompanhamento terapêutico e saúde mental" encontram-se, também no Google Acadêmico (2010 a 2020), 16.400 artigos relacionados. Utilizando-se "acompanhamento terapêutico estudo randomizado" constam 8.860 artigos, mas referem-se aos termos separadamente. Para "estudo randomizado AT" o resultado é zero. Na plataforma PubMed, utilizando as palavras-chave "*therapeutic accompaniment*", foram encontrados 7 artigos qualitativos.

Ainda que não exista um manual descritivo para a indicação de AT, alguns critérios são considerados, como:

- No caso de bebês: apresentação de sinais que indiquem risco ao desenvolvimento; quando a relação deste com seu cuidador (mãe, pai ou responsável) apresenta dificuldades que colocam em risco sua saúde e bem-estar.
- No caso de crianças: apresentação de sintomas que prejudicam os processos de desenvolvimento, maturação, autonomia esperados para sua faixa etária; dificuldades escolares que não estejam associadas exclusivamente a questões pedagógicas; diagnósticos de TDAH, TEA, TOD e síndromes que afetam o comportamento; isolamento; agressividade intensa; tristeza e apatia.
- No caso de adolescentes: sofrimento ou isolamento acentuado na vida pessoal, familiar ou social; crises e/ou surtos psicóticos; interrupção no desenvolvimento e maturação esperados para sua faixa etária; agressividade exacerbada; dificuldades de interação social e realização de projetos pessoais; depressão.

**** Supõe que há um saber no sujeito do inconsciente. Por meio da escuta analítica e da transferência, o at/psicanalista pretende indagar e detectar esse saber no outro (via sintomas, delírios), de modo que seu paciente possa se implicar em seu sofrimento, produzindo alguma responsabilização pelo que é da ordem do seu desejo, na medida em que pertence a um contexto sociopolítico.

- No caso de adultos: apresentação de transtornos mentais; crises e/ou surtos; perda da funcionalidade e/ou autonomia; dificuldade de inserção social; dificuldade de estabelecer ou manter vínculos; isolamento; adoecimento psíquico grave; dependência química.
- No caso de idosos: perda de autonomia e/ou mobilidade; sofrimento psíquico diante do envelhecimento, questões ligadas à finitude; empobrecimento afetivo, depressão e apatia; conflitos com familiares e/ou terceiros próximos.

PROGRAMAS OU APLICAÇÕES

O AT é uma especialidade clínica por vezes procurada quando nenhum outro tratamento teve o êxito esperado ou quando serve de estratégia e complemento a outros tratamentos em vigor. Nem sempre o paciente está de acordo em ser acompanhado desde seu início. Por isso, é fundamental haver alguém de seu conhecimento, em contato com o profissional, com quem este tomará conhecimento do caso e abordará a viabilidade do contrato de trabalho. Assim, a entrada do at em um caso geralmente é mediada por um familiar ou por outro profissional. Diferentemente de alguém que busca uma análise ou psicoterapia, o paciente de AT raramente toma essa iniciativa. Alguém precisa tomar por ele, pois lhe falta condição para tal.

Realizado o contato inicial com o at, estratégias são pensadas a partir de algumas questões: onde será o encontro? Como se aproximar do paciente? Como se apresentar? Conversar sobre o quê, caso ele fique calado? Em última instância, só haverá AT se o paciente permitir.

Passada essa etapa inicial de aproximação entre at e acompanhado, é necessário estabelecer um enquadre aos encontros. Combinar o dia, o horário, a frequência e o local onde se dará o AT. Por vezes isso é definido por uma tarefa proposta pelo acompanhado (ou pelo acompanhante), a partir de seus interesses. Mesmo que o encontro aconteça na residência do paciente ou em um *shopping*, o *setting* terapêutico estará ali onde o encontro ocorrer.

Os atendimentos acontecerão em torno do que irá se construir como projeto terapêutico para cada caso. Para tanto, é necessário que se estabeleça uma relação de confiança entre acompanhante-acompanhado. Isso permitirá uma escuta sensível do profissional, do que, nesse tratamento, está em jogo para aquele paciente. Qual função o AT tem? Que uso o sujeito faz de seu at?

Por meio da transferência é que o sujeito poderá comprometer-se com o tratamento. O terapeuta, por sua vez, deve ser capaz de acolher o paciente em seu sofrimento, cuidando para estar presente de forma estável e consistente, lançando mão de intervenções conforme necessário. Alguns combinados e regras são fundamentais para respeitar os limites do *setting*, como: cumprir horários de início e término do encontro, respeitar códigos sociais e leis de convivência.

A princípio, um AT não tem duração predeterminada, podendo durar meses ou anos, a depender do projeto terapêutico em questão. Se seus objetivos foram alcançados e não há mais motivos para continuar, o contrato se encerra. Se ocorreu uma transformação desses objetivos e o trabalho se estende, pode haver um recontrato. Diante de mudanças que interferem no atendimento, é preciso rever e refazer o acordo de trabalho, respeitando reajustes de honorário, definição de aumento ou diminuição da carga horária, interrupção ou encaminhamento a outro profissional.

CONSIDERAÇÕES FINAIS

A prática do AT está histórica e intrinsecamente ligada aos diversos movimentos político-sociais que envolveram, ao longo de décadas, transformações na área da saúde mental. O tratamento humanizado, a busca pela circulação e inclusão do indivíduo com transtorno mental no universo social e na vida cotidiana, e seu protagonismo diante de sua própria história, passaram a ser preconizados. Assim, novos dispositivos clínicos foram desenvolvidos a partir das políticas que compõem a rede de atenção psicossocial e o AT, apesar de não regulamentado, tem sua especialidade clínica instituída e exercida por profissionais específicos.

Conhecido como clínica itinerante, clínica na cidade, o papel do AT vem adquirindo maior expressão e pertinência junto a equipes interdisciplinares (em escola, hospital, abrigo, internação domiciliar). A fim de promover a inserção de sujeitos que padecem de seu sofrimento mental em instituições, ou a fim de facilitar o processo de desinstitucionalização, no caso de pacientes psiquiátricos, o at atua como um mediador no exercício de cidadania e autonomia do indivíduo, articulando as atividades cotidianas do paciente, sua rede de relações familiares, seus tratamentos em saúde mental, por meio da construção e elaboração de um projeto terapêutico singular. Tendo seu enquadre aberto, os encontros preveem deslocamento, podendo ocorrer em diversos espaços, tanto públicos quanto privados – desde que as condições de trabalho se mantenham.

Dessa maneira, o at torna-se mais um agente dentro da atenção psicossocial, oferecendo por meio de sua estratégia clínica a possibilidade de uma terapêutica para além das instituições, em parceria com estas. Trata-se de um profissional especializado que pode estar com o paciente em seu território, ajudando-o a encontrar espaços de pertencimento, socialização e, com isso, uma redução ou estabilização em seu quadro de sofrimento mental.

Vinheta clínica

Bruno, de 40 anos, mudou-se temporariamente para a casa de sua irmã e cunhado, em São Paulo, após intensificação de delírio persecutório, enquanto morava sozinho em outra cidade. Estava em tratamento no hospital-dia, quando a equipe indicou um AT. Já em quadro estável, ele voltara a querer morar sozinho, mas tinha medo. A equipe entendeu que, tendo um profissional junto a ele nessa busca e processo de sair da casa dos familiares, haveria maior chance de êxito. A at passa a acompanhá-

-lo no hospital, mas logo Bruno sugere alguns passeios pela região, para que visitassem possíveis moradias. Passou a falar sobre incômodos com a família, que insistia para que voltasse para a casa da mãe (fora de São Paulo). Apesar da única ocupação de Bruno, naquele momento, ser seu tratamento psiquiátrico, ele passou a resgatar produções escritas e ideias que o haviam levado a criar um *blog*, contando à at seus conhecimentos sobre diversas teorias. Com o passar dos encontros, convidou a at a conhecer a casa onde nasceu, a praça que frequentava, revisitando lugares e experiências de sua infância e juventude. Sua mãe, que acreditava que a terapeuta faria relatos semanais das sessões, entendeu que era hora de se retirar um pouco do controle da vida de seu filho e apostar que ele seria capaz novamente de levar uma vida mais autônoma. Bruno encontrou uma casa no bairro em que crescera, alugou um quarto junto a estudantes de uma universidade vizinha. O AT se encerrou pouco depois dessa realização, bem como de uma reunião com familiares em que conseguiram abordar assuntos difíceis, falando e sendo escutados uns pelos outros.

Para aprofundamento

- Porto M. Acompanhamento terapêutico. Coleção Clínica psicanalítica. São Paulo: Casa do Psicólogo; 2015.
  - ⇨ **Este livro é produto da longa experiência do autor enquanto acompanhante terapêutico, psicanalista e supervisor. Situa as origens do AT a partir de autores memoráveis, traz experiências clínicas preciosas para a compreensão dessa clínica, suas especificidades, engajadas no cenário político e social, bem como articulações teóricas precisas.**
- Metzger C. Clínica do acompanhamento terapêutico e psicanálise. São Paulo: Aller; 2017.
  - ⇨ **Este livro é fruto da pesquisa da autora que há duas décadas trabalha no campo do AT, com a formação de at e transmissão da psicanálise de Freud a Lacan. Apresenta de maneira sistemática e didática conceitos da teoria psicanalítica no tratamento da loucura, articulados a vinhetas clínicas e discussões atuais na área de saúde mental.**
- Sereno D. O acompanhamento terapêutico como dispositivo transdisciplinar de articulação na cidade: a cena no AT. 2018.
  - ⇨ **Esta tese aprofunda o surgimento do AT, sua teorização e constituição no Brasil como processo intrinsecamente ligado às políticas de saúde mental a partir da década de 1960. Articula referências de diversas áreas do conhecimento oferecendo reflexões críticas e densas a partir da clínica do AT e da psicanálise. Propõe um novo olhar, sensível e rigoroso acerca desse campo.**

REFERÊNCIAS BIBLIOGRÁFICAS

1. Porto M. Acompanhamento terapêutico. Coleção Clínica psicanalítica. São Paulo: Casa do Psicólogo; 2015.
2. Moura AH. Breves notas sobre os antecedentes históricos da análise institucional. Boletim de novidades. 1995;70.
3. Cooper D. Psiquiatria e antipsiquiatria. São Paulo: Perspectiva; 1989.
4. Hermann MC. Acompanhamento terapêutico e psicose: articulador do real, simbólico e imaginário. São Bernardo do Campo: Universidade Metodista de São Paulo; 2010.
5. Metzger C. Clínica do acompanhamento terapêutico e psicanálise. São Paulo: Aller; 2017.
6. Amarante P. Reforma psiquiátrica e epistemologia. Cad Bras Saúde Mental. 2009;1(1).
7. **Freud S. Notas psicanalíticas sobre um relato autobiográfico de um caso de paranoia (dementia paranoides) (1911). In: Obras psicológicas completas de Sigmund Freud: Edição standard brasileira. vol. XXI. Rio de Janeiro: Imago; 1996.**
   ⇨ **Obra-chave acerca das psicoses, situada entre sua teoria da libido e o que viria a publicar em *Introdução ao narcisismo*. Abre caminho para uma possível clínica das psicoses, a partir da escuta do delírio enquanto direção de tratamento dentro da Psicanálise – que Lacan e Winnicott desenvolveram nos anos 1950 e 1960.**
8. Ibrahim C. Do louco à loucura: o percurso do auxiliar psiquiátrico no Rio de Janeiro. In: Equipe de Acompanhantes Terapêuticos do Hospital Dia A Casa, organizadores. A rua como espaço clínico. São Paulo: Escuta; 1991.
9. Mauer SK, Resnizky S. Acompanhantes terapêuticos e pacientes psicóticos. São Paulo: Papirus; 1987.
10. **Rolnik S. Clínica nômade. In: Equipe de Acompanhantes Terapêuticos do Hospital Dia A Casa, organizadores. Crise e cidade: acompanhamento terapêutico. São Paulo: Educ; 1997.**
    ⇨ **Este capítulo resgata as qualidades fronteiriças e nômades de onde emergem a figura e atuação do acompanhante terapêutico no cenário da saúde mental. A autora se vale de imagens e conceitos geográficos que trazem à tona os percalços enfrentados nessa clínica inventiva, rumo à vitalização de sujeitos cuja subjetividade está por vezes petrificada.**
11. Santos RG. Textos, texturas e tessituras no acompanhamento terapêutico. São Paulo: Hucitec; 2006.
12. Gerab C, Fares M, Bonomi T. Clínica em trânsito: acompanhamentos terapêuticos. São Paulo: Escuta; 2018.
13. Foucault M. Sobre a história da sexualidade. In: Microfísica do poder. Rio de Janeiro: Graal; 1979..
14. Sereno D. O acompanhamento terapêutico como dispositivo transdisciplinar de articulação na cidade: a cena no AT [tese]. São Paulo: Pontifícia Universidade Católica de São Paulo; 2018.
15. Palombini AL. Acompanhamento terapêutico: dispositivo clínico-político. Psychê. 2006;X(18):115-27.
16. **Ribeiro TCC. Acompanhar é uma barra: considerações teóricas e clínicas sobre o acompanhamento psicoterapêutico. Psicol Cienc Prof. 2002;22(2):78-87.**
    ⇨ **O artigo discute formas de atuação dos psicólogos na clínica das psicoses, sendo o AT uma delas. Com base na teoria psicanalítica, apresenta pontos de referência que norteiam o trabalho e função do at, no manejo de questões técnicas, contratuais, verbais e relacionais, visando à mediação e reconstrução de vínculos sociais dos sujeitos acompanhados.**
17. Mauer SK, Resnizky S. O papel do acompanhante terapêutico no tratamento de adolescentes psicóticos. In: Kalina E et al. Tratamento de adolescentes psicóticos. Rio de Janeiro: Francisco Alves; 1988.
18. Hermann MC. A clínica do acompanhamento terapêutico. Revista Insight. 2001;116(XI):23-9.
19. Hermann MC. O significante e o real na psicose: ferramentas conceituais para o acompanhamento terapêutico. Estilos Clin. 2005;10(19):132-53.
20. Spagnuolo LS. Acompanhamento terapêutico na escola: entre o educar e o analisar [dissertação]. São Paulo: Faculdade de Educação da Universidade de São Paulo; 2017. Disponível em: https://teses.usp.br/teses/disponiveis/48/48134/tde-05122017-131635/publico/LENARA_SPEDO_SPAGNUOLO.pdf.
21. **Acioli Neto ML, Amarante PDC. O acompanhamento terapêutico como estratégia de cuidado na atenção psicossocial. Psicol Cienc Prof. 2013;33(4):964-75.**
    ⇨ **O artigo localiza o AT como dispositivo de tratamento pertencente à rede de atenção psicossocial, com destaque ao trabalho desenvolvido nos CAPS, de modo a refletir sobre o papel**

do at na circulação e articulação junto ao usuário frente ao seu universo cotidiano.

22. De Luccia D, Freitas CCS, Di Ribeiro DL, Saccani LP, Braga MB, Valle SHA. O protagonismo no Projeto Terapêutico Singular: singularidade e implicação do sujeito no nível terciário em saúde. A Peste. 2015;7(1):49-64.
23. Pitiá ACA, Furegato ARF. O acompanhamento terapêutico (AT): dispositivo de atenção psicossocial em saúde mental. Interface (Botucatu). 2009;13(30):67-77.
24. **Barretto KD. Ética e técnica no acompanhamento terapêutico: andanças com Dom Quixote e Sancho Pança. São Paulo: Dobra Editorial; 2012.**

⇨ **O livro aprofunda e ilustra de maneira rigorosa e bem humorada o trabalho do acompanhante terapêutico, a partir de situações vividas por Sancho Pança e Dom Quixote, na obra de Cervantes. Uma excelente combinação entre a prática clínica, o olhar sensível do autor e a teoria winnicottiana.**

25. Gruska V, Dimenstein M. Reabilitação psicossocial e acompanhamento terapêutico: equacionando a reinserção em saúde mental. Psicol Clin. 2015;27(1):101-22.
26. Jerusalinsky J, organizadora. Acompanhamento terapêutico: porque o sujeito se produz no laço com os outros. In: Travessias e travessuras no acompanhamento terapêutico. Salvador: Ágalma; 2016.

17

Cuidados complementares e integrativos

Osvaldo Hakio Takeda
Monika Kölle
Cristina Hatsumi Yui
Maria Aparecida das Neves
Edson Maciel Costa
Solange Ferreira do Rosário Santana
Christiane Santos Matos

Sumário

Pontos-chave

- O conhecimento das práticas integrativas e complementares em saúde (PICS) permite utilizar abordagens que buscam estimular os mecanismos naturais de prevenção de agravos e recuperação da saúde.
- As PICS têm ênfase na escuta acolhedora, no desenvolvimento do vínculo terapêutico e na integração do ser humano com o meio ambiente e a sociedade.
- Modelo de atenção humanizada e centrada na integralidade do indivíduo.
- A promoção de estímulos aos pacientes por meio das PICS possibilita a mudança de hábitos e de estilo de vida na reabilitação.
- Promoção global do cuidado humano.

Política internacional de medicina tradicional e complementar/alternativa

A Organização Mundial da Saúde (OMS) define "medicinas tradicionais e complementares" como um "sistema de conhecimentos, habilidades e práticas baseados em teorias, crenças e experiências indígenas ligados a diferentes culturas, explicáveis ou não, utilizados na manutenção da saúde, bem como na prevenção, diagnóstico, melhoria ou tratamento de doenças físicas e mentais"[1]. Essa mesma área de conhecimento é conhecida no Brasil como práticas integrativas e complementares em saúde (PICS) e destaca-se principalmente quanto à priorização dos serviços e sistemas de saúde no Sistema Único de Saúde (SUS).

Em resposta aos desafios e às necessidades identificadas pelos Estados Membros, a OMS publicou o primeiro documento intitulado "Estratégia de medicina tradicional da OMS (2002-2005)"[1], contendo um panorama da situação dessa temática conforme informações baseadas nas experiências dos Estados Membros. A segunda versão desse documento foi atualizada para o período de 2014 a 2023 e dedica atenção aos produtos, práticas e profissionais de medicina tradicional e complementar. Nesse contexto, todos os esforços vêm sendo direcionados ao fortalecimento das políticas públicas em seus Estados Membros, com o intuito de apoiá-los no desenvolvimento e na implementação de planos de ação que reforcem o papel da medicina tradicional e complementar na manutenção e no cuidado da saúde das populações[2].

Atualmente, a OMS identifica que 170 Estados Membros reconheceram o uso da medicina tradicional e complementar desde 2018. No último relatório global[3], destacaram-se as dificuldades enfrentadas pelos países membros e a importância de implementar ações relacionadas ao fortalecimento de pesquisas, metodologias que mensurem a eficácia, a segurança e a qualidade dos serviços e produtos oferecidos, bem como mecanismos de controle e regulação dos produtos, especialmente os fitoterápicos. As informações desse relatório apontam uma necessidade de tendência futura para investimento em ações de fortalecimento às políticas públicas de cada um desses países[3,4].

Política Nacional de Práticas Integrativas e Complementares no SUS (PNPIC)[5]

A construção da Política Nacional de Práticas Integrativas e Complementares no SUS (PNPIC) iniciou-se a partir da elaboração das diretrizes e recomendações de várias Conferências Nacionais de Saúde (CNS), em especial a 8ª CNS (1986), que é considerada um marco no âmbito da promoção das PICS no SUS por meio das deliberações apresentadas seu relatório final. A PNPIC também reconhece e agrega as recomendações da OMS, conforme os documentos oficiais publicados[5-8].

Atualmente o SUS oferece, de forma integral e gratuita na sua rede de atenção básica, 29 modalidades de PICS à população, seja de forma integrada ou complementar a outras terapias convencionais existentes na Rede SUS, contabilizando a oferta dessas práticas por 4.365 municípios em todo o país. No Brasil, as PICS estão sob regência da Portaria GM/MS n. 971/2006[9], a qual institui a PNPIC e suas diretrizes, e as Portarias n. 849/2017[10] e n. 702/2018[11], as quais atualizam e incluem a oferta de novas PICS[6].

FUNDAMENTOS

As PICS contribuem para a ampliação das ofertas de cuidados em saúde, para a racionalização das ações de saúde, estimulando alternativas inovadoras e socialmente contributivas ao desenvolvimento sustentável de comunidades; motiva as ações referentes à participação social, incentivando o envolvimento responsável e continuado dos usuários, gestores e trabalhadores nas diferentes instâncias de efetivação das políticas de saúde, além de proporcionar maior resolutividade dos serviços de saúde[6].

As PICS têm sido evidenciadas como importante ferramenta terapêutica na manutenção/recuperação da saúde, bem-estar e qualidade de vida, com positivo e especial impacto no tratamento de pacientes com transtornos mentais graves (TMG) desde os mais leves até os mais severos[12].

Em trabalho de revisão das diretrizes de 2005 da Associação Britânica de Psicofarmacologia para o tratamento farmacológico baseado em evidências de transtornos de ansiedade, transtorno de estresse pós-traumático (TEPT) e transtorno obsessivo-compulsivo (TOC), Baldwin et al.[13] fazem referência a tratamentos alternativos que foram considerados úteis em alguns pacientes, que incluem programa de respiração baseada em yoga, utilização de óleos essenciais, terapia de sala de relaxamento, entre outras intervenções[13].

PRÁTICAS BASEADAS EM EVIDÊNCIAS

As evidências científicas na área de Saúde Integrativa estão em constante evolução, de forma que é possível acessar, por meio do Portal da Biblioteca Virtual de Saúde – MTCI, mais de 1,2 milhões de publicações na área de medicinas tradicionais complementares e integrativas[14].

O ensaio clínico randomizado, conduzido por Shannahoff-Khalsa et al.[15], verificou a meditação da kundalini yoga *versus* meditação da resposta ao relaxamento no tratamento de adultos com TOC, comparando os dois grupos paralelos. Os pacientes foram alocados aleatoriamente com base nos escores de sexo e *Yale-Brown Obsessive Compulsive Scale* (Y-BOCS). Eles foram informados de que dois tipos diferentes de meditação (sem nome) seriam comparados e informados que, se mostrassem maiores benefícios, os grupos se fundiriam por 12 meses usando a intervenção mais eficaz. Os avaliadores ficaram cegos na fase um (0 a 4,5 meses) para as designações dos pacientes, mas não na fase dois. O estudo concluiu que a kundalini yoga mostra promessa como opção complementar para pacientes com TOC que não respondem a terapias de primeira linha e que estudos futuros estabelecerão a eficácia relativa de kundalini yoga em comparação com a exposição e resposta à prevenção e/ou medicamentos, e o esquema de tratamento mais eficaz[15].

Van der Kolk et al.[16] realizaram um estudo controlado randomizado com 64 mulheres com TEPT crônico resistente ao tratamento que foram aleatoriamente designadas para yoga informada sobre trauma ou para a educação em saúde da mulher, cada uma como uma aula semanal de 1 hora por 10 semanas. As avaliações foram realizadas no pré-tratamento, no meio do tratamento e no pós-tratamento e incluíram medidas do TEPT do DSM-IV que afetam a regulação e a depressão. Segundo o estudo verificou-se que ambos os grupos exibiram reduções significativas nos sintomas de TEPT durante a primeira metade do tratamento, mas essas melhorias foram mantidas no grupo de yoga, enquanto o grupo controle recidivou após sua melhora inicial. A yoga reduziu significativamente a sintomatologia do TEPT, com efeitos comparáveis às abordagens psicoterapêuticas e psicofarmacológicas, podendo melhorar o funcionamento de indivíduos traumatizados, ajudando-os a tolerar experiências físicas e sensoriais associadas ao medo e desamparo e a aumentar a consciência emocional e afetar a tolerância[16].

Em ensaio clínico randomizado, duplo cego, Salles e Silva[17] investigaram os efeitos dos florais Impatiens, Cherry Plum, White Chestnut e Beech em pessoas ansiosas. Os dados foram coletados entre maio e agosto de 2010 com 34 trabalhadores do Centro de Aperfeiçoamento em Ciências da Saúde da Fundação Zerbini. A ansiedade foi avaliada por meio do Inventário de Diagnóstico da Ansiedade Traço – estado em dois momentos diferentes, no início e no final da intervenção. Como resultado observou-se que o grupo que fez uso das essências florais teve uma diminuição maior e estatisticamente significativa no nível de ansiedade em comparação ao grupo placebo, concluindo que as essências florais tiveram efeito positivo na diminuição da ansiedade[17].

Bowden et al.[19] apresentam um trabalho de replicação construtiva de um estudo anterior realizado por Bowden et al.[18], no qual os estudantes que receberam reiki demonstraram maiores benefícios à saúde e ao humor do que aqueles que não o receberam. O presente estudo examinou o impacto na ansiedade/depressão. Quarenta estudantes universitários – metade com depressão e/ou ansiedade alta e metade com depressão e/ou ansiedade baixa – foram designados aleatoriamente para receber reiki ou para um grupo de controle que não fosse o reiki. Os participantes experimentaram seis sessões de 30 minutos durante um período de 2 a 8 semanas, nas quais estavam cegos para saber se o reiki sem contato era administrado, pois sua atenção era absorvida em um relaxamento guiado. A eficácia da intervenção foi avaliada antes e após 5 semanas de acompanhamento por medidas de autorrelato de humor, sintomas da doença e sono. Os participantes com alta ansiedade e/ou depressão que receberam reiki mostraram uma melhora progressiva no humor geral, que foi significativamente melhor no seguimento de 5 semanas, enquanto nenhuma mudança foi observada nos controles. Embora o grupo reiki não tenha demonstrado uma redução comparativamente maior nos sintomas de doença observados no estudo anterior, os resultados de ambos os estudos sugerem que o reiki pode beneficiar o humor[18,19].

Em sua tese de Doutoramento, Oliveira[20] demonstrou os efeitos positivos da prática do reiki sobre aspectos psicofisiológicos e de qualidade de vida de idosos com sintomas de estresse. Nesse estudo, por meio da promoção de um possível estado de relaxamento, superior ao constatado no grupo placebo, observaram-se: a) redução dos níveis de estresse; b) redução dos níveis de ansiedade e depressão; c) redução da percepção de tensão muscular e elevação da percepção de bem-estar, entre outros benefícios[20].

INSTRUMENTOS UTILIZADOS

No estudo de Shannahoff-Khalsa et al.[15] podem-se citar os seguintes instrumentos:

- Y-BOCS: empregado para avaliar a gravidade do TOC. Classifica os sintomas na semana anterior e inclui dez itens: cinco avaliando obsessões e cinco avaliando a gravidade das compulsões (tempo, interferência, angústia, resistência, controle). Cada item é pontuado usando uma escala Likert variando de 0 a 4, com uma pontuação total variando de 0 a 40.
- *Dimensional Yale-Brown Obsessive-Compulsive Scale* (DY-BOCS): classifica os sintomas do TOC na semana anterior em 88 itens com seis dimensões: agressão a danos, religião sexual, limpeza de contaminação, contagem de repetição de ordem de simetria, acumulação e diversos (inclui somatoformas e TOC distúrbios do espectro). A gravidade clínica de cada dimensão é avaliada e inclui um escore geral de gravidade (tempo, interferência, angústia), com uma pontuação total máxima de 30.
- *Clinical Global Impression* (CGI): utilizado para avaliar a gravidade dos sintomas do TOC. Sua pontuação varia de 1 (mínimo) a 7 (muito grave).
- *Profile Of Moods Scale* (POMS): avalia estados de humor distintos na semana anterior e inclui 65 itens classificados usando uma escala Likert de cinco pontos que varia de 0 (nada) a 4 (extremamente), para: ansiedade de tensão, depressão-dejeção, raiva-hostilidade, atividade vigor, fadiga-inércia e confusão-confusão. Uma soma dos seis itens representa o valor do *Total Mood Disorder* (TMD).
- *Beck Anxiety Inventory* (BAI) e *Beck Depression Inventory* (BDI): são questionários de autorrelato de 21 itens que avaliam a gravidade dos sintomas de ansiedade e depressão, respectivamente. Ambas as escalas têm uma pontuação total de 0 a 63.
- *Standard and Acute forms* (SF-36) (versão 2.0): inclui um perfil em oito escalas de escores funcionais de saúde e bem-estar, além de medidas resumidas de saúde física e mental psicometricamente e um índice de saúde baseado em preferências.
- *The clinician-administered Systemic Assessment for Treatment Emergent Events*: utilizada para monitorar eventos. Essa medida inclui 26 itens, classificados como ausente, leve, moderado ou grave.

No estudo Van der Kolk et al.[16] podem-se citar:

- *Clinician-Administered PTSD Scale* (CAPS): trata-se de uma entrevista estruturada que fornece um diagnóstico categórico, bem como uma medida da gravidade dos sintomas de TEPT, conforme definido pelo DSM-IV.
- *Davidson Trauma Scale* (DTS): é uma medida de autorrelato de 17 itens que avalia os 17 sintomas do DSM-IV do TEPT. Os itens são classificados com frequência de 5 pontos (0 = "nada" a 4 = "todos os dias") e escalas de gravidade (0 = "nada estressante" a 4 = "extremamente estressante"). Utilizado no diagnóstico e na medição da gravidade dos sintomas e resultado do tratamento no TEPT.

No estudo de Salles e Silva[17] pode-se citar o seguinte instrumento:

- Inventário de Ansiedade Traço-Estado (IDATE): é composto de duas escalas distintas de autorrelatório para medir dois conceitos distintos de ansiedade: estado de ansiedade (A-estado) e traço de ansiedade (A-traço).

No estudo de Bowden et al.[19] podem-se citar:

- *Depression, Anxiety, and Stress Scale* (DASS): o DASS21 é um questionário de humor de 21 itens, desenvolvido para medir estados emocionais negativos de depressão, ansiedade e estresse, nos quais os indivíduos respondem de 0 (nada) a 3 (na maioria das vezes).
- *Hospital Anxiety and Stress Scale* (HADS): é uma medida de autorrelato de 14 itens, projetada para avaliar os níveis de ansiedade e depressão, em que cada item é pontuado em uma escala de 0 a 21.
- *Pittsburgh Quality of Sleep Index* (PSQI): é um questionário com vários itens que foram usados para avaliar vários

componentes do sono no mês anterior, incluindo distúrbios do sono, uso de medicamentos, cansaço e apatia.

- *Illness Symptoms Questionnaire* (ISQ): usado para medir a presença de 20 sintomas de doenças como febre, dor de cabeça e coriza. Os entrevistados declararam o número de dias nas últimas 2 semanas em que cada sintoma ocorreu. Uma pontuação de 0 foi atribuída a um sintoma presente por zero dias, uma pontuação de 1 por 1 a 2 dias, uma pontuação de 2 por 3 a 4 dias, uma pontuação de 3 por 5 a 6 dias e uma pontuação de 4 por 7 a 14 dias.
- *Activation-Deactivation Adjective Check List* (AD-ACL): mede itens correspondentes a tensão, calma, energia e calma. Os participantes avaliam quão bem uma lista de 26 adjetivos (p. ex., calma) descreve como eles estão se sentindo atualmente em uma escala de 1 (definitivamente não se sente) a 4 (definitivamente se sente).
- *The Reiki Blinding and Expectation Questionnaire*: questionário para avaliar as crenças dos participantes em relação à participação no grupo e se a intervenção estava beneficiando seu bem-estar. Uma resposta de "não" recebe 0, a resposta "não sei" recebe 1 e a resposta "sim" corresponde a 2.

No estudo de Oliveira[20], são citados os seguintes instrumentos:

- Inventário de Sintomas de Estresse para Adultos de Lipp (ISSL): instrumento constituído por 56 itens que visa a identificar sintomas de estresse, o tipo de sintoma existente (somático ou psicológico) e a fase em que se encontra.
- Inventário de Ansiedade de Beck (BAI): instrumento de medida de intensidade da ansiedade constituído por 21 itens, que são "afirmações descritivas de sintomas de ansiedade", e que devem ser avaliados pelo sujeito com referência a si mesmo, em uma escala de 4 pontos.
- Inventário de Depressão de Beck (BDI): instrumento de medida de intensidade de depressão composto por uma escala de autorrelato, de 21 itens, cada um com quatro alternativas, subentendendo graus crescentes de gravidade de depressão, com escores de 0 a 3.
- Escala Analógica de Percepção de Bem-Estar (EAPBE): escala visual analógica para identificar a autopercepção de bem-estar do indivíduo, em que 0 significa ausência de percepção de bem-estar e 10, o nível de percepção de máximo bem-estar.
- Escala Analógica de Percepção de Tensão Muscular (EAPTM): escala visual analógica para identificar a autopercepção de tensão muscular do indivíduo, em que 0 significa ausência de percepção de tensão muscular e 10, o nível de percepção de tensão muscular máxima.
- Questionário de Avaliação de Qualidade de Vida, da OMS (WHOQOL-100): instrumento de medida de avaliação de qualidade de vida proposto pela OMS, composto por 100 itens, que investigam os seguintes domínios: físico, psicológico, nível de independência, relações sociais, meio-ambiente e espiritualidade/religião/crenças pessoais.
- Questionário de Avaliação de Qualidade de Vida do Idoso, da OMS (WHOQOL-OLD): instrumento específico de medida de avaliação de qualidade de vida do idoso proposto pela OMS, composto por 24 itens, que investigam as seguintes facetas: funcionamento dos sentidos, autonomia, atividades passadas, presentes e futuras, participação social, morte e morrer, e intimidade.
- Eletrofisiógrafo modelo F1000, da Focused Technology®: os voluntários foram monitorados durante os 25 minutos em que permaneciam deitados na maca:
  - » Temperatura de extremidade (TE): avaliada com o uso de um sensor térmico preso ao dedo indicador da mão não dominante do voluntário por um pedaço de esparadrapo Micropore®. Graus Fahrenheit (°F) foi a unidade de medida adotada para esse parâmetro.
  - » Eletromiograma do músculo frontal (EMF): medido com o uso de dois eletrodos de superfície Ag/AgCl colocados sob o músculo frontal, sendo o microvolt (μV) a unidade de medida utilizada para esse parâmetro.
  - » Condutância elétrica da pele (Cep): mensurada utilizando-se dois eletrodos de superfície Ag/AgCl posicionados na palma da mão não dominante do voluntário, adotando-se micro-ohm (μΩ) como unidade de medida para esse parâmetro.

PROGRAMAS OU APLICAÇÕES

Pelo fato de se tratarem de práticas ainda recentes, os programas estão em crescimento nos diversos serviços de saúde mental. Neste capítulo será usado como exemplo o programa desenvolvido no Centro de Reabilitação e Hospital Dia (CRHD) do Instituto de Psiquiatria do Hospital das Clínicas da Faculdade de Medicina da Universidade de São Paulo (IPq-HCFMUSP), o qual foi inaugurado em abril de 1996 e tem como objetivo atender casos de TMG de alta complexidade que necessitam de tratamento intensivo, com um plano terapêutico diferenciado e personalizado. A população é formada por adultos de ambos os sexos, com diferentes diagnósticos psiquiátricos.

Os encaminhamentos dos pacientes são feitos pelos diversos ambulatórios e enfermarias, setor de convênios e particulares do IPq e judicialmente. O CRHD proporciona um ambiente terapêutico propício à participação ativa do paciente em seu processo de tratamento, o que pressupõe contato constante com a equipe que o atende.

A equipe é composta por psiquiatras e residentes, enfermeiro e técnicos de enfermagem, psicólogo, terapeuta ocupacional, assistente social, profissional de Educação Física, terapeutas integrativos (shiatsu, TISE, reiki, acupuntura, auriculoterapia, yoga, terapias botânicas, reflexoterapia), estagiários, capacitandos, aprimorandos diversos e voluntários (AVOC).

O CRHD possui uma grade de atividades terapêuticas, ampla e diversificada, entre elas as PICS. Nos últimos 19 anos, o CRHD realizou mais de 41 mil atendimentos com PICS, conforme Figura 1.

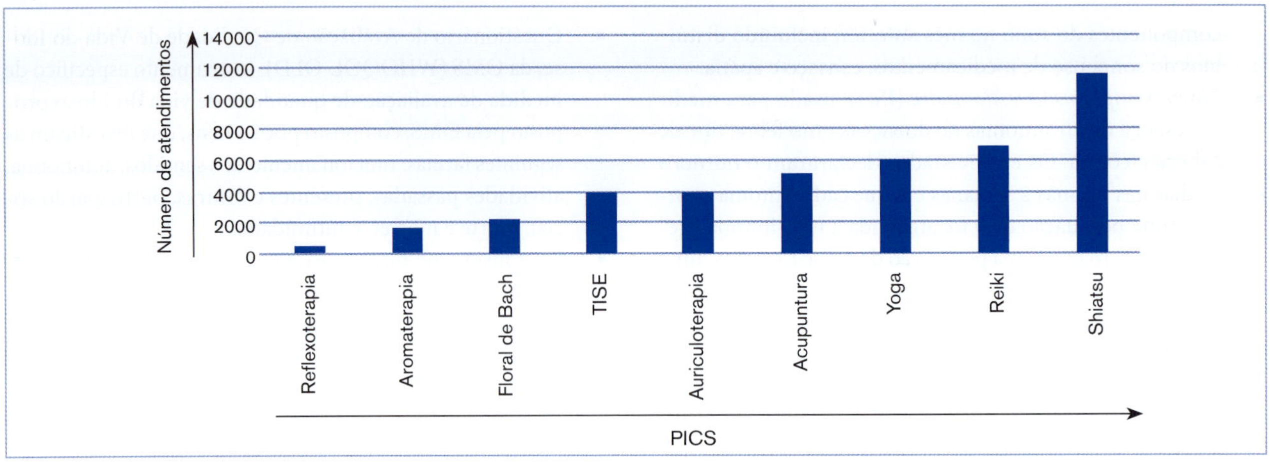

Figura 1 Número de atendimentos com Práticas Integrativas e Complementares em Saúde (PICS) no Núcleo de Cuidados Complementares e Integrativos do Centro de Reabilitação e Hospital dia (CRHD) no período de 2000 a 2019.
Fonte: arquivos de registros CRHD/HC, 2000-2009.

Programas de PICS desenvolvidos no CRHD

A medicina tradicional chinesa (MTC) é uma abordagem terapêutica milenar, originada há milhares de anos na China. Utiliza linguagem que retrata simbolicamente as leis da natureza e que valoriza a inter-relação harmônica entre as partes visando à integridade, que tem a teoria do yin-yang e a teoria dos cinco elementos como bases fundamentais para avaliar o estado energético e orgânico do indivíduo, visando a tratar quaisquer desequilíbrios. A MTC utiliza como procedimentos diagnósticos, na anamnese energética, palpação do pulso, inspeção da língua e da face, entre outros. Como procedimentos terapêuticos utiliza a acupuntura, ventosaterapia, auriculoterapia, moxabustão, massagem, práticas corporais e mentais, plantas medicinais, dietoterapia chinesa[5].

A acupuntura é uma técnica que faz parte dos recursos terapêuticos da MTC que estimula pontos distribuídos por todo o corpo, ao longo dos meridianos (canais de energia), por meio da inserção de finas agulhas filiformes metálicas, visando a promoção, manutenção e recuperação da saúde, bem como prevenção de agravos e doenças. Trata-se de uma técnica milenar e pode ser de utilizada isoladamente ou integrada a outros recursos terapêuticos.

A auriculoterapia é uma técnica terapêutica que promove a regulação psíquico-orgânica do indivíduo por meio de estímulos nos pontos energéticos localizados no pavilhão auricular, na qual todo o organismo se encontra representado como um microssistema. O estímulo pode ser feito por meio de agulhas, esferas de aço, ouro, prata, plástico, ou sementes de mostarda, previamente preparadas para esse fim.

O shiatsu é uma técnica terapêutica manual, oriunda do Japão, que evoluiu a partir da massagem chinesa chamada Anmá e de técnicas ocidentais de manipulação física. É realizada com as mãos (preponderantemente, os polegares e a palma) e mostra-se extremamente agradável, relaxante e revigorante. Tensões e contraturas musculares ("nós") decorrentes de estados físicos e mentais, portanto, estresse exógeno e endógeno, melhoram muito com a correção dos estados de alostase, promovendo a saúde física e mental. O toque é uma forma poderosa e instintiva de restabelecer um vínculo afetivo, principalmente por ser uma necessidade humana básica.

O reiki, segundo a Portaria Ministerial GM n. 849, de 27 de março de 2017, é uma prática de imposição de mãos que usa a aproximação ou o toque sobre o corpo da pessoa com a finalidade de estimular os mecanismos naturais de recuperação da saúde[10]. Baseado na concepção vitalista de saúde e doença também presente em outros sistemas terapêuticos, considera a existência de uma energia universal canalizada que atua sobre o equilíbrio da energia vital com o propósito de harmonizar as condições gerais do corpo e da mente de forma integral. A terapêutica objetiva fortalecer os locais onde se encontram bloqueios – "nós energéticos" – eliminando as toxinas e equilibrando o pleno funcionamento celular, de forma a restabelecer o fluxo de energia vital.

A prática promove a harmonização entre as dimensões físicas, mentais e espirituais. Estimula a energização dos órgãos e centros energéticos. A prática do reiki leva em conta dimensões da consciência, do corpo e das emoções, ativa glândulas, órgãos, sistema nervoso, cardíaco e imunológico, auxilia no estresse, depressão, ansiedade e promove o equilíbrio da energia vital.

Existem várias linhas da terapia reiki. Enquanto no Ocidente a ênfase é dada em símbolos e chakras, na escola do Jikiden a ênfase cai sobre a dinâmica fisiológica energética, o *Byosen*. *Byo* significa doença ou toxina, e *sen*, acúmulo que bloqueia líquidos corporais. *Byosen* é a frequência emitida por uma parte do corpo tensionada, ferida ou doente quando o acúmulo de toxicidade prejudica de alguma forma os canais sanguíneos e linfáticos[21].

Para o Jikiden Reiki, o que interessa é o grau de toxinas (adquiridas via má alimentação, poluição, remédios, emoções, estresse) acumuladas pelo corpo e que não puderam ser eliminadas por falta de energia de uma determinada área. O programa de reiki foi implantado no CRHD a partir de 2010, com atendimentos semanais, individuais.

A partir de 2012, foi introduzido o Jikiden Reiki, o que tornou o atendimento padronizado, devido ao conceito e à aplicabilidade da fisiologia energética e sua dinâmica durante a sessão, o *Byosen*. Com duração aproximada de 55 minutos, o paciente recebe ainda uma massagem chamada de *Ketsueki Kokan Ho*, a fim de facilitar a eliminação das toxinas (emocionais ou fisiológicas).

Em 2016 foi criado outro grupo de reiki para atender os funcionários do IPq dentro do programa de qualidade de vida e bem-estar. Em 2017 iniciou-se o grupo de reiki na Enfermaria Geriátrica. Em 2018, foi introduzida na Enfermaria de Compulsão Alimentar (ECAL).

Como resultados, verifica-se que, enquanto terapia para restabelecimento da fisiologia energética, o reiki pode proporcionar uma resposta positiva imediata ao paciente. A melhora da saúde do paciente vai depender de uma série de fatores internos e externos.

A reflexoterapia, conforme definição apresentada pela Portaria Ministerial GM n. 849, de 27 de março de 2017, também conhecida como reflexologia, é uma prática que utiliza estímulos em áreas reflexas com finalidade terapêutica[11]. Parte do princípio de que o corpo se encontra atravessado por meridianos que o dividem em diferentes regiões. Cada uma dessas regiões tem o seu reflexo, principalmente nos pés ou nas mãos. São massageados pontos-chave que permitem a reativação da homeostase e o equilíbrio das regiões do corpo nas quais há algum tipo de bloqueio ou inconveniente. As áreas do corpo foram projetadas nos pés, depois nas mãos, na orelha e também em outras partes do corpo, passando a ser conhecida como microssistemas, que utiliza o termo "terapias reflexas", reflexoterapia ou reflexologia. A planta dos pés apresenta mais de 72 mil terminações nervosas; na existência de um processo patológico, vias eferentes enviam fortes descargas elétricas que percorrem a coluna vertebral e descendo pelos nervos raquidianos, pelas pernas, as terminações nervosas livres, que se encontram nos pés criam um campo eletromagnético que gera uma concentração sanguínea ao redor de determinada área. Quanto maior a concentração de sangue estagnado, mais crônicas e mais graves são as patologias.

O Programa de Reflexoterapia Podal teve início em 2018, com atendimentos semanais, individuais e duração aproximada de 40 minutos.

As terapias botânicas reúnem aplicação da aromaterapia com óleos essenciais e a terapêutica com florais do dr. Edward Bach (1886-1936), médico inglês, bacteriologista e patologista, imunologista, homeopata e herbalista. Essas duas abordagens de tratamento proporcionam benefícios oferecidos pela natureza para o restabelecimento da saúde do indivíduo por meio de recursos internos ativados em sua recuperação e na prevenção das doenças.

Ambas as terapias compreendem o ser humano como um todo que inclui o físico, o mental, o emocional e o social. Por se tratar de técnicas milenares e de recursos naturais, são evidenciadas por modelos mais humanizados e inclusivos.

Nesse modelo integrativo, considera-se a atuação da pessoa como parte do processo de promoção, manutenção e restauração de sua saúde, e a abordagem do profissional deve incluir o acolhimento, a escuta ativa, o diálogo respeitoso e o vínculo empático.

Essa ação terapêutica junto aos familiares e cuidadores pode melhorar questões ligadas a ansiedade, agitação, estresse e síndrome de *burnout*, fortalecendo a motivação, o compromisso do cuidar, diminuindo ansiedade e insegurança de todos os envolvidos.

A aromaterapia e os florais estão alinhados com o desenvolvimento de um estilo de vida mais saudável e oferecem recursos que ampliam a consciência de modo a manter o corpo, a mente e as emoções equilibrados, harmonizados e protegidos. É uma prática milenar fidelizada pelas medicinas orientais antes de chegar ao Ocidente. Sua ação implica na utilização dos óleos essenciais e vegetais na promoção da saúde e prevenção de doenças, gerando conforto e bem-estar. Os óleos essenciais são substâncias extraídas de diversas partes das plantas: flores, frutas, folhas, raízes, sementes e cascas das árvores, obtidas por diversos sistemas de destilação. Cada óleo essencial tem indicações peculiares podendo ser usado em massagens, banhos, inalação ou vaporização, assim como o toque aromático.

A terapia floral é a prática terapêutica que utiliza essências derivadas de flores para atuar nos estados mentais e emocionais. A terapia de florais de Bach, criada pelo dr. Edward Bach, é o sistema precursor dessa prática. Os florais de Bach são essências de flores descobertas entre 1920 e 1930 pelo dr. Bach, que preparou 38 essências florais para atuação nos estados emocionais e um composto emergencial. Esse sistema floral parte do pensamento filosófico de que ao passar pelo processo de autoconhecimento, a pessoa toma consciência de suas qualidades positivas, passando a equilibrar os aspectos emocionais em desarmonia com efeitos benéficos para a saúde física e o bem-estar integral.

Tem como objetivo criar condições terapêuticas naturais de expressividade, integração, comunicação e equilíbrio das emoções, atenção plena, relaxamento e bem-estar físico e psíquico, como cuidado complementar aos pacientes e familiares.

A proposta prevê a promoção de oficinas aromáticas semanais em grupo, com atividades de cunho educativo e terapêutico; atendimentos semanais individuais com práticas de inalação ou massagem com óleos essenciais. Há também proposta para aromatização dos ambientes. Na terapia com florais de Bach há atendimentos individuais de 20 minutos cada, com os pacientes, familiares e colaboradores interessados.

Como resultados observa-se que essas práticas se diferenciam pela oportunidade de criar um espaço de fortalecimento aos pacientes, cuidadores e familiares. Os atendimentos em grupo promovem ações de sensibilização e integração social, e os atendimentos individuais geram estados de conforto e relaxamento, melhora do sono, ânimo, aumento do foco e atenção, motivação e energia vital; a conscientização de autocuidado e autoconhecimento melhora a tomada de decisão diante do paciente, podendo assim oferecer um cuidado melhor.

A yoga é uma prática que combina posturas físicas, técnicas de respiração, meditação e relaxamento. Atua como uma prática física, respiratória e mental. Fortalece o sistema musculoesquelético, estimula o sistema endócrino, expande a capacidade respiratória e exercita o sistema cognitivo. Um conjunto de ásanas (posturas corporais) pode reduzir a dor lombar e melhorar a postura. Para harmonizar a respiração, são praticados exercícios de controle respiratório denominados de prânâyâmas. Preconiza também o autocuidado, uma alimentação saudável e a prática de uma ética que promova a não violência.

A prática de yoga melhora a qualidade de vida, reduz o estresse, diminui a frequência cardíaca e a pressão arterial, alivia a ansiedade, a depressão e a insônia, melhora a aptidão física, força e flexibilidade geral[11].

Existem diversas escolas de yoga, todas partindo da mesma raiz de origem e visando a atingir o mesmo objetivo. O que distingue um estilo do outro é o enfoque, ou seja, o tipo de veículo que se usa para concluir a jornada.

O kundalini yoga tem como principal objetivo a elevação da energia kundalini, uma energia concentrada na base da coluna vertebral onde todas as potencialidades humanas se encontram adormecidas. Também conhecida como yoga da consciência, o kundalini yoga propõe que a evolução humana está intrinsecamente relacionada à expansão da própria consciência e do autoconhecimento, através não só da elevação da energia kundalini, mas também de trabalho meditativo com a mente humana, dirigido para alterar padrões preestabelecidos.

Dessa forma, o kundalini yoga avança pelo limite tênue que separa a busca comunitária por saúde e equilíbrio, do tratamento de distúrbios mentais crônicos, tornando-se uma terapia complementar eficiente para trazer mais qualidade de vida aos portadores de patologias da mente.

A contribuição da prática do kundalini yoga para a saúde mental humana vem desde suas origens, mas sua aplicação nos tratamentos de distúrbios psiquiátricos ganha consistente embasamento científico pelas mãos do norte-americano David S. Shannahoff.

Diretor do grupo de pesquisa para a dinâmica mente-corpo, do Instituto Biocircuitos, da Universidade da Califórnia, San Diego (UCSD) e professor de kundalini yoga há mais de 40 anos, dr. David trouxe a luz da pesquisa científica para a sabedoria ancestral do kundalini yoga e desenvolveu protocolos de meditação para tratamentos de desordens psiquiátricas.

A experiência de suas pesquisas deu origem a 44 diferentes técnicas de meditação e 4 miniprotocolos que contribuem para encurtar e a reduzir a gravidade das alucinações presentes nessas desordens, com excelentes resultados, em uma nova abordagem terapêutica para o tratamento de pacientes portadores de esquizofrenia e variantes.

O kundalini yoga foi implantado no CRHD em 2012, com atendimentos 2 vezes por semana, em grupo, com duração aproximada de 60 minutos; em 2016 na Enfermaria de Ansiedade e Depressão (EAND); em 2017 na Enfermaria de Comportamento Impulsivo (ECIM) e Enfermaria de Agudos e em 2019 na Enfermaria de Compulsão Alimentar (ECAL).

O Toque Integrativo Somato Emocional® (T.I.S.E.®) é uma técnica terapêutica desenvolvida no CRHD a partir da observação dos comprometimentos físicos frequentemente presentes associados ao transtorno mental e encontrados nos pacientes, como rigidez postural, comprometimento do equilíbrio, da respiração, transtornos psicossomáticos (dor crônica, distorções graves na percepção corporal, sintomas dissociativos), dificuldades na vinculação, transtornos ansiosos; e de uma revisão de literatura, que evidenciou a carência em métodos de intervenção corporal com efeito em TMG sob uma perspectiva psicossomática e processual. A fisioterapeuta voluntária do CRHD dedicou-se a pesquisa e desenvolvimento de intervenções terapêuticas com foco nos aspectos corporais fundamentais na influência do desenvolvimento psíquico. Esses estudos, solidamente fundamentados em neurofisiologia do estresse e trauma, neuroplasticidade, vertentes de teorias de desenvolvimento com bases desde psicanalítica até teorias com foco na qualidade do vínculo e na psicologia moderna baseada na etologia, técnicas manuais e corporais, resultaram no desenvolvimento do método T.I.S.E.®, uma abordagem terapêutica manual, com orientação psicossomática que atua de forma complementar e integrativa nos tratamentos psiquiátricos, psicoterápicos e nos transtornos psicossomáticos[22].

É oferecido na grade de terapias do CRHD desde 2011. A proposta prevê atendimentos semanais, individuais, com duração aproximada de 45 minutos.

São observados resultados positivos como boa aderência dos pacientes e relatos de melhora da consciência e esquema corporal, equilíbrio, flexibilidade, orientação espacial, capacidade de autopercepção, identificação das emoções e sentimentos, redução da ansiedade, maior capacidade de regulação afetiva, vinculação, aproveitamento da psicoterapia e, em alguns casos, redução das alucinações auditivas.

CONSIDERAÇÕES FINAIS

O acompanhamento sistemático das atividades desenvolvidas no programa de PICS do CRHD permite observar mudanças comportamentais, físicas e emocionais refletidas em uma maior tranquilidade, diminuição da ansiedade e de sintomas depressivos, melhora da consciência corporal e, mesmo, de sintomas psicóticos. A aceitação e a adesão às práticas são verificadas na assiduidade e no relato da sensação de bem-estar após participarem das atividades.

Os cuidados pautados em acolhimento, escuta, empatia, bem querer, proximidade e o conhecimento acerca do potencial benefício das práticas integrativas e complementares no tratamento de pacientes com TMG poderão servir para a elaboração de novas estratégias que ampliem o cuidado humanizado[12,23].

Vinheta clínica

SFS, 40 anos, separada, dois filhos menores, nível superior completo (curso de direito) iniciado durante o tratamento e concluído após a alta, diagnosticada como TAB de acordo com os critérios do *Manual diagnóstico e estatístico de transtornos mentais* 4ª edição (DSM-IV). Fez tratamento no Programa de Transtorno Bipolar do IPq por 5 anos. Tentativa de suicídio em junho de 2011. Internada no CRHD em dezembro de 2011, referindo anedonia, anergia, abulia e tristeza intensas, episódio de heteroagressividade (contra o filho) 2 meses antes. Muito chorosa, isolada dos amigos e familiares.

Pai alcoólatra, violento, molestava-a com frequência. Mãe trabalhava fora, ausente o tempo todo. Histórico de aborto provocado aos 14 anos, 2 casamentos, abuso de álcool e drogas dos 18 aos 31 anos de idade. Desde a infância, apresentava episódios de alteração de consciência, iniciando com incapacidade para falar, com duração variando de minutos a várias horas, descritos pelos acompanhantes como "crises convulsivas". Culminavam em busca pelo pronto-socorro. Aos 31 anos, apresentou "perda de consciência" e "crises convulsivas" eventuais por período de 1 mês, após ruptura de relacionamento afetivo.

Durante a internação, recebeu tratamento farmacológico, psicoterapêutico em grupos, psicanálise e terapias integrativas – entre elas, o T.I.S.E.® –, tendo recebido um total de 58 sessões, uma vez por semana, com duração média de 45 minutos. Na primeira intervenção com T.I.S.E.®, foi possível identificar o pródromo dos episódios de desorganização, manifestadas como reações dissociativas e medo intenso. Relacionou espontaneamente o "terrível medo na barriga" à súbita memória da tentativa de abuso sexual aos 7 anos de idade, sendo este o primeiro sintoma antes das crises de alteração de consciência. As intervenções tiveram como objetivo oferecimento de "*holding*" e a facilitação da descarga dos altos níveis de ativação simpática, desenvolvimento da conscientização somática, dos recursos sensoriais internos (senso de presença, orientação, segurança, autossustentação, recuperação do poder pessoal), ressignificação das experiências traumáticas e ampliação da resiliência diante das situações de estresse. Em curto prazo, houve redução significativa das idas ao pronto-socorro. A paciente gradualmente recuperou energia, passando a praticar atividade física regularmente (academia), retornou aos estudos (iniciou a faculdade de Direito) e engajou-se em um estágio que lhe possibilitou o desenvolvimento e o crescimento profissional.

Os atendimentos foram realizados ora antes, ora em seguida à sessão de psicanálise. Em ambos os casos, a facilitação da integração do processo de ressignificação (após a sessão de psicanálise) e a facilitação do processo psicanalítico (antes da sessão de psicanálise) foram relatados pela paciente. Segundo seus depoimentos, embora sentisse benefícios em todas as atividades terapêuticas, atribuía ao T.I.S.E.®, em conjunto com a psicanálise, um peso determinante no seu processo de reabilitação. Ao longo do tratamento, tornou-se capaz de tomar as rédeas de sua vida, desenvolvendo a capacidade de exercer sua maternidade de forma mais equilibrada, estabelecer relações afetivas mais saudáveis e fluir na vida profissional e social. Recebeu alta do CRHD, assintomática, eutímica, diagnóstico de TAB II (grau leve) – F 31.7 e transtorno de personalidade histriônica – F 60.4.

Para aprofundamento

- Brasil. Ministério da Saúde. Secretaria de Atenção à Saúde. Departamento de Atenção Básica. Política Nacional de Práticas Integrativas e Complementares no SUS - PNPIC-SUS / Ministério da Saúde, Secretaria de Atenção à Saúde, Departamento de Atenção Básica. Brasília: Ministério da Saúde; 2006. 92 p. (Série B. Textos Básicos de Saúde).
  - ⇨ **A Política Nacional de Práticas Integrativas e Complementares que foi criada no Brasil em 2006 pelo Ministério da Saúde, após aprovação unânime pelo Conselho Nacional de Saúde. Seu objetivo é descrever e apoiar a implementação das Práticas Integrativas e Complementares à medicina baseada em evidências na rede de saúde pública do Brasil, por meio do Sistema Único de Saúde.**
- Gerbarg PL, Muskin PR, Brown RP, editores. Complementary and integrative treatments in psychiatric practice. American Psychiatric Association Publishing; 2018.
  - ⇨ **Neste livro, um grupo internacional de especialistas, pesquisadores e clínicos examina uma ampla variedade de tratamentos complementares e integrativos na prática psiquiátrica, escolhidos com base em seu potencial terapêutico, força de evidência, segurança, experiência clínica, diversidade geográfica e cultural e interesse público.**
- WHO global report on traditional and complementary medicine 2019.
  - ⇨ **Este relatório analisa o progresso global em T&CM nas últimas duas décadas e baseia-se nas contribuições de 179 Estados Membros da OMS. Ele mostra claramente que cada vez mais países estão reconhecendo o papel da T&CM em seus sistemas nacionais de saúde.**

REFERÊNCIAS BIBLIOGRÁFICAS

1. World Health Organization. Traditional medicine strategy 2002-2005. Geneva: WHO; 2002. 65 p.
2. **World Health Organization. WHO traditional medicine strategy: 2014-2023. Geneva: 2013 [acesso em 23 dez. 2019]. Disponível em: https://www.who.int/publications-detail/who-traditional-medicine-strategy-2014-2023.**
   ⇨ **Importante referência sobre a estratégia global para a área de Medicina Integrativa.**
3. **World Health Organization. WHO global report on traditional and complementary medicine. 2019 [acesso em 23 dez. 2019]. Disponível em: https://www.who.int/publications-detail/who-global-report-on-traditional-and-complementary-medicine-2019.**
   ⇨ **Relatório contextualizando as experiências e desafios dos países membros da Organização Mundial da Saúde na área da Medicina Integrativa.**
4. World Health Organization. Traditional, complementary and integrative medicine [acesso em 23 dez. 2019]. Disponível em: https://www.who.int/health-topics/traditional-complementary-and-integrative-medicine#tab=tab_1.
5. **Brasil. Ministério da Saúde. Secretaria de Atenção à Saúde. Departamento de Atenção Básica. Política Nacional de Práticas Integrativas e Complementares no SUS - PNPIC-SUS / Ministério da Saúde. Secretaria de Atenção à Saúde, Departamento de Atenção Básica. - Brasília: Ministério da Saúde; 2006 [acesso em 23 dez. 2019]. Disponível em: http://bvsms.saude.gov.br/bvs/publicacoes/pnpic.pdf.**
   ⇨ **Documento fundamental que descreve a Política Nacional de Práticas Integrativas e Complementares no SUS - PNPIC-SUS.**

6. Brasil. Ministério da saúde. Secretaria de Atenção à Saúde. Departamento de Atenção Básica. Política nacional de práticas integrativas e complementares no SUS: atitude de ampliação de acesso / Ministério da saúde. Secretaria de Atenção à Saúde. Departamento de Atenção Básica. 2. ed. Brasília: Ministério da Saúde; 2015 [acesso em 23 dez. 2019]. Disponível em: http://bvsms.saude.gov.br/bvs/publicacoes/politica_nacional_praticas_integrativas_complementares_2ed.pdf.
7. Brasil. Ministério da Saúde. Gabinete do Ministro. Portaria nº 702, de 21 de março de 2018: inclui: aromaterapia, apiterapia, bioenergética, constelação familiar, cromoterapia, geoterapia, hipnoterapia, imposição de mãos, medicina antroposófica/antroposofia aplicada à saúde, ozonioterapia, terapia de florais e termalismo social/crenoterapia à Política Nacional de Práticas Integrativas e Complementares. 2018.
8. Brasil. Ministério da Saúde. Secretaria de Atenção à Saúde. Departamento de Atenção Básica. Manual de implantação de serviços de práticas integrativas e complementares no SUS. Ministério da Saúde, Secretaria de Atenção à Saúde, Departamento de Atenção Básica. Brasília: Ministério da Saúde; 2018 [acesso em 23 dez. 2019]. Disponível em: http://189.28.128.100/dab/docs/portaldab/publicacoes/manual_implantacao_servicos_pics.pdf.
9. Brasil. Ministério da saúde. Gabinete do Ministro. Portaria n. 971, de 03 de maio de 2006: aprova a Política Nacional de Práticas Integrativas e Complementares (PNPIC) no Sistema Único de Saúde. 2006 [acesso em 23 dez. 2019]. Disponível em: http://bvsms.saude.gov.br/bvs/saudelegis/gm/2006/prt0971_03_05_2006.html.
10. Brasil. Ministério da saúde. Gabinete do Ministro. Portaria nº 849, de 27 de março de 2017: inclui a arteterapia, ayurveda, biodança, dança circular, meditação, musicoterapia, naturopatia, osteopatia, quiropraxia, reflexoterapia, reiki, shantala, terapia comunitária integrativa e yoga à Política Nacional de Práticas Integrativas e Complementares. 2017 [acesso em 23 dez. 2019]. Disponível em: http://bvsms.saude.gov.br/bvs/saudelegis/gm/2017/prt0849_28_03_2017.html.
11. Brasil. Ministério da saúde. Gabinete do Ministro. Portaria nº 702, de 21 de março de 2018. Altera a Portaria de Consolidação nº 2/GM/MS, de 28 de setembro de 2017, para incluir novas práticas na Política Nacional de Práticas Integrativas e Complementares - PNPIC. 2018 [acesso em 23 dez. 2019]. Disponível em: http://bvsms.saude.gov.br/bvs/saudelegis/gm/2018/prt0702_22_03_2018.html.
12. **Takeda OH, Nascimento MHF, Kölle M, Yui C, Cruz MS, Perissinotti E. Práticas integrativas e complementares aplicadas à saúde mental: uma prática de humanização. Blucher Medical Proceedings. 2014;1(2).**
   ⇨ **A utilização as práticas integrativas e complementares como novas possibilidades de cuidado com a visão de integralidade do paciente.**
13. Baldwin DS, Anderson IM, Nutt DJ, Allgulander C, Bandelow B, A den Boer J, et al. Evidence-based pharmacological treatment of anxiety disorders, post-traumatic stress disorder and obsessive-compulsive disorder: a revision of the 2005 guidelines from the British Association for Psychopharmacology. J Psychopharmacol. 2014;28(5):403-39.
14. **Centro Latino-Americano e do Caribe de Informação em Ciências da Saúde (BIREME)/Organização Pan-Americana da Saúde/Organização Mundial da Saúde. Biblioteca Virtual em Saúde em Medicinas Tradicionais, Complementares e Integrativas (BVS-MTCI) [acesso em 20 jan. 2020]. Disponível em: https://pesquisa.bvsalud.org/mtci/?lang=pt&home_url=http%3A%2F%2Fmtci.bvsalud.org&home_text=BVS+MTCI&q=&submit=Pesquisar.**
   ⇨ **Fonte importante de pesquisa de documentos e artigos na área de PICS nas Américas.**
15. Shannahoff-Khalsa D, Fernandes RY, Pereira CA de B, March JS, Leckman JF, Golshan S, et al. Kundalini yoga meditation versus the relaxation response meditation for treating adults with obsessive-compulsive disorder: a randomized clinical trial. Front Psychiatry. 2019;10:793.
16. Van der Kolk BA, Stone L, West J, Rhodes A, Emerson D, Suvak M, et al. Yoga as an adjunctive treatment for posttraumatic stress disorder: a randomized controlled trial. J Clin Psychiatry. 2014;75(6).
17. Salles LF, Silva MJP. Efeito das essências florais em indivíduos ansiosos. Acta Paul Enferm. 2012;25(2):238-42.
18. Bowden D, Goddard L, Gruzelier J. A randomised controlled single-blind trial of the effects of reiki and positive imagery on well-being and salivary cortisol. Brain Research Bulletin. 2010;81(1):66-72.
19. Bowden D, Goddard L, Gruzelier J. A randomized controlled single-blind trial of the efficacy of reiki and benefitting mood and well-being. Evidence-Based Complementary and Alternative Medicine. 2011;2011:381862.
20. Oliveira RMJ. Efeitos da prática do Reiki sobre aspectos psicofisiológicos e de qualidade de vida de idosos com sintomas de estresse: estudo placebo e randomizado [tese]. 191 f. São Paulo: Escola Paulista de Medicina, Universidade Federal de São Paulo; 2013.
21. Petter AF. Isto é reiki. São Paulo: Pensamento; 2013. p. 192.
22. Yui CH. Integrative psychosomatic body therapy – experience in a referral center for patients with severe mental disorder: case study. Caderno de Naturologia Terapias Complementares – Anais da III Jornada de Práticas Integrativas e Complementares em Saúde: evidências científicas – EEUSP. 2019;8(14):79-80.
23. Sousa LA, Barros NF. Integrative and complementary practices in the unified health system: progresses and challenges. Rev Latino-Am Enfermagem. 2018;26:e3041.

18

Novas modalidades de intervenção: atividade física

Osvaldo Hakio Takeda
Michele Santos da Cruz
Mauro Shigueharu Oide Junior

Sumário

Pontos-chave

- A Política de Atenção à Saúde Mental transformou-se ao longo dos anos, partindo de um modelo de referência hospitalar fortemente medicamentosa para um modelo de atenção diversificada que possibilitou a inserção de práticas alternativas no tratamento, como é o caso da atividade física.
- A atividade física figura-se em um cenário de prevenção, tratamento, manutenção e reabilitação da saúde física e mental.
- Utilizar a atividade física como ferramenta terapêutica no tratamento de transtornos mentais graves apresenta resultados em curto e longo prazo, atuando tanto na melhora do condicionamento físico quanto em alterações fisiológicas neurais que favorecem o estado da mente ativo e saudável.
- A atividade física tem grande efeito antidepressivo, com diminuição de sintomas de ansiedade e aumento na qualidade de vida de pessoas com transtornos mentais, além do seu efeito protetor amplamente observado.
- Para atingir objetivos com a prática de atividade física, é importante utilizar uma variedade de atividades, que podem partir de jogos esportivos adaptados até atividades criadas e desenvolvidas pelo próprio grupo.

INTRODUÇÃO

A Política de Atenção à Saúde Mental transformou-se de um modelo de referência hospitalar para um modelo de atenção diversificada, de base territorial comunitária. As mudanças tiveram como marco legal a promulgação, em 6 de abril de 2001, da Lei n. 10.216, que dispõe sobre a proteção e os direitos das pessoas portadoras de transtornos mentais e redireciona o modelo assistencial em saúde mental, dando início à Política Nacional de Saúde Mental[1-3].

Ainda assim, os avanços apontam para as contínuas expansão e consolidação de redes de atenção extra-hospitalar, marcadas por ações de saúde mental em Unidade Básicas de Saúde, unidades ambulatoriais de atenção intensiva em saúde mental, como hospitais-dia, centros de atenção psicossocial (CAPS), centros de convivência e unidade de saúde mental em hospital geral[4,5].

A saúde mental é parte integrante da saúde e do bem-estar e é reconhecida pela Organização Mundial da Saúde (OMS) como um aspecto que faz parte do desenvolvimento da vida, podendo ser afetada por uma série de fatores socioeconômicos que precisam ser abordados por meio de estratégias abrangentes de promoção, prevenção, tratamento e recuperação[6].

A OMS conceitua a saúde mental como um estado de bem-estar em que o indivíduo percebe suas habilidades, podendo lidar com as tensões normais da vida e trabalhar de forma produtiva e proveitosa. Os determinantes da saúde mental e dos transtornos mentais incluem não apenas os atributos individuais, como a capacidade de gerenciar pensamentos, emoções, comportamentos e interações com os outros, mas também fatores sociais, culturais, econômicos, políticos e ambientais[6].

De acordo com o *Manual diagnóstico e estatístico de transtornos mentais* (DSM-5), organizado pela American Psychiatric Association (APA), transtorno mental é uma síndrome caracterizada por perturbação clinicamente significativa na cognição, na regulação emocional ou no comportamento de um indivíduo que reflete uma disfunção nos processos psicológicos, biológicos ou de desenvolvimento subjacentes ao funcionamento mental[7].

O número de pessoas vivendo com transtornos mentais está aumentando intensamente na população mundial, particularmente em países de baixa renda[8]. Transtornos mentais como depressão, ansiedade, transtornos por uso de álcool e psicoses como transtorno bipolar e esquizofrenia estão entre as 20 principais causas de incapacidade no mundo[9].

Em um estudo com 17 países no mundo, verificou-se que os transtornos mentais atingem, em média, 26,1% da população adulta, gerando um alto custo social e econômico, o que tem importantes implicações no planejamento dos cuidados de saúde[6,10] e representa uma notável fonte de anos perdidos de vida saudável, em especial entre mulheres de 15 a 44 anos. Além disso, são responsáveis por três das 10 principais causas de carga de doença em países de baixa e média renda e quatro das 10 principais causas em países de alta renda[9].

Nesse sentido, a promoção da atividade física é uma ferramenta que já vem sendo empregada no tratamento de pessoas acometidas com transtornos mentais, com resultados positivos na melhora da saúde mental das pessoas, atuando diretamente nos fatores psicológicos (distração, autoeficácia e interação social) e nos fatores fisiológicos (aumento da transmissão sináptica das endorfinas)[11], promovendo qualidade de vida e bem-estar a indivíduos com algum transtorno mental[12].

A atividade física tem grande efeito antidepressivo[13], com diminuição de sintomas de ansiedade e aumento na qualidade de vida em pessoas com transtornos mentais[14], além do seu efeito protetor[15-17].

Um estudo de coorte prospectivo, realizado com 9.309 participantes britânicos, demonstrou que a prática regular de atividade física (atingir as recomendações da OMS de praticar ao menos 30 minutos por dia de atividade física de intensidade moderada em pelo menos 5 dias da semana) teve relação inversa com os sintomas de ansiedade e depressão[18].

Sabe-se, também, que os transtornos mentais têm um espectro muito amplo, podendo ser de leves a muito graves e incapacitantes. Muitos dos pacientes graves necessitam de um cuidado interdisciplinar, inclusive de reabilitação. A atividade física pode exercer um impacto positivo em diversos aspectos da vida dessas pessoas, em diferentes. Neste capítulo, vamos discutir como a atividade física pode auxiliar e em que contexto ela pode ser aplicada.

FUNDAMENTOS

A atividade física tem se mostrado cada vez mais importante para a qualidade de vida e saúde das pessoas. Grandes coortes apontam para uma diminuição da mortalidade na população que pratica atividade física de lazer de forma regular, independentemente do sexo, idade, etnia, altura ou peso[19].

A população com transtornos mentais é uma população que apresenta muitos fatores de vulnerabilidade para piora do risco cardiovascular e da qualidade de vida de forma geral[20].

A atividade física programada é capaz de desenvolver nos participantes seus domínios motor, afetivo-social e cognitivo[21] e pode promover benefícios em populações com sintomas de cansaço, fadiga e baixa qualidade de sono, mesmo com intervenções curtas[22]. Também é capaz de promover benefícios mesmo em pacientes com sintomas graves e crônicos, como melhora dos sintomas negativos da esquizofrenia[23], além de ação central no controle do ganho de peso, diminuição do risco de eventos cardiovasculares e melhora da sensibilidade periférica à insulina.

A apropriação da base teórica que norteia a prática e os benefícios da atividade física para a população é fundamental para que o seu processo e desenvolvimento aconteçam a cada aula, com o melhor rendimento possível para cada indivíduo.

Além disso, é fundamental que os objetivos e interesses pela atividade estejam bem definidos em seu início, de acordo com o grupo que se pretende atender. Dentre os objetivos da atividade, o profissional apto a trabalhar com o grupo deve considerar:

- Atenuar o efeito da doença e seus prejuízos ao paciente.
- Resgatar a saúde e desenvolver o potencial do paciente para que ele possa exercer suas funções sociais na comunidade da melhor forma possível.
- Fazer com que o paciente volte a interagir e ter contato com a sociedade e sua família.
- Promover a ativação e o fortalecimento muscular, aumento da velocidade de locomoção, melhora e manutenção do equilíbrio e controle postural.
- Propiciar momentos de lazer e ludicidade.
- Proporcionar ao paciente momentos de liberação de energia contida e controlada, pelos medicamentos e por sua própria conduta.
- Permitir ao paciente a consciência corporal e a participação, colaboração e cooperação coletiva.
- Proporcionar um momento de "desligamento" da doença.
- Promover o aumento e o resgate da autoestima.
- Criar situações que permitam ao paciente vivenciar aspectos da vida diária, como entendimentos de suas dúvidas, tomadas de decisão, controle emocional, paciência, atenção e concentração.
- Possibilitar situações que façam virem à tona algumas características da doença, para que assim possam ser trabalhadas de forma controlada e acompanhada pelo profissional.
- Permitir que o participante pense e elabore as atividades de forma conjunta e coletiva.

Para atingir esses objetivos, é importante haver uma variedade de atividades, que podem partir de jogos esportivos adaptados até atividades criadas e desenvolvidas pelo próprio gru-

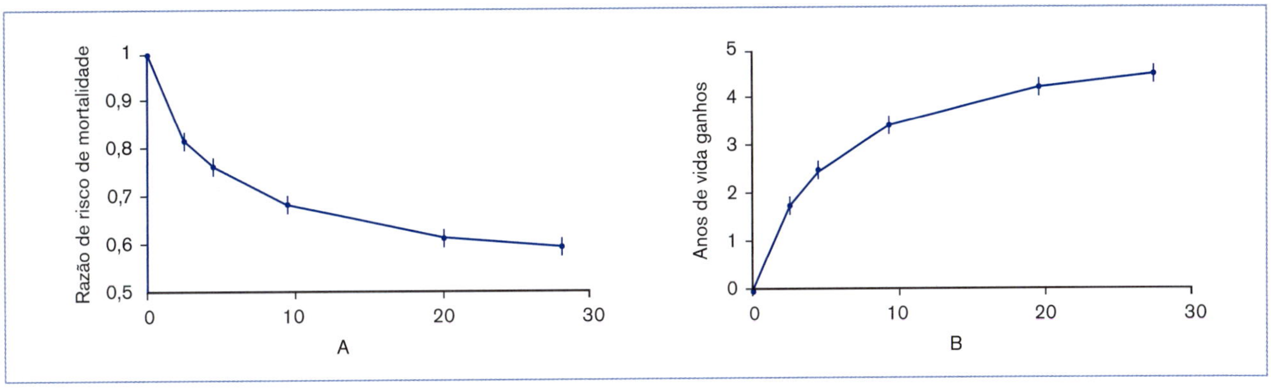

Figura 1 Razão de risco de mortalidade em função de MET por hora/semana e anos de vida ganhos em função de MET por hora/semana
Moore et al., 2012[19].

po e professor. São exemplos futebol, basquete, voleibol, handebol, queimada, caminhada, alongamento, tiro ao alvo, exercícios de fortalecimento, circuito de equilíbrio, exercícios de pontaria e jogos cooperativos.

Na atuação com intervenções em atividades físicas junto ao transtorno mental grave, é preciso que o profissional de educação física:

- Seja observador, atento aos indícios de melhora e satisfação do paciente durante a atividade.
- Seja flexível com relação às necessidades do paciente, modificando o andamento das atividades quando elas ocorrem, para proporcionar um melhor aproveitamento pelos pacientes.
- Saiba definir e propor atividades de interesse e necessidade do paciente.
- Proponha atividades que motivem e estimulem a manutenção do paciente na prática.
- Saiba receber o paciente com acolhimento e escuta atenta.
- Esteja aberto a novas experiências, para que possa ser estabelecido um vínculo entre o paciente e o profissional, não sendo rígido demais nem oportunizando um excesso de atividade livre, a ponto de perder o controle da organização das atividades propostas.
- Esteja ciente das limitações do paciente e conheça suas habilidades e capacidades, além de ter ciência e conhecer as patologias que possam estar envolvidas no quadro clínico, assim como medicações que sejam ministradas no tratamento, para que as atividades físicas propostas possam auxiliar no processo.
- Aprenda a lidar com as emoções expressas pelo paciente (raiva, carinho, indiferença), bem como suas próprias emoções em relação ao indivíduo, para que a relação paciente-profissional possa acontecer da melhor forma. Muitas vezes as expectativas do profissional podem não ser alcançadas em uma atividade que ele planejou, por isso precisa estar preparado para começar outra tarefa e perceber que cada movimento e atividade executados pelo paciente representa a este um ganho importante.
- Esteja disposto a desenvolver três grandes habilidades: ser empático, ter paciência e estabelecer vínculos com o paciente.

PRÁTICAS BASEADAS EM EVIDÊNCIAS

Há vários estudos a respeito dos benefícios da atividade física, entre eles uma coorte prospectiva multicêntrica que acompanhou mais de meio milhão de pessoas por pelo menos 5 anos. O estudo avaliou, por meio de questionários, o grau de atividade física de lazer realizada pelos indivíduos participantes, não sendo considerada a atividade realizada no trabalho. A atividade foi quantificada por meio do cálculo do equivalente metabólico de esforço (MET, *metabolic equivalent of task*, na sigla em inglês) multiplicado pelas horas realizadas por semana. Foram controladas as seguintes variáveis: idade, gênero, etnia, nível educacional, tabagismo, comorbidades, cardiopatia, etilismo, estado civil, altura e peso. O estudo concluiu que há uma diminuição no risco de mortalidade (Figura 1A) e há ganho de anos de vida (Figura 1B), de acordo com o grau de atividade que o indivíduo realiza no dia a dia[19].

Acredita-se que esse ganho de expectativa de vida esteja relacionado a vários fatores, como diminuição do risco de coronariopatia, acidente vascular cerebral, vários tipos de câncer, diabetes *mellitus* tipo II, obesidade, hipertensão e osteoporose; aumento da capacidade aeróbica, força, resistência muscular, funcionalidade para atividades de vida diária e diminuição de quedas e lesões decorrentes de quedas; além de papel importante na depressão, ansiedade e doença de Alzheimer.

Outra coorte, com mais de duzentas mil pessoas, avaliou o risco de desenvolver depressão de acordo com o grau de atividade física da pessoa. Foram avaliados indivíduos com mais de 18 anos, todos sem depressão no tempo zero. Os sintomas de depressão e o tempo de atividade física realizado por semana pelas pessoas foram coletados por escalas autorreferidas. O risco foi ajustado para o índice de massa corpórea, consumo de tabaco e idade, sendo possível avaliar um efeito protetor estatisticamente significativo na população. Os níveis mais altos de atividade física foram consistentemente associados a uma probabilidade menor de desenvolver depressão futura.

O efeito da atividade física foi observado independentemente de idade e sexo e significativo em todas as regiões geográficas[24].

Embora sejam bastante promissores, estudos que experimentam práticas específicas de atividade física em grupos específicos, como esquizofrenia e transtornos mentais graves de forma geral, são raros e em geral têm número limitado de pacientes. Apesar disso, uma revisão sistemática e metanálise conseguiu reunir 29 estudos com mais de mil pacientes com esquizofrenia. Os estudos foram bastantes heterogêneos, mas se pôde observar um efeito de melhora moderada sobre os sintomas negativos da doença e pequeno efeito para os sintomas positivos[23].

Outra área em que há vários trabalhos que apontam para benefícios da atividade física é a da doença de Alzheimer. Em uma revisão sistemática, 18 dos 24 estudos selecionados reportaram benefícios da atividade física. Nessa revisão, pôde-se concluir que a atividade física de lazer promove o estímulo físico, social e cognitivo, sendo um fator protetor contra a doença de Alzheimer, e que trabalhos com exigência física estão relacionados a fatores de risco para a mesma doença. Provavelmente por isso alguns trabalhos que não especificaram o tipo de atividade física (lazer ou laboral) não observaram tanto benefício[25].

Há diversas evidências a respeito da atividade física na saúde de forma geral; todavia, ainda há muito a ser explorado no campo da saúde mental, com diversos trabalhos recentes mostrando benefícios até então pouco conhecidos.

INSTRUMENTOS UTILIZADOS

As atividades físicas propostas para desenvolver o potencial físico e intervir de forma satisfatória no tratamento de pacientes com transtornos mentais graves podem ser realizadas em uma variedade de espaços, de modo que seja explorado o ambiente seguro e sejam utilizadas salas, quadras esportivas, corredores, campos de futebol, praça e parques, fazendo uso da maior variedade de materiais possível, como bolas de diferentes tamanhos e cores, elásticos, cones, bambolês, pesos, além do peso do próprio corpo.

Alguns aspectos, além dos materiais e locais disponíveis para a prática, também são importantes e devem ser considerados ao planejar um programa de atividade física voltado para a saúde mental, desde o interesse do grupo, passando por experiências anteriores com atividade física até as necessidades e limitações dos participantes.

PROGRAMAS OU APLICAÇÕES

Atualmente existem programas de atividades físicas em diversos serviços de saúde mental. Neste capítulo, ilustraremos o programa do Centro de Reabilitação e Hospital-Dia (CRHD) do Instituto de Psiquiatria do Hospital das Clínicas da Universidade de São Paulo (IPq-HCFMUSP), inaugurado em abril de 1996 e localizado no quarto piso do prédio do Instituto de Psiquiatria.

O CRHD tem como objetivo atender casos de transtornos mentais graves (TMG) de alta complexidade que necessitam de tratamento intensivo, com um plano terapêutico diferenciado e personalizado. Os encaminhamentos são feitos pelos diversos ambulatórios e enfermarias, setor de convênios e particulares do Instituto de Psiquiatria e judicialmente. A população é formada por adultos de ambos os sexos, com diferentes diagnósticos psiquiátricos.

O CRHD proporciona um ambiente terapêutico propício à participação ativa do paciente em seu processo de tratamento, o que pressupõe contato constante com a equipe que o atende.

Desde sua inauguração, o CRHD conta com uma equipe multiprofissional, conforme preconizado pelas portarias e normas técnicas governamentais que regularizam o funcionamento do hospital-dia[26]. A equipe é composta por psiquiatras e residentes, enfermeiros, técnicos de enfermagem, psicólogos, terapeutas ocupacionais, assistentes sociais, profissionais de educação física, terapeutas integrativos, estagiários, capacitandos e aprimorandos diversos e voluntários (AVOC).

A equipe do CRHD funciona de maneira interdisciplinar[27], com respeito mútuo entre as categorias profissionais, e considera as características individuais, mas sem se ater à rigidez dos papéis profissionais.

O CRHD possui uma grade de atividades terapêuticas semanais, amplas e diversificadas, dentre as quais está o Grupo de Atividade Física. As atividades têm duração de 60 minutos, com frequência de três vezes por semana. É coordenado por um professor de educação física e conta com a participação de estagiários.

A maioria dos pacientes está incluída no grupo, exceto aqueles com comprometimento físico grave, independentemente do diagnóstico psiquiátrico. Grande parte dos pacientes apresenta algum nível de limitação neuromotora temporária, ou não, como rigidez muscular, falta de mobilidade, postura cifótica etc. Possivelmente a instalação dessas manifestações guarda estreita ligação com a questão do sedentarismo e da privação motora, ou seja, não tiveram o estímulo à experiência motora no curso de suas vidas, bem como o acometimento de distúrbios orgânicos ou posturais, em alguns casos como consequência dos efeitos colaterais dos psicofármacos ou sintomas próprios dos quadros clínicos.

Concordamos com Meyer e Broocks[28], quando referem que inúmeros pacientes psiquiátricos apresentam um baixo nível de condicionamento físico.

Proposta

No Grupo de Atividade Física do CRHD, procura-se estimular, por meio da atividade física, o aspecto afetivo, procurando proporcionar a sensação de bem-estar, de modo que essa vivência possa ser transportada para outras áreas de sua vida com a valorização da autoestima.

No aspecto social, tenta-se desenvolver os elementos que propiciem o relacionamento grupal, propiciando a organização da atividade e da resolução de problemas relacionais em grupo, reconhecendo e aceitando os próprios limites, como o respeito, a tolerância e a valorização das diferenças individuais.

No aspecto cognitivo, estimulam-se operações como imaginar, planejar, antecipar, avaliar, programar e informar sobre os hábitos saudáveis e as noções de segurança com relação aos materiais, ao espaço físico utilizado, à vestimenta adequada, aos benefícios da atividade física para a vida e ao desenvolvimento das noções de normas e regras, a fim de que o indivíduo adquira vivência sobre os limites de conduta nas atividades de jogos e que elas possam ser transportadas para as relações interpessoais. Esforça-se para desenvolver, ainda, a capacidade de enfrentamento ao estresse, reduzindo a tensão neuromuscular e a fadiga e promovendo uma noção de relaxamento.

Atividades

As atividades são divididas em quatro partes. Classicamente elas foram divididas em três partes[29], mas a quarta parte foi introduzida pelo professor de educação física, para que os pacientes pudessem dar um significado às experiências vivenciadas nas atividades desenvolvidas, bem como refletir e exercer a liberdade de expressão. A divisão adotada a seguir pode ser entendida de forma esquemática ou didática, uma vez que os diferentes aspectos estão inter-relacionados.

1ª parte: aquecimento

O aquecimento é a primeira parte de qualquer trabalho físico. Tem por finalidade preparar o corpo para executar um trabalho físico mais intenso, adaptando-o gradativamente, dentro de uma progressão fisiológica, ao esforço a que irá se submeter, ativando as grandes funções do organismo. Nessa fase também são realizados exercícios objetivando a descontração, comunicação e integração do grupo. Por exemplo, a disposição em círculo e a utilização de exercícios ou dinâmicas visando à memorização dos nomes dos colegas, atividades em duplas, exercícios de alongamentos, de flexibilidade, corridas ou caminhadas, entre outros, como preparação para uma atividade física mais vigorosa.

2ª parte: desenvolvimento

São desenvolvidas atividades físicas ou esportivas, nas quais as aptidões naturais são evidenciadas, as dificuldades trabalhadas e as potencialidades individuais, estimuladas. Por exemplo, os pacientes, juntamente com o coordenador, participam da escolha de um jogo (futebol, vôlei, handebol, basquete, queimada, entre outros). Geralmente os jogos são adaptados com variações de regras, favorecendo a participação de todos, e no decorrer se observam a participação de cada um, seu desempenho e integração dentro da atividade.

3ª parte: relaxamento

Após o esforço físico, aguardamos que os pacientes retornem à normalidade respiratória e circulatória. Na maioria das vezes eles caminham pela quadra realizando exercícios respiratórios. Posteriormente, realizam exercícios de alongamento e relaxamento.

4ª parte: avaliação e discussão

Finalizando a atividade, realiza-se a avaliação grupal. Mediante discussão com os participantes, favorecemos a expressão de conteúdos sobre a atividade vivenciada, relacionando-a, se possível, aos aspectos do cotidiano de cada um. Podemos observar que muitos pacientes exibem, no decorrer dessas atividades, comportamentos semelhantes aos adotados em outras situações. Por exemplo, o participante pode manter-se passivo, permanecer isolado ou avançar desajeitadamente além do objetivo definido. Esses aspectos são apontados pelo coordenador ou pelos próprios participantes das atividades, sendo então avaliados de acordo com a disponibilidade, possibilidade e limitações de cada um. A atividade em grupo tem como objetivo também estimular a expressão verbal, e as atividades promovidas no Grupo de Atividade Física limitam-se às consideradas de baixa a moderada intensidade.

CONSIDERAÇÕES FINAIS

Muito embora as atividades físicas acompanhem os movimentos humanos desde o início da existência humana até o desenvolvimento complexo de habilidades e realização de atividades da vida diária, como atividades de deslocamento, trabalho, lazer e domésticas, ainda são pouco usadas como ferramenta terapêutica no tratamento e na manutenção da saúde mental, especialmente no transtorno mental grave.

Já estão evidenciados na literatura os efeitos benéficos da atividade física no que diz respeito aos impactos na saúde física e mental dos indivíduos, agindo em alterações de força, flexibilidade, equilíbrio, coordenação motora etc., e também impactando fortemente adaptações e redução de sintomas que influenciam grande parte dos transtornos mentais.

Haja vista as evidências dos benefícios da atividade física, pode-se concluir que ela é uma importante ferramenta tanto na prevenção quanto no tratamento e na reabilitação dos transtornos mentais. Este capítulo tentou aproximar os profissionais da saúde mental à abordagem prática da atividade física na população com transtornos mentais.

Vinheta clínica

RS, 42 anos, masculino, solteiro, sem filhos, trabalhou até os 27 anos em marcenaria.

HMA: o quadro do paciente iniciou-se aos 25 anos, com alucinações auditivas esporádicas; a partir de então, passou a apresentar humor deprimido, anedonia, abulia, pensamentos de morte e isolamento social. Foi tratado por alguns anos apenas com inibidor seletivo de recaptação de serotonina (ISRS), com melhora do humor deprimido e desejo de morte, mas sem melhora da anedonia e isolamento social. Aos 34 anos, passa a ouvir a televisão conversando consigo e a ter delírios persecutórios. É realizado o diagnóstico de esquizofrenia e iniciado tratamento com antipsicótico, inicialmente haloperidol, e olanzapina posteriormente, ambos com resposta insatisfatória para controle dos sintomas positivos. Foi iniciada clozapina até a dose de 500 mg, com bom controle dos sintomas positivos, mas com manutenção dos sintomas negativos (apatia, isolamento social e abulia). Em casa passava o dia inteiro no quarto, não tinha iniciativa para tomar banho nem para comer por conta própria, precisando de cuidadores para levar a medicação e os alimentos até ele. Foi substituído o ISRS por venlafaxina e depois por amitriptilina, ambos sem melhora dos sintomas negativos. Com 39 anos, o paciente foi encaminhado para o hospital-dia com o intuito de realizar diversas atividades e melhorar os sintomas negativos.

Intervenção: o paciente apresentava resistência à participação no Grupo de Atividade Física, mesmo com abordagem individual, referindo tonturas, desconforto, falta de disposição e fraqueza, mas, quando se falava em futebol, mudava sua atitude, ficava atento e interessava-se pela atividade. Quando o paciente participava, apresentava boa habilidade, corria pela quadra, tinha iniciativa e atitude para driblar, posicionava-se com boa predição e percebia os companheiros para dar o passe. Demonstrava bom conhecimento do esporte e era muito bem informado quanto aos clubes de futebol, campeonatos, desempenhos dos times etc. Como estratégia, além de jogar, passou a ser assistente do professor de educação física, auxiliando nas atividades de alongamento, aquecimento, técnica e tática de jogo. Chegou a participar do time de futebol, num evento chamado "FAD – Festival de Atividades Desportivas e Culturais", na qual havia um campeonato de futebol entre outras atividades.

O futebol de alguma forma fazia com que RS tivesse ânimo, interesse e motivação. No tratamento, foi importante o estímulo para que ele se mantivesse em atividade e interagisse com as outras pessoas. A atividade física deve levar em conta a vivência motora do paciente ou a falta dela, para que se trace uma estratégia para a sua adesão à atividade.

Para aprofundamento

- O Physical Activity Guidelines for Americans é um *guideline* americano para atividade física, disponível em https://health.gov/paguidelines/second-edition/pdf/Physical_Activity_Guidelines_2nd_edition.pdf.
  - ⇨ **É uma revisão em inglês, moderna e bem prática para auxiliar nas práticas de atividade física.**
- Florindo AA, Hallal PC. Epidemiologia da atividade física. São Paulo: Atheneu; 2011.
  - ⇨ **Este livro discute e apresenta dados relevantes sobre a epidemiologia da atividade física e contribui para o entendimento geral de aspectos históricos, mensuração, recomendações, barreiras, ambiente, além de intervenções em atividades físicas.**
- Stubbs B, Vancampfort D, Hallgren M, Firth J, Veronese N, Solmi M, et al. EPA guidance on physical activity as a treatment for severe mental illness: a meta-review of the evidence and Position Statement from the European Psychiatric Association (EPA), supported by the International Organization of Physical Therapists in Mental Health (IOPTMH). Eur Psychiatry. 2018;54:124-44.
  - ⇨ **Esse artigo apresenta uma revisão de estudos que avaliaram intervenções de atividade física e seus impactos nos resultados de saúde para pessoas com transtornos mentais graves. Contribui com a revisão atual do efeito da atividade física na saúde mental.**

REFERÊNCIAS BIBLIOGRÁFICAS

1. Brasil. Lei n. 10.216, de 06 de abril de 2001. Dispõe sobre a proteção e os direitos das pessoas portadoras de transtornos mentais e redireciona o modelo assistencial em saúde mental. Diário Oficial da União, Brasília, DF; 2001. [acesso em 20 de agosto de 2020]. Disponível em: http://www.planalto.gov.br/ccivil_03/leis/LEIS_2001/L10216.htm
2. Gonçalves RW, Vieira FS, Delgado PGG. Política de Saúde Mental no Brasil: evolução do gasto federal entre 2001 e 2009. Rev Saúde Pública. 2011;46(1):51-8.
3. Próchno CCSC, Bessa WLC. Os efeitos da contemporaneidade nos Centros de Atenção Psicossocial (CAPS). Subjetividades. 2017;16(3):21-33.
4. Figueiredo Neto MV. Identidades e direitos da pessoa com transtorno mental. Curitiba: CRV; 2013.
5. Brasil. Ministério da Saúde. Secretaria de Atenção à Saúde. Cadernos de Atenção Básica Saúde Mental. Brasília; 2013.
6. **World Health Organization. Mental Health Action Plan 2013-2020. Genebra; 2013.**
   ⇨ **O documento apresenta um plano de ação para lidar com a saúde mental enfatizando a importância da prevenção.**
7. American Psychiatric Association. DSM-5: Manual diagnóstico e estatístico de transtornos mentais. Porto Alegre: Artmed; 2014.
8. **World Health Organization. Depression and Other Common Mental Disorders. Global Health Estimates. Genebra; 2017.**
   ⇨ **Esse documento fornece estimativas da prevalência de depressão e outros transtornos mentais comuns, juntamente com dados sobre as consequências desses transtornos em termos de perda de saúde.**
9. World Health Organization. The global burden of disease: 2004 update. Genebra; 2008.
10. Kohn R, Saxena S, Levav I, Saraceno B. The treatment gap in mental health care. Bull World Health Organ. 2004;82(11):858-66.
11. Peluso MAM, Andrade LHSG. Physical activity and mental health: the association between exercise and mood. Clinics (Sao Paulo). 2005;60(1):61-70.
12. Bailey AP, Hetrick SE, Rosenbaum S, Purcell R, Parker AG. Treating depression with physical activity in adolescents and young adults: a systematic review and meta-analysis of randomised controlled trials. Psychol Med. 2018;48(7):1068-83.
13. Schuch F, Vancampfort D, Firth J, Rosenbaum S, Ward P, Reichert T, et al. Physical activity and sedentary behavior in people with major depressive disorder: A systematic review and meta-analysis. J Affect Disord. 2017;210:139-50.
14. Oertel-Knöchel V, Mehler P, Thiel C, Steinbrecher K, Malchow B, Tesky V, et al. Effects of aerobic exercise on cognitive performance and individual psychopathology in depressive and schizophrenia patients. Eur Arch Psychiatry Clin Neurosci. 2014;264(7):589-604.
15. Harvey SB, Hotopf M, Overland S, Mykletun A. Physical activity and common mental disorders. Br J Psychiatry. 2010;197(5):357-64.
16. Pasco JA, Williams LJ, Jacka FN, Henry MJ, Coulson CE, Brennan SL, et al. Habitual physical activity and the risk for depressive and anxiety disorders among older men and women. Int Psychogeriatr. 2011;23(2):292-8.
17. Grifiths A, Kouvonen A, Pentti J, Oksanen T, Virtanen M, Salo P, et al. Association of physical activity with future mental health in older, mid-life and younger women. Eur J Public Health. 2014;24(5):813-8.

18. Silva MA, Singh-Manoux A, Brunner EJ, Kaffashian S, Shipley MJ, Kivimäki M, et al. Bidirectional association between physical activity and symptoms of anxiety and depression: the Whitehall II study. Eur J Epidemiol. 2012;27(7):537-46.
19. **Moore SC, Patel VA, Matthews CE, Gonzalez AB, Park Y, Katki HA, et al. Leisure time physical activity of moderate to vigorous intensity and mortality: a large pooled cohort analysis. PLoS Med. 2012;9(11): e1001335.**

    ⇨ **O estudo é uma grande coorte que mostra os benefícios da atividade física.**
20. Robson D, Gray R. Serious mental illness and physical health problems: a discussion paper. Int J Nurs Stud. 2007;44(3):457-66.
21. Takeda OH. Contribuição da atividade física no tratamento do portador de transtorno mental grave e prolongado em Hospital-Dia. São Paulo. Dissertação [Mestrado em Enfermagem Psiquiátrica] – Escola de Enfermagem da Universidade de São Paulo; 2005.
22. **Chan JSM, Ho RTH, Chung K-F, Wang C-W, Yao T-J, Ng S-M, et al. Qigong exercise alleviates fatigue, anxiety, and depressive symptoms, improves sleep quality, and shortens sleep latency in persons with chronic fatigue syndrome-like illness. Evid Based Complement Alternat Med. 2014;2014:106048.**

    ⇨ **Artigo interessante que avalia os efeitos do Qigong em sintomas de fadiga, ansiedade e insônia, mostrando benefício em longo prazo no sono.**
23. **Dauwan M, Begemann Marieke JH, Heringa SM, Sommer IE. Exercise improves clinical symptoms, quality of life, global functioning, and depression in schizophrenia: a systematic review and meta-analysis. Schizophr Bull. 2016;42(3):588-99.**

    ⇨ **Estudo que mostra o efeito positivo da atividade física na qualidade de vida de pacientes graves com esquizofrenia.**
24. Schuch FB, Vancampfort D, Firth J, Rosenbaum S, Ward PB, Silva ES, et al. Physical activity and incident depression: a meta-analysis of prospective cohort studies. Am J Psychiatry. 2018;175(7):631-48.
25. Stephen R, Hongisto K, Solomon A, Lönnroos E. Physical activity and Alzheimer's disease: a systematic review. J Gerontol A Biol Sci Med Sci. 2017;72(6):733-9.
26. Nascimento AF. Hospitalização parcial em psiquiatria no Brasil: estudo descritivo de um hospital-dia universitário. São Paulo. Dissertação [Mestrado] – Faculdade de Medicina da Universidade de São Paulo; 1999.
27. Silva Filho LMA. Psicodrama na enfermaria psiquiátrica. São Paulo. Dissertação [Mestrado] – Instituto de Assistência Médica ao Servidor Público Estadual de São Paulo; 2000.
28. Meyer T, Broocks A. Therapeutic impact of exercise on psychiatric diseases: guideline for exercise testing and prescription. Sports Med. 2000;30(4):269-79.
29. Silva ABF. Educação física esportiva e generalizada. Rev Bras Educ Fís Esporte. 1972:11.

19

Novas modalidades de intervenção: terapia assistida por animais

Cristiane Blanco
Fernanda Garcia Varga de Sobral
Laís Maria Milani

Sumário

Pontos-chave

- As intervenções assistidas por animais (IAA) podem aumentar a predisposição e a receptividade ao tratamento.
- As terapias assistidas por animais (TAA) favorecem o estabelecimento do vínculo terapêutico.
- A relação afetiva estabelecida nas IAA pode promover efeitos positivos de ordem fisiológica, psicológica e social.
- As TAA apresentam evidências no aumento da socialização e na sensação de relaxamento, além da possibilidade de redução de sintomas ansiosos e depressivos.

INTRODUÇÃO

Outro recurso que vem crescendo a cada dia no Brasil é a terapia assistida por animais (TAA). Nesse tipo de intervenção, um animal devidamente preparado para essa função atua como facilitador no processo terapêutico na área da saúde. O cão é o animal mais utilizado em intervenções assistidas por animais (IAA) em todo o mundo.

A relação homem-animal é tão antiga quanto a história humana, por coabitação ou coevolução. Estabelecida inicialmente para fins de subsistência e, posteriormente, com a domesticação, desenvolveram-se relações cooperativas e de companhia[1]. Segundo o Instituto Brasileiro de Geografia e Estatística (IBGE), em 2018 havia 139,3 milhões de animais de estimação no Brasil, a maioria cães.

O papel do animal de companhia seria fornecer presença, ocupação, ser objeto de afeto e cuidado do ser humano, o que diminui o sentimento de solidão e isolamento social. Além disso, a relação estabelecida e a troca de afeto e afagos proporciona uma sensação de segurança, diminuindo a ansiedade e o medo, além de facilitar os contatos sociais[2].

Essa relação promove ainda alterações fisiológicas em ambas as espécies. A pesquisa de Odendaal mostrou que a interação positiva com um cão, por 5 a 24 minutos, provoca alterações fisiológicas como diminuição da pressão arterial, aumento da betaendorfina, ocitocina, prolactina, ácido fenilacético e dopamina em ambas as espécies, além de diminuir o cortisol sanguíneo no homem[3]. A relação humano-animal promove efeitos positivos de ordem neurobiológica, fisiológica, psicológica e social[4].

No campo fisiológico, observa-se diminuição do nível do cortisol[5,6], do padrão cardiovascular e da pressão arterial dos pacientes[7]. As alterações apresentadas acontecem a partir da relação afetiva estabelecida e promovem a sensação de prazer, bem-estar e relaxamento. Estudos associam TAA à melhora da saúde psicológica e das interações sociais e à felicidade[8,9].

Considerando-se que os transtornos mentais têm um espectro muito amplo, com variações, será discutido neste capítulo como as IAA podem auxiliar nesses quadros e em que contextos podem ser aplicadas.

FUNDAMENTOS

No Brasil, durante a década de 1940, os hospitais públicos psiquiátricos eram as principais vias de intervenção nas chamadas “doenças mentais”, atravessados sob a ótica da exclusão, e seus principais recursos eram o choque cardiazólico, a psicocirurgia, a insulinoterapia e a eletroconvulsoterapia[10].

Nesse contexto, a médica psiquiatra Nise da Silveira (1905-1999) apresentou uma mudança de paradigma na assistência psiquiátrica brasileira ao propor uma metodologia de trabalho cuja "condição preliminar era desenvolver-se num ambiente cordial, centrado na personalidade de um monitor sensível, que funcionaria como uma espécie de catalisador"[11], destacando a necessidade de um ambiente acolhedor, que possibilitasse as expressões livres das vivências de cada paciente.

Ocasionalmente, no mesmo serviço de Terapia Ocupacional do Centro Psiquiátrico Pedro II (Rio de Janeiro), comandado por Nise, um cão foi encontrado pelos pacientes, que de prontidão se interessaram por seus cuidados. Chamada de Caralâmpia pela médica, a interação da cadela com os pacientes obteve resultados positivos, sobretudo na interação social e participação ativa nas oficinas[11].

A partir dos efeitos observados, a médica postulou a importância da presença não invasiva de um coterapeuta (humano ou não) que permaneça com o paciente, como espécie de proteção e segurança para melhor organização da pessoa internada.

> "Excelentes catalisadores são os coterapeutas não humanos. Desde a adoção da pequena Caralâmpia por um doente que frequentava uma de nossas oficinas, verifiquei as vantagens da presença de animais no hospital psiquiátrico. Sobretudo o cão reúne qualidades que o fazem de referência estável no mundo externo."[12]

Para o psicanalista Sigmund Freud (1856-1939), seu cão Jo-Fi era companhia frequente nos atendimentos e apresentava um efeito tranquilizador para alguns pacientes[13], o que pode ser relacionado com a sensação reconfortante de acariciar um animal[14], a partir da promoção do bem-estar e da melhoria no desenvolvimento humano[15]. Esse relato vai ao encontro dos efeitos positivos da interação com o animal, sobretudo na diminuição do isolamento social[16] e no engajamento de experiências conscientes no momento presente, importantes para pacientes que sofreram algum tipo de trauma[17].

Muitos dos benefícios proporcionados na relação com o animal se relacionam com a sensação de segurança e permanência oferecidas na sessão de terapia, sinalizando que o consultório e o terapeuta também podem oferecer ao paciente essa sensação[18]. O animal que aparenta estar "calmo" na sessão de terapia sinaliza ao paciente que o consultório é um lugar seguro e que o terapeuta também o é. Isso porque, evolutivamente, os seres humanos aprenderam a julgar a segurança de um ambiente pelo comportamento dos animais[19].

Além disso, Fine, nas primeiras edições do *Handbook on animal-assisted therapy*, acrescenta que os animais, sobretudo os cães, podem aliviar os encargos emocionais depositados no terapeuta, evitando possíveis colisões de fronteiras profissionais, como a expressão física de conforto expressas pelos animais[20]. Além disso, é importante destacar que diversos sentimentos podem ser projetados nos animais, até mesmo ódio e temor, como destacados por Silveira[12].

Animais domesticados, particularmente cães e cavalos, são as escolhas mais populares para o trabalho de TAA[1,21]. Segundo a Associação Nacional de Equoterapia (ANDE-Brasil), o trabalho de TAA com cavalos é reconhecido pela legislação nacional, pelo Conselho Federal de Fisioterapia e Terapia Ocupacional (COFFITO) e pelo Conselho Federal de Medicina (CFM) e amplamente utilizado na área de reabilitação física. Os cães são mais comuns nos atendimentos de saúde mental devido à facilidade de acesso a eles, à facilidade de transporte, à adaptação ao *setting* terapêutico dessa atuação profissional, bem como ao amplo controle de zoonoses existente para a espécie, à disponibilidade de profissionais da área de saúde e ao comportamento desse animais que podem compor a equipe multidisciplinar necessária para o atendimento[22,23].

PRÁTICAS BASEADAS EM EVIDÊNCIAS

Em uma sessão de TAA, o animal tem o papel de facilitador; sua interação com o paciente é guiada por um terapeuta qualificado para a obtenção de objetivos definidos para o processo terapêutico[24].

Em revisão recente dos fundamentos e benefícios da TAA no tratamento em saúde mental de crianças e adolescentes, García-Mauriño ressalta que, por seu caráter espontâneo, a TAA beneficia principalmente as pessoas com dificuldade na interação social, estabelecimento de vínculos e regulação emocional[25]. Ele ainda descreve os benefícios nas diversas fases de vida (Quadro 1).

Quadro 1 Benefícios da terapia assistida por animais em diferentes fases da vida e em vítimas de violência sexual

Infância e adolescência
▪ Transtorno do espectro do autismo (TEA), transtorno de déficit de atenção com ou sem hiperatividade (TDAH), transtornos emocionais, transtorno desafiador opositivo, deficiência cognitiva, dificuldades de aprendizagem, inibição e isolamento[26,27]. ▪ Sintomatologia ansiosa depressiva[28]. ▪ Transtorno generalizado do desenvolvimento com problemas de comunicação e habilidades sociais[29].
Adultos
▪ Dependentes químicos e pessoas com dificuldades para controlar a agressividade[27]. ▪ Pacientes com esquizofrenia, transtorno de ansiedade e transtornos de comportamento – estudos sugerem que a TAA aumenta os sentimentos de autoeficácia, enfrentamento e qualidade de vida[30].
Idosos
▪ Alzheimer, depressão, transtornos de ansiedade, fobias[27]. ▪ Pacientes institucionalizados com demência e transtornos de humor melhoram seu funcionamento social e apresentam uma redução dos sintomas ansiosos e depressivos e condutas disruptivas[31,32].
Vítimas de violência sexual
▪ Efeitos positivos da confiança em relação ao adulto[13,26]. ▪ Dietz, Davis e Pennings publicaram uma investigação na qual 153 crianças tiveram uma diminuição significativa nos sintomas traumáticos e apresentaram redução na ansiedade, depressão, raiva, dissociação e problemas sexuais[33].

Os animais, como coterapeutas, facilitam e medeiam a formação do vínculo terapêutico, além de serem motivadores para os processos de terapia, aumentando sua aderência[34] Tais efeitos podem ser explicados pela percepção de disponibilidade e interesse dos animais para a interação com os seres humanos, acrescido de facilidade para a obtenção de sua atenção, diferentemente da interação humana, que requer maior repertório de habilidades sociais.

Nesse sentido, o animal em terapia promove janelas de oportunidades de comunicação, favorecendo o alcance dos objetivos terapêuticos[35]. Grigore e Rusu destacam que a interação com o cão, por exemplo, não requer decodificação de aspectos verbais, portanto torna-se um recurso facilitador para a compreensão e comunicação de pessoas com TEA[36].

A possibilidade de uma comunicação não verbal e sem julgamentos entre animal e paciente[37] tem se mostrado característica importante para iniciar e mediar o processo terapêutico de pacientes com sintomas de fobia social, ansiosos, depressivos, déficits de comunicação e em isolamento[38], os quais podem estar relacionados aos quadros de ansiedade, depressão, síndrome do pânico, transtorno de estresse pós-traumático e demências[39,40]. A partir da relação de confiança e segurança obtida entre o paciente e o animal, a relação terapêutica é constituída e fortalecida por pareamento, tornando todo o ambiente terapêutico mais favorável para o desenvolvimento do processo de terapia.

INSTRUMENTOS UTILIZADOS

A estrutura de aplicação da TAA se assemelha a outras práticas terapêuticas: elabora-se um programa com objetivos específicos, função do animal (qual será seu papel e as habilidades necessárias), a atividade, os materiais a serem utilizados e a duração de cada sessão[13,30], além dos registros do progresso de cada paciente[28,30,41].

Para garantir a segurança dos envolvidos, a International Association of Human-Animal Interaction Organizations (IAHAIO) define alguns critérios para a prática de TAA:

- O profissional de saúde deve ser capacitado para a atividade, o que inclui: ter vasto conhecimento sobre o comportamento do animal com a qual está trabalhando; ter uma excelente relação com o animal que atuará como facilitador; ter uma vasta experiência no atendimento da população a ser atendida.
- As equipes devem conter os seguintes profissionais qualificados em IAA: veterinário, especialista em comportamento animal, técnico em IAA, profissional de saúde.
- O animal deve passar por avaliações de saúde e comportamento realizados por profissionais qualificados em IAA, estando em perfeitas condições de saúde e apresentando um perfil adequado à atividade. Esta última é objeto de várias discussões, sendo o perfil do cão e do cavalo os mais bem definidos na literatura atual. No caso de atendimento a pacientes com transtorno mental grave, estar aberto e disponível para a interação com pessoas e demonstrar-se "calmo" são características bastante descritas na literatura como preditoras de sucesso nas IAA[42].
- Avaliar a disponibilidade e o histórico do paciente com o animal a ser utilizado na intervenção.
- Realizar um contrato com o paciente, englobando questões sobre os objetivos da presença do animal (e o condutor caso haja) na sessão, como interagir com o animal, em que situações este estará ou não presente em sessão, respeito à área de descanso delimitada.

Um bom animal de terapia buscará a interação com o paciente. A atmosfera acolhedora e segura promovida pelo animal é terapêutica por si só e favorece que o paciente aceite as intervenções promovidas pelo profissional[23].

O bem-estar do animal está interligado ao bem-estar humano[43], ambos devem ter seu bem-estar preservado durante as sessões, e para isso o trabalho deve ser prazeroso para ambos. Para que isso aconteça é imprescindível que o animal que atuará como coterapeuta e seu condutor passem por uma avaliação, treinamento e supervisão constantes. A equipe multidisciplinar é fundamental para garantir a segurança e o bem-estar de todos os envolvidos na TAA.

Para avaliar as atitudes com relação aos animais e à TAA, três instrumentos se destacam com indicadores de confiabilidade:

- *Coleman Dog Attitude Scale* (C-DAS): avaliação de atitudes quanto aos cães, composta por 24 itens de autorrelato, com Alfa de Cronbach de 0,98[44].
- *Attitude Towards Animal-Assisted Therapy Scale*: avaliação de atitudes em relação às TAA, composta por 19 itens, com Alfa de Cronbach de 0,85[45].
- *Cuestionario e Actitudes ante las Intervenciones Asistidas por Perros* (CAINTAP): avaliação de atitudes com relação às TAA, composta por 22 itens, separados em fatores positivos e negativos, ambos com Alfa de Cronbach de 0,87[46].

PROGRAMAS OU APLICAÇÕES

Com a finalidade de promover o crescimento da prática das IAA com a devida regularização e apropriadas diretrizes éticas, surge em 1992 a IAHAIO, a responsável pelas definições que serão apresentadas a seguir.

As IAA são intervenções estruturadas, com objetivos específicos, que intencionalmente incluem ou incorporam animais com a finalidade de ganhos terapêuticos para humanos nas áreas de saúde, educação ou social. Subdividem-se em três modalidades:

- TAA: procedimento terapêutico, com objetivos claros e bem definidos, conduzido por profissionais da área de saúde, capacitados para trabalhar com IAA, com a finalidade de melhoria da saúde física, emocional e/ou cognitiva.
- Educação assistida por animais (EAA): intervenção planejada, estruturada e com objetivos claros, dirigida e/ou conduzida por profissionais da área da educação e/ou serviços correlacionados.

- Atividade assistida por animais (AAA): interação informal planejada, com objetivos específicos e visitações conduzidas por uma equipe homem/animal devidamente capacitada com finalidade motivacional, educacional e recreativa.

Geralmente a TAA é utilizada como complemento ou em conjunto com outros tratamentos. Essa ferramenta tem sido aplicada em uma variedade de quadros clínicos, como TEA, funções mentais comprometidas, dificuldades emocionais, comportamentos indesejados e problemas físicos[23].

Sua aplicação acontece em uma variedade de contextos de cuidados à saúde. Exercícios simples, como jogar a bola para ou escovar um cão, podem ser desenvolvidos para o aumento de massa muscular e melhora da coordenação motora física, e mesmo sendo um exercício físico, os benefícios psicológicos como treino cognitivo, motivação e prazer em realizar a atividade por meio da interação com o cão estão presentes. Na saúde mental, uma criança pode ser encorajada a acariciar e falar com um animal para aprender a interagir de forma apropriada, reduzir a ansiedade, estimular a empatia, diminuir a solidão e desenvolver inúmeras outras habilidades[47]. Esse recurso é aplicável a indivíduos de todas as idades e sua prática é muito variada, podendo acontecer com animais de diferentes espécies, em diferentes *settings* terapêuticos (consultório, ambulatório, hospitais, instituições, áreas livres, entre outras), com duração variada e podendo ser individual ou em grupo[23].

As práticas de TAA aumentam a predisposição ao tratamento, o vínculo com o terapeuta, a socialização e a sensação de relaxamento. Também podem reduzir sintomas de ansiedade, depressão e estresse, além de favorecer a atividade e receptividade dos assistidos, de acordo com o esquema a seguir:

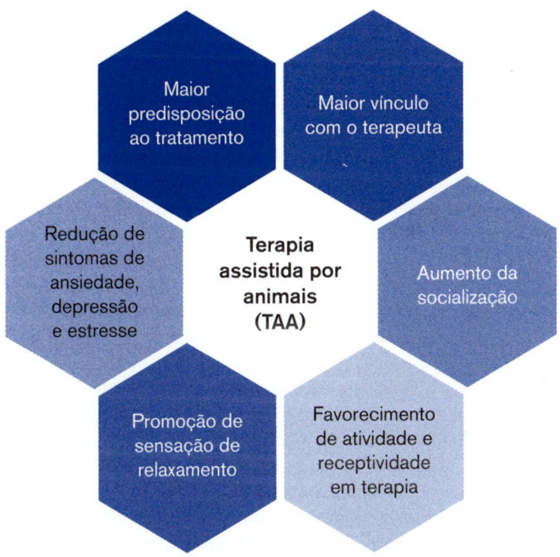

Figura 1 Principais benefícios e possibilidades de intervenção das terapias assistidas por animais.

CONSIDERAÇÕES FINAIS

Os benefícios das atividades físicas e TAA na promoção da saúde física e emocional dos seres humanos estão elucidados pela literatura. Dentre os principais impactos, destacam-se o favorecimento da interação social, estabelecimento de vínculos e regulação emocional, fatores importantes que podem afetar positivamente indivíduos que vivem com transtornos psiquiátricos. Este capítulo teve como objetivo aproximar os profissionais da saúde a essas modalidades, apresentando-as como ferramentas importantes para os cuidados da população com quadros psicopatológicos.

Vinheta clínica

Sônia, sexo feminino, 35 anos, ensino médio completo. Sofreu violência sexual na infância e em 2017 um novo episódio, por autor desconhecido. Apresenta diagnóstico de depressão psicótica e dor crônica. Quando iniciou o processo de psicoterapia apresentava, comportamento de fuga/esquiva, dificuldade em se comunicar, medo, introspecção, não saía de casa sozinha, imobilidade tônica, hipervigilância quanto à presença de sinais de risco. Diante disso, a utilização do coterapeuta Boris, Golden Retriever de 7 anos, se fez necessária, a fim de inserir um mediador que não representasse perigo. Inicialmente manteve distância, com receio de "adoecer" o cão, mas após o esclarecimento dos protocolos de saúde (do cão – vacinas e controle parasitário) se sentiu segura para iniciar o contato físico (afagos na cabeça e alimentar o animal). A evolução é descrita pela própria Sônia no texto abaixo:

"Minha gratidão pelo Boris e a profissional C. é imensurável! Quando eu os conheci, eu tinha medo de tudo e de todos, era tanto medo que me causava dores horríveis. E no nosso primeiro encontro não foi diferente, senti tudo isso! Mas aos poucos o Boris ia chegando mais perto de mim, e bem aos poucos me mostrou que não ia me fazer mal algum. Não foi fácil, mas sem eu perceber fui me sentindo mais segura e sem me dar conta eu já estava acariciando ele. Ele me ensina muito, me encoraja e até me desafia. Por várias vezes eu olho para ele e não o enxergo como um cão tão frágil e pequeno; perto de todo o bem que me faz, o vejo como um gigante! Me mostrou que não posso deixar de seguir minha vida e ser feliz, mesmo com os meus medos eu tenho que analisar cada situação e enxergar o que realmente é perigoso e o que são apenas obstáculos a serem ultrapassados por mim; não posso fugir de tudo. O Boris me mostrou também que não me tornei uma pessoa diferente das outras depois daquele dia tão terrível em que sofri aquela covarde violência, que o sofrimento e a rejeição que eu sentia estavam prestes a acabar. Nunca foi fácil mudar esses sentimentos pavorosos que me acompanhavam, mas com tanto carinho e dedicação dele eu vou conseguindo. Me libertar daquele dia é um desafio diário do qual não tenho pressa, porque sei que toda ferida leva seu tempo para a cura e hoje, quando olho para a minha ferida quase cicatrizada, já não sinto tanto pavor ou tristeza. Hoje posso dizer que meu processo de cura está perto! Obrigada C. e Boris, por me devolverem a vontade de viver."

Para aprofundamento

- Chelini MOM, Otta E. Terapia assistida por animais. Barueri: Manole; 2016.
  ⇨ **Publicação nacional na área de TAA.**
- Fine AH. Handbook on animal-assisted therapy: foundations and guidelines for animal-assisted interventions. 4. ed. Massachusetts: Elsevier Academic Press; 2015.
  ⇨ **O livro mais completo já escrito sobre IAA até o momento.**
- IAHAIO White Paper. The IAHAIO definitions for animal assisted intervention and guidelines for wellness of animals involved in AAI. Seattle: International Association of Human-Animal Interaction Organizations; 2018. Disponível em https://iahaio.org/wp/wp-content/uploads/2019/01/iahaio_wp_updated-2018-19-final.pdf.
  ⇨ **Diretrizes para o trabalho de IAA definidas por profissionais do mundo todo como forma de guiar as práticas e garantir condutas éticas na prática desta área.**

REFERÊNCIAS BIBLIOGRÁFICAS

1. Charry-Sánchez JD, Pradilla I, Talero-Gutiérrez C. Animal-assisted therapy in adults: A systematic review. Complementary Therapies in Clinical Practice. Complement Ther Clin Pract. 2018;32:169-80.
2. Fuchs H. O animal em casa: um estudo no sentido de des-velar o significado psicológico do animal de estimação. São Paulo. Tese [Doutorado em Psicologia Experimental] – Instituto de Psicologia da Universidade de São Paulo; 1988.
3. Odendaal JS, Meintjes RA. Neurophysiological correlates of affiliative behavior between humans and dogs. Vet J. 2003;165(3):296-301.
4. **Beetz A. Theories and possible processes of action in animal assisted interventions. Appl Dev Sci. 2017;21(2);139-49.**
   ⇨ **Principais efeitos e possibilidades das IAAs nos campos fisiológicos, psicológicos e sociais.**
5. Beetz A, Kotrschal K, Turner DC, Hediger K, Uvnäs-Moberg K, Julius H. The Effect of a Real Dog, Toy Dog and Friendly Person on Insecurely Attached Children During a Stressful Task: An Exploratory Study. Anthrozoos. 2011;24(4)349-68.
6. Viau R, Arsenault-Lapierre G, Fecteau S-M, Champagne N, Walker C-D, Lupien SJ. Effect of service dogs on salivary cortisol secretion in autistic children. Psychoneuroendocrinology. 2010;35(8):1187-93.
7. Vieira FT, Silva RS, Lemos VR, Júnior RRA, Neto IVL, Vieira, MT, et. al. Terapia assistida por animais e sua influência nos níveis de pressão arterial de idosos institucionalizados. Revista de Medicina. 2016;95(3):122-7.
8. Nordgren L, Engström G. Animal-assisted intervention in dementia: effects on quality of life. Clin Nurs Res. 2014;23(1):7-19.
9. Paloski LH, Schutz KL, Gonzatti V, Santos ELM, Argimon IIL, Irigaray TQ. Efeitos da Terapia Assistida por Animais na Qualidade de Vida de Idosos: uma Revisão Sistemática. Contextos Clínicos. 2018;11(2):174-83.
10. Fonte EMM. Da institucionalização da loucura à reforma psiquiátrica: as sete vidas da agenda pública em saúde mental no Brasil. Estudos de Sociologia. 2012;1(8).
11. **Silveira N. O mundo das imagens. São Paulo: Ática; 1992.**
    ⇨ **Um dos nomes mais importantes da história das Iaas no Brasil, descreve os benefícios da relação homem/cão no processo terapêutico e a função destes como coterapeutas (termo criado por ela).**
12. Silveira N. Imagens do inconsciente. Rio de Janeiro: Alhambra; 1981. p. 81.
13. **Goddard AT, Gilmer MJ. The role and impact of animals with pediatric patients. Pediatr Nurs. 2015;41(2):65-71. Disponível em: https://www.pediatricnursing.net/ce/2017/article41026571.pdf.**
    ⇨ **Revisão bibliográfica focada no uso de animais como agentes terapêuticos no tratamento de crianças e adolescentes. Além dos benefícios físicos, mentais, educacionais e motivacionais das IAA, descreve com detalhes o perfil do animal que atua nas IAA.**
14. Beetz A, Julius H, Turner D, Kotrschal K. Effects of social support by a dog on stress modulation in male children with insecure attachment. Front Psychol. 2012;3:352.
15. Capote PSO, Costa MPR. Terapia assistida por animais: aplicação no desenvolvimento psicomotor da criança com deficiência intelectual. São Carlos: EdUFSCar; 2011.
16. Rose PD, Cannas E, Cantiello PR. Donkey-assisted rehabilitation program for children: a pilot study. Ann Ist Super Sanita. 2011;47(4):391-6.
17. Parish-Plass N. Animal-assisted therapy with children suffering from insecure attachment due to abuse and neglect: a method to lower the risk of intergenerational transmission of abuse? Clin Child Psychol Psychiatry. 2008;13(1):7-30.
18. Ribeiro AFA. Cães domesticados e os benefícios da interação. Revista Brasileira de Direito Animal [revista online]. 2011;6(8):249-62.
19. Fine AH. Handbook on animal-assisted therapy: foundations and guidelines for animal-assisted interventions. 4. ed. Massachusetts: Elsevier Academic Press; 2015.
20. Fine AH. The AAT Rx for youth: bridging research with clinical insight. In: Kruger K, Trachtenberg S, Serpell JA. Can animals help humans heal? animal-assisted interventions in adolescent mental health. Filadélfia: Universidade da Pensilvânia; 2004.
21. Fine AH. Animals and therapists: incorporating animals in outpatient psychotherapy. In: Fine AH, editor. Handbook on animal-assisted therapy. Nova Iorque: Academic Press; 2010. P. 179-211.
22. Marinho JRS, Zamo RS. Terapia assistida por animais e transtornos do neurodesenvolvimento. Estudos e Pesquisas em Psicologia. 2017;17(3):1063-83.
23. Nimer J, Lundahl B. Animal-assisted therapy: a meta-analysis. Anthrozoos. 2007;20(3):225-38.
24. Chelini MOM, Otta E. Terapia assistida por animais. Barueri: Manole; 2016.
25. **García-Mauriño PA, Luz LA, Babot MA, Lacasa F, Segura MA. Terapia asistida con animales en la salud mental infanto juvenil. Revista de Psicología Universidad de Antioquia. 2017;9(2):177-88.**
    ⇨ **Em revisão recente descreve os fundamentos e benefícios da TAA no tratamento em saúde mental de crianças e adolescentes. Ela ainda descreve os benefícios desta intervenção nas diversas fases de vida.**
26. Mills D, Hall S. Animal-assisted interventions: making better use of the human-animal bond. Vet Rec. 2014;174(11):269-73.
27. Ridruejo P. Manual de terapia asistida por animales: sínteses y sistemática. Barcelona: Fundación Affinity; 2006.
28. Lubbe C, Scholtz S. The application of animal-assisted therapy in the South African context: a case study. S Afr J Psychol. 2013;43(1):116-29.
29. Martin F, Farnum J. Animal-assisted therapy for children with pervasive developmental disorders. West J Nurs Res. 2002;24(6):657-70.
30. Reed R, Ferrer L, Villegas N. Curadores naturais: uma revisão da terapia e atividades assistidas por animais como tratamento complementar de doenças crônicas. Rev Latino-Am Enfermagem. 2012;20(3):1-7.
31. Stern C, Chur-Hansen A. Methodological considerations in designing and evaluating animal-assisted interventions. 2013;3(1):127-41.
32. Virues-Ortega J, Julio FM, Pastor-Barriuso R. The TEACCH program for children and adults with autism: a meta-analysis of intervention studies. Clin Psychol Rev. 2013;33(8):940-53.
33. Dietz TJ, Davis D, Pennings J. Evaluating animal-assisted therapy in group treatment for child sexual abuse. J Child Sex Abus. 2012;21(6):665-83.
34. Castro LP. Terapia assistida por animais como recurso terapêutico no atendimento a crianças enlutadas. São Paulo. Dissertação [Mestrado em Psicologia Clínica] – Pontifícia Universidade Católica de São Paulo; 2011.
35. Muñoz POL. Terapia assistida por animais – interação entre cães e crianças autistas. São Paulo. Dissertação [Mestrado em Psicologia Experimental] – Instituto de Psicologia da Universidade de São Paulo; 2014.
36. Grigore AA, Rusu AS. Interaction with a Therapy Dog Enhances the Effects of Social Story Method in Autistic Children. Soc Anim. 2014;22(3):241-61.

37. Cechetti F, Pagnussat AS, Marin KE, Bertuol P, Todero FZ, Ballardim SAO. Terapia assistida por animais como recurso fisioterapêutico para idosos institucionalizados. Sci Med. 2016;26(3); 1-6.
38. **Lima AS, Souza MB. Os benefícios apresentados na utilização da terapia assistida por animais: revisão de literatura. Revista Saúde e Desenvolvimento. 2018;12(10):224-41.**
⇨ **Possibilidades de intervenções de TAA em contextos clínicos diversos.**
39. Dotti J. Terapia e animais. São Paulo: Livrus; 2014.
40. O'Haire ME, Guérin NA, Kirkham AC. Animal-assisted intervention for trauma: a systematic literature review. Front Psychol. 2015;6:1121.
41. Balluerka N, Muela A, Amiano N, Caldentey MA. Influence of animal-assisted therapy (AAT) on the attachment representations of youth in residential care. Children and Youth Services Review. 2014;42.
42. Lefkowitz C, Paharia I, Prout M, Debiak D, Bleiberg J. Animal-assisted prolonged exposure: a treatment for survivors of sexual assault suffering posttraumatic stress disorder. Soc Anim. 2005;13(4):275-95.
43. Grandin T, Johnson C. Animals in translation: using the mysteries of autism to decode animal behavior. Nova Iorque: Simon & Schuster; 2006.
44. Coleman JA, Green B, Garthe RC, Worthington ELJ, Barker SB, Ingram KM. The Coleman Dog Attitude Scale (C-DAS): development, refinement, validation, and reliability. Appl Anim Behav Sci. 2016;176:77-86.
45. Hightower RM. Assessment of occupational therapists' attitudes and knowledge of animal-assisted therapy. Toledo. Tese [Doutorado em Terapia Ocupacional] – Programa de Terapia Ocupacional da Universidade de Toledo; 2010.
46. Borrego JLC, Perea-Mediavilla MA, Roldán AT, Sarasola JL. Validación del Cuestionario de Actitudes ante las Intervenciones Asistidas por Perros (CAINTAP) en Estudiantes Universitarios del Sur de España: Beneficios y Temores Percibidos. Alternativas. Cuadernos de Trabajo Social. 2015;22:123-8.
47. Chandler CK. Animal-assisted therapy in counseling. Nova Iorque: Routledge; 2005.
48. Beck AM, Seraydarian L, Hunter GF. Use of animals in the rehabilitation of psychiatric inpatients. Psychol Rep. 1986;58(1):63-6.
49. Cusack O. Animales de compañia y salud mental. 2. ed. Barcelona: Fundación Affinity; 2008.
50. Fredrickson M, DePrekel M. Animal-assisted therapy for at-risk youth and families. In: Kruger K, Trachtenberg S, Serpell JA. Can animals help humans heal? animal-assisted interventions in adolescent mental health. Filadélfia: Universidade da Pensilvânia; 2004.
51. Holcomb R, Meacham M. Effectiveness of an animal-assisted therapy program in an inpatient psychiatric unit. Anthrozoos. 1989;2(4):259-64.
52. Kruger K, Trachtenberg S, Serpell JA. Can animals help humans heal? animal-assisted interventions in adolescent mental health. Filadélfia: Universidade da Pensilvânia; 2004.
53. Lange AL, Cox JA, Bernert DJ, Jenkins C. Is counseling going to the dogs? An exploratory study related to the inclusion of an animal in group counseling with adolescents. Journal of Creativity in Mental Health. 2007;2(2):17-31.
54. Macauley BL. Animal-assisted therapy for persons with aphasia: a pilot study. J Rehabil Res Dev. 2006;43(3):357-66.
55. Marino L. Construct validity of animal-assisted therapy and activities: how important is the animal in AAT?. Anthrozoos. 2012;S139-S151.
56. Marr CA, French L, Thompson D, Drum L, Greening G, Mormon J, et al. Terapia assistida por animais na reabilitação psiquiátrica. Anthrozoos. 2000;13(1):43-7.
57. McNicholas J, Collis GM. Dogs as catalysts for social interactions robustness of the effect. Br J Psychol. 2000;91(Pt1):61-70.
58. Nathans-Barel I, Feldman P, Berger B, Modai I, Silver H. Animal-assisted therapy ameliorates anhedonia in schizophrenia patients: a controlled pilot study. Psychother Psychosom. 2005;74(1):31-5.
59. Rothkopf C, Stark T, Schworm S. Attitude towards and interest in dog--assisted interventions of students in higher education. 5th International Conference on Higher Education Advances (HEAd'19). Valência: Universitat Politècnica de València; 2019.
60. Souter MA, Miller MD. Do animal-assisted activities effectively treat depression? a meta-analysis. Anthrozoos. 2007;20(2):167-80.

20

Residências terapêuticas

Carmen Lúcia Albuquerque de Santana
Elda de Oliveira
José Gilberto Prates

Sumário

Pontos-chave

- Moradia é uma questão central para o cuidado em saúde mental.
- Programas de moradia são profundamente influenciados pelas condições culturais e sociais locais.
- O apoio no cuidado em saúde mental é um componente crítico para esses programas.
- Os serviços residenciais terapêuticos (SRT) no Brasil foram criados como moradias inseridas na comunidade, com a finalidade de oferecer cuidado a egressos dos hospitais psiquiátricos com histórico de longa permanência.

INTRODUÇÃO

Desde o fechamento dos grandes hospitais psiquiátricos, o tema da moradia é uma questão central para o cuidado em saúde mental de pessoas com transtorno mental grave, tanto no Brasil quanto em outras partes do mundo. O campo da saúde mental comunitária emerge na década de 1960 com movimentos de desinstitucionalização de pacientes crônicos em diversos países. Nesse campo, moradia e acolhimento passam a trazer questões muito importantes para a psiquiatria.

Um lugar para morar é essencial para uma vida saudável; é também elemento estruturante no processo de reabilitação psicossocial do paciente psiquiátrico. Não ter um lugar seguro para ficar dificulta a participação na vida da comunidade, traz prejuízo aos relacionamentos interpessoais e ao desenvolvimento de atividades importantes para inclusão social. No entanto, ao se pensar políticas de moradia para pessoas com transtornos mentais graves, o objetivo vai além de um abrigo físico. Implica proporcionar espaços habitacionais capazes de promover a saúde mental e de fomentar a autonomia do sujeito.

A moradia, no contexto acima exposto, não deve ser considerada apenas como elemento do sistema de saúde mental comunitária, mas também uma importante ferramenta de promoção da cidadania, inclusão social, justiça social e empoderamento de grupos marginalizados[1].

FUNDAMENTOS

Qual deveria ser o principal objetivo dos programas de moradia para pessoas com transtorno mental grave? Frequentemente o foco de tais programas se restringe a resultados terapêuticos individuais dos participantes, embora atualmente seja preconizada a busca pela cidadania de uma forma mais ampla. Como todas as intervenções psicossociais, as diferentes abordagens à moradia para pessoas com transtorno mental grave devem ser ancoradas em modelos teóricos e conceituais. É a base ou modelo conceitual que deve estruturar os diferentes componentes dos programas de moradia, para que seja possível promover as mudanças resultantes dos processos de cuidado efetuados aos usuários dos serviços.

No início do século XIX grandes hospitais psiquiátricos foram criados para oferecer cuidado às pessoas com transtorno mental grave no mundo todo[2]. O "Hospício Pedro II" no Rio de Janeiro, por exemplo, foi o primeiro grande centro de tratamento para "alienados" no Brasil, fundado em 1841[3]. Antes deles, essas pessoas viviam em condições desumanas, de extrema pobreza, acorrentadas nas ruas, em casa ou nas prisões. Os grandes hospitais eram locais destinados a acolher e cuidar de forma digna dessa população. No entanto, apesar das melhores intenções envolvidas em sua criação, em pouco tempo esses locais ficaram superpovoados e com poucos profissionais, passando a receber pessoas em condições socioeconômicas desfavoráveis, como prostitutas, imigrantes, bem como pessoas que não cumprissem os padrões convencionais da sociedade da época[4]. A psiquiatria estava em seu início, não havia medicações eficientes e os tratamentos oferecidos (p. ex., lobotomia, insulinoterapia) causavam ainda mais dor e sofrimento. Gofmann[5] descreve esses locais como "instituições totais" estruturadas em rotinas rígidas, onde os pacientes (confinados e sem nenhum poder de decisão) não eram reconhecidos em sua individualidade. As pessoas eram tratadas em blocos: comiam juntas, vestiam o mesmo modelo e cor de roupa e enfileiravam-se para receber medicação. Esses espaços fomentavam a dependência, a passividade e a cronificação dos sintomas psiquiátricos. A maioria dos doentes morria internada, e muitos desses hospitais tinham seus próprios cemitérios[5].

Desde a era da desinstitucionalização, na segunda metade do século XX, várias abordagens à questão da moradia para as pessoas com transtorno mental grave foram desenvolvidas. Esse período caracterizou-se pela redução de leitos e pelo fechamento dos grandes hospitais psiquiátricos. Os elementos distintivos críticos dessas abordagens são a forma física de moradia oferecida e a natureza do apoio disponível. Cada uma delas é baseada em diferentes modelos conceituais de atenção à saúde mental e expressa diferentes valores sobre como o cuidado deve ser oferecido. A Tabela 1 resume os modelos conceituais que estão na base das abordagens à moradia para pessoas com transtornos mentais graves a partir do século XX.

Do ponto de vista da evolução histórica das abordagens habitacionais para pessoas com transtorno mental grave, podem-se encontrar três períodos distintos[6,7]:

- Residências de custódia (*custodial care*).
- Moradias com apoio (*supportive housing*).
- Moradias com suporte na comunidade (*supported housing*).

Residências de custódia

As residências de custódias foram as primeiras iniciativas internacionais para prover moradia para pessoas com transtornos mentais graves, no período de 1960 até 1980. Embora fossem locais orientados a partir dos modelos conceituais que embasaram os movimentos de reforma psiquiátrica e de desinstitucionalização, replicavam os mesmos princípios e práticas presentes nos hospitais psiquiátricos. Dessa forma, as residências de custódia eram voltadas para a continuidade de atenção à saúde dos considerados "pacientes crônicos", que necessitariam de ajuda por um período extenso. Os serviços oferecidos limitavam-se aos "cuidados de custódia" (em inglês, *custodial care*) e/ou alguns tratamentos especializados.

São considerados "cuidados de custódia" todos os serviços de apoio às pessoas que não são capazes de desenvolver suas atividades diárias de maneira autônoma, incluindo auxílio na alimentação, na higiene pessoal, em ações de autocuidado, nos deslocamentos fora de casa, entre outros. Esses cuidados podem ser prestados por pessoas sem formação na área da saúde: os cuidadores que atuam em instituições de longa permanência, por exemplo. Nesses locais os cuidados especializados, só

Tabela 1 Modelos conceituais de abordagens à moradia para pessoas com transtornos mentais graves

Elementos do modelo conceitual	Período: décadas de 1960 a 1980	Período: década de 1990 à época atual
Contexto	Desinstitucionalização	Vida em situação de rua
Princípios	O profissional é o conhecedor do problema, o usuário dos serviços é visto como "paciente crônico"	O usuário do serviço é visto como conhecedor do problema, o profissional é visto como um facilitador do cuidado
Valores	1) Custódia versus reabilitação 2) Manejo da doença versus desenvolvimento de habilidades 3) Segregação 4) Ausência de autodeterminação do usuário do serviço 5) Ausência de participação e colaboração no projeto terapêutico 6) Desatenção aos direitos de cidadania e de acesso a outros recursos	1) Cidadania e reabilitação 2) Orientação para a recuperação 3) Integração na comunidade 4) Autodeterminaçao do usuário do serviço 5) Colaboração com profissionais (aliança terapêutica) e entre os usuários do serviço (apoio dos pares e autoajuda) 6) Moradia como um direito e atenção ao acesso a outros recursos (p. ex., emprego, educação, atividades criativas)
Práticas	Residência de custódia versus residências terapêuticas	O acesso à moradia não está vinculado ao aceite de tratamento; subsídios para aluguel de moradia na comunidade

Fonte: tradução e adaptação a partir da obra de Sylvestre et al., 2017[1].

podem ser prestados por profissionais especialistas da saúde ou sob sua supervisão, incluindo os cuidados às feridas, a injeção endovenosa, os cuidados com cateter, algumas atividades de fisioterapia, entre outros.

As residências de custódia constituíam a forma dominante de alojamento no período que sucedeu à desinstitucionalização. Embora oferecessem situações de vida mais dignas que os grandes hospitais ou manicômios, os serviços de moradia no modelo de custódia ainda davam pouca autonomia e escassas oportunidades para os residentes controlarem sua vida, e situação habitacional. Os profissionais de apoio nesses ambientes responsabilizavam-se pelo preparo das refeições, limpeza, manutenção dos espaços e gerenciamento das despesas. Além disso, todos esses cuidados estavam diretamente ligados à permanência da pessoa na residência de custódia, alojamento, ou seja, se o sujeito saísse da residência, perderia o acesso a qualquer tipo de cuidado à saúde[8].

A maior crítica às residências de custódia é a de que se concentram nos déficits dos usuários do serviço. Sendo assim valorizam o cuidado direto das necessidades do sujeito, ao invés de visar à promoção da autonomia e da cidadania.

Moradia com apoio (*supportive housing*)

Considerando a história recente dos modelos de moradia para pessoas com transtornos mentais graves, podem-se distinguir duas abordagens que inserem estratégias de reabilitação em sua linha de cuidado, mas diferenciam-se a partir de suas características do ponto de vista do contexto histórico, do fundamento conceitual, dos valores e práticas. São elas as "moradias com apoio" e as "moradias com suporte na comunidade". Ambos os modelos representam uma mudança de paradigma em relação às residências de custódia, diferindo substancialmente das iniciativas anteriores, especialmente em seus princípios e valores que passam a incluir outros conceitos fundamentais no modelo conceitual da reabilitação psicossocial, como a cidadania, a recuperação ("*recovery*"), a autodeterminação, a colaboração, a integração na comunidade e a defesa de direitos.

Emergindo no final das décadas de 1960 e 1970, as moradias com apoio oferecem uma variedade de opções de vida em grupo nas quais o foco está voltado para o desenvolvimento das habilidades dos residentes, e não mais exclusivamente para as suas necessidades. Nesses locais os moradores ainda são vistos a partir de uma perspectiva dos déficits, mas também são vistos em seus pontos fortes e na sua potência para o desenvolvimento pessoal. Essa forma de morar enfatiza a criação de uma comunidade de apoio entre aqueles que compartilham a habitação. O suporte profissional se concentra em reabilitação psicossocial, e em questões de convivência e rotina, como decisões em grupo acerca da limpeza, mediação na resolução de conflitos, entre outras. O apoio profissional permanece vinculado diretamente à permanência na residência. O modelo conceitual na concepção do cuidado em saúde mental subjacente a esse tipo de moradia é mesmo da reabilitação psicossocial[8].

Moradias com suporte na comunidade (*supported housing*)

Na década de 1990, Carling importou o conceito de moradia apoiada aplicado às pessoas com deficiência ao campo da moradia para pessoas com transtornos mentais graves[9] (Carling, 1995). Diferente da abordagem anterior, nesse modelo a função da moradia não está atrelada necessariamente ao suporte do cuidado. O National Institute of Mental Health (NIMH) define suporte na comunidade (*supported housing*) como "uma abordagem focada no usuário e em seus objetivos e propósitos, usando processo de reabilitação individualizado e flexível, com forte ênfase na ideia de uma moradia comum, além de inserção no trabalho e constituição de rede social"[7].

O suporte à moradia passa a enfatizar o acesso à moradia "normal" na comunidade e a apoios individualizados e flexíveis. Isso normalmente significa apartamentos independentes adquiridos através de subsídios para habitação. O suporte profissional é vinculado ao indivíduo, e não mais à residência. Nesse sentido, quando uma pessoa muda de residência, seu apoio segue a ela. Aqui os valores são empoderamento e integração comunitária do convivente[8].

PRÁTICAS BASEADAS EM EVIDÊNCIAS

As pesquisas demonstram que uma boa qualidade de moradia com o apoio na comunidade é capaz de manter a pessoa abrigada de forma estável, mesmo que ela tenha histórico de vida em situação de rua. O apoio é um componente crítico de programas de moradia bem-sucedidos. Quando pessoas com transtorno mental grave contam com apoios intensivos na comunidade são capazes de se manter estáveis em moradias independentes[1].

Estudos norte-americanos demonstraram que 75 a 80% dos usuários de serviço de saúde mental preferem viver em seus próprios apartamentos com apoio externo na área da saúde.

O Programa *Housing First* ou Moradia Primeiro

Trata-se de um programa que tem como modelo conceitual a abordagem de moradia com suporte na comunidade. Esse modelo foi proposto em decorrência do aumento das pessoas em situação de rua associado à desinstitucionalização.

Uma pessoa que vive nas ruas de uma grande metrópole está exposta a graves ameaças a sua saúde física e mental. Apresentam altos índices de patologias clínicas, de consumo de substâncias psicoativas, de exposição à poluição visual e sonora, não têm uma alimentação saudável, não têm acesso a cuidados de higiene pessoal e cuidados de saúde adequados, muitas vezes são privadas do sono. Na ausência de políticas públicas de moradia para pessoas em situação de rua, convivem com a impossibilidade de acesso a uma habitação independente, segura e com privacidade[10].

A situação de rua para uma pessoa com transtorno mental grave é ainda mais danosa. Considerando esses sujeitos, foi desenhada a política social "*Housing First*", em português "Moradia Primeiro"*. Foi concebida como um modelo de moradia direcionado às pessoas com transtornos mentais graves e usuários de drogas ilícitas, com histórico de longo período de vida nas ruas. A proposta foi idealizada em 1992 pelo psicólogo Tsemberis e colaboradores; esse mesmo grupo também criou a organização *Pathways Housing First* (PHF)**, na cidade de Nova York (EUA)[11].

O modelo "*Housing First*" (HF) viabiliza moradia para pessoas que recusam tratamento e/ou possuam dificuldades de adesão ao tratamento de um transtorno mental grave, pessoas com dificuldades de manter abstinência e/ou com insucesso no tratamento de transtornos mentais relacionados ao uso de substâncias. Dessa forma, a política HF rompe com o modelo linear do tratamento, em que a pessoa deve primeiro "melhorar", e só após a recuperação estar apta a ocupar uma moradia de forma autônoma[11].

O modelo linear de tratamento requer a participação e adesão aos programas terapêuticos, além da abstinência total do consumo de substâncias para ter acesso à moradia. Portanto, é um modelo de tratamento baseado na mudança de comportamento[12]. Já na abordagem HF o modelo de intervenção é ecológico e colaborativo; busca a integração comunitária das pessoas com experiência de vida nas ruas, oferecendo a todos os usuários a possibilidade de acesso as moradias independentes e permanentes em diferentes locais[13].

Os programas que utilizam o modelo HF identificam-se principalmente por duas características comuns[12]:

- Uma triagem inicial na qual são avaliadas as necessidades de saúde e sociais dos participantes.
- Uma vez inserida no programa, a pessoa tem a oportunidade de escolher o tipo de moradia, o local e a intensidade de cuidado que responde às suas necessidades.

Diversas cidades no mundo adotam esse modelo, mas os apoios oferecidos variam de acordo com os recursos de cada território[12]. Cabe ressaltar que nos programas HF a moradia dos participantes está geograficamente separada, e não tem vínculo obrigatório com os serviços de tratamento. Sendo assim, caso a pessoa abandone a moradia, não deixará de ter acesso à equipe de profissionais responsáveis pelo seu cuidado. Por outro lado, mesmo que decida abandonar o tratamento, o participante não perde o direito à moradia[14].

Quanto às modalidades de apoio oferecidas, pode-se dizer que os cuidados nos programas HF estruturam-se em três serviços fundamentais: abordagem de gerenciamento de caso, atendimento médico (geral e psiquiátrico) e serviços de suporte vocacional. As responsabilidades requeridas dos participantes costumam envolver: participação nos programas de gerenciamento financeiro, reuniões quinzenais com a equipe de apoio e o pagamento pela moradia (que nunca excede o valor de 30% de sua renda)[12].

Em resumo, a abordagem HF tem como foco: facilitar acesso e permanência na moradia, promover nos participantes um sentido de moradia, facilitar a integração das pessoas com transtorno mental grave na comunidade, reduzir o estigma, utilizar a abordagem da redução de danos e oferecer serviços individualizados de atenção à saúde[15].

Os benefícios apresentados nas pesquisas de avaliação, realizadas após anos de implantação de programas HF, demonstram que esse tipo de oferta de moradia de fato rompe com um ciclo de instabilidades que o participante vive em decorrência da situação de rua. Evidenciam também que a moradia contribui para a estabilização emocional do indivíduo[14]. O maior impacto do programa para os participantes é a saída de uma situação de vulnerabilidade extrema e a efetivação de seu direito social à moradia. Do ponto de vista econômico, o raciocínio base da HF é de que os sujeitos que possuem moradia estável terão necessidades reduzidas de utilização de outros serviços públicos, diminuindo assim os gastos públicos. Resultados de pesquisa de avaliação confirmam essa hipótese[12].

Instrumentos/estratégias utilizadas

Programas de moradia são estruturados em ambientes complexos, sendo profundamente influenciados pelas condições culturais e sociais locais. Estratégias que atuem na redução das barreiras para acessar a moradia, como exigência de abstinência ou adesão ao tratamento, são as mais efetivas. Igualmente importantes são as estratégias que têm foco na disponibilidade de subsídios para moradia ou renda mínima para que a pessoa possa pagar o aluguel. Nesse sentido, os programas tipo "*Housing First*" são os mais estudados até os dias de hoje[1]. Diversos países têm criado "caixas de ferramentas" para instrumentar os diversos atores interessados em implementar esse tipo de abordagem, como o *Canadian Housing First Toolkit* (disponível em: https://anpha.ca/2019/02/19/canada-canadian-housing-first-toolkit-homelesshub/).

Programas ou aplicações

Serviços de residência terapêutica no Brasil

O programa de moradia para pessoas com transtornos mentais graves previsto pela política de saúde mental no Brasil é estruturado nos serviços de residência terapêutica (SRT). O modelo conceitual desse programa integra elementos da moradia com apoio (*supportive housing*) a elementos dos programas de moradia com apoio na comunidade (*supported housing*).

A Constituição Federal brasileira de 1988 criou o Sistema Único de Saúde (SUS), que universalizou o acesso gratuito à saúde. A implantação do SUS pode ser considerada uma das reformas sociais mais importantes realizadas no Brasil até hoje. Com o SUS, as ações e serviços de saúde passaram a integrar um sistema único, fundamentado em cinco princípios:

* No texto será usado o termo "housing first" por ser este o mais utilizado, mesmo em países de língua portuguesa.

** Site da abordagem *Housing First*: https://www.pathwayshousingfirst.org/

- O acesso universal público e gratuito às ações e serviços de saúde.
- A integralidade das ações, em um conjunto articulado e contínuo em todos os níveis de complexidade do sistema.
- A equidade da oferta de serviços, sem preconceitos ou privilégios de qualquer espécie.
- A descentralização político-administrativa, com direção única do sistema em cada esfera de governo.
- O controle social das ações, exercido por Conselhos Municipais, Estaduais e Nacional de Saúde, com representação dos usuários, trabalhadores, prestadores de serviços, organizações da sociedade civil e instituições formadoras.

Estabeleceram-se assim as condições institucionais para a implantação de novas políticas de saúde, entre as quais a de saúde mental[16]. Com a criação do SUS, teve início o processo de descentralização do atendimento de saúde mental, antes realizado prioritariamente em hospitais psiquiátricos.

Considerando a Constituição Brasileira de 1988, o movimento social da Reforma Psiquiátrica (RP), de forma articulada nos campos legislativo, jurídico, administrativo e cultural, buscou transformar a relação entre a sociedade e as pessoas com transtornos mentais graves[17]. Esse processo pode ser defino como:

> conjunto de transformações de práticas, saberes, valores culturais e sociais em torno do "louco" e da "loucura", mas especialmente em torno das políticas públicas para lidar com a questão. Trata-se de um processo político e social complexo, composto de atores, instituições e forças de diferentes origens, e que incide em territórios diversos (p. 63)[18].

A reforma psiquiátrica brasileira expressa um sólido movimento ideológico que evoluiu como movimento político e inovador a partir dessa época. No ano de 1989 dá entrada no Congresso Nacional o Projeto de Lei que propõe a regulamentação dos direitos da pessoa com transtornos mentais e a extinção progressiva dos manicômios no país. No entanto, é somente no ano de 2001, após 12 anos de tramitação no Congresso Nacional, que a Lei Federal 10.216 é sancionada. O texto aprovado não prevê a extinção total dos hospitais psiquiátricos, mas incentiva o tratamento fora dos hospitais. O texto da lei dispõe sobre a proteção e os direitos das pessoas com transtornos mentais, privilegiando o oferecimento de tratamento fora dos hospitais, propondo como diretriz a desinstitucionalização com o modelo conceitual do cuidado de base comunitária[19].

Na perspectiva da gestão dos serviços, os avanços e mudanças buscados na implementação da reforma psiquiátrica brasileira podem ser diferenciados em três períodos[17]:

- O primeiro período, de 1992 a 2001, de início do financiamento dos serviços e estratégias desinstitucionalizantes e controle social da hospitalização.
- O segundo período, de 2000 a 2002, marcado pela aprovação da Lei 10.216 de 2001, representando avanço na agenda política e da expansão do cuidado às pessoas com transtornos mentais em serviços com bases na comunidade, dispondo sobre sua proteção e direitos.
- O terceiro período, de 2003 até 2011, marcado pela consolidação da busca política dos reformistas com projetos específicos para a concretização da RP.

É no contexto do segundo período que surgem os novos cenários onde ocorrerão o cuidado aos sujeitos com transtornos mentais, tais como os Centros de Atenção Psicossocial (CAPS), os Centros de Convivência e Cultura, as unidades/leitos psiquiátricos em hospitais gerais, o programa "De volta para a casa", o Programa Nacional de Avalição do Sistema Hospitalar/Psiquiatria e os Serviços Residenciais Terapêuticos[20].

As mudanças trazidas pela reforma implicaram a criação de uma demanda por moradias para pessoas com transtornos mentais graves.

Os SRT foram criados no âmbito do SUS pela Portaria n. 106. Tais serviços são denominados de moradias ou casas, inseridas na comunidade, cuja finalidade é cuidar das pessoas egressas dos hospitais psiquiátricos, com histórico de longa permanência (internação de 2 ou mais anos ininterruptos), que não possuem laços social e familiar, viabilizando a inserção social desses sujeitos. Após a Portaria n. 106, de 11 de fevereiro de 2000, que trata dos SRT, seguiram-se as demais, tratando das moradias conforme apresentado na Tabela 2.

Os SRT são do tipo I e II, classificação dada conforme o número de pessoas que acolhem e o seu grau de dependência. Os SRT do tipo I acolhem até oito moradores e conta com um cuidador de referência. Os do tipo II acolhem no mínimo de quatro e máximo dez moradores, com maior grau de dependência, conta com cinco cuidadores que se revezarão em regime de escala de trabalho, e um técnico de enfermagem, que trabalha diariamente. Todos esses serviços estão inseridos em uma rede de serviços mais ampla, que se configura como local de tratamento para os seus moradores[18].

Tabela 2 Portarias que direcionam os SRT (São Paulo, 2020)

Portarias	Atribuições
N. 106, de 11 de fevereiro de 2000	Institui os Serviços de Residências Terapêuticas (SRT)
N. 1220, de 7 de novembro de 2000	Regulamenta o funcionamento dos SRT e estabelece no âmbito do SUS o cuidador em saúde
N. 2.068, de 24 de setembro de 2004	Destina incentivo financeiro para os SRT e dá outras providências
N. 246, de 17 de fevereiro de 2005	Aborda quanto aos repasses financeiros para os serviços extra-hospitalares
N. 3.090, de dezembro de 2011	Estabelece os SRT em tipo I e II e redefine as diretrizes de funcionamento e o incentivo financeiro para cada um deles

Por outro lado, ainda não existe no Brasil uma política de moradia para pacientes que não tiveram histórico de internação prolongada em razão do acompanhamento na comunidade. Dessa forma, ficam excluídos do acesso à moradia permanentes usuários de CAPS com transtornos mentais graves. Além disso, a política de saúde mental brasileira não prevê moradias distintas para diferentes grupos de pacientes, tornando o sistema incapaz de alcançar as singularidades de cada usuário[7].

CONSIDERAÇÕES FINAIS

A desinstitucionalização não foi acompanhada do desenvolvimento de uma rede adequada de cuidados comunitários; o que ocorreu não apenas no Brasil, mas também nos demais países que passaram por esse processo. Embora muitos dos problemas enfrentados por pacientes psiquiátricos após a alta sejam de natureza social, econômica ou de dificuldades nos relacionamentos interpessoais, as orientações e apoio que recebem após a alta em muitos casos ainda se restringem aos medicamentos prescritos. A insegurança habitacional, as barreiras à integração social, um projeto terapêutico abrangente que envolva a recuperação, a autonomia e a cidadania do sujeito muitas vezes são inexistentes.

Não basta mudar o nome do serviço para uma nomenclatura "antimanicomial" a fim de que uma nova prática se instaure; não basta agrupar profissionais de formação distinta para que o trabalho interdisciplinar aconteça. É é essencial desenvolver estratégias que promovam a integração social e a recuperação calcadas em valores de promoção de direitos humanos e cidadania. Sendo assim, é de fundamental importância abordar esse tema de maneira ampla e intersetorial.

Existem solidas evidências de que pessoas com transtornos mentais graves (inclusive aquelas com longo histórico de situação de rua) possam conviver em uma moradia de forma estável. No entanto, esta é uma realidade ainda distante para a grande maioria da população. É necessário que as novas práticas e políticas sejam desenhadas a partir das evidências, e que sejam realizadas pesquisa de avaliação para seu aprimoramento. As experiências internacionais apontam para a necessidade de diversificar os modelos de moradia para pessoas com transtorno mentais graves, em função dos recursos locais e das necessidades do território.

Vinheta clínica

J.S., 28 anos, com ensino fundamental completo, solteira, espírita não praticante, residindo com a mãe antes da internação.

Período de internação: 01/09/2017 a 18/12/2019. Total: 836 dias.

História pregressa: J. nasceu de parto normal, andou com 1 ano e 4 meses e falou quase que no mesmo período. Foi criada pela avó materna, pois sua mãe precisava trabalhar para o sustento da casa. A família nuclear era constituída por três pessoas: a avó, a mãe e J. Quando J. completou 13 anos, sua mãe veio para São Paulo tentar um emprego melhor. Durante a infância e até os 13 anos, J. teve uma vida aparentemente normal, apesar de apresentar dificuldades no desempenho escolar. Após 2 anos da vinda para São Paulo, sua avó faleceu e seus tios trouxeram J. para viver com sua mãe, em São Paulo. A mãe então passou a cuidar de J., que já apresentava sinais de adoecimento mental. Ao sair para trabalhar, a mãe deixava J. trancada em sua casa. A mãe trabalhava durante o dia e só voltava para casa no período da noite. Sendo assim, J. passou a ficar sozinha durante o dia todo. J. passava os dias assistindo televisão ou usando a internet por meio de um celular que sua mãe lhe deu. Deixou de frequentar a escola, e também não conseguia fazer tarefas, como limpar a casa, cuidar de sua higiene, finalizar o preparo de suas refeições, que sua mãe deixava semipronta.

A mãe percebe que J. estava cada vez mais adoecida mentalmente, passou a ficar isolada, apresentava solilóquio e comportamento agressivo. Através de orientação e ajuda de vizinhos, a mãe começa a levar J. ao Centro de Atenção Psicossocial (CAPS) do bairro. Nesse período, a mãe começa a participar mais da vida da J. A equipe do CAPS convoca a mãe para reuniões e algumas atividades em conjunto. No entanto, segundo a equipe, a mãe sempre foi um tanto distante da paciente, alegando falta de tempo para cuidar melhor da filha. Com a piora do quadro psiquiátrico de J., conforme descrito na história de internação, a equipe traz a paciente para uma avaliação conjunta com a equipe do Instituto da Psiquiatria do Hospital das Clínicas da Faculdade de Medicina da Universidade de São Paulo (IPq-HCFMUSP). Na ocasião, foi identificada a necessidade da internação para investigação diagnóstica, pois a paciente apresentava um conjunto de sinais e sintomas psiquiátricos que precisavam ser mais bem elucidados.

Hipótese diagnóstica de entrada:

- Psicose enxertada.
- Déficit intelectual moderado.
- Deficiência de vitamina D.
- Hiperprolactinemia secundária ao uso de antipsicótico.

J. ficou 1 semana sem nenhum medicamento, houve piora do quadro, apresentou catatonia e manteve episódios de agitação psicomotora e agressividade descritos previamente à internação. A equipe do IPq optou pelo tratamento de eletroconvulsoterapia (ECT).

Foram feitas 23 aplicações de ECT, com excelente melhora dos sinais e sintomas, cessando o quadro catatônico e as agitações psicomotoras.

No início da internação de J., sua mãe vinha visitá-la todos os dias. Após 2 meses, as visitas passaram a ser mais esporádicas, até que paulatinamente a mãe de J. deixa de visitá-la. A equipe do IPq tentou várias aproximações, mas a mãe alegava não ter tempo nem condições financeiras de cuidar da filha. Finalmente, a mãe solicitou uma internação de longa permanência para J.

Após 6 meses de internação J., apresentava remissão total do quadro que a trouxe para internação: psicose orgânica com quadro catatônico, agitação psicomotora, acrescido de agressão física contra as pessoas, principalmente direcionada a sua mãe.

Dentro de seu Projeto Terapêutico Singular (PTS), iniciou-se um processo de redução gradual dos vários psicotrópicos que foram utilizados inicialmente para remissão do quadro. Progressivamente foram introduzidas participações em diversas atividades grupais. Também foram elaborados alguns ensinamentos de vida diária, como autocuidado com a higiene, alimentação, repouso e cuidado com a aparência (que a paciente demostrava gostar muito, principalmente em arrumar o cabelo e maquiar-se).

A equipe do IPq insistiu de maneiras diversas, por um longo tempo, na aproximação da J. com a mãe. A genitora, no entanto, manteve o pedido de uma internação em hospital de longa permanência.

Após 1 ano de várias tentativas para a mãe de J. recebê-la em casa, sem sucesso, a equipe começou a trabalhar no sentido de viabilizar a ida de J. para uma residência terapêutica. Foi um processo longo que envolveu toda a equipe interdisciplinar que a acompanhava no IPq, a procuradoria da justiça, a mãe e a própria paciente. J. também não queria ir embora do hospital.

Em 18 de dezembro de 2019, J. saiu de alta hospitalar para morar em uma residência terapêutica do território onde reside sua mãe.

Acompanhamento e resultados: J. continua a terapêutica medicamentosa, com progressiva diminuição e ajuste dos psicotrópicos. Participa de um trabalho de economia solidária que iniciou durante a internação no IPq, vendendo panos de prato que pinta. Mantém contato com o IPq via internet e telefone, pois deixou muitos amigos no local. Voltou a frequentar um CAPS onde passa algumas horas no decorrer do dia. A mãe de J. tem passado os finais de semana com ela, na residência terapêutica ou em sua própria casa.

Para aprofundamento

- Portal do Programa de Volta Pra Casa.
  - ⇨ **Espaço virtual criado pelo Ministério da Saúde para apresentar os Serviços Residenciais Terapêuticos no Brasil. Descreve em detalhes as principais características do Programa Pra Casa assim como outros programas brasileiros de desinstitucionalização. Disponível em: http://www.ccs.saude.gov.br/VPC/apresentacao.html.**
- Canadian Housing First Toolkit.
  - ⇨ **Manual desenvolvido para comunidades canadenses implementarem a abordagem *Housing First* nos diversos cenários do país. Apresenta de forma clara e objetiva o processo de implementação do HF. Disponível em: https://anpha.ca/2019/02/19/canada-canadian-housing-first-toolkit-homelesshub/.**
- Vídeo TED Talk: Housing First: Sam Tsemberis.
  - ⇨ **Trata-se de uma videoconferência com duração de aproximadamente 12 minutos com o idealizador da abordagem HF. Disponível em: https://www.youtube.com/watch?v=HsFHV-McdPo..**

REFERÊNCIAS BIBLIOGRÁFICAS

1. **Sylvestre J, Geoffrey N, Aubry T. Housing, citizenship, and communities for people with serious mental illness. New York: Oxford University Press; 2017.**
   ⇨ **O livro traz uma revisão crítica, atualizada, ampla e abrangente dos diversos modelos de moradia para pessoas com transtornos mentais severos.**
2. **Pizzolato PP. A contribuição da Arquitetura para o tratamento psiquiátrico no começo do século XX: a experiência França-Brasil. In: Mota A, Marinho GSMC. História da Psiquiatria: ciência, práticas e tecnologias de uma especialidade médica. São Paulo: CD.G Casa de Soluções e Editora; 2012. p. 159-76. Disponível em: http://newpsi.bvs-psi.org.br/ebooks2010/pt/Acervo_files/historia_psiquiatria.pdf.**
   ⇨ **O capítulo apresenta o tratamento psiquiátrico realizado no começo do século, estabelecendo relações com a arquitetura das instituições destinadas à implementação daquelas abordagens terapêuticas.**
3. Oda A. Juliano Moreira e a (sua) história da assistência aos alienados no Brasil. Revista Latinoamericana de Psicopatologia Fundamental. 2011;14(4):721-7.
4. **Foucalt M. A grande internação. In: Foucalt M. História da loucura. 7. ed. São Paulo: Perspectiva; 2003. p. 45-78.**
   ⇨ **O capítulo aponta a relação da sociedade com os sujeitos sociais considerados loucos à época, e a criação dos hospitais psiquiátricos.**
5. **Goffman E. Manicômios, prisões e conventos. Tradução de Dante Moreira Leite. 7. ed. São Paulo: Perspectiva; 2001.**
   ⇨ **Neste livro o autor apresenta o conceito de instituições totais, da "carreira" do doente mental, e problematiza a vida íntima de uma instituição pública.**
6. Nelson G. Housing for people with serious mental illness: Approaches, evidence and transformative change. Journal of Sociology and Social Welfare. 2010;37(4).
7. Furtado JP. Support for diversification of housing for people with severe mental disorders in Brazil: a review. Interface (Botucatu). 2013;17(46):635-47.
8. Parkinson S, Nelson G, Horgan S. From housing to homes: a review of literature on housing approaches for psychiatric consumer/survivors. Can J Commun Ment Health. 1999;18(1):145-64.
9. Carling PJ. Return to community: building support systems for people with psychiatric disabilities. New York: Guilford Press; 1995.
10. Stolte O, Hodgetts D. Being healthy in unhealthy places: health tactics in a homeless lifeworld. J Health Psychol. 2015;20(2):144-53.
11. Pleace N, Bretherton J. What do we mean by Housing First? Categorising and critically assessing the Housing First movement from a European perspective. ENHR Conference, Lillehammer, June 2012 WS-14: Welfare Policy, Homelessness and Exclusion. Disponível em: http://eprints.whiterose.ac.uk/75119/1/ENHR_HF_paper_Nicholas_Pleace.pdf.
12. Kertesz SG, Crouch K, Milby JB, Cusimano RE, Schumacher JE. Housing First for homeless persons with active addiction: are we overreaching? Milbank Q. 2009;87(2):495-534.
13. Lam JA, Rosenheck RA. Correlates of improvement in quality of life among homeless persons with serious mental illness. Psychiatr Serv. 2000;51(1):116-8.
14. Aubry T, Nelson G, Tsemberis S. Housing first for people with severe mental illness who are homeless: a review of the research and findings from the at home: chez soi demonstration project. Can J Psychiatry. 2015;60(11):467-74.
15. Choy-Brown M, Tiderington E, Tran Smith B, Padgett DK, Stefancic A. Strategies for sustaining fidelity: a multi-state qualitative analysis in Housing First programs. Adm Policy Ment Health. 2020.
16. Sistema Único de Saúde (SUS). O que você precisa saber sobre o Sistema Único de Saúde; v. 01. São Paulo; 2006.
17. Barros S, Salles M. Gestão da atenção à saúde mental no Sistema Único de Saúde. Rev Esc Enferm USP. 2011;45(Esp. 2):1780-5.
18. **Brasil. Portaria n. 3.090 de 23 de dezembro de 2011. Diário Oficial da União. 26 dez. 2011. Ministério da Saúde. Secretaria de Atenção à Saúde/DAPE. Saúde Mental no SUS: acesso ao tratamento**

e mudança do modelo de atenção. Relatório de Gestão 2003-2006. Brasília: Ministério da Saúde; 2007. 85 p. Disponível em: http://bvsms.saude.gov.br/bvs/publicacoes/relatorio_gestao_saude_mental_2003-2006.pdf.

⇨ **O texto da Portaria estabelece que os serviços residenciais terapêuticos (SRT), sejam definidos em tipo I e II, destina recurso financeiro para incentivo e custeio dos SRT, e dá outras providências.**

19. Ministério da Saúde do Brasil: Reforma psiquiátrica e política de saúde mental no Brasil, documento apresentado à Conferência Regional de Reforma de Serviços de Saúde Mental, 2005.
20. Moll MF. Dos hospitais psiquiátricos aos serviços residenciais terapêuticos: um olhar sobre os direitos humanos neste percurso [tese]. Ribeirão Preto: Universidade de São Paulo, 2013.
21. Barros S, Oliveira MAF, Silva ALA. Práticas inovadoras para o cuidado em saúde. Rev Esc Enferm USP. 2007;41(Esp):815-9.

21

O atendimento às famílias na atenção psicossocial

Maitá Seixas de Figueiredo

Sumário

Pontos-chave

- A inserção das famílias nos diferentes modelos de atenção à saúde mental é uma questão posta também na atualidade.
- O modelo de hospitalização prolongada contribuiu para o afastamento das famílias dos tratamentos – tendência à patologização das relações familiares.
- A resposta atual das políticas públicas é insuficiente para as demandas objetivas e subjetivas das famílias que convivem cotidianamente com o transtorno mental grave.
- A inclusão efetiva dessas famílias nos serviços configura condição imprescindível para a consolidação da reforma psiquiátrica em seu sentido amplo, para além da desinstitucionalização.
- Os grupos multifamiliares e as reuniões da abordagem finlandesa do Open Dialogue destacam-se como estratégias promissoras na inclusão e legitimação dessas famílias.

INTRODUÇÃO

A história da saúde mental é marcada por importantes transições de modelos éticos, teóricos e assistenciais. De uma referência biomédica norteadora de intervenções asilares transitou para uma referência biopsicossocial com práticas de cuidado prioritariamente interdisciplinares e comunitárias, que vêm sendo constantemente repensadas e aprimoradas para responder às complexas demandas do universo da saúde mental.

Um dos pontos que assumem importância singular nessa discussão é a inserção das famílias nas estratégias de assistência, como essa inserção acontece e sob quais premissas. Contrapondo-se a entendimentos mais romantizados de vínculos familiares naturalizados e constitutivos, Mioto[1] aponta que as relações familiares são historicamente determinadas e dialeticamente articuladas com a estrutura social da qual fazem parte. Dessa forma, entende-se que as mudanças paradigmáticas que marcam a história da saúde mental tiveram e têm seus efeitos também na relação das famílias com os pacientes e com os modelos de serviços disponíveis.

Ao se caracterizarem pelo isolamento, as hospitalizações prolongadas, que assumiram o protagonismo da assistência psiquiátrica até aproximadamente a década de 1980, acabavam por reforçar o esgarçamento dos vínculos entre os pacientes e suas famílias, que tinham suas potencialidades desconsideradas e seu papel limitado ao de informantes passivas nas anamneses clínicas. A exclusão da família do processo de tratamento era fundamentada em construções teóricas iniciadas na década de 1950 acerca da etiologia dos transtornos mentais, sobretudo da esquizofrenia, que buscavam causalidade nas relações familiares, mais especificamente com a figura materna. Nesse contexto, a família era entendida ora como vítima do adoecimento, sofrendo as repercussões da convivência com uma pessoa com transtorno mental, ora como agente patológico[2], o que explicitava uma compreensão marcadamente dualista e reducionista.

A tendência ao entendimento de causalidade entre as relações familiares e os transtornos mentais acabou por reforçar a realidade histórica e persistente de abandono dos pacientes psiquiátricos nas instituições de longa permanência. Hirdes e Kantorski[3] reiteram que, não obstante o abandono sempre tenha existido concretamente por parte de algumas famílias, também foi reforçado pelas instituições no momento em que as afastavam do tratamento sob justificativas que passavam pela necessidade de confidencialidade e, também, pela ideia de que a proximidade da família seria iatrogênica, sugerindo uma correlação entre as relações ali estabelecidas e as crises e recidivas.

Ainda no final da década de 1950, difundiam-se estudos direcionados ao entendimento das psicoses em termos comunicacionais no contexto das relações familiares, ao mesmo tempo que se desenvolviam a terapia familiar sistêmica e suas indicações para a inclusão das famílias nos tratamentos de saúde mental. Nesse cenário, destacam-se os estudos de Gregory Bateson, teórico da comunicação humana que, junto com uma equipe de colaboradores do Mental Research Institute, de Palo Alto, Califórnia, buscou entender as relações entre padrões de comunicação e o comportamento sintomático na esquizofrenia. De toda a gama de estudos do grupo, destaca-se a teoria do duplo vínculo, entendido como padrão de comunicação repetitivo que contém informações contraditórias em diferentes níveis lógicos que impossibilitam uma escolha por parte do receptor[4]. A hipótese do grupo era a de que viver em meio a duplos vínculos contínuos no contexto familiar poderia levar a padrões aprendidos de confusão no pensamento e na comunicação.

Embora as articulações trazidas pelos estudos da comunicação tenham sido importantes, sobretudo no campo das psicoterapias familiares, Villares[5] aponta que foram frequentemente mal interpretadas, e o foco causal continuou a predominar, não rompendo com o entendimento da doença mental como resultado ou saída do paciente para lidar com relações familiares doentias. Para a autora, teorias dessa ordem perpetuaram efeitos negativos sobre a prática clínica, reforçando o estigma social e o sentimento de culpa que acompanham o cotidiano das famílias que convivem com a doença mental grave.

Outros estudos acerca da influência de fatores familiares no desenvolvimento e prognóstico das doenças mentais foram os de George Brown e colaboradores na Inglaterra, a partir da década de 1960. Os autores apresentaram o conceito de emoção expressa (EE), que diz respeito a um índice de respostas afetivas expressas por familiares ao membro com diagnóstico de transtorno mental, que incluem criticismo, hostilidade e intrusão. Os resultados apontam para uma associação entre níveis altos de EE e recaídas sintomatológicas[6,7].

No final da década de 1980, momento já marcado pelo processo de desinstitucionalização e revisão das práticas assistenciais em saúde mental, têm início investigações acerca da dinâmica e dos efeitos da sobrecarga familiar decorrente do cuidado com o paciente psiquiátrico[8-11]. Estudos nessa perspectiva são discutidos ainda hoje e disponibilizam informações importantes para nortear o desenvolvimento de ações psicossociais capazes de ajudar efetivamente as famílias de pacientes com transtornos mentais graves. Em linhas gerais, postulam que a sobrecarga acontece quando a função de cuidador é acrescida ao papel já exercido na dinâmica familiar, constituindo um desafio à capacidade da família de flexibilizar seu funcionamento. Rodrigues[12] aponta que as estratégias que a família desenvolve para lidar com a realidade do transtorno mental podem limitar ou aumentar a condição de cada familiar para tolerar a sobrecarga do cuidado.

Autores que se debruçaram sobre o tema[9,11] fazem uma distinção entre sobrecargas objetivas e subjetivas diante das demandas na convivência com a doença mental grave e as desabilidades dela resultantes. Em síntese, entre as sobrecargas objetivas estariam as financeiras, as relacionadas à rotina doméstica e à rede de relações sociais da família. Já entre as sobrecargas subjetivas, destacam-se as relacionadas à saúde mental e emocional, considerando-se também os sintomas psicossomáticos.

Para Albuquerque, Cintra e Bandeira[13], o grau de parentesco que o cuidador tem com o paciente determina diferenças específicas na experiência de sobrecarga. Os pais são apontados como os principais cuidadores dos pacientes psiquiátricos e os que apresentam sobrecarga mais elevada. Essa vivência tem reflexos negativos para todo o sistema familiar: por um lado, é refletida no cuidado com o paciente, por outro expõe os cuidadores a um sofrimento psíquico importante, podendo resultar em novas demandas de saúde mental, como ansiedade e depressão.

FUNDAMENTOS

As transformações paradigmáticas ainda em curso no campo da saúde mental e o avanço do conhecimento acerca dos fenômenos humanos têm apontado para modelos compreensivos não mais enraizados em supostos etiológicos únicos para os transtornos mentais. A partir da referência biopsicossocial, ganha cada vez mais espaço a busca por relações complementares entre variáveis heterogêneas e multidimensionais, como expressões de fatores genéticos, ambiente familiar e contexto social[12]. Essa tendência tem caminhado, progressivamente, a um consenso no campo da saúde mental.

O transtorno mental grave é uma experiência desafiadora e com custo emocional bastante alto para pacientes e familiares. A vivência permanente da imprevisibilidade, somada à falta de clareza do curso e efeitos da doença, faz com que as famílias ciclem constantemente entre a esperança e o desespero. Frequentemente há uma tentativa das famílias de lidarem com as primeiras crises de forma privada, recorrendo a recursos e estratégias próprios do contexto de crenças e possibilidades compartilhadas no meio comunitário mais próximo, assumindo o laço afetivo como norteador de entendimentos e soluções[5]. O estigma social que acompanha persistentemente tanto a doença mental quanto o uso das medicações psiquiátricas reforça essa vivência solitária, desencorajando a busca por uma ajuda imediata que remeta o sofrimento ao campo do coletivo, das políticas públicas. Um dos efeitos percebidos dessa dinâmica é a frequência de famílias que chegam pela primeira vez aos serviços de saúde com a situação da crise já agravada, tanto do ponto de vista clínico quanto do emocional.

Modelos teóricos que associam aspectos das relações familiares à eclosão do transtorno mental têm, até os dias de hoje, efeitos negativos na clínica, sobretudo na relação dos profissionais com os familiares. Comumente os profissionais se posicionam de forma crítica e desafiadora em relação às famílias, perpetuando a cultura da culpabilização destas pelo adoecimento de um de seus membros. Spaniol, Zipple e Lockwood[14] observam que a braveza e a contundência com que algumas famílias chegam aos serviços no momento de crise são habitualmente interpretadas como resistência às condutas profissionais, o que colabora para que, muitas vezes, o atendimento constitua mais uma experiência de estresse e cobrança do que de acolhimento e cooperação.

No processo da reforma psiquiátrica brasileira, as famílias foram atores sociais importantes na sistematização de denúncias de violações de direitos humanos nas instituições de longa permanência, na reivindicação pelos direitos civis das pessoas com transtornos mentais e, também, nas avaliações dos serviços de saúde mental. Rosa[2] destaca novos sentidos atribuídos às famílias naquele momento: como um recurso, como lugar de possível convivência para o paciente, como sobrecarregada e, também, como sujeito da ação política.

Como resultado da desinstitucionalização, os pacientes voltaram a viver prioritariamente em comunidade, o que recolocou a família no papel de responsável principal pelos pacientes crônicos, devendo reaprender uma função da qual estava apartada há décadas. No Brasil, esse processo não foi suficientemente acompanhado pela implantação de novos equipamentos assistenciais, configurando uma cobertura insuficiente da rede substitutiva de saúde mental. Ainda hoje a escassez de serviços e recursos colabora para que, muitas vezes, as famílias se percebam solitárias e sem suporte no exercício complexo e demandante da convivência com o transtorno mental grave. Esse desamparo vivenciado em relação às políticas públicas evidencia uma realidade de privatização do cuidado à esfera domiciliar, o que diverge da proposta de uma rede de serviços ampla e diversa que sustente a possibilidade do cuidado e da convivência dos pacientes na família e na comunidade.

De forma geral, os serviços de saúde mental ainda tendem a considerar a assistência às famílias uma prática secundária em relação às estratégias prioritárias, destinadas aos pacientes propriamente ditos. Há exatas duas décadas, Villares[15] apontou que as abordagens de atendimento às famílias eram bastante pautadas no bom senso e não respondiam a questões importantes como o que as famílias precisam e querem dos serviços de saúde. A prática cotidiana nos mostra que avançamos insuficientemente nesse sentido.

A inclusão das famílias nos serviços de saúde mental, de forma que sejam consideradas suas demandas objetivas e subjetivas, configura condição imprescindível para a consolidação da reforma psiquiátrica em seu sentido amplo, para além da desinstitucionalização. A construção de modelos psicossociais não deve prescindir de uma redistribuição mais equilibrada do cuidado com o paciente grave entre os serviços e as famílias, o que potencialmente contribuiria para a diminuição da experiência da sobrecarga na esfera familiar.

Remetendo-nos às proposições da reforma psiquiátrica, é esperado que as políticas públicas respondam às várias dimensões da vida familiar, o que exige uma articulação entre as diferentes políticas e programas sociais. Mello[17] destaca, como parte dessa atenção integral, os benefícios previdenciários e assistenciais, o acesso às informações disponíveis sobre a doença mental, a garantia de um espaço psicoterapêutico para as famílias, o acolhimento efetivo e rápido aos momentos de crise, a garantia de continuidade na distribuição de medicamentos e o acesso aos diferentes serviços de saúde e assistência.

Remeter a atenção às famílias à esfera das políticas públicas, coletivizando a demanda, não diminui a importância da avaliação singularizada de cada realidade familiar, o que passa por identificar obstáculos e potencialidades que cada uma apresenta na convivência com o transtorno mental grave. Hirdes e Kantorski[3] entendem que o papel de cada família nos equipamentos psicossociais deve considerar múltiplos fatores, entre eles o nível de desabilidade do paciente e a capacidade de enfrentamento da família.

Spaniol, Zipple e Lockwood[14] elegem alguns norteadores importantes para a relação dos serviços com as famílias, como a necessidade de papéis claros na divisão do cuidado (o que pode ser alterado durante o curso do tratamento); a colaboração na relação; a garantia de abordagens educacionais (à medida que as informações diminuem a ansiedade); a inclusão das famílias no planejamento terapêutico; a articulação dos serviços com os grupos locais de autoajuda. Os autores destacam, ainda, a importância de os profissionais sustentarem os sentimentos intensos que frequentemente acompanham as famílias nessas condições, entendendo que muitas vezes chegam marcadas por longas histórias de abusos e frustrações por parte de outros serviços.

A escuta empática e o acolhimento são condições essenciais para que os serviços atuem nessa direção com as famílias. Mielke, Kohlrausch, Olschowsky e Schneider[17] entendem que o acolhimento estabelece uma relação solidária e de confiança entre os profissionais, os pacientes e suas famílias, sendo essencial ao processo de coprodução de saúde. A escuta empática, por sua vez, pressupõe atenção ao dito e ao não dito familiar, convocando a percepção, a sensibilidade e a disponibilidade dos profissionais para trabalharem entre as lacunas e as latências do discurso.

AS EVIDÊNCIAS NO CAMPO DO TRABALHO COM FAMÍLIAS NA ATENÇÃO PSICOSSOCIAL

Em busca na plataforma PubMed por publicações nos moldes de ensaios clínicos, revisões, revisões sistemáticas e metanálises dos últimos 10 anos com os termos *psychosocial rehabilitation* AND *family*, foram encontrados sete artigos, nenhum deles estudo brasileiro. Uma segunda busca na plataforma sob os mesmos filtros, mas com os termos *psychosocial care* AND *mental health* AND *family*, resultou em nove artigos, dos quais dois são publicações brasileiras. Um deles[18] compreende uma revisão de pesquisas qualitativas que tomam por base o contexto da reforma psiquiátrica brasileira, sem se ater à questão da família; o segundo estudo[19] caracteriza-se como uma revisão integrativa da literatura com o objetivo de identificar e analisar os estudos nos periódicos de enfermagem acerca das ações em saúde mental direcionadas às famílias.

Esses resultados reiteram que os estudos acerca do atendimento familiar na atenção psicossocial se mantêm estritamente qualitativos, dada a própria natureza do objeto e as inúmeras variáveis a serem consideradas. Há de se pontuar que investigações sobre qual é a atual abrangência da atenção às famílias nos serviços de saúde mental; quantas das famílias se percebem beneficiadas e quais benefícios são esses; o que as famílias esperam dos serviços e qual o efeito da assistência familiar na evolução clínica e psicossocial do paciente teriam um efeito substancial no embasamento das práticas com famílias nos serviços de saúde mental.

APLICAÇÕES ATUAIS DO TRABALHO COM FAMÍLIAS NA ATENÇÃO PSICOSSOCIAL

Grupos multifamiliares

O grupo multifamiliar é a estratégia mais comumente disponibilizada para o atendimento das famílias nos diferentes serviços da rede de atenção psicossocial (RAPS), sendo frequentemente coordenados por um profissional ou uma dupla de profissionais da equipe multidisciplinar.

Como espaço importante de relação e comunicação das famílias com o serviço de saúde, o grupo multifamiliar é fundamentalmente um recurso híbrido, que transita entre uma dimensão objetiva e uma dimensão terapêutica, ficando a cargo de cada experiência uma localização mais precisa entre esses dois campos.

Com relação à dimensão objetiva, destacam-se três funções frequentemente exercidas pelos grupos multifamiliares: o grupo como recurso para orientações e esclarecimentos de questões imediatas do processo saúde-doença e das rotinas institucionais; o grupo como espaço de comunicação e representação das famílias frente ao serviço de saúde; por fim, o grupo como um fórum de avaliação do serviço, uma vez que possibilita a escuta coletiva dos ganhos e insatisfações com relação às estratégias utilizadas pela equipe em cada caso e às normas e rotinas institucionais.

A dimensão terapêutica do grupo se instaura quando este passa a ser também espaço de acolhimento e escuta dos múltiplos sentimentos despertos na convivência diária com alguém com transtorno metal grave, ou seja, quando as subjetividades ganham espaço e as pessoas são acolhidas em suas singularidades, e não apenas como familiares que precisam ser orientados.

A possibilidade da troca entre pares é outro aspecto terapêutico bastante potente dos grupos multifamiliares. Ela existe na medida em que o profissional coordenador permita, sustente e legitime os diferentes saberes presentes, entendendo que a troca entre participantes que compartilham entre si dificuldades semelhantes é potencialmente tão terapêutica quanto a troca com o especialista[20]. Partindo de uma grupalidade pautada na confiança e na legitimação das distintas realidades, a solidariedade e o compartilhamento entre as famílias aparecem como características especiais na ética relacional grupal, assim como a possibilidade de articulação conjunta de novas alternativas e recursos na construção de uma melhor qualidade de vida, mesmo que diante da cronicidade[20]. Dessa forma, como contexto privilegiado de diálogos e trocas, o grupo multifamiliar torna-se uma extensão da rede de apoio e convivência dessas famílias, amenizando o isolamento e a solidão de pessoas frequentemente estigmatizadas nas relações comunitárias.

A abordagem finlandesa do Open Dialogue

O Open Dialogue é uma abordagem de saúde mental que começou a ser desenvolvida e sistematizada na Lapônia finlandesa na década de 1980 por Jakko Seikkula, na época psicólogo-chefe do Hospital Keropudas, em Tornio. Inscreve-se como um modelo de enfrentamento das crises psicóticas que lida de forma alternativa ao modelo biomédico tradicional com questões referentes, sobretudo, às prescrições medicamentosas, às internações psiquiátricas e às relações estabelecidas e entre profissionais, pacientes e familiares[21]. Sem desconsiderar a esfera ampla de contribuições e questionamentos do Open Dialogue no campo da saúde mental, nos ateremos aqui aos seus aspectos considerados importantes como possibilidades de inserção das famílias nas estratégias de assistência em saúde mental*.

A Finlândia, desde o final da década de 1960, é marcada por estratégias de saúde pública que buscam compor o tratamento clínico em Psiquiatria com intervenções psicoterapêuticas, o que constitui um campo fértil para abordagens nos moldes propostos por Jakko Seikkula.

Partindo de referenciais do campo dialógico[22], o Open Dialogue se compromete, essencialmente, com a oferta de novas formas e contextos de conversas entre equipes, pacientes e familiares. Uma primeira marca importante nesse sentido é a ausência de um limite definido entre reuniões de discussão de casos e os atendimentos do caso em si, ou seja, tudo o que se refere ao tratamento é conversado na presença e com a escuta do paciente e de sua família. Dessa forma, é condição fundamental que se mantenham reuniões frequentes entre a equipe responsável, o paciente, os familiares e as demais pessoas significativas na rede relacional do paciente, garantindo que todos participem das decisões de planejamento, avaliação e mudanças de estratégias terapêuticas. Com essa prática, permite-se a inclusão da família em todo o tratamento, de forma que esta se perceba cuidada e implicada no processo, contexto que possibilita a formação de um vínculo de confiança e comprometimento[23].

Essas conversas conjuntas também podem ser entendidas como uma alternativa interessante à recorrente diferenciação entre espaços de escuta dos pacientes e espaço de escuta das famílias, diferenciação habitualmente presente nos serviços de saúde mental e já tratada neste capítulo. As situações de crises muitas vezes esgarçam as chances de diálogo e troca entre os

* O Open Dialogue é abordado de forma mais ampla no capítulo "Reabilitação psicossocial", neste tomo.

pacientes e suas famílias, e a comunicação entra em colapso. Nesse sentido, as experiências de conversas contínuas e conjuntas promovidas no Open Dialogue também carregam essa dimensão terapêutica, ajudando famílias e pacientes a lidarem juntos com situações difíceis e desafiadoras.

Outra questão fundamental na abordagem do Open Dialogue é o comprometimento da equipe com o acolhimento às crises em no máximo 24 horas após o primeiro contato[24]. Esse acolhimento imediato é um importante suporte também para as famílias, se nos remetermos às frequentes vivências de solidão e sobrecarga que enfrentam em contextos nos quais a presença institucional é inconstante ou inexistente.

O tratamento é adaptado às necessidades específicas de cada realidade, e busca-se que aconteça sempre que possível em casa, entendendo-se a internação psiquiátrica como última alternativa terapêutica[21]. O suporte nesse momento de tratamento em casa é garantido por meio da disponibilidade contínua da equipe interdisciplinar responsável que, conforme a necessidade, pode fazer atendimentos diários e domiciliares. Para isso, é condição que os profissionais que compõem essas equipes, independentemente da formação, recebam um treinamento de três anos em terapia familiar sistêmica, de forma que tenham bases sólidas para as ações voltadas à promoção do diálogo e escuta permanente do paciente e seus familiares.

CONSIDERAÇÕES FINAIS

A partir da retomada de aspectos da relação histórica entre as instituições de saúde mental e as famílias dos pacientes, este capítulo pretendeu apontar a necessidade de estratégias assistenciais que respondam às demandas das famílias no atual momento pós-manicomial, considerando-se o campo da atenção psicossocial. Não responder a essas demandas é perpetuar o adoecimento mental como uma questão de âmbito privado: pessoas institucionalizadas em suas próprias famílias, com suporte inconstante e insuficiente das políticas públicas.

Considera-se condição primordial para a inserção efetiva das famílias nas estratégias dos diferentes serviços o reconhecimento de que o trabalho exercido por elas, como cuidadoras primárias, é vivenciado de forma solitária, com sentidos de sobrecarga e problema; um trabalho difícil e invisível, que frequentemente implica perdas. Atender suas demandas exige que se considere a complexidade das relações ali estabelecidas e se refinem as compreensões teóricas que subsidiam a ação, ultrapassando os limites do bom senso e da intuição[1] e consolidando metodologias de atendimentos familiares inerentes aos processos de trabalho em saúde mental.

Nesse direcionamento, a difusão de grupos multifamiliares que possibilitem a escuta para as singularidades dos familiares presentes e a legitimação das diferentes vivências nos parece central para uma prática com famílias que inclua e transcenda a orientação. Com a possibilidade de compartilhamento entre pares, o grupo multifamiliar se apresenta também como estratégia importante na construção conjunta de novos contextos de convivência, possibilitando que as famílias se apropriem das próprias competências e conheçam novas formas de enfrentamento das dificuldades.

A experiência do Open Dialogue, a partir do reposicionamento do modelo dialógico entre profissionais, pacientes e familiares, enfatizando o aspecto simétrico e cooperativo da comunicação, aponta para a superação da tensão iatrogenicamente presente na relação entre serviços de saúde mental e famílias.

A possibilidade de participação contínua da família no tratamento, incluindo os momentos de reavaliações de estratégias clínicas e demais decisões, é um aspecto já considerado em iniciativas da saúde mental brasileira, como o Projeto Terapêutico Singular (PTS) presente, sobretudo, na atenção primária à saúde (APS) e nos centros de atenção psicossocial (CAPS). No entanto, a implantação efetiva do PTS na rotina dos serviços conta com entraves, como os apontados por Boccardo[25], sendo um deles o espaço para discussão com as famílias.

Outra importante contribuição destacada na abordagem do Open Dialogue é a prática do acolhimento imediato, que produz efeitos importantes para as famílias, diminuindo a solidão e o desamparo nos momentos desorganizadores das crises. Essa presença contínua do serviço de saúde mental pode exercer, também, uma função protetiva das relações familiares, à medida que intermedeia a comunicação, ampara o caos e diminui os riscos frequentemente presentes nas crises psicóticas.

Vinheta clínica

A experiência de grupo multifamiliar aqui relatada[20] foi conduzida pela autora entre os anos de 2008 e 2018 no Centro de Reabilitação e Hospital-Dia do Instituto de Psiquiatria do Hospital das Clínicas da Universidade de São Paulo*. A população atendida no serviço é formada por pessoas com múltiplos diagnósticos psiquiátricos, com quadros graves e prolongados. Na grade de atividades do hospital-dia, o grupo multifamiliar constituía o principal canal de atendimento às famílias. Acontecia semanalmente, com duração de duas horas, e todas as famílias eram convidadas e incentivadas a participar.

Os participantes do grupo, no geral, eram bastante heterogêneos no que se refere à condição socioeconômica, cultural e religiosa. Atender a essa diversidade era bastante desafiador e, também, uma potencial terapêutica do grupo; tratava-se de buscar atentamente o ponto de identificação entre tantas singularidades. Em decorrência do fluxo de admissões e altas do serviço, outra característica era a constante rotatividade, com pessoas sendo admitidas e outras deixando de participar. Com isso, diferentes momentos da relação com a doença e com o tratamento eram compartilhados, permitindo que quem estivesse há mais tempo acolhesse quem estava chegando.

Reproduzindo o que vivenciavam em outros formatos de grupos, os participantes chegavam dirigindo suas falas à coordenadora, esperando respostas de especialista. Conforme iam se ambientando, os diálogos passavam a ser mais circulares e

* Serviço descrito no capítulo Hospital-dia adulto, neste volume.

as trocas mais horizontais, fazendo do assunto de um, assunto de todos, constituindo-se em uma grupalidade.

A proposta do grupo era oferecer encontros conversacionais nos quais as dificuldades e os recursos das famílias na convivência com o transtorno mental grave fossem compartilhados, buscando mudanças qualitativas nas relações entre as pessoas e entre as pessoas e seus problemas. Mais do que as orientações, o grupo priorizava o diálogo, os significados coletivamente construídos e as histórias singulares trazidas por cada família.

No geral, era um grupo composto por mulheres, reflexo de questões de gênero enraizadas na realidade brasileira. Essas mulheres chegavam ao grupo cansadas e desesperançosas após anos de convivência com as dificuldades trazidas pelo adoecimento mental. Muitas vezes eram as únicas pessoas de suporte para o familiar que adoeceu, e não eram raros os relatos de que, quando há uma doença psiquiátrica na família, a rede relacional se esgarça e a solidão se instaura. Quando as participantes do grupo se encontravam na solidão, era dado um primeiro passo para a formação de uma rede de ajuda mútua.

Algumas questões eram frequentes nos encontros do grupo, geralmente acerca dos sintomas, dos remédios, da origem e do fim da doença; "é genético?", "tem cura?", "ele vai ser sempre assim?", "o que eu faço quando fica agressivo?", "por que fora de casa ele é tão diferente?", "quem vai cuidar dele quando eu morrer?". Questões implicadas pela complexidade, sobre as quais a Psiquiatria ainda se debruça, mas que devem ter espaço para além do imaginário. Nesse aspecto, o grupo era comprometido com a função de informar e orientar essas famílias com a maior clareza possível, dentro dos contornos éticos colocados. Essa postura se sustentava na perspectiva do acesso às informações disponíveis como condição essencial para que as pessoas enfrentassem suas dificuldades e se apropriassem das soluções.

Colaborar para a transformação da experiência de sobrecarga e desamparo dessas famílias era o trabalho primordial do grupo, trabalho que exigia um referencial teórico consistente**, escuta empática e disponibilidade para a formação de vínculos sólidos. Os resultados dessa experiência puderam ser percebidos no cotidiano da prática, sobretudo por meio dos frequentes retornos dados pelas famílias, pelos pacientes e, também, pela equipe interdisciplinar, que reconhecia o grupo multifamiliar como estratégia importante nos projetos terapêuticos traçados. Tais percepções apontam para alcances do grupo como espaço importante de inserção das famílias no tratamento, promovendo a saúde e compartilhando responsabilidades no que se entende por cuidado na atenção psicossocial.

** O grupo era coordenado sob os referenciais da reabilitação psicossocial e da psicoterapia sistêmica.

Para aprofundamento

- Albuquerque EPT, Cintra AMO, Bandeira M. Sobrecarga de familiares de pacientes psiquiátricos: comparação entre diferentes tipos de cuidadores. J Bras Psiquiatr. 2010;59(4):308-16.
  - ⇨ **Os autores identificam as dimensões da vida mais afetadas pela sobrecarga objetiva e subjetiva dos pais, irmãos e cônjuges de pacientes psiquiátricos. As diferenças encontradas apontam para a necessidade de planejamento de intervenções que considerem as particularidades de cada tipo de cuidador.**
- Spaniol LR, Zipple AM, Lockwood D. The role of the family in psychiatric rehabilitation. Schizophr Bull. 1992;18(3):341-8.
  - ⇨ **Publicação do Center for Psychiatric Rehabilitation, da Universidade de Boston, que retoma o histórico das tensões que frequentemente marcam a relação entre famílias e profissionais da saúde mental. Os autores pontuam a incompreensão que muitos profissionais têm dos processos de perdas das famílias diante do adoecimento mental e, ao final, sugerem formas de suporte a elas nesse cenário.**
- Villares CC. Adaptação transcultural de intervenções psicossociais na esquizofrenia. Rev Bras Psiquiatr. 2000;22(1):53-5.
  - ⇨ **A autora marca a baixa integração entre programas de atenção à família de enfoque mais clínico e os grupos de autoajuda, conduzidos por leigos, que surgem como resposta às posições mais críticas que muitos profissionais manifestam, de oposição crítica e responsabilização das famílias. A autora aponta a necessidade de mais estudos no campo das abordagens familiares e sugere a capacitação dos profissionais e o desenvolvimento de modelos híbridos entre profissionais e leigos como caminhos possíveis. Por fim, relata a experiência do Núcleo Família do Proesq, Programa de Esquizofrenia da Universidade Federal de São Paulo.**

REFERÊNCIAS BIBLIOGRÁFICAS

1. Mioto RCT. Família e saúde mental: contribuições para reflexão sobre processos familiares. Katálysis. 1998;0(2):20-6.
2. Rosa LC. Transtorno mental e o cuidado na família. São Paulo: Cortez; 2003.
3. **Hirdes A, Kantorski LP. A família como um recurso central no processo de reabilitação psicossocial. Rev Enferm UERJ. 2005;13(2):160-6.**
   ⇨ **As autoras apontam que, no campo da reabilitação psicossocial, intervenções familiares capazes de capitalizar as forças das famílias, por meio do suporte, da solução de problemas e do gerenciamento das crises, reduz a frequência e a duração das recaídas psicóticas.**
4. Bateson G, Jackson D, Haley J, Weakland J. Towards a theory of schizophrenia. Behav Sci. 1956;1(4):251-64.
5. Villares CC, Redko CP, Mari JJ. Concepções de doença por familiares de pacientes com diagnóstico de esquizofrenia. Rev Bras Psiquiatr. 1999;21(1):36-47.
6. Brown GW, Monck GM, Carstairs GM, Wing JK. Influence of family life on the course of schizophrenic disorders. Br J Prev Soc Med. 1962;16:55-68.
7. Brown GW, Birley JLT, Wing JK. Influence of family life on the course of schizophrenic disorders: a replication. Br J Psychiatry. 1972;121(562): 241-58.
8. Bandeira M, Calzavara MGP, Varella AAB. Escala de sobrecarga dos familiares de pacientes psiquiátricos: adaptação transcultural para o Brasil (FBIS-BR). J Bras Psiquiatr. 2005;54(3):206-14.
9. Schene AH. Objective and subjective dimensions of family burden. Towards an integrative framework for research. Soc Psychiatry Psychiatr Epidemio. 1990;25(6):289-97.
10. Shene AH, Wijngaarden B, Koeter MWJ. Family caregiving in schizophrenia: domains and distress. Schizophr Bull. 1998;24(4):609-18.

11. Lefley HPA. Family perspective on rehabilitation. In: Flexer RW, Solomon PL, organizadores. Psychiatric rehabilitation in practice. St. Louis: Elsevier Science & Technology Books; 1993. p. 17-30.
12. Rodrigues MGA. Estudos sobre intervenção familiar na esquizofrenia: subsídios para sua implantação nos centros de atenção psicossocial. Rio de Janeiro. Tese (Doutorado em Saúde Pública) – Escola Nacional de Saúde Pública Sergio Arouca; 2008.
13. Albuquerque EPT, Cintra AMO, Bandeira M. Sobrecarga de familiares de pacientes psiquiátricos: comparação entre diferentes tipos de cuidadores. J Bras Psiquiatr. 2010;59(4):308-16.
14. Spaniol LR, Zipple AM, Lockwood D. The role of the family in psychiatric rehabilitation. Schizophr Bull. 1992;18(3):341-8.
15. Villares CC. Adaptação transcultural de intervenções psicossociais na esquizofrenia. Rev Bras Psiquiatr. 2000;22(1):53-5.
16. Mello R. A construção do cuidado à família e a consolidação da reforma psiquiátrica. Rev Enferm UERJ. 2005;13(3):390-95.
17. Mielke FB, Kohlrausch E, Olschowsky A, Schneider JF. A inclusão da família na atenção psicossocial: uma reflexão. Rev Eletr Enferm. 2010;12(4):761-5.
18. Ramos DKR, Paiva IKS, Guimarães J. Pesquisa qualitativa no contexto da reforma psiquiátrica brasileira: vozes, lugares, saberes/fazeres. Cien Saude Colet. 2019;24(3):839-52.
19. Aires M, Roos CM, Gonçalves AVF, Schneider JF, Olschowsky A. Ações em saúde mental às famílias nos diferentes contextos de trabalho: revisão integrativa. Rev Gaúcha Enferm. 2010;31(3):567-74.
20. **Figueiredo MS. Tecendo histórias, fortalecendo vínculos: a experiência com genogramas em um grupo multifamiliar. Nova Perspect Sist. 2017;59:87-99.**
    ⇨ **O artigo destaca a possibilidade do uso de genogramas em grupos multifamiliares como recurso generativo e transformador.**
21. Seikkula J, Aaltonen J, Alakare B, Haarakangas K, Keränen J, Lehtinen K. Five-year experience of first-episode nonaffective psychosis in open--dialogue approach: Treatment principles, follow-up outcomes, and two case studies. Psychother Res. 2006;16(02):214-28.
22. Seikkula J. Becoming dialogical: psychotherapy or a way of life? Aust N Z J Fam Ther. 2011;32(3):179-93.
23. Seikkula J. Inner and outer voices in the present moment of family and network therapy. J Fam Ther. 2008;30(4):478-91.
24. Kantorski LP, Cardano M. Diálogo aberto: a experiência finlandesa e suas contribuições. Saúde Debate. 2017;41(112):23-32.
25. Boccardo ACS, Zane FC, Rodrigues S, Mângia EF. O projeto terapêutico singular como estratégia de organização do cuidado nos serviços de saúde mental. Rev Ter Ocup Univ São Paulo. 2011;22(1):85-92.
26. **Seikkula J. When the boundary opens: family and hospital in co-evolution. J Fam Ther. 1994;16(4):401-14.**
    ⇨ **autor relata alguns resultados da experiência de um hospital psiquiátrico com reuniões abertas entre equipe, pacientes e familiares para as decisões conjuntas acerca do tratamento.**
27. Scazufca M. Abordagem familiar em esquizofrenia. Rev Bras Psiquiatr. 2000;22(Supl I):50-2.
28. Guanaes-Lorenzi C, Santos MV, Brunini FS, Ishara S, Tófoli SMC, Real EM. A construção de um programa de assistência familiar em um hospital-dia psiquiátrico: desafios e potencialidades. Nova Perspect Sist. 2012;43:54-72.
29. **Martins PPS, Guanaes-Lorenzi C. Participação da família no tratamento em saúde mental como prática no cotidiano do serviço. Psic Teor e Pesq. 2016;32(4):1-9.**
    ⇨ **Os autores investigam como familiares de pacientes de um hospital-dia constroem sentidos sobre sua participação no tratamento, considerando que tal participação ocorre de cinco principais formas: cuidado à família, aprendizado sobre a doença mental, transformação das relações familiares, cuidado com o familiar em semi-internação e cuidado mútuo entre as famílias.**
30. **Narvaz MG. Grupos multifamiliares: história e conceitos. Contextos Clinic. 2010;3(1):1-9.**
    ⇨ **A autora retoma a construção conceitual dos grupos multifamiliares, entendendo-os como experiência que busca sair do individualismo característico das abordagens psicoterápicas tradicionais para resgatar o coletivo na produção e na superação do sofrimento psíquico.**

22

Tecnologia em reabilitação

Patricia Buchain
Amanda Rafaella Abreu Soares
Ana Katharina de Figueiredo Leite
Antonio de Pádua Serafim

Sumário

Pontos-chave

- O uso da tecnologia na reabilitação deve atender ao propósito de apoiar, permitir ou favorecer participação do cliente, independentemente do comprometimento das estruturas e funções do corpo, sejam elas físicas, sensoriais ou cognitivas.
- Os tratamentos que usam a tecnologia como recurso representam um campo promissor dentro da área de reabilitação.
- Apenas porque um item é tecnológico não significa que seja uma tecnologia assistiva.
- O uso de um dispositivo de tecnologia assistiva está relacionada a aumentar, manter ou melhorar a funcionalidade de uma pessoa.

FUNDAMENTOS DA TECNOLOGIA PARA REABILITAÇÃO

A tecnologia é parte indiscutível do cotidiano. Está se tornando prevalente na rotina diária nas atividades de autocuidado, instrumentais, de lazer, educação e laborativas. O contexto virtual é cada vez mais relevante para os profissionais envolvidos no cuidado à saúde. A inserção do contexto virtual em documentos determinantes para práticas de reabilitação, como a "Estrutura na prática: domínio e processo" (2015), refletem a demanda crescente dos pacientes que chegam aos serviços de terapia ocupacional precisando do acesso e da habilidade para usar a tecnologia que está presente nas rotinas diárias, como celulares ou *smartphones*, computadores ou *tablets*, entre outros, para realizar suas atividades significativas e ocupações.

Ao passo que existe a demanda por profissionais de reabilitação que estejam preparados para lidar com os objetivos dos clientes relacionados ao desempenho das ocupações no contexto virtual, é crescente na literatura estudos que descrevem pesquisas e práticas que identificam um número crescente de tecnologias que podem servir às diversas especialidades e nas diferentes etapas do processo de reabilitação.

Pesquisas demonstram a aplicação de diferentes tecnologias da avaliação à intervenção na reabilitação em diferentes fases da vida e condições de saúde. A Classificação Internacional de Funcionalidade, Incapacidade e Saúde (CIF)[1], publicação que norteia as práticas em todas as profissões ligadas à reabilitação, preconiza ações que apoiem os clientes no envolvimento de atividades significativas e na participação social. Dessa forma, o uso da tecnologia na reabilitação deve atender ao propósito de apoiar, permitir ou favorecer participação do cliente, independentemente do comprometimento das estruturas e funções do corpo, sejam elas físicas, sensoriais ou cognitivas.

A exemplo de ações que buscam intervir no funcionamento cognitivo, os primeiros documentos que descrevem técnicas e procedimentos para indivíduos com lesões cerebrais já existiam no século XVII, mas, devido à alta taxa de mortalidade e à expectativa de vida limitada, essa temática tornou-se pouco visada. No século XX a história da reabilitação neuropsicológica mostra duas grandes mudanças conceituais, ligadas a profundas modificações nas políticas de bem-estar social praticadas por vários governos ocidentais. A primeira ocorreu durante a Primeira Guerra Mundial, quando, em resposta ao crescente número de veteranos com lesões cerebrais, os governos decidiram criar centros de reabilitação neurológica. E o segundo ocorreu nas décadas de 1960 e 1970, quando diferentes governos transferiram e generalizaram os avanços alcançados na esfera militar para a população civil.

A partir disso, o acesso à tecnologia com o objetivo de promover a saúde, e especialmente na reabilitação psiquiátrica, continuou a evoluir rapidamente. No âmbito comportamental o uso da tecnologia também se constitui como ferramenta de avaliação e intervenção para diversas áreas.

As áreas de pesquisa e aplicação da tecnologia na reabilitação abrangem, entre outras, a avaliação, reabilitação das funções cognitivas, a tecnologia assistiva (TA), casas inteligentes, realidade virtual (RV) e recursos que apoiam o cuidado através do monitoramento e da telerreabilitação. Ao longo do capítulo estão elencadas tecnologias dessas áreas que representam abordagens inovadoras e permitem que modelos alternativos de atendimento sejam oferecidos aos pacientes com necessidades específicas.

A TECNOLOGIA COMO RECURSO DA REABILITAÇÃO NEUROPSICOLÓGICA

O funcionamento cognitivo é complexo e determina o modo como o desempenho mental vai responder diante de fatores internos e externos que podem afetar o comportamento de determinados indivíduos, além de incluir a capacidade de utilizar espontaneamente estratégias eficientes de processamento e o conhecimento prévio adquirido para lidar de maneira adequada com os desafios rotineiros. Quando é comprovado o declínio de determinadas funções, como a atenção, concentração, funções executivas, memória, linguagem, planejamento e percepção, faz-se necessário recorrer à reabilitação das funções cognitivas[2].

As opções atuais de tratamento para grande parte da população são caras e muitas vezes inacessíveis. Portanto, o desenvolvimento de ferramentas que potencializam o cuidado em saúde tem se tornado foco de uma abordagem multidisciplinar. Entre essas ferramentas, os tratamentos que usam a tecnologia como recurso representam um campo promissor dentro da área de reabilitação, pois permitem realizar intervenções em ambientes ecológicos e desenvolver mecanismos que favorecem até mesmo a motivação do paciente.

Historicamente, a tecnologia já foi definida como uma modificação, uma ferramenta, uma máquina, uma técnica, um sistema ou um método organizacional usado (ou implementado) para resolver um problema, atingir uma meta, melhorar uma solução preexistente para um determinado problema, ou melhorar o desempenho em uma tarefa específica[3,4]. Mais especificamente, no campo da cognição, os auxílios tecnológicos são usados para manter ou melhorar as capacidades funcionais das pessoas com deficiências cognitivas quando essas limitações prejudicam seu funcionamento nas atividades diárias e afetam adversamente sua integração social.

As bases que fundamentam o uso dos múltiplos recursos, como a tecnologia em programas de reabilitação cognitiva e comportamental, decorrem das medidas da magnitude e manutenção de benefícios relacionados à plasticidade neural[5]. Nesse escopo, a plasticidade neural refere-se à capacidade do cérebro de mudar em resposta à demanda interna e/ou experiência externa, uma vez que o cérebro retém seu potencial plástico neural até o final da idade adulta[6].

Nesse seguimento, a neuroplasticidade assume, pelo menos, duas formas principais: estrutural e funcional. A plasticidade estrutural envolve alterações na estrutura subjacente do cérebro em resposta ao treinamento, enquanto a plasticidade funcional denota alterações na organização funcional do cérebro com ou sem qualquer alteração concomitante na estrutura cerebral[7].

Assim, a reabilitação neuropsicológica baseada em treinos deriva do conceito de que o treinamento direto pode resultar em uma reorganização das funções neurais. Entre outros efeitos, a neuroplasticidade permite que o sistema nervoso central aprenda novas habilidades, recupere informações e reorganize as redes neurais em resposta à estimulação externa[8].

Embora os estudos iniciais tenham voltado o foco para os prejuízos decorrentes da idade com uso de programas de computadores principalmente para as funções da atenção e da memória de trabalho, outros estudos também ressaltam o uso dessas ferramentas para quadros psiquiátricos em outras faixas etárias[8].

Autores como Bender et al.[9] evidenciaram a necessidade de uma hierarquia das funções treinadas, na qual o resultado positivo estava diretamente relacionado à condição de treinar primeiro as funções atencionais mais básicas, e depois as funções de alto nível de controle. Isso ocorre porque a atenção incorpora uma gama de funções cognitivas e envolve de imediato a atenção concentrada, sustentada e dividida, além da velocidade do processamento de informações. Como a atenção dividida estabelece um engajamento simultâneo em duas tarefas cognitivas, ela vai exigir uma boa memória, e é possível que os idosos apresentem dificuldades com atenção dividida e, consequentemente, expressem baixo desempenho em tarefas que exigem utilização da memória de curto prazo, associativa e de reconhecimento[9].

As abordagens em reabilitação neuropsicológica geralmente são construídas com base na premissa de que as pessoas estão dispostas e aptas a participar de sessões de 1 ou 2 horas, aprendem e adquirem grandes habilidades para a vida em ambientes clínicos artificiais por meses ou anos e depois aplicam-nas com sucesso em suas vidas diárias[10].

Ao oferecer tratamentos em formatos mais atraentes e multimodais, usando aplicativos, jogos, *sites* e equipamentos de robótica, a tecnologia torna-se um fator importante para melhorar o envolvimento no tratamento, proporcionar experiências diferentes das intervenções tradicionais (p. ex., RV) ou oferecer terapia no ambiente da criança (p. ex., casa ou escola), permitindo que o indivíduo expanda suas habilidades[11].

A tecnologia agora é um componente inevitável das estratégias de reabilitação para pessoas que sofrem de distúrbios cognitivos. As possibilidades oferecidas pela tecnologia não têm limites, e ajudam a promover a independência e a participação social, criando oportunidades até então desconhecidas[12].

De fato, muitos artigos demonstram a importância de combinar tecnologia com práticas baseadas em evidências na reabilitação neuropsicológica. Bier et al.[13] ressaltam a importância da tecnologia móvel como suporte compensatório em afasia progressiva primária, com a ajuda de aplicativos gratuitos e comercialmente disponíveis para *smartphones* que suportam o reaprendizado de conceitos.

As considerações de Gagnon et al.[14] e Imbeault et al.[15] apresentam resultados promissores no que diz respeito à doença de Alzheimer. Esclarece que quando o objetivo terapêutico é bem planejado, as tecnologias móveis podem ser adotadas em longo prazo para estimular a memória através de pequenos lembretes que envolvem compromissos ou outras tarefas importantes na vida diária.

Finalmente, em conjunto com esses trabalhos anteriores, Imbeault, Gagnon et al.[16], Imbeault et al.[15], Rivest et al.[17] e Briand et al.[18] também mostram a importância de integrar a tecnologia em ambientes da vida real e de adaptar a terapia à especificidade de cada indivíduo, especialmente em pessoas com déficits cognitivos, destacando ainda o potencial das tecnologias móveis para aprimorar habilidades relacionadas ao sentimento de competência e responsabilidade.

As características associadas às deficiências cognitivas (atenção reduzida, problemas de memória, vocabulário limitado, etc.) constituem barreiras significativas à comunicação[19]. Essas barreiras exigem ajustes nos processos de avaliação relacionados à eficácia das tecnologias com essa clientela. A tecnologia se tornou mais disponível e menos onerosa. Seu potencial para reabilitação neuropsicológica pode apresentar várias aplicações interessantes. Para pessoas afetadas por deficiências cognitivas, a tecnologia pode apoiar ou melhorar a identificação, intervenção, avaliação e detecção de necessidades; aprimorar a autonomia, melhoria das funções cognitivas; facilitar a inserção social, atividades ao ar livre, e rotina de trabalho[20].

Embora o avanço tecnológico na reabilitação seja cada vez mais reconhecido, sua integração em contextos clínicos como padrão de prática ainda é um desafio.

PROTOCOLOS DE REABILITAÇÃO E NOVAS TECNOLOGIAS

A criação de sistemas que monitoram o desempenho de uma tarefa e fornecem *feedback* tornam-na familiar, personalizada e atraente para o usuário. Fundamentalmente, desde as últimas duas décadas, os custos dos serviços de saúde aumentaram significativamente e, muitas vezes, a quantidade de tempo de tratamento diário e sua intensidade para cada um. Além disso, as terapias de reabilitação geralmente demoram muito tempo devido à perda do interesse do paciente e/ou déficit de recursos humanos e tecnológicos.

Assim, são necessárias melhorias na qualidade e quantidade dos tratamentos de reabilitação. Nesse sentido, sugeriu-se que a combinação do protocolo de reabilitação com o uso de novas tecnologias (incluindo robótica, interfaces cerebrais com o computador, estimuladores não invasivos do cérebro, neuropróteses, dispositivo para análise de movimentos e *tablets*) resulta em uma solução ideal para a reabilitação das funções cognitivas e motoras.

ESTÍMULOS TRIDIMENSIONAIS

Estudos também têm utilizado o treino cognitivo utilizando estímulos "*tree-dimentional multiple object tracking*" (3D-MOT). Um desses programas é o *software* NeuroTracker (NT), desenvolvido para treinamento da visão periférica com recursos em três dimensões, inicialmente direcionado à melhora do desempenho de atletas e militares[21]. Sua aplicação estimula principalmente a atenção dividida, a memória operacional e a velocidade de processamento[22].

Alguns estudos nos quais foram realizados treinamentos de atletas com a utilização do NT como ferramenta evidenciaram melhoras nos desempenhos relacionados ao processamento e aprendizagem de informações[23], e, além disso, os resultados foram positivos, correlacionando jogadores e a *performance* em campo[24]. Outras pesquisas nas quais foram realizados treinamentos visuoperceptuais demonstraram melhora no funcionamento executivo de adultos jovens não atléticos[21] e na memória de trabalho de militares[25].

Assim, o uso do NT como uma ferramenta para estimular a atenção teve o intuito de corroborar na hierarquia de recuperação e reorganização cerebral que ocorre ao longo da vida. Até então, não havia relato na literatura do uso do NT para prejuízos cognitivos. Sendo assim, um grupo de neuropsicólogos utilizou o NT como parte de um programa de reabilitação neuropsicológica na Unidade de Neuropsicologia do Instituto de Psiquiatria do Hospital das Clínicas da Faculdade de Medicina da Universidade de São Paulo (IPq-HCFMUSP) em um caso de um idoso com queixas de memória[26].

Os resultados desse programa foram publicados como um relato de caso, evidenciando que, após o treino cognitivo com o NT, seu pós-teste apresentou melhoras no processo de armazenamento e evocação da memória episódica e de trabalho, além de expressar maior uso de estratégias, rapidez de processamento de informações, bem como redução de queixas cognitivas, repercutindo positivamente em sua qualidade de vida. A partir desse caso, foram ampliados o programa para um grupo maior de idosos e o desenho de estudos com outras populações psiquiátricas.

REALIDADE VIRTUAL

O termo "realidade virtual" engloba protocolos experimentais que utilizam protótipos ou ferramentas comerciais que facilitam a vivência em situações que simulam o mundo real[27]. A primeira publicação sobre o uso da RV ocorreu em 1994 por

Max North com o nome "*Virtual Environments and Psychological Disorders*" (Ambientes virtuais e distúrbios psicológicos)[28].

Envolve o uso de computadores e vários periféricos multimídia, para produzir um ambiente simulado (ou seja, virtual) que os usuários percebem como comparável a objetos e eventos do mundo real[29]. De fato, é possível interagir com ambientes que simulam eventos naturais e estimulam o uso dos sentidos (estímulos multimodais – visuais e auditivos) garantindo o auxílio na reabilitação das habilidades cognitivas[30].

A partir dos experimentos em psicologia, terapia ocupacional e neurociência, a tecnologia RV pode ser facilmente combinada com muitos instrumentos externos comumente usados para registrar as atividades fisiológicas e cerebrais[29,31,32]. De fato, muitos pesquisadores fizeram a interface da RV com, por exemplo, as gravações autonômicas (resposta galvânica da pele, frequência cardíaca, eletromiografia), eletroencefalografia, Eye Tracker, estimulação cerebral não vascular, fMRI e interface cérebro-computador[33].

Em outras palavras, o uso da RV incentiva que a atividade cerebral seja monitorada por imagem ou gravação direta no mesmo instante em que ocorrem as manifestações comportamentais. Os ambientes em RV (Figura 1) permitem que o indivíduo experimente a sensação de "imersão" de "estar presente", e a técnica está prestes a se tornar um dispositivo de consumo em vários países economicamente desenvolvidos[34,35].

Além de pesquisas básicas sobre a função cerebral, vários pesquisadores demonstraram a eficácia da RV para aplicações terapêuticas. A RV é aplicada com sucesso em pelo menos três domínios: distúrbios psiquiátricos, controle da dor e reabilitação cognitiva. Isso porque oferece vantagens em relação às terapias padrão, incluindo controle preciso sobre o grau de exposição a cenários terapêuticos (p. ex., tratar o medo de voar sem exigir que os pacientes voem em um avião), a possibilidade de adaptar os cenários às necessidades individuais dos pacientes, e até a capacidade de fornecer terapias que, de outro modo, seriam impossíveis[36].

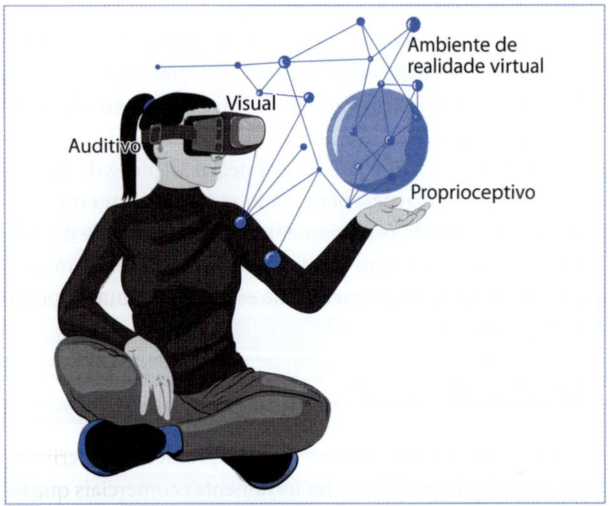

Figura 1 Simulação de um ambiente de realidade virtual.
Fonte: Freepik.

As tecnologias de RV também têm sido usadas como uma ferramenta de avaliação e tratamento em terapia ocupacional, em parte devido à capacidade de criar ambientes que ofereçam aos pacientes oportunidades de se envolverem em tarefas significativas e intencionais relacionadas à vida real[29].

No âmbito da saúde mental, os ambientes interativos gerados por computador fazem com que os indivíduos possam experimentar repetidamente situações-problema e a partir disso sejam direcionados, através de tratamentos psicológicos baseados em evidências, a como superar essas dificuldades[37].

Na população adulta sua eficácia é apoiada por inúmeros estudos para tratar transtornos de ansiedade. Em crianças, os estudos enfatizam a ansiedade social, recusa escolar e controle da dor. Apesar do número limitado de estudos, os resultados são muito encorajadores para o tratamento de transtornos de ansiedade[38].

Estudos citam-na como ferramenta útil na avaliação e tratamento de distúrbios de crianças e adolescentes. Em populações clínicas específicas, como é o caso do transtorno do espectro do autismo, uma extensa pesquisa comprovou a eficiência da RV como ferramenta de apoio à terapia com resultados promissores nos domínios de comunicação e de habilidades de aprendizagem e imitação[39]. As intervenções de RV também devem investigar como as habilidades recém-adquiridas são transferidas para o mundo real.

Em crianças diagnosticadas com transtorno do déficit de atenção e hiperatividade (TDAH), o ambiente virtual oferece a oportunidade de administrar tarefas controladas, como as ferramentas neuropsicológicas típicas, mas em um ambiente muito mais parecido com uma sala de aula padrão[40].

Para transtornos alimentares, o programa de terapia cognitivo-comportamental (TCC), aprimorado por um componente específico da imagem corporal, usando técnicas de RV, mostrou-se mais eficiente do que a TCC sem ferramentas potencializadoras. O componente específico da imagem corporal, usando técnicas de RV, aumenta a eficiência e acelera o processo de mudança da TCC para distúrbios alimentares.

TECNOLOGIAS ASSISTIVAS VOLTADAS PARA COGNIÇÃO E VIDA INDEPENDENTE

Uma definição de TA é apresentada por Organização Internacional de Normalização: um produto de assistência é qualquer produto (incluindo dispositivos, equipamentos, instrumentos e *software*), especialmente produzidos ou geralmente disponíveis, usado por ou para pessoas com deficiência, para participação, para proteger, apoiar, treinar, medir ou substituir as funções/estruturas e atividades, ou para impedir deficiências, limitações ou participação de atividades com restrições.

Um aspecto central para a compreensão está relacionado ao fato de que, apenas porque um item é tecnológico, não significa que seja uma TA. Por outro lado, nem todos os itens usados como TA se enquadram na definição comum da própria tecnologia[41].

A finalidade de se introduzir o uso de um dispositivo de TA está relacionada a aumentar, manter ou melhorar a funcionalidade de uma pessoa. Embora atualmente utilizada por diversos profissionais da saúde, a TA historicamente é um componente da prestação de serviços de terapia ocupacional. Um item, equipamento ou sistema, para ser considerado um dispositivo de TA, deve estar relacionado a esse fim, e para a sua introdução o terapeuta ocupacional deve, como recomendado pela Organização Americana de Terapia Ocupacional (AOTA)[41], inicialmente avaliar a necessidade, posteriormente realizar a adaptação ou personalização do dispositivo, coordenar com o plano de intervenção e fornecer treinamento e suporte técnico ao usuário e às pessoas relacionadas a ele que podem lhe oferecer algum suporte.

No processo de terapia ocupacional o uso da TA deve auxiliar o indivíduo ao facilitar o desempenho ocupacional e minimizar as barreiras para a funcionalidade, o que é base natural dos processos de terapia ocupacional em todas as áreas e modelos de atuação. Sendo assim, os profissionais de terapia ocupacional, ao trabalhar em estreita colaboração com outros profissionais, podem apoiar e auxiliar o processo de tomada de decisão em TA.

As aplicações da TA variam de acordo com o tipo e a gravidade das limitações enfrentadas pelo indivíduo. Um aspecto fundamental para o uso de TA em pacientes com comprometimento cognitivo está relacionado a capacidade de aprendizado desses sujeitos. Em um estudo sobre o uso de TA com pacientes com demência por doença de Alzheimer[42], o seu uso por terapeutas ocupacionais relaciona-se principalmente a tratar de questões de segurança, como fuga, prevenção de quedas, segurança na cozinha e gerenciamento de medicações e outras relacionadas a cuidados com a saúde.

Combinar a introdução de TA com as habilidades e necessidades de desempenho do paciente é fundamental em todas as situações, no entanto em pacientes com quadros demenciais, diante das possíveis dificuldade de aprendizagem, fixação e generalização, o envolvimento dos cuidadores no processo é fundamental. Outro aspecto apontado pelo estudo ressalta que, diante de doenças degenerativas em relação à cognição, nos estágios iniciais é possível usar uma gama mais ampla de dispositivos de TA, enquanto, à medida que há a evolução da doença nos estágios posteriores, há alteração da capacidade de usar dispositivos auxiliares complexos, e cada vez mais há a necessidade de envolver os cuidadores e ou os familiares[42].

Estudos que investigam TA para cognição, especificamente para o planejamento de habilidades, mostraram resultados promissores na vida cotidiana, participação no trabalho e memória prospectiva entre adultos com diferentes comprometimentos cognitivos, incluindo TDAH, transtornos do espectro autista (TEA) e deficiência intelectual (DI)[43].

Ainda no que se refere ao uso de TA por indivíduos com TEA, a literatura aponta um aumento no uso de dispositivos que apoiem a comunicação, bem como o desenvolvimento de habilidades de programação e planejamento. As formas móveis de TA, como *tablets* e *smartphones*, são tecnologias comuns citadas no apoio dessas habilidades[44].

Em 1964, McLuhan concentrou suas pesquisas em tecnologias que pudessem estender a função cognitiva. A TA voltada à cognição apoia ou substitui funções cognitivas, com o objetivo de permitir atividades e a participação da sociedade[45], e pode incluir, por exemplo, calendários (digitais e em papel), esquemas passo a passo e diferentes tipos de auxílios para conceituar o tempo[12]. Um exemplo do uso da TA é o uso de elementos acessíveis e de baixo custo para apoiar os alunos com dificuldades em leitura e escrita, bem como para outras limitações.

Em uma revisão sistemática, Gillespie et al.[12] apontam que diversos estudos e práticas para o uso de TA em demandas de pacientes com impacto na cognição, como usar a CIF como base para a avaliação, ancoram a prescrição e avaliação com a CIF e propõem que a linguagem usada para a prescrição na clínica e nas análises em pesquisas seja baseada nessa relação, o que facilitaria os estudos nessa área, uma vez que a condução de estudos deve se basear mais no apoio que esses dispositivos podem fazer do que estudá-los em larga escala dadas as particularidades de cada prescrição para cada situação de incapacidade funcional.

TELERREABILITAÇÃO

A tecnologia está mudando várias facetas do processo de reabilitação, entre elas a forma como o serviço pode ser entregue ao paciente e à sua rede de apoio. A telerreabilitação utiliza tecnologias de informação e comunicações (TIC) para que os pacientes recebam os serviços de terapeutas remotamente[47].

Na literatura especializada é possível encontrar outras denominações para a telerreabilitação, como pode ser visto na recomendação em documento oficial da AOTA[41], que considera o termo "telessaúde" mais adequado para definir os serviços prestados pelos terapeutas ocupacionais através das TIC.

Tecnologias comuns, como celular e telefone convencional, são utilizadas na telerreabilitação e têm mostrado resultados na literatura. Tecnologias sofisticadas, como programas de RV, sensores e tecnologias vestíveis, podem ser usadas e combinadas para os objetivos terapêuticos. Essas experiências com a telerreabilitação mostram que esse modelo de entrega pode ser implementado em várias etapas do processo terapêutico, como na avaliação, monitoramento, prevenção, supervisão, educação, consulta e aconselhamento[48].

O serviço de telerreabilitação pode ser usado de forma complementar à terapia tradicional, com uma combinação com atendimento presencial[48]. O formato de atendimento combinado de tratamento presencial e telerreabilitação, a possibilidade de implementação em etapas variadas da terapia e o uso de TIC comuns e cada vez mais sofisticadas podem apresentar um cenário favorável de experiência e adaptação do profissional e do familiar a essa modalidade de acompanhamento.

O cuidado prestado pela equipe de reabilitação através das TIC pode alcançar os ambientes onde as atividades do paciente são desempenhadas, independentemente da distância geográfica do serviço de reabilitação. Revisão sintetizando o resultado de estudos sobre o uso das TIC nas avaliações domiciliares de terapia ocupacional mostrou que, embora haja uma adoção limitada dessas tecnologias nesses ambientes, existe uma concordância alta entre os métodos tradicionais e os métodos de avaliação com base tecnológica[49].

O uso da telessaúde pelo terapeuta ocupacional atende o objetivo de apoiar as pessoas na participação na vida através da gestão da ocupação, como preconiza a AOTA[41] no documento que descreve o uso da telessaúde na prática desse profissional. Ao usar as TIC para avaliação e intervenções ambientais, o terapeuta ocupacional atende ao preconizado pela Organização Mundial da Saúde (OMS) através da CIF, que reconhece a influência do ambiente na independência e participação do indivíduo.

Embora seja uma abordagem promissora para a solução de questões socioeconômicas e demográficas, existe uma série de limitações para o uso da telerreabilitação. As preocupações estão presentes em vários âmbitos, como na falta de interação física entre pacientes e terapeutas[47,48], bem como na dificuldade de educação do parceiro de cuidados e/ou do paciente, tendo em vista a realidade cultural e baixa escolaridade em alguns países e regiões.

Entraves à telerreabilitação mostrados na literatura sugerem também os requisitos de proficiência técnica no uso dos serviços de telerreabilitação[47]. Terapeutas não possuem *expertise* para solucionar problemas técnicos típicos dessa tecnologia, sendo necessário suporte técnico adequado[48]. Outros desafios para o uso da telerreabilitação ainda envolvem o custo, reembolso, privacidade, responsabilidade e segurança dos dados do sistema[47,48].

A telerreabilitação apresenta-se como uma solução benéfica e viável em ambientes com poucos recursos, onde o acesso aos profissionais de saúde é precário. Diante dessa modalidade de entrega que rompe paradigmas, a equipe de reabilitação ganha ferramentas que podem instrumentalizar a equipe e atender a demandas do paciente e da família de forma mais personalizada no processo de cuidado para inserção ou reinserção social.

PRÁTICA BASEADA EM EVIDÊNCIAS

A introdução inicial da *world wide web* em 1990 trouxe mudanças na aquisição de informações. Devido à abundância de dispositivos e facilidade de acesso que permitem posteriormente, a utilidade da saúde móvel (mHealth) nunca foi tão endêmica. Uma quantidade substancial de aplicativos interativos e psicoeducacionais está prontamente disponível para *download* em relação a uma ampla gama de problemas de saúde.

A tecnologia está se desenvolvendo em alta velocidade, e muitos aplicativos oferecem novas formas potenciais de monitorar e tratar uma série de transtornos e sintomas psiquiátricos. No entanto, os efeitos da maioria dos aplicativos disponíveis não foram investigados cientificamente. A eficácia de tratamentos oferecidos em saúde vem sendo baseada na prática clínica baseada em evidências. Isso se dá através da realização de ensaios clínicos randomizados e revisões sistemáticas com ou sem metanálise.

Na última década, com o crescimento cada vez maior das tecnologias de informação e comunicação, a telerreabilitação, especialmente a reabilitação domiciliar, tem sido amplamente considerada pelos pesquisadores. Os aplicativos para *smartphones* são um meio cada vez mais popular para fornecer intervenções psicológicas a pacientes que sofrem de um transtorno mental.

Uma revisão recente que compara a eficácia das intervenções de telerreabilitação com os serviços tradicionais de reabilitação para fins terapêuticos em idosos com 60 anos ou mais concluiu que os serviços de telerreabilitação podem ser considerados como uma alternativa às abordagens tradicionais de reabilitação para reduzir a utilização de recursos ambulatoriais e melhorar a qualidade de vida. No entanto, o mesmo artigo sugere estudos mais rigorosos para investigar a eficácia dos serviços de telerreabilitação para doenças específicas ou condições de saúde[50].

A telessaúde também tem beneficiado intervenções projetadas para a prática do suicídio. Foi encontrada uma revisão que teve como objetivo examinar a eficácia das ferramentas tecnológicas de saúde móvel disponíveis atualmente na redução de desfechos específicos para o suicídio. Os resultados demonstraram impactos positivos para indivíduos com alto risco de suicídio ou automutilação, incluindo redução de sintomas depressivos, sofrimento psíquico e automutilação e aumento na autoeficácia de enfrentamento. Nenhum dos aplicativos avaliados demonstrou a capacidade de diminuir significativamente a ideação suicida em comparação com uma condição de controle[51].

Pesquisas anteriores deram evidências válidas com estudos empíricos que comprovam a eficácia das intervenções em saúde física e mental utilizando aplicativos móveis. Ao lado dos aplicativos, há evidências que mostram que receber mensagens de serviço de mensagens curtas (SMS), que envolvem psicoeducação, lembretes de medicamentos e *links* para páginas informativas úteis da *web* também pode ser vantajoso para o bem-estar mental e físico de um paciente[52].

Uma revisão sistemática foi realizada em estudos publicados desde 2008 a 2017, recuperados de sete bancos de dados eletrônicos (MEDLINE, Cochrane Library, CINAHL, Web of Science, SAGE, Science Direct e EMBASE), e incluiu artigos que avaliassem o uso de telerreabilitação para prestação de serviços de terapia ocupacional à distância, sem restrições à patologia, deficiência, idade ou natureza da intervenção terapêutica ocupacional. Concluiu que a telerreabilitação oferece um modelo alternativo de prestação de serviços para a terapia ocupacional, não apenas fazendo ponte à distância, mas também oferecendo tratamento amigável para pacientes em casa.

CONSIDERAÇÕES FINAIS

O cenário social dos pacientes que chegam à reabilitação está cada vez mais relacionado ao interesse e necessidade de participação no contexto virtual. Essa realidade, somada ao crescente número de pesquisas que envolvem a tecnologia, apresentando ferramentas e formas de entrega inovadoras para o cuidado em saúde, delineia um novo cenário à reabilitação.

O desenvolvimento de tecnologias apresenta novas formas de avaliar e intervir. Essa inovação constante requer que os profissionais implicados no cuidado que envolve à reabilitação se atualizem quanto às tecnologias pertinentes às suas especialidades. Além disso, torna necessária uma busca que, de forma ética e empática, permita usar essas novas possibilidades para favorecer o engajamento dos clientes em atividades significativas e a participação social.

O uso da tecnologia em reabilitação é capaz de diminuir distâncias, otimizar o tempo de tratamento, ajudar os profissionais no desenvolvimento de ações e estratégias personalizadas que favoreçam o contato e educação com a rede de apoio dos pacientes, bem como no compreender e intervir no ambiente físico e social do paciente.

Considerando o objetivo de trabalho de cada especialidade da reabilitação, bem como o que preconiza a OMS, através da CIF, o uso da tecnologia na reabilitação vai além de uma abordagem inovadora, mostrando-se uma possibilidade indiscutível de fornecer um serviço cada vez mais personalizado no atendimento aos objetivos terapêuticos da equipe da reabilitação.

Para aprofundamento

- O'Neill B, Jamieson M, Goodwin R. Using technology to overcome impairments of mental functions. Wilson BA, Winegardner J, van Heugten CM, Ownsworth T. Neuropsychological rehabilitation – The International Handbook. Routledge; 2017.
  - ⇨ **Neste capítulo o leitor conhecerá esforços para usar tecnologias digitais para superar o comprometimento das funções mentais para permitir atividades independentes e incentivar uma maior participação.**
- Astell A, Smith SK, Joddrell P. Using technology in dementia care: a guide do technology solutions for everyday living. Jessica Kingsley Publishers; 2019
  - ⇨ **O livro resume a pesquisa atual sobre como a tecnologia disponível pode ser usada para melhorar a vida cotidiana das pessoas com demência.**
- Fairburn CG, Patel V. The impact of digital technology on psychological treatments and their dissemination. Behav Res Ther. 2017;88:19-25.
  - ⇨ **Neste artigo, os autores ressaltam a relevância do uso da tecnologia na área dos transtornos psicológicos..**

REFERÊNCIAS BIBLIOGRÁFICAS

1. CIF: Classificação Internacional de Funcionalidade, Incapacidade e Saúde/Centro Colaborador da Organização Mundial da Saúde para a Família de classificações internacionais em português, org.; coordenação da tradução Cassia Maria Buchalla. 1. ed. 2. reimpr atual. São Paulo: Editora da Universidade de São Paulo; 2015.
2. Fairburn CG, Patel V. The impact of digital technology on psychological treatments and their dissemination. Behav Res Ther. 2017;88:19-25.
3. Schatzberg E. Technik comes to America: changing meanings of technology before 1930. Technology and culture; 2006;47(3):486-12.
4. Schulz R, Wahl HW, Matthews J, Dabbs ADV, Beach S, Czaja S. Advancing the aging & technology agenda in gerontology. The Gerontologist. 2015;55(5): 724-34.
5. Karbach J, Schubert T. Training-induced cognitive and neural plasticity. Frontiers in Human Neuroscience. 2013;7:48.A pesquisa sobre intervenções cognitivas e mudanças induzidas por treinamento no cérebro e no comportamento tem sido de interesse crescente na neurociência cognitiva e disciplinas relacionadas em pesquisas realizadas em 2013.
6. Leung NT, Tam HM, Chu LW, Kwok TC, Chan F, Lam LC, et al. Neural plastic effects of cognitive training on aging brain. Neural Plasticity. 2015;2015:535618.
7. Tuokko HA, Smart CM. Neuropsychology of cognitive decline: a developmental approach to assessment and intervention. New York: The Ghilford Press; 2018.
8. Bikic A, Leckman JF, Christensen TØ, Bilenberg N, Dalsgaard S. Attention and executive functions computer training for attention-deficit/hyperactivity disorder (ADHD): results from a randomized, controlled trial. Eur Child Adolesc Psychiatry. 2018;27(12):1563-74.
9. Bender AR, Naveh-Benjamin M, Raz N. Associative deficit in recognition memory in a lifespan sample of healthy adults. Psychology and Aging. 2010;25(4):940-8.
10. Bohil CJ, Alicea B, Biocca FA. Virtual reality in neuroscience research and therapy. Nat Rev Neurosci. 2011;12(12):752-62.
11. Aliyu F, Talib CA. Virtual Reality Technology: what benefits for Nigerian pre-service chemistry teachers. Asia Proceedings of Social Sciences. 2019;4(3):66-8.
12. **Gillespie A, Best C, O'Neill B. Cognitive function and assistive technology for cognition: a systematic review. J Int Neuropsychol Soc. 2012;18(1):1-19.**
    ⇨ **A importância deste estudo está na ênfase de que a tecnologia assistida tem sido usada para apoiar efetivamente funções cognitivas relacionadas à atenção, cálculo, emoção, experiência de si mesmo, funções cognitivas de nível superior (planejamento e gerenciamento de tempo) e memória. A revisão ainda faz três contribuições: (1) revisa a tecnologia assistida em termos de função cognitiva, fornecendo assim um quadro para prescrição desse tipo de terapia com base em um perfil de déficits cognitivos; (2) introduz uma nova classificação de tecnologia assistiva para cognição com base na função cognitiva; e (3) identifica áreas para pesquisas futuras e desenvolvimento nesta área.**
13. Bier N, Sablier J, Briand C, Pinard S, Rialle V, Giroux S, et al. Special issue on technology and neuropsychological rehabilitation: Overview and reflections on ways to conduct future studies and support clinical practice. Neuropsychological Reab. 2018;28(5).
14. Gagnon DH, Escalona MJ, Vermette M, Carvalho LP, Karelis AD, Duclos C, et al. Locomotor training using an overground robotic exoskeleton in long-term manual wheelchair users with a chronic spinal cord injury living in the community: Lessons learned from a feasibility study in terms of recruitment, attendance, learnability, performance and safety. Journal of NeuroEngineering and Rehabilitation. 2018;15(12).
15. Imbeault H, Langlois F, Bocti C, Gagnon L, Bier N. Can people with Alzheimer's disease improve their day-to-day functioning with a tablet computer? Neuropsychol Rehab. 2018;28(5):779-96.
16. Imbeault H, Gagnon L, Pigot H, Giroux S, Marcotte N, Cribier-Delande P, et al. Impact of AP@LZ in the daily life of three persons with Alzheimer's disease: long-term use and further exploration of its effectiveness. Neuropsychol Rehab. 2018;28(5).
17. Rivest J, Svoboda E, McCarthy J, Moscovitch M. A case study of topographical disorientation: behavioural intervention for achieving independent navigation. Neuropsychological Rehab. 2018;28(5).
18. Briand C, Sablier J, Therrien JA, Charbonneau K, Pelletier JP, Weiss-Lambrou R. Use of a mobile device in mental health rehabilitation: A clinical and comprehensive analysis of 11 cases. Neuropsychological Rehabilitation. 2018;28:5:832-63.
19. Julien-Gauthier F. Développer les habiletés pré-linguistiques des enfants qui ont un retard global de développement dans les milieux préscolaires. In: Zaouche-Gaudron C, Safont-Mottay O, Troupel-Cremel V, Rouyer M, de Léonardis (eds.). Précarités et éducation familiale. Toulouse: Érès; 2011. p. 224-30.
20. **Felsberg DT, Maher JP, Rhea CK. The state of behavior change techniques in virtual reality rehabilitation of neurologic populations: a systematic review. Front Psychol. 2019;10:979.**
    ⇨ **As experiências de realidade virtual (RV) (através de jogos e ambientes virtuais) estão sendo cada vez mais utilizadas em intervenções físicas, cognitivas e psicológicas. No entanto, o**

impacto da RV como uma abordagem para a reabilitação não é totalmente compreendido, e suas vantagens sobre as técnicas tradicionais de reabilitação ainda estão para ser estabelecidas.

21. Parsons B, Magill T, Bouche A, Zhang M, Zogbo K, Bérubé S, et al. Enhancing cognitive function using perceptual-cognitive training. Clinical EEG & Neuroscience. 2014;47(1):37-47.
22. Faubert J, Sidebottom L. Perceptual-cognitive training of athletes. Journal of Clinical Sports Psychology. 2012;6(1):85-102.
23. Faubert J. Professional athletes have extraordinary skills for rapidly learning complex and neutral dynamic visual scenes. Sci Rep. 2013;3:1154.
24. Mangine GT, Hoffman JR, Wells AJ, Gonzalez AM, Rogowski JP, Townsend JR, et al. Visual tracking speed is related to basketball – specific measures of performance in NBA players. J Strength Cond Res. 2014;28(9):2406-14.
25. Vartanian O, Coady L, Kristen Blackler L. 3D multiple object tracking boosts working memory span: implications for cognitive training in military populations. Military Psychology. 2016; 8(5):353-60 .
26. Assed MM, Carvalho MKHV, Rocca CCA, Serafim AP. Memory training and benefits for quality of life in the elderly: a case report. Dementia & Neuropsycholgia. 2016;10(2):152-5.
27. Jerald J. What is virtual reality? In: The VR Book. Association for Computing Machinery and Morgan & Claypool; 2015
28. Aran OT, Sahin S, Torpil B, Demirok T, Kayıhan H. Virtual reality and occupational therapy. In: Huri M, editor. Occupational therapy – Occupation focused holistic practice in rehabilitation. Turkey: Hacettepe University; 2017.
29. Weiss PL, Naveh Y, Katz N. Design and testing of a virtual environment to train stroke patients with unilateral spatial neglect to cross a street safely. Occup Ther Int. 2003;10(1):39-55.
30. Freeman D, Reeve S, Robinson A, Ehlers A, Clark D, Spanlang B, et al. Virtual reality in the assessment, understanding, and treatment of mental health disorders. Psychol Med. 2017;47(14):2393-400.
31. Bioulac S, de Sevin E, Sagaspe P, Claret A, Philip P, Micoulaud-Franchi JA, et al. [What do virtual reality tools bring to child and adolescent psychiatry?] Encephale. 2018;44(3):280-5.
32. Saposnik G, Levin M; Outcome Research Canada (SORCan) Working Group. Virtual Reality in stroke rehabilitation a meta-analysis and implications for clinicians. Stroke. 2011;42(5):1380-6.
33. Kane RL, Parsons TD. Technological developments in assessment. In: Handbook of Psychological Assessment. 4. ed. Academic Press: 2019. p. 573-92.
34. Tarr MJ, Warren WH. Virtual reality in behavioral neuroscience and beyond. Nat Neurosci. 2002;5 Suppl:1089-92.
35. Virtual reality society. What is virtual reality? 2017.
36. Reality Technologies. What is augmented reality (AR)? Ultimate guide to augmented reality (AR) technology. 2016. Disponível em: RealityTechnologies.Com.
37. Kim JHKJH, Thang NDTND, Kim TSKTS, Ph D, Voinea A, Shin J, et al. Virtual Reality History, Applications, Technology and Future. Digital Outcasts. 2013. Disponível em: https://doi.org/http://dx.doi.org/10.1016/B978-0-12-404705-1.00006-6.
38. Carl E, Stein AT, Levihn-Coon A, Pogue JR, Rothbaum B, Emmelkamp P, et al. Virtual reality exposure therapy for anxiety and related disorders: A meta--analysis of randomized controlled trials. J Anxiety Disord. 2019;61:27-36.
39. Wass SV, Porayska-Pomsta K. The uses of cognitive training technologies in the treatment of autism spectrum disorders. Autism. 2014;18(8):851-71
40. **Rodríguez C, Areces D, García T, Cueli M, González-Castro P. Comparison between two continuous performance tests for identifying ADHD: traditional vs. virtual reality. Int J Clin Health Psychol. 2018;18(3):254-63.**
    ⇨ **Este estudo mostrou a eficácia de um teste de desempenho contínuo baseado em realidade virtual. Possibilita estabelecer um diagnóstico diferencial em TDAH (omissões, comissões, tempos de resposta e atividade motora) quando analisados em diferentes condições contextuais.**
41. American Occupational Therapy Association. Specialized knowledge and skills in technology and environmental interventions for occupational therapy practice. American Journal of Occupational Therapy. 2010;64:S44-S56.
42. Collins ME. Occupational therapists' experience with assistive technology in provision of service to clients with Alzheimer's disease and related dementias. Physical & Occupational Therapy in Geriatrics. 2018;36:2-3:179-88.
43. Palmqvist S, Janelidze S, Stomrud E. Performance of fully automated plasma assays as screening tests for Alzheimer disease-related β-amyloid status. AMA Neurol. 2019;76(9):1060-9.
44. O'Neill SJ, Smyth S, Smetaton A, O'Connor NE. Assistive technology: Understanding the needs and experiences of individuals with autism spectrum disorder and/or intellectual disability in Ireland and the UK. Assistive Technology. 2020;32(5).
45. McLuhan M. Os meios de comunicação como extensão do homem. São Paulo: Cultrix;1964.
46. International Organization for Standardization, 2016. Disponível em: https://www.iso.org/home.html.
47. Chen Y, Abel KT, Janecek JT, Chen Y, Zheng K, Cramer SC. Cramerd. Home-based technologies for stroke rehabilitation: a systematic review. Int J Med Inform. 2019;123:11-22
48. Laver KE, Adey-Wakeling Z, Crotty M, Lannin NA, George S, Sherrington C. Telerehabilitation services for stroke. Cochrane Database Syst Rev. 2020;1:CD010255.
49. Ninnis K, Van Den Berg M, Lannin NA, George S, Laver K. Information and communication technology use within occupational therapy home assessments: a scoping review. Br J Occupational Therapy. 2019;82(3):1-12.
50. Brandt A, Jensen MP, Soberg MS, Andersen SD, Sund T. Information and communication technology-based assistive technology to compensate for impaired cognition in everyday life: a systematic review. Disabil Rehabil Assist Technol. 2020;1-15.
51. Melia R, Francis K, Hickey E, Bogue J, Duggan J, O'Sullivan M. Mobile Health Technology Interventions for Suicide Prevention: Systematic Review. JMIR Mhealth Uhealth. 2020;8(1):e12516.
52. Rathbone AL, Prescott J. The Use of Mobile Apps and SMS Messaging as Physical and Mental Health Interventions: Systematic Review. J Med Internet Res. 2017;19(8):e295.
53. Lawson DW, Stolwyk RJ, Ponsford JL, McKenzie DP, Downing MG, Wong D. Telehealth delivery of memory rehabilitation following stroke. J Int Neuropsychol Soc. 2020;26(1):58-71.
54. Mazuryk T, Gervautz M. Virtual reality history, applications, technology and future. Viena: Institute of Computer Graphics; 1999.
55. Sanchez-Vives MV, Slater M. Opinion: from presence to consciousness through virtual reality. Nat Rev Neurosci. 2005;6:332-9.
56. Steuer J. Defining virtual reality: characteristics determining telepresence. J Commun. 1992;42:73-94.
57. Tsaousides T, Ashman T. Technology-based delivery of neuropsychological rehabilitation. In: Wilson BA, Winegardner J, van Heugten CM, Ownsworth T. Neuropsychological rehabilitation – The International Handbook. Routledge; 2017.

Seção 6

Medicina do estilo de vida aplicada à psiquiatria

Editoras de área

Karla Mathias de Almeida
Ana Paula Lopes Carvalho

1

Por que uma seção de medicina do estilo de vida em um tratado de psiquiatria?

Karla Mathias de Almeida
Ana Paula Lopes Carvalho

Sumário

INTRODUÇÃO

Nos últimos anos, temos visto propostas de mudanças na prática psiquiátrica a partir de descobertas envolvendo a participação das vias inflamatórias na fisiopatologia dos transtornos psiquiátricos. Em paralelo, sabemos que aspectos relacionados aos hábitos diários de um indivíduo podem resultar em modificações no perfil de marcadores inflamatórios. E a isso se somam dois fatores agravantes. Primeiro, o arsenal farmacológico de que dispomos na psiquiatria está associado ao risco aumentado de desenvolvimento da chamada síndrome metabólica. Segundo, já existem evidências de que na população de pacientes psiquiátricos há taxas mais elevadas de sedentarismo, obesidade, cardiopatias, alterações de sono, alimentação de má qualidade, maior isolamento social e mais uso de substâncias psicoativas do que na população geral. Ademais, as evidências científicas baseadas em trabalhos de boa qualidade metodológica demonstram que intervenções como exercício físico, modificação na dieta alimentar, aumento da rede de apoio social e aumento da conectividade, entre outras que impactam positivamente o estilo de vida do paciente, melhoram o prognóstico dos transtornos psiquiátricos.

Nesta seção, vamos trazer informações baseadas em evidência científica que corroboram a ideia de incluir na prática psiquiátrica propostas de mudança de estilo de vida no sentido de contribuir para o tratamento dos principais transtornos psiquiátricos e promover saúde mental dos indivíduos.

O QUE É MEDICINA DO ESTILO DE VIDA

O termo *lifestyle medicine* foi empregado pela primeira vez em 1989 no simpósio europeu: "*Cancer control and lifestyle medicine. Present and future of indoor air quality: proceedings of the Brussels Conference*"[1]. Tornou-se mais amplamente conhecido após lançamento do que hoje é considerado o primeiro livro texto da especialidade *Lifestyle medicine*, por James Rippe em 1999 que definiu medicina do estilo de vida (MEV) como "a integração de práticas de estilo de vida à prática da medicina moderna para diminuir os fatores de risco para doenças crônicas e/ou, se a doença estiver presente, servir como terapia adjuvante. A medicina do estilo de vida agrega evidência científica em diversos campos relacionados à saúde para assistir ao clínico não só no processo de tratar a doença, mas também de promover à saúde".

São diversas as definições que foram surgindo ao longo do tempo e com a evolução dessa área de pesquisa e atuação. Sabemos que hábitos saudáveis são o alicerce das abordagens em MEV e, apesar de muitos defenderem que deveria ser uma especialidade, acreditamos que é mais uma ferramenta a que todo médico deveria ter acesso. Assim, além de melhorar a sua própria qualidade de vida, o profissional pode contribuir para a melhora da qualidade de seu atendimento e da vida do paciente. Estudos trazem dados que sugerem que médicos que cuidam melhor de si têm pacientes com hábitos mais saudáveis.

No Brasil, MEV ainda não é reconhecida como especialidade ou área de atuação. É fundamental destacar que é, por princípio, uma área multidisciplinar em que médicos, nutricionistas, educadores físicos, psicólogos, assistentes sociais e demais profissionais de saúde trabalham juntos e de forma complementar.

A MEV é composta por seis pilares básicos[2], todos interconectados, o que significa que a intervenção em um deles tem grande chance de resultar em melhora gradual nos outros, assim como, por outro lado, o descuido em um deles, como um efeito dominó, pode ter como consequência a piora dos outros. Os pilares serão abordados individualmente em cada capítulo desta seção, com exceção de dois deles que já são parte da prática dos psiquiatras e estarão em suas sessões próprias. Os seis pilares são:

- **Nutrição:** a alimentação está diretamente relacionada ao surgimento, à manutenção e à piora de uma série de diagnósticos psiquiátricos. A psiquiatria nutricional surgiu de forma independente da MEV e devido às suas relações estreitas com o estilo de vida se uniu à MEV e faz parte de um corpo de conhecimento que vem avançando exponencialmente nas ciências médicas.
- **Sono:** pilar fundamental e indispensável. Devido à sua complexidade e base de conhecimento teórica, já é uma especialidade em psiquiatria e será abordada em seção própria.
- **Exercício físico:** o combate ao sedentarismo está associado à melhora da saúde física e mental dos indivíduos. Neste capítulo, apresentaremos as evidências mais recentes sobre as relações entre sedentarismo, exercício físico e os transtornos mentais.
- **Combate ao tabagismo e uso de álcool com moderação**: a área da psiquiatria que atua abordando o uso de substâncias psicoativas foi a que trouxe uma das principais ferramentas utilizadas para ajudar o clínico a abordar mudanças de hábitos em seus pacientes: a Entrevista Motivacional. Ela surgiu para tratamentos em pacientes alcoolistas e hoje é amplamente utilizada na MEV. Esse pilar será abordado em outra seção neste livro, uma vez que é estudado por uma área específica da psiquiatria.
- **Manejo do estresse e felicidade:** nesse capítulo da seção, abordaremos a meditação, o yoga, e o *mindfulness*. Em outra seção, aborda-se a psiquiatria positiva, que oferece todo um conjunto de ferramentas e conhecimento específico e que unida à MEV traz outras formas de abordagem à psiquiatria, ao tema felicidade e ao manejo do estresse.
- **Relacionamentos interpessoais:** a solidão e o isolamento social estão relacionados à piora de todos os parâmetros de saúde. Neste capítulo, abordaremos como estes constructos são abordados na literatura médica e qual sua relação com a saúde física e mental, assim como citaremos as abordagens propostas para cuidar deste pilar da MEV.

REFERÊNCIAS BIBLIOGRÁFICAS

1. Yeh B, Kong D. The advent of lifestyle medicine. Journal of Lifestyle Medicine. 2013;3(1).
2. Lifestyle medicine: infográfico do American College of Lifestyle Medicine. Disponível em: https://www.lifestylemedicine.org/What-is-Lifestyle-Medicine

2

Psiquiatria nutricional: estado da arte e prática clínica

Roberta Carbonari Muzy
Ana Paula Lopes Carvalho
Beny Lafer

Sumário

Pontos-chave

- Os nutrientes são essenciais à saúde mental, emocional e ao desenvolvimento neurocognitivo.
- O estilo alimentar de um indivíduo, desde a concepção até a vida adulta, tem papel relevante no desenvolvimento e prognóstico de doenças mentais.
- A deficiência de micronutrientes específicos está relacionada diretamente a declínio de saúde mental e comportamentos disfuncionais. É cada vez maior a quantidade de estudos que apontam a eficácia da suplementação.
- Existe uma forte relação entre inflamação sistêmica e doenças psiquiátricas. Uma alimentação com características anti-inflamatórias foi associada a menor prevalência de depressão e saúde mental.
- A intervenção nutricional e de probióticos pode mediar alterações na microbiota intestinal e interferir na comunicação bidirecional do eixo intestino-cérebro.

INTRODUÇÃO

A intervenção nutricional, como parte de um acompanhamento médico multidisciplinar, tem ganhado espaço crescente nos últimos anos, principalmente com o aumento considerável de doenças crônicas não transmissíveis e seu destaque entre os grandes problemas de saúde pública. Sabe-se da relação da alimentação desequilibrada com diversas doenças que reduzem a expectativa de vida da população, no entanto, cabe ressaltar que uma expectativa de vida prolongada deve ser acompanhada de uma qualidade de vida significativa, o que se traduz por presença de funcionalidade, cognição e saúde mental-emocional preservadas.

O presente capítulo resulta de uma longa pesquisa de estudos observacionais que relacionam padrões dietéticos específicos ao aumento de risco para transtornos psiquiátricos, assim como o papel da intervenção nutricional no desenvolvimento, tratamento e prognóstico de doenças psiquiátricas. A importância dos nutrientes na construção e manutenção da cognição, das sinapses cerebrais, da atuação dos neurotransmissores e do equilíbrio mental de forma geral tem sido foco de muitos estudos, principalmente dado o crescimento da prevalência de transtornos mentais nos últimos anos e paralela piora da qualidade alimentar presente nos tempos modernos.

No âmbito das doenças psiquiátricas, o surgimento de distúrbios advindos da degeneração neuronal, demências, rebaixamento cognitivo e de memória, por exemplo, mediada pela inflamação sistêmica crônica de baixo grau (ISCBG), é também muito bem documentado. Esse quadro pode ser decorrente de múltiplas disfunções como distúrbios metabólicos, obesidade, síndrome metabólica, avanço da idade, entre outras causas. Além disso, a fisiopatologia de alguns transtornos psiquiátricos tem relacionado-os a um aumento nos marcadores de inflamação. No que tange a padrão alimentar, a ingestão frequente de alimentos gordurosos, por exemplo, é um dos fatores externos relacionados ao processo inflamatório descrito acima. O que se observa nessa condição é o aumento dos níveis de citocinas pró-inflamatórias, quimiocinas e proteínas de fase aguda circulantes e, como consequência, danos colaterais aos tecidos, células e aos órgãos com o decorrer do tempo.

A alimentação tem papel relevante na promoção ou precaução de condições que possam alterar o perfil inflamatório, além de ser o combustível necessário para diversas funções cerebrais. Por essa razão, as descobertas no ramo da psiquiatria nutricional, área da psiquiatria que utiliza a nutrição como forma de prevenção e tratamento coadjuvante de doenças mentais, vêm ganhando papel de destaque.

CONCEITOS EM PSIQUIATRIA NUTRICIONAL

Define-se a nutrição como ciência que estuda os processos pelos quais o organismo recebe, utiliza e elimina os nutrientes ingeridos através da alimentação. Os alimentos são constituídos por nutrientes, sendo os macronutrientes dos alimentos as proteínas, carboidratos, lipídios e os micronutrientes os sais minerais e vitaminas. Cada um desses nutrientes possui uma ou mais funções especiais na construção, manutenção e equilíbrio do organismo. É necessário receber diariamente uma certa quantidade de cada um dos cinco nutrientes, e o equilíbrio dessa ingestão é chave importante para a manutenção da saúde e da vida. A quantidade e a concentração desses nutrientes no dia a dia, ao longo das refeições, compõem o que se chama de dieta.

A psiquiatria nutricional refere-se ao tratamento e prevenção de transtornos mentais por meio de modificações na dieta e suplementação baseada em nutrientes específicos e considera que a saúde mental do indivíduo tem relação direta com "o que se come". A área reconhece a complexidade dos distúrbios psiquiátricos, destacando os fatores ambientais, genéticos e interpessoais, mas também discute o papel da alimentação como fator impactante da saúde mental. Embora evidências científicas sejam limitadas sobre a associação exata entre práticas alimentares específicas e saúde mental, a literatura existente, principalmente os estudos populacionais nessa área, é convincente da necessidade desse novo olhar.

A abordagem busca a aplicabilidade das evidências científicas da dieta na saúde mental e sua influência no cérebro, assim como o papel da microbiota intestinal e a sua relação com os níveis de inflamação do corpo. A psiquiatria nutricional aborda a inflamação crônica, déficits nutricionais e saúde intestinal como parte do tratamento de condições neuropsiquiátricas, sem desconsiderar que se refere a condições graves de saúde em que intervenções complexas são exigidas e, portanto, não objetiva abordagens nutricionais de forma isolada, mas sim dentro de um contexto de terapêutica multidisciplinar.

ENTENDENDO O EIXO INTESTINO-CÉREBRO

Para trazer uma leitura mais fluida ao leitor, é necessário tratar de alguns conceitos importantes amplamente abordados a seguir. Quando se fala em microbiota, refere-se às comunidades de microrganismos que habitam os tecidos: bactérias, fungos, protozoários e outros. No final do tubo digestório, no intestino grosso, esses microrganismos encontram seu ambiente mais favorável, pelo pH neutro e amplo fluxo de nutrientes. Já a expressão microbioma designa o conjunto desses microrganismos e seus genes que interagem com os genes do hospedeiro. O microbioma intestinal desempenha funções importantes na digestão, na síntese de certos ácidos graxos de cadeia curta e de vitaminas, no metabolismo de gorduras e no controle do sistema imunológico. Uma microbiota em desequilíbrio, em disbiose, pode provocar uma resposta imune e levar à inflamação.

Na última década, o meio científico se dedicou a entender melhor a relação do eixo intestino-cérebro. Estudos iniciais utilizando ratos livres de bactérias (*germ-free*) deram o direcionamento na compreensão dessa interação bilateral tornando as pesquisas mais robustas, com estudos prospectivos a ensaios clínicos randomizados que auxiliaram a comunidade científica no delineamento das variáveis dessa relação.

Hoje, sabe-se que o impacto da composição e da integridade da microbiota perpassa o intestino levando a importantes consequências metabólicas. Sabe-se também que a composição desse microbioma é altamente variável e uma característica única de cada indivíduo, influenciada por inúmeros fatores de cunho ambiental, genético e psicossocial. Devido à natureza bidirecional dessa relação do eixo intestino-cérebro, mediada pela microbiota que atua relativamente de forma independente, o eixo é atualmente descrito como cérebro-intestino-microbiota ("*gut-brain axis*"), ressaltando a contribuição dessa variável. Em 2016, um estudo conduzido por Rogers et al. evidenciou os microrganismos intestinais como mediadores diretos da relação entre o intestino e quadros psicopatológicos[1]. A comunicação entre os componentes desse eixo é realizada por meio de vias neuroanatômicas, imunológicas e neuroendócrinas[2]. Os nervos simpáticos percorrem as regiões vasculares do trato gastrointestinal (TGI) e do sistema nervoso entérico (SNE) e participam de funções como a motilidade intestinal, a ativação imunológica e o fluxo sanguíneo. A comunicação do intestino ao cérebro ocorre, principalmente, através do nervo vago, principal componente das vias parassimpáticas e que, com suas fibras nervosas sensoriais, transmite informações dos órgãos diretamente ao sistema nervoso central (SNC)[3].

O SNE é definido como uma extensão periférica do sistema límbico cerebral alojada no intestino, interagindo diretamente com a extensa superfície intestinal e microbiota; com 200 a 600 milhões de neurônios, tem sido chamado por alguns cientistas de "segundo cérebro"[3,4].

A microbiota intestinal pode interferir na produção de neurotransmissores, como o ácido gama-aminobutírico (GABA), inibidor no SNC; a noradrenalina[5] e o triptofano, aminoácido essencial e precursor de neurotransmissores[5,6].

O eixo hipotálamo-hipófise-adrenal, núcleo central do estresse no sistema endócrino, regula a liberação de glicocorticoides, mineralocorticoides e catecolaminas, substâncias que modulam o ambiente intestinal determinando a composição da microbiota e a integridade da barreira intestinal – complexo sistema de múltiplas camadas, com uma barreira "física" externa e uma barreira "funcional" imunológica interna. A interação dessas barreiras permite a manutenção do equilíbrio de sua permeabilidade[5]. A Figura 1 mostra uma representação da comunicação do eixo microbiota-intestino-cérebro e de alguns dos diversos elementos que participam e interferem nessa comunicação.

Algumas espécies bacterianas interagem com o metabolismo estimulando sistemas além do TGI, como o sistema endocanabinoide, que afeta a função da barreira intestinal e o controle homeostático e hedônico do apetite. Um estudo de imagem em humanos descobriu que o aumento do propionato no cólon, induzido por ingestão de inulina, reduziu respostas antecipadas de recompensa a alimentos calóricos e diminuiu sua ingestão exagerada na refeição seguinte. O propionato é um dos principais ácidos graxos de cadeia curta secretados pelas bactérias intestinais[7].

O eixo microbiota-intestino-cérebro também pode mediar as vias inflamatórias. Os lipopolissacarídeos (LPS), presentes na parede celular de bactérias Gram-negativas, que extravasam do intestino para a corrente sanguínea em um cenário de aumento de permeabilidade intestinal, em níveis plasmáticos aumentados levam a um quadro de endotoxemia metabólica, induzindo forte resposta do sistema imunológico e contribuindo para inflamação sistêmica de baixo grau[8].

Essa inflamação crônica tem sido sugerida como um mecanismo biológico essencial em declínios da função física e mental. Um estudo identificou que indivíduos com depressão apresentavam razões de ômega-6/ômega-3 significativamente mais altas que os controles, além de níveis mais altos de fatores de necrose tumoral (TNF-alfa) e interleucina 6 (IL-6), evidenciando um papel da inflamação nos sintomas depressivos e ansiosos[9].

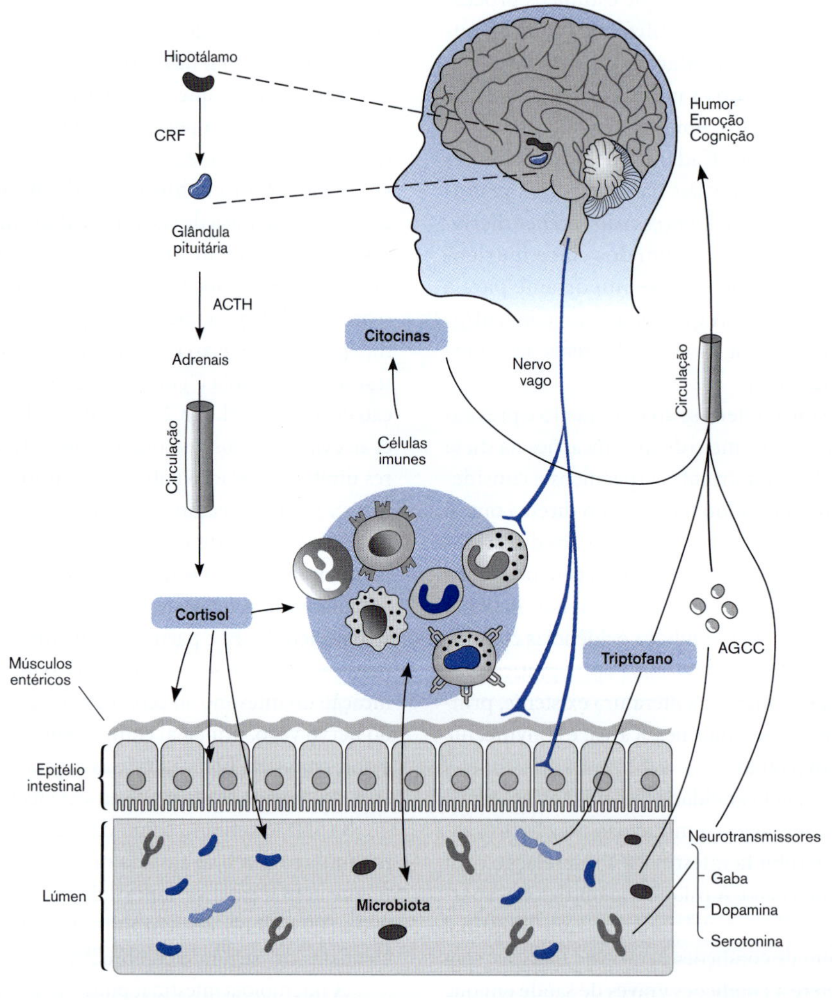

Figura 1 Representação da comunicação bidirecional do eixo microbiota-intestino-cérebro e de alguns dos diversos elementos, hormônios e neurotransmissores que interagem e participam desse processo.
ACTH: hormônio adrenocorticotrófico; AGCC: ácidos graxos de cadeia curta; CRF: hormônio liberador de corticotrofina.

Uma revisão de 2019[10] evidenciou propriedades anti-inflamatórias da fosfatase alcalina e as consequências metabólicas negativas de sua inibição. Essa enzima exerce papel importante na manutenção da integridade das células de junção do intestino e na função de barreira intestinal. Essa revisão também destacou a nutrição como uma potente aliada para o controle da inflamação pelo estímulo de fosfatase alcalina intestinal e evidenciou o potencial poder terapêutico do ômega-3[10].

Algumas bactérias intestinais também podem diminuir essa endotoxemia, agindo na proteção da integridade da barreira intestinal, aumentando espessamento da camada de muco ou promovendo regulação positiva da expressão de proteínas da junção, via particularmente relevante nas doenças neurodegenerativas e distúrbios psicológicos e algumas condições mentais, como depressão, autismo e transtorno bipolar. Nesse contexto, algumas intervenções com cepas probióticas foram propostas e permanecem sendo bastante estudadas[8].

Diversos transtornos psiquiátricos parecem sofrer o impacto direto do eixo intestino-cérebro, e, nos últimos anos, pesquisas foram realizadas ressaltando a importância do equilíbrio da colonização bacteriana e da integridade da barreira intestinal na etiopatogenia de transtornos como autismo, demência e transtornos de humor. Além disso, a evidência da alteração do estado inflamatório vem sendo destacada em distúrbios como esquizofrenia, transtorno depressivo maior e transtorno bipolar[11-13].

Assim, a alteração da permeabilidade intestinal e a síntese e disseminação na corrente sanguínea de LPS têm influência importante na modulação do SNC e no aumento da atividade de áreas ligadas ao controle emocional[14], além de levar à produção de citocinas inflamatórias que também alteram a atividade cerebral pela modulação da síntese de neuropeptídeos[15]. Embora a maioria dos estudos trabalhem com a modulação da microbiota por meio da administração de probióticos, é importante ressaltar que uma alimentação equilibrada, rica em alimentos considerados prebióticos, que contam com tipos específicos de fibras alimentares (compostos não digeríveis, porém fermentadas pelas bactérias do TGI) tem efeito modulador direto e consistente sobre a composição da microbiota intestinal, favorecendo, dessa maneira, ainda mais o funcionamento desse sistema.

EVIDÊNCIAS CIENTÍFICAS DA RELAÇÃO ENTRE NUTRIÇÃO E SAÚDE MENTAL

Estudos observacionais

Estudos observacionais mostram a associação dos nutrientes e do padrão alimentar com o desenvolvimento de comportamentos agressivos, violentos ou antissociais[16].

Pesquisadores relataram efeitos do ferro e do zinco da dieta alimentar tanto no funcionamento do cérebro quanto no comportamento. Um estudo de coorte longitudinal descreveu uma relação dose-resposta entre a deficiência nutricional de micronutrientes (zinco, ferro e vitamina B) aos 3 anos de idade e problemas de comportamento na infância e adolescência[17]. Estudos observacionais corroboram esses achados, salientando que deficiências de ferro são encontradas em crianças com comportamento agressivo e disfuncionais[18,19].

A deficiência de zinco também foi associada a transtorno de déficit de atenção e hiperatividade (TDAH), constatando que os níveis plasmáticos de zinco podem afetar o processamento de informações em crianças com TDAH[20].

Uma revisão sistemática importante[21] avaliou o impacto da alimentação no período pré-gestacional. Os resultados apoiaram uma associação inversa entre ingestão de ácido fólico materno e o risco de transtorno do espectro autista (TEA), embora com grande heterogeneidade entre os estudos. Já os dados sobre associações de outros fatores alimentares (como ômega-3 e ferro) e TEA e TDAH ainda são inconclusivos, mas justificam investigação futura.

Um estudo verificou a relação entre TEA e obesidade materna e paterna. Os pesquisadores concluíram que a obesidade é um fator de risco para TEA, sendo a obesidade paterna um fator independente de risco para o TEA dos filhos. Diante dessa constatação, fica mais evidente a importância da atenção ao padrão alimentar como um todo, e não apenas da presença de nutrientes específicos na prevenção da patologia, uma vez que a obesidade é uma consequência do estilo de vida e do padrão de ingestão alimentar do indivíduo ao longo da vida[22].

O TDAH tem sido relacionado a diversos fatores alimentares. Uma metanálise de 2019[23] de 14 estudos observacionais sugeriu que uma dieta rica em açúcar refinado e gordura saturada pode aumentar o risco de TDAH, enquanto uma dieta saudável, caracterizada pelo alto consumo de frutas e vegetais, teria efeito protetor contra o transtorno, mesmo após estratificação dos estudos. Outros pesquisadores avaliaram a ingestão de açúcar e o risco de TDAH, e um estudo[24] encontrou uma relação dose-resposta entre consumo de bebidas açucaradas e TDAH. Crianças com consumo em níveis moderados (1 a 6 porções/semana) apresentaram risco aumentado em 36%, em comparação com ausência do consumo; e 7 ou mais porções/semana associou-se a probabilidade quase quatro vezes maior de diagnóstico de TDAH. No entanto, devido à natureza metodológica do estudo, não foi possível definir relação de causalidade entre consumo de bebidas açucaradas e TDAH. Um estudo brasileiro de coorte de 2019[25] não encontrou associação entre o consumo de açúcar e incidência de TDAH na faixa etária de 6 e 11 anos de idade.

Vale destacar que outros estudos revelam efeitos metabólicos e psicológicos maléficos do consumo de bebidas açucaradas e do excesso de sacarose, como é o caso de um artigo publicado em 2013[26], em que o acompanhamento prospectivo evidenciou a associação entre o consumo de refrigerante e escore de comportamento agressivo mais alto em um padrão de dose-resposta, além de pontuações mais altas na subescala de problemas de atenção com doses a partir de 4 porções. Portanto, ainda que mais estudos sejam necessários para avaliar a relação de causalidade, o consumo não deve ser estimulado, pois, sendo causa ou consequência do transtorno, crianças com TDAH apresentam um perfil dietético menos saudável e beneficiam-se de intervenções dietéticas que visem à melhoria desse padrão.

No que se refere à depressão, observa-se uma ampla e crescente gama de estudos. Uma metanálise de 2017 avaliou os níveis de folato em indivíduos com e sem depressão e concluiu que indivíduos com depressão têm níveis séricos e de ingestão de folato mais baixos do que indivíduos sem depressão. Também foi evidenciado que a suplementação de folato melhorou a eficácia dos medicamentos antidepressivos tradicionais. Os autores concluíram, no entanto, que são necessários mais estudos randomizados e controlados avaliando a suplementação de folato na depressão[27].

A suplementação de folato durante a gestação tem eficácia comprovada na prevenção de defeitos do tubo neural[28,29]. Além desse efeito protetor bem documentado, estudos mais recentes observaram que a suplementação pode ter efeitos benéficos no neurodesenvolvimento de crianças. Filhos de mães com deficiência pré-natal de folato apresentaram maior risco de problemas emocionais, especialmente em comparação com gestantes suplementadas com folato no período pré-concepção[30]. Uma revisão de 22 artigos, publicada no final de 2016[31], investigou a associação entre a suplementação de ácido fólico na gravidez e o neurodesenvolvimento infantil. Quinze estudos mostraram um efeito benéfico da suplementação.

Além do folato, os ácidos graxos poli-insaturados (PUFA), particularmente o ácido araquidônico (AA), da família ômega-6 (n-6), e o ácido docosaexaenoico (DHA), da família ômega-3 (n-3), são componentes estruturais dos fosfolipídios da membrana neuronal e da bainha de mielina que isola os axônios. Os PUFA não são sintetizados pelo organismo humano, sendo sua ingestão em níveis adequados essencial ao organismo.

Esses ácidos graxos acumulam-se no cérebro a partir do terceiro trimestre, e a composição na membrana depende principalmente da ingestão materna de DHA. Em modelos animais, a restrição do DHA no período perinatal afetou negativamente os resultados cognitivos e comportamentais da prole. No entanto, até o momento, as associações entre PUFA materno e risco de TEA são inconclusivas em humanos. A heterogeneidade tanto na medição de PUFA quanto na avaliação do TEA dificultou a comparação dos resultados dos estudos[21].

O *Geelong Osteoporosis Study* (GOS)[32], que envolveu aproximadamente 3.000 homens e mulheres, mostrou que populações de países com maior consumo de frutos do mar apresentavam taxas mais baixas de transtornos mentais. Os pesquisadores também encontraram uma ligação entre níveis mais baixos de ácidos graxos ômega-3 no leite materno e depressão pós-parto[33].

Com relação ao padrão alimentar, dieta equilibrada, com consumo de alimentos *in natura*, integrais, ricos em fibras, e refeições que apresentem bom balanceamento de vegetais, frutas, grãos integrais, nozes, sementes e legumes, está associada a risco reduzido de doenças crônicas, como doenças cardiovasculares[34], câncer[35] e diabete tipo 2[36], além de condições como sobrepeso e obesidade. É importante enfatizar que várias dessas doenças estão presentes em comorbidade com transtornos psiquiátricos como esquizofrenia e transtorno bipolar. Por outro lado, o que se observa na modernidade é o crescimento de um padrão alimentar não saudável (muitas vezes chamado de "ocidental"), com mais açúcares, gorduras saturadas e aditivos adicionados às refeições.

Um estudo prospectivo com 3.040 adolescentes australianos identificou relações de dose resposta entre dieta saudável (baixa ingestão de biscoitos, salgadinhos, frituras, chocolates, sorvetes, pirulitos e bebidas açucaradas) e maior qualidade de vida (subescala emocional do Questionário Pediátrico de Qualidade de Vida). Melhorias na qualidade da dieta foram associadas a melhor qualidade de vida emocional durante o período de acompanhamento, enquanto a deterioração da qualidade da dieta foi associada a um piora do estado psicológico dos adolescentes[37].

Quando se fala de padrão alimentar e saúde, uma maior adesão a uma dieta mediterrânea tem sido estudada de longa data e previamente refletida nos grandes estudos. O termo "dieta mediterrânea" refere-se a padrões alimentares encontrados nas áreas de olivicultura da região mediterrânea. Embora exista alguma heterogeneidade nos padrões de consumo de alimentos nesses países, características comuns são observadas, como o consumo de alimentos vegetais em abundância, alta ingestão de oleaginosas, legumes, leguminosas, tubérculos, sementes e cereais, frutas frescas, azeite de oliva como principal fonte de gordura, consumo frequente de peixe, consumo moderado de vinho nas refeições, baixa quantidade de carne vermelha e consumo moderado de laticínios. Porém, é importante salientar a presença de outros aspectos não nutricionais, como características sociais, culturais, econômicas e ambientais, que podem contribuir para os efeitos benéficos atribuídos ao padrão alimentar mediterrâneo[34,38].

Na última década, um número crescente de estudos epidemiológicos passou a investigar relações entre padrões alimentares e estados mentais, e estudos transversais e longitudinais demonstraram a relação da dieta ocidental ou altamente processada com maior risco de desenvolvimento de sintomas psiquiátricos, como depressão e ansiedade, bem como a relação da dieta no estilo mediterrâneo e o risco diminuído para o desenvolvimento de distúrbios mentais[39].

Um estudo de coorte prospectivo, de aproximadamente 8,5 anos, realizado com universitários na Espanha mostrou que participantes com maior adesão ao estilo de vida mediterrâneo (dieta mediterrânea, ausência de sedentarismo e boa socialização) apresentaram uma redução de 50% no risco relativo de depressão em comparação com os participantes com menor adesão[40], corroborando evidências de que o estilo de vida mediterrâneo pode reduzir o risco de depressão.

Cabe ressaltar que, embora vários estudos e análises tenham mostrado uma associação entre a dieta mediterrânea e a redução do risco de depressão ou mesmo um efeito protetor, uma metanálise recente com 14 estudos de coorte que reuniu mais de 56.000 participantes não observou significância estatística na associação[41]. No entanto, os estudos transversais analisados apresentaram uma associação bastante significativa entre menor prevalência de depressão e adesão à dieta mediterrânea, levantando uma base de evidências razoável para futuras pesquisas sobre o efeito de intervenções alimentares específicas na saúde mental.

Estudos de intervenção

Com o crescimento do corpo de evidências associativas entre condições mentais e nutrição, estudos passaram a investigar a eficácia de intervenções nutricionais na prevenção e no tratamento de transtornos psiquiátricos.

Em 2019, uma metanálise identificou que as formulações de EPA-puro (100% EPA) e EPA-principal (≥ 60% EPA) promoveram efeitos clínicos benéficos na depressão. É interessante destacar que não foi encontrado benefício adicional em uma dosagem superior a 1 g/dia, o que pode sugerir que doses dietéticas de EPA podem ser suficientes para promover efeitos terapêuticos. Além disso, um dos estudos analisados demonstrou que EPA em altas dosagens pode prejudicar a atividade de enzimas importantes no metabolismo de uma classe de medicamentos antidepressivos, os inibidores seletivos da recaptação de serotonina. De forma geral, o estudo concluiu que o EPA na proporção de 60% ou mais e um intervalo de 720 a 1.000 mg/dia pode ser eficaz no tratamento da depressão[42].

É importante ressaltar que os estudos mostram efeito superior de formulações contendo mais EPA em relação a DHA. Fato curioso, uma vez que o DHA é um componente estrutural importante das membranas neuronais, sendo mais provável supor que aumentar sua disponibilidade nutricional teria efeitos benéficos na função cerebral. Alguns mecanismos são sugeridos para explicar esse paradoxo, mas, no geral, o que parece ocorrer é uma melhora dos sintomas depressivos pelo controle da inflamação, visto que EPA tem ação anti-inflamatória (redução do TNF-alfa e IL-6 através da inibição de fator de transcrição nuclear kappa B). Esses resultados enfatizam a associação da inflamação com os transtornos mentais, evidenciando que estratégias alimentares anti-inflamatórias devem ser estimuladas tanto na prevenção quanto no controle de doenças psiquiátricas, principalmente na depressão[43].

Em 2019 foi publicada uma metanálise[44] de ensaios clínicos sobre depressão, dessa vez avaliando o efeito de probióticos, cujo resultado demonstrou que seu uso levou a melhoria significativa dos sintomas depressivos em pacientes com transtorno depressivo maior e que a combinação de várias cepas foi mais eficaz do que o uso de cepas únicas. No entanto, os estudos diferiram bastante entre os tipos de cepas utilizadas sendo, portanto, necessárias mais pesquisas para estabelecer quais combinações bacterianas são melhores para alcançar os efeitos desejados. Em um estudo de intervenção randomizado, duplo-cego, realizado em 2018, pesquisadores verificaram que a suplementação com probióticos estava associada a uma menor taxa de reinternação de pacientes após hospitalização por mania, maior tempo para todas as reinternações psiquiátricas e redução de dias reinternados[45].

A suplementação de zinco também foi avaliada em estudos de intervenção. Um ensaio clínico duplo-cego com pacientes com diagnóstico primário de TDAH observou que a terapia com zinco foi significativamente superior ao placebo na redução dos sintomas de hiperatividade, impulsividade e socialização prejudicada, porém não demonstrou eficácia nos sintomas de déficit de atenção. O estudo concluiu ainda que a suplementação parece beneficiar pacientes com alto índice de massa corpórea e com baixos níveis de zinco sérico[46].

Sintetizando os principais achados sobre eficácia e segurança de suplementos nutricionais nos transtornos mentais, uma grande metarrevisão e metanálise[42] encontrou que as evidências foram mais consistentes para a administração dos PUFA (principalmente EPA) nos quadros de depressão, e evidências recentes sugerem PUFA também como estratégia para o tratamento de sintomas de TDAH. Os suplementos à base de folato também foram amplamente pesquisados como tratamentos adjuvantes para depressão e esquizofrenia, com efeitos positivos em ensaios clínicos randomizados. Embora, em ambos os casos, o pequeno tamanho do efeito ainda tenha indicado confiança limitada nos resultados, os efeitos gerais positivos foram impulsionados em grande parte por ensaios clínicos com metilfolato de alta dose (15 mg/dia). Um estudo controlado por placebo de metilfolato na esquizofrenia relatou aumentos significativos na substância branca em apenas 12 semanas, concomitante a uma redução nos sintomas negativos.

Essa metarrevisão citada[42] também encontrou evidências emergentes do uso da N-acetilcisteína em doses de 2.000 mg/dia ou mais como potencialmente eficaz para reduzir sintomas depressivos e melhorar sintomas em doenças psiquiátricas, observando reduções significativas nos sintomas gerais, embora com substancial heterogeneidade entre os estudos, especialmente na duração (ação tardia de cerca de 6 meses). A N-acetilcisteína atua como precursora da glutationa, o principal antioxidante endógeno, neutralizando as espécies reativas de oxigênio e nitrogênio, e tem sido estudada como coadjuvante do tratamento de esquizofrenia, transtorno bipolar e depressão.

Com relação à segurança, todos os suplementos nutricionais avaliados (vitamina B9, PUFA, N-acetilcisteína, vitamina D, zinco, magnésio, folato e probióticos) apresentam bons perfis, sem evidência de efeitos adversos graves, contraindicações ou interações com medicamentos psiquiátricos.

Em relação ao padrão alimentar e pesquisas de intervenção, a primeira intervenção a testar a melhoria da dieta como estratégia para tratamento de sintomas depressivos foi de um estudo controlado randomizado conduzido por uma pesquisadora pioneira na área da psiquiatria nutricional, Felice Jacka. O estudo observou efeitos positivos de uma intervenção dietética de 3 meses na depressão moderada a grave (*SMILES trial*), com melhora significativamente maior no grupo de intervenção dietética e remissão alcançada em 32% desse grupo, comparada a 8% no grupo que não recebeu a intervenção[47].

SUPLEMENTOS OU ALIMENTO?

Há um consenso na literatura sobre os benefícios da adesão a um padrão alimentar "saudável", com perfil anti-inflamatório, e a relação direta com a saúde mental. A intervenção na alimentação pode promover impacto na microbiota intestinal e, por consequência, em todo o eixo microbiota-intestino-cérebro, o que não é observado, de forma tão consistente, no caso de intervenção com suplementação de nutrientes isoladamente. Embora a suplementação seja necessária, em alguns casos, pela instalação de deficiência, como forma preventiva, ou para auxiliar em tratamentos específicos, a ingestão alimentar equilibrada em nutrientes e com diversidade de alimentos com densidade nutricional adequada pode prevenir essas deficiências além de trazer benefícios de forma sistêmica e integrada ao metabolismo como um todo[48].

Suplementos, em intervenções nutricionais, são mais utilizados quando há presença de dificuldades de ingestão alimentar; no entanto, é necessário enfatizar que suplementos, muitas vezes, não são equivalentes a alimentos quanto à biodisponibilidade e absorção, e que os dados que sustentam a utilidade dessa suplementação em doenças mentais são, até o momento, limitados, com exceção de alguns nutrientes como ácidos graxos ômega-3, por exemplo, que apresentam uma base de evidências mais sólida como tratamento adjuvante[42], ou ainda a suplementação de folato durante a gestação[28,29] como prevenção de possíveis desfechos de malformação fetal e déficits cognitivos.

Faz-se imprescindível uma percepção crítica da aplicabilidade desses estudos, independentemente da qualidade metodológica das pesquisas. A análise geral dos estudos não sugere a ingestão de nutrientes individuais para melhora do quadro clínico ou prevenção de doenças mentais. Muitas vezes, a avaliação da ingestão de um nutriente específico é um marcador para a qualidade da dieta. Ou seja, a maior ingestão de folato, ou ômega-3, ferro e zinco, por exemplo, está associada a maior qualidade da dieta de forma geral. Comer, portanto, refeições inteiras, em que um número muito grande de compostos interage de forma complexa na matriz alimentar, provocando alterações de absorção e utilização dos nutrientes, e avaliar um padrão alimentar acaba se tornando mais complexo também do que avaliar a ingestão de nutrientes isolados *versus* um resultado, porém de extrema relevância. Por exemplo, indivíduos que costumam comer grandes quantidades de vegetais podem também tender a ingerir outros alimentos saudáveis com características anti-inflamatórias e se beneficiarem, portanto, da presença dos ômegas e do folato; a alta ingestão de alimentos ricos em vitamina C pode potencializar a absorção do ferro, etc. Por outro lado, a alta ingestão de bebidas açucaradas pode estar combinada à ingestão de alimentos processados com adição de açúcares, gordura saturada e maior teor de sal. Dessa forma, embora seja imprescindível a suplementação de nutrientes na insuficiência e deficiência no indivíduo, uma abordagem ampla dos hábitos alimentares se faz da mesma forma necessária.

Cabe também ressaltar que toda suplementação deve ser avaliada de forma individualizada e levando em consideração sua interação com possíveis fármacos utilizados em tratamento.

PERSPECTIVAS FUTURAS

O conjunto de evidências atual fornece suporte para a existência de relações diretas entre nutrição e saúde mental durante toda a vida. No entanto, ainda existem lacunas em sua total compreensão, principalmente as bases fisiológicas desse efeito. São necessárias pesquisas que possam trazer esclarecimento, por exemplo, de como diferentes indivíduos respondem às diferentes intervenções.

Embora muitos estudos tenham examinado os efeitos de componentes ou alimentos nutricionais individuais no cérebro e no comportamento, a pesquisa nutricional está mudando o foco dos nutrientes ou suplementos únicos para a análise de padrões alimentares, o que tem extrema relevância, uma vez que, dentro do contexto alimentar, os nutrientes agem de forma sinérgica e as interações entre nutrientes afetam sua biodisponibilidade e efeito.

Por outro lado, evidências de que a alimentação durante a gestação e a primeira infância pode afetar a função cerebral em longo prazo são sólidas. Uma alimentação equilibrada e saudável está fortemente associada a uma redução do risco de declínio cognitivo, enquanto o oposto parece aumentar o declínio cognitivo e emocional. Hoje, existe a carência de um entendimento mais minucioso dos mecanismos metabólicos e celulares que suportam tais associações, o que também ocorre com a microbiota intestinal. Embora esteja evidente sua relação com a saúde mental, o mecanismo de ação ainda necessita de melhor elucidação.

Mais pesquisas, que se concentrem em fatores alimentares e sua associação com a fisiopatologia dos transtornos psiquiátricos, são necessárias para que se possa, cada vez mais, elucidar e orientar o equilíbrio alimentar como fator indispensável na prevenção e tratamento de transtornos mentais. Pois, embora seja muito difícil o alcance de evidências entre estilo de dieta e saúde mental, novos índices alimentares surgiram na ultima década e foram validados para que essa abordagem permita aos pesquisadores examinarem as ligações entre hábitos alimentares específicos e saúde mental com maior robustez, como o Índice de Alimentação Saudável, o Índice Inflamatório da Dieta e o Índice de Adesão à Dieta Mediterrânea, que já trouxeram resultados surpreendentes quando aplicados aos estudos clínicos e de intervenção.

CONSIDERAÇÕES FINAIS

Ainda que os estudos avancem, tudo que perpassa a intervenção nutricional ou psiquiátrica precisa responder à pergunta: quem é o seu paciente? Os estudos envolvendo suplementação de nutrientes tendem a perder poder estatístico devido à heterogeneidade de efeito. Isto é, a suplementação de micronutrientes não terá o mesmo efeito para qualquer paciente e, com exceção de algumas estratégias pontuais como suplementação de ômega-3 e acido fólico no período gestacional, muitas abordagens não contam com um achado robusto, nem com uma recomendação específica.

É indispensável entender o paciente de forma individualizada, porque, ainda que uma relação seja esperada, um paciente com depressão pode não ter esse quadro associado à inflamação crônica e, portanto, a suplementação com ômega-3 pode não lhe ser de grande benefício, uma vez que a melhoria dos sintomas observados em estudos associavam a melhoria dos sintomas depressivos à redução da própria inflamação. Por outro lado, a suplementação de probióticos pouco adiantaria em um cenário de pouca qualidade nutricional, pois sua administração promoverá uma microbiota transitória. Torna-se imprescindível considerar as variáveis que compõem o estilo de vida do indivíduo em questão. Sem uma base de hábitos saudáveis bem construída, poucos serão os efeitos de condutas pontuais na alimentação. Muito mais que desenvolver uma posologia ideal de um suplemento ou nutriente específico, entender o quadro clínico e psicossocial do paciente é fundamental.

Os estudos abordados orientam a construção de um pensamento clínico, de forma que não se possa mais pensar em um tratamento dos transtornos mentais sem que haja o envolvimento de uma abordagem nutricional adjuvante.

De forma abrangente, uma alimentação variada, equilibrada, rica em frutas e vegetais e com características anti-inflamatórias deve ser estimulada e contribui como prevenção e parte do tratamento de inúmeras psicopatologias, assim como a suplementação individualizada e um olhar crítico à microbiota podem também fazer parte essencial da abordagem.

Por fim, é imprescindível o acompanhamento contínuo para elucidação da adesão ao tratamento e efetividade da conduta nutricional dentro de uma ampla gama de abordagens terapêuticas multidisciplinares visando tanto à prevenção como à melhora dos transtornos psiquiátricos.

Para aprofundamento

- Jacka F. Brain changer: como a dieta pode salvar sua saúde mental.
  - ⇨ **A autora publicou mais de 150 artigos científicos, a maioria em periódicos de alto impacto no campo da saúde mental e está listada entre os dez principais pesquisadores mais citados em transtornos do humor na Austrália (Scopus). O livro compila muitos de seus estudos, e de colegas pesquisadores, e, de forma leve, aborda diversos transtornos mentais e suas associações com padrões alimentares e nutrientes específicos.**
- Kanoski SE, Davidson TL. Western diet consumption and cognitive impairment: links to hippocampal dysfunction and obesity. Physiol Behav. 2011;103(1):59-68.
  - ⇨ **Artigo que descreve um modelo propondo que a dieta ocidental contribui para o desenvolvimento de obesidade, em parte interferindo em um tipo de inibição da memória dependente do hipocampo, que é fundamental na capacidade dos animais de se absterem do consumo de energia excedente.**
- Anderson SC, Cryan JF, Dinan T, editores. The Psychobiotic Revolution: Mood, Food and the New Science of the Gut-Brain Connection Washington, DC: National Geographic; 2017. 320 p.
  - ⇨ **O livro descreve a jornada que percorre o alimento no organismo, chegando ao eixo intestino-cérebro e ao desenvolvimento de psicobióticos. Reúne evidências da modulação intestinal ao estresse, bem como o papel de psicobióticos na depressão e ansiedade.**

REFERÊNCIAS BIBLIOGRÁFICAS

1. Rogers GB, Keating DJ, Young RL, Wong ML, Licinio J, Wesselingh S. From gut dysbiosis to altered brain function and mental illness: mechanisms and pathways. Mol Psychiatry. 2016;21(6):738-48.
2. Zhao L, Xiong Q, Stary CM, Mahgoub OK, Ye Y, Gu L, et al. Bidirectional gut-brain-microbiota axis as a potential link between inflammatory bowel disease and ischemic stroke. J Neuroinflammation. 2018;15(1):339.
3. Zhou L, Foster JA. Psychobiotics and the gut-brain axis: in the pursuit of happiness. Neuropsychiatr Dis Treat. 2015;11:715-23.
4. Mayer EA. Gut feelings: the emerging biology of gut-brain communication. Nat Rev Neurosci. 2011;12(8):453-66.
5. Cryan JF, Dinan TG. Mind-altering microorganisms: the impact of the gut microbiota on brain and behaviour. Nat Rev Neurosci. 2012;13(10):701-12.
6. Desbonnet L, Garrett L, Clarke G, Kiely B, Cryan JF, Dinan TG. Effects of the probiotic *Bifidobacterium infantis* in the maternal separation model of depression. Neuroscience. 2010;170(4):1179-88.
7. Byrne CS, Chambers ES, Alhabeeb H, Chhina N, Morrison DJ, Preston T, et al. Increased colonic propionate reduces anticipatory food reward responses in the human striatum to high-energy foods. Am J Clin Nutr. 2016;104(1):5-14.
8. Torres-Fuentes C, Schellekens H, Dinan TG, Cryan JF. The microbiota-gut-brain axis in obesity. Lancet Gastroenterol Hepatol. 2017;2(10):747-56.
9. Kiecolt-Glaser JK, Belury MA, Porter K, Beversdorf DQ, Lemeshow S, Glaser R. Depressive symptoms, omega-6:omega-3 fatty acids, and inflammation in older adults. Psychosom Med. 2007;69(3):217-24.
10. Lallès JP. Recent advances in intestinal alkaline phosphatase, inflammation, and nutrition. Nutr Rev. 2019;77(10):710-724.
11. Castro-Nallar E, Bendall ML, Pérez-Losada M, Sabuncyan S, Severance EG, Dickerson FB, et al. Composition, taxonomy and functional diversity of the oropharynx microbiome in individuals with schizophrenia and controls. PeerJ. 2015;3:e1140.
12. Müller N, Myint AM, Schwarz MJ. Inflammation in schizophrenia. Adv Protein Chem Struct Biol. 2012;88:49-68.
13. Berk M, Kapczinski F, Andreazza AC, Dean OM, Giorlando F, Maes M, et al. Pathways underlying neuroprogression in bipolar disorder: focus on inflammation, oxidative stress and neurotrophic factors. Neurosci Biobehav Rev. 2011;35(3):804-17.
14. Haba R, Shintani N, Onaka Y, Wang H, Takenaga R, Hayata A, et al. Lipopolysaccharide affects exploratory behaviors toward novel objects by impairing cognition and/or motivation in mice: possible role of activation of the central amygdala. Behav Brain Res. 2012;228(2):423-31.
15. Kastin AJ, Pan W. Concepts for biologically active peptides. Curr Pharm Des. 2010;16(30):3390-400.
16. Gesch CB, Hammond SM, Hampson SE, Eves A, Crowder MJ. Influence of supplementary vitamins, minerals and essential fatty acids on the antisocial behaviour of young adult prisoners. Randomised, placebo-controlled trial. Br J Psychiatry. 2002;181:22-8.
17. Liu J, Raine A, Venables PH, Mednick SA. Malnutrition at age 3 and externalizing problems at ages 8, 11, and 17 years. Am J Psychiatry. 2004;161(11):2005-13.
18. DuRant RH. Iron deficiency among incarcerated juvenile delinquents. J Adolesc Health Care. 1987;8(2):225.
19. Corapci F, Calatroni A, Kaciroti N, Jimenez E, Lozoff B. Longitudinal evaluation of externalizing and internalizing behavior problems following iron deficiency in infancy. J Pediatr Psychol. 2010;35(3):296-305.
20. Yorbik O, Ozdag MF, Olgun A, Senol MG, Bek S, Akman S. Potential effects of zinc on information processing in boys with attention deficit hyperactivity disorder. Prog Neuropsychopharmacol Biol Psychiatry. 2008;32(3):662-7.
21. Li M, Francis E, Hinkle SN, Ajjarapu AS, Zhang C. Preconception and prenatal nutrition and neurodevelopmental disorders: a systematic review and meta-analysis. Nutrients. 2019;11(7):1628.
22. **Surén P, Gunnes N, Roth C, Bresnahan M, Hornig M, Hirtz D, et al. Parental obesity and risk of autism spectrum disorder. Pediatrics. 2014;133(5):e1128-38.**
    - ⇨ **O primeiro estudo que trouxe uma visão do impacto do estado nutricional paterno e o risco de TEA, concluindo que a obesida-**

de paterna é um fator independente de risco para o transtorno de espectro autista dos filhos.

23. Del-Ponte B, Quinte GC, Cruz S, Grellert M, Santos IS. Dietary patterns and attention deficit/hyperactivity disorder (ADHD): a systematic review and meta-analysis. J Affect Disord. 2019;252:160-73.
24. Yu CJ, Du JC, Chiou HC, Feng CC, Chung MY, Yang W, et al. Sugar-sweetened beverage consumption is adversely associated with childhood attention deficit/hyperactivity disorder. Int J Environ Res Public Health. 2016;13(7):678.
25. Del-Ponte B, Anselmi L, Assunção MCF, Tovo-Rodrigues L, Munhoz TN, Matijasevich A, et al. Sugar consumption and attention-deficit/hyperactivity disorder (ADHD): a birth cohort study. J Affect Disord. 2019;243:290-6.
26. Suglia SF, Solnick S, Hemenway D. Soft drinks consumption is associated with behavior problems in 5-year-olds. J Pediatr. 2013;163(5):1323-8.
27. Bender A, Hagan KE, Kingston N. The association of folate and depression: a meta-analysis. J Psychiatr Res. 2017;95:9-18.
28. Pitkin RM. Folate and neural tube defects. Am J Clin Nutr. 2007;85(1):285S-288S.
29. Valentin M, Coste Mazeau P, Zerah M, Ceccaldi PF, Benachi A, Luton D. Acid folic and pregnancy: a mandatory supplementation. Ann Endocrinol (Paris). 2018;79(2):91-4.
30. Steenweg-de Graaff J, Roza SJ, Steegers EA, Hofman A, Verhulst FC, Jaddoe VW, et al. Maternal folate status in early pregnancy and child emotional and behavioral problems: the generation R study. Am J Clin Nutr. 2012;95(6):1413-21.
31. Gao Y, Sheng C, Xie RH, Sun W, Asztalos E, Moddemann D, et al. New perspective on impact of folic acid supplementation during pregnancy on neurodevelopment/autism in the offspring children – A systematic review. PLoS One. 2016;11(11):e0165626.
32. **Pasco JA, Nicholson GC, Kotowicz MA. Cohort profile: Geelong Osteoporosis Study. Int J Epidemiol. 2012;41(6):1565-75**
    ⇨ **O Geelong Osteoporosis Study (GOS), reconhecido como um dos principais estudos do mundo focado na saúde física e mental, envolveu aproximadamente 3.000 homens e mulheres em uma avaliação completa da saúde ao longo dos anos.**
33. Sallis H, Steer C, Paternoster L, Davey Smith G, Evans J. Perinatal depression and omega-3 fatty acids: a Mendelian randomisation study. J Affect Disord. 2014;166(100):124-31.
34. Estruch R, Ros E, Salas-Salvadó J, Covas MI, Corella D, Arós F, et al. Primary prevention of cardiovascular disease with a Mediterranean diet. N Engl J Med. 2013;368(14):1279-90.
35. Schwingshackl L, Hoffmann G. Adherence to Mediterranean diet and risk of cancer: a systematic review and meta-analysis of observational studies. Int J Cancer. 2014;135(8):1884-97.
36. Koloverou E, Esposito K, Giugliano D, Panagiotakos D. The effect of Mediterranean diet on the development of type 2 diabetes mellitus: a meta-analysis of 10 prospective studies and 136,846 participants. Metabolism. 2014;63(7):903-11.
37. Jacka FN, Kremer PJ, Berk M, de Silva-Sanigorski AM, Moodie M, Leslie ER, et al. A prospective study of diet quality and mental health in adolescents. PLoS One. 2011;6(9):e24805. Primeiro estudo prospectivo que trouxe a associação da qualidade de dieta e saúde mental em adolescentes, destaca a importância da dieta na adolescência e seu papel potencial na modificação da saúde mental ao longo da vida.
38. Singh B, Parsaik AK, Mielke MM, Erwin PJ, Knopman DS, Petersen RC, et al. Association of Mediterranean diet with mild cognitive impairment and Alzheimer's disease: a systematic review and meta-analysis. J Alzheimers Dis. 2014;39(2):271-82.
39. Jacka FN, Mykletun A, Berk M. Moving towards a population health approach to the primary prevention of common mental disorders. BMC Med. 2012;10:149.
40. Sánchez-Villegas A, Ruíz-Canela M, Gea A, Lahortiga F, Martínez-González MA. The association between the Mediterranean lifestyle and depression. Clinical Psychological Science. 2016;4(6):1085-93.
41. Shafiei F, Salari-Moghaddam A, Larijani B, Esmaillzadeh A. Adherence to the Mediterranean diet and risk of depression: a systematic review and updated meta-analysis of observational studies. Nutr Rev. 2019;77(4):230-9.
42. **Firth J, Teasdale SB, Allott K, Siskind D, Marx W, Cotter J, et al. The efficacy and safety of nutrient supplements in the treatment of mental disorders: a meta-review of meta-analyses of randomized controlled trials. World Psychiatry. 2019;18(3):308-24.**
    ⇨ **Essa revisão recente traz importante e criteriosa seleção e análise de mais de 33 metanálises sobre suplementação de nutrientes e saúde mental, entregando uma visão ampla sobre o tema e os direcionamentos de perspectivas futuras de estudos.**
43. **Grosso G, Pajak A, Marventano S, Castellano S, Galvano F, Bucolo C, et al. Role of omega-3 fatty acids in the treatment of depressive disorders: a comprehensive meta-analysis of randomized clinical trials. PLoS One. 2014;9(5):e96905.**
    ⇨ **Estudo que trouxe evidências científicas dos efeitos da suplementação de EPA em pacientes com história de depressão maior, verificando efeito superior de formulações mais concentrados em EPA e não DHA (componente estrutural importante das membranas neuronais).**
44. Goh KK, Liu YW, Kuo PH, Chung YE, Lu ML, Chen CH. Effect of probiotics on depressive symptoms: a meta-analysis of human studies. Psychiatry Res. 2019;282:112568.
45. Dickerson F, Adamos M, Katsafanas E, Khushalani S, Origoni A, Savage C, et al. Adjunctive probiotic microorganisms to prevent rehospitalization in patients with acute mania: a randomized controlled trial. Bipolar Disord. 2018;20(7):614-21.
46. Bilici M, Yildirim F, Kandil S, Bekaroglu M, Yildirmis S, Deger O, et al. Double-blind, placebo-controlled study of zinc sulfate in the treatment of attention deficit hyperactivity disorder. Prog Neuropsychopharmacol Biol Psychiatry. 2004;28(1):181-90.
47. Jacka FN, O'Neil A, Opie R, Itsiopoulos C, Cotton S, Mohebbi M, et al. A randomised controlled trial of dietary improvement for adults with major depression (the "SMILES" trial). BMC Med. 2017;15(1):23.
48. O'Neil A, Quirk SE, Housden S, Brennan SL, Williams LJ, Pasco JA, et al. Relationship between diet and mental health in children and adolescents: a systematic review. Am J Public Health. 2014;104(10):e31-42.

3

Exercício físico e promoção de saúde mental

Felipe Barreto Schuch
Karla Mathias de Almeida
Cícera Duarte
Lucas Melo Neves
Beny Lafer

Sumário

Pontos-chave

- Pessoas com transtornos mentais são mais sedentárias e menos ativas do que a população em geral.
- A inatividade física e o sedentarismo contribuem para uma maior mortalidade prematura nesta população.
- A atividade física é um fator de proteção contra a incidência de depressão e ansiedade.
- O exercício físico é uma ferramenta eficaz na redução de sintomas nucleares de alguns transtornos mentais, como transtornos de ansiedade e depressão. O exercício promove melhoras em alguns domínios cognitivos.
- O exercício promove melhoras em alguns domínios cognitivos.
- Os mecanismos neurobiológicos envolvidos ainda não estão completamente elucidados.

INTRODUÇÃO

Pessoas com transtornos mentais têm uma expectativa de vida reduzida, quando comparada à da população em geral, em 15 a 20 anos[1]. Embora o suicídio seja um dos fatores que contribuem para a redução na expectativa de vida nessa população, apenas 17% das mortes prematuras são atribuídas a causas não naturais (exemplo: suicídio, homicídio, acidentes de carro ou outros)[2], sendo a maior proporção delas decorrente da presença de comorbidades clínicas como doenças cardiovasculares, diabetes e outras doenças não comunicáveis[3]. Frente a este cenário, uma comissão do *Lancet Psychiatry* publicou um documento discutindo a necessidade de proteger a saúde física de pessoas com transtornos mentais, bem como os caminhos a seguir para atingir esses objetivos[3]. Entre eles, cita-se a necessidade de integrar profissionais de saúde aliados, como profissionais de educação física e fisioterapeutas, na rede de cuidados para melhorar a assistência à saúde e a integridade física e mental do paciente por meio de um estilo de vida mais ativo[3].

Pessoas com transtornos mentais têm em média 50% menos chances de atingir a recomendação de atividade física para a saúde proposta pela Organização Mundial da Saúde (OMS) quando comparadas à população em geral[4]. Além disso, pessoas com transtornos mentais gastam mais tempo em comportamento sedentário quando comparadas à população em geral[5,6]. Em média, o tempo em comportamento sedentário é de aproximadamente 8 horas por dia[4], variando entre os diagnósticos, chegando a mais de 10 horas por dia em pessoas com transtorno do humor bipolar (THB)[5].

É importante notar que comportamento sedentário e atividade física são conceitos diferentes e parecem contribuir de forma independente quanto ao surgimento de algumas condições clínicas. Comportamento sedentário é, de acordo com a *Sedentary Behavior Research Network* (SBRN), qualquer comportamento que resulte em um gasto energético menor ou igual a 1,5 equivalentes metabólicos (METs), estando sentado, deitado ou reclinado[7]. Já atividade física é classicamente definida como "qualquer movimento corporal que resulte em dispêndio energético"[8]. Segundo a OMS, uma pessoa fisicamente ativa é aquela que completa um mínimo de 150 minutos de atividade física moderada a intensa ou 75 minutos de atividade aeróbica intensa na semana. De acordo com a recomendação, as sessões devem ter uma duração mínima de 10 minutos consecutivos para serem contabilizadas[9]. Ainda, é importante distinguir exercício físico de atividade física, sendo o exercício físico um subtipo da atividade física, definido como uma atividade física estruturada, planejada e repetitiva visando manter ou melhorar valências físicas como a capacidade cardiorrespiratória, força e resistência muscular, flexibilidade ou composição corporal[8].

Este capítulo tem como objetivo apresentar as evidências mais recentes sobre as relações entre atividade física, exercício físico e sedentarismo e os transtornos mentais mais prevalentes (a saber, transtornos de ansiedade, transtorno depressivo maior, transtorno do humor bipolar e esquizofrenia). Alguns dos principais mecanismos neurobiológicos envolvidos nesses processos serão discutidos.

TRANSTORNOS DE ANSIEDADE

Durante algumas décadas houve uma certa resistência sobre a recomendação da prática de exercício físico em pessoas com transtornos de ansiedade, em especial, pessoas com transtorno do pânico. Essa resistência é oriunda de interpretações equivocadas de algumas hipóteses de que o exercício físico induziria ataques de pânico em pessoas com transtornos de ansiedade. Essa hipótese surgiu a partir de um estudo no qual se verificou que a infusão de lactato induziu ataques de pânico em 13 de 14 participantes[10]. O exercício, como já era sabido, principalmente o de predominância anaeróbica, aumenta os níveis de lactato sanguíneo, dessa forma, era inferido que o exercício também induziria ataques de pânico. Alguns anos após, no entanto, foi demonstrado que o lactato induz ataques de pânico por causa da alcalose metabólica associada a hiperventilação, enquanto o exercício, apesar de também aumentar o nível de lactato, leva o sistema a um estado metabólico de acidose, portanto, não seria o responsável por induzir as crises[11].

Desde então, um corpo substancial de evidência demonstra que, mesmo na população em geral, pessoas mais ativas e menos sedentárias apresentam menos sintomas de ansiedade. Por exemplo, dados do *World Health Survey*, incluindo informações de mais de 230 mil pessoas de 38 países, sugerem que pessoas com baixo nível de atividade física têm 32% mais risco de apresentar sintomas de ansiedade quando comparadas a pessoas mais ativas[12]. No entanto, estudos posteriores sugerem que esta associação não é linear, mas sim em formato de "U" e gênero-dependente. Para homens, o volume de atividade física associado a uma menor prevalência de ansiedade é menor (600-9.000 METs-minuto por semana) do que para mulheres (1.200-3.000 METs-minuto por semana)[13]. O comportamento sedentário, por sua vez, também está independentemente associado com a presença de sintomas de ansiedade, por exemplo, pessoas que utilizam predominantemente atividades sedentárias como atividades de lazer têm 4 vezes mais risco de apresentarem sintomas de ansiedade e depressão quando comparadas a pessoas que gastam seu tempo de lazer com atividades mais ativas[14].

Estudos longitudinais reforçam o corpo de evidências que demonstram que a atividade física pode ser um fator protetor e o sedentarismo, um fator de risco para o desenvolvimento de sintomas de ansiedade. Uma metanálise de estudos longitudinais, incluindo informações de 75.831 pessoas sem sintomas importantes de ansiedade ou diagnóstico de transtornos de ansiedade no início do estudo, demonstra que pessoas mais ativas têm aproximadamente 25% menos chance de desenvolver sintomas importantes ou transtornos de ansiedade[15]. Por sua vez, o risco de quem gasta muitas horas por dia em comportamento sedentário é 33% maior quando comparado a pessoas menos sedentárias, segundo dados de 13 estudos longitudinais envolvendo o total de 70.425 participantes[16].

Em pessoas com diagnósticos de transtornos de ansiedade, como transtorno do pânico, transtorno obsessivo-compulsivo ou transtorno de ansiedade generalizada, os tratamentos de primeira linha são essencialmente farmacológicos e psicoterapêuticos. No entanto, o exercício físico pode ser uma estratégia complementar a ser utilizada para redução de sintomas. Algumas metanálises demonstram a eficácia do exercício na redução dos sintomas de ansiedade, com tamanhos de efeito moderado[17]. No entanto, pouco ainda se sabe sobre a efetividade dos diferentes tipos de exercício, sendo que o treinamento resistido também parece auxiliar na redução dos sintomas de ansiedade[18]. Ainda são desconhecidas, também, qual seria a frequência semanal, dose total de exercício, intensidade ou tempo de seção mínima, ou ótimos, para se obter tais efeitos na redução de sintomas de ansiedade.

TRANSTORNO DEPRESSIVO MAIOR

Atividade física e depressão estão forte e bidirecionalmente associadas. Estudos transversais mostram que pessoas mais ativas apresentam menos sintomas depressivos e esses resultados são consistentes em diferentes países e culturas. Por exemplo, dados de 59.399 brasileiros que participaram da Pesquisa Nacional de Saúde demonstram que homens jovens, de meia-idade e idosos com menores níveis de atividade física apresentam, respectivamente um risco 45%, 238% e 535% maior de apresentarem sintomas depressivos quando comparados a homens mais ativos[19]. Esses percentuais são comparáveis a estudos em outros países. Por exemplo, um estudo incluindo informações de 36 países demonstrou que pessoas que não atingem a recomendação da OMS de atividade física têm um risco 42% maior de apresentarem sintomas depressivos[20].

Os dados dos estudos transversais são corroborados e fortalecidos por estudos prospectivos. Uma metanálise, incluindo um total de 49 estudos de coorte longitudinal, em 266.939 pessoas livres de depressão no início das coortes, demonstra que, mesmo ajustando por potenciais fatores de confusão, pessoas mais ativas fisicamente apresentam aproximadamente 17% menos risco de desenvolver depressão[21]. Essa é uma evidência robusta que demonstra que a atividade física é um fator de proteção contra o desenvolvimento da depressão. Em análises mais detalhadas, o estudo também revela que a atividade física protege contra a incidência de depressão em diferentes faixas etárias: crianças e adolescentes, adultos e idosos mais ativos têm um risco 10%, 12% e 21% menor, respectivamente, do que pessoas menos ativas[21].

É informação conhecida pelo senso comum de que o exercício promove melhoras no humor, mesmo em pessoas com transtornos do humor. Essa informação é conhecida há muitos anos e embasada por um robusto corpo de evidências atuais[22]. Os efeitos do exercício no humor podem ser tanto agudos (efeitos causados por uma única sessão de exercício) ou crônicos (efeitos decorrentes de um período de exercício físico regular).

Meyer et al.[23] avaliaram a resposta do exercício físico na sensação de bem-estar em mulheres com depressão em três diferentes intensidades de esforço autopercebidas (avaliadas pela escala de Borg): leve (Borg = 11), moderada (Borg = 13) ou pesada (Borg = 15) durante 20 minutos, comparadas a um grupo-controle (ficar sentado por 20 minutos). No final dos 20 minutos, as participantes dos três grupos relataram uma melhora no bem-estar quando comparadas ao grupo-controle. Esse bem-estar perdurou em avaliações posteriores (10 e 30 minutos após o término do exercício).

Naturalmente, uma única sessão pode aliviar momentaneamente os sintomas depressivos e promover bem-estar, mas o tratamento tem de ser contínuo, por algumas semanas, para se obter uma resposta clínica que perdure por mais tempo. O tempo mínimo para se obter respostas clinicamente significativas ainda é incerto, mas em pacientes internados com depressão grave, 3 semanas já foram suficientes para se perceber um efeito antidepressivo adicional ao de outros tratamentos[24].

Uma metanálise[25], incluindo 25 estudos e mais de 1.487 pessoas com depressão, identificou um efeito antidepressivo forte e significativo que favorece o exercício (diferença média padronizada [DMP] = 0,98). Quando ajustado para possível viés de publicação, o tamanho do efeito aumenta para 1,11 desvio-padrão (muito forte). Nessa revisão, o exercício combinado e o puramente aeróbico foram capazes de reduzir os sintomas depressivos, enquanto o de força não promoveu melhoras nos sintomas. No entanto, no momento em que foi realizada essa metanálise, havia apenas 3 estudos com exercício de força, o que torna esse resultado frágil. Em uma metanálise mais recente, olhando apenas exercício de força, Gordon et al.[26] encontraram um tamanho de efeito moderado (DMP = 0,6) na redução de sintomas depressivos. Um achado importante é que a supervisão do exercício por profissionais das ciências do exercício (profissionais de educação física, fisioterapeutas ou outros com formação na área do exercício) é essencial tanto para a promoção de uma intervenção mais efetiva quanto para a redução de perdas ao longo da intervenção[25].

Além do forte efeito na redução de sintomas depressivos, diversas evidências sugerem que os benefícios se estendem a outros domínios da saúde física e mental de pessoas com depressão. Por exemplo, o exercício pode aumentar a capacidade cardiorrespiratória[27] de pessoas com depressão, bem como melhorar a qualidade de vida em aspectos que envolvam a percepção da saúde física e mental[28].

TRANSTORNO DO HUMOR BIPOLAR

As recomendações de exercício físico como tratamento adjuvante no transtorno do humor bipolar (THB) são baseadas, em sua maioria, nos resultados positivos de estudos em depressão unipolar[29]. Não há, até o momento, estudo controlado desenhado para a avaliação da eficácia do exercício físico em episódios depressivos ou na fase de manutenção do THB.

Em um estudo de coorte retrospectivo, Ng et al.[30] avaliaram pessoas com THB internados em clínica psiquiátrica. Os indivíduos foram divididos em dois grupos para participarem ou não de caminhadas diárias. No momento da alta, os participantes das caminhadas apresentaram redução na pontuação média de escala de autoavaliação de depressão, ansiedade e estresse (*Depression Anxiety Stress Scales* – DASS) em relação ao grupo que não participou da atividade proposta (ansiedade: 55% *vs.* 24%, p = 0,002; estresse: 53% *vs.* 32%, p = 0,01 e depressão: 70% *vs.* 50%, p = 0,048).

Sylvia et al.[31] desenvolveram um programa baseado em tratamento psicossocial integrado, no qual os pacientes com THB receberam orientações e estímulos para mudanças de hábitos de vida envolvendo orientações sobre bem-estar no dia a dia, nutrição saudável, prática de exercícios e atividades físicas. Ao final do estudo houve melhora no funcionamento psicossocial, entretanto não houve diferença significativa em relação aos sintomas de humor e à perda de peso. Fatores como ausência de profissional habilitado durante a atividade para mensurar a prática do exercício físico e um pequeno tamanho amostral podem ter influenciado esses resultados.

O estudo piloto conduzido por Van Clitters et al.[32] avaliaram a influência de um programa de promoção de saúde e estímulo de mudança de hábitos (Programa IN Shape) envolvendo prática de exercício físico e hábitos alimentares saudáveis, com orientações personalizadas para portadores de transtorno psiquiátrico, incluindo transtorno bipolar. O estudo teve a duração de 9 meses e, ao final deste período, os autores observaram que o funcionamento de saúde mental melhorou e a gravidade de sintomas negativos diminuiu nos participantes do programa, sugerindo impacto positivo sobre a saúde mental desses pacientes.

Metcalfe et al.[33] propuseram em um estudo que dois grupos de adolescentes, um com THB e outro saudável, executassem uma tarefa de inibição de atenção e resposta antes e após uma única sessão de exercício aeróbico, com duração de 20 minutos. Avaliando por meio de ressonância funcional magnética feita durante a execução da tarefa proposta, os pesquisadores observaram que além de evidências de que o exercício físico proposto afetou a resposta neural durante a tarefa, as diferenças observadas entre os dois grupos poderiam ser consideradas um fator para ampliar nosso conhecimento sobre os mecanismos terapêuticos oferecidos pelo exercício aeróbico, bem como sobre a fisiopatologia do THB.

Em resumo, a partir dos resultados de estudos em depressão unipolar, supõe-se que o exercício físico pode ser benéfico sobretudo como terapêutica adjuvante nos episódios depressivos no THB, entretanto, os estudos sobre THB e exercício físico são escassos, com pequenas amostras e pouco expressivos do ponto de vista metodológico, indicando a necessidade de realização de estudos mais consistentes para que perguntas sobre a eficácia nas fases de depressão e manutenção, segurança em relação ao risco de virada maníaca, tipo de exercício físico mais adequado e necessidade da presença de profissional habilitado sejam respondidas[34].

ESQUIZOFRENIA E TRANSTORNOS PSICÓTICOS

Estudos epidemiológicos, tanto transversais quanto longitudinais, envolvendo atividade física, exercício físico e esquizofrenia são mais escassos quando comparados a outros diagnósticos. Stubbs et al.[35], com dados do *World Health Survey*, mostraram que a prevalência de baixo nível de atividade física é 36% maior em pessoas com sintomas psicóticos quando comparados à população sem psicose. Em uma metanálise incluindo apenas 4 estudos longitudinais, Brookmeier et al. verificaram que pessoas mais ativas, livre de psicose no início do estudo têm 27% menos risco de receber o diagnóstico de esquizofrenia ou outros transtornos psicóticos ao longo da vida[36]. No entanto, quando se ajusta para fatores de confusão como índice de massa corporal, idade e sexo, esse fator protetor não é mais significativo.

Embora os benefícios do exercício para a promoção de saúde física sejam vistos como prioridade na esquizofrenia, algumas evidências sugerem que o exercício pode ter um efeito modesto na redução de sintomas. Em uma metanálise incluindo 20 estudos e um total de 695 participantes, foram evidenciadas melhorias no funcionamento físico e redução dos sintomas positivos e negativos da esquizofrenia[37].

Notavelmente, o exercício promove uma melhora na aptidão cardiorrespiratória de pessoas com esquizofrenia[38]. Esta é uma descoberta particularmente importante, uma vez que a baixa capacidade cardiorrespiratória é um importante preditor de mortalidade e doenças cardiometabólicas. A importância da presença do profissional especializado no exercício é novamente demonstrada na literatura na qual sessões de treinamento supervisionadas se mostram mais efetivas na promoção de capacidade cardiorrespiratória[39].

MARCADORES NEUROBIOLÓGICOS ASSOCIADOS AO EXERCÍCIO FÍSICO

O exercício físico possui diversos efeitos agudos (aqueles que acontecem durante e após uma única sessão de exercício) e crônicos (aqueles decorrentes de um período de treinamento) em marcadores de diferentes sistemas neurobiológicos que parecem estar associados aos transtornos mentais. De forma transversal aos diagnósticos, podemos destacar os efeitos:

- Em alguns sinalizadores hormonais e neurotransmissores.
- Em marcadores inflamatórios e de estresse oxidativo.
- Em marcadores de regeneração, sobrevivência e proliferação neuronal.
- Na promoção de alterações na estrutura e padrão de ativação de algumas estruturas corticais.

Modelos teóricos sugeriram que as alterações comportamentais, perceptossensoriais e afetivas dos transtornos mentais seriam causadas por desequilíbrios em alguns sinalizadores hormonais e neurotransmissores, como a dopamina, a serotonina, o cortisol e a adrenalina. Alguns estudos, no entanto, avaliaram o quanto o exercício altera marcadores em pessoas com transtornos mentais, mas os achados são geralmente inconsistentes e pouco explicam os efeitos nos sintomas ou no bem-estar dessa população. Por exemplo, foi encontrado que, em pessoas com depressão, o exercício agudo aumenta os níveis de peptídeo natriurético atrial, peptídeo natriurético cerebral, copeptina e hormônio do crescimento enquanto o treinamento com exercício (exercício crônico) promove alterações nos níveis basais de copeptina[40]. Nenhum desses achados, no entanto, foi associado a melhora de sintomas depressivos.

Inflamação e estresse oxidativo têm sido discutidos como potenciais fatores envolvidos na neurofisiologia dos transtornos mentais. Embora sejam sistemas distintos, as evidências e, potencialmente, os mecanismos de atuação do exercício seguem lógicas parecidas. O exercício promove, agudamente, um aumento transitório dos níveis de enzimas pró-inflamatórias e de marcadores de estresse oxidativo[41]. No entanto, a exposição a sessões consecutivas de exercício promove adaptações nos sistemas de defesa, alterando a capacidade de produção de enzimas anti-inflamatórias e antioxidantes (efeito hormético), promovendo, assim, a volta da homeostase do sistema[41]. As evidências, no entanto, dos efeitos do exercício em marcadores inflamatórios em pessoas com transtornos mentais ainda estão em um estágio bastante inicial. Em pessoas com transtornos mentais, não há evidências sólidas de respostas agudas de marcadores inflamatórios ou oxidativos[40]. No entanto, exercícios regulares parecem promover diminuições nas substâncias reativas ao ácido tiobarbitúrico (TBARS)[42]. Apesar das mudanças, ainda não está claro o quanto destas alterações estão associadas com a redução dos sintomas depressivos.

Outra hipótese seria de que o exercício promoveria a neurogênese em pessoas com transtornos mentais. O exercício agudo e crônico aumenta os níveis de marcadores de neurogênese em pessoas sem transtornos mentais[43] e existem algumas evidências que demonstram que o exercício agudo aumenta os níveis de BDNF em pessoas com transtornos do humor[44], no entanto, a literatura ainda é inconsistente sobre os efeitos crônicos[45].

Por fim, estudos de neuroimagem, obtida por meio de ressonância funcional magnética, mostram que pessoas com transtornos mentais têm alterações no volume e no funcionamento de diferentes estruturas cerebrais incluindo o hipocampo, a amídala, e o córtex cingulado. O exercício, por sua vez, parece ativar algumas estruturas corticais com atividade disfuncional em pessoas com transtornos mentais, bem como parece promover hipertrofia de outras estruturas subcorticais, como o hipocampo, em diversas populações como pessoas com esquizofrenia[46].

COGNIÇÃO

Cognição (ou função cognitiva) refere-se às funções mentais envolvidas no pensamento, na atenção, compreensão, aprendizagem, memória, resolução de problemas e tomada de decisões. Trata-se de um aspecto fundamental para o indivíduo negociar com sucesso sua relação com o mundo[47]. Didaticamente, as medidas de cognição na pesquisa com exercício físico podem ser divididas em três níveis[47]: celular/molecular, estrutural e funcional do encéfalo, socioemocional e comportamental. Considerando alguns mecanismos neurobiológicos já descritos, focamos no benefício do exercício na cognição no nível socioemocional e comportamental.

Há mais de três décadas, estudos em modelos animais evidenciam o benefício da prática de exercícios físicos na cognição[48]. Recentes metanálises têm consolidado tais achados em pessoas sem doenças psiquiátricas[43,46,49]. Em uma metanálise[49] que reuniu 80 estudos longitudinais (intervenções com exercícios físicos), incluindo 8.393 pessoas, foi identificado um efeito pequeno e estatisticamente significativo na cognição global a favor do exercício físico (diferença média padronizada [DMP] = 0,23). No entanto, o efeito pode variar de acordo com a intervenção e o desfecho cognitivo analisado. Exercícios coordenativos (ex.: exercícios que envolvam maior demanda de atenção e maior complexidade de execução) apresentam efeitos moderados e estatisticamente significativos na atenção ([DMP] = 0,59), enquanto exercícios de força ([DMP] = 0,24), exercícios aeróbicos ([DMP] = 0,21) e exercícios combinados ([DMP] = 0,17) apresentam efeitos pequenos, porém significativos nessa mesma função.

Pessoas com transtorno de ansiedade[50], transtorno depressivo[51], transtorno de humor bipolar[51] e esquizofrenia[52] apresentam alterações em diferentes indicadores de cognição. Da mesma forma, as evidências dos efeitos do exercício em diferentes domínios cognitivos variam para cada transtorno mental.

Em pessoas sem transtornos mentais, foi demonstrada como a ansiedade está ligada a um pior desempenho da cognição, especialmente em tarefas cognitivas de elevada complexidade[53]. Também foi demonstrado que durante o exercício físico, o aumento da carga da memória operacional por meio do fortalecimento do controle da atenção diminui a ansiedade[54], o que pode ser assumido como um mediador do efeito ansiolítico do exercício[55]. Porém, tais achados em pessoas com algum diagnóstico de transtorno de ansiedade ainda precisam ser replicados, sendo que, ao melhor de nosso conhecimento até o momento, não foi testado o efeito do exercício em desfechos cognitivos de pessoas com algum transtorno de ansiedade.

No que se refere ao transtorno depressivo, os estudos não suportam efeitos positivos do exercício de forma consistente em algum domínio cognitivo, como sumarizado em duas revisões sistemáticas[56,57]. No entanto, Ashdown-Franks et al.[29] verificaram que o exercício de força ou aeróbico melhora a memória em pessoas com transtorno depressivo maior em uma reanálise de quatro estudos incluídos na revisão de Brondino et al.[56].

Em pessoas com THB, a literatura ainda está na sua infância e assim como nos transtornos de ansiedade, poucos estudos visitaram esta área[58]. Alguns estudos investigaram o efeito do exercício físico na cognição de pessoas com transtornos mentais graves (transtorno depressivo, THB e esquizofrenia). Por exemplo, Strassnig et al.[59] mostram que 8 semanas de treinamento de força foram benéficas para a memória de trabalho e a velocidade de processamento, porém, menos de 30% da amostra eram de pessoas com THB. Em adolescentes com THB, 20 minutos de exercício aeróbico corrigiram dois parâmetros (déficits na ativação e na desativação) que estavam alterados em testes de atenção sustentada (*Go/No Go*)[33], deixando o desempenho no teste muito parecido ao de adolescentes sem THB.

Em relação à esquizofrenia, verificou-se o maior número de estudos que abordam a relação entre exercício e cognição. Melhorias substanciais na cognição causadas por programas de exercício físico aeróbico podem ser evidenciadas como em metanálise que reuniu 10 estudos longitudinais (intervenções com exercícios físicos), realizados com 385 pessoas com esquizofrenia, e identificou um efeito pequeno e estatisticamente significativo na cognição global a favor do exercício físico aeróbico ([DMP] = 0,33). Além disso, indicadores de memória de trabalho, cognição social e atenção/vigilância também melhoraram após um treinamento com exercício físico aeróbico[60]. Entre as diferentes formas de exercício que podemos prescrever para essa população, destacamos o estudo de Ho et al.[61] com 51 sujeitos por grupo, no qual foram realizadas sessões de 1 hora de tai chi chuan por 12 semanas, 3 vezes por semana, com intensidade de 50 a 60% do VO^2 máximo. Neste estudo, parâmetros de memória e atenção foram melhorados após a intervenção. Mais estudos investigando outros tipos de exercício nessa população são necessários.

Além dos transtornos mentais citados, o efeito do exercício físico na cognição de pessoas com comprometimento cognitivo leve (CCL) ou demência pode ser destacado[62-64]. A hipótese de que exercícios físicos possam retardar o comprometimento cognitivo na demência tem sido amplamente investigada. Uma metanálise[62] que incluiu 11 estudos e 1.497 pessoas com CCL identificou efeito grande e significativo a favor do exercício físico ([DMP] = 0,98) na cognição global e efeito pequeno na memória ([DMP] = 0,26). Uma limitação importante diz respeito à heterogeneidade nas formas de avaliar cognição global e memória dos diferentes estudos incluídos na metanálise. Em relação ao exercício físico em pessoas com demência, uma metanálise[63], incluindo 17 estudos e 1.067 pessoas com demência, não identificou efeito na cognição global (Mini-Mental) ([DMP] = 0,43). No entanto, o estudo DAPA *(Dementia and Physical Activity)*[64], solicitado pelo Instituto Nacional de Pesquisa em Saúde do Reino Unido, buscou superar algumas limitações destacadas nas metanálises de exercício físico e demência (ex.: baixa qualidade metodológica e amostras pequenas dos ensaios clínicos existentes). O DAPA foi um estudo randomizado, multicêntrico, com 495 pessoas com demência divididas em dois grupos: um que realizou exercício físico por 4 meses ou um grupo que seguiu o tratamento usual. A principal conclusão do estudo foi que o programa de exercícios não diminuiu o comprometimento cognitivo em pessoas com demência.

CONCLUSÃO

A promoção de atividade física e a redução do sedentarismo são componentes-chave na prevenção de transtornos mentais na população em geral. O exercício físico, estruturado e sistematizado, é capaz de melhorar parâmetros cardiovasculares e metabólicos, além de melhorar sintomas nucleares de transtornos psiquiátricos, como sintomas de ansiedade e depressão. Ainda, o exercício parece promover melhoras em alguns domínios cognitivos nessa população. Apesar desses efeitos estarem bem estabelecidos, precisamos avançar no entendimento dos mecanismos neurobiológicos que expliquem seu benefício. Os dados descritos neste capítulo mostram de forma inequívoca que o exercício físico deve ser incorporado ao arsenal terapêutico como adjuvante no tratamento de diversos transtornos psiquiátricos, com ênfase nos transtornos de ansiedade e depressivos.

Para aprofundamento

- Rosenbaum and Stubbs Exercise-based interventions for mental illness physical activity as part of clinical treatment, 1st ed; 2018.
  - ⇨ **O livro é um marco na área, escrito por um coletivo de autores internacionais de alta relevância. O livro discute as evidências mais atualizadas disponíveis e quais são as relações entre atividade física, exercício físico e comportamento sedentário e saúde mental.**
- Capítulo: Schuch and Stubbs Physical activity, physical fitness, and depression. Livro Oxford Research Encyclopedia; 2017.
  - ⇨ **Este capítulo de livro aborda, de forma detalhada, as associações entre atividade física, exercício físico e capacidade cardiorrespiratória e depressão. O capítulo discute as evidências do papel protetor da capacidade cardiorrespiratória na saúde física e mental de pessoas com depressão.**
- Schuch FB, Vancampfort D, Firth J, Rosenbaum S, Ward PB, Silva ES, et al. physical activity and incident depression: a meta-analysis of prospective cohort studies. Am J Psychiatry. 2018;175(7):631-48.
  - ⇨ **Estudo que traz evidências substanciais e consistentes sobre a atividade física como um fator protetor contra a incidência de depressão.**

REFERÊNCIAS BIBLIOGRÁFICAS

1. Hayes JF, Marston L, Walters K, King MB, Osborn DPJ. Mortality gap for people with bipolar disorder and schizophrenia: UK-based cohort study 2000-2014. Br J Psychiatry. 2017;211(3):175-81.
2. Chesney E, Goodwin GM, Fazel S. Risks of all-cause and suicide mortality in mental disorders: a meta-review. W Psychiatry. 2014;13(2):153-60.
3. **Firth J, Siddiqi N, Koyanagi A, Siskind D, Rosenbaum S, Galletly C, et al. The Lancet Psychiatry Commission: a blueprint for protecting physical health in people with mental illness. The Lancet Psychiatry. 2019;6(8):675-712.**
   ⇨ **Artigo da Comissão de Psiquiatria do Lancet que discute o impacto dos transtornos mentais na saúde física, bem como formas de proteger a saúde física de pessoas com estes transtornos.**
4. Vancampfort D, Firth J, Schuch FB, Rosenbaum S, Mugisha J, Hallgren M, et al. Sedentary behavior and physical activity levels in people with schizophrenia, bipolar disorder and major depressive disorder: a global systematic review and meta-analysis. World Psychiatry. 2017;16(3):308-15.
5. **Vancampfort D, Firth J, Schuch F, Rosenbaum S, De Hert M, Mugisha J, et al. Physical activity and sedentary behavior in people with bipolar disorder: a systematic review and meta-analysis. J Affect Disord. 2016;201:145-52.**
   ⇨ **Estudo mais abrangente sobre o nível de atividade física em pessoas com transtornos mentais.**
6. Zhai L, Zhang Y, Zhang D. Sedentary behaviour and the risk of depression: a meta-analysis. Br J Sports Med. 2015;49(11):705-9.
7. Tremblay MS, Aubert S, Barnes JD, Saunders TJ, Carson V, Latimer-Cheung AE, et al. Sedentary behavior research network (SBRN): terminology consensus project process and outcome. Int J Behavioral Nutrition and Physical Activity. 2017;14(1):75.
8. Caspersen CJ, Powell KE, Christenson GM. Physical activity, exercise, and physical fitness: definitions and distinctions for health-related research. Public Health Rep. 1985;100(2):126-31.
9. WHO. Global recommendations on physical activity for health. World Health Organization; 2010.
10. Pitts Jr FN, McClure Jr JN. Lactate metabolism in anxiety neurosis. N Engl J Med. 1967;277(25):1329-36.
11. Maddock RJ, Carter CS, Gietzen DW. Elevated serum lactate associated with panic attacks induced by hyperventilation. Psychiatry Research. 1991;38(3):301-11.
12. Stubbs B, Koyanagi A, Hallgren M, Firth J, Richards J, Schuch F, et al. Physical activity and anxiety: A perspective from the World Health Survey. J Affect Disord. 2017;208:545-52.
13. Kim SY, Jeon SW, Lee MY, Shin DW, Lim WJ, Shin YC, et al. The association between physical activity and anxiety symptoms for general adult populations: an analysis of the dose-response relationship. Psychiatry Investig. 2020;17(1):29-36.
14. Hallgren M, Owen N, Vancampfort D, Dunstan DW, Wallin P, Andersson G, et al. Associations of sedentary behavior in leisure and occupational contexts with symptoms of depression and anxiety. Preventive Med. 2020;133:106021.
15. Schuch FB, Stubbs B, Meyer J, Heissel A, Zech P, Vancampfort D, et al. Physical activity protects from incident anxiety: a meta-analysis of prospective cohort studies. Depression and Anxiety. 2019;36(9):846-58.
16. Allen MS, Walter EE, Swann C. Sedentary behaviour and risk of anxiety: a systematic review and meta-analysis. J Affective Dis. 2019;242:5-13.
17. Stubbs B, Vancampfort D, Rosenbaum S, Firth J, Cosco T, Veronese N, et al. An examination of the anxiolytic effects of exercise for people with anxiety and stress-related disorders: a meta-analysis. Psychiatry Res. 2017;249:102-8.
18. Gordon BR, McDowell CP, Lyons M, Herring MP. The effects of resistance exercise training on anxiety: a meta-analysis and meta-regression analysis of randomized controlled trials. Sports Med. 2017;47(12):2521-32.

19. Dias de Oliveira G, Oancea C, Nucci L, Vogeltanz-Holm N. The association between physical activity and depression among individuals residing in Brazil. Social Psychiatry and Psychiatric Epidemiology. 2017;53.
20. Stubbs B, Koyanagi A, Schuch FB, Firth J, Rosenbaum S, Veronese N, et al. Physical activity and depression: a large cross-sectional, population-based study across 36 low-and middle-income countries. Acta Psychiatrica Scandinavica. 2016;134(6):546-56.
21. Schuch FB, Vancampfort D, Firth J, Rosenbaum S, Ward PB, Silva ES, et al. Physical activity and incident depression: a meta-analysis of prospective cohort studies. Am J Psychiatry. 2018;175(7):631-48.
22. Schuch FB, Stubbs B. The role of exercise in preventing and treating depression. Curr Sports Med Rep. 2019;18(8):299-304.
23. Meyer JD, Ellingson LD, Koltyn KF, Stegner AJ, Kim J-S, Cook DB. Psychobiological responses to preferred and prescribed intensity exercise in major depressive disorder. Med Sci Sports Exerc. 2016;48(11):2207-15.
24. Schuch F, Vasconcelos-Moreno M, Borowsky C, Zimmermann A, Rocha N, Fleck M. Exercise and severe major depression: effect on symptom severity and quality of life at discharge in an inpatient cohort. J Psychiatric Res. 2015;61:25-32.
25. Schuch FB, Vancampfort D, Richards J, Rosenbaum S, Ward PB, Stubbs B. Exercise as a treatment for depression: a meta-analysis adjusting for publication bias. J Psychiatric Res. 2016;77:42-51.
26. Gordon BR, McDowell CP, Hallgren M, Meyer JD, Lyons M, Herring MP. Association of efficacy of resistance exercise training with depressive symptoms: meta-analysis and meta-regression analysis of randomized clinical trials. JAMA Psychiatry. 2018;75(6):566-76.
27. Stubbs B, Rosenbaum S, Vancampfort D, Ward PB, Schuch FB. Exercise improves cardiorespiratory fitness in people with depression: a meta-analysis of randomized control trials. J Affective Dis. 2016;190:249-53.
28. Schuch FB, Vancampfort D, Rosenbaum S, Richards J, Ward PB, Stubbs B. Exercise improves physical and psychological quality of life in people with depression: a meta-analysis including the evaluation of control group response. Psychiatry Res. 2016;241:47-54.
29. **Ashdown-Franks G, Firth J, Carney R, Carvalho AF, Hallgren M, Koyanagi A, et al. Exercise as medicine for mental and substance use disorders: a meta-review of the benefits for neuropsychiatric and cognitive outcomes. Sports Med. 2020;50(1):151-70.**
    ⇨ **Estudo mais abrangente sobre os efeitos do exercício em pessoas com transtornos mentais.**
30. Ng F, Dodd S, Berk M. The effects of physical activity in the acute treatment of bipolar disorder: a pilot study. J Affective Dis. 2007;101(1-3):259-62.
31. Sylvia LG, Pegg SL, Dufour SC, Janos JA, Bernstein EE, Chang WC, et al. Pilot study of a lifestyle intervention for bipolar disorder: Nutrition exercise wellness treatment (NEW Tx). J Affective Dis. 2019;250:278-83.
32. Van Citters AD, Pratt SI, Jue K, Williams G, Miller PT, Xie H, et al. A pilot evaluation of the In SHAPE individualized health promotion intervention for adults with mental illness. Community Mental Health J. 2010;46(6):540-52.
33. Metcalfe A, MacIntosh B, Scavone A, Ou X, Korczak D, Goldstein B. Effects of acute aerobic exercise on neural correlates of attention and inhibition in adolescents with bipolar disorder. Translational Psychiatry. 2016;6(5):e814-e.
34. **Vancampfort D, Rosenbaum S, Probst M, Connaughton J, du Plessis C, Yamamoto T, et al. Top 10 research questions to promote physical activity in bipolar disorders: a consensus statement from the International Organization of Physical Therapists in Mental Health. J Affective Dis. 2016;195:82-7.**
    ⇨ **Consenso sobre questões relevantes e ainda em aberto nesse campo de pesquisa e atuação.**
35. Stubbs B, Koyanagi A, Schuch F, Firth J, Rosenbaum S, Gaughran F, et al. Physical activity levels and psychosis: a mediation analysis of factors influencing physical activity target achievement among 204 186 people across 46 low- and middle-income countries. Schizophrenia Bulletin. 2017;43(3):536-45.
36. Brokmeier LL, Firth J, Vancampfort D, Smith L, Deenik J, Rosenbaum S, et al. Does physical activity reduce the risk of psychosis? A systematic review and meta-analysis of prospective studies. Psychiatry Res. 2019:112675.
37. Firth J, Cotter J, Elliott R, French P, Yung AR. A systematic review and meta-analysis of exercise interventions in schizophrenia patients. Psychol Med. 2015;45(7):1343-61.
38. Vancampfort D, Rosenbaum S, Probst M, Soundy A, Mitchell AJ, De Hert M, et al. Promotion of cardiorespiratory fitness in schizophrenia: a clinical overview and meta-analysis. Acta Psychiatrica Scandinavica. 2015;132(2):131-43.
39. Chen Y-L, Pan C-H, Chang C-K, Chen P-H, Chang H-M, Tai M-H, et al. physical illnesses before diagnosed as schizophrenia: a nationwide case-control study. Schizophrenia Bulletin. 2020.
40. Schuch FB, Deslandes AC, Stubbs B, Gosmann NP, da Silva CTB, de Almeida Fleck MP. Neurobiological effects of exercise on major depressive disorder: a systematic review. Neuroscience & Biobehavioral Rev. 2016;61:1-11.
41. Eyre HA, Papps E, Baune BT. Treating depression and depression-like behavior with physical activity: an immune perspective. Frontiers in Psychiatry. 2013;4:3.
42. Schuch FB, Vasconcelos-Moreno MP, Borowsky C, Zimmermann AB, Wollenhaupt-Aguiar B, Ferrari P, et al. The effects of exercise on oxidative stress (TBARS) and BDNF in severely depressed inpatients. Eur Arch Psychiatry Clin Neurosc. 2014;264(7):605-13.
43. Szuhany KL, Bugatti M, Otto MW. A meta-analytic review of the effects of exercise on brain-derived neurotrophic factor. J Psychiatric Res. 2015;60:56-64.
44. Schuch FB, da Silveira LE, de Zeni TC, da Silva DP, Wollenhaupt-Aguiar B, Ferrari P, et al. Effects of a single bout of maximal aerobic exercise on BDNF in bipolar disorder: a gender-based response. Psychiatry Res. 2015;229(1-2):57-62.
45. Dinoff A, Herrmann N, Swardfager W, Gallagher D, Lanctot KL. The effect of exercise on resting concentrations of peripheral brain-derived neurotrophic factor (BDNF) in major depressive disorder: a meta-analysis. J Psychiat Res. 2018;105:123-31.
46. Firth J, Stubbs B, Vancampfort D, Schuch F, Lagopoulos J, Rosenbaum S, et al. Effect of aerobic exercise on hippocampal volume in humans: a systematic review and meta-analysis. NeuroImage. 2018;166:230-8.
47. Stillman CM, Cohen J, Lehman ME, Erickson KI. Mediators of physical activity on neurocognitive function: a review at multiple levels of analysis. Front Hum Neurosci. 2016;10:626.
48. Isaacs KR, Anderson BJ, Alcantara AA, Black JE, Greenough WT. Exercise and the brain: angiogenesis in the adult rat cerebellum after vigorous physical activity and motor skill learning. J Cerebral Blood Flow & Metabolism. 1992;12(1):110-9.
49. Ludyga S, Gerber M, Pühse U, Looser VN, Kamijo K. Systematic review and meta-analysis investigating moderators of long-term effects of exercise on cognition in healthy individuals. Nature Human Behaviour. 2020:1-10.
50. Moran TP. Anxiety and working memory capacity: A meta-analysis and narrative review. Psychological Bulletin. 2016;142(8):831.
51. Han K-M, De Berardis D, Fornaro M, Kim Y-K. Differentiating between bipolar and unipolar depression in functional and structural MRI studies. Progress in Neuro-Psychopharmacology and Biological Psychiatry. 2019;91:20-7.
52. Shahab S, Mulsant BH, Levesque ML, Calarco N, Nazeri A, Wheeler AL, et al. Brain structure, cognition, and brain age in schizophrenia, bipolar disorder, and healthy controls. Neuropsychopharmacology. 2019;44(5):898-906.
53. Eysenck MW, Calvo MG. Anxiety and performance: the processing efficiency theory. Cognition & Emotion. 1992;6(6):409-34.
54. Lago TR, Hsiung A, Leitner BP, Duckworth CJ, Balderston NL, Chen KY, et al. Exercise modulates the interaction between cognition and anxiety in humans. Cognition and Emotion. 2019;33(4):863-70.
55. Asmundson GJ, Fetzner MG, Deboer LB, Powers MB, Otto MW, Smits JA. Let's get physical: a contemporary review of the anxiolytic effects of exercise for anxiety and its disorders. Depression and Anxiety. 2013;30(4):362-73.
56. Brondino N, Rocchetti M, Fusar-Poli L, Codrons E, Correale L, Vandoni M, et al. A systematic review of cognitive effects of exercise in depression. Acta Psychiatrica Scandinavica. 2017;135(4):285-95.

57. Sun M, Lanctot K, Herrmann N, Gallagher D. Exercise for cognitive symptoms in depression: a systematic review of interventional studies. Can J Psychiatry. 2018;63(2):115-28.
58. Stubbs B, Vancampfort D, Hallgren M, Firth J, Veronese N, Solmi M, et al. EPA guidance on physical activity as a treatment for severe mental illness: a meta-review of the evidence and Position Statement from the European Psychiatric Association (EPA), supported by the International Organization of Physical Therapists in Mental Health (IOPTMH). Eur Psychiatry. 2018;54:124-44.
59. Strassnig MT, Signorile JF, Potiaumpai M, Romero MA, Gonzalez C, Czaja S, et al. High velocity circuit resistance training improves cognition, psychiatric symptoms and neuromuscular performance in overweight outpatients with severe mental illness. Psychiatry Res. 2015;229(1-2):295-301.
60. **Firth J, Stubbs B, Rosenbaum S, Vancampfort D, Malchow B, Schuch F, et al. Aerobic exercise improves cognitive functioning in people with schizophrenia: a systematic review and meta-analysis. Schizophrenia Bulletin. 2017;43(3):546-56.**
   ⇨ **Estudo que traz a mais robusta evidência disponível sobre os efeitos do exercício em funções cognitivas em pessoas com esquizofrenia.**
61. Ho RT, Fong TC, Wan AH, Au-Yeung FS, Wong CP, Ng WY, et al. A randomized controlled trial on the psychophysiological effects of physical exercise and Tai-chi in patients with chronic schizophrenia. Schizophrenia Res. 2016;171(1-3):42-9.
62. Zheng GH, Xia R, Zhou WJ, Tao J, Chen LD. Aerobic exercise ameliorates cognitive function in older adults with mild cognitive impairment: a systematic review and meta-analysis of randomised controlled trials. British J Sports Med. 2016;50(23):1443-+.
63. Forbes D, Forbes SC, Blake CM, Thiessen EJ, Forbes S. Exercise programs for people with dementia. Cochrane Database of Systematic Reviews. 2015(4):80.
64. Lamb SE, Sheehan B, Atherton N, Nichols V, Collins H, Mistry D, et al. Dementia and Physical Activity (DAPA) trial of moderate to high intensity exercise training for people with dementia: randomised controlled trial. BMJ. 2018;361:k1675.

4

Mindfulness e yoga: manejo do estresse como ferramenta terapêutica nos transtornos mentais

Thiago Pacheco de Almeida Sampaio
Erika Leonardo de Souza
Rodrigo Yacubian Fernandes
Karla Mathias de Almeida

Sumário

Pontos-chave

- Os conceitos de alostase e sobrecarga alostática favoreceram a identificação dos efeitos positivos e negativos de diferentes formas de estresse na saúde mental e no bem-estar psicológico.
- A sobrecarga alostática está associada à liberação de fatores inflamatórios, à ativação hipocampal e à desregulação da atividade do eixo hipotálamo-hipófise-adrenal, constituindo-se como fator etiológico em quadros ansiosos e depressivos.
- Práticas meditativas produzem mudanças em diferentes funções do organismo e efeitos positivos em condições clínicas e psiquiátricas.
- Abordagens psicoterapêuticas baseadas em *mindfulness* (em geral de base teórica cognitivo-comportamental) têm demonstrado eficácia no tratamento de quadros clínicos psiquiátricos.
- Observa-se um aumento crescente na quantidade e na qualidade de estudos mostrando os benefícios da prática de yoga para a saúde geral e também como tratamento adjuvante de transtornos psiquiátricos.
- Conclui-se que intervenções baseadas em *mindfulness* e a prática de yoga podem ser recursos úteis no manejo do estresse e, consequentemente, na promoção de saúde mental.

O QUE É ESTRESSE E COMO ISSO INFLUENCIA A SAÚDE MENTAL?

O estresse há muito tempo vem sendo implicado na etiologia e na fisiopatologia de condições clínicas crônicas de saúde física e mental, as quais representam uma importante carga à saúde pública[1].

Apesar de bastante utilizado, há muita confusão em relação ao exato significado do termo estresse, que acaba sendo empregado para designar uma ampla variedade de fenômenos envolvendo relações entre o indivíduo e seu ambiente. De fato, pode-se dizer que o estresse é um fenômeno multifacetado que pode ser abordado em diferentes níveis de análise, desde o genético até o comportamental. Além disso, pesquisas têm indicado a existência de diferentes tipos de estresse, com impactos específicos (e até opostos) sobre a saúde[2]. Há evidências de que o estresse pode agir como um mediador para indicadores tanto de saúde quanto de doenças, a depender de fatores como a cronicidade[3] e o modo como a pessoa se relaciona com o estresse[4].

Para entender como isso acontece, é necessário esclarecer algumas noções centrais das atuais concepções de estresse, a partir da evolução da compreensão dos processos nele envolvidos. O primeiro passo para a concepção original do estresse foi a identificação de seu estado fisiológico oposto, chamado pelo cientista francês Claude Bernard de *milieu intérieur* (i. e., homeostase), em meados do século XIX. No século seguinte, o psicólogo e pesquisador das emoções norte-americano Walter Cannon definiu a homeostase como um conjunto de processos fisiológicos coordenados responsáveis pela manutenção da estabilidade do funcionamento dos organismos. Mas, foram as pesquisas do cientista austro-húngaro Hans Selye que estabeleceram o paradigma para o estudo do estresse.

Selye (1936) definiu o estresse como uma reação inespecífica do organismo, a qual chamou de "síndrome de adaptação geral", que consiste em um conjunto de alterações fisiológicas produzidas por qualquer demanda sobre o organismo, eliminando o estado homeostático original (p. ex., frio, fome, confinamento, dor, ameaça predatória, exercício físico). Porém, por sua natureza complexa e multifacetada, e por atuar em diferentes níveis do funcionamento do organismo, concepções distintas de estresse foram propostas.

Variando em um espectro entre perspectivas mais reducionistas e mais holísticas, e enfatizando fatores externos ou internos, encontram-se concepções bastante parcimoniosas como "qualquer ameaça física ou percebida", passando por propostas mais funcionais como "um recurso mobilizador de processos e comportamentos de preservação da estabilidade das funções vitais"; ou, em termos estritamente fisiológicos, como "a ativação do eixo hipotálamo-hipófise-adrenal (HPA), caracterizada pela elevação do hormônio adrenocorticotrófico"[2]. De modo genérico, sem abarcar as especificidades de seus diferentes níveis de funcionamento, mas englobando todos os fenômenos que o constituem e abrangendo suas principais definições conceituais, o estresse pode ser caracterizado como qualquer pressão que a vida exerça sobre nós (fator externo) e a forma como essa pressão nos faz sentir (fator interno).

De acordo com essa concepção geral, os processos neurofisiológicos envolvidos na resposta de estresse foram identificados por diferentes pesquisadores por meio de experimentos utilizando modelos animais em laboratório e, posteriormente, por métodos de neuroimagem em humanos. Isso propiciou a revelação dos efeitos deletérios do estresse à saúde física e mental, culminando em nova classificação etiológica para diversas condições clínicas: as chamadas doenças relacionadas ao estresse[5]. Vale ressaltar que, mais recentemente, uma série de estudos vem demonstrando que esses efeitos são produzidos por um tipo específico de estresse (i. e., "estresse tóxico"), abrindo caminho para o desenvolvimento de intervenções e estratégias de enfrentamento mais eficazes e eficientes por se direcionarem, especificamente, à sua versão "tóxica", preservando o "estresse bom" (i. e., eustresse)[3]. A identificação desses dois tipos de estresse gerou novas possibilidades de entendimento e novas propostas terapêuticas, mas também ensejou novas questões: como é possível diferenciá-los, ou como essas diferenças podem ser identificadas em cada nível de manifestação do estresse?

Uma contribuição importante para a identificação do estresse tóxico foi o conceito de alostase: o conjunto de respostas fisiológicas de adaptação que, variando conforme a demanda a cada momento, mantém a estabilidade e o bom funcionamento do organismo[1,6]. Enquanto o estado homeostático é adaptativo apenas quando em repouso, a alostase tem a função de garantir o nível ótimo de ativação fisiológica (i. e., resposta de estresse) para o bom desempenho diante de qualquer situação que exija alguma atividade (i. e., situações estressantes). No entanto, quando o indivíduo se expõe a demandas excessivas ou crônicas ou quando há alguma desregulação nos mecanismos fisiológicos do estresse, ocorre um desequilíbrio do sistema chamado de "sobrecarga alostática". Essa sobrecarga, e não a alostase ou a resposta de estresse em si, caracterizaria o "estresse tóxico" e produziria efeitos nocivos à saúde em geral. Apesar da característica protetora da adaptação alostática, seus efeitos negativos decorrem da ativação contínua (e não apenas pontual) desse sistema, sobretudo se os processos alostáticos atingirem níveis extremos e tornarem-se ineficientes[3].

Essa proposta dá sustentação a dados de pesquisas mostrando que níveis moderados (não baixos) de estressores ou situações adversas durante a vida estão altamente associados a boa saúde e bem-estar geral, enquanto níveis mais elevados ou crônicos se relacionam com doenças físicas e mentais[7].

Em relação à saúde mental, McEwen[5] sugere que o estresse é um elemento importante na etiologia dos transtornos psiquiátricos. O conceito de sobrecarga alostática descreve as consequências da desregulação da comunicação cérebro-corpo pelas experiências de vida e comportamentos relacionados à saúde que levam não apenas a doenças sistêmicas, mas também a alterações cerebrais subjacentes aos transtornos psiquiátricos[8]. Essa relação está bem descrita nos transtornos depressivos e ansiosos, diagnósticos psiquiátricos mais prevalentes na população geral.

Há evidências de que a produção de sobrecarga alostática (estresse tóxico) esteja relacionada a fatores moderadores genéticos, bem como às condições socioeconômicas e ao estilo de vida (p. ex., hábitos alimentares, de sono, e atividade física) que atuam como mediadores de estresse, e como preditores de quadros clínicos relacionados[5]. No nível neuroendócrino, a sobrecarga alostática está associada à desregulação da liberação de cortisol, à atividade do eixo HPA e à ativação hipocampal, além da liberação de fatores inflamatórios relacionados a condições clínicas psiquiátricas, como o fator neurotrófico derivado do cérebro (BDNF)[8]. No nível psicológico, os modelos experimentais de estresse crônico moderado também demonstram a influência da exposição contínua a estressores ambientais variados no desencadeamento de quadros depressivos[9].

Há uma vasta literatura estudando os efeitos clínicos de diversas estratégias de enfrentamento (*coping*) ou de regulação do estresse emocional no tratamento de quadros psiquiátricos. Há inclusive uma linha de pesquisa buscando identificar quais estratégias de enfrentamento seriam mais eficazes, para quem, e diante de quais situações (estressores), processo que vem sendo chamado de "flexibilidade de regulação emocional"[10]. A partir dessa perspectiva de entendimento, as estratégias de manejo do estresse podem ser concebidas como moduladoras da carga alostática, constituindo-se em elemento profilático e terapêutico para alguns transtornos mentais, cada uma sendo mais ou menos adequada a cada indivíduo e/ou contexto. Neste capítulo serão abordadas duas dessas estratégias de manejo do estresse que vêm sendo cada vez mais estudadas e utilizadas para esse fim: o *mindfulness* e a yoga.

O QUE É *MINDFULNESS*?

Mindfulness, traduzido para o português como atenção plena ou consciência plena, é um termo genérico usado para caracterizar muitas práticas, processos e estados mentais envolvendo as capacidades de atenção, consciência, memória/retenção e aceitação/discernimento. Embora o termo tenha sua base histórica no budismo[11], alcançou ampla popularidade na psicologia, psiquiatria, medicina, neurociência e em outros contextos, inicialmente por meio de um protocolo de redução do estresse de 8 semanas introduzido no final da década de 1970, na Universidade de Massachusetts, o *Mindfulness-based Stress Reduction* (MBSR)[12], e, posteriormente, como terapia complementar para indivíduos com dores crônicas[11].

Jon Kabat-Zinn, um cientista e praticante budista, percebeu o potencial transformador do *mindfulness* na medicina ocidental e conseguiu traduzir as práticas meditativas em uma linguagem e metodologia apropriadas para as demandas contemporâneas no contexto médico do ocidente. Muitos de seus pacientes haviam esgotado todas as estratégias e tratamentos disponíveis para dor crônica e experimentado problemas de saúde mental em decorrência disso[11].

Assim, o termo *mindfulness* começou a ganhar força entre cientistas, clínicos e estudiosos e, no início dos anos 2000, tomou uma trajetória exponencial de interesse científico que continua até hoje, como se pode observar na Figura 1.

Assim como ocorre com o conceito de estresse, existem inúmeras definições de *mindfulness*. Talvez a mais citada seja a de Jon Kabat-Zinn: a consciência que emerge quando prestamos atenção, com propósito, às experiências que ocorrem, momento a momento, sem julgar o que surge na experiência[12]. Nesse mesmo trabalho o autor também propõe sete princípios do *mindfulness* como elementos essenciais dessa prática: aceitação, não julgamento, não esforço, mente de principiante, soltar, paciência e confiança.

Mais recentemente, Bishop et al.[13] propuseram um modelo teórico que caracteriza o *mindfulness* como constituído fundamentalmente por dois componentes: (a) autorregulação da atenção, para que esta seja mantida na experiência imediata, permitindo desse modo maior reconhecimento dos eventos conscientes no momento presente; e (b) uma orientação particular à experiência, caracterizada por curiosidade, abertura e aceitação. Nesse caso, aceitação não significa resignação, mas sim abertura e curiosidade para entrar em contato com a experiência imediata como ela é, seja agradável ou desagradável, suspendendo os julgamentos.

Mindfulness é como um diamante com muitas facetas. É um estado, processo e uma capacidade humana inata, que pode ser treinada e aprimorada. É intencional e caracterizado por certas atitudes (curiosidade, amabilidade, paciência e cuidado); requer disposição e prática sistemática. Em outras palavras, no *mindfulness*, há o "o que é" e o "como é". "O que é" diz respeito ao foco atencional e à consciência mais ampla. O "como é" diz respeito a uma atitude de se voltar para o momento presente, com curiosidade, cuidado e abertura a todos os aspectos da experiência[14].

Existem diferentes tipos de práticas meditativas e nem todas têm como objetivo o treinamento da habilidade de *mindfulness*, como definida acima. No entanto, a meditação formal, que tenha como objetivo treinar essa capacidade, está presente em todos os protocolos padronizados de 8 semanas de *mindfulness*[15]. Dessa forma, especialmente na área da saúde geral, *mindfulness* é ensinado por meio de programas padronizados de 8 semanas. De modo geral, esses programas consistem em treino de meditações formais e informais (i. e., *mindfulness* na vida diária), além de psicoeducação. É comum encontrar elementos da terapia cognitivo-comportamental (TCC), como no caso de MBCT (*Mindfulness Based Cognitive Therapy*)[16], MBRP (*Mindfulness Based Relapse Prevention*)[17] e MBPM (*Mindfulness Based Pain Manager* – hoje conhecido como Programa de *Mindfulness* e Compaixão para a Saúde)[18].

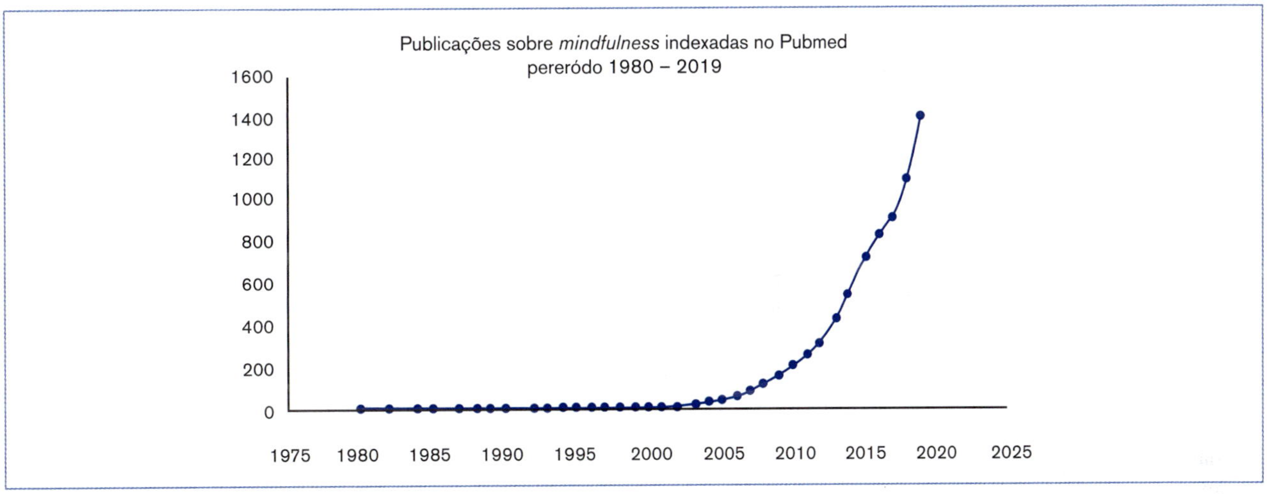

Figura 1 Publicações sobre *mindfulness* indexadas no PubMed no período 1980 a 2019.
Fonte: Pubmed. Disponível em: https://pubmed.ncbi.nlm.nih.gov/.

REVISÃO DOS EFEITOS DE MINDFULNESS PARA A SAÚDE GERAL

Estudos clínicos recentes mostram que as intervenções baseadas em *mindfulness* (IBM) adjuvantes ao tratamento habitual melhoram o gerenciamento da dor em pacientes com dor lombar crônica, artrite reumatoide e fibromialgia[19-21]. Esses estudos trazem indicações iniciais de que as IBM são superiores aos programas de educação em saúde e apoio social na promoção de melhora da dor crônica, mas as evidências não são conclusivas no que se refere à comparação com a TCC[20,21]. Vale ressaltar que os programas de *mindfulness* utilizam elementos da TCC em seus protocolos.

Outros estudos sugerem que as IBM podem ter efeitos clínicos positivos em doenças relacionadas ao estresse. Kabat-Zinn et al.[22] demonstraram que *mindfulness* pode acelerar a melhora das lesões de pele em pacientes com psoríase. O estudo de Barrett et al.[23], com grupo controle ativo, encontrou menor taxa de infecção respiratória aguda no grupo que praticou *mindfulness*. Um ensaio clínico randomizado (ECR) com lista de espera como grupo controle mostrou diminuição nos sintomas da síndrome do intestino irritável (SII) imediatamente após uma IBM e após 6 meses de acompanhamento[24]. Da mesma forma, Garland et al.[25] encontraram reduções nos sintomas da SII após uma IBM em comparação com um grupo controle ativo de suporte social. E o estudo de Shomaker et al.[26] mostrou diminuição da resistência à insulina e glicemia de jejum entre adolescentes com obesidade e histórico familiar de diabete.

Ademais, alguns estudos sugerem que as IBM podem ter impacto sobre a resposta imunológica dos indivíduos. Em adultos infectados pelo vírus da imunodeficiência humana (HIV), o declínio nas contagens de linfócitos T-CD4+ é menor no grupo submetido a IBM em comparação com controles[27].

REVISÃO DOS ESTUDOS ENVOLVENDO OS DIFERENTES TRANSTORNOS PSIQUIÁTRICOS E MINDFULNESS

Como pode ser visto na Figura 1, as publicações científicas sobre *mindfulness* crescem exponencialmente. Ainda assim, algumas questões acerca da qualidade metodológica dos estudos com IBM permanecem. Uma dessas questões diz respeito aos grupos de comparação. Goldberg et al.[28] realizaram uma interessante revisão sistemática e metanálise sobre a eficácia do *mindfulness* em tratamento adjuvante nos transtornos psiquiátricos, na qual separou os grupos de comparação em cinco categorias: sem tratamento adjuvante, tratamento mínimo, controle ativo não específico, controle ativo específico e tratamento baseado em evidências. As IBM foram superiores, no pós-tratamento imediato e no seguimento, quando comparadas a nenhum tratamento, tratamento mínimo, controles ativos não específicos e controles ativos específicos, mas não aos tratamentos baseados em evidências. De acordo com a revisão, os subgrupos de transtornos específicos com mais evidências de eficácia das IBM são: depressão, dor, tabagismo e adicções. Para quadros clínicos ansiosos, *mindfulness* foi melhor que nenhum tratamento e foi equivalente a outras terapias ativas, incluindo outros tratamentos psicológicos baseados em evidência.

Para além do advento dos programas de 8 semanas, a prática de *mindfulness* foi incorporada a diferentes protocolos de psicoterapia. São exemplos disso a terapia de aceitação e compromisso (ACT, do inglês *acceptance and commitment therapy*)[29], aplicada a quadros clínicos caraterizados pela evitação experiencial (*i. e.*, não aceitação das experiências internas); a terapia comportamental baseada em aceitação (TCBA, do inglês *acceptance-based behavior therapy*)[30], aplicada ao transtorno de ansiedade generalizada (TAG); e a terapia cognitiva baseada em *mindfulness* (MBCT, do inglês *mindfulness based cognitive therapy*)[16]. A MBCT é uma adaptação do programa MBSR com elementos da TCC que quando associada ao tratamento usual em pacientes com depressão tem resultado em menor taxa de recaídas, redução da sintomatologia depressiva, aumento da qualidade de vida e na diminuição da ruminação em comparação ao tratamento usual isoladamente[31]. Esse protocolo de psicoterapia é recomendado pelo Canadian Network for Mood and Anxiety Treatments como tratamento adjuvante de primeira linha para prevenção de recaídas de depressão e de segunda linha para tratamento de sintomas agudos[32].

O MBCT também tem sido estudado no tratamento de transtornos de ansiedade. Em ECR recente, a MBCT adjuvante foi superior à lista de espera em pacientes com diversos transtornos de ansiedade[33]. Ensaios clínicos também demonstraram a eficácia da ACT no tratamento de transtornos ansiosos mistos[34] e do TAG[35]. Estudos de TCBA utilizando controles ativos e baseados em evidência também demonstraram a eficácia dessa terapia no tratamento do TAG, nos formatos individual[36] e em grupo[37].

Na esquizofrenia, estudos indicam que programas baseados em *mindfulness* podem reduzir a intensidade do sofrimento associado a experiências psicóticas, evitar respostas de indução de conflitos e promovem maior compreensão e aceitação de si mesmo e melhora da funcionalidade[38]. Em pacientes psicóticos, abordagens baseadas em *mindfulness* resultaram em redução no número de hospitalizações, melhora na cognição, maior adesão ao tratamento e redução de sintomas positivos e negativos[39,40].

No que se refere ao transtorno bipolar, uma metanálise avaliou ensaios clínicos utilizando IBM adjuvante e encontrou redução, após a intervenção, em sintomas depressivos e ansiosos, mas não em sintomas maníacos ou medidas cognitivas. Nos estudos controlados, não houve diferença em relação ao grupo controle (lista de espera)[41].

Como visto, *mindfulness* e, mais especificamente, as terapias que incorporam essa prática em seus protocolos despontam como recursos úteis no manejo do estresse e, consequentemente, promissores no tratamento psicoterápico de sintomas e diversos transtornos psiquiátricos. Assim como os estudos de intervenção ainda são incipientes e necessitam de maior rigor metodológico, também as bases neurobiológicas subjacentes aos efeitos benéficos do *mindfulness* ainda estão por ser esclarecidas. Dados de estudos apontam que a prática de *mindfulness* pode promover alterações na estrutura e na função do cérebro, em regiões envolvidas na regulação emocional, como amigdala, ínsula e córtex pré-frontal; na memória, como o hipocampo; e na atenção, como o córtex do cíngulo anterior. Supõe-se que a prática de *mindfulness* afete a estrutura cerebral por induzir ramificação dendrítica, sinaptogênese, mielinogênese ou mesmo neurogênese no adulto, uma vez que alguns estudos encontraram aumento do espessamento cortical e da substância branca em praticantes de meditação[42]. Por afetar positivamente a regulação autonômica e a atividade imunológica, a prática de *mindfulness* pode resultar em preservação, restauração e/ou inibição da apoptose neuronal[42,43]. Até o momento, boa parte dos estudos realizados buscando avaliar as áreas do cérebro e as redes neurais que fazem a mediação dos efeitos positivos do *mindfulness* têm apresentado falhas metodológicas que envolvem amostras pequenas, ausência de grupos controle e escassez de estudos longitudinais, entre outras[42]. O avanço da pesquisa nesse campo trará informações importantes no que se refere à utilidade das IBM na abordagem dos transtornos mentais e envolve desafios a serem vencidos como o controle de variáveis confundidoras (p. ex., mudanças de estilo de vida e dieta que podem acompanhar a prática de meditação) e definição de intervenções no grupo controle que promovam benefício, mas ao mesmo tempo permitam avaliar o mecanismo neurobiológico específico do *mindfulness*[42].

YOGA É EXERCÍCIO FÍSICO?

É comum associar yoga com atividade física, pessoas flexíveis e magras em posturas desafiadoras. Entretanto, essa é uma visão limitada, envolvendo apenas um aspecto recente de uma tradição de milhares de anos. Embora muitos praticantes de yoga hoje em dia foquem nas posturas físicas (asanas), o propósito da yoga vai muito além de apenas trazer benefícios físicos. Yoga, independentemente de qual linha ou tradição, pode trazer benefícios físicos, mentais, emocionais e espirituais para seus praticantes, contribuindo para diversos aspectos da vida dessas pessoas. A palavra Yoga origina-se da palavra "yuj", do sânscrito, que significa "unir-se" ou "ligar" e pode ser interpretada como "união". A conexão entre mente, espírito e corpo físico é seu fundamento básico.

Dados históricos indicam registros antigos de gravuras de seres humanos em posturas que lembram um iogue (praticante de yoga), feitas há mais de 5 mil anos. Há aproximadamente 2 mil anos o sábio indiano Patanjali sintetizou a prática no Yoga Sutra – afirmações ou aforismos que funcionam como guia filosófico para a maioria das práticas de yoga[44].

Um diferencial das práticas de yoga em relação às atividades físicas em geral é que a maioria das práticas de yoga se associa a algum tipo de exercício de respiração ou de meditação, além de posturas específicas das mãos (mudras). As posturas e sequências de movimento (kriyas) da yoga são normalmente realizadas de forma controlada e sincronizada com a respiração, requerem equilíbrio, coordenação e atenção contínuos. Essas características contribuem para aumentar a consciência corporal e parecem ajudar a promover estímulo do sistema nervoso autônomo parassimpático[45].

Além disso, estudos comparando práticas de yoga com formas convencionais de exercícios têm demonstrado que yoga pode ser igualmente eficaz, ou melhor, em medidas relacionadas à saúde, como a melhora da fadiga, da autoestima, da qualidade de vida e diminuição da ansiedade, corroborando a afirmação de que os benefícios das práticas vão além do corpo físico[46].

Em comparação com formas tradicionais de exercícios físicos, as práticas de yoga podem ser adaptadas individualmente e assim oferecer alternativas de menor impacto físico para pessoas com limitações de movimento e doenças debilitantes, sendo particularmente adequado para idosos[47].

Existem diversas linhas de yoga, entre elas a mais comumente praticada no ocidente é a Hatha Yoga.

Neste capítulo também se discorrerá sobre as práticas da Kundalini Yoga (KY) conforme ensinada por Yogi Bhajan. A KY utiliza elementos técnicos básicos de yoga como controle de respiração (pranayamas), vocalização de sons (mantras), atenção nas posturas físicas (asanas), movimentos coordenados (kriyas), posturas manuais (mudras), relaxamento profundo (savasana), pontos focais de concentração (drishti), contrações musculares (bhandas) e meditação (dhyana), o que a torna uma linha bastante completa e potente de estímulos psicofísicos e, portanto, muito útil no manejo de sintomas psiquiátricos[48].

É comum o uso de mantras na KY. Mantra é uma maneira de focar a mente na repetição de sons ajudando a direcioná-la para um estado meditativo e neutro. A mente meditativa pode ser atingida por diversas práticas. Um erro comum é associar mente meditativa à ausência de pensamentos. Trata-se de um estado mental neutro que pode ajudar a restaurar a saúde através da redução das divagações mentais, embora os pensamentos não necessariamente estejam silenciados[48].

A seguir, será feita uma revisão de técnicas de yoga que se propõem a promover saúde geral e, mais especificamente, saúde mental, bem como atuar de forma coadjuvante no tratamento de transtornos psiquiátricos.

REVISÃO DO EFEITO BENÉFICO DA YOGA PARA A SAÚDE GERAL E PARA OS DIFERENTES TRANSTORNOS MENTAIS

Práticas de intervenções mente-corpo, como a yoga, têm despertado crescente interesse da comunidade médica e científica como significativo recurso de saúde integrativo e complementar aos tratamentos convencionais por sua eficácia, abrangência e baixo custo. Esse interesse tem sido acompanhado, nos últimos anos, por aumento significativo no número e na qualidade das publicações de artigos científicos e livros textos sobre yoga e sua relação com a saúde geral e, mais especificamente, mental.

A prática de yoga tornou-se a abordagem de saúde complementar mais utilizada nos Estados Unidos desde 2012, de acordo com os dados da Pesquisa Nacional de Entrevistas de

Saúde (National Survey of Health Interviews) do Centro Nacional de Saúde Complementar e Integrativa (National Center for Complementary and Integrative Health)[49]. No Brasil, a yoga foi incluída à Política Nacional de Práticas Integrativas e Complementares, integrada ao Sistema Único de Saúde (SUS) e disponibilizada à população geral como modalidade de atenção básica de saúde[50].

Os benefícios da yoga para a saúde são variados e derivados das múltiplas técnicas incluídas nas suas práticas. Por exemplo, o alongamento, por vezes prolongado em algumas práticas de yoga, promove efeitos específicos, mais especificamente no que diz respeito ao comportamento biomecânico das fáscias musculares. Quando esse tecido conjuntivo é alongado, os fibroblastos expandem-se por uma remodelação ativa do seu citoesqueleto, o que contribui para mudança na dinâmica dos fluidos extracelulares, redução de tensão e edema e regulação dos líquidos teciduais contribuindo para a homeostase metabólica e até para a melhora do sistema imunológico[51].

As várias tradições de yoga empregam inúmeros exercícios de respiração (pranayamas), que podem ser praticados isoladamente ou no contexto de posturas e sequências de movimento. Em alguns casos é aplicado padrão respiratório bastante específico, enquanto em outros é orientado simplesmente manter o foco na respiração. Diferentes exercícios de respiração podem promover diferentes respostas. Alguns podem desencadear estímulos de dominância da atividade parassimpática, enquanto outros tipos de práticas de respiração podem promover ativação simpática[52].

Por exemplo, um padrão de respiração lento, completo, profundo e rítmico, com cerca de seis respirações por minuto (ou mais devagar) é uma prática comum na yoga, sendo muitas vezes recomendado que as inspirações e expirações sejam de igual comprimento. Tais práticas costumam trazer uma resposta de relaxamento devido ao estímulo parassimpático e podem promover liberação de prolactina e oxitocina, que ajudam na sensação de calma e mais integração social[48].

Outras técnicas de respiração mais dinâmicas e mais intensas, como "respiração de fogo", nas quais são aplicadas expirações ativas com contrações abdominais e inspirações passivas com relaxamento abdominal, feitas de maneira rítmica e rápida, podem desencadear um estímulo simpático e, eventualmente, trazer sensação de mais energia, ânimo e disposição[48].

Existem ainda evidências de efeitos distintos e específicos relacionados às práticas de respirações por apenas uma das narinas. Por exemplo, respirações feitas apenas pela narina esquerda, geralmente com longas inspirações, expirações e pausas respiratórias (tanto na inspiração quanto na expiração) desencadeiam maior estimulação do hemisfério cerebral direito e maior efeito parassimpático. Enquanto o mesmo exercício respiratório pela narina direita resulta em maior estimulação do hemisfério cerebral esquerdo e maior efeito simpático[48].

Em relação à meditação, os estudos têm demonstrado que pode ser benéfica para uma ampla variedade de questões relacionadas à saúde e que diferentes técnicas têm efeitos diferentes. Muitas pesquisas recentes se concentraram na investigação dos mecanismos neurais relacionados às práticas meditativas. Alguns exemplos são funções incluindo atenção, consciência, processamento somatossensorial, autorregulação, resposta ao estresse, sistema imunológico, pressão arterial, dor crônica e sono[20,42,43,53,54].

Artigos de revisão e metanálises de ECR encontraram resultados positivos na associação de prática de yoga e melhora clínica no diabete, função cardiovascular e condições osteomusculares[55,56]. Há também evidência considerável dos efeitos benéficos da prática de yoga na saúde mental, incluindo ansiedade, manejo do estresse (regulação do sistema nervoso simpático e do eixo HPA), depressão e outros distúrbios mentais[57-59].

Alguns estudos observaram aumento nos níveis de melatonina e diminuição no cortisol em praticantes de yoga, sendo que tais achados influenciam mecanismos biológicos, incluindo melhora do sono, estímulo positivo no sistema imunológico e diminuição da pressão arterial[57].

Uma revisão da literatura sobre neuroimagem e yoga[47] encontrou que a prática de yoga pode afetar a estrutura do cérebro. Nos estudos revisados, a prática regular de yoga mostrou uma relação positiva consistente nas medidas de espessura cortical, volumetria e densidade da substância cinzenta, principalmente nas seguintes regiões: córtex frontal (giros frontais orbitais, frontal médio direito e pré-central esquerdo), sistema límbico (giro para-hipocampal esquerdo, hipocampo, ínsula e giro do cíngulo) e regiões cerebelares, de modo que tais regiões cerebrais se mostraram maiores nos praticantes de yoga quando comparados aos grupos controle ou tiveram maior aumento após pelo menos 12 semanas de intervenção nos estudos longitudinais. Essa revisão sugere ainda que praticantes de yoga resolvem problemas emocionais recrutando regiões do córtex que preservam funções cognitivas. Os resultados encontrados indicam que praticantes de yoga recrutam seletivamente recursos neurocognitivos para processar informações emocionais negativas e conseguem responder a demandas cognitivas e de memória, demonstrando melhor eficiência global de recursos neurocognitivos.

Assim, estudos mostram que a yoga pode promover alterações cerebrais em áreas relacionadas a conscientização, atenção e regulação emocional, bem como em regiões relacionadas a funções cognitivas e de humor, o que justifica a pesquisa desse recurso como tratamento adjuvante para diversos transtornos psiquiátricos.

Um ECR realizado no Instituto de Psiquiatria do Hospital das Clínicas da Faculdade de Medicina da Universidade de São Paulo evidenciou melhora clínica nas diversas escalas relacionadas ao transtorno obsessivo-compulsivo (TOC)[60]. Um protocolo específico de KY foi comparado à prática de relaxamento. Após 4 meses e meio de práticas, o grupo da KY apresentou 40,4% de melhora no desfecho primário (escala de YBOCS), enquanto o grupo de relaxamento apresentou melhora de 17,9%. Após esse período, os indivíduos do grupo de relaxamento foram convidados a se juntar com o grupo de KY e seguiram por mais 16 meses de práticas, sendo que a melhora se manteve durante todo o estudo. Houve também melhora nos desfechos secundários, sobretudo nas escalas de depressão e ansiedade. A principal técnica de KY utilizada no estudo foi respiração unilateral, que consistiu em respirar única e exclusivamente pela narina esquerda, cada ciclo respiratório com duração de um minuto por 31 minutos diários. Tal pranayama estimula resposta parassimpática e predominante do hemisfério cerebral direito[48].

Algumas técnicas de KY têm sido utilizadas de forma direcionada para cada tipo de transtorno. Além do contexto do TOC já descrito, práticas específicas são propostas para outros transtornos ansiosos, transtornos do humor e distúrbios do sono. Posturas, movimentos, exercícios de respiração e técnicas de meditação específicas são escolhidas conforme o contexto[48].

Sintomas ansiosos e depressivos são comumente reduzidos quando a mente atinge o estado meditativo neutro e se entrega ao momento presente, reduzindo ruminações do passado e antecipações fantasiosas e desnecessárias do futuro. Uma metanálise recente demonstrou que a yoga tem efeito moderado na redução de sintomas depressivos em pacientes com diagnósticos variados, como transtorno bipolar, esquizofrenia e transtorno de estresse pós-traumático (TEPT), entre outros, sugerindo que essa prática pode ser útil no manejo de sintomas depressivos independentemente do diagnóstico[61].

Um estudo clínico randomizado mostrou benefício da yoga em pacientes com TEPT após 16 semanas de intervenção[62]. Efeito positivo também já foi demonstrado em pacientes com transtornos alimentares. Um estudo randomizado com mulheres que apresentavam bulimia nervosa e transtorno de compulsão alimentar demonstrou redução na frequência da compulsão alimentar, nas dificuldades de regulação emocional e na autocrítica e aumento da autocompaixão no grupo de mulheres que realizou um programa de 8 semanas do Kripalu Yoga em relação ao grupo controle[63].

Outro estudo, com indivíduos diagnosticados com esquizofrenia, comparou yoga com atividade física e encontrou menor intensidade dos sintomas, melhora na sociabilidade e na qualidade de vida no grupo praticante de yoga[57].

No contexto do comprometimento cognitivo leve e demência, estudos mostram que yoga está associada a melhora no funcionamento cognitivo (particularmente em atenção e memória verbal), diminuição de sintomas depressivos e melhora do sono[64].

Assim, é possível concluir que a prática de yoga pode contribuir no controle de sintomas, manejo e tratamento de distúrbios psiquiátricos, assim como na saúde física e mental de modo geral, com baixo custo e mínimos efeitos colaterais.

CONSIDERAÇÕES FINAIS

Assim como a identificação de processos homeostáticos possibilitou a emergência do conceito de estresse, os conceitos mais recentes de alostase, carga alostática e sobrecarga alostática favoreceram a identificação de tipos diferentes de estresse: o estrese positivo (alostase) e o estresse tóxico (sobrecarga alostática). Atualmente o estresse é compreendido como um elemento importante da saúde física e mental, desde que mantido em equilíbrio alostático; ou seja, que ocorra em intensidade e duração adequadas à demanda, motivando ações restauradoras do nível ótimo de funcionamento psicofisiológico do organismo, a cada momento, e promovendo resiliência no longo prazo.

Baseadas em estudos que abordam diferentes níveis de sua manifestação, estratégias de enfrentamento (*coping*) e regulação emocional, envolvendo práticas como *mindfulness* e yoga, têm se mostrado eficazes no manejo do estresse, tanto em caráter preventivo quanto terapêutico. O avanço nas pesquisas sobre as relações entre a neuroendocrinologia do estresse e a etiopatogenia dos transtornos mentais pode favorecer a identificação dos mecanismos de ação dessas práticas na melhora clínica de alguns dos quadros psiquiátricos mais prevalentes na população geral. Esse conhecimento pode contribuir para a ampliação e o refinamento técnico dessas e de outras intervenções práticas, aprimorando também sua aplicabilidade na promoção de saúde mental.

Leitura complementar

- McEwen BS. The good side of "stress". Stress. 2019;22(5):524-5.
  - ⇨ **Revisão em que se discutem as noções de "estresse positivo" e "estresse tóxico", e seus efeitos em processos patológicos e no bem-estar psicológico, a partir dos conceitos de carga e sobrecarga alostática.**
- Kumar A, Kumar P, Pareek V, Faiq MA, Narayan RK, Raza K, et al. Neurotrophin mediated HPA axis dysregulation in stress induced genesis of psychiatric disorders: orchestration by epigenetic modifications J Chem Neuroanat. 2019;102:101688.
  - ⇨ **Artigo de revisão dos achados recentes sobre a influência de mudanças epigenéticas na interação entre neurotrofinas e o eixo HPA na gênese e no tratamento de transtornos mentais relacionados ao estresse.**
- Creswell, JD, Lindsay EK, Villalba DK, Chin, B. Mindfulness training and physical health: mechanisms and outcomes. Psychosomatic Medicine. 2019;81(3):224-32.
  - ⇨ **Artigo de revisão que permite uma compreensão das rotas biológicas, psicológicas e de comportamentos saudáveis que ligam as intervenções em *mindfulness* à saúde física.**
- Van Dam NT, van Vugt MK, Vago DR, Schmalzl L, Saron CD, Olendzki A, et al. Mind the hype: a critical evaluation and prescriptive agenda for research on mindfulness and meditation. Perspect Psychol Sci. 2018;13(1):36-61.
  - ⇨ **Crítica atualizada a respeito das pesquisas sobre as IBM e orientações que direcionam pesquisas futuras.**
- Khalsa SB, Cohen L, McCall T, Telles S. The principles and practice of yoga in health care. Handspring Publishing; 2016.
  - ⇨ **Livro com abordagem multiprofissional e contribuições de vários pesquisadores, especialistas e terapeutas no campo do yoga. Reúne a ciência e a prática da terapia com base no yoga. O autor, Sat Bir Singh Khalsa, é pesquisador da medicina da mente e do corpo, especializado em terapia de yoga.**

Para aprofundamento

- McEwen BS, Akil H. Revisiting the stress concept: implications for affective disorders. J Neurosci. 2020;40(1):12-21.
  - ⇨ **Revisão da literatura sobre o impacto deletério da sobrecarga alostática no funcionamento cerebral e na etiologia dos transtornos mentais, a partir da neuroplasticidade em resposta a experiências estressantes.**
- Feldman C, Kuyken W. Mindfulness: ancient wisdom meets modern psychology. New York: Guilford Press; 2019.
  - ⇨ **A obra de referência mais atual sobre *mindfulness*. Integra aspectos da psicologia oriental com a ciência da psicologia ocidental contemporânea, mostrando como *mindfulness* pode desenvolver resiliência e florescimento humano.**
- Shannahoff-Khalsa DS. Sacred therapies: the Kundalini Yoga meditation handbook for mental health. New York, London: W. W. Norton & Co. Inc.; 2012.
  - ⇨ **Shannahoff-Khalsa é diretor do Grupo de Pesquisas Mente-Corpo do Instituto de Biocircuitos da Universidade da Califórnia em San Diego (UCSD) e membro do Centro de Medicina Integrativa da mesma universidade. Nesse livro, estão publicados protocolos específicos de Kundalini Yoga para auxiliar o tratamento de diversos transtornos psiquiátricos..**

REFERÊNCIAS BIBLIOGRÁFICAS

1. McEwen BS. Stress, adaptation, and disease. Allostasis and allostatic load. Ann N Y Acad Sci. 1998;840:33-44.
2. Pacák K, Palkovits M. Stressor specificity of central neuroendocrine responses: implications for stress-related disorders. Endocr Rev. 2001;22(4):502-48.
3. McEwen BS. The good side of "stress". Stress. 2019;22(5):524-5.
4. Jamieson JP, Crum AJ, Goyer JP, Marotta ME, Akinola M. Optimizing stress responses with reappraisal and mindset interventions: an integrated model. Anxiety Stress Coping. 2018;31(3):245-61.
5. McEwen BS, Akil H. Revisiting the stress concept: implications for affective disorders. J Neurosci. 2020;40(1):12-21.
6. Sterling P, Eyer J. Allostasis: a new paradigm to explain arousal pathology. In: Fisher S, Reason J (orgs.). Handbook of life stress, cognition and health. New York: John Wiley & Sons; 1988. p. 629-49.
7. Seery MD, Holman EA, Silver RC. Whatever does not kill us: cumulative lifetime adversity, vulnerability, and resilience. J Pers Soc Psychol. 2010;99(6):1025-41.
8. Kumar A, Kumar P, Pareek V, Faiq MA, Narayan RK, Raza K, et al. Neurotrophin mediated HPA axis dysregulation in stress induced genesis of psychiatric disorders: orchestration by epigenetic modifications J Chem Neuroanat. 2019;102:101688.
9. Willner P. The chronic mild stress (CMS) model of depression: history, evaluation and usage. Neurobiol Stress. 2017;6:78-93.
10. Aldao A, Sheppes G, Gross JJ. Emotion regulation flexibility. Cogn Ther Res. 2015;39:263-78.
11. Kabat-Zinn J. Some reflections on the origins of MBSR, skillfull means, and the trouble with maps. Contemp Budd. 2011;12(1):282-306.
12. Kabat-Zinn J. Full catastrophe living: Using the wisdom of your body and mind to face stress, pain, and illness. New York: Delacorte; 1990.
13. Bishop SR, Lau M, Shapiro S, Carlson L, Anderson ND, Carmody J. Mindfulness: a proposed operational definition. Clinical Psychology: Science and Practice. 2016;11(3):230-41.
14. Feldman C, Kuyken W. Mindfulness: ancient wisdom meets modern psychology. New York: Guilford Press; 2019.
15. Creswell JD. Mindfulness interventions. Annu Rev Psychol. 2017; 3(68):491-516.
16. Teasdale JD, Segal ZV, Williams JM, Ridgeway VA, Soulsby JM, Lau MA. Prevention of relapse/recurrence in major depression by mindfulness-based cognitive therapy. J Consult Clin Psychol. 2000;68(4):615-23.
17. Bowen S, Chawla N, Marlatt GA. Mindfulness-based relapse prevention for addictive behaviors: a clinician's guide. New York: Guilford Press; 2010.
18. Burch V, Penman D. Mindfulness for health: a practical guide to relieving pain, reducing stress and restoring wellbeing. London: Piatkus; 2013.
19. Davis MC, Zautra AJ, Wolf LD, Tennen H, Yeung EW. Mindfulness and cognitive-behavioral interventions for chronic pain: differential effects on daily pain reactivity and stress reactivity. J Consult Clin Psychol. 2015;83:24-35.
20. Cherkin DC, Sherman KJ, Balderson BH, Cook AJ, Anderson ML, Hawkes RJ, et al. Effect of mindfulness-based stress reduction vs cognitive behavioral therapy or usual care on back pain and functional limitations in adults with chronic low back pain: a randomized clinical trial. JAMA. 2016;315:1240-9.
21. Van Gordon W, Shonin E, Dunn TJ, Garcia-Campayo J, Griffiths MD. Meditation awareness training for the treatment of fibromyalgia syndrome: a randomized controlled trial. Br J Health Psychol. 2017;22:186-206.
22. Kabat-Zinn J, Wheeler E, Light T, Skillings A, Scharf MJ, Cropley TG. Influence of a mindfulness meditation-based stress reduction intervention on rates of skin clearing in patients with moderate to severe psoriasis undergoing phototherapy (UVB) and photochemotherapy (PUVA). Psychosom Med. 1998;60(5):625-32.
23. Barrett B, Hayney MS, Muller D, Rakel D, Ward A, Obasi CN, et al. Meditation or exercise for preventing acute respiratory infection: a randomized controlled trial. Ann Fam Med. 2012;10:337-46.
24. Zernicke KA, Campbell TS, Blustein PK, Fung TS, Johnson JA, Bacon SL, et al. Mindfulness-based stress reduction for the treatment of irritable bowel syndrome symptoms: a randomized wait-list controlled trial. Int J Behav Med. 2013;20:385-96.
25. Garland EL, Gaylord SA, Palsson O, Faurot K, Douglas Mann J, Whitehead WE. Therapeutic mechanisms of a mindfulness-based treatment for IBS: effects on visceral sensitivity, catastrophizing, and affective processing of pain sensations. J Behav Med. 2012;35:591-602.
26. Shomaker LB, Bruggink S, Pivarunas B, Skoranski A, Foss J, Chaffin E, et al. Pilot randomized controlled trial of a mindfulness-based group intervention in adolescent girls at risk for type 2 diabetes with depressive symptoms. Complement Ther Med. 2017;32:66-74.
27. Creswell JD, Lindsay EK, Villalba DK, Chin B. Mindfulness training and physical health: mechanisms and outcomes. Psychosom Med. 2019;81(3):224-32.
28. Goldberg SB, Tucker RP, Greene PA, Davidson RJ, Wampold BE, Kearney DJ, et al. Mindfulness-based interventions for psychiatric disorders: a systematic review and meta-analysis. Clin Psychol Rev. 2018;59:52-60.
29. Hayes SC, Strosahl K, Wilson KG. Acceptance and commitment therapy: an experiential approach to behavior change. New York: Guilford Press; 1999.
30. Roemer L, Orsillo SM, Salters-Pedneault K. Efficacy of an acceptance-based behavior therapy for generalized anxiety disorder: evaluation in a randomized controlled trial. J Consult Clin Psychol. 2008;76(6):1083-9.
31. MacKenzie MB, Abbott KA, Kocovski NL. Mindfulness-based cognitive therapy in patients with depression: current perspectives. Neuropsychiatr Dis Treat. 2018;18(14):1599-605.
32. Parikh SV, Quilty LC, Ravitz P, Rosenbluth M, Pavlova B, Grigoriadis S, et al. Canadian Network for Mood and Anxiety Treatments (CANMAT) 2016 Clinical guidelines for the management of adults with major depressive disorder: Section 2. Psychological Treatments. Can J Psychiatry. 2016;61(9):524-39.
33. Ninomiya A, Sado M, Park S, Fujisawa D, Kosugi T, Nakagawa A, et al. Effectiveness of mindfulness-based cognitive therapy in patients with anxiety disorders in secondary-care settings: a randomized controlled trial. Psychiatry Clin Neurosci. 2020;74(2):132-9.
34. Swain J, Hancock K, Hainsworth C, Bowman J. Acceptance and commitment therapy in the treatment of anxiety: a systematic review. Clin Psychol Rev. 2013;33(8):965-78.

35. Avdagic E, Morrissey SA, Boschen MJA. Randomised controlled trial of acceptance and commitment therapy and cognitive-behaviour therapy for generalised anxiety disorder. Behaviour Change. 2014;31(2):110-30.
36. Hayes-Skelton SA, Roemer L, Orsillo SM. A randomized clinical trial comparing an acceptance-based behavior therapy to applied relaxation for generalized anxiety disorder. J Consult Clin Psychol. 2013;81(5):761-73.
37. Sampaio TPA, Jorge RC, Martins DS, Gandarela LM, Hayes-Skelton S, Bernik MA, et al. Efficacy of an acceptance-based group behavioral therapy for generalized anxiety disorder. Depress Anxiety. 2020.
38. Chadwick P, Hughes S, Russell D, Russell I, Dagnan, D. Mindfulness groups for distressing voices and paranoia: a replication and randomized feasibility trial. Behavioural and Cognitive Psychotherapy. 2009;37:403-12.
39. Davis L, Kurzban S. Mindfulness-based treatment for people with severe mental illness: a literature review. Am J Psychiatr Rehabil. 2012;15:202-32.
40. Khoury B, Lecomte T, Gaudiano BA, Paquin K. Mindfulness interventions for psychosis: a meta-analysis. Schizophr Res. 2013;150(1):176-84.
41. Chu CS, Stubbs B, Chen TY, Tang CH, Li DJ, Yang WC, et al. The effectiveness of adjunct mindfulness-based intervention in treatment of bipolar disorder: a systematic review and meta-analysis. J Affect Disord. 2018;225:234-45.
42. Tang YY, Holzel B, Posner MI. The neuroscience of mindfulness meditation. Nat Rev Neurosci. 2015;16(4):213-25.
43. Infante JR, Peran F, Rayo JI, Serrano J, Domínguez ML, Garcia L, et al. Levels of immune cells in transcendental meditation practitioners. Int J Yoga. 2014;7(2):147-51.
44. Iyengar BKS. The Yoga Sutras of Patanjali. In: Iyengar BKS. Light on the Yoga Sutras of Patanjali. London: Harper Collins; 2002.
45. Payne P, Crane-Godreau MA. Meditative movement for depression and anxiety. Front Psychiatry. 2013;4:71.
46. Taspinar B, Aslan UB, Agbuga B, Taspinar F. A comparison of the effects of hatha yoga and resistance exercise on mental health and well-being in sedentary adults: a pilot study. Complement Ther Med. 2014;22(3):433-40.
47. Gothe NP, Khan I, Hayes J, Erlenbach E, Damoiseaux JS. Yoga effects on brain health: a systematic review of the current literature. Brain Plast. 2019;5(1):105-22.
48. Shannahoff-Khalsa DS. Sacred therapies: The Kundalini Yoga Meditation handbook for mental health. New York: W. W. Norton & Co; 2012.
49. Clarke TC, Barnes PM, Black LI, Stussman BJ, Nahin RL. Use of yoga, meditation, and chiropractors among U.S. adults aged 18 and over. NCHS Data Brief. 2018;(325):1-8.
50. Ministério da Saúde do Brasil. Portaria n. 849, de 27 de março de 2017.
51. Langevin HM, Nedergaard M, Howe AK. Cellular control of connective tissue matrix tension. J Cell Biochem. 2013;114(8):1714-9.
52. Sovik R. The science of breathing--the yogic view. Prog Brain Res. 2000;122:491-505.
53. Nagendra RP, Maruthai N, Kutty BM. Meditation and its regulatory role on sleep. Front Neurol. 2012;3:54.
54. Kerr CE, Sacchet MD, Lazar SW, Moore CI, Jones SR. Mindfulness starts with the body: somatosensory attention and top-down modulation of cortical alpha rhythms in mindfulness meditation. Front Hum Neurosci. 2013;7:12.
55. Aljasir B, Bryson M, Al-Shehri B. Yoga practice for the management of type II diabetes mellitus in adults: a systematic review. Evid Based Complement Alternat Med. 2010;7(4):399-408.
56. Chu P, Gotink RA, Yeh GY, Goldie SJ, Hunink MGM. The effectiveness of yoga in modifying risk factors for cardiovascular disease and metabolic syndrome: a systematic review and meta-analysis of randomized controlled trials. Eur J Prev Cardiol. 2016;23(3):291-307.
57. Meyer HB, Katsman A, Sones AC, Auerbach DE, Ames D, Rubin RT. Yoga as an ancillary treatment for neurological and psychiatric disorders: a review. J Neuropsychiatry Clin Neurosci. 2012;24(2):152-64.
58. Cramer H, Lauche R, Langhorst J, Dobos G. Yoga for depression: a systematic review and meta-analysis. Depress Anxiety. 2013;30(11):1068-83.
59. Pascoe MC, Bauer IE. A systematic review of randomized control trials on the effects of yoga on stress measures and mood. J Psychiatr Res. 2015; 68:270-82.
60. Shannahoff-Khalsa D, Fernandes RY, Pereira CAB, March JS, Leckman JF, Golshan S, et al. Kundalini Yoga meditation versus the relaxation response meditation for treating adults with obsessive-compulsive disorder: a randomized clinical trial. Front Psychiatry. 2019;10:793.
61. Brinsley J, Schuch F, Lederman O, Girard D, Smout M, Immink MA, et al. Effects of yoga on depressive symptoms in people with mental disorders: a systematic review and meta-analysis. Br J Sports Med. 2020;0:1-10.
62. Davis LW, Schmid AA, Daggy JK, Yang Z, O'Connor CE, Schalk N, et al. Symptoms improve after a yoga program designed for PTSD in a randomized controlled trial with veterans and civilians . Psychol Trauma. 2020.
63. Brennan M, Whelton WJ, Sharpe D. Benefits of yoga in the treatment of eating disorders: Results of a randomized controlled trial. Eat Disord. 2020:1-20.
64. Brenes GA, Sohl S, Wells RE, Befus D, Campos CL, Danhauer SC. The effects of yoga on patients with mild cognitive impairment and dementia: a scoping review. Am J Geriatr Psychiatry. 2019;27(2):188-97.
65. Fisher S, Reason J, editores. Handbook of life stress, cognition and health. Chichester: John Wiley & Sons; 1988.

5

Isolamento social, solidão: intervenções para a construção de uma rede de relacionamentos saudáveis

Lena Nabuco de Abreu
Karla Mathias de Almeida
Ana Paula Lopes Carvalho

Sumário

Pontos-chave

- A conexão social é indispensável à saúde física e mental do ser humano, sendo uma das principais necessidades para o desenvolvimento pessoal e autorrealização.
- A oxitocina é o principal hormônio implicado na fisiologia das relações sociais e está associado à formação de pares e a outros comportamentos sociais em mamíferos.
- Solidão e isolamento social são conceitos distintos, embora possa haver sobreposição entre eles na literatura. Solidão refere-se a uma experiência subjetiva indesejável. Isolamento social refere-se a uma inadequação na quantidade ou qualidade das relações sociais.
- A prevalência de isolamento social e solidão vem aumentando nas últimas décadas e está associada a maior mortalidade e piora da saúde física e mental dos indivíduos.
- Solidão e isolamento estão associados com depressão, ansiedade, ideação suicida e pior prognóstico de transtornos mentais.
- Diferentes tipos de intervenções têm se mostrado eficazes para mitigar o isolamento social e a solidão.

INTRODUÇÃO

Pertencer e conectar-se socialmente com outros é considerada uma necessidade humana fundamental. Sem um senso de pertencimento ou conexões sociais, os humanos podem experimentar uma sensação de privação que pode levar a solidão, depressão, ansiedade e raiva[1]. Em 1954, Maslow desenvolveu a teoria conhecida como "Hierarquia das Necessidades", ainda atual e aceita na comunidade científica, que envolve cinco necessidades comuns aos seres humanos, que precisam ser transpostas ou satisfeitas de maneira hierárquica para o desenvolvimento pessoal e a autorrealização do indivíduo. As cinco necessidades são: (1) fisiológicas (respiração, comida, sono); (2) de segurança (da família, do corpo, propriedade, emprego); (3) de amor e relacionamentos (amizade, família, intimidade sexual); (4) de estima (autoestima, confiança, conquistas e respeito); (5) e de realização pessoal (moralidade, criatividade, solução de problemas, aceitação, ausência de preconceitos). É da necessidade de amor e de relacionamentos que partimos para o estudo das conexões sociais[2].

Mas, inicialmente, o que é conexão? Conexão pode ser definida como o sentimento de fazer parte de algo maior que o próprio indivíduo, sentir-se próximo de uma pessoa ou de um grupo, sentir-se querido e entendido[3]. Pode ser *ainda*: "o tecido dinâmico, vivo existente entre duas pessoas quando há algum contato entre elas que envolva consciência mútua e interação social. A existência de alguma interação demonstra que os indivíduos foram afetados entre si de alguma maneira, dando a essas conexões tanto uma dimensão temporal quanto emocional", como definiu Jane Dutton[4].

Um crescente número de evidências na literatura vem demonstrando o impacto das relações sociais nos aspectos associados tanto à saúde mental quanto à saúde física dos indivíduos. Sentimentos de solidão e redes sociais menores são mais relatados por indivíduos usuários de serviços de saúde mental em comparação à população geral, sendo que solidão e isolamento social estão associados a depressão, risco de suicídio, transtornos de personalidade e sintomas psicóticos[5,6].

ESTRESSE, OXITOCINA E RELAÇÕES SOCIAIS

As relações sociais fazem parte da vida humana e afetam funções fisiológicas, psicológicas e comportamentais. Dependendo da fonte e da natureza dessas relações, as interações sociais podem aumentar ou diminuir o estresse[7].

Uma das principais vias biológicas relacionadas ao estresse é o eixo hipotalámo-pituitário-adrenal (HPA). Esse eixo é responsável pela homeostase e balanço metabólico do organismo durante períodos de estresse através da liberação dos hormônios liberador de corticotrofina (CRH), adrenocorticotrópico (ACTH) e os glicocorticoides. Durante um estresse agudo, essa resposta é adaptativa, mas quando o estresse se torna repetido e/ou prolongado essa resposta pode se tornar prejudicial, associando-se a patologias psiquiátricas, como depressão maior, ansiedade generalizada, síndrome do pânico e abuso de álcool e substâncias[8]. Em pesquisas clínicas, pacientes com depressão, ansiedade, medo e pânico apresentam desregulação no eixo HPA, com maiores de níveis de cortisol plasmático e maior liberação de ACTH[9,10].

Entre humanos e em várias outras espécies de mamíferos com laços sociais fortes, a relação com o outro é uma das mais importantes, pois implica saúde psicológica e bem-estar. Quando as relações são rompidas (p. ex., divórcio ou viuvez) ou mal-adaptadas (relações abusivas), os indivíduos apresentam menor número de interações sociais positivas, maior gravidade de sintomas depressivos e hostilidade, taxas mais altas de sentimento de solidão e menores níveis de felicidade, satisfação com a vida e autoaceitação[11,12].

Por outro lado, relações saudáveis e próximas estão associadas a um menor nível de ativação do eixo HPA. Um acúmulo de evidências na literatura sugere que a oxitocina tem um papel importante na mediação da ativação do eixo HPA e intermedia a influência das relações sociais na fisiologia do indivíduo. A oxitocina é um hormônio produzido no hipotálamo e que diminui a ativação do eixo HPA nos períodos de estresse. Em modelos animais, a oxitocina está associada a uma série de comportamentos sociais como a formação de pares, ligação mãe-filho, reconhecimento social e agressividade[13].

Em humanos, estudos demonstram que maiores níveis de oxitocina plasmática estão associados a maior contato físico e melhor comunicação entre casais, além de diminuição na pressão arterial e na frequência cardíaca[14,15]. Outros estudos demonstraram que a administração de oxitocina intranasal está associada a diminuição de comportamentos ligados a depressão e ansiedade durante períodos de estresse[16]. Outros efeitos descritos da oxitocina são aumento da confiança, diminuição do medo, aumento do contato visual e melhora do reconhecimento de expressões faciais[17].

ISOLAMENTO SOCIAL E SOLIDÃO

Na literatura, há controvérsias sobre como o isolamento social, a solidão e outros conceitos relacionados (como redes sociais, suporte social, proximidade das relações sociais e alienação) devem ser definidos e mensurados. Isolamento social e solidão, apesar de estarem correlacionados, não são sinônimos, e a falta de uma definição clara leva a uma sobreposição dos conceitos[18].

O termo solidão refere-se a uma experiência subjetiva indesejável na qual há uma discrepância entre a interação social desejada e aquela existente e/ou percebida. Peplau e Perman (1982) definiram solidão como uma "experiência subjetiva indesejável relacionada a um esvaziamento de intimidade e necessidades sociais". Estar sozinho e sentir-se sozinho são experiências subjetivas diferentes. A solidão não é mitigada apenas com a presença de outros, mas apenas com a presença de outros significantes e confiáveis, que ajudam a ter um objetivo na vida e com quem se pode planejar, interagir e trabalhar para sobreviver e prosperar[19]. Na literatura, o instrumento mais utilizado para a mensuração da solidão é a UCLA *Loneliness Scale*, uma escala composta por 20 itens com pontuação entre 1 (nunca) e 4 (quase sempre)[20]. Outro instrumento também utilizado é a escala de Jong Gierveld (1987), uma escala de 11 itens que avalia a solidão em idosos[21].

O termo isolamento social refere-se a uma inadequação na quantidade ou qualidade das relações sociais entre um indivíduo e outros indivíduos, grupo, comunidades ou qualquer outro ambiente social no qual as interações humanas acontecem. Na maioria dos estudos, o isolamento social é um constructo heterogêneo definido por medidas de estado marital, composição de residências, número de amigos e parentes, número de contatos com outros indivíduos[22]. Algumas escalas foram desenvolvidas especificamente para mensurar o isolamento social, como a escala de *Brekman-Syme Social Network Index* ou a Escala *Duke Social Support Index*[23].

PREVALÊNCIA NA POPULAÇÃO

Estimativas precisas da prevalência de solidão e isolamento social são difíceis de serem obtidas. Isso se deve principalmente a variações que acontecem ao longo da vida, diferenças culturais e de gênero e, acima de tudo, da variação individual sobre a percepção do que é isolamento social e solidão[24].

Estudos mostram que a prevalência de solidão vem aumentando em países desenvolvidos. Nos anos 1970, a prevalência de solidão na população geral norte-americana variava em torno de 11 a 17%. Na última década, essa prevalência teve um aumento para 40% em pessoas de meia-idade e idosos[25]. Em um estudo transversal realizado no Reino Unido, 21 a 45% dos indivíduos relataram sentir-se constantemente sozinhos[26]. Em idosos, a prevalência pode variar entre 5 e 43% em estudos na Europa, EUA e China[25,27,28].

Em pacientes com transtornos mentais, a chance de sentir-se solitário é pelo menos 8 vezes maior do que na população geral e até 20 vezes maior naqueles pacientes que apresentam mais de dois diagnósticos[29]. Essa população também relata maior isolamento social, com menor número de amigos e menor chance de relacionamentos[30].

IMPACTOS DA SOLIDÃO E DO ISOLAMENTO SOCIAL

Mortalidade

O primeiro estudo que avaliou a associação entre isolamento social e mortalidade foi feito em 1979 por Berkman e Syme[31]. Nesse estudo, os autores seguiram 6.928 adultos durante 9 anos e encontraram evidências de que homens sem laços sociais ou comunitários importantes tinham 2,3 vezes mais chance de mortalidade em comparação a outros homens com laços sociais importantes, enquanto as mulheres sem laços sociais apresentaram 2,8 vezes mais chance de mortalidade em comparação com as mulheres com laços sociais. Esses resultados foram independentes de saúde física, *status* socioeconômico, hábitos saudáveis e utilização de serviços preventivos de saúde. Não somente as conexões sociais estavam associadas a menor mortalidade como eram um fator protetor em relação à saúde dos pacientes: aqueles com hábitos como tabagismo, obesidade e sedentarismo, mas com fortes laços sociais, apresentaram maior expectativa de vida em comparação àqueles com os mesmos fatores de risco e com poucos laços sociais.

Em uma metanálise com 308 mil participantes pesquisados, Holt-Lunstad et al. demonstraram que conexões sociais com parentes, vizinhos, amigos ou colegas aumentava em 50% a chance de sobrevivência dos indivíduos, mesmo quando estes apresentavam outros riscos cardiovasculares como obesidade, tabagismo e sedentarismo. Nesse mesmo estudo, o *odds-ratio* da mortalidade geral associado ao isolamento social foi de 1,29; para a solidão foi de 1,26 e para indivíduos que moravam sozinhos foi de 1,32[32]. Outros estudos demonstraram uma clara associação entre isolamento social e maior mortalidade na população geral[33].

Saúde física

A maior parte dos estudos concentra-se na associação entre isolamento social, solidão e doenças cardiovasculares. Em uma metanálise com estudos prospectivos, o isolamento social foi associado a risco relativo 1,5 maior para eventos cardiovasculares[34]. Duas outras revisões também encontraram um índice 2 a 3 vezes maior de mortalidade em pacientes com alto nível de isolamento social após infarto agudo do miocárdio[35]. Valtorta et al., também em uma metanálise com 19 estudos prospectivos avaliando doença coronariana e acidente vascular cerebral, demonstraram que relações sociais insatisfatórias estão associadas a 29% mais risco de doença coronariana e a 32% mais risco de incidência de acidente vascular cerebral[36]. Em pacientes idosos, estudos também encontraram associação entre insuficiência cardíaca crônica e insuficiência cardíaca congestiva e isolamento social[37,38].

Além das doenças cardiovasculares, outras associações foram encontradas entre isolamento social e solidão e doenças físicas, como doença pulmonar obstrutiva crônica, diabetes e câncer[39,40].

Saúde mental

Vários estudos apontam a associação entre isolamento social e solidão com depressão e sintomas depressivos. Outros fatores relacionados a pior saúde mental também foram encontrados em associação com isolamento social, solidão e sintomas depressivos, como baixa autoestima e pouca autoeficácia; eventos vitais negativos passados; e comportamentos inadequados[41]. Em duas revisões sistemáticas, redes sociais maiores e com mais qualidade foram fatores protetores contra depressão[42,43]. Cacioppo et al., em um estudo com uma análise retrospectiva e uma segunda análise longitudinal, demonstrou que inicialmente níveis maiores de solidão estavam associados a maior gravidade de sintomas depressivos independentemente do nível socioeconômico. Na análise longitudinal, após um período de 3 e 5 anos, a solidão foi um dos maiores preditores de sintomas depressivos, mesmo quando foram controlados níveis de estresse, hostilidade e suporte social[44,45].

Indivíduos em isolamento social ou solidão tendem a ter baixa autoestima, dificuldade de iniciar ou manter relações interpessoais, dificuldades em resoluções de problemas e um senso de *self* instável. Somam-se sentimentos e julgamentos negativos de características pessoais. A associação desses fatores resulta em maior vulnerabilidade para depressão nesses indivíduos[46].

Em pacientes com transtornos psiquiátricos, a solidão parece ser um fator de risco importante para um pior prognóstico. Em um estudo com 399 pacientes, Wang et al. demonstraram que maiores escores de solidão (mensurada pela escala *UCLA Loneliness Scale*) foram associados a maior gravidade dos sintomas afetivos e maior tempo de uso de serviços psiquiátricos (mais de 2 anos), enquanto maior rede social foi associada a menores escores de solidão. Nesse mesmo estudo, quando comparados à população geral, os pacientes apresentaram escores maiores de solidão (ao menos 70% sentiam-se sempre ou quase sempre sozinhos)[47].

Em uma revisão sistemática com 34 estudos avaliando o impacto longitudinal da solidão e de pouco suporte social em pacientes com transtornos mentais, Wang et al. demonstraram que pouco suporte social na avaliação inicial esteve associado a maior gravidade de sintomas psiquiátricos, menores índices de remissão e recuperação, além de piora de funcionalidade durante o seguimento para pacientes com depressão, transtorno bipolar e transtornos ansiosos. Especificamente em pacientes com depressão, a solidão foi associada a maior gravidade dos sintomas depressivos e ansiosos e pior recuperação. Em relação aos pacientes com quadros psicóticos, a presença de uma rede social foi um fator preditor de melhor qualidade de vida e melhor funcionamento social[48].

Em estudo com 197 adultos jovens, Brown et al. encontraram que sintomas depressivos estavam associados a maior isolamento social, afeto negativo aumentado, anedonia, afeto positivo diminuído, prejuízos sociais e cognitivos na vida diária e menor tempo com pessoas próximas. Nesse mesmo estudo, quando os indivíduos com sintomas depressivos encontravam com pessoas próximas havia uma diminuição no afeto negativo e aumento no afeto positivo, o que sugere que pessoas com sintomas depressivos podem ser particularmente sensíveis à natureza das interações sociais[49].

Em todas as faixas etárias encontram-se riscos aumentados relacionados a ideação e tentativas de suicídio em pessoas com isolamento social e solidão[50]. Segundo Li et al., cinco ou mais problemas psicossociais, incluindo solidão e falta de suporte social, estavam associados a 4 vezes mais chances de ocorrência de ideação suicida no ano anterior[51]. Em estudo populacional no Canadá, tanto ideação suicida quanto tentativas de suicídio em adultos foram associadas a solidão, morar sozinho e não ter amigos. Além disso, quanto maior a intensidade da solidão, mais comportamentos suicidas o indivíduo apresentava[52]. Outro estudo populacional demonstrou forte associação entre ideação suicida e solidão em pacientes com transtornos mentais[53].

ESTRATÉGIAS PARA REDUÇÃO DO ISOLAMENTO SOCIAL E DA SOLIDÃO

O reconhecimento cada vez maior da solidão e do isolamento social como um fator de risco para a saúde física e mental dos indivíduos tem aumentado o interesse no desenvolvimento de intervenções que busquem mitigar essas condições.

Diante da variedade de tipos de intervenção, Mann et al. sugerem um sistema classificatório para os diferentes tipos de intervenções direcionadas à redução da solidão e do isolamento social (e outros conceitos correlacionados) em pacientes com transtornos mentais[54]. O sistema é composto de quatro categorias com as respectivas descrições e o modo de aplicação (que envolve tanto instituições/lugares quanto tipo de abordagem em grupos ou individuais) listados a seguir. Esse modelo abrange os principais tipos de intervenções encontradas nos estudos na literatura. A classificação abrange:

- Mudança cognitiva
  - » Descrição: intervenções focadas na redução das cognições mal-adaptativas em indivíduos solitários. Podem ser focadas em vieses cognitivos ou estilos atribuídos, na modificação do modo como são pensadas as relações sociais. Buscam a mudança de comportamento com o objetivo de aumentar as conexões sociais e diminuir a solidão.
  - » Modo de aplicação: por meio de serviços de saúde mental, escolas, sessões em grupo ou individuais e intervenções digitais.
- Treino de habilidades sociais e psicoeducação
  - » Descrição: intervenções com foco em treinar ou informar sobre as habilidades sociais, como conversas ou interpretação de linguagem corporal. A psicoeducação pode também focar no manejo dos transtornos mentais além do suporte social. O objetivo é ajudar os indivíduos a formar conexões sociais que possam ser mantidas após o término da intervenção.
  - » Modo de aplicação: serviços de saúde mental, individual ou familiar, sessões em grupo, intervenções digitais e suporte de pares.
- Socialização assistida ou suporte social focado
  - » Descrição: intervenções nas quais pessoas oferecem suporte e guia para encontrar e participar de novas atividades e grupos. Uma pessoa específica (profissional, amigo, voluntário, par ou familiar) ajuda o indivíduo a atingir os objetivos sociais. Visa a contribuir para a formação de conexões sociais que podem ser mantidas após o fim do período de suporte, reduzindo assim a solidão.
  - » Modo de aplicação: suporte individual promovido por serviços de saúde mental, ONG ou instituições de caridade, comunidade local, pares e saúde primária.
- Grupos comunitários
  - » Descrição: grupos com grande quantidade de membros com ou sem transtornos mentais. O objetivo é facilitar uma maior integração na comunidade, reduzir o estigma e aumentar a confiança do indivíduo como membro de um grupo social maior e receptivo.
  - » Modo de aplicação: grupos facilitados por organizações comunitárias locais, instituições de caridade, ONG e saúde primária.

Em uma metanálise de 2011 que avaliou a eficácia de diferentes tipos de intervenção para diminuir o isolamento social e a solidão, foram comparados quatro grupos de intervenções utilizadas nos estudos: (1) melhora das habilidades sociais, (2) aumento do suporte social existente, (3) aumento de oportunidades para novos contatos sociais e (4) avaliação e tratamento de cognições sociais mal-adaptativas. A presença de qualquer um dos tipos de intervenção foi associada a melhora da solidão e do isolamento social. Os estudos que utilizaram intervenções cognitivas tiveram maior tamanho de efeito quando comparados com os estudos que aumentavam o suporte social existente[55].

Em um estudo com 120 participantes e duração de 2 meses no qual os participantes eram randomizados para tratamento usual ou para intervenção em grupos (com psicoeducação e trocas de experiências sobre conexões sociais), aqueles que haviam participado dos grupos apresentaram menores escores de solidão, ansiedade social e menos visitas médicas[56]. No Reino Unido, um estudo que avaliou 262 idosos em risco para declínio cognitivo randomizados para acompanhamento usual ou sessões em grupo semanais encontrou diminuição significativa nos escores de solidão medidos pela escala de *Jong Gierveld Loneliness* no grupo que frequentou as sessões[57]. Em contraste, Dickens et al., também em estudo randomizado, não encontraram diferenças em termos de atividades sociais, depressão ou saúde em geral no grupo que participou de um programa de mentoria em comparação com o grupo sem intervenção[58].

Além disso, outras técnicas que buscam o aumento do chamado "capital social" podem ser utilizadas para diminuir o isolamento social e a solidão. O capital social é um termo amplo que engloba os recursos sociais de uma comunidade, os relacionamentos entre os membros e sistemas de suporte providos por essa comunidade. Baseadas nesse conceito, existem alguns tipos de intervenções que visam ao aumento do capital social e, consequentemente, à diminuição da solidão e do isolamento social.

Uma das técnicas atualmente utilizadas é o chamado "*social prescribing*" (SP), na qual médicos, enfermeiras, assistentes sociais e outros profissionais podem indicar aos pacientes atividades que busquem conexões sociais, como ida a mercados e feiras comunitárias, atividades comunitárias artísticas, caminhadas em grupo, ciclismo, jardinagem. Essas atividades promovem conectividade e por consequência mais saúde mental, comportamentos saudáveis e melhora da saúde física[59]. O SP idealmente busca promover conexão entre a população afetada e organizações de terceiro setor, municipais (escolas, serviços sociais) e de moradores, bem como instituições recreacionais, buscando uma estratégia holística para a solução de necessidades psicossociais.

Outro tipo de intervenção são as "*befriendling initiatives*", na qual um indivíduo atua como amigo, ajudando, assistindo e promovendo interação. Em uma recente metanálise com 2.411 pacientes com vários diagnósticos psiquiátricos, incluindo depressão, esse tipo de intervenção não promoveu melhora clínica significativa nos sintomas depressivos, qualidade de vida, solidão, suporte social ou bem-estar, embora nos estudos cujo desfecho se baseou na percepção dos pacientes e não dos clínicos tenha se observado melhora significativa em medidas de depressão, bem-estar mental, redes sociais, funcionamento social, qualidade de vida e suporte social nos indivíduos submetidos à intervenção[60].

Apesar do número crescente de estudos, os resultados na literatura são conflitantes e poucos ensaios evidenciaram eficácia significativa das intervenções. Isso pode ser explicado por uma série de fatores como heterogeneidade das amostras, diferentes tipos de intervenções (muitas vezes não comparáveis entre si), variabilidade nos instrumentos ou medidas utilizadas e até mesmo a sobreposição dos conceitos. Além disso, muitos estudos são observacionais ou não apresentam um grupo controle. Estudos randomizados controlados para idade, gênero e diagnósticos psiquiátricos podem ajudar a ampliar o entendimento e a busca por melhores intervenções.

CONSIDERAÇÕES FINAIS

Cada vez mais, isolamento social e solidão têm sido estudados como fatores de impacto negativo tanto para a saúde física quanto mental da população geral, bem como de pior prognóstico para os indivíduos com transtornos mentais. Nos últimos anos, tem havido crescente interesse científico e de pesquisa sobre os diferentes tipos intervenções que visam a mitigar essas condições.

Sabe-se que isolamento social e solidão estão associados a maiores taxas de depressão e sintomas depressivos, ansiedade e ideação suicida, bem como maior uso de serviços de saúde nos pacientes com transtornos psiquiátricos. Assim, é de vital importância que os profissionais da saúde mental investiguem ativamente a presença de isolamento social e solidão em seus pacientes e promovam estratégias que busquem diminuir essas condições e assim minimizar seu impacto negativo sobre a saúde física e mental dos portadores de transtornos psiquiátricos.

Para aprofundamento

- Frates B, Bonnet JP, Joseph R, Patterson JA. Lifestyle medicine handbook: an introduction to the power of health habits. Monterrey: Health Learning; 2019.
  - ⇨ **Um dos principais livros sobre medicina do estilo de vida, com abordagem de todos os pilares principais: exercício, nutrição, sono, conexões sociais, cessação de tabagismo e saúde mente-corpo.**
- Martino J, Pegg J, Frates EP. The connection prescription: using the power of social interactions and deep desire for connectedness to empower health and wellness. Am J Lifestyle Med. 2015;11(6):466-75.
  - ⇨ **Uma das primeiras e mais importantes revisões sobre o tema, abordando desde o histórico do tema, bases fisiológicas e estudos clínicos sobre saúde física e mental.**
- Patin A, Scheele D, Hurlemann R. Oxytocin and interpersonal relationships. Curr topics Behav Neurosci. 2018;35:389-420.
  - ⇨ **Revisão sobre o papel fisiológico da oxitocina e nos diferentes tipos de relações sociais, bem como sobre os recentes desenvolvimentos e resultados da terapia com oxitocina na prática clínica.**

REFERÊNCIAS BIBLIOGRÁFICAS

1. MA, Leiferman JA, Gascon M, Braddick F, Gonzalez JC, Litt JS. Nature-based social prescribing in urban settings to improve social connectedness and mental well-being: a review. Curr Environ Health Rep. 2019;6(4):297-308.
2. Maslow AH. Motivation and personality. New York: Harper and Brothers; 1954.
3. Hallow EM. Connect. New York: Pocket Books; 1999.
4. Dutton JE, Heaphy E. The power of high quality connections. In: Cameron KS, Dutton JF, Quinn RE, editores. Positive organizational scholarship: foundations of a new discipline. San Francisco: Berrett-Koehler; 2003. p. 263-78.
5. Borge L, Martinsen EW, Ruud T, Watne O, Friis S. Quality of life, loneliness, and social contact among long-term psychiatric patients. Psychiatr Serv. 1999;50(1):81-4.
6. Palumbo C, Volpe U, Matanov A, Priebe S, Giacco D. Social networks of patients with psychosis: a systematic review. BMC Res Notes. 2015;8:560.
7. **Smith, AS, Wang Z. Salubrious effects of oxytocin on social stress-induced deficits. Hormones and Behavior. 2012;61:320-30.**
   ⇨ **Revisão sobre os efeitos da oxitocina como regulador do ambiente social, da resposta ao estresse e do impacto na saúde física e mental.**
8. Chou KL, Liang K, Sareen J. The association between social isolation and DSM-IV mood, anxiety, and substance use disorders: Wave 2 of the

National Epidemiologic Survey on alcohol and related conditions. J Clin Psychiatry. 2011;72:1468-76.

9. Vreeburg SA, Hoogendijk WJ, van Pelt J, Derijk RH, Verhagen JC, van Dyck R, et al. Major depressive disorder and hypothalamic–pituitary–adrenal axis activity: results from a large cohort study. Arch Gen Psychiatry. 2009;66:617-26.
10. Vreeburg SA, Zitman FG, van Pelt J, DeRijk RH, Verhagen JCM, van Dyck R, et al. Salivary cortisol levels in persons with and without different anxiety disorders. Psychosom Med. 2010;72:340-7.
11. Marks NF, Lambert JD. Marital status continuity and change among young and midlife adults. J Fam Issues. 1998;19:652-86.
12. Steptoe A, Owen N, Kunz-Ebrecht SR, Brydon L. Loneliness and neuroendocrine, cardiovascular, and inflammatory stress responses in middle-aged men and women. Psychoneuroendocrinology. 2004;29:593-611.
13. Carter CS. Developmental consequences of oxytocin. Physiol Behav. 2003;79:383-97.
14. Gouin JP, Carter CS, Pournajafi-Nazarloo H, Glaser R, Malarkey WB, Loving TJ, et al. Marital behavior, oxytocin, vasopressin, and wound healing. Psychoneuroendocrinology. 2010;35:1082-90.
15. Light KC, Grewen KM, Amico JA. More frequent partner hugs and higher oxytocin levels are linked to lower blood pressure and heart rate in premenopausal women. Biol Psychol. 2005;69:5-21.
16. Quirin M, Kuhl J, Düsing R. Oxytocin buffers cortisol responses to stress in individuals with impaired emotion regulation abilities. Psychoneuroendocrinology. 2011;36:898-904.
17. Windle K, Francis J, Coomber C. Preventing loneliness and social isolation: interventions and outcomes. Social Care Institute for Excellence. 2011; Research Briefing 39.
18. Cacioppo JT, Patrick W. Loneliness: human nature and the need for social connection. New York: Norton; 2008.
19. Russell DW. UCLA Loneliness Scale (Version 3): reliability, validity, and factor structure. J Pers Assess. 1996;66(1):20-40.
20. De Jong Giervield J. Developing and testing a model of loneliness. Journal of Personality and Social Psychology. 1987;53:119-28.
21. Coyle CE, Dugan E. Social isolation, loneliness and health among older adults. J Aging Health. 2012;24(8):1346-63.
22. Koenig HG, Westlund RE, George LK, Hughes DC, Blazer DG, Hybels C. Abbreviating the Duke Social Support Index for use in chronically ill elderly individuals. Psychosomatics. 1993;34:61-9.
23. Leigh-Hunt N, Bagguley D, Bash K, Turner V, Turnbull S, Valtorta N, et al. An overview of systematic reviews on the public health consequences of social isolation and loneliness. Public Health. 2017;152:157-71.
24. Perissinotto CM, Stijacic Cenzer I, Covinsky KE. Loneliness in older persons: a predictor of functional decline and death. Arch Intern Med. 2012;172(14):1078-83.
25. Victor CR, Yang K. The prevalence of loneliness among adults: a case study of United Kingdom. J Psychol. 2012;146(1-2):85-104.
26. Dykstra PA. Older adult loneliness: myths and realities. Eur J Ageing. 2009;6(2):91-100.
27. Yang k, Victor CR. The prevalence and risk factors for loneliness among older people in China. Ageing Soc. 2008;28:305-27.
28. Meltzer H, Bebbington P, Dennis MS. Feelings of loneliness among adults with mental disorder. Soc Psychiatry Psychiatric Epidemiol. 2013;48(1):5-13.
29. Boeing L, Murray V, Pelosi A, McCabe R, Blackwood D, Wrate R. Adolescent-onset psychosis: prevalence, needs and service provision. Br J Psychiatry. 2007;190:18-26.
30. Berkman LF, Syme SL. Social networks, host resistance, and mortality: a nine-year follow-up study of Alameda County residents. Am J Epidemiol. 1979;109(2):186-204.
31. **Holt-Lunstad J, Smith TB, Layton JB. Social relationships and mortality risk: a meta-analytic review. PLoS Med. 2010;7(7).**
    ⇨ **Principal metanálise que compara o risco de mortalidade associado ao isolamento social e solidão com outros fatores de risco bem estabelecidos na população geral.**
32. Nyqvist F, Pape B, Pellfolk T, Foraman AK, Wahlbeck K. Strutural and cognitive aspects social capital and all cause mortality: a meta-analysis of cohort studies. Soc Indic Res. 2014:116-545-65.
33. Steptoe A, Kivimäki M. Stress and cardiovascular disease: an update on current knowledge. Annu Rev Public Health. 2013;34:337-54.
34. Mookadam F, Arthur HM.Social support and its relationship to morbidity and mortality after acute myocardial infarction: a systematic overview Arch Intern Med. 2004;164(14):1514-8.
35. Valtorta NK, Kanaan M, Gilbody S, Ronzi S, Hanratty B. Loneliness and social isolation as risk factors for coronary heart disease and stroke: a systematic review and meta-analysis of longitudinal observational studies. Heart. 2016;102(13):1009-16.
36. Friedmann E, Thomas SA, Liu F, Morton PG, Chapa D, Gottlieb SS; Sudden Cardiac Death in Heart Failure Trial Investigators. Relationship of depression, anxiety and social isolation due to chronic heart failure outpatient mortality. Am Heart J. 2006;152(5):940-8.
37. Murberg TA. Long-term effect of social relationships on mortality in patients with congestive heart failure. Int J Psychiatry Med. 2004;34(3): 207-17.
38. Pinquart M, Duberstein PR. Associations of social networks with cancer mortality: a meta-analysis. Crit Rev Oncol Hematol. 2010;75(2):122-37.
39. Barton C, Effing TW, Cafarella P. Social support and social networks in COPD: a scoping review. COPD. 2015;12(6):690-702.
40. Cohen-Mansfield J, Hazan H, Lerman Y, Shalom V. Correlates and predictors of loneliness in older-adults: areview of quantitative results informed by qualitatives insights. Int Psychogeriatr. 2016;28(4):557-76.
41. Santini ZI, Koyanagi A, Tyrovolas S, Mason C, Haro JM. The association between social relationship and depression: a systematic review. J Affect Disord. 2015;175:53-65.
42. Schwarzbach M, Luppa M, Forstmeier S, König HH, Riedel-Heller SG.Social relations and depression in late-life: a systematic review. Int J Geriatr Psychiatry. 2014;29(1):1-21.
43. Cacioppo JT, Hughes ME, Waite LJ, Hawkley LC, Thisted RA. Loneliness as a specific risk factor for depressive symptoms: cross-sectional and longitudinal analyses. Psychol Aging. 2006;21(1):140-51.
44. **Cacioppo JT, Hawkley LC, Thisted RA. Perceived social isolation makes me sad: 5 year-cross-larged analyses of loneliness and depressive symptomatology in the Chicago Health, Aging and Social Relations Study. Psychol Aging. 2010;25(2):453-63.**
    ⇨ **Um dos principais estudos prospectivos sobre a associação entre solidão e isolamento social e depressão/sintomas depressivos.**
45. Daniel K. loneliness and depression among university students in Kenya. Global Journal of Human Social Science. 2013;(4):1-10.
46. Wang J, Lloyd-Evans B, Marston L, Ma R, Mann F, Solmi F, et al. Epidemiology of loneliness in a cohort of UK mental health community crisis service users. Soc Psychiatry Psychiatr Epidemiol. 2020;55(7):811-22.
47. **Wang J, Mann F, Lloyd-Evans B, Ma R, Johnson S. Association between loneliness and perceived social support and outcomes of mental health problems: a systematic review. BMC Psychiatry. 2018;18(1):156.**
    ⇨ **Revisão de estudos prospectivos avaliando o impacto da solidão e isolamento social na sintomatologia e prognóstico dos transtornos mentais (principalmente depressão) na população geral.**
48. Brown LH, Strauman T, Barrantes-Vidal N, Silvia PJ, Kwapil TR. An experience-sampling study of depressive symptoms and their social context. J Nerv Ment Dis. 2011;199(6):403-9.
49. Calati R, Ferrari C, Brittner M, Oasi O, Olié E, Carvalho AF, et al. Suicidal thoughts and behaviors and social isolation: a narrative review of the literature. J Affect Disord. 2019;245:653-67.
50. Li R, Cai Y, Wang Y, Sun Z, Zhu C, Tian Y, et al. Psychosocial symptoms associated with increased suicidal ideation among men who have sex with men in Shangai, China. Health Psychol. 2016;35(2):148-56.
51. Stravynski A, Boyer R. Loneliness in relation to suicide ideation and parasuicide: a population-wide study. Suicide Life Threat Behav. 2001;31(1):32-40.
52. Stickley A, Koyanagi A. Loneliness, common mental health disorders and suicide behavior: findings from a general population survey. J Affect Disord. 2016;197:81-7.
53. **Mann F, Bone JK, Lloyd-Evans B, Frerichs J, Pinfold V, Ma R, et al. A life less lonely: the state of art in interventions to reduce loneliness in people with mental health problems. Soc Psychiatry Psychiatr Epidemiol. 2017;52(6):627-38.**
    ⇨ **Revisão sistemática sobre principais intervenções para reduzir solidão e isolamento social em pacientes com transtornos mentais.**

54. Masi CM, Chen HY, Hawkley LC, Cacioppo JT. A meta-analysis of interventions to reduce loneliness. Pers Soc Psychol Rev. 2011;15(3):219-66.
55. Haslam C, Cruwys T, Chang MX, Bentley SV, Haslam SA, Dingle GA, et al. Groups 4 Health reduces loneliness and social anxiety in adults with psychological distress; findings from a randomized controlled trial. J Consult Clin Psychol. 2019;87(9):787-801.
56. Mountain G, Windle G, Hind D, Walters S, Keertharuth A, Chatters R, et al. A preventive lifestyle intervention for older adults (lifestyle matters): a randomized controlled trial. Age Ageing. 2017;46(4):627-34.
57. Dickens AP, Richards SH, Hawton A, Taylor RS, Greaves CJ, Green C, et al. An evaluation of the effectiveness of a community mentoring service for socially isolated older people: a controlled trial. BMC Public Health. 2011;11:218.
58. Bickerdike L, Booth A, Wilson PM, Farley K, Wright K. Social prescribing: less rhetoric and more reality. A systematic review os the evidence. BMJ Open. 2017;7(4).
59. Siette J, Cassidy M, Priebe S. Effectiveness of befriending interventions; a systematic review and meta-analysis. BMJ Open. 2017;7(4).

Seção
7

Abordagem terapêutica específica na infância e adolescência

Editores de área

Guilherme Vanoni Polanczyk

Sandra Scivoletto

1

Psicofarmacoterapia na infância e adolescência

Guilherme Vanoni Polanczyk

Sumário

Pontos-chave

- A psicofarmacoterapia na infância e na adolescência requer conhecimentos profundos sobre psicopatologia desenvolvimental para que, a partir de um diagnóstico preciso e das melhores evidências disponíveis, possa ser indicada.
- Conhecimentos acerca de particularidades farmacocinéticas na infância e adolescência e interações medicamentosas são fundamentais para a prática da psicofarmacoterapia.
- O uso de medicações na infância e na adolescência é cercado de significados para a família e pacientes e estes devem ser reconhecidos e abordados pelo clínico com o objetivo de facilitar a adesão ao tratamento.
- Princípios claros devem ser seguidos para a condução do tratamento farmacológico.
- Aspectos éticos, que envolvem a indicação de medicações sem evidências científicas, o desconhecimento do clínico a respeito da literatura atual, a influência da indústria, entre outros, precisam ser continuamente considerados, para que apenas os mais adequados tratatamentos sejam oferecidos às crianças e adolescentes.

INTRODUÇÃO

O tratamento farmacológico de transtornos mentais na infância e na adolescência é um procedimento amplo, que envolve a complexidade do diagnóstico nessa etapa da vida, as evidências científicas que amparam as indicações terapêuticas, os aspectos desenvolvimentais que influenciam o metabolismo dos fármacos, interações medicamentosas, contextualizados diante do significado psicológico que o uso de medicações assume para os pacientes e suas famílias. Muito mais do que a simples emissão de uma prescrição, a psicofarmacoterapia envolve a integração de terapias farmacológicas a um plano de terapêutico global, contruído a partir de uma leitura ampla e profunda do desenvolvimento e psicopatologia do paciente e de sua família. Assim, é exigido que os clínicos que se dedicam à psicofarmacologia na infância e na adolescência reúnam conhecimentos profundos a respeito de desenvolvimento normal e psicopatologia, metodologia científica, farmacologia, aspectos emocionais, aspectos sociais e éticos envolvidos no diagnóstico e tratamento de transtornos mentais nesses períodos do desenvolvimento. De posse desses conhecimentos, os clínicos devem seguir princípios claros na condução terapêutica. Esses conhecimentos são abordados em profundidade em capítulos específicos, inclusive o tratamento de cada transtorno, e aqui são articulados.

O DIAGNÓSTICO PSIQUIÁTRICO NA INFÂNCIA E NA ADOLESCÊNCIA

O tratamento adequado dos transtornos mentais se inicia com um diagnóstico preciso e correto. A avaliação psiquiátrica deve ser realizada de forma cuidadosa, caracterizando em detalhes o problema atual, o desenvolvimento, o contexto familiar e social, fatores de risco e protetores, a história prévia de tratamentos, a perspectiva da família e do paciente sobre a natureza do problema atual e as motivações para o tratamento. Com um diagnóstico nosográfico o mais preciso possível, e entendendo o contexto amplo no qual a criança/adolescente estão inseridos, é possível articular as evidências científicas para realizar a indicação terapêutica.

É importante considerar que é frequentemente desafiador estabelecer um diagnóstico nosográfico preciso, já que há muitas limitações na caracterização e definição precisa do processo psicopatológico. Como discutido em capítulos específicos, os transtornos mentais constituem-se no extremo da distribuição de traços comportamentais, que são dimensionais[1,2]. Portanto, definir o limite a partir do qual um comportamento é visto como sintoma, ou não, muitas vezes requer grande treinamento. Além disso, as fronteiras etiológicas, biológicas e psicopatológicas entre os transtornos não são tão bem definidas como os manuais diagnósticos propõem. Evidências que se acumulam apontam para a não existência de delimitações precisas do ponto de vista biológico entre normalidade e transtorno e entre os transtornos[3]. Na infância e adolescência, os processos de desenvolvimento cerebral acelerados acrescentam complexidade ao diagnóstico, uma vez que habilidades e capacidades não estão definidas e precisam ser avaliadas do ponto de vista desenvolvimental, bem como alterações e habilidades são muito mais dinâmicas e mudam com rapidez[4,5]. As influências do meio – principalmente família e pares – apresentam grande efeito, moldando as apresentações clínicas de forma significativa[6,7]. Essas características tornam o diagnóstico psiquiátrico na infância e adolescência bastante desafiador.

Entretanto, apesar das dificuldades inerentes ao processo, é dever do psiquiatra realizar uma avaliação diagnóstica cuidadosa para que alcance um diagnóstico preciso. Mesmo considerando as limitações dos manuais diagnósticos atuais, sem a operacionalização que eles oferecem, a definição de modalidades terapêuticas estaria a mercê de visões e perspectivas individuais e não ofereceria aos pacientes todo o conhecimento acumulado a partir de estudos clínicos[8]. Os diagnósticos nosográficos precisos devem ser comunicados às famílias, bem como suas causas conhecidas, curso e prognóstico. É fundamental que as famílias entendam que a partir do diagnóstico, buscam-se na literatura estudos clínicos que tenham avaliado a eficácia de tratamentos – psicoterápicos e farmacológicos – e que é a partir da literatura que será recomendado o tratamento.

MEDICINA BASEADA EM EVIDÊNCIAS

Medicina baseada em evidências é definida como o uso responsável, explícito e cuidadoso das melhores evidências científicas para amparar a tomada de decisões no cuidado de pacientes individuais. Isso significa integrar os dados colhidos na avaliação diagnóstica com as evidências clínicas externas de pesquisas sistemáticas para indicar tratamentos, inferir sobre resposta terapêutica e prognóstico, entre outras decisões. As preferências dos pacientes e de suas famílias, seus dilemas e autonomia devem ser considerados e integrados a esse processo, de tal forma que a decisão seja tomada em conjunto[9].

As melhores evidências científicas externas são definidas como pesquisa clínica relevante, especialmente aquela centrada na acurácia e precisão de testes diagnósticos, o poder de preditores de risco, a eficácia, a efetividade e a segurança de modalidades terapêuticas, de reabilitação e preventivas. As evidências científicas informam o clínico, e jamais o substituem. De fato, é o clínico que deve julgar a evidência e decidir se ela se aplica ao seu paciente individual e como deve ser integrada ao seu cuidado.

Para que o clínico possa julgar a evidência e decidir como ela pode ser integrada à prática clínica, é necessário conhecimento a respeito de metodologia científica. Quando o tópico de interesse é tratamento, são os ensaios clínicos randomizados controlados que fornecem as evidências de maior nível para amparar recomendações clínicas. A revisão sistemática da literatura e a estimativa agregada de efeito do tratamento por meio de metanálises fornece evidências ainda superiores. No entanto, é fundamental que os clínicos tenham conhecimento em metodologia científica para avaliação de ensaios clínicos e metanálises e interpretação dos seus resultados, buscando identificar intervenções que geram benefícios clínicos reais[10,11]. Sem esses conhecimentos, psiquiatras ficam sob risco de que seu conhecimento clínico rapidamente torne-se desatualizado, dada a rapidez e proficuidade com que estudos clínicos têm sido conduzidos, ou que dependam da avaliação de terceiros. As evidências científicas devem ser comunicadas às famílias, com linguagem apropriada, para que entendam a razão pela qual é indicada uma medicação ou uma psicoterapia, e qual a medicação ou técnica psicoterápica.

PRINCÍPIOS FARMACOLÓGICOS COM RELEVÂNCIA PARA CRIANÇAS E ADOLESCENTES

Uma vez indicado o tratamento medicamentoso, é fundamental que o psiquiatra tenha conhecimento sobre princípios farmacocinéticos da medicação, particularidades do paciente que possam alterar a biodisponibilidade da medicação, e outras medicações em uso que podem interagir com a prescrita.

O estudo da farmacocinética, ou seja, de como o corpo lida com os fármacos, vem crescendo em crianças e adolescentes, mas ainda é mais limitado em relação aos conhecimentos em adultos. O entendimento de princípios farmacocinéticos e das influências desenvolvimentais são importantes para entender e predizer os efeitos dos fármacos[12]. De forma geral, há uma relação entre concentração do fármaco (e exposição a ele) e sua ação. Os processos básicos que controlam a sua concentração são: administração, absorção, distribuição, biotransformação e eliminação. Crianças e adolescentes apresentam características específicas que tornam esses processos específicos. Em relação à administração, especial atenção deve ser dada à aceitação de cápsulas ou comprimidos, a possibilidade de que sejam macerados e administrados com líquidos, à adesão da criança ou do adolescente, principalmente quando não há monitoramento dos pais. A absorção é influenciada por diversos fatores, e em comparação com adultos, o tempo prolongado de esvaziamento gástrico pode reduzir a absorção, bem como o trânsito intestinal lento pode aumentar. O uso concomitante de diferentes líquodos com diferentes valores de pH usados como veículos também pode alterar a estabilidade e absorção. Em termos de distribuição, crianças apresentam maiores concentrações corporais de água e menor tecido adiposo, o que pode interferir na distribuição e acúmulo de drogas lipofílicas e seus metabólitos. A ligação a proteínas é um importante fator que interfere a distribuição de uma medicação, já que apenas a fração não ligada é usualmente disponível para exercer efeitos farmacológicos. Em termos de biotransformação e eliminação, as taxas aumentadas nas crianças em relação a adultos parecem ser os principais responsáveis pela necessidade de doses maiores ajustadas pelo peso para alcançar níveis séricos comparáveis a adultos. A capacidade metabólica e também a função renal ao nascimento são menores do que na idade adulta, mas aumentam para níveis equivalentes aos adultos entre a partir dos 2 anos até a puberdade; podendo excedê-los durante a puberdade, e então reduzem posteriormente para alcançar níveis adultos. A maturação de famílias de enzimas metabolizadoras de drogas e também de enzimas individuais é um fator predominante nas diferenças relacionadas à idade da eliminação de metabólicos farmacológicos[12-14].

As interações medicamentosas são classificadas em farmacocinéticas – ou seja, que ocorrem durante a absorção, distribuição, metabolismo ou excreção; – ou farmacodinâmicas, que ocorrrem nos sítios de ação das medicações. Interações farmacocinéticas podem envolver a glicoproteína P (gp-P), uma bomba de efluxo expressa em variados tecidos, inclindo células intestinais, barreira hematoencefálica, rim e ductos biliares. Medicações inibidoras de gp-P levam a um aumento de seus substratos intracelulares, enquando medicações indutoras aumentam o efluxo e, assim, diminuem a biodisponibilidade de fármacos transportados por gp-P. Medicações que são transportadas por gp-P incluem nortiptilina, risperidona, sertralina, topiramato, entre outras. Medicações que são inibidores de gp-P são azitromicina, claritromicina, eritromicina, fluoxetina, haloperidol, olanzapina, entre outras. Medicações que são indutores de gp-P incluem fenitoína, dexametasona, erva de são joão, entre outras[15].

A maior parte das medicações são biotransformadas de lipo para hidrossolúveis para que, entre outras razões, sejam mais eficientemente excretadas na urina. Para tanto, há processos chamados de metabolismo de fase I e de fase II, que ocorre principalmente no fígado, mas também no trato gastrointestinal, pulmões, rins. O citocromo P450 é uma superfamília de enzimas responsável pelo menos parcialmente pelo metabolismo de 90% de todas as medicações. Atualmente são reconhecidas quatro famílias e subfamílias de A a E. A família CYP3A metaboliza mais de 50% das medicações, embora frequentemente outras famílias também participem do metabolismo. Interações medicamentosas de diversas naturezas podem ocorrer em função de seus efeitos sobre enzimas do CYP450; assim, é fundamental conhecer se cada medicação prescrita é substrato, inibidora ou indutora de cada família. A ocorrência de fato de uma interação medicamentosa com significado clínico irá depender das medicações utilizadas, de fatores relacionados ao organismo (como número de enzimas – relacionada a fatores genéticos –, ingestão alimentar, de álcool e de drogas, processos inflamatórios ou infecciosos, diferenças genéticas e de sexo, e idade). Crianças em idade escolar necessitam de maiores doses relativas às doses para adultos de medicações metabolizadas pelo CYP450, especialmente para CYP1A2, CYP2C9, e CYP3A4, enquanto adolescentes apresentam eficiência de enzimas CYP450 comparável a de adultos[16].

O SIGNIFICADO PSICOLÓGICO DAS MEDICAÇÕES

O tratamento farmacológico na infância e na adolescência é cercado por significados psicológicos para o paciente e sua família, seja sobre a medicação em si, seja sobre os sintomas ou diagnóstico, e frequentemente se constituem em barreiras para a comunicação efetiva e adesão às recomendações. Nesse sentido, a aliança terapêutica tem um papel fundamental para que o clínico possa gerar entendimento a respeito das razões pelas quais a medicação é indicada e para que possa abordar os aspectos emocionais envolvidos. Frequentemente os pais carregam fantasias e interpretações sobre as causas dos problemas dos filhos e sentem-se culpados por isso, ou culpam o conjugue, explicitando isso claramente ou não. Muitas vezes os problemas dos filhos remetem a problemas similares que enfrentaram quando crianças, ou a familiares com patologias graves. Essas questões precisam ser identificadas no processo de avaliação diagnóstica e adequadamente abordadas, sob risco dos pais não se disporem a ouvir o diagnóstico, tampouco seguir recomendações de tratamento. Para isso, é preciso que seja criado um espaço e uma aliança terapêutica em que é comunicado aos pais que os aspectos emocionais relacionados ao possível diagnóstico e tratamento do filho são importantes, que o clínico está interessado em ouvir e que eles devem se sentir à vontade e seguros para expressá-los.

O desenvolvimento desse espaço e dessa aliança terapêutica se inicia com uma avaliação diagnóstica extensiva, que envolve tempo com o paciente e seus familiares, bem como uma escuta ativa para os conteúdos manifestados (como queixas sobre o comportamento do paciente) e não manifestados (como dinâmicas familiares que tornam o paciente mais propenso a adotar tais comportamentos). Ao final da avaliação diagnóstica, os pais devem sentir que tiveram a oportunidade de comunicar toda a história do desenvolvimento de seu filho e que o psiquiatra compreendeu-a, considerando todos os aspectos emocionais, sociais, desenvolvimentais que relacionam-se com o problema atual. Além da escuta ativa, os psiquiatras podem promover a aliança terapêutica amenizando os sentimentos de culpa que os pais trazem consigo, enfatizando que os problemas que se apresentam não devem ser fonte de vergonha ou razão para que se escondam e que o desenvolvimento de crianças e adolescentes é bastante dinâmico e, portanto, sempre há possibilidade de mudanças e ganhos, ou seja, que o diagnóstico não condena a criança ou o adolescente a um futuro de limitações e incapacidades.

O uso da medicação em si pode carregar muitos significados. Em um extremo, encontramos pais que buscam por uma pílula mágica que nas suas fantasias resolverá todos os problemas, seja porque os problemas são tão graves e tem exigido tanto deles, seja porque não estão dispostos a mudar ou envolver-se no processo de tratamento do filho. Em outro extremo, encontramos pais que, desde o primeiro momento da avaliação, dizem que são contra o uso de medicações e que essa modalidade terapêutica está fora de questão. De forma não manifesta, buscam a avaliação atual, frequentemente depois de outras tantas, com a expectativa de que a medicação seja contraindicada. Para pais com posições tão extremas, pode ser importante abordar essas visões logo no início da avaliação e discutir abertamente se o processo deve seguir ou não, dado que suas expectativas não necessariamente irão se cumprir. A maior parte dos pais, no entanto, estará aberta e interessada em ouvir uma avaliação qualificada e neutra, mas nem por isso deixará de ter reações emocionais à medicação. Muitos sentirão pena dos filhos, sentirão que administrar a medicação é sinal de que eles não aceitam os filhos como são e estão tentando mudá-los, entenderão que o uso da medicação é um atestado de gravidade, que estão entrando em "beco sem saída", no sentido de que a partir daquele momento a criança/adolescente sempre precisará de medicações e não conseguirá viver sem. Muito frequentemente sentem que a medicação é sinal de que são pais incompetentes, seja porque provocaram os problemas dos filhos, seja porque não foram capazes de resolvê-los.

Uma vez em uso da medicação, de fato muitos pais terão a idéia de que ela pode ser a fonte da resolução de todos os problemas, e que o simples ajuste de dose ou substituição pode ser a resposta para situações complexas. Esses pais frequentemente acionam psiquiatrias para que tomem condutas frequentes em relação à medicação, tentando dar conta de todo o sintoma. De fato, muitas vezes observamos respostas dramáticas com introdução e ajustes de dose, como no controle de sintomas de desatenção e hiperatividade, controle de sintomas psicóticos ou de crises de pânico. No entanto, a magnitude de efeito da maior parte das medicações é modesta e, portanto, respostas dramáticas não são a regra, mas sim respostas lentas e progressivas. Além disso, muitos sintomas relacionam-se a contextos desfavoráveis, e portanto, mudanças de atitude dos pais, acomodações na escola, e tantas outras intervenções no ambiente serão necessárias, em conjunto com as medicações, para adequadamente tratar problemas complexos como os transtornos mentais. Por outro lado, muitos pais terão a preocupação de que a medicação impedirá que seus filhos sejam quem eles são, que mudará a personalidade ou o jeito deles. Também se preocuparão com a possibilidade de que seus filhos vejam as medicações como fonte da resolução de todos os problemas e que ao longo do tempo deixem de se responsabilizar pelo seu comportamento e busquem mais e mais medicações para resolver os desafios que surgirão.

As crianças e os adolescentes também apresentam respostas emocionais ao uso das medicações que devem ser abordados pelo psiquiatra. Frequentemente os pais não contarão às crianças a razão pela qual uma medicação está sendo administrada, principalmente no início do tratamento, quando a criança não identifica o problema, ou quando os pais ainda veem o diagnóstico e o tratamento cercados por estigma. Crianças mais velhas e adolescentes questionarão ativamente, buscarão informações na internet; e para esses jovens é fundamental que seja comunicada, de forma apropriada ao seu perfil cognitivo e emocional, a razão para o uso da medicação, os efeitos adversos e terapêuticos esperados. Muitos jovens têm a idéia de que são os únicos que fazem uso da medicação, que são inferiores, ou que os pais os acham defeituosos e querem consertá-los. Muitos incomodam-se com os aspectos práticos do uso da medicação ou com o *status* que passam a receber em casa, diante de irmãos, por exemplo, de necessitarem de tratamento continuado. Adolescentes frequentemente deixam de tomar a medicação, voluntariamente ou não, e por isso é sempre importante que os pais monitorem a adesão. Nessas situações, é importante investigar a razão para a não adesão, que pode relacionar-se com efeitos adversos, como irmãos que usam a medicação para ofendê-los, com a idéia de que são loucos ou doentes, ou várias outras situações. Quando adolescentes estão em tratamento há muitos anos, podem recusar-se fortemente a continuá-lo, comunicando o desejo de interromper o uso para que possam saber como é o seu jeito ou a personalidade sem a medicação. Nessas situações, quando apropriado, pode ser importante descontinuar a medicação e acompanhar o paciente de perto, eventualmente mostrando a ele a necessidade do uso, se houver reincidência de sintomas.

Pais frequentemente questionarão sobre a importância de comunicar à escola, acampamentos ou a pais de amigos. Quando há necessidade de monitoramento próximo em função de efeitos adversos, ou quando a criança ou adolescente ficará sob responsabilidade de outro adulto em um local distante ou por tempo prolongado, é importante que o uso da medicação seja comunicado. Quando não há uma função clara para a comunicação e quando os pais sentem-se inseguros em relação à possível estigma relacionado ao tratamento, a comunicação pode ser adiada.

TRATAMENTO FARMACOLÓGICO E PSICOTERÁPICO COMBINADOS

Considerando a complexidade relacionada aos transtornos mentais na infância e na adolescência, que frequentemente envolve dinâmicas familiares disfuncionais, problemas escolares, desenvolvimento emocional prejudicado, bem como múltiplios prejuízos individuais, além de um sintoma alvo, uma única intervenção raramente é suficiente para alcançar todos os objetivos terapêuticos. Na maior parte das situações clínicas, a combinação de intervenções psicoterápicas é necessária ao tratamento farmacológico. Outras situações que exigem tratamentos combinados são aquelas de maior gravidade, quando intervenções intensivas e agressivas são inicialmente necessárias, ou quando há remissão parcial de um sintoma diante de doses plenas de uma terapia farmacológica. A indicação do tratamento psicoterápico, assim como no tratamento farmacológico, deve ser embasada nas melhores evidências disponíveis a partir do alvo terapêutico definido[17]. Quando essas estão disponíveis, não há justificativa para indicar uma intervenção com menor nível de evidência em relação a uma com maior nível de evidência. Infelizmente, os estudos clínicos que amparam tratamentos psicoterápicos são ainda escassos e em muitas situações não haverá evidências disponíveis para o desfecho almejado. Além disso, frequentemente há comorbidades e múltiplos prejuízos e alvos terapêuticos, situações que não são capturadas com facilidade por estudos clínicos. Nessas situações, cabe ao psiquiatra, definindo os objetivos terapêuticos e a partir do seu melhor julgamento clínico, no contexto das melhores evidências disponíveis e de diretrizes clínicas, indicar a modalidade psicoterápica.

MONITORAMENTO DE EFEITOS TERAPÊUTICOS E ADVERSOS

A falta de medidas biológicas para amparar o diagnóstico e a evolução terapêutica limita a objetividade da prática clínica psiquiátrica. Por um lado, de fato não é desejável que o cuidado dos pacientes seja direcionado por exames ou outros indicadores que não capturam a complexidade da experiência humana, que é foco do nosso cuidado. Por outro lado, o próprio transtorno mental, as dificuldades individuais dos pais, as limitações da observação do comportamento e emoções das crianças em casa e nas escolas, tornam-se barreiras importantes para que possa ser avaliada a resposta terapêutica. O uso de escalas de sintomas, escolhidas a partir dos alvos terapêuticos, respondidas pelo próprio paciente, por seus pais, ou aplicadas pelo clínico, é uma estratégia para monitorar os efeitos dos tratamentos implementados[18]. É importante, no entanto, considerar que os objetivos terapêuticos envolvem o controle de sintomas e evitar a ocorrência de eventos negativos (como acidentes e episódio de autolesão), mas vai além deles e inclui melhoras funcionais, como melhora da relação com os pais e amigos, aprendizado e desenvolvimento amplo, bem como qualidade de vida. Assim, a avaliação clínica global, que inclui a evolução dos sintomas, ocorrência de eventos negativos e ganhos desenvolvimentais é fundamental.

Em relação à avaliação genética para predição de resposta terapêutica ou de efeitos adversos, a chamada avaliação farmacogenética, muito se avançou nas últimas décadas. Uma série de estudos de genética molecular investigou polimorfismos associados com melhora de sintomas e emergência de efeitos adversos nas mais diversas condições psiquiátricas em crianças e adolescentes, como transtorno de déficit de atenção/hiperatividade, depressão, esquizofrenia entre outras, e com diferentes medicações[19]. Muitos dos estudos identificaram polimorfismos associados de forma significativa à resposta terapêutica, mas o efeito de cada polimorfismo explica muito pouco a respeito da ocorrência do desfecho clínico, de tal forma que não apresenta relevância clínica[20]. Ainda, as avaliações farmacogenéticas normalmente investigam o efeito de um polimorfismo específico, mas não consideram as interações entre genes, e não levam em consideração o enorme número de polimorfismos não estudados que podem também exercer efeito. Nesse sentido, avaliações farmacogenéticas não fornecem, nesse momento, dados para guiar a escolha da medicação mais efetiva para um paciente específico[21], o que amparou a recomendação recente da Academia Americana de Psiquiatria da Infância e Adolescência para que os clínicos evitem utilizar testes farmacogenéticos na seleção da medicação[21].

No entanto, para algumas medicações já foram identificadas variantes genéticas que aumentam o risco de ocorrência de eventos adversos, e o *Clinical Pharmacogenetics Implementation Consortium of the Pharmacogenomics Research Network* (https://cpicpgx.org) apresenta recomendações atualizadas para avaliação farmacogenética, principalmente associada ao risco de efeitos adversos. A utilidade clínica das testagens é discutível, dado o valor, o tempo para o resultado e a menor gravidade de efeitos adversos, com exceção de situações específicas, como avaliação de variantes nos genes HLA-A e HLA-B quando há indicação de carbamazepina em asiáticos, dada a sua associação com síndrome de Stevens-Johnson.

PRINCÍPIOS DO TRATAMENTO FARMACOLÓGICO

É fundamental que o tratamento farmacológico esteja inserido em um plano de tratamento global e siga princípios norteadores claros, a partir das melhores evidências e conhecimento disponíveis sobre psicopatologia e psicofarmacoterapia clínica. Assim, são sugeridos os princípios[22-24], a seguir:

- Em crianças até os 3 anos de idade, o tratamento farmacológico não é recomendado. A partir dos 3 anos, abordagens psicoterápicas são o tratamento de primeira linha e devem preceder qualquer consideração sobre tratamento farmacológico. Se tratamentos farmacológicos são indicados, psicoterapias devem ser mantidas em combinação. A partir da idade escolar, há estudos clínicos que guiam as diretrizes de tratamento, seja farmacológico ou psicoterápico, doses e tempo para resposta.
- Todo plano de tratamento deve se iniciar por uma avaliação e formulação diagnóstica cuidadosa. Informe à família os diagnósticos e as evidências clínicas que direcionam as estratégias de tratamento para a condição específica. A educação da família e do paciente a respeito do diagnóstico é fundamental.
- Formule um plano terapêutico amplo, contextualizando o tratamento medicamentoso diante de outras intervenções necessárias. Informe os objetivos do uso da medicação, meta de dose e tempo, bem como opções terapêuticas conforme respostas subsequentes. A educação da família e do paciente a respeito do tratamento é fundamental.
- Inicie com apenas uma medicação.
- Inicie com pequenas doses e faça progressão lenta da dose.
- Alcance uma dose eficaz e a mantenha por tempo adequado.

- Programe o tempo de manutenção da medicação em dose plena e a sua descontinuação.
- Descontinue medicações que não estão funcionando, cujo efeito é incerto ou que não são mais necessárias.
- Evite trocas frequentes para novas medicações sem razões claras e consistentes basedas em evidências.
- Lembre-se: exceto em situações muito específicas, a não resposta à medicação ou à emergência de efeitos adversos não altera a formulação diagnóstica.
- Informe os pacientes sobre potenciais efeitos adversos para que possam reconhecê-los imediatamente.
- Tenha um alto grau de suspeição em relação a efeitos adversos e monitore-os periodicamente.
- Aguarde o tempo necessário após emergência de efeitos adversos para só então reduzir dose ou alterar medicação.
- Não é recomendável o uso de medicações para tratar efeitos adversos de medicações.
- Pacientes que necessitam de mais de uma medicação para a mesma condição são a exceção, não a regra.
- Avaliação ou tratamanto de psicopatologia parental pode ser muito relevante para melhorar a sua habilidade de participar do tratamento e também na melhora do ambiente familiar.
- A colaboração entre profissionais responsáveis por elementos específicos do plano de tratamento de uma criança é essencial para o seu sucesso.

ASPECTOS ÉTICOS

Psiquiatras precisam estar atentos a possíveis influências externas à condição do paciente sobre a sua conduta médica. A indústria farmacêutica exerce importante influência sobre a decisão de indicar ou não medicação e qual medicação escolher. A indicação de tratamento medicamentoso implica em retornos frequentes do paciente ao médico, o que pode resultar em maiores ganhos financeiros. Por outro lado, pacientes ou famílias difíceis, que despertam sentimentos contra-transferenciais negativos, podem não receber as indicações terapêuticas adequadas para que deixem de frequentar o consultório do psiquiatra.

Em relação à indicação de tratamento, há muitas condições que carecem de evidências clínicas robustas que suportem a escolha da medicação[25]. Nessas condições, o psiquiatra deve informar à família e tomar a decisão baseada nas melhores evidências disponíveis. Infelizmente muitos clínicos não têm acesso à literatura científica, não busca atualizar-se, ou não segue as diretrizes clínicas de avaliação e tratamento de crianças e adolescentes, o que os leva a práticas de prescrição não recomendadas, como uso de antipsicóticos típicos para crianças nos primeiros anos de vida com alterações de sono, uso de antipsicóticos para tratamento de comportamento opositor sem tratamento psicoterápico prévio, entre outras[26]. Quando há evidências robustas, não há justificativa ética para indicar intervenções com menor nível de evidência quando aquelas com maior nível poderiam ser indicadas[27]. Os psiquiatras têm o dever de fornecer todos os dados relevantes para que as famílias decidam se irão ou não seguir a recomendação médica. Muitos psiquiatras, entendendo que o tratatamento medicamentoso é a melhor escolha para determinado paciente, diante de famílias resistentes ao tratamento, deixam de orientá-los sobre riscos e enfatizam potenciais benefícios, para com isso aumentar a chance de adesão. Considerando o princípio da autonomia do paciente, o médico tem o dever de fornecer todas as informações a respeito do diagnóstico, possíveis tratamentos, riscos e benefícios de todos, para que o paciente ou sua família possam tomar a sua decisão.

CONSIDERAÇÕES FINAIS

A psicofarmacoterapia na infância e na adolescência é um procedimento complexo, que envolve muitos aspectos que vão além da emissão de uma prescrição. Um tratamento adequado inicia-se sempre por um diagnóstico cuidadoso e envolve o melhor julgamento clínico, as melhores evidências científicas e as preferências do paciente. É necessária que seja criada uma agenda colaborativa entre médico, paciente e família, que deve ser revista à medida que a criança ou adolescente se desenvolvem, o transtorno evolui e novos desafios desenvolvimentais surgem. As medicações podem ser ferramentas poderosas para o tratamento de crianças e adolescentes com transtornos mentais, mas terão esse efeito apenas nas mãos de clínicos habilidosos, que ao mesmo tempo que consideram a complexidade necessária de um plano terapêutico, entendam o papel que cada intervenção terá para alcançar os objetivos estabelecidos.

REFERÊNCIAS BIBLIOGRÁFICAS

1. Coghill D, Sonuga-Barke EJS. Annual research review: categories versus dimensions in the classification and conceptualisation of child and adolescent mental disorders - Implications of recent empirical study. J Child Psychol Psychiatry Allied Discip. 2012;53(5):469-89.
2. Polanczyk GV. Dimensionality of childhood psychopathology and the challenge of integration into clinical practice. Eur Child Adolesc Psychiatry. 2014;23(4).
3. Angold A, Costello EJ. Nosology and measurement in child and adolescent psychiatry. J Child Psychol Psychiatry Allied Discip. 2009;50(1-2):9-15.
4. Polanczyk GV. Child psychiatry and the developmental perspective. Eur Child Adolesc Psychiatry. 2012;21(3).
5. Thapar A, Riglin L. The importance of a developmental perspective in Psychiatry: what do recent genetic-epidemiological findings show? Mol Psychiatry. 2020..
6. Barker ED, Walton E, Cecil CAM. Annual Research Review: DNA methylation as a mediator in the association between risk exposure and child and adolescent psychopathology. J Child Psychol Psychiatry Allied Discip. 2018;59(4):303-22.
7. Harold GT, Sellers R. Annual Research Review: Interparental conflict and youth psychopathology: an evidence review and practice focused update. J Child Psychol Psychiatry Allied Discip. 2018;59(4):374-402.
8. Hyman SE. The diagnosis of mental disorders: The problem of reification. Annu Rev Clin Psychol. 2010;6:155-79.
9. Group E-BMW. Evidence-based medicine. JAMA. 1992;268(17):2420-5.
10. Kraemer HC, Frank E. Evaluation of comparative treatment trials. Jama. 2010;304(6):683.
11. Kraemer HC, Frank E, Kupfer DJ. How to assess the clinical impact of treatments on patients, rather than the statistical impact of treatments on measures. Int J Methods Psychiatr Res. 2011;20(2):63-72.
12. Ramsey LB, Namerow LB, Bishop JR, Hicks JK, Bousman C, Croarkin PE, et al. Thoughtful clinical use of pharmacogenetics in child and

adolescent psychopharmacology. J Am Acad Child Adolesc Psychiatry. 2020;48:303-32.

13. Sinha Y, Cranswick NE. How to use medicines in children: Principles of paediatric clinical pharmacology. J Paediatr Child Health. 2007;43(3):107-11.
14. Vinks AA, Walson PD, Saldana SN. Developmental principles of pharmacokinetics. In. Martin A, Scahill L, Kratochvil CJ. Pediatric psychopharmacology. Principles and Practice. 2 ed. New York: Oxford University Press; 2011.
15. Oesterheld JR, Turpeinen M. Cytochrome P450-Mediated Interactions. In. Martin A, Scahill L, Kratochvil CJ. Pediatric psychopharmacology. Principles and Practice. 2 ed. New York: Oxford University Press; 2011.
16. Anderson GD, Lynn AM. Optimizing pediatric dosing: a developmental pharmacologic approach. Pharmacotherapy. 2009;29(6):680-90.
17. Weisz JR, Kazdin AE. Evidence-based psychotherapies for children and adolescents. 3 ed. New York: The Guilford Press; 2017.
18. Hurt E, Arnold E, Aman MG. Clinical instruments and scales in pediatric psychopharmacology. In. Martin A, Scahill L, Kratochvil CJ. Pediatric Psychopharmacology. Principles and Practice. 2 ed. New York: Oxford University Press; 2011.
19. Namerow LB, Walker SA, Loftus M, Bishop JR, Ruaño G, Malik S. Pharmacogenomics: an update for child and adolescent psychiatry. Curr Psychiatry Rep. 2020;22(5).
20. Polanczyk G, Zeni C, Genro JP, Guimarães AP, Roman T, Hutz MH, et al. Association of the adrenergic α2A receptor gene with methylphenidate improvement of inattentive symptoms in children and adolescents with attention-deficit/hyperactivity disorder. Arch Gen Psychiatry. 2007;64(2).
21. Ramsey LB, Namerow LB, Bishop JR, Hicks JK, Bousman C, Croarkin PE, et al. Thoughtful clinical use of pharmacogenetics in child and adolescent psychopharmacology. J Am Acad Child Adolesc Psychiatry. 2020;116544.
22. Schiff GD, Galanter WL, Duhig J, Lodolce AE, Koronkowski MJ, Lambert BL. Principles of conservative prescribing. Arch Intern Med. 2011;171(16):1433-40.
23. Gleason MM, Egger HL, Emslie GJ, Greenhill LL, Kowatch RA, Lieberman AF, et al. Psychopharmacological treatment for very young children: Contexts and guidelines. J Am Acad Child Adolesc Psychiatry. 2007;46(12):1532-72.
24. King RA. Practice parameters for the psychiatric assessment of children and adolescents. J Am Acad Child Adolesc Psychiatry. 1997;36(10).
25. Persico AM, Arango C, Buitelaar JK, Correll CU, Glennon JC, Hoekstra PJ, et al. Unmet needs in paediatric psychopharmacology: present scenario and future perspectives. Eur Neuropsychopharmacol. 2015;25(10):1513-31.
26. Kölch M, Plener PL. Pharmacotherapy in psychiatric disorders of children: Current evidence and trends. Pharmacopsychiatry. 2016;49(6):219-25.
27. Koelch M, Schnoor K, Fegert JM. Ethical issues in psychopharmacology of children and adolescents. Curr Opin Psychiatry. 2008;21(6):598-605.

2

Tratamento do transtorno do espectro autista

Joana Portolese
Claudia Romano Pacífico
Leila Bagaiolo
Deborah Rolim
Fábio Sato
Guilherme Vanoni Polanczyk
Helena Brentani

Sumário

Pontos-chave

- Existem muitas recomendações sobre a natureza e a intensidade de intervenção que deve ser oferecida para apoiar o desenvolvimento de crianças com transtorno do espectro autista (TEA).
- As intervenções visam abordar os prejuízos centrais associados ao TEA. As abordagens variam em suas teorias sobre a natureza do TEA e do desenvolvimento, bem como em seus procedimentos e técnicas.
- Para indivíduos com TEA, deficiências sociais na infância podem se tornar mais pronunciadas durante a adolescência, quando as demandas sociais cada vez mais complexas excedem suas competências.
- Quando utilizadas, as intervenções farmacológicas têm como objetivo tratar sintomas específicos, chamados sintomas-alvo que acompanham, de forma complexa, o TEA.

INTRODUÇÃO

O transtorno do espectro autista (TEA) é um transtorno do neurodesenvolvimento relativamente comum na população e que apresenta um impacto variado. As estimativas de prevalência atuais sugerem que um em 59 indivíduos preenche os critérios diagnósticos para TEA, embora essa prevalência varie por sexo, com os homens tendo uma probabilidade aproximadamente quatro vezes maior de serem afetados[1]. O diagnóstico está principalmente associado a prejuízos centrais na comunicação social, bem como interesses restritos e comportamentos repetitivos e diferenças na função sensorial, como caracterizado no capítulo correspondente à apresentação clínica (American Psychiatric Association[2]). Indivíduos com TEA, no entanto, também podem apresentar dificuldades em uma série de áreas relacionadas, como linguagem, comportamento adaptativo e desempenho acadêmico[3].

Além dos principais sintomas, os indivíduos com TEA frequentemente apresentam uma variedade de condições comórbidas, como outras condições médicas, de desenvolvimento, comportamentais ou psiquiátricas que geram impacto no funcionamento diário e na qualidade de vida[4], muitas das quais persistem ao longo da vida[5]. Atualmente, a evolução a longo prazo de indivíduos com TEA varia amplamente. Embora vários indivíduos que recebem diagnósticos precoces continuem a desenvolver habilidades adaptativas e comunicativas dentro da faixa média, a maioria requer pelo menos algum suporte e muitos requerem suporte substancial na idade adulta[6]. É importante ressaltar que a qualidade de vida entre adultos com TEA também é variável[7]. Melhorar a qualidade da intervenção oferecida na primeira infância pode ser uma forma de aumentar a probabilidade de satisfação com a vida a longo prazo.

RECOMENDAÇÕES DE INTERVENÇÕES NA INFÂNCIA

Existem muitas recomendações sobre a natureza e a intensidade de intervenção que deve ser oferecida para apoiar o desenvolvimento de crianças com TEA. Pesquisadores e clínicos afirmam que a intervenção deve ser instituída o mais cedo possível, começando no momento ou antes do diagnóstico na primeira infância. A intervenção deve ser intensiva, ou seja, fornecida por 25 a 40 horas por semana por um ano ou mais, e abrangente, ou seja, visando a um desenvolvimento amplo[8-11]. Essas recomendações são motivadas pela teoria de que as intervenções oferecidas na primeira infância têm o potencial de produzir efeitos mais positivos, uma vez que o cérebro apresenta maior plasticidade nesse momento do desenvolvimento12,13. Evidências clínicas apontam nessa direção, indicando que a intervenção intensiva produziu ganhos cognitivos substanciais e que esses ganhos variaram de acordo com a idade no início da intervenção (p. ex., Lovaas, 1987[9]; McEachin et al., 1993[10]; Sandbank et al., 2020[14]; Lord et al., 2020[3]).

MODALIDADES TERAPÊUTICAS

As intervenções visam abordar os prejuízos centrais associados ao TEA. As abordagens variam em suas teorias sobre a natureza do TEA e do desenvolvimento, bem como em seus procedimentos e técnicas. Steinbrenner Hume et al.[15] identificaram, em uma revisão bibliográfica, 28 práticas que atenderam aos critérios de classificação com base em evidências científicas. Destas, 24 práticas são baseadas em princípios da análise do comportamento aplicada, e as outras quatro práticas encontram eficácia ao mesclarem seus objetivos com protocolos comportamentais, são elas: terapia cognitivo-comportamental; exercício e movimento; musicoterapia; e integração sensorial.

Intervenções que são baseadas em ABA, que é a sigla para *applied behavior analysis* (análise do comportamento aplicada), são oriundas de princípios básicos no campo da Análise Experimental do Comportamento (AEC). A análise do comportamento tem como objeto de estudo a análise de interações do indivíduo com aspectos variados do ambiente – físico e social[16] –, com claras leis do comportamento descritas[17,18] e tomando como central ao comportamento humano suas interações com a cultura e fenômenos relativos ao seu mundo privado, como sentimentos, emoções e cognições[19,20].

A intervenção baseada em ABA envolve a análise funcional das relações entre ambiente e comportamento baseados no conceito teórico de que o comportamento de um indivíduo é determinado pelas contingências ocorridas no passado e eventos ambientais atuais em conjunto com uma base genética e variáveis fisiológicas[21]. Assim, visa realizar mudanças nos eventos ambientais, incluindo estímulos antecedentes e consequências, para produzir mudanças práticas e significativas no comportamento com o objetivo da promoção de habilidades que tornem esse indivíduo capaz de produzir relações saudáveis com o ambiente em que vive.

Esse tipo de intervenção se aplica a crianças, adolescentes e adultos que, eventualmente, apresentem dificuldades circunstanciais como socialização, brincar, aprendizagem de conteúdos acadêmicos e aspectos gerais da rotina ligados à autonomia (como sono, alimentação, autocuidado, entre outros). Estudos controlados demonstraram que o ABA pode resultar em aumentos significativos no QI[22-24], mesmo dentro da faixa normal[24], com maior probabilidade de integração na escola[25]. Trabalhos individuais[22,26-29] e estudos de metanálise[30] sugerem que uma das mais eficazes intervenções para o tratamento do TEA é a análise do comportamento aplicada (ABA). A intervenção pode ocorrer em diversas frentes comportamentais, como acadêmica, profissional, social, verbal e atividades de vida diária (AVD), e pode envolver profissionais de diversas áreas – psicólogos, fonoaudiólogos, neurologistas, psiquiatras, pediatras, educadores físicos, terapeutas ocupacionais e tutores. Intervenções que focam em várias habilidades são denominadas "compreensivas", e estudos apontam correlações significativas entre intervenções nesse formato e produção de melhores resultados com indivíduos com TEA[31]. Sandbank et al.[14], em uma metanálise, complementa que outras intervenções comportamentais incluem treinamento experimental discreto (DTT), sistema de comunicação de troca de imagens (PECS) e suportes comportamentais positivos (PBS).

Segundo CASP[21], os elementos essenciais para a intervenção ABA com pessoas diagnosticadas com TEA são:

- Avaliação abrangente que descreve níveis específicos de comportamento na linha de base e oferece informações para o subsequente estabelecimento de metas de tratamento.
- Ênfase na compreensão do valor atual e futuro (ou importância social) dos comportamentos que serão alvo do tratamento.
- Foco prático na instalação de pequenas unidades de comportamento que se desenvolvem em direção a uma maior e mais significativa mudança no repertório comportamental do cliente relacionada à melhoria da saúde e maiores níveis de independência.
- Coleta, quantificação e análise de dados de observação direta de comportamentos-alvo durante o tratamento, visando maximizar e manter o progresso em direção aos objetivos do tratamento.
- Esforços para delinear, estabelecer e gerenciar os ambientes sociais de aprendizagem, visando minimizar comportamentos problemáticos e maximizar a taxa de progresso em direção a todos os objetivos.
- Uso de uma abordagem para o tratamento do comportamento problemático que vincula a função do comportamento às estratégias de intervenção programadas.
- Uso de um tratamento analítico-comportamental cuidadosamente construído, individualizado e detalhado, que utiliza reforço e outros princípios comportamentais e exclui o uso de métodos ou técnicas que carecem de consenso sobre sua eficácia com base em evidências científicas.

- Uso de protocolos de tratamento que são implementados repetidamente, com frequência e de forma consistente em todos os ambientes até que os critérios de aprendizagem e generalização sejam atendidos.
- Avaliação direta, contínua e frequente para que sejam feitos análises e ajustes no plano de tratamento (pelo analista de comportamento) com base no progresso do paciente, conforme determinado por observações e análise objetiva de dados.
- Apoio direto e treinamento de familiares e outros profissionais envolvidos para atingir maiores resultados e promover generalização e manutenção de melhorias comportamentais nos diferentes contextos da vida do paciente.
- Infraestrutura abrangente para supervisão de toda a avaliação e tratamento por um analista do comportamento.

Na intervenção com TEA, os efeitos positivos associam-se a intervenção precoce (EIBI – *Early Intensive Behavioral Intervention*)[23,32,33]. Para garantir a eficácia da intervenção baseada em ABA, a literatura propõe que sejam considerados os seguintes aspectos: característica de cada indivíduo, a intensidade da intervenção (30 horas/semana, sendo 20 horas com um aplicador e 10 horas com os pais), e a multiplicação das horas de intervenção por um tutor capacitado que seja capaz de seguir protocolos de intervenção[34,35].

Quando falamos na intensidade da intervenção, não se trata apenas de terapia individualizada no modelo 1:1 (1 terapeuta ou aplicador para 1 criança), mas também de estender o que é aprendido nesse ambiente mais individualizado para momentos sociais típicos da rotina, garantindo a generalização dos repertórios aprendidos[36] Para isso, é fundamental a capacitação, o treinamento e as orientações frequentes e contínuas para todas as pessoas que convivem com a criança nos diversos contextos: pais, cuidadores, familiares, professores, terapeutas etc. Baer et al.[37] afirmam que a generalização é um dos pilares que suportam a ABA, e que esta deve ser programada e não apenas esperada. Uma das prioridades de um tratamento eficaz para TEA deve ser a manutenção de novas habilidades e sua generalização para ambientes naturais[38].

Por isso, a capacitação de pais tornou-se uma alternativa para garantir a estimulação das crianças com TEA no ambiente natural[39] e maximizar as horas de intervenção. Os pais podem ser treinados pela equipe transdisciplinar que planeja e supervisiona a intervenção da criança para, eles próprios, aplicarem procedimentos de ensino de novas habilidades e controle de comportamentos disruptivos em diferentes contextos do ambiente natural da criança, o que garante a generalização das habilidades treinadas na terapia ABA individualizada no *setting* terapêutico para outros contextos, outros estímulos e com outras pessoas. O ensino da comunicação tem sido o principal objetivo na capacitação de pais de indivíduos com TEA; afinal, a aquisição da comunicação funcional tem ligação direta com o controle de comportamentos inadequados que podem ter função de comunicação[40,41]. Um estudo que teve como objetivo ensinar aos pais a conduzirem o treino de comunicação funcional, visando substituir comportamentos disruptivos por meio do reforçamento diferencial de habilidades de comunicação mais produtivas do ponto de vista social, demonstrou uma redução significativa nos comportamentos disruptivos dos indivíduos com TEA, medidos por meio da *Aberrant Behavior Checklist* (ABC), e nos sintomas de depressão e ansiedade dos cuidadores, medidos pelas escalas Hamilton de depressão e ansiedade. Os autores ponderam que são necessários mais estudos para identificar se a melhora dos cuidadores é resultado da melhora dos comportamentos disruptivos nos indivíduos com TEA e/ou de outros fatores, como o suporte oferecido pelo grupo[42].

Intervenções comportamentais de desenvolvimento naturalista

Em 2015, várias intervenções foram categorizadas como pertencentes a um terceiro tipo de abordagem de intervenção que tem embasamento teórico nas teorias comportamentais e de desenvolvimento da aprendizagem e do desenvolvimento. As intervenções comportamentais de desenvolvimento naturalista envolvem o uso de princípios comportamentais de aprendizagem para ensinar habilidades escolhidas a partir de uma sequência de desenvolvimento em ambientes naturalísticos e usando recompensas naturais[43]. As habilidades selecionadas como relevantes para a intervenção são aquelas que permitem que a criança participe mais plenamente das interações recíprocas com o adulto. Essas intervenções são realizadas principalmente no contexto da brincadeira, mas o controle das interações nesse contexto é compartilhado pela criança e pelo adulto, por meio de turnos equilibrados. As intervenções categorizadas como intervenções comportamentais de desenvolvimento naturalista incluem o *Early Start Denver Model*[44]; *Enhanced Milieu Teaching* (EMT)[45]; *Pivotal Response Treatment*[46]; e Atenção Conjunta, Jogo Simbólico, Engajamento e Regulação (JASPER)[47].

O programa Tratamento e Educação de Crianças com Deficiência de Comunicação e Autismo (TEACCH) foi desenvolvido em 1972 por Eric Schopler[48]. Essa intervenção específica é distinta de outras abordagens devido ao foco explícito no projeto ambiental estruturado e no automonitoramento, que não é a ênfase de nenhuma das outras intervenções. Os fundamentos teóricos do TEACCH não estão enraizados nas teorias de aprendizagem comportamentais nem de desenvolvimento. Em vez disso, os procedimentos TEACCH foram projetados de acordo com o perfil teorizado de Schopler dos pontos fortes de aprendizagem, preferências e necessidades de indivíduos com TEA, que incluem força visual relativa e conforto com rotinas consistentes. Assim, o programa TEACCH é caracterizado por rotinas de trabalho altamente estruturadas e uma forte dependência da apresentação visual de informações. Os "sistemas de trabalho" do TEACCH organizam as tarefas individuais dos alunos para transmitir visualmente quatro informações: (a) que atividade o aluno irá completar; (b) quantos itens precisam ser concluídos; (c) como identificar quando o trabalho é concluído; e (d) o que acontecerá após a conclusão da tarefa. As salas de aula do TEACCH tendem a apresentar arranjos ambientais cuidadosamente planejados e estruturados, áreas de trabalho com distrações mínimas, rotinas consistentes e o uso extensivo de cronogramas e suportes visuais.

Intervenções de base sensorial

As intervenções sensoriais são motivadas pela teoria de que a função sensorial é fundamental na natureza, e que as perturbações sensoriais, particularmente no início da vida, podem produzir efeitos em cascata no desenvolvimento em vários domínios, resultando em uma constelação de características básicas e relacionadas com TEA[49]. Dentro dessa estrutura, é hipotetizado que os tratamentos direcionados podem, portanto, ter o potencial não apenas de melhorar as diferenças sensoriais relatadas, mas também de se traduzir em efeitos nas habilidades sociais, de comunicação e cognitivas de ordem superior em crianças com TEA[50]. A mais conhecida dessas abordagens sensoriais para o tratamento é a terapia de integração sensorial, na qual as crianças são apresentadas a uma série de experiências sensório-motoras individualizadas destinadas a construir habilidades fundamentais que irão facilitar o seu envolvimento e participação em uma série de atividades da vida diária[51]. Abordagens sensoriais são mais frequentemente fornecidas por terapeutas ocupacionais em contextos clínicos.

Revisões sistemáticas apontam que as intervenções de base sensorial acumularam poucas evidências que sustentam sua eficácia até o momento[52,53]. Um estudo de revisão[2] localizou poucos estudos de intervenções de base sensorial focadas em crianças pequenas com TEA (com idade média de 8 anos). Além disso, não havia um número suficiente de estudos medindo e relatando resultados sensoriais de uma maneira que permitisse a extração de informações sobre o tamanho do efeito e a estimativa do efeito dessa abordagem de intervenção sobre o que seria um resultado mais próximo de melhorias na função sensorial. Evidências de alta qualidade são limitadas até o momento para apoiar intervenções de base sensorial para crianças pequenas com TEA. Dado que as características sensoriais são agora um critério diagnóstico central de TEA[2] e dada a implementação já difundida de intervenções sensoriais para essa população[54,55], a literatura aponta pouca evidência até o momento para apoiar a eficácia das intervenções sensoriais voltadas para crianças com autismo.

Intervenções assistidas por animais

Intervenções assistidas por animais são aquelas que dependem de interações com animais como o contexto principal para facilitar a mudança de desenvolvimento[56,57]. Na literatura de intervenção de TEA, o destaque é a terapia assistida por cavalos[58]. As intervenções assistidas por animais são teoricamente motivadas pela possibilidade de que as interações humano-animal sejam altamente motivadoras e fornecem contextos calmantes que podem apoiar um melhor bem-estar psicológico e função social.

Intervenções de base tecnológica

As intervenções baseadas em tecnologia empregam uma ou mais de uma variedade de tecnologias (p. ex., computadores, vídeos, videogames, robôs) como o meio principal para a entrega de instrução. Essas intervenções tentam capitalizar o interesse especial relatado que muitos indivíduos autistas têm em tecnologia de computador[59] e formatos previsíveis de entrega de informações[60], que permitem aos usuários controlar o ritmo da interação[61].

Estudos de alta qualidade também sugerem que a intervenção do desenvolvimento pode melhorar alguns desafios centrais associados ao TEA, particularmente as dificuldades na comunicação social, tais como DIR/Floortime[62], modelos Hanen e ensino responsivo[63]. As abordagens tradicionais de intervenção comportamental mostram algumas evidências de eficácia, mas o rigor metodológico continua sendo uma preocupação para esse corpo de pesquisa[14]. Há pouca evidência até o momento para apoiar a eficácia de várias outras intervenções que são voltadas para crianças com autismo, incluindo TEACCH, intervenções sensoriais, intervenções assistidas por animais e intervenções mediadas exclusivamente por tecnologia, embora abordagens que integrem tecnologia, como dispositivos de comunicação aumentativa e alternativa de alta tecnologia, em intervenções mais estabelecidas, pareçam promissoras.

RECOMENDAÇÕES DE INTERVENÇÕES NA ADOLESCÊNCIA

Para indivíduos com TEA, deficiências sociais na infância podem se tornar mais pronunciadas durante a adolescência, quando as demandas sociais cada vez mais complexas excedem suas competências. Uma investigação mais aprofundada nesse momento de suscetibilidade elevada na adolescência é importante para o estabelecimento de intervenções eficazes para o TEA. Um estudo de revisão[64] verificou o estado atual de conhecimento no desenvolvimento de intervenções cognitivas sociais para adolescentes com TEA. Ao todo, dezoito estudos atenderam ao critério de inclusão e dois terços das publicações usaram TCC (terapia cognitivo-comportamental) com base em grupos para treino de habilidades sociais[65]. Os outros estudos utilizaram programas integrados de aprendizagem baseada em paradigmas para aumentar as abordagens da terapia cognitiva-comportamental, permitindo a prática do mundo real e reflexão. Avanços tecnológicos, como realidade virtual em plataformas, surgiram como um meio de incluir interações remotas entre os participantes e médicos ou professores facilitadores[66]. A tecnologia imersiva que oferece oportunidades de prática em ambientes simulados, mas realistas, pode melhorar a validade ecológica dos programas. Além disso, o uso de modalidades assistidas por computador para melhorar as intervenções existentes pode permitir a mediação individualizada e facilitação por profissionais treinados[67].

Outro estudo de revisão[68] mostrou trabalhos com eficácia a partir do treino de habilidades sociais para adolescentes com autismo de alto funcionamento. Vinte estudos foram analisados e destes, 5 estudos mostraram eficácia, generalização e manutenção no treinamento de habilidades sociais, com o uso de estratégias, tais como modelagem, participação dos pais, a presença de colegas típicos, e informações fornecidas pelos especialistas, pais, professores e treinadores. O envolvimento dos pais como membros ativos na educação do adolescente e, em segundo lugar, o uso de estratégias baseadas em evidência cognitivo-comportamental[69] foram os que demonstraram uma maior eficácia. A participação dos pais como membros ativos garantiu a generalização e manutenção de habilidades aprendidas, sendo necessária a prática no ambiente natural[70]. Outra consideração importante levantada pelos autores é que o aprendizado de cada habilidade social requer recurso cognitivo prévio para cada tipo de habilidade alvo[71].

Terapia da fala

As alterações na comunicação em indivíduos com TEA apresentam grande variabilidade; encontramos desde indivíduos não verbais, que jamais desenvolverão a fala, até aqueles que possuem fala fluente cujas inabilidades comunicativas estão restritas ao uso funcional, com falhas tanto para iniciar como responder às diferentes demandas da comunicação.

Considerando que as alterações da comunicação são uma das características centrais do TEA, a avaliação e o acompanhamento fonoaudiológico são fundamentais. A intervenção terapêutica é individualizada e estruturada a partir dos dados colhidos na avaliação. Tais dados permitem que o profissional elabore um plano de intervenção específico, visando ao desenvolvimento de estratégias que capitalizam os pontos fortes e estimulem as dificuldades de cada indivíduo. Esse tipo de atuação em que o próprio fonoaudiólogo planeja e executa as estratégias terapêuticas necessárias para cada caso é denominada intervenção terapêutica direta.

O foco da intervenção terapêutica direta é o trabalho com os aspectos relacionados à comunicação social (atenção compartilhada e reciprocidade social), linguagem e habilidades cognitivas e regulação emocional. A principal estratégia terapêutica utilizada pelo fonoaudiólogo é o jogo, a brincadeira compartilhada que tem a função de intermediar a relação dialógica entre paciente e terapeuta. É por meio da brincadeira que se constrói a linguagem da criança, inicialmente observando sua exploração lúdica e, posteriormente, pelo incentivo as outras formas de brincar, de compartilhar a atenção e situações[72].

As estratégias utilizadas variam de acordo com o estágio do desenvolvimento da linguagem e visam ajudar o indivíduo com TEA a construir a comunicação e habilidades sociais com diferentes parceiros e ambientes. A seguir estão descritos os principais objetivos da intervenção em cada estágio do desenvolvimento da linguagem.

Estágio pré-verbal

- Comunicação social: Aumentar a orientação social, as respostas a sons vocais e ao nome e a troca de olhares entre objetos e pessoas com o intuito de compartilhar os interesses. Além disso, ampliar as iniciativas e respostas à interação social em situações de rotina social e brincadeira com brinquedos[73].
- Linguagem e habilidades cognitivas: Uso de gestos convencionais (apontar, dar "tchau") com intenção comunicativa, uso de estratégias efetivas para regulação emocional com o objetivo de substituir comportamentos disfuncionais, pareamento de vocalizações com gestos e imitação de gestos e uso funcional dos brinquedos[73].

Estágio verbal

- Comunicação social: aumento e diversificação do repertório de funções comunicativas em diferentes situações de comunicação, desenvolvimento de habilidades conversacionais como obtenção e manutenção da atenção do interlocutor e trocas de turnos, adequação do discurso, reparação de quebras e identificação de estados emocionais em si e no outro[74].
- Linguagem e habilidades cognitivas: estimulação das funções cognitivas relacionadas à comunicação, estimulação da imitação, desenvolvimento do jogo simbólico e compreensão da sequência dos eventos em histórias.

Estágio avançado da linguagem

- Comunicação social: estimulação do discurso conversacional oral e escrito, adequação da conversa ao contexto social e interesse do interlocutor, ampliar a leitura dos estados emocionais do outro e utilizá-la para guiar as interações sociais (p. ex., selecionar um tópico baseado na preferência do outro).
- Linguagem e habilidades cognitivas: desenvolvimento de conteúdos que envolvam figuras de linguagem (piada, ironia, metáfora e sarcasmo), compreensão e uso de gestos não verbais, expressões faciais que expressem conteúdos não literais, compreensão e uso de sintaxe mais sofisticada para prover mais informações ao ouvinte e adequação no uso da prosódia.

Além da intervenção direta, a atuação do fonoaudiólogo junto à família e equipes terapêutica e escolar, denominada intervenção indireta é de grande importância no TEA. Os pais e toda equipe recebem informações e orientações personalizadas e são incentivados a assumir posturas atuantes e participativas no processo de reabilitação do paciente. Durante as sessões ou no término delas, é importante que o profissional compartilhe orientações e estratégias aos familiares, para que estes possam dar continuidade ao que foi ensinado para ao paciente durante as sessões.

O meio comunicativo usado durante o tratamento (fala, gestos, língua de sinais, comunicação por figuras, dispositivos geradores de fala e/ou escrita) pode variar e um ou mais meios podem ser utilizados. Sistemas multimodais de comunicação são personalizados de acordo com as habilidades e necessidades do paciente. Muitos indivíduos com TEA apresentam dificuldades significativas no desenvolvimento da linguagem e da fala e podem se beneficiar de sistema de comunicação suplementar e/ou alternativa (CSA). A CSA é uma área multidisciplinar e o fonoaudiólogo tem um papel fundamental na indicação, avaliação, seleção e implementação da CSA. Todas essas etapas exigem um conhecimento amplo do fonoaudiólogo em todos os subsistemas da linguagem e aos aspectos específicos da CSA.

Uma revisão dos programas voltados para o desenvolvimento da linguagem em crianças com TEA leve aponta a importância de pensar além das palavras e frases para as funções sociais da comunicação e do uso da linguagem no desenvolvimento de intervenções[75]. Programas como Hanen demonstraram que pais, professores, profissionais e outros podem aprender esses métodos, mas eles exigem treinamento, prática e suporte contínuo[76-78]. Até certo ponto, o sucesso dos programas pragmáticos de desenvolvimento pode depender do treinamento, acompanhamento e apoio do adulto mediador da intervenção[79]. Estudos de métodos centrados na criança demonstraram sua capacidade para aumentar a imitação, o olhar, a mudança de turnos e a atenção conjunta[80,81] em crianças pré-verbais com autismo. Outros estudos demonstram desenvolvimento na comunicação após o treino da atenção compartilhada[82,83]. Yoder P e McDuffie A[84] revisaram pesquisas e sugerem que o treinamento de crianças em relação às habilidades de brincar e de comunicação não verbal podem melhorar a habilidade de adquirir a fala. A intervenção para crianças com TEA nos estágios pré-linguísticos e iniciais da linguagem faz uma diferença importante, pelo menos no resultado de curto prazo[85]. Métodos de intervenção que fazem uso de vários estágios na orientação dos adultos demonstraam ser eficazes em aumentar a linguagem e os comportamentos comunicativos[75].

Tratamento farmacológico

Atualmente, não existem medicações que atuem sobre os déficits centrais do TEA. Quando utilizadas, as intervenções farmacológicas têm como objetivo tratar sintomas específicos, chamados sintomas-alvo que acompanham, de forma complexa, o TEA e que incapacitam o funcionamento do indivíduo, dificultando a implantação de intervenções educacionais e comportamentais. Os sintomas associados ao TEA que podem ser alvo de intervenções farmacológicas são: inversão do ciclo sono-vigília, comportamento auto e heteroagressivo, irritabilidade, hiperatividade e desatenção, ansiedade e rituais compulsivos/comportamentos repetitivos[86-89].

Existem apenas duas medicações aprovadas pela FDA (Food and Drug Administration, dos Estados Unidos) para o tratamento de crianças com TEA, especificamente para agressividade e irritabilidade: a risperidona e o aripiprazol; ambas antipsicóticos atípicos ou de 2ª geração. A aprovação da risperidona foi baseada nos dados do estudo *Research units in pediatric psychopharmacology* (RUPP) *autism network*, um ensaio clínico multicêntrico que avaliou a eficácia de curto e de longo prazo dessa medicação em crianças e adolescentes com autismo acompanhado de graves explosões de raiva com auto ou heteroagressão. Nas primeiras 8 semanas, as crianças tratadas com risperidona (dose média 1,8 mg/dia), em comparação com placebo, apresentaram uma redução de 43% nos escores em uma escala de irritabilidade e agressão, incluindo estereotipias e hiperatividade. As crianças que inicialmente responderam ao tratamento com risperidona foram acompanhadas por 16 semanas adicionais e subsequentemente randomizadas para um período de 8 semanas de descontinuação controlada por placebo. Durante a manutenção, 80% dos inicialmente respondedores seguiram respondendo ao tratamento. Durante a descontinuação, 62% dos tratados com placebo apresentaram recaída, em comparação com 12% daqueles tratados com risperidona.

A aprovação do aripiprazol foi baseada em dois ensaios clínicos de curto prazo (8 semanas), com doses flexíveis, que também demonstraram eficácia em comparação ao placebo no controle da agressividade e da irritabilidade.

As evidências disponíveis apontam para a necessidade de tratamento a longo prazo, portanto, com um potencial significativo de efeitos adversos. Nesse sentido, são necessários mais estudos que apontem a eficácia e segurança, principalmente no tratamento de longa duração, das diversas intervenções para o TEA[90-92].

As medicações de uso *off-label* são usadas sem a devida aprovação do FDA, mas seguindo o consenso médico e a experiência clínica estruturada nos protocolos de tratamento para cada patologia ou conjunto de sintomas. A Tabela 2 contém algumas medicações que não foram discutidas neste tópico, mas que fazem parte da rotina da clínica médica psiquiátrica no tratamento dos sintomas-alvo. É um dever ético que os pais ou responsáveis pela criança ou adolescente saibam, pelo médico, que as medicações, eventualmente prescritas, estão sendo prescritas sem a aprovação formal do FDA[93].

Nos últimos anos, o foco das pesquisas tem sido a busca de biomarcadores tanto para o diagnóstico como previsibilidade de resposta ao tratamento. Crianças que apresentam ativação de áreas encefálicas, em ressonância magnética funcional, mediante estímulo por paradigmas de movimentos biológicos terão melhor resposta às terapias comportamentais tradicionais em relação àqueles que não apresentam essa ativação. Esse dado abre caminho para a seleção de pacientes que poderiam se beneficiar de alguma intervenção biológica que estimule essas áreas antes das atividades terapêuticas, tornando-as mais aptas ao aprendizado[94].

Abordagens farmacológicas têm sido estudadas de forma promissora, como a lurasidona (antipsicótico de 2ª geração)

Tabela 1 Indicações para o tratamento dos sintomas alvo no transtorno do espectro autista (TEA)

Medicação	Indicações	Aprovações FDA
Risperidona	Irritabilidade	Sim (5-16 anos)
Aripiprazol	Irritabilidade	Sim (6-17 anos)

Tabela 2 Medicações *off-label* e possíveis indicações

Medicação	Indicações	Sem aprovação FDA
Melatonina	Inversão do ciclo sono-vigília	
Outros antipsicóticos de 1ª e 2ª geração	Irritabilidade, agressividade, comportamentos ritualísticos graves	
Psicoestimulantes	Hiperatividade e desatenção	
Agonistas alfa-adrenérgicos	Hiperatividade, agressividade, inversão do ciclo sono-vigília	
Antidepressivos	Ansiedade e oscilações do humor	

para os sintomas alvos e a bumetanida e o balavoptan vem como um novo paradigma no tratamento, pois atuam diretamente nos sintomas centrais de comunicação social[93,95-98].

Ainda, considerar as trajetórias desse transtorno ao longo do tempo pode contribuir para as investigações do entendimento biológico e cognitivo e tratamentos e apoios podem tornar a vida de crianças com autismo mais positiva. Os pesquisadores começaram a se concentrar nas descobertas em diferentes períodos de desenvolvimento que poderiam fornecer informações sobre trajetórias e metas de intervenção. Assim, mais estudos sobre o desenvolvimento do autismo, tanto sobre comportamentos humanos quanto em modelos animais, podem influenciar a identificação e o tratamento do autismo como um transtorno de neurodesenvolvimento[3].

CONSIDERAÇÕES FINAIS

O TEA é uma condição heterogênea do desenvolvimento, com curso crônico, que requer intervenções variadas e específicas em diversos estágios da vida, conforme as necessidades de cada indivíduo. Uma área que muitos consideram promissora – intervenção psicológica "informada" neurobiologicamente ou por biomarcadores – está no horizonte, mas essas terapias direcionadas ainda não foram desenvolvidas[86]. A preocupação na aplicação de programas de tratamento é a escassez de profissionais capacitados, alto custo das intervenções, acesso aos serviços públicos e se as habilidades adquiridas durante a terapia são transferidas para configurações do mundo real ao longo do tempo. O acompanhamento dos pacientes ajudaria a avaliar a longevidade e generalização dos ganhos terapêuticos. Intervenções cognitivas sociais que incorporam prática de habilidades simuladas ou do mundo real mostraram-se favoráveis; ampliações baseadas em tecnologia de estratégias existentes baseadas em evidências podem não apenas aumentar a aceitação do tratamento, mas também permitem a entrega remota de intervenções, promovendo a acessibilidade e a multiplicação desse conhecimento.

Para aprofundamento

- Downs SM, Bauer NS, Saha C, Ofner S, Carroll AE. Effect of a computer-based decision support intervention on autism spectrum disorder screening in pediatric primary care clinics: a cluster randomized clinical trial. JAMA Network Open. 2019;2(12):e1917676-e1917676.
  - ⇨ **Estudo sobre triagem precoce recomendada para transtorno do espectro do autismo (TEA).**
- Coury DL, Murray DS, Fedele A, Hess T, Kelly A, Karen A. Kuhlthau. Pediatrics. 2020;145 (Suppl 1)S13-S19.
  - ⇨ **Revisão sobre práticas de cuidados primários e centros especializados em autismo, os desafios de apoiar as atividades da rede e soluções potenciais para sustentar a rede.**
- Volkmar FR, Wiesner LA. A practical guide to autism: What every parent, family member, and teacher needs to know. John Wiley & Sons; 2009.
  - ⇨ **Guia de boas práticas para compreender o transtorno, as etapas indicadas para controlar e reduzir sintomas e promover o desenvolvimento nas pessoas com transtorno do espectro autista.**

REFERÊNCIAS BIBLIOGRÁFICAS

1. Maenne MJ, Shaw KA, Baio J, Washington A, Patrick M, DiRienzo MA, et al. Prevalence of autism spectrum disorder among children aged 8 years – Autism and Developmental Disabilities Monitoring Network, 11 sites, United States, 2014. MMWR Surveill Summ. 2018;67(6):1-23.
2. American Psychiatric Association. Manual diagnóstico e estatístico de transtornos mentais: DSM-5. 5.ed. Porto Alegre: Artmed, 2014.
3. **Lord C, Brugha TS, Charman T, Cusack J, Dumas G, Frazier T, et al. Autism spectrum disorder. Nature Reviews Disease Primers. 2020;6(1):1-23.**
   ⇨ **Revisão que se propõe a identificar as necessidades de longo prazo das pessoas com autismo, tratamentos e os mecanismos neurobiológicos que podem resultar em melhor independência e qualidade de vida ao longo do tempo.**
4. Kuhlthau KA, Bailey C, BAer BL, Coury DL. Large databases for pediatric research on children with autism spectrum disorder. J Develop Behav Pediat. 2017;39(2):1
5. Lai MC, Lombardo MV, Baron-Cohen S. Autism. Lancet. 2014;383(9920): 896-910.
6. Renty J, Roeyers H. Satisfaction with formal support and education for children with autism spectrum disorder: the voices of the parents. Child Care Health Dev. 2006;32(3):371-85.
7. Howlin P, Magiati I. Autism spectrum disorder: outcomes in adulthood. Curr Opin Psychiatry. 2017;30(2):69-76.
8. Boyd BA, Odom SL, Humphreys BP, Sam AM. Infants and toddlers with autism spectrum disorder: early identification and early intervention. J Early Intervention. 2010;32(2):75-98.
9. Lovaas OI. Behavioral treatment and normal educational and intellectual functioning in young autistic children. J Consulting & Clinical Psychology. 1987;55:3-9.
10. McEachin JJ, Smith T, Lovaas OI. Long-term outcome for children with autism who received early intensive behavioral treatment. Am J Mental Retardation. 1993;97:359-72.
11. Odom SL, Boyd BA, Hall LJ, Hume K. Evaluation of comprehensive treatment models for individuals with autism spectrum disorders. J Autism Dev Disord. 2010;40(4):425-36.
12. Dawson G, Zanolli K. Early intervention and brain plasticity in autism. Novartis Found Symp. 2003;251:266-74.

13. Kolb B, Gibb R. Brain plasticity and behaviour in the developing brain. J Can Acad Child Adolesc Psychiatry. 2011;20(4):265-76.
14. **Sandbank M, Bottema-Beutel K, Crowley S, Cassidy M, Dunham K, Feldman JI, et al. Project AIM: Autism intervention meta-analysis for studies of young children. Psychological Bulletin. 2020;146(1):1-29.**
    ⇨ **Revisão sistemática abrangente e meta-análise de estudos de projeto de grupo de intervenções precoces não farmacológicas projetadas para crianças pequenas com transtorno do espectro do autismo (TEA).**
15. **Steinbrenner JR, Hume K, Odom SL, Morin KL, Nowell SW, Tomaszewski B, et al. Evidence-based practices for children, youth, and young adults with Autism. The University of North Carolina at Chapel Hill, Frank Porter Graham Child Development Institute, National Clearinghouse on Autism Evidence and Practice Review Team. 2020.**
    ⇨ **Práticas de intervenção focadas e baseadas em evidências para crianças e jovens com transtorno do espectro do autismo.**
16. Tourinho EZ. A produção de conhecimento em Psicologia: A Análise do Comportamento. Psicologia Ciência e Profissão. 2003;23(2):30-41.
17. Baum WM. Multiscale behavior analysis and molar behaviorism: An overview. Journal of the Experimental Analysis of Behavior. 2018;110(3):302-22.
18. Baum WM. Three laws of behavior: Allocation, induction and covariance. Behavior Analysis: Research and Practice. 2018;18(3):329-351.
19. Tourinho EZ. Private stimuli, covert responses and private events: conceptual remarks. The Behavior Analyst. 2006;29:13-31.
20. Tourinho EZ, Borba A, Vichi C, Leite FL. Contributions of contingencies in modern societies to "privacy" in the behavioral relations of cognition and emotion. The Behavior Analyst. 2011;34:171-180.
21. The Council of Autism Service Providers (CASP). Applied behavior analysis treatment of autism spectrum disorder: practice guidelines for healthcare funders and managers. 2. ed. The Council of Autism Service Providers ("CASP"); 2020.
22. Peters-Scheffer N, Didden R, Korzilius H, Sturmey P. A meta-analytic study the effectiveness of comprehensive ABA-based early intervention programs for children with autism spectrum disorders. Res Autism Spectr Disord. 2011;5(1):60-69.
23. Reichow B, Barton EE, Boyd B A, Hume K. Early Intensive Behavioral Intervention (EIBI) for young children with autism spectrum disorders (ASD). Cochrane Database Syst Rev. 2012;10:CD009260.
24. Flanagan H, Perry A, Freeman N. Effectiveness large-scale community--based intensive behavioral intervention: a wait list comparison study exploring outcomes and predictors. Res Autism Spectr Disord. 2012;6(2): 673-682.
25. Sallows GO, Graupner. Intensive behavioral treatment for children with autism: four-year outcome and predictors. Am J Ment Retard. 2005;110(6):417-438.
26. Virués-ortega J. Applied behavior analytic intervention for autism in early childhood: Meta-analysis, meta-regression and dose-response meta--analysis of multiple outcomes. Clinical Psychology Review. 2010;30(4):387-399.
27. Warren Z, McPheeters ML, Sathe N, Foss-Feig JH, Glasser A, Veenstra--Vanderweele J. A systematic review of early intensive intervention for autism spectrum disorders. Pediatrics. 2011a;127:e1303-e1311.
28. Reichow B, Servili C, Yasamy MT, Barbui C, Saxena S. Non-specialist psychosocial interventions for children and adolescents with intellectual disability or lower-functioning autism spectrum disorders: a systematic review. PLoS ONE. 2013;10(12), e1001572.
29. Reichow B, Gelbar NW, Smith I. Systematic Review of Articles Describing Experience and Supports of Individuals with Autism Enrolled in College and University Programs. J Autism and Developmental Disorders. 2014;44(10):2593-601.
30. Wong C, Odom SL, Hume KA, Cox AW, Fettig A, Kucharczyk S, et al. Evidence-based practices for children, youth, and young adults with autism spectrum disorder: a comprehensive review. J Autism Developmental Disorder. 2015.
31. Hanley GP, Jin CS, Vanselow NR, Hanratty LA. Producing meaningful improvements in problem behavior of children with autism via synthesized analyses and treatments. Journal of Applied Behavior Analysis. 2014;47:16-36.
32. Klintwall L, Eldevik S, Eikeseth S. Narrowing the gap: effects of intervention on developmental trajectories in autism. Autism. 2015;19(1):53-63.
33. Tiura M, Kim J, Detmers D, Baldi H. Predictors of longitudinal ABA treatment outcomes for children with autism: a growth curve analysis. Research in Developmental Disabilities. 2017;70(Supplement C):185-197. Disponível em: https://doi.org/10.1016/j.ridd.2017.09.008.
34. Klintwall L, Gillberg C, Bolte S, Fernell E. The efficacy of intensive behavioral intervention for children with autism: a matter of allegiance? Journal of Autism and Developmental Disorders. 2012;42(1):139-40.
35. Linstead E, Dixon DR, Hong E, Burns CO, French R, Novack MN, et al. An evaluation of the effects of intensity and duration on outcomes across treatment domains for children with autism spectrum disorder. Translational Psychiatry. 2017;7(9):e1234-6.
36. Ortega JV. Applied behavior analytic intervention for autism in early childhood: Meta-analysis, meta-regression and dose-response meta-analysis of multiple outcomes. Clinical Psychology Review. 2010;30(4):387-399.
37. Baer DM, Wolf MM, Risley TR. Some current dimensions of applied behavior analysis. J Applied Behavior Analysis. 1968;1:91-7.
38. Brentani H, Paula CS, Bordini D, Rolim D, Sato F, Portolese J, et al. Autism spectrum disorders: an overview on diagnosis and treatment. Revista Brasileira de Psiquiatria. 2013;35:62-72.
39. Bordini D, Paula CS, Cunha GR, Caetano SC, Bagaiolo LF, Ribeiro TC, et al. A randomised clinical pilot trial to test the effectiveness of parent training with video modelling to improve functioning and symptoms in children with autism spectrum disorders and intellectual disability. J Intellect Disabil Res. 2020;64(8):629-43.
40. Beaudoin AJ, Sébire G, Couture M. Parent training interventions for toddlers with autism spectrum disorder. Autism research and treatment. 2014. ID 839890.
41. Raulston TJ, Hieneman M, Caraway N, Pennefather J, Bhana N. Enablers of behavioral parent training for families of children with autism spectrum disorder. J Child Fam Stud. 2019;28:693-703. Disponível em: https://doi.org/10.1007/s10826-018-1295-x
42. Bagaiolo LF, Pacífico CR, Moya ACC, Mizael L de F, De Jesus FS, Zavitoski M, et al. Capacitação parental para comunicação funcional e manejo de comportamentos disruptivos em indivíduos com transtorno do espectro autista. Cadernos de Pós-Graduação em Distúrbios do Desenvolvimento. 2019;18(2).
43. Schreibman L, Dawson G, Stahmer AC, Landa R, Rogers SJ, et al. Naturalistic developmental behavioral interventions: empirically validated treatments for autism spectrum disorder. J Autism Dev Disord. 2015;45(8):2411-28.
44. Dawson G, Rogers S, Munson J, Smith M, Winter J, Greenson J, et al. Randomized, controlled trial of an intervention for toddlers with autism: the Early Start Denver Model. Pediatrics. 2010;125(1):e17-e23.
45. Kaiser AP. Parent-implemented language intervention: An environmental perspective. In: Kaiser AP, Gray DB (eds.). Enhancing children's communication: research foundations for intervention, Vol. 2. Baltimore: Paul H. Brookes; 1993. pp. 63-84.
46. Koegel LK, Koegel R, Harrower J, Carter CM. pivotal response intervention i: overview of approach. research and practice for persons with severe disabilities. 1999;24(3):174-85.
47. Kasari C, Freeman S, Paparella T. Joint attention and symbolic play in young children with autism: a randomized controlled intervention study. J Child Psychology and Psychiatry. 2006;47(6):611-20.
48. Mesibov GB, Shea V, Schopler E. The TEACCH aproach to autism spectrum disoerders. New York: Springer; 2004.
49. Bahrick LE, Todd JT. Multisensory processing in autism spectrum disorder: Intersensory processing disturbance as a basis for atypical development. In: Stein BE. The new handbook of multisensory processing. Cambridge: MIT Press; 2012. p.657-74.
50. Cascio CJ, Woynaroski TG, Baranek GT, Wallace MT. Toward an interdisciplinary approach to understanding sensory function in autism spectrum disorder. Autism Res. 2016;9(9).
51. Ayres AJ. Sensory integration and the child. Los Angeles: Western Psychological Services; 1979.
52. Barton EE, Reichow B, Schnitz A, Smith IC, Sherlock D. A systematic review of sensory-based treatments for children with disabilities. Res Dev Disabil. 2015;37:64-80.
53. Case-Smith J, Weaver LL, Fristad MA. A systematic review of sensory processing interventions for children with autism spectrum disorders. Autism. 2015;19(2):133-48.

54. Goin-Kochel RP, Mackintosh VH, Myers BJ. Parental reports on the efficacy of treatments and therapies for their children with autism spectrum disorders. Research in Autism Spectrum Disorders. 2009; 3(2):528-37.
55. Schaaf RC, Case-Smith J. Sensory interventions for children with autism. J Comp Eff Res . 2014;3(3):225-7.
56. Trzmiel T, Purandare B, Michalak M, Zasadzka E, Pawlaczyk M. Equine assisted activities and therapies in children with autism spectrum disorder: a systematic review and a meta-analysis. Complement Ther Med. 2019;42:104-13.
57. O'Haire M. Research on animal-assisted intervention and autism spectrum disorder, 2012–2015. Applied Developmental Science. 2017;21(3):1-17
58. Gabriels RL, Agnew JA, Holt KD, Shoffner A, Zhaoxing P, Ruzzano S, et al. Pilot study measuring the effects of therapeutic horseback riding on school-age children and adolescents with autism spectrum disorders. Research in Autism Spectrum Disorders. 2012;6(2):578-88.
59. Grynszpan O, Weiss PL, Perez-Diaz F, Gal E. Innovative technology- based interventions for autism spectrum disorders: a meta-analysis. Autism. 2013;18(4).
60. Baron-Cohen S, Golan O, Ashwin E. Educational cognitive neuroscience: Designing autism-friendly methods to teach emotion recognition. Neuroscience in Education. Oxford University Press; 2012.
61. Knight VF, Mckissick BR, Saunders AF. A review of technology-based interventions to teach academic skills to students with autism spectrum disorder. Journal of Autism and Developmental Disorders. 2013;43(11).
62. Greenspan SI, Wieder S. The developmental individual-difference, relationship-based (DIR/Floortime) model approach to autism spectrum disorders. In: Hollander E, Anagnostou E (eds.). Clinical manual for the treatment of autism. Washington: American Psychiatric Publishing; 2007. p. 179-209.
63. Carter AS, Messinger DS, Stone WL, Celimli S, Nahmias AS, Yoder P. A randomized controlled trial of Hanen's 'More Than Words' in toddlers with early autism symptoms. J Child Psychol Psychiatry. 2011;52(7):741-52.
64. Tseng A, Biagianti B, Francis SM, Conelea CA, Jacob S. Social cognitive interventions for adolescents with autism spectrum disorders: a systematic review. J Affect Dis. 2020.
65. Miller A, Vernon T, Wu V, Russo K. Social skill group interventions for adolescents with autism spectrum disorders: a systematic review. Rev J Autism Dev Disord. 2014;1:254-265. Disponível em: https://doi.org/10.1007/s40489-014-0017-6
66. Strickland DC, Coles CD, Southern LB. JobTIPS: atransition to employment program for individuals with autism spectrum disorders. J Autism Dev Disord. 2013;43(10):2472-83.
67. Khan T, Johnston K, Ophoff J. The impact of an augmented reality application on learning motivation of students. Advances in Human-Computer Interaction. 2019(2):1-14.
68. Mirzaei S, Pakdaman S, Alizadeh E, Pouretemad H. A systematic review of program circumstances in training social skills to adolescents with high-functioning autism, International J Developmental Disabilities. 2020.
69. Herbrecht E, Poustka F, Birnkammer S, Duketis E, Schlitt S, Schmoetzer G, et al. Pilot evaluation of the Frankfurt Social Skills Training for children and adolescents with autism spectrum disorder. European Child & Adolescent Psychiatry. 2009;18(6):327-35.
70. Olsson NC, Flygare O, Coco C, Gorling A, Rade A, Chen Q, et al. Social skills training for children and adolescents with autism spectrum disorder: a randomized controlled trial. J Am Acad Child Adolesc Psychiatry. 2017;56(7):585-92.
71. Laugeson EA, Frankel F, Gantman A, Dillon AR, Mogil C. Evidence-based social skills training for adolescents with autism spectrum disorders: the UCLA PEERS program. J Autism Dev Disord. 2012;42(6):1025-36.
72. Perissinoto J, Tamanaha AC. Intervenção terapêutica fonoaudiológica. In: Transtornos do espectro do autismo, implementando estratégias para a Comunicação. Riberão Preto: Booktoy; 2019. p. 157-64.
73. American Speech Language Hearing Association. Guidelines for speech-language pathologist in diagnosis, assessment, and treatment of ASD, 2006. Disponível em: http://www.asha.org/docs.
74. Barbosa RPB, Santos TH, Amato CAH, Fernandes FDM. Plano Terapêutico Fonoaudiológico para linguagem com crianças verbais do espectro do autismo. In: Planos terapêuticos fonoaudiológicos. Barueri: Pró-fono; 2012. p. 229-40.
75. Rhea P. Interventions to improve communication in autism. Child Adolesc Psychiatr Clin N Am. 2008;17(4):835-56.
76. Girolametto L, Pearce PS, Weitzman E. Interactive focused stimulation for toddlers with expressive vocabulary delays. J Speech Hear Res. 1996;39(6):1274-83.
77. Clements-Baartman L, Girolametto L. Faciliating the acquisition of two-word semantic relations by pre-schoolers with Down syndrome: efficacy of interactive vs. didactic therapy. Canadian Journal of Speech-Language Pathology. 1995;19:103–111.
78. Girolametto L, Sussman F, Weitzman E. Using case study methods to investigate the effects of interactive intervention for children with autism spectrum disorders. Journal of Communication Disorders. 2007;40:470-92.
79. Koegel L. Interventions to facilitate communication in autism. Journal of Autism and Developmental Disorders. 2000;30:383-91.
80. Hwang B, Hughes C. The effects of social interactive training on early social communicative skills of children with autism. Journal of Autism & Developmental Disorders. 2000;30(4):331–343
81. Pierce K, Schreibman L. Increasing complex social behaviors in children with autism: effects of peer-implemented pivotal response training. J Appl Behav Anal. 1995;28(3):285–295
82. Kasari C, Freeman SF, Paparella T. Early intervention in autism: Joint attention and symbolic play. In: Glidden LM, editor. International review of research in mental retardation: Autism. vol 23. San Diego: Academic Press; 2001. pp. 207-37.
83. Whalen C, Schreibman L, Ingersoll B. The collateral effects of joint attention training on social initiations, positive affect, imitation, and spontaneous speech for young chidlren with autism. Journal of Autism and Developmental Disorders. 2006;36:655-64
84. Yoder P, McDuffie A. Teaching young children with autism to talk. Seminars in Speech and Language. 2006;27:161-72.
85. Lord C, McGee J. Social development. In: Lord C, McGee J, editors. Educating children with autism. Washington: National Academy of Sciences; 2001. pp. 66-81.
86. Goel R, Hong JS, Findling RL, Ji NY. An update on pharmacotherapy of autism spectrum disorder in children and adolescents, Intern Rev Psychiatry. 2018. Referência central na abordagem farmacológica dos sintomas-alvo dos TEA.
87. Williamson E, Sahte NA, Andrews JC, Krishnaswami S, McPheeters ML, Fonnesbeck C, et al. Medical therapies for children with autism spectrum disorder: an update. Nashville: Vanderbilt Evidence-based Practice Center; 2017. Referência central na abordagem farmacológica dos sintomas-alvo dos TEA.
88. Frye R et al. Social skills deficits in autism spectrum disorder: potential biological origins and progress in developing therapeutic agents. CNS Drugs. 2018;32:713-34. Disponível em: https://doi.org/10.1007/s40263-018-0556-y
89. McCracken J, McGough J, Shah B, Cronin P, Hong D, Aman MG, et al. Risperidone in children with autism and serious behavioral problems. Research units on pediatric psychopharmacology autism network. N Engl J Med. 2002;347(5).
90. McDougle CJ, Scahill L, McCracken JT, aman MG, Tierney E, Arnold LE, et al. Research Units on Pediatric Psychopharmacology (RUPP) Autism Network: background and rationale for an initial controlled study of risperidone. Child Adolesc Psychiatr Clin N Am 2000;9:201-24.
91. Kirino E. Efficacy and safety of aripiprazole in child and adolescent patients. Eur Child Adolesc Psychiatry. 2012;21(7):361-8.
92. DeFilippis M, Wagner KD. Treatment of autism spectrum disorder in children and adolescents. Psychopharmacol Bull. 2016;46(2):18-41.
93. FDA grants breakthrough therapy designation for Roche's balovaptan in autism spectrum disorder. Disponível em: www.roche.com.
94. Yang D, Pelphrey KA, Sukhodolsky DG, Crowley MJ, Dayan E, Dvornek NC, et al Brain responses to biological motion predict treatment outcome in young children with autism. Transl Psychiatry. 2016;6:e94851.
95. Millard H, McLaren JL. Lurasidone treatment in a child with autism spectrum disorder with irritability and aggression. J Child and Adolescent Psychopharmacology. 2014;24(6).
96. Hadjikhani N, Johnels JA, Lassalle A, Zürcher NR, Hippolyte L, Gillberg C, et al. Bumetanide for autism: more eye contact, less amygdala activation. Scientific Reports. 2018;8:3602.

97. Lemonnier E, Villeneuve N, Sonie S, Serret S, Rosier A, Roue M, et al. Effects of bumetanide on neurobehavioral function in children and adolescents with autism spectrum disorders. Translational Psychiatry. 2017;7:e1056.

98. Bolognani F. Results of a phase 2 randomized double-blind placebo controlled study (VANILLA) investigating the efficacy and safety of a V1a antagonist (RG7314) in Adult Men with ASD. IMFAR. 2017.

3

Tratamento do transtorno de déficit de atenção/hiperatividade

Luis C. Farhat
Luis Augusto Rohde
Guilherme Vanoni Polanczyk

Sumário

Pontos-chave

- O manejo do transtorno de déficit de atenção/hiperatividade (TDAH) envolve um plano terapêutico que leve em conta a natureza crônica do transtorno e suas repercussões sobre diversas esferas da vida do indivíduo e de sua família.
- Evidências empíricas demonstram a eficácia de intervenções farmacológicas.
- Para crianças acima de 5 anos e adolescentes, os estimulantes são as medicações de primeira linha.
- As doses de estimulantes devem ser otimizadas a partir de um balanço entre a melhora nos desfechos clinicamente relevantes associados aos sintomas e a emergência de efeitos adversos associados à medicação.
- Eventos adversos de estimulantes comumente observados são alteração do sono, alteração do apetite e irritabilidade.
- Ao longo do curso de tratamento, o clínico deve monitorizar com estimulantes a pressão arterial e dados de crescimento antropométrico.
- Os não estimulantes, especialmente a atomoxetina (disponível no Brasil apenas via importação com autorização da Agência Nacional de Vigilância Sanitária – Anvisa), constituem segunda linha no tratamento farmacológico do TDAH.
- Intervenções não farmacológicas, com destaque para o tratamento comportamental com ênfase no treinamento parental, devem ser utilizados como adjuvantes ao tratamento medicamentoso, particularmente em casos de moderados a graves de TDAH, com prejuízo funcional em diferentes aspectos do funcionamento.
- Em pré-escolares (menores de 5 anos), o tratamento comportamental com ênfase no treinamento parental apresenta maior importância, já que estimulantes não são recomendados como primeira linha.

INTRODUÇÃO

Por que tratar transtorno de déficit de atenção/hiperatividade?

O TDAH é um transtorno do neurodesenvolvimento caracterizado por níveis elevados de desatenção, hiperatividade e/ou impulsividade inapropriados para a idade cronológica[1]. Assim, o TDAH é amplamente reconhecido como um dos transtornos mentais mais prevalentes na infância e adolescência[2].

Ao longo das últimas décadas, tem-se evidenciado a importante associação entre TDAH e diferentes desfechos negativos ao longo do desenvolvimento. Por exemplo, estudos apontam que crianças e adolescentes com TDAH apresentam maior chance de receberem notas menores na escola[3], experimentarem dificuldades em relacionamentos com pares[4] e familiares[5], se envolverem em acidentes[6] e se engajarem em comportamentos de risco com potencial aditivo, por exemplo jogos de apostas[7], uso de substâncias[8] e atividade sexual "de risco", como iniciação sexual precoce e envolvimento com número maior de parceiros sexuais[9]. O maior engajamento em comportamentos de risco torna os indivíduos com TDAH particularmente suscetíveis para a gravidez na adolescência[10] e até mesmo óbito entre os 6 e 17 anos[11]. Ainda, o TDAH apresenta grande impacto econômico, estimado em US$ 143-266 bilhões de dólares anuais nos Estados Unidos[12]. A elevada prevalência e evidência do impacto individual e social do TDAH constitui a principal justificativa para a necessidade de tratamento.

Neste capítulo, abordaremos estratégias terapêuticas farmacológicas e não farmacológicas baseadas em evidência para o TDAH. É sempre importante lembrar que a psicoeducação é parte integral do tratamento de todas as condições médicas e deve ser implementada seguindo a comunicação do diagnóstico. O clínico deve fornecer informações objetivas e precisas ao paciente e à família, bem como à escola, embasado em evidências científicas, através de linguagem de fácil entendimento. O clínico deve: a) garantir que o paciente e a família entendam o que é o TDAH; b) envolvê-los no planejamento terapêutico e facilitar a sua adesão; c) identificar as potenciais barreiras para a implementação do tratamento. É possível, também, estimular a participação em organizações como a Associação Brasileira do Déficit de Atenção (ABDA). A ABDA é formada por indivíduos com TDAH e suas famílias e oferece suporte por meio de grupos de apoio e orientações a familiares, além de divulgação científica sobre o TDAH. Assim, pode ser ferramenta de grande auxílio para a psicoeducação sobre TDAH.

TRATAMENTO FARMACOLÓGICO

O tratamento farmacológico do TDAH é reconhecido como a primeira escolha em crianças acima de 5 anos e adolescentes por recomendação atual do National Institute for Health and Care Excellence (NICE), do Reino Unido[13], e prévia da American Academy of Pediatrics[14]. Dada a natureza dimensional de sintomas de TDAH na população geral, o NICE recomenda que, antes da introdução de medicação para sintomas de TDAH, profissionais de saúde e membros da família combinem em conjunto um plano de modificações a serem realizadas no ambiente que podem minimizar o impacto dos sintomas na vida da criança ou adolescente, como a redução de distrações com uso de fones de ouvido ou a otimização da educação para períodos curtos de foco intercalados com pausas para movimentação. Após essas modificações, a introdução de medicação seria adequada diante da persistência de prejuízos relacionados aos sintomas.

Existem diferentes agentes farmacológicos estudados em ensaios clínicos randomizados controlados (ECRC) para o tratamento de TDAH em crianças acima de 5 anos e adolescentes. De maneira geral, tais medicações são classicamente divididas na literatura em dois grandes grupos, os estimulantes e os não estimulantes. A seguir, abordaremos ambos os grupos separadamente.

Estimulantes

O termo "estimulantes" define o metilfenidato e derivados anfetamínicos, ambas medicações de ação imediata[15]. Do ponto de vista farmacodinâmico, teorias propostas sugerem que tanto o metilfenidato quanto anfetaminas agem como agonistas do sistema de catecolaminas, aumentando a disponibilidade de dopamina e noradrenalina na fenda sináptica, ainda que atuem por mecanismos moleculares distintos[16]. Do ponto de vista farmacocinético, metilfenidato e derivados anfetamínicos apresentam início de ação de 30 minutos a 2 horas após a ingestão por via oral e duração de ação entre cerca de 2 e 3 horas até 4 a 6 horas. Assim, considerando as propriedades farmacocinéticas dos estimulantes, indivíduos com TDAH devem ingerir a medicação múltiplas vezes no dia para o controle adequado dos sintomas.

Ao longo dos anos, a indústria farmacêutica desenvolveu diferentes formulações de estimulantes que apresentam diferentes propriedades farmacocinéticas, como a liberação prolongada, garantindo ação da medicação ingerida por um período maior de tempo. Modificações no sistema de liberação dos estimulantes geraram inúmeras medicações, estando atualmente disponíveis no Brasil o metilfenidato com sistema esferoidal de absorção oral da medicação (metilfenidato-SODAS, Ritalina LA®), o metilfenidato com sistema de controle osmótico de liberação (metilfenidato-OROS, Concerta®) e a lisdexanfetamina, uma pró-droga subsequentemente convertida em dextroanfetamina (Venvanse®).

As formulações de liberação prolongada apresentam facilidade posológica, mas invariavelmente provêm ao sistema nervoso central o mesmo composto das formulações de liberação imediata. Esse conhecimento é relevante para a prática clínica por permitir duas conclusões. Primeiro, não há diferença de eficácia entre o metilfenidato e suas formulações de liberação prolongada, ainda que, no dia a dia, seja possível que a facilidade de posologia das formulações de longa duração contribua para a adesão ao tratamento e, portanto, maior sucesso terapêutico, em relação às formulações de liberação imediata. Segundo, usando os dados farmacocinéticos de formulações de liberação prolongada, como presentes em pacotes de aprovação de drogas do Food and Drug Administration (FDA) (https://www.fda.gov/drugs/development-approval-process-drugs/drug-approvals-and-databases), pode-se calcular a dose equivalente de cada uma das formulações de metilfenidato. Por exemplo, Ritalina® 5 mg tomada três vezes ao dia é considerada equivalente a Concerta® 18 mg tomada uma vez ao dia[17]. Tais conversões são importantes para os psiquiatras manterem a dose adequada de estimulante ao realizar a troca de medicação de formulações de liberação imediata para liberação prolongada, e vice-versa.

A eficácia de estimulantes em curto prazo testada por meio de ECRC é bem estabelecida, sendo frequentemente tema de revisões sistemáticas e metanálises. Na mais atual revisão sistemática e metanálise, Cortese et al.[18] avaliaram a eficácia de estimulantes (todas as formulações) e não estimulantes para o tratamento de TDAH por meio de ECRC com duração mínima de 7 dias e desfecho primário mensurado em até 12 semanas (~3 meses) após introdução da medicação. Foram incluídos 81 ECRC envolvendo 14.346 crianças e adolescentes que avaliaram tanto estimulantes quanto não estimulantes. A metanálise dos dados originais demonstrou um tamanho de efeito grande para metilfenidato (SMD [IC 95%] -0,78 [-0,93, -0,62]) e anfetaminas (SMD [IC 95%] -1,02 [-1,19, -0,85]) na melhora de sintomas de TDAH em 12 semanas. Considerando a magnitude dessas estimativas de efeitos, consideradas entre as maiores – se não as maiores – em Psiquiatria, a NICE e a American Academy of Pediatrics[14] recomendam os estimulantes como primeira escolha terapêutica no tratamento farmacológico de TDAH em crianças acima de 5 anos.

Ao iniciar o tratamento farmacológico com estimulantes, o psiquiatra deve acompanhar a resposta clínica do paciente e o surgimento de efeitos adversos relacionados ao uso de estimulantes. Os efeitos adversos mais comuns são perda de apetite, perda de peso, insônia e irritabilidade. Na metanálise de Cortese et al.[18], a anfetamina foi associada a um maior risco de abandono dos ECRC por efeitos colaterais em relação ao metilfenidato em crianças e adolescentes; por isso, apesar do maior tamanho de efeito de anfetaminas para redução de sintomas de TDAH, o metilfenidato é recomendado como a droga de escolha em crianças e adolescentes. Apenas se ele não for tolerado, ou caso o cliente não responda ao metilfenidato após um tratamento de 6 semanas, o psiquiatra é orientado a prescrever anfetamina de acordo com as recomendações da NICE. É importante ressaltar, contudo, que as recomendações da American Academy of Pediatrics[14] não fazem distinção entre metilfenidato e anfetaminas, e ambas as medicações são indicadas como primeira escolha. No Brasil, apenas um composto derivado de anfetamina, a lisdexanfetamina (Venvanse®), está disponível; trata-se de uma pró-droga que se torna farmacologicamente ativa após metabolização sistêmica, com tempo médio de ação prolongado em torno de 12 a 14 horas.

Assim como outras medicações em Psiquiatria, o psiquiatra deve realizar ajustes na dosagem de estimulantes, na tentativa de maximizar o benefício clínico mantendo ao mínimo os efeitos colaterais associados à medicação. Esse processo é conhecido como otimização de dosagem de estimulantes, um grande desafio na prática de psiquiatras que tratam crianças e adolescentes com TDAH. O estudo multimodal de tratamentos para TDAH (*The Multimodal Treatment of Attention Deficit Hyperactivity Disorder Study*, MTA)[19], um dos ECRC mais relevantes em Psiquiatria[20], mostrou de maneira empírica como o processo de otimização de doses de estimulantes é feito de maneira insuficiente na prática rotineira de psiquiatras.

O MTA foi um ECRC que incluiu 579 crianças entre 7 e 10 anos financiado pelo National Institute of Mental Health (NIMH), dos Estados Unidos. O MTA compreendeu quatro braços terapêuticos, especificamente (1) tratamento medicamentoso com metilfenidato de acordo com o protocolo do MTA, (2) tratamento comportamental, (3) combinação de ambos e (4) tratamento na comunidade (*treatment as usual* – TAU); a maioria dos indivíduos no braço referente ao tratamento de comunidade recebeu medicação estimulante, especialmente metilfenidato. O treino comportamental proposto pelo protocolo do MTA foi compreensivo e adotava componentes de treinamento parental, tratamento em ambiente de acampamento durante o verão, conforme tradicionalmente desenhado por William E. Pelham[21], e auxílio na escola por meio de encontros com os professores e da inserção no ambiente escolar de profissional comportamental acostumado a tratar crianças com TDAH. Ao final dos 14 meses do estudo, os resultados evidenciaram a superioridade na redução de sintomas de TDAH do tratamento medicamentoso do MTA em relação à intervenção comportamental; ainda, o tratamento combinado não trouxe benefício adicional em relação ao tratamento medicamentoso do MTA.

Contudo, uma das maiores contribuições do MTA veio da comparação entre o grupo alocado para tratamento medicamentoso do MTA e o grupo alocado para TAU. Apesar de a maioria das crianças em TAU ter recebido metilfenidato, o mesmo medicamento administrado para crianças no grupo alocado para tratamento medicamentoso do MTA, as crianças em TAU tiveram redução de sintomas significativamente menor àquela experimentada pelas crianças no grupo medicamentoso do MTA. O que poderia explicar essa diferença? Enquanto crianças no grupo medicamentoso do MTA receberam em média 37,7 mg/dia de metilfenidato, crianças em TAU receberam uma dose cerca de 50% menor, 22,6 mg/dia. Como essa diferença de dosagem foi obtida entre os dois grupos? A resposta está no protocolo de dosagem de estimulantes do MTA[22].

No grupo de tratamento medicamentoso do MTA, a melhor dose do estimulante foi determinada por meio de um desenho randomizado, duplo-cego e controlado por placebo. Especificamente, o MTA randomizou os participantes no braço farmacológico para que recebessem a cada dia, em um período de 28 dias, uma dose aleatória de metilfenidato (0 mg/dia – placebo –, 15 mg/dia, 25 mg/dia e 35 mg/dia ou 50 mg/dia a depender do peso). As dosagens variavam a cada dia, sem que crianças, pais e clínicos soubessem que dose era administrada a cada dia. Ao longo do período de 28 dias, pais e professores preencheram escalas para avaliar (1) sintomas de TDAH e (2) efeitos adversos para informar, ao final do período, a construção de curvas dose-resposta para cada criança no braço medicamentoso do MTA.

Ainda que o protocolo do MTA seja muito complexo e provavelmente inviável para ser traduzido à prática clínica, o estudo demonstrou que, em um desenho de ECRC, a dosagem no grupo tratamento medicamentoso é superior à dosagem na prática clínica convencional, possivelmente porque clínicos param de aumentar a dose do estimulante assim que observam alguma melhora nos níveis de sintomas de TDAH com o objetivo de minimizar efeitos colaterais. Portanto, é importante ressaltar que os clínicos devem aumentar a dose até as recomendações máximas de dosagem, de acordo com agências reguladoras, ou, alternativamente, até o surgimento de eventos colaterais significativos. Abordagens diferentes da tipicamente empregada na clínica para otimização da dosagem de estimulantes são válidas. Recentemente, outro estudo chamou a atenção de especialistas no campo de TDAH[23] pelo protocolo de otimização de dose de estimulantes adotado. Nesse estudo, os autores[24] mantiveram um esquema sistematizado para a dosagem de estimulantes com o desenvolvimento de regras específicas para aumento de dose e/ou troca de medicação; assim, trata-se de um esquema implementável na prática clínica. Ainda que tal estudo tenha valor limitado para a prática clínica no cenário brasileiro, considerando que muitas das medicações estimulantes presentes no protocolo de otimização não estão disponíveis no país, reforça-se a importância da adoção de abordagem sistemática para a otimização de estimulantes. Ressaltamos que estudos são necessários para determinação de possível protocolo para a realidade do nosso país.

Embora os estimulantes promovam importante redução do nível de sintomas de TDAH em relação a outras medicações em ECRC, conforme bem estabelecido por metanálises, essa redução pode não se traduzir em um evento clinicamente relevante[25], ou seja, eventos do dia a dia que crianças, adolescentes e famílias desejam experimentar, como menor risco de repetição escolar, menor risco de acidentes de carro, redução do risco de gravidez na adolescência. Entretanto, um número cada vez maior de estudos mostra a importância do tratamento de estimulantes para a redução de risco de desfechos relevantes. Em metanálise recente, Boland et al.[26] destacam diferentes estudos de base populacional que associam o uso de estimulantes a uma redução de (1) 31% na chance de uso de substâncias com potencial adictivo[27], (2) 38- 43% na chance de lesões em acidentes[6,28], (3) 42% na chance de depressão[29], (4) 31% na chance de tentativas de suicídio[30] e (5) 19% na mortalidade por qualquer causa[31]. Esses resultados reforçam a importância dos estimulantes no tratamento do TDAH, apesar das possíveis incertezas acerca de sua eficácia em longo prazo.

Após a otimização da dosagem de estimulantes, o psiquiatra deve monitorar regularmente nos retornos não apenas os níveis de sintomas de TDAH e os eventos adversos relacionados aos estimulantes mencionados, mas também a adesão ao tratamento medicamentoso, considerando que a taxa de adesão ao tratamento no TDAH é baixa. Em recente revisão sistemática, Frank et al.[32] demonstraram que cerca de metade das crianças e adolescentes em uso de estimulantes descontinuavam tratamento de maneira precoce. Em geral, as taxas de descontinuação são maiores entre crianças entre 6 e 12 anos e entre indivíduos que fazem uso de formulações de curta duração; é importante que o clínico esteja atento a essas características de risco para descontinuação. Para a adesão ser adequada, é necessário diálogo continuado com paciente e famílias para adaptar o plano terapêutico com o intuito de concentrar em dificuldades e sintomas residuais. Algumas ferramentas tecnológicas podem ser de auxílio para aumentar a adesão medicamentosa, como o aplicativo FOCUS. Especificamente, esse aplicativo traz uma ferramenta que facilita a comunicação longitudinal entre o clínico e seu paciente integrando diferentes fontes de informação (por exemplo, pais e professores). Com isso, esse aplicativo pode contribuir na identificação de problemas residuais para realização de ajustes terapêuticos, garantindo maior adesão. Recentemente, pesquisadores israelenses demonstraram que o FOCUS foi capaz de aumentar a adesão ao tratamento levando a melhores desfechos clínicos em relação à sintomatologia de TDAH em ECRC de tamanho amostral pequeno[33].

O clínico deve, ainda, considerar o potencial "desvio" do uso dos estimulantes e o impacto dessas medicações no crescimento e no sistema cardiovascular das crianças e dos adolescentes. O fenômeno de "desvio" do uso de estimulantes[34], aqui caracterizado como uso de doses maiores do que as prescritas ou pelo uso de estimulantes não prescritos para si, pode ser explicado pelos possíveis benefícios associados aos estimulantes em populações sem o diagnóstico de TDAH. Por exemplo, é razoavelmente comum encontrar estudantes que fazem uso de estimulantes como "ajuda" com o objetivo de melhorar a *performance* acadêmica ou como substância que desencadeia "euforia"/prazer tipicamente associado a uso de substâncias adictivas[35]. O fenômeno do "desvio" é relevante para os clínicos que prescrevem crianças e adolescentes com TDAH, porque primeiro indica que o cliente para quem o tratamento foi prescrito não está experimentando os benefícios da medicação, e segundo porque aqueles que usam de maneira inadvertida os estimulantes estão se colocando em risco para eventos adversos sem supervisão médica. Assim, é importante que os clínicos eduquem seus clientes para que evitar o "desvio" da medicação, particularmente os estimulantes de liberação imediata. Para indivíduos com histórico de uso de substâncias ou dependências comportamentais, especificamente problemas com apostas, é necessário priorizar o uso de metilfenidato de liberação prolongada, menos suscetível ao fenômeno de "desvio".

Em relação ao crescimento das crianças e dos adolescentes, dados de seguimento de pacientes com TDAH recentemente mostraram que os estimulantes podem levar a mudança da trajetória de crescimento em altura, levando a menor altura em vida adulta e aumento do índice de massa corpórea (IMC)[36]. Nesse sentido, é preciso que o clínico monitorize a taxa de crescimento de altura, peso e IMC ao longo dos retornos. Possíveis estratégias para contornar a desaceleração no crescimento associada às medicações estimulantes são a administração após as refeições, o que pode contribuir com menor interferência com o apetite, o estímulo a lanches calóricos e a procura de nutricionista[37]. Uma alternativa é a redução da dosagem de estimulante, ou as pausas no fim de semana. Pausas no tratamento medicamentoso com estimulantes nos finais de semana podem ser feitas sem evidências de perda de eficácia com a reintrodução da medicação[38], contudo evidência recente[39] sugere que tal estratégia auxilie no ganho de peso, mas não contribui para o retomo no ganho de altura. A indicação de pausas é corroborada se a sintomatologia for predominante na escola ou associada a menor prejuízo funcional em casa. Entretanto, caso haja redução da taxa de crescimento, é necessário sempre discutir em decisão conjunta com o cliente e sua família a relação custo-benefício de cada uma dessas possibilidades.

Com relação aos efeitos cardiovasculares, estimulantes podem estar associados a aumento de frequência cardíaca, em média 1-2 bpm, e pressão arterial, em média, 1-4 e 1-2 mmHg para pressão sistólica e diastólica, respectivamente. Esses efeitos parecem começar já nas primeiras semanas após o início do tratamento, mas persistem por anos, ainda que o tempo máximo de acompanhamento tenha sido de 2 anos[40,41]. Alguns indivíduos terão aumentos mais importantes de pressão arterial, correspondendo, em crianças e adolescentes, à faixa de risco de elevação de pressão arterial (percentil 95). Assim, ao longo do tratamento com estimulantes, é importante que o clínico monitorize a pressão arterial de seu paciente nos retornos. Não há evidência suficiente para corroborar a noção de que estimulantes estejam associados a alterações eletrocardiográficas, como alargamento do intervalo PR ou QT, contrariando relatos de mortes súbita em indivíduos com anormalidades estruturais cardíacas em uso de metilfenidatos. Assim, eletrocardiogramas de rotina antes da introdução de tais medicações não são necessários[13]; entretanto, é importante sempre considerar a possibilidade de doença cardíaca prévia ou evento cardiovascular em familiar próximo por meio de anamnese minuciosa e exame físico detalhado para identificar alguma alteração (alteração de ritmo, ou sopro cardíaco, indicando doença estrutural do coração etc.). Caso existam indícios de alterações cardiovasculares ou história de evento cardiovascular em familiar próximo, recomenda-se avaliação com cardiologista.

Mesmo que a eficácia em curto prazo dos estimulantes esteja bem documentada, importantes limitações devem ser consideradas sobre a eficácia em longo prazo desses agentes no tratamento do TDAH. Há grande escassez de estudos avaliando o efeito de estimulantes em longo prazo no tratamento de TDAH. Em seguimento naturalístico do MTA, ou seja, longe do ambiente controlado do ECRC, indivíduos que continuaram o tratamento com estimulantes não diferiam em relação aos que não continuaram o tratamento com estimulantes em variáveis que mensuram o nível de funcionamento individual, como sucesso acadêmico, função social etc.[42]. É possível que indivíduos que usam estimulantes desenvolvam tolerância a essas medicações com o tempo, e estudos adicionais são necessários para esclarecer esse ponto. Nesse sentido, o período de duração do tratamento não é bem estabelecido na literatura, sendo considerado variável e podendo ser determinado pela evolução natural dos sintomas ao longo do desenvolvimento. Após um período assintomático, mesmo durante interrupções temporárias nos finais de semana, pode-se propor a interrupção da medicação e observação dos sintomas. Frequentemente, os pacientes que chegam à adolescência em tratamento medicamentoso para o TDAH solicitam a interrupção da medicação ou reduzem a adesão. Nas situações em que a continuidade do tratamento não é aceita pelo paciente, um período de tempo sem medicação, com acompanhamento, pode se tornar uma oportunidade para que o paciente identifique os sintomas ou, caso tenham remitido, que o tratamento seja modificado e passe a focar nos novos objetivos.

Não estimulantes

O tratamento com não estimulantes constitui segunda linha no tratamento farmacológico de TDAH para crianças acima de 5 anos. De acordo com o NICE, o tratamento com não estimulantes deve ser considerado opção apenas se (a) metilfenidato e lisdexanfetamina não forem tolerados ou (b) metilfenidato e lisdexanfetamina não oferecerem benefício em controle de sintomas após duas tentativas de 6 semanas de tratamento separadas, uma para cada medicação.

Diferentes medicações não estimulantes já foram estudadas no tratamento de crianças e adolescentes com TDAH. Duas classes são aprovadas por agências regulatórias, com o FDA: os bloqueadores seletivos da recaptura de noradrenalina, representados pela atomoxetina (Strattera®), e formulações de agonistas alfa-2-adrenérgicos de longa duração, representados pela guanfacina e clonidina. No Brasil, só a atomoxetina é reconhecida pela Anvisa como opção para o tratamento de TDAH, mas não está disponível no mercado.

Os não estimulantes apresentam tamanho de efeito menor do que aqueles encontrados para as medicações estimulantes. Por exemplo, na metanálise em rede de Cortese et al.[18], a atomoxetina apresentou efeito de -0,56 (IC 95% -0,66, -0,45), clonidina de -0,71 (IC 95% -1,17, -0,24) e guanfacina de -0,67 (IC 95% -0,85, -0,5). A menor eficácia desses agentes justifica sua escolha como segunda linha terapêutica no tratamento do TDAH.

A atomoxetina pode desencadear efeitos colaterais semelhantes aos vistos com os estimulantes[17]. Por exemplo, é comum crianças e adolescentes em uso de atomoxetina experimentarem perda de apetite, alterações no crescimento e efeitos cardiovasculares. Entretanto, é infrequente que crianças com atomoxetina apresentem alterações no sono. Assim, para crianças que apresentam dificuldades com o sono frente ao uso de estimulantes, o uso de atomoxetina é interessante opção. Apesar de ECRC não indicarem que estimulantes podem estar associados ao desenvolvimento de tiques[43], em indivíduos com transtorno de tiques, como síndrome de Tourette, o uso de atomoxetina em vez de estimulantes é particularmente interessante, pois essa medicação pode auxiliar no controle de tiques, bem como em transtornos de ansiedade. Embora não esteja disponível no mercado brasileiro, a atomoxetina pode ser importada com aprovação da Anvisa.

TRATAMENTO NÃO FARMACOLÓGICO

Diversas opções terapêuticas não farmacológicas estão disponíveis para o tratamento do TDAH. Entre elas, destacam-se as intervenções dietéticas e intervenções psicológicas.

Diferentes intervenções dietéticas já foram estudadas para o TDAH. Em revisão sistemática com metanálise recente, Sonuga-Barke et al.[44] identificaram três tipos principais de abordagens dietéticas utilizadas para o tratamento de TDAH: exclusão de itens alimentares associados à reatividade, exclusão de corantes artificiais e suplementação de ácidos graxos livres, como ômega-3. Dentre as três intervenções dietéticas, só as últimas duas foram consideradas superiores às terapias-controle. Contudo, seus tamanhos de efeito estimados foram extremamente pequenos em relação aos reportados para os agentes farmacológicos, como -0,42 (IC 95% -0,13, -0,7) para a exclusão de corantes e -0,16 (IC 95% -0,01, -0,31) para a suplementação com ácidos graxos livres. Ademais, as estimativas de efeito para cada estudo incluído em cada uma das metanálises variaram consideravelmente, indicando baixa confiança de que o tamanho de efeito verdadeiro esteja próximo dessas estimativas. Com isso, a metanálise conclui que, dentre as intervenções dietéticas, apenas a exclusão de corantes artificiais talvez possa ser recomendada, mesmo que seja necessária pesquisa adicional para identificar quem pode se beneficiar dessa intervenção.

Outros autores de revisões sistemáticas e metanálises apresentaram visões mais otimistas sobre as intervenções dietéticas. Por exemplo, Bloch & Qawasmi[45] identificaram moderado efeito na redução de sintomas de TDAH com uso de doses altas de ômega 3, resultado replicado por outras revisões sistemáticas[46]. Portanto, há dúvidas sobre o papel de intervenções dietéticas no tratamento de TDAH.

De maneira semelhante, diferentes intervenções psicológicas já foram estudadas para o TDAH, sendo o tratamento comportamental a abordagem mais estudada. Dentre as técnicas usadas nessa modalidade psicoterápica, a economia de fichas com o uso de gratificações ou reforçadores comportamentais é central. Os reforçadores têm o objetivo de reduzir os comportamentos indesejados e alcançar mudanças desejadas e podem incluir ganhos tangíveis, como tempo extra para brincadeiras ou meios de obter itens de valor, ou aprovação social. Uma atenção particular deve ser dada à rapidez com que as gratificações são oferecidas ou os custos aos comportamentos-problema. Além disso, a gratificação deve variar, garantindo a novidade e o interesse nelas. Uma segunda técnica envolve consequências negativas, que têm um lugar especial para coibir de forma imediata um comportamento disruptivo ou ofensivo. Uma terceira técnica é o "tempo fora do reforço social" (*time out from social reinforcement*), útil quando o comportamento indesejado é reforçado pela atenção de outros ou quando ocorre na interação. Envolve colocar a criança fora do contato social, quando se espera que ela fique cooperativa, por um tempo variável, conforme a sua idade. É fundamental deixar claro às crianças qual comportamento foi responsável pelo reforço positivo ou negativo.

Procedimentos de modificação comportamental devem envolver pais e professores, de forma que sejam programadas contingências comportamentais em casa, na escola e em ambientes de recreação. Nesse sentido, treinamento parental é uma intervenção comportamental baseada em teoria do aprendizado, que objetiva ensinar aos pais como utilizar técnicas comportamentais com seu filho. A intervenção incorpora, também, questões como crenças, emoções, questões sociais mais amplas e barreiras para o sucesso da ou parentalidade, como sentimentos de incompetência, depressão, isolamento social e dificuldades maritais. A intervenção busca ensinar princípios do manejo comportamental de crianças, aumentar a competência parental e a confiança e melhorar a relação entre pais e filhos. Há atenção especial à comunicação e atenção positiva ao desenvolvimento das crianças. Esses programas são estruturados, seguem um programa ao longo de algumas semanas e geralmente são conduzidos em grupo, mas podem ser modificados para um formato individual. No Guia para Compreensão e Manejo do TDAH da World Federation of ADHD, há manual de livre acesso sobre intervenções comportamentais para o tratamento de crianças com TDAH.

O papel do tratamento comportamental no manejo do TDAH já foi amplamente questionado na literatura do campo. Em metanálise, Sonuga-Barke et al.[44] concluíram que o tratamento comportamental apresentou resultado não significativo em relação ao tratamento controle para o manejo de sintomas de TDAH, por isso os autores ressaltaram que as terapias comportamentais como única abordagem terapêutica não é opção adequada de tratamento para TDAH. Entretanto, há evidência importante que sugere haver benefício no manejo comportamental do TDAH como estratégia adjuvante ao tratamento farmacológico. No MTA, indivíduos no tratamento combinado experimentaram melhora significativa em alguns desfechos funcionais, como *performance* acadêmica e relação com os pais. Ainda, crianças e adolescentes recebendo o tratamento combinado receberam doses menores de estimulantes em relação aos indivíduos no tratamento medicamentoso isolado[19]. Assim, a terapia comportamental parece ter espaço especial no tratamento de crianças e adolescentes com TDAH como adjuvante ao tratamento medicamentoso, particularmente para os clientes que apresentam grande impacto funcional associado aos seus sintomas de desatenção e hiperatividade, considerando a população de crianças maiores de 5 anos e adolescentes[16]. De fato, tanto o NICE como a American Academy of Pediatrics sugerem que a abordagem terapêutica do TDAH seja multimodal, composta, portanto, de terapias farmacológicas e não farmacológicas.

O espaço da terapia comportamental no tratamento de TDAH é maior na população menor de 5 anos, os pré-escolares. Nesse subgrupo, o tratamento com estimulantes como primeira linha não é recomendado; em seu lugar, indica-se o treinamento parental como primeira opção terapêutica.

REFERÊNCIAS BIBLIOGRÁFICAS

1. American Psychiatric Association. Neurodevelopmental disorders. Diagnostic and statistical manual of mental disorders. 5. ed. Varlington: American Psychiatric Association; 2013.
2. Polanczyk GV, Salum GA, Sugaya LS, Caye A, Rohde LA. Annual research review: a meta-analysis of the worldwide prevalence of mental disorders in children and adolescents. J Child Psychol Psychiatry. 2015;56(3):345-65.
3. Dalsgaard S, McGrath J, Østergaard SD, Wray NR, Pedersen CB, Mortensen PB, et al. Association of Mental Disorder in Childhood and Adolescence With Subsequent Educational Achievement. JAMA Psychiatry. JAMA Psychiatry. 2020;77(8):797-805.
4. Hoza B, Mrug S, Gerdes AC, Hinshaw SP, Bukowski WM, Gold JA, et al. What aspects of peer relationships are impaired in children with attention-deficit/hyperactivity disorder? J Consult Clin Psychol. 2005;73(3):411-23.
5. Weinberger KA, Gardner DM, Gerdes AC. Maternal functioning differences based on ADHD subtype. J Atten Disord. 2018;22(13):1218-23.
6. Dalsgaard S, Leckman JF, Mortensen PB, Nielsen HS, Simonsen M. Effect of drugs on the risk of injuries in children with attention deficit hyperactivity disorder: a prospective cohort study. Lancet Psychiatry. 2015;2(8):702-9.
7. Faregh N, Derevensky J. Gambling behavior among adolescents with attention deficit/hyperactivity disorder. J Gambl Stud. 2011;27(2):243-56.
8. Wilens TE, Martelon M, Joshi G, Bateman C, Fried R, Petty C, et al. Does ADHD predict substance-use disorders? A 10-year follow-up study of young adults with ADHD. J Am Acad Child Adolesc Psychiatry. 2011;50(6):543-53.
9. Flory K, Molina BS, Pelham Jr. WE, Gnagy E, Smith B. Childhood ADHD predicts risky sexual behavior in young adulthood. J Clin Child Adolesc Psychol. 2006;35(4):571-7.

10. Skoglund C, Kopp Kallner H, Skalkidou A, Wikström A-K, Lundin C, Hesselman S, et al. Association of attention-deficit/hyperactivity disorder with teenage birth among women and girls in Sweden. JAMA Netw Open. 2019;2(10):e1912463.
11. Dalsgaard S, Østergaard SD, Leckman JF, Mortensen PB, Pedersen MG. Mortality in children, adolescents, and adults with attention deficit hyperactivity disorder: a nationwide cohort study. Lancet. 2015;385(9983): 2190-6.
12. Doshi JA, Hodgkins P, Kahle J, Sikirica V, Cangelosi MJ, Setyawan S, et al. Economic impact of childhood and adult attention-deficit/hyperactivity disorder in the United States. J Am Acad Child Adolesc Psychiatry. 2012;51(10):990-1002.e2.
13. National Institute for Health and Care Excellence. Attention deficit hyperactivity disorder: diagnosis and management. [acesso em 20 de setembro de 2020]. Disponível em: https://www.nice.org.uk/guidance/ng87
14. Wolraich ML, Hagan, Jr. JF, Allan C, Chan E, Davison D, Earls M, et al. Clinical practice guideline for the diagnosis, evaluation, and treatment of attention-deficit/hyperactivity disorder in children and adolescents. Pediatrics. 2019;144(4):e20192528.
15. Swanson JM. Debate: are stimulant medications for attention-deficit/hyperactivity disorder effective in the long term? (Against). J Am Acad Child Adolesc Psychiatry. 2019;58(10):936-8.
16. Caye A, Swanson JM, Coghill D, Rohde LA. Treatment strategies for ADHD: an evidence-based guide to select optimal treatment. Mol Psychiatry. 2019;24(3):390-408.
17. Swanson JM, Arnold LE, Molina BSG, Sibley MH, Hechtman LT, Hinshaw SP, et al. Young adult outcomes in the follow-up of the multimodal treatment study of attention-deficit/hyperactivity disorder: symptom persistence, source discrepancy, and height suppression. J Child Psychol Psychiatry. 2017;58(6):663-78.
18. Cortese S, Adamo N, Del Giovane C, Mohr-Jensen C, Hayes AJ, Carucci S, et al. Comparative efficacy and tolerability of medications for attention-deficit hyperactivity disorder in children, adolescents, and adults: a systematic review and network meta-analysis. Lancet Psychiatry. 2018;5(9):727-38.
19. A 14-month randomized clinical trial of treatment strategies for attention-deficit/hyperactivity disorder. The MTA Cooperative Group. Multimodal Treatment Study of Children with ADHD. Arch Gen Psychiatry. 1999;56(12):1073-86.
20. Bloch MH. The multimodal treatment study of children with attention deficit/hyperactivity disorder (MTA). In: Bhalla IP, Tampi RR, Srihari VH, editores. 50 Studies Every Psychiatrist Should Know. Oxford University Press; 2018.
21. Fabiano GA, Schatz NK, Pelham, Jr. WE. Summer treatment programs for youth with ADHD. Child Adolesc Psychiatr Clin N Am. 2014;23(4):757-73.
22. Greenhill LL, Abikoff HB, Arnold LE, Cantwell DP, Conners CK, Elliott G, et al. Medication treatment strategies in the MTA Study: relevance to clinicians and researchers. J Am Acad Child Adolesc Psychiatry. 1996;35(10):1304-13.
23. Cortese S, Novins DK. Editorial: Why JAACAP published an "inconclusive" trial: optimize, optimize, optimize psychostimulant treatment. J Am Acad Child Adolesc Psychiatry. 2020;S0890-8567(20)30335-X.
24. Blader JC, Pliszka SR, Kafantaris V, Foley CA, Carlson GA, Crowell JA, et al. Stepped treatment for attention-deficit/hyperactivity disorder and aggressive behavior: a randomized, controlled trial of adjunctive risperidone, divalproex sodium, or placebo after stimulant medication optimization. J Am Acad Child Adolesc Psychiatry. 2020;S0890-8567(20)30064-2.
25. Rohde LA. Efficacy of stimulants beyond treatment of core symptoms of attention-deficit/hyperactivity disorder. JAMA Psychiatry. 2017; 74(8):822-3.
26. Boland H, DiSalvo M, Fried R, Woodworth KY, Wilens T, Faraone SV, et al. A literature review and meta-analysis on the effects of ADHD medications on functional outcomes. J Psychiatric Res. 2020. 123:21-30.
27. Chang Z, Lichtenstein P, Halldner H, D'Onofrio B, Serlachius E, Fazel S, et al. Stimulant ADHD medication and risk for substance abuse. J Child Psychol Psychiatry. 2014;55(8):878-85.
28. Chang Z, Quinn PD, Hur K, Gibbons RD, Sjölander A, Larsson H, et al. Association between medication use for attention-deficit/hyperactivity disorder and risk of motor vehicle crashes. JAMA Psychiatry. 2017;74(6):597-603.
29. Chang Z, D'Onofrio BM, Quinn PD, Lichtenstein P, Larsson H. Medication for attention-deficit/hyperactivity disorder and risk for depression: a nationwide longitudinal cohort study. Biol Psychiatry. 2016;80(12):916-22.
30. Chang Z, Quinn PD, O'Reilly L, Sjölander A, Hur K, Gibbons R, et al. Medication for attention-deficit/hyperactivity disorder and risk for suicide attempts. Biol Psychiatry. 20205;88(6):452-8.
31. Chen LC, Chen MH, Hsu JW, Huang KL, Bai YM, et al. Association of parental depression with offspring attention deficit hyperactivity disorder and autism spectrum disorder: a nationwide birth cohort study. J Affect Dis. 2020;277:109-14.
32. Frank E, Ozon C, Nair V, Othee K. Examining why patients with attention--deficit/hyperactivity disorder lack adherence to medication over the long term: a review and analysis. J Clin Psychiatry. 2015;76(11):e1459-68.
33. Weisman O, Schonherz Y, Harel T, Efron M, Elazar M, Gothelf D. Testing the efficacy of a smartphone application in improving medication adherence, among children with ADHD. Isr J Psychiatry Relat Sci. 2018;55(2):59-63.
34. Faraone SV, Rostain AL, Montano CB, Mason O, Antshel KM, Newcorn JH. Systematic review: nonmedial use of prescription stimulants: risk factors, outcomes and risk reduction strategies. J Am Acad Child Adolesc Psychiatry. 2020;59(1):100-12.
35. Kaye S, Darke S. The diversion and misuse of pharmaceutical stimulants: what do we know and why should we care?. Addiction. 2012;107(3):467-77.
36. Greenhill LL, Swanson JM, Hechtman L, Waxmonsky J, Arnold LE, Molina BSG, et al. Trajectories of growth associated with long-term stimulant medication in the multimodal treatment study of attention-deficit/hyperactivity disorder. J Am Acad Child Adolesc Psychiatry. 2020;59(8):978-89.
37. Cortese S, Holtmann M, Banaschewski T, Buitelaar J, Coghill D, Danckaerts M, et al. Practitioner review: current best practice in the management of adverse events during treatment with ADHD medications in children and adolescents. J Child Psychol Psychiatry. 2013;54(3):227-46.
38. Martins S, Tramontina S, Polanczyk G, Eizirik M, Swanson JM, Rohde LA. Weekend holidays during methylphenidate use in ADHD children: a randomized clinical trial. J Child Adolesc Psychopharmacol. Summer 2004;14(2):195-206.
39. Waxmonsky JG, Pelham WE 3rd, Campa A, Waschbusch DA, Li T, Marshall R, et al. A randomized controlled trial of interventions for growth suppression in children with attention-deficit/hyperactivity disorder treated with central nervous system stimulants. J Am Acad Child Adolesc Psychiatry. 2019:S0890-8567(19)31929-X.
40. Hammerness PG, Perrin JM, Shelley-Abrahamson S, Wilens TE. Cardiovascular risk of stimulant treatment in pediatric attention-deficit/hyperactivity disorder: update and clinical recommendations. J Am Acad Child Adolesc Psychiatry. 2011;50(10):978-90.
41. Hennissen L, Bakker MJ, Banaschewski T, Carucci S, Coghill D, Danckaerts M, et al. Cardiovascular effects of stimulant and non-stimulant medication for children and adolescents with adhd: a systematic review and meta-analysis of trials of methylphenidate, amphetamines and atomoxetine. CNS Drugs. 2017;31(3):199-215.
42. Molina BSG, Hinshaw SP, Swanson JM, Arnold LE, Vitiello B, Jensen PS, et al. The MTA at 8 years: prospective follow-up of children treated for combined-type ADHD in a multisite study. J Am Acad Child Adolesc Psychiatry. 2009;48(5):484-500.
43. Cohen SC, Mulqueen JM, Ferracioli-Oda E, Stuckelman ZD, Coughlin CG, Leckman JF, et al. Meta-analysis: risk of tics associated with psychostimulant use in randomized, placebo-controlled trials. J Am Acad Child Adolesc Psychiatry. 2015;54(9):728-36.
44. Sonuga-Barke EJ, Brandeis D, Cortese S, Daley D, Ferrin M, Holtmann M, et al. Nonpharmacological interventions for ADHD: systematic review and meta-analyses of randomized controlled trials of dietary and psychological treatments. Am J Psychiatry. 2003;170(3):275-89.
45. Bloch MH, Qawasmi A. Omega-3 fatty acid supplementation for the treatment of children with attention-deficit/hyperactivity disorder symptomatology: systematic review and meta-analysis.
46. MH, Qawasmi A. J Am Acad Child Adolesc Psychiatry. 2011;50(10):991-1000.
47. Chang JPC, Su KP, Mondelli V, Pariante CM. Omega-3 Polyunsaturated Fatty Acids in Youths with Attention Deficit Hyperactivity Disorder: a Systematic Review and Meta-Analysis of Clinical Trials and Biological Studies. Neuropsychopharmacology. 2018;43(3):534-45.

48. Pliszka S. Practice parameter for the assessment and treatment of children and adolescents with attention-deficit/hyperactivity disorder. J Am Acad Child Adolesc Psychiatry. 2007;46(7):894-921.

49. Wilens TE, Adler LA, Adams J, Sgambati S, Rotrosen J, Sawtelle R, et al. Misluse and diversion of stimulants prescribed for ADHD: a systematic review of the literature. J Am Acad Child Adolesc Psychiatry. 2008;47(1):21-31.

4

Tratamento de tiques e da síndrome de Tourette

Maria Alice de Mathis
Maria Conceição do Rosário
Maria Paula Maziero
Sonia Borcato
Marcelo Queiroz Hoexter
Ana Gabriela Hounie

Sumário

Pontos-chave

- A avaliação do paciente e de seus familiares deve conter a frequência e a gravidade dos tiques, detalhes sobre a evolução do quadro ao longo do tempo, a presença de possíveis comorbidades e a história de tratamentos anteriores.
- Uma das principais técnicas comportamentais para o tratamento dos tiques é a reversão de hábito.
- O tratamento farmacológico deve ser considerado caso a psicoterapia não esteja disponível ou não tenha sido eficaz, caso os tiques sejam graves o suficiente para já se iniciar o tratamento farmacológico ou caso o paciente e/ou familiares solicitem seu uso.

INTRODUÇÃO

Os tiques são movimentos bruscos e involuntários (tiques motores), ou a emissão de sons e palavras (tiques vocais)[1]. Os tiques podem ser simples ou complexos, apresentar diferentes graus de intensidade, variando de quase imperceptíveis até muito intensos e incapacitantes[2].

Os tiques são repetitivos, não ritmados e, apesar do caráter involuntário, podem ser controlados com esforço por algum tempo, mas não abolidos nem controlados permanentemente[3]. Ocorrem de forma intermitente e frequentemente em "surtos". A idade de início dos tiques pode ser precoce, mas em geral se dá por volta dos 7 anos. O período de maior gravidade é entre os 10-12 anos. Após a puberdade, os tiques tendem a diminuir a intensidade e a frequência, podendo até desaparecer. O curso é oscilante com períodos de melhora e de piora. Podem ocorrer períodos de dias a meses sem quaisquer tiques. O caráter intermitente e a ocorrência em "surtos" são elementos que ajudam a diferenciar os tiques de outros transtornos do movimento. A presença de algumas comorbidades psiquiátricas na história familiar, como tiques e/ou transtorno obsessivo-compulsivo (TOC) ajudam a confirmar esse diagnóstico.

SÍNDROME DE TOURETTE

De acordo com o DSM-5, a síndrome de Tourette (ST) é caracterizada pela presença de múltiplos tiques motores e de ao menos um tique vocal – o qual não precisa ocorrer concomitantemente com os demais tiques[4], mas devem durar pelo menos 1 ano. Tipicamente, a ST se inicia com salvas intermitentes de tiques motores simples em olhos, face ou cabeça e, frequentemente, avança para grupos musculares dos ombros, do tronco e das extremidades. Na maioria dos casos, os tiques vocais se iniciam de 1-2 anos após os primeiros tiques motores, que em sua maioria são tiques simples como pigarrear, fungar ou emitir um grunhido.

Os tiques complexos podem se iniciar após alguns anos do surgimento dos primeiros sintomas. Embora sejam sintomas muito exuberantes, a palilalia, a ecolalia e a coprolalia estão presentes em menos de 30% dos pacientes com ST.

Os critérios diagnósticos para a ST, de acordo com o DSM-5[4], são os seguintes:

A. Múltiplos tiques motores e um ou mais tiques vocais estiveram presentes em algum momento durante o quadro, embora não necessariamente ao mesmo tempo.
B. Os tiques podem aumentar e diminuir em frequência, mas persistiram por mais de 1 ano desde o início do primeiro tique.
C. O início ocorre antes dos 18 anos de idade.
D. A perturbação não é atribuível aos efeitos fisiológicos de uma substância (p. ex., cocaína) ou a outra condição médica (p. ex., doença de Huntington, encefalite pós-viral).

Existe muita variabilidade nos sintomas entre os pacientes. Eles podem ocorrer somente algumas vezes por semana ou inúmeras vezes por minuto. Além disso, a intensidade dos tiques também varia muito: desde gestos não perceptíveis até comportamentos extravagantes que podem causar a exaustão física do paciente. A gravidade dos sintomas pode ser influenciada por fatores ambientais. Por exemplo, os tiques podem ser precipitados ou exacerbados por mudanças na rotina, discussões, provas escolares ou exposições públicas. Outras condições que despertam ou pioram os sintomas são episódios de febre ou doenças infecciosas.

TRATAMENTO

Para realizar um planejamento terapêutico adequado e eficaz, é necessária uma avaliação detalhada e abrangente do paciente e de seus familiares. Essa avaliação deve conter a frequência e a gravidade dos tiques, detalhes sobre a evolução do quadro ao longo do tempo, a presença de possíveis comorbidades e a história de tratamentos anteriores. Além disso, é importante avaliar o impacto dos sintomas no funcionamento social, familiar, acadêmico e profissional do paciente, além de suas crenças e das crenças de sua família sobre a ST. O tratamento para tiques e ST deve ser individualizado, pois os tiques variam muito de paciente para paciente e no mesmo paciente ao longo do tempo de tratamento.

O planejamento terapêutico deve sempre envolver estratégias de psicoeducação para o paciente e seus familiares, tais como indicação de livros e sites confiáveis para a leitura sobre a ST.

Tratamento psicoterápico

A terapia cognitivo-comportamental é a intervenção com mais evidências de benefício sem riscos conhecidos em médio e longo prazos[5]. Uma das principais técnicas comportamentais para o tratamento dos tiques é a reversão de hábito (RH)[6]. A RH consiste em um treinamento para controle dos tiques por meio da melhora da capacidade de discriminar os fenômenos sensoriais que antecedem os tiques, do treinamento de respostas que competem com os tiques (cuja realização é incompatível com a realização simultânea do tique), de reforço diferencial e do treino de generalização. Além da RH, outras técnicas comportamentais tentam modificar o contexto no qual os tiques ocorrem a partir da identificação de desencadeantes. A junção dessas técnicas com o treino de relaxamento e treino motivacional compõem um protocolo de tratamento conhecido como intervenção global comportamental para tiques (CBIT, *comprehensive behavioral intervention for tics*) que se mostrou efetivo na redução da frequência dos tiques. Esse protocolo oferece ao paciente: técnicas de observação no ambiente em que o tique ocorre, observação dos fenômenos sensoriais que podem ocorrer antes da execução do tique e reversão do hábito.

Tratamento farmacológico

O tratamento farmacológico deve ser considerado caso a psicoterapia não esteja disponível ou não tenha sido eficaz, caso os tiques sejam graves o suficiente para já se iniciar o tratamento farmacológico ou caso o paciente e/ou familiares solicitem seu uso. Caso o paciente tenha comorbidades com outros transtornos, tais como ansiedade ou depressão, é importante avaliar se esses sintomas comórbidos necessitam ser tratados primeiro.

Em crianças e adolescentes em idade escolar, além do monitoramento clínico, é essencial acompanhar o desempenho escolar, dado que tanto os tiques como alguns efeitos colaterais das medicações usadas para o tratamento dos tiques, como sedação e lentificação do pensamento, podem comprometer o aprendizado.

As substâncias com excelente evidência de benefício para o tratamento dos tiques são os agonistas alfa-adrenérgicos (clonidina e guanfacina) e os neurolépticos (ou antipsicóticos) típicos e atípicos, descritos a seguir.

- Agonistas dos receptores alfa-adrenérgicos (clonidina e guanfacina). Apenas a clonidina está disponível para uso no Brasil. Sua dose inicial deve ser de 0,05 mg/dia (meio comprimido de 0,1 mg), de modo que o aumento da dose seja feito gradualmente e com o uso fracionado em 3 doses diárias (manhã, tarde e noite). A dose eficaz pode variar entre 0,1-0,3 mg/dia, e a dose máxima total é de 0,3 mg/dia (3 comprimidos de 0,1 mg, a cada 8 horas). Os efeitos colaterais mais frequentes são sonolência, tontura, bradicardia, hipotensão ortostática e boca seca, que devem ser monitorados regularmente. É também importante reforçar para o paciente e sua família que a clonidina não pode ser suspensa abruptamente pelo risco do paciente apresentar um pico hipertensivo[7,8]. Considerando o efeito moderado para a redução da gravidade dos tiques e seu perfil de efeitos colaterais brandos e de baixo risco no longo prazo, as drogas alfa-adrenérgicas foram recomendadas como primeira linha de tratamento farmacológico pelos *guidelines* canadenses, principalmente para pacientes com ST associada ao TDAH[9].
- Neurolépticos (ou antipsicóticos) típicos e atípicos. Os neurolépticos típicos (haloperidol e pimozida) têm como mecanismo de ação o bloqueio de receptores dopaminérgicos. O haloperidol foi a primeira medicação a demonstrar efeito positivo na redução da gravidade dos tiques no final

dos anos 1960. Frequentemente, a dose inicial é de 0,5 mg/dia, com aumentos gradativos de 0,25-0,5 mg, a cada 5-7 dias. A dose eficaz varia de 2-10 mg/dia[8]. Os efeitos colaterais mais frequentes incluem ganho de peso, tontura, sedação excessiva, acatisia, sintomas extrapiramidais e hiperprolactinemia. Apesar de menos frequente, o risco de discinesia secundária ao uso de neurolépticos típicos é alto[1,8]. Apesar de sua eficácia demonstrada em vários estudos, a pimozida saiu do mercado brasileiro no final de 2019. Na prática clínica, quando possível, deve-se priorizar o uso de neurolépticos atípicos (p. ex., risperidona, aripiprazol, ziprazidona, olanzapina), pelo menor risco de efeitos colaterais, principalmente a discinesia[7]. Alguns dos efeitos colaterais mais frequentes dos neurolépticos atípicos são: ganho de peso, dislipidemia, distúrbios relacionados ao eixo hipotálamo-hipofisário (p. ex., galactorreia, amenorreia) e alterações da condução cardíaca.

- Benzamidas (sulpirida, tiaprida e amissulpirida). Consideradas neurolépticos atípicos, apenas a sulpirida está disponível no Brasil. São considerados neurolépticos atípicos pelo seu baixo risco de provocar efeitos extrapiramidais, pela pouca afinidade por receptores D2 no sistema nigroestriatal. Efeitos colaterais frequentes são boca seca, constipação, sedação, galactorreia e hiperprolactinemia[8].

A Tabela 1 apresenta as medicações mais frequentemente utilizadas para o tratamento de tiques e ST e algumas características do seu uso. Geralmente, as doses inicial e final dos neurolépticos para o tratamento de tiques e ST são inferiores às empregadas no tratamento de outros quadros psiquiátricos, como a esquizofrenia.

Para tiques muito intensos ou dolorosos ou que possam causar lesão muscular ou outro tipo de injúria física, o uso de toxina botulínica em um grupamento muscular pode ser uma alternativa. Entretanto, a duração do efeito é curta, de 3-4 meses.

Pacientes com tiques muito graves, persistentes na vida adulta e refratários a múltiplos tratamentos são raros. Porém, quando a refratariedade a múltiplos tratamentos é comprovada e os tiques causam prejuízo substancial nas áreas acadêmica, profissional, social e familiar, o tratamento com a estimulação cerebral profunda (ECP) pode ser indicado. As evidências para esse tipo de intervenção têm aumentado nos últimos anos, com pouco mais de 100 casos operados no mundo. Como a ECP é uma técnica invasiva e dispendiosa, para submeter o paciente com ST à ECP é necessário realizar uma avaliação extensa e detalhada. Outras formas de intervenção neurocirúrgica não são atualmente indicadas para o tratamento dos tiques mesmo em quadros graves e refratários[8].

Algumas drogas experimentais, como pergolida, selegilina, pramipexole e topiramato, e tetra-hidrocanabinol vêm sendo estudadas, mas seu uso requer mais ensaios clínicos controlados. Além disso, técnicas como cirurgia por raios-gama, estimulação magnética transcraniana e estimulação cerebral profunda vêm sendo empregadas, mas reservadas a casos graves e em caráter experimental[7,11].

Outros tratamentos

Como tratamento adjuvante na área médica, alguns estudos apontam a acupuntura (técnica que busca a cura das enfermidades por estímulos em pontos específicos da pele)[12] e a me-

Tabela 1 Doses terapêuticas, efeitos colaterais mais comuns e avaliações necessárias para o monitoramento de efeitos adversos para as principais drogas utilizadas no tratamento dos tiques

Droga	Dose inicial	Dose terapêutica	Principais efeitos colaterais	Monitoramento
Clonidina	0,05 mg	0,1-0,3 mg/dia (em três doses por dia)	HO, sedação, sonolência	PA, ECG
Haloperidol	0,25-0,5 mg	0,25-15 mg/dia	SEP, sedação, ganho de peso	HMG, ECG, P, HEP, PLT
Pimozida	0,25-0,5 mg	1-6 mg/dia	SEP, sedação, ganho de peso	HMG, ECG, P, HEP, PLT
Risperidona	0,25 -0,5 mg	0,25-6 mg/dia	SEP, HO, sedação, ganho de peso, cefaleia	HMG, PA, P, ECG, glicemia, HEP, lipídios, colesterol, TGC, ELT
Aripiprazol	2,5 mg	2,5-30 mg/dia	Sedação, acatisia, SEP, cefaleia, ganho de peso, HO	HMG, PA, ECG, P, HEP, GLI
Olanzapina	100 mg	2,5-20 mg/dia	Sedação, acatisia, ganho de peso	HMG, PA, ECG, P, HEP, GLI, colesterol, TGC, PLT, ELT
Quetiapina	25-50 mg	100-600 mg/dia	Sedação, ganho de peso, agitação, HO	HMG, PA, ECG, P, HEP, GLI, colesterol, TGC, PLT, ELT
Ziprazidona	5-10 mg	5-10 mg/dia	SEP, sedação	HMG, PA, ECG, P, HEP, PLT
Sulpirida	2 mg/kg	2-10 mg/kg	Insônia, agitação, ganho de peso, hiperprolactinemia	HMG, PA, ECG, P, HEP, PLT, ELT

ECG: eletrocardiograma; ELT: eletrólitos; GLI: glicemia de jejum; HEP: enzimas hepáticas; HMG: hemograma; HO: hipotensão ortostática; P: peso; PA: pressão arterial; PLT: prolactina; SEP: sintomas extrapiramidais; TGC: triglicérides.
Fonte: adaptada de Metzger et al., 2012[10].

ditação (com várias técnicas específicas para ansiedade) como práticas eficientes para o controle dos tiques.

REFERÊNCIAS BIBLIOGRÁFICAS

1. Singer HS. Tics and Tourette syndrome. Continuum (Minneap Minn). 2019; 25(4):936-58.
2. Ganos C, Münchau A, Bhatia KP. The semiology of tics, Tourette's, and their associations. Mov Disord Clin Pract. 2014;1(3):145-53.
3. Rawji V, Modi S, Latorre A, Rocchi L, Hockey L, Bhatia K, et al. Impaired automatic but intact volitional inhibition in primary tic disorders. Brain. 2020;143(3):906-19.
4. **American Psychiatric Association (APA). Manual diagnóstico e estatístico de transtornos mentais (DSM-5). 5. ed. Porto Alegre: Artmed, 2014.**
   ⇨ **Este é o manual internacional no qual estão os critérios atuais para os transtornos de tiques.**
5. **Piacentini J, Woods DW, Scahill L, Wilhelm S, Peterson AL, Chang S, et al. Behavior therapy for children with Tourette disorder: a randomized controlled trial. JAMA. 2010;303(19):1929-37.**
   ⇨ **Estudo importante para os profissionais que vão tratar os tiques, especialmente terapeutas.**
6. **Wilhelm S, Deckersbach T, Coffey BJ, Bohne A, Peterson AL, Baer L. Habit reversal versus supportive psychotherapy for Tourette's disorder: A randomized controlled trial. Am J Psychiatry. 2003; 160(6):1175-7.**
   ⇨ **Importante artigo sobre tratamento para ST.**
7. Hounie AG, Alvarenga PG, Diniz JB, Miguel EC. Transtornos do espectro obsessivo-compulsivo. In: Alvarenga PG, Andrade AG (orgs.). Fundamentos em psiquiatria (Vol. 1). 1. ed. Barueri: Manole; 2008. p. 117-40.
8. **Quezada J, Coffman KA. Current approaches and new developments in the pharmacological management of Tourette syndrome. CNS Drugs. 2018;32(1):33-45.**
   ⇨ **Atualizações sobre farmacologia nos transtornos de tiques.**
9. Pringsheim T, Doja A, Gorman D, McKinlay D, Day L, Billinghurst L, et al. Canadian guidelines for the evidence-based treatment of tic disorders: Pharmacotherapy. Can J Psychiatry. 2012;57(3):133-43.
10. Metzger H, Wanderer S, Veit Roessner V. Tic disorders. In: Rey JM, Martin A (eds), IACAPAP e-Textbook of Child and Adolescent Mental Health. Geneva: International Association for Child and Adolescent Psychiatry and Allied Professions; 2020.
11. Bloch MH, Panza KE, Landeros-Weisenberger A, Leckman JF. Meta-analysis: treatment of attention-deficit/hyperactivity disorder in children with comorbid tic disorders. J Am Acad Child Adolesc Psychiatry. 2009;48(9):884-93.
12. Nogueira L, Matos J, Gonçalves J. Síndrome de Tourette: acupuntura como forma de tratamento alternativo. Brasília: ICESP; 2016.

5

Tratamento dos transtornos psicóticos na infância e adolescência

Ana Cláudia Melcop
Natália L. Saldanha
Gabriela Rached El Helou Silot

Sumário

Pontos-chave

- O tratamento dos transtornos psicóticos na infância e adolescência se baseia no uso dos antipsicóticos.
- Crianças e adolescentes são mais sensíveis aos efeitos adversos dos antipsicóticos.
- O uso da clozapina é indicado na esquizofrenia refratária.

INTRODUÇÃO

A esquizofrenia e outros transtornos psicóticos na infância e adolescência necessitam de uma intervenção farmacológica precoce, pois as exacerbações psicóticas agudas estão associadas a grande sofrimento emocional e à possibilidade substancial de comportamentos de risco. A demora em iniciar o tratamento também pode agravar a evolução desses quadros.

As metas e estratégias de tratamento variam de acordo com a fase da doença e a necessidade do uso do antipsicótico se estende para além da fase aguda. O conhecimento aprofundado em relação a eficácia dos antipsicóticos e dos seus possíveis efeitos adversos nessa população é fundamental para garantir a adesão e um melhor desfecho.

A terapia antipsicótica deve ser implementada como parte necessária a um pacote abrangente de cuidados que atende a necessidades clínicas emocionais e sociais da criança e do adolescente.

Neste capítulo daremos ênfase ao manejo do uso dos antipsicóticos na infância e adolescência e uma breve abordagem sobre as intervenções não farmacológicas no tratamento da esquizofrenia.

TRATAMENTO FARMACOLÓGICO

Sobre o uso de psicotrópicos em crianças e adolescentes, incluindo os antipsicóticos, muitos fármacos utilizados em crianças não são necessariamente aprovados pelo FDA (Food and Drug Administration) ou outras agências regulamentadoras. Na prática clínica, alguns destes fármacos são utilizados "*off label*" com base em ensaios clínicos de adultos[1].

Crianças e adolescentes são mais vulneráveis a efeitos colaterais de psicofármacos e o impacto metabólico do uso de antipsicóticos a longo prazo nessa faixa etária ainda é desconhecido[2]. Uma metanálise incluindo 28 ensaios clínicos randomizados disponíveis que avaliaram uso de antipsicóticos em crianças e adolescentes com quadros psicóticos teve como objetivo avaliar múltiplos desfechos referentes a eficácia e tolerabilidade nessa faixa etária[3]. Foram feitas comparações diretas e indiretas, o que permitiu hierarquizar os efeitos de vários antipsicóticos comparativamente.

Do ponto de vista prático, seguem orientações clínicas referentes a manejo de efeitos adversos e orientações para os familiares, segundo Stahl[1], dos principais antipsicóticos mencionados nos ensaios clínicos de tratamento da esquizofrenia de início precoce.

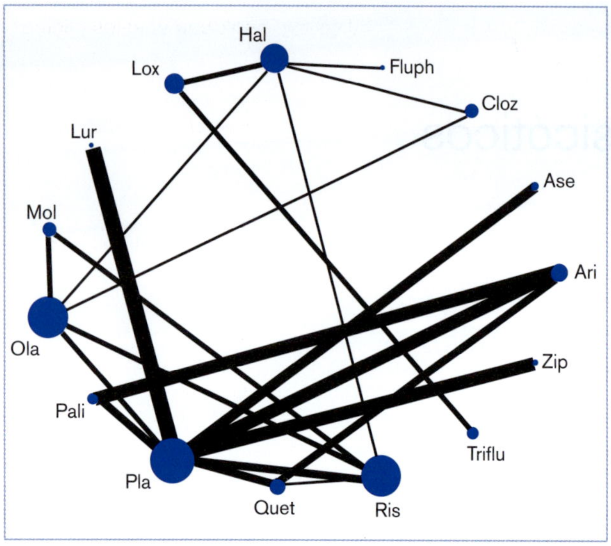

Figura 1 Imagem da *network* (metanálise de rede) com comparações realizadas entre antipsicóticos referentes a mudança global nos sintomas. O tamanho dos círculos é medido de acordo com o número de estudos disponíveis para cada um dos tratamentos. Os tratamentos com comparações diretas estão conectados por uma linha. A clozapina, por exemplo, tem estudos de comparação direta apenas com o haldol e com a olanzapina. As linhas mais grossas se associam com o número da amostra dos estudos. Ari: aripiprazol; Ase: asenapina; Cloz: clozapina; Fluph: flufenazina; Hal: haloperidol; Lox: loxapina; Lur: lurasidona; Mol: molindona; Ola: olanzapina; Pali: paliperidona; Pla: placebo; Quet: quetiapina; Ris: risperidona; Triflu: trifluoperazina; Zip: ziprasidona.
Fonte: Krause et al., 2018[3].

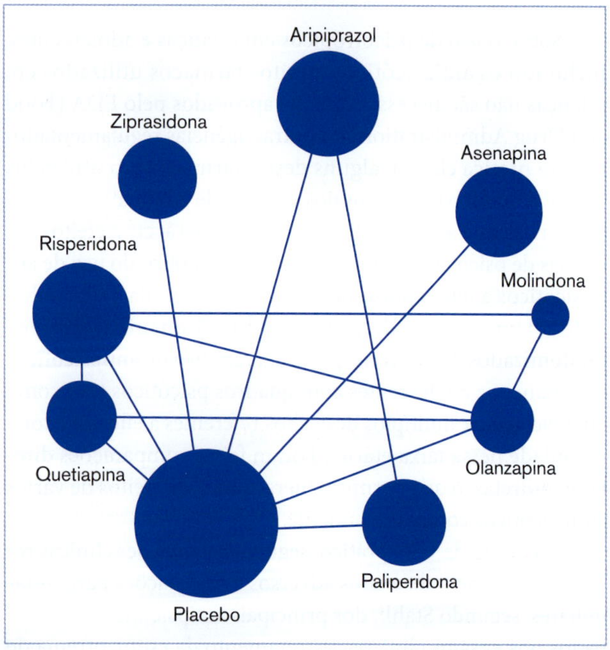

Figura 2 Comparações da *network* (metanálise) de rede com o objetivo de comparar antipsicóticos. As linhas que conectam os antipsicóticos indicam comparações diretas. Este estudo não incluiu a clozapina.
Fonte: Pagsberg, 2017[4].

Orientações gerais

Para os fármacos aripiprazol, lurasidona, olanzapina, paliperidona, quetiapina e risperidona:

- Investigar história familiar de diabetes, obesidade, dislipidemia, hipertensão e doenças cardiovasculares (solicitar ECG antes da introdução do antipsicótico).
- Monitorar peso, pressão arterial e perfil metabólico (colesterol e triglicérides) antes da introdução: Usar gráficos segundo o IMC (índice de massa corpórea) de acordo com faixa etária e sexo.
- Considerar mudança para outro antipsicótico atípico no caso de surgimento de sobrepeso, obesidade, hipertensão, diabetes e dislipidemia na vigência do uso da risperidona.
- Efeitos adversos leves são comuns e tendem a melhorar ao longo do tempo. Preferência por administração à noite se baixa tolerabilidade e dividir as doses em mais de uma tomada atenuam os efeitos adversos.

Aripiprazol

- Efeitos adversos: sintomas extrapiramidais (SEP), acatisia, sedação, tremor, cefaleia, tremor, insônia, náuseas e vômito.
- Hipotensão ortostática no início da titulação.
- Discinesia tardia pode ocorrer mais em crianças.
- Ganho de peso menos severo e menos frequente quando comparado a outros antipsicóticos.
- Devido a meia-vida mais longa, a titulação para dose-alvo deve ser mais lenta para evitar efeitos adversos.
- Em crianças, pode causar ativação, com insônia, inquietação e agitação. Neste caso, usar a dose durante o dia. Considerar reduzir a dose ou titular de forma mais lenta. Benzodiazepínicos de meia-vida curta podem auxiliar neste efeito adverso.

Lurasidona

- Efeitos adversos: aumenta o risco de diabetes e dislipidemia, sedação, tontura, acatisia e SEP, náusea, vômito, hiperprolactinemia.
- Ganho de peso não perceptível em estudos a curto prazo com adolescentes.

Olanzapina

- Efeitos adversos: diabetes e dislipidemia, sintomas extrapiramidais (SEP). Tontura, sedação, cefaleia, dor abdominal, dor nas extremidades, boca seca.
- Ganho de peso e aumento do apetite são frequentes e ocorrem numa proporção significativa.
- Sedação é mais frequente em crianças.
- Dosar enzimas hepáticas pelo risco de elevação com o uso.

Tabela 1 Principais resultados da eficácia e efeitos adversos de antipsicóticos da metanálise que englobou ensaios clínicos randomizados com pacientes com psicose de início da infância e adolescência

Resposta global ao tratamento	ED: antipsicóticos com melhora significativa em termos de eficácia em comparação com placebo – olanzapina, risperidona, lurasidona, aripiprazol, quetiapina, paliperidona e asenapina; Clozapina com maior eficácia em comparação com olanzapina.	EI: clozapina ranqueada como o antipsicótico mais eficaz com diferença significativamente estatística.
Sintomas positivos	ED: olanzapina, lurasidona, risperidona, asenapina, paliperidona, aripiprazol e quetiapina se associam a uma melhora nos sintomas positivos em relação ao placebo; clozapina reduz sintomas positivos quando comparada ao haloperidol.	EI: clozapina mostra-se significativamente mais eficaz na melhora de sintomas positivos em comparação com os demais sintomas psicóticos.
Sintomas negativos	ED: risperidona, lurasidona e asenapina mostraram redução significativa de sintomas negativos em comparação com placebo; clozapina teve melhores resultados sobre sintomas negativos em comparação com olanzapina e haloperidol.	EI: clozapina com melhores resultados relacionados a sintomas negativos em comparação com os demais antipsicóticos.
Causas de descontinuação/ aceitabilidade	ED: paliperidona, risperidona, olanzapina, ziprasidona e quetiapina foram mais bem aceitas (menos descontinuadas) comparado ao placebo em um dos estudos; risperidona foi mais aceita que a quetiapina; olanzapina foi mais aceita que o haloperidol.	EI: paliperidona, risperidona e olanzapina levaram a menores taxas de descontinuação em comparação ao placebo. Maior taxa de descontinuação do aripiprazol quando comparado com paliperidona, risperidona e olanzapina.
Síndrome extrapiramidal e necessidade de drogas antiparkinsonianas	ED: o uso de medicações antiparkinsonianas foi maior para a paliperidona em comparação ao placebo. O uso desta classe medicamentosa também foi maior com o aripiprazol quando comparada à quetiapina. Na análise dos efeitos extrapiramidais, estão mais presentes como efeito colateral com o uso de haloperidol, loxapina, risperidona e quetiapina quando comparados ao placebo.	
Ganho de peso	ED: os antipsicóticos aripiprazol, asenapina, risperidona, paliperidona, quetiapina e olanzapina geram um maior ganho de peso quando comparados ao placebo. Molindona, haloperidol e risperidona geram um menor ganho de peso quando comparados à olanzapina. Em um estudo, o aripiprazol com menor impacto no ganho de peso quando comparado com a paliperidona e a quetiapina.	EI: aripiprazol, asenapina, risperidona, paliperidona, clozapina, quetiapina e olanzapina causam um maior ganho de peso em comparação ao placebo. Molindona e ziprasidona se destacam pois diminuem o risco referente a ganho de peso quando comparado a outros antipsicóticos, com maior tamanho de efeito. Lurasidona gera um menor ganho de peso em comparação a risperidona, paliperidona, clozapina, quetiapina e olanzapina. Todos os outros antipsicóticos, exceto a clozapina e a quetiapina, levam a menor ganho de peso quando comparados à olanzapina.
Sedação	ED: diferença significativa em termos de sedação dos antipsicíticos risperidona, aripiprazol, loxapina, paliperidona e asenapina em comparação ao placebo. Numa comparação direta, o haloperidol causa menor grau de sedação em comparação com a clozapina.	EI: risperidona, aripiprazol, haloperidol, olanzapina, loxapina, paliperidona, asenapina e clozapina levam a maior sedação em comparação ao placebo.
Aumento de prolactina	ED: quetiapina e olanzapina levam a um maior aumento da prolactina quando comparadas com placebo. Ocorre um maior aumento da prolactina com o uso de risperidona em comparação com molindona e olanzapina.	EI: menor aumento de prolactina com aripiprazol e asenapina. Aripiprazol levou a um menor aumento da prolactina mesmo em comparação ao placebo. Risperidona e haloperidol foram os antipsicóticos que levaram a um maior aumento nos níveis de prolactina.
Qualidade de vida e funcionamento social	ED: quetiapina e lurasidona foram mais eficazes numa melhora de qualidade de vida em comparação com placebo. Aripiprazol e asenapina não levaram a diferenças significativas em comparação ao placebo. Risperidona, aripiprazol e lurasidona levaram a uma melhora do funcionamento social em comparação ao placebo.	

ED: estudos de comparações diretas, EI: estudos de comparações indiretas (metanálise de rede). Fonte: Krause, 2018[3].

Paliperidona

- Efeitos adversos: aumenta risco para diabetes e dislipidemia, SEP, hiperprolactinemia associado a ginecomastia e galactorreia, taquicardia, tremor, sedação e acatisia.

Quetiapina

- Efeitos adversos: aumenta risco para diabetes e dislipidemia, ganho de peso e aumento do apetite, náuseas e vômito, sedação, tontura, taquicardia.
- Atentar para hipotensão ortostática na titulação de dose.
- Risco de discinesia tardia em crianças é maior do que em adultos.
- Alguns pacientes não toleram o fármaco devido ao grau de sedação.
- Crianças toleram melhor doses menores.
- Sugere-se dividir em duas tomadas e deixar maior concentração da dose no período noturno.

Risperidona

- Efeitos adversos: diabetes e dislipidemia, SEP. Tontura, ansiedade, tremor, acatisia, náusea, vômito, constipação e dores abdominais, ganho de peso, aumento do apetite. Risco de discinesia tardia.
- Amenorreia e ginecomastia pela hiperprolactinemia. Sedação.

Haloperidol

- Haloperidol é considerado como segunda linha de tratamento em crianças e adolescentes, com preferência por antipsicóticos atípicos. Deve ser escolhido apenas em caso de falhas terapêuticas prévias.
- Monitorar peso, pressão arterial e perfil metabólico (colesterol e triglicérides) antes da introdução: crianças e adolescentes são mais sensíveis aos efeitos metabólicos e ganho de peso do que os adultos. Usar gráficos segundo o índice de massa corpórea (IMC) de acordo com faixa etária e sexo
- Investigar história familiar de diabetes, obesidade, dislipidemia, hipertensão e doenças cardiovasculares.
- Efeitos adversos: SEP, galactorreia, amenorreia, sedação, tontura, boca seca, constipação, retenção urinária. Hipotensão ou hipertensão.
- Discinesia tardia e distonia com maior risco em crianças. Efeitos colaterais relacionados à motricidade são mais comuns com uso de haloperidol em comparação com antipsicóticos de segunda geração.
- Sedação costuma ser transitória.
- Efeitos adversos leves são comuns e tendem a melhorar ao longo do tempo.

Sobre o manejo dos efeitos adversos dos antipsicóticos descritos:

- Para o manejo de ganho de peso, diabetes e dislipidemia: exercício e dieta é uma etapa essencial.
- Reduzir dose do antipsicótico no caso de SEP, acatisia, sedação ou tremor.
- Betabloqueadores ou benzodiazepínicos podem ser utilizados no manejo da acatisia, com o cuidado quanto ao surgimento de efeito paradoxal dos benzodiazepínicos de acordo com a faixa etária. Seu uso para acatisia é mais bem documentado na população adulta.

Clozapina

A clozapina é um antipsicótico atípico aprovado pelo FDA para o tratamento de adultos portadores de esquizofrenia e redução de comportamento suicida recorrente na esquizofrenia e no transtorno esquizoafetivo. Sem aprovação para sua utilização na infância, vem sendo utilizada no tratamento de crianças e adolescentes com esquizofrenia refratária[5].

Em ensaio duplo-cego, Kumra et al.[6] compararam a clozapina ao haloperidol em adolescentes que não haviam respondido a neurolépticos. A clozapina mostrou melhores resultados em todos os desfechos avaliados. Outros dois estudos compararam a clozapina à olanzapina também em jovens portadores de esquizofrenia sem resposta ao tratamento. Shaw et al.[7], em decorrência do tamanho da amostra, só demonstraram melhora estatisticamente significativa para sintomas negativos. Em 2008, no estudo de Kumra et al.[8], 66% do grupo da clozapina atingiu critérios de resposta, contra apenas 33% do grupo da olanzapina (Tabela 3)[9].

Para esquizofrenia de início precoce e muito precoce, observa-se na Tabela 3 a comparação entre clozapina e olanzapina.

Orientações gerais

Indicações

a recomendação é que, após a utilização de dois antipsicóticos por um mínimo de seis a oito semanas sem melhora dos sintomas, o ensaio com a clozapina pode ser iniciado[10]. No entanto, há estudos mostrando que esta não é administrada após até três ensaios com diferentes antipsicóticos, piorando ainda mais o prognóstico a longo prazo[11].

Aos pacientes no primeiro episódio psicótico é recomendado o uso de clozapina nos casos em que houver risco persistente de suicídio. O atraso no tratamento do primeiro episódio psicótico está associado ao aumento do abuso de substâncias e risco de suicídio[12].

Avaliação inicial

Para introdução segura da clozapina deve ser realizada avaliação hematológica, metabólica e cardiológica dos pacientes[13].

- Hemograma completo inicial para checagem de leucócitos e neutrófilos; só iniciar se neutófilos > ou = 1.500/ul.
- Sinais vitais, peso, altura, circunferência abdominal e índice de massa corporal.

Tabela 2 Uso de antipsicóticos para o tratamento da esquizofrenia de início precoce

Antipsicótico	Dose inicial e titulação	Dose máxima
Risperidona	Início 0,5 mg/dia Aumento de 0,5 a 1 mg por dia até dose alvo de 3 mg	6 mg/dia
Olanzapina	Dose inicial: 2,5 a 5 mg Aumento de 2,5 a 5 mg por semana até dose alvo de 10 mg	20 mg/dia
Haloperidol	Iniciar com menor dose possível (0,5 mg/dia) Aumento de 0,5 mg a cada semana Dividir dose em 2 a 3 vezes ao dia	5 mg/dia
Quetiapina	Iniciar com 25 mg duas vezes ao dia, titular para 50 mg duas vezes ao dia no dia seguinte Após isso, ajustes de 100 mg podem ser realizados a cada dia até a dose de 400 a 600 mg	800 mg/dia
Aripiprazol	Dose inicial de 2 mg/dia. Em dois dias, aumentar para 5 mg/dia. Aumentar gradualmente 5 mg até atingir dose alvo de 10 a 30 mg/dia	30 mg/dia
Lurasidona	Dose inicial de 40 mg durante refeição ou de 20 mg em crianças menores	80 a 160 mg/dia
Paliperidona	Iniciar com 3 mg/dia e aumentar para 6 mg/dia após 5 dias, se necessário	Abaixo de 51 kg: 6 mg/dia Acima de 51 kg:12 mg/dia

Fonte: adaptada de Stahl, 2019[1].

- Glicemia de jejum (ou hemoglobina glicada) e perfil lipídico.
- Eletrocardiograma (ECG).

Titulação

A titulação da clozapina deve ser cuidadosa, pois o surgimento precoce dos sintomas adversos pode ser motivo para a desistência do tratamento, antes mesmo do início do efeito terapêutico.

- Sempre que possível retirar os antipsicóticos em uso antes de iniciar a clozapina (a titulação cruzada aumenta a chance de efeitos adversos incluindo agranulocitose).
- Se não for possível retirar o antipsicótico (sintomatologia psicótica envolve riscos) diminuir a dose ao máximo e manter nessa dose até clozapina atingir as doses mínimas terapêuticas (200 a 300 mg), depois dessa dose iniciar a retirada gradual do outro antipsicótico concomitante ao incremento da clozapina.
- A titulação deve ser lenta (Figura 3), caso a criança ou o adolescente tenham boa tolerabilidade pode seguir a titulação padrão utilizada em adultos.
- Em geral em crianças e adolescentes são necessárias doses de 150 a 600 mg ao dia para se atingir a melhor resposta clínica. Excepcionalmente em adolescentes que ti-

Tabela 3 Tabela comparativa entre dois ensaios clínicos randomizados duplo-cego entre clozapina e olanzapina

Autor	Ano	Tipo de estudo	N	Idade	Duração	Objetivo	Definição de refratariedade	Definição de resposta	Resultado
Kumraet al.[8]	2008	Estudo randomizado duplo-cego	39 (19 CZP X 21 OLZ > 30 mg/dia)	10-18 anos	12 semanas	Eficácia e segurança no tratamento da esquizofrenia refratária na infância e adolescência	Ausência de resposta a pelo menos 2 antipsicóticos	Redução de pelo menos 30% na BPRS e CGI 1 ou 2 após o tratamento	Número significativamente maior de paciente tratados com CZP correspondeu aos critérios de resposta (66% x 33%)
Shaw et al.[7]	2006	Estudo randomizado duplo-cego (+ *follow-up* aberto de 2 anos)	25 (12 CZP X 13 OLZ)	7-16 anos	8 semanas	Eficácia e segurança no tratamento da esquizofrenia refratária na infância e adolescência	Ausência de resposta a pelo menos 2 antipsicóticos	Redução de pelo menos 20% na BPRS, BPRS < ou = 35 após o tratamento ou CGI 1, 2 ou 3 após o tratamento	Resposta superior entre os pacientes tratados com CZP, porém com mais efeitos adversos

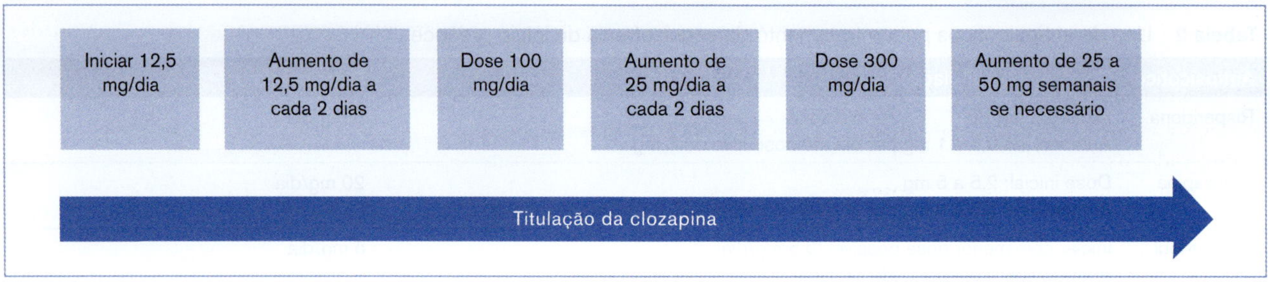

Figura 3 Titulação da clozapina.

veram resposta parcial com a dose de 600 mg e poucos efeitos adversos incrementos adicionais de dose podem se necessários[1].

- A meia-vida da clozapina é de 16 horas, logo a dose total deve ser dividida em duas tomadas, com concentração maior à noite devido a possível sedação[1].

Efeitos adversos

É possível que a demora da introdução da clozapina se dá pelo perfil de efeitos colaterais, incluindo neutropenia e agranulocitose.

Em 2014, Schneider et al.[14] conduziram estudo de revisão sistemática da tolerabilidade do uso da clozapina nos pacientes com esquizofrenia de início precoce. Mais de 40% dos pacientes apresentaram mais de um efeito adverso. As queixas encontradas foram:

- Sedação.
- Crises convulsivas.
- Acatisia.
- Efeitos cardiovasculares – hipotensão postural, taquicardia e hipertensão arterial.
- Síndrome metabólica.
- Neutropenia e agranulocitose.
- Enurese.
- Hipersalivação.

Controle hematológico

A neutropenia, contagem de neutrófilos abaixo de 1.500 mm³, e a agranulocitose, contagem de neutrófilos abaixo de 500 mm³, são efeitos adversos graves que podem ocorrer em uso da clozapina. O monitoramento hematológico é necessário e mandatório semanalmente nas primeiras 18 semanas de

Tabela 4 Manejo dos efeitos adversos causados pelo uso da clozapina

Reação adversa	Intervenção sugerida
Hipersalivação	Uso de anticolinérgicos (ex.: biperideno), gotas de atropina antes de dormir, elevar o travesseiro durante a noite
Sedação	Titulação lenta, utilizar a menor dose efetiva, ajustes dos horários de tomada com maior concentração ou dose única à noite
Constipação	Aumento da ingestão de líquidos, dieta saudável e rica em fibras
Enurese	Restrição hídrica após às 18 h
Acatisia	Titulação lenta, utilizar a menor dose efetiva, usar benzodiazepínicos de longa duração
Crises convulsivas/alterações no eletroencefalograma	Mais comum ocorrer em doses altas, aumento sérico da clozapina por interação medicamentosa e titulação rápida Suspender por 24/48 horas, reintroduzir com metade da dose e considerar usar anticonvulsivante
Neutropenia	Contagem de neutrófilos abaixo de 1.500 mm³ Monitoramento e suspensão da clozapina se persistente
Ganho de peso/alterações metabólicas	Educação alimentar, atividade física regular, usar metformina
Hipotensão	Titulação lenta, ingesta de sal e líquido adequados. Mudança de postura devagar
Taquicardia sinusal	Elevação de 20 bpm na frequência cardíaca basal. Tende a durar cerca de 4 semanas. Caso persista, investigar miocardite ou cardiomiopatia. Solicitar ECG, considerar redução da dose e uso de betabloqueadores.
Miocardite e cardiomiopatia	Taquicardia, dor torácica, febre, desconforto respiratório, hipotensão, aumento da pressão venosa jugular. Suspender clozapina, solicita ECG, ecocardiograma e avaliação do cardiologista.

Fonte: adaptada de Schneider et al, 2014[14].

tratamento, e depois mensalmente até que seja mantido o uso da medicação. O risco de agranulocitose e neutropenia é potencialmente maior nas primeiras 18 semanas[13].

Desde 2015, as orientações do manejo da neutropenia são as observadas na Tabela 5.

O monitoramento da agranulocitose e da neutropenia são os mesmos sugeridos na literatura para adultos[15].

Os benefícios do uso da clozapina em crianças e adolescentes diagnosticados com esquizofrenia são consistentes, assim como a necessidade de monitorização contínua e atenção aos efeitos adversos. Ainda assim, há necessidade de mais ensaios clínicos para que se tenha mais dados acerca do perfil de resposta, efeitos colaterais e consequências a longo prazo do uso nesta população.

TRATAMENTO NÃO FARMACOLÓGICO

Devido ao impacto da esquizofrenia de início na infância e adolescência, é de fundamental importância que o plano terapêutico consista em intervenções farmacológicas e não farmacológicas[16]. Há grande interesse nas intervenções psicossociais, hoje reconhecidas como importantes componentes do tratamento da esquizofrenia[17].

Existem poucos estudos sobre a eficácia das intervenções psicossociais na esquizofrenia de início na infância e adolescência[17]. As evidências são baseadas nos estudos conduzidos em populações adultas, mas é importante considerar que as questões apresentadas pelas crianças e adolescentes com esquizofrenia diferem daquelas apresentadas pelos adultos com o mesmo transtorno.

Dentre as intervenções não farmacológicas encontram-se a psicoeducação, a terapia cognitivo-comportamental, intervenção familiar, reabilitação cognitiva e remediação cognitiva.

Psicoeducação é uma forma estruturada de fornecer informações sobre as perturbações psicóticas e seu tratamento para os jovens e familiares. Se bem-sucedida, a taxa de recaída é reduzida pelo aumento da adesão à medicação, à redução de comportamentos não adaptativos (como abuso de substâncias), e ao reconhecimento precoce dos sintomas de recaída ou deterioração. Deve oferecer espaço para discussão sobre a doença, fornecendo informações sobre e opções de tratamento[18].

A Intervenção Familiar é realizada com os cuidadores. Envolve uma abordagem psicoeducativa, com o objetivo de prestar apoio e fornecer informações sobre as doenças e como estas afetam os pensamentos e comportamentos. As habilidades para resolver problemas e estratégias de comunicação podem ajudar as famílias a lidar com situações difíceis, o que reduz o risco de recaída e previne o afastamento familiar[19].

A terapia cognitivo-comportamental (TCC) inclui estratégias para lidar com experiências psicóticas e humor depressivo. Pode também auxiliar a compreender e gerir os seus sintomas. A TCC também é útil no manejo de sintomas residuais, como alucinações que persistem apesar do tratamento antipsicótico[18].

A reabilitação cognitiva é a confluência de atividades terapêuticas baseadas nas relações entre cérebro e comportamento[20]. A melhora funcional é alcançada através do reforço previamente aprendido ou do estabelecimento de padrões adaptativos de comportamento, facilitando a melhoria de funções cognitivas prejudicadas pela esquizofrenia através de mecanismos compensatórios e às vezes facilitando novos padrões de atividade através de mecanismos compensatórios externos21.

A remediação cognitiva tem como objetivo melhorar o funcionamento social e a reabilitação ocupacional, usando diferentes técnicas para trabalhar as funções cognitivas prejudicadas pela esquizofrenia. A maioria destas tem como foco domínios cognitivos como atenção, memória e função executiva, ou aumento e utilização da neuroplasticidade através de tarefas básicas, como memória de trabalho[22].

Em 2015, Armando et al.[17] publicaram revisão dos estudos sobre a eficácia das intervenções psicossociais na esquizofrenia de início precoce com foco nas quatro que demonstraram ser as mais efetivas: intervenção familiar, psicoeducação, terapia cognitivo-comportamental e remediação cognitiva. Os poucos estudos existentes nesta faixa etária mostram vantagens da terapia cognitivo comportamental, remediação cognitiva e intervenção familiar em comparação ao tratamento habitual na esquizofrenia de início precoce e muito precoce, mas a maior parte destes artigos têm baixo rigor científico e não examinam as condições separadamente da esquizofrenia de início na idade adulta. As evidências preliminares da eficácia da remediação cognitiva em pacientes jovens sugerem que esta intervenção deve ser considerada na faixa etária estudada. Ao mesmo tempo, considerando que a importância do ambiente familiar nas crianças e adolescentes é maior do que nos adultos, é considerado lógico o benefício da intervenção familiar na esquizofrenia de início precoce, apesar de os autores não encontrarem nesta revisão resultados definitivos sobre sua eficácia[17].

Tabela 5 Orientações do manejo da neurtropenia

Neutropenia leve	Contagem de neutrófilos entre 1.000 e 1.500/mm³	Pode manter o uso da clozapina sem elevação da dose e monitoramento hematológico 3 vezes por semana até elevação da contagem de neutrófilos acima de 1.500 mm³
Neutropenia moderada	Contagem de neutrófilos entre 500 e 100/mm³	Obrigatório descontinuar a clozapina e controle hematológico diário até normalização do número de neutrófilos. A reintrodução da clozapina pode ser considerada quando a contagem mínima de neutrófilos atingir 1.500/mm3 e o hemograma deverá ser realizado três vezes por semana.

Fonte: adaptada de Cho et al., 2019[15].

CONSIDERAÇÕES FINAIS

A ?está inserida nos transtornos do neurodesenvolvimento, visto que alterações em esferas como a linguagem, motricidade e aprendizado já estão presentes em fases precoces da vida. A destreza na identificação precoce do quadro é importante para minimizar o tempo de psicose não tratada, que impacta a vida de crianças e adolescentes. Sintomas positivos alteram a percepção da realidade destes indivíduos, enquanto os sintomas negativos diminuem a motivação de atividades de vida diária como o autocuidado organização de rotina e socialização numa fase que essa organização do ambiente é essencial para a aquisição de novas habilidades.

O tratamento não farmacológico envolve tanto a psicoeducação do paciente e família e intervenções psicossociais quanto, a depender da fase do tratamento, a reabilitação para recuperação da funcionalidade. Referente ao uso de psicofármacos, o capítulo descreve ensaios clínicos com crianças e adolescentes que abordam a eficácia desta classe e a segurança de acordo com a faixa etária. A clozapina é uma das medicações usadas nesta população e se faz necessária diante da gravidade dos quadros que tendem a ser refratários. Diferente dos demais antipsicóticos que apresentam eficácias semelhantes, a clozapina é superior aos demais antipsicóticos de acordo com os estudos até então publicados. O objetivo do tratamento sempre vai incluir uma retomada ao bem-estar e retomada do papel social que for possível para esses indivíduos e isso vai além do alívio sintomatológico por si só.

Vinheta clínica

Carlos, 13 anos e 6 meses, iniciou acompanhamento no ambulatório especializado de psiquiatria da infância e adolescência devido a alteração comportamental que evoluiu ao longo dos dois últimos anos e se caracterizava por: falar que alguém o estava perseguindo e controlando suas ações, heteroagressividade contra os pais e colegas da escola (o que acarretou seu afastamento escolar), labilidade emocional com crises de choro e gritos com expressão de medo sem desencadeante aparente. Teve uma piora do padrão de socialização com os colegas e perdeu a habilidade de se vestir sozinho, precisando de direcionamento para realizar atividades da rotina (banho e alimentação). Carlos passou por diversos psiquiatras e foi orientado a fazer uso de várias associações medicamentosas, com uso de antipsicóticos associados a estabilizadores do humor e/ou antidepressivos, sem melhora do quadro clínico. Além da não melhora clínica, Carlos apresentou uma gama de efeitos adversos, como acatisia em uso de aripiprazol, sintomas de ativação comportamental com irritabilidade em uso de Fluoxetina, sintomas extrapiramidais com uso de risperidona.

Ao iniciar acompanhamento no ambulatório especializado, Carlos recebeu diagnóstico de esquizofrenia de início precoce. Foi suspensa toda medicação que estava em uso e iniciado olanzapina até a dose de 20 mg/dia. No entanto, Carlos permanecia bastante sintomático e a indicação do uso da clozapina foi feita. A titulação foi feita lentamente e foi retirada a olanzapina. Seguiu fazendo monitoramento de efeitos adversos, sinais vitais, bem como controle do hemograma. Após seis meses de tratamento com a clozapina, teve uma melhora parcial dos sintomas alucinatórios, passou a se organizar melhor na rotina (apesar de ainda necessitar de auxílio) e remitiu os episódios de agressividade. Pouco verbaliza, mas engaja bem em atividades do seu interesse, como jogar videogame e tocar guitarra. Além do ajuste medicamentoso, iniciou seguimento com intervenções de equipe multiprofissional (fonoaudióloga, terapeuta comportamental e terapeuta ocupacional) a fim de minimizar os prejuízos ainda vigentes.

Para aprofundamento

- Krause M, Zhu Y, Huhn M, Schneider-Thoma J, Bighelli I, Chaimani A, et al. Efficacy, acceptability, and tolerability of antipsychotics in children and adolescents with schizophrenia: a network meta-analysis. Eur Neuropsychopharmacol. 2018;28(6):659-74. Disponível em: www.ncbi.nlm.nih.gov/pubmed/29802039.
  - ⇨ **Metanálise de rede que compara a eficácia e efeitos adversos de antipsicóticos para o tratamento de quadro psicóticos.**
- Pagsberg AK, Tarp S, Glintborg D, Stenstrom AD, Fink-Jensen A, Correll CU, et al. Acute antipsychotic treatment of children and adolescents with schizophrenia-spectrum disorders: a systematic review and network meta-analysis. J Am Acad Child Adolesc Psychiatry. 2017;56(3):191-202.
  - ⇨ **Semelhante a metanálise de Krause (2018) descrita ao longo do texto, este estudo é uma metanálise que compara o uso de antipsicóticos em crianças e adolescentes com quadros psicóticos do espectro da esquizofrenia mas não inclui o uso de clozapina.**
- Stahl SM. Stahl's essential psychopharmacology: prescriber's guide: children and adolescents. Cambridge: Cambridge University Press; 2019.
  - ⇨ **Livro texto atualizado do Stahl sobre o manejo prático do uso de psicofármacos na infância e adolescência, com abordagem de doses adequadas, formas de titulação, manejo dos efeitos adversos e abordagem de psicoeducação familiar envolvendo o efeito terapêutico e complicações possíveis.**

REFERÊNCIAS BIBLIOGRÁFICAS

1. Stahl SM. Stahl's essential psychopharmacology: prescriber's guide: children and adolescents. Cambridge: Cambridge University Press; 2019.
2. Briles JJ, Rosenberg DR, Brooks BA, Roberts MW, Diwad-kar VA. Review of the safety of second-generation antipsychotics: are they really "atypically" safe for youth and adults? Prim Care Companion CNS Disord. 2012;14(3). Disponível em: http://dx.doi. org/10.4088/PCC.11r01298. Revisão que traz achados em relação a eficácia e efeitos adversos dos

antipsicóticos atípicos para o uso em crianças e adolescentes, comparando estes achados com o da população adulta.

3. Krause M, Zhu Y, Huhn M, Schneider-Thoma J, Bighelli I, Chaimani A, et al. Efficacy, acceptability, and tolerability of antipsychotics in children and adolescents with schizophrenia: a network meta-analysis. Eur Neuropsychopharmacol. 2018;28(6):659-74. Disponível em: www.ncbi.nlm.nih.gov/pubmed/29802039.
4. Pagsberg AK, Tarp S, Glintborg D, Stenstrom AD, Fink-Jensen A, Correll CU, et al. Acute antipsychotic treatment of children and adolescents with schizophrenia-spectrum disorders: a systematic review and network meta-analysis. J Am Acad Child Adolesc Psychiatry. 2017;56(3):191-202.
5. Rachamallu V, Elberson BW, Vutam E, Aligeti M. Off-label use of clozapine in children and adolescents: a literature review. Am J Ther. 2019;26(3):e406-e416. Revisão da literatura existente sobre o uso de clozapina em crianças e adolescentes. São discutidas as condições consideradas indicações ao uso nesta faixa etária, mesmo que off-label, e a demora para sua introdução.
6. Kumra S, Frazier JA, Jacobsen LK, McKenna K, Gordon CT, Lenane MC, et al. Childhood-onset schizophrenia: a double-blind clozapine-haloperidol comparison. Arch Gen Psychiatry 1996;53(12):1090-7.
7. Shaw P, Sporn A, Gogtay N, Overman GP, Greenstein D, Gochman P, et al. Childhood-onset schizophrenia. Arch Gen Psychiatry 2006;63(7):721.
8. Kumra S, Kranzler H, Gerbino-Rosen G, Kester HM, De Thomas C, Kafantaris V, et al. Clozapine and "high-dose" olan- zapine in refractory early--onset schizophrenia: a 12-week randomized and double-blind comparison. Biol Psychiatry 2008;63(5):524-9.
9. Lee ES, Kronsberg H, Findling RL. Psychopharmacologic treatment of schizophrenia in adolescents and children. Child Adolesc Psychiatr Clin N Am. 2020;29(1):183-210.
10. Schneider C, Papachristou E, Wimberley T, Gasse C, Dima D, MacCabe JH, et al. Clozapine use in childhood and adolescent schizophrenia: a nationwide population-based study. Eur Neuropsychopharmacol. 2015;25:857-63.
11. Trinczek E, Heinzel-Gutenbrunner M, Haberhausen M, Bachmann CJ. Time to initiation of clozapine treatment in children and adolescents with early-onset schizophrenia. Pharmacopsychiatry. 2016;49:254-9.
12. Tungaraza TE, Ahmed W, Chira C, Turner E, Mayaki S, Nandhra HS, et al. Prescribing pattern of clozapine and other antipsychotics for patients with first-episode psychosis: a cross-sectional survey of early intervention teams. Adv Psychopharmacol. 2017;7(3):103-11.
13. Yang Y, Marder S. Pharmacological management of treatment resistant schizophrenia: fundamentals of clozapine. In: Howes O, ed. Treatment response and resistance in schizophrenia. Oxford: Oxford Univeristy; 2018. Apesar do estudo abranger a população adulta, traz o manejo da clozapina.
14. Schneider C, Corrigall R, Hayes D, Kyriakopoulos M, Frangou S. Systematic review of the efficacy and tolerability of clozapine in the treatment of youth with early onset schizophrenia. Eur Psychiatry. 2014;29(1):1-10.
15. Cho J, Hayes RD, Jewell A, Kadra G, Shetty H, MacCabe JH, et al. Clozapine and all-cause mortality in treatment resistant schizophrenia: a historical cohort study. Acta Psychiatr Scand [Internet]. 2019;139(3):237-47. Disponível em: https:// onlinelibrary.wiley.com/doi/abs/10.1111/acps.12989.
16. Driver DI, Thomas S, Gogtay N, Rapoport JL. Childhood-onset schizophrenia and early-onset schizophrenia spectrum disorders: an update. Child Adolesc Psychiatr Clin N Am. 2020;29(1):71-90.
17. Armando M, Pontillo M, Vicari S. Psychosocial interventions for very early and early-onset schizophrenia: a review of treatment efficacy. Curr Opin Psychiatry. 2015;28(4):312-23. Neste artigo de revisão, artigos sobre as intervenções psicossociais especificamente na infância e adolescência.
18. Starling J, Feijo I. Schizophrenia and other psychotic disorders of early onset (edição em português; Moscoso A, ed.). In: Rey JM (ed), IACAPAP e-textbook of child and adolescent mental health. genebra: international association for child and adolescent psychiatry and allied professions; 2016.
19. Addington J, Mccleery A, Addington D. Three-year outcome of family work in an early psychosis program. Schizophrenia Research. 2005;79:107-16.
20. Hegde S. Music-based cognitive remediation therapy for patients with traumatic brain injury. Front Neurol. 2014; 5:34.
21. Deshpandea NS, Bhatiab T, Mohandasc E, Nimgaonkard VL. Cognitive remediation in schizophrenia—The view from India. Asian J Psychiatr. 2016 August ; 22:124-8.
22. Zaytseva Y, Korsakova N, Agius M, Gurovich I. Neurocognitive functioning in schizophrenia and during the early phases of psychosis: targeting cognitive remediation interventions. BioMed Res Int. 2013;2013:819587
23. Abidi S, Mian I, Garcia-Ortega I, Lecomte T, Raedler T, Jackson K, Pringsheim T, et al. CPA Guidelines for the pharmacological treatment of schizophrenia spectrum and other psychotic disorders in children and youth. Can J Psychiatry. 2017;62(9):635-47. Guideline canadense sobre o manejo farmacológico em crianças e adolescentes com psicose de início precoce. Aborda recomendações sobre o manejo passo a passo, com ênfase na fase de instalação da doença e no setting terapêutico mais adequado para o tratamento
24. Amminger GP, Henry LP, Harrigan SM, Harris MG, Alvarez-Jimenez M, Herrman H, et al. Outcome in early-onset schizophrenia revisited: findings from the early psychosis prevention and intervention centre long-term follow-up study. Schizophr Res. 2011;131(1):112-9.
25. Anagnostopoulou N, Kyriakopoulos M, Alba A. Psychological interventions in psychosis in children and adolescents: a systematic review. European Child & Adolescent Psychiatry. 2019;28:735-46. Disponível em: https://doi.org/10.1007/s00787-018-1159-3.
26. Chalasani L, Kant R, Chengappa KN. Clozapine impact on clinical outcomes and aggression in severely ill adolescents with childhood-onset schizophrenia. Can J Psychiatry. 2001;46:965-8.
27. Haddock G, Lewis S, Bentall R, Dunn G, Drake R, Tarrier N. Influence of age on outcome of psychological treatments in first-episode psychosis. Br J Psychiatry. 2006; 188:250-4.
28. Hafner H. Onset and early course as determinants of the further course of schizophrenia. Acta Psychiatr Scand Suppl 2000;407:44-8.
29. Lehman AF, Lieberman JA, Dixon LB, McGlashan TH, Miller AL, Perkins DO, et al. American Psychiatric Association. Practice guideline for treatment of patients with schizophrenia, 2.ed. Am J Psychiatry. 2004;161(Suppl 2):1.56.
30. Marino L, Nossel I, Choi JC, Nuechterlein K, Wang Y, Essock S, et al. The RAISE connection program for early psychosis: secondary outcomes and mediators and moderators of improvement. J Nerv Ment Dis. 2015; 203(5):365-71.
31. Schimmelmann BG, Schmidt SJ, Carbon M, Correll CU. Treatment of adolescents with early-onset schizophrenia spectrum disorders: in search of a rational, evidence-informed approach. Curr Opin Psychiatry. 2013;26(2):219-30.

6

Tratamento do transtorno de humor bipolar na infância e adolescência

Gustavo Nogueira Lima
Cleverson Higa Kaio
Lee Fu-I

Sumário

Pontos-chave

- O principal objetivo do tratamento na fase de continuação, que começa logo após o controle dos sintomas agudos da depressão ou mania/hipomania, é evitar recaídas e recorrências.
- É recomendada a continuação das intervenções que foram eficientes na etapa de tratamento agudo de humor.
- Em crianças, a absorção de medicamentos pode ser mais rápida e, consequentemente, o pico plasmático pode ocorrer mais cedo.

INTRODUÇÃO

O tratamento do transtorno de humor bipolar (THB) costuma ser um desafio para profissionais da saúde mental pela gravidade e complexidade dos sintomas, pelo impacto social, funcional e familiar. No caso do tratamento de crianças e adolescentes portadores de THB tal complexidade é maior devido as particularidades inerentes à infância e à adolescência, como a vulnerabilidade, a interface da criança com o meio, a família e a escola. Do ponto de vista farmacológico, existem características farmacodinâmicas e farmacocinéticas inerentes a cada fase do desenvolvimento da criança e do adolescente demandando manejo medicamentoso específico.

No planejamento do tratamento farmacológico e multidisciplinar devem ser consideradas as fases: aguda, continuação e manutenção. O objetivo do tratamento da fase aguda é controlar ou melhorar os sintomas ativos que afetam o funcionamento psicossocial e o bem-estar ou colocam em risco a vida da criança. Uma vez adquirido controle/remissão dos sintomas, é necessário prosseguir com o tratamento de continuação para consolidar a resposta terapêutica já adquirida no tratamento agudo e evitar recaídas. O principal objetivo do tratamento de manutenção é evitar novos episódios ou recorrências[1,2].

A escolha do tratamento farmacológico, psicossocial ou combinado (farmacológico e psicossocial) para cada um desses estágios depende da gravidade, da fase da doença, do subtipo de THB, da cronicidade, das condições comórbidas, da idade da criança, da preferência e das expectativas da família e do paciente, da disponibilidade de especialistas em terapias multidisciplinares, das circunstâncias familiares, ambientais e da psicopatologia da família.

TRATAMENTO DO TRANSTORNO DE HUMOR BIPOLAR EM SUAS DIFERENTES FASES

Tratamento na fase aguda

As evidências atuais são derivadas de ensaios clínicos abertos, análises retrospectivas, relatos de casos e ensaios clínicos controlados randomizados (ECCR)[3,4]. Existem poucos estudos direcionados a tratamento de crianças pré-púberes[5] com depressão bipolar associada a condições comórbidas, como transtornos de ansiedade (TA) e transtorno de déficit de atenção e hiperatividade (TDAH).

Com exceção de casos de crianças que estejam muito agitadas, com alto risco de suicídio e/ou com presença de sintomas psicóticos, recomenda-se começar com uma dose baixa e aumentar lentamente, de acordo com a resposta e os efeitos colaterais, para evitar doses desnecessariamente altas e aumentar o risco de efeitos colaterais, implicando baixa adesão ao tratamento.

Em geral, a dose de anticonvulsivantes, antipsicóticos de segunda geração (ASG) e do lítio são semelhantes às de adultos com THB. No entanto, é possível que crianças e adolescentes possam precisar de concentrações sanguíneas de lítio mais altas, próximas a 1 mEq/dL[5-8], devido a possibilidade de menor concentração cerebral de lítio em crianças comparado com adultos[9].

Tratamento de continuação e manutenção

Poucos estudos acompanharam tratamentos após a fase aguda da THB e/ou o tratamento de manutenção de THB para crianças e adolescentes. As evidências variam muito em relação às diretrizes e não há consenso até o momento[10].

O principal objetivo do tratamento na fase de continuação, que começa logo após o controle dos sintomas agudos da depressão ou mania/hipomania, é evitar recaídas e recorrências sendo recomendada a continuação das intervenções que foram eficientes na etapa de tratamento agudo de humor. Deve-se priorizar o tratamento dos sintomas de humor subclínicos ou subsindrômicos, pois a persistência deles aumenta o risco de recaídas que podem ser evitadas com a continuidade, por pelo menos 6 a 12 meses, do uso dos medicamentos – tipo e posologia – utilizados na fase aguda.

Caso o episódio de humor seja recorrente, pode ser recomendada extensão da manutenção do tratamento farmacológico de fase aguda por pelo menos 12 a 24 meses, sendo necessária discussão com a família e os pacientes sobre o aumento do tempo a que o paciente será exposto. Assim, a duração do tratamento geralmente depende da gravidade e duração da doença, das condições comórbidas, das mudanças de humor, da exposição ao estresse, da disponibilidade de intervenções psicossociais, da psicopatologia dos pais, do apoio social, entre outros fatores familiares e circunstâncias sociais.

Lítio, lamotrigina (especialmente para depressão), ASG e, em menor grau, valproato são eficazes na prevenção de novos episódios em adultos. Na juventude, o lítio e o divalproato de sódio parecem ser igualmente eficazes[11].

Embora a duração ideal dos tratamentos psicossociais para THB pediátrica não tenha sido estabelecida, intervenções psicossociais contínuas para sintomas de humor abaixo do limiar podem ser úteis[12]. É razoável fornecer suporte psicossocial contínuo, gerenciamento de crises e sessões de reforço terapêutico, conforme apropriado[9,13].

TRATAMENTO FARMACOLÓGICO

Introdução a psicofarmacologia em crianças e adolescentes portadores de THB

Ao planejar o tratamento psicofarmacológico de crianças e adolescentes portadoras de THB, deve-se ter cautela para as diferenças entre essas faixas etárias e adultos[14]. Para a população pediátrica muitas vezes são necessárias altas doses de psicofármacos para o controle de sintomas psiquiátricos, sendo imprescindível a análise periódica dos efeitos colaterais por meio da realização de exames de sangue. O Quadro 1 apresenta os exames de controle que devem ser realizados, previamente, ao início da medicação; e também posteriormente, trimestral ou semestralmente[14,15]. Teste de gravidez deve ser realizado em todas as meninas pós-menarca antes do início da administração de psicofármacos e sempre que houver atividade sexual durante o acompanhamento (pois muitos dos medicamentos para THB são teratogênicos).

Com relação à evidência e à eficácia dos medicamentos, tem-se classificado da seguinte maneira:

- Tipo I: fortes em revisão sistemática de múltiplos ensaios clínicos randomizados bem desenhados.
- Tipo II: fortes em evidências de estudo randomizado controlado.

Quadro 1 Exames laboratoriais de controle para crianças e adolescentes antes e durante períodos de uso de psicofármacos

▪ Hemograma
▪ Fe sérico e ferritina
▪ Provas de função tireoidiana (T3, T4, T4 livre e TSH)
▪ Provas de função hepática (TGO, TGP, bilirrubina, gama GT e amilase)
▪ Provas de função renal (U + C)
▪ Metabólitos (Na + K)
▪ Teste de gravidez (para adolescentes sexualmente ativos)
▪ Provas de função paratiroidiana (Ca^{++})
▪ Prolactina
▪ Eletrocardiograma

C: creatinina; Ca: cálcio; Gama GT: gamaglutamiltransferase; K: potássio; Na: sódio ; T3: triiodotironina; T4: tirotoxina; TGO: transaminase glutâmico-oxalacética; TGP: transaminase glutâmico-pirúvica; TSH: hormônio tireotrópico; U: ureia.

- Tipo III: evidências sem randomização, grupo de coorte, séries temporais ou estudos de caso-controle pareado.
- Tipo IV: evidências em estudos não experimentais de mais de uma entrada ou grupo de pesquisa.
- Tipo V: opiniões de autoridades respeitadas.

A Tabela 1 mostra o nível de evidência de diversos medicamentos utilizados para o tratamento de transtornos psiquiátricos na infância e na adolescência.

Farmacocinética em crianças e adolescentes

Para crianças, a absorção de medicamentos pode ser mais rápida e, consequentemente, o pico plasmático pode ocorrer mais cedo. A absorção da formulação tipo solução oral, disponível em alguns tipos de medicamentos (p. ex., inibidor seletivo de recaptura de serotonina, risperidona), é ainda mais rápida quando comparada às formulações em comprimidos ou cápsulas. Embora as crianças tenham menor dimensão corporal que os adultos, a massa relativa de tecido hepático e renal é maior quando ajustada para peso corporal. As crianças também têm relativamente mais água, mais gordura e menos albumina plasmática para que as drogas possam se ligar, quando comparadas aos adultos. Por conseguinte, o volume de distribuição de uma droga tende a ser maior em crianças[16,17].

As vias de metabolização não diferem em adultos e crianças. O metabolismo hepático é a principal via de metaboliza-

Tabela 1 Tipos, dose padrão, principais indicações e efeitos adversos e nível de evidência de psicofármacos utilizados em crianças e adolescentes com transtornos psiquiátricos

Medicação	Dosagem (mg)	Principais indicações	Principais efeitos adversos e cuidados	Nível de evidência
Haloperidol	0,5 ~ 20	Agitação psicomotora, sintomas psicóticos, agressividade	Sintomas extrapiramidais, distonia aguda, sinal de roda denteada, crise oculógira e discinesia tardia	Tipo I e II
Clorpromazina	10 ~ 200			Tipo V
Levopromazina	25 ~ 200			Tipo V
Tioridazina	10 ~ 200			Tipo V
Periciazina	2 ~ 16			Tipo V
Trifluoperazina	1 ~ 10			Tipo V
Risperidona	0,25 ~ 6	Esquizofrenia Transtorno bipolar Irritação em TEA Agressividade	Sonolência Síndrome metabólica Ganho de peso Aumento de apetite Hiperprolactinemia Agranulocitose	Tipo I
Paliperidona	3 ~ 9			Tipo I
Olanzapina	2,5 ~ 30			Tipo II
Quetiapina	25 ~ 600			Tipo II
Aripiprazol	5 ~ 30			Tipo I e II
Ziprasidona	40 ~ 160			Tipo III
Clozapina	25~ 800			Tipo V
Carbonato de litio	300 ~ 1500	Transtorno bipolar Agitação psicomotora Agressividade	Alteração cardíaca Função tireoidiana Função renal Alteração hematológica Função hepática Enzima pancreática *Rush* cutâneo	Tipo II
Carbamazepina	200 ~ 800			Tipo V
Divalproato de sódio	250 ~ 1250			Tipo II
Oxcarbazepina	300 ~ 1200			Tipo V
Topiramato	25 ~ 200			Tipo V
Lamotrigina	25 ~ 150			Tipo V
Fluoxetina	10 ~ 60	Depressão Ansiedade, fobias Autolesão deliberada TOC Síndrome do pânico Tiques	Alteração de apetite Virada maníaca Síndrome de ativação	Tipo I e II
Setralina	25 ~ 200			Tipo I e II
Citalopram	10 ~ 60			Tipo II
Escitalopram	5 ~ 30			Tipo I
Paroxetina	10 ~ 60			Tipo IV
Fluvoxamina	25 ~ 300			Tipo I e II
Venlafaxina	37,5 ~ 225	Depressão	Virada maníaca Síndrome retirada Alteração de apetite Insônia/sonolência	Tipo V
Duloxetina	30 ~ 120	Depressão, dor crônica		Tipo V
Bupropiona	75 ~ 300	Depressão, TDAH		Tipo II e V
Mirtazapina	30 ~ 60	Depressão, insônia		Tipo V

continua

Tabela 1 Tipos, dose padrão, principais indicações e efeitos adversos e nível de evidência de psicofármacos utilizados em crianças e adolescentes com transtornos psiquiátricos *(continuação)*

Medicação	Dosagem (mg)	Principais indicações	Principais efeitos adversos e cuidados	Nível de evidência
Clormipramina	10 ~ 300	Depressão, síndrome do pânico	Constipação intestinal Retenção urinaria Hipotensão Alteração do ritmo cardíaca	Tipo III
Imipramina	10 ~ 300	Depressão, enurese		Tipo V
Amitriptilina	12,5 ~ 300	Depressão, dor crônica		Tipo V
Nortriptina	12,5 ~ 300	Depressão, insônia		Tipo V
Metilfenidato	10 ~ 80	TDAH	Perda de apetite, insônia Tique, cefaleia, irritação	Tipo I
Lisdexanfetamina	10 ~ 70			Tipo I
Atomoxetina	10 ~ 60			Tipo I
Clonidina	0,1 ~ 0,4	Tiques	Hipo/hipertensão Piora após retirada	Tipo I
Propanorol	10 ~ 80	Ansiedade		Tipo IV
Prometazina	25 ~ 50	Insônia, agitação	Sonolência	Tipo V
Biperideno	2 ~ 6	Sintomas extrapiramidais	Déficit cognitivo	Tipo V

TDAH: Transtorno de déficit de atenção e hiperatividade; TEA: transtorno do espectro autista; TOC: transtorno obsessivo-compulsivo.

ção da maioria dos medicamentos. O sistema CYP 450 é imaturo no momento do nascimento, mas a sua capacidade de metabolização aumenta rapidamente, de modo que atinge boa capacidade por volta dos 3 anos de idade.

As crianças têm maior capacidade metabólica ajustada ao peso, provavelmente por terem proporcionalmente mais parênquima hepático quando comparadas aos adultos. A metabolização hepática chega a ser duas vezes maior em crianças entre 6 e 10 anos, e equivalente aos adultos a partir dos 15 anos de idade. Em geral, as crianças têm maior metabolização do fármaco durante a primeira passagem através do fígado, menor biodisponibilidade e maior velocidade de metabolismo e eliminação. Isso significa que apenas doses decrescentes, com base no peso da criança, podem resultar em subtratamento[16-18].

Como as crianças têm relativamente mais água no corpo, maior relação massa gordurosa/magra e menos albumina plasmática, consequentemente o volume de distribuição corporal de uma droga tende a ser maior nas crianças quando comparada a dos adultos. Em adolescentes também deve ser considerada a puberdade e a presença de hormônios sexuais que irão competir com as enzimas hepáticas. Drogas lipossolúveis tendem a ser liberadas mais lentamente devido à maior presença proporcional de gordura no primeiro ano de vida, que diminui gradativamente até a puberdade. Em adolescentes do sexo feminino sexualmente ativas, o uso de contraceptivos orais pode induzir enzimas CYP e, assim, aumentar o metabolismo de drogas e eliminação[19].

Farmacodinâmica em crianças e adolescentes

A maioria dos psicofármacos age através de neurotransmissores, como a dopamina, a serotonina e a noradrenalina, cujos receptores sofrem grandes alterações durante o desenvolvimento. A densidade dos receptores tende a estar no pico máximo em idade pré-escolar e depois declina gradualmente para estabilizar em níveis como os de adultos no final da adolescência[14]. O impacto dessas alterações sobre a atividade de drogas e possíveis implicações para a eficácia e a segurança de psicofármacos nas diferentes fases do desenvolvimento ainda não são bem compreendidos. De forma geral, a resposta clínica também pode diferir nas crianças quando comparadas com os adultos em virtude desse e de outros fatores farmacodinâmicos[16,17].

Os tipos de medicamentos mais utilizados

Lítio

Atualmente se convencionou que o nível sérico de lítio eficiente no tratamento agudo de THB para crianças e adolescentes é de 0,8 a 1,2mEq/L[6-8]. O lítio tem uma janela terapêutica estreita (níveis sanguíneos entre 0,6 e 1,2 mEq/L) e intoxicação por lítio pode levar a danos renais e neurológicos permanentes ou até a morte[20]. A dose deve ser titulada para cada indivíduo, porque a tolerabilidade varia entre os pacientes e, embora os sintomas iniciais de toxicidade geralmente não se manifestem até que os níveis sanguíneos estejam acima de 1,5 mEq/L, alguns indivíduos poderão apresentar sintomas evidentes de intoxicação mesmo com níveis sanguíneos mais baixos. O paciente e os pais devem ser informados sobre os sintomas associados à toxicidade do lítio (p. ex., tontura, marcha instável, fala arrastada, tremores grosseiros, dor abdominal, vômitos, sedação, confusão, visão embaçada e marcha ébria). Se tiver dificuldade de tomar líquidos ou com perda excessiva de líquidos (p. ex., náusea, vômito, diarreia e estado febril), a dose deve ser reduzida ou o lítio deve ser suspenso temporariamente até que a ingestão regular seja retomada. Se outros sintomas da toxicidade do lítio ocorrerem, além do desconforto gastrointestinal, é necessário encaminhamento para avaliação imediata[21]. A litemia deve ser pesquisada após 5-7 dias do aumento de cada dose, e imediatamente em situações suspeitas de toxicidade. Além disso, outros testes laboratoriais de controle, como exames de função renal e hepática, são necessários antes e durante uso de lítio (ver Tabela 2). É recomendado hidratação adequada durante exer-

Tabela 2 Estabilizadores de humor

Medicação	Dose efetiva	Indicação	Aprovação FDA	Efeitos colaterais	Orientações gerais e cuidados especiais
Carbonato de lítio	10-30 mg/kg/dia (nível sérico de 0,6-1,2 mEq/L)	THB em fase de mania	A partir dos 12 anos	Poliúria, polidipsia, tremor, ataxia, náusea, diarreia, ganho de peso, tontura, acne No longo prazo, é possível o desenvolvimento de alterações na função renal e/ou tireoidiana	Em crianças, são mais comuns sintomas neurológicos durante o período de introdução da medicação A monitorização dos efeitos colaterais deve ser realizada com maior cuidado
Divalproato de sódio	500-1500 mg (nível sérico de 50-100 mg/L)	THB, quadro de agressividade e agitação psicomotora, transtorno de comportamento, epilepsia	A partir dos 2 anos apenas para epilepsia Não há aprovação para THB apesar do significativo nível de evidência	Sedação, náusea, aumento de peso, ovário policístico (no uso prolongado em meninas)	Em decorrência do risco de toxicidade hepática e pancreática, faz-se necessária avaliação inicial e monitorização de amilase, fosfatase alcalina, gama GT, transaminases, bilirrubinas, além da dosagem sérica periódica
Carbamazepina	200-1.000 mg (nível sérico de 5-10 mg/L)	THB e epilepsia	Aprovado apenas para epilepsia em qualquer idade Não há aprovação para THB	Risco de discrasias sanguíneas (necessidade de avaliação e controle hematológico periodicamente), tontura, rash cutâneo Risco de toxicidade hepática, especialmente em crianças menores de 10 anos (necessidade de dosagem de transaminases e bilirrubinas)	Indutor potente da enzima CYP3A4, implicando reajustes periódicos das doses Medicação com importante nível de interação medicamentosa
Oxcarbazepina	300-1.200 mg (dose de manutenção: 30 mg/kg/dia)	Agitação, agressividade Fraca evidência como EH para o THB	Aprovado apenas para epilepsia Sem aprovação no THB na infância e adolescência	Melhor tolerabilidade quando comparado à carbamazepina Não necessita de dosagem sérica	Apresenta boa resposta como coadjuvante em quadros de disforia, irritabilidade (necessidade de maiores estudos)
Lamotrigina	25-400 mg	Coadjuvante no THB na fase depressiva	Idem ao anterior	Risco de rash cutâneo e síndrome de Steven-Jonhson	Iniciar com dose baixa (12,5 mg), com aumento lento e gradual (a cada 7-10 dias)
Topiramato	25-100 mg (dose de manutenção: 30 mg/kg/dia)	Coadjuvante no THB	Idem ao anterior	Sedação excessiva, diminuição do apetite, piora do déficit cognitivo	Não apresenta indicação em monoterapia Reduz o ganho de peso proporcionado pelos APSG
Gabapentina	900-3.600 mg	Sintomas de ansiedade no THB	Aprovado para o tratamento de crises parciais com ou sem generalização acima dos 12 anos. Não aprovado para THB ou dor neuropática para crianças ou adolescentes	Não há efeitos colaterais tão graves como os observados com outros antiepilépticos Apenas problemas gerais em vários aparelhos	Carência de estudos comprovando a eficácia nos quadros de THB

APSG: antipsicóticos de segunda geração; EH: FDA: Food and Drug Administration; Gama GT: gamaglutamiltransferase; THB: transtorno de humor bipolar.

cícios físicos ou em dias quentes e evitar grandes mudanças na ingestão de sal, cafeína ou líquidos.

Além disso, profissionais da saúde devem ser notificados pelos pacientes sobre o uso de lítio e de medicações que possam interagir com ele. Medicamentos não sujeitos a receita médica e substâncias que podem elevar os níveis de lítio incluem a maioria dos medicamentos anti-inflamatórios não esteroides, álcool e maconha. A cafeína tende a baixar os níveis de lítio[9,11].

Anticonvulsivantes com ação estabilizadora do humor

Os anticonvulsivantes têm efeitos colaterais neurológicos, cognitivos e gastrointestinais que, salvo casos de reações alérgicas, podem ser manejados com ajustes de dose. Os aumentos de dose devem ser graduais e exames de sangue periódicos são recomendados (ver Tabela 1) para monitorar o nível sérico e possíveis efeitos colaterais raros, mas graves (p. ex., insuficiência hepática, pancreatite e trombocitopenia). É muito importante que os pacientes e familiares sejam informados dos primeiros sinais de efeitos colaterais graves e, caso ocorram, devem entrar em contato com o médico.

Em 2008, o Food and Drug Administration (FDA) dos EUA emitiu um aviso sobre o risco de aumento de suicídio associado ao uso de medicamentos anticonvulsivantes[22]. Embora a maioria dos estudos não reportem esses dados, os pacientes (e familiares) devem ser informados sobre esse risco e estratégias para lidar com essa situação devem ser discutidas.

Valproato de sódio

O valproato de sódio tem sido associado à síndrome dos ovários policísticos. Assim, história de ciclo menstrual desde a menarca deve ser pesquisada previamente ao uso em qualquer menina. Caso ocorra manifestação, enquanto estiver tomando valproato de sódio, de qualquer alteração significativa no ciclo menstrual e/ou hirsutismo, o ginecologista deve ser consultado.

Carbamazepina

A carbamazepina induz, além de seu próprio metabolismo, o de outros medicamentos (p. ex., contraceptivos orais), diminuindo o nível sanguíneo. Reduz, assim, sua eficácia e a dos outros medicamentos. Portanto, a possibilidade de interações medicamentosas deve ser analisada com cuidado[23].

Oxcarbazepina

A oxcarbazepina, um análogo da carbamazepina, pode não trazer impacto significativo na ação enzimática hepática e não requer monitoramento do nível sanguíneo, mas pode causar outros efeitos colaterais, como tontura, náusea, sonolência, diplopia, fadiga e erupção cutânea[24].

Lamotrigina

A lamotrigina é geralmente bem tolerada, com risco relativamente baixo para ganho de peso e sedação. Porém, quando a dose é aumentada rapidamente, pode causar reações dermatológicas graves, como a síndrome de Stevens-Johnson ou necrólise epidérmica tóxica. Caso apareça qualquer erupção dermatológica nova ou piora das preexistentes, o tratamento deve ser suspenso imediatamente. Além disso, caso interrompida por cinco ou mais dias, deve ser reiniciada a partir da dose inicial de 12,5 ou 25 mg/dia[8], com aumento lento e gradual. A taxa de reações dermatológicas graves pode ser reduzida pelas recomendações de prescrever pequenas quantidades com escalonamento gradual (p. ex., 25 mg/dia em adolescentes com mais de 12 anos de idade, com aumentos de dose de 25 mg a cada duas semanas, administrados duas vezes).

Em casos de tomada concomitante com valproato de sódio, os aumentos da dose de lamotrigina devem ser reduzidos pela metade em virtude da interação sinérgica do medicamento com o valproato, que altera os níveis de lamotrigina aumentando significativamente o risco de erupção cutânea. Note-se que pode levar de 6 a 8 semanas para atingir um nível terapêutico de lamotrigina devido ao cronograma de titulação lento.

Topiramato

Topiramato não é recomendado como estabilizador de humor, nem tem eficiência evidente para controle de sintomas de mania, hipomania ou depressão do THB[25]. Mas foi relatado que combinado com ASG auxilia na perda de peso, contrabalanceando o efeito colateral de ganho de peso das ASG[26].

Antipsicóticos de segunda geração (ASG)

Os ASG já estudados para tratamento de THB em crianças e adolescentes, doses preconizadas e efeitos colaterais estão listado na Tabela 3. Deve-se ficar atento, pois existem diferenças entre eles, como sintomas extrapiramidais, aumento dos níveis de prolactina e ganho de peso. A olanzapina e a risperidona estão associadas a maior ganho de peso. Os efeitos metabólicos (p. ex., aumento de peso, glicose e lipídios) dos ASG são motivo de grande preocupação, especialmente quando utilizados por longos períodos, principalmente em crianças muito pequenas[27]. Pesquisas sugerem que o ganho de peso é maior em jovens quando comparados com adultos e nos casos em que ocorra há combinação de ASG com lítio ou anticonvulsivantes[28].

Se um paciente exibir ganho de peso significativo, é indicada uma investigação mais aprofundada do *status* metabólico e uma reavaliação da relação risco-benefício de continuar com o ASG em uso. É aconselhável consultar um pediatra e um nutricionista ou encaminhar para uma clínica de controle de peso para gerenciar o ganho de peso ou o risco de síndrome metabólica antes de considerar os medicamentos complementares. Os dados disponíveis sugerem que associar metformina às intervenções no estilo de vida pode ser útil em alguns adultos e adolescentes[29,30]. Além disso, embora raros, os ASG podem causar sintomas extrapiramidais, discinesia tardia e síndrome maligna neuroléptica; portanto, crianças e adolescentes precisam ser avaliados antes de iniciar o uso de ASG, considerando a possibilidade de movimentos anormais. O ECG basal não é um teste de rotina, mas pode ser necessário para excluir problemas cardíacos, incluindo prolongamento do intervalo QT, principalmente se houver história de problemas cardíacos na crian-

Tabela 3 Antipsicóticos

Medicação	Dose efetiva	Indicação	Aprovação FDA	Efeitos colaterais	Orientações gerais e cuidados especiais
Risperidona	0,5-3 mg na irritabilidade associada ao autismo; 1-6 mg na esquizofrenia; 0,5-6 mg na mania bipolar	Esquizofrenia, THB, outras psicoses, Tourette Controle da impulsividade e agressividade em diferentes quadros (autismo, TDAH, TC, TDO etc.)	13-17 anos para esquizofrenia 10-17 anos na fase de mania do THB 5-16 anos na irritabilidade associada ao autismo A formulação injetável de depósito ainda não está aprovada	Aumento de apetite e peso, efeitos extrapiramidais, sonolência, aumento de prolactina Maior risco de síndrome neuroléptica maligna (SNM) entre os atípicos	Controle dos parâmetros metabólicos (glicemia, triglicérides, colesterol total e frações), prolactina e dados antropométricos (peso, altura, IMC) É aconselhável acompanhamento nutricional e associar atividades físicas Evitar o uso no histórico de SNM com antipsicóticos típicos
Olanzapina	2,5-5 mg na esquizofrenia e no THB (mania ou fase mista)	Esquizofrenia, THB e outras psicoses	13-17 anos para esquizofrenia e THB (mania e fase mista)	Importante ganho de peso e aumento de apetite, dislipidemia, boca seca, sedação	O aumento de peso é maior do que o observado nos adultos Os cuidados com o desenvolvimento da SM devem ser maiores
Quetiapina	400-800 mg na esquizofrenia 400-600 mg no THB	Idem ao anterior e depressão bipolar	13-17 anos para esquizofrenia 10-17 anos para THB na fase de mania	Sonolência importante, fadiga, aumento de apetite e peso (menos significativo que olanzapina e risperidona)	Inicia-se com a dose de 25-50 mg/dia, aumentando diariamente até dose plena no quinto dia
Ziprasidona	40-160 mg na esquizofrenia e THB	Idem ao anterior	NA	Aumento do intervalo QTc no ECG	Sem alteração do perfil lipídico, glicêmico ou aumento de peso. Necessidade de ECG de controle
Aripiprazol	10 mg na esquizofrenia e THB (dose máxima: 30 mg)	Idem ao anterior	13-17 anos para esquizofrenia 10-17 anos para THB fase aguda de mania ou mista	Sonolência, acatisia, efeitos extrapiramidais, sialorreia, visão borrada	Também apresenta um bom perfil de tolerabilidade quanto aos sintomas da SM Com mais frequência apresenta efeitos extrapiramidais e acatisia
Paliperidona	3-12 mg na esquizofrenia e THB	Idem ao anterior	Maiores de 12 anos para esquizofrenia	Similar a risperidona	Similar a risperidona
Clozapina	50-400 mg	Idem ao anterior (quadros refratários)	NA	Aumento de peso e apetite, diminuir o limiar epiléptico, sedação excessiva, agranulocitose	Controle metabólico, EEG prévio, controle hematológico
Lurasidona	20-80 mg	Esquizofrenia, THB, depressão bipolar	De 10 a 17 anos para depressão bipolar. De 13 a 17 anos para esquizofrenia.	Náusea, sonolência, ganho de peso, vômito, tontura, insônia	Iniciar com 20 mg, ingerindo junto ao alimentos (pelo menos 300 kcal). Observar sintomas de neuroativação.
Típicos	Haloperidol (0,15-0,2 mg/kg/dia) Clorpromazina (0,5-3 mg/kg/dia) Tioridazina (0,5-3 mg/kg/dia) Pimozide (máximo de 0,3 mg/kg/dia)	Utilizados em diferentes quadros clínicos para promover controle da agitação, agressividade, impulsividade ou para sedação. Também como alternativa na ação antipsicótica	A partir dos 6 meses (clorpromazina), 2 anos (levomepromazina) e 3 anos (haloperidol)	Sintomas extrapiramidais, acatisia, discinesia tardia, SNM, sedação excessiva (principalmente clorpromazina e levomepromazina)	Considerando efeitos colaterais conhecidos e bem estabelecidos, utilizar em casos menos específicos e por tempo limitado Em algumas situações, essa será a única possibilidade psicofarmacológica disponível

ECG: eletrocardiograma; FDA: Food and Drug Administration; SNM: síndrome neuroléptica maligna; TC: transtorno de conduta; TDAH: transtorno de déficit de atenção e hiperatividade; TDO: transtorno de oposição; THB: transtorno de humor bipolar.

ça ou na família ou se for considerado o uso concomitante de ziprasidona ou psicoestimulante.

Antidepressivos

Na infância e na adolescência, os inibidores seletivos da recaptura de serotonina (ISRS) ou os inibidores de recaptura de serotonina e noradrenalina (IRSN) podem ser úteis para o tratamento da depressão bipolar, ressaltando-se, porém, que o uso desses medicamentos pode desencadear mudança de fase e favorecer a virada maníaca. A Tabela 4 mostra os ISRS, os IRSN e outros antidepressivos que podem desencadear mania, hipomania, episódios mistos ou ciclagem rápida, principalmente quando usados sem tratamento concomitante com estabilizador de humor[31]. Cerca de 5 a 10% dos jovens tratados com ISRS/IRSN podem ficar socialmente desinibidos[32], porém esses sintomas não devem ser confundidos com sintomas hipomaníacos e maníacos e, geralmente, a desinibição desaparece 1-2 dias após a interrupção dos antidepressivos. Famílias e jovens devem ser informados sobre os riscos *versus* benefícios do uso de antidepressivos (incluindo os avisos das agências reguladoras dos EUA e da Grã-Bretanha sobre o pouco frequente, mas possível aumento do risco de suicídio com ISRS e IRSN). Além do aumento de risco de suicídio, deve-se prestar muita atenção a possíveis inícios de agitação e de síndrome serotoninérgica, principalmente quando associado com lítio. Um plano de segurança que inclua como gerenciar esses riscos deve ser discutido com os pacientes e a família e, se indicado, os ISRS ou outros antidepressivos devem ser iniciados em doses baixas, após a estabilização de sintomas maníacos ou hipomaníacos e sempre com uso concomitante de estabilizadores de humor[9,32]. Os antidepressivos tricíclicos não são recomendados, pois não há evidências de que sejam clinicamente eficazes e têm maior risco de causar intoxicação por *overdose*, um risco sempre presente em adolescentes deprimidos.

Tratamento farmacológico em diferentes fases de THB

Episódio de mania aguda e episódios mistos

Embora o uso seja menos estudado em crianças e adolescentes, a eficácia da monoterapia com lítio, valproato, carbamazepina e ASG (risperidona, aripiprazol, quetiapina, olanzapina, asenapina, ziprasidona, cariprazina e lurasidona) é largamente comprovada em episódios maníacos/mistos não psicóticos[4,13,23]. Apesar dos jovens serem sensíveis aos efeitos colaterais metabólicos dos ASG[4], estudos recentes sugerem que esses antipsicóticos podem ser mais eficazes do que os estabilizadores de humor tradicionais (p. ex., lítio e anticonvulsivantes).

Hipomania

Não há estudos com crianças e adolescentes que abordem especificamente o tratamento da hipomania. São recomendados tratamentos semelhantes aos descritos para mania, enquanto não forem publicados dados mais robustos sobre segurança e eficácia nessa condição.

Depressão bipolar

Assim como adultos com THB, crianças e adolescentes portadores de depressão bipolar passam a maior parte do tempo com sintomas depressivos ou depressão maior, o que prejudica significativamente seu funcionamento psicossocial e aumenta o risco de suicídio. Apesar de estudos específicos sobre depressão bipolar em menores de 18 anos ainda serem raros, o FDA aprovou a combinação de olanzapina e fluoxetina para jovens de 10 a 17 anos.

Em um estudo recente que avaliou o tratamento em monoterapia com lurasidona, os sintomas depressivos diminuíram significativamente em crianças e adolescentes com depressão bipolar. Esse tratamento, a longo prazo, com lurasidona 20 mg/dia mostrou-se eficaz na redução dos sintomas depressivos ao longo de um ano[33,34].

Em contraste com os achados em adultos, um estudo com crianças e adolescentes concluiu que a quetiapina XR não era superior ao placebo em jovens com transtorno bipolar (BD-I/II)[35].

Uso de lítio tem sido relatado como boa estratégia para tratamento de depressão bipolar em crianças e adolescentes[36]. Outra possibilidade pode ser lamotrigina[8].

Na ausência de mais dados de pesquisa para menores de 18 anos, as estratégias de tratamento a partir de evidências obtidas em adultos podem ser extrapoladas para jovens, isso inclui o uso de valproato, cariprazina[37] ou uma combinação de anticonvulsivante ou ASG com antidepressivo.

A fototerapia pode ser considerada para jovens com depressão recorrente com padrão sazonal. A estimulação magnética transcraniana também foi sugerida em alguns relatos de casos, mas ainda aguardam maiores evidências[13]. A eletroconvulsoterapia (ECT) pode ser útil para adolescentes gravemente comprometidos com episódios maníacos ou depressivos de THB-I sem melhora com tratamentos definidos ou com efeitos colaterais intoleráveis[2,3].

Monitorização clínica de pacientes em tratamento farmacológico

Sabemos que todos os medicamentos psicotrópicos podem causar efeitos adversos importantes, por isso, é necessário analisar cuidadosamente os riscos *versus* benefícios, juntamente com a família e o paciente, antes de iniciar o tratamento farmacológico[14].

Note-se que a lista de medicamentos clínicos que interagem com medicamentos psicotrópicos é longa e deve ser verificada antes da prescrição de qualquer novo medicamento. Existem vários *sites* e aplicativos para *smartphones* (p. ex., *Micromedex*, *Medscape* e *Drug Information*, da Thomson Reuters) que fornecem informações atualizadas sobre interações medicamentosas.

O exame de drogas na urina pode ser solicitado em adolescentes antes do início de tratamento e depois, conforme necessidade. Altura e peso (p. ex., índice de massa corporal – IMC), sinais vitais e circunferência abdominal devem ser registrados em cada consulta. É importante ressaltar que os exames laboratoriais não substituem a avaliação clínica (p. ex., exame físico, histórico familiar de doenças cardíacas, diabetes e funcio-

Tabela 4 Antidepressivos

Medicação	Dose efetiva	Indicação	Aprovação FDA	Efeitos colaterais	Orientações gerais e cuidados especiais
Fluoxetina	2,5-40 mg	Depressão, transtornos ansiosos em geral (incluindo o TOC)	A partir dos 7 anos para depressão Acima de 8 anos no TOC	Diminuição inicial do apetite, sintomas gastrointestinais, cefaleia, tontura Apresenta interação com outras medicações de uso corrente na infância e adolescência (antibióticos, antialérgicos, etc.) Sintomas de ativação (activation) – inquietação, agitação, acatisia, irritabilidade, insônia	Em decorrência do risco de virada maníaca em pacientes bipolares, sugere-se a introdução lenta e gradual da medicação, monitorando o aparecimento de sintomas maniformes Deve-se ficar atento ao aumento do risco de suicídio, que é mais comum em caso de depressão
Sertralina	25-200 mg	Idem ao anterior	Aprovado para o tratamento do TOC Ainda não está aprovado para depressão ou outro transtorno de ansiedade	Idem ao anterior	Idem ao anterior
Paroxetina	5-40 mg	Idem ao anterior	NA	Idem ao anterior	Estudos controlados não mostraram eficácia no tratamento de depressão, quando comparado ao placebo Fortes evidências de aumento na suicibilidade Sugere-se a não utilização
Citalopram/ escitalopram	Citalopram (5-40 mg) Escitalopram (10-20 mg)	Depressão, transtorno de ansiedade generalizada e outros transtornos ansiosos	Apenas o escitalopram é aprovado para o tratamento da depressão dos 12 aos 17 anos	Idem ao anterior	Em decorrência da baixa interação medicamentosa, torna-se uma indicação interessante, principalmente em pacientes polimedicados
Fluvoxamina	12,5-200 mg	TOC, depressão, transtornos ansiosos (TAG, fobia, ansiedade de separação)	Aprovado apenas para o tratamento do TOC, a partir dos 10 anos	Idem ao anterior	No tratamento do TOC, utilizam-se doses mais altas Boa resposta no tratamento de outras condições
Venlafaxina	37,5-225 mg	Depressão e outros transtornos ansiosos	NA	Idem ao anterior	Apresenta síndrome de retirada Estudos mostram boa resposta em transtornos ansiosos e depressão com ansiedade
Duloxetina	60-120 mg	Depressão	NA	Idem ao anterior	Boa resposta nos sintomas físicos dos quadros depressivos Poucos trabalhos com crianças
Mirtazapina	15-45 mg	Depressão, anorexia nervosa, sintomas de desinibição sexual nos autistas	NA	Idem ao anterior, além de sedação e aumento de apetite e peso	Em decorrência do aumento de apetite e peso, torna-se desinteressante nos quadros de depressão, porém uma alternativa nos quadros de anorexia nervosa com comorbidade com depressão
Tricíclicos	Imipramina até 5 mg/kg/dia Clomipramina até 3 mg/kg/dia Amitriptilina até 5 mg/kg/dia	Enurese noturna e TDAH (imipramina, depressão, ansiedade e TOC (clomipramina), cefaleia e dores físicas (amitriptilina)	Apenas a clomipramina está aprovada para o tratamento do TOC a partir dos 10 anos	Os mesmos riscos do SISRS, com intensos efeitos anticolinérgicos (boca seca, constipação intestinal, visão turva), ganho de peso. Efeitos cardiovasculares (diminuição da pressão arterial e alteração da condução elétrica)	Início lento e gradual da medicação para minimizar os efeitos colaterais Solicitar ECG prévio ao início da medicação

FDA: Food and Drug Administration; TAG: transtorno de ansiedade generalizada; TDAH: transtorno de déficit de atenção e hiperatividade; TOC: transtorno obsessivo-compulsivo; SISRS:

namento de tireoide) e é importante revisar sinais e sintomas de possíveis eventos adversos com os pacientes e suas famílias. Enfatizar a necessidade de entrar em contato com o médico prescritor informando sobre qualquer ocorrência (p. ex., erupção cutânea com lamotrigina e outros anticonvulsivantes).

As Tabelas 1 a 4 também trazem resumidamente os efeitos colaterais comuns dos estabilizadores de humor e fornecem diretrizes gerais de monitoramento com base nas recomendações das bulas da FDA e na prática típica de nossa clínica e centro de pesquisa da THB.

Tratamento farmacológico em situações especiais

Tratamento farmacológico na presença de condições comórbidas

Crianças e adolescentes portadoras de THB frequentemente apresentam condições comórbidas que podem piorar o prognóstico. Recomenda-se o uso de medicamentos e tratamentos psicossociais mais eficazes para cada comorbidade, devendo ser iniciado logo após estabilização de quadro agudo. Muitas vezes, os medicamentos para THB também podem ser eficazes para os transtornos psiquiátricos comórbidos.

Em geral, antes de tratar o(s) distúrbio(s) comórbido(s), recomenda-se estabilizar primeiro os sintomas da THB, especialmente se os sintomas comórbidos da criança (p. ex., TDAH, transtorno de conduta etc.) parecerem secundários ao transtorno do humor[2,38]. Se as condições comórbidas não puderem ser atribuídas ao THB ou não melhorarem após controle de sintomas de mania/hipomania, o tratamento deverá ser iniciado imediatamente, principalmente em casos de uso de drogas de abuso. Tratamentos psicossociais devem ser tentados antes da adição de novos medicamentos, se possível.

Prescrição de anfetamina, metilfenidato e atomoxetina são opções de tratamento para o TDAH comórbido com THB.

Para transtornos de ansiedade (TA) comórbidos, a terapia cognitivo-comportamental (TCC) pode ser testada antes de prescrição de medicamentos adicionais. Os ISRS são eficazes no tratamento de TA comórbidos para aqueles com ansiedade grave que não responderam à terapia tipo TCC, mas devem ser utilizados com cautela em combinação com pelo menos um estabilizador de humor[31].

Respondedores parciais e não respondedores

Em pacientes que não respondem à monoterapia inicial ou que não toleram a medicação, os médicos podem tentar:

- Interromper medicamentos que potencialmente pode estar desestabilizando o humor (p. ex., antidepressivos).
- Otimizar o tratamento atual.
- Alternar para um estabilizador de humor diferente.
- Combinar a monoterapia com outras opções de tratamento.

Embora seja ideal usar a menor dose possível de medicação para minimizar os efeitos colaterais, alguns pacientes podem necessitar de doses maiores do que o usual para adultos. Além disso, alguns pesquisadores recomendam medicamentos adjuvantes de curto prazo durante a fase aguda da monoterapia. Por exemplo, o lorazepam e o clonazepam às vezes são usados temporariamente para o tratamento da agitação ou insônia aguda, não esquecendo de monitorar a possibilidade de desinibição comportamental causada por esses medicamentos[9]. Pesquisas tem indicado que alguns jovens com THB podem se beneficiar de tratamento medicamentoso combinado, sugerindo que o uso de dois estabilizadores de humor com mecanismo de ação diferente, como o lítio ou um anticonvulsivante associado com um antipsicótico possa ser mais eficaz que a monoterapia[4].

TRATAMENTOS PSICOSSOCIAIS

A abordagem e o suporte psicossocial são necessários para meninos e meninas com THB e suas famílias em todas as etapas de tratamento. Além de sessões de psicoeducação e orientação familiar sobre o diagnóstico de THB e diferentes fases de tratamento, foram desenvolvidos procedimentos psicossociais específicos para auxiliar os pacientes e cuidadores no manejo de sintomas agudas de mania e/ou depressão, com treinamento de habilidades de enfrentamento, para promover melhor adesão ao tratamento e gerenciar condições comórbidas. Note-se que estudos comprovam que associação de tratamento farmacológico e abordagem psicossocial são de grande valor na prevenção de recaídas[2]. Estudos têm demonstrado inclusive que em alguns casos de THB com comorbidades variadas, como comportamentos de oposição, abuso de substâncias e TA, a indicação de abordagem psicossocial específica para comorbidade associada, antes do início de farmacoterapia pode auxiliar no melhor manejo de sintomas alvos de THB. Atualmente existem várias linhas de terapias psicossociais aplicadas aos jovens com THB e suas famílias, projetadas para atender faixas etárias e métodos de intervenção específicos. Citaremos a seguir alguns exemplos de estudos que demonstraram eficiência nas abordagens aplicadas em diferentes condições.

Psicoeducação

A psicoeducação e o suporte familiar devem ter início na fase de avaliação, e as sessões devem ser repetidas, quantas vezes forem necessárias, durante todo o período de tratamento. Os membros da família e o paciente devem ser informados sobre as causas, os sintomas, o curso da doença, os procedimentos de diferentes abordagens terapêuticas e os riscos associados a cada opção de tratamento. O propósito dessas sessões é oferecer esclarecimentos sobre a necessidade das abordagens em comparação com opção de não aderência às abordagens. O paciente e a família devem estar cientes de que THB é uma doença recorrente e frequentemente crônica, com flutuações frequentes no humor, sendo fundamental a adesão ao tratamento. Além disso, serão necessários gerenciamento de situações adversas (p. ex., negociação com a escola, expectativas dos pais sobre o futuro etc.) para restabelecimento da rotina, do desempenho acadêmico e a reversão do impacto social negativo (p. ex., exposição de comportamentos inadequados durante a fase de mania)[2,39].

Grupos de psicoeducação multifamiliar e psicoeducação familiar individual

Fristad et al.[40] desenvolveram abordagens familiares únicas e também em grupo, isto é, sessões de psicoeducação unifamiliar e de psicoeducação multifamiliares como tratamentos auxiliares para jovens com depressão bipolar ou com sintomas de espectro bipolar. Os objetivos foram aumentar o conhecimento e a compreensão sobre THB e seu tratamento, melhorar o manejo de sintomas e condições associadas, melhorar as habilidades de comunicação, resolver problemas e aumentar o senso de apoio da criança e da família no tratamento da doença. Esse método enfatiza a psicoeducação no papel de medicamentos e estratégias de enfrentamento. Consiste em 24 sessões em grupo/unifamiliar de 50 minutos – 20 são voltadas à psicoeducação, e pelo menos 4 devem ser usadas para manejo de situação de crises ou práticas adicionais.

Terapia cognitivo-comportamental focada na criança e na família

Terapia projetada especificamente para crianças de 8 a 18 anos[41] que, além de focar na criança identificada, inclui um trabalho intensivo com os pais para apoiá-los no desenvolvimento de um estilo parental eficaz e, também, para atender às próprias necessidades terapêuticas desses pais. Essa abordagem integra os princípios da TCC baseada nos fundamentos de psicoterapia interpessoal associanda à aquisição de recompensa e com ênfase na validação no desenvolvimento de empatia. Consiste em 12 sessões semanais, de 60 minutos cada, durante três meses, que lidam com vários domínios: indivíduo, família, pares e escola. Os principais componentes são resumidos pela sigla RRESSAM (em inglês, RAINBOW)[41]:

- Rotina.
- Regulação de humor.
- "Eu posso fazer isso".
- Sem pensamentos negativos e "viver no agora".
- Seja um bom amigo/estilo de vida equilibrado para os pais.
- Ah – "como podemos resolver esse problema".
- Maneiras de obter suporte.

Dados de ensaios abertos, e de pelo menos mais um estudo, sugerem que esta terapia está associada a melhorias no funcionamento global, redução de sintomas de humor e adesão ao tratamento[42,43].

Terapia focada na família

Miklowitz et al.[44] desenvolveram uma versão estruturada de terapia focada na família especificamente para adolescentes com THB. Ela tem como objetivo principal reduzir os sintomas clínicos por meio do aumento da conscientização de como lidar com a manifestação clínica de THB, diminuir os níveis de emoção expressa no ambiente familiar, melhorar as habilidades de resolução de problemas e a melhorar comunicação intrafamiliar. Nessa abordagem há três componentes principais de tratamento: psicoeducação, treinamento para aprimoramento da comunicação e treinamento em habilidades para a solução de problemas. Em um estudo de dois anos, comparado a um grupo de outra abordagem terapêutica individual, os adolescentes que receberam a abordagem focada na família obtiveram remissão de sintomas depressivos de THB mais rápido, com menor duração de episódios depressivos e reportaram menor gravidade nas escalas de mensuração da gravidade de depressão[12,42,45].

Terapia dialética-comportamental

Goldstein et al.[46] adotaram a terapia dialética-comportamental, um tratamento inicialmente desenvolvido para adultos com transtorno de personalidade emocionalmente instável (*borderline*), para o tratamento de adolescentes portadores de transtornos psiquiátricos variados. A intervenção consiste em 6 meses de sessões semanais de 60 minutos, seguidos por outros 6 meses de sessões bimestrais. Pelo menos um estudo mostrou que os adolescentes com THB que receberam terapia dialética-comportamental demonstraram sintomas depressivos menos graves e maior probabilidade de melhora na ideação suicida quando comparados a outras formas de abordagem terapêuticas psicossociais[47].

Terapia de ritmo interpessoal e social

Hlastala et al.[48] adaptaram a terapia de ritmo interpessoal e social para adolescentes com THB. Um estudo piloto de 16 a 18 sessões, durante 20 semanas, relatou melhorias significativas com redução de sintomas maníacos, depressivos e aspectos psiquiátricos gerais. Os pesquisadores sugerem que os estressores psicossociais precipitam ou exacerbam episódios de mania/hipomania/depressão pela capacidade de interromper as rotinas sociais e do sono. A ênfase está no tratamento de deficiência na interação interpessoal e no gerenciamento de sintomas de humor para reduzir sua influência negativa no funcionamento psicossocial.

Terapia de ritmo interpessoal e social para filhos de pais portadores de THB

Estudos recentes começaram a explorar o potencial benéfico da intervenção psicossocial precoce para melhorar a progressão dos sintomas em crianças e adolescentes com alto risco de THB ou mesmo para prevenir o aparecimento de sintomas ou sinais de THB. Goldstein et al.[49] modificaram a terapia de ritmo interpessoal e social para os filhos adolescentes de pais com THB que ainda não haviam desenvolvido a doença. Um ensaio aberto mostrou que foi viável a abordagem e com boa aderência para esse grupo, além disso, foi detectada melhora nos padrões circadianos e de sono[49,50].

CONSIDERAÇÕES FINAIS

Muitos aspectos ainda estão pendentes em relação ao tratamento de THB de início precoce. Questões como "qual seria o risco e o benefício de tratar crianças e adolescentes com sintomas prodrômicos"? Ou "Que tipo de tratamento deveria ser priorizado"? "Por quanto tempo deve-se manter o medicamento"? Ou "Qual seria o impacto do tratamento precoce no curso da doença e na vida da criança"? Todas essas questões foram levantadas, mas as respostas, infelizmente, nem sempre satisfatórias. Serão necessários ainda estudos contínuos para melhor definição dessas questões.

REFERÊNCIAS BIBLIOGRÁFICAS

1. Andrade ER, Fu-I L, Boarati MA. Particularidades do tratamento farmacológico na criança e no adolescente. In. Gentil V, Miguel EC, Gattaz WF. Clínica psiquiátrica, 1 ed. Barueri: Manole; 2011. p. 1236-55.
2. Diler RS, Birmaher B. Bipolar disorders in children and adolescents. In. Rey JM, Martin A. JM Rey's IACAPAP e-textbook of child and adolescent mental health. Geneva: International Association for Child and Adolescent Psychiatry and Allied Professions; 2019.
3. McClellan J, Kowatch R, Findling RL. Practice parameter for the assessment and treatment of children and adolescents with bipolar disorder. JAm Acad Child Adolesc Psychiatry. 2007;46:107-25.
4. Liu HY, Potter MP, Woodworth KY, Yorks DM, Petty CR, Wozniak JR, et al. Pharmacologic treatments for pediatric bipolar disorder: a review and meta-analysis. J Am Acad Child Adolesc Psychiatry. 2011;50:749-762.
5. Geller B, Luby JL, Joshi P, Wagner KD, Emslie G, Walkup JT, et al. A randomized controlled trial of risperidone, lithium, or divalproex sodium for initial treatment of bipolar I disorder, manic or mixed phase, in children and adolescents. Arch Gen Psychiatry. 2012;69:515-28.
6. Findling RL, Landersdorfer CB, Kafantaris V, Pavuluri M, McNamara NK, McClellan J, et al. First-dose pharmacokinetics of lithium carbonate in children and adolescents. J Clin Psychopharmacol. 2010;30(4):404-10.
7. Findling RL, Kafantaris V, Pavuluri M, McNamara NK, McClellan J, Frazier JA, et al. Dosing strategies for lithium monotherapy in children and adolescents with bipolar I disorder. J Child Adolesc Psychopharmacol. 2011;21(3):195-205.
8. Findling RL, Robb A, McNamara NK, Pavuluri MN, Kafantaris V, Scheffer R, et al. Lithium in the acute treatment of bipolar I disorder: a double-blind, placebo-controlled study. Pediatrics. 2015;136(5):885-94.
9. Birmaher B, Axelson D. Pediatric psychopharmacology. In. Sadock BJ, Sadock VA (eds.). Kaplan and Sadock's comprehensive textbook of psychiatry. 8 ed. Philadelphia: Lippincott Williams & Wilkins; 2005. pp. 3363-75.
10. Parker GB, Graham RK, Tavella G. Is there consensus across international evidence-based guidelines for the management of bipolar disorder? Acta Psychiatrica Scandinavica. 2017;135:515-26.
11. Findling RL, McNamara NK, Pavuluri M, Frazier JA, Rynn M, Scheffer R, et al. Lithium for the maintenance treatment of bipolar i disorder: a double-blind, placebo-controlled discontinuation study. J Am Acad Child Adolesc Psychiat. 2019;58:287-296 e284.
12. Miklowitz DJ, Chang KD, Taylor DO, George EL, Singh MK, Schneck CD, et al. Early psychosocial intervention for youth at risk for bipolar I or II disorder: a one-year treatment development trial. Bipolar Disorders. 2011;13:67-75.
13. Goldstein BI, Birmaher B, Carlson GA, DelBello MP, Findling RL, Fristad M, et al. The international society for bipolar disorders task force report on pediatric bipolar disorder: knowledge to date and directions for future research. Bipolar Disorders. 2017;19:524543.
14. 2016 Boarati MA, Andrade ER, Fu-I L. Particularidades no tratamento farmacológico na criança e no adolescente. In. Forlenza OV, Miguel EC. Clínica psiquiátrica de bolso. 2 ed. Barueri: Manole; 2014. p. 753-74.
15. Boarati MA, Ferreira-Maia AP, Fu-I L. Abordagem terapêutica. In. Fu-I L, Boarati MA, Ferreira-Maia A. Transtornos afetivos na infância e adolescência. 1 ed. Porto Alegre: Artmed; 2011.
16. Lorberg B, Davico C, Martsenkovskyi, Vitiello B. Principles in using psychotropic medication in children and adolescents. In. Rey JM, Martin A. JM Rey's IACAPAP e-textbook of child and adolescent mental health. Geneva: International Association for Child and Adolescent Psychiatry and Allied Professions; 2019.
17. Boarati MA, FU-I L. Condutas em psiquiatria para crianças e adolescentes. In. Moreno RA, Cordás TA. Condutas em psiquiatria? Consulta rápida. 2 ed. São Paulo: Artmed; 2018. p. 258-72.
18. Krill RA, Kumra S. Metabolic consequences of second-generation antipsychotics in youth: appropriate monitoring and clinical management. Adolesc Health Med Ther. 2014;26(5):171-82.
19. Nurcombe B. Diagnosis and treatment planning in child and adolescent mental health problems. In. Rey JM, Martin A. JM Rey's IACAPAP e-textbook of child and adolescent mental health. Geneva: International Association for Child and Adolescent Psychiatry and Allied Professions; 2019.
20. Findling RL, Frazier JA, Kafantaris V, Kowatch R, McClellan J, Pavuluri M, et al. The Collaborative Lithium Trials (CoLT): specific aims, methods, and implementation. Child Adolesc Psychiatry Ment Health. 2008;12(1):21.
21. Diler RS, Goldstein BI, Birmaher B. Pediatric bipolar disorder. In. Ebert MH, Leckman JF, Petrakis IL. Current Diagnosis & Treatment: Psychiatry. 3 ed. New York: McGraw-Hill Education; 2019. p. 527-45.
22. Arana A, Wentworth CE, Ayuso-Mateos JL, Arellano FM. Suicide related events in patients treated with antiepileptic drugs. N Engl J Med. 2010;363:542-51.
23. Findling RL, Ginsberg LD. The safety and effectiveness of open-label extended-release carbamazepine in the treatment of children and adolescents with bipolar I disorder suffering from a manic or mixed episode. Neuropsychiatr Dis Treat. 2014-a;10:1589-97.
24. Wagner KD, Kowatch RA, Emslie GJ, Findling RL, Wilens TE, McCague K, et al. A doubleblind, randomized, placebo-controlled trial of oxcarbazepine in the treatment of bipolar disorder in children and adolescents. Am J Psychiatry. 2006;163:1179-86.
25. Delbello MP, Findling RL, Kushner S, Wang D, Olson WH, Capece JA, et al. A pilot controlled trial of topiramate for mnia in children and adolescents with bipolar disorder. J Am Acad Child Adol Psychitry. 2005;44(6): 539-47.
26. Vieta E, Sanchez-Moreno J, Goikolea JM, Colom F, Marinez-Arain A, Benabarre A, et al. Effects on weight and outcome of long-term olanzapine-topiramate combination treatment in bipolar disorder. J Clin Psyhchopharmacol. 2004;24(4)374-8.
27. Memarzia J, Tracy D, Giaroli G. The use of antipsychotics in preschoolers: a veto or a sensible last option? J Psychopharmacol. 2014;28(4):303-19.
28. Correll CU, Sheridan EM, DelBello MP. Antipsychotic and mood stabilizer efficacy and tolerability in pediatric and adult patients with bipolar I mania: a comparative analysis of acute, randomized, placebocontrolled trials. Bipolar Disorders. 2010;12:116-41.
29. Walkup JT, Cottingham E. Antipsychotic-induced weight gain and metformin. J Am Acad Child Adolesc Psychiatry. 2017;56:808-10.
30. Zheng W, Zhang QE, Cai DB, Yang XH, Ungvari GS, Ng CH, et al. Combination of metformin and lifestyle intervention for antipsychoticrelated weight gain: a meta-analysis of randomized controlled trials. Pharmacopsychiatry. 2019;52:24-31.
31. Luft MJ, Lamy M, DelBello MP, McNamara RK, Strawn JR. Antidepressant-induced activation in children and adolescents: risk, recognition and management. Curr Probl Pediatr Adolesc Health Care. 2018;48(2):50-62.
32. Carlson GA, Mick E. Drug-induced disinhibition in psychiatrically hospitalized children. J Child Adoles Psychopharmacol. 2003;13:153-63.
33. DelBello MP, Goldman R, Phillips D, Deng L, Cucchiaro J, Loebel A. Efficacy and safety of lurasidone in children and adolescents with bipolar I depression: a double-blind, placebo-controlled study. J Am Acad Child Adolesc Psychiatry. 2017;56(12):1015-25.
34. Channing J, Mitchell M, Cortese S. Lurasidone in children and adolescents: systematic review and case report. J Child Adolesc Psychopharmacol. 2018;28(7):428-36.

35. Findling RL, Pathak S, Earley WR, Liu S, DelBello MP. Efficacy and safety of extended-release quetiapine fumarate in youth with bipolar depression: an 8 week, double-blind, placebo-controlled trial. J Child Adolesc Psychopharmacol. 2014;24(6):325-35.
36. Sun AY, Findling RL, Stepanova E. Additional considerations beyond efficacy for lithium in pediatric bipolar disorder. Bipolar Disord. 2019;21(6):558-9.
37. Vieta E, Earley WR, Burgess MV, Durgam S, Chen C, Zhong Y, et al. Long-term safety and tolerability of cariprazine as adjunctive therapy in major depressive disorder. Int Clin Psychopharmacol. 2019;34(2):76-83.
38. Arnold LE, Van Meter AR, Fristad MA, Youngstrom EA, Birmaher BB, Findling RL, et al. Development of bipolar disorder and other comorbidity among youth with attention-deficit/hyperactivity disorder. J Child Psychol Psychiatry. 2020;61(2):175-81.
39. Faedda GL, Baldessarini RJ, Marangoni C, Bechdolf A, Berk M, Birmaher B, et al. An International Society of Bipolar Disorders task force report: Precursors and prodromes of bipolar disorder. Bipolar Disord. 2019;21(8):720-40.
40. Fristad MA. Psychoeducational treatment for schoolaged children with bipolar disorder. Dev Psychopathol. 2006;18:1289-306.
41. West AE, Henry DB, Pavuluri MN. Maintenance model of integrated psychosocial treatment in pediatric bipolar disorder: a pilot feasibility study. J Am Acad Child Adolesc Psychiatry. 2007;46:205-12.
42. Weinstein SM, Henry DB, Katz AC, Peters AT, West AE. Treatment moderators of child - and family -focused cognitive behavioral therapy for pediatric bipolar disorder. J Am Acad Child Adolesc Psychiatry. 2015;54:116-25.
43. West AE, Weinstein SM, Peters AT, Katz A, Herny D, Cruz R, et al. Child- and family-focused cognitive-behavioral therapy for pediatric bipolar disorder: a randomized clinical trial. J Am Acad Child Adolesc Psychiatry. 2014;53:1161-78.
44. Miklowitz DJ, Axelson DA, Birmaher B, George EL, Taylor DO, Schneck CD, et al. Familyfocused treatment for adolescents with bipolar disorder: results of a 2-year randomized trial. Arch Gen Psychiatry. 2008;65:1053-61.
45. Miklowitz DJ, Schneck CD, George EL, Taylor DO, Sugar CA, Birmaher B, et al. Pharmacotherapy and family-focused treatment for adolescents with bipolar I and II disorders: a 2-year randomized trial. Am J Psychiatry. 2014;171:658-67.
46. Goldstein TR, Axelson DA, Birmaher B, Brent DA. Dialectical behavior therapy for adolescents with bipolar disorder: a 1-year open trial. J Am Acad Child Adolesc Psychiatry. 2007;46:820-30.
47. Goldstein TR, Fersch-Podrat RK, Rivera M, Axelson DA, Merranko J, Yu H, et al. Dialectical behavior therapy for adolescents with bipolar disorder: results from a pilot randomized trial. J Child Adolesc Psychopharmacol. 2015;25:140-9.
48. Hlastala SA, Kotler JS, McClellan JM, McCauley EA. Interpersonal and social rhythm therapy for adolescents with bipolar disorder: treatment development and results from an open trial. Depress Anxiety. 2010;27:457-64.
49. Goldstein TR, Fersch-Podrat R, Axelson DA, Gilbert A, Hlastala SA, Birmaher B, et al. Early intervention for adolescents at high risk for the development of bipolar disorder: pilot study of Interpersonal and Social Rhythm Therapy (IPSRT). Psychotherapy. 2014;51:180-9.
50. Goldstein TR, Merranko J, Krantz M. Early intervention for adolescents at--risk for bipolar disorder: A pilot randomized trial of Interpersonal and Social Rhythm Therapy (IPSRT). J Affect Dis. 2018;235:348-56.
51. Diler RS. Pediatric bipolar disorder: a global perspective. New York: Nova Science Publishers; 2007.
52. Findling RL, Chang K, Robb A, Foster VJ, Horrigan J, Krishen A, et al. Adjunctive maintenance lamotrigine for pediatric bipolar I disorder: a placebo-controlled, randomized withdrawal study. J Am Acad Child Adolesc Psychiatry. 2005;54(12):1020-31.
53. Findling RL, Stepanova E, Youngstrom EA, Young AS. Progress in diagnosis and treatment of bipolar disorder among children and adolescents: an international perspective. Evid Based Ment Health. 2018;21(4):177-81.
54. Van Meter AR, Moreira AL, Youngstrom EA. Metanalysis of epidemiologic studies of pediatric bipolar disorder. J Clin Psychiatry. 2011;72:1250-6.

7

Tratamento da depressão na infância e na adolescência

Arthur Caye
Jader Piccin
Christian Kieling

Sumário

Pontos-chave

- Avaliação diagnóstica cuidadosa (incluindo identificação de riscos), determinação do ambiente terapêutico mais adequado e psicoeducação para paciente e familiares devem preceder todo e qualquer plano terapêutico.
- As psicoterapias, e em especial a TCC e a TIP-A, tem papel central no tratamento, seja em monoterapia, seja em adição ao antidepressivo em estratégias combinadas.
- Dentre os antidepressivos, a fluoxetina é o fármaco mais bem estudado em crianças e adolescentes, sendo recomendado como primeira escolha pela maioria das diretrizes.
- Deve-se atentar para o possível aumento da suicidalidade durante o uso de antidepressivos.
- Crianças e adolescentes com depressão apresentam uma resposta mais expressiva ao placebo em comparação à população adulta.
- Aproximadamente 40% dos adolescentes permanecem com sintomas depressivos clinicamente significativos após a primeira estratégia de tratamento.
- Em crianças e adolescentes com depressão, não há embasamento para uso de antidepressivos tricíclicos.

INTRODUÇÃO

O transtorno depressivo maior (TDM) em crianças e adolescentes está associado a uma série de prejuízos no âmbito social e acadêmico, trazendo consigo múltiplos de desfechos adversos quando não adequadamente identificado e tratado. De fato, estima-se que a depressão seja responsável por 6% dos anos perdidos de vida ajustados para incapacidade entre os 10 e 24 anos de idade[1]. Ainda, ela está presente em mais da metade dos adolescentes que morrem por suicídio, a segunda principal causa de óbito entre adolescentes no mundo[2]. Por último, a depressão na adolescência está relacionada à persistência de depressão na idade adulta, com cursos mais graves do que aqueles iniciados na idade adulta[3,4]. Esse conjunto de evidências justifica a identificação e o tratamento precoces do TDM nessa faixa etária, buscando a remissão do episódio depressivo e a mitigação de suas consequências.

As diretrizes clínicas de tratamento do TDM em adolescentes são informados principalmente por quatro grandes ensaios clínicos nessa população: *Treatment of Adolescents with Depression Study* (TADS, N = 439)[5], *Treatment of Resistant Depression in Adolescent* (TORDIA, N = 334)[6], *Adolescent Depression Antidepressants and Psychotherapy Trial* (ADAPT (N = 208)[7], e *Improving Mood with Psychoanalytic and Cognitive Therapies* (IMPACT (N = 465)[8]. Esses estudos, em conjunto com evidências posteriores, embasam o uso de abordagens psicoterápicas (terapia cognitivo-comportamental [TCC], terapia interpessoal [TIP], e terapia psicanalítica breve [TPB]) e/ou farmacológicas (em especial, a Fluoxetina) em casos moderados a graves, embora as diretrizes não concordem acerca da ordem preferível desses tratamentos e de quando e como combiná-los[9-12].

Apesar do surgimento de evidências científicas robustas nas últimas décadas, estudos epidemiológicos norte-americanos indicam que em torno de 40% das crianças e adolescentes com depressão não recebem tratamento naquele país[13]. Neste capítulo, serão explorados em mais detalhes as evidências acerca dos tratamentos disponíveis, bem sugestões de estruturação do tratamento individualizado do TDM na infância e adolescência.

PRINCÍPIOS GERAIS E PLANO DE TRATAMENTO

O primeiro passo na abordagem terapêutica do episódio depressivo em adolescentes é estabelecer um plano de tratamento individualizado para o paciente e sua família que considere aspectos desenvolvimentais e estressores do adolescente em questão[10-12,14]. Também é fundamental que os objetivos do tratamento estejam claros e sejam concebidos em conjunto com os pacientes e seus familiares, não apenas para o tratamento agudo do episódio atual, mas também para as etapas de continuação e de manutenção, monitoramento e prevenção de novos episódios[9,12,15]. Isso estabelecido, uma série de passos deve ser tomada na abordagem inicial de forma a maximizar a efetividade das intervenções.

Avaliando o risco de suicídio

A avaliação do risco de suicídio em adolescentes passa por uma compreensão de que existe um espectro de gravidade dos sinais e sintomas de suicidalidade. Dentro desse espectro, algumas manifestações são bastante comuns e podem estar dentro do processo de desenvolvimento normal (p. ex., um pensamento breve sobre a própria morte), enquanto outros podem representar sinais de alerta ao clínico. É fundamental avaliar o grau de ideação suicida e diferenciar o paciente que manifesta um desejo vago e ocasional de estar morto daquele que refere desejo intenso de tirar a própria vida, com ou sem alguma elaboração de método. O clínico deve verificar se há presença de algum plano específico e examinar os comportamentos suicidas prévios (p. ex., tentativas ou atos preparatórios) principalmente nos últimos três meses. Sugerimos a Escala de Avaliação do Risco de Suicídio de Columbia (C-SSRS) disponível em cssrs.columbia.edu para uma avaliação estruturada da suicidalidade em adolescentes[16]. A C-SSRS classifica pacientes com risco alto de suicídio quando há forte intenção suicida, plano de suicídio, ou ainda quando há tentativa prévia nos últimos 3 meses; pacientes com risco moderado quando há ideação suicida com definição de método, porém sem intenção ou plano; os pacientes são classificados como de baixo risco quando apresentam ideação suicida ou desejo de morte sem método, intenção ou plano de suicídio, ou quando possuem fatores de risco modificáveis.

Definindo o ambiente de tratamento

Como regra geral, a grande maioria dos adolescentes com TDM poderá ser tratada em regime ambulatorial, com frequência de visita e monitoramento de acordo com o plano de tratamento e avaliação de risco realizada pelo clínico. Alguns casos, contudo, podem requerer níveis maiores de complexidade no atendimento, quando há necessidade de realizar o tratamento em ambiente protegido. Assim, pacientes com sintomas psicóticos graves e risco de suicídio possuem indicação de internação hospitalar, bem como aqueles com uso pesado de substâncias psicoativas ou que comparecem ao tratamento ambulatorial intoxicados de forma frequente. Também pode representar indicação adequada de internação a identificação de maus-tratos, como abuso físico ou sexual e negligência grave. Alguns pacientes apresentam situações graves que ameaçam o sucesso do tratamento ambulatorial usual de baixa a média intensidade, mas que podem prescindir da internação hospitalar. É o caso, por exemplo, de pacientes que apresentam forte desesperança, ou familiares cronicamente deprimidos que têm dificuldades importantes para levar o paciente ao atendimento. Casos desse tipo podem ser manejados em ambientes como o hospital-dia, o Centro de Atenção Psicossocial (CAPSi), ou até mesmo um ambulatório multidisciplinar com visitas diárias ou em dias alternados. Essas situações exigem monitoramento frequente para verificar a segurança do atendimento prestado e indicações de aumento ou redução da complexidade de atendimento.

Estabelecendo a gravidade do episódio depressivo

O direcionamento do tratamento de qualquer episódio depressivo parte da definição de gravidade do episódio para ponderar as opções terapêuticas[9-12]. É verdade que não há consenso em como estabelecer precisamente os limiares que diferenciam os níveis de gravidade. A maioria dos ensaios clínicos utilizou algum ponto de corte em escalas de sintomas que avaliam depressão. Maiores detalhes sobre avaliação da gravidade do TDM e o uso de instrumentos na prática clínica podem ser encontrados no capítulo "Depressão na infância e na adolescência", na Seção 2 do Volume 2 desta obra.

Abordando os estressores psicossociais

A associação entre fatores de risco ambientais e sociais com o TDM na infância e adolescência está bem estabelecida na literatura[17]. Portanto, é fundamental uma compreensão integral dos elementos psicossociais atuantes no caso, como sugere a sistemática dos cinco Ps (Problema atual, fatores Predisponentes, Precipitantes, Perpetuadores, e Protetores)[18]. De fato, em especial fatores perpetuadores podem interferir na eficácia do tratamento, contribuindo para refratariedade da abordagem terapêutica. Alguns dos estressores que frequentemente exercem o papel de fatores perpetuadores são:

- Conflitos familiares.
- Depressão parental.
- Situações de abuso físico, psicológico ou sexual.
- Conflitos em relação à sexualidade.
- *Bullying*.

De outro lado, a presença de fatores protetores pode guiar a escolha terapêutica no sentido de indicar estratégias mais promissoras a serem seguidas.

Realizando psicoeducação

A psicoeducação é um ponto-chave do tratamento da depressão em adolescentes, devendo ser realizada não apenas com o jovem, mas com familiares ou outros cuidadores relevantes. Por exemplo, no estudo IMPACT, psicoeducação era o principal elemento da intervenção psicossocial breve, que foi equivalente em eficácia a TCC e TPB[19]. Abaixo, seguem alguns pontos-chave da psicoeducação de crianças e adolescentes com depressão e suas famílias:

- Enfatizar a natureza médica e psicológica do TDM, substituindo possíveis crenças de falha do paciente e/ou da família.
- Conversar sobre as causas conhecidas do TDM conforme a literatura, adaptando ao grau de desenvolvimento/instrução do paciente e relacionando com seu caso individual.
- Explorar os sintomas conhecidos de depressão e sua heterogeneidade, assinalando com a ajuda do paciente aqueles mais representativos do seu quadro.
- Informar os prejuízos associados a depressão na infância e na adolescência, enfatizando a importância do tratamento tanto na fase aguda quanto na de manutenção, prevenindo recaídas.
- Ponderar os benefícios e os riscos de cada uma das opções terapêuticas, bem como expectativas acerca dos desfechos possíveis, considerando quadro individual do paciente.
- Fornecer material educativo.

Estabelecendo um plano longitudinal de tratamento

O plano de tratamento deve envolver um cuidadoso planejamento longitudinal das intervenções, que podem variar de acordo com a gravidade do episódio depressivo, a idade e o grau de desenvolvimento do adolescente, o grau de exposição a eventos negativos de vida e comorbidades. Além disso, em uma perspectiva longitudinal, o tratamento deverá variar conforme a fase do tratamento, usualmente dividida em três: aguda, de continuação e de manutenção (Figura 1).

Tratamento de crianças e adolescentes com depressão leve

Uma parcela importante dos casos de depressão leve em crianças e adolescentes não apresenta indicação de tratamento farmacológico ou intervenções psicossociais específicas. Segundo as principais diretrizes esses casos podem ser abordados com uma modalidade de espera atenta[10-12]. A espera atenta consiste em promover suporte ativo e monitoramento de sintomas durante 2 a 4 semanas, com visitas semanais ou a cada 2 semanas. A literatura endossa essa conduta, já que a maioria dos pacientes responde a terapias não diretivas e de apoio, com medidas focadas essencialmente em estressores ambientais[10-12]. É importante que o paciente e sua família compreendam que a espera atenta configura uma conduta terapêutica, e que, a depender do curso dos sintomas, pode ser convertida em tratamento psicoterápico e/ou farmacológico.

Crianças e adolescentes com depressão leve também podem se beneficiar de estratégias terapêuticas como TCC de grupo, terapia individual de apoio ou autoajuda guiada por 2 a 3 meses[39]. O paciente e seus familiares devem ter claro que não há evidência de que alguma dessas intervenções seja superior às demais[12]. Por último, é recomendado evitar o uso de antidepressivos como manejo inicial de tratamento nas depressões leves[10].

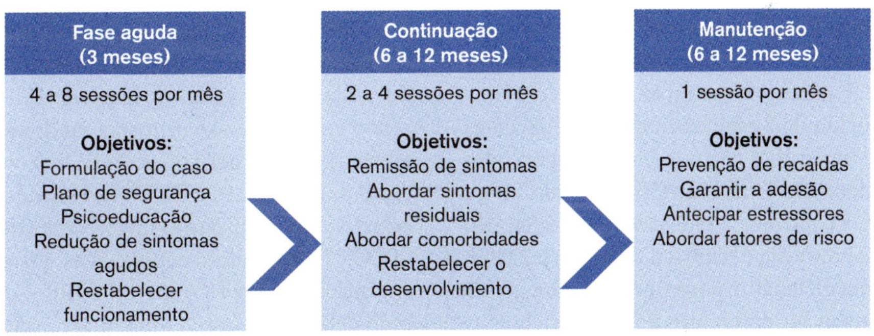

Figura 1 Plano longitudinal de tratamento do TDM em crianças e adolescentes.

Tratamento de crianças e adolescentes com depressão moderada a grave

As intervenções com maiores evidências científicas para depressão moderada a grave na infância e na adolescência são as psicoterapias, os antidepressivos ou a terapia combinada[10,12,19]. Contudo, as principais diretrizes apresentam alguns pontos de discordância quanto às indicações. Por exemplo, o *National Institute for Health and Care Excellence* (NICE) do Reino Unido prioriza a instituição de psicoterapia antes da abordagem farmacológica e contraindica o uso de antidepressivos desacompanhado de psicoterapia[10]. Outras diretrizes reconhecem a superioridade da terapia combinada em relação às demais estratégias isoladas e aceitam a monoterapia com antidepressivo para situações de recusa ou indisponibilidade de uma psicoterapia com evidência científica[9,12].

A seguir, serão revisadas as evidências de eficácia para as psicoterapias, uso de psicofármacos e terapia combinada no tratamento da depressão na infância e na adolescência.

Abordagem psicossocial

As intervenções psicoterápicas com maior evidência de eficácia para reduzir sintomas depressivos em crianças e adolescentes são a terapia cognitivo-comportamental (TCC) e a terapia interpessoal para adolescentes (TIP-A). As principais características de TCC e da TIP-A no tratamento do TDM estão descritas no Quadro 1.

O TADS foi o maior ensaio clínico para adolescentes com depressão já conduzido comparando abordagens psicoterápica e farmacológica. Esse estudo randomizou 439 jovens para uma de quatro intervenções: placebo, TCC, fluoxetina, e a combinação TCC + fluoxetina[21]. O estudo não detectou diferenças significativas na proporção de resposta entre os grupos TCC e placebo (43% e 35%, respectivamente). O estudo TORDIA selecionou adolescentes com depressão que não tiveram resposta a um curso de tratamento com antidepressivo e encontrou que o acréscimo de TCC durante as primeiras 12 semanas de tratamento apresenta benefício, com taxas de remissão de 37,9% para terapia combinada contra 15,5% para monoterapia com antidepressivo[6].

Por conta da natureza de sua conceituação teórica, sugere-se que a TIP-A seja uma intervenção especialmente útil para adolescentes com intensos conflitos interpessoais com pais, altos níveis de sintomatologia depressiva ou ansiedade comórbida. Uma metanálise incluindo 7 estudos com 538 adolescentes comparou TIP-A com três grupos controle (lista de espera, placebo psicológico e tratamento usual), identificando que TIP-A foi superior aos grupos controle na redução de sintomas depressivos, com taxas de resposta e remissão de 45,7% e 22,8%, respectivamente[22]. Uma metanálise posterior mais abrangente incluiu 10 ensaios clínicos randomizados e 7 estudos clínicos abertos totalizando 910 participantes[23]. Esse estudo confirmou achados anteriores acerca da superioridade de TIP-A em relação a estratégias de grupo-controle não somente no domínio

Quadro 1 Características da TCC e TIP-A na abordagem do TDM em adolescentes[20]

Terapia cognitivo-comportamental (TCC)
Conceito: psicoterapia breve com evidência científica para vários transtornos mentais. Parte do pressuposto de que a mudança terapêutica ocorre por meio de mudanças nos pensamentos e nos comportamentos que contribuem para o estresse emocional.
Objetivos:

1. Abordar pensamentos distorcidos que interferem no humor como:
   - Pensamentos tudo ou nada ou perfeccionismo extremo.
   - Percepções globais mal adaptativas sobre si, sobre o mundo e o futuro.
   - Déficits cognitivos como baixa resolução de problemas.
2. Abordar comportamentos-alvo disfuncionais que perpetuam o quadro depressivo como:
   - Problemas de higiene de sono.
   - Baixa ativação comportamental.
   - Baixo repertório de atividades prazerosas.
   - Déficit de habilidades sociais e envolvimento social.

Estrutura: 10 a 20 sessões semanais ou duas vezes por semana.

Terapia interpessoal para adolescentes (TIP-A)
Conceito: psicoterapia breve compreende os sintomas depressivos como intimamente relacionados com disfunções no campo interpessoal do indivíduo.
Objetivos:

- Ajudar os adolescentes a melhorar os relacionamentos e interações sociais.
- Abordar uma ou mais áreas-problema:
  - Luto
  - Disputas de papéis
  - Transição de papéis
  - Déficits interpessoais
- Identificar e ensinar o adolescente a promover melhor comunicação
- Melhorar habilidades sociais e resolução de problemas interpessoais
- Praticar habilidade sociais durante a terapia (*role-play)*

Estrutura: 12 a 16 sessões ao longo de 16 semanas, incluindo sessões com os pais ou cuidadores

de sintomas depressivos, mas também em medidas de funcionalidade e dificuldades interpessoais.

Em relação à comparação entre as modalidades de psicoterapia, uma metanálise em rede comparou a eficácia de intervenções psicoterápicas em crianças e adolescentes (52 estudos, n = 3.805), encontrando que apenas TCC e TIP-A demonstraram superioridade quando comparadas a intervenções controle (lista de espera, tratamento usual ou placebo psicológico)[24]. Posterior a essa evidência, o estudo IMPACT arrolou adolescentes com depressão de forma randomizada para receber intervenção psicossocial breve (IPB), psicoterapia psicanalítica de curto prazo (PPCP) e TCC[8]. Esse estudo surpreendeu o campo ao documentar que as intervenções psicológicas específicas (TCC e PPCP) foram equivalentes quando comparadas entre si e que nenhuma foi superior à IPB. Cabe ressaltar que o estudo definiu IPB como uma intervenção constituída por manejo clínico de rotina, psicoeducação, estímulos para ações e para foco em objetivos e atividades orientadas para o funcionamento interpessoal.

Recentemente, uma metanálise em rede comparou a eficácia de intervenções farmacológicas e não farmacológicas em crianças e adolescentes com TDM incluindo 76 ensaios clínicos com 9.510 participantes[25]. Em relação às psicoterapias, essa análise encontrou que somente a TIP-A foi superior aos grupos-controle psicológicos, com tamanho de efeito moderado. Essa metanálise também confirmou os achados do TADS de que a terapia combinada (TCC + fluoxetina) é superior a placebo ou TCC, mas não à fluoxetina em monoterapia.

Em suma, a literatura tem demonstrado que, entre os adolescentes com TDM, as taxas de preferências são mais altas para as abordagens psicossociais quando comparadas ao uso de antidepressivos[26]. Embora os tamanhos de efeito das intervenções psicológicas sejam mais baixos em comparação a outros transtornos da infância e adolescência, é fundamental que as abordagens psicossociais sejam centrais no plano de tratamento de crianças e adolescentes com depressão. Considerando as evidências apresentadas até então, é preferível a indicação de TCC ou TIP-A, considerando também a possibilidade de indicar PCCP ou IBP como primeiras escolhas.

Abordagem farmacológica

Assim como em adultos, os antidepressivos constituem a principal abordagem farmacológica disponível no tratamento de episódios depressivos em crianças e adolescentes. Entretanto, existem particularidades importantes para a faixa etária, tanto em termos de eficácia quanto em relação a efeitos adversos (ver Quadro 2). A prescrição dos antidepressivos geralmente segue o mesmo padrão das doses utilizadas em adultos, embora seja boa prática o início com doses iniciais mais baixas. É recomendável aguardar pelo menos 4 semanas até ajustar a dose e, se não houver resposta terapêutica adequada após 12 semanas em dose otimizada, sugere-se a troca de fármaco[11].

Uma metanálise avaliou a eficácia de inibidores seletivos da recaptação da serotonina (ISRS) mais venlafaxina, mirtazapina e nefazodona em 13 ensaios clínicos randomizados que incluíram 2.910 crianças e adolescentes com TDM[27]. Essa metanálise documentou uma resposta significativa em 61% dos pacientes tratados com fármacos ativos em comparação com 50% dos pacientes que receberam placebo (número necessário para tratar, NNT = 10). Esse estudo encontrou um NNT de 5 para a fluoxetina em específico, o que pode estar associado à maior meia-vida do fármaco (menor susceptibilidade à má adesão) e à qualidade do desenho dos estudos que avaliaram esse medicamento[28]. Agrupando os resultados por faixa etária, verificou-se que a resposta aos antidepressivos foi significativa em adolescentes (62% *versus* 49%), mas não em crianças (65% *versus* 58%), possivelmente devido à intensa resposta ao placebo nessa faixa etária. Nessa metanálise, a fluoxetina foi o único dentre os antidepressivos avaliados que demonstrou eficácia tanto em crianças quanto em adolescentes.

A metanálise em rede mais recente incluiu 71 ensaios clínicos randomizados com 9.510 participantes no total e avaliou tanto intervenções psicoterápicas quanto farmacológicas[26]. Nesse estudo, que incluiu ISRS, tricíclicos, e outros 5 antidepressivos, somente a fluoxetina foi superior a placebo. Além disso, venlafaxina esteve associada a maior risco de comportamento suicida ou ideação suicida quando comparada a placebo e outras 10 intervenções, incluindo fluoxetina[26].

Alguns autores salientam pontos fracos das metanálises na sumarização da literatura científica em antidepressivos[28]. Por exemplo, estudos que demonstram ineficácia do tratamento são diferentes de estudos falhos, os quais podem conter problemas metodológicos tão graves a ponto de tornar impossível quaisquer conclusões acerca da eficácia dos fármacos. Nesse sentido, os estudos falhos são pouco informativos e distorcem o resultado final em relação à utilidade dos antidepressivos em crianças e adolescentes e deveriam ser considerados inelegíveis nas metanálises de eficácia.

Os únicos antidepressivos que contam com aprovação do órgão norte-americano FDA (Food and drug Administration) para tratamento de depressão em crianças e adolescentes são

Quadro 2 Efeitos adversos dos antidepressivos em crianças e adolescentes

Suicidalidade: a partir de 2004, o FDA inclui na bula dos antidepressivos uma tarja preta alertando acerca do risco de suicidalidade associado ao uso dessas medicações em indivíduos com menos de 25 anos de idade. Isto se deveu aos resultados de uma metanálise que envolveu mais de 4.400 crianças e adolescentes, e sugeriu um risco aumentado de ideação ou comportamento suicida durante os primeiros meses de tratamento com antidepressivos – a frequência foi de 4% com ISRS na comparação com 2% no grupo placebo[29]. Entretanto, no ano seguinte à inclusão da advertência do FDA, o número de prescrições de ISRS nos Estados Unidos caiu e as taxas de suicídio aumentaram pela primeira após dez anos de queda ou estabilidade[30]. O conjunto de evidências parece sugerir que pode haver mais benefícios do que riscos no uso de antidepressivos, considerando-se que o NNT para o tratamento dos transtornos depressivos nessa faixa etária é de pelo menos 10 e o número necessário para causar danos (NNH) é de 112[31]. Outra evidência recente mostrou o risco mais específico associado à venlafaxina quando comparada a outros tratamentos, sugerindo que são necessários mais estudos para compreender os mecanismos deste fenômeno e quais fármacos em específico possuem maior associação ao suicídio[26]. Ainda assim, considerando a gravidade desse efeito adverso, o clínico deve estar atento ao surgimento de pensamentos ou comportamentos suicidas, bem como a mudanças inesperadas de comportamento, como retraimento social. A estratégia terapêutica deve compreender uma atitude ativa buscando mitigar fatores predisponentes.
Eventos suicidas tendem a acontecer mais precocemente no tratamento (entre três a cinco semanas) e principalmente entre os não respondedores ao antidepressivo. São preditores também uma alta ideação suicida no início do tratamento, maior gravidade do quadro, conflitos familiares e uso de álcool e/ou drogas.

Mania e hipomania: crianças e adolescentes apresentam um risco aumentado para o desenvolvimento de mania ou hipomania durante o tratamento com antidepressivos. Uma metanálise demonstrou que a incidência de sintomas maníacos foi de 9,8% dos jovens que receberam antidepressivos, comparados a apenas 0,5% dos que receberam placebo (NNH de 17)[32].

a fluoxetina (a partir dos 8 anos de idade) e o escitalopram (a partir dos 12 anos de idade). As diretrizes clínicas mais atuais e a revisão das evidências mais recentes de metanálises e grandes estudos clínicos direcionam a escolha para a fluoxetina como tratamento farmacológico de primeira linha na população pediátrica[20,26]. Alguns fatores, contudo, podem levar o clínico a optar por outro antidepressivo, incluindo o perfil de interações farmacológicas e efeitos adversos, a preferência do paciente ou da família e o histórico de resposta prévia em episódios depressivos anteriores[20]. Pacientes que não apresentam resposta inicial à fluoxetina devem ter sua medicação trocada por outro ISRSs, como escitalopram, citalopram ou sertralina. A paroxetina não costuma ser uma opção recomendada para essa população. Para pacientes com mais de 12 anos de idade com duas falhas terapêuticas documentadas com ISRS (cada um por 12 semanas em dose adequada) pode-se considerar venlafaxina como opção de terceira linha[10]. Contudo, diante das evidências recentes de aumento da ideação e comportamento suicidas, é necessário o monitoramento mais frequente da suicidalidade em adolescente recebendo esse fármaco[26].

Por último, pacientes refratários a essas três linhas de tratamento poderão fazer uso de intervenções baseadas em estudos realizados com adultos (p. ex., bupropiona ou duloxetina) ou receber uma estratégia de potencialização com lítio[9].

A Tabela 1 descreve os principais antidepressivos, bem como o grau de evidência para o TDM na infância e adolescência e as indicações clínicas para a faixa etária.

Tratamento combinado

Em geral, há concordância entre as diretrizes quanto à recomendação do tratamento combinado de psicoterapia e farmacoterapia em casos de depressão moderada a grave[9,11,20]. De fato, há bom suporte da evidência para essa prática. No TADS, embora o tratamento combinado não tenha sido superior à fluoxetina em monoterapia no desfecho primário, a combinação fluoxetina + TCC demonstrou melhor resposta em termos de redução de ideação suicida e recuperação funcional após 12 semanas[21]. No mesmo sentido, no estudo TORDIA, a terapia combinada foi superior à monoterapia com antidepressivo em adolescentes com depressão resistente[6]. No estudo *British Antidepressant and Psychotherapy Treatment* (ADAPT) a combinação não foi superior à monoterapia com ISRS na semana 28[9]. Contudo, a inclusão de pacientes de maior gravidade pode ter influenciado os resultados nesse sentido, conforme demonstrou uma análise secundária incluindo o subgrupo mais grave do TADS. Em seguimentos de longo prazo, entretanto, a resposta nos grupos de monoterapia e de tratamento combinado parecem convergir tanto no TADS (36 semanas) quanto no estudo TORDIA (72 semanas)[33]. A interpretação desses resultados se torna mais intrincada por fatores como seguimento naturalístico não controlado e remissão espontânea no curso de longo prazo.

O estudo *Youth Depression Alleviation–Combined Treatment* (YoDA-C) está entre os mais importantes desenhados

Tabela 1 Antidepressivos na infância e adolescência

	Dose inicial (mg/dia)	Dose usual (mg/dia)	Nível de evidência no TDM	Indicações (FDA)
Inibidores seletivos da recaptação de serotonina (ISRS)				
Citalopram	10-20	20-40	C	-
Escitalopram	10	10-20	A	TDM (12 +)
Fluoxetina	10-20	20-80	A	TDM (8+), TOC (7+)
Fluvoxamina	25-50	50-300	C	TOC (8+)
Paroxetina	10-20	20-60	C	-
Sertralina	25-50	100-200	A	TOC (6+)
Inibidores seletivos da recaptação de serotonina e noradrenalina (IRSN)				
Venlafaxina	37,5	150-225	C	-
Desvenlafaxina	25	25-100	C	-
Duloxetina	30	30-60	C	TAG (7+)
Antidepressivos atípicos				
Bupropiona	150	150-300	C	-
Mirtazapina	7,5-15	15-45	C	-
Vortioxetina	5	10-20	C	-

Apenas fluoxetina e escitalopram são formalmente aprovados pelo FDA para o tratamento de depressão em crianças e adolescentes.

Graus de evidência: A: baseado em metanálises de ensaios clínicos randomizados (ECRs) ou um ou mais ECRs; B: baseado em pelo menos um ensaio controlado não randomizado; C: baseado em dados de estudos não experimentais ou extrapolados das evidências grau A ou de grau B em populações diferentes; D: opinião de especialista ou experiência clínica.

TAG: transtorno de ansiedade generalizada; TDM: transtorno depressivo maior; TOC: transtorno obsessivo compulsivo.

especificamente para avaliar se o tratamento combinado com fluoxetina combinada à TCC é superior à TCC em monoterapia com placebo, randomizando 153 pacientes para cada grupo de intervenção[34]. Esse ensaio clínico não encontrou diferenças entre os grupos, sugerindo que não há vantagem no tratamento combinado em relação à psicoterapia em monoterapia. A metanálise em rede mais recentemente publicada, incluindo 9.510 participantes, concluiu que somente fluoxetina ou fluoxetina + TCC foram superiores ao placebo, em uma lista de diversas abordagens farmacológicas e não farmacológicas[25].

Ainda há controvérsia acerca dos benefícios do tratamento combinado na abordagem inicial de crianças e adolescentes com TDM e os estudos atuais buscam compreender para quais pacientes ou sintomas cada modalidade é mais indicada. Nesse sentido, estudo recente conduziu uma análise secundária dos dados de tratamento de fase aguda do TADS, a fim de verificar diferenças de resposta ao tratamento entre dois *clusters* de sintomas depressivos. Os achados sugerem que o *cluster* formado por humor depressivo, irritabilidade, dificuldade para se divertir, retraimento social, alterações de sono, dificuldades escolares, fadiga excessiva e baixa autoestima apresentou melhor resposta ao tratamento[35]. Esses achados, contudo, ainda requerem replicações.

Depressão resistente

Aproximadamente 40% dos adolescentes permanecem com sintomas depressivos clinicamente significativos após o tratamento inicial e, dessa população, metade permanece com sintomas apesar de trocar medicações ou adicionar psicoterapia[36]. Define-se depressão resistente como aquela que apresenta sintomas associados a prejuízo clínico e que não responde a duas tentativas subsequentes de tratamento baseado em evidências, incluindo psicoterapia e medicação em doses e tempo adequados[36]. Por exemplo, adolescentes que seguem apresentando sintomas depressivos e prejuízos funcionais após 8 a 16 sessões de psicoterapia TIP-A ou TCC seguidas de 12 semanas de tratamento farmacológico. Nesses casos, a primeira conduta sugerida é revisar o diagnóstico e as comorbidades, assim como a adesão ao tratamento[11].

Como já mencionado, o estudo TORDIA foi desenhado especificamente para avaliar intervenções em adolescentes com depressão resistente[6]. Nesse estudo, a venlafaxina se mostrou tão efetiva quanto outros ISRS no tratamento da depressão refratária, porém apresentando mais efeitos adversos, inclusive suicidalidade, achado que foi corroborado por metanálise recente acerca desse fármaco. Diferindo da população adulta, não há evidência de eficácia para antidepressivos tricíclicos no tratamento de depressão em crianças e adolescentes[10,25].

Algumas revisões específicas sobre depressão resistente na infância e adolescência concluem que a literatura está baseada principalmente em estudos com adultos, o que limita a prática clínica, já que existem diferenças bem estabelecidas em termos de resposta ao tratamento do TDM por faixa etária[36]. Além disso, aspectos relacionados à segurança e eficácia específicos para crianças e adolescentes devem ser observados antes de transpor as intervenções utilizadas em adultos. Por exemplo, a escetamina, que foi recentemente aprovada para o tratamento da depressão resistente em adultos, está sob investigação para o tratamento na população pediátrica. Contudo, alguns estudos em adolescentes no campo da esquizofrenia demonstraram que a exposição repetida a essa droga representou comprometimentos cognitivos e comportamentais persistentes[37]. Nesse sentido, também deve-se ter cautela com a indicação de outros tratamentos bem estabelecidos para adultos, como as intervenções de neuromodulação. Até o momento, não existem ensaios clínicos randomizados e controlados com eletroconvulsoterapia para crianças e adolescentes com TDM, por exemplo[36].

Em suma, até o momento, as evidências específicas para crianças e adolescente com depressão resistente, estabelecem a terapia combinada (ISRS + psicoterapia) como primeira linha, seguida de troca por outro ISRS, como segunda linha e a troca do ISRS por venlafaxina como terceira linha.

Tratamento da fase de continuação e manutenção

Após atingir a resposta durante a fase aguda, toda criança e adolescente deve receber tratamento de continuação, que objetiva a prevenção das recaídas. As diretrizes atuais recomendam que, salvo em casos onde há contraindicação, mantenha-se a intervenção que foi instituída durante a fase aguda para adquirir a remissão[9-12]. Em casos que atingiram remissão com monoterapia farmacológica, recomenda-se a estratégia chamada tratamento sequencial, adicionando TCC na fase de continuação. Um ensaio clínico randomizado alocou 144 adolescentes que responderam à fluoxetina para receber associação de TCC ou monoterapia com medicação durante a fase de continuação[33]. O estudo evidenciou menor risco de recaída após 78 semanas com o tratamento sequencial quando comparada ao uso de farmacoterapia isolada (32% *versus* 62%).

Após 6 a 12 meses em fase de continuação, é possível encaminhar os pacientes que permaneceram eutímicos para um tratamento de manutenção, que durará aproximadamente 1 ano. O tratamento de manutenção é indicado para pacientes que apresentem maior risco de recorrência, como aqueles com maior número de episódios (a partir de três ao longo da vida), cujo episódio depressivo foi grave ou muito longo, e os que agregam um grande número de fatores de risco e/ou perpetuadores. O fluxograma do manejo clínico do TDM em crianças e adolescentes está resumido na Figura 2.

CONSIDERAÇÕES FINAIS

O manejo clínico do transtorno depressivo maior em crianças e adolescentes apresenta uma série de desafios e oportunidades. É um transtorno bastante comum, em especial na adolescência, mas associado a uma série de desfechos negativos, incluindo o suicídio. Para conduzir um manejo adequado, deve-se conhecer as particularidades das opções terapêuticas

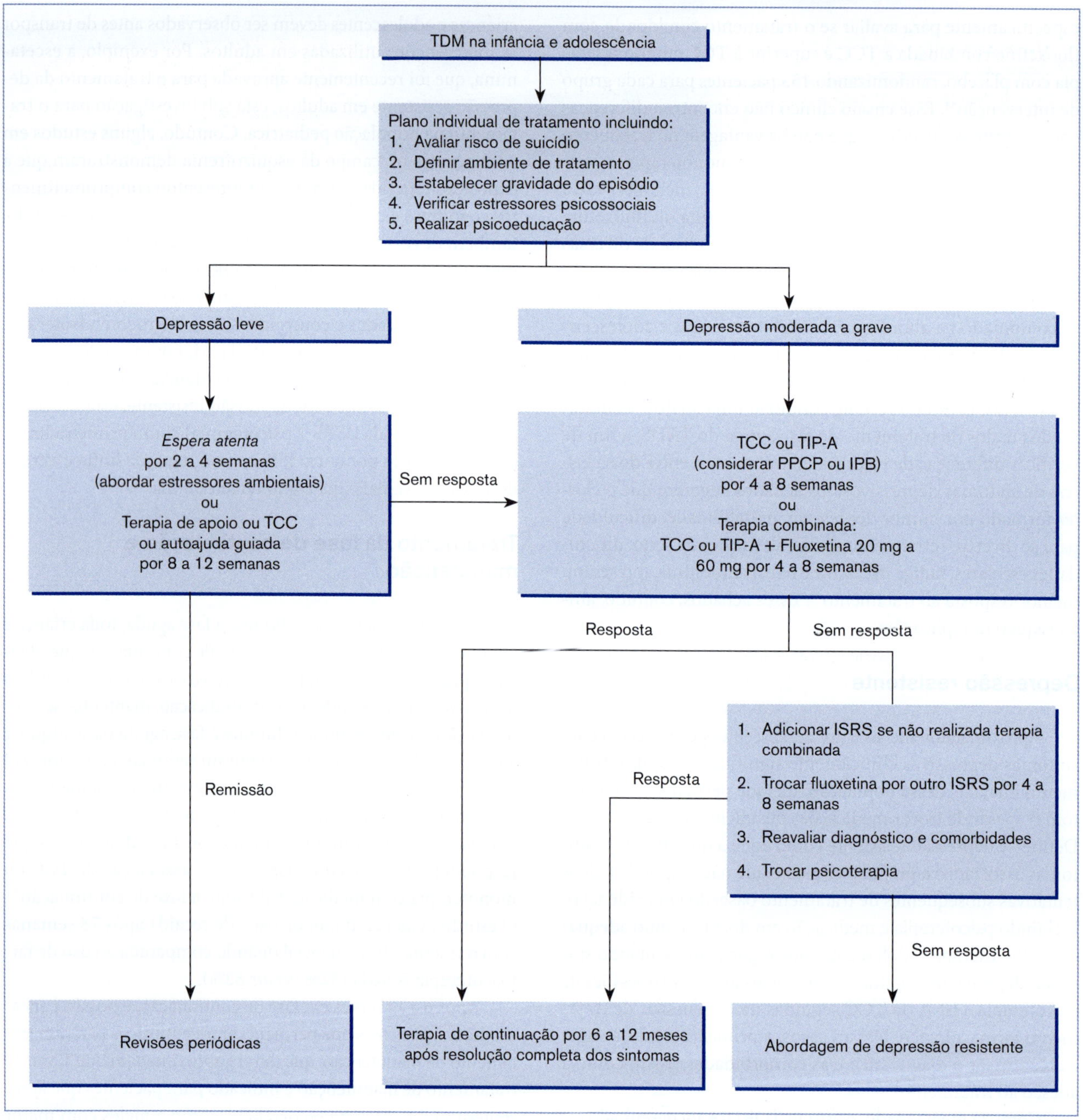

Figura 2 Tratamento do transtorno depressivo maior (TDM) na infância e adolescência[10,11,20].
IPB: intervenção psicossocial breve; ISRS: inibidor seletivo da receptação de serotonina; PPCP: psicoterapia psicodinâmica de curto prazo; TCC: terapia cognitivo-ocomportamental; TIP-A: terapia interpessoal para adolescentes.

específicas para essa faixa etária. Entre os tópicos já esboçados neste capítulo, ressaltamos a importância da avaliação adequada de risco, da determinação do ambiente terapêutico mais adequado e da psicoeducação, os quais devem preceder todo e qualquer plano terapêutico. As psicoterapias, e em especial a TCC e a TIP-A, tem papel fundamental no tratamento, tanto em monoterapia, quanto combinadas a um antidepressivo. Dentre os antidepressivos, a fluoxetina é o fármaco mais bem estudado em crianças e adolescentes, sendo recomendado como primeira escolha pela maioria das diretrizes e especialistas. Ao longo do tratamento, deve-se atentar para o surgimento de situações de risco envolvendo suicidalidade ou surgimento de sintomas de mania/hipomania. Em crianças e adolescentes, não há embasamento para uso de antidepressivos tricíclicos e há uma resposta mais expressiva ao placebo do que em adultos. Cabe ressaltar que, em caso de não resposta ao tratamento ou depressão resistente, é fundamental proceder a reavaliação diagnóstica e a presença de comorbidades, bem como verificar a adesão ao tratamento e a presença de estressores psicossociais perpetuadores dos sintomas.

Vinheta clínica

S é uma adolescente de 15 anos, que reside com os pais e o irmão de 7 anos em Porto Alegre. Os pais vêm enfrentando conflitos conjugais importantes há dois anos, com vários episódios de separação e, recentemente, estão discutindo o divórcio. A mãe possui histórico de tratamento para depressão e o pai possui histórico de episódios de humor irritável e comportamento explosivo, porém sem nunca ter recebido tratamento psiquiátrico. S está cursando o 1° ano do ensino médio, porém vem apresentando faltas frequentes às aulas nos últimos 3 meses. Apesar do bom histórico escolar, refere intenso desinteresse pela maioria das disciplinas, dizendo "esquecer tudo o que aprende". S vem para atendimento psiquiátrico trazido pela mãe, a qual aponta que a adolescente vem apresentando excessiva irritabilidade e comportamento explosivo por motivos fúteis nos últimos três meses. Além disso, a mãe nota que S tem permanecido agitada e inquieta, passando a maior parte do tempo isolada no seu quarto jogando no smartphone. Na avaliação individual, S refere que vem apresentando humor deprimido e choro fácil quase todos os dias nos últimos três meses e que deixou de fazer atividades prazerosas como sair com os amigos e praticar natação. Ainda, refere diminuição importante de apetite (deixou de fazer algumas refeições) e sonolência excessiva, passando a dormir até 14 horas por dia. Mesmo assim, a adolescente queixa-se de intensa fadiga durante o dia. S refere pensamentos de culpa pelos conflitos familiares, repete, por várias vezes, não ser a filha que os pais gostariam. Nega ideação/plano suicida no momento da avaliação. S expressa pensamento pessimista, dizendo que todas as atividades de lazer "serão chatas" e que os amigos não se importam com ela. Por esse motivo, apresenta importante isolamento social.

Na avaliação, ficou evidente o diagnóstico de transtorno depressivo maior grave, apresentando 60 pontos na escala CDRS-R. Definiu-se que S iniciaria psicoterapia na modalidade TCC em ambulatório com consultas duas vezes por semana. Ainda, realizou-se a abordagem do estressor psicossocial familiar, definindo que o processo de divórcio dos pais fosse discutido sem expor S a conflitos. Na primeira consulta, foi realizada intensa psicoeducação sobre TDM para a paciente e os pais, bem como foram estabelecidos os passos do tratamento. Ainda, indicou-se Fluoxetina até a dose de 20 mg, optando-se por tratamento combinado. A psicoterapia foi estruturada em 12 sessões. Durante as sessões 1 a 4, foi abordada a influência dos pensamentos no humor com estratégias para debater padrões de pensamentos disfuncionais e aumentar os pensamentos positivos, principalmente em torno da culpa e das interações sociais. Entre as sessões 5 a 8, foram estabelecidas tarefas de ativação comportamental com foco em atividades prazerosas, com objetivo de melhorar o humor. Paciente passou a fazer tarefas direcionadas para o planejamento de atividades semanais. Durante a as sessões 9 a 13, foram trabalhadas maneiras de melhorar os relacionamentos interpessoais com foco no aumento e manutenção do suporte social e trabalho de habilidades sociais, com objetivo de reaproximar S dos amigos.

No seguimento das primeiras 4 semanas, S evoluiu com resposta terapêutica e boa adesão ao tratamento, apresentando CDRS-R = 40. Como ainda apresentava humor deprimido e anedonia importantes, a fluoxetina foi aumentada para 40 mg por dia. Com 8 semanas, S apresentou CDRS-R de 29 pontos, permanecendo com retraimento social, principalmente. Após 12 semanas do tratamento, S evoluiu com remissão dos principais sintomas (CDRS-R = 22), melhora no relacionamento familiar e maior interação com os amigos da escola. Nessa etapa, foi indicado o tratamento de continuação com consultas a cada duas semanas e manutenção de fluoxetina na dose de 40 mg por dia.

Para aprofundamento

- Goodyer IM, Wilkinson PO. Practitioner review: therapeutics of unipolar major depressions in adolescents. J Child Psychol Psychiatry. 2019;60(3):232-243.
  - ⇨ **Esta revisão da literatura focada no clínico sumariza e atualiza a literatura acerca do tratamento de TDM em adolescentes com autores de referência na área.**
- Dwyer JB, Stringaris A, Brent DA, Bloch MH. Annual research review: defining and treating pediatric treatment-resistant depression. J Child Psychology and Psychiatry. 2020;61(3):312-332.
  - ⇨ **Esta revisão da literatura aborda os principais conceitos sobre depressão resistente em adolescentes, considerando fatores de risco e desafios diagnósticos. Ainda, revisa as principais intervenções, considerando uma estratégia sequencial de abordagem.**
- Cheung AH, Zuckerbrot RA, Jensen PS, Ghalib K, Laraque D, Stein REK. Guidelines for adolescent depression in primary care (GLAD-PC): II. Treatment and Ongoing Management. Pediatrics [Internet]. 2018;141(3):1-16.
  - ⇨ **Diretriz ampla e atualizada da Academia Americana de Pediatria sobre o tratamento e o manejo do TDM em adolescentes.**

REFERÊNCIAS BIBLIOGRÁFICAS

1. GBD 2017 – Global Burden of Disease Study 2017. Results [Internet]. Seattle: Institute for Health Metrics and Evaluation; 2017 [6 de julho de 2020]. Disponível em: http://vizhub.healthdata.org/gbd-compare.
2. Gore FM, Bloem PJN, Patton GC, Ferguson J, Joseph V, Coffey C, et al. Global burden of disease in young people aged 10-24 years: A systematic analysis. Lancet. 2011;377(9783):2093-102.
3. Korczak DJ, Goldstein BI. Childhood onset major depressive disorder: course of illness and psychiatric comorbidity in a community sample. J Pediatrics. 2009;155(1):118-23.
4. Chahal R, Gotlib IH, Guyer AE. Research review: brain network connectivity and the heterogeneity of depression in adolescence – a precision mental health perspective. J Child Psychology and Psychiatry. 2020.
5. March J, Silva S, Petrycki S, Curry J, Wells K, Fairbank J, et al. Fluoxetine, cognitive-behavioral therapy, and their combination for adolescents with depression: Treatment for Adolescents with Depression Study (TADS) randomized controlled trial. JAMA. 2004;292(7):807-20.
6. **Brent D, Emslie G, Clarke G, Wagner KD, Iyengar S, Abebe K, et al. Switching to another ssri or to venlafaxine with or without cognitive**

behavioral therapy for adolescents with SSRI – resistant depression: the TORDIA randomized controlled trial. JAMA. 2008;299(8):901-13.

⇨ **Ensaio clínico randomizado de larga escala incluindo pacientes resistentes a um curso de antidepressivo.**

7. Goodyer IM, Dubicka B, Wilkinson P, Kelvin R, Roberts C, Byford S, et al. A randomised controlled trial of cognitive behaviour therapy in adolescents with major depression treated by selective serotonin reuptake inhibitors. The ADAPT trial. Health Technol Assess 2008;12(14):iii-60.
8. **Goodyer IM, Reynolds S, Barrett B, Byford S, Dubicka B, Hill J, et al. Cognitive behavioural therapy and short-term psychoanalytical psychotherapy versus a brief psychosocial Intervention in Adolescents with Unipolar Major Depressive Disorder (IMPACT): a multicentre, pragmatic, observer-blind, randomised controlled superiority trial. Lancet Psychiatry. 2017;4(2):109-19.**

   ⇨ **Este ensaio clínico demonstrou equivalência entre TCC, terapia psicoanalítica breve e uma intervenção psicossocial mais inespecífica e aplicável.**
9. Birmaher B, Brent D, Bernet W, Bukstein O, Walter H, Benson RS, et al. Practice parameter for the assessment and treatment of children and adolescents with depressive disorders. J Am Acad Child Adolesc Psychiatry. 2007;46(11):1503-26.
10. Hopkins K, Crosland P, Elliott N, Bewley S. Diagnosis and management of depression in children and young people: summary of updated NICE guidance. BMJ Br Med J [Internet]. 2015;350(h824):1-3. Disponível em: http://www.bmj.com/cgi/doi/10.1136/bmj.h824.
11. MacQueen GM, Frey BN, Ismail Z, Jaworska N, Steiner M, Lieshout RJV, et al. Canadian Network for Mood and Anxiety Treatments (CANMAT) 2016 clinical guidelines for the management of adults with major depressive disorder: Section 6. Special populations: Youth, women, and the elderly. Can J Psychiatry. 2016;61(9):588-603.
12. Zuckerbrot R, Cheung AH, Jensen PS, Stein REK, Laraque D. Guidelines for adolescent depression in primary care (GLAD-PC): I. Identification, assessment, and initial management. Pediatrics. 2018;141(3):1-21.
13. O'Connor BC, Lewandowski RE, Rodriguez S, Tinoco A, Gardner W, Hoagwood K, et al. Usual care for adolescent depression from symptom identification through treatment initiation. JAMA pediatrics. 2016;170(4):373-380.
14. Pickles A, Rowe R, Simonoff E, Foley D, Rutter M, Silberg J. Child psychiatric symptoms and psychosocial impairment: Relationship and prognostic significance. Br J Psychiatry. 2001;179(SEPT.):230-5.
15. Qato DM, Ozenberger K, Olfson M. Prevalence of prescription medications with depression as a potential adverse effect among adults in the United States. JAMA. 2018;319(22):2289.
16. Posner K, Brown GK, Stanley B, Brent DA, Yershova KV, Oquendo MA, et al. The Columbia – Suicide Severity Rating Scale: initial validity and internal consistency findings from three multisite studies with adolescents and adults. Am J Psychiatry. 2011;168(12):1266-77.
17. Rocha TBM, Fisher HL, Caye A, Anselmi L, Arseneault L, Barros FC, et al. Identifying adolescents at risk for depression: a prediction score performance in cohorts based in three different continents. J Am Acad Child & Adolescent Psychiatry. 2020.
18. Macneil CA, Hasty MK, Conus P, Berk M. Is diagnosis enough to guide interventions in mental health? Using case formulation in clinical practice. BMC medicine. 2012;10(1):111.
19. Goodyer IM, Wilkinson PO. Practitioner review: therapeutics of unipolar major depressions in adolescents. J Child Psychol Psychiatry. 2019;60(3):232-243.
20. Cheung AH, Zuckerbrot RA, Jensen PS, Ghalib K, Laraque D, Stein REK. Guidelines for Adolescent Depression in Primary Care (GLAD-PC): II. Treatment and ongoing management. Pediatrics [Internet]. 2018;141(3):1-16.
21. March JS, Silva S, Petrycki S, Curry J, Wells K, Fairbank J, et al. The Treatment for Adolescents with Depression Study (TADS): long-term effectiveness and safety outcomes. Arch Gen Psychiatry. 2007;64(10):1132-43.
22. Pu J, Zhou X, Liu L, Zhang Y, Yang L, Yuan S, et al. Efficacy and acceptability of interpersonal psychotherapy for depression in adolescents: A meta-analysis of randomized controlled trials. Psychiatry Res. 2017;253:226-32.
23. Duffy F, Sharpe H, Schwannauer M. Review: The effectiveness of interpersonal psychotherapy for adolescents with depression – a systematic review and meta-analysis. Child and Adolescent Mental Health. 2019;24(4):307-317.
24. Zhou X, Hetrick SE, Cuijpers P, Qin B, Barth J, Whittington CJ, et al. Comparative efficacy and acceptability of psychotherapies for depression in children and adolescents: A systematic review and network meta-analysis. World Psychiatry. 2015;14(2):207-22.
25. **Zhou X, Teng T, Zhang Y, Giovane CD, Furukawa TA, Weisz JR, et al. Comparative efficacy and acceptability of antidepressants, psychotherapies, and their combination for acute treatment of children and adolescents with depressive disorder: a systematic review and network meta-analysis. Lancet Psychiatry. 2020;7:581-601.**

    ⇨ **Metanálise em rede bastante recente que inclui no mesmo estudo as intervenções psicoterápicas e os antidepressivos.**
26. Singh S, Zaki RA, Farid NDN. A systematic review of depression literacy: knowledge, help-seeking and stigmatising attitudes among adolescents. J Adolesc. 2019;74:154-72.
27. Hetrick SE, Merry SN, McKenzie J, Sindahl P, Proctor M. Selective serotonin reuptake inhibitors (SSRIs) for depressive disorders in children and adolescents. Cochrane database of systematic reviews. 2007;(3).
28. Walkup JT. Antidepressant efficacy for depression in children and adolescents: Industry- and NIMH-funded studies. Am J Psychiatry. 2017;174(5):430-7.
29. Hammad TA, Laughren T, Racoosin J. Suicidality in pediatric patients treated with antidepressant drugs. Arch Gen Psychiatry. 2006;63(3):332-9.
30. Pfeffer CR. The FDA pediatric advisories and changes in diagnosis and treatment of pediatric depression. Am J Psychiatry. 2007;164(6):843-6.
31. **Bridge JA, Iyengar S, Salary CB, Barbe RP, Birmaher B, Pincus HA, et al. Clinical response and risk for reported suicidal ideation and suicide attempts in pediatric antidepressant treatment. JAMA. 2007;297(15):1683.**

    ⇨ **Esta metanálise está entre as evidências mais importantes acerca do risco de aumento de suicidalidade com o uso de antidepressivos, ponderando o risco vs. benefício da intervenção.**
32. Offidani E, Fava GA, Tomba E, Baldessarini RJ. Excessive mood elevation and behavioral activation with antidepressant treatment of juvenile depressive and anxiety disorders: A systematic review. Psychother Psychosom. 2013;82(3):132-41.
33. Brent DA, Brunwasser SM, Hollon SD, Weersing VR, Clarke GN, Dickerson JF, et al. Effect of a cognitive-behavioral prevention program on depression 6 years after implementation among at-risk adolescents: a randomized clinical trial. JAMA Psychiatry. 2015;72(11):1110-8.
34. Davey CG, Chanen AM, Hetrick SE, Cotton SM, Ratheesh A, Amminger G, et al. The addition of fluoxetine to cognitive behavioural therapy for youth depression (YoDA-C): a randomised, double-blind, placebo-controlled, multicentre clinical trial. Lancet Psychiatry. 2019;6(9):735-44.
35. Bondar J, Caye A, Chekroud AM, Kieling C. Symptom clusters in adolescent depression and differential response to treatment: a secondary analysis of the treatment for adolescents with depression study randomised trial. Lancet Psychiatry. 2020;7(4):337-43.
36. Dwyer JB, Stringaris A, Brent DA, Bloch MH. Annual research review: defining and treating pediatric treatment-resistant depression. J Child Psychology and Psychiatry. 2020;61(3):312-32.
37. Zimmermann KS, Richardson R, Baker KD. Esketamine as a treatment for paediatric depression: questions of safety and efficacy. Lancet psychiatry. 2020.
38. **Thapar A, Collishaw S, Pine DS, Thapar AK. Depression in adolescence. The Lancet. 2012;379(9820):1056-1067.**

    ⇨ **Revisão narrativa bastante interessante que aborda aspectos gerais sobre depressão na adolescência.**
39. Bennett SD, Cuijpers P, Ebert DD, Smith MM, Coughtrey AE, Heyman I, et al. Practitioner review: unguided and guided self-help interventions for common mental health disorders in children and adolescents: a systematic review and meta-analysis. J Child Psychol Psychiatry. 2019;60(8):828-47.

8

Tratamentos dos transtornos de ansiedade em crianças e adolescentes

Fernando Ramos Asbahr
Lilian Lerner Castro
Eunice Monteiro Labbadia
Camila Luisi Rodrigues
Carolina Sophia Vila Zambotto
Daniela Rothschild

Sumário

Pontos-chave

- Os transtornos de ansiedade estão entre os transtornos de saúde mental mais comuns na infância e na adolescência e têm um impacto significativo e duradouro no funcionamento familiar, social e acadêmico.
- A terapia cognitivo-comportamental (TCC) e a terapia farmacológica com antidepressivos (ISRS e IRSN) são eficazes para o tratamento de transtornos de ansiedade em crianças e adolescentes, a curto e médio prazos. Não há evidências na literatura atual de eficácia de outras abordagens psicológicas que não a TCC.

INTRODUÇÃO

O tratamento de crianças e adolescentes com transtornos de ansiedade deve ter uma abordagem múltipla, incluindo psicoeducação, intervenções cognitivo-comportamentais, consultoria escolar, terapia familiar e farmacoterapia[1].

Crianças com sintomas ansiosos transitórios, geralmente, respondem a reasseguramento e suporte. Jovens com sintomas ansiosos leves a moderados, com pouco prejuízo funcional, respondem a intervenções educacionais com seus pais. Já aqueles com níveis de ansiedade maiores, com prejuízo funcional significativo, devem ser encaminhados para tratamento específico[2].

Dados atuais da literatura indicam que a terapia cognitiva-comportamental (TCC) e o tratamento medicamentoso com os inibidores seletivos de recaptação da serotonina (ISRS) são os tratamentos de escolha baseados em evidências científicas para crianças e adolescentes com transtornos de ansiedade. Ambas as modalidades de tratamento mostraram-se mais eficazes que o tratamento com placebo. Quando utilizados em combinação (TCC + ISRS), a eficácia, além de ser superior à do placebo, é maior que as intervenções com TCC (como monoterapia) e com os ISRS (como monoterapia)[3].

Tido como consenso entre clínicos e pesquisadores, considera-se a TCC primeira escolha terapêutica para crianças e adolescentes com sintomas ansiosos leves ou moderados. Em casos mais graves, com comprometimento significativo de atividades diárias, ou ainda em situações em que a resposta à TCC tenha sido insuficiente ou inexistente, opta-se pela substituição do tratamento com um ISRS ou pela associação do tratamento medicamentoso à TCC. Em casos extremamente graves ou incapacitantes, muitas vezes associados a comorbidades, como a depressão, recomenda-se a combinação de TCC e ISRS[1,4,5].

ABORDAGENS FARMACOLÓGICAS DOS TRANSTORNOS DE ANSIEDADE NA INFÂNCIA E ADOLESCÊNCIA

Diretrizes gerais de tratamento

As classes de medicações utilizadas para manejo dos transtornos ansiosos na infância e adolescência (TAIA) incluem antidepressivos, ansiolíticos, antipsicóticos e alternativas – como betabloqueadores, anti-histamínicos e antiepilépticos[6]. Entre as classes de medicações utilizadas para o manejo dos TAIA, as mais estudadas são os antidepressivos e os ansiolíticos. Entre os antidepressivos, destacam-se os inibidores seletivos da recaptação de serotonina (ISRS), os inibidores seletivos da recaptação de serotonina e noradrenalina (IRSN) e os antidepressivos tricíclicos (ADT).

Em um estudo de metanálise e revisão sistemática que avaliou a eficácia de tratamentos farmacológicos e psicológicos para os TAIA, Wang et al.[7] concluíram que os ISRS e os IRSN mostraram-se eficazes na redução de sintomas de ansiedade em jovens, enquanto os ADT e os benzodiazepínicos tiveram efeito ansiolítico limitado, quando utilizados na mesma população.

Até o momento, não há estudos que comparem diretamente a eficácia dos ISRS em relação à dos IRSN em população pediátrica com transtornos de ansiedade. De fato, apenas um estudo, realizado em nosso meio, comparou duas intervenções psicofarmacológicas (um ISRS, a fluoxetina, comparada a um inibidor não seletivo de recaptação da serotonina, a clomipramina) a grupo placebo em jovens com transtornos de ansiedade[8]. No entanto, ao serem comparados no contexto de uma metanálise de estudos de jovens tratados com antidepressivos, os ISRS associam-se a uma melhora mais precoce e maior em comparação aos IRSN[9].

No tópico a seguir, discutem-se os estudos que avaliam a eficácia farmacológica no tratamento dos TAIA (por questões didáticas, os estudos foram agrupados de acordo com os diagnósticos específicos). Ressalta-se, ainda, que existem relativamente poucos estudos que avaliaram os efeitos a longo prazo de medicações sobre sintomas de ansiedade na população pediátrica. Da mesma forma, poucas pesquisas avaliaram o desfecho clínico após a interrupção do tratamento medicamentoso[10].

Farmacoterapia dos transtornos de ansiedade na infância e na adolescência

Transtorno de ansiedade generalizada (TAG), transtorno de ansiedade de separação (TAS) e fobia social (FS)

Como o TAG, o TAS e a FS comumente ocorrem em comorbidade em crianças e adolescentes, a maioria dos ensaios clínicos avalia esses diagnósticos em conjunto. Assim, abordaremos as indicações de tratamento farmacológico dos três quadros como um todo.

Antidepressivos

Inibidores seletivos de recaptura da serotonina

Destacam-se seis estudos controlados que avaliaram o uso de medicações para o tratamento agudo dos TAIA.

O primeiro avaliou o uso de fluvoxamina (até 300 mg/dia) comparado a placebo em 128 crianças e adolescentes (idades entre 6 e 17 anos) com TAG, FS e/ou TAS durante oito semanas. A fluvoxamina foi considerada eficaz (76% dos indivíduos responderam a fluvoxamina; 29%, ao placebo) e bem tolerada. Efeitos colaterais apresentados foram: cefaleia, sintomas gastrointestinais, ativação motora e sonolência[11].

Rynn et al.[12] compararam durante nove semanas o uso de sertralina (dose máxima 50 mg/dia) e de placebo em 22 crianças e adolescentes, com idades entre 5 e 17 anos, com TAG como diagnóstico primário. A sertralina foi superior ao placebo em todas as medidas de avaliação a partir da 4ª semana de tratamento e considerada segura (90% dos pacientes responderam ao medicamento e 10% ao placebo).

No terceiro estudo, avaliou-se, por 12 semanas, o uso de fluoxetina (20 mg/dia; n = 37) comparado a placebo (n = 37) em crianças e adolescentes de 7 a 17 anos, com diagnósticos de TAG, TAS ou FS. A fluoxetina foi eficaz na redução de sintomas ansiosos e melhora do funcionamento global; 61% dos que receberam fluoxetina e 35% dos que receberam placebo foram considerados melhores ou muito melhores. No entanto, os autores relataram que, apesar da melhora, muitos indivíduos ainda apresentavam sintomas residuais no final do estudo[13]. Neste estudo, a utilização de doses baixas de fluoxetina (20 mg/dia) poderia explicar a presença de sintomas residuais no final do ensaio clínico. Após esse ensaio clínico controlado, 52 crianças e adolescentes foram seguidas em tratamento aberto (n = 42) pelo período de um ano, comparadas àquelas sem medicamento (n = 10). Os participantes em uso de fluoxetina obtiveram uma redução mais acentuada dos sintomas ansiosos em comparação ao grupo controle. Ao final, somente 5% foram avaliados como sem resposta, em contraste a 30% do grupo sem medicamento[14].

O quarto estudo comparou, durante 16 semanas, a paroxetina (10-50 mg/dia) a placebo em 322 crianças (8-11 anos) e adolescentes (12-17 anos) com FS como o transtorno psiquiátrico predominante (comorbidades de FSi, TAG e TAS). O grupo com paroxetina teve uma resposta significativamente maior comparado ao grupo placebo (77,6% respondedores *versus* 38,3%). Os efeitos colaterais mais apresentados foram insônia, hiporexia e vômitos[15].

Mais recentemente, foi realizado um estudo que compara a fluoxetina a um programa de TCC direcionado à fobia social (*Social Effectiveness Therapy for Children* – SET-C) e a placebo em crianças e adolescentes (n = 139). Os resultados mostram superioridade de ambas as modalidades de tratamento comparadas a placebo (taxa de resposta no *Clinical Global Impression* [CGI]: SET-C 79%; fluoxetina 36,4%; placebo 6,3%). Na comparação entre os tratamentos, embora ambos tenham sido associados à redução da ansiedade social, a SET-C mostrou melhores resultados, sobretudo nas medidas de competência social. No seguimento de 1 ano, os ganhos de tratamento foram mantidos[16].

Finalmente, Walkup et al.[3] avaliaram 488 crianças e adolescentes (7-17 anos) com TAG, TAS e/ou FS divididos em quatro grupos: terapia combinada de TCC e sertralina; TCC isoladamente; sertralina isoladamente e placebo. As taxas de resposta foram de 80,7% para a terapia combinada; 59,7% para TCC; 54,9% para sertralina e 23,7% para placebo[3].

Os dados da Tabela 1 resumem os resultados dos estudos com os ISRS descritos.

Os efeitos colaterais mais relatados, tanto nos estudos citados como nos estudos com adultos, foram cefaleia, náuseas, sonolência, insônia, hiporexia, dor epigástrica, ansiedade, agitação ou ativação. A desinibição comportamental parece ser dose dependente, não sendo claro se as crianças têm um risco maior de apresentar este efeito colateral. As reações adversas parecem ser transitórias, geralmente, não necessitando descontinuar o tratamento[17].

Sintomas de retirada, como tontura, náuseas, cefaleia, transtornos sensoriais, estados hipomaníacos, agressividade e ideação suicida têm sido relatados. Assim, os ISRS com meia-vida curta não devem ser descontinuados abruptamente[17].

As vantagens dos ISRS incluem o perfil de efeitos colaterais favoráveis, relativa segurança em altas doses e quase completa ausência de efeitos cardíacos[18].

Inibidores seletivos de recaptura da serotonina e da noradrenalina

Venlafaxina

Estudos controlados demonstraram eficácia e tolerabilidade da venlafaxina no tratamento de transtornos ansiosos em adultos, incluindo FS, TAG, TEPT, TP (transtorno do pânico) e TOC (transtorno obsessivo-compulsivo)[19]. Os estudos existentes em crianças e adolescentes mostram benefícios similares a essa faixa etária. Rynn et al.[20] compararam durante 8 semanas a venlafaxina (n = 157) a placebo (n = 163) em dois ensaios clínicos multicêntricos e controlados, em crianças e adolescentes (6-17 anos), com TAG. A venlafaxina mostrou taxa de resposta significativamente maior em comparação ao placebo (69% *versus* 48%, p = 0,004). Os efeitos colaterais mais significativos relatados foram: astenia, hiporexia, dor e sonolência. No mesmo ano, March et al.[21] publicaram os resultados do seu ensaio clínico randomizado multicêntrico. As taxas de resposta (CGI = 1 ou 2) foram de 56% da venlafaxina ER e 37% do placebo no tratamento de crianças e adolescentes (8-17 anos/n = 293) com fobia social generalizada. Os efeitos colaterais mais comuns com a venlafaxina foram náusea, cefaleia, tontura e nervosismo.

Duloxetina

A duloxetina, composto inibidor da recaptação da serotonina e da noradrenalina (IRSN), atualmente é aprovada nos EUA pela Food and Drug Administration (FDA) para o tratamento do TAG em crianças, adolescentes e adultos. Na população pediátrica, Strawn et al.[22] realizaram um estudo duplo-cego, controlado por placebo, em pacientes pediátricos com diagnóstico primário de TAG (idades de 7 a 17 anos), foram tratados com duloxetina, durante 10 semanas, e seguidos por 18 semanas de duloxetina em estudo aberto, não cego (dosagem: entre 30 e 120 mg/dia). Comparados aos indivíduos tratados com placebo (n = 137), os pacientes tratados com duloxetina apresentaram melhora clínica significativa, com reduções na gravidade dos sintomas de ansiedade, além de maiores taxas de remissão. Os eventos adversos associados à duloxetina incluíram aumento da frequência cardíaca e da pressão arterial, além de perda de peso. Não houve diferença entre os grupos (duloxetina e placebo) em relação à presença de ideação suicida[22].

Antidepressivos tricíclicos

Em relação aos ADT, poucos são os estudos controlados e randomizados com crianças e adolescentes.

No início da década de 1970, Gittelman-Klein e Klein[23] relataram um estudo duplo-cego, controlado por placebo, no qual se utilizou imipramina em 35 crianças e adolescentes (idades de 6 a 14 anos), com recusa escolar e resistentes ao tratamento com terapia comportamental. A imipramina foi administrada em uma dose média de 159 mg/dia, por 6 semanas, associada ao tratamento comportamental. A resposta foi de 81% no grupo que recebeu medicamento, contra 47% no que recebeu placebo. Quanto aos efeitos colaterais, somente boca seca ocorreu com mais frequência no grupo que recebeu imipramina. Dois estudos que tentaram replicar esses resultados não obtiveram sucesso[24,25]. Essa discrepância nos resultados pode estar relacionada à heterogeneidade de diagnósticos dentro da classificação de "recusa escolar". Levando-se em conta os resultados desses estudos, Klein et al.[25] sugerem que o uso de imipramina não necessita ser excluído do tratamento de transtornos ansiosos infantis, mas o efeito sugerido no primeiro estudo não pode ser comumente esperado.

Após três décadas do primeiro estudo duplo-cego, Bernstein et al. avaliaram 47 adolescentes com transtornos ansiosos, depressão ou recusa escolar, em estudo de oito semanas. Compararam a imipramina a placebo, associados à TCC. Os escores das escalas clínicas de ansiedade e depressão apresentaram redução significativa em ambos os grupos. O grupo de intervenção também demonstrou uma melhora significativamente mais rápida no comparecimento à escola em relação ao grupo placebo. Na última semana de tratamento, o comparecimento à escola foi de 70,1% no grupo da imipramina e de 27,6% no grupo placebo[26].

Um estudo duplo-cego controlado por placebo com a clomipramina (40-75 mg/dia) foi realizado com 46 crianças e adolescentes com recusa escolar. Após 12 semanas de tratamento, conclui-se que o grupo que recebeu clomipramina não apresentou melhora clínica[27]. Nesse estudo, as dosagens baixas tornam difícil a interpretação dos resultados.

Os efeitos colaterais mais relatados com o uso dos ADT são: boca seca, visão borrada, constipação, náuseas, hipotensão ortostática, tontura, sedação ou insônia, perda ou ganho de peso.

Frequentemente são transitórios e podem ser minimizados por ajuste gradual de dose. Existem relatos esparsos de irritabilidade e agitação. Os efeitos colaterais cardíacos levantam a maior preocupação com o uso dessas medicações. Deve-se solicitar um eletrocardiograma (ECG) de base, antes do início do tratamento, além de medir a pressão arterial e pulso. Recomenda-se repetir o ECG e checar o nível sérico da droga, após chegar a uma dose efetiva[17].

Ansiolíticos: benzodiazepínicos

Apesar do uso estabelecido dos benzodiazepínicos no tratamento de adultos com transtornos ansiosos, há evidências muito limitadas a respeito de seu uso em crianças e adolescentes com diagnósticos de transtornos de ansiedade. Há uma preocupação em relação a seus efeitos colaterais, como a desinibição comportamental e o potencial de abuso e dependência. A seguir, a descrição de dois ensaios clínicos controlados com placebo avaliou a ação de benzodiazepínicos em crianças e adolescentes com transtornos de ansiedade.

Bernstein et al.[24] compararam, durante 8 semanas, alprazolam (dose média de 1,8 mg/dia), imipramina (dose média de 164 mg/dia) e placebo em 24 crianças e adolescentes (de 7 a 17 anos), com recusa escolar e diagnóstico de transtorno ansioso ou depressivo. Os escores pós-tratamento na *Anxiety Rating for Children* foram significativamente diferentes entre os grupos, observando-se melhor evolução nos grupos de tratamento ativo. Nas escalas de depressão, também, foi observada melhora mais acentuada nos grupos em uso de alprazolam e imipramina. Entretanto, análises de covariância (sendo as covariantes os escores pré-tratamento) não demonstraram diferenças significativas entre os grupos nas medidas de ansiedade e depressão.

Graae et al.[28] avaliaram o uso de clonazepam (0,5-2,0 mg/dia) comparado a placebo em 15 crianças (7-13 anos) com diagnóstico de TAS. Não foram observadas diferenças estatisticamente significativas entre os grupos, e os efeitos colaterais foram geralmente consistentes com o perfil de efeitos colaterais dos benzodiazepínicos: sonolência, irritabilidade e/ou comportamento de oposição (10 crianças em uso de clonazepam comparados a 5 em uso de placebo)[28].

Apesar do perfil de efeitos colaterais, evidência limitada de eficácia e potencial de abuso e dependência, o tratamento com benzodiazepínicos pode, no entanto, ter um papel limitado em alguns pacientes pediátricos com transtorno de ansiedade, particularmente no início do tratamento em associação a um antidepressivo (até o início do efeito terapêutico do antidepressivo)[1,29].

Mutismo seletivo (MS)

O tratamento inicial indicado é a abordagem psicoterápica, com suporte de pais e professores. Se a criança não responder, deve-se considerar a associação de tratamento farmacológico, atentando-se para a gravidade do transtorno e a presença de comorbidades[30].

As intervenções farmacológicas têm um papel importante no MS, dada sua associação com a ansiedade social. Os antidepressivos produziram redução dos sintomas em vários relatos de casos. Em estudos não controlados, cerca de 70% dos pacientes apresentaram melhora com o uso de fluoxetina[31]. Em um estudo que comparou a fluoxetina (n = 6) a placebo (n = 9) por 12 semanas, os participantes tratados com fluoxetina tiveram uma melhora mais acentuada em relação ao grupo controle nas escalas para pais. Nas escalas para médicos e professores não houve diferença significativa[32].

O benefício de outros psicofármacos é menos evidente. A fluvoxamina mostrou-se uma boa opção no caso de um paciente com TOC associado ao MS[33].

Questões sobre a dose efetiva, duração do tratamento e evolução dos pacientes após a retirada da medicação são pouco claras.

Alguns relatos de caso sugerem um aumento da eficácia quando da combinação de tratamentos[34,35]. Assim, ISRS associados à terapia familiar e comportamental parecem oferecer um melhor resultado do que os tratamentos isolados. Ainda não há estudos que comparem a evolução dos diferentes tratamentos. No entanto, apesar da falta de fortes evidências e de dados de longo prazo obtidos por estudos comparativos, o tratamento com ISRS parece promissor[36].

Transtorno de pânico (TP)

Estudos controlados e randomizados sobre o tratamento do TP em crianças e adolescentes ainda não estão disponíveis. As orientações para o uso de medicamentos são principalmente baseadas nas informações disponíveis para a população adulta. Um ensaio clínico aberto avaliou o uso de ISRS em 12 pacientes infantis com TP; 75% obtiveram melhora e 67%, remissão do quadro[37]. Dados em adultos e ensaios abertos sugerem a indicação de ISRS para o tratamento do TP em crianças e adolescentes, que devem ser iniciados em doses baixas, devido ao potencial de exacerbação dos sintomas no início do tratamento. Em decorrência da falta de informação relativa ao uso de benzodiazepínicos para TP nesta faixa etária, estes não devem ser considerados uma primeira escolha[1].

Outros medicamentos utilizados no tratamento de TAIA

Antipsicóticos

Não existem estudos que corroboram o uso dessas medicações para ansiedade, tanto dos antipsicóticos clássicos quanto dos atípicos[6].

Estabilizadores de humor

Existem evidências em forma de relatos de caso, séries de casos e estudos abertos sugerindo a utilidade de medicações anticonvulsivantes no tratamento de transtornos ansiosos em adultos. Mais recentemente, surgiram dados de estudos controlados com placebo sugerindo a eficácia da pregabalina, gabapentina, lamotrigina e ácido valproico em determinados transtornos de ansiedade em adultos[38].

Buspirona

A buspirona foi avaliada em um estudo com dose flexível (n = 227) e outro com dose fixa (n = 341) em crianças e adolescentes de 6 a 17 anos, com diagnóstico primário de TAG. Em ambos os ensaios clínicos, os indivíduos submetidos a tratamento com buspirona (dosagem fixa ou flexível) não apresentaram melhora clínica em relação àqueles que utilizaram placebo[9].

ABORDAGENS PSICOSSOCIAIS NOS TRANSTORNOS DE ANSIEDADE NA INFÂNCIA E NA ADOLESCÊNCIA

Diretrizes gerais de tratamento

Tido como consenso entre clínicos e pesquisadores, considera-se a TCC como a primeira escolha terapêutica psicossocial para crianças e adolescentes com sintomas ansiosos leves ou moderados. Em casos mais graves, com comprometimento significativo de atividades diárias, ou ainda em situações em que a resposta à TCC tenha sido insuficiente ou inexistente, opta-se pela substituição do tratamento com um ISRS ou pela associação do tratamento medicamentoso à TCC. Em casos extremamente graves ou incapacitantes, muitas vezes associados a comorbidades como a depressão, recomenda-se a combinação entre TCC e ISRS[1,4,5].

Em recente revisão de tratamentos baseados em evidências para jovens ansiosos (de um total de 111 estudos), Higa-McMillan et al.[39] sugerem que a TCC (incluindo componentes, como exposição, modelagem, TCC com familiares, combinação da TCC e medicações) seja um tratamento eficaz e apropriado para o tratamento dos TAIA. No entanto, em relação à manutenção de benefícios a longo prazo associados ao tratamento agudo pela TCC, as conclusões são limitadas (particularmente pela dificuldade de manutenção de grupo controle a longo prazo): alguns autores relatam benefícios que se mantêm ao longo do tempo[40], enquanto outros encontraram altas taxas de recaída[41].

A seguir são descritos os principais passos da TCC e seus componentes (inclui-se, também, a abordagem terapêutica familiar).

Terapia cognitivo-comportamental (TCC)

A TCC é uma abordagem integrativa, que parte do princípio que tanto os processos cognitivos quanto os comportamentais podem causar e manter a ansiedade. Dificuldades comportamentais e outros sintomas dos transtornos são, frequentemente, resultados de interações disfuncionais entre pensamentos, sentimentos e comportamentos.

Sua aplicação pode ser feita tanto individualmente como em grupo. O formato grupal parece ter a mesma eficácia que a modalidade individual para alguns transtornos psiquiátricos, particularmente os quadros de ansiedade[42]. Uma vez que o número de terapeutas cognitivo-comportamentais é escasso, e os custos com tratamentos individuais são altos (fatos consideráveis, em países como o Brasil, nos quais poucos recursos são destinados ao tratamento de transtornos mentais), a utilização da TCC grupal pode beneficiar inúmeras crianças e adolescentes com quadros patológicos de ansiedade.

A TCC tem o objetivo de ensinar os jovens a identificar sintomas ansiosos, utilizar técnicas de manejo da ansiedade e modificar distorções cognitivas. Albano e Kendall (2002) descrevem cinco componentes da TCC para TAIA: psicoeducação para a criança e os pais; treino de habilidades para manejo de sintomas somáticos; reestruturação cognitiva; métodos de exposição; e planos de prevenção de recaída[43]. A seguir, a descrição dos componentes da TCC[44,45].

Psicoeducação

O primeiro estágio do tratamento visa construir uma relação marcada pela empatia e assegurar que a criança entenda a natureza dos sentimentos, dos pensamentos e dos sintomas. Esse entendimento é particularmente importante para as crianças pequenas, pois podem ainda não têm noção de como seus pensamentos, suas sensações e seus sintomas estão ligados, e podem ter problemas para diferenciar entre os estados emocionais.

A base para a psicoeducação é que os jovens terão mais capacidade de lidar com suas ansiedades se estiverem experimentando os sintomas e se discernirem a ansiedade de outros estados ou outras emoções.

Relaxamento

O relaxamento pode ser implementado para ajudar as crianças a desenvolverem a compreensão e o controle sobre suas reações fisiológicas e musculares (isto é, as crianças precisam aprender como seus corpos se sentem quando elas estão tensas ou ansiosas *versus* quando estão calmas ou relaxadas).

Reestruturação cognitiva

A reestruturação cognitiva, normalmente, consiste em identificar o pensamento por trás da emoção negativa, procurar evidências para o pensamento, avaliar o pensamento e examinar as consequências do evento temido.

A avaliação precisa e a conceituação dos pensamentos disfuncionais são muito valiosas. O objetivo da reestruturação cognitiva não é sugerir que as percepções do estresse desaparecerão para sempre, mas poder aprender novos recursos para lidar com elas.

Resolução de problemas

O ensino da resolução de problemas tem como objetivo global treinar as crianças a verem as "catástrofes" como "nada" além de problemas a serem resolvidos, e desenvolver a confiança em suas próprias habilidades para que se autoajudem no enfrentamento dos desafios diários.

Modelagem

A modelagem deriva suas raízes conceituais do paradigma da aprendizagem social, no qual o comportamento não temeroso é demonstrado em situações que produzem medo para ilustrar respostas apropriadas para a criança. Como resultado, o medo pode ser reduzido e habilidades apropriadas, adquiridas.

Procedimentos baseados em exposição

O componente comportamental da TCC tem seu fundamento nas práticas baseadas em exposições. As tarefas de exposição colocam o jovem em uma experiência que evoca medo, na imaginação ou *in vivo*, para ajudá-lo a se habituar à situação geradora de ansiedade e para fornecer oportunidades para a prática de suas habilidades de confronto dentro de situações simuladas ou reais. As tarefas de exposição podem ser conduzidas em medidas graduadas ou contínuas. Os programas de tratamento da TCC, geralmente, incorporam a exposição gradual, o que exige que o terapeuta e a criança criem uma lista de situações temidas em uma hierarquia que vai da menor para a maior situação de ansiedade. Com o tempo, a exposição gradual ajuda a criança a acumular experiência sobre a experiência e a desenvolver um senso de domínio e competência.

Inclui-se também o importante papel dos pais como colaboradores na terapia de seus filhos, ao trazer informações passadas e presentes e a fornecer respostas durante o processo terapêutico. Eles podem ser envolvidos no tratamento, auxiliando em sua condução e nas atividades relacionadas a ele.

Terapia familiar

Embora a hereditariedade seja um fator determinante para o surgimento dos transtornos de ansiedade, estudos mostram que há um forte componente ambiental na sua etiologia[46]. Quanto mais precoce o surgimento dos sintomas, maior é a chance de parentes em primeiro grau serem afetados. Por outro lado, quanto mais tarde a doença emerge, maior é a importância das condições ambientais e traumas como desencadeadores do transtorno. Assim, quando do tratamento de crianças e/ou adolescentes ansiosos, torna-se essencial considerarmos o ambiente e a dinâmica familiar[47].

Uma dinâmica familiar disfuncional pode ser um obstáculo para o tratamento, impedindo que a criança ou o adolescente trabalhe nos exercícios de exposição, e diminuindo a capacidade dos pais de oferecer suporte e assistência de maneira apropriada[47].

A psicoeducação, parte essencial na aplicação da TCC, tem papel importante na terapia familiar. Respostas parentais adequadas são necessárias para criar um ambiente favorável para o desenvolvimento emocional saudável da criança ou adolescente. Orientações psicoeducacionais consistem em ensinar aos pais estratégias de atuação a fim impedir o reforço nos comportamentos e sintomas ansiosos e reduzir o conflito familiar[47,48].

A terapia familiar, por sua vez, concentra-se em como as interações familiares podem gerar e/ou perpetuar problemas, e em seu potencial para ajudar a resolvê-los. Propõe-se que cada membro da família indague-se mutuamente sobre como será possível resolver os conflitos familiares (não importando quem os tenha originado), a fim de criar uma mudança no padrão relacional da dinâmica familiar. Desse modo, estimula-se que cada membro da família possa ressignificar seu papel dentro dela, diminuindo, assim, o nível de acomodação familiar e, consequentemente, promovendo a melhora dos sintomas do paciente[49].

Outras abordagens psicoterapêuticas

Vários relatos de caso indicam benefícios da psicoterapia psicodinâmica no tratamento de TAIA. A psicoterapia psicanalítica ou ludoterapia (*playtherapy*), em crianças, é intensiva, longa e envolve uma extensa exploração da história individual. O foco é conhecer e tornar consciente o conflito intrapsíquico. O brincar e os jogos trazem benefícios, como ensinar a criança a controlar os impulsos e lidar com seus sentimentos, permitindo-lhe, de forma segura, descarregar simbolicamente as agressões e os problemas afetivos[50]. No entanto, há poucos dados que suportem este modelo e que comprovem sua eficácia; havendo, portanto, necessidade de mais pesquisas nessa área[1].

CONSIDERAÇÕES FINAIS

Até os anos 1980, medos e preocupações durante a infância eram considerados transitórios e benignos. Ao longo das últimas décadas, o conhecimento em relação à avaliação e ao tratamento da ansiedade em jovens avançou substancialmente. Hoje, reconhece-se que podem constituir quadros patológicos frequentes, causando sofrimento e prejudicando inúmeras atividades relacionadas à vida da criança ou adolescente. A identificação precoce de sintomas ansiosos, em particular em jovens que têm risco aumentado para o desenvolvimento de transtornos de ansiedade, pode atenuar/evitar repercussões negativas, como faltas constantes à escola e a consequente evasão escolar, utilização demasiada de serviços de pediatria por queixas somáticas associadas à ansiedade e, possivelmente, a ocorrência de problemas psiquiátricos na vida adulta.

Os transtornos ansiosos iniciados na infância são extremamente prevalentes e, apesar disso, pouco considerados. Consequentemente, poucos jovens têm acesso a tratamentos eficazes, baseados em evidências. Sem tratamento, associam-se a dificuldades relacionadas a interações familiares, sociais, e a pior desempenho acadêmico. O tratamento recomendado para os transtornos ansiosos em crianças e adolescentes inclui várias intervenções, como a medicamentosa, a terapia cognitivo-comportamental, além da combinação de ambas.

Vinheta clínica

A., menina de 10 anos de idade, estudante do sexto ano, foi trazida por seus pais para avaliação, pois, há cerca de dois meses, teve queda no rendimento escolar e, nos últimos 20 dias, recusou-se a ir à escola. Quando pressionada a ir, apresentava dor de barriga e náuseas, ficava agitada e chorava, e só se acalmava se pudesse faltar à escola. Relatava que, ao ir à escola, ficava imaginando que algo de ruim pudesse acontecer com sua mãe, como um acidente ou assalto, e que nunca mais pudesse vê-la. A preocupação era tal que chegava a não prestar atenção na aula.

Desde os cinco anos, quando iniciou a pré-escola, apresentava insegurança na volta às aulas, com receio de que a mãe não fosse buscá-la. Caso a mãe se atrasasse por alguns minutos, já pensava que algo terrível teria acontecido com ela e começava a chorar. Sempre foi bastante apegada à mãe e permanecia com ela em todos os momentos do dia, exceto no horário escolar. Não costumava dormir fora de casa ou ir a qualquer lugar desacompanhada dos pais. Já perdeu festas e passeios porque teria de ir sem eles. Até os seis anos, dormiu junto com sua mãe. Atualmente, dorme em seu quarto, mas necessita da presença da mãe até adormecer. Frequentemente, acorda após ter um pesadelo e busca a companhia da mãe.

Até dois meses atrás, A. sempre teve um bom desempenho escolar. Apresenta um pouco de dificuldade em conversar com desconhecidos, mas isso não a impede de ter amigos. Os pais negam problemas durante a gestação e o parto. Seu desenvolvimento neuropsicomotor ocorreu dentro do esperado. Tem rinite, sem outros problemas de saúde.

A mãe parece ser bastante ansiosa. Diz que está sempre com alguma preocupação e que costuma exagerar sobre o risco das situações. Preocupa-se com o bem-estar de sua filha e evita deixá-la sozinha.

Durante a consulta, A. permaneceu sentada entre os pais, inicialmente mais calada, porém começou a falar ao longo da consulta. Aparentava estar bastante ansiosa, inquieta e atenta.

Fez-se a hipótese diagnóstica de transtorno de ansiedade de separação associado a recusa escolar. Recomendou-se, inicialmente, a orientação psicoeducacional (com orientações aos pais) associada à terapia cognitivo-comportamental.

Caso não haja resposta ou resposta parcial a essa abordagem terapêutica inicial, optar-se-á pela associação de tratamento farmacológico.

Para aprofundamento

- Wang Z, Whiteside SPH, Sim L, Farah W, Morrow AS, Alsawas M, et al.. Comparative effectiveness and safety of cognitive behavioral therapy and pharmacotherapy for childhood anxiety disorders a systematic review and meta-analysis. JAMA Pediatrics. 2017;171:1049-56.

  ⇨ **Excelente estudo comparativo entre as modalidades terapêuticas comprovadamente eficazes para o tratamento de jovens com transtornos ansiosos.**

- Asbahr FR, Labbadia EM, Castro LL. Ansiedade na infância e adolescência – SPADA: Programa de Intervenção Cognitivo-Comportamental. 1ª ed. São Paulo: Manole; 2017.

  ⇨ **Este livro descreve, em detalhes, o passo-a-passo do tratamento cognitivo-comportamental para os transtornos de ansiedade na população pediátrica, direcionada especialmente para crianças e adolescentes brasileiros.**

REFERÊNCIAS BIBLIOGRÁFICAS

1. AACAP – American Academy of Child and Adolescent Psychiatry. Practice parameters for the assessment and treatment of children and adolescents with anxiety disorders. J Am Acad Child Adolesc Psychiatry. 2007;46(2):267-83.
2. Varley CK, Smith CJ. Anxiety disorders in the child and teen. Pediatr Clin North Am. 2003;50(5):1107-38.
3. **Walkup JT, Albano AM, Piacentini J, Birmaher B, Compton SN, Sherrill JT, et al. Cognitive behavioral therapy, sertraline, or a combination in childhood anxiety. N Engl J Med. 2008;359(26):2753-66.**
   ⇨ **Artigo fundamental que estabeleceu o atual posicionamento dos tratamentos cognitivo-comportamental e farmacológico utilizados em transtornos ansiosos em crianças e adolescentes.**
4. Rynn M, Puliafico A, Heleniak C, Rikhi P, Ghalib K, Vidari H. Advances in pharmacotherapy for pediatric anxiety disorders. Depress Anxiety. 2011;28:76-87.
5. Rapp A, Dodds A, Walkup JT, Rynn M. Treatment of pediatric anxiety disorders. Ann NY. Acad Sci. 2013;1304: 52-61.
6. Williams TP, Miller BD. Pharmacologic management of anxiety disorders in children and adolescents. Curr Opin Pediatr. 2003;15(5):483-90.
7. Wang Z, Whiteside SPH, Sim L, Farah W, Morrow AS, Alsawas M, et al. Comparative effectiveness and safety of cognitive behavioral therapy and pharmacotherapy for childhood anxiety disorders a systematic review and meta-analysis. JAMA Pediatrics. 2017; 171:1049-56.
8. **da Costa, CZ, de Morais, RM, Zanetta, DM, Turkiewicz G, Lotufo Neto F, Morikawa M, et al. Comparison among clomipramine, fluoxetine, and placebo for the treatment of anxiety disorders in children and adolescents. J Child Adolesc Psychopharmacol. 2013;23(10):687-92.**
   ⇨ **Este artigo reforça a importância do efeito placebo em transtornos ansiosos pediátricos, muito maior que em transtornos psicóticos, de humor e no transtorno obsessivo-compulsivo.**
9. Strawn JR, Mills JA, Cornwall GJ, Mossman SA, Varney ST, Keeshin BR, et al. Buspirone in children and adolescents with anxiety: A review and bayesian analysis of abandoned randomized controlled trials. J Child Adolesc Psychopharmacol. 2018;28(1):2-9.
10. Creswell C, Waite P, Hudson J. Practitioner review: anxiety disorders in children and young people – assessment and treatment. J Child Psychol Psychiatry. 2020;21.
11. The Research Unit on Pediatric Psychopharmacology Anxiety Study Group. Fluvoxamine for the treatment of anxiety disorders in children and adolescents. N Engl J Med. 2001;344(17):1279-85.
12. Rynn MA, Siqueland L, Rickels K. Placebo-controlled trial of sertraline in the treatment of children with generalized anxiety disorder. Am J Psychiatry. 2001;158:2008-14.
13. Birmaher B, Axelson DA, Monk K, Kalas C, Clark DB, et al. Fluoxetine for the Treatment of Childhood Anxiety Disorders. J Am Acad Child Adolesc Psychiatry. 2003;42(4):415-23.
14. Clarck DB, Birmaher B, Axelson D, Monk K, Kalas C, Ehmann M, et al. Fluoxetine for the treatment of childhood anxiety disorders: open-label, long-term extension to a controlled trial. J Am Acad Child Adolesc Psychiatry. 2005;44(12):1263-70.
15. Wagner KD, Berard R, Stein MB, Wetherhold E, Carpenter DJ, et al. A multicenter, randomized, double-blind, placebo-controlled trial of paroxetine in children and adolescents with social anxiety disorder. Arch Gen Psychiatry. 2004;61:1153-62.
16. Beidel DC, Turner, SM, Sallee FR, Ammerman RT, Crosby LA, Pathak, S. SET-C Versus Fluoxetine in the Treatment of Childhood Social Phobia. J Am Acad Child Adolesc Psychiatry. 2007;46(12):1622-32.
17. Velosa JF, Riddle MA. Pharmacologic treatment of anxiety disorders in children and adolescents. Child Adolesc Psychiatr Clin N Am. 2000;9(1): 119-33.
18. Masi G, Mucci M, Millepiedi S. Separation anxiety disorder in children and adolescents: epidemiology, diagnosis and management. CNS Drugs. 2001;15(2):93-104.
19. Katzman M. Venlafaxine in the treatment of anxiety disorders. Expert Rev Neurother. 2004;4(3):371-81.

20. Rynn MA, Riddle MA, Yeung PP, Kunz NR. Efficacy and safety of extended-release venlafaxine in the treatment of generalized anxiety disorder in children and adolescents: two placebo-controlled trials. Am J Psychiatry. 2007;164(2):290-300.
21. March JS, Entusah AR, Rynn M, Albano AM, Tourian KA. A randomized controlled trial of venlafaxine ER versus placebo in pediatric social anxiety disorder. Biol Psychiatry. 2007;62:1149-54.
22. Strawn JR, Prakash A, Zhang Q, Pangallo BA, Stroud CE, Cai N, et al. A randomized, placebo-controlled study of duloxetine for the treatment of children and adolescents with generalized anxiety disorder. J Am Acad Child Adolesc Psychiatry. 2015;54(4):283-93.
23. Gittelman-Klein R, Klein D. Controlled imipramine treatment of school phobia. Arch Gen Psychiatry. 1971;25:204-7.
24. Bernstein GA, Garfinkel BD, Borchardt CM. Comparative studies of pharmacotherapy for school refusal. J Am Acad Child Adolesc Psychiatry. 1990;29(5):773-81.
25. Klein RG, Koplewicz HS, Kanner A. Imipramine treatment of children with separation anxiety disoder. J Am Acad Child Adolesc Psychiatry. 1992;31(1):21-8.
26. Bernstein GA, Borchardt CM, Perwien AR, Crosby RD, Kushner MG, Thuras PD, et al. Imipramine plus cognitive-behavioral therapy in the treatment of school refusal. J Am Acad Child Adolesc Psychiatry. 2000; 39(3):276-83.
27. Berney T, Kolvin I, Bhate SR, Garside RF, Jeans J, Kay B, et al. School phobias: a therapeutic trial with clomipramine and short-term outcome. Br J Psychiatr. 1981;133:110-8.
28. Graae F, Milner J, Rizzotto L, Klein RG. Clonazepam in childhood anxiety disorders. J Am Acad Child Adolesc Psychiatry. 1994;33(3):372-6.
29. Kuang H, Johnson JA, Mulqueen JM, Bloch MH. The efficacy of benzodiazepines as acute anxiolytics in children: A meta-analysis. Depression Anxiety. 2017; 34(10):888-96.
30. Kaakeh Y, Stumpf JL. Treatment of selective mutism: focus on selective serotonin reuptake inhibitors. Pharmacotherapy. 2008;28(2):214-24.
31. Dummit III ES, Klein RG, Tanceer NK. Fluoxetine treatment of children with selective mutism, an open trial. J Am Acad Child Adolesc Psychiatry. 1996;35:615-21.
32. Black B, Uhde TW. Treatment of elective mutism with fluoxetine: a double-blind, placebo controlled study. J Am Acad Child Adolesc Psychiatry. 1994;33:1000-6.
33. Lafferty JE, Constantino JN. Fluvoxamine in selective mutism. J Am Acad Child Adolesc Psychiatry. 1998;37:12-3.
34. Louden DM. Elective mutism: a case study of a disorder of childhood. J Natl Med Assoc. 1987;79(10):1043-8.
35. Turkiewicz G, Castro LL, Morikawa M, Costa CZG, Asbahr FR. Selective mutism and the anxiety spectrum: a long-term case report. Rev Bras Psiquiatr. 2008;30(2):172-3.
36. Park H. R, Steele M, Brisebois S. Clinical case rounds in child and adolescent psychiatry. J Can Child Adolesc Psychiatry. 2007;16(2);101-3.
37. Renaud J, Birmaher B, Wassick SC, Bridge J. Use of selective serotonin reuptake inhibitors for the treatment of childhood panic disorder: a pilot study. J Child Adolesc Psychopharmacol. 1999;9:73-83.
38. Van Amerigen M, Mancini C, Pipe B, Bennet M. Antiepileptic drugs in the treatment of anxiety disorders: role in therapy. Drugs. 2004;64(19):2199-220.
39. Higa-McMillan CK, Francis SE, Rith-Najarian L, Chorpita BF. Evidence base update: 50 years of research on treatment for child and adolescent anxiety. J Clin Child Adolesc Psychol. 2016;45(2):91-113.
40. Gibby, BA, Casline EP, Ginsburg, GS. Long-term outcomes of youth treated for an anxiety disorder: A critical review. Clinical Child and Family Psychology Review, 2017;20:201-25.
41. **Ginsburg, GS, Becker-Haimes, EM, Keeton, C, Kendall, PC, Iyengar S, Sakoksky D, et al. Results from the child/adolescent anxiety multimodal extended long-term study (CAMELS): primary anxiety outcomes. J Am Acad Child Adolesc Psychiatry. 2018;57:471-80.**
⇨ **Artigo que relata, após 10 anos de seguimento, os resultados a longo prazo do mesmo grupo de pacientes avaliados no estudo supracitado de Walkup et al. (2008).**
42. In-Albon T, Schneider S. Psychotherapy of childhood anxiety disorders: a meta-analysis. Psychother Psychosom. 2007;76:15-24.
43. Albano AM, Kendall PC. Cognitive behavioural therapy for children and adolescents with anxiety disorders: clinical research advances. Int Rev Psychiatry. 2002;14:129-34.
44. Tiwari S, Asbahr FR, Kendall P. Terapia cognitivo-comportamental. In. Asbahr FR. et al. Transtornos de ansiedade na infância e adolescência. 2 ed. São Paulo: Casa Leitura Médica; 2010. p. 261-96.
45. Asbahr FR, Labbadia EM, Castro LL. Ansiedade na infância e adolescência – SPADA: Programa de Intervenção Cognitivo-Comportamental. 1 ed. São Paulo: Manole; 2017.
46. Creswell C, Murray L, Stacey J, Cooper P. Parenting and child anxiety. In. Anxiety disorders in children and adolescents. 2 ed. Cambridge: Cambridge University Press; 2011.
47. Vidair HB, Fichter CN, Kunkle KL, Boccia AS. Targeting parental psychopathology in child anxiety. Child Adolescent Psychiatric Clin N Am. 2012;21:669-89.
48. Waite P, Creswell C. Observing interactions between children and adolescents with their parents: the effects of anxiety disorder and age. J Abnormal Child Psychol. 2015;43:1079-91.
49. Nichols M, Tafuri S. Techniques of structural family assessment: a qualitative analysis of how experts promote a systemic perspective. Family Process. 2013;52(2):207-15.
50. Menicalli D. O transtorno mutismo seletivo e ludoterapia. Argumento. 2002;8:49-57.

9

Tratamento dos transtornos de estresse pós-traumático na infância e adolescência

Victoria Fogaça Doretto
Luara Nagata Otoch
Sandra Scivoletto

Sumário

Pontos-chave

- Vários modelos de tratamento psicológico se mostraram eficazes no tratamento do transtorno do estresse pós-traumático (TEPT) em crianças e adolescentes.
- A terapia focada no trauma é a abordagem de maior eficácia até o momento.
- O tratamento farmacológico consta apenas de evidências incipientes para respaldar o seu uso.

INTRODUÇÃO

Embora o transtorno do estresse pós-traumático (TEPT) em crianças e adolescentes seja altamente prejudicial e, muitas vezes está acompanhado de comorbidades, com sintomas de humor, ansiedade e comportamentais, é uma condição com boa resposta ao tratamento. Nas últimas décadas, vários tratamentos psicoterápicos baseados em evidências foram desenvolvidos para essa população.

INTERVENÇÕES PSICOTERÁPICAS

A abordagem psicoterápica constitui a base do tratamento proposto para crianças e adolescentes com TEPT.

Existe uma variedade de intervenções psicológicas, seja pela base teórica subjacente (por exemplo base cognitivo-comportamental; base psicodinâmica), seja no formato a ser implementado (por exemplo, intervenção individual, pais-filhos, grupo; aplicada em escolas, consultório, comunidade). Apesar disso, há conceitos que permeiam a maioria das modalidades terapêuticas (cada qual com ênfase em diferentes componentes), que incluem: (1) garantir a segurança contra trauma contínuo; (2) fornecer psicoeducação; (3) desenvolvimento de habilidades para regulação emocional; (4) treinamento de técnicas de relaxamento; (5) auxiliar o paciente a lidar com comportamentos evitativos com atividades de exposição planejada, construindo uma narrativa para o trauma; (6) envolver os pais/cuidadores no tratamento[1,2].

Recentemente, revisões sistemáticas e metanálises avaliaram a eficácia dos diferentes modelos de tratamento psicológico propostos para TEPT em crianças e adolescentes[3-5]. O consenso até o momento é que a terapia cognitivo-comportamental focada no trauma (TCC-FT) é a intervenção mais eficaz, apresentando efeito médio a grande na redução dos sintomas de TEPT e condições comórbidas, com efeito durável, sendo desta maneira, o tratamento recomendado para esta população. A terapia de dessensibilização e reprocessamento dos movimentos oculares (EMDR) também é uma abordagem que vem sendo estudada no tratamento de TEPT na infância e adolescência. Estudos recentes mostram que a EMDR cursa com melhora dos sintomas, porém com efeito menor do que a maioria das intervenções individuais em TCC-FT[4-6]. A atual diretriz do National Institute for Health and Care Excellence (NICE), do Reino Unido, recomenda que o EMDR deve ser considerado para crianças e adolescentes com TEPT que não responderam à TCC-FT[7].

A terapia entre pais e filhos também se mostrou eficaz em metanálise recente[5], embora os resultados sejam baseados em uma base de evidências limitada (ensaios com n < 50).

Terapia cognitivo-comportamental focada no trauma (TCC-FT)

A terapia cognitivo-comportamental focada no trauma (TCC-FT) é uma abordagem de tratamento baseada em evidências e tem como objetivo ajudar crianças, adolescentes e seus pais (ou outros cuidadores) a superarem dificuldades relacionadas ao trauma[8].

A TCC-FT é baseada em componentes que incorporam intervenções direcionadas ao trauma, adaptados à idade e ao estágio de desenvolvimento da criança ou adolescente que está sendo tratado. Esses componentes são focados em uma psicoeducação inicial, estratégias de regulação emocional, desenvolvimento de narrativa do trauma e processamento cognitivo das experiências traumáticas[9]. O objetivo é ensinar a criança ou adolescente a reinterpretar seus sintomas físicos de ansiedade e dar novo significado às memórias do evento traumático – por exemplo, enfatizar que, por mais difícil que tenha sido, sobreviveu àquela experiência; e perceber que lembrar o evento não o coloca em risco novamente. Com a rememoração do trauma associada a novas cognições, espera-se obter a dessensibilização e não generalização da vivência traumática, com consequente redução do estado de hipervigilância e outros sintomas do TEPT[10].

A TCC-FT é um tratamento de curto prazo, geralmente fornecido em 12 a 16 sessões semanais, embora seja possível aumentar o número de sessões para os jovens que se apresentam com trauma complexo[9]. Uma das características centrais da TCC-FT é a inclusão e a participação ativa dos pais/cuidadores durante o tratamento, quando possível. Durante os componentes iniciais, crianças e os cuidadores geralmente participam em sessões separadas, e posteriormente são realizadas sessões conjuntas para reforçar conceitos, fortalecer a comunicação positiva, construir um senso de confiança mútua e coesão e praticar as habilidades aprendidas nas sessões individuais[11]. Na Tabela 1 os oito componentes da TCC-FT estão descritos com maiores detalhes[10,12,13].

Terapia de dessensibilização e reprocessamento dos movimentos oculares (EMDR)

A EMDR é uma abordagem psicoterapêutica que enfatiza o papel do sistema de processamento de informações cerebral. Problemas de saúde mental são, por esse modelo, conceituados como o resultado de memórias de experiências traumáticas que

Tabela 1 Componentes da terapia cognitivo-comportamental focada no trauma (TCC-FT)

Psicoeducação	É inicialmente fornecida à criança e à família para informá-los sobre a normalidade de suas reações à experiência traumática e ajudá-los a entender os sintomas de TEPT e o processo de recuperação
Relaxamento	O terapeuta ensina à criança e aos pais técnicas de autorrelaxamento, como respiração controlada, relaxamento muscular progressivo, técnicas mentais, como interrupção do pensamento. Essas habilidades têm como objetivo ajudar a criança e os pais a gerenciarem suas reações emocionais ante lembranças do abuso e durante a exposição gradual a memórias do trauma
Estratégias de regulação emocional	As famílias aprendem a identificar e expressar seus sentimentos e a desenvolver métodos para lidar com o sofrimento. As crianças frequentemente carecem de conhecimento e linguagem para seus estados internos; então, essas habilidades são ensinadas em sessões e praticadas com o apoio dos cuidadores no ambiente doméstico
Processamento cognitivo das experiências traumáticas	O terapeuta ensina à criança e aos pais sobre a relação entre pensamentos, sentimentos e comportamentos. Este processo os ajuda a compreender como o trauma pode afetar o pensamento de alguém. Além disso, habilidades cognitivas de enfrentamento, como identificar e corrigir distorções cognitivas, podem ser ensinadas para o gerenciamento do estresse diário
Desenvolvimento de narrativa do trauma	O desenvolvimento de uma narrativa do trauma, incluindo recontagem verbal, escrita e/ou outras recontagens criativas de eventos, permite uma exposição gradual a memórias traumáticas. Além disso, o processamento cognitivo das memórias traumáticas permite a correção de crenças prejudiciais e um posicionamento dos eventos no contexto da vida presente e futura das crianças e adolescentes. Um foco final e, muitas vezes, um capítulo narrativo final refletem a melhoria, o crescimento e os planos futuros da criança/adolescente quanto a possíveis sinais de trauma
Exposição	Exposição gradual a memórias do trauma identificadas no ambiente da criança (p. ex., escuridão, o local onde o trauma ocorreu), para que a criança aprenda a controlar suas próprias reações emocionais
Sessões conjuntas entre pais e filhos	Implica a criança compartilhar suas experiências do trauma com os cuidadores. Processo para melhorar a comunicação da família e promover o envolvimento do cuidador na validação da experiência da criança e na correção de crenças disfuncionais
Melhorando a segurança pessoal e o crescimento futuro	Educação e treinamento sobre habilidades de segurança pessoal, relacionamentos interpessoais e sexualidade saudável, e incentivo ao uso de novas habilidades no gerenciamento de estressores futuros e lembranças do trauma

foram inadequadamente processadas. Tais memórias contêm as emoções e as sensações físicas experienciadas no momento em que o evento traumático ocorreu.

A EMDR compreende uma metodologia para identificar e processar:

- Memórias de experiências de vida adversas ocorridas no passado que sustentam problemas atuais.
- Situações atuais que provocam problemas.
- Habilidades necessárias que fornecerão modelos de memória positivas para orientar o comportamento futuro do paciente. Por meio de procedimentos padronizados, que incluem conjuntos de movimentos oculares ou outras formas de estímulos bilaterais de atenção dupla (tátil ou auditivo), as memórias do paciente são acessadas e processadas, tornando o evento traumático uma experiência de aprendizado e o fundamento da resiliência[14].

Terapias psicodinâmicas focadas no trauma

As terapias psicodinâmicas focadas no trauma visam promover a coerência da personalidade e o desenvolvimento saudável da criança/adolescente. O terapeuta concentra-se nos significados específicos que a criança atribui ao evento traumático, com base em sua história biográfica e de desenvolvimento e nos aspectos ambientais onde está inserida. Os pais/cuidadores são engajados como aliados no tratamento para restabelecer a segurança psicológica e as rotinas tranquilizadoras essenciais para a recuperação.

Cabe salientar que há escassez de ensaios clínicos controlados e randomizados que utilizam essa forma de intervenção, tornando as evidências advindas das metanálises limitadas para esse tipo de abordagem.

Terapia entre crianças e pais/cuidadores

A psicoterapia entre crianças e pais/cuidadores é um modelo de tratamento baseado no vínculo, desenvolvida para crianças pequenas (até 7 anos) que sofreram trauma familiar, como violência doméstica. Esse modelo de tratamento inclui elementos advindos de diferentes tipos de abordagem (psicodinâmica, cognitivo-comportamental, teoria do apego e de aprendizagem social). As sessões são conjuntas (crianças e pais/cuidadores) e tem por objetivo: ajudar os pais/cuidadores a interpretar os sentimentos e comportamentos da criança; fornecer apoio emocional à criança e aos pais/cuidadores; estabelecer uma comunicação empática; desenvolver uma narrativa conjunta pais/cuidadores-criança sobre o trauma familiar e corrigir distorções cognitivas a esse respeito.

A psicoterapia entre crianças e pais/cuidadores foi testada em um ensaio clínico randomizado para crianças de 3 a 5 anos de idade expostas à violência conjugal e mostrou-se superior ao gerenciamento de casos e psicoterapia individual na diminuição dos sintomas de TEPT e dos problemas de comportamento. A melhora comportamental foi mantida após 6 meses de acompanhamento[15,16].

INTERVENÇÕES FARMACOLÓGICAS

O número de estudos sobre tratamento psicofarmacológico do TEPT em crianças e adolescentes é limitado. O uso de medicamentos para essa população carece de evidências, particularmente de ensaios clínicos duplo-cegos randomizados e controlados[17]. Apesar dos inibidores seletivos da recaptação de serotonina (ISRS) serem considerados medicamentos de primeira linha para o tratamento de adultos com TEPT, dois estudos controlados com uso de sertralina no tratamento de TEPT na população pediátrica não demonstraram eficácia, quando comparados ao placebo18,19. Em metanálise recente conduzida com o objetivo de verificar a eficácia e a segurança dos ISRS e inibidores da recaptação de serotonina-noradrenalina (IRSN) em crianças e adolescentes, não foi possível uma análise categórica para o tratamento de TEPT nesta população, em virtude da escassez de estudos[20].

Alguns estudos abertos não controladas e relatos de casos apontam certos efeitos benéficos nos sintomas de TEPT em crianças, após o uso de antipsicóticos (risperidona, quetiapina)[21], estabilizadores de humor (carbamazepina, divalproato)[22], e agentes antiadrenérgicos (guanfacina, clonidina, propranolol)[23]. Porém, diante das limitações metodológicas e dos tamanhos de amostra geralmente pequenos, esses achados devem ser tratados com cautela. A farmacoterapia deve ser considerada em conjunto com a psicoterapia quando os sintomas forem intensos e prolongados (incluindo condições comórbidas, como depressão e transtornos de ansiedade)[6].

PREVENÇÃO E RASTREAMENTO PRECOCE

Dado que o TEPT é um transtorno psiquiátrico que apresenta um agente etiológico externo como fator causal, intervenções precoces têm sido estudadas para prevenir o TEPT persistente entre crianças e adolescentes expostos a eventos traumáticos.

Berkowitz et al.[24], em um ensaio clínico randomizado, avaliaram a eficácia de uma intervenção psicoterápica entre criança-cuidadores (*Child and Family Traumatic Stress Intervention* – CFTSI), fornecida dentro de 30 dias após a exposição a evento potencialmente traumático, para prevenir o desenvolvimento de TEPT crônico. A CFTSI é constituída por componentes psicoeducativos, técnicas para o aprimoramento da comunicação familiar e habilidades de TCC relevantes para as necessidades individuais da criança. As crianças que receberam esta intervenção tiveram um número significativamente menor de sintomas de TEPT e ansiedade em relação ao grupo controle. O *guideline* da NICE[7] recomenda que caso a criança que experienciou o evento estressor seja levada para atendimento de emergência, a equipe responsável deve promover a psicoeducação aos pais/responsáveis sobre as respostas normais ao trauma e a possibilidade de desenvolvimento de TEPT. Diante de sintomas sugestivos (pensamentos intrusivos, presença de brincadeiras repetitivas relacionadas aos traumas, evitação de coisas relacionadas ao evento, dificuldades comportamentais, problemas de concentração, hipervigilância, dificuldades para dormir e pesadelos) os responsáveis devem procurar atendimento médico.

Segundo a diretriz da Academia Americana de Psiquiatria da Infância e Adolescência[25], após eventos traumáticos que afetem um número significativo de crianças e adolescentes, deve ser realizado rastreamento para sintomas de TEPT nas escolas/comunidade, visando a prevenção secundária e o diagnóstico precoce. A triagem deve ser realizada após aproximadamente 1 mês do evento estressor, com base em achados empíricos de que os sintomas de TEPT iniciam-se logo após o evento, porém os indivíduos que irão se recuperar naturalmente, o farão dentro de cerca de 1 mês. O rastreamento não deve se restringir apenas ao TEPT, visto que as adversidades na infância e adolescência têm potencial de impactar a saúde mental como um todo. Intervenções em grupo na escola ou em outros locais da comunidade podem fornecer tratamento precoce eficaz para crianças com sintomas de TEPT.

CONSIDERAÇÕES FINAIS

Em conclusão, crianças e adolescentes que sofrem de TEPT podem ser efetivamente tratados com intervenção psicológica (com maior evidência para TCC-FT), o que melhora não apenas os sintomas de TEPT, mas também os sintomas de depressão e ansiedade[4] que podem acompanhar o quadro. Quanto ao tratamento farmacoterápico, este ainda carece de evidências robustas que sustentem seu uso.

Em relação à prevenção, visto que a ocorrência de adversidades na infância e na adolescência podem resultar em anormalidades duradouras nos sistemas de resposta ao estresse, planejar intervenções bem-sucedidas para aumentar a resiliência durante o desenvolvimento é uma prioridade[26]. O período de desenvolvimento também é o período de maior plasticidade neuronal e, portanto, potencialmente maior capacidade de resposta a intervenções preventivas, tornando este campo de estudos promissor.

Para aprofundamento

- Danese A, Smith P, Chitsabesan P, Dubicka B. Child and adolescent mental health amidst emergencies and disasters. Br J Psychiatry. 2020;216(3):159-62.
  ⇨ **Este artigo aborda o papel dos serviços públicos de saúde mental infantil diante de cenários de emergências e desastres. Discute as estratégias de atuação iniciais perante emergências/catástrofes e como podem contribuir para a resiliência das crianças e adolescentes envolvidos e, finalmente, mitigar os efeitos prejudiciais sobre os indivíduos mais vulneráveis.**
- WHO, War Trauma Foundation and World Vision International. Psychological first aid: Guide for field workers. Disponível em: https://www.who.int/mental_health/publications/guide_field_workers/en/
  ⇨ **Endossado por muitas agências internacionais, este guia reflete a ciência emergente e o consenso internacional sobre como oferecer apoio psicológico às pessoas logo após terem vivenciado eventos de extremo estresse.**
- https://www.aacap.org/App_Themes/AACAP/docs/practice_parameters/PTSDT.pdf
  ⇨ **Aborda os parâmetros práticos para avaliação e tratamento de TEPT na infância e adolescência.**
- Center on Develping Child – Harvard University. https://developingchild.harvard.edu/resourcetag/resilience/
  ⇨ **Material fornecido pelo Center on Develping Child – Harvard University para promoção de resiliência.**

REFERÊNCIAS BIBLIOGRÁFICAS

1. Keeshin BR, Strawn JR. Psychological and pharmacologic treatment of youth with posttraumatic stress disorder: an evidence-based review. Child Adolesc Psychiat Clin N Am. 2014;23(2):399-411.
2. Connor DF, Ford JD, Arnsten AFT, Greene CA, et al. An update on posttraumatic stress disorder in children and adolescents. Clin Pediatr. 2015;54(6):517-28.
3. Church D, Brooks AJ. CAM and energy psychology techniques remediate PTSD symptoms in veterans and spouses. Explore: The Journal of Science and Healing. 2014;10(1):24-33.
4. Gutermann J, Schreiber F, Matulis S, Schwartzkopff L, Deppe J, Steil R. Psychological treatments for symptoms of posttraumatic stress disorder in children, adolescents, and young adults: a meta-analysis. Clin Child Family Psychol Rev. 2016;19(2):77-93.
5. **Mavranezouli I, Megnin-Viggars O, Daly C, Dias S, Stockton S, Meiser-Stedman R, et al. Research Review: Psychological and psychosocial treatments for children and young people with post-traumatic stress disorder: a network meta-analysis. J Child Psychol Psychiatry. 2020;61(1):18-29.**
   ⇨ **Metanálise das evidências atuais sobre tratamentos psicológicos, psicossociais e outros não farmacológicos do transtorno do estresse pós-traumático em crianças e adolescentes, dentro de um modelo de metanálise de rede.**
6. **Smith P, Dalgleish T, Meiser-Stedman R. Practitioner Review: Posttraumatic stress disorder and its treatment in children and adolescents. J Child Psychol Psychiatry. 2019;60(5):500-15.**
   ⇨ **Artigo de revisão das atuais evidências na abordagem ao transtorno de estresse pós-traumático na infância e na adolescência**
7. **National Institute for Clinical Excellence. Post-traumatic stress disorder (update): Guideline consultation. London: NICE; 2018.**
   ⇨ **Diretriz prática do Reino Unido para a abordagem daqueles que estão em risco ou apresentam transtorno de estresse pós-traumático.**
8. Colleen J, Curtis M. The data behind the dissemination: A systematic review of trauma-focused cognitive behavioral therapy for use with children and youth. Child Youth Serv Rev. 2012;34(4):748-57.
9. Cohen JA, Mannarino AP, Deblinger E. Treating trauma and traumatic grief in children and adolescentes. 2 ed. New York: Guilford Press; 2017.
10. Runyon K, Risch E, Deblinger E, Trauma-focused cognitive behavioral therapy: An evidence-based approach for helping children overcome the impact of child abuse and trauma. In. ,Farrell LJ, Ollendick TH, Muris P (ed.). Innovations in CBT for childhood anxiety, OCD, and PTSD: Improving access and outcomes. Cambridge: Cambridge University Press; 2019. p. 525-49.
11. Lobo BOM, Brunnet AE, Schaefer LS, Arteche AX, Kristensen CH. Terapia cognitivo-comportamental focada no trauma para crianças e adolescentes vítimas de eventos traumáticos. Rev Bras Psicoter. 2014;16(1):3-14.

12. Arellano MA, Lyman DR, Jobe-Shields L, George P, Dougherty RH, Daniels AS, et al. Trauma-focused cognitive-behavioral therapy for children and adolescents: assessing the evidence. Psychiatr Serv. 2014;65(5):591-602.
13. Child Welfare Information Gateway. Trauma-focused cognitive behavioral therapy: A primer for child welfare professionals. Washington: U.S. Department of Health and Human Services, Children's Bureau; 2018.
14. Shapiro F, Solomon RM. Eye movement desensitization and reprocessing. In. Weiner IB, Craighead WE. The Corsini Encyclopedia of Psychology. 4 ed. New Jersey: Wiley; 2010.
15. Lieberman AF, Van Horn P, Ippen CG. Toward evidence-based treatment: child-parent psychotherapy with preschoolers exposed to marital violence. J Am Acad Child Adolescent Psychiatry. 2005;44(12):1241-8.
16. Lieberman AF, Ghosh Ippen C, Van Horn P. Child-parent psychotherapy: 6-Month follow-up of a randomized controlled trial. J Am Acad Child Adolescent Psychiatry. 2006;45(8):913-18.
17. Huemer J, Erhart F, Steiner H. Posttraumatic stress disorder in children and adolescents: a review of psychopharmacological treatment. Child Psychiatry Hum Dev. 2010;41(6):624-40.
18. Cohen JA, Mannarino AP, Perel JM, Staron V. A pilot randomized controlled trial of combined trauma-focused CBT and sertraline for childhood PTSD symptoms. J Am Acad Child Adolesc Psychiatry. 2007;46(7):811-9.
19. Robb AS, Cueva JE, Sporn J, Yang R, Vanderburg DG. Sertraline treatment of children and adolescents with posttraumatic stress disorder: a double-blind, placebo-controlled trial. J Child Adolesc Psychopharmacol. 2010;20(6):463-71.
20. Locher C, Koechlin H, Zion SR, Werner C, Pine DS, Kirsch I, et al. Efficacy and safety of selective serotonin reuptake inhibitors, serotonin-norepinephrine reuptake inhibitors, and placebo for common psychiatric disorders among children and adolescents: a systematic review and meta-analysis. JAMA Psychiatry. 2017;74(10):1011-20.
21. Stathis S, Martin G, McKenna JG. A preliminary case series on the use of quetiapine for posttraumatic stress disorder in juveniles within a youth detention center. J Clin Psychopharmacol. 2005;25(6):539-44.
22. Looff D, Grimley P, Kuller F, Martin A, Shonfield L. Carbamazepine for PTSD. J Am Acad Child Adolesc Psychiatry. 1995;34(6):703-4.
23. Harmon RJ, Riggs PD. Clonidine for posttraumatic stress disorder in preschool children. J Am Acad Child Adolesc Psychiatry. 1996;35(9):1247-9.
24. Berkowitz SJ, Stover CS, Marans SR. The child and family traumatic stress intervention: secondary prevention for youth at risk of developing PTSD. J Child Psychol Psychiatry. 2011;52(6):676-85
25. **Cohen JA. Practice parameter for the assessment and treatment of children and adolescents with posttraumatic stress disorder. J Am Acad Child Adolesc Psychiatry. 2010;49(4):414-30.**
    ⇨ **Diretriz prática da Academia Americana de Psiquiatria da Infância e Adolescência para a abordagem do transtorno de estresse pós-traumático.**
26. **Horn SR, Charney DS, Feder A. Understanding resilience: new approaches for preventing and treating PTSD. Exp Neurol. 2016;284(Pt B):119-32.**
    ⇨ **Esta revisão aborda os fatores genéticos, epigenéticos, neuroquímicos, psicossociais e de desenvolvimento subjacentes ao desenvolvimento dos mecanismos de resiliência. Analisa várias intervenções e abordagens preventivas projetadas para aumentar a resiliência nas populações em desenvolvimento e em adultos.**
27. Brown RC, Witt A, Fegert JM, Keller F, Rassenhofer M, Plener PL. Psychosocial interventions for children and adolescents after man-made and natural disasters: a meta-analysis and systematic review. Psychol Med. 2017;47(11):1893-905.
28. Cohen JA, Mannarino AP, Perel JM, Staron V. A pilot randomized controlled trial of combined trauma-focused CBT and sertraline for childhood PTSD symptoms. J Am Acad Child Adolescent Psychiatry. 2017;46(7):811-9.
29. Gillies D, Taylor F, Gray C, O'Brien L, D`Abreu N. Psychological therapies for the treatment of post-traumatic stress disorder in children and adolescents (Review). Evid Based Child Health. 2013;8(3):1004-116.
30. Gutermann J, Shcwartzkopff L, Steil R. Meta-analysis of the long-term treatment effects of psychological interventions in youth with PTSD symptoms. Clin Child Family Psychol Rev. 2017;20(4).

10

Tratamento do transtorno obsessivo-compulsivo na infância e adolescência

Fernando Ramos Asbahr
Márcia Morikawa
Daniel Fatori
Eunice Monteiro Labbadia
Lilian Lerner Castro
Camila Luisi Rodrigues

Sumário

Pontos-chave

- A terapia cognitivo comportamental (TCC) e a terapia farmacológica com antidepressivos (inibidores seletivos de recaptação da serotonina [ISRS] e clomipramina) são eficazes para o tratamento do transtorno obsessivo-compulsivo (TOC) em crianças e adolescentes, ao menos a curto e médio prazos.
- A TCC é o tratamento de escolha para casos leves a moderados na infância.
- A psicofarmacologia é reservada para casos de TOC mais graves, acompanhados de *insights* insatisfatórios, para casos resistentes à TCC ou quando há comorbidades. Medicamentos também são recomendados em situações em que não são encontrados recursos adequados da TCC.
- ISRS são os primeiros medicamentos recomendados para o TOC em qualquer idade.

INTRODUÇÃO

O transtorno obsessivo-compulsivo (TOC) é uma condição crônica que pode causar impacto na vida do indivíduo acometido desde o início da infância e por toda a vida adulta, num contínuo entre traços obsessivos-compulsivos e o transtorno propriamente dito[1]. Devido aos quadros de início precoce, será discutido o tratamento do TOC, na infância e na adolescência e suas particularidades. Esse tratamento, baseia-se na abordagem múltipla, incluindo terapia cognitivo comportamental (TCC), orientação parental e, possivelmente, psicofarmacoterapia[2].

A TCC é amplamente considerada como o tratamento de primeira linha do TOC para casos leves a moderados em crianças e adolescentes, pois mostrou resultados comparáveis e, às vezes, superiores ao uso de medicamentos[3,4]. O nível de evidência às outras abordagens psicoterápicas é mínimo.

Ensaios clínicos randomizados (ECR) demonstraram que a TCC é um tratamento eficaz para o TOC pediátrico. O tratamento está associado a uma redução de 40 a 65% nos sintomas[5] e pode ser eficaz para crianças a partir dos 3 anos (quando em um formato apropriado para o desenvolvimento), além disso, é relativamente duradouro, com efeito mantido, pelo menos 18 meses, em *follow up*[6].

Em consonância com a robusta base de evidências, o consenso é de que a TCC deve ser oferecida a todos os jovens com TOC e deve ser o tratamento de primeira linha nos casos leves a moderados. Em casos mais graves ou quando houver falha de resposta à TCC, a medicação deve ser considerada, conjuntamente[7].

DIRETRIZES GERAIS DO TRATAMENTO

Ao planejar o tratamento do paciente, é importante saber a história médica e do desenvolvimento, avaliar o funcionamento familiar e desempenho escolar do jovem. É importante também avaliar a gravidade do TOC, as possíveis comorbidades psiquiátricas e o prejuízo do funcionamento global do paciente.

Os parâmetros práticos da Academia Americana de Psiquiatria da Infância e Adolescência (AACAP) consideram a TCC, especificamente a exposição associada à prevenção de resposta (E/PR), uma intervenção terapêutica de grande importância. Recomendam o início do tratamento com a TCC (exclusivamente) ou a TCC associada a um inibidor seletivo de recaptação de serotonina (ISRS), dependendo da gravidade dos sintomas e da presença de comorbidades[8].

Inicialmente, neste capítulo, serão apresentadas as abordagens psicossociais no tratamento do TOC pediátrico. Na sequência, as abordagens farmacológicas e suas peculiaridades, relacionadas às comorbidades e à refratariedade a tratamentos.

ABORDAGENS PSICOSSOCIAIS DO TOC NA INFÂNCIA E NA ADOLESCÊNCIA

Terapia cognitivo comportamental

Com ou sem a utilização concomitante de medicações, a exposição e a prevenção de resposta (rituais) são os ingredientes principais da TCC para crianças e adolescentes com TOC. O princípio das exposições baseia-se sobre o fato de que a ansiedade, geralmente, diminui após a duração suficiente de contato com o estímulo temido[9]. Dessa forma, uma criança com medo de micróbios deve ser encorajada a confrontar situações temidas relevantes, até que sua ansiedade diminua. Exposições repetidas estão associadas à diminuição de ansiedade ao longo dessas repetições, até que a criança não tenha mais medo de entrar em contato com os estímulos fóbicos especificamente alvejados[10].

Exposições adequadas dependem do bloqueio sobre o efeito do reforço negativo dos rituais ou comportamentos de evitação, processo chamado prevenção de resposta. Por exemplo, uma criança com preocupações sobre micróbios não só deve tocar "coisas contaminadas pelos germes", mas deve também evitar a lavagem das mãos (ritualização) até que sua ansiedade diminua substancialmente. A exposição/prevenção de resposta (E/PR) deve ser implementada de forma gradual, com os alvos das exposições sob o controle do paciente (ou do terapeuta – forma menos desejada)[11].

March e Mulle[11] desenvolveram um protocolo de tratamento tipicamente centralizado em exposições e prevenções de resposta (incluído no manual de tratamento *OCD in children and adolescents: a cognitive-behavioral treatment manual*). O protocolo consiste em quatorze sessões ao longo de doze semanas, incluindo cinco fases, descritas a seguir.

Psicoeducação (informações psicoeducacionais)

Inicia-se o TCC com informações psicoeducacionais (psicoeducação). Coloca-se o TOC dentro de um modelo médico. Além de uma extensa discussão sobre o TOC como uma doença, a psicoeducação apresenta os riscos e benefícios do TCC para o TOC e revisa detalhes específicos do protocolo de tratamento. A intenção é provocar/desafiar o TOC por meio de um conjunto específico de intervenções comportamentais que visa um resultado desejado na forma de redução de sintomas. Ao pedir à criança que dê ao TOC um apelido desagradável, e sempre usando esse nome para se referir a ele, o terapeuta se esforça para externalizar o TOC, ou seja, para tornar consistente o problema. Dessa maneira, a criança e sua família começam a se aliar ao terapeuta contra o TOC para controlar as obsessões e compulsões. Essa etapa também apresenta as metáforas, por meio de histórias, colocando o TOC em um contexto narrativo. A utilização dessa metodologia facilita o processo de terapia e fornece um meio conveniente de monitorar o tratamento pelo uso de diários informais[10].

Ressalta-se que o envolvimento dos familiares é imprescindível nessa fase do tratamento, para que compreendam o transtorno e sejam orientados a não reforçar os rituais da criança/adolescente. A família é orientada a separar o TOC do paciente (externalização). Familiares, terapeuta, médico e paciente formarão uma equipe para lutar contra o TOC, assim diminuindo os conflitos entre família e paciente.

Treinamento cognitivo

Técnicas cognitivas têm um papel importante no tratamento psicoterápico do TOC pediátrico. As emoções negativas relacionadas aos sintomas de TOC, no modelo cognitivo, são compreendidas como frutos de pensamentos negativos intrusivos (crenças disfuncionais). Esses pensamentos, por sua vez, são baseados em cognições distorcidas, erradas ou exageradas (p. ex., pegar uma doença no metrô) que, claramente, podem contribuir para o agravamento e a manutenção dos sintomas, superestimando o risco vivenciado pelo jovem.

Por meio de técnicas, como identificação e registros de pensamentos, questionamento socrático, avaliação de alternativas, experimentos comportamentais, entre outras, o psicoterapeuta guia o paciente na descoberta desses pensamentos, com o intuito de desafiá-lo e, assim, reduzir os sintomas do TOC.

A seguir, exemplos de técnicas cognitivas utilizadas no tratamento:

- Identificar e registrar "pensamentos automáticos catastróficos ou negativos" que acompanham as obsessões, bem com as crenças subjacentes aos sintomas, para posteriormente, poder corrigi-los. Identificar situações ativadoras, os sentimentos e os comportamentos envolvidos (p. ex., hora do jantar: vou ser contaminada por germes de burrice do irmão – ansiedade sobe – começo a sacudir os talheres para soltar os germes).
- Perguntar/questionar (questionamento socrático): "Que evidência eu tenho de que o que passa pela minha cabeça ou de que meus medos têm algum fundamento? E que evidências são contrárias? Existe uma explicação alternativa para isso? Quais dados de realidade eu tenho para acreditar em meus medos? Como a maioria das pessoas se comportaria nesta situação?".
- Utilizando-se o exemplo supracitado, a criança poderia questionar-se: "meu irmão está mesmo contaminado com

germes de burrice? Se eu comer perto dele, sem balançar os talheres, vou me contaminar e ficar burra?".

Mapeamento do TOC

Nessa etapa mapeia-se a experiência da criança com o TOC, incluindo obsessões e compulsões específicas, gatilhos, comportamentos de esquiva e consequências, classificados em ordem de gravidade. Em termos comportamentais, essa etapa gera uma hierarquia de sintomas, de acordo com a intensidade de cada um deles.

Exposição e prevenção de resposta

A próxima etapa do tratamento inclui a exposição (E) e a prevenção de resposta (PR) aos sintomas obsessivo-compulsivos.

A técnica de exposição implica o contato direto ou na imaginação com objetos, lugares, pessoas, pensamentos, cenas, palavras indesejáveis ou situações que o paciente evita em razão de algum sentimento ou sensação negativa (medo, desconforto, nojo ou repugnância). O efeito principal da exposição é o aumento instantâneo da ansiedade, que pode chegar a níveis muito altos nas primeiras vezes em que há exposição; mas, a cada exercício, os níveis são menores e a necessidade de fazer os rituais também diminui. Com a repetição dessa prática, a intensidade das compulsões diminui e estas podem desaparecer por completo (princípio da habituação).

O bloqueio e/ou a inibição de uma determinada resposta comportamental (compulsões, rituais mentais, comportamentos de evitação) derivada de um estímulo (obsessão) caracterizam a prevenção de resposta. Assim, a relação entre o comportamento e o estímulo perde força gradativamente. O psicoterapeuta, então, solicita ao paciente que ele evite realizar os comportamentos (compulsões) e dá suporte para que tal processo ocorra de forma gradativa[12].

Como parte da E/PR também o uso da técnica de modelagem, isto é, o aprendizado de novos comportamentos por meio da observação (a simples observação de outras pessoas executando tarefas consideradas de risco é uma forma de reduzir ou desaprender medos). Na psicoterapia individual é comum que o psicoterapeuta realize os exercícios de enfrentamento junto ao paciente (p. ex., tocar num local considerado sujo). Em psicoterapia em grupo, os pacientes podem observar uns aos outros ou realizarem exercícios de forma conjunta[3,12].

Por meio da utilização de técnicas de exposição e de prevenção de resposta, parte-se do pressuposto de que as compulsões e evitações ocorrem com a finalidade de reduzir a ansiedade ou desconforto relacionados aos pensamentos obsessivos. A obtenção de um alívio imediato ao realizar a compulsão induz a um ciclo de repetição. Assim, a cada nova repetição, o indivíduo deixa de enfrentar as situações ou objetos que causam desconforto, perpetuando esse ciclo por meio da habituação. A E/PR tem como objetivo justamente acabar com esse ciclo vicioso de repetições. Utilizando uma gama de técnicas, o psicoterapeuta guia o jovem com TOC no processo de enfrentamento das obsessões e compulsões, com o intuito final de prevenir novos comportamentos repetitivos[12].

O treinamento do manejo de ansiedade (TMA) – incluindo relaxamento, diálogo interno construtivo (visando "controlar" o TOC), técnicas de enfrentamento e estratégias de enfrentamento positivas –, fornece à criança o uso de um "kit de ferramentas" durante essa etapa (E/PR). A E/PR inclui prática, na imaginação e *in vivo*, supervisionada pelo terapeuta, bem como tarefas semanais de lição de casa. Usando o apelido desagradável para o TOC escolhido pelo paciente durante a etapa da psicoeducação, o transtorno é explicitamente enquadrado como inimigo. Essa atitude exige que a criança use seus aliados (terapeuta, pais e amigos) e novas estratégias (TMA e E/PR) para resistir a ele, impedindo que a terapia se torne uma desculpa para evitar a exposição. Por outro lado, como somente a criança pode realmente concluir as tarefas de exposição, fazer com que a criança escolha os alvos de E/PR maximiza a aderência ao tratamento e, portanto, a probabilidade de sucesso nessa etapa do tratamento.

Prevenção de recaídas e treinamento de generalização

Essa etapa do tratamento visa a criação de estratégias para prevenção de recaídas. Para tal, procura-se: identificar situações internas e externas para a ocorrência de obsessões, rituais e evitações; preparar com antecedência estratégias de enfrentamento; focar a atenção para o autocontrole, e não executar de forma automática os rituais; distrair-se durante situações de risco.

Diálogos internos como: "não vá verificar as portas mais de uma vez", "a ansiedade é limitada", "isso é o TOC, não sou eu", podem ser de grande utilidade na prevenção de recaídas sintomáticas.

Além das etapas descritas, três sessões com familiares são inseridas ao longo do tratamento (Tabela 1). Excetuando-se as semanas 1 e 2, em que há duas sessões semanais, todas as visitas ocorrem uma vez por semana e duram 60 minutos. Cada sessão inclui a verificação de tarefas de casa, a revisão cuidadosa das tarefas da semana anterior, a introdução de novas informações, o planejamento de novas tarefas de casa e os procedimentos de monitoramento. Ao longo das doze semanas, três sessões incluem parentes (pais e irmãos), e concentram-se nos papéis exercidos dentro da família e em suas associações com o TOC – por exemplo, a participação dos pais na execução dos rituais do paciente.

Estudos metodologicamente rigorosos entre crianças e adolescentes com TOC estabeleceram a superioridade da TCC ao placebo, ao grupo de lista de espera e aos ISRS[13]. Uma metanálise recente demonstrou que o tamanho do efeito da TCC com e sem a terapia com ISRS foi superior ao tratamento isolado com ISRS[14].

Ensaios clínicos randomizados (ECR) realizados com a utilização dos elementos da TCC supracitados demonstraram que a TCC é um tratamento eficaz para o TOC pediátrico. No maior estudo controlado realizado até o presente para o TOC pediátrico, March et al.[13] compararam 112 jovens com TOC, divididos aleatoriamente em quatro grupos: o primeiro grupo foi tratado com TCC individual, o segundo com sertralina,

Tabela 1 Protocolo de terapia cognitivo-comportamental (TCC) para o transtorno obsessivo-compulsivo (TOC) em crianças e adolescentes

Semana do tratamento	Objetivos
Semanas 1 e 2	▪ Psicoeducação ▪ Treinamento cognitivo
Semana 2	▪ Mapeamento do TOC ▪ Treinamento cognitivo
Semanas 3 a 12	▪ Exposição e prevenção de respostas
Semanas 11 e 12	▪ Prevenção de recaídas
Sessões 1, 7 e 12	▪ Sessões com pais (e outros familiares)

Fonte: adaptada de March e Mulle, 1998[11].

o terceiro com a combinação TCC/sertralina e, finalmente, o quarto com placebo.

Todos os três tratamentos ativos foram significativamente superiores ao placebo. O tratamento combinado (TCC/sertralina) mostrou-se superior tanto à TCC quanto à medicação, que não se diferenciaram um do outro. No entanto, nos pacientes que responderam aos tratamentos de forma excelente (a partir dos escores da CY-BOCS), 54% dos que receberam o tratamento combinado apresentaram resposta excelente, comparados a 39% que receberam somente a TCC, *versus* os 21% dos pacientes que receberam sertralina e os 3% dos que receberam placebo. Os autores concluem que crianças com TOC devem iniciar o tratamento com a TCC isoladamente ou com a combinação da TCC associada a um ISRS.

Utilizando o mesmo protocolo de tratamento do estudo supracitado[13], porém adaptado para o uso em grupo, Asbahr et al.[3] compararam a eficácia da TCC em grupo (TCCG) à sertralina em crianças e adolescentes com TOC que nunca tivessem sido submetidos a qualquer tipo de tratamento. Quarenta crianças e adolescentes foram tratados com TCCG (n = 20) ou com sertralina (n = 20) por doze semanas. Os pacientes foram avaliados antes, durante, e ao final do tratamento tiveram *follow up* em um, três, seis e nove meses após a finalização dele. Melhoras significativas foram observadas ao longo do tratamento agudo de doze semanas e durante o período de seguimento nas duas condições de tratamento. Não houve diferenças significativas na gravidade de sintomas obsessivo-compulsivos entre os grupos. Os ganhos terapêuticos se mantiveram ao longo do acompanhamento de nove meses. No entanto, o grupo tratado com TCCG apresentou um grau significativamente menor de recaída do que o grupo medicado com sertralina[3].

Uma vez que o número de terapeutas cognitivo-comportamentais é escasso e os custos com tratamentos individuais são altos (o que ganha, certamente, importância em países como o Brasil, onde poucos recursos são destinados ao tratamento de transtornos mentais), a utilização da TCC em grupo propicia uma forma de lidar com ambos os problemas; o que leva a uma redução do custo do tratamento e à economia de tempo, permitindo tratar um maior número de pacientes.

Quando o TOC está associado a outros quadros psiquiátricos, podem ser feitos protocolos específicos de TCC para tais comorbidades. Em geral, esses pacientes têm taxa de recaída muito maior. História de um ou mais familiares de primeiro grau com TOC ou grande acomodação familiar, relacionam-se a pior resposta à TCC. Os preditores de boa resposta à TCC são: menor gravidade de sintomas, menor prejuízo funcional, menor número de sintomas externalizantes comórbidos, maior *insight* sobre sintomas e menor grau de acomodação familiar[8].

Uma revisão da pesquisa e das diretrizes de tratamento do TOC com a TCC destaca duas características que influenciam fortemente a eficácia do tratamento. A TCC deve seguir de perto um manual estabelecido que inclui elementos E/PR. Além disso, a eficácia está correlacionada com a profundidade do treinamento dos clínicos em TCC para o TOC e sua experiência com ele[15].

TRATAMENTO FARMACOLÓGICO DO TOC NA INFÂNCIA E NA ADOLESCÊNCIA

Já sabido que a TCC é o tratamento de escolha para os casos leves e moderados de TOC e deve ser aplicada a todos os pacientes com tal transtorno, impõe-se falar sobre o uso de psicofármacos, suas indicações, seus benefícios e efeitos adversos.

Inibidores de recaptura de serotonina (ISRS)

Em casos mais graves ou em pacientes com os quais ocorrer a falha da TCC, a medicação deve ser considerada concomitantemente. Os ensaios clínicos randomizados mostraram uma variedade de ISRS (fluoxetina, sertralina, paroxetina, fluvoxamina, citalopram) como sendo eficazes no tratamento do TOC pediátrico; estando associados a uma redução de 29 a 44% nos sintomas, sendo bem tolerados. Poucos foram os estudos realizados, comparando diferentes ISRS, e não há evidências que apontem para que um desses compostos seja mais eficaz que outro[16].

No entanto, no Reino Unido, atualmente apenas sertralina e fluvoxamina são licenciados para uso em crianças; sendo recomendado sertralina devido ao seu perfil favorável de efeitos colaterais[7].

Todo ensaio publicado, controlado por placebo, realizado com ISRS para o TOC pediátrico demonstra um benefício significativo em comparação ao placebo. As doses de ISRS nesses estudos geralmente seguiam as diretrizes de doses da Food and Drug Administration (FDA) dos Estados Unidos, com titulação até a dose máxima tolerada/recomendada durante 3 a 4 semanas. As doses alvo recomendadas pela FDA para ISRS no TOC pediátrico estão apresentadas na Tabela 2.

A duração desses ensaios com ISRS foi de 10 a 16 semanas. As metanálises desses estudos sugerem que os ISRS para o TOC pediátrico têm tamanho de efeito médio a grande, e um

Tabela 2 Doses alvo recomendadas pela Food and Drug Administration para inibidores seletivos de recaptação de serotonina (ISRS) no transtorno obsessivo-compulsivo pediátrico

Medicação	Dose alvo (mg)
Fluoxetina	20-60
Fluvoxamina	100-300
Sertralina	100-200
Paroxetina	20-60

pequeno número necessário para tratar (NNT = 5) em comparação ao placebo[17,18].

Não há estudos comparando a eficácia de diferentes estratégias de dosagem no TOC infantil. Ensaios clínicos randomizados, controlados por placebo, de agentes ISRS utilizaram uma única estratégia: ter como alvo a dose máxima recomendada pelo FDA. No TOC adulto, doses mais altas de ISRS foram associadas a um aumento da taxa de abandono "devido aos efeitos colaterais", mas não a um aumento da taxa de abandono por todas as causas, quando comparado a doses mais baixas. Dado os efeitos colaterais serem diferentes dos ISRS em populações pediátricas, deve-se ter cautela, ao generalizar a tolerabilidade relacionada à dose de adultos com TOC, para crianças. Os efeitos colaterais específicos associados aos ISRS que devem ser atentados, na infância e adolescência, incluem ideação suicida, ativação comportamental e mania. A disfunção sexual é um efeito colateral comum que pode representar uma questão particularmente desafiadora do tratamento em adolescentes e adultos com TOC[8].

Os dados de metanálise de ensaios em adultos com TOC sugerem duas estratégias possíveis de dosagem:

- Maximizar a tolerabilidade: iniciar o tratamento com a mínima dose recomendada pelo FDA, e aguardar de 8 a 12 semanas para avaliar eficácia e realizar ajuste medicamentoso;
- Maximizar a eficácia: titular a medicação para a dose máxima recomendada pelo FDA, ao longo de 3 a 4 semanas, e monitorar a melhora dos sintomas.

Particularmente em crianças, nas quais há uma carência de dados para apoiar uma relação dose – resposta, é prudente optar pela estratégia de maximização da tolerabilidade, com o uso da menor dose necessária para o tratamento do TOC[19].

No caso de crianças que não respondem ou que têm resposta parcial com o uso de ISRS, é possível titular a dose para além na faixa tolerada máxima. Esse aumento da dose de SSRI para além a faixa descrita pelo FDA tem evidências de eficácia no TOC, e está associado a um perfil de efeitos colaterais muito mais benigno em comparação com outras opções farmacológicas no TOC infantil[20].

As diretrizes atuais de tratamento recomendam a continuação dos ISRS por pelo menos um ano após o tratamento bem-sucedido em indivíduos responsivos. Essa recomendação é baseada em vários estudos de prevenção de recaídas, em adultos responsivos com TOC. A metanálise dos cinco estudos de descontinuação de ISRS controlados por placebo (após resposta aguda) sugere que os participantes adultos designados aleatoriamente para descontinuar a farmacoterapia com ISRS (placebo) têm duas vezes mais chances de recaída do que os designados para a continuação da farmacoterapia. Para referência, a probabilidade de recaída nos próximos seis meses com farmacoterapia contínua com ISRS nos participantes que receberam uma resposta aguda ao tratamento é de 25 a 40%[21].

Ao contrário do TOC em adultos, os ensaios de descontinuação no TOC infantil são inexistentes. As crianças com TOC representam um grupo particularmente desafiador, pois uma parcela de casos pediátricos parece experimentar uma remissão natural de sintomas durante a adolescência, que pode não estar relacionada à farmacoterapia[22]. Além disso, existe uma carência profunda de dados e estudos nessa faixa etária. Dada a observação de que uma grande proporção de casos pediátricos de TOC remite durante a adolescência, a descontinuação do ISRS é uma estratégia de tratamento razoável em crianças que tiveram sintomas de TOC por um período prolongado (6 a 12 meses), baseados nos estudos de adultos. A descontinuação é particularmente razoável em crianças que apresentem efeitos colaterais ao uso do medicamento. Recomenda-se que esses pacientes sejam avisados de que o período de descontinuação do ISRS representa um intervalo de alto risco para recidiva. A redução dos ISRS deve ser feita de maneira lenta e gradual, a fim de minimizar qualquer sintoma de descontinuação que possa provocar recaída do TOC, e deve ser e tentada durante períodos de baixo estresse, nos quais uma recidiva temporária dos sintomas pode ser mais tolerada. Além disso, os pacientes e familiares devem ser monitorados de perto e orientados sobre possíveis sinais de alerta sobre o retorno dos sintomas e quais as medidas a serem tomadas. Em crianças que também se beneficiaram da TCC, sessões de reforço durante o período de descontinuação do ISRS podem ser úteis[20].

Uma proporção de jovens com TOC não responde à TCC, nem aos ISRS, e uma proporção ainda maior apresenta melhora, mas permanece com sintomas residuais clinicamente significativos. Alguns estudos tentaram identificar preditores de resposta ao tratamento, na tentativa de entender os mecanismos subjacentes de resistência.

A comorbidade é comum no TOC infantil, sendo que até 80% dos pacientes apresentam critérios diagnósticos de um transtorno psiquiátrico comórbido[13].

Embora algumas comorbidades, como depressão e transtornos de ansiedade, pareçam não afetar a resposta à TCC ou aos ISRS, outros transtornos podem ter um impacto, como os indivíduos com transtorno de tique, que tendem a ter uma pior resposta aos ISRS, mas respondem igualmente bem à TCC. Pacientes com transtornos externalizantes (transtorno opositivo desafiador e transtorno de conduta) apresentam pior resposta a ISRS e TCC[23]. Da mesma forma, há evidências de que indivíduos com o transtorno do espectro autista (TEA) respondem pior à TCC, necessitando de protocolos de TCC modificados a esse grupo[24].

Clomipramina

A clomipramina foi a primeira medicação a ser estudada no tratamento do TOC pediátrico[25], tendo sido o primeiro composto a ser aprovado pela FDA, em 1989, para o tratamento do TOC em crianças e adolescentes a partir dos oito anos de idade. Metanálises de ensaios controlados por placebo em crianças e adultos sugerem que a clomipramina pode ser significativamente mais eficaz do que os ISRS[18]. No entanto, devido ao perfil de efeitos colaterais mais significativo, o uso de clomipramina reserva-se aos casos de crianças que não respondam a 1 ou 2 tratamentos adequados com ISRS distintos (tratamento com dose máxima tolerada do ISRS, por 8 a 12 semanas). Os efeitos colaterais da clomipramina que a relegam ao tratamento de segunda linha para o TOC incluem aumento do risco de *overdose* fatal, arritmia cardíaca e diminuição do limiar convulsivo. Os efeitos colaterais mais comuns da clomipramina incluem ganho de peso, sedação e boca seca. Além disso, a clomipramina requer monitoramento do eletrocardiograma (ECG) em crianças devido aos potenciais efeitos arritmogênicos e dos níveis sanguíneos nos casos de doses mais altas em decorrência do risco de convulsão[20,26].

Além disso, crianças com TOC que não respondem à TCC concomitante ao uso de ISRS, administrado por pelo menos 12 semanas, na máxima dose tolerada, também podem se beneficiar do uso da clomipramina[8,20].

Estratégias de potencialização do tratamento para o TOC pediátrico

Apesar dos manejos descritos, 40% dos pacientes apresentam falha de resposta aos tratamentos descritos. Estratégias de potencialização devem ser consideradas para pacientes que não conseguem responder a dois ou mais ensaios de ISRS ou clomipramina em dose e duração adequadas, além de falha de resposta à TCC[18].

Antipsicóticos atípicos

A associação de um antipsicótico pode remitir os sintomas em até 30% dos adultos refratários ao tratamento, sem diferenças significativas na eficácia entre antipsicóticos típicos ou atípicos[27]. Embora a eficácia tenha sido demonstrada em adultos, há somente relatos de casos e ensaios abertos em crianças e adolescentes com TOC refratário a tratamento. De fato, em estudo aberto para a potencialização do tratamento de jovens com TOC associado a tiques, Masi et al.[28] observaram que a risperidona e o aripiprazol mostraram-se estratégias farmacológicas eficazes em crianças que não respondiam a monoterapia com ISRS[28]. Os autores reforçam que os efeitos colaterais metabólicos (p. ex., ganho de peso) associados requerem monitoramento regular. Extrapolando dados de estudos em adultos, o uso de doses baixas pode atenuar os riscos metabólicos a longo prazo até certo ponto, mas a utilização da TCC como tratamento potencializador de um ISRS deve ser considerada antes da introdução de um antipsicótico e que, inclusive, pode ser comparativamente mais eficaz[29].

Outras possibilidades de potencialização do tratamento

Outras estratégias têm sido estudadas na população adulta, como novos medicamentos e abordagens neuromoduladoras, incluindo estimulação magnética transcraniana repetitiva (EMT) e estimulação cerebral profunda (DBS). Há um conjunto de evidências que mostra que a eficácia do DBS existe em adultos[30]. Técnicas não cirúrgicas como a EMT possuem evidências e eficácia questionáveis para o TOC em adultos, sendo que não existem ensaios clínicos randomizados para essas abordagens em crianças e adolescentes[31].

Novos medicamentos, como a D-cycloserine (DCS), um agonista parcial do receptor NMDA; o riluzole, um agente antiglutamatérgico; e a N-acetilcisteína foram estudados em crianças e adolescentes, porém, nenhum mostrou um benefício estatisticamente significativo[2].

CONSIDERAÇÕES FINAIS

O tratamento do TOC pediátrico avançou significativamente nas últimas décadas. Conforme abordado ao longo do presente capítulo, a farmacoterapia com uso de ISRS e clomipramina é comprovadamente eficaz na redução de sintomas de TOC pediátrico[16,18]. A TCC para o TOC acumula demonstrações de eficácia há décadas[26,32,33], podendo ser oferecida em modalidade individual, em grupo e via internet[34,35]. A TCC também tem evoluído, adicionando às já tradicionais técnicas de E/PR e reestruturação cognitiva, componentes especificamente relacionados à redução da acomodação familiar[36]. De forma geral, após tratamento de curto prazo na fase aguda, até dois terços dos pacientes com TOC pediátrico alcançam remissão e uma proporção substancial apresenta resposta parcial. No entanto, no que tange o tratamento do TOC pediátrico, há duas perguntas que ainda carecem de respostas conclusivas: qual a melhor combinação e sequência de tratamentos? Qual a eficácia dos tratamentos em longo prazo?

Conforme mencionado no início do capítulo, a principal diretriz atual, elaborada pela AACAP, recomenda TCC como tratamento inicial para pacientes com TOC pediátrico de intensidade leve a moderada e, em casos intensidade moderada a grave, recomenda o tratamento combinado: TCC com um ISRS. Contudo, as evidências dos últimos anos têm demonstrado que essa combinação tem tamanho de efeito semelhante quando comparada a TCC sozinha[14,37]. Esses achados foram corroborados por uma metanálise que apontou que os ISRS são superiores ao placebo, mas a combinação de ISRS com TCC tem pouco efeito adicional na redução dos sintomas em comparação à TCC, enquanto a adição de TCC a um ISRS é superior ao ISRS sozinho. Esse mesmo estudo demonstrou que pacientes com TOC pediátrico que não responderam à farmacoterapia obtiveram melhores resultados ao adicionar TCC em comparação à manutenção de um ISRS como modalidade única de tratamento[26].

Novos ensaios clínicos com o objetivo de elucidar essa questão acerca da combinação e sequência de tratamentos para TOC pediátrico têm surgido nos últimos anos. Pesquisadores brasileiros realizaram um estudo com objetivo de identificar qual a melhor sequência de combinações de TCC em grupo e fluoxetina para o tratamento de TOC pediátrico e encontraram resultados que não apontam diferenças entre oferecer essas modalidades terapêuticas nas primeiras 14 semanas de tratamento. Mais ainda, os resultados apontaram que adicionar ou trocar os tratamentos nos casos de pacientes não respondedores também não ofereceu incremento na redução dos sintomas; isto é, não foram encontradas diferenças entre as estratégias de tratamento[38]. Interessantemente, esse achado, do ponto de vista da saúde pública, revela que gestores podem procurar oferecer o tratamento que for mais acessível em um dado momento, seja TCC ou farmacoterapia, já que em curto e médio prazos esses tratamentos apresentam eficácia comparável, segundo esses achados. Contudo, vale ressaltar que novos estudos serão necessários para elucidar com maior grau de certeza quais as melhores estratégias terapêuticas em termos de combinação e sequência.

Se por um lado as evidências demonstram com segurança a eficácia de curto prazo dos tratamentos para TOC pediátrico, em relação ao longo prazo, os achados ainda não são conclusivos. Uma metanálise de 2004 apontou que 60% dos casos de TOC pediátrico apresentam uma trajetória crônica, isto é, preenchem critérios para TOC clínico ou subclínico em longo prazo. Presença de comorbidades e resposta inicial ruim ao tratamento foram identificados como preditores de persistência do TOC[39]. Estudos de seguimento especificamente focados em reavaliar crianças e adolescentes que receberam tratamentos baseados em evidências apontam variadas taxas de persistência do TOC. Uma série de estudos realizados nos países nórdicos contribuíram significativamente para essa literatura com estudos de seguimento após tratamentos baseados em evidências. Em um seguimento de doze meses, 67% dos pacientes que tinham TOC pediátrico foram classificados como respondedores, sendo que desses, 15,6% não apresentavam mais TOC (remissão total)[40]. Em um seguimento de três anos após o tratamento, Melin et al.[41] reportaram que 85,3% dos pacientes demonstraram remissão parcial ou total dos sintomas[41]. Em outro estudo do mesmo grupo de pesquisadores, foi reportada uma taxa de remissão de 73%[42]. Um estudo australiano com seguimento de sete anos também apresentou alta taxa de remissão na reavaliação (87%)[43].

Em um dos seguimentos mais longos realizados até o momento, pesquisadores brasileiros reavaliaram crianças e adolescentes com TOC que receberam sertralina ou TCC em grupo. De 7 a 9 anos após o tratamento, 39,4% dos participantes apresentavam diagnóstico de TOC, 30,3% apresentavam diagnóstico de algum transtorno mental (excluindo TOC) e 30,3% não apresentavam nenhum transtorno mental. No total, 69,7% dos pacientes reavaliados apresentavam pelo menos um transtorno mental (incluindo TOC)[44]. Em outro estudo de seguimento realizado pelos mesmos pesquisadores, 3 a 5 anos após o tratamento, 46,3% dos pacientes reavaliados apresentaram diagnóstico de TOC no seguimento e 68,3% dos sujeitos foram diagnosticados com pelo menos um transtorno mental[45]. A qualidade da resposta ao tratamento na fase aguda, 3 a 5 anos antes do seguimento, se apresentou como um fator preditivo da gravidade do TOC e da presença de outros transtornos mentais[46].

Em suma, nota-se uma notável discrepância entre achados acerca da eficácia de longo prazo dos tratamentos para TOC pediátrico. Estudos realizados em países desenvolvidos, de forma geral, têm apresentado taxas mais altas de remissão que estudos conduzidos em países em desenvolvimento, como o Brasil. Isso pode ser explicado por alguns fatores, como a qualidade do sistema de saúde e a qualidade dos serviços psiquiátricos e psicológicos oferecidos, assim como maior acessibilidade a esses serviços. Mais ainda, muitos pacientes reavaliados nesses estudos continuaram a receber tratamentos durante o período entre a linha de base e o seguimento, o que pode ter contribuído para a remissão dos sintomas. Além disso, a maioria dos estudos avaliou exclusivamente o diagnóstico de TOC, ignorando a potencial de presença de outros transtornos mentais. Como mencionado previamente, os estudos realizados em nosso meio apresentaram altas taxas de outros transtornos mentais, demonstrando um fenômeno conhecido como trajetória heterotípica, na qual o paciente desenvolve outro transtorno mental com o tempo[44,45].

Por fim, interessantemente, a maioria dos estudos de seguimento não encontram diferenças em longo prazo entre ter recebido tratamento medicamentoso e/ou psicoterápico. Contudo, ressalta-se que mais estudos de seguimento ainda são necessários, principalmente estudos que se utilizem de entrevista diagnóstica completa com objetivo de verificar as presenças de variadas categorias diagnósticas. A literatura atual também carece de estudos de seguimento após tratamento com tempo maior do que dez anos, o que impede a compreensão da eficácia dos tratamentos atuais em longo prazo.

Vinheta clínica

Gustavo, aos 12 anos, foi diagnosticado com TOC por um psiquiatra da infância e adolescência. Sua mãe descreveu que suas "manias" começaram quando ele tinha cerca de 9 anos. Daquele período até hoje as "manias só aumentaram". Gustavo perguntava a toda hora onde estava o álcool em gel/desinfetante para desinfetar as mãos quando entrava no ônibus/metro/carro. Após algumas semanas as mãos de Gustavo estavam irritadas, avermelhadas, com feridas. Começou a lavar as mãos muito frequentemente, demorando cada vez mais tempo durante cada lavagem. Iniciou tratamento dermatológico com cremes para as lesões das mãos, sem qualquer efeito positivo. Segundo sua mãe, o filho "passava mais da metade do dia se lavando, se descontaminando". Gustavo apresentava história familiar importante de obsessões, rituais, perfeccionismo. Tanto na família do pai (extremamente perfeccionista, claramente disfuncional) como na da mãe (limpeza excessiva de objetos, verificação excessiva de fechaduras das portas da casa).

Pela gravidade dos sintomas, além da recusa por parte do jovem em aceitar qualquer ajuda psicoterápica, o psiquiatra sugeriu o início de tratamento medicamentoso (um ISRS). Após 11 meses de tratamento (após a utilização de três ISRS em doses máximas preconizadas), houve melhora parcial dos sintomas obsessivo-compulsivos. Reforçada como opção restante ao tratamento medicamentoso atual, iniciou-se o tratamento cognitivo-comportamental (mesmo com a resistência de Gustavo).

Após seis meses de intensivo tratamento cognitivo-comportamental, Gustavo apresentou melhora clínica substancial. A utilização de técnicas de exposição aos medos de sujeira/contaminação (que contaram com empenho crescente de Gustavo), bem como as sessões com os pais e as informações psicoeducacionais para toda a família foram fundamentais para o bom resultado terapêutico alcançado.

Para aprofundamento

- March JS, Mulle K. OCD in children and adolescents: a cognitive-behavioral treatment manual. New York: Guilford Press; 1998.
  - ⇨ **Este livro/manual de tratamento descreve, em detalhes, o passo a passo do tratamento cognitivo comportamental para o TOC pediátrico. Os estudos mais importantes de tratamento com a TCC o utilizaram em seus protocolos de tratamento.**
- Pittenger C. Obsessive-compulsive disorder: phenomenology, pathophysiology, and treatment. Oxford: Oxford University Press; 2017.
  - ⇨ **Livro que oferece um compilado geral de todos os aspectos do TOC, da fenomenologia ao tratamento.**

REFERÊNCIAS BIBLIOGRÁFICAS

1. Alvarenga PG, do Rosario MC, Cesar RC, Manfro GG, Moriyama TS, Bloch MH, et al. Obsessive-compulsive symptoms are associated with psychiatric comorbidities, behavioral and clinical problems: a population-based study of Brazilian school children. Eur Child Adolesc Psychiatry. 2016;25:175-82.
2. Nazeer A, Latif F, Mondal A, Azeem MW, Greydanus DE. Obsessive-compulsive disorder in children and adolescents: epidemiology, diagnosis and management. Transl Pediatr. 2020;9(1):S76-S93.
3. Asbahr FR, Castillo AR, Ito LM, Latorre MRDO, Moreira MN, Lotufo-Neto F. Group cognitive-behavioral therapy versus sertraline for the treatment of children and adolescents with obsessive-compulsive disorder. J Am Acad Child Adolesc Psychiatry. 2005;44:1128-36.
4. Torp NC, Dahl K, Skarphedinsson G, Thomsen PH, Valderhaug R, Weidle B, et al. Effectiveness of cognitive behavior treatment for pediatric obsessive-compulsive disorder: acute outcomes from the nordic long-term OCD treatment study (NordLOTS). Behav Res Ther. 2015;64:15-23.
5. Westwell-Roper C, Stewart SE. Challenges in the diagnosis and treatment of pediatric obsessive-compulsive disorder. Indian J Psychiatry. 2019;61:S119-30.
6. Barrett P, Farrell L, Dadds M, Boulter N. Cognitive-behavioral family treatment of childhood obsessive-compulsive disorder: long-term follow-up and predictors of outcome. J Am Acad Child Adolesc Psychiatry. 2005;44:1005-14.
7. Krebs G, Heyman I. Obsessive-compulsive disorder in children and adolescentes. Arch Dis Child. 2015;100:495-9.
8. Geller DA, March J. Practice parameter for the assessment and treatment of children and adolescents with obsessive-compulsive disorder. J Am Acad Child Adolesc Psychiatry. 2012;51(1):98-113.
9. Foa EB, Kozak MJ. Emotional processing of fear: exposure to corrective information. Psychol Bull. 1986;99(1):20-35.
10. March JS, Mulle K, Herbel B. Behavioral psychotherapy for children and adolescents with obsessive-compulsive disorder: an open trial of a new protocol-driven treatment package. J Am Acad Child Adolesc Psychiatry. 1994;33(3):333-41.
11. March JS, Mulle K. OCD in children and adolescents: a cognitive-behavioral treatment manual. New York: Guilford Press; 1998.
12. Cordioli AV. A terapia de exposição e prevenção de resposta: histórico, fundamentos e técnicas. In. Manual de terapia cognitivo-comportamental para o transtorno obsessivo-compulsivo. São Paulo: Artmed; 2014.
13. **Pediatric OCD Treatment Study (POTS) Team. Cognitive-behavior therapy, sertraline, and their combination for children and adolescents with obsessive-compulsive disorder: The pediatric OCD treatment study (POTS) randomized controlled trial. JAMA. 2004;292:1969-76.**
    ⇨ **Artigo fundamental que estabeleceu o atual posicionamento dos tratamentos cognitivo comportamental e farmacológico utilizados em crianças e adolescentes com TOC.**
14. Sanchez-Meca J, Rosa-Alcazar AI, Iniesta-Sepulveda M, Rosa-Alcazar A. Differential efficacy of cognitive-behavioral therapy and pharmacological treatments for pediatric obsessive-compulsive disorder: a meta-analysis. J Anxiety Disord. 2014; 28(1):31-44.
15. **Towbin KE, Riddle MA. Obsessive-compulsive disorder. In. Lewis's child and adolescent psychiatry: a comprehensive textbook. 5 ed. Martin A, Bloch MH, Volkmar FR (editors). Philadephia: Wolters Kluwer; 2018.**
    ⇨ **Excelente capítulo de importante livro na área da psiquiatria da infância e adolescência. Ótima revisão sobre o tratamento atual do TOC pediátrico.**
16. Watson HJ, Rees CS. Meta-analysis of randomized, controlled treatment trials for pediatric obsessive-compulsive disorder. J Child Psychol Psychiatry. 2008;49:489-98.
17. Bridge JA, Iyengar S, Salary CB, Barbe RP, Birmaher B, Pincus HA, et al. Clinical response and risk for reported suicidal ideation and suicide attempts in pediatric antidepressant treatment: a meta-analysis of randomized controlled trials. JAMA. 2007;297(15):1683-96.
18. Geller DA, Biederman J, Stewart SE, Mullin B, Martin A, Spencer T, et al. Which SSRI? A meta-analysis of pharmacotherapy trials in pediatric obsessive-compulsive disorder. Am J Psychiatry. 2003;160(11):1919-28.
19. Bloch MH, McGuire J, Landeros-Weisenberger A, Leckman JF, Pittenger C. Meta-analysis of the dose-response relationship of SSRI in obsessive-compulsive disorder. Mol Psychiatry. 2010;15(8):850-5.
20. Bloch MH, Storch EA. Assessment and management of treatment-refractory obsessive-compulsive disorder in children. J Am Acad Child Adolesc Psychiatry. 2015;54(4):251-62.
21. Work Group on Obsessive-Compulsive Disorder. Practice guideline for the treatment of patients with obsessive-compulsive disorder. Arlington: American Psychiatric Association; , 2007.
22. Bloch MH, Craiglow BG, Landeros-Weisenberger A, Dombrowski PA, Panza KE, Peterson BS, et al. Predictors of early adult outcomes in pediatric-onset obsessive-compulsive disorder. Pediatrics. 2009;124(4):1085-93.
23. Ginsburg GS, Kingery JN, Drake KL, Grados MA. Predictors of treatment response in pediatric obsessive-compulsive disorder. J Am Acad Child Adolesc Psychiatry. 2008;47:868-78.
24. Russell AJ, Jassi A, Fullana MA, Mack H, Johnston K, Heyman I, et al. Cognitive behavior therapy for comorbid obsessive-compulsive disorder in high-functioning autism spectrum disorders: a randomized controlled trial. Depress Anxiety. 2013;30:697-708.

25. **Leonard HL, Swedo SE, Rapoport JL, Koby EV, Lenane MC, Cheslow DL, et al. Treatment of obsessive-compulsive disorder with clomipramine and desipramine in children and adolescents. A double-blind crossover comparison. Arch Gen Psychiatry. 1989;46(12):1088-92.**
    ⇨ **Ensaio clínico pioneiro, duplo-cego, que demonstrou a eficácia da clomipramina no tratamento do TOC pediátrico. Sua publicação permitiu a aprovação da clomipramina para o tratamento de jovens com TOC pela Food and Drug Administration americana (1o. composto a ser aprovado para o TOC pediátrico).**
26. **Ivarsson T, Skarphedinsson G, Kornør H, Axelsdottir B, Biedilæ S, Heyman I, et al. The place of and evidence for serotonin reuptake inhibitors (SRIs) for obsessive compulsive disorder (OCD) in children and adolescents: views based on a systematic review and meta-analysis. Psychiatry Res. 2015;227:93-103.**
    ⇨ **Excelente revisão sistemática sobre os tratamentos eficazes do TOC pediátrico.**
27. Dold M, Aigner M, Lanzenberger R. Antipsychotic augmentation of serotonin reuptake inhibitors in treatment-resistant obsessive-compulsive disorder: an update meta-analysis of double-blind, randomized, placebo-controlled trials. Int J Neuropsychopharmacol. 2015;18:pyv047.
28. Masi G, Pfanner C, Brovedani P. Antipsychotic augmentation of selective serotonin reuptake inhibitors in resistant tic-related obsessive-compulsive disorder in children and adolescents: a naturalistic comparative study. J Psychiatr Res. 2013;47:1007-12.
29. Simpson HB, Foa EB, Liebowitz MR, Huppert JD, Cahill S, Maher MJ, et al. Cognitive-behavioral therapy vs risperidone for augmenting serotonin reuptake inhibitors in obsessive-compulsive disorder: a randomized clinical trial. JAMA. 2013;70:1190-9.
30. Alonso P, Cuadras D, Gabriëls L, Denys D, Goodman W, Greenberg BD, et al. Deep brain stimulation for obsessive-compulsive disorder: a meta-analysis of treatment outcome and predictors of response. PLos One. 2015;10:e0133591.
31. Trevizol AP, Shiozawa P, Cook IA, Sato IA, Kaku CB, Guimarães FB, et al. Transcranial magnetic stimulation for obsessive-compulsive disorder. J ECT. 2016;32:262-6.
32. O'Kearney RT, Anstey KJ, von Sanden C. Behavioural and cognitive behavioural therapy for obsessive compulsive disorder in children and adolescents. Cochrane Database Syst Rev. 2006;18:4,p.CD004856.
33. Foa EB. Cognitive behavioral therapy of obsessive-compulsive disorder. Dialogues Clin Neurosci. 2010;12(2):199-207.
34. Freeman J, Benito K, Herren J, Kemp J, Sung J, Georgiadis C, et al. Evidence base update of psychosocial treatments for pediatric obsessive-compulsive disorder: evaluating, improving, and transporting what works. J Clin Child Adoles Psychol. 2018;47(5):669-98.
35. Aspvall K, Lenhard F, Melin K, Krebs G, Norlin L, Näsström K, et al. Implementation of internet-delivered cognitive behaviour therapy for pediatric obsessive-compulsive disorder: lessons from clinics in Sweden, United Kingdom and Australia. Internet Interv. 2020;20:100308.
36. Lebowitz ER, Omer H, Hermes H, Scahill L. Parent training for childhood anxiety disorders: the space program. cognitive and behavioral practice. Cogn Behav Pratic. 2014;21(4):456-69.
37. Storch EA, Bussing R, Small BJ, Geffken GR, McNamara JP, Rahman O, et al. Randomized, placebo-controlled trial of cognitive-behavioral therapy alone or combined with sertraline in the treatment of pediatric obsessive-compulsive disorder. Behav Res Ther. 2013;51(12),823-9.
38. Fatori D, Pereira CAB, Asbahr FR, Requena G, Alvarenga PG, Mathis MA, et al. Adaptive treatment strategies for children and adolescents with obsessive-compulsive disorder: a sequential multiple assignment randomized trial. J Anxiety Disord. 2018;58:42-50.
39. Stewart SE, Geller DA, Jenike M, Pauls D, Shaw D, Mullin B, Faraone SV. Long-term outcome of pediatric obsessive-compulsive disorder: a meta-analysis and qualitative review of the literature. Acta Psychiatr Scand. 2004;110(1):4-13.
40. Melin KH, Skarsater I, Haugland BSM, Ivarsson T. Treatment and 12-month outcome of children and adolescents with obsessive-compulsive disorder: a naturalistic study. J Obsessive Compuls Relat Disord. 2015;6,1-6.
41. Melin K, Skarphedinsson G, Skarsater I, Haugland BSM. A solid majority remits following evidence-based OCD treatments: a 3-year naturalistic outcome study in pediatric OCD. Eur Child Adoles Psy. 2018;27(10):1373-81.
42. Melin K, Skarphedinsson G, Thomsen PH, Weidle B, Torp NC, Valderhaug R, et al. Treatment gains are sustainable in pediatric obsessive-compulsive disorder: three-year follow-up from the NordLOTS. J Am Acad Child Adolesc Psychiatry. 2020;59(2):244-53.
43. O'Leary EMM, Barrett P, Fjermestad KW. Cognitive-behavioral family treatment for childhood obsessive-compulsive disorder: a 7-year follow-up study. J Anxiety Disord. 2009;23(7),973-8.
44. Fatori D, Polanczyk GV, Morais RMCB, Asbahr FR. Long-term outcome of children and adolescents with obsessive–compulsive disorder: a 7-9-year follow-up of a randomized clinical trial. Eur Child Adolesc Psychiatry. 2019.
45. Luz L, Asbahr FR, Polanczyk GV, Fatori D. Estudo longitudinal de crianças e adolescentes com transtorno obsessivo-compulsivo após tratamento baseado em estratégias adaptativas sequenciais. In. Anais do V Congresso Internacional e XXV Brasileiro da Abenepi, 2019.
46. Fatori D, Luz L, Polanczyk GV, Asbahr FR. Trajectories of pediatric OCD severity during evidence-based treatment as a predictor of a 3-5 year prognosis: a follow-up study. J Am Acad Child Adolesc Psy. 2019;58(10):S259-60.

11

Tratamento dos transtornos alimentares da infância e adolescência

Wagner de Sousa Gurgel
Vivaldo Ferreira dos Santos Junior
Vanessa Dentzien Pinzon

Sumário

Pontos-chave

- O tratamento padrão dos transtornos alimentares na infância e adolescência é multidisciplinar, se possível, optar por modalidades de tratamento menos intensivas;
- A terapia familiar baseada na FBT (*Family Based Therapy*) é altamente recomendada para crianças ou adolescentes com anorexia nervosa ou bulimia nervosa;
- Atualmente, não existe nenhum medicamento aprovado por agência reguladora nacional ou internacional para o tratamento de transtornos alimentares em crianças e adolescentes;
- Modalidades de FBT ou terapia cognitivo-comportamental (CBT-AR) são as melhores opções hoje disponíveis para tratamento do transtorno alimentar restritivo/evitativo.

INTRODUÇÃO E MODALIDADES DE TRATAMENTO

O tratamento dos transtornos alimentares na infância e adolescência deve ocorrer mesmo nos casos com síndromes parciais sem perdas de peso excessivas ou desnutrição, porque já demonstram prejuízos significativos para o paciente.

O tratamento padrão é multidisciplinar especializado e objetiva a abordagem dos aspectos clínicos, nutricionais, psicológicos e relacionais. Os melhores resultados parecem ocorrer naqueles casos de tratamento precoce durante a infância e adolescência, evitando as formas crônicas e imutáveis. O atendimento adequado requer vários métodos terapêuticos atuando de forma conjunta, abrangente e coesa[1]. No Programa de Atendimento, Ensino e Pesquisa em Transtornos Alimentares na Infância e Adolescência (PROTAD) a equipe é composta por psiquiatras, psicólogos, nutricionistas e fisioterapeutas especializados que viabilizam compreensão e plano terapêutico integrados do caso[2].

No trabalho com crianças e adolescentes, a abordagem familiar é crucial para o sucesso do tratamento. Dessa maneira, garante-se que a equipe profissional e os familiares trabalhem em harmonia, proporcionando orientações firmes e coerentes[3].

O atendimento nutricional baseia-se na reeducação alimentar através da introdução progressiva de alimentos que, no início, se necessário, deverá ser compulsória. O processo de realimentação deve ser integrado com a participação da família e dos outros membros da equipe. Técnicas cognitivo-comportamentais (diário alimentar e trabalho de imagem corporal) são recomendadas para viabilização das mudanças alimentares.

O atendimento médico inclui identificação e manejo dos sintomas e diagnóstico de quadros psiquiátricos comórbidos. A medicação nunca deve ser usada como única abordagem e restringe-se ao tratamento farmacológico das comorbidades (transtornos ansiosos e depressivos). Cabe ao médico determinar a modalidade mais adequada de atendimento (ambulatorial, hospital-dia, internação domiciliar ou internação hospitalar), estabelecer a equipe de tratamento e realizar monitoramento clínico regular na modalidade escolhida[4].

A maioria das crianças e adolescentes com TA pode ser tratada com sucesso de forma ambulatorial com acompanhamento e avaliação médica contínua. A Terapia Familiar com base na *Family Based Therapy* (FBT) é a intervenção ambulatorial que demonstra melhores evidências de eficácia em adolescentes com AN[5,6], BN[7] e TARE[8].

Em casos graves, modalidades mais intensivas de tratamento podem ser necessárias[9]. Ocasionalmente, a gravidade de um único parâmetro clínico pode indicar a necessidade de hospitalização (p. ex., bradicardia grave). Entretanto, é mais comum que tal decisão seja baseada em uma avaliação biopsicossocial mais abrangente, onde são considerados aspectos da saúde física e psíquica do paciente, a velocidade da perda de peso, os recursos ambulatoriais disponíveis e as circunstâncias familiares. As indicações de internação hospitalar de crianças e adolescentes com TA estão resumidas no Quadro 1.

A hospitalização de crianças e adolescentes com TA requer, idealmente, acesso a uma equipe médica, nutricional, psicológica e de enfermagem especializadas, protocolos padronizados de realimentação e monitoramento de comportamentos e complicações clínicas. O objetivo principal da hospitalização é restaurar com segurança a estabilidade fisiológica através da reabilitação nutricional no menor tempo possível[11].

Internação domiciliar e hospital-dia são modalidades capazes de fornecer tratamento intensivo com supervisão das refeições em período integral e abordagens psicoterápicas em ambiente protegido, desde que conduzidos por equipe especializada[12].

Abaixo discutiremos de forma mais detalhada as especificidades do tratamento dos TA na infância e adolescência.

Quadro 1 Critérios de internação de crianças e adolescentes com transtorno alimentar

1. 75% do IMC para idade e sexo
2. Desidratação
3. Distúrbios hidroeletrolíticos: hipocalemia, hiponatremia e/ou hipofosfatemia
4. ECG alterado: prolongamento do intervalo QTc ou bradicardia grave (FC < 50 bpm)
5. Instabilidade fisiológica, definida por:
   a. Bradicardia grave: FC < 50 bpm durante o dia ou < 45 bpm durante a noite
   b. Hipotensão: < 90/45 mmHg
   c. Hipotermia: temperatura corporal < 35,6°C
   d. Taquicardia ortostática: > 20 bpm/minuto
   e. Hipotensão ortostática: > 20 mmHg PA sistólica ou > 10 mmHg PA diastólica
6. Atraso no crescimento ou desenvolvimento
7. Falência de tratamento ambulatorial
8. Recusa alimentar aguda
9. Sintomas compulsivos ou purgativos incontroláveis
10. Complicações agudas da desnutrição: síncope, convulsão, falência cardíaca, pancreatite e/ou dilatação gástrica
11. Comorbidade psiquiátrica ou condição médica que limita ou impede tratamento ambulatorial (risco de suicídio, depressão grave, sintomas obsessivo-compulsivos graves...)
12. Problemas familiares que impedem cuidados adequados no tratamento ambulatorial

ECG: eletrocardiograma; FC: frequência cardíaca; IMC: índice de massa corporal; PA: pressão arterial; QTc: intervalo QT corrigido.
Fonte: adaptada de Golden et al., 2015[10].

ANOREXIA NERVOSA (AN)

É bem estabelecido que o tratamento da AN necessita de uma equipe multidisciplinar especializada e que intervenções precoces em estágios iniciais da doença resultam em desfechos melhores.

Na modalidade ambulatorial, o paciente não apresenta risco clínico devido a desnutrição e os sintomas estão moderados ou leves. Nesse estágio, se espera que os familiares sejam capazes de seguir as orientações da equipe. O processo de melhora é gradual e pode ser percebido através da diminuição de pensamentos e preocupação com o peso e comida, assim como, no alcance da faixa saudável do peso. Identificar os transtornos comórbidos e tratar adequadamente, também são objetivos nessa etapa. Em toda consulta, sempre que possível, revisar o que foi previamente combinado irá ajudar os familiares durante o tratamento. As refeições necessitam ser supervisionadas para que o paciente aceite 100% da alimentação e não tenha comportamentos compensatórios.

Na modalidade hospitalar, o paciente está com quadro de desnutrição que coloca sua vida em risco, os sintomas de AN são tão intensos que ele não consegue se alimentar em casa com a ajuda dos pais, houve falha no tratamento ambulatorial ou ele possui algum dos parâmetros descritos anteriormente no Quadro 1. O objetivo do tratamento hospitalar é interromper a perda de peso e, em seguida, recuperar o peso até a faixa de peso adequada com estabilidade clínica e sintomas de AN mais leves. Durante a internação, os pais são treinados a identificar e manejar os sintomas alimentares dos filhos. É importante trabalhar os aspectos de culpa, medo e raiva dos pais e motivá-los. Após a alta hospitalar, o tratamento deve continuar em ambiente ambulatorial para a manutenção da faixa de peso saudável e promover maior independência do paciente em relação a alimentação, controle de comportamentos compensatórios e rotinas de vida.

Abordagem médica

As consultas de avaliação são realizadas com pais e paciente. Em geral, os pais começam relatando os sintomas e os pacientes mostram-se alheios, incomodados ou vão participando aos poucos mesmo discordando das informações. Deve-se priorizar a investigação empática e já com elementos de psicoeducação buscando identificar mudanças no padrão alimentar, distorções da imagem corporal, comportamentos compensatórios, bem como a gravidade e o impacto desses sintomas. Também nessa avaliação é preciso solicitar exames complementares de sangue, cardíaco (ECG), raio X de punho e densitometria óssea. O comprometimento estatural e de densidade óssea é maior em meninos. Ao longo do tempo, um corpo desnutrido se adapta para funcionar com baixa energia e a ausência de alterações laboratoriais não exclui AN ou suas potenciais complicações. No PROTAD, a periodicidade das consultas psiquiátricas varia dependendo da gravidade do quadro. Nessas consultas, os sintomas são reavaliados juntamente com as dificuldades no preenchimento do diário alimentar e o manejo dos transtornos comórbidos que impactam na melhora da AN. Além disso, os pais recebem orientações frequentes sobre como devem manejar os sintomas alimentares dos filhos e são encorajados a continuar alinhados com equipe multidisciplinar no tratamento participando de todas as consultas médicas. É importante que o psiquiatra mantenha contato com a equipe multidisciplinar para que as práticas caminhem na mesma direção. Não é incomum pacientes ou cuidadores apresentarem resistência às orientações ou decidirem sozinhos sobre aspectos do tratamento.

O tratamento medicamentoso da AN é limitado e não existem evidências robustas que justifiquem o uso de medicamento para melhora de sintomas centrais. Metanálise não encontrou diferença entre o uso do placebo e de antidepressivos ou antipsicóticos na recuperação ponderal na AN[13] e nenhuma diferença na sintomatologia da AN entre antipsicóticos e placebo[14]. Os medicamentos são utilizados para o tratamento de comorbidades ou em situações específicas e deve-se ter cautela para não causar iatrogenia em função dos seus efeitos colaterais. Importante avaliar o momento da introdução do medicamento, pois esse pode ser ineficaz, caso a paciente esteja em quadro de desnutrição intensa. Portanto, às vezes, é preciso aguardar uma recuperação de peso para a introdução de medicações.

Antipsicóticos atípicos: em estudos que avaliaram o uso da risperidona, olanzapina, quetiapina e aripiprazol não foram encontradas evidências que suportem seu uso no tratamento da desnutrição ou nos sintomas da AN. Estudo recente duplo-cego placebo controlado não apresentou diferença significativa de benefício entre o grupo placebo e o que recebeu dose média de 8,5 mg de olanzapina diária. O uso da risperidona foi avaliado em ensaio duplo-cego placebo numa amostra com adolescentes e adultos jovens (12 a 21 anos), com a dose média de 2,5 mg diária. Ao fim do estudo não se verificou benefício em relação ao ganho de peso. Há poucos estudos que avaliam o uso da quetiapina ou do aripiprazol no tratamento da AN. Na prática clínica, essas medicações ajudam em situações específicas: no controle de sintomas como ansiedade intensa, desregulação emocional e sedação do paciente. Deve-se usar com cautela avaliando risco e benefício, iniciando com doses menores e escalonando até doses terapêuticas para determinada resposta esperada. A eficácia e segurança do uso a longo prazo de antipsicóticos atípicos em população abaixo de 18 anos é muito questionável em função do desenvolvimento síndrome metabólica e, evidências recentes, a um risco aumentado de morte repentina[15].

Antidepressivos: é possível encontrar vários estudos que procuram benefícios de antidepressivos em sintomas centrais da AN. Pouco deles são relevantes e nenhum mostrou evidência de eficácia.

Ansiolíticos: os ansiolíticos possuem perfil colateral importante na infância e adolescência, como sedação e efeito paradoxal. Portanto, seu uso deve ser evitado. Em situações em que há intensa ansiedade e agitação psicomotora antes da refeição, pode ser utilizado um benzodiazepínico de curta duração (p. ex., lorazepam) em dose baixa, 30 minutos antes da refeição por um curto período de tempo.

Estabilizadores de humor: Os estabilizadores de humor não possuem eficácia para tratamento da AN e deve ser utilizado apenas com intuito de tratar comorbidades.

Abordagem nutricional

As consultas nutricionais são fundamentais no tratamento da AN e tem periodicidade semanal até a melhora significativa dos sintomas. É importante que o nutricionista possua experiência e formação em TA. As consultas mais frequentes no início do seguimento focam na verificação da evolução do paciente, no ajuste de combinados nutricionais, na realização da pesagem, no trabalho do diário alimentar e na orientação dos pais sobre a realimentação progressiva.

Na consulta, o nutricionista combina com o paciente e família um cardápio que deverá ser aceito 100% em todas as refeições. O cardápio vai partir dos alimentos já aceitos ou menos difíceis, com aumento gradual das quantidades, inclusão de novos alimentos e preparações até chegar nos desafios alimentares. Esses desafios seriam os alimentos mais difíceis para o paciente consumir, como chocolate, pizza ou bolo. Ao longo do tratamento, é feita psicoeducação frequente para ajudar o paciente a se diferenciar das distorções cognitivas e emoções desagradáveis do TA. A pesagem deve ser feita pelo nutricionista que possui inclusive para manejar estresses frequentes nesse momento.

No ambulatório, se espera um ganho ponderal de 0,5 a 1 kg/semana e, em ambiente hospitalar, de 1 a 2 kg/semana, onde toda e qualquer alteração no cardápio precisa ser discutida com a equipe de nutrição.

Recomendações de consensos atuais indicam iniciar com aporte calórico entre 1.400 e 2.000 kcal/dia na admissão no hospital com monitoramento clínico rigoroso[16]. Tais práticas tendem a reduzir o tempo de internação[10], aumentando a taxa de recuperação de peso[17], mas sem aumentar a incidência de síndrome de realimentação[18,19]. A equipe multidisciplinar sempre deve buscar estar alinhada aos objetivos e à evolução do tratamento nutricional do paciente para estimular o paciente a manter os combinados.

ABORDAGEM PSICOLÓGICA/PSICOTERÁPICA

O tratamento psicológico é indicado em todas as fases de tratamento e deve ser voltado tanto para o paciente quanto para os familiares. A família precisa ser incluída desde o início das intervenções, necessitando de acolhimento e escuta para trabalhar sentimentos de culpa e de impotência e o dialogar de forma eficiente com o filho adoecido. No PROTAD, as intervenções psicoterápicas com embasamento psicanalítico e TCC são realizadas em ambiente ambulatorial e hospitalar. No ambulatório, são realizados grupos psicoterápicos de adolescentes e de mães. Na enfermaria, as intervenções dos pacientes e familiares são individuais e no grupo de mães. Encontros psicoeducativos multifamiliares mensais são realizados com revezamento de temas de nutrição, psicologia, psiquiatria e fisioterapia, esclarecendo dúvidas dos familiares[2].

A terapia de família baseada na FBT, é a intervenção que possui maior evidência cientifica de benefício no tratamento da AN[20]. O objetivo da FBT é fortalecer e instrumentalizar os membros da família para realimentarem e darem suporte ao paciente no tratamento. Durante as sessões, são fornecidas informações sobre a AN a fim de retirar a culpa e julgamento da família e paciente. É também feita a externalização da AN como um inimigo e encorajamento das famílias para implementar as estratégias de realimentação. Metanálise e três ensaios clínicos randomizados de qualidade demonstraram ganho de peso significativo e diminuição de sintomas de AN, comparados a intervenção individual principalmente no primeiro ano de seguimento[21].

Em um pequeno ensaio clínico randomizado (n = 22), a TCC foi comparada a terapia familiar comportamental (semelhante a FBT) e não foi encontrada diferenças em relação a melhora de sintomas psicológicos e ganho de peso, entretanto os dois grupos obtiveram melhora. Outros estudos, mostram série de casos em que também foi observado melhora do peso e dos sintomas psicológicos da AN com a TCC[22].

BULIMIA NERVOSA

A maioria dos pacientes com BN pode ser adequadamente tratada de forma ambulatorial.

Abordagem médica

As consultas de avaliação são feitas com pais e paciente que se mostram mais cooperativos desde o início, interessados em cessar as compulsões e purgações. A avaliação médica inicial dos adolescentes com BN deve ser empática, enfatizando a origem biológica da doença e desculpabilizando paciente e pais. Deve-se investigar sintomas da patologia alimentar e seus prejuízos, além de identificar e tratar as complicações clínicas mais comuns e as comorbidades psiquiátricas. Na BN, as complicações costumam derivar dos comportamentos compensatórios purgativos (dor orofaríngea, cáries, distúrbios hidroeletrolíticos)[23,24].

Do ponto de vista farmacológico, os inibidores seletivos de recaptação de serotonina (ISRS) foram estudados de forma mais ampla em amostras de pacientes adultos com BN, onde, de forma geral, são significativamente mais eficazes que o placebo na redução dos episódios de compulsão alimentar[23].

Entretanto, entre crianças e adolescentes, as evidências do uso dos ISRS se limitam a algumas escassas séries de casos[25,26] e um ensaio clínico aberto[27]. A prescrição de fluoxetina para crianças e adolescentes com BN, sem comorbidades psiquiátricas, deve ser feita somente após o fracasso das demais abordagens terapêuticas não farmacológicas disponíveis[2].

Antipsicóticos de segunda geração usados no tratamento de alguns pacientes com AN podem induzir ou exacerbar episódios de compulsão alimentar em pacientes com BN ou TCA[28].

Abordagem nutricional

No tratamento da BN, pacientes que conseguem reduzir seus episódios de compulsão e purgação logo no início do tratamento têm melhores desfechos a longo prazo. O foco da intervenção nutricional está no rompimento do ciclo de restrição, compulsão e purgação da BN. De forma gradual, o nutricionista deve introduzir um plano alimentar com refeições balanceadas e distribuídas em intervalos de tempo regulares com o objetivo de normalizar a estrutura.

As refeições precisam ser feitas em casa com supervisão dos pais. O aconselhamento nutricional realizado com o paciente e seus familiares se vale do pressuposto de que todos os alimentos são permitidos no contexto de uma alimentação equilibrada, desencorajando a mentalidade de restrição, a dicotomia entre "comida saudável" e "não saudável" e os pensamentos de "tudo ou nada". Na BN, a responsabilidade do tratamento é compartilhada entre pais e paciente, sendo a participação de todos nas consultas nutricionais fundamentais para combinados afinados[2].

Abordagem psicológica/psicoterápica

A psicoterapia de abordagem em TCC é considerada o tratamento de primeira linha para BN entre adultos, tendo se mostrado eficaz em mais de 35 estudos controlados utilizando programas de tratamento com duração entre 16 e 20 semanas. Na BN, a TCC atua interrompendo o ciclo de "retroalimentação" entre a restrição e compulsão alimentar e os comportamentos compensatórios, assim como altera crenças disfuncionais do indivíduo sobre comida, peso e imagem corporal. Importante salientar que, a eficácia da TCC depende de profissionais especializados em TA[29].

Entretanto, considerando amostras de pacientes com BN abaixo de 18 anos, existem escassos ensaios clínicos randomizados (ECR) de alta qualidade avaliando as diferentes abordagens psicoterápicas mais utilizadas (FBT, TCC, DBT e terapia psicodinâmica)[20].

Cabe destaque ao estudo comparando a FBT a uma abordagem de TCC individual adaptada para adolescentes, em que as taxas de remissão foram significativamente maiores no grupo FBT (39% *versus* 20%)[7]. Uma série de casos também demonstrou efetividade da aplicação da FBT para BN[30].

Embora as terapias em grupo não tenham sido estudadas de maneira controlada, na prática, muitos serviços especializados utilizam grupos psicoterápicos baseados em TCC para adolescentes com BN. Eles parecem especialmente eficazes e populares entre estudantes universitários. Além disso, é uma modalidade de tratamento de baixo custo para pacientes e terapeutas[31].

A terapia multifamiliar em grupo para BN em adolescentes surgiu nos últimos anos visando fornecer ampliação da rede de apoio, treinamento de recursos para regulação emocional e de habilidades interpessoais[32]. Aliando elementos da terapia sistêmica, TCC e DBT ela já demonstra efetividade em série de casos com amostra mista de adolescentes com AN ou BN[33] e em uma pequena série de casos incluindo exclusivamente adolescentes com BN[34].

Um estudo, incluindo 35 adolescentes do sexo feminino com BN, utilizou um protocolo combinando técnicas da terapia dialética comportamental (*Dialectical Behavior Therapy* – DBT) com os princípios da FBT em hospital-dia. Os episódios de compulsão/purgação monitorados diminuíram significativamente[35].

TRANSTORNO DE COMPULSÃO ALIMENTAR (TCA)

O tratamento do TCA em crianças e adolescentes ainda não foi adequadamente estudado. Os tratamentos para TCA em adultos com evidências consistentes incluem TCC, terapia interpessoal (TIP) e DBT[36,37].

Até o momento, apenas alguns estudos investigaram esses tratamentos em ensaios clínicos em crianças e adolescentes. Um estudo investigou o uso de intervenção on-line de autoajuda baseada em TCC de 16 semanas para estudantes do ensino médio com percentil de IMC/idade acima de 85% e comer compulsivo pelo menos uma vez por semana. Houve redução de peso, da frequência dos episódios de compulsão objetiva e subjetiva, bem como, das preocupações com peso e forma corporal, em comparação com grupo de controle de lista de espera. Adolescentes com compulsão objetiva mais frequente na avaliação inicial apresentaram maiores reduções de peso no seguimento[38].

Outro estudo conduziu uma intervenção de TCC em grupo em 8 sessões para meninas com TCA. Encontrou maiores reduções no comportamento compulsivo no grupo TCC em comparação com grupo que não frequentou o grupo antes do tratamento habitual de psicoterapia individual[39].

Um terceiro estudo investigou o uso de TIP em grupo de 12 sessões em comparação com grupo psicoeducativo sobre hábitos saudáveis em amostra de 113 meninas entre 12 e 17 anos. A intervenção com TIP em grupo foi capaz de reduzir episódios de descontrole alimentar, bem como melhora dos sintomas de humor ao longo de 1 ano (27).

Recentemente, lisdexanfetamina (LDX) foi aprovada pelo FDA para tratar casos moderados a graves de TCA em adultos nas doses de 50 a 70 mg/dia[40]. Relatos de casos pontuais do uso de LDX em adolescentes demonstraram melhora dos sintomas do TCA sem alterar valores de IMC[41]. Entretanto, não existe até o momento ECR que avalie eficácia, tolerabilidade e segurança da LDX no tratamento do TCA em pacientes abaixo de 18 anos, com ou sem comorbidade com o TDAH[37].

TRANSTORNO ALIMENTAR RESTRITIVO EVITATIVO (TARE)

O objetivo do tratamento do TARE é o aumento em quantidade (volume) e qualidade dos grupos alimentares, melhorando deficiências nutricionais, o peso e o prejuízo psicossocial. Nem todo o paciente necessitará recuperar peso, mudando a abordagem empregada[42].

Até o momento, existem poucas intervenções com evidência científica no tratamento do TARE. Na literatura, é possível encontrar experiências clínicas em relatos e séries de casos, utilizando intervenções de terapia familiar baseada na FBT[43] ou de TCC adaptada para o TARE (*Cognitive-Behavioral Therapy for Avoidant/Restrictive Food Intake Disorder – CBT-AR)*[44]. O protocolo CBT-AR é baseado no modelo tridimensional neurobiológico do TARE[45], sendo indicado para crianças a partir de 10 anos, adolescentes e adultos que não possuem transtornos graves do neurodesenvolvimento e não estão necessitando de sonda para realimentação. As intervenções são direcionadas dependendo do subtipo do TARE: Nos casos em que há alteração sensorial o protocolo ensina ferramentas aos pacientes para exposição gradual a novos alimentos durante as sessões (olhar, tocar, cheirar, sentir o gosto e morder o alimento). No subtipo de falta de interesse pela comida, o protocolo direciona aos pais o suporte para o aumento de volume da ingestão, dependendo da idade do paciente, a fim de garantir o aumento de peso para pacientes que estão com baixo peso ou desnutridos. Nos indivíduos que apresentam medo de consequências aversivas, são feitas exposição ao estímulo aversivo e também exposição interoceptiva, visando a diminuição da resposta do medo pelo indivíduo frente a determinado alimento. Ao longo das sessões, deve-se motivar o paciente e validar suas conquistas por menores que sejam e ajudá-lo praticar o consumo do novo alimento incluído para que não saia do seu cardápio. As sessões do protocolo são divididas em quatro fases: psicoeducação e alimentação regular; renutrição e planejamento do tratamento; abordagem dos mecanismos de manutenção (alteração sensorial, falta de interesse e medo de consequências aversivas); e prevenção de recaídas[46]. O CBT-AR tem demonstrado resultados positivos no tratamento, apesar de possuir limitações na sua aplicação em pacientes menores de 10 anos ou que apresentem comorbidades psiquiátricas.

Não há evidência de eficácia no uso de psicofármacos para tratamento do TARE, o uso de medicamentos é direcionado primordialmente para o manejo das comorbidades[20,47].

PICA

Atualmente, não existe um protocolo de tratamento baseado em evidências específico para a pica. No entanto, diversos relatos de casos descreveram técnicas comportamentais que foram eficazes para reduzir a gravidade e a ocorrência dos comportamentos da pica. As análises funcionais baseadas em terapia comportamental podem ser úteis antes do início do tratamento, pois a função que o comportamento alimentar alterado desempenha, em geral, varia de acordo com o indivíduo[48]. O mais comum para a maioria dos pacientes é que ingestão da substância não nutritiva seja um estímulo mantido através do reforço positivo. Terapia baseada em método ABA (análise comportamental aplicada) mostrou-se eficaz no tratamento do picacismo em crianças com atrasos do desenvolvimento[48]. Em uma revisão qualitativa das técnicas de tratamento de pica[49], identificou a eficácia de técnicas com estímulos aversivos (emparelhar outra substância de sabor forte, como suco de limão, à substância ingerida), bem como de técnicas com estímulos mais positivos (ofertar de substâncias alimentares preferidas ou novas brincadeiras para aumentar o engajamento em comportamentos de substituição)[49].

TRANSTORNO DE RUMINAÇÃO (TR)

Não existe, atualmente, nenhum ensaio clínico que tenha avaliado tratamentos específicos para o TR. No entanto, relatos de casos documentam o sucesso no alívio dos sintomas usando a técnica da respiração diafragmática[50,51]. A respiração diafragmática é uma técnica projetada para relaxar as contrações musculares abdominais que podem estar associadas ao comportamento alimentar de ruminação.

A técnica pode ser ensinada ao paciente pelo médico assistente ou terapeuta, descrevendo os seguintes passos: (1) Coloque uma mão no peito e a outra no abdômen e inspire profundamente. Em geral, você notará que a mão em seu peito se levanta, enquanto a mão em seu abdômen mal se move; (2) Agora, tente inspirar profundamente apenas pelo abdômen, tentando não mover mão que está sobre o peito. Respire lentamente (obs.: Pode ser necessário, dependendo da capacidade cognitiva do paciente, usar imagens ou outros recursos concretos, como um balão, para ajudar o paciente); (3) Quando perceber que está com vontade ou começando o comportamento ruminativo, inicie a respiração diafragmática imediatamente.

Caso consiga colocar em prática, o paciente deve realizar a respiração diafragmática automaticamente durante períodos de alto risco, evitando assim as contrações musculares necessárias para desencadear o comportamento da regurgitação.

CONSIDERAÇÕES FINAIS

Os TA são patologias de impacto abrangente nas vidas dos jovens afetados e de suas famílias. O tratamento adequado requer apoio de equipe multidisciplinar especializada que garanta a adesão e o progresso do tratamento, bem como a abordagem de aspectos da infância e adolescência envolvidos nos TA.

O sucesso na construção de atitudes alimentares adequadas depende de boa aliança terapêutica com o paciente e do engajamento da família. No final do tratamento, espera-se que o paciente seja capaz de se alimentar sem restrições, culpa ou comportamentos compensatórios, de forma flexível, tanto em quantidade como em variedade, e guiado por seus sinais internos de fome e saciedade.

Para aprofundamento

- Couturier J, Isserlin L, Norris M, Spettigue W, Brouwers M, Kimber M, et al. Canadian practice guidelines for the treatment of children and adolescents with eating disorders. J Eating Disord. 2020;8(1):4.
  - ⇨ **Diretrizes de tratamento dos transtornos alimentares entre jovens, publicadas por especialista do Canadá com ampla revisão de literatura publicada em fevereiro de 2020.**
- Lask B, Waugh-Bryant R. Eating disorders in childhood and adolescence. 3. ed. London: Routledge; 2013.
  - ⇨ **Edição mais recente de livro de autores que são referência internacional no tratamento dos transtornos alimentares na infância e adolescência.**
- Lock J, Le Grange D. Treatment manual for anorexia nervosa: A family-based approach. Guilford Publications; 2015.
  - ⇨ **Edição mais recente de livro de autores que são referência internacional no tratamento não farmacológico dos transtornos alimentares na infância e adolescência utilizando técnicas de FBT.**

REFERÊNCIAS BIBLIOGRÁFICAS

1. Szmukler GI, Dare CE, Treasure JE. Handbook of eating disorders: theory, treatment and research. John Wiley & Sons; 1995.
2. Pinzon VD, Souza JAA de M, Sesana CL, Scomparini LB. Intervenção Multidisciplinar em crianças e adolescentes com transtornos alimentares. In: Boarati MA, Pantano T, Scivoletto S, orgs. Psiquiatria da Infância e adolescência: cuidado multidisciplinar. Barueri: Manole; 2016. p. 497-519.
3. **Campbell K, Peebles R. Eating disorders in children and adolescents: state of the art review. Pediatrics. 2014;134(3):582-92.**
   ⇨ **Artigo de revisão que aborda tratamentos farmacológicos e psicoterápicos dos transtornos alimentares na infância e adolescência.**
4. **Golden NH, Katzman DK, Sawyer SM, Ornstein RM, Rome ES, Garber AK, et al. Update on the medical management of eating disorders in adolescents. J Adolescent Health. 2015;56(4):370-5.**
   ⇨ **Artigo de atualização sobre o tratamento dos transtornos alimentares na infância e adolescência que avalia as diversas modalidades de tratamento e critérios de internação hospitalar publicado em 2015.**
5. Lock J, Le Grange D, Agras WS, Moye A, Bryson SW, Jo B. Randomized clinical trial comparing family-based treatment with adolescent-focused individual therapy for adolescents with anorexia nervosa. Arch Gen Psychiatry. 2010;67(10):1025-32.
6. Agras WS, Lock J, Brandt H, Bryson SW, Dodge E, Halmi KA, et al. Comparison of 2 family therapies for adolescent anorexia nervosa: a randomized parallel trial. JAMA psychiatry. 2014;71(11):1279-86.
7. Le Grange D, Lock J, Agras WS, Bryson SW, Jo B. Randomized clinical trial of family-based treatment and cognitive-behavioral therapy for adolescent bulimia nervosa. J Am Acad Child Adolesc Psychiatry. 2015;54(11):886-94.
8. Lock J, Sadeh-Sharvit S, L'Insalata A. Feasibility of conducting a randomized clinical trial using family-based -treatment for avoidant/restrictive food intake disorder. Int J Eat Disord. 2019;52(6):746-51.
9. Rosen DS. Identification and management of eating disorders in children and adolescents. Pediatrics. 2010;126(6):1240-53.
10. Golden NH, Keane-Miller C, Sainani KL, Kapphahn CJ. Higher caloric intake in hospitalized adolescents with anorexia nervosa is associated with

reduced length of stay and no increased rate of refeeding syndrome. J Adolesc Health. 2013;53(5):573-8.

11. Madden S, Miskovic-Wheatley J, Wallis A, Kohn M, Lock J, Le Grange D, et al. A randomized controlled trial of in-patient treatment for anorexia nervosa in medically unstable adolescents. Psychol Med. 2015;45(2):415-27.

12. Herpertz-Dahlmann B, Schwarte R, Krei M, Egberts K, Warnke A, Wewetzer C, et al. Day-patient treatment after short inpatient care versus continued inpatient treatment in adolescents with anorexia nervosa (ANDI): a multicentre, randomised, open-label, non-inferiority trial. Lancet. 2014;383(9924):1222-9.

13. de Vos J, Houtzager L, Katsaragaki G, van de Berg E, Cuijpers P, Dekker J. Meta analysis on the efficacy of pharmacotherapy versus placebo on anorexia nervosa. J Eat Disord. 30 out. 2014;2(1):27.

14. Dold M, Aigner M, Klabunde M, Treasure J, Kasper S. Second-generation antipsychotic drugs in anorexia nervosa: a meta-analysis of randomized controlled trials. Psychother Psychosom. 2015;84(2):110-6.

15. Ray WA, Stein CM, Murray KT, Fuchs DC, Patrick SW, Daugherty J, et al. Association of antipsychotic treatment with risk of unexpected death among children and youths. JAMA psychiatry. 2019;76(2):162-71.

16. Kohn MR, Madden S, Clarke SD. Refeeding in anorexia nervosa: increased safety and efficiency through understanding the pathophysiology of protein calorie malnutrition. Curr Opin Pediatr. 2011;23(4):390-4.

17. Garber AK, Mauldin K, Michihata N, Buckelew SM, Shafer M-A, Moscicki A-B. Higher calorie diets increase rate of weight gain and shorten hospital stay in hospitalized adolescents with anorexia nervosa. J Adolescent Health. 2013;53(5):579-84.

18. Whitelaw M, Gilbertson H, Lam P-Y, Sawyer SM. Does aggressive refeeding in hospitalized adolescents with anorexia nervosa result in increased hypophosphatemia? J Adolescent Health. 2010;46(6):577-82.

19. Leclerc A, Turrini T, Sherwood K, Katzman DK. Evaluation of a nutrition rehabilitation protocol in hospitalized adolescents with restrictive eating disorders. J Adolescent Health. 2013;53(5):585-9.

20. Couturier J, Isserlin L, Norris M, Spettigue W, Brouwers M, Kimber M, et al. Canadian practice guidelines for the treatment of children and adolescents with eating disorders. J Eat Disord. 2020;8(1):4.

21. Couturier J, Kimber M, Szatmari P. Efficacy of family-based treatment for adolescents with eating disorders: a systematic review and meta-analysis. Intern J Eating Disord. 2013;46(1):3-11.

22. Ball J, Mitchell P. A randomized controlled study of cognitive behavior therapy and behavioral family therapy for anorexia nervosa patients. Eat Disord. 2004;12(4):303-14.

23. **NICE – The National Institute for Health and Care Excellence (NICE). Eating Disorders: Recognition and Treatment. NICE guidelines. Vol. 9. RCPsych Publications; 2017.**

⇨ **Diretrizes de tratamento dos transtornos alimentares entre jovens, publicadas pelo NICE do *Royal College of Psychiatrists* do Reino Unido, que recebeu adendo de atualização em maio de 2017.**

24. **Hay P, Chinn D, Forbes D, Madden S, Newton R, Sugenor L, et al. Royal Australian and New Zealand College of Psychiatrists clinical practice guidelines for the treatment of eating disorders. Aust N Z J Psychiatry. 2014;48(11):977-1008.**

⇨ **Diretrizes de tratamento dos transtornos alimentares na infância e adolescência publicadas com especialista da Austrália e Nova Zelândia, contendo revisão crítica de literatura.**

25. Lyles B, Sarkis E, Kemph JP. Fluoxetine and anorexia. J Am Acad Child Adolesc Psychiatry. 1990.

26. Celik G, Diler RS, Tahiroglu AY, Avci A. Fluoxetine in posttraumatic eating disorder in 2-year-old twins. J Child Adolesc Psychopharmacol. 2007;17(2):233-6.

27. Kotler LA, Devlin MJ, Davies M, Walsh BT. An open trial of fluoxetine for adolescents with bulimia nervosa. J Child Adolesc Psychopharmacol. 2003;13(3):329-35.

28. McElroy SL, Guerdjikova AI, Mori N, O'Melia AM. Pharmacological management of binge eating disorder: current and emerging treatment options. Ther Clin Risk Manag. 2012;8:219.

29. Wilson GT, Fairburn CC, Agras WS, Walsh BT, Kraemer H. Cognitive-behavioral therapy for bulimia nervosa: Time course and mechanisms of change. J Consult Clin Psychol. 2002;70(2):267.

30. Le Grange D, Lock J, Dymek M. Family-based therapy for adolescents with bulimia nervosa. Am J Psychotherapy. 2003;57(2):237-51.

31. Zerwas SC, Watson HJ, Hofmeier SM, Levine MD, Hamer RM, Crosby RD, et al. CBT4BN: a randomized controlled trial of online chat and face-to-face group therapy for bulimia nervosa. Psychother Psychosom. 2017;86(1):47-53.

32. Stewart C, Voulgari S, Eisler I, Hunt K, Simic M. Multi-family therapy for bulimia nervosa in adolescence. Eat Disord. 2015;23(4):345-55.

33. Gelin Z, Fuso S, Hendrick S, Cook-Darzens S, Simon Y. The effects of a multiple family therapy on adolescents with eating disorders: an outcome study. Fam Process. 2015;54(1):160-72.

34. Stewart CS, Baudinet J, Hall R, Fiskå M, Pretorius N, Voulgari S, et al. Multi-family therapy for bulimia nervosa in adolescence: a pilot study in a community eating disorder service. Eat Disord. 2019;1-17.

35. Murray SB, Anderson LK, Cusack A, Nakamura T, Rockwell R, Griffiths S, et al. Integrating family-based treatment and dialectical behavior therapy for adolescent bulimia nervosa: preliminary outcomes of an open pilot trial. Eat Disord. 8 ago. 2015;23(4):336-44.

36. Wilson GT, Wilfley DE, Agras WS, Bryson SW. Psychological treatments of binge eating disorder. Arch Gen Psychiatry. 2010;67(1):94-101.

37. Bohon C. Binge eating disorder in children and adolescents. Child Adolesc Psychiatr Clin N Am. 2019;28:549-55.

38. Jones M, Luce KH, Osborne MI, Taylor K, Cunning D, Doyle AC, et al. Randomized, controlled trial of an internet-facilitated intervention for reducing binge eating and overweight in adolescents. Pediatrics. 2008;121(3):453.

39. DeBar LL, Wilson GT, Yarborough BJ, Burns B, Oyler B, Hildebrandt T, et al. Cognitive behavioral treatment for recurrent binge eating in adolescent girls: a pilot trial. Cogn Behav Pract. 2013;20(2):147-61.

40. **Cuesto G, Everaerts C, León L, Acebes A. Molecular bases of anorexia nervosa, bulimia nervosa and binge eating disorder: shedding light on the darkness. J Neurogenetics. 2017;31:1-22.**

⇨ **Artigo de revisão que abordam tratamentos farmacológicos e psicoterápicos, bem como aspectos neurobiológicos subjacentes aos transtornos alimentares.**

41. Guerdjikova AI, Blom TJ, Mori N, Matthews A, Cummings T, Casuto LL, et al. Lisdexamfetamine in pediatric binge eating disorder: a retrospective chart review. Clin Neuropharmacol. 2019;42(6).

42. Bryant-Waugh R. Avoidant/restrictive food intake disorder. Child Adolesc Psychiatr Clin N Am. 2019;28(4):557-65.

43. Spettigue W, Norris ML, Santos A, Obeid N. Treatment of children and adolescents with avoidant/restrictive food intake disorder: a case series examining the feasibility of family therapy and adjunctive treatments. J Eat Disord. 2018;6(1):20.

44. Brigham KS, Manzo LD, Eddy KT, Thomas JJ. Evaluation and treatment of avoidant/restrictive food intake disorder (ARFID) in adolescents. Curr Pediatr Rep. 2018;6(2):107-13.

45. Thomas JJ, Lawson EA, Micali N, Misra M, Deckersbach T, Eddy KT. Avoidant/restrictive food intake disorder: a three-dimensional model of neurobiology with implications for etiology and treatment. Curr Psychiatry Rep. 2017;19(8):54.

46. Thomas JJ, Eddy KT. Cognitive-behavioral therapy for avoidant/restrictive food intake disorder: children, adolescents, and adults. Cambridge University Press; 2018.

47. Kelly NR, Shank LM, Bakalar JL, Tanofsky-Kraff M. Pediatric feeding and eating disorders: current state of diagnosis and treatment. Curr Psychiatry Rep. 2014;16(5):446.

48. Piazza CC, Fisher WW, Hanley GP, LeBlanc LA, Worsdell AS, Lindauer SE, et al. Treatment of pica through multiple analyses of its reinforcing functions. J Appl Behav Anal. 1998;31(2):165-89.

49. Matson JL, Hattier MA, Belva B, Matson ML. Pica in persons with developmental disabilities: approaches to treatment. Res Dev Disabil. 2013;34(9):2564-71.

50. Wagaman JR, Williams DE, Camilleri M. Behavioral intervention for the treatment of rumination. J Pediatr Gastroenterol Nutr. 1998;27(5):596-8.

51. Thomas JJ, Murray HB. Cognitive-behavioral treatment of adult rumination behavior in the setting of disordered eating: a single case experimental design. Intern J Eating Disord. 2016;49(10):967-72.

12

Tratamento dos transtornos disruptivos do comportamento na infância e adolescência

Wagner de Sousa Gurgel
Luísa Shiguemi Sugaya
Guilherme Vanoni Polanczyk

Sumário

Pontos-chave

- Terapias comportamentais e intervenções psicossociais são a primeira linha de tratamento, devendo ser mantidas mesmo que medicações sejam iniciadas posteriormente.
- Planejamento terapêutico deve incluir equipe interdisciplinar, envolver abordagem familiar e do contexto social, além de ser mantido por longo período de tempo.
- Treino parental de base comportamental (menores de 8 anos) ou terapias "multifocais" intensivas (maiores de 12 anos) são as abordagens com maior tamanho de efeito.
- Prescrição de risperidona ou psicoestimulantes pode ser considerada nos pacientes que não responderam às intervenções não farmacológicas, principalmente, nos casos com TDAH comórbido.
- Prevenção é possível, tendo maior potencial de sucesso se iniciada precocemente com suporte às crianças com sintomas subclínicos.

INTRODUÇÃO

Em face da heterogeneidade do quadro clínico dos principais transtornos disruptivos na infância e adolescência, o tratamento do transtorno de oposição desafiante (TOD) e do transtorno de conduta (TC) torna-se complexo e bastante desafiador. Assim, deve ser conduzido por equipe interdisciplinar, em que o sucesso do tratamento e do seguimento muitas vezes depende do envolvimento de profissionais da área da saúde, educação, serviço social e serviços de proteção à infância e adolescência, atendendo às demandas específicas de cada caso. A articulação entre as diversas áreas é fundamental para traçar um plano de tratamento individualizado, escolher a modalidade de tratamento mais adequada ao momento, promover o envolvimento da família, proporcionar o tratamento de quadros comórbidos e garantir as medidas de proteção social e educacionais necessárias[1,2].

O manejo eficaz do TOD/TC visa reduzir não só os comportamentos disruptivos, mas também os sintomas de transtornos psiquiátricos comórbidos, melhorar a regulação emocional em indivíduos com padrão de agressividade mais reativa e aprimorar o desenvolvimento moral e das habilidades sociais. Também visa melhorar o desempenho educacional, a empregabilidade e minimizar comportamentos criminosos[3]. Mudanças comportamentais duradouras são mais prováveis por meio de intervenções direcionadas aos pais (ou cuidadores primários), ao contexto familiar e ao grupo de pares da criança ou adolescente, bem como quando se baseiam em modelos de desenvolvimento para seleção de alvos de tratamento de acordo com a idade da criança[1].

Na falta de tratamentos baseados em evidências adequadas, na prática esses pacientes acabam sendo submetidos a uma grande variedade de abordagens psicoterápicas e/ou farmacológicas, isoladas ou combinadas, focando tanto o paciente como a família[4].

Embora tenham ocorrido avanços consideráveis nos últimos 25 anos, os tratamentos eficazes para TOD/TC são ainda escassos. Além disso, a pesquisa clínica focada no tratamento dessas condições, apesar de vasta, é limitada pelas diferenças nas definições dos sintomas-alvo, populações muito heterogêneas, amostras pequenas e aspectos metodológicos (por exemplo, falhas de randomização e cegamento)[2,5]. Poucos estudos se concentram especificamente em participantes com TOD ou TC, sendo, em geral, difícil traduzir os achados para as complexas circunstâncias individuais dos pacientes. Tal fato é agravado pelos tratamentos psicoterápicos serem menos eficazes quando administrados na prática clínica do que em ambientes de pesquisa acadêmica[6].

Atualmente, as medicações revelam-se apenas parcialmente eficazes no manejo de TOD e TC. Dessa forma, as diretrizes internacionais preconizam o uso de intervenções psicoterápicas comportamentais como primeira linha de tratamento, devendo ser implementadas antes da introdução da terapia medicamentosa[2,5]. As intervenções farmacológicas possuem melhor indicação clínica no tratamento das comorbidades; casos que não responderam à intervenção comportamental; ou casos graves que apresentem altos níveis de desregulação emocional ou comportamento agressivo[1,4].

PRINCÍPIOS DO TRATAMENTO

De uma forma geral, as melhores evidências clínicas apontam que, visando maximizar as chances de sucesso, o tratamento deve ser interdisciplinar, envolver abordagem familiar e do contexto social, bem como deve ser mantido por longo período de tempo[7]. Visto que os transtornos disruptivos tendem a trajetórias crônicas, o tratamento deve ser planejado e adaptado de acordo[6].

O tratamento deve começar informando o paciente e seus pais ou responsáveis sobre o diagnóstico e prognóstico em longo prazo (psicoeducação), seguido pelo planejamento terapêutico individualizado, levando-se em consideração a idade e o contexto sociocultural do paciente[7]. Além da redução dos comportamentos disruptivos e tratamento das comorbidades, o plano terapêutico também deve buscar o desenvolvimento de habilidades sociais, da aprendizagem e de outras habilidades que contribuam para a adaptação do paciente aos ambientes em que vive. Em alguns casos, pode ser necessário também abordar questões relacionadas à psicopatologia parental e ao ambiente familiar. Assim como pode ser necessário elaborar junto à escola intervenções que auxiliem no manejo dos comportamentos disruptivos, promovam a socialização e ofereçam suporte ao paciente.

Os objetivos do tratamento precisam ser realistas e modificados à medida que o progresso ocorre. Por exemplo, prevenir ou minimizar o abuso de substâncias ou o envolvimento em atividades ilícitas em adolescentes com TC pode ser uma etapa inicial mais apropriada do que buscar a resolução dos sintomas.

Os tratamentos atualmente disponíveis têm, muitas vezes, como foco os sintomas e não os mecanismos subjacentes, uma vez que estes ainda são desconhecidos. O investimento na pesquisa mais aprofundada da fisiopatogenia poderá permitir tratamentos mais eficazes. Nessa perspectiva, subgrupos podem exibir disfunções únicas em circuitos neuronais que responderiam a tratamentos específicos direcionados a essas disfunções. A eficácia modesta dos tratamentos propostos para o heterogêneo constructo dos transtornos disruptivos pode refletir essa falha na adaptação das intervenções a mecanismos patogênicos específicos[8]. Indivíduos com TC e limitada emoção pró-social, por exemplo, apresentam características cognitivas, cerebrais e fisiológicas distintas e costumam apresentar pior resposta aos tratamentos, quando comparados a indivíduos com transtornos disruptivos sem limitada emoção pró-social[8].

As estratégias de tratamento farmacológico também devem ser direcionadas para transtornos comórbidos identificados, como o TDAH. Medicações não são a primeira linha de tratamento, mas devem ser consideradas nos pacientes que não responderam a outras intervenções e/ou mostram níveis crescentes de agressividade e comportamento violento. Alguns estudos sugerem que as medicações são mais eficazes quando prescritas em combinação com tratamentos psicossociais do que quando administradas isoladamente[9].

TRATAMENTO NÃO FARMACOLÓGICO

Terapias comportamentais são a primeira linha de tratamento, incluindo intervenções focadas nas crianças e adolescentes e/ou treinamento parental. Análises qualitativas e quantitativas sugerem que intervenções que incluem um componente parental, isolado ou em combinação com a terapia focada no paciente, provavelmente são mais eficazes na redução de comportamentos disruptivos do que intervenções que incluem apenas um componente focado no paciente[6].

Os tratamentos mais eficazes em termos de custo-benefício concentram-se em abordagens de treino parental de base comportamental, que se constituem em intervenções relativamente breves (em geral, cerca de 10 semanas) com grande efeito em paciente na primeira infância (abaixo dos 8 anos de idade)[10,11]. Baseando-se nos princípios de condicionamento operante e da teoria da aprendizagem social, os pais são incentivados a usar reforço positivo, a adotar estratégias disciplinares mais eficazes e a aprender a negociar com os filhos[12].

Existem diversos programas de treino parental com manuais estruturados que demostraram ser eficazes em ensaios clínicos randomizados em diferentes países, como o *Parent Management Training Oregon Model*[13], o *Triple P – Positive Parenting Program*[14] e o programa *Incredible Years*[15]. Além disso, os efeitos positivos podem ser mantidos a longo prazo, juntamente com a melhora indireta em outras áreas, como comportamento dos irmãos, psicopatologia materna, satisfação conjugal e coesão familiar[16].

Terapias com abordagens multifocais foram desenvolvidas a partir da combinação de treino parental com outros componentes, como o treinamento de habilidades da criança, ou um componente de treinamento de professores, visando aumento da eficácia das intervenções em conjunto. Na literatura, já foram propostos programas com combinações de intervenções diferentes e níveis variados de evidência, como mostram as tabelas 1 e 2. Exemplos de programas multifocais são o *Families And Schools Together* (FAST)[17] e a terapia multissistêmica[18].

Especialmente para pacientes com quadros mais graves, recomenda-se a adoção, quando disponível, de abordagens multifocais que incluam tanto componentes concentrados na criança como nos pais[5,21,22]. Embora mais estudos sejam necessários, é possível que indivíduos com TC e limitada emoção pró-social possam se beneficiar da inclusão de componentes voltados a déficits específicos, como o treinamento de reconhecimento de emoções[23].

A terapia multissistêmica, junto com a *Treatment Foster Care Oregon* (TFCO), são os programas "multifocais" com da-

Tabela 1 Intervenções não farmacológicas com nível 1 de evidência* para os transtornos disruptivos, segundo faixa etária e tipo

<table>
<tr><th>Idade</th><th>Programas</th><th>Tipo de intervenção</th><th>Componente principal</th><th>Demais componentes</th></tr>
<tr><td rowspan="3">Pré-escolares</td><td>Triple P (Precursor)</td><td rowspan="13">Intervenção isolada</td><td rowspan="2">Treinamento parental individual com a participação da criança</td><td rowspan="13">–</td></tr>
<tr><td>PCIT abreviada</td></tr>
<tr><td>Cunningham et al.[19]</td><td>Treinamento parental em grupo</td></tr>
<tr><td rowspan="10">Pré-escolares + Escolares</td><td>PMTO</td><td rowspan="6">Treinamento parental individual com a participação da criança</td></tr>
<tr><td>OSLC</td></tr>
<tr><td>COMET</td></tr>
<tr><td>Modelo Hanf</td></tr>
<tr><td>Behavioral Parent Training</td></tr>
<tr><td>Parent Management Training</td></tr>
<tr><td>Incredible Years Basic</td><td rowspan="4">Treinamento parental em grupo</td></tr>
<tr><td>COMET</td></tr>
<tr><td>PMTO</td></tr>
<tr><td>Triple P</td></tr>
<tr><td rowspan="2">Adolescentes com problemas com a lei</td><td>Terapia multissistêmica</td><td rowspan="2">Intervenção multifocal</td><td rowspan="2">Terapia comportamental individual</td><td rowspan="2">TCC + terapia de família</td></tr>
<tr><td>TFCO</td></tr>
</table>

* Nível de evidência 1: Bem estabelecida - Pelo menos dois estudos independentes com metodologia adequada, realizados por pelo menos dois grupos de pesquisa independentes, mostrando superioridade em relação à intervenção psicoterápica placebo ou a outro tratamento ativo ou resultado equivalente a tratamento com eficácia já estabelecida.
PMTO: *Parent Management Training Oregon*; COMET: *Communication Method program*; OSLC: *Oregon Social Learning Center program*; PCIT: *Parent-Child Interaction Therapy*; TFCO: *Treatment Foster Care Oregon*; TCC: Terapia cognitivo-comportamental.

Tabela 2 Intervenções não farmacológicas com nível 2 de evidência* para os transtornos disruptivos, segundo faixa etária e tipo

<table>
<tr><th>Idade</th><th>Programas</th><th>Tipo de intervenção</th><th>Componente principal</th><th>Demais componentes</th></tr>
<tr><td rowspan="10">Pré-escolares</td><td>Adlerian Play Therapy</td><td rowspan="10">Intervenção isolada</td><td>Ludoterapia focada na criança individual</td><td rowspan="7"></td></tr>
<tr><td>Cunningham et al.[19]</td><td>Treinamento parental individual</td></tr>
<tr><td>Incredible Years (precursor)</td><td rowspan="5">Treinamento parental individual autodirigido</td></tr>
<tr><td>Every Parent</td></tr>
<tr><td>1-2-3 Magic</td></tr>
<tr><td>THOP</td></tr>
<tr><td>Intervenção familiar autodirigida</td></tr>
<tr><td>Tuning Into Kids</td><td rowspan="2">Treinamento parental em grupo</td><td>Sem a participação da criança</td></tr>
<tr><td>Group Parent-Child Interaction Therapy</td><td>Com a participação da criança</td></tr>
<tr><td>Kim et al.[20]</td><td>Terapia comportamental em grupo para crianças</td><td>Sem treinamento de professores</td></tr>
</table>

continua

Tabela 2 Intervenções não farmacológicas com nível 2 de evidência* para os transtornos disruptivos, segundo faixa etária e tipo *(continuação)*

Idade	Programas	Tipo de intervenção	Componente principal	Demais componentes
Pré-escolares + Escolares	PMTO abreviada	Intervenção isolada	Treinamento parental individual	
	COMET		Treinamento parental individual autodirigido	
	Incredible Years + Dinosaur School		Terapia comportamental em grupo para crianças	Sem treinamento de professores
	SNAP Under 12 Outreach Program	Intervenção multifocal	Treinamento parental em grupo	Com grupos de intervenção para as crianças
	Incredible Years + Dinosaur School			
	Multiple Family Group			Com treinamento familiar de resolução de problemas
	Incredible Years + Dinosaur School		Terapia comportamental em grupo para crianças	Com treinamento de professores
	First Step to Success		Treinamento parental individual com participação da criança	Terapia comportamental individual para criança + treinamento de professores
Escolares	*Problem Solving Skills Training*	Intervenção isolada	Terapia comportamental individual para crianças	Com e sem participação dos pais
	Group Activity Play Therapy		Ludoterapia focada na criança em grupo	
Adolescentes com problemas com a lei	*Equipping Youth to Help One Another*		TCC	
	Solution-Focused Group Program			
	Functional Family Therapy	Intervenção multifocal	Terapia de família	TCC + terapia comportamental individual
Adolescentes sem problemas com a lei	Terapia multissistêmica		Terapia comportamental individual	TCC + terapia de família

* Nível de evidência 2: Provavelmente eficaz - Pelo menos dois estudos com metodologia adequada mostrando superioridade à lista de espera ou um ou mais estudos com os critérios descritos, exceto terem sido conduzidos em locais e por grupos distintos.
PMTO: *Parent Management Training Oregon*; COMET: *Communication Method program*; SNAP: *Stop Now and Plan*; THOP: *Therapy program for children with hyperkinetic and oppositional problem behavior*; TCC: Terapia cognitivo-comportamental.

dos mais estabelecidos para o tratamento de crianças e adolescentes mais velhos (em geral, acima de 12 anos) com histórico de agressividade e que tiveram algum tipo de problema com a lei[22,24,25]. Esses programas mais intensivos com múltiplos componentes e que integram estratégias familiares, comportamentais e terapia cognitivo-comportamental têm demonstrado maior eficácia no tratamento de adolescentes agressivos e violentos, resultando em menores taxas de prisão[25,26].

TRATAMENTO FARMACOLÓGICO

Apesar de uma literatura bastante extensa sobre o uso de psicofármacos na infância e adolescência como um todo, poucos estudos se concentraram especificamente nos transtornos disruptivos como indicação primária[6]. Os medicamentos possuem melhor recomendação focando nos transtornos comórbidos presentes em cada caso, ou em sintomas específicos, como comportamento agressivo, oscilações de humor e impulsividade[4].

Existem evidências clínicas do uso de antipsicóticos, antidepressivos, estabilizadores de humor, psicoestimulantes e não estimulantes normalmente usados no TDAH[4,6,27]. Infelizmente, não há uma compreensão clara de como essas classes de medicamentos atuam na redução da agressividade[8].

Em função da ausência de estudos adequados, o Food and Drug Administration (FDA) segue sem aprovar nenhuma intervenção farmacológica para os transtornos disruptivos[1,28]. Entretanto, o FDA aprovou dois medicamentos, risperidona e aripiprazol, para o tratamento da irritabilidade e agressão no autismo. Embora o autismo não esteja fortemente associado ao TOD/TC, os dados que levaram à aprovação do FDA para essa indicação informaram amplamente sobre o uso dessas medicações em crianças e talvez tenham impulsionado o uso *off-label* nos transtornos disruptivos[8].

Cinco antipsicóticos já foram estudados em populações com TOD/TC: risperidona, quetiapina, aripiprazol, ziprasidona e clozapina[27,29]. Dentre todos eles, somente a risperidona demonstrou evidências mais robustas. Metanálise de estudos com a risperidona demonstrou efeito significativo a curto prazo na irritabilidade e agressividade reativa em crianças de 5 a 18 anos com TOD ou TC[27]. Os fatores limitantes seguem sendo a eficácia e segurança questionáveis do uso a longo prazo de antipsicóticos atípicos nessa população, em função do ganho de peso, síndrome metabólica e, em evidências recentes, da associação a um risco aumentado de morte repentina[27,30]. Portanto, a menor dose efetiva deve ser administrada pelo menor tempo possível.

As intervenções farmacológicas mais estudadas para jovens com TOD/TC com TDAH comórbidos são os psicoestimulantes (metilfenidato e dexanfetamina). Nessas circunstâncias, há boas evidências de que a redução na hiperatividade/impulsividade também resulta em melhora dos comportamentos disruptivos[4]. Além disso, dados do estudo MTA ("*Multimodal Treatment Study of Children With ADHD*") indicam que o uso de estimulantes reduz sintomas de irritabilidade em pacientes com TDAH[31]. Não existem, no entanto, evidências suficientes para discriminar se psicoestimulantes reduzem comportamentos agressivos na ausência de TDAH comórbido; um estudo de Klein et al.[32] identificou resposta dos sintomas da TC independente da redução dos sintomas do TDAH, enquanto Taylor et al.[33] não.

Além disso, atomoxetina, clonidina, carbamazepina, valproato de sódio e lítio foram estudados em ensaios clínicos randomizados de baixa qualidade em crianças com TDAH e TC ou comportamento agressivo, mas não são recomendados para uso em indivíduos com TC em razão de pequenos tamanhos de efeitos e efeitos adversos frequentes[1].

COMORBIDADES

No planejamento terapêutico de pacientes com transtornos disruptivos, é muito importante lembrar que a presença de quadros comórbidos pode influenciar tanto a adesão quanto a resposta aos tratamentos. Consideram-se os transtornos comórbidos mais comuns: TDAH, transtornos de linguagem, transtornos de aprendizagem, transtornos de ansiedade, transtornos de humor, transtorno de estresse pós-traumático e transtornos por uso de substâncias[34]. Cada uma dessas condições requer um manejo adequado *per se*.

Como descrito no tópico anterior, os psicoestimulantes são eficazes em crianças e adolescentes com TDAH comórbidos aos quadros de TOD ou TC. O tratamento com atomoxetina, guanfacina e clonidina também pode proporcionar um alívio menor dos sintomas[35].

Estudos de psicoterapia em indivíduos entre 7 e 13 anos, com TOD/TC e ansiedade ou depressão, mostraram que tratamentos sequenciados que combinam intervenções baseadas em evidências para os comportamentos disruptivos (como o treinamento parental) e transtornos depressivos e ansiosos (como a terapia cognitivo-comportamental individual) resultaram em resposta a curto e longo prazos dos sintomas[36,37].

Até o momento, não existem ensaios clínicos avaliando o tratamento de transtornos da linguagem ou TEPT comórbidos aos transtornos disruptivos. Como as intervenções para os transtornos de linguagem requerem envolvimento e adesão dos pais, elas só podem ser implementadas efetivamente após as intervenções familiares para TOD/TC serem concluídas com sucesso[1].

PREVENÇÃO

No mundo todo, reduzir a incidência dos transtornos disruptivos é um dos atuais desafios do ponto de vista de saúde mental na infância e adolescência. Não há razão para duvidar que essa incidência possa ser reduzida, mas tais medidas exigem esforço conjunto de diversas áreas da sociedade e recursos financeiros substanciais. Entretanto, pouco será alcançado em comunidades que falham em proteger os menos favorecidos e em garantir que todos os seus cidadãos, principalmente mulheres e famílias com crianças, sejam tratados com dignidade e tenham acesso a um mínimo de recursos e oportunidades de vida[38].

O início precoce dos sintomas, seu curso persistente e o impacto negativo dos transtornos disruptivos ao longo do desenvolvimento destacam a importância de medidas preventivas voltadas para crianças que apresentem fatores de risco individuais, familiares ou sociais[39]. Os programas de prevenção podem ser classificados como programas de prevenção universal, oferecidos à população em geral; de prevenção seletiva, oferecidos a indivíduos que apresentem fatores de risco individuais ou ambientais; ou de prevenção indicada, oferecidos a crianças com sintomas subclínicos. As intervenções são bastante variáveis, podem ser direcionadas às famílias ou implementadas no ambiente escolar, podendo incluir: psicoeducação, treinamento parental, intervenções cognitivo-comportamentais, treinamento de habilidades e intervenções multifocais[2]. Revisões sistemáticas e metanálises recentes mostram resultados significativos com tamanho de efeito variando entre pequeno e médio, principalmente, dos programas de prevenção indicada[39].

Programas de prevenção seletiva baseados em visitas domiciliares são uma das técnicas mais difundidas, embora com muitas variações. Os resultados de programas bem executados são encorajadores ao promover melhor desenvolvimento cognitivo, social e linguístico das crianças, assim como reduzir a ocorrência de maus-tratos e problemas comportamentais das crianças[40].

Uma vez que os casos mais crônicos e graves de TOD/TC geralmente começam cedo na infância, tratamentos eficazes focados na pré-escola e início da idade escolar são fundamentais para a prevenção dos comportamentos disruptivos. Intervenções parentais baseadas em princípios de aprendizado social têm mostrado efeito significativo nessa faixa etária[5,10].

CONSIDERAÇÕES FINAIS

O tratamento das crianças e adolescentes com TOD/TC merece séria apreciação, pois os prejuízos ao longo da vida são notadamente negativos para muitos pacientes. Embora avanços importantes tenham sido feitos no campo das intervenções não farmacológicas, ensaios clínicos com amostras maiores ainda são muito necessários para avaliar as abordagens terapêuticas.

Medicamentos não devem ser oferecidos para o gerenciamento rotineiro de TOD ou TC. Nos casos de comportamento agressivo grave que não tenham respondido a intervenções psicossociais, o uso de risperidona pode ser considerado a curto prazo e com as devidas precauções.

Felizmente, nos últimos anos, o conhecimento a respeito dos fatores de risco ambientais e individuais dos transtornos disruptivos evoluiu substancialmente e, em consequência, foi possível direcionar melhor o manejo e as medidas preventivas[41]. No futuro, espera-se uma ênfase maior em intervenções cada vez mais adaptadas às dificuldades específicas do indivíduo ao incorporar os conhecimentos sobre fatores de etiológicos.

Os prejuízos acumulados ao longo da vida de muitas crianças com TOD/TC sobrecarregam os sistemas de saúde, educacional, judiciário e de assistência social[1]. Consequentemente, combater os fatores relacionadas aos transtornos disruptivos no início da vida e fornecer tratamentos eficazes provavelmente trará grandes benefícios para os pacientes, suas famílias e sociedade.

Para aprofundamento

- The National Institute for Health and Care Excellence (NICE). Antisocial behavior and conduct disorders in children and young people: recognition, intervention and management. NICE guidelines. Vol. 158. RCPsych Publications; 2017.
  ⇨ **Diretrizes de tratamento dos transtornos disruptivos entre jovens, publicadas pelo NICE do *Royal College of Psychiatrists* do Reino Unido, que recebeu adendo de atualização em abril de 2017.**
- Fairchild G, Hawes DJ, Frick PJ, Copeland WE, Odgers CL, Franke B, et al. Conduct disorder. Nat Rev Dis Primers. 2019;5(1):43.
  ⇨ **O artigo apresenta uma revisão detalhada e atualizada sobre o transtorno de conduta, incluindo informações sobre tratamento e medidas preventivas.**
- Hendriks AM, Bartels M, Colins OF, Finkenauer C. Childhood aggression: a synthesis of reviews and meta-analyses to reveal patterns and opportunities for prevention and intervention strategies. Neurosci Biobehav Rev. 2018;91:278-91.
  ⇨ **Metanálise extensa sobre os potenciais fatores para o desenvolvimento de medidas preventivas e terapêuticas.**

REFERÊNCIAS BIBLIOGRÁFICAS

1. Fairchild G, Hawes DJ, Frick PJ, Copeland WE, Odgers CL, Franke B, De Brito SA, et al. Conduct disorder. Nat Rev Dis Primers. 2019;5(1):43.
2. Steiner H, Remsing L, Work Group on Quality I. Practice parameter for the assessment and treatment of children and adolescents with oppositional defiant disorder. J Am Acad Child Adolesc Psychiatry. 2007;46(1):126-41.
3. Erskine HE, Norman RE, Ferrari AJ, Chan GC, Copeland WE, Whiteford HA, Scott JG. Long-term outcomes of attention-deficit/hyperactivity disorder and conduct disorder: A systematic review and meta-analysis. J Am Acad Child Adolesc Psychiatry. 2016;55(10):841-50.
4. Grant JE, Leppink EW. Choosing a treatment for disruptive, impulse-control, and conduct disorders: limited evidence, no approved drugs to guide treatment. Curr Psychiatry. 2015;14(1):28-37.
5. National Institute for Health and Care Excellence. Antisocial behaviour and conduct disorders in children and young people: recognition and management. 2013. Disponível em: <http://www.nice.org.uk/guidance/cg158>.
6. **Epstein R, Fonnesbeck C, Williamson E, Kuhn T, Lindegren ML, Rizzone K, Ness GL, et al. Psychosocial and pharmacologic interventions for disruptive behavior in children and adolescents. (Agency for Healthcare Research and Quality (US)). 2015.**
   ⇨ **Extensa revisão dos tratamentos farmacológicos e não farmacológicos para os transtornos disruptivos.**
7. Buitelaar JK, Smeets KC, Herpers P, Scheepers F, Glennon J, Rommelse NN. Conduct disorders. Eur Child Adolesc Psychiatry. 2013;22(Suppl1):S49-54.
8. Blair RJR, Leibenluft E, Pine DS. Conduct disorder and callous-unemotional traits in youth. N Engl J Med. 2014;371(23):2207-16.
9. Kazdin AE, Whitley MK. Comorbidity, case complexity, and effects of evidence-based treatment for children referred for disruptive behavior. J Consulting and Clinical Psychology. 2006;74(3):455.
10. Comer JS, Chow C, Chan PT, Cooper-Vince C, Wilson LA. Psychosocial treatment efficacy for disruptive behavior problems in very young children: a meta-analytic examination. J Am Acad Child Adolesc Psychiatry. 2013;52(1):26-36.
11. Sampaio F, Barendregt JJ, Feldman I, Lee YY, Sawyer MG, Dadds MR, Mihalopoulos C, et al. Population cost-effectiveness of the Triple P parenting programme for the treatment of conduct disorder: an economic modelling study. Eur Child & Adolescent Psychiatry. 2018;27(7):933-44.
12. Haslam D, Mejia A, Sanders MR, de Vries PJ. Parenting programs-IACAPAP e-textbook of child and adolescent mental health. International Association for Child and Adolescent Psychiatry and Allied; 2016.
13. Forgatch MS, Gewirtz AH. The evolution of the Oregon model of parent management training. Evidence-Based Psychotherapies for Children and Adolescents. 2017;3:85-102.
14. Sanders MR. Development, evaluation, and multinational dissemination of the Triple P-Positive Parenting Program. Ann Rev Clin Psychol. 2012;8:345-79.
15. Leijten P, Raaijmakers M, Wijngaards L, Matthys W, Menting A, Hemink-van Putten M, et al. Understanding who benefits from parenting interventions for children's conduct problems: an integrative data analysis. Prev Sci. 2018;19(4):579-88.
16. Scott S. Do parenting programmes for severe child antisocial behaviour work over the longer term, and for whom? One year follow-up of a multi-centre controlled trial. Behav Cogn Psychother. 2005;33(4):403.
17. McDonald L, FitzRoy S, Fuchs I, Fooken I, Klasen H. Strategies for high retention rates of low-income families in FAST (Families and Schools Together): an evidence-based parenting programme in the USA, UK, Holland and Germany. Eur J Develop Psychol. 2012;9(1):75-88.
18. Curtis NM, Ronan KR, Borduin CM. Multisystemic treatment: a meta-analysis of outcome studies. J Family Psychology. 2004;18(3):411.
19. Cunningham CE, Bremner R, Boyle M. Large group community-based parenting programmes for families at risk for disruptive behaviour disorders: utilization, cost effectiveness, and outcome. J Child Psychology and Psychiatry. 1995;36:1141-59.
20. Kim KR, Lee SY, Kang JI, Kim BR, Choi SH, Park JY, et al. Clinical efficacy of individual cognitive therapy in reducing psychiatric symptoms in people at ultra-high risk for psychosis. Early Interv Psychiatry. 2011;5(2):174-78.
21. **Kaminski JW, Claussen AH. Evidence base update for psychosocial treatments for disruptive behaviors in children. J Clin Child & Adolescent Psychology. 2017;46(4):477-99.**
    ⇨ **Revisão sistemática sobre os tratamentos não farmacológicos dos transtornos disruptivos em pacientes até 12 anos de idade, onde identifica as melhores evidências disponíveis.**
22. **McCart MR, Sheidow AJ. Evidence-based psychosocial treatments for adolescents with disruptive behavior. J Clin Child & Adolescent Psychology. 2016;45(5):529-63.**
    ⇨ **Revisão sistemática sobre os tratamentos não farmacológicos dos transtornos disruptivos em pacientes acima de 12 anos de idade, nos quais identifica as melhores evidências disponíveis.**
23. Dadds MR, Cauchi AJ, Wimalaweera S, Hawes DJ, Brennan J. Outcomes, moderators, and mediators of empathic-emotion recognition training for complex conduct problems in childhood. Psychiatry Res. 2012;199(3):201-7.

24. Connor DF, Carlson GA, Chang KD, Daniolos PT, Ferziger R, Findling RL, et al. Juvenile maladaptive aggression: a review of prevention, treatment, and service configuration and a proposed research agenda. J Clin Psychiatry. 2006;67(5):808-20.
25. Henggeler SW, Sheidow AJ. Empirically supported family-based treatments for conduct disorder and delinquency in adolescents. J Marital and Family Ther. 2012;38(1):30-58.
26. -Eddy JM, Chamberlain P. Family management and deviant peer association as mediators of the impact of treatment condition on youth antisocial behavior. J Consult Clin Psychol. 2000;68(5):857.
27. **Loy JH, Merry SN, Hetrick SE, Stasiak K. Atypical antipsychotics for disruptive behaviour disorders in children and youths. Cochrane Database of Systematic Reviews. 2017;(8).**
   ⇨ **Revisão sistemática da Cochrane com ampla análise da fragilidade das evidências a respeito da prescrição de antipsicóticos para pacientes com TOC/TC.**
28. Turgay A. Psychopharmacological treatment of oppositional defiant disorder. CNS Drugs. 2009;23(1):1-17.
29. Juárez-Treviño M, Esquivel AC, Isida LML, Delgado DÁG, de la O Cavazos ME, Ocañas LG, et al. Clozapine in the treatment of aggression in conduct disorder in children and adolescents: a randomized, double-blind, controlled trial. Clin Psychopharmacol Neurosci. 2019;17(1):43.
30. Ray WA, Stein CM, Murray KT, Fuchs DC, Patrick SW, Daugherty J, Cooper WO, et al. Association of antipsychotic treatment with risk of unexpected death among children and youths. JAMA Psychiatry. 2019;76(2):162-71.
31. de la Cruz LF, Simonoff E, McGough JJ, Halperin JM, Arnold LE, Stringaris A. Treatment of children with attention-deficit/hyperactivity disorder (ADHD) and irritability: results from the multimodal treatment study of children with ADHD (MTA). J Am Acad Child & Adolescent Psychiatry. 2015;54(1):62-70.
32. Klein RG, Abikoff H, Klass E, Ganeles D, Seese LM, Pollack S. Clinical efficacy of methylphenidate in conduct disorder with and without attention deficit hyperactivity disorder. Arch Gen Psychiatry. 1997;54(12):1073-80.
33. Taylor E, Schachar R, Thorley G, Wieselberg H, Everitt B, Rutter M. Which boys respond to stimulant medication? A controlled trial of methylphenidate in boys with disruptive behaviour. Psychological Med. 1987;17(1):121-43.
34. Groenman AP, Janssen TW, Oosterlaan J. Childhood psychiatric disorders as risk factor for subsequent substance abuse: a meta-analysis. J Am Acad Child & Adolescent Psychiatry. 2017;56(7):556-69.
35. Pringsheim T, Hirsch L, Gardner D, Gorman DA. The pharmacological management of oppositional behaviour, conduct problems, and aggression in children and adolescents with attention-deficit hyperactivity disorder, oppositional defiant disorder, and conduct disorder: a systematic review and meta-analysis. Part 1: psychostimulants, alpha-2 agonists, and atomoxetine. Can J Psychiatry. 2015;60(2):42-51.
36. Chorpita BF, Weisz JR, Daleiden EL, Schoenwald SK, Palinkas LA, Miranda J, Borntrager CF, et al. Long-term outcomes for the Child STEPs randomized effectiveness trial: a comparison of modular and standard treatment designs with usual care. J Consulting and Clinical Psychology. 2013;81(6):999.
37. Weisz JR, Chorpita BF, Palinkas LA, Schoenwald SK, Miranda J, Bearman SK, Martin J, et al. Testing standard and modular designs for psychotherapy treating depression, anxiety, and conduct problems in youth: a randomized effectiveness trial. Arch Gen Psychiatry. 2012;69(3):274-82.
38. van Lier PA, Vuijk P, Crijnen AA. Understanding mechanisms of change in the development of antisocial behavior: the impact of a universal intervention. J Abnorm Child Psychol. 2005;33(5):521-35.
39. Hendriks AM, Bartels M, Colins OF, Finkenauer C. Childhood aggression: a synthesis of reviews and meta-analyses to reveal patterns and opportunities for prevention and intervention strategies. Neurosci Biobehav Rev. 2018;91:278-91.
40. Lyons-Ruth K, Melnick S. Dose-response effect of mother–infant clinical home visiting on aggressive behavior problems in kindergarten. J Am Acad Child & Adolescent Psychiatry. 2004;43(6):699-707.
41. **Frick PJ, Ray JV, Thornton LC, Kahn RE. Can callous-unemotional traits enhance the understanding, diagnosis, and treatment of serious conduct problems in children and adolescents? A comprehensive review. Psychol Bull. 2014;140(1):1.**
   ⇨ **Artigo de revisão que descreve o impacto dos traços de limitada emoção pró-social na resposta dos transtornos disruptivos ao tratamento.**

Seção

8

Abordagem terapêutica das principais síndromes psiquiátricas no adulto

Editora de área

Monica Kayo

1

Tratamento do transtorno de déficit de atenção/hiperatividade em adultos

Luis C. Farhat
Paulo Mattos
Luis Augusto Rohde
Guilherme Vanoni Polanczyk

Sumário

Pontos-chave

- O manejo do transtorno de déficit de atenção e hiperatividade (TDAH) envolve um plano terapêutico que leve em conta a natureza frequentemente crônica do transtorno e suas repercussões sobre diversas esferas da vida do indivíduo e de sua família.
- Evidências empíricas demonstram a eficácia de intervenções farmacológicas e psicoterápicas.
- Os estimulantes devem ser as medicações de primeira linha.
- As doses de estimulantes devem ser otimizadas a partir da melhora nos desfechos funcionais associados aos níveis de sintomas e surgimento de efeitos adversos associados à medicação.
- Eventos adversos de estimulantes comumente observados são alteração do sono, alteração do apetite e irritabilidade.
- O clínico deve monitorar ao longo do curso de tratamento com estimulantes a pressão arterial, a adesão farmacológica e o risco de "desvio" de uso de estimulantes.
- Os não estimulantes, especialmente a atomoxetina, constituem segunda linha no tratamento farmacológico de TDAH. Podem ser especialmente úteis em pacientes com transtornos de tiques, ansiedade ou transtorno relacionado ao uso de substâncias.
- Intervenções não farmacológicas, com destaque para o tratamento cognitivo-comportamental, podem ser utilizadas como adjuvantes ao tratamento medicamentoso, particularmente em casos moderados-graves de TDAH, com prejuízo funcional em diferentes aspectos do funcionamento, apesar do tratamento medicamentoso otimizado.

INTRODUÇÃO

Por que tratar transtorno do déficit de atenção e hiperatividade em adultos?

O transtorno do déficit de atenção e hiperatividade (TDAH) é amplamente reconhecido como um dos transtornos neuropsiquiátricos mais prevalentes em crianças e adolescentes em amostras clínicas. Estudos longitudinais mostram que uma proporção grande das crianças com TDAH mantém o diagnóstico na vida adulta, ou continuam a apresentar sintomas associados a prejuízo funcional e sofrimento sem, contudo, preencher os critérios necessários para o diagnóstico[1]. Ainda, alguns adultos podem apresentar quadro típico compatível com o diagnóstico de TDAH, mas com início da percepção dos sintomas e prejuízo ocorrendo somente após os 12 anos de idade. Ainda que, de acordo com a Associação Norte-Americana de Psiquiatria[2], o diagnóstico de TDAH deva ser feito apenas quando existem sintomas do transtorno antes dos 12 anos de idade, crianças com sintomas subclínicos sem sofrimento associado poderiam começar a apresentar prejuízo funcional apenas quando em um ambiente menos estruturado durante a vida adulta (p. ex., sem supervisão dos pais, da escola), tornando possível o diagnóstico de TDAH apenas na vida adulta[3]. Em todo caso, TDAH também constitui um importante transtorno neuropsiquiátrico na vida adulta, com metanálises de estudos epidemiológicos apontando para taxas de prevalência em torno de 2,1% a 3,1%[4].

Diferentes estudos associam TDAH a grande prejuízo individual e social em adultos. Por exemplo, estudos epidemiológicos mostram a associação de TDAH em adultos com obesidade[5], desemprego[6], envolvimento com acidentes de carro[7], envolvimento com comportamentos potencialmente aditivos (p. ex., transtornos relacionados ao uso de substância)[8] e criminalidade[9]. Assim, de maneira semelhante ao TDAH em crianças e adolescentes, a alta prevalência de TDAH em adultos associada aos importantes prejuízos consiste na principal justificativa para o seu tratamento.

No capítulo correspondente, caracterizamos o TDAH na vida adulta. Neste capítulo, complementaremos as informações apresentadas apresentando pontos específicos sobre o tratamento farmacológico e não farmacológico de TDAH nos adultos.

TRATAMENTO FARMACOLÓGICO

Assim como em crianças e adolescentes, o tratamento farmacológico constitui o pilar do tratamento de TDAH em adultos. De acordo com as recomendações do Instituto Nacional para Saúde e Excelência em Cuidado[10], o tratamento farmacológico deve ser instituído como primeira opção terapêutica no manejo de TDAH em adultos. Ainda, as recomendações do NICE também sugerem que, antes do início do tratamento farmacológico, modificações no ambiente sejam realizadas em acordo conjunto entre clínico e paciente, com o objetivo de minimizar o impacto dos sintomas de TDAH no funcionamento; apenas se os prejuízos funcionais se mantiverem após as modificações ambientais o clínico deve considerar introduzir a medicação.

Estimulantes

Os estimulantes constituem a primeira opção farmacológica no manejo do tratamento de TDAH em adultos. Diversos ensaios clínicos randomizados controlados (ECRC) atestam para a eficácia a curto prazo, cerca de 3 meses, dos estimulantes no tratamento de sintomas de TDAH em adultos. Na metanálise em rede recente de Cortese, Adamo et al.[11], na qual foram incluídos 51 ECRC e 8.131 adultos, anfetaminas tiveram um tamanho de efeito grande (SMD [95% CI] = –0,79 [–0,99, –0,58]), enquanto metilfenidato teve um tamanho de efeito moderado (SMD [95% CI] = –0,9 [–0,64, –0,35]) em relação ao placebo. A grande eficácia de anfetaminas e metilfenidato no tratamento de TDAH em adultos oferece suporte empírico para a recomendação do NICE de oferecer ambas medicações como primeira escolha terapêutica no manejo do TDAH em adultos.

Em linha ao apresentado no capítulo anterior, tanto metilfenidato de liberação imediata quanto suas formulações de liberação prolongada (metilfenidato-SODAS, metilfenidato-OROS), ambas disponíveis no Brasil, podem ser utilizados no tratamento de TDAH em adultos, sem diferença de eficácia comprovada por ECRC. Entretanto, formulações de liberação prolongada são de maior facilidade posológica e, por isso, podem acarretar maior eficácia de maneira indireta (p. ex., por os pacientes aceitarem mais tomar a medicação uma vez, em oposição a múltiplas vezes, ao dia)[12].

Ao iniciar o tratamento farmacológico com estimulantes, o clínico também deve monitorizar atentamente o paciente para efeitos colaterais associados a essas medicações. Tanto a lisdexanfetamina quanto o metilfenidato e suas formulações de liberação prolongada possuem efeitos colaterais semelhantes, dentre eles perda de apetite, perda de peso, dor de cabeça, irritabilidade e alterações no sono (p. ex., insônia). É possível que um determinado cliente apresente mais efeitos colaterais com um dos agentes específicos; portanto, caso efeitos colaterais importantes estejam presentes com o uso de lisdexanfetamina, por exemplo, é possível realizar a troca para alguma formulação de metilfenidato considerando a diferente equivalência em doses conforme discutido no capítulo anterior[12]. É importante destacar que, na metanálise de Cortese, Adamo et al.[11], anfetaminas apresentaram chance de abandono dos ECRC por efeitos colaterais comparável com a chance observada com metilfenidato e suas formulações de liberação prolongada, o que representa uma diferença importante em relação ao observado nas crianças e adolescentes.

Ao longo do tratamento do TDAH em adultos com estimulantes, de maneira semelhante ao observado em crianças e adolescentes, ajustes na dosagem devem ser feitos balanceando o benefício clínico associado à redução dos níveis de sintomas de TDAH e à presença de efeitos colaterais associados aos estimulantes. Estudos clínicos mostram variação considerável na relação dose-resposta em cada indivíduo, e, portanto, os ajustes na dose devem ser feitos de maneira individualizada para cada paciente. Entretanto, uma metanálise de ECRC sugeriu que doses elevadas de estimulantes são mais efetivas que doses baixas em adultos. Especificamente, doses altas de metilfenidato (média 70 mg/dia) trouxeram o dobro de benefício em redução de sintomas em relação a doses baixas (média 44 mg/dia)[13]; portanto, os clínicos não devem se basear nas doses tradicionalmente utilizadas no tratamento de TDAH em crianças e adolescentes como referência para a otimização das doses em adultos.

Ainda, assim como em crianças e adolescentes, o impacto da medicação estimulante em adultos deve também considerar o benefício para eventos clinicamente relevantes, e não simplesmente a mera redução dos níveis de sintomas de TDAH. Assim, é importante ressaltar que alguns estudos também apontam para tais benefícios associados ao uso de estimulantes em adultos, conforme apresentado em recente revisão sistemática com metanálise por Boland et al.[14] de estudos em bases populacionais. Por exemplo, estudos demonstraram com o uso de medicações estimulantes redução de 34% na taxa de criminalidade[9], 38% na taxa de acidentes de veículo[7], 35% na taxa de busca por serviços de emergência por intoxicação com substâncias e melhor desempenho acadêmico em educação superior[15]. Tal benefício reforça a importância do tratamento de TDAH em adultos com estimulantes.

O clínico também deve monitorizar ao longo do tratamento a adesão medicamentosa considerando as altas taxas de descontinuação ao tratamento com estimulantes no TDAH em adultos[16].De forma semelhante ao discutido no capítulo anterior, a comunicação contínua entre paciente e clínico é fundamental para ajustar o tratamento com estimulantes de maneira a atender as necessidades de saúde. Inovações tecnológicas como o FOCUS podem ser interessantes nesse sentido. É possível que manifestações típicas de TDAH em adultos, como esquecimento e desatenção, contribuam para a descontinuação. Estratégias tecnológicas que entreguem notificações para os adultos com TDAH relembrando-os da medicação (p. ex., serviço de mensagens SMS) podem ser interessantes ferramentas para aumentar a adesão ao tratamento com estimulantes[17].

O clínico também deve estar atento ao fenômeno de "desvio" de estimulantes[18]. Em indivíduos com histórico prévio de transtorno relacionado ao uso de substâncias, o risco para "desvio" é maior, e, portanto, nessa população, a prescrição de estimulantes deve ser considerada com cuidado. O uso de formulações de liberação imediata em relação a formulações de liberação prolongada também está associado ao maior risco de "desvio", e, portanto, as últimas devem ser favorecidas caso o clínico considere importante o uso de estimulantes para um adulto com comorbidade de TDAH e transtorno de uso de substâncias.

O clínico também deve ficar atento para os possíveis efeitos dos estimulantes no sistema cardiovascular, especialmente considerando que, em adultos, a prevalência de doenças cardiovasculares é consideravelmente maior em relação ao risco em crianças e adolescentes. Na metanálise em rede de Cortese, Adamo et al.[11] o uso de metilfenidato em adultos levou a considerável aumento em pressão sistólica e diastólica em relação a placebo. Assim, o uso de estimulantes em pacientes com problemas cardiovasculares deve também ser considerado com cuidado; eventualmente, a decisão sobre a relação benefício-risco pode ser realizada em conjunto com o cardiologista. Para indivíduos sem histórico prévio de doenças cardiovasculares, é importante monitorizar a frequência cardíaca e os níveis de pressão arterial nos retornos para avaliar possíveis alterações cardiovasculares induzidas pelos estimulantes[10]. Para indivíduos com histórico pessoal ou familiar próximo de evento cardiovascular ou evidência de doença estrutural cardíaca evidenciada pela anamnese minuciosa (p. ex., episódios de perda de consciência liga/desliga, dor torácica, equivalentes isquêmicos como falta de ar, náuseas e sudorese, histórico familiar de morte súbita/"acidental") ou exame físico detalhado (p. ex., ritmo cardíaco irregular, assimetria de pulsos periféricos e pressão arterial em membros, ausculta de sopro cardíaco), é fundamental o acompanhamento com cardiologista antes de iniciar e durante a manutenção do tratamento com estimulantes.

Assim como em crianças e adolescentes, ainda que a efetividade a curto prazo dos estimulantes no tratamento de sintomas de TDAH esteja bem estabelecida, o benefício a longo prazo dessas medicações não é tão claro. O estudo de comparação de metilfenidato e psicoterapia no TDAH em adultos (*Comparison of Methylphenidate and Psychotherapy in Adult ADHD Study,* [COMPAS])[19] foi um estudo clínico randomizado em que 433 adultos foram randomizados para receber (1) metilfenidato e manejo clínico, (2) metilfenidato e psicoterapia em grupo, (3) placebo e manejo clínico e (4) placebo e psicoterapia em grupo. O COMPAS apresentou duração inicial de 12 semanas (~ 3 meses) e uma extensão de mais 40 semanas (~ 10 meses), totalizando 1 ano de tratamento. Para avaliação a longo prazo, o tratamento foi acompanhado por mais 78 semanas (~ 1,5 anos) após o fim do período de 1 ano de tratamento. Os resultados do COMPAS mostram que metilfenidato continuou eficaz em reduzir sintomas de TDAH após passados 1 ano e 6 meses do fim do tratamento[20]. Entretanto, a magnitude da eficácia dos estimulantes foi consideravelmente reduzida de uma média de –0,49, conforme apresentado na metanálise em rede de Cortese, Adamo et al.[11], para -0,27, representando uma redução de quase 40% na eficácia dos estimulantes[21].

Nesse sentido, a duração do tratamento com estimulantes no TDAH em adultos é também é variável, sendo complicada ainda mais pela baixa adesão[22] e as comorbidades frequentemente observadas em indivíduos adultos com TDAH. Ainda que o tratamento contínuo seja recomendado, é possível descontinuar a medicação após 1 ano de tratamento para determinar se os benefícios alcançados com os estimulantes são perdidos sem a medicação. Caso o clínico e o paciente julguem que os benefícios de manter o tratamento com estimulantes suplantam os riscos associados ao seu uso, manter a medicação é frequentemente útil[12].

Uma situação especial que deve ser discutida aqui é o tratamento com estimulantes de mulheres em idade fértil sexualmente ativas com práticas heterossexuais, considerando o potencial de gravidez. Estudos demonstram o aumento de morbidade neonatal em recém-nascidos de mães que fizeram uso de estimulantes durante a gestação[23]. Assim, é interessante que o clínico recomende o uso de tratamentos anticoncepcionais em associação ao uso de estimulantes para o tratamento de TDAH para essas mulheres. A medicação também deve ser descontinuada caso haja o interesse de gravidez.

Não estimulantes

O tratamento com não estimulantes também constitui segunda linha no tratamento farmacológico do TDAH para adultos. De acordo com o NICE[10], o tratamento com não estimulantes deve ser considerado uma opção apenas se (a) metilfenidato e lisdexanfetamina não forem tolerados ou (b) metilfenidato e lisdexanfetamina não oferecerem benefício em controle de sintomas após duas tentativas de 6 semanas de tratamento separadas, uma para cada medicação.

Para o tratamento de TDAH em adultos, apenas a atomoxetina, um bloqueador seletivo de recaptura de noradrenalina, é aprovado pela Food and Drug Administration (FDA) e pela ANVISA (Agência Nacional de Vigilância Sanitária). Outras medicações não estimulantes, por exemplo, guanfacina (não disponível no Brasil), bupropiona, clonidina e modafinil, podem ser usados *off-label*.

Na metanálise de rede de Cortese, Adamo et al.[11], a atomoxetina apresentou tamanho de efeito (SMD [95% CI] = –0,45 [–0,58, –0,32]) menor do que o encontrado com anfetaminas e similar ao encontrado com metilfenidato. A menor eficácia da atomoxetina em relação aos estimulantes justifica sua escolha como segunda opção terapêutica no tratamento do TDAH em adultos.

A atomoxetina pode desencadear efeitos colaterais semelhantes àqueles observados com os estimulantes, como perda de apetite e efeitos cardiovasculares, devendo, portanto, ser usada com cuidado e em decisão conjunta com cardiologista em pacientes com doenças cardiovasculares estabelecidas. Entretanto, como a atomoxetina não apresenta potencial aditivo, trata-se de boa opção para pacientes que apresentem transtorno relacionado ao uso de substância comórbido ao TDAH; também é opção interessante para pacientes com algum transtorno de tiques ou de ansiedade, considerando o potencial benefício dessa medicação nessa população.

TRATAMENTO NÃO FARMACOLÓGICO

Assim como em crianças e adolescentes, o papel de intervenções não farmacológicas no tratamento de TDAH em adultos é pouco estabelecido na literatura, principalmente devido ao número limitado de ECRC conduzidos em adultos com TDAH e que, além disso, apresentam resultados conflitantes. O NICE[10] recomenda que o tratamento não farmacológico de TDAH em adultos seja considerado se medicações não foram (a) toleradas, (b) eficazes ou (c) aceitas (i. e., baixa adesão ao tratamento farmacológico). Em indivíduos que não apresentaram redução satisfatória nos níveis de TDAH apenas com medicação, o NICE também sugere o uso adjuvante de terapêuticas não farmacológicas. Entre as estratégias não farmacológicas no manejo de TDAH em adultos, as intervenções psicoterápicas, com destaque para as técnicas cognitivo-comportamentais, foram as que receberam maior atenção por ECRC.

Entretanto, o estudo COMPAS[19], descrito acima, gera dúvidas sobre a eficácia de intervenções não farmacológicas no tratamento de TDAH em adultos. No COMPAS, indivíduos randomizados para psicoterapia em grupo e metilfenidato não experimentaram aumento de eficácia em relação a indivíduos que foram randomizados para metilfenidato apenas. Esse estudo apresentou resultados semelhantes aos demonstrados pelo *Multimodal Treatment Study of Attention Deficit Hyperactivity Disorder*, o MTA[23], descrito no capítulo anterior. Entretanto, o COMPAS apresentou resultados conflitantes com outros estudos que avaliaram o benefício de psicoterapia cognitivo-comportamental no tratamento do TDAH em adulto. Especificamente, Safren, Sprich et al.[24] conduziram um ECRC em que indivíduos com TDAH que mantinham sintomas importantes de TDAH apesar do tratamento medicamentoso foram randomizados para técnicas de relaxamento com psicoeducação ou terapia cognitivo-comportamental. Nesse estudo, a terapia cognitivo-comportamental apresentou benefício significativo em relação às técnicas de relaxamento para redução dos sintomas de TDAH.

Portanto, há dúvida acerca da eficácia e do papel da psicoterapia cognitivo-comportamental no manejo de TDAH em adultos. A diferença entre o estudo de Safren, Sprich et al.[24] e o COMPAS pode ser explicada pelo fato de o último adotar um processo rigoroso, semelhante ao MTA, de otimização de dose de estimulantes. Assim, ao maximizar o benefício clínico com o uso de estimulantes, é possível que a psicoterapia gere apenas pequenas reduções em níveis de sintomas que não são capazes de atingir significância estatística. Entretanto, não há estudo que examine diretamente essa hipótese, e, portanto, é recomendável que, para aqueles que mantêm sintomas de TDAH apesar da terapia medicamentosa adequada, a administração de psicoterapia cognitivo-comportamental seja considerada. A administração de psicoterapia cognitivo-comportamental também pode ser interessante para pacientes com sintomas depressivos co-ocorrentes, conforme revisado em metanálise recente[25].

REFERÊNCIAS BIBLIOGRÁFICAS

1. Faraone SV, Biederman J, Mick E. The age-dependent decline of attention deficit hyperactivity disorder: a meta-analysis of follow-up studies. Psychol Med. 2006;36(2):159-165.
2. American Psychiatric Association. Neurodevelopmental disorders. Diagnostic and statistical manual of mental disorders, 5. ed. Varlington: American Psychiatric Publication; 2013.
3. Caye A, Rocha TB, Anselmi L, Murray J, Menezes AM, Barros FC, et al. Attention-deficit/hyperactivity disorder trajectories from childhood to young adulthood: evidence from a birth cohort supporting a late-onset syndrome. JAMA Psychiatry. 2016;73(7):705-712.
4. Simon V, Czobor P, Bálint S, Mészáros A, Bitter I. Prevalence and correlates of adult attention-deficit hyperactivity disorder: meta-analysis. Br J Psychiatry. 2009;194(3):204-11.
5. Cortese S, Moreira-Maia CR, St Fleur D, Morcillo-Peñalver C, Rohde LA, Faraone SV. Association between adhd and obesity: a systematic review and meta-analysis. Am J Psychiatry. 2016;173(1):34-43.
6. Biederman J, Petty CR, Fried R, Kaiser R, Dolan CR, Schoenfeld S, et al. Educational and occupational underattainment in adults with attention--deficit/hyperactivity disorder: a controlled study. J Clin Psychiatry. 2008;69(8):1217-1222.
7. Chang Z, Quinn PD, Hur K, Gibbons RD, Sjölander A, Larsson H, et al. Association between medication use for attention-deficit/hyperactivity disorder and risk of motor vehicle crashes. JAMA Psychiatry. 2017;74(6):597-603.
8. Kessler RC, Adler L, Barkley R, Biederman J, Conners CK, Demler O, et al. The prevalence and correlates of adult ADHD in the United States: results from the National Comorbidity Survey Replication. Am J Psychiatry. 2006;163(4):716-723.
9. Lichtenstein P, Halldner L, Zetterqvist J, Sjölander A, Serlachius E, Fazel S, et al. Medication for attention deficit-hyperactivity disorder and criminality. N Engl J Med. 2012;367(21):2006-14.
10. National Institute for Health and Care Excellence. Attention deficit hyperactivity disorder: diagnosis and management. 2018. Retrieved 30 de Junho, 2020, from https://www.nice.org.uk/guidance/ng87.
11. Cortese S, Adamo N, Del Giovane C, Mohr-Jensen C, Hayes AJ, Carucci C, et al. Comparative efficacy and tolerability of medications for attention-deficit hyperactivity disorder in children, adolescents, and adults: a systematic review and network meta-analysis. Lancet Psychiatry. 2018;5(9):727-38.
12. Volkow ND, Swanson JM. Clinical practice: adult attention deficit-hyperactivity disorder. N Engl J Med. 2013;369(20):1935-44.
13. Faraone SV, Spencer T, Aleardi M, Pagano C, Biederman J. Meta-analysis of the efficacy of methylphenidate for treating adult attention-deficit/hyperactivity disorder. J Clin Psychopharmacol. 2004;24(1):24-29.
14. Boland H, DiSalvo M, Fried R, Woodworth KY, Wilens T, Faraone SV, et al. A literature review and meta-analysis on the effects of ADHD medications on functional outcomes. J Psychiatric Res. 2020;123:21-30.

15. Liu ZX, Lishak V, Tannock R, Woltering S. Effects of working memory training on neural correlates of Go/Nogo response control in adults with ADHD: a randomized controlled trial. Neuropsychologia. 2017;95:54-72.
16. Frank E, Ozon C, Nair V, Othee K. Examining why patients with attention-deficit/hyperactivity disorder lack adherence to medication over the long term: a review and analysis. J Clin Psychiatry. 2015;76(11):e1459-68.
17. Biederman J, Lanier J, Disalvo M, Noyes E. Clinical correlates of mind wandering in adults with ADHD. J Psychiatric Res. 2019;117.
18. Wilens TE, Adler LA, Adams J, Sgambati S, Rotrosen J, Sawtelle R, et al. Misuse and diversion of stimulants prescribed for ADHD: a systematic review of the literature. J Am Acad Child Adolesc Psychiatry. 2008;47(1):21-31.
19. Philipsen A, Jans T, Graf E, Matthies S, Borel P, Colla M, et al. Effects of group psychotherapy, individual counseling, methylphenidate, and placebo in the treatment of adult attention-deficit/hyperactivity disorder: a randomized clinical trial. JAMA Psychiatry. 2015;72(12):1199-210.
20. Lam AP, Matthies S, Graf E, Colla M, Jacob C, Sobanski E, et al. Long-term effects of multimodal treatment on adult attention-deficit/hyperactivity disorder symptoms: follow-up analysis of the COMPAS Trial. JAMA Netw Open. 2019;2(5):e194980.
21. Swanson JM. Debate: are stimulant medications for attention-deficit/hyperactivity disorder effective in the long term? (Against). J Am Acad Child Adolesc Psychiatry. 2019;58(10):936-8.
22. McCarthy S, Asherson P, Coghill D, Hollis C, Murray M, Potts L, et al. Attention-deficit hyperactivity disorder: treatment discontinuation in adolescents and young adults. Br J Psychiatry. 2019;194(3):273-7.
23. Nörby U, Winbladh B, Källén K. Perinatal outcomes after treatment with ADHD medication during pregnancy. Pediatrics. 2017;140(6):e20170747.
24. The MTA Cooperative Group. A 14-month randomized clinical trial of treatment strategies for attention-deficit/hyperactivity disorder. The MTA Cooperative Group. Multimodal Treatment Study of Children with ADHD. Arch Gen Psychiatry. 1999;56(12):1073-86.
25. Safren SA, Sprich S, Mimiaga MJ, Surman C, Knouse L, Groves M, et al. Cognitive behavioral therapy vs relaxation with educational support for medication-treated adults with ADHD and persistent symptoms: a randomized controlled trial. JAMA. 2010;304(8):875-80.
26. Lopez PL, Torrente FM, Ciapponi A, Lischinsky AG, Cetkovich-Bakmas M, Rojas JI, Romano M, Manes FF. Cognitive-behavioural interventions for attention deficit hyperactivity disorder (ADHD) in adults. Cochrane Database of Systematic Reviews 2018;3(3):CD010840.

2

Tratamento da esquizofrenia

Mário Rodrigues Louzã
Monica Kayo
Adriana Dias Barbosa Vizzotto
Débora Luciana Melzer-Ribeiro
Elaine Scapaticio Di Sarno
Graça Maria Ramos de Oliveira
Isabel Cristina Napolitano
Mônica Lopes Gomes
Helio Elkis

Sumário

Pontos-chave

- O tratamento da esquizofrenia baseia-se no uso de antipsicóticos e no tratamento psicossocial.
- Em caso de falha ao tratamento, deve-se sempre avaliar a adesão do paciente.
- A clozapina é indicada no tratamento de pacientes que não respondem adequadamente a outros antipsicóticos.
- O tratamento dos sintomas negativos da esquizofrenia permanece um desafio.

INTRODUÇÃO

O tratamento da esquizofrenia envolve fundamentalmente o uso de antipsicóticos para controle do quadro agudo e para a prevenção de recaídas. Além do tratamento medicamentoso, são necessárias diversas abordagens denominadas em seu conjunto psicossociais, cujo objetivo varia conforme a intervenção empregada. Algumas abordagens, como por exemplo a terapia cognitivo-comportamental, é indicada para alguns sintomas não responsivos ao tratamento medicamentoso, enquanto outras, como a terapia ocupacional e o treino de habilidades sociais, visam ajudar o paciente em sua reinserção pessoal e social na comunidade[1].

Neste capítulo, abordaremos o tratamento farmacológico e psicossocial da esquizofrenia, bem como aspectos específicos do tratamento da esquizofrenia resistente a tratamento.

TRATAMENTO FARMACOLÓGICO DA ESQUIZOFRENIA

Diretrizes gerais de tratamento

O tratamento farmacológico da esquizofrenia é feito com medicamentos denominados antipsicóticos. Estes fármacos são fundamentais durante todo o curso da doença, seja na fase aguda, seja no tratamento de manutenção. Nos últimos anos, várias diretrizes de tratamento foram publicadas (Tabela 1).

Neste capítulo, adotaremos o algoritmo do IPAP[12] (Figura 1), que é recomendado pela Organização Mundial da Saúde e foi desenvolvido em associação com o Collegium Internationale Neuro-Psychopharmacologicum (CINP). O fato de novos medicamentos terem sido lançados desde a criação do IPAP não interfere em sua utilização, por se tratar de um algoritmo de decisões adaptável às evidências existentes. Os antipsicóticos mencionados são exemplos de antipsicóticos típicos (primeira geração) e atípicos (segunda geração).

Tabela 1 Principais diretrizes para o tratamento da esquizofrenia

País ou associação organizadora	Diretriz
Canadá, 2017[2]	*Guidelines for the pharmacotherapy of schizophrenia in adults*
Índia, 2017[3]	*Clinical practice guidelines for management of schizophrenia*
Austrália, 2017[4]	*Royal Australian and New Zealand College of Psychiatrists clinical practice guidelines for the management of schizophrenia and related disorders*
NICE (Reino Unido), 2014[5]	*Psychosis and schizophrenia in adults: prevention and management*
Ministério da Saúde, 2013[6]	Protocolo clínico e diretrizes terapêuticas (PCDT) da esquizofrenia
WFSBP, 2013[7]	*World Federation of Societies of Biological Psychiatry guidelines for biological treatment of schizophrenia, part 2: update 2012 on the long-term treatment of schizophrenia and management of antipsychotic-induced side effects*
WFSBP[8]	*World Federation of Societies of Biological Psychiatry Guidelines for Biological Treatment of Schizophrenia, part 1: update 2012 on the acute treatment of schizophrenia and the management of treatment resistance*
Inglaterra, 2011[9]	*Evidence-based guidelines for the pharmacological treatment of schizophrenia: recommendations from the British Association for Psychopharmacology (BAP)*
PORT, 2009[10]	*The 2009 schizophrenia PORT psychopharmacological treatment recommendations and summary statements*
TMAP, 2006[11]	*The Texas Medication Algorithm Project antipsychotic algorithm for schizophrenia: 2006 update*
IPAP, 2006[12]	*Schizophrenia Algorithm* (www.ipap.org)

IPAP: *The International Psychopharmacology Algorithm Project*; NICE: *National Institute for Health and Care Excellence*; TMAP: *Texas Medication Algorithm Project*; WFSBP: *World Federation of Societies of Biological Psychiatry*.

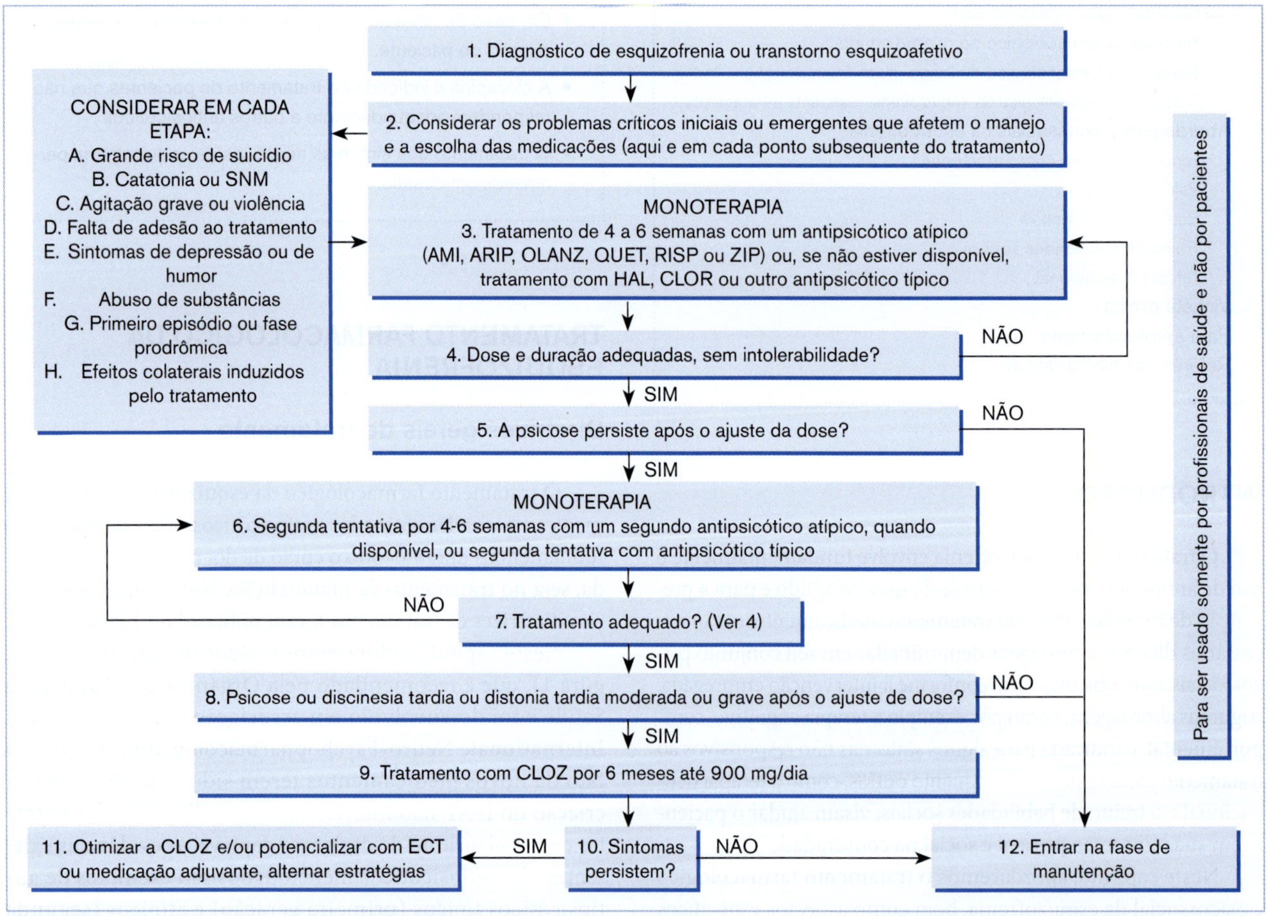

Figura 1 Algoritmo de tratamento da esquizofrenia.
AMI: amissulprida; ARIP: aripiprazol; CLOR: clorpromazina; CLOZ: clozapina; ECT: eletroconvulsoterapia; HAL: haloperidol; OLZ: olanzapina; QUET: quetiapina; RISP: risperidona; SNM: síndrome neuroléptica maligna. Fonte: Elkis e Meltzer, 2007[65].

Tratamento farmacológico do quadro agudo

Inicia-se o tratamento com uma dose baixa do antipsicótico oral em monoterapia, para avaliar a sensibilidade do paciente ao medicamento escolhido. Em princípio, todos os antipsicóticos (com exceção da clozapina, indicada para a esquizofrenia resistente ao tratamento) são considerados igualmente eficazes, de tal modo que a escolha se faz mais em função do perfil de tolerabilidade e efeitos colaterais. A dose do antipsicótico pode ser aumentada gradualmente até se chegar à dose efetiva. Deve-se considerar que há uma latência entre o início do tratamento e a resposta terapêutica, que varia em torno de 4 a 6 semanas, embora alguns estudos apontem que uma resposta insatisfatória nas primeiras 2 semanas seria um indicador de resposta insatisfatória ao antipsicótico[13].

Para se considerar a resposta como sendo insatisfatória, deve-se ter certeza de que a medicação foi tomada corretamente e se a adesão ao tratamento pelo paciente foi total. Deve-se ainda observar se outros fatores, como por exemplo interações medicamentosas, não estão impedindo a melhora do quadro agudo. Pacientes no primeiro episódio são mais sensíveis aos efeitos dos antipsicóticos, de modo que a medicação deve ser introduzida de modo mais gradual e as doses necessárias para a resposta terapêutica são em geral menores que as doses utilizadas em pacientes com múltiplos episódios[14].

Se a resposta terapêutica ao primeiro antipsicótico não foi satisfatória, este deve ser substituído por um segundo antipsicótico, em monoterapia, seguindo-se então a mesma estratégia de utilização de dose baixa, com aumento gradual. Se após 4 a 6 semanas a resposta terapêutica for insatisfatória há duas possibilidades:

- Tentar um terceiro antipsicótico; ou
- Considerar o paciente resistente, dando-se então início ao uso da clozapina.

Frequentemente, o paciente na fase aguda da esquizofrenia apresenta-se agitado, ansioso ou insone (muitas vezes em decorrência dos delírios e alucinações). Nestes casos, é preciso associar, por prazo limitado, medicação para controle mais rápido destes sintomas. Está indicado o uso de benzodiazepínicos, uma vez que tem ação imediata; pode ser necessário o uso de antipsicótico injetável intramuscular para conter agitação mais intensa ou agressividade.

Se o paciente apresentar efeitos colaterais neurológicos agudos (sintomas extrapiramidais, acatisia, distonia aguda) decorrentes do uso de antipsicóticos, especialmente os de primeira geração, deve-se associar anticolinérgico ou reduzir um pouco a dose do antipsicótico.

Tratamento farmacológico de longo prazo (manutenção)

Uma vez que o paciente tiver apresentado resposta satisfatória ao antipsicótico, com alívio do quadro agudo, redução ou remissão dos sintomas psicóticos, inicia-se o tratamento de manutenção. Este se faz com a manutenção do antipsicótico que foi eficaz na fase aguda, podendo-se manter a dose atual ou reduzi-la gradualmente, dependendo da tolerabilidade do paciente. Muitas vezes, a dose utilizada no quadro agudo se mostra excessiva após a remissão dos sintomas (por exemplo, o paciente se mostra excessivamente sedado), sendo indicado reduzir a dose do antipsicótico para melhora da tolerabilidade. A dose mínima de um antipsicótico necessária para garantir que não haja recaída do paciente varia individualmente, de modo que a redução da dose do antipsicótico deve ser gradual, mantendo-se a atenção a possíveis indicadores de piora dos sintomas, o que poderia indicar uma recaída. Em geral, considera-se que a dose de manutenção de um antipsicótico é cerca de dois terços da dose máxima utilizada na fase aguda.

Para a imensa maioria dos pacientes, o tratamento de manutenção deve ser contínuo. Estudos que utilizaram uma estratégia de tratamento intermitente, com interrupção do tratamento após algum tempo de estabilização mostraram um risco maior de recaída[15].

A duração do tratamento de manutenção tem sido discutida em diversas diretrizes, sendo considerado o prazo mínimo de cinco anos para pacientes com múltiplos episódios e dois anos para paciente após o primeiro episódio[16].

Manter a adesão ao tratamento farmacológico é um desafio em pacientes com esquizofrenia. Por vários fatores (Tabela 2) estes apresentam elevadas taxas de adesão parcial ou não adesão, um dos principais responsáveis pelas recaídas, juntamente com o abuso de substâncias[17].

Tabela 2 Fatores ligados à falta de adesão ao tratamento farmacológico na esquizofrenia

Doença	Paciente	Cuidador	Medicação	Médico/serviço de saúde
Insight Prejuízo cognitivo Sintomas positivos ou negativos Depressão Abuso de substâncias	História prévia de não adesão Atitude em relação à doença e à medicação Estigma	Atitude em relação à doença e à medicação Habilidade para supervisionar e orientar o paciente para tomada da medicação Estigma	Efetividade Efeitos colaterais Complexidade da posologia Formulação do medicamento (oral ou injetável) Custo Experiência anterior com a medicação	Aliança terapêutica Comunicação Facilidade de acesso ao medicamento Atitude do médico em relação à medicação Integração entre os serviços de saúde

Adaptado de Haddad et al., 2014[18].

Em pacientes com má adesão ao tratamento farmacológico oral, está indicado o uso de antipsicótico injetáveis de longa ação. Tais medicamentos são aplicados por via intramuscular a intervalos que variam de 2 semanas a 3 meses. Sua eficácia na prevenção de recaída da esquizofrenia tem sido demonstrada em vários estudos.

Uma vez escolhida a medicação injetável de longa ação, sua introdução deve ser precedida de um teste com a respectiva medicação oral (caso nunca tenha sido utilizada pelo paciente), para avaliação da sensibilidade ao fármaco. Os antipsicóticos injetáveis de longa ação tem um período mais ou menos longo (variável para cada medicamento) para atingir o *steady-state*, podendo ser necessária suplementação oral até que a medicação injetável esteja em dose adequada e estabilizada.

Durante o tratamento a longo prazo é fundamental a observação dos efeitos colaterais. No caso de alguns antipsicóticos de 1ª geração, a hiperprolactinemia e a discinesia tardia são os mais relevantes[19,20]. Já alguns antipsicóticos de 2ª geração podem causar ganho de peso e alterações metabólicas significativas[21,22]. O clínico deve estar atento a estes e outros possíveis efeitos colaterais dos antipsicóticos.

Tratamento farmacológico da esquizofrenia resistente a tratamento

Antecedentes

Desde o advento dos antipsicóticos de primeira geração foram descritos casos que não respondiam a tratamento com tais agentes, como aqueles do grupo dos fenotiazínicos, tais como a clorpromazina, o primeiro antipsicótico descoberto nos anos 1950. No entanto, coube ao psiquiatra turco Turan Itil a primeira descrição sistematizada de um subgrupo de paciente que não respondia tratamento antipsicótico e que foi denominado "resistente a terapia"[23].

Este conceito foi ignorado até a década de 1980, quando foi revitalizado e operacionalizado por Kane e colaboradores, para selecionar pacientes para um ensaio clinico com a clozapina, um antipsicótico considerado eficaz para esquizofrenia resistente ao tratamento (ERT)[24,25]. Apesar do risco de agranulocitose, em alguns países, a clozapina continuou a ser utilizada, sobretudo devido a observação clínica de sua eficácia em pacientes resistentes aos outros antipsicóticos, o que motivou a proposta de um ensaio clínico comparando-a com a clorpromazina.

Para serem considerados portadores de ERT e incluídos no estudo pioneiro de Kane e et al.[24] os pacientes deveriam ter uma história de resposta insatisfatória a alguns tratamentos antipsicóticos prévios, apresentar gravidade psicopatológica significativa no início do tratamento, avaliada pela *Brief Psychiatric Rating Scale* (BPRS)[26] e pela *Clinical Global Impression* (CGI)[27], bem como também não responder a um novo tratamento com um antipsicótico bastante potente, o haloperidol. Os critérios originais de Kane et al. apresentavam assim as dimensões descritas no Quadro 1.

Estes critérios bastante rigorosos tinham que ser observados, uma vez que, naquela época, a reintrodução da clozapina

Quadro 1 Critérios originais de Kane et al.[24]

Histórica
Mau funcionamento psicossocial nos últimos 5 anos; Tratamentos anteriores: três tratamentos com antipsicóticos (sendo dois deles de diferentes classes químicas) de duração mínima de 6 semanas com doses equivalentes a 1.000 mg de clorpromazina/dia (i.e., 20 mg de haloperidol).
Atual
Gravidade dos sintomas medida pela escala BPRS mínima de 45 pontos; presença de sintomas psicóticos medidos por alguns dos itens do BPRS (alucinações, delírios, desconfiança e desorganização conceitual) com gravidade mínima de 4 e gravidade mínima de 5 na escala CGI.
Prospectiva
Após tratamento por seis semanas com haloperidol até 60 mg/dia o paciente não alcançou redução em pelo menos 20% do BPRS, ou tenha alcançado um total de 35, ou não conseguiu redução do CGI para, pelo menos, o nível 3.

no arsenal terapêutico da esquizofrenia era considerada de grande risco, sobretudo devido as possíveis alterações da crase sanguínea, sobretudo nas primeiras 18 semanas de tratamento, de acordo com uma revisão retrospectiva de prontuários feita antes do início do estudo. Após a etapa inicial de seleção de pacientes, foram incluídos 268 pacientes com ERT que foram randomizados para dois grupos (clozapina n = 126; clorpromazina n = 142) e seguidos por 6 semanas, com monitoramento hematológico, de forma cega. Ao final do estudo 30% dos pacientes que receberam clozapina apresentaram melhora significativa do ponto de vista estatístico em termos das duas variáveis de desfecho utilizadas (BPRS e CGI) em comparação com somente 4% dos pacientes que receberam clorpromazina.

Assim, desde o ensaio clínico primordial de Kane publicado em 1988, a clozapina é considerada o antipsicótico de escolha para o tratamento da ERT[28], sendo superior aos antipsicóticos de segunda geração lançados na décadas seguintes[29].

Definições atuais de esquizofrenia resistente

No decorrer das últimas décadas a definição de ERT passou por algumas transformações e foi simplificada para fins de utilização na prática clínica. Assim, a maioria das diretrizes terapêuticas (ou guidelines), tais como os da APA (American Psychiatric Association)[30], do National Institute for Health and Care Excellence (NICE) (Reino Unido)[31], da Federação Mundial das Sociedades de Psiquiatria Biológica (WFSBP)[32] e do *International Psychopharmacology Algorithm Project* (IPAP) (www.ipap.org) (Figura 1) definem que, o paciente deve ser considerado resistente quando houver persistência de sintomas, principalmente os psicóticos, após dois tratamentos adequados com antipsicóticos, cada um com duração de 4 a 6 semanas.

Há pequenas variações entre estas diretrizes no que se refere aos tipos de antipsicóticos utilizados, sendo que alguns deles estabelecem que um dos tratamentos deva ser, necessariamente, feito com um antipsicótico atípico ou de segunda geração (e.g. *guidelines* da APA e da WFSBP). Já os consensos como o *Treatment Response and Resistance in Psychosis* (TRRIP) propõem que, na dúvida sobre adesão ao tratamento, e visando diminuir o risco do diagnóstico de uma "pseudorresistência", um tratamento com um antipsicótico injetável de longa ação deve ser tentado, além dos dois tratamentos anteriormente realizados[33]. Além disso, o TRIPP define três dimensões da resistência ao tratamento antipsicótico: positiva, negativa e cognitiva.

No entanto, a dimensão positiva é a mais utilizada na definição de ERT; recentemente um consenso no qual participaram vários dos líderes que TRRIP propôs a seguinte definição: "persistência de sintomas positivos (delírios, alucinações, desorganização do pensamento e da conduta) após dois ou mais tratamentos adequados com antipsicóticos 'não clozapina'"[34].

Tratamento da esquizofrenia resistente com clozapina

A clozapina é o único tratamento farmacológico considerado eficaz para a ERT. Recentemente, uma metanálise que incluiu 21 ensaios clínicos com pacientes com ERT mostrou que a clozapina é superior aos antipsicóticos de primeira e segunda gerações na melhora dos sintomas psicóticos nos estudos de curto e longo prazo, bem como sobre os sintomas negativos nos estudos de curto prazo. No entanto a clozapina não se mostrou mais eficaz que os outros antipsicóticos no melhora dos sintomas negativos nos estudos de longo prazo[35]. Mesmo assim a clozapina está na lista de medicamentos considerados essenciais pela Organização Mundial da Saúde[25].

No entanto é importante lembrar que a clozapina tem outras indicações tais como intolerância a antipsicóticos com desenvolvimento de sintomas extrapiramidais, redução do risco de suicídio, redução da violência e da agressividade, tratamento da mania-resistente e da psicose associada a doença de Parkinson[36].

Início do tratamento

Como a clozapina apresenta ação sobre vários sistemas recomenda-se os exames descritos no Quadro 2.

Quadro 2 Avaliação inicial para o tratamento com clozapina

Sinais vitais
Temperatura Frequência cardíaca Pressão arterial IMC (Quetelet) (peso/altura²) Investigar história de sintomas cardiovasculares; tabagismo, convulsões; prisão de ventre
Exames laboratoriais
Hemograma completo Funções: hepática, renal, eletrólitos, proteína C-reativa Síndrome metabólica: glicose, HbA1c; perfil lipídico
Exames opcionais
Eletrocardiograma Radiografia ou ultrassom de abdome

Adaptado de Meyer e Stahl, 2020[36].

Dosagem, níveis plasmáticos e metabólitos

Recomenda-se iniciar tratamento com doses baixas (12,5 mg ou 25 mg) com aumentos progressivos a cada 2 ou 3 dias até atingirem a dose modal de 300 mg/dia. Dada a meia vida da clozapina (média de 12 horas), recomenda-se também que a clozapina seja administrada em duas tomadas (de manhã e à noite). No entanto como um dos principais efeitos adversos da clozapina é a sonolência é muito comum ser administrada somente a noite. Segundo o TRRIP os níveis plasmáticos da clozapina considerados eficazes devem ser iguais ou maiores que 350 ng/mL porém, quando não for possível avalia-los, a dose considerada mínima eficaz é a de 500 mg, dependendo da tolerabilidade, sendo que somente doses acima de 400 mg/dia mostraram-se mais eficazes quando a clozapina foi comparada a outros antipsicóticos de segunda geração[33]. Portanto, para garantir eficácia as doses de clozapina situam-se, geralmente entre 400 e 500 mg/dia.

Metabólitos da clozapina, indutores e inibidores do metabolismo

O principal metabólito da clozapina é a norclozapina. A relação normal entre clozapina/norclozapina é 1,32. Valores menores que 1,32 ocorrem quando o paciente faz uso concomitante de indutores do metabolismo da clozapina, que reduzem seus níveis plasmáticos (tabagismo, omeprazol, carbamazepina) enquanto que níveis acima deste valor indicam que há interferência dos chamados inibidores das enzimas hepáticas CYP (p. ex. fluvoxamina ou fluoxetina) mas podem também indicar que se trata de um paciente metabolizador rápido da clozapina. Níveis acima de 3 indicam doença sistêmica subjacente[36].

Controle hematológico

O controle hematológico da clozapina apresenta variações regionais, diferindo em países como a Inglaterra ou Estados Unidos. Neste último o único parâmetro hematológico a ser controlado é o número de neutrófilos, que não pode ser menor que 1.500/mm³, exceto nos pacientes que apresentam a chamada neutropenia étnica benigna (afrodescendentes, judeus iemenitas e etíopes) e na qual o limite mínimo é 1.000/mm³. No Brasil, adota-se há vários anos o sistema de códigos por cores, introduzidos quando a clozapina original foi comercializada início da década de 1990 (Tabela 3).

O Protocolo Brasileiro e Diretrizes Terapêuticas (PCDT) da Esquizofrenia do Ministério da Saúde de 2013 afirma que "terá indicação de interrupção de tratamento o paciente que, após 6 meses de uso de 300-800 mg/dia, não mostrar melhora clínica, não aderir ao tratamento e às avaliações (escalas) ou apresentar, a qualquer tempo, efeitos adversos como convulsões, citopenia (leucócitos totais abaixo de 3.000/mm³ ou neutrófilos abaixo de 1.500/mm³ ou plaquetas abaixo de 100.000/mm³) ou conforme avaliação médica especializada"[6].

Em termos da frequência há também diferenças entre recomendações das bulas dos fabricantes da clozapina e a pratica clínica. Assim recomenda-se que os hemogramas sejam realizados semanalmente nas primeiras 18 semanas e mensalmente após este período, enquanto durar o tratamento. Nos

Tabela 3 Monitoramento hematológico utilizado no Brasil de acordo com sistema de códigos proposto pelo fabricante da clozapina original

Código	Parâmetros	Interpretação
Verde	Leucócitos > 3.500 mm³; neutrófilos > 2.000/mm³	Tratamento liberado
Amarelo	Primeiras 18 semanas: se os leucócitos estiverem entre 3.000 e 3.500/mm³ e/ou neutrófilos entre 1.000 e 1.500/mm³. Após 18 primeiras semanas: leucócitos entre 2.500 e 3.000/mm³ e/ou neutrófilos entre 1.000 e 1.500/mm³.	O tratamento continua, porém, o hemograma deve ser repetido duas vezes por semana até a normalização
Vermelho	Primeiras 18 semanas: leucócitos< 3000/mm³; neutrófilos < 1.500/mm³, plaquetas < 50.000/mm³	Interromper o tratamento

postos do SUS, o hemograma é exigido mensalmente para a dispensação da clozapina.

Principais efeitos adversos graves

Apesar do risco hematológico os estudos epidemiológicos mostram que, quando comparado aos outros antipsicóticos, o uso clozapina está associado a uma redução da mortalidade no longo prazo[37,38]. Os principais efeitos adversos graves da clozapina estão apresentados na Tabela 4.

Efeitos adversos comuns e respectivas medidas terapêuticas

O tratamento com a clozapina apresenta vários efeitos adversos que são bastante comuns e que podem ser manejados adequadamente tendo como base a Tabela 5.

Esquizofrenia resistente a clozapina

Estima-se que cerca de 30% dos pacientes que usam clozapina não respondam completamente ao tratamento com este antipsicótico[28] e tais pacientes foram chamados de super-refratários [41] e mais modernamente resistentes a clozapina, sendo que o TRRIP inclui na sua definição a persistência de sintomas apesar do tratamento adequado com clozapina atingindo os níveis plasmáticos preconizados maiores de 350 ng/mL[33].

Várias estratégias farmacológicas de potencialização da clozapina foram utilizadas para estes casos, tais como uso de lamotrigina, antidepressivos e, principalmente antipsicóticos, porém uma metanálise de 2012 mostrou que não eram melhor que o placebo[42]. No entanto, recentemente, uma nova revisão sistemática mostrou que o uso de aripiprazol melhora os sintomas psicóticos destes pacientes, bem como memantina, que tem ação sobre os sintomas negativos destes casos[43,44].

O uso da eletroconvulsoterapia (ECT) tem se mostrado eficaz para estes casos[44,45], porém os poucos estudos realizados compararam a ECT ao tratamento usual[46] e somente um estudo que comparou o ECT *vs.* placebo em pacientes resistentes a clozapina não encontrou diferenças estatisticamente significantes entre o grupo que recebeu ECT e aquele que recebeu placebo (Sham-ECT)[47].

Tabela 4 Principais efeitos adversos graves da clozapina e condutas

Evento adverso	Prevalência estimada (%)	Ocorrência durante tratamento	Dose dependente?	Ocorrência transitória	Conduta
Agranulocitose < 100 neutrófilos/mm³	1,3	6 semanas-6 meses	Não	Não	Suspensão da clozapina Encaminhamento para hematologista
Miocardite/ cardiomiopatia e QTc > 500 ms (Sintomas inespecíficos: dispneia, taquicardia, febre, fadiga, dor no peito Alterações ECG	0,02-2	Primeiro mês	Não	Não	Suspensão da clozapina. Medidas cardiológicas
Hipotensão ortostática < 20 mm/Hg (sistólica) e/ou < 10 mm/Hg (diastólica) quando em pé	9	Primeiras semanas	Sim (durante o período de titulação)	Sim	1: Ingestão adequada de fluídos e sal, redução da velocidade de titulação. 2 fludocortisona (1 mg/dia)
Convulsões Generalizadas (tônico-clônicas, mioclônicas) Parciais (simples, complexas)	1,3-1,8	Geralmente no período de titulação	Sim	Não	EEG: monitoramento Anticonvulsivantes: Primeira escolha: divalproato de sódio; segunda escolha: Lamotrigina
Íleo paralítico ou subíleo Dor abdominal grave por mais de uma hora ou náuseas, vômitos diarreia	?	Indeterminada	Não	Eventualmente	Suspensão da clozapina Reexposição pode ser tentada com supervisão

Adaptado de Citrome et al., 2016[39] e Meyer e Stahl, 2020[36].

Tabela 5 Eventos adversos mais comuns e condutas

Efeito adverso	Prevalência estimada (%)	Ocorrência durante tratamento	Relação com a dose	Ocorrência transitória	Conduta
Febre	50 (??)	Primeiras duas semanas	?	Sim	Monitorar temperatura; antitérmicos
Taquicardia sinusal	25	Primeiras duas semanas	Sim	Sim	Se não houver hipotensão, manter tratamento. Usar betabloqueador
Ganho de peso/ síndrome metabólica (SM)	60-70 peso 50-60 SM	6-12 meses	Talvez	Não	Medidas usuais Controle de peso; dieta; exercício; metformina
Prisão de ventre	30	12-24 meses	Não	Não	Dieta rica em fibras; exercício; usar docusato; polietileno glicol, bisacodil; óleo mineral; lactulose
Sedação	40-50	Primeiras 6 semanas- sempre	Sim	Sim, mas em alguns casos não	Administrar clozapina em dose única a noite ou dividir as doses
Sialorreia	30-80	Primeiras duas semanas	Sim	Sim, mas em alguns casos não	Atropina 1% gotas ao deitar; difenidramina, clorfeniramina e benzamidas (amisulprida)
Enurese noturna	20	Primeiras semanas- 12 meses	Sim	Sim	Divisão das tomadas, não ingerir líquidos a noite; efedrina e pseudefedrina
Neutropenia leve* 1499-1000 neutrófilos/mm^3	?	Primeiras 18 semanas	Não	Sim	Aumentar frequência de hemogramas

* Em casos de neutropenia leve e moderada (neutrófilos- 500 a 999 neutrófilos/mm^3) persistente, em pacientes que não podem prescindir do uso da clozapina, o tratamento com estimulantes de granulócitos (lítio e filgastrina) tem sido preconizado[36,40]. Adaptada de Citrome et al., 2016[39] e Meyer e Stahl, 2020[36].

ABORDAGENS PSICOSSOCIAIS NA ESQUIZOFRENIA

A seguir, veremos as principais abordagens psicossociais utilizadas no tratamento de pessoas com esquizofrenia. Sabemos que esta população é notoriamente heterogênea, o que torna necessário que os profissionais de saúde mental sejam capazes de selecionar modalidades que melhor se adaptem a seus pacientes e familiares. De modo geral, os tratamentos psicossociais não estão amplamente disponíveis no sistema de saúde brasileiro e continuam sendo um déficit no cuidado de pessoas com esquizofrenia.

Terapia cognitivo-comportamental

A terapia cognitivo-comportamental (TCC) associada ao tratamento medicamentoso vêm se mostrando uma proposta psicoterápica eficaz na redução dos sintomas positivos e negativos na esquizofrenia, baseada na influência da cognição sobre emoções e comportamentos[48].

De acordo com o modelo cognitivo proposto por Beck[49], os aspectos mais importantes dos delírios são os vieses no processamento da informação e as crenças centrais disfuncionais. Assim, as crenças antecedentes são o foco da TCC, pois é por causa delas que o paciente interpreta incorretamente os acontecimentos e coleta evidências distorcidas da realidade, o que gera uma interpretação errônea dos acontecimentos atuais, gerando sofrimento.

A crença delirante é um fato que afeta a vida do paciente, devendo se encontrar explicações e não as confrontá-las, pois as emoções estão envolvidas na gênese ou manutenção da vivência psicótica, geralmente precedida de estresse[50].

Os componentes cognitivos da TCC para esquizofrenia permitem que o paciente use áreas intactas do seu psiquismo para aprender a identificar distorções, estar atento aos gatilhos internos e externos, considerar evidências alternativas para chegar a conclusões mais equilibradas, considerar vantagens e desvantagens de manter certas crenças e, com isso, diminuir o impacto desse pensamento disfuncional em sua vida, tornando possível desenvolver um processo de adaptação. Os componentes comportamentais da terapia visam aumentar habilidades de enfrentamento e reduzir comportamentos problemáticos.

A TCC para esquizofrenia pode ser realizada individualmente ou em grupo, e utiliza métodos de estruturação, como agenda e *feedback*, para ajudar os pacientes a se organizarem e intensificar o aprendizado. O cuidado do terapeuta reside em não intervir de forma a se impor à realidade do paciente, respeitando a funcionalidade do delírio para o mesmo, e estar atento quanto ao estabelecimento de uma aliança terapêutica segura e aos vieses cognitivos que contribuem para a formação e manutenção dos sintomas positivos e problemas funcionais.

A TCC adota uma abordagem estruturada em uma relação colaborativa entre o terapeuta e o paciente, na qual ambos têm um papel ativo através do processo psicoterápico. O papel do terapeuta é auxiliar o paciente cliente a identificar seus pensamentos disfuncionais e aprender maneiras mais realistas de formulá-los[49].

A TCC tem como objetivo não apenas a resolução dos problemas imediatos do paciente, mas, por meio de uma reestruturação cognitiva, busca dotá-lo de um novo conjunto de técnicas e estratégias cognitivas para a partir daí, processar e responder à realidade de forma funcional, estabelecendo um estilo mais saudável de enfrentamento da realidade.

São várias as técnicas da TCC utilizadas no tratamento da esquizofrenia, entre elas, a normalização, o questionamento socrático das evidências das crenças delirantes, a geração de explicações alternativas adaptativas, a descoberta guiada, os experimentos comportamentais para testar as explicações, e o *role-play*. A técnica de teste de evidências é usada por meio do questionamento socrático, para que o paciente busque evidências a favor e contra a crença delirante.

Devido à falta de insight, os pacientes podem não reconhecer os sintomas e não os considerar um problema. Assim, o terapeuta deve mostrar as consequências dos sintomas (estranhamento e afastamento das pessoas) através da técnica psicoeducação[49].

Psicoeducação

O paradigma moderno do manejo da esquizofrenia passou da institucionalização para o cuidado baseado na comunidade. Este cenário trouxe uma situação de desgaste psíquico familiar, em decorrência de vários fatores, tais como: a necessidade de adaptação a uma nova realidade, o estigma social, a dependência e as implicações da cronicidade da esquizofrenia que podem produzir sobrecarga. A incerteza sobre o diagnóstico, o tratamento adequado e o prognóstico podem desencadear altos níveis de ansiedade e estresse, gerando uma sobrecarga no cuidador[51].

A psicoeducação complementa o tratamento farmacológico. É uma técnica terapêutica baseada em evidências com um conjunto de abordagens que têm como características elementos de educação sobre a esquizofrenia, atitude positiva dos terapeutas em relação à família, foco da intervenção nos problemas atuais da família (procurando auxiliá-la a negociar soluções ou adotar novas formas para lidar com os problemas)[52,53]. Mais importante que o conhecimento da doença proporcionado pelo programa de psicoeducação, é a aliança terapêutica estabelecida entre o profissional e o familiar e o sentir que não estão sozinhos nesta longa caminhada e que não são os únicos a viver este problema[52].

As técnicas utilizadas na psicoeducação incluem técnicas da TCC, como o treino de assertividade, treino em habilidades sociais, inversão de papéis e resolução de problemas, a fim de melhorar as habilidades de comunicação entre pacientes e familiares[54].

Nos pacientes, a psicoeducação têm o potencial de melhorar os resultados na adesão ao tratamento farmacológico, redução de recaídas e hospitalizações a longo prazo.

Nos familiares cuidadores, a psicoeducação tem resultados positivos na redução na sobrecarga e do sofrimento psicológico do cuidador, após a participação em encontros psicoeducacionais que exploram especificamente suas crenças culturais, valores e comportamentos para ajudá-los a modificarem o estilo relacional com o paciente[52,53].

Conforme demonstrado em diferentes estudos, os encontros psicoeducacionais realizados em grupos de familiares são os mais eficazes em termos quantitativos e qualitativos, e envolve clínicos assumindo o papel de provedor de informações, pacientes e cuidadores familiares como participantes. No entanto, dadas as demandas cognitivas associadas à participação de pacientes nesta intervenção (por exemplo, aprender e aplicar uma atividade de resolução de problemas estruturada), os déficits cognitivos que acompanham a esquizofrenia podem limitar a capacidade de certos pacientes se beneficiarem dessa intervenção[53].

A intervenção psicoeducacional é um processo longo que traça um caminho que vai do conhecimento ao autoconhecimento tendo em vista a reabilitação social e a qualidade de vida familiar.

Reabilitação cognitiva

Alterações cognitivas são comuns na esquizofrenia: quatro em cada cinco pacientes com esquizofrenia apresentam comprometimento cognitivo; além disso, os distúrbios cognitivos são um dos principais determinantes da incapacidade funcional[55]. Por isso, antes de se iniciar qualquer programa de intervenção em esquizofrenia, deveria se propor uma avaliação funcional multidisciplinar, incluindo avaliação neuropsicológica. No entanto, apesar de décadas de pesquisa enfatizando a importância da cognição na esquizofrenia, a sua avaliação não faz parte da educação ou treinamento padrão dos profissionais que atendem essa população. O objetivo dessa avaliação é definir os perfis cognitivos das pessoas com diagnóstico de esquizofrenia, determinar repercussões funcionais e identificar suas forças e fraquezas cognitivas.

A reabilitação cognitiva (RC) na esquizofrenia é uma intervenção baseada em treinamentos que visam melhorar o desempenho das funções que sofrem maior impacto: atenção, memória, funções executivas e cognição social. A intervenção deve ser considerada quando os distúrbios cognitivos têm impacto funcional e comprometem o cotidiano dessas pessoas e visa restaurar habilidades cognitivas que foram afetadas pelo processo da doença.

O principal alvo da RC é a cognição, mas a maioria das intervenções considera a melhora cognitiva como um meio para alcançar níveis mais altos de funcionalidade[56]. Há também relatos de que a RC tem um efeito moderado sobre os sintomas da esquizofrenia[57]. A maioria destes estudos converge em sugerir que este efeito é mais evidente para os sintomas negativos em comparação com os positivos.

Os treinos de estimulação cognitiva para essa população geralmente são utilizados de forma homogênea, independentemente do método utilizado (tarefas computadorizadas ou tradicionais no lápis e papel) ou da duração do programa. No entanto, um estudo delineou a importância de ajustar o nível dos exercícios para o desempenho cognitivo dos pacientes[55].

A reabilitação cognitiva estaria dentro de um programa de reabilitação neuropsicológica, considerada uma abordagem mais ampla e com foco nos demais aspectos: emocionais, psicossociais e comportamentais, e estaria centrada principalmente no planejamento de metas em conjunto com a pessoa alvo da reabilitação, suas famílias e profissionais que a atendem[58]. Existe um reconhecimento generalizado de que a cognição, a emoção e o funcionamento psicossocial estão interligados e todos devem ser alvo da reabilitação. Há também evidências de que a estimulação cognitiva tem resultados mais positivos quando inserida em um programa que abranja as demais intervenções psicossociais[57].

Treino de habilidades sociais

Habilidades sociais são componentes da competência social, ou seja, a capacidade de um indivíduo atingir seus objetivos pessoais relevantes por meio da interação com outras pessoas, em diferentes situações, tais como no trabalho, na escola, em consultas médicas e situações de lazer[59]. As habilidades sociais incluem comportamentos verbais e não verbais, percepção social e processamento da informação social (cognição social), que fazem com que o indivíduo tenha uma boa convivência social, capacidade de comunicação e empatia. Podemos citar como exemplos de habilidades sociais a interpretação correta das expressões faciais, a capacidade de manter uma conversa e a capacidade de demonstrar afeto.

A deterioração das habilidades sociais é uma característica marcante na evolução da esquizofrenia e está fortemente associada à evolução dos sintomas negativos. As habilidades sociais das pessoas com esquizofrenia pioram nas esferas ocupacional, social e recreativa. A escassez nos contatos sociais apropriados limita seu repertório interpessoal e o tratamento deve basear-se principalmente na aquisição de novas modalidades de interação social.

O treino de habilidades sociais (THS) baseia-se no fato de que as habilidades sociais podem ser aprendidas e desenvolvidas. O objetivo primário do THS no tratamento da esquizofrenia é a melhora do funcionamento psicossocial, para o qual mostrou-se superior a outros tipos de intervenção[60,61]. O THS possivelmente reduz a taxa de recaídas e melhora a qualidade de vida em relação ao tratamento usual, porém com eficácia possivelmente semelhante a grupos de discussão[61]; entretanto, estes dados devem ser interpretados com cautela, por causa da baixa qualidade dos estudos analisados e também da falta de definição consistente de "tratamento usual".

A ausência de tratamento farmacológico eficaz para sintomas negativos primários faz com que o THS seja particularmente importante no manejo da esquizofrenia.

O THS pode ser conduzido individualmente ou em grupo. A família do paciente pode ser convidada a participar das sessões, o que ajuda a superar situações de estresse familiar. Utiliza-se de princípios e técnicas da terapia comportamental para ensinar os indivíduos a comunicarem suas emoções e solicitações de forma mais eficaz para atingir seus objetivos e necessidades. Embora os programas de treinamento de habilidades sociais sejam diferentes em termos de implementação, duração e conteúdo, todos usam uma abordagem semelhante para ensinar habilidades, incluindo estabelecimento de metas, modelagem de papéis, ensaio comportamental, reforço positivo, *feedback* corretivo, técnicas de resolução de problemas e tarefas para praticar em casa[55].

Quando se analisa o impacto do THS nos sintomas negativos, meta-análises indicam que o THS é moderadamente efetivo no tratamento destes sintomas em comparação ao tratamento usual[54,60], porém as técnicas e comparadores utilizados nos estudos são muito heterogêneos, por isso ainda não há um consenso quanto à eficácia do THS no tratamento de sintomas negativos.

Uma das técnicas mais utilizadas no THS é o "*role-play*", no qual o indivíduo aprende comportamentos sociais complexos, como, por exemplo, conversar, por meio de treinos em etapas menores: início de conversa, "quebrar o gelo", puxar assunto e assim por diante. A partir do *role-play*, o terapeuta proporciona um feedback, reforçando positivamente os bons exemplos e oferecendo sugestões de melhoria. O THS é uma terapia importante para a melhora da qualidade de vida do indivíduo com esquizofrenia.

Terapia ocupacional

O principal objetivo da terapia ocupacional (TO) é permitir que as pessoas participem das atividades da vida cotidiana. Os terapeutas ocupacionais procuram aumentar a capacidade de seus clientes de se envolverem nas ocupações que desejam, precisam ou que devem fazer no seu dia a dia, adaptando e modificando se necessário a ocupação ou o ambiente para melhor apoiar seu engajamento e desempenho ocupacional.

A TO é importante no tratamento da esquizofrenia, em razão das condições crônicas de saúde e dos prejuízos cognitivos e funcionais que apresentam em realizar, participar e adaptar-se às atividades de vida diária, das mais simples até as mais complexas[62]. Um estudo recente avaliou a melhora das funções executivas (FE) em pessoas com esquizofrenia resistente ao tratamento baseado em um método denominado OGI (*occupational goal intervention*)[62].

O método OGI

O princípio da reabilitação de FE em pessoas com esquizofrenia é fornecer estratégias de planejamento, resolução de problemas e autocorreção. Isso requer do cliente pensar no planejamento, iniciá-lo, implementá-lo e examinar e regular seu próprio desempenho[63]. O método OGI foi adaptado do *Goal Management Training* (GMT) desenvolvido por Levine et al.[64] para melhorar FE em pacientes com traumatismos cranioencefálico. O OGI é um método em que a ação é representada e controlada com uma hierarquia de metas. É um tratamento direcionado para oferecer ao indivíduo habilidades necessárias para que metas de um atividade e/ou ocupação sejam executadas de forma eficiente. O objetivo deste método é construir um plano de atividades, fazer uma lista do que é necessário, passo a passo, para alcançar uma meta, para mantê-las e recordá-las na mente, e para regular e monitorar o desempenho. O intuito da lista de objetivos é impor coerência no comportamento, controlando a ativação ou inibição de ações que promovam ou impeçam a conclusão da tarefa. O OGI centra-se na estratégia de aprendizagem de atividades e tarefas diárias, por esta razão, é um método criado para utilização no setting da TO. Para a adequada realização de tarefas de vida diária, faz-se necessário alguns princípios fundamentais, listados na Tabela 6.

O paciente deverá descrever a ficha do OGI, que segue a mesma sequência de cada fase do diagrama descrito na Tabela 6. Esse preenchimento da ficha é feito inicialmente com o terapeuta ocupacional, que orientará cada fase, para que ao longo do tratamento o paciente ter condições de preencher sozinho. O objetivo é que com o tempo, o paciente aprenda memorizar todo o processo. O paciente faz o uso da ficha e do diagrama do OGI para descrever sua meta que pode ser do dia ou até mesmo a longo prazo, desenvolvendo o seu plano de atividades. A ficha do OGI servirá como roteiro e mostrará o passo a passo da atividade proposta e servirá como guia de orientação para que ele possa olhá-la quando necessário.

Tabela 6 Fases do método OGI

Fase I	Pare e pense: 1. Orientar e alertar o cliente para a realização da tarefa. 2. Discussão inicial de interesses e de tarefas que a pessoa quer trabalhar. 3. Aumentar a consciência para as atividades significativas individuais que irão direcionar a escolha de tarefas, e a discussão sobre os principais problemas e dificuldades que afetam o desempenho.
Fase II	Definir a tarefa principal, definir uma meta: 1. Definir o objetivo específico. Esta fase inclui a escolha, definição e estabelecimento de metas.
Fase III	Planejamento: 1. Listar e dividir as metas em submetas. 2. Definir as etapas para alcançar a meta. 3. Recordar o processo, etapas e materiais necessários. 4. Estimativa de duração do desempenho. 5. Aprender as etapas de codificação e as retenha; memorize o processo.
Fase IV	Fazer, executar a tarefa.
Fase V	Monitoramento: 1. Verificar e avaliar os resultados e o processo. 2. Comparar o resultado com a meta definida. 3. Que tipo de problemas/dificuldades você encontrou? 4. Quais os fatores que promoveram e interromperam a realização da meta (realização de tarefas)? 5. Existem formas alternativas para a realização da tarefa?

Durante o desempenho da tarefa (fase III) realizada pelo cliente, o terapeuta ocupacional observa e escreve os comentários relevantes de serem discutidos. No término da execução da tarefa, a ficha deverá ser retomada (fase IV) que diz respeito ao monitoramento e avaliação de desempenho. Deve-se discutir como foi para o paciente o desempenho da atividade realizada, isto é, fazer a:

- Reconstrução do desempenho, respondendo às perguntas solicitadas (O que aconteceu? e O que você fez?).
- Avaliação do desempenho (Alcancei o meu objetivo?). Quando o terapeuta avalia o nível cognitivo do cliente e percebe que ele está no nível mais baixo da escala, ele deverá demonstrar o método, além da explicação verbal. É fundamental ressaltar que este é um momento muito importante de discussão com o cliente, a respeito, de dificuldades, habilidades, de analisar com o cliente todo o processo realizado. As tarefas escolhidas deverão ser graduadas em dificuldade e complexidade, de acordo com o progresso do cliente. A tarefa mais simples, com apenas alguns passos, deve ser o início do processo. O cliente é um participante ativo. Ele vai definir, caracterizar e especificar a área, as dificuldades e vai determinar (decidir) qual tarefa é mais importante para ele. A duração da sessão é de aproximadamente uma hora e meia. As atividades normalmente devem ser de livre escolha ou em caso clientes com quadro de esquizofrenia mais graves, o terapeuta pode sugerir ou auxiliá-lo em uma tarefa de vida diária.

Para a aplicação do método OGI é necessário que o terapeuta ocupacional receba treinamento apropriado.

Para aprofundamento

Galletly C, Castle D, Dark F, Humberstone V, Jablensky A, Killackey E, et al. Royal Australian and New Zealand College of Psychiatrists clinical practice guidelines for the management of schizophrenia and related disorders. Aust N Z J Psychiatry. 2016; 50:410-72.

⇨ **Excelente e prático *guideline* para o tratamento farmacológico da esquizofrenia.**

Howes OD, McCutcheon R, Agid O, de Bartolomeis A, van Beveren NJ, Birnbaum ML, et al.; Treatment-Resistant Schizophrenia: Treatment Response and Resistance in Psychosis (TRRIP) Working Group. Consensus guidelines on diagnosis and terminology. Am J Psychiatry. 2017;174:216-29.

⇨ **Estes são os *guidelines* mais recentes para definição, avaliação e tratamento da esquizofrenia resistente.**

Kahn RS, Sommer IE, Murray RM, Meyer-Lindenberg A, Weinberger DR, Cannon TD, et al. Schizophrenia. Nature Reviews Disease Primers. 2015;1:15067.

⇨ **A melhor revisão sobre os diversos aspectos da esquizofrenia recentemente publicada. A parte de tratamento é bastante extensa e muito informativa.**

Vinheta clínica

P. é um paciente com 30 anos de idade que apresentou seu primeiro episódio psicótico aos 22 anos, quando cursava a faculdade e após ter usado maconha em pequenas quantidades. O paciente apresentava-se ansioso, com desorganização do pensamento e ideias de grandeza, pois achava que poderia controlar os carros que passavam na rua com o seu pensamento. Em decorrência da presença destas ideias, o paciente foi diagnosticado como portador de transtorno bipolar, em fase maníaca, e medicado com haloperidol (4 mg/dia) e valproato de sódio (1.000 mg/dia) apresentando alguma melhora. No entanto, o paciente apresentou intensa acatisia bem como síndrome extrapiramidal caracterizada por rigidez muscular e tremores, que responderam parcialmente ao tratamento com biperideno. Optou-se então pela substituição do haloperidol pela risperidona com doses progressivas até 6 mg ao dia, com melhora significativa dos sintomas extrapiramidais e da acatisia. No entanto, após 6 semanas, o paciente continuava delirante, passou a dizer que as pessoas poderiam ler o seu pensamento e que falavam dele na TV. Além disso o paciente passou a exibir claros sintomas negativos como embotamento afetivo volitivo, o que reforçou a hipótese diagnóstica de esquizofrenia. Optou-se então pela introdução de um outro antipsicótico de segunda geração, a olanzapina, em doses adequadas (30 mg/dia) durante 6 semanas. Após este período, o paciente apresentava pequena melhora da sua iniciativa e expressão do afeto mas continuava com sintomas psicóticos. Diante da evidência de que o paciente apresentou resposta insuficiente ao tratamento com 2 antipsicóticos, em doses adequadas e, por pelo menos 6 semanas, optou-se pela introdução da clozapina, em doses iniciais de 25 mg, com aumentos progressivos até a dose de 400 mg/dia, acompanhadas de hemogramas semanais. Foi também indicado tratamento com terapia cognitivo-comportamental e orientação psicoeducacional para os pais. Após 6 meses de tratamento o paciente apresentava completa remissão dos sintomas psicóticos e melhora significativa dos sintomas negativos. Em decorrência de seu importante comprometimento funcional, não querendo retornar à sua faculdade, foi indicada reabilitação neuropsicológica, bem como manutenção da terapia cognitivo-comportamental. Após um ano de tratamento farmacológico e psicossocial, e com o apoio dos pais, o paciente continuava em remissão dos sintomas psicóticos, porém ainda com alguns sintomas negativos, com menor gravidade, em comparação ao início do tratamento. O paciente retornou à faculdade, com melhora de sua capacidade de *insight* da doença.

REFERÊNCIAS BIBLIOGRÁFICAS

1. Kane JM, Correll CU. Pharmacologic treatment of schizophrenia. Dialogues in Clinical Neuroscience. 2010;12:345-57.
2. Remington G, Addington D, Honer W, Ismail Z, Raedler T, Teehan M. Guidelines for the pharmacotherapy of schizophrenia in adults. Can J Psychiatry Rev.2017;62:604-16.
3. Grover S, Chakrabarti S, Kulhara P, Avasthi A. Clinical practice guidelines for management of schizophrenia. Indian J Psychiatry. 2017;59:19.
4. Galletly C, Castle D, Dark F, Humberstone V, Jablensky A, Killackey E, et al. Royal Australian and New Zealand College of Psychiatrists clinical practice guidelines for the management of schizophrenia and related disorders. Aust N Z J Psychiatry. 2016;50:410-72.
5. National Institute for Health and Care Excelence. Psychosis and schizophrenia in adults: prevention and management. Clinical guideline [CG178]. 2014. Disponível em: https://www.nice.org.uk/guidance/cg178.
6. Ministério da Saúde. Protocolo Clínico e Diretrizes Terapêuticas - Esquizofrenia. PCDT. 2013. http://portalarquivos.saude.gov.br/images/pdf/2014/abril/02/pcdt-esquizofrenia-livro-2013.pdf.
7. Hasan A, Falkai P, Wobrock T, Lieberman J, Glenthoj B, Gattaz WF, et al. World Federation of Societies of Biological Psychiatry (WFSBP) Guidelines for Biological Treatment of Schizophrenia, Part 1: Update 2012 on the acute treatment of schizophrenia and the management of treatment resistance. World J Biol Psychiatry. 2012;13:318-78.
8. Hasan A, Falkai P, Wobrock T, Lieberman J, Glenthoj B, Gattaz WF, et al. World Federation of Societies of Biological Psychiatry (WFSBP) guidelines for biological treatment of schizophrenia, part 2: update 2012 on the long-term treatment of schizophrenia and management of antipsychotic-induced side effects. World J Biol Psychiatry. 2013;14:2-44.
9. **Barnes TR, Schizophrenia Consensus Group of British Association for Psychopharmacology. Evidence-based guidelines for the pharmacological treatment of schizophrenia: recommendations from the British Association for Psychopharmacology. J Psychopharmacology. 2011;25:567-620.**
   ⇨ **Revisão clara e detalhada sobre o tratamento da esquizofrenia nas suas várias fases.**
10. Dixon LB, Dickerson F, Bellack AS, Bennett M, Dickinson D, Goldberg RW, et al. The 2009 schizophrenia PORT psychosocial treatment recommendations and summary statements. Schizophrenia Bulletin. 2010;36:48-70.
11. Moore TA, Buchanan RW, Buckley PF, Chiles JA, Conley RR, Crismon ML, et al. The Texas Medication Algorithm Project antipsychotic algorithm for schizophrenia: 2006 update. J Clin Psychiatry. 2007;68:1751-62.
12. IPAP. International Psychiopharmacology Algorithm Project (IPAP): Schizophrenia Algorithm. 2006. www.ipap.org/schiz/index.php.
13. Samara MT, Leucht C, Leeflang MM, Anghelescu IG, Chung YC1, Crespo-Facorro B, et al. Early improvement as a predictor of later response to antipsychotics in schizophrenia: a diagnostic test review. Am J Psychiatry. 2015;172.
14. Keating D, McWilliams S, Schneider I, Hynes C, Cousins G, Strawbridge J, et al. Pharmacological guidelines for schizophrenia: a systematic review and comparison of recommendations for the first episode. BMJ Open. 2017;7:e013881.
15. De Hert M, Sermon J, Geerts P, Vansteelandt K, Peuskens J, Detraux J. The use of continuous treatment versus placebo or intermittent treatment strategies in stabilized patients with schizophrenia: a systematic review and meta-analysis of randomized controlled trials with first- and second-generation antipsychotics. CNS Drugs. 2015;29:637-58.
16. Takeuchi H, Suzuki T, Uchida H, Watanabe K, Mimura M. Antipsychotic treatment for schizophrenia in the maintenance phase: A systematic review of the guidelines and algorithms. Schizophrenia Research. 2012;134:219-25.
17. Alvarez-Jimenez M, Priede A, Hetrick SE, Bendall S, Killackey E, Parker AG, et al. Risk factors for relapse following treatment for first episode psychosis: a systematic review and meta-analysis of longitudinal studies. Schizophrenia Research. 2012;139:116-28.
18. Haddad PM, Brain C, Scott J. Nonadherence with antipsychotic medication in schizophrenia: challenges and management strategies. Patient related outcome measures. 2014;5:43-62.
19. Milano W, Colletti C, Capasso A. Hyperprolactinemia induced by antipsychotics: from diagnosis to treatment approach. Endocrine, Metabolic & Immune Disorders Drug Targets. 2017;17:38-55.
20. Caroff S. Overcoming barriers to effective management of tardive dyskinesia. Neuropsychiatric Disease and Treatment. 2019; Volume 15:785-94.
21. Bak M, Fransen A, Janssen J, van Os J, Drukker M. Almost all antipsychotics result in weight gain: a meta-analysis. PloS one. 2014;9:e94112.
22. Greenhalgh AM, Gonzalez-Blanco L, Garcia-Rizo C, Fernandez-Egea E, Miller B, Arroyo MB, et al. Meta-analysis of glucose tolerance, insulin, and insulin resistance in antipsychotic-naïve patients with nonaffective psychosis. Schizophrenia Research. 2017;179:57-63.
23. Itil TM, Keskiner A, Fink M. Therapeutic studies in 'therapy resistant' schizophrenic patients. Comprehensive Psychiatry. 1966;7:488-93.

24. Kane J, Honigfeld G, Singer J, Meltzer H. Clozapine for the treatment-resistant schizophrenic. A double-blind comparison with chlorpromazine. Archives of General Psychiatry. 1988;45:789-96.
25. Bachmann CJ, Aagaard L, Bernardo M, Brandt L, Cartabia M, Clavenna A, et al. International trends in clozapine use: a study in 17 countries. Acta Psychiatrica Scandinavica. 2017;136:37-51.
26. Overall J, Gorham D. The Brief Psychiatric Rating Scale. Psychological Reports. 1962;10:799-811.
27. Guy W. The Clinical Global Impression Scale. In: ECDEU Assessment Manual for Psychopharmacology-Revised. Rockville, MD: US Dept. of Health, Education & Welfare, ADAMHA, NIMH Psychopharmacology Research Branch. 1976:218-22.
28. Elkis H, Buckley PF. Treatment-resistant schizophrenia. The Psychiatric Clinics of North America. 2016;39:239-65.
29. Souza JS, Kayo M, Tassell I, Martins CB, Elkis H. Efficacy of olanzapine in comparison with clozapine for treatment-resistant schizophrenia: evidence from a systematic review and meta-analyses. CNS Spectrums. 2013;18:82-9.
30. Lehman AF, Lieberman JA, Dixon LB, McGlashan TH, Miller AL, Perkins DO, et al. Practice guideline for the treatment of patients with schizophrenia, 2nd ed. Am J Psychiatry. 2004;161:1-56.
31. NICE. National Collaborating Centre for Mental Health. Psychosis and schizophrenia in adults: treatment and management. London: NICE; 2014.
32. Hasan A, Falkai P, Wobrock T, Lieberman J, Glenthøj B, Gattaz WF, et al. World Federation of Societies of Biological Psychiatry (WFSBP) guidelines for biological treatment of schizophrenia: a short version for primary care. Int J Psychiatry in Clinical Practice. 2017;21.
33. Howes OD, McCutcheon R, Agid O, de Bartolomeis A, van Beveren NJ, Birnbaum ML, et al. Treatment-Resistant Schizophrenia: Treatment Response and Resistance in Psychosis (TRRIP) Working Group Consensus Guidelines on Diagnosis and Terminology. Am J Psychiatry. 2017;174:216-29.
34. Kane JM, Agid O, Baldwin ML, Howes O, Lindenmayer JP, Marder S, et al. Clinical guidance on the identification and management of treatment-resistant schizophrenia. J Clin Psychiatry. 2019;80.
35. Siskind D, McCartney L, Goldschlager R, Kisely S. Clozapine v. first- and second-generation antipsychotics in treatment-refractory schizophrenia: systematic review and meta-analysis. Brit J Psychiatry. 2016; 209:385-92.
36. Meyer J, Stahl S. The clozapine handbook. Cambridge: Cambdrige University Press; 2020.
37. Tiihonen J, Lonnqvist J, Wahlbeck K, Klaukka T, Niskanen L, Tanskanen A, et al. 11-year follow-up of mortality in patients with schizophrenia: a population-based cohort study (FIN11 study). Lancet. 2009; 374:620-7.
38. Vermeulen JM, van Rooijen G, van de Kerkhof MPJ, Sutterland AL, Correll CU, de Haan L. Clozapine and long-term mortality risk in patients with schizophrenia: a systematic review and meta-analysis of studies lasting 1.1-12.5 years. Schizophrenia Bulletin. 2019;45:315-29.
39. Citrome L, McEvoy JP, Saklad SR. Guide to the management of clozapine-related tolerability and safety concerns. Clinical Schizophrenia & Related Psychoses. 2016;10:163-77.
40. Brunoni AR, Kobuti Ferreira LR, Gallucci-Neto J, Elkis H, Velloso EDPR, Vinicius Zanetti M. Lithium as a treatment of clozapine-induced neutropenia: a case report. Progress in Neuro-Psychopharmacology and Biological Psychiatry. 2008;32.
41. Henna Neto J, Elkis H. Clinical aspects of super-refractory schizophrenia: a 6-month cohort observational study. Revista Brasileira de Psiquiatria (Sao Paulo, Brazil: 1999). 2007;29:228-32.
42. Sommer IE, Begemann MJH, Temmerman A, Leucht S. Pharmacological augmentation strategies for schizophrenia patients with insufficient response to clozapine: a quantitative literature review. Schizophrenia Bulletin. 2012;38:1003-11.
43. Siskind DJ, Lee M, Ravindran A, Zhang Q, Ma E, Motamarri B, et al. Augmentation strategies for clozapine refractory schizophrenia: a systematic review and meta-analysis. Aust N Z J Psychiatry. 2018;52:751-67.
44. Wagner E, Löhrs L, Siskind D, Honer WG, Falkai P, Hasan A. Clozapine augmentation strategies: a systematic meta-review of available evidence. Treatment options for clozapine resistance. Journal of Psychopharmacology. 2019;33:423-35.
45. Wang G, Zheng W, Li X-B, et al. ECT augmentation of clozapine for clozapine-resistant schizophrenia: a meta-analysis of randomized controlled trials. Journal of Psychiatric Research. 2018;105:23-32.
46. Petrides G, Malur C, Braga RJ, Bailine SH, Schooler NR, Malhotra AK, et al. Electroconvulsive therapy augmentation in clozapine-resistant schizophrenia: a prospective, randomized study. Am J Psychiatry. 2015 172:52-8.
47. Melzer-Ribeiro DL, Rigonatti SP, Kayo M, et al. Efficacy of electroconvulsive therapy augmentation for partial response to clozapine: a pilot randomized ECT – sham controlled trial. Revista de Psiquiatria Clínica. 2017;44.
48. Kahn RS, Sommer IE, Murray RM, Meyer-Lindenberg A, Weinberger DR, Cannon TD, et al. Schizophrenia. Nature Reviews Disease Primers. 2015;1:15067.
49. Beck JS. Cognitive behavior therapy: basics and beyond, 2nd ed. New York: Guilford Press; 2011.
50. **Barretto EM de P, Kayo M, Avrichir BS, Sa AR, Camargo Md, Napolitano IC, et al. A preliminary controlled trial of cognitive behavioral therapy in clozapine-resistant schizophrenia. The Journal of Nervous and Mental Disease. 2009;197:865-8.**
   ⇨ **Primeiro ensaio clínico mundial com terapia cognitivo-comportamental (TCC) em pacientes resistentes a clozapina.**
51. Caqueo-Urízar A, Rus-Calafell M, Urzúa A, Escudero J, Gutiérrez-Maldonado J. The role of family therapy in the management of schizophrenia: challenges and solutions. Neuropsychiatric Disease and Treatment. 2015;11:145-51.
52. Awad AG, Voruganti LNP. The burden of schizophrenia on caregivers: a review. Pharmaco Economics. 2008;26:149-62.
53. Lobbzan F, Glentworth D, Chapman L, Wainwright L, Postlethwaite A, Dunn G, et al. Feasibility of a supported self-management intervention for relatives of people with recent-onset psychosis: REACT study. Brit J Psychiatry. 2013;203:366-72.
54. **Turner DT, McGlanaghy E, Cuijpers P, van der Gaag M, Karyotaki E, MacBeth A. A meta-analysis of social skills training and related interventions for psychosis. Schizophrenia Bulletin. 2018;44:475-91.**
   ⇨ **Este artigo apresenta as várias modalidades de treino de habilidades sociais, demonstrando sua eficácia no tratamento dos sintomas negativos da esquizofrenia.**
55. Morin L, Franck N. Rehabilitation interventions to promote recovery from schizophrenia: a systematic review. Frontiers in Psychiatry. 2017; 8:100.
56. Wykes T, Newton E, Landau S, Rice C, Thompson N, Frangou S. Cognitive remediation therapy (CRT) for young early onset patients with schizophrenia: an exploratory randomized controlled trial. Schizophrenia Research. 2007;94:221-30.
57. **Wykes T, Huddy V, Cellard C, McGurk SR, Czobor P. A meta-analysis of cognitive remediation for schizophrenia: methodology and effect sizes. Am J Psych. 2011;168:472-85.**
   ⇨ **Aborda todas as várias formas de reabilitação cognitiva na esquizofrenia e suas evidências de eficácia.**
58. Wilson BA. Neuropsychological rehabilitation. Annual Review of Clinical Psychology. 2008;4:141-62.
59. Kopelowicz A, Liberman RP, Zarate R. Recent advances in social skills training for schizophrenia. Schizophrenia Bulletin. 2006;32:S12-23.
60. Kurtz MM, Mueser KT. A meta-analysis of controlled research on social skills training for schizophrenia. Journal of Consulting and Clinical Psychology. 2008;76:491-504.
61. Almerie MQ, Okba Al Marhi M, Jawoosh M, Alsabbagh M, Matar HE, Maayan N, et al. Social skills programmes for schizophrenia. The Cochrane database of systematic reviews. 2015;CD009006.
62. **Vizzotto ADB, Celestino DL, Buchain PC, Oliveira AM, Oliveira GM, Di Sarno ES, et al. A pilot randomized controlled trial of the Occupational Goal Intervention method for the improvement of executive functioning in patients with treatment-resistant schizophrenia. Psychiatry Research. 2016;245:148-56.**
   ⇨ **Ensaio clínico randomizado controlado com placebo que mostra a eficácia da terapia ocupacional (TO) na melhora das funções executivas em pacientes com esquizofrenia.**
63. Katz N, Keren N. Effectiveness of occupational goal intervention for clients with schizophrenia. Am J Occupational Ther. 2011;65:287-96.
64. Levine B, Robertson IH, Clare L, Carter G, Hong J, Wilson BA, et al. Rehabilitation of executive functioning: an experimental-clinical validation of goal management training. JINS. 2000;6:299-312.
65. Elkis H, Meltzer HY. Esquizofrenia refratária. Rev Bras Psiquuiatr. 2007;29(Supl II):S41-7.

3

Tratamento do transtorno esquizoafetivo

Gabriel Henrique Beraldi
Belquiz S. Avrichir
Helio Elkis

Sumário

Pontos-chave

- Os antipsicóticos, em monoterapia, são a classe de medicação mais bem estabelecida para tratamento do transtorno esquizoafetivo.
- A paliperidona é a única medicação com aprovação da Food and Drug Administration (FDA) para tratamento do transtorno esquizoafetivo. O tratamento da fase aguda normalmente requer o uso de antipsicóticos, que são geralmente mantidos no tratamento de longo prazo.
- Após os antipsicóticos, os estabilizadores de humor parecem ser a classe com melhor evidência para o tratamento combinado, seja nos subtipos bipolar ou depressivo do transtorno esquizoafetivo.
- Os antidepressivos, dado o baixo nível de evidência disponível até o momento, tem seu uso justificado apenas em pacientes que persistam com sintomas depressivos mesmo após tentativas de troca do antipsicótico e potencialização do tratamento com um estabilizador do humor.
- Quadros refratários podem se beneficiar do uso da clozapina ou da eletroconvulsoterapia.

INTRODUÇÃO

A farmacoterapia do transtorno esquizoafetivo (SAD, do inglês *schizoaffective disorder*) é principalmente empírica devido à falta de ensaios clínicos randomizados. Via de regra são empregados antipsicóticos junto com um estabilizador de humor (p. ex., lítio, valproato), associado ou não a um antidepressivo, a depender do subtipo da doença[1,2]. Em 2010, Jäger et al. publicaram uma revisão de 33 estudos sobre tratamento farmacológico do transtorno esquizoafetivo e concluíram que estabilizadores de humor e antipsicóticos pareciam ser eficazes, mas que não era possível fornecer diretrizes de tratamento[3]. Desde então, o transtorno esquizoafetivo foi foco de poucos estudos clínicos, o que fez com que seu tratamento sofresse poucas alterações.

Além da escassez de estudos, somam-se questões relacionadas a nosologia, critérios diagnósticos e validade do conceito de transtorno esquizoafetivo[3]. Por fim, ainda não há uma quantidade satisfatória de estudos sobre o tratamento do transtorno esquizoafetivo na presença de comorbidades, como os transtornos relacionados ao uso de substâncias, que podem influenciar significativamente os resultados[4].

Um estudo multicêntrico publicado em 2010 constatou que o esquema medicamentoso mais frequentemente usado para tratamento dessa condição foi a monoterapia com antipsicótico (33,9%), seguido das associações de um antipsicótico com um estabilizador de humor (23,1%) e um antipsicótico com um antidepressivo (27,7%). Em 7,7% dos casos os pacientes utilizavam concomitantemente um antipsicótico, um estabilizador do humor e um antidepressivo[5].

ANTIPSICÓTICOS

Em razão de sua alegada propriedade estabilizadora de humor, os antipsicóticos atípicos podem ser particularmente úteis como monoterapia no transtorno esquizoafetivo. Alguns estudos abertos com pacientes com transtorno esquizoafetivo demonstraram a eficácia da risperidona, olanzapina, aripiprazol, paliperidona, lurasidona e, em casos refratários, clozapina[6,7]. Contudo, as únicas medicações que foram comparadas ao placebo em ensaios clínicos randomizados foram paliperidona oral, paliperidona injetável[8], ziprasidona[9] e aripiprazol[10]. A risperidona[11] e a olanzapina[12,13] também contam com ensaios clínicos randomizados, mas foram comparadas ao haloperidol e não ao placebo.

Paliperidona

Com base em dois ensaios clínicos randomizados, a Food and Drug Administration (FDA) aprovou o uso de paliperidona, um antipsicótico de segunda geração (ASG), como monoterapia no tratamento da fase aguda do transtorno esquizoafetivo, além de seu uso como adjuvante a estabilizadores de humor e/ou antidepressivos. Estudos que demostraram sua eficácia foram conduzidos tanto com a formulação oral de liberação prolongada quanto a injetável de aplicação mensal[14-17]. Dessa forma, a paliperidona torna-se a única medicação com aprovação de órgãos reguladores para o tratamento do transtorno esquizoafetivo.

A formulação oral mostrou-se eficaz também no tratamento de manutenção. A formulação injetável de depósito atrasou significativamente a recorrência dos sintomas psicóticos, ou fases de depressão e mania, além de aumentar a aderência medicamentosa[16,17].

Olanzapina

Há dois ensaios clínicos randomizados duplo-cegos que avaliaram a eficácia da olanzapina no tratamento do transtorno esquizoafetivo. No primeiro deles, 300 pacientes foram randomizados em dois grupos, um deles recebendo olanzapina (5 a 20 mg/dia) e outro, haloperidol (5 a 20 mg/dia). Em um segundo momento, aqueles com boa resposta em 6 semanas foram acompanhados por 1 ano. A olanzapina demonstrou eficácia superior ao haloperidol, além de taxas inferiores de efeitos colaterais e abandono no período inicial de 6 semanas. No período anual seguinte, os pacientes com olanzapina continuaram a melhorar e experimentaram maior ganho de peso, mas menos efeitos extrapiramidais do que os pacientes com haloperidol[12].

No segundo estudo, 77 pacientes foram tratados durante 6 semanas e a olanzapina mostrou-se superior no tratamento de sintomas depressivos e cognitivos quando comparada ao haloperidol, mas não foi possível demonstrar sua superioridade para o tratamento dos sintomas maníacos[13].

Em outro estudo que acompanhou pacientes ao longo de 6 anos, a olanzapina injetável de longa duração mostrou-se também eficaz no tratamento de manutenção. Contudo, cerca de 40% dos pacientes apresentaram importante ganho de peso e outra parcela significativa apresentou sedação. Até este momento, a olanzapina injetável não está disponível no Brasil[18].

Aripiprazol

Desde a revisão de Jäger et al.[3], publicado em 2010, o aripiprazol foi comparado com o placebo em outros dois estudos. Em ambos, os pacientes com transtorno esquizoafetivo foram analisados separadamente a partir de uma amostra mista composta tanto por pacientes com diagnóstico de transtorno esquizoafetivo quanto por aqueles com diagnóstico de esquizofrenia (EQZ). Neles, o aripiprazol 15 a 30 mg/dia mostrou-se eficaz no controle dos sintomas positivos da PANSS (*Positive and Negative Syndrome Scale*), mas não nos domínios de sintomas negativos e psicopatologia geral[10].

Lurasidona

Em relação à lurasidona, existe um ensaio clínico aberto cujos resultados foram publicados após um seguimento de 6 semanas[19] e, sem seguida, após 6 meses do início do estudo.[20]. Em ambas as aferições, houve redução na pontuação da PANSS em relação à medida inicial, demonstrando que, neste estudo, a lurasidona foi eficaz tanto no tratamento da fase aguda como de manutenção.

Ziprasidona

Dados de dois ensaios clínicos randomizados duplo-cegos revelam que pacientes com transtorno esquizoafetivo tratados com ziprasidona apresentaram melhora clínica significativa e dose-dependente. Em uso desses estudos[9], a dose utilizada para tratamento dos 115 pacientes variou entre 40 e 160 mg/dia, sendo que os pacientes só passaram a apresentar melhora clínica superior ao placebo na dose de 120 mg/dia. Também não apresentaram efeitos colaterais superiores ao placebo. A melhora se manteve com a elevação da dose para 160 mg/dia e não houve elevação na frequência de efeitos colaterais após o aumento.

Clozapina

Existem dados de estudos observacionais[21,22] e um ensaio clínico randomizado[23] que evidenciam a eficácia da clozapina em pacientes com transtorno esquizoafetivo refratário[4]. Em um estudo naturalístico com 30 pacientes que foram acompanhados durante 48 meses, 90% deles preencheram os critérios de resposta estabelecidos pelo estudo, e ainda com uma menor taxa de descontinuação quando comparada aos pacientes com EQZ[21]. Essa melhor resposta de pacientes com transtorno esquizoafetivo também foi observada em um pequeno ensaio clínico randomizado com apenas 10 pacientes tratados com clozapina e lítio, que evidenciou uma melhora na pontuação do GCI (*Global Impression Scale*) e na pontuação total do PANSS, incluindo as dimensões cognitivas e sintomas negativos, sem que os pacientes com EQZ tivessem apresentado melhora[23].

ESTABILIZADORES DO HUMOR

O uso de estabilizadores do humor no transtorno esquizoafetivo deve ser considerado quando os pacientes apresentam sintomas depressivos agudos ou de mania[4]. Lítio e carbamazepina parecem ser eficazes e não induzem mudança de fase, embora seus estudos em pacientes com transtorno esquizoafetivo estejam exclusivamente na fase de manutenção[21,24].

Lítio e carbamazepina

Dois estudos compararam a utilidade do lítio e da carbamazepina no tratamento de manutenção do transtorno esquizoafetivo. O mais importante deles foi um estudo aberto que incluiu 90 pacientes, acompanhados ao longo de 30 meses[24]. Ambos os medicamentos foram eficazes como terapia de manutenção, sendo que a carbamazepina apresentou maiores taxas de abandono devido, principalmente, a reações cutâneas. Contudo, a tolerância em longo prazo mostrou-se maior no grupo que persistiu no uso de carbamazepina. Por fim, os pacientes com subtipo depressivo apresentaram melhor resposta à carbamazepina no que se refere à diminuição de hospitalizações e recidivas.

Outros estudos menores evidenciaram ainda a eficácia da combinação de lítio com clozapina em pacientes refratários[21] e sua eficácia na fase de mania do transtorno esquizoafetivo[25].

Ácido valproico e outros estabilizadores de humor

Em revisão do tratamento farmacológico, Muñoz-Negro et al. apontaram a escassez de estudos com valproato e outros estabilizadores do humor para o transtorno esquizoafetivo[4]. Eles encontraram um estudo naturalístico que abordou a eficácia do ácido valproico em 20 pacientes com transtorno esquizoafetivo, subtipo bipolar, evidenciando uma melhora de 75% na CGI. Nesse estudo, nenhum paciente piorou ou interrompeu o tratamento devido a efeitos adversos[26]. Um ensaio clínico randomizado duplo-cego falhou em demonstrar a eficácia do topiramato, na faixa de 100 a 400 mg/dia, para pacientes com transtorno esquizoafetivo subtipo bipolar[27]. Por fim, houve uma série de casos anedóticos que relataram a possível efetividade da lamotrigina em sintomas obsessivos[28], afetivos e paranoicos[29] no transtorno esquizoafetivo.

ANTIDEPRESSIVOS

Há apenas dois ensaios clínicos que avaliaram a eficácia dos antidepressivos no transtorno esquizoafetivo[4]. Em um deles, pacientes em monoterapia com risperidona foram comparados a um grupo que usou uma associação de sertralina com haloperidol. O grupo tratado com risperidona apresentou resultados superiores e menores taxas de efeitos colaterais[30]. Em outro estudo, a clorpromazina foi mais eficaz que a amitriptilina ou a combinação de ambas[25]. Dessa forma, não é possível afirmar que a combinação de antidepressivos com antipsicóticos é superior ao tratamento antipsicótico em monoterapia. Na prática clínica, no entanto, os antidepressivos podem ser úteis em casos de fraca resposta ao tratamento antipsicótico em monoterapia, ainda mais se se considerar o baixo nível de evidência que os estudos atuais sustentam[4].

Deve-se atentar ainda ao fato de que, tanto quanto preconizado no transtorno bipolar, a utilização de antidepressivos no transtorno esquizoafetivo pode estar associada à indução de mania ou ciclagem rápida[31].

ELETROCONVULSOTERAPIA

Jëger et al.[3] encontraram apenas um estudo que avaliou a eletroconvulsoterapia (ECT) para tratamento do transtorno esquizoafetivo, uma série de casos com a descrição de 8 pacientes que obtiveram sucesso no tratamento de manutenção com ECT[32]. Artigos mais recentes incluem apenas relato[33] ou série[34] de casos, mas não ensaios clínicos randomizados, para tratamento do transtorno esquizoafetivo.

Dessa forma, a ECT só deve ser considerada para aqueles que estão gravemente doentes e não responderam adequadamente à medicação. A ECT é especialmente relevante na presença de sintomas agudos, sejam depressivos ou maníacos, ainda mais se houver o agravamento dos sintomas psicóticos[2]. Em especial, o subtipo bipolar com resposta terapêutica limitada pode se beneficiar do emprego de ECT, uma vez que parece responder mal à estratégia de potencialização com antidepressivos[31].

Vinheta clínica

R.T.D., 45 anos, masculino, reside com os pais. Ensino médio incompleto, atualmente aposentado por doença.

Paciente apresentou os primeiros sintomas psiquiátricos aos 18 anos. Na ocasião, passou a acreditar que era um enviado divino que precisava cumprir uma missão especial na Terra. Associado ao quadro delirante, apresentava alucinações auditivas, relatando que podia ouvir a voz de Deus com palavras de comando. Acreditava também que, por ser tão especial, as pessoas podiam ler seus pensamentos e chegou a ficar persecutório em relação a essa crença. Na ocasião, foi referenciado a um psiquiatra, que diagnosticou um transtorno psicótico e introduziu carbonato de lítio e haloperidol via oral. Após alguns meses de acompanhamento, os sintomas melhoraram significativamente, e o paciente recebeu o diagnóstico de transtorno bipolar.

Contudo, ao longo do acompanhamento, o paciente evoluiu com isolamento social e por vezes apresentava-se agressivo, sintomas esses que motivaram 3 internações psiquiátricas, devido a risco de heteroagressividade. Os sintomas psicóticos migraram de um conteúdo místico-religioso para um conteúdo persecutório e autorreferente, mantendo alucinações auditivas apesar da melhora da funcionalidade. Nessa ocasião, após 5 anos de acompanhamento, o paciente recebeu o diagnóstico de transtorno esquizoafetivo.

Após tentativas com risperidona, olanzapina e acido valproico, a melhor resposta ao tratamento se deu com o aripiprazol. Contudo, a medicação foi descontinuada na rede pública e o psiquiatra se viu obrigado a reintroduzir a olanzapina e o acido valproico. Sem obter a melhora anterior, os estabilizadores do humor foram potencializados com lítio e lamotrigina, e o antipsicótico substituído por clozapina. Sua atual prescrição consiste em clozapina 500 mg/dia, carbonato de lítio 1.200 mg/dia, acido valproico 1.000 mg/dia e lamotrigina 100 mg/dia.

Nos últimos anos, o paciente tem apresentado dificuldade de adesão à medicação, devido aos efeitos colaterais, principalmente sonolência. Mantém quadro depressivo de difícil manejo, com importante irritabilidade, com impacto significativo nas relações familiares, além de sintomas psicóticos, como alucinações auditivas e delírios de autorreferência.

Para aprofundamento

- Miller JN, Black DW. Schizoaffective disorder: a review. Ann Clin Psychiatry. 2019;31(1):47-53.
  - ⇨ **A mais recente revisão publicada sobre transtorno esquizoafetivo, contendo os principais estudos clínicos, etiológicos e de tratamento.**
- Lindenmayer JP, Kaur A. Antipsychotic management of schizoaffective disorder: a review. Drugs. 2016;76(5):589-604.
  - ⇨ **A mais recente revisão publicada sobre o tratamento farmacológico do transtorno esquizoafetivo, contendo os principais estudos clínicos disponíveis até o momento. Na ausência de um *guideline* para tratamento do transtorno esquizoafetivo, este artigo pode servir de base para prática clínica.**
- Malhi GS, Green M, Fagiolini A, Peselow ED, Kumari V. Schizoaffective disorder: diagnostic issues and future recommendations. Bipolar Disorders. 2008;10(1 Pt 2):215-30.
  - ⇨ **Uma perspectiva histórica do diagnóstico do transtorno esquizoafetivo escrita por um dos autores mais renomados no estudo dos transtornos do humor.**

REFERÊNCIAS BIBLIOGRÁFICAS

1. Malhi GS, Green M, Fagiolini A, Peselow ED, Kumari V. Schizoaffective disorder: diagnostic issues and future recommendations. Bipolar Disorders. 2008;10(1 Pt 2):215-30.
2. Miller JN, Black DW. Schizoaffective disorder: a review. Ann Clin Psychiatry. 2019;31(1):47-53.
3. **Jäger M, Becker T, Weinmann S, Frasch K. Treatment of schizoaffective disorder – A challenge for evidence-based psychiatry. Acta Psychiatrica Scandinavica. 2010;121(1):22-32.**
   ⇨ **Uma importante revisão sistemática sobre os estudos envolvendo o tratamento farmacológico do transtorno esquizoafetivo.**
4. **Muñoz-Negro JE, Cuadrado L, Cervilla JA. Current evidences on psychopharmacology of schizoaffective disorder. Actas Esp Psiquiatr. 2019;47(5):190-201.**
   ⇨ **A mais recente revisão sistemática que reúne informações sobre os estudos clínicos e observacionais sobre o tratamento farmacológico do transtorno esquizoafetivo.**
5. Canuso CM, Kosik-Gonzalez C, Sheehan J, Mao L, Kalali AH. Frequency of schizoaffective disorder in an international patient population with psychotic disorders using the mini-international neuropsychiatric interview. Schizophrenia Research. 2010;118(1-3):305-6.
6. Baethge C. Long-term Treatment of schizoaffective disorder: review and recommendations. Pharmacopsychiatry. 2003;36(2):45-56.
7. Lindenmayer JP, Kaur A. Antipsychotic management of schizoaffective disorder: a review. Drugs. 2016;76(5):589-604.
8. **Fu DJ, Turkoz I, Simonson RB, Walling DP, Schooler NR, Lindenmayer JP, et al. Paliperidone palmitate once-monthly reduces risk of relapse of psychotic, depressive, and manic symptoms and maintains functioning in a double-blind, randomized study of schizoaffective disorder. J Clin Psychiatry. 2015;76(3):253-62.**
   ⇨ **Estudo duplo-cego randomizado que evidenciou a eficácia da paliperidona e serviu como base para a aprovação da paliperidona para tratamento do transtorno esquizoafetivo pelo FDA.**
9. Keck PE Jr, Reeves KR, Harrigan EP; Ziprasidone Study Group. Ziprasidone in the short-term treatment of patients with schizoaffective disorder: results from two double- blind, placebo-controlled, multicenter studies. J Clin Psychopharmacol. 2001;21(1):27-35.
10. Glick ID, Mankoski R, Eudicone JM, Marcus RN, Tran QV, Assunção-Talbott S. The efficacy, safety, and tolerability of aripiprazole for the treatment of schizoaffective disorder: results from a pooled analysis of a sub-population of subjects from two randomized, double-blind, placebo-controlled, pivotal trials. J Affect Disord. 2009;115(1-2):18-26.
11. Janicak PG, Keck PE Jr, Davis JM, Kasckow JW, Tugrul K, Dowd SM, et al. A double-blind, randomized, prospective evaluation of the efficacy and safety of risperidone versus haloperidol in the treatment of schizoaffective disorder. J Clin Psychopharmacol. 2001;21(4):360-8.
12. Tran PV, Tollefson GD, Sanger TM, Lu Y, Berg PH, Beasley CM Jr. Olanzapine versus haloperidol in the treatment of schizoaffective disorder. Acute and long-term therapy. Br J Psychiatry. 1999;174:15-22.
13. Tohen M, Zhang F, Keck PE, Feldman PD, Risser RC, Tran PV, et al. Olanzapine versus haloperidol in schizoaffective disorder, bipolar type. J Affect Disord. 2001;67(1-3):133-40.
14. Canuso CM, Lindenmayer JP, Kosik-Gonzalez C, Turkoz I, Carothers J, Bossie CA, et al. A randomized, double-blind, placebo-controlled study of 2 dose ranges of paliperidone extended-release in the treatment of subjects with schizoaffective disorder. J Clin Psychiatry. 2010;71(5):587-98.
15. Canuso CM, Lindenmayer JP, Kosik-Gonzalez C, Turkoz I, Carothers J, Bossie CA, et al. Paliperidone extended-release in schizoaffective disorder: a randomized, controlled study comparing a flexible dose with placebo in patients treated with and without antidepressants and/or mood stabilizers. J Clin Psychopharmacol. 2010;30(5):487-95.
16. Alphs L, Fu DJ, Turkoz I. Paliperidone for the treatment of schizoaffective disorder. Expert Opin Pharmacother. 2016;17(6):871-83.
17. Bossie CA, Turkoz I, Alphs L, Mahalchick L, Fu DJ. Paliperidone palmitate once-monthly treatment in recent onset and chronic illness patients with schizoaffective disorder. J Nerv Ment Dis. 2017;205(4):324-8.
18. **McDonnell DP, Landry J, Detke HC. Long-term safety and efficacy of olanzapine long-acting injection in patients with schizophrenia or schizoaffective disorder: a 6-year, multinational, single-arm, open-label study. Int Clin Psychopharmacol. 2014;29(6):322-31.**
    ⇨ **Estudo longitudinal de 6 anos que evidenciou a eficácia da olanzapina injetável para tratamento de manutenção no transtorno esquizoafetivo.**
19. McEvoy JP, Citrome L, Hernandez D, Cucchiaro J, Hsu J, Pikalov A, et al. Effectiveness of lurasidone in patients with schizophrenia or schizoaffective disorder switched from other antipsychotics: a randomized, 6-week, open-label study. J Clin Psychiatry. 2013;74(2):170-9.
20. Citrome L, Weiden PJ, McEvoy JP, Correll CU, Cucchiaro J, Hsu J, et al. Effectiveness of lurasidone in schizophrenia or schizoaffective patients switched from other antipsychotics: a 6-month, open-label, extension study. CNS Spectr. 2014;19(4):330-9.

21. Ciapparelli A, Dell'Osso L, Bandettini di Poggio A, Carmassi C, Cecconi D, Fenzi M, et al. Clozapine in treatment-resistant patients with schizophrenia, schizoaffective disorder, or psychotic bipolar disorder: a naturalistic 48-month follow-up study. J Clin Psychiatry. 2003;64(4):451-8.
22. McElroy SL, Dessain EC, Pope HG Jr, Cole JO, Keck PE Jr, Frankenberg FR, et al. Clozapine in the treatment of psychotic mood disorders, schizoaffective disorder, and schizophrenia. J Clin Psychiatry. 1991;52(10):411-4.
23. Small JG, Klapper MH, Malloy FW, Steadman TM. Tolerability and efficacy of clozapine combined with lithium in schizophrenia and schizoaffective disorder. J Clin Psychopharmacol. 2003;23(3):223-8.
24. Greil W, Ludwig-Mayerhofer W, Erazo N, Engel RR, Czernik A, Giedke H, et al. Lithium vs carbamazepine in the maintenance treatment of schizoaffective disorder: a randomised study. Eur Arch Psychiatry Clin Neurosci. 1997;247(1):42-50.
25. Brockington IF, Kendell RE, Kellett JM, Curry SH, Wainwright S. Trials of lithium, chlorpromazine and amitriptyline in schizoaffective patients. Br J Psychiatry. 1978;133:162-8.
26. Bogan AM, Brown ES, Suppes T. Efficacy of divalproex therapy for schizoaffective disorder. J Clin Psychopharmacol. 2000;20(5):520-2.
27. Roy Chengappa K, Kupfer DJ, Parepally H, John V, Basu R, Buttenfield J, et al. A placebo-controlled, random-assignment, parallel-group pilot study of adjunctive topiramate for patients with schizoaffective disorder, bipolar type. Bipolar Disord. 2007;9(6):609-17.
28. Poyurovsky M, Glick I, Koran LM. Lamotrigine augmentation in schizophrenia and schizoaffective patients with obsessive-compulsive symptoms. J Psychopharmacol. 2010;24(6):861-6.
29. Erfurth A, Walden J, Grunze H. Lamotrigine in the treatment of schizoaffective disorder. Neuropsychobiology. 1998;38(3):204-5.
30. Izáková L, Andre I, Halaris A. Combination therapy or monotherapy for the depressed type of schizoaffective disorder. Neuropsychiatr Dis Treat. 2009;5:91-101.
31. Goldberg JF, Nassir Ghaemi S. Benefits and limitations of antidepressants and traditional mood stabilizers for treatment of bipolar depression. Bipolar Disord. 2005;7 Suppl 5:3-12.
32. **Swoboda E, Conca A, König P, Waanders R, Hansen M. Maintenance electroconvulsive therapy in affective and schizoaffective disorder. Neuropsychobiology. 2001;43(1):23-8.**
  ⇨ **Ensaio clínico aberto que sugeriu a eficácia da eletroconvulsoterapia na redução de hospitalizações em pacientes com transtorno esquizoafetivo.**
33. Berg JE. Intractable schizo-affective disorder successfully treated with electroconvulsive treatment over six years. Ment Illn. 2012;4(2):e20.
34. Iancu I, Pick N, Seener-Lorsh O, Dannon P. Patients with schizophrenia or schizoaffective disorder who receive multiple electroconvulsive therapy sessions: characteristics, indications, and results. Neuropsychiatr Dis Treat. 2015;11:853-62.

4

Tratamento do transtorno bipolar e transtornos relacionados

Karla Mathias de Almeida
Eduardo Barretto Maia
Ricardo Alexandre Toniolo
Bernardo Carramão Gomes
Beny Lafer

Sumário

Pontos-chave

- O transtorno bipolar (TB) apresenta curso crônico e recorrente e a maioria dos pacientes, se não todos, necessitará de tratamento ao longo de toda a vida.
- Os objetivos do tratamento incluem: remissão completa dos episódios agudos, tratamento dos sintomas subsindrômicos residuais, prevenção de novos episódios (ou reduzi-los em intensidade e frequência) e reestabelecimento da funcionalidade e da qualidade de vida do paciente.
- O tratamento do TB é complexo e inclui diversos recursos multidisciplinares.
- O tratamento farmacológico é essencial e indispensável no TB. Lítio é considerado o padrão-ouro no tratamento do TB. Anticonvulsivantes, antipsicóticos e, em alguns casos, antidepressivos também são utilizados para esse objetivo.
- Além da eficácia dos medicamentos utilizados, a tolerabilidade e a segurança devem ser sempre avaliadas no processo de escolha de cada fármaco. Medidas de monitoramento são necessárias para a maioria deles.
- Técnicas de neuroestimulação, sobretudo eletroconvulsoterapia, podem ser utilizadas, especialmente em casos graves e/ou refratários.
- A psicoterapia aplicada de forma adjuvante ao tratamento medicamentoso é eficaz no TB. As modalidades com maior grau de evidência são terapia cognitivo-comportamental, psicoeducação, terapia focada no cuidador e terapia focada na família.

PRINCÍPIOS GERAIS DO TRATAMENTO DO TRANSTORNO BIPOLAR

O transtorno bipolar (TB) é uma condição de curso crônico ao longo da vida, com episódios agudos e recorrentes de alterações de humor (mania/hipomania e depressão), sintomas subsindrômicos e remissões interepisódicas[1]. A grande maioria dos pacientes, se não todos, necessitará de algum tratamento de manutenção ao longo da vida[2]. As manifestações clínicas do TB são variadas, complexas e se modificam ao longo do curso do transtorno, o que faz do seu tratamento um grande desafio ainda nos dias atuais[1].

Os objetivos do tratamento do TB incluem: remissão completa dos episódios agudos de mania/hipomania e depressão, tratamento dos sintomas subsindrômicos residuais, prevenção (ou redução do número, da intensidade e tempo de duração) de novos episódios de humor, além de melhora da funcionalidade e da qualidade de vida do paciente. Para atingir tais objetivos, diversos recursos de tratamento podem ser aplicados, na maioria das vezes no contexto de tratamento ambulatorial. Em episódios mais graves caracterizados por condições, tais como comportamentos autodestrutivos, psicose, baixo grau de crítica, não adesão ao tratamento, ou quando o risco de suicídio é consideravelmente alto, o tratamento pode ser realizado inicialmente em uma unidade de internação psiquiátrica[3].

O tratamento farmacológico é o recurso essencial e imprescindível no tratamento do TB, portanto será o primeiro tema tratado neste capítulo. Além do tratamento farmacológico, há evidências para intervenções psicológicas (nas fases de depressão e manutenção do tratamento) de forma coadjuvante, bem como de métodos de neuroestimulação, especialmente a eletroconvulsoterapia e a estimulação magnética transcraniana em indicações específicas. Essas modalidades de tratamento serão abordadas com mais detalhes em seguida[2].

Para apresentar o tratamento do TB, este capítulo baseou-se prioritariamente nas diretrizes da versão mais recente do *The Canadian Network for Mood and Anxiety Treatments* (CANMAT 2018), publicação da Sociedade Internacional de Transtorno Bipolar[2], considerada uma referência na área e altamente citada. A publicação reúne informações baseadas em evidência científica e as organiza considerando eficácia, segurança e tolerabilidade, com a finalidade de propor uma hierarquia na indicação dos recursos terapêuticos, proposta essa que não pretende substituir o julgamento clínico nem fornecer padrões rígidos de prescrição.

TRATAMENTO FARMACOLÓGICO

Lítio

O lítio é considerado um estabilizador do humor, utilizado amplamente para o tratamento tanto das fases agudas do transtorno bipolar (mania e depressão) quanto na prevenção de recorrências de novos episódios ao longo do curso do transtorno (fase de manutenção). Apesar de ser utilizado há décadas no tratamento do TB, com robustas evidências de eficácia, o seu mecanismo de ação ainda não é completamente compreendido. Os mecanismos postulados incluem a inibição direta da enzima glicogênio sintase cinase 3β (GSK3β), efeitos em fatores neurotróficos, neurotransmissores, metabolismo oxidativo, apoptose, estruturas neuronais e da glia, sistemas de segundo mensageiro e sistemas biológicos, como o ritmo circadiano e o eixo hipotálamo-hipófise-adrenal[4].

Episódio agudo de mania

o lítio é efetivo no tratamento de episódio agudo de mania e é considerado um medicamento de primeira linha para esse objetivo, podendo ser utilizado em monoterapia ou em combinação com outro medicamento (especialmente antipsicóticos atípicos ou valproato de sódio). A escolha entre a monoterapia ou o tratamento combinado depende de uma série de fatores que devem ser criteriosamente avaliados pelo clínico: gravidade da mania, necessidade de remissão mais rápida dos sintomas, tolerância aos efeitos colaterais de cada medicamento introduzido e o histórico de resposta prévia do paciente à monoterapia. Em geral, o tratamento combinado é utilizado em casos de manias mais graves e para acelerar a remissão de sintomas, ao mesmo tempo em que se deve considerar a maior carga de efeitos colaterais da combinação de medicamentos[2,5]. Em monoterapia, o efeito antimaníaco do lítio é relativamente mais lento (entre 1 e 3 semanas) e a melhora clínica significativa do paciente pode levar de 3 a 4 semanas[2,6]. O tratamento combinado acelera a melhora dos sintomas maníacos, além de aumentar a chance (aumento em torno de 20%) de o paciente ter uma resposta terapêutica significativa[2,7]. O lítio possui uma faixa terapêutica de dose relativamente estreita, que pode ser medida em exames de sangue. Em linhas gerais, doses efetivas correspondem a níveis séricos entre 0,6 e 1,2 mmol/L. Para episódios agudos de mania, níveis séricos entre 0,8 e 1,0 mmol/L são mais efetivos[8]. É importante ressaltar que esses números variam discretamente a depender do estudo e que a dose do lítio deve ser individualizada e monitorada para cada paciente, levando em consideração a eficácia, a tolerância aos efeitos colaterais e a segurança da dose. Em níveis acima de 1,2 mmol/L o lítio é potencialmente tóxico e, acima de 2,0 mmol/L, pode ser fatal[9]. O lítio é preferível, em comparação ao valproato, naqueles pacientes que apresentam quadro de mania clássica eufórica grandiosa, menor número de episódios anteriores, curso caracterizado por mania-depressão-eutimia e/ou histórico familiar de TB, especialmente se o familiar respondeu bem ao lítio[2].

Episódio agudo de depressão

Em comparação ao uso do lítio na mania, há evidências menos robustas quanto à sua eficácia em monoterapia para tratamento de episódio agudo de depressão bipolar. Apesar disso, o lítio ainda é considerado tratamento de primeira linha para a depressão bipolar por diversos *guidelines*[2,10]. De acordo com o CANMAT 2018[2], a justificativa para considerar o lítio um medicamento de primeira linha para a depressão bipolar, apesar de evidências menos robustas, é que os níveis séricos utilizados no único grande estudo com lítio *versus* placebo, no qual não houve diferença significativa entre os grupos, estavam baixos (média no estudo de 0,6 mmol/L). Portanto, recomenda-se que para melhor eficácia do lítio no tratamento de depressão bipolar a litemia-alvo deve ser igual ou maior que 0,8 mmol/L, como demonstrado em um dos estudos positivos com lítio na fase aguda da depressão[2,11]. Caso um paciente em uso contínuo de lítio apresente um novo episódio depressivo, é importante investigar a correta adesão ao tratamento farmacológico, função tireoidiana e uso de substâncias antes de novas alterações de doses[6]. Em episódios de depressão com resposta insuficiente à monoterapia com lítio, o tratamento combinado com antipsicóticos atípicos, lamotrigina ou alguns antidepressivos deve ser considerado[2]. O uso ou não de antidepressivos no tratamento da depressão bipolar será assunto de uma seção específica mais adiante nesse capítulo.

Fase de manutenção

O lítio é considerado tratamento de primeira linha da fase de manutenção do TB e padrão-ouro como estabilizador de humor por ter se mostrado eficaz em prevenir tanto episódios maníacos quanto depressivos, bem como em tratar os episódios agudos dos dois polos. Pode ser utilizado em monoterapia ou em tratamento combinado com antipsicóticos ou anticonvulsivantes[2]. Os *guidelines* divergem sobre qual é o nível sérico ótimo para o tratamento durante a fase de manutenção, mas uma recente revisão sistemática[12] considera uma recomendação padrão para esse objetivo níveis entre 0,6 a 0,8 mmol/L, com a opção de reduzir para 0,4 a 0,6 mmol/L em caso de resposta positiva e pouca tolerabilidade aos efeitos colaterais ou de aumentar para 0,8 a 1,0 mmol/L em casos de resposta insuficiente e boa tolerância ao lítio. Até o momento, não há evidências suficientes que demonstrem diferenças entre níveis séricos para a prevenção de episódio maníaco *versus* a prevenção de episódio depressivo[12]. O lítio parece ter uma melhor resposta profilática em pacientes com histórico familiar de boa resposta ao lítio, baixas taxas de comorbidades com transtornos ansiosos e/ou por uso de substâncias e um padrão de curso mania-depressão-eutimia[2].

Anticonvulsivantes

Valproato

Genericamente, valproato é o termo mais utilizado para se referir ao ácido valproico e seus derivados como, por exemplo, o divalproato, e é dessa maneira que será denominado no presente capítulo[13]. O valproato é um anticonvulsivante com propriedades de estabilizador de humor. O mecanismo farmacológico exato que confere ao valproato tais propriedades ainda não está completamente elucidado, mas as hipóteses incluem aumento do neurotransmissor GABA (ácido gama-aminobutírico), modulação de outros neurotransmissores (serotonina e glutamato), ação em canais de sódio voltagem-dependentes, neuropeptídios, sistemas de segundos-mensageiros e neuroproteção[6,13].

Episódio agudo de mania

O valproato é considerado um medicamento de primeira linha para tratamento de um episódio agudo de mania, com eficácia comparável ao uso do lítio para esse mesmo propósito[14]. Diferentemente do lítio, o valproato possui menor correlação entre seus níveis séricos e resposta clínica. A maioria dos estudos concorda que níveis séricos menores que 50 µg/mL estão associados a pouca resposta antimaníaca[6], enquanto níveis maiores que 100 µg/mL estão associados a mais efeitos colaterais ou toxicidade[15]. Além de monoterapia, o valproato também pode ser associado a antipsicóticos atípicos ou lítio, para aumento da eficácia da resposta antimaníaca. Valproato é igualmente efetivo nos quadros de mania clássica e também mania disfórica (presença de características mistas), sendo preferível em relação ao lítio neste último caso. Também é recomendado em pacientes com múltiplos episódios durante o curso do transtorno, uso de substâncias comórbido e histórico de trauma craniano[2].

Episódio agudo de depressão

Ao contrário do lítio, o valproato em monoterapia não é considerado tratamento de primeira linha para um episódio agudo de depressão bipolar. As evidências de eficácia para esse propósito são menos robustas, em estudos menores e de menor poder estatístico. O CANMAT 2018[2] considera o valproato em monoterapia como tratamento de segunda linha na fase aguda de depressão.

Fase de manutenção

Valproato é uma alternativa de primeira linha para o tratamento de manutenção do TB em monoterapia, com eficácia comparável ao lítio, e pode ser usado como opção em pacientes que não toleram esse medicamento ou em indicações específicas como ciclagem rápida. Também há estudos que apoiam o seu uso em combinação com quetiapina ou aripiprazol nessa fase do tratamento, podendo ser uma opção de primeira linha para pacientes que não respondem à monoterapia[2].

Carbamazepina

Carbamazepina é primariamente um anticonvulsivante e atua bloqueando canais de sódio voltagem-dependentes, reduz liberação de glutamato, diminui a transformação de dopamina em noradrenalina e modula canais de cálcio. Apesar de seu nível sérico poder ser dosado e apresentar uma faixa terapêutica entre 4 e 12 mg/L no tratamento de epilepsias, essa faixa não se correlaciona com a resposta terapêutica no TB. Porém, é sabido que níveis séricos acima de 12 mg/L estão associados a efeitos colaterais mais intensos e toxicidade. Carbamazepina é um potente indutor de enzimas hepáticas e pode levar à redução de níveis séricos de diversos outros medicamentos, o que é um fator limitante no seu uso clínico[15].

Episódio agudo de mania

Apesar de apresentar evidências de eficácia como agente antimaníaco comparável à maioria dos demais medicamentos para esse objetivo[14], a carbamazepina é considerada uma opção de segunda linha[2], principalmente em razão da interação com outras medicações e perfil de efeitos colaterais (pouca tolerabilidade).

Episódio agudo de depressão

Poucos estudos de qualidade testaram a carbamazepina em episódio agudo de depressão bipolar[16]. Portanto, apesar de apresentar algum efeito antidepressivo modesto, a carbamazepina é considerada uma opção de terceira linha para esse objetivo[2].

Fase de manutenção

Apesar de apresentar eficácia na prevenção de novos episódios, a carbamazepina é considerada um medicamento de segunda linha[2] no tratamento de manutenção. Isto se deve ao seu perfil de indução enzimática, que pode ser um problema especialmente no uso em longo prazo, já que muitas vezes o tratamento de manutenção do TB exige combinação de várias medicações para alcançar remissão de sintomatologia residual e profilaxia adequada dos episódios. Além disso, há escassez de estudos com amostras grandes o suficiente avaliando a eficácia da carbamazepina no tratamento de manutenção.

Oxcarbazepina

Oxcarbazepina, um cetoanálogo da carbamazepina, é mais facilmente tolerada e produz menos indução enzimática sendo, portanto, mais fácil de ser usada em combinação com outras medicações. Apesar de parecer uma opção natural à carbamazepina, a pesquisa clínica sobre a eficácia da oxcarbazepina no tratamento da mania é muito limitada, o que a coloca como opção de terceira linha no tratamento de mania aguda, em associação com lítio ou valproato. No que se refere ao tratamento de manutenção, de acordo com o CANMAT 2018, o nível de evidência científica de eficácia da oxcarbazepina ainda é baixo, necessitando de estudos metodologicamente mais robustos, ficando essa medicação como opção apenas para pacientes que não respondem ou não toleram as medicações de primeira, segunda e terceira linhas[2].

Lamotrigina

Semelhante a outros anticonvulsivantes, a lamotrigina possui diversas ações bioquímicas que podem estar envolvidas no seu mecanismo de ação, tais como bloqueio de canais de sódio voltagem-dependentes, modulação da liberação de glutamato e aspartato. Além disso, possui efeitos menores em canais de cálcio, bloqueio de receptores serotoninérgicos 5-HT3 e receptores opioides. O mecanismo exato que explica o efeito da lamotrigina em sintomas de humor ainda não é bem estabelecido[6].

Episódio agudo de mania

Por existirem evidências negativas do efeito antimaníaco da lamotrigina, o seu uso para esse fim não é recomendado[2].

Episódio agudo de depressão

A lamotrigina adicionou benefício no tratamento da depressão bipolar em combinação com o lítio, quando comparada à combinação do lítio com placebo em um estudo com 128 pacientes[17] e mostrou efeito antidepressivo em outro estudo com uma amostra de 195 sujeitos com depressão bipolar[18]. Entretanto, a lamotrigina em monoterapia falhou nos desfechos primários em quatro estudos menores de depressão bipolar quando comparada ao placebo. Alguns problemas metodológicos foram apontados nesses estudos: tempo de acompanhamento curto dos pacientes *versus* a necessidade de aumento lento de dose da lamotrigina e utilização de doses médias baixas[2]. Levando em conta esses dados, a ausência de indução de virada e a boa tolerabilidade da lamotrigina, seu uso é considerado uma opção de primeira linha para o tratamento de episódios depressivos, idealmente em doses mais altas (dose alvo em torno de 300 a 400 mg). O tempo longo recomendado para a progressão de dose da lamotrigina pode ser um fator limitante em episódios agudos de maior gravidade[2].

Fase de manutenção

Lamotrigina é considerada tratamento de primeira linha na fase de manutenção em monoterapia, sendo mais eficaz na prevenção de episódios depressivos e apresentando eficácia limitada na prevenção de episódios de mania. Dessa forma, a lamotrigina é mais apropriada como terapia de manutenção para pacientes que apresentam predominância de episódios depressivos no curso do TB[2].

Antipsicóticos

Os antipsicóticos atípicos (AA), ou de segunda geração, têm sido extensamente investigados no tratamento das diversas fases do TB. No que se refere aos antipsicóticos típicos (ou de primeira geração), o haloperidol é o mais estudado e possui evidência de eficácia apenas no tratamento da mania. O mecanismo de ação dos AA é múltiplo, complexo, varia conforme a molécula e inclui bloqueio de receptores de dopamina D2, agonismo de receptores D2 e D3, bloqueio de receptores 5-HT2A/2C, agonismo de receptores 5-HT1A, antagonismo NK3, agonismo muscarínico, modulação de glutamato, entre outros[19].

Episódio agudo de mania

Diversos antipsicóticos são recomendados no tratamento de um episódio agudo de mania. Quetiapina, aripiprazol, risperidona, asenapina*, paliperidona e cariprazina** são considerados opções de primeira linha em monoterapia e possuem eficácia comparável[14]. Olanzapina, ziprasidona e haloperidol, apesar de apresentarem evidências de eficácia comparável com os demais antipsicóticos citados, são considerados opções de segunda linha em razão da menor tolerabilidade e segurança. A combinação de antipsicóticos com lítio ou valproato, conforme anteriormente citado, pode ser recomendada, especialmente em manias mais graves e que necessitem de rapidez na resolução dos sintomas[2].

Episódio agudo de depressão

Alguns antipsicóticos possuem eficácia comprovada para o tratamento da depressão bipolar. Quetiapina e lurasidona são consideradas opções de primeira linha em monoterapia. Lurasidona também pode ser utilizada como adjuvante ao lítio ou valproato para esse objetivo como opção de primeira linha. Apesar de a quetiapina não ter sido testada como medicamento adjuvante ao lítio na depressão bipolar, seu uso em combinação é recomendado na otimização do tratamento, por essa medicação apresentar ação antidepressiva. Olanzapina em monoterapia ou combinada com fluoxetina tem eficácia comprovada, porém não é considerada primeira linha de tratamento em razão do seu perfil de efeitos colaterais no metabolismo de glicose e de lipídeos, bem como ganho de peso[2].

Fase de manutenção

Os AA também possuem propriedades estabilizadoras do humor, ou seja, são eficazes em prevenir ou minimizar o impacto de novos episódios agudos de mania ou depressão e tra-

* Descontinuado no Brasil.

** Ainda não disponível no Brasil.

tam esses episódios agudos sem induzir viradas para o polo oposto ao que está sendo tratado. Quetiapina possui o maior nível de evidência para esse objetivo em monoterapia, em comparação com os demais antipsicóticos. Também há evidência de eficácia na combinação de quetiapina com lítio ou valproato na manutenção. Apesar de menor número de estudos, asenapina*** também é uma escolha de primeira linha em monoterapia. Aripiprazol é eficaz no tratamento de manutenção e é considerado uma opção de primeira linha, apesar de não ter se mostrado efetivo na prevenção do polo depressivo em monoterapia. É uma opção de primeira linha também em combinação com lítio ou valproato. Olanzapina, apesar de ser eficaz na prevenção de episódios de mania e depressão, é considerada segunda linha de tratamento, especialmente porque o seu uso em longo prazo está associado a expressivo ganho de peso e desenvolvimento de síndrome metabólica. Outras opções de segunda linha no tratamento de manutenção são risperidona e paliperidona em monoterapia, ambos com mais evidências de prevenção do polo maníaco, além de ziprasidona e lurasidona como adjuvantes ao lítio ou valproato[2].

Especificidades do tratamento farmacológico do TB tipo II

O TB II, subtipo de TB caracterizado pela presença de episódios depressivos e episódios hipomaníacos (ver Capítulo "Transtorno bipolar" no Volume 2 desta obra), é pouco estudado, provavelmente pela ideia equivocada de que se trata de um transtorno menos grave. Os ensaios clínicos randomizados e controlados desenhados para avaliar especificamente o tratamento de TB tipo II são escassos e com amostras pequenas. Assim, os dados sobre eficácia de medicações no tratamento do TB tipo II, na maior parte das vezes, derivam de estudos que incluem portadores de TB dos tipos I e II, muitas vezes sem diferenciação dos grupos na apresentação dos resultados. Tudo isso torna um grande desafio a ideia de formular recomendações baseadas em evidências para o tratamento do TB II[2].

Episódio agudo de hipomania

Quando a hipomania é prolongada, apresenta características mistas e/ou irritabilidade intensa e é grave o suficiente para causar algum grau de prejuízo no funcionamento do indivíduo, pode exigir tratamento. Deve-se suspender substâncias que estejam contribuindo para prolongar e/ou intensificar os sintomas, tais como antidepressivos e estimulantes e iniciar tratamento específico. Valproato, quetiapina, risperidona e n-acetilcisteína foram os únicos fármacos estudados para esse propósito, mas as diversas e importantes limitações metodológicas desses estudos tornam o nível de evidência muito baixo para essas medicações. Frente a esse cenário, o CANMAT 2018 sugere que os medicamentos com eficácia antimaníaca comprovada no TB I podem ser utilizados no tratamento da hipomania[2].

*** Descontinuado no Brasil.

Episódio agudo de depressão

Quetiapina é o único fármaco considerado de primeira linha para tratamento de depressão em bipolares tipo II. De acordo com o CANMAT 2018, opções consideradas como segunda linha incluem: lítio (nível sérico sugerido entre 0,8 e 1,2 mmol/L), lamotrigina (dose sugerida em torno de 300 mg)[20] e os antidepressivos sertralina e venlafaxina (especialmente em pacientes sem sintomas mistos)[2]. No que se refere à venlafaxina, especialistas contestam o seu uso mesmo em TB II (ver detalhes na seção seguinte, sobre o uso de antidepressivos no tratamento do TB).

Fase de manutenção

Quetiapina, lítio (nível sérico sugerido entre 0,8 e 1,2 mmol/L) e lamotrigina são os únicos fármacos considerados primeira linha no tratamento de manutenção em TB tipo II. Venlafaxina é considerada uma opção de segunda linha na manutenção de pacientes com TB tipo II, porque mostrou-se eficaz na profilaxia de novos episódios, semelhante ao lítio, em um estudo pequeno com duração de 6 meses[21]. Estudos prospectivos de maior duração são necessários para confirmar essa observação e verificar o risco de indução de virada maníaca ou ciclagem rápida da venlafaxina. Valproato, carbamazepina, escitalopram e risperidona são considerados opções de terceira linha[2].

Uso de antidepressivos no TB

Apesar dos antidepressivos serem uma das classes medicamentosas mais prescritas no TB[22], seu uso é controverso, tendo que se pesar o risco-benefício. Existe uma literatura pouco consistente sobre sua eficácia, e seu uso está associado ao aumento no risco de indução de mania e ciclagem rápida, principalmente quando se examina a literatura da década de 1980 associando antidepressivos tricíclicos a esses quadros e desfechos. Ademais, pelo fato descrito de que são baixas as taxas de resposta antidepressiva aos estabilizadores de humor, o uso de antidepressivos muitas vezes se faz necessário. Para se tentar chegar a um consenso de quando e como usar os antidepressivos no TB, a *International Society for Bipolar Disorders* (ISBD) reuniu um conjunto de líderes na área visando estabelecer diretrizes clínicas[23]. As principais diretrizes na fase aguda da depressão em TB foram: (1) antidepressivos (AD) podem ser usados na depressão tipos I e II quando existe história pregressa de resposta positiva; (2) AD devem ser evitados na depressão quando existem dois ou mais sintomas maníacos concomitantes, na presença de agitação psicomotora ou história de ciclagem rápida; (3) monoterapia deve ser sempre evitada na depressão bipolar tipo I; (4) ADs não devem ser usados indiscriminadamente, mas alguns pacientes se beneficiam substancialmente; (5) em relação à classe e segurança, preferir inibidores seletivos de serotonina e bupropiona; (6) pacientes em uso de AD devem ser frequentemente monitorados em função do risco de desenvolvimento de sintomas maníacos e/ou mistos; e (7) nunca prescrever AD em episódios com características mistas, pelo risco de exacerbação dos sintomas.

Doses recomendadas

As doses recomendadas para cada uma das medicações mais utilizadas no tratamento do TB estão descritas na Tabela 1. Ressaltamos que as doses dos medicamentos devem ser sempre individualizadas de acordo com os parâmetros de cada paciente e nunca devem ser adotadas como regra, mas como uma referência geral para o tratamento.

Monitoramento seguro do tratamento do TB

Avaliação médica e investigações laboratoriais

Um histórico médico incluindo história pessoal e familiar de doença cardiovascular e diabetes, tabagismo e uso de álcool; a avaliação do índice de massa corpórea (IMC) e da pressão arterial; bem como investigações laboratoriais de base devem ser realizados antes do início do tratamento farmacológico para TB ou, no caso de uma situação clínica aguda, assim que o paciente cooperar (Tabela 2). Em mulheres em idade fértil, a presença gravidez deve ser verificada.

Descreveremos a seguir os cuidados mínimos necessários no início do tratamento e em longo prazo, especificamente para cada medicação comumente prescrita no TB, tomando como base as diretrizes da *International Society for Bipolar Disorders* (ISBD) que buscam otimizar a relação custo-benefício no monitoramento proposto[24].

Lítio

No início do tratamento com lítio, o médico deve incluir na avaliação mínima de base dosagens de cálcio sérico (Ca) e de hormônio tireoestimulante (TSH), pois o uso de lítio está associado a maior prevalência de aumento de Ca, hiperparatireoidismo e hipotireoidismo no tratamento em longo prazo[25].

Tabela 2 Investigação clínica e laboratorial inicial no transtorno bipolar*

Avaliar história	Comorbidades médicas (fatores de risco para DCV - pessoal e familiar)
	Tabagismo
	Uso de álcool
Teste de gestação, quando indicado	
IMC	
PA	
Hemograma	
Sódio e potássio séricos	
Ureia e creatinina séricas	
Provas de função hepática	
Glicemia de jejum	
Perfil lipídico de jejum	

* Ver na Tabela 3 a avaliação adicional de acordo com a medicação escolhida para iniciar o tratamento.
DCV: doença cardiovascular; IMC: índice de massa corpórea; PA: pressão arterial. Fonte: adaptada de Ng et al., 2009[24].

Deve-se orientar o paciente quanto aos fatores associados ao aumento de risco de intoxicação pelo lítio como desidratação, sudorese excessiva, dieta hipossódica, vômitos e diarreia e, principalmente, o uso de anti-inflamatórios não hormonais (AINH), diuréticos tiazídicos e inibidores da enzima de conversão de angiotensina (IECA), bem como investigar história de psoríase, uma vez que o lítio está associado à piora dessa doença[24]. O monitoramento em longo prazo inclui solicitar, periodicamente, dosagens de eletrólitos, provas de função renal, Ca e TSH, bem como pesar o paciente regularmente (ver Tabela 3). O monitoramento da função renal em usuários de lítio é de fundamen-

Tabela 1 Medicamentos e doses recomendadas no tratamento do transtorno bipolar

	Doses iniciais	Mania	Depressão I	Manutenção	Observações
Lítio	300-600 mg	900-2.400 mg	900-1.800 mg	900-1.800 mg	Ajustar dose para obter níveis séricos adequados para cada fase
VP	250-500 mg	1.000-3.000 mg	1.000-2.000 mg	750-3.000 mg	
CBZ	200-400 mg	600-1.600 mg	--	400-1.200 mg	Atentar para indução enzimática após 4 semanas
QTP	50-100 mg	300-800 mg	200-600 mg	200-800 mg	
RISP	2 mg	4-6 mg	--	—	
OLZP	5 mg	10-30 mg	5-15 mg	10-15 mg	
ZIPRA	40 mg	120-160 mg	--	80-160 mg	
ARIP	2,5-5 mg	10-30 mg	5-15 mg	10-30 mg	
HALOP	2-5 mg	5-20 mg	--	—	
LURA	20-40 mg	--	20-120 mg	—	
LTG	25 mg	--	100-400 mg	100-400 mg	Quando em combinação com valproato, as doses devem ser reduzidas pela metade

ARIP: aripiprazol; CBZ: carbamazepina; HALOP: haloperidol; LTG: lamotrigina; OLZP: olanzapina; LURA: lurasidona; QTP: quetiapina; RISP: risperidona; VP: valproato; ZIPRA: ziprasidona. Fonte: adaptada de Miklowitz, 2014[3].

Tabela 3 Monitoramento seguro no TB de acordo com a medicação

Medicação	Incluir na abordagem inicial	Monitoramento na manutenção	Níveis séricos
Li	Ca e TSH	U, Crea, Na e K a cada 3-6 m* Ca, TSH e peso após 6 m e anualmente*	Duas litemias consecutivas para estabelecer dose terapêutica Litemia a cada 3-6 m*
VP	História de doença hematológica e hepática	Hemograma, função hepática e peso (tb história menstrual) a cada 3 m no primeiro ano e anualmente* Densitometria***	Dois níveis séricos para estabelecer dose adequada e posteriormente**
CBZ	Alerta sobre falha de AO e risco de SSJ/NET História de doença hematológica e hepática	Hemograma, função hepática, Na, K, U, Crea mensal nos primeiros 3 m e anualmente* Densitometria***	Dois níveis séricos para estabelecer dose adequada (4 sem.) e posteriormente**
LTG	Alerta sobre risco de falha de AO e *rash* cutâneo Titulação segura: semanas 1 e 2: 25 mg/dia, semanas 3 e 4: 50 mg/dia, semana 5: 100 mg/dia, semana 6: 200 mg/dia	–	–
AA	Investigar história de morte súbita na família	Peso mensalmente nos primeiros 3 m e a cada 3 m PA e glicemia de jejum a cada 3 m no primeiro ano e anualmente* Perfil lipídico após 3 m e anualmente* ECG e prolactina**	–

AA: antipsicóticos atípicos; AO: anticoncepcional oral; Ca: cálcio sérico; CBZ: carbamazepina; Crea: creatinina sérica; ECG: eletrocardiograma; K: potássio sérico; Li: lítio; LTG: lamotrigina; Na: sódio sérico; NET: necrólise epidérmica tóxica; PA: pressão arterial; SSJ: síndrome de Stevens-Johnson; TSH: hormônio tireoestimulante; U: ureia sérica; VP: valproato. * Em frequência menor, quando clinicamente indicado. ** Quando clinicamente indicado. *** Se fatores de risco.
Fonte: adaptada de Ng et al., 2009[24].

tal importância desde o início do tratamento. Metanálise recente identificou risco absoluto baixo, porém não desprezível, de insuficiência renal associada ao lítio (0,5%)[25]. O potencial de toxicidade renal do lítio é mais frequentemente expresso sob a forma de diminuição da capacidade de concentração urinária e *diabetes insipidus* nefrogênico (DIN), portanto poliúria deve ser investigada ativamente e, quando presente, deve-se medir o volume urinário em 24 horas a fim de avaliar presença de DIN. Em caso de aumento de creatinina sérica, deve-se calcular a taxa de filtração glomerular estimada (TFGe).

O lítio pode aumentar o risco de bradicardia, prolongamento anormal do intervalo QT e anormalidades da onda T[26], de forma mais pronunciada com a idade, portanto algumas diretrizes sugerem incluir ECG na avaliação inicial de pacientes acima de 40 anos (CANMAT 2018).

Anticonvulsivantes

Valproato

No início do tratamento com valproato, o médico deve incluir na anamnese a pesquisa do histórico pessoal de doenças hematológicas e hepáticas e, em mulheres, descartar síndrome de ovários policísticos (SOP). No tratamento de manutenção, a história menstrual, verificação de peso, hemograma e os testes de função hepática devem ser obtidos com regularidade (ver Tabela 3). Esse monitoramento se justifica por dados que sugerem associação entre uso de valproato e SOP, principalmente oligomenorreia ou hiperandrogenismo, ganho de peso, alterações hematológicas, mais frequentemente trombocitopenia, e hepatite medicamentosa, que ocorrem sobretudo no primeiro ano de tratamento[24,27-30]. Sintomas neurológicos de início recente em pacientes em uso de divalproato devem levantar suspeitas de encefalopatia hiperamônica que, embora rara, pode ser potencialmente fatal[31]. Portanto, nesses casos deve-se solicitar dosagem sérica de amônia. Valproato pode diminuir a densidade mineral óssea e aumentar o risco de fratura em indivíduos com epilepsia, porém essa associação ainda não foi investigada em portadores de TB. Assim, a densitometria está indicada apenas para casos específicos[32,33].

Carbamazepina

No início do tratamento, mulheres devem ser orientadas sobre a perda de eficácia de contraceptivos orais por indução enzimática do metabolismo por carbamazepina e orientadas sobre troca para método anticoncepcional de barreira[34]. Ademais, o clínico deve atentar para a possibilidade de redução de níveis séricos de outras medicações metabolizadas por enzimas do citocromo P450 após a introdução da carbamazepina. Todos os pacientes devem ser informados sobre o risco de erupções cutâneas, da síndrome de Stevens-Johnson (SSJ) e de necrólise epidérmica tóxica (NET) e da necessidade de entrar em contato, caso observem lesões dessa natureza, sobretudo nos dois primeiros meses de tratamento. Pacientes de origem asiática devem realizar genotipagem para verificar presença do alelo antígeno leucocitário humano (HLA)-B*1502, que confere um alto risco de SSJ/NET com carbamazepina[35]. No monitoramento do tratamento de manutenção deve-se solicitar hemograma, eletrólitos e provas de função renal e hepática mensalmente nos primeiros meses e depois anualmente (ver Tabela 3). Isso se deve à associação de carbamazepina com alterações hematológicas, mais frequentemente leucopenia, e hepatite medicamentosa sobretudo no primeiro trimestre de tratamento[27,28]. Além disso, está bem estabelecida a associação entre carbamazepina e hiponatremia em qualquer momento do tratamento, muitas vezes associada ao *diabetes insipidus* nefrogênico, que deve ser investigado em caso de queixa de poliúria[36]. Assim como para o valproato, a carbamazepina pode diminuir a densidade mineral óssea e aumentar o risco de fratura em indivíduos com epilepsia. Assim, densitometria também está indicada para casos específicos[32,33].

Oxcarbazepina

Assim como para a carbamazepina, a oxcarbazepina também afeta a eficácia dos contraceptivos orais, portanto as pacientes devem ser orientadas sobre troca para método anticoncepcional de barreira[34]. No entanto, diferentemente daquela medicação, a oxcarbazepina possui um perfil de indução de metabolismo de outras drogas bem mais fraco (apenas para CYP3A4 e CYP3A5). No tratamento de manutenção, deve-se monitorar o sódio sérico pelo risco (ainda que baixo) de hiponatremia[36].

Lamotrigina

A lamotrigina pode afetar a eficácia dos contraceptivos orais, portanto pacientes devem ser alertadas sobre isso no início do tratamento, e a ocorrência de perdas sanguíneas fora da menstruação deve orientar troca para método de barreira[34]. Assim como para a carbamazepina, todos os pacientes no início do tratamento devem ser informados sobre o risco de *rash* cutâneo, de SSJ e de NET e aconselhados a entrar em contato caso apresentem manifestações dermatológicas. A fim de minimizar o risco de erupção cutânea, a lamotrigina deve ser introduzida em dose baixa com titulação lenta e progressiva[37] (ver Tabela 3).

Antipsicóticos

Por causa da associação entre os AA e síndrome metabólica, pressão arterial, glicemia de jejum e perfil lipídico devem ser monitorados rotineiramente no tratamento de manutenção (ver Tabela 3)[38]. Vários AA, notadamente a ziprasidona, estão associados a arritmias, prolongamento do intervalo QTc e outros eventos adversos cardiovasculares, porém os diversos *guidelines* não indicam monitoramento rotineiro com ECG, apenas quando clinicamente indicado[2,24]. A hiperprolactinemia está associada ao uso de antipsicóticos, em especial haloperidol, risperidona e paliperidona, porém a dosagem de prolactina não deve ser feita rotineiramente, apenas se houver queixas como amenorreia, disfunção sexual ou ginecomastia[24,39].

Monitorização dos níveis séricos de medicamentos

A verificação dos níveis séricos de lítio, valproato ou carbamazepina é um passo importante no monitoramento seguro do tratamento, uma vez que visa identificar níveis terapêuticos, especialmente no caso do lítio, bem como checar adesão ao tratamento e/ou identificar níveis tóxicos dessas medicações. A verificação dos níveis séricos deve ser feita no ponto mínimo, que é aproximadamente 10 a 12 horas após a última dose. Para lítio e valproato, no início do tratamento, dois níveis séricos consecutivos são necessários para identificação da faixa terapêutica almejada. No que se refere à carbamazepina, a segunda dosagem do nível sérico deve ser após 4 semanas, considerando a indução enzimática do seu próprio metabolismo. O equilíbrio do nível sérico do lítio é atingido após 5 a 7 dias após a titulação de dose mais recente, o do valproato, após 3 a 5 dias. No tratamento de manutenção, dosagens séricas regulares do lítio devem ser solicitadas e sempre que houver alteração de dose, suspeita de má adesão e/ou intoxicação (ver Tabela 3).

NEUROMODULAÇÃO NO TB

Pacientes com TB que não respondem à farmacoterapia para episódios agudos ou para manutenção podem ser candidatos a terapias de neuromodulação[40]. Para detalhes sobre as técnicas que serão citadas a seguir, consultar capítulos sobre neuromodulação na Seção 4 deste volume.

Terapias de neuromodulação não invasivas

Eletroconvulsoterapia (ECT)

As indicações para a ECT incluem falha na resposta a vários ensaios com medicamentos, episódios agudos com grave risco de suicídio, inanição, catatonia e/ou em gestantes[41,42]. Por sua eficácia comprovada, a ECT está indicada como tratamento de segunda linha para episódios agudos depressivos (terceira linha para depressão do tipo II) ou maníacos[2]. Em casos refratários e graves, pode ser um recurso no tratamento de manutenção[43]. Um curso de ECT no tratamento de episódios agudos geralmente consiste em 6 a 12 aplicações administradas duas ou três vezes por semana. No tratamento de manutenção do TB, a frequência da ECT pode ser de uma vez por semana a uma vez por mês, dependendo do caso.

Estimulação magnética transcraniana de repetição (EMTr)

Vários estudos randomizados sugerem que a EMTr adjuvante pode ser eficaz para a depressão bipolar[44] e uma metanálise encontrou taxa de resposta maior entre aqueles que receberam EMTr ativa do que EMTr simulada (44 *versus* 25%)[45]. Um estudo controlado em pacientes em mania mostrou eficácia da EMTr em combinação com farmacoterapia[46]. Assim, a EMTr adjuvante é considerada tratamento de terceira linha para depressão bipolar tipo I e episódios maníacos[2].

Para pacientes com episódios de humor bipolar que respondem à EMTr aguda, a potencialização da farmacoterapia com a EMTr de manutenção pode ser benéfica[47].

Estimulação transcraniana por corrente contínua (ETCC)

Estudos recentes mostram que a ETCC pode ser uma alternativa de tratamento adjuvante para episódios depressivos no TB. Uma metanálise identificou 46 pacientes com depressão bipolar que receberam ETCC como terapia complementar em dois ensaios clínicos randomizados (n = 4 pacientes) e cinco estudos observacionais (n = 42)[48]. As pontuações em escalas de depressão diminuíram significativamente após ETCC com tamanho de efeito moderado. Um estudo randomizado, duplo-cego, comparou ETCC com ETCC simulada em pacientes deprimidos com TB dos tipos I e II em regime farmacológico estável e encontrou taxa de melhora significativamente superior no primeiro grupo[49].

Estimulação magnética de baixo campo (EMBC) e estimulação elétrica craniana (ECC)

Um estudo randomizado duplo-cego encontrou melhora substancial no humor imediatamente após o tratamento com EMBC em pacientes com TB deprimidos[50] e um estudo pequeno randomizado encontrou melhora de sintomas depressivos após 2 semanas de aplicação diária de ECC como terapia adjuvante em pacientes com depressão bipolar[51].

Terapias de neuromodulação invasivas

Por se tratar de técnicas invasivas, esses recursos despontam como perspectiva terapêutica apenas para os casos de TB ultrarresistente ao tratamento. São elas: estimulação do nervo vago, estimulação cerebral profunda e neurocirurgia ablativa. Os estudos avaliando esses recursos terapêuticos são escassos, em virtude da natureza invasiva da técnica e da sua indicação, e com resultados contraditórios, à exceção da estimulação cerebral profunda, cujos estudos apresentam resultados positivos mais consistentes na depressão bipolar resistente e algum benefício no tratamento de manutenção[52-54].

TRATAMENTO PSICOTERÁPICO DO TRANSTORNO BIPOLAR

A psicoterapia é atualmente reconhecida como sendo parte fundamental do tratamento no TB, está incluída nas principais diretrizes do mundo e deve ser sempre utilizada em condição aditiva ao tratamento farmacológico. Neste trecho, serão revisados os achados das principais abordagens psicoterápicas no TB do adulto, descritas na Tabela 4. Tais abordagens apresentam muitos elementos em comum, especialmente a educação sobre o TB, que tem por objetivo instruir o paciente a observar e reconhecer seus sintomas de humor visando preveni-los no futuro. No Brasil, diferentes grupos vêm desenvolvendo pesquisas em psicoterapia para TB com resul-

Tabela 4 Principais abordagens psicoterápicas testadas por meio de ensaios clínicos randomizados no transtorno bipolar (TB)

Abordagem	Duração (semanas)	Formato	Principais técnicas
TCC	12-20	Individual ou grupo	▪ Educação sobre TB ▪ Monitorização do humor ▪ Reestruturação cognitiva ▪ Ativação comportamental
Psicoedu	8-21	Individual ou grupo	▪ Educação sobre TB ▪ Melhorar adesão à farmacoterapia ▪ Identificação de sinais de recaída ▪ Manejo de estresse
TIPRS	12-20	Individual ou grupo	▪ Educação sobre TB ▪ Identificação de problemas interpessoais ▪ Resolução de problemas ▪ Métrica social
TFF	12	Grupos de famílias	▪ Educação sobre TB ▪ Treino em comunicação ▪ Resolução de problemas ▪ Manejo de crises
IFC	8-12	Grupo	▪ Educação sobre TB ▪ Treino em comunicação ▪ Manejo de estresse familiar ▪ Identificação de sinais de recaída
TCBM	8-12	Individual ou grupo	▪ Educação sobre TB ▪ Observação sem julgamento ▪ Exercícios de meditação

IFC: Intervenção focada no cuidador; TCC: terapia cognitivo-comportamental; TCBM: terapia cognitiva baseada em mindfulness; TFF: terapia focada na família; TIPRC: terapia interpessoal de ritmos sociais; Psicoedu: psicoeducação.

tados semelhantes aos que podem ser observados na literatura mundial (Tabela 5).

Terapia cognitivo-comportamental

A Tabela 6 resume os principais achados de metanálises de ensaios clínicos que avaliaram a eficácia de psicoterapias em TB publicadas nos últimos 5 anos. Como pode ser observado, o maior número dos estudos incluiu a terapia cognitivo-comportamental (TCC) como grupo experimental. Até o momento, os achados em TCC sugerem um efeito na profilaxia de novos episódios concentrado no período de até seis meses após seu início e que essa abordagem pode reduzir o número de sintomas nas escalas de depressão e de mania. A TCC está também associada à melhora funcional, especialmente ao aumento na qualidade de vida[55]. De acordo com o CANMAT

Tabela 5 Ensaios controlados randomizados de psicoterapia para TB no Brasil

1° Autor (Ano)	n	Abordagem	Controle	Formato Intervenção	Acompanhamento	n. de Sessões	Resultados principais
Gomes (2011)[63]	50	TCC	TP	Grupo	12 meses	18	▪ Sem diferença significativa para tempo até recaída e presença de recaída ▪ Dentre os que recaíram, o tempo de recaída foi significativamente maior naqueles do grupo de TCC
Costa (2011/2012)[64]	41	TCC	TP	Grupo	14 semanas	14	▪ Sem diferença para sintomas de depressão, mania, ansiedade e desesperança ▪ Quando analisado separadamente, redução significativa nos sintomas de mania, depressão, ansiedade e desesperança apenas no grupo TCC (pré-pós) ▪ Melhora em seis domínios de escala de qualidade de vida no grupo TCC
de Barros Pellegrinelli (2013)[65]	55	Psicoedu	TP+Relax	Grupo	12 meses	16	▪ Sem diferença para número de recaídas ▪ Sem diferença para sintomas depressivos e de mania ▪ Sem diferença nas escalas de funcionalidade ▪ Impressão de melhora clínica medida pelos pacientes significativamente maior no grupo de Psicoedu
Cardoso (2014/2015)[66,67]	61	Psicoedu	TP	Grupo	12 meses	6	▪ Sem diferença em qualidade de vida ao longo do seguimento ▪ Sem diferença para sintomas de mania e depressão ao longo do seguimento ▪ Sem diferença para padrão de sono aferido pelos pacientes
Gomes (2019)[62]	39	RCC	TP	Grupo	12 semanas	12	▪ Sem diferença para qualidade de vida e funcionalidade ▪ Melhora do desempenho em tempo de reação, memória visual e reconhecimento de expressões de raiva e tristeza no grupo RCC em relação ao grupo TP ▪ Apenas o grupo de TCC melhorou seu desempenho no total de acertos de reconhecimento de emoções, raiva, nojo e desempenho em memória operacional e visual na análise intragrupo

Psicoedu: psicoeducação; RCC: reabilitação cognitivo-comportamental; Relax: relaxamento; TCC: terapia cognitivo-comportamental.

Tabela 6 Evidências dos estudos de psicoterapia para adultos com TB (metanálises publicadas entre janeiro de 2015 e maio de 2020)

1° Autor (Ano)	Objetivo	Abordagens	N° de estudos (N)	Resultados principais
Ye (2016)[68]	Avaliar efetividade da TCC no tratamento do TB	TCC	9 (520)	▪ Não houve diferença significativa entre TCC e TP para taxa de recaída quando agrupados todos os intervalos de tempo ▪ TCC se mostrou efetiva para prevenção de recaída quando comparada ao TP no período de 6 meses (RR = 0,49, p = 0,006) ▪ TCC não se mostrou significativamente superior ao TP para redução de sintomas depressivos ▪ •TCC se mostrou efetiva para redução de sintomas de mania somente no período pós-tratamento e apenas em uma das escalas analisadas (RR = –0,30, p = 0,04)
Chiang (2017)[69]	Avaliar o resultado do tratamento do TB com TCC e TP comparando a TP	TCC	19 (1.384)	▪ TCC foi superior ao TP para redução de sintomas de depressão (g de Hedge = –0,494) e mania (g de Hedge = –0,581) ▪ TCC foi associada a menores taxas de recaída (OR = 0,506; p = 0,026) e melhor recuperação funcional (g de Hedges = 0,457)
Chatterton* (2017)[55]	Combinar evidências de eficácia de abordagens psicoterápicas como tratamento adjuvante	TCC Psicoedu TCC + Psicoedu PRISM TFF CA IFC PRISM	41 (3.119)	▪ Menores taxas de recaída: IFC (RR = 0,61) e FFT (RR = 0,79) ▪ Maior tamanho de efeito para sintomas depressivos: TCC+ Psicoedu (g de Hedge = - 0,58) e TFF (g de Hedge = - 0,26) ▪ Maior tamanho de efeito para sintomas de mania: TCC+ Psicoedu (g de Hedge = - 0,95) e Psicoedu (g de Hedge = - 0,22) ▪ Maior tamanho de efeito para melhora funcional: TCC + Psicoed (g de Hedge = 2,55) e IFC (g de Hedge = 0,62)
Macheiner (2017)[56]	Avaliar a eficácia de intervenções em grupo	Psicoedu TCC FFT TIP	24 (2.793)	▪ 75% dos pacientes tratados com medicação e terapia em grupo tiveram um risco menor de recaída quando comparados a TP ▪ RR para Psicoedu: 0,65 ▪ RR para TCC: 0,68 ▪ RR para TFF: 0,78 ▪ RR para TIP: 0,97
Chu (2018)[58]	Avaliar a eficácia das TBM como tratamento adjuvante	TBM TCBM	12 (274)	▪ TBM não mostrou diferença quando comparado à TP tanto para sintomas de ansiedade como para depressão ▪ Apenas um ensaio clínico comparou o efeito da TBM para sintomas de mania e não encontrou diferença significativa

CA: controle de atenção; IFC: intervenção focada no cuidador; PRISM: *personalized real-time intervention for stabilizing mood*; Psicoedu: psicoeducação; TBM: terapia baseada em *mindfulness*; TCBM: terapia cognitiva baseada em mindfulness TCC: terapia cognitivo-comportamental; TFF: terapia focada na família; TIP: terapia interpessoal; TP: tratamento padrão **network analysis*; RR: risco relativo, OR: *odds ratio*. Interpretação g de Hedge: Insignificante (< 0,19); Pequeno (0,20-0,49); Médio (0,50-0,79); Grande (0,80-1,29).

2018, a TCC é um recurso terapêutico adjuvante de segunda linha no tratamento de manutenção e de episódios depressivos agudos[2].

Psicoeducação

A segunda abordagem com maior número de ensaios clínicos publicados no TB é a Psicoeducação. O CANMAT 2018 afirma que a Psicoeducação em grupo é tratamento adicional de primeira linha para a fase de manutenção, aumentando o tempo de remissão no curso do TB[2]. Os achados dos estudos sugerem que a Psicoeducação reduz o número de sintomas nas escalas de mania e depressão, bem como contribui para a recuperação funcional dos portadores de TB[55]. Quando comparada diretamente com outras abordagens, o desempenho da Psicoeducação mostra-se superior na prevenção de novos episódios de humor[56]. A combinação de Psicoeducação e TCC analisada separadamente mostrou efeito superior às demais abordagens para redução tanto dos sintomas de mania como de depressão observados na entrada dos estudos.

Intervenção focada no cuidador e terapia focada na família

Dentre as demais abordagens, destacam-se aquelas que incluem o cuidador nos grupos de atendimento, por vezes chamadas de Intervenção Focada no Cuidador (IFC)[55]. Na *network analysis*, de Chartterton et al., essa abordagem foi a única a apresentar eficácia na prevenção de recaídas de depressão e mania. Outra abordagem psicoterápica que merece destaque é a terapia focada na família (TFF), que inclui o paciente e sua família[57]. As últimas metanálises publicadas sugerem principalmente evidências para a redução de sintomas depressivos e redução para risco de recaída no período de acompanhamento pós-tratamento[55]. Essa modalidade de terapia de família é considerada segunda linha de tratamento adjuvante na manutenção e em episódios depressivos agudos, de acordo com o CANMAT 2018. A terapia interpessoal também foi muito estudada em ensaios controlados, porém metanálise recente mostrou eficácia menor dessa abordagem na prevenção de recaídas e redução de sintomas em comparação com as outras psicoterapias já mencionadas[56]. Vale ressaltar que a metanálise de 2017 de Macheiner et al.[56] mostrou que 75% dos pacientes tratados com medicação e qualquer psicoterapia em grupo tiveram risco menor de recaída quando comparados aos pacientes de TP.

Outras abordagens e direções futuras

As abordagens de terceira onda, que incluem exercícios de *mindfulness*, têm sido pouco estudadas. Uma metanálise observou que não há evidência de redução de sintomas de ansiedade, depressão ou mania, nem de prevenção de recaídas nos estudos controlados que utilizaram essas abordagens até o momento[58].

Recentemente, um novo conjunto de abordagens tem focado no prejuízo cognitivo reportado no TB[59]. A nomenclatura mais comum utilizada para tais abordagens é Reabilitação Cognitiva, que pode ser definida como um processo de restaurar, compensar e/ou treinar habilidades cognitivas que foram prejudicadas por condições patológicas[60]. Até o momento, poucos estudos foram publicados. Uma revisão sistemática publicada em 2019 identificou três estudos randomizados controlados[61]. Essa revisão aponta que ainda que se obtenham resultados significativos em alguns desfechos, tais como funções cognitivas, funcionalidade ou sintomas de humor, os resultados apresentam tamanho de efeito pequeno quando comparados ao tratamento padrão ou outra intervenção psicoterápica. Essas intervenções parecem promissoras, mas esbarram na inclusão de pacientes com variados graus de prejuízo cognitivo, o que deve ser levado em consideração na interpretação dos resultados dos estudos. No Brasil, um estudo controlado buscou investigar uma nova intervenção que une elementos de TCC e reabilitação cognitiva, chamada por seus autores de reabilitação cognitivo-comportamental (RCC). Essa nova intervenção apresentou resultados iniciais interessantes, como melhora no reconhecimento de emoções e redução do tempo de reação, embora não tenha se mostrado efetiva para prevenção de novos episódios e redução de sintomas de humor quando comparado ao TP[62]. Os pacientes desse estudo ainda se encontram em seguimento e futuras análises poderão contribuir para o entendimento da resposta a essa nova abordagem.

Futuros estudos são necessários para melhor compreensão do papel da psicoterapia no tratamento do TB. Talvez, mais do que novas abordagens, seja necessário pensar no perfil do paciente. De forma geral, os protocolos de psicoterapia para TB se assemelham em oferecer uma sequência de sessões definida, incluindo pacientes a partir certos critérios de inclusão (sintomas de mania, depressão, tempo em remissão, número de episódios prévios etc.). Porém, sabidamente há outras variáveis que afetam o prognóstico do paciente, tais como comorbidade com quadros ansiosos, sintomatologia residual de humor, polaridade predominante e prejuízo cognitivo, apenas para citar algumas. Incluir alguns desses critérios certamente dificultaria a captação de pacientes, mas aproximaria o tratamento psicoterápico da individualização do tratamento (*personalized medicine*), o que faz muito sentido clínico. Este é um caminho próximo ao adotado por alguns autores de reabilitação cognitiva que incluíram em seus estudos pacientes que de fato apresentavam prejuízo cognitivo alvo da intervenção proposta[61]. Há ainda uma clara ausência de estudos do papel da psicoterapia para desfechos importantes como, por exemplo, o suicídio[57].

Vinheta clínica

Paciente do sexo feminino, 37 anos, com história de seis episódios depressivos e dois episódios hipomaníacos nos últimos dez anos. Em uso de ácido valproico 1.000 mg/dia há dois anos e venlafaxina 150 mg/dia há dois meses. Refere que há três meses vem se sentindo triste, sem prazer nas atividades, com dificuldade de concentração, baixa autoestima e muita culpa por se achar "inadequada e um peso para a família inteira". Refere ainda ter pensamentos de morte, acha que a vida não vale a pena e vem pensando em comprar veneno de rato para tomar. Relata que há uma semana dorme apenas duas a três horas por noite, porém nega cansaço ou sonolência durante o dia. Refere ainda que de madrugada tem mais pique e muitas vezes faz faxina em casa e escreve muitos textos em redes sociais. Conta que tem saído à noite e se envolvido com muitas pessoas; algumas dessas vezes ingeriu álcool em excesso e teve relações sexuais sem proteção, o que não reflete seu comportamento habitual, informação confirmada por familiares. Ao exame, paciente vigil e orientada no tempo e no espaço. Traja-se de forma descuidada, cabelos despenteados, sem maquiagem. Fácies depressivo. Chama atenção logorreia discreta, é interrompida com dificuldade. Discurso coerente, sem conteúdo delirante. Presença de ideação suicida. Humor deprimido. Juízo e crítica preservados em relação ao seu estado atual. Apesar de a paciente não reconhecer os episódios hipomaníacos passados como patológicos, a família afirma que ela, por dois períodos, mostrou-se com mais energia que o habitual, irritada, dormiu pouco, mostrou-se mais falante, sobretudo ao telefone, ficou com a autoestima elevada e arrogante e fez compras além de suas possibilidades financeiras. Quanto às medicações em uso, a paciente se queixa de ganho de peso (cerca de 15 quilos) desde que começou a usar o ácido valproico e por isso não gosta da medicação. Confessa que nos últimos dias tem esquecido de tomar às vezes. Refere uso correto da venlafaxina. Sem sintomas ou sinais de alterações neurológicas.

Estabelecido o diagnóstico de transtorno bipolar tipo II, episódio atual depressivo com características mistas, foi proposta internação da paciente em razão do risco de suicídio. Na entrada da paciente, foram solicitados os seguintes exames: dosagem sérica do ácido valproico, hemograma, Na, K, provas de função hepática e renal, TSH, T4 livre, perfil lipídico, glicemia de jejum. Verificado IMC de 29,2. No primeiro dia de internação, foi prescrita dieta hipocalórica, diminuição da venlafaxina para 75 mg/dia, diminuição do ácido valproico para 500 mg/dia e iniciada quetiapina 100 mg à noite no primeiro dia, 200 mg no segundo dia e 300 mg no terceiro dia. No segundo dia de internação foi suspenso o ácido valproico, pois a dosagem sérica revelou níveis indetectáveis, o que confirmou a hipótese de não adesão ao medicamento por ganho de peso como efeito colateral. O restante dos exames de entrada se revelou sem alterações, exceto por triglicérides aumentado (180 mg/dL). No quarto dia de internação, foi reduzida a venlafaxina para 37,5 mg/dia. No sétimo dia de internação, foi suspensa a venlafaxina, ficando a paciente com prescrição de quetiapina 300 mg/dia. A paciente evoluiu com remissão da insônia desde a primeira noite de internação. Manteve humor deprimido e ideação suicida na primeira semana e não apresentou sintomas ou sinais de elevação do humor e hiperatividade desde o segundo dia de internação. Queixou-se inicialmente de sonolência diurna, com melhora após uma semana. Após duas semanas de internação, a paciente referia remissão de ideação suicida e mantinha humor deprimido, porém em menor intensidade que antes. Passou a se queixar de aumento de apetite, reclamando que a dieta fornecida pelo hospital era insuficiente. Considerando o sobrepeso da paciente, triglicérides aumentados, queixa de aumento do apetite e risco de má adesão ao tratamento, optou-se por introdução de lamotrigina com perspectiva de troca futura ambulatorial da quetiapina pela lamotrigina. Portanto, a partir da terceira semana de internação foi iniciada prescrição de lamotrigina 25 mg/dia e mantida a prescrição de quetiapina 300 mg/dia em função da boa resposta em relação à insônia e ao humor. Foi iniciado programa de caminhadas de 30 minutos três vezes por semana a partir da terceira semana de internação. A paciente recebeu alta após quatro semanas de internação, apresentando remissão de ideação suicida e humor levemente deprimido com prescrição de quetiapina 300 mg/dia e lamotrigina 25 mg/dia. Em acompanhamento ambulatorial, foi realizado aumento da lamotrigina até a dose de 100 mg/dia, mantida quetiapina 300 mg/dia. A paciente evoluiu com remissão da sintomatologia depressiva após um mês e meio da alta, com prescrição de quetiapina 300 mg/dia e lamotrigina 100 mg/dia. Após seis meses da alta, como a paciente mantinha sobrepeso, aumento de apetite e níveis elevados de triglicérides, a despeito de manter caminhadas diárias e controle da dieta, optou-se por redução progressiva da quetiapina (50 mg por semana) até retirada. Após um ano da alta, a paciente mantinha-se eutímica, em uso de lamotrigina 100 mg/dia, mantendo programa de exercício aeróbico três vezes por semana, apresentando IMC de 24 e triglicérides de 150 mg/dL.

Para aprofundamento

- Yatham LN, Kennedy SH, Parikh SV, Schaffer A, Bond DJ, Frey BN, et al. Canadian Network for Mood and Anxiety Treatments (CANMAT) and International Society for Bipolar Disorders (ISBD) 2018 guidelines for the management of patients with bipolar disorder. Bipolar Disord. 2018;20(2):97-170.
  - ⇨ **A diretriz canadense e da International Society for Bipolar Disorders (ISBD) é um artigo longo, detalhado e muito citado; suas diretrizes são muito utilizadas na prática clínica. Faz um resumo abrangente do tratamento do TB, estabelecendo os níveis de evidência para cada modalidade e a partir dessa informação, da avaliação do potencial de risco de virada e dos efeitos colaterais, classifica os tratamentos em primeira, segunda e terceira linhas tanto nos episódios agudos como na profilaxia do TB. Inclui também revisão da evidência científica no tratamento do TB em comorbidade com outros transtornos psiquiátricos.**
- Ketter TA. Advances in treatment of bipolar disorders. Washington: American Psychiatric Publishing; 2015.
  - ⇨ **Um livro bastante abrangente e atual sobre os avanços no tratamento do TB. Apresenta enfoque prático e clínico, analisando os prós e os contras do uso de diversas farmacoterapias. Também reserva um espaço para a abordagem terapêutica em crianças e idosos, bem como no ciclo reprodutivo da mulher.**
- Novick DM, Swartz HA. Evidence-based psychotherapies for bipolar disorder. Focus (Am Psychiatr Publ). 2019;17(3):238-48.
  - ⇨ **Esta revisão descreve de forma sintética e atualizada as principais abordagens psicoterápicas estruturadas para TB e aponta direções futuras de pesquisa.**

REFERÊNCIAS BIBLIOGRÁFICAS

1. Baldessarini R, Tondo L, Vázquez G. Pharmacological treatment of adult bipolar disorder. Molecular Psychiatry. 2018;24(2):198-217.
2. Yatham LN, Kennedy SH, Parikh SV, Schaffer A, Bond DJ, Frey BN, et al. Canadian Network for Mood and Anxiety Treatments (CANMAT) and International Society for Bipolar Disorders (ISBD) 2018 guidelines for the management of patients with bipolar disorder. Bipolar Disord. 2018;20(2):97-170.
3. Miklowitz DJ. The clinician's guide to bipolar disorder. Clinician's guide to bipolar disorder - integrating pharmacology and psychotherapy. New York: Guilford; 2014.
4. Won E, Kim Y. An oldie but goodie: lithium in the treatment of bipolar disorder through neuroprotective and neurotrophic mechanisms. Int J Mol Sci. 2017;18(12):2679.
5. Ketter T. Combination therapy versus monotherapy for bipolar disorder. J Clin Psychiatry. 2008;69(12):e34.
6. Sadock B. Kaplan and Sadock's comprehensive textbook of psychiatry. Philadelphia: Wolters Kluwer. 2017.
7. Ogawa Y, Tajika A, Takeshima N, Hayasaka Y, Furukawa T. Mood stabilizers and antipsychotics for acute mania: a systematic review and meta-analysis of combination/augmentation therapy versus monotherapy. CNS Drugs. 2014;28(11):989-1003.
8. National Institute for Health and Care Excellence (NICE). Bipolar disorder: assessment and management. Last updated: 11 february 2020. Disponível em: https://www.nice.org.uk/guidance/cg185/chapter/1-Recommendations.
9. Malhi GS, Gershon S, Outhred T. Lithiumeter: version 2.0. Bipolar Disorders. 2016;18:631-64.
10. Malhi G, Gessler D, Outhred T. The use of lithium for the treatment of bipolar disorder: Recommendations from clinical practice guidelines. JAffect Disord. 2017;217:266-80.
11. Nemeroff CB, Evans DL, Gyulai L, Sachs GS, Bowden CL, Gergel IP, et al. Double-blind, placebocontrolled comparison of imipramine and paroxetine in the treatment of bipolar depression. Am J Psychiatry. 2001;158:906-12.
12. Nolen W, Licht R, Young A, Malhi G, Tohen M, Vieta E, et al. What is the optimal serum level for lithium in the maintenance treatment of bipolar disorder? A systematic review and recommendations from the ISBD/IGSLI Task Force on treatment with lithium. Bipolar Disord. 2019;21(5):394-409.

13. Cipriani A, Reid, K, Young A, Macritchie K, Geddes J. Valproic acid, valproate and divalproex in the maintenance treatment of bipolar disorder. BJPsych Advances. 2015;21(1):2-2.
14. Yildiz A, Nikodem M, Vieta E, Correll C, Baldessarini R. A network meta-analysis on comparative efficacy and all-cause discontinuation of antimanic treatments in acute bipolar mania. Psychol Med. 2014; 45(2):299-317.
15. Taylor D, Young A, Barnes T. The maudsley prescribing guidelines in psychiatry. New York: Wiley-Blackwell; 2018.
16. Selle V, Schalkwijk S, Vázquez G, Baldessarini R. Treatments for acute bipolar depression: Meta-analyses of placebo-controlled, monotherapy trials of anticonvulsants, lithium and antipsychotics. Pharmacopsychiatry. 2014;47(02):43-52.
17. Van der Loos M, Mulder P, Hartong E, Blom M, Vergouwen A, de Keyzer H, et al W. Efficacy and safety of lamotrigine as add-on treatment to lithium in bipolar depression. J Clin Psychiatry. 2008;70(2):223-31.
18. Calabrese JR, Bowden CL, Sachs GS, Ascher JA, Monaghan E, Rudd GD. A double-blind placebo-controlled study of lamotrigine monotherapy in outpatients with bipolar I depression. Lamictal 602 Study Group. J Clin Psychiatry. 1999;60(2):79-88.
19. Meltzer HY. Atypical antipsychotic drugs: mechanism of action. Handbook of Contemporary Neuropharmacology. 2007.
20. Suppes T, Marangell LB, Bernstein IH, Kelly DI, Fischer G, Zboyan HA, et al. A single blind comparison of lithium and lamotrigine for the treatment of bipolar II depression. J Affect Disord. 2008;111:334-43.
21. Amsterdam JD, Lorenzo-Luaces L, Soeller I, Li SQ, Mao JJ, DeRubeis RJ. Safety and effectiveness of continuation antidepressant versus mood stabilizer monotherapy for relapse-prevention of bipolar II depression: a randomized, double-blind, parallel-group, prospective study. J Affect Disord. 2015;185:31-7.
22. Baldessarini RJ, Leahy L, Arcona S, Gause D, Zhang W, Hennen J. Patterns of psychotropic drug prescription for U.S. patients with diagnoses of bipolar disorders. Psychiatr Serv. 2007;58(1):85-91.
23. **Pacchiarotti I, Bond DJ, Baldessarini RJ, Nolen WA, Grunze H, Licht RW, et al. The International Society for Bipolar Disorders (ISBD) task force report on antidepressant use in bipolar disorders. Am J Psychiatry. 2013;170(11):1249-62.**
    ⇨ **Reunião de *experts* mundiais em TB para revisão dos principais tópicos sobre a controvérsia no uso de antidepressivos no TB e formulação subsequente de diretrizes clínicas a esse respeito.**
24. **Ng F, Mammen OK, Wilting I, Sachs GS, Ferrier IN, Cassidy F, et al. The International Society for Bipolar Disorders (ISBD) consensus guidelines for the safety monitoring of bipolar disorder treatments. Bipolar Disord. 2009;11:559-95.**
    ⇨ **Diretriz da Sociedade Internacional de TB, faz revisão abrangente dos principais efeitos colaterais das medicações mais utilizadas no TB e propõe monitoramento básico, clínico e laboratorial, visando o uso seguro dessas medicações.**
25. McKnight RF, Adida M, Budge K, Stockton S, Goodwin GM, Geddes JR. Lithium toxicity profile: a systematic review and meta-analysis. Lancet. 2012;379:721-8. Metanálise bem conduzida sobre os principais efeitos colaterais do lítio.
26. Reilly JG, Ayis SA, Ferrier IN, Jones SJ, Thomas SHL. QTc-interval abnormalities and psychotropic drug therapy in psychiatric patients. Lancet. 2000;355:1048-52.
27. Au JS, Pockros PJ. Drug-induced liver injury from antiepileptic drugs. Clin Liver Dis. 2013;17(4):687-97.
28. Verrotti A, Scaparrotta S, Grosso S, Chiarelli F, Coppola G. Anticonvulsant drugs and hematological disease. Neurol Sci. 2014;35(7):983-93.
29. Zhang L, Li H, Li S, Zou X. Reproductive and metabolic abnormalities in women taking valproate for bipolar disorder: a meta-analysis. Eur J Obstet Gynecol Reprod Biol. 2016; 202: 26-31.
30. Grootens KP, Meijer A, Hartong EG, Doornbos B, Bakker PR, Al Hadithy A, et al. Weight changes associated with antiepileptic mood stabilizers in the treatment of bipolar disorder. Eur J Clin Pharmacol. 2018;74(11):1485-9.
31. Cheng M, Tang X, Wen S, Yue J, Wang H. Valproate (VPA)-associated hyperammonemic encephalopathy independent of elevated serum VPA levels: 21 cases in China from may 2000 to may 2012. Compr Psychiatry. 2013;54:562-7.
32. Chandrasekaran V, Brennan-Olsen SL, Stuart AL, Pasco JA, Berk M, Hodge JM, et al. Bipolar disorder and bone health. A Systematic Review J Affect Disord. 2019;249:262-9.
33. Zhong R, Chen Q, Zhang X, Li M, Liang J, Lin W. Bone mineral density loss in people with epilepsy taking valproate as a monotherapy: a systematic review and meta-analysis. Front Neurol. 2019;10:1171.
34. Reimers A, Brodtkorb E, Sabers A. Interactions between hormonal contraception and antiepileptic drugs: Clinical and mechanistic considerations. Seizure. 2015;28:66-70.
35. Locharernkul C, Shotelersuk V, Hirankarn N. Pharmacogenetic screening of carbamazepine-induced severe cutaneous allergic reactions. J Clin Neurosci. 2011;18:1289-94.
36. Berghuis B, van der Palen J, Haan G-J, Lindhout D, Koeleman BPC, Sander JW, et al. EpiPGX Consortium. Carbamazepine and Oxcarbazepine--induced hyponatremia in people with epilepsy. Epilepsia. 2017;58(7):1227-33.
37. Messenheimer J, Mullens EL, Giorgi L, Young F. Safety review of adult clinical trial experience with lamotrigine. Drug Saf. 1998;18:281-96.
38. Fang F, Wang Z, Wu R, Calabrese JR, Gao K. Is there a 'weight neutral' second-generation antipsychotic for bipolar disorder? Expert Rev Neurother. 2017;17:407-18.
39. Montejo AL, Arango C, Bernardo M, Carrasco JL, Crespo-Facorro B, Cruz JJ, et al. Multidisciplinary consensus on the therapeutic recommendations for iatrogenic hyperprolactinemia secondary to antipsychotics. Front Neuroendocrinol. 2017;45:25-34.
40. Dean OM, Gliddon E, Van Rheenen TE, Giorlando F, Davidson SK, Kaur M, et al. An update on adjunctive treatment options for bipolar disorder. Bipolar Disord. 2018;20:87.
41. Perugi G, Medda P, Toni C, Mariani MG, Socci C, Mauri M. The role of electroconvulsive therapy (ECT) in bipolar disorder: Effectiveness in 522 patients with bipolar depression, mixed-state, mania and catatonic features. Curr Neuropharmacol. 2017;15:359.
42. **Bahji A, Hawken ER, Sepehry AA, Cabrera CA, Vazquez G. ECT beyond unipolar major depression: systematic review and meta-analysis of electroconvulsive therapy in bipolar depression. Acta Psychiatr Scand. 2019;139(3):214-26.**
    ⇨ **Metanálise e revisão sistemática recente sobre a eletroconvulsoterapia no TB.**
43. Pina LS, Bouckaert F, Obbels J, Wampers M, Simons W, Wyckaert S, et al. Maintenance electroconvulsive therapy in severe bipolar disorder: a retrospective chart review. J ECT. 2016;32(1):23-8.
44. Tavares DF, Myczkowski ML, Alberto RL, Valiengo L, Rios RM, Gordon P, et al. Treatment of bipolar depression with deep TMS: results from a double-blind, randomized, parallel group, sham-controlled clinical trial. Neuropsychopharmacology. 2017;42:2593.
45. McGirr A, Karmani S, Arsappa R, Berlim MT, Thirthalli J, Muralidharan K, et al. Clinical efficacy and safety of repetitive transcranial magnetic stimulation in acute bipolar depression. World Psychiatry. 2016;15:85.
46. Praharaj SK, Ram D, Arora M. Efficacy of high frequency (rapid) suprathreshold repetitive transcranial magnetic stimulation of right prefrontal cortex in bipolar mania: a randomized sham controlled study. J Affect Disord. 2009;117:146-50.
47. Rapinesi C, Bersani FS, Kotzalidis GD, Imperatori C, Del Casale A, Di Pietro S, et al. Maintenance deep transcranial magnetic stimulation sessions are associated with reduced depressive relapses in patients with unipolar or bipolar depression. Front Neurol. 2015;6:16.
48. Dondé C, Amad A, Nieto I, Brunoni AR, Neufeld NH, Bellivier F, et al. Transcranial direct-current stimulation (tDCS) for bipolar depression: A systematic review and meta-analysis. Prog Neuropsychopharmacol Biol Psychiatry. 2017;78:123.
49. Sampaio-Junior B, Tortella G, Borrione L, Moffa AH, Machado-Vieira R, Cretaz E, et al. Efficacy and safety of transcranial direct current stimulation as an add-on treatment for bipolar depression: A randomized clinical trial. JAMA Psychiatry. 2018;75(2):158-66.
50. Rohan ML, Yamamoto RT, Ravichandran CT, Cayetano KR, Morales OG, Olson DP, et al. Rapid mood-elevating effects of low field magnetic stimulation in depression. Biol Psychiatry. 2014;76:186.
51. McClure D, Greenman SC, Koppolu SS, Varvara M, Yaseen ZS, Galinker II. A pilot study of safety and efficacy of cranial electrotherapy stimulation in treatment of bipolar II depression. J Nerv Ment Dis. 2015;203:827.

52. Holtzheimer PE, Kelley ME, Gross RE, Filkowski M, Garlow SJ, Barrocas A, et al. Subcallosal cingulate deep brain stimulation for treatment-resistant unipolar and bipolar depression. Arch Gen Psychiatry. 2012;69:150.
53. Aaronson ST, Sears P, Ruvuna F, Bunker M, Conway CR, Dougherty DD, et al. A 5-year observational study of patients with treatment-resistant depression treated with vagus nerve stimulation or treatment as usual: Comparison of response, remission, and suicidality. Am J Psychiatry. 2017;174(7):640-8.
54. Gippert SM, Switala C, Bewernick BH, Kayser S, Brauer A, Coenen VA, et al. Deep brain stimulation for bipolar disorder-review and outlook. CNS Spectr. 2017; 22:254.
55. **Chatterton ML, Stockings E, Berk M, Barendregt JJ, Carter R, Mihalopoulos C. Psychosocial therapies for the adjunctive treatment of bipolar disorder in adults: network meta-analysis. Br J Psychiatry. 2017;210(5):333-41.**

    ⇨ **Metanálise que reúne, de forma atualizada, achados de psicoterapia para TB agrupados de acordo com os principais desfechos clínicos (prevenção de episódios de humor, redução de sintomas, melhora funcional e adesão ao tratamento farmacológico).**
56. Macheiner T, Skavantzos A, Pilz R, Reininghaus EZ. A meta-analysis of adjuvant group-interventions in psychiatric care for patients with bipolar disorders. J Affect Disord. 2017;222:28-31.
57. Miklowitz DJ. Adjunctive psychotherapy for bipolar disorder: state of the evidence. Am J Psychiatry. 2008;165(11):1408-19.
58. Chu CS, Stubbs B, Chen TY, Tang CH, Li DJ, Yang WC, et al. The effectiveness of adjunct mindfulness-based intervention in treatment of bipolar disorder: a systematic review and meta-analysis. J Affect Disord. 2018;225:234-45.
59. Cullen B, Ward J, Graham NA, Deary IJ, Pell JP, Smith DJ, et al. Prevalence and correlates of cognitive impairment in euthymic adults with bipolar disorder: a systematic review. J Affect Disord. 2016;205:165-81.
60. Twamley EW, Jeste DV, Bellack AS. A review of cognitive training in schizophrenia. Schizophr Bull. 2003;29(2):359-82.
61. Tsapekos D, Seccomandi B, Mantingh T, Cella M, Wykes T, Young AH. Cognitive enhancement interventions for people with bipolar disorder: a systematic review of methodological quality, treatment approaches, and outcomes. Bipolar Disord. 2019.
62. Gomes BC, Rocca CC, Belizario GO, Fernandes FBF, Valois I, Olmo GC, et al. Cognitive behavioral rehabilitation for bipolar disorder patients: a randomized controlled trial. Bipolar Disord. 2019;21(7):621-33.
63. Gomes BC, Abreu LN, Brietzke E, Caetano SC, Kleinman A, Nery FG, et al. A randomized controlled trial of cognitive behavioral group therapy for bipolar disorder. Psychother Psychosom. 2011;80(3):144-50.
64. Costa RT, Cheniaux E, Rosaes PA, Carvalho MR, Freire RC, Versiani M, et al. The effectiveness of cognitive behavioral group therapy in treating bipolar disorder: a randomized controlled study. Braz J Psychiatry. 2011;33(2):144-9.
65. de Barros Pellegrinelli K, de O Costa LF, Silval KI, Dias VV, Roso MC, Bandeira M, et al. Efficacy of psychoeducation on symptomatic and functional recovery in bipolar disorder. Acta Psychiatr Scand. 2013;127(2):153-8.
66. Cardoso TeA, Campos Mondin T, Reyes AN, Zeni CP, Souza LD, da Silva RA, et al. Biological rhythm and bipolar disorder: Twelve-month follow-up of a randomized clinical trial. J Nerv Ment Dis. 2015;203(10):792-7.
67. Cardoso TeA, Farias CeA, Mondin TC, da Silva GeG, Souza LD, da Silva RA, et al. Brief psychoeducation for bipolar disorder: impact on quality of life in young adults in a 6-month follow-up of a randomized controlled trial. Psychiatry Res. 2014;220(3):896-902.
68. Ye BY, Jiang ZY, Li X, Cao B, Cao LP, Lin Y, et al. Effectiveness of cognitive behavioral therapy in treating bipolar disorder: An updated meta-analysis with randomized controlled trials. Psychiatry Clin Neurosci. 2016;70(8):351-61.
69. Chiang KJ, Tsai JC, Liu D, Lin CH, Chiu HL, Chou KR. Efficacy of cognitive-behavioral therapy in patients with bipolar disorder: a meta-analysis of randomized controlled trials. PLoS One. 2017;12(5):e0176849.
70. Bonnin CDM, Valls E, Rosa AR, Reinares M, Jimenez E, Solé B, et al. Functional remediation improves bipolar disorder functioning with no effects on brain-derived neurotrophic factor levels. Eur Neuropsychopharmacol. 2019;29(6):701-10.
71. Fitzgerald PB, Hoy KE, Elliot D, McQueen S, Wambeek LE, Daskalakis J. A negative double-blind controlled trial of sequential bilateral rTMS in the treatment of bipolar depression. J Affect Disord. 2016;198:158.
72. Marangell LB, Suppes T, Zboyan HA, Prashad SJ, Fischer G, Snow D, et al. A 1-year pilot study of vagus nerve stimulation in treatment-resistant rapid-cycling bipolar disorder. J Clin Psychiatry. 2008;69:183.

5

Tratamento dos transtornos depressivos

Ricardo Alberto Moreno
Doris Hupfeld Moreno
Márcio Gerhardt Soeiro-de-Souza

Sumário

Pontos-chave

- O planejamento terapêutico envolve a complexidade clínica do transtorno depressivo (TD) e deve incluir elementos biológicos, psicológicos, socioculturais e ambientais.
- O objetivo do tratamento visa a remissão dos sintomas, a recuperação funcional e prevenção de recaídas/recorrências.
- A escolha do tratamento antidepressivo se dá de acordo com as evidências de sua eficácia diferencial e tolerabilidade, buscando a personalização adequada para cada paciente.
- Há opções de tratamentos além dos medicamentos e, novamente, sua escolha se dá também de acordo com as evidências de indicações de uso, eficácia, tolerabilidade, facilidade de manejo e disponibilidade.
- O elevado percentual de pacientes em que o tratamento medicamentoso antidepressivo falha é inerente à complexidade e à heterogeneidade da doença depressiva, que inclui fenótipos e endofenótipos distintos; às limitações dos medicamentos antidepressivos comercializados até o momento; e ao manejo inadequado do tratamento pelo psiquiatra clínico.
- Embora existam alternativas de tratamentos adjuvantes, de neuromodulação e, mais recentemente, a cetamina, faltam novos compostos antidepressivos melhores em termos de eficácia, de início rápido de ação, segurança e tolerabilidade, que aumentem as taxas de remissão, diminuam as taxas de recaída/recorrência e que sejam desprovidos de síndrome de descontinuação grave.

INTRODUÇÃO

A depressão é um transtorno mental frequente que afeta cerca de 4,4% (300 milhões) da população mundial, além de ser a condição individual que mais contribui para a incapacidade global (7,5% de todos os anos vividos com incapacidade em 2015) e será a principal causa de incapacidade em 2030. No Brasil, 10,3% do total de anos de vida saudável perdidos em virtude de incapacidade (YLD, *years lost due to disability*) são relacionados à depressão[1]. A etiologia da depressão é complexa e ainda desconhecida. Clinicamente, os episódios depressivos também são heterogêneos, variando em número, gravidade, tipos de sintomas (subtipos clínicos), de curso ao longo da vida (episódio único ou episódios recorrentes), entre outros[1,2].

O conhecimento dos mecanismos biológicos da depressão vem avançando a passos largos. Os mecanismos fisiopatológicos da depressão incluem alterações na neurotransmissão, anormalidades no eixo hipotálamo-hipófise-adrenal (HPA), que estão relacionadas com estresse crônico, inflamação, redução da neuroplasticidade, e disfunção da rede neuronal. Esses mecanismos propostos estão integralmente interligados e interagem de forma bidirecional. Assim, fatores psicológicos apresentam efeito direto no neurodesenvolvimento, podendo levar a uma vulnerabilidade biológica para depressão; e de outro lado, fatores biológicos podem levar a patologias psicológicas com manifestações psicológicas e comportamentais anômalas[3].

PLANEJAMENTO TERAPÊUTICO

Considerando o caráter complexo e heterogêneo do transtorno depressivo (TD) o tratamento requer um planejamento que inclua elementos biológicos, psicológicos, socioculturais e ambientais. O plano inicial de tratamento se dirige aos diagnósticos e necessidades psiquiátricas do paciente e, caso haja necessidade de informações ou procedimentos adicionais, estes devem ser contemplados (Quadros 1 e 2).

Quadro 1 Princípios para o manejo da farmacoterapia

- Investigação clínica detalhada, incluindo avaliação de risco de suicídio, bipolaridade, comorbidades psiquiátricas ou não psiquiátricas, uso concomitante de outras medicações e especificadores/dimensionalidade de sintomas.
- Tratamentos farmacológicos e não farmacológicos baseados em evidências.
- Inclusão da preferência do paciente na decisão do tratamento farmacológico.
- Avaliação dos tratamentos prévios, incluindo dose, duração, resposta e efeitos colaterais do antidepressivo e de outros medicamentos relacionados.
- Quando clinicamente indicado, avaliação laboratorial, incluindo lipídeos, provas de função hepática, renal, tireoidiana e eletrocardiograma, entre outros.
- Determinação da adesão ao tratamento, tolerabilidade, segurança e melhora precoce nas primeiras duas semanas do início do tratamento. O seguimento posterior deve ser a cada 2-4 semanas.
- Uso de escalas validadas de avaliação para monitorar resultados e orientar decisões clínicas.

Fonte: Kennedy et al., 2016[4].

Quadro 2 Elementos necessários para a elaboração do planejamento terapêutico

- Hipótese diagnóstica do episódio atual, de especificadores de subtipo clínico e do transtorno de base.
- Diagnósticos diferenciais (eventualmente necessitando investigação clínica adicional).
- Presença de doença ou transtornos comórbidos médico-clínicos ou psiquiátricos (respeitando a hierarquia de abordagem terapêutica, isto é, primeiro a estabilização do humor e a seguir ou em paralelo a da comorbidade – cujo tratamento pode ser diferente do tratamento do episódio depressivo atual).
- Aspectos psicológicos e da dinâmica de funcionamento do paciente. É necessário separar traços de personalidade do paciente do transtorno de personalidade (este último, só pode ser confirmado após a remissão do episódio atual).
- Aspectos familiares. Deve-se verificar se a família é disfuncional, rastrear história psiquiátrica, determinar necessidade de abordagem psicoeducacional e/ou terapêutica e clínica.
- Aspectos ambientais. Por exemplo, orientação sobre mudanças no estilo de vida, preservação da integridade circadiana e/ou intervenção com orientação no ambiente de trabalho.
- Risco de autoagressão e/ou heteroagressão e necessidade de internação psiquiátrica para proteger e tratar o paciente.
- Estimular fatores de proteção e reduzir fatores de risco para recaída ou recorrência.

Fonte: Kennedy et al., 2016[4].

Também desempenham papel importante fatores como tipo de sintomas, gênero, idade, resposta anterior, história familiar e sensibilidade a efeitos colaterais; bem como outros fatores, como eficácia, tolerabilidade e segurança de curto e longo prazos, potenciais interações medicamentosas, simplicidade de uso, resultados de tratamentos anteriores, custo do tratamento, marca (formulação original, genérico/similar, manipulação), preferência do paciente e efetividade no mundo real.

Todos os tratamentos potencialmente eficazes devem ser considerados, seguindo as orientações de guias ou diretrizes de tratamento. Apesar da disponibilidade de uma variedade de diretrizes baseadas em especialistas, apenas uma fração de pacientes é tratada de acordo com as diretrizes[5]. De fato, as evidências sugerem que o tratamento baseado em algoritmos melhora o resultado (desfecho) do tratamento6 e a relação custo-eficácia[7].

PRINCÍPIOS GERAIS DO TRATAMENTO ANTIDEPRESSIVO

O objetivo do tratamento antidepressivo é a remissão máxima possível dos sintomas que caracterizam o episódio depressivo. Visa também a melhora na qualidade de vida e na capacidade funcional, bem como a recuperação do funcionamento psicossocial; fatores que indicam bom prognóstico, consequentemente, diminuindo o risco de recorrência[8]. Entende-se por remissão dos sintomas da síndrome depressiva a ausência de sintomas ou sinais do episódio índice que preencham o diagnóstico de TD e a recuperação funcional do paciente. A persistência de sintomas residuais subssindrômicos se associa com maior risco de recorrência. É difícil obter a eficácia plena dos medicamentos antidepressivos em menos de 4 semanas e poucos pacientes exibem melhora significativa com menos de 2 semanas, de modo que muitos vão necessitar de 6 semanas para responder (melhora clínica parcial, evidenciada por redução maior ou igual a 50% de pontuação em escalas de avaliação padronizadas de sintomas depressivos ou de acordo com o critério clínico). Todos os pacientes que respondem a uma determinada dose devem manter-se com essa dose por pelo menos 6-12 meses, o que reduz substancialmente o risco de recaída. O paciente assintomático por 6 meses é considerado recuperado do episódio atual. Alguns pacientes necessitarão da manutenção do tratamento, com o objetivo de prevenção de recorrências (surgimento de novo episódio depressivo). A manutenção do tratamento está indicada em pacientes deprimidos com grande risco de recorrência ao longo da vida, como é o caso de: depressões crônicas (duração acima de 2 anos), episódios graves (com tentativas de suicídio ou sintomas psicóticos), depressões resistentes a tratamento (falta de resposta anterior a pelo menos dois tipos de antidepressivos), depressões recorrentes (três ou mais episódios ao longo da vida), depressão no idoso (início acima dos 65 anos), presença de sintomas residuais, episódios de difícil tratamento e história de recorrência quando se descontinua o antidepressivo (Quadro 3). Nesses casos, o tratamento deve se estender por pelo menos 3-5 anos, e em alguns casos ser vitalício ou enquanto houver risco de recorrência. Recomenda-se manter o tempo todo a mesma dose que foi necessária para atingir a remissão aguda dos sintomas[4,9]. No tratamento agudo e de manutenção, a retirada abrupta da medicação, intencional ou não, pode levar a sintomas que devem ser diferenciados entre recorrência depressiva (retorno dos sintomas do episódio depressivo), efeito rebote (retorno da sintomatologia original, mas com grande intensidade – semelhante ao que ocorre com a retirada abrupta de lítio) ou síndrome de descontinuação abrupta da medicação. A síndrome de descontinuação abrupta pode aparecer nas primeiras 48 horas e se caracteriza por sintomas físico-clínicos, como tonturas, perturbação sensorial e do equilíbrio, náusea ou vômitos, fadiga, cefaleia, instabilidade de marcha, irritabilidade, vertigem, sensação de desmaio ou insônia. A etiologia dessa síndrome provavelmente se relaciona inversamente à duração da meia-vida do fármaco. Em alguns casos, o paciente pode apresentar ataques de pânico, arritmias cardíacas e, menos frequentemente, agitação. Pode ocorrer com antidepressivos tricíclicos (ADT), inibidores da monoaminoxidase (IMAO) irreversíveis, inibidores seletivos de recaptação de serotonina (ISRS) ou de ação dual, como a venlafaxina. Em geral, esses sintomas são de intensidade leve, mas podem ser sérios com IMAO. Não há relatos de síndrome de descontinuação com o uso do antidepressivo melatoninérgico agomelatina ou antidepressivo multimodal vortioxetina[9]. Recomenda-se que o antidepressivo seja reduzido de forma gradativa, mediante retirada imediata de 50% da dose e 25% a cada 3 dias, caso o paciente esteja fazendo uso da medicação há pouco tempo. No tratamento de manutenção, recomenda-se fazê-lo ao longo de 3-4 meses para evitar os sintomas de descontinuação. Nessa fase de redução, é importante observar o eventual aparecimento de sintomas de recorrência depressiva. O paciente deve ser monitorado de perto por até 2 meses após a suspensão completa da medicação.

Quadro 3 Fatores associados com aumento do risco de recorrência no TD

- ≥ 3 episódios depressivos.
- Elevada taxa pregressa de recorrências (p. ex., dois episódios em 5 anos).
- Episódios prévios nos anos anteriores.
- Sintomas residuais durante a fase de continuação do tratamento.
- Sintomas residuais subssindrômicos na remissão.
- Transtorno distímico concomitante (depressão dupla) – atualmente denominado transtorno depressivo persistente.
- Gravidade dos episódios (inclui ideação suicida e psicose).
- Longos episódios anteriores.
- Recaída após retirada da medicação.
- Abuso de substâncias concomitantes atualmente.
- Transtorno de ansiedade concomitante.
- História familiar de TDM em parentes de primeiro grau.
- Início antes dos 30 anos.

Fonte: Kennedy et al., 2016[4] e Bauer et al., 2015[9].

ESCOLHA DO ANTIDEPRESSIVO, MODO DE USAR, FORMAS DE APRESENTAÇÃO E POSOLOGIA

Atualmente há mais de 20 antidepressivos diferentes comercializados no Brasil. Todos os antidepressivos têm evidência de maior eficácia em comparação a placebo, e podem ser usados no tratamento do transtorno depressivo (TD). A escolha do antidepressivo deve se basear em características do paciente e do medicamento, descritos a seguir:

- Características do paciente: aspectos clínicos e dimensionais do episódio atual e do histórico longitudinal, presença de comorbidades psiquiátricas ou clínicas, história pessoal, resposta e efeitos colaterais de determinada medicação e preferência do paciente.
- Características do medicamento: eficácia comparativa, tolerabilidade comparativa (potencial de efeitos colaterais), potencial de interação com outras medicações, simplicidade de uso, custo e disponibilidade, além do uso em populações específicas (como crianças, adolescentes, idosos, durante a gravidez e durante a lactação)[4].

Os medicamentos antidepressivos são agrupados em várias classes de drogas com pequenas diferenças em seus mecanismos de ação e são largamente utilizados no tratamento do TD no mundo todo. Entretanto, há um longo debate e preocupação acerca de sua eficácia e efetividade, uma vez que seus benefícios em curto prazo são, em média, modestos, e em longo prazo, a relação risco-benefício é em geral pouco estudada. Certamente a eficácia aumenta quando se leva em conta os subtipos depressivos e as comorbidades. Portanto, a inovação em psicofarmacologia é de crucial importância. Outras formas de tratamento, incluindo o uso da cetamina, um agente glutamatérgico e seus análogos, serão discutidas mais adiante.

Pequenas diferenças são observadas entre as drogas ativas em ensaios controlados com placebo. Há maior variabilidade de eficácia e aceitabilidade quando os antidepressivos são comparados entre si. Uma revisão sistemática e metanálise de rede[10] comparou 21 dos principais antidepressivos (de primeira e de segunda geração) e placebo, concluindo que todos os antidepressivos incluídos na metanálise foram mais eficazes que placebo no tratamento do TD em adultos. Os antidepressivos com maior eficácia foram: agomelatina, amitriptilina, escitalopram, mirtazapina, paroxetina, venlafaxina e vortioxetina. Já os antidepressivos com menor eficácia comparativa foram: fluoxetina, fluvoxamina, reboxetina e trazodona. Agomelatina, citalopram, escitalopram, fluoxetina, sertralina e vortioxetina foram os antidepressivos mais bem tolerados; e os que se associavam a maiores taxas de abandono do tratamento foram amitriptilina, clomipramina, duloxetina, fluvoxamina, reboxetina, trazodona e venlafaxina. Comparando a relação entre a maior resposta e a menor taxa de abandono do tratamento, destacaram-se: escitalopram, mirtazapina, paroxetina, agomelatina e sertralina. Como opções menos favoráveis, por estarem associados com eficácia inferior e menor aceitabilidade, estavam reboxetina, trazodona e fluvoxamina.

Para uma boa prática clínica, recomenda-se usar o antidepressivo em dose terapêutica, incrementando a dose de acordo com eficácia e tolerabilidade até a dose máxima indicada pela posologia (Tabela 1), por tempo adequado (mínimo de 6 a 8 semanas) antes de considerar que o paciente seja não respondedor ao composto. Se não houver qualquer resposta depois de duas semanas, pode-se trocar o antidepressivo. Recomenda-se retirada gradual e início do novo tratamento concomitantemente de forma gradual.

Tabela 1 Forma da apresentação e faixa terapêutica dos principais antidepressivos

Medicamentos	Apresentações (mg)	Faixa terapêutica (mg/dia)
Tranilcipromina	Drágea: 10	20-60
Imipramina	Drágeas: 10 e 25	150-300
Pamoato de imipramina	Cápsulas: 75 e 150	150-300
Amitriptilina	Comprimido: 25	150 – 300
Nortriptilina	Cápsulas: 10, 25, 50 e 75	25-150
Clomipramina	Drágeas: 10 e 25; comprimidos: 75; ampola (2 mL): 25	150-300
Maprotilina	Comprimidos: 25 e 75; ampola: (5 mL): 25	75-225
Mianserina	Comprimido: 30	30-90
Amineptina*	Comprimido: 100	100-200
Fluoxetina	Cápsula: 20	20-80
Paroxetina	Cápsula: 20	20-40
Citalopram	Comprimido: 20	20-40
Escitalopram	Comprimido: 10	20-60
Sertralina	Comprimido: 50	50-200
Fluvoxamina	Comprimido: 100	50-300
Trazodona	Comprimido: 100	150-300
Venlafaxina	Cápsulas XR: 37, 5, 75 e 150	75-375
Desvenlafaxina	Comprimidos: 50 e 100	50-200
Milnaciprano*	Cápsulas: 25 e 50	100
Duloxetina	Cápsulas: 30 e 60	60-120
Mirtazapina	Comprimidos: 30 e 45	15-45
Tianeptina	Comprimido: 12,5	12,5-50
Reboxetina*	Comprimido: 4	8-10
Agomelatina	Comprimido: 25	25-50
Vortioxetina	Comprimido: 10	10-20

* Não comercializados no Brasil. Fonte: Hilhouse e Porter, 2015[11] e Milan et al., 2015[12].

Existem poucas evidências para a escolha do antidepressivo em função do subtipo clínico[13]. Um ensaio clínico com 1.008 pacientes não mostrou diferença de resposta com uso de sertralina, escitalopram e venlafaxina nos diferentes subtipos depressivos[14]. As evidências mais robustas para a escolha do antidepressivo em função de gravidade e de apresentação clínica estão listadas na Tabela 2.

Tabela 2 Eficácia de antidepressivos de acordo com o subtipo depressivo

Subtipo depressivo	Tratamento
Depressão de intensidade grave	ADT; IMAO; venlafaxina; duloxetina; mirtazapina; escitalopram; sertralina; eletroconvulsoterapia (ECT)
Depressão de intensidade moderada	Todos os antidepressivos
Depressão de intensidade leve	Todos os antidepressivos; considerar outras opções de abordagem, como a psicoterapia
Depressão subsindrômica	Todos os antidepressivos; terapia com luz brilhante em caso de depressão subsindrômica sazonal
Depressão com sofrimento ansioso	Não há diferença entre ISRS, ISRSN e bupropiona; usar antidepressivo com eficácia comprovada no transtorno de ansiedade generalizada
Depressão com características melancólicas	Antidepressivos tricíclicos; ISRSN; potencialização com lítio; nenhum antidepressivo específico demonstrou superioridade
Depressão com características atípicas	IMAO superiores a antidepressivos tricíclicos; atualmente nenhum antidepressivo específico mostrou superioridade
Depressão com características psicóticas	Combinação de antidepressivo e antipsicótico (nível 1 de evidência); há poucos estudos com o uso de antipsicóticos
Depressão com características mistas	Lurasidona; ziprasidona; não há estudos comparativos
Depressão com padrão sazonal	ISRS; agomelatina; bupropiona; moclobemida; terapia de luz; nenhum antidepressivo específico demonstrou superioridade
Depressão com disfunção cognitiva	Vortioxetina (nível 1 de evidência); bupropiona; duloxetina; ISRS; Moclobemida; os dados são limitados quanto ao efeito cognitivo de outros antidepressivos e na eficácia entre eles
Depressão com distúrbios do sono	Agomelatina (nível 1 de evidência); mirtazapina; quetiapina; trazodona;o efeito benéfico no sono deve ser balanceado com o potencial de efeitos colaterais (p. ex., sedação ou sonolência diurna)

continua

Tabela 2 Eficácia de antidepressivos de acordo com o subtipo depressivo *(continuação)*

Subtipo depressivo	Tratamento
Depressão com sintomas somáticos	Duloxetina (dor) (nível 1 de evidência); outros ISRS (dor); bupropiona (fadiga) (nível 1 de evidência); ISRS (fadiga); duloxetina (energia); poucos estudos foram realizados para outros sintomas somáticos que não dor
Depressão do transtorno bipolar	ISRS (exceto paroxetina) e bupropiona em associação com EH; evitar venlafaxina e ADT; não usar na presença de sintomas mistos ou ciclagem rápida; monoterapia com antidepressivo não é recomendada (será revisado em capítulo à parte)

ADT: antidepressivos tricíclicos; IMAO: inibidores da monoaminoxidase; ISRSN: inibidores da recaptação de serotonina e noradrenalina; ECT: eletroconvulsoterapia; EH: estabilizador de humor.
Fonte: Kennedy et al., 2016[4]; Cipriani et al, 2018[10]; Gartlehner et al., 2015[13]; Arrow et al., 2015[14]; Gentil et al., 2000[15].

TOLERABILIDADE (EFEITOS COLATERAIS) E INTERAÇÃO COM OUTROS MEDICAMENTOS

Os medicamentos antidepressivos são classificados de acordo com pequenas diferenças em seus mecanismos de ação, descritos a seguir[16-19]:

- Inibidores da monoaminoxidase (IMAO): tranilcipromina, selegilina, fenelzina, moclobemida.
- Antidepressivos tricíclicos (ADT): imipramina, amitriptilina, clomipramina, nortriptilina.
- Inibidores seletivos de recaptação de serotonina (ISRS): fluoxetina, paroxetina, sertralina, citalopram, escitalopram, fluvoxamina.
- Antidepressivo atípico com ação noradrenérgica e dopaminérgica (ISRND): bupropiona.
- Inibidor da recaptação de serotonina e antagonistas alfa-2 (IRSA2): trazodona.
- Inibidor da recaptação de noradrenalina (ISRN): reboxetina*.
- Antidepressivo noradrenérgico e específico serotoninérgico (NASSA): mirtazapina.
- Inibidores seletivos de recaptação de serotonina e noradrenalina (ISRSN): venlafaxina, desvenlafaxina, duloxetina, milnaciprano**, levomilnaciprano.
- Agonista de melatonina (AM): agomelatina.
- Serotoninérgico multimodal (S-MM): vortioxetina.

Os potenciais efeitos colaterais dos medicamentos antidepressivos estão associados com sua afinidade pelos receptores muscarínicos, histaminérgicos, serotoninérgicos, noradrenégicos e alfa-1 adrenérgicos (Figura 1, Tabela 3).

Muitos pacientes com transtorno depressivo tomam outros medicamentos para tratar comorbidade médica ou psiquiátrica. A interação medicamentosa pode reduzir a eficácia do antidepressivo ou de outros medicamentos ou ainda aumentar os efeitos adversos. Antidepressivos e antipsicóticos são metabolizados primariamente através da via metabólica enzimática do citocromo P450 (CYP). Muitos antidepressivos são substrato de diversas enzimas do CYP (Tabelas 4 e 5). A agomelatina e a duloxetina são metabolizadas primariamente pela via CYP 1A2

* Não comercializado no Brasil.
** Não comercializado no Brasil.

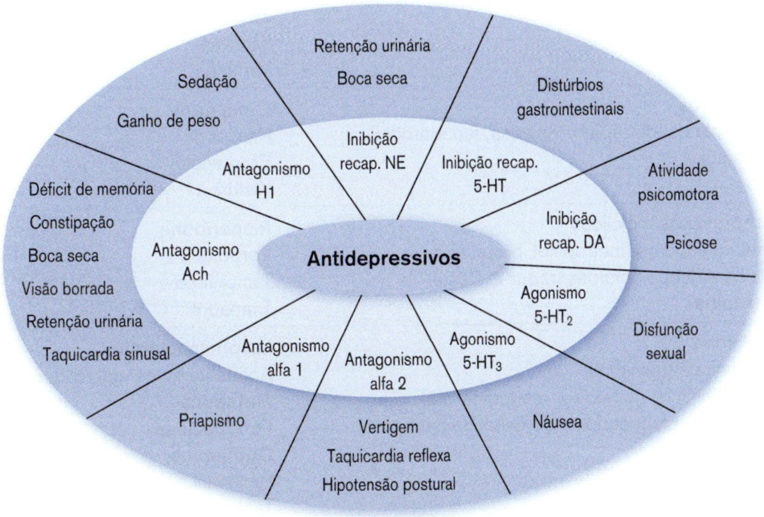

Figura 1 Efeitos colaterais correlacionados com a ação nos receptores.
5-HT: receptor de serotonina; 5-HT_2: receptor de serotonina tipo 2; 5-HT_3: receptor de serotonina tipo 3; Ach: receptor de acetilcolina; alfa-1: receptor alfa-1 adrenérgico; alfa-2: receptor alfa-2 adrenérgico; DA: dopamina; H1: receptor de histamina tipo 1; NE: receptor de norepinefrina; recap.: recaptação.
Fonte: Moreno et al., 2018[16]; Richelson, 1993[20]; Schatzberg e DeBattista, 2019[21].

Tabela 3 Efeitos colaterais relacionados ao bloqueio de receptores

Anticolinérgicos	Boca seca; vista turva; aumento da pressão ocular; taquicardia; constipação; diaforese; tontura; aumento da sudorese; insônia; ganho de peso; confusão mental, convulsão; diminuição da libido, retardo de orgasmo, ou anorgasmia, retardo ejaculatório; hesitação ou retenção urinária; disfunção de memória
Serotoninérgicos (5-HT2)	Náusea, vômito, dispepsia; dor abdominal (cólicas), diarreia; perda ou ganho de peso; ansiedade, agitação, inquietação; nervosismo, insônia; tontura, sonolência; ciclagem para mania; cefaleia, tremores, alterações de sono (insônia, sonolência); sudorese; diminuição da libido, retardo de orgasmo, ou anorgasmia, retardo ejaculatório; fadiga, tontura, hipotensão; irritabilidade, ideação intensa e intrusiva de suicídio, síndrome de rash cutâneo, artralgia e linfadenopatia, inchaço de face e mãos, síndrome extrapiramidal (acatisia, discinesia, distonia)
Alfa-1 adrenérgicos	Hipotensão postural; taquicardia reflexa; coriza; tontura; disfunção erétil e ejaculatória; vertigens; tremores
Histaminérgicos	Sonolência, sedação; fadiga; tontura; náusea; aumento de apetite, ganho de peso; hipotensão postural; potencialização de drogas depressoras centrais

Fonte: Moreno et al., 2018[16]; Balwin et al., 2008[18]; Schatzberg e DeBattista, 2019[21].

e não devem ser coadministradas com medicamentos que potencialmente inibem a CYP 1A2, como cimetidina, ticlopidina e ciprofloxacina. Analogamente, a vilazodona (até o momento, não comercializada no Brasil) é metabolizada pelo CYP 3A4 e, portanto, deve ser usada com cautela quando prescrita com outro inibidor de CYP 3A4, como o cetoconazol.

Por outro lado, vários antidepressivos e antipsicóticos atuam como inibidores específicos de isoenzimas do CYP (Tabela 4). Interações medicamentosas clinicamente relevantes geralmente são causadas por potentes inibidores do CYP, como fluoxetina (CYP 2D6), paroxetina (CYP 2D6), e fluvoxamina (CYP 1A2, 2C19 e 3A4). Interações com inibidores moderados do CYP, como bupropiona, duloxetina e sertralina (CYP 2D6) raramente possuem relevância clínica, exceto em doses altas.

Embora não seja uma interação farmacocinética, a síndrome serotoninérgica e/ou a crise hipertensiva pode ocorrer quando medicamentos com ação serotoninérgica ou simpatomimética são combinadas com inibidores da MAO, inclusive com o inibidor reversível da MAO-A, moclobemida, irreversíveis da MAO-B, selegilina e inibidores não seletivos da MAO-A e MAO-B, como fenelzina, tranilcipromina e isocarboxazida. A síndrome serotoninérgica é raramente observada, exceto em casos de superdosagem ou na combinação de múltiplas medicações serotoninérgicas – p. ex., antidepressivos (ISRS), com ação dual (ISRSN) ou tramadol)[4].

Tabela 4 Interações farmacológicas clinicamente significativas resultado da inibição de isoenzimas do citocromo P450 (CYP)

Inibição CYP P450	Aumentam os níveis séricos destes substratos do CYP	
CYP 1A2	**Agomelatina** Cafeína **Clozapina** **Duloxetina** **Mexiletina**	Naproxeno **Olanzapina** **Risperidona** Tacrina Teofilina Varfarina
CYP 2C19	Antiarrítmicos Antiepilépticos (diazepam, fenitoína, fenobarbital) Indometacina	Omeprazol Primidona Propranolol Varfarina
CYP 2D6	Antidepressivos tricíclicos Betabloqueadores (metropolol, propranolol) Codeína e outros opioides (reduz o efeito) **Olanzapina**	**Risperidona** **Vortioxetina** Tamoxifeno Tramadol
CYP 3A4	Amiodarona Antiarrítmicos (quinidina) Anti-histamínicos (astemizol, clorfeniramina) Antagonistas bloqueadores de canal de cálcio (diltiazen, verapamil) **Haloperidol** Inibidores de protease HIV Estatinas Imunomoduladores (ciclosporina, tacrolimus)	**Levomilnaciprano** Antibacterianos macrolídeos (claritromicina, eritromicina) **Metadona** **Fenotiazinas** **Quetiapina** Sildenafil Tamoxifeno **Vilazodona**

Nota: esta é uma seleção limitada de interações. Medicamentos psicotrópicos estão em negrito.
HIV: vírus da imunodeficiência humana.
Fonte: Kennedy et al., 2016[4].

Os testes farmacogenéticos para as enzimas do CYP estão disponíveis, mas devido à falta de estudos randomizados e controlados em larga escala para examinar sua utilidade, o CANMAT não o recomenda na prática clínica[4]. Há necessidade de maior treinamento do psiquiatra clínico, novas diretrizes instrutivas, atentar-se para a polifarmácia (uma realidade no mundo real) e considerar outros fatores clínicos na interpretação dos resultados. Por outro lado, alguns advogam que há dados suficientes para incorporá-lo na prática clínica em situações particulares, como efeitos colaterais e ineficácia antidepressiva[22].

OUTROS TRATAMENTOS DISPONÍVEIS E SUAS INDICAÇÕES NO TD

Antipsicóticos atípicos

Antipsicóticos típicos ou de primeira geração usados em conjunto com drogas antidepressivas apresentam efeito modesto no tratamento da depressão. Os antipsicóticos de segunda geração (APSG) têm sido investigados como terapia adjuvante associada a antidepressivos ISRS e ISRSN. Quetiapina (150-300 mg), aripiprazol (2-15 mg), olanzapina (em monoterapia, 2,5-10 mg ou a combinação de olanzapina 3-25 mg + fluoxetina 12-50 mg), risperidona (1-3 mg) e brexpiprazol (1-3 mg) têm boas evidências no aumento do efeito antidepressivo de medicamentos antidepressivos no tratamento do TD resistente e na depressão do transtorno bipolar[16,21,23-25] (Tabela 6).

Cetamina e compostos moduladores de glutamato

As propriedades antidepressivas rápidas da cetamina têm sido identificadas por pesquisas básicas com seres humanos. Tradicionalmente conhecida como um analgésico, indutor de anestesia e sedação há décadas, a cetamina atua como um antagonista dos receptores N-metil-D-aspartato (NMDA), caracterizando-se como um fármaco modulador do aminoácido glutamato. Ela possui dois enantiômeros: S-cetamina e R-cetamina, sendo que sua preparação racêmica contém concentrações semelhantes a esses. É provável que uma via de sinalização celular conhecida como alvo da rapamicina em mamíferos (mTOR) contribua de forma decisiva para o mecanismo de ação antidepressivo da cetamina. A ativação desse alvo e o aumento da neurogênese e sinaptogênese no córtex pré-frontal e no hipocampo parecem ser cruciais na mediação do efeito antidepressivo rápido da substância. A velocidade de ação antidepressiva e antisuicida, assim como sua regulação neurotransmissora glutamatérgica, têm possibilitado o reconhecimento de que a cetamina representa um novo paradigma da psiquiatria moderna. Os efeitos antidepressivos da cetamina parecem ser dose-dependentes e vêm sendo pesquisados, com o uso de doses chamadas subanestésicas (0,01-1 mg/kg), nos últimos 20 anos. A via intravenosa (IV), classicamente a mais estudada (em uma única aplicação de 0,5 mg/kg), possui eficácia rápida (remissão clínica ou resposta em comparação com o placebo nos dias 1-7), com variação de NNT (número necessário para tratar) de 5-6 (decrescendo após as 2 primeiras semanas). O uso via IV tem distintas complicações, como dissociações, sintomas eméticos, custos elevados e necessidade de ampla estrutura assistencial. Outras rotas diferentes da via IV vêm sendo pesquisadas no tratamento do TD resistente: intramuscular (IM), subcutânea (SC), intranasal (IN) e oral (VO). O enantiômero escetamina de uso intranasal recebeu aprovação nos Estados Unidos (EUA) para o tratamento do TD resistente e apresenta efeito prolongado no tratamento combinado com medicamentos antidepressivos. No Brasil, ainda aguarda aprovação[24,26-28].

Tabela 5 Potenciais interações medicamentosas de novos antidepressivos e antipsicóticos atípicos[d]

Interação farmacológica	Antidepressivos	Antipsicóticos atípicos
Potencial mínimo ou baixo	Citalopram Desvenlafaxina Escitalopram Venlafaxina	Paliperidona
Potencial moderado	Agomelatina (substrato 1A2[a]) Bupropiona (inibidor 2D6) Duloxetina (inibidor 2D6; substrato 1A2[a]) Levomilnaciprano (substrato 3A4) Sertralina (inibidor 2D6) Vilazodona (substrato 3A4) Vortioxetina (substrato 2D6)	Aripiprazol (substrato 2D6, 3A4) Olanzapina (substrato 1A2[b]) Risperidona (substrato 2D6, 3A4)
Potencial elevado	Fluoxetina (inibidor 2D6, 2C19) Fluvoxamina (inibidor 1A2, 2C19, 3A4) Moclobemida (cuidado: inibidor da MAO[c]) Paroxetina (inibidor 2D6) Selegilina (cuidado: inibidor da MAO)	Clozapina (substrato 3A4, 1A2) Lurasidona (substrato 3A4) Quetiapina (substrato 3A4)

a: A coadministração com inibidores CYP 1A2 (p. ex., cimetidina, ciprofloxacina e outros antimicrobianos, fluoroquinolonas, ticlopidina) devem ser evitados porque podem elevar os níveis de antidepressivos, levando a aumento dos efeitos colaterais. b: Também são metabolizados através da via uridina difosfato glucoronosiltransferase (UGT). c: Precauções similares com os antigos IMAO. Deve-se evitar a coadministração de outros antidepressivos, drogas serotoninérgicas (p. ex., meperidina), e drogas simpatomiméticas (p. ex., pseudoefedrina, estimulantes). d: Em parênteses estão as interações moderadas e elevadas. MAO: monoaminoxidase. Fonte: Kennedy et al., 2016[4].

Tabela 6 Recomendações de medicamentos adjuntos para pacientes com reposta parcial ou não respondedores a um antidepressivo

Recomendação	Medicamento	Dosagens
Primeira linha	Aripiprazol	2-15 mg
	Quetiapina	150-300 mg
	Risperidona	1-3 mg
Segunda linha	Brexpiprazol	1-3 mg
	Bupropiona	150-300 mg
	Lítio	600-1200 mg (nível terapêutico)
	Mirtazapina/mianserina	30-60 mg
	Modafinil	100-400 mg
	Olanzapina	2,5-10 mg
Terceira linha	Outros antidepressivos	Vários
	Outros estimulantes (metilfenidato, lisdexamfetamina, etc.)	Vários
	ADT (p. ex., desipramina)	Vários
	Ziprasidona	20-80 mg (2 vezes ao dia)
Experimental	Cetamina	0,5 mg/kg, dose única intravenosaa
Não recomendado	Pindolol	Falta de eficácia; não se aplica

[a]Para tratamento agudo.
ADT: antidepressivos tricíclicos.
Fonte: Kennedy et al., 2016[4].

Drogas anti-inflamatórias e imunológicas

A inflamação desempenha papel importante na fisiopatologia do TD e no TD resistente. Diversas evidências sugerem que no TD ocorre a ativação de vias inflamatórias através de um aumento nos níveis de citocinas inflamatórias, como as interleucinas IL-1-beta, IL-2, IL-6, interferon-gama (IFN-gama), fator de necrose tumoral alfa (TNF-alfa) e cortisol[29]. Uma série de compostos indicados primariamente para condições imunes e/ou inflamatórias têm sido reposicionados como agentes com o potencial de potencialização do efeito antidepressivo. Dentre eles, inibidores da cicloxigenase-2 (COX-2) como celecoxibe e alguns anti-inflamatórios não esteroidais (AINE) têm sido estudados. Os dados mais consistentes são com o antagonista do fator de necrose tumoral (TNF) infliximabe. Os estudos mostram resultados em pacientes deprimidos que apresentam elevação da PCR, a qual tende a cair de maneira correspondente com os sintomas depressivos. Até o momento, nenhum desses compostos foi aprovado no tratamento do episódio depressivo do TD ou do TD resistente. Os resultados até o momento sugerem que a terapia com agentes anti-inflamatórios pode vir a ter um novo papel no tratamento do TD resistente. Recentemente, foi aprovado nos EUA para depressão pós-parto o neuroesteroide brexanolona (a substância é uma forma sintética do hormônio humano alopregnanolona), que atua aumentando a inibição GABAérgica. Ele é administrado via endovenosa, ao longo de 60 horas. Por isso, sua disponibilidade é exclusiva de um programa de saúde restrito do país, no qual o medicamento só poderá ser aplicado em consultórios e clínicas específicos. Os efeitos colaterais incluem boca seca, ondas de calor, sedação excessiva ou perda súbita de consciência durante a administração. A grande vantagem do novo medicamento é o efeito rápido: começa a reduzir os sintomas da depressão em apenas 48 horas[23,24].

Nutracêuticos

O uso generalizado de nutracêuticos (suplementos padronizados e à base de nutrientes de grau farmacêutico) para diversos problemas médicos é normativo. Na verdade, o mercado de nutracêuticos é quase um quarto do tamanho do mercado farmacêutico global e deverá continuar a crescer acentuadamente nos próximos 5 anos. No entanto, a eficácia da maioria dos suplementos e nutracêuticos não está estabelecida. A fisiopatologia dos TD envolve uma variedade de anomalias, como alteração nos sistemas monoaminérgico e neuroendócrino, diminuição do fator neurotrófico derivado do cérebro (BDNF) e alterações nas citocinas. Vários desse mecanismos biológicos podem ser modulados por nutracêuticos como S-acetil-metionina (SAMe), 5-hidroxitriptofano (5-HTP), ácido eicosapentaenoico (EPA), zinco, e ácido fólico (ácido folínico ou metilfolato), com evidências emergentes para o uso de alguns desses nutracêuticos como antidepressivos adjuvantes; embora nenhum desses tenha sido aprovado pelos consensos de tratamento. Entretanto, um estudo metodologicamente correto mostrou que, ao contrário do que é advogado pela medicina nutricional como convencional em psiquiatria, a combinação com nutracêuticos foi inferior ao placebo em reduzir sintomas depressivos no TD. Esse estudo não mostrou sustentação para o uso de nutracêuticos e concluiu que as intervenções com nutracêuticos podem ser completamente ineficazes e mesmo iatrogênicas[23,30]. A medicina alternativa e as chamadas terapias complementares refletem o desespero e a desesperança de pacientes com TD resistente. A medicina de herbais (que inclui florais de Bach, medicina chinesa e *Ayurvédica*, homeopatia e *Unani*) não tem provado eficácia para o TD e não possui estudos controlados. Muitas pessoas que usam não estão cientes dos efeitos colaterais e das possíveis interações farmacológicas. A erva de São João tornou-se popular por algum tempo, mas as pesquisas não evidenciaram utilidade no tratamento da depressão[23,27,31].

Tratamentos psicológicos (psicoterapias)

Tratamentos psicológicos envolvem uma ampla variedade de intervenções que têm em comum o método de comunicação baseado em um modelo psicológico explicativo do adoecer (doença). Os tratamentos psicológicos compartilham muitos componentes comuns: o objetivo do tratamento é o alívio dos sintomas principais da depressão; seguem com atenção um método específico de administração da terapia (geralmente um manual); a psicoterapia foca na problemática atual do paciente; níveis aumentados de atividade são esperados pelo terapeuta, e modo que o paciente frequentemente recebe tarefas de casa; é esperado o monitoramento de sintomas, preferivelmente através de escalas de avaliação de depressão; psicoeducacão acerca da doença é um componente frequentemente usado; o tratamento é em geral de duração limitada e, muitas vezes, ocorre em paralelo com a farmacoterapia[32].

A escolha do tipo de tratamento psicológico deve levar em conta a eficácia, a qualidade e a disponibilidade do tratamento, assim como a preferência do paciente. Comparações entre as diversas formas de abordagem psicológicas são escassas devido a problemas metodológicos. Na Tabela 7 são listadas as recomendações para o tratamento psicológico agudo e de manutenção de acordo com seu nível de evidência de eficácia. Em geral, recomendam-se as intervenções com indicação de tratamento de primeira linha. As de segunda linha podem ser usadas quando as de primeira linha não estiverem disponíveis ou se mostrarem ineficazes. As de terceira linha são reservadas apenas para uso em centros especializados que também dispõem das intervenções de primeira e segunda linhas. Há um acúmulo de evidências que mostram que a combinação de tratamento psicológico e farmacológico é mais eficaz que o psicológico isoladamente com placebo[33].

Terapia de neuromodulação – estimulação cerebral

Terapias de neuromodulação invasiva e não invasiva representam um terceiro grupo das terapêuticas antidepressivas, além da farmacoterapia e dos tratamentos psicológicos, especialmente para o tratamento das depressões resistentes a tratamentos (DRT) convencionais. Todas as terapias variam no modo de aplicação (estimulação elétrica ou magnética), na resolução espacial (focal ou não focal), na intensidade (sublimiar, subconvulsiva, convulsiva) e no efeito antidepressivo ou neurocognitivo[34]. As terapias de neuromodulação aprovadas incluem a eletroconvulsoterapia (ECT) e a estimulação magnética transcraniana (rTMS) – outras terapêuticas continuam em investigação e serão discutidas mais a fundo no respectivo capítulo deste livro.

A ECT tem sido utilizada com sucesso durante muitos anos no tratamento da DRT, na depressão psicótica, depressão bipolar e em outras condições psiquiátricas; é um trata-

Tabela 7 Tratamentos psicológicos recomendados para o tratamento agudo e de manutenção do transtorno depressivo

Psicoterapia	Tratamento agudo	Tratamento de manutenção
TCC	Nível 1	Nível 1
TIP	Nível 1	Nível 2
Ativação comportamental	Nível 1	Nível 2
Terapia cognitiva baseada em mindfulness	Nível 2	Nível 1
Sistema de análise cognitivo-comportamental de psicoterapia	Nível 2	Nível 2
Terapia de resolução de problemas	Nível 2	Evidências insuficientes
Psicoterapia psicodinâmica de curta duração	Nível 2	Evidências insuficientes
TCC e TIP via telefone	Nível 2	Evidências insuficientes
Terapia assistida por internet e computador	Nível 2	Evidências insuficientes
Psicoterapia psicodinâmica de longa duração	Nível 3	Nível 3
Terapia de aceitação e comprometimento	Nível 3	Evidências insuficientes
Psicoterapia por videoconferência	Nível 3	Evidências insuficientes
Entrevista motivacional	Nível 4	Evidências insuficientes

Nível 1: primeira linha; nível 2: segunda linha; nível 3: terceira linha; TCC: terapia cognitivo comportamental; TIP: terapia interpessoal.
Fonte: Parikh et al., 2016[32].

mento de primeira escolha quando se necessita com urgência de uma resposta rápida e definitiva. O tratamento consiste de uma série de aproximadamente 12 sessões administradas 2-3 vezes por semana. A rTMS, assim como a sua forma aperfeiçoada, a *theta-burst stimulation* (TBS), é utilizada nas depressões que não responderam aos tratamentos farmacológicos convencionais[25,34]. Entretanto, metanálises demonstraram que o efeito placebo associado à realização do rTMS é bastante importante[35].

Exercício aeróbico

Exercício físico tem sido proposto como terapia alternativa para melhorar a depressão, sendo que um programa de exercícios de 4-12 semanas é necessário para a redução de sintomas depressivos. O exercício físico tem a vantagem de ter um perfil de efeitos colaterais favorável, baixo custo e pode ser adequado às necessidades do indivíduo (idade, presença de comorbidades médicas, estilo de vida e estado funcional). Mesmo assim, ainda não existe um consenso sobre o papel do exercício no tratamento da depressão. Junto com os vieses metodológicos dos estudos, o efeito nos sintomas da depressão não se sustenta ao longo do tempo. Por outro lado, o treinamento aeróbico por 4 semanas melhora significativamente a capacidade funcional em pacientes com TD e pode estar associado à eficácia terapêutica. Também pode diminuir a necessidade de doses elevadas de antidepressivos para atingir resposta[23,36].

MANEJO DO TD RESISTENTE A TRATAMENTO

Entre 20-40% dos pacientes tratados com medicação antidepressiva respondem minimamente e não conseguem atingir remissão completa; e destes, 50% responderão com o segundo tratamento medicamento antidepressivo. Desse total, de 10-30% vão apresentar sintomas residuais resistentes ao tratamento, disfunção social e ocupacional, declínio da saúde física, pensamentos suicidas, e/ou aumento da utilização de cuidados de saúde[4,37]. Várias definições e modelos de estadiamentos têm sido propostos para a definição de TD resistente[23] que levam em conta o número de falhas de tratamentos, com medicações em dose e tempo adequados, cronicidade e modalidades de tratamento utilizadas (ECT, classes das medicações, etc.)[38]. Recomenda-se em casos de TD resistente a reavaliação médica geral e psiquiátrica para identificar comorbidades e revisar o diagnóstico. A confusão diagnóstica entre depressão unipolar e bipolar é comum e contribui para a resposta pobre ao tratamento antidepressivo (Quadro 4)[39]. Exames clínicos como hemograma, dosagem de eletrólitos e hormônios tireoidianos devem ser solicitados, bem como ECG e avaliações hepática e renal, além de teste de gravidez, quando pertinente. Deve-se verificar a adesão ao tratamento e possíveis interações farmacológicas, que podem exigir mudanças de posologia ou ajuste de dose (Quadro 5)[40].

Quadro 4 Características da bipolaridade incipiente

- História familiar de transtorno bipolar (TB).
- Idade de início precoce.
- Mais episódios afetivos ao longa da vida.
- Episódio depressivo no periparto.
- Maior número de hospitalizações.
- Início rápido do episódio depressivo (em uma semana e na ausência de evento agudo crítico de vida).
- Episódios depressivos muito graves.
- Resposta precária a antidepressivos.
- Hipomania/mania induzida farmacologicamente.
- Características psicóticas no episódio depressivo.
- Sintomas depressivos atípicos.
- Sintomas subsindrômicos de hipomania/mania.
- História pregressa de elevação de humor.
- Impulsividade, agressividade ou hostilidade.
- Presença de sofrimento ansioso, comorbidade com uso de substâncias.
- A presença de sintomatologia mista hipo(mania) durante o episódio depressivo não constitui evidência única de TB.

Nota: é importante lembrar que um sintoma isolado não confirma o diagnóstico e que é necessário reunir evidências para estimar o risco de bipolaridade.
Fonte: Pandarakalam, 2018[27]; Stahl et al., 2017[39]; APA, 2014[41].

Quadro 5 Avaliação do TD resistente a tratamento

- Reavaliar o tratamento atual.
- O tratamento foi adequado? Subdose, tempo de uso inadequado e não adesão (por efeitos colaterais), abandono de tratamento ou uso inadequado da prescrição podem levar a pseudorresistência.
- Excedeu o limite superior de dosagem (apenas em pacientes tratados em centros especializados)?
- Verificar níveis sanguíneos da medicação quando disponíveis.
- Revisar diagnóstico diferencial – transtorno bipolar subclínico?
- Pesquisar sintomas psicóticos.
- Excluir um transtorno esquizoafetivo ou um transtorno não afetivo.
- Resposta parcial ou não resposta. Reavaliar a história pessoal de tratamentos anteriores.
- Explorar a dinâmica interpessoal e familiar. Excluir sintomas bipolares atenuados.
- Investigar comorbidades clínicas: hipotireoidismo, síndrome de Cushing, Parkinson, anemia, fatores nocivos, infecção viral, deficiências vitamínicas, deficiências dietéticas, entre outros.
- Investigar comorbidades psiquiátricas: uso, abuso ou dependência de álcool podem levar à depleção de triptofano; transtornos de ansiedade; transtornos alimentares, transtornos de personalidade, transtornos pós-traumáticos.
- Avaliar o risco de suicídio.
- Avaliar a personalidade pré-mórbida.
- Avaliar o concomitante de medicamentos não psiquiátricos: metildopa, bloqueadores beta, reserpina, esteroides, imunossupressores, anticolinérgicos, sedativos, entre outros.
- Avaliar a manutenção de fatores orgânicos.
- Investigar a adesão ao tratamento.
- Checar se há pressão por parte de familiares e amigos acerca do uso regular da medicação.
- Variações na rotina diária e viagens podem afetar a tomada das medicações.
- Verificar se as expectativas da equipe são realísticas. Observar escala de tempo para melhora.
- Verificar a motivação do paciente – é natural que o paciente se mostre desesperançoso.
- Interações medicamentosas: tabagismo, metabolizadores rápidos ou lentos, uso concomitante de medicamentos.

Fonte: Kennedy et al., 2016[4], Pandarakalam, 2018[27].

Para pacientes com resposta parcial, deve-se aumentar a dose do antidepressivo (algumas vezes em níveis superiores aos sugeridos na posologia, conforme tolerabilidade e eficácia) para atingir o nível plasmático adequado, de modo que, em metabolizadores rápidos, é imperativa a prescrição de doses adequadas. Para alguns antidepressivos, como a venlafaxina, doses baixas podem produzir efeito serotoninérgico específico, enquanto doses altas promovem ação dual. O aumento gradual da dose inclui titulação de 50-100% da dose, a cada 3-7 dias, dependendo da resposta e dos efeitos adversos. Em caso de não resposta ou resposta insatisfatória, recomenda-se trocar o medicamento por outro antidepressivo com maior evidência de eficácia. Outra estratégia para os casos em que há resposta parcial é a introdução de medicação adjuvante para potencializar o efeito antidepressivo, tal como lítio ou antipsicóticos atípicos (aripiprazol, quetiapina, olanzapina e, com menor grau de evidência, risperidona) (Tabela 6). Antipsicóticos atípicos têm se mostrado eficazes na potencialização, com diminuição da ansiedade e agitação[42,43]. Outras associações possíveis, embora com menor grau de evidência, são a triiodotironina (T3) ou a combinação de antidepressivos. As diferentes estratégias de tratamento para o TD resistente estão resumidas na Tabela 8.

A decisão entre substituir por outro antidepressivo ou associar uma medicação adjuvante leva em conta a reavaliação diagnóstica, a avaliação de tratamentos anteriores (incluindo o grau de resposta e a tolerabilidade), o uso racional da medicação adjuvante, a descontinuação da medicação que não foi benéfica e o monitoramento cuidadoso de sintomas clínicos, efeitos colaterais e funcionamento, para então avaliar o desfecho do episódio depressivo resistente a tratamento.

CONSIDERAÇÕES FINAIS

O elevado percentual de pacientes para os quais o tratamento medicamentoso antidepressivo falha é inerente à complexidade e à heterogeneidade da depressão, que inclui fenótipos e endofenótipos distintos; às limitações dos medicamentos antidepressivos comercializados até o momento; e ao manejo inadequado do tratamento pelo psiquiatra clínico. Ressalta-se a falha no diagnóstico clínico, a generalização do conceito de transtorno depressivo (ou transtorno depressivo maior), a não especificação de suas formas clinicas, a comorbidade com outras doenças psiquiátricas e médicas sistêmicas e. do lado farmacológico. a crença na eficácia antidepressiva para todos os tipos de depressão sem o reconhecimento de distintas eficácia e tolerabilidade[10,44]. Para aliviar o sofrimento desta enfermidade debilitante e potencialmente letal faltam novos compostos antidepressivos melhores em termos de eficácia, de início rápido de ação, segurança e tolerabilidade, que aumentem as taxas de remissão e diminuam as de recaída/recorrência e que sejam desprovidos de síndrome de descontinuação grave.

Tabela 8 Estratégias de tratamento do TD resistente a tratamento

Substituição de medicamento	A estratégia de troca recomendada é a de substituir por um antidepressivo com evidência de eficácia superior (ver Tabela 2). Cuidado com sintomas de descontinuação, perda da eficácia atingida inicialmente e com a expectativa do paciente ter que lidar com a espera para obter um novo benefício
Tratamento adjuvante ou associado	A estratégia se refere à associação de uma segunda medicação à inicial. O tratamento adjuvante inclui o termo combinação (associação de um segundo antidepressivo ao primeiro) ou acréscimo (associação de uma segunda medicação que não é um antidepressivo, como a triiodotironina, visto que outros medicamentos potencializadores, como lítio e quetiapina, possuem eficácia antidepressiva em monoterapia). As recomendações de tratamentos adjuvantes estão listadas na Tabela 6

Fonte: Kennedy et al., 2016[4]; Pandarakalam, 2018[27]; Moreno et al., 2018[16].

Vinheta clínica

C.T.F., 47 anos de idade, gênero masculino, economista, casado. Relata estar com baixo ânimo para executar tarefas do cotidiano, humor lábil, piora do desempenho sexual (falta de interesse), sono não reparador e certa indiferença afetiva (não se emociona positiva nem negativamente). Adicionalmente, relata pensamentos ruminantes sobre problemas cotidianos, além de pensamentos pessimistas sobre seu futuro. Apresenta esses sintomas há 4 meses, mas consegue fazer suas tarefas profissionais e sociais, ainda que com grande esforço. História de 3 episódios depressivos maiores (TDM) nos últimos 16 anos. Seus antecedentes familiares incluem mãe com história de transtorno de ansiedade e pai com relato de TDM durante o tratamento da neoplasia pulmonar. Em relação aos hábitos, o paciente nega uso de drogas, mas admite que, em seus momentos de crise, chegou a abusar do álcool para relaxar e facilitar o sono. Nega tabagismo.

Considerando a história e os sintomas atuais, o paciente foi diagnosticado com TDM (episódio depressivo moderado, F32.1, CID 10). A vortioxetina foi introduzida na dose de 5 mg na primeira semana, a fim de promover uma adaptação gradativa e evitar a ocorrência de efeitos colaterais. Durante as 2 primeiras semanas, o paciente se adaptou bem à nova medicação, sendo referida no segundo dia a ocorrência de prurido de intensidade leve em membros superiores e tórax, não havendo lesão de pele. Além disso, o paciente se queixou de náusea, a qual ocorreu de forma muito esporádica em alguns dias pela manhã, logo ao acordar, sem a necessidade de uso de antiemético. Após as 2 primeiras semanas, o paciente relatou que passou a notar um benefício inicial da medicação na sua disposição, sentindo que estava procrastinando menos para realizar tarefas e não ficava mais pensando de forma ruminante em problemas como antes. Na terceira semana de uso, foi constatada uma resposta parcial positiva, com uma redução de pouco mais de 25% na escala de sintomas HDRS-21. No início da quarta semana, observou-se mais uma resposta positiva na evolução do tratamento, com uma redução de 50% da pontuação na

HDRS-21; com isso, aumentou-se a dosagem de vortioxetina para 15 mg, com o intuito de otimizar e acelerar o tratamento antidepressivo. O sono do paciente mudou para um padrão de início mais rápido e mais reparador. A partir da quinta semana, o paciente já estava em eutimia, segundo a escala de sintomas HDRS-21. Adicionalmente, relatava uma melhora importante na sua capacidade de focar em tarefas e executá-las no ambiente profissional e familiar, ficando, consequentemente, menos ansioso e aflito. O paciente relatava que os problemas do dia a dia não pareciam mais tão assustadores e sem solução como antes. Na oitava semana de tratamento, o paciente seguia em eutimia, com bom funcionamento social e profissional, e complementarmente ressaltou que estava reagindo mais naturalmente às situações da vida e sentia que as suas emoções descongelaram, notando inclusive um retorno do seu desejo sexual. A medicação foi mantida em dose por 12 meses e após esse período a mesma foi retirada com sucesso, gradualmente, ao longo de 3 meses.

Para aprofundamento

- Ricken R, Wiethoff K, Reinhold T, Schietsch K, Stamm T, Kiermeir J, et al. Algorithm-guided treatment of depression reduces treatment cost-results from the randomized controlled German Algorithm Project (GAP11). J Affect Disord. 2011;134:249-56.
  - ⇨ **Os autores discutem a importância de utilizar guias de tratamento para obter melhores resultados em termos de eficiência do tratamento antidepressivo.**
- Kennedy SH, Lam RW, McIntyre RS, Tourjman SV, Bhat V, Blier P, et al. Canadian Network for Mood and Anxiety Treatments (CANMAT) 2016 clinical guidelines for the management of adults with major depressive disorder: Section 3 – Pharmacologycal treatments. Canadian J Psychiatr. 2016;61(9):540-60.
  - ⇨ **Artigo bastante completo que aborda desde os níveis de evidências dos medicamentos antidepressivos e suas recomendações de escolha, segurança e tolerabilidade, até estratégias em caso de não resposta.**
- Cipriani A, Furukawa TA, Salanti G, Chaimani A, Atkinson LZ, Ogawa Y, et al. Comparative efficacy and acceptabilitiy of 21 antidepressant drugs for the acute treatment of adults with major depressive disorder: A systematic review and network meta-analysis. Lancet. 2018;391:1357-66.
  - ⇨ **Os autores revisam de forma elegante o conceito de que todos os antidepressivos não são igualmente eficazes. Considero importante este artigo porque talvez isto justifique, de certa forma, um dos motivos pelos quais temos muitos pacientes "pseudorresistentes".**
- Moreno RA, Fernandes F, Moreno DH. Antidepressivos. In: Moreno RA, Cordás TA (orgs.). Condutas em psiquiatria: consulta rápida. 2. ed. Porto Alegre: Artmed; 2018. p. 49-100.
  - ⇨ **Este livro traz uma atualização do tratamento do TD, que inclui desde princípios gerais da ação de psicofármacos, antidepressivos e antipsicóticos, passando por psicoestimulantes e revisando também os cuidados em pacientes com situações clínicas especiais.**
- Blackburn TP. Depressive disorders: treatment failures and poor prognosis over the last 50 years. Pharmacol Res Perspect. 2019;7(3):E00472.
  - ⇨ **Nesta revisão por convite, o autor faz uma reflexão do porquê não houve avanços até o momento no tratamento do TD; aponta para as necessidades não atendidas no tratamento; revisa os motivos possíveis motivos; e aponta alternativas futuras na pesquisa clínica de tratamentos antidepressivos.**

REFERÊNCIAS BIBLIOGRÁFICAS

1. Organização Mundial da Saúde (OMS). Depression and other common mental disorders: global health estimates. Geneva: World Health Organization; 2017.
2. Uher R, Payne JL, Pavlova B, Perlis RH. Major depressive disorders in DSM-5: Implications for clinical practice and research of changes from DSM-IV. Depression and Anxiety. 2014;31(6):459-71.
3. Dean J, Keshavan M. The neurobiology of depression: An integrated view. 2017;27:101-11.
4. **Kennedy SH, Lam RW, McIntyre RS, Tourjman SV, Bhat V, Blier P, et al. Canadian Network for Mood and Anxiety Treatments (CANMAT) 2016 clinical guidelines for the management of adults with major depressive disorder: Section 3 – Pharmacologycal treatments. Canadlan J Psychiatr. 2016;61(9):540-60.**
   ⇨ **Revisão completa das diretrizes de tratamento do TD e do TD resistente a tratamento.**
5. Herzog DP, Wagner S, Ruckes C, Tadic A, Roll SC, Harter M, et al. Guidelines adherence of antidepressant treatment in outpatients with major depressive disorder: A naturalistic study. Eur Arch Psychiatry Clin Neuroscie. 2017;267:711-21.
6. Bauer M, Pfennig A, Linden M, Smolka MN, Neu P, Adli M. Efficacy of an algorithm-guided treatment compared with treatment as usual: a randomized, controlled study of inpatients with depression. J Clin Psychopharmacol. 2009;29:327-33.
7. Ricken R, Wiethoff K, Reinhold T, Schietsch K, Stamm T, Kiermeir J, et al. Algorithm-guided treatment of depression reduces treatment cost-results from the randomized controlled German Algorithm Project (GAP11). J Affect Disord. 2011;134:249-56.
8. Woo JM, Jeon HJ, Noh E, Kim HJ, Lee SW, Lee KK, et al. Importance of remission and residual somatic symptoms in health-related quality of life among outpatients with major depressive disorder: A cross-sectional study. Health Qual Life Outcomes. 2014;12:188.
9. Bauer M, Severus E, Köhler S, Whybrow PC, Angst J, Möller HJ, et al. World Federation of Societies of Biological Psychiatry (WFSBP) guidelines for biological treatment of unipolar depressive disorders. Part 2: Maintenance treatment of major depressive disorder-update 2015. World J Biol Psychiatry. 2015;16(2):76-95.
10. Cipriani A, Furukawa TA, Salanti G, Chaimani A, Atkinson LZ, Ogawa Y, et al. Comparative efficacy and acceptabilitiy of 21 antidepressant drugs for the acute treatment of adults with major depressive disorder: a systematic review and network meta-analysis. Lancet. 2018;391:1357-66.
11. Hilhouse TM, Porter JH. A brief history of the development of antidepressant drugs; from monoamines to glutamate. Exp Clin Psychopharmacol. 2015;23(1):1-21.
12. Milan MJ, Goodwin GM, Meyer-Lindenberg A, Ogren SO. Learning from the past and looking to the future: Emerging perspectives for improving the treatment of psychiatry disorders. Eur Neurophsychopharmacol. 2015;25(5):599-656.
13. Gartlehner G, Thaler K, Hill S, Hansen RA. How should primary care doctors select which antidepressants to administer? Curr Psychiatry Rep. 2012;14(4):360-9.

14. Arrow BA, Blasey C, Williams LM, Palmer DM, Rekshan W, Schatzberg AF, et al. Depression subtypes in predicting antidepressant response: A report from the iSPOT-D Trial. Am J Psychiatry. 2015;172(8):743-50.
15. Gentil V, Kerr-Correa F, Moreno R, D'Arrigo Busnello E, De Campos JA, Juruena MF, et al. Double-blind comparison of venlafaxine and amitriptyline in outpatients with major depression with or without melancholia. J Psychopharmacol. 2000;14(1):61-6.
16. **Moreno RA, Fernandes F, Moreno DH. Antidepressivos. In: Moreno RA, Cordás TA (orgs.). Condutas em psiquiatria: consulta rápida. 2. ed. Porto Alegre: Artmed; 2018. p. 49-100.**
    ⇨ **Um guia atualizado do tratamento da depressão, considerando todas os medicamentos disponíveis e discutindo aspectos farmacológicos e farmacocinéticos de antidepressivos e de outras substâncias com efeito antidepressivo.**
17. Moreno RA, Moreno DH, Macedo-Soares MB. Psicofarmacologia de antidepressivos. Rev Bras Psiquiatr. 1999;21:S24-40.
18. Baldwin D, Moreno RA, Briley M. Resolution of sexual dysfunction during acute treatment of major depression with milnacipram. Hum Psychopharmacol Clin Exp. 2008;23:527-32.
19. Versiani M, Moreno R, Ramakers-van-Moorsel CJA, Schutte AJ; Comparative Efficacy Antidepressants Study Group. Comparison of the effrects of mirtazapine and fluoxetine in sevrely depressed patients. CNS Drugs. 2005;19(2):137-46.
20. Richelson E. Treatment of acute depression. Psychiatr Clin North Am. 1993;16(3):461-78.
21. Schatzberg AF, DeBattista C. Augmentation strategies for treatment-resistant depression. In: Schatzberg AF, DeBattista C. Schatzberg's manual of clinical psychopharmacology. 9. ed. Washington: American Psychiatric Association Publishing; 2019. p. 539-96.
22. **van Westrhenen R, Aitchison KJ, Ingelman-Sundberg MI, Jukic MM. Pharmacogenomics of antidepressant drugs and antipsychotic treatment: How far we got and are we going? Frontier Psychiatry. 2020;11:1-11.**
    ⇨ **Apresentam ampla discussão sobre o papel da farmacogenômica e da medicina personalizada no TD.**
23. McIntyre RS, Filteau MJ, Martin L, Patry S, Carvalho A, Cha DS, et al. Treatment-resistant depression: Definitions, review of the evidence, and algorithmic approach. J Affect Disord. 2014;156:1-7.
24. Voineskos D, Daskalakis ZJ, Blumberger DM. Management of treatment-resistant depression: challenges and strategies. Neuropsychiatric Disease Treatment. 2020:16:221-34.
25. **Kraus C, Kadriu B, Lanzenberger R, Zarate Jr CA, Kasper S. Prognosis and improvement outcomes in major depression: a review. Translational Psychiatry. 2019;9:127.**
    ⇨ **Discute o desfecho no tratamento do TD, apresenta os fatores associados com o desfecho precário e sumariza as estratégias existentes e as novas estratégias de melhora.**
26. Daly EJ, Trivedi MH, Janik A, Li H, Zhang Y, Li X, et al. Efficacy of esketamine nasal spray plus oral antidepressant treatment for relapse prevention in patients with treatment-resistant depression: a randomized clinical trial. JAMA Psychiatry. 2019;76(9):893-903.
27. Pandarakalam JP. Challenges of treatment-resistant depression. Psychiatria Danubina. 2018;30(3):273-84.
28. Moreno RA. Intramuscular ketamine versus aripiprazole and escitalopram in the treatment of resistant depression (KETProject); 2020. Disponível em: www.clinicaltrials.gov.
29. Rawdin BJ, Mellon SH, Dhabhar FS, Epel ES, Puterman E, Su Y, et al. Dysregulated relationship of inflammation and oxidative stress in major depression. Brain, Behavior, and Immunity. 2013;31:143-52.
30. Sarris J, Byrne GJ, Stough C, Bousman C, Mischoulon D, Murphy J, et al. Nutraceuticals for major depressive disorder- more is not merrier: an 8 week double-blind, randomized, controlled trial. J Affect Diosrd. 2019;245:1007-15.
31. Moreno RA, Teng CT, Almeida KM, Tavares Jr H. Hypericum perforatum versus fluoxetine in the treatment of mild to moderate depression: A randomized double-blind trial in a Brazilian sample. Rev Brs Psiquiatr. 2005;28(1):29-32.
32. Parikh SV, Quilty LC, Ravitz P, Rosenbluth M, Pavlova B, Grigoriadis S, et al. Canadian Network for Mood and Anxiety Treatment (CANMAT) 2016 clinical guidelines for the management of adult with major depressive disorder: Section 2 – Psychological treatments. La Revue Canadienne de Psychiatrie. 2016;61(9):524-39.
33. Cuijpers P, De Wit L, Weitz E, Huibers MJH. The combination of psychotherapy and pharmacotherapy in the treatment of adult depression: a comprehensive meta-analysis. J Evid Based Psychother. 2015;15:147.
34. McClintock SM, Kallioniemi E, Martin DM, Kim JU, Weisenbach SL, Abbott CC. A critical review and synthesis of clinical and neurocognitive effects of noninvasive neuromodulation antidepressant therapies. Focus. 2019;17(1):18-21.
35. Razza LB, Moffa AH, Moreno ML, Carvalho AF, Padberg F, Fregni F, et al. A systematic review and meta-analysis on placebo response to repetitive transcranial magnetic stimulation for depression trials. Progress in Euro-Psychopharmacology & Biological Psychiatry. 2018;81:105-13.
36. Siqueira CC, Valiengo LL, Carvalho AF, Santos-Silva PR, Missio G, Sousa RT, et al. Antidepressant efficacy of adjunctive aerobic activity and associated biomarkers in major depression: A 4 week, randomized, single blind, controled trial. PLos One. 2016;11(5):1-11.
37. Al-Harbi KS. Treatment-resistant depression: therapeutic trends, challenges, and future directions. Patient Prefer Adherence. 2012;6:369-88.
38. Sousa RT, Zanetti MV, Brunoni AR, Machado-Vieira R. Challenging treatment-resistant major depressive disorder: A roadmap for improved therapeutics. Curr Neuropharmacol. 2015;13(5):616-35.
39. Stahl SM, et al 2017.
40. Ionescu DF, Rosenbaum JF, Alpert JE. Pharmacological approaches to the challenge of treatment-resistant depression. Dialogues Clin Neurosci. 2015;17(2):111-26.
41. American Psychiatric Association (APA). Manual diagnóstico e estatístico de transtornos mentais (DSM-5). 5. ed. Porto Alegre: Artmed; 2014.
42. Coplan JD, Aaronson CJ, Panthangi V, Kim Y. Treating comorbid anxiety and depression: Psychosocial and pharmacological approaches. World J Psychiatry. 2015;5(4):366-78.
43. McIntyre RS, Weiller E. Real world determinants of adjunctive antipsychotic prescribing for patients with major depressive disorder and inadequate response to antidepressants: A case review study. Adv Ther. 2015;32(5):429-44.
44. Blackburn TP. Depressive disorders: treatment failures and poor prognosis over the last 50 years. Pharmacol Res Perspect. 2019;7(3):E00472.

6

Tratamento do transtorno de ansiedade generalizada

Lucas Gandarela
Thiago Pacheco de Almeida Sampaio
Fábio Moraes Corregiari
Márcio Antonini Bernik

Sumário

Pontos-chave

- O transtorno de ansiedade generalizada (TAG) é um transtorno prevalente, crônico e incapacitante que tem opções seguras e eficazes de tratamento.
- Os tratamentos farmacológico e psicoterápico são opções igualmente eficazes.
- Os antidepressivos das classes inibidores seletivos da recaptação da serotonina (ISRS) e inibidores de recaptação de serotonina e noradrenalina (IRSN) são os tratamentos farmacológicos de primeira escolha. Outras opções como a pregabalina e a agomelatina também possuem boas evidências.
- Recomenda-se que o tratamento medicamentoso seja mantido por pelo menos 6 meses após a fase aguda, podendo ser prolongado de acordo com a particularidade de cada paciente.
- A terapia cognitivo-comportamental e o relaxamento aplicado são as intervenções psicológicas com maior evidência de eficácia.

INTRODUÇÃO

O transtorno de ansiedade generalizada (TAG) é uma condição comum, crônica e debilitante. Estima-se que 3,7% das pessoas apresentem esse diagnóstico ao longo da vida e 1,8% no último ano[1].

O TAG tem como principal característica a preocupação excessiva, generalizada e de difícil controle em um período mínimo de 6 meses, associada a outros sintomas ansiosos como tensão muscular, insônia e dificuldade de concentração. Por suas semelhanças com a ansiedade normal, o prejuízo e o sofrimento relacionados a esse transtorno costumam ser subestimados. Sabe-se hoje que indivíduos com TAG apresentam um prejuízo funcional semelhante àquele de portadores de doenças médico-sistêmicas crônicas[2].

O TAG é muitas vezes subdiagnotiscado e subtratado. Wittchen et al.[3] mostraram que 44% dos pacientes com TAG, sem comorbidade com depressão, não receberam nenhum tipo de intervenção para essa condição em serviços de atenção primária de saúde.

Alguns indivíduos com sintomas ansiosos de intensidade leve e por curta duração associados a eventos estressantes podem apresentar melhora sem nenhuma intervenção. No entanto, a maioria dos indivíduos que preenchem critérios para os transtornos de ansiedade tende a apresentar sintomas de forma persistente e incapacitante. A necessidade de tratamento é determinada pela intensidade e duração dos sintomas, o impacto nas atividades cotidianas e a presença de sintomas depressivos e outras comorbidades[4].

As principais formas de tratamento para o TAG são o medicamentoso, a psicoterapia ou a combinação de ambos. Deve-

-se escolher a modalidade de tratamento de acordo com a preferência do paciente, os efeitos adversos das medicações, a história de resposta ao tratamento, a latência do efeito do tratamento, a gravidade do quadro clínico, a presença de comorbidades e a disponibilidade da intervenção proposta[5].

TRATAMENTO FARMACOLÓGICO

Visão geral

Desde o reconhecimento da categoria diagnóstica do TAG, diversos fármacos foram testados em ensaios clínicos controlados com uma taxa de resposta que varia entre 44 e 81%[5].

No entanto, uma análise no Reino Unido revelou que 46% dos pacientes com TAG descontinuavam o medicamento prescrito após uma média de 3,7 meses[6], sendo a intolerância aos seus efeitos colaterais uma das possíveis razões.

É importante lembrar que o paciente com TAG tende a preocupar-se e sentir-se apreensivo com possíveis riscos, podendo apresentar dúvidas sobre o tratamento e seus possíveis efeitos adversos. Assumir uma postura empática e colocar-se à disposição para responder dúvidas e explicar os efeitos colaterais mais comuns dos medicamentos, principalmente no início do tratamento, pode reduzir essa apreensão.

As características gerais dos fármacos com maior nível de evidência para o tratamento do TAG estão resumidas na Tabela 1.

Tabela 1 Características gerais dos medicamentos para o tratamento do transtorno de ansiedade generalizada

Medicamento	Dosagens (mg/dia)	Vantagens	Desvantagens
ISRS Paroxetina Sertralina Escitalopram	 20-50 50-200 10-20	Perfil seguro Boa tolerabilidade Não geram dependência Indicado para comorbidades depressivas e ansiosas	Latência de 2 semanas para efeito Efeitos adversos, como disfunção sexual, insônia, aumento transitório da ansiedade, sintomas gastrintestinais
IRSN Venlafaxina Duloxetina	 75-225 60-120	Perfil seguro Boa tolerabilidade Não geram dependência Indicado para comorbidades depressivas e ansiosas	Latência de 2 semanas para efeito Efeitos adversos, como disfunção sexual, insônia, efeitos gastrintestinais, aumento transitório da ansiedade, aumento da pressão arterial
Agomelatina	25-50	Boa tolerabilidade Atua na insônia Não gera dependência Menor efeito adverso sexual	Menos evidência do que os inibidores seletivos Risco de alteração de enzimas hepáticas Não tem indicação para outros transtornos ansiosos
Pregabalina	200-600	Boa tolerabilidade Atua na insônia e em sintomas dolorosos Início de ação em 1 semana	Efeitos adversos, como sonolência, tontura, ganho de peso Não tem indicação para transtornos depressivos Dosagem fracionada ao longo do dia
Imipramina	25-200	Age também nos sintomas depressivos Não gera dependência	Perfil de efeitos colaterais mais intolerável: boca seca, sedação, obstipação, tontura, visão turva, ganho de peso Risco de superdosagem Latência de 2 semanas para início de efeito Ausência de estudos de longo prazo
Benzodiazepínicos Alprazolam Diazepam Lorazepam	 1-6 5-40 2-8	Alívio rápido dos sintomas ansiosos	Risco de sintomas de retirada de difícil manejo, ansiedade rebote e dependência física com seu uso crônico Não é indicado para transtornos depressivos Dosagem fracionada ao longo do dia
Quetiapina XR	50-300	Início da ação em 1 semana Não gera dependência	Risco de efeitos metabólicos de longo prazo como síndrome metabólica e diabetes
Buspirona	15-60	Não gera dependência	Menor efetividade na clínica Não é indicado para outros transtornos ansiosos ou depressão Dosagem fracionada ao longo do dia Latência de 2 semanas para início de efeito Sem estudos de longo prazo
Hidroxizina	37,5-50	Não gera dependência Rápido início de efeito	Evidência menos robusta que outros agentes Relatos imprecisos sobre tolerabilidade Ausência de estudos de longo prazo
Outros medicamentos Trazodona Vortioxetina	 50-400 5-10	 Menor efeito adverso sexual Não geram dependência	 Pouca evidência ou resultados inconsistentes Latência para início de efeito

IRSN: inibidor de recaptação de serotonina e noradrenalina; ISRS: inibidor seletivo de recaptação de serotonina.

Principais medicamentos utilizados no tratamento do TAG

Antidepressivos

Os antidepressivos da classe dos inibidores seletivos da recaptação de serotonina (ISRS) e dos inibidores de recaptação de serotonina e noradrenalina (IRSN) são tratamentos de primeira escolha para o TAG em diferentes diretrizes de recomendação clínica[4,7-9].

Além da eficácia demonstrada em diversos ensaios clínicos controlados, os ISRS e os IRSN costumam ser seguros e bem tolerados. Outra vantagem dessas classes de medicamentos é sua indicação para o tratamento da depressão, uma vez que aproximadamente 67% dos indivíduos com TAG apresentam um episódio depressivo ao longo da vida[10] e, frequentemente, os sintomas depressivos já estão presentes quando o paciente busca tratamento.

Apesar da boa tolerabilidade, orientar o paciente quanto aos efeitos colaterais mais comuns dos antidepressivos (como sintomas gastrintestinais, insônia, disfunção sexual, aumento transitório da ansiedade, cefaleia), assim como o tempo de latência comum de 2 a 4 semanas para início da resposta clínica pode auxiliar na adesão ao tratamento.

Inibidores seletivos da recaptação de serotonina (ISRS)

Diversos ensaios clínicos placebo-controlados demonstraram a eficácia e a tolerabilidade da paroxetina, da sertralina e do escitalopram no tratamento da fase aguda (entre 8 e 12 semanas) do TAG[7].

Não foram encontrados ensaios clínicos randomizados placebo-controlados com citalopram ou fluoxetina específicos para tratamento de pacientes com TAG. No entanto, dada a semelhança de mecanismo de ação com outros ISRS, também costumam ser considerados tratamento de primeira escolha.

Inibidores da recaptação de serotonina e noradrenalina (IRSN)

Com evidência favorável em ensaios clínicos controlados, a venlafaxina e a duloxetina foram incluídos nas principais diretrizes de tratamento desse transtorno[4,7,8].

Em uma metanálise, a venlafaxina e a duloxetina demonstraram eficácia em grandes amostras cumulativas (2.275 participantes fizeram uso de venlafaxina e 1.355 fizeram uso de duloxetina) sem uma descontinuação aumentada em relação ao placebo[11].

Em comparações entre medicamentos, a venlafaxina se mostrou tão eficaz quanto o escitalopram[12] e a duloxetina[13]. Quando comparado à pregabalina em estudo placebo-controlado, apenas a pregabalina demonstrou eficácia na melhora dos sintomas ansiosos[14]. A pregabalina e o escitalopram obtiveram melhor tolerabilidade dos seus efeitos colaterais do que a venlafaxina.

Segundo o National Institute for Health and Care Excellence (NICE)[9], a venlafaxina está recomendada apenas após falha do tratamento com a sertralina, devendo-se considerar sua tendência a produzir síndrome de retirada e risco aumentado de toxicidade na superdosagem.

Agomelatina

A agomelatina age como agonista dos receptores melatoninérgicos (MT1 e MT2), além de ter propriedades antagonistas do receptor serotoninérgico 5-HT2C.

A agomelatina (25 a 50 mg/dia) teve efeito nos sintomas ansiosos em pacientes com TAG em ensaio clínico controlado por placebo com duração de 12 semanas[15]. Quando comparada ao escitalopram, apresentou-se superior ao placebo na fase aguda do tratamento, porém com menor incidência de efeitos adversos que o escitalopram[16].

Uma desvantagem da agomelatina é seu potencial para alterar os níveis das enzimas hepáticas, sendo a sua monitoração necessária antes e durante o tratamento.

Antidepressivos tricíclicos

Entre os tricíclicos, a imipramina é o agente farmacológico com mais evidência na fase aguda do tratamento do TAG. Além de ter demonstrado eficácia superior ao placebo nos sintomas ansiosos, a imipramina obteve melhor resultado do que o alprazolam na redução de sintomas psíquicos do TAG[17]. No entanto, após a descoberta dos ISRS, essa classe de medicamentos deixou ser considerada tratamento de primeira linha, em razão de seu perfil de tolerabilidade e segurança.

Pregabalina

A pregabalina é o anticonvulsivante com maior evidência para o tratamento do TAG. Atribui-se seu mecanismo ansiolítico à sua ligação com alta afinidade à subunidade alfa-2-delta (α2δ) dos canais de cálcio voltagem-dependente do sistema nervoso central, reduzindo o influxo de cálcio pré-sináptico e, consequentemente, a liberação de neurotransmissores pelas vesículas pré-sinápticas[18].

No tratamento da fase aguda do TAG, a pregabalina mostrou-se eficaz em diversos ensaios clínicos controlados por placebo[4]. Apresentou também um efeito semelhante ao lorazepam[19], à venlafaxina[20] e ao alprazolam[21]. Em geral, a pregabalina foi bem tolerada pelos participantes e teve início de ação clínica após apenas 1 semana de tratamento.

Diversas dosagens da pregabalina foram utilizadas nos estudos de tratamento, variando entre 150 e 600 mg/dia. As dosagens entre 400 e 600 mg/dia foram associadas a maior benefício na redução da ansiedade, porém com maior relato de efeitos adversos, principalmente sonolência e tontura[22]. O uso de maiores doses da pregabalina também foi associado a um maior ganho de peso em estudo controlado por placebo de 4 semanas[21].

Quetiapina

A quetiapina é o único antipsicótico atípico com boa evidência de eficácia no tratamento do TAG. Seu efeito foi observado já na 1ª semana de tratamento nas dosagens de 50 e

150 mg/dia na formulação XR[23]. Em outros estudos de fase aguda, teve efeito semelhante ao escitalopram (10 mg/dia)[24] e à paroxetina (20 mg/dia)[25]. Nesses últimos, a quetiapina XR foi usada entre 50 e 300 mg/dia, com início do efeito perceptível a partir do 4º dia de tratamento.

A despeito da eficácia demonstrada nos estudos, o perfil de efeitos colaterais de curto e longo prazo dessa classe medicamentosa (como risco de desenvolvimento de síndrome metabólica, diabetes e, mais recentemente, discinesia tardia) desaconselha seu uso como estratégia de tratamento de primeira linha no manejo do TAG.

Benzodiazepínicos

Apesar de vasta evidência sobre a eficácia dessa classe de medicamentos em estudos de curto prazo no tratamento do TAG, os benzodiazepínicos não fazem parte do tratamento de primeira linha desse transtorno. Isso porque há risco de desenvolvimento de sintomas de retirada de difícil manejo e ansiedade rebote associado ao seu uso crônico. Como os sintomas do TAG são crônicos, há uma maior chance de problemas associados ao uso prolongado dessa classe medicamentosa. Além disso, os benzodiazepínicos não são indicados para tratamento da depressão, comorbidade frequente nos pacientes que sofrem de TAG.

Dessa forma, a prescrição dos benzodiazepínicos nesses pacientes seria adequada apenas para uso de curto prazo no alívio rápido dos sintomas agudos e intensos de ansiedade e nos pacientes que não responderam a outros tratamentos de primeira linha e apresentam sintomas de intensidade grave, persistente e prejudicial[4].

Buspirona

A buspirona é um agente serotoninérgico da classe das azapironas que atua como agonista parcial dos receptores 5-HT1A. Na década de 1980, 2 estudos controlados por placebo observaram eficácia da buspirona no TAG, comparável àquela dos benzodiazepínicos. Na mesma época, dois estudos não publicados não demonstraram diferença em relação ao placebo.

Uma desvantagem do uso da buspirona é sua falta de eficácia para outros transtornos de ansiedade frequentemente comórbidos com o TAG, como transtorno de pânico, transtorno de ansiedade social e depressão. Em vista destes fatos, não é um tratamento de primeira escolha para o TAG[7].

Hidroxizina

A hidroxizina atua como antagonista do receptor histamínico H1 e leve antagonista do receptor de serotonina 5-HT2. Alguns ensaios clínicos demonstraram seu efeito ansiolítico em comparação com o placebo e semelhante aos benzodiazepínicos e a buspirona em períodos de até 3 meses[7]. No entanto, dados os efeitos sedativos, deve ser apenas usado quando outros medicamentos não obtiveram resposta ou foram mal tolerados. Sedação e efeitos anticolinérgicos em doses mais elevadas (visão turva, confusão, *delirium*, entre outros) estão entre os possíveis efeitos adversos[8].

Outros medicamentos

A trazodona teve eficácia semelhante ao diazepam e superior ao placebo em um ensaio clínico de 8 semanas na dose média de 255 mg/dia, porém menor tolerabilidade pelos efeitos colaterais como tontura e confusão. A vortioxetina, nas dosagens entre 2,5 e 10 mg/dia, apresentou resultados contraditórios quando comparada ao placebo em três estudos de fase aguda[26].

TRATAMENTOS MEDICAMENTOSOS COMBINADOS

Existem poucos estudos que avaliaram a adição de algum medicamento após falta de resposta com ISRS. A pregabalina (150 a 600 mg/dia) foi mais eficaz do que o placebo em estudo de 8 semanas em 356 pacientes com histórico de falta de resposta ao tratamento[27]. A quetiapina, apesar dos resultados positivos como monoterapia, teve resultados inconsistentes ou negativos quando utilizada como estratégia de aumento no tratamento do TAG[28-30].

Outros antipsicóticos atípicos como risperidona[31], olanzapina[32], ziprasidona[33] e aripiprazol[34] também vêm sendo estudados para pacientes que não responderam a antidepressivos. No entanto, são estudos com amostras pequenas, com resultados negativos ou inconsistentes e maior índice de descontinuação por causa dos efeitos adversos nos pacientes em uso dos antipsicóticos.

TRATAMENTO MEDICAMENTOSO DE MANUTENÇÃO E DURAÇÃO DO TRATAMENTO

Estudos de manutenção são necessários, atualmente, para registro de novas indicações de medicamentos. Apesar da cronicidade do curso do TAG, ainda não existe consenso sobre o tempo de duração ideal para seu tratamento. Estudos farmacológicos após resposta ou remissão na fase aguda do TAG têm servido como direção para determinar a duração do tratamento.

Pacientes com TAG que obtiveram resposta na fase aguda com paroxetina, escitalopram, venlafaxina, duloxetina, agomelatina, pregabalina, quetiapina XR ou vortioxetina e mantiveram uso dessas medicações na mesma dosagem de melhora dos sintomas tiveram desfechos melhores (menor frequência ou maior latência para recaída) do que aqueles que tiveram seus medicamentos substituídos por placebo[35].

A maioria desses estudos teve duração de 24 a 26 semanas, porém 3 avaliaram períodos maiores: entre 48 e 76 semanas. Um estudo demonstrou um resultado importante: os pacientes que mantiveram a venlafaxina por 12 meses tiveram menos recaídas do que os que interromperam o medicamento aos 6 meses[36].

Sendo assim, em casos de eficácia e boa tolerabilidade, recomenda-se manutenção do tratamento por pelo menos 6 meses e, idealmente 12 meses, após a fase aguda do tratamento, devendo esse período ser prolongado de acordo com as particularidades de cada paciente.

COMPARAÇÃO E COMBINAÇÃO ENTRE PSICOTERAPIA E FARMACOTERAPIA

Apesar de geralmente usarem critérios de inclusão e medidas de eficácia diferentes, os tratamentos medicamentosos e a psicoterapia, isoladamente, apresentam eficácia semelhante após tratamentos de curta duração[9]. Não está bem definido se existem diferenças de longo prazo entre estas modalidades de tratamento. De qualquer modo, quando existe comorbidade com depressão, é importante o tratamento com antidepressivos ou o tratamento combinado[37].

Uma proporção significativa de pacientes com TAG não apresenta resposta satisfatória com terapia cognitivo-comportamental (TCC) ou farmacoterapia. Apesar da combinação de psicoterapia e farmacoterapia ser frequentemente usada na prática clínica, existem poucos estudos que compararam a eficácia do tratamento combinado com psicoterapia ou farmacoterapia isoladamente.

Um estudo não mostrou ganhos ao se combinar buspirona e TCC[38]. No entanto, o poder do estudo foi baixo. Sessenta pacientes foram randomizados para receber: (1) buspirona mais treinamento de manejo da ansiedade; ou (2) buspirona e terapia não diretiva; ou (3) placebo e treinamento de manejo de ansiedade; ou (4) placebo e terapia não diretiva. Não houve diferenças entre os quatro grupos, sendo que todos apresentaram melhora. Outro estudo mostrou que a combinação de diazepam e TCC foi mais eficaz do que diazepam sozinho[39]. Os resultados mostraram que a combinação teve um resultado melhor, com 90,5% dos pacientes no grupo de tratamento combinado mostrando melhora clinicamente significante. Este estudo é difícil de interpretar porque as amostras foram pequenas, o diagnóstico não era estabelecido por entrevista estruturada, foram usados critérios do DSM-III e não foi avaliado se a TCC foi implementada corretamente. Crits-Christoph et al.[40] não encontraram benefícios adicionais da combinação de TCC e venlafaxina XR em comparação com venlafaxina XR sozinha no tratamento do TAG. Os pacientes haviam participado de um ensaio clínico e foram aleatorizados para receber ou não tratamento adicional com TCC. Os autores avaliaram que a boa resposta à venlafaxina havia deixado pouco espaço para benefícios adicionais, inclusive por um menor engajamento dos pacientes nas técnicas oferecidas.

Em uma série de casos, Wetherell et al.[41] encontraram que a adição de TCC ao tratamento com ISRS aumentou a resposta ao tratamento e diminuiu a frequência de recaída quando o medicamento foi retirado. Três quartos dos pacientes que receberam TCC foram capazes de interromper a medicação e permanecer bem. O mesmo grupo[42] observou que adicionar TCC a um ISRS pode ser útil em indivíduos com 60 anos ou mais. A combinação com TCC reduziu a gravidade das preocupações, especialmente quando os ISRS não foram eficazes nesse sentido. Neste estudo, tanto o ISRS como a TCC foram capazes de prevenir recaídas e 75% dos pacientes em TCC conseguiram interromper a medicação e permanecer bem *versus* 57% daqueles que interromperam o ISRS sem tratamento psicoterápico, porém o poder baixo do estudo não permitiu que a significância estatística fosse alcançada.

Assim, o tratamento combinado é pouco estudado e não deve ser oferecido rotineiramente como tratamento de primeira escolha. Por outro lado, pode ser uma boa opção em pacientes com resposta parcial a um ISRS ou venlafaxina ou para evitar a recaída quando se pretende retirar a medicação.

TRATAMENTO SEQUENCIAL DO PACIENTE COM TAG

O tratamento sequencial do TAG é apresentado na Figura 1. O tratamento do TAG deve ser iniciado com um tratamento de primeira lin ha, que pode ser psicoterápico (TCC e o relaxamento aplicado) ou medicamentoso (ISRS e IRSN), conforme principais diretrizes internacionais[7,9]. Dentre os medicamentos dessas categorias, a paroxetina, o escitalopram, a venlafaxina e a duloxetina são aprovados pelo Food and Drug Administration (FDA). A sertralina também demonstrou eficácia em ensaios clínicos controlados e pode ser considerada tratamento de primeira linha. Pacientes sem resposta ou com resposta parcial à TCC devem receber um medicamento de primeira linha como segundo passo e vice-versa. Quando não há resposta ao primeiro medicamento de primeira linha, outra medicação de primeira linha deve ser tentada. Em pacientes que não responderam inicialmente a um ISRS, um IRSN ou a pregabalina podem ser tentados. Caso não haja resposta, pode-se tentar uma medicação de terceira linha ou a combinação de medicamentos. São opções de tratamento medicamentoso para paciente sem resposta às medicações de primeira linha os benzodiazepínicos, a buspirona, a quetiapina, a hidroxizina e a agomelatina. A adição da pregabalina a um antidepressivo (ISRS ou IRSN) é superior a continuar o tratamento apenas com o antidepressivo[27]. Estudos pequenos controlados com placebo sugerem a potencialização de antidepressivos com antipsicóticos (olanzapina, quetiapina, risperidona)[29,31,32], mas as evidências para potencialização com quetiapina são inconsistentes[23,30]. A trazodona e a vortioxetina, apesar dos resultados inconsistentes, podem ser utilizadas em pacientes que não responderam bem a outros tratamentos.

Em todos os pontos de decisão, reavaliar o diagnóstico diferencial e o diagnóstico de comorbidades clínicas e psiquiátricas.

TRATAMENTO PSICOTERÁPICO DO TAG

O primeiro tratamento não farmacológico para o TAG a ter sua eficácia demonstrada em ensaios clínicos aleatorizados foi o relaxamento aplicado (RA), desenvolvido na década de 1980 pelo pesquisador clínico sueco Lars-Göran Öst[43]. A premissa teórica que sustentava essa intervenção era a de que pessoas com TAG apresentavam dificuldades para relaxar por falta de repertório adequado e, portanto, necessitavam de uma intervenção que as ensinassem a fazê-lo. O RA baseia-se em técnicas de relaxamento bastante conhecidas, como o relaxamento controlado por sinal (RCE)[44], o relaxamento diferencial (RD)[45] e, especialmente, o

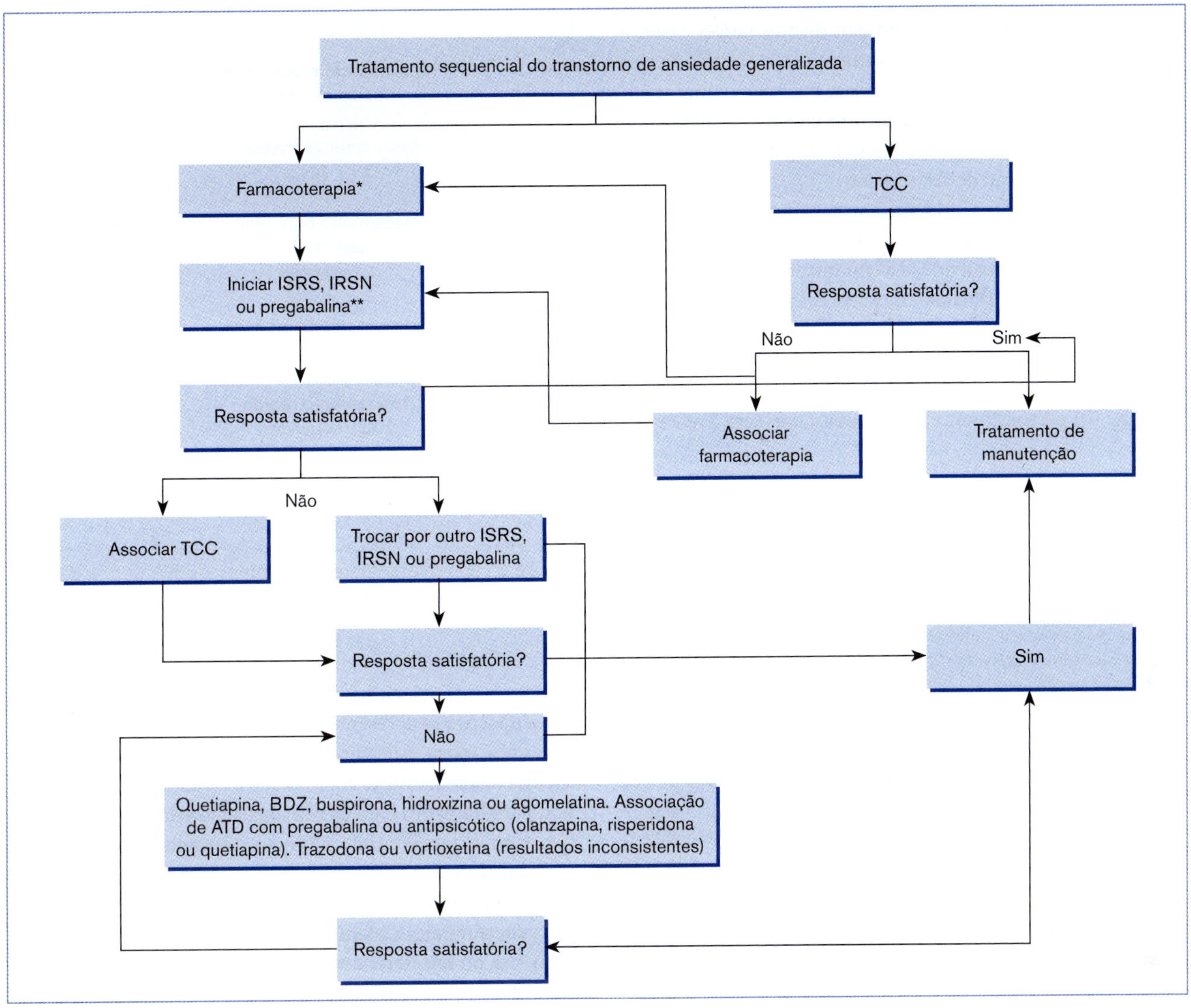

Figura 1 Tratamento sequencial do transtorno de ansiedade generalizada.

*Caso haja comorbidade com depressão moderada a grave, dar preferência para o tratamento medicamentoso (antidepressivos) como opção inicial.

**Iniciar preferencialmente com ISRS, em razão do melhor perfil de efeitos colaterais. Caso não haja resposta satisfatória, avaliar substituir por IRSN ou pregabalina.

ATD: antidepressivo; BDZ: benzodiazepínicos; IRSN: inibidores de recaptura de serotonina e noradrenalina; ISRS: inibidores seletivos de recaptura de serotonina; TCC: terapia cognitivo-comportamental.

relaxamento muscular progressivo (RMP), desenvolvido ainda na segunda década do século passado pelo psiquiatra norte americano Edmund Jacobson[45]. O RMP parte da compreensão de que a ansiedade é um estado psicofisiológico antagônico ao relaxamento, estando estes respectivamente relacionados à ativação simpática e parassimpática do sistema nervoso autônomo. Ao ser incorporada pelos protocolos de RA, tal compreensão passou a considerar a ansiedade como um fenômeno envolvendo processos cognitivos, afetivos e comportamentais, além dos fisiológicos, em uma relação de influência mútua. Portanto, ao aprender a reduzir a ansiedade em um desses sistemas (no caso, a tensão muscular), o indivíduo conseguiria atenuar também a ativação dos demais, resultando em uma redução holística, em cadeia, da resposta ansiosa.

Nota-se que o RA se diferencia de outras técnicas de relaxamento por caracterizar-se como uma habilidade de enfrentamento, que pode ser aplicada em qualquer contexto, sempre que o indivíduo perceber-se ansioso. Para isso, deve-se ensinar o paciente a identificar sinais de ansiedade e a aplicar, rapidamente, técnicas breves de relaxamento (de 20 a 30 segundos) previamente treinadas. O uso regular do RA resultaria em uma mudança duradoura no padrão de resposta (ansioso) habitual do indivíduo com TAG e, consequentemente, na redução dos sintomas.

O RA é considerado até hoje um tratamento de primeira linha para o TAG[9]. O protocolo tem entre 10 e 12 sessões, e pode ser dividido em 8 etapas, demonstradas no Quadro 1 e também na Figura 2[43].

Vale ressaltar que alguns pacientes apresentam reação paradoxal ao RA, fenômeno que ficou conhecido como ansiedade induzida por relaxamento (AIR). Entretanto, estudos recentes indicam que a AIR não impede a melhora clínica daqueles que seguem o tratamento. Há indícios de que, nesses casos, a melhora clínica ocorra via processamento emocional[46]. Nesses casos, os exercícios de RA funcionariam mais como uma exposição à vulnerabilidade, ao risco de uma ameaça inesperada ou de experimentar um contraste emocional negativo do que como treino de autoindução de relaxamento.

Essa questão torna evidente a necessidade de identificar, com maior clareza, como se relacionam os processos psicológicos e fisiológicos envolvidos na sintomatologia do TAG e na melhora clínica produzida por intervenções psicológicas. O psicólogo da Universidade da Pensilvânia, Thomas Borkovec, foi pioneiro no estudo dos mecanismos psicológicos do TAG, comparando especialmente três populações: (a) pessoas pouco preocupadas; (b) pessoas muito preocupadas, mas sem TAG; e (c)

Quadro 1 As 8 etapas do protocolo de relaxamento aplicado (RA)

1. Auto-observação e monitoramento: identificando desencadeantes de ansiedade e aprendendo a discriminar reações fisiológicas, afetivas, cognitivas e comportamentais.
2. Relaxamento muscular progressivo: ensinado durante as sessões e praticado diariamente (idealmente 2 vezes/dia), os exercícios consistem em tensionar moderadamente pequenos grupos musculares por 3 a 4 segundos e relaxar, em sequência, até que o corpo todo esteja livre de tensões. A atenção no contraste com a sensação de tensão muscular ajuda no atingimento de níveis mais profundos de relaxamento. A técnica de respiração diafragmática é ensinada previamente e aplicada nos momentos de relaxamento.
3. Relaxamento passivo: conforme o paciente avança, a prática vai sendo encurtada, aplicando a técnica a vários grupos musculares em conjunto até que a tensão muscular não seja mais necessária e o indivíduo consiga relaxar apenas soltando a musculatura de todo o corpo.
4. Relaxamento controlado por sinal[44]: uma palavra (em geral "relaxe") é associada ao estado de relaxamento ao repeti-la durante toda a prática, no momento em que o paciente solta a respiração e a musculatura. Após praticar sistematicamente por algum tempo, a palavra associada poderá evocar sozinha o estado de relaxamento.
5. Relaxamento diferencial: quando o paciente estiver conseguindo relaxar com mais facilidade, o terapeuta o ensina a relaxar os músculos não recrutados para a atividade em curso (p. ex., soltar os ombros enquanto digita no teclado do computador). O paciente passa a praticar a técnica em ambiente natural, durante suas atividades cotidianas, utilizando também o relaxamento controlado por sinal.
6. Relaxamento rápido: em 20 a 30 s, paciente deverá (a) fazer entre 1 e 3 respirações profundas, soltando lentamente o ar, (b) pensar "relaxe" antes de cada expiração e (c) identificar partes do corpo tensas e relaxá-las ao máximo. O paciente é orientado a praticar diariamente (15 a 20 vezes/dia) em situações pouco ansiogênicas e previamente estabelecidas.
7. Treino para aplicação: 2 a 3 sessões são dedicadas a exposições breves (10-15 minutos) aos mais variados contextos ansiogênicos, nos quais o paciente aplica o relaxamento rápido.
8. Manutenção: orienta-se o paciente a praticar a técnica pelo menos 1 vez/dia e em quaisquer situações nas quais sentir-se ansioso.

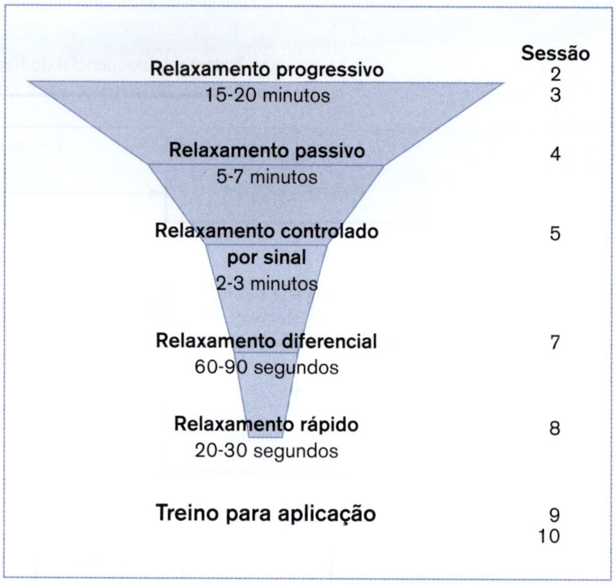

Figura 2 Os diferentes componentes do RA com a duração aproximada de cada etapa.

pessoas com TAG. Nessa linha de pesquisa, ele observou que as preocupações se apresentavam de formas diferentes, com padrões funcionais específicos nessas três populações, e elaborou a teoria da preocupação como esquiva (Figura 3)[47,48], que se tornou paradigmática para os principais modelos teóricos cognitivo-comportamentais do TAG que o sucederam.

Em síntese, a teoria propõe que, como parte de um sistema comportamental de defesa, as preocupações seriam mantidas pela eliminação, atenuação ou adiamento de estimulações aversivas; ou seja, seria um tipo de esquiva cognitiva, que ocorreria fundamentalmente de três maneiras: (a) para evitar desfechos indesejáveis pela evocação de um encadeamento de processos orientados a soluções de problemas potenciais; (b) para manter a ansiedade tônica elevada, atenuando o impacto emocional de estímulos ansiogênicos inesperados; e (c) como uma estratégia de controle emocional, usando o efeito inibitório das preocupações (enquanto processo verbal/linguístico) nas reações autonômicas frente a imagens relacionadas à ameaça, e distraindo o indivíduo de conteúdos imagéticos mais aversivos.

Borkovec observou que, enquanto o primeiro tipo de preocupação é ubíquo e não distingue pessoas com e sem TAG, os outros dois são bastante característicos de pessoas com o transtorno e estariam associados a um padrão patológico de funcionamento. De modo geral, ao atenuar a resposta somática de ansiedade aguda, a preocupação impediria a extinção das respostas de ansiedade frente a estímulos ansiogênicos (i. e., processamento emocional[49]). Sendo a preocupação mantida pelo alívio de um desconforto subjetivo (i. e., resposta ansiosa aguda), a consequente falha de processamento emocional levaria à cronificação dessa forma de esquiva cognitiva, mantendo constantemente elevados os níveis de ansiedade tônica.

Nas décadas de 1970 e 1980, terapias que integravam o modelo cognitivo de Aaron Beck e técnicas de TCC começaram a

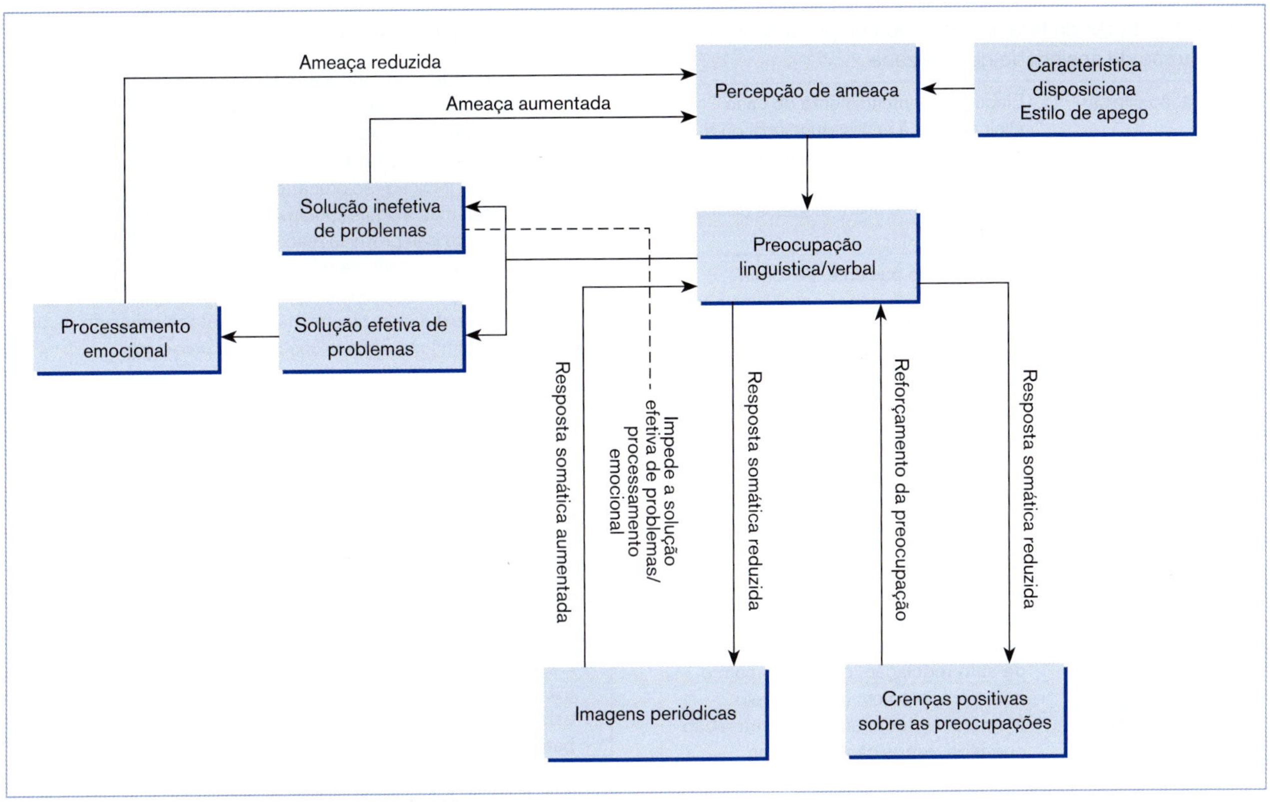

Figura 3 Modelo da preocupação como esquiva[50].

acumular evidências de eficácia no tratamento do TAG e passaram a incorporar o RA aos seus protocolos, sendo até hoje o tratamento psicológico de escolha para o transtorno[9]. Entretanto, no TAG, a TCC apresenta eficácia inferior à obtida no tratamento dos outros transtornos de ansiedade[51], o que incentivou a busca por intervenções clínicas mais eficazes e ensejou o surgimento de novos protocolos de TCC, sustentados por modelos teóricos elaborados a partir de achados experimentais mais recentes. Embora todos esses modelos compartilhassem, em grande medida, suas bases teóricas cognitivo-comportamentais e, muitas vezes, se apoiassem em um mesmo conjunto de estudos, cada um articulou esses achados de modo a privilegiar processos específicos, cujo comprometimento constituiria-se, em tese, no mecanismo psicopatológico central do transtorno: as preocupações como esquiva, a metacognição, a intolerância às incertezas, a esquiva experiencial, a desregulação emocional ou a esquiva do contraste emocional negativo[26]. Cada um desses modelos sustenta um protocolo específico de TCC para o TAG, com eficácia demonstrada em ensaios clínicos controlados[50,52].

Apesar de a última metanálise Cochrane não ter demonstrado superioridade da TCC sobre terapias de apoio ativas[53], ensaios clínicos aleatorizados mais recentes têm demonstrado a superioridade de protocolos baseados nesses novos modelos, comparados com terapias de apoio (i. e., modelo baseado em aceitação[26]) e com protocolos de TCC tradicional (i. e., modelo de intolerância às incertezas[54]; e modelo metacognitivo[55]). Isso indica que a emergência de novos modelos e a atualização e o refinamento de seus protocolos têm representado um avanço da abordagem cognitivo-comportamental no tratamento do TAG. Uma descrição mais detalhada desses modelos e de seus respectivos protocolos de intervenção pode ser encontrada em Behar et al.[50] e Sampaio et al.[26].

Apesar dessa diversidade de modelos, a Tabela 2 apresenta alguns elementos comuns, ou muito frequentemente presentes, nos diferentes protocolos de intervenção cognitivo-comportamentais para o TAG.

Apesar de o processo terapêutico cognitivo-comportamental seguir, tradicionalmente, protocolos estruturados e orientados por diagnósticos psiquiátricos específicos, perspectivas mais recentes têm proposto mudanças em diferentes aspectos desse formato. A perspectiva transdiagnóstica do protocolo unificado (PU) de Barlow et al.[56] focam em processos supostamente comuns a diferentes transtornos de ansiedade, podendo ser aplicado em grupos mais heterogêneos de pacientes ansiosos. No ensaio clínico aleatorizado citado, o PU mostrou eficácia equivalente e menor taxa de abandono, quando comparado com protocolo de TCC específico para o TAG.

Outra proposta recente é o que Hoffman e Hayes[57] chamaram de TCC baseada em processo, uma abordagem mais idiográfica, focada na identificação dos processos envolvidos especificamente no funcionamento de cada indivíduo, em vez de seguir protocolos com passos pré-definidos a partir do diagnóstico formal. Para a modificação desses processos, o terapeu-

Tabela 2 Etapas da terapia cognitivo-comportamental para o transtorno de ansiedade generalizada

1. Avaliação clínica	Elabora um entendimento do caso clínico, toma a análise funcional ou a conceituação cognitiva como base (a depender do embasamento teórico do terapeuta) e utiliza modelos clínicos do TAG.
2. Psicoeducação	Apresenta ao paciente, de forma didática, os processos envolvidos em seu quadro clínico e como a terapia pode promover as mudanças necessárias para sua melhora.
3. Automonitoramento	Treina o paciente a observar, relatar e registrar os episódios de preocupação e ansiedade, aumentando seu autoconhecimento e possibilitando uma avaliação mais objetiva da evolução do tratamento.
4. Exercícios e práticas específicas	Normalmente são ensinados durante as sessões e praticados como tarefas de casa. Visam a ampliar um repertório de autorregulação, de acordo com o que é proposto em cada modelo (treino em relaxamento, reestruturação cognitiva, exposição a cenários catastróficos imaginados, práticas formais de atenção plena [*mindfulness*], entre outros).
5. Aplicação	Na vida cotidiana e em situações mais desafiadoras (p. ex., atenção plena informal e/ou relaxamento aplicado durante as atividades do dia a dia, ou quando a pessoa se expõe a contextos particularmente ansiogênicos).
6. Avaliação dos resultados	Além do relato da experiência pessoal do paciente e das impressões do terapeuta, utilizam-se os dados obtidos nos registros de auto-observação, escalas e questionários, sempre relacionando com as metas traçadas para a terapia.
7. Prevenção de recaída	O paciente é orientado a como utilizar as ferramentas aprendidas na terapia quando houver lapsos (ressurgimento ou piora pontual dos sintomas).

ta cognitivo-comportamental utiliza intervenções e técnicas empiricamente validadas, de acordo com a necessidade particular de cada caso, definida a partir de uma avaliação clínica sustentada em um dos dois pilares teóricos da TCC (i. e., o comportamentalismo e o cognitivismo). Ensaios clínicos controlados e conduzidos em diferentes centros de pesquisa são necessários para confirmar a eficácia dessas propostas no TAG.

No Quadro 2, são apresentadas algumas das principais técnicas de TCC para o TAG conforme apresentadas por Borkovec e Sharpless[47], que devem ser aplicadas a partir da avaliação clínica de cada caso particular.

Quadro 2 Algumas técnicas da TCC

- Dessensibilização por autocontrole: é uma variação da técnica de dessensibilização sistemática[58] proposta por Goldfried[59]. Por meio da exposição a conteúdos ansiogênicos imaginados e do treino em relaxamento, a técnica não tem como objetivo a produção de inibição recíproca (como na dessensibilização sistemática), mas a aquisição ativa de um repertório de enfrentamento das próprias reações proprioceptivas da ansiedade, via técnicas de relaxamento, que deverá ser treinada e depois aplicada em situações ansiogênicas reais.
- Controle de estímulos: alcançado pelo estabelecimento de um momento e um local específicos para se preocupar voluntariamente, todos os dias, enquanto posterga para esta hora as preocupações que ocorrerem ao longo do dia – tão logo sejam notadas – voltando a atenção para o momento presente (as preocupações devem ser gravadas ou registradas numa lista e são checadas no momento e local designados). O objetivo da técnica é diminuir a frequência de preocupações ao longo do dia. Isso ocorreria porque (a) ao registrar a preocupação, a pessoa garante que esta terá a devida atenção, facilitando a retomada do foco da atenção na atividade em curso, e (b) com o tempo, o local e o horário escolhidos adquirem controle sobre o ato de se preocupar.
- Zonas livres de preocupação: uma variação mais simples da estratégia de controle de estímulos, que consiste em estabelecer um espaço particular (p. ex., carro, sala de estar, banheiro) em que se postergará a preocupação para qualquer momento em que a pessoa estiver fora dessa área e, após ter sido bem-sucedida nessa primeira área, novas "zonas livres" são gradativamente incluídas.
- Restruturação cognitiva: por meio do questionamento socrático e do desafio de pensamentos e crenças, visando à aquisição de perspectivas interpretativas variadas e mais flexíveis em relação a situações e desfechos negativos imaginados.
- Monitoramento do resultado das preocupações: envolve o registro diário das preocupações, descrevendo os desfechos temidos, e a revisão dos acontecimentos passados para checar se, e em que medida, estes realmente ocorreram.
- Valores intrínsecos e o foco atencional no momento presente (ou foco no processo): realizado no momento em que se posterga as preocupações ou em que se engaja em comportamentos associados a desfechos incertos e importantes (p. ex., ao se preparar para uma prova) e, atualmente, também, por meio de práticas meditativas, especialmente a atenção plena/*mindfulness*.
- Valores intrínsecos e vida livre de expectativas: visa a atenuar a expectativa ansiosa ensinando o paciente a motivar-se mais pelo processo do que pelo resultado (p. ex., fazer 1 hora de caminhada, 3 vezes/semana, em vez de motivar-se para perder 5 quilos; ou comprometer-se com o aumento do número de horas diárias de estudo, em vez de motivar-se pela aprovação em um concurso). O terapeuta discute com o paciente como a valorização excessiva do resultado e do reconhecimento social atrelado ao sucesso (valores extrínsecos) podem gerar ansiedade, preocupações e comportamentos de esquiva, na medida em que desfechos incertos adquirem função legitimadora do valor do indivíduo enquanto pessoa. Após a identificação de princípios, que descrevem formas de agir cujo valor é intrínseco, o paciente aprende a medir a si mesmo e a seus comportamentos mais por seu alinhamento a esses princípios do que pelos resultados obtidos. Paradoxalmente, ao diminuir a importância relativa do resultado, o desempenho tende a melhorar, por reduzir a ansiedade e os comportamentos de esquiva.

CONSIDERAÇÕES FINAIS

Todo médico deve estar familiarizado com os sintomas do TAG, uma vez que, frequentemente, os pacientes se apresentam com queixas somáticas em unidades de atenção primária. Na avaliação destes pacientes, é muito importante pesquisar por sintomas depressivos e abuso de substâncias, especialmente álcool e sedativos. O tratamento inicial pode ser psicoterápico (TCC) ou medicamentoso. O tratamento medicamentoso é preferível quando há comorbidade com depressão. São opções de tratamento medicamentoso de primeira linha os ISRS, os IRSN e a pregabalina.

Vinheta clínica

M.J.L., 47 anos, sexo feminino, é advogada e mãe de uma filha de 16 anos. Considera que sempre foi muito preocupada com tudo e sofreu com o estresse, mas via isso como algo natural. Apesar de períodos de insônia e da dificuldade para relaxar mesmo em períodos de lazer com a família ("tinha uma sensação de que estava perdendo tempo, apesar de saber que aquele tempo era importante"), nunca procurara um tratamento. Há 2 anos, o marido de M. faleceu em decorrência de um câncer que evoluiu rapidamente. Ela passou por um período de luto e fez psicoterapia nessa época e considerava que tinha ficado bem. Contudo, M. viu-se como a única responsável por sustentar a casa e cuidar da filha. Apesar de, nesse período, ter conseguido uma promoção no escritório em que trabalha, as preocupações foram piorando progressivamente.

No momento da consulta inicial, tinha a sensação de que estava "esperando algo ruim acontecer o tempo todo". Preocupa-se particularmente com "pendências" do trabalho, que poderiam ser coisas simples como um e-mail que precisaria mandar, e com a filha. "Estou atormentando a vida dela. Toda hora quero saber se está tudo bem." Os sintomas foram piorando ao longo destes 2 anos, mas se tornaram mais intensos há 6 meses. Neste período, passou a ter dificuldade para iniciar o sono ("a cabeça não desliga"), tem se sentido fadigada, com dores nas costas, mais irritada e cometendo erros básicos no trabalho por desatenção. Após o período de luto, não voltou a ter sintomas depressivos, mas estava sentindo que as coisas estavam "perdendo um pouco a graça". Sentia-se um pouco culpada nestes últimos meses, pois tinha começado a namorar ("Um rapaz um pouco mais jovem. Nada sério."). Recebeu o diagnóstico de transtorno de ansiedade generalizada. Achava que não havia espaço na sua vida para psicoterapia naquele momento e optou por iniciar escitalopram 10 mg/dia. A paciente também foi orientada quanto à natureza da ansiedade, sobre seu caráter adaptativo em níveis normais e seu caráter disfuncional em níveis desproporcionais. Foi orientada quanto ao efeito esperado com a medicação, inclusive, quanto à demora nos efeitos benéficos e aos efeitos colaterais. Optou por não usar medicação para o sono porque tinha "medo de ficar dependente".

Após 1 mês, retornou bem melhor, conseguindo administrar suas preocupações, com melhora do padrão do sono e buscando incluir atividades de lazer e atividades físicas na sua rotina. No entanto, queixava-se de disfunção sexual: "perdi completamente o desejo". Diante da boa resposta ao medicamento, optou-se por manter a medicação e iniciar TCC com o objetivo de retirar a medicação o mais rápido possível. Depois de 2 meses, ela mantinha a melhora e estava engajada na terapia. Como mantinha diminuição importante da libido, dificuldade de excitação e anorgasmia, optou-se por reduzir a dose para 5 mg/dia. Houve uma melhora parcial destes efeitos colaterais, o que permitiu continuar o tratamento de manutenção da medicação até completar 6 meses. A paciente optou por não retirar precocemente a medicação por receio da piora dos sintomas, apesar do bom efeito da terapia. Depois disso, a medicação foi retirada com sucesso, e a paciente permaneceu bem fazendo sessões de manutenção de TCC.

Para aprofundamento

- Gandarela L, Bernik MA. Tratamento farmacológico do transtorno de ansiedade generalizada. In: Bernik M, Savoia M, Lotufo Neto F. A clínica dos transtornos ansiosos e transtornos relacionados: a experiência do Projeto AMBAN. São Paulo: Edimédica; 2019. p.201-18.
  - ⇨ **Capítulo publicado recentemente que aborda de forma mais detalhada os ensaios clínicos de cada medicamento, além de incluir informações sobre outras drogas com menor evidência.**
- Sampaio T, Martins D, Pimenta G, Jorge RC. Terapias cognitivo-comportamentais do transtorno de ansiedade generalizada. In: Bernik M, Savoia M, Lotufo Neto F. A clínica dos transtornos ansiosos e transtornos relacionados: a experiência do Projeto AMBAN. São Paulo: Edimédica; 2019. p.219-32.
  - ⇨ **O capítulo aborda com mais profundidade cada um dos principais modelos cognitivo-comportamentais atuais de TAG, descrevendo os protocolos de atendimento desenvolvidos a partir deles.**
- Katzman MA, Bleau P, Blier P, Chokka P, Kjernisted K, Van Ameringen M, et al. Canadian clinical practice guidelines for the management of anxiety, posttraumatic stress and obsessive-compulsive disorders. BMC Psychiatry. 2014;14 Suppl 1(Suppl 1):S1.
  - ⇨ **Diretrizes clínicas para o tratamento de transtornos relacionados à ansiedade, baseadas em uma extensa revisão atualizada das evidências disponíveis.**

REFERÊNCIAS BIBLIOGRÁFICAS

1. Ruscio AM, Hallion LS, Lim CCW, Aguilar-Gaxiola S, Al-Hamzawi A, Alonso J, et al. Cross-sectional comparison of the epidemiology of DSM-5 generalized anxiety disorder across the globe. JAMA Psychiatry. 2017;74(5):465-75.
2. Kessler RC, Mickelson KC, Barber C. The effects of chronic medical conditions on work impairment. In: Rossi AS, editor. Caring and doing for

others: social responsibility in the domains of the family, work and community. Chicago: University of Chicago Press; 2001.

3. Wittchen HU, Kessler RC, Beesdo K, Krause P, Höfler M, Hoyer J. Generalized anxiety and depression in primary care: prevalence, recognition and management. J Clin Psychiatry. 2002;63(suppl. 8):24-34.
4. **Baldwin DS, Anderson IM, Nutt DJ, Allgulander C, Bandelow B, den Boer JA, et al. Evidence-based pharmacological treatment of anxiety disorders, post-traumatic stress disorder and obsessive-compulsive disorder: a revision of the 2005 guidelines from the British Association for Psychopharmacology. J Psychopharmacol. 2014;28(5):403-39.**
   ⇨ **Diretrizes clínicas para tratamento dos transtornos relacionados à ansiedade da Associação Britânica de Psicofarmacologia baseada em vasta revisão da literatura com recomendações atualizadas.**
5. Bandelow B, Boerner RJ, Kasper S, Linden M, Wittchen H-U, Möller H-J. The diagnosis and treatment of generalized anxiety disorder. Dtsch Arztebl Int. 2013;110(17):300-9; quiz 310.
6. Chollet J, Saragoussi D, Clay E, François C. A clinical research practice datalink analysis of antidepressant treatment patterns and health care costs in generalized anxiety disorder. Value Health. 2013;16(8):1133-9.
7. Katzman MA, Bleau P, Blier P, Chokka P, Kjernisted K, Van Ameringen M; Canadian Anxiety Guidelines Initiative Group on behalf of the Anxiety Disorders Association of Canada/Association Canadienne des troubles anxieux and McGill University, et al. Canadian clinical practice guidelines for the management of anxiety, posttraumatic stress and obsessive-compulsive disorders. BMC Psychiatry. 2014;14 Suppl 1:S1.
8. Bandelow B, Sher L, Bunevicius R, Hollander E, Kasper S, Zohar J, et al. Guidelines for the pharmacological treatment of anxiety disorders, obsessive-compulsive disorder and posttraumatic stress disorder in primary care. Int J Psychiatry Clin Pract. 2012;16(2):77-84.
9. National Institute for Health and Care Excellence (NICE). National Collaborating Centre for Mental Health and the National Collaborating Centre for Primary Care. Generalised anxiety disorder and panic disorder (with or without agoraphobia) in adults. Londres: NICE Clinical Guideline. 2011;113.
10. Kessler RC, DuPont RL, Berglund P, Wittchen HU. Impairment in pure and comorbid generalized anxiety disorder and major depression at 12 months in two national surveys. Am J Psychiatry. 1999;156(12):1915-23.
11. **Slee A, Nazareth I, Bondaronek P, Liu Y, Cheng Z, Freemantle N. Pharmacological treatments for generalised anxiety disorder: a systematic review and network meta-analysis. Lancet. 2019;393(10173):768-77.**
    ⇨ **Artigo recente com revisão sistemática e atual dos ensaios clínicos randomizados de farmacoterapia com adultos com diagnóstico de TAG.**
12. Bose A, Korotzer A, Gommoll C, Li D. Randomized placebo-controlled trial of escitalopram and venlafaxine XR in the treatment of generalized anxiety disorder. Depress Anxiety. 2008;25(10):854-61.
13. Hartford J, Kornstein S, Liebowitz M, Pigott T, Russell J, Detke M, et al. Duloxetine as an SNRI treatment for generalized anxiety disorder: results from a placebo and active-controlled trial. Int Clin Psychopharmacol. 2007;22(3):167-74.
14. Kasper S, Herman B, Nivoli G, Van Ameringen M, Petralia A, Mandel FS, et al. Efficacy of pregabalin and venlafaxine-XR in generalized anxiety disorder: results of a double-blind, placebo-controlled 8-week trial. Int Clin Psychopharmacol. 2009;24(2):87-96.
15. Stein DJ, Ahokas AA, De Bodinat C. Efficacy of agomelatine in generalized anxiety disorder: a randomized, double-blind, placebo-controlled study. J Clin Psychopharmacol. 2008;28(5):561-6.
16. Stein DJ, Ahokas A, Márquez MS, Höschl C, Oh KS, Jarema M, et al. Agomelatine in generalized anxiety disorder: an active comparator and placebo-controlled study. J Clin Psychiatry. 2014;75(4):362-8.
17. Hoehn-Saric R, McLeod DR, Zimmerli WD. Differential effects of alprazolam and imipramine in generalized anxiety disorder: somatic versus psychic symptoms. J Clin Psychiatry. 1988;49(8):293-301.
18. Strawn JR, Geracioti L, Radjev N, Clemenza K, Levine A. Pharmacotherapy for generalized anxiety disorder in adults and pediatric patients: an evidence-based treatment review. Expert Opin Pharmacother. 2018;19(10):1057-70.
19. Feltner DE, Crockatt JG, Dubovsky SJ, Cohn CK, Shrivastava RK, Targum SD, et al. A randomized, double-blind, placebo-controlled, fixed-dose, multicenter study of pregabalin in patients with generalized anxiety disorder. J Clin Psychopharmacol. 2003;23(3):240-9.
20. Montgomery SA, Tobias K, Zornberg GL, Kasper S, Pande AC. Efficacy and safety of pregabalin in the treatment of generalized anxiety disorder: a 6-week, multicenter, randomized, double-blind, placebo-controlled comparison of pregabalin and venlafaxine. J Clin Psychiatry. 2006;67(5):771-82.
21. Rickels K, Pollack MH, Feltner DE, Lydiard RB, Zimbroff DL, Bielski RJ, et al. Pregabalin for treatment of generalized anxiety disorder: a 4-week, multicenter, double-blind, placebo-controlled trial of pregabalin and alprazolam. Arch Gen Psychiatry. 2005;62(9):1022-30.
22. **National Collaborating Centre for Mental Health (NCCMH). Generalised anxiety disorder in adults: management in primary, secondary and community care. Leicester: British Psychological Society; 2011.**
    ⇨ **Guia de tratamento desenvolvido pela NCCMH que abrange temas relevantes tanto para pacientes com TAG como profissionais responsáveis pelos cuidados desses pacientes nos diversos níveis de atenção à saúde.**
23. Khan A, Joyce M, Atkinson S, Eggens I, Baldytcheva I, Eriksson H. A randomized, double-blind study of once-daily extended release quetiapine fumarate (quetiapine XR) monotherapy in patients with generalized anxiety disorder. J Clin Psychopharmacol. 2011;31(4):418-28.
24. Merideth C, Cutler AJ, She F, Eriksson H. Efficacy and tolerability of extended release quetiapine fumarate monotherapy in the acute treatment of generalized anxiety disorder: a randomized, placebo controlled and active-controlled study. Int Clin Psychopharmacol. 2012;27(1):40-54.
25. Bandelow B, Chouinard G, Bobes J, Ahokas A, Eggens I, Liu S, et al. Extended-release quetiapine fumarate (quetiapine XR): a once-daily monotherapy effective in generalized anxiety disorder. Data from a randomized, double-blind, placebo- and active-controlled study. Int J Neuropsychopharmacol. 2010;13(3):305-20.
26. de Almeida Sampaio TP, Jorge RC, Martins DS, Gandarela LM, Hayes-Skelton S, Bernik MA, et al. Efficacy of an acceptance-based group behavioral therapy for generalized anxiety disorder. Depress Anxiety. 2020.
27. Rickels K, Shiovitz TM, Ramey TS, Weaver JJ, Knapp LE, Miceli JJ. Adjunctive therapy with pregabalin in generalized anxiety disorder patients with partial response to SSRI or SRNI treatment. Int Clin Psychopharmacol. 2012;27(3):142-50.
28. Khan A, Atkinson S, Mezhebovsky I, She F, Leathers T, Pathak S. Extended release quetiapine fumarate (quetiapine XR) as adjunct therapy in patients with generalized anxiety disorder and a history of inadequate treatment response: a randomized, double-blind study. Ann Clin Psychiatry. 2013;25(4):E7-22.
29. Altamura AC, Serati M, Buoli M, Dell'Osso B.. Augmentative quetiapine in partial/nonresponders with generalized anxiety disorder: A randomized, placebo-controlled study. Int Clin Psychopharmacol. 2011;26(4):201-5.
30. Simon NM, Connor KM, LeBeau RT, Hoge EA, Worthington 3rd JJ, Zhang W, et al. Quetiapine augmentation of paroxetine CR for the treatment of refractory generalized anxiety disorder: preliminary findings. Psychopharmacology (Berl.). 2008;197(4):675-81.
31. Brawman-Mintzer O, Knapp RG, Nietert PJ. Adjunctive risperidone in generalized anxiety disorder: a double-blind, placebo-controlled study. J Clin Psychiatry. 2005;66(10):1321-5.
32. Pollack MH, Simon NM, Zalta AK, Worthington JJ, Hoge EA, Mick E, et al. Olanzapine augmentation of fluoxetine for refractory generalized anxiety disorder: a placebo controlled study. Biol Psychiatry. 2006;59(3):211-5.
33. Lohoff FW, Etemad B, Mandos LA, Gallop R, Rickels K. Ziprasidone treatment of refractory generalized anxiety disorder: a placebo-controlled, double-blind study. J Clin Psychopharmacol. 2010;30(2)185-9.
34. Menza MA, Dobkin RD, Marin H. An open-label trial of aripiprazole augmentation for treatment-resistant generalized anxiety disorder. J Clin Psychopharmacol. 2007;27(2):207-10.
35. Mochcovitch MD, Freire RCR, Garcia RF, Nardi AE. Can long-term pharmacotherapy prevent relapses in generalized anxiety disorder? A systematic review. Clin Drug Investig. 2017;37(8):737-43.
36. Rickels K, Etemad B, Khalid-Khan S, Lohoff FW, Rynn MA, Gallop RJ. Time to relapse after 6 and 12 months treatment of generalized anxiety disorder with venlafaxine extended release. Arch Gen Psychiatry. 2010;67(12):1274-81.

37. Ballenger JC, Davidson JRT, Lecrubier Y, Nutt DJ, Borkovec TD, Rickels K, et al. Consensus statement on generalized anxiety disorder from the international consensus group on depression and anxiety. J Clin Psychiatry. 2001;62(Suppl 11):5358.
38. Lader M, Scotto JC. A multicentre double-blind comparison of hydroxyzine, buspirone and placebo in patients with generalized anxiety disorder. Psychopharmacology (Berl). 1998;139(4):402-6.
39. Power KG, Simpson RJ, Swanson V, Wallace LA. Controlled comparison of pharmacological and psychological treatment of generalized anxiety disorder in primary care. Br J Gen Pract. 1990;40(336):289-94.
40. Crits-Christoph P, Newman MG, Rickels K, Gallop R, Gibbons MB, Hamilton JL, et al. Combined medication and cognitive therapy for generalized anxiety disorder. J Anxiety Disord. 2011;25(8):1087-94.
41. Wetherell JL, Stoddard JA, White KS, Kornblith S, Nguyen H, Andreescu C, et al. Augmenting antidepressant medication with modular CBT for geriatric generalized anxiety disorder: a pilot study. Int J Geriatr Psychiatry. 2011;26(8):869-75.
42. Wetherell JL, Petkus AJ, White KS, Nguyen H, Kornblith S, Andreescu C, et al. Antidepressant medication augmented with cognitive-behavioral therapy for generalized anxiety disorder in older adults. Am J Psychiatry. 2013;170(7):782-9.
43. Öst LG. Applied relaxation: description of an effective coping technique. Scandinavian Journal of Behaviour Therapy. 1988;17(2):83-96.
44. Russell RK, Sipich JF. Cue-controlled relaxation in the treatment of test anxiety. Journal of Behavior Therapy and Experimental Psychiatry. 1973;4(1):47-9.
45. Jacobson E. Progressive relaxation. Chicago: University of Chicago Press; 1938.
46. Kim H, Newman MG. The paradox of relaxation training: Relaxation induced anxiety and mediation effects of contrast avoidance in generalized anxiety disorder and major depressive disorder. J Affect Disord. 2019;259:271-8.
47. Borkovec TD, Sharpless B. Generalized anxiety disorder: bringing cognitive-behavioral therapy into the valued present. In: Hayes SC, Follette VM, Linehan MM, editores. Mindfulness and acceptance: expanding the cognitive-behavioral tradition). Nova York: Guilford Press; 2004. p.209-42.
48. Borkovec TD, Alcaine OM, Behar E. Avoidance theory of worry and generalized anxiety disorder. In: Heimberg R, Turk C, Mennin DS, editores. Generalized anxiety disorder: advances in research and practice. Nova York: Guilford Press; 2004. p.77-108.
49. Foa EB, Kozak MJ. Emotional processing of fear: exposure to corrective information. Psychol Bul. 1986;99(1):20-35.
50. **Behar E, DiMarco ID, Hekler EB, Mohlman J, Staples AM. Current theoretical models of generalized anxiety disorder (GAD): conceptual review and treatment implications. J Anxiety Disord. 2009;23(8):1011-23.**
    ⇨ **Artigo apresenta e analisa os principais modelos cognitivo-comportamentais e seus protocolos de atendimento, traçando possíveis aproximações e divergências, articulando-os com achados clínicos e experimentais.**
51. Craske MG, Waters AM. Panic disorder, phobias, and generalized anxiety disorder. Annu Rev Clin Psychol. 2005;1:197-225.
52. Newman MG, Llera SJ. A novel theory of experiential avoidance in generalized anxiety disorder: a review and synthesis of research supporting a contrast avoidance model of worry. Clin Psychol Rev. 2011;31(3):371-82.
53. Hunot V, Churchill R, Silva de Lima M, Teixeira V. Psychological therapies for generalised anxiety disorder. Cochrane Database Syst Rev. 2007;24(1):1-92.
54. Dugas MJ, Brillon P, Savard P, Turcotte J, Gaudet A, Ladouceur R, et al. A randomized clinical trial of cognitive-behavioral therapy and applied relaxation for adults with generalized anxiety disorder. Behav Ther. 2010;41(1):46-58.
55. Nordahl HM, Borkovec TD, Hagen R, Kennair LEO, Hjemdal O, Solem S, et al. Metacognitive therapy versus cognitive-behavioural therapy in adults with generalised anxiety disorder. BJPsych Open. 2018;4(5):393-400.
56. Barlow DH, Farchione TJ, Bullis JR, Gallagher MW, Murray-Latin H, Sauer-Zavala S, et al. The unified protocol for transdiagnostic treatment of emotional disorders compared with diagnosis-specific protocols for anxiety disorders: a randomized clinical trial. JAMA Psychiatry. 2017;74(9):875-84.
57. Hofmann SG, Hayes SC. The future of intervention science: process-based therapy. Clin Psychol Sci. 2019;7(1):37-50.
58. Wolpe J, Lazarus AA. Behavior therapy techniques: a guide to the treatment of neuroses. Elmsford: Pergamon Press; 1966.
59. Goldfried MR. Systematic desensitization as training in self-control. J Consult Clin Psychol. 1971;37(2):228-34.
60. Hayes-Skelton S, Rçoemer L, Orsillo SM, Borkovec TD. A contemporary view of applied relaxation for generalized anxiety disorder. Cogn Behav Ther. 2013;42(4):292-302. Artigo escrito em homenagem à história e ao desenvolvimento do RA. Apresenta atualizações sobre os mecanismos de ação, dados de pesquisa e as estratégias de tratamento do RA.
61. Rickels K, Pollack MH, Sheehan DV, Haskins JT. Efficacy of extended-release venlafaxine in no depressed outpatients with generalized anxiety disorder. Am J Psychiatry. 2000;157(6):968-74.

7

Tratamento do transtorno de pânico e agorafobia

Márcio Antonini Bernik
Mariangela Gentil Savoia
Alan Campos Luciano
Ricardo Castilho da Silva
Fábio Moraes Corregiari

Sumário

Pontos-chave

- O tratamento do transtorno do pânico visa a diminuição da frequência e gravidade das crises de pânico, da ansiedade antecipatória na expectativa de novas crises, ataques de pânico com sintomas limitados ou subcrises e a redução das esquiva agorafóbica e hipocondríaca.
- Os inibidores seletivos de recaptação de serotonina (ISRS) são considerados tratamento de primeira linha. Os benzodiazepínicos podem ser associados com os ISRS durante as primeiras semanas de tratamento para minimizar os efeitos de ativação inicial e piora da ansiedade, facilitando a adesão ao tratamento.
- A combinação entre tratamentos farmacológicos e terapia cognitivo-comportamental (TCC) é considerada a mais eficaz no tratamento do TP. O tratamento farmacológico tende a suprimir os ataques de pânico rapidamente, diminuindo o nível de ansiedade. Isto favorece o início da terapia comportamental cognitiva, que trabalhará visando à aquisição de habilidades de enfrentamento.

INTRODUÇÃO

Os primeiros relatos sobre um tratamento farmacológico para a condição médica que hoje chamamos transtorno de pânico (TP) são de 1959. King e Crawford Little[1] publicaram sobre a completa remissão de 9 pacientes que estavam antes presos ao lar após o uso do tiopental usando os protocolos desenvolvidos por Martin Roth na Universidade de NewCastle Upon Tyne. No mesmo ano Martin Roth publica sobre o uso de um inibidor da MAO[2-4]. Donald Klein trabalhando no hospital Hillside em Nova Iorque, usou a resposta à imipramina, um neuroléptico putativo, para separar a ansiedade aguda paroxística (transtorno de pânico) da ansiedade generalizada[5,6].

Hoje existem evidências que tanto formas específicas de psicoterapia e farmacoterapia possuem eficácia demonstrada no TP por estudos de alocação aleatória e controlados por placebo.

Cinco dimensões clínicas exigem atenção no tratamento do TP[7]:

- Ataques de pânico completos e incompletos.
- Ansiedade antecipatória.
- Medos fóbicos relacionados ao TP.
- Bem-estar geral.
- Incapacitação.

Deste modo, o tratamento visa à redução da frequência e da intensidade dos ataques de pânico, da ansiedade antecipatória, da evitação agorafóbica, da hipervigilância de sintomas somáticos e à remissão completa desses sintomas com retorno ao nível pré-mórbido de funcionamento[8]. O TP, contudo, exibe elevadas taxas de resistência à terapêutica. Observam-se entre 17 e 64% de não resposta à farmacoterapia em ensaios clínicos de curto prazo e 20 a 40% de não resposta completa à farmacoterapia associada à terapia cognitivo-comportamental (TCC) em condições clínicas[8]. Os fatores comumente associados à resposta terapêutica ruim são:

- Cronicidade da doença.
- Maior gravidade basal.
- Esquiva agorafóbica moderada ou extensa.
- Medos e esquiva hipocondríaca intensos.
- Visitas frequentes a serviços de emergência.
- Comorbidades psiquiátricas com outros transtornos de ansiedade, com a depressão ou transtornos de personalidade.
- Desemprego, situação social de vulnerabilidade.
- Demora na resposta à medicação.
- Pouca adesão à terapêutica.

Neste capítulo abordaremos os recursos e evidências das abordagens farmacológicas e psicoterapêuticas disponíveis. Vale ressaltar que a comorbidade do transtorno do pânico com a agorafobia piora o prognóstico e tem respostas inferiores ao tratamento. A abordagem da agorafobia não associada ao transtorno de pânico, especificamente, concentra-se na psicoterapia cognitiva comportamental, normalmente não apresentando resultados significantes apenas com as intervenções farmacológicas.

TRATAMENTO FARMACOLÓGICO

Visão geral

Os inibidores seletivos da recaptação de serotonina (ISRS), inibidores da recaptação de serotonina e noradrenalina (IRSN), os antidepressivos tricíclicos como a imipramina e a clomipramina (ADT) e os benzodiazepínicos (BZD) possuem eficácia demonstrada em diversos ensaios controlados e não há evidências incontroversas para recomendar uma destas classes de medicamentos em relação a outra em termos de eficácia[9]. Segundo o protocolo do National Institute for Health and Care Excellence[10], a escolha da terapêutica, portanto, resultará da avaliação de diversos fatores como: idade do paciente, resposta aos tratamentos prévios, tolerabilidade, preferência pessoal, custo, risco de interação medicamentosa e risco de morte por envenenamento acidental ou proposital. Nesse contexto, os ISRS são as medicações de primeira linha pela sua eficácia comprovada, perfil de efeitos colaterais favoráveis, maior tolerabilidade, menor interação medicamentosa e menor risco de morte por envenenamento.

Embora os antidepressivos sejam as medicações de escolha no tratamento farmacológico do TP[11,12], evidências sugerem eficácia semelhantes aos benzodiazepínicos[13]. Mesmo assim, o protocolo do NICE propõe os antidepressivos como a única medicação a ser utilizada no longo prazo nesse transtorno. Uma vantagem evidente seria o tratamento dos sintomas depressivos comórbidos[14].

A indicação de diversos ISRS como medicamentos de primeira linha advém também de metanálises e estudos randomizados controlados com placebo (ERCP), que incluem: citalopram[15,16], fluoxetina[17,18], fluvoxamina[19-21], paroxetina[22-24], sertralina[25-28], escitalopram[15] e paroxetina de liberação controlada (*controlled-release* - CR)[23].

Os demais ADT que, apesar da eficácia comparável aos ISRS, não são agentes de primeira linha por conterem maior incidência de efeitos colaterais[29]. Entre estes, a eficácia da clomipramina[30-33] e da imipramina[34-36] estão bem documentadas em diversos estudos controlados e metanálises.

A venlafaxina se mostrou eficaz no controle do TP[9,37-39], porém não é indicada como primeira linha no protocolo do NICE pelo risco de efeitos colaterais associados ao aumento do tônus noradrenérgico como arritmias e hipertensão. Há poucas evidências da eficácia da duloxetina[40]. Entretanto este medicamento é utilizado em casos específicos em nosso serviço.

Ensaios com mirtazapina, abertos[41], e um estudo controlado comparando sua eficácia à fluoxetina[42] sugerem eficácia no tratamento do TP. As restrições se referem ao perfil de efeitos colaterais, como sonolência e ganho de peso.

Embora sejam usados com eficácia no tratamento do TP desde a década de 1950, os inibidores da monoamina oxidase (IMAO) não são indicados como primeira ou segunda linha no tratamento do TP, por conta das suas interações medicamentosas e alimentares com efeitos colaterais graves, como crises hipertensivas[3,4].

Há estudos que avaliam a manutenção dos antidepressivos, após a remissão das crises, a fim de prevenir recaídas. Estudos abertos com seguimento de longo prazo sugerem que citalopram, fluoxetina, fluvoxamina e paroxetina[43], sertralina[44], clomipramina e imipramina[45-48], são capazes de manter os benefícios do tratamento e impedir recaídas por longos. O uso prolongado parece evitar também recaídas após a descontinuação.

Tratamentos de primeira linha

Inibidores seletivos da recaptação de serotonina (ISRS)

Os ISRS que demonstraram eficácia no tratamento do TP são a fluvoxamina[20], citalopram[49], escitalopram[15], fluoxetina[18], paroxetina[50] e sertralina[25]. Não são esperadas diferenças de eficácia entre eles e pode haver uma latência de 2 a 4 semanas para início dos efeitos terapêuticos.

O tratamento com ISRS é bem tolerado, contudo pode haver inquietação, ansiedade, insônia e mesmo piora na frequência e na gravidade das crises, comprometendo a adesão. A fim de reduzir essa estimulação inicial, o tratamento pode ser iniciado com dose baixa ou associado a um BZD por curto período. Uma boa orientação prévia e disponibilidade de contato com o médico proporciona uma melhor adesão inicial. Outros efeitos colaterais incluem cansaço, tontura, náusea, anorexia e perda/ganho de peso e disfunções sexuais (geralmente, diminuição do desejo e anorgasmia/retardo ejaculatório)[51].

Tratamentos de segunda ou terceira escolha

Inibidores seletivos de recaptura de serotonina-noradrenalina (IRSN)

Não são medicamentos de primeira escolha em razão dos riscos inerentes à ativação noradrenérgica (hipertensão, arritmia) e por não possuírem eficácia superior aos ISRS.

A eficácia da venlafaxina foi demonstrada em estudos controlados. O perfil de efeitos colaterais é semelhante ao dos ISRSs, mas, em doses maiores (225 mg/dia ou maiores), deve-se monitorar a pressão arterial e arritmias[52].

Benzodiazepínicos (BZD)

Os BZD em monoterapia são, ao menos no Brasil, evitados como primeira linha de tratamento para o TP. Entretanto, o clonazepam, alprazolam, diazepam e lorazepam são eficazes no tratamento do TP[53]. A frequente recorrência após sua interrupção, a possível tolerância aos efeitos ansiolíticos no longo prazo, o risco de dependência fisiológica e a falta de eficácia em condições comórbidas como depressão limitam o seu uso em monoterapia. Na prática clínica, sua consistência de eficácia, o rápido início de ação e a boa tolerabilidade em contraposição aos ISRS levam, porém, a uma persistência do seu uso nos transtornos ansiosos[54].

É uma prática corrente a combinação de BZD com antidepressivos, porém, não há dados de eficácia e segurança dessa combinação. Único estudo que suportaria esta prática é de Pollack et al.[22]. Neste estudo, pacientes que usaram a paroxetina associada ao clonazepam manifestaram menos sintomas de pânico nas semanas iniciais do que aqueles usando paroxetina somente. Ambos os grupos obtiveram resultados semelhantes após 12 semanas de tratamento. Claro que faz sentido clínico usar BZD combinados com os antidepressivos no início do tratamento quando os sintomas forem graves ou angustiantes até a titulação da dose e o início de ação do antidepressivo[9]. Muitos clínicos prescrevem também BZD como resgate para os pacientes que eventualmente sofrerão um ataque de pânico. Essa prática também não é baseada em evidências[9].

A combinação de BZD e TCC é controversa. Em teoria os BZD prejudicam o aprendizado em geral, inclusive de novos comportamentos pela TCC. Por outro lado, há um estudo demonstrando que o alprazolam pode, agudamente, aumentar os efeitos do tratamento com terapia de exposição. No entanto, com a retirada da medicação, os pacientes tratados com alprazolam e TCC apresentaram piora em relação aos pacientes tratados com TCC isoladamente[55]. Esta observação é consistente com o achado de *state dependent learning*, no qual um comportamento aprendido sob efeito de um psicotrópico sedativo é mais bem expresso sob ação deste fármaco.

Normas britânicas, como o NICE, consideram a eficácia dos BZD equivalente aos antidepressivos na maioria dos transtornos ansiosos[56]. Entretanto, os BZD seriam reservados para o tratamento de pacientes que não responderam a pelo menos três ensaios prévios (p. ex. um ISRS, um IRSN e psicoterapia).

As diretrizes canadenses oferecem aos BZD a maior "força de evidência" no tratamento do TP, mas os consideram como opções de segunda linha[14]. No entanto, acreditam que eles são úteis como adjuvante no início do tratamento para ansiedade aguda ou para o início da ação dos antidepressivos – sem citar referências comprobatórias.

Ao se optar por BZD, deve-se dar preferência para os de meia-vida longa, como o clonazepam ou formulações com liberação controlada do alprazolam (XR). Infelizmente, este medicamento não se encontra mais comercialmente disponível no Brasil.

Antidepressivos tricíclicos (ADT)

A clomipramina[31] e a imipramina[5,57] demonstraram eficácia em ensaios clínicos controlados, porém seus efeitos colaterais (boca seca, hipotensão postural, taquicardia, sedação, disfunções sexuais e ganho de peso) dificultam a adesão. Há um risco maior com a superdosagem de ADT comparados aos ISRS[29].

Inibidores da monoaminoxidase (IMAO)

Uma revisão sobre o uso dos IMAO, inclusive nos quadros ansiosos foi publicada por Quitkin et al.[4]. Destes, a fenelzina é o único IMAO com eficácia demonstrada nos ensaios controlados. Não é comercializada no Brasil. A tranilcipromina, por sua vez, possui apenas um estudo sugerindo sua eficácia nos casos comórbidos com ansiedade social[58]. A moclobemida, também não mais disponível no Brasil, apresenta resultados inconsistentes[59-61]. Observou-se, *versus* placebo, sua superioridade apenas no subgrupo mais grave[62].

Os IMAO, portanto, são reservados para os casos que não responderam a todas outras modalidades terapêuticas de farmacoterapia e TCC, tanto pela praticidade de estudos como pelas interações com medicamentos e alimentos, com repercussão grave.

Buspirona

A buspirona, um ansiolítico não benzodiazepínico, não é eficaz no TP[53]. Uma revisão de Cochrane considerou os estudos de baixa qualidade e não encontrou evidências de eficácia e tolerabilidade[63].

Anticonvulsivantes

Lamotrigina, pregabalina e gabapentina não demonstraram evidência de eficácia no TP, ainda que tenham apresentado alguma efetividade em outros transtornos ansiosos. Ao topiramato é imputada a precipitação de ataques de pânico[64].

O valproato de sódio apresentou eficácia em estudos abertos, especialmente, em quadros comórbidos com transtorno bipolar ou em pacientes que não responderam aos antidepressivos[53]. A experiência em nosso serviço sugere esse anticonvulsivante como adjuvante aos pacientes resistentes ao tratamento, com resultados satisfatórios. É particularmente eficaz em pacientes com sintomas de desrealização/despersonalização. Contudo, o grau de evidência na literatura é modesto.

Antipsicóticos atípicos

Os achados sobre os antipsicóticos atípicos são controversos. Freire et al.[53] revelaram ação ansiolítica da quetiapina e classificaram-na como uma droga promissora no TP. Contudo, uma metanálise realizada por Perna e Caldirola[8] sobre a adição da quetiapina XR a ISRS/IRSN observou ausência de eficácia nas medidas primárias e secundárias de eficácia em pacientes com TP resistentes ao tratamento.

Perna et al.[65] compararam também risperidona com placebo em pacientes com TP e TAG em monoterapia. A risperidona não foi mais eficaz na redução de sintomas ansiosos em geral e, no subgrupo de TP, os pacientes tratados com placebo tiveram uma melhora superior nos sintomas de ansiedade em relação aos tratados com o antipsicótico.

Perna et al.[65] compararam 3 monoterapias (quetiapina XR; divalproato XR e placebo) em pacientes com transtorno afetivo bipolar (TAB) comórbido com TP. A quetiapina XR foi superior ao divalproato XR, mas não superior ao placebo.

Em resumo, os antipsicóticos atípicos exibem uma eficácia incerta e potenciais efeitos colaterais, que justificam seu uso apenas como opção de terceira linha.

Bloqueadores beta-adrenérgicos

O pindolol, antagonista de receptores beta-adrenérgicos e receptores 5-HT1A e 5HT1B, reduz atividade simpatomimética e aumenta atividade serotoninérgica. Em um ensaio clínico randomizado (ECR), a associação de fluoxetina com pindolol foi superior à associação de fluoxetina com placebo em pacientes com TP resistente ao tratamento em uso de fluoxetina na redução dos ataques de pânico e da ansiedade[66]. Entretanto, Bernik et al.[67] não conseguiram inibir com pindolol os ataques de pânicos elicitados por flumazenil. De qualquer modo, em doses mais altas, os efeitos periféricos do pindolol tornam seu uso problemático.

Uso de medicamentos adjuntos a terapia cognitivo-comportamental

Os tratamentos farmacológico e psicológico não são apenas alternativas terapêuticas, mas podem ser adjuvantes e complementares no transtorno de pânico. Uma metanálise demonstrou superioridade no tratamento combinado em comparação às modalidades isoladamente[68].

Na terapia por exposição, dois agentes glutamatérgicos foram estudados como potencializadores da TCC, a D-cicloserina e o inibidor do transportador de glicina (Org. 25935). Ambas as drogas foram utilizadas como adjuvantes, com administração algumas horas antes, a fim de potencializar o aprendizado. Os resultados foram promissores nas fobias específicas e na ansiedade social, enquanto no TP, os resultados foram conflitantes[53].

Diretrizes de tratamento medicamentoso do transtorno de pânico

As diretrizes internacionais consideram os antidepressivos como tratamento de primeira linha, uma vez que a eficácia deles foi bem estabelecida em ensaios clínicos randomizados controlados por placebo. As diretrizes do National Institute for Health and Clinical Excellence[69] consideram a terapia cognitivo-comportamental (TCC) e os ISRSs como terapêuticas de primeira linha. A venlafaxina mostrou eficácia em ensaios clínicos e é um tratamento de primeira linha, segundo a diretriz da World Authority on Biological Psychiatry (WFSBP)[70] e no protocolo prático de tratamento de pânico da American Psychiatric Association[9]. A imipramina e a clomipramina com eficácia comparável aos outros antidepressivos são medicações de segunda linha de acordo com o protocolo do NICE, em decorrência dos efeitos colaterais e do risco em superdosagem.

O NICE, também, sugere que o antidepressivo deve ser iniciado em dosagem baixa e titulado lentamente até a resposta clínica satisfatória. Respostas parciais em 6 semanas, podem exigir otimização da dose. Para respostas insatisfatórias após 12 semanas, outra modalidade terapêutica deve ser estudada.

As diretrizes sugerem que os BZD não devem ser considerados tratamentos de primeira linha. De acordo com estas diretrizes, pode-se considerar o tratamento de longo prazo com BZD em pacientes que não responderam ou não toleram outros tratamentos.

TRATAMENTO NÃO FARMACOLÓGICO: TERAPIA COGNITIVO-COMPORTAMENTAL (TCC)

A TCC é o tratamento psicoterápico mais eficaz para o TP e agorafobia[71]. É o tratamento de escolha da OMS[72] e de guias como o NICE[69]. É indicada, por exemplo, para não respondedores à farmacoterapia, para a descontinuação da medicação e para gestantes, por exemplo.

Considerações na abordagem da agorafobia: tendo em vista a natureza da agorafobia, seu tratamento tem sido descrito pelas pesquisas clínicas na área da psicoterapia imbricado com o tratamento do transtorno de pânico. As técnicas abaixo descritas podem ser utilizadas para TP isoladamente ou comórbida com agorafobia.

A agorafobia pode ser desenvolvida por meio de condicionamento clássico com o ataque de pânico, onde as situações e locais nos quais o ataque ocorreu são pareados com os sintomas fisiológicos. O indivíduo passa a ter medo da própria sensação de pânico, e o comportamento de fuga e esquiva de determinados locais instala-se de acordo com o esquema de reforçamento negativo. Começa, em geral, com um medo intenso ou ataques de pânico em uma situação pública, que reduz quando o indivíduo sai dessa situação. A consequência é que o sujeito tende a evitar essa situação e, por generalização, outros lugares públicos onde nunca tenha experimentado uma ansiedade intensa ou um ataque de pânico[73].

Avaliação

A análise funcional é usada para o diagnóstico e para o planejamento da intervenção. Instrumentos de medida normalmente utilizados são a Escala Subjetiva de Desconforto (*Subjective Units of Distress Scale* – SUDS) de Wolpe[74] e o Inventário de Ansiedade de Beck (*Beck Anxiety Inventory* – BAI)[75].

Psicoeducação

A psicoeducação consiste em instruir o paciente e seus familiares sobre as informações como a etiologia, os mecanismos envolvidos, os tratamentos mais indicados, a capacidade de desenvolvimento de habilidades esperadas, a prevenção de recaídas e o prognóstico[76]. Assim, paciente e familiares tornam-se colaboradores ativos do procedimento terapêutico[77].

Modelo comportamental para TP e agorafobia

O modelo dos dois fatores de Mowrer[78] enfatiza os processos de aprendizagem do medo e das respostas de fuga e esquiva frente às ameaças. A proposta de tratamento enfoca a necessidade de desfazer a associação (pareamento) entre os sinais vitais de ativação autonômica com a vivência emocional dos ataques de pânico, resultado de condicionamento clássico. Outro foco do tratamento é a extinção das respostas de fuga e esquiva frente aos estímulos aversivos que são instaladas por meio de reforçamento negativo[79].

As técnicas de exposição fornecem um novo aprendizado que inibe o condicionamento de medo já estabelecido. Neste mecanismo inibitório postula-se que o córtex pré-frontal irá inibir a ativação da amígdala[80].

Exposição ao vivo

Neste processo, o primeiro passo é identificar os elementos e as situações evitados e organizá-los de acordo com a intensidade de ansiedade que desencadeiam[81]. É desejável que a construção desta hierarquia inclua o máximo possível de variabilidade de situações. O processo de extinção tende a se restringir aos contextos treinados[80].

O procedimento deve ser planejado de forma a confrontar o paciente com a sua ansiedade sem que ocorram esquivas. Os itens subsequentes da lista sofrem impacto das exposições anteriores, por generalização[81]. Tarefas de casa com ou sem o auxílio de acompanhantes são largamente recomendados[82]. É útil a indução de sensações corporais de ativação durante a exposição[80].

Atualmente, a necessidade de haver diminuição da ansiedade durante a exposição, habituação, tem sido questionada[80]. Tem sido sugerido que o fator fundamental para o sucesso da exposição é a desconfirmação da expectativa do paciente em relação a esta ansiedade e seu desfecho[83].

Exposição na imaginação

O procedimento de exposição na imaginação é indicado quando é difícil graduar a situação temida, quando não é possível a repetição sistemática desta, ou quando a ansiedade relativa a um determinado estímulo é alta demais para se garantir o enfrentamento adequado sem o risco de esquivas[81].

Exposição interoceptiva

A exposição interoceptiva (EI) é uma técnica especificamente formulada para a dissociação entre os sinais fisiológicos de ativação e o medo condicionado a estes[84]. No TP, o medo de passar mal, de ter um ataque de pânico, morrer ou enlouquecer leva a uma atenção exagerada aos sinais físicos (hipervigilância), e a interpretá-los de maneira catastrófica[85].

Uma série de exercícios pode ser utilizada para simular os sinais de ativação como taquicardia, sudorese, vertigens, entre outros associados aos ataques de pânico[86,87].

Exposição virtual

Os programas de realidade virtual simulam os ambientes e estímulos fóbicos eliciadores de controle das variáveis envolvidas[9], representando, assim, um meio-termo entre as técnicas de exposição na imaginação e ao vivo[88]. Entretanto, os resultados no tratamento do TP não são conclusivos[89].

Abordagem pelo modelo cognitivo de Clark

Clark enfatiza o caráter catastrófico das interpretações que um indivíduo faz em relação aos sintomas corporais de ativação fisiológica da resposta ansiosa e situações nas quais eles acontecem, sendo considerados, então, como eminentemente perigosos e ameaçadores. Emoções intensas, repentinas ou qualquer sinal vital incômodo que as acompanhe podem ser estímulos desencadeantes internos da resposta ansiosa[81]. Os sinais funcionam, então, como gatilhos para um círculo vicioso de (1) percepção errônea de ameaça, (2) um aumento gradativo da apreensão, (3) interpretação equivocada de perigo iminente, (4) hipervigilância e (5) intensificação dos sintomas; podendo culminar em um ataque de pânico[81].

Técnicas específicas de reestruturação cognitiva são utilizadas, como a identificação e a modificação de pensamentos e crenças distorcidos. É recomendado o uso de diários nos quais são registrados os pensamentos identificados nas situações em que a ansiedade ocorre[81].

O paciente é orientado pelo terapeuta de maneira a compreender o elo entre seus sintomas e seus pensamentos, a consequente apreensão produzida e a espiral viciosa do desencadeamento de seus ataques. Desta forma ele aprende a descatastrofizar os sinais e os sintomas que apresenta.

Abordagem pelo modelo cognitivo-comportamental de Barlow

O modelo de Barlow[73] enfatiza: (1) vulnerabilidade biológica, (2) psicológica e (3) a presença de fatores precipitantes ambientais. Estes levariam a uma vulnerabilidade ao estresse, contribuindo para iniciar o primeiro ataque de pânico (AP).

Um ou mais eventos vitais negativos ocorreram antes do primeiro AP em 80% dos pacientes[73].

Os eventos vitais adversos constituem exigências de adaptação à vida dos indivíduos e fazem parte da experiência humana normal, como a perda de alguém que amamos muito. Embora não seja uma ocorrência frequente, é parte da vida. No entanto, não foi observada uma diferença entre os pacientes com TP e controles quanto ao número de eventos vitais no ano anterior à primeira crise; mas sim uma diferença em relação às estratégias de enfrentamento utilizadas (*coping*)[90]. A literatura enfatiza o papel da vulnerabilidade ao estresse, e não os eventos estressantes em si[91]. Assim, o treino de controle de estresse objetiva desenvolver e implementar estratégias para modificar a interpretação dos estressores, reduzir a reação psicofisiológica e emitir respostas apropriadas às situações de estresse.

Técnicas complementares

Relaxamento

O relaxamento muscular possibilita a diminuição das estimulações fisiológicas por reduzir as frequências respiratória e cardíaca[92]. Deste modo, há diminuição da percepção dos sintomas fisiológicos e cognitivos desencadeados por um AP.

Ao utilizar uma técnica de relaxamento muscular, o objetivo é gerar mudanças fisiológicas que reverterão a hiperfunção do sistema nervoso autônomo. Um dos tipos de relaxamento utilizados é o "relaxamento muscular progressivo", criado por Sigmund Jacobson (1938).

Mindfulness

As práticas de *mindfulness* originaram-se nas práticas de meditação orientais, as quais propõem formas de prestar atenção ao momento presente[93]. É uma técnica útil com poucas contraindicações. No caso de pacientes em fase aguda do transtorno do pânico, o uso do *mindfulness* pode não ser a primeira escolha por dois motivos: (1) o paciente com sintomas agudos de ansiedade teme as consequências negativas dos estímulos, aumentando a probabilidade de esquiva do procedimento[94], e (2) a hipervigilância característica do TP pode ampliar a percepção de sensações e estas podem ser compreendidas como evidências adicionais para suas cognições catastróficas[81].

CONSIDERAÇÕES FINAIS

O transtorno de pânico é uma condição crônica e incapacitante que frequentemente é agravada pela presença de agorafobia, outros transtornos de ansiedade, transtornos do humor e abuso ou dependência de álcool. É comum em serviços médicos gerais, onde muitas vezes não é diagnosticado.

Do ponto de vista farmacológico, os ISRS são considerados tratamento de primeira linha. Venlafaxina, BZD e ADT são eficazes, mas devem ser reservados para pacientes que não respondem ao tratamento com ISRS. Como regra geral, o tratamento medicamentoso deve ser mantido por pelo menos 1 ano.

A TCC é considerada também um tratamento de primeira linha, sendo eficaz no tratamento do transtorno de pânico com ou sem agorafobia. A exposição às sensações corporais e às situações evitadas parece ser um componente particularmente eficaz.

Vinheta clínica

JCB, feminino, 18 anos, solteira, sem filhos, natural de Sorocaba, estudando para vestibular de medicina em São Paulo, onde reside há 6 meses com duas amigas. Levada ao pronto atendimento pelas amigas por causa de queixa de precordialgia há 20 minutos, taquicardia e dispneia. Refere antecedente de asma desde adolescência, usando "bombinha" de resgate esporadicamente; fez uso 3 vezes da "bombinha" antes de procurar o pronto atendimento, com piora do quadro. Nega outras comorbidades ou uso de outros medicamentos. Nega uso de drogas ilícitas e refere uso esporádico de bebidas alcoólicas, inclusive na última noite, quando ingeriu 2 drinques com bebida destilada. Ao acordar pela manhã, ainda indisposta pelo sono curto e os drinques da noite anterior, tomou uma bebida energética antes de ir ao curso. Nega tabagismo. Relata já ter apresentado dor torácica durante as crises de asma, mas nunca nesta intensidade. Passa a queixar-se de vertigem e cãibras em membros inferiores. Apresenta-se muito agitada e preocupada, achando que vai morrer.

A paciente foi acomodada em maca na sala de emergência, em decúbito dorsal. Apresentava-se em bom estado geral, hidratada, normocorada, taquipneica e acianótica. Os sinais vitais eram: pressão arterial de 130 x 80 mmHg; frequência cardíaca de 125 bpm; frequência respiratória de 22 irpm; temperatura axilar de 36,5°C; saturação digital de oxigênio de 99% em ar ambiente. Exame neurológico e demais dados do exame físico sem alterações. O eletrocardiograma mostrava taquicardia sinusal apenas. Radiografia de tórax sem alterações. Exames laboratoriais com marcadores de necrose miocárdica não mostraram qualquer alteração. A paciente apresentou melhora da precordialgia e da dispneia após 20 minutos, ficando apenas preocupada com sua saúde após isso.

Conduta e evolução

A paciente recebeu alta com diagnóstico de transtorno de pânico e uma consulta agendada em 30 dias o clínico na Unidade Básica de Saúde (UBS). Neste período apresentou mais 3 crises similares à primeira, sem fatores precipitantes, necessitando procurar o pronto atendimento em duas delas. Passou a ficar muito preocupada se vai ter outra crise e se poderá ser socorrida caso se sentisse mal. Por este motivo, tem evitado sair de casa sem suas duas amigas.

Na consulta, ela relata que se sente pressionada nos últimos meses para passar no vestibular, ficando mais preocupada. O clínico solicitou novos exames laboratoriais gerais, uma espirometria e um teste ergométrico, marcando retorno em 1 mês. Prescreveu fluoxetina 20 mg/dia.

No retorno, a paciente ainda aguardava a realização dos exames. Ela refere que nos primeiros dias do uso da fluoxetina começou a sentir piora da ansiedade e tremores, resultando em crises de pânico diárias. Por este motivo, ela interrompeu o uso da medicação no quarto dia. Mantendo o quadro clínico, porém agora está tendo dificuldade de sair de casa até para frequentar seu curso pré-vestibular. Neste momento, o clínico troca a fluoxetina por sertralina 50 mg/dia e associa diazepam

10 mg/dia. Em novo retorno em 20 dias, a paciente relata que não apresentou nenhuma crise no período, porém mantém-se muito preocupada com diversas situações diferentes e diz que está pensando em abandonar os estudos, visto que está com muita dificuldade de sair de casa. Neste momento, a paciente é encaminhada para TCC e tem o tratamento farmacológico mantido. Apresentou melhora importante do medo de sair de casa e das preocupações após 2 meses de TCC.

Discussão e comentários

Trata-se de uma paciente jovem que está em uma fase da vida em que as demandas sociais aumentam e com estressores adicionais (pré-vestibular, residindo longe de sua família); tais fatos são características típicas para o início de crises de pânico. Ela também apresenta uma comorbidade, asma, a qual está associada à maior prevalência de TAG, provavelmente pelas experiências traumáticas de dispneia decorrentes do quadro asmático.

Outra situação peculiar deste caso é o fato de ela ter usado bebida alcoólica um dia antes desta exacerbação, pois sabe-se que o álcool, por deprimir o SNC (efeito GABA mimético), pode causar um efeito rebote no dia seguinte, com maior ativação do SNC. Soma-se a isso o hábito também comum dos jovens de utilizarem bebidas energéticas para auxiliar a manterem-se despertos e concentrados nos estudos ou trabalho. Como visto, essas bebidas com alto teor de cafeína, taurina ou, em alguns casos, até mesmo o uso de anfetaminas, podem causar sintomas de pânico em pessoas sem histórico ou precipitar exacerbações em pessoas que já possuam o transtorno.

Durante a avaliação clínica, nota-se que a paciente está taquipneica, situação comum durante crises de ansiedade e que podem gerar hipocapnia, culminando em sintomas como vertigem e câibras que eram apresentados pela paciente. Nota-se também a presença de taquicardia, esta porém sempre com característica sinusal nos picos de ansiedade. Vale ressaltar que, até pela taquipneia, a saturação de O_2 estará alta, bem como exame dos campos pleuro pulmonares normais, exceto em casos com comorbidades.

A dor torácica também é um sintoma compartilhado nas crises de ansiedade, principalmente nos ataques de pânico, pela contração tensa da musculatura torácica e nos quadros de exacerbação da asma (esforço e estiramento da musculatura intercostal). O principal diagnóstico diferencial desse sintoma no pronto atendimento certamente é a síndrome coronariana aguda. Nesses casos, na ausência de fatores de risco para doença cardiovascular, em pacientes jovens e com histórico de transtornos ansiosos com sintomas típicos de ansiedade, sem precordialgia típica, com exame físico e ECG normais, avaliação complementar para doença coronariana aguda pode ser dispensada.

Após a remissão do quadro, a paciente foi encaminhada e reavaliada pelo clínico na UBS, sendo que este confirma o diagnóstico de transtorno do pânico (presença de várias crises de pânico sem fator desencadeante específico), iniciando corretamente tratamento com fluoxetina 20 mg/dia. No entanto, a paciente evolui com piora ao iniciar o uso de fluoxetina. Esta não é uma reação rara, sabe-se que os ISRS podem exacerbar os sintomas ansiosos no início do tratamento. Por este motivo, é essencial a psicoeducação ao prescrever qualquer medicação psicoativa. Neste caso, deve-se orientar a paciente sobre os possíveis efeitos colaterais da medicação e seu período de pior intensidade (primeiras 2 semanas de tratamento), sendo que estes tendem a involuir progressivamente com a manutenção do tratamento, bem como informar que o efeito terapêutico desejado, contrariamente, costuma se iniciar após 2 semanas de tratamento ininterrupto. Vale lembrar que os efeitos terapêuticos máximos da medicação naquela dose só são observados após 6 semanas de tratamento. Em quadros ansiosos mais graves, pode-se fazer uso de um BZD no período crítico inicial, orientando o paciente que a proposta de tratamento não é mantê-lo com aquela medicação, devendo-se suspendê-la após 15 a 20 dias. Tal estratégia foi adotada pelo clínico que atendeu a paciente.

Observa-se que a paciente passou a se queixar de medo de sair de casa e passar mal, de não ter para onde fugir/escapar. Esta descrição é clássica da agorafobia, principal consequência do transtorno de pânico não tratado. A agorafobia não responde bem ao tratamento medicamentosos, diferentemente dos ataques de pânico, a agorafobia tem como base terapêutica a terapia cognitivo-omportamental.

Para aprofundamento

- Bernik M, Savoia M, Lotufo Neto F. A clínica dos transtornos ansiosos e transtornos relacionados: a experiência do Projeto AMBAN. São Paulo: Edimédica; 2019.
  - ⇨ **Livro que aborda de forma ampla e detalhada os transtornos ansiosos e situações associadas. è um projeto que reúne 35 anos de pesquisas e experiência do Projeto de Tratamento dos Transtornos Ansiosos (AMBAN) do Instituto de Psiquiatria da FMUSP.**
- Perna G, Caldirola D. Management of treatment-resistant panic disorder. Anxiety, obsessive compulsive, and related disorders (Nemeroff CB, Section Editor); 2017. p. 371-86.
  - ⇨ **Revisão sistemática que discute a heterogeneidade do diagnóstico de "transtorno de pânico resistente ao tratamento" e suas implicações a produção científica, além de revelar a importância da experiência clínica no manejo terapêutico.**
- Stein BM, Goin MK, Pollack MH, Roy-Byrne P, Sareen J, Simon MN, et al. Practice guideline for the treatment of patients with panic disorder. American Psychiatric Association (APA); 2009. Disponível em: https://psychiatryonline.org/pb/assets/raw/sitewide/practice_guidelines/guidelines/panicdisorder.pdf.
  - ⇨ ***Guideline* prático desenvolvido pela Associação Americana de Psiquiatria (APA) com uma abordagem ampla que inclui a importância de uma implementação de plano terapêutico singular ao mesmo tempo que fornece bases teóricas para a melhor decisão terapêutica.**

REFERÊNCIAS BIBLIOGRÁFICAS

1. King A, Crawford Little J. Thiopentone treatment of the phobic: depersonalization syndrome. Proc R Soc Med. 1959;52:595-6.
2. Roth M. The phobic anxiety-depersonalization syndrome. Proc R Soc Med. 1959;52:587-95.
3. Roth M, Myers DH. Practical psychiatry: anxiety neuroses and phobic states. II. Diagnosis and management. Br Med J. 1969;1(5643):559-62.
4. Quitkin F, Rifkin A, Klein DF. Monoamine oxidase inhibitors. Review of antidepressant effectiveness. Arch Gen Psychiatry. 1979;36:749-60.
5. Klein DF. Delineation of two drug responsive anxiety syndromes. Psychopharmacologia. 1964;5:397-408.
6. Klein DF, Fink M. Psychiatric reaction patterns to imipramine. Am J Psychiatry. 1962;119:432-8.
7. Ballenger JC, Davidson JR, Lecrubier Y, Nutt DJ, Baldwin DS, den Boer JA, et al. Consensus statement on panic disorder from the International Consensus Group on Depression and Anxiety. J Clin Psychiatry. 1998a;59(Suppl 8):47-54.
8. Perna G, Caldirola D. Management of treatment-resistant panic disorder. Curr Treat Options Psychiatry. 2017;4(4):371-86.
9. Stein BM, Goin MK, Pollack MH, Roy-Byrne P, Sareen J, Simon MN, et al. Practice guideline for the treatment of patients with panic disorder. American Psychiatric Association (APA); 2009. Disponível em: https://psychiatryonline.org/pb/assets/raw/sitewide/practice_guidelines/guidelines/panicdisorder.pdf.
10. National Collaborating Centre for Mental Health (NICE). National Collaborating Centre for Primary Care. Generalized anxiety disorder and panic disorder (with or without agoraphobia) in adults: management in primary, secondary and community care. London: National Institute for Health and Clinical Excellence (NICE); 2011.
11. **Bandelow B, Reitt M, Röver C, Michaelis S, Görlich Y, Wedekind D. Efficacy of treatments for anxiety disorders: a meta-analysis. Int Clin Psychopharmacol. 2015;30(4):183-92.**
    ⇨ **Metanálise que compara a eficácia do tratamento psicoterápico, farmacológico e combinado em 3 categorias diagnósticas de transtorno de ansiedade (transtorno de pânico, transtorno de ansiedade generalizada e ansiedade social), além de revelar a importância do paciente na escolha do tratamento.**
12. De Vries YA, Jonge P, van den Heuvel E, Turner EH, Roest AM. Influence of baseline severity on antidepressant efficacy for anxiety disorders: meta-analysis and meta-regression. Br J Psychiatry. 2016;208(6):515-21.
13. Bighelli I, Trespidi C, Castellazzi M, Cipriani A, Furukawa TA, Girlanda F, et al. Antidepressants and benzodiazepines for panic disorder in adults. Cochrane Database Syst Rev. 2016;9(9):CD011567.
14. Katzman MA, Bleau P, Blier P, Chokka P, Kjernisted K, Van Ameringen M, et al. Canadian clinical practice guidelines for the management of anxiety, posttraumatic stress and obsessive-compulsive disorders. BMC Psychiatry. 2014;14 Suppl 1(Suppl 1):S1.
15. Stahl SM, Gergel I, Li D. Escitalopram in the treatment of panic disorder: a randomized, double blind, placebo-controlled trial. J Clin Psychiatry. 2003;64(11):1322-7.
16. Townsend MH, Conrad EJ. The therapeutic potential of escitalopram in the treatment of panic disorder. Neuropsychiatr Dis Treat. 2007;3(6):835-8.
17. Michelson D, Lydiard RB, Pollack MH, Tamura RN, Hoog SL, Tepner R, et al. Outcome assessment and clinical improvement in panic disorder: evidence from a randomized controlled trial of fluoxetine and placebo. The Fluoxetine Panic Disorder Study Group. Am J Psychiatry. 1998;155(11):1570-7.
18. Michelson D, Allgulander C, Dantendorfer K, Knezevic A, Maierhofer D, Micev V, et al. Efficacy of usual antidepressant dosing regimens of fluoxetine in panic disorder: randomised, placebo-controlled trial. Br J Psychiatry. 2001;179:514-8.
19. Azhar, M. Z. Comparison of fluvoxamine alone, fluvoxamine and cognitive psychotherapy and psychotherapy alone in the treatment of panic disorder in kelantan: implications for management by family doctors. Med J Malaysia. 2000;55(4):402-8.
20. Asnis GM, Hameedi FA, Goddard AW, Potkin SG, Black D, Jameel M, et al. Fluvoxamine in the treatment of panic disorder: a multi-center, double-blind, placebo-controlled study in outpatients. Psychiatry Res. 2001;103(1):1-14.
21. Palatnik A, Frolov K, Fux M, Benjamin J. Double-blind, controlled, crossover trial of inositol versus fluvoxamine for the treatment of panic disorder. J Clin Psychopharmacol. 2001;21(3):335-9.
22. Pollack MH, Simon NM, Worthington JJ, Doyle AL, Peters P, Toshkov F, et al. Combined paroxetine and clonazepam treatment strategies compared to paroxetine monotherapy for panic disorder. J Psychopharmacol. 2003;17(3):276-82.
23. Sheehan DV, Burnham DB, Iyengar MK, Perera P; Paxil CR Panic Disorder Study Group. Efficacy and tolerability of controlled-release paroxetine in the treatment of panic disorder. J Clin Psychiatry. 2005;66(1):34-40.
24. Nardi AE, Freire RC, Mochcovitch MD, Amrein R, Levitan MN, King AL, et al. A randomized, naturalistic, parallel-group study for the long-term treatment of panic disorder with clonazepam or paroxetine. J Clin Psychopharmacol. 2012;32(1):120-6.
25. Pohl RB, Wolkow RM, Clary CM. Sertraline in the treatment of panic disorder: a double-blind multicenter trial. Am J Psychiatry. 1998;155(9):1189-95.
26. Pollack MH, Otto MW, Worthington JJ, Manfro GG, Wolkow R. Sertraline in the treatment of panic disorder: a flexible-dose multicenter trial. Arch Gen Psychiatry. 1998;55(11):1010-6.
27. Mavissakalian MR. Imipramine vs. sertraline in panic disorder: 24-week treatment completers. Ann Clin Psychiatry. 2003;15(3-4):171-80.
28. Bandelow B, Rüther E. Treatment-resistant panic disorder. CNS Spectr. 2004;9(10):725-39.
29. Bakker A, van Balkom AJ, Spinhoven P. SSRIs vs. TCAs in the treatment of panic disorder: a meta-analysis. Acta Psychiatr Scand. 2002;106(3):163-7.
30. Modigh K, Westberg P, Eriksson E. Superiority of clomipramine over imipramine in the treatment of panic disorder: a placebo-controlled trial. J Clin Psychopharmacol. 1992;12(4):251-61.
31. Gentil V, Lotufo-Neto F, Andrade L, Cordás T, Bernik M, Ramos R, et al. Clomipramine, a better reference drug for panic/agoraphobia. I. Effectiveness comparison with imipramine. J Psychopharmacol. 1993;7(4):316-24.
32. Sasson Y, Iancu I, Fux M, Taub M, Dannon PN, Zohar J. A double-blind crossover comparison of clomipramine and desipramine in the treatment of panic disorder. Eur Neuropsychopharmacol. 1999;9(3):191-6.
33. Cavaljuga S, Licanin I, Kapić E, Potkonjak D. Clomipramine and fluoxetine effects in the treatment of panic disorder. Bosn J Basic Med Sci. 2003;3(3):27-31.
34. Sheikh JI, Swales PJ. Treatment of panic disorder in older adults: a pilot study comparison of alprazolam, imipramine, and placebo. Int J Psychiatry Med. 1999;29(1):107-17.
35. Mavissakalian MR, Schmier JK, Flynn JA, Revicki DA. Cost effectiveness of acute imipramine therapy versus two imipramine maintenance treatment regimens for panic disorder. Pharmacoeconomics. 2000;18(4):383-91.
36. Marchand A, Coutu MF, Dupuis G, Fleet R, Borgeat F, Todorov C, et al. Treatment of panic disorder with agoraphobia: randomized placebo-controlled trial of four psychosocial treatments combined with imipramine or placebo. Cogn Behav Ther. 2008;37(3):146-59.
37. Kjernisted K, McIntosh D. Venlafaxine extended release (XR) in the treatment of panic disorder. Ther Clin Risk Manag. 2007;3(1):59-69.
38. Pollack M, Mangano R, Entsuah R, Tzanis E, Simon NM, Zhang Y. A randomized controlled trial of venlafaxine ER and paroxetine in the treatment of outpatients with panic disorder. Psychopharmacology (Berl). 2007;194(2):233-42.
39. Pollack MH, Lepola U, Koponen H, Simon NM, Worthington JJ, Emilien G, et al. A double-blind study of the efficacy of venlafaxine extended-release, paroxetine, and placebo in the treatment of panic disorder. Depress Anxiety. 2007;24(1):1-14.
40. Simon NM, Kaufman RE, Hoge EA, Worthington JJ, Herlands NN, Owens ME, et al. Open-label support for duloxetine for the treatment of panic disorder. CNS Neurosci Ther. 2009;15(1):19-23.
41. Boshuisen ML, Slaap BR, Vester-Blokland ED, den Boer JA. The effect of mirtazapine in panic disorder: an open label pilot study with a single-blind placebo run-in period. Int Clin Psychopharmacol. 2001;16(6):363-8.
42. Ribeiro L, Busnello JV, Kauer-Sant'Anna M, Madruga M, Quevedo J, Busnello EA, et al. Mirtazapine versus fluoxetine in the treatment of panic disorder. Braz J Med Biol Res. 2001;34(10):1303-7.
43. Dannon PN, Iancu I, Lowengrub K, Gonopolsky Y, Musin E, Grunhaus L, et al. A naturalistic long-term comparison study of selective serotonin

reuptake inhibitors in the treatment of panic disorder. Clin Neuropharmacol. 2007;30(6):326-34.

44. Lepola U, Arató M, Zhu Y, Austin C. Sertraline versus imipramine treatment of comorbid panic disorder and major depressive disorder. J Clin Psychiatry. 2003;64(6):654-62.

45. Lotufo-Neto F, Bernik M, Ramos RT, Andrade L, Gorenstein C, Cordas T, et al. A dose finding and discountinuation study of clomipramine in panic disorder. J Psychopharmacol. 2001;15(1):13-7.

46. Curtis GC, Massana J, Udina C, Ayuso JL, Cassano GB, Perugi G. Maintenance drug therapy of panic disorder. J Psychiatr Res. 1993;27 Suppl 1:127-42.

47. Lecrubier Y, Judge R. Long-term evaluation of paroxetine, clomipramine and placebo in panic disorder: Collaborative Paroxetine Panic Study Investigators. Acta Psychiatrica Scandinavica. 1997;95(2):153-60.

48. Rickels K, Schweizer E. Panic disorder: long-term pharmacotherapy and discontinuation. J Clin Psychopharmacol. 1998;18(6 Suppl 2):12S-18S.

49. Wade AG, Lepola U, Koponen HJ, Pedersen V, Pedersen T. The effect of citalopram in panic disorder. Br J Psychiatry. 1997;170:549-53.

50. Ballenger JC, Wheadon DE, Steiner M, Bushnell W, Gergel IP. Double--blind, fixed-dose, placebo-controlled study of paroxetine in the treatment of panic disorder. Am J Psychiatry. 1998b Jan;155(1):36-42.

51. Baldwin DS. Sexual dysfunction associated with antidepressant drugs. Expert Opin Drug Saf. 2004;3(5):457-70.

52. Bradwejn J, Ahokas A, Stein DJ, Salinas E, Emilien G, Whitaker T. Venlafaxine extended-release capsules in panic disorder: flexible-dose, double-blind, placebo-controlled study. Br J Psychiatry. 2005;187:352-9.

53. Freire RC, Machado S, Arias-Carrión O, Nardi AE. Current pharmacological interventions in panic disorder. CNS Neurol Disord Drug Targets. 2014;13(6):1057-65.

54. Ilyas S, Moncrieff J. Trends in prescriptions and costs of drugs for mental disorders in England, 1998-2010. Br J Psychiatry. 2012;200(5):393-8.

55. Spiegel DA. Psychological strategies for discontinuing benzodiazepine treatment. J Clin Psychopharmacol. 1999;19(6 Suppl 2):17S-22S.

56. **Baldwin DS, Anderson IM, Nutt DJ, Allgulander C, Bandelow B, den Boer JA, et al. Evidence-based pharmacological treatment of anxiety disorders, post-traumatic stress disorder and obsessive--compulsive disorder: a revision of the 2005 guidelines from the British Association for Psychopharmacology. J Psychopharmacol. 2014;28(5):403-39.**

⇨ **Uma revisão dos *guidelines* baseados em evidências do tratamento farmacológico da Associação Britânica de Farmacologia para os transtornos de ansiedade com recomendação clínica aos níveis primário, secundário e terciário.**

57. Zitrin CM, Klein DF, Woerner MG. Treatment of agoraphobia with group exposure in vivo and imipramine. Arch Gen Psychiatry. 1980;37(1):63-72.

58. Nardi AE, Lopes FL, Valença AM, Freire RC, Nascimento I, Veras AB, et al. Double-blind comparison of 30 and 60 mg tranylcypromine daily in patients with panic disorder comorbid with social anxiety disorder. Psychiatry Res. 2010;175(3):260-5.

59. Krüger MB, Dahl AA. The efficacy and safety of moclobemide compared to clomipramine in the treatment of panic disorder. Eur Arch Psychiatry Clin Neurosci. 1999;249(Suppl 1):S19-24.

60. Tiller JW, Bouwer C, Behnke K. Moclobemide and fluoxetine for panic disorder. International Panic Disorder Study Group. Eur Arch Psychiatry Clin Neurosci. 1999;249 Suppl 1:S7-10.

61. Loerch B, Graf-Morgenstern M, Hautzinger M, Schlegel S, Hain C, Sandmann J, et al. Randomised placebo-controlled trial of moclobemide, cognitive-behavioural therapy and their combination in panic disorder with agoraphobia. Br J Psychiatry. 1999;174:205-12.

62. Uhlenhuth EH, Warner TD, Matuzas W. Interactive model of therapeutic response in panic disorder: moclobemide, a case in point. J Clin Psychopharmacol. 2002;22(3):275-84.

63. Imai H, Tajika A, Chen P, Pompoli A, Guaiana G, Castellazzi M, et al. Azapirones versus placebo for panic disorder in adults. Cochrane Database Syst Rev. 2014;30(9):CD010828.

64. Christensen RC, Garces LK. New-onset panic attacks associated with topiramate. Psychiatry (Edgmont). 2006;3(6):10-8.

65. Perna G, Alciati A, Balletta R, Mingotto E, Diaferia G, Cavedini P, et al. Is there room for second-generation antipsychotics in the pharmacotherapy of panic disorder? A systematic review based on PRISMA Guidelines. Int J Mol Sci. 2016;17(4):551.

66. Hirschmann S, Dannon PN, Iancu I, Dolberg OT, Zohar J, Grunhaus L. Pindolol augmentation in patients with treatment-resistant panic disorder: a double blind, placebo-controlled trial. J Clin Psychopharmacol. 2000;20(5):556-9.

67. Bernik M, Ramos RT, Hetem LAB, Graeff F. Effect of single doses of pindolol and d-fenfluramine on flumazenil-induced anxiety in panic disorder patients. Behav Brain Res. 2019;357-8.

68. Bandelow B, Stein DJ, Dolberg OT, Andersen HF, Baldwin DS. Improvement of quality of life in panic disorder with escitalopram, citalopram, or placebo. Pharmacopsychiatry. 2007a;40(4):152-6.

69. **National Institute for Health and Clinical Excellence (NICE). Panic disorder overview. 2019. Disponível em: https://pathways.nice.org.uk/pathways/panic-disorder. Acesso em: 30 nov. 2019.**

⇨ **Protocolo europeu que garante orientações claras ao longo do manejo clínico de pacientes com transtorno de pânico.**

70. Bandelow B, Zohar J, Hollander E, Kasper S, Möller H-J, WFSBP Task Force on Treatment Guidelines for Anxiety, Obsessive-Compulsive and Post-Traumatic Stress Disoders, et al. World Federation of Societies of Biological Psychiatry (WFSBP) guidelines for the pharmacological treatment of anxiety, obsessive-compulsive and post-traumatic stress disorders: first revision. World J Biol Psychiatry. 2008;9(4):248-312.

71. Pompoli A, Furukawa TA, Imai H, Tajika A, Efthimiou O, Salanti G. Psychological therapies for panic disorder with or without agoraphobia in adults: a network meta-analysis. Cochrane Database Syst Rev. 2016;4(4):CD011004.

72. Gelder MG. Psychological treatment of panic disorder. Journal of Psychiatry Research, 1990; 24(supp. 1):23-4.

73. Barlow DH, Cerny JA. Psychological treatment of panic. Nova York: The Guilford Press; 1988.

74. Wolpe J. Procedures involving strong anxiety evocation. In: The practice of behavior therapy. Oxford: Pergamon Press; 1979. p.197; 192-204.

75. Beck AT, Epstein N, Brown G, Steer RA. An inventory for measuring clinical anxiety: psychometrics properties. J Consult Clin Psychol. 1988;56(6): 893-7.

76. Colom F, Vieta E, Scott J. Psychoeducation manual for bipolar disorder. Barcelona: Cambridge University Press; 2006.

77. Justo LP, Calil HM. Intervenções psicossociais no transtorno bipolar. Rev Psiquiatr Clín. 2004;31(2):91-9.

78. Mower OH. On the dual nature of learning: a reinterpretation of "conditioning" and "problem-solving". Harvard Educational Review; 1947;17:102-48.

79. Zagminani D, Banaco R. Um panorama analítico comportamental sobre os transtornos de ansiedade. Rev Bras Ter Comport Cogn. 2005; (7):77-92.

80. **Craske MG, Treanor M, Conway C, Zbozinek T, Vervliet B. Maximizing exposure therapy: an inhibitory learning approach. Behav Res Ther. 2014;58:10-23.**

⇨ **Este artigo discute exemplos clínicos de implementação do modelo de aprendizagem inibitória de extinção, a fim de otimizar a terapia de exposição ao longo dos diagnósticos de ansiedade.**

81. Butler G. Distúrbios fóbicos. In: Hawton K, Salkovskis PM, Kirk J, Clark DM. Terapia cognitivo-comportamental para problemas psiquiátricos. São Paulo: Martins Fontes; 1997.

82. Sánchez-Meca J, Rosa-Alcázar AI, Marín-Martínez F, Gómez-Conesa A. Psychological treatment of panic disorder with or without agoraphobia: a meta-analysis. Clin Psychol Rev. 2010;30(1):37-50.

83. Ferreira AP, Savoia MG, Vieira MV. Psicoterapia cognitiva comportamental do transtorno de pânico e agorafobia. In: Bernik M, Savoia M, Lotufo Neto F. A clínica dos transtornos ansiosos e transtornos relacionados: a experiência do Projeto AMBAN. São Paulo: Edimédica; 2019.

84. Craske MG, DeCola JP, Sachs AD, Pontillo DC. Panic control treatment for agoraphobia. J Anxiety Disord. 2003;17(3):321-33.

85. Savoia MG, Vianna AM. Especificidades no atendimento a pacientes com transtornos de ansiedade. In: Savoia MG, editora. A interface entre a psicologia e a psiquiatria. 2. ed. São Paulo: Roca; 2011. p.78-101.

86. Ito LM, Lotufo-Neto F. Transtorno de pânico com agorafobia. In: Ito LM, et al. Terapia cognitivo-comportamental para transtornos psiquiátricos. Porto Alegre: Artes Médicas; 1998.

87. Deacon B, Kemp JJ, Dixon LJ, Sy JT, Farrel NR. Maximizing the efficacy of interoceptive exposure by optimizing inhibitory learning: a randomized controlled trial. Behav Res Ther. 2013;51(9):588-96.
88. Bush J. Viability of virtual reality exposure therapy as a treatment alternative. Computers in Human Behaviour. 2008;24:1032-40.
89. Pitti CT, Peñate W, de la Fuente J, Bethencourt JM, Roca-Sánchez MJ, Acosta L, et al The combined use of virtual reality exposure in the treatment of agoraphobia. Actas Esp Psiquiatr. 2015;43(4):133-41.
90. Savoia MG, Bernik M. Adverse life events and coping skills in panic disorder. Rev Hosp Clin Fac Med Sao Paulo. 2004;59(6):337-40.
91. Klein D. Anxiety: new research and change in concepts. Nova York: New York Raven Press; 1980.
92. Toivanen A. Infection and arthritis. Ann Med. 1994;26(4):245-8.
93. Kabat-Zinn J. Mindfulness-based interventions in context: Past, present, and future. Clinical Psychology: Science and Practice. 2003;10(2):144-56.
94. Zvolensky MJ, Forsyth JP. Anxiety sensitivity dimensions in the prediction of body vigilance and emotional avoidance. Cognitive Therapy and Research. 2002;26(4):449-60.
95. Bandelow B, Behnke K, Lenoir S, Hendriks GJ, Alkin T, Goebel C, et al. Sertraline versus paroxetine in the treatment of panic disorder: an acute, double blind no inferiority comparison. J Clin Psychiatry. 2004;65(3):405-13.
96. Blaya C, Seganfredo AC, Dornelles M, Torres M, Paludo A, Heldt E, et al. The efficacy of milnacipran in panic disorder: an open trial. Int Clin Psychopharmacol. 2007;22(3):153-8.
97. Goddard AW, Brouette T, Almai A, Jetty P, Woods SW, Charney D. Early coadministration of clonazepam with sertraline for panic disorder. Arch Gen Psychiatry. 2001;58(7):681-6.
98. Gould RA, Otto MW, Pollack MH. A meta-analysis of treatment outcome for panic disorder. Clin Psychol Rev. 1995;15(8):819-44.
99. Grant BF, Hasin DS, Stinson FS, Dawson DA, Goldstein RB, Smith S, et al. The epidemiology of DSM-IV panic disorder and agoraphobia in the United States: results from the National Epidemiologic Survey on Alcohol and Related Conditions. J Clin Psychiatry. 2006;67(3):363-74.
100. Hofmann SG, Smits JA. Cognitive-behavioral therapy for adult anxiety disorders: a meta-analysis of randomized placebo-controlled trials. J Clin Psychiatry. 2008;69(4):621-32.
101. Imai H, Tajika A, Chen P, Pompoli A, Furukawa TA. Psychological therapies versus pharmacological interventions for panic disorder with or without agoraphobia in adults. Cochrane Database Syst Rev. 2016;10(10):CD011170.
102. Kessler RC, Ruscio AM, Shear K, Wittchen H-U. Epidemiology of anxiety disorders. Curr Top Behav Neurosci. 2010;2:21-35.
103. **Kessler RC, Chiu WT, Jin R, Ruscio AM, Shear K, Walters EE. The epidemiology of panic attacks, panic disorder, and agoraphobia in the National Comorbidity Survey Replication. Arch Gen Psychiatry. 2006;63(4):415-24.**

⇨ **Artigo que destaca a importância da prevalência dos ataques de pânico que não se enquadram no diagnóstico nosológico de "Transtorno de Pânico" e que estão associados a outros transtornos psiquiátricos.**

104. Kinley DJ, Cox BJ, Clara I, Goodwin RD, Sareen J. Panic attacks and their relation to psychological and physical functioning in Canadians: results from a nationally representative sample. Can J Psychiatry. 2009;54(2):113-22.
105. Manfro GG, Heldt E, Cordioli AV, Otto MW. Cognitive-behavior therapy in panic disorder. Rev Bras Psiquiatr. 2008;30(Suppl 2):s81-7.
106. Marciniak M, Lage MJ, Landbloom RP, Dunayevich E, Bowman L. Medical and productivity costs of anxiety disorders: case control study. Depress Anxiety. 2004;19(2):112-20.
107. Nardi AE, Valença AM, Freire RC, Mochcovitch MD, Amrein R, Sardinha A, et al. Psychopharmacotherapy of panic disorder: 8-week randomized trial with clonazepam and paroxetine. Braz J Med Biol Res. 2011;44(4):366-73.
108. Nardi AE, Valença AM, Freire RC, Amrein R, Sardinha A, Levitan MN, et al. Randomized, open naturalistic, acute treatment of panic disorder with clonazepam or paroxetine. Clin Psychopharmacol. 2011;31(2):259-61.
109. Organização Mundial da Saúde. Classificação estatística internacional de doenças e problemas relacionados à saúde: CID-10. 7. ed. São Paulo: Edusp; 2008.
110. Perna G, Daccò S, Menotti R, Caldirola D. Antianxiety medications for the treatment of complex agoraphobia: pharmacological interventions for a behavioral condition. Neuropsychiatr Dis Treat. 2011;7:621-37.
111. Perugi G, Frare F, Toni C, Tusini G, Vannucchi G, Akiskal HS. Adjunctive valproate in panic disorder patients with comorbid bipolar disorder or otherwise resistant to standard antidepressants: a 3-year "open" follow-up study. Eur Arch Psychiatry Clin Neurosci. 2010;260(7):553-60.
112. Pollack MH, Doyle AC. Treatment of panic disorder: focus on paroxetine. Psychopharmacol Bull. 2003;37 Suppl 1:53-63.
113. Roso MC, Ito LM, Lotufo-Neto F. Terapias psicológicas para transtornos de ansiedade. In: Gentil V, Lotufo-Neto F, Bernik M. Pânico, fobias e obsessões: a experiência do Projeto AMBAN. São Paulo: Edusp; 1997.
114. Savoia MG. Combined pharmacological and psycotherapic treatment in panic disorder. Rev Psiquiatr Clín. 2001;28(1):35-8.
115. Seedat S, van Rheede van Oudtshoorn E, Muller JE, Mohr N, Stein DJ. Reboxetine and citalopram in panic disorder: a single-blind, cross-over, flexible-dose pilot study. Int Clin Psychopharmacol. 2003;18(5):279-84.
116. Versiani M, Cassano G, Perugi G, Benedetti A, Mastalli L, Nardi A, et al. Reboxetine, a selective norepinephrine reuptake inhibitor, is an effective and well-tolerated treatment for panic disorder. J Clin Psychiatry. 2002;63(1):31-7.

8

Tratamento do transtorno de ansiedade social

Fábio Moraes Corregiari
Alan Campos Luciano
Mariangela Gentil Savoia
Márcio Antonini Bernik

Sumário

Pontos-chave

- Os primeiros sintomas do transtorno de ansiedade social (TAS) podem aparecer na infância ou na adolescência e interferir no desenvolvimento de habilidades sociais e emocionais assim como aumentar o risco de uso abusivo de álcool entre adolescentes. Assim, diagnóstico e tratamento precoce são muito importantes.
- A terapia cognitivo-comportamental (TCC) e o tratamento farmacológico são opções de tratamento inicial para pacientes com TAS. A farmacoterapia pode ter efeito mais rápido, enquanto a psicoterapia tende a ter efeito mais sustentado ao longo do tempo.
- As principais técnicas da TCC que apresentam eficácia no tratamento do TAS são: técnicas de exposição (ao vivo, na imaginação ou por realidade virtual), treino de habilidades sociais, reestruturação cognitiva, técnicas de relaxamento e *mindfulness*.
- São opções de farmacoterapia de primeira linha: escitalopram, sertralina, fluvoxamina, paroxetina, e pregabalina. A venlafaxina pode ser uma opção caso não haja resposta a um inibidor seletivo de recaptação de serotonina (ISRS). A escolha deve se basear nas comorbidades, na tolerabilidade e na aceitação pelo paciente.
- Caso não haja resposta a 2 ou 3 tratamentos de primeira linha, pode-se tentar a associação de TCC com um ISRS ou IRSN, um benzodiazepínico, citalopram ou gabapentina. Em casos refratários, um tratamento de terceira linha deve ser tentado: fluoxetina, mirtazapina, bupropiona, clomipramina, divalproato, topiramato, tiagabina, gabapentina, olanzapina, selegilina e atomoxetina.
- Os betabloqueadores estão indicados apenas para as situações de desempenho, quando o uso esporádico pode ser benéfico antes de situações de exposição.

INTRODUÇÃO

O transtorno de ansiedade social (TAS) é um transtorno frequente, que se inicia tipicamente na infância ou na adolescência, sendo que mudanças de ambiente ou um evento embaraçoso ou humilhante podem marcar a instalação dos sintomas. Estudos prospectivos que acompanharam pacientes com TAS mostraram que se trata de uma condição persistente que não costuma remitir espontaneamente[1]. Por outro lado, uma parcela substancial de crianças e adolescentes com sintomas fóbicos sociais evoluem com melhora na idade adulta[2]. Desta forma, parece que, se os sintomas persistirem na vida adulta, a chance de recuperação sem tratamento é baixa.

Como os primeiros sintomas do TAS aparecem na infância e na adolescência, estes frequentemente podem interferir no desenvolvimento de habilidades sociais e emocionais, além de aumentar o risco de uso abusivo de álcool entre adolescentes. Assim, o diagnóstico e o tratamento precoce são importantes. Comorbidades são frequentes no TAS, com impacto no tratamento[3].

O DSM-5 extinguiu o subtipo generalizado e criou o especificador "apenas de desempenho", quando os sintomas aparecem apenas em certas situações, como apresentar uma palestra, dar uma aula ou fazer uma apresentação musical. Nestas condições, os betabloqueadores mostram-se úteis em reduzir os sintomas autonômicos, que podem exercer retroalimentação positiva nos sintomas cognitivos de ansiedade, mas não são indicados para o tratamento do transtorno de ansiedade não circunscrita a desempenho[4].

A seguir, serão abordadas as evidências disponíveis das principais opções de farmacoterapia e psicoterapia, bem como a abordagem e a escolha do tratamento mais adequado.

FARMACOTERAPIA

Visão geral

A maioria dos ensaios clínicos randomizados controlados por placebo concentra-se no tratamento do TAS generalizada, não no TAS apenas de desempenho. Há evidências de eficácia para o tratamento medicamentoso no TAS, principalmente com inibidores seletivos de recaptação de serotonina (ISRS, como paroxetina, fluvoxamina, sertralina, fluoxetina e citalopram), fenelzina, moclobemida, benzodiazepínicos (BZD, como alprazolam, clonazepam e bromazepam) e anticonvulsivantes (pregabalina e gabapentina). No entanto, há dúvida se a fluoxetina apresenta a mesma eficácia de outros ISRS, em virtude de achados contraditórios nos ensaios clínicos[5,6]. Os ISRS, a fenelzina e a moclobemida mostraram eficácia no tratamento de longo prazo (20 a 24 semanas).

Os ISRS também se mostram eficazes na prevenção da recaída dos sintomas do TAS. Foram os únicos medicamentos eficazes nas três subescalas de incapacitação (trabalho, social e familiar). Junto com a moclobemida, são eficazes na abordagem de sintomas depressivos comórbidos[7].

Entre os ISRS, paroxetina, sertralina e fluvoxamina foram aprovadas pela agência reguladora americana Food and Drug Administration (FDA) para o tratamento do TAS. Revisões do conjunto de evidências designaram os ISRS como agentes de primeira linha no tratamento do TAS[6,8,9].

Embora os estudos com ISRS tenham usado doses consistentes com as normalmente recomendadas e utilizadas para depressão e outros transtornos de ansiedade, existem poucos estudos para determinação da dose usando comparações de doses fixas. O banco de dados da paroxetina sugere uma curva dose-resposta relativamente plana no TAS. Por outro lado, uma revisão e metanálise em transtornos de ansiedade mostrou que doses mais altas de ISRS, dentro da faixa terapêutica, estiveram associadas com maior probabilidade de resposta no TAS[10]. Com o mesmo banco de dados da paroxetina, Stein et al.[11] observaram que uma proporção significativa de não respondedores após 8 semanas se tornava respondedora na semana 12, sugerindo que o tratamento deve durar pelo menos 12 semanas antes de se considerar mudanças no tratamento. Além disso, estudos indicam a necessidade de se manter o tratamento por pelo menos 6 meses a 1 ano após a remissão do quadro[12].

Outras medicações não se mostraram eficazes, como a buspirona, o anticonvulsivante levetiracetam e os betabloqueadores[7]. Já os antidepressivos tricíclicos não foram estudados em ensaios clínicos randomizados controlados por placebo no TAS.

Apesar de os abandonos por efeitos colaterais terem sido 3 vezes mais frequentes para a medicação ativa do que para o placebo, os abandonos por todas as causas foram semelhantes e relativamente pouco frequentes (cerca de 12%). Vale considerar que a maioria dos estudos de farmacoterapia no TAS exclui indivíduos com comorbidades, incluindo transtornos por uso de substância, situações que podem comprometer a adesão e a eficiência do tratamento na prática clínica[7]. Com diferentes tratamentos, as taxas de resposta à farmacoterapia no TAS variaram de 43 a 71% em 12 semanas; assim, entre um terço e metade dos pacientes com TAS não melhoram após tratamento adequado[13].

De forma geral, o tamanho do efeito da farmacoterapia no TAS foi de pequeno a médio (g de Hedges = 0,41) e não foi mediado por idade, sexo, gravidade inicial ou duração do tratamento[14]. Além disso, a melhora dos sintomas com a farmacoterapia mostrou-se associada com melhora nos índices de qualidade de vida[14].

A seguir, serão abordadas as principais classes medicamentosas de forma individual.

Principais medicações utilizadas no tratamento do TAS

Inibidores seletivos de recaptação de serotonina (ISRS)

Em uma metanálise[7], os ISRS paroxetina, fluvoxamina, sertralina, fluoxetina e citalopram foram superiores ao placebo no TAS ao se considerar a resposta clínica global como parâmetro. A paroxetina e a fluvoxamina foram estudadas em períodos mais longos (20 a 24 semanas) e mantiveram eficácia superior ao placebo. Esta metanálise também mostrou evidência de que a paroxetina e a sertralina foram eficazes na prevenção de recaída. Williams et al.[6], utilizando a metodologia de metanálise de rede, buscaram comparar a eficácia relativa de medicamentos usados no TAS e encontraram evidências de superioridade para a paroxetina, sugerindo esta medicação como tratamento de primeira escolha. Este resultado deve ser visto com cautela, no entanto, pode ter sido influenciado pelo maior banco de dados com a paroxetina e por outras limitações desta metanálise como evidências de baixa qualidade, pequeno número de estudos incluídos na análise de eficácia (21 *versus* 63 na metanálise de Williams et al.[7]) e o *endpoint* de 8 semanas, quando o ideal são 12 semanas (que o foi o utilizado na metanálise de Williams et al.[7]).

A proporção de abandonos por causa de efeitos colaterais dos ISRS em comparação ao placebo foi aproximadamente 3 vezes maior e foi estatisticamente significante, mas não houve diferença no abandono por todas as causas. Além disso, os ISRS foram eficazes na diminuição da gravidade dos sintomas do TAS e na diminuição de sintomas depressivos[7].

O conjunto das evidências embasa a escolha de um ISRS como tratamento de primeira escolha no TAS. Entre os ISRS, a paroxetina tem a maior base de evidência e mostrou-se superior a outras medicações em uma me-análise de rede[6]. No entanto, existem preocupações quanto ao seu perfil de efeitos colaterais, estando mais relacionada a ganho de peso, disfunções sexuais e efeitos anticolinérgicos do que outros ISRS. A sertralina e o escitalopram também podem ser considerados boas alternativas de primeira escolha entre os ISRS.

Inibidores da monoaminoxidase (IMAO)

A fenelzina – um IMAO não disponível no Brasil – foi a mais estudada e mostrou eficácia em uma metanálise incluindo 4 estudos[7]. A tranilcipromina, disponível no Brasil, foi eficaz em 1 estudo aberto, mas não foi estudada em estudos controlados[15].

A moclobemida apresentou uma taxa de resposta superior ao placebo, mas menor do que a dos BZD[7]. A frequência de abandono foi baixa e semelhante à do placebo. Houve também evidência de redução na gravidade dos sintomas do TAS em comparação ao placebo com base em 6 estudos analisados[7]. Também houve evidência de redução na gravidade dos sintomas depressivos.

O único IMAO disponível atualmente no Brasil é a tranilcipromina que deve ser considerada apenas para o tratamento de casos refratários.

Antidepressivo noradrenérgico e específico serotonérgico

A mirtazapina mostrou melhora dos sintomas, mas não na taxa global de resposta em comparação ao placebo. Por outro lado, houve melhora superior ao placebo nos sintomas do TAS. A taxa de abandono foi baixa e semelhante à do placebo[7]. Não é considerada um tratamento de primeira escolha e pode ser considerada em casos que não respondem ou não toleram ISRS e venlafaxina.

Inibidores de recaptação de serotonina e noradrenalina (IRSN)

A venlafaxina não mostrou uma taxa de resposta superior ao placebo na metanálise de 4 estudos com 1.173 participantes, e foi inferior aos BZD. Por outro lado, a venlafaxina foi superior ao placebo quando se comparou a melhora dos sintomas do TAS. Adicionalmente, a taxa de abandono por efeitos colaterais foi 3 vezes superior ao placebo, mas não houve diferença no abandono por todas as causas[7]. Apesar de frequentemente utilizada na prática clínica, a base de evidências não autoriza o uso da venlafaxina como tratamento de primeira linha, ficando reservada àqueles pacientes que não respondem a ISRS.

Benzodiazepínicos

Os BZD clonazepam, alprazolam e bromazepam demonstraram eficácia em estudos clínicos randomizados controlados com placebo (ECRCP)[12]. O clonazepam e o bromazepam apresentaram efeito importante no tratamento do TAS em comparação com o placebo, com cerca de 4 vezes a probabilidade de resposta[6,7]. A taxa de resposta destes BZD foi superior à de outros tratamentos (exceto na comparação com a fenelzina). Também foi observada uma redução significativa nos sintomas do TAS. Por outro lado, os autores não encontraram evidência de melhora na incapacitação para o trabalho nem eficácia na prevenção de recaída com os BZD. Estes agentes são recomendados como segunda linha, dada a falta de eficácia na depressão e pelo potencial de abuso/dependência[12].

Anticonvulsivantes

Existem evidências de eficácia para os anticonvulsivantes pregabalina e gabapentina em comparação ao placebo[7]. Três vezes mais pacientes que abandonaram o tratamento do grupo de droga ativa *versus* placebo[7]. Apesar do resultado positivo, quando se analisou a resposta global, a gabapentina não apresentou diminuição significativa na melhora dos sintomas de TAS nem nos sintomas depressivos, mostrando alguma inconsistência na eficácia, devendo ser reservada para segunda linha. Algumas diretrizes internacionais consideram a pregabalina uma alternativa de primeira linha, especialmente quando os efeitos colaterais dos ISRS são intoleráveis[16]. No entanto, as doses que se mostraram eficazes foram relativamente altas (400-600 mg/dia) e pode haver problemas de tolerabilidade, especialmente em relação a ganho de peso e sonolência.

Atomoxetina

A taxa de resposta para a atomoxetina foi semelhante ao placebo e não houve melhora dos sintomas depressivos em um estudo sem poder adequado[17]. Por outro lado, houve uma redução nos sintomas do TAS. Não houve diferença na taxa de abandono entre a atomoxetina e o placebo, tanto por efeitos colaterais como por todas as causas[17]. Deve ser reservada para pacientes que não respondem aos tratamentos habituais.

Antipsicóticos

A olanzapina foi eficaz em um pequeno estudo na diminuição dos sintomas do TAS, mas não houve diferença significante no número de participantes que respondeu ao tratamento. Não houve diferença no abandono em razão de efeitos colaterais nem no abandono por todas as causas entre olanzapina e placebo[7]. A olanzapina pode ser utilizada em monoterapia em pacientes que não respondem ou não toleram antidepressivos e, por extensão, pode ser considerada uma boa alternativa quando há comorbidade com quadros psicóticos.

Outros medicamentos e tratamentos biológicos

Estudos abertos ou não controlados sugeriram possível eficácia de bupropiona, clomipramina, divalproato, topiramato, tiagabina e selegilina. Todos estes devem ser considerados opções de terceira linha e podem ser úteis em pacientes refratários que não responderam a agentes de primeira e segunda linha e a tratamentos combinados[16]. Em ECRCP, os betabloqueadores atenolol e propranolol não mostraram eficácia. As evidências são negativas também para os seguintes tratamentos: buspirona, levetiracetam, quetiapina, imipramina e pergolida. Desta forma, estes tratamentos não são recomendados para o TAS[16].

Não existem evidências consistentes que embasam o uso de toxina botulínica para tratar hiperidrose em pessoas com TAS. Também não existem evidências consistentes para indicação de simpatectomia torácica para tratar hiperidrose ou rubor facial excessivo em pessoas com TAS.

Tratamentos medicamentosos combinados

A associação de medicamentos foi estudada em pacientes que tiveram resposta inadequada ao tratamento com antidepressivos, considerados resistentes ao tratamento. Estudos abertos e séries de caso sugeriram que pacientes com TAS refratário podem se beneficiar de terapia adjuvante com aripiprazol, risperidona, buspirona e paroxetina[16].

O clonazepam e o pindolol foram estudados em combinação com paroxetina em ECRCP e não diferiram do placebo e, portanto, não são tratamentos adjuvantes recomendados[16].

Pollack et al.[18] relataram que a associação de clonazepam foi mais eficaz do que a associação de placebo a um ISRS em pacientes que não responderam a um ISRS isoladamente. Assim, pode-se considerar a associação de um BZD quando a primeira medicação não for eficaz. Nesta situação, deve-se considerar também trocar a medicação inicial e associar a psicoterapia. Alternativamente, um BZD pode ser associado no início do tratamento para evitar abandonos e retirado progressivamente após a melhora clínica[19].

Tratamento medicamentoso de manutenção

O tratamento de longo prazo foi avaliado em estudos de prevenção de recaída e estudos de seguimento naturalísticos. Nos estudos de prevenção de recaída, respondedores ao medicamento são randomizados para continuar com o tratamento ativo ou passar a receber placebo. Uma metanálise de 4 estudos que incluíram 760 pacientes com TAS encontrou uma redução significativa na taxa de recaída com o tratamento contínuo com ISRS em comparação com o placebo ao longo de 3 a 6 meses. O risco relativo (RR) de recaída foi de 0,39 (intervalo de confiança de 95% (IC 95%): 0,30-0,49); e número necessário para tratar (NNT) de 3,57 (IC 95% 2,94-4,76)[20].

A pregabalina também mostrou redução nas taxas de recaída ao longo de 6 meses[16]. Em ECRCP, o escitalopram, a fluvoxamina e a venlafaxina mostraram resposta sustentada em relação ao placebo ao longo de aproximadamente 6 meses[16].

Comparação entre TCC e farmacoterapia

A TCC, especialmente a TCC individual, e a farmacoterapia têm eficácia semelhante no tratamento agudo do TAS[8]. Em uma metanálise de rede, não houve diferença entre TCC individual, TCC em grupo, ISRS ou IRSN, iMAO ou benzodiazepínicos nem na melhora dos sintomas fóbico sociais nem na probabilidade de recuperação (definida como não mais preencher os critérios diagnósticos)[8]. Apesar das intervenções farmacoterápicas serem mais prevalentes e amplamente utilizadas, existem evidências de que, após a interrupção do tratamento, os ganhos obtidos com a TCC persistam por mais tempo do que os alcançados pela farmacoterapia. Estudos que avaliaram esta questão sugeriram que a maioria das pessoas que responde a um ISRS recairá alguns meses após a interrupção da medicação e que 25% dos pacientes que responderam inicialmente a um ISRS recairão em 6 meses mesmo mantendo a medicação[21,22]. Ao contrário, os efeitos dos tratamentos psicoterápicos são geralmente mantidos no acompanhamento e os pacientes continuam a adquirir novas habilidades e obter ganhos adicionais mesmo após o tratamento agudo terminar[23]. Estas observações levaram alguns autores a sugerir que, desde que não haja um quadro depressivo importante associado ou outras comorbidades, a TCC deveria ser o tratamento inicial para a maior parte dos pacientes[8]. Na prática clínica, a opção por um ou outro tratamento se baseia principalmente na disponibilidade e acessibilidade da psicoterapia e nas preferências pessoais do paciente.

Combinação TCC e farmacoterapia

Uma metanálise sobre a associação de farmacoterapia à psicoterapia não encontrou evidências de vantagem para a combinação destes tratamentos. Na análise agrupada de resposta, houve apenas uma tendência favorecendo o tratamento combinado. Os estudos encontrados eram pequenos e sem poder adequado[24]. Um estudo do nosso grupo avaliou a combinação de sertralina ou placebo e TCC ou terapia de apoio. Este estudo mostrou que a combinação de sertralina e psicoterapia foi superior à psicoterapia isoladamente. Adicionalmente, a combinação de sertralina e TCC esteve associada com maior aquisição de habilidades sociais do que a TCC sozinha[25].

Exposição com estimuladores cognitivos

Uma revisão sistemática[26] encontrou 4 estudos em que os participantes receberam terapia de exposição com um estimulador cognitivo ou placebo. Três destes estudos compararam exposição + D-cicloserina com exposição apenas. Houve um pequeno efeito nos sintomas de ansiedade social após o tratamento. Um estudo utilizou ocitocina e não houve efeito significativo[27]. Estes tratamentos ainda devem ser considerados experimentais.

TRATAMENTO SEQUENCIAL DO PACIENTE COM TAS

A Figura 1 mostra um fluxograma para a escolha sequencial do tratamento no TAS.

A TCC e o tratamento medicamentoso são opções iniciais de tratamento para adultos com TAS. A escolha deve se basear nas preferências pessoais do paciente, na disponibilidade do tratamento e na presença de sintomas depressivos graves, quando se deve dar preferência ao tratamento com antidepressivos.

A farmacoterapia do TAS deve começar com um antidepressivo de primeira linha: escitalopram, fluvoxamina, paroxetina ou sertralina. Deve-se levar em consideração que a paroxetina pode produzir uma síndrome de descontinuação (o que pode ser reduzido com formulações de liberação controlada) e apresenta maior frequência de alguns efeitos colaterais como

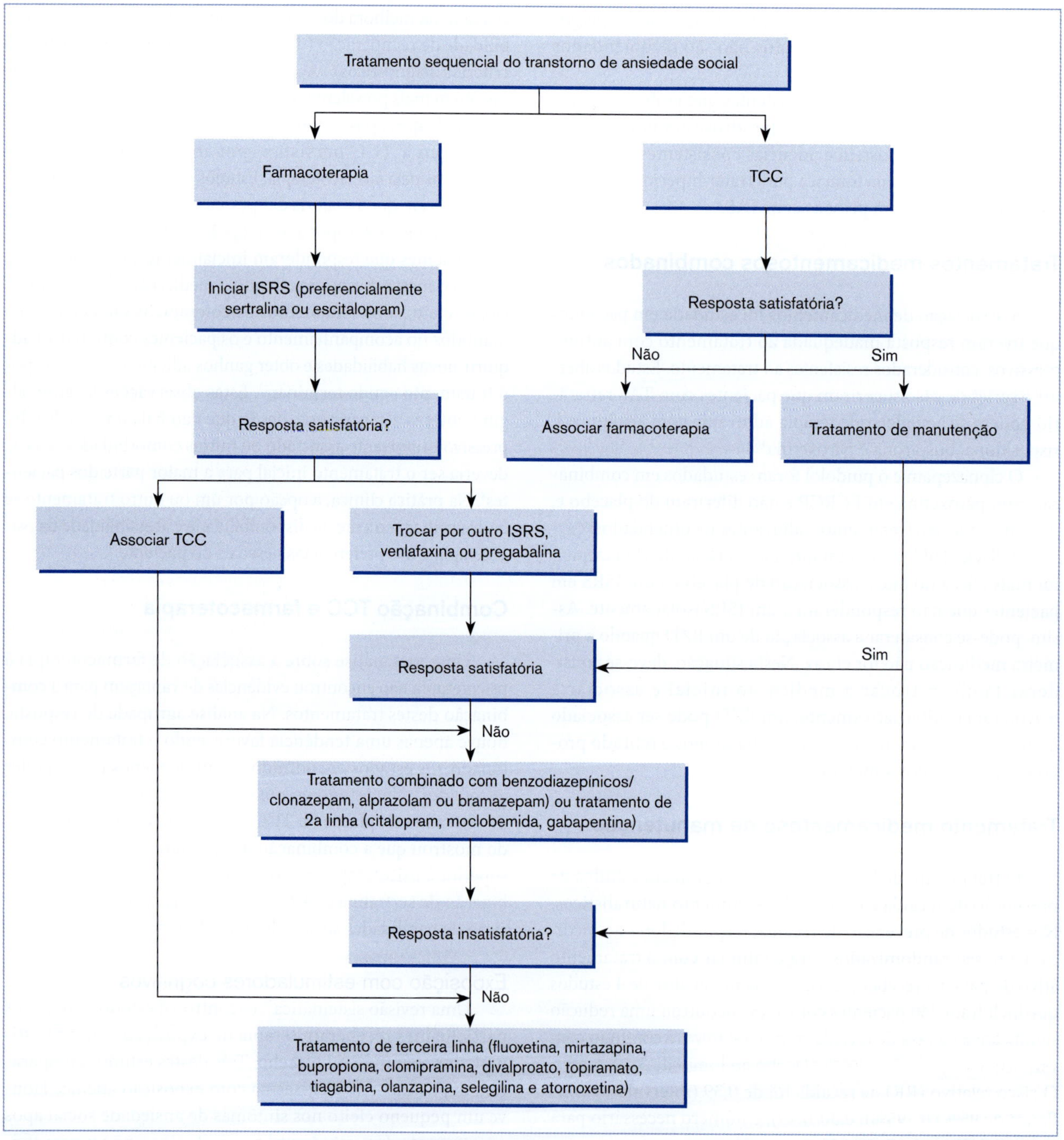

Figura 1 Tratamento sequencial do transt orno de ansiedade social. Avaliar continuamente o risco de suicídio, especialmente nas primeiras semanas após iniciar um antidepressivo. Sempre que houver falha terapêutica, avaliar adesão ao tratamento, associação de psicoterapia, reavaliar o diagnóstico diferencial e o diagnóstico de comorbidades psiquiátricas e clínicas.
Fonte: adaptado de Bernik e Corregiari, 2019[28].

ganho de peso e disfunção sexual. No entanto, a base de evidências da paroxetina é maior e existem indicações de maior eficácia como discutido acima.

Caso haja resposta parcial à TCC, deve-se considerar associar um ISRS e, caso haja resposta parcial a um ISRS após 10 a 12 semanas, deve-se considerar associar TCC. Caso não haja nenhuma resposta ao primeiro ISRS, ou se os efeitos colaterais forem intoleráveis, deve-se oferecer um ISRS alternativo ou TCC. A pregabalina é uma opção quando não houver depressão comórbida, principalmente quando há intolerância aos efeitos colaterais dos ISRS. Outra medicação de primeira linha deve ser tentada quando o primeiro medicamento não for tolerado ou a resposta for insatisfatória, antes de se partir para medicações de segunda linha. Caso não haja resposta adequada a um ISRS, pode-se tentar a venlafaxina. As opções de segunda linha incluem os benzodiazepínicos alprazolam, bromazepam e clonazepam, o citalopram, a fluoxetina e a gabapentina.

O paciente em tratamento medicamentoso deve ser reavaliado a cada 2 a 4 semanas nos primeiros 3 meses e a cada mês posteriormente. Mesmo quando não estiverem em TCC formal, os pacientes devem ser estimulados a se exporem gradualmente às situações sociais temidas. Caso haja resposta adequada ao medicamento nos primeiros 3 meses, a mesma dosagem deve ser mantida ao longo de mais 6 meses. Ao interromper uma intervenção farmacológica, a dose deve ser reduzida gradualmente com reavaliações regulares. Caso haja um ressurgimento dos sintomas com a redução ou suspensão da droga, deve-se considerar aumentar a dose ou reintroduzir a medicação.

Os pacientes que não responderem a diversas medicações e à TCC podem ser considerados refratários ao tratamento. Neste caso, é importante reavaliar o diagnóstico e considerar a possibilidade de comorbidades clínicas e psiquiátricas que possam estar influenciando a resposta ao tratamento. Tratamentos combinados e agentes de terceira linha podem ser tentados nestes casos.

TRATAMENTO PSICOTERÁPICO DO TRANSTORNO DE ANSIEDADE SOCIAL

Visão geral

O tratamento com maiores evidências de eficácia é a TCC e o que oferece melhor proteção de recaída no término do tratamento[24]. Embora a TCC seja o tratamento de escolha para o TAS, a terapia cognitiva (TC), a terapia interpessoal (TI) e a terapia baseada em *mindfulness* para redução de estresse (MBRS) podem ser alternativas para não respondedores a TCC[29].

O primeiro passo da abordagem psicoterápica é estabelecer os objetivos do tratamento, acordados entre terapeuta e paciente de acordo com a análise funcional dos comportamentos de fuga e esquiva identificados.

Um dos principais recursos, desde o início do processo psicoterápico, é a psicoeducação, que não deve ficar restrita às primeiras sessões, mas ocorrer diversas vezes com atualizações ao longo de todo o tratamento. Desta forma, ao compreender as características de seu problema, o paciente se torna mais colaborativo nas intervenções, aumentando a adesão ao tratamento[30].

As técnicas mais usadas para tratar TAS são técnicas de exposição, reestruturação cognitiva, relaxamento e treino de habilidades sociais[31].

Exposição

A exposição é a técnica considerada padrão-ouro no tratamento dos transtornos de ansiedade. Consiste em colocar o paciente frente a situações sociais geradoras de ansiedade para que o padrão de resposta de esquiva diminua de intensidade, ou mesmo desapareça. Espera-se que, ao longo do tratamento, haja uma redução significativa da ansiedade e que a resposta de ansiedade frente a estes estímulos sociais entre em extinção.

Inicialmente, faz-se uma hierarquia das situações temidas, dando uma pontuação de 0 a 10, de acordo com a Escala Subjetiva de Desconforto (*Subjective Units of Distress Scale* - SUDS). Em seguida, o paciente deve se expor às situações desta lista, preferencialmente, em ordem crescente de ansiedade, passando para o próximo nível após habituação do nível em que está. Na Tabela 1 é apresentado um exemplo de confecção da hierarquização destas situações.

A exposição é mais difícil de realizar em pacientes com TAS do que em outros transtornos ansiosos, pois as situações sociais são variáveis e imprevisíveis. Além disso, a grande maioria dos pacientes têm déficits de habilidades sociais que podem intervir no procedimento de exposição.

Para lidar com estas dificuldades, utilizam-se algumas estratégias, descritas na Tabela 2.

Wenzel[33] acrescenta que terapeuta e clientes precisam ser criativos na construção da exposição, com o objetivo de mostrar aos pacientes que contratempos sociais são improváveis. Hoffman e Smith[34] sugerem que a incorporação de exposição a contratempos sociais melhora o tratamento. Por exemplo, entrar em uma farmácia e solicitar uma camisinha para um atendente do sexo oposto. Ao recebê-la, indagar: "teria um tamanho maior?"; ou ainda, em uma avenida conhecida como a Paulista, perguntar às pessoas se sabem onde é a avenida Paulista. Segundo Feng et al.[35], como resultado, o paciente é forçado a reavaliar a ameaça percebida e ver que não levam a consequências temidas.

A exposição pode ser realizada de várias formas, conforme demonstra a Tabela 3.

Tabela 1 Exemplo de hierarquização de situações temidas

	SUDS
Pedir informações	3
Pedir um favor	4
Iniciar uma conversa com um conhecido	5
Iniciar uma conversa com um desconhecido	7
Manter uma conversa com um conhecido	8
Falar com alguém do sexo oposto	10

Tabela 2 Estratégias para facilitar a exposição

Variabilidade	A variabilidade aumenta a capacidade de armazenamento de informações recém-aprendidas. A exposição tradicional é realizada de forma constante nos itens da hierarquia, com cada item repetido várias vezes até a ansiedade diminuir. Na exposição variável, a exposição é conduzida para itens da hierarquia em ordem aleatória, sem considerar os níveis de medo ou a redução do medo, embora geralmente se inicie com o item menos ansioso para evitar a recusa ao tratamento. Além disso, maior variabilidade nos níveis de medo ao longo da exposição é um preditor positivo de desfechos em ansiedade de falar em público e em situações nas quais a ansiedade falha em habituar.
Violação de expectativas de resultados aversivos	O paciente deve ser exposto a uma situação na qual as expectativas de um resultado trágico sejam quebradas. As expectativas podem ser tanto em frequência quanto em intensidade. Nesta estratégia, as tarefas estão voltadas para o que é preciso aprender em vez da redução do medo. Assim, no TAS, estar na situação social não é suficiente para a exposição e as expectativas do que irá ocorrer na situação é que são importantes. Por exemplo, estando em uma situação de encontro social, o paciente tem a expectativa de que todas as pessoas irão ignorá-lo ou rejeitá-lo a ponto de ele sofrer agressões físicas ou verbais. Ao se expor, ele verifica que esta expectativa não é real. O término da atividade acontece quando existe a quebra da expectativa, e não a redução do medo.
Extinção intensificada por emparelhamento de estímulos	Forma de intensificar o estímulo temido por meio da exposição com mais de um estímulo ansiogênico. Exemplo: apresentar um projeto a dois chefes diferentes ao mesmo tempo.
Múltiplos contextos	O paciente muitas vezes fica exposto a situações sociais que não foram treinadas no processo de exposição. Para que não aconteça o retorno do medo a um estímulo fóbico que difere do contexto em que a terapia de exposição foi conduzida, devem-se programar generalizações. A prática clínica envolve a realização de exposições interoceptivas, por imaginação e ao vivo, em vários contextos diferentes; a pessoa deve estar sozinha, em lugares desconhecidos ou em diferentes dias ou vários dias da semana.
Exposição de forma não sistematizada	Enfatizar comportamentos sociais diversos, diariamente e com frequência elevada. Exemplo: falar, cumprimentar, elogiar, participar de reuniões, dentre outros[32].
Remoção de sinais e estratégias de segurança	O consenso geral é que sinais ou comportamentos de segurança devem gradualmente ser eliminados ao longo da terapia de exposição. A fase gradual é recomendada apenas a fim de reduzir o abandono do tratamento. A remoção imediata de sinais de segurança é preferível, pois enfraquecem a força de novas associações entre o estímulo temido e a ausência de um desfecho aversivo.

Tabela 3 Formas de exposição

Exposição ao vivo	Expor-se a situações temidas reais na vida diária. Por exemplo: conversar com pessoas, fazer apresentações, assinar um contrato na frente do vendedor, etc.
Exposição na imaginação	Ocorre na imaginação do paciente; a situação eliciadora de ansiedade é descrita em detalhes (entorno físico, respostas somáticas, emoções, pensamentos e consequências temidas) e mentalizada pelo paciente. Instrui-se o paciente a não se engajar em comportamentos que neutralizem a sensação de mal-estar[36].
Exposição virtual	utilizando tecnologia virtual, é possível criar situações que simulem de forma real o estímulo/situação fóbica. Assim, esta forma de exposição provoca emoções similares às experimentadas nas situações reais, já que o sujeito não é um mero espectador, ele participa do contexto. Uma de suas características da exposição virtual é a possibilidade de a interação ser experienciada várias vezes, até que o terapeuta e o paciente estejam satisfeitos com o comportamento aprendido, o que é extremamente vantajoso. Foi verificado que a exposição virtual aumenta a adesão ao tratamento[30].
Exposição assistida	Uma possibilidade para auxiliar na exposição às situações sociais temidas é que ela seja assistida por um acompanhante terapêutico (AT). O AT acompanha o paciente em restaurantes, locais de paquera, dentre outros, para servir como modelo de aprendizagem de comportamentos, reforçador na situação ou ainda mostrar ao paciente como observar as situações sociais[36].

Ainda, verifica-se que os fóbicos sociais algumas vezes não se esquivam em determinadas situações, como apresentar um projeto na empresa ou um trabalho na faculdade, tendo em vista a obrigatoriedade dessas apresentações. Nestes casos, os portadores de TAS se esquivam na própria situação. Por exemplo, na faculdade, oferecem-se para escrever, pesquisar e outro colega do grupo apresentar; participam de reuniões da empresa se isolando ou conversando com as pessoas com as quais já tem certo relacionamento. Assim, o terapeuta precisa estar atento se o paciente apenas não vai fazer uma determinada atividade ou se a faz utilizando comportamentos de esquiva na própria atividade.

Modelos teóricos que embasam a exposição

A explicação historicamente mais aceita para os mecanismos da extinção do medo/ansiedade por meio da exposição é oferecida pelo modelo do processamento emocional, de Foa e Kozak[37]. O efeito terapêutico da técnica se deve à mudança corretiva nas estruturas de informação da memória emocional relativas ao estímulo fóbico (processamento emocional), promovida pela "habituação" (definida clinicamente pelos autores como a redução do medo na presença do estímulo fóbico). Uma nova associação (agora de segurança) é "armazenada" nessas estruturas, alterando a reação emocional frente ao estímulo, antes temido. Neste modelo, a ativação do medo e a habituação intra e intersessões são considerados essenciais para o efeito terapêutico da técnica. Comportamentos de esquiva durante os exercícios de exposição podem impedir o processamento emocional (neutralização); assim, cabe ao terapeuta ajudar a garantir que tais comportamentos de esquiva não sejam emitidos (prevenção de resposta), para que o único fator responsável pela atenuação da experiência emocional seja o tempo de exposição.

Mais recentemente, o papel da habituação no processo de extinção respondente por exposição tem sido revisto[38]. Apesar da elevada taxa de boa resposta às terapias baseadas na técnica, estudos de processo indicam que não há correlação entre a habituação intra e inter-sessões e a melhora clínica[39]. A redução/eliminação do medo (extinção) não é um processo de esquecimento, desaprendizado ou apagamento de memórias/condicionamentos. O que ocorre, de fato, é um novo aprendizado da relação estímulo condicionado (*conditioned stimulus* – CS)/estímulo incondicionado (*unconditioned stimulus* – US) (agora de não predição) que inibe o aprendizado anterior. Em nível neural, a amígdala é inibida por inervações do córtex pré-frontal medial, após a extinção, eliminando a resposta emocional frente ao CS. A esse processo dá-se o nome de aprendizado inibitório[40]. Nesse processo, o aprendizado anterior mantém-se intacto, apesar de inibido, o que pode explicar os casos de retorno do medo pós-extinção[41].

Treino de habilidades sociais

O treino de habilidades sociais (THS) tem sido indicado para o tratamento do TAS pois, em geral, os fóbicos sociais apresentam déficits nestas habilidades, o que dificulta a exposição às situações sociais[25].

O repertório de habilidades sociais a ser treinado consiste nas seguintes classes de respostas: iniciar e manter conversação, falar em público, fazer elogios, receber elogios, pedir favores, recusar pedidos, expressar sentimentos, defender os próprios direitos, fazer críticas, receber críticas, desculpar-se, admitir ignorância, expressar opiniões pessoais, fazer acordos.

Os componentes da habilidade social são a comunicação verbal e a comunicação não verbal, esta última expressa pelo olhar, expressões faciais, gestos, postura corporal, orientação, distância física, volume da voz, entonação da voz, fluência, tempo de fala e conteúdo da fala. Os padrões comportamentais resultantes destes dois componentes estão descritos na Tabela 4.

Conforme já salientado, o treino pode ser realizado individualmente ou em grupo, e deve contar sempre com tarefas de casa para o paciente poder treinar a nova habilidade fora da sessão, a fim de garantir a generalização para sua vida real.

Tabela 4 Padrões de comunicação e comportamento social

Assertivo	Expressão direta e não hostil de sentimentos e opiniões, valorização do ponto de vista alheio, respeito aos direitos, tolerância à frustração, resolução de problemas, receptividade e escuta. Exemplos de expressões assertivas: "penso...", "sinto...", "quero...", "o que você acha?", "poderíamos...".
Agressivo	Expressão hostil de emoções e opiniões, coerção; imposição de ideias e violação dos direitos alheios, baixa tolerância à frustração, insegurança, raiva e culpa. Exemplos de expressões agressivas: "você tem que...", "se não fizer...", "não acredito que você fez isso!", "faça assim!", "exijo que...".
Passivo	Déficit na expressão de necessidades e opiniões, violação dos próprios direitos, expectativa de punição, ansiedade, tensão, desamparo. Exemplo de expressões passivas: "talvez...", "suponho...", "será que...?", "Seria muito esforço...?".

Reestruturação cognitiva

Os pacientes com TAS apresentam fatores cognitivos que são impeditivos de exposição às situações sociais e que confirmam, desta forma, os pensamentos catastróficos. Por exemplo, temor da avaliação negativa, diálogo interno de autoverbalizações negativas, atenção seletiva para os sinais socialmente ameaçadores, sensação de ser inferior ou menos capaz que os demais:

- Tendência a perceber críticas e desaprovações que não estão realmente presentes.
- Tendência a rebaixar a eficácia do próprio comportamento.
- Padrões excessivamente elevados para o próprio desempenho.
- Atenção seletiva para os aspectos negativos da atuação.
- Dificuldade em integrar partes da informação sobre a própria atuação.
- Percepção de falta de controle sobre o próprio comportamento.
- Memória seletiva da informação negativa sobre si mesmo e da própria atuação.
- Fracasso em prestar atenção às informações objetivas sobre a própria atuação.

Para realizar a reestruturação cognitiva, o primeiro passo é fazer a conceitualização cognitiva de maneira que as crenças centrais possam ser identificadas (ver Neufeuld e Cavenage[42] para uma proposta de sistematização da conceitualização cognitiva). As crenças disfuncionais mais comuns em pacientes com TAS são de sentir-se perdedor, rejeitado, solitário e inferior. Após identificar com o paciente as crenças presentes, o terapeuta deve focar na modificação das cognições catastróficas, utilizando técnicas cognitivas (questionamento socrático, atuar como, análise de vantagens/desvantagens, experimentos comportamentais, cartões de enfrentamento ou *coping cards*), descatastrofização, entre outras[31].

O teste de realidade deve seguir este procedimento racional, no qual o paciente poderá refutar cognições problemáticas, perceber como estão relacionadas com a ansiedade e a esquiva fóbica e a relevância destas cognições em relação a ansiedade e esquiva. Vale recordar que, na TCCG, este teste de realidade ocorre em uma situação "controlada" e que serve de treino para a vida real, além de poder enfatizar o impacto da mudança destas cognições ou até mesmo a extinção delas para possibilitar respostas comportamentais mais adaptativas.

Terapia cognitivo-comportamental em grupo

A terapia cognitivo-comportamental em grupo (TCCG) facilita o trabalho de exposição, tendo em vista que o grupo é uma situação social que ocorre em um ambiente protegido.

Há controvérsias sobre esta modalidade terapêutica ser a melhor para o tratamento do TAS: Heimberg et al.[43] e o National Institute for Health and Care Excellence[44-46].

O grupo terapêutico para TAS deve ser homogêneo no que tange ao diagnóstico. Pode incluir homens e mulheres de idades variadas. A nossa experiência e a literatura científica demonstram que 8 pacientes com este diagnóstico é o máximo que deve ser alocado em um grupo. O ideal é que o grupo seja fechado, sem a entrada de novos membros ao longo do processo; mas, a realidade dos consultórios muitas vezes faz com que esta premissa não seja observada em todos os grupos.

É recomendado que, além do terapeuta, haja um coterapeuta para ajudar na condução do grupo. Todas as sessões do grupo são estruturadas; nas iniciais, utiliza-se a técnica do Rapport para a criação de vínculos entre os próprios participantes e com os terapeutas, utilizando-se de dinâmicas específicas e psicoeducação. Na primeira sessão se realiza o contrato terapêutico com todos os participantes, levando-se em conta a questão do sigilo, não apenas entre terapeutas e pacientes, mas também entre os membros do grupo. Adicionalmente, cada sessão tem um tema específico e duração de 60 a 120 minutos. Os protocolos de TAS apresentam entre 8 e 20 sessões. O modelo implementado pelo AMBAN[31], composto por treino de habilidades sociais e exposição ao vivo.

É objetivo do terapeuta garantir que os ganhos terapêuticos do grupo sejam generalizados para outros ambientes, ou seja, que novos comportamentos de enfrentamento sejam emitidos em uma faixa mais ampla de situações. Isto é possível por causa maior variedade de possibilidades no ensaio comportamental, tendo em vista o número maior de pessoas envolvidas. Ainda, os pacientes têm possibilidade de obter *feedback* efetivo do desempenho (reforço social), maior probabilidade de vivenciar diversas situações-problema e suporte para solucioná-las, além da disponibilidade de múltiplos modelos de aprendizagem[47,48].

O grupo também é uma maneira eficaz do terapeuta monitorar se o paciente está evoluindo no tratamento de forma adequada. É muito mais difícil para o terapeuta perceber se o paciente que está em terapia individual aprendeu as habilidades treinadas e está conseguindo generalizá-las efetivamente para situações vivenciadas na realidade. Adicionalmente, o próprio grupo propicia a exposição contínua a uma situação social, o que facilita a prática dos ensaios comportamentais propostos com a supervisão do terapeuta em "tempo real". Assim, na presença do terapeuta, o paciente pode entrar em contato com situações às quais se esquiva na vida real e treinar respostas comportamentais mais adaptativas, partindo do princípio que o grupo é uma situação "controlada" e protegida.

Mindfulness

Mindfulness é uma forma específica de prática meditativa, significando atenção plena, o que envolve concentração no momento atual, intencional e sem julgamento, estar plenamente em contato com a vivência do momento, sem estar absorvido por ela[49].

Alguns estudos sugerem que a prática de *mindfulness* pode ser benéfica, por (1) promover relaxamento que facilite o processo de exposição, e (2) por meio do aprendizado em responder ao estresse de forma reflexiva, obter um comportamento alternativo à de esquiva experiencial, que são estratégias disfuncionais e que contribuem para o aparecimento e a manutenção de muitos dos transtornos ansiosos, como o TAS. Entretanto, ainda são necessários estudos adicionais que ofereçam mais evidências sobre esta abordagem terapêutica no TAS[50,51].

CONSIDERAÇÕES FINAIS

Neste capítulo, foram apresentadas as principais evidências para o tratamento do TAS, comentando-se diversas opções de farmacoterapia e algumas técnicas psicoterápicas.

A abordagem farmacoterápica do TAS deve começar com um antidepressivo de primeira linha: escitalopram, sertralina, fluvoxamina ou paroxetina. A paroxetina dispõe da maior base de evidências, mas pode ser menos bem tolerada do que o escitalopram e a sertralina. A pregabalina é uma opção de primeira linha quando não houver depressão comórbida, principalmente quando há intolerância aos efeitos colaterais dos ISRS e da venlafaxina. Outra medicação de primeira linha ou a venlafaxina deve ser tentada quando o primeiro medicamento não for tolerado ou a resposta for insatisfatória. Após falha terapêutica com 2 ou 3 opções de primeira linha, as opções de segunda linha incluem os benzodiazepínicos como alprazolam, bromazepam e clonazepam, além do citalopram e da gabapentina.

A TCC pode ser indicada isoladamente como primeiro tratamento ou em associação com um ISRS ou IRSN quando não houver resposta satisfatória à medicação isoladamente. A exposição, com suas nuances, é a técnica com mais evidências científicas publicadas no tratamento do TAS, sendo que pode ser realizada no consultório, individualmente ou por meio da terapia de grupo.

Os pacientes que não responderem a diversas medicações e à TCC podem ser considerados refratários ao tratamento. Neste caso, é importante reavaliar o diagnóstico e considerar a possibilidade de comorbidades clínicas e psiquiátricas que possam influenciar a resposta ao tratamento.

Vinheta clínica

R. C. L., masculino, 20 anos, acabou de ingressar na faculdade de engenharia, mudando-se de sua cidade, onde morava com os pais, para um quarto compartilhado com um colega numa república universitária. Procura auxílio psiquiátrico, pois tem dificuldade de falar em público, bem como dificuldade para realizar atividades acadêmicas em grupo. Nestas situações, refere muito desconforto, medo de parecer bobo, de falar algo inadequado, de ser ridicularizado e de não ser aceito pelos colegas. Refere que este sentimento de medo de rejeição é muito forte, levando-o a evitar diversas situações sociais, como encontros após as aulas e festas da faculdade. Recentemente, teve consequência prejudicial ao alegar que estava doente no dia em que faria uma apresentação de trabalho na faculdade.

Em algumas situações de interação social, fica constantemente imaginando o que as pessoas estão achando do seu comportamento, como seria esperado que se comportasse, fica avaliando o seu desempenho e sua inserção e aceitação nos grupos. Algumas vezes, chega a apresentar sintomas somáticos como taquicardia, sudorese, tremor, assim como sentimentos de vergonha e humilhação, sendo que nesses momentos ele procura um lugar em que possa ficar sozinho para se sentir bem. Quando vai a festas, acaba fazendo uso de bebidas alcoólicas em grande quantidade, referindo que, deste modo, sente-se mais à vontade e consegue interagir melhor com as outras pessoas.

Afirma, ainda, que sempre foi mais tímido e introvertido, com poucos amigos, mas isso não o incomodava tanto até iniciar o ensino médio, aos 14 anos de idade. Nesta época, seu desconforto nestas situações aumentou muito ao passo que sentia mais necessidade de interagir com as outras pessoas e desejava fazer parte de algum grupo. Sempre teve excelente desempenho escolar, apesar de nunca ter realizado a apresentação oral de um trabalho (pedia para colegas, ficava doente no dia etc.).

Avaliação e evolução

R.C.L. apresenta quadro de TAS tipo generalizada que impacta também situações específicas de desempenho. Interessante observar o curso de evolução com a personalidade pré-mórbida e a exacerbação do quadro na adolescência, período em que as demandas sociais aumentam muito e os valores de grupos e aceitação social têm impacto enorme para os sujeitos. Mesmo assim, ele só vem procurar ajuda 6 anos depois, ao iniciar faculdade, período em que há um incremento nas demandas sociais, comumente. Até então, sentia que tinha dificuldade, sofria com isso, mas não considerava que poderia se tratar de um transtorno e que poderia ter ajuda e tratamento. Ao ser esclarecido sobre seu diagnóstico pelo psiquiatra, argumentou: "Eu já ouvi falar de 'fobia social', mas pensei que era apenas quando uma pessoa não consegue falar com ninguém. Eu consigo fazer minhas compras, conversar com meus familiares e amigos de infância. Não imaginava que poderia ser um transtorno de ansiedade social".

Após o diagnóstico e a psicoeducação, foi proposto iniciar o tratamento com:

- Escitalopram 10 mg/dia com reavaliação em 6 semanas.
- Prescrito propranolol 20 mg para ser utilizado 1 hora antes de suas apresentações, com o fim de diminuir a resposta simpática de ansiedade e assim evitar possíveis efeitos de retroalimentação positiva entre sintomas ansiosos somáticos e ansiedade psíquica.
- Encaminhamento à psicoterapia cognitivo-comportamental.

Iniciou treinamento com exposição a situações de falar em público e reestruturação cognitiva para falar em público. Paulatinamente foi conseguindo se apresentar, falando com alguma ansiedade, mas não se esquivando mais, inclusive em congressos. Com relação a relacionamento com colegas e relacionamento amoroso, foi sugerido um AT que pode observar *in loco* o comportamento de R.C.L. e ser modelo de interação social, auxiliando no treino de habilidades sociais. Com uma comunicação mais assertiva conseguiu fazer amigos e iniciar um namoro depois de 6 meses de tratamento. Técnicas de relaxamento e respiração diafragmática ajudaram o paciente a lidar com situações ansiogênicas. Mantém tratamento farmacológico de manutenção..

Para aprofundamento

- Bernik M, Savoia M, Lotufo Neto F. A clínica dos transtornos ansiosos e transtornos relacionados: a experiência do Projeto AMBAN. São Paulo: Edimédica; 2019. Livro que aborda de forma ampla e detalhada os transtornos ansiosos e situações associadas.
  - ⇨ **É um projeto que reúne 35 anos de pesquisas e experiência do Projeto de Tratamento dos Transtornos Ansiosos (AMBAN) do Instituto de Psiquiatria da FMUSP.**
- Nardi AE, Quevedo J, da Silva AG. Transtorno de ansiedade social: teoria e clínica. Porto Alegre: Artmed; 2014.
  - ⇨ **Livro dedicado ao tema, abordando em 19 capítulos desde os aspectos históricos do transtorno até as evidências disponíveis nas mais diversas modalidades terapêuticas.**
- Bernik M, Corregiari F, Savoia MG, Barros Neto TP, Pinheiro C, Neto FL. Concomitant treatment with sertraline and social skills training improves social skills acquisition in social anxiety disorder: A double-blind, randomized controlled trial. PloS one. 2018;13(10):e0205809.
  - ⇨ **Artigo que aborda os desfechos sobre adicionar terapia comportamental com com farmacoterapia no tratamento do TAS.**

REFERÊNCIAS BIBLIOGRÁFICAS

1. Bruce SE, Yonkers KA, Otto MW, Eisen JL, Weisberg RB, Pagano M, et al. Influence of psychiatric comorbidity on recovery and recurrence in generalized anxiety disorder, social phobia, and panic disorder: a 12-year prospective study. Am J Psychiatry. 2005;162(6):1179-87.
2. Pine DS, Cohen P, Gurley D, Brook J, Ma Y. The risk for early-adulthood anxiety and depressive disorders in adolescents with anxiety and depressive disorders. Arch Gen Psychiatry. 1998;55(1):56-64.
3. Fehm L, Beesdo K, Jacobi F, Fiedler A. Social anxiety disorder above and below the diagnostic threshold: prevalence, comorbidity and impairment in the general population. Soc Psychiatry Psychiatr Epidemiol. 2008;43(4):257-65.
4. American Psychiatric Association. Diagnostic and statistical manual of mental disorders, 5. ed. (DSM-5). Arlington: American Psychiatric Association, 2013.
5. Kobak KA, Greist JH, Jefferson JW, Katzelnick DJ. Fluoxetine in social phobia: a double-blind, placebo-controlled pilot study. J Clin Psychopharmacol. 2002;22(3):257-62.
6. **Williams T, McCaul M, Schwarzer G, Cipriani A, Stein DJ, Ipser J. Pharmacological treatments for social anxiety disorder in adults: a systematic review and network meta-analysis. Acta Neuropsychiatr. 2020;32(4):169-76.**
   ⇨ **Metanálise recente que demonstra vantagem de eficácia no uso de paroxetina sobre outros ISRS e sobre a venlafaxina no tratamento do TAS.**
7. **Williams T, Hattingh CJ, Kariuki CM, Tromp SA, Balkom AJ, Ipser JC, et al. Pharmacotherapy for social anxiety disorder (SAnD). Cochrane Database Syst Rev. 2017;10(10): CD001206.**
   ⇨ **Trata-se da mais completa revisão sistemática com meta-análise sobre o tratamento medicamentoso do TAS disponível até esse momento.**
8. Mayo-Wilson E, Dias S, Mavranezouli I, Kew K, Clark DM, Ades AE, et al, Psychological and pharmacological interventions for social anxiety disorder in adults: a systematic review and network metaanalysis. Lancet Psychiatry. 2014;1(5):368-76.
9. Baldwin DS, Anderson IM, Nutt DJ, Allgulander C, Bandelow B, den Boer JA, et al. Evidence-based pharmacological treatment of anxiety disorders, post-traumatic stress disorder and obsessive-compulsive disorder: a revision of the 2005 guidelines from the British Association for Psychopharmacology. J Psychopharmacol. 2014;28(5):403-39.
10. Jakubovski E, Johnson JA, Nasir M, Müller-Vahl K, Bloch MH. Systematic review and meta-analysis: dose-response curve of SSRIs and SNRIs in anxiety disorders. Depress Anxiety. 2019;36(3):198-212.
11. Stein DJ, Versiani M, Hair T, Kumar R. Efficacy of paroxetine for relapse prevention in social anxiety disorder: a 24-week study. Arch Gen Psychiatry. 2002;59:1111-8.
12. Blanco C, Bragdon LB, Schneier FR, Liebowitz MR. The evidence-based pharmacotherapy of social anxiety disorder. Int J Neuropsychopharmacol. 2013;16(1):235-49.
13. Nagata T, Suzuki F, Teo AR. Generalized social anxiety disorder: a still-neglected anxiety disorder 3 decades since Liebowitz's review. Psychiatry and Clinical Neurosciences. 2015;69(12):724-40.
14. Curtiss J, Andrews L, Davis M, Smits J, Hofmann SG. A meta-analysis of pharmacotherapy for social anxiety disorder: an examination of efficacy, moderators, and mediators. Expert Opin Pharmacother. 2017;18(3):243-51.
15. Versiani M, Mundim FD, Nardi AE, Liebowitz MR. Tranylcypromine in social phobia. J Clin Psychopharmacol. 1988;8(4):279-83.
16. Katzman MA, Bleau P, Blier P, Chokka P, Kjernisted K, Van Ameringen M, et al. Canadian clinical practice guidelines for the management of anxiety, posttraumatic stress and obsessive-compulsive disorders. BMC Psychiatry. 2014;14(suppl.1):p.S1.
17. Ravindran LN, Kim DS, Letamendi AM, Stein MB. A randomized controlled trial of atomoxetine in generalized social anxiety disorder. J Clin Psychopharmacol. 2009;29(6):561-4.
18. Pollack MH, Ameringen V, Simon NM, Worthington JW, Hoge EA, Keshaviah A, et al. A double-blinddouble blind randomized controlled trial of augmentation and switch strategies for refractory social anxiety disorder. Am J Psychiatry. 2014;171:44-53.
19. Seedat S, Stein MB. Double blind, placebo-controlled assessment of combined clonazepam with paroxetine compared with paroxetine monotherapy for generalized social anxiety disorder. Journal of Clinical Psychiatry. 2004;65:244-8.
20. Donovan MR, Glue P, Kolluri S, Emir B. Comparative efficacy of antidepressants in preventing relapse in anxiety disorders: a metaanalysis. J Affect Disord. 2010;123(1-3):9-16.
21. Montgomery SA, Nil R, Dürr-Pal N, Loft H, Boulenger JP. A 24-week randomized, double-blind, placebo-controlled study of escitalopram for the prevention of generalized social anxiety disorder. J Clin Psychiatry. 2005; 66:1270-78.
22. Stein DJ, Stein MB, Pitts CD, Kumar R, Hunter B. Predictors of response to pharmacotherapy in social anxiety disorder: an analysis of 3 placebo-controlled paroxetine trials. J Clin Psychiatry. 2002;63(2):152-5.
23. Mortberg E, Clark DM, Bejerot S. Intensive group cognitive therapy and individual cognitive therapy for social phobia: sustained improvement at 5-year follow-up. J Anxiety Disord. 2011;25:994-1000.
24. Canton J, Scott KM, Glue P. Optimal treatment of social phobia: systematic review and meta-analysis. Neuropsychiatr Dis Treat. 2012;8:203-15.
25. Bernik M, Corregiari F, Savoia MG, Barros Neto TP, Pinheiro C, Neto FL. Concomitant treatment with sertraline and social skills training improves social skills acquisition in social anxiety disorder: a double-blind, randomized controlled trial. PloS one. 2018;13(10):e0205809.
26. Pilling S, Mayo-Wilson E, Mavranezouli I, et al. Recognition, assessment and treatment of social anxiety disorder: summary of NICE guidance. BMJ. 2013;346:f2541.
27. Guastella AJ, Howard AL, Dadds MR, Mitchell P, Carson DS. A randomized controlled trial of intranasal oxytocin as an adjunct to exposure therapy for social anxiety disorder. Psychoneuroendocrinology. 2009;34(6):917-923.
28. Bernik M, Corregiari F. Farmacoterapia do transtorno de ansiedade social. In: Bernik M, Savoia M, Neto FL. A clínica dos transtornos ansiosos e transtornos relacionados: a experiência do Projeto AMBAN. Edimédica, São Paulo-SP. 2019.
29. Stangier U, Schramm E, Heidenreich T, Berger M, Clark DM. Cognitive therapy vs interpersonal psychotherapy in social anxiety disorder: a randomized controlled trial. Arch Gen Psychiatry. 2011;68(7):692-700.
30. Gebara CM, Barros-Neto TP, Gertsenchtein L, Lotufo-Neto F. Virtual reality exposure using three-dimensional images for the treatment of social phobia. Revista Brasileira de Psiquiatria. 2016;38(1):24-9.
31. **Savoia MG, Bernik MA. Programa de terapia comportamental em grupo aplicados a fóbicos sociais. Arquivos Médicos dos Hospitais e da Faculdade de Ciências Médicas da Santa Casa de São Paulo. 2010;55(2):71-5.**
   ⇨ **Este texto apresenta um programa de TCCG desenvolvido pelo nosso grupo. Fácil de ser replicado, descrito aqui em detalhes.**
32. Butler G. Exposure as a treatment for social phobia: some instructive difficulties. Behav Res Ther. 1985;23(6):651-7.
33. Wenzel A. Inovações em terapia cognitivo-comportamental: intervenções estratégicas para uma prática criativa. Porto Alegre: Artmed; 2018.
34. Hofmann SG, Smits JA. Cognitive-behavioral therapy for adult anxiety disorders: a meta-analysis of randomized placebo-controlled trials. J Clin Psychiatry. 2008;69(4):621-32.
35. Feng B, Liu JC, Zhang J, Ozaki KI, Guo YY, Yi DH, et al. Anxiolytic actions of motilin in the basolateral amygdala. Mol Neurobiol. 2013;47(3):892-902.
36. Savoia MG, Vianna AM. Especificidades no atendimento a pacientes com transtornos de ansiedade. In: Savoia MG (ed.). A interface entre a psicologia e a psiquiatria. 2. São Paulo: Roca, 2011. p. 78-101.
37. Foa EB, Kozak MJ. Emotional processing of fear: exposure to corrective information. Psychol Bull. 1986;99(1):20-35.
38. Baker A, Mystkowski J, Culver N, Yi R, Mortazavi A, Craske MG. Does habituation matter? Emotional processing theory and exposure therapy for acrophobia. Behav Res Ther. 2010;48(11):1139-43.
39. Asnaani A, McLean CP, Foa EB. Updating Watson & Marks (1971): how has our understanding of the mechanisms of extinction learning evolved and where is our field going next?. Behav Ther. 2016;47(5):654-68.

40. **Blakey SM, Abramowitz JS. The effects of safety behaviors during exposure therapy for anxiety: Critical analysis from an inhibitory learning perspective. Clin Psychol Rev. 2016;49:1-15.**

⇨ **O modelo de aprendizagem inibitória substituiu o modelo de habituação na compreensão dos mecanismos de ação da exposição. Os autores trazem análises comportamentais dentro desse novo modelo.**

41. Rachman S. The return of fear. Behav Res Ther. 1979;17(2):164-6.
42. Neufeld CB, Cavenage CC. Conceitualização cognitiva de caso: uma proposta de sistematização a partir da prática clínica e da formação de terapeutas cognitivo-comportamentais. Rev Brasil de Ter Cogn. 2010;6(2).
43. Heimberg RG, Liebowitz MR, Hope DA, Schneier FR, Holt CS, Welkowitz LA, et al. Cognitive behavioral group therapy vs phenelzine therapy for social phobia: 12-week outcome. Arch Gen Psychiatry. 1998;55(12):1.133-41.
44. **National Institute for Health and Care Excellence (NICE). Interventions for adults with social anxiety disorder: social anxiety disorder pathway. NICE. Londres: National Institute for Health and Care Excellence, 2016.**

⇨ **Trata-se da mais importante diretriz internacional para o tratamento do TAS com ampla revisão da literatura e recomendações práticas.**

45. Powers MB, Sigmarsson SR, Emmelkamp P. A meta-analytic review of psychological treatments for social anxiety disorder. Intern J Cogn Ther. 2008;1(2): 94-113.
46. Acarturk C, Cuijpers P, van Straten A, de Graaf R. Psychological treatment of social anxiety disorder: a meta-analysis. Psychological Medicine. 2009;39(2):241-549.
47. Falcone E. A eficácia do tratamento em grupo da ansiedade social. Revista Psicologia clínica: Revista da Pontifícia Universidade Católica do Rio de Janeiro (PUC-RJ). 1989;(4):75-91.
48. Falcone EMO. A eficácia do tratamento em grupo de ansiedade social. Psicologia Clínica. Pós-Graduação e Pesquisa. 1989;4:75-91.
49. Kabat-Zinn J, Massion AO, Kristeller J, Peterson LG, Fletcher KE, Pbert L, et al. Effectiveness of a meditation-based stress reduction program in the treatment of anxiety disorders. Am J Psychiatry. 1992;149(7):936-43.
50. Edenfield TM, Saeed SA. An update on mindfulness meditation as a self-help treatment for anxiety and depression. Psychol Res Behav Manag. 2012;5:131-41.
51. Vandenberghe L, Sousa ACAD. Mindfulness nas terapias cognitivas e comportamentais. Revista Brasileira de Terapias Cognitivas. 2006;2(1):35-44.

9

Tratamento das fobias específicas

Luciana Luccas Mendes Damaso
Andrea Machado Vianna
Silvia Sztamfater
Mariangela Gentil Savoia

Sumário

Pontos-chave

- Raramente os portadores de fobias específicas buscam tratamento, sendo a intensidade do prejuízo funcional um dos fatores mais importantes para que isso ocorra.
- O tratamento padrão-ouro é a terapia de exposição. Novas abordagens, como *mindfulness* e terapia de aceitação e compromisso, têm mostrado bons resultados.
- Novos estudos são necessários para avaliar a eficácia do tratamento farmacológico nas fobias específicas, assim como estratégias para potencializar a terapia de exposição.

INTRODUÇÃO

A fobia específica pode ser entendida como um medo desproporcional e persistente relacionado a situações específicas, animais ou outras circunstâncias (Tabela 1), que desencadeiam no indivíduo uma reação intensa de ansiedade.

Por tratar-se de um transtorno ansioso, apresenta uma prevalência importante na população, variando de 3 a 15%, sendo as fobias mais comuns a de altura e de animais[1]. O mesmo estudo mostra que 70% dos norte-americanos possui algum tipo de medo ao longo da vida, entretanto, apenas cerca de 10 a 25% das pessoas com fobias específicas recebem tratamento[2], possivelmente porque a esquiva do objeto ou situação fóbica, que mantém o transtorno, diminui a ansiedade e desconforto causados por este. Por exemplo, um indivíduo com fobia de cão pode passar a vida evitando contato com cães, no entanto, esse mesmo indivíduo, ao iniciar um relacionamento no qual o parceiro é apaixonado por cães, é confrontado com um conflito: o medo intenso de cães e, ao mesmo tempo, a vontade de manter seu relacionamento. Nesse ponto, o desejo da manutenção do seu relacionamento torna-se um motivador na busca de um tratamento.

Assim, é comum que somente quando a necessidade de exposição ao estímulo fóbico implica um prejuízo significativo na vida do paciente, seja na esfera profissional ou nas relações interpessoais, este busque ajuda para essa condição. Além disso, a presença de outras fobias ou mesmo a presença de outras comorbidades psiquiátricas apresentam-se como possíveis preditoras na busca por um tratamento[4].

Tabela 1 Categorização das fobias específicas

Categoria	Exemplos
Animal	Aranhas, insetos, cães, cobras, ratos.
Sangue-injeção-ferimentos	Agulhas, procedimentos médicos invasivos, ferimentos.
Ambiente natural	Altitude, tempestades, água.
Situacional	Aviões, elevadores, locais fechados.
Outros	Espaço aberto, deglutição, personagens fantasiados.

Fonte: Savoia & Sztamfater, 2019[3].

DESENVOLVIMENTO DOS SINTOMAS

A fobia específica na maioria das vezes não está associada a nenhum evento traumático. A aquisição do medo ocorre por aprendizagem vicariante (observação), instrucional ou por equivalência de estímulos[5,6] e a fobia se mantém pela esquiva do estímulo fóbico. Tal esquiva age na manutenção do transtorno, impedindo a percepção correta do estímulo e perpetuando o padrão pela ausência de reforço.

Outras fobias, como a de altura, podem ser adquiridas de forma espontânea, representando um mecanismo de defesa a estímulos aversivos, desencadeado por um processo evolutivo, além de explicações fisiopatológicas que apontam também anormalidades na integração entre informações vestibulares e visuoespaciais[7,8].

TRATAMENTO MEDICAMENTOSO

Embora medicações ansiolíticas sejam comumente prescritas para pacientes com fobias específicas, os poucos estudos até o momento que avaliaram a eficácia do tratamento medicamentoso não tiveram resultados promissores[9]. Dois estudos randomizados e controlados, que avaliaram a eficácia de escitalopram e paroxetina, observaram apenas resultados modestos do tratamento medicamentoso em relação ao placebo[10,11]. Desse modo, parece haver pouca vantagem em usar psicotrópicos para o transtorno de fobias específicas, mas é de extrema importância tratar as comorbidades, que são muito comuns.

Além dos psicotrópicos, alguns estudos avaliaram a eficácia do antibiótico D-cicloserina, que parece ter um papel no aprendizado de extinção do medo por agir como um agonista de receptor N-metil-D-aspartato. Os resultados do primeiro estudo randomizado, controlado e duplo-cego feito em humanos indicam que a administração oral de D-cicloserina antes da terapia de exposição à realidade virtual em humanos com fobia de altura foi associada a uma melhora significativa em relação ao placebo[12]. Resultados de uma revisão sistemática de estudos controlados com placebo indicam que a administração pré-exposição de 50 mg, 250 mg ou 500 mg de D-cicloserina é associada a um pequeno benefício em pacientes com ansiedade, transtorno obsessivo-compulsivo e transtorno de estresse pós-traumático[13].

Glicocorticoides também aparentam ter uma função no processo de extinção do medo. Em dois ensaios randomizados e controlados por placebo, os participantes no grupo de tratamento receberam 20 mg de cortisol oral 1 hora antes da terapia de exposição com realidade virtual para pacientes com fobia de altura[14] ou terapia de exposição ao vivo para fobia de aranhas[15]. Os dois estudos mostraram que a administração de cortisol aumentou a eficácia do tratamento quando comparado com grupo placebo.

Vale ressaltar que, apesar de os benzodiazepínicos serem frequentemente prescritos para situações de enfrentamento do medo, como na fobia de avião, eles não são recomendados como tratamento. Isso porque, embora atuem de forma incisiva provocando uma diminuição da ansiedade no momento do enfrentamento da fobia, os benzodiazepínicos não diminuem a sensação fóbica em eventos futuros.

TRATAMENTO PSICOTERÁPICO

A psicoterapia comportamental apresenta evidência para tratamento de fobias específicas desde a década de 1960, com os estudos de Marks et al.[16].

Atualmente, o tratamento padrão-ouro para as fobias específicas é a psicoterapia cognitivo-comportamental, que tem utilizado como técnica principal a exposição, seja ao vivo ou imaginária, tendo por objetivo modificar o comportamento de fuga ou esquiva[4].

Estudos revelam melhora expressiva dos sintomas fóbicos e até remissão completa do quadro de fobias específicas com a abordagem da psicoterapia comportamental. Um estudo brasileiro conduzido no Departamento de Psiquiatria do Hospital das Clínicas da Faculdade de Medicina da Universidade de São Paulo mostrou remissão completa de uma fobia rara, a fobia de deglutição, em um caso de uma paciente que foi tratada exclusivamente com 12 sessões de psicoterapia comportamental de exposição[17].

Vale ressaltar que, antes da aplicação de qualquer procedimento, deve-se oferecer a psicoeducação, que consiste na comunicação do diagnóstico da fobia e informações sobre suas características, tratamento e prognóstico. Tais informações são oferecidas pelo próprio terapeuta e também pela indicação de textos, sites, livros e vídeos. A psicoeducação proporciona ao paciente um melhor entendimento dos seus sintomas e contribui para a adesão do tratamento, promovendo acolhimento e compreensão de que ele não está sozinho, favorecendo uma boa aliança terapêutica[18].

Análise funcional

De maneira concomitante ou subsequente à psicoeducação, a análise funcional é conduzida e tem papel fundamental no direcionamento do tratamento e na elaboração dos procedimentos que serão utilizados.

Primeiramente, é importante que o paciente descreva a fobia (aspectos comportamentais e cognitivos). Por exemplo, no contexto de uma fobia de avião, é necessário entender se o medo é de que o avião caia, se o desconforto está associado a ficar dentro de um ambiente fechado ou se o medo está relacionado a ter uma crise de ansiedade em pleno voo e não conseguir administrar tal situação, pois cada um desses contextos determina procedimentos diferentes de tratamento. Muitas vezes, o paciente não tem clareza para relatar a apresentação do medo; assim, a utilização da análise funcional pode auxiliar na identificação da fobia e das relações mantenedoras desta[19].

A análise funcional é composta pela identificação e compreensão de três processos que ocorrem no contexto das fobias específicas: os desencadeantes da fobia (estímulo discriminativo – S^D), os comportamentos desencadeados (topografia da resposta – R) e as consequências desses comportamentos (estímulo reforçador – S^R).

Diante da fobia, é preciso identificar os S^D e situações, desde pensamentos até locais e imagens, que possam desencadear o desconforto. Uma vez identificados os desencadeantes da fobia, é necessário investigar como ela se apresenta, ou seja, qual é a topografia dessa fobia (R), quais são as respostas físicas e os pensamentos e atitudes que caracterizam esse medo exacerbado. Essas respostas geram S^R ambientais que determinam a probabilidade ou não da resposta acontecer no futuro.

Com a análise dessas relações (desencadeante [S^D] – resposta [R] – consequência [S^R]), é possível avaliar quais situações mantêm esse medo, como o ambiente e outras pessoas reagem à situação e quais são as consequências imediatas que reforçam o medo, além de realizar avaliações prévias e investigar a ocorrência de possíveis crenças que estimulam a presença do medo[20].

A Tabela 2 ilustra o modelo de análise funcional, proposto por O'Leary e Wilson em 1975[21], conhecido como o sistema (A_B_C), tendo como exemplo o medo de voar.

Com essas informações, a proposta é produzir novas respostas que possam incluir novas consequências no ambiente, pois, diante da presença de reforço negativo, caracterizado pela diminuição da ansiedade a curto e, muitas vezes, a longo prazo, o padrão amedrontador permanece[22].

Para ampliar a análise funcional, podem-se utilizar outros recursos, como registros, escalas e questionários. Todos esses instrumentos são fontes de informação que trazem elementos para elaborar essa avaliação. Informações sobre adesão a tratamentos anteriores e presença de outras fobias ou transtornos também são de suma importância para uma análise completa.

A partir da análise funcional, propõe-se o programa de intervenção, que é individualizado e construído com cada paciente.

Terapia de exposição

A base da psicoterapia no tratamento das fobias são as técnicas de exposição. Na prática clínica, a exposição ao estímulo fóbico tem como objetivo a extinção do medo que é promovida pelo processamento emocional, com uma mudança na estrutura da informação, criando uma nova associação, a qual é armazenada e tem como consequência uma diminuição da reação emocional. Para que o processamento emocional ocorra, existe então a necessidade de gerar o medo e de estar diante do estímulo fóbico para realizar as exposições e promover a habituação nas sessões ou entre as sessões.

Tabela 2 Representação da análise funcional

S^D (estímulo discriminativo)	R (topografia da resposta)	S^R (estímulo reforçador)
Viagem de avião a trabalho	Sensações físicas de medo (suor excessivo, taquicardia, respiração ofegante, entre outros). Pensamentos: "Não vou conseguir embarcar"; "Quero sair correndo"; "Vou morrer".	Deixo de viajar – alívio da ansiedade Tomo remédio e durmo durante todo o voo

Tabela 3 Hierarquização da ansiedade de acordo com a *Subjective Units of Disturbance Scale* (SUDS)

0	Ausência de ansiedade
1, 2 e 3	Ansiedade leve
4, 5 e 6	Ansiedade moderada
7, 8 e 9	Ansiedade grave
10	Ataque de pânico

A exposição consiste em colocar o paciente em contato direto (ao vivo ou na imaginação) com a situação temida, por um período prolongado até que a ansiedade diminua. A técnica pode ser aplicada de forma gradual e crescente (dos estímulos menos aversivos até os mais aversivos) ou de forma implosiva (inundação), sendo que, nesta última, de imediato, o paciente é colocado à frente da situação mais aversiva. No formato gradual, é feita uma hierarquização em que paciente e terapeuta montam uma lista das situações menos ansiogênicas até as mais ansiogênicas. Os níveis de ansiedade são mensurados segundo a escala de desconforto (*Subjective Units of Disturbance Scale* – SUDS) criada por Wolpe[23] para avaliar a ansiedade nas sessões, nas quais o paciente é então confrontado com as situações temidas progressivamente (Tabela 3)

Espera-se que, ao longo do tratamento, ocorra uma habituação* (redução da ansiedade) e que a resposta da ansiedade a esses estímulos entre em extinção[24].

A Figura 1 ilustra como a ansiedade diminui conforme aumenta o tempo de exposição e conforme se progride com o número de sessões.

Com relação à exposição, é importante salientar que o uso de benzodiazepínicos pode prejudicar a qualidade da intervenção, já que, para ser eficaz, ela deve provocar ansiedade.

A exposição virtual vem sendo utilizada nos casos em que a situação à qual a pessoa será exposta é difícil de ser representada ao vivo (p. ex., fobia de avião). Nesses casos, a exposição virtual tem alcançado melhores resultados do que a exposição por imaginação[26,27]. A exposição virtual proporciona também, por um menor custo, uma maior possibilidade de acesso a situações difíceis de serem reproduzidas, além de proporcionar maior variabilidade de contextos. Por exemplo, diante de uma fobia de aranha, com o recurso virtual, é possível expor o paciente a diversas espécies de forma segura e no contexto natural do indivíduo[1].

Cabe salientar que, quanto mais próxima for a exposição da situação real, melhores os resultados; sendo assim, a exposição ao vivo é considerada o melhor tratamento para as fo-

* Habituação é o processo de familiarização com o objeto ou situação cuja consequência é uma resposta cada vez menos intensa a um determinado estímulo com o passar do tempo; acontece, por exemplo, quando se nota cada vez menos um determinado cheiro com uma exposição prolongada[25].

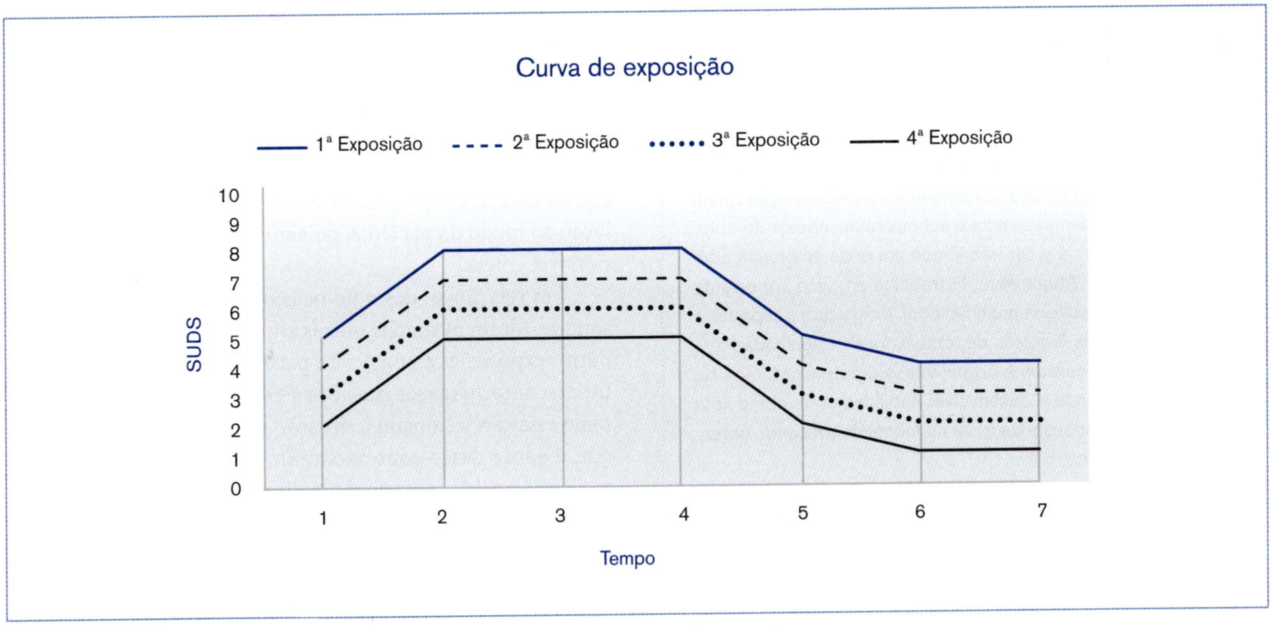

Figura 1 Níveis de ansiedade de acordo com o tempo e o número de exposições.

bias específicas. Contudo, é necessário considerar o nível de ansiedade na lista de hierarquia das situações fóbicas e, se a ansiedade for muito alta, deve-se iniciar pela exposição na imaginação ou com a utilização de outros recursos, como fotos e vídeos; também é necessário que as primeiras exposições sejam realizadas com o terapeuta[4]. Na sequência das sessões em consultório, é muito importante que as situações escolhidas para a realização das exposições sejam realizadas fora da sessão: são as chamadas tarefas de casa, exercícios que promovem um número maior de exposições, o que auxilia na extinção do medo.

Dentre as principais fobias, a de sangue exige uma maneira particular de abordar a exposição, visto que, diante do contato com o estímulo fóbico, existe a ocorrência de queda de pressão e consequente desmaio. Para evitar tal situação, a exposição deve acontecer junto ao uso de tensão aplicada[28], que consiste na contração dos músculos para manter a tensão com monitoramento de pressão diante de uma coleta de sangue. Também é orientado que o paciente faça a coleta deitado.

Além das práticas entre as sessões, outros fatores contribuem para a eficácia do tratamento, como: maior envolvimento do terapeuta no tratamento[25]; sessões mais longas e menos espaçadas[29]; combinação de outras estratégias, como reestruturação cognitiva e relaxamento[25]; e manter exposições frequentes, mesmo após o término do tratamento, para evitar recaídas.

Estudos recentes mostram a necessidade de mudanças na aplicação da exposição, visto que, após a terapia de exposição, a fobia pode ressurgir[30]. Tal situação demonstra que um novo aprendizado acontece inibindo um aprendizado anterior, processo chamado de aprendizado inibitório. Para otimizar as exposições e aumentar a possibilidade de extinção, pode-se variar o contexto das exposições e as intensidades de desconforto das situações, o que aumenta a percepção de incerteza e a falta de controle e diminui a previsibilidade[31].

Outro recurso terapêutico interessante que tem ganhado destaque na literatura recentemente, sobretudo nas duas últimas décadas, é a prática de *mindfulness* ou atenção plena. Ela pode ser definida com o ato de prestar atenção intencionalmente no momento presente, com abertura e sem julgamentos[32]. Evidências científicas suportam o uso de *mindfulness* como estratégia para manejar ansiedade[33] e como estratégia de prevenção de recaída recorrente de depressão[34].

Nesse sentido, a atenção plena foi incorporada como instrumento psicoterápico pelas chamadas terapias comportamentais de terceira onda, ou terapias contextuais. Dentre elas, destaca-se a terapia de aceitação e compromisso (TAC), que tem como fundamentos principais o comportamento verbal como linguagem, a atenção ao momento presente, desfusão, aceitação, *self* como contexto e ação comprometida com valores[35]. Dados da literatura mostram benefícios da TAC para diversos transtornos de ansiedade, incluindo transtorno de pânico, transtorno de ansiedade social, transtorno obsessivo-compulsivo e fobias específicas[36,37]. Contudo, apesar de *mindfulness* e das terapias comportamentais de terceira onda estarem sendo amplamente utilizadas no contexto clínico, as evidências para o tratamento de fobias específicas são preliminares e mais estudos são necessários para investigar o benefício desses recursos para essa patologia.

A vinheta clínica a seguir será utilizada como exemplo para a descrição das fases do tratamento.

Vinheta clínica

Paciente P., sexo feminino, 30 anos, economista, casada, buscou tratamento psicoterápico há 6 meses para lidar com preocupações excessivas. A paciente relatou que, em toda sua história acadêmica e trabalhos anteriores, a preocupação quanto ao seu desempenho sempre a acompanhou, apesar de obter notas satisfatórias e já ter trabalhado em boas empresas com reconhecimento. Atualmente, P. trabalha em uma importante empresa de consultoria multinacional, cargo que ocupa há 1 ano. Ao longo dos 6 meses de terapia, foram trabalhadas técnicas comportamentais e cognitivas, além de exercícios de *mindfulness* visando a desenvolver habilidades de como lidar com as preocupações e de focar no momento presente, obtendo bons resultados.

No entanto, há cerca de 1 mês, diante dos exames periódicos solicitados anualmente pela empresa, P. trouxe uma preocupação diferente do habitual, relatando um medo muito grande em relação a agulhas, injeções e coleta de sangue. A paciente conta que, ao longo da sua história, sempre evitou exames e vacinas e tem lembranças terríveis da mãe obrigando-a a fazer exames, mesmo com muito choro. Nessas situações, a mãe inventava justificativas, dizendo que as duas iriam a algum parque, contudo, acabavam num laboratório para realização de exames contra a vontade da paciente. P. conta também uma situação ocorrida na última vez em que tomou a vacina contra o sarampo, no final do ano anterior. Na ocasião, a paciente estava acompanhada de seu marido, quando viu uma gotícula de sangue e desmaiou. Em relação a esse fato relatou: "[...] algo que já era horrível, ficou muuuuito pior!!!" (sic).

P. adora a empresa em que trabalha, mas, diante do receio de apresentar a reação desagradável eliciada pelos exames periódicos, cogitou a ideia de pedir demissão, unicamente para evitá-los. Em conversa com o marido, a paciente avaliou ser de suma importância cuidar desse medo, por ser algo que considera absurdo, além do fato de que ambos querem ter filhos e, portanto, imaginam o quanto esse medo prejudicaria diversos procedimentos, como a realização de exames pré-natais, anestesia e cuidados futuros com o bebê.

Fases do tratamento

Diante do exposto, é importante estabelecer como esse medo apareceu na paciente exemplificada na Vinheta clínica e como foi instalado, há quanto tempo e quais são os mantenedores e geradores de ansiedade. Além disso, devem-se buscar elementos para a avaliação, como imagens, manuseio de material de coleta, manuseio de injeções, observação de aplicações, visitas a laboratórios, coleta acompanhada, entre outros. Todos esses procedimentos compõe a análise funcional.

Durante a avaliação comportamental, questões sobre segurança e validação apareceram, pois foi pareada a mentira contada pela mãe para levar a paciente ao laboratório com a insegurança e a vergonha da paciente em sentir tamanho medo, sentimentos amplificados pela falta de validação da mãe. Nesse momento, foi colocado o quanto esse tipo de fobia é comum, apresentando-se dados de prevalência e relatos de outras pessoas que possuem o mesmo medo (psicoeducação). Para que ocorresse um aumento de confiança, estabeleceram-se algumas conversas com enfermeiros que exercem a função de coleta, e eles se mostraram muito acolhedores em relação ao medo da paciente, deixando-a mais segura para uma possível coleta.

Em relação ao desmaio ocasionado pela visualização de sangue, foram avaliadas outras situações, como ferimentos e outras exposições a sangue, e a paciente referiu que nunca sentiu desconforto nessas ocasiões. Percebeu-se, então, que o desmaio estava relacionado à situação específica da coleta de sangue. Diante desse contexto, tanto a psicoeducação como a explicação sobre o modo de realização da coleta, de uma forma diferenciada (uso da tensão aplicada e a coleta deitada), foram instruídas para a paciente.

O processo terapêutico se concentrou na exposição aos estímulos fóbicos segundo a hierarquia construída junto com a paciente, descrita na Tabela 4.

Com a hierarquia pronta, os exercícios de exposição de simulação das coletas foram realizados até que o terapeuta e a paciente avaliassem que novas inclusões pudessem ser feitas, como o uso do garrote, assepsia do local e introdução da agulha. A paciente percebeu um aumento na ansiedade em imaginar a coleta, e tal desconforto impediu a continuidade dos exercícios de exposição. Foi necessário, então, incluir na hierarquia outras situações que desencadeariam uma ansiedade menor (ansiedade inferior a 8), como experimentar o uso de garrote e assepsia do local antes de realizar uma simulação da coleta completa.

Após esse ajuste, as exposições aconteceram com a redução da ansiedade em paralelo ao auxílio de estratégias utilizadas para lidar com o estímulo aversivo, envolvendo técnicas de *mindfulness* e abordagens da TAC. Durante o processo terapêutico, aos poucos, foi sendo trabalhada a ideia de que sentir o desconforto no momento da coleta de sangue era uma possibi-

Tabela 4 Hierarquização do grau de ansiedade das situações fóbicas

Situações	Ansiedade
Manusear seringas e garrotes	4
Assistir imagens de pessoas tirando sangue	5
Visitar alguns laboratórios acompanhada	5
Visitar alguns laboratórios sozinha	6
Assistir coleta de sangue de uma amiga	7
Simular uma coleta	8
Tomar vacinas	8,5
Fazer uma coleta acompanhada pelo marido num laboratório de referência	9
Fazer uma coleta em outros laboratórios referenciados pelo convênio	9
Fazer uma coleta sozinha	10

lidade, visando a desenvolver a flexibilidade psicológica da paciente e a aceitação de seus sintomas. Desse modo, a paciente, foi orientada a realizar técnicas de *mindfulness* que a ancorassem no momento presente, além de construir a perspectiva de possuir pensamentos e sensações desagradáveis no momento da coleta, mas não ser esses pensamentos e sensações (processo chamado de desfusão cognitiva). Com isso, foi possível diminuir a intensidade do processo cognitivo da ansiedade, representadas pelas antecipações catastróficas realizadas pela paciente com relação ao medo de coletar sangue.

O desenvolvimento da flexibilidade psicológica proporcionou à paciente uma melhor adesão à exposição, guiada por valores importantes para ela, como a permanência no emprego, a consequente realização do trabalho e conseguir se imaginar fazendo qualquer procedimento necessário envolvendo agulhas, valorizando ainda mais o desejo de concretude da maternidade.

CONSIDERAÇÕES FINAIS

Ainda é um desafio motivar pacientes com fobia específica a buscarem tratamento, sendo que, na maioria das vezes, isso ocorre quando há prejuízo importante nas esferas dos relacionamentos pessoais ou profissional.

O tratamento de primeira linha para as fobias específicas é a psicoterapia de abordagem cognitivo-comportamental com foco na exposição. Novos estudos são necessários para avaliar de forma mais fidedigna a terapia de exposição incluindo: observação da manutenção dos ganhos após seguimento; verificação de uma possível diferença de resultados do uso do formato gradual ou da inundação na exposição; e observação sobre a variabilidade de contextos na aplicação da exposição para a diminuição de recaídas.

Aprimorar a terapia de exposição e incluir novos recursos terapêuticos, como *mindfulness* e TAC, podem ser procedimentos interessantes, além de novas investigações para testar a eficácia de psicofármacos no tratamento das fobias específicas.

Para aprofundamento

- Savoia MG, Sztamfater S. Psicoterapia das fobias específicas. In: Bernik M, Savoia M, Lotufo Neto F. A clínica dos transtornos ansiosos e transtornos relacionados: a experiência do Projeto AMBAN. São Paulo: Edimédica; 2019.
  ⇨ **Neste capítulo, são abordados outros aspectos da psicoterapia das fobias específicas.**
- Gracindo CB, Lotufo Neto F, Vogel K, Sztamfater S, Pakes G, Lachi V, et al. A experiência do Programa AMBAN. In: Bernik M, Savoia M, Lotufo Neto F. A clínica dos transtornos ansiosos e transtornos relacionados: a experiência do Projeto AMBAN. São Paulo: Edimédica; 2019.
  ⇨ **Esse capítulo é baseado em atendimentos prestados pelo AMBAN e são descritos os quadros clínicos e o manejo do tratamento dos diversos tipos de fobias específicas.**
- Antony MM, Barlow DH. Fobia específica. In: Caballo VE. Manual para o tratamento cognitivo-comportamental dos transtornos psicológicos. São Paulo: Santos; 2003.
  ⇨ **Esse texto descreve com detalhes o tratamento psicoterápico da fobia específica com exemplos clínicos, enfatizando a terapia de exposição.**

REFERÊNCIAS BIBLIOGRÁFICAS

1. Eaton WW, Bienvenu OJ, Miloyan B. Specific phobias. Lancet Psychiatry. 2018;5(8):678-86.
2. Wardenaar KJ, Lim CCW, Al-Hamzawi AO, Alonso J. The cross-national epidemiology of specific phobia in the World Mental Health Surveys. Psychol Med. 2017;47(10):1744-60.
3. Savoia MG, Sztamfater S. Fenomenologia, patogênese e diagnóstico das fobias específicas. In: Bernik M, et al. (org.). A clínica dos transtornos ansiosos e transtornos relacionados: a experiência do Projeto Amban. São Paulo: Edimédica; 2019. p. 361-5.
4. Savoia M G. Fobias específicas. In: Angelotti G, editor. Terapia cognitivo-comportamental dos transtornos de ansiedade. São Paulo: Casa do Psicólogo; 2007. Esse livro aborda com profundidade a aplicação da terapia cognitivo-comportamental especificamente no tratamento dos transtornos de ansiedade.
5. Augustson EM, Dougher MJ. The transfer of avoidance evoking functions through stimulus equivalance classes. J Behav Ther Exp Psychiatry. 1997;28(3):181-91.
6. Mineka S, Ohman A. Born to fear: non-associative vs associative factors in the etiology of phobias. Behav Res Ther. 2002;40(2):173-84.
7. Poulton R, Menzies RG. Fears born and bred: toward a more inclusive theory of fear acquisition. Behav Res Ther. 2002;40(2):197-208.
8. Kapfhammer H-P, Huppert D, Grill E, Fitz W, Brandt T. Visual height intolerance and acrophobia: clinical characteristics and comorbidity patterns. Eur Arch Psychiatry Clin Neurosci. 2015;265(5):375-85.
9. Choy Y, Fyer AJ, Lipsitz JD. Treatment of specific phobia in adults. Clin Psychol Rev. 2007;27(3):266-86. Esse artigo é uma revisão sistemática sobre o tratamento das fobias específicas em adultos.
10. Benjamin J, Ben-Zion IZ, Karbofsky E, Dannon P. Double-blind placebo-controlled pilot study of paroxetine for specific phobia. Psychopharmacology (Berl.). 2000;149(2):194-96.
11. Alamy S, Zhang W, Varia I, Davidson JR, Connor KM. Escitalopram in specific phobia: results of a placebo-controlled pilot trial. J Psychopharmacol. 2008;22(2):157-61.
12. Ressler KJ, Rothbaum BO, Tannenbaum L, Anderson P, Graap K, Zimand E, et al. Cognitive enhancers as adjuncts to psychotherapy: use of D-cycloserine in phobic individuals to facilitate extinction of fear. Arch Gen Psychiatry. 2004;61(11):1136-44.
13. Mataix-Cols D, Fernández de la Cruz L, Monzani B, Rosenfield D, Andersson E, Pérez-Vigil A, et al. D-cycloserine augmentation of exposure-based cognitive behavior therapy for anxiety, obsessive-compulsive, and posttraumatic stress disorders: a systematic review and meta-analysis of individual participant data. JAMA Psychiatry. 2017;74(5):501-10.
14. De Quervain DJ, Bentz D, Michael T, Bolt OC, Wiederhold BK, Margraf J, et al. Glucocorticoids enhance extinction-based psychotherapy. Proc Natl Acad Sci USA 2011;108(16):6621-25.
15. Soravia LM, Heinrichs M, Winzeler L, Fisler M, Schmitt W, Horn H, et al. Glucocorticoids enhance in vivo exposure-based therapy of spider phobia. Depress Anxiety. 2014;31(5):429-35.
16. Marks IM, Gelder MG. A controlled retrospective study of behaviour therapy in phobic patients. Br J Psychiatry. 1965;111:561-73.
17. Scemes S, Wielenska RC, Savoia MG, Bernik M. Choking phobia: full remission following behavior therapy. Braz J Psychiatry. 2009;31(3):257-60.

18. Sztamfater S, Savoia MG. O impacto da inserção de familiares no tratamento do portador adulto de fobia social. Acta Medica Portuguesa. 2010;23(1):25-32.
19. Kirk J. Avaliação cognitivo-comportamental. In: Hawnton K, Salkovskis PM, Kirk J, Clark DM. Terapia cognitivo-comportamental para problemas psiquiátricos. São Paulo: Martins Fontes; 1997. p.19-73.
20. Taylor JE, Deane FP, Podd JV. Determining the focus of driving fears. J Anxiety Disord. 2000;14(5):453-70.
21. O'Leary KD, Wilson GT. Behaviour therapy – Application and outcome. Englewood Cliffs: Prentice-Hall; 1975.
22. Sampaio TA, Savoia MG. Modelos clínicos comportamentais de psicoterapia dos transtornos de ansiedade In: Bernik M, Savoia M, Lotufo Neto F. A clínica dos transtornos ansiosos e transtornos relacionados: a experiência do Projeto AMBAN. São Paulo: Edimédica; 2019. p.133-40.
23. Wolpe J. The practice of behavior therapy. Nova York: Pergamo; 1969.
24. Savoia MG, Vianna AM. Especificidades no atendimento a pacientes com transtornos de ansiedade. In: Savoia MG, organizador. A interface entre a psicologia e a psiquiatria. 2.ed. São Paulo: Roca; 2011. p.78-101.
25. Caballo VE. Manual para o tratamento cognitivo-comportamental dos transtornos psicológicos. São Paulo: Santos; 2003.
26. Maltby N, Kirsch I, Mayers M, Allen GJ. Virtual reality exposure therapy for the treatment of fear of flying: a controlled investigation. J Consult Clin Psychol. 2002;70(5):1112-8.
27. Wiederhold BK, Jang DP, Gevirtz RG, Kim SI, Kim IY, Wiederhold MD. The treatment of fear of flying: a controlled study of imaginal and virtual reality graded exposure therapy. IEEE Trans Inf Technol Biomed. 2002;6(3):218-23.
28. Ost LG, Sterner U. Applied tension: a especific behavioural method for treatment of blood phobia. Behaviour Res Ther. 1987;25:25-30.
29. Marks IM. Fears, phobias and rituals. Nova York: Oxford University Press; 1987. Esse livro descreve aspectos teóricos e práticos da terapia de exposição no tratamento das fobias.
30. Craske MG, Mystkowski JL. Exposure therapy and extinction: clinical studies. In: Craske MG, Hermans D, Vansteenwegen D. Fear and learning: from basic processes to clinical implications. Arlington: American Psychological Association; 2006. p.217-33.
31. Craske MG. Optmizing exposure therapy for anxiety disorders: an inhibitory learning and inhibitory regulation approach. Verhaltestherapie. 2015;25(2):134-43. Esse artigo descreve um novo formato da terapia de exposição , abordando aspectos clínicos e teóricos do aprendizado inibitório.
32. Kabat-Zinn J. Full catastrophe living: using the wisdom of your body and mind to face stress, pain, and illness. Nova York: Bantam; 1990.
33. Evans S, Ferrando S, Findler M, Stowell C, Smart C, Haglin D. Mindfulness-based cognitive therapy for generalized anxiety disorder. J Anxiety Disord. 2008;22(4):716-21.
34. Kuyken W, Warren FC, Taylor RS, Whalley B, Crane C, Bondolfi G, et al. Efficacy of mindfulness-based cognitive therapy in prevention of depressive relapse: an individual patient data meta-analysis from randomized trials. JAMA Psychiatry. 2016;73(6):565-74.
35. Hayes SC. Acceptance and commitment therapy, relational frame theory, and the third wave of behavioral and cognitive therapies – Republished article. Behav Ther. 2016;47(6):869-85. Esse artigo contempla informações sobre a Terceira Onda das Psicoterapias Comportamentais, incluindo informações da Terapia de Aceitação de Compromisso.
36. Arch J, Eifert GH, Davies C, Plumb JC, Rose RD, Craske MG. Randomized clinical trial of cognitive behavioral therapy (CBT) versus acceptance and commitment therapy (ACT) for mixed anxiety disorders. J Consult Clin Psychol. 2012;80(5):750-65.
37. Swain J, Hancock K, Hainsworth C, Bowman J. Acceptance and commitment therapy in the treatment of anxiety: a systematic review. Clin Psychol Rev. 2013;33(8):965-78.
38. Foa EB. Behavioral/cognitive conceptualizations of post-traumatic stress disorder. Behavior Therapy. 1989;20:155-76.

10

Tratamento do transtorno de ansiedade de separação

Arthur Hirschfeld Danila
Michelle Martins Vieira
Daniella Mouadeb
Luciana Luccas Mendes Damaso

Sumário

Pontos-chave

- O transtorno de ansiedade de separação é definido como ansiedade excessiva, medo ou comportamento de esquiva após a separação de figuras de apego; os sintomas devem estar presentes durante pelo menos 4 semanas em crianças e ao longo de ao menos 6 meses em adultos.
- Dentre as técnicas utilizadas para o tratamento de transtorno de ansiedade, as que mais demonstram bons resultados são a reestruturação cognitiva das relações do indivíduo com as figuras de apego, o desenvolvimento de novas habilidades sociais e o processo de exposição.
- A orientação familiar é um processo importante para restabelecer papéis e reforçadores dentro das relações familiares.
- Ainda existem poucos estudos demonstrando a eficácia do uso de medicação no tratamento de transtorno de ansiedade de separação, sendo mais eficaz na presença de comorbidades concomitantes.

INTRODUÇÃO

Ao falar sobre o tratamento do transtorno de ansiedade de separação é importante diferenciar os conceitos de "ansiedade de separação" e "transtorno de ansiedade de separação", uma vez que pode levar a confusões, por estarem diretamente ligados ao desenvolvimento das relações de apego que se estabelecem durante a vida de um indivíduo.

De acordo com Ainsworth[1], existem modelos de apego, e estes são padrões emocionais que refletem diferentes representações cognitivas que resultam em diferentes expectativas. O modelo de apego do bebê está relacionado com o conceito de confiança básica de Erickson. O apego seguro origina-se do desenvolvimento de relações de confiança, enquanto o apego inseguro reflete as relações geradoras de aversivos e, por consequência, geradoras de desconfiança. Bebês com apego seguro aprenderam a confiar não apenas nos seus cuidadores, mas em suas próprias capacidades de conseguir o que precisam[2].

A teoria do apego de John Bowlby propõe que a segurança do apego influencia as competências emocional, social e cognitiva das crianças[2]. O apego seria uma característica inata ao ser humano, o qual se aproxima dos outros de maneira a criar vínculos que lhe possam ser úteis, tanto quanto para os demais. Dessa forma, os relacionamentos interpessoais se sustentam pelas necessidades sentidas.

O ponto de partida da teoria foi o estudo do comportamento, pois a criança expressa o comportamento de apego para conseguir manter a relação com a figura de apego, por exemplo, o sorriso, o contato visual, o toque, o choro como sendo comportamentos emitidos que deverão ser sanados pela figura de apego. Dessa forma, deve-se entender que o comportamento de apego é intrínseco ao ser humano, assim como o reprodutivo, o parental e o exploratório[3].

Muito embora a teoria do apego tenha sido desenvolvida em cima do vínculo de bebês e mães, ela também se estende para os laços formados entre adultos. Por isso, a ansiedade de separação costuma ser vinculada aos primeiros anos de uma criança, mas também existem correlacionais em adultos, já que se trata da sensação causada pelo afastamento de uma pessoa com a qual se é apegada. Em relações saudáveis de apego, a ansiedade cessa à medida que se aprende que a pessoa retornará. Já no transtorno de ansiedade de separação, a ansiedade é muito mais intensa e desproporcional ao que é característico das idades de desenvolvimento.

O indivíduo com transtorno de ansiedade de separação é apreensivo ou ansioso quanto à separação das figuras de apego até um ponto que é impróprio para o nível de desenvolvimento. Existe medo ou ansiedade persistente quanto à ocorrência de dano a figura de apego e em relação a eventos que poderiam levar a perda ou separação de tais figuras, assim como relutância em se afastar delas, além de pesadelos e sintomas físicos de sofrimento. Embora os sintomas se desenvolvam com frequência na infância, também podem ser expressos durante a idade adulta[4].

Na "Vinheta clínica", será apresentado um caso para exemplificar o transtorno de ansiedade de separação do adulto, que será discutido ao longo do capítulo.

Vinheta clínica

A.S., 22 anos, está na faculdade e foi diagnosticada com transtorno de ansiedade de separação do adulto, tendo demonstrado dificuldade em sair de casa e ficar sozinha sem seus pais, principalmente a figura paterna. Seus pais sempre trabalharam de casa e, desde o nascimento, sempre foram muito superprotetores. Relatam uma dinâmica familiar disfuncional, sendo que a maioria das atividades é feita com todos os membros da família em conjunto, não deixando qualquer espaço para uma vida conjugal entre os pais e uma vida de independência para a filha.

A sua ansiedade de separação teve início na infância, aos 7 anos de idade, quando, durante uma aula, uma colega exibiu fortes dores, precisou ir embora e, posteriormente, A.S. descobriu que a colega precisou fazer uma pequena operação sem risco. A partir disso, a paciente relata ter passado por um período muito difícil em que não conseguia ir à escola, tendo os seus pais acabado por decidir que continuaria os estudos de casa. Depois de 1 ano, apesar de A.S. ter voltado a ir à escola normalmente, em outras atividades ou programas continuou preferindo manter-se perto de seus pais.

Aos 18 anos, aproximadamente, teve sua segunda crise, consideravelmente agravando a sua situação. O seu avô materno estava internado na UTI e toda família encontrava-se no hospital, quando a paciente começou a ficar muito ansiosa e pediu para seu pai que a levasse para casa. Ao receber a resposta de que, naquela hora, não seria possível levá-la para casa, sua ansiedade evoluiu para uma crise de pânico. Após este acontecimento, a paciente não quis mais separar-se de seu pai, ficando muito nervosa e ligando várias vezes seguidas para verificar que horas voltaria nas ocasiões em que ele saía de casa sem ela.

Mais adiante, ao realizar a prova do vestibular, a paciente teve de receber tratamento especial, tendo sido disponibilizada uma sala na qual ela poderia ver seu pai pela janela e sentir-se segura de que não estava sozinha.

Após ter ingressado na faculdade, o pai da paciente – que considerava de grande importância que a filha tivesse um diploma universitário – a acompanhava todos os dias às aulas, esperando na lanchonete do prédio e tendo sempre de assegurar que não iria embora, para que A.S. continuasse seus estudos. Foi neste momento que a psicoterapia foi procurada, visando a ajudar a paciente a frequentar as aulas da faculdade sem a companhia de seu pai.

TRATAMENTO DO TRANSTORNO DE ANSIEDADE DE SEPARAÇÃO NO ADULTO

Há múltiplas opções de tratamento para portadores de ansiedade de separação. O tratamento pode ser farmacológico, não farmacológico e/ou a combinação de ambos.

As abordagens de tratamento são diversas e todas elas têm dado provas da sua eficácia, como: a psicoeducação, as técnicas comportamentais, as técnicas cognitivo-comportamentais (TCC) e, ainda, as técnicas terapêuticas neuropsicológicas de intervenção breve.

Exame clínico e laboratorial

Um exame físico cuidadoso e exames de sangue são recomendados para descartar causas físicas, incluindo anemia, infecção estreptocócica (pesquisar anticorpos estreptocócicos), hipertireoidismo, hipotireoidismo (requisitar T3, T4 e TSH), prolapso de valva mitral, asma, infecção gastrintestinal, inflamação, sangramento ou ulceração. Exame de urina para drogas em adolescentes também é aconselhável. Em alguns casos, o clínico pode suspeitar da presença de *diabetes mellitus*. Condições raras que podem imitar sintomas de transtorno de ansiedade de separação são: babesiose, doença de Lyme e infecção por riquétsias. Isto é importante em pacientes com histórico de febre, *rash* cutâneo ou dor de garganta sem tratamento com antibióticos ou tratamento incompleto, e uma história de mudança aguda na personalidade ou ansiedade ou sintomas de obsessão. Níveis sanguíneos de chumbo e mercúrio podem ser medidos para descartar intoxicação por metal pesado (especialmente em pacientes com dor abdominal). Se outras informações sugerirem tumor encefálico ou distúrbios epilépticos, o clínico deve realizar os exames de imagens apropriados.

Farmacoterapia

O crescimento de uma população adulta com o diagnóstico de ansiedade de separação aponta para uma necessidade de maior investigação de opções terapêuticas.

Uma linha promissora de tratamento farmacológico envolve os mecanismos da ocitocina. Essa substância é produzida no núcleo supraótico e paraventricular do hipotálamo e está envolvida no trabalho de parto e liberação do leite em mulheres; também tem papel central na regulação dos mecanismos do apego nos relacionamentos interpessoais[5], que parecem estar desregulados em pacientes com o transtorno de ansiedade de separação[6,7].

Quando a TCC não atinge resposta ou tem resposta parcial, ou quando o sujeito está significativamente prejudicado, o uso de medicações pode ser uma estratégia útil. Vários medicamentos têm sido investigados para transtornos de ansiedade na infância, como inibidores seletivos da recaptação da serotonina (ISRS), antidepressivos tricíclicos (ATC), benzodiazepínicos, buspirona, inibidores da recaptação de serotonina e noradrenalina (IRSN), outros antidepressivos (como mirtazapina e nefazodona), propranolol, clonidina, antipsicóticos atípicos, anti-histamínicos e melatonina[8].

Os achados de ensaios clínicos randomizados controlados por placebo de tratamento farmacológico para o transtorno de ansiedade de separação não fornecem evidências convincentes de benefício para qualquer medicamento[9], embora fluvoxamina[10], sertralina[11] e fluoxetina[12] tenham sido eficazes entre o subgrupo de transtorno de ansiedade de separação dentro de amostras diagnósticas mistas[13]. Um ensaio clínico randomizado controlado por placebo com vilazodona em população adulta não encontrou significância estatística para essa abordagem, mas aponta caminhos terapêuticos com essa molécula e a necessidade de mais estudos.

De maneira geral, dados na literatura com relação ao tratamento farmacológico em crianças mostram que os ISRS são os fármacos de primeira escolha[14], em razão de seu melhor perfil quanto a efeitos colaterais, segurança, administração e quando há comorbidade com transtorno de humor, podendo ser utilizados em quadros graves e incapacitantes[15]. Os benzodiazepínicos podem ajudar no período de latência da eficácia dos antidepressivos[16]. Contudo, os estudos com psicotrópicos em adultos com transtorno de ansiedade de separação são limitados, apontando para uma maior necessidade de investigação.

É importante frisar que todo o tratamento farmacológico deve ser iniciado, parado ou ajustado sob a orientação e a supervisão de um médico especialista.

Intervenções psicoterápicas

A intervenção cognitiva comportamental é a mais indicada para este transtorno, uma vez que ela é uma terapia com objetivos claros e baseada em evidências[17]. O tratamento nestes casos deve levar em conta alguns fatores de grande importância associados ao distúrbio, como severidade, disfunção, idade cronológica, motivação do paciente e da família do indivíduo e sua disponibilidade.

Para Beck[18], o afeto e o comportamento do indivíduo são determinados pela maneira como ele estrutura o mundo. Suas cognições (eventos) estão baseadas em atividades ou suposições (esquemas) desenvolvidos a partir de experiências anteriores. Assim, a TCC baseia-se na hipótese de que as emoções e os comportamentos das pessoas são influenciados por suas percepções dos eventos, ou seja, a forma que elas interpretam uma situação[18].

Sob esta ótica, pode-se inferir que pessoas que desenvolveram tipos de apego inseguro poderão, ao longo da vida, replicar essa interpretação da relação com suas figuras de apego, até que estes sejam modificados com o trabalho da terapia.

O primeiro alvo da terapia é a psicoeducação e a construção de uma boa aliança terapêutica. Além disso, por meio da psicoterapia, são realizadas técnicas que favorecem a mudança comportamental, reestruturam crenças e esquemas mal adaptativos, levando a um novo repertório comportamental. Dentre estas técnicas, algumas serão apresentadas a seguir.

Técnicas psicoterápicas

Aliança terapêutica

Conduzir uma relação terapêutica de confiança a partir de acolhimento, escuta ativa e validação de sentimentos que, muitas vezes, são rejeitados por serem considerados inapropriados para o estágio de desenvolvimento. Nesta fase, também faz-se uma anamnese e o rastreamento do início desses sintomas e sua evolução até o momento atual. Além disso, é importante validar as atividades que o paciente gostaria de fazer caso "não sofresse com a ansiedade ao se separar das figuras de apego" e estabelecer objetivos de interesse do paciente para conquistar a independência.

Psicoeducação

A psicoeducação está presente desde o começo do tratamento e acontece sempre que for necessário desenvolver aprendizagens sobre um novo processo. Esta intervenção requer que se explique aos pacientes com transtorno de ansiedade de separação do adulto o que é ansiedade, como ela é experienciada fisiologicamente, como é efetiva para nossa sobrevivência (mecanismo de proteção a ameaças) e, se necessário, aplicar escalas que permitam o reconhecimento de sintomas, como a escala de ansiedade de separação do adulto (ASAD, do inglês *adult separation anxiety disorder*)[19]. Outros ensinamentos incluem também a explicação do que são as emoções, como diferenciá-las e reconhecê-las.

Reestruturação cognitiva

A reestruturação cognitiva é um alvo extremamente relevante na TCC (Wenzel, 2018). A partir do trabalho com os pensamentos automáticos (pensamentos que passam pela cabeça sem uma análise racional cuidadosa), é possível obter a alteração de crenças desadaptativas, ou seja, regras subjacentes que agem ao atribuir sentido às situações[20]. No caso do transtorno de ansiedade de separação do adulto, a interpretação relevante seria aquela geradora de aumento de ansiedade com a separação ou afastamento de uma das figuras de apego.

O terapeuta deve começar ensinando o que são os pensamentos automáticos e como identificá-los em diferentes situações. Utiliza-se, para tanto, o diário de pensamentos, no qual o paciente deve anotar as situações que evocam a ansiedade de separação, quais pensamentos automáticos estão relacionados a ela e qual é seu comportamento final. A partir disso, o terapeuta deve ensinar os erros cognitivos, do tipo "e se", catastrofização, pensamento dicotômico, entre outros, e reconhecer junto com o paciente quais são as cognições disfuncionais[21]. Para que tais pensamentos e crenças subjacentes sejam alterados, devem-se utilizar algumas práticas, como o questionamento socrático, vantagens e desvantagens, dramatização do pensamento, além da técnica de exposição, que nada mais é do que uma prova real que refuta algumas destas crenças. Desta forma, o próprio paciente consegue fazer uma análise racional cuidadosa[21].

No Quadro 1, seguem exemplos de pensamentos automáticos e crenças do caso abordado.

Quadro 1 Pensamentos automáticos e crenças

Pensamentos automáticos
- "Se eu ficar sem meu pai na faculdade, vou ter uma crise."
- "Não vou conseguir ficar longe."
- "E se eu passar mal e ele não estiver comigo para me ajudar?"
- "E se meu pai não atender o telefone?"
- "E se eu precisar ir embora, como eu faço?"

Crenças (desamparo)
- "Não consigo fazer as coisas sem ele."
- "Se meu pai não estiver junto, posso passar mal e ter uma crise."
- "Ter uma crise pode me fazer enlouquecer."

Habilidades de resolução de problemas

É possível perceber um baixo repertório nas habilidades de resolução de problemas em pacientes com transtorno de ansiedade de separação do adulto, uma vez que estes não são expostos a muitas situações e estão, na maioria das vezes, acompanhados. Sendo assim, uma forma de aumentar as estratégias do paciente seria utilizar o repertório já existente em novas situações e fazê-lo refletir sobre novos modelos comportamentais a serem praticados nas exposições, levando-o a adquirir sua autonomia. Neste caso, é possível utilizar cartões de enfrentamento, nos quais as estratégias alternativas podem ser consultadas no momento de aumento de ansiedade.

A Figura 1 demonstra modelos de cartões de enfrentamento utilizados no caso.

Exposição

O manejo comportamental possibilita ao paciente aprender a lidar com seus sintomas e atitudes mal adaptativas, como a evitação de situações temidas. A exposição é considerada o componente central nos transtornos associados a ansiedade e evitação[22].

Ao longo dos anos, a exposição foi uma das técnicas que mais se desenvolveu em relação ao modo de ser realizada e os fundamentos que embasam sua prática.

O modelo chamado teoria do processamento emocional é historicamente o mais conhecido e aceito para os mecanismos da exposição[23]. De acordo com este, o paciente deve avaliar as situações temidas com base no nível de ansiedade que elas provocam, fazendo, junto com o terapeuta, uma escala de hierarquia destas situações considerando o menor nível para o maior, e iniciar a exposição gradualmente a cada uma delas.

A partir da habituação (diminuição da resposta medo frente ao estímulo ou situação temida), ocorre um aprendizado corretivo quando o cliente incorpora informações incompatíveis com a estrutura do medo a uma estrutura sem medo. Por exemplo, a paciente percebe que pode ficar na faculdade sem seu pai que ela não será prejudicada. Há uma alteração das estruturas de informação da memória emocional, relativas ao estímulo fóbico de ficar sozinha na faculdade, porém agora associado à segurança, levando a uma resposta emocional diferente. A partir deste enquadramento, o objetivo final da exposição seria permanecer exposta à situação temida, sem se envolver em comportamentos de evitação, até que o nível de medo diminua significativamente, ocorrendo a habituação; dessa forma, poderá passar a uma próxima situação da hierarquia.

Recentemente, estudos não encontraram uma associação entre a ativação do medo e resultados positivos[24]. Sendo assim, para Craske et al.[25], não é necessário que a diminuição do medo ocorra durante e entre as sessões para que se obtenham resultados positivos, mas sim uma nova aprendizagem. Este modelo é chamado aprendizagem inibitória e tem como fundamento que, ao invés do esquecimento e desaprendizado da associação de estímulo condicionado a estímulo incondicionado, o que ocorre de fato é um novo aprendizado que inibe o aprendizado anterior. Sendo assim, o aprendizado anterior mantém-se intacto, apesar de inibido.

Esta visão traz diferentes caminhos para novas aplicações clínicas da técnica:

- O paciente deve aprender a tolerar a ansiedade sem a pressão de alcançar a diminuição dela.
- O paciente deve ser estimulado a expor-se a situações que violem as suas expectativas de um final trágico[22].
- O paciente deve ser introduzido a variações nos exercícios de exposição, como envolver-se em ordem aleatória em vez de seguir gradualmente a hierarquia[25].

Se eu passar mal, o que eu posso fazer sem ser pedir para meu pai?
Ir à enfermaria, tomar medicamento, pedir ajuda para algum colega.

Como utilizar outros meios sem ser meu pai me levando embora?
Pegar carona, dirigir, pegar ônibus, utilizar Uber®, etc.

Recursos de informações:
Google®, GoogleMaps®, Waze®, perguntar para alguém na rua.

Figura 1 Cartões de enfrentamento do caso abordado.

A partir destes fundamentos teóricos, a exposição para o transtorno de ansiedade de separação inicia-se por uma lista das situações de separação temidas, levando-se em conta o grau de ansiedade e evitação que cada uma provoca para o paciente. O paciente deve ser estimulado a se expor a cada uma destas situações de forma aleatória, sem considerar os níveis de medo, embora seja aconselhável iniciar com a situação de menor ansiedade para se evitar a recusa ao tratamento.

A exposição pode ser feita de várias formas – ao vivo, imaginativa, virtual e assistida –, a depender da acessibilidade às situações temidas e do grau de sofrimento gerado. Estas intervenções requerem cuidado e podem ser facilitadas com a utilização de cartões de enfrentamento, recompensas e atividades de distração. A seguir, apresenta-se uma descrição de cada categoria da exposição.

- Imaginativa: o paciente utiliza-se de imagens vívidas para imaginar-se na situação temida e evitada.

Discussão

Com o intuito de elaborar, em um ambiente seguro, as imagens e as percepções geradas pelos pensamentos automáticos, foi solicitado que a paciente descrevesse com detalhes as situações que evocavam o aumento de ansiedade; essas descrições foram gravadas pela terapeuta e devolvidas à paciente, que deveria ouvi-las em casa. Assim, ao ouvir várias vezes, a paciente realizava exposição imaginativa, que levou ao processo de dessensibilização das imagens e redução dos sintomas autonômicos da ansiedade.

- Exposição ao vivo: trata-se de se expor, na vida real, ao objeto ou à situação temidos. Pelo transtorno de ansiedade de separação do adulto englobar falta de experiência em diferentes eventos, as exposições ao vivo devem ocorrer entre as sessões, em situações cotidianas e durante as sessões.

Discussão

A paciente fez uma lista considerando as situações que geram ansiedade, anotando unidades subjetivas de desconforto (USD) como:

- Ir para outra cidade sem seus pais (9).
- Ir à faculdade sozinha (8).
- Ir para o centro da cidade sozinha (4).
- Fazer compras sozinha (3).
- Ir para outra cidade sem seus pais (9).

Ela foi incentivada a expor-se às situações temidas e a gradualmente aumentar o tempo de separação com a sua figura de apego. Além disso, em paralelo a estas exposições aos elementos aversivos, ela também foi exposta a situações que definiu como motivadores de independência. Por exemplo, conhecer um museu, experimentar uma sorveteria famosa, ir jantar com amigas.

- Exposição interoceptiva: consiste em expor o paciente aos seus próprios sintomas autonômicos, corrigindo as interpretações catastróficas. A partir de exercícios que geram as mesmas sensações físicas de ansiedade e pânico, como o coração acelerado ao fazer polichinelos, a tontura ao girar em torno de uma cadeira várias vezes, entre outros, o paciente aprende a tolerar e regular estas reações sem considerá-las uma ameaça. Esta exposição também aumenta a adesão do paciente à exposição ao vivo[26].

Discussão

No caso descrito, a paciente tinha um medo muito grande de ter um ataque de pânico ao ser separada, e todos os seus sintomas autonômicos eram relatados como ansiedade. Desta forma, para que ela aprendesse a separar o que é ansiedade e como tolerar reações físicas, foi utilizada a exposição interoceptiva.

- Exposição assistida: é feita com um acompanhante terapêutico ou o próprio terapeuta. É uma possibilidade de as exposições serem feitas em conjunto, para que o paciente sinta-se mais seguro. O acompanhante serve como modelo para aquisição de novos comportamentos, reforçador de comportamentos adaptativos e pode ajudar o paciente a regular suas emoções em caso de uma crise de ansiedade.

Discussão

Foram realizadas várias exposições assistidas. Uma delas foi na faculdade, onde uma assistente a acompanhava durante o tempo em que a figura de apego permanecia afastada.
Outras situações foram exposições durante as sessões com a terapeuta, em que a paciente era estimulada a ter comportamentos de independência. Exemplos: chamar Uber®, perguntar para uma pessoa na rua o caminho correto, fazer escolhas e pedidos, etc.

- Virtual: a partir de programas de realidade virtual, é possível simular situações temidas que, em outras circunstâncias, seriam difíceis ou até antiéticas de ser replicadas. Além disso, pesquisas demonstram a mesma efetividade da exposição ao vivo e, por ser uma prática virtual, muitas vezes é mais aceitável pelos pacientes[27]. Ademais, é uma ótima opção para pacientes graves que não conseguem se deslocar.

Manejo da ansiedade

Ainda dentro das técnicas, para desenvolver um trabalho de controle dos sintomas ansiosos, existem inúmeras técnicas fisiológicas que são ensinadas ao paciente dentro da abordagem da TCC, no tratamento dos transtornos de ansiedade em geral. O objetivo está no paciente aprender a perceber e controlar suas reações autonômicas e, com isso, conseguir controlar suas reações fisiológicas de ansiedade para reações de maior controle da respiração, e sensações corporais.

Algumas destas técnicas estão descritas no Quadro 2.

Quadro 2 Técnicas de manejo da ansiedade

- Respiração diafragmática: o uso da respiração diafragmática possibilita uma alteração do sistema nervoso parassimpático, que, quando acionado de forma intencional, leva a uma redução dos sintomas fisiológicos da ansiedade. Assim, o paciente deve treinar respirar pelo diafragma, ou seja, expandir o abdome ao inspirar (como se fosse um balão) e esvaziar ao expirar lentamente, minimizando o movimento do peito. Deve-se inspirar pelo nariz por 4 s e expirar pela boca por 5 s[28]. Esta técnica, porém, deve ser administrada com cuidado, uma vez que os pacientes podem ficar mais ansiosos por não conseguirem respirar da maneira correta. Desse modo, o terapeuta deve treinar primeiramente junto com o paciente dentro da sessão e pedir para que ele faça em ambientes seguros, para que depois seja utilizada em situações ansiogênicas[29].
- Relaxamento muscular progressivo: esta técnica requer que o paciente tensione os músculos com a maior força possível para relaxá-lo, de forma que tome consciência das sensações produzidas por um estado de tensão e um estado relacionado ao relaxamento. A contração do músculo deve se feita na sequência: braços, pés e pernas, coxas, estômago, peito, ombros e rosto. É importante salientar que, de início, é melhor realizar este exercício em um lugar tranquilo. Após a prática, ele pode ser usado em situações ansiogênicas[30].
- *Mindfulness,* ou atenção plena, é definida como o ato de prestar atenção intencionalmente no momento presente, com uma postura de abertura e sem julgamentos[31]. Tem se mostrado um recurso terapêutico interessante, já que uma característica central da ansiedade consiste em retirar o paciente do momento presente, seja por conta de pensamentos ou por sintomas físicos (taquicardia, falta de ar e outros). Dados crescentes na literatura, principalmente a partir das últimas duas décadas, mostram benefícios para o controle da ansiedade[32]. *Mindfulness* também é um conceito bastante explorado nas terapias contextuais, que fazem parte da chamada terceira onda das terapias comportamentais. Dentre elas, destaca-se a terapia de aceitação e compromisso (TAC), que foca nos aspectos da linguagem como comportamento verbal, atenção ao momento presente, desfusão, aceitação, *self* como contexto e ação comprometida com valores[33]. Evidências científicas mostram benefícios da TAC na redução de sintomas ansiosos[34,35].

Orientação familiar

A TCC permite envolver as figuras de apego, ensiná-los a manter as cenas de despedida recorrentes e tão curtas quanto possível e treiná-los no sentido de reagir às demandas evocadas pela ansiedade e os padrões de evitação, como cenas não desejáveis e aceitáveis. Por isso, ressalta-se a necessidade de realizar um processo de orientação familiar.

O transtorno de ansiedade de separação tem como característica o apego e a dependência sobre outros indivíduos. Por isso, muitas vezes, o tratamento requer o envolvimento dos familiares, os quais devem passar pelo processo de psicoeducação e treinamento de novos repertórios para que não reforcem os comportamentos mal adaptativos e, como opção de resposta, reforcem o comportamento alvo. Deve também ser considerado que as figuras de apego e o paciente têm ganhos secundários com esta dinâmica familiar de interdependência que devem ser trabalhados, por exemplo, o controle gerado.

Discussão

No caso abordado, os pais tinham grande medo de deixar a filha sofrer; foi necessário, então, orientar sobre a importância de frustrar-se e o significado do sofrimento. Além disso, a família tinha o hábito de fazer todas as atividades em conjunto, levando o casal a nunca sair sozinhos. Para isso, todos foram orientados a fazer pelo menos alguma atividade individualmente, e o casal a ter uma atividade conjugal. Algumas técnicas foram utilizadas para ajudar na orientação familiar, como leitura de livros e role-play, com troca de papéis.

CONSIDERAÇÕES FINAIS

O transtorno de ansiedade de separação é caracterizado por medo ou ansiedade acentuada e excessiva sobre a separação de figuras específicas de apego; em adultos, o primeiro episódio pode ocorrer apenas na vida adulta. O uso de farmacoterápicos precisa ser mais bem investigado, porém pode ser necessário, especialmente em casos de comorbidades psiquiátricas e prejuízo funcional importante. Dentre as terapias com melhor resultado, tem-se a TCC, com a qual será trabalhado o processo de reestruturação cognitiva das relações de apego, mas é por meio da técnica de exposição que se desenvolve o trabalho de diminuição dos sintomas ansiosos com o afastamento ou a ausência das figuras de apego, permitindo ainda o desenvolvimento de novas habilidades sociais.

Para aprofundamento

- Wenzel A. Inovações em terapia cognitivo comportamental. Porto Alegre: Artmed; 2018. Neste livro, são abordadas as principais intervenções cognitivo-comportamentais, incluindo as descritas neste capítulo de maneira detalhada e atualizada
  - ⇨ **Manual de tratamento cognitivo-comportamental dos transtornos psicológicos. Livro referência na área para tratamento de transtornos de ansiedade dentro da terapia cognitivo comportamentais, combinando intervenções e técnicas eficazes para a prática terapêutica.**
- Bernik M, Savoia M, Neto FL. A clínica dos transtornos ansiosos e transtornos relacionados: a experiência do Projeto AMBAN. São Paulo: Edimédica; 2019.
  - ⇨ **Livro desenvolvido com aspectos e tratamento dos transtornos ansiosos com capítulos abordando de forma abrangente o transtorno de ansiedade de separação.**

REFERÊNCIAS BIBLIOGRÁFICAS

1. Ainsworth M. Patterns of attachment: a psychological study of the strange situation. Hillsdale: Erlbaum; 1978.
2. Papalia DE. Desenvolvimento humano. Trad. Carla Filomena Marques. 12. ed. Porto Alegre: AMGH; 2013.
3. **Neder K, Ferreira LDMP, Amorim KS. Coconstrução do apego no primeiro semestre de vida: o papel do outro nesta constituição. Psicol USP. 2020;31:e190143.**
   ⇨ **Aborda o conceito de apego e como ele se desenvolve, bem como os impactos geradores nos relacionamentos da vida do indivíduo.**

4. American Psychiatric Association (APA). Diagnostic and statistical manual of mental disorders (DSM-5). 5. ed. Arlington: American Psychiatric Publishing; 2013.
5. Thielke LE, Udell MA. The role of oxytocin in relationships between dogs and humans and potential applications for the treatment of separation anxiety in dogs. Biol Rev Camb Philos Soc. 2017;92(1):378-88.
6. Milrod B, Altemus M, Gross C, et al. Adult separation anxiety in treatment nonresponders with anxiety disorders: delineation of the syndrome and exploration of attachment-based psychotherapy and biomarkers. Compr Psychiatry. 2016;66:139-45.
7. Cochran DM, Fallon D, Hill M, Frazier JA. The role of oxytocin in psychiatric disorders: a review of biological and therapeutic research findings. Harv Rev Psychiatry. 2013;21(5):219-47.
8. Masi G, Mucci M, Millepiedi S. Separation anxiety disorder in children and adolescents: epidemiology, diagnosis and management. CNS Drugs. 2001;15(2):93-104.
9. Baldwin DS, Anderson IM, Nutt DJ, et al. Evidence-based pharmacological treatment of anxiety disorders, post-traumatic stress disorder and obsessive-compulsive disorder: a revision of the 2005 guidelines from the British Association for Psychopharmacology. J Psychopharmacol. 2014;28(5):403-39.
10. The Research Unit on Pediatric Psychopharmacology Anxiety Study Group. Fluvoxamine for the treatment of anxiety disorders in children and adolescents. N Engl J Med. 2001;344(17):1279-85.
11. Rapp A, Dodds A, Walkup JT, Rynn M. Treatment of pediatric anxiety disorders. Ann N Y Acad Sci. 2013;1304:52-61.
12. Birmaher B, Axelson DA, Monk K, et al. Fluoxetine for the treatment of childhood anxiety disorders. J Am Acad Child Adolesc Psychiatry. 2003;42(4):415-23.
13. Walkup JT, Albano AM, Piacentini J, et al. Cognitive behavioral therapy, sertraline, or a combination in childhood anxiety [published correction appears in N Engl J Med. 2013 Jan 31;368(5):490]. N Engl J Med. 2008;359(26):2753-66.
14. Dieleman GC, Ferdinand RF. Farmacotherapie bij sociale fobie, gegeneraliseerde angststoornis en separatieangststoornis bij kinderen en adolescenten: Een literatuuroverzicht [Pharmacotherapy for social phobia, generalised anxiety disorder and separation anxiety disorder in children and adolescents: an overview]. Tijdschr Psychiatr. 2008;50(1):43-53.
15. Danila AH. Transtorno de ansiedade de separação. In: Bernik M, Savoia M, Lotufo Neto F. Clínica dos transtornos ansiosos e transtornos relacionados: A experiência do projeto AMBAN. São Paulo: EdiMédica; 2019.
16. Castillo ARGL, Recondo R, Asbahr FR, Manfro GG. Transtorno de ansiedade. Brazil J Psychiatry. 2000;22.
17. Otto MW, Whittal ML. Cognitive-behaviour therapy and the longitudinal course of panic disorder. Psychiatr Clin North Am. 1995;18(4):803-20.
18. Beck A. Thinking and depression: II Theory and therapy. Arch Gen Psychiatry. 1964;10:561-71.
19. **Craske MG, Wittchen U, Bögels S, Stein M, Andrews G, Lebeu R. Severity measure for separation anxiety disorder. Arlington: American Psychiatric Association; 2013.**
    ⇨ **Escala validada para medir a severidade para o transtorno de ansiedade de separação do adulto.**
20. Wright JH, Basco MR, Thase ME. Aprendendo a terapia cognitivo-comportamental: um guia ilustrado. Porto Alegre: Artmed; 2008.
21. **Clark DA, Beck AT. Terapia cognitiva para os transtornos de ansiedade: ciência e prática. Porto Alegre: Artmed; 2012. 640 p.**
    ⇨ **Livro de referência na área para tratamento de transtornos de ansiedade dentro da terapia cognitivo.**
22. Arch JJ, Craske M G. Addressing relapse in cognitive behavioral therapy for panic disorders: methods for optimizing long term treatment outcomes. Cognitive and Behavioral Practice. 2011;18(3):306-15.
23. Foa EB, Kozak MJ. Emotional processing of fear: exposure to corrective information. Psychol Bull. 1986;99(1):20-35.
24. Baker A, Msetfi RM, Hanley, Murphy R. Depressive realism? Sadly not wiser". In: Haselgrove M, Gogarth L. Clinical applications of learning theory. Hove: Psychology Press; 2010. p.153-79.
25. Craske MG, Kircanski K, Zelikowsky M, Mystkowski J, Chowdhury N, Baker A. Optimizing inhibitory learning during exposure therapy. Behav Res Ther. 2008;46(1):5-27.
26. Manfro GG, Heldt E, Cordioli AV. Terapia cognitivo-comportamental no transtorno de pânico. In: Cordioli AV, organizador. Psicoterapias: abordagens atuais. 3. ed. Porto Alegre: Artmed; 2008. p.431.
27. Powers MB, Emmelkamp PMG. Virtual reality exposure therapy for anxiety disorders: A meta-analysis. J Anxiety Disord. 2008;22(3):561-9.
28. Meuret AE, Wilhelm FH, Ritz T, Roth WT. Breathing training in panic disorder treatment: Useful intervention or impediment to therapy? Behav Modif. 2003;27(5):731-54.
29. Hazlett-Stevens H, Craske MG. Breathing retraining and diaphragmatic breathing techniques. In: O'Donohue WT, Ficher JE, editores. Cognitive behavior therapy: applying empirically supported techniques in your practice. 2. ed. Hoboken: John Wiley and Sons; 2008. p.68-74.
30. Bersntein DA, Borkovec TD, Hazett-Stevens H. New directions in progressive muscle relaxation training: a guidebook for helping professionals. Westport: Praeger; 2000.
31. Kabat-Zinn J. Full catastrophe living. Nova York: Delacorte; 1990.
32. Evans S, Ferrando S, Findler M, Stowell C, Smart C, Haglin D. Mindfulness-based cognitive therapy for generalized anxiety disorder. J Anxiety Disord. 2008;22(4):716-21.
33. **Hayes SC. Acceptance and commitment therapy, relational frame theory, and the third wave of behavioral and cognitive therapies – republished article. Behav Ther. 2016;47(6):869-85.**
    ⇨ **Este é um artigo que descreve a terceira onda das terapias cognitivo-comportamentais.**
34. Swain J, Hancock K, Hainsworth C, Bowman J. Acceptance and commitment therapy in the treatment of anxiety: a systematic review. Clin Psychol Rev. 2013;33(8):965-78.
35. Arch J, Eifert GH, Davies C, Plumb JC, Rose RD, Craske MG. Randomized clinical trial of cognitive behavioral therapy (CBT) versus acceptance and commitment therapy (ACT) for mixed anxiety disorders. J Consult Clin Psychol. 2012;80(5):750-65.
36. Baldwin DS, Gordon R, Abelli M, Pini S. The separation of adult separation anxiety disorder. CNS Spectr. 2016;21(4):289-94.
37. Bernik M, Savoia M, Lotufo Neto F. A clínica dos transtornos ansiosos e transtornos relacionados: a experiência do Projeto AMBAN. São Paulo: Edimédica; 2019.
38. Borgeaud KC, Fernández DS, Valenzuela PS. Problemáticas en la separación desde la teoría de los fenómenos transicionales en niño con diagnóstico de trastorno de ansiedad por separación. Rev Latinoam Psicopat Fund. 2017;20(2):294-306.
39. **Bögels SM, Knappe S, Clark LA. Adult separation anxiety disorder in DSM-5. Clin Psychol Rev. 2013;33(5):663-74.**
    ⇨ **Artigo que contempla de forma detalhada e aprofundada características importantes do transtorno de ansiedade de separação do adulto que devem ser levadas em consideração.**
40. Caballo VE. Manual de tratamento cognitivo-comportamental dos transtornos psicológicos. São Paulo: Santos; 2003.
41. Kohlhoff J, Barnett B, Eapen V. Adult separation anxiety and unsettled infant behavior: associations with adverse parenting during childhood and insecure adult attachment. Compr Psychiatry. 2015;61:1-9.
42. Manicavasagar V, Marnane C, Pini S, Abelli M, Rees S, Eapen C, et al. Adult separation anxiety disorder: a disorder comes of age. Curr Psychiatry Rep. 2010;12(4):290-7.
43. Mertol S, Alkin T. Temperament and character dimensions of patients with adult separation anxiety disorder. J Affect Disord. 2012;139(2):199-203.
44. Pini S, Abelli M, Shear KM, Cardini A, Lari L, Gesi C, et al. Frequency and clinical correlates of adult separation anxiety in a sample of 508 outpatients with mood and anxiety disorders. Acta Psychiatr Scand. 2010;122(1):40-6.
45. Savoia MG, Vianna AM. Especificidades no atendimento a pacientes com transtornos de ansiedade. In: Savoia MG, organizador. A interface entre a psicologia e a psiquiatria. 2. ed. São Paulo: Roca; 2011. p.78-101.
46. Ross J. Vencendo o medo. 3. ed. São Paulo: Ágora; 1995.
47. Wenzel A. Inovações em terapia cognitivo comportamental. Porto Alegre: Artmed; 2018.
48. Wolpe J. The practice of behavior therapy. Nova York: Pergamo; 1969.

11

Tratamento do transtorno obsessivo-compulsivo

Daniel Lucas da Conceição Costa
Allan Cristiano dos Santos
Carolina Guimarães
Denise Matheus Gobo
Ivanil Morais
Marina Kairrala Garcia de Azevedo
Pedro Gomes de Alvarenga
Priscila Chacon
Rodrigo Boavista
Sonia Borcato
Roseli Gedanke Shavitt

Sumário

Pontos-chave

- A eficácia do tratamento do transtorno obsessivo-compulsivo (TOC) é superior quando realizado de acordo com as melhores evidências científicas disponíveis, o que inclui o uso de intervenções educacionais, abordagens psicológicas e farmacológicas.
- O tratamento do TOC pode ser iniciado com medicamentos ou terapia cognitivo-comportamental (TCC), dependendo da escolha do paciente e disponibilidade dos serviços.
- Vários preditores clínicos associados a pior resposta terapêutica já foram identificados e incluem características clínicas, sociodemográficas e outras.
- Campanhas públicas de esclarecimento da população em geral, o trabalho conjunto em escolas com educadores e dirigentes, feiras de saúde e distribuição de material psicoeducativo de boa qualidade são medidas que podem melhorar a identificação dos casos e antecipar a procura por tratamento.

ASPECTOS GERAIS

O tratamento dos pacientes com transtorno obsessivo-compulsivo (TOC) envolve múltiplas estratégias, começando com a construção do vínculo terapêutico e a psicoeducação, seguidas de abordagens psicológicas e farmacológicas. No caso de pacientes resistentes aos tratamentos de primeira e segunda linhas, técnicas de neuromodulação podem ser usadas e, em casos refratários a todos os tratamentos disponíveis, pode ser indicada a neurocirurgia (vide capítulo sobre neurocirurgia para transtornos psiquiátricos). Embora existam princípios gerais para o tratamento do TOC, ele deve ser adaptado individualmente de acordo com a sintomatologia do paciente e a disponibilidade dos serviços. Por exemplo, pacientes com comorbidades específicas, como depressão, respondem ao tratamento farmacológico de primeira linha para o TOC. Por outro lado, a presença de transtorno bipolar pode contraindicar o uso de antidepressivos e demandar intervenções adicionais, como psicoterapia[1]. A recomendação de intervenções alternativas ainda requer evidências mais robustas[2].

Em crianças, é extremamente importante envolver a família no tratamento, para aumentar a adesão do paciente e da família ao tratamento (vide capítulo de tratamento do TOC na infância e adolescência) e, assim como nos adultos, reduzir as taxas de acomodação familiar. Discutiremos a seguir cada um desses passos.

PSICOEDUCAÇÃO

O tratamento do TOC inclui o uso de intervenções educacionais, abordagens psicológicas e farmacológicas. Quanto mais cedo o tratamento é iniciado, melhores são os resultados[3]. No entanto, por constrangimento com os próprios sintomas, por medo da possibilidade de exposição a estímulos aversivos e pela falta de conhecimento sobre a natureza da patologia, os pacientes com TOC podem levar anos até iniciar a busca pelo tratamento[4,5]. Muitas vezes, ainda por desinformação, essa busca resulta em tratamentos sem eficácia comprovada o que pode reforçar os sintomas e perpetuar as compulsões[6]. Existem evidências a favor da utilização de entrevista motivacional antes do início do tratamento, que envolve a demonstração de empatia com a experiência do paciente e inclui discussões sobre a relação custo-benefício dos sintomas e sobre como reduzi-los[7,8].

Os objetivos da psicoeducação incluem promover o conhecimento sobre as características clínicas do TOC, as comorbidades que mais frequentemente o acompanham e estado do conhecimento sobre os fatores biológicos ou genéticos envolvidos na sua fisiopatologia. Pacientes e suas famílias podem experimentar um alívio considerável ao serem informados de que eles têm um transtorno relativamente comum, cada vez mais bem compreendido e que os tratamentos disponíveis costumam resultar na redução significativa dos sintomas, além de melhorar a qualidade de vida dos pacientes e seus familiares[6]. O tratamento deve incluir a família sempre que possível (principalmente no caso de pacientes jovens). Para isso, devem ser abordados fatores como preconceito, estigma e o papel da família ou de outras pessoas próximas no agravamento ou manutenção do TOC[6]. O acesso a material educativo, como livros, folhetos, vídeos e websites pode ser de grande ajuda. Existem alguns livros voltados para portadores e familiares em nosso meio[9,10].

TRATAMENTO PSICOTERÁPICO

A eficácia da terapia cognitivo-comportamental (TCC) no tratamento do TOC já foi consistentemente demonstrada[11-13]. Tanto o formato individual como o em grupo já foram testados e seus resultados demonstraram que 60 a 70%[14,15] dos pacientes apresentam melhora significativa dos sintomas após o tratamento, em geral com um número mínimo de 12 sessões. A TCC também está indicada para o tratamento de crianças e adolescentes com TOC, com a ressalva de que os pais também devem ser incluídos no tratamento, principalmente no caso de crianças menores de 12 anos[16].

Metanálises[11,12,17] demonstram que o componente essencial, nos protocolos de TCC, para que ocorra a melhora dos pacientes é a Exposição com Prevenção de Respostas (EPR). A técnica da EPR tem sido utilizada desde a década de 60[18,19,20] e foi primeiramente descrita por Meyer, em 1966[18]. O procedimento consiste na exposição do paciente ao estímulo temido (o mesmo que, em geral, serve como gatilho para as obsessões), desencadeando desconforto e/ou medo, e o paciente é orientado a não realizar a compulsão para obtenção de alívio (prevenção de resposta). Assim, durante as sessões de EPR, os pacientes são expostos tanto aos estímulos que desencadeiam as suas obsessões quanto às próprias obsessões ou sensações físicas que as acompanham e são orientados a resistir à necessidade de realizar suas compulsões.

Porém, muitos pacientes apresentam falta de motivação e resistência ao tratamento. Com isso, a realização de intervenções junto à família torna-se uma alternativa de tratamento. A intervenção tem como foco a modificação do comportamento do familiar, evitando que ele participe dos rituais do paciente, reduzindo a acomodação familiar. O terapeuta e os familiares mapeiam os comportamentos de acomodação, para então planejar ações com o objetivo de modificar esses comportamentos. Além disso, o terapeuta fornece recursos para os familiares aprenderem a lidar com a reação dos pacientes com essa mudança no ambiente[21].

TRATAMENTO FARMACOLÓGICO

O tratamento do TOC pode ser iniciado com medicamentos ou TCC, dependendo da escolha do paciente e disponibilidade dos serviços, já que evidências apontam eficácia semelhante dos inibidores seletivos da recaptura de serotonina (ISRS) e da TCC no tratamento do TOC[6]. Os ISRS são considerados tratamentos de primeira linha, de acordo com as evidências sobre eficácia, tolerabilidade, segurança e baixo potencial de abuso[22]. De modo geral, são necessárias doses no limite superior convencional. Doses elevadas dos ISRS estão associadas a maior eficácia do tratamento, mas também a maiores taxas de abandono devido a efeitos colaterais (como sintomas gastrointestinais e disfunção sexual)[23]. Portanto, uma avaliação cautelosa dos efeitos adversos dos ISRS é crucial ao se estabelecer a melhor dose para cada paciente. Os efeitos adversos variam entre os ISRS e devem ser levados em consideração na escolha do tratamento. Outras características que devem ser consideradas ao se escolher entre os diferentes ISRS incluem: resposta a tratamentos prévios, eventos adversos potenciais, interações medicamentosas, presenças de comorbidades, custo e disponibilidade do medicamento.

A clomipramina, um inibidor não seletivo de recaptura de serotonina (IRS), foi o primeiro agente a demonstrar eficácia no tratamento do TOC[24]. Porém, com o surgimento dos ISRS, deixou de ser considerada de primeira linha pela maior incidência de efeitos colaterais, como ganho de peso, boca seca, constipação intestinal, sonolência, hipotensão postural, tremores, retenção urinária, redução da libido e atraso ejaculatório ou anorgasmia. Em doses superiores a 150 mg/dia, existe o risco de arritmias (a duração do intervalo QT deve ser monitorada) e redução do limiar convulsivo. É contraindicada em pacientes com glaucoma de ângulo fechado e menos segura que os ISRS em caso de superdosagem acidental ou intencional. Portanto, seu uso é recomendado para pacientes que não responderam a dois ISRS em dose máxima tolerada ou recomendada por pelo menos 12 semanas. Os ISRS são mais seguros e bem tolerados em comparação com a clomipramina, o que é uma vantagem para o tratamento de longo prazo e corrobora a recomendação do uso dessa classe como tratamento de primeira linha. Em geral, os ISRS são bem tolerados – os principais efeitos colaterais incluem náusea, cefaleia, insônia ou sonolência, inquietação e, por vezes, sudorese e tremores. No longo prazo, pode haver ganho de peso, redução da libido, anorgasmia, osteoporose e, eventualmente, síndrome da secreção inapropriada do hormônio antidiurético e aumento da prolactina. Ainda assim, a relação custo-benefício, na maioria dos casos, favorece o uso dos ISRS.

De acordo com os protocolos de tratamento farmacológico para o TOC, a duração ideal para determinar a eficácia de um ISRS situa-se entre 8 e 12 semanas[22,25,26]. No entanto, em duas metanálises recentes, melhora significativa nos sintomas de TOC foi observada nas primeiras duas semanas de tratamento com ISRS, com maiores ganhos ocorrendo no curso inicial do tratamento[27,28]. Além disso, um estudo de tratamento com fluoxetina em pacientes com TOC sem tratamento prévio demonstrou que a redução precoce (em 4 semanas) da gravidade do TOC era o principal preditor de resposta ao tratamento em 12 semanas[29]. De forma similar ao tratamento de adultos, os ISRS também são os medicamentos mais eficazes e seguros para tratar o TOC em crianças e adolescentes (vide capítulo de tratamento do TOC na IA).

Recomenda-se iniciar com doses baixas e aumentar gradualmente, conforme a necessidade e a tolerabilidade de cada paciente. A melhora costuma ser percebida a partir do primeiro mês de tratamento. Não havendo melhora, recomenda-se aumentar a dose até se atingir a máxima recomendada ou tolerada, por pelo menos oito semanas adicionais. Assim, deve-se aguardar pelo menos 12 semanas com dose máxima de um determinado ISRS, antes de trocar por outro ISRS. A ausência de efeitos colaterais pode indicar metabolização rápida e doses maiores podem ser necessárias. Na fase de manutenção, a dose necessária da clomipramina é em geral, menor do que as doses utilizadas nas fases iniciais, sem que haja perda dos progressos obtidos. Já a fluoxetina, por ter meia-vida longa, pode passar a ser prescrita em regime não diário, chegando a apenas uma ou duas tomadas por semana. Entretanto, a suspensão dos medicamentos costuma ser seguida de retorno dos sintomas, não imediatamente, mas após alguns meses. As taxas de recaída diminuem quando o paciente também faz TCC.

O tratamento farmacológico do TOC é de longo prazo. Uma vez obtida melhora satisfatória, preconiza-se manter o tratamento por um ou dois anos[30]. Após essa fase de manutenção, a retirada deve ser feita de modo gradual (25% da dose a cada dois meses), para se evitar sintomas de descontinuação. Após duas ou mais recaídas graves, recomenda-se manter os medicamentos indefinidamente[31].

Tabela 1 Inibidores seletivos da recaptura de serotonina e doses terapêuticas no tratamento do transtorno obsessivo-compulsivo em adultos

Medicamentos de primeira linha para o tratamento do TOC disponíveis no Brasil e suas doses	
Substância	Dose (mg/dia)
Fluoxetina	20-80
Sertralina	50-200
Fluvoxamina	100-300
Paroxetina	20-60
Citalopram	20-60
Escitalopram	10-20
Clomipramina	75-250

FATORES ASSOCIADOS COM A RESPOSTA AO TRATAMENTO

Aproximadamente metade dos pacientes com TOC tratados com tratamento de primeira linha não respondem totalmente[32,33]. Essa proporção pode ser ainda maior em ensaios clínicos pragmáticos ou no mundo real[34]. Vários preditores clínicos associados a pior resposta terapêutica já foram identificados e incluem características clínicas, sociodemográficas e outras.

Entre as características clínicas associadas a pior resposta terapêutica, incluem-se a maior gravidade dos sintomas do TOC, menor nível de *insight*, maior comprometimento funcional, presença de sintomas da dimensão sexual-religiosa ou acumulação, maior número de comorbidades psiquiátricas (depressão maior, agorafobia ou fobia social), maior nível de rigidez e resistência a mudança, menor vontade de experimentar pensamentos desagradáveis e menor adesão ao tratamento. Entre as características sociodemográficas, incluem-se o sexo masculino, estado civil solteiro, menor nível educacional e socioeconômico. Além dessas, também estão associadas à resposta terapêutica pobre história familiar positiva para TOC, aliança terapêutica fraca, maior nível de acomodação familiar e ausência de resposta precoce ao tratamento com ISRS.

ABORDAGEM DO TOC RESISTENTE AOS TRATAMENTOS DE 1ª LINHA

A resposta insuficiente após TCC e a monoterapia com ISRS pode ser tratada com terapia combinada[35]. Os resultados de um ensaio clínico demonstraram maior eficácia da associação de doses altas de ISRS e TCC em comparação com a associação de doses altas de ISRS com Risperidona, um antipsicótico[36]. No entanto, nem sempre a combinação de ISRS com TCC é viável, ou porque a TCC não está disponível[37] ou devido à dificuldade de tolerar a exposição, uma técnica comportamental chave no tratamento do TOC[38].

Estratégias farmacológicas

Estratégias farmacológicas válidas incluem mudar para um ISRS diferente, usar uma dose de ISRS mais alta que a máxima recomendada ou prescrever antidepressivos duais (inibidores de recaptura de serotonina-noradrenalina)[39,40].

As estratégias de potencialização farmacológica dos ISRS baseadas em evidências incluem o uso de antipsicóticos, clomipramina (antidepressivo tricíclico) e drogas glutamatérgicas[41,42]. No único ensaio clínico duplo-cego randomizado que comparou três estratégias farmacológicas em pacientes com TOC resistentes aos ISRS, a associação de fluoxetina com placebo ou com clomipramina reduziram significativamente a gravidade do TOC e ambas as estratégias foram significativamente superiores à associação de fluoxetina com quetiapina (um antipsicótico)[43]. Deve-se ressaltar que a duração da monoterapia com fluoxetina (seis meses) foi o fator mais importante para o desfecho. A maior preocupação da combinação de ISRS com a clomipramina é o aumento da concentração sanguínea de ambos os medicamentos, o que pode aumentar o risco de eventos graves e potencialmente fatais, como convulsões, arritmia cardíaca e síndrome serotoninérgica[44].

A potencialização de ISRS com antipsicóticos é uma das estratégias mais usadas para pacientes com TOC resistentes a ISRS[43,45]. De fato, uma metanálise demonstrou a eficácia da potencialização de ISRS com risperidona e aripiprazol[45]. Outros antipsicóticos talvez possam ser usados, porém mais estudos são necessários. No entanto, os ISRS produzem um tamanho de efeito moderado no TOC e as estratégias de potencialização com antipsicóticos subsequentes produzem um tamanho de efeito ainda menor – somente ⅓ dos pacientes com TOC tratados com antipsicóticos tem uma resposta clínica significativa[41]. Assim, o monitoramento contínuo da relação risco-benefício é necessário para pacientes que receberam antipsicóticos e ISRS, com particular atenção a efeitos adversos como ganho ponderal e síndrome metabólica[46].

Mais recentemente, drogas moduladoras da atividade glutamatérgica, como N-acetilcisteína, memantina, lamotrigina, topiramato, riluzol e ketamina, foram avaliadas como drogas potencializadoras no tratamento de pacientes com TOC resistente aos ISRS e têm demonstrado alguma evidência de eficácia[6]. Destes, a N-acetilcisteína foi a estratégia de potencialização mais estudada, sendo que três de cinco estudos randomizados demonstraram sua superioridade em relação ao placebo na redução da gravidade do TOC[6]. O uso da memantina também pode ser considerado na prática clínica, pois alguns estudos preliminares demonstraram eficácia da sua combinação com um ISRS para pacientes em tratamento de TOC refratário[6].

Tratamento comportamental intensivo do TOC

Como visto, o tratamento do TOC pode envolver medicamentos e TCC isolados ou em combinação. A despeito das melhores evidências apontarem na direção da eficácia da EPR[13], cerca de 35% dos pacientes não respondem a essa abordagem e, entre os que respondem, apenas metade atinge a remissão dos sintomas[47]. A literatura internacional tem demonstrado o sucesso de programas ambulatoriais de tratamento intensivo que trouxeram melhora significativa em comparação às abordagens convencionais[48-50].

Recentemente, um modelo ultraconcentrado de EPR foi testado com êxito no que se refere à taxa de pacientes que responderam ao tratamento (cerca de 94%), que mantiveram a remissão dos sintomas (cerca de 68% em *follow-ups* de 1 a 4 anos) e ficaram satisfeitos com o tratamento[51]. Estudos posteriores replicaram os resultados iniciais e estabeleceram o modelo como abordagem alternativa para casos resistentes ao tratamento convenvional[47,52-55].

O tratamento comportamental intensivo do TOC consiste na realização de protocolos com grande ênfase na EPR, incluindo desde 3 até 10 horas diárias de prática dessa técnica. Esse tratamento é realizado com pacientes internados ou ambulatoriais. O modelo proposto por Haven[52], por exemplo, condensa 24 h de intervenção em quatro dias consecutivos de psicoeducação (para pacientes e familiares), grupo terapêutico e sessões de EPR, tanto assistidas por um terapeuta quanto autoadministradas. Os autores demonstraram que, além do evidente impacto na redução da gravidade do TOC, a EPR intensiva produz efeitos benéficos em certas comorbidades (por exemplo, transtorno de ansiedade generalizada e depressão) e na recuperação da qualidade de vida dos pacientes[56].

Na Figura 1, montamos um algoritmo de tratamento baseado em evidências e cujo fluxo adotamos na assistência aos pacientes com TOC atendidos no ambulatório do Programa Transtornos do Espectro Obsessivo-Compulsivo (PROTOC), no Instituto de Psiquiatria do Hospital das Clínicas da FMUSP.

PREVENÇÃO E POLÍTICAS PÚBLICAS

Abordagens de prevenção ou redução da gravidade dos sintomas do TOC têm sido sugeridas a partir do conhecimento sobre os fatores de risco para desenvolvimento do TOC. Estudos de coorte apontam para diversos fatores gestacionais (p. ex., doenças maternas durante a gestação, altos níveis de estresse psicológico materno) e perinatais (p. ex., traumas durante o parto)[57]. Esses fatores de risco são comuns a diversos transtornos mentais, e poderiam ser minimizados a partir do estabelecimento de políticas mais abrangentes de saúde e educação, principalmente nos países em desenvolvimento[3]. Outras medidas de saúde envolvendo parcerias entre agentes de saúde, professores de escolas e líderes comunitários poderiam minimizar a violência doméstica e a ocorrência de traumas físicos e emocionais que são fatores de risco para o TOC[3,57].

Temos cada vez mais evidências de que a presença de sintomas obsessivo-compulsivos (SOC) na idade escolar aumenta o risco de o indivíduo desenvolver TOC na idade adulta[57,58]. Além disso, o TOC é um transtorno familiar, logo há risco aumentado para TOC em filhos ou irmãos mais jovens de indivíduos acometidos[59]. Nesses casos, faz-se necessário o reconhecimento e o tratamento adequado o mais precocemente possível.

Algumas estratégias eficazes que têm sido utilizadas são: (1) aumento do conhecimento sobre TOC para a população geral, médicos generalistas e professores, para reduzir o preconceito sobre o TOC e aumentar a possibilidade do reconhecimento precoce dos sintomas e encaminhamento precoce para tratamento adequado; (2) estratégias de psicoeducação para ensinar pessoas com SOC a lidar com seus sintomas de forma adequada; (3) intervenções específicas baseadas em técnicas de TCC envolvendo crianças e adolescentes já sintomáticos para impedir a cronicidade e agravamento dos SOC. Tais ferramentas poderiam ser desenvolvidas utilizando-se recursos como mídia digital, para aumentar seu alcance[59]. Lembremos, apenas, que não há ainda estudos controlados que indiquem um caminho certeiro para a prevenção do TOC.

São poucos os estudos sobre o custo econômico ou o impacto social do TOC[60], mas é provável que não seja pequeno,

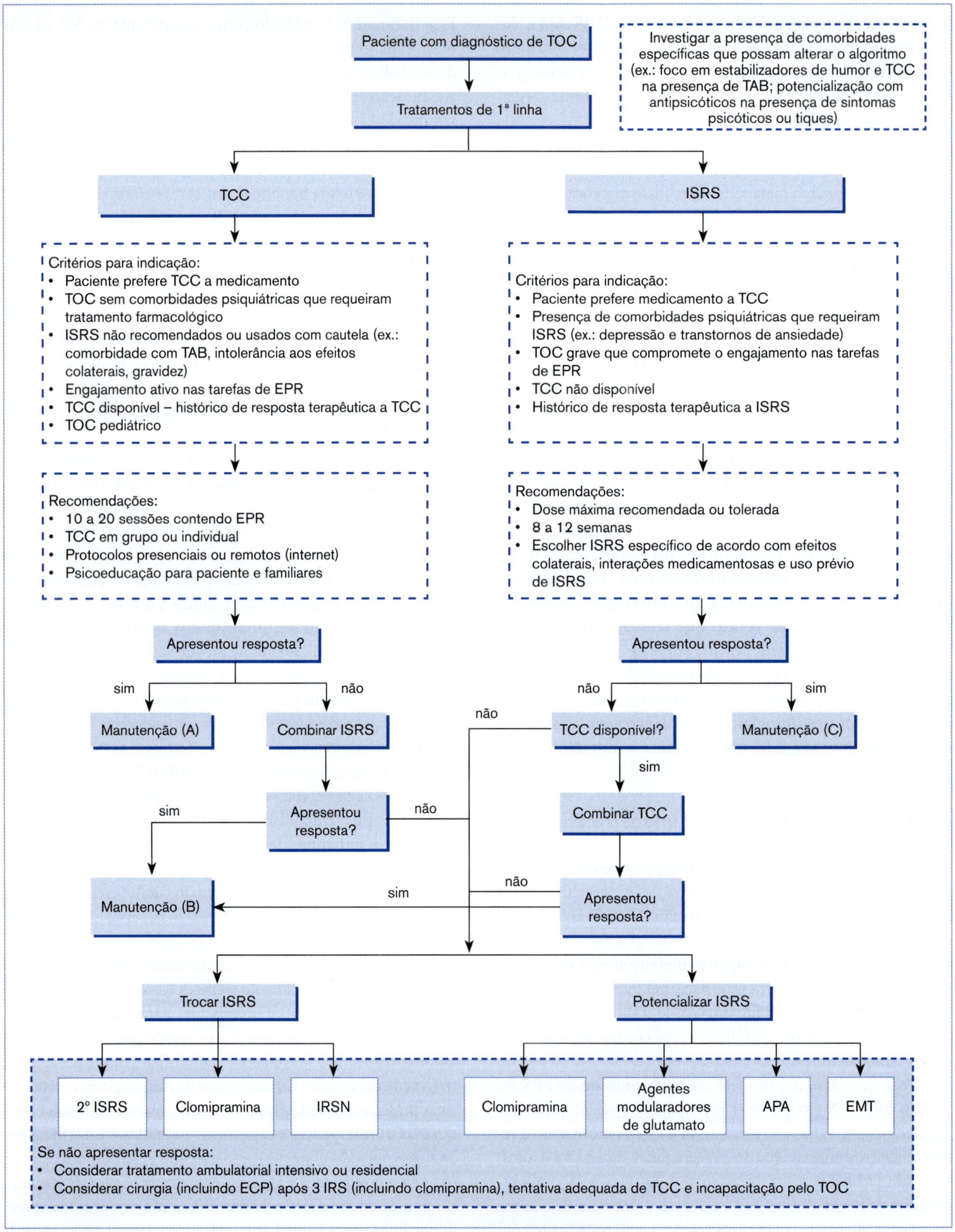

Figura 1 Algoritmo de tratamento do transtorno obsessivo-compulsivo (TOC) baseado em evidências.

TCC: terapia cognitivo-comportamental; TAB: transtorno afetivo bipolar; ISRS: inibidores seletivos da recaptura de serotonina; EPR: exposição e prevenção de respostas; IRSN: inibidor seletivo da recaptura de serotonina e noradrenalina; APA: antipsicótico atípico; EMT: estimulação magnética transcraniana; ECP: estimulação cerebral profunda; IRS: inibidores da recaptação de serotonina (inclui ISRS e clomipramina).

(A) Sessões de reforço mensais por 3-6 meses; (B) Sessões de TCC de reforço mensais por 3-6 meses e ISRS por 12-24 meses; (C) 12-24 meses.

uma vez que este atinge aproximadamente uma em cada 50 pessoas ao longo da vida[61], em geral adultos jovens, que estariam em pleno desenvolvimento psicossocial, de habilidades e competências em geral. Indicadores indiretos de que a sociedade como um todo sofre os efeitos deste transtorno são as menores taxas de casamento e emprego, menores níveis educacionais e de salários e maior uso de recursos da seguridade social pelos portadores de TOC[60]. Muitos pacientes não atingem todo seu potencial, alguns nunca chegam a trabalhar e outros têm seu desempenho e produtividade profissionais afetados. Comparados aos transtornos de ansiedade, os sintomas do TOC têm maior interferência nas atividades laborais e sociais, assim como na qualidade de vida dos portadores[62]. O risco de suicídio no TOC também parece ser maior do que se supunha até poucos anos atrás e merece consideração[51]. Portanto, os custos de uma doença mental como o TOC vão muito além do uso de serviços de saúde (gerais e especializados) e são de difícil mensuração[60].

Campanhas públicas de esclarecimento da população em geral pela mídia, o trabalho conjunto em escolas com educadores e dirigentes, feiras de saúde e distribuição de material psicoeducativo de boa qualidade são medidas que podem melhorar a identificação dos casos e antecipar a procura por tratamento. É preciso, portanto, que as pessoas estejam bem informadas, de modo a diminuir o estigma associado ao TOC, assim como a vergonha, que é um sentimento tão comum aos portadores e familiares, potencializando o seu sofrimento.

Por outro lado, são necessários profissionais de saúde preparados para atender esse aumento da demanda. Por exemplo, um estudo recente realizado na Alemanha detectou que o TOC passou despercebido em 70% dos pacientes ambulatoriais que procuraram os serviços em razão de algum problema psiquiátrico ou neurológico[63]. Esses autores sugerem a adoção de questionários breves para rastreamento dos sintomas como parte da avaliação de todos os pacientes dos serviços de saúde mental, para aumentar a eficiência no diagnóstico e possibilitar o acesso ao tratamento adequado. Assim, profissionais que atuam em serviços de atenção primária e na Estratégia de Saúde da Família necessitam receber formação adequada e continuada para identificar e oferecer tratamento psicológico e/ou farmacológico, pelo menos para os casos de menor gravidade (com sintomas mais leves, melhor crítica, menor nível de incapacitação e menor número de comorbidades), assim como para encaminhar os casos mais graves para serviços especializados. Portanto, os cursos universitários da área da saúde devem contemplar em seus currículos conteúdos de saúde mental e dos transtornos mais prevalentes, entre os quais estão o TOC e os transtornos a ele relacionados.

Os gestores dos serviços de saúde devem planejá-los respeitando sempre os princípios da regionalização, hierarquização e integração, disponibilizando na rede pública os fármacos mais indicados para o tratamento do TOC, e favorecendo as atividades de educação continuada e supervisão ou matriciamento na área de saúde mental para os profissionais da rede básica.

Por fim, mais pesquisas são necessárias sobre o custo econômico e social do TOC, assim como o custo-efetividade ou custo-benefício das diversas abordagens terapêuticas. O apoio das agências públicas de fomento à pesquisa é também essencial para o desenvolvimento de mais estudos sobre a epidemiologia, etiologia, manifestações fenotípicas, curso clínico e tratamento do TOC em nosso país.

Vinheta clínica

Paciente do sexo masculino, 25 anos de idade, solteiro, advogado. Vem ao ambulatório referindo preocupações excessivas acerca de contaminação com bactérias e germes, bem como a lavagem compulsiva das mãos, há seis meses. Houve piora clínica significativa após as notícias da pandemia de Coronavírus (em abril de 2020). Segundo o paciente, seus sintomas são tão graves e frequentes que interferem no trabalho e também nas rotinas em casa. Interrompe as atividades diárias inúmeras vezes para lavar as mãos, que ao exame físico apresentam algum grau de dermatose e escoriação. O paciente reconhece que suas preocupações são excessivas, mas refere ser muito difícil se controlar. Nega outras doenças físicas ou psíquicas. Ao perguntarmos sobre seus antecedentes, refere que apresentava um tique motor de "piscar de olhos" na idade escolar, e muitas preocupações de simetria naquela época: "eu tinha de caprichar muito a letra, chegava a rasgar o papel de tanto refazer as lições". Entretanto, esses sintomas cessaram espontaneamente após alguns meses. Refere ainda que tem um primo na família paterna portador de TOC, e o avô paterno, já falecido, era portador de síndrome de Tourette.

- Comentário: Paciente com TOC atual (dimensão contaminação-limpeza) e antecedente pessoal de tiques transitórios e sintomas obsessivo-compulsivos (dimensão de simetria) na infância. Apresenta história familiar de tiques e TOC (lembrando-se que há alta agregação familiar de tiques e TOC, principalmente em pacientes do sexo masculino portadores de TOC de início precoce.
- Conduta inicial: devido ao sofrimento e interferência marcante em sua rotina, optamos por tratamento combinado. Introduzimos ISRS (p. ex., sertralina) e encaminhamos o paciente para realizar sessões de terapia cognitivo-comportamental (técnicas de exposição e prevenção de resposta).
- Evolução: o paciente apresentou uma melhora significativa dos seus sintomas após 12 semanas, chegando gradualmente a dose de sertralina 200 mg ao dia. Entretanto, os pensamentos de contaminação (obsessões) ainda eram muito frequentes, o que atrapalhava a sua concentração no trabalho.

Nova conduta: devido à boa resposta terapêutica à sertralina (dose máxima recomendada), mas presença de sintomas residuais ainda significativa, introduzimos risperidona até 1 mg à noite, o que promoveu potencialização do antidepressivo e melhora clínica. O paciente permanece frequentando a TCC de manutenção..

Para aprofundamento

- Soomro GM, Altman DG, Rajagopal S, Oakley Browne M. Selective serotonin re-uptake inhibitors (SSRIs) versus placebo for obsessive compulsive disorder (OCD). Cochrane Database Syst Rev. 2008;1.
  ⇨ **Metanálise que demonstra a eficácia dos ISRS como tratamento farmacológico de primeira linha para o TOC.**
- Bloch MH, McGuire J, Landeros-Weisenberger A, Leckman JF, Pittenger C. Meta-analysis of the dose-response relationship of SSRI in obsessive-compulsive disorder. Mol Psychiatry. 2009;15:850-5.
  ⇨ **Metanálise que demonstra a superioridade da eficácia de doses altas dos ISRS em comparação com doses baixas.**
- Belotto-Silva C, Diniz JB, Malavazzi DM, Valério C, Fossaluza V, Borcato S, et al. Group cognitive-behavioral therapy versus selective serotonin reuptake inhibitors for obsessive-compulsive disorder: a practical clinical trial. J Anxiety Disorders. 2012;26(1):25-31.
  ⇨ **Ensaio clínico pragmático demonstrando a eficácia dos dois tratamentos de primeira linha para o TOC-TCC e ISRS.**

REFERÊNCIAS BIBLIOGRÁFICAS

1. Amerio A, Odone A, Marchesi C, Ghaemi SN. Treatment of comorbid bipolar disorder and obsessive-compulsive disorder: a systematic review. J Affective Disord. 2014;166:258-263.
2. Sarris J, Camfield D, Berk M. Complementary medicine, self-help, and lifestyle interventions for obsessive compulsive disorder (OCD) and the OCD spectrum: a systematic review. J Affect Disord. 2012;138(3):213-21.
3. **Fineberg NA, Dell'Osso B, Albert U, Maina G, Geller D, Carmi L, et al. Early intervention for obsessive compulsive disorder: An expert consensus statement. European Neuropsychopharmacology. 2019;29(4):549-65.**
   ⇨ **Artigo publicado por um painel internacional de pesquisadores especialistas no TOC sobre internvenção precoce e políticas de prevenção do TOC.**
4. Stengler-Wenzke K, Trosbach J, Dietrich S, Angermeyer MC. Experience of stigmatization by relatives of patients with obsessive compulsive disorder. Archives of Psychiatric Nursing. 2004;18(3):88-96.
5. Torres AR, Prince MJ, Bebbington PE, Bhugra DK, Brugha TS, Farrell M, et al. Treatment seeking by individuals with obsessive-compulsive disorder from the British Psychiatric Morbidity Survey of 2000. Psychiatric Services. 2007;58(7):977-82.
6. **Stein DJ, Costa DL, Lochner C, Miguel EC, Reddy YJ, Shavitt RG, et al. Obsessive-compulsive disorder. Nature Reviews Disease Primers. 2019;5(1):1-21.**
   ⇨ **Artigo de revisão que aborda diversos aspectos do TOC, incluindo as evidências mais atualizadas sobre as estratégias terapêuticas com comprovação científica utilizadas no tratamento do TOC.**
7. Meyer E, Shavitt RG, Leukefeld C, Heldt E, Souza FP, Knapp P, et al. Adding motivational interviewing and thought mapping to cognitive-behavioral group therapy: results from a randomized clinical trial. Brazili J Psychiatry. 2010;32(1):20-9.
8. Simpson HB, Zuckoff AM, Maher MJ, Page JR, Franklin ME, Foa EB, et al. Challenges using motivational interviewing as an adjunct to exposure therapy for obsessive-compulsive disorder. Behaviour Res Ther. 2010;48(10):941-8.
9. Cordioli AV, de Souza Vivan A, Braga DT. Vencendo o transtorno obsessivo-compulsivo: manual de terapia cognitivo-comportamental para pacientes e terapeutas. Porto Alegre: Artmed; 2016.
10. Torres AR, Shavitt RG, Miguel EC. Medos, dúvidas e manias: orientações para pessoas com transtorno obsessivo-compulsivo e seus familiares. Porto Alegere: Artmed; 2009.
11. Olatunji BO, Davis ML, Powers MB, Smits JA. Cognitive-behavioral therapy for obsessive-compulsive disorder: a meta-analysis of treatment outcome and moderators. Journal of Psychiatric Research. 2013;47(1):33-41.
12. Rosa-Alcázar AI, Sánchez-Meca J, Gómez-Conesa A, Marín-Martínez F. Psychological treatment of obsessive-compulsive disorder: a meta-analysis. Clin Psychol Rev. 2008;28:1310.
13. Ost LG, Havnen A, Hansen B, Kvale G. Cognitive behavioral treatments for obsesvie-compulsive disorder: a systematic review and metanalysis of studies published 1993-2014. Clin Psychol Rev. 2015;40:156-69.
14. **Foa EB. Cognitive behavioral therapy of obsessive-compulsive disorder. Dialogues in Clinical Neuroscience. 2010;12(2):199-207.**
    ⇨ **Artigo de revisão sobre a eficácia da terapia cognitivo-comportamental no tratamento do TOC publicado por uma das principais pesquisadoras da área.**
15. Abramowitz JS. The psychological treatment of obsessive-compulsive disorder. Can J Psychiatry. 2006;51:407-416.
16. Freeman, JB, Choate-Summers ML, Moore PS, Garcia AM, Sapyta JJ, Leonard HL, Franklin ME. Cognitive behavioral treatment for young children with obsessive-compulsive disorder. Biological Psychiatry. 2007;61(3):337-43.
17. Abramowitz JS. Variants of exposure and response prevention in the treatment of obsessive-compulsive disorder: a meta-analysis. Behavior Therapy. 1996;27(4):583-600.
18. Meyer V. Modification of expectations in cases with obsessional rituals. Behav Res Ther. 1966;4:273-80.
19. Rachman S, Hodgson R, Marks IM. The treatment of chronic obsessive-compulsive neurosis. Behav Res Ther. 1971;9:237-47.
20. Foa EB, Goldstein AJ. Continuous exposure and complete response prevention in the treatment of obsessive-compulsive neurosis. Behav Ther. 1978;9:821-9.
21. Lebowitz ER, Shimshoni Y. The SPACE program, a parent-based treatment for childhood and adolescent OCD: The case of Jasmine. Bulletin of the Menninger Clinic. 2018;82(4):266-87.
22. Soomro GM, Altman DG, Rajagopal S, Oakley Browne M. Selective serotonin re-uptake inhibitors (SSRIs) versus placebo for obsessive compulsive disorder (OCD). Cochrane Database Syst. Rev. 2008;1.
23. Bloch MH, McGuire J, Landeros-Weisenberger A, Leckman JF, Pittenger C. Meta-analysis of the dose-response relationship of SSRI in obsessive- compulsive disorder. Mol. Psychiatry. 2009;15:850-5.
24. Karabanow O. Double-blind controlled study in phobias and obsessions. J. Int. Med. Res. 1977;5(Suppl. 5):42-8.
25. American Psychiatric Association, Koran LM, Hanna GL, Hollander E, Nestadt G, Simpson HB. Practice guideline for the treatment of patients with obsessive-compulsive disorder. 2007.
26. Bandelow B, Sher L, Bunevicius R, Hollander E, Kasper S, Zohar J, WFSBP Task Force on Anxiety Disorders, OCD and PTSD. Guidelines for the pharmacological treatment of anxiety disorders, obsessive-compulsive disorder and posttraumatic stress disorder in primary care. Intern J Psychiatry Clin Practice. 2012;16(2):77-84.
27. Issari Y, Jakubovski E, Bartley CA, Pittenger C, Bloch MH. Early onset of response with selective serotonin reuptake inhibitors in obsessive-compulsive disorder. J. Clin. Psychiatry. 2016;77:e605-e611.
28. Varigonda AL, Jakubovski E, Bloch MH. Systematic review and meta-analysis: early treatment responses of selective serotonin reuptake inhibitors and clomipramine in pediatric obsessive-compulsive disorder. J Am Acad Child Adolesc. Psychiatry 2016;55:851-9.
29. **da Conceição Costa, DL, Shavitt RG, Cesar RCC, Joaquim MA, Borcato S, Valério C et al. Can early improvement be an indicator of treatment response in obsessive-compulsive disorder? Implications for early-treatment decision-making. J Psychiatric Res. 2013;47(11):1700-7.**
    ⇨ **Artigo que demonstra o papel da melhora precoce como preditor de resposta ao tratamento com ISRS no TOC e traz uma**

revisão sobre as características clínicas e demográficas capazes de influenciar a resposta ao tratamento farmacológico do TOC.

30. Greist JH, Bandelow B, Hollander E, Marazziti D, Montgomery SA, Nutt DJ, et al. WCA recommendations for the long-term treatment of obsessive-compulsive disorder in adults. CNS spectrums. 2003;8(S1):7-16.
31. Batelaan NM, Bosman RC, Muntingh A, Scholten WD, Huijbregts KM, van Balkom AJ. Risk of relapse after antidepressant discontinuation in anxiety disorders, obsessive-compulsive disorder, and post-traumatic stress disorder: systematic review and meta-analysis of relapse prevention trials. BMJ. 2017;358:j3927.
32. Erzegovesi S, Cavallini MC, Cavedini P, Diaferia G, Locatelli M, Bellodi L. Clinical predictors of drug response in obsessive-compulsive disorder. J Clin Psychopharmacology. 2001;21(5):488-92.
33. Ravizza L, Barzega G, Bellino S, Bogetto F, Maina G. Predictors of drug treatment response in obsessive-compulsive disorder. J Clin Psychiatry. 1995;56:368-73.
34. Belotto-Silva C, Diniz JB, Malavazzi DM, Valério C, Fossaluza V, Borcato S, et al. Group cognitive-behavioral therapy versus selective serotonin reuptake inhibitors for obsessive-compulsive disorder: a practical clinical trial. J Anxiety Disord. 2012;26(1):25-31.
35. Baxter LR. Caudate glucose metabolic rate changes with both drug and behavior therapy for obsessivecompulsive disorder. Arch Gen Psychiatry. 1992;49:681.
36. **Simpson HB, Foa EB, Liebowitz MR, Huppert JD, Cahill S, Maher MJ, et al. Cognitive-behavioral therapy vs risperidone for augmenting serotonin reuptake inhibitors in obsessive-compulsive disorder: a randomized clinical trial. JAMA psychiatry. 2013;70(11):1190-9.**

    ⇨ **Ensaio clínico de alta qualidade metodológica demonstrando a superioridade da eficácia da terapia cognitivo-comportamental em relação ao uso de antipsicóticos em pacientes com TOC resistente ao tratamento com ISRS.**
37. Cavanagh K. Geographic inequity in the availability of cognitive behavioural therapy in England and Wales: a 10-year update. Behav Cogn Psychother. 2013;42:497-501.
38. Zhou DD, Zhou, XX, LiY, Zhang KF, Lv Z, Chen XR, et al. Augmentation agents to serotonin reuptake inhibitors for treatment-resistant obsessive-compulsive disorder: a network meta-analysis. Progress in Neuro-Psychopharmacology and Biological Psychiatry. 2019;90:277-87.
39. Dougherty DD, Jameson M, Deckersbach T, Loh R, Thompson-Hollands J, Jenike M, et al. Open-label study of high (30 mg) and moderate (20 mg) dose escitalopram for the treatment of obsessive-compulsive disorder. Intern Clin Psychopharmacology, 2009;24(6):306-11.
40. Bandelow B, Zohar J, Hollander E, Kasper S, Möller HJ, WFSBP Task force on treatment guidelines for anxiety obsessive-compulsive post-traumatic stress disorders, et al. World Federation of Societies of Biological Psychiatry (WFSBP) guidelines for the pharmacological treatment of anxiety, obsessive-compulsive and post-traumatic stress disorders-first revision. World J Biological Psychiatry. 2008;9(4):248-312.
41. Bloch M, Landeros-Weisenberger A, Kelmendi B, Coric V, Bracken MB, et al. A systematic review: antipsychotic augmentation with treatment refractory obsessive-compulsive disorder. Molecular Psychiatry. 2006;11(7):622-32.
42. Pittenger C. Glutamatergic agents for OCD and related disorders. Curr Treat Options Psychiatry. 2015;2:271-83.
43. Diniz, JB, Shavitt RG, Fossaluza V, Koran L, de Bragança Pereira CA, Miguel EC. A double-blind, randomized, controlled trial of fluoxetine plus quetiapine or clomipramine versus fluoxetine plus placebo for obsessive-compulsive disorder. Journal of clinical Psychopharmacology. 2011;31(6):763-8.
44. Harvey AT, Preskon SH. Interactions of serotonin reuptake inhibitors with tricyclic antidepressants. Arch Gen Psychiatry. 1995;52(9):783-4.
45. Albert U, Carmassi C, Cosci F, De Cori D, Di Nicola M, Ferrari S, et al. Role and clinical implications of atypical antipsychotics in anxiety disorders, obsessive-compulsive disorder, trauma-related, and somatic symptom disorders: a systematized review. International clinical psychopharmacology. 2016;31(5):249-58.
46. Matsunaga H, Nagata T, Hayashida K, Ohya K, Kiriike N, Stein DJ. A long-term trial of the effectiveness and safety of atypical antipsychotic agents in augmenting SSRI-refractory obsessive-compulsive disorder. J Clin Psychiatry. 2009;70(6):863-8.
47. Launes G, Hagen K, Sunde T, Öst L-G, Klovning I, Laukvik I-L, et al. A randomized controlled trial of concentrated erp, self-help and waiting list for obsessive- compulsive disorder: the Bergen 4-day treatment. Front Psychol. 2019;10:2500.
48. O'Neill J, Gorbis E, Feusner JD, Yip JC, Chang S, Maidment KM, et al. Effects of intensive cognitive-behavioral therapy on cingulate neurochemistry in obsessive-compulsive disorder. J Psychiatr Res. 2013;47(4): 494-504.
49. Abramowitz JS, Foa EB, Franklin ME. Exposure and ritual prevention for obsessive-compulsive disorder: effects of intensive versus twice-weekly sessions. J Consult Clin Psychol. 2003;71(2):394-8.
50. Hansen B, Kvale G, Hagen K, Havnen A, Öst LG. The Bergen 4-day treatment for OCD: four years follow-up of concentrated ERP in a clinical mental health setting. Cognitive Behaviour Ther. 2019;48(2):89-105.
51. Havnen A, Hansen B, Haug ET, Prescott P, Kvale G. Intensive treatment of obsessive-compulsive disorder: a pilot study. Clin Neuropsychiatry. 2013;10(3).
52. Hansen B, Hagen K, Öst L-G, Solem S, Kvale G. The Bergen 4-day OCD treatment delivered in a group setting: 12-month follow-up. Front Psychol. 2018;9:639.
53. Hansen B, Kvale G, Hagen K, Havnen A, Öst LG. The Bergen 4-day treatment for OCD: four years follow-up of concentrated ERP in a clinical mental health setting. Cogn Behav Ther. 2019;48(2):89-105.
54. Havnen A, Hansen B, Öst L-G, Kvale G. Concentrated ERP delivered in a group setting: An effectiveness study. J Obsessive-Compuls Relat Disord. 2014;3(4):319-24.
55. Havnen A, Hansen B, Öst L-G, Kvale G. Concentrated ERP delivered in a group setting: a replication study. Behav Cogn Psychother. 2017;45(5):530-6.
56. Launes G, Laukvik IL, Sunde T, Klovning I, Hagen K, Solem S, et al. The Bergen 4-day treatment for obsessive-compulsive disorder: does it work in a new clinical setting? Front Psychol. 17 maio 2019;10:1069.
57. de Barros PMF, do Rosário MC, Szejko N, Polga N, de Lima Requena G, Ravagnani, B, et al. Risk factors for obsessive-compulsive symptoms. Follow-up of a community-based youth cohort. European Child & Adolescent Psychiatry. 2020:1-16.
58. Valleni-Basile LA, Garrison CZ, Jackson KL, Waller JL, McKeown RE, Addy CL, et al. Frequency of obsessive-compulsive disorder in a community sample of young adolescents. J Am Acad Child Adolesc Psychiatry. 1994, 33:782-91.
59. Chacon P, Bernardes EL, Faggian F, Batistuzzo M, Moriyama T, Miguel EC, Polanczyk GV. Obsessive-compulsive symptoms in children with first degree relatives diagnosed with obsessive-compulsive disorder, Brazilian Journal of Psychiatry. Brazilian Psychiatric Association 2018;40:388-393.
60. Knapp M, Henderson J, Patel A. Costs of obsessive-compulsive disorder: a review. In: Maj M, Sartorius N, Okasha A, Zohar J (editors). Obsessive-compulsive disorder. WPA Series – Evidence and Experience in Psychiatry. John Wiley & sons; 2002. p. 253-99.
61. Torres AR, Prince MJ, Bebbington P, Bhugra D, Brugha TS, Farrell M, et al. Treatment seeking by individuals with obsessive-compulsive disorder from the British Psychiatric Morbidity Survey of 2000. Psychiatr. Serv. 2007;58:977-82.
62. Torres AR, Prince MJ, Bebbington P, Bhugra D, Brugha TS, Farrell M, et al. Obsessive-compulsive disorder: prevalence, comorbidity, impact and help-seeking in the British National Psychiatric Morbidity Survey of 2000. Am J Psychiatry. 2006;163(11):1978
63. Wahl K, Kordon A, Kuelz KA, Voderholzer U, Hohagen F, Zurowski B. Obsessive-compulsive disorder (OCD) is still an unrecognised disorder: a study on the recognition of OCD in psychiatric outpatients. European Psychiatry. 2010;25(7):374-7.

12

Tratamento do transtorno dismórfico corporal

Táki Athanássios Cordás
Maria José Azevedo de Brito
Hermano Tavares

Sumário

Pontos-chave

- A dismorfia corporal desafia o profissional de saúde mental e atualiza as intrincadas relações entre corpo, afeto, identidade e os seus desvios e excessos.
- Analisar os pensamentos, emoções e comportamentos relacionados às preocupações com a aparência física não remove necessariamente a percepção do paciente sobre suas falhas ou deformidades corpóreas.
- A reciclagem perceptiva do espelho poderá surtir efeito nesses pacientes se o programa de intervenção e treinamento visar às alterações de processamento de informação visual.
- O tratamento farmacológico muitas vezes é o de escolha, enquanto recursos psicoterápicos específicos não estão presentes, além de oferecer a vantagem de ser efetivo nas comorbidades do transtorno dismórfico corporal (TDC), como depressão, transtorno de ansiedade social e transtorno obsessivo-compulsivo (TOC).

ABORDAGENS E POSSIBILIDADES DE TRATAMENTO PARA O TRANSTORNO DISMÓRFICO CORPORAL – TERAPIA COGNITIVO-COMPORTAMENTAL E INIBIDOR SELETIVO DE RECAPTAÇÃO DA SEROTONINA

As diretrizes atuais recomendam o tratamento do TDC com terapia cognitivo-comportamental (TCC), inibidor seletivo de recaptação da serotonina (ISRS) ou a combinação de ambos[1-3]. Os tratamentos geralmente mostram taxas de eficácia moderadas em curto prazo, embora os sintomas permaneçam como leves a moderados no seguimento em longo prazo[4-6].

Apesar de os métodos de intervenção atuais se mostrarem moderadamente eficazes no tratamento dos sintomas e da angústia associados ao TDC, eles falham ao abordar o aspecto perceptivo, característica essencial do TDC. Assim, a menos que a autopercepção do indivíduo seja atenuada, em relação ao defeito percebido, a taxa de recaída dos sintomas pode não só ocorrer como também aumentar[7].

Dessa forma, as taxas de recaída que se observam no TDC, ao comparar-se com outros transtornos mentais, podem estar associadas ao fato de os tratamentos atuais não abordarem uma característica central da doença – a percepção visual. Analisar os pensamentos, as emoções e os comportamentos relacionados às preocupações com a aparência física não remove necessariamente a percepção do paciente sobre suas falhas ou deformidades corpóreas[3].

Uma revisão sistemática mostrou que o principal método de tratamento com intervenção direta na autopercepção envolve a reciclagem perceptiva do espelho. Esse treinamento é tipicamente incluído como parte essencial, ou opcional, da TCC para o TDC, mas nenhuma pesquisa até o momento foi realizada especificamente sobre esse componente[7]. Normalmente, a tarefa proposta diz respeito à visualização do corpo no espelho de corpo inteiro, em que o indivíduo descreve cada parte do corpo de maneira objetiva e sem julgamentos[7].

No entanto, essa tarefa deve ser inserida com cuidado e no tempo, não ignorando aquela parcela de indivíduos que evita de forma contumaz o espelho e qualquer superfície que reflita o corpo ou partes dele. Isso acontece porque é muito difícil e angustiante para esses indivíduos descrever um corpo que não é por eles reconhecido ou, em casos mais graves, não integrado à imagem mental[8].

Nesse contexto, a indicação de trabalhar com o espelho passa pela compreensão mínima por parte do paciente da prevenção de exposição e resposta. Pode-se utilizar um espelho pequeno para expor o paciente durante as sessões e aprofundar a reversão na percepção que deve ser repetida em casa[9]. Essa técnica visa ensinar ao paciente, por meio do desenvolvimento de uma hierarquia de rituais de controle do espelho, a não mais focar em aspectos específicos da sua aparência física, mas a olhar para si e descrever a sua aparência de forma integral, sem criticá-la; com isso, permite-se que, através de uma relação diferente com o espelho, os rituais de verificação diminuam de frequência e intensidade[10]. Contudo, os autores não estão considerando o desequilíbrio entre o processamento da informação visual local e global observado nesses pacientes[3,11-13], que interfere na habilidade de processar um estímulo de forma holística e visualizá-lo em seu todo mais harmônico.

Pesquisas recentes de avaliação neurocognitiva e comportamental sugerem que disfunções nos mecanismos do processamento da informação visual e perceptual estão implicados no TDC, evidenciando o processamento local em detrimento de uma representação mais global e gestáltica ou holística do estímulo[3,11,14].

O desenvolvimento de habilidades de atenção plena (*mindfulness*), por meio de técnicas de meditação simples com foco na observação de pensamentos negativos, e sobretudo ideais, sem tentar corrigi-los ou lutar contra eles, é recomendado para o tratamento desses pacientes[15]. São representações visuais, fenômenos mnêmicos intrusivos de caráter obsessivo que levam a uma atenção sustentada ao suposto defeito, levando a uma comparação recorrente com os outros e que podem desencadear crises de ansiedade e aumento de sofrimento emocional[11-13,16,17].

Entretanto, embora estudos de tratamento de TCC que envolvem a exposição possam apresentar algum benefício clínico, é impossível extrair efeitos específicos, devido aos diferentes tipos de exposição utilizados, além da dificuldade de diferenciar estratégias quando apresentadas dentro de uma estrutura da TCC[7]. Pode parecer lógico que a exposição a si mesmo na forma de técnicas de reciclagem perceptiva ou de autoexposição ajude a atenuar as disfunções visuais do paciente com TDC, todavia a grande maioria dos tratamentos de exposição envolve a visualização por outros[7]. Algumas estratégias de prevenção de resposta à exposição implementam outras situações, como andar pela rua sem usar maquiagem ou imaginar a deformidade de maneira exagerada[7].

Tratamentos com TCC, que incorporam a exposição ao espelho, mostraram boas taxas de respostas em pacientes com TDC, com redução de sintomas entre 50 e 78%, segundo o *Yale-Brown Obsessive Compulsive Scale, Modified for Body Dysmorphic Disorder* (BDD-YBOCS)[14,18-22]. A estratégia de exposição ao espelho, indicada por 60 minutos em sessões diárias durante quatro semanas, levou à redução dos escores no BDD-YBOCS em mais de 50% dos casos[23]. Melhoras são apontadas ainda no grau de *insight*, depressão e ansiedade, tanto em terapias de grupo como individuais[24]. Contudo, os benefícios do tratamento em participantes inicialmente comprometidos deterioraram-se ao longo do tempo[22].

No entanto, a comparação entre esses ensaios de TCC está comprometida pela variabilidade do desenho do estudo, incluindo o tamanho da casuística (N = 1 a 27); gravidade do TDC (moderado a grave); número de sessões (8 a 24); duração do número variável de semanas (3 a 24). Além disso, a maioria dos estudos examinou apenas indivíduos isolados ou não incluiu um grupo controle, restringindo conclusões e generalizações[7].

Uma forma diferente de autoexposição envolveu pacientes com TDC olhando para a sua aparência em num espelho distorcido e inclinado. Para aumentar o grau de distorção, foram utilizadas maquiagem em um lado da face, bem como roupas e joias incompatíveis ao momento e ocasião. Cinco dos sete participantes experienciaram redução substancial nos escores do BDD-YBOCS ao visualizar seus defeitos percebidos de forma exagerada[25].

Devido aos fracos resultados do tratamento do TDC em longo prazo e às taxas altas de recaída, um protocolo de treinamento visual para abordar a área frequentemente negligenciada da percepção visual tem recebido cada vez mais atenção[3].

UMA NOVA PERSPECTIVA PARA O TRANSTORNO DISMÓRFICO CORPORAL – TREINO VISUAL PARA PERCEPÇÃO VISUAL

Tem havido um crescente interesse no processamento da informação visual e na percepção de indivíduos acometidos pelo TDC, considerando-os como possíveis fatores de contribuição e manutenção da doença[3]. A possibilidade de atenuar a percepção do indivíduo sobre seus defeitos aparentes pode não apenas alterar como ele se vê, mas também reduzir a gravidade dos sintomas e sofrimento emocional associado[3,7].

O único estudo publicado que implementou um programa de treino visual como possibilidade de tratamento para TDC foi o de Buhlmann et al.[26]. Segundo os autores, o tratamento mira a evidência bem documentada na literatura de um *déficit* no processamento emocional da face. Após o tratamento, pacientes com TDC melhoraram no reconhecimento das expressões neutras e assustadas ao compará-los com o grupo de pacientes com TDC que não passara pelo programa de treinamento visual[26]. No entanto, não foi avaliado se o treino visual teve algum benefício nos sintomas clínicos[7].

O TDC está associado a anomalias no processamento de uma variedade de estímulos visuais e não necessariamente relacionados à aparência física, que incluem o reconhecimento de face e objetos, identificação das emoções, sensibilidade estética e processamento holístico dos estímulos. Diferenças em relação a controles saudáveis incluem a predominância do processamento local sobre o global e alterações associadas na ativação cerebral em regiões visuais[3,7].

O processamento da informação visual pode interferir negativamente em muitos processos cognitivos, consistente com a observação do tempo gasto em preocupações e obsessões com a percepção visual da própria aparência física que, por sua vez, levam ao comprometimento psicossocial e ao sofrimento emocional dessa população.

A atenção seletiva, que valoriza o defeito no detalhe em detrimento do todo que poderia harmonizá-lo, é produto do viés do processamento da informação visual[27,28]. Os mecanismos de processamento visual podem distorcer a percepção do corpo, revelando alterações na maneira como essa população observa e discrimina informações visuais[13,29].

Indivíduos com TDC parecem usar uma abordagem diferente de processamento visual que diminui a suscetibilidade a efeitos de inversão. Essa redução no efeito da inversão pode se dever a um viés de processamento local da informação visual, com foco nos detalhes, que poderá estar associado a um comportamento não adaptado de fixação em pequenos detalhes da aparência. Esse escrutínio local leva à crença de que essas áreas são de alguma forma defeituosas, na medida em que são exacerbadas e hipervalorizadas pela falta de contexto global do corpo[28,30].

Dessa forma, respondem significativamente mais rápido do que controles saudáveis para identificar semelhanças e diferenças em faces invertidas; no entanto, não há diferenças entre os grupos quando apresentadas em posição vertical[31]. Uma vez que as faces invertidas exigem processamento local para iniciar o processo de reconhecimento, os indivíduos com TDC processam estímulos tanto na posição vertical quanto na invertida, usando processamento predominantemente local, ou seja, sua capacidade de discriminação não diferiu significativamente entre as duas orientações[31].

Proposta de tratamento psicológico

Assim, propomos treinar os pacientes com a própria imagem, ou a parte do corpo que lhes causa insatisfação. Com o auxílio de uma intervenção psicoterápica simultânea, eles podem agregar novos elementos à sua autoimagem que harmonizam os detalhes e completam aos poucos o conceito fragmentário que têm de si mesmos. Os detalhes hipervalorizados são aliviados pelo exame de outras características pessoais que aliviam a angústia das dúvidas de percepção e de falta de referências. Essa técnica revela a diferença entre imagem subjetiva e objetiva.

Como uma parte significativa dos portadores dessa condição apresenta crítica prejudicada em relação à irracionalidade e à morbidez dos seus sintomas, é importante iniciar o processo terapêutico evitando o confronto e demonstrando empatia. Dessa forma, o corpo de insatisfação precisa estar incluído no tratamento psicológico. Isso significa que é mais importante saber da utilidade da crença e da angústia associadas à queixa do que saber a validade dessa crença. Tentar aprofundar apenas a validade das crenças dos pacientes pode gerar desconforto e inibir o seu relato. Ou seja, tocar o sofrimento emocional da deformidade (ir)real pode ser mais importante que olhar a crença num primeiro momento.

A intervenção medicamentosa se faz necessária em casos moderados a graves, seja para atenuação do funcionamento obsessivo-compulsivo característico do TDC, seja para o tratamento de transtornos psiquiátricos concomitantes.

Psicanálise

A psicanálise muda as nossas formas de subjetivação transformando o campo da memória, aspecto essencial no TDC. Por meio da fala e da repetição, o sujeito tem a chance de elaboração, de ressignificar e retificar a memória. Durante o tratamento, observam-se as relações e as falhas entre o imaginário (representado pela imagem e seus ideais), o simbólico (afetado pela linguagem com seus ideais) e o real (angústia que invade e impede a simbolização da dor) no corpo, na medida em que os três registros interferem na constituição da identidade corporal e na falha entre o sujeito e seu ideal e culminam com a perturbação da percepção do corpo[32]; então, essa autoimagem distorcida passa a espelhar os conflitos inconscientes do paciente que volta para a própria imagem um olhar impiedoso. Esse olhar judicante, também atribuído ao outro, busca a falha, o erro[17]. O contexto cultural reforça essa apreciação inclemente ao expor repetidamente o indivíduo a ideais estéticos inalcançáveis.

Na relação dialética com o terapeuta, o paciente tem a oportunidade de reinserir esses conflitos na linguagem, que assim representados ganham flexibilidade e se tornam passíveis de elaboração, os quais em última análise simbolizam a possibilidade de um olhar mais benévolo que parte do terapeuta para o paciente, podendo ser por ele incorporado. É nesse contexto que o paciente pode começar a relativizar aspectos da própria vida e abrandar a rigidez cognitiva do defeito percebido no corpo, ou a modificação da posição do olhar. Nesse momento, a cirurgia plástica ou outro procedimento estético minimamente invasivo podem ser a indicação de um tratamento coadjuvante aceitável em casos menos graves, nos quais as alterações de processamento visual primário não sejam marcantes[33].

Só quando a nossa imagem adquire um valor simbólico ("esse no espelho sou eu, reconheço-me, essa imagem me representa"), devidamente conciliada com o contexto sociocultural, é que é possível ao ser humano reconhecer-se na própria imagem e aceitar o corpo como próprio[32], impossibilidade vivida no TDC. A impossibilidade de construir essa imagem simbólica é que torna o paciente com TDC prisioneiro desse olhar sustentado para o espelho, um olhar que busca esse elemento identitário fugidio que lhe falta.

Procedimentos estéticos – tratamentos coadjuvantes para sintomas leves a moderados

Após a observação clínica de 300 pacientes que buscaram procedimentos em cirurgia plástica, classificaram-se os sintomas do TDC por níveis de gravidade em leves a moderados e graves, de acordo com o grau de comprometimento psicossocial[16,34]. Indivíduos com sintomas leves a moderados podem ser beneficiados com procedimentos estéticos, segundo estudos[33,35]. Essa classificação é muito importante numa triagem do pré-operatório, já que indivíduos com sintomas graves geralmente não ficam satisfeitos com o resultado estético, na medida em que não conseguem perceber e identificar as alterações realizadas no corpo[35].

As especialidades médicas se dividem em relação ao TDC. Cirurgiões plásticos e dermatologistas habitualmente não se detêm diante de sintomas de TDC, quando simplesmente não os ignoram, e sustentam a indicação de tratamento estético[36-38], enquanto psiquiatras consideram um verdadeiro tabu intervir cirurgicamente em um paciente com TDC[39,40]. Porém, a realidade nos apresenta um cenário mais complexo, no qual, a depender da gravidade dos sintomas[34], o tratamento cirúrgico pode ser coadjuvante[33,41-43]. Nos casos menos graves, o tratamento estético poderia ajudar, enquanto nos casos mais graves seria ineficaz e contraindicado. Isso se deve à complexidade do TDC, que combina disfunções no processamento das emoções[12] e da informação visual[13,29], as quais afetam a construção de uma imagem corporal apropriada[27]. Um agravante adicional é que os profissionais que ofertam tratamentos estéticos normalmente não possuem formação técnica para a avaliação do TDC e dessas disfunções relacionadas[12,43].

TRATAMENTO FARMACOLÓGICO

Embora não existam medicações especiais aprovadas pelo Food and Drug Administration (FDA) para o tratamento do TDC, esquemas utilizados para depressão e TOC têm sido utilizados com relativo sucesso, geralmente associados ao tratamento psicoterápico. Antidepressivos demonstram efetividade na redução dos sintomas capitais do TDC, bem como redução do risco de suicídio e melhora na qualidade de vida, em particular nos quadros leves e moderados. O tratamento farmacológico muitas vezes é o de escolha, uma vez que recursos psicoterápicos específicos podem não estar presentes, e por poder oferecer a vantagem de ser efetivo igualmente nas comorbidades do TDC, como depressão, transtorno de ansiedade social e TOC[44].

Os ISRS são a primeira linha de tratamento, e, embora aparentemente a resposta seja similar à de qualquer membro do grupo, citalopram e fluoxetina têm uso mais comum.

Phillips et al., em estudo randomizado com 67 pacientes com TDC e avaliado pelo BDD-YBOCS, evidenciaram a superioridade da fluoxetina em relação ao placebo. A melhora clínica ocorreu independentemente da gravidade dos sintomas, do tempo de doença e das comorbidades[45]. Devem ser utilizadas doses maiores do que na depressão e em sintomas ansiosos, e a melhora é gradual, com um tempo de latência que pode chegar a 12-16 semanas, resposta semelhante à que ocorre com o TOC[46].

Na ausência de resposta ao primeiro ISRS, é discutível a utilidade da troca por outra droga do grupo, embora seja o procedimento mais comum. Quando de uma resposta parcial, a associação de clomipramina, venlafaxina, antipsicóticos de segunda geração e buspirona foi demonstrada em um número limitado de casos, a exemplo do que ocorre no TOC. Devem-se esperar de seis a oito semanas em dose plena da droga associada, antes de se decidir pela mudança de conduta, concluindo pela falha terapêutica[46].

O tempo de tratamento é motivo de discussão, porém as evidências sugerem continuação por um longo período ou por toda a vida, dada a maciça recaída quando da retirada do tratamento farmacológico[47].

CONSIDERAÇÕES FINAIS

A natureza complexa do TDC exige que estratégias de tratamento tenham como alvo uma combinação de características fenomenológicas, incluindo alterações na percepção visual; crenças distorcidas sobre si mesmo, os outros e o mundo; respostas emocionais angustiantes e obsessões e comportamentos repetitivos com foco no corpo, os quais consomem muito tempo e que levam ao comprometimento psicossocial dos indivíduos acometidos.

Vinheta clínica

Renato S. V., brasileiro, natural e procedente de São Paulo, por volta dos 10 anos começou a perceber que não aceitava a face. Aos poucos, foi se isolando e necessitando de uma dose muito grande de energia e esforço para fazer alguma coisa que não fosse estar no quarto jogando *videogame* com o irmão gêmeo (univitelino). Às vezes, Renato faltava à escola, e a desculpa eram dores abdominais. Os professores não tinham queixas específicas quanto à sua inteligência e educação, mas notavam o seu isolamento e dificuldade de socialização, sobretudo para estabelecer vínculos e combinar saídas com amigos. O mundo ficou cada vez mais distante, restrito e reduzido ao quarto e ao irmão. Os dois bastavam-se e eram o espelho um do outro, que confirmava o desconforto e a angústia em relação ao corpo. Queriam mudar a aparência física e imaginavam que poderiam melhorar naturalmente até os 18 anos. Porém, com essa idade, o irmão cometeu o suicídio. Na época, Renato só pensava em fazer o mesmo, porque "não valia a pena viver assim". Chegou a automutilar-se nos braços, por muito pouco tempo, tão insuportável era o seu sofrimento emocional. Começou a comer só no quarto, uma alimentação muito restritiva, embora muito calórica, porque à base de carnes, doces e refrigerantes. Não acreditava no tratamento em saúde mental: "Não queria mudar o jeito de pensar quanto aos meus defeitos e sentia que a medicação alterava os meus pensamentos e me distanciava do meu objetivo, que era fazer uma cirurgia plástica", dizia. Renato procurou um cirurgião plástico, queixando-se de desarmonia facial. A cirurgia foi contraindicada, o que o desesperou profundamente. Neste momento, foi trazido pelos pais para tratamento psiquiátrico. Foi internado por 10 dias, com diagnóstico de depressão e ideação suicida grave, com a obsessão de que apenas uma mudança de face o salvaria. Após a alta, procurou outro cirurgião plástico, que lhe explicou racionalmente o que ele não conseguia entender, ou seja, não tinha nada de defeituoso que justificasse uma cirurgia plástica. Foi encaminhado para nossos cuidados e recebeu o diagnóstico de TDC e episódio depressivo. Foi medicado com um antidepressivo serotoninérgico em doses crescentes e encaminhado para acompanhamento psicoterápico específico. Concorda hoje que nem a terapia era uma distração, nem a medicação o tirava do seu caminho, mas o ajudavam a controlar os seus pensamentos obsessivos em relação à aparência, que podiam ser assustadores. Apresenta crítica parcial de seu estado mórbido, aceitando com alguma relutância a sua condição mental de desencontro entre a imagem e o corpo. Seu ideal de simetria aos poucos se tornou menos rígido, e seus traços faciais começaram a ter um significado m enos arrasador. Neste momento, a terapeuta e o psiquiatra concordaram em autorizar um procedimento estético minimamente invasivo na face, bem menos ostensivo do que o que fora inicialmente projetado pelo paciente. Sentiu-se bem e, após a intervenção cirúrgica, emagreceu e tenta concluir os seus estudos na faculdade. Conseguiu ver melhora na própria face, após a intervenção cirúrgica, mas ainda não consegue identificar "se foi feito tudo o que precisava fazer". Não tem esse parâmetro de apreciação e avaliação em relação à imagem corporal; sabe que melhorou, mas não sabe o quanto, ou se tudo. Mantém o tratamento farmacológico e o acompanhamento psicoterápico.

Para aprofundamento

- Fang A, Wilhelm S. Clinical features, cognitive biases, and treatment of body dysmorphic disorder. Annu Rev Clin Psychol. 2015;11:187-212.
  ⇨ **O artigo assinala diferenças na maneira como indivíduos com TDC percebem imagens, quando comparados com controles saudáveis, revelando características clínicas da doença. Refere ainda que a TCC se baseia na cognição e no processamento emocional para o tratamento de pacientes com TDC.**
- Nasio JD. Os olhos de Laura: somos todos loucos em algum recanto de nossas vidas. Rio de Janeiro: Zahar; 2011.
  ⇨ **Uma leitura leve para entender conceitos de Psicanálise para o tratamento do TDC.**
- Smolak L, Thompson JK, editores. Body image, eating disorders, and obesity in youth: assessment, prevention, and treatment. 2. ed. Washington: American Psychological Association; 2009.
  ⇨ **O livro traz informações sobre alterações da imagem corporal, transtorno alimentar e obesidade, bem como abordagens de tratamento para crianças e adolescentes que incluem a cirurgia plástica..**

REFERÊNCIAS BIBLIOGRÁFICAS

1. National Collaborating Centre for Mental Health. National Institute for Health and Clinical Excellence: Guidance. Obsessive-compulsive disorder: core interventions in the treatment of obsessive-compulsive disorder and body dysmorphic disorder. Leicester: British Psychological Society; 2006.
2. **Veale D, Neziroglu F. Body dysmorphic disorder: a treatment manual. West Sussex: Wiley-Blackwell; 2010.**
   ⇨ **O artigo traz conceitos teóricos e técnicos importantes sobre avaliação e terapêuticas do TDC.**
3. **Beilharz F, Castle DJ, Phillipou A, Rossell S. Visual training program for body dysmorphic disorder: protocol for a novel intervention pilot and feasibility trial. Pilot Feasibility Stud. 2018;4:189.**
   ⇨ **O artigo apresenta o primeiro protocolo de intervenção para processamento da informação visual no TDC.**
4. Phillipou A, Rossell SL, Wilding HE, Castle DJ. Randomised controlled trials of psychological & pharmacological treatments for body dysmorphic disorder: a systematic review. Psychiatry Res. 2016;245:179-85.
5. Harrison A, de La Cruz LF, Enander J, Radua J, Mataix-Cols D. Cognitive-behavioral therapy for body dysmorphic disorder: a systematic review and meta-analysis of randomized controlled trials. Clin Psychol Rev. 2016;48:43-51.
6. Krebs G, de La Cruz LF, Monzani B, Bowyer L, Anson M, Cadman J, et al. Long-term outcomes of cognitive-behavioral therapy for adolescent body dysmorphic disorder. Behav Ther. 2017;48(4):462-73.
7. Beilharz F, Castle DJ, Grace S, Rossell SL. A systematic review of visual processing and associated treatment in body dysmorphic disorder. Acta Psychiatr Scand. 2017;136(1)16-36.
8. De Brito MJA, organizador. Como lidar com o transtorno dismórfico corporal: guia prático para pacientes e familiares. São Paulo: Hogrefe; 2020.
9. **Wilhelm S, Phillips KA, Steketee G. Cognitive-behavioral treatment manual for body dysmorphic disorder. Nova Iorque: Guilford; 2013.**
   ⇨ **No livro, podem-se ler fundamentos teóricos sobre o TDC e a TCC, os componentes essenciais do tratamento e opções de módulos para pacientes com sintomas de *skin picking* e tricotilomania, depressão, peso, forma e musculação e tratamentos estéticos.**
10. Weingarden H, Marques L, Fang A, LeBlanc N, Buhlmann U, Phillips KA, et al. Culturally adapted cognitive behavioral therapy for body dysmorphic disorder: cases examples. Int J Cogn Ther. 2011;4(4):381-96.
11. Arienzo D, Leow A, Brown JA, Zhan L, GadElkarin J, Hovav S, et al. Abnormal brain network organization in body dysmorphic disorder. Neuropsychopharmacol. 2013;38(6):1130-9.
12. Grace SA, Labuschagne I, Kaplan RA, Rossell SL. The neurobiology of body dysmorphic disorder: A systematic review and theoretical model. Neurosci Biobehav Rev. 2017;83:83-96.
13. Feusner JD, Hembacher E, Moller H, Moody TD. Abnormalities of object visual processing in body dysmorphic disorder. Psychol Med. 2011;41(11):2385-97.
14. Veale D, Gournay K, Dryden W, Boocock A, Shah F, Willson R, et al. Body dysmorphic disorder: a cognitive behavioural model and pilot randomized controlled trial. Behav Res Ther. 1996;34(9):717-29.
15. Baptista VC, Filho RC. Terapia cognitivo-comportamental. In: De Brito MJA, Cordás TA, Ferreira LM, organizadores. Transtorno dismórfico corporal: a mente que mente. São Paulo: Hogrefe; 2018.
16. De Brito MJ, Nahas FX, Cordás TA, Tavares H, Ferreira LM. Body dysmorphic disorder in patients seeking abdominoplasty, rhinoplasty and rhytidectomy. Plast Reconstr Surg. 2016;137(2):462-71.
17. De Brito MJA, Cordás TA, Ferreira LM, organizadores. Transtorno dismórfico corporal: a mente que mente. São Paulo: Hogrefe; 2018.
18. Fang A, Schwartz RA, Wilhelm S. Treatment of an adult with body dysmorphic disorder. In: Storch EA, Lewin AB, editor. Clinical handbook of obsessive-compulsive and related disorders: a case-based approach to treating pediatric and adult populations. Cham: Springer International Publishing; 2016. p. 259-71.
19. Veale D, Anson M, Miles S, Pieta M, Costa A, Ellison N. Efficacy of cognitive behaviour therapy versus anxiety management for body dysmorphic disorder: a randomized controlled trial. Psychother Psychosom. 2014;83(6):341-53.

20. Wilhelm S, Buhlmann U, Hayward LC, Greenberg JL, Dimaite R. A cognitive-behavioral treatment approach for body dysmorphic disorder: a randomized controlled trial. Cogn Behav Pract. 2010;17:241-7.
21. Wilhelm S, Phillips KA, Didie E, Buhlmann U, Greenberg JL, Fama JM, et al. Modular cognitive-behavioral therapy for body dysmorphic disorder: a randomized controlled trial. Behav Ther. 2014;45(3):314-27.
22. Veale D, Miles S, Anson M. Long-term outcome of cognitive behavior therapy for body dysmorphic disorder: A naturalistic case series of 1 to 4 years after a controlled trial. Behav Ther. 2015;46(6):775-85.
23. Neziroglu F, McKay D, Todaro J, Yaryura-Tobias JA. Effect of cognitive behavior therapy on persons with body dysmorphic disorder and comorbid axis II diagnosis. Behav Ther. 1996;27(1):67-77.
24. Wilhelm S, Otto MW, Lohr B, Deckersbach T. Cognitive behavior group therapy for body dysmorphic disorder: A case series. Behav Res Ther. 1999;37(1):71-5.
25. Gorbis E. Crooked mirrors: externalization of self image therapy in BBD. 2004. [acesso em 12 de setembro de 2020]. Disponível em: https://www.hope4ocd.com/downloads/gorbis_crooked0703.pdf
26. Buhlmann U, Gleiss MJ, Ruff L, Zschenderlein K, Kathmann N. Modifying emotion recognition deficits in body dysmorphic disorder: An experimental investigation. Depress Anxiety. 2011;28(10):924-31.
27. Greenberg J, Lillian R, Hartmann AS, Kasarskis I, Wilhem S. Visual hot spots: an eye tracking study of attention bias in body dysmorphic disorder. J Psychiatr Res. 2014;57:125-32.
28. Mundy ME, Sadusky A. Abnormalities in visual processing amongst students with body dysmorphic disorder. Adv Cogn Psychol. 2014;10(2):39-48.
29. Grocholewski A, Klien S, Heinrichs N. Selective attention to imaged facial ugliness is specific to body dysmorphic disorder. Body Image. 2012;9(2):261-9.
30. Beilharz F. Atkins KJ, Duncum AJF, Mundy ME. Altering visual perception abnormalities: a marker for body image concern. PLoS One. 2016;11(3): e0151933.
31. Feusner JD, Moller H, Altstein L, Sugar C, Bookheimer S, Yoon J, et al. Inverted face processing in body dysmorphic disorder. J Psychiatr Res. 2010;44(15):1088-94.
32. Lacan J. O estádio do espelho como formador da função do eu tal como nos é revelada na experiência psicanalítica. In: Escritos. Rio de Janeiro: Jorge Zahar; 1998.
33. **Felix GA, De Brito MJ, Nahas FX, Tavares H, Cordás TA, Dini GM, et al. Patients with mild to moderate body dysmorphic disorder may benefit from rhinoplasty. J Plast Reconstr Aesthet Surg. 2014;67(5):646-54.**
    ⇨ **O artigo apresenta evidências clínicas da cirurgia plástica como uma possibilidade de tratamento coadjuvante para TDC.**
34. De Brito MJA, Nahas FX, Ortega NR, Cordás TA, Dini GM, Sabino Neto M, et al. Support system for decision making in the identification of risk for body dysmorphic disorder: A fuzzy model. Int J Med Inform. 2013;82(9):844-53.
35. Sucupira E, De Brito MJA, Leite AT, Aihara EM, Sabino Neto M, et al. Body dysmorphic disorder and personality in breast augmentation: the big-five personality traits and BDD symptoms. 2020 (artigo submetido).
36. Sarwer DB. Awareness and identification of body dysmorphic disorder by aesthetic surgeons: Results of a survey of American Society for Aesthetic Plastic Surgery members. Aesthetic Surg J. 2002;22(6):531-5.
37. Sarwer DB, Spitzer JC, Sobanko JF, Beer KR. Identification and management of mental health issues by dermatologic surgeons: a survey of American Society for Dermatologic Surgery members. Dermatol Surg. 2015;41(3):352-7.
38. De Brito MJA, Nahas FX, Ferreira LM. Should plastic surgeons operate on patients diagnosed with body dysmorphic disorder? Plast Reconstr Surg. 2012;129(2):406e-407e.
39. Phillips KA, Grant JS, Siniscalchi J, Albertini JR. Surgical and nonpsychiatric medical treatment of patients with body dysmorphic disorder. Psychosomatics. 2001;42(6):504-10.
40. Crerand CE, Menard W, Phillips KA. Surgical and minimally invasive cosmetic procedures among persons with body dysmorphic disorder. Ann Plast Surg. 2010;65(1):11-6.
41. Veale D, Naismith I, Eshkevari E, Ellison N, Costa A, Robinson D, et al. Psychosexual outcome after labiaplasty: A prospective case-comparison study. Int Urogynecol J. 2014;25(6):831-9.
42. De Brito MJ, de Almeida Arruda Felix G, Nahas FX, Tavares H, Cordás TA, Dini GA, et al. Body dysmorphic disorder should not be considered an exclusion criterion for cosmetic surgery. J Plast Reconstr Aesthet Surg. 2015;68(2):270-2.
43. Bowyer L, Krebs G, Mataix-Cols D, Veale D, Monzani B. A critical review of cosmetic treatment outcomes in body dysmorphic disorder. Body Image. 2016;19:1-8.
44. Hong K, Nezgovorova V, Uzunova G, Schlussel D, Hollander E. Pharmacological treatment of body dysmorphic disorder. Curr Neuropharmacol. 2019;17(8):697-702.
45. Phillips KA, Albertini RS, Rasmussen SA. A randomized placebo-controlled trial of fluoxetine in body dysmorphic disorder. Arch Gen Psychiatry. 2002;59(4):381-8.
46. Phillips KA. Pharmacotherapy for body dysmorphic disorder. Psychiatr Ann. 2010;40(7):325-32.
47. **Phillips KA, editor. Body dysmorphic disorder: advances in research and clinical practice. Oxford: Oxford University Press; 2017.**
    ⇨ **O livro oferece atualizações de pesquisa e prática clínica do TDC.**

13

Tratamento do transtorno de acumulação

Julia F. Eigenheer Mühlbauer
André Luís Campos Lima
Leonardo F. Fontenelle

Sumário

Pontos-chave

- A ausência de *insight* faz com que pacientes com transtorno de acumulação raramente busquem tratamento.
- Os estudos sobre o tratamento farmacológico do transtorno de acumulação não possuem qualidade satisfatória.
- A terapia cognitivo-comportamental conta com maior evidência de melhora dos sintomas de acumulação.

INTRODUÇÃO

O transtorno de acumulação acomete até 5,3% da população geral, com enormes repercussões na vida da pessoa acometida, de seus familiares e da comunidade como um todo. Somente em 2013, o transtorno de acumulação foi incluído como um diagnóstico independente no *Manual diagnóstico e estatístico de transtornos mentais* (DSM-5)[1]. Poucos anos depois, a décima primeira edição da Classificação Internacional de Doenças (CID-11)[2] finalmente reconheceu a existência do transtorno de acumulação. Em ambos os manuais, o transtorno de acumulação é listado no capítulo "Transtorno obsessivo-compulsivo e transtornos relacionados"[2]. Até a publicação desses manuais, a acumulação compulsiva (ou colecionamento patológico) era considerada uma mera expressão sintomática do transtorno de personalidade obsessivo-compulsivo (TPOC) e, quando grave, sintoma do transtorno obsessivo-compulsivo (TOC)[3]. O transtorno de acumulação é uma condição psiquiátrica de difícil manejo e que demanda uma abordagem com equipe multidisciplinar, incluindo psiquiatra, psicólogo (terapeuta cognitivo-comportamental) e profissionais de serviço social, além do envolvimento, se necessário, de agentes de saúde pública ou pessoal qualificado a assessorar a equipe terapêutica do ponto de vista jurídico.

GENERALIDADES DO TRATAMENTO

Os baixos níveis de *insight* e motivação para mudança[4], as altas taxas de comorbidades psiquiátricas[5], a ambivalência em relação à acumulação[6], e a indecisão mórbida[7] que caracterizam pacientes com transtorno de acumulação são alguns dos desafios que os clínicos enfrentam ao tentar ajudar estes pacientes. Por essas razões, indivíduos com transtornos de acumulação acabam sendo pouco frequentes em ambientes clínicos, incluindo ambulatórios de psiquiatria ou mesmo clínicas especializadas no atendimento de pacientes com transtornos relacionados ao transtorno obsessivo-compulsivo (TOC), grupo de transtornos psiquiátricos associado ao transtorno de acumulação por razões históricas.

Não raro, pacientes com transtorno de acumulação acabam sendo levados para tratamento por familiares ou terceiros, muitas vezes sob coerção. A hesitação demonstrada por pacientes com transtorno de acumulação em relação ao tratamento de seus sintomas pode ser exemplificada pelos achados de um estudo de Bratiotis et al.[8], que foi realizado com uma amostra de 664 indivíduos que buscaram informação a respeito do transtorno de acumulação por e-mail ou telefone, os quais 53,6% solicitaram apenas informações gerais a respeito do transtorno de acumulação e somente 24,8% buscaram se informar a respeito de tratamentos disponíveis[8].

De maneira semelhante, em um estudo que investigou a aceitabilidade de diferente formas de tratamento por 203 indivíduos que se autoidentificaram como "acumuladores", apenas 3 entre os 11 tratamentos e serviços disponíveis foram considerados aceitáveis pelos "acumuladores", a saber: terapia cognitivo-comportamental (TCC) individual, auxílio por um organizador profissional e livros de autoajuda. Um terço da amostra nunca havia feito qualquer dos tratamentos disponíveis. Dentre os acumuladores com história de tratamento, os serviços mais utilizados foram TCC e leitura de autoajuda[9].

Talvez por influência de modelos tradicionais que consideravam a acumulação compulsiva um sintoma característico do TOC, mesmo os pacientes com sintomatologia importante de acumulação acabavam sendo tratados com inibidores da recaptação da serotonina e terapia de exposição e prevenção de resposta (terapêuticas tradicionais do TOC). Somente após um número razoável de estudos que demonstraram a ineficácia dessas abordagens, terapias mais específicas para o transtorno de acumulação passaram a ser testadas[10]. As opções de tratamento que vêm sendo utilizadas nessa psicopatologia incluem a terapia psicológica (cognitivo-comportamental) e a terapia farmacológica, descritas a seguir.

TERAPIA COGNITIVO-COMPORTAMENTAL (TCC)

A TCC é a modalidade de tratamento mais estudada para o transtorno de acumulação. Ela tem como alvo as crenças, os padrões de prevenção e os déficits cognitivos associados ao transtorno. A terapia cognitiva busca abordar os motivos principais (p. ex., estéticos, utilitários e sentimentais) para acumulação das posses. O componente comportamental envolve o estabelecimento de metas; a prática de classificar, descartar e resistir à aquisição de objetos e a exposição gradual ao descarte das posses[11]. Para isso, técnicas derivadas de entrevistas motivacionais, estratégias para abordar questões de apego às posses e visitas domiciliares regulares são componentes importantes da TCC individual e em grupo para o tratamento do transtorno de acumulação[11].

Em uma metanálise sobre a eficácia da TCC acerca dos sintomas do transtorno de acumulação, Tolin et al.[12] observaram que essa modalidade de tratamento resultou em melhora substancial da gravidade dos sintomas após o tratamento, principalmente em relação à dificuldade para descartar, com eficácia ("tamanho de efeito") menor para desorganização e aquisição excessiva. Esse resultado pode estar associado aos protocolos de TCC usados nos ensaios clínicos, que dão maior ênfase ao descarte do que à aquisição que, segundo alguns estudos, estaria presente em apenas uma parcela dos pacientes. Nessa metanálise, observou-se melhor resposta em relação à dificuldade para descartar com maior número de sessões na casa do paciente, enquanto a desorganização respondeu melhor a um maior número de sessões tanto em casa como no consultório. Contudo, nessa metanálise, a maioria dos pacientes manteve sintomas em níveis clínicos. Pacientes mais jovens e em uso de medicação apresentaram melhor resposta à TCC.

Embora a TCC tenha resultado em uma diminuição significativa na gravidade dos sintomas do transtorno de acumulação ao fim do tratamento em diferentes estudos, diversos ensaios clínicos mostram que muitos pacientes permanecem não apenas com comportamento acumulador persistente, mas também com ganhos que não se mantém no pós-tratamento, com número grande de recaídas[13]. Dentre os fatores associados a pior resposta ao tratamento com TCC, encontram-se: gênero masculino, maior gravidade dos sintomas de acumulação e do perfeccionismo e comorbidade com fobia social. Esses achados sugerem que pacientes com essas características podem se beneficiar de uma abordagem diferenciada, com outras estratégias associadas[14].

Uma nota de precaução em relação à segurança da TCC no tratamento do transtorno de acumulação e seus potenciais "efeitos colaterais" merece atenção. A despeito dos efeitos terapêuticos da TCC para o transtorno de acumulação, é importante notar que essa modalidade de tratamento pode levar a um confronto com memórias traumáticas e lutos não resolvidos, como história de abuso sexual e perdas precoces. Esses enfrentamentos podem resultar em emoções intensas e na necessidade de atenção profissional extra. O clínico também pode reconhecer (ou observar diretamente durante as visitas domiciliares) um ambiente domiciliar de abuso, negligência de crianças, idosos ou autonegligência grave. Essas situações, que podem oferecer risco para os envolvidos e possuem sérias implicações legais, podem demandar denúncia pelo profissional responsável[15].

Abordagem familiar

Pacientes adultos com transtorno de acumulação frequentemente vivem sozinhos. O quadro em crianças, no entanto, costuma ser diferente, já que os pais costumam estar presentes e testemunhar a evolução do problema ao longo do tempo. Por essa razão, a abordagem familiar é especialmente útil para o tratamento do transtorno de acumulação em crianças e adolescentes. Isso porque o hábito de acumulação nesse grupo costuma ser negativamente reforçado pelas reações dos seus pais[16]. O tratamento com abordagem familiar tem como foco a psicoeducação dos pais, a exposição ao descarte e a estratégia de manejo de contingência familiar. Reforço positivo, como elogios e sistema de recompensas, são também encorajados aos pais no intuito de suprimir os comportamentos acumuladores de seus filhos. Além disso, a determinação de prazos para descarte de itens também pode auxiliar no tratamento[16].

Abordagem multidisciplinar comunitária

O transtorno de acumulação impacta diversas áreas da vida do indivíduo e pode afetar a comunidade como um todo. Por exemplo, sintomas de acumulação podem levar a mau cheiro e infestação por cupins, baratas e ratos, o que pode resultar em conflitos significativos com os vizinhos. Soma-se a isso a psicopatologia característica do transtorno de acumulação, frequentemente acompanhada de ausência de *insight* e transtornos sabidamente associados a problemas de natureza interpessoal (p. ex., transtornos de personalidade). Por essa razão, uma abordagem ampla e multidisciplinar deve ser sempre considerada, particularmente em casos mais graves. O transtorno de acumulação pode estar associado a problemas sociais (p. ex., violência doméstica), que podem demandar atenção por um "time" de profissionais de diferentes áreas. Além do suporte médico e psicológico, outros serviços, como limpeza e organização profissionais e treinamento de familiares para auxílio no tratamento, podem ser oferecidos[17].

TERAPIA FARMACOLÓGICA

Infelizmente, sabe-se mais sobre a "ineficácia" do que sobre a eficácia da farmacoterapia no transtorno de acumulação. A experiência clínica sugere que a farmacoterapia, quando administrada isoladamente, não é um tratamento rotineiramente eficaz para um transtorno tão complexo e multidimensional como o transtorno de acumulação, sendo frequentemente necessária algum tipo de intervenção complementar. Por exemplo, a acumulação que se desenvolve ao longo de anos habitualmente demanda visitas domiciliares para ser adequadamente tratada. Deve-se reconhecer, no entanto, que muitos pacientes acabam utilizando somente medicações na ausência de qualquer forma de psicoterapia na clínica, seja por desídia ou desconhecimento dos clínicos que os acompanham, por disponibilidade reduzida de profissionais treinados ou pela resistência dos pacientes às visitas domiciliares.

Ainda que sugiram eficácia, os poucos estudos a respeito da farmacoterapia no transtorno de acumulação não são controlados (p. ex., com placebo) e incluem um número reduzido de sujeitos. Por essa razão, seus resultados devem ser interpretados com cautela. Os antidepressivos consistem na classe de medicamentos mais estudada no tratamento dos sintomas de acumulação. Estudos abertos sugerem que inibidores da recaptação de serotonina (ISRS) e inibidores da recaptação de serotonina e noradrenalina (IRSN) podem reduzir a gravidade dos sintomas de acumulação. No entanto, essas drogas (particularmente a paroxetina e venlafaxina) foram testadas apenas em pacientes com TOC e sintomas de acumulação, e não em grupos com diagnóstico específico de transtorno de acumulação[18,19].

Em um estudo que buscou identificar preditores de resposta ao tratamento com um ISRS em 84 pacientes com TOC, os sintomas de acumulação foram associados a uma pior resposta terapêutica[20]. Posteriormente, o efeito da paroxetina sobre a acumulação foi investigado em 79 pacientes com diagnóstico de TOC, com e sem sintomatologia relevante de acumulação (32 e 47 indivíduos, respectivamente). Nesse ensaio clínico aberto, a dose média da paroxetina foi de 41,6 (± 12,8) mg/dia, utilizada por tempo médio de 80,4 (± 23,5) dias. Ao final desse estudo, observou-se melhora tanto dos sintomas de acumulação como de outros sintomas do TOC, sugerindo que os ISRS podem ser eficazes também no transtorno de acumulação[19].

A eficácia de uma droga com um outro mecanismo de ação (inibição de serotonina e noradrenalina) foi investigada no transtorno de acumulação. Nesse estudo aberto, vinte e quatro indivíduos com transtorno de acumulação foram tratados com venlafaxina, em posologia média de 204 (± 72 mg/dia), por 12 semanas. Houve redução na gravidade de todos componentes do transtorno, nomeadamente: dificuldade de descartar posses; aquisição excessiva; desorganização; e incapacidade funcional[18]. Embora a qualidade dos estudos sobre a farmacoterapia do transtorno de acumulação tenha sido frequentemente questionada, uma recente metanálise demonstrou que a proporção de pacientes com sintomas de acumulação respondedores ao tratamento farmacológico ficou entre 37-76%, valores que são similares às taxas encontradas em metanálises que avaliaram a resposta de pacientes com TOC a ISRS[11].

Outra abordagem farmacológica do transtorno de acumulação se baseia na queixa frequente de desatenção por parte de alguns pacientes. De fato, estudos indicam que o transtorno de déficit de atenção e hiperatividade (TDAH), especialmente o subtipo desatento, é uma comorbidade particularmente frequente do transtorno de acumulação. Essas observações resultaram na realização de um ensaio clínico com quatro indivíduos com diagnóstico de transtorno de acumulação, mas sem TDAH[21]. Nesse estudo, os pacientes fizeram uso de metilfenidato por 4 semanas, com dose inicial de 18 mg/dia e aumento semanal de 18 mg até a dose máxima de 72 mg/dia, conforme indicação clínica e tolerância. Ao final do período, três dos quatro pacientes apresentaram redução superior a 50% da desatenção na escala de autoavaliação de TDAH e dois pacientes tiveram uma redução modesta (25 e 32%) dos sintomas de acumulação pelo *Saving Inventory-Revised*, com maior impacto positivo na aquisição excessiva.

Apesar dos resultados favoráveis, nenhum dos participantes do ensaio de Rodriguez et al.[21] escolheu permanecer em tratamento com a medicação devido aos efeitos adversos, como insônia e palpitação. A avaliação da hipótese "atencional" do transtorno de acumulação investigada por Rodrigues et al. seguiu-se de uma avaliação pré-clínica – um modelo animal de acumulação em camundongos ("*marble burying behavior*") – e de uma avaliação clínica sem placebo da atomoxetina, um inibidor da receptação da noradrenalina sabidamente eficaz no TDAH, em doses que variaram de 40-80 mg, por 12 semanas, em 12 pacientes. A atomoxetina não é uma droga disponível no Brasil. Enquanto a administração aguda da atomoxetina foi eficaz no modelo animal, o ensaio clínico resultou não apenas em uma redução nos sintomas de déficit de atenção e impulsividade, mas ainda em melhora dos sintomas de acumulação e do funcionamento global dos pacientes[22].

CONSIDERAÇÕES FINAIS

O transtorno de acumulação é um transtorno psiquiátrico frequente, porém de manejo complexo, especialmente quando grave. Seu tratamento demanda uma articulação harmônica entre profissionais de diferentes áreas. No que tange ao tratamento medicamentoso, existem evidências preliminares (e infelizmente ainda de baixa qualidade) que sugerem a eficácia de inibidores da receptação da serotonina e/ou noradrenalina. No entanto, a experiência clínica sugere que essas drogas dificilmente são capazes de tratar o transtorno de acumulação em toda a sua complexidade, devendo ser idealmente associadas a outras modalidades de tratamento. As evidências que apoiam o uso de terapia cognitivo-comportamental são mais consistentes. Abordagens familiares ou comunitárias (com profissionais de serviço social, agentes de saúde, e profissionais do direito) podem ser necessárias. A resposta ao tratamento é parcial e os pacientes apresentam recaídas frequentes.

Vinheta clínica

K. é uma mulher de 63 anos, solteira, com ensino superior completo. Relata sintomas de acumulação desde os 17 anos, porém, aos 50 anos, após a morte do pai, eles começaram a interferir significativamente na sua vida. Começou a comprar compulsivamente livros religiosos, revistas de trabalhos manuais, artigos de papelaria e perfumaria, sem usar a maioria desses itens. Relata que "sentia uma euforia, que logo passava" quando comprava. Fez vários empréstimos por causa disso, ficando em uma situação financeira difícil, o que a fez ir morar com a irmã. Enquanto morava sozinha, mantinha esses itens em caixas de papelão, que ocupavam todo o seu quarto e guardava em casa todo o lixo que produzia, além de levar dias para limpar os excrementos de seus cachorros, que ficavam no meio da sala. Diz que sentia "que o lixo a confortava". Ao se mudar para a casa da irmã, teve que se desfazer de grande parte desses objetos e passou a acumular coisas apenas no seu quarto. Atualmente, relata manter itens como: jornais, cartas, revistas, embalagens, roupas velhas e até produtos humanos (cabelo e unha) no seu quarto, entre outras coisas. Diz que seus pertences podem ser úteis no futuro, além de atribuir-lhes valor sentimental e considerá-los como "seres únicos", fazendo parte da sua identidade pessoal. Também apresenta TOC, com obsessões de agressão e dúvida e compulsões de verificação. Encontra-se em uso de fluoxetina (80 mg/dia), risperidona (3 mg/dia) e clonazepam (1 mg/dia) há diversos meses, sem resposta terapêutica (caso descrito na dissertação de mestrado do Dr. André Luís Campos Lima[23]).

Para aprofundamento

- Davidson EJ, Dozier ME, Pittman JOE, Mayes TL, Blanco BH, Gault JD, et al. Recent advances in research on hoarding. Curr Psychiatry Rep. 2019;21(9):91.
  - ⇨ **Ótima atualização em formato compacto que aborda os últimos avanços na área do transtorno de acumulação.**
- Piacentino D, Pasquini M, Cappelletti S, Chetoni C, Sani G, Kotzalidis GD. Pharmacotherapy for hoarding disorder: How did the picture change since its excision from OCD? Curr Neuropharmacol. 2019;17(8):808-15.
  - ⇨ **Artigo interessante que aborda a farmacoterapia do transtorno de acumulação desde o reconhecimento da existência do transtorno pela DSM-5.**
- Tolin, DF, Steketee G. Buried in treasures: Help for compulsive acquiring, saving, and hoarding. New York: Oxford University Press; 2007.
  - ⇨ **Livro de grande utilidade tanto para clínicos como para pacientes com transtorno de acumulação.**

REFERÊNCIAS BIBLIOGRÁFICAS

1. American Psychiatric Association (APA). Diagnostic and statistical manual of mental disorders: DSM-5. Arlington: American Psychiatric Publishing; 2013.
2. Reed GM, First MB, Kogan CS, et al. Innovations and changes in the ICD-11 classification of mental, behavioural and neurodevelopmental disorders. World Psychiatry. 2019;18(1):3-19.
3. American Psychiatric Association (APA). Diagnostic and statistical manual of mental disorders. Text Revision (DSM-IV-TR). 4. ed. [S.l.]: American Psychiatric Association; 2000.
4. **Worden BL, DiLoreto J, Tolin DF. Insight and motivation. The Oxford Handbook of Hoarding and Acquiring. 2014:247-59.**
   ⇨ **Ótimo capítulo que aborda questões ligadas ao *insight* e à motivação para o tratamento em pacientes com transtorno de acumulação.**
5. **Frost RO, Steketee G, Tolin DF. Comorbidity in hoarding disorder. Depression and Anxiety. 2011;28(10):876-84.**
   ⇨ **Importante artigo sobre o padrão de comorbidades em pacientes com transtorno de acumulação, que também discute como o TOC não é a comorbidade mais frequente nessa condição.**
6. Chasson GS, Carpenter A, Ewing J, Gibby B, Lee N. Empowering families to help a loved one with hoarding disorder: Pilot study of family-as-motivators training. Behav Res Ther. 2014;63:9-16.
7. **Frost RO, Hartl TL. A cognitive-behavioral model of compulsive hoarding. Behav Res Ther. 1996;34(4):341-50.**
   ⇨ **Importante artigo que introduz o modelo etiopatogênico cognitivo-comportamental do transtorno de acumulação. Diferentes evidências posteriores apoiaram a validade desse modelo.**
8. Bratiotis C, Davidow J, Glossner K, Steketee G. Requests for help with hoarding: Who needs what from whom? Practice Innovations. 2016;1:82-8.
9. Rodriguez CI, Levinson A, Patel SR, Rottier K, Zwerling J, Essock S, et al. Acceptability of treatments and services for individuals with hoarding behaviors. J Obsessive Compuls Relat Disord. 2016;11:1-8.
10. Bloch MH, Bartley CA, Zipperer L, Jakubovski E, Landeros-Weisenberger A, Pittenger C, et al. Meta-analysis: Hoarding symptoms associated with poor treatment outcome in obsessive-compulsive disorder. Mol Psychiatry. 2014;19(9):1025-30.
11. Brakoulias V, Milicevic D. Assessment and treatment of hoarding disorder. Australasian Psychiatry. 2015;23(4):358-60.
12. Tolin DF, Frost RO, Steketee G, Muroff J. Cognitive behavioral therapy for hoarding disorder: a meta-analysis. Depress Anxiety. 2015;32(3):158-66.
13. Ayers CR, Wetherell JL, Golshan S, Saxena S. Cognitive-behavioral therapy for geriatric compulsive hoarding. Behav Res Ther. 2011;49(10):689-94.
14. Muroff J, Steketee G, Frost RO, Tolin DF. Cognitive behavior therapy for hoarding disorder: Follow-up findings and predictors of outcome. Depress Anxiety. 2014;31(12):964-71.
15. Steketee G, Frost RO. Treatment for hoarding disorder: therapist guide. New York: Oxford University Press; 2013.
16. Ale CM, Arnold EB, Whiteside SP, Storch EA. Family-based behavioral treatment of pediatric compulsive hoarding: A case example. Clinical Case Studies. 2014;13(1):9-21.
17. Kress VE, Stargell NA, Zoldan CA, Paylo MJ. Hoarding disorder: Diagnosis, assessment, and treatment. Journal of Counseling & Development. 2016;94(1):83-90.

18. Saxena S, Sumner J. Venlafaxine extended-release treatment of hoarding disorder. Int Clin Psychopharmacol. 2014;29(5):266-73.
19. Saxena S, Brody AL, Maidment KM, Baxter Jr LR. Paroxetine treatment of compulsive hoarding. J Psychiatr Res. 2007;41(6):481-7.
20. Mataix-Cols D, Rauch SL, Manzo PA, Jenike MA, Baer L. Use of factor-analyzed symptom dimensions to predict outcome with serotonin reuptake inhibitors and placebo in the treatment of obsessive-compulsive disorder. Am J Psychiatry. 1999;156(9):1409-16.
21. Rodriguez CI, Bender Jr J, Morrison S, Mehendru R, Tolin D, Simpson HB. Does extended release methylphenidate help adults with hoarding disorder? A case series. J Clin Psychopharmacol. 2013;33(3):444-7.
22. **Grassi G, Micheli L, Di Cesare Mannelli L, Compagno E, Righi L, Ghelardini C, et al. Atomoxetine for hoarding disorder: a pre-clinical and clinical investigation. J Psychiatr Res. 2016;83:240-8.**

⇨ **Interessante estudo que aborda a eficácia da atomoxetina, um inibidor da recaptação da noradrenalina, em um modelo animal de acumulação e em pacientes com transtorno de acumulação.**

23. **Campos-Lima A. Estudo clínico do transtorno de acumulação em pacientes brasileiros. Rio de Janeiro: Programa de Pós-Graduação em Psiquiatria e Saúde Mental (PROPSAM), Universidade Federal do Rio de Janeiro; 2017.**

⇨ **Dissertação de mestrado de um dos autores do presente capítulo que demonstra uma variedade de aspectos associados ao transtorno de acumulação, incluindo *insight*, acumulação de animais, resposta ao tratamento e, mais importante, variações da expressão clínica do transtorno no Brasil.**

14

Tratamento da tricotilomania e transtorno de escoriação (*skin-picking*)

Edson Luiz de Toledo

Sumário

Pontos-chave

- Há evidências suficientes para apoiar o uso de naltrexona, N-acetilcisteína, olanzapina para tricotilomania (TTM), e inibidor seletivo da recaptação da serotonina (ISRS), fluoxetina e citalopram para transtorno de escoriação (TE).
- Notaram-se duas grandes linhas de pesquisa em andamento com fármacos para tratamento de TTM e TE, a primeira envolve ISRS e a segunda envolve moduladores de glutamato.
- Estudos vêm demonstrando que a melhora da modulação do glutamato auxilia no tratamento de quadros associados à repetição e à compulsão.O tratamento da TTM e do TE consiste na combinação de psicofármacos e intervenções psicossociais, particularmente a terapia cognitivo-comportamental, que tem alguma evidência de eficácia sobre sintomas negativos e cognitivos.

INTRODUÇÃO

Tricotilomania (TTM) e transtorno de escoriação (TE) são condições pouco discutidas, embora apresentem um grande potencial debilitante e que se sobrepõem uma à outra em termos de fenomenologia e expressão comórbidas[1-3]. Embora a TTM e o TE sejam reconhecidos pelo DSM-5[4], ambos sofreram reclassificação nesse manual, visto que os dois transtornos são caracterizados por comportamentos repetitivos que são difíceis de interromper e, frequentemente, parecem estereotipados. Como tal, eles podem se relacionar com o transtorno obsessivo-compulsivo (TOC), assim como o transtorno do movimento estereotipado (TME), que é caracterizado e aparentemente impulsionado por comportamentos autoprejudiciais não funcionais (p. ex., acenar com a mão, balançar o corpo, brincar com as mãos, girar objetos e bater a cabeça). No entanto, em contraste com o TME, a TTM e o TE não são associados ao retardo mental.

Nas suas formas mais brandas, arrancar o cabelo e escoriar a pele são comportamentos frequentemente negligenciados ou não valorizados, embora causem acentuado impacto na vida das pessoas. No entanto, nas manifestações mais extremas, esses hábitos fogem ao controle; podendo gerar extrema angústia e incapacidade; interferindo substancialmente na vida social, laboral e nas relações familiares; e desencadeando comorbidades, como depressão grave. Até pouco tempo atrás, eram poucas as evidências sobre prevalência e epidemiologia dessas condições – estudos são revisados e apresentados no Volume 2, Capítulo "Tricotilomania e transtorno de escoriação (*skin-picking*)".

As pesquisas disponíveis sugerem taxas de prevalência ao longo da vida de aproximadamente 0,5-3,5% para TTM[4-7] e 0,2-5,4%

para TE[4,8,9]. TTM e TE também compartilham muitas similaridades e características clínicas. Podemos dizer que a distribuição entre gêneros são semelhantes ao da população geral, com significativa preponderância do gênero feminino (87,1% a 94,1%)[10-13]; embora pesquisas recentes sugiram que exista uma proporção crescente de homens com comportamento de arrancar o cabelo[14].

Várias conceituações de TTM e TE têm sido sugeridas na literatura, e estas não são nulamente exclusivas. Além desses transtornos serem caracterizados por comportamentos patológico, eles também podem ser considerados comportamentos repetitivos focados no corpo[15,16] ou transtornos do espectro obsessivo-compulsivo[17,18]. Esta última posição sustenta que esses transtornos têm uma relação com o TOC, tanto que no DSM-5[4] foram reagrupados no grupo dos transtornos relacionados ao TOC; uma vez que são associados a comportamentos repetitivos que são difíceis de suprimir e susceptíveis a estarem associados, em certa medida, com disfunção frontostriatal[19]. O conceito de que esses transtornos estão nosologicamente relacionados deriva do fato de que eles frequentemente ocorrem concomitantemente. Por exemplo, a taxa de TOC concomitante se mostrou significativamente alta em indivíduos com TE (6-52%) do que em amostras comunitárias (1-3%)[10,12,20]. Da mesma forma, a taxa de TE entre os indivíduos com TOC também tem sido elevada (8,9-24,0%)[21,22]. Além disso, as taxas de TTM ao longo da vida foram encontradas em 38,3% de uma amostra de 60 pacientes com TE[23], sendo que o estudo também mencionou altas taxas de TE nos parentes de primeiro grau daqueles com TE (30,3-45,0%)[2]. Os dados neurobiológicos relativos à TTM e ao TE são apresentados no capítulo mencionado anteriormente.

Em contraste com outros transtornos relacionados, como o TOC[24], poucos estudos têm sido realizados para avaliar, de forma objetiva, os efeitos da farmacoterapia sobre os transtornos associados ao *grooming* (autocuidado)[25]. No presente capítulo, foram revisados os ensaios clínicos e estudos de caso disponíveis, que foram identificados através de pesquisas sistemáticas. O tratamento psicoterápico para essas condições será apresentado logo mais adiante, visto que, por uma questão didática, optou-se por apresentar os tratamentos para a TTM e TE separadamente, embora em certos momentos sejam encontradas semelhanças entre eles.

TRATAMENTO FARMACOLÓGICO

Tricotilomania (transtorno de arrancar o cabelo)

Ensaio duplo-cego

Ensaios randomizados, duplo-cegos e controlados de pequeno porte foram realizados em TTM. Os primeiros estudos examinaram inibidor de recaptação de serotonina (IRS), como clomipramina, e o inibidor seletivo da recaptação da serotonina (ISRS), como fluoxetina, com base na suposição de que a TTM está relacionada com TOC e que tais agentes mostram eficácia efetiva no tratamento de TOC[24].

Os efeitos do agente tricíclico clomipramina (50-250 mg/dia) sobre o comportamento tricotilomaníaco foram comparados com o tricíclico desipramina (50-250 mg/dia) em um estudo duplo-cego cruzado de 10 semanas; após 2 semanas de placebo único-cego[26]. A clomipramina tem efeitos predominantes na serotonina, enquanto a desipramina é relativamente noradrenérgica em seus mecanismos. Havia 13 indivíduos, todas mulheres, as quais completaram o estudo. A clomipramina mostrou clara superioridade sobre a desipramina, embora não houvesse controle paralelo de placebo para testar se a desipramina mostrou algum sinal de eficácia. A fluoxetina foi posteriormente testada em dois pequenos ensaios randomizados. A fluoxetina (20-80 mg/dia) foi comparada com placebo em 15 indivíduos, sendo 14 mulheres (93,3%) em um estudo duplo-cego de 6 semanas, com um estudo cruzado de 5 semanas[27]. Quatorze (93,3%) dos 15 participantes concluíram o estudo. Não houve significância entre fluoxetina e placebo em medidas de desfecho primário relacionadas aos sintomas de puxar o cabelo.

Em outro estudo, utilizando-se um duplo-cego, controlado por placebo, em um desenho cruzado, a fluoxetina (20-80 mg/dia) foi avaliada ao longo de 31 semanas em 23 participantes (86,9% feminino). Dezesseis dos 23 indivíduos (70%) completaram o tratamento. Os pesquisadores descobriram que a fluoxetina não conseguiu se diferenciar do placebo em medidas de desfecho primário[28].

Drogas não serotonérgicas também foram avaliadas para TTM em ensaios randomizados e cegos. O'Sullivan e Christenson[29] realizaram um estudo controlado com placebo, de 6 semanas, randomizado e duplo-cego, com o antagonista opioide naltrexona. Dez indivíduos receberam placebo e 7 receberam naltrexona, 50 mg/dia. Quase a metade daqueles que tomaram naltrexona (comparada com os 9 que tomaram placebo) reduziu o comportamento de arrancar o cabelo em mais de 50%; no entanto, duas outras medidas de melhora dos sintomas mostraram uma mudança não significativa.

Grant et al.[30] avaliaram o agente glutamatérgico N-acetilcisteína (1.200-2.400 mg/dia) no tratamento da TTM. Esse foi um ensaio de tratamento de 12 semanas, duplo-cego e controlado por placebo, com 50 indivíduos, sendo 45 mulheres (90%). Cinquenta e seis por cento dos pacientes apresentaram melhora com o tratamento ativo, em comparação com 16% no placebo, sendo um benefício altamente significativo do tratamento ativo.

Os efeitos da olanzapina, um antipsicótico atípico (2,5-20 mg/dia), foram avaliados em um estudo duplo-cego, controlado por placebo, por 12 semanas, com 25 participantes, dos quais 17 (68%) eram do gênero feminino[31]. Oitenta e cinco por cento dos designados para receber olanzapina, em comparação com 17% daqueles que receberam placebo, melhoraram durante o ensaio, e essa diferença foi altamente significante.

Um estudo comparou a psicoterapia com o tratamento farmacológico em conjunto com grupo de placebo em tricotilomaníacos[32]. O tamanho amostral total foi de 23 indivíduos, dos quais 16 (81,3%) eram do gênero feminino e 13 completaram o estudo. Os indivíduos com TTM foram aleatoriamente distribuídos em nove sessões semanais de terapia cognitivo-comportamental (TCC), combinada com treino de reversão de hábito, controle de estímulos e administração do estresse (7 indivíduos); clomipramina (até 250 mg/dia; 10 indivíduos) ou placebo (6 indivíduos). A TCC apresentou significativa redução da gravidade dos sintomas da TTM em comparação com a clomipramina e o placebo ao longo do experimento, enquanto a clomipramina e o placebo não se diferenciaram um do outro – o que não surpreende dado o pequeno tamanho da amostra. Não houve controle adequado para a condição da TCC para avaliar a especificidade do conteúdo no desfecho moderador.

Ensaio aberto

Dois estudos de ensaio aberto foram identificados para TTM, ambos envolvendo ISRS. No primeiro desses ensaios, a fluoxetina (20-80 mg/dia) foi administrada em grupo de ensaio aberto por 7-12 semanas. Dos 17 participantes (16 dos quais eram mulheres), 13 completaram o ensaio[33]. A gravidade da TTM diminuiu significativamente ao longo do tempo para 9 dos 13 participantes (69,2%), medida pela redução do escore na subescala de compulsões da escala Yale-Brown para transtorno obsessivo-compulsivo (YBOCS, *Yale-Brown. obsessive compulsive scale*).

Van Minnen et al.[34] investigaram a eficácia de seis sessões (12 semanas) de terapia comportamental em comparação com fluoxetina (até 60 mg/dia) ou grupo de controle da lista de espera. Quarenta dos 43 participantes concluíram o estudo: 14 em terapia comportamental, 11 no grupo da fluoxetina e 15 no grupo da lista de espera. O grupo terapêutico melhorou significativamente mais do que os outros grupos durante o tratamento, enquanto o tratamento medicamentoso não apresentou diferença significativa na condição de controle da lista de espera. O acompanhamento por 2 anos dos mesmos pacientes sugere que os benefícios da terapia se mantiveram e reduziram os sintomas ao longo do tempo[35].

Relatos de casos

Os relatos de casos publicados têm documentado potenciais benefícios dos agentes de segmento em TTM:

- Inibidor de monoaminaoxidase (IMAO): isocarboxazida.
- Antipsicóticos: haloperidol, olanzapina, risperidona, haloperidol, aripiprazol, quetiamina.
- Inibidor seletivo de recaptação de serotonina (ISRS): clomipramina, sertralina, paroxetina, fluoxetina, flufluvoxamina, escitalopram.
- Outros: inositol, lítio, bupropiona, topiramato, riluzol, oxcarbazepina, trazodona e naltroxona.

A Tabela 1 apresenta um resumo dos principais estudos com medicação para a TTM.

Tabela 1 Resumo das principais medicações para tricotilomania

Fármacos	Dose	Desfecho	Referência
Duplo-cego randomizado			
Fluoxetina x placebo	20-80 mg/dia	Não foram encontradas diferenças significativas entre placebo em desfechos primários relativos aos sintomas da TTM	Streichenwein e Thornby, 1995[28]
Terapia comportamental x fluoxetina x lista de espera	Seis sessões x 60 mg/dia	O grupo de terapia melhorou significativamente mais do que os outros dois grupos durante o tratamento	Christenson et al., 1991[27]
Terapia comportamental x clomipramina x placebo	Até 250 mg/dia	A terapia comportamental reduziu significativamente a gravidade dos sintomas de TTM, comparada com clomipramina e placebo ao longo do estudo. A clomipramina apresentou uma resposta melhor que o placebo, que praticamente não apresentou resposta	Christenson e Crow, 1996[36]
Olanzapina x placebo	2,5-20 mg/dia	85% dos participantes receberam olanzapina melhoraram durante a avaliação clínica em comparação com os 17% que receberam placebo. Mas o cegamento do estudo foi comprometido pelo ganho de peso do grupo tratado com olanzapina	Grant et al., 2009[30]
N-acetilcisteína (NAC) x placebo	1.200-2.400 mg/dia	A taxa de resposta para o grupo tratado com NAC foi de 56% e para o grupo que recebeu placebo foi de 16%, uma diferença estatisticamente significativa. A NAC foi bem tolerada, com relatos de efeitos colaterais mínimos	Souza, 2008[37]
Duplo-cego cruzado			
Fluoxetina x placebo	20-80 mg/dia	Sem diferença entre fluoxetina e placebo em desfecho primário	Swedo et al., 1989[26]
Clomipramina x desipramina	50-250 mg/dia	A clomipramina se mostrou superior à disipramna, embora não haja nenhum grupo de controle paralelo com placebo para testar a eficácia da desipramina	Van Ameringen et al., 2010[31]
Ensaio aberto			
Naltrexone	50-100 mg/dia	Melhora positiva em cerca de 80%	Streichenwein e Thornby, 1995[28]

Fonte: Adaptado de Oliveira et al., 2018[38].

Transtorno de escoriação (*skin-picking*)

Um estudo conduzido por Alves et al.[39] constatou que indivíduos que provocam escoriação na pele apresentam, como característica comum, a dificuldade de adesão ao tratamento medicamentoso; fato que limita a possibilidade de avaliar a eficácia dos medicamentos por meio de estudos e sugere que, para a escolha do medicamento a ser prescrito, sejam observadas as particularidades de cada paciente referentes às comorbidades e fatores desencadeadores do transtorno. É enfatizado no estudo a importância da realização de ensaios em equipe interdisciplinar para a definição do tratamento mais adequado para cada indivíduo.

Freitas[40] analisou estudos que investigaram, a partir da análise de relatos, estudos de casos e estudos controlados com a utilização de placebos e a redução dos sintomas do TE, quando utilizados os seguintes medicamentos: fluoxetina, fluvoxamina, escitalopram e paroxetina (fármacos da classe dos ISRS); aripiprazol e olanzapina (antipsicóticos); lamotrigina (medicação antiepilética); riluzol (medicamento proposto para atuar na regulação dos processos relacionados ao glutamato) e inositol (suplemento de vitamina do complexo B). A maior parte desses estudos comprovou que o uso da fluoxetina trouxe benefício significativamente superior a placebos na redução dos comportamentos de escoriar a pele, porém alertou para o retorno dos sintomas, após algumas semanas da suspensão do tratamento. Somente foi relatada a remissão total dos sintomas quando a fluoxetina foi associada à psicoterapia, com técnicas cognitivas e comportamentais.

Encontramos quatro ensaios duplo-cegos de tratamento farmacológico para TE: três usando ISRS e um usando o estabilizador de humor lamotrigina.

A fluoxetina (20-80 mg/dia) foi avaliada em 21 adultos, sendo 16 mulheres (76,2%) com TE em um estudo de 10 semanas duplo-cego e controlado por placebo[20]. Quatro não completaram o programa, resultando uma amostra final de 6 indivíduos para fluoxetina e 11 indivíduos para placebo. A fluoxetina mostrou superioridade ao placebo em uma medida de resultado por escala que avaliou sintomas de TE. Na melhora clínica global, a análise rendeu um benefício significativo do tratamento ativo *versus* placebo; entretanto, essa comparação não obteve significância na análise intenta para o tratamento.

Bloch et al.[41] realizaram um estudo complementar do ISRS de fluoxetina (20-60 mg/dia) em mulheres com TE que receberam pela primeira vez 6 semanas de tratamento ativo em um ensaio aberto. As respondentes iniciais ao tratamento (8 de 15 participantes) foram então randomizadas, de modo duplo-cego, para fluoxetina ou placebo por 6 semanas. As respondentes designadas para receber placebo (4 mulheres) apresentaram sintomas ao longo do tempo, enquanto as respondentes atribuídas para o tratamento ativo (4 mulheres) apresentaram resposta sustentada. A comparação de porcentagem na mudança da linha de base para o ponto final entre placebo e tratamento ativo foi significativa.

Quarenta e cinco indivíduos com TE, sendo 32 mulheres (71,1%) foram aleatoriamente designados para receber uma ISRS alternativa, citalopram de dose fixa (20 mg/dia; 23 indivíduos) ou placebo (22 indivíduos) em um duplo-cego de 4 semanas[42]. Do total da amostra, 20 dos que receberam citalopram e 20 dos que receberam placebo completaram o tratamento. Tanto o grupo de citalopram como o de placebo estiveram associados à melhora do sintoma e da qualidade de vida, sendo que o grupo de citalopram apresentou melhora significativamente maior do que o grupo de placebo. Não foram observadas diferenças significativas.

Grant et al.[11] realizaram um ensaio duplo-cego, controlado por placebo com lamotrigina em 35 pacientes com TE, sendo 29 mulheres (82,9%). Do total dos participantes, 25 completaram o estudo, sendo 12 aleatoriamente designados para receber lamotrigina e 13 para receber placebo. O tratamento ativo e o placebo não se diferenciaram significativamente um do outro nas medidas de desfecho primário. Curiosamente, os pacientes designados para o tratamento ativo e que apresentaram funcionamento cognitivo na linha de base relativamente prejudicado (resposta inibitória) apresentaram a maior resposta ao tratamento. Os autores sugeriram que a resposta à lamotrigina no TE pode revelar relevante heterogeneidade neurobiológica que sustenta o transtorno.

Em um recente estudo duplo-cego, Grant et al.[43] utilizou a N-acetilcisteína por 12 semanas e 47% do grupo experimental obteve melhora significativa, já o grupo com placebo apresentou melhora de 19%.

Ensaio aberto

Dentre os estudos com fármacos para tratamento do TE, observam-se duas linhas de pesquisa em andamento: a primeira envolvendo ISRS[44], e a segunda envolvendo moduladores de glutamato como a N-acetilcisteína e a lamotrigina[45].

Foram relatados três ensaios abertos para o tratamento do TE: dois com ISRS e um com lamotrigina. O tratamento com o ISRS fluvoxamina (50-300 mg/dia) foi explorado em um ensaio aberto de 12 semanas, envolvendo 14 pacientes ambulatoriais do gênero feminino com TE[46], sete dos quais completaram o estudo. O tratamento esteve associado à melhora significativa da escoriação da pele, mas não dos sintomas depressivos. Em outro ensaio de 18 semanas com tratamento de escitalopram (10-30 mg/dia) em 29 indivíduos (sendo 24 mulheres) com TE, o tratamento foi associado à melhora significativa nas medidas de desfecho dos sintomas primários[47]. Dezenove indivíduos completaram o tratamento e realizaram anteriormente uso de placebo por 2 semanas antes de receber o escitalopram.

Grant et al.[45] exploraram os efeitos da lamotrigina (25-300 mg/dia) sobre os sintomas do TE em 24 indivíduos, sendo 19 mulheres (79,2%). Esse foi um ensaio aberto de 12 semanas com 20 indivíduos que completaram o estudo. Verificou-se que os sintomas de TE, incluindo impulsos para beliscar/cutucar e comportamento real de beliscar, melhoraram significativamente ao longo do tempo na maioria dos participantes.

Relatos de casos

Os relatos de casos publicados têm documentado potenciais benefícios de uma variedade de fármacos em TE: ISRS (fluoxetina, paroxetina), inositol, naltrexona, olanzapina, topiramato e receptor de serotonina (5-HT)/dopamina$_2$ (D_2) antagonista (paliperidona)[19].

Dois estudos de revisão sistemática e metanálise[48,49] consideraram que os tratamentos medicamentosos para TE não tiveram melhora estatisticamente significativa quando comparados com grupos de controle; um resultado negativo, que poderia, em parte, ser atribuído à natureza incipiente desses estudos e a suas fragilidades metodológicas.

A Tabela 2 apresenta um resumo dos resultados de estudos com medicações para TE.

TRATAMENTO PSICOTERÁPICO

Tricotilomania (transtorno de arrancar o cabelo)

A TTM ainda não é completamente compreendida, de modo que a procura por tratamento seguro e efetivo ainda está em curso. Estudos disponíveis sugerem que psicofármacos e psicoterapia podem ter êxito, com possível redução da TTM. Terapias individuais e familiares podem ser úteis para lidar com o impacto causado na baixa autoestima, nas relações sociais e nas interações familiares.

Rothbaum e Ninan[50] sugerem que a própria avaliação da TTM já é, por si só, um instrumento psicoterápico, visto que ao se expor a ela o paciente terá que falar sobre possíveis questões relacionadas.

Existe farta literatura sobre modelos de tratamento para TTM que se utilizam de técnicas psicanalíticas, porém são baseadas exclusivamente em estudos de casos não controlados; quando não são, os resultados apontaram que geralmente a terapia psicanalítica fora associada com técnicas comportamentais[51,52].

Há muitos relatos de casos sobre o uso de hipnose no tratamento de TTM. Os relatos de casos e de séries de casos envolveram apenas um pequeno número de sujeitos, sendo que nenhum estudo controlado foi realizado. Além disso, a hipnose é frequentemente aplicada conjuntamente com outras técnicas (p. ex., técnica de estimulação ambiental, terapia comportamental, terapia de grupo). Sem estudos controlados não é possível validar a possibilidade de melhora decorrente do uso de hipnose ou a sua eficácia[53-56].

Uma variedade de técnicas comportamentais é empregada no tratamento da TTM. Observou-se na literatura *biofeedback*, exercícios aversivos, extinção, hipercorreção e prevenção de resposta, de modo que muitas dessas técnicas se mostraram efetivas na redução do sintoma de arrancar o cabelo. A eficácia de cada técnica não foi efetivamente estabelecida porque os dados foram gerados por estudos de casos não controlados e com pequenas amostras.

O tratamento comportamental com o apoio empírico mais eficaz é o treinamento de reversão de hábito (TRH), que combina técnicas comportamentais que tratam transtornos do hábito, incluindo comportamentos como tiques motores, chupar o dedo polegar e a TTM[57-59]. O pacote de tratamento original do TRH inclui nove componentes projetados para aumentar a consciência do comportamento designado e ensina alternativas que contenham habilidades e mantenham a motivação e o aumento de generalizações. No tratamento, são utilizadas técnicas de autocontrole, autorrelato e automonitoração. Os elementos principais são: controle de estímulo (organizando o ambiente), intervenção de estímulo-resposta (interrompendo a cadeia de resposta com outras atividades incompatíveis) e consequência de resposta (autorrecompensa). Em um estudo randomizado e controlado, esse modelo mostrou-se amplamente superior (64% de taxa de resposta) ao placebo (20%) e à fluoxetina (9%)[34].

Diefenbach et al.[60] citam uma modificação do TRH para uso em terapia de grupo. O propósito do grupo para TRH é aumentar a consciência de sugestões condicionadas associadas com o arrancar de cabelos, interromper a sucessão do arrancar e introduzir uma resposta comportamental mais adap-

Tabela 2 Resumo dos resultados de estudos com as principais medicações para transtorno de escoriação (TE)

Fármacos	Dose	Desfecho	Referência
Ensaios abertos			
Fluvoxamina	112,5 mg/dia (25-200 mg)	Melhora de 30% em 50% dos indivíduos	Arnold et al., 1999[46]
Escitalopram	Dose média 25 mg/dia	Redução de sintomas	Keuthen et al., 2007[47]
Ensaios duplo-cegos e controlados por placebo			
Fluoxetina Fase 1: Aberto Fase 2: duplo-cego e controlado por placebo com respondedores	55 mg/dia (20-60 mg)	Melhora de 60%	Simeon et al., 1997[20]
Lamotrigina	300 mg/dia	Sem significância estatística	Grant et al., 2010[11]
Citalopram	20 mg/dia	Sem significância estatística	Arbabi et al., 2008[42]
N-acetilcisteína	1.200-3.000 mg/dia	Redução significativa dos sintomas de desejo incontrolável/fissura; melhora significativa da flexibilidade cognitiva	Grant et al., 2016[43]

Fonte: Oliveira et al., 2018[38].

tável. Uma vantagem adicional do formato de grupo é prover apoio social, que pode ser especialmente útil no tratamento de pessoas diagnosticadas com TTM. Em Toledo[61], encontra-se a descrição da aplicação do TRH de forma detalhada para pacientes com TTM.

Em 1992, Rothbaum[62] publicou um protocolo de tratamento cognitivo-comportamental para TTM que consistia em reversão de hábitos e controle de estímulo para controlar o comportamento tricotilomaníaco; relaxamento; técnicas cognitivas; e *role-play* para gerenciar a ansiedade, a depressão e o estresse que muitas vezes se exacerba no puxar do cabelo; e prevenção da recaída. Esse programa foi aplicado com sucesso com vários pacientes, segundo o estudo. A Tabela 3 ilustra de forma resumida as sessões e técnicas envolvidas.

Shenefelt[64] sugere métodos cognitivos comportamentais, como a TCC, para tratar as psicodermatoses e a TTM. No caso da TCC, que enfoca as cognições disfuncionais (padrões de pensamento) ou comportamentos (ações) que causam danos à pele ou ao cabelo, o autor sugere cinco passos a serem seguidos:

- Identificar problemas específicos, ouvindo a verbalização dos pensamentos e sentimentos do paciente e dirigindo a observação para os comportamentos, como arranhar-se ou arrancar o cabelo.
- Estabelecer as metas do tratamento com o auxílio do terapeuta. Por exemplo, redução de ansiedade prévia ao arrancar o cabelo e cessação dos comportamentos associados.
- Formular uma hipótese sobre o processo subjacente ao comportamento problemático, bem como sobre as convicções e os eventos ambientais que o precedem (estímulos), reforçam ou extinguem.
- Testar a hipótese em uma intervenção pautada na modificação de cognições, comportamentos e estímulos ambientais associados.
- Reavaliar o tratamento e reformular a hipótese, caso os resultados desejados não tenham sido alcançados.

Com base nesse modelo, os autores deste capítulo desenvolveram e testaram no Programa Ambulatorial Integrado dos Transtornos do Impulso, do Instituto de Psiquiatria do Hospital das Clínicas, da Faculdade de Medicina da Universidade de São Paulo (PRO-AMITI/IPq-HCFMUSP) um modelo de TCC em grupo para tratamento da TTM. Esse modelo de 22 sessões foi testado em 44 pacientes com diagnóstico de TTM, randomizados para TCC em grupo ou terapia de apoio em grupos. Os resultados apontaram uma melhora significativa no pós-tratamento de ambos os grupos. Entretanto, a diminuição do comportamento de arrancar o cabelo foi significativamente maior para os pacientes tratados com TCC[65]. O referido programa de tratamento pode ser adaptado e aplicado individualmente também.

A Tabela 4 apresenta um resumo do programa utilizado na referida pesquisa e atualmente aplicado no PRO-AMITI/IPq-HCFMUSP.

Tabela 3 Resumo do protocolo proposto por Rothbaum[62]

Sessão	Etapa	Conteúdo
1	Coleta de informações e psicoeducação	▪ Psicoeducação sobre TTM ▪ Descrição do hábito de arrancar pelos/cabelos ▪ Identificação de gatilhos para o hábito ▪ Automonitoramento do hábito ▪ Tarefas: automonitoramento e coleta de cabelos/pelos arrancados
2	Treinamento de reversão do hábito	▪ Técnicas de reversão de hábito de Azrin e Nunn[57] ▪ Inspeção do automonitoramento ▪ Abordagem dos canais de manifestação da ansiedade ▪ Prática de respostas competidoras ▪ Lista de inconvenientes trazidos pelo hábito
3	Estratégias de manejo do estresse	▪ Relaxamento muscular profundo
4	Estratégias de manejo do estresse	▪ Relaxamento muscular progressivo ▪ Respiração diafragmática
5	Parada do pensamento	▪ Explicação do modelo cognitivo ▪ Técnica da parada do pensamento e distração
6	Reestruturação cognitiva	▪ Técnica de análise de evidências utilizando o modelo cognitivo
7	Diálogo interno orientado	▪ Diálogo interno orientado para o preparo a um estressor, baseado nas afirmações de Veronem e Kilpatrick[63] ▪ Prática de reforço positivo
8	Troca de papéis e simulação	▪ Troca de papéis entre terapeuta e paciente, com simulação da aplicação do protocolo de TCC para TTM ▪ Revisão das técnicas aprendidas e das habilidades a serem reforçadas
9	Prevenção de recaída	▪ Montagem do guia de prevenção de recaída de TTM

Fonte: Rothbaum, 1992[62].

Tabela 4 Programa estruturado de terapia cognitivo-comportamental em grupo

Sessão	Atividades
1	Contrato terapêutico: ▪ Preenchimento de questionários/escalas ▪ Definição das regras de participação ▪ Distribuição e discussão do *Manual de terapia*
2-4	Psicoeducação: ▪ As características da tricotilomania (TTM): hábito ou transtorno ▪ Necessidades físicas, emocionais e sociais ▪ Fatores envolvidos na persistência do comportamento de puxar o cabelo
5-10	Abordagem cognitiva: ▪ Formação das crenças na TTM ▪ Pensamentos disfuncionais mais comuns e estilos cognitivos que dificultam o processo de mudança
10	Abordagem comportamental: ▪ Gatilhos emocionais e situacionais de TTM ▪ Estratégias disfuncionais de lidar com conflitos interpessoais
11-14	Automonitoramento: ▪ Verificação da quantidade de cabelo puxado ao longo da semana ▪ Determinação da capacidade de lidar com os disparadores potenciais e avaliação de autoeficácia atual
15-19	Treinamento de habilidades sociais: ▪ Crenças disfuncionais e sua associação com a incapacidade de manter o equilíbrio emocional em situações sociais ▪ O que é compreendido pelo termo "habilidades sociais" ▪ Tipos de respostas: assertiva, passiva e agressiva ▪ Maneiras de iniciar e manter uma conversa ▪ Posturas defensivas e combativas
20-21	Prevenção de recaída: ▪ Determinação da redução/eliminação dos sintomas de TTM ▪ Avaliação de autoeficácia ▪ Mitos sobre a chance de recaída ▪ Como lidar com preocupações relacionadas à recaída ▪ Orientação para autoterapia
22	Encerramento: ▪ Questionamento e resposta da sessão ▪ Determinação final da redução/eliminação dos sintomas de TTM ▪ Preenchimento de questionários de acompanhamento/avaliação

Fonte: Toledo et al., 2015[65].

Transtorno de escoriação (*skin-picking*)

A literatura científica sobre o tratamento para TE, de maneira geral, tem valorizado bastante o comportamento que desencadeia a produção das lesões, em detrimento dos fatores psicopatológicos comuns associados ao quadro, como as deficiências de regulação emocional e a dissociação afetiva encontradas nos indivíduos acometidos, conforme observa Gulassa e Oliveira (2015)[66].

De forma geral, os tratamentos psicoterápicos propostos para o TE são os mesmos aplicados para a TTM, pois compartilham características semelhantes. Entretanto, a utilização da TCC ou estratégicas a ela associadas, com ênfase no TRH e na terapia comportamental de aceitação reforçada[67] tem apresentado evidências mais consistentes.

Um estudo proposto por Flessner et al.[68], no qual foi utilizada a terapia de aceitação e compromisso (ACT, *acceptance and commitment therapy*) combinada com TRH para o tratamento de TE. Os autores concluíram que a ordem de apresentação dos procedimentos de ACT e reversão de hábito não influenciou na efetividade da intervenção. A reversão de hábito isolada se mostrou relativamente mais eficiente, proporcionando redução na frequência dos comportamentos autolesivos e melhoras na aparência da pele.

Em um estudo do ano anterior, Flessner et al.[69] propuseram o *StopPicking.com: Internet- based treatment for self-injurius skin-picking*, que contou com 372 participantes com TE, que relataram dois episódios de comportamento autolesivo durante o uso de um programa de intervenção on-line. Foi utilizada TRH combinada com um tratamento autoaplicável pela internet em três módulos (avaliação, intervenção e manutenção). Nos participantes que utilizaram o programa por maiores períodos de tempo, apesar de não ter sido constatada redução na gravidade dos sintomas, observou-se redução na frequência do ato de escoriar a pele, quando comparados àqueles que utilizaram o programa por períodos menores.

TRH é um conjunto de procedimentos que tem como objetivo a redução imediata e duradoura do que se tornou um hábito indesejável (p. ex., o comportamento escoriativo). Os principais procedimentos, vistos nos casos dos indivíduos com TE, visam desenvolver a percepção do momento que realizam o comportamento escoriativo e os gatilhos que o antecedem, desenvolvendo assim habilidades de autoconsciência e automonitoramento. Também são aprendidos comportamentos que competem com a ação de escoriar a pele (p. ex., cerrar os punhos), no intuito de inviabilizá-la. O indivíduo também pode, como parte das estratégias utilizadas, recrutar apoio social externo para auxiliá-lo no cumprimento do seu objetivo[70,71].

A terapia de aceitação reforçada (TAR), foi documentada para tratamento de TE, e consiste em uma combinação do TRH com a ACT. A ACT adiciona ao tratamento conversas focadas e exercícios específicos que buscam fortalecer valores e objetivos de vida do indivíduo, ao mesmo tempo em que o prepara para aceitar e lidar com sensações internas aversivas e rigidez de pensamento associados ao comportamento[72].

Outro aspecto comum que se encontra prejudicado nos indivíduos acometidos é o fator social, uma vez que é comum que eles evitem ambientes sociais que facilitam a exposição das suas lesões[4].

Recentemente, a metodologia psicodramática também vem sendo utilizada para tratamento em grupo dos indivíduos com

TE. A utilização da modalidade em grupo, assim como a metodologia psicodramática, é uma forma de enfatizar os aspectos emocionais e sociais como fatores importantes no tratamento desse quadro[49].

Em recente estudo controlado e randomizado conduzido por Gulassa[73], com 53 indivíduos com diagnóstico de TE, distribuídos em dois grupos, sendo que um grupo realizou terapia psicodramática em grupo (PPG) com 27 indivíduos e o outro terapia de apoio em grupo (PAE) com 26 indivíduos. Ambos os grupos concluíram 15 sessões. Os resultados apontaram que a terapia PPG não foi superior à terapia PAG. Porém, o tratamento em grupo pode ser uma alternativa para indivíduos com TE, com benefícios que extrapolam a melhora do comportamento de escoriação da pele como, por exemplo, a recuperação do isolamento social e a melhora da regulação emocional. A Tabela 5 apresentas um resumo do programa utilizado na referida pesquisa e atualmente aplicado no PRO-AMITI/IPq-HCFMUSP.

Deckersbach et al.[74] desenvolveram um trabalho que consistiu na apresentação de três estudos de caso com delineamento AB e avaliação de seguimento, nos quais foram utilizadas técnicas de TCC e componentes da TRH para tratamento de pacientes que apresentavam TE com comorbidades psiquiátricas. De acordo com os autores, constatou-se melhora da condição a partir da diminuição de escores das escalas *Skin Picking Scale* (SPS) e inventário de depressão de *Beck* (BDI, *Beck depression inventory*) entre as fases de pré-tratamento e pós-tratamento, bem como manutenção da melhora constatada em avaliação de seguimento.

CONSIDERAÇÕES FINAIS

Neste capítulo buscou-se apresentar estudos que apoiam evidências de farmacoterapias para TTM e TE, que revelaram metodologias diversas e estudos com reduzida amostra, o que dificulta afirmar qual tratamento é mais eficaz. No entanto, há evidências suficientes para apoiar o uso da naltrexona, N-acetilcisteína, olanzapina para TTM e os ISRS (fluoxetina e citalopram) para TE.

À luz da provável sobreposição neurobiológica entre esses transtornos, médicos e pacientes podem considerar o perfil de efeito adverso relativamente baixo associado aos ISRS, tais como fluoxetina ou citalopram, e talvez até mesmo o IRS clomipramina, ainda que um teste de seu uso como agentes de primeira linha para a TTM e TE possam se justificar, bem como avaliação posterior em ensaios. Os fármacos associados, em alguns pacientes, com efeitos metabólicos e disfunção hepática – ou seja, olanzapina e naltrexona, respectivamente – podem, portanto, ser considerados atualmente como tratamento de segunda linha. Entretanto, as dificuldades de prescrição de N-acetilcisteína, visto que não se trata de um produto farmacológico regulamentado, limita seu uso na prática médica em muitos lugares atualmente.

Freitas[40] sugere a necessidade de serem desenvolvidos mais estudos controlados com uso de placebos, avaliando a real eficácia dos inúmeros medicamentos indicados para o tratamento do TE. Assim, observa-se a necessidade de que ensaios duplo-cegos sejam desenhados com acompanhamento em longo prazo para examinar esses e outros tratamentos farmacológicos potencialmente benéficos, para que potentes algoritmos de tratamento possam ser gerados.

Para aumentar a eficácia da TCC, é importante entender qual é o mecanismo de ação do tratamento. Em pequenos estudos, a TCC tem sido mais eficaz na redução do comportamento tricotilomaníaco do que nas condições da lista de espera[13,34], terapia de apoio[75], prática negativa[58], placebo ou terapia medicamentosa[32,34]. Com base nesses achados, é improvável que o efeito da TCC possa ser explicado inteiramente por fatores gerais, como passagem de tempo, expectativas de recuperação, atenção de um profissional e/ou apoio social.

Tabela 5 Programa de psicoterapia psicodramática em grupo

Sessão	Etapa	Método/atividade	Objetivos
1-3	Inicial	▪ Jogo de apresentação ▪ Exploração de um personagem construído pelo grupo	▪ Apresentação do trabalho ▪ Formulação do contrato de funcionamento do grupo ▪ Apresentação dos integrantes e integração
4-9	Intermediária	▪ Exploração de átomo social dos integrantes ▪ Cadeira vazia: relações pendentes ▪ Concretização de ciclos viciosos de comportamento e emoção ▪ Tribuna livre ▪ Aprofundamento de cena dramática	▪ Ampliação do repertório social ▪ Expressão, consciência e integração das próprias emoções ▪ Aquisição de novas respostas para problemas antigos
10-15	Final	▪ Psicodrama interno: cena regressiva/criança interna ferida ▪ Cadeira vazia: conversa com a "doença" ▪ Jogo de projeção do futuro ▪ Cenas temidas ▪ Encerramento	▪ Compreensão sobre a doença e sobre herança de valores intergeracionais ▪ Levantamento da instrumentalização adquirida ▪ Prevenção de recaída ▪ Avaliação do processo

Nota: As atividades propostas dentro de cada etapa poderiam ter sua ordem adaptada de acordo com a demanda e o momento específico do processo de cada grupo em particular, sem deixar que todos os objetivos fossem comtemplados.
Fonte: Gulassa, 2019[73].

A partir da literatura mais ampla do TRH, o treinamento de resposta concorrente parece ser um componente-chave[76], mas a função da reposta concorrente não foi determinada[77]. O treinamento de conscientização também pode ser exclusivamente importante no estabelecimento da eficácia do TRH. Alguns autores descobriram que o automonitoramento (que presumivelmente aumenta a conscientização) pode ser suficiente na redução do comportamento do hábito[78,79].

Finalmente, poucos dados empíricos estão disponíveis de modo que possam lançar luz sobre o mecanismo de mudança ativa de intervenções frequentemente aplicadas com TRH, como ACT, DBT ou TCC.

Os dados referentes ao uso de qualquer modelo terapêutico, sejam individuais ou em grupo de portadores de TTM ou TE, ainda que crescentes, são bastante limitados, principalmente pela variedade de métodos utilizados, resultados obtidos e pela limitação metodológica adotada. A maioria dos dados existentes provém de estudos não controlados, sendo que os poucos estudos controlados não incluem, na sua maioria, tratamentos estruturados ou comparação com intervenção de controle, limitando-se à comparação com lista de espera. Essa lacuna de evidências é ainda maior nos casos de TTM e TE pediátrica ou juvenil.

Vinheta clínica (TE)

M, uma mulher casada de 37 anos, com um filho adolescente, não tinha antecedentes psiquiátricos pessoais ou familiares quando foi encaminhada ao pronto-socorro do hospital, com um sangramento significativo. Após avaliação e orientação, percebendo a natureza autoinfligida de uma lesão profunda da pele no braço esquerdo. Ela foi transferida para avaliação psiquiátrica. Ela negou qualquer consumo de substâncias. A paciente relatou o início do comportamento de escoriar a pele nos últimos 6 meses; depois de verificar uma lesão semelhante a uma queimadura, começou a cutucá-la gradualmente. Ela chegou a agendar uma consulta com um dermatologista, durante a qual foi prescrito um antibiótico local. Na ausência de melhora, segundo a paciente, ela começou a escoriar a lesão, inicialmente com as unhas, depois com uma pinça. Esse comportamento se tornou repetitivo e persistente. Foi solicitada e aceita internação psiquiátrica com a perspectiva de suporte médico mais rápido para sua "lesão".

Durante sua curta internação hospitalar, a avaliação da etiologia orgânica incluiu testes laboratoriais (contagem completa de células sanguíneas, eletrólitos, funções hepáticas e renais, TSH e nível de gordura no sangue), ECG e tomografia computadorizada de cabeça, todos dentro dos limites e sem lesão cerebral aguda. Foi realizada avaliação sobre a personalidade da paciente, que se revelou predominantemente obsessiva (perfeccionismo) e com traços depressivos. Porém, não foram atendidos critérios para transtorno depressivo grave ou diagnóstico específico para TOC. A seguir foram levantados dados pessoais e familiares. A paciente é a segunda de três filhos, de modo que sempre se sentiu negligenciada e não amada o suficiente por seus pais. Ela descreveu uma relação conjugal disfuncional com um marido dependente químico e abusivo, acrescentou uma profunda tristeza em relação à vida de seu filho (usuário de maconha). Recentemente, sua mãe morreu após um enfarto. Ao longo de seu período de internação psiquiátrica, a prescrição de fluoxetina (60 mg/dia) foi associada de alprazolam (2 mg/dia). As avaliações revelaram uma paciente um pouco imatura, ganhando rapidamente (superficial) afeto de outros pacientes internados. Não foram apresentadas outras alterações significativas no exame de estado mental. Uma consulta ambulatorial foi, então, agendada. Durante as primeiras consultas, a paciente pareceu apresentar alguma melhora, não repetindo as lesões autoinfligidas. No entanto, por volta do terceiro mês após sua internação psiquiátrica, ela revelou voltar ao mesmo padrão comportamental, com impulsos repetitivos e compulsivos para escoriar a pele do braço já cicatrizado. Um antipsicótico foi, então, iniciado (haloperidol, 2 mg/dia) e combinado com o aumento da dose do mesmo ISRS (80 mg/dia). Foi sugerido que a paciente realizasse sessões semanais de TCC, o que ela concordou. Foram notadas melhoras comportamentais, sem episódios de escoriação da pele nos últimos 5 meses.

Vinheta clínica (TTM)

P, gênero feminino, 11 anos de idade, no ensino fundamental, encaminhada pela psicóloga de sua escola ao psiquiatra infantil, com queixa de arrancar os cabelos. Os pais relataram a ausência de história médica relevante e nenhum desencadeante ambiental. Há 5 meses a paciente havia começado a arrancar fios de cabelo, apresentando extensa área de alopecia na região do escalpo. A paciente referia sentir uma necessidade urgente e incontrolável de arrancar os cabelos, que era seguida por um alívio momentâneo. Consultou-se com dois pediatras, que orientaram a mãe sobre a benignidade do quadro e que, com o tempo, a paciente espontaneamente interromperia esse comportamento. Os pais negavam qualquer dificuldade de relacionamento em casa ou em outros contextos sociais. A paciente se relacionava bem com seus amigos e, embora não deixasse de frequentar a escola, ficava mais isolada do que o habitual, dizendo que ficava incomodada com as perguntas a respeito de seu cabelo. A mãe notou que ela arrancava mais cabelos quando ficava ansiosa por algum motivo, como provas e tarefas escolares. Ao final da primeira consulta, depois de receber orientação sobre o transtorno e os riscos associados, a paciente revelou que engolia os pedacinhos da "raiz" ou bulbo dos cabelos e negou sintomas gastrointestinais. Foi sugerido uma endoscopia digestiva alta, que não revelou a presença de tricobezoar gastrointestinal. A paciente foi encaminhada pelo psiquiatra para sessões semanais de TCC com um psicólogo clínico, introduzindo-se clomipramina gradualmente até a dose de 1,5 mg/kg/dia. Após 6 meses de tratamento, a paciente não apresentava mais nenhuma área de alopecia, todavia ainda experimentava esporadicamente alguma urgência em arrancar os cabelos. Iniciou-se nessa época a retirada gradual da clomipramina. A paciente foi reavaliada 3, 6 e 12 meses após a retirada completa da medicação, apresentando excelente evolução. Em seu último retorno, 1 ano após a suspensão, não relatava novos episódios de TTM, negando qualquer necessidade de arrancar os cabelos.

Para aprofundamento

- Toledo EL. Tricotilomania. In: Petersen CS, Wainer R (eds.). Terapias cognitivo-comportamentais para crianças e adolescentes: Ciência e arte. Porto Alegre: Artmed; 2011. Cap. 17.
  ⇨ **Neste capítulo é apresentada uma revisão sobre o tratamento psicoterápico para crianças e adolescentes com TTM.**
- Selles RR, McGuire JF, Storch EA. A systematic review and meta-analysis of psychiatric treatment for excoriation (skin Picking) disorder. Gen Hosp Psychiatry. 2016;41:29-37.
  ⇨ **Uma metanálise sobre medicação para o tratamento do TE.**
- Azrin NH, Nunn RG, Frantz SE. Treatment of hair pulling (trichotillomania): A comparative study of habit reversal and negative practice training. J Behav Ther Exp Psychiatry. 1980;11:13-20.
  ⇨ **Neste clássico artigo, os autores reavaliam o treinamento de reversão do hábito, que faz parte de muitos modelos comportamentais para tratamento de TTM e TE.**

REFERÊNCIAS BIBLIOGRÁFICAS

1. **Bohne A, Keuthen N, Wilhelm S. Pathologic hairpulling, skin picking, and nail biting. Ann Clin Psychiatry. 2005;17:227-32.**
   ⇨ **O presente artigo revisa os achados atualizados da pesquisa sobre essas três formas de comportamento patológico, destacando suas semelhanças e diferenças.**
2. Odlaug BL, Grant JE. Trichotillomania and pathologic skin picking: clinical comparison with an examination of comorbidity. Am Clin Psychiatry. 2008;20:57-63.
3. **Stein DJ, Chamberlain SR, Fineberg N. An A-B-C model of habit disorders: Hair-pulling, skin-picking, and other stereotypic conditions. CNS Spectr. 2006;11:824-27.**
   ⇨ **Neste artigo os autores propõem uma compreensão dos mecanismos cognitivo-afetivos da TTM e do TE.**
4. American Psychiatric Association (APA). Manual diagnóstico e estatístico de transtornos mentais (DSM-5). 5. ed. Porto Alegre: Artmed; 2014.
5. Christenson GA, Pyle RL, Mitchell JE. Estimated lifetime prevalence of trichotillomania in College students. J Cin Psychiatry. 1991;52:415-7.
6. Franklin ME, Flessner CA, Woods DW, Keuthen NJ, Piacentini JC, Moore P, et al. The Child and Adolescent Trichotillomania Impact Project: Descriptive psychopathology, comorbidity, functional impairment, and treatment utilization. J Dev Behav Pediatr. 2008;29:493-500.
7. King RA, Zohar AH, Ratzoni G, Binder M, Kron S, Dycian A, Cohen DJ, et al. An epidemiological study of trichotillomania in Israeli adolescenys. J Am Acad Child Adolesc Psychiatry. 1995;34:1212-5.
8. Hayes SL, Storch EA, Berlanga L. Skin picking behaviors: An examination of the prevalence and severity in a community sample. J Anxiety Disord. 2009;23:314-9.
9. Keuthen NJ, Koran LM, Aboujaoude E, Large MD, Serpe RT. The prevalence of pathologic skin picking in US adults. Compr Psychiatry. 2010;51:183-6.
10. Arnold LM, McElroy SL, Mutasim DF, Dwight MM, Lamerson CL, Morris EM. Characteristics of 34 adults with psychogenic excoriation. J Clin Psychiatry. 1998;59:509-14.
11. Grant JE, Odlaug BL, Chamberlain SR, Kim SW. A double-blind, placebo-controlled trial of lamotrigine for pathological skin picking: treatment efficacy and neurocognitive predictors of response. J Clin Psychopharmacol. 2010;30:396-403.
12. Wilhelm S, Keuthen NJ, Deckersbach T, Engelhard IM, Forker AE, Baer L, et al. Self-injurious skin picking: clinical characteristic and comorbidity. J Clin Psychiatry. 1999; 60:454-459.
13. Woods DW, Flessner CA, Franklin ME, Keuthen NJ, Goodwin RD, Stein DJ, et al. The Trichotillomania Impact Project (TIP): Exploring phenomenology, functional impairment, and treatment utilization. J Clin Psychiatry. 2006;67:1877-88.
14. Odlaug BL, Grant JE. Impulse-control disorders in a College sample. Prim Care Companion J Clin Psychiatry. 2010;12(2).
15. Stein DJ, Garner JP, Keuthen NJ, Franklin ME, Walkup JT, Woods DW. Trichotillomania, stereotypic movement disorder, and related disorders. Curr Psychiatry Rep. 2007;9:301-2.
16. Stein DJ, Flessner CA, Franklin M, Keuthen NJ, Lochner C, Woods DW. Is trichotillomania a stereotypic movement disorder? An analysis of body-focused repetitive behaviors in people with hair-pulling. Ann Clin Psychiatry. 2008;20:194-8.
17. Hollander E, Kim S, Khanna S, Pallanti S. Obsessive-compulsive disorder and obsessive-compulsive spectrum disorders: diagnostic and dimensional issues. CNS Spectr. 2007;12(Suppl):5-13.
18. Swedo SE, Leonard HL. Trichotillomania: an obsessive compulsive spectrum disorder? Psychiatr Clin North Am. 1992;15:777-90.
19. Chamberlain SR, Fineberg NA, Odlaug BL. Pharmacotherapy. In: Grant JE, Stein DJ, Woods DW, Keuthen NJ. Trichotillomania, skin-picking & other body-focused repetitive behaviors. Whashington: American Psychiatric Publishing; 2012.
20. Simeon D, Stein DJ, Gross S, Islam N, Schmeidler J, Hollander E. A double-blind trial of fluoxetine in pathologic skin picking. J Clin Psychiatry. 1997;58:341-7.
21. Cullen BA, Samuels JF, Bienvenu OJ, Grados M, Hoehn-Saric R, Hahn J, et al. There relationship of pathologic skin picking to obsessive-compulsive disorder. J Nerv Ment Dis. 2001;189:193-5.
22. Grant JE, Mancebo MC, Pinto A, Eisen JL, Rasmussen SA. Impulse control disorders in adults with obsessive-compulsive disorder. J Psychiatr Res. 2006;40:494-501.
23. Odlaug BL, Grant JE. Childhood-onset pathologic skin picking: clinical characteristics and psychiatric comorbidity. Compr Psychiatry. 2007;48:388-93.
24. Fineberg NA, Gale TM. Evidence-based pharmacotherapy of obsessive-compulsive disorder. Int J Neuropsychopharmacol. 2005;8:107-29.
25. Chamberlain SR, Odlaug BL, Boulougouris V, Fineberg NA, Grant JE. Trichotillomania: neurobiology and treatment. Neurosci Biobehav. 2009;33:831-42.
26. Swedo SE, Leonard HL, Rapoport JL, Lenane MC, Goldberger EL, Cheslow DL. A double-blind comparison of clomipramine and desipramine in the treatment of trichotillomania (hair pulling). N Engl J Med. 1989;321:497-501.
27. Christenson GA, Mackenzie TB, Mitchell JE, Callies AL. A placebo-controlled, double-blind crossover study of fluoxetine in trichotillomania. Am J Psychiatry. 1991;148:1566-71.
28. Streichenwein SM, Thornby JI. A long-term, double-blind, placebo-controlled crossover trial of the efficacy of fluoxetine for trichotillomania. Am J Psychiatry. 1995;152:1192-6.
29. **O'Sullivan RL, Christenson GA. Pharmacotherapy of trichotillomania. In: Stein DJ, Christenson GA, Hollander E (eds.). Trichotillomania. Washington: American Psychiatric Press; 1999. p. 93-124.**
   ⇨ **Neste manual encontram-se os aspectos históricos e os primeiros achados sobre a TTM até o final dos anos 1990.**
30. Grant JE. Odlaug BL, Kim SW. N-acetylcysteine, a glutamate modulator, in the treatment of trichotillomania: a double-blind, placebo-controlled study. Arch Gen Psychiatry. 2009;66:756-63.
31. Van Ameringen M, Mancini C, Patterson B, Bennett M, Oakman J. A randomized, double-blind, placebo-controlled trial of olanzapine in the treatment of trichotillomania. J Clin Psychiatry. 2010;71:1336-43.
32. Ninan PT, Rothbaum BO, Marsteller FA, Knight BT, Eccard MB. A placebo-controlled trial of cognitive-behavioral therapy and clomipramine in trichotillomania. J Clin Psychiatry. 2000;61:61:47-50.
33. Koran LM, Ringold A, Hewlett W. Fluoxetine for trichotillomania: an open clinical trial. Psychopharmacol Bull. 1992;28:145-9.
34. Van Minnen A, Hoogduin KA, Keijsers GP, Hellenbrand I, Hendriks GJ. Treatment of trichotillomania with behavioral therapy or fluoxetine: a randomized, waiting-list controlled study. Arch Gen Psychiatry. 2003;60:517-22.

35. Keijsers GP, van Minnen A, Hoogduin CA, Klaassen BNW. Behavioral treatment of trichotillomania: two-years follow-up results. Behav Res Ther. 2006;44(3):359-70.
36. Christenson GA, Crow SJ. The characterization and treatment of trichotillomania. J Clin Psychiatry. 1996;57(8):42-9.
37. Souza A. An open-label pilot study of naltrexone in childhood onset trichotillomania. J Child Adolesc Psychopharmacol. 2008;18(1):30-3.
38. Oliveira ECB, Toledo EL, Gulassa DCR, Tavares H. Comportamentos repetitivos com foco no corpo: Transtorno de escoriação e tricotilomania. In: Brito MJA, Cordás TA, Ferreira LM. Transtorno dismórfico corporal: a mente que mente. 1. ed. São Paulo: Hogrefe; 2018. Cap. 19.
39. Alves CJM, Martelli ACC, Prado RBR, Fonseca MS. Variabilidade de diagnósticos psicológicos frente à avaliação dermatológica da escoriação psicogênica. An Bras Dermatol. 2009;84(5):534-7.
40. Freitas DEP. Escoriação psicogênica: aspectos psicológicos e fatores de personalidade. Dissertação [Mestrado] – Faculdade de Ciências, Universidade Estadual Paulista; 2011.
41. Bloch MR, Elliott M, Thompson H, Koran LM. Fluoxetine in pathologic skin-pucking: Open-label and double-blind results. Psychosomatic. 2001;42:314-9.
42. Arbabi M, Farnia V, Balighi K, Mohammadi M, Nejati-Safa A, Yazdchi K, et al. Efficacy of citalopram in the treatment of pathological skin picking: a randomized double blind placebo controlled trial. Acta Med Iran. 2008;46:367-72.
43. Grant JE, Chamberlain SR, Redden AS, Leppink BA, Odlaug BL, Kim SW. N-acetilcysteine in the treatment of excoriation disorder: a randomized clinical trial. JAMA Psychiatry. 2016;73:490-6.
44. **Lochner C, Roos A, Stein DJ. Excoriation (skin-picking) disorder: a systematic review of treatment options. Neuropsych Dis Treat. 2017;13:1867-72.**
   ⇨ **Revisão sistemática das opções disponíveis para o tratamento de TE.**
45. Grant JE, Odlaug BL, Kim SW. Lamotrigine treatment of phatological skin picking: An open-label study. J Clin Psychiatry. 2007;68:1384-91.
46. Arnold LM, Mutasim DF, Dwight MM, Lamerson CL, Morris EM, McElory SL. An open clinical trial of fluvoxamine treatment of psychogenic excoriation. J Clin Psychopharmacol. 1999;19:15-8.
47. Keuthen NJ, Jameson M, Loh R, Deckersbach T, Wilhelm S, Dougherty DD. Open-label escitalopram treatment for pathological skin picking. Int Clin Psychopharmacol. 2007;22:268-74.
48. **Schumer MC, Bartley CA, Bloch MH. Systematic review of pharmacological and behavioral treatment for skin picking disorder. J Clin Psychopharmacol. 2016;36:147-52.**
   ⇨ **Revisão sistemática dos tratamentos farmacológico e comportamental para o TE.**
49. Selles RR, McGuire JF, Small BJ, Storch EA. A systematic review and meta-analysis of psychiatric treatment for excoriation (skin-picking) disorder. Gen Hosp Psychiatry. 2016;41:29-37.
50. Rothbaum BO, Ninan PT. The assessment of trichotillomania. Behav Res Ther. 1994;32:651-62.
51. Graber J, Arndt WR. Trichotillomania. Comprehensive Psychiatry. 1993;34:340-6.
52. Manino FV, Delgado RA. Trichotillomania in children: a review. Am JPsych. 1969;126:505-11.
53. Iglesias A. Hypnosis as a cechicle for choisce and self-agency in the treatment of children with trichotillomania. Am J Clin Hypn. 2003;46:129-37.
54. Thompson L. Hypnosis for habit disorders: helping children help themselves. Adv Nurse Pract. 2002;10:59-62.
55. Zalsman G, Hermesh H, Sever J. Hypnotherapy in adolescents with trichotillomania: Three cases. Am j Clin Hypn. 2001:44:63-8.
56. Galski TJ. The adjunctive use of hypnosis in the treatment of trichotillomania: a case report. Am J Clin Hypn. 1981;23:198-201.
57. Azrin NH, Nunn RG. Habit-reversal: a method of eliminating nervous habits and tics. Behav Res Ther. 1973;11:619-28.
58. Azrin NH, Nunn RG, Frantz SE. Treatment of hair-pulling (trichotillomania): A comparative study of habit reversal and negative practice training. J Behav Ther Exp Psychiatry. 1980;11:13-20.
59. Peterson AL, Camprise RL, Azrin NH. Behavioral and pharmacological treatments for tic and habit disorders. J Dev Behav Pediatr. 1994;15:430-41.
60. Diefenbach GJ, Reitman D, Williamson DA. Trichotillomani: a challenge to research and practice. Clin Psychol Rev. 2000;20(3):2289-309.
61. Toledo EL. Tricotilomania. In: Petersen CS, Wainer R (eds.). Terapias cognitivo-comportamentais para crianças e adolescentes: Ciência e arte. Porto Alegre: Artmed; 2011. Cap. 17.
62. Rothbaum BO. The behavioral treatment of trichotillomania. Behav Cogn Psychother. 1992;20(1):85-90.
63. Veronem LJ, Kilpatrick DG. Stress management for rape victims. In: Meichenbaum DD, Jarenko M (eds.). Stress reduction and prevention. New York: Plenum; 341-74.
64. Shenefelt PD. Biofeedback, cognitive-behavioral methods, and hypnosis in dermatology: Is it all in your mind? Dermatology Therapy, 2003;16:114-22.
65. Toledo EL, Muniz EDT, Brito AMC, Abreu CN, Tavares H. Group treatment for trichotillomania: Cognitive-behavioral therapy versus supportive therapy. J Clin Psychiatry. 2015;76(4):447-55.
66. Gulassa D, Oliveira ECB. Dermatotiloxomania (ou transtorno de escoriação). In: Tavares H, et al. Psiquiatria, saúde mental e a clínica da impulsividade. Barueri, SP: Manole; 2015.
67. Grant JE, Odlaug BL, Chamberlain SR, Keuthen NJ, Lochner C, Stein J. Skin-picking disorder. Am J Psychiatry. 2012;169(11):1143-9.
68. Flessner CA, Busch AM, Heideman PW, Woods DW. Acceptance-enhance behavior therapy (AEBT) for trichotillomania and chronic skin picking: Exploring the effects of component sequencing. Behav Modif. 2008;32(5):579-94.
69. Flessner CA, Mouton-Odum S, Stocker AJ, Keuthen NJ. StopPicking.com: Internet-based treatment for self-injurious skin picking. Dermatol Online J. 2007;13(4):3.
70. Teng H, Woods D, Twohig M. Habit reversal as a treatment for chronic skin picking: A pilot investigation. Behav Modif. 2006;30:411-22.
71. Capriotti MR, Ely LJ, Snorrason I, Woods DW. Acceptance-enhanced behavior therapy for excoriation (skin-picking) disorder in adults: A clinical case series. Cog Behav Pract. 2015;22(2):230-9.
72. Gupta MA. Emotional regulation, dissociation, and the self-induced dermatoses: Clinical features and implications for treatment with mood stabilizers. Clin Dermato. 2013;31:110-7.
73. Gulassa DCR. Estudo randomizado controlado do uso de técnicas psicodramáticas para tratamento ambulatorial de pacientes com transtorno de escoriação. São Paulo. 2019. Dissertação [Mestrado] – Faculdade de Medicina, Universidade de São Paulo; 2019.
74. Deckersbach T, Wilhelm S, Keuthen NJ, Baer L, Jenike MA. Cognitive-behavior therapy for self-injurious skin picking. A case series. Behav Modif. 2002;26(3):361-77.
75. Diefenbach GJ, Tolin DF, Hannan S, Maltby N, Crocetto J. Group treatment for trichotillomania: Behavior therapy versus supportive therapy. Behav Ther. 2006;37:353-63.
76. Miltenberger RG, Fuqua RW, McKinley T. Habit reversal with muscle tics: Replication and component analysis. Behav Ther. 1985;16:39-50.
77. Miltenberger RG, Fuqua RW, Woods DW. Applying behavior analysis to clinical problems: Review and analysis of habit reversal. J Appl Behav Ann. 1998;31:447-69.
78. Anthony WZ. Brief intervention in a case of childhood trichotillomania by self-monitoring. J Behav Ther Exp Pshychiatry. 1978;9:173-5.
79. Ladouceur R. Habit reversal treatment: Learning an incompatible response or increasing the subject's awareness? Behav Res Ther. 1979;4:313-6.

15

Tratamento do transtorno de estresse pós-traumático e do transtorno de estresse pós-traumático complexo

Bruno Sakiyama
Elizabeth F. Albregard
Silvia Sztamfater
Álvaro Cabral Araújo
Paulo Cenacchi
Marcos Carvalho Alves
Felipe Corchs

Sumário

Pontos-chave

- No tratamento do transtorno de estresse pós-traumático (TEPT), a literatura científica indica que intervenções psicoterápicas focadas no trauma são superiores quando comparadas com psicoterapias não focadas no trauma, que, por sua vez, têm melhores resultados que o tratamento medicamentoso. As três categorias de tratamentos mostram evidências de melhoras nos pacientes.
- Na escolha por qual tratamento seguir, é recomendada a decisão compartilhada, na qual são consideradas as individualidades do paciente, e são informadas as opções disponíveis, as incertezas e as imprevisibilidades acerca dos resultados.
- Inibidores seletivos da recaptação de serotonina e inibidores de recaptação de serotonina e noradrenalina são as opções de primeira escolha no tratamento medicamentoso do TEPT.
- Alguns antipsicóticos atípicos e anticonvulsivantes podem ser utilizados tanto na potencialização do antidepressivo, para redução de sintomas residuais, como no tratamento das comorbidades, recorrentes nesses pacientes.
- Visto que o diagnóstico de transtorno de estresse pós-traumático complexo (TEPTc) é relativamente novo, estudos nesta área de tratamento ainda são incipientes; no entanto, há resultados promissores nas várias modalidades de tratamento psicoterápico.

INTRODUÇÃO

Eventos estressores graves fazem parte do cotidiano. Violência física e sexual, assaltos, sequestros e acidentes automobilísticos são acontecimentos frequentes, especialmente em grandes centros urbanos. Desastres e catástrofes naturais, embora menos comuns, também podem acometer um grande número de pessoas. Estatísticas globais apontam que mais de 70% dos adultos vivenciam ao menos um evento traumático ao longo da vida[1], o que pode predispor ao desenvolvimento de quadros psiquiátricos especificamente relacionados ao trauma. Características como natureza, duração e número de eventos traumáticos, bem como as respostas do indivíduo frente à situação estressora, podem influenciar o risco de adoecimento. Uma das possíveis consequências psicopatológicas da exposição a eventos traumáticos é o transtorno de estresse pós-traumático (TEPT), que apresenta prevalência de 1,3% a 12,2% ao longo da vida e de 0,2% a 3,8% ao longo de um ano, a depender sobretudo do suporte social e do país de residência do indivíduo[2]. Além do TEPT, outra consequência possível resultante da exposição a eventos traumáticos é o transtorno de estresse pós-traumático complexo (TEPTc), categoria diagnóstica recentemente incluída no Código Internacional de Doenças (CID-11) da Organização Mundial da Saúde (OMS)[3].

Felizmente, a maioria dos indivíduos que passa por um evento traumático não desenvolve um transtorno psiquiátrico. Como forma de aumentar a probabilidade de um desfecho favorável, foram desenvolvidas estratégias de intervenção precoce, como os "primeiros socorros psicológicos" e algumas técnicas psicoterápicas (maiores informações no capítulo de intervenções na fase pós-traumática aguda, no presente tomo). As intervenções incluem orientações de manejo aplicáveis tanto em curto quanto a longo prazo e buscam fornecer acolhimento de indivíduos expostos, além de estimular a formação de redes de apoio. Tais medidas podem ser suficientes para garantir a recuperação de muitos indivíduos e reduzir o risco do desenvolvimento de transtornos como o TEPT. Entretanto, pacientes que apresentam sofrimento e prejuízos graves requerem uma avaliação mais detalhada, pois podem precisar de tratamento farmacológico e psicoterapia[4].

Tendo em vista a relevância do trauma para o desenvolvimento de psicopatologias na vida adulta, o objetivo deste capítulo é fornecer uma visão geral e atualizada das principais diretrizes terapêuticas para o tratamento de TEPT e TEPTc, associadas com a prática da equipe do ambulatório de trauma do Instituto de Psiquiatria do Hospital das Clínicas da Faculdade de Medicina da Universidade de São Paulo (IPq-HCFMUSP).

TRATAMENTOS PARA O TEPT

A avaliação completa dos sintomas é um componente essencial no tratamento efetivo do TEPT que tem como objetivos primários a detecção da exposição ao trauma, avaliação dos critérios diagnósticos e avaliação contínua da severidade dos sintomas durante o tratamento. As informações obtidas fornecem indicativos para o planejamento e monitoramento do progresso do tratamento[5].

A análise cuidadosa dos estudos que avaliaram a eficácia e a segurança de tratamentos para o TEPT sugere que as psicoterapias tendem a ser superiores ao tratamento medicamentoso[6,7] (Figura 1). Medicações estariam indicadas principalmente quando o paciente não tem acesso à psicoterapia (realidade comum no cenário brasileiro), prefere tratamento medicamentoso ou não melhora suficientemente com tratamento psicoterápico. Convém ressaltar que o tratamento conjunto de psicoterapia e farmacoterapia, bem como a psicoeducação, também são opções disponíveis.

É preconizada a abordagem individualizada e centrada no paciente, considerando suas capacidades, necessidades, objetivos, experiências, preferências e valores[10]. Neste processo, espera-se que o clínico forneça todas as opções de tratamento detalhadas ao paciente, além de ressaltar o grau de incerteza e imprevisibilidade em relação aos resultados dos tratamentos disponíveis. Assim, a decisão por uma determinada modalidade de tratamento deve ser uma escolha conjunta do paciente com o clínico[10,11]. Em um estudo, que randomizou pacientes com TEPT em dois grupos: um que seria novamente randomizado a receber psicoterapia ou medicação e outro em que cada paciente poderia escolher entre essas duas modalidades terapêuticas[12]. O principal resultado do estudo foi que, no grupo que pôde escolher o tratamento que receberia, as remissões foram mais frequentes, a redução de sintomas de TEPT, ansiedade e depressão foram mais acentuadas e as desistências (*dropouts*) ocorreram em menor frequência do que no grupo que teve o tratamento determinado randomicamente, não tendo sido observada influência do tipo de tratamento, que não diferiu entre si no estudo. Tais resultados sugerem que a participação do paciente nas decisões terapêuticas é um ingrediente importante para o sucesso terapêutico[12].

Tratamento psicoterápico

As psicoterapias manualizadas focadas no trauma são apontadas como a primeira linha de tratamento por uma das principais diretrizes sobre o tratamento para este diagnóstico[10], dada

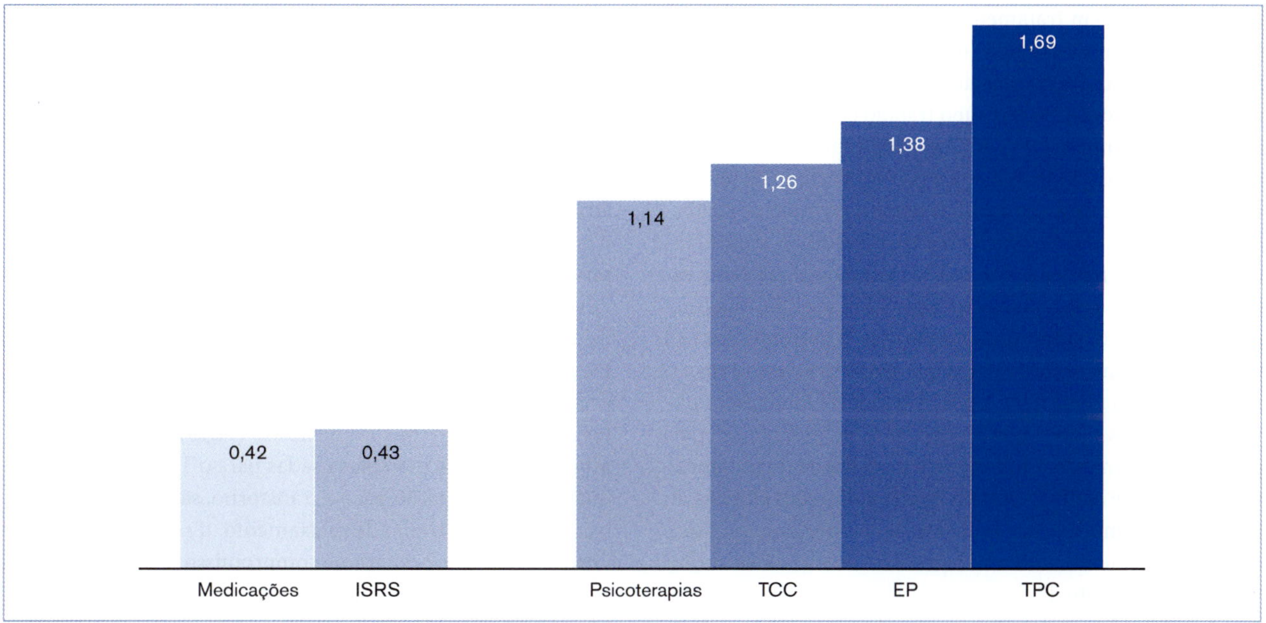

Figura 1 Tamanhos de efeito (d de Cohen) dos tratamentos para o transtorno de estresse pós-traumático (TEPT).
Fonte: adaptada e traduzida de Hamblen[8] em referência à metanálise de Watts, Schnurr[9]. ISRS: inibidores seletivos de recaptura de serotonina. TCC: terapias cognitivo-comportamentais. EP: exposição prolongada. TPC: terapia de processamento cognitivo.

a maior quantidade de estudos clínicos de alta qualidade demonstrando segurança e eficácia dessas intervenções[10,13-16]. Entende-se por psicoterapia focada no trauma qualquer abordagem terapêutica que tem como foco central o trauma e cujo objetivo é usar intervenções para facilitar o processamento das experiências traumáticas vivenciadas pelo indivíduo[10]. Dentre as possibilidades disponíveis, as que apresentam maior evidência científica são: exposição prolongada (EP); terapia de processamento cognitivo (TPC); dessensibilização e reprocessamento por meio de movimentos oculares (EMDR)[10,17]. Algumas outras terapias focadas no trauma, como algumas terapias cognitivo-comportamentais (TCC) focadas no trauma, terapia eclética breve, a terapia de exposição narrativa e a terapia de exposição escrita também são focadas no trauma e têm bom embasamento empírico, mas com grau de evidência científica mais fraco que as anteriormente citadas[10].

Estudos científicos também apontam para a superioridade da psicoterapia focada no trauma quando comparada a outras formas de tratamento, inclusive psicoterapias não focadas no trauma e tratamentos medicamentosos (Figura 1). Duas metanálises com ensaios clínicos randomizados mostraram que as psicoterapias focadas no trauma obtiveram melhores resultados quando comparadas com controles ativos (psicoterapia de suporte, biofeedback e treino de relaxamento), tratamento medicamentoso e outras psicoterapias[9,18]. Adicionalmente, os resultados das psicoterapias focadas no trauma persistiram após o término do tratamento, como visto por análises de acompanhamento (*follow-up*), enquanto o uso continuado da medicação se fez necessário para benefícios a longo prazo[9,18]. Outro estudo investigou o efeito na remissão do diagnóstico de TEPT comparando tratamento psicoterápico focado no trauma (TPC, EP ou EMDR), abordagem farmacológica com inibidores seletivos da recaptura de serotonina (ISRS) e grupo controle sem tratamento. Após 3 meses, 53% das pessoas que estavam no grupo de terapias focadas no trauma deixaram de preencher critérios diagnósticos para TEPT; o mesmo aconteceu com 42% do grupo tratado com ISRS e com 9% do grupo sem tratamento[8]. A terapia de exposição prolongada utiliza a exposição imaginária e ao vivo a estímulos relacionados ao trauma para que a pessoa tenha a extinção de respostas emocionais e de evitação a pensamentos e memórias traumáticas (estímulos privados), bem como a situações e estímulos externos relacionadas ao evento. Em seguida, estas memórias são trabalhadas diretamente com o paciente, com os objetivos de transformar crenças que mantém a pessoa em estado de ameaça persistente e possibilidade de se obterem novas perspectivas sobre o que aconteceu antes, durante e depois do evento traumático. Embora esta modalidade de tratamento seja bastante efetiva, existem contraindicações clínicas ao tratamento, como: ameaça iminente de comportamento suicida, comportamento auto lesivo grave recente (nos últimos 3 meses) e psicose atual[19].

A terapia de processamento cognitivo tem seu foco direcionado aos pensamentos que os teóricos da área chamam de "desadaptativos" ou "imprecisas", enfatizando o papel desses pensamentos e interpretações na manutenção de transtornos como o TEPT. Sua aplicação está embasada na teoria de que os significados que a pessoa dá aos eventos traumáticos contribuem para estados emocionais e, portanto, mudar a maneira como o indivíduo pensa sobre estes eventos pode reduzir os sintomas do TEPT e melhorar o bem-estar[5].

Enquanto a EP, a TPC e outros tratamentos se concentram em alterar diretamente as emoções, pensamentos e respostas resultantes de experiências traumáticas, a terapia EMDR foca diretamente a memória e como ela é armazenada no cérebro, segundo estudiosos da área. A parte técnica propõe que o trauma é resultado do processamento insuficiente da memória, propondo que, enquanto o indivíduo se concentra brevemente na memória do trauma e experimenta simultaneamente a estimulação visual bilateral (movimentos oculares horizontais), a vivacidade e a emoção da memória são reduzidas[20].

Além das técnicas apresentadas acima, outras abordagens psicoterápicas também vêm sendo investigadas no tratamento do TEPT, apesar de apresentarem evidências de eficácia ainda insuficientes para uma recomendação forte, sendo: terapia de exposição narrativa, que é uma intervenção de curto prazo que apresenta elementos que foram adaptados da TCC como a reconstrução da memória traumática e habituação[21,22]; e terapia eclética breve, que combina elementos da terapia comportamental cognitiva (psicoeducação, exposição imaginária, atividades escritas e reestruturação cognitiva) com uma abordagem psicodinâmica[23].

As psicoterapias manualizadas não focadas no trauma também têm evidências insuficientes, mas são alternativas para pacientes que se recusam ou que não respondem às abordagens baseadas em exposição, sendo: psicoterapia interpessoal, que possui alguns indicativos de que esta psicoterapia pode levar a alguma melhora no TEPT sem o foco em relembrar o trauma, melhorando suportes sociais e habilidades interpessoais[24]; e treinamento de inoculação do estresse, que tem como foco o desenvolvimento de um repertório de manejo do estresse, ensinando ao paciente diversas habilidades de enfrentamento, além de oportunizar a prática dessas habilidades de forma gradual[25].

Aqui também é muito útil o pensamento, frequentemente atribuído a Carl Sagan, de que ausência de evidência não é evidência de ausência. Contextualizado ao presente problema, apesar de outras formas de psicoterapia terem muito menos evidências de efetividade para o TEPT, ou até ausência de evidência, em alguns casos, não quer dizer que não funcionem. De fato, alguns estudos sugerem que psicoterapias, de forma geral, tendem a ter eficácia no TEPT que até superam os efeitos dos tratamentos medicamentosos[9] (Figura 1). Alguns exemplos de outras psicoterapias usadas para o TEPT, algumas das quais em investigação para o transtorno, são as psicoterapias psicodinâmicas, treino de relaxamento, terapia por realidade virtual, terapia de aceitação e compromisso e terapia dialética comportamental[26]. É válido entender que grande parte do que funciona no processo psicoterápico é comum aos diferentes processos psicoterápicos, um processo complexo e altamente personalizado. Para mais informações sobre o assunto, recomendamos que o leitor leia o primeiro capítulo da seção de psicoterapias, neste volume.

Tratamento medicamentoso

Embora o tratamento psicoterápico tenha evidências científicas mais significativas em relação às demais intervenções, o tratamento medicamentoso também é uma opção terapêutica bastante eficaz, sendo administrado a grande parte dos pacientes com TEPT. Em estudo com veteranos de guerra que desenvolveram este transtorno, 74% utilizaram alguma forma de tratamento farmacológico, incluindo antidepressivos, ansiolíticos ou agentes sedativos hipnóticos e antipsicóticos (prescritos, respectivamente, para 89%, 61% e 34% dos que receberam farmacoterapia)[27].

A escolha pelo tratamento medicamentoso do TEPT deve considerar fatores como: presença de comorbidades psiquiátricas (p. ex. depressão maior, psicoses), baixa tolerância à terapia, ausência de melhora ao longo do processo psicoterápico, restrição de acesso à psicoterapia, ou mesmo a preferência pessoal do paciente[28]. No Brasil, o acesso à psicoterapia individual ainda é bastante restrito e não é sistematicamente oferecido pelos serviços públicos de saúde, o que faz das intervenções medicamentosas uma opção terapêutica ainda mais relevante no tratamento destes quadros.

Os antidepressivos inibidores seletivos da recaptação de serotonina (ISRS, p. ex. sertralina, paroxetina, fluoxetina, citalopram) inibidores de recaptação de serotonina e noradrenalina (IRSN, p. ex. venlafaxina, duloxetina), são os fármacos que apresentam maiores níveis de evidência de eficácia no tratamento de indivíduos com TEPT, sendo a primeira linha de tratamento medicamentoso para estes pacientes[2,7,9,10,29]. A preferência inicial pelos ISRS se baseia sobretudo em sua maior tolerabilidade[29]. Uma possível alternativa a essas classes seria a mirtazapina, antidepressivo tetracíclico que em estudos menores apresentou resultados favoráveis na melhora de sintomas do TEPT tanto em monoterapia quanto associada aos antidepressivos citados anteriormente. Entretanto a baixa tolerabilidade e o excesso de sintomas colaterais associados, como ganho de peso, sonolência, redução em libido, acabam por restringir seu uso por grande parte dos pacientes.

As diretrizes desenvolvidas conjuntamente pelo departamento de veteranos e departamento de defesa americanos (Department of Veterans Affairs e Department of Defense; VA/DoD) descreve ainda os antidepressivos tricíclicos (p. ex. amitriptilina, imipramina), a nefazodona (antidepressivo antagonista do receptor 5-HT2A e inibidor de recaptura de serotonina, noradrenalina e dopamina) e a fenelzina (inibidor da monoamina oxidase irreversível e não seletivo) como agentes de segunda linha para tratamento do TEPT[10].

O início da ação dos antidepressivos costuma acontecer entre 2 a 4 semanas de tratamento[30-32]. No TEPT, entretanto, a resposta terapêutica pode ser mais tardia em alguns casos. Um estudo revelou que cerca de 50% dos pacientes que não apresentam melhora significativa em até 12 semanas de tratamento passam a responder com 24 semanas[33]. Os mesmos autores afirmam ainda que a gravidade do TEPT pode predizer a necessidade de maior tempo de tratamento para a obtenção de resposta terapêutica. Assim, a recomendação dos especialistas é que não se considere falha terapêutica para uma medicação antes de pelo menos 12 semanas de uso[30-32].

Em nosso grupo, tendemos a tentar aumentar as doses em 4 a 6 semanas se a resposta for insuficiente, mas, via de regra, não trocamos a medicação antes de pelo menos 12 semanas. Especialmente nos casos mais graves, nos quais podemos insistir por até mais tempo. Caso não haja nenhuma melhora após esse período, optamos por troca da medicação. Já se houver melhora parcial, existem duas possibilidades. A preferida tende a ser o aumento de doses até as máximas toleradas pelo paciente. Às vezes, entretanto, a depender dos sintomas residuais e da especificidade desses resíduos, pode ser mais interessante se associar uma medicação que tenha impacto mais focado nesses sintomas, como discutido adiante. A outra situação na qual a associação com outras medicações pode ser considerada é quando a máxima dose tolerada não foi suficiente para produzir remissão, após tempo suficiente. Neste caso, algumas potencializações dos antidepressivos se mostraram eficazes em ensaios clínicos, conforme também discutido abaixo. Importante destacar que, via de regra, o tratamento em monoterapia com medicações que não os antidepressivos citados acima não é aconselhado.

Antipsicóticos atípicos, como olanzapina, risperidona, podem ser associados aos antidepressivos, sobretudo quando os pacientes apresentam sintomas de agitação, ou sintomas psicóticos associados ao TEPT, comuns nos casos graves e crônicos[18,34].

Dentre os antipsicóticos atípicos utilizados no tratamento adjuvante, a risperidona é a que reúne maiores evidências de eficácia em meta-análises e revisões sistemáticas[18,29,35,36], sendo uma opção para pacientes com resposta insuficiente à monoterapia. Essa estratégia farmacológica pode ser ainda associada à psicoterapia em pacientes com sintomatologia incapacitante ou que não respondam a outras drogas ou tratamentos psicológicos[16].

A quetiapina[37] e a olanzapina[29] também podem apresentar benefícios quando associadas ao antidepressivo na melhora do TEPT, sendo opções aos que não respondam ou tolerem a risperidona, ou àqueles com sintomas psicóticos associados. Essas medicações podem ainda ser consideradas alternativas farmacológicas aos que por alguma razão não podem utilizar antidepressivos, apesar das evidências de eficácia do uso em monoterapia serem ainda insuficientes.

A clozapina já se mostrou uma alternativa interessante em pequenas séries de casos de adolescentes com TEPT e sintomas psicóticos refratários a outros antipsicóticos[38] podendo ser uma alternativa nos casos com sintomas mais graves, sobretudo na persistência de sintomas psicóticos como delírios, alucinações, desorganização de pensamentos ou comportamentos; mas deve ser reservada para situações especiais, uma vez que está relacionada a sintomas colaterais potencialmente graves, com necessidade de monitorização recorrente.

Em nosso grupo, os antipsicóticos são frequentemente utilizados para casos que persistem muito sintomáticos em diversos grupos de sintomas ou que apresentam insônia e outros sintomas associados ao sono persistentes, como sono agitado e pesadelos. Outras condições que podem se beneficiar do tratamento com essas medicações são a comorbidade com depressão que não remite com os antidepressivos ou comorbidade com transtorno bipolar, devendo-se atentar para as indicações terapêuticas específicas de cada transtorno neste caso.

Os anticonvulsivantes também podem, em alguns casos de TEPT, ser associados a antidepressivos, apesar da eficácia limitada dessa classe de fármacos no tratamento do transtorno[26]. Podem ser úteis no manejo de pacientes com TEPT e transtorno afetivo bipolar comórbido, aos quais o uso de antidepressivos deve ser cauteloso[39]. Nestas situações, pode-se considerar o uso da lamotrigina, que apresenta evidências de ação sobre sintomas de esquiva e reexperimentação em pacientes com TEPT[40]. O mesmo estudo mostrou um efeito particularmente interessante em casos com reexperimentação persistente, podendo ser uma associação nessas situações.

Apesar de os benzodiazepínicos serem frequentemente prescritos em casos de TEPT, com recomendação de uso "conforme necessário"[10], os estudos clínicos com essa classe de medicações têm sido negativos[41-43]. Além disso, uma revisão sistemática sobre o uso dessa classe de drogas no TEPT concluiu que, além de não se mostrar efetiva, a associação de benzodiazepínicos pode até mesmo piorar agressividade, depressão, abuso de substâncias ou desfechos das psicoterapias[44]. Por esses motivos, tende-se a evitar o uso dessas medicações no TEPT. Cabe destacar que o uso de benzodiazepínicos nas primeiras horas após uma exposição a eventos traumáticos aumenta o risco de desenvolvimento de TEPT, sendo formalmente contraindicado na fase aguda do pós-trauma[44-46]. Mais informações podem ser obtidas no capítulo correspondente do presente tomo.

Insônia e pesadelos são frequentemente observados no TEPT, contribuindo para o aumento do risco de ideação e comportamento suicida[47,48]. No tratamento da insônia, higiene do sono e técnicas comportamentais mostram bons efeitos na qualidade e no tempo de sono e são preferíveis em relação a tratamentos medicamentosos. Há diferentes versões de listas de recomendações de hábitos de higiene do sono, mas uma das mais recentes recomenda: restringir o tempo na cama; eliminar o relógio do quarto; exercícios ao fim da tarde ou de manhã; evitar café, álcool e nicotina; regular o tempo na cama; comer algo leve antes de deitar[49].

No caso de pesadelos crônicos, a intervenção comportamental conhecida como *imagery rehearsal therapy* (IRT) tem mostrado o maior suporte empírico. A IRT considera que pesadelos são comportamentos aprendidos e que podem impactar negativamente o sono. Nesta terapia, são ensinadas, ao paciente, habilidades que o auxiliem a imaginar um final alternativo para seus pesadelos. O paciente seleciona um pesadelo e cria um desenrolar que o agrade, e passa então a praticar esse final alternativo imaginando-o ao longo das semanas. Esta prática tem mostrado bons resultados na diminuição de pesadelos[50].

Como opção farmacológica às alterações do sono, a prazosina, medicamento antagonista alfa-1 adrenérgico, tem sido utilizada, com evidências favoráveis, na redução de pesadelos relacionados ao trauma e na melhora da qualidade do sono[51,52]. Entretanto, recente estudo randomizado, controlado, duplo-cego, com 304 participantes, não evidenciou benefícios da prazosina na melhora desses sintomas[53]. Um pequeno ensaio clínico, que incluiu pacientes com TEPT associado a ideação suicida, destaca ainda a piora dos escores para insônia, pesadelos e depressão com o uso da prazosina ao deitar[54]. Nossa experiência com a droga é que pode ser eficaz em alguns casos, mas costuma ser difícil se atingir as doses terapêuticas, normalmente maiores do que 10 mg.

Embora outras medicações apresentem pouca evidência de eficácia para distúrbios do sono relacionados ao TEPT[52,55], nosso grupo de especialistas sugere que o uso de baixas doses de quetiapina pode ser benéfico na melhora de insônias e pesadelos desses pacientes[56]. Outras possíveis alternativas são os hipnóticos não benzodiazepínicas, como o zolpidem e a eszoplicona[52], ou a mirtazapina, antidepressivo com componente anti-histamínico que pode auxiliar na adequação do sono. Entretanto, em casos de insônia persistente, sempre deve-se realizar uma boa investigação do padrão de sono, de preferência com diário do sono, e investir em higiene do sono e controle do tempo de cama.

Finalmente, é válida uma investigação mais típica do TEPT, que é o medo e evitação de dormir e ter pesadelos. Nesses casos, tais medidas podem ser tratadas com técnicas comportamentais específicas para pesadelos, como a *imagery rehearsal therapy*, ou para a persistência sintomática mais ampla, especialmente esquiva e reexperimentação.

Vale lembrar que, sempre que possível, pacientes que evoluírem com resposta parcial ao tratamento medicamentoso devem ser encaminhados para psicoterapias focadas no trauma no lugar de ser prescrita uma segunda medicação[18].

Uma vez atingida remissão, recomenda-se que o tratamento seja mantido por um período mínimo de 1 ano após a remissão do quadro, visto que a interrupção precoce do tratamento está associada a maiores chances de recaída. Em um estudo, por exemplo, foi observado que a interrupção com 28 semanas leva a um risco 6,4 vezes maior de recaídas em relação ao tratamento continuado[57].

Antes de entrarmos nas potencializações terapêuticas é valido discutir sobre os aspectos que devem ser considerados para se decidir se o tratamento está adequado ou precisa ser implementado. Em linhas gerais, tem sido considerado que o alvo terapêutico deve ser a remissão, caracterizada pela redução de 75% nos escores de TEPT iniciais ou impressão clínica de que o paciente se apresenta "muito melhor" (escala de impressão clínica global = 1)[30,32,58]. Na prática, entretanto, a interpretação pode ser muito mais complicada e deve ser considerada caso a caso. Por exemplo, a persistência de sintomas de reexperimentação e perturbações do sono após tratamento implicam maior risco de recaída ou reativação do TEPT[59] e, portanto, esses sintomas merecem uma avaliação mais cuidadosa. Mesmo assim, deve-se ter cuidado, já que reexperimentações podem ter significados muito diferentes a depender do evento. Devemos ser realistas e esperar desfechos diferentes das reexperimentações de uma mãe que testemunhou a o assassinato de um filho pequeno e de uma pessoa que bateu o carro sem ninguém se machucar de fato, por exemplo. Além disso, o limite do risco que deve ser assumido por cada pessoa e o limiar para que uma esquiva seja considerada disfuncional é muito difícil e pessoal, mas algumas podem ser mais facilmente considerados resíduos a serem trabalhados do que outros. Por exemplo, um paciente pode ter passado a evitar andar sozinho à noite num bairro perigoso, algo que não fazia antes de um assalto, enquanto outro pode passar a evitar especificamente de farmácias, onde ocorreu seu trauma, mas independentemente de ser ou não perigosa de fato. No segundo caso parece haver algo condicionado ou mesmo simbólico associado a farmácias, que pode ser trabalhado. Destaca-se que, apesar de estarmos discutindo isso na seção de tratamento medicamentoso, isso não quer dizer que essa intervenção seja necessariamente medicamentosa, podendo ser mais adequada a intervenção psicoterápica. Nos casos exemplificados anteriormente nesse parágrafo, a esquiva persistente de farmácias pode ser bem melhor conduzida por técnicas psicoterápicas focadas no trauma, com a expectativa de redução, enquanto a mãe que perdeu seu filho pode se beneficiar também de uma intervenção psicoterápica, mas com outro tipo de expectativa que não a redução das lembranças do filho.

Finalmente, deve-se também considerar as comorbidades, muito frequentes no TEPT[60], e nos quais os critérios de remissão e terapêuticos dessas condições devem ser observados.

ESPECIFICIDADES DO TRATAMENTO DO TEPTC

Estudos de intervenções psicológicas ainda são incipientes no TEPTc. A literatura apresenta apenas estudos de revisão sistemática ou metanálise de ensaios clínicos randomizados cujas intervenções são voltadas para o tratamento de TEPT, mas os participantes apresentam níveis basais clinicamente significativos de um ou mais grupos de sintomas de TEPTc[61]. Assim, torna-se necessário explorar a eficácia de intervenções que abordem todos os grupos de sintomas do TEPTc em um único estudo, com base em medidas específicas para esse transtorno. Como o TEPTc está frequentemente relacionado a sintomas clínicos severos e crônicos, a associação de psicoterapia e farmacoterapia se mostra, muitas vezes, necessária e benéfica no tratamento desses indivíduos.

Quanto ao tratamento psicoterápico, há poucos estudos clínicos até hoje que abordem os benefícios de tratamentos específicos para o TEPTc, visto que o diagnóstico foi recentemente incluído na CID-11. Entretanto, evidências indiretas de metanálises sugerem que podem ser úteis terapias baseadas em evidências que incluem ou não o foco no trauma[17]. Além disso, dada a complexidade e diversidade de sintomas, pode ser uma boa estratégia desenhar intervenções para cada paciente especificamente, considerando os sintomas clinicamente relevantes de cada caso[17].

Segundo Courtois[62], objetivos para o tratamento de TEPTc devem considerar os mesmos direcionados ao TEPT, acrescentados de outros, como: o desenvolvimento de habilidades para experienciar e expressar emoções, e autorregulação emocional; a melhora da capacidade para estabelecer e manter relações interpessoais organizadas e seguras; a melhora na integração da personalidade; a recuperação da emoção e conhecimento dissociados; melhora da saúde física. Como os protocolos mais específicos ainda estão em investigação, os mesmos serão mencionados abaixo, em "Perspectivas futuras no tratamento do TEPT e TEPTc".

Em relação à abordagem medicamentosa, até o momento não existem tratamentos farmacológicos baseados em evidência específicos para o TEPTc. Um dos *guidelines* considerados neste capítulo sugere que o tratamento possa ser adaptado dos dados da literatura da literatura com base nos tratamentos para TEPT, transtorno de personalidade *borderline* e dissociação descritos na literatura[34].

De forma geral, as mesmas recomendações de tratamento farmacológico do TEPT devem ser consideradas para o TEPTc. Entretanto, a resposta ao tratamento medicamentoso será mais pobre do que no TEPT simples. Sabe-se, por exemplo, que pacientes com TEPT associado a história de maus tratos na infância tendem a responder de forma inadequada às medicações indicadas para TEPT[63]. Portanto, se por um lado será esperado que nesses casos tente-se avançar para além do tratamento antidepressivo em monoterapia, por outro deve-se tomar cuidado com expectativas irreais sobre essa modalidade terapêutica. Especialmente os sintomas específicos de TEPTc dificilmente vão melhorar satisfatoriamente apenas com medicação e não ter ciência disso, tanto o paciente quanto os profissionais envolvidos no caso, pode ser frustrante e até iatrogênico.

Pode-se colocar muita energia e tempo em achar o esquema medicamentoso que irá resolver o problema, eventualmente com múltiplas trocas de profissionais, em paralelo a pouco investimento em medidas psicoterápicas, que devem receber a maior parte da atenção do paciente. Assim como nos transtornos de personalidade, o clínico deve estar atento a esses fatos e informar adequadamente o paciente. Por exemplo, tentativas de potencialização medicamentosas devem sempre ser colocadas como tentativas de melhora de algum sintoma em particular e não como algo que talvez resolva o problema.

PERSPECTIVAS FUTURAS NO TRATAMENTO DO TEPT E TEPTC

Pesquisas em intervenções para o TEPTc podem seguir diversas direções. Há ainda debates sobre como estruturar um tratamento para esse público. Alguns estudiosos são a favor de uma abordagem em fases, enquanto outros são a favor de que o tratamento seja focado no trauma logo de início[64]. De acordo com este debate, a Sociedade Internacional para Estudos de Estresse Traumático (International Society for Traumatic Stress Studies; ISTSS)[17] sugere alguns direcionamentos para futuras pesquisas: pode-se investigar se haveria benefícios ao acrescentar, a tratamentos já estabelecidos, intervenções que foquem problemas especificamente relacionados ao TEPTc; examinar o impacto da ordem de aplicação dos componentes do tratamento; avaliar os benefícios de tratamentos que tenham uma implementação flexível de módulos, para que sejam aplicados de acordo com as necessidades de cada caso.

Como alternativa interessante para o tratamento de TEPT e TEPTc, pesquisas têm sido feitas com o treinamento de habilidades em regulação afetiva e interpessoal (*Skills Training in Affective and Interpersonal Regulation;* STAIR), que é um tratamento manualizado para indivíduos com TEPT. Envolve um treinamento de habilidades em que são ensinadas formas de identificar e lidar com emoções de maneira segura e saudável, e como lidar com relações interpessoais de maneira efetiva. Segundo Cloitre[65], o tratamento para TEPTc deve não apenas lidar com a redução de sintomas psiquiátricos, mas também com a melhora em capacidades de autorregulação e fortalecimento de recursos ambientais e psicossociais, que são abordados no STAIR. Uma variação do STAIR que acrescenta a terapia narrativa como forma de foco no trauma é a STAIR *Narrative Therapy*, que tem obtido bons resultados em pesquisas[66].

Ainda, Harned[67] desenvolveu um protocolo para tratamento de TEPT em mulheres com transtorno de personalidade *borderline* (TPB) baseado em Exposição Prolongada em conjunto com terapia comportamental dialética (TCD), um tratamento composto por terapia individual e treinamento de habilidades em grupo. O treino de habilidades é organizado em 4 módulos: mindfulness e tolerância ao mal-estar, que trabalham a aceitação, e efetividade interpessoal e regulação emocional, que trabalham a mudança. Em estudo piloto, um protocolo de TCD foi desenhado especificamente para uma população com TEPT crônico relacionado a abuso sexual infantil[68]. O tratamento foi baseado nos princípios da TCD e métodos da TCC focada no trauma. Há atualmente um programa de pesquisa[69] que busca avaliar o tratamento modular de TCD para TEPT em uma população com TEPTc vítima de abuso infantil, apesar de a definição de TEPTc usada pelo autor ser um pouco diferente da usada na CID-11.

Seguindo esta linha de tratamento para TEPTc, nosso grupo está desenvolvendo um estudo intitulado "O papel da intimidade no tratamento psicoterápico do TEPTc" cujo objetivo é avaliar o efeito da introdução da relação terapêutica mais íntima, tomando como base a psicoterapia analítica funcional (*functional analytic psychotherapy* - FAP) em grupo[70], sobre o treino de habilidades da TCD em pacientes com TEPTc.

A associação de farmacoterapia e psicoterapias também tem sido observada como abordagem em potencial para o tratamento do TEPT. Apesar de algumas evidências sugerirem que tal associação pode ter um efeito sinérgico, que vai além da soma dos dois tratamentos isoladamente e, em outros casos, podem acabar se anulando[71]. Um exemplo do primeiro em investigação é a d-ciclocerina, agonista parcial de receptores glutamatérgicos N-metil-D-aspartato (NMDA), associado à terapia cognitivo comportamental[27,72], do segundo o tradicional efeito prejudicial dos benzodiazepínicos sobre as terapias de exposição[73].

Outra possibilidade em investigação tem sido a aplicação dos tratamentos como sessões de eletroconvulsoterapia (ECT)[74] e EP[75] logo após a reativação da memória traumática. Em tese, as sessões incidindo sobre a memória ainda em reconsolidação teria seus efeitos amplificados, mas os estudos são muito incipientes para se ter alguma posição sólida.

A própria ECT também tem apresentado resultados promissores na melhora de sintomas de pacientes com TEPT comórbido a depressão, reduzindo os sintomas de ambas as patologias de forma independente[76-78], podendo ser uma alternativa nos casos graves e refratários.

Vinheta clínica

Paciente K, sexo feminino, 25 anos, buscou tratamento psicoterápico após ter trancado a faculdade por não conseguir mais sair de casa. Sofreu sequestro relâmpago violento a algumas quadras de casa quando retornava da faculdade. Desde então, passou a se sentir mais assustada, com muito medo de sair de casa, e passou a evitar qualquer motivo que a fizesse sair. Conseguia deixar seu lar quando estava acompanhada por alguém, mas ainda assim era uma experiência sofrida, acompanhada por ansiedade, uma sensação de estar sempre hipervigilante e sobressaltando-se com facilidade, ao menor estímulo. Desde aquele dia, K. também não conseguia mais dormir bem e tinha muitos pesadelos com violência. Uma vez tentou ir à faculdade, mas, ao se aproximar do local onde sofrera o sequestro, teve um ataque de pânico e desistiu de ir. Por esse motivo, trancou o curso e decidiu procurar a ajuda de um psicoterapeuta.

Inicialmente, foi preponderante o foco no desenvolvimento de vínculo do terapeuta com K., envolvendo a validação das emoções frente às experiências relatadas, sempre ouvindo de forma acolhedora e empática, fazendo o possível para deixar claro que não julgaria ou puniria seus relatos. Assim, a K. pôde se sentir legitimada e confortável. As sessões iniciais também envolveram a explicação do tratamento e psicoeducação sobre o TEPT. À paciente foi informado sobre algumas possibilidades de rumos terapêuticos e, junto com o terapeuta, optaram por tentar um tratamento envolvendo exposição prolongada (EP) após considerarem seus desafios, vantagens e desvantagens.

Uma vez que o vínculo estava bem formado e a paciente se sentiu segura para progredir, ambos começaram a planejar a EP. Dividiram o procedimento em exposição imaginária (feita no consultório com o terapeuta), destinada ao enfrentamento de pensamentos e memórias traumáticas, e exposição in vivo (feita sem a presença do terapeuta, no ambiente natural da paciente), cujo objetivo era deixar de evitar situações e estímulos externos do trauma.

No consultório e na companhia do terapeuta, a paciente foi orientada a imaginar-se saindo de casa e andando na rua, fazendo o trajeto até a faculdade. Este e outros exercícios de imaginação foram realizados algumas vezes, até que a intensidade das emoções geradas durante exposição foi tornando-se mais tolerável e a paciente passou a acreditar que poderia, eventualmente, voltar a enfrentar essas situações.

Após conseguirem uma estabilidade no progresso da exposição imaginária, passaram à exposição *in vivo*. Terapeuta e paciente construíram uma hierarquia de exposição, identificando situações específicas, fáceis de repetir, e que recordassem o trauma, iniciando-se por situações com maior probabilidade de êxito, mas caminhando progressivamente para situações que fossem mais difíceis. Decidiram começar, em sua casa, com a aproximação sozinha do portão da rua até que o desconforto produzido diminuísse. Passaram então para o passo seguinte, que envolvia abrir o portão e ficar ali, sem pisar na rua. Gradativamente, aproximou-se da situação mais temida, de andar sozinha na rua indo para a faculdade, mas nessa ocasião o medo já não era maior do que o que enfrentou ao ir para o portão de casa no começo da EP. Todo o processo foi acompanhado e discutido com o terapeuta nas sessões.

Finalmente, com a redução dos sintomas de TEPT, elaboraram um plano de prevenção de recaídas, contemplando a continuidade da prática de exposição.

Porém, alguns sintomas permaneceram e, ao longo das sessões, identificaram relações entre esses sintomas, bem como os que haviam melhorado, com questões da paciente que já existiam antes do trauma. Acabaram por continuar a psicoterapia num processo mais personalizado e livre, não focado no trauma. A paciente refere que, em muitos aspectos, tem a impressão de uma qualidade de vida e satisfação superior ao que vivia antes do trauma.

Para aprofundamento

- Shalev A, Liberzon I, Marmar C. Post-traumatic stress disorder. N Engl J Med. 2017;376(25):2459-69.
  ⇨ **Ótima atualização sobre os principais aspectos do TEPT e TEPTc.**
- Hamblen J. The 2017 revised clinical practice guideline for PTSD: recommendations for psychotherapy. PTSD Consultation Lecture Series; 2017.
  ⇨ **Curso online sobre as recomendações sobre prática clínica do Department of Veterans Affairs and the Department of Defense dos Estados Unidos, com as evidências nas quais as diretrizes foram baseadas. Disponível em: https://train.org/main/course/1083765/.**
- Commitee ISfTSSG. ISTSS guidelines position paper on complex PTSD in adults Oakbrook Terrace; 2019.
  ⇨ **Diretrizes sobre prática clínica para tratamento psicoterápico e farmacológico para TEPT da Sociedade Internacional para Estudos de Estresse Traumático (International Society for Traumatic Stress Studies; ISTSS). Disponível em: https://istss.org/getattachment/Treating-Trauma/New-ISTSS-Prevention-and-Treatment-Guidelines/ISTSS_PreventionTreatmentGuidelines_FNL-March-19-2019.pdf.aspx.**

REFERÊNCIAS BIBLIOGRÁFICAS

1. Benjet C, Bromet E, Karam EG, Kessler RC, McLaughlin KA, Ruscio AM, et al. The Epidemiology of Traumatic Event Exposure Worldwide: Results From the World Mental Health Survey Consortium. Psychological Medicine. 2016;46(2).
2. Karam EG, Friedman MJ, Hill ED, Kessler RC, McLaughlin KA, Petukhova M, et al. Cumulative traumas and risk thresholds: 12-month PTSD in the World Mental Health (WMH) surveys. Depression and anxiety. 2014;31(2):130-42.
3. OMS. Classificação estatística internacional de doenças e problemas relacionados com a saúde (CID-11); 2018.
4. Everly GS, Lating JM. The Johns Hopkins guide to psychological first aid. Baltimore: Johns Hopkins University Press; 2017.
5. **Lancaster CL, Teeters JB, Gros DF, Back SE. Posttraumatic stress disorder: overview of evidence-based assessment and treatment. J Clin Med. 2016;5(11):105.**
   ⇨ **Estudo sobre epidemiologia, em que são avaliados e comparados diferentes tratamentos psicoterápicos e farmacológicos para TEPT.**
6. Merz J, Schwarzer G, Gerger H. Comparative efficacy and acceptability of pharmacological, psychotherapeutic, and combination treatments in adults with posttraumatic stress disorder: a network meta-analysis. JAMA Psychiatry. 2019.
7. Hoskins M, Pearce J, Bethell A, Dankova L, Barbui C, Tol WA, et al. Pharmacotherapy for post-traumatic stress disorder: systematic review and meta-analysis. Br J Psychiatry. 2015;206(2):93-100.
8. Hamblen J. The 2017 revised clinical practice guideline for PTSD: recommendations for psychotherapy. PTSD Consultation Lecture Series; 2017.
9. Watts BV, Schnurr PP, Mayo L, Young-Xu Y, Weeks WB, Friedman MJ. Meta-analysis of the efficacy of treatments for posttraumatic stress disorder. J Clin Psychiatry. 2013;74(6):e541-e50.
10. (VA/DoD) DoVAaDoD. VA/DoD clinical practice guideline for the management of posttraumatic stress disorder and acute stress disorder. 2017.
11. **Elwyn G, Frosch D, Thomson R, Joseph-Williams N, Lloyd A, Kinnersley P, et al. Shared decision making: a model for clinical practice. J Gen Intern Med. 2012;27(10).**
    ⇨ **Para saber mais sobre decisão compartilhada, o seguinte trabalho descreve um modelo prático de três passos, para o desenvolvimento das habilidades do profissional.**
12. Zoellner LA, Roy-Byrne PP, Mavissakalian M, Feeny NC. Doubly randomized preference trial of prolonged exposure versus sertraline for treatment of PTSD. Am J Psychiatry. 2019;176(4).
13. Bisson JI, Ehlers A, Matthews R, Pilling S, Richards D, Turner S. Psychological treatments for chronic post-traumatic stress disorder. Systematic review and meta-analysis. Br J Psychiatry. 2007;190:97-104.
14. Association AP. Practice guideline for the treatment of patients with acute stress disorder and posttraumatic stress disorder; 2010. Disponível em: https://psychiatryonline.org/pb/assets/raw/sitewide/practice_guidelines/guidelines/acutestressdisorderptsd.pdf.
15. Health PACfPM. Australian guidelines for the treatment of acute stress disorder and post-traumatic stress disorder. Melbourne, Australia: Author. 2013.
16. Excellence NIfHaC. Guidelines for Post-traumatic stress disorder. Londres2018.
17. Commitee ISfTSSG. ISTSS guidelines position paper on complex PTSD in adults Oakbrook Terrace; 2019. Disponível em: https://istss.org/getattachment/Treating-Trauma/New-ISTSS-Prevention-and-Treatment-Guidelines/ISTSS_PreventionTreatmentGuidelines_FNL-March-19-2019.pdf.aspx.
18. Lee DJ, Schnitzlein CW, Wolf JP, Vythilingam M, Rasmusson AM, Hoge CW. Psychotherapy versus pharmacotherapy for posttraumatic stress disorder: systemic review and meta-analyses to determine first-line treatments. Depress Anxiety. 2016;33(9):792-806.
19. Foa E, Hembree E, Rothbaum BO. Prolonged exposure therapy for PTSD: Emotional processing of traumatic experiences therapist guide: Oxford University Press; 2007.
20. Shapiro F. Efficacy of the eye movement desensitization procedure in the treatment of traumatic memories. J Trauma Stress. 1989;2(2):199-223.

21. Association AP. Clinical practice guideline for the treatment of posttraumatic stress disorder (PTSD) in adults. Guideline development panel for the treatment of PTSD in adults. Washington: American Psychological Association; 2017.
22. Neuner F, Schauer M, Roth WT, Elbert T. A narrative exposure treatment as intervention in a refugee camp: a case report. Behav Cognit Psychotherapy [Internet]. 2002; 30:[205-9 pp.].
23. Lindauer RJ, Gersons BP, van Meijel EP, Blom K, Carlier IV, Vrijlandt I, et al. Effects of brief eclectic psychotherapy in patients with posttraumatic stress disorder: randomized clinical trial. J Trauma Stress. 2005;18(3):205-12.
24. Markowitz JC. IPT and PTSD. Depression and Anxiety. 2010;27(10).
25. Hensel-Dittmann D, Schauer M, Ruf M, Catani C, Odenwald M, Elbert T, et al. Treatment of traumatized victims of war and torture: a randomized controlled comparison of narrative exposure therapy and stress inoculation training. Psychotherapy and Psychosomatics. 2011;80(6).
26. **Hamblen JL, Norman SB, Sonis JH, Phelps AJ, Bisson JI, Nunes VD, et al. A guide to guidelines for the treatment of posttraumatic stress disorder in adults: An update. Psychotherapy (Chic). 2019;56(3):359-73.**
⇨ **Há algumas diretrizes sobre prática clínica no tratamento do TEPT, e este artigo as compara, ressaltando pontos mais relevantes, diferenças e semelhanças.**
27. Shalev A, Liberzon I, Marmar C. Post-Traumatic Stress Disorder. N Engl J Med. 2017;376(25):2459-69.
28. Westfall NC, Nemeroff CB. State-of-the-art prevention and treatment of PTSD: pharmacotherapy, psychotherapy, and nonpharmacological somatic therapies. Psychiatric Annals. 2016;46(9):533-49.
29. **Cipriani A, Williams T, Nikolakopoulou A, Salanti G, Chaimani A, Ipser J, et al. Comparative efficacy and acceptability of pharmacological treatments for post-traumatic stress disorder in adults: a network meta-analysis. Psychological Med. 2018;48(12):1975-84.**
⇨ **Metanálise comparativa da eficácia e da tolerabilidade de tratamentos farmacológicos para o TEPT.**
30. Davidson J, Jobson K, Stein D, Connor KM, Bernik M, Friedman MJ, et al. Post-Traumatic Stress Disorder Algorithm 2005. Disponível em: www.ipap.org.
31. Davidson J, Kudler H, Smith R, Mahorney SL, Lipper S, Hammett E, et al. Treatment of posttraumatic stress disorder with amitriptyline and placebo. Arch Gen Psychiatry. 1990;47(3):259-66.
32. Corchs F, Oliveira PA, Bottino S, Cunha PJ, Scivolellto S. Transtorno do ajustamento, transtorno do estresse agudo e transtorno do estresse pós-traumático. In: Miguel EC, Gattaz WF, Gentil V, eds. Clínica Psiquiátrica. 1. Barueri: Manole; 2011. p. 807-23.
33. Londborg PD, Hegel MT, Goldstein S, Goldstein D, Himmelhoch JM, Maddock R, et al. Sertraline treatment of posttraumatic stress disorder: results of 24 weeks of open-label continuation treatment. J Clin Psychiatry. 2001;62(5):325-31.
34. Australia P. Australian guidelines for the treatment of acute stress disorder and posttraumatic stress disorder. Melbourne: Autor; 2013. Disponível em: https://www.phoenixaustralia.org/wp-content/uploads/2015/03/Phoenix-ASD-PTSD-Guidelines.pdf.
35. Berger W, Mendlowicz MV, Marques-Portella C, Kinrys G, Fontenelle LF, Marmar CR, et al. Pharmacologic alternatives to antidepressants in posttraumatic stress disorder: a systematic review. Prog Neuropsychopharmacol Biol Psychiatry. 2009;33(2):169-80.
36. Suttajit S, Suttajit S, Srisurapanont M, Maneeton N, Maneeton B, eds. Adjunctive risperidone for post-traumatic stress disorder: a systematic review and meta-analysis. European psychiatry. Paris: Elsevier; 2018.
37. Adetunji B, Mathews M, Williams A, Budur K, Mathews M, Mahmud J, et al. Use of antipsychotics in the treatment of post-traumatic stress disorder. Psychiatry (Edgmont (Pa : Township)). 2005;2(4):43-7.
38. Wheatley M, Plant J, Reader H, Brown G, Cahill C. Clozapine treatment of adolescents with posttraumatic stress disorder and psychotic symptoms. J Clin Psychopharmacol. 2004;24(2):167-73.
39. Yatham LN, Kennedy SH, Parikh SV, Schaffer A, Bond DJ, Frey BN, et al. Canadian Network for Mood and Anxiety Treatments (CANMAT) and International Society for Bipolar Disorders (ISBD) 2018 guidelines for the management of patients with bipolar disorder. Bipolar Disord. 2018;20(2):97-170.
40. Hertzberg MA, Butterfield MI, Feldman ME, Beckham JC, Sutherland SM, Connor KM, et al. A preliminary study of lamotrigine for the treatment of posttraumatic stress disorder. Biol Psychiatry. 1999;45(9):1226-9.
41. Braun P, Greenberg D, Dasberg H, Lerer B. Core symptoms of posttraumatic stress disorder unimproved by alprazolam treatment. J Clin Psychiatry. 1990.
42. Cates ME, Bishop MH, Davis LL, Lowe JS, Woolley TW. Clonazepam for treatment of sleep disturbances associated with combat-related posttraumatic stress disorder. Ann Pharmacotherapy. 2004;38(9):1395-9.
43. Rothbaum BO, Price M, Jovanovic T, Norrholm SD, Gerardi M, Dunlop B, et al. A randomized, double-blind evaluation of D-cycloserine or alprazolam combined with virtual reality exposure therapy for posttraumatic stress disorder in Iraq and Afghanistan War veterans. Am J Psychiatry. 2014;171(6):640-8.
44. Guina J, Rossetter SR, DeRhodes BJ, Nahhas RW, Welton RS. Benzodiazepines for PTSD: a systematic review and meta-analysis.J Psychiatric Pract. 2015;21(4):281-303.
45. Gelpin E, Bonne O, Peri T, Brandes D, Shalev AY. Treatment of recent trauma survivors with benzodiazepines: a prospective study. J Clin Psychiatry. 1996;57(9):390-4.
46. Mellman TA, Bustamante V, David D, Fins AI. Hypnotic medication in the aftermath of trauma. J Clin Psychiatry. 2002;63(12):1183-4.
47. McCall WV, Black CG. The link between suicide and insomnia: theoretical mechanisms. Curr Psychiatry Rep. 2013;15(9):389.
48. Krysinska K, Lester D. Post-traumatic stress disorder and suicide risk: a systematic review. Arch Suicide Res. 2010;14(1):1-23.
49. Stepanski E, Wyatt JK. Use of sleep hygiene in the treatment of insomnia. Sleep Med Rev. 2003;7(3):215-25.
50. Krakow B, Zadra A. Clinical management of chronic nightmares: imagery rehearsal therapy. Behav Sleep Med. 2006;4(1):45-70.
51. Khachatryan D, Groll D, Booij L, Sepehry AA, Schutz CG. Prazosin for treating sleep disturbances in adults with posttraumatic stress disorder: a systematic review and meta-analysis of randomized controlled trials. Gen Hosp Psychiatry. 2016;39:46-52.
52. Brownlow JA, Harb GC, Ross RJ. Treatment of sleep disturbances in post-traumatic stress disorder: a review of the literature. Curr Psychiatry Rep. 2015;17(6):41.
53. Raskind MA, Peskind ER, Chow B, Harris C, Davis-Karim A, Holmes HA, et al. Trial of prazosin for post-traumatic stress disorder in military veterans. N Engl J Med. 2018;378(6):507-17.
54. McCall WV, Pillai A, Case D, McCloud L, Nolla T, Branch F, et al. A pilot, randomized clinical trial of bedtime doses of prazosin versus placebo in suicidal posttraumatic stress disorder patients with nightmares. J Clin Psychopharmacol. 2018;38(6):618-21.
55. Krystal JH, Pietrzak RH, Rosenheck RA, Cramer JA, Vessicchio J, Jones KM, et al. Sleep disturbance in chronic military-related PTSD: clinical impact and response to adjunctive risperidone in the Veterans Affairs cooperative study #504. J Clin Psychiatry. 2016;77(4):483-91.
56. Byers MG, Allison KM, Wendel CS, Lee JK. Prazosin versus quetiapine for nighttime posttraumatic stress disorder symptoms in veterans: an assessment of long-term comparative effectiveness and safety. J Clin Psychopharmacol. 2010;30(3).
57. Davidson J, Pearlstein T, Londborg P, Brady KT, Rothbaum B, Bell J, et al. Efficacy of sertraline in preventing relapse of posttraumatic stress disorder: results of a 28-week double-blind, placebo-controlled study. Am J Psychiatry. 2001;158(12):1974-81.
58. Corchs F, Nutt DJ, Hood S, Bernik M. Serotonin and sensitivity to trauma-related exposure in selective serotonin reuptake inhibitors-recovered posttraumatic stress disorder. Biol Psychiatry. 2009;66(1):17-24.
59. Boe HJ, Holgersen KH, Holen A. Reactivation of posttraumatic stress in male disaster survivors: the role of residual symptoms. Journal of anxiety disorders. 2010;24(4):397-402.
60. Brady KT, Killeen TK, Brewerton T, Lucerini S. Comorbidity of psychiatric disorders and posttraumatic stress disorder. J Clin Psychiatry. 2000;61 Suppl 7:22-32.
61. Karatzias T, Hyland P, Bradley A, Fyvie C, Logan K, Easton P, et al. Is self-compassion a worthwhile therapeutic target for ICD-11 complex PTSD (CPTSD)? Behav Cogn Psychother. 2019;47(3):257-69.
62. Courtois C, Ford JD, Cloitre M. Best practices in psychotherapy for adults. Treating complex traumatic stress disorders: an evidence-based guide2009. p. 82-103.
63. Laddis A. Medication for complex posttraumatic disorders. Journal of Aggression. 2011; Maltreatment & Trauma:645-68.

64. van Vliet NI, Huntjens RJC, van Dijk MK, de Jongh A. Phase-based treatment versus immediate trauma-focused treatment in patients with childhood trauma-related posttraumatic stress disorder: study protocol for a randomized controlled trial. Trials. 2018;19(1):138.
65. Cloitre M, Courtois C, Charuvastra A, Carapezza R, Stolbach B, Green B. Treatment of complex PTSD: results of the ISTSS expert clinician survey on best practices. J Trauma Stress. 2011;24:615-27.
66. Hassija C, Cloitre M. STAIR Narrative Therapy: A Skills Focused Approach to Trauma-Related Distress. Curr Psychiatry Rev. 2015;11:172-9.
67. Harned M, Foa EB, Korslund KE, Linehan MM. Treating PTSD in Suicidal and self-injuring women with borderline personality disorder: development and preliminary evaluation of a dialectical behavior therapy prolonged exposure protocol. Behaviour Research and Therapy. 2012;50(6):381-6.
68. Steil R, Dyer A, Priebe K, Kleindienst N, Bohus M. Dialectical behavior therapy for posttraumatic stress disorder related to childhood sexual abuse: A pilot study of an intensive residential treatment program. International Society for Traumatic Stress Studies. 2011;24(1):102-6.
69. Bohus M, Schmahl C, Fydrich T, Steil R, Müller-Engelmann M, Herzog J, et al. A research programme to evaluate DBT-PTSD, a modular treatment approach for Complex PTSD after childhood abuse. 2019;6(7).
70. Vandenberghe L, Pereira MB. O papel da intimidade na relação terapêutica: uma revisão teórica à luz da análise clínica do comportamento. Psicologia: teoria e prática. 2005;7(1).
71. Holmes EA, Ghaderi A, Harmer CJ, Ramchandani PG, Cuijpers P, Morrison AP, et al. The Lancet Psychiatry Commission on psychological treatments research in tomorrow's science. Lancet Psychiatry. 2018;5(3):237-86.
72. Ori R, Amos T, Bergman H, Soares-Weiser K, Ipser JC, Stein DJ. Augmentation of cognitive and behavioural therapies (CBT) with d-cycloserine for anxiety and related disorders. Cochrane Database Syst Rev. 2015(5):Cd007803.
73. Otto MW, Bruce SE, Deckersbach T. Benzodiazepine use, cognitive impairment, and cognitive-behavioral therapy for anxiety disorders: issues in the treatment of a patient in need. J Clin Psychiatry. 2005;66 Suppl 2:34-8.
74. Corchs F, Vermes JS, Araújo ÁC, Del Real N, Ayres R, Góes AS, et al. S29. Targeting the reconsolidation of traumatic memories with electroconvulsive therapy and prolonged exposure therapy in posttraumatic stress disorder. Biological Psychiatry. 2018;83(9 Suppl):S358.
75. Vermes JS, Ayres R, Goés AS, Real ND, Araújo ÁC, Schiller D, et al. Targeting the reconsolidation of traumatic memories with a brief 2-session imaginal exposure intervention in post-traumatic stress disorder. J Affective Disord. 2020.
76. Ahmadi N, Moss L, Simon E, Nemeroff CB, Atre-Vaidya N. Efficacy and long-term clinical outcome of comorbid posttraumatic stress disorder and major depressive disorder after electroconvulsive therapy. Depress Anxiety. 2016;33(7):640-7.
77. Ahmadi N, Moss L, Hauser P, Nemeroff C, Atre-Vaidya N. Clinical outcome of maintenance electroconvulsive therapy in comorbid posttraumatic stress disorder and major depressive disorder. J Psychiatr Res. 2018;105:132-6.
78. Kaster TS, Goldbloom DS, Daskalakis ZJ, Mulsant BH, Blumberger DM. Electroconvulsive therapy for depression with comorbid borderline personality disorder or post-traumatic stress disorder: A matched retrospective cohort study. Brain Stimul. 2018;11(1):204-12.
79. **Corchs F, Sakiyama B. Clínica dos transtornos ansiosos e transtornos relacionados: a experiência do projeto AMBAN. Clínica dos transtornos ansiosos e transtornos relacionados: a experiência do projeto AMBAN. São Paulo: Edimédica; 2019.**
   ⇨ **Outra revisão sobre a perspectiva do nosso grupo no tratamento farmacológico do TEPT.**
80. Cipriani A, Williams T, Nikolakopoulou A, Salanti G, Chaimani A, Ipser J, et al. Comparative efficacy and acceptability of pharmacological treatments for post-traumatic stress disorder in adults: a network meta-analysis. Psychol Med. 2018;48(12):1975-84.

16

Intervenções na fase aguda do pós-trauma, tratamento do transtorno de estresse agudo e do transtorno de ajustamento

Claudia Ballestero Gracindo
Paulo Cenacchi
Elizabeth F. Albregard
Marcos Carvalho Alves
Bruno Sakiyama
Álvaro Cabral Araújo
Silvia Sztamfater
Francisco Lotufo Neto
Felipe Corchs

Sumário

Pontos-chave

- Reações ao trauma costumam se manifestar de forma natural, adaptativa e transitória, especialmente nas primeiras 72 horas após o evento. Manifestações persistente ou intensas podem configurar um transtorno.
- A existência de constructos diagnósticos distintos para transtorno de estresse agudo (TEA) e transtorno de estresse pós-traumático (TEPT) se justificam pelas evidências de que, mesmo as manifestações mais intensas, costumam se resolver em menos de 30 dias.
- As intervenções no traumatizado agudo, preenchendo ou não critérios para TEA, devem envolver bom-senso e envolver, prioritariamente, medidas de acolhimento e suporte, reservando intervenções mais específicas e focadas no trauma para casos mais graves.
- Não há, até o momento, evidências suficientes para o tratamento farmacológico do TEA. Os benzodiazepínicos, além de não serem eficazes, estão associados a um maior risco de desenvolvimento de TEPT.
- Apesar de ser um dos transtornos psiquiátricos mais comuns, ainda há poucas evidências de tratamentos eficazes para o transtorno de ajustamento (TA).
- Atualmente, não existem psicoterapias empiricamente sustentadas para o tratamento de TA. No entanto, há recomendações de intervenções breves (psicoterapia breve), dado a natureza transitória do transtorno. A remoção do estressor, quando possível, é efetiva na redução dos sintomas.
- Não existem, até o momento, estudos robustos que demonstrem benefícios com o uso de antidepressivos ou de outras classes de medicações para o tratamento do TA.

TRANSTORNO DE ESTRESSE AGUDO (TEA)

O transtorno de estresse agudo (TEA) é definido por um conjunto de sintomas que têm início ou agravamento após a ocorrência de um evento traumático e duração limitada de 3 dias a um mês após o trauma. O quadro clínico, bastante semelhante ao transtorno de estresse pós-traumático (TEPT), inclui sintomas de intrusão, humor negativamente alterado, dissociações, esquiva e/ou hiperexcitabilidade diante de estímulos relacionados ao evento traumático.

A exposição a um evento traumático (episódio concreto ou ameaça de morte, lesão grave ou violação sexual) é bastante comum na população geral e as estatísticas apontam que 50 a 89% dos indivíduos adultos passam ao menos por uma experiência desta natureza[1]. Entre os indivíduos expostos, cerca de 20% desenvolvem transtorno de estresse pós-traumático (TEPT)[2]. Apesar de alguns fatores de risco serem conhecidos[2], é impossível prever quais indivíduos adoecerão e quem se beneficiaria de uma intervenção terapêutica precoce.

Propostas de tratamento do TEA devem considerar que a maioria das reações ao trauma são naturais, adaptativas e transitórias, tornando-se patológicas apenas quando persistentes ou intensas. O planejamento terapêutico deve ser criterioso e considerar a evolução natural dos sintomas, visto que algumas intervenções, além de ineficazes, podem ser iatrogênicas – aumentando o risco do desenvolvimento de TEPT.

O diagnóstico de TEA não é apresentado na CID-11[3], que enquadra as respostas a um estressor grave no diagnóstico de "reação aguda ao estresse (RAE)", descrevendo uma reação considerada normal e transitória, que geralmente começa a diminuir dentro de alguns dias após o evento ou remoção da situação estressora. As alterações da CID-11 têm o intuito de deixar de caracterizar como patologia os breves períodos de perturbação emocional que acontecem em resposta ao evento traumático, cuidando para não negligenciar o fato de que alguns indivíduos expostos necessitarão de intervenção clínica. Para Maercker[4] e outros autores, tais alterações abrem espaço para que diversos profissionais de saúde sejam treinados para reconhecer e aplicar intervenções psicossociais e práticas não psiquiátricas, incluindo a abordagem de primeiros cuidados psicológicos. Maiores detalhes sobre o TEA são apresentados no capítulo correspondente, no Volume 2.

O tratamento do TEA deve levar em consideração toda a discussão a respeito das divergências quanto ao caráter patológico da condição e, associado a isso, a questão temporal da evolução pós-traumática. Se por um lado o DSM assume que o transtorno começa após 3 dias de sintomas, o que poderia excluir do escopo dessa seção do capítulo a atenção aos casos que sofreram o trauma há menos de 3 dias, na prática essa diferenciação é um tanto arbitrária e é importante definir a conduta nos casos mais agudos, sendo essa uma demanda muito comum de traumatizados a profissionais de saúde mental e as primeiras 72 horas após um evento traumático uma janela muito crítica, dada a labilidade das memórias traumáticas, ainda em consolidação. Mesmo após esse período é muito difícil traçar uma linha que defina que estamos diante de um transtorno. Mesmo que estejamos diante de respostas bastante intensas, isso pode ser normal, dada a gravidade dos eventos traumáticos. Por esses motivos, este capítulo descreve as intervenções possíveis em todos os casos de traumatizados agudos, em todas as suas variedades temporais e de gravidade, independentemente de preencherem critérios para TEA ou não.

Intervenções no traumatizado agudo

As intervenções sobre o traumatizado agudo são muito variáveis e devem ser planejadas, entre outras peculiaridades de cada pessoa, em função do tempo decorrido desde o trauma, a gravidade esperada para cada momento e a progressão sintomática, ou seja, tendência de melhora ou piora, não apenas a gravidade pontual. Por exemplo, nas fases muito precoces podem ser esperadas respostas bastante intensas, preferindo-se medidas gerais de apoio baseadas nos fatores de risco e proteção, descritas adiante. Já após alguns dias de evolução, alguns casos podem até chegar a preencher critérios para TEA, mas podem estar num processo de melhora tão rápido e evidente que, às vezes, preferimos continuar apenas com essas medidas gerais, não iniciando um tratamento específicos. O inverso pode ser também verdade, ou seja, um caso não tão sintomático aparentemente não está melhorando ao longo das primeiras semanas desde o trauma, de forma que pode se planejar o início de um tratamento mais específico e focado no trauma. Descrevemos a seguir as principais intervenções no traumatizado agudo, TEA ou não. Em ambos os casos deve-se ter em mente a tentativa de equilibrar dois objetivos principais: 1) reduzir o sofrimento do traumatizado no momento em que ele está ocorrendo e 2) reduzir as chances de evolução para TEPT (prevenção secundária do TEPT).

Abordagem preventiva do TEPT

Embora as reações ao trauma possam remitir espontaneamente, é cada vez mais claro que algumas intervenções logo após o trauma poderiam aumentar o risco de TEPT, enquanto outras teriam um papel especialmente importante para a redução dos sintomas e prevenção secundária do TEPT[5-7].

Um dos exemplos clássicos dos riscos da intervenção ativa nesta fase está no chamado *debriefing* psicológico, forma de intervenção na qual o indivíduo é submetido precocemente a uma entrevista sistematizada voltada à psicoeducação e enfrentamento sobre os sintomas que poderão ser vivenciados, além de estímulos à expressão de sentimentos e pensamentos relacionados ao trauma. Os estudos têm demonstrado ineficácia da técnica ou até mesmo resultados negativos para tal intervenção[8].

Por outro lado, vários estudos sugerem que algumas técnicas de terapia cognitivo comportamental (TCC) breves podem exercer algum papel preventivo na evolução do TEPT sem terem sido observados possíveis danos. Tal variedade de dados leva alguns grupos a recomendarem que a psicoterapia seja aplicada de forma individual e inclua exposição e/ou reestruturação cognitiva[9] enquanto outras argumentam que não há consenso em relação a eficácia das intervenções precoces para gerenciar os sintomas do TEA e questionam quais seriam as intervenções eficazes para esta condição durante o primeiro mês após o evento[10].

Uma outra questão é o momento de início de intervenções mais específicas e focadas no trauma. Por um lado, revisões da literatura destacam a importância das intervenções imediatas em relação às mais tardias na eficácia preventiva das mesmas contra o TEPT[11,12]. No mesmo sentido, outras revisões e estudos mostram que a intervenção precoce específica ajuda quando iniciada logo após ou em até duas semanas após o trauma[13-16]. Porém, não há consenso em relação ao momento de aplicar tais intervenções, uma vez que pesquisas que avaliam intervenções, logo após o trauma, são raras e não fornecem orientações claras sobre o início do tratamento. Forbes et al. (2007), por exemplo, recomendam que as intervenções focadas no trauma não sejam iniciadas antes de 2 semanas após a exposição, assim como Hsih e MacKinnon[17]. Freyth et al.[18] apontam, em seu estudo, que a TCC para TEA é empregada, geralmente, de duas a cinco semanas após o trauma.

Como um todo, tais dados sugerem que as decisões devem ser cuidadosamente avaliadas para cada pessoa e definidas com muito bom-senso. De uma forma ou de outra, as intervenções precoces mais inespecíficas, envolvendo especialmente suporte social e redução de estressores adicionais, tendem a ser adequadas e devem ser valorizadas e implementadas. Primeiramente, o monitoramento contínuo da pessoa que se encontra mais angustiada e com maior dificuldade de ajuste emocional, permitindo a escolha de intervenções adequadas[19].

Tais medidas são baseadas nas evidências de que a falta de suporte social precoce e estressores adicionais após o trauma são dois dos principais preditores de que uma pessoa vai evoluir para TEPT[20] e, pelos mesmos motivos, estão entre os principais componentes dos primeiros cuidados psicológicos, como descritos adiante.

Primeiros Cuidados Psicológicos

Os Primeiros Cuidados Psicológicos (PCP) foram criados para reduzir a angústia inicial causada após a experiência de um evento traumático, promovendo funcionamento e enfrentamento adaptativos. Baseia-se no entendimento de que pessoas afetadas por esses eventos terão reações iniciais que causam angústia suficiente para interferir no enfrentamento adaptativo, constituindo uma forma de suporte aos acometidos, aplicada desde as primeiras horas após o evento[12,21].

A OPAS[22] descreve os PCP como uma assistência humanitária e de ajuda prática, que apoia pessoas que vivenciaram situações de crise e que incluem tanto apoio psíquico quanto o social, sendo recomendados como alternativa ao "*debriefing* psicológico". Os objetivos da intervenção são (a) oferecer apoio e cuidado práticos não invasivos; (b) avaliar necessidades e preocupações; (c) ajudar a suprir necessidades básicas; (d) escutar, sem pressionar; (e) confortar e ajudar as pessoas a sentirem-se calmas; (f) ajudar na busca de informações, serviços e suportes sociais e (g) proteger em relação aos danos adicionais. Os três princípios básicos dos PCP, segundo a OPAS, durante a atuação em campo são observar, escutar e aproximar. Observar corresponde a verificar a segurança, as necessidades básicas a serem supridas, as reações sérias de estresse psicológico; escutar diz respeito a abordar quem precisa de ajuda, perguntar sobre preocupações e necessidades e ajudar na manutenção da calma e aproximar envolve a ajuda na resolução das necessidades básicas, no acesso aos serviços, no apoio diante dos problemas, no fornecimento de informações e na aproximação das pessoas de sua rede de apoio.

De forma semelhante, o modelo de PCP desenvolvido pela Universidade Johns Hopkins[23] sintetiza suas ações com o mnemônico RAPID: (R) *rapport and reflective listening* (*rapport* e escuta reflexiva), (A) *assessment of needs* (avaliação das necessidades), (P) *prioritization* (priorização), (I) *intervention* (intervenção) e (D) *disposition and follow-up* (dsponibilidade e acompanhamento). Estabelece como objetivos atender às necessidades básicas; estabilizar as reações psicológicas e/ou comportamentais agudas; atenuar a angústia, o comprometimento ou disfunção visando ajudar na recuperação de algum grau de funcionalidade adaptativa (resiliência); promover mecanismos naturais de enfrentamento e resiliência; e facilitar o acesso a suporte contínuo ou atendimento especializado posterior, se indicado.

Mais pesquisas são necessárias para avaliar a eficácia dos Primeiros Cuidados Psicológicos, mas alguns estudos randomizados e controlados sugerem promoção de resiliência[24], além de conter componentes que sabidamente têm efeito protetor contra a evolução para TEPT[25], sugerindo que a intervenção deva sempre ser usada durante o gerenciamento da crise.

Tratamento psicoterápico do transtorno de estresse agudo

Como desenvolvido acima, alguns casos podem precisar de uma intervenção mais específica. Embora falte consenso acerca da eficácia das intervenções muito precoces, as diretrizes globais de tratamento indicam possibilidades que incluem orientação para resolução de problemas, relaxamento, psicoeducação, dessensibilização, reprocessamento de movimentos oculares (EMDR), terapia cognitivo-comportamental, terapias mediadas pela internet com foco na auto ajuda, terapia interpessoal, terapia cognitivo-comportamental focada no trauma, terapia de exposição, terapia do processamento cognitivo entre outras[10,19,26].

Novamente ressaltamos que não é tão fácil identificar a pessoa que realmente precisa de tratamento, tão pouco qual seria o tratamento mais adequado. Portanto, com o propósito de facilitar a tomada de decisão do profissional, alguns grupos especializados em trauma desenvolveram *guidelines* que ajudam nesse processo. O *guideline* do Departamento de Defesa e Assuntos de Veteranos americano[9], por exemplo, traz recomendações que focam na avaliação da condição da pessoa, normalização das reações, fornecimento dos primeiros cuidados psicológicos e monitoramento ao longo do tempo.

Após essas medidas, se a pessoa preenche os critérios para TEA e o clínico acredita que aquela pessoa poderia se beneficiar de um tratamento mais específico, pode-se iniciar intervenções psicoterápicas breves, geralmente envolvendo psicoeducação, normalização das reações, gerenciamento dos sintomas, suporte social e técnicas mais específicas, desenvolvidas adiante, mas que geralmente incluem técnicas de exposição e/ou reestruturação cognitiva. Isso se deu pela eficácia dessas técnicas no tratamento do TEPT, o que levou pesquisadores a investigarem seu uso também como intervenção precoce[7,13].

A terapia cognitivo-comportamental focada no trauma (TCC-FT)

Os termos terapias focadas no trauma ou psicoterapias focadas no trauma ou, às vezes, terapias cognitivo comportamentais focadas no trauma, têm sido utilizados de diferentes maneiras na literatura. Nas Diretrizes do Reino Unido[27] e do VA/DoD[9], por exemplo, os termos se referem a quaisquer intervenções psicoterápicas que focam direta e especificamente no trauma e suas memórias. Entretanto, existe uma técnica desenvolvida por Cohen et al.[28] para o tratamento de crianças e adolescentes com TEPT denominada terapia cognitivo comportamental focada no trauma (TCC-FT), também adaptada para adultos. Muitas vezes, quando se fala em tratamento do TEPT e TEA, os termos podem se confundir, sugerindo-se aos leitores que estejam atentos a esse ponto.

A TCC-FT é um modelo de intervenção psicossocial, focada, flexível, de curto prazo mais estudados para o TEA[5,11,29,30]. Guay et al.[30], por exemplo, demonstraram que vítimas de crimes violentos que receberam 4 sessões de TCC-FT em até 25 dias após o trauma apresentaram menos sintomas de depressão em relação a outros grupos. A técnica tem algumas variações em termos de número de sessões e momento de início após o trauma, mas inclui educação sobre trauma, desenvolvimento de habilidades de gerenciamento da ansiedade, terapia de exposição e reestruturação cognitiva. Alguns desses componentes também foram estudados isoladamente e são desenvolvidos adiante.

Terapia de exposição prolongada (EP)

A EP é um dos tratamentos mais estudados para o TEPT e, de forma simplificada, é constituída de exposição sistemática, sustentada e repetida a memórias, sentimentos. Situações e outros estímulos relacionados ao trauma vivenciado, levando ao aprendizado de que que esses estímulos não são perigosos e não precisam ser evitados.

Rothbaum et al.[31] avaliaram a EP modificada como possibilidade de intervenção precoce para tratar o TEA e prevenir o TEPT. A avaliação inicial dos participantes ocorreu em até 72 horas após o evento traumático e eles receberam três sessões de EP modificada, com uma hora de duração cada, separadas por uma semana. A estrutura das sessões foi composta por exposição imaginária à memória do trauma, processamento do material traumático e exposições ao vivo e imaginária como tarefas de casa. O grupo foi comparado a um grupo controle que realizou apenas a avaliação inicial. Ambos grupos foram avaliados no início, após 4 e 12 semanas para os sintomas de TEPT e, no início e após a quarta semana, para sintomas depressivos. Os achados mostraram que o grupo que recebeu a EP modificada, iniciada poucas horas após o trauma, relatou menos reações de estresse pós traumático entre 1 e 3 meses após o trauma e de sintomas depressivos em 1 mês após o trauma, em relação ao grupo controle que passou apenas por avaliação, sugerindo que a intervenção pode ser usada de forma bem-sucedida na prevenção secundária de TEPT e depressão relacionada a experiências traumáticas.

Reestruturação cognitiva

Usada para abordar crenças desadaptativas ou irrealistas sobre o trauma, a resposta ao evento e temores de possíveis danos futuros. Parte da premissa de que os indivíduos que desenvolvem TEPT processam cognitivamente o evento traumático de maneira excessivamente negativa e perturbada, produzindo uma sensação de ameaça atual. O modelo assume, ainda, que a ameaça percebida motiva respostas comportamentais e cognitivas que objetivam a redução, tanto da ameaça quanto do sofrimento percebidos. Embora tais respostas funcionem em um curto prazo, não resolve o problema e impedem a mudança cognitiva, contribuindo para sua manutenção. Seguindo essa linha, um tratamento efetivo terá que identificar os significados mais relevantes atribuídos às características de memória, aos gatilhos e às variáveis cognitivas e comportamentais que mantem os sintomas. As técnicas de tratamento específicas para alcançar esse objetivo incluem estratégias para (a) modificar avaliações excessivamente negativas do trauma; (b) elaborar as memórias do trauma (discriminando os gatilhos que levam à reexperiência do trauma) e (c) eliminar as cognições disfuncionais que mantem o TEPT[32]. Estudos em traumatizados agudos sugerem que adaptações dessas técnicas são eficazes também no traumatizado agudo[6,30,33].

Psicoeducação

Parece ser útil como intervenção precoce para reduzir as sequelas psicológicas da exposição a eventos traumáticos. Os materiais educacionais, em geral, visam orientar sobre as reações fisiológicas e emocionais esperadas após um evento traumático, apresentam técnicas de redução do estresse, orientam quanto a importância de se manter mentalmente ativo, estimulam tarefas de autocuidado e recomendam a busca de ajuda caso haja persistência dos sintomas. Também encorajam a confiança na capacidade pessoal para lidar com a situação e a conexão com as redes de apoio existentes[26].

A decisão sobre qual das medidas acima devem ser adotadas deve levar em consideração a experiência dos profissionais envolvidos e as preferências dos acometidos, com ajuda de informações técnicas providas pelo clínico, numa decisão compartilhada entre ambos. Outro ponto relevante é o momento de início. Nos estudos de Rothbaum et al.[31] e de Shalev et al.[33], por exemplo, os participantes foram avaliados 72 horas e 9 dias após o evento traumático, respectivamente. Contudo, uma diferença importante entre as pesquisas se refere ao início da intervenção. No primeiro os participantes receberam a intervenção dentro das primeiras horas e no segundo por volta de 29 dias após o trauma. Por um lado, os estudos sugerem que as intervenções seguras e eficazes têm mais efeito quanto mais cedo são iniciadas[13-16], provavelmente pelo fato de a memória traumática ainda estar mais lábil e passível de incorporar novos conteúdos[34]. Por outro lado, pelo mesmo motivo, é nas primeiras horas que as medidas que podem ter efeito iatrogênico terão maior impacto. Nosso grupo tende a priorizar medidas menos diretivas, com suporte e acolhimento, semelhante às dos PCP, e essa priorização é tanto maior quanto mais próximo do evento o sujeito se encontra. Reservamos as terapias específicas para os casos mais graves, especialmente se as reações estiverem diminuindo com a passagem do tempo, se mostrando bastante graves mesmo após alguns dias ou, de preferência, 2 semanas ou mais.

Tratamento farmacológico do transtorno de estresse agudo

Há uma escassez de estudos que têm como objetivo o tratamento farmacológico do TEA[5]. De maneira geral, os estudos farmacológicos nessa área objetivam avaliar tratamentos de prevenção secundária do TEPT.

Por exemplo, Shalev et at.[33] conduziram um ensaio clínico randomizado com 242 participantes vítimas de evento traumático. Os participantes foram randomizados em 5 diferentes grupos: terapia de exposição, terapia cognitiva, escitalopram 10 mg/dia, placebo e lista de espera. Os tratamentos, em média, tiveram início 29,8 dias após o evento traumático. Do ponto de vista farmacológico, tal estudo concluiu que o escitalopram não mostrou ser mais efetivo do que o placebo ou lista de espera, o que desencoraja de maneira geral o uso de antidepressivos no TEA. Além disso, o estudo reforçou a eficácia da terapia de exposição e da terapia cognitiva focada no trauma nesses sujeitos.

Outros estudos foram realizados com o objetivo de avaliar intervenções muito precoces após o evento traumático, com base em processos biológicos conhecidamente envolvidos no desenvolvimento do TEPT[5]. Nesse sentido, uma das principais investigações baseia-se em evidências, embora ainda modestas, de que o TEPT é frequentemente caracterizado por redução nos níveis de cortisol, possivelmente refletindo o mecanismo de feedback negativo do eixo hipotálamo-hipófise-adrenal (HHA), o que poderia estar relacionado a uma resposta reduzida ao estresse[28,35]. Como exemplo, estudos em modelos animais encontraram uma diminuição na resposta de medo após administração de hidrocortisona em ratos sob estresse, quando comparado a placebo[28]. Nessa linha, um estudo com humanos que avaliou a administração de uma única dose alta de hidrocortisona (100 a 140 mg) dentro de horas após a exposição traumática concluiu que tal intervenção reduziu significativamente a progressão para TEPT, quando comparado a placebo[34]. Outro estudo concluiu que a administração de hidrocortisona continuamente por 10 dias, iniciando dentro de 12 horas após exposição ao evento traumático, diminuiu a gravidade do TEPT na avaliação de 3 meses após o trauma, quando comparado a placebo[36].

Levando em consideração teorias relacionadas ao papel da noradrenalina na moderação da consolidação das memórias traumáticas[37], um número significativo de estudos tem avaliado possível efeito positivo da administração de betabloqueadores logo após eventos traumáticos. No entanto, com intuito de esclarecer tal hipótese, uma meta-análise sugeriu que a administração de propranolol não é eficaz para reduzir a progressão para TEPT, em vítimas de evento traumático, apesar da redução das respostas fisiológicas (revisado por Argolo[38]).

Cabe também ressaltar que evidências sugerem que a prescrição de benzodiazepínicos, frequentemente usado no alívio sintomático da ansiedade e da insônia em pacientes com TEA, seria iatrogênica no médio e longo prazo[39,40], com risco maior de desenvolvimento de TEPT, provavelmente devido à inibição da resposta do eixo HHA ao estresse. Além disso, é possível que a insônia dificulte a solidificação das memórias traumáticas (assim como qualquer outro tipo de memória), de forma que tal resposta pode ser adaptativa e desejável.

Por fim, há outras medicações promissoras, como a morfina. Um estudo observacional avaliou pacientes vítimas de evento traumático e que receberam morfina por motivos clínicos, como controle da dor, por exemplo. Tal estudo teve achados sugestivos de que a morfina administrada precocemente pode reduzir o risco de progressão para TEPT[41]. Isso poderia ser explicado pela redução de um dos componentes da resposta ao trauma, que seria a dor. No entanto, ainda há a necessidade de estudos controlados e mais robustos para uma melhor investigação de tal intervenção.

Portanto, não há evidências suficientes, até o momento, que encorajem intervenções farmacológicas no tratamento do TEA, inclusive no tocante à prevenção secundária do TEPT. No entanto, nesse sentido, as evidências mais promissoras são para a administração precoce de hidrocortisona. Acreditamos ser importante ressaltar que, em nossa prática clínica, tendemos a medicar com antidepressivos ou sedativos não benzodiazepínicos quando o quadro clínico é muito significativo, com sofrimento intenso associado, sempre levando em consideração os possíveis riscos associados à intervenção farmacológica, mas tentamos ao máximo evitar a introdução de medicações nas fases agudas do transtorno, especialmente nas primeiras horas. Vale destacar que as intervenções medicamentosas preventivas descritas neste capítulo são totalmente experimentais e não devem ser usadas na prática.

TRATAMENTO DO TRANSTORNO DE AJUSTAMENTO (TA)

O TA é caracterizado por uma resposta emocional e/ou comportamental inadequada a um estressor psicossocial identificável, representando aqueles indivíduos que se ajustam a um evento estressor em um nível desproporcional à gravidade ou intensidade do estressor. Ou seja, há uma resposta ao estresse que está fora do que é esperado social e culturalmente para aquela situação e/ou que causam acentuado sofrimento e prejuízo no funcionamento diário.

Apesar de ser um dos transtornos psiquiátricos mais comuns, ainda há poucas evidências de tratamentos eficazes. Isso se dá, entre outros motivos, por falta de medidas objetivas adequadas e específicas para o TA, além de estudos realizados até o momento com amostras reduzidas e sem seguimentos a longo prazo[42]. No entanto, há um consenso de que se deve tentar preferencialmente abordagens não farmacológicas.

Tratamento não farmacológico do transtorno de ajustamento

Em uma revisão sistemática recente sobre o tratamento de TA, com inclusão de 29 estudos, os autores verificaram importantes limitações na qualidade das evidências produzidas por estes estudos. Entre as limitações, destacaram-se a falta de uma medida específica do transtorno de ajustamento e o baixo número de participantes[42]. Dos estudos sobre psicoterapia, 53% envolveram uso de componentes da terapia cognitivo comportamental. As demais abordagens investigadas foram: terapia comportamental; relaxamento; terapia psicodinâmica breve; terapia psicodinâmica intermediaria; terapia psicodinâmica[42]. Além da publicação desta revisão sistemática, duas pesquisas de ensaio clínico randomizados foram publicadas e merecem destaque.

A primeira pesquisa consiste em um estudo que testou um protocolo de intervenção *online* breve para transtorno de ajustamento, nomeado pelos autores pela sigla BADI (*Brief Adjustment Disorder Intervention*)[43], com efeitos medianos na redução de sintomas de TA. A outra pesquisa comparou três intervenções: intervenção em realidade virtual, intervenção presencial e lista de espera. As intervenções presencial e virtual contavam com: psicoeducação, 6 a 8 sessões de exposição, treino de aceitação do problema, exercício das virtudes e fortalezas, livro da vida no qual o participante descrevia episódios importantes da vida. Quanto à exposição, o grupo de realidade virtual passava pelo procedimento em um ambiente virtual personalizado para cada participante. Ambas as intervenções – presencial e realidade virtual – demonstraram efeito clínico significativo, o que não ocorreu no grupo de lista de espera. O grupo de realidade virtual demonstrou efeitos maiores na condição a longo prazo. Os resultados são otimistas; contudo, o número da amostra do estudo foi pequeno[44].

Portanto, vale destacar que, até o momento, o consenso entre os pesquisadores é que falta comprovação empírica de um tratamento não farmacológico especializado para TA. Entre outros motivos, os autores atribuem isso a uma fragilidade nos critérios diagnósticos, o que pode ser contornado com o surgimento do DSM-5 e CID-11[42].

Apesar dessa carência de práticas empiricamente sustentadas, reunimos a seguir algumas recomendações baseados em nossa experiência clínica e materiais de outros grupos de especialistas. Primeiramente, é importante monitorar atentamente a evolução de sintomas, intensificando o tratamento em caso de piora[45]. Certos procedimentos, como psicoeducação, resolução de problemas, reestruturação cognitiva, têm sido utilizados com algum sucesso[46]. Técnicas de exposição podem ser usadas em alguns casos por sua eficácia em reduzir sintomas ansiosos, em casos de transtorno de ansiedade[47]. No entanto, o clínico deve empregar estes recursos delineando um tratamento individualizado considerando o subtipo. Ademais recomendamos que o clínico seja cuidadoso no uso das técnicas como, solução de problemas, reestruturação cognitiva, psicoeducação, para não "decidir" pelo paciente o que é melhor para ele e nem arranhar a relação terapêutica com medidas muito diretivas.

Em síntese, tratamentos breves parecem ser interessantes, mas carecem de dados. Pesquisadores têm investido em alternativas inovadoras, como uso da internet e realidade virtual[44]. Ainda que não exista hoje um conjunto de evidências que sustente um tratamento específico, a emergência de um diagnóstico claro, cunhado pela CID-11, e a classificação em subtipos oferecida pelo DSM-5, apresentam maior oportunidade para desenvolvimento e teste de novas opções de tratamento[42,48,49].

Tratamento farmacológico do transtorno de ajustamento

Em linhas gerais, o tratamento farmacológico deve ser limitado ao breve manejo sintomático da ansiedade ou insônia uma vez que não existem até o momento estudos robustos demonstrando benefícios com o uso de medicações no TA[42]. Apesar disso, parece que o uso de antidepressivos pode trazer algum benefício. Com base em uma revisão sistemática recente sobre tratamentos no TA[42], destacamos a seguir estudos que nos pareceram mais interessantes. Dois ensaios clínicos randomizados avaliaram o uso de trazodona e um ansiolítico benzodiazepínico (clorazepato) e não encontraram efeitos terapêuticos significativos com uso dessas medicações para o tratamento de TA[50,51]. Em um estudo não controlado, foi investigado o uso de inibidores seletivos da recaptação de serotonina (ISRS) – sertralina por 1 semana seguida por fluoxetina por 7 semanas – em pacientes com TA, e encontrou uma diminuição significativa de sintomas depressivos[52]. No entanto, o estudo não usou instrumentos específicos para o diagnóstico de TA. Um outro estudo não controlado encontrou, após análise retrospectiva de dados, que sujeitos com TA e sintomas depressivos tiveram melhora com uso de diferentes ISRS[53]. Além de outras limitações, esse estudo também não usou instrumentos específicos para o TA. Segundo nossa experiência clínica, antidepressivos serotonérgico, como os ISRS, podem ser úteis em alguns casos mais graves e prolongados de TA em que o estressor não pode ser removido, especialmente pelo aumento da resistência ao estresse crônico, sabidamente modulado por vias serotonérgicas.

Os benzodiazepínicos e indutores do sono podem ter alguma utilidade, mas devem ser considerados com muito cuidado nos casos em que houve exposição a estressores não traumáticos, sendo contraindicados nos ajustamentos a estressores traumáticos pelo risco aumentado de evolução para TEPT[39,40].

Nota-se, portanto, que os estudos que se propuseram até o momento a avaliar intervenções farmacológicas no TA apresentam, de uma maneira geral, importantes fragilidades metodológicas, como utilização de escalas que não são específicas para o TA, mas sim para rastreio de sintomas depressivos e ansiosos. Além disso, vários estudos consideraram o TA em comorbidade com outros transtornos (mais comumente o transtorno depressivo) que também poderiam justificar o quadro psiquiátrico estudado, o que vai de encontro aos critérios diagnósticos do DSM-5 e da CID-11[42]. Dessa forma, sugerimos cautela no uso de qualquer medicação para esses pacientes, sempre levando em consideração a gravidade e duração do quadro, bem como possíveis riscos associados ao tratamento farmacológico.

Vinheta clínica

Paciente "D", 25 anos, sexo feminino, procura atendimento cinco dias após um sequestro relâmpago. Conta que estacionava o carro na garagem de sua casa, quando foi abordada por dois homens armados. Um dos criminosos a levou para o banco traseiro do próprio veículo, enquanto o outro assumiu a direção. Ao mexerem em sua bolsa, encontraram a credencial de trabalho que a identificava como funcionaria do Juizado de Menores do Estado e, diante da situação, passaram a fazer severas ameaças. "D" permaneceu sob intimidação durante 4 horas e, por diversas vezes, teve a arma apontada para a sua cabeça. Após esse período os sequestradores a abandonaram em um lugar ermo. A paciente nega ter sofrido agressão física ou sexual.

Durante a consulta, relata crises de choro, insônia, inapetência e respostas de sobressalto exageradas, além de tremores e outros sintomas ansiosos intensos quando nota a aproximação de pessoas desconhecidas. Conta que não consegue mais entrar ou sair de casa com o seu carro, sem que algum familiar esteja presente durante a abertura e o fechamento do portão. Chora ao dizer que isso tem impactado na rotina de toda a família.

A paciente recebeu atendimentos semanais em que foram aplicadas estratégias de psicoterapia cognitivo-comportamental e, decorrido um mês do evento traumático, não apresentava mais queixas relacionadas ao trauma. Percebia-se bem, com sintomas ansiosos leves e circunstanciais. "D" manteve acompanhamento profissional por um período, sem a necessidade de psicofármacos, evoluindo com remissão completa dos sintomas.

Para aprofundamento

- Bryant RA. The current evidence for acute stress disorder. Curr Psychiatry Rep. 2018;20(12):111.
  - ⇨ **Ótima revisão recente sobre o tema, de um dos pesquisadores mais atuantes na área, com atualizações do DSM-5 e CID-11.**
- Birur B, Moore NC, Davis LL. An evidence-based review of early intervention and prevention of posttraumatic stress disorder. Community Ment Health J. 2017;53(2):183 201.
  - ⇨ **Ótima revisão recente sobre intervenções precoces após evento traumático.**
- O'Donnell ML, Metcalf O, Watson L, Phelps A, Varker T. A systematic review of psychological and pharmacological treatments for adjustment disorder in adults. J Trauma Stress. 2018;31(3):321 31.
  - ⇨ **Ótima revisão sistemática recente sobre tratamento do transtorno de ajustamento.**

REFERÊNCIAS BIBLIOGRÁFICAS

1. Shalev A, Liberzon I, Marmar C. Post-traumatic stress disorder. N Engl J Med. 2017;376(25):2459 69.
2. Zohar J, Juven-Wetzler A, Sonnino R, Cwikel-Hamzany S, Balaban E, Cohen H. New insights into secondary prevention in post-traumatic stress disorder. Dialogues Clin Neurosci. 2011;13(3):301-9.
3. World Health Organization (WHO). International Classification of Diseases. 11thed. Disponível em: https://icd.who.int/.
4. Maercker A, Brewin CR, Bryant RA, Cloitre M, van Ommeren M, Jones LM, et al. Diagnosis and classification of disorders specifically associated with stress: proposals for ICD-11. World Psychiatry. 2013;12(3):198-206. Disponível em: https://doi.org/10.1002/wps.20057.
5. **Bryant RA. The current evidence for acute stress disorder. Curr Psychiatry Rep. 2018;20(12):111.**
   ⇨ **Ótima revisão recente sobre o tema, de um dos pesquisadores mais atuantes na área, com atualizações do DSM-5 e CID-11.**
6. Bryant RA, Creamer M, O'Donnell M, Forbes D, McFarlane AC, Silove D, et al. Acute and chronic posttraumatic stress symptoms in the emergence of posttraumatic stress disorder: a network analysis. JAMA Psychiatry. 2017;74(2):135-42.
7. Kearns MC, Ressler KJ, Zatzick D, Rothbaum BO. Early interventions for PTSD: a review Depress. Anxiety. 2012;29:833-42.
8. Rose S, Bisson J, Churchill R, Wessely S. Psychological debriefing for preventing post traumatic stress disorder (PTSD). Cochrane Database Syst Rev. 2002(2):CD000560.
9. VA/DoD clinical practice guideline for management of posttraumatic stress disorder and acute stress disorder. Washington: Department of Veterans Affairs, Department of Defense; 2017. Disponível em: https://www.healthquality.va.gov/guidelines/MH/ptsd/VADoDPTSDCPGFinal.pdf
10. World Health Organization. Guidelines for the Management of Conditions Specifically Related to Stress. Geneva: World Health Organization; 2013. Disponível em: https://www.ncbi.nlm.nih.gov/books/NBK159725/.
11. Bryant RA. Acute stress disorder. Curr Opin Psychol. 2017;14:127 31.
12. **Birur B, Moore NC, Davis LL. An evidence-based review of early intervention and prevention of posttraumatic stress disorder. Community Ment Health J. 2017;53(2):183 201.**
    ⇨ **Ótima revisão recente sobre intervenções precoces após evento traumático.**
13. Visser E, Gosens T, Den Oudsten BL, De Vries J. The course, prediction, and treatment of acute and posttraumatic stress in trauma patients: A systematic review. J Trauma Acute Care Surg. 2017;82(6):1158-83.
14. Fauerbach JA, Gehrke AK, Mason ST, Gould NF, Milner SM, Caffrey J. Cognitive behavioral treatment for acute posttrauma distress: a randomized, controlled proof-of-concept study among hospitalized adults with burns. Arch Phys Med Rehabil. 2020;101(1S):S16-S25.
15. Birk JL, Sumner JA, Haerizadeh M, Heyman-Kantor R, Falzon L, Gonzalez C, et al. Early interventions to prevent posttraumatic stress disorder symptoms in survivors of life-threatening medical events: A systematic review. J Anxiety Disord. 2019;64:24-39.
16. Roberts NP, Kitchiner NJ, Kenardy J, Lewis CE, Bisson JI. Early psychological intervention following recent trauma: A systematic review and meta-analysis. Eur J Psychotraumatol. 2019;10(1):1695486.
17. Hsih KW, MacKinnon D. Acute stress disorder. In: Johns Hopkins Psychiatry; 2017. Disponível em: https://www.hopkinsguides.com/hopkins/view/Johns_Hopkins_Psychiatry_Guide/787067/all/Acute_Stress_Disorder.
18. Freyth C, Elsesser K, Lohrmann T, Sartory G. Effects of additional prolonged exposure to psychoeducation and relaxation in acute stress disorder. J Anxiety Disord. 2010;24(8):909-17.
19. Phoenix Australia – Centre for Posttraumatic Mental Health. Australian guidelines for the treatment of acute stress disorder and posttraumatic stress disorder. Phoenix Australia, Melbourne; 2013.
20. Brewin CR, Andrews B, Valentine JD. Meta-analysis of risk factors for posttraumatic stress disorder in trauma-exposed adults. J Consult Clin Psychol. 2000;68(5):748-66.
21. Organización Panamericana de la Salud [OPAS]. Apoyo psicosocial en emergencias humanitarias y desastres. Washington: Organización Panamericana de la Salud; 2010.
22. Organização Panamerica da Saúde. Primeiros cuidados psicológicos: guia para trabalhadores de campo. Brasília: OPAS, 2015.
23. Everly GS Jr, Lee McCabe O, Semon NL, Thompson CB, Links JM. The development of a model of psychological first aid for non-mental health trained public health personnel: The Johns Hopkins RAPID-PFA. J Public Health Manag Pract. 2014;20(Suppl 5):S24-S29.
24. Everly Jr GS, Lating JM, Sherman MF, Goncher I. The potential efficacy of psychological first aid on self-reported anxiety and mood: a pilot study. J Nerv Ment Dis. 2016;204(3):233-5.
25. Lee JS. Perceived social support functions as a resilience in buffering the impact of trauma exposure on PTSD symptoms via intrusive rumination and entrapment in firefighters. PLoS One. 2019;14(8):e0220454.
26. Benedek DM, Friedman MJ, Zatzick D, Ursano RJ. Guideline watch (March 2009): Practice guideline for the treatment of patients with acute stress disorder and posttraumatic stress disorder: APA Practice Guidelines. 2009.
27. National Institute for Health and Care Excellence. Post-traumatic stress disorder NG116; 2018. Disponível em: https://www.nice.org.uk/guidance/ng116.

28. Cohen JA, Mannarino AP. Trauma-focused cognitive behavior therapy for traumatized children and families. Child Adolesc Psychiatr Clin N Am. 2015;24(3):557-70.
29. Bisson JI, Roberts NP, Andrew M, Cooper R, Lewis C. Psychological therapies for chronic post-traumatic stress disorder (PTSD) in adults. Cochrane Database Syst Rev. 2013;12:CD003388.
30. Guay S, Sader J, Boyer R, Marchand A. Treatment of acute stress disorder for victims of violent crime. J Affect Disord. 2018;241:15-21. Estudo recente que propõe uma possível estratégia de tratamento não farmacológico para TEA, com base na TCC-FT.
31. Rothbaum BO, Kearns MC, Price M, Malcoun E, Davis M, Ressler KJ, et al. Early intervention may prevent the development of posttraumatic stress disorder: a randomized pilot civilian study with modified prolonged exposure. Biol Psychiatry. 2012;72(11):957-63.
32. Hofmann SG, Asmundson GJ, Beck AT. The science of cognitive therapy. Behav Ther. 2013;44(2):199-212.
33. Shalev AY, Ankri Y, Israeli-Shalev Y, Peleg T, Adessky R, Freedman S. Prevention of posttraumatic stress disorder by early treatment: results from the Jerusalem Trauma Outreach and Prevention study. Arch Gen Psychiatry. 2012;69(2):166 76.
34. Zohar J, Yahalom H, Kozlovsky N, Cwikel-Hamzany S, Matar MA, Kaplan Z, et al. High dose hydrocortisone immediately after trauma may alter the trajectory of PTSD: inter play between clinical and animal studies. Eur Neuropsychopharmacol.2011;21(11):796-809. Disponível em: https://doi.org/10.1016/j.euroneuro.2011.06.001.
35. Yehuda R, Bierer LM, Pratchett LC, Lehrner A, Koch EC, Van Manen JA, et al. Cortisol augmentation of a psychological treatment for war fighters with post traumatic stress disorder: randomized trial showing improved treatment retention and outcome. Psychoneuroendocrin. 2015; 51:589-97. Disponível em:https://doi.org/10.1016/j. psyneuen.2014.08.004.
36. Delahanty DL, Gabert-Quillen C, Ostrowski SA, Nugent NR, Fischer B, Morris A, et al. The efficacy of initial hydrocortisone administration at preventing posttraumatic distress in adult trauma patients: a randomized trial. CNS Spectr. 2013;18(2):103-11. Disponível em: https://doi.org/10.1017/S1092852913000096.
37. de Quervain DJ, Aerni A, Schelling G, Roozendaal B. Glucocorticoids and the regulation of memory in health and disease. Front Neuroendocrinol. 2009;30(3):358-70. Disponível em: https://doi.org/ 10.1016/j.yfrne.2009.03.002.
38. Argolo FC, Cavalcanti-Ribeiro P, Netto LR, Quarantini LC. Prevention of posttraumatic stress disorder with propranolol: a meta-analytic review. J Psychosom Res. 2015;79(2):89-93. Disponível em: https://doi.org/10.1016/j.jpsychores.2015.04.006.
39. Gelpin E, Bonne O, Peri T, Brandes D, Shalev AY. Treatment of recent trauma survivors with benzodiazepines: a prospective study. The Journal of clinical psychiatry. 1996;57(9):390-4.
40. Mellman TA, Bustamante V, David D, Fins AI. Hypnotic medication in the aftermath of trauma. J Clin Psychiatry. 2002;63(12):1183-4.
41. Holbrook TL, Galarneau MR, Dye JL, Quinn K, Dougherty AL. Morphine use after combat injury in Iraq and post-traumatic stress disorder. N Engl J Med. 2010;362:110-7. Disponível em: https://doi.org/10.1056/ NEJMoa0903326.
42. **O'Donnell ML, Metcalf O, Watson L, Phelps A, Varker T. A systematic review of psychological and pharmacological treatments for adjustment disorder in adults. J Trauma Stress. 2018;31(3):321 331.**
⇨ **Ótima revisão sistemática recente sobre tratamento do transtorno de ajustamento.**
43. Skruibis P, Eimontas J, Dovydaitiene M, Mazulyte E, Zelviene P, Kazlauskas E. Internet-based modular program BADI for adjustment disorder: protocol of a randomized controlled trial. BMC Psychiatry. 2016;16(1):264.
44. Quero S, Molés M, Campos D, Andreu-Mateu S, Baños RM, Botella C. An adaptive virtual reality system for the treatment of adjustment disorder and complicated grief: 1 year follow up efficacy data. Clinical psychology & psychotherapy. 2019;26.2:204-17.
45. Domhardt M, Baumeister H. Psychotherapy of adjustment disorders: current state and future directions. World J Biological Psychiatry. 2018;19(sup1):S21-S35.
46. Casey P. Adjustment disorder: epidemiology, diagnosis and treatment. CNS Drugs. 2009;23(11):927-38. Ótima revisão que tece comentários sobre possíveis estratégias não farmacológicas para tratamento do Transtorno de Ajustamento.
47. Carpenter JK, Andrews LA, Witcraft SM, Powers MB, Smits JAJ, Hofmann SG. Cognitive behavioral therapy for anxiety and related disorders: A meta-analysis of randomized placebo-controlled trials. Depress Anxiety. 2018;35(6):502-514.
48. Horwitz MJ. Stress response syndromes: a review of post traumatic and adjustment disorders. Hospital and Community Psychiatry. 1997;37: 241-9.
49. Zelviene P, Kazlauskas E. Adjustment disorder: current perspectives. Neuropsychiatric Dis Treat. 2018;14:375.
50. Razavi D, Kormoss N, Collard A, Farvacques C, Delvaux N. Comparative study of the efficacy and safety of trazodone versus clorazepate in the treatment of adjustment disorders in cancer patients: a pilot study. J Internat Med Res. 1999;27(6):264-72. Disponível em: https://doi.org/10.1177/030006059902700602.
51. De Wit S, Cremers L, Hirsch D, Zulian C, Clumeck N, Kormoss N. Efficacy and safety of trazodone versus clorazepate in the treatment of HIV--positive subjects with adjustment disorders: A pilot study. J Internat Med Res. 1999;27(5):223-32. Disponível em: https://doi.org/10.1177/030006059902700502
52. Özten E, Sayar GH, Gül IG, Ceylan ME. Sertraline-induced galactorrhea. Noro Psikiyatri Ars. 2015;52(2):202-3. Disponível em: https:// doi.org/10.5152/npa.2015.7314
53. Hameed U, Schwartz TL, Malhotra K, West RL, Bertone F. Antidepressant treatment in the primary care office: outcomes for adjustment disorder versus major depression. Annals of Clinical Psychiatry. 2005;17:77-81. Disponível em: https://doi.org/10.1080/10401230590932344.
54. American Psychiatry Association (APA). Diagnostic and statistical manual of mental disorders. 5th ed. Washington: American Psychiatry Association; 2013.
55. Auslander W, McGinnis H, Tlapek S, Smith P, Foster A, Edmond T, et al. Adaptation and implementation of a trauma-focused cognitive behavioral intervention for girls in child welfare. Am J Orthopsychiatry. 2017;87(3):206-215.
56. Corchs F, Savoia MG. Intervenções preventivas no trastorno de estresse pós-traumático e sua eficácia. In: Guilhardi HJ, Aguirre NC, (orgs.). Sobre comportamento e cognição. Santo André: ESETec; 2006. p. 220-8.
57. Eimontas J, Rimsaite Z, Gegieckaite G, Zelviene P, Kazlauskas E, et al. Internet-based self-help intervention for ICD-11 adjustment disorder: Preliminary findings. Psychiatric Quarterly 89.2 (2018): 451-460.
58. Everly GS Jr, Barnett DJ, Links JM. The Johns Hopkins model of psychological first aid (RAPID-PFA): curriculum development and content validation. Int J Emerg Ment Health. 2012;14(2):95-103.
59. Morris MC, Hellman N, Abelson JL, Rao U. Cortisol, heart rate, and blood pressure as early markers of PTSD risk: a systematic review and meta--analysis. Clin Psychol Rev. 2016;49:79-91. Disponível em: https://doi.org/10.1016/j.cpr.2016.09.001.
60. Murray B Stein, MD, MPH. 2019. Psychotherapy for posttraumatic stress disorder in adults. UpToDate: https://www.uptodate.com/contents/psychotherapy-for-posttraumatic-stress-disorder-in-adults/print.
61. Sloan DM, Marx BP, Lee DJ, Resick PA. A brief exposure-based treatment vs cognitive processing therapy for posttraumatic stress disorder: a randomized noninferiority clinical trial. JAMA Psychiatry. 2018;75(3):233 9.
62. Ursano RJ, Bell C, Eth S, Friedman M, Norwood A, Pfefferbaum B, et al. Practice guideline for the treatment of patients with acute stress disorder and posttraumatic stress disorder. Am J Psychiatry. 2004;161(11 Suppl):3-31.

17

Tratamento dos transtornos dissociativos, somáticos e relacionados

Bruna Bartorelli
Abigail Betbedé
Caio Mayrink
Edson Rodrigues Neto
Marina Souza Pikman

Sumário

Pontos-chave

- Não há consenso quanto ao tratamento ideal, mas o primeiro objetivo deve ser o de preservar a integridade do paciente.
- A remissão dos sintomas não deve ser o foco do tratamento, e sim a recuperação da autonomia.
- Não existe tratamento medicamentoso específico para transtornos somáticos.
- No transtorno de despersonalização/desrealização (TD), abordar a natureza psicológica do fenômeno com o paciente é importante. O tratamento psicoterápico é o mais indicado nesses casos.
- Considerar o diagnóstico de transtornos de sintomas somáticos (TSS) precocemente, atentando-se para queixas somáticas persistentes e com estresse emocional envolvido.
- É importante centralizar os cuidados e promover prevenção quaternária evitando procedimentos e exames diagnósticos invasivos.

INTRODUÇÃO

Os transtornos somáticos são especialmente difíceis de tratar e há poucos serviços especializados no Brasil que se dedicam a acompanhar e estudar essas patologias. Muitos pacientes ficam rodando em diversos especialistas sem receber um diagnóstico correto e, mesmo após serem diagnosticados, não têm um lugar onde são acolhidos, uma vez que resistem a fazer acompanhamento psiquiátrico e são despachados das outras especialidades assim que é feito o diagnóstico de transtorno somático ou factício. Acabam por repetir o mesmo processo em vários serviços sem receber tratamento adequado.

Não há consenso ou *guidelines* quanto ao tratamento ideal, mas o primeiro objetivo deve ser o de preservar a integridade física e psicológica do paciente, protegendo-o de procedimentos desnecessários e potencialmente iatrogênicos, assim como o uso excessivo de medicamentos e lesões irreversíveis por desuso nos casos graves de queixas dolorosas ou quadros conversivos motores. Quanto mais precoce o diagnóstico, melhores são as chances de evolução mais favorável[1].

A remissão dos sintomas não deve ser o foco inicial do tratamento, e sim a recuperação da autonomia, funcionalidade e qualidade de vida. No início, costuma haver uma forte oposição do paciente ao encaminhamento para o psiquiatra e à ideia de que questões emocionais possam ter qualquer papel no quadro. Geralmente a demanda envolve resolução imediata dos sintomas com alguma medicação, e qualquer proposta de psicoterapia, fisioterapia e grupos de apoio é rechaçada com a justificativa de que a dor, paralisia, cegueira etc. são impeditivos para tal. Então temos o segundo e o terceiro objetivos do tratamento: engajar o paciente e família no atendimento, melhorar funcionalidade e autonomia.

Idealmente, o tratamento envolve equipe interdisciplinar composta por psiquiatra, psicólogo, fisioterapeuta, enfermeiro e terapeuta ocupacional. A comunicação entre os profissionais envolvidos é fundamental para alinhar as condutas pertinentes para cada caso e evitar manipulações por parte dos pacientes e familiares. Pode parecer repetitiva a menção a familiares, mas nossa experiência mostra que é muito frequente uma relação de interdependência entre paciente e cuidador e que se os familiares não são envolvidos no tratamento a resposta é pior.

ASPECTOS GERAIS

Algumas medidas gerais norteiam o tratamento de todos os quadros dissociativos, somáticos e relacionados e serão descritas a seguir de acordo com a experiência vivida ao longo de 10 anos no SOMA (ambulatório especializado no atendimento de pacientes com transtornos somáticos do IPq-HCFMUSP) e também da literatura.

As consultas devem ser realizadas em intervalos curtos de forma regular, e não de acordo com a demanda do paciente. Em nosso serviço as consultas são agendadas inicialmente com frequência quinzenal para que se possa estabelecer vínculo, ferramenta fundamental no tratamento. O ideal é o acompanhamento por somente um médico que avalie o paciente globalmente e encaminhe para especialistas somente em caso de necessidade, com dúvida específica e de forma pontual. O médico deve deixar claro no pedido de interconsulta, sempre por escrito, qual o motivo da avaliação. Frequentemente, há insistência dos pacientes em serem encaminhados para vários serviços em razão dos sintomas físicos e por não se sentirem seguros com o diagnóstico de transtorno somático. Cabe ao médico avaliar minuciosamente as queixas e determinar quais chamam a atenção para um quadro orgânico e merecem investigação[2].

Após acertos, erros e muito debate chegamos ao formato atual de tratamento que continuará a ser aprimorado. Todos os pacientes são encaminhados pelo sistema de interconsultas de várias clínicas do complexo HC, sendo as mais frequentes neurologia, gastroenterologia, ambulatório geral didático e hematologia, para uma avaliação por conta da incompatibilidade do quadro clínico com os sintomas e disfunção apresentados. Os pacientes são avaliados e, para aqueles que preenchem os critérios para transtorno dissociativo, somático ou factício, é oferecido tratamento mediante algumas condições: comparecer semanalmente, participar do grupo de psicoterapia, o acompanhante estar presente e também participar do grupo de acompanhantes.

Na primeira consulta é feita avaliação psiquiátrica e neurológica com anamnese, exame psíquico e neurológico minuciosos com revisão de toda a história médica e exames realizados, assim como a história de vida. O paciente é entrevistado com toda a equipe presente para que o caso seja discutido sob as perspectivas de todos os profissionais envolvidos com o objetivo de formular o diagnóstico e planejar o tratamento.

Na semana seguinte, inicia-se o grupo de recepção com o objetivo de acolher o paciente e trabalhar suas crenças, dúvidas e modo de lidar com os sintomas físicos. Esse é um grupo aberto de psicoterapia de orientação analítica conduzido por um terapeuta e um coterapeuta, de frequência semanal e sem número predeterminado de sessões. O trabalho em grupo é muito rico e a possibilidade de se ver "espelhado" em outros pacientes com quadros e histórias semelhantes leva a *insights* importantes para o início de uma conexão entre emoções e percepções corporais, levando cada vez mais em conta a subjetividade de cada sujeito. Esse processo varia muito de caso a caso, pois alguns pacientes têm maior capacidade de simbolizar e expressar sentimentos, enquanto outros são extremamente concretos.

No mesmo horário do grupo de recepção, não por acaso, acontece o grupo para acompanhantes. Como descrito anteriormente, esse trabalho possibilita que os cuidadores percebam seu papel na evolução do quadro, tanto positivamente como negativamente, na manutenção de uma relação de interdependência entre os dois. Muitos vivem em função da doença do outro e inconscientemente boicotam o tratamento, pois sua identidade está ligada a esse papel. Não obstante, são os que mais resistem em participar, alegando que o paciente não pode ficar sem seu auxílio ou que está tudo bem com eles, quem precisa de ajuda é o doente.

Após o tratamento inicial no grupo de recepção, continua-se o tratamento psicoterápico em grupo ou, nos casos mais severos, individualmente. Pacientes com transtorno de personalidade grave, notadamente com traços perversos, ou de estrutura psicótica, às vezes podem tumultuar o atendimento e provocar situações difíceis de manejar. Nesses casos específicos optamos por psicoterapia individual.

Alguns pacientes não conseguem falar em grupo e temos tido boa experiência com terapia corporal. Existe uma maior aceitação e engajamento desse tipo de terapia e os ganhos incluem redução na severidade da somatização e melhora da qualidade de vida[3]. A terapia corporal aplicada no SOMA é a eutonia, realizada em grupo ou individualmente para os pacientes com comprometimento motor maior. Criada pela alemã Gerda Alexander (1908-1994), a eutonia caracteriza-se como uma abordagem corporal, com caráter terapêutico e pedagógico, que tem como proposta guiar a atenção do paciente aos processos corporais, ampliando a compreensão das relações entre o corpo, a mente, as emoções e o psiquismo. A experiência da atenção guiada e da consciência corporal adquiridas nos atendimentos de eutonia possibilitam um aprendizado que permite ao paciente encontrar recursos internos para manejar e cuidar da própria saúde. Ao praticar a eutonia com regularidade o paciente amplia seu repertório de práticas de autocuidado, uma vez que são criados percursos pessoais que abrem a possibilidade de se encontrar conforto no próprio corpo. Isso acontece porque a experiência promove um aprendizado no qual a pessoa pode encontrar recursos internos a fim de regular tensões profundas que provocam dores, lesões, desconforto e fadiga[4].

Não existe tratamento medicamentoso específico para transtornos somáticos que seja eficaz em reduzir as queixas físicas, de-

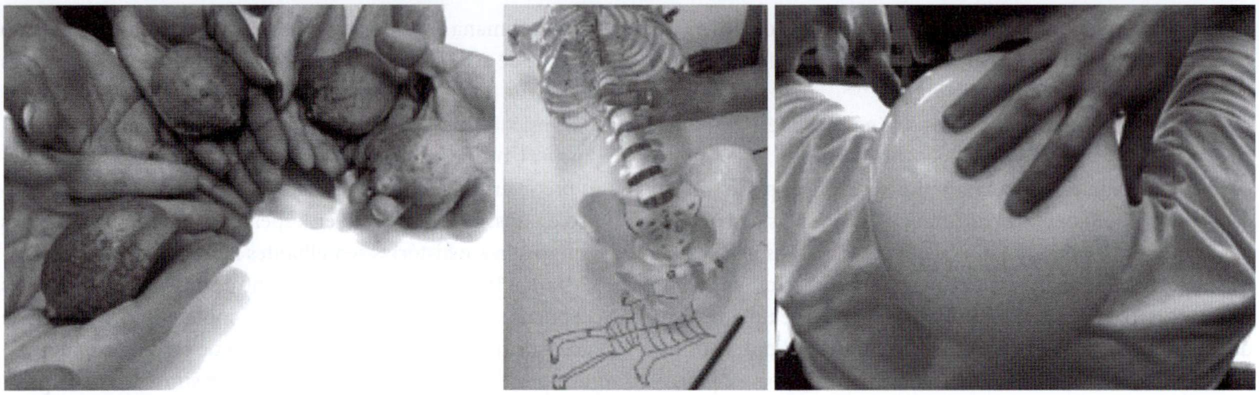

Figura 1 Eutonia.
Fonte: Ana Carolina Filizzola[4].

vendo-se somente tratar com psicotrópicos as comorbidades psiquiátricas, se houver, de acordo com as condutas orientadas nos capítulos sobre depressão e ansiedade desta obra. Vale lembrar que é desejável dar preferência a medicações com um perfil de efeitos colaterais mais tolerável em razão da sensibilidade exacerbada dos pacientes somatizadores. É desejável evitar uso de opioides, pois oferecem muito pouco alívio da dor nos casos de transtornos de sintomas somáticos (TSS) com dor predominante, além de serem drogas com potencial de causar abuso e dependência[1].

PSICANÁLISE E O TRATAMENTO DE TRANSTORNOS SOMÁTICOS

A psicoterapia é o pilar do tratamento desses pacientes, o que é bastante óbvio, uma vez que a etiologia dos transtornos em questão é psíquica. No SOMA trabalhamos com o referencial psicanalítico que tem o inconsciente como objeto de estudo. A psicanálise, conforme a definição tríplice de Sigmund Freud, é uma técnica de investigação dos processos mentais que consiste em evidenciar o significado inconsciente das palavras, atos e produções imaginárias (sonhos, fantasias e delírios) do indivíduo, com base principalmente na associação livre do sujeito e atenção flutuante do analista. É um método de tratamento psicoterapêutico, caracterizado pela interpretação controlada da resistência, da transferência e do desejo. É um conjunto teórico sistematizado dos dados aportados pelos métodos descritos, conformando uma disciplina científica[5].

Para o criador da psicanálise, o sintoma é o sinal e o substituto de uma satisfação pulsional que não ocorre[6,7], uma solução de compromisso entre o desejo e a censura, e também uma via régia para acessar o inconsciente. Longe de se tratar de algo concreto, o sintoma está repleto de significados. Na prática clínica, isso significa que consideramos os sintomas como mensagens encriptadas, manifestações de conflitivas latentes que podem ser investigadas e tratadas por meio da análise. Nosso trabalho se baseia na hipótese de que os sintomas somáticos expressam o que o paciente não consegue dizer, ou seja, são porta-vozes do sofrimento psíquico do sujeito.

O tratamento analítico pode iniciar-se a partir de uma queixa específica, mas ele nunca se restringe à mesma queixa, é uma abordagem que considera o sujeito como um todo, incluindo também sua inserção dentro de um determinado contexto socioeconômico e cultural. Por esse motivo, o percurso analítico tem data de início, mas não tem uma previsão de tempo em seu andamento, pode levar muitos anos ou mesmo não ter fim. Tudo aquilo que o paciente passa a conhecer a respeito de si se torna em seguida patrimônio dele, podendo o tratamento interromper-se e reiniciar-se conforme for o caso. A apropriação por parte do sujeito de quem ele genuinamente é promove o seu amadurecimento e, nesse sentido, mais do que corrigir qualquer patologia, a psicanálise se propõe a outorgar ao sujeito liberdade e, consequentemente, autonomia.

Fica evidente que cada análise tem características singulares. Tradicionalmente confinada aos consultórios particulares, em alguns serviços públicos encontramos hoje em dia essa prática adaptada às possibilidades assistenciais de cada instituição, como foi feito no ambulatório do SOMA. Atualmente, consideramos nossa expectativa de tratamento satisfeita quando o paciente consegue descolar-se do sofrimento somático, podendo reconhecer seu sofrimento psíquico e sustentar um espaço analítico. Atingido esse ponto de inflexão, o sujeito eventualmente poderá ser encaminhado para continuar o tratamento em outro serviço não especializado, porém já livre da conotação médico-biológica de sua condição. O investimento temporal é extremamente variável, oscilando entre um a três anos para a resolução de sintomas neuróticos e entre três a cinco anos nos casos de predominância de estruturas não neuróticas.

Do ponto de vista psicanalítico, a maneira como o paciente se relaciona com o tratamento revela aspectos particulares do seu funcionamento mental. Mencionamos que esses pacientes procuram incessantemente atendimento médico e são submetidos a exames e intervenções, muitas vezes iatrogênicas; são acompanhados de forma paralela em diversos ambulatórios, nos quais cronificam seus sintomas ou, com frequência, interrompem os atendimentos em busca de novos e promissores cuidados. Pois bem, essa busca e esses padrões cíclicos já são expressões sintomáticas, repetições inconscientes suscetíveis de serem analisadas. A submissão cega aos profissionais e procedimentos, longe de um anseio pela cura, pode ser uma manifestação masoquista, patológica também. O infindável número de tratamentos e serviços consultados são produto de cisões da mente, que continuarão a se perpetuar ao menos que consigam ser contidas, interpretadas e integradas pelo sujeito. É de fundamental importância todos os profissionais de saúde estarem cientes desses fenômenos transferenciais como indicadores do sofrimento mental do paciente para, em vez de condená-los, utilizá-los a seu favor.

Transferência é um termo progressivamente introduzido por Freud e Ferenczi, entre 1900 e 1909, para designar um processo constitutivo do tratamento psicanalítico mediante o qual os desejos inconscientes do analisando concernentes a objetos externos passam a se repetir, no âmbito da relação analítica, na pessoa do analista, colocado na posição desses diversos objetos[8]. Aplica-se tanto à relação analítica quanto a outras relações com figuras afetivamente significativas do paciente, assim como, por exemplo, com uma instituição. Considerando a transferência, na psicopatologia psicanalítica focalizando duas grandes formas de subjetividade e seu respectivo sofrimento psíquico, poderíamos definir dois grupos de pacientes: os neuróticos e os não neuróticos[9].

Nos primeiros observamos a repetição inerente ao retorno do recalcado, ou seja, conteúdos que alguma vez foram conscientes e, por serem inadmissíveis, foram rejeitados, permanecendo no inconsciente. Nos transtornos somáticos o corpo faz parte de uma trama que propicia o surgimento do recalcado. Por exemplo, por meio de sintomas conversivos, nos quais graças à dissociação ideoafetiva das moções pulsionais, somado à repressão do componente ideativo e o deslocamento do afeto em direção ao corpo, o sujeito se livra da angústia e o gozo fica transvestido de uma *belle indifférence.* A resolução das afecções neuróticas é imprevisível, apesar de majoritariamente terem bom prognóstico. Esses pacientes costumam expressar-se bem pela palavra e têm recursos psíquicos suficientes para engajar-se em um tratamento analítico clássico.

No segundo grupo, observamos que o que se repete são conteúdos cindidos em busca de representação. Conforme a psicanálise se desenvolveu, ampliou para o 'mais além' os limites da analisabilidade, incluindo pacientes somatizadores e psicossomáticos graves. Invariavelmente, deparamo-nos nesses casos com vestígios do trauma, elementos clivados e psiquismos, nos quais o acervo representacional se encontra comprometido, pois as cicatrizes mnêmicas não são plásticas e não comportam a demanda pulsional. Existe uma sobre-excitação que, não sendo comportada, psiquicamente transborda, sendo um de seus possíveis destinos o curto-circuito somático[10]. O retorno do cindido manifesta-se com mal-estares físicos indefinidos, queixas desconexas ou dores intensas. O SOMA conta da tragédia que precisa ser auxiliado a significar. Os órgãos, membros, ou partes atingidas ganham vida própria e a doença se amalgama com a identidade do sujeito. É por meio dela que esses sujeitos recebem os cuidados e atenção que anseiam, mas não aceitam necessitar, pois os levaria a admitir uma dolorosa dependência com o outro. Costumam ser pacientes de difícil acesso, impermeáveis, que produzem escassas associações, sendo preciso resgatá-las com astúcia e/ou construí-las com imaginação, alicerçados na contratransferência.

Será necessário entender o que se repete e criar, na situação analítica, as condições emocionais necessárias para dar conta dessa repetição. Nosso trabalho passa pela validação do sofrimento que só poderá acontecer pelo seu reconhecimento. Operamos a transformação de uma queixa somática em sofrimento ao atribuir-lhe qualidades psíquicas. O sujeito poderá, assim, apropriar-se do seu sofrimento, para sua posterior elaboração.

TRANSTORNOS DISSOCIATIVOS

Os transtornos dissociativos são caracterizados pelo DSM-5 como perturbações da integração de consciência, memória, identidade, emoção, percepção, representação corporal, controle corporal e comportamento. Os sintomas dissociativos podem ser "positivos" com perda da continuidade da experiência subjetiva, como fragmentação da identidade, despersonalização e desrealização. Também podem ser sintomas "negativos" com impossibilidade de acesso a informações e funções mentais normalmente de fácil controle, como a amnésia dissociativa[11].

Transtorno dissociativo de identidade

O transtorno dissociativo de identidade (TDI) pode ser conceitualizado como uma desordem desenvolvimental pós-traumática de início na infância. A maioria dos estudos evidencia as maiores taxas de adversidade na infância, em população clínica, antes dos 6 anos de idade[12].

Popularizado previamente como síndrome ou transtorno de múltiplas personalidades, efetivamente a apresentação clínica do TDI é mais sutil e furtiva, na maioria dos casos, ao contrário das anedóticas representações veiculadas na mídia e em muitos livros de psicologia e psiquiatria. Tipicamente se manifesta como estados mentais que causam interferência na consciência, como a experiência de vozes internas ou por meio de de vivências de influência passiva. Em geral, não ocorrem mudanças bruscas de comportamento e, nesses estados de interferência da consciência, não existe propriamente elaboração de uma outra identidade em propriedade da experiência pessoal[12].

Dados de avaliação psicológica sugerem que dissociação na infância é um fator de proteção e resiliência que permite preservar a capacidade de apego, complexidade psicológica, habilidades intelectuais, criatividade, senso de humor e esperança. Quando não sobrecarregados por intrusões pós-traumáticas, pacientes com TDI exibem juízo de realidade preservado, poucas distorções cognitivas e grande capacidade para observar seus processos psicológicos. Tais achados estão associados a respostas positivas a psicoterapias psicodinâmicas orientadas ao *insight*[13].

Do ponto de vista psicanalítico, em seu artigo "Recordar, Repetir e Elaborar", de 1914, Freud chama atenção para a observação clínica de que aquilo que não pode ser lembrado pelo analisante é repetido diante dos olhos do analista. Na medida em que o paciente não é capaz de falar sobre aquilo de que não se recorda, ele repete de maneira implícita na relação com o terapeuta aspectos relacionados a relações objetais primordiais inconscientes[7]. Levando em conta o processamento da memória, eventos traumáticos ocorridos na primeira infância tomam registro pela memória procedural implícita, ao contrário da memória declarativa explícita desenvolvida posteriormente e capaz de tecer narrativas autobiográficas. O que se observa na relação terapêutica então são atualizações de experiências inconscientes oriundas da memória procedural implícita. O terapeuta deve deixar claro para o paciente que o objetivo da psicoterapia não é recuperar memórias traumáticas. Em se tratando de defesas dissociativas, a memória pode jamais ter sido sequer explicitamente codificada em primeiro lugar[14]. Em 2011, a International Society for the Study of Trauma and Dissociation lançou a terceira revisão de sua diretriz para o tratamento do TDI, que consiste em uma abordagem em fases tendo em vista a complexidade do quadro que se apresenta[15,16].

O primeiro estágio do tratamento envolve trabalhar segurança e estabilidade no que diz respeito a comportamentos de risco e à relação com o terapeuta. A maioria dos pacientes busca cuidados em saúde mental em razão de comportamentos que colocam sua vida ou a de outros em risco, como abuso de psicoativos, envolvimento em relações abusivas e impulsividade. A construção do vínculo/aliança terapêutica será a base necessária para que o clínico possa paulatinamente fazer intervenções psicoeducacionais, ajudar a desenvolver técnicas para manejo de sintomas dissociativos e diagnosticar possíveis comorbidades psiquiátricas.

É sugerido que se trabalhe diretamente com os "alter egos" ou "estados do eu", sob risco de causar iatrogenias na recusa de interagir com eles. Contrariamente ao que se possa imaginar, no tratamento do TDI, todo sujeito deve ser responsabilizado pelos comportamentos que possam ocorrer em qualquer estado de consciência, mesmo em ocorrência de amnésia dissociativa. Não há um estado de "eu verdadeiro", de fato o sujeito que vive com TDI é composto por todos esses estados do eu que se construíram de forma adaptativa a aspectos singulares do desenvolvimento do indivíduo[12].

Cerca de um terço dos pacientes não gozará de condições psicológicas ou sociais para seguir com as próximas etapas do tratamento. Para estes, possivelmente será necessário seguimento com psicoterapia de longa duração a fim de garantir estabilidade dos comportamentos de risco.

Uma próxima fase do tratamento segue propriamente na abordagem focada nos eventos traumáticos. Haja vista o risco de desestabilização, não é recomendada a discussão de memórias em detalhes, devendo-se dar preferência por explorar emoções e sensações físicas específicas que têm sido evitadas, desenvolvendo novas narrativas para as experiências de forma a ganhar certo distanciamento para aquilo que se apresentava de forma intrusiva.

A maioria dos pacientes não conseguirá chegar à etapa final do tratamento que se propõe, na qual seria possível ocorrer unificação subjetiva dos estados dissociados do eu. Técnicas como hipnose e terapia EMDR (dessensibilização e reprocessamento por meio dos movimentos oculares) são citadas como potencialmente benéficas no tratamento desses pacientes, contudo altamente perigosas se aplicadas por profissionais com pouca experiência[16].

Em relação ao tratamento farmacológico, não existem psicofármacos associados à melhora de sintomas dissociativos. Contudo, está indicado o tratamento de comorbidades psiquiátricas. Relativo à especificidade do TDI, é importante ressaltar que devem ser tratadas alterações psicopatológicas evidenciadas em todos ou na maioria dos estados de consciência. Por exemplo, se apenas um alter ego exibe sintomas de transtorno obsessivo compulsivo, é pouco provável que o tratamento com medicações antiobsessivas traga algum benefício.

É esperado que haja variação de sintomas em resposta a estressores ambientais e dificuldades na psicoterapia. O uso de psicotrópicos nesses pacientes deve ser feito com parcimônia e mudanças bruscas na prescrição podem trazer mais confusão do que alívio.

Experiências alucinatórias frequentemente são relatadas por esses pacientes, assim como vivências de influência corporal ou da consciência por outros estados do eu. É importante que esses sintomas dissociativos não sejam interpretados como psicóticos e erroneamente medicados com antipsicóticos, que apresentam nenhuma ou pobre resposta no caso.

Por último, é comum que indivíduos com TDI apresentem polarização depressiva crônica do humor. Geralmente não são responsivos à intervenção farmacológica, apenas à psicoterapia. Em relação à eletroconvulsoterapia, seu uso está associado à piora adicional de queixas amnésticas sem melhora do humor. O tratamento de um suposto transtorno depressivo em um paciente com TDI deve ser efetivamente indicado quando houver uma "dupla depressão", ou seja, uma acentuação do quadro melancólico em relação à apresentação habitual do indivíduo[13].

Amnésia dissociativa

A amnésia dissociativa é caracterizada pela incapacidade de recordar informações autobiográficas em geral associada a eventos traumáticos. O quadro amnéstico se apresenta mais frequentemente localizado ou seletivo a evento(s) traumático(s), podendo ainda se apresentar como amnésia generalizada da identidade e da história de vida associado a fugas dissociativas[11].

Trauma interpessoal, ocorrência no início da vida, relação próxima com o agressor, grau de violência do trauma, repetitividade da cena traumática, violência sexual e senso de traição, particularmente por um cuidador da criança, foram todos associados ao desenvolvimento de amnésia dissociativa[17]. O diagnóstico deve ser criteriosamente estabelecido a fim de descartar causas orgânicas; contudo, a investigação médica deve ser criteriosa. Exames complementares desnecessários podem apenas aumentar a insegurança do paciente sobre o diagnóstico e reforçar a crença sobre uma causa neurológica orgânica subjacente[18]. Psicoeducação e comunicação diagnóstica são fundamentais para ajudar o sujeito na compreensão de sua afecção e orientar a natureza da terapêutica a que será destinado. É importante que seja informado sobre a função psicológica adaptativa da amnésia e estimulado a manter postura respeitosa e cuidadosa consigo durante o tratamento. Estima-se que cerca de três quartos dos casos de amnésia dissociativa aguda evoluam com remissão espontânea dos sintomas já com acolhimento de suas queixas e diagnóstico bem-sucedido[12].

Não existem tratamentos com base em evidências para amnésia dissociativa. Exemplos de terapêuticas utilizadas com resultados conflitantes são entrevistas para recuperação de memórias facilitadas por fármacos (barbitúricos e benzodiazepínicos), hipnoterapia e diversas abordagens psicoterápicas[18].

A exemplo da diretriz de tratamento para o transtorno dissociativo de identidade, a psicoterapia na amnésia dissociativa também deve se dar em fases. Inicia-se com o objetivo de estabilizar o quadro, reduzir comportamentos de risco e garantir segurança para o paciente, evoluindo então para abordagem das memórias traumáticas e elaboração de suas consequências para a consciência e, finalmente, chegando a uma possibilidade de integração das memórias dissociadas.

Investir no vínculo terapêutico garantindo um ambiente de segurança e estabilidade deve ser o ponto de partida de toda terapia relacionada ao trauma. O processo psicoterápico envolve acesso gradual a memórias traumáticas, emoções e sentimentos evitados, pensamentos e imagens recusadas pela consciência. Esse tipo de trabalho pode causar *flashbacks* de cenas intensamente ansiogênicas, gerando estados dissociativos ou podendo conduzir a comportamentos de risco como automutilações, tentativas de suicídio e abuso de substâncias como mecanismos de regulação afetiva.

É de suma importância que o terapeuta seja capaz de ajudar o indivíduo a ampliar o repertório de respostas aos eventos estressores. Técnicas de relaxamento e de ancoragem (*grounding*) são associadas à melhora de comportamentos desadaptativos. Na vigência de episódios dissociativos, o paciente pode ser estimulado a fazer incursões respiratórias lentas e profundas, a abrir os olhos e fazer contato visual com elementos de realidade da cena que o cerca, a sentir seu corpo (o toque dos pés no chão, das pernas contra a cadeira etc.), a sentir odores que o cercam e então se conectar por meio dos cinco sentidos com a realidade presente[12].

Transtorno de despersonalização/desrealização

Assim como nos outros diagnósticos presentes dentro do espectro dos transtornos dissociativos, a comunicação diagnóstica bem feita é o primeiro passo no tratamento. Tranquilizar o paciente no sentido de que essa condição não evoluirá para um quadro psicótico ou para condições neurológicas permanentes também é importante.

Aqueles que têm episódios de despersonalização/desrealização desencadeados por uso de drogas devem ser orientados a cessar o uso, caso já não o tenham feito em razão do desenvolvimento de uma "fobia" da droga.

Abordar a natureza psicológica do fenômeno com o paciente é importante no sentido de empoderá-lo com relação à possibilidade de controle dos episódios e a fim de evitar investigações médicas desnecessárias. Informar sobre a benignidade do quadro e sobre a possibilidade de tratamento e até remissão dos episódios.

Pode-se considerar como fatores de bom prognóstico a intervenção precoce sobre os sintomas, sua eventualidade e a possibilidade de realizar associações com eventos afetivos e de história de vida.

Os tratamentos psicofarmacológicos têm pouca evidência na literatura, apesar de seu uso corrente na prática clínica. Eles devem ser feitos de forma criteriosa e podem apresentar benefício para o tratamento de transtornos de humor e de ansiedade comórbidos. As medicações mais estudadas são inibidores seletivos da recaptação de serotonina (ISRS), lamotrigina, naltrexona e benzodiazepínicos. O único ensaio clínico controlado envolvendo o uso de ISRS para o tratamento do transtorno comparou o uso de fluoxetina com o placebo e não obteve diferença clinicamente significativa[19]. Sobre a utilidade da lamotrigina, os dados dos ensaios clínicos são conflitantes. Em relação à naltrexona, um único ensaio clínico não controlado evidenciou uma redução média de 30% em sintomas de despersonalização e desrealização nos 14 pacientes envolvidos. Já o uso de benzodiazepínicos deve ser reservado para administração pontual em pacientes com ansiedade crítica, tendo em vista que a sedação promovida pelo fármaco pode apenas piorar a sensação de "estar fora de si"[19].

Diversos tipos de psicoterapia podem ser utilizados no tratamento, como as de orientação psicodinâmica, cognitivo-comportamental, hipnose e suportiva. Não há estudos de eficácia comparada entre elas.

A compreensão psicodinâmica traduz os episódios de despersonalização e desrealização como um mecanismo de defesa acionado pelo psiquismo em situações em que o Ego é ameaçado por estados afetivos intoleráveis[20]. A desconexão do Ego que ocorre nos estados de despersonalização ocorre em decorrência de uma experiência insuportável ("não é comigo que isso está acontecendo").

O objetivo da terapia psicodinâmica, ou baseada na transferência, é explicitar, ressentir, apropriar-se e nomear afetos intoleráveis no contexto dos conflitos intrapsíquicos subjacentes e das fragilidades egoicas, reduzindo a intensidade das vivências afetivas que desencadeiam os episódios dissociativos. Os afetos despertados nesse processo variam de acordo com a história de vida e especificidades do indivíduo. A terapia psicodinâmica se propõe a mobilizar esses afetos, integrando-os ao Ego, ao invés de radicalmente se dissociar deles. A intenção é justamente reativar esses afetos indesejados, ao invés de evitá-los, no sentido de incorporá-los.

TRANSTORNO DE SINTOMAS SOMÁTICOS

A maioria dos profissionais de saúde e médicos considera pacientes com sintomas somáticos ou síndromes funcionais específicas – síndrome do intestino irritável (SII), fibromialgia (FMS), síndrome da bexiga dolorosa, entre outros – como pacientes de difícil tratamento. Os sintomas variam em intensidade e em impacto sobre a funcionalidade e qualidade de vida dos pacientes e, a depender da gravidade do quadro, são frequentemente refratários aos tratamentos convencionais. A refratariedade aos tratamentos gera sentimentos de frustração, tanto para o paciente quanto para o médico e demais profissionais[21]. É importante considerar os aspectos contratransferenciais despertados nos profissionais, uma vez que a persistência, prevalência e perseverança dos sintomas geram sentimentos de impotência e descrença, que acabam por invalidar o sofrimento dos pacientes, o que abala profundamente o vínculo do paciente com o serviço e com os profissionais.

Deve-se ter em mente que o vínculo do paciente e da família com o serviço e os profissionais é aspecto fundamental e indispensável para o tratamento.

As queixas somáticas são altamente prevalentes em todos os níveis de atenção à saúde e variam de dores em diferentes partes do corpo à fadiga, passando pela percepção disfuncional do sistema cardiovascular, gastrointestinal e outros órgãos. Palpitações, zumbido, vertigem, cefaleias, lombalgia, diarreia, fraqueza e cólicas são queixas comuns. Muitos pacientes apresentam mais de um sintoma ao longo da vida e outros, apenas um sintoma mais persistente. No TSS, o sofrimento dos pacientes geralmente reside na própria experiência dolorosa, mas alguns pacientes relatam bastante ansiedade associada. O espectro de gravidade é bastante amplo e varia desde casos bastante leves até condições totalmente incapacitantes[22].

A primeira dificuldade no tratamento dos sintomas somáticos consiste na sua atribuição persistente a causas orgânicas, o que gera investigações diagnósticas e tratamentos muitas vezes custosos e invasivos, com pouca ou nenhuma eficácia terapêutica.

Mesmo quando o problema é reconhecido como uma síndrome funcional, a variação diagnóstica entre os manuais de saúde mental e os manuais das especialidades pode acabar por confundir os profissionais com pouca experiência na área, apesar de sua alta prevalência na população[23]. É importante ressaltar que as limitações funcionais desse grupo de pacientes sobre qualidade de vida e capacidade de trabalho são tão severas quanto nas doenças com etiologia orgânica bem definida com sintomas análogos (por exemplo, na comparação entre a síndrome do intestino irritável e a doença inflamatória intestinal)[24,25].

Para esses profissionais, é sempre bom ter em mente algumas diretrizes[26]:

- Para pacientes com queixas persistentes, considerar o diagnóstico de TSS o mais cedo possível.
- Evitar repetir exames, especialmente os mais invasivos, para acalmar o paciente ou a si mesmo.
- Atentar-se para queixas que indicam somatização ou estresse emocional desproporcional ao sintoma. Realizar *screening* de sintomas depressivos, ansiosos, uso indiscriminado de medicações para dor, álcool e drogas. Pesquisar ideação suicida.
- Acessar as experiências, expectativas, funcionalidade, crenças, comportamentos patológicos relacionados a uma tendência a catastrofismos, evitação ou uso indevido e demasiado dos serviços de saúde.
- Se o TSS for diagnosticado, realizar estratificação de gravidade em leve, moderada ou grave.

No cenário de prática de saúde mental ou em serviços especializados em psicossomática, aventar a hipótese diagnóstica de TSS é muito mais fácil, mas o estabelecimento do vínculo terapêutico se impõe como dificuldade apriorística do tratamento, uma vez que o paciente se mantém ambivalente e desconfiado sobre a origem orgânica de seu sintoma[23].

O próprio processo de comunicação diagnóstica, se feito com cuidado, já apresenta efeitos terapêuticos. Deve-se evitar a dicotomia entre físico e mental. Os sintomas somáticos devem ser validados, mesmo sem base orgânica bem definida. Comunicação clara e cuidadosa deve ser prioridade em todos os níveis da atenção e etapas da doença, incluindo recomunicação diagnóstica, antecipação de desfechos favoráveis e explicações sobre a benignidade dos quadros funcionais.

Encorajar a adoção de estilo de vida saudável, prática de atividade física, higiene do sono, interação social e atividade profissional que faça sentido para o paciente pode ajudar no tratamento[23]. É possível também lançar mão de medicações sintomáticas e terapias alternativas, com moderação, além do tratamento dos transtornos psiquiátricos comórbidos. O uso de medicações para dor crônica, como os antidepressivos tricíclicos, os duais, a pregabalina e a gabapentina, deve ser criterioso e avaliado caso a caso.

Para os casos leves, muitas vezes essas diretrizes já são suficientes. Nos casos moderados a graves, o encaminhamento para serviços especializados talvez se faça necessário.

No ambulatório do SOMA do IPq-HCFMUSP, a terapêutica é focada nas terapias de grupo de orientação analítica, de frequência semanal e consultas psiquiátricas bastante frequentes. O médico, nesse contexto, tem a função de centralizar, evitando e protegendo o paciente de procedimentos invasivos desnecessários, e articular o cuidado com outras especialidades. Além disso, pode também oferecer uma escuta mais cuidadosa, atentando-se às singularidades do paciente, na tentativa de articular uma narrativa de sofrimento que vá além das queixas físicas. Esse trabalho exige, evidentemente, algum tempo para desenvolver e aprofundar os vínculos entre paciente e profissionais e fortalecer as potencialidades dos pacientes. Aos poucos, é possível observar que os sintomas perdem relevância na vida do indivíduo, que começa a se dar conta dos ganhos primários (inconscientes), secundários e terciários de sua condição enquanto doente.

Contudo, observa-se que o paciente se mantém bastante ambivalente com relação à existência de uma causa orgânica de sua doença.

O horizonte do tratamento deve, claro, buscar alívio de sintomas, mas sempre tendo em mente que eles são apenas um aspecto da manifestação do psiquismo do paciente e de como ele articula seu sofrimento. O contexto em que a doença se desenvolve é mais amplo e complexo e a própria noção de cura deve ser ampliada para além da eliminação do sintoma.

TRANSTORNO CONVERSIVO (TRANSTORNO DE SINTOMAS NEUROLÓGICOS FUNCIONAIS)

O transtorno conversivo caracteriza-se por sintomas neurológicos (motores ou sensoriais) que são incompatíveis com as condições médicas ou neurológicas encontradas no paciente. Sua apresentação pode ser diversa, incluindo desde sintomas como fraqueza, paresias, tremores e alterações da fala, até alterações sensitivas cutâneas, visuais, auditivas e crises convulsivas não epilépticas. O diagnóstico exige rigorosa avaliação clínica, incluindo exame físico completo e exames complementares, para que se possa demonstrar claramente a incompatibilidade entre sintomas e doenças neurológicas. Preconiza-se especialmente que julgamentos morais e afetivos sejam afastados durante o processo de avaliação do paciente, visto que não auxiliam em nada o clínico, mas podem atrapalhá-lo de forma contundente[11].

O tratamento do transtorno conversivo normalmente envolve múltiplas abordagens e equipe multidisciplinar[27], cujo objetivo pode não apenas incluir a remissão ou atenuação dos sintomas físicos, mas também pode englobar a implicação subjetiva do paciente[28]. O primeiro passo do tratamento abrange comunicação clara do diagnóstico e psicoeducação sobre o transtorno. Essa discussão tem o papel de formar uma aliança terapêutica com o paciente que possibilita tranquilizá-lo acerca de seus sintomas e prognóstico, reafirmar que o clínico ou a equipe acreditam em seu sofrimento e que há uma gama de possibilidades de tratamento para sua síndrome, ainda que não haja uma doença orgânica subjacente. Pacientes tratados por clínicos que fornecem uma escuta empática e receptiva de seu sofrimento apresentam melhora do bem-estar subjetivo, ainda que não relatem melhora dos sintomas conversivos propriamente[89]. Enfatizar que os sintomas são potencialmente reversíveis pode ser uma ferramenta importante[29-31]. Essas informações são especialmente úteis na medida em que podem servir para um maior engajamento do paciente no tratamento, o que comumente está associado a melhores desfechos[32].

As psicoterapias apresentam grande relevância no tratamento do transtorno conversivo e, diferentemente do que se poderia esperar, estudos mostram que as distintas escolas apresentam muitas similaridades no eixo central do tratamento[33]. Em uma metanálise recente, Carlson et al. mostraram que 47% dos pacientes que realizam um tratamento psicoterapêutico (diversas linhas incluídas) remitem dos sintomas conversivos (crises convulsivas não epilépticas psicogênicas) e 82% dos pacientes submetidos a essa modalidade de tratamento reduzem em mais de 50% a frequência de crises. Apesar das limitações dos estudos envolvidos, os autores salientam o potencial favorável do efeito terapêutico das psicoterapias[34]. Outros estudos têm demonstrado benefícios terapêuticos tanto com terapias cognitivo-comportamentais de curta duração quanto com terapias psicodinâmicas de curto ou longo prazo[28,35,36]. Parece haver superioridade das terapias de longa duração, especialmente as psicodinâmicas, quando se avalia o funcionamento geral dos pacientes[37]. No entanto, os estudos também ressaltam que esse tipo de avaliação do funcionamento geral não leva em conta a melhora dos sintomas conversivos específicos, que podem não responder às psicoterapias psicodinâmicas[28].

A crença de que os sintomas possam ser explicados por uma doença orgânica atrapalha fundamentalmente o processo psicoterapêutico[28]. Isso pode ser ainda reforçado por terapeutas menos experientes que venham a se sentir inseguros diante do quadro clínico e que se questionam quanto à relevância da psicoterapia no tratamento. Nesse contexto, o progresso se torna improvável. Assim, os estudos que avaliam as alianças terapêuticas mostram que os pacientes tendem a se beneficiar mais da psicoterapia quando a presença dos sintomas passa a ser mais bem tolerada e, por consequência, sua remoção deixa de ser o único foco do tratamento. Desse modo, o interesse na vida interna e externa do paciente, incluindo seus sintomas e as articulações que têm com suas experiências subjetivas, parece representar um caminho mais promissor para o sucesso do tratamento[28].

Diversos estudos demonstram a eficácia das psicoterapias psicodinâmicas no tratamento do transtorno conversivo, com melhora dos sintomas conversivos e do funcionamento psicossocial global[38-41]. A literatura mostra que o tratamento psicodinâmico tem como objetivo fornecer um cenário em que o paciente possa entender suas experiências e estruturar uma narrativa de vida mais autêntica e resiliente. O terapeuta deve se mostrar interessado, com postura aberta e simpática, livre de julgamentos e preconceitos. É vantajoso que outros médicos possam ser envolvidos na busca e investigação dos sintomas conversivos, para que essas queixas não se tornem o único foco do trabalho psicoterapêutico. Nesse sentido, o psiquiatra pode se tornar a referência central do tratamento do paciente, orquestrando as avaliações de outras especialidades e as intervenções psicológicas. O fenômeno da transferência passa a ser princípio fundamental do tratamento, na medida em que possibilita ao clínico conseguir a confiança do paciente e fornecer um espaço de escuta e acolhimento. O objetivo é a implicação do paciente nos seus sintomas e na sua história de vida, um convite a se questionar sobre seu funcionamento e seus sentimentos. Nesse processo, é possível que os sintomas sejam vivenciados com intensidade total, exigindo do terapeuta consideração e delicadeza no manejo. Por outro lado, essa travessia permite um aprofundamento sobre a estruturação psíquica do paciente, necessária para os avanços terapêuticos. Assim, refazer esse percurso narrativo dá ao paciente ferramenta para um envolvimento com seus afetos, desejos e atravessamentos, levando-o a uma transformação subjetiva[28,42].

Apesar da literatura escassa, o uso de terapia cognitivo-comportamental (TCC) parece ter respaldo. Um ensaio clínico controlado e randomizado demonstrou que após doze sessões de TCC os pacientes apresentaram significativa redução do número de crises convulsivas não epilépticas psicogênicas, além de melhora no funcionamento psicossocial global[43]. O mesmo grupo de pesquisadores realizou um estudo prospectivo comparando a TCC com atendimento médico padrão. Os pacientes foram randomizados e separados em um grupo que recebeu atendimento de TCC junto ao atendimento médico padrão e um grupo controle que recebeu apenas atendimento médico. Novamente, o grupo que foi submetido à psicoterapia apresentou redução superior do número de crises em relação à do grupo controle[44]. Outros estudos também corroboram os benefícios na redução de sintomas, além da melhora na qualidade de vida, relacionamentos em família e funcionamento psicossocial[27,45].

Psicoterapias de grupo também se mostraram eficazes no tratamento de transtorno conversivo. Zaroff et al., em um estudo aberto, avaliaram psicoterapia de grupo com ênfase na psicoeducação sob o enfoque de teorias psicodinâmicas. Apesar de pouco impacto na sintomatologia conversiva, os autores relataram redução nos sintomas dissociativos e melhora dos mecanismos de enfrentamento emocional, além de melhora da qualidade de vida geral[46]. Em outro estudo com foco psicodinâmico, doze pacientes diagnosticados com crises convulsivas não epilépticas psicogênicas foram recrutados para participar de trinta e duas sessões de psicoterapia em grupo de frequência semanal e noventa minutos de duração. As intervenções tinham como objetivo a conceitualização das crises como expressão de emoções inconscientes e, assim, o desenvolvimento de expressões conscientes para afetos, a fim de evitar a necessidade de demonstrações somáticas de sofrimento. Os participantes foram incentivados a investigar os fatores desencadeantes das crises visando estabelecer conexões entre os tipos de situações que impactavam na frequência de seus eventos. Durante o período de acompanhamento, os pacientes ainda discutiam possíveis eventos ocorridos no passado que teriam levado ao início das crises psicogênicas e foram, então, encorajados a enfrentar essas adversidades para que pudessem alterar a dinâmica de afetos que se estabelecia entre esses eventos e as crises atuais. Finalmente, o grupo pôde abordar ganhos primários e secundários associados aos sintomas conversivos e que poderiam ajudar a perpetuar as crises. Os membros também foram estimulados a criar uma rede de suporte para que pudessem discutir os eventos que ocorreram entre as sessões. Questões discutidas fora do grupo também foram revisadas durante a sessão. Ao final do estudo, a maior parte dos pacientes teve redução do número de crises e notável melhoria da qualidade de vida. Apesar das limitações do estudo, os pesquisadores demonstraram que a ferramenta terapêutica de grupo pode apresentar bons resultados no tratamento desses pacientes[47]. Estudos também demonstraram que o aconselhamento familiar, individual ou em grupo, também é uma ferramenta profícua. Os sintomas conversivos parecem exercer um papel que molda e tensiona todo o funcionamento familiar. Os pacientes tendem a perceber os membros de sua família como menos comprometidos, com menor interesse em fornecer apoio e menos ligados a questões de interesse comunitário, político e solidário. Escores mais altos de depressão também são encontrados em famílias de pacientes com transtorno conversivo. Dessa forma, esses achados reforçam o papel terapêutico que o envolvimento da família possui. Além disso, a participação ativa da família é fundamental para a melhor compreensão da etiologia dos sintomas[30,31,48,49].

Para os pacientes com sintomas motores, muitos estudos demonstram que a fisioterapia apresenta importante papel terapêutico. Inicialmente, essa abordagem também deve estar atrelada aos esclarecimentos e intervenções psicoeducacionais sobre o transtorno, nesse caso, usando o próprio corpo do paciente para acentuar o esforço didático. Demonstrar que a movimentação normal do membro afetado pode ocorrer é fundamental nesse processo, devendo ser enfatizada e encorajada. Além disso, sabe-se que a piora na execução do movimento advém da atenção e concentração exageradas que o paciente faz ao realizá-lo. Assim, o tratamento fisioterapêutico envolve também exercícios motores com distração atencional. Isso pode ser feito, por exemplo, convidando o paciente a realizar os movimentos enquanto se concentra em partes distintas do corpo, tenta realizá-los em diferentes velocidades e ritmos, ou ainda enquanto realiza tarefas mentais envolvendo música ou jogos matemáticos[50-53].

Outras modalidades terapêuticas também podem ser úteis. Alguns estudos apoiam o uso de hipnoterapia no tratamento do transtorno conversivo. O estado de relaxamento a que a hipnose conduz leva o paciente a se tornar sugestionável às intervenções do terapeuta, permitindo o alívio de seus sintomas[54,55,56]. Os estudos com farmacoterapia apontam que as medicações antidepressivas tendem a trazer benefícios no tratamento do transtorno conversivo quando introduzidas com o objetivo de intervir em sintomas depressivos, ansiosos e impulsivos, que possam coexistir no quadro clínico[57,58].

TRANSTORNO DE ANSIEDADE DE DOENÇA

O transtorno de ansiedade de doença (TAD) caracteriza-se pela preocupação e medo infundado em ter ou contrair uma doença grave. O sofrimento do paciente persiste apesar de afastadas quaisquer alterações físicas por meio de exame físico completo e exames complementares. Sintomas físicos não costumam estar presentes e, geralmente, representam uma percepção errônea e desproporcional de sensações corporais normais. Pode determinar um padrão de busca ativa de cuidados, em que o paciente faz uso frequente de consultas médicas, exames e procedimentos; ou ainda um padrão de evitação mal-adaptativo, em que o paciente evita qualquer tipo de cuidado médico. Essa categoria diagnóstica foi introduzida pelo DSM-5 em 2013, e criada a partir do antigo diagnóstico de hipocondria, o qual também abarcava o atual diagnóstico de transtorno de sintomas somáticos. Segundo o manual, as queixas do paciente podem advir de uma "sensação física não patológica, mas seu sofrimento é oriundo não da queixa física em si, e sim de sua ansiedade a respeito do significado, da importância ou da causa da queixa". O quadro se associa, assim, a um elevado nível de ansiedade com relação à saúde pessoal[11].

O primeiro passo no tratamento envolve uma avaliação completa do estado de saúde do paciente, com exame físico abrangente e revisão de prontuários médicos. Com isso, pretende-se descartar qualquer disfunção orgânica que possa vir a ser um fator confundidor no diagnóstico de TAD. Evidências de boa saúde podem, assim, ser obtidas e reforçam o diagnóstico. Posteriormente, uma avaliação funcional do paciente possibilita que se entenda melhor a natureza de seus sintomas e como são experienciados a ansiedade relacionada à sua saúde, bem como os comportamentos de reasseguramento que o paciente venha a assumir. Compreender profundamente a psicopatologia do seu sofrimento é tarefa fundamental nesse processo e o clínico deve transmitir um interesse genuíno em ouvir e compreender o paciente[59].

Segundo a literatura, diversas psicoterapias se mostram eficazes no tratamento do TAD[60]. Dentro do campo das psicoterapias psicodinâmicas, o TAD ainda parece pouco estudado. Essa escassez é apontada como tendo diversos fatores causais. Primeiramente, podemos destacar a dificuldade diagnóstica. Por um lado, as diversas linhas de psicodinâmica costumam evocar o conceito de narcisismo para descrever o fenômeno clínico. O sujeito que se depara com uma decepção amorosa ou uma frustração em relação aos seus objetos de amor retorna sua libido para o próprio Eu e acaba concentrando toda a sua erogeneidade exclusivamente no órgão ou parte do corpo tida como doente. Entretanto, por outro lado, as teorias psicodinâmicas e psicanalíticas divergem quanto à hipocondria se tratar de um sintoma, um mecanismo de defesa, ou uma organização psíquica específica, o que prejudica o estudo mais aprofundado do transtorno. Uma segunda dificuldade para o estudo do TAD se concentra nos impasses atrelados ao manejo. Os terapeutas costumam se sentir frustrados e desmotivados diante de pacientes que apresentam uma demanda paradoxal: por um lado solicitam a cura de uma suposta doença grave, por outro rejeitam qualquer proposta que possa tirá-los dessa condição. Somado a isso, os pacientes se mantêm permanentemente insatisfeitos com o tratamento, alegando indiferença dos médicos em relação ao seu sofrimento. Apesar disso, dentro dos estudos que conseguiram evidenciar o papel terapêutico da teoria psicanalítica, fica clara a importância da escuta do terapeuta. Empatia incondicional, reconhecimento do sofrimento e acolhimento do paciente, visando compreendê-lo e tranquilizá-lo, devem se sobrepor a ideias de interpretação e cura a qualquer custo ou tentativas de atenuar os medos do paciente e confrontá-los com dados da realidade[61,62].

Os estudos com terapias cognitivo-comportamentais costumam ser mais frequentes e apresentam bons resultados[63]. A terapia cognitiva visa reestruturar crenças de saúde disfuncionais e a atenção seletiva às informações, comuns nesses pacientes, mantendo, assim, a preocupação de ter uma doença grave. Já o componente comportamental faz uso de técnicas de exposição e prevenção de resposta a comportamentos disfuncionais, como busca excessiva por sinais de doenças e demanda por atendimentos médicos[40,64]. Uma metanálise de treze ensaios clínicos randomizados comparando terapias cognitivo-comportamentais com grupo-controle demonstrou melhora significativa dos sintomas em pacientes com quadro hipocondríaco. O efeito foi maior entre os pacientes mais graves e também entre aqueles que foram submetidos a um número maior de sessões de TCC[65]. Múltiplos artigos científicos reforçam esses achados[66-69].

Estudos também sustentam o uso de terapia cognitiva baseada em *mindfulness*. Trata-se de um programa terapêutico que combina técnicas de meditação (*mindfulness*) com elementos de TCC[70,71]. Além disso, a farmacoterapia parece ser uma alternativa eficaz para pacientes que não respondem às psicoterapias. Estudos com inibidores seletivos da recaptação de serotonina demonstraram superioridade das medicações em relação a placebo no tratamento de pacientes com TAD, especialmente quando na presença de sintomas de humor depressivo, obsessivos-compulsivos e de ansiedade[64,72-75].

TRANSTORNO FACTÍCIO

Não há tantas referências na literatura a respeito do tratamento do transtorno factício (TF), sendo que a maioria dos artigos são relatos de casos e aqueles que abordam tratamento falam mais de manejo. Existem somente quatro relatos de casos com tratamento bem-sucedido[76]. Recebemos em nosso serviço número considerável de pacientes com TF e o tratamento oferecido é igual ao descrito na introdução deste capítulo. Obviamente, esses pacientes apresentam características particulares que colocam à prova a equipe e exigem contato contínuo com todos os serviços envolvidos em seu tratamento. Em geral, pacientes com TF são submetidos a mais procedimentos invasivos que os com transtornos somáticos e apresentam transtorno de personalidade *borderline* e antissocial. Por essas características o engajamento no tratamento psicoterápico é mais difícil, existe resistência em se estabelecer vínculo com o terapeuta com manipulações constantes e abandono do tratamento.

Uma vez estabelecido o vínculo, é possível trabalhar em psicoterapia individual de base analítica concomitante com o tratamento psiquiátrico. A comunicação com os profissionais de outras clínicas é fundamental para evitar procedimentos desnecessários e avaliar corretamente novas queixas físicas. É importante manter em mente que pacientes com TF muitas vezes possuem doenças de base que precisam de seguimento e também podem desenvolver novas doenças como qualquer pessoa[77].

Há a questão da confrontação do diagnóstico frente ao paciente, amplamente discutida em artigo de revisão sistemática de Eastwood e Bisson[78]. Mais uma vez não há consenso, mas no SOMA optamos em não confrontar o paciente por julgar que não é uma atitude que surta efeitos terapêuticos, especialmente no início do tratamento. Acusar o paciente de provocar sintomas e esperar que ele admita isso é contraproducente e leva ao abandono do tratamento[79]. Percebemos que ao longo do acompanhamento os pacientes tornam-se cientes de que sabemos que seus sintomas são intencionalmente provocados e, por não ficarmos "jogando isso na sua cara", também podem parar de ficar provando quão doentes são e falar de outras angústias e questões, caminho aberto para terapia. É interessante notar que muitos chegam a debater o diagnóstico e brigar por conta de laudos e cópia de prontuário que solicitam dizendo ser absurdo o diagnóstico de TF dado por nós. No entanto, na semana seguinte retornam como se nada houvesse acontecido e nunca mais tocam no assunto. Só podemos atribuir ao vínculo tal fato.

Nos casos de transtorno factício imposto a outro existem questões legais a serem tomadas, uma vez que consiste em abuso, geralmente infantil, com risco potencial para a vítima, que deve ser afastada do causador dos danos. O conselho tutelar deve ser acionado e a criança deve permanecer com um familiar que esteja ciente dos fatos e entenda os riscos existentes, assim como receber acompanhamento psicológico e médico contínuos. É importante que a comunicação seja feita em ambiente protegido, pois alguns cuidadores podem se sentir encurralados e com muita raiva, tendendo a provocar danos maiores à criança, para provar que ela realmente está doente, ou tentativas de homicídio/suicídio[80].

O diagnóstico de TF imposto a outro é dado ao agressor, que também precisa de tratamento. O primeiro passo é uma avaliação inicial para identificar os fatores desencadeantes, sendo comuns história de abandono, maus tratos, doença física na infância, transtornos de personalidade com impulsividade e também transtorno factício. A psicoterapia conjunta ao tratamento medicamentoso para comorbidades como depressão, ansiedade e impulsividade é o tratamento indicado. Dependendo do engajamento no tratamento e de algumas características, será possível ou não reunir o agressor e a vítima. Nos casos em que o cuidador admite a indução de sintomas, demonstra arrependimento, coopera com as autoridades e médicos e estava sob algum estressor no momento do abuso, existe prognóstico mais favorável[80]. Ainda assim, 17 a 50% voltam a abusar fisicamente ou psicologicamente de alguma vítima. Porém, muito poucos pacientes reconhecem seus atos como abusivos e procuram o reconhecimento e admiração por parte dos médicos como sendo cuidadores zelosos[81]. Os melhores resultados são obtidos em abordagens embasadas em modelos teóricos diversos e que envolvam toda a família, trabalhando o modo de funcionamento de cada membro individualmente e da família como um todo[82].

CONSIDERAÇÕES FINAIS

Os transtornos somáticos não são muito frequentes comparados a outros transtornos psiquiátricos, contudo são responsáveis por uma grande demanda de atendimento médico, exames e procedimentos, muitas vezes iatrogênicos. Por não serem reconhecidos como patologias em si e diagnosticados tardiamente, ocasionam gastos significativos ao sistema de saúde e muitas vezes cronificam-se, comprometendo o prognóstico. São pacientes que circulam pelas clínicas e demoram para chegar na psiquiatria. Esse processo gera um desgaste enorme nos pacientes, nos familiares e nos médicos, contribuindo para a deterioração da relação médico-paciente, aliança terapêutica que paradoxalmente é a base do tratamento.

O tratamento ainda é um desafio para todas as especialidades médicas, pois não existem medicações eficazes específicas e não há consenso ou *guidelines* quanto ao tratamento ideal. O curso tende a ser crônico e o tratamento, estender-se por anos. O objetivo não deve ser a eliminação dos sintomas somáticos; pode-se considerar que houve êxito na evolução quando há ganho de autonomia e diminuição do número de consultas, exames e procedimentos médicos.

Vinheta clínica

Paciente T.S., 34 anos, evolui com quadro de perda de força, cansaço progressivo e dispneia aos pequenos esforços, associado a ptose palpebral, tremores e fasciculações generalizadas. A doença evolui para comprometimento grave da mobilidade em alguns meses e a paciente fica restrita à cadeira de rodas.

T.S. foi submetida à investigação diagnóstica extensa para exclusão de quadros de etiologia orgânica, dentro do espectro das miopatias periféricas. Os sintomas de T.S. eram compatíveis com a *miastenia gravis*, condição autoimune que evolui com fraqueza proximal e distal de membros, associada à fatigabilidade muscular, fasciculações musculares, ptose palpebral e dispneia. T.S. ficou internada pela neurologia do Hospital das Clínicas para investigação diagnóstica. Recebeu doses altas de corticoide endovenoso e imunoglobulina, sem melhora alguma da fraqueza.

A refratariedade ao tratamento e a ausência de alteração dos exames complementares (análise do líquido cefalorraquidiano, pesquisa de anticorpos séricos, eletroneuromiografia, ressonância magnética do neuroeixo) despertaram – acertadamente, mas talvez tardiamente – a suspeita de transtorno conversivo.

T.S. foi então encaminhada ao ambulatório do SOMA do IPq-HCFMUSP. Como todas as pacientes do ambulatório, frequentava as consultas psiquiátricas quinzenalmente e de terapia de grupo, semanalmente. Após 6 meses, foi encaminhada para psicoterapia individual.

No início do tratamento, T.S. apresentava enorme dificuldade para andar, passava a maior parte do seu dia na cadeira de rodas, falava com a voz empastada e tinha o olho esquerdo contraído. Parou de trabalhar e teve impacto profundo sobre sua funcionalidade e qualidade de vida. Apresentava alguma resistência em aceitar o diagnóstico e em acreditar que seus sintomas físicos tinham fundamentos psicológicos. Durante quase todo o tratamento, buscou outros serviços de neurologia para realizar novamente as mesmas investigações diagnósticas.

Um ano após o acompanhamento no ambulatório, T.S. apresentou melhora súbita dos sintomas e recuperação total dos déficits. Um trabalho longo e intensivo foi necessário, com a paciente e seus familiares, envolvendo uma equipe multiprofissional: psiquiatras, psicólogos, neurologista e fisioterapeuta. As terapias, individual e de grupo, com orientação psicodinâmica, focam na construção do vínculo terapêutico para articulação de uma narrativa do sofrimento por trás do sintoma físico, elucidação de seus significados inconscientes, das identificações envolvidas e dos ganhos primários, secundários e terciários associados.

Esse caso é bastante ilustrativo da saga que esses pacientes percorrem. Eles acabam por passar por exames diagnósticos e procedimentos invasivos, que oneram o sistema de saúde, com pouco ou nenhum resultado terapêutico.

O papel da comunicação diagnóstica, com consequente compreensão do fundamento psicológico do sintoma, do estabelecimento do vínculo terapêutico, da centralização do cuidado e do envolvimento da família no tratamento são fatores fundamentais que, por muitas vezes, são esquecidos nos tratamentos tradicionais.

Para aprofundamento

- Eastwood S, Bisson JI. Management of factitious disorders: a systematic review. Psychother Psychosom. 2008;77:209.
  - ⇨ **Artigo discute o manejo de quadros factícios, com ênfase na questão da confrontação do diagnóstico frente ao paciente.**
- Henningsen P. Management of somatic symptom disorder. Dialogues Clin Neurosci. 2018;20(1):23-31.
  - ⇨ **Artigo indicado para profissionais da saúde psiquiatras e não psiquiatras resume as principais diretrizes do tratamento TSS.**
- Carlson P, Nicholson Perry K. Psychological interventions for psychogenic non-epileptic seizures: A meta-analysis. Seizure. 2017;45:142-50.
  - ⇨ **Este artigo revê várias abordagens psicoterápicas aplicadas no tratamento de quadros neurológicos funcionais nos últimos 20 anos.**

REFERÊNCIAS BIBLIOGRÁFICAS

1. Bartorelli B, Betbedé A. Sintomas somáticos e transtornos relacionados. In: Castro Humes E, Bergamini Vieira ME, Fráguas Júnior R (eds.). Psiquiatria Interdisciplinar. Barueri: Manole; 2016. p.210-20.
2. Yutzy SH. Somatic symptom and related disorders: somatic symptom disorder, illness anxiety disorder, and conversion disorder, in psychiatry. 4.ed. In: Tasman A Kay J, Lieberman JA, First MB, Riba MB (eds.). Chichester: John Wiley & Sons; 2015.
3. Röhricht F, Heribert Sattel H, Kuhn C, Lahmann C. Group body psychotherapy for the treatment of somatoform disorder - a partly randomised-controlled feasibility pilot study. BMC Psychiatry. 2019;19:120. Disponível em: <https://doi.org/10.1186/s12888-019-2095-6S>.
4. Filizzola ACB, Pernambuco P. Como se pode vivenciar o espaço interior do corpo em eutonia? Disponível em: <https://www.eutonia.org.br/conteudos/textos/188>.
5. Laplanche J., Pontalis JB. Diccionario de Psicoanálisis. Buenos Aires: Paidós, 2009. p.316.
6. Freud S. Obras completas. Inhibición, síntoma y angustia. Buenos Aires: Amorrortu; 1980, vol. XX. p. 73-164.
7. Freud S. Recordar, repetir e elaborar: novas recomendações sobre a técnica da psicanálise II. In: Edição standard brasileira das obras psicológicas completas de Sigmund Freud [ESB]. Rio de Janeiro: Imago, s/d.vol. XII 1996. P.163-171.
8. Roudinesco E, Plon M. Dicionário de Psicanálise. Rio de Janeiro: Zahar, 1998. p.767.
9. Minerbo M. Neurose e não neurose. Coleção Clínica Psicanalítica. São Paulo: Casa do Psicólogo; 2009.
10. Green A. O trabalho do negativo. Porto Alegre: Artmed; 2010.
11. American Psychiatric Association. Diagnostic and statistical manual of mental disorders. 5.ed (DSM-5). Arlington: American Psychiatric Association; 2013.
12. Loewenstein RJ. Dissociation debates: everything you know is wrong. Dialogues in Clinical Neuroscience. 2018;20(3).
13. Brand BL, Loewenstein RJ, Lanius R. Treatment of dissociative identity disorder. In: Gabbard GO (ed.). Gabbard's treatment of psychiatric disorders. 5.ed. Washington: American Psychiatric Association Press; 2014:439-58.
14. Gabbard, GO. Psiquiatria psicodinâmica na prática clínica. 5.ed. Porto Alegre: Artmed, 2016.
15. International Society for the Study of Trauma and Dissociation: Guidelines for treating dissociative identity disorder in adults, third revision. J Trauma Dissociation. 2011;12(2):115-87. Disponível em: <http://dx.doi.org/10.1080/15299732.2011.537247>.
16. Brand BL, Myrick A, Loewenstein RJ, Classen CC. A survey of practices and recommended treatment interventions among expert therapists treating patients with dissociative identity disorder and dissociative disorder not otherwise specified. Psychol Trauma Theory. 2013;4(5):301-8.
17. Loewenstein RJ, Frewen PA, Lewis-Fernández R. Dissociative disorders. In: Sadock BJ, Sadock VA, Ruiz P (eds.). Kaplan & Sadock's Comprehensive Textbook of Psychiatry. Vol 1. 10.ed. Philadelphia: Wolters Kluwer/ Lippincott Williams & Wilkens; 2017. p.1866-952.
18. Stanilou A, Markowitsch H. Dissociative amnesia. Lancet Psychiatry. 2014;1:226-41.
19. Simeon D. Depersonalization/derealization disorder. In: Gabbard GO (ed.). Gabbard's treatments of psychiatric disorders. 5.ed. Washington: American Psychiatric Association Press; 2014:471-8.
20. Simeon D, Abugel J. Feeling unreal: depersonalization disorder and the loss of the self. New York: Oxford University Press, 2006.
21. Rice AS, Smith BH, Blyth FM. Pain and the global burden of disease. Pain. 2016;157:791-6.
22. Creed F, Henningsen P, Fink P (eds.). Medically unexplained symptoms, somatization and bodily distress. Developing better clinical services. Cambridge: Cambridge University Press; 2011.
23. Henningsen P. Management of somatic symptom disorder. Dialogues Clin Neurosci. 2018;20(1):23-31.
24. Carson A, Stone J, Hibberd C, Murray G, Duncan R, Coleman R, et al. Disability, distress and unemployment in neurology outpatients with symptoms 'unexplained by organic disease'. J Neurol Neurosurg Psychiatry. 2011;82(7):810-3.
25. Joustra ML, Janssens KA, Bültmann U, Rosmalen JG. Functional limitations in functional somatic syndromes and well-defined medical diseases. Results from the general population cohort Lifelines. J Psychosom Res. 2015;79(2):94-9.
26. Smithson J, Deary V, Fay M. We need to talk about symptoms: an introduction. Disponível em: <http://www.ahsn-nenc.org.uk/wp-content/uploads/sites/3/201 4/1 2/We-need-to-talk-about-symptons-an-introduction.pdf>. Academic Health Science Network for the North East and North Cumbria (AHSN NENC). Series on persistent physical symptoms. 2015.
27. Tsui P, Deptula A, Yuan DY. Conversion disorder, functional neurological symptom disorder, and chronic pain: Comorbidity, assessment, and treatment. Curr Pain Headache Rep. 2017;21(6):29.
28. Kaplan MJ. A psychodynamic perspective on treatment of patients with conversion and other somatoform disorders. Psychodyn Psychiatry. 2014;42(4):593-615.
29. Shen W, Bowman ES, Markand ON. Presenting the diagnosis of pseudoseizure. Neurology. 1990;40(5):756-9.
30. Stonnington CM, Barry JJ, Fisher RS. Conversion disorder. Am J Psychiatry. 2006;163(9):1510-7.
31. Stone J, Edwards M. Trick or treat? Showing patients with functional (psychogenic) motor symptoms their physical signs. Neurology. 2012;79(3):282-4.
32. Duncan R, Razvi S, Mulhern S. Newly presenting psychogenic nonepileptic seizures: incidence, population characteristics, and early outcome from a prospective audit of a first seizure clinic. Epilepsy Behav. 2011;20(2):308-11.
33. Diseth TH, Christie HJ. Trauma-related dissociative (conversion) disorders in children and adolescents: an overview of assessment tools and treatment principles. Nord J Psychiatry. 2005;59(4):278-92.
34. Carlson P, Nicholson Perry K. Psychological interventions for psychogenic non-epileptic seizures: A meta-analysis. Seizure. 2017;45:142-50.
35. Abbass A, Kisely S, Kroenke K. Short-term psychodynamic psychotherapy for somatic disorders. Systematic review and meta-analysis of clinical trials. Psychother Psychosom. 2009;78(5):265-74.
36. Sattel H, Lahmann C, Gündel H, Guthrie E, Kruse J, Noll-Hussong M, et al. Brief psychodynamic interpersonal psychotherapy for patients with multisomatoform disorder: randomised controlled trial. Br J Psychiatry. 2012;200(1):60-7.
37. Koelen JA, Houtveen JH, Abbass A, Luyten P, Eurelings-Bontekoe EHM, Kloth SAMB, et al. Effectiveness of psychotherapy for severe somatoform disorder: meta-analysis. Br J Psychiatry. 2014;204(1):12-9.
38. Reuber M, Burness C, Howlett S, Brazier J, Grünewald R. Tailored psychotherapy for patients with functional neurological symptoms: a pilot study. J Psychosom Res. 2007;63(6):625-632.
39. Mayor R, Howlett S, Grünewald R, Reuber M. Long-term outcome of brief augmented psychodynamic interpersonal therapy for psychogenic nonepileptic seizures: seizure control and health care utilization. Epilepsia. 2010;51(7):1169-76.

40. Kroenke K. Efficacy of treatment for somatoform disorders: a review of randomized controlled trials. Psychosom Med. 2007;69(9):881-8.
41. Sumathipala A. What is the evidence for the efficacy of treatments for somatoform disorders? A critical review of previous intervention studies. Psychosom Med. 2007;69(9):889-900.
42. Fink B. Lacanian clinical practice. Psychoanal Rev. 2005;92(4):553-79.
43. Goldstein LH, Deale AC, Mitchell-O'Malley SJ, Toone BK, Mellers JD. An evaluation of cognitive behavioral therapy as a treatment for dissociative seizures: a pilot study. Cogn Behav Neurol. 2004;17(1):41-49.
44. Goldstein LH, Chalder T, Chigwedere C, Khondoker MR, Moriarty J, Toone BK, et al. Cognitive-behavioral therapy for psychogenic nonepileptic seizures: a pilot RCT. Neurology. 2010;74(24):1986-994.
45. LaFrance WC Jr, Miller IW, Ryan CE, Blum AS, Solomon DA, Kelley JE, et al. Cognitive behavioral therapy for psychogenic nonepileptic seizures. Epilepsy Behav. 2009;14(4):591-6.
46. Zaroff CM, Myers L, Barr WB, Luciano D, Devinsky O. Group psychoeducation as treatment for psychological nonepileptic seizures. Epilepsy Behav. 2004;5(4):587-92.
47. Barry JJ, Wittenberg D, Bullock KD, Michaels JB, Classen CC, Fisher RS. Group therapy for patients with psychogenic nonepileptic seizures: a pilot study. Epilepsy Behav. 2008;13(4):624-9.
48. Lesser RP. Psychogenic seizures. Neurology. 1996;46(6):1499-507.
49. Moore PM, Baker GA, McDade G, Chadwick D, Brown S. Epilepsy, pseudoseizures and perceived family characteristics: a controlled study. Epilepsy Res. 1994;18(1):75-83.
50. Czarnecki K, Thompson JM, Seime R, Geda YE, Duffy JR, Ahlskog JE. Functional movement disorders: successful treatment with a physical therapy rehabilitation protocol. Parkinsonism Relat Disord. 2012;18(3):247-51.
51. Nielsen G, Stone J, Matthews A, Brown M, Sparkes C, Farmer R, et al. Physiotherapy for functional motor disorders: a consensus recommendation. J Neurol Neurosurg Psychiatry. 2015;86(10):1113-9.
52. Edwards MJ, Stone J, Nielsen G. Physiotherapists and patients with functional (psychogenic) motor symptoms: a survey of attitudes and interest. J Neurol Neurosurg Psychiatry. 2012;83(6):655-8.
53. White PD, Goldsmith KA, Johnson AL, Potts L, Walwyn R, DeCesare JC, et al. Comparison of adaptive pacing therapy, cognitive behaviour therapy, graded exercise therapy, and specialist medical care for chronic fatigue syndrome (PACE): a randomised trial. Lancet. 2011;377(9768):823-36.
54. Rosebush PI, Mazurek MF. Treatment of conversion disorder in the 21st century: have we moved beyond the couch?. Curr Treat Options Neurol. 2011;13(3):255-66.
55. Moene FC, Spinhoven P, Hoogduin KA, van Dyck R. A randomized controlled clinical trial of a hypnosis-based treatment for patients with conversion disorder, motor type. Int J Clin Exp Hypn. 2003;51(1):29-50.
56. Moene FC, Spinhoven P, Hoogduin KA, van Dyck R. A randomised controlled clinical trial on the additional effect of hypnosis in a comprehensive treatment programme for in-patients with conversion disorder of the motor type. Psychother Psychosom. 2002;71(2):66-76.
57. LaFrance WC Jr, Devinsky O. The treatment of nonepileptic seizures: historical perspectives and future directions. Epilepsia. 2004;45(Suppl 2):15-21.
58. LaFrance WC Jr, Keitner GI, Papandonatos GD, Blum AS, Machan JT, Ryan CE, et al. Pilot pharmacologic randomized controlled trial for psychogenic nonepileptic seizures. Neurology. 2010;75(13):1166-73.
59. Abramowitz JS, Braddock AE. Hypochondriasis: conceptualization, treatment, and relationship to obsessive-compulsive disorder. Psychiatr Clin North Am. 2006;29(2):503-19.
60. Thomson AB, Page LA. Psychotherapies for hypochondriasis. Cochrane Database Syst Rev. 2007;2007(4):CD006520.
61. Albarracin D. Narcissism and object relations in hypochondria. Psychoanal Rev. 2015;102(4):483-502.
62. Stathopoulos G. Hypochondria: a review of its place in psychoanalytic theory. Psychoanal Q. 2017;86(2):359-381.
63. Hart J, Björgvinsson T. Health anxiety and hypochondriasis: Description and treatment issues highlighted through a case illustration. Bull Menninger Clin. 2010;74(2):122-40.
64. Barsky AJ. Clinical practice. The patient with hypochondriasis. N Engl J Med. 2001;345(19):1395-1399.
65. Olatunji BO, Kauffman BY, Meltzer S, Davis ML, Smits JA, Powers MB. Cognitive-behavioral therapy for hypochondriasis/health anxiety: a meta-analysis of treatment outcome and moderators. Behav Res Ther. 2014;58:65-74.
66. Tyrer P, Cooper S, Salkovskis P, Tyrer H, Crawford M, Byford S, et al. Clinical and cost-effectiveness of cognitive behaviour therapy for health anxiety in medical patients: a multicentre randomised controlled trial. Lancet. 2014;383(9913):219-25.
67. Barsky AJ, Ahern DK. Cognitive behavior therapy for hypochondriasis: a randomized controlled trial. JAMA. 2004;291(12):1464-70.
68. Hedman E, Axelsson E, Görling A, Ritzman C, Ronnheden M, El Alaoui S, et al. Internet-delivered exposure-based cognitive-behavioural therapy and behavioural stress management for severe health anxiety: randomised controlled trial. Br J Psychiatry. 2014;205(4):307-14.
69. Clark DM, Salkovskis PM, Hackmann A, Wells A, Fennell M, Ludgate J, et al. Two psychological treatments for hypochondriasis. A randomised controlled trial. Br J Psychiatry. 1998;173:218-25.
70. McManus F, Surawy C, Muse K, Vazquez-Montes M, Williams JM. A randomized clinical trial of mindfulness-based cognitive therapy versus unrestricted services for health anxiety (hypochondriasis). J Consult Clin Psychol. 2012;80(5):817-28.
71. Sørensen P, Birket-Smith M, Wattar U, Buemann I, Salkovskis P. A randomized clinical trial of cognitive behavioural therapy versus short-term psychodynamic psychotherapy versus no intervention for patients with hypochondriasis. Psychol Med. 2011;41(2):431-41.
72. Fallon BA, Petkova E, Skritskaya N, Sanchez-Lacay A, Schneier F, Vermes D, et al. A double-masked, placebo-controlled study of fluoxetine for hypochondriasis. J Clin Psychopharmacol. 2008;28(6):638-45.
73. Greeven A, van Balkom AJ, Visser S, Merkelbach JW, van Rood YR, van Dyck R, et al. Cognitive behavior therapy and paroxetine in the treatment of hypochondriasis: a randomized controlled trial. Am J Psychiatry. 2007;164(1):91-9.
74. Oosterbaan DB, van Balkom AJ, van Boeijen CA, de Meij TG, van Dyck R. An open study of paroxetine in hypochondriasis. Prog Neuropsychopharmacol Biol Psychiatry. 2001;25(5):1023-1033.
75. Greeven A, van Balkom AJ, van der Leeden R, Merkelbach JW, van den Heuvel OA, Spinhoven P. Cognitive behavioral therapy versus paroxetine in the treatment of hypochondriasis: an 18-month naturalistic follow-up. J Behav Ther Exp Psychiatry. 2009;40(3):487-96.
76. Bass C, Taylor M. Recovery from chronic factitious disorder (Munchausen's syndrome): a personal account. Personal Ment Health. 2013;7:80.
77. Huffman JC, Stern TA. The diagnosis and treatment of Munchausen's syndrome. Gen Hosp Psychiatry. 2003;25:358.
78. Eastwood S, Bisson JI. Management of factitious disorders: a systematic review. Psychother Psychosom. 2008;77:209.
79. Plassmann R. Inpatient and outpatient long-term psychotherapy of patients suffering from factitious disorders. Psychother Psychosom. 1994;62:96.
80. Bass C, Glaser D. Early recognition and management of fabricated or induced illness in children. Lancet. 2014;383:1412.
81. Sanders MJ, Bursch B. Psychological treatment of factitious disorder imposed on another/munchausen by proxy abuse. J ClinPsychology in Medical Settings.2020;27:139-49. Disponível em: <https://doi.org/10.1007/s10880-019-09630>.
82. Kozlowska K, Foley S, Savage B. Fabricated illness: working within the family system to find a pathway to health. Fam Process. 2012;51(4):570-87.
83. Bass C, Halligan P. Factitious disorders and malingering: challenges for clinical assessment and management. Lancet. 2014;383:1422.
84. Earle JR Jr, Folks DG. Factitious disorder and coexisting depression: a report of successful psychiatric consultation and case management. Gen Hosp Psychiatry. 1986; 8:448.
85. Kleinstäuber M, Witthöft M, Steffanowski A, Van Marwijk H, Hiller W, Lambert MJ. Pharmacological interventions for somatoform disorders in adults in Cochrane Database of Systematic Reviews, 2014 [Internet], 11, John Wiley & Sons. Disponível em: <http://onlinelibrary.wiley.com/doi/10.1002/14651858.CD010628.pub2/abstract>.
86. Lawlor A, Kirakowski J. When the lie is the truth: grounded theory analysis of an online support group for factitious disorder. Psychiatry Res. 2014;218:209.
87. Simeon D, Guralnik O, Schmeidler J, Knutelska M. Fluoxetine therapy in depersonalisation disorder: randomised controlled trial. Br J Psychiatry. 2004;185:31-6.

18

Tratamento dos transtornos alimentares

Michele de Oliveira Gonzalez
Fábio Tápia Salzano
Eduardo Wagner Aratangy
Alexandre Pinto de Azevedo
Fernanda Pisciolaro
Anny de Mattos Barroso Maciel
Táki Athanássios Cordás

Sumário

Pontos-chave

- Os objetivos gerais de tratamento da anorexia nervosa são recuperação de peso e sua manutenção, tratamento de sintomas relacionados ao quadro como distorção de imagem corporal e baixa autoestima, diagnóstico e tratamento de comorbidades clínicas e psiquiátricas.
- Os objetivos do tratamento da bulimia nervosa são a regularização do padrão alimentar, a suspensão de medidas compensatórias restritivas e purgativas e a orientação nutricional.
- Psicoterapia cognitivo-comportamental (TCC), terapia interpessoal e, em menor evidência, terapia comportamental dialética são as psicoterapias específicas que têm se mostrado eficazes para reduzir os episódios de compulsão alimentar, outros sintomas e psicopatologia associadas

ANOREXIA NERVOSA

A anorexia nervosa (AN) é um transtorno potencialmente grave, com alta taxa de mortalidade devido às alterações psiquiátricas do quadro e aos aspectos nutricionais[1]. Os diversos manuais de tratamento indicam a necessidade de equipe multiprofissional, incluindo pelo menos nutricionista, psicólogo e médico psiquiatra[1-3]. Os objetivos gerais de tratamento da AN são recuperação de peso e sua manutenção, tratamento de sintomas relacionados ao quadro como distorção de imagem corporal e baixa autoestima, diagnóstico e tratamento de comorbidades clínicas e psiquiátricas.

O tratamento da AN deve ser adaptado para adolescentes e adultos devido às particularidades existentes nessas faixas etárias; em razão da complexidade do quadro, é importante intervir junto à família, inclusive em pacientes adultos se possível, para que ela auxilie no programa de acompanhamento[4-6]. Essa recomendação vale para tratamento ambulatorial, hospital-dia e durante internação[2,7].

O diagnóstico precoce e o tratamento especializado são fundamentais para possibilitar melhor evolução dos pacientes e minimizar consequências danosas a eles[8,9].

A maioria dos psicofármacos usados na AN não promove melhora nos sintomas centrais do transtorno e as evidências científicas são escassas; entretanto, permanece indicado no tratamento das comorbidades, as quais são frequentes nesses sujeitos. Seu uso deve ser criterioso, pois a desnutrição e as complicações clínicas usualmente observadas predispõem aos efeitos colaterais dessas medicações[4,7].

O uso da olanzapina pode favorecer a recuperação de peso na fase aguda da AN, com redução de sintomas obsessivos e ansiosos[11]. Alguns estudos recomendam a suplementação de zinco como um auxílio à melhora clínica[7]. Os achados inconclusivos podem ter contribuição de dois fatores importantes: devido à alta mortalidade, estudos com placebo são raros; além disso, o número de participantes normalmente é pequeno e a taxa de desistência é alta especialmente pela ambivalência desses indivíduos para receber tratamento[12].

Os antidepressivos mais indicados para tratar comorbidades são os inibidores seletivos da recaptação de serotonina (ISRS) devido a sua eficácia, melhor perfil de tolerabilidade e baixo risco de toxicidade. Recomenda-se evitar o uso de carbonato de lítio, de antidepressivos tricíclicos e inibidores da monoamino-oxidase em razão do potencial tóxico e do risco de superdosagem facilitados pela perda de peso e desidratação. A bupropiona não é aconselhada por reduzir o limiar convulsivo e aumentar o risco de convulsões. Benzodiazepínicos podem ser usados por seu efeito ansiolítico quando administrados antes das refeições, mas não são recomendados em tratamentos de longo prazo[5,13-15].

Agentes que melhoram a motilidade gastrointestinal podem ser considerados no tratamento a fim de minimizar desconforto após as refeições. Também se pode avaliar a reposição de estrogênio transdérmica para adolescentes com mais de 15 anos e aumento fisiológico de estrogênio para adolescentes menores de 15 anos[1].

Na avaliação nutricional inicial, afere-se o peso e a estatura dos pacientes a fim de monitorar sua evolução no decorrer do tratamento[8,16]. O indicador nutricional mais utilizado nos adolescentes e adultos é o índice de massa corporal (IMC), calculado pela divisão do peso (kg) pela altura (m) elevada ao quadrado, expresso por kg/m^2, também utilizado para classificação de gravidade de acordo com os critérios do DSM-5[1]. A análise de bioimpedância não é recomendada em pacientes com AN por conta das mudanças nos fluidos intra e extracelular e da desidratação crônica. A terapia nutricional deve ser rapidamente iniciada para permitir que o paciente entenda suas necessidades nutricionais e para se ajustar e adaptar o plano alimentar às necessidades clínicas e nutricionais. No início do tratamento da AN, isso pode ser feito de maneira gradual, aumentando-se o aporte calórico para atingir as necessidades[8]. O grande medo dos pacientes é alcançar o peso mínimo saudável e não parar de ganhar peso[8,17,18]. O nutricionista possui o importante papel de desmistificar crenças errôneas e auxiliar o paciente a ter percepções e interpretações mais adequadas sobre dieta, nutrição e relação entre inanição e sintomas físicos[8].

O tratamento psicoterápico deve avaliar fatores como a distorção cognitiva e afetiva, o grave medo de recuperar o peso adequado, a insatisfação com sua imagem corporal, recuperação da autoestima e desenvolvimento de habilidades sociais. Também deve estimular a autonomia do paciente quanto ao controle de sua vida, mas indicando a necessidade de manter seu tratamento. A maior parte de estudos nos adultos indica a psicoterapia de orientação cognitivo-comportamental, bem como a interpessoal e psicodinâmica, mas não há até o momento evidências de superioridade de um modelo em relação ao outro. Em relação a crianças e adolescentes, a terapia familiar é a escolha padrão-ouro porque alterações na dinâmica familiar são fatores mantenedores da AN[11,12,19-21].

A abordagem na AN deve compreender o tratamento também das complicações e comorbidades clínicas, solicitando-se exames gerais como auxílio nessa avaliação, tais quais hemograma completo, íons séricos, glicemia de jejum, ureia e creatinina, perfil tireoideano, enzimas hepáticas, proteínas totais e fracionadas eletrocardiograma, densitometria óssea e ressonância magnética craniana[13].

O tratamento em regime de internação, hospital-dia ou ambulatorial é indicado de acordo com a gravidade e cronicidade do quadro clínico. A realimentação por via oral é a mais indicada para a recuperação do peso, sendo a de melhor eficácia em longo prazo. Em algumas situações, no entanto, a nutrição enteral é preconizada e mais raramente ainda, a parenteral[8,13]. Uma revisão que analisou publicações a respeito desses regimes para tratamento de pacientes com AN no período de 1950 a 2018 não evidenciou superioridade na internação hospitalar face ao tratamento ambulatorial, apontando, entretanto, que o número de estudos e de sujeitos analisados era muito pequeno, sendo necessários mais estudos sobre o assunto[22].

O ganho de peso esperado é de 0,25 a 0,5 kg por semana em pacientes no ambulatório e de 0,5 kg a 1,5 kg em pacientes internados[7,23]. Na prática clínica, pode ocorrer uma maior variação no ganho de peso. É necessária a colaboração dos familiares no tratamento, além de avaliar as dificuldades individuais de cada paciente, como casos crônicos e que apresentem comorbidades psiquiátricas.

Os critérios de internação incluem o baixo peso (IMC menor que 14), desnutrição grave, desidratação, alterações hidroeletrolíticas, bradicardia, hipotensão, hipotermia, alteração na curva de crescimento e desenvolvimento em crianças e adolescentes, recusa alimentar, falha de tratamento ambulatorial, ideação suicida ou tentativa de suicídio, sintomas psicóticos e automutilação severa[7,13].

Pode ocorrer retenção hídrica durante a fase inicial da realimentação, sendo habitual o aparecimento de edema[8,17,18]. Há possibilidade da síndrome da realimentação, caracterizada por hipofosfatemia, diminuição do potássio e magnésio, intolerância à glicose, disfunção gastrintestinal e até mesmo arritmia cardíaca. É mais observada na internação, devido à terapia nutricional mais agressiva. Os exames anteriormente listados devem ser solicitados no início do tratamento e possíveis disfunções devem ser corrigidas, evitando essa síndrome. As dosagens séricas de potássio, fósforo e magnésio devem ser diárias nos primeiros sete dias da internação hospitalar. Passada essa semana, recomenda-se a dosagem sérica três vezes por semana até que o quadro se estabilize. A dieta deve ser iniciada com pouca ingestão calórica e aumentada gradativamente[8,24].

A interrupção abrupta do uso de laxantes ou diuréticos nos pacientes com AN pode acarretar retenção de líquidos, e o uso crônico de laxantes pode originar constipação intestinal e fecalomas[1,16].

Atividade física poderá ser recomendada de acordo com o estado clínico, psicológico e nutricional do paciente, mas é importante enfatizar que exercícios físicos são para manter o indivíduo saudável e não para promover gasto energético com consequente perda de peso[1].

A melhora da AN é gradativa e a abordagem psicoterápica e nutricional é fundamental para manter a alimentação equilibrada e balanceada, adequando comportamentos e escolhas alimentares, além de desmistificar crenças errôneas e estabelecendo uma relação apropriada com o alimento.

BULIMIA NERVOSA

A bulimia nervosa (BN) é um grave transtorno com início na adolescência ou no adulto jovem, podendo evoluir para a cronicidade e até mesmo o óbito, apresentando altas taxas de comorbidade psiquiátrica[1].

O tratamento da BN, assim como o da AN, deve ser feito por uma equipe multiprofissional com pelo menos três profissionais: médico psiquiatra, nutricionista e psicólogo. Os objetivos são a regularização do padrão alimentar, a suspensão de medidas compensatórias restritivas e purgativas e a orientação nutricional[8].

A farmacoterapia vem sendo amplamente estudada no tratamento da BN. O uso de antidepressivos, em especial a fluoxetina, favorece a redução do número de episódios compulsivos, promovendo um maior controle de comportamentos purgativos compensatórios. Doses a partir de 60 mg de fluoxetina promovem mais benefícios do que doses menores[25]. Outros inibidores seletivos de recaptação de serotonina e inibidores seletivos da recaptação de serotonina e noradrenalina (IRSN) também se mostram moderadamente eficazes para o tratamento da BN, diminuindo compulsões, vômitos autoinduzidos e possíveis sintomas depressivos. Estudos de neuroimagem têm comprovado alteração da atividade serotoninérgica em indivíduos com BN o que é condizente com a resposta desses pacientes ao uso de antidepressivos serotoninérgicos[26].

O uso do topiramato vem mostrando resultados eficazes também[27]. Atualmente há estudos avaliando outros psicofármacos no tratamento da BN, tais quais combinação de topiramato com fentermina de liberação lenta, naloxona intranasal (não disponíveis no Brasil), prazosina, e anticoncepcionais de uso oral[28-30].

A terapia cognitivo-comportamental é a que tem demonstrado melhores resultados com os pacientes com BN, havendo também boa resposta com a psicoterapia interpessoal[15,31]. A terapia integrativa afetiva-cognitiva vem sendo estudada no tratamento da BN, com melhora dos episódios compulsivos, da regulação emocional e de aspectos cognitivos[32]. A terapia familiar também é importante, mesmo que as evidências sejam menos robustas do que para pacientes com AN[19,33].

O planejamento de horários e do cardápio das refeições são atitudes que ajudam a regularizar o hábito alimentar, sendo mister evitar comer desacompanhado. O diário alimentar é uma ferramenta comportamental que serve para descrever tudo o que foi ingerido e ajuda a monitorar sentimentos e pensamentos relacionados à ingestão de comida. Sua análise é feita em conjunto com o psicoterapeuta e o nutricionista do paciente. Há outras orientações comportamentais que podem ajudar o paciente: não acumular alimentos em casa e evitar fazer compras quando está com fome; planejar atividades que não envolvam refeições tais quais ler ou ir a cinemas; pesar-se somente nas consultas; praticar atividades físicas com enfoque na melhora da saúde física e não para compensar a alimentação e perder peso; evitar ingestão de álcool porque pode aumentar o apetite e a impulsividade; atentar para o período pré-menstrual e menstrual em que pode haver aumento de apetite[34].

O paciente deve ser orientado sobre os riscos das medidas compensatórias purgativas que predispõe a distúrbios hidroeletrolíticos e arritmias cardíacas, complicações dentárias e sangramentos gastrointestinais. É necessário explicar que jejuns prolongados e restrição alimentar predispõem a episódios de compulsão alimentar, sendo gatilhos para mecanismos compensatórios. A orientação, sempre que possível, deve se estender aos familiares mais próximos para que ajudem na organização do paciente.

O local recomendado para tratamento é ambulatorial, a não ser em condições especificas como presença de ideação suicida, falha de tratamento ambulatorial e complicações clínicas[15].

A melhor resposta no tratamento da BN provém da combinação de terapia cognitivo-comportamental (TCC) com o uso dos psicofármacos já citados.

TRANSTORNO DA COMPULSÃO ALIMENTAR

O tratamento do TCA deve envolver equipe multidisciplinar, com equipe mínima composta de psiquiatra, nutricionista e psicólogo.

Segundo consensos e diretrizes de tratamento para o TCA, psicoterapia, sozinha ou em combinação com ferramentas de autocontrole, pode ser considerada a primeira linha de tratamento, especialmente se os sinais e sintomas do TCA forem leves e não houver comorbidades psiquiátricas clinicamente significativas[35]. Recomenda-se também que todos os pacientes que procuram tratamento para o TCA devam receber treinamento psicoeducacional[36]. Psicoterapia cognitivo-comportamental (TCC), terapia interpessoal e, com menor evidência, terapia comportamental dialética são as psicoterapias específicas que têm se mostrado eficazes para reduzir os episódios de compulsão alimentar, outros sintomas e psicopatologia associadas[37]. O objetivo da TCC é promover a conscientização sobre os comportamentos alimentares através de automonitoramento e registro diário de sua rotina alimentar e comportamentos associados. Recentemente inúmeros aplicativos para dispositivos eletrônicos móveis foram desenvolvidos como ferramentas de automonitoramento, auxiliando o tratamento de transtornos alimentares[38].

Nos casos moderados e graves de TCA, a farmacoterapia deverá ser considerada preferencialmente em associação com intervenções psicológicas e nutricionais. A terapia farmacológica no TCA é especificamente focada para a redução da impulsividade alimentar, a frequência de episódios de compulsão e de sentimentos negativos associados, constituindo estes últimos fatores mantenedores e complicadores dos sintomas alimentares[39]. Observou-se uma redução significativa da compulsão a curto prazo, com o tratamento medicamentoso[35]. Infelizmente, existem poucos dados sobre a eficácia a longo prazo da farmacoterapia como tratamento único para TCA e, em alguns estudos, tratamento combinado de drogas e psicoterapia falharam em melhorar os resultados significativamente[40]. A maioria das opções de tratamento atualmente usadas no TCA demonstraram inicialmente sua eficácia na redução da compulsão alimentar da bulimia nervosa, mas também se utilizam medicamentos empregados no tratamento da obesidade, sozinhos ou em combinação com outros tratamentos[41]. Diferentes classes de medicamentos, incluindo antidepressivos, antiepiléticos, agentes antiobesidade e medicamentos indicados para tratamento de transtorno de déficit de atenção/hiperatividade (TDAH), foram testados em ensaios clínicos abertos e/ou randomizados controlados por placebo para TCA e considerados eficazes para equilibrar o comportamento compulsivo e psicopatologia relacionada[37].

Até o momento, o único medicamento que possui aprovação regulatória para o tratamento do TCA pelo FDA em 2015, e mais recentemente pela Anvisa, é a lisdexanfetamina (LDX), sendo especificamente aprovada para o tratamento de adultos com TCA moderada a grave. Há publicações que apontam a possibilidade de uso desta medicação para adolescentes com TCA[42], embora estudos randomizados, controlados por placebo, sobre sua eficácia, tolerabilidade e segurança nesta população ainda sejam necessárias. A aprovação da LDX para adultos portadores de TCA foi baseada em três estudos randomizados, controlados por placebo, sendo a dose média recomendada entre 50 mg ou 70 mg ao dia, reduzindo significativamente os sintomas de compulsão alimentar e outras medidas da psicopatologia. É importante o alerta de monitoramento rigoroso do uso dessa medicação, considerando o risco de abuso e dependência e embora a LDX tenha sido associado à perda de peso nos três ensaios clínicos, não é recomendado nem aprovado para perda de peso ou tratamento da obesidade[36].

Os antidepressivos são os medicamentos mais amplamente estudados e aplicados no tratamento com TCA, mostrando eficácia na redução da impulsividade alimentar, psicopatologia geral e alimentar, além de reduzir sintomas de ansiedade e depressivos associados[39,43]. Os ISRS em altas doses demonstraram eficácia na redução da compulsão; apesar das diferenças nas ações de longo prazo entre os ISRS, que ainda precisa ser claramente estabelecido, a fluoxetina é a mais amplamente estudada e prescrita por causa de sua ação bem definida para a BN[39,44]. Sua eficácia é significativamente superior ao placebo na redução da compulsão alimentar e melhora do humor[44]. Sertralina e fluvoxamina mostraram resultados semelhantes aos da fluoxetina, enquanto estudos com citalopram e paroxetina são escassos, com alguma evidência de seus efeitos colaterais sobre aumento do apetite e potencial ganho de peso[39,44]. Foi relatado que a duloxetina em alguns estudos iniciais reduziria os episódios de compulsão alimentar[39], porém faltam ensaios clínicos randomizados para confirmar tais evidências. A bupropiona mostrou eficácia no controle dos episódios de compulsão alimentar, ansiedade e sintomas depressivos em um único estudo, com melhor eficácia comparada à sertralina nos efeitos colaterais sexuais e perda de peso[45]. Em estudo publicado em 2020, Carbone et al. testaram, em ensaio aberto com 23 pacientes portadores da comorbidade de TCA com obesidade, a combinação de naltrexona com bupropiona de liberação sustentada (8/90 mg) além de dieta hipocalórica e atividade física, revelando uma opção eficaz e bem tolerada para o tratamento de alterações de comportamento alimentar e perda de peso em adultos obesos com TCA resistentes a programas de perda de peso[46].

Entre os medicamentos antiepiléticos, o topiramato promove uma significativa redução de episódios de impulsividade alimentar, sem, no entanto, demonstrar eficácia no tratamento dos sintomas psicopatológicos associados (angústia ou sintomas depressivos)[41,47]. A lamotrigina se mostrou eficaz de maneira preliminar na perda de peso e disfunção metabólica, mas sem resultados consistentes sobre a psicopatologia alimentar e severidade global em portadores de TCA em associação com obesidade[48].

A sibutramina é um agente inibidor seletivo da recaptura de noradrenalina e serotonina, aprovado para tratamento de obesidade, extensivamente estudada como monoterapia em indivíduos com TCA em três ensaios clínicos randomizados, controlados por placebo[49]. Todos os três estudos demonstraram uma superioridade estatisticamente significativa da sibutramina sobre o placebo na redução da compulsão alimentar frequência e peso corporal. Em um dos estudos, também reduziu significativamente os níveis de sintomas depressivos associados[50-52].

O efeito da liraglutida no comportamento compulsivo alimentar foi investigado em um pequeno estudo incluindo 44 pacientes obesos, não diabéticos, com sintomas subclínicos de TCA[53]. Participantes que receberam a liraglutida apresentaram melhora significativa no comportamento de compulsão alimentar, acompanhado por redução do peso corporal[49].

Em conclusão, as atuais evidências científicas ainda não são suficientemente claras sobre eficácia dos tratamentos farmacológicos para estabelecer diretrizes de tratamento, limitados por pequenas amostras, altas taxas de abandono e curtos tempos de seguimento. Contudo, já são amplamente utilizados na prática clínica e desempenham um papel importante no tratamento do TCA[39,41].

Para aprofundamento

- Couturier J, Isserlin L, Norris M, Spettigue W, Brouwers M, Kimber M, et al. Canadian practice guidelines for the treatment of children and adolescents with eating disorders. Journal of Eating Disorders. 2020;8(1):4.

  ⇨ **Esse artigo recente faz uma revisão sistemática das evidências atuais em tratamentos psicoterápico e farmacológico para crianças e adolescentes com transtornos alimentares. Há considerações também sobre regimes de tratamento: ambulatorial, hospital-dia e internação hospitalar.**

- Kotilahti E, West M, Isomaa R, Karhunen L, Rocks T, Ruusunen A. Treatment interventions for severe and enduring eating disorders: systematic review. Int J Eat Disord. 2020; 53(8):1280-302.

  ⇨ **Esse artigo faz uma revisão sistemática da literatura do tratamento de transtornos alimentares graves e crônicos, discutindo regimes de tratamento e intervenções.**

- Marvanova M, Gramith K. Role of antidepressants in the treatment of adults with anorexia nervosa. Mental Health Clinician. 2018;8(3):127-37.

  ⇨ **Esse artigo discute as indicações e segurança no uso dos antidepressivos nas fases aguda e de manutenção de tratamento na anorexia nervosa.**

REFERÊNCIAS BIBLIOGRÁFICAS

1. American Psychiatric Association. Feeding and eating disorders. In: Diagnostic and statistical manual of mental disorders (DSM 5), 5. ed. Arlington: American Psychiatric Publishing; 2013. 338-354.
2. De Santé HA. Clinical practice guidelines. Anorexia nervosa: management. France: Saint-Denis La Plaine; 2010.
3. Herpertz-Dahlmann B, van Elburg A, Castro-Fornieles J, Schmidt U. ESCAP Expert Paper: New developments in the diagnosis and treatment of adolescent anorexia nervosa – A European perspective. Eur Child Adolesc. Psychiatry. 2015;24:1153-67.
4. Louzã MR, Elkis H, et al. Transtornos alimentares. In: Psiquiatria básica, 2. ed. Porto Alegre: Artmed; 2007.
5. Steinhausen HC. The outcome of anorexia nervosa in the 20th century. Am J Psychiatry. 2002;159(8):1284-93.
6. McCallum K, Bermudez O, Ohlemeyer C, Tyson E, Portilla M, Ferdman B. How should the clinician evaluate and manage the cardiovascular complications of anorexia nervosa? Eat Disord. 2006;14:73-80.
7. **Resmark G, Herpertz S, Herpertz-Dahlmann B, Zeeck A. Treatment of anorexia nervosa – new evidence-based guidelines. J Clin Med. 2019;8(2):153.**
   ⇨ **Esse artigo faz uma revisão a respeito do tratamento nutricional, psicoterápico e farmacológico na anorexia nervosa.**
8. American Dietetic Association. Position of the American Dietetic Association: Nutrition intervention in the treatment of anorexia nervosa, bulimia nervosa, and other eating disorders. J Am Diet Assoc. 2006;106(12):2073-82.
9. Halmi KA. The multimodal treatment of eating disorders. World Psychiatry. 2005;4(2):69-73.
10. Couturier J, Isserlin L, Spettigue W, Norris M. Psychotropic medication for children and adolescents with eating disorders. Child Adolesc Psychiatr Clin N Am. 2019;28(4):583-592.
11. **Hilbert A, Hoek HW, Schmidt R. Evidence-based clinical guidelines for eating disorders: International comparison. Curr Opin. Psychiatry. 2017;30:423-37.**
   ⇨ **Revisão de guidelines sobre tratamento na anorexia nervosa, bulimia nervosa e transtorno da compulsão alimentar.**
12. Wade TD, Treasure J, Schmidt U, Fairburn CG, Byrne S, Zipfel S, Cipriani A. Comparative efficacy of pharmacological and non-pharmacological interventions for the acute treatment of adult outpatients with anorexia nervosa: study protocol for the systematic review and network meta-analysis of individual data. J Eat Disord. 2017;5(1):24.
13. Salzano FT, Aratangy EW, Azevedo AP, Pisciolaro F, Maciel AMB, Cordás TA. Transtornos alimentares. In: Miguel EC, Gentil V, Gattaz WF. Clínica psiquiátrica: a visão do departamento e do instituto de psiquiatria do HC-FMUSP, 1. ed. Barueri: Manole; 2011. p. 931-52.
14. Lebow J, Sim LA, Erwin PJ, Murad MH. The effect of atypical antipsychotic medications in individuals with anorexia nervosa: a systematic review and meta-analysis. Int J Eat Disord. 2013;46(4):332-9.
15. Yager J, Devlin MJ, Halmi KA, Herzog DB, Mitchell III JE, Powers P, et al. Guideline watch (august 2012): Practice guideline for the treatment of patients with eating disorders. Focus. 2014;12(4):416-31.
16. Durnin JVGA, Wormersley J. Body fat assessed from total body density and its estimation from skinfolds thickness: measurements of 481 men and woman aged from 16-72 years. Br J Nutr. 1974;32:77-82.
17. Philippi ST, Alvarenga M. Transtornos alimentares: uma visão nutricional. Barueri: Manole; 2004. p. 1-240.
18. Rock CL. Nutritional assessment. In: Mitchell JE, Peterson CB. Assessment of eating disorders. New York: Guilford; 2008. p. 129-38.
19. White HJ, Haycraft E, Madden S, Rhodes P, Miskovic-Wheatley J, Wallis A, et al. Parental strategies used in the family meal session of family-based treatment for adolescent anorexia nervosa: Links with treatment outcomes. Int J Eat Disord. 2017;50(4):433-6.
20. Goldstein M, Murray SB, Griffiths S, Rayner K, Podkowka J, Bateman JE, et al. The effectiveness of family-based treatment for full and partial adolescent anorexia nervosa in an independent private practice setting: Clinical outcomes. Int J Eat Disord. 2016;49(11):1023-6.
21. Lock J. Updates on treatments for adolescent anorexia nervosa. Child Adolesc Psychiatr Clin N Am. 2019;28(4):523-535.
22. Hay PJ, Touyz S, Claudino AM, Lujic S, Smith CA, Madden S. Inpatient versus outpatient care, partial hospitalisation and waiting list for people with eating disorders. Cochrane Database Syst Rev. 2019;1(1):CD010827.
23. Yager J, Devlin MJ, Halmi KA, Herzog DB, Mitchell JE, Powers P, Zerbe KJ. Practice guideline for the treatment of patients with eating disorders, 3. ed. Arlington: American Psychiatric Association; 2012.
24. McCallum K, Bermudez O, Ohlemeyer C, Tyson E, Portilla M, Ferdman B. How should the clinician evaluate and manage the cardiovascular complications of anorexia nervosa? Eat Disord. 2006;14:73-80.
25. Himmerich H, Treasure J. Psychopharmacological advances in eating disorders. Expert Clin Pharmacol. 2018;11(1):95-108.
26. **Donnelly B, Touyz S, Hay P, Burton A, Russell J, Caterson I. Neuroimaging in bulimia nervosa and binge eating disorder: a systematic review. J Eat Disord. 2018;6(1):3.**
   ⇨ **Revisão sistemática sobre achados de neuroimagem em bulimia nervosa e TCA com correlação entre gravidade de sintomas e maior alteração em neuroimagem.**
27. Crow SJ. Pharmacologic treatment of eating disorders. Psychiatr Clin N Am. 2019;42(2):253-62.
28. Dalai SS, Adler S, Najarian T, Safer DL. Study Protocol and rationale for a randomized double-blinded crossover trial of phentermine-topiramate ER versus placebo to treat binge eating disorder and bulimia nervosa. Contemp Clin Trials. 2018;64:173-8.
29. McElroy SL, Guerdjikova AI, Mori N, Romanova F. Progress in developing pharmacologic agentes to treat bulimia nervosa. CNS Drugs. 2019;33(1):31-46.
30. Safer DL, Adler S, Dalai SS, Bentley JP, Toyama H, Pajarito S, Najarian T. A randomized, placebo-controlled crossover trial of phentermine-topiramate er in patients with binge-eating disorder and bulimia nervosa. Int J Eat Disord. 2020;53(2):266-77.
31. Linardon J, Wade T, de la Piedad Garcia X, Brennan L. Psychotherapy for bulimia nervosa on symptoms of depression: a meta-analysis of randomized controlled trials. Int J Eat Disord. 2017;50(10):1124-36.
32. Wonderlich SA, Peterson CB, Crosby RD, Smith TL, Klein MH, Mitchell JE, et al. A randomized controlled comparison of Integrative Cognitive-Affective Therapy (ICAT) and Enhanced Cognitive-Behavioral Therapy (CBT-E) for bulimia nervosa. Psychol Med. 2014;44(3):543-53.
33. Hail L, Le Grange D. Bulimia nervosa in adolescents: prevalence and treatment challenges. Adolesc Health Med Ther. 2018;9:11-16.
34. Fairburn CG, Cooper Z, Doll HA, O'Connor ME, Bohn K, Hawker DM, et al. Transdiagnostic cognitive-behavioral therapy for patients with eating disorders: a two-site trial with 60-week follow-up. Am J Psychiatry. 2009;166(3):311-9.
35. Vocks S, Tuschen-Caffier B, Pietrowsky R, Rustenbach SJ, Kersting A, Herpertz S. Meta-analysis of the effectiveness of psychological and pharmacological treatments for binge eating disorder. Int J Eat Disord. 2010;43(3):205-17.
36. Guerdjikova AL, Mori N, Casuto LS, McElroy SL. Update on Binge Eating Disorder. Medical Clinics of North America. 2019;103(4):669-80.
37. Esse artigo traz considerações a respeito do TCA em relação a epidemiologia, quadro clínico e diferenças entre sexos e tratamento.
38. McElroy SL, Guerdjikova AI, Mori N, Munoz MR, Keck PE. Overview of the treatment of binge eating disorder. CNS Spectr. 2015;20(6):546-56.
39. Fairburn CG, Rothwell ER. Apps and eating disorders: a systematic clinical appraisal. Int J Eat Disord. 2015;48(7):1038-46.
40. Amianto F, Ottone L, Abbate Daga G, et al. Binge-eating disorder diagnosis and treatment: a recap in front of DSM-5. BMC Psychiatry. 2015;15(70).
41. Grilo CM, Masheb RM, Crosby RD. Predictors and moderators of response to cognitive behavioural therapy and medication for the treatment of binge eating disorder. J Consult Clin Psychol. 2012;80(5):897-906.
42. McElroy SL, Guerdjikova AI, Mori N, O'Melia AM. Pharmacological management of binge eating disorder: current and emerging treatment options. Ther Clin Risk Manag. 2012;8:219-41.
43. Guerdjikova AI, Blom TJ, Mori N, Matthew A, Cummings T, Casutto LL, et al. Lisdexamfetamine in pediatric binge eating disorder: a retrospective chart review. Clin Neuropharmacol. 2019;42(6):214-6.
44. **Reas DL, Grilo CM. Review and meta-analysis of pharmacotherapy for binge eating disorder. Obesity. 2008;16(9):2024-38.**
   ⇨ **Revisão sobre tratamento farmacológico disponível para TCA.**

45. Leombruni P, Pierò A, Lavagnino L, Brustolin A, Campisi S, Fassino S. A randomized, double-blind trial comparing sertraline and fluoxetine 6-month treatment in obese patients with Binge Eating Disorder. Prog Neuropsychopharmacol Biol Psychiatry. 2008;32(6):1599-605.
46. Calandra C, Russo RG, Luca M. Bupropion versus sertraline in the treatment of depressive patients with binge eating disorder: retrospective cohort study. Psychiatr Q. 2012;83(2):177-85.
47. Carbone EA, Caroleo M, Rania M, Calabró G, Staltari FA, de Fillippis R, et al. An open-label trial on the efficacy and tolerability of naltrexone/bupropion SR for treating altered eating behaviours and weight loss in binge eating disorder. Eat Weight Disord. 2020.
48. Marazziti D, Corsi M, Baroni S, Consoli G, Catena-Dell'Osso M. Latest advancements in the pharmacological treatment of binge eating disorder. Eur Rev Med Pharmacol Sci. 2012;16(15):2102-7.
49. Guerdjikova AI, McElroy SL, Welge JA, Nelson E, Keck PE, Hudson JI. Lamotrigine in the treatment of binge-eating disorder with obesity: a randomized, placebo-controlled monotherapy trial. Int Clin Psychopharmacol. 2009;24(3):150-8.
50. Appolinario JC, Nardi AE, McElroy SL. Investigational drugs for the treatment of binge eating disorder (BED): an update. Expert Opinion on Investigational Drugs. 2019.
51. Appolinario JC, Bacaltchuk J, Sichieri R, Claudino AM, Godoy-Matos A, Morgan C, et al. A randomized, double-blind, placebo controlled study of sibutramine in the treatment of binge-eating disorder. Archives of general psychiatry. 2003;60(11):1109-16.
52. Milano W, Petrella C, Casella A, Capasso A, Carrino S, Milano L, et al. Use of sibutramine, an inhibitor of the reuptake of serotonin and noradrenaline, in the treatment of binge eating disorder: a placebo-controlled study. Adv Ther. 2005;22(1):25-31.
53. Wilfley DE, Crow SJ, Hudson JI, Mitchell JE, Berkowitz RI, Blakesley V, et al. Efficacy of sibutramine for the treatment of binge eating disorder: a randomized multicenter placebo-controlled double-blind study. Am J Psychiatry. 2008;165(1):51-8.
54. Robert SA, Rohana AG, Shah SA, Chinna K, Mohamud WNW, Kamaruddin NA. Improvement in binge eating in non-diabetic obese individuals after 3 months of treatment with liraglutide – A pilot study. Obes Res Clin Pract. 2015;9(3):301-4.

19

Tratamento dos transtornos psiquiátricos na gestação

Vera Tess
Kelly dos Santos Prado

Sumário

Pontos-chave

- Os transtornos de humor e de ansiedade são frequentes, subdiagnosticados e pouco tratados na gestação. O não tratamento está associado a complicações obstétricas e comprometimento no desenvolvimento fetal e neonatal.
- Muitas medicações psiquiátricas podem ser usadas com relativa segurança na gestação.
- Muitos estudos que avaliam as consequências da exposição intraútero dos psicotrópicos não controlam fatores de confusão associados às doenças mentais.
- Não existe a possibilidade de não exposição. O bebê vai ser exposto à doença materna, à medicação ou a ambos. O principal objetivo do tratamento na gestação é minimizar as exposições, seja da medicação, seja da exposição à doença mental.

INTRODUÇÃO

O período perinatal (a gestação e o primeiro ano de pós-parto) é marcado por grandes mudanças e desafios e constitui um momento de especial vulnerabilidade aos transtornos afetivos e ansiosos.

A gestação é um período de estresse, seja positivo (como casamento, graduação, ter um filho), seja negativo (como perda de alguém), que pode precipitar sintomas psiquiátricos, especialmente em indivíduos suscetíveis à doença mental. Ao contrário do senso comum, a gravidez e a chegada do bebê não parecem oferecer proteção contra transtornos mentais, e apenas uma minoria consegue ter tratamento adequado.

Vários estudos têm demonstrado que a depressão e a ansiedade patológica podem comprometer a evolução da gestação e o desenvolvimento do feto. A doença afeta a capacidade da mulher de seguir os cuidados pré-natais (alimentação, sono e atividade física adequados) e de evitar comportamentos prejudiciais (uso de nicotina, álcool e outras substâncias).

A depressão na gestação é o principal fator de risco para a depressão pós-parto. O ônus da doença materna se estende para além do indivíduo acometido; interfere na unidade familiar, compromete o vínculo afetivo entre mãe e bebê e influencia profundamente o desenvolvimento infantil.

TRATAMENTO DAS DOENÇAS MENTAIS NA GESTAÇÃO: ASPECTOS GERAIS

Os clínicos que cuidam de mulheres em idade reprodutiva com doenças psiquiátricas devem, desde o início, conversar com suas pacientes sobre as implicações da gestação e do puerpério na saúde mental e dos riscos associados ao uso das medicações.

As decisões sobre qual tratamento seguir numa futura gestação devem ser tomadas, idealmente, antes da concepção. O planejamento deve ser feito de 6 a 12 meses antes da gravidez, com tempo para modificar, se necessário, as medicações, garantindo a estabilidade do quadro antes da gestação. O planejamento preconcepção deve ser feito após uma avaliação minuciosa da história psiquiátrica, investigando a evolução e a gravidade da doença, as respostas aos medicamentos e os desejos e as preocupações da paciente sobre o tratamento.

No entanto, na maioria das vezes, as alternativas de tratamento são discutidas pelo profissional com a paciente já grávida. No Brasil, 55% das gestações são não planejadas[1], realidade não muito diferente de outros países – 50% nos Estados Unidos. Isso tem levado muitas mulheres em tratamento para algum transtorno mental a interrompê-lo abruptamente, aumentando as taxas de recaídas, crises e internações[2].

A avaliação da história clínica e da rede de apoio da paciente são fundamentais para tomar as decisões clínicas adequadas. A gravidade da doença materna é o parâmetro mais relevante para as decisões clínicas que, sempre que possível, devem ser tomadas pelo psiquiatra, em conjunto com o obstetra, a paciente e seu parceiro.

Continuar ou iniciar o tratamento farmacológico durante a gestação é uma decisão que deve levar em consideração a avaliação dos seguintes riscos: 1) risco do feto à exposição ao medicamento; 2) risco da doença não tratada para a mãe e para o feto; e 3) risco de recaída associada à retirada de um tratamento de manutenção.

Em pacientes com quadros leves e estabilizados há algum tempo, a retirada da droga antes da gravidez pode ser considerada. Terapia interpessoal e terapia cognitivo-comportamental podem ser usadas antes da concepção, de modo a facilitar a diminuição gradual da droga, sua posterior retirada e o manejo de eventuais sintomas. A paciente deve ser observada durante toda a gestação.

Para os casos mais graves, recorrentes ou refratários, a paciente e o médico podem decidir que a melhor opção seja manter o psicotrópico. Cada caso deve ser considerado, sempre avaliando os riscos e benefícios de cada alternativa.

O desejo da paciente e de seu parceiro de não usar medicação durante a gestação sempre deve ser considerado. Se um dos dois for fortemente contra o uso de medicação, o médico responsável deve deixar claros os riscos do não tratamento e da recaída, sem descuidar do seguimento próximo até o final do período perinatal. Esse comportamento é mais eficaz para o cuidado da paciente do que ficar insistindo no uso do medicamento. Estabelecer uma relação de parceria, com boa comunicação, é fundamental para que, em caso de uma recaída, a paciente se mantenha segura, podendo buscar ajuda e tratamento.

Em gestantes que estão iniciando o tratamento, o medicamento deve ser introduzido especialmente com base em informações de segurança. Se essa paciente apresenta tratamentos prévios, o ideal é usar medicações sabidamente eficazes no passado. A gestação não é um período de experimentações terapêuticas.

Mudanças no volume plasmático, aumento do metabolismo hepático e do *clearance* renal durante a gestação podem afetar o nível sérico da droga. Muitas vezes é necessário aumentar a dose do medicamento ao longo da gestação (especialmente no terceiro trimestre).

Não existe a possibilidade de não exposição. O bebê vai ser exposto à doença materna, à medicação ou a ambos. O principal objetivo do tratamento na gestação é minimizar as exposições, seja do número de medicações, seja da exposição à doença mental.

Tratamentos psicológicos são eficazes e não envolvem a exposição do feto ao medicamento. Mas são mais efetivos em episódios leves e moderados, em geral requerem meses para a melhora clínica se manifestar e, infelizmente, são pouco disponíveis no sistema de saúde (especialmente em países em desenvolvimento, como o Brasil).

TRATAMENTO FARMACOLÓGICO

Embora amplamente usados, não existe nenhum psicotrópico aprovado para ser utilizado em gestantes pelo Food and Drug Administration (FDA). Estudos devidamente controlados para avaliação da segurança dos psicofármacos na gestação são proibidos por razões éticas. Portanto, as estimativas de risco materno-fetal originam-se de estudos reprodutivos em animais, experiências humanas com drogas semelhantes, séries de casos e estudos retrospectivos em gestações não planejadas ou que não interromperam a medicação. Atualmente há mais estudos de coorte retrospectivas ou prospectivas que, graças aos bancos de dados informatizados, abrangem grande contingente populacional.

Toda droga ou substância química pode passar pela placenta, com raras exceções. A concentração no feto depende das características da droga (sua solubilidade lipídica e sua estrutura química), e seu efeito depende da fase do desenvolvimento fetal (o primeiro trimestre é o de maior risco e a circulação mãe/embrião é estabelecida por volta da quinta semana) e da natureza, concentração e tempo de administração da droga[3].

Quatro tipos de riscos decorrentes da exposição pré-natal aos psicotrópicos devem ser considerados: 1) risco de abortamento; 2) risco de malformação dos órgãos ou teratogênese; 3) risco de toxicidade neonatal e síndrome de abstinência durante o período neonatal; 4) risco de sequelas neurocomportamentais em longo prazo.

Risco de abortamento

Abortos espontâneos (interrupção espontânea de gestação < 20 semanas ou feto < 500 g) ocorrem em 10-15% das gestações clinicamente identificadas (30-40% de todas as gestações), geralmente no primeiro trimestre. Anormalidades cromossômicas respondem por cerca de 50% dos casos. Os fatores de risco para o abortamento espontâneo incluem idade materna avançada (8-12% até 35 anos *versus* 45% acima de 40 anos), abortos espontâneos prévios, tabagismo, consumo de álcool e uso de drogas ilícitas, uso de anti-inflamatórios não esteroides, consumo elevado de cafeína, baixos níveis de folato, obesidade materna e outras condições e patologias maternas (tais como alterações anatômicas, coagulopatias, *diabetes mellitus*)[3].

Malformação fetal

No Brasil, a incidência de malformações congênitas em recém-nascidos varia entre 2% e 5%[4]. Um defeito congênito maior é definido como malformação intraútero que interfere no funcionamento ou na estrutura de determinado órgão/tecido/membro e pode ser causado por uma alteração genética ou pela ação de um agente físico, químico ou infeccioso durante a vida pré-natal.

A organogênese começa no início da gravidez e se completa nas primeiras 12 semanas após a concepção. A exposição a agentes tóxicos antes de duas semanas de gestação não está associada à malformação, sendo mais provável resultar num óvulo inviável. Para cada órgão ou sistema existe um período crítico durante o qual seu desenvolvimento acontece e pode estar suscetível aos efeitos do teratógeno. O desenvolvimento e o fechamento do tubo neural, que forma o cérebro e a medula espinhal, ocorrem nas primeiras quatro semanas de gravidez. A formação do coração e dos grandes vasos ocorre entre a quarta e a nona semanas depois da concepção. A formação dos lábios e do palato se completa na décima semana. Anomalias craniofaciais podem ocorrer também após o primeiro trimestre da gestação.

O primeiro trimestre da gestação, especialmente entre a segunda e a oitava semanas após a concepção, é o período mais crítico no que se refere às malformações induzidas por drogas. Mas, como o cérebro se desenvolve durante toda a gravidez, lesões também podem ocorrer depois do primeiro trimestre. A teratogenicidade neurocomportamental pode, portanto, ser resultado de exposição após esse período.

Síndrome de má adaptação neonatal

Recém-nascidos expostos aos psicotrópicos durante a gestação podem apresentar sintomas de abstinência, bem como efeitos decorrentes da toxicidade do fármaco residual que estava acumulado no sangue e tecidos do recém-nascido.

Sequelas neurocomportamentais

O sistema nervoso central permanece particularmente vulnerável aos agentes tóxicos durante a gestação, devido à migração e à diferenciação neuronal que ocorrem ao longo de toda a gestação e nos primeiros anos de vida. Teratogênese comportamental refere-se ao potencial de uma droga psicotrópica administrada no período pré-natal causar sequelas neurocomportamentais no longo prazo.

O repertório neurocomportamental de um indivíduo sofre grande ampliação desde o nascimento até a adolescência. A ausência de alterações de comportamento em determinada idade não exclui a possibilidade de prejuízos relacionados à exposição a algum agente. O impacto sobre determinados centros corticais superiores pode tardar a se tornar aparente, quando os processos neurocognitivos associados a esses centros se tornarem funcionais.

Em dezembro de 2014, o órgão de controle medicamentoso dos Estados Unidos (FDA) publicou nova forma de informar os riscos do uso das medicações na gestação e na amamentação, retirando a antiga categorização por letras (A, B, C, D e X). No novo formato, as bulas devem conter informações atualizadas sobre a segurança da droga na gestação e lactação, ajudando clínicos e pacientes a tomarem decisões embasadas nessas informações[5].

Antidepressivos

O uso de antidepressivo na gestação aumentou de forma significativa ao longo das últimas duas décadas. A maioria dos estudos sobre risco fetal associado ao uso na gestação foi feita com inibidores seletivos da recaptação de serotonina (ISRS) e tricíclicos, concluindo que, como grupo, não são teratogênicos. No entanto, as investigações sobre a sua real segurança continuam em andamento[6-8].

Tricíclicos

Os tricíclicos são os antidepressivos mais antigos e têm sido progressivamente menos utilizados pelo perfil de efeito colateral e de segurança. Até o momento, não há evidência de sua associação com malformações[9,10]. Estudos de coorte mais recentes têm apontado para um risco maior (até três vezes) para pré-eclâmpsia[11]. A nortriptilina é preferida por ser menos anticolinérgica e, portanto, não agravar a hipotensão ortostática geralmente presente na gestação[12].

Síndrome de má adaptação neonatal

Dois grupos de sintomas perinatais são relatados: 1) síndrome de abstinência/descontinuação; 2) toxicidade pelos efeitos anticolinérgicos, como constipação e retenção urinária. A síndrome de abstinência/descontinuação dos tricíclicos é semelhante à observada com outras classes de antidepressivos. O bebê pode apresentar irritabilidade, choro persistente, calafrios, tremores, inquietação, dificuldade de sucção, hipoglicemia, icterícia, vômitos, hipo ou hipertonia, hiper-reflexia e diminuição do sono. Raramente podem ocorrer síndrome do desconforto respiratório e convulsões. Os sintomas são autolimitados, iniciam-se nas primeiras 24-72 horas e tendem a desaparecer em até 2 semanas[13,14].

Sequelas neurocomportamentais

Os tricíclicos têm sido menos prescritos nas últimas décadas, em detrimento do uso de ISRS. Há menos literatura acerca dos seus efeitos no longo prazo, e os dados disponíveis são mais antigos. Três pequenos estudos (dois controlados prospectivos) não identificaram atrasos no neurodesenvolvimento de crianças expostas intraútero a tricíclicos até os seis anos de idade[15].

Inibidores seletivos da recaptação de serotonina

Os ISRS são os antidepressivos mais prescritos e, portanto, com mais informação na literatura. Molenaar et al.[16], em uma revisão sistemática, identificaram uma prevalência internacional de uso de ISRS durante a gestação de 3%, com uma diferença entre continentes importante (Estados Unidos com 5,5%, Europa com 1,6% e Austrália com 1,3%).

Abortamentos espontâneos

Estudos têm apontado aumento do risco relativo para abortamentos nos primeiros meses de gestação entre mulheres expostas a ISRS. No entanto, as taxas de abortos observadas não ultrapassam a incidência mediana da população geral[17]. Apesar de as análises identificarem o maior risco, não se consegue afastar a influência de vieses como os efeitos do próprio transtorno mental e dos hábitos de vida, tais como tabagismo, etilismo, baixa adesão ao pré-natal e suplementação vitamínica[18-20].

Malformação fetal

Como grupo, os ISRS são considerados seguros para anomalias congênitas. O risco de malformações cardiovasculares permanece inconclusivo, mas, se de fato ocorrer, permanece muito pequeno[21].

Entre os ISRS, a paroxetina é o mais controverso, em razão dos relatos de defeitos cardíacos resultantes da exposição no primeiro trimestre. Mais recentemente, preocupações sobre o aumento do risco para malformações cardíacas se expandiram para outros ISRS como sertralina, citalopram e fluoxetina, em função da crescente utilização nos últimos anos[22-24]. Entretanto, estudos mais amplos e com melhor controle sobre os fatores de confusão não suportam essa associação.

A evolução dos estudos que avaliaram o risco de defeitos cardíacos associados ao uso de antidepressivos no primeiro trimestre é um bom exemplo da importância do controle dos fatores de confusão em estudos clínicos psiquiátricos. Vários estudos encontraram a associação entre a exposição aos antidepressivos, especialmente ISRS, e malformações cardíacas. No entanto, a maioria desses estudos comparou resultados de populações psiquiátricas com a população geral e não controlou os fatores de risco e comportamentos associados à doença depressiva. Estudos recentes que o fizeram não encontraram uma associação significativa entre uso de antidepressivo e defeitos cardíacos[25,26].

Outro ponto relevante é que gestantes com depressão e ansiedade, especialmente as que tomam antidepressivos, procuram com maior frequência atendimento médico e fazem mais monitorização cardíaca fetal e neonatal quando comparadas às gestantes sem psicopatologia, aumentando a chance de detecção de alterações cardíacas. A observação desse viés foi identificada em vários estudos[24].

Síndrome de má adaptação neonatal

Aproximadamente entre 20% e 30% dos recém-nascidos expostos a antidepressivos no final do terceiro trimestre apresentam sintomas causados seja pelo efeito tóxico da medicação, seja pela sua descontinuação. Os sintomas observados são inquietação, tremor, espasmos, hiper ou hipotonia muscular, hiper-reflexia, irritabilidade, distúrbios do sono, vômitos, taquicardia, dificuldades respiratória e de sucção. Os sintomas têm início no primeiro dia de vida, são transitórios e autolimitados (até duas semanas). Os neonatos prematuros são mais suscetíveis aos efeitos dos ISRS.

Estudos recentes têm sido inconsistentes quanto à associação entre exposição aos ISRS (principalmente após a vigésima semana) e hipertensão pulmonar persistente (HPP) do recém-nascido. Fatores de risco bem estabelecidos para hipertensão pulmonar no recém-nascido, como obesidade, tabagismo, prematuridade e cesárea, são mais frequentes nas gestantes deprimidas. No entanto, a maioria dos estudos que relatou associação positiva não controlou os riscos da depressão em si. Estudos mais abrangentes têm demonstrado um risco muito menor, ou mesmo ausência de risco, entre ISRS e hipertensão pulmonar no recém-nascido do que previamente descrito. Huybrechts et al.[27], num estudo de coorte de 3,8 milhões de gestações, demonstraram que o risco de HPP era 0,3% nos que foram expostos a ISRS, frente a 0,2% entre os não expostos.

A literatura menciona recorrentemente associações entre o uso de antidepressivo na gestação com a menor duração média da gestação, maiores taxas de parto cesárea, prematuridade (< 37 semanas), baixo peso ao nascer, menores escores de Apgar e mais admissões à unidade de terapia intensiva neonatal. Estudos que compararam gestantes deprimidas sem tratamento com gestantes deprimidas usando antidepressivo não conseguiram confirmar os resultados anteriores, reforçando a ideia de que a doença mental em si é o maior fator de risco para tais evoluções obstétricas[28].

Um discreto aumento no risco relativo para sangramento pós-parto em usuárias de ISRS tem sido relatado por diversos artigos, porém o risco absoluto é modesto. Obstetras devem ser alertados sobre essa possibilidade, podendo agir prontamente caso ocorra[6].

Sequelas neurocomportamentais

Muitos estudos de coorte e caso-controle têm investigado a associação entre exposição a antidepressivos durante a gestação e o risco de transtorno do espectro autista (TEA), transtorno de déficit de atenção e hiperatividade (TDAH) e déficit cognitivo e de desenvolvimento em crianças[29-31]. Várias metanálises envolvendo estudos diferentes, com critérios e focos diversos, foram publicadas nos últimos anos. Em geral, apontam para um aumento do risco de TEA em crianças expostas a antidepressivos durante a gestação, em particular aos ISRS, mas sugerem a possibilidade de um viés de indicação – o risco esteve associado aos fatores relacionados à doença materna que levaram à indicação da medicação e não à exposição aos antidepressivos em si. Quando os dados foram ajustados para o diagnóstico psiquiátrico materno e outros fatores de viés, a associação deixou de ser significativa[29]. A noção de que a depressão materna pode ser um fator de risco independente para evoluções obstétricas adversas e transtornos do neurodesenvolvimento dos filhos é consistente com vários estudos observacionais. A conclusão de que a exposição pré-natal aos ISRS e/ou inibidores da recaptação de serotonina e noradrenalina (IRSN) não são preditores de TEA é particularmente robusta[15].

Outros antidepressivos

Inibidores da monoaminoxidase (tranilcipromina e fenelzina)

Apesar da exiguidade de informações, estudos em animais demonstraram retardo no crescimento uterino. Um estudo pequeno em humanos relatou aumento do risco de malformações fetais. Além disso, durante o parto há risco de crise hipertensiva pelas interações medicamentosas. Os inibidores da monoaminoxidase (IMAO) devem ser evitados na gestação[3].

Bupropiona

As informações acerca do uso de bupropiona na gestação são promissoras, mas ainda limitadas – até agora não foi observado aumento de malformação fetal em geral. Revisões têm apontado a possibilidade de um risco maior para abortamento espontâneo, porém dentro do intervalo esperado para a população geral. Adicionalmente, os autores apontam que os estudos não controlaram fatores de confusão como a indicação do uso da bupropiona (depressão ou tabagismo). O tabagismo é um fator de risco para abortamento[32-34].

Venlafaxina

Dentre os IRSN, a venlafaxina é mais comumente utilizada durante a gestação. Apesar disso, as informações ainda são limitadas. É considerado relativamente seguro para malformação fetal[21]. Contudo, seu uso após a vigésima semana de gestação foi associado a um risco maior para hipertensão arterial e para pré-eclâmpsia[11,35,36], sugerindo que deva ser acompanhado por um controle próximo da pressão das gestantes. Os sintomas de má adaptação neonatal são semelhantes aos descritos para os ISRS.

Duloxetina

Com bem menos informação do que a venlafaxina, mas progressivamente sendo mais utilizado, este IRSN não mostrou, até o momento, risco aumentado para malformação congênita. Entretanto, apresentou uma frequência maior de sangramento pós-parto e de sintomas de má adaptação neonatal, semelhante aos ISRS e à venlafaxina[20,37,38].

Mirtazapina

Informações sobre segurança no uso de mirtazapina na gestação ainda são limitadas. Não há evidências de elevação do risco de anomalias congênitas[39]. A incidência de síndrome de má adaptação neonatal nos recém-nascidos foi semelhante àquela observada com ISRS. Com propriedades antieméticas, tem sido usada em casos de hiperêmese gravídica com resultados promissores[40].

Trazodona

Normalmente indicada para alterações do sono, não deve ser usada como primeira opção no tratamento de insônia na gestação, devido à pouca informação[6,41].

Resumindo

Os antidepressivos, como grupo, são seguros. Até um terço dos recém-nascidos de termo pode apresentar algum sintoma de má adaptação neonatal. Não é possível descartar um aumento no risco relativo a defeitos cardíacos e HPP no recém-nascido, mas, se confirmado, o risco absoluto é muito pequeno e bem menor do que o descrito anteriormente. Os ISRS podem aumentar o risco para sangramento no parto, mas sem implicações clínicas relevantes. A venlafaxina pode aumentar o risco de pressão arterial e pré-eclâmpsia, devendo ser usada com cautela em gestantes com maior chance de desenvolver hipertensão na gravidez.

Benzodiazepínicos

Malformação fetal

Como grupo, os benzodiazepínicos (BDZ) têm se mostrado mais seguros do que previamente se acreditava[42]. Grigoriadis e et al.[43], numa revisão sistemática e metanálise de estudos de coorte prospectiva, não encontraram risco aumentado de malformação fetal com o uso de BDZ em monoterapia. No entanto, quando associado a antidepressivos houve um pequeno aumento (*odds ratio* [OD] de 1,08 a 1,40). Andrade, reanalisando essa mesma metanálise, não descarta um leve aumento no risco de malformações gerais[29]. Os poucos estudos (na sua maioria caso-controle e no contexto de tentativas de suicídio) que avaliaram o risco de anomalias congênitas associadas a componentes específicos (alprazolam, diazepam, clordiazepóxido, nitrazepam, lorazepam) não descartam pequeno risco para determinados BDZ[44].

Síndrome de má adaptação neonatal

Vários relatos descrevem toxicidade neonatal no uso do BDZ próximo ao parto: hipotermia, hipotonia, dificuldade de sucção, apneia (síndrome do *floppy baby*) e Apgar baixo. Recém-nascidos de mães usuárias crônicas de BDZ apresentaram sintomas de abstinência, como tremor, hipertonia, hiper-reflexia, inquietação, irritabilidade, convulsões, alteração do padrão do sono, diarreia e vômitos. Os sintomas podem começar horas após o parto (ou até em três semanas) e se estender por vários meses. Freeman et al.[5], em um estudo prospectivo de registro, observaram risco duas vezes maior na admissão para unidades de cuidados intensivos de recém-nascidos expostos.

Efeitos em longo prazo

Permanece incerto o risco de prejuízo no longo prazo para crianças expostas a BZD durante a gestação. Lupattelli et al.[45], em um estudo de coorte prospectivo, não observaram uma associação clinicamente relevante entre o uso BDZ de hipnóticos na gestação e a presença de alterações motoras, na comunicação e sintomas de TDAH em crianças pré-escolares (até 8 anos).

Conclusão

Não há contraindicação absoluta ao uso dos BDZ na gestação, como se acreditava até recentemente. O uso pontual no início do tratamento do transtorno de pânico, enquanto a paciente está se ajustando ao antidepressivo, pode ser indicado. Nesse caso, recomenda-se o uso das drogas de alta potência e meia-vida mais curta, como o alprazolam e o lorazepam, evitando-se o acúmulo da droga e a consequente sedação. O uso prolongado, especialmente associado aos antidepressivos, deve ser desencorajado. Os recém-nascidos de usuárias crônicas devem ser monitorizados para possíveis sintomas de abstinência.

Antipsicóticos

Malformação fetal

O emprego dos antipsicóticos de primeira geração (APG) foram considerados de primeira escolha na gestação, por serem mais antigos e com mais informação sobre segurança reprodutiva. Na última década, com o aumento substancial no uso de antipsicóticos de segunda geração (ASG), especialmente da olanzapina, quetiapina, risperidona e aripiprazol, ampliaram-se as informações disponíveis que, até o momento, sugerem que o risco teratogênico dos antipsicóticos como grupo é ausente ou muito baixo[47].

Huybrechts et al.[48] publicaram recentemente uma coorte avaliando mais de um milhão de gestantes, das quais cerca de 10 mil receberam prescrição de antipsicóticos. O risco relativo ajustado para malformações nas crianças expostas a antipsicóticos foi similar ao grupo controle, sendo 1,05 (IC95% 0,96-1,16) para os atípicos e 0,9 (IC95% 0,62-1,31) para os típicos.

Entre os ASG, olanzapina, quetiapina e aripiprazol são considerados os mais seguros. A risperidona e a paliperidona estão associadas a um pequeno aumento no risco de defeitos congênitos[49-51]. Entre os típicos, dá se preferência aos de maior potência (haloperidol, trifluoperazina e perfenazina) com menor risco de malformações quando comparados ao grupo das fenotiazinas (clorpromazina, flufenazina, tioridazina), embora o potencial teratogênico seja baixo[52].

Síndrome de má adaptação neonatal

No período inicial do pós-parto (de 2 a 6 dias), os antipsicóticos típicos foram relacionados a sintomas extrapiramidais (inquietação, tremor, dificuldade de sucção, aumento do tônus e parkinsonismo), mas sem consequências em longo prazo[52]. Algumas dessas complicações podem estar relacionadas ao uso concomitante de agentes anticolinérgicos e histaminérgicos. Com os antipsicóticos de baixa potência (clorpromazina), foram descritos sintomas como taquicardia, sedação e hipotensão, também com duração de poucos dias[52-54].

O uso dos antipsicóticos atípicos como a olanzapina, a clozapina e a quetiapina tem sido sistematicamente associado a síndrome metabólica e risco aumentado de diabetes gestacional (em menor grau à risperidona)[55]. Como o diabetes gestacional está associado a várias complicações obstétricas graves, o uso desse grupo de antipsicóticos na gravidez tem sido sugerido com cautela por muitos *guidelines* com clozapina, e também foi observado aumento do risco para a síndrome do *floppy baby* e para agranulocitose no neonato[51].

Sequelas neurocomportamentais

Num estudo caso-controle prospectivo com ASG, Peng et al.[56] relataram um retardo de curto prazo no desenvolvimento cognitivo, motor, socioemocional e em comportamentos adaptativos nos primeiros meses de vida. Aos 12 meses, não havia mais diferença significativa entre crianças expostas e não expostas. Contudo, Gentile e Fusco[57], em uma revisão da literatura, constataram que as informações sobre sequelas neurocomportamentais são muito limitadas, não sendo possível qualquer conclusão definitiva.

Quadro 1 Orientações quanto ao uso de antipsicóticos na gestação

1. Os antipsicóticos são melhores opções para quadros agudos de mania em relação ao lítio ou anticonvulsivantes.
2. APG: as drogas de alta potência são preferíveis às de baixa potência por minimizar os efeitos anticolinérgicos, hipotensores e anti-histamínicos na gestante; atentar para o potencial de efeitos extrapiramidais no recém-nascido.
3. Preparações de depósitos devem ser evitadas, limitando-se a duração dos possíveis efeitos tóxicos no recém-nascido.
4. ASG: considerados relativamente seguros na gestação; atentar para o risco aumentado de diabetes e síndrome metabólica.
5. O antipsicótico deve ser mantido na menor dose eficaz, evitando-se a associação com medicações para tratar os efeitos extrapiramidais.

Carbonato de lítio

Malformação fetal

Em 1973, o The International Register of Lithium Babies (estudo caso-controle retrospectivo) demonstrou um risco 400 vezes maior de malformação cardiovascular, em particular anomalia de Ebstein (defeito de obstrução na saída do ventrículo direito) em bebês expostos ao lítio no útero. Tais resultados foram questionados em diversos estudos prospectivos nas décadas seguintes. Em 2014, foi publicado um estudo observacional comparando um grupo de 183 gestações com exposição ao lítio no primeiro trimestre, com um segundo grupo com controles sadios e, por fim, com um grupo com crianças cujas mães tinham transtorno mental, que não foram tratadas ou foram tratadas com antipsicóticos. A exposição ao lítio não foi associada a aumento do risco para malformações cardíacas[53]. Embora o risco "relativo" fosse elevado, o risco "absoluto" para malformação de Ebstein foi considerado baixo[54,58].

Posteriormente, foi conduzido um estudo de coorte envolvendo 1.325.563 gestações em mulheres inscritas no Medicaid entre 2000 e 2010, para examinar o risco de malformações cardíacas entre bebês expostos. O uso materno de lítio durante o primeiro trimestre foi associado ao aumento do risco de malformações cardíacas, incluindo anomalia de Ebstein. Contudo, a magnitude desse efeito foi menor do que o evidenciado anteriormente – o intervalo de razões de risco ajustadas para malformações cardíacas em bebês expostos ao lítio foi estimada entre 1,67 e 1,80. Os resultados também demonstraram uma relação dose-dependente: todos os defeitos de obstrução da via de saída do ventrículo direito identificados em bebês expostos ao lítio ocorreram com uma dose acima de 600 mg/dia[59].

Fornaro et al.[60], numa metanálise recente, indicam um risco significativamente aumentado de anomalias congênitas e cardíacas, especialmente com dosagens a partir de 900 mg/dia.

Síndrome de má adaptação neonatal

A síndrome do *floppy baby* é caracterizada por hipotonia, letargia, arritmias e cianose. A maioria dessas reações é autolimitada e desaparece após duas semanas do nascimento. Foram relatados casos de hipotireoidismo, diabetes *insipidus* nefrogênico, hiperbilirrubinemia e problemas respiratórios. Os sintomas costumam ser transientes, e recomenda-se vigilância do recém-nascido para possíveis complicações, inclusive solicitar litemia caso haja suspeita de toxicidade por lítio, especialmente nas primeiras 48 horas de vida[54,61]. A suspensão do lítio de 24 a 48 horas antes do parto (ou no início do trabalho de parto) e a retomada da dose pré-gestacional imediatamente após o parto podem minimizar a concentração sérica de lítio no bebê.

Sequelas neurocomportamentais

Uma coorte retrospectiva com 15 crianças expostas ao lítio intraútero foram avaliadas quanto ao desenvolvimento neuropsicomotor e crescimento entre os 3 e 15 anos de idade. Os testes de quociente de inteligência (QI) apresentaram-se com menor pontuação, mas todos os parâmetros estavam dentro da faixa da normalidade[62].

Suspender o lítio

Os riscos e benefícios do uso de lítio durante a gravidez devem ser sempre avaliados individualmente. Descontinuar um tratamento de manutenção é uma decisão importante e só deve ser feita com avaliação cuidadosa da história da doença envolvendo paciente, obstetra e psiquiatra. Idealmente, a gravidez deve ser planejada a fim de possibilitar a redução gradual da dosagem de lítio. Uma redução abrupta da dosagem aumenta o risco de recaída da doença durante a gestação. Reduzir a dosagem de lítio durante o primeiro trimestre, mantendo-a dentro da faixa terapêutica, pode minimizar o risco de malformações e de recidiva em comparação à utilização de dosagens mais altas ou à sua retirada.

Quadro 2 Orientações quanto ao uso de carbonato de lítio durante a gestação

1. Monitorar mensalmente o nível sérico. Maior atenção quando houver vômitos, febre, uso de diuréticos ou ingestão diminuída de sódio.
2. Manter a dose mínima eficaz. Com a progressão da gestação, há aumento do volume plasmático e da excreção renal, e pode ser necessário aumentar a dose do lítio. Considerar dosagem regular da creatinina. Uma queda significativa da creatinina durante o primeiro e o segundo trimestres sugere um aumento clinicamente significante da função renal relacionada a gestação.
3. Aumentar a frequência de dosagem sérica do lítio e da creatinina quando a gestante apresentar risco ou sinais de prematuridade, pré-eclâmpsia, desidratação e qualquer doença que possa afetar a função renal.
4. Dividir a dose em duas ou três vezes ao dia para manter o nível sérico estável e evitar picos. Usar de preferência forma de liberação controlada.
5. Fazer ultrassonografia e ecocardiografia fetal entre a 16ª e a 18ª semanas para avaliar eventuais anomalias.
6. Monitorizar o nível sérico semanalmente durante o último mês e a cada dois dias na proximidade do parto.
7. Retirar o lítio de 24 a 48 horas antes do parto, para evitar toxicidade. Reintroduzi-lo logo após o parto nas doses pré-gravídicas. Monitorizar a litemia após o parto e nas primeiras duas semanas.
8. Manter hidratação adequada e evitar anti-inflamatórios não esteroidais para manejo da dor durante o parto.

Fonte: Horton, 2012[63]; Wesseloo, 2017[64].

Anticonvulsivantes

A exposição pré-natal a anticonvulsivantes está associada ao aumento do risco de malformação (de duas a três vezes), complicações perinatais e sequelas neurocomportamentais. O potencial teratogênico é maior em politerapia. As malformações mais frequentes são do tubo neural, espinha bífida, anencefalia, anomalias craniofaciais, retardo do crescimento, microcefalia e defeitos cardíacos.

A maioria dos estudos de exposição fetal a anticonvulsivantes foi realizada com mulheres portadoras de epilepsia e não com transtorno afetivo bipolar. Assume-se que a prole de epilépticas tenha maior risco de malformações que a população geral, independentemente da exposição aos anticonvulsivantes[53].

Ácido valproico (valproato de sódio/divalproato)

Malformação fetal

O valproato é uma droga potencialmente teratogênica. A exposição pré-natal está associada a elevadas taxas de malformações – de três a cinco vezes maior quando comparado com mulheres sem anticonvulsivantes[65]. Em alguns estudos, as taxas totais de malformação chegaram a 15%. No caso da espinha bífida, é doze a dezesseis vezes maior que na população geral. A administração de ácido fólico foi recomendada em algumas revisões, mas não está claro se isso altera a taxa geral de malformação no feto[66].

A incidência é maior para doses acima de 1.000 mg/dia, independentemente do número de tomadas ou do tipo de formulação, se liberação imediata ou prolongada[67]. A politerapia com outros anticonvulsivantes também eleva a teratogenia. Os defeitos congênitos mais comuns são tubo neural, espinha bífida, craniossinostose, fenda palatina, defeito de septo atrial, hipospádia e polidactilia[53].

Síndrome de má adaptação neonatal

Toxicidade/abstinência neonatal – irritabilidade, dificuldade de sucção, alteração de tônus muscular, coagulopatias, toxicidade hepática e hipoglicemia. Também foram observados maior frequência de baixo peso ao nascer e baixo Apgar de primeiro minuto[53].

Sequelas neurocomportamentais

A exposição intrauterina ao ácido valproico prejudica o neurodesenvolvimento da criança – menores índices de QI aos 6 anos, pior desempenho motor e de linguagem e maior frequência de diagnóstico de TEA[53,68,69].

Carbamazepina

Malformação fetal

Crianças expostas à carbamazepina (CBZ) intraútero têm maior chance de apresentar malformações. Em altas doses (> 1.000 mg/dia), o aumento do risco eleva-se entre 5,3% e 7,7%. O maior risco é de espinha bífida (RR: 2,6) para exposição no primeiro trimestre de gestação. Além de malformações orofaciais, observam-se hipospádia e defeitos cardíacos. A exposição pré-natal também pode levar à restrição do crescimento intrauterino e à redução da circunferência cefálica[52,70].

Toxicidade neonatal

Houve apenas dois relatos de casos de toxicidade hepática transitória.

Sequelas neurocomportamentais

De forma dose-dependente, a CBZ pode afetar o desenvolvimento de habilidades verbais, cognitivas, motoras e funcionamento adaptativo no início da infância[52,66].

Oxcarbazepina/topiramato

Uma extensa revisão reportou prevalência dentro da normalidade (2,39%) de malformações em crianças expostas pré-natal à oxcarbazepina[71]. Já as informações referentes ao topiramato são muito limitadas, restringindo significativamente o seu uso. Em geral, esses medicamentos não são a primeira escolha para o tratamento do transtorno bipolar na gestação e devem ser evitados, a despeito dos resultados promissores da oxcarbazepina[6].

Lamotrigina

Malformações fetais

Os registros dos bancos de dados de serviços de saúde pública indicam que a exposição intrauterina à lamotrigina está associada à presença de malformação (2% a 5% dos casos), semelhante à população geral. As taxas são significativamente maiores quando em politerapia que inclui o ácido valpróico[52,54,71]. Em um estudo retrospectivo recente de 20 anos, a lamotrigina teve baixa incidência de malformações congênitas durante a gravidez[66].

Síndrome de má adaptação neonatal

Risco de *rash* cutâneo no feto e nos neonatos.

Sequelas neurocomportamentais

Dados limitados sugerem que não há impacto significativo no neurodesenvolvimento em longo prazo de crianças expostas a lamotrigina *in utero*[66]. Um estudo sobre o neurodesenvolvimento de crianças expostas às drogas antiepilépticas não encontrou aumento do risco de transtornos do desenvolvimento neuropsicomotor em crianças aos 6 anos, comparadas ao grupo controle (filhos de mulheres sem epilepsia)[54].

Conclusão

Dentre os anticonvulsivantes a lamotrigina é apontada como a primeira escolha no tratamento para gestantes bipolares, por ser considerada relativamente segura, em particular quando há histórico de episódios depressivos significativos. O valproato, e em menor intensidade a CBZ, devem ser evitados não apenas no primeiro trimestre, mas ao longo de toda a gestação diante do risco de sequelas no desenvolvimento neurocomportamental[66].

Quadro 3 Orientações para o uso de anticonvulsivantes durante a gestação

1. Trocar o estabilizador de humor (se ácido valproico ou CBZ) antes da concepção, quando possível.
2. Dividir a dose em duas ou três tomadas, evitando-se picos imprevisíveis; usar de preferência formas de liberação controlada.
3. Usar ácido fólico durante todo o primeiro trimestre (de 3 a 5 mg/dia), que diminui o risco de defeitos no tubo neural.
4. Monitorizar frequentemente o nível sérico, mantendo-o em doses mínimas terapêuticas; pode ser necessário, inclusive, o aumento da dose.
5. Realizar ultrassonografia entre a 16ª e a 18ª semanas, para avaliar eventuais malformações.
6. Evitar uso concomitante de outros anticonvulsivantes; sobretudo combinações que incluam ácido valproico.
7. Após o parto, voltar às doses pré-gravídicas.
8. CBZ: risco de agranulocitose, disfunção hepática, *rash* cutâneo (incluindo a síndrome de Stevens-Johnson), especialmente nas oito semanas iniciais de tratamento. O nível sérico da CBZ e do metabólito ativo da oxcarbazepina pode diminuir na gestação, por aumento do *clearance*.
9. Lamotrigina: risco de *rash* na gestante e no feto, sobretudo nas semanas iniciais do tratamento e na combinação com ácido valproico. O nível sérico pode diminuir significativamente no decorrer da gestação e sair da faixa terapêutica (*clearance* aumentado em até 300%, embora com variações individuais). A titulação deve ser lenta e gradual. Após o parto, voltar rapidamente às doses pré-gravídicas (*clearance* se normaliza nas primeiras duas a três semanas).

TRATAMENTO NÃO FARMACOLÓGICO NA GESTAÇÃO

Eletroconvulsoterapia

Subutilizado, o uso de eletroconvulsoterapia (ECT) durante a gravidez gera ansiedade entre médicos e pacientes devido à preocupação com o feto. No entanto, seu registro de segurança foi bem documentado nos últimos 65 anos[72], particularmente quando instituído em colaboração com uma equipe especializada, incluindo anestesiologista, psiquiatra e obstetra.

Os estudos apontam que os riscos de eventos adversos são baixos, principalmente se houver cuidados na técnica para minimizar complicações para a grávida e o feto. Em geral, as complicações relatadas são incomuns e transitórias. O monitoramento cardíaco fetal durante a ECT permite a detecção de arritmias e a correção de eventuais problemas. Alguns casos de contrações uterinas foram observados após a ECT, mas que não levaram ao parto prematuro. Como o limiar convulsivo é diminuído pelo estrogênio e aumentado pela progesterona, mudanças na proporção desses hormônios podem teoricamente alterar o limiar convulsivo, alterando os parâmetros de estímulo ideais para a administração de ECT.

Dada a sua relativa segurança, a ECT pode ser considerada nos casos de mania, depressão psicótica ou pensamentos suicidas e pensamentos desorganizados, situações clínicas associadas ao perigo de impulsividade ou automutilação[54,72-74].

Estimulação magnética transcraniana

A estimulação magnética transcraniana (EMT) é uma modalidade terapêutica experimental que impacta a transmissão sináptica, fornecendo energia padronizada de forma segura e não invasiva, fazendo com que os neurônios se adaptem, mudando sua força de conexão. A eficácia antidepressiva e a segurança dessa abordagem de tratamento são apoiadas por muitas metanálises de ensaios duplo-cegos controlados por placebo.

Embora a literatura ainda não esteja consolidada, as evidências disponíveis sugerem que a EMT pode ser uma opção no tratamento da depressão no período perinatal. Dados de uma revisão sistemática[75] recente não indicam eventos adversos graves. Os efeitos colaterais – dor de cabeça, dor no local da aplicação, espasmos oculares, dor mandibular, hipotensão supina, tontura e náusea – ocorreram com taxas comparáveis às observadas na população geral e raras complicações obstétricas e neonatais.

Os dados de segurança e eficácia no período periparto são limitados. Pesquisas adicionais se fazem necessárias. Porém, seu uso promete ser eficaz e bem tolerado, e seu perfil de risco-benefício pode ser atraente para mulheres nesse período.

Técnicas psicológicas

A psicoterapia é recomendada para toda mulher grávida com antecedente psiquiátrico. Independentemente da abordagem psicológica escolhida, essas intervenções apresentam um grande impacto positivo na evolução da gestação e do puerpério. Dentre as diversas abordagens, destacam-se a terapia cognitivo-comportamental e a terapia interpessoal no tratamento de transtornos depressivos e ansiosos na gestação[53,76]. Através de aconselhamento, orientações psicossociais e comportamentais, é possível antecipar problemas, lidar melhor com estressores e minimizar seus efeitos negativos na vida da mulher – conflitos familiares e dificuldades interpessoais. Além disso, ajuda a estruturar melhor os horários de sono e vigília, melhorando a rotina de forma geral.

Atividade física

A atividade física vem sendo apontada nos últimos anos como um recurso eficaz na redução da depressão e da ansiedade na população geral. Estudos apontam que exercícios físicos durante a gravidez também podem reduzir a sintomatologia depressiva da mulher[77].

Revisão sistemática[78] recente evidenciou que a atividade física pelo menos uma vez por semana reduz significativamente os sintomas de depressão em gestantes e pode ser um fator importante na prevenção da depressão, na redução do nível de ansiedade e estresse, bem como na qualidade de vida em geral.

A capacidade física das gestantes varia ao longo da gravidez. No primeiro trimestre, recomendam-se atividades leves, com ritmo menor e de preferência em ambientes arejados, a fim de evitar a hipertermia. Após o primeiro trimestre, é recomendado evitar atividades com muito impacto e força axial repetitiva, a fim de não sobrecarregar o assoalho pélvico. Em geral, é possível praticar exercícios de intensidade moderada.

Algumas patologias obstétricas podem contraindicar a prática de atividade físicas na gestação – placenta prévia, rotura prematura de membranas, colo curto, trabalho de parto prematuro e pré-eclâmpsia. Nessas situações, o obstetra poderá recomendar o repouso.

Mulheres grávidas costumam ter queixas em relação ao sono – despertares noturnos, insônia e má qualidade do sono. Poucas horas de sono ou de qualidade ruim estão correlacionadas com o aumento de inflamação, diabetes gestacional, pré-eclâmpsia e prematuridade. Má qualidade do sono é um fator de risco para recaída em mulheres com transtorno afetivo que, por sua vez, podem causar alterações no sono.

Em geral, o sono é ruim no primeiro trimestre, melhorando no segundo e piorando novamente no terceiro. As mulheres relatam múltiplas interrupções noturnas no início da gravidez para, por exemplo, esvaziar a bexiga, lidar com náuseas ou com desconforto físico. No final da gestação, encontrar uma posição confortável para dormir é uma dificuldade comum. Essas circunstâncias frequentemente resultam em ficar acordada por longos períodos à noite, prejudicando a eficiência do sono.

Recomendar exercícios no manejo dos distúrbios do sono tem recebido muita atenção, mas ainda são poucos os estudos sobre seus efeitos sobre o sono da grávida. Em duas breves intervenções, observou-se que aquelas que se exercitavam tiveram um sono melhor em geral. A natureza bidirecional do exercício e do sono também precisa ser considerada – a mulher que dorme melhor possivelmente pode praticar mais exercícios. Alguma forma de exercício parece ser mais vantajosa do que nenhum. As mulheres estarão mais inclinadas a praticá-los quando acreditam nos seus benefícios durante a gravidez. O médico possui particular influência sobre essa crença[79].

Meditação/*mindfulness*

As técnicas de *mindfulness* têm demonstrado eficácia no controle da atenção, na regulação das emoções e na autoconsciência, além de auxiliar na redução do estresse. Essas intervenções demonstraram aumentar a ativação do sistema nervoso parassimpático, que neutraliza a resposta simpática de luta ou fuga na presença de estressores. Em alguns estudos com mulheres grávidas, a atenção plena foi associada a reduções significativas nos escores de ansiedade clínica, de preocupação com a gravidade dos sintomas de depressão[80].

Ioga, *tai chi*, autossugestão, hipnoterapia, treinamento autógeno, técnicas de imaginação, terapias de relaxamento, biofeedback e orações também podem beneficiar a mulher durante a gravidez, mas ainda não há fortes evidências da eficácia dessas intervenções[81].

CONSIDERAÇÕES FINAIS

Os transtornos mentais, especialmente os do humor e de ansiedade, são prevalentes, subdiagnosticados e pouco tratados na gestação. O não tratamento traz importantes consequências para a gestante e o bebê, tais como alterações do desenvolvimento fetal, dificuldades durante o parto, prejuízos para a relação mãe-bebê e problemas no desenvolvimento infantil.

Os psiquiatras e os obstetras devem estar atentos a sinais e sintomas de transtornos mentais, investigá-los ativamente na anamnese e perguntar sobre antecedentes pessoais e familiares. O diagnóstico precoce e rapidamente iniciar o tratamento é primordial para evitar danos à mãe e ao bebê. É importante lembrar: toda gestação associada a transtornos psiquiátricos deve ser considerada de alto risco e receber os cuidados adequados.

O tratamento dos quadros psiquiátricos no período perinatal é carregado de preconceitos, desconhecimento e desinformação. Prover informações corretas e atualizadas para a mãe e a família ajuda na aceitação do tratamento. É importante avaliar a gravidade da doença materna e sempre lembrar: os riscos de um transtorno mental não tratado podem ser superiores aos riscos associados ao uso da medicação.

Não existe a possibilidade de não exposição. O bebê vai ser exposto à doença materna, à medicação ou a ambos. O principal objetivo do tratamento na gestação é minimizar as exposições, seja da medicação, seja da exposição à doença mental.

Quadro 4 Orientações gerais para os transtornos mentais na gestação

1. Planejar a gestação, sempre que possível, com a paciente em remissão.
2. Estimular comportamentos saudáveis: a) Adesão ao pré-natal, uso de vitaminas e suplementos (por exemplo, ácido fólico). b) Alimentação saudável (dentro da realidade da paciente); em pacientes com psicotrópicos que tendem a aumentar o peso: (I) avaliar peso e exames metabólicos regularmente; (II) reavaliar a medicação se risco de diabetes e hipertensão arterial. c) Exercício físico regular, caso não haja contraindicação obstétrica. d) Higiene do sono adequada. e) Orientações quanto ao risco de nicotina, de álcool e outras drogas; a gestação é um período propício para ajudar a paciente a reduzir ou mesmo interromper o uso de substâncias.
3. Avaliar a rede de apoio da paciente; envolver parceiro e familiares desde o início do tratamento. Em pacientes com rede de apoio precária, ajudá-las a ampliar essa rede.
4. Psicoeducacional sobre a doença mental: identificar fatores de estresse e instrumentalizar a paciente como lidar com eles.

(continua)

Quadro 4 Orientações gerais para os transtornos mentais na gestação *(continuação)*

5. Preferir psicofármacos com menor meia-vida, menos metabólitos ativos, com mais informações de segurança na gestação e na lactação; considerar também o histórico de resposta a tratamentos anteriores.
6. Preferir monoterapia, sempre que possível. Por exemplo, numa paciente com depressão e insônia importante, usar um antidepressivo sedativo em vez de um antidepressivo e um BDZ.
7. Usar doses adequadas. É frequente a dose ser reduzida durante a gestação, na tentativa de limitar o risco para o feto; no entanto, pode aumentar o risco de recaída. Muitas vezes é necessário aumentar a dose da medicação ao longo da gestação (especialmente no terceiro trimestre), reduzindo-a aos níveis pré-gravídicos após o parto.
8. Monitorar possíveis malformações congênitas com ultrassonografia.
9. Não é recomendado retirar (ou diminuir) a medicação antes do parto, na tentativa de evitar os sintomas perinatais. Na maioria dos casos, a data de parto não é certa, e a mulher pode ficar exposta ao risco de recaída. Manter a dose mínima eficaz nesse período, orientando o obstetra e o pediatra sobre os possíveis sintomas perinatais.
10. Planejar a amamentação durante a gestação; trazer parceiro e familiares para o planejamento do primeiro mês do pós-parto.
11. Considerar ECT em casos graves (presença de ideação suicida ou sintomas psicóticos).

Vinheta clínica

ACV, 29 anos, procedente de Praia Grande (SP), casada há 13 anos; gestante de 20 semanas (menino); com curso de pedagogia interrompido no primeiro semestre ("não estava dando conta") e trabalhando numa escola como encarregada do serviço de limpeza.

Encaminhada pela Obstetrícia com quadro depressivo desde o início da gestação. Está em sua quinta gestação, sem filhos vivos. Sua história obstétrica registra dois filhos que faleceram poucos dias após o parto (suspeita de erro inato do metabolismo) e dois abortos espontâneos. Apresentou episódios depressivos com tentativa de suicídio após a perda dos bebês. Fez tratamento por alguns meses nessas ocasiões, com melhora do quadro.

Na primeira consulta psiquiátrica, além do humor deprimido, apresentava-se bastante ansiosa e apreensiva com a atual gestação, receando que algo acontecesse com o bebê. Afirmava categoricamente que não iria suportar nova perda e que iria se matar caso não "conseguisse ser mãe".

Contava com pouco suporte social e familiar. O relacionamento com o esposo estava desgastado, permeado por conflitos e com histórico de violência física. A família do esposo desaprovava a união desde o seu início. Culpava-a pela perda dos filhos nas gestações anteriores. Relacionamento conflituoso também com sua irmã.

Sem comorbidades e sem antecedente familiar psiquiátrico, a paciente estava com bastante receio de o trabalho trazer problemas à gestação, pois achava que um dos abortos havia sido causado pelo fato de ter carregado peso em excesso. Conversamos com a equipe de Obstetrícia, que encaminhou carta ao trabalho solicitando que a paciente fosse transferida para outras funções na escola, poupando-a de "trabalhos pesados". A escola não aceitou mudá-la de posição. Pela sintomatologia depressiva e maior estresse causado pelo trabalho, foi-lhe dada licença de 30 dias.

Foi indicada a introdução de antidepressivo – sertralina 50 mg. Apesar das orientações quanto ao diagnóstico e quanto à importância do tratamento a ser seguido durante a gestação, a paciente mostrou-se resistente em usar qualquer medicação, com receio de que isso pudesse prejudicar o bebê – "iria sentir-se culpada".

Após discussão do caso em equipe, foi dito à paciente que ela deveria discutir o assunto com seu obstetra e esclarecer suas dúvidas acerca do uso de antidepressivo em seu caso específico.

Na consulta de retorno, a paciente se mostrou mais tranquila, tendo aceitado tomar a medicação prescrita, após conversa com seu obstetra. Evoluiu com significativa melhora do quadro de humor ao longo da gestação.

Entretanto, a partir da trigésima semana de gestação, com a aproximação da data prevista para o parto, a paciente voltou a apresentar intensa ansiedade e ideação suicida, preocupada com o fato de morar em outra cidade e com a possibilidade de não chegar ao hospital a tempo, temendo que outra fatalidade viesse a ocorrer – aumentamos a sertralina para 100 mg.

Na 35ª semana, tendo em vista o contexto, a equipe da Obstetrícia e da Psiquiatria optaram por internar a paciente, a fim de lhe propiciar maiores suporte e segurança, mesmo sem indicação obstétrica formal. Durante a internação, a pedido da paciente, foram impedidas visitas de familiares do esposo, geradoras de extrema ansiedade para ela. A mãe da paciente foi convocada pela Obstetrícia e pela Psiquiatria, a fim de garantir uma rede de apoio mínimo durante o pós-parto. A paciente entrou em trabalho de parto com aproximadamente 37 semanas de gestação. Foi realizado parto cesárea, sem intercorrências.

O bebê foi avaliado de forma rigorosa pela equipe de Pediatria. Após realização do teste do pezinho com resultado normal, a paciente ficou bastante aliviada e conseguiu estabelecer bom vínculo com o filho, amamentando-o pelo tempo recomendado.

Permaneceu com acompanhamento psiquiátrico regular até 6 meses após o parto, com estabilização do quadro, a despeito da condição conjugal conturbada. Retomou o trabalho e conseguiu planejar o pedido do divórcio no futuro. Após um ano da alta, a paciente e o bebê continuavam bem.

Para aprofundamento

- Briggs GG, Gerald D, Freeman RK, Yaffe SJ. Drugs in pregnancy and lactation: a reference guide to fetal and neonatal risk. 11. ed. Filadélfia: Lippincott Williams and Wilkins; 2017.
  ⇨ Livro referência em psicofarmacologia perinatal.
- Molenaar NM, Kamperman AM, Boyce P, Bergink V. Guidelines on treatment of perinatal depression with antidepressants: An international review. Aust N Z J Psychiatry. 2018;52(4):320-27.
  ⇨ Comparação de vários *guidelines* clínicos desenvolvidos por diferentes países para o tratamento de depressão na gestação, com orientações clínicas que ajudam a desenvolver um pensar crítico.
- Romaine E, McAllister-Williams RH. Guidelines on prescribing psychotropic medication during the perinatal period. Br J Hosp Med (Lond). 2019;80(1):27-32.
  ⇨ Uma visão geral sobre como pensar o tratamento farmacológicos na gestação e o seu planejamento.

REFERÊNCIAS BIBLIOGRÁFICAS

1. Theme Filha MM, Ayers S, da Gama SG, Leal Mdo C. Factors associated with postpartum depressive symptomatology in Brazil: The Birth in Brazil National Research Study, 2011/2012. J Affect Disord. 2016;194:159-67.
2. Molenaar MN, den Berg MPL, Bonsel GJ. Dispensing patterns of selective serotonin reuptake inhibitors before, during and after pregnancy: a 16-year population-based cohort study from the Netherlands. Arch Womens Ment Health. 2020;23(1):71-9.
3. Briggs GG, Gerald D, Freeman RK, Yaffe SJ. Drugs in pregnancy and lactation: a reference guide to fetal and neonatal risk. 11. ed. Filadélfia: Lippincott Williams and Wilkins; 2017.
4. Horovitz DDG, Llerena Jr. JC, Mattos RA. Atenção aos defeitos congênitos no Brasil: panorama atual. Cad Saúde Pública. 2005;21(4):1055-64.
5. Freeman, MP, Farchione T, Yao L, Sahin L, Taylor L, Huybrechts KF, et al. Psychiatric medications and reproductive safety: scientific and clinical perspectives pertaining to the US FDA Pregnancy and Lactation Labeling Rule. J Clin Psychiatry. 2018;79(4):18ah38120.
6. Raffi ER, Nonacs R, Cohen LS. Safety of Psychotropic Medications During Pregnancy. Clin Perinatol. 2019;46(2):215-34.
7. Sujan AC, Rickert ME, Öberg AS, Quinn PD, Hernández-Díaz S, Almqvistet C, et al. Associations of maternal antidepressant use during the first trimester of pregnancy with preterm birth, small for gestational age, autism spectrum disorder, and attention-deficit/hyperactivity disorder in offspring. JAMA. 2017;317(15):1553-62.
8. **Payne JL. Psychopharmacology in Pregnancy and Breastfeeding. Med Clin North Am. 2019;103(4):629-50.**
   ⇨ Revisão da literatura que fornece um panorama de como pensar e planejar o tratamento farmacológico na gestação.
9. Vasilakis-Scaramozza C, Aschengrau A, Cabral H, Jick SS. Antidepressant use during early pregnancy and the risk of congenital anomalies. Pharmacotherapy. 2013;33(7):693-700.
10. Ban L, Gibson JE, West J, Fiaschi L, Sokal R, Smeeth L, et al. Maternal depression, antidepressant prescriptions, and congenital anomaly risk in offspring: a population-based cohort study. BJOG. 2014;121(12):1471-81.
11. Palmsten K, Huybrechts KF, Michels KB, Williams PL, Mogun H, Setoguchi S, et al. Antidepressant Use and Risk for Preeclampsia. Epidemiology. 2013;24(5):682-91.
12. Pariante CM, Seneviratne G, Howard L. Should we stop using tricyclic antidepressants in pregnancy?. Psychol Med. 2011;41(1):15-7.
13. Nielsen RE, Damkier P. Pharmacological treatment of unipolar depression during pregnancy and breast-feeding - A clinical overview. Nord J Psychiatry. 2012;66(3):159-66.
14. Convertino I, Sansone AC, Marino A, Galiulo MT, Mantarro S, Antonioli A, et al. Neonatal adaptation issues after maternal exposure to prescription drugs: withdrawal syndromes and residual pharmacological effects. Drug Saf. 2016;39(10):903-24.
15. **Araujo JSA, Delgado IF, Paumgartten FJR. Antenatal exposure to antidepressant drugs and the risk of neurodevelopmental and psychiatric disorders: a systematic review. Cad. Saúde Pública. 2020; 36(2):e00026619.**
    ⇨ Revisão sistemática ampla e crítica sobre o risco em longo prazo da exposição intrauterina aos antidepressivos, apontando limitações metodológicas e como aplicá-las na prática clínica.
16. Molenaar NM, Baisb B, Lambregtse-van den Bergb MP, Mulderb CL, Howell EA, Fox NS, et al. The international prevalence of antidepressant use before, during, and after pregnancy: a systematic review and meta-analysis of timing, type of prescriptions and geographical variability. J Affect Disord. 2020;264:82-9.
17. Almeida ND, Basso O, Abrahamowicz M, Gagnon R, Tamblyn R. Risk of miscarriage in women receiving antidepressants in early pregnancy, correcting for induced abortions. Epidemiology. 2016;27(4):538-46.
18. Andersen JT, Anderesen NL, Horwitz H, Poulsen HE, Jimenez-Solem. Exposure to selective serotonina reuptake ihibitors in early pregnancy and the risk of miscarriage. Obstet Gynecol. 2014;124(4):655-61.
19. Johansen RLR, Mortensen LH, Andersen AN, Hansen AN, Strandberg-Lasen K. Maternal use of selective serotonin reuptake inhibitors and risk of miscarriage – assessing potential biases. Paediatr Perinat Epidemiol. 2015;29(1):72-81.
20. Kjaersgaard MIS, Parner ET, Vestergaard M, Sørensen MJ, Olsen J, Christensen J, et al. Prenatal antidepressant exposure and risk of spontaneous abortion: a population-based study. PLoS ONE;8(8):e72095.
21. Lassen D, Nymand Z, Damkier P. First-trimester pregnancy exposure to venlafaxine and duloxetine and risk of major congenital malformation: a systematic review. Basic Clin Pharmacol Toxicol. 2016;118(1):32-6.
22. Shen Z-Q, Gao S-Y, Li SX, Zhang T-N, Liu C-X, Lv H-C, et al. Sertraline use in the first trimester and risk of congenital anomalies: a systemic review and meta-analysis of cohort studies. Br J Clin Pharmacol. 2017;83(4):909-22.
23. Gao S-Y, Wu Q-J, Sun C, Zhang T-N, Shen Z-Q, Liu C-X, et al. Selective serotonin reuptake inhibitor use during early pregnancy and congenital malformations: a systematic review and meta-analysis of cohort studies of more than 9 million births. BMC Med. 2018;16(1):205.
24. Ornoy A, Koren G. SSRIs and SNRIs (SRI) in Pregnancy: Effects on the course of pregnancy and the offspring: how far are we from having all the answers?. Int J Mol Sci. 2019;20(10):2370.
25. Huybrechs KF, Palmsten K, Avorn J, Cohen LS, et al. Antidepressant use in pregnancy and the risk of cardiac defects. N Engl J Med. 2014; 370(25):2397-407.
26. Wang S, Yang L, Wang L, Gao L, Xu B, Xiong Y. selective serotonin reuptake inhibitors (SSRIs) and the risk of congenital heart defects: a meta-analysis of prospective cohort studies. J Am Heart Assoc. 2015;4(5):e001681.
27. Huybrechts KF, Bateman BT, Pamsten K, Desai RJ, Patorno E, Gopalakrishnan C, et al. Antidepressant use late in pregnancy and risk of persistent pulmonary hypertension of the newborn. JAMA. 2015;313(21): 2142-51.
28. Mitchell J, Goodman J. Comparative effects of antidepressant medications and untreated major depression on pregnancy outcomes: a systematic review. Arch Womens Ment Health. 2018;21(5):505-16.
29. Andrade C. Gestational exposure to benzodiazepines, 2: the risk of congenital malformations examined through the prism of compatibility intervals. J Clin Psychiatry. 2019;80(5):19f13081.
30. Prady SL, Hanlon I, Fraser LK, Mikocka-Walus A. A systematic review of maternal antidepressant use in pregnancy and short- and long-term offspring's outcomes. Arch Womens Ment Health. 2018;21(2):127-40.
31. Morales DR, Slattery J, Evans S, Kurz X. Antidepressant use during pregnancy and risk of autism spectrum disorder and attention deficit hype-

ractivity disorder: systematic review of observational studies and methodological considerations. BMC Med. 2018;6(1):6.

32. Turner E, Jones M, Vaz LR, Coleman T. Systematic review and meta-analysis to assess the safety of bupropion and varenicline in pregnancy. Nicotine Tob Res. 2019;21(8):1001-10.
33. Barboza J. Current and emerging pharmaceutical strategies for smoking cessation during pregnancy. Expert Opin Pharmacother. 2018.
34. Hendrick V, Suri R, Gitlin MJ, Ortiz-Portillo E. Bupropion use during pregnancy: a systematic review. Prim Care Companion CNS Disord. 2017;19(5):17r02160.
35. Godot Y, Koren G. The use of antidepressants in pregnancy: focus on maternal risks. J Obstet Gynaecol Can. 2015;37(1):56-63.
36. Avalos LA, Chen H, Li D. Antidepressant medication use, depression, and the risk of preeclampsia. CNS Spectr. 2015;20(1):39-47.
37. Huybrechts KF, Baterman BT, Pawar A, Bessette LG, Mogun H, Levin R, et al. Maternal and fetal outcomes following exposure to duloxetine in pregnancy: cohort study. BMJ. 2020;368:m237.
38. Andrade C. The safety of duloxetine during pregnancy and lactation. J Clin Psychiatry. 2014;75(12):e1423-7.
39. Smit M, Dolman KM, Honig A. Mirtazapine in pregnancy and lactation: a systematic review. Euro Neuropsychopharmacol. 2006;26(1):126-35.
40. Abramowitz A, Miller MS, Wisner KL. Treatment options for hyperemesis gravidarum. Arch Womens Ment Health. 2017;20(3):363-72.
41. Chaudhry SK, Susser LC. Considerations in treating insomnia during pregnancy: a literature review. Psychosomatics. 2018;59(4):341-8.
42. **Shyken JM, Babbar S, Babbar S, Forinas A. Benzodiazepines in pregnancy. Clin Obstet Gynecol. 2019;62(1):156-67.**
    ⇨ **Revisão da literatura do uso de BDZ na gestação com orientações clínicas.**
43. Grigoriadis S, Graves L, Peer M, Mamisashvili L, Dennis C-L, Vigod SN, et al. Benzodiazepine use during pregnancy alone or in combination with an antidepressant and congenital malformations: systematic review and meta-analysis. J Clin Psychiatry. 2019;80(4):18r12412.
44. Bellantuono C, Tofani S, Sciascio G, Santone G. Benzodiazepine exposure in pregnancy and risk of major malformations: a critical overview. Gen Hosp Psychiatry. 2013;35(1):3-8.
45. Lupattelli A, Chambers CD, Bandoli G, Handal M, Skurtveit S, Nordeng H. Association of maternal use of benzodiazepines and z-hypnotics during pregnancy with motor and communication skills and attention-deficit/hyperactivity disorder symptoms in preschoolers. JAMA Netw Open. 2019;2(4):e191435.
46. Williams KE, Koleva H. Identification and treatment of peripartum anxiety disorders. Obstet Gynecol Clin North Am. 2018;45(3):469-81.
47. **Damkier P, Videbech P. the safety of second-generation antipsychotics during pregnancy: a clinically focused review. CNS Drugs. 2018;32(4):351-66.**
    ⇨ **Revisão da literatura com foco na aplicação clínica das informações até então publicadas.**
48. Huybrechts KF, Hernández-Díaz S, Patorno E, Desai RJ, Mogun H, Dejene SZ, et al. Antipsychotic use in pregnancy and the risk for congenital malformations. JAMA Psychiatry. 2016;73(9):938-46.
49. Cuomo A, Goracci A, Fagiolini A. Aripiprazole use during pregnancy, peripartum and lactation. A systematic literature search and review to inform clinical practice. J Affect Disord. 2018;228:229-37.
50. Cohen LS, Góez-Mogollón L, Sosinsky AZ, Savella GM, Viguera AC, Chitayat D, et al. Risk of major malformations in infants following first-trimester exposure to quetiapine. Am J Psychiatry. 2018;175(12):1225-31.
51. Mehta TM, Van Lieshout RJ. A review of the safety of clozapine during pregnancy and lactation. Arch Womens Ment Health. 2017;20(1):1-9.
52. Hogan CS, Freeman M. Adverse effects in the pharmacologic management of bipolar disorders during pregnancy. Psychiatr Clin North Am. 2016;39(3):465-75.
53. Epstein RA, Moore KM, Bobo WM. Treatment of bipolar disorders during pregnancy: maternal and fetal safety and challenges. Drug Healthc Patient Saf. 2015;7:7-29.
54. Khan SJ, Fersh ME, Ernst C, Klipstein K, Albertini ES, Lusskin SI. Bipolar disorder in pregnancy and postpartum: principles of management. Curr Psychiatry Rep. 2016;18(2):13.
55. Park Y, Hernandez-Diaz S, Bateman BT, Cohen JM, Desai RJ, Patorno E, et al. Continuation of atypical antipsychotic medication during early pregnancy and the risk of gestational diabetes. Am J Psychiatry. 2018;175(6):564-74.
56. Peng M, Gao K, Ding Y, Ou J, Calabrese JR, Wu R, et al. Effects of prenatal exposure to atypical antipsychotics on postnatal development and growth of infants: a case-controlled, prospective study. Psychopharmacology (Berl). 2013;228(4):577-84.
57. Gentile S, Fusco ML. Neurodevelopmental outcomes in infants exposed in utero to antipsychotics: a systematic review of published data. CNS Spectr. 2017;22(3):273-281.
58. McKnight R, Adida M, Budge K, Stockton S, Goodwin GM, Geddes JR. Lithium toxicity profile: a systematic review and meta-analysis. Lancet. 2012;379(9817):721-8.
59. **Patorno E, Huybrechts KF, Bateman BT, Cohen JM, Desai RJ, Mogun H, et al. lithium use in pregnancy and the risk of cardiac malformations. N Engl J Med. 2017;376(23):2245-54.**
    ⇨ **Estudo amplo de coorte que investiga malformações cardíacas associadas ao lítio, com informações importantes para a decisão clínica.**
60. Fornaro M, Maritan E, Ferranti R, Zaninotto L, Miola A, Anastasia A, et al. Lithium exposure during pregnancy and the postpartum period: a systematic review and meta-analysis of safety and efficacy outcomes. Am J Psychiatry. 2020;177(1):76-92.
61. Deligiannidis KM, Byatt N, Freeman M. Pharmacotherapy for mood disorders in pregnancy: a review of pharmacokinetic changes and clinical recommendations for therapeutic drug monitoring. J Clin Psychopharmacol. 2014;34(2):244-55.
62. Lugt NM, Maat SJ, Kamp IL, van der Klein EAMK, Hovens JGFM, Walther FJ. Fetal, neonatal and developmental outcomes of lithium-exposed pregnancies. Early Hum Dev. 2012;88(6):375-8.
63. Horton S, Tuerk A, Cook D, Cook J, Dhurjati P. Maximum recommended dosage of lithium for pregnant women based on a pbpk model for lithium absorption. Adv Bioinformatics. 2012;2012:352729.
64. Wesseloo R, Wierdsma AI, van Kamp IL, Munk-Olsen T, Hoogendijk WJG, Kushner SA, et al. Lithium dosing strategies during pregnancy and the postpartum period. Br J Psychiatry. 2017;211(1):31-36.
65. Petersen I, McCrea RL, Sammon CJ, Osborn DPJ, Evans SJ, Cowen PJ, et al. Risk and benefits of psychotropic medication in pregnancy: cohort studies based on UK electronic primary care health records. Health Technol Assess. 2016;20(23):1-176.
66. Albertini E, Ernst CL, Tamaroff RS. Psychopharmacological decision making in bipolar disorder during pregnancy and lactation: a case-by-case approach to using current evidence. Focus (Am Psychiatr Publ). Summer 2019;17(3):249-58.
67. Mawhnney E, Campbell J, Craig J, Russell A, Smithson W, Parsons L, et al. Valproate and risk for congenital malformations: is formulation and dosage regime important? Seizure. 2012;21(3):215-8.
68. Christensen J, Grønborg TK, Sørensen MJ, Schendel D, Parner ET, Pedersen LH, et al. prenatal valproate exposure and risk of autism spectrum disorders and childhood autism. JAMA. 2013;309(16):1696-703.
69. Ornoy A, Weinstein-Fudim L, Ergaz Z. Prenatal factors associated with autism spectrum disorder (ASD). Reprod Toxicol. 2015;56:155-69.
70. Vadja FJE, O'Brien TJ, Graham J, Lander CM, Eadie MJ. Is carbamazepine a human teratogen? J Clin Neurosci. 2005;23:34-7.
71. Weston J, Bromley R, Jackson CF, Adab N, Clayton-Smith J, Greenhalgh J, et al. Monotherapy treatment of epilepsy in pregnancy: congenital malformation outcomes in the child (Review). Cochrane Database Syst Rev. 2016;11(11):CD010224.
72. Anderson EL, Reti IM. ECT in pregnancy: a review of the literature from 1941 to 2007. Psychosom Med. 2009;71(2):235-42.
73. Cohen LS, Wang B, Nonacs R, Viguera AC, Lemon EL, Freeman MP. Treatment of mood disorders during pregnancy and postpartum. Psychiatr Clin North Am. 2010;33(2):273-93.
74. Bergink V, Burgerhout KM, Koorengevel KM, Kamperman AM, Hoogendijk WJ, Lambregtse-van den Berg MP, et al. Treatment of psychosis and mania in the postpartum period. Am J Psychiatry. 2015;172(2):115-23.
75. Cole J, Bright K, Gagnon L, McGirr A. A systematic review of the safety and effectiveness of repetitive transcranial magnetic stimulation in the treatment of peripartum depression. J Psychiatr Res. 2019;115:142-50.
76. van Ravesteyn LM, Lambregtse-van den Berg MP, Hoogendijk WJ, Kamperman AM. Interventions to treat mental disorders during pregnancy: A

systematic review and multiple treatment meta-analysis. PLoS One. 2017;12(3):e0173397.

77. Vargas-Terrones M, Barakat R, Santacruz B, Fernandez-Buhigas I, Mottola MF. Physical exercise programme during pregnancy decreases perinatal depression risk: a randomised controlled trial. Br J Sports Med. 2019;53(6):348-53.
78. Kołomańska D, Zarawski M, Mazur-Bialy A. Physical activity and depressive disorders in pregnant women-a systematic review. Medicina (Kaunas). 2019;55(5):212.
79. Baker JH, Rothenberger SD, Kline CE, Okun ML. Exercise during early pregnancy is associated with greater sleep continuity. Behav Sleep Med. 2018;16(5):482-93.
80. Isgut M, Smith AK, Reimann ES, Kucuk O, Ryan J. The impact of psychological distress during pregnancy on the developing fetus: biological mechanisms and the potential benefits of mindfulness interventions. J Perinat Med. 2017;45(9):999-1011.
81. Marc I, Toureche N, Ernst E, Hodnett ED, Blanchet C, Dodinet S, et al. Mind-body interventions during pregnancy for preventing or treating women's anxiety. Cochrane Database Syst Rev. 2011;(7):CD007559.
82. Andrade C. Antidepressant exposure during pregnancy and risk of autism in the offspring, 1: meta-review of meta-analyses. J Clin Psychiatry. 2017;78(8):e1047-e1051.
83. Andrade C. Major congenital malformations associated with exposure to antiepileptic drugs during pregnancy. J Clin Psychiatry. 2018;79(4):18f12449.

20

Tratamento dos transtornos psiquiátricos no puerpério

Vera Tess
Kelly dos Santos Prado

Sumário

Pontos-chave

- A saúde mental no puerpério está diretamente relacionada à saúde mental na gravidez.
- O uso de psicofármacos na lactação envolve sempre a avaliação dos riscos e benefícios do tratamento. Dar preferência às medicações com mais informações e com menor passagem para o leite.
- Atentar para a saúde e o bem-estar do binômio mãe-bebê ao longo do tratamento.
- Consolidar uma estrutura adequada de apoio como parte do tratamento, permitindo à puérpera descansar e dormir adequadamente.
- Discutir as condutas em conjunto com equipe de obstetrícia e pediatria, sempre que possível.
- Negligenciar o tratamento de transtornos mentais no puerpério pode ter repercussões negativas no vínculo afetivo e no desenvolvimento da criança.

INTRODUÇÃO

Os transtornos mentais puerperais ainda continuam subdiagnosticados e pouco tratados no presente. Contudo, a noção de que o período puerperal é um momento de especial vulnerabilidade das mulheres às doenças mentais vem de séculos – relatos de "quadros de loucura" após o parto datam da antiguidade. Há várias décadas, a maioria dos estudos sobre o impacto das doenças mentais na evolução da gestação e no desenvolvimento dos filhos até a vida adulta confirma a relação entre doença mental não tratada e consequências negativas para o desenvolvimento da criança. Apesar desse fato, nenhuma investigação sobre o estado emocional ou o histórico psiquiátrico da gestante faz parte dos protocolos das consultas pré-natais. Concorrem para a manutenção desse estado o estigma social da mulher de se apresentar deprimida e não estar feliz no momento que deveria ser "o mais sublime da sua vida" e a desinformação de pacientes, familiares e médicos.

Os transtornos depressivos puerperais são tipicamente divididos em três categorias: disforia puerperal ou *blues* (50 a 80%), depressão puerperal (10 a 15%: países ricos; 20 a 30%: países pobres) e psicose puerperal (0,1 a 0,2%). Como esses três subtipos diagnósticos se sobrepõem de forma significativa, recomenda-se conceituá-los como um *continuum*, no qual o *blues* puerperal é o mais leve e a psicose puerperal o mais grave dos quadros puerperais[1].

O *Manual diagnóstico e estatístico de transtornos mentais*, em sua 5ª edição (DSM-5), coloca o prazo de quatro semanas como limite para o início dos transtornos e usa o especificador "com início no periparto". Já a Classificação Internacional das Doenças, em sua 11ª edição (CID-11), classifica como transtornos mentais associados ao puerpério aqueles que começam nas primeiras seis semanas após o nascimento. Por outro lado, estudos epidemiológicos descrevem que o risco de internação psiquiátrica e a procura por ajuda ocorrem com maior intensidade até seis meses após o nascimento, sendo os primeiros três meses o período mais crítico[2,3].

O tratamento dos quadros puerperais começa na gestação. Metade das depressões pós-parto começam na gestação. A identificação das pacientes com risco aumentado para as doenças puerperais é o primeiro passo para a prevenção e o tratamento dos transtornos mentais puerperais[4] (Quadro 1).

Quadro 1 Fatores de risco para transtornos mentais puerperais

1. Antecedentes Pessoal: transtornos de humor e ansiedade, especialmente durante a gestação Familiares: quadros puerperais (DPP ou psicose puerperal) em irmãs e mãe; TAB familiar
2. Falta de suporte psicossocial Problemas no relacionamento com o parceiro (instabilidade ou baixo apoio), violência doméstica, abuso na infância Falta de rede de apoio (amigos, colegas e familiares)
3. Eventos vitais adversos Condições socioeconômicas desfavoráveis Condições de trabalho inadequadas (especialmente durante a gestação)
4. Histórico obstétrico Gestação atual: complicações obstétricas (pré-eclâmpsia, diabetes gestacional, suspeita de estresse fetal) Gestações anteriores: natimortos, malformação fetal, trabalhos de parto traumáticos

TRANSTORNOS PSIQUIÁTRICOS NO PUERPÉRIO

Blues puerperal

A disforia (ou *blues*) puerperal é um quadro comum, ocorrendo em 50 a 80% das puérperas. A sintomatologia é leve, não está associada a comprometimento funcional e inclui labilidade emocional, choro fácil, ansiedade, insônia, irritabilidade e sentimentos de inadequação. Seu início se dá geralmente nos primeiros dias após o parto, com resolução espontânea em até duas semanas. Não é necessário um tratamento específico, apenas a normalização dos sintomas, o aumento do suporte social e o envolvimento familiar e conjugal. Sintomas persistentes sugerem evolução para um episódio depressivo maior, sendo necessário reavaliar a proposta terapêutica.

Depressão pós-parto

A depressão pós-parto (DPP) caracteriza-se por um quadro depressivo semelhante ao da população geral, contudo há maior frequência de obsessões com conteúdo de agressão ao bebê, humor lábil e sintomas ansiosos. O início da DPP é insidioso, ocorre geralmente até seis semanas após o nascimento do bebê, mas pode surgir vários meses após o parto.

A psicoterapia, como a terapia cognitivo-comportamental, é recomendada como tratamento de primeira linha para DPP leve a moderada em razão da eficácia rápida, ausência de efeitos adversos na mãe e no bebê e nenhum impacto na amamentação. Intervenções psicológicas que aumentem o apoio (aconselhamentos, grupos de pós-parto, visitas domiciliares dos agentes de saúde etc.) têm se mostrado eficientes na melhora dos sintomas depressivos. Para casos moderados, que não melhoraram com as intervenções mencionadas, são recomendadas as psicoterapias mais formais (como terapia cognitivo-comportamental e psicoterapia interpessoal), abordando os desafios da maternidade e dos estressores associados aos primeiros meses do pós-parto[1].

Em geral, os estudos que avaliam a eficácia das psicoterapias na DPP evidenciam apenas a mãe. Contudo, enfocar a díade mãe-bebê pode ser uma maneira de avançar na identificação de intervenções bem-sucedidas. O temperamento infantil difícil foi identificado como um possível fator de risco para DPP – há fortes associações entre choro ou sono insatisfatório do bebê e depressão materna. As intervenções preventivas com enfoque diádico também podem fornecer benefícios terapêuticos. Estudos têm mostrado que intervenções voltadas para melhorar a regularidade do sono do bebê podem ajudar a mudar o comportamento dos pais que, por sua vez, são eficazes para reduzir a agitação e o choro do bebê.

A mudança comportamental dos bebês pode ser protetora contra DPP nas mulheres por diversas vias: (1) redução de autoatribuições negativas pelos pais; (2) ampliação da rede de apoio social; (3) melhor sono materno; (4) habilidades parentais mais eficazes, levando a um bebê mais responsivo e recompensador; (5) aumento do apego ao bebê. A intervenção diádica mãe-bebê tem potencial de reduzir a incidência de DPP nas mulheres sob risco e de afetar diretamente o desenvolvimento da relação mãe-filho[5].

A farmacoterapia, combinada ou não com psicoterapia, é recomendada para DPP moderada a grave. Os inibidores seletivos da serotonina são as medicações mais recomendadas em razão dos efeitos mínimos sobre a amamentação.

Profilaxia da depressão pós-parto

O risco de recorrência da DPP é alto – de 30 a 50%, dependendo da história psiquiátrica da paciente, razão pela qual a indicação de um tratamento profilático tem sido bastante debatida. Até o momento, a literatura não sustenta a implementação de intervenções farmacológicas ou o uso de hormônios e de suplementos dietéticos como profilaxia da DPP na população geral, muito embora estratégias individualizadas e intervenções psicossociais ou psicológicas preventivas possam ser benéficas para mulheres sob risco[6].

Uma revisão sistemática[7] identificou apenas dois estudos completos de prevenção farmacológica da DPP, sem que seja possível tirar conclusões sobre a eficácia dos antidepressivos na prevenção da doença.

O grupo de pacientes com fatores de risco, tais como rede de apoio precária e sintomas depressivos leves na gestação, mas que permanecem abaixo do limiar clínico para o diagnóstico, parece se beneficiar de intervenções psicológicas conduzidas durante o período pré-natal para prevenir a depressão pós-parto. A educação dos pais e o apoio dos pares também podem trazer bons resultados[8].

Psicose puerperal

A psicose puerperal (PP) é uma emergência psiquiátrica, caracterizada por quadros graves, de início precoce e com instalação nas primeiras 3 semanas após o parto, em geral entre as primeiras 48 e 72 horas. Entre os fatores de risco mais fortes estão a história de transtorno bipolar e a história de psicose pós-parto. A ausência de tratamento adequado, quase sempre envolvendo internação hospitalar, coloca a mãe e o bebê em risco.

Um estudo de coorte[9] observou que, após um primeiro episódio, cerca de 20 a 50% das mulheres apresentam psicose puerperal isolada. O mecanismo de início está relacionado presumivelmente a mudanças fisiológicas (hormonais, imunológicas, circadianas) após o nascimento, que precipitam a doença em mulheres geneticamente vulneráveis. Algumas mulheres têm causas tratáveis e comorbidades, como tireoidite autoimune ou infecções. Há evidências de que o lítio é altamente eficaz para o tratamento agudo e de manutenção. O tratamento com ECT também foi descrito como bem-sucedido. A internação geralmente é necessária para garantir a segurança, concluir a avaliação diagnóstica e iniciar o tratamento. O risco de recaída após uma gravidez subsequente para mulheres com psicose puerperal isolada é de aproximadamente 31%.

As demais mulheres apresentam episódios fora do período perinatal, geralmente dentro do espectro bipolar. A psicose pós-parto seria a primeira apresentação de um transtorno de humor duradouro. Após uma psicose afetiva puerperal, a mulher tem de 50 a 80% de chance de desenvolver outro episódio psiquiátrico grave, comumente dentro do espectro bipolar.

As mulheres com PP geralmente têm um dos dois cursos: (1) psicose pós-parto isolada (vulnerabilidade à psicose afetiva somente no puerpério); ou (2) psicose pós-parto como expressão de transtorno de humor bipolar com episódios não perinatais.

O reconhecimento da PP como um transtorno distinto do transtorno bipolar é importante a fim de evitar que pacientes sejam classificadas erroneamente como "bipolares" no pós-parto, a partir de um diagnóstico precipitado. Um dos maiores desafios nesse campo é a capacidade de prever quais mulheres terão episódios múltiplos (transtorno bipolar) e quais mulheres terão um episódio isolado no pós-parto.

Em mulheres com transtorno bipolar, a profilaxia durante a gravidez aumenta a probabilidade de que a estabilidade do humor seja mantida além de prevenir a recaída no pós-parto. Os benefícios da profilaxia durante a gravidez precisam ser cuidadosamente avaliados em relação aos riscos para o feto. Contudo, em todos os estudos que utilizaram tratamento profilático com lítio, as mulheres com transtorno bipolar tiveram taxas significativamente mais baixas de recidiva pós-parto.

Por outro lado, em mulheres com história de psicose limitada ao período pós-parto, o tratamento profilático imediatamente após o nascimento é apropriado. Para esse subgrupo, a profilaxia com lítio ou antipsicóticos imediatamente após o parto foi altamente eficaz na prevenção de um novo episódio psicótico no pós-parto.

O ideal é desenvolver um plano individualizado de prevenção de recaída pós-parto em conjunto com a paciente, família e profissionais de assistência (obstétrica e pediátrica), levando em consideração os seguintes pontos: (1) profilaxia medicamentosa durante a gravidez e/ou após o parto; (2) plano de gravidez e parto; (3) monitorização do bebê exposto à medicação no útero; (4) desejo da mulher em amamentar; (5) estratégias para ajudar as mulheres com o sono e ritmo circadiano; (6) gerenciamento de estresse para a família; e (7) apoio ao vínculo mãe-bebê com envolvimento dos familiares.

O histórico de resposta à medicação da mulher ditará a escolha do medicamento. A intervenção com o lítio é a que possui maior evidência[10].

Quadro 2 Recomendações de tratamento

Em geral, é necessária a hospitalização para avaliação diagnóstica, segurança e início do tratamento.
Identificar as pessoas importantes para a paciente e envolvê-las no tratamento e na sua recuperação.
O lítio é o medicamento de primeira escolha durante a fase aguda.
Antipsicóticos ou benzodiazepínicos são medicamentos adjuvantes úteis.
ECT deve ser considerada em pacientes com características catatônicas graves e depressão psicótica.
Evitar o uso de antidepressivos no tratamento agudo da DPP com sintomas psicóticos antes da estabilização adequada do humor.
A manutenção com lítio deve ocorrer nos 6 a 9 meses após o parto (litemia alvo: 0,6 a 0,8). A redução gradual pode ser considerada em episódios que ocorrem apenas no pós-parto e quando há remissão completa durante períodos de baixo estresse psicossocial.

Quadro 3 Profilaxia para psicose puerperal

Episódio isolado de psicose pós-parto: iniciar a profilaxia farmacológica (de preferência com lítio) imediatamente após o parto.
Em mulheres com transtorno bipolar: avaliar o risco-benefício e considerar a continuação da medicação durante a gravidez a fim de manter a estabilidade do humor na gestação e no pós-parto.

TRATAMENTO

Orientação geral para o puerpério

Rede de apoio, exercícios físicos e cuidados com o sono

Ao longo das últimas décadas, uma relação causal e positiva entre apoio social e saúde mental, em particular a depressão, tem angariado evidências substanciais. O alto nível de apoio social aparece associado a menores riscos de depressão pós-parto e à diminuição dos efeitos negativos do estresse.

De forma geral, apoio social dos indivíduos se refere a recursos disponíveis ou percebidos como disponíveis na sua rede de relacionamento. Dois tipos de apoio social têm recebido maior atenção da literatura em saúde mental: apoio emocional e apoio instrumental. Apoio emocional se refere a demonstração de amor, estima, empatia e encorajamento, reforçando no indivíduo a noção de que ele tem valor. O apoio instrumental, por outro lado, refere-se à ajuda concreta no enfrentamento dos problemas ou na assunção das responsabilidades, tais como ficar com o bebê, ajudar nas tarefas domésticas etc. Ambos são essenciais no período perinatal[11].

Vários estudos evidenciam que a ausência de apoio social é um fator de risco e um bom preditivo para depressão pós-parto. Na maioria das culturas, os costumes no pós-parto funcionam como um fator protetor para depressão puerperal. E os estudos sugerem que o principal elemento protetor dessas práticas e rituais é a presença de suporte familiar[12].

Stern e Kruckman (apud Grigoriadis, 2009[12]) propõem que a ausência de rituais e de um envolvimento mínimo da família e da comunidade no nascimento da criança podem deixar a mulher ocidental mais vulnerável à depressão, ao criar fadiga física, incerteza quanto à disponibilidade de apoio e estresse na relação com seu companheiro. Culturas com práticas estruturadas no pós-parto facilitam a transição da mulher para o papel de mãe, beneficiando a saúde mental materna e reduzindo o risco para depressão pós-parto.

A prevenção e o tratamento das doenças mentais puerperais começam na gestação, especialmente no planejamento da chegada do bebê. A consulta clínica de rotina deve ajudar a paciente a montar uma rede de apoio para os primeiros dois meses, identificando-se quem são as pessoas disponíveis, com quais ela se sente mais à vontade e acolhida. Quem poderá ajudá-la nos cuidados com o recém-nascido (RN)? Quem poderá ajudar com os deveres da casa? Como ajudá-la a dar atenção também para os outros filhos? Prever estressores e elaborar formas de minimizá-los (conflitos com a família de origem ou do marido; dificuldades financeiras) são essenciais.

Em pacientes sem rede de apoio, é importante identificar no seu meio social (trabalho, vizinhos ou parentes mais distantes) quem pode ser chamado em consulta para ajudar na estruturação desse apoio. É importante lembrar que é bastante frequente no quadro depressivo ocorrer distorções cognitivas negativas. Muitas vezes a percepção da paciente deprimida é de que ela não tem ninguém que possa ajudá-la. Porém, não é raro identificarmos ao longo das consultas que a paciente não percebia ou não aceitava a ajuda de várias pessoas que há tempos vinha sendo oferecida.

Dar atenção à alimentação adequada e estimular a prática de exercício físico – levar o bebê para passear e assim caminhar diariamente, por exemplo – fazem muita diferença no bem-estar da paciente e, dessa forma, na capacidade de lidar com toda a demanda desse período.

Artigos de revisão investigando o efeito do exercício físico nos quadros puerperais observam que a simples prática de caminhar com o bebê ajudava na redução dos sintomas depressivos e ansiosos, bem como melhorava a autoestima, autoimagem e confiança das puérperas[13,14]. E, ademais, ajudam na qualidade do sono.

O puerpério é um período de privação de sono e, com a privação do sono, vem a exaustão, a irritação, a ansiedade e outras emoções negativas. Ter familiares ou amigos que possam dividir as tarefas da casa e os cuidados com os outros filhos permite que a paciente descanse quando o bebê está dormindo. Ter ajuda à noite com o bebê permite que a mãe tenha mais tempo de sono entre as mamadas.

Nas pacientes bipolares, ou com quadros depressivos ou ansiosos graves, a privação do sono é um importante fator detonador da doença. O clínico deve chamar o parceiro ou familiar, explicar os riscos da privação de sono e a importância da ajuda com os cuidados com o bebê. É particularmente importante a ajuda durante a noite, dando mamadeira com o leite materno ou com a fórmula. Se a paciente tem produção suficiente de leite para armazenar, ensinar a maneira adequada de fazê-lo. Quando a paciente não produz leite para ser guardado, desmistificar o uso da fórmula, reservando-a para pelo menos uma mamada noturna.

Todas as abordagens psicológicas podem auxiliar no tratamento dos quadros depressivos e ansiosos puerperais, e têm trazido benefícios na qualidade da interação entre mãe e bebê e na capacidade materna, seja para lidar com os comportamentos do bebê, seja no desenvolvimento cognitivo da criança[1,15].

Tratamento farmacológico

Psicofármacos e lactação

O leite materno é um alimento completo e específico; é o mais barato e seguro para o bebê. Estimula a função gastrointestinal, previne infecções e outras doenças em curto e longo prazos. Favorece a adaptação a outros alimentos. O aleitamento favorece a involução uterina mais precoce e associa-se ao menor risco de câncer de mama na mãe, além de fortalecer o vínculo mãe-bebê. A OMS recomenda o aleitamento materno exclusivo durante os primeiros seis meses e, como complemento, até dois anos de idade.

Quase todas as drogas são transferidas em algum grau para o leite materno, mas em muitos casos o uso de medicações pelas mães não contraindica o aleitamento. É importante avaliar o risco de exposição para o bebê de modo a não privá-lo desnecessariamente dos benefícios do leite materno.

A passagem para o leite, calculada pela razão entre as concentrações no leite e no plasma materno (L/P), é influenciada pelas características de cada fármaco. O grau de exposição do lactente depende de fatores tais como a concentração da droga no leite, sua meia-vida e a presença de metabólitos ativos, assim como da capacidade de absorção, metabolização hepática e excreção do bebê. Geralmente, drogas pouco absorvidas ou de alto metabolismo de primeira passagem oferecem menores riscos na amamentação.

A transferência de drogas do plasma materno para o leite ocorre por difusão passiva, sendo maior para drogas com baixa ligação às proteínas do plasma materno e alta solubilidade lipídica, e para as fracamente básicas, uma vez que o pH do leite é ligeiramente mais ácido. A composição do leite também pode afetar a transferência de drogas para o leite materno. Drogas lipossolúveis, por exemplo, podem se concentrar no leite do final da amamentação ("posterior"), que apresenta maior concentração de gordura do que o leite do início da amamentação ("anterior").

A exposição pode ser estimada pelo cálculo da dose relativa do lactente (DRL), determinada pela concentração plasmática materna (P), pela transferência da droga para o leite (L/P) e pelo volume de leite ingerido pela criança (V; cerca de 0,15 L/kg/d):

DRL (mg/kg/d) = P (mg/L) x L/P x V (L/kg/d)

Uma droga com DRL abaixo de 10% da dose materna e ajustada ao peso é considerada segura na lactação, porém não há consenso global sobre esse limite, uma vez que alguns consideram seguro até 5%[16-18].

É importante lembrar que alguns processos metabólicos estão ainda imaturos nos bebês, como a fase 1 oxidativa e a fase 2 de glucuronidação. A maturidade metabólica é atingida próximo ao final do primeiro ano de vida. Além disso, bebês de até 6 meses apresentam menor *clearance* de fármacos em relação aos adultos.

Antidepressivos (AD)

Todos os antidepressivos são excretados pelo leite e nenhum é contraindicado na amamentação. A escolha se dá em função do perfil de efeitos adversos mais favorável para a mãe, da baixa excreção para o leite e da baixa frequência de efeitos adversos no lactente. Sempre que possível, preferir drogas com mais informações de segurança na literatura e, quando factível, evitar drogas com metabólitos ativos e meia-vida muito longa.

A sertralina, a fluvoxamina, a paroxetina e a nortriptilina, em razão da baixa concentração sérica e da ausência de efeitos adversos relatados, são consideradas por muitos especialistas drogas de primeira escolha durante a lactação[16,19-22].

O citalopram e a venlafaxina passam em concentrações consideradas seguras (com DRL < 10%), porém apresentam metabólitos ativos e há relatos de efeitos colaterais nos bebês como cólica, inquietação e alteração do sono. A fluoxetina deve ser evitada por seu metabólito ativo e por ter meia-vida longa, causando acúmulo da droga, com concentração mais alta no bebê. Vários efeitos adversos foram descritos nos lactentes expostos, tais como choro constante, vômitos, diarreia, cólica e diminuição do sono e do apetite.

Entretanto, em pacientes com histórico de boa resposta, deve-se manter a dose mínima eficaz, mesmo que não seja a mais segura. Nesses casos, mãe e filho devem ser monitorados de perto para detectar possíveis efeitos adversos. Se a paciente responder bem ao antidepressivo, a dose deve ser mantida por pelo menos seis meses após a remissão total do quadro. No período puerperal, a escolha do psicotrópico deve visar à rápida recuperação da paciente. O período pós-parto não é o momento para experimentar novos tratamentos.

Brexanolona

A brexanolona (alopregnanolona exógena) é o primeiro medicamento específico aprovado pelo FDA para tratar DPP, atuando como um modulador dos receptores GABAa. O aumento da atividade nos receptores GABAa parece ter efeitos ansiolíticos e antidepressivos agudos, ainda que o mecanismo de ação antidepressiva da brexanolona na DPP não seja bem conhecido até o momento. Uma possível explicação é que a alopregnanolona, ao reduzir o nível de estresse e regular as funções neuronais, pode melhorar o humor.

Aprovada em março de 2019 pelo FDA para tratar DPP, a brexanolona (BRX) é administrada como uma única infusão intravenosa durante 60 horas em um ambiente médico supervisionado. Os efeitos adversos mais comuns foram a cefaleia, tonturas e sonolência. Em até 4% dos pacientes, a infusão foi interrompida em decorrência da sedação excessiva ou perda de consciência.

A incorporação desse medicamento na terapia ainda apresenta desafios, incluindo a necessidade de hospitalização para administração intravenosa e monitoramento das pacientes. As unidades de saúde precisam ter equipes multidisciplinares, com psiquiatria e obstetrícia. Além disso, o elevado custo do medicamento – mais de US$ 30.000 por infusão – limita seu uso. Na prática clínica, essa terapia pode exigir uma separação de três dias entre a mãe e o bebê e não se sabe se há (e quais seriam) repercussões para o vínculo afetivo, por exemplo.

Os ensaios clínicos têm demonstrado uma resposta rápida e significativa nas depressões puerperais de moderada a grave[23,24]. A BRX pode ser um tratamento ideal para mulheres com histórico de DPP grave, com um tempo de recuperação prolongado ou com resposta limitada ao tratamento convencional. Trata-se de um novo mecanismo de ação que apresenta remissão mais rápida dos sintomas. No entanto, mais estudos ainda são necessários para avaliar a eficácia e a segurança a longo prazo da BRX e a fim de definir melhor os algoritmos de tratamento[25].

Benzodiazepínicos (BDZ)

Recomenda-se evitar o uso contínuo e dar preferência a drogas de meia-vida mais curta e sem metabólitos ativos, na menor dose possível. O uso isolado de um benzodiazepínico não contraindica a amamentação e, em geral, pode ser retomado sem a necessidade de intervalo. O lorazepam é considerado relativamente seguro em razão da baixa excreção no leite, meia-

-vida relativamente curta e poucos efeitos (sedação) relatados. O alprazolam, embora apresente a meia-vida intermediária, tem metabólito ativo e maiores relatos de efeitos adversos nos bebês[26]. Os BDZ de meia-vida mais longa (clonazepam e diazepam) devem ser evitados pelo risco maior de sedação, hipotonia e perda de peso[27].

Antipsicóticos (AP)

Embora não haja consenso, a literatura não exclui a possibilidade de lactação para mães em uso de antipsicóticos. Dentre os antipsicóticos típicos, a clorpromazina e o haloperidol podem ser utilizados com cautela e com supervisão médica regular. Em monoterapia, apresentam baixas concentrações no leite e são raros os efeitos como sedação e sintomas extrapiramidais. Na exposição combinada há relatos de pequeno retardo no neurodesenvolvimento[26,28].

A sulpirida é um antipsicótico atípico, utilizado no Brasil para aumentar a produção de leite, com pouca literatura publicada e não aprovada nos Estados Unidos. A sulpirida é excretada no leite em quantidades significativas (DRL: 2 a 18%). Não existem informações sobre seus níveis nos lactentes e não foram descritos efeitos adversos com doses maternas de até 150 mg/dia[29]. Embora aumente a prolactina sérica, seu uso como galactogogo é questionável. Em um estudo com puérperas com baixa produção de leite, aumentou o volume produzido, mas foi, contudo, superior ao placebo na prevenção de suplementação apenas naquelas mães sem produção inicial de leite. Após a devida avaliação e controle dos fatores que afetam a produção de leite, é improvável que a sulpirida proporcione benefícios adicionais[30]. Deve-se atentar ainda para o risco de sintomas depressivos associados ao uso de sulpirida.

Dados mais recentes sugerem que os antipsicóticos atípicos sejam relativamente seguros para lactação:

- A olanzapina (em doses até 20 mg/dia) e a quetiapina (doses até 400 mg/dia) estão associadas a baixos níveis no leite, sem eventos adversos descritos na maioria dos casos e sem prejuízos de longo prazo relatados, embora existam relatos de sedação. São consideradas por alguns autores as drogas antipsicóticas de primeira escolha na amamentação[18,27,31].
- Com menos informações do que as anteriores, a risperidona (em doses de até 6 mg/dia) parece produzir baixos níveis no leite (DRL: 0,84 a 4,7%), não sendo observados efeitos colaterais nos lactantes. Em razão da escassez de dados e da maior excreção no leite em relação a outras drogas, é considerada um agente de segunda linha durante a amamentação[18,27,31].
- Doses maternas de aripiprazol de até 15 mg/d parecem produzir baixos níveis no leite, embora a possibilidade de causar sonolência não possa ser descartada. Não há relatos de efeitos adversos nos bebês expostos[32]. Um aspecto importante a ser ressaltado é que o tratamento com aripiprazol pode diminuir a produção de leite, resultado da diminuição da liberação de prolactina.
- A disponibilidade de informações sobre o uso de outros antipsicóticos é ainda maior. A amisulprida parece estar associada a taxas de excreção no leite mais elevadas que as de outros antipsicóticos (DRL: 6,1 a 10,4%). A clozapina esteve associada a agranulocitose (n = 1), sonolência (n = 1) e atraso de linguagem (n = 1), sendo contraindicada durante a lactação. As informações disponíveis não permitem estimar a segurança do uso de ziprasidona na lactação[18,27,31,33].

É importante considerar que a sedação provocada pelo uso de antipsicóticos para as mães pode prejudicar os cuidados com o bebê. Sem contar com uma rede de apoio para a mulher, o tratamento com essas medicações pode ser inviável, tendo em vista a dificuldade para acordar durante a noite e amamentar o bebê, além do risco de deixá-lo cair.

Estabilizadores do humor

Ácido valproico (valproato) e carbamazepina

O valproato e a carbamazepina são drogas consideradas seguras na amamentação quando usadas em monoterapia e em baixas doses. Apresentam VDR entre 3 e 6% e raramente são descritos efeitos adversos nos lactentes. Os estudos que avaliaram crianças pré-escolares não observaram prejuízos no desenvolvimento. Monitorar sinais de hepatopatia e sangramentos anormais no bebê. Especialmente em bebês expostos na gestação, em prematuros e nos casos de exposição concomitante a outras drogas, considerar monitorar dosagem sérica, enzimas hepáticas e hemograma[27,34-36].

Lamotrigina

A amamentação é possível com doses não superiores a 200 mg por dia. A literatura reporta alta variabilidade no índice leite/plasma e na concentração plasmática de lamotrigina nos lactentes. A DRL é relativamente alta, de 9 a 18%. Crianças amamentadas atingem concentrações plasmáticas de aproximadamente 30% da mãe. Embora não tenham sido observados efeitos adversos na maioria dos casos, há relatos de apneia e cianose (1 caso em mãe que tomava 850 mg por dia), trombocitose e *rash* cutâneo transitório. Não há evidências de comprometimento do neurodesenvolvimento das crianças expostas à lamotrigina durante a lactação[37].

Os neonatos e prematuros estão particularmente sob risco de altos níveis plasmáticos, pois sua capacidade de metabolizar a droga por glucuronidação é limitada. Além disso, nas mães que fizeram uso de lamotrigina na gestação, a concentração plasmática e no leite pode aumentar drasticamente no pós-parto imediato se a dose não for prontamente ajustada[31,34,35,38].

Carbonato de lítio

O carbonato de lítio é um tratamento eficaz para a mania aguda e também na prevenção e no tratamento da psicose pós-parto. O lítio é um agente excretado por via renal com uma faixa terapêutica estreita (0,6 a 0,8 mmol/L). As concentrações associadas à toxicidade grave são apenas ligeiramente superiores à faixa terapêutica. O lítio também está associado a vários efeitos colaterais neurológicos, cardiovasculares, renais e endócrinos. Tremor e anormalidades da tireoide podem ocorrer dentro da faixa terapêutica.

Como pode passar para o leite materno, muitos especialistas e diretrizes concordam que os riscos da exposição de bebês ao lítio podem superar os benefícios da amamentação. No entanto, as mulheres estão cada vez mais expressando o desejo de amamentar enquanto recebem lítio. Em países mais pobres, a amamentação pode ser a única alternativa de uma alimentação adequada para o RN. Para isso, é necessária uma avaliação cuidadosa dos riscos e benefícios da amamentação no contexto do tratamento materno.

Com relação ao lítio, as concentrações no soro dos lactentes variam de 30 a 40% dos níveis maternos, com uma faixa de dose relativa para bebês de 12 a 30%, exposição que pode apresentar alguns riscos no curto prazo. A capacidade de um bebê de eliminar agentes por meio da excreção renal é mais limitada do que a de um adulto. O equilíbrio de fluidos em bebês é suscetível à influência do clima, infecção, suprimento de leite quando amamentado exclusivamente e outros fatores, tornando a desidratação mais provável em bebês do que em adultos. Isso aumenta o risco de o lítio atingir concentrações tóxicas no soro do bebê[39,40].

O risco de toxicidade do lítio ou de alterações renais/tireoidianas pode ser monitorado por meio de exames de sangue regulares, mas a flebotomia pediátrica pode ser traumática para pais e bebês. Além disso, podem ocorrer anormalidades mesmo em baixas concentrações de lítio.

Em países de renda baixa e média, as decisões para médicos e mulheres podem ser ainda mais complexas. A combinação de fatores como os custos de alimentação com a fórmula, as altas taxas de morbidade e mortalidade infantil decorrentes de infecções (especialmente doenças diarreicas), práticas de higiene inadequadas relacionadas à alimentação com mamadeira, escassez de equipes de psiquiatria para acompanhamento e dificuldade de acesso aos cuidados de saúde podem colocar os bebês em risco se a amamentação for desencorajada.

No entanto, a dificuldade no monitoramento frequente das concentrações de lítio e da função renal e a probabilidade de toxicidade do lítio em bebês com desidratação ou diarreia elevam os riscos a que estão submetidos. Muitas vezes, os médicos se veem na situação de ter de escolher a "menos pior" entre as opções de manter a amamentação e parar a medicação ou manter a amamentação com lítio com o risco de intoxicação do bebê.

Para bebês prematuros, a supressão do aleitamento materno também inclui o risco de enterocolite necrosante neonatal vinte vezes maior em bebês alimentados com fórmula do que naqueles alimentados com leite materno. No entanto, esse risco precisa ser balanceado em relação à exposição a um agente com efeitos desconhecidos de longo prazo em neonatos prematuros, mais vulneráveis à exposição ambiental do que neonatos nascidos a termo. Os bancos de leite materno, se disponíveis, podem ser uma opção clínica.

Para algumas mulheres, o tratamento com lítio no período pós-parto é uma necessidade em razão da gravidade da doença. Receber um tratamento comprovadamente eficaz pode ser uma chance maior de desenvolver uma forte e saudável relação mãe-bebê. Nesses casos, podem decidir continuar tomando lítio e alimentando seus bebês com fórmula. É importante apoiar essa decisão reforçando seu aspecto fundamental – desenvolver um bom vínculo com o bebê mesmo na ausência do aleitamento materno.

Como parte de qualquer cuidado no período perinatal, deve-se considerar cuidadosamente as opções de tratamentos e as escolhas individuais das pacientes.

Quadro 4 Medicações mais indicadas na amamentação

Antidepressivos ADT: nortriptilina ISRS: sertralina, fluvoxamina, paroxetina (concentração no leite: fluoxetina > citalopram, venlafaxina > sertralina, fluvoxamina, paroxetina)
Benzodiazepínicos Evitar uso contínuo Uso pontual, usar meia-vida mais curta e sem metabólitos ativos → lorazepam
Estabilizadores do humor Ácido valproico, carbamazepina
Antipsicóticos Evitar uso contínuo Uso pontual, doses baixas Típicos: haldol, clorpromazina Atípicos: olanzapina, quetiapina

CONSIDERAÇÕES FINAIS

Os transtornos mentais no pós-parto são frequentes, especialmente em países de baixa renda, como o Brasil. São subdiagnosticados e pouco tratados.

Depressão puerperal não tratada pode comprometer o cuidado com o recém-nascido e o vínculo afetivo mãe-bebê, com efeitos negativos sobre o desenvolvimento cognitivo e emocional da criança. Além disso, aumenta o risco de suicídio materno e de cronificação da depressão.

O tratamento dos quadros puerperais deve começar na gestação. Metade das depressões pós-parto tem início na gestação. A identificação das pacientes com risco aumentado para as doenças puerperais é o primeiro passo para a prevenção e o tratamento dos transtornos mentais nesse período.

Consolidar uma estrutura adequada de apoio, permitindo à puérpera descansar e dormir adequadamente, deve fazer parte do tratamento.

O uso de psicofármacos na lactação envolve sempre a avaliação dos riscos e benefícios do tratamento.

Sertralina, paroxetina, fluvoxamina e os tricíclicos (principalmente a nortriptilina) são os mais indicados. Ácido valproico e carbamazepina também são usados com relativa segurança. Os antipsicóticos e o lítio podem ser usados em casos particulares, com cautela e sempre com supervisão médica regular. Os benzodiazepínicos de meia-vida curta apresentam segurança quando utilizados pontualmente e em doses baixas.

Iniciar, manter ou interromper um tratamento durante a amamentação deve ser uma decisão partilhada pela paciente com seu obstetra e o psiquiatra.

Vinheta clínica

Paciente de 35 anos, gestante de 26 semanas, ensino superior completo, mora com a mãe, evangélica. Namora há um ano. Gestação não planejada, mas desejada.

História de episódio psicótico prévio, que cursou com irritabilidade, isolamento, persecutoriedade e alucinações auditivas. Fez tratamento de forma irregular no CAPS, não aceitando diagnóstico realizado de TAB e com má adesão.

Após esse episódio, intercalou períodos depressivos, com tentativas de suicídio, e fases de mania (apresentando aumento da energia, diminuição da necessidade de sono, comportamento sexualizado e uso abusivo de álcool). Possui antecedente pessoal de asma, hipotireoidismo, abuso sexual aos 14 anos, prolactinoma em tratamento com cabergolina.

Há 4 meses em novo episódio de mania: irritação, pouca necessidade de sono, elação do humor e ideação suicida. Voltou a fazer tratamento no CAPS, em uso de lítio 900 mg + risperidona 6 mg + clorpromazina 100 mg.

Ao descobrir gestação com 12 semanas, interrompeu o uso de todas as medicações. Foi encaminhada ao serviço de psiquiatria do IPq pela equipe de obstetrícia do HC.

Na primeira consulta psiquiátrica foi identificado estado de hipomania. Foram suspensas risperidona e clorpromazina, sendo introduzida olanzapina 10 mg e mantido lítio 900 mg. Paciente necessitou de ajuste do lítio até 1.500 mg/dia ao longo da gestação, sempre em acompanhamento de litemia. Evoluiu com melhora satisfatória do quadro de humor.

Ao final do terceiro trimestre, foi informada sobre os possíveis riscos para o bebê de amamentar usando lítio e sobre a necessidade de coletar exames periódicos da criança. A paciente mostrou-se reticente, pois não queria expor o filho a tal incômodo. Após conversar com equipe da obstetrícia, começou a ponderar se fazia tanta questão de amamentar, pois também tinha receio de interromper a medicação, sabendo que sem ela ficaria "descompensada". Na psiquiatria, foi discutido com a paciente e sua mãe se teriam condições de comprar uma fórmula de qualidade adequada para alimentar o bebê. Caso contrário, a melhor opção seria manter o lítio durante a amamentação e um acompanhamento bem próximo do bebê pelo pediatra. Por fim, paciente optou por alimentar o bebê com fórmula, manter-se bem para cuidar dele e evitar o risco de intoxicação do filho.

Nos últimos retornos antes do parto, a paciente foi orientada a: (1) interromper o lítio 24 horas antes do parto; (2) após o parto, retornar o lítio para a dose de 900 mg/dia; (3) suspender a olanzapina após o nascimento do bebê (pois não conseguia acordar à noite quando estava com olanzapina); (4) solicitar ajuda da mãe nas mamadas da noite para ela conseguir dormir um pouco mais.

A cesárea foi agendada para 40 semanas. Dois dias antes da data programada, a paciente teve sangramento e foi submetida à cesariana de urgência; o bebê nasceu com sofrimento fetal (APGAR 2/6/8). O RN teve hipertensão pulmonar, ficando internado por duas semanas. A paciente, durante todo esse período, ficou bem e tranquila, acreditando na rápida melhora do filho.

A paciente foi avaliada após a primeira e a terceira semanas pós-parto, seguindo com consultas mensais. Continuou com humor estável, embora dormindo menos do que necessário. No retorno de 4 meses apresentava-se mais agitada, com pressão de fala e litemia = 0,4 mEq/L. Estava esquecendo de tomar o lítio alguns dias. A mãe foi chamada, orientada a monitorar a medicação e ficar responsável por uma mamadeira à noite. Por dois meses o lítio foi sendo ajustado. Foi introduzido trifluoperazina 5 mg/noite para melhorar o padrão de sono, tendo em vista o menor efeito sedativo dessa medicação em relação à olanzapina. Após 6 meses, a paciente voltou a ficar eutímica e seu bebê gozava de boa saúde, estando com todos os parâmetros clínicos normalizados. Foi encaminhada à UBS e recebeu alta com quadro estável aos 10 meses pós-parto.

Para aprofundamento

- Stewart DE, Vigod S. Postpartum depression. N Engl J Med. 2016;375(22):2177-86.
  - ⇨ **Revisão com enfoque na prática clínica: como diagnosticar, prevenir e tratar a depressão pós-parto – um problema de saúde pública.**
- Speisman BB, Storch EA, Abramowitz JS. Postpartum obsessive-compulsive disorder. J Obstet Gynecol Neonatal Nurs. 2011; 40(6):680-90.
  - ⇨ **Revisão da prevalência, fenomenologia e tratamento do transtorno obsessivo compulsivo no pós-parto e sua relação com a depressão puerperal.**
- Belzeaux R, Sanguinetti C, Murru A, Verdolini N, Pacchiarotti I, Hidalgo-Mazzei D, et al. Pharmacotherapy for the peripartum management of bipolar disorder. Expert Opin Pharmacother. 2019;20(14):1731-41.
  - ⇨ **Revisão das recomendações clínicas com evidências nos tratamentos farmacológicos para transtorno bipolar durante o período perinatal.**

REFERÊNCIAS BIBLIOGRÁFICAS

1. Stewart DE, Vigod S. Postpartum depression. N Engl J Med. 2016;375(22):2177-86.
2. Wisner KL, Moses-Kolko EL, Sit DK. Postpartum depression: a disorder in search of a definition. Arch Womens Ment Health. 2010;13(1):37-40.
3. Theme Filha MM, Ayers S, da Gama SG, Leal Mdo C. Factors associated with postpartum depressive symptomatology in Brazil: The Birth in Brazil National Research Study, 2011/2012. J Affect Disord. 2016;194:159-67.

4. Smorti M, Ponti L, Pancetti F. A comprehensive analysis of post-partum depression risk factors: The role of socio-demographic, individual, relational, and delivery characteristics. Front Public Health. 2019;7:295.
5. Werner E, Miller M, Osborne LM, Kuzava S, Monk C. Preventing postpartum depression: review and recommendations. Arch Womens Ment Health. 2015;18(1):41-60.
6. Yonkers KA, Vigod S, Ross LE. Diagnosis, pathophysiology, and management of mood disorders in pregnant and postpartum women. Obstet Gynecol. 2011;117(4):961-77.
7. **Molyneaux E, Telesia LA, Henshaw C, Boath E, Bradley E, Howard LM. Antidepressants for preventing postnatal depression. Cochrane Database of Systematic Reviews. 2018, Issue 4. Art. No.: CD004363.**
   ⇨ **Revisão sistemática Cochrane da efetividade dos antidepressivos na prevenção da depressão pós-parto.**
8. Mahdi A, Dembinsky M, Bristow K, Slade P. Approaches to the prevention of postnatal depression and anxiety: a review of the literature. J Psychosom Obstet Gynaecol. 2019;40(4):250-263.
9. Kamperman AM, Veldman-Hoek MJ, Wesseloo R, Robertson Blackmore E, Bergink V. Phenotypical characteristics of postpartum psychosis: a clinical cohort study. Bipolar Disord. 2017;19(6):450-7.
10. Bergink V, Rasgon N, Wisner KL. Postpartum psychosis: Madness, mania, and melancholia in motherhood. Am J Psychiatry. 2016;173(12):1179-88.
11. Reid KM, Taylor MG. Social support, stress, and maternal postpartum depression: A comparison of supportive relationships. Soc Sci Res. 2015;54:246-62.
12. Grigoriadis S, Robinson GE, Fung K, Ross LE, Chee CYI, Dennis CL, Romans S. Traditional postpartum practices and rituals: Clinical implications. Can J Psychiatry. 2009;54(12):834-40.
13. Lewis BA, Schuver K, Dunsiger S, Samson L, Frayeh AL, Terrell CA, et al. Rationale, design, and baseline data for the Healthy Mom II Trial: a randomized trial examining the efficacy of exercise and wellness interventions for the prevention of postpartum depression. Contemp Clin Trials. 2018;70:15-23.
14. Carter T, Bastounis A, Guo B, Jane Morrell C. The effectiveness of exercise-based interventions for preventing or treating postpartum depression: a systematic review and meta-analysis. Arch Womens Ment Health. 2019;22(1):37-53.
15. Howard MM, Mehta ND, Powrie R. Peripartum depression: Early recognition improves outcomes. Cleve Clin J Med. 2017;84(5):388-96.
16. Sie SD, Wennink JMB, Driel JJ, Winkel AGW, Boer K, Casteelen G, et al. Maternal use of SSRIs, SNRIs and NaSSAs: practical recommendations during pregnancy and lactation. Arch Dis Child Fetal Neonatal Ed. 2012;97:F472-76.
17. Damkier P, Videbech P, Larsen ER. Use of psychotropic drugs during pregnancy and breast-feeding. Acta Psychiatr Scand. 2015;132:1-28.
18. Uguz F. Second-generation antipsychotics during the lactation period: a comparative systematic review on infant safety. J Clin Psychopharmacol. 2016;36(3):244-52.
19. Bellantuomo C, Vargas M, Mandarelli G, Nardi B, Martini MG. The safety of serotonin-noradrenaline reuptake inhibitors (SNRI) in pregnancy and breastfeeding: a comprehensive review. Human Psychopharmacol Clin Exp. 2015;30:143-51.
20. Gentile S. Triclyclic antidepressants in pregnancy and puerperium. Expert Opin. Drug Saf. 2014;13(2):207-225.
21. Nielsen RE, Damkier P. Pharmacological treatment of unipolar depression during pregnancy and breast-feeding--a clinical overview. Nord J Psychiatry. 2012;66(3):159-66.
22. Pinheiro E, Bogen DL, Hoxha D, Ciolino JD, Wisner KL. Sertraline and breastfeeding: review and meta-analysis. Arch Women Mental Health. 2015;18(2):139-46.
23. Leader LD, O'Connell M, VandenBerg A. Brexanolone for postpartum depression: Clinical evidence and practical considerations. Pharmacotherapy. 2019;39(11):1105-12.
24. Zheng W, Cai DB, Zheng W, Sim K, Ungvari GS, Peng XJ, et al. Brexanolone for postpartum depression: a meta-analysis of randomized controlled studies. Psychiatry Res. 2019;279:83-9.
25. Scarff JR. Use of brexanolone for postpartum depression. Innov Clin Neurosci. 2019;16(11-12):32-35.
26. **Kronenfeld N, Berlin M, Shaniv D, Berkovitch M. Use of psychotropic medications in breastfeeding women. Birth Defects Res. 2017;109(12):957-97.**
   ⇨ **Revisão, com enfoque na prática clínica, de todos os grupos de psicotrópicos usados na lactação.**
27. Grover S, Avasthi A. Mood stabilizers in pregnancy and lactation. Indian J Psychiatry. 2015;57(Suppl 2):S308-S323.
28. Klinger G, Stahl B, Fusar-Poli P, Merlob P. Antipsychotic drugs and breast-feeding. Pediatr Endocrinol Rev. 2013;10(3):308-17.
29. LactMed, 2020. Drugs and Lactation Database (LactMed) [Internet]. Bethesda (MD): National Library of Medicine (US); 2006.
30. Brodribb W. ABM Clinical Protocol #9: Use of galactogogues in initiating or augmenting maternal milk production, second revision 2018. Breastfeed Med. 2018;13:307-14.
31. Pacchiarotti I, León-Caballero J, Murru A, Verdolini N, Furio MA, Pancheri C, et al. Mood stabilizers and antipsychotics during breastfeeding: focus on bipolar disorder. Eur Neuropsychopharmacol. 2016;26(10):1562-78.
32. Gentile S. A safety evaluation of aripiprazole for treating schizophrenia during pregnancy and puerperium. Expert Opin Drug Saf. 2014;13(12):1733-42.
33. Cuomo A, Goracci A, Fagiolini A. Aripiprazole use during pregnancy, peripartum and lactation. A systematic literature search and review to inform clinical practice. J Affect Disord. 2018;228:229-37.
34. ACOG Practice Bulletin: Clinical management guidelines for obstetrician--gynecologists number 92, April 2008 (replaces practice bulletin number 87, November 2007). Use of psychiatric medications during pregnancy and lactation. Obstet Gynecol. 2008;111(4):1001-20.
35. Uguz F, Sharma V. Mood stabilizers during breastfeeding: a systematic review of the recent literature. Bipolar Disord. 2016;18(4):325-33.
36. Davanzo R, Dal Bo S, Bua J, Copertino M, Zanelli E, Matarazzo L. Antiepileptic drugs and breastfeeding. Ital J Pediatr. 2013;39:50.
37. **Larsen ER, Damkier P, Pedersen LH, Fenger-Gron J, Mikkelsen RL, Nielsen RE, et al. Use of psychotropic drugs during pregnancy and breast-feeding. Acta Psychiatr Scand Suppl. 2015;(445):1-28.**
   ⇨ **Recomendações clínicas de como usar os psicotrópicos durante a gestação e amamentação na prática diária da psiquiatria, obstetrícia e pediatria.**
38. Khan SJ, Fersh ME, Ernst C, Klipstein K, Albertini ES, Lusskin SI. Bipolar disorder in pregnancy and postpartum: Principles of management. Curr Psychiatry Rep. 2016;18(2):13.
39. **Fornaro M, Maritan E, Ferranti R, Zaninotto L, Miola A, Anastasia A, et al. Lithium exposure during pregnancy and the postpartum period: a systematic review and meta-analysis of safety and efficacy outcomes. Am J Psychiatry. 2020;177(1):76-92.**
   ⇨ **Revisão das evidências de segurança e de eficácia do uso do lítio na gestação e puerpério no transtorno bipolar.**
40. Galbally M, Bergink V, Vigod SN, Buist A, Boyce P, Chandra P, et al. Breastfeeding and lithium: is breast always best?. Lancet Psychiatry. 2018;5(7):534-6.
41. **Frieder A, Fersh M, Hainline R, Deligiannidis KM. Pharmacotherapy of postpartum depression: current approaches and novel drug development. CNS Drugs. 2019;33(3):265-82.**
   ⇨ **Revisão do tratamento farmacológico agudo e preventivo da depressão pós-parto: antidepressivos e neuroativo esteroide.**
42. Netsi E, Pearson RM, Murray L, Cooper P, Craske MG, Stein A. Association of persistent and severe postnatal depression with child outcomes. JAMA Psychiatry. 2018;75(3):247-53.
43. Payne JL. Psychopharmacology in pregnancy and breastfeeding. Med Clin North Am. 2019;103(4):629-50.
44. Pennell PB, Gidal BE, Sabers A, Gordon J, Perucca E. Pharmacology of antiepileptic drugs during pregnancy and lactation. Epilepsy Behav. 2007;11(3):263-9.
45. Zuppa AA, Sindico P, Orchi C, Carducci C, Cardiello V, Romagnoli C. Safety and efficacy of galactogogues: substances that induce, maintain and increase breast milk production. J Pharm Pharm Sci. 2010;13(2):162-74.

21

Tratamento dos transtornos por uso de substâncias

André Malbergier
Mariana Verpa Sanches
Arthur Guerra de Andrade
Ricardo A. Amaral
André Brooking Negrão
Priscila Dib Gonçalves
João Maurício Castaldelli-Maia

Sumário

Pontos-chave

- Há uma variedade ampla de abordagens baseadas em evidências para tratar o transtorno por uso de substâncias (TUS): terapias comportamentais (como terapia cognitivo-comportamental ou gerenciamento de contingências), medicamentos ou a combinação de ambos.
- Indivíduos dependentes de álcool tendem a apresentar muitas comorbidades clínicas e psiquiátricas. Diante disso, deve-se realizar uma avaliação cuidadosa atentando-se para os principais diagnósticos diferenciais.
- A nicotina é outra substância para a qual existem tratamentos farmacológicos aprovados pelas agências reguladoras de medicamentos de diversos países.
- Ainda não há medicamentos aprovados para tratamento do transtorno por uso de cannabis (TUC).
- Os tratamentos psicossociais continuam sendo os de escolha para o transtorno do uso de cocaína.

INTRODUÇÃO

O tratamento dos transtornos por uso de substâncias (TUS) se inicia com o estabelecimento de uma boa relação médico-paciente. O médico deve estabelecer um vínculo sem preconceitos, julgamentos ou moralismo. Como doença crônica de tratamento prolongado, uma relação de confiança deve se estabelecer e o paciente deve participar, inclusive, da escolha dos modelos de tratamento oferecidos pelo médico. Para aumentar sua efetividade, os tratamentos devem envolver múltiplas intervenções e monitoramento regular. Tratamentos de curto prazo tendem a não ser efetivos. As melhores evidências indicam que a combinação de abordagens psicossociais e farmacológicas apresenta melhor resultado do que quando oferecidas isoladamente.

A primeira pergunta que vem à mente quando falamos de tratamento dos transtornos por uso de substâncias (TUS) é se ele é efetivo. Como outras doenças crônicas, o TUS pode ser gerenciado com sucesso. O tratamento permite que as pessoas combatam os poderosos efeitos disruptivos da dependência no cérebro e recuperem o controle de suas vidas. A natureza crônica da doença significa que a recaída não é apenas possível, mas também provável, com taxas de recorrência de sintomas semelhantes às de outras doenças médicas crônicas bem caracterizadas – como diabetes, hipertensão e asma – que também possuem componentes fisiológicos e comportamentais[1]. A Figura 1 mostra as semelhanças da evolução dos pacientes em tratamento para algumas das doenças crônicas mais comuns.

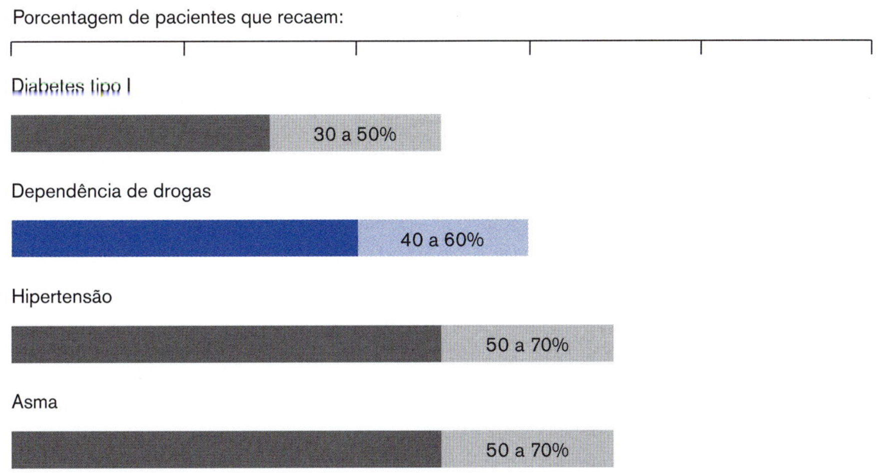

Figura 1 Semelhanças da evolução dos pacientes em tratamento para algumas das doenças crônicas mais comuns.

Quando ocorre lapso ou recaída, muitos consideram que o tratamento falhou ou fracassou. Não é esse o caso: o tratamento bem-sucedido normalmente requer avaliações e modificações contínuas, conforme apropriado, semelhantes às abordagens adotadas para outras doenças crônicas. Por exemplo, quando um paciente está recebendo tratamento para hipertensão e os sintomas diminuem, o tratamento é considerado bem-sucedido, mesmo que os sintomas possam recorrer quando o tratamento for interrompido. Para o indivíduo dependente, lapsos não indicam falha ou fracasso. Pode ser uma indicação de que o tratamento precisa ser revisto ou ajustado ou que outras estratégias precisam ser incorporadas[1].

Há uma variedade ampla de abordagens baseadas em evidências para tratar o TUS: terapias comportamentais (como terapia cognitivo-comportamental ou gerenciamento de contingências), medicamentos ou a combinação de ambos. O tipo específico de tratamento ou combinação de tratamentos variará dependendo das necessidades individuais do paciente.

Os medicamentos utilizados para o tratamento dos transtornos por uso de álcool e de nicotina serão detalhados a seguir. Para o tratamento de outras drogas, como cocaína e maconha, ainda não há fármacos consensualmente eficazes.

ÁLCOOL

Síndrome de abstinência

Duas das ações do álcool no sistema nervoso central (SNC) estão envolvidas na gênese da síndrome de abstinência (SAA). O álcool atua nos sistemas gabaérgico (neurotransmissor ácido gama-aminobutírico – GABA) e glutamatérgico (neurotransmissor N-metil-D-aspartato NMDA), inibitório e excitatório, respectivamente. Seu efeito é primordialmente depressor da excitabilidade neuronal. Com o tempo, o efeito crônico do álcool causa alterações nos números de receptores e na função, resultando em uma resposta compensatória aos efeitos depressivos do álcool. Essas alterações são a base para um estado de excitabilidade autonômica quando o álcool é removido e suas ações cessam. Consequentemente, existe, na interrupção do álcool, uma redução da atividade do GABA e um aumento da sensibilidade do receptor GABA-A. Essas alterações, resultando em diminuição do efeito inibitório, podem estar envolvidas na hiperatividade do sistema nervoso central (SNC) associada à abstinência.

Os sintomas e sinais mais comuns são: hiperatividade autonômica (taquicardia, hipertensão sistólica), tremores, insônia, náusea e/ou vômitos, agitação psicomotora, ansiedade e, em alguns casos, convulsões.

A Tabela 1 resume os principais sintomas e sinais da abstinência do álcool.

Tabela 1 Sintomas da síndrome de abstinência do álcool

Tempo de abstinência (horas)	Sintomas	Duração e evolução
6-24	Ansiedade, irritabilidade, agitação, anorexia, tremores, hipertensão, sudorese, taquicardia, hiper-reflexia, febre, distúrbios do sono, náusea e vômitos, desorientação leve, ilusões, alucinações	48-72 horas de duração. Pode progredir para sintomas mais graves (5% evoluem para *delirium tremens*)
7-48	Convulsões tônico-clônicas generalizadas, distraibilidade, sugestionabilidade	Pico em 36 horas. 30% desenvolvem *delirium tremens*
73-96	*Delirium tremens*: confusão, desorientação, delírios, alucinações, agitação, tremores, febre, sudorese, taquicardia, midríase	24-72 horas de duração. 1% de mortalidade

O uso da escala CIWA-Ar (*Clinical Withdrawal Assessment Revised*) é uma forma objetiva de avaliar a gravidade da SAA e, consequentemente, orientar o tratamento. Trata-se de uma escala com dez itens, cujo escore final classifica a gravidade da SAA em leve (0-9), moderada (10-18) e grave (>18). O Quadro 1 apresenta a escala.

A síndrome de abstinência, dependendo da gravidade, pode ser tratada ambulatorialmente ou em ambiente hospitalar.

Tratamento

Os fármacos mais utilizados no tratamento da SAA são os benzodiazepínicos (BZD). Seu efeito nos receptores GABA promove o controle dos sintomas. A prescrição deve ser personalizada e realizada baseando-se nos sinais e sintomas. Idealmente, o médico deve estar junto ao paciente e prescrever os BZD a cada hora, conforme a necessidade. Pode-se

Quadro 1 Escala CIWA-Ar (*Clinical Withdrawal Assessment Revised*)

Nome: Data:
Pulso ou FC: PA: Hora:

1. Você sente um mal-estar no estômago (enjoo)? Você tem vomitado?
- 0 Não
- 1 Náusea leve e sem vômito
- 4 Náusea recorrente com ânsia de vômito
- 7 Náusea constante, ânsia de vômito e vômito

2. Tremor com os braços estendidos e os dedos separados:
- 0 Não
- 1 Não visível, mas sente
- 4 Moderado, com os braços estendidos
- 7 Grave, mesmo com os braços estendidos

3. Sudorese:
- 0 Não
- 4 Facial
- 7 Profusa

4. Tem sentido coceiras, sensação de insetos andando no corpo, formigamentos, pinicações?
Código da questão 8

5. Você tem ouvido sons à sua volta? Algo perturbador, sem detectar nada por perto?
Código da questão 8

6. As luzes têm parecido muito brilhantes? De cores diferentes? Incomodam os olhos? Você tem visto algo que tem lhe perturbado? Você tem visto coisas que não estão presentes?

0	Não	4	Alucinações moderadas
1	Muito leve	5	Alucinações graves
2	Leve	6	Extremamente graves
3	Moderado	7	Contínua

7. Você se sente nervoso (a)? (observação)
- 0 Não
- 1 Muito leve
- 4 Leve
- 7 Ansiedade grave, um estado de pânico, semelhante a um episódio psicótico agudo?

8. Você sente algo na cabeça? Tontura, dor, apagamento?

0	Não	4	Moderado / grave
1	Muito leve	5	Grave
2	Leve	6	Muito grave
3	Moderado	7	Extremamente grave

9. Agitação: (observação)
- 0 Normal
- 1 Um pouco mais que a atividade normal
- 4 Moderadamente
- 7 Constante

10. Que dia é hoje? Onde você está? Quem sou eu? (observação)
- 0 Orientado
- 1 Incerto sobre a data, não responde seguramente
- 2 Desorientado com a data, mas não mais do que 2 dias
- 3 Desorientado com a data, com mais de 2 dias
- 4 Desorientado com o lugar e pessoa

Escore________

Fonte: Laranjeira et al., 2000[2].

usar a escala CIWA-Ar descrita como balizador da conduta farmacológica.

A partir de 10, devemos iniciar o diazepam 10 ou 20 mg, via oral, e avaliar repeti-lo a cada hora de acordo com a melhora dos sintomas. Além do diazepam, o clordiazepóxido também pode ser utilizado, fazendo a equivalência de 10 mg de diazepam para 50 mg de clordiazepóxido.

Nos casos em que houver suspeita de insuficiência hepática, deve-se utilizar o lorazepam na dose de 2 a 4 mg por hora, seguindo a mesma orientação de avaliações de horário dos sintomas.

Deve-se atentar para possibilidade de intoxicação por BZD, evitando prescrever a medicação quando o paciente apresentar sinais de sedação. Após o controle dos sintomas, as medicações devem ser diminuídas lentamente, ao longo de vários dias, até a retirada completa dos BZD. A velocidade dessa retirada também se baseia na sintomatologia e no conforto do paciente.

A vitamina B1 (tiamina) também deve ser utilizada na SAA. Ainda não há um consenso de quais as melhores doses, vias ou tempo de administração. No nosso serviço, utilizamos a apresentação intramuscular por 3 dias seguida de administração via oral de 300 mg por pelo menos 6 meses. A tiamina é indicada com o objetivo de evitar a síndrome de Wernicke, que cursa com ataxia, confusão mental e anormalidades de movimentação ocular extrínseca (esta última nem sempre presente).

Diagnóstico diferencial

Indivíduos dependentes de álcool tendem a apresentar muitas comorbidades clínicas e psiquiátricas. Diante disso, deve-se realizar uma avaliação cuidadosa atentando-se para os principais diagnósticos diferenciais apresentados na Tabela 2.

Além dos BZD, outros fármacos também são efetivos no tratamento da SAA, destacando-se os antiepiléticos.

Sete estudos controlados randomizados, incluindo mais de 600 pacientes, investigaram a eficácia da carbamazepina (CBZ) em comparação com os BZD[4]. Em doses diárias de 800 mg, durante 5 a 9 dias, a CBZ foi bem tolerada e reduziu os sintomas de abstinência. Todavia, o efeito no *delirium tremens* e na prevenção das convulsões ainda não foi estabelecido. Uma análise retrospectiva de mais de 700 pacientes comparando a CBZ o valproato (VPA) constatou que o VPA oferece alguns benefícios em comparação à CBZ, como melhor tolerabilidade e menor duração do tratamento. A gabapentina também parece ser eficaz no controle dos sintomas da SAA[5].

O baclofeno é um agonista do receptor GABA-B e um relaxante muscular conhecido para o tratamento da espasticidade. Alguns estudos iniciais demonstraram sua eficácia em reduzir rapidamente os sintomas de abstinência graves e de também o desejo de consumir álcool. Em decorrência do fato de existirem poucos ensaios clínicos, ainda não há evidências suficientes para recomendar seu uso[6].

Tabela 2 Diagnósticos diferenciais da síndrome de abstinência do álcool (SAA)

Hiponatremia	Decorrente de baixa ingestão oral, desidratação e uremia; frequentemente apresentando-se como delírio hipoativo
Encefalopatia hepática	Icterícia, hematêmese, melena, icterícia, tremor de agitação, ascite, reversão sono-vigília
Pneumonia	Febre, tosse, baixa saturação arterial de oxigênio no sangue, delírio antes da interrupção do uso de álcool
Encefalite/febre	Meningite, sinais meníngeos e déficits neurológicos focais; anormalidades na ressonância magnética/LCR
Traumatismo craniano	Encontrado inconsciente, sangramento no ouvido ou nariz, pupilas pontuais, déficits neurológicos focais
Tireotoxicose	História de doença da tireoide; tireomegalia, exoftalmia.
Intoxicação por lítio	História de doença psiquiátrica, uso excessivo de drogas, diarreia, febre, uso de AINE ou diuréticos
Intoxicação por antidepressivos	Uso de ISRS; diarreia, mioclonia, nervosismo, convulsões, alteração sensorial
Encefalopatia subaguda com convulsões no TUA	Vários dias após a interrupção do álcool; crises parciais complexas/simples com déficits motores reversíveis; alterações de EEG

AINE: anti-inflamatórios não esteroides; EEG: eletroencefalografia; ISRS: inibidores seletivos de recaptação de serotonina; LCR: líquido cefalorraquidiano; TUA: transtorno por uso de álcool. Fonte: Jesse et al., 2017[3].

Tratamento de manutenção

Três medicações são aprovadas pelo FDA (Food and Drug Administration), órgão norte-americano que controla os medicamentos naquele país, para tratamento do transtorno por uso de álcool (TUA). Das três (naltrexona, dissulfiram e acamprosato), apenas a naltrexona e o dissulfiram estão disponíveis no Brasil neste momento.

Naltrexona

O bloqueio dos receptores opioides parece ser o modo de ação da naltrexona no tratamento do TUA. Essa ação levaria à diminuição do desejo de beber (fissura) e do prazer (reforço positivo) associado ao consumo de álcool. Com isso, diminuem as recaídas e quando o indivíduo bebe, há uma tendência de se consumir menos doses.

As pesquisas da naltrexona no uso de álcool começaram a ser publicadas na década de 1990. Em 1992, Volpicelli et al. publicaram um estudo pioneiro indicando que a naltrexona oral, na dose de 50 mg/dia, reduz significativamente o risco de recaída e o retorno ao consumo excessivo de álcool em comparação ao placebo[7]. Esse e outros estudos na época levaram o FDA a aprovar essa medicação para esse transtorno em 1994.

O paciente ideal para a terapia com naltrexona seria alguém com dependência de álcool moderada a grave, motivado e disposto a interromper o consumo de álcool por alguns dias antes de iniciar a medicação. Se houver história de síndrome de abstinência, deve-se tratar inicialmente este quadro e, posteriormente, instituir a terapêutica de manutenção.

Apesar de ser uma droga segura para a grande maioria dos pacientes, uma avaliação hepática deve ser realizada antes de iniciar o tratamento. Deve-se garantir também que os pacientes não estejam usando nenhum opioide, já que a naltrexona irá desencadear uma síndrome de abstinência pelo bloqueio dos receptores opioides.

A avaliação hepática pode ser realizada por meio do exame físico para detecção de possíveis sinais de insuficiência hepática, seguido por exames laboratoriais, especialmente enzimas hepáticas para conhecer seus níveis basais. Alguns autores sugerem que a medicação deve ser evitada em indivíduos que apresentem níveis de enzimas hepáticas, AST (TGO) e ALT (TGP) quatro a cinco vezes acima do limite superior da faixa normal.

A dose inicial típica da naltrexona é de 25 mg por alguns dias, aumentando para 50 mg durante a 1ª semana de uso. O medicamento deve ser tomado após uma refeição, pois é mais provável que ocorra náusea e vômito se for tomado em jejum. Os testes de enzimas hepáticas devem ser refeitos cerca de um mês após o início do tratamento. Esses testes podem ser repetidos periodicamente durante o período de tratamento prolongado com naltrexona. Os eventos adversos comuns são náusea, vômito, dor de cabeça e fadiga. A maioria dos efeitos colaterais é leve e autolimitada e geralmente ocorre apenas durante o início do tratamento.

Se o paciente continuar a beber excessivamente, mesmo em uso da naltrexona, a dose pode ser aumentada para 100 mg. Alguns autores, inclusive, têm considerado que estudos "negativos" que não observaram efeitos benéficos da naltrexona no tratamento do TUA possam ser decorrentes da ineficácia da dose-padrão (50 mg) em alguns pacientes. Um estudo apontou um efeito dose-resposta ao observar que doses de 100 mg geraram maior redução do desejo de beber em bebedores pesados, quando comparadas às doses de 50 mg, reforçando a indicação de usar doses maiores em alguns pacientes[8].

Dissulfiram

O dissulfiram é um fármaco utilizado no tratamento do alcoolismo com base em sua capacidade de causar uma reação aversiva quando tomado com álcool.

Essa reação é causada pela inibição da atividade da enzima acetaldeído desidrogenase, que interfere no metabolismo oxidativo do álcool, resultando no acúmulo de acetaldeído. As elevações nos níveis séricos de acetaldeído causam os sintomas aversivos do dissulfiram, que incluem rubor, dor de cabeça, náusea, vômito e sudorese e podem resultar em tonturas, visão turva, dispneia, palpitações, hipotensão, dor no peito e síncope. A Figura 2 mostra o metabolismo do álcool e ilustra a ação da acetaldeído desidrogenase.

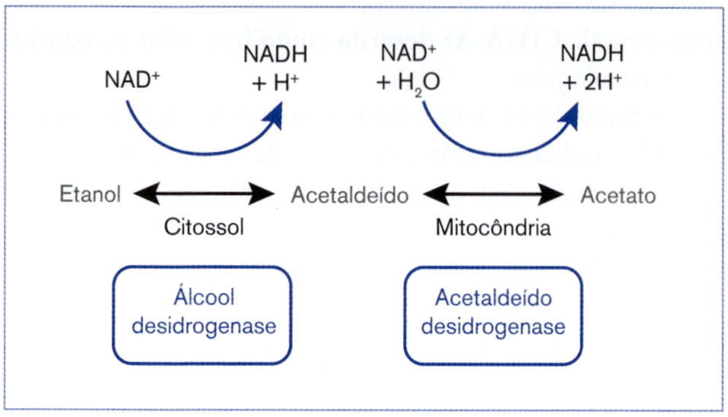

Figura 2 Metabolismo do álcool.

O dissulfiram precisa ser usado por alguns dias para que a reação aversiva ocorra de forma mais intensa. O paciente e seus familiares devem entender os mecanismos de ação e os riscos associados ao uso dessa medicação. Recomenda-se esperar em torno de 24 horas de abstinência para iniciar o uso da medicação. Deve-se tomar cuidado no uso em pacientes com suspeita de hepatopatias ou que apresentem comorbidades clínicas que aumentem o risco associado às possíveis reações da combinação álcool-dissulfiram.

O uso supervisionado de dissulfiram parece ser mais eficaz do que quando sob responsabilidade unicamente do paciente. Quando tomado sem supervisão, é grande a chance de não adesão.

Pode-se iniciar o tratamento com a dose de 125 mg (meio comprimido) a fim de avaliar tolerância do paciente e, em seguida, passar para 250 mg. Alguns pacientes podem precisar de doses maiores (500 mg) para obterem uma reação mais intensa que possa dissuadi-los a não beber.

Por si só (sem uso de álcool), o dissulfiram tem poucos efeitos colaterais. Os mais comuns são erupções cutâneas, distúrbios gastrointestinais, sonolência, dor de cabeça, tremores e gosto metálico.

É importante ressaltar que o dissulfiram pode causar lesão hepática clinicamente grave e até fatal. A incidência estimada de lesão hepática aguda é de 1 a cada 10 mil a 30 mil pacientes/ano de tratamento com dissulfiram. A lesão geralmente surge dentro de 2 a 12 semanas após o início da medicação. A apresentação clínica se assemelha à hepatite viral aguda e o padrão de lesão é tipicamente hepatocelular.

O dissulfiram é metabolizado no fígado e é um inibidor moderado do CYP 2C9, motivo pelo qual pode causar interações medicamentosas significativas com outros agentes metabolizados por essa enzima P450.

Quando comparado com outros agentes farmacológicos (naltrexona, acamprosato e topiramato), o dissulfiram foi igualmente eficaz em dois ensaios, mas superior na maioria dos estudos[9].

Topiramato

Outra medicação ainda não aprovada para uso no TUA, mas com algumas pesquisas promissoras, é o topiramato. O topiramato é um antiepilético com possíveis propriedades neuroprotetoras. Tem muitos alvos de ação propostos, incluindo a facilitação da atividade do receptor GABA-A e a redução da atividade do glutamato. Como muitos outros medicamentos propostos para o tratamento da dependência do álcool, acredita-se que reduza a atividade dopaminérgica mesolímbica. Uma revisão sistemática de topiramato *versus* placebo, incluindo sete ensaios clínicos randomizados, envolvendo 1.125 participantes, demonstrou benefícios significativos, embora moderados, do topiramato para a promoção da abstinência e redução do beber pesado. Em uma dose de 300 mg/dia, o topiramato parece ser relativamente bem tolerado. Os efeitos adversos mais comuns são tontura, parestesia, anorexia e dificuldades com a memória e comprometimento cognitivo[10].

Diversas outras medicações têm sido avaliadas para o tratamento do abuso e dependência do álcool, incluindo a vareniclina, zonisamida, baclofeno, ondansetrona, levetiracetam, quetiapina, aripiprazol e ISRS (inibidores seletivos de recaptação de serotonina)[11].

Alguns medicamentos, como antidepressivos e benzodiazepínicos, não devem ser usados para o tratamento de TUA, a menos que haja alguma comorbidade cujo tratamento de escolha seja com alguma dessas medicações.

Finalmente, deve-se destacar que não se deve usar medicamentos para TUA em mulheres grávidas ou amamentando, a menos que ocorra a síndrome de abstinência de álcool, que deve ser tratada com benzodiazepínicos, ou coexistência de alguma comorbidade que exija tratamento farmacológico.

NICOTINA

A nicotina é outra substância para a qual existem tratamentos farmacológicos aprovados pelas agências reguladoras de medicamentos de diversos países.

O papel da abordagem farmacológica é reduzir os sintomas de abstinência (desejo intenso de fumar, irritabilidade, ansiedade, inquietude, distúrbio do sono, aumento do apetite e dificuldade de concentração), bem como auxiliar o paciente na mudança dos comportamentos condicionados pelo hábito de fumar. A bupropiona, a vareniclina e as várias apresentações de reposição de nicotina são consideradas a primeira linha de abordagem farmacológica para o paciente interessado em parar de fumar.

Bupropiona

A bupropiona é um antidepressivo atípico cujo mecanismo de ação antitabágica se dá possivelmente por sua ação nos sistemas dopaminérgicos e noradrenérgicos, sendo que há indícios que ela aja como um antagonista não competitivo da nicotina[12]. O início do uso da bupropiona deve ser feito 7 a 14 dias antes da data marcada para interromper o cigarro e se estende por 12 semanas. Na introdução, sugere-se 150 mg/dia entre os dias 1 e 3 e 300 mg/dia a partir do 4º dia. Possíveis efeitos colaterais: cefaleia, insônia e agitação psicomotora. Deve-se evitar essa medicação em pacientes em risco de crises convulsivas[13].

Vareniclina

O início da tomada da vareniclina também deve ser feito 7 a 14 dias antes da data marcada para a interrupção do cigarro e também se estende por no mínimo 12 semanas, podendo chegar até 6 meses. A titulação é indicada na própria cartela da medicação: 0,5 mg/dia nos dias 1 a 3, 0,5 mg duas vezes ao dia entre os dias 4 e 7 e 1 mg duas vezes ao dia daí em diante. Possíveis efeitos colaterais: náuseas e sonhos vívidos. Hoje, há estudos que mostram que o tratamento com vareniclina mantém sua eficácia após 104 semanas[14].

Terapia de reposição de nicotina (TRN)

Existem cinco formas de reposição de nicotina: goma de mascar, adesivo transdérmico, *inhaler* (inalador), *spray* nasal e pastilhas de absorção oral. De modo geral, fatores individuais podem ditar a escolha. No Brasil, o adesivo, a goma e as pastilhas estão disponíveis no mercado. Todas as formas de reposição de nicotina são vendidas sem receita médica, mas sugere-se acompanhamento médico em casos de grávidas, cardiopatas e pacientes com doenças sistêmicas

Os adesivos transdérmicos tendem a ser mais bem tolerados, causando menos problemas de adesão ao tratamento. No entanto, até um terço dos pacientes pode apresentar irritação da pele com o seu uso.

A goma de mascar pode ser encontrada em duas apresentações, com 2 e 4 mg de nicotina. Embora simples, seu uso deve ser cercado de alguns cuidados, principalmente em relação à dosagem, posologia e técnica de mascar. Muitos erros podem ocorrer em razão de dose insuficiente ou de erros na técnica de mascar a goma.

Para a maioria dos fumantes, a apresentação de 2 mg será adequada para a primeira tentativa. No entanto, fumantes que apresentem maior grau de dependência física (por exemplo, aqueles que fumarem mais do que 20 cigarros/dia) e aqueles que tiverem recaído com a goma de 2 mg podem usar doses maiores (4 mg). Embora possa ser usada conforme necessário, a goma é mais eficiente se usada antes que essa necessidade ocorra. Dessa forma, pode ser prescrita em uma dose "fixa" durante o dia. Doze unidades distribuídas ao longo do dia costumam ser uma dose razoável para o início do tratamento, podendo ser ajustada conforme necessário. Em geral, não se utilizam mais do que 24 gomas de 2 mg em um dia.

Os pacientes devem ser instruídos a não beber líquidos um pouco antes e até 15 minutos depois de usar a goma, uma vez que a acidificação da mucosa oral irá interferir de forma significativa na absorção da nicotina. Especialmente importantes são refrigerantes, sucos cítricos e café. Doces também devem ser evitados.

Depois de dez ou 15 movimentos de mastigação, o sabor será intenso e a nicotina liberada começará a produzir uma sensação de formigamento ou adormecimento. A goma deve então ser "estacionada" entre os dentes e parede oral, até que essa sensação esteja bem leve. Os movimentos de mascar e descansar são repetidos até que a goma tenha perdido o seu sabor, quando deve ser descartada.

Os adesivos transdérmicos também requerem alguns cuidados. Eles são vendidos em três apresentações: 21, 14 e 7 mg de nicotina por dia de uso.

Os adesivos devem ser colocados sobre uma região do tronco de pele glabra, limpa e desengordurada. Dependendo da marca específica que se esteja usando, são colocados pela manhã e retirados à noite ou, então, mantidos por 24 horas. É costume instruir os pacientes a protegê-los da água durante o dia.

Algumas contraindicações ao emprego de reposição de nicotina são: úlcera gastrointestinal ativa e condições que impliquem risco de descompensação de doença cardiovascular grave. Dessa forma, na presença de uma dessas condições, deve-se dar preferência ao emprego de terapia sem o uso concomitante de medicação contendo nicotina. No entanto, em alguns casos, essa restrição deve ser pesada contra os riscos impostos pela continuidade do uso de cigarros.

O uso da TRN não tem sido associado a efeitos adversos graves[15].

A Tabela 3 resume a farmacoterapia do tabagismo.

A combinação de tratamentos farmacológicos com diferentes mecanismos de ação pode aumentar a eficácia na abordagem do tabagismo, uma vez que atingiria diferenças individuais aos efeitos da nicotina sobre o humor e a cognição[16]. Além disso, esse tipo de estratégia também pode ser interessante para subgrupos mais refratários[17], como os indivíduos com transtornos mentais[18]. De modo consensual, vários ensaios clínicos relataram uma taxa maior de abstinência nos grupos de uso combinado de bupropiona com vareniclina até seis meses de observação em fumantes dependentes intensos (> de 20 cigarros por dia). A vantagem do uso da combinação para fumantes fora dessa categoria é discutível, ainda mais que se deve levar em consideração a adição de efeitos colaterais, marcadamente náusea por parte da vareniclina e insônia por parte da bupropiona, levando a uma queda da adesão ao tratamento[16].

MACONHA

Ainda não há medicamentos aprovados para tratamento do transtorno por uso de cannabis (TUC). Uma revisão recente de 21 ensaios clínicos randomizados, envolvendo 1.755 participantes, concluiu que não houve benefício no tratamento do TUC com o uso de antidepressivos inibidores seletivos da recaptação de serotonina, antidepressivos duais, anticonvulsivantes, estabilizadores de humor, buspirona e N-acetilcisteína. Nesses estudos, não houve diferença na probabilidade de abstinência ao final do tratamento em comparação ao placebo[19].

COCAÍNA

Os tratamentos psicossociais continuam sendo os de escolha para o transtorno do uso de cocaína. Alguns fármacos foram estudados.

Modafinil: no geral, os resultados mistos dos ensaios com modafinil até o momento não sugerem eficácia significativa dessa droga em usuários de cocaína como um todo. No entanto, o modafinil mostrou eficácia em certas subpopulações de usuários de cocaína, em particular naqueles sem uso de álcool comórbido. A eficácia do modafinil também pode ser sensível ao grau de adesão ao tratamento. Na maioria dos ensaios, o modafinil demonstrou ser bem tolerado e com baixa taxa de abuso, tornando-o uma opção para casos específicos[20].

- Topiramato: resultados majoritariamente negativos.
- Antidepressivos: resultados negativos
- Dissulfiram: poucos estudos
- Antipsicóticos: resultados negativos

Tabela 3 Farmacoterapia do tabagismo

Farmacoterapia	Precauções e contraindicações	Efeitos adversos	Dosagem	Duração do tratamento
Cloridrato de bupropiona	História de convulsões e de transtornos alimentares	Insônia Boca seca	150 mg todas as manhãs durante 3 dias, depois 300 mg por dia (inicie o tratamento 1–2 semanas antes da parada do cigarro)	12 semanas
Goma de nicotina		Dispepsia Feridas na boca	1 a 24 cigarros/dia: goma de 2 mg (até 24 gomas/dia) ≥ 25 cigarros/dia: 4 mg de goma (até 24 gomas/dia)	12 semanas, mas pode ser ampliado
Adesivo de nicotina		Irritação de pele Insônia	20 cigarros/dia: 21 mg por 4 semanas 14 mg por 4 semanas 7 mg por 4 semanas	12 semanas, mas pode ser ampliado
Vareniclina	Doença renal grave Humor deprimido e outros sintomas psiquiátricos	Náusea Insônia Sonhos vívidos Alterações de humor	0,5 mg/dia durante 3 dias 0,5 mg duas vezes/dia 4 dias A partir do 7º dia 1 mg duas vezes/dia (comece o tratamento pelo menos uma semana antes da parada)	3 a 6 meses

- Agonistas dopaminérgicos: resultados negativos.
- N-acetilcisteína: poucos estudos[21].
- Vacina

Pesquisadores brasileiros e estrangeiros vêm desenvolvendo vacinas para o tratamento do TUC. O conceito geral desses estudos baseia-se no acoplamento de proteínas (adjuvantes) à molécula de cocaína para que ela seja reconhecida como estranha ao nosso organismo e, desse modo, capaz de produzir anticorpos. O acoplamento dessas proteínas é necessário, já que a molécula da cocaína é muito pequena para ser detectada pelo nosso sistema imunológico. No modelo proposto, os anticorpos produzidos irão se ligar à cocaína quando ela entrar no nosso organismo e impedir que ela atinja o SNC. Dessa forma, a droga não irá provocar o efeito psicotrópico. O desafio das pesquisas atuais é encontrar um preparado (cocaína combinada como o adjuvante) que, ao ser introduzido no organismo humano, seja seguro e promova uma resposta imunológica robusta e duradoura[22].

TRATAMENTO DA DEPENDÊNCIA DE SEDATIVOS/HIPNÓTICOS

As abordagens vão diferir de acordo com o grau de problemas associados, particularmente se há comorbidades com outros transtornos relacionados ao uso de substâncias[23]. Pacientes que fazem uso crônico sem comorbidades são orientados a reduzir progressivamente e interromper a utilização. Para tal, existem algumas orientações no sentido de evitar complicações, como convulsões decorrentes da síndrome de abstinência, e maximizar o sucesso da interrupção.

Pacientes com alguma comorbidade devem receber atenção conjunta para tais sintomas, por exemplo, sintomas ansiosos, depressivos ou insônia, de modo a maximizar as chances de sucesso na retirada. O foco inicial é estabilizar as queixas das comorbidades. Para tal, abordagens como terapia cognitivo-comportamental ou a associação de antidepressivos podem ser úteis. Quanto às queixas de insônia crônica, há recursos eficazes não farmacológicos (terapia cognitiva-comportamental para insônia), de modo a evitar a substituição por outros hipnóticos. Porém, se o paciente apresenta transtornos relacionados ao uso de outras substâncias, o plano de tratamento deve ser mais abrangente, envolvendo profissionais ou equipes especializadas no manejo de poliusuários.

Redução progressiva ou desintoxicação

Na chegada ao tratamento, o clínico deve manter a prescrição do sedativo/hipnótico (SH) em uso ou algum substituto, de modo a evitar a ocorrência de sintomas de abstinência. A dose deve ser reduzida progressivamente até a interrupção total em um período de tempo acordado com o paciente. É boa prática clínica reforçar que a desintoxicação será gradual e consensual. A velocidade e a duração da redução serão revistas regularmente de modo a acomodar situações pelas quais o paciente pode estar passando que acentuam ou precipitam a emergência dos sintomas de abstinência. Os pacientes que necessitam de desintoxicação de SH vão precisar de monitorização frequente, de modo a identificar progressos e dificuldades e, de acordo com tais eventos, ajustar a retirada.

As orientações a seguir servem para todos os pacientes citados, feita a ressalva das abordagens específicas para as comorbidades[23-25]. Embora as evidências a partir de estudos clínicos sejam limitadas, aceita-se como prática clínica converter primeiramente o SH para uma dose apropriada de diazepam. Isso pode ser particularmente útil para os pacientes dependentes de benzodiazepínicos potentes e de efeito rápido. Pacientes que não são dependentes graves podem passar pela abstinência sem a necessidade de conversão para diazepam e isso inclui aqueles fazendo uso das drogas Z (zolpidem e zopiclone). A Tabela 4 traz as doses aproximadas equivalentes a 5 mg de diazepam dos SH mais utilizados em nosso meio. Fatores como variabilidade individual entre pacientes, potências sedativas diferentes e meias-vidas distintas fazem a predição da dose exata a ser usada inicialmente.

Assim, na substituição para diazepam, deve-se proceder de modo escalonado, fazendo a primeira troca na dose noturna do SH. Cabe ressaltar que, para pacientes com disfunção hepática avançada, a substituição por diazepam deve ser feita sob supervisão de um hepatologista. O diazepam tem vantagens quando comparado a outros benzodiazepínicos pela meia-vida longa, podendo ser administrado em uma dose única diária e ajustável, de modo a evitar os sintomas de abstinência. Uma recomendação inicial é ajustar a dose de diazepam para a mínima que evite a síndrome de abstinência.

O ritmo da redução da dose vai ser ditado pela capacidade individual em tolerar os sintomas da falta do SH. Uma regra, tanto para SH no geral como para o diazepam, é retirar no máximo um quarto da dose diária total a cada duas semanas. Como exemplo, assumindo o uso de uma dose de diazepam de 10 mg ao dia, isso representa retirar inicialmente 2,5 mg. O clínico deve manter essa nova dose até que haja uma melhora dos sintomas de abstinência e proceder a uma nova redução. Se o paciente não conseguir tolerar este ritmo de redução, pode ser necessário aumentar a dose até obter alívio dos sintomas e agendar a próxima redução com uma fração menor do que um quarto da dose diária. Embora a desintoxicação completa possa ocorrer em semanas ou meses, um painel de especialistas aponta ao fato de que a abstinência pode levar de 3 meses até mais de um ano em alguns casos[24].

Ao longo da redução da dose, intervenções psicossociais estruturadas, terapia de apoio, grupos de apoio e técnicas de relaxamento podem ser úteis. Além disso, a identificação precoce e orientação acerca de sintomas emergentes de ansiedade, depressão ou insônia garantem a adesão e continuidade do tratamento. A terapia cognitivo-comportamental (TCC) tem se mostrado útil em ensaios clínicos na retirada de BZD[26]. Embora existam estudos observacionais e ensaios clínicos controlados, não há um consenso sobre o papel de outros medicamentos eficazes na retirada de benzodiazepínicos[27,28].

Tabela 4 Meia-vida e doses de sedativos/hipnóticos equivalentes a aproximadamente 5 mg de diazepam

Medicamento	Meia-vida (horas)	Dose
Alprazolam	6-25	0,25 mg
Bromazepam	20	3 mg
Clordiazepóxido	6-38	12,5-15 mg
Clobazam	17-49	10 mg
Clonazepam	22-54	0,5 mg
Diazepam	20-80	5 mg
Flunitrazepam	20-30	0,5 mg
Flurazepam	2-3	7,5 mg a 15 mg
Lorazepam	12-16	1 mg
Nitrazepam	16-48	5 mg
Zopiclone	5,2	7,5 mg
Zolpidem	2,4	10 mg

Fonte: UK Clinical Guidelines on Drug Misuse and Dependence Update, 2017[24]; Soyka, 2017[25]; Brett e Murnion, 2015[23].

PSICOTERAPIAS NO TRATAMENTO DO TUS

Apesar das várias medicações testadas para tratamento dos TUS, as psicoterapias ainda são parte essencial da abordagem do paciente dependente. Há várias abordagens teóricas e aqui serão apresentadas as mais estudadas. São elas: entrevista motivacional, prevenção de recaída, manejo de contingência, *mindfulness* e Intervenções focadas na família. Todas as abordagens podem ser em grupo ou individuais.

Entrevista motivacional (EM)

Entrevista motivacional é uma abordagem e estilo de aconselhamento com foco na mudança de comportamento. É um estilo de conversa colaborativa voltada para o fortalecimento da motivação, comprometimento com a mudança e resolução da ambivalência. Seu início, em meados dos anos 1980, foi dirigido às pessoas que faziam uso de substâncias psicoativas, mas sua utilização se expandiu com o passar dos anos e, hoje, é frequentemente utilizada por outros profissionais de saúde.

Para compreender a EM é necessário conhecer seu espírito, processo e metodologia. O espírito da EM é composto por quatro elementos: parceria (cliente e terapeuta são parceiros, sem hierarquia); aceitação (aceitar o cliente com suas características e valorizá-las); evocação (evocar aquilo que motiva o cliente) e compaixão (priorizar o bem-estar e as necessidades do cliente).

O processo também tem quatro elementos: engajamento (construção de aliança terapêutica); foco (manter o foco na direção da mudança); evocação (evocar os sentimentos relacionados à mudança) e planejamento (do movimento e das ações na direção da mudança).

A EM tem metodologia composta por cinco estratégias. A primeira estratégia é fazer perguntas abertas para encorajar o cliente a falar o máximo possível. A segunda é a forma que o terapeuta responde seu cliente por meio da escuta reflexiva. A terceira é trazer apoio e valorização de situações que ocorrem na relação terapêutica. A quarta é resumir, ou seja, conectar os assuntos relatados no atendimento, com a finalidade de mostrar que o cliente foi ouvido e também como maneira de organizar ideias. E, por fim, se necessário, aconselhar e informar o cliente[29].

Prevenção de recaída (PR)

A abstinência e sua manutenção ao longo do tratamento são desafios relacionados a fatores internos, como cognição e emoção, e a fatores externos, como as condições sociais, econômicas e de vulnerabilidade. A PR tem embasamento teórico na terapia cognitivo-comportamental[30] e é um elemento importante do tratamento da dependência química e aplicável a todas as substâncias psicoativas[31].

Esse modelo foi proposto por Marlatt e Gordon[32] e sugere que a combinação de vários fatores e situações de risco, habilidades de enfrentamento, expectativas e quebra da abstinência, estilo de vida, fissura e sintomas de abstinência podem contribuir com a recaída[33].

A prevenção de recaída possibilita ao terapeuta e ao cliente incorporarem estratégias e intervenções a fim de evitar lapsos ou recaídas. Em resumo, a PR baseia-se em três pilares principais: conscientização e aumento da autopercepção, treinamento de habilidades de enfrentamento e modificações do estilo de vida.

Manejo de contingência (MC)

Manejo de contingência é uma intervenção baseada nos pressupostos teóricos da terapia comportamental, especificamente alinhada aos princípios do condicionamento operante (comportamento/consequência). Essa intervenção tem efetividade comprovada na promoção da abstinência e adesão ao tratamento[34].

O MC, a partir da teoria comportamental, baseia-se no reforço de comportamentos desejados e na recusa ou punição de comportamentos indesejáveis a partir de três princípios: selecionar e monitorar o comportamento desejado, reforçar adequadamente o comportamento e, por último, eliminar o reforçador quando o comportamento visado não ocorre[35]. Os objetivos do MC podem ser a abstinência, a adesão aos medicamentos e aos aconselhamentos e à realização de atividades pró-sociais ou mudanças no estilo de vida[36].

O MC consiste na oferta de incentivos (fichas/vouchers e prêmios) para pacientes que têm comportamentos positivos como abstinência, adesão ao tratamento, atividade física, metas de tratamento estabelecidas, dentre outras[37].

A intervenção tem o objetivo de modificar o comportamento promovendo novos reforçadores para o indivíduo. Para isso, é necessário definir claramente qual o comportamento alvo e como será verificado, identificar e selecionar um reforçador forte o bastante para competir com o uso de substâncias e estabelecer frequência de reforço/recompensa adequados. É comum a utilização de teste de urina para verificar abstinência.

Mindfulness

Vários estudos têm indicado que intervenções baseadas em *mindfulness* reduzem o uso indevido e o desejo de substâncias modulando os processos cognitivos e afetivos associados à autorregulação e ao processamento de recompensas. Mais recentemente, intervenções mais específicas como prevenção de recaída baseada em *mindfulness* e melhoria de recuperação orientada a *mindfulness* foram adaptados para abordar diretamente os mecanismos subjacentes à dependência. Um crescente corpo de pesquisas controladas demonstra que essas intervenções podem produzir benefícios clínicos significativos para os usuários de álcool, cocaína, nicotina e opioides[38].

Revisão de 30 estudos publicada em 2020 concluiu que as intervenções baseadas em *mindfulness* parecem ser tão eficazes quanto os tratamentos convencionais existentes para os transtornos pelo uso de substâncias na redução da frequência e quantidade de uso, problemas relacionados, desejo de uso (fissura) e aumento da taxa de abstinência[39].

Abordagens com familiares

Contexto geral

Ter um familiar dependente químico tem forte impacto negativo na vida dos familiares. A rotina muda e a vida social, emocional e laboral podem ser impactadas. Se o familiar é responsável pela renda e pelo tratamento do dependente químico a pressão, a preocupação, a cobrança e demais sentimentos negativos aumentam. Todos esses elementos da vida objetiva e subjetiva contribuem para gerar sobrecarga, favorecendo o adoecimento físico e mental do familiar[40].

Diante desses fatores, intervenções dirigidas aos familiares que acompanham o tratamento do dependente químico são necessárias. A literatura brasileira e serviços especializados sugerem algumas modalidades de intervenção. As mais frequentes são: acolhimento e terapia familiar.

Acolhimento

Por meio de escuta qualificada dos profissionais, é possível validar o que o familiar relata sobre si e sobre o dependente químico, reconhecendo seu sofrimento como verdadeiro e legítimo. A partir do acolhimento, é possível estabelecer relação de confiança entre a equipe e a família, coletar dados da estrutura e das relações familiares e do uso de drogas. Entre os familiares é frequentemente observado o desconhecimento sobre as drogas, sobre o transtorno, tratamento, internação, além do sofrimento do estigma por ter um dependente na família. São comuns também sentimentos como culpa e vergonha.

Terapia familiar

A terapia familiar, assim como as demais terapias voltadas para os dependentes químicos, também segue as áreas do conhecimento da psicologia: terapia familiar sistêmica, cognitivo-comportamental, analítica, psicanalítica, entre outras. A escolha do melhor modelo vai depender da análise ampla do contexto. Por exemplo, local do tratamento, espaço físico adequado, profissionais qualificados e capacitados podem favorecer melhor resultado. As terapias familiares mais descritas pela literatura são as de abordagem sistêmica e cognitivo-comportamental.

A terapia familiar sistêmica visa a interação entre os membros da família e considera a dependência química um sintoma da disfunção familiar. A terapia cognitivo-comportamental compreende que o uso de drogas foi aprendido e mantido por reforçamentos advindos das interações familiares. O objetivo geral da intervenção está na mudança dos padrões de relacionamento familiar pelo treino de habilidades sociais, que inclui comunicação, resolução de conflitos e manejo de sentimentos.

Diversos estudos apontam para a importância da família no cuidado, na motivação, no engajamento do usuário no tratamento, mas também apontam para casos em que as famílias favorecem o desenvolvimento da dependência química, reforçando a necessidade e a importância de oferecer intervenções que atinjam a todos.

Para aprofundamento

- Carroll KM. Recent advances in the psychotherapy of addictive disorders. Curr Psychiatry Rep. 2005;7:329–336. Disponível em: <https://doi.org/10.1007/s11920-005-0032-5>.
  ⇨ **Texto para quem quer se aprofundar no conhecimento das psicoterapias utilizadas no tratamento das dependências.**
- Leone FT, Zhang Y, Evers-Casey S, et al. Initiating pharmacologic treatment in tobacco-dependent adults. An official American Thoracic Society Clinical Practice Guideline. Am J Respir Crit Care Med. 2020;202(2):e5-e31.
  ⇨ **Revisão atualizada do tratamento da dependência de nicotina.**
- Rastegar D, Fingerhood MI. The American Society of Addiction Medicine handbook of addiction medicine, 2.ed; 2020.
  ⇨ **Livro recém-revisado que oferece uma atualização do conhecimento em todas as áreas das dependências.**

REFERÊNCIAS BIBLIOGRÁFICAS

1. NIDA. How effective is drug addiction treatment?; 2020. Disponível em: https://www.drugabuse.gov/publications/principles-drug-addiction-treatment-research-based-guide-third-edition/frequently-asked-questions/how-effective-drug-addiction-treatment.
2. **Laranjeira R, Nicastri S, Jerônimo C, Marques AC. Consenso sobre a Síndrome de Abstinência do Álcool (SAA) e o seu tratamento. Rev Bras Psiquiatr. [Internet]. 2000; 22(2): 62-71.**
   ⇨ **Estudo muito didático sobre o tratamento da síndrome de abstinência do álcool.**
3. Jesse S, Bråthen G, Ferrara M, Keindl M, Ben-Menachem E, Tanasescu R, et al. Alcohol withdrawal syndrome: mechanisms, manifestations, and management. Acta Neurol Scand. 2017;135(1):4-16.
4. Barrons R, Roberts N. The role of carbamazepine and oxcarbazepine in alcohol withdrawal syndrome. J Clin Pharm Ther. 2010;35:153-67.
5. Bonnet U, Hamzavi-Abedi R, Specka M, Wiltfang J, Lieb B, Scherbaum N. An open trial of gabapentin in acute alcohol withdrawal using an oral loading protocol. Alcohol Alcohol. 2010;45:143-5.
6. Cooney G, Heydtmann M, Smith ID. Baclofen and the alcohol withdrawal syndrome: a short review. Front Psychiatry. 2019;9:773.

7. Volpicelli JR, Alterman AI, Hayashida M, O'Brien CP. Naltrexone in the treatment of alcohol dependence. Arch Gen Psychiatry. 1992;49(11):876-80.
8. McCaul ME, Wand GS, Rohde C, Lee SM. Serum 6-beta-naltrexol levels are related to alcohol responses in heavy drinkers. Alcoholism: Clinical and Experimental Research. 2000;24:1385-91.
9. Krampe H, Ehrenreich H. Supervised disulfiram as adjunct to psychotherapy in alcoholism treatment. Curr Pharm Des. 2010;16(19):2076-90.
10. **Goh ET, Morgan MY. Review article: pharmacotherapy for alcohol dependence – the why, the what and the wherefore. Aliment Pharmacol Ther. 2017;45:865-82.**
    ⇨ **Revisão do tratamento farmacológico do alcoolismo.**
11. Knox J, Hasin DS, Larson FRR, Kranzler HR. Prevention, screening, and treatment for heavy drinking and alcohol use disorder. The Lancet Psychiatry. 2019;6:1054-67.
12. Arias HR. Is the inhibition of nicotinic acetylcholine receptors by bupropion involved in its clinical actions? Int J Biochem Cell Biol. 2009;41(11):2098-108.
13. Richmond R, Zwar N. Review of bupropion for smoking cessation, Drug and Alcohol Review. 2003;22(2):203-20.
14. **Carson-Chahhoud KV, Smith BJ, Peters MJ, Brinn MP, Ameer F, Singh K, et al. Two-year efficacy of varenicline tartrate and counselling for inpatient smoking cessation (STOP study): A randomized controlled clinical trial. PLoS One. 2020;15(4):e0231095.**
    ⇨ **Estudo recente que apresenta pela primeira vez dados de longo prazo de eficácia de vareniclina.**
15. Lee PN, Fariss MW. A systematic review of possible serious adverse health effects of nicotine replacement therapy. Arch Toxicology. 2017;91(4):1565-94.
16. Cinciripini PM, Minnix JA, Green CE, Robinson JD, Engelmann JM, Versace F, et al. An RCT with the combination of varenicline and bupropion for smoking cessation: clinical implications for front line use. Addiction. 2018;10.1111/add.14250.
17. Rose JE, Behm FM. Combination varenicline/bupropion treatment benefits highly dependent smokers in an adaptive smoking cessation paradigm. Nicotine Tob Res. 2017;19(8):999-1002.
18. Loreto AR, Carvalho CFC, Frallonardo FP, Ismael F, Andrade AG, Castaldelli-Maia JM. Smoking cessation treatment for patients with mental disorders using CBT and combined pharmacotherapy. J Dual Diagnosis. 2017;13(4):238-46.
19. Nielsen S, Gowing L, Sabioni P, Le Foll B. Pharmacotherapies for cannabis dependence. Cochrane Database Syst Rev. 2019;1(1):CD008940.
20. Kampman KM. The treatment of cocaine use disorder. Sci Adv. 2019;5(10):eaax1532.
21. Ronsley C, Nolan S, Knight R, Hayashi K, Klimas J, Walley A, et al. Treatment of stimulant use disorder: A systematic review of reviews. PLoS One. 2020;15(6):e0234809.
22. Kimishima A, Olson ME, Janda KD. Investigations into the efficacy of multi--component cocaine vaccines. Bioorg Med Chem Lett. 2018;28(16):2779-83.
23. Brett J, Murnion B. Management of benzodiazepine misuse and dependence. Aust Prescr. 2015;38(5):152-5.
24. **Clinical Guidelines on Drug Misuse and Dependence Update 2017 Independent Expert Working Group (2017) Drug misuse and dependence: UK guidelines on clinical management. London: Department of Health. Disponível em: https://assets.publishing.service.gov.uk/government/uploads/system/uploads/attachment_data/file/673978/clinical_guidelines_2017.pdf.**
    ⇨ **Diretrizes para o sistema nacional de saúde britânico no manejo de problemas relacionados ao uso de substâncias. Há uma seção só para usuários de sedativos e hipnóticos e outra seção completa para alucinógenos. As orientações são objetivas e dão conta da clínica do dia a dia com esses pacientes.**
25. Soyka M. Treatment of benzodiazepine dependence. N Engl J Med. 2017;376(12):1147-57.
26. Otto MW, McHugh RK, Kantak KM. Combined pharmacotherapy and cognitive-behavioral therapy for anxiety disorders: Medication effects, glucocorticoids, and attenuated treatment outcomes. Clin Psychol (New York). 2010;17(2):91-103.
27. Welsh JW Tretyak V, McHugh RK, Weiss RD, Bogunovic O. Review: Adjunctive pharmacologic approaches for benzodiazepine tapers. Drug and Alcohol Dependence. 2018;189:96-107.
28. Caniff K, Telega E, Bostwick JR, Gardner KN. Pregabalin as adjunctive therapy in benzodiazepine discontinuation. Am J Health-System Pharmacy. 2018;7567-71.
29. Figlie NB. A Entrevista Motivacional: conversas sobre mudança. Boletim - Academia Paulista de Psicologia. 2014;34(87):472-89.
30. **Rangé BP, Marlatt GA. Terapia cognitivo-comportamental de transtornos de abuso de álcool e drogas. Brazil J Psychiatry, 2008.30(Suppl. 2), s88-s95.**
    ⇨ **Artigo didático sobre o uso da terapia cognitivo-comportamental em dependentes de substâncias psicoativas.**
31. Zanelatto N. Prevenção de Recaída. In: Diehl A, Cordeiro DC, Laranjeira R (orgs.). Dependência química: prevenção, tratamento e políticas públicas, 2. ed.. Porto Alegre: Artmed; 2019.
32. Marlatt GA, Gordon JR (eds.). Relapse prevention: Maintenance strategies in the treatment of addictive behaviors, 1st ed. New York: Guilford Press; 1985.
33. Larimer ME, Palmer RS, Marlatt GA. Relapse prevention. An overview of Marlatt's cognitive-behavioral model. Alcohol Res Health. 1999;23(2):151-60.
34. Rash CJ, Stitzer M, Weinstock J. Contingency management: New directions and remaining challenges for an evidence-based intervention. J Subst Abuse Treat. 2017;72:10-8.
35. Higgins ST, Petry NM. Contingency management: Incentives for sobriety. Alcohol Research & Health. 1999;23(2):122.
36. Stanger C, Budney AJ. Contingency management: Using incentives to improve outcomes for adolescent substance use disorders. Pediatric Clinics. 2019;66(6):1183-92.
37. Miguel AQC. Manejo de contingência. In: Diehl A, Cordeiro DC, Laranjeira R (orgs.). Dependência química: prevenção, tratamento e políticas públicas, 2. ed.. Porto Alegre: Artmed; 2019.
38. Garland EL, Howard MO. Mindfulness-based treatment of addiction: current state of the field and envisioning the next wave of research. Addict Sci Clin Pract. 2018;13(1):14.
39. Korecki JR, Schwebel FJ, Votaw VR, Witkiewitz K. Mindfulness-based programs for substance use disorders: a systematic review of manualized treatments. Subst Abuse Treat Prev Policy. 2020;15(1):51.
40. Barroso SM, Bandeira M, Nascimento E. Sobrecarga de familiares de pacientes psiquiátricos atendidos na rede pública. Rev Psiq Clín. 2007;34(6):270-7.

22

Tratamento dos transtornos do controle de impulsos e dependências comportamentais

Hermano Tavares
Henrique Moura Leite Bottura
Mirella Martins de Castro Mariani
Nicole Rezende da Costa
Rodrigo Menezes Machado
Vitor Vincenzo Silva Tancredi

Sumário

Pontos-chave

- Definir o subtipo de impulsividade presente.
- Identificar as comorbidades que necessitam de tratamento e tratá-las.
- Intervenções psicofarmacológicas baseadas em evidências.
- Definir a melhor abordagem psicossocial baseada em evidências.
- Prevenção de recaída e manutenção de ganhos terapêuticos.

INTRODUÇÃO

Os transtornos do impulso são um grupo de condições psiquiátricas que tem como característica central a impulsividade. Um ato é dito impulsivo quando realizado de forma súbita, não planejada, ou se algum planejamento ocorre, ele é parcial e foca exclusivamente nas consequências imediatas, sem consideração pelo que pode ocorrer depois em detrimento das consequências de médio e longo prazo. A inclinação para respostas impulsivas reiteradas é chamada de impulsividade e descrita como um traço de personalidade[1].

Na Classificação Internacional das Doenças (CID-11), os transtornos do impulso estão reunidos em um setor denominado transtornos do controle do impulso, que inclui a piromania, a cleptomania, o transtorno sexual compulsivo, o transtorno explosivo intermitente, o transtorno do jogo (relativo aos jogos de azar ou *gambling*), o transtorno do *videogame* (relativo aos jogos eletrônicos recreativos ou *gaming*), transtorno do impulso induzido por substância, transtorno do impulso secundário e transtono de movimento repetitivo com foco no corpo – que inclui tricotilomania e transtorno de escoriação. As características comuns dos transtornos assim classificados são: comportamento repetitivo, irracional e sem controle, que em geral conflita com os interesses do próprio indivíduo ou das pessoas próximas a ele[2]. É importante salientar que em virtude das semelhanças clínicas psicopatlógicas do transtorno do jogo e do transtorno do *videogame*, eles também foram classificados em uma outra seção relativa aos comportamentos aditivos, juntamente com os transtornos por adição a substâncias.

A quarta edição do manual diagnóstico da Associação Norte-Americana de Psiquiatria (DSM-IV TR) apresentava uma seção semelhante, denominada transtornos do controle do impulso não classificados em outro lugar que reunia os mesmos diagnósticos, exceto pelo transtorno do comportamento sexual compulsivo. As características centrais indicadas pelo DSM eram uma tensão experimentada antes do ato impulsivo e alívio da mesma após sua execução[1].

Essa seção foi revista e na quinta edição do DSM, a tricotilomania e outras síndromes marcadas por movimentos repetitivos com foco no corpo, como o transtorno de escoriação, foram realocadas para uma nova seção de transtornos relacionados ao transtorno obsessivo-compulsivo e por isso são abordadas em um capítulo à parte nesta mesma obra. O jogo patológico foi renomeado para transtorno do jogo (TJ) e realocado em uma nova seção de transtornos aditivos em virtude de diversos fatores compartilhados com as dependências de substância, como psicopatologia, comorbidades psiquiátricas, fatores de risco genéticos, neurobiologia e terapêutica[3]. Todavia, isso não exclui o fato de o TJ e a impulsividade serem intimamente relacionados e que esta última desponta como fator de risco, e em geral, precede o envolvimento com jogos de azar[4].

A nova seção de transtorno do impulso do DSM-5 foi renomeada para transtornos disruptivos, do controle do impulso e de conduta. Ela reteve os diagnósticos de piromania, cleptomania e transtorno explosivo intermitente (TEI) e foi acrescida de mais três transtornos: o transtorno de conduta (TC) e o transtorno opositivo desafiador (TOD), antes classificados como transtornos do desenvolvimento típicos da infância e da adolescência e o transtorno antissocial de personalidade (TASP), reunindo diagnósticos marcados por dificuldades no controle das emoções (particularmente da raiva) e do comportamento, geralmente incorrendo em condutas que violam os direitos de terceiros e revelam dificuldades em reconhecer e se adequar às normas sociais e autoridades. O DSM-5 propõe ainda uma subdivisão desses transtornos em três subgrupos:

- Transtornos com ênfase na perda da regulação emocional e expressão de irritabilidade, raiva e expressão e comportamento agressivo: TOD e TEI.
- Transtornos cuja característica principal é a falha na modulação do comportamento pelas regras e contexto social: TC e TASP.
- Perda de controle sobre comportamentos específicos, em geral envolvendo desejo ou alguma forma de gratificação, inclui piromania, cleptomania e outros comportamentos impulsivos de natureza hedônica, como compras, internet, comportamento alimentar e sexual.

No terceiro grupo, notamos a interface já mencionada entre transtornos do impulso com ênfase na perda de controle sobre comportamentos potencialmente gratificantes e a conduta aditiva. A nova seção dos transtornos do impulso do DSM-5 se divide entre três modelos de impulsividade: impulsividade agressiva, impulsividade associada à conduta antissocial e impulsividade associada aos desejos e ao apetite por gratificação das dependências; sendo que a piromania ocuparia uma área de sobreposição entre as três subdivisões, pois envolve agressão, conduta antissocial e gratificação por estímulo específico. Neste capítulo abordaremos a terapêutica da impulsividade agressiva e da perda de controle sobre comportamentos específicos que se sobrepõe ao conceito e dependência comportamental. Não abordaremos o tratamento da conduta antissocial na infância, na adolescência e no adulto, porque esses são escopos de outros capítulos desta mesma obra. Igualmente, não abordamos o tratamento do transtorno sexual compulsivo, porque ele será abordado em um capítulo específico. Finalmente, o comportamento suicida recorrente, a despeito das evidências de sua vinculação ao traço agressivo-impulsivo, é abordado em um capítulo à parte nesta mesma obra.

TRATAMENTO DA IMPULSIVIDADE AGRESSIVA

O comportamento agressivo pode ser qualificado como instrumental e planejado, ou seja, atuado com objetivos claramente determinados e de forma premeditada, ou como expressivo e impulsivo, tratando-se nestes casos de uma reação catártica, não planejada que visa dar vazão à frustração e à raiva. Os fenômenos clínicos explorados nessa seção se referem a esse último caso, que para simplicidade de comunicação nos referimos como impulsividade agressiva. Diferente de outras modalidades de comportamento agressivo, a agressividade impulsiva expressiva não visa a obtenção de benefício primário, dominância social, ou vingança pessoal. Trata-se de uma ab-reação, disparada por sentimentos de frustração, angústia, humilhação ou injustiça, que tem como pano de fundo o sentimento da raiva[5]. Na vertente biológica, o sentimento de raiva e a perda de controle sobre o mesmo têm sido associados a alterações da transmissão serotoninérgica no sistema nervoso central (SNC). Na vertente psicológica, a raiva é associada à frustração causada por falhas reiteradas na intermediação de conflitos contextuais e interpessoais. Dessa forma, as propostas terapêuticas são embasadas respectivamente na administração de drogas moduladoras da serotonina no SNC e em abordagens psicoterápicas visando favorecer a elaboração emocional, a releitura dos relacionamentos interpessoais e a melhora da comunicação. Exemplos dessa abordagem podem ser vistos, a seguir, na descrição dos tratamentos do transtorno explosivo intermitente, da piromania e do transtorno da autolesão não suicida (TANS). Esta última não foi incluída na seção dos transtornos do impulso, porém o DSM-5 a descreve como um diagnóstico em estudo para futura validação. A TANS será abordada neste capítulo como uma variação da agressividade impulsiva, que ao contrário das demais condições abordadas aqui tem como principal alvo do comportamento agressivo o próprio indivíduo, ao invés do outro. Nesse sentido TANS e TEI perfazem uma outra dimensão do comportamento agressivo relativo ao objeto da ação que varia entre a auto e a heteroagressão, respectivamente[6].

Tratamento do transtorno explosivo intermitente (TEI)

O diagnóstico de TEI requer o estabelecimento de que as manifestações descontroladas de agressividade sejam primárias e não melhor explicadas por comorbidades psiquiátricas, como transtorno do humor recorrente (depressão ou transtorno bipolar), abuso de substâncias, transtorno de personalidade, antecedente de trauma ou lesão encefálica. Isso pode ser particularmente desafiador, porque para o TEI, assim como para a maioria dos transtornos psiquiátricos, a comorbidade é mais uma regra do que uma exceção[7]. Uma regra de ordem prática é que, a despeito das dificuldades do delineamento diagnóstico, quando a impulsividade agressiva se expressa para além do esperado para o transtorno psiquiátrico em questão, ela pode e deve ser tratada, em geral com boa resposta, ainda que até o momento nenhum fármaco tenha sido aprovado com a indicação específica de controle do comportamento agressivo[8]. Da mesma forma, o tratamento do TEI deve ter um duplo objetivo: controlar o comportamento agressivo, assim como identificar e tratar as comorbidades que podem comprometer esse melhor controle. A associação entre psicoterapia individual ou em grupo e medicação comprovadamente tem desfechos mais favoráveis do que o uso desses recursos isoladamente. Na impossibilidade das intervenções psicoterápicas, o tratamento farmacológico pode ajudar na contenção do impulso agressivo e apresenta taxas de remissão próximas a um terço dos casos[9].

Tratamento farmacológico

Até o momento, nenhuma abordagem farmacológica para impulsividade agressiva tem aprovação de órgãos reguladores de fármacos (ANVISA, FDA etc.) e as diretrizes para tratamento específico de impulsividade agressiva são esparsos[8]. Classes diversas de psicotrópicos têm apresentado comprovada eficácia no tratamento da impulsividade agressiva, destacando dentre as principais: os inibidores seletivos da recaptação de serotonina (ISRS), estabilizadores de humor, anticonvulsivantes e antipsicóticos de segunda geração[10]. É essencial colocar na balança os riscos e benefícios dos tratamentos para os pacientes, analisando caso a caso. Para fins didáticos, dividimos as classes farmacológicas em tópicos.

Inibidores de seletivos de recaptação de serotonina (ISRS)

É em geral a classe de primeira linha, dada a conhecida associação da agressividade primária com a disfunção serotoninérgica[11], sendo que a maioria dos estudos aponta para a fluoxetina. Além disso, os ISRS são drogas de fácil manejo para clínicos e psiquiatras e, em geral, são bem tolerados. Em menor quantidade de estudos e na vida prática, sertralina e escitalopram mostraram eficácia e são comumente utilizados. ISRS são também úteis para tratar sintomas de ansiedade e depressão, atentando-se ao fato de que os efeitos antiagressivos não são necessariamente atribuíveis à redução desses sintomas[8]. No contexto de um transtorno de personalidade do grupamento B, a fluoxetina tem sido a primeira escolha[12]. Nos pacientes com diagnóstico de TEI e sintomatologia ansiosa significativa, bem como em adultos jovens ou virgens de tratamento, é importante atentar para os efeitos adversos de ativação, que podem piorar o quadro de agressividade do paciente. Sugere-se que se inicie o antidepressivo em doses baixas, com aumento gradual e observação clínica constante, visando promover melhor adaptação à medicação, lembrando que a experiência clínica tem apontado para um controle mais efetivo da agressividade em doses mais altas, geralmente próximas ao limite superior da faixa terapêutica indicada no tratamento da depressão por ISRS.

Anticonvulsivantes e estabilizadores de humor

Via de regra, dado o bom índice de resposta aos ISRS, anticonvulsivantes e estabilizadores do humor são utilizados como segunda opção no tratamento do TEI e da impulsividade agressiva em geral, reservados para os casos de ausência de resposta, resposta parcial ou intolerância aos efeitos colaterais dos ISRS[13]. Oxcarbazepina/carbamazepina, lítio, divalproato, lamotrigina e fenitoína podem ser usados, levando-se em conta seu perfil de risco e as comorbidades do paciente com TEI, em associação ou substituição aos ISRS[14]. Porém, uma metanálise mais criteriosa, baseada em estudos controlados encontrou evidências sustentadas de redução efetiva da agressividade somente para oxcarbazepina/carbamazepina, lítio e fenitoína[15]. Um alerta necessário é que para mulheres em idade reprodutiva se priorize a fluoxetina antes de um anticonvulsivante, em razão dos riscos de teratogenia em caso de gravidez.

Antipsicóticos

Surpreendentemente, não há evidência direta da eficácia dos medicamentos antipsicóticos em TEI. Isso contrasta com a indicação do Food and Drug Administration dos Estados Unidos (FDA) para irritabilidade em crianças e adolescentes com autismo. São citados ensaios clínicos e metanálises apontando haloperidol, olanzapina, quetiapina e clozapina, sendo este último como mais eficaz. As evidências para apoiar o uso de antipsicóticos atípicos no tratamento de IED são escassas. Em condições limítrofes, como transtorno de personalidade *borderline* e psicose, as evidências indicam que os antipsicóticos reduzem a agressão, mas podem não tratar outros aspectos do transtorno, com efeitos colaterais graves a serem considerados[8].

Psicoterapia

É evidenciado na prática clínica que o tratamento farmacológico exclusivo não é suficiente para remissão dos episódios agressivos nos pacientes com TEI. Intervenções psicossociais são essenciais para a abordagem do TEI, particularmente quando realizadas por programas pautados em técnicas de treino de assertividade, manejo de raiva e terapia cognitivo-comportamental (TCC). O modelo cognitivo é consagrado na literatura para diminuição da intensidade e frequência dos episódios de agressividade, além de melhora na qualidade de vida do paciente[16]. Alguns estudos abordam a combinação de TCC, medicação e técnicas de relaxamento no manejo de pacientes com TEI, revelando eficácia[9]. Uma das diretrizes para o tratamento do TEI é que se estabeleça um controle razoável dos comportamentos agressivos, que fazem parte do cotidiano do paciente e muitas vezes são negados ou minimizados. A intervenção psicoterápica visa propiciar um estado de autoconsciência, já que o comportamento impulsivo agressivo é arraigado e presente em diversas esferas na vida do paciente[17]. A TCC em grupo ou individual tem sido a intervenção mais utilizada, embora chame a atenção a falta de evidências mais sólidas. Até o momento, somente dois estudos controlados foram publicados, ambos compararam TCC com lista de espera[16], que já foi apontado como um controle insuficiente, sendo que um deles avaliou a eficácia de TCC em pacientes provenientes de região imersa em conflito armado[18] tornando virtualmente impossível distinguir se o benefício maior da intervenção foi para o TEI ou para o transtorno do estresse pós-traumático.

No Brasil, o Programa Ambulatorial Integrado dos Transtornos do Impulso (PRO-AMITI), no Instituto de Psiquiatra do Hospital das Clínicas da Faculdade de Medicina (IPq-HCFMUSP) tem um protocolo específico para o tratamento de TEI, desenvolvido ao longo de 15 anos de experiência no tratamento desses pacientes, que demonstrou ser efetivo para a redução de diversos indicadores de raiva. O programa é composto de 15 sessões semanais de TCC em grupo, mais três sessões de manutenção, administradas quinzenalmente. Os componentes da intervenção seguem o modelo básico de TCC adaptado para o controle da raiva. As primeiras sessões são dedicadas à psicoeducação e intervenção motivacional, em seguida os terapeutas introduzem o conceito de pensamentos automáticos e como eles se correlacionam com as respostas impulsivas agressivas. Como um treino de respostas alternativas aos pensamentos automáticos ("Isso é um desrespeito", "Ninguém me leva a sério", "Se você oferece a mão, eles pegam o braço") e os estressores que os eliciam, são ensinados aos pacientes técnicas de relaxamento. A partir desse ponto, os pacientes são estimulados a questionar a veracidade dos pensamentos automáticos e substituí-los por alternativas mais apropriadas ao contexto. O próximo passo é identificar as crenças centrais por trás dessas cognições que em geral incluem uma autoimagem derrogatória e ideias sobre valoradas sobre respeito e justiça. Os pacientes são estimulados a elaborar novas crenças mais flexíveis, concluindo o trabalho de restruturação cognitiva. O terço final do tratamento é dedicado ao treino de comunicação assertiva para melhora das interações e redução do estresse interpessoal, identificação de situações de risco e prevenção de recaída e, finalmente, estímulo à adoção de novas condutas e resposta comportamentais adaptativas[9].

Tratamento da piromania

Não existem estudos randomizados, ensaios clínicos controlados, farmacoterapia ou psicoterapia para o tratamento da piromania e as intervenções são pautadas pelo tratamento das comorbidades, individualizando caso a caso. Apesar de não haver aprovação pela FDA, algumas medicações como ISRS (escitalopram, sertralina e fluoxetina); estabilizadores de humor (lítio); anticonvulsivantes (topiramato) e a combinação de neurolépticos (olanzapina) com anticonvulsivante (valproato de sódio) demonstraram benefícios em relatos de caso[10]. Modelos com base em abordagem cognitivo comportamental também carecem de evidências em relação à sua eficácia. As intervenções são caracteristicamente longas (mais de 60 sessões de psicoterapia) e abordam informações sobre os riscos do fogo, treinamento de habilidades sociais, de assertividade, de solução de problemas e manejo de conflitos interpessoais, sempre exercitando a autoconsciência a respeito dos estados emocionais em relação aos estímulos internos e externos, especialmente a respeito do estado emocional de raiva e o interesse pelo fogo. São abordados também autoestima, sintomas ansiosos e depressivos, sempre em um contexto geral de prevenção de recaída[19]

Tratamento dos transtornos da autolesão não suicida (TANS)

Os estudos apontam o TANS como um forte preditor para tentativas de suicídio. Portanto, o tratamento efetivo do TANS representa um caminho para a prevenção do suicídio. Revisões de tratamentos empíricos que resumiram intervenções comportamentais e farmacológicas para o TANS têm se concentrado em grande parte em adultos. É importante reforçar que as propostas para tratamento específico do TANS são todas de cunho psicoterápico, nenhum fármaco foi aprovado especificamente para o seu tratamento e a indicação de psicofármacos nesses casos tem se baseado principalmente na psicopatologia associada.

Tratamento farmacológico

Os antidepressivos são comumente utilizados no tratamento do TANS, pois esse comportamento ocorre frequentemente no contexto de depressão e sintomas de ansiedade. O tratamento combinado com ISRS e a (TCC) não tem mostrado eficácia[20,21] e as evidências ainda são muito limitadas para apontar redução do comportamento autolesivo.

A exemplo do comportamento heteroagressivo, o TANS também mostrou-se suscetível à modulação por litioterapia. Em uma metanálise com 48 ensaios controlados e randomizados, incluindo adultos e crianças, o lítio se mostrou mais eficaz do que o placebo na redução do número de suicídios, mortalidade geral e automutilação em pacientes com depressão unipolar[22], reforçando a percepção da usa utilidade no tratamento da impulsividade agressiva independente da sua direcionalidade, se auto ou heteroagressiva.

A literatura sugere utilidade dos antipsicóticos de segunda geração em adolescentes e adultos jovens no tratamento do TANS em associação com transtorno de personalidade *borderline*, particularmente do aripiprazol em um dos raros estudos controlados na área[23] e clozapina em estudos abertos[24,25]. A ziprasidona foi testada como uma opção terapêutica em um estudo aberto com adolescentes femininas por ser um fármaco livre de impacto sobre o peso e, portanto, melhor tolerado nesse segmento de pacientes[26].

Uma revisão da literatura recente sugere o envolvimento do sistema endopioide na depressão e uma potencial utilidade de seus moduladores, particularmente baixas doses de brupenorfina, no tratamento da depressão, ideação suicida e do TANS, incluindo pacientes com depressão resistente, embora a heterogeneidade dos estudos com outros fármacos ainda não possibilite o estabelecimento de diretrizes uniformes[27].

O uso de N-acetilcisteína (NAC), um suplemento nutricional, mostrou potencial de tratamento em múltiplos transtornos psiquiátricos[28]. Um estudo aberto de 8 semanas mostrou que a NAC oral estava associada à redução da frequência do comportamento autolesivo, diminuição dos sintomas depressivos e psicopatologia global[29].

Finalmente, o comportamento autolesivo pode ser particularmente desafiador no tratamento de jovens com transtornos do neurodesenvolvimento (síndromes como Smith-Magenis,

Lesch-Nyhan, Cri-du-chat, X frágil, Rett, Prader-Willi, Cornelia e Down, entre outras). O controle do comportamento autolesivo é primariamente comportamental, porém mesmo na ausência de estudos controlados, o recurso ao controle farmacológico se impõe, particularmente com antipsicóticos de segunda geração e outros agentes menos comuns, como clonidina, NAC, naltrexona e anestésicos tópicos[30].

Psicoterapia

Uma metanálise revelou que a terapia psicológica é eficaz na redução do comportamento autolesivo. As terapias psicológicas com maiores tamanhos de efeito foram a terapia dialética comportamental (DBT), a TCC e a terapia baseada em mentalização (TBM)[31].

TCC tem se mostrado promissora no tratamento do TANS. A utilização da terapia de resolução de problemas foi um dos primeiros tratamentos que utilizaram ensaios clínicos randomizados. Ela envolve o treinamento nas habilidades e atitudes necessárias para promover a resolução de um problema[32].

A DBT é uma intervenção originalmente projetada para adultos com comportamentos suicidas crônicos[33]. Uma literatura robusta apoia o uso de DBT em adultos com comportamentos de automutilação (tanto tentativas de suicídio quanto TANS). Estudos mostram também que DBT é igualmente eficaz na redução do TANS em adolescentes e adultos jovens[34,35]. A natureza multimodal da DBT não permite discriminar qual dos seus diferentes componentes seria mais efetivo no TANS. Interessantemente, *mindfulness* definido como "direcionar a atenção para o momento presente e sem julgamento", tem como objetivo ajudar a aceitação de experiências desprazeirosas e difíceis sem tentar mudar a experiência[36]. *Mindfulness* tem sido indicado como eficaz na redução do comportamenteo autolesivo[37] e faz parte do pacote de ferramentas de intervenções da DBT.

Na mesma linha dos tratamentos ecléticos multimodais, um estudo controlado e randomizado mostrou eficácia da terapia de mentalização, que combina elementos de abordagem psicodinâmica, cognitivo comportamental e sistêmica, mostrou-se eficaz na redução de TANS em adolescentes[38].

Finalmente, um estudo recente na versão *on-line* da terapia individual de regulação emocional para adolescente (ERITA, em inglês) para tratamento do TANS em adolescentes apresentou redução de 55% dos sintomas autolesivos da amostra. Os autores do estudo concluem que os resultados sugerem que o ERITA *on-line* pode ser um tratamento aceitável para adolescentes com TANS[39].

TRATAMENTO DAS DEPENDÊNCIAS COMPORTAMENTAIS

Dentre os tipos de comportamentos impulsivos já mencionados se destaca o subgrupo de transtornos do impulso cuja natureza psicopatológica primária se assemelha às dependências por substâncias, no entanto esses prescindem de substâncias para gerar o comportamento dependente, são as chamadas dependências comportamentais. As questões nosológicas quanto a essa classificação ainda são bastante discutidas e controversas, porém didaticamente abordaremos aqui os aspectos psicológicos do tratamento de transtorno do jogo, cleptomania, das compras compulsivas e da dependência de jogos da internet. As evidências em favor da reunião desses transtornos em um conjunto coerente apontam para o envolvimento do sistema de gratificação cerebral (SGC) em todos eles. Coerentemente, o tratamento farmacológico que, mesmo sendo ainda incipiente e carente de mais evidências, aponta para o uso de fármacos moduladores do SGC, como a naltrexona e o topiramato[40]. O leitor interessado em mais informações sobre o tratamento farmacológico das dependências comportamentais irá encontrá-las nos capítulos do Volume 2, desta obra, sobre transtorno do jogo e transtornos do impulso.

Na vertente psicoterápica, predominam as propostas multimodais que tem na TCC o seu modelo mais representativo e estudado, porém não exclusivo. Trata-se de um conjunto de técnicas que geralmente inclui uma abertura psicoeducacional que visa acordar com o paciente o foco do tratamento, seu objetivo e a linguagem utilizada para intermediar a relação terapêutica. A essa intervenção inicial geralmente se segue uma intervenção motivacional para engajar o paciente no tratamento e revelar as reais motivações para busca de ajuda. Depois dessa abertura, geralmente cabem medidas práticas para conter crises imediatas (problemas de saúde, financeiros, crises familiares etc.), visando uma estabilidade mínima do paciente para viabilização da intervenção. A isso, se segue então a intervenção sobre os mecanismos subjacentes ao comportamento aditivo. Nesse ponto do tratamento a diversidade de propostas é a regra variando de abordagens psicodinâmicas, restruturação cognitiva, análise funcional do comportamento às técnicas da terceira onda que incluem compaixão, atenção plena, aceitação e compromisso[41]. Finalmente, o conjunto se encerra com intervenções voltadas à melhora das capacidades de enfrentamento do paciente e uma intervenção para antecipação de gatilhos e prevenção de recaída[42]. Nos exemplos, descritos a seguir, o leitor poderá apreciar a presença dessa estrutura sob as diferentes propostas descritas para cada transtorno.

Tratamento do transtorno do jogo (TJ)

Conforme abordado no Volume 2 desta obra, o tratamento do TJ pode ser resumido em três diretrizes principais: supressão do comportamento de jogo problemático, reparo dos problemas causados pelo jogo, promoção da saúde geral (mental e física) e qualidade de vida. No capítulo exclusivo de TJ foram abordados os aspectos relacionados ao tratamento farmacológico das comorbidades, da impulsividade e fissura, portanto aqui serão apresentadas as medidas não farmacológicas relacionadas ao tratamento do TJ.

Psicoeducação e aumento da motivação

As medidas psicológicas iniciais descritas aqui não têm limites teóricos específicos. Tais medidas podem ser usadas apenas em intervenções breves ou, conforme a necessidade, como passos que antecipam intervenção psicossocial adicional. O fornecimento de informações ao paciente sobre definições de jogo (jogo problemático e patológico) ajuda a estabelecer a base da terapia. A visão leiga de TJ é maciçamente contaminada com avaliações morais, que constituem as percepções dos jogadores e de seus parentes. Essa perspectiva é orientada ao passado (o que deveria ou não deveria ter sido feito; "se eu fosse você"; "se soubéssemos o que estava acontecendo" etc.), trazendo a culpa à tona, o que pode aumentar o desespero e mais investimento no jogo. Os portadores de TJ costumam se comportar como se a perda de controle aparecesse "do nada" ou fosse apenas obra do destino. Assim, é importante que, juntamente com as definições de jogo, os pacientes conheçam os fatores de risco da dedicação excessiva ao jogo, o que estimulará uma atitude mais pró-ativa em relação aos seus problemas. O fornecimento de números sobre a participação em jogo na população geral faz com que os pacientes comparem seu próprio comportamento com a norma. Além disso, informações sobre o faturamento da indústria do jogo e os tributos governamentais derivados estabelecem uma visão mais crítica do papel social do jogo, podendo reproduzir um desejo de se livrar da tributação implícita derivada dessa prática.

Com a mente cheia de preocupações em relação ao jogo, é difícil que o paciente se concentre na terapia. Nesse ponto, intervenções motivacionais podem ser particularmente úteis nesse momento da terapia. Uma intervenção simples e eficiente é pedir que o paciente faça um balanço geral das decisões tomadas, preenchendo um formulário (Figura 1). Esse formulário contém uma tabela dividida em quatro quadrantes. Os quadrantes superiores se referem aos prós e contras do jogo, enquanto os inferiores, aos prós e contras da abstinência. O paciente é convidado a preencher os quadrantes em forma de tópicos (p. ex., os benefícios do jogo no quadrante superior esquerdo, os benefícios da abstinência no quadrante inferior esquerdo e, assim por diante). Uma simples olhada no formulário ajuda a inferir se o paciente está pronto para mudança. Grande quantidade de tópicos no quadrante de prós do jogo e poucos tópicos nos outros quadrantes sugerem um jogador em pré-contemplação. Os tópicos concentrados no quadrante de contra do jogo sugerem contemplação ou preparação para ação. Maior quantidade de tópicos na metade inferior da tabela implica maior prontidão para entrar em ação e começar a mudança de comportamento do indivíduo. O significado dos estágios no modelo de prontidão à mudança pode ser discutido com o paciente, podendo ser transmitidas dicas práticas, como: "você precisa se concentrar um pouco mais nos custos do jogo" para um paciente em pré-contemplação; ou "você pode começar a refletir sobre sua vida sem o jogo; do contrário, será difícil mudar sem saber o que vem pela frente" para um paciente em contemplação ou preparação. É importante ressaltar a importância de passar pelos estágios de mudança, pois isso motiva o paciente. De fato, a prontidão para mudança foi relacionada à melhor resposta terapêutica ao jogo[43]. Uma estratégia adicional pode ser aplicada. Após o preenchimento do formulário, o terapeuta convida o paciente a observar os tópicos listados como consequências

Vantagens (+) do jogo	Desvantagens (–) do jogo
Vantagens (+) de não jogar	Desvantagens (–) de não jogar

Releia cada um dos pontos feitos e corrija qualquer um que possa não ser completamente verdadeiro. Adicione qualquer coisa que você tenha omitido. Que quadrado tem a maioria dos pontos? Que fatores são mais importantes? Em geral, há mais consequências positivas ou negativas do jogo a longo prazo? Quais as consequências de não jogar (abstinência) a longo prazo? Quais as conclusões tiradas a paritr dessa avaliação?

Figura 1 Avaliação dos prós e contras do jogo e da abstinência.

do ato de jogar ou não jogar. Em seguida, ele dirige a atenção do paciente para o fato de que algumas são consequências de curta duração e outras, de longa duração. Na sequência, o terapeuta pede para o paciente os tópicos de curta duração e para considerar os itens remanescentes nos quatro quadrantes. Isso inserirá pela primeira vez no tratamento a tão necessária perspectiva de tempo discutida anteriormente. É muito interessante observar o olhar de admiração dos pacientes quando se dão conta de que a maioria dos prós do jogo foi eliminada do formulário, em outras palavras que os prazeres advindos do jogo são de vida curta. Para os pacientes ainda em dúvida sobre os benefícios do jogo, pode ser útil solicitar a produção de registros semanais de atividades relacionadas ao jogo, calculando-se junto com o paciente o resultado financeiro líquido do jogo no início de cada sessão. Ao término do exercício motivacional, deve-se solicitar aos pacientes que declarem seus objetivos em relação ao tratamento. Considerando-se a atividade relacionada ao jogo, é aconselhável apresentar uma escolha forçada entre três possibilidades: reduzir (jogar controlado), abandonar os tipos mais preocupantes ou abstinência de todos os tipos de jogo. Nesse ponto, há muita controvérsia. Por causa do raciocínio herdado do campo da dependência, a abstinência total é o objetivo mais frequentemente proposto; no entanto, há argumentos contra o fato de a abstinência ser o único objetivo terapêutico aceitável. Se o paciente escolher um objetivo terapêutico que não seja o da abstinência, a melhor coisa a se fazer é lidar com esse objetivo de forma muito imparcial, admitindo a controvérsia em torno dele. Também pode ser assinalado que definir o que é o jogar controlado e a avaliação do autocontrole são tarefas complexas e que a abstinência do jogo é algo mais fácil de se definir e monitorar. Por fim, o terapeuta pode sugerir que os pacientes tentem manter a abstinência durante o tratamento, pois isso pode melhorar a eficácia da terapia e, que depois disso, eles estão livres para decidir o nível de envolvimento no jogo que eles desejam manter.

Intervindo nos processos subjacentes: os modelos comportamental, cognitivo e psicodinâmico

Os pacientes com problemas graves relacionados ao jogo podem necessitar mais do que apenas psicoeducação, intervenção motivacional e controle de contingências. Para tanto, foi sugerida uma série de propostas que tratam das bases hipotéticas de TJ. No campo da terapia do jogo, modelos comportamentais, cognitivos e psicodinâmicos já foram aplicados ao TJ. Intervenções mistas são populares, especialmente o TCC e programas multimodais ecléticos que incluem técnicas psicodinâmicas[44]. Foram conduzidas poucas comparações diretas entre os programas de orientação teórica diversa e não há como, até o momento, saber qual o tratamento mais indicado baseado nas características do paciente.

As tentativas feitas nos anos 1960 de aplicação de princípios comportamentais ao tratamento de TJ concentraram-se principalmente nos métodos de condicionamento aversivo. Mais tarde, sensibilização encoberta, dessensibilização por imaginação, dessensibilização sistemática, treinamento de relaxamento e fontes alternativas de satisfação foram descritos de forma isolada ou em combinação com tratamentos comportamentais multimodais em uma pequena série de casos. A técnica comportamental mais estudada até o momento é a dessensibilização por imaginação: em um ambiente tranquilo, os pacientes são ensinados a fazer um relaxamento gradativo; em seguida, o terapeuta pede para que eles visualizem uma circunstância em que é provável a ocorrência do jogo; depois, é feita uma sugestão para que eles fujam dessa situação e participem de uma atividade alternativa. O formato da terapia de dessensibilização por imaginação variou ao longo dos estudos, desde quatorze sessões distribuídas duas vezes ao dia, por uma semana, em um programa de internação; até 2 ou 3 exposições imaginárias por dia, por meio de fita cassete gravada ao longo de cinco semanas. Três ensaios controlados compararam a dessensibilização por imaginação com outras técnicas. O primeiro estudo comparou a dessensibilização por imaginação com a terapia aversiva (administração de choque elétrico nas extremidades do dedo). Ambas as terapias foram consideradas eficazes um mês depois do tratamento, mas apenas a dessensibilização por imaginação manteve uma redução significativa do jogo (70%), doze meses após o tratamento. O segundo estudo comparou a dessensibilização por imaginação com terapia aversiva, relaxamento imaginário e exposição *in vivo* a situações de jogo[45]. A dessensibilização por imaginação superou todas as outras modalidades com uma taxa de resposta perto de 80%. Finalmente, em um estudo recente, Grant et al.[46] compararam a dessensibilização por imaginação combinada com técnicas motivacionais, cognitivas e outras técnicas comportamentais distribuídas em um programa de 8 semanas *versus* encaminhamento ao jogadores anônimos (JA). O programa combinado foi significativamente superior ao encaminhamento ao JA, com uma taxa de abstinência de 64% ao término do tratamento. Contudo, o formato multimodal do programa impede a avaliação da contribuição específica da dessensibilização por imaginação aos resultados terapêuticos.

O único método comportamental testado em um estudo controlado foi a exposição *in vivo*. Nessa técnica, o paciente é conduzido por sessões de exposição progressiva a estímulos relacionados ao jogo, mas somente após um período de abstinência – quando um certo grau de estabilidade emocional é obtido. As primeiras sessões podem incluir permanecer em pé do lado de fora de um estabelecimento de jogo sem dinheiro, ao mesmo tempo em que é orientado pelo terapeuta a evitar qualquer resposta comportamental. Os pacientes devem sentir o aumento da ansiedade e da excitação, a exposição só deve ser finalizada quando ambos os sentimentos houverem nitidamente declinado. As sessões seguintes proporcionam uma exposição progressiva por meio da manipulação de contingências ambientais (dentro e fora do local do jogo, costas viradas para a máquina/de frente para a máquina, com/sem o terapeuta e com/sem dinheiro). Echeburúa et al.[47] compararam a exposição *in vivo* apenas, a reestruturação cognitiva e uma combinação de ambas as técnicas *versus* uma lista de espera como condição controle. Ao término do tratamento, a exposição isolada apresentou uma taxa de abstinência de 69%, comparada com 38% nos grupos submetidos a outros tratamentos e 25% para o grupo-controle. O problema, como no caso da terapia aversiva, foi a queda íngreme das taxas de abstinência poucos meses após o término da terapia. A exposição *in vivo* deve ser considerada quando o ambiente impede a esquiva aos estímulos relacionados ao jogo ou quando evitá-los implicaria um grande isolamento social. Por exemplo, em algumas localidades da Espanha, máquinas de jogo são permitidas em bares e as pessoas têm o hábito de se reunir com amigos e familiares nesses lugares após o trabalho.

A reestruturação cognitiva visa à correção das distorções cognitivas previamente descritas. Entre as técnicas cognitivas e comportamentais propostas até o momento, a reestruturação cognitiva foi a mais estudada. Sua eficácia foi testada em formato individual e em grupo. Os primeiros estudos aplicaram a reestruturação cognitiva em conjunto com psicoeducação, resolução de problemas, treinamento das habilidades de enfrentamento (*coping*) e prevenção de recaída. Em consequência disso, surgiram dúvidas se a reestruturação cognitiva contribuía ou não para os resultados relatados. Para tratar dessa questão, Ladouceur et al.[48] conduziram dois estudos controlados, comparando reestruturação cognitiva individual e em grupo com listas de espera, nos quais foram aplicados apenas métodos para identificar as percepções errôneas dos jogadores sobre aleatoriedade. Em ambos os casos, as condições experimentais foram superiores à lista de espera em diversas medidas relacionadas ao jogo: frequência do jogo, percepção de controle e autoeficácia percebida e desejo de jogar. A reestruturação cognitiva é melhor conduzida solicitando-se que os pacientes elaborem formulários de registros semanais do desejo de jogar. Nesses formulários, os pacientes tomam nota de qualquer ocorrência de desejo de jogar, atribuindo um escore de acordo com sua percepção subjetiva de intensidade, bem como as condições ambientais e internas (sensações e emoções corpóreas) durante as quais o desejo surgiu. Os pacientes devem, então, registrar seus pensamentos enquanto sentem o desejo de jogar, avaliando se eles são racionais ou irracionais, isto é, se tais pensamentos levam em consideração princípios da aleatoriedade, como incontrolabilidade, independência e imprevisibilidade de eventos futuros. Para cada crença irracional registrada, os pacientes devem fornecer uma alternativa racional concebida por eles mesmos, estabelecendo-se o diálogo interno. Por fim, um registro do que aconteceu depois disso é solicitado a fim de verificar se o enfrentamento da vontade de jogar foi eficaz ou não. O que ele fez? Jogou? Como se sentiu? Os formulários semanais devem ser entregues no início de cada sessão. O cumprimento dessa tarefa deve ser elogiado e um breve retorno do terapeuta deve ser dado na ocasião. Além da revisão dos registros, é aconselhável fornecer folhetos sobre como os jogos de azar operam (incluindo informações sobre as reais probabilidades de vencer, a porcentagem negativa de retorno financeiro etc.) e as distorções cognitivas mais usuais que vêm à mente ao jogar.

As propostas psicodinâmicas ou psicanaliticamente orientadas para TJ prevaleceram na primeira metade do século XX, mas depois disso não ocorreram investigações além de estudos e relatos de séries de casos. Com isso, os tratamentos psicodinâmicos perderam terreno para os tratamentos baseados em outros modelos teóricos. Apesar disso, as perspectivas e os métodos psicodinâmicos sobrevivem encobertos em programas terapêuticos ecléticos multimodais. Em uma revisão sobre métodos orientados psicodinamicamente para o tratamento de TJ, Rosenthal[44] concluiu que há provas suficientes para justificar pesquisas clínicas adicionais sobre esse assunto. A psicoterapia psicodinâmica concentra-se em questões específicas que a diferenciam de outras formas de terapia: foco nas emoções do paciente, ênfase nos relacionamentos passados e nas experiências interpessoais, exploração de desejos secretos ou inconscientes, fantasias e sonhos. Os mecanismos inconscientes que supostamente constituem a base de jogo desenfreado são:

- Tensão no relacionamento com a figura paterna concebida como dura e sempre insatisfeita, levando a um desejo secreto de superar as leis da realidade representadas pelo pai.
- Desejo masoquista inconsciente de perder conferido pela culpa de se rebelar contra a autoridade dos pais.
- Necessidade de restaurar a autoimagem ferida por negligência dos pais, utilizando o jogo como oráculo ou teste para averiguar se o indivíduo é amado e merece o poder que ele secretamente deseja.

Nas abordagens ecléticas multimodais propostas (juntamente com técnicas como psicoeducação, treinamento das habilidades de enfrentamento etc.), os pacientes são incentivados a produzir uma autobiografia verbal ou escrita, ao mesmo tempo em que relacionam cada passagem com sua experiência emocional e potencial função do jogo na intermediação de conflitos. Ainda precisa ser explorado, no entanto, se esse tipo de intervenção contribui para elaboração de mecanismos de defesa mais maduros e, consequentemente, ganhos terapêuticos de longa duração no tratamento de TJ.

Melhorando as habilidades de enfrentamento: solução de problemas, treinamento de habilidades sociais, controle do estresse, ampliação do repertório de lazer e prevenção de recaída

À medida que o tratamento evolui para o fim, é importante reforçar as habilidades de enfrentamento do jogador a fim de evitar o retorno do jogo problemático e consolidar os ganhos terapêuticos. Os métodos aplicados nesse estágio irão variar de acordo com as necessidades do paciente (treinamento de habilidades sociais para pacientes com ansiedade social moderada a grave ou técnicas de controle do estresse e relaxamento básico para jogadores que sofrem de ansiedade generalizada). Nesse momento, espera-se que um período significativo de abstinência ou uma redução considerável do jogo tenha sido obtido. Com isso, os pacientes se deparam com uma porção extra de tempo livre. O lazer e os benefícios relacionados previamente conferidos pelo jogo deverão ser obtidos por meio de novas atividades. Em um estudo que investigou os fatores relacionados à abstinência do jogo em jogadores em tratamento, a qualidade do lazer e a duração do tratamento foram os melhores indicadores de redução do jogo. A inscrição em JA isoladamente ou em combinação com o tratamento formal foi associada com melhor qualidade de lazer[49]. É útil ter um folheto com uma lista de opções de lazer de baixo custo ou gratuito disponíveis na comunidade e abordá-lo com os pacientes, para que as restrições financeiras não se tornem uma barreira intransponível.

Considerando-se os déficits do portador de TJ nas funções executivas (isto é, controle e planejamento) e vulnerabilidade aos estados afetivos negativos (ansiedade e depressão), quase todos os programas de TCC multimodal incluem sessões práticas de solução de problemas e métodos de enfrentamento afetivo. Uma descrição detalhada de técnicas simples e eficientes para essa finalidade é apresentada no manual de terapia cognitivo-comportamental com ênfase em habilidades de enfrentamento[50]. Com o auxílio de um formulário de cinco questões, os pacientes são guiados por um processo escalonado de solução de problemas. Nesse processo, espera-se que eles: I) identifiquem o problema; II) descrevam seus constituintes; III) formulem abordagens diferentes com base na avaliação prévia; IV) ponderem os prós e contras de cada opção; e V) avaliem os resultados da abordagem escolhida. Para aprimoramento do enfrentamento afetivo, o terapeuta pode fornecer aos pacientes um folheto com os diferentes tipos de distorções cognitivas que geralmente acompanham estados depressivos e ansiosos. Essas distorções são revisadas e os pacientes solicitados a fornecer exemplos relacionados ao jogo ou a outros problemas de suas vidas, quando apropriado. Então, os pacientes são orientados a identificar e desafiar as distorções em seu próprio pensamento.

Sob condições naturais, durante ou após o tratamento, a recorrência do jogo é esperada, daí o argumento de que a abstinência completa como o único resultado terapêutico aceitável é um critério muito restritivo e que, nas fases subsequentes da vida após o tratamento, podem ocorrer apostas ocasionais sem comprometer o bem-estar geral dos pacientes. Entre as várias medidas que podem ser utilizadas para evitar a evolução de um lapso, Marlatt e Gordon[51] enfatizaram a prevenção da catastrofização pelo paciente. A violação da abstinência gera culpa, que pode levar ao desespero que, por sua vez, fornecerá paradoxalmente uma desculpa subjetiva para mais investimento no comportamento dependente ("se tudo está perdido..."). Na prevenção de recaída em jogo, os pacientes são instruídos a respeito desses importantes fatos sobre as recidivas e treinados a identificar um lapso, seus deflagradores e outras situações de alto risco. A elaboração de estratégias eficazes de enfrentamento capacitará os pacientes a lidar de forma apropriada com tais circunstâncias, diminuindo a probabilidade de recaída. Isso pode ser alcançado investigando-se as condições prévias do paciente às recaídas. Em seguida, um problema é proposto: o que poderia ser feito para prevenir uma recaída caso o paciente tivesse que enfrentar essa situação novamente? Na sequência, eles tentam responder à questão, utilizando o método de resolução de problemas de cinco passos, descrito anteriormente.

Manutenção: interrompendo o pêndulo do jogo por meio da melhoria da qualidade de vida

Estudos naturalistas e pesquisas comunitárias sugerem que o diagnóstico de TJ aparece e desaparece ao longo do tempo. Portanto, mesmo para indivíduos tratados persiste a necessidade de interromper as oscilações pendulares do jogo. Investir em qualidade de vida e criar um novo estilo no qual apostar não é compatível com o contexto é uma estratégia que comprovadamente reduz as chances de uma recaída. Além disso, uma vida mais gratificante, além de substituir o antigo e custoso prazer do jogo, serve também como fator de amortecimento do impacto do estresse na vida do indivíduo[52]. Nessa mesma linha, o engajamento em atividade física regular de cunho aeróbico tem sido associada com a redução da vontade de jogar, redução efetiva das apostas e das comorbidades psiquiátricas associadas ao TJ[53].

Tratamento da cleptomania

O comportamento cleptomaníaco é via de regra bastante associado a condições morais, o que faz com que o paciente apresente muita dificuldade em buscar ajuda pela vergonha e medo de se julgado, assim o profissional deve ter especial atenção em acolher o paciente com atitude compreensiva, sem julgamento e sem crítica, favorecendo uma melhor aceitação e motivação para o paciente aderir ao tratamento. Em uma avaliação inicial deve ser compreendido o padrão do comportamento de furtar. Devem ser analisados a frequência, o horário, a quantidade de tempo gasto, se existe ou não fatores que precipitam o comportamento, se esses fatores são internos ou externos, se existem fontes de reforço positivo e também os potenciais fatores estressores psicossociais presentes. Até o presente momento não existe tratamento consagrado para a cleptomania; no entanto, a combinação de psicoterapia e medicamentos apresentam as respostas mais promissoras para esses casos[54].

Tratamento medicamentoso

Ainda não existem medicamentos aprovados para o tratamento da cleptomania. A literatura mostra relatos de fármacos utilizados (imipramina, nortriptilina, trazodona, tolcapona, buspirona, clonazepam, alprazolam, valproato, topiramato, lítio, ISRS e memantina); no entanto, a grande maioria desses relatos é de casos únicos ou séries de poucos pacientes tratados sem existência de grupo controle[55].

A cleptomania pode ser considerada uma dependência comportamental, na qual o "ingrediente" ativo seria a excitação produzida pelo ato de furtar conjugada à satisfação fugaz da posse do objeto. Coerente com essa visão, foram realizadas tentativas de tratamento com a naltrexona, um antagonista opioide utilizado no tratamento da dependência de álcool e jogo de azar. A naltrexona é o único medicamento testado até o momento em estudo duplo-cego controlado. Nesse estudo os indivíduos tratados com o princípio ativo, apresentaram redução significativamente maior quanto ao desejo de furtar e quanto ao comportamento de furto em si, quando comparados ao grupo controle. A dose média que foi efetiva para a cleptomania foi um pouco maior do que 100 mg/dia[56].

Tratamento psicoterápico

Até agora não foram realizados estudos controlados para tratamentos psicoterápicos de cleptomania, sendo encontradas somente descrições e estudos de casos. No entanto, com base na literatura, a abordagem mais promissora é a TCC[57].

A psicanálise dominou o tratamento da cleptomania por várias décadas, diversos psicanalistas se interessaram pelo tema ao longo século passado. Relatos de casos revelaram que em alguns pacientes esse modelo de terapia teve boa resposta, em alguns desses casos existia a associação da abordagem à medicação. Outros pacientes não apresentaram melhora mesmo com anos de terapia. Igualmente, um estudo com psicoterapia orientada para o *insight* não mostrou resposta satisfatória em onze casos publicados[58].

No PRO-AMITI, do IPq-HCFMUSP, temos um programa para o tratamento da cleptomania em curso desde 2005, que já tratou até o momento um pouco mais de oitenta pacientes, não é um número vultoso, mas mesmo assim se trata da segunda maior amostra clínica registrada e estudada até os dias de hoje. Uma provável explicação para esse lento fluxo de pacientes é o estigma e o profundo constrangimento vivido por eles, que adiam e às vezes simplesmente deixam de buscar tratamento. A seguir, fazemos uma descrição abreviada da nossa experiência no atendimento clínico desses pacientes[57].

Nossa proposta de tratamento é estruturada tendo como base a TCC. É composta de vinte sessões semanais em grupo, com duração de 90 minutos ou individual, com duração de 50 minutos. Em uma etapa inicial, o programa busca ajudar o paciente a entender o seu problema, estimulando a aceitação dos sintomas cleptomaníacos e identificando a evolução do ciclo do impulso. O grau de motivação que o paciente apresenta também é avaliado permitindo a reflexão quanto às expectativas e a motivação quanto ao tratamento e a ciência da importância da busca de ajuda. Uma técnica de relaxamento rápido é introduzida no início de cada sessão e aperfeiçoada ao longo do programa, visando capacitar o paciente a utilizar a técnica de bloqueio da resposta impulsiva e abrindo espaço para a ponderação antes da ação. Ao longo do programa, o paciente é treinado a identificar os pensamentos, as emoções e as situações que podem funcionar como gatilhos ao comportamento impulsivo.

Ao longo do tratamento, o paciente preenche um inventário semanal que o ajuda a automonitorar o seu desejo, o seu comportamento e a frequência dos furtos. Os pacientes são encorajados a anotar os locais e os itens furtados podendo objetivamente ver o seu padrão impulsivo.

Como elemento específico dessa abordagem, foi introduzida a técnica da linha da vida. Nela, os fatos significativos da história do paciente são colocados em uma linha do tempo, assim como o surgimento dos sintomas da cleptomania, sequencialmente, buscando uma relação entre os eventos vividos e o surgimentos e manutenção dos comportamentos inadequados. A técnica de resolução de problemas também compõe as sessões, ela ajuda a desenvolver um plano de ação, que tenha estratégias para o enfrentamento do comportamento impulsivo e também da sensação de vazio comum após a parada do ato furtivo.

Terminadas as vinte sessões, uma fase de manutenção de duração variável é iniciada. Essa fase é definida conforme a necessidade do paciente; inicialmente são quinzenais e adiante tornam-se mensais – nessa fase, o intuito é auxiliar o paciente a estabelecer os novos padrões de comportamento, prevenir recaídas e consolidar o uso das apreendidas. Apesar da proposta de um número limitado de sessões, muitos pacientes receberam um número muito maior de sessões. Entre a abordagem inicial de vinte sessões e as sessões de manutenção, a média de sessões foi oitenta. Os pacientes que receberam mais tempo de tratamento e de sessões apresentaram maior redução de sintomas de cleptomania, reforçando a percepção da necessidade de um tratamento prolongado[57].

Transtorno de *videogame* (dependência de jogos eletrônicos)

O transtorno de *videogame* (TVG) envolve o comportamento continuado e em escalada de jogar *videogame*, apesar das consequências negativas resultantes, geralmente associado a tentativas malsucedidas de redução ou interrupção da prática. A perda de controle perante o comportamento gratificante é característica central do TVG, assim como observado nas outras dependências comportamentais ou por substâncias psicoativas[59].

Como previamente relatado no Capítulo "Impulsividade e transtornos do controle do impulso" no Volume 2 desta obra, a dependência de jogos eletrônicos é comportamental em seus primórdios de caracterização e delineamento de critérios diagnósticos, assim como de sua nomenclatura. Tendo em vista as múltiplas nomenclaturas e ausência de tradução oficial da terminologia estabelecida pela OMS, para manter a simplicidade da comunicação, no presente capítulo continuaremos a nos referir à condição como TVG2.

Considerando que existem mecanismos compartilhados subjacentes às características neuropsicológicas do TVG, do TJ e das demais dependências comportamentais, é razoável presumir que diversos tratamentos farmacológicos e psicoterapêuticos bem-sucedidos e devidamente validados cientificamente para outras condições podem ter eficácia no tratamento de TVG. Tal presunção, porém, não pode ser sistematicamente aplicada na prática clínica, uma vez que ainda carece de fundamentação e confirmação científica. Excetua-se a essa afirmação, a prática da TCC, que acumulou robustez suficiente de dados para que possa ser prática difundida no tratamento do TVG[60].

O TVG é um transtorno complexo, frequentemente exibindo múltiplas facetas que requerem atenção durante o tratamento. O tratamento psicológico recomendado envolve a combinação de TCC e estratégias adjuvantes que:

- Modifiquem cognições mal adaptativas (p. ex., atitudes, crenças, vieses) que atuam como gatilhos e perpetuadores do comportamento adictivo.
- Adotar estratégias de *coping* com intuito de redução dos sintomas de abstinência e de estados de modificação do humor (p. ex., depressão, ansiedade) quando interrompida a prática de *videogame*.
- Desenvolver e aprimorar habilidades sociais e estabelecer novas rotinas comportamentais, incluindo atividades físicas, substituindo a prática de *videogame*.

Para adolescentes e adultos jovens, é recomendado que seus pais e outros membros familiares de maior proximidade também frequentem grupos terapêuticos e/ou de aconselhamento. Em outros países, alguns centros de tratamento oferecem retiros voluntários breves, que geralmente envolvem abstinência de tecnologias digitais, terapia de grupo e atividades sociais, mas essas opções podem ser financeiramente onerosas e têm evidências limitadas de sua eficácia a longo prazo. Grupos de autoajuda *on-line*, incluindo o *Game Quitters* (https://gamequitters.com), estão disponíveis internacionalmente, mas geralmente carecem de suporte de evidências científicas[61].

Ao contrário do tratamento das dependências por álcool e outras substâncias psicoativas, o tratamento para TVG pode não ter como objetivo a abstinência completa, buscando então a moderação do comportamento (ou autorregulação). Essa meta pode ser desejável para indivíduos mais jovens (adolescentes) que desejam manter contato com sua rede social *on-line*, no entanto, a terapia frequentemente envolverá a identificação de influências sociais no comportamento de jogo, o desenvolvimento de habilidades para gerenciar ou resistir a essas pressões sociais e a formação de novas amizades fora dos círculos de jogos *on-line*. A prática de *videogame* moderada, ou controlada, pode ser um objetivo tangível durante o início do tratamento, porém, traz consigo dificuldades associadas à experiência do jogo, que tenta frequentemente seduzir o usuário, promovendo a perpetuação do comportamento por meio de gatilhos e mecanismos intrínsecos. A experiência clínica sugere que a abstinência de jogos é normalmente necessária, especialmente para adultos, embora reconheça que a abstinência na internet muitas vezes não é sustentável, dadas as funções diárias importantes que envolvem seu uso. As evidências de tratamento atualmente não são claras em relação aos desfechos e à adesão dos pacientes às estratégias de "moderação do comportamento/autorregulação" *versus* "abstinência", devido à falta de estudos com acompanhamento de longo prazo, embora os dados preliminares sugiram que os pacientes que pretendem se abster de jogos têm melhor evolução do que aqueles que visam jogar de forma controlada[62].

Os estudos de tratamentos psicológicos para TVG superam aqueles que envolvem tratamentos farmacológicos numa razão de 3:1. As intervenções farmacológicas têm usado predominantemente medicamentos antidepressivos (p. ex., bupropiona e escitalopram), mas as eficácias atualmente não são claras devido à escassez de grandes estudos controlados, limitações dos presentes estudos e ausência de consenso em relação aos critérios diagnósticos do transtorno, condição esta *sine qua non* para a definição de amostragem nos estudos e com consequências diretas nos desfechos obtidos[62-64]. Considerando a alta associação de TVG e comorbidades psiquiátricas, destacando-se dentre estas o transtorno depressivo maior, transtornos de ansiedade (em especial a ansiedade social) e o TDAH (transtorno de déficit de atenção e hiperatividade), há concordância na literatura de que os portadores de TVG devem ser sistematicamente investigados para tais comorbidades e, quando estiverem presentes, o tratamento adequado muitas vezes resulta em uma melhor evolução em longo prazo[65,66].

A TCC é considerada uma terapia de primeira linha para várias condições psiquiátricas, incluindo as dependências. Uma metanálise de Stevens et al.[67] examinou doze estudos independentes de TCC como abordagem terapêutica. O objetivo do tratamento nesses estudos geralmente tem sido a redução do tempo de jogo e da gravidade dos sintomas de TVG, em vez de atingir a abstinência. A TCC demonstrou, em curto prazo, alta eficácia na redução dos sintomas de TVG e depressão; e eficácia moderada na redução da ansiedade. Não está claro, entretanto, se a TCC reduz o tempo gasto em jogos. O uso de TCC para TVG pode ser uma intervenção eficaz de curto prazo para reduzir os sintomas do TVG e os sintomas depressivos, mas mais estudos de acompanhamento longitudinal são necessários para avaliar os ganhos em longo prazo.

Um ensaio clínico de Wölfling et al.[68] avaliou a eficácia de um programa estruturado de TCC em 143 homens portadores de dependência de internet e jogos eletrônicos. O programa consistia em quinze sessões semanais, em grupo e até oito sessões individuais, duas vezes por semana. O tratamento era composto por três fases:

- Psicoeducação visando motivar para a abstinência e delineamento de objetivos terapêuticos.
- Intervenção com análise comportamental (protocolos semanais), estímulos para autoregulação, abordagem de eventos de vida estressantes e terapia de exposição.
- Transferência e estabilização envolvendo prevenção de recaídas, plano de emergência individual e reflexão de mudanças.

A maioria dos indivíduos (69,4%) no grupo de TCC apresentou remissão em comparação com uma menor quantidade de participantes (23,9%) do grupo de controle (que permaneciam em uma lista de espera). Comparado com o placebo, o tratamento mostrou alta eficácia para redução de sintomas do TVG; alta eficácia para reduzir o tempo despendido *on-line* aos finais de semana; e moderada a alta eficácia em melhora de funcionamento psicossocial e sintomas depressivos.

Acompanhando os indícios apresentados pela literatura até então, o programa terapêutico proposto pelo PRO-AMITI, do IPq-HCFMUSP, consiste em um modelo estruturado de psicoterapia cognitiva em grupo, realizado em dezesseis sessões semanais, de 1:30 hora de duração. Após 45 dias do término das sessões, ocorre o protocolo de manutenção, no qual são realizadas quatro sessões quinzenais, com o intuito de manutenção dos prováveis ganhos obtidos até então. O programa abrange o tratamento de todas as dependências tecnológicas, não se restringindo apenas ao TVG.

As tecnologias presentes nos jogos digitais estão evoluindo continuamente e se tornando mais sociais, envolventes e monetizadas. Consequentemente, comportamentos problemáticos com *videogame* apresentam novos desafios para os médicos e profissionais de saúde. Colaboração internacional e estudos de pesquisa de alta qualidade, incluindo ensaios clínicos, são necessários para desenvolver diretrizes de melhores práticas no tratamento do TVG.

Tratamento das compras compulsivas ou oniomania

Poucos são os estudos controlados que avaliam a eficácia do tratamento da oniomania. Os principais modelos de tratamento até agora preconizam uso de medicamentos focado no controle das comorbidades e da fissura, psicoeducação, entrevista motivacional, psicoterapia tanto individual como em grupo, educação e orientação financeira, familiar e de casal[69].

Tratamento medicamentoso

O tratamento farmacológico deve focar nas comorbidades psiquiátricas e no desejo de comprar (fissura), ainda que este último ainda tenha um caráter experimental, no entanto promissor. Como a oniomania apresenta alto índice de comorbidades particularmente com transtornos depressivos e ansiosos, os medicamentos antidepressivos acabam sendo as medicações mais utilizadas e estudadas nesses casos. Porém, a maioria dos estudos com essas drogas foram prejudicados por amostras reduzidas e falta de controle. Por outro lado, os poucos estudos controlados foram grandemente limitados pela resposta do placebo que na maioria dos casos ultrapassou a barreira de 50% de resposta por cerca de oito semanas. Esse dado em particular, reforça ainda mais a cautela na interpretação dos resultados de estudos sem controle ou parcialmente controlado, como os conduzidos com clomipramina, citalopram, escitaloram e fluvoxamina. Fluvoxamina e escitalopram, em particular, mostraram-se eficazes em estudos abertos, porém sem efeito superior ao placebo nos poucos estudos duplo-cego controlados conduzidos em oniomania até o momento. Uma metanálise mais recente revisou para uma gama mais variada de fármacos além dos antidepressivos, como naltrexona, quetiapina, lítio e memantina, porém nenhum com controle adequado e sem evidência sólida de utilidade clínica[70]. Um estudo, fugindo do habitual, investigou o topiramato em um estudo duplo-cego controlado, que mostrou alguma promessa; apesar de não ter sido observada melhora em todas as medidas de desfecho e, novamente, uma elevada resposta ao placebo apontam para necessidade de mais estudos com amostras maiores e um período mais prolongado de acompanhamento[71].

Uma metanálise recente concluiu que o tratamento das dependências comportamentais, incluindo a oniomania, tem estrutura e racional compartilhados, apresentam um tamanho de efeito robusto, as intervenções psicoterápicas têm mais eficácia do que o tratamento farmacológico, porém a associação de ambos mostra resulatdos mais promissores do que o uso isolado de qualquer uma dessas modalidades[72].

Tratamento psicoterapêutico e intervenções complementares

O tratamento psicoterapêutico para compradores compulsivos no PRO-AMITI, do Ipq – HCFMUSP, é realizado com intervenção motivacional, TCC em grupo, acompanhamento financeiro com profissionais de finanças e grupo de orientação para familiares.

Intervenção motivacional (IM)

O uso da IM na oniomania tem mostrado resultados promissores. Administrada previamente à intervenção principal, a IM tem se mostrado útil na adesão ao tratamento e progresso mais rápido pelos diferentes estágios de mudança de hábitos[73].

Terapia cognitivo-comportamental (TCC)

Algumas revisões sistemáticas já realizadas para intervenções psicoterápicas em oniomania apresentam resultados esperançosos. Essas revisões avaliaram o resultado de propostas de tratamento de diferentes orientações e em formatos distintos e a TCC em grupo foi a que apresentou os melhores resultados. No entanto, para que se possa ter mais ciência de quais são os principais elementos terapêuticos para se tratar oniomania, são necessários mais estudos controlados com maior número de sujeitos. Estudos realizados no modelo cognitivo comportamental em grupo evidenciaram melhoras em relação ao grupo controle e concluíram que a abordagem dos sentimentos negativos em relação às compras, reestruturar os pensamentos, controlar o comportamento de comprar e desenvolver habilidades de enfrentamento são importantes para a melhora[74].

O modelo cognitivo comportamental clássico proposto para compreensão e abordagem da oniomania é composto por quatro estágios: antecedentes, gatilhos internos e externos, o ato de comprar e o pós-compra, sendo que este estágio geraria novos gatilhos emocionais desconfortáveis que retroalimentam este ciclo e perpetuam as compras compulsivas[75]. Alguns estudos sugerem a adição ao modelo TCC clássico da técnica comportamental de exposição, prevenção de resposta e dessensibilização aos gatilhos situacionais para compra[69].

No Brasil, existem estudos pontuais apresentando resultados positivos do tratamento de oniomania, no entanto, ainda é necessária a realização de estudos controlados e randomizados sobre o quadro. O ambulatório integrado de transtorno do controle dos impulsos do Ipq – HCFMUSP promove um modelo de tratamento congruente com as referências da literatura[76], a intervenção em TCC para compradores compulsivos é realizada em grupo e é composta de dezesseis sessões, com os seguintes objetivos:

- Realizar a psicoeducação sobre a oniomania, seus mecanismos, características e evolução do comprar sem controle.
- Ajudar o paciente a identificar e mudar padrões de distorções cognitivas associadas às compras ("Se eu não aproveito uma oportunidade de fazer um boa compra, eu estou abrindo mão de uma oportunidade imperdível").
- Melhorar o reconheciemnto das emoções e sentimentos que ocorrem antes, durante e depois da perda de controle.
- Controlar a exposição, evitando situações de risco que propiciam o descontrole.
- Aprender e desenvolver estratégias de enfrentamento e trabalhar a prevenção de recaídas.
- Desenvolver novas habilidades de manejo financeiro.

Orientação financeira

Não existem estudos controlados e randomizados avaliando a eficácia da orientação financeira na oniomania; no entanto, resultados de estudos indicam que grupos que receberam orientação apresentaram resultados melhores dos que não receberam[77].

A maior parte dos pacientes apresenta problemas financeiros, e esses problemas contribuem para o aumento de sentimentos negativos que prejudicam a capacidade de tomada de decisão financeira, que é muito importante para a recuperação. Esses pacientes parecem apresentar ansiedade e/ou fobia financeira, que se relacionam à falta de confiança para lidar com informações financeiras, sentimentos de frustração secundários a trauma, eventos inesperados no campo financeiro, procrastinação em função do medo de olhar as próprias contas e ainda sentimento de culpa pelas dívidas[78].

A orientação financeira é desenvolvida e aplicada por especialistas que trabalham a relação do participante com o dinheiro, buscando melhorar o entendimento sobre o uso do dinheiro e direcionar caminhos que ajudem a solucionar os problemas derivados do comportamento compulsivo, para isso são utilizadas ferramentas de avaliação comportamental e de organização financeira.

Assim, a orientação financeira no tratamento consiste em dar suporte aos participantes de modo que possam avaliar o impacto das compras em suas finanças, e como a esquiva do controle financeiro pode agravar os seus problemas.

Orientação familiar

A existência de um membro da família com comportamento de comprar compulsivamente é fonte de conflitos, brigas e tentativas de correção do problema de modo inadequado que podem culminar com o término de relacionamentos e atritos familiares difíceis de serem solucionados. As dificuldades de comunicação entre membros das famílias, tanto de origem como nas famílias constituídas impactam no surgimento e/ou manutenção do quadro de oniomania. Os comportamentos conflituosos, com brigas, ameaças, agressões verbais, desqualificações e desconfirmações bilaterais, muitas vezes presentes nos modelos parentais tendem a se repetir em casais nos quais um deles apresenta a oniomania.

Além disso, comportamentos e valores atribuídos ao dinheiro costumam ser absorvidos da geração anterior para ambos do par, impactando mais em quem tem o transtorno. Experiências vivenciadas se relacionam com o transtorno, por exemplo, situações de falências na família, mortes, queda de padrão vida, depressão, perdas afetivas e financeiras importantes e abusos. Também foram observados nas famílias outras formas de descontrole do impulso, por exemplo o abuso de álcool e um perfil impulsivo na comunicação e no padrão de punições.

Assim é marcante que portadores de compra compulsiva tenham na família de origem alguém com dificuldade de regulação dos impulsos que acabam atuando como um modelo de funcionamento que é absorvido pelo comprador.

Ainda, as experiências dolorosas vivenciadas podem contribuir na impulsividade observada no comprador compulsivo. É importante ressaltar que as relações maritais comprometidas pelos problemas e as crises decorrentes do comportamento podem ser fator de geração de outras reações que podem reforçar as formas negativas de comunicação e com isso também o comportamento negativo de comprar compulsivamente.

O trabalho familiar realizado no PRO-AMITI busca trabalhar questões relacionadas ao problema de compras em si e a comunicação[79]. Os familiares são incentivados a refletir sobre suas próprias ações e reações reconhecendo os seus padrões de defesas e de comunicação utilizados com o familiar adoecido. Com isso, os familiares participantes ampliam a sua compreensão quanto ao problema em si. Acabam se beneficiando do suporte e colaboração trocado no grupo e aprendem a gerar menos tensões, promovendo mudanças comportamentais e na sua comunicação com o membro comprador da família.

O sofrimento presente no familiar é bastante significativo, sentimentos ambivalentes de amor e raiva do cônjuge, por exemplo, são difíceis de serem administrados, portanto é importante que o familiar seja acolhido e valorizado em sua dor, em paralelo ao processo de revisitar a sua história e ponderar sobre as suas condutas. Acabam por tomar consciência de que pagar as dívidas das compras não é uma boa estratégia por distanciar o comprador de se tornar responsável pelos seus próprios atos. O familiar angustiado ao querer se livrar das dívidas pagando-as logo, não percebe que evita a vivência de desconforto do paciente em relação à dívida dele, inibindo o efeito educativo que esse desconforto pode trazer ao paciente, perpetuando assim a tendência de repetir o comportamento. Se imprescindível, o socorro financeiro deve ser providenciado com parcimônia e regras claras de restituição do valor emprestado. Esse novo padrão de conduta muitas vezes resulta em sentimento de culpa no familiar já que a tendência natural seria resgatar de imediato o familiar comprometido, no entanto esses sentimentos de culpa precisam ser trabalhados em prol do próprio paciente. É comum que diante da mudança de conduta da família o paciente possa reagir negativamente. As equipes integradas nesse momento precisam atuar para ajudar a todos passarem por esse processo. Durante o processo os familiares aprendem novas formas de lidar com o transtorno, sendo firmes e ao mesmo tempo apoiando a pessoa no seu planejamento e nos seus compromissos financeiros, como pagamento de contas e das dívidas. Isso impacta de maneira ativa no comportamento de comprar compulsivamente e nas famílias.

O exercício do profissional nessa função exige atenção quanto à sua forma de comunicação, construindo um ambiente seguro, acolhedor, sem julgamentos dos participantes do grupo de familiares, que também estão em sofrimento.

Para aprofundamento

- Seger L, Bernardo CFS, Morillo J, Geraldo DE. Como lidar com a raiva e o transtorno explosivo intermitente: guia prático para pacientes, familiares e profissionais de saúde. São Paulo: Hogrefe; 2020.
- Tavares H, Abreu CN, Seger L, Mariani MMC, Filomensky TZ. Psiquiatria, saúde mental e a clínica da impulsividade. Barueri: Manole; 2015.
- Nabuco C, Góes D, Lemos IL. Como lidar com dependência tecnológica: guia prático para pacientes, familiares e educadores. São Paulo: Hogrefe; 2020.

REFERÊNCIAS BIBLIOGRÁFICAS

1. Tavares H. Instrumentos de avaliação de impulsividade. In. Gorenstein C, Wang YP, Hungerbuhler I. Instrumentos de avaliação em saúde mental. 1 ed. São Paulo: Artmed; 2015. p. 295-7.
2. Organização Mundial de Saúde. Classificação Internacional de Doenças – CID-11. Genebra: OMS; 2018. Available: https://www.who.int/classifications/icd/en/ (acesso 5 set 2020).
3. American Psychiatric Association (APA). Diagnostic and statistical manual of mental disorders (DSM-5). Washington: American Psychiatric Association; 2013.
4. Tavares H, Gentil V. Pathological gambling and obsessive-compulsive disorder: towards a spectrum of disorders of volition. Rev Bras Psiquiatria. 2007;29(2):107-17.
5. Coccaro EF. Intermittent explosive disorder as a disorder of impulsive aggression for DSM- 5. Am J Psychiatry. 2012;169(6):577-88.

6. Medeiros GC, Seger-JacobL, Garreto AK, Kim HS, Coccaro EF, Tavares H. Aggression directed towards others vs. aggression directed towards the self: clinical differences between intermittent explosive disorder and nonsuicidal self-injury. Rev Bras Psiquiatr. 2019;41(4).
7. Pereira DCS, Coutinho ESF, Corassa RB, Andrade LH, Viana MC. Prevalence and psychiatric comorbidities of intermittent explosive disorders in Metropolitan São Paulo, Brazil. Soc Psychiatry Psycriatr Epidemiol. 2020. (published online ahead of print)
8. Lee RJ, Wang J, Coccaro EF. Pharmacologic treatment of intermittent explosive disorder. In. Intermittent Explosive Disorder. Cambridge, Ma: Academic Press; 2019. p. 221-33.
9. **Costa AM, Medeiros GC, Redden S, Grant JE, Tavares H, Seger L. Cognitive-behavioral group therapy for intermittent explosive disorder: description and preliminary analysis. Rev Bras Psiquiatr. 2018;40:316-19.**

   ⇨ **Para conhecer melhor um modelo de tratamento de TEI desenvolvido no Brasil.**
10. Grant JE, Chamberlain SR. Psychopharmacological options for treating impulsivity. Psychiatric Times. 2015; 32(8):58.
11. Coccaro EF, Sripada CS, Yanowitch RN, Phan KL. Corticolimbic function in impulsive aggressive behavior. Biol Psychiatry. 2011;69(12):1153-9.
12. Coccaro EF, Grant JE. Pharmacological treatment of impulse control disorders. In. Evans SM, Carpenter KM. APA handbooks in psychology. Am J Psychiatry. 2019:267-80.
13. Felthous AR, Stanford MS. A proposed algorithm for the pharmacotherapy of impulsive aggression. J Am Acad Psychiatry Law Online. 2015;43(4):456-67.
14. Coskun F, Akca OF. Treatment of intermittent explosive disorder with carbamazepine. Clin Neuropharmacol. 2018;41(2):82-3.
15. Jones RM, Arlidge J, Gillham R, Reagu S, van den Bree M, Taylor PJ. Efficacy of mood stabilisers in the treatment of impulsive or repetitive aggression: systematic review and meta-analysis. Br J Psychiatry. 2011;198(2):93-8.
16. McCloskey MS, Noblett KL, Deffenbacher JL, Gollan JK, Coccaro EF. Cognitive-behavioral therapy for intermittent explosive disorder: a pilot randomized clinical trial. J Consult Clin Psychol. 2008;76(5):876.
17. Finkel EJ, Hall AN. The I3 model: a metatheoretical framework for understanding aggression. Curr Opin Psychol. 2018;19:125-30.
18. Hewage K, Steel Z, Mohsin M, Tay AK, De Oliveira JC, Da Piedade M, et al. A wait-list controlled study of a trauma-focused cognitive behavioral treatment for intermittent explosive disorder in Timor-Leste. Am J Orthopsychiatry. 2018;88(3):282-94.
19. Burton PR, McNiel DE, Binder RL. Firesetting, arson, pyromania, and the forensic mental health expert. J Am Acad Psychiatry Law. 2012;40(3): 355-65.
20. Brent DA, Emslie GJ, Clarke GN, Asarnow J, Spirito A, Ritz L, et al. Predictors of spontaneous and systematically assessed suicidal adverse events in the treatment of SSRI-resistant depression in adolescents (TORDIA) study. Am J Psychiatry. 2009;166:418-26.
21. Goodyer I, Dubicka B, Wilkinson P, Kelvin R, Roberts C, Byford S, et al. Selective serotonin reuptake inhibitors (SSRIs) and routine specialist care with and without cognitive behaviour therapy in adolescents with major depression: randomised controlled trial. BMJ. 2007;335:142.
22. Cipriani A, Hawton K, Stockton S, Geddes JR. Lithium in the prevention of suicide in mood disorders: updated systematic review and meta-analysis. BMJ. 2013;346:f3646.
23. Nickel MK, Nuehlbacjer M, Nickel C, Kettler C, Gil FP, BAchler E, et al. Aripiprazole in the treatment of patients with borderline personality disorder: a double-blind, placebo-controlled study. Am J Psychiatry. 2006;163:833-38.
24. Kumar T, Kathpal A, Demer J. Clozapine for treatment of aggression in non-psychotic adolescents. Asian J Psychiatry. 2016;22:102-4.
25. Argent SE, Hill SA. The novel use of clozapine in an adolescent with borderline personality disorder. Ther Adv Psychopharmacol. 2014;4:149-55.
26. Libal G, Plener PL, Ludolph AG, Fegert JM. Ziprasidone as a weight-neutral alternative in the treatment of self-injurious behavior in adolescent females. Child Adolesc Psychopharmacol. 2005;10:1-6.
27. Serafini G, Adavastro G, Canepa G, De Berardis D, Valchera A, Pompili M, et al. The efficacy of buprenorphine in major depression, treatment-resistant depression and suicidal behavior: a systematic review. Int J Mol Sci. 2018;19(8):2410.
28. Berk M, Malhi GS, Gray LJ, Dean OM. The promise of N-acetylcysteine in neuropsychiatry. Trends Pharmacol Sci. 2013;34:167-77.
29. Cullen KR, Klimes-Douglas B, Schreiner MW, Carstedt P, Marka N, Nelson K, et al. N-Acetylcysteine for nonsuicidal self-injurious behavior in adolescents: an open-label pilot study. J Child Adolesc Psychopharmacol. 2018;28:136-44.
30. Sabus A, Feinstein J, Romani P, Goldson E, Blackmer A. Management of self-injurious behaviors in children with neurodevelopmental disorders: a pharmacotherapy overview. Pharmacotherapy. 2019;39(6):645-64.
31. Ougrin D, Tranah T, Stahl D, Moran P, Asarnow Rosenbaum J. Therapeutic interventions for suicide attempts and self-harm in adolescents: systematic review and meta-analysis. J Am Acad Child Adolesc Psychiatry. 2015;54(2):97-107.
32. Nezu AM, Nezu CM, D'Zurilla TJ. Problem-solving therapy: a treatment manual. 1 ed. New York: Springer Publishing Company; 2012.
33. Linehan MM, Armstrong HE, Suarez A, Allmon D, Heard HL. Cognitive-behavioral treatment of chronically parasuicidal borderline patients. Arch Gen Psychiatry. 1991;48:1060-4.
34. McCauley E, Berk MS, Asarnow JR, Adrian M, Cohen J, Korslund K, et al. Efficacy of dialectical behavior therapy for adolescents at high risk for suicide: a randomized clinical trial. JAMA Psychiatry. 2018;75:777-85.
35. Pistorello J, Fruzzetti AE, Maclane C, Gallop R, Iverson KM. Dialectical behavior therapy (DBT) applied to college students: a randomized clinical trial. J Consult Clin Psychol. 2012;80:982-94.
36. Perry-Parrish C, Copeland-Linder N, Webb L, Shields AH, Sibinga EM. Improving self-regulation in adolescents: current evidence for the role of mindfulness-based cognitive therapy. Adolesc Health Med Ther. 2016;7:101-8.
37. Miller AL, Rathus JH, DuBose AP, Dexter-Mazza ET, Goldklang AR. Dialectical behavior therapy for adolescents. In: Dimeff LA, Koemer K. Dialectical behavior therapy in clinical practice: applications across disorders and settings. Washington, DC: APA; 2007. p. 245-63.
38. Rossouw TI, Fonagy P. Mentalization-based treatment for self-harm in adolescents: a randomized controlled trial. J Am Acad Child Adolesc Psychiatry. 2012;51:1304-13.
39. Bjureberg J, Sahlin H, Hedman-Lagerlöf E, Gratz KL, Tull MT, Jokinen J, et al. Extending research on emotion regulation individual therapy for adolescents (ERITA) with nonsuicidal self-injury disorder: open pilot trial and mediation analysis of a novel online version. BMC Psychiatry. 2018;18(1):326.
40. Yip SW, Potenza MN. Treatment of gambling disorders. Curr Treat Options Psychiatry. 2014;1(2):189-203.
41. Tolchard B. Cognitive-behavior therapy for problem gambling: a critique of current treatments and proposed new unified approach. J Ment Health. 2017;26(3):283-90.
42. Hodgins DC, Peden N. Tratamento cognitivo e comportamental para transtornos do controle de impulsos. Braz J Psychiatry. 2008;30(1):S31-S40.
43. DiClemente CC, Corno CM, Graydon MM, Wiprovnick AE, Knoblach DJ. Motivational interviewing, enhancement, and brief interventions over the last decade: a review of reviews of efficacy and effectiveness. Psychol Addict Behav. 2017;31(8):862-87.
44. Rosenthal RJ. Psicoterapia psicodinâmica e o tratamento do jogo patológico. Braz J Psychiatry. 2008;30(1):S41-S50.
45. McConaghy N, Blaszczynski A, Frankova A. Comparison of imaginal desensitisation with other behavioural treatments of pathological gambling. A two- to nine-year follow-up. Br J Psychiatry. 1991;159:390-3.
46. Grant JE, Donahue CB, Odlaug BL, Kim SW, Miller MJ, Petry NM. Imaginal desensitisation plus motivational interviewing for pathological gambling: randomised controlled trial. Br J Psychiatry. 2009;195(3):266-7.
47. Echeburúa E, Báez C, Fernández-Montalvo. Comparative effectiveness of three therapeutic modalities in the psychological treatment of pathological gambling: long-term outcome. Behav Cogn Psychother. 1996;24:51-72.
48. Ladouceur R, Sylvain C, Boutin C, Lachance S, Doucet C, Leblond J. Group therapy for pathological gamblers: a cognitive approach. Behav Res Ther. 2003;41(5):587-96.
49. Castro V, Fuentes D, Tavares H. The gambling follow-up scale: development and reliability testing of a scale for pathological gamblers under treatment. Can J Psychiatry. 2005;50(2):81-6.
50. Kadden R, Carroll K, Donovan D, Cooney N, Monti P, Abrams D, Litt M, Hester R (eds.). Cognitive-behavioral coping skills therapy manual: a clinical research guide for therapists treating individuals with alcohol abu-

se and dependence. Project MATCH Monograph Series: Vol. 3. Rockville, MD: National Institute on Alcohol Abuse and Alcoholism; 1995.

51. Marlatt GA, Gordon JR. Relapse prevention: maintenance strategies in the treatment of addictive behaviors. New York: Guilford; 1985.

52. Magalhães ACN. Tratamento de jogadores patológicos com o uso de técnica psicodinâmica: análise qualitativa do discurso de terapeutas e pacientes. Dissertação de Mestrado, Faculdade de Medicina da Universidade de São Paulo, São Paulo; 2011.

53. **Penna Ac, Kim Hs, De Brito Amc, Tavares H. The impact of an exercise program as a treatment for gambling disorder: a randomized controlled trial. Mental Health and Physical Activity. 2018;15:53-62.**

⇨ **Para conhecer um modelo de tratamento da dependência baseado em qualidade de vida.**

54. Grant JE, Kleptomania. In. Hollander E, Stein DJ. Clinical manual of impulse--control disorders. American Psychiatric Publishing, Inc.; 2006. p. 175-201.

55. Grant JE, Odlaug BL, Schreiber LR, Chamberlain SR, Won Kim S. Memantine reduces stealing behavior and impulsivity in kleptomania: a pilot study. Int Clin Psychopharmacol. 2013;28(2):106-11.

56. Grant J, Kim SW, Odlaug B. A double-blind, placebo-controlled study of the opiate antagonist, naltroxene, in the treatment of kleptomania. Bio Psychiatry. 2009;65:600-6.

57. **Christianini AR, Conti MA, Hearst N, Cordás TA, Abreu CN, Tavares H. Treating kleptomania: cross-cultural adaptation of the Kleptomania Symptom Assessment Scale and assessment of an outpatient program. Compreensive Psychiatry. 2015;56:289-94.**

⇨ **Para conhecer melhor um modelo de tratamento da cleptomania desenvolvido no Brasil.**

58. McElroy SL, Pope HG, Hudson JI, Keck PE, White KL. Kleptomania: a report of 20 cases. Am J Psychiatry. 1991;148(5):652-7.

59. Saunders JB, Hao W, Long J, King DL, Mann K, Fauth-Bühler M, et al. Gaming disorder: Its delineation as an important condition for diagnosis, management, and prevention. J Behav Addict. 2017;6(3):271-9.

60. Fauth-Bühler M, Mann K. Neurobiological correlates of internet gaming disorder: Similarities to pathological gambling. Addict Behav. 2017;64:349-56.

61. World Health Organization. Sharpening the focus on gaming disorder. Bull World Health Organ. 2019;97(6):382-3.

62. King DL, Delfabbro PH, Wu AMS, Doh YY, Kuss DJ, Pallesen S, et al. Treatment of Internet gaming disorder: an international systematic review and CONSORT evaluation. Clinical Psychology Review. 2017;54:123-33.

63. Song J, Park JH, Han DH, Roh S, Son JH, Choi TY, et al. Comparative study of the effects of bupropion and escitalopram on Internet gaming disorder. Psychiatry Clin Neurosci. 2016;70(11):527-35.

64. Nam B, Bae S, Kim SM, Hong JS, Han DH. Comparing the effects of bupropion and escitalopram on excessive internet game play in patients with major depressive disorder. Clin Psychopharmacol Neurosci. 2017;15(4):361-8.

65. Han DH, Lee YS, Na C, Ahn JY, Chung US, Daniels MA, et al. The effect of methylphenidate on Internet video game play in children with attention-deficit/hyperactivity disorder. Comprehensive Psychiatry. 2009;50(3):251-6.

66. Han DH, Renshaw PF. Bupropion in the treatment of problematic online game play in patients with major depressive disorder. J Psychopharmacol. 2011;26(5):689-96.

67. Stevens MWR, King DL, Dorstyn D, Delfabbro PH. Cognitive-behavioral therapy for Internet gaming disorder: a systematic review and meta-analysis. Clin Psychol Psychother. 2019;26(2):191-203.

68. Wölfling K, Müller KW, Dreier M, Ruckes C, Deuster O, Batra A, et al. Efficacy of short-term treatment of internet and computer game addiction. JAMA Psychiatry. 2019;76(10):1018.

69. Granero R, Fernández-Aranda F, Mestre-Bach G, Steward T, Bano M, Aguera Z, et al. Cognitive behavioral therapy for compulsive buying behavior: Predictors of treatment outcome. Eur Psychiatry. 2017;39:57-65.

70. Soares C, Fernandes N, Morgado P. A review of pharmacologic treatment for compulsive buying disorder. CNS Drugs. 2016;30(4):281-91.

71. Nicoli de Mattos C, Kim HS, Marasaldi RF, Requião MG, de Oliveira EC, Filomensky Z, et al. A 12-week randomized, double-blind, placebo-controlled clinical trial of topiramate for the treatment of compulsive buying disorder. J Clin Psychopharmacol. 2020;40(2):186-90.

72. Goslar M, Leibetseder M, Muench HM, Hofmann SG, Laireiter AR. Treatments for internet addiction, sex addiction and compulsive buying: a meta-analysis. J Behav Addict. 2020;9(1):14-43.

73. Donahue CB, Odlaug BL, Grant JE. Compulsive buying treated with motivational interviewing and imaginal desensitization. Ann Clin Psychiatry. 2011;23(3):226-7.

74. Hague B, Hall J, Kellett S. Treatments for compulsive buying: a systematic review of the quality, effectiveness and progression of the outcome evidence. J Behav Addictions. 2016;5(3):379-94.

75. Kellett S, Bolton JV. Compulsive buying: a cognitive: behavioural model. ClinPsychol Psychother. 2009;16:83-99.

76. **Filomensky TZ, Tavares H. Cognitive restructuring for compulsive buying. Rev Bras Psiquiatr. 2009;31(1):77-8.**

⇨ **Para conhecer melhor um modelo de tratamento de oniomani desenvolvido no Brasil.**

77. Lourenço Leite P, Pereira VM, Nardi AE, Silva AC. Psychotherapy for compulsive buying disorder: a systematic review. Psychiatry Res. 2014;219(3):411-9.

78. Shapiro GK, Burchell BJ. Measuring financial anxiety. J Neurosci Psychol Econ. 2012;5(2):92-103.

79. **Guimarães CMB, Kublikowski I, Tavares H, Filomensky TZ. Um minuto para comprar e uma vida para pagar. São Paulo: CRV; 2018.**

⇨ **Para uma melhor apreciação dos mecanismos familiares envolvidos nas dependências comportamentais.**

80. Coccaro EF, Lee RJ, Kavoussi RJ. A double-blind, randomized, placebo--controlled trial of fluoxetine in patients with intermittent explosive disorder. J Clin Psychiat. 2009;70(5):653-62.

23

Tratamento dos transtornos de personalidade

Marcelo José Abduch Adas Brañas
Marcos Signoretti Croci
João Cronemberger Sá Ribeiro
Eduardo Martinho Jr

Sumário

Pontos-chave

- Transtornos de personalidades (TP) são, em geral, tratáveis e apresentam melhor prognóstico do que anteriormente se pensava.
- Psicoterapia é o tratamento de primeira escolha para a maior parte dos TP.
- Diversos tratamentos baseados em evidência foram desenvolvidos para o tratamento do TP *borderline* (TPB) e atualmente estão sendo adaptados para outros TP.
- No TPB, tratamentos generalistas tem eficácia equiparável a tratamentos especializados, sendo mais acessíveis e dissemináveis, possibilitando assim que mais profissionais de saúde mental sejam capacitados a prover cuidado de qualidade a esses pacientes.
- Os indivíduos que não responderem ao tratamento generalista devem ser encaminhados para abordagens mais especializadas.

INTRODUÇÃO

O diagnóstico de transtorno de personalidade (TP) ainda é emitido com relutância e pessimismo por parcela significativa dos psiquiatras, ao considerarem essa condição clínica uma sentença imutável e intratável. Os estudos recentes sobre o curso longitudinal e sobre a eficácia desses transtornos – principalmente advindos de pesquisas sobre o transtorno de personalidade *borderline* (TPB) – fornecem evidências na direção contrária: pacientes apresentam melhora sintomática significativa ao longo do tempo; a comunicação precoce do diagnóstico é bem aceita e reduz sintomas; tratamento por meio de psicoterapias baseadas em evidência impacta positivamente no prognóstico e funcionalidade[1,2].

Uma compreensão moderna é que o TP é um transtorno do *self* e das relações interpessoais. Em um estudo com quase mil pacientes, Sharp et al.[3] demonstraram que a patologia da personalidade é composta por um fator geral, comum a todos os TP, e fatores específicos a cada diagnóstico em particular. No caso do TPB, os fatores gerais são mais relevantes para a psicopatologia do que os específicos, o que embasa o argumento de que o TPB pode servir como um protótipo para compreensão e formulação de tratamentos para os demais TP. O modelo alternativo para TP da seção III do DSM-5 e a CID-11 (ainda em desenvolvimento) convergem nesse entendimento ao proporem uma classificação dimensional, com critérios gerais para diagnóstico de transtorno de personalidade e critérios especificadores.

Partindo do princípio de que TP têm muitas características em comum, há um esforço da comunidade científica para adaptar tratamentos baseados em evidência desenvolvidos para o TPB para outros TP. Um exemplo, foi o estudo conduzido por Bamelis et al.[4], no qual a psicoterapia focada nos esquemas (SFT) foi testada no tratamento de seis diferentes transtornos de personalidade – evitativa, dependente, obsessivo-compulsiva, histriônica, narcisista e paranoide). Após 50 sessões de SFT, houve melhora sintomática, ajustamento social e qualidade de vida[4].

Neste capítulo, será priorizada a discussão do tratamento dos TP mais clinicamente relevantes e que possuam terapêuticas estruturadas e baseadas em evidência. Inicialmente, abordaremos princípios gerais de tratamento de todos os TP. Em seguida, os tratamentos mais estudados para TPB (TB mais bem estudado) e TP narcisista (patologia cujo tratamento vêm atualmente recebendo muita atenção da comunidade científica). Ao final, discutiremos os transtornos da personalidade antissocial, obsessivo-compulsiva e esquizotípica.

PRINCÍPIOS GERAIS DO TRATAMENTO DOS TRANSTORNOS DE PERSONALIDADE

A maior parte do conhecimento nessa área vem de estudos com pacientes com TPB[5,6]. São eles:

- Psicoeducação: discussão aberta sobre biologia, diagnóstico, prognóstico e opções de tratamento. O diagnóstico determina a expectativa do clínico e do paciente sobre o tratamento e forma a base da aliança terapêutica. Isoladamente, a psicoeducação demonstrou-se eficaz na redução de sintomas no curto-prazo[1].
- Relação médico-paciente: o vínculo é de extrema importância para que haja uma atmosfera de confiança, em que o paciente possa falar sobre seus problemas e preocupações. A validação emocional, isto é, reconhecer e mostrar ao paciente que suas emoções são legítimas e compreensíveis em determinada situação, é um ponto-chave. Devemos nos lembrar de que os sintomas dos pacientes (raiva, sensibilidade à rejeição, necessidade de atenção, desvalorização dos outros) podem gerar relações contratransferenciais intensas, prejudicando essa relação. O terapeuta deve observar seus limites e entender que são também essas características que levam o paciente ao sofrimento e à perda de funcionalidade, ou seja, são sintomas do problema.
- Tratamento estruturado e consistente: um plano de tratamento com objetivos e responsabilidades do clínico e do paciente deve ser implementado para melhorar a adesão e reduzir o abandono do tratamento[4]. O clínico deve ser consistente, previsível, confiável e ativo na elucidação de problemas que o paciente esteja enfrentando. Contatos entre sessões devem ser acordados entre médico e paciente.
- Psicofarmacologia: em geral, o tratamento dos transtornos de personalidade é a psicoterapia. Os psicofármacos têm efeito limitado na redução de sintomas. É comum na prática clínica utilizar diversas medicações em conjunto, apesar de não haver evidência para isso. Essa prática (polifarmácia) deve ser evitada, já que além de aumentar prejuízos decorrentes dos efeitos colaterais, dá a falsa impressão ao paciente de que são as medicações que resolverão seus problemas, reforçando postura passiva no tratamento[5].
- Tratamento das comorbidades: é comum que esses pacientes apresentem diversos outros transtornos. Alguns deles podem requerer tratamento específico e, em alguns casos, o tratamento da patologia comórbida pode ser uma condição para o sucesso do tratamento do TP, como a anorexia, transtorno de estresse pós-traumático complexo ou dependência química. Sintomas depressivos e pânico, por exemplo, tendem a melhorar com o tratamento do TP.
- Estabilização das crises: pacientes com transtorno de personalidade podem apresentar agudização do quadro, com crises suicidas. É comum a realização de um plano de segurança, no qual o paciente terá, entre as consultas, um fluxograma de estratégias para lidar com crises. Isso o auxiliará em momentos em que não há disponibilidade do profissional de saúde mental, além de reforçar postura proativa e responsável. As internações devem ser realizadas em casos extremos, quando há alto risco suicida e, sempre que possível, devem ser curtas (cerca de 3 a 14 dias). Quando não necessária ou recorrente, a internação pode reforçar comportamentos regressivos. O paciente pode desenvolver uma relação de dependência negativa com o ambiente hospitalar para esquivar-se de suas reais responsabilidades e conflitos. Observação importante: deve-se tomar cuidado para não confundir comportamento autolesivo sem intenção suicida (CASIS) com comportamento suicida. Geralmente, CASIS são estratégias desenvolvidas pelo paciente para regular as suas próprias emoções e não visam suicídio.
- Foco em reabilitação: na história natural desses transtornos, sintomas como tentativas de suicídio, automutilação e impulsividade diminuem com o tempo. No entanto, os pacientes apresentam importantes limitações de funcionalidade social e laboral. O clínico deve estimular e ajudar o paciente a ter alguma responsabilidade, com projetos realistas e objetivos viáveis. Melhor iniciar com objetivos mais fáceis e de curto prazo, como iniciar trabalho voluntário em meio período ou retomar poucas matérias na faculdade.

CLUSTER A

Transtorno da personalidade esquizotípica

Os sintomas do transtorno de personalidade esquizotípica (TPE) geralmente se manifestam na transição da infância para a adolescência e se mantém estáveis até o início da idade adulta na maioria dos casos, no entanto 10 a 20% dos pacientes diagnosticados precocemente com TPE desenvolvem esquizofrenia ou transtorno esquizoafetivo[7]. Por essa razão, muitos incluem o TPE no espectro da esquizofrenia. Pacientes com TPE tendem a não procurar atendimento psiquiátrico e abandonar o tratamento de forma precoce. É da natureza desses pacientes serem desconfiados e resistentes a intervenção de profissionais. O objetivo primário do clínico ao atender um paciente com TPE é estabelecer uma relação de confiança. Até o momento, nenhum tratamento estruturado foi validado para o TPE. A experiência clínica demonstra que terapia psicossocial pode ajudar os pacientes a manterem relações interpessoais, ao diminuir medos paranoides e aumentar chances de empregabilidade, ao prover treino vocacional a fim de desenvolver habilidades[8]. Em geral, pacientes tendem a conseguir manter empregos, principalmente em cargos mais solitários e com rotinas bem estruturadas. Não existem ensaios clínicos randomizados que estabeleçam a eficácia do uso de medicações no TPE. Alguns estudos com pequenas amostras de pacientes demonstraram que psicofármacos podem ser utilizados para sintomas específicos. Antipsicóticos de segunda geração em dose baixa podem atenuar sintomas cognitivo-perceptuais egodistônicos e psicóticos[9,10]. Estimulantes podem ser utilizados se o paciente apresentar déficit cognitivo, e benzodiazepínicos podem ajudar com ansiedade social; mas a evidência para isso é baseada em estudos pequenos ou experiência clínica[11]. Além disso, devemos ter cuidado e nos atentar para o surgimento de sintomas psicóticos ou maniformes com estimulantes.

CLUSTER B

Transtorno de personalidade *borderline*

É o TP mais estudado, sendo o tratamento de escolha as psicoterapias baseadas em evidência. Estas apresentam bons resultados e refutam o mito de que pacientes *borderlines* são intratáveis[12]. No entanto, a maioria dessas psicoterapias requerem profissionais altamente especializados, com treinamento longo e financeiramente custoso. Além disso, a disseminação no Brasil dessas abordagens começou apenas no passado recente. O acesso pelo paciente a esses profissionais ainda é bastante difícil. Há escassez de profissionais, os custos são elevados para os pacientes e há pouquíssimos serviços que oferecem alguns desses tratamentos de forma gratuita. Iremos abordar sucintamente quatro desses tratamentos baseados em evidência. O último é uma abordagem generalista e manualizada de mais fácil acesso para o profissional de saúde mental generalista; que envolve menos recursos e com resultados comparáveis, em termos de eficácia, a psicoterapias mais especializadas: bom manejo clínico para o transtorno de personalidade *borderline* (*general psychiatric management for borderline personality disorder* [GPM], em inglês)[13]. Psicoterapia focada na transferência (*transference-focused psychotherapy* [TFP]) também é um tratamento baseado em evidência e bastante estudado para o TPB. Abordaremos seus principais aspectos na sessão sobre transtorno de personalidade narcisista, para o qual também pode ser utilizado.

Terapia comportamental dialética

A terapia comportamental dialética (DBT – *dialectical behavior therapy*) é a psicoterapia com maior quantidade de estudos empíricos que comprovam sua eficácia para o TPB[12]. Tem como um dos principais conceitos a dialética e, como uma das principais estratégias, a validação. A primeira é um conceito filosófico que data da época dos pensadores gregos antigos e foi repopularizado por Hegel. Na DBT, diversos dilemas dialéticos vivenciados pelo paciente e característicos de sua psicopatologia são abordados, como pensamentos dicotômicos (tudo ou nada), ambivalência nos relacionamentos, idealização e desvalorização, entre outros[12]. O terapeuta deve balancear quando motivar e ajudar o paciente a mudar seu comportamento e quando deve utilizar estratégias de aceitação. A validação, de maneira bastante simplificada, consiste em aceitar as percepções e emoções do paciente como reais e compreensíveis, mostrando isso a ele ou ela. Isso promove o fortalecimento de um vínculo empático, diminui a intensidade emocional e, assim, aumenta a chance do paciente refletir de forma mais sensata e ponderada sobre os problemas, já que menor ativação emocional promove melhor funcionamento de funções executivas[14]. A validação também reduz a insegurança e a sensação de inadequação que é característica desses pacientes, além de os motivarem a se engajar em estratégias para mudança. A DBT tem como pressuposto teórico que pacientes com TPB nascem com uma predisposição a experenciar alta emocionalidade, sendo mais sensíveis do que a maioria das pessoas a estímulos estressores. Quando tais indivíduos vivem em meios muito reativos, nos quais suas vulnerabilidades não são compreendidas ou, muitas vezes, diminuídas e desvalorizadas (ambiente invalidante), há a emergência do quadro clínico característico do TPB. A DBT, aplicada em seu modelo *standard,* consiste em psicoterapia individual semanal de uma hora de duração, grupo de habilidades semanal com cerca de duas horas de duração, grupo de consultoria semanal de uma hora para discussão de casos entre os terapeutas e disponibilidade diária por telefone ou mensagens para manejo de crise dos pacientes. Como pode-se perceber, toda essa estrutura faz com que poucos pacientes possam ter acesso ao tratamento em sua versão completa. Recentemente, Marsha Linehan, criadora da DBT, publicou um estudo que demonstra que apenas o grupo de habilidades, sem os outros componentes, teve resultados semelhantes da DBT em sua forma *standard*[15]. Para mais informações sobre a DBT, consulte o Capítulo "Terapia comportamental dialética" na Seção 3 desta obra.

Tratamento baseado na mentalização

O tratamento baseado na mentalização (MBT – *mentalization-based treatment*) conceitua os problemas vivenciados pelos pacientes *borderlines* em termos de instabilidade (insegurança) no apego e capacidade de mentalização disfuncional. Seus conceitos derivam de teorias psicanalíticas e de novas descobertas em pesquisas sobre teoria do apego e cognição social. A capacidade de mentalização é formalmente definida como o processo mental pelo qual um indivíduo implícita e explicitamente interpreta suas ações e as ações do outro de uma forma significativa com base em estados mentais intencionais[16]. Ou seja, é o processo psicológico que usamos para entender estados mentais – emoções, crenças, desejos, necessidades – que estão envolvidos nas interações interpessoais. Mais informalmente, ela pode ser conceitualizada como "pensar sobre o pensar", "ter um modelo da mente do outro em sua mente" e "ver os outros por dentro e ver a si próprio por fora"[17]. Fonagy e Allison[18] estenderam a formulação do TPB e de outros transtornos de personalidade como um problema de confiança epistêmica, que é a capacidade de confiar na autenticidade e relevância pessoal das informações apresentadas nos contextos interpessoais[18]. O arcabouço teórico da MBT explica a rigidez de pensamento que pacientes com TPB apresentam em contextos sociais e como isso se relaciona à ausência de um apego seguro. O trabalho do terapeuta MBT é fomentar a curiosidade e explorar com o paciente diferentes perspectivas. A MBT categoriza quais são os principais modos de pré-mentalização frequentemente encontrados no TPB – nos quais o paciente não consegue entender os estados mentais de si e dos outros de forma realística, benevolente e flexível – e quais estratégias utilizar em cada um deles[19]. Quando oferecida em programas estruturados, há um grupo semanal que dura de 8 a 12 semanas que provê psicoeducação e motivação para o tratamento. Depois, os pacientes ingressam na terapia individual semanal que corre em paralelo com a terapia de grupo. Os profissionais que fazem a terapia de grupo, a terapia individual e a psicofarmacologia encontram-se periodicamente para discutir os casos. Estudos mostram que a MBT pode ser um tratamento reservado para pacientes com psicopatologia mais grave da personalidade, por exemplo quando há transtorno de personalidade *borderline* com comorbidades com outros transtornos de personalidade (p. ex., antissocial e narcisista).

Bom manejo clínico para o transtorno de personalidade *borderline*

John Gunderson na década de 1970 construiu uma entrevista clínica estruturada e confiável para o diagnóstico do TPB, possibilitando a inclusão do diagnóstico pela primeira vez no DSM-III. Após três décadas de Gunderson escrever *Borderline personality disorder* – um livro que se tornou referência sobre o tema – Paul Links o converteu em um tratamento manualizado intitulado *geneneral (ou good) psychiatric management*. Seu objetivo, ao fazer isso, foi comparar o GPM (*general psychiatric management for borderline personality disorder*) com a DBT no maior ensaio clínico ambulatorial realizado até hoje para pacientes com TPB[13,20]. Esperava-se que este estudo demonstrasse a eficácia da DBT em relação a um tratamento sistemático e generalista. O achado inesperado foi que o GPM, mesmo sendo um modelo menos intensivo e não especializado, provou-se tão efetivo quanto a DBT após 12 meses de tratamento e após 24 meses de seguimento[13,21]. Além disso, houve menor desistência no grupo do GPM de pacientes com mais comorbidades de eixo I do antigo DSM-IV[22]. O diferencial do GPM em relação às terapias baseadas em evidência é que, apesar de ter orientação psicoterapêutica, o foco não é este (i. e., mudança da funcionamento psicológico do indivíduo) e sim um "bom" manejo clínico empregado por profissionais que conheçam o curso natural do TPB e seus principais sintomas[12]. É um tratamento eclético, que engloba aspectos de outras psicoterapias baseadas em evidência, conhecimento científico e bom senso[12]. Em geral, as sessões são semanais, mas isso não é um pré-requisito. A frequência do tratamento é ditada pelo aproveitamento do paciente; assim, diminuindo a dependência excessiva e o comportamento regredido, o qual é observado em tratamentos que se mantêm demasiadamente intensivos apesar de não haver sinais de melhora. O lema primordial é o foco na vida fora do tratamento: recobrar capacidade laboral ou acadêmica e, depois, trabalhar mais intensamente nos problemas de relacionamento. O racional dessa estratégia é ajudar o paciente a adquirir outra fonte de autoestima e resiliência (o trabalho ou a escola), para então poder melhor enfrentar algo que é para eles bastante difícil: relações sociais e íntimas. Além disso, a melhora da capacidade laboral acarreta desfechos claramente vantajosos, como maiores chances de independência financeira. Outro motivo para se ter tal abordagem, é o achado que pacientes com TPB melhoram sintomaticamente ao longo dos anos, mesmo sem muitas intervenções, mas tem mais dificuldade no ganho de funcionalidade[21,23]. O modelo teórico utilizado é o da hipersensibilidade interpessoal (modelo de coerência interpessoal). Ele dita que a grande maioria das descompensações psicopatológicas do transtorno decorrem de eventos interpessoais. Por exemplo, o paciente que ao vivenciar abandono, crítica ou rejeição, apresenta raiva excessiva, desvalorização e automutilação. E ao sentir-se reconectado e acolhido socialmente, os sintomas melhoram de forma expressiva. A psicoeducação destinada a pacientes e familiares é uma pedra fundamental desse modelo. Informações sobre herdabilidade, curso, principais vulnerabilidades, metas do tratamento, ganho de autonomia/autogerenciamento e manejo de comorbidades são fornecidas e discutidas. Assim como é informado sobre o porquê do uso conservador (mínimo possível) de medicações e internações hospitalares. A psicoeducação para TPB tem base científica, já que esta estratégia provou ser em si terapêutica[1,24]. Um ponto interessante é que o GPM incorpora em seu manual técnicas para manejo medicamentoso dos pacientes[5,12]. Esse tratamento baseado em evidência tem o menor manual em relação aos outros dois anteriormente aqui apresentados; contém vídeos que demonstram técnicas que podem ser utilizadas em situações clínicas comuns; seu curso básico é um *Workshop* de um dia e está disponível oficialmente no Brasil – assim como o manual em português[5]. O objetivo é ser um tratamento básico, bom o suficiente, destinado a profissionais generalistas, que não pretendam se especializar em transtornos de personalidade, mas que queiram fornecer um cuidado de qualidade a esses pacientes. O GPM pode ser usado de forma flexível com outros tratamentos, como terapia de grupo, terapia de casal e terapia familiar. No manual do tratamento há diretrizes de como e em que situações outras terapias são integradas. Em breve, uma versão adaptada para adolescentes desse tratamento (GPM-A) também estará disponível.

Tratamento psicofarmacológico

Intervenções psicofarmacológicas demonstram, na maioria dos estudos, eficácia moderada. Lembre-se de que a primeira linha de tratamento é a psicoterapia. A maioria dos *guidelines* internacionais recomendam um uso mínimo de medicações, quando necessário[25-27]. Uma revisão sistemática da Cochrane de 2010 e duas metanálises recentes encontraram alguma evidência de melhora dos sintomas com o uso, principalmente, de estabilizadores de humor (topiramato, valproato e lamotrigina) e antipsicóticos de segunda geração[28,30]. Outra metanálise, de 2010, concluiu que antipsicóticos apresentam efeito moderado em sintomas cognitivos-perceptuais e de moderado a grande efeito em controle de raiva; estabilizadores de humor apresentam grande efeito em impulsividade e raiva[31]. No entanto, a maioria dos estudos individuais disponíveis são pequenos e não replicados. Crawford et al., em um recente e bem desenhado ensaio clínico randomizado controlado, comparou lamotrigina com placebo, não encontrando benefício no uso desse estabilizador de humor para o TPB[32]. Benzodiazepínicos devem ser evitados pelo potencial de abuso e de aumento da impulsividade[33-35]. É frequente pacientes e clínicos insistirem em demasia no uso de medicações. Deve-se dar preferência à monoterapia quando utilizar medicações direcionadas ao TPB[36]. O GPM oferece um guia prático de como prescrever de forma parcimoniosa nesses casos, estimulando o paciente a tomar um papel ativo e colaborativo em ajudar o clínico na avaliação de quão eficaz ou não está sendo cada uma das medicações[5]. Além disto, o GPM também oferece um guia de quando tratar as comorbidades como um alvo primário ou secundário, ou seja, quando priorizar ou não o TPB. Em um recente e instrutivo artigo, Fineberg et al. mostra estratégias de como "desprescrever" (i. e., redução e suspensão do psicofármaco não efetivo) quando necessário em TPB, evitando assim a polifarmácia, o uso de medicações sem benefício claro e iatrogenia[37].

Devido à miríade de tratamentos baseados em evidência para o TPB, Choi-Kain et al.[12] propuseram uma forma de como indicar cada um desses tratamentos (ou sua combinação) a depender do estadiamento de gravidade do transtorno e de sua resposta aos diferentes tratamentos disponíveis[12]. Sua discussão foge ao escopo deste capítulo, mas vale a pena a leitura do artigo original.

Transtorno de personalidade narcisista

Após o sucesso que psicoterapias baseadas em evidência tiveram para o TPB, há um movimento importante entre os especialistas na área em transpor o que for possível dessas intervenções para outros transtornos de personalidade. Isso, como já discutido anteriormente, é algo, *a priori*, bastante factível devido a diversos elementos psicopatológicos comuns entres esses transtornos[3]. Além disso, a comorbidade entre o transtorno de personalidade narcisista (TPN) e TPB é grande[38]. Pode-se dizer que o TPN, depois do TPB, é o segundo transtorno de personalidade que atualmente recebe mais atenção. Há o seguinte lema atual na comunidade científica: "Vamos fazer do TPN o novo TPB" e desestigmatizar o TPN no universo clínico e de pesquisa[39,40]. O tratamento baseado em mentalização (MBT), em virtude das características flexíveis discutidas, pode ser facilmente adaptado para o TPN. Esses pacientes apresentam excessivo foco em si mesmos e uma capacidade limitada de entendimento dos outros, sendo esses dois importantes pontos de abordagem da MBT nesses casos. A terapia comportamental dialética (DBT) também parece promissora para o TPN, endereçando, por exemplo, a desregulação emocional que também é presente nesses pacientes[41]. A psicoterapia focada nos esquemas (SFT) é uma abordagem que combina estratégias da terapia cognitivo-comportamental, da teoria do apego e das psicoterapias psicodinâmicas. É utilizado o construto teórico denominado Esquemas, que são percepções pervasivas e negativas – observadas e formadas desde a idade precoce na história do indivíduo – sobre si, sobre os outros e sobre o lugar do sujeito na sociedade. Quando na vida adulta, o paciente se depara com situações semelhantes às vivenciadas de forma traumática no passado e ainda não suficientemente resolvidas; esquemas disfuncionais são reativados, impactando significativamente na forma de agir e trazendo prejuízos funcional e emocional[42]. A SFT aborda esquemas centrais do narcisismo, como sensação de ser "defeituoso" e vergonha, crença excessiva de merecimento e direitos (*entitlement*) e privação emocional precoce[43]. A seguir, veremos em mais detalhes como dois dos tratamentos baseados em evidência para o TPB são adaptados para o transtorno de personalidade narcisista.

Psicoterapia focada na transferência

A psicoterapia focada na transferência (TFP – *transference-focused psychotherapy*) conceitualiza um conjunto de estruturas de personalidade denominado organização de personalidade *borderline*, do qual o transtorno de personalidade narcisista e *borderline* fazem parte. É um tratamento baseado em evidência para o TPB, que pode ser estendido para o TPN[44-47] O tratamento usa como técnicas a interpretação, o manejo da transferência e da agressividade, a descrição e a abordagem de mecanismos de defesa, entre outras. Tem como uma de suas fortes bases teóricas as relações objetais. Pacientes com TPN frequentemente referem se sentir desvalorizados, irrelevantes e creem estar constantemente sob ataque dos outros. É muito comum durante o tratamento haver uma espiral negativa na qual o paciente entra em um estado paranoide e hostil, que acaba por gerar pressões contratransferenciais intensas que dificultam que o terapeuta se mantenha reflexivo[48]. Isso muitas vezes culmina em término precoce de psicoterapias com esses pacientes. Na TFP essas características psicopatológicas são bastante endereçadas a fim de evitar esse desfecho. Outro ponto crucial no TPN é a preocupação pervasiva com o valor do *self*, que pode ser expressa por duas variantes: narcisismo grandioso e narcisismo vulnerável. A primeira consiste no narcisismo clássico, descrito no DSM-5, no qual o paciente demonstra, na maior parte do tempo, grandiosidade, arrogância, inveja e sede por admiração e elogios. No segundo, o *self* patologicamente grandioso está mascarado e, fenotipicamente, o que se observa é um excesso de vergonha, insegurança, sintomas depressivos, características masoquistas e idealização dos outros[48]. A TFP apresenta uma visão abrangente de ambas variantes e como abordar esses elementos durante a psicoterapia. A frequência preconizada é, em geral, duas vezes por semana. No início, é feita uma avaliação do estilo defensivo – características maduras *vs.* primitivas, agressividade, rigidez etc. – do paciente com o objetivo de ajudá-los a ter uma visão mais realista dos outros e de si, melhorando a cisão (*split*) caracterizada pela idealização ou desvalorização extremas. Acessa-se também, no início, o sistema de valores do paciente, como a capacidade de culpa e remorso e presença ou não de tendências antissociais. É discutido com o paciente seu diagnóstico, suas características e os objetivos da terapia. É requerido dos pacientes que mantenham atividade laboral ou educacional, para evitar ganhos secundários com o tratamento, no qual a passividade seria reforçada e o paciente poderia passar a "viver" o tratamento ao invés de ganhar ferramentas para enfrentar melhor o cotidiano[40].

Adaptação do bom manejo clínico (GPM) para o transtorno de personalidade narcisista

Weinberg et al. recentemente formalizaram a adaptação do GPM (já discutido anteriormente para o TPB) para o transtorno de personalidade narcisista (TPN)[40]. Ao fazer o diagnóstico e iniciar psicoeducação, são discutidos os critérios diagnósticos do DSM-5 com o paciente. É importante correlacionar de forma empática tais sintomas com a dificuldade central do paciente em regular a autoestima. Expor o diagnóstico de TPN dessa maneira facilita a colaboração e a aceitação pelo paciente[40]. Um guia desenvolvido por Ronningstam, contendo os conceitos básicos do TPN (disponível *online*) pode ser oferecido ao paciente, caso ele compreenda o inglês[49]. A adaptação do GPM para o TPN reestrutura o modelo de coerência interpessoal para uma formulação intitulada modelo de coerência intrapsíquica[50]. Esse modelo ajuda os clínicos e os pacientes a detectarem gatilhos para descompensação psicopatológica, situação vivenciada pelo paciente como "golpe" na autoestima; assim como fatores causadores de melhora, como admiração, validação externa, retorno de um senso de controle e tempo sozinho, no qual o paciente fique longe do contato com possíveis críticas externas. No início do tratamento é fornecida psicoeducação sobre o TPN: hereditariedade – que é 71%, algo bastante elevado[51] –; detalhado e explicado o modelo de coerência intrapsíquica; antecipado com o paciente que é comum abandono de tratamento e como isso pode ser prejudicial; e quais psicoterapias podem ter melhores resultados, mesmo ainda sem haver dados empíricos robustos sobre sua evidência para o TPN. Os seguintes pontos são alvos no início do tratamento, já que são o que o paciente mais sente urgência em melhorar, motivando-os para a psicoterapia: ganho de maestria, senso de controle e estabilização da autoestima. Ao longo da terapia, paulatinamente, são realizadas confrontações que visam mostrar a discrepância entre a realidade e suas crenças grandiosas, sempre acompanhados de muito suporte e traçando planos pragmáticos de como contornar e abordar frustrações. São questionadas e ponderadas as vantagens e desvantagens de características do paciente, como isolamento social, desvalorização e inatenção aos outros. É importante para o clínico ter em mente que a velocidade de progresso é mais lenta no tratamento de pacientes narcisistas do que em pacientes *borderlines*, além de avaliar constantemente se o progresso objetivo está sendo realizado, já que é muito comum tomar como progresso verdadeiro pseudo *insights* intelectualmente elaborados, que na verdade servem como esquiva e não se traduzem em ganho objetivo[40]. Além disso, o uso de contingências externas é mais necessário ainda em pacientes que também apresentam traços antissociais[52].

Apesar de todas essas transposições de tratamentos desenvolvidas para o TPB serem bastante adequadas para o TPN, na opinião de especialistas da área, é importante que no futuro mais pesquisas e testagens formais de tais pressupostos teóricos sejam realizadas. Até o momento, nenhuma psicoterapia estruturada para o TPN foi testada em ensaios clínicos randomizados.

Tratamento psicofarmacológico

Não há ensaios clínicos realizados avaliando a eficácia de medicações para o TPN. É recomendado que medicações sejam utilizadas apenas quando houver sintomas graves, como agressividade, alterações cognitivo-perceptuais e desregulação afetiva importante. Os princípios de prescrição de tais medicações seguem os do TPB, já discutidos anteriormente.

Transtorno de personalidade antissocial

Medicações são utilizadas apenas quando há comportamento agressivo importante. Nessa situação, podem-se usar antipsicóticos de segunda geração. O nível de evidência disponível para essa medida é, infelizmente, de relatos de caso[53,54]. Em relação às psicoterapias, não há estratégias com eficácia significativamente comprovadas. Há, inclusive, ensaios clínicos demonstrando ausência de eficácia dessa abordagem e até efeitos deletérios quando o paciente apresenta sintomas graves ou psicopatia[55-57]. Há um estudo recente que demonstrou melhora de raiva, hostilidade, paranoia, frequência de automutilação e tentativas de suicídio com tratamento baseado na mentalização (MBT), em grupo para pacientes que apresentam comorbidade do transtorno de personalidade antissocial com transtorno de personalidade *borderline*[58].

CLUSTER C

Transtorno da personalidade obsessivo-compulsiva (TPOC)

É muito comum a ocorrência de transtornos de ansiedade nesses pacientes, sendo que o tratamento psicofarmacológico destes pode diminuir a expressão exacerbada dos traços de personalidade disfuncionais. Terapia cognitiva e terapia cognitivo-comportamental (TCC) foram avaliadas em diversos estudos. Ambas são eficazes em reduzir a gravidade dos sintomas do TPOC, da ansiedade e de sintomas depressivos. O TPOC é um dos transtornos caracterizados pelo excesso de controle inibitório e a terapia dialética comportamental radicalmente aberta (RO-DBT) é uma modalidade de psicoterapia desenvolvida para o tratamento de tais quadros[59]. Sua base teórica é bastante eclética, incluindo os princípios da DBT clássica, TCC, entrevista motivacional, entre outros. Trabalha em pontos relevantes do TPOC: excesso de autocontrole, rigidez comportamental e cognitiva, alta inibição de emoções, excesso de detalhismo e perfeccionismo e diminuição de conexões sociais. RO-DBT parece um tratamento promissor, no entanto é uma terapia ainda bastante nova e que ainda carece de evidências científicas mais robustas sobre sua eficácia.

QUANDO ENCAMINHAR AO ESPECIALISTA

Dentre os tratamentos apresentados, o GPM é um dos que elenca situações nas quais deve-se considerar encaminhar o paciente com TPB para um especialista na área[5]. Encorajamos usar esses parâmetros de forma flexível, principalmente, os relacionados aos marcos de melhora, já que alguns pacientes podem demandar um tempo um pouco maior para responder às intervenções. Além disso, deve-se considerar a disponibilidade e a acessibilidade a esses tratamentos, já que boa parte dos lugares não conta com especialistas dessa *área*.

- O clínico é excessivamente idealizado e a relação terapêutica se torna um substituto de relacionamentos reais.
- O paciente exige uma disponibilidade de 24 horas por dia e 7 dias por semana. Nesses casos, o especialista avaliará a situação e, a depender do caso, e com a cautela de evitar comportamento regressivo pelo paciente, indicar*á* tratamentos mais intensivos.
- Em 3 semanas de tratamento: aderência é pobre; sofrimento subjetivo não apresentou melhora; profissional não gosta do paciente.
- Em 3 meses de tratamento: paciente deprecia ou não vê utilidade na terapia; ainda há ocorrência frequente de atos que colocam a vida em risco; empatia ou entendimento do paciente não melhoraram.
- Em 6 meses de tratamento: persistência de comportamentos que colocam a vida em risco na mesma intensidade e frequência do início do tratamento; paciente não demonstra apreender com o que lhe é ensinado nas sessões; paciente não apresentou melhora do funcionamento vocacional ou acadêmico; paciente não compreende a importância de eventos interpessoais, como rejeição e abandono, na sua sintomatologia.

CONSIDERAÇÕES FINAIS

Com este capítulo esperamos que o leitor possa ter observado que, diferentemente do que ainda muito se difunde no meio médico e psicológico, os transtornos de personalidade – principalmente o transtorno de personalidade *borderline* – não apresentam caráter imutável em termos de intensidade e frequência de sintomas psicopatológicos ao longo da vida[23]. Além disso, também é possível obter melhora funcional (laboral, acadêmica e social) por meio de diversos tratamentos baseados em evidência hoje existentes. Diagnóstico precoce, oferta de psicoeducação a pacientes e familiares e não retardamento do tratamento adequado são de extrema importância para uma evolução benigna. Há também disponíveis tratamentos generalistas com resultados comparáveis a tratamentos mais especializados, os quais psiquiatras e outros profissionais de saúde mental podem facilmente apreender, a fim de prestar cuidado de qualidade a essa população.

Para aprofundamento

- Gunderson JG, Links PS. Manual do bom manejo clínico para transtorno de personalidade borderline. 1 ed. São Paulo: Hogrefe; 2019.
  - ⇨ **O Bom Manejo Clínico para o transtorno de personalidade *borderline* é um tratamento manualizado e baseado em evidência direcionado a profissionais que não pretendam se especializar no assunto, mas que desejam prover tratamento eficaz e de qualidade a esta população.**
- Gunderson JG, Herpertz SC, Skodol AE, Torgersen S, Zanarini MC. Borderline personality disorder. Nat Rev Dis Primers. 2018;4.
  - ⇨ **Revisão bastante completa e atual sobre o transtorno de personalidade *borderline*, abordando aspectos epidemiológicos, neurobiológicos, quadro clínico, diagnóstico e tratamento.**
- Palmer B, Unruh B. Borderline personality disorder: a case-based approach. New York: Springer International Publishing; 2018.
  - ⇨ **Livro baseados em casos, nos quais pode-se aprender de maneira prática diferentes abordagens para o transtorno de personalidade *borderline*.**

REFERÊNCIAS BIBLIOGRÁFICAS

1. Zanarini MC, Conkey LC, Temes CM, Fitzmaurice GM. Randomized controlled trial of web-based psychoeducation for women with borderline personality disorder. J Clin Psychiatry. 2018;79(3):52-9.
2. Gunderson JG, Herpertz SC, Skodol AE, Torgersen S, Zanarini MC. Borderline personality disorder. Nat Rev Dis Prim. 2018;24(4).
3. **Sharp C, Wright AGC, Christopher Fowler J, Christopher Frueh B, Allen JG, Oldham J, et al. The structure of personality pathology: Both general ('g') and specific ('s') factors? J Abnorm Psychol. 2015;124(2):387-98.**
   ⇨ **Estudo inovador, que investiga a psicopatologia dos transtornos de personalidade segundo um modelo bifatorial, composto por um fator geral a todos os TP e fatores específicos a cada transtorno. O artigo destaca a importância do fator geral na classificação, pesquisa e tratamento dos TP.**
4. Bamelis LLM, Evers SMAA, Spinhoven P, Arntz A. Results of a multicenter randomized controlled trial of the clinical effectiveness of schema therapy for personality disorders. Am J Psychiatry. 2014;171(3):305-22.
5. Gunderson JG, Links PS. Manual do bom manejo clínico para transtorno de personalidade borderline. 1 ed. São Paulo: Hogrefe; 2019.
6. Choi-Kain LW, Gunderson JG. Applications of good psychiatric management for borderline personality disorder: a practical guide. Washington: American Psychiatric Association Publishing; 2019.
7. Asarnow JR. Childhood-onset schizotypal disorder: a follow-up study and comparison with childhood-onset schizophrenia. J Child Adolesc Psychopharmacol. 2005;15(3):395-402.
8. Gabbard GO, Schmahl C, Siever LJ, Iskander EG. Personality disorders. Handbook of Clinical Neurology. 1 ed. Philadelphia: Elsevier; 2012. p. 463-75. vol. 106.
9. Koenigsberg HW, Reynolds D, Goodman M, New AS, Mitropoulou V, Trestman RL, et al. Risperidone in the treatment of schizotypal personality disorder. J Clin Psychiatry. 2003;64(6):628-34.
10. Keshavan M, Shad M, Soloff P, Schooler N. Efficacy and tolerability of olanzapine in the treatment of schizotypal personality disorder. Schizophr Res. 2004;71(1):97-101.

11. Siegel BV, Trestman RL, O'Flaithbheartaigh S, Mitropoulou V, Amin F, Kirrane R, et al. D-amphetamine challenge effects on Wisconsin Card Sort Test. Performance in schizotypal personality disorder. Schizophr Res. 1996;20(1-2):29-32.
12. **Choi-Kain LW, Albert EB, Gunderson JG. Evidence-based treatments for borderline personality disorder: Implementation, integration, and stepped care. Harv Rev Psychiatry. 2016;24(5):342-56.**
⇨ **Artigo que resume as principais psicoterapias baseadas em evidência para o transtorno de personalidade borderline. Os autores também propõe um fluxograma de como indicar cada um destes tratamentos (ou sua combinação) a depender do estadiamento de gravidade e de sua resposta aos diferentes tratamentos disponíveis.**
13. **McMain SF, Links PS, Gnam WH, Guimond T, Cardish RJ, Korman L, et al. A randomized trial of dialectical behavior therapy versus general psychiatric management for borderline personality disorder. Am J Psychiatry. 2009;166(12):1365-74.**
⇨ **Mais um ensaio clínico realizado até o presente para o transtorno de personalidade borderline e que comprovou eficácia equivalente entre terapia comportamental dialética (DBT) (um tratamento especializado) e bom manejo clínico (GPM) (um tratamento generalista).**
14. Ruocco AC, Carcone D. A neurobiological model of borderline personality disorder. Harv Rev Psychiatry. 2016;24(5):311-29.
15. Linehan MM, Korslund KE, Harned MS, Gallop RJ, Lungu A, Neacsiu AD, et al. Dialectical behavior therapy for high suicide risk in individuals with borderline personality disorder: A randomized clinical trial and component analysis. JAMA Psychiatry. 2015;72(5):475-82.
16. Bateman A, Fonagy P. Psychotherapy for borderline personality disorder: mentalization-based treatment . Oxford: Oxford University Press; 2004.
17. Drozek RP. Stimulating reflection and curiosity. In. Palmer B, Unruh B. Borderline personality disorder: a case-based approach. New York: Springer International Publishing; 2018. p. 11-23.
18. Fonagy P, Allison E. The role of mentalizing and epistemic trust in the therapeutic relationship. Psychotherapy. 2014;51(3):372-80.
19. Choi-kain LW, Unruh BT. Mentalization-based treatment: a common-sense approach to borderline personality disorder. Psychiatric Times. 2016.
20. **Gunderson JG, Links PS. Handbook of good psychiatric management for borderline personality disorder. Washington: American Psychiatric Publishing; 2014.**
⇨ **Manual de referência para o tratamento de TPB, voltado para situações da prática cotidiana, com exemplos e casos clínicos.**
21. McMain SF, Guimond T, Streiner DL, Cardish RJ, Links PS. Dialectical behavior therapy compared with general psychiatric management for borderline personality disorder: Clinical outcomes and functioning over a 2-year follow-up. Am J Psychiatry. 2012;169(6):650-61.
22. Wnuk S, McMain S, Links PS, Habinski L, Murray J, Guimond T. Factors related to dropout from treatment in two outpatient treatments for borderline personality disorder. J Pers Disord. 2013;27(6):716-26.
23. Zanarini MC, Temes CM, Frankenburg FR, Reich DB, Fitzmaurice GM. Description and prediction of time-to-attainment of excellent recovery for borderline patients followed prospectively for 20 years. Psychiatry Res. 2018;262:40-5.
24. Zanarini MC, Frankenburg FR. A preliminary, randomized trial of psychoeducation for women with borderline personality disorder. J Pers Disord. 2008;22(3):284-90.
25. American Psychiatric Association. Practice guideline for the treatment of patients with borderline personality disorder. Philadelphia: American Psychiatric Publishing; 2010.
26. National Health and Medical Research Council. Clinical practice guideline for the management of borderline personality disorder. Canberra: National Health and Medical Research Council; 2012.
27. National Institute of Health and Care Excellence (NICE). Borderline personality disorder: treatment, management and prevention. National Collaborating Centre for Mental Health (UK). 2009
28. Vita A, De Peri L, Sacchetti E. Antipsychotics, antidepressants, anticonvulsants, and placebo on the symptom dimensions of borderline personality disorder: a meta-analysis of randomized controlled and open-label trials. J Clin Psychopharmacol. 2011;31:613-24.
29. Stoffers JM, Lieb K. Pharmacotherapy for borderline personality disorder – current evidence and recent trends. Curr Psychiatry Rep. 2014;17(1).
30. Lieb K, Völlm B, Rücker G, Timmer A, Stoffers JM. Pharmacotherapy for borderline personality disorder: Cochrane systematic review of randomised trials. Br J Psychiatry. 2010;196:4-12.
31. Ingenhoven T, Lafay P, Rinne T, Passchier J, Duivenvoorden H. Effectiveness of pharmacotherapy for severe personality disorders: Meta-analyses of randomized controlled trials. J Clin Psychiatry. 2010;71(1):14-25.
32. Crawford MJ, Sanatinia R, Barrett B, Cunningham G, Dale O, Ganguli P, et al. The clinical effectiveness and cost-effectiveness of lamotrigine in borderline personality disorder: a randomized placebo-controlled trial. Am J Psychiatry. 2018;175(8):756-64.
33. Timäus C, Meiser M, Bandelow B, Engel KR, Paschke AM, Wiltfang J, et al. Pharmacotherapy of borderline personality disorder: what has changed over two decades? A retrospective evaluation of clinical practice. BMC Psychiatry. 2019;19(1):393.
34. Gardner DL, Cowdry RW. Alprazolam-induced dyscontrol in borderline personality disorder. Am J Psychiatry. 1985;142(1):98-100.
35. Schmahl C, Bohus M. Symptom-focussed drug therapy in borderline personality disorder. Fortschr Neurol Psychiatr. 2001;69(7):310-21.
36. Chanen AM, Thompson KN. Prescribing and borderline personality disorder. Aust Prescr. 20161;39(2):49-53.
37. Fineberg SK, Gupta S, Leavitt J. Collaborative deprescribing in borderline personality disorder: a narrative review. Harv Rev Psychiatry. 2019;27(2):75-86.
38. Becker DF, Grilo CM, Edell WS, McGlashan TH. Comorbidity of borderline personality disorder with other personality disorders in hospitalized adolescents and adults. Am J Psychiatry. 2000;157(12):2011-6.
39. Borderline Personality Disorder Training Institute. "Introduction to TFP for NPD" 3-day training. Waltham: McLean Hospital; 2017.
40. **Weinberg I, F Finch E, Choi-Kain LW. Implementation of good psychiatric management for narcissistic personality disorder: good enough or not good enough? In. Choi-Kain LW, Gunderson JG (eds). Applications of good psychiatric management for borderline personality disorder: a practical guide. 1 ed. Washington: American Psychiatric Association Publishing; 2019.**
⇨ **Aplicação do GPM (bom manejo clínico) para o transtorno de personalidade narcisista (TPN). Neste capítulo é descrito como utilizar o modelo de coerência intrapsíquica para prever crises do TPN e para psicoeducação dos pacientes.**
41. Reed-Knight B, Fischer S. Treatment of narcissistic personality disorder symptoms in a dialectical behavior therapy framework: a discussion and case example. In. Campbell WK, Miller JD (eds.). The handbook of narcissism and narcissistic personality disorder: Theoretical approaches, empirical findings, and treatments. New Jersey: John Wiley & Sons Inc.; 2011. p. 466-75.
42. Young JE. Cognitive therapy for personality disorders: a schema-focused approach. Sarasota, FL: Professional Resource Press; 1999. 83 p.
43. Campbell WK, Miller JD. The handbook of narcissism and narcissistic personality disorder: theoretical approaches, empirical findings, and treatments. New Jersey: Wiley; 2011.
44. Yeomans FE, Clarkin JF, Kernberg OF. Transference-focused psychotherapy for borderline personality disorder: a clinical guide. Washington, DC: American Psychiatric Publishing; 2015.
45. Clarkin JF, Levy KN, Lenzenweger MF, Kernberg OF. The personality disorders institute/borderline personality disorder research foundation randomized control trial for borderline personality disorder: Rationale, methods, and patient characteristics. J Pers Disord. 2004;18(1):52-72.
46. Clarkin JF, Levy KN, Lenzenweger MF, Kernberg OF. Evaluating three treatments for borderline personality disorder: A multiwave study. Am J Psychiatry. 2007;164(6):922-8.
47. Doering S, Hörz S, Rentrop M, Fischer-Kern M, Schuster P, Benecke C, et al. Transference-focused psychotherapy v. treatment by community psychotherapists for borderline personality disorder: Randomised controlled trial. Br J Psychiatry. 2010;196(5):389-95.
48. Stern BL, Diamond D, Yeomans FE. Transference-focused psychotherapy (TFP) for narcissistic personality: engaging patients in the early treatment process. Psychoanalytic Psychology. 2017;34(4).
49. Ronningstam E. Narcissistic personality disorder basics. 2 ed. National Educational Alliance for Borderline Personality Disorders; 2016.

50. Choi-Kain LW, Weinberg I, F Finch E, McCommon B, Hersh RG. Good psychiatric management's intrapsychic coherence model of narcissistic personality disorder. Narcissistic Personality Disorder Conference. Waltham: McLean Hospital – Borderline Personality Disorder Training Institute; 2018.
51. Torgersen S, Myers J, Reichborn-Kjennerud T, Røysamb E, Kubarych TS, Kendler KS. The heritability of cluster B personality disorders assessed both by personal interview and questionnaire. J Pers Disord. 2012;26(6):848-66.
52. Salekin RT. Psychopathy and therapeutic pessimism: Clinical lore or clinical reality? Clin Psychol Rev. 2002;22(1):79-112.
53. Walker C, Thomas J, Allen TS. Treating impulsivity, irritability, and aggression of antisocial personality disorder with quetiapine. Int J Offender Ther Comp Criminol. 2003;47(5):556-67.
54. Hirose S. Effective treatment of aggression and impulsivity in antisocial personality disorder with risperidone. Psychiatry Clin Neurosci. 2001;55(2):161-2.
55. Overview. Antisocial personality disorder: prevention and management | Guidance | NICE. 2013.
56. Davidson KM, Tyrer P, Tata P, Cooke D, Gumley A, Ford I, et al. Cognitive behaviour therapy for violent men with antisocial personality disorder in the community: an exploratory randomized controlled trial. Psychol Med. 2009;39(4):569-77.
57. Gibbon S, Duggan C, Stoffers J, Huband N, Völlm BA, Ferriter M, et al. Psychological interventions for antisocial personality disorder. Cochrane Database Syst Rev. 2010.
58. Bateman A, O'Connell J, Lorenzini N, Gardner T, Fonagy P. A randomised controlled trial of mentalization-based treatment versus structured clinical management for patients with comorbid borderline personality disorder and antisocial personality disorder. BMC Psychiatry. 2016;16(1).
59. Lynch TR. Radically open dialectical behavior therapy: theory and practice for treating disorders of overcontrol. Oakland: New Harbinger Publications; 2018.

24

Tratamento dos transtornos do sono

Alexandre Pinto de Azevedo
Daniel Guilherme Suzuki Borges
Rosa Hasan

Sumário

Pontos-chave

- A maior parte das escolhas medicamentosas para o tratamento dos transtornos do sono é *off label*, porém baseadas em evidência científica e *guidelines* sobre eficácia e segurança.
- Ainda faltam estudos que definam o tempo de tratamento medicamentoso para a maioria dos transtornos do sono; assim, o tempo de manutenção da medicação deverá ser individualizado e envolverá a análise do seu perfil de segurança.
- As medidas de higiene do sono são parte essencial do tratamento, devendo ser propostas e revisadas a cada nova avaliação.
- A terapia cognitivo-comportamental para insônia é uma modalidade de psicoterapia ainda com poucos profissionais adequadamente habilitados, devendo este ponto ser considerado no momento da indicação.

INTRODUÇÃO

O tratamento adequado dos transtornos do sono é iniciado no momento da anamnese e no diagnóstico correto. Assim, as diretrizes devem ser seguidas levando-se também em consideração as comorbidades diagnosticadas e as escolhas medicamentosas para essas comorbidades. Não há dúvidas de que as medidas comportamentais de higiene do sono são essenciais como primeira providência a ser tomada, independente do transtorno do sono diagnosticado; elas são universalmente aplicadas para organização do sono. Já o tratamento farmacológico é individualizado, considerando-se o transtorno primário, comorbidades e outros fatores individuais do paciente. Neste capítulo optou-se pela seleção dos transtornos do sono mais prevalentes e que apresentam diretrizes de tratamento farmacológico bem estabelecidos.

TRATAMENTO FARMACOLÓGICO DOS PRINCIPAIS TRANSTORNOS DO SONO

Diretrizes de tratamento farmacológico da insônia

Conforme os *guidelines* da American Academy of Sleep Medicine (AASM) e da European Sleep Research Society (ESRS), tanto a estratégia farmacológica quanto a terapia cognitivo comportamental para insônia (TCC-I) são eficientes para o tratamento a curto prazo[1,2]. Apesar disso, há uma preferência pela TCC-I como primeira escolha, pois apresenta resultados mais sólidos na resposta de médio e longo prazo e menores riscos de efeitos adversos[1,2]. Consideram-se três condições para que o tratamento farmacológico seja a escolha principal: (a) quando há impossibilidade de acesso à TCC-I; (b) quando não há adequada adesão à TCC-I; e (c) diante da falha terapêutica da TCC-I[3]. O tratamento farmacológico deve promover o aumento da quantidade de horas e a melhora da qualidade de sono, além de proporcionar um melhor funcionamento diurno e reverter uma eventual sonolência diurna[3]. As escolhas medicamentosas para o tratamento da insônia são baseadas no mecanismo de ação das drogas atuando nos sistemas reguladores do ciclo sono-vigília. Contudo, os atuais *guidelines* internacionais para o tratamento da insônia apontam fraca evidência científica para a maioria das classes de fármacos e, por esse motivo, a escolha deve ser individualizada para cada paciente, conforme características e objetivos de tratamento, presença de comorbidades, resposta prévia a outras drogas, disponibilidade de acesso ao medicamentos, segurança da prescrição, preferência do paciente e custos[3,4]. A seguir, apresentamos as classes de medicamentos recomendados para uso no tratamento da insônia: agonistas seletivos do receptor GABA-A (drogas Z), antidepressivos sedativos, agonista do receptor da melatonina (ramelteona) e o antagonista dual dos receptores da hipocretina (ainda não disponível no Brasil para comercialização).

Agonistas seletivos do receptor GABA-A

Os agonistas seletivos do receptor GABA-A, também conhecidos como drogas Z, são opções seguras no tratamento da apresentação fenotípica da insônia. As chamadas drogas Z são o zolpidem, zopiclona e ezopiclona, encontrados em diferentes posologias e apresentações que definem sua indicação para o tipo de insônia, conforme seu tempo de meia-vida (Tabela 1). É importante respeitar a dose mínima necessária para garantir a resposta terapêutica, sempre iniciando com metade da dose plena. Além disso, o tempo de uso recomendado dessas medicações, segundo a evidência científica e a formalização da Agência Nacional de Vigilância Sanitária (Anvisa), não deverá ser superior a 3 a 4 semanas.

Ao contrário do que se imagina, essas medicações têm potencial de abuso e dependência, devendo-se manter alerta sobre o perfil de pacientes que usarão a medicação. Cuidado especial é sugerido aqui na prescrição de drogas Z para pacientes vulneráveis, por exemplo, pacientes internados, história de comorbidades psiquiátricas e usuários de drogas (abuso ou dependência)[5]. Inicialmente considerado um medicamento mais seguro em comparação aos benzodiazepínicos (BZD), devido à menor responsabilidade por abuso e dependência e uma meia-vida mais curta; recentemente, um crescente número de publicações revela a propensão do zolpidem ao uso indevido, em doses supraterapêuticas, variando de 60 a 2.000 mg/dia[6]. Na maioria desses casos, já havia uma história de abuso de álcool ou drogas. Estudos em voluntários saudáveis, sem antecedentes de abuso de drogas, sugerem que o zolpidem tem apenas um potencial modesto de abuso[7]. Atenção deve ser dada aos primeiros sinais de tolerância das medicações, ou seja, a dose inicialmente prescrita necessita ser aumentada para promover o mesmo efeito terapêutico. Nesses casos, deve-se evitar o aumento da dose e optar pela substituição da medicação no tratamento da insônia.

Tabela 1 Agonistas seletivos do receptor GABA-A

Medicamento	Apresentação (mg)	Tempo de meia-vida (h)	Indicação da por tipo de insônia
Zolpidem	10 cp 10 cp efervecente 5 sublingual 6,25 CR 12,5 CR	0,5-3,5 0,5-3,5 0,5-3,4 6 6	Inicial Inicial Inicial Intermediária Intermediária
Zopiclona	7,5	5-6	Inicial e intermediária
Ezopiclona	2 3	6 6	Inicial e intermediária Inicial e intermediária

cp: comprimido; CR: liberação controlada (*controlled release*).

Antidepressivos sedativos

O uso de antidepressivos com ação sedativa tem se mostrado uma opção segura quanto à eficácia e à ausência de risco de dependência. Ainda é uma escolha controversa, quando se comparam diferentes diretrizes de tratamento da insônia[1,2], em decorrência da ausência de estudos de metodologia adequada que indicam o uso dessas medicações, em especial, em longo prazo. O consenso brasileiro da Associação Brasileira do Sono[3] sugere a segurança de escolha de quatro antidepressivos: amitriptilina, mirtazapina, trazodona e doxepina. Os antidepressivos sedativos se mostram eficazes no tratamento da insônia, promovendo redução na latência do sono e aumentando sua eficiência[3]. É importante compreender que, quando utilizados com o objetivo de tratar a insônia, o recomendado é a prescrição em baixas doses, usualmente consideradas subterapêuticas para depressão[8]. O mecanismo de ação terapêutica dos antidepressivos sedativos, na insônia, é baseado no antagonismo histaminérgico H, independente da via de neutrotransmissão. Efeitos adversos comuns a esses fármacos incluem: sedação matinal, risco de hipotensão ortostática, tontura e ganho de peso.

A doxepina é um antidepressivo tricíclico, o primeiro a ser formalmente liberado pelo FDA (Food and Drug Administration-EUA) para tratamento da insônia, em março de 2010[4]. No Brasil, porém, podemos encontrá-la apenas em formulações manipuladas, oficialmente indicadas para síndromes pruriginosas. Já os demais antidepressivos sedativos aqui expostos são facilmente encontrados no mercado em apresentações de referência, similares e genéricos. As doses usualmente recomendadas dos antidepressivos sedativos para insônia estão apresentadas na Tabela 2.

Tabela 2 Antidepressivos recomendados para tratamento da insônia

Medicamento	Doses recomendadas (mg)
Amitriptilina	12,5 a 50 à noite
Mirtazapina	7,5 a 15 à noite
Trazodona	25 a 100 à noite
Doxepina	1 a 6 à noite

Agonista do receptor da melatonina (ramelteona)

A ramelteona é um hipnótico agonista dos receptores da melatonina com maior afinidade para os receptores MT1 que MT2. É absorvido rapidamente e apresenta um pico de ação de cerca de 30 minutos e meia-vida em torno de 1,2 horas. O efeito mais significativo é na indução do sono pela sua meia-vida curta, além de alguns estudos mostram também efeitos na melhoria da manutenção do sono. Não há evidências para insônia rebote, sintomas de abstinência, potencial para abuso ou dependência, comprometimento cognitivo ou motor, tornando-se uma opção terapêutica em pacientes com história prévia de abuso de substâncias e em pacientes idosos[3,9]. Revisões sistemáticas atuais de ensaios randomizados controlados evidenciaram que a qualidade das evidências disponíveis é muito fraca para a redução na latência do sono, na dose recomendada de 8 mg[3,4]. A Anvisa aprovou o registro desta medicação em 2017; e em 2019 passou a ser comercializada.

Antagonista dual dos receptores da hipocretina (suvorexanto)

O suvorexanto é um antagonista dual dos receptores da hipocretina (orexina). Foi aprovado para comercialização pelo FDA em 2014, mas ainda não está disponível no Brasil. É absorvido pela mucosa oral e atinge pico plasmático em 2,2 horas, com meia-vida de 12 horas[3]. As doses recomendadas são de 10 a 20 mg/dia, e os efeitos colaterais nessas doses foram similares ao placebo. Principais efeitos adversos: sonolência, piora de sintomas depressivos e relatos individuais de ideação suicida[10]. As evidências disponíveis apontam indicação para tratamento da insônia de manutenção, com redução significativa do tempo de vigília após o início do sono. O suvorexanto foi aprovado para comercialização pelo FDA nos Estados Unidos em 2014.

Quadro 1 Tratamento farmacológico da insônia

- Agonistas seletivos do receptor GABA-A (zolpidem, zopiclona, ezopiclona) podem ser opções para tratamento em curto prazo da insônia aguda ou de duração breve.
- Antidepressivos de ação sedativa (mirtazapina, amitriptilina, doxepina e trazodona) em doses subterapêuticas para depressão devem ser medicamentos de escolha.
- O agonista do receptor da melatonina ramelteona é uma opção segura para tratamento da insônia de início de noite.
- Benzodiazepínicos e/ou antipsicóticos não devem ser opção para o tratamento da insônia.

Diretrizes de tratamento farmacológico da narcolepsia

A narcolepsia é um distúrbio neurológico do sono crônico caracterizado pela instabilidade do estado de vigília (sonolência diurna excessiva – SED, sintomas de desregulação do sono REM (cataplexia, alucinações hipnagógicas-hipnopompicas, paralisia do sono) e sono noturno fragmentado. O tratamento farmacológico para pacientes com narcolepsia visa reduzir a SED, melhorando o funcionamento diurno, minimizar a interrupção noturna do sono e reduzir a cataplexia, além das alucinações hipnagógicas/hipnopompicas e paralisia do sono. Os medicamentos com evidência científica para o tratamento da SED na narcolepsia incluem:

- Psicoestimulantes (metilfenidato) e agentes promotores de vigília (modafinila), que atuam principalmente em vias dopaminérgicas e noradrenérgicas.
- Oxibato de sódio (agente que atua nos receptores GABA-B).
- Pitolisant (antagonista/agonista inverso do receptor da histamina H3).
- Antidepressivos que inibem a recaptação de serotonina e/ou noradrenalina são amplamente utilizados *off label* para gerenciar a cataplexia[11-13].

Em muitos pacientes com narcolepsia, o tratamento combinado com medicamentos que atuam por diferentes vias neurais é necessário para manejo dos diferentes sintomas da síndrome. Compreender mecanismo de ação, farmacocinética e potencial de abuso são importantes considerações na seleção do tratamento e subsequentes ajustes de medicação para maximizar eficácia e mitigar os efeitos adversos no tratamento de pacientes com narcolepsia[11].

O tratamento da narcolepsia geralmente requer farmacoterapia ao longo da vida, considerando que os sintomas estarão sob controle enquanto em uso do psicofármaco. Um ponto importante para ser considerado é sobre a adesão do paciente ao tratamento prescrito. A avaliação da adesão será determinante no manejo da eficácia do tratamento medicamentoso, dos ajustes para minimizar sintomas residuais e/ou refratários e da prevenção do risco de abuso de algumas classes de psicofármacos. Pérez-Carbonell et al.[14] avaliaram a adesão ao tratamento medicamentosos em 116 pacientes com diagnóstico de narcolepsia tipo 1 (NT1) (80,2%) e tipo 2 (NT2) (19,85). Os resultados revelaram que o controle dos sintomas abaixo do ideal foi comum: 39,8% apresentaram sonolência refratária e 47,3% dos pacientes NT1 apresentaram cataplexia persistente. Boa adesão foi observada em apenas 55,2% dos pacientes, enquanto 12,9% eram intermediários e 31,9% considerados pouco aderentes. Pacientes com baixa adesão eram mais propensos a ter um diagnóstico NT2, mas a adesão não variou de acordo com sexo, idade, presença de comorbidade psiquiátrica ou presença de sintomas refratários aparentes. Os níveis de boa adesão à terapia não foram melhores em pacientes com sonolência refratária comparado àqueles com controle satisfatório dos sintomas.

Assim, a adesão subótima à farmacoterapia é um achado comum em pacientes com narcolepsia, incluindo aqueles com sintomas refratários aparentes, e particularmente em pacientes com diagnóstico NT2[14].

Os efeitos promotores da vigília da dopamina são amplamente conhecidos; assim, medicamentos que aumentam a sinalização da dopamina, como anfetaminas ou modafinila, promovem a vigília aumentando as concentrações sinápticas de dopamina. O metilfenidato, agente psicoestimulante, tem uma longa história de uso para SED na narcolepsia e são consideradas medicações de segunda escolha[13]. Seus efeitos clínicos se devem em grande parte à inibição da recaptação de dopamina da fenda sináptica e aumento da liberação de dopamina dos neurônios pré-sinápticos, aumentando significativamente a transmissão dopaminérgica[11]. Embora com risco potencial para abuso e dependência, com o monitoramento do uso e avaliação de resposta, é uma medicação segura até os dias atuais[15], ocorrendo abuso e dependência em 1 a 3% dos pacientes com narcolepsia[16]. Disponíveis em apresentações de liberação imediata (com necessidade de uso em diferentes horários ao longo do dia) ou de liberação prolongada, que permite o uso em dose única diária. O uso de metilfenidato também pode produzir aumentos na frequência cardíaca e pressão arterial, sendo esses efeitos cardiovasculares uma preocupação particular, dada a necessidade potencial de tratamento ao longo da vida[11]. As doses terapêuticas do metilfenidato estão documentadas na Tabela 3.

A modafinila é um agente promotor de vigília considerado droga de primeira linha no tratamento da narcolepsia. E, embora seu mecanismo de ação não esteja completamente elucidado, sabe-se que envolve a ligação ao transportador de dopamina, inibindo sua recaptação. A modafinila é um fraco, porém altamente seletivo, inibidor do transportador de dopamina, com atividade insignificante no transportador de serotonina. Apesar da ligação ao transportador de noradrenalina ter sido observada em um estudo, a ausência de efeito da modafinila na cataplexia sugere que essa não é uma ação relevante[17]. A ausência de atividade adrenérgica significativa nas áreas do tronco cerebral que regulam as alterações do tônus muscular dependentes do estado do sono pode explicar a falta de eficácia anticataplética da modafinila[17]. Modafinila pode ter efeitos indiretos em outros sistemas de neurotransmissores (p. ex., noradrenalina, GABA, glutamato), mas esses efeitos provavelmente são secundários ao aumento das concentrações de dopamina extracelular[11]. É uma droga segura para ser utilizada em longo prazo, causa menos efeitos colaterais cardiovasculares e menor propensão a efeitos de tolerância e retirada (como sonolência rebote) quando comparado à anfetamina[18]. Os eventos adversos comuns incluem: dor de cabeça (que geralmente desaparece dentro de algumas semanas), náusea, ansiedade e insônia[11]. As doses terapêuticas da modafinila estão documentadas na Tabela 3.

O oxibato de sódio, o sal de sódio do gama-hidroxibutirato, é considerado pelos *guidelines* internacionais medicamento de primeira linha para tratamento da SED, da cataplexia e do sono noturno fragmentado. Desde 2019, é reconhecido pela Anvisa como medicamento experimental e autorizado para estudos clínicos para doenças raras, com sonolência diurna excessiva. Vários estudos randomizados, controlados por placebo, mostraram que o oxibato de sódio reduz a SED, a cataplexia e melhora o sono noturno (incluindo aumentos no sono de ondas lentas e redução do número de despertares) em pacientes com narcolepsia excessiva diurna[19]. Pensa-se que o mecanismo de ação do oxibato de sódio na SED e na cataplexia seja mediado pela atividade do receptor GABA-B nos neurônios noradrenérgicos, dopaminérgicos e talamocorticais, e talvez pela atividade em receptores de gama-hidroxibutirato específicos (GHB). Em estudos com animais, a atividade de neurônios noradrenérgicos no *locus coeruleus* diminuíram após a administração de GHB e se recuperaram após a descontinuação, o que sugere que a noradrenalina pode contribuir para os efeitos noturnos (promotores do sono) e diurnos (promotores da vigília) do oxibato de sódio, administrados na hora de dormir. O mecanismo específico da ação terapêutica GABA-B na redução da cataplexia permanece pouco claro, pois resultados conflitantes foram observados[20]. O oxibato de sódio é uma substância controlada, porque o ingrediente ativo é uma forma de gama-hidroxibutirato, que apresenta riscos de abuso. O uso indevido dessa medicação pode causar diversos efeitos adversos, incluindo convulsões, dificuldade para respirar, alterações no estado de alerta, coma e morte[21].

Embora aprovado pelo FDA, em 2019 e pela Agência Europeia de Medicamentos (EMA), em 2016, o pitolisant ainda não tem aprovação pela Anvisa. Sua indicação é para sonolência excessiva durante o dia, em pacientes adultos narcolépticos, com ou sem cataplexia. É um antagonista do receptor de histamina H3, com elevada afinidade com o receptor, sendo altamente seletivo, não se ligando usualmente aos receptores H1, H2 e H4[11]. O pitolisant demonstrou ter risco mínimo de abuso em estudos pré-clínicos e clínicos e as evidências sugerem que, administrado até a dose máxima recomendada de 36 mg, uma vez ao dia, reduz a SDE e a cataplexia em adultos com narcolepsia em relação ao placebo, sendo geralmente bem tolerado em ensaios clínicos, com boa parte dos efeitos adversos considerados de severidade leve a moderada, além de potencial mínimo de abuso[22].

O uso de antidepressivos na narcolepsia é baseado em consenso de especialistas em relação à sua eficácia na prática clínica, em vez de em ensaios clínicos[23]. Uma aparente desvantagem do uso de antidepressivos é que a descontinuação pode causar cataplexia em rebote por até várias semanas. Antidepressivos (ADT) que inibem a recaptação de serotonina e/ou noradrenalina, seletivos ou não, são amplamente usado *off label* para gerenciar a cataplexia da narcolepsia. Existe uma forte correlação entre o efeito dos antidepressivos na inibição da recaptação de noradrenalina e seu efeito anticataplético[24]. Embora ADT de ação serotoninérgica pareçam diminuir o impacto dos gatilhos emocionais da cataplexia, por meio da redução da neutransmissão das vias de saída da amídala[25], inibidores muito seletivos da recaptação de serotonina, como a fluoxetina ou escitalopram são considerados menos eficazes que os antidepressivos tricíclicos e os inibidores seletivos da recaptura de noradrenalina (ISRN), possivelmente refletindo sua falta de efeito na recaptação da ISRN[15].

Antidepressivos tricíclicos (ATC) têm sido utilizados, com base no mecanismo de ação de inibição da recaptação monoaminérgica e ação anticolinérgica de supressão do REM; porém seu uso diminuiu, devido ao seu perfil desfavorável de efeito colateral. Os ATC são inibidores inespecíficos da recaptação de monoamina que bloqueiam os transportadores norepinefrina, serotonina e, em menor grau, dopamina, além de possuir propriedades anticolinérgicas. Os ISRN têm melhor eficácia anticataplética e perfis de segurança aprimorados em comparação aos ATC, por isso substituiu esses medicamentos no manejo da cataplexia[11]. A venlafaxina é o inibidor seletivo da recaptura de noradrenalina e serotonina mais comumente usado para gerenciamento *off-label* da cataplexia, sendo considerado o tratamento de primeira escolha; e a duloxetina, da mesma classe, uma opção adicional. O efeito da venlafaxina é geralmente observado em poucos dias, em doses inferiores às utilizadas no tratamento da depressão[26]. As doses terapêuticas dos antidepressivos estão documentadas na Tabela 3.

Tabela 3 Medicamentos utilizados no tratamento da narcolepsia (disponíveis no Brasil*)

Medicamento	Indicação	Dose usual mg/dia
Metilfenidato	Sonolência excessiva diurna	10 a 60
Modafinila	Sonolência excessiva diurna	100 a 400
Antidepressivos		
Venlafaxina	Cataplexia, alucinações hipnagógicas, paralisia do sono	75 a 225
Desvenlafaxina	Cataplexia, alucinações hipnagógicas, paralisia do sono	50 a 150
Duloxetina	Cataplexia, alucinações hipnagógicas, paralisia do sono	30 a 90
Nortriptilina	Cataplexia	25 a 150
Clomipramina	Cataplexia	25 a 150
Imipramina	Cataplexia	10 a 100
Fluoxetina	Cataplexia	20 a 80
Sertralina	Cataplexia	50 a 150
Paroxetina	Cataplexia	20 a 60

* Wise[12], Morgenthaler[13], Alóe[16], Thorpy[11].

Diretrizes de tratamento farmacológico das parassonias

Parassonias são episódios ou comportamentos anormais que ocorrem durante o sono e põe em risco o paciente e/ou outros ao seu redor. Esses episódios podem surgir do sono não REM (PNREM), como terrores noturnos e sonambulismo ou à partir do sono REM (PREM), como paralisia do sono, pesadelos, e transtorno comportamental do sono REM (TCSREM); e a escolha medicamentosa dependerá de qual tipo de parassonia se fez o diagnóstico[27]. É importante relembrar que medidas de higiene do sono são essenciais como primeira conduta antes mesmo da prescrição medicamentosa. Essas prioridades são para minimizar possíveis fatores desencadeantes, como ruído, cafeína, álcool ou refeições tarde da noite, e manter um horário de sono-vigília estável e adequado. É importante também atentar-se para a proteção a potenciais danos ao paciente durante os episódios de parassonia, como trancar janelas e portas e dormir em local seguro, além de assegurar também a segurança do parceiro de cama[27]

Há poucas evidências de boa qualidade científica para tratamentos das parassonias, além de ausência de estudos controlados de tratamento de PNREM em adultos[27,28]. Em estudo retrospectivo conduzido por Drakatos et al.[29], 512 pacientes com PNREM submetidos a videopolissonografia, 350 foram submetidos ao tratamento medicamentoso. Todos os pacientes receberam recomendações gerais de segurança e aconselhamento sobre higiene do sono antes do início de qualquer outro tratamento. Os benzodiazepínicos foram os primeiros medicamentos mais utilizados com melhor taxa de sucesso em 72,2%, em comparação com as drogas Z, antidepressivos e melatonina (49,1, 37 e 38,2%, respectivamente)[29]. Em casos de PNREM apontam a prescrição de benzodiazepínicos de tempo de meia-vida intermediária a longa, sendo o clonazepam em doses de 0,5 a 2 mg o mais prescrito[30], com alguma evidência de indicação de antidepressivos (sertralina, clomipramina, imipramina, trazodona e paroxetina)[31]. Relatos de caso único mostraram a eficácia de outros tratamentos farmacológicos, como melatonina, hidroxitriptofano e ramelteona[30].

Apesar da importância de se estabelecer tratamento, a evidência científica aponta um número limitado de medicamentos eficazes na PREM e o conhecimento atual sobre o perfil de eficácia e tolerabilidade dos medicamentos utilizados na RBD ainda se baseia em dados de evidências de baixo poder de generalização, com base em relatos e séries de casos[30,32]. Da mesma maneira que descrito para as PNREM, o clonazepam é a droga de escolha, em doses de 0,25 a 4,0 mg na hora de dormir; para a maioria dos casos de TCREM, uma média de 0,5 mg é a dose adequada[33]. A melatonina exógena foi demonstrada como igualmente eficaz na redução dos episódios de TCREM graves, em relação ao clonazepam[34]. Diferentemente do clonazepam, a melatonina possui evidência de restauração da atonia muscular encontrada no sono REM. As doses de melatonina são de 2 a 12 mg, próximo à hora de dormir. Melatonina em dosagem mediana de 6 mg provou ser tão eficaz na redução dos sintomas do TCREM como clonazepam (em dose de 0,5 mg), e as doses são geralmente bem toleradas[30,35]. Resultados controversos foram encontrados em investigação para o tratamento de TCREM com pramipexol. Alguns estudos relatam redução dos sintomas, aparentemente sendo mais eficaz principalmente na forma de RBD com perda parcial de atonia[36], podendo ser considerado diante da falha de outros tratamentos[30].

Para o transtorno de pesadelo, uma PREM, é importante lembrar que numerosos medicamentos podem desencadear pesadelos e sonhos vívidos, entre os quais agentes catecolaminérgicos, betabloqueadores, barbitúricos, agentes dopaminérgicos, álcool e até alguns antidepressivos[37]. Várias classes de drogas, incluindo ISRS, antidepressivos tricíclicos, antipsicóticos e agonistas adrenérgicos, foram estudados no transtorno do pesadelo[30]. Algumas linhas de evidência mostram que risperidona, trazodona, clonidina, quetiapina, fluvoxamina e mirtazapina podem ser úteis[32]. No entanto, os dados são limitados e a qualidade da evidência é ruim[37]. A prazosina é um antagonista alfa-1-adrenérgico seletivo de ação central e foi considerada eficaz como tratamento farmacológico de pesadelos, especialmente em casos de pesadelos pós-traumáticos, com um bom perfil de tolerabilidade[30]. Relatos de recaída de pesadelos após a descontinuação da prazosina, apontam a necessidade de uso de longo prazo. No entanto, dados recentes colocaram em discussão os resultados de estudos anteriores, relatando ausência de eficácia do uso da prazosina na frequência dos pesadelos[37].

Diretrizes de tratamento farmacológico da síndrome das pernas inquietas (SPI)

Uma vez feito o diagnóstico de SPI, e antes de indicar um tratamento específico, faz-se necessário determinar se os sintomas são secundários a outra condição, como gravidez, disfunção renal, efeito de medicação ou deficiência de ferro[38]. O tratamento da SPI evoluiu em conjunto com a maior compreensão dos mecanismos da doença; assim, usualmente, os agentes que atuam no sistema dopaminérgico são os de escolha. As terapias medicamentosas para SPI podem ser divididas conforme o nível de evidência científica: em um nível padrão, um nível de orientação e um nível de opção. Atualmente, no nível padrão de recomendação, recomendam-se o pramipexol e o ropinirol. No nível de recomendação de orientação, incluem-se levodopa com inibidor da dopa descarboxilase, opioides, rotigotina e cabergolina. As alternativas medicamentosas com um nível de recomendação, incluem carbamazepina, gabapentina, pregabalina, clonidina e, para pacientes com baixos níveis de ferritina, suplementação de ferro[39]. As medicações devem ser utilizadas no período da noite, em geral cerca de 2 a 4 horas antes de ir para cama.

Tanto o pramipexol quanto o ropirinol são agentes agonistas dopaminérgicos não derivados da ergotamina, utilizados no tratamento da doença de Parkinson (DP) e apresentam robusta evidência científica de boa resposta para quadros de severidade moderada a grave, além de boa segurança em seus efeitos adversos, incluindo-se uso em longo prazo[39]. As doses utilizadas são bem inferiores às recomentadas para o tratamento da DP e estão expostas na Tabela 4. A levodopa, precursor da dopamina e a primeira droga eficaz no tratamento da DP, é um agente com excelente evidência de resposta no tratamento da SPI, contudo está associado ao elevado risco de síndrome de aumentação (ver a seguir)[40]. Devido ao prevalente risco de aumentação, o uso de levodopa ganhou uma indicação secundária diante das outras opções que surgiram, mais seguras em longo prazo[39]. As doses recomendadas também estão expostas na Tabela 4.

Os opioides agem sobre receptores opioides, com efeitos similares aos da morfina, por exemplo. Os opioides induzem liberação de dopamina indiretamente pela diminuição da inibição de GABA através dos receptores opioides na área tegumentar ventral, bem como interagindo com receptores opioides no núcleo *accumbens*[41]. O aumento de dopamina no sistema mesolímbico desencadeado pelo uso de opioides, com consequente aumento da transmissão dopaminérgica, é considerado primordial para o desenvolvimento de dependência dessas substâncias[41]. Os opioides são eficazes no tratamento da SPI, especialmente para pacientes com SPI que não são adequadamente tratados por outras opções medicamentosas[39]. Dois estudos randomizados demonstraram a eficácia de opioides no tratamento da síndrome refratária idiopática refratária[42,43]. A SPI refratária é caracterizada pela falta de resposta a agonistas da dopamina ou ligantes alfa-2-delta, em decorrência da eficácia inadequada, síndrome de aumentação ou intolerância aos efeitos adversos. Da mesma maneira, Ondo et al.[44] relataram o efeito da metadona em pacientes que falharam em responder aos agentes dopaminérgicos, além de aparente ausência de risco de síndrome de aumentação[39,44]. As doses usualmente recomendadas estão expostas na Tabela 4.

A cabergolina é um agente dopaminérgico derivado da ergotamina e é eficaz no tratamento da SPI moderada a grave. A cabergolina é mais eficaz no tratamento da SPI do que a levodopa, mas não é tão bem tolerado[39]. Os riscos da cabergolina são suficientes para recomendar que esta não seja usada no tratamento clínico da SPI, especialmente porque existem várias alternativas terapêuticas dopaminérgicas para SPI com um melhor perfil de efeitos colaterais. Como o risco não é claro, é prudente permanecer cauteloso com respeito à recomendação de cabergolina[39]. As doses que podem ser recomendadas estão expostas na Tabela 4.

Tabela 4 Medicamentos utilizados no tratamento da síndrome das pernas inquietas

Medicamento	Mecanismo de ação	Dose usual (mg/dia)
Pramipexol	Agonista do receptor da dopamina	0,125 a 0,5
Ropinirol	Agonista do receptor da dopamina	1,5 a 4,5
Levodopa com DDCI	Agente precursor da dopamina	100 a 200
Oxicodona	Agonista do receptor opiode	5 a 20
Metadona	Agonista do receptor opioide	5 a 40
Cabergolina	Agonista do receptor da dopamina	2
Gabapentina	Agonistas alfa-delta ligantes (complexo canal de Ca)	300 a 2400
Pregabalina	Agonistas alfa-delta ligantes (complexo canal de Ca)	50 a 450

DDCI: inibidor da dopa descarboxilase.

Gabapentina e pregabalina são agentes agonistas da subunidade alfa-2-delta-1 do complexo do canal de cálcio voltagem dependente presente nos neurônios, que inibem a liberação de neurotransmissores excitatórios. Embora relacionado estruturalmente ao GABA, não se ligam a ele ou a receptores de benzodiazepínicos. As evidências da recomendação da prescrição da gabapentina e pregabalina no tratamento da SPI são baixas[39]. Poucos estudos revelam melhora dos sintomas de SPI com uso de gabapentina, assim como dados preliminares mostram eficácia terapêutica na terapia com pregabalina para SPI[39]. No entanto, faltam publicações de acompanhamento em longo prazo em terapia com pregabalina para SPI. Dessa forma, à princípio, outras opções medicamentosas mais bem estudadas devem ser escolhidas.

A prescrição de carbamazepina é baseada nos dados apresentados em publicações que antecedem 1989 e são considerados de baixa qualidade metodológica. Dos três estudos encontrados, houve apenas um, controlado por placebo, que mostrou que a carbamazepina pode ser significativamente mais eficaz que o placebo usando uma escala analógica visual. Não foram encontradas novas evidências sobre seu uso desde então[45-47].

A síndrome de aumentação (*augmentation*) é um fenômeno que pode ser encontrado em até 73% dos pacientes em uso de L-DOPA, e entre 20 a 30% dos pacientes em uso de agonistas dopaminérgicos[40]. Globalmente, a incidência anual de síndrome de aumentação (SA) é de 8% em pacientes tratados com agonistas dopaminérgicos[48]. Os critérios definidores de SA foram o agravamento da SPI, caracterizado por início mais precoce dos sintomas durante o dia, à tarde ou o início da noite, em comparação com o período de pré-tratamento; sintomas aparecendo mais rapidamente em repouso; sintomas mais intensos em comparação ao período sem tratamento; disseminação dos sintomas para outras partes do corpo (membros superiores e torso); bem como um efeito da medicação mais curto[40,49]. Curiosamente, a observação mais usual da SA é aquela em que a aparente resposta adequada inicial ao tratamento dopaminérgico é seguida de perda de resposta, progredindo para uma piora da doença. Usualmente a tendência em solucionar este problema seria aumentar progressivamente as doses dos agentes dopaminérgicos; no entanto, as demonstrações de desregulação do receptor D2 pós-sináptico suporta alegações de que este é o erro mais comum de abordagem e só pioram os sintomas. Na presença de SA, o manejo correto é reduzir a dose do agente dopaminérgico e aguardar a melhora e/ou trocar por outra classe de medicamento[38,40].

A ligação entre os sintomas de deficiência de ferro e SPI pode ser explicado por sua relação com a dopamina. Existe ferro em todo o cérebro e ele é um cofator essencial na síntese de neurotransmissores de monoamina. Neurônios contendo neuromelanina na substância negra têm fraca propriedade de troca que levam à ligação de metais como o ferro[50,51]. Embora a suplementação de ferro não tenha se demonstrado eficaz no tratamento de SPI (exceto, talvez, em pacientes com deficiência de ferro diagnosticada ou em SPI refratária[39]), evidência científica mais recente sugere que os pacientes com SPI devem receber a suplementação, se a ferritina sérica for inferior a 75 ng/mL (com recomendação de manter o nível em torno de 100 ng/mL) ou a saturação da transferrina for inferior a 20%[50,52].

MEDIDAS COMPORTAMENTAIS DE HIGIENE DO SONO

Na prática clínica é recomendado primeiramente seguir com as orientações das medidas comportamentais de higiene do sono e controle de estímulos, que por vezes são suficientes quando aplicados sozinhos ou associados a outras modalidades de tratamento, como a TCC-I e/ou tratamento farmacológico. São medidas e orientações práticas utilizadas para promoção de uma melhor qualidade de sono e regras que são indicadas e utilizadas individualmente em pacientes com insônia e irregularidade do padrão do sono. Fornecem-se orientações para que sejam feitas ações para minimizar ou neutralizar fatores perpetuadores e prejudiciais ao sono[3,53]. Apesar de não haver estudos avaliando efeitos somente das intervenções de higiene do sono, numerosos estudos foram conduzidos usando-as como controle e demonstraram melhora, no entanto, menos que a observada com farmacoterapia ou TCC-I[54,55]. As principais medidas comportamentais de higiene do sono estão dispostas no Quadro 2.

Quadro 2 Medidas comportamentais de higiene do sono

- Manter horários regulares para dormir e acordar, mesmo em dias de folga.
- Dormir a quantidade de sono que satisfaça, respeitando sua necessidade de sono.
- Cultivar um ritual favorável ao sono à noite, com tempo para relaxar antes de se deitar.
- Ir para cama somente quando estiver de fato com sono.
- O quarto deve proporcionar conforto, portanto, com cuidados em relação fatores como: luminosidade, barulho, temperatura, cama e diminuição de estímulos por parte de dispositivos eletrônicos.
- Evitar consumo de estimulantes 4-6 horas antes de dormir, como café, guaraná, certos tipos de chás (preto, branco, mate, verde etc.), alimentos termogênicos, achocolatados, refrigerantes do tipo cola, medicamentos com cafeína, por exemplo.
- Evitar fumar pelo menos de 4 a 6 horas antes de dormir.
- Evitar comer, fumar e ingerir álcool no meio da noite, caso tenha despertares.
- Evite refeições pesadas 2 h antes de dormir.
- Evitar cochilos durante o dia.
- Realizar alguma atividade física durante o dia é importante, porém evitar atividades extenuantes próximo a hora de dormir.
- Expor-se à luz solar logo cedo pela manhã e ao longo do dia.
- Evitar a checagem das horas ao longo da noite.
- Reservar a cama exclusivamente para dormir e/ou ter relações sexuais.
- Se houver dificuldade para dormir, levantar-se após estimados 20 a 30 minutos e fazer atividades relaxantes. Retornar apenas quando estiver sonolento.
- Evitar pensar sobre o sono ao longo do dia.
- Manter os pensamentos sobre problemas cotidianos fora do ambiente de sono. Sugere-se, por exemplo, que se reserve cerca de 20 a 30 minutos à noite (não muito próximo da hora de dormir), para refletir sobre esses assuntos e transferi-los para uma nota escrita (*bed-note*).

TERAPIA COGNITIVO-COMPORTAMENTAL PARA INSÔNIA

Grandes avanços ocorreram no campo da terapêutica da insônia nas últimas décadas. Considerando que a farmacoterapia foi a única opção de tratamento para o manejo da insônia por vários anos, juntamente com orientações sobre higiene do sono usada como adjuvante; a terapia cognitivo-comportamental para insônia (TCC-I) agora é reconhecida e aceita como tratamento de primeira linha[2]. Apesar dos avanços nessa área, ainda existe uma significativa lacuna entre as diretrizes de práticas baseadas em evidências e as práticas clínicas atuais. A realidade é que pouquíssimos pacientes com insônia recebem qualquer tratamento e, quando o fazem, a abordagem terapêutica predominante é a farmacoterapia, e nem sempre com medicamentos apoiados por evidência ou mesmo indicados para insônia[56].

Embora a terapia comportamental-cognitiva seja um domínio de competência que faça parte do currículo de treinamento habitual de psicólogos clínicos e de alguns outros profissionais de saúde mental, como psiquiatras, uma questão importante é garantir que deve ser restrito aos profissionais de saúde licenciados e adequadamente treinados. Além disso, como a gravidade e a complexidade da insônia pode ser bastante variável, o protocolo completo de TCC-I pode não ser necessário para todos os pacientes[56,57]. Alguns indivíduos com insônia menos grave podem se beneficiar das intervenções comportamentais mais pragmáticas e diretas, como medidas de higiene do sono e intervenções que outros profissionais de saúde aliados podem oferecer com treinamento e supervisão adequados[57].

A terapia cognitivo-comportamental para insônia (TCC-I) visa abordar em grande parte os fatores que podem ser mantenedores da insônia ao longo do tempo, como desregulação, comportamentos e cognições, tentativas de controle e a ansiedade relacionada ao sono. Isso consiste tipicamente em terapia de controle de estímulos, terapia de restrição do sono e uma variedade de terapias cognitivas, complementadas por treinamento em psicoeducação, higiene do sono e relaxamento[58]. A eficácia da TCC-I para melhorar os sintomas noturnos de insônia isolada ou em comorbidade com outros transtornos foram demonstrados em 14 metanálises[57]. Em sete, sua eficácia foi demonstrada para sintomas diurnos ou comórbidos. A TCC-I é tão eficaz quanto os hipnóticos sedativos durante o tratamento agudo[59] e pode ser mais eficaz em longo prazo[60]. Além disso, estudos de acompanhamento mostraram que a TCC-I promove mudanças estáveis, embora mais lentas – porém substanciais para o tempo total de sono, na latência para início do sono e redução de despertares[61]. A Tabela 5 apresenta um resumo das estratégias utilizadas na TCC-I[57].

Tabela 5 Estratégias de abordagem terapêutica da terapia cognitivo-comportamental para insônia

Estratégia	Descrição
Restrição de sono	Os pacientes são instruídos a restringir o tempo na cama para corresponder à média (autorrelato em diários de sono) da duração total do sono. O tempo na cama é então gradualmente aumentado até atingir a necessidade ideal de sono dos pacientes. Um método alternativo, chamado compressão do sono, envolve uma redução gradual do tempo na cama, que é aumentado de maneira semelhante até atingir a necessidade ideal de sono
Controle de estímulos	Um conjunto de instruções que visam fortalecer a cama como um sinalizador para dormir, baseado no modelo de condicionamento operante: (1) deite-se para dormir apenas quando estiver com sono; (2) não use sua cama para nada além de dormir e para atividade sexual; (3) se você não conseguir adormecer, levante-se e vá para outro ambiente. Fique acordado o tempo que desejar, e volte para a cama quando estiver com sono; (4) se você ainda não conseguir adormecer, repita a etapa 3. Faça isso quantas vezes forem necessárias durante a noite; (5) defina seu alarme e acorde no mesmo horário todas as manhãs, independentemente de quanto você dormiu durante a noite; (6) não cochile durante o dia
Educação de higiene do sono	Instruções gerais de saúde sobre fatores internos e externos que podem influenciar na hora de dormir (p. ex., esporte, luz, temperatura etc.)
Relaxamento	Um conjunto de métodos que visa reduzir a hiperestimulação somática ou cognitiva (p. ex., relaxamento muscular, treinamento autogênico, treinamento de imagens e meditação)
Reestruturação cognitiva	Estratégias projetadas para reduzir crenças disfuncionais, atitudes, preocupações e falsas crenças sobre a causa de insônia e sobre a incapacidade de dormir
Controle cognitivo	O paciente é instruído a sentar-se confortavelmente em uma poltrona e a escrever uma lista de preocupações ao lado de planos para o dia seguinte. A lógica dessa estratégia é evitar pensamentos intrusivos emocionalmente carregados durante o período de sono, pois todas as preocupações "já" foram processadas antes de ir para a cama
Intenção paradoxal	Estratégia destinada a reduzir a ansiedade antecipatória no momento de adormecer. Os pacientes são instruídos a permanecerem imóveis na cama com os olhos fechados e tentar ficar acordados o máximo que puderem. Isso reduz o esforço do sono, que em por sua vez, muitas vezes leva a adormecer mais rapidamente

Fonte: Baglioni, 2020[57].

Vinheta clínica

Flavio, 29 anos, procurou o ambulatório especializado de sono por queixa de sonolência excessiva diurna (SED) e necessidade de cochilos ao longo do dia, que não consegue evitar há 8 anos. Negando sintomas prévios aos 21 anos, percebeu a SED durante a faculdade, pois tinha dificuldade de se manter acordado durante as aulas (cursando o turno diurno). Relata que acreditava ser por dormir poucas horas, mas mesmo após a conclusão do curso e se organizando para dormir em média 8 horas por noite, os sintomas persistiram, e nos últimos 3 anos relata episódios de cochilos involuntários mesmo em situações importantes, como em reuniões profissionais. Descreve os cochilos como breves e reparadores, de no máximo 30 minutos, mas logo reexperimenta a sonolência. Mesmo quando tem a oportunidade de aumentar suas horas noturnas de sono, os episódios de sonolência ocorrem durante o dia. Perguntado se sonha durante os cochilos, respondeu que raramente. Negou episódios de perda de força desencadeada por emoções ou sintomas compatíveis com alucinações hipnagógicas e paralisia do sono. Nega roncos, pausas respiratórias, uso regular de medicamentos, uso de substâncias, tabagismo ou etilismo. Eutrófico sem morbidades clínicas. Foi solicitado registro de diário de sono e polissonografia. O diário de sono não revelou privação de sono e mostrou um ritmo circadiano organizado com horários razoavelmente organizados de dormir e acordar. A polissonografia revelou como achado mais significativo uma latência de estágio 1, de 4.6 minutos (latência normal = até 30 minutos) e a latência de sono REM foi de 0.5 minutos (normal = 70-120 minutos). Considerando esses achados, que apontam para a possibilidade diagnóstica de narcolepsia, optou-se por realizar o teste de múltiplas latências do sono, que revelou achados que apontam nível de sonolência de grau acentuado (latência média 2.0 minutos), com presença de episódios de sono REM precoce nas 4 oportunidades de sono, compatível com a hipótese diagnóstica de narcolepsia. Assim sendo, realizado o diagnóstico de narcolepsia tipo 2 (sem cataplexia) e instituído a tratamento medicamentoso com modafinila (fármaco de primeira escolha, segundo as diretrizes de tratamento farmacológico da narcolepsia), além das orientações de higiene de sono e cochilos programados breves ao longo do dia (2 a 3 cochilos de 20 a 30 minutos nos horários de habitual sonolência do paciente). A dose inicialmente introduzida foi de 100 mg pela manhã, elevada após uma semana para 200 mg. Apesar do uso da medicação e das medidas comportamentais realizadas; após um mês de tratamento, o paciente ainda referia sonolência residual ao meio da tarde, com prejuízo nas suas rotinas. Optou-se por elevar a dose da modafinila para 200 mg pela manhã e a 100 mg ao início da tarde. Após mais um mês com o esquema prescrito, o paciente retornou em avaliação com satisfação subjetiva de 90% com o controle da SED. A dose foi mantida e, mesmo após 10 meses do tratamento farmacológico, seu quadro clínico se mantém estável, permanecendo satisfeito com a resposta adquirida.

Para aprofundamento

- Wilson S, Anderson K, Baldwin D, Dijk DJ, Espie A, Espie C, et al. British Association for Psychopharmacology consensus statement on evidence-based treatment of insomnia, parasomnias and circadian rhythm disorders: An update. J Psychopharmacol. 2019;33(8):923-47.

  ⇨ **Publicação que revisa o tratamento medicamentoso dos principais transtornos do sono.**

- Sateia MJ, Buysse DJ, Krystal AD, Neubauer DN, Heald JL. Clinical practice guideline for the pharmacologic treatment of chronic insomnia in adults: an American Academy of Sleep Medicine clinical practice guideline. J Clin Sleep Med. 2017;13(2):307-49.

  ⇨ **Posicionamento da *American Academy of Sleep Medicine Clinical* para tratamento da insônia.**

- Chung KF, Lee CT, Yeung WF, Chan MS, Chung EWY, Lin WL. Sleep hygiene education as a treatment of insomnia: a systematic review and meta-analysis. Family Pract. 2018;35(4):365-75.

  ⇨ **Revisão sistemática e metanálise sobre medidas de higiene do sono.**

REFERÊNCIAS BIBLIOGRÁFICAS

1. Sharon O, Nir Y. Attenuated fast steady-state visual evoked potentials during human sleep. Cerebral Cortex. 2018;28(4):1297-311.
2. Riemann D, Baglioni C, Bassetti C, Bjorvatn B, Dolenc Groselj L, Ellis JG, et al. European guideline for the diagnosis and treatment of insomnia. J Sleep Res. 2017;26(6):675-700.
3. Bacelar A, Pinto Jr LR (eds). Insônia: do diagnóstico ao tratamento. São Caetano: Difusão; 2019.
4. Sateia MJ, Buysse DJ, Krystal AD, Neubauer DN, Heald JL. Clinical Practice Guideline for the Pharmacologic Treatment of Chronic Insomnia in Adults: An American Academy of Sleep Medicine Clinical Practice Guideline. J Clin Sleep Med. 2017;13(2):307-49.
5. Schifano F, Chiappini S, Corkery JM, Guirguis A. An insight into Z-drug abuse and dependence: an examination of reports to the European Medicines Agency Database of suspected adverse drug reactions. Int J Neuropsychopharmacol. 2019;22(4):270-7.
6. Chiaro G, Castelnovo A, Bianco G, Maffei P, Manconi M. Severe chronic abuse of zolpidem in refractory insomnia. J Clin Sleep Med. 2018;14(7): 1257-9.
7. Victorri-Vigneau C, Gerardin M, Rousselet M, Guerlais M, Grall-Bronnec M, Jolliet P. An update on zolpidem abuse and dependence. J Addict Dis. 2014;33:15-23.
8. Qaseem A, Kansegara D, Forciea MA, Cooke M, Denberg TD, Clinical Guidelines Committee of the American College of Physicians. Management of chronic insomnia disorder in adults: a clinical practice guideline from the American College of Physicians. Ann Intern Med. 2016;165(2):125-33.
9. Mayer G, Weigand SW, Schechter BR, Lehmann R, Staner C, Partinen M. Efficacy and safety of 6-month nightly ramelteon administration in adults with chronic primary insomnia. Sleep. 2009;32:351-60.
10. Janto K, Prichard JR, Pusalavidyasagar S. An update on dual orexin receptor antagonists and their potential role in insomnia therapeutics. J Clin Sleep Med. 2018;14(8):1399-408.
11. Thorpy MJ, Bogan RK. Update on the pharmacologic management of narcolepsy: mechanisms of action and clinical implications. Sleep Med. 2020;68:97-109.
12. Wise MS, Arand DL, Auger RR, Brooks SN, Watson NF. Treatment of narcolepsy and other hypersomnias of central origin. Sleep. 2007;30(12):1712-27.

13. Morgenthaler TI, Kapur VK, Brown T, Swick T, Alessi C, Aurora RN, et al. Practice parameters for the treatment of narcolepsy and other hypersomnias of central origin an american academy os sleep medicine report. Sleep. 2007;30(12):1705-11.
14. Pérez-Carbonell L, Lyons E, Gnoni V, Higgins S, Otaiku AI, Leschziner GD, et al. Adherence to wakefulness promoting medication in patients with narcolepsy. Sleep Med. 2020;70:50-4.
15. Gowda CR, Lundt LP. Mechanism of action of narcolepsy medications. CNS Spectr 2014;19:25-33.
16. Aloe F, Alves RC, Araujo JF, Azevedo AP, et al. Diretrizes brasileiras para o tratamento da narcolepsia. Rev Bras Psiquiatr. 2010;32(3):305-14.
17. Wisor JP, Eriksson KS. Dopaminergic-adrenergic interactions in the wake promoting mechanism of modafinil. Neuroscience. 2005;132:1027-34.
18. Nishino S. Rebound hypersomnolence, stimulant abuse, and DAT-mediated dopamine release. Sleep. 2009;32:1407-9.
19. Black J, Pardi D, Hornfeldt CS, Inhaber N. The nightly use of sodium oxybate is associated with a reduction in nocturnal sleep disruption: a double-blind, placebocontrolled study in patients with narcolepsy. J Clin Sleep Med. 2010;6:596-602.
20. Huang YS, Guilleminault C. Narcolepsy: action of two gamma-aminobutyric acid type B agonists, baclofen and sodium oxybate. Pediatr Neurol. 2009;41:9-16.
21. U.S. Xyrem Multicenter Study Group. A randomized, double blind, placebo-controlled multicenter trial comparing the effects of three doses of orally administered sodium oxybate with placebo for the treatment of narcolepsy. Sleep. 2002;25:42-9.
22. Lamb YN. Pitolisant: a review in narcolepsy with or without cataplexy. CNS Drugs. 2020;34(2):207-18.
23. Vignatelli L, D'Alessandro R, Candelise L. Antidepressant drugs for narcolepsy. Cochrane Database Syst Rev. 2008:CD003724.
24. Nishino S, Arrigoni J, Shelton J, Dement WC, Mignot E. Desmethyl metabolites of serotonergic uptake inhibitors are more potent for suppressing canine cataplexy than their parent compounds. Sleep. 1993;16:706-12.
25. Hasegawa E, Maejima T, Yoshida T, Masseck OA, Herlitze S, Yoshioka M, et al. Serotonin neurons in the dorsal raphe mediate the anticataplectic action of orexin neurons by reducing amygdala activity. Proc Natl Acad Sci USA. 2017;114:E3526-E35.
26. Kallweit U, Bassetti CL. Pharmacological management of narcolepsy with and without cataplexy. Expert Opin Pharmacother. 2017;18:809-17.
27. Wilson S, Anderson K, Baldwin D. British Association for Psychopharmacology consensus statement on evidence-based treatment of insomnia, parasomnias and circadian rhythm disorders: An update. Jf Psychopharmacol. 2019;33(8):923-47.
28. Harris M, Grunstein RR. Treatments for somnambulism in adults: Assessing the evidence. Sleep Med Rev. 2009;13:295-7.
29. Drakatos P, Marples L, Muza R, Higgins S, Gildeh N, Macavei R, et al. NREM parasomnias: a treatment approach based upon a retrospective case series of 512 patients, Sleep Medicine. 2019;53:181-8.
30. Proserpio P, Terzaghi M, Manni R, Nobili L. Drugs used in parasomnia. Sleep Med Clin. 2018;13(2):191-202.
31. **Kierlin L, Littner MR. Parasomnias and antidepressant therapy: a review of the literature. Front Psychiatry. 2011;2:71.**
   ⇨ **O artigo discute a relação entre as mais utilizadas classes de antidepressivos e as mudanças na arquitetura do sono e potencial de precipitarem parassonais.**
32. **Aurora RN, Zak RS, Maganti RK, Auerbach SH, Casey KR, Chowdhuri S, et al. Best practice guide for the treatment of REM sleep behavior disorder (RBD). J Clin Sleep Med. 2010;6(1):85-95.**
   ⇨ **Esta publicação faz uma revisão sobre as melhoras opções terapêuticas para tratamento do transtorno comportamental do sono REM.**
33. **McCarter SJ, Boswell CL, St Louis EK, Dueffert LG, Slocumb N, Boeve BF, et al. Treatment outcomes in REM sleep behavior disorder. Sleep Med. 2013;14(3):237-42.**
   ⇨ **Discute a indicação e a eficácia do uso de melatonina e clonazepam para reduzir comportamentos e lesões do TCSREM.**
34. **Kunz D, Bes F. Melatonin as a therapy in REM sleep behavior disorder patients: an open-labeled pilot study on the possible influence of melatonin on REM-sleep regulation. Mov Disord. 1999;14(3):507-11.**
   ⇨ **Trata-se de um ensaio clínico aberto clássico sobre a ação da melatonina na regulação do sono REM e potencial ação terapêutica na parassonia comportamental do sono REM**
35. **Boeve BF, Silber MH, Ferman TJ. Melatonin for treatment of REM sleep behavior disorder in neurologic disorders: results in 14 patients. Sleep Med. 2003;4(4):281-4.**
   ⇨ **Trata-se de uma das primeiras publicações que apontam uma indicação formal para uso de melatonina nos transtornos do sono: o transtorno comportamental do sono REM.**
36. **Sasai T, Matsuura M, Inoue Y. Factors associated with the effect of pramipexole on symptoms of idiopathic REM sleep behavior disorder. Parkinsonism Relat Disord. 2013;19(2):153-7.**
   ⇨ **O artigo faz uma revisão do pramipexol como opção farmacológica no tratamento do TCREM, sugerindo possível uma disfunção dopaminérgica na sua fisiopatologia.**
37. **Miller KE, Brownlow JA, Woodward S, Gehrman PR. Sleep and dreaming in posttraumatic stress disorder. Curr Psychiatry Rep. 2017;19(10):71.**
   ⇨ **O artigo faz uma revisão sobre o impacto do TEPT no sono (insônia e pesadelos).**
38. Tipton PW, Wszołek ZK. Restless legs syndrome and nocturnal leg cramps: a review and guide to diagnosis and treatment. Pol Arch Intern Med. 2017;127(12):865-72.
39. Aurora RN, Kristo DA, Bista SR, Rowley JA, Zak RS, Casey KR, et al. Update to the AASM clinical practice guideline: "the treatment of restless legs syndrome and periodic limb movement disorder in adults – an update for 2012: practice parameters with an evidence-based systematic review and meta-analyses." Sleep. 2012;35(8):1037.
40. Leu-Semenescu S, Petiau C, Monaca C, Dauvilliers Y. French consensus: Augmentation syndrome in restless legs syndrome. Revue neurologique. 2018;174(7-8):532-9.
41. Ballantyne JC, LaForge KS. Opioid dependence and addiction during opioid treatment of chronic pain. Pain 2007;129(3):235-55.
42. Walters AS, Wagner ML, Hening WA, Grasing K, Mills R, Chokroverty S, et al. Successful treatment of the idiopathic restless legs syndrome in a randomized double-blind trial of oxycodone versus placebo. Sleep. 1993;16:327-32.
43. Trenkwalder C, Beneš H, Grote L, García-Borreguero D, Högl B, Hopp M, et al. Prolonged release oxycodonenaloxone for treatment of severe restless legs syndrome after failure of previous treatment: a double--blind, randomised, placebo-controlled trial with an openlabel extension. Lancet Neurol. 2013;12:1141-50.
44. Ondo WG. Methadone for refractory restless legs syndrome. Mov Disord. 2005;20:345-8.
45. Telstad W, Sorensen O, Larsen S, Lillevold PE, Stensrud P, Nyberg-Hansen R. Treatment of the restless legs syndrome with carbamazepine: a double blind study. Br Med J. 1984;288:444-6.
46. Lundvall O, Abom PE, Holm R. Carbamazepine in restless legs: A controlled pilot study. Eur J Clin Pharmacol. 1983;25:323-4.
47. Zucconi M, Coccagna G, Petronelli R, Gerardi R, Mondini S, Cirignotta F. Nocturnal yoclonus in restless legs syndrome: effect of carbamazepine treatment. Funct Neurol. 1989;4:263-71.
48. Allen RP, Ondo WG, Ball E, Calloway MO, Manjunath R, Higbie RL, et al. Restless legs syndrome (RLS) augmentation associated with dopamine agonist and levodopa usage in a community sample. Sleep Med. 2011;12:431-9.
49. Allen RP, Earley CJ. Augmentation of the restless legs syndrome with carbidopa/levodopa. Sleep. 1996;19:205-13.
50. Khan FH, Ahlberg CD, Chow CA, Shah DR, Koo BB. Iron, dopamine, genetics, and hormones in the pathophysiology of restless legs syndrome. J Neurol. 2017;264(8):1634-1.
51. Erikson KM, Jones BC, Beard JL. Iron deficiency alters dopamine transporter functioning in rat striatum. J Nutr. 2000;130:2831-7.
52. Wijemanne S, Ondo W. Restless Legs Syndrome: clinical features, diagnosis and a practical approach to management. Pract Neurol. 2017;17:444-52.
53. Global Council on Brain Health. The Brain-Sleep Connection: GCBH Recommendations on Sleep and Brain Health; 2016. Disponível em: http://www.globalcouncilonbrainhealth.org (acesso 10 fev 2020).
54. Guilleminault C, Partinen M, Hollman K, Powell N, Stoohs R. Familial aggregates in obstrutive sleep apnea syndrome. Chest. 1995;107(6):1545-51.

55. Edinger JD, Sampson WS. A primary care "friendly" cognitive behavioral insomnia therapy. Sleep. 2003;26(2):177.
56. Morin CM. Cognitive behavioural therapy for insomnia (CBTi): from randomized controlled trials to practice guidelines to implementation in clinical practice. J Sleep Res. 2020;29(2):e13017.
57. Baglioni C, Altena E, Bjorvatn B, Blom K, Bothelius K, Devoto A, et al. The European Academy for cognitive behavioural therapy for insomnia: An initiative of the European Insomnia Network to promote implementation and dissemination of treatment. J Sleep Res. 2020;29(2): e12967.
58. Riemann D, Perlis ML. The treatments of chronic insomnia: a review of benzodiazepine receptor agonists and psychological and behavioral therapies. Sleep Med Rev. 2009;13(3),205-14.
59. Smith MT, Perlis ML, Park A, Smith MS, Pennington J, Giles DE, et al. Comparative meta-analysis of pharmacotherapy and behaviour therapy for persistent insomnia. Am J Psychiatry. 2002;59(1):5-11.
60. Morin CM, Colecchi C, Stone J, Sood R, Brink D. Behavioral and pharmacological therapies for late-life insomnia: A randomized controlled trial. JAMA. 1999;281:991-9.
61. **Perlis ML, Smith MT. How can we make CBT-I and other BSM services widely available? J Clin Sleep Med. 2008;4(01):11-3.**
   ⇨ **Revisão sobre as principais evidências do tratamento farmacológico das parassonias.**
62. Schutte-Rodin S, Broch L, Buysse D, Dorsey C, Sateia M. New clinical guideline for the evaluation and management of chronic insomnia in adults. J Clin Sleep Med. 2017;13:307-49.

25

Tratamento farmacológico das emergências psiquiátricas

Gabriel Henrique Beraldi
Daniel Kawakami
Débora Luciana Melzer-Ribeiro
Chei Tung Teng

Sumário

Pontos-chave

- Agitação psicomotora: as principais medicações utilizadas são os antipsicóticos e benzodiazepínicos. Eles podem ser administrados por via oral, intramuscular ou intravenosa, a depender do grau de agitação e resposta ao tratamento.
- Manejo farmacológico do risco de suicídio: as principais medicações que podem ser utilizadas são os antidepressivos, antipsicóticos, benzodiazepínicos e lítio, a depender dos sintomas apresentados e do transtorno mental de base.
- Síndrome neuroléptica maligna: além da suspensão imediata do antipsicótico, as medicações utilizadas no tratamento farmacológico são o dantrolene, bromocriptina, amantadina e benzodiazepínicos.
- Síndrome serotoninérgica: além da suspensão imediata da medicação serotoninérgica, podem ser utilizados ciproeptadina e benzodiazepínicos.
- Ataques de pânico e crise de ansiedade: preconiza-se o uso de benzodiazepínicos.
- Intoxicação por substâncias psicoativas: há medicações bem estabelecidas no tratamento da intoxicação por álcool, como a piridoxina, e opioides, como a naloxona. Contudo, o suporte clínico ainda é a principal medida nestes casos.
- Síndrome de abstinência por substâncias psicoativas: há medicações bem estabelecidas no tratamento da síndrome de abstinência por álcool, como os benzodiazepínicos, e opioides, como a metadona. Abstinência por cocaína, crack e anfetaminas podem responder a benzodiazepínicos.

INTRODUÇÃO

Segundo a Associação Americana de Psiquiatria emergência psiquiátrica é definida como "uma perturbação aguda no pensamento, humor, comportamento ou da relação social que requer intervenção imediata". A abordagem farmacológica nesses casos, deve ser precisa e incisiva levando a uma resolução rápida do quadro. No caso das agitações, a medicação deve buscar diminuir ao máximo o tempo de contenção mecânica do paciente mantendo a segurança do paciente e também de toda a equipe.

AGITAÇÃO PSICOMOTORA

O tratamento psicofarmacológico ideal nos casos de agitação psicomotora e agressividade exige um esquema com rápido início de ação, facilidade de administração da medicação e baixo risco de efeitos colaterais e de interações medicamentosas. As medicações por via oral (VO), apesar das limitações de início de ação lento e da chance de não adesão, são geralmente preferidas às preparações intramusculares (IM) como tratamento inicial de pacientes agitados. Se o paciente estiver bem o suficiente para concordar em tomar o medicamento e, se é possível esperar mais tempo para que ocorra um efeito, é preferível o uso de medicamentos orais[1].

A principal classe psicofarmacológica utilizada é a dos antipsicóticos, que possuem capacidade tranquilizadora independentemente da etiologia psiquiátrica ou médica subjacente ao comportamento. Sempre que possível, a via de administração deve ser a oral (Tabela 1), pela segurança; mas muitas vezes, pela recusa do paciente, a via mais indicada é a intramuscular, pela rapidez de ação, facilidade de uso e segurança (Tabela 2).

Antipsicóticos de primeira geração

Os antipsicóticos mais antigos, os chamados típicos, são usados com sucesso há muito tempo no tratamento da agitação. Eles agem inibindo a transmissão de dopamina cerebral, especialmente pelo antagonismo no receptor D2, que está associado à redução dos sintomas psicóticos. Eles podem causar, no entanto, sintomas colaterais extrapiramidais, assim como outros efeitos colaterais pelo bloqueio dos receptores colinérgicos, histamínicos e alfa-1-adrenérgicos. Para o tratamento da agitação, as medicações de primeira geração mais utilizadas para a tranquilização rápida são a clorpromazina, a levomepromazina, o haloperidol e uma medicação utilizada como antiemético, mas que possui ação interessante na agitação, o droperidol[3]. A medicação prometazina, que é mais conhecida por sua ação anti-histamínica, pertence ao grupo das fenotiazinas, e também é frequentemente utilizada na agitação[1].

Consenso de especialistas sugere iniciar com dose de 2 a 5 mg de haloperidol, que pode ser repetido a cada hora, até o máximo de 15 mg em 24 horas, sendo que esta medicação antipsicótica de primeira geração é a considerada como padrão, frente a qual as outras medicações são comparadas[1].

Antipsicóticos de segunda geração

Do ponto de vista farmacológico, os antipsicóticos atípicos são antagonistas da serotonina e dopamina, antagonistas parciais D2 ou antagonistas parciais da serotonina nos receptores H5T2A. São medicações que possuem menores riscos para causarem sintomas extrapiramidais, como o pseudoparkinsonismo e a discinesia tardia. Antipsicóticos atípicos, como o aripiprazol, olanzapina, risperidona e ziprasidona, são eficazes para a rápida tranquilização[1].

Benzodiazepínicos

Os benzodiazepínicos (BZD) constituem uma opção terapêutica muito utilizada, pois eles aumentam os efeitos do ácido gama-aminobutírico (GABA) no receptor GABA-A, produzindo efeitos sedativos, hipnóticos (indutores do sono), ansiolíticos, anticonvulsivantes e miorrelaxantes. Os efeitos colaterais dos BZD incluem: tontura, fraqueza, perda de orientação, dor de cabeça, confusão, irritabilidade, efeito paradoxal, comprometimento da memória, falta de coordenação, risco de quedas, boca seca, visão turva, hipotensão, ataxia, depressão respiratória e parada cardiorrespiratória.

Considerando-se que os BZD são baratos, têm efeitos colaterais moderados, são fáceis de serem administrados e amplamente disponíveis nos serviços de emergência, eles representam uma das classes de medicamentos mais utilizados para agitação psicomotora. Devemos, no entanto, avaliar e realizar a monitorização das funções vitais do paciente pelo risco de depressão respiratória. É recomendável ter disponível o flumazenil para reverter depressões respiratórias induzidas por BZD, que podem ocorrer no caso de intoxicações exógenas, por exemplo.

Sequência de tratamento

A decisão de administrar o medicamento repetidamente em casos de agitação psicomotora deve ser baseada nas características individuais do paciente e, portanto, é difícil fazer uma recomendação. Sugerimos que, se necessário, o mesmo medicamento seja utilizado até que sua dose diária máxima seja atingida. Então, se for necessária medicação adicional, um fármaco diferente poderá ser usado. Embora não existam estudos sobre o assunto, nada impede que a via IM seja usada, mas se o paciente estiver mais calmo, a via oral pode ser considerada para administração repetida[1].

A via intravenosa não é recomendada, dada a dificuldade de aplicação em pacientes agressivos e agitados e pelo risco aumentado de efeitos colaterais como prolongamento do intervalo QT, favorecendo o risco de arritmias cardíacas. Apesar disso, em alguns casos essa via de administração pode ser utilizada, e na Tabela 3 apresentamos algumas possibilidades de medicações intravenosas. Em nossa experiência, observamos apenas o seu uso eventualmente em locais com equipe especializada em cardiologia, como unidades coronarianas, no entanto, não é uma prática psiquiátrica usual. Uma alternativa recente é a introdução de antipsicóticos atípicos como a olanzapina e ziprasidona em apresentações para uso intramuscular, que têm se mostrado eficazes, mas cuja segurança principalmente nos casos de comorbidade clínica ainda não está bem estabelecida. Uma associação de medicações bastante frequente e há longa data utilizada em nosso meio é a de haloperidol 5 mg com prometazina 50 mg intramuscular, que devido ao baixo custo e acessibilidade nos serviços de emergência psiquiátrica em nosso país, é frequentemente realizada com resultados satisfatórios.

Escolha de medicações

Em pacientes com quadro de agitação psicomotora associada com *delirium*, exceto nos casos de *delirium tremens* e *delirium* por abstinência de hipnóticos, o uso de BZD deve ser evitado, pois pode agravar o estado confusional agudo. Nesses casos, a medicação mais utilizada é o haloperidol, pois tem a vantagem de sedar sem grandes comprometimentos do nível de consciência. Outra opção pouco utilizada em nosso país, mas que apresenta bons resultados é o uso do droperidol, que teria uma ação mais rápida do que o haloperidol e menos efeitos colaterais[3]. Apesar de temores em relação ao possível aumento do intervalo QT, aparentemente tal risco não é maior do que o que ocorre com o próprio haloperidol.

Devemos sempre pensar nas causas do quadro de agitação. Em um caso de *delirium*, por exemplo, as medicações fenotiazínicas não devem ser utilizadas, pois possuem intensa atividade anticolinérgica, o que agrava essa condição. Devemos também adotar a postura menos arriscada possível, pois no caso da agitação secundária à condição médica ou da qual não sabemos a causa, por exemplo, em geral devemos tratar com antipsicóticos. Já na agitação de pacientes com Parkinson, os antipsicóticos típicos, como o haloperidol, deverão ser evitados, dando-se preferência para medicações atípicas, como o aripiprazol ou a quetiapina; no entanto, geralmente não dispomos de tais medicações em um serviço de emergências. Em situações como na agitação pós-ictal, é aconselhável o uso de BZD, assim como na abstinência alcoólica, quando além desta medicação é preconizado a adição de vitamina B1. Já nos casos de agitação por intoxicação por cocaína e outras drogas estimulantes sintéticas, a sedação inicial com BZD pode ser considerada em vez dos antipsicóticos, a fim de diminuir o risco potencial de convulsões[5] (Figura 1).

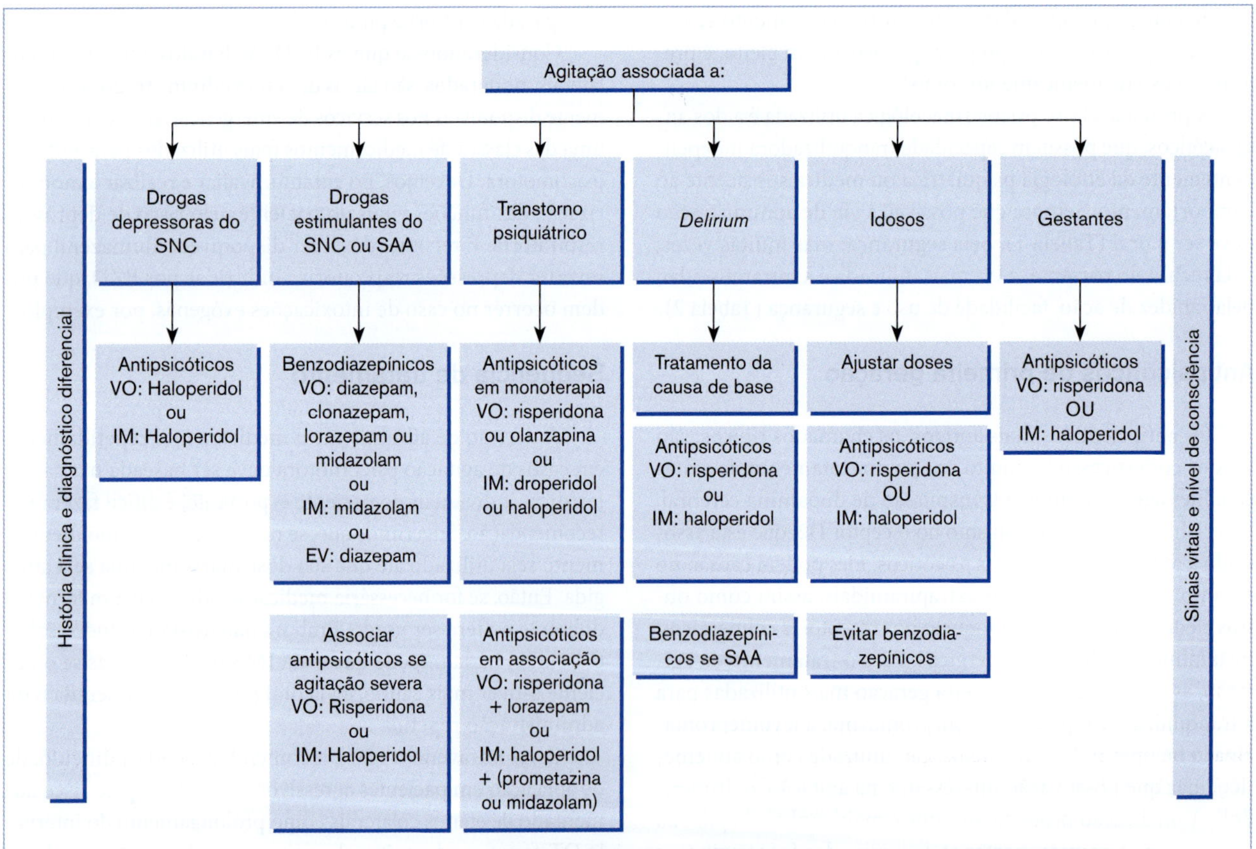

Figura 1 Diagrama de fluxo do manejo farmacológico da agitação psicomotora. IM: intramuscular; SAA: síndrome de abstinência alcoólica; SNC: sistema nervoso central; VO: via oral.
Fonte: adaptada de Balçara et al.[1].

Tabela 1 Medicações via oral recomendadas no tratamento da agitação psicomotora

Medicação	Dose (mg)	Início de ação (h)	Meia-vida (h)	Pode repetir (h)	Dose máxima diária (mg)	Efeitos colaterais
Risperidona	2-3	1	24	1	18	Sonolência, SEP, náusea, hipotensão, arritmia
Olanzapina	10	1-4	21-54	4	30	SEP, hipotensão, tontura, arritmia
Haloperidol	5-15	1-4	15-37	8	15	SEP, alteração no ECG, convulsões
Risperidona + clonazepam	2 + 2	1	20-40	1	6 + 6	SEP, convulsões, arritmia, sedação excessiva, reação paradoxal
Diazepam	10	0,5-1,5	20-80	1	60	Amnésia, ataxia, sedação excessiva, efeito paradoxal

ECG: eletrocardiograma; SEP: sintomas extrapiramidais; VO: via oral.
Fonte: adaptada de Baldaçara et al., 2019[1].

Tabela 2 Medicações via intramuscular recomendadas no tratamento da agitação psicomotora

Medicação	Dose (mg)	Início de ação (min)	Meia-vida (h)	Pode repetir (min)	Dose máxima diária (mg)	Efeitos colaterais
Haloperidol	2,5-10	30	15-37	30	30	Convulsões, SEP, sonolência, cefaleia e tontura
Haloperidol + midazolam	2,5 + 7,5-15	20	15	30	30	Sedação excessiva e SEP
Haloperidol + prometazina	2,5-10 + 25-50	30	15-37	30	30 + 100	Sedação excessiva, SEP e convulsões
Midazolam	Até 15	15-20	90-150	30	–	Sedação excessiva e depressão respiratória

SEP: sintomas extrapiramidais.
Fonte: adaptada de Baldaçara et al., 2019[1].

Tabela 3 Fármacos com possibilidade de serem realizados por via intravenosa*

Medicação	Dose (mg)	Início de ação (min)	Meia-vida (h)	Pode repetir (min)	Dose máxima diária (mg)	Efeitos colaterais
Droperidol	2,5-10	3-10	4-6	15	10	SEP, hipotensão e aumento QT
Haloperidol	5	20	12-22	30	20	SEP, hipotensão
Midazolam	2,5-10	5	1,5-2,5	15	–	Depressão respiratória, hipotensão
Lorazepam	1-4	1-5	10-20	15	10	Depressão respiratória, hipotensão
Diazepam	10	1-5	20-80	30	40	Depressão respiratória, hipotensão

* Evitar a via intravenosa, se possível, em paciente com alto risco cardíaco via intravenosa somente deve ser utilizada com o suporte cardiorrespiratório adequado. Sinais vitais e eletrocardiograma são necessários para pacientes com alto risco cardíaco ou cuja história médica é desconhecida. SEP, sintomas extrapiramidais.
Fonte: adaptada de Baldaçara et al., 2019[1].

SUICÍDIO

O tratamento farmacológico do risco de suicídio depende do tipo de transtorno mental de base que o paciente apresenta. No início da abordagem terapêutica é imprescindível aliviar primeiramente os sintomas mais urgentes como ataques de pânico, crises de ansiedade, insônia e inquietação psicomotora, que podem aumentar significativamente o risco de suicídio. Em seguida, deve-se considerar o tratamento de médio prazo e a introdução de uma medicação de uso diário. Entre as opções terapêuticas, estão os antidepressivos, antipsicóticos, BZD, lítio, eletroconvulsoterapia e psicoterapia.

Antidepressivos

Os antidepressivos utilizados na depressão demoram aproximadamente duas semanas para fazer efeito e podem melhorar primeiro a atividade (psicomotricidade) e a energia, antes de melhorar a ideação suicida. Portanto, o período entre o início do tratamento e melhora clínica é crítico e exige monitoração intensiva, pois o paciente pode adquirir energia e disposição para colocar em pratica o planejamento suicida. Outro cuidado é que alguns antidepressivos, como tricíclicos e inibidores da monoaminoxidase, são perigosos quando ingeridos em superdosagem e, portanto, não devem ser prescritos em grande quantidade, evitando-se assim que o paciente tenha acesso à medicação.

Antipsicóticos

No tratamento dos sintomas psicóticos, a medicação de primeira escolha são os antipsicóticos de segunda geração como olanzapina, risperidona, quetiapina e ziprasidona. Embora os antipsicóticos típicos, como o haloperidol, sejam eficazes no controle dos sintomas psicóticos, seu uso é limitado pelo risco de efeitos extrapiramidais, em especial a acatisia, que pode aumentar o risco de suicídio.

Benzodiazepínicos

Os BZD têm papel importante no paciente em risco de suicídio. Eles atuam em sintomas como ataques de pânico, crises de ansiedade, inquietação psicomotora e insônia, sintomas esses que podem aumentar o risco de suicídio quando não tratados.

Lítio

O lítio é uma medicação com diversas evidências científicas que sustentam seu uso para pacientes em risco de suicídio. Ele é indicado especialmente para aqueles pacientes que apresentam transtorno afetivo bipolar, mas também pode ser usado para potencialização do tratamento antidepressivo. Em pacientes com transtorno bipolar, a capacidade de prevenção do suicídio pelo lítio é corroborada por diversos estudos independentes, que revelam uma diminuição de 5 vezes o risco de suicídio e 10 vezes o risco de tentativa de suicídio. Entretanto, tal efeito só é verificado ao longo de 3 a 8 semanas, o que torna necessária a combinação com outros psicofármacos, como antidepressivos e antipsicóticos, para se obter uma proteção mais imediata.

Assim como os antidepressivos tricíclicos, citados anteriormente, o lítio também pode ser fatal em superdosagem, de forma que não devem ser prescritas grandes quantidades de comprimidos e a medicação deve ser guardada por um cuidador em local onde o paciente não tenha acesso.

Eletroconvulsoterapia (ECT)

A ECT é indicada em situações nas quais que o tempo é extremamente importante para preservar a vida; por exemplo, quando há risco importante de suicídio e o paciente apresenta quadro grave de depressão. Também é segura e pode ser indicada em gestantes, nas quais as opções farmacológicas disponíveis são limitadas.

Psicoterapia

Associada à farmacoterapia é fundamental a abordagem psicoterapêutica. A psicoterapia deve ser suportiva, flexível, diretiva e abordar as circunstâncias sociais e pessoais que colocam o paciente sob risco de suicídio. O terapeuta e o paciente identificam os principais problemas e selecionam aqueles que devem ser abordados de início. A escolha do tipo de psicoterapia depende da condição clínica subjacente. Propostas de mudanças significativas de comportamento, instituição de psicoterapia de base analítica ou outra orientação psicodinâmica podem ser indicadas para alguns pacientes depois de ter passado a fase crítica.

A maioria dos pacientes se beneficia de orientação psicoeducacional e, se eles consentirem, os familiares devem ser envolvidos. As orientações ao paciente e aos familiares devem ser claras e objetivas. É fundamental discutir a tentativa de suicídio e os motivos, esclarecer sobre a doença subjacente, os sintomas e mostrar que existe tratamento.

SÍNDROME NEUROLÉPTICA MALIGNA (SNM)

O tratamento da SNM deve seguir dois princípios básicos:

- Suspensão imediata do antipsicóticos.
- Internação em unidade de terapia intensiva com o objetivo de garantir estabilidade hemodinâmica, corrigir eventuais distúrbios hidroeletrolíticos, controlar a hipertermia e fornecer hidratação vigorosa. Uma das consequências mais importantes dessas medidas é a diminuição da rigidez muscular, reduzindo assim o risco de rabdomiólise e consequente insuficiência renal aguda.

Não há estudos controlados com abordagem específica para o tratamento de SNM. As recomendações atuais são baseadas em relatos de casos e opiniões de especialistas e são às vezes conflitantes, mas algumas medicações são utilizadas com sucesso, como: dantrolene, bromocriptina, amantadina e BZD (Tabela 4)[6].

Dantrolene

Atua como um relaxante muscular, visando principalmente a redução da hipertermia. Dessa forma, é indicado especialmente para pacientes que apresentam extrema rigidez e hipertermia, características de SNM grave, nas doses de 1 a 10 mg/kg/dia. Um estudo retrospectivo envolvendo 734 pacientes com SNM revelou que os pacientes que receberam apenas dantrolene apresentavam uma mortalidade menor do que

Tabela 4 Tratamento farmacológico da síndrome neuroléptica maligna

	Posologia	Efeitos adversos
Lorazepam	1-2 mg, a cada 4 a 6 horas	*Delirium*, sedação, hipotensão
Diazepam	10 mg IV a cada 8 horas	Sedação, depressão respiratória, reação paradoxal
Bromocriptina	2,5 mg a cada 6 a 8 horas, até o máximo de 40 mg/dia	Hipotensão, intolerância gastrointestinal, úlcera, psicose*
Amantadina	200-400 mg por dia, dividido em 2 ou 3 doses	Hipotensão ortostática, agitação, náusea
Dantrolene	1-2,5 mg/kg/dia inicialmente, IV, seguida de infusão de 1 mg/kg a cada 6 horas (máximo 10 mg/kg/dia)	Anafilaxia, hepatotoxicidade, *flushing*, insuficiência cardíaca, taquicardia, fraqueza muscular, sonolência, náusea, diarreia

* A bromocriptina parece ser bem tolerada por pacientes psicóticos. IV: intravenoso; SNM: síndrome neuroléptica maligna.
Fonte: adaptada de Van Rensburg et al., 2019[6].

aqueles que receberam apenas bromocriptina (7,8% e 8,7%, respectivamente). Quando utilizados em associação, a mortalidade foi de 7,3%[7].

Bromocriptina e amantadina

São agonistas da dopamina utilizados para reversão farmacológica da ação dos antipsicóticos, a fim de restaurar o tônus dopaminérgico. Estão disponíveis apenas na formulação oral, e podem ser administrados via sonda nasoenteral, se necessário. As doses preconizadas são de 2,5 a 8 mg VO de 8/8 horas (bromocriptina) e 200 a 400 mg/dia (amantadina)[6].

Benzodiazepínicos

Os BZD atuam no sistema gabaérgico e têm sua eficácia na SNM atribuída à ação como relaxante muscular. São geralmente utilizados em combinação, quando os fármacos anteriores falharam em controlar a hipertermia e/ou agitação psicomotora. O lorazepam intravenoso é o BZD de escolha nesses casos, assim como na catatonia[8]. Sua dose preconizada é de 1 a 2 mg a cada 4 ou 6 horas[6]. Como no Brasil não temos a apresentação endovenosa, pode-se utilizar a apresentação em comprimido via sonda nasoenteral, se necessário. Na ausência do lorazepam podemos administrar diazepam 10mg endovenoso a cada 8 horas[6].

Eletroconvulsoterapia

A ECT é segura no tratamento da SNM, embora o risco de complicações cardiovasculares deva ser considerado[9], assim como o risco de hipertermia maligna desencadeado pela succinilcolina utilizada durante o procedimento[10]. O mecanismo pelo qual a ECT trata a SNM não é bem estabelecido, mas sua eficácia está possivelmente relacionada ao efeito facilitador sobre a atividade dopaminérgica no sistema nervoso central. A ECT deve ser utilizada quando a SNM é grave e o risco de complicações é alto, sendo necessária uma intervenção mais rápida. Também deve ser prontamente utilizada na suspeita de catatonia maligna ou ainda nos casos de SNM em pacientes com depressão psicótica[11].

A duração do tratamento é variável e depende da resposta do paciente. Nos casos de SNM desencadeada por antipsicóticos de depósito, os sintomas podem se arrastar ao longo de várias semanas, até que cesse a ação do medicamento.

SÍNDROME SEROTONINÉRGICA (SS)

Prevenção da SS

A medida mais importante para SS é a prevenção. Os médicos devem evitar prescrever o uso combinado de antidepressivos ou de associar antidepressivos a outras medicações serotoninérgicas, como opioides. As trocas entre antidepressivos devem respeitar o período de *washout*, (intervalo entre a suspensão de um medicamente e a introdução de outro), principalmente quando se trata de inibidores irreversíveis da monoaminoxidase.

Retirada das medicações

A principal medida para o tratamento da SS já estabelecida é a retirada imediata de todas as medicações com ação serotoninérgica. A maior parte dos sintomas da SS remitem espontaneamente em até 24 horas, e uma minoria deles necessitará de suporte clínico e psiquiátrico. Por ser uma condição dose-dependente, os casos graves são aqueles que ingeriram a maior quantidade de medicamento ou que são metabolizadores lentos para aquela medicação. Raramente, em casos extremos, o indivíduo pode necessitar de internação em unidade de terapia intensiva, devido rebaixamento do nível de consciência e instabilidade hemodinâmica.

Suporte clínico e ciproeptadina

Dentre as medidas de suporte clínico para o tratamento da SS grave, estão:

- Controle pressórico: crises hipertensivas podem requerer tratamento com nitroprussiato, uma vez que agentes de ação prolongada, como propranolol, não devem ser usados pelo risco de hipotensão e de mascarar a taquicardia. Pacientes hipotensos devem receber hidratação vigorosa e casos graves podem requerer o uso de drogas vasoativas.
- Controle da hipertermia: minimizar o excesso de atividade muscular e o resfriamento são medidas que podem ser usadas para tratar a hipertermia. Antipiréticos não são úteis nestes casos, por se tratar de um aumento da atividade muscular e não de uma desregulação hipotalâmica. Para temperaturas superiores a 41°C, o paciente deve ser sedado, paralisado com um agente despolarizante, como o vecurônio ou rocurônio, e intubado. Succinilcolina não deve ser usada devido a risco de hipercalemia e possível agravamento da rabdomiólise[12].
- Correção dos distúrbios hidroeletrolíticos.
- Antagonistas 5HT2: casos refratários podem ser tratados com ciproeptadina, um antagonista serotoninérgico. A dose inicial recomendada é de 12 mg, seguidos de 2 mg a cada 2 horas, até estabilização clínica. A dose máxima preconizada é de até 32 mg/dia. Pacientes que não apresentarem melhora poderão receber uma dose de manutenção de 8 mg a cada 6 horas, até controle dos sintomas.

Agitação psicomotora na SS

A principal medida de suporte psiquiátrico para o tratamento da SS grave é o controle da agitação psicomotora. Nestes casos, os BZD são a medicação de escolha, como lorazepam, diazepam ou midazolam. Deve-se evitar ao máximo a contenção física, pelo risco de rabdomiólise.

ATAQUE DE PÂNICO E CRISE DE ANSIEDADE NO PRONTO-SOCORRO

Os BZD alprazolam, clonazepam, diazepam e lorazepam são efetivos e se mostraram superiores ao placebo no tratamento de fase aguda do transtorno do pânico e nas crises de ansiedade. Contudo, não são a melhor opção como tratamento de longo prazo devido risco de abuso, dependência e prejuízos cognitivos. As doses usuais são de 0,5 a 6 mg/dia de clonazepam, 1,5 a 6 mg/dia de alprazolam, 1 a 4 mg/dia de lorazepam (melhor escolha em pacientes com hepatopatias graves) ou 5 a 30 mg/dia de diazepam[13,14].

Para tratamento do ataque de pânico e crises de ansiedade no pronto-socorro, pode-se prescrever ao paciente doses a cada 30 em 30 minutos, conforme descrito da Tabela 5. Em pacientes idosos, é recomendado iniciar com metade da dose habitual. O uso de doses maiores em pacientes idosos e com problemas clínicos deve ser feito com cautela e monitorização contínua dos sinais vitais, dado o risco de depressão respiratória. Os efeitos colaterais mais comumente associados ao uso de BZD nos serviços de emergência são sonolência, confusão e reação paradoxal (agitação psicomotora).

Tabela 5 Tratamento farmacológico da crise de ansiedade no pronto-socorro

Benzodiazepínico	Dose inicial (mg)	Dose média (mg)	Dose máxima (mg)
Alprazolam	1,5	4	6
Clonazepam	0,5	2	6
Diazepam	5	10	30
Lorazepam	1	2	4

Fonte: adaptado de Batelaan et al., 2012[13].

É discutível se devemos iniciar o tratamento farmacológico do transtorno de pânico no pronto-socorro. Pacientes que tiveram um ataque de pânico não necessariamente apresentam diagnóstico de transtorno do pânico e devem idealmente ser encaminhados para seguimento psiquiátrico e psicológico ambulatorial. Nestes casos, podemos prescrever BZD para uso eventual até que a consulta se realize, mas devemos evitar iniciar o tratamento com antidepressivos, principalmente pela alta prevalência da comorbidade com transtorno bipolar e a dificuldade da exclusão desse diagnóstico em uma única abordagem de pronto-socorro.

Os antidepressivos inibidores seletivos de recaptação de serotonina (ISRS) são a primeira escolha no tratamento do transtorno de pânico e devem ser iniciados em doses mais baixas para minimizar os riscos de efeitos colaterais (como uma piora inicial da ansiedade, por exemplo)[15].

EMERGÊNCIAS RELACIONADAS AO USO DE SUBSTÂNCIAS

Álcool: intoxicação aguda

O manejo de um paciente com sintomas de intoxicação alcoólica dependerá do nível de intoxicação. O primeiro e mais importante passo é o da realização de um exame físico completo. Deve-se investigar especialmente a presença de complicações físicas associadas, como infecções, traumatismo crânio-encefálico, distúrbios metabólicos, insuficiência hepática e comorbidades, como cardiopatia, neuropatia, entre outras[16].

Nos quadros com menor gravidade, o tratamento da intoxicação consiste em suporte clínico, mantendo o paciente em repouso em ambiente seguro, em decúbito lateral para evitar aspiração e com baixa estimulação. Espera-se que em até 12 horas o organismo metabolize o álcool e os sintomas de intoxicação remitam.

Prática comum em pronto-socorro é a administração intravenosa de glicose, no entanto é importante lembrar que a glicose não acelera a desintoxicação. A reposição de glicose é útil para os casos em que existe suspeita de hipoglicemia, que pode ocorrer especialmente nos usuários crônicos de álcool. Antes de administrar glicose é indicado administrar tiamina por via intravenosa, na dose de 100 a 300 mg, para evitar a precipitação da síndrome de Wernicke. Pacientes com episódio isolado de intoxicação alcoólica, que não são usuários crônicos e que têm história nutricional adequada, sem suspeita de hipoglicemia, não necessitam de reposição de glicose ou de tiamina. Drogas antieméticas podem ser importantes em pacientes com náuseas e vômitos, pois os vômitos prolongados podem levar à hiponatremia, que não deverá ser corrigida muito rapidamente, uma vez que pode induzir a mielinólise pontina central[16]. Uma medicação que tem a capacidade de diminuir a meia-vida do álcool e acelerar a recuperação clínica e metabólica, assim como melhorar as funções hepáticas, é a piridoxina (vitamina B6), que demonstrou eficácia com doses intravenosas entre 300 e 900 mg (Quadro 1).

Quadro 1 Manejo da intoxicação alcoólica

Suporte clínico
▪ Manutenção de vias aéreas e ventilação mecânica, se necessária
▪ Drogas antieméticas e medidas de prevenção de aspiração
▪ Hidratação
▪ Correção de distúrbios hidroeletrolíticos
▪ Correção da hipoglicemia
Sedação (se necessário)
▪ Haloperidol (evitar benzodiazepínicos e anti-histamínicos)
Aceleração da eliminação do etanol
▪ Piridoxina (300 a 900 mg intravenoso)

Álcool: síndrome de abstinência

O tratamento de escolha para a síndrome de abstinência alcoólica (SAA) são os BZD. No entanto, medicações de outras classes também podem ser utilizadas como adjuvantes (Tabela 6).

Benzodiazepínicos

Os BZD são a medicação de primeira escolha no tratamento da SAA. Além de aliviar os sintomas de abstinência, os BZD ajudam a prevenir crises convulsivas e evolução para *delirium tremens*. Os BZD atuam potencializando a atividade inibitória do neurotransmissor GABA, aumentando a afinidade aos seus receptores. Não há estudos que mostrem que um benzodiazepínico seja mais eficaz que outro, e para a escolha de um, devem ser considerados muitos fatores. Os BZD de meia-vida longa são os mais indicados pelo fato de aliviarem os sintomas de abstinência de forma mais suave, são mais eficazes para prevenir convulsões e oferecem menor risco de causar sintomas rebote após interrupção. Nos casos de pacientes que apresentam comprometimento hepático importante, é mais indicado usar lorazepam ou oxazepam, que são BZD metabolizados via conjugação com ácido glicurônico – pouco alterados nas hepatopatias. O uso de BZD não deverá ser feito de modo contínuo,

Tabela 6 Tratamento medicamentoso para a síndrome de abstinência alcoólica

Classe	Exemplos	Efeitos
Benzodiazepínicos	Diazepam, clordiazepóxido, diazepam, lorazepam, clonazepam	Diminui a gravidade dos sintomas de abstinência e reduz o risco de convulsões e *delirium tremens*
Anticonvulsivantes	Carbamazepina	Diminui a gravidade dos sintomas de abstinência
Betabloqueadores	Atenolol, propranolol	Estabilização dos sinais vitais, redução da fissura
Alfa-agonistas	Clonidina	Diminui a severidade dos sintomas de abstinência

Fonte: adaptada de Kosten, 2003[18].

devendo ser suspenso após a melhora dos sintomas de abstinência e retirado gradualmente (Tabela 7).

Antipsicóticos

Da mesma forma, não se usam antipsicóticos isoladamente, pois não reduzem o risco de evolução para *delirium tremens*, além de aumentar o risco de convulsão. Eles podem ser usados em associação com BZD nos casos de marcada agitação ou alucinações.

Outras medicações

Os betabloqueadores, a carbamazepina e a clonidina são medicamentos que também aliviam os sintomas de abstinência, mas que não são recomendados como monoterapia, pois não reduzem o risco de evolução para *delirium tremens* e, com a exceção da carbamazepina, também não previnem o aparecimento de crises convulsivas.

Eles podem ser usados em associação com BZD em determinadas situações clínicas. É possível associar betabloqueadores nos casos de comorbidade com doença arterial coronariana ou quando se deseja reduzir a intensidade dos sintomas de hiperatividade autonômica, como tremores, taquicardia, sudorese e hipertensão.

A clonidina pode ser usada quando a SAA ocorre concomitantemente à síndrome de abstinência de opioides e a carbamazepina, nos casos de comorbidade com dependência e abstinência de BZD.

O fenobarbital pode ser uma alternativa terapêutica, mas uma margem de segurança estreita limita o seu uso. No entanto, estudos recentes têm demonstrado eficácia semelhante ao do uso de BZD, sendo muito bem indicados de SAA refratária[19]. Além disso, devido a meia vida mais longa, haveria uma maior facilidade posológica, com a administração da medicação três vezes ao dia[20].

Tabela 7 Características dos benzodiazepínicos utilizados na síndrome de abstinência alcoólica

	Via	Tempo de início de ação (via oral)	Pico de ação via oral (horas)	Meia-vida (horas)	Duração de ação	Metabolismo
Clodiazepóxido	VO	Intermediário	0,5-2	24-48	Longa	Hepático
Diazepam	VO, EV	Rápido	0,25-2,5	30-60	Longa	Hepático
Lorazepam	VO	Intermediário	2	12-18	Curta para média	Hepático
Midazolam	VO, IM, EV	Rápido	0,2-2,5	2-6	Curta	Hepático

EV: endovenoso; IM: intramuscular; VO: via oral.
Fonte: adaptada de Wolf et al., 2020[19].

Além dos BZD, deve-se também administrar no início do tratamento tiamina parenteral, a fim de prevenir um quadro de encefalopatia de Wernicke[21].

Esquema terapêutico

Não existem evidências que indiquem que um determinado BZD seja mais eficaz que outro. Um esquema terapêutico muito utilizado é a administração oral de 10 mg de diazepam, a cada 2 a 4 horas; ou 50 mg de clordiazepóxido, a cada 2 a 4 horas; ou 1 mg de lorazepam, a cada 2 horas; e para a maioria dos pacientes, a dose máxima necessária é em torno de 120 mg de diazepam ou 600 mg de clordiazepóxido, nas 24 horas.

A vantagem desse esquema é o controle maior do quadro e da medicação, evitando risco de superdosagem, pois a administração de uma nova dose requer avaliação clínica. Outra proposta é a prescrição de doses fixas de 10 a 40 mg de diazepam, via oral, quatro vezes por dia, ou um outro BZD com dose equivalente[9].

Os BZD lorazepam ou oxazepam são indicados nos casos de pacientes que apresentam comprometimento hepático, pois eles são metabolizados pela conjugação com ácido glicurônico, que não é afetado quando há cirrose ou outra doença hepática grave associada.

Se o paciente estiver agitado ou apresentar alucinações ou delírios, pode-se associar haloperidol ao BZD. Iniciar com 0,5 a 2 mg de haloperidol, repetindo a cada 2 horas; e para a maioria dos pacientes não há necessidade de doses maiores que 10 mg em 24 horas[13]. Outra opção, dependendo da gravidade, é a administração de haloperidol, 5 mg, intramuscular.

Álcool: encefalopatia de Wernicke

É preferível que haja um excesso tanto no diagnóstico quanto no tratamento da encefalopatia de Wernicke, pois isso evitará comprometimentos neurocognitivos prolongados ou persistentes, uma vez que o seu tratamento, ou seja, a administração de tiamina é segura e não possui riscos. O esquema terapêutico recomendado para o tratamento da encefalopatia de Wernicke está descrito na Tabela 8.

Tabela 8 Regime recomendado de tiamina para pacientes hospitalizados com encefalopatia de Wernicke

Tratamento profilático de pacientes em risco de encefalopatia de Wernicke	100 a 200 mg intravenoso ou intramuscular, 3 vezes ao dia, por 3 a 5 dias, seguido de tiamina 100 mg oral, 3 vezes ao dia por 1 a 2 semanas, seguido de 100 mg oral ao dia
Tratamento da encefalopatia de Wernicke	200 a 500 mg intravenoso, 3 vezes ao dia, por 5 a 7 dias, seguido de tiamina 100 mg oral, 3 vezes ao dia por 1 a 2 semanas, seguido de 100 mg oral ao dia

Fonte: adaptada de Latt e Dore, 2014[22].

Cocaína, crack e anfetaminas: intoxicação

Não há medicamentos aprovados por agências reguladoras para o tratamento da dependência de cocaína ou anfetamina (ou metanfetamina), seja para síndrome de abstinência, manutenção da abstinência ou prevenção de recaídas[23]. Já para intoxicação por estimulantes, o tratamento segue diretrizes clínicas bem estabelecidas. Apesar de não contar com medicações especificas no repertório, diversas medidas podem ser tomadas em um contexto de urgência para tratamento dos sintomas e complicações clínicas e psiquiátricas. Dentre as complicações clínicas, destacam-se os efeitos cardiovasculares, como taquicardia, hipertensão e até mesmo infarto agudo do miocárdio, além de sudorese profusa, taquipneia, midríase e, em casos graves, convulsão. Dentre as complicações psiquiátricas, as mais frequentes são agitação psicomotora e psicose.

A principal linha de tratamento na intoxicação por estimulantes é a administração de BZD. Para o controle rápido da agitação, o midazolam (5 mg) administrado por via intramuscular é muito eficaz. Casos mais leves podem ser tratados com uso oral de diazepam 10 mg, que pode ser repetido a cada 30 minutos. O haloperidol não é usado como um medicamento de primeira linha devido ao seu potencial para diminuir o limiar convulsivo, o que pode aumentar o risco de convulsões causadas pela cocaína. No caso de o paciente apresentar estado de mal epiléptico, deve-se iniciar o protocolo de BZD parenteral, como o diazepam endovenoso ou midazolam intramuscular[24].

Os BZD também são efetivos no tratamento da síndrome adrenérgica associada à intoxicação grave. Os betabloqueadores são frequentemente considerados contraindicados no manejo da síndrome coronariana aguda relacionada à cocaína, em virtude do potencial de vasoconstrição generalizada resultante da ação exclusiva de receptores alfa-adrenérgicos. No entanto, surge um número cada vez maior de estudos nos quais o uso de betabloqueador não foi considerado prejudicial[25-27]. Ao contrário, alguns estudos indicam que essa classe de medicação pode ser benéfica e segura quando escolhida uma droga com ação alfa-adrenérgica concomitante[28,29]. Contudo, até que essa questão seja resolvida, ainda é recomendado evitar a administração de um betabloqueador em pacientes com intoxicação por cocaína. A taquicardia sinusal é a arritmia mais comum na intoxicação por cocaína e geralmente responde ao controle da agitação com BZD. Arritmias supraventriculares, como fibrilação atrial, geralmente são autolimitadas, mas também podem responder aos BZD[24].

Para as metanfetaminas, há protocolos padronizados que sugerem o uso inicial de BZD, para tratamento dos sintomas psíquicos e físicos decorrentes da intoxicação por essa substância. Como segunda escolha para tratamentos dos sintomas psíquicos, especialmente de agitação e psicose, os antipsicóticos são a classe mais recomendada, com preferência aos fármacos que interferem menos no limiar convulsivo e no risco de arritmias (Tabela 9)[30]. Assim como no tratamento da intoxicação por cocaína, aqui também não foram relatados eventos adversos para o uso de betabloqueadores combinados, como o carvedilol, que foram eficazes na redução da hipertensão e taquicardia[31].

Tabela 9 Tratamento dos sintomas psiquiátricos decorrentes da intoxicação por estimulantes

Primeira escolha: benzodiazepínicos (evitar se houver intoxicação concomitante por álcool)	
Diazepam	10 mg, VO. Se necessário, repetir após 30 minutos Se agitação ou síndrome adrenérgica graves, 5 a 10 mg, EV, em *bolus*. Se necessário, repetir após 10 minutos
Midazolam	7,5 a 15 mg, VO. Se necessário, repetir após 30 minutos Se agitação ou síndrome adrenérgica graves: 5 a 10 mg, EV, em *bolus*. Se necessário, repetir após 10 minutos
Lorazepam	1 a 2,5 mg, VO. Se necessário, repetir após 30 minutos
Tratamento adjuvante, se necessário: antipsicóticos	
Olanzapina	10 mg, VO. Se necessário, repetir após 60 minutos
Risperidona	2 mg, VO. Se necessário, repetir após 60 minutos
Haloperidol	5 mg, VO. Se necessário, repetir após 60 minutos Se agitação grave: 5 a 10 mg, IM. Se necessário, repetir após 30 minutos

EV: endovenoso; IM: intramuscular; VO: via oral.
Fonte: adaptado de Wodarz N et al., 2017[30].

Cocaína, crack e anfetaminas: síndrome de abstinência

O tratamento da abstinência por estimulantes tem como objetivo o alívio da fissura e dos sintomas depressivos, além da prevenção de complicações clínicas e psiquiátricas. A retirada da metanfetamina, por exemplo, é relativamente segura, desde que não haja fatores adicionais envolvidos, como o uso de múltiplas substâncias ou comorbidades clínicas e psiquiátricas[32]. Diferentemente dos BZD, o uso de estimulantes é, na maioria das vezes, uma atividade ilícita e não cabe uma redução gradual. Dessa forma, é imprescindível a existência de tratamentos farmacológicos para tratamento dos principais sintomas de fissura.

Apesar disso, nenhum medicamento foi aprovado para alívio dos sintomas de abstinência de cocaína ou anfetamina (ou metanfetamina)[23]. Alguns psicoestimulantes, como bupropiona, modafinil, dexanfetamina, lisdexanfetamina, metilfenidato, sais mistos de anfetamina e selegilina podem produzir um pequeno alívio temporário na abstinência de cocaína, mas a qualidade da evidência foi classificada como muito baixa[33].

De forma didática, serão apresentadas algumas alternativas para o tratamento farmacológico, de acordo com o sintoma de abstinência apresentado: (1) fissura, (2) agitação psicomotora, (3) sintomas depressivos e/ou ansiosos e (4) distúrbios do sono. Cada um dos sintomas pode variar de gravidade, a ponto de o paciente apresentar auto ou heteroagressividade ou até mesmo sintomas psicóticos.

O manejo da fissura é essencial no tratamento da dependência de estimulantes, já que, dada sua intensidade, é o principal fator que leva à volta ao uso em pacientes abstinentes[34]. Dado o alto risco de recidiva, a duração do tratamento deve ser de pelo menos 3 semanas, principalmente no caso de consumo intenso e regular. Até o momento, não há evidências claras sobre quais pacientes se beneficiam do tratamento hospitalar ou ambulatorial, cabendo ao profissional a avaliação de cada caso[30]. Da mesma forma, também não há medicações aprovadas para o tratamento específico da fissura. Uma alternativa ainda em estudo seria uma espécie de terapia de substituição, já usada com sucesso no tratamento da dependência de nicotina e opioides, por exemplo. Apesar dos resultados promissores com metilfenidato e dexanfetamina[35,36], essa classe de medicação ainda não é recomendada para o tratamento da fissura por psicoestimulantes, seja cocaína[33] ou metanfetamina[37]. Outra classe inicialmente promissora, mas que não mostrou eficácia nesses casos, foram os antipsicóticos, tanto de primeira como de segunda geração, apesar de poucos estudos terem sido publicados até o momento[38,39]. Por fim, a N-acetilcisteína tem sido testada como alternativa promissora no tratamento da fissura, nas doses entre 600 e 1200 mg ao dia[40,41].

O tratamento da agitação psicomotora pode ser feito por meio de BZD, desde que administrados por pouco tempo, dado o potencial de dependência dessa classe de medicação. Uma alternativa aos BZD são os antipsicóticos sedativos, como olanzapina ou risperidona. Contudo, essas recomendações são extrapolações do tratamento da agitação psicomotora, não especificamente relacionada à abstinência de estimulantes.

De forma geral, os sintomas depressivos podem ser manejados com uso de antidepressivos sedativos. No caso específico de sintomas agudos e que acarretam risco de auto ou heteroagressividade, pode-se associar BZD durante um curto período. Sintomas como hipersonia ou fadiga podem ser manejados com o uso de bupropiona ou antidepressivos tricíclicos. Nesse caso, é importante monitorar os efeitos colaterais cardíacos, especialmente em paciente com sabido comprometimento cardíaco por conta da dependência do estimulante. Todas essas recomendações, contudo, apresentam baixo nível de evidência e novos estudos são necessários a fim de validá-las[30].

Por fim, no tratamento dos distúrbios do sono podem ser utilizados antidepressivos ou antipsicóticos sedativos. No caso de insônia, recomenda-se fortemente não utilizar BZD, dado o alto potencial de dependência[30].

Dentre as medidas não farmacológicas, destacam-se o manejo de contingências e a terapia cognitivo-comportamental, de eficácia estabelecida tanto em ensaios clínicos randomizados[42] como em metanálises[43-45]. Apesar de ambas serem alternativas psicoterápicas, o manejo de contingências tem se mostrado mais eficaz do que a TCC[46].

Benzodiazepínicos: reação paradoxal

O principal tratamento para as reações paradoxais induzidas por BZD consiste em suporte clínico. Os sintomas são geralmente brandos e não requerem intervenção. Em casos mais graves, como os envolvendo agitação psicomotora, podem ser necessárias medidas de contenção física ou química, que devem necessariamente ser concomitantes à monitorização dos sinais vitais. Essa monitorização também pode ser necessária em casos mais leves, nos quais o paciente apresenta sintomas psíquicos brandos, mas sintomas físicos mais intensos, como taquicardia e sudorese profusa. Um pequeno número de estudo de casos foi publicado na literatura, sugerindo o uso de três alternativas farmacológicas: fisotigmina, flumazenil e haloperidol[47].

A fisostigmina é um inibidor da acetilcolinesterase e foi a primeira medicação usada no tratamento da reação paradoxal[48]. Apesar dos bons resultados iniciais, estudos posteriores mostraram resultados inconsistentes, de forma que a fisostigmina não é recomendada atualmente para o tratamento dessa condição.

O flumazenil é indicado para reversão da sedação induzida por BZD. Para tratamento das reações paradoxais graves, doses entre 0,3 e 0,5 mg parecem ser suficientes para o controle dos sintomas comportamentais, enquanto mantinham a sedação e amnesia provocadas pelo BZD. Novamente, esses estudos foram realizados no contexto anestésico, em indivíduos que apresentaram importante agitação psicomotora induzida por midazolam[49].

Por fim, o haloperidol tem se mostrado uma alternativa segura e eficaz para o controle dos sintomas paradoxais associados ao uso de BZD. Apesar do mecanismo preciso ser incerto, acredita-se que este antipsicótico atue em receptores dopaminérgicos e provoque uma ação sedativa, que seria importante no controle dos sintomas[50]. O haloperidol é considerado também uma alternativa mais segura que o flumazenil em pacientes com doença coronariana. Isso porque o flumazenil pode induzir hipertensão, taquicardia e aumento da pressão diastólica final em ventrículo esquerdo, que eleva o risco de arritmias e infarto agudo do miocárdio nessa população. Contudo, o haloperidol pode induzir efeitos extrapiramidais, inclusive acatisia, que podem simular sintomas de reação paradoxal aos BZD[47].

Benzodiazepínicos: intoxicação

Podemos resumir o tratamento da intoxicação por BZD em duas medidas: suporte clínico e flumazenil. O suporte clínico tem como principal objetivo manter o funcionamento pulmonar, com as vias aéreas pérvias, a fim de garantir a ventilação e a oxigenação. Já o flumazenil tem como objetivo manter o *status* neurológico, preservando o nível de consciência. Na ausência de condições ventilatórias e/ou neurológicas, o paciente necessitará de intubação orotraqueal (IOT).

O flumazenil é um antagonista farmacológico dos efeitos do BZD no SNC. Ele foi descrito pela primeira vez em 1981, por Hunkeler et al.[51] e foi o antagonista benzodiazepínico mais puro já sintetizado, com pouca atividade agonista ou antagonista inversa[52]. Desde então, seu uso tem sido preconizado para o tratamento dos pacientes que apresentam intoxicação por BZD. O flumazenil pertence à classe farmacológica dos imidazobenzodiazepínicos e se comporta como um antagonista dos receptores GABA-A. Ele atua bloqueando competitivamente o sítio do receptor, onde se ligaria, com menor afinidade, ao BZD. Como resultado, há diminuição no influxo de cloreto para o interior do neurônio, revertendo, dessa forma, a ação do BZD[53].

O uso de flumazenil resulta em um despertar completo, com restauração dos reflexos protetores das vias aéreas superiores, permitindo a realização de medidas clínicas, como lavagem gástrica e carvão ativado. A retomada da respiração espontânea eficaz permite extubação precoce, desmame da ventilação mecânica ou prevenção da IOT.

A medicação está disponível em ampolas de 50 mL, contendo 0,5 mg, ou seja, 0,1 mg/mL. A dose inicial recomendada é de 0,1 a 0,2 mg, EV, administrada de forma lenta (30 segundos). A dose pode ser repetida após 1 minuto até a recuperação do nível de consciência, não excedendo o máximo de 2 mg. O início da ação se dá em cerca de 1 a 2 minutos, sendo que 80% da resposta é observada nos primeiros 3 minutos[53]. Paciente com intoxicação por múltiplas substâncias podem necessitar de doses maiores, ou então da manutenção de uma infusão contínua de 1 mg/h, a fim de manter o nível de consciência[54]. Contudo, a ausência de resposta a doses altas de flumazenil sugere fortemente uma intoxicação por outras medicações, e não somente por BZD[55].

Em relação aos efeitos colaterais e riscos do uso da flumazenil, as maiores preocupações são com o sistema cardiovascular e a indução de estado de mal convulsivo. Embora não esteja associado a efeitos adversos hemodinâmicos, deve-se tomar cuidado ao usar este agente em pacientes que ingeriram hidrato de cloral, carbamazepina ou antidepressivos tricíclicos (ADT), quando seu uso pode induzir arritmias cardíacas que, em sua maioria, rapidamente reversíveis no ambiente intra-hospitalar[54].

Já em relação a crises convulsivas, o risco é muito mais significativo, o que torna seu uso contraindicado em duas situações: (1) pacientes com diagnóstico de epilepsia; e (2) pacientes com intoxicação exógena por múltiplas medicações, que podem ter ingerido ADT ou outras substâncias que reduzem o limiar convulsivo[53]. Já em paciente com uso prolongado de BZD, mas que nunca apresentaram crise convulsiva, são uma contraindicação relativa, já que a administração de flumazenil pode causar desde sintomas leves de abstinência até estado de mal convulsivo. Neste caso, a administração lenta do flumazenil contribui para reduzir o risco de convulsão[54].

Benzodiazepínicos: síndrome de abstinência

O tratamento da síndrome de abstinência por BZD constitui um desafio na prática clínica. De forma didática, podemos dividir o manejo dos sintomas de abstinência em: (1) prevenção da dependência (ou uso racional); (2) prevenção da abstinência (ou redução gradual); (3) psicoterapia adjuvante; e (4) farmacoterapia adjuvante. Essa divisão é meramente didática e não impossibilita que mais de uma abordagem seja aplicada ao mesmo tempo, em determinado momento. O sucesso do tratamento para retirada dos BZD dependerá principalmente da capacidade individual de tolerar os sintomas de abstinência.

Prevenir a dependência significa proceder um uso racional dos BZD, ou seja, ele deve ser usado somente quando indicado, na dose e frequência recomendadas e por um período limitado. Idealmente, os BZD não devem ser prescritos por um período maior que 4 semanas, exceto se o uso for intermitente[55].

Uma vez em uso regular, a retirada deve se dar de forma racional. O desmame, ou seja, a redução gradual da dose, é a intervenção mais estudada e se mostrou altamente eficaz na prevenção dos sintomas de abstinência. O tempo recomendado de retirada é entre 6 e 8 semanas, com redução da dose em 15 a 25% por semana, considerando que o paciente seguirá corretamente a prescrição médica[55]. Se o paciente fizer uso de mais de um BZD, é recomendado que apenas um deles seja mantido, preferencialmente o de meia-vida mais prolongada. Há poucas evidências que sustentam a troca do BZD para um com meia-vida mais prolongada (como o diazepam)[56].

Estudos mais recentes indicam que a redução gradual pode ser potencializada com a adição de tratamentos psicoterápicos e farmacológicos. Em duas metanálises, publicadas em 2009[57] e 2014[58], a associação da psicoterapia com a redução gradual aumentou as chances dos indivíduos cessarem o uso da medicação. As intervenções psicoterapêuticas para o uso prolongado de BZD têm três objetivos principais: facilitar a retirada, promover a abstinência e tratar o transtorno psiquiátrico para o qual o BZD foi inicialmente indicado[59]. As psicoterapias incluem desde intervenções psicossociais breves na atenção básica (como aconselhamento e folhetos informativos), até atendimento individuais de orientação cognitivo comportamental[56].

Por fim, a potencialização com medidas farmacológicas, associadas à retirada gradual, mostra resultados pouco satisfatórios. Como resultado, poucos tratamentos medicamentosos baseados em evidências são atualmente recomendados[60]. Os anticonvulsivantes, em especial a carbamazepina, têm sido a classe de medicação mais estuda e tem apresentado resultados potencialmente favoráveis, mas os indícios de sua efetividade ainda requerem estudos mais robustos[61].

O que se preconiza é o tratamento alternativo do transtorno para o qual o BZD foi inicialmente indicado. Por exemplo, se o BZD foi utilizado como adjuvante no tratamento de um transtorno de ansiedade, a troca por antidepressivos sedativos, pregabalina, gabapentina e betabloqueadores pode ser uma alternativa. Todas essas opções, contudo, ainda carecem de evidências científicas robustas[62,63].

Quando o BZD for indicado para o tratamento de uma insônia primária, as alternativas variam a depender do tempo de evolução. Na insônia aguda, agentes hipnóticos não BZD, como o zolpidem e a zolpiclona, podem ser boas opções. O mesmo vale para os anti-histamínicos, em sua maioria vendidos sem receita médica, como difenidramina (25 a 50 mg por dia), hidroxizina (37,5 a 75 mg por dia) e prometazina (25 a 200 mg por dia). No caso de um distúrbio crônico do sono, os medicamentos recomendados incluem antidepressivos sedativos, como trazodona (na dose de 25 a 150 mg), doxepina (10 a 150 mg) e mirtazapina (7,5 a 30 mg), que deve ser administrada de 1 a 3 horas antes da hora de dormir[56].

Há evidências muito modestas de que a melatonina melhora o sono durante a retirada do BZD, mas seu uso ainda é experimental[64], assim como o flumazenil, que tem sido testado na forma de infusão subcutânea lenta[65,66].

O nível de evidência de cada uma das intervenções está resumido na Tabela 10.

Opioides: intoxicação

O tratamento preconizado para intoxicação por opioides pode ser resumido da seguinte forma:

- Manutenção dos sinais vitais, controle da pressão, temperatura e outras alterações autonômicas e suporte ventilatório.
- Caso haja edema pulmonar, não usar diuréticos, pois a fisiopatologia de edema está relacionada ao extravasamento do conteúdo vascular através nos capilares pulmonares, e não à sobrecarga volêmica.

Tabela 10 Nível de evidência dos tratamentos disponíveis para síndrome de abstinência por benzodiazepínico

Abordagem terapêutica	Nível de evidência
Retirada gradual do BZD em um período de semanas ou meses	Alto
Se fizer uso de mais de um BZD, manter apenas um deles antes de iniciar o desmame	Bom
Trocar por um BZD de ação prolongada (diazepam)	Baixo
Associar carbamazepina	Moderado
Associar pregabalina, gabapentina e betabloqueadores	Baixo
Associar flumazenil	Uso experimental
Associar psicoterapia	Bom
Tratamento dos distúrbios do sono com antidepressivos, anti-histamínicos, melatonina, higiene do sono, restrição de sono, técnicas de relaxamento	Moderado

Fonte: adaptado de Soyka, 2017[56].

- Naloxona: iniciar com 0,8 mg, EV, e repetir a dose a cada 15 minutos, até o máximo de 32 mg ou resposta satisfatória (midríase e melhora do nível de consciência)

Opioides: síndrome de abstinência

É preconizado o uso de metadona 10 mg. A dose total de metadona nas primeiras 24 horas, que raramente é maior do que 50 mg, é definida como a dose de estabilização. No segundo dia, a última dose é dividida em duas. A dose total diária de metadona é então reduzida em variações de 5 mg/dia, até que se complete a retirada. Após a última dose de metadona, pode ser utilizada clonidina em uma dose de 0,3 a 1,2 mg, objetivando evitar ou aliviar os sintomas noradrenérgicos causados pela síndrome de abstinência[67].

CONSIDERAÇÕES FINAIS

As emergências psiquiátricas são quadros comuns e recorrentes não só em serviços especializados, mas também no hospital geral. Toda a equipe que esteja de alguma forma exposta a pacientes em risco de agitação psicomotora, por exemplo, deve receber treinamento teórico e prático, manejando tais situações de forma rápida e segura, evitando-se iatrogenias. Além da agitação psicomotora, outras condições psiquiátricas comumente encontradas em serviços de emergências clínicas são a SAA, síndrome de abstinência por opioides, intoxicação por álcool ou cocaína, SNM e SS, cujo tratamento deve estar contido no arsenal terapêutico de qualquer médico que atue no pronto atendimento.

Vinheta clínica

FK, masculino, 23 anos. É trazido ao pronto-socorro pelo SAMU após tentar suicídio pulando de um viaduto próximo a sua residência. Paciente apresenta possíveis fraturas em pernas, escoriações nos braços e face. Familiar conta que paciente já havia recebido diagnóstico de esquizofrenia há 4 anos, mas há 2 anos não fazia nenhum tratamento apresentando alucinações auditivas recorrentes e diversos episódios de heteroagressividade, até que hoje saiu correndo de casa e atirou-se do viaduto. Paciente apresenta-se contido em prancha, discurso desorganizado com claro conteúdo místico e religioso. Para um devido exame físico e exames de imagem (radiografia dos membros inferiores, bacia e tomografia computadorizada de crânio), o paciente necessita ser rapidamente medicado, porém como até o momento a equipe ainda não sabe qual é o grau de suas lesões (por exemplo, ainda não foi descartado um possível traumatismo craniano na queda) o doente deve receber medicação que permita acalmar-se sem estar completamente sedado para que seu nível de consciência não seja alterado pela medicação. Optamos então em medicar FK, com 1 ampola de haloperidol 5 mg intramuscular. Como o paciente já tem antecedente de um transtorno psicótico, o uso de um antipsicótico com ação incisiva é ideal e a opção por intramuscular evitará a recusa e inclusive manterá um possível jejum necessário caso o doente precise ser operado pela ortopedia. O paciente evoluiu com diminuição da agitação, mantendo discurso delirante e foi possível realizar os exames que terminaram por diagnosticar fratura em fêmur direito e fíbula esquerda. Opaciente foi então conduzido aos cuidados da ortopedia com a prescrição de haloperidol 5 mg, IM, a cada 12 horas e reavaliação da equipe de psiquiatria em 24 horas ou antes, caso necessário.

Para aprofundamento

- Testa A, Giannuzzi R, Daini S, Bernardini L, Petrongolo L, Silveri NG. Psychiatric emergencies (part III): psychiatric symptoms resulting from organic diseases. Eur Rev Med Pharmacol Sci. 2013;17(Suppl 1):86-99.
- Testa A, Giannuzzi R, Sollazzo F, Petrongolo L, Bernardini L, Daini S. Psychiatric emergencies (part II): psychiatric disorders coexisting with organic diseases. Eur Rev Med Pharmacol Sci. 2013;17(Suppl 1):65-85.
- Testa A, Giannuzzi R, Sollazzo F, Petrongolo L, Bernardini L, Daini S. Psychiatric emergencies (part I): psychiatric disorders causing organic symptoms. Eur Rev Med Pharmacol Sci. 2013;17(Suppl 1):55-64.

⇨ **Esta sequência de artigos abrange de forma aprofundada emergências psiquiátricas decorrentes de transtornos mentais, assim como as decorrentes de condições orgânicas subjacentes, que muitas vezes cursam com sintomas psíquicos.**

REFERÊNCIAS BIBLIOGRÁFICAS

1. **Baldaçara L, Diaz AP, Leite V, Pereira LA, Santos RM, Gomes Jr VP, et al. Brazilian guidelines for the management of psychomotor agitation. Part 2. pharmacological approach. Braz J Psychiatry. 2019;41(4):324-35.**
   ⇨ **Segunda parte das diretrizes brasileiras para o manejo da agitação psicomotora, com as medicações e formulações disponíveis em nosso país.**
2. **Baldaçara L, Ismael F, Leite V, Pereira LA, Santos RM, Gomes Jr VP, et al. Brazilian guidelines for the management of psychomotor agitation. Part 1. non-pharmacological approach. Braz J Psychiatry. 2019;41(2):153-167.**
   ⇨ **Primeira parte das diretrizes brasileiras para o manejo da agitação psicomotora, com as medicações e formulações disponíveis em nosso país.**
3. Khokhar MA, Rathbone J. Droperidol for psychosis-induced aggression or agitation. Cochrane Database of Systematic Reviews. 2016;2016(12).
4. Huf G, Alexander J, Gandhi P, Allen MH, Cochrane Schizophrenia Group Oswaldo Cruz Foundation, National Institute of Quality Control in Health, et al. Haloperidol plus promethazine for psychosis-induced aggression. Cochrane Database Syst Rev. 2016;11.
5. **Garriga M, Pacchiarotti I, Kasper S, Zeller SL, Allen MH, Vásquez G, et al. Assessment and management of agitation in psychiatry: Expert consensus. World J Biol Psychiatry. 2016;17(2):86-128.**
   ⇨ **Consenso internacional sobre condutas em agitação psicomotora.**
6. van Rensburg R, Decloedt EH. An approach to the pharmacotherapy of neuroleptic malignant syndrome. Psychopharmacol Bulletin. 2019;49(1):84-91.
7. Sakkas P, Davis JM, Janicak PG, Wang ZY. Drug treatment of the neuroleptic malignant syndrome. Psychopharmacol Bull. 1991;27(3):381-4.
8. Verma K, Jayadeva V, Serrano R, Sivashanker K. Diagnostic, treatment, and system challenges in the management of recurrent neuroleptic malignant syndrome on a general medical service. Case Rep Psychiatry. 2018;4016087:2018.
9. Ali M, Das S, Thirthalli J, Sastry NLS. Olanzapine induced neuroleptic malignant syndrome, treated with electroconvulsive therapy (ECT) – A case report. Asian J Psychiatr. 2017;30:230-1.
10. Trollor JN, Sachdev PS. Electroconvulsive treatment of neuroleptic malignant syndrome: A review and report of cases. Austral N Z J Psychiatry. 1999;33(5):650-9.
11. Ozer F, Meral H, Aydin B, Hanoglu L, Aydemir T, Oral T. Electroconvulsive therapy in drug-induced psychiatric states and neuroleptic malignant syndrome. J ECT. 2005;21(2):125-7.
12. Volpi-Abadir J, Kaye AM, Kaye AD. Serotonin syndrome. Ochsner J. 2013;13(4):533-40.
13. Batelaan NM, van Balkom AJLM, Stein DJ. Evidence-based pharmacotherapy of panic disorder: An update. Int J Neuropsychopharmacol. 2012;15(3):403-15.
14. Breilmann J, Girlanda F, Guaiana G, Barbui C, Cipriani A, Castellazzi M, et al. Benzodiazepines versus placebo for panic disorder in adults. Cochrane Database of Syst Rev. 2019;3.
15. Bighelli I, Castellazzi M, Cipriani A, Girlanda F, Guiana G, Koesters M, et al. Antidepressants versus placebo for panic disorder in adults. Cochrane Database Syst Rev. 2018;4.
16. Vonghia L, Leggio L, Ferrulli A, Bertini M, Gasbarrini G, Addoloratto G, et al. Acute alcohol intoxication. Eur J Int Med. 2008;19(8):561-7.
17. Di Miceli M, Gronier B. Pharmacology, systematic review and recent clinical trials of metadoxine. Rev Recent Clin Trials. 2018;13(1):114-25.
18. Kosten TR, O'Connor PG. Management of drug and alcohol withdrawal. N Engl J Med. 2003;348(18):1786-95.
19. Wolf C, Curry A, Nacht J, Simpson SA. Management of alcohol withdrawal in the emergency department: Current perspectives. Open Access Emerg Med. 2020;12:53-65.
20. Nisavic M, Nejad SH, Isenberg BM, Bajwa EK, Currier P, Wallace PM, et al. Use of phenobarbital in alcohol withdrawal management: a retrospective comparison study of phenobarbital and benzodiazepines for acute alcohol withdrawal management in general medical patients. Psychosomatics. 2019;60(5):458-67.
21. Day GS, Del Campo CM. Wernicke encephalopathy: A medical emergency. CMAJ. 2014;186(8):130091.
22. Latt N, Dore G. Thiamine in the treatment of Wernicke encephalopathy in patients with alcohol use disorders. Internal Med J. 2014;44(9):911-5.
23. Farrell M, Martin NK, Stockings E, Bórquez A, Cepeda JA, Degenhardt L, et al. Responding to global stimulant use: challenges and opportunities. Lancet. 2019;394(10209):1652-67.
24. Zimmerman JL. Cocaine intoxication. Crit Care Clin. 2012;28(4):517-26.
25. Datilo PB, Hailpern SM, Fearon K, Sohal D, Nordin C. Beta-blockers are associated with reduced risk of myocardial infarction after cocaine use. Ann Emerg Med. 2008;51(2):117-25.
26. Ibrahim M, Maselli DJ, Hasan R, Hamilton A. Safety of beta-blockers in the acute management of cocaine-associated chest pain. Am J Emerg Med. 2013;31(3):613-6.
27. Rangel C, Shu RG, Lazar LD, Vittinghoff E, Hsue PY, Marcus MG. Beta-blockers for chest pain associated with recent cocaine use. Arch Intern Med. 2010;170(10):874-9.
28. Richards JR, Lange RA. Labetalol and cardiovascular consequences of cocaine use. Trends Cardiovasc Med. 2016;26(2):202-3.
29. Richards JR, Lange RA, Arnold TC, Horowitz BZ. Dual cocaine and methamphetamine cardiovascular toxicity: rapid resolution with labetalol. Am J Emerg Med. 2017;35(3):519.e1-519.e4.
30. Wodarz N, Scheidler AK, Christ M, Fleischmann H, Looser W, Schoett K, et al. Evidence-based guidelines for the pharmacological management of acute methamphetamine-related disorders and toxicity. Pharmacopsychiatry. 2017;50(3):87-95.
31. Richards JR. Beta-blockers and evidence-based guidelines for the pharmacological management of acute methamphetamine-related disorders and toxicity. Pharmacopsychiatry. 2018;51(3):108.
32. Lee N, Johns L, Jenkinson R, Johnston J, Connolly K, Hall K, et al. Clinical treatment guidelines for alcohol and drug clinicians. No 14: Methamphetamine dependence and treatment. Fitzroy, Victoria: Turning Point Alcohol and Drug Centre; 2007.
33. Castells X, Cunill R, Maña CP, Vidal X, Capellà D. Psychostimulant drugs for cocaine dependence. Cochrane Database Syst Rev. 2016;9(9):Cd007380.
34. Galloway GP, Singleton EG. How long does craving predict use of methamphetamine? Assessment of use one to seven weeks after the assessment of craving: Craving and ongoing methamphetamine use. Subst Abuse. 2009;1:63-79.
35. Galloway GP, Buscemi R, Coyle JR, Flower K, Siegrist JD, Fiske LA, et al. A randomized, placebo-controlled trial of sustained-release dextroamphetamine for treatment of methamphetamine addiction. Clin Pharmacol Ther. 2010;89(2):276-82.
36. Longo M, Wickes W, Smout M, Harrison S, Cahill S, White JM. Randomized controlled trial of dexamphetamine maintenance for the treatment of methamphetamine dependence. Addiction. 2009;105(1):146-54.
37. Pérez-Mañá C, Castells X, Torrens M, Capellá D, Farre M. Efficacy of psychostimulant drugs for amphetamine abuse or dependence. Cochrane Database Syst Rev. 2013;2(9):Cd009695.
38. Indave BI, et al. Antipsychotic medications for cocaine dependence. Cochrane Database Syst Rev. 2016(3):Cd006306.
39. Siefried KJ, Acheson LS, Lintzeris N, Ezard N. Pharmacological treatment of methamphetamine/amphetamine dependence: a systematic review. CNS Drugs. 2020;34(4):337-65.
40. Duailibi MS, Cordeiro Q, Brietzke E, Ribeiro M, LaRowe S, Berk M, Trevizol AP. N-acetylcysteine in the treatment of craving in substance use disorders: Systematic review and meta-analysis. Am J Addict. 2017;26(7):660-6.
41. Echevarria MAN, Reis TA, Capatti GR, Soraes VS, Silveira DX, Fidalgo TM. N-acetylcysteine for treating cocaine addiction: a systematic review. Psychiatry Res. 2017;251:197-203.
42. Epstein DH, Hawkins WE, Covi L, Umbricht A, Preston KL. Cognitive-behavioral therapy plus contingency management for cocaine use: findings during treatment and across 12-month follow-up. Psychol Addict Behav. 2003;17(1):73-82.
43. Dutra L, Stathopoulou G, Basden SL, Leyro TM, Powers MB, Otto MW. A meta-analytic review of psychosocial interventions for substance use disorders. Am J Psychiatry. 2008;165(2):179-87.

44. Lussier JP, Heil SH, Mongeon JA, Badger GJ, Higgins ST. A meta-analysis of voucher-based reinforcement therapy for substance use disorders. Addiction. 2006;101(2):192-203.
45. Prendergast ML, Podus D, Chang E, Urada D. The effectiveness of drug abuse treatment: a meta-analysis of comparison group studies. Drug Alcohol Depend. 2002;67(1):53-72.
46. Farronato NS, Macfarland KMD, Wiesbeck GA, Petitjean SA. A systematic review comparing cognitive-behavioral therapy and contingency management for cocaine dependence. J Addict Dis. 2013;32(3):274-87.
47. Mancuso CE, Tanzi MG, Gabay M. Paradoxical reactions to benzodiazepines: literature review and treatment options. Pharmacotherapy. 2004;24(9):1177-85.
48. Caldwell CB, Gross JB. Physostigmine reversal of midazolam-induced sedation. Anesthesiol. 1982;57(2):125-7.
49. Saltik IN, Ozen H. Role of flumazenil for paradoxical reaction to midazolam during endoscopic procedures in children. Am J Gastroenterol. 2000;95:3011-2.
50. Khan LC, Lustik SJ. Treatment of a paradoxical reaction to midazolam with haloperidol. Anesth Analg. 1997;85(1):213-5
51. Hunkeler W, Mohler H, Pieri L, Polc P, Bonetti EP, Cumin R, et al. Selective antagonists of benzodiazepines. Nature. 1981;290(5806):514-6.
52. Votey SR, Bosse GM, Bayer MJ, Hoffman JR. Flumazenil: a new benzodiazepine antagonist. Ann Emerg Med. 1991;20(2):181-8
53. Chacko B, Peter JV. Antidotes in poisoning. Indian J Crit Care Med. 2019;23(4):S241-s249.
54. Weinbroum AA, Flaishon R, Sorkine P, Szold O, Rudick V. A risk-benefit assessment of flumazenil in the management of benzodiazepine overdose. Drug Saf. 1997;17(3):181-96.
55. **Gurgel W, Nardi AE. Ansiolíticos e hipnóticos-benzodiazepínicos e não benzodiazepínicos. In: Moreno RA, Cordás TA. Condutas em psiquiatria: consulta rápida. Porto Alegre: Artmed; 2017.**
   ⇨ **Uma abordagem rápida e simples dos principais benzodiazepínicos e ansiolíticos, ótimo para consulta rápida.**
56. Soyka M. Treatment of benzodiazepine dependence. N Engl J Med. 2017;376(12):1147-57.
57. Parr JM, Kavanagh DJ, Cahil L, Mitchell G, Young RMcD. Effectiveness of current treatment approaches for benzodiazepine discontinuation: a meta-analysis. Addiction. 2009;104(1):13-24.
58. Gould RL, Coulson MC, Patel N, Highton-Williamson E, Howard RJ. Interventions for reducing benzodiazepine use in older people: meta-analysis of randomised controlled trials. Br J Psychiatry. 2014;204(2):98-107
59. Lader M, Tylee A, Donoghue J. Withdrawing benzodiazepines in primary care. CNS Drugs. 2009;23(1):19-34.
60. Fluyau D, Revadigar N, Manobianco BE. Challenges of the pharmacological management of benzodiazepine withdrawal, dependence, and discontinuation. Ther Adv Psychopharmacol. 2018;8(5):147-68.
61. Welsh JW, Tretyak V, McHugh RK, Weiss RD, Bogunovic O. Review: adjunctive pharmacologic approaches for benzodiazepine tapers. Drug Alcohol Depend. 2018;189:96-107.
62. Caniff K, Telega E, Bostwick JR, Gardner KN. Pregabalin as adjunctive therapy in benzodiazepine discontinuation. Am J Health Syst Pharm. 2018;75(2):67-71
63. Howland RH. Gabapentin for the treatment of substance use disorders. J Psychosoc Nurs Ment Health Serv. 2013;51(12):11-4.
64. Baandrup L, Glenthoj BY, Jennum PJ. Objective and subjective sleep quality: Melatonin versus placebo add-on treatment in patients with schizophrenia or bipolar disorder withdrawing from long-term benzodiazepine use. Psychiatry Res. 2016;240:163-9.
65. Faccini M, Leone R, Opri S, Casari R, Resentera C, Morbioli L, et al. Slow subcutaneous infusion of flumazenil for the treatment of long-term, high-dose benzodiazepine users: a review of 214 cases. J Psychopharmacol. 2016;30(10):1047-53.
66. Hood S, O'neil G, Hulse G. The role of flumazenil in the treatment of benzodiazepine dependence: physiological and psychological profiles. J Psychopharmacol. 2009;23(4):401-9.
67. **Baltieri DA, Strain EC, Dias JC, Scivoletto S, Malbergier A, Nicastri S, et al. Diretrizes para o tratamento de pacientes com síndrome de dependência de opioides no Brasil. Rev Bras Psiquiatria. 2004;26(4):259-69.**
   ⇨ **Diretrizes brasileiras para o manejo da síndrome de abstinência por opioides, com as medicações e formulações disponíveis em nosso país.**

26

Suicídio: aspectos gerais do tratamento psicofarmacológico

Alexandrina Maria Augusto da Silva Meleiro
Chei Tung Teng

Sumário

Pontos-chave

- Avanços recentes na psiquiatria não reduziram a mortalidade por suicídio.
- Indicação geral de hospitalização após tentativa de suicídio ou tentativa frustra.
- Conhecer os tratamentos eficazes na prevenção do suicídio como a clozapina e o lítio.
- O papel do lítio na redução das taxas de suicídio e atenção para o risco da interrupção ou retirada do lítio com aumento do risco de suicídio.
- A evidência de risco reduzido de ideação ou comportamento suicida em pacientes com esquizofrenia tem sido associada também à olanzapina e a outros antipsicóticos atípicos.
- Importância do tratamento com antidepressivo associado a estabilizadores de humor para redução do comportamento suicida.
- Benefício da eletroconvulsoterapia no risco eminente de suicídio.
- A cetamina como nova alternativa de efeitos rápidos antidepressivos nas emergências psiquiátricas.
- Intervenções para a redução do acesso aos meios e métodos de suicídio.
- Pesquisas realizadas até agora são muito limitadas e não conclusivas.

INTRODUÇÃO

A expectativa de vida aumentou substancialmente nos Estados Unidos, de 51 anos em 1910 para quase 79 anos (81 anos, mulheres; 76 anos, homens) em 2010, a estatística de saúde mais importante do século XX. Entretanto, em todo o mundo, aproximadamente 8 milhões (14,3%) de mortes a cada ano são atribuíveis aos transtornos mentais. Estes estão entre as causas mais importantes de morte no mundo. Frente a isso, realizou-se um estudo para entender o excesso de mortalidade entre pessoas com transtornos mentais, as quais têm uma redução na expectativa de vida de 10 anos. Por isso, convém mais esforços para quantificar e abordar melhor os transtornos mentais e como evitar a mortalidade nestes casos[1]. Thomas Insel (Ex-Diretor do National Institute of Mental Health) destacou que as recentes melhorias na expectativa de vida da população em geral não foram compartilhadas por pessoas com transtorno mental[2]. Ele apresentou o gráfico da Figura 1.

Os avanços recentes da psiquiatria no que diz respeito às bases neurobiológicas dos transtornos mentais e a tratamento psicofarmacológico não refletiram na redução do número de mortalidade entre as pessoas com transtornos mentais, e o suicídio tem grande parcela nesta população.

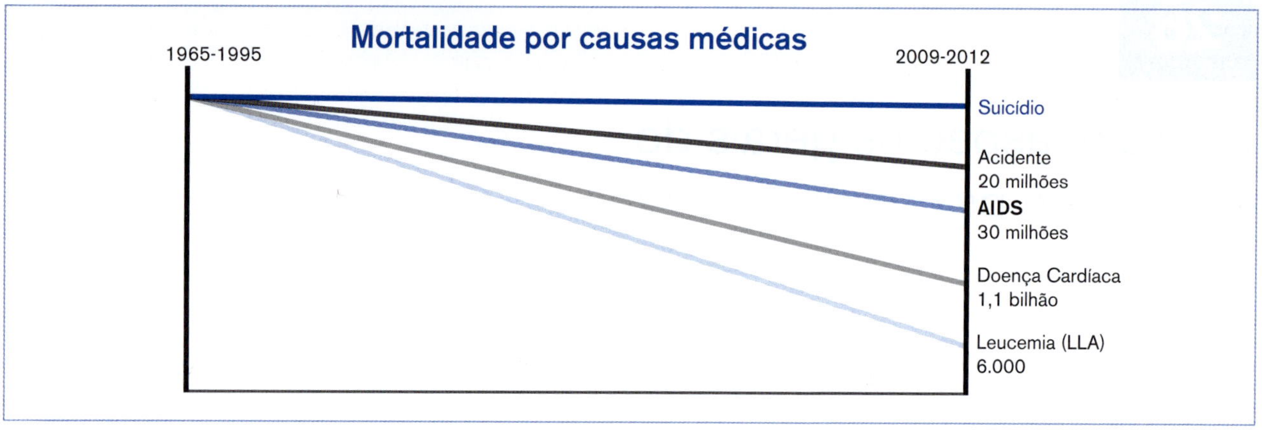

Figura 1 Mortalidade por causas médicas; evolução entre 1965 e 2012. Fonte: Insel, 2014[2].

AVALIAÇÃO MÉDICA PSIQUIÁTRICA DO RISCO DE SUICÍDIO

O psiquiatra deve desenvolver habilidades de entrevistar pacientes com diferentes problemas mentais e tornar suas entrevistas apropriadas para o reconhecimento da doença, integrando a psicopatologia à sua atividade clínica de maneira prática e aprofundada[3]. Durante a entrevista clínica psiquiátrica, são realizadas algumas atividades especializadas, chamadas de procedimentos, que estão associadas à coleta de informações, à realização do diagnóstico e ao contrato de tratamento, garantindo a continuidade e a adesão do paciente.

Vários trabalhos tentaram traçar um protocolo de conduta para a abordagem de pacientes com ideação suicida, mas nenhum ainda foi eleito ideal. De modo geral, quando se identifica um paciente que apresenta risco iminente ou passou por uma tentativa de suicídio, deve-se perguntar sobre a existência da ideação suicida, avaliar se tem um plano definido, investigar se tem os meios ou método e verificar se há uma data para cometer o suicídio[4]. O leitor deve ler o capítulo "Suicídio" do Volume 2, no qual há esclarecimento dos aspectos das perguntas para avaliar o comportamento suicida.

A estimativa criteriosa do risco de suicídio do paciente é um importante fator para a escolha do tipo de tratamento e os cuidados a serem tomados em seguida. Indica-se a hospitalização de acordo com o grau de risco potencial de suicídio, principalmente se o paciente não colabora, apresenta um transtorno mental grave que prejudica sua crítica frente à situação e não possui uma rede de suporte familiar (Quadro 1).

Após o exame clínico psiquiátrico, devem ser investigados os recursos do paciente: avaliar a capacidade de elaboração e de resolução de problemas; observar os recursos materiais (como moradia e alimentação) e os suportes familiar, social, profissional e de instituições; e se houve eventos precipitantes. Deve-se fazer junto ao paciente um levantamento de todas as circunstâncias e motivações que deflagraram a autoagressão. É frequente a presença de vários fatores estressantes ou, então, muitos destes pacientes já viviam em um contexto repleto de problemas psicossociais crônicos, além de seu transtorno mental[4]. Estima-se que os conflitos interpessoais, como brigas, desentendimentos e separações, possam precipitar metade das tentativas. Outros fatores estressantes capazes de desencadear novas autoagressões são problemas policiais ou pendência judicial, perda de ente querido, doença física crônica, desemprego e eventos de vida adversos em caso de depressão[6]. Deve-se determinar se o fator estressante é reflexo de uma situação de insatisfação transitória ou crônica e indissolúvel.

Quadro 1 Indicação geral de hospitalização após tentativa de suicídio ou tentativa frustra*

Paciente psicótico
Tentativa violenta, quase letal, ou premeditada
Precauções foram feitas para dificultar o resgate ou a descoberta
Persistência do plano ou intenção evidente
Paciente com remorso de estar vivo ou sem remorso de ter tentado suicídio
Paciente do sexo masculino, mais de 45 anos de idade, com doença psiquiátrica de início recente, com ideações suicidas
Paciente com limitação do convívio familiar e suporte social precário, como perda da condição socioeconômica
Comportamento impulsivo persistente, agitação grave, pouca crítica ou recusa evidente de ajuda
Paciente com mudança do estado mental por causa de alteração metabólica, tóxica, infecciosa ou outra etiologia que necessite da pesquisa da causa clínica
Quando ha ideação suicida com: ▪ Plano específico de alta letalidade ▪ Alta intencionalidade suicida

Fonte: adaptado de Foley et al., 2003[5].

O suicídio tem uma forte associação aos transtornos psiquiátricos. Cerca de 97% dos suicídios ocorrem em pessoas com transtorno mental diagnosticável[4]. Os principais transtornos associados a suicídio são: transtorno bipolar (TB), depressão grave, esquizofrenia, transtorno de personalidade *borderline* e dependência química. Os quadros clínicos mais graves desses transtornos que requerem hospitalização têm a mais alta mortalidade por suicídio.

TRATAMENTOS EFICAZES NA PREVENÇÃO DE SUICÍDIO

Os achados relacionados ao risco de suicídio associados ao tratamento a longo prazo com vários tipos de substâncias psicotrópicas destinadas a prevenir comportamentos suicidas são analisados. Em geral, investigações terapêuticas cientificamente sólidas de tratamentos para suicídio são incomuns e muito desafiadoras. Apenas um tratamento, com clozapina, é reconhecido pela Food and Drug Administration (FDA) como capaz de reduzir o risco suicida e apenas para pacientes diagnosticados com esquizofrenia[7]. Tratamentos psiquiátricos modernos, hospitalização rápida e até eletroconvulsoterapia (ECT) podem ser úteis como intervenções a curto prazo, mas não apresentam evidências de redução do risco de suicídio a longo prazo[8].

Além disso, infelizmente poucas pessoas estavam recebendo assistência clínica adequada quando cometeram suicídio[9]. Os achados relacionados com o tratamento a longo prazo com vários tipos de intervenções destinadas a prevenir comportamentos suicidas são analisados aqui. Em geral, investigações terapêuticas cientificamente sólidas de tratamentos para suicídio foram incomuns e continuam sendo muito desafiadoras.

As dificuldades na condução de estudos terapêuticos para o suicídio incluem riscos clínicos e éticos envolvidos no tratamento com retenção, como em uma condição de placebo; a busca por resultados que possam incluir eventos fatais ou mortais não é permitida[10]. Os comportamentos suicidas, mesmo em amostras de alto risco, tornam difícil chegar a conclusões sólidas a partir de estudos com amostras de tamanho pequeno, seguidas por tempo limitado, com distribuição randomizada em grupos paralelos a diferentes tratamentos. Têm sido realizados esforços para incluir avaliações regulares e padronizadas de comportamentos suicidas em ensaios de novos fármacos de atividade central, embora novamente voltadas principalmente para melhorar a detecção de efeitos adversos, sendo o suicídio incluído nesta categoria[11].

Os aspectos importantes para definir a conduta adequada são: a capacidade de assegurar um autocuidado, o entendimento das diferentes modalidades de tratamento propostas e a percepção de buscar ajuda frente a uma situação de crise (p. ex., procurar apoio em familiares e amigos, contatar um médico de confiança, ir até um serviço de emergência etc.). Consequentemente, a escolha do tipo específico de tratamento que será estabelecido para cada paciente não depende somente da estimativa do risco de suicídio, mas também da conjunção de vários elementos, principalmente se a família está ou não envolvida nas decisões do tratamento[4].

Após a escolha do ambiente terapêutico (hospital, ambulatório, domicílio), sempre que possível, família e paciente devem ser exaustivamente orientados e esclarecidos pelo médico quanto à proposta terapêutica. A segurança do paciente tem de ser garantida, junto com boa avaliação do estado mental e crítica do indivíduo diante da situação clínica, para realizar-se uma conduta médica adequada. Deve-se introduzir o tratamento psicofarmacológico adequado, além de encaminhamento para psicoterapia[11]. A escolha do psicofármaco dependerá do diagnóstico psiquiátrico realizado naquele momento além do risco eminente de suicídio. A seguir, apontaremos o que a literatura traz até o momento, levando em conta que estudos com risco de vida não são permitidos.

TRATAMENTO DOS TRANSTORNOS E A CORRELAÇÃO COM O RISCO DE SUICÍDIO

Lítio

Os efeitos do lítio com relação à prevenção de suicídio têm sido demonstrados desde o início da década de 1970[12]. Com este fato, há um retorno da importância do carbonato de lítio no tratamento do transtorno de humor e risco de suicídio, conforme ilustrado na Figura 2.

O lítio parece fazer efeito tanto em bipolares tipo I quanto em bipolares tipo II. De fato, houve uma redução de 6,4 vezes em 360 pacientes tanto bipolares tipo I quanto bipolares tipo II[14]. O lítio foi mais eficaz que o placebo em reduzir o número de suicídios (OR = 0,13; IC: 0,03 a 0,66), bem como em diminuir mortes por qualquer causa (OR = 0,38; IC = 0,15 a 0,95)[15]. O risco de suicídio, incluindo tentativas e suicídios consumados, foi reduzido pelo lítio em pacientes durante o tratamento a longo prazo de pacientes com TB em muitos estudos (Figura 3)[14,16]. Além disso, o lítio reduz o risco de mortalidade por outras causas[17]. Para apoiar esta associação entre redução de suicídio e uso de lítio, várias metanálises bem como vários ensaios randomizados e controlados por placebo têm demonstrado este achado, embora não tenham sido especificamente projetados para testar os efeitos sobre o risco suicida[14,16,18]. O efeito do lítio em reduzir a mortalidade e a mor-

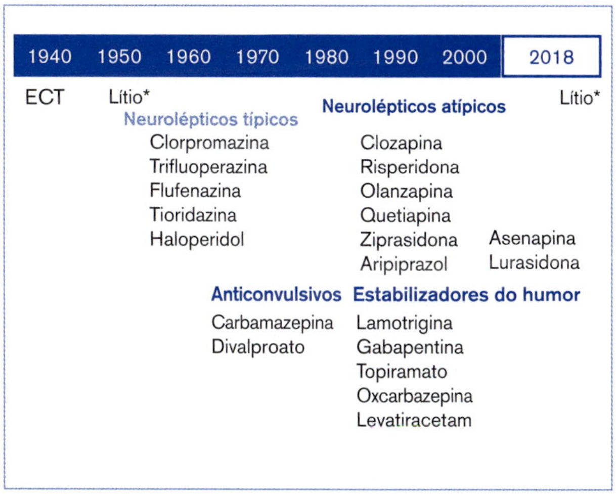

Figura 2 Opções de tratamento para o transtorno bipolar.
Fonte: adaptado de Yatham et al., 2013[13].

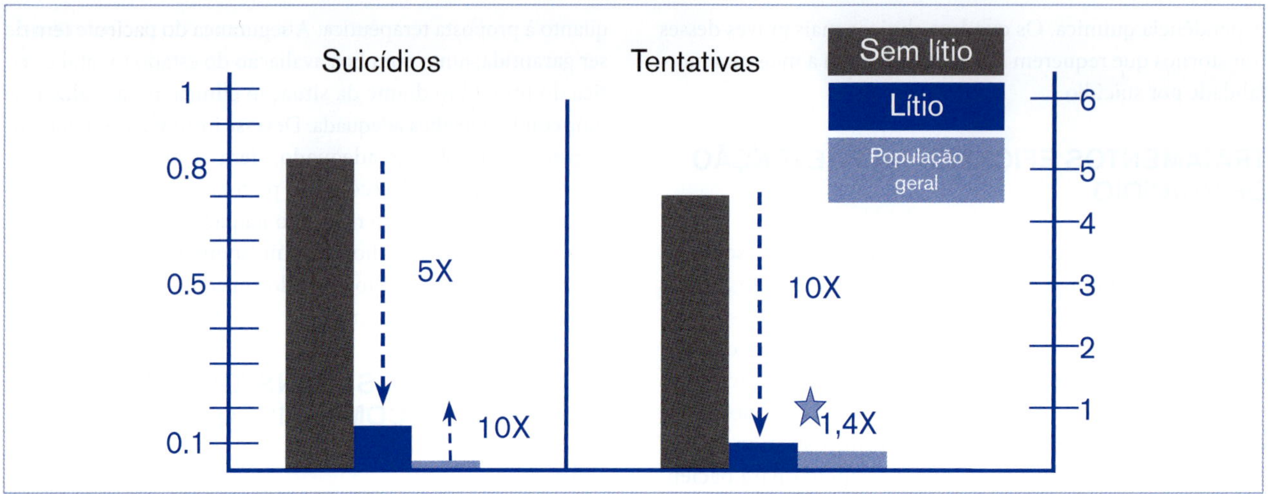

Figura 3 Lítio e o risco de suicídio em transtorno bipolar.
Fonte: adaptada de Baldessarini et al., 2003[20].

bidade associadas ao suicídio é ainda mais relevante, dado o potencial de toxicidade do lítio em doses agudas. Entretanto, análises do Center for Disease Control and Prevention (CDC) nos Estados Unidos indicam que a mortalidade associada a superdosagens de lítio é similar aos modernos antidepressivos e antipsicóticos[19].

Como observamos na Figura 3, em uso do lítio o nível de suicídios é semelhante à população geral (0,37 por 100 pacientes-ano). Apesar da letalidade de doses altas do lítio, as tentativas de suicídio com o uso do lítio têm sido raras. O lítio como antissuicida funciona também em outras condições além de TB e depressão recorrente. Sintomas como instabilidade emocional, comportamentos agressivos e automutilantes podem responder ao lítio[21]. Entretanto, o transtorno de personalidade *borderline* parece não responder ao lítio profilático. Em uma metanálise, os resultados indicaram riscos bem mais baixos de suicídios e tentativas durante o tratamento com lítio em pacientes com transtornos de humor (5 vezes) ou TB especificamente (6 vezes)20. Estimou-se um número necessário para tratar (NNT) de 23 (IC: 21 a 25) pacientes tratados com lítio para evitar um ato suicida fatal. Este NNT relativamente grande provavelmente reflete a baixa prevalência de atos suicidas. As taxas de atos suicidas aumentaram em 20 vezes em vários meses após a interrupção do tratamento de manutenção de lítio e foram 2 vezes maiores com descontinuação abrupta *versus* gradualmente (em ≥ 2 semanas), retornando mais tarde aos níveis encontrados antes do tratamento com lítio[14], como aponta a Figura 4.

Uma característica comum dos pacientes que parecem se beneficiar de um tratamento prolongado com lítio ou clozapina é que eles requerem e recebem monitoramento especialmente próximo. Isso pode proporcionar suporte adicional e facilitar a identificação precoce de sintomas emergentes que podem levar a comportamentos suicidas.

A eficácia do tratamento com lítio na prevenção do suicídio provavelmente está associada à impulsividade e à agressividade reduzidas associadas a depressão ou estados disfóricos agitados e mistos que estão particularmente relacionados com atos suicidas[22]. Alternativamente, o lítio pode ter efeitos específicos contra o suicídio, independentemente de suas ações estabilizadoras do humor.

Além disso, em oito estudos com pacientes diagnosticados com depressão maior recorrente, unipolar (um total de 2.434 pacientes-ano em risco de suicídio), houve um risco 4 vezes menor de suicídio e tentativas no tratamento com lítio em comparação a tratamentos com anticonvulsivantes[23].

Um achado interessante é a diminuição das ocorrências de suicídio em cidades que têm na sua água potável altas concentrações de lítio. Elas têm uma menor taxa de suicídio, mesmo abaixo das concentrações terapêuticas habituais[19]. Em poucos locais no mundo, o uso de lítio na água pública tem sido preconizado[24].

Antipsicóticos na esquizofrenia

A maioria dos estudos de associações entre tratamento antipsicótico e risco suicida envolve pacientes com esquizofrenia ou transtorno esquizoafetivo. Há também algumas evidências de que eles podem, senão reduzir o risco de suicídio na esquizofrenia, pelo menos não o aumentar[25], além de reduzir a mortalidade por todas as causas[26]. A clozapina é o único tratamento antipsicótico reconhecido pela FDA como capaz de reduzir o risco suicida e apenas para pacientes diagnosticados com esquizofrenia (Quadro 2)[27,28].

A evidência de risco reduzido de ideação ou comportamento suicida em pacientes com esquizofrenia tem sido associada também à olanzapina e à risperidona[29]. No entanto, tais benefícios podem não estar associados a preparações injetadas de risperidona ou paliperidona de longa duração[30]. A interrupção dos fármacos antipsicóticos atípicos em pacientes com esquizofrenia foi acompanhada de taxas bem maiores de tentativas de suicídio. Os agentes antipsicóticos têm riscos de efeitos

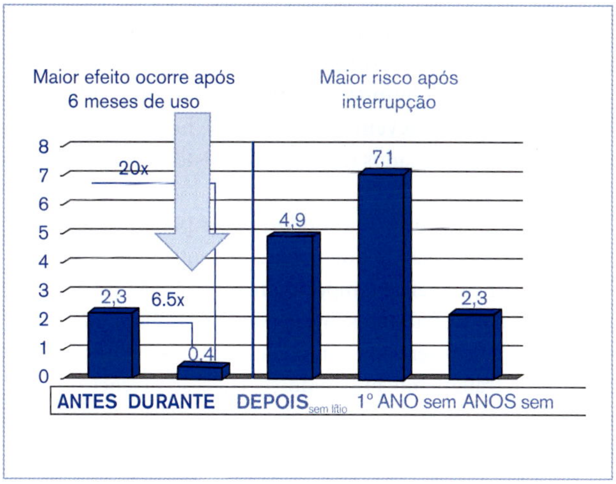

Figura 4 Risco de suicídio e status em tratamento de lítio.
Fonte: Baldessarini et al., 2006[16].

Quadro 2 Clozapina em pacientes com esquizofrenia e risco de suicídio

Pacientes com esquizofrenia acompanhados por 2 anos[27]
Taxa de suicídio: ▪ Todos os pacientes: 60,7% ▪ Com clozapina: 12,7%
88% dos esquizofrênicos resistentes a antipsicóticos[28]
Sérias tentativas de suicídio: ▪ Sem clozapina: 5/88 ▪ Com clozapina: 0/88
Em pacientes com transtornos afetivos ou psicóticos graves, nos quais o risco de suicídio é importante, muitos estudos publicados consideram a eletroconvulsoterapia (ECT) como tratamento de escolha

Fonte: adaptado de Reid et al., 1998[27]; Meltzer e Okayli, 1995[28].

colaterais, como acatisia e agitação, incluindo os atípicos como aripiprazol, risperidona e ziprasidona, e podem contribuir para o risco suicida[31]. O primeiro tratamento aprovado pela FDA com indicação antissuicídio foi a clozapina para pacientes com esquizofrenia, com base, principalmente, em um grande estudo randomizado (InterSePT) comparando a clozapina com a olanzapina entre os indivíduos com esquizofrenia com alto risco suicida[18]. A olanzapina adicionada ao lítio ou ao divalproato reduziu as taxas de ideação suicida em pacientes com TB tipo I de estado misto comparado com o placebo, com base em um item de uma escala de classificação de depressão[32], embora os efeitos específicos da olanzapina mais fluoxetina (efetiva em depressão bipolar) sobre o risco suicida não sejam conhecidos.

Os antipsicóticos de primeira geração são bem menos estudados quanto aos efeitos sobre o comportamento suicida que os antipsicóticos atípicos. Não há evidências na literatura de que eles exerçam efeito antissuicida importante.

Antipsicóticos no transtorno bipolar

A eficácia combinada tanto para a mania quanto para a depressão bipolar indica um grau adicional de segurança de tratamentos com antipsicótico atípico, em particular quando usado em estados disfóricos, mistos e agitados com riscos suicidas muito elevados[33]. A evidência de pesquisa específica permanece esparsa quanto à questão de saber se os medicamentos antipsicóticos atípicos estão associados a um risco reduzido de comportamento suicida em pacientes com TB.

A clozapina apresenta algumas evidências de eficácia em TB, inclusive para pacientes que não responderam satisfatoriamente a outros tratamentos[34,35] e com características psicóticas[36]. No entanto, se as ações antissuicidas da clozapina na esquizofrenia se estendem também ao TB, permanecem incertas, porque tal agente antipsicótico, excepcionalmente efetivo, mas potencialmente tóxico, exige testes adicionais de efeitos sobre o risco suicida em pacientes com transtorno de humor.

Outros antipsicóticos atípicos, como aripiprazol, lurasidona, olanzapina e ziprasidona, apresentam evidências emergentes de que são eficazes isoladamente ou utilizados juntos com lítio ou anticonvulsivante, que alteram o humor para tratar TB, com efeitos benéficos sobre a depressão bipolar e a mania, e talvez a capacidade de reduzir a ciclagem rápida[37]. Em pacientes com transtorno de humor, vários antipsicóticos podem melhorar a depressão bipolar, com baixos riscos de induzir agitação ou interruptores de humor, e facilitar o tratamento da depressão unipolar, embora exijam pesquisas específicas para efeitos antissuicidas em transtornos de humor.

Antidepressivos em transtorno depressivo

Desde a década de 1990, tem sido relatado o aumento de ideação suicida em alguns pacientes depressivos em uso de antidepressivos. A forte associação de morbidade disfórica depressiva e agitada com suicídio em pacientes com transtorno de humor sugere que o tratamento a curto e longo prazo com antidepressivos pode reduzir o risco suicida[19]. A evidência de eficácia a curto e longo prazos do tratamento antidepressivo na depressão unipolar é substancial[13,18,19]. No entanto, o tratamento antidepressivo não é explicitamente aprovado para o uso na depressão bipolar e pode não ser efetivo e seguro a longo prazo em TB. Seu valor profilático contra riscos desestabilizadores é mal estudado, mas parece desfavorável[13]. Também pode haver maior risco de suicídio com antidepressivos em alguns casos de TB ou depressão unipolar envolvendo agitação, raiva, disforia, inquietação, irritabilidade, insônia ou desinibição comportamental, especialmente quando complicados pelo abuso de substâncias e em pacientes mais jovens. Estas formas de depressão podem ser consideradas estados mistos com base nos critérios do *Manual diagnóstico e estatístico de transtornos mentais* 5ª edição (DSM-5). Estudos usando antidepressivo são limitados ao quadro de depressão unipolar e fornecem evidências inconsistentes sobre o número de suicídios ou tentativas.

De fato, o comportamento suicida raramente foi uma medida de resultado explícito.

Há evidências de menor risco suicida durante ensaios em adultos de tratamento com antidepressivo *versus* placebo[38]. As taxas mais baixas de suicídio com maior uso de antidepressivos foram encontradas em alguns estudos ecológicos em alguns países nórdicos e nos Estados Unidos, mas não em muitas outras áreas[39]. Em um estudo de acompanhamento clínico, encontrou-se uma taxa geral de ideação suicida com risco 2 vezes maior em pacientes com TB do que em pacientes com depressão unipolar. Estudos adicionais envolvendo observações em grande parte retrospectivas de grandes coortes de pacientes deprimidos e comparações caso-controle produziram achados não conclusivos[40]. Como o pensamento ou o comportamento suicida geralmente são registrados como um evento incidental (efeito adverso) em tais estudos, a interpretação de seus achados sem controles randomizados pode ser equivocada se os antidepressivos forem mais administrados em indivíduos mais gravemente enfermos e com risco suicida potencialmente maior. Essas observações ressaltam a dificuldade de avaliar as interações de tratamento, tempo e comportamento suicida a longo prazo[39].

Outra advertência é que as altas taxas observadas nas metanálises citadas de ensaios controlados podem conter exageros, anualizando as taxas observadas com base em tempos de exposição breves (tipicamente 6 a 12 semanas), na maioria dos ensaios clínicos em depressão aguda. A maioria das metanálises encontrou apenas pequenas diferenças nas taxas de comportamentos suicidas entre pacientes deprimidos tratados com antidepressivos ou um placebo, e alguns detectaram indicações de riscos um tanto maiores com antidepressivos *versus* controles de placebo. No entanto, essas descobertas incluíram maiores riscos em adolescentes e adultos jovens, mas diminuíram os riscos em adultos mais velhos, não havendo diferenças entre os grupos quando os extratos mais velhos dos estudos eram comparados[38]. Essas análises presumem que, em ambos os tratamentos, o número de pacientes permanecia semelhante, o que não é bem verdade, já que muitos pacientes desistem do grupo placebo por falta de eficácia. A pesquisa dos efeitos dos antidepressivos sobre o risco de suicídio apresenta problemas metodológicos importantes e difíceis. No entanto, os dados atuais, embora com base em milhares de indivíduos tratados com antidepressivos *versus* placebo, não fornecem informações suficientemente rigorosas e consistentes para sustentar um aumento ou uma diminuição da ideação ou comportamento suicida em pacientes com transtorno de humor. No entanto, convém prudência, e os antidepressivos devem ser evitados se houver estados depressivos acompanhados de sintomas mistos, como agitação, raiva ou insônia.

Nessas condições, os antidepressivos podem exacerbar a excitação e a agitação, o que potencialmente aumenta o risco de suicídio, pelo menos temporariamente, sobretudo no início do tratamento de pacientes jovens e sem assistência clínica sistemática. Devem ser monitorados especialmente nos primeiros dias do tratamento, buscando-se detecção precoce de agravamento ou agitação emergente, disforia, inquietação, sintomas de insônia, raiva e psicóticos, além de estados maníaco-depressivos mistos. O uso de agentes estabilizadores do humor ou antipsicóticos em pacientes deprimidos com agitação é, provavelmente, uma opção mais segura e racional e pode reduzir as condições propícias ao suicídio.

Anticonvulsivantes como estabilizadores de humor

Há poucas pesquisas que comparam diretamente os riscos suicidas durante o tratamento com estabilizadores de humor além do lítio[15]. No entanto, vários estudos encontraram riscos substancialmente mais baixos de comportamento suicida com lítio do que com carbamazepina ou valproato entre TB ou pacientes esquizoafetivos[41] (Tabela 1).

Em uma metanálise, os efeitos protetores do lítio *versus* vários anticonvulsivantes (valproato, carbamazepina ou lamotrigina) foram comparados, incluindo mais que 30.000 pacientes com resultados favoráveis ao lítio[42]. A taxa observada de atos suicidas foi de 0,3% ao ano durante o tratamento com lítio *versus* 0,9% ao ano com anticonvulsivantes, para produzir uma taxa de risco combinada de 2,86 (IC 95% 2,29 a 3,77; $p < 0,0001$), ou quase 3 vezes de superioridade. O lítio obteve vantagens sobre os anticonvulsivantes que foram testados. No entanto, os anticonvulsivantes podem ter algum efeito benéfico sobre o comportamento suicida. A adição de lítio ou valproato de sódio ao tratamento antipsicótico reduziu o risco de suicídio em um estudo dinamarquês com mais de 16.600 pessoas acompanhadas por 6 anos[17]. Em conclusão, a pesquisa sobre anticonvulsivantes e risco suicida permanece inconsistente e inconclusiva.

Tabela 1 Comparativos de estabilizadores de humor e risco de suicídio em pacientes com transtorno bipolar

Medicamento	N. de pacientes	Eventos por 1.000 pacientes-ano		
		Tentativas (ambulatorial)	Tentativas (internação)	Suicídios
Lítio	11.308	9,5	4,3	0,7
Ácido valproico	12.358	26,8*	10,65*	1,75*
Lítio + ácido valproico	3.067 25,8*	11,8*	1,6	

*Diferença significativa somente para lítio ($p < 0,05$). Fonte: adaptada de Goodwin et al., 2003[41].

Esta possibilidade não foi sustentada no ensaio clínico chamado InterSePT para pacientes com esquizofrenia, em que o tempo de contato do clínico foi semelhante entre as opções de tratamento[18]. Várias medidas que podem ser consideradas índices de acesso à atenção clínica foram estreitamente correlacionadas com as taxas de suicídio nos Estados Unidos.

Ansiolíticos e sedativos

As evidências disponíveis não apoiam a hipótese de que agentes ansiolíticos alterem o risco suicida a curto ou longo prazo em pacientes com transtornos de ansiedade ou outras doenças psiquiátricas[43]. No entanto, a desinibição comportamental associada ao uso de benzodiazepínicos pode aumentar os comportamentos agressivos e impulsivos, especialmente em combinação com álcool e pacientes com transtornos de personalidade. Além disso, registraram-se taxas aumentadas de autoenvenenamento durante o tratamento com benzodiazepínicos[43]. Por outro lado, a interrupção do tratamento com benzodiazepínicos, especialmente quando é efetuada rapidamente, consiste em um estressor que pode aumentar o risco suicida.

Embora seja razoável esperar efeitos benéficos sobre o risco de suicídio durante o tratamento com ansiolíticos, a pesquisa não fornece um forte suporte para este ponto de vista. Possivelmente, como agentes antirriscos, normalmente são usados como tratamentos secundários para transtornos de humor e raramente investigados como um tratamento primário.

Eletroconvulsoterapia

O suicídio é uma das principais causas de morte entre pacientes psiquiátricos e uma das principais causas de morte em pessoas com menos de 30 anos. O alívio rápido da depressão grave, da mania e da psicose por terapia por eletroconvulsoterapia (ECT) é acompanhado pela redução rápida do suicídio. O uso da ECT é, no entanto, inibido por medo de eletricidade, preconceito não razoável, restrições legislativas e disponibilidade limitada de profissionais treinados e instalações adequadas[44]. Embora o ECT seja um método muito eficaz de tratar pacientes com grave risco de suicídio, ele ainda é alvo de muita crítica, discriminação e estigma para quem o usa e para quem o prescreve como intervenção terapêutica. Existe ainda no nosso país falsas percepções acerca do ECT, inclusive a nível de política nacional patrocinada pelo Sistema Único de Saúde (SUS) quando inviabiliza a aplicação do método em hospitais credenciados. Entretanto, o ECT é uma técnica muito segura que não deve ser descartada como alternativa válida e é apoiada por inúmeras diretrizes de tratamento do risco de suicídio[45].

Cetamina

A cetamina foi uma nova alternativa que surgiu na prevenção de suicídio. Os rápidos efeitos antidepressivos da cetamina demonstraram sua eficácia quando utilizada em pacientes atendidos na emergência psiquiátrica[46]. O primeiro estudo que examinou os efeitos da cetamina sobre o suicídio foi um estudo aberto de cetamina intravenosa em uma amostra de 26 pacientes com depressão maior resistente ao tratamento 24 horas após somente uma infusão de cetamina (0,5 mg/kg durante 40 minutos). Foram observadas grandes reduções no item de suicídio avaliado por meio da Escala de Avaliação para Depressão de Montgomery & Åsberg (MADRS), com 81% dos pacientes pontuando 0 ou 1 nessa escala de 6 pontos. Para testar se esses efeitos rápidos poderiam ser sustentados em 10 pacientes, eles receberam 5 infusões adicionais dadas 3 vezes/semana ao longo de 2 semanas. Foram classificados 9 dos 10 pacientes como respondedores da primeira infusão (com base em uma redução de 50% no escore MADRS). Em todos os nove pacientes, as pontuações dos indivíduos suicidas de MADRS foram reduzidas para 0 e permaneceram em 0 ou 1 ao longo do teste de 2 semanas[47]. Resultados semelhantes foram obtidos em uma amostra de 33 pacientes com depressão refratária após uma única infusão de cetamina[48]. As reduções significativas na Escala para Ideação de Suicídio (SSI) foram registradas já em 40 minutos após o início da infusão (ou seja, imediatamente após a conclusão da infusão). Entre os pacientes que obtiveram pontuação acima de 1 ponto de corte clinicamente significativo no SSI na linha de base (≥ 4), todos caíram abaixo deste ponto de corte em 80 minutos após a infusão e 60% alcançaram uma pontuação SSI de 0 em 80 minutos. Estas reduções rápidas e significativas a 40 e 230 minutos pós-infusão foram posteriormente replicadas em 27 pacientes com depressão refratária que receberam cetamina em um estudo aberto. Finalmente, uma amostra de 10 pacientes com depressão refratária recebeu doses em série de cetamina (0,5 mg/kg durante 100 minutos) 2 vezes/semana, até que a remissão de sintomas gerais de depressão fosse obtida ou o máximo de 4 doses fosse alcançado[49]. Em uma amostra de 14 pacientes com depressão unipolar que se apresentaram na emergência psiquiátrica com ideação suicida, uma aplicação de cetamina 0,20 mg/kg durante 1 a 2 minutos (as doses reais com base na avaliação do peso repetido variaram de 0,16 a 0,26 mg/kg) significativamente reduziu as pontuações no item de suicídio MADRS, começando com 40 minutos pós-infusão, com ganhos mantidos durante 10 dias consecutivos pós-infusão durante o tratamento convencional em curso[50].

Um estudo controlado randomizado (ECR) examinou as propriedades antissuicidas da cetamina em 15 pacientes com depressão bipolar que receberam cetamina (0,5 mg/kg ao longo de 40 minutos) ou infusão salina em um estudo duplo-cego e cruzado. A cetamina, mas não a solução salina, reduziu os escores no item de suicídio de MADRS a partir dos 40 minutos após a infusão e continuou por meio da avaliação de 72 horas (com um grande tamanho de efeito entre os grupos de $d = 2,09$ em todos os pontos de tempo)[51]. Em um segundo ECR, a cetamina foi comparada com o midazolam, um agente psicoativo selecionado para imitar as propriedades sedativas e anestésicas da cetamina. Um total de 57 pacientes com transtorno depressivo refratário (TDR) foi randomizado para cetamina ou midazolam em proporção 2:1. Nas 24 horas pós-infusão, a cetamina, mas não o midazolam, reduziu os escores em um índice composto por três medidas (a Escala de Suicídio de Beck e os itens de suicídio do MADRS e o Inventário Rápido de Sintomas Depressivos) com um grande efeito entre os grupos (d = 0,82). A cetamina foi associada à erradicação total da ideação suicida em todas as três medidas em 54% da amostra nas 24 horas, em comparação com 24% do grupo midazolam. Como no estudo anterior aberto do grupo de pesquisa, a cetamina também reduziu a cognição implícita relacionada com o suicídio. No entanto, não se pode demonstrar que este efeito implícito é maior com cetamina do que no grupo com midazolam[52]. Os resultados até o momento sugerem que uma dose subanestésica de cetamina pode provocar rápida redução da ideação suicida, porém inúmeras questões permanecem para pesquisa futura. Mais recentemente, a escetamina tem sido estudada como uma possível alternativa na prevenção de suicídios. Um estudo duplo-cego foi realizado para verificar a eficácia da escetamina em reduzir a ideação suicida[53].

REDUÇÃO DO ACESSO AOS MEIOS E MÉTODOS DE SUICÍDIO

Uma sólida estratégia de prevenção deve associar a redução do acesso aos meios de suicídio, ao tratamento daqueles transtornos mais frequentemente associados ao suicídio e à educação da população, inclusive a escolar, sobre situações e sinais sugestivos de risco de suicídio e sobre como manejá-los. É necessária também uma integração multissetorial com profissionais e pessoas leigas para prevenção do suicídio, envolvendo não apenas o setor da saúde, mas também, prioritariamente, o da educação, o da justiça, o da segurança, o dos meios de comunicação de massa e o religioso[4].

A redução do acesso aos meios e métodos é a intervenção com a maior quantidade de evidência de efetividade, principalmente em nível populacional. O sucesso desta abordagem foi o responsável por sua identificação como fator de risco e é um bom exemplo de intervenção universal. Na Austrália, a substituição, no fim dos anos 1960, do fenobarbital como hipnótico de escolha pelos benzodiazepínicos, e a subsequente redução da disponibilidade do fenobarbital, resultou em nítida redução das taxas de mortalidade por suicídio. Essa abordagem foi utilizada com sucesso na Inglaterra quanto à remoção do monóxido de carbono do gás de rua e em outros, bem como dos gases de escapamento de motores a combustão, com a introdução de catalisadores eletrolíticos em vários[11].

A interdição em Samoa (ilha no Oceano Pacífico) de pesticidas contendo paraquat resultou em uma nítida redução das taxas de suicídio aos níveis prévios à introdução dessas substâncias na ilha. O paraquat já foi proibido em mais de 50 países (entre eles, a Suíça e os da União Europeia), por causa de sua extrema toxicidade. Entretanto, atualmente o Brasil é o primeiro consumidor mundial desse herbicida poderoso[11].

CONSIDERAÇÕES FINAIS

Nos ensaios de tratamento psicofarmacológico existem muitas limitações para avaliar os riscos suicidas em decorrência do fato que as taxas observadas de "eventos suicidas" raramente são corrigidas para os tempos de exposição reais e correspondentes para indivíduos em cada grupo de terapias. Os tratamentos com evidência de valor, incluindo clozapina para esquizofrenia ou lítio para TB, parecem ser mais úteis para a redução a longo prazo do risco suicida, enquanto o tratamento eletroconvulsivo e a hospitalização rápida provavelmente são efetivos a curto prazo em crises suicidas. Os anticonvulsivantes, de modo geral, parecem ser menos eficazes do que o lítio na prevenção do suicídio. Os antipsicóticos atípicos exigem mais estudos para comprovar sua possível eficácia como medicamentos antissuicidas. os pacientes suicidas apresentam transtornos comórbidos, sendo os principais: uso abusivo e dependência de substâncias, transtornos de personalidade, história de trauma psíquico e estressores psicossociais (desemprego, problemas financeiros, divórcios etc.). Estas variáveis, se não forem controladas na análise de dados, podem introduzir fatores de confusão. Além disso, o risco suicida parece variar com a idade, o tipo, a duração e a gravidade dos transtornos e o momento das intervenções em diferentes fases da doença. As pesquisas realizadas até agora são muito limitadas e não conclusivas.

REFERÊNCIAS BIBLIOGRÁFICAS

1. Walker ER, McGee RE, Druss BG. Mortality in mental disorders and global disease burden implications: a systematic review and meta-analysis. JAMA Psychiatry. 2015;72(4):334-41.
2. Insel T. Mortality and mental disorders. 2014;63(7):1-63. Disponível: https://www.nimh.nih.gov/about/directors/thomas-insel/blog/2015/mortality-and-mental-disorders.shtml.
3. Marchetti RL, Gallucci Neto J. Entrevista clínico-psiquiátrica. In: Meleiro AMAS. Psiquiatria: estudos fundamentais. 1.ed. Rio de Janeiro: Guanabara Koogan; 2018.
4. Meleiro AMAS, Correa H. Comportamento suicida. In: Meleiro AMAS. Psiquiatria: estudos fundamentais. 1.ed. Rio de Janeiro: Guanabara Koogan; 2018.
5. Foley DL, Neale MC, Gardner CO, Pickles A, Prescott CA, Kendler KS. Major depression and associated impairment: same or different genetic and environmental risk factors? Am J Psychiatry. 2003;160(12):2128-33.
6. Isacsson G, Rich CL. Management of patients who deliberately harm themselves. BMJ. 2001;322(27):213-5.
7. Hennen J, Baldessarini RJ. Reduced suicidal risk during treatment with clozapine: a meta-analysis. Schizophr Res. 2005;73(2-3):139-45.
8. Nordström P, Samuelsson M, Åsberg M. Survival analysis of suicide risk. In: Simon RI, Hales RE. Textbook of suicide assessment and management. 2.ed. Washington: American Psychiatric Press; 2012.
9. Meltzer HY, Alphs L, Green AI, Altamura AC, Anand R, Bertoldi, et al.; International Suicide Prevention Trial Study Group. Clozapine treatment for suicidality in schizophrenia: International Suicide Prevention Trial (InterSePT). Arch Gen Psychiatry. 2003;60(1):82-91.
10. **Sareen J, Isaak C, Katz LY, Bolton J, Enns MW, Stein MB, et al. Promising strategies for advancement in knowledge of suicide risk factors and prevention. Am J Prev Med. 2014;47(Suppl2):S257-63.**
    ⇨ **Os caminhos de pesquisa para avançar o conhecimento em avaliação de risco de suicídio e redução de mortes por suicídio na próxima década. Visão geral concisa das abordagens meto-**

dológicas para aumentar o conhecimento e mudar as práticas, que foram bem-sucedidas.

11. **Souza FGM, Meleiro AMAS. Estratégias preventivas e tratamento do comportamento suicida. In: Meleiro AMAS. Psiquiatria: estudos fundamentais. 1. ed. Rio de Janeiro: Guanabara Koogan; 2018.**
    ⇨ **Ampla abordagem sobre as estratégias preventivas, redução do acesso aos meios e métodos de suicídio, e tratamentos adequados dos principais transtornos mentais para reduzir risco de suicídio.**
12. Barraclough B. Suicide prevention, recurrent affective disorder and lithium. Br J Psychiatry. 1972;121(563):391-2.
13. Yatham LN, Kennedy SH, Parikh SV, Schaffer A, Beaulieu S, Alda M, et al. Canadian Network for Mood and Anxiety Treatments (CANMAT) and International Society for bipolar disorders (ISBD) collaborative update for the management of patients with bipolar disorder. Bipolar Disord. 2013;15(1):1-44.
14. Tondo L, Baldessarini RJ, Hennen J, Floris G, Silvetti F, Tohen M, et al. Lithium treatment and risk of suicidal behavior in BD patients. J Clin Psychiatry. 1998;59(8):405-14.
15. **Cipriani A, Hawton K, Stockton S, Geddes JR. Lithium in the prevention of suicide in mood disorders: updated systematic review and metanalysis. BMJ. 2013;346:f3646.**
    ⇨ **O lítio é um tratamento eficaz para reduzir o risco de suicídio em pessoas com transtornos do humor. O lítio pode exercer seus efeitos antissuicidas, reduzindo a recaída do transtorno do humor. Existem evidências de que o lítio diminui a agressão e a impulsividade, que pode ser mediador do efeito antissuicida.**
16. Baldessarini RJ, Tondo L, Davis P, Pompili M, Goodwin FK, Hennen J, et al. Decreased suicidal risk during long-term lithium treatment: meta-analysis. Bipolar Disord. 2006;8(5Pt2):625-39.
17. Smith EG, Søndergård L, Lopez AG, Andersen PK, Kessing LV, et al. Association between consistent purchase of anticonvulsants or lithium and suicide risk: longitudinal cohort study from Denmark, 1995-2001. J Affect Disord. 2009;117(3):162-7.
18. **Khan A, Khan SR, Hobus J, Faucett J, Mehra V, Giler EL, et al. Differential pattern of response in mood symptoms and suicide risk measures in severely ill depressed patients assigned to citalopram with placebo or citalopram combined with lithium: role of lithium levels. J Psychiatr Res. 2011;45(11):1489-96.**
    ⇨ **A suposição de que os antidepressivos podem reduzir o risco de suicídio, reduzindo os sintomas depressivos, não se baseia em dados. Não está claro se os efeitos antissuicidas no lítio podem ser avaliados prospectivamente usando o lítio como um agente de aumento de antidepressivos.**
19. Baldessarini RJ. Chemotherapy in psychiatry. 3. ed. New York: Springer Press; 2013.
20. Baldessarini RJ, Tondo L, Hennen J. Lithium treatment and suicide risk in major affective disorders: update and new findings. J Clin Psychiatry. 2003;64(Suppl 5):44-52.
21. Hori A. Pharmacotherapy for personality disorders. Psychiatry Clin Neurosci. 1998;52(1):13-9.
22. Lewitzka U, Severus E, Bauer R, Ritter P, Müller-Oerlinghausen B, Bauer M. The suicide prevention effect of lithium: more than 20 years of evidence: a narrative review. Int J Bipolar Disord. 2015;3(1):32.
23. Guzzetta F, Tondo L, Centorrino F, Baldessarini RJ. Lithium treatment reduces suicide risk in recurrent major depressive disorder. J Clin Psychiatry. 2007;68(3):380-3.
24. Vita A, De Peri L, Sacchetti E. Lithium in drinking water and suicide prevention: a review of the evidence. Int Clin Psychopharmacol. 2015;30(1):1-5.
25. Ulcickas Yood M, Delorenze G, Quesenberry CP Jr, Tsai AL, Phillips S, Willey VJ, et al. Epidemiologic study of aripiprazole use and the incidence of suicide events. Pharmacoepidemiol Drug Saf. 2010;19(11):1124-30.
26. Kiviniemi M, Suvisaar J, Koivumaa-Honkanen H, Häkkinen U, Isohanni M, Hakko H. Antipsychotics and mortality in first-onset schizophrenia: prospective Finnish register study with 5-year follow-up. Schizophr Res. 2013;150(1):274-80.
27. Reid WH, Mason M, Hogan T. Suicide prevention effects associated with clozapine therapy in schizophrenia and schizoaffective disorder. Psychiatric Services. 1998;49:1029-33.
28. Meltzer HY, Okayli G. Reduction of suicidality during clozapine treatment of neuroleptic-resistant schizophrenia: Impact on risk benefit assessment. Am J Psychiatry. 1995;152(2):183-90.
29. Reeves H, Batra S, May RS, Zhang R, Dahl DC, Li X. Efficacy of risperidone augmentation to antidepressants in the management of suicidality in major depressive disorder: randomized, double- blind, placebo controlled pilot study. J Clin Psychiatry. 2008;69(8):1228-36.
30. Gentile S. Adverse effects associated with second-generation antipsychotic long-acting injection treatment: a comprehensive systematic review. Pharmacotherapy. 2013;33(10):1087-106.
31. Seemüller F, Schennach R, Mayr A, Musli R, Jäger M, Maier W, et al. Akathisia and suicidal ideation in first-episode schizophrenia. J Clin Psychopharmacol. 2012;32(5):694-8.
32. Houston JP, Ahl J, Meyers AL, Kaiser CJ, Tohen M, Baldessarini RJ. Reduced suicidal ideation in bipolar I disorder mixed-episode patients in a placebo-controlled trial of olanzapine combined with lithium or divalproex. J Clin Psychiatry. 2006;67(8):1246-52.
33. Swann AC, Tondo L, Baldessarini RJ. Suicide in bipolar disorder. In: Yildiz A, Nemeroff C, Ruiz P (eds.). The bipolar book: history, neurobiology, and treatment. New York: Oxford University Press; 2015.
34. Ifteni P, Correll CU, Nielsen J, Burtea V, Kane JM, Manu P. Rapid clozapine titration in treatment-refractory BD. J Affect Disord. 2014;166:168-72.
35. Li XB, Tang YL, Wang CY, de Leon J. Clozapine for treatment- resistant bipolar disorder: systematic review. Bipolar Disord. 2015;17(3):235-47.
36. Ciapparelli A, Dell'Osso L, Pini S, Chiavacci MC, Fenzi M, Cassano GB. Clozapine for treatment refractory schizophrenia, schizoaffective disorder, and psychotic BD: a 24-month naturalistic study. J Clin Psychiatry. 2000;61(5):329-34.
37. Poo SX, Agius M. Atypical antipsychotics in adult bipolar disorder: current evidence and updates in the NICE guidelines. Psychiatr Danub. 2014;26(Suppl 1):322-9.
38. Barbui C, Esposito E, Cipriani A. Selective serotonin reuptake inhibitors and risk of suicide: a systematic review of observational studies. CMAJ. 2009;180(3):291-7.
39. Søndergård L, Kvist K, Lopez AG, Andersen PK, Kessing LV. Temporal changes in suicide rates for persons treated and not treated with antidepressants in Denmark during 1995-1999. Acta Psychiatr Scand. 2006;114(3):168-76.
40. Valuck RJ, Libby AM, Anderson HD, Allen RR, Strombom I, Marangell LB, et al. Comparison of antidepressant classes and the risk and time course of suicide attempts in adults: propensity matched, retrospective cohort study. Br J Psychiatry. 2016;208(3):271-9.
41. Goodwin FK, Fireman B, Simon GE, Hunkeler EM, Lee J, Revicki D. Suicide risk in BD during treatment with lithium and divalproex. JAMA. 2003;290(11):1467-73.
42. Baldessarini RJ, Tondo L. Suicidal risks during treatment of bipolar disorder patients with lithium versus anticonvulsants. Pharmacopsychiatry. 2009;42(2):72-5.
43. Shih HI, Lin MC, Lin CC, Hsu HC, Lee HL, Chi CH, et al. Benzodiazepine therapy in psychiatric outpatients is associated with deliberate self-poisoning events at emergency departments: a population-based nested case-control study. Psychopharmacology (Berlin). 2013;229(4):665-71.
44. Fink M, Kellner CH, McCall WV. The role of ECT in suicide prevention. J ECT. 2014;30(1):5-9.
45. Yatham LN, Kennedy SH, Parikh SV, Schaffer A, Bond DJ, Frey BN, et al. Canadian Network for Mood and Anxiety Treatments (CANMAT) and International Society for Bipolar Disorders (ISBD) 2018 guidelines for the management of patients with bipolar disorder. Original article. Bipolar Disorders. 2018;20(2):97-170.
46. **Price RB, Mathew SJ. Does ketamine have anti-suicidal properties? Current status and future directions. CNS Drugs. 2015;29(3):181-8.**
    ⇨ **A cetamina, um agente anestésico amplamente utilizado, está atualmente sendo investigada como nova terapêutica para depressão e suicídio. Este estudo avalia com precisão o potencial da cetamina, bem como suas limitações, no contexto de atendimento clínico abrangente para prevenção de suicídio.**

47. Price RB, Nock MK, Charney DS, Mathew SJ. Effects of intravenous ketamine on explicit and implicit measures of suicidality in treatment-resistant depression. Biol Psychiatry. 2009;66(5):522-6.
48. Diazgranados N, Ibrahim L, Brutsche NE, Ameli R, Henter ID, Luckenbaugh DA, et al.. Rapid resolution of suicidal ideation after a single infusion of an NMDA antagonist in patients with treatment-resistant major depressive disorder. J Clin Psychiatry. 2010;71(12):1605-11.
49. Rasmussen KG, Lineberry TW, Galardy CW, Kung S, Lapid MI, Palmer BA, et al. Serial infusions of low-dose ketamine for major depression. J Psychopharmacol. 2013;27(5):444-50.
50. Larkin GL, Beautrais AL. A preliminary naturalistic study of low-dose ketamine for depression and suicide ideation in the emergency department. Int J Neuropsychopharmacol. 2011;14(8):1127-31.
51. Zarate CA Jr, Brutsche NE, Ibrahim L, Franco-Chaves J, Diazgranados N, Cravchik A, et al. Replication of ketamine's antidepressant efficacy in bipolar depression: a randomized controlled add-on trial. Biol Psychiatry. 2012;71(11):939-46.
52. Price RB, Iosifescu DV, Murrough JW, Chang LC, Al Jurdi RK, Igbal SZ, et al. Effects of ketamine on explicit and implicit suicidal cognition: a randomized controlled trial in treatment-resistant depression. Depress Anxiety. 2014;31(4):335-43.
53. Canuso CM, Singh JB, Fedgchin M, Alphs L, Lane R, et al. Efficacy and safety of intranasal esketamine for the rapid reduction of symptoms of depression and suicidality in patients at imminent risk for suicide: results of a double-blind, randomized, placebo-controlled study. Published online:16 Apr 2018 https://doi.org/10.1176/appi.ajp.2018.17060720. Disponível em: https://ajp.psychiatryonline.org/doi/10.1176/appi.ajp.2018.17060720.
54. Ghaemi SN, Hsu DJ, Soldani F, Goodwin. Antidepressants in BD: the case for caution. Bipolar Disord. 2003;5(6):421-33.

Seção

9

Abordagem terapêutica específica do idoso

Editor de área

Leandro da Costa Lane Valiengo

1

Particularidades no tratamento farmacológico do idoso

Valéria de Paula Richinho
Paulo Renato Canineu
Leandro da Costa Lane Valiengo

Sumário

Pontos-chave

- Mudanças fisiológicas impactam a farmacocinética e a farmacodinâmica do idoso, alterando a ação esperada dos fármacos.
- Certas peculiaridades da população idosa devem ser consideradas no ato da prescrição, como presença de doenças crônicas, uso de polifarmácia, síndrome de fragilidade, declínio cognitivo e susceptibilidade a iatrogenias.
- Estratégias para o uso seguro dos psicotrópicos incluem: escolha do fármaco com melhor perfil de efeitos colaterais, iniciar o uso com doses baixas e aumentar gradativamente, reavaliar de forma recorrente quanto à presença de efeitos colaterais e interações medicamentosas, evitar o uso de medicações consideradas inapropriadas para idosos.
- Estratégias para aumentar a adesão medicamentosa incluem: informar o paciente e os familiares sobre o tratamento, facilitar a posologia, monitorar efeitos colaterais, avaliar barreiras físicas e sociais.

INTRODUÇÃO

Dados populacionais indicam um aumento significativo da população idosa em todo o mundo. Projeções estimam que a população americana acima dos 65 anos chegará a 90 milhões em 2050, passando de 14 para 22% da população total do país, sendo que um quarto (21 milhões) serão indivíduos com 85 anos ou mais[1]. A transição demográfica, fenômeno da mudança da característica da pirâmide populacional, que ocorreu de forma lenta nos "países desenvolvidos", vem ocorrendo de forma veloz no Brasil. Estimativas do Instituto Brasileiro de Geografia e Estatística (IBGE) indicam que o contingente de idosos no país irá de quase 21 milhões em 2020 (9,83% da população) para 52 milhões em 2050 (21,87%), e fará do nosso país, o sexto em número de idosos no mundo[2].

Paralelamente ao crescente aumento da população idosa, ocorre um aumento da necessidade de suporte ao envelhecimento saudável, o que acarreta um aumento da oferta de medicamentos. Dados americanos mostram que pacientes idosos recebem entre 25 e 50% de todas as prescrições do país, e tomam em média 2 a 5 medicações diariamente[3].

O Food and Drug Administration (FDA), órgão regulador americano, apontou que as medicações psicotrópicas (antidepressivos, ansiolíticos, hipnóticos e antipsicóticos) estão entre as classes de drogas que representam potencial risco para pacientes geriátricos[4]. Apesar disso, os idosos são os maiores usuários de medicações psicotrópicas, não só pela alta prevalência de doenças psiquiátricas nesta população, mas também pelo seu uso no tratamento de doenças sistêmicas e dor crônica[5]. No Brasil, dois estudos, um com 1.100 e outro com 1.600 idosos, provenientes de grandes regiões metropolitanas (São Paulo e Belo Horizonte), encontraram frequências semelhantes no uso de psicotrópicos (12 e 13%, respectivamente), sendo os medicamentos mais usados os benzodiazepínicos (8%) e os antidepressivos (5%)[6,7].

Estima-se que o uso de medicações e os gastos em saúde continuarão a crescer proporcionalmente com o aumento da população geriátrica. Eventos adversos relacionados a drogas aumentam significativamente a morbimortalidade e elevam os custos em saúde.

Esta crescente demanda exige dos sistemas de saúde a adoção de recomendações práticas para o manejo de idosos com transtornos neuropsíquicos, sendo fundamental ao médico prescritor compreender os princípios da terapia farmacológica em idosos.

ALTERAÇÕES FARMACOLÓGICAS DO ENVELHECIMENTO

Diversas alterações ocorrem nos órgãos vitais com o passar dos anos, num ritmo que é diferente para cada indivíduo e influenciado por fatores genéticos e ambientais[8]. Essas alterações podem impactar tanto a farmacocinética como a farmacodinâmica do indivíduo idoso. Como resultado, a janela terapêutica é estreita, reduzindo a margem entre a dose terapêutica e o efeito tóxico.

Farmacocinética

A farmacocinética corresponde aos processos que o medicamento sofre no organismo, a partir do momento de sua administração. O envelhecimento acarreta alterações em todas as suas fases, da absorção à eliminação, conforme detalhado a seguir.

Absorção

O fluxo sanguíneo do trato gastrointestinal (TGI) está diminuído nos idosos, e a absorção ocorre de forma mais lenta, podendo aumentar o tempo esperado para o início de ação do fármaco. Isso pode ser relevante para algumas classes em especial, como os hipnóticos. Ocorre uma lentificação do esvaziamento gástrico e da motilidade gastrointestinal por diminuição da atividade neuronal no TGI, o que pode ter consequências a depender do sítio de absorção do fármaco[9]. O uso de medicações anticolinérgicas pode contribuir para aumentar ainda mais o tempo de esvaziamento gástrico. Além disso, existe uma diminuição da secreção gástrica, determinando elevação do pH e impactando sobre a absorção de fármacos que dependem da ionização gástrica para absorção[9]. O uso de inibidores de bomba de prótons e antiácidos também pode interferir na ionização gástrica. Para medicações de uso transdérmico ou tópico, a absorção pode aumentar devido ao afilamento da epiderme e à fragilidade da derme presente nos idosos.

Distribuição

Com o envelhecimento, ocorre uma diminuição da água corporal total em até 15%, o que diminui a distribuição de drogas hidrofílicas, como o lítio, aumentando sua concentração plasmática. Ocorre ainda a diminuição da massa magra e o aumento proporcional da gordura corpórea, aumentando o volume de distribuição de medicações lipofílicas, como os benzodiazepínicos[10].

A distribuição da maioria dos fármacos se dá por meio da ligação a proteínas plasmáticas, principalmente a albumina, que diminui linearmente com o envelhecimento e também na presença de certas condições clínicas, como desnutrição, fragilidade e insuficiência hepática. Assim, pode ocorrer um aumento no nível sérico de medicações que se ligam fortemente a proteínas, como ácido valproico, olanzapina, sertralina, fenitoína e diazepam[11]. O cérebro do idoso também sofre alterações, com aumento da permeabilidade da barreira hematoencefálica, podendo permitir a passagem inapropriada de mediadores do plasma para o sistema nervoso central (SNC)[9].

Metabolismo

Os psicofármacos, com exceção do lítio e das sulpiridas, sofrem metabolismo de primeira passagem no fígado, através do sistema enzimático do citocromo p450, que é responsável por converter os medicamentos em seus metabólitos inativos. O envelhecimento acarreta diminuição do fluxo sanguíneo hepático e, consequentemente, do aporte das drogas ao fígado. A massa hepática também diminui, impactando sobre a metabolização enzimática dos fármacos e levando ao aumento da concentração sérica e da meia-vida de diversas drogas, incluindo benzodiazepínicos e levodopa[9]. Além disso, devido ao frequente uso de outros medicamentos, o sistema enzimático também pode estar saturado, contribuindo para menor metabolização dos psicotrópicos.

Eliminação

A partir dos 40 anos, ocorre uma redução progressiva da função renal, decorrente da diminuição do fluxo plasmático, da massa renal, da taxa de filtração glomerular e da secreção tubular[12]. Essas alterações provocam redução da excreção renal dos psicofármacos, prolongando seu tempo de ação no organismo. A diminuição da taxa de filtração glomerular é a mais importante das alterações farmacocinéticas do envelhecimento, e o cálculo do *clearance* de creatinina deve ser empregado antes da prescrição para avaliar a necessidade de ajuste de dose pela função renal. A presença de doença que diminua o débito cardíaco também pode acarretar diminuição da eliminação renal e hepática das drogas.

Farmacodinâmica

A farmacodinâmica representa a ação do fármaco no organismo. O envelhecimento acarreta alterações nas vias neurotransmissoras, podendo afetar a concentração de um neurotransmissor ou a densidade de seus receptores. Os idosos apresentam diminuição dos receptores de acetilcolina, levando a uma maior sensibilidade a medicações com efeito anticolinérgico, como antidepressivos tricíclicos e antipsicóticos. Da mesma forma, ocorre uma diminuição dos receptores da dopamina nigroestriatal, aumentando a sensibilidade aos sintomas extrapiramidais e aparecimento precoce de discinesia tardia após início de um antipsicótico. Parece haver um efeito farmacodinâmico de mudança nos receptores GABA, aumentando o risco de *delirium* com o uso de benzodiazepínicos, principalmente em idosos internados em UTI[13].

Além disso, o envelhecimento também impacta na regulação homeostática do organismo. Ocorre uma diminuição da reserva fisiológica, diminuindo a capacidade de adaptação diante de uma perturbação da homeostase. No SNC, a irrigação sanguínea diminui e a barreira hematoencefálica torna-se mais permeável, aumentando a chance de efeitos colaterais, como sedação, confusão mental e *delirium*[14]. Ocorre também uma diminuição na resposta adrenérgica, aumentando o risco de hipotensão[14]. A resposta do reflexo dos barorreceptores também diminui, com maior risco de hipotensão postural. Alterações na marcha, na postura corporal e no equilíbrio propiciam risco aumentado de queda e fratura de quadril, principalmente associado ao uso de benzodiazepínicos[15,16].

Essas mudanças tornam os idosos mais susceptíveis aos efeitos dos psicofármacos, sendo possível atingir o efeito terapêutico desejado com doses mais baixas de um fármaco. Da mesma forma, reações adversas podem ocorrer mesmo com o uso de uma dose baixa inicial ou da dose terapêutica mínima recomendada[14].

PRINCÍPIOS PARA PRESCRIÇÃO SEGURA EM IDOSOS

O ato de se prescrever uma medicação sempre foi uma parte importante do cuidado com os pacientes. Engloba diversos aspectos: indicação precisa da medicação, escolha da melhor droga, dose de início e manutenção; além de orientação do paciente quanto à possibilidade de efeitos colaterais. Esse processo se torna mais complexo no paciente idoso, que geralmente responde de forma diferente às medicações, quando comparado com adultos jovens, podendo apresentar maior sensibilidade tanto à ação de um fármaco, quanto aos seus efeitos colaterais[17]. A imprevisibilidade de resposta a uma droga é ainda mais preocupante em pacientes frágeis ou comórbidos[17].

Entretanto, sabemos que o envelhecimento é um fenômeno heterogêneo, no qual alguns indivíduos envelhecem com plenas capacidades e funções e outros evoluem com declínio funcional e doenças orgânicas graves. Portanto, ao se prescrever psicofármacos para um idoso, é fundamental que se leve em consideração não só sua idade biológica, mas suas características individuais. É fundamental realizar anamnese e exame físico completos, que permitem identificar possíveis causas orgânicas para os sintomas apresentados e conhecer o panorama geral da saúde do idoso. Algumas particularidades da população idosa, que devem ser levadas em consideração no momento da prescrição, estão detalhadas a seguir.

Multimorbidade

Caracterizada pela presença de duas ou mais doenças crônicas, acomete até dois terços da população geriátrica[18,19]. A presença de múltiplas doenças crônicas torna mais complexo o manejo terapêutico do idoso, leva ao uso de polifarmácia e impacta negativamente sobre desfechos em saúde. Está relacionada com risco aumentado de mortalidade e reação adversa a medicações, declínio e dependência funcional, além de pior qualidade de vida e maior uso de serviços de saúde[20,21].

Polifarmácia

Muito prevalente no idoso, a polifarmácia pode ser definida como uso concomitante de cinco ou mais medicações, de qualquer classe[22]. Está associada com desfechos adversos, como aumento de hospitalizações, mortalidade e quedas[23-25]; maior risco de reação adversa a medicamentos e de interação medicamentosa; prejudica a adesão ao tratamento; aumenta os custos tanto para instituições, como para os pacientes[26,27].

Fragilidade

Síndrome geriátrica caracterizada pela diminuição da reserva funcional e associada a piores desfechos em saúde. Sua prevalência é de 15% após os 65 anos[28], e sobe para 25% após os 85 anos[29]. O idoso frágil é mais vulnerável e apresenta maior dificuldade de recuperação após uma injúria[30] e risco elevado de evolução para dependência funcional[31].

Diversos instrumentos foram propostos para a identificação de pacientes frágeis na prática clínica. Fried et al.[32] buscaram caracterizar um fenótipo de fragilidade utilizando cinco critérios: exaustão, perda de peso não intencional, diminuição da velocidade de marcha, da força de preensão palmar e do nível de atividade física. Um instrumento de fácil aplicabilidade para triagem de pacientes frágeis é a escala FRAIL, descrita no Quadro 1, a seguir[33].

Declínio cognitivo

Prevalência aumenta com a idade, acomete cerca de 5,3% da população brasileira acima dos 65 anos[34]. Doenças crônicas,

Quadro 1 Escala FRAIL

Fadiga (1 ponto) – sente-se cansado a maior parte do tempo?
Resistência (1 ponto) – capaz de subir um lance de escadas?
Deambulação (1 ponto) – capaz de caminhar um quarteirão?
Comorbidades (1 ponto) – possui 5 ou mais doenças crônicas?
Perda de peso (1 ponto) – perdeu > 5% (ou 4,5 kg) de peso no último ano?

0 = robusto; 1 a 2 = pré-frágil; 3 a 5 = frágil.

como hipertensão e diabetes também são fatores de risco[35]. Acarreta planejamento diferenciado do cuidado, adequado ao grau de dependência funcional.

Iatrogenia

Os idosos são os maiores usuários do sistema de saúde, necessitam de atendimentos mais frequentes e, muito frequentemente, fazem uso de polifarmácia. Em 2010, idosos (> 65 anos) representavam 13% da população americana, porém foram responsáveis por 34% dos gastos pessoais em saúde (insumos e serviços usados para tratar ou prevenir uma doença)[36]. Além disso, idosos que sofrem de transtornos psiquiátricos, têm risco elevado de reação adversa à medicação, interação medicamentosa e interação droga-doença. Tudo isso, associado a uma menor reserva funcional, torna esta população mais suscetível a iatrogenias.

Estudos clínicos

Existem fortes evidências de que pacientes idosos e, especialmente, os muito idosos (> 80 anos), têm sido persistentemente excluídos ou sub-representados em ensaios clínicos diversos, como diabetes, doença cardiovascular e câncer[37-39]. Até 50% dos ensaios clínicos têm critérios de limite superior de idade, enquanto outros limitam a participação através de critérios indiretos de exclusão, como presença de comorbidades, uso de múltiplas drogas, dependência funcional ou presença de déficit cognitivo[40,41]. Além disso, o perfil de idosos que participa dos estudos, muitas vezes não se assemelha ao idoso típico encontrado na prática clínica. Estudos de farmacodinâmica do idoso, por exemplo, apresentam estritos critérios de inclusão para assegurar que os efeitos observados sejam devidos somente ao envelhecimento, e não a alguma doença, o que limita sua generalização para idosos comórbidos ou frágeis[14].

Para a aprovação de novas drogas, o FDA recomenda que um número suficiente de pacientes idosos tenha sido incluído nos ensaios clínicos, e que as informações sobre uso adequado da medicação sejam descritas por faixa etária[42]. Entretanto, em grande parte dos casos, a recomendação para idosos é a mesma sugerida para pacientes adultos. Porém, a resposta a uma medicação no adulto nem sempre pode ser extrapolada para a população geriátrica, e é necessário cautela no momento da escolha do tratamento adequado para um idoso.

REAÇÃO ADVERSA A MEDICAMENTOS (RAM)

Uma reação adversa à medicação pode ser definida como uma injúria resultante de uma intervenção médica relacionada a uma droga. Seu risco aumenta consideravelmente com o passar da idade. Indivíduos acima de 65 anos apresentam uma chance 4 a 7 vezes maior de serem hospitalizados por uma RAM quando comparados a adultos jovens[43]. O risco também é maior entre mulheres idosas[44], portadores de multimorbidades, idosos frágeis e pacientes em uso de polifarmácia, principalmente aqueles em uso de medicamentos desnecessários ou inapropriados[45].

Complicações relacionadas a medicações impactam consideravelmente a saúde dos idosos e os gastos do sistema de saúde. Uma revisão sistemática mostrou que 10,7% das admissões hospitalares em idosos estavam associadas a RAM, sendo 13,8% dos casos relacionados ao uso de psicotrópicos[46]. Outro estudo mostrou que cerca de 40% dos casos de RAM grave, com necessidade de hospitalização, poderiam ser evitados[47].

Os efeitos colaterais de uma medicação podem ser pouco específicos, como confusão mental, insônia, depressão, fadiga, perda de peso, náuseas, obstipação, tontura e quedas. Dessa forma, não é infrequente que sejam confundidos com um sintoma relacionado a alguma doença (nova ou pré-existente), ou atribuído a algo "normal do envelhecimento". Portanto, diante do surgimento de qualquer novo sintoma em um paciente idoso, deve-se manter um alto índice de suspeição para reação medicamentosa, e a prescrição médica deve ser cuidadosamente revisada. Alguns exemplos de efeitos colaterais de psicofármacos que podem ser confundidos com novas doenças estão descritos na Tabela 1.

Medicações potencialmente inapropriadas para idosos

As medicações consideradas inapropriadas para idosos são aquelas em que o risco de eventos adversos é maior do que o benefício terapêutico, principalmente na existência de uma alternativa terapêutica eficaz e mais segura[48]. Em 1991, Beers et al.[49] elaboraram e publicaram um consenso sobre medicações consideradas potencialmente inapropriadas para uso em idosos. Os chamados Critérios de Beers consistem de uma lista de medicações que devem ser evitadas nesta população, na maioria das circunstâncias ou em situações específicas, como em certas doenças. Em situações em que for necessário seu uso, devem ser prescritas no menor número possível, e o surgimento de efeitos adversos deve

Tabela 1 Efeitos colaterais de psicofármacos que podem ser confundidos com novas doenças

Fármaco	Efeito colateral	Diagnóstico de confusão
Antipsicóticos	Parkinsonismo	Doença de Parkinson
Anticolinérgicos Anticonvulsivantes Levodopa	Confusão mental Déficit cognitivo	Demência
Betabloqueador Metildopa Corticoide Benzodiazepínicos Álcool	Depressão do sistema nervoso central	Depressão
Corticoide	Agitação Alucinações	Psicose
Antidepressivos ISRS	Tremor	Tremor essencial
Duloxetina Venlafaxina	Elevação pressórica	Hipertensão sistêmica

ISRS: inibidores seletivos de recaptação de serotonina.

ser rigorosamente monitorado. Desde então, a lista vem sendo revisada periodicamente, e desde 2012, a Sociedade Americana de Geriatria (AGS) gerencia a atualização dos critérios, que incluem ainda recomendações sobre drogas que devem ser usadas com cautela, interações medicamentosas e ajuste de drogas de acordo com a função renal[50]. Algumas recomendações relevantes dos Critérios de Beers estão descritas na Tabela 2.

Outras ferramentas com finalidade semelhante surgiram recentemente e também se mostraram úteis para auxiliar na prescrição adequada para idosos, entre elas, as mais conhecidas são as ferramentas STOPP (*Screening Tool of Older Person's Prescriptions*) e START (*Screening Tool to Alert Doctors to Right Treatment*). A primeira apresenta uma lista de 65 recomendações sobre prescrições potencialmente inapropriadas para idosos, e a segunda consiste de 22 prescrições indicadas para o tratamento de doenças comumente encontradas em idosos[51].

Em 2005, o FDA emitiu uma série de avisos sobre o uso seguro de antipsicóticos em idosos, após a observação de um aumento do risco de acidente vascular encefálico e de mortalidade global relacionado ao uso de antipsicóticos para o tratamento de sintomas comportamentais em idosos com demência (FDA 2005). Uma metanálise de 2010 avaliou o risco do uso de antipsicóticos atípicos em pacientes idosos, incluindo 17 estudos randomizados placebo-controlados, dos quais 15 mostraram um aumento de mortalidade de 1,6 a 1,7 em pacientes que receberam o tratamento (mortalidade global de 2,6 para 4,5%). As principais causas de morte foram eventos cardíacos e infecções. Foram avaliados estudos com risperidona, olanzapina, aripiprazol e quetiapina. Deve-se pesar cuidadosamente o risco-benefício do uso dessas medicações em idosos.

A prescrição de medicações inapropriadas é uma causa importante de RAM e hospitalização em idosos[53,54]. Apesar do risco bem estabelecido do uso dessas medicações, elas continuam sendo amplamente prescritas para a população geriátrica[55].

Tabela 2 Medicações potencialmente inapropriadas para uso em idosos

Droga	Racional
Antidepressivos tricíclicos Paroxetina	Anticolinérgicos, sedação, hipotensão ortostática
Antipsicóticos	Evitar em pacientes com demência (risco de AVE*, declínio cognitivo e morte)
Benzodiazepínicos	Risco de declínio cognitivo, *delirium*, quedas, fraturas, acidentes de trânsito Pode ser apropriado para convulsões, transtornos do sono REM, abstinência alcoólica e transtorno de ansiedade generalizada
Hipnóticos (zolpidem)	Risco de *delirium*, quedas, fraturas, hospitalização
Anti-inflamatórios não esteroidais (AINE)	Risco de sangramento gastrointestinal, elevação pressórica e injúria renal
Inibidores de bomba de prótons	Risco de infecção por Clostridium *difficile*, perda óssea e fraturas
Nitrofurantoína	Evitar se ClCr < 30 mL/min, evitar uso a longo prazo
Óleo mineral	Risco de broncoaspiração
Prometazina	Anticolinérgico, clearance reduzido em idosos, desenvolve tolerância
Relaxantes musculares (carisoprodol, ciclobenzaprina)	Sedação, risco de quedas e fraturas

AINE: anti-inflamatórios não esteroides; *AVE: acidente vascular encefálico (vide comentário a seguir); ClCr: *clearance* de creatinina; REM: *rapid eye movement*..

INTERAÇÕES MEDICAMENTOSAS

Define-se interação medicamentosa como uma modificação mensurável na magnitude ou na duração da ação de uma droga por administração anterior ou concomitante de outra(s) substância(s). Inclui drogas com e sem prescrição médica, alimentos, álcool e tabaco.

Inúmeros fatores contribuem para o aumento no risco de interação droga-droga em idosos, como fragilidade, presença de comorbidades, comprometimento cognitivo, uso de múltiplas medicações e ausência de um cuidado médico centralizado. Soma-se a isso, o fácil acesso a medicações que não necessitam de prescrição médica, polivitamínicos, suplementos e fitoterápicos. Com frequência, muitas dessas medicações não são liberadas pelos órgãos regulatórios, e a crença de que se tratam de produtos seguros e o desconhecimento de uma potencial interação com as medicações regularmente prescritas pode levar a um aumento no número de eventos adversos.

Algumas das interações mais frequentes na nossa prática estão descritas no Quadro 2.

ESTRATÉGIAS PARA REDUÇÃO DA POLIFARMÁCIA

Uma avaliação minuciosa da prescrição do paciente idoso é fundamental para reduzir a polifarmácia e o risco de RAM. Os problemas mais comuns encontrados são medicamentos

Quadro 2 Interações mais frequentes

Agentes anticolinérgicos
Aumento da sensibilidade a efeitos anticolinérgicos Principal causa de *delirium* em idosos Evitar uso concomitante com anti-histamínicos (difenidramina, hidroxizina) Uso concomitante de mais de uma droga com efeito anticolinérgico pode levar a efeito sinérgico e cumulativo com risco de morte
Agentes analgésicos
Reduzir a dose de analgésicos opioides em 25 a 50% Evitar uso de meperidina – associada a *delirium* Anti-inflamatórios não hormonais inibidores da COX-2 estão associados com risco de sangramento gastrointestinal

continua

Quadro 2 Interações mais frequentes *(continuação)*

Anticoagulantes (varfarina)
Drogas que podem aumentar o efeito anticoagulante: fluoxetina, paroxetina, sertralina, sulfametoxaol/trimetropim Medicamentos fitoterápicos que podem aumentar o efeito anticoagulante: mamão papaia, coenzima Q, vitamina E, ginkgo biloba
Benzodiazepínicos
Maior sensibilidade devido às alterações de farmacocinética e farmacodinâmica (menor metabolismo hepático, maior distribuição e meia-vida, diminuição dos níveis de GABA Maior potencial de sedação, alteração de marcha e risco de quedas Uso a longo prazo relacionado a comprometimento cognitivo
Antidepressivos tricíclicos
Efeitos cardíacos anticolinérgicos Agente preferido: nortriptilina Evitar uso de amitriptilina, imipramina
Antidepressivos inibidores seletivos da recaptação de serotonina
Primeira linha de tratamento devido a menor perfil de efeitos colaterais Efeitos colaterais comuns: cefaleia, náuseas, diarreia, sudorese, disfunção sexual Hiponatremia é mais comum em idosos frágeis. Dosar sódio basal e repetir, se os sintomas persistirem ou após 2 semanas do início da medicação Risco moderado de sangramento gastrointestinal devido a ação direta sobre as plaquetas. Risco aumentado se usado concomitantemente com AINE, aspirina, anticoagulantes ou antiplaquetários Monitorar sangramento em indivíduos de alto risco e considerar associação de agente supressor da secreção gástrica
Antipsicóticos
Idosos são mais susceptíveis a efeitos colaterais, especialmente distúrbios do movimento. Monitorar rigidez, inquietação, tremor e movimentos involuntários Doses necessárias tendem a ser mais baixas para pacientes idosos Antipsicóticos atípicos tendem a ser mais seguros, mas ainda apresentam riscos Aviso de segurança foi emitido pela FDA relatando aumento do risco de mortalidade tanto com antipsicóticos típicos como atípicos em pacientes idosos com demência

AINE: anti-inflamatórios não esteroides; FDA: Food and Drug Administration; GABA: ácido gama-aminobutírico.

duplicados ou desnecessários, uso de medicações inapropriadas para idosos, medicamentos em subdoses ou doses acima do recomendado. Algumas recomendações para reduzir a polifarmácia estão descritas no Quadro 3.

Em algumas situações, entretanto, o uso da polifarmácia pode ser apropriado, ou seja, condizente com as necessidades clínicas do paciente[56]. Por exemplo, para o tratamento de doença cardiovascular, controle de sintomas em portadores de doença oncológica ou pacientes psiquiátricos que necessitam de associação de medicações psicotrópicas com efeito adjuvante. Nesses casos, o foco da atuação não visa necessariamente a redução do número de medicamentos, mas sim seu manejo racional, por meio da monitorização rigorosa de possíveis efeitos colaterais, do uso de doses apropriadas e da escolha de medicações consideradas seguras para uso em idosos.

Quadro 3 Recomendações para reduzir a polifarmácia

Recomendações
Avaliar se todas as medicações prescritas são realmente necessárias
Considerar suspender medicamentos duplicados ou com a mesma finalidade terapêutica
Avaliar se as medicações estão prescritas na menor dose necessária para a meta terapêutica
Corrigir doses de medicações prescritas em subdose
Considerar suspender ou substituir medicações contraindicadas para uso em idosos
Avaliar se existem medicações com potencial interação medicamentosa
Perguntar sobre uso de medicações sem prescrição médica, fitoterápicos ou suplementos vitamínicos e aconselhar sobre doses seguras e possíveis interações medicamentosas
Considerar suspender medicamentos prescritos para tratar um efeito colateral de outro medicamento, assim como suspender ou substituir a medicação causadora do efeito colateral
Avaliar a possibilidade de substituição de um medicamento por um tratamento não farmacológico
Manter a prescrição com o regime de tomadas mais simples possível (2 a 3 vezes ao dia)
Orientar o paciente sobre possíveis efeitos colaterais das medicações e comunicar o médico caso ocorram
Avaliar se o paciente apresenta boa adesão aos medicamentos prescritos

ADESÃO AO TRATAMENTO

Segundo definição da Organização Mundial da Saúde (OMS), existe adesão ao tratamento quando a ingestão da medicação, a submissão aos procedimentos indicados e a adoção de mudanças de estilo de vida estão de acordo com as recomendações sugeridas por quem prescreve o tratamento. A adesão medicamentosa engloba o ato de procurar ajuda médica, ingerir os medicamentos prescritos, providenciar sua reposição quando os mesmos terminam e tomá-los da maneira correta, conforme foram prescritos e pelo período de tempo indicado.

A falta de adesão ao tratamento farmacológico pode chegar a 50% em países desenvolvidos e até 75% em países em desenvolvimento. A principal justificativa alegada seria esquecimento ou distração. Nos Estados Unidos, estudos mostraram que a falta de adesão pode ocorrer da mesma forma independente do sexo, classe social, nível de instrução ou nível socioeconômico, sendo mais prevalente acima dos 65 anos.

O médico, em geral, realiza uma avaliação subjetiva da adesão ao tratamento, que costuma superestimar a adesão do paciente. Estudos mostram que pacientes que admitem a falta de adesão fornecem informações mais confiáveis do que aqueles que negam esse comportamento. Métodos objetivos, como contagem de medicamentos na cartela ou registro da data de dispensação também não garantem a adesão, pois não é possível confirmar se o medicamento retirado foi de fato ingerido.

A adesão ao tratamento é influenciada por diversos fatores pessoais, sociais, econômicos e culturais. Nos Estados Unidos, por exemplo, 70% da população considera a doença mental como fraqueza emocional, e apenas 10% acredita que a doença mental apresente uma base biológica. Entretanto, existe uma tendência do médico de valorizar os fatores ligados ao paciente e minimizar os fatores ligados ao meio, à própria doença, aos medicamentos e aos seus dispensadores. Para melhorarmos a adesão, devemos buscar soluções para cada um desses fatores.

Não existe uma estratégica única que possa garantir a adesão ao tratamento farmacológico, mas algumas intervenções podem contribuir para melhorar a adesão.

- O profissional prescritor deve sempre esclarecer o paciente quanto às metas, à eficácia esperada do tratamento e ao tempo esperado para os resultados, alinhando assim as expectativas entre o profissional e o paciente.
- Para pacientes com déficits sensoriais, baixa escolaridade ou déficit cognitivo, as orientações devem ser passadas também para o familiar/cuidador.

Quadro 4 Fatores que influenciam a adesão medicamentosa

Paciente
Não aceitação da doença Descrença nos tratamentos Recusa a "medicamentos controlados" e procura por "terapias alternativas" Déficit visual e auditivo Déficit cognitivo Estados depressivos e/ou delirantes Fatores socioeconômicos (locomoção, compra de medicamentos etc.)
Tratamento
Eficácia limitada dos tratamentos Presença de sintomas residuais Necessidade de tratamentos prolongados ou permanentes Ocorrência de recaídas ou recidivas frequentes Efeitos colaterais
Equipe de saúde
Falta de tempo nas consultas para orientações adequadas e fortalecimento do vínculo médico-paciente Falta de orientação ao paciente/familiar quanto ao tempo de início de ação da droga e perfil de efeitos colaterais Aumento rápido das doses no início do tratamento Horários de tomada mal planejados Uso de doses subterapêuticas ou por tempo insuficiente Fornecimento de medicamentos prejudicado Agendamento de retornos e reavaliações periódicas

- Efeitos colaterais são responsáveis por até 70% dos casos de abandono e devem ser abordados a cada consulta. Os principais efeitos relatados para psicotrópicos são ganho de peso, disfunção sexual, sedação, parkinsonismo e déficit cognitivo. Alguns efeitos colaterais podem ser tratados farmacológica ou não farmacologicamente, visando alívio e maior conforto para o paciente. Se os efeitos colaterais forem graves, intoleráveis ou incontornáveis, o medicamento deverá ser substituído.
- Monitorar a tomada da medicação pode ser necessário, principalmente no início do tratamento de pacientes deprimidos, na presença de déficit cognitivo, déficit visual ou baixa escolaridade. Esse monitoramento pode ser realizado de forma indireta em casos mais leves, usando artifícios, como caixas divisórias para medicamentos, contagem dos comprimidos nas cartelas, uso de tabelas e etiquetas sinalizadoras. A elaboração de uma tabela contendo o nome da medicação, a dose e o horário de tomada ajudam tanto pacientes como cuidadores. Lembrar que, entre idosos com dependência funcional, é comum haver um revezamento de cuidadores, e o uso de uma tabela pode evitar erros de administração.
- Facilitar ao máximo a posologia, dividindo as medicações em 2 a 3 tomadas diárias, agrupando em um mesmo horário medicações que sejam compatíveis.
- A dosagem do nível sérico, quando disponível, ajuda a orientar o aumento ou a diminuição das doses.
- A adoção de vias de administração alternativas, como drogas intramusculares de depósito, ajuda a garantir o uso do medicamento.
- O uso de terapia cognitivo-comportamental ou terapia de apoio pode ser necessário.
- A assistência social pode ser acionada para contornar questões logísticas, como necessidade de deslocamento até a farmácia ou serviços de saúde, possibilidade de dispensação de medicamentos pelo sistema público etc.
- Sempre que disponível, um farmacêutico clínico deverá auxiliar o paciente na organização das medicações para uso domiciliar e na monitorização do seu uso nos retornos.

CONSIDERAÇÕES FINAIS

Conhecer as doenças sistêmicas mais comuns na faixa etária acima dos 65 anos e sua interface com as doenças psiquiátricas não é suficiente para o manejo farmacológico adequado do idoso. Diversos aspectos biológicos, culturais e sociais impactam sobre o tratamento dessa população. As alterações fisiológicas próprias do envelhecimento, somadas ao acúmulo de danos e à presença de multimorbidades, levam a quadros clínicos complexos, que necessitam de uma abordagem cuidadosa, abrangente e multidisciplinar. Conhecer as peculiaridades da farmacologia nessa faixa etária é fundamental não só para garantir o sucesso do tratamento, mas também para prevenir eventos adversos e declínio funcional.

Vinheta clínica

Paciente masculino, 74 anos, em acompanhamento com psiquiatra por transtorno depressivo e quadro demencial leve. Na última consulta, iniciado risperidona para auxiliar no manejo comportamental da demência. Evoluiu com quadro confusional, piora da marcha, tremores e teve queda em casa com fratura de fêmur. Internado, submetido a cirurgia, recebeu benzodiazepínico na anestesia. Evoluiu com *delirium* no pós-operatório imediato, com oscilação entre hiperatividade e sonolência. Medicado com haloperidol, com piora dos sintomas extrapiramidais e dificuldade de deglutição. Apresentou episódio de broncoaspiração, evoluindo com pneumonia, sepse e faleceu na internação. Nesse caso vemos evolução desfavorável de paciente por complicações relacionadas a efeitos colaterais induzidos por medicação. O paciente estava em uso de antipsicótico e apresentou inicialmente sintomas parkinsonianos que levaram à fratura, em seguida, evoluiu com *delirium*, possivelmente influenciado pelo uso de benzodiazepínico. Evoluiu com piora do quadro extrapiramidal após introdução de haloperidol, desencadeando novas complicações que o levaram a óbito.

Para aprofundamento

- Fabian T. Aging changes and pharmacotherapy principles. In. Miller MD, Solai LK (ed). Geriatric Psychiatry. Oxford: Oxford University Press; 2013. p. 79-100.
  - ⇨ **Manual de Psicogeriatria da Universidade de Oxford, conta com capítulo de psicofarmacologia resumido e muito elucidativo.**
- Forlenza OV, Radanovic M, Aprahamian I (ed). Neuropsiquiatria geriátrica. 2 ed. São Paulo: Atheneu; 2014.
  - ⇨ **Livro muito completo para aprofundamento em neuropsiquiatria, capítulos sobre farmacologia do idosos e psicofarmacoterapia no idoso.**
- Freitas EV, Py L (ed). Tratado de geriatria e gerontologia. 4 ed. Rio de Janeiro: Guanabara Koogan; 2016.
  - ⇨ **Tratado de geriatria e gerontologia da Sociedade Brasileira de Geriatria e Gerontologia, capítulos sobre diversos temas relevantes, como fisiologia do idoso, farmacologia do idoso, polifarmácia, fragilidade, entre outros.**

REFERÊNCIAS BIBLIOGRÁFICAS

1. Vincent GK, Velkoff VA. The next four decades: the older population in the United States: 2010 to 2050. U.S. Census Bureau – Population Estimates and Projections; 2010. p. 1-15.
2. Instituto Brasileiro de Geografia e Estatística. Projeções da População do Brasil. Rio de Janeiro: IBGE; 2018. Disponível em: https://www.ibge.gov.br/estatisticas/sociais/populacao/9109-projecao-da-populacao.html
3. Kennerfalk A, Ruigomez A, Wallander MA, Wilhelmsen L, Johansson S. Geriatric drug therapy and health care utilization in the United Kingdon. Am Pharmacother. 2002;36:797-803.
4. Food and Drug Administration. FDA Guidance and regulations related do data on elderly persons in clinical drug trials; 2008.
5. Alonso J, Angermeyer MC, Berneert S, Brugha TS, Bryson H, Girolamo G, et al. Psychotropic drug utilization in Europe: results from the European Study of the Epidemiology of Mental Disorders (ESEMeD) project. Acta Psychiatr Scand Suppl. 2004;109(420):55-64.
6. Noia AS, Secoli SR, Duarte YA, Lebrão ML, Lieber NSR. Factors associated to the use of psychotropic drugs by community-dwelling elderly in São Paulo City. Rev Esc Enferm USP. 2012;46:38-43.
7. Abi-Ackel MM, Lima-Costa MF, Castro-Costa E, Loyola Filho AI. Psychotropic drug use among older adults: prevalence and associated factors. Rev Bras Epidemiol. 2017;20(1):57-69.
8. Hayflick L. Modulating age longevity determination and the diseases of old age. In. Rattan SI (ed). Modulating aging and longevity. Norwell: Kluwer Academic Publishers; 2003. p. 1-17.
9. **Andres TM, McGrane T, McEvoy MD, Allen BFS. Geriatric pharmacology. Anesthesiol Clin. 2019;37(3):475-92.**
   ⇨ **Revisão sobre alterações na farmacocinética e farmacodinâmica do idoso.**
10. Beaufere B, Morio B. Fat and protein redistribution with aging: metabolic considerations. Eur J Clin Nutr. 2000;54(3):S48-53.
11. Tumer N, Scarpace PJ, Lowenthal DT. Geriatric pharmacology: basic and clinical considerations. Annu Rev Pharmacol Toxicol. 1992;32:271-302.
12. McLachlan AJ, Pont LG. Drug metabolsm in older people: a key consideration in achieving optimal outcomes with medicines. J Gerontol A Biol Sci Med Sci. 2012;67(2):175-80.
13. Barr J, Fraser GL, Puntillo K, Ely EW, Gelinas C, Dasta JF, et al. Clinical practice guidelines for the management of pain, agitation, and delirium in adult patients in the intensive care unit. Crit Care Med. 2013;41(1):263-306.
14. **Bowie MW, Slattum PW. Pharmacodynamics in older adults: a review. Am J Geriatr Pharmacother. 2007;5(3):263-303.**
   ⇨ **Revisão extensa sobre alterações farmacodinâmicas em idosos reportados por tipos de medicações, incluindo psicotrópicos.**
15. Ray WA, Thapa PB, Gideon P. Benzodiazepines and the risk of falls in nursing home residents. J Am Geriatr Soc. 2000;48:682-5.
16. Cumming RG, Le Couteur DG. Benzodiazepines and risk of hip fractures in older people: A review of the evidence. CNS Drugs. 2003;17:825-37.
17. Zubenko GS, Sunderland T. Geriatric psychopharmacology. Why does age matter? Harvard Review of Psychiatry. 2000;7:311-33.
18. Salive ME. Multimorbidity in older adults. Epidemiol Rev. 2013:1-9.
19. Barnett K, Mercer SW, Norbury M, Watt G, Wyke S, Guthrie B. Epidemiology of multimorbidity and implications for health care, research, and medical education: a cross-sectional study. Lancet. 2012;380:37-43.
20. Marengoni A, Angleman S, Melis R, Mangialasche F, Karp A, Garmen A, et al. Aging with multimorbidity: a systematic review of the literature. Ageing Res Rev. 2011;10(4):430-9.
21. Yarnall AJ, Sayer AA, Clegg A, Rockwood K, Parker S, Hindle JV. New horizons in multimorbidity in older adults. Age Aging. 2017;46(6):882-8.
22. Masnoon N, Shakib S, Kalisch-Ellett L, Caughey GE. What is polypharmacy? A systematic review of definitions. BMC Geriatrics. 2017;17(1).
23. Jensen GL, Friedmann JM, Coleman CD, Smiciklas-Wright H. Screening for hospitalization and nutritional risks among community-dwelling older persons. Am J Clin Nutr. 2001;74(2):201-5.
24. Richardson K, Ananou A, Lafortune L, Brayne C, Matthews FE. Variation over time in the association between polypharmacy and mortality in the older population. Drugs Aging. 2011;28(7):547-60.
25. Caughey GE, Roughead EE, Pratt N, Shakib S, Vitry AI, Gilbert AL. Increased risk of hip fracture in the elderly associated with prochlorperazine: is a prescribing cascade contributing? Pharmacoepidemiol Drug Saf. 2010;19(9):977-82.
26. Maher RL, Hanlon J, Hajjar ER. Clinical consequences of polypharmacy in elderly. Expert Opin Drug Saf. 2014;13(1):57-65.
27. Cooney D, Pascuzzi K. Polipharmacy in the elderly: focus on drug interactions and adherence in hypertension. Clin Geriatr Med. 2009;25(2):221-33.
28. O'Caoimh R, Galluzzo L, Rodriguez-Laso A, Van der Heyden J, Ranhoff AH, Lamprini-Koula M, et al. Prevalence of frailty at population level in European ADVANTAGE Joint Action Member States: a systematic review and meta-analysis. Ann Ist Super Sanita. 2018;54(3):226-38.
29. Collard RM, Boter H, Schoevers RA, Oude Voshaar RC. Prevalence of frailty in community-dwelling older persons: a systematic review. J Am Geriatr Soc. 2012;60(8):1487-92.

30. Morley JE, Vellas B, van Kan GA, Anker SD, Bauer JM, Bernabei R, et al. Frailty consensus: a call to action. J Am Med Dir Assoc. 2013;14(6):392-7.
31. Dent E, Morley JE, Cruz-Jentoft AJ, Woodhouse L, Rodríguez-Mañas L, Fried LP, et al. Physical frailty: ICFSR International Clinical Practice Guidelines for Identification and Management. J Nutr Health Aging. 2019;23(9):771-87.
32. Fried LP, Tangen CM, Walston J, Newman AB, Hirsch C, Gottdiener J, et al. Frailty in older adults: evidence for a phenotype. J Gerontol A Biol Sci Med Sci. 2001;56(3):146-56.
33. Abellan van Kan G, Rolland YM, Morley JE, Bellas B. Frailty: toward a clinical definition. J Am Med Dir Assoc. 2008;9:71-2.
34. Kalaria RN, Maestre GE, Arizaga R, Friedland RP, Galasko D, Hall K, et al. World Federation of Neurology Dementia Research Group. Alzheimer's disease and vascular dementia in developing countries: prevalence, management, and risk factors. Lancet Neurol. 2008;7(9):812-26.
35. Kivipelto M, Ngandu T, Laatikainen T, Winblad B, Soininen H, Tuomilehto J. Risk score for the prediction of dementia risk in 20 years among middle aged people: a longitudinal, population-based study. Lancet Neurol. 2006;5:735-41.
36. Lassman D, Hartman M, Washington B, Andrews K, Catlin A. US health spending trends by age and gender: selected years 2002–10. Health Aff (Millwood). 2014;33(5):815-22.
37. Cruz-Jentoft AJ, Carpena-Ruiz M, Montero-Errasquin B, Sanchez-Castellano C, Sanchez-Garcia E. Exclusion of older adults from ongoing clinical trials about type 2 diabetes mellitus. J Am Geriatr Soc. 2013;61(5):734-8.
38. Sacher AG, Le LW, Leighl NB, Coate LE. Elderly patients with advanced NSCLC in phase III clinical trials: are the elderly excluded from practice-changing trials in advanced NSCLC? J Thorac Oncol. 2013;8(3):366-8.
39. Bourgeois FT, Orenstein L, Ballakur S, Mandl KD, Ioannidis JPA. Exclusion of elderly people from randomized clinical trials of drugs for ischemic heart disease. J Am Geriatr Soc. 2017;65(11):2354-61.
40. Bayer A, Tadd W. Unjustified exclusion of elderly people from studies submitted to research ethics committee for approval: descriptive study. BMJ. 2000;321(7267):992-3.
41. Van Spall HG, Toren A, Kiss A, Fowler RA. Eligibility criteria of randomized controlled trials published in high-impact general medical journals: a systematic sampling review. Jama. 2007;297(11):1233-40.
42. Food and Drug Administration. Geriatric use supplement rule. Center for drug evaluation and research. Maryland: U.S. Dept of Health and Human Services; 2014 (last update).
43. Salvi F, Marchetti A, D'Angelo F, Boemi M. Adverse drug events as a cause of hospitalization in older adults. Drug Saf. 2012;35(1):29-45.
44. Rodenburg EM, Stricker BH, Visser LE. Sex-related differences in hospital admissions attributed to adverse drug reactions in the Netherlands. Br J Clin Pharmacol. 2011;71(1):95-104.
45. Hajjar ER, Cafiero AC, Hanlon JT. Polypharmacy in elderly patients. Am J Geriat Pharmacother. 2007;5(4):345-51.
46. Kongkaew C, Noyce PR, Ashcroft DM. Hospital admissions associated with adverse drug reactions: a systematic review of prospective observational studies. Ann Pharmacother. 2008;42:1017-25.
47. Perrone V, Conti V, Venegoni M, Scotto S, Esposti LD, Prestini L, et al. Seriousness, preventability and burden impact of reported adverse drug reactions in Lombardy emergency departments: a retrospective 2-year characterization. Clin Outcomes Res. 2014;6:505-14.
48. O`Mahony D, Gallagher PF. Inappropriate prescribing in the older population: need for new criteria. Age Aging. 2008;37(2):138-41.
49. Beers MH, Ouslander JG, Rollingher I, Reuben DB, Brooks J, Beck JC. Explicit criteria for determining inappropriate medication use in nursing home residents. Arch Intern Med. 1991;151(9):1825-32.
50. **American Geriatrics Society 2019 updated Beers Criteria for potentially inappropriate medication use in older adults. Am Geriatr Soc. 2019;67(4):674-94.**
   ⇨ **Atualização sobre os critérios de Beers com recomendações sobre medicações potencialmente inapropriadas para idosos e interações medicamentosas comuns.**
51. O'Mahony D, O'Sullivan D, Byrne S, O'Connor MN, Ryan C, Gallanger P. STOPP/START criteria for potentially inappropriate prescribing in older people: version 2. Age Ageing. 2015;44(2)213-8. Artigo descrevendo os critérios STOPP e START para prescrição em idosos.
52. Food and Drug Administration. Deaths with antipsychotics in elderly patients with behavioral disturbances. Center for Drug Evaluation and Research. FDA Public Health Advisory. Maryland: U.S. Dept of Health and Human Services; 2005.
53. Laroche ML, Charmes JP, Nouaille Y, Picard N, Merle L. Is inappropriate medications use a major cause of adverse drug reactions in the elderly? Br J Clin Pharmacol. 2007 Feb;63(2):177-86.
54. Albert SM, Colombi A, Hanlon J. Potentially inappropriate medications and risk of hospitalization in retirees: analysis of a US retiree health claims database. Drugs Aging. 2010;27(5):407-15.
55. Guaraldo L, Cano FG, Damasceno GS, Rozenfeld S. Inappropriate medication use among the elderly: a systematic review of administrative databases. BMC Geriatr. 2011;11:79.
56. **Preskorn SH, Lacey RL. Polypharmacy: when is it rational? J Psychiatr Pract. 2007;13:13-20.**
   ⇨ **Estudo que mostra exemplos de polifarmácia considerados adequados e princípios para o uso racional e seguro de polifarmácia.**
57. Lo Giudice I, Mocciaro E, Giardina C. Characterization and preventability of adverse drug events as cause of emergency department visits: a prospective 1-year observational study. BMC Pharmacol Toxicol. 2019;20(1):21.

2

Tratamento dos transtornos neurocognitivos: comprometimento cognitivo leve e doença de Alzheimer

Marcos Vasconcelos Pais
Júlia Cunha Loureiro
Luiz Fernando de Almeida Lima e Silva
Márcia Radanovic
Florindo Stella
Orestes Vicente Forlenza

Sumário

Pontos-chave

- Indivíduos com comprometimento cognitivo leve (CCL) apresentam risco elevado de evolução para demência e as intervenções terapêuticas não farmacológicas associadas a medicamentos pode ter impacto na redução desse risco.
- Intervenções não farmacológicas, como a estimulação cognitiva, a terapia ocupacional e o exercício físico, representam estratégias recomendadas para o tratamento dos transtornos neurocognitivos, com eficácia na melhora de parâmetros cognitivos em estudos recentes.
- Na ausência da neuropatologia da doença de Alzheimer (DA), a prescrição de anticolinesterásicos para o tratamento do CCL deve ser protelado até que as evidências de benefício superem os riscos.
- O arsenal terapêutico disponível e de melhor eficácia na minimização dos efeitos deletérios do comprometimento cognitivo e dos sintomas comportamentais associados é a combinação dos anticolinesterásicos com a memantina; e a instituição, em paralelo, das estratégias nãofarmacológicas.
- As terapias antibeta-amiloide têm representado o alvo principal dos ensaios clínicos de novas drogas nos últimos anos, que buscam efeito modificador da doença. Acredita-se que o estudo da eficácia da combinação de terapias antibeta-amiloide e antitau com intervenções não farmacológicas seja o caminho para futuras pesquisas.

INTRODUÇÃO

Uma das questões atuais que desafia os profissionais de saúde diz respeito à relevância clínica das alterações cognitivas, especialmente em pessoas acima dos 60 anos de idade. Em que magnitude o declínio da cognição pode ser considerado patológico? Um dos elementos a serem inseridos nessa discussão refere-se ao impacto do declínio cognitivo nas tarefas da vida cotidiana. Quando o indivíduo perde as competências para o desempenho de atividades elementares, como encontrar o quarto de dormir, escolher uma roupa apropriada para o contexto ou atender a um telefonema, não há dúvidas quanto ao impacto do declínio cognitivo na funcionalidade diária e de que este indivíduo, certamente, necessita de tratamento específico. Em pessoas com alta escolaridade, no entanto, as atividades mais simples mantêm-se preservadas nas fases iniciais do declínio cognitivo. Porém, o indivíduo pode sofrer interferências sutis em operações complexas. Ele começa a claudicar ao tomar decisões, precisa se empenhar mais para manter a mesma qualidade ao liderar um grupo de trabalho, demonstra algum grau de dificuldade ao planejar uma viagem, revela confusão na condução das próprias finanças ou demonstra esquecimentos até então não comuns em relação aos compromissos importantes. Nesse contexto, este indivíduo seguramente não está mantendo a mesma qualidade do padrão anterior de funcionalidade. Há indicação de tratamento nesse momento? Qual o tipo de intervenção seria o mais apropriado?

Essas discussões envolvem outros aspectos igualmente relevantes. Assim, um subgrupo relativamente significativo de indivíduos com alterações cognitivas mantém-se estável ao longo dos anos, sem deterioração do curso clínico. Outros evoluem para demência, com perda progressiva das competências para o desempenho das atividades de vida diária. E há, ainda, um subgrupo que assume uma trajetória rumo à recuperação total das alterações cognitivas.

O presente capítulo terá como foco principal a descrição das medidas farmacológicas e não farmacológicas recomendadas atualmente para os transtornos neurocognitivos com foco no tratamento do comprometimento cognitivo leve (CCL) e da doença de Alzheimer (DA), assim como discutir perspectivas futuras no que se refere à pesquisa científica e ao desenvolvimento de novas drogas com potencial modificador da doença.

COMPROMETIMENTO COGNITIVO LEVE

O CCL pode ser a expressão clínica da neurodegeneração resultante da DA, mas essa síndrome clínica pode ser resultado de outros processos patológicos neurológicos, psiquiátricos ou sistêmicos. Há um reconhecimento de que indivíduos com CCL apresentam risco elevado de evolução para demência, com taxas de conversão entre 10 e 12% ao ano[1]. De fato, a importância do CCL amnéstico (CCLa), em que o prejuízo da memória é predominante, está no reconhecimento de que essa síndrome clínica está incluída no *continuum* da DA, sendo considerada a etapa prodrômica da doença.

Tratamento não farmacológico do CCL

A intervenção não farmacológica, como a estimulação cognitiva, representa uma estratégia sempre recomendada para o tratamento do declínio cognitivo. Até que ponto do curso clínico seria conveniente aguardar para se introduzir uma conduta psicofarmacológica específica? Estudos investigaram, por exemplo, se atividades físicas são eficazes como intervenção em indivíduos com CCL. Os resultados evidenciam que atividades físicas realizadas em treinamentos com duração de seis meses foram capazes de melhorar parâmetros cognitivos[2,3]. Intervenções de estimulação cognitiva também foram investigadas quanto a sua eficácia. Não há evidência científica suficiente para atestar a eficácia de intervenções cognitivas específicas, mas a análise da eficácia de diversas intervenções em conjunto evidenciou eficácia na melhora de parâmetros cognitivos[4].

Tratamento farmacológico do CCL

O CCL representa uma condição que pode permanecer estável ao longo dos anos, retornar ao patamar anterior de normalidade ou progredir para demência. A pertinência do tratamento de pessoas pertencentes a essa condição é marcada por controvérsias, uma vez que nem todos os sujeitos situam-se na trajetória de uma deterioração cognitiva progressiva e persistente.

Uma metanálise de ensaios clínicos randomizados e controlados avaliou se os anticolinesterásicos teriam efeito em retardar a conversão para demência em indivíduos com CCL ao longo de um seguimento de 3 a 4 anos[5]. Nos quatro estudos selecionados, os autores constataram que, dos 1.784 sujeitos em tratamento com anticolinesterásicos, 275 (15,4%) progrediram para DA; enquanto, dentre os 366 que haviam recebido placebo, a taxa de conversão foi superior, de 20,4%. Os autores concluíram que a intervenção com anticolinesterásico por um período prolongado pode atenuar de maneira significativa o risco de progressão para DA em indivíduos com CCL.

Uma outra revisão sistemática envolveu 41 estudos randomizados e controlados a respeito dos possíveis benefícios do tratamento farmacológico, com anticolinesterásicos, e não farmacológico com estimulação cognitiva e exercício físico aeróbio, em indivíduos com CCL[6]. As intervenções não farmacológicas tiveram duração amplamente variável, de 2 a 36 semanas. Entretanto, esses programas não alcançaram resultados significativos em relação à cognição global, como efeito primário, ou às atividades instrumentais de vida diária, como efeito secundário. Por outro lado, vários estudos randomizados e controlados aferiram a eficácia dos anticolinesterásicos na cognição de indivíduos com CCL. Os desenhos metodológicos compararam donepezila, galantamina e rivastigmina com placebo, com duração também bastante variável, de 24 semanas a 2 anos. Novamente, os anticolinesterásicos não propiciaram benefícios significativos na cognição global como efeito primário, embora em alguns domínios específicos, como atenção e funções executivas, tenham tido algum impacto favorável. Outrossim, como efeito secundário, não houve mudança substancial na funcionalidade. Anti-inflamatórios não esteroidais, vitamina B, vitamina E, ômega-3, piribedil (agonista do receptor de dopamina), nicotina, gingko biloba (dentre outros produtos chineses), também não demonstraram eficácia. Adicionalmente, o conjunto dessas intervenções não farmacológicas e farmacológicas, incluídos na revisão citada, não se traduziram em efeitos benéficos para a cognição e funcionalidade, e os resultados não foram consistentes quanto à redução da incidência de demência.

Outra investigação controlada não evidenciou diferença entre indivíduos que recebiam vitamina E ou donepezila *versus* placebo na conversão de CCL para demência, após 3 anos de acompanhamento[7].

A questão sobre se convém, ou não, introduzir um anticolinesterásico com o propósito de se retardar a progressão para DA em um indivíduo com CCL, ainda merece debate. Nesse contexto, a primeira questão implica a acurácia do diagnóstico. Se o indivíduo apresenta CCLa, com evidente redução hipocampal e do córtex entorrinal e presença da neuropatologia da DA caracterizada pela redução, no líquor, do peptídeo amiloide e pelo aumento da proteína tau fosforilada, o clínico tem suporte científico para discutir com o paciente e a família a introdução do anticolinesterásico. No entanto, deve-se pesar risco e benefício, uma vez que o impacto da medicação ainda não se encontra bem estabelecido, e os efeitos adversos, sobretudo cardiovasculares, não são desprezíveis. Por outro lado, se não há evidência da neuropatologia da DA, a prescrição do anticolinesterásico merece uma discussão mais aprofundada e, o tratamento, provavelmente, protelado até que as evidências de benefício superem os riscos.

Em 2018, Petersen et al.[4] atualizaram as recomendações da Academia Americana de Neurologia (AAN), publicadas em 2001, para o diagnóstico e o tratamento do CCL. Essas recomendações, resumidas na Tabela 1, foram destinadas à abordagem do CCL resultante da neurodegeneração causada pela DA, ressaltando-se que não foram incluídas recomendações resultantes de outras possíveis causas

DOENÇA DE ALZHEIMER

O tratamento da DA envolve tanto intervenções farmacológicas como o planejamento e o manejo de intervenções não farmacológicas. As intervenções não farmacológicas incluem iniciativas, como estabelecimento de metas junto aos familiares e cuidadores, adequação de expectativas, adaptação do ambiente e organização do cuidado.

Tratamento não farmacológico da DA

As estratégias de intervenção não farmacológicas devem ser desenhadas de acordo com o nível de declínio cognitivo e funcional e de acordo com as características pessoais dos pacientes, e devem ser integradas ao tratamento farmacológico para o benefício da cognição e do comportamento.

Várias condutas, como a terapia ocupacional em suas diferentes modalidades, a estimulação cognitiva, a estimulação da socialização, da realização de atividades físicas e de dieta adequada, dentre outras, constituem recursos imprescindíveis para a ativação cognitiva do paciente, melhora da competência para o desempenho das atividades instrumentais e básicas da vida diária, e redução dos distúrbios de comportamento. Convém destacar que a socialização, por meio das atividades em grupo, implementa melhora da convivência e do estado afetivo e emocional do paciente.

Tabela 1 Atualização das evidências e conclusões acerca do tratamento farmacológico do comprometimento cognitivo leve (CCL)

Agente	Nível de evidência	Conclusão
Donepezila	3 estudos classe II (Petersen[7], Doody[8], Salloway[9])	Provavelmente ineficaz em reduzir as chances de progressão para demência. Apesar de mudanças objetivas em escalas cognitivas, não houve mudanças clínicas significativas
Galantamina	2 estudos classe II (mesmo artigo: Winblad[10])	Provavelmente ineficaz em reduzir as chances de progressão para demência
Rivastigmina	1 estudo classe II (Feldman[11])	Provavelmente ineficaz em reduzir as chances de progressão para demência
Bebida contendo altas doses de flavonoides (cerca de 990 mg)	1 estudo classe II (Desideri[12])	Evidência insuficiente para sustentar ou refutar o benefício na cognição
Vitaminas do complexo B redutoras de homocisteína	1 estudo classe II (Smith[13])	Evidência insuficiente para sustentar ou refutar o benefício na cognição
Adesivo transdérmico de nicotina (15 mg/dia)	1 estudo classe I (Newhouse[14])	Possivelmente melhora a performance em testes cognitivos, mas não a impressão global de mudança em pacientes com CCLa não tabagistas
Piribedil	1 estudo classe III (Nagaraja[15])	Evidência insuficiente para sustentar ou refutar o benefício na cognição
Rofecoxibe	1 estudo classe II (Thal[16])	Possivelmente aumenta o risco de progressão para demência
Injeções de tesamorelin (cerca de 20 semanas)	1 estudo classe II (Baker[17])	Possivelmente eficaz na melhora da performance em diversas escalas cognitivas
V0191	1 estudo classe III (Dubois[18])	Evidência insuficiente para sustentar ou refutar o benefício na cognição
Vitamina E (2.000 UI/dia)	1 estudo classe II (Petersen[7])	Provavelmente ineficaz em reduzir as chances de progressão para demência
Vitamina E (300 mg/dia) + Vitamina C (400 mg/dia) por 12 meses	1 estudo classe III (Naeini[19])	Eficácia incerta

Fonte: adaptada de Petersen et al., 2018[4].

Atividade física, particularmente de natureza aeróbia, além de estimular as funções cognitivas, traz benefícios indiscutíveis à condição vascular e cardiorrespiratória. Andrade et al.[20] desenvolveram um estudo controlado, de 16 semanas, com pacientes com DA leve e moderada. Os autores aplicaram técnicas de tarefa dupla, que consistiam na prática de exercício físico aeróbio concomitante a estimulação cognitiva, como rememoração de informações recentes e ativação da atenção seletiva. Os autores constataram melhora clinicamente relevante do equilíbrio motor e da capacidade de desempenho da funcionalidade, em parte, associada à memória e ao processo atencional.

Outros estudos demonstraram que as intervenções não farmacológicas são a primeira linha de tratamento dos distúrbios de comportamento na demência, e incluem terapia ocupacional, musicoterapia, terapia comportamental, orientação para a realidade, dentre outros programas[21].

A intervenção não farmacológica traz benefícios ao controle da agitação, um fenômeno comum na DA, frequentemente associado à institucionalização precoce do paciente, ao agravamento de sua qualidade de vida e ao aumento do estresse do familiar e cuidador. Procedimentos específicos que colaboram com a eficácia das intervenções farmacológicas podem ainda ser enumerados. A psicoeducação, em que o profissional de saúde informa a família a respeito do diagnóstico e dos próximos passos, tem significativo impacto no engajamento dos familiares no tratamento. Devem-se tirar dúvidas e desconstruir fantasias pré-concebidas. A individualização das metas e do cuidado é essencial para que se possa estabelecer um plano bem-sucedido. Outro aspecto importante é a adaptação do ambiente. Deve-se orientar a família a respeito de rotina e itens de segurança no local onde o paciente vive. Devem-se evitar tapetes ou móveis que obstruam as passagens, verificar a necessidade de colocar barras nos banheiros e corredores, manter a casa bem iluminada, cuidado com degraus ou declives etc.

Tratamento farmacológico da DA

Atualmente não estão disponíveis drogas com potencial modificador de doença que impeçam a progressão da DA. É de conhecimento amplo que o processo fisiopatológico da doença se inicia muitos anos antes de suas primeiras manifestações clínicas. Quando surgem os primeiros sinais de prejuízo cognitivo, o processo de lesão neuronal subjacente costuma já ser extenso e irreversível[22]. Desse cenário justifica-se a enorme profusão de esforços e o grande interesse de pesquisadores do mundo todo em desenvolver estratégias de diagnóstico precoce e medicamentos que possam atuar em mecanismos-chave da progressão da DA.

De modo geral, os principais medicamentos disponíveis para o tratamento da DA têm efeito sintomático e contribuem para aumentar a disponibilidade de acetilcolina na fenda sináptica por meio da inibição da enzima colinesterase. Humanos possuem dois tipos de colinesterase: a acetil e a butirilcolinesterase. A função da butirilcolinesterase é desconhecida, mas alguns estudos demonstraram que seus níveis aumentam com a progressão da DA, enquanto a acetilcolinesterase se torna menos atuante[23]. O tratamento atualmente disponível para a DA se baseia na hipótese do déficit colinérgico, descrita no final da década de 1970[24]. Observou-se, na ocasião, que a acetilcolina, um neurotransmissor mediador de mecanismos cognitivos, além ser responsável por outras ações fisiológicas, encontrava-se depletada nos cérebros de pacientes com DA. Hoje sabemos que isso ocorre também em diversas outras doenças neurodegenerativas, como na demência com corpos de Lewy (DCL) e na demência decorrente da doença de Parkinson (DP). Essa descoberta levou à compreensão de que as disfunções de cognição e comportamento observadas na DA seriam devidas ao estado global hipocolinérgico e norteou o desenvolvimento dos medicamentos atualmente preconizados para o tratamento da DA: os inibidores da acetilcolinesterase ou anticolinesterásicos.

Os medicamentos anticolinesterásicos disponíveis para uso clínico são a donepezila, a rivastigmina e a galantamina. Também é aprovada para tratamento sintomático da DA a memantina, um antagonista dos receptores N-metil-D-aspartato (NMDA), que atua bloqueando os receptores glutamatérgicos e impedindo o influxo neuronal de cálcio em estados hiperexcitatórios tóxicos.

Anticolinesterásicos

Os anticolinesterásicos têm ação sintomática. Entretanto, a resposta clínica dos pacientes com DA à introdução dos anticolinesterásicos é muito variável. Dados sugerem que durante os primeiros 6 a 12 meses de tratamento, medidas de cognição, funcionalidade e sintomas comportamentais podem sofrer melhora significativa em uma minoria (10-20%), podem atingir um platô em aproximadamente metade (30-50%) ou continuar a progredir e se deteriorar apesar dos esforços medicamentosos em cerca de um terço dos pacientes tratados (20-40%)[25].

Não há evidência de que determinada droga anticolinesterásica produza maior eficácia do que outra[26]. No entanto, a frequência do uso diário do medicamento, a variação da dosagem, o tempo de escalonamento da dose e a viabilidade – oral ou transdérmica – constituem elementos que, eventualmente, venham a interferir na aceitação individual do tratamento e colaborar com a melhor evolução do quadro clínico.

Com o objetivo de investigar se os anticolinesterásicos poderiam prevenir ou retardar o uso inicial de outros psicofármacos, um estudo de coorte, de 17.763 pacientes com diagnóstico de DA e demência com corpos de Lewy, foi desenvolvido na Suécia[27]. Os autores reportam que a prescrição de anticolinesterásicos associou-se à diminuição do risco do início do uso de antipsicóticos e de medicação ansiolítica, como benzodiazepínicos.

Donepezila

Consiste em um medicamento que age inibindo de forma reversível a ação da acetilcolinesterase. Possui meia-vida longa (60 a 90 horas), o que permite uma única tomada diária. Apresenta metabolização hepática (pelas enzimas CYP 2D6 e 3A4), devendo o clínico estar atento a possíveis interações medicamentosas com outras substâncias. Sua apresentação é em comprimidos de 5 e 10 mg e o efeito terapêutico ocorre a partir da dose de 5 mg/dia. Tem seu uso aprovado para DA leve, moderada e severa.

Dose e titulação

A donepezila deve ser introduzida de forma lenta e gradual, a fim de permitir melhor tolerabilidade gastrointestinal. O cuidado durante a introdução é essencial, também, para que o clínico observe os efeitos adversos decorrentes da própria ação colinérgica da medicação. Preconiza-se prescrever um comprimido de 5 mg por dia e orientar que seja tomado após a refeição (café da manhã ou jantar, a depender do sintoma que o medicamento causa, insônia ou sonolência). Após um mês de adaptação e monitoramento, o clínico poderá aumentar a dose para 10 mg no mesmo horário (uma tomada diária). Considera-se que a dose-alvo da donepezila, ou seja, a dose em que se obtém efeito terapêutico é entre 5 e 10 mg por dia.

Efeitos adversos

Os efeitos colaterais mais comuns durante a introdução da donepezila são: náusea, tontura, diarreia e câibras musculares. Eventualmente, pode ocorrer insônia quando administrado após o jantar. Esses efeitos podem ser minimizados através da titulação de dose lenta e gradual. Caso o paciente demonstre maior sensibilidade gastrointestinal, pode-se aventar a possibilidade de realizar a introdução da donepezila de forma ainda mais cautelosa. Nesse caso, o clínico pode prescrever meio comprimido de 5 mg (2,5 mg/dia) durante o primeiro mês, com posterior aumento para um comprimido (5 mg/dia) no segundo mês, aumento para um e meio comprimido de 5 mg (7,5 mg/dia) no terceiro mês, atingindo, finalmente, a dose-alvo de 10 mg/dia no quarto mês de tratamento.

Rivastigmina

Consiste em um medicamento que age inibindo de forma pseudorreversível a ação tanto da acetilcolinesterase como da butirilcolinesterase. Possui meia-vida curta (aproximadamente 2 horas), mas o efeito de inibição enzimática persiste por 8 a 10 horas. Sua metabolização ocorre por hidrólise na fenda sináptica, o que garante melhor perfil de interação medicamentosa. A rivastigmina oral conta com apresentação em cápsulas de 1,5, 3, 4,5 e 6 mg. Considera-se que há efeito terapêutico quando o paciente está usando entre 9 e 12 mg/dia. Recentemente, o Food and Drug Administration dos Estados Unidos (FDA) aprovou o uso da rivastigmina para todos os estágios da DA[28]. Em pacientes com DA avançada, a rivastigmina transdérmica em doses de 15 cm² (13,3 mg/24 horas), demonstrou maior eficácia em comparação com a dose de 5 cm² (4,6 mg/24 horas) na cognição e na competência para o desempenho das atividades de vida diária[29].

Dose e titulação

Assim como a donepezila, a rivastigmina deve ser introduzida de forma lenta e gradual a fim de garantir melhor adaptação do paciente. De todos os anticolinesterásicos, a rivastigmina oral é a opção que costuma se relacionar mais frequentemente com intolerância gastrointestinal (ver Tabela 3). A posologia da rivastigmina oral envolve duas tomadas diárias. Preconiza-se, portanto, prescrever uma cápsula de 1,5 mg, duas vezes ao dia (a cada 12 horas) e orientar que sejam tomadas após as refeições (café da manhã e jantar), buscando amenizar os efeitos adversos gastrointestinais. Após um mês de adaptação e monitoramento, o clínico poderá aumentar a dose para uma cápsula de 3 mg, duas vezes ao dia (a cada 12 horas). Depois de um mês, deve-se aumentar para uma cápsula de 4,5 mg, a cada 12 horas; e, no quarto mês de introdução, aumentar para uma cápsula de 6 mg, duas vezes ao dia, atingindo a dose-alvo diária de 12 mg.

Efeitos adversos

Os efeitos colaterais mais comuns durante a introdução da rivastigmina são náusea, vômitos, mal-estar gastrointestinal e inapetência. Esses efeitos podem ser minimizados pela titulação de dose lenta e gradual. Caso o paciente apresente maior sensibilidade aos efeitos gastrointestinais, pode-se realizar a introdução da rivastigmina oral de forma ainda mais cautelosa.

Rivastigmina – adesivo transdérmico

A rivastigmina também conta com a apresentação na forma de adesivo transdérmico.

Dose e titulação

O tratamento geralmente inicia-se com o adesivo da rivastigmina transdérmica de 5 cm² que disponibiliza 4,6 mg do anti-

Tabela 2 Propriedades farmacocinéticas dos anticolinesterásicos atualmente disponíveis para uso clínico no Brasil

Medicamento	Meia-vida (h)	Tmáx (h)	Metabolismo	Absorção afetada por alimento	Apresentação (mg)
Donepezil	60-90	3-5	Hepático	Não	Comprimidos de 5 e 10
Rivastigmina	1,5-2 *	0,8-1,8	Hidrólise na fenda sináptica	Sim	Cápsulas de 1,5; 3; 4,5 e 6
Rivastigmina Patch	3,4 *	8-12		Não	Adesivos de 4,6; 9,5 e 13,3
Galantamina ER **	25-35	4,5-5	Hepático	Sim	Cápsulas de 8; 16 e 24

* Rivastigmina tem meia-vida de 2-3, 4 horas, mas a inibição enzimática dura em torno de 9 horas. ** Galantamina ER: extended release (liberação prolongada).
Tmáx: tempo para atingir concentração plasmática máxima.
Fonte: adaptada de Atri, 2019[25].

colinesterásico ao longo de 24 horas. Depois do primeiro mês de uso, deve-se aumentar a dose para o adesivo de 10 cm^2, que libera 9,5 mg em 24 horas. Se bem tolerado, deve-se atingir a dose-alvo com o adesivo de 15 cm^2, que corresponde à dose de 13,3 mg em 24 horas. Apenas um adesivo transdérmico deve ser utilizado por aplicação e deve ser trocado por um novo após 24 horas.

Efeitos adversos

Os efeitos colaterais mais comuns durante a introdução da rivastigmina transdérmica são vermelhidão, coceira, irritação, inchaço no local da aplicação do adesivo. Efeitos gastrointestinais também podem ocorrer, mas são muito menos proeminentes do que o observado com a rivastigmina oral. Para minimizar a probabilidade de ocorrer sensibilidade dermatológica, devem-se tomar algumas precauções: (i) sempre revezar o local de aplicação do adesivo; (ii) se assegurar de limpar bem a cola do adesivo anterior antes de colar o próximo; (iii) nunca usar substâncias abrasivas que possam causar microlesões na pele.

Rivastigmina transdérmica vs. rivastigmina oral

A rivastigmina transdérmica foi desenhada com a finalidade de reduzir os picos de dose presentes na formulação em cápsula. Assim, nessa modalidade mais recente da droga, há um prolongamento do tempo de liberação plasmática (liberação contínua) ($T_{máx}$), com estabilidade do nível da concentração plasmática ($C_{máx}$) ao longo das 24 horas. A concentração estável dessa formulação permite o uso de um adesivo ao dia, diferentemente da cápsula, cuja prescrição exige duas tomadas ao dia. A estabilidade da concentração plasmática e sua liberação lenta reduzem substancialmente os efeitos adversos gastrointestinais. Ademais, alguns estudos têm alertado quanto à preferência, por parte dos cuidadores, do uso da rivastigmina transdérmica em comparação com cápsulas. Uso mais simples, menos efeitos adversos e melhor manejo – sem necessidade de deglutição, dose-alvo mais facilmente atingível e esquema terapêutico que favorece a estabilidade da ação da droga, foram os fatores determinantes da preferência dos cuidadores[30,31].

Galantamina

Consiste em um medicamento que inibe de forma reversível a ação da acetilcolinesterase, além de atuar como modulador dos receptores nicotínicos alostéricos. A meia-vida da galantamina é curta (5 a 8 horas) mas, atualmente, sua apresentação de liberação prolongada atinge meia-vida de 25 a 35 horas, permitindo uma única tomada diária. Sofre metabolização hepática (enzimas CYP 2D6 e 3A4), devendo o clínico estar atento a possíveis interações medicamentosas com outras substâncias. A galantamina possui apresentação em cápsulas de liberação prolongada de 8, 16 e 24 mg; e considera-se que há efeito terapêutico a partir da dose de 16 mg/dia. Seu uso é aprovado para DA leve e moderada.

Dose e titulação

Assim como os dois outros anticolinesterásicos já mencionados, a galantamina deve ser introduzida de forma lenta e gradual a fim de garantir parâmetros de segurança e a melhor adaptação do paciente. Preconiza-se prescrever uma cápsula de 8 mg por dia e orientar que seja tomada após a refeição (café da manhã ou almoço, a depender da tolerabilidade gastrointestinal). Após um mês de adaptação e monitoramento, o clínico poderá aumentar a dose para 16 mg no mesmo horário (uma tomada diária); e no mês seguinte, deverá aumentar para uma cápsula de 24 mg por dia. Considera-se que a dose em que se obtém efeito terapêutico é entre 16 e 24 mg por dia.

Efeitos adversos

Os efeitos colaterais mais comuns durante a introdução da galantamina são náusea, vômitos, tontura, diarreia e perda de apetite. Esses efeitos podem ser minimizados por meio da titulação de dose lenta e gradual.

Durante todo o período em que estiver usando qualquer um dos anticolinesterásicos, o paciente deverá ser monitorado por meio de ECG, ausculta pulmonar e cardíaca, e controle de peso corporal, buscando antever os principais efeitos indesejáveis relacionados ao uso prolongado dessas medicações: diminuição sintomática da frequência cardíaca, aumento da secretividade brônquica, perda de peso não intencional decorrente de diminuição do apetite.

Anticolinesterásicos e o alelo épsilon-4 da APOE

Um estudo de Wang et al.[33] demonstrou que pacientes com DA leve, portadores do alelo épsilon-4 da APOE, têm repercussão diferente na conectividade cerebral com o tratamento com anticolinesterásico. Os autores verificaram que, após 18 meses de tratamento, os pacientes portadores do alelo épsilon-4 da APOE que receberam anticolinesterásico apresentaram um padrão de conectividade cerebral superior do que os não tratados nas redes *default mode* (repouso padrão), atenção, controle, saliência e sensório-motora.

Um ensaio clínico randomizado e controlado avaliou se indivíduos com CCL teriam algum grau de proteção quanto à progressão para demência da DA[7]. Os autores detectaram que, ao longo de 24 meses, o tratamento retardou de maneira significativa a conversão para demência da DA apenas nos indivíduos portadores do alelo épsilon-4 da APOE. Uma reanálise dos dados, derivada desse estudo, identificou uma tendência de redução da velocidade de atrofia hipocampal com o uso da donepezila em comparação com placebo; novamente, a resposta foi constatada apenas nos sujeitos portadores do épsilon-4 da APOE[34]. Contudo, outros estudos não confirmaram se o alelo épsilon-4 exerceria influência no padrão de resposta aos anticolinesterásicos[35].

Efeitos colaterais do tratamento com anticolinesterásicos que merecem monitorização

Além dos efeitos adversos de introdução já mencionados neste capítulo, deve-se atentar para certos efeitos que correspondem à ação colinérgica desses medicamentos. Como mencionado, tanto os anticolinesterásicos como a memantina são drogas com boa tolerabilidade e segurança. A introdução de

Tabela 3 Frequência dos efeitos adversos mais comuns durante período de introdução dos anticolinesterásicos (segundo estudos que realizaram titulação de dose semanal)

Medicamento	Náusea	Vômitos	Diarreia	Tontura	Insônia	Cãibras musculares
Donepezila						
5 mg	1,2*	1,0	2,3	1,4	1,7	3,3
10 mg	3,5	3,4	3,6	1,7	2,8	5,0
Rivastigmina oral						
6-12 mg	4,7	7,4	1,5	2,4	NA	NA
Galantamina ER						
16 mg	3,0	4,4	2,1	1,7	NA	NA
24 mg	3,2	5,0	1,1	2,1		

*Pacientes que receberam 5 mg de donepezila experienciaram 1,2 vezes mais náusea que aqueles que receberam placebo. NA: não se aplica.
Fonte: adaptada Gauthier, 2002[32].

baixas doses do anticolinesterásico, sua titulação lenta e gradativa e seu uso após a alimentação reduzem de maneira significativa esses efeitos adversos.

Contudo, recomenda-se cuidado especial com a prescrição de anticolinesterásicos a pacientes com distúrbio da condução cardíaca devido ao risco de bradiarritmias. Bradicardia constitui uma condição potencialmente impeditiva da introdução ou manutenção dessa classe farmacológica. Pacientes com doença pulmonar obstrutiva crônica ou outras doenças do trato respiratório merecem cuidados especiais devido à hipersecreção pulmonar induzida pelos anticolinesterásicos.

Agente antiglutamatérgico – memantina

A memantina é um antagonista dos receptores N-metil-D-aspartato (NMDA). A droga tem baixa afinidade por esses receptores e permite reduzir a neurotoxicidade induzida pelo influxo errático do cálcio no neurônio, sem interferência, porém, na atividade fisiológica neuronal[36].

A memantina traz benefícios, embora modestos, à cognição, à funcionalidade e ao comportamento em pacientes com DA moderada e avançada, particularmente no controle da agitação, notadamente quando em combinação com anticolinesterásico[36]. Essa costuma ser uma associação favorável e bem tolerada pelos pacientes.

Dose e titulação

Se titulada corretamente, a memantina apresenta perfil seguro e de alta tolerabilidade. Recomenda-se que a memantina seja introduzida gradualmente, como de regra em pacientes idosos. Sugere-se prescrever meio comprimido de 10 mg por dia (dose de 5 mg/dia) e orientar que seja tomado após a refeição (café da manhã). Os ajustes de dose costumam ser semanais: aumenta-se para meio comprimido de 10 mg, duas vezes ao dia (5 mg, a cada 12 horas); depois 1 comprimido de 10 mg de manhã e meio comprimido à noite; e, por último, na quarta semana, atinge-se a dose-alvo de 1 comprimido de 10 mg, duas vezes ao dia (20 mg/dia). Considera-se que a dose da memantina em que se obtém efeito terapêutico é entre 10 e 20 mg por dia.

Efeitos adversos

Os principais efeitos colaterais da memantina são: confusão mental, agitação, cefaléia, tontura, constipação intestinal e alterações no padrão do sono (insônia ou sonolência). Esses efeitos não costumam ser graves e podem ser controlados pela titulação de dose lenta e gradual.

Deve-se estar atento ao perfil de excreção renal da memantina. Em indivíduos que apresentem taxa de filtração glomerular com índice de *clearance* de creatinina menor que 30, a dose máxima preconizada é de 10 mg por dia (ver Tabela 4).

A combinação de anticolinesterásico e memantina

A memantina representa uma escolha farmacológica para o tratamento sintomático cujo alvo é a DA moderada e avançada. Ao se introduzir a memantina, o anticolinesterásico deve ser mantido, se bem tolerado. A combinação de ambas as classes farmacológicas produz benefícios mais consistentes do que uma das duas intervenções isoladamente.

Gauthier e Molinuevo[37] realizaram uma revisão sobre a eficácia e a tolerabilidade da combinação de memantina e donepezila. O estudo demonstrou melhora em linguagem, memória e no desempenho das atividades de vida diária. Os autores observaram, também, uma redução dos comportamentos de agi-

Tabela 4 Propriedades farmacocinéticas da memantina

Medicamento	Meia-vida (h)	Tmáx (h)	Metabolismo/excreção	Absorção afetada por alimento	Apresentação
Memantina	60-80	9-12	Hepático (< 10%)* Excreção renal**	Não	Comprimidos de 10 mg Solução 10 mg/mL

* Memantina não inibe de forma significativa as enzimas hepáticas do sistema CYP450. ** Excreção renal da memantina exige que as doses sejam ajustadas quando ClCr < 30. Tmáx: tempo para atingir concentração plasmática máxima.
Fonte: adaptada de Atri, 2019[25].

tação e agressividade, bem como a diminuição do grau de dependência do paciente às ações dos cuidadores em instituições de longa permanência. Os benefícios, embora modestos, resultaram em impacto favorável na longevidade dos pacientes. O estudo reporta que a combinação de memantina e anticolinesterásico foi bem tolerada.

Assim, a memantina, isoladamente ou em combinação com anticolinesterásico, pode ser considerada uma estratégia terapêutica adicional para pacientes em nível moderado e avançado da doença, sem prejuízo nos quesitos segurança e tolerabilidade.

A importância da dose-alvo

O tratamento com anticolinesterásico preferencialmente deve atingir a dose-alvo. Recomenda-se titular a dose lentamente, mas de maneira progressiva, até se atingir a dose terapêutica plena. Frequentemente, há pacientes que não chegam à dose máxima preconizada devido aos efeitos adversos[30].

Quando iniciar e quando suspender o tratamento

O tratamento com os agentes anticolinesterásicos pode ser iniciado nos estágios leve, moderado ou grave da DA. Idealmente, deve-se introduzir o tratamento o mais precocemente possível, uma vez que se confirme a hipótese de DA como a etiologia mais provável que justifique a apresentação clínica observada. Deve-se realizar a titulação de doses gradualmente, como descrito em detalhes anteriormente neste capítulo, até que se atinja dose plena. A memantina deve ser introduzida em seguida, em estágios moderado a grave, e ajustada até atingir a dose-alvo.

A terapia combinada de anticolinesterásico com memantina pode ser mantida até os estágios finais da demência[29]. O intuito da manutenção do tratamento é oferecer suporte a processos psicomotores mais básicos e evitar emergência de novos sintomas neuropsiquiátricos, como vocalizações aberrantes ou agitação. Ao se optar por manter a terapia combinada, há ainda o benefício de evitar a prescrição de antipsicóticos, que se associam a maior mortalidade em pacientes graves. Sugere-se realizar um balanço que pondere riscos e benefícios, verificar a preferência dos cuidadores e da familiares, e promover uma discussão individualizada que deverá nortear a decisão pela manutenção ou suspensão da prescrição.

Interação medicamentosa

A interação medicamentosa implica a interferência de uma droga no padrão farmacológico de outra substância, causando adição, ação sinérgica ou atividade antagônica nos mecanismos de ação de uma, de outra ou de ambas.

Há a necessidade de cuidados especiais quanto a alguns riscos específicos que envolvem a prescrição de anticolinesterásicos e alguns fármacos específicos. Assim, a associação dessa medicação com betabloqueadores, como atenolol, propranolol, metoprolol e outros, pode resultar em bradicardia importante, porque ambas tendem a reduzir a frequência cardíaca. O uso do anticolinesterásico concomitantemente com relaxantes musculares do tipo succinilcolina potencializa a ação miorrelaxante dessa categoria farmacológica. O uso de anticolinesterásico associado a anestésicos pode resultar na acentuação da sedação. A prescrição do anticolinesterásico com metoclopramida (plasil) pode causar sinais e sintomas extrapiramidais.

Recomenda-se que o clínico discuta com os demais profissionais de saúde no sentido de se evitar a prescrição concomitante dessas medicações. Por ocasião de uma eventual cirurgia, com a necessidade da introdução de miorrelaxantes e anestésicos, é necessária a suspensão do anticolinesterásico. O Quadro 1 mostra um esquema dessas interações.

Tabela 5 Tratamento farmacológico disponível para a doença de Alzheimer

Anticolinesterásicos					
Substância	**Concentração da substância na formulação**	**Dose de início**	**Dose terapêutica diária**	**Dose-alvo diária**	**Tempo de titulação**
Rivastigmina cápsula	1,5 mg 3 mg 4,5 mg 6 mg	1,5 mg	9 mg	12 mg	Aumento da dose após 1 mês
Rivastigmina transdérmica (*patch*)	5 cm² 10 cm² 15 cm²	Dose liberada: 4,6 mg/24 h	Dose liberada: 9,5-13,3 mg/ 24h	13,3 mg/24 h	Aumento da dose após 1 mês
Donepezila	5 mg	5 mg	5-10 mg	10 mg	Aumento da dose após 1 mês
Galantamina ER	8 mg 16 mg 24 mg	8 mg	16-24 mg	24 mg	Aumento da dose após 1 mês
Antiglutamatérgico					
Memantina (comprimido) Memantina (solução oral)	10 mg 10 mg/mL	5 mg 5 mg	10-20 mg	20 mg	Aumento da dose após 10 dias

Quadro 1 Interação dos anticolinesterásicos e algumas drogas específicas

Anticolinesterásico + betabloqueadores (atenolol) = agravamento da bradicardia
Anticolinesterásico + relaxantes musculares (succinilcolina) = potencialização da ação miorrelaxante
Anticolinesterásico + anestésico (propofol) = potencialização da sedação
Anticolinesterásico + metoclopramida (plasil) = potencialização dos sinais e sintomas extrapiramidais

PERSPECTIVAS FUTURAS

Terapias modificadoras da doença de Alzheimer

Com vistas à modificação do curso biológico da doença de Alzheimer, inúmeros desenhos farmacológicos têm sido desenvolvidos. As terapias antibeta-amiloide têm representado o alvo principal dos ensaios clínicos nos últimos anos.

Uma revisão recente destaca o esforço de diferentes grupos no sentido de se desenvolverem ensaios clínicos com imunoterapia passiva em pacientes nas fases prodrômica e leve da DA[38]. O alvo principal dessas propostas farmacológicas consiste na redução da carga de amiloide cerebral por meio de anticorpos monoclonais que agem no peptídeo beta-amiloide, nas suas diferentes formas - solúvel, oligomérica e fibrilar. Os desenhos farmacológicos visam melhorar ou estabilizar o declínio cognitivo, melhorar o desempenho das atividades diárias e um controle mais adequado dos distúrbios de comportamento. Bapineuzumab, solanezumab, gantenerumab, crenezumab e aducanumab são as principais substâncias desenvolvidas com esses objetivos nos últimos anos.

Os resultados iniciais desses estudos demonstram que a imunoterapia passiva é efetiva na redução da carga de amiloide cerebral de pacientes com DA. Entretanto, as drogas têm falhado em demonstrar eficácia clínica relevante. Ademais, a imunoterapia passiva tem sido associada ao aumento da incidência de microssangramentos no parênquima cerebral.

A ausência de resposta clínica a essa modalidade de imunoterapia deflagra uma questão desafiadora: se o modelo amiloidogênico seria, de fato, a explicação definitiva para a fisiopatologia da DA. O desafio desse problema permanece em aberto e tem se tornado objeto de intensos debates no meio científico e clínico.

Outros desenhos farmacológicos envolvem a intervenção em diferentes moléculas, como os inibidores da betassecretase e gamassecretase, bem como, os agentes antitau. Ensaios clínicos de imunoterapia com base nesses componentes estão em curso, e aguardam-se seus desfechos quanto à eficácia, segurança e tolerabilidade.

Diversos questionamentos metodológicos têm sido reportados, nos últimos anos, quanto à ausência de eficácia clinicamente relevante das investigações até então desenvolvidas. Um dos aspectos analisados nesse contexto é a inclusão, em vários ensaios clínicos, de sujeitos diagnosticados apenas clinicamente, sem a identificação da neurobiologia da DA. Essa configuração na organização das amostras certamente teria interferido nos desfechos erráticos das intervenções com imunoterapia[39,40]. O diagnóstico clínico é sindrômico e não oferece suporte suficiente para o estabelecimento definitivo do diagnóstico da doença. A definição patológica da DA depende de elementos neurobiológicos evidenciados por meio de biomarcadores liquóricos ou por neuroimagem cerebral, que confirmem as alterações do peptídeo beta-amiloide e da proteína tau fosforilada no parênquima cerebral[39,40]. Ultimamente, esforços têm sido empregados no sentido de se alcançar uma acurácia maior no diagnóstico de DA dos sujeitos inseridos nos ensaios clínicos. Uma melhor acurácia no diagnóstico poderá propiciar evidência mais fidedigna quanto à eficácia dessas novas drogas.

Outra questão importante diz respeito ao "momento" em que o sujeito é inserido em uma investigação para a análise da eficácia de uma nova substância. Uma porção relativamente grande das amostras dos ensaios clínicos têm sido constituída de indivíduos com diagnóstico clínico de DA leve e moderada. Admite-se que o declínio da cognição e das competências para o desempenho das atividades instrumentais de vida diária seja antecedido por mais de uma década da patologia da DA. Ou seja, a doença está em curso muito antes do início da demência. Este fato salienta que, nesses ensaios clínicos, os sujeitos nas fases moderada e, mesmo leve da doença, já estão acometidos pelo processo neurodegenerativo há anos, o que reduz substancialmente a eficácia clínica das intervenções farmacológicas desenhadas para modificarem o curso neurobiológico da doença.

A inserção, nos ensaios clínicos, de sujeitos nas fases prodrômicas da doença e, preferencialmente em estágios pré-clínicos, supostamente tenderia a propiciar uma eficácia maior do que intervenções com pacientes com a síndrome demencial já instalada[41].

Atualmente, a comunidade científica empenha um esforço grande no sentido de compreender a complexidade dos inúmeros fatores que atuam de maneira sinérgica na deflagração da cascata neurodegenerativa da DA. Esse entendimento, certamente, propiciará estratégias terapêuticas capazes de modificar o curso da doença.

Finalmente, a prevenção da DA vem se tornando alvo de debates constantes, sobretudo, considerando-se o envelhecimento populacional. Ampliação da reserva cognitiva por meio da estimulação de memória e de outros processos cognitivos, manutenção da reserva cerebral com base no controle dos fatores de risco cerebrovasculares, estilo de vida saudável com a prática regular de atividade física e com dieta apropriada são alguns fatores que contribuem para a redução do risco de desenvolvimento da doença ou retardar a conversão para demência em indivíduos potencialmente propensos ao adoecimento.

A Figura 1 mostra o curso natural da doença, o tratamento sintomático e a proposta de modificação do curso biológico da doença.

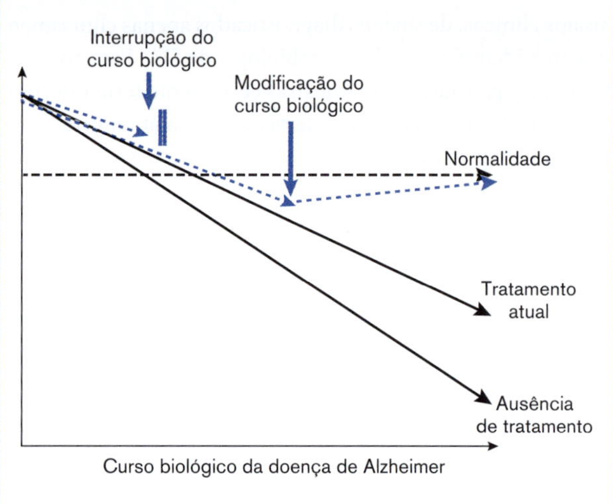

Figura 1 Curso natural da doença, trajetória da intervenção atualmente disponível e a possibilidade de modificação do curso biológica da doença de Alzheimer.

Fármacos com potencial modificador da doença – ensaios clínicos em andamento

Novos tratamentos que promovam prevenção ou tratamento modificador do curso da DA são extremamente necessários. Os esforços e os investimentos da comunidade científica global no sentido de desenvolver medicamentos com tais propriedades têm sido imensos. Cummings et al.[41] reuniram em trabalho publicado em 2019 as terapias em andamento com potencial modificador da doença, que incluem drogas com o objetivo de diminuição da produção de betaA_{42} (os inibidores das secretases, gamassecretase e betassecretase – BACE), redução da carga de placas amiloides (inibidores da segregação do betaA_{42}), promoção do *clearance* do beta-amiloide (imunoterapia ativa ou passiva antibeta-amiloide), terapias antitau, estratégias para prevenir a hiperfosforilação da proteína tau (inibidores da glicogênio-sintase quinase-3 – GSK-3) e promoção do *clearance* de tau (imunoterapia passiva antitau)[41].

Tabela 6 Ensaios clínicos em curso sobre imunoterapia passiva

Ensaios clínicos em estágios mais avançados de drogas potencialmente modificadoras da doença de Alzheimer	
Droga	**Estado atual do ensaio clínico**
Antiamiloide:	
Aducanumab	Fase III
Solanezumab	Fase III
Gantenerumab	Fase III
Crenezumab	Fase III
CNP520	Fase III
GV-971	Fase III
Antitau	
TRx0237	Fase III
Inibidor da BACE	
AZD3293	Fase III
CAD106 & CNP520	Fase III
Elenbecestat	Fase III
NJ-54861911	Fase III
MK-8931	Fase III
Drogas com ação sinérgica	
Albumin 1 + immunoglobulin	Fase III
ALZT-OP1a + ALZT-OP1b (Antiamiloide + anti-inflamatório; cromolyn 1+ ibuprofen)	Fase III

BACE: *beta-site amyloid precursor protein cleaving enzyme.*
Fonte: adaptado de Cummings et al.[41].

Tratamento farmacológico dos sintomas neuropsiquiátricos na DA

Agitação, agressão e sintomas psicóticos são distúrbios neuropsiquiátricos comuns nos estágios avançados da demência devido à DA. Geram sofrimento ao paciente, agravam o declínio cognitivo e aumentam o estresse dos familiares e dos cuidadores. Nessas situações, o tratamento demanda de intervenção farmacológica. Os antipsicóticos de segunda geração são drogas úteis para o controle dessas manifestações psicopatológicas, porém, exigem cuidados especiais, com a aferição cuidadosa dos riscos e benefícios.

Alterações comportamentais leves tendem a melhorar com antidepressivos do tipo inibidor da recaptação da serotonina (ISRS – sertralina, citalopram, escitalopram), trazodona, mirtazapina ou venlafaxina. Em agitação grave e agressão, em que o paciente coloca em risco sua integridade física ou a de outras pessoas, ou quando há sintomas psicóticos que provocam sofrimento, a opção por um antipsicótico, preferencialmente de segunda geração, pode ser considerada. Essa decisão deve ser adotada quando outras estratégias, não farmacológicas e farmacológicas falharem, uma vez que os antipsicóticos podem causar efeitos adversos clinicamente relevantes. Risperidona pode deflagrar sinais e sintomas extrapiramidais, quetiapina e olanzapina provocam sedação, sonolência e hipotensão postural, com elevado risco de quedas e fraturas, fatores estes que determinam a prescrição de um antipsicótico apenas quando estritamente necessário, em doses baixas e por tempo restrito[42]. Entretanto, antipsicóticos ou benzodiazepínicos não constituem a primeira opção terapêutica para o tratamento de depressão ou de insônia em pacientes com demência. A prescrição dos benzodiazepínicos, por sua vez, também demanda cautela redobrada devido à ocorrência de sedação excessiva, com praticamente ausência de eficácia no controle de sintomas psicóticos[42].

A depressão representa uma condição frequente e não pode ser desconsiderada na prática clínica, uma vez que ela causa sofrimento para o paciente e predispõe a um declínio cognitivo mais acelerado. Este quadro requer a prescrição de antidepressivos. Várias classes farmacológicas podem ser adotadas no tratamento do paciente deprimido com demência. Os ISRS, como sertralina, escitalopram e citalopram, constituem opções disponíveis; antidepressivos duais, como venlafaxina e mirtazapina, e trazodona, que tem ação multimodal, são também frequentemente utilizados para o tratamento da depressão na demência. A escolha de um deles depende das necessidades específicas de cada paciente e do grau de tolerabilidade. Assim, em geral, prescreve-se um ISRS para o tratamento da depressão. No entanto, para o paciente com anorexia e emagrecimento, a mirtazapina constitui uma escolha pertinente. Para aqueles com ansiedade e insônia, a trazodona mostra-se benéfica. Na depressão juntamente com a sensação de anergia ou hipobulia, a venlafaxina deve ser considerada.

Apatia tem sido descrita como o sintoma neuropsiquiátrico mais comum em algumas demências, como DA, demência frontotemporal e demência na DP, e tende a ocorrer nas fases mais avançadas dessas condições clínicas, atingindo taxas em torno de 80% dos pacientes[43,44]. Ainda não se estabeleceu uma modalidade de intervenção psicofarmacológica eficaz para uma melhora significativa desse quadro. Com base na hipótese de que a apatia seria uma consequência direta da depleção de acetilcolina, o uso de anticolinesterásicos poderia representar uma proposta terapêutica. No entanto, os resultados são limitados, e por um período restrito. Intervenções com antidepressivos duais, do tipo venlafaxina, também têm propiciado resultados pouco convincentes. Alguma evidência de benefícios tem sido reportada quando os sintomas apáticos, do tipo anergia, são manifestações da depressão na demência.

CONSIDERAÇÕES FINAIS

As considerações sobre as intervenções recomendadas para o tratamento dos transtornos neurocogniticos implicam dois aspectos. Primeiramente a necessidade de se fazer um diagnóstico preciso das alterações cognitivas – sua natureza, etiologia, curso e grau de impacto no desempenho das operações complexas de vida cotidiana. Em segundo lugar, a tomada de decisão quanto à intervenção, ou não, com psicofármacos, admitindo-se, obviamente, que um estilo de vida saudável e estimulação cognitiva são estratégias sempre bem-vindas, independentemente de se necessitar, ou não, de tratamento medicamentoso.

A combinação do uso dos anticolinesterásicos com a memantina e a instituição, em paralelo, das estratégias não farmacológicas compreende o melhor arsenal terapêutico disponível para minimizar os efeitos deletérios do comprometimento cognitivo e dos sintomas comportamentais associados. Do ponto de vista de saúde pública, a introdução dessas medidas permite diminuir a sobrecarga dos cuidadores, reduz taxas de institucionalização precoce e diminui os custos de saúde para o sistema público.

Contudo, as intervenções preventivas dos fatores de risco para o desenvolvimento dos transtornos neurocognitivos parecem causar o maior impacto na redução da incidência de demência na população. Medidas visando o controle da pressão arterial, do diabete melito, da obesidade, intervenções para o tratamento da depressão, para desenvolvimento de hábitos saudáveis – como atividades físicas regulares e cessação do tabagismo – são capazes de reduzir consideravelmente a incidência de demência na população.

Vinheta clínica

Idosa do sexo feminino, 74 anos, casada, 1 filha, com 8 anos de escolaridade, trabalhou com administração de uma empresa familiar por muitos anos. Aos 72 anos a paciente procurou atendimento em nosso serviço com relato de que há aproximadamente um ano vinha apresentando dificuldade para organizar os compromissos e eventos da empresa, confundindo datas. Quando questionados, familiares afirmaram que há pelo menos três anos a paciente já vinha apresentando esquecimentos de informações novas, algo repetitiva, perguntando mais de uma vez a mesma coisa, esquecendo onde havia guardado documentos e objetos.

Durante toda a consulta, a paciente parecia muito incomodada com os relatos dos familiares e negava tais esquecimentos. Dizia que estava apenas um pouco desatenta. Os familiares relataram ainda uma associação de irritabilidade recente, com baixa tolerância a situações corriqueiras.

Funcionalmente, a paciente ainda mantinha independência para atividades básicas da vida de diária de autocuidado, mas já necessitava de auxílio para atividades instrumentais, como manejo das finanças, organizar viagens a lugares pouco familiares e lidar com suas medicações. A família também observou que a paciente vinha esquecendo alimentos vencidos na geladeira e chegou a se perder no bairro onde morava. A paciente sempre foi muito independente e ainda mantinha o hábito de dirigir automóvel e sair sozinha de casa.

A paciente foi submetida à avaliação cognitiva de triagem, resultando em MoCA 16 + 1 = 17/30 (nota de corte 26); e à ressonância magnética de encéfalo, que evidenciou atrofia hipocampal bilateral (MTA 3) e ausência de sinais de doença cerebrovascular relevante. Exames gerais sem alterações. Sorologias para HIV e sífilis negativas.

Antecedentes pessoais incluiam: transtorno depressivo moderado de início há 8 anos, hipotireoidismo, dislipidemia, HAS, osteopenia. Estava em uso de: sertralina 50 mg, losartan 50 mg, rosuvastatina 10 mg e levotiroxina 50 mcg.

Antecedentes familiares: a irmã tem diagnóstico de depressão.

Diante dos dados clínicos (idade de início típica – acima dos 65 anos), queixa cognitiva inicialmente amnéstica, evoluindo com disfunção executiva evidente em triagem cognitiva, comprometimento funcional para atividades instrumentais de vida diária, neuroimagem revelando atrofia hipocampal bilateral (MTA 3) sem sinais de doença cerebrovascular relevante, a principal hipótese diagnóstica é transtorno neurocognitivo maior – demência da doença de Alzheimer.

Foi iniciado tratamento medicamentoso com anticolinesterásico (rivastigmina em adesivo transdérmico) que foi bem aceito pela paciente, sem a ocorrência de efeitos adversos, atingindo-se a dose-alvo de 9,5-13,3 mg/24 horas, no adesivo de 15 cm^2. A família foi orientada a ficar atenta a possíveis riscos a que a paciente estava se expondo, como dirigir automóvel, sair de casa sozinha e administrar as medicações, por exemplo. Os familiares foram orientados também sobre a necessidade de controle de fatores de risco cardiovasculares (dislipidemia e HAS). Além disso, foi otimizada a dose do antidepressivo visando o tratamento da irritabilidade (aumento da sertralina para 100 mg).

Para aprofundamento

- Atri A. Current and future treatments in Alzheimer's disease. Med Clin North Am. 2019;103(2):263-93.
  - ⇨ **O autor discute as estratégias farmacológicas e a intervenção não farmacológica no tratamento da doença de Alzheimer, comumente aplicadas na prática clínica. Discutem-se a introdução e a titulação dos anticolinesterásicos e da memantina, bem como os riscos e os benefícios. O autor aborda, também, as tendências atuais com vistas à formulação de novas drogas com potencial para modificar o curso biológico e clínico da doença.**
- Tan ECK, Johnell K, Bell JS, Garcia-Ptacek S, Fastbom J, Nordstrom P, et al. Do acetylcholinesterase inhibitors prevent or delay psychotropic prescribing in people with dementia? Analyses of the Swedish Dementia Registry. Am J Geriatr Psychiatry. 2020;28(1):108-17.
  - ⇨ **Este estudo mostra que a prescrição dos anticolinesterásicos (donepezila, galantamina e rivastigmina) contribui para a redução de prescrições de substâncias sedativas. Estas são frequentemente utilizadas, principalmente, por pacientes com demência, e que estão institucionalizados, com agravamento do risco de quedas e fraturas.**
- Loureiro JC, Pais MP, Stella F, Radanovic M, Teixeira AL, Forlenza OV, et al. Passive antiamyloid immunotherapy for Alzheimer's disease. Curr Opin Psychiatry 2020; in press.
  - ⇨ **Os autores fazem uma revisão dos ensaios clínicos de imunoterapia passiva com base em componentes antiamiloides, em pacientes com doença de Alzheimer leve e moderada. O objetivo desses ensaios clínicos consiste em verificar a eficácia das drogas na modificação, ou mesmo interrupção, do curso biológico e clínico da doença. Os resultados são controversos, e estão no foco do debate atual pela comunidade científica internacional.**

REFERÊNCIAS BIBLIOGRÁFICAS

1. Petersen RC, Doody R, Kurz A, Mohs RC, Morris JC, Rabins PV, et al. Current concepts in mild cognitive impairment. Arch Neurol. 2001;58(12):1985-92.
2. Nagamatsu LS, Handy TC, Hsu CL, Voss M, Liu-Ambrose T. Resistance training promotes cognitive and functional brain plasticity in seniors with probable mild cognitive impairment. Arch Intern Med. 2012;172(8):666-8.
3. Suzuki T, Shimada H, Makizako H, Doi T, Yoshida D, Ito K, et al. A randomized controlled trial of multicomponent exercise in older adults with mild cognitive impairment. PLoS One. 2013;8(4):e61483.
4. Petersen RC, Lopez O, Armstrong MJ, Getchius TSD, Ganguli M, Gloss D, et al. Practice guideline update summary: Mild cognitive impairment: Report of the Guideline Development, Dissemination, and Implementation Subcommittee of the American Academy of Neurology. Neurology. 2018;90(3):126-35.
5. **Diniz BS, Pinto Jr JA, Gonzaga MLC, Guimarães FM, Gattaz WF, Forlenza OV. To treat or not to treat? A meta-analysis of the use of cholinesterase inhibitors in mild cognitive impairment for delaying progression to Alzheimer's disease. Eur Arch Psychiatry Clin Neurosci. 2009;259:248-56.**
   ⇨ **Metanálise que reúne informações acerca do uso de inibidores da acetilcolinesterase para o tratamento do comprometimento cognitivo leve com o objetivo de retardar a progressão para demência.**
6. **Cooper C, Li R, Lyketsos C, Livingston G. Treatment for mild cognitive impairment: systematic review. Brit J Psychiatry. 2013;203:255-64.**
   ⇨ **Revisão s istemática que reúne evidências acerca do tratamento do comprometimento cognitivo leve.**
7. **Petersen RC, Thomas RG, Grundman M, Bennett D, Doody R, Ferris S, et al. Vitamin E and donepezil for the treatment of mild cognitive impairment. N Engl J Med. 2005;352(23):2379-88.**
   ⇨ **Recomendações práticas e evidências atuais acerca das definições, diagnóstico e tratamento do comprometimento cognitivo leve.**
8. Doody RS, Ferris SH, Salloway S, Sun Y, Goldman R, Watkins WE, et al. Donepezil treatment of patients with MCI: a 48-week randomized, placebo-controlled trial. Neurology. 2009;72(18):1555-6.
9. Salloway S, Ferris S, Kluger A, Goldman R, Griesing T, Kumar D, et al. Efficacy of donepezil in mild cognitive impairment: a randomized placebo-controlled trial. Neurology. 2004;63(4):651-7.
10. Winblad B, Gauthier S, Scinto L, Feldman H, Wilcock GK, Truyen L, et al. Safety and efficacy of galantamine in subjects with mild cognitive impairment. Neurology. 2008;70(22):2024-35.
11. Feldman HH, Ferris S, Winblad B, Sfikas N, Mancione L, He Y, et al. Effect of rivastigmine on delay to diagnosis of Alzheimer's disease from mild cognitive impairment: the InDDEx study. Lancet Neurol. 2007;6(6):501-12.
12. Desideri G, Kwik-Uribe C, Grassi D, Necozione S, Ghiadoni L, Mastroiacovo D, et al. Benefits in cognitive function, blood pressure, and insulin resistance through cocoa flavanol consumption in elderly subjects with mild cognitive impairment: the Cocoa, Cognition, and Aging (CoCoA) study. Hypertension. 2012;60(3):794-801.
13. Smith AD, Smith SM, de Jager CA, Whitbread P, Johnston C, Agacinski G, et al. Homocysteine-lowering by B vitamins slows the rate of accelerated brain atrophy in mild cognitive impairment: a randomized controlled trial. PLoS One. 2010;5(9):e12244.
14. Newhouse P, Kellar K, Aisen P, White H, Wesnes K, Coderre E, et al. Nicotine treatment of mild cognitive impairment: a 6-month double-blind pilot clinical trial. Neurology. 2012;78(2):91-101.
15. Nagaraja D, Jayashree S. Randomized study of the dopamine receptor agonist piribedil in the treatment of mild cognitive impairment. Am J Psychiatry. 2001;158(9):1517-9.
16. Thal LJ, Ferris SH, Kirby L, Block GA, Lines CR, Yuen E, et al. A randomized, double-blind, study of rofecoxib in patients with mild cognitive impairment. Neuropsychopharmacology. 2005;30(6):1204-15.
17. Baker LD, Bayer-Carter JL, Skinner J, Montine TJ, Cholerton BA, Callaghan M, et al. High-intensity physical activity modulates diet effects on cerebrospinal amyloid-β levels in normal aging and mild cognitive impairment. J Alzheimers Dis. 2012;28(1):137-46.
18. Dubois B, Zaim M, Touchon J, Vellas B, Robert P, Murphy MF, et al. Effect of six months of treatment with V0191 in patients with suspected prodromal Alzheimer's disease.J Alzheimers Dis. 2012;29(3):527-35.
19. Naeini AM, Elmadfa I, Djazayery A, Barekatain M, Ghazvini MR, Djalali M, et al. The effect of antioxidant vitamins E and C on cognitive performance of the elderly with mild cognitive impairment in Isfahan, Iran: a double-blind, randomized, placebo-controlled trial. Eur J Nutr. 2014;53(5):1255-62.
20. Andrade LP, Gobbi LT, Coelho FG, Christofoletti G, Costa JL, Stella F. Benefits of multimodal exercise intervention for postural control and frontal cognitive functions in individuals with Alzheimer's disease: a controlled trial. J Am Geriatr Soc. 2013;61:1919-26.
21. Chen RC, Liu CL, Lin MH, Peng LN, Chen LY, Liu LK, et al. Non-pharmacological treatment reducing not only behavioral symptoms, but also psychotic symptoms of older adults with dementia: a prospective cohort study in Taiwan. Geriatr Gerontol Int. 2014;14(2):440-6.
22. Sperling RA, Aisen PS, Beckett LA, Bennett DA, Craft S, Fagan AM, et al. Toward defining the preclinical stages of Alzheimer's disease: recommendations from the National Institute on Aging-Alzheimer's Association workgroups on diagnostic guidelines for Alzheimer's disease. Alzheimers Dement. 2011;7(3):280-92.
23. Grossberg GT. Diagnosis and treatment of Alzheimer's disease. J Clin Psychiatry. 2003;64(9):3-6.
24. White P, Hiley CR, Goodhardt MJ, Carrasco LH, Keet JP, Williams IE, et al. Neocortical cholinergic neurons in elderly people. Lancet. 1977;1(8013):668-71.
25. Atri A. Current and future treatments in Alzheimer's disease. Med Clin North Am. 2019;103(2):263-93.
26. Birks J. Cholinesterase inhibitors for Alzheimer's disease. Cochrane Database Syst Rev. 2006;1:CD00559.
27. Tan ECK, Johnell K, Bell JS, Garcia-Ptacek, S, Fastbom J, Nordstrom P, et al. Do acetylcholinesterase inhibitors prevent or delay psychotropic

prescribing in people with dementia? Analyses of the Swedish Dementia Registry. Am J Geriatr Psychiatry. 2020;28(1):108-17.

28. Khoury R, Rajamanickam J, Grossberg GT. An update on the safety of current therapies for Alzheimer's disease: focus on rivastigmina. Ther Adv Drug Saf. 2018;9(3):171-8.
29. Grossberg GT, Farlow MR, Meng X, Velting DM. Evaluating high-dose rivastigmine patch in severe Alzheimer's disease: analyses with concomitant memantine usage as a factor. Current Alzheimer Research. 2015;12:53-60.
30. Mercier F, Lefèvre G, Huang HL, Schmidli H, Amzal B, Appel-Dingemanse. Rivastigmine exposure provided by a transdermal patch versus capsules. Curr Med Res Opin. 2007;23:3199-204.
31. Blesa R, R, Ballard C, Orgogozo JM, Lane R, Thomas SK. Caregiver preference for rivastigmine patches versus capsules for the treatment of Alzheimer disease. Neurology. 2007;69:S23-S28.
32. Gauthier S. Advances in the pharmacotherapy of Alzheimer's disease. CMAJ. 2002;166(5):616-23.
33. Wang L, Day J, Roe CM, Brier MR, Thomas JB, Benzinger TL, et al. The effect of APOE ϵ4 allele on cholinesterase inhibitors in patients with Alzheimer's disease: evaluation of the feasibility of resting state functional connectivity magnetic resonance imaging. Alzheimer Dis Assoc Disord. 2014;28(2):122-27.
34. Jack CR Jr, Petersen RC, Grundman M, Jin S, Gamst A, Ward CP, et al. Longitudinal MRI findings from the vitamin E and donepezil treatment study for MCI. Neurobiology of Aging. 2008;29(9):1285-95.
35. Rigaud AS, Traykov L, Latour F, Couderc R, Moulin F, Forette F. Presence or absence of at least one epsilon 4 allele and gender are not predictive for the response to donepezil treatment in Alzheimer's disease. Pharmacogenetics. 2002;12(5):415-20.
36. Lane CA, Hardy J, Schott JM. Alzheimer's disease. Europ Neurol. 2018;25:59-70.
37. Gauthier S, Molinuevo JL. Benefits of combined cholinesterase inhibitor and memantina treatment in moderate–severe Alzheimer's disease. Alzheimers Dement. 2013;9:326-31.
38. Loureiro JC, Pais MP, Stella F, Radanovic M, Teixeira AL, Forlenza OV, et al. Passive antiamyloid immunotherapy for Alzheimer's disease. Curr Opin Psychiatry. 2020; in press.
39. **Jack CR, Bennett DA, Blennow K, Carrillo MC, Bunn B, Haeberlein SB, et al. NIA-AA research framework: toward a biological definition of Alzheimer's disease. Alzheimer's Dement. 2018;14:535-62.**
    ⇨ **Recomendações para a classificação da doença de Alzheimer em seus diversos estágios, de acordo com alterações em biomarcadores.**
40. Dubois B. The emergence of a new conceptual framework for Alzheimer's disease. J Alzheimers Dis. 2018;62:1059-66.
41. **Cummings J, Lee G, Ritter A, Sabbagh M, Zhong K. Alzheimer's disease drug development pipeline: 2019. Alzheimers Dement (NY). 2019;5:272-93.**
    ⇨ **Artigo que reúne os ensaios clínicos de novas drogas em andamento para o tratamento da doença de Alzheimer.**
42. Kales HC, Gitlin LN, Lyketsos CG. When less is more, but still not enough: why focusing on limiting antipsychotics in people with dementia li the wrong policy imperative. JAMDA. 2019;20:1074-79.
43. Alzheimer's Society. Optimising treatment and care for people with behavioural and psychological symptoms of dementia. A best practice guide for health and social care professionals. London: Alzheimer's Society; 2011.
44. Steinberg M, Shao H, Zandi P, Lyketsos CG, Welsh-Bohmer KA, Norton MC, et al. Cache county investigators. Point and 5-year period prevalence of neuropsychiatric symptoms in dementia: the cache county study. Int J Geriatr Psychiatry. 2008;23:170-7.

3

Tratamento dos transtornos neurocognitivos e outros sintomas associados às demências: demência na doença de Parkinson, demência com corpos de Lewy, degeneração lobar frontotemporal e demência vascular

Luiz Fernando de Almeida Lima e Silva
Márcia Radanovic
Júlia Cunha Loureiro
Marcos Vasconcelos Pais
Florindo Stella
Orestes Vicente Forlenza

Sumário

Pontos-chave

- Demência na doença de Parkinson e demência com corpos de Lewy são espectros de um mesmo *continuum* patológico, com manifestações neuropsiquiátricas semelhantes. Os sintomas manifestados pelos pacientes acometidos por essas patologias são, portanto, abordados com um conjunto de estratégias (farmacológicas e não farmacológicas) também semelhantes.
- O uso de inibidores da acetilcolinesterase é uma estratégia eficiente no manejo dos sintomas neuropsiquiátricos da demência por Lewy/Parkinson, e é preferível ao uso de antipsicóticos, que podem agravar o quadro cognitivo e motor.
- A presença de sintomas depressivos nos pacientes com Lewy/Parkinson não é rara, e possivelmente envolve vias distintas, com maior participação das vias dopaminérgicas. A abordagem desses sintomas diminui o sofrimento do paciente, melhora sua qualidade de vida e tem potencial efeito neuroprotetor. A apatia no Parkinson/Lewy também se relaciona a diversas vias e o entendimento delas auxilia no seu manejo.
- Distúrbio comportamental do sono REM, hoje um sintoma nuclear do Parkinson/Lewy, é manifestação também frequente e deve ser abordado com as estratégias específicas descritas neste capítulo.
- Degeneração lobar frontotemporal (DFT) é uma patologia rapidamente progressiva, que cursa com uma ampla gama de sintomas neuropsiquiátricos. Como não existem tratamentos modificadores da doença, a abordagem é sintomática.
- Na DFT os pacientes não costumam responder a inibidores da acetilcolinesterase, sendo as principais medicações usadas no manejo dos sintomas neuropsiquiátricos os serotoninérgicos (antidepressivos) e os antidopaminérgicos (antipsicóticos).
- Na ampla maioria dos casos de demência, seja ela Parkinson/Lewy ou DFT, a abordagem não farmacológica deve ser implementada antes ou concomitante ao manejo farmacológico.
- Na demência vascular (DV), a prevenção de novos eventos cerebrovasculares é o pilar central do tratamento.
- Os pacientes com DV podem se beneficiar do uso de iAChE (inibidores da acetilcolinesterase) para manejo dos sintomas cognitivos e neuropsiquiátricos. Com relação ao humor, o uso de antidepressivos são úteis no manejo dos sintomas depressivos.

INTRODUÇÃO

Demência por outras etiologias que não Alzheimer, como as abordadas neste capítulo, incluindo as secundárias, a doença cerebrovascular (demência vascular - DV), a demência por corpúsculos de Lewy (incluindo Parkinson) e a degeneração lobar frontotemporal (DFT), não são raras e costumam cursar com uma ampla gama de sintomas neuropsiquiátricos que exigem manejo farmacológico e/ou não farmacológico, mesmo em fases precoces do quadro. Assim como na doença de Alzheimer, tratamentos modificadores não estão disponíveis, mas diversas estratégias podem diminuir o sofrimento dos indivíduos acometidos por essas formas de demência, melhorando assim sua qualidade de vida e dos seus cuidadores. Essas estratégias serão discutidas neste capítulo.

DEMÊNCIA NA DOENÇA DE PARKINSON E DEMÊNCIA COM CORPOS DE LEWY

A fisiopatologia e fenomenologia da demência com corpos de Lewy (DCL) e demência devido à doença de Parkinson (DDP) são bastante semelhantes, podendo-se considerar ambas como parte de um *continuum* de uma mesma doença. A distinção entre os diagnósticos é em parte arbitrária e se apoia no momento de início da deterioração cognitiva. Na DCL a cognição está comprometida na ocasião do diagnóstico, ou até um ano após o início das manifestações motoras. Na DDP esses sintomas são constatados pelo menos um ano após o surgimento do parkinsonismo. Mais comumente, contudo, a demência se instala na doença de Parkinson cerca de 8 anos após os distúrbios de movimento. Detalhes quanto à fisiopatologia dos transtornos, bem como suas manifestações sintomáticas são abordados no Volume 2 desta obra.

DCL e DDP são transtornos heterogêneos e complexos, e contam com a manifestação de uma grande gama de sintomas cognitivos, neuropsiquiátricos, motores, autonômicos e relacionados ao sono[1,2]. Apesar de não existirem tratamentos modificadores da doença, o manejo sintomático pode melhorar consideravelmente a qualidade de vida do paciente e cuidador.

Comprometimento cognitivo

Na DCL e na DPP, os principais domínios cognitivos envolvidos são atenção, funções executivas, velocidade de processamento, visuoespacialidade e visuoconstrutividade. Diferentemente do que se observa na doença de Alzheimer (DA), a memória episódica costuma estar preservada nas fases iniciais do quadro clínico[3]. A manifestação desses sintomas oscila durante o tempo, e essa flutuação cognitiva é uma das assinaturas da doença e hoje considerada um dos critérios nucleares para o diagnóstico[1].

Revisões sistemáticas com metanálise mostram que os iAChE, rivastigmina e donepezila, são úteis no manejo dos sintomas cognitivos nas demências com corpos de Lewy. Ambas as drogas parecem contribuir para que o paciente melhore o desempenho nas suas atividades básicas de vida diária, diminuindo assim o estresse do cuidador. A rivastigmina parece estar associada a mais efeitos adversos que o donepezil, mas os sintomas gastrointestinais são consideravelmente menores em sua apresentação transdérmica (*patch*). Alguns estudos abertos avaliaram a resposta à galantamina de pacientes com DCL, mas evidências mais robustas são necessárias para justificar sua indicação[4,5].

A escolha do iAChE deve ser guiada por particularidades de cada caso, incluindo-se comorbidades, perfil de efeitos adversos, facilidade de administração e titulação de dose, além de preferência pessoal do paciente e do cuidador. Mesmo quando não há melhora dos sintomas cognitivos, idealmente os iAChE não devem ser descontinuados, já que os pacientes com DCL em uso dessas drogas são menos propensos a apresentar uma deterioração global[4].

Com relação à memantina, um antagonista dos receptores NMDA (N-metil-D-aspartato), as evidências de eficácia são menos consistentes quando comparadas aos iAChE, mas sugerem que os pacientes podem ter benefício (Tabela 1).

Sintomas neuropsiquiátricos

Sintomas neuropsiquiátricos, como alucinações (particularmente visuais), delírios (mais ou menos sistematizados), distúrbios do humor (depressão e ansiedade), apatia e agitação psicomotora, e agressividade são parte considerável das manifestações dos pacientes com DCL e DDP[6,7].

Intervenções não farmacológicas devem ser as primeiras a serem aplicadas no manejo dos sintomas neuropsiquiátricos[8]. Se esta recomendação vale para a maior parte dos casos de demência, na DCL e DDP ela é particularmente relevante já que esses pacientes estão especialmente suscetíveis a efeitos adversos de fármacos como antipsicóticos, que podem causar piora cognitiva e do parkinsonismo[4]. Quando as intervenções não farmacológicas falham, o tratamento medicamentoso é instituído. Entretanto, é importante salientar que os sintomas neuropsiquiátricos nem sempre necessitam de tratamento. Um exemplo são as alucinações vivenciadas como neutras ou até prazerosas, e que não interferem no funcionamento do indivíduo[9].

Além da melhora cognitiva e do potencial protetor dos iAChE, essa classe de medicações também está indicada no manejo dos sintomas neuropsiquiátricos, com evidências demonstrando benefício principalmente com donepezil e rivastigmina[10]. Stinton et al.[4], em uma revisão sistemática, encontraram evidências de que o donepezil reduz delírios, alucinações e flutuação cognitiva em pacientes com DCL. Galantamina que, como mencionado anteriormente, apresenta menos evidências de eficácia nesses grupos de pacientes, pode ser uma alternativa quando as drogas anteriores não forem bem toleradas, bem como, a memantina[10].

Delírios e alucinações

O uso dos iAChE é preferível em relação a outras classes de medicação, como os antipsicóticos, pelo menor risco e melhor

Tabela 1 Tratamento farmacológico do comprometimento cognitivo na demência com corpos de Lewy (DCL) e demência devido à doença de Parkinson (DDP)

Medicação	Dose	Efeitos colaterais
1. Anticolinesterásicos		
Todos os iAChE podem causar: bradicardia aumento da secretividade brônquica e diminuição do apetite		
Donepezil	Início de dose: 5 mg/dia (4 semanas) Dose alvo: 10 mg/dia	Diarreia, cãibras
Rivastigmina oral	Início de dose: 1,5 mg 2x/dia Realizar aumentos progressivos de 1,5 mg, 2x/dia, a cada 4 semanas Dose alvo: 12 mg/dia (1 cp de 6 mg, 2x/dia)	Náuseas, vômitos
Rivastigmina transdérmica	Início de dose: 4,6 mg/24 h Dose alvo: 9,5 mg/24 h Quando possível, deve-se tentar chegar a 13,3 mg/24 h	Reação dermatológica ao adesivo
Galantamina ER	8 mg, 1x/dia (4 semanas) 16 mg, 1x/dia (4 semanas) Dose alvo: 24mg, 1x/dia	Intolerância gastrointestinal
2. Memantina	5 mg/dia (aumentos progressivos de 5 mg/dia, a cada semana) Dose alvo: 10 mg, 2x/dia (pode ser administrado em tomada única)	Cefaleia, sonolência, tonturas

iAChE: inibidores da acetilcolinesterase.

perfil de efeitos adversos[11]. Além disso, não existem evidências consistentes do benefício do uso de antipsicóticos em pacientes com DCL[10]. Contudo, pacientes com alucinações, delírios e agitação psicomotora intensa podem exigir o uso de um antipsicótico. Nesses casos, quetiapina e clozapina são as melhores opções[10,11] (ver Tabela 2).

Tabela 2 Manejo dos sintomas neuropsiquiátricos com antipsicóticos nos pacientes com demência com corpos de Lewy (DCL) e demência devido à doença de Parkinson (DDP)

Medicação	Dose	Efeitos colaterais
Quetiapina	Início de dose: 12,5 mg/dia Ajuste: podem ser realizados aumentos de 12,5 a 25 mg, a cada 2 dias Dose máxima: 200 mg/dia	Sedação Hipotensão ortostática Piora do parkinsonismo Alargamento do intervalo QT Clozapina: agranulocitose
Clozapina	Início de dose: 12,5 mg/dia Ajuste: podem ser realizados aumentos de 12,5 mg, a cada 2 dias Dose máxima: 50 mg/dia	

Novos fármacos, que poupam receptores dopaminérgicos, como a pimavanserina, exercendo um antagonismo inverso em receptores 5-HT2A, demonstraram eficácia no tratamento de psicose na DP, e prometem ter algum benefício no manejo desses sintomas na DCL[12].

Depressão e ansiedade

Com relação aos sintomas de humor, depressão ocorre em cerca de um terço dos pacientes com DCL e é comumente acompanhada por ansiedade[13,14]. Normalmente atribuída a um desequilíbrio nas vias monoaminérgicas, é possível que a fisiopatologia da depressão nesses casos seja distinta, com maior implicação das vias dopaminérgicas[15]. O tratamento ativo desses sintomas também parece melhorar a cognição e aumentar a neurogênese no hipocampo[16].

Contudo, mesmo consideradas a alta prevalência e a importância do tratamento desses sintomas, estudos mais robustos de eficácia de medicações específicas são novamente escassos, sendo que o maior corpo de evidência se dá no tratamento da depressão na DP[10,17]. Uma boa recomendação é iniciar o tratamento com um ISRS (inibidor seletivo da recaptação da serotonina), incluindo-se mirtazapina, se sedação ou aumento do apetite é desejável. A medicação pode ser substituída por um IRSN (inibidor seletivo da recaptação de serotonina e noradrenalina) quando não há melhora dos sintomas[17,18].

Ao prescrever um ISRS para um paciente com DCL ou DDP, é importante atentar-se à possível piora dos tremores e do parkinsonismo, o que ocorre em cerca de 5% dos pacientes com DP, além de comprometimento do sono, com agravamento do distúrbio comportamental do sono REM e risco de agitação. Ainda assim, como os ISRS causam menos efeitos anticolinérgicos e arritmias cardíacas que os tricíclicos, sua prescrição é preferível em idosos[19]. Por outro lado, os tricíclicos parecem causar alívio sintomático mais rapidamente, possivelmente em função da ação em noradrenalina e dopamina, sistemas sabidamente comprometidos nessas doenças. Eles também possuem a vantagem de melhorar o sono, o que pode resultar em uma sensação subjetiva de melhora do quadro depressivo. Ultrapassado o *delay* de resposta aos ISRS, contudo, ambas as classes parecem ter eficácia semelhante no alívio de sintomas vegetativos, disforia e ansiedade[20] (ver Tabela 3).

Finalmente, estimulação eletromagnética transcraniana (TMS) e eletroconvulsoterapia (ECT) demonstram benefício com relação a depressão e outros sintomas neuropsiquiátricos, em especial, agitação grave[10,17,21].

Tabela 3 Tratamento farmacológico dos transtornos de humor na demência com corpos de Lewy (DCL) e na demência devido à doença de Parkinson (DDP)

Medicação	Dose	Efeitos colaterais
Escitalopram	Início de dose: 5-10 mg/dia Podendo aumentar a dose até 20 mg/dia	Náuseas, vômitos, dor abdominal, diarreia Piora do tremor e do parkinsonismo Agitação, ansiedade, insônia, fadiga
Citalopram	Início de dose: 10 mg/dia, por 2-4 semanas Podendo aumentar a dose até 20 mg/dia	
Sertralina	Início de dose: 25 mg/dia, por 1-2 semanas Podendo aumentar a dose até 200 mg/dia	
Venlafaxina XR	Início de dose: 37,5 mg, por 1-2 semanas podendo aumentar a dose até 225 mg/dia	
Duloxetina	Início de dose: 30 mg, por 4 semanas Podendo aumentar a dose até 120 mg/dia	
Mirtazapina	Início de dose: 7,5-15 mg por 2-4 semanas Podendo aumentar a dose até 45 mg/dia	Sonolência Aumento do apetite
Trazodona	Início de dose: 50 mg Podendo aumentar a dose até 300 mg	Sonolência Sedação Hipotensão ortostática Priapismo Alargamento do intervalo QT

Apatia

Apatia é uma síndrome definida como um estado de diminuição da motivação e da iniciativa, diminuição dos interesses e da curiosidade cognitiva, e redução da ressonância afetiva e emocional aos estímulos internos e do ambiente. Nas doenças com corpos Lewy, a síndrome é determinada pelo envolvimento, em graus variáveis, de diferentes vias cerebrais, principalmente colinérgicas e dopaminérgicas, o que tem implicação prática no tratamento[22]. A Figura 1 ilustra esses subdomínios, bem como sugere uma abordagem terapêutica específica, mais pertinente a cada um deles.

Distúrbios do sono

Nos pacientes com DCL e DDP, os distúrbios do sono são frequentes e podem mostrar gravidade considerável. Além de insônia e fragmentação do ciclo de sono, esses pacientes apresentam distúrbio comportamental do sono REM (DCREM), síndrome das pernas inquietas, apneia obstrutiva e sonolência diurna[1,23].

Semelhantemente ao que ocorre em outras situações em que há problemas com o sono, o manejo deve começar com orientação de medidas de higiene do sono. Além disso, em especial quando há DCREM, estratégias que garantam a segurança do paciente se fazem necessárias, como colocar o colchão no chão, remover objetos

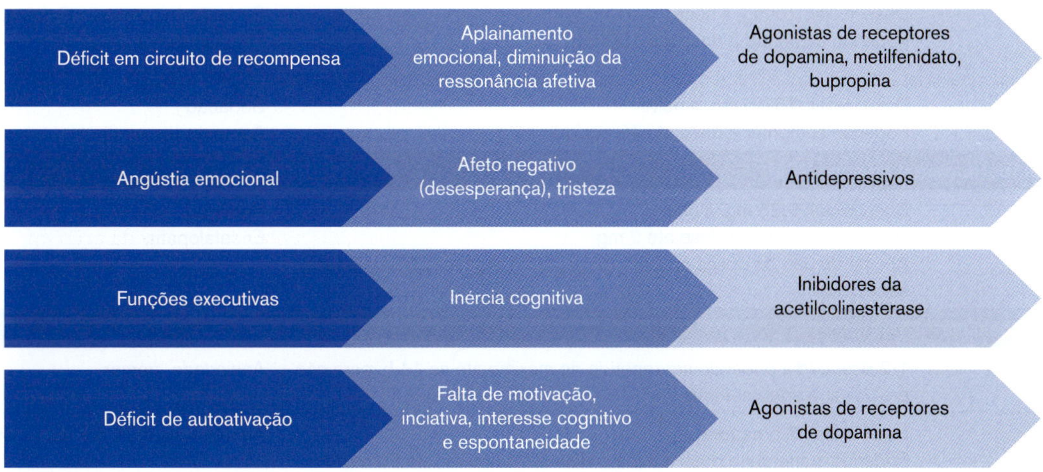

Figura 1 Aspectos da apatia na demência com corpos de Lewy e na demência na doença de Parkinson: implicações no tratamento.
Fonte: adaptada de Pagonabarraga[22].

potencialmente perigosos do quarto (cortantes, vidro) e, eventualmente, orientar que o parceiro durma em uma cama separada[10].

Quando as intervenções ambientais falham, ainda antes de instituir a farmacoterapia, o clínico deve identificar e, quando possível, suspender o uso de fármacos que o paciente venha usando, que possam precipitar ou agravar o DCREM, como ISRS, IRSN e antidepressivos tricíclicos[24]. Amparado principalmente por uma extensa experiência clínica disponível na literatura, o uso de clonazepam[25] ou melatonina[26] parecem ser as melhores opções no manejo do DCREM.

Com relação ao uso de clonazepam, não está claro porque esse benzodiazepínico específico parece melhorar o sono dos pacientes com DCREM, enquanto outros fármacos da mesma classe, como lorazepam e diazepam, não são efetivos. A necessidade de escalonamento de dose e o desenvolvimento de dependência ou tolerância são raros. Doses entre 0,25 mg e 2,0 mg (dose usual de 0,5 mg), administradas 30 minutos antes de dormir, costumam ser efetivas, podendo ser escalonadas até 4,0 mg[27,28]. A necessidade de monitoramento de efeitos adversos é imperativa, não sendo rara a manifestação de sonolência diurna, incoordenação da marcha e tontura, enurese noturna, impotência, piora cognitiva e agravamento de problemas respiratórios[28].

A melatonina é um hormônio endógeno, relacionado com a regulação do ritmo circadiano. A administração exógena de melatonina, em doses que variam de 3 a 12 mg/dia (dose usual de 6 mg), administrada ao deitar, também mostrou benefício no manejo dos sintomas relacionados ao DCREM. Parece ser melhor tolerada que o clonazepam, com um perfil de efeitos adversos mais favorável. Ainda assim, a manifestação dose-dependente de cefaleia matinal, tontura, delírios e alucinações podem ocorrer, o que tende a ser reversível com a redução da dose[28,29]. A Tabela 4 traz um resumo dessas estratégias, bem como de outras opções no manejo dos distúrbios do sono e de sonolência excessiva em pacientes com DCL e DDP.

Outros sintomas

A DCL e a DDP demandam o tratamento do quadro motor e, frequentemente, das disautonomias que ocorrem nessas doenças. Os sintomas motores (parkinsonianos) na DCL costumam responder pobremente ao uso de levodopa, e não existem estudos demonstrando qualquer benefício do uso de agonistas dopaminérgicos ou outras medicações empregadas na DP idiopática. Pacientes com DDP habitualmente já estão recebendo o tratamento padrão para o quadro motor da DP antes do início do comprometimento cognitivo (ver Tabela 5).

As disautonomias mais frequentes na DCL e DDP incluem hipotensão ortostática, incontinência urinária e obstipação intestinal. Medidas iniciais no caso das disautonomias incluem:

- Hipotensão ortostática: aumento da hidratação e do sal na dieta (caso não seja contraindicado), uso de meias compressivas e realização de manobras de transferência (levantar-se) de forma mais lenta.
- Obstipação intestinal: redução ou suspensão (se possível) de medicações com efeito anticolinérgico, aumento da hidratação, ajuste da dieta e aumento da atividade física. A Tabela 6 mostra o tratamento farmacológico das principais disautonomias.

Tabela 4 Tratamento farmacológico dos transtornos do sono na demência com corpos de Lewy (DCL) e demência devido à doença de Parkinson (DDP)

Insônia		
Melatonina*	Dose inicial:1-3 mg (1-2 horas antes de deitar) Podendo aumentar a dose até 6 mg/dia	Cefaleia
Trazodona	Dose inicial: 25 mg, à noite Podendo aumentar a dose até 150 mg	Sedação, hipotensão Ortostática Priapismo Alargamento do intervalo QT
Mirtazapina	Dose inicial: 7,5-15 mg, à noite Podendo aumentar a dose até 45 mg/dia	Sedação Aumento do apetite
Distúrbio comportamental do sono REM*		
Clonazepam	Dose inicial: 0,25 mg, à noite Podendo aumentar a dose até 2 mg Apesar do uso de doses maiores (p. ex., até 4 mg) ser possível, deve ser evitado	Sedação Encefalopatia
Sonolência excessiva		
Café	1-2 xícaras/dia podendo ser repetido no máximo até as 14 h, para não prejudicar o sono noturno	Ansiedade, tremor
Metilfenidato	Dose inicial: 2-5 mg/dia Podendo aumentar a dose a cada 5 dias até o máximo de 20 mg/dia	Anorexia, insônia, dor abdominal
Modafinil	Dose inicial: 100 mg/dia Podendo aumentar a dose até 400 mg/dia	Cefaleia, diminuição do apetite, ansiedade

*A melatonina pode ser utilizada para a insônia e/ou distúrbio comportamental do sono REM. DCL: demência com corpos de Lewy; DDP: demência devido à doença de Parkinson.

Tabela 5 Tratamento farmacológico do quadro motor na demência com corpos de Lewy (DCL)

Medicação	Dose	Efeitos colaterais
Carbidopa/levodopa	Dose inicial: 25 mg/100 mg, 2x/dia Dose alvo: 25 mg/100 mg, 3x/dia	Náusea, vômitos, hipotensão, psicose, flutuações motoras e discinesias

Tabela 6 Tratamento farmacológico dos sintomas disautonômicos na demência com corpos de Lewy (DCL) e na demência devido à doença de Parkinson (DDP)

Medicação	Dose	Efeitos colaterais
Hipotensão ortostática		
Fludrocortisona	Dose inicial: 0,1 mg/dia Podendo aumentar a dose após 1 semana até a dose máxima de 0,2 mg/dia	Hipertensão ICC
Desmopressina oral	Dose inicial: 0,1 mg, 3x/dia Podendo aumentar a dose até 1,2 mg/dia	Hiponatremia
Desmopressina *spray* nasal	10 a 40 mcg/ dia	
Incontinência urinária ▪ Antispasmódicos da classe das aminas quaternárias (possuem menor ação anticolinérgica central)		
Tróspio	Dose inicial: 20 mg/dia Podendo aumentar a dose até 20 mg, 2x/dia	Xerostomia, obstipação, visão turva
Darifenacina	7,5 mg/dia	
Obstipação intestinal	Emolientes, laxantes de contato e osmóticos	Cólicas abdominais, flatulência

DCL: demência com corpos de Lewy; DDP: demência devido à doença de Parkinson; ICC: insuficiência cardíaca congestiva.

Tratamento não farmacológico

Melhora física, cognitiva, nas atividades de vida diária, de sintomas motores, sintomas depressivos e de qualidade de vida como um todo foi relatada em diversos estudos que promoveram intervenções relacionadas a atividade física em pacientes com doença por corpúsculos de Lewy. Apesar de estudos que forneçam evidências mais sólidas serem necessários, considerando o potencial benefício e o risco mínimo para os pacientes, intervenções envolvendo atividade física devem ser implementadas sempre que possível[21].

DEGENERAÇÃO LOBAR FRONTOTEMPORAL (DLFT)

Ao se formular uma abordagem terapêutica para o paciente com DLFT, é importante ter em mente que esse diagnóstico engloba diferentes entidades patológicas que comprometem seletivamente o córtex frontal e temporal. As manifestações clínicas incluem déficits progressivos nas funções executivas, linguagem e comportamento[30].

Uma vez que não existem tratamentos modificadores de doença, a abordagem farmacológica na DFT tem por objetivo atenuar os sintomas neurocomportamentais, causa considerável de sofrimento para os pacientes e seus cuidadores. Assim como ocorrem em outros casos de demência, apesar da prescrição de uma miríade de fármacos ser prática comum nesses casos, as evidências mais consistentes de eficácia e tolerabilidade dos psicofármacos na DFT são limitadas[31].

A variante comportamental (DFT-VC) exige tratamento mais precocemente. São característicos desse quadro comportamento estereotipado e repetitivo, hiperreatividade (com baixa tolerância à frustração, irritabilidade e agressividade), comportamento hipersexualizado e impulsividade. Sintomas do espectro emocional não são raros, com apatia, depressão e oscilações frequentes de humor. Por fim, os pacientes com DFT-VC podem também apresentar sintomas psicóticos, agravando ainda mais o comportamento e dificultando o manejo[30].

Apesar do manejo farmacológico não ser necessário nas fases iniciais das variantes de linguagem da DFT (gramática e semântica), conforme as degenerações focais se tornam mais difusas, comprometendo mais extensamente os lobos frontais e temporais, as manifestações comportamentais se tornam exuberantes, e os pacientes frequentemente passam a exigir uma abordagem medicamentosa[30].

Diversos sistemas de neurotransmissores mostraram-se comprometidos na DFT[32], e a sua reposição e modulação são, portanto, alvos terapêuticos para o manejo dos sintomas comportamentais, cognitivos e motores dos pacientes acometidos pela patologia. Assim, o arsenal terapêutico inclui os ISRS, antipsicóticos (principalmente atípicos), inibidores da acetilcolinesterase e antagonistas de receptores NMDA de glutamato[33].

Inibidores da recaptação de serotonina (antidepressivos)

Dentre os déficits de neurotransmissores na DFT, as evidências mais consistentes apontam para intervenção no sistema serotoninérgico. O córtex frontal é rico em projeções serotoninérgicas dos núcleos da rafe, e as características clínicas de disfunção serotoninérgica, incluindo depressão, agitação e impulsividade são manifestações comportamentais comumente observadas na DFT[33]. O uso de ISRS é ainda encorajado pela sobreposição sintomática da DFT com outros transtornos mentais, estes últimos tratados com serotoninérgicos[32].

Dessa forma, o uso de antidepressivos deve ser a abordagem terapêutica inicial em pacientes com alterações comportamentais relacionadas a DFT. Os ISRS costumam ajudar no manejo do comportamento impulsivo e compulsivo, na agressividade e agitação, e no comportamento alimentar aberrante[34].

Das medicações estudadas, a trazodona (um antidepressivo com características serotoninérgicas atípicas) é uma das drogas avaliadas em um estudo duplo-cego, randomizado e controlado. Nesse estudo, 26 pacientes com diagnóstico de DFT receberam até 300 mg de trazodona, com redução significativa na pontuação do inventário neuropsiquiátrico (NPI) após 12 semanas de tratamento, o que reflete uma melhora nos sintomas comportamentais, especialmente irritabilidade, agitação, depressão e comportamento alimentar aberrante. Os pacientes não apresentaram, contudo, melhora na pontuação do Mini-Mental (MEEM), demonstrando que a melhora se dá mais ao nível do comportamento do que da cognição[34]. O *follow-up* desse estudo mostrou que os pacientes em uso de trazodona não apresentaram aumento da pontuação do NPI após 2 anos, sugerindo que a droga possa ter eficácia no tratamento a longo prazo dos sintomas comportamentais da DFT[35].

A paroxetina também foi estudada no manejo dos sintomas comportamentais da DFT em um estudo duplo-cego, randomizado e controlado (que incluiu apenas 10 pacientes). Os pacientes receberam até 40 mg da droga e não só não apresentaram melhora, como manifestaram piora cognitiva quando comparados ao grupo placebo[36]. Apesar de estudos não controlados indicarem que a paroxetina pode ser benéfica e bem tolerada, com melhora dos sintomas comportamentais[37,38], o seu maior potencial de efeito anticolinérgico, principalmente quando há necessidade de doses mais altas, sugere que esta não seja a melhor opção no tratamento de pessoas com quadros demenciais[39].

A resposta a outros antidepressivos foi avaliada apenas em estudos abertos e não controlados e, apesar de se tratarem de dados valiosos na prática clínica, o pequeno número de participantes, diagnóstico não confirmado (em alguns estudos) e pouco tempo de seguimento deixam evidente que se trata de um campo que urge por novas pesquisas. Fluoxetina (20 mg), sertralina (50-125 mg) e paroxetina (20 mg), em um estudo com 11 pacientes com provável DFT e duração de apenas 3 meses de tratamento, mostraram melhora de desinibição, depressão e comportamento alimentar aberrante[37]. Fluvoxamina (50 mg), em um estudo com duração de 12 semanas, com 16 pacientes com DFT-VC, mostrou melhora de estereotipias comportamentais (motora e alimentar), e foi relativamente bem tolerada[40]. Finalmente, um estudo com 15 pacientes com DFT, dos quais 12 apresentavam DFT-VC, foram tratados com citalopram (10-40 mg), com melhora considerável de irritabilidade, depressão e desinibição. Novamente, não houve melhora cognitiva ou relacionada à capacidade de desempenhar atividades de vida diária[41].

Consideradas as evidências disponíveis, por demonstrarem alguma eficácia em pacientes com DFT, além de serem medicações com ação levemente mais sedativa (o que pode ser desejável em pacientes gravemente agitados), parece razoável abordar esses pacientes inicialmente com trazodona (em doses até 300 mg) ou citalopram (doses até 40 mg, com atenção a possíveis efeitos adversos cardiovasculares). Distúrbios comportamentais mais graves acabam exigindo a introdução de um antipsicótico para seu manejo.

Antidopaminérgicos (antipsicóticos)

Além de projeções serotoninérgicas, as áreas cerebrais acometidas pela DFT também são ricas em projeções dopaminérgicas, com consequente acometimento desse sistema de neurotransmissores na doença. Considerado o déficit dopaminérgico, parece um contrassenso o uso de medicações antagonistas desses receptores. Entretanto, o sucesso dos antipsicóticos no manejo de outras condições em que há psicose e agitação psicomotora, incluindo-se esquizofrenia e outros tipos de demência, oferece suporte prático ao seu uso. Além disso, os antipsicóticos de nova geração possuem mecanismos de ação complexos, com menor afinidade por receptores D2 de dopamina, o que pode resultar em um melhor perfil de ação e tolerabilidade[32,42].

É verdade, contudo, que o perfil desfavorável de efeitos adversos dessa classe de fármacos exige cuidado especial na sua prescrição, especialmente na população geriátrica. Existe um alto risco de desenvolvimento de sintomas extrapiramidais, incluindo-se acatisia e parkinsonismo, depressão, incontinência urinária, quedas e sedação[43], além de um aumento considerável na mortalidade[44].

Mesmo assim, o uso de antipsicóticos na prática clínica é frequente, e têm como objetivo atenuar algumas das manifestações comportamentais das demências, como agitação psicomotora, psicose, labilidade emocional e comportamento socialmente inapropriado[33].

Olanzapina (2,5-10 mg) foi estudada em 17 pacientes com diagnóstico provável de DFT; pacientes estes que exibiam significativamente mais desinibição e euforia que os com demência por outras causas (em outros grupos do estudo), além de manifestarem sintomas, como estereotipias, comportamento alimentar aberrante, perda da crítica social e do interesse, delírios, oscilações de humor e errância. O uso da olanzapina resultou em redução marcante dos delírios e outros sintomas neuropsiquiátricos, além de redução nas taxas de estresse do cuidador, achados favoráveis ao uso da droga na DFT[43].

Há também relatos de casos envolvendo o uso de risperidona e aripiprazol no manejo dos sintomas neuropsiquiátricos da DFT, incluindo comportamento sexual aberrante[45,46]. É importante ressaltar que os pacientes com DFT apresentam maior risco de efeitos extrapiramidais[47], e no caso da risperidona, evidenciaram-se efeitos adversos, como parkinsonismo e acatisia, o que sugere que essa droga, bem como os antipsicóticos típicos, devem ser evitados. Assim, drogas que poupam receptores D2, como a quetiapina, são preferíveis para o manejo sintomático desses pacientes, mesmo que as evidências do seu uso na DFT sejam escassas, constituindo uma extrapolação de eficácia em outras patologias.

Inibidores da acetilcolinesterase (iAche)

As vias colinérgicas são menos comprometidas nos casos de DFT quando comparados a DA[32]. Contudo, considerado o benefício que essas medicações proporcionam aos pacientes com DA, estudos envolvendo os principais iAChe foram conduzidos em pacientes com DFT.

Em uma recente revisão do Cochrane[48], que incluiu apenas estudos duplo-cegos, controlados e randomizados, apenas um estudo relacionado a pacientes com DFT foi incluído. Neste estudo envolvendo o uso de galantamina, Kertesz et al.[49] não evidenciaram melhora em nenhum parâmetro avaliado nos pacientes durante as 18 semanas de seguimento. A revisão conclui, assim, que não há evidências mais consistentes que deem apoio ao uso de iAche em pacientes com DFT[49]. Assim, diferentemente do que ocorre em boa parte dos casos de demência, os iAche não são benéficos no tratamento da DFT, e podem até mesmo agravar os distúrbios comportamentais e acelerar o declínio cognitivo observados nesses pacientes[32,50].

Entretanto, apesar do consenso geral ser de que os iAche não devem ser usados na DFT, alguns estudos abertos (e portanto sujeitos a vieses), demonstraram resultados positivos. O uso de rivastigmina (3-9 mg) foi avaliado em 20 pacientes com diagnóstico provável de DFT, acompanhados por 12 meses. A medicação foi bem tolerada e reduziu significativamente os sintomas comportamentais (redução na pontuação do NPI), mas não preveniu o declínio cognitivo (avaliado através do MEEM)[51]. Talvez, em um futuro próximo, estudos melhor estruturados e controlados responderão se um subgrupo dos pacientes com DFT poderia se beneficiar dos iAche.

Moduladores de receptor NMDA (glutamato)

A memantina é uma medicação comumente prescrita para casos moderados e graves de DA, e consequentemente o seu uso também foi investigado no manejo comportamental de pacientes com DFT. Além disso, acredita-se que a toxicidade relacionada ao glutamato também desempenha um papel na fisiopatologia da DFT-VC, dando ainda mais suporte teórico ao seu uso[32].

Além de estudos abertos, o uso de memantina foi avaliado em dois estudos mais robustos, duplos-cegos, controlados e randomizados. Vercelletto et al.[52] seguiram pacientes com DFT em uso de memantina (10 mg) por 12 meses. Apesar de bem tolerado, o tratamento não resultou em nenhum benefício[52]. Boxer et al.[53] também avaliaram o potencial terapêutico da memantina (20 mg) na DFT; neste caso, não só não houve melhora clínica como os pacientes tratados com o fármaco tiveram piora cognitiva[53].

Dessa forma, as evidências atuais não dão suporte ao uso sistemático de memantina em pacientes portadores de DFT.

Outras abordagens farmacológicas

Psicoestimulantes foram estudados como uma abordagem alternativa em pacientes com DFT, graças a sua propriedade de elevar a concentração de catecolaminas e melhorar assim a função cognitiva, além de atenuar a disfunção orbitofrontal e frontoestriatal. Assim, demonstrou-se que medicações como o metilfenidato podem minimizar disfunções relacionadas a comportamentos de risco nesses pacientes[54]. Apesar de outros estudos também terem encontrados resultados encorajadores, apenas pequenos grupos de pacientes foram abordados, e o uso dessas medicações em pacientes com DFT deve ser cautelosa.

O uso de ocitocina foi estudado na tentativa de remediar distúrbios emocionais, frequentes em pacientes com DFT, com redução discreta na pontuação do NPI após o seu uso[55].

Finalmente, novas abordagens terapêuticas que têm como alvo aspectos específicos da fisiopatologia da DFT vêm sendo estudadas, e podem contribuir na elaboração de estratégias modificadoras de doença. Esses *trials* incluem medicações que atuam na proteína tau, no gene da progranulina (GRN), no gene MAPT (que codifica a proteína Tau), entre outros[56].

Intervenções não farmacológicas

Apesar da gravidade das manifestações comportamentais na DFT, é sempre preferível uma tentativa inicial com intervenções não farmacológicas, que devem focar no bem-estar do paciente e proporcionar uma diminuição do estresse do cuidador[57]. Para os cuidadores, diversas dimensões sintomáticas envolvendo o comportamento mostram-se de manejo problemático: exploração do ambiente, desinibição, agressividade, hiperoralidade e problemas na fala e comunicação. É importante salientar, contudo, que as intervenções devem focar na qualidade de vida do paciente, e que "segurança a todo custo" é impossível. Assim, para otimizar o sucesso na abordagem, é importante focar no problema mais grave e proeminente no momento, e não tentar resolver uma série de alterações comportamentais simultaneamente[58].

Para garantir a segurança física do paciente, atenção ao ambiente domiciliar, com medidas que diminuam o risco de acidentes é fundamental. Muitos indivíduos se tornam incapazes de conduzir carros e outros veículos, e restringir e/ou impedi-los é frequentemente difícil, já que não raramente é causa de protestos, irritação e até agressividade por parte do paciente mas, ainda assim, trata-se de intervenção frequentemente necessária. Outro problema muito comum é a perda do controle financeiro e a necessidade de restrição quanto ao uso de cartão de crédito e acesso à conta bancária. Por fim, nos casos em que o paciente ainda está trabalhando, uma aposentadoria precoce também é frequente[59,60].

A prática de atividade física, proporcional à capacidade do paciente, ou fisioterapia pode ser benéfica, em especial em pacientes com distúrbios do movimento, lembrando que parkinsonismo não é raro na DFT, aumentando o risco de quedas. Alguns estudos demonstram que a atividade física proporciona benefícios que extrapolam a questão motora, e sua prática regular está associada à melhora do humor e da cognição[61-63].

Por fim, a hiperoralidade pode fazer com que esses pacientes venham a ingerir substâncias não comestíveis, colocando-os em risco. Além disso, também são mais propensos a ganho de peso, aumento do tabagismo e ingestão de álcool, exigindo que a organização da casa previna o acesso fácil a elementos potencialmente perigosos[64].

DEMÊNCIA VASCULAR

O tratamento do comprometimento cognitivo vascular (CCV) baseia-se em medidas que visem a prevenção do efeito deletério que a progressão da doença cerebrovascular (DCV) provoca sobre a cognição. Esforços em prevenção primária e secundária para controle dos fatores de risco vasculares, no entanto, não parecem surtir o efeito que seria esperado pela lógica. O tratamento sintomático do CCV também apresenta opções limitadas e as medidas de psicoeducação e reabilitação devem ser enfatizadas.

Prevenção primária

A prevenção primária de eventos cerebrovasculares deve ser considerada o pilar principal da abordagem terapêutica à CCV. A modificação de fatores de risco vascular e a detecção e tratamento precoce dos fatores de risco para acidente vascular encefálico (AVE) parecem permitir uma diminuição na incidência do CCV. Um estudo de Sposato et al.[65] demonstrou que a queda na incidência de AVE foi seguida, em alguns anos, pela queda da incidência de demências na população de Ontario, a partir de mudanças de hábitos de vida, como dieta, exercícios físicos, monitoramento e controle de risco vascular, somado a exercícios cognitivos[65]. Outro estudo, conhecido como INTERSTROKE, realizado majoritariamente com população de países em desenvolvimento, foi capaz de determinar que cinco fatores modificáveis eram responsáveis por 80% do risco de incidência de AVE isquêmico e hemorrágico: sedentarismo, obesidade abdominal, tabagismo, HAS (hipertensão arterial sistêmica) e dieta inadequada (principalmente excesso de sal). Os três últimos, mostraram-se passíveis de controle, mesmo em populações mais vulneráveis. Em termos populacionais, ao se postergar o início dos sintomas cognitivos em alguns anos, é esperada uma redução significativa do impacto social da demência, com diminuição de incidência de até 50% em uma década[66].

Prevenção secundária

Em relação à prevenção da evolução da CCV pós-AVE, não há até o momento estudos comprovando que o controle estrito dos fatores de risco vascular tenha impacto na redução da evolução para DV, possivelmente ligada a estados mais avançados de lesão vascular no início do tratamento. No entanto, medidas para evitar a recorrência de AVE devem ser preconizadas[67]. Outro ponto com possível implicação positiva é o diagnóstico precoce de comprometimento cognitivo no paciente pós-AVE. Tang et al.[68] propõem avaliações periódicas das funções cognitivas nesse grupo de pacientes para identificação precoce e consequente acompanhamento adequado das alterações apresentadas[68].

Tratamento farmacológico

Assim como no caso de outras demências, o tratamento sintomático da DV é limitado. Estudos avaliando o uso de inibidores da acetilcolinesterase e memantina não apresentaram resultados concordantes. No entanto, de acordo com uma publicação da American Stroke Association (ASA)[69], donepezila pode ser útil para melhora cognitiva de pacientes com DV (classe IIa, nível A de evidência), enquanto a galantamina pode trazer benefícios para pacientes com demência mista DV-DA (classe IIa, nível A de evidência).

Quanto sintomas depressivos se fazem presentes, o que é uma alteração comum em pacientes com DV, os inibidores seletivos de recaptação de serotonina podem ser úteis, especialmente em pacientes com síndrome pseudobulbar.

Tratamento não farmacológico

O tratamento não farmacológico no CCV visa, como em todas as formas de declínio cognitivo, à manutenção da qualidade de vida do paciente e diminuição do estresse do cuidador. A intervenção multidisciplinar envolvendo fisioterapia, fonoaudiologia, terapia ocupacional e reabilitação cognitiva será discutida em capítulos específicos deste livro.

CONSIDERAÇÕES FINAIS

Apesar da proeminência de sintomas cognitivos e comportamentais nos quadros de demência, abordagens não farmacológicas são sempre preferíveis às farmacológicas. Quando a abordagem farmacológica se faz necessária, o clínico deve sempre ponderar o custo/benefício da intervenção, já que muitas drogas cursam com efeitos colaterais que podem agravar a clínica. Tratamentos modificadores de doença e estudos controlados de medicações usadas para o manejo dos sintomas neuropsiquiátricos são necessários para dar maior embasamento a práticas clínicas disseminadas no manejo sintomático desses pacientes.

Vinheta clínica

Sra. Rose, 56 anos, sempre foi uma mulher extremamente educada e carinhosa. Optou por trabalhar em casa após o casamento, sendo muito atenciosa com os filhos (e depois com os netos). Mulher inteligente e articulada, administrava a casa, incluindo as finanças, com efetividade e pragmatismo. No seu tempo livre gostava de ir ao teatro e jogar damas com a amiga.

Por isso mesmo, não foi sem surpresa que seu filho a ouviu proferindo um sonoro "palavrão" na mesa de jantar, na véspera de natal, na frente de todos, inclusive das crianças. Falava, irritada, de um vizinho, de quem não gostava. Poderia ter sido um caso isolado, mas depois deste dia os xingamentos se tornaram mais frequentes, bem como a demonstração de irritação e oscilações de humor. Ela passou a comer demais, principalmente doces, e ganhou cerca de 10 kg. Ainda fazia suas atividades em casa, não com a mesma qualidade, mas o marido teve que assumir o controle financeiro. No jogo de damas se confundia com os movimentos das peças e passou a não conseguir mais jogar. O marido notou que havia algo definitivamente errado quando ela saiu com as roupas íntimas para regar o jardim na frente da casa, no meio da tarde.

Foi levada ao médico que afirmou se tratar de Alzheimer e prescreveu donepezila. Mas, dias após o início do uso da medicação, a paciente apresentou acentuação considerável da agitação, com aparente piora da cognição. O quadro preocupou a todos e a Sra. Rose foi levada a um psiquiatra. A investigação identificou atrofia preferencial das regiões frontotemporais, em especial orbitofrontais. O PET-CT também mostrou hipometabolismo frontal, e foi elaborada a hipótese diagnóstica de DFT, variante comportamental.

Foi medicada com trazodona 50 mg, posteriormente escalonada até 100 mg, com diminuição da labilidade emocional e melhora do controle comportamental. Ainda assim, após alguns meses, a Sra. Rose passou a apresentar ideias delirantes de que o vizinho estaria entrando na casa à noite e foi acrescentado quetiapina 25 mg à prescrição inicial, com diminuição considerável dos sintomas psicóticos.

Comentário da vinheta

O caso acima ilustra algumas questões importantes no manejo dos sintomas comportamentais da DFT. Primeiramente, é importante enfatizar que não há evidência do uso de iAche nesses casos, e esta classe de fármacos pode até mesmo piorar o comportamento e a cognição. As principais vias relacionadas ao quadro são a serotoninérgica e a dopaminérgica. Por isso, é uma boa prática iniciar o manejo do quadro com um antidepressivo, não só pela efetividade como pelo melhor perfil de efeitos adversos e menor risco. Ainda assim, muitas vezes o quadro é exuberante e exige a introdução de um antipsicótico. Nesses casos deve-se preferir medicações com menor afinidade pelos receptores D2 da dopamina, lembrando que a presença de sintomas parkinsonianos em pacientes portadores de DFT é frequente.

Para aprofundamento

- Taylor J-P, McKeith IG, Burn DJ, Boeve BF, Weintraub D, Bamford C, et al. New evidence on the management of Lewy body dementia. Lancet Neurol. 2020;19(2):157-69.
  - ⇨ **Uma revisão atual das últimas evidências no manejo sintomático dos pacientes com demência relacionada a corpúsculos de Lewy.**
- Huey ED, Putnam KT, Grafman J. A systematic review of neurotransmitter deficits and treatments in frontotemporal dementia. Neurology. 2006;66(1):17-22.
  - ⇨ **Revisão das principais vias comprometidas nos pacientes com DFT, e sua implicação com o manejo clínico.**
- Gorelick PB, Scuteri A, Black SE, DeCarli C, Greenberg SM, Iadecola C, et al. Vascular contributions to cognitive impairment and dementia. Stroke. 2011;42(9):2672-713.
  - ⇨ **Uma extensa revisão sobre os diversos aspectos do comprometimento cognitivo relacionado a eventos vasculares.**

REFERÊNCIAS BIBLIOGRÁFICAS

1. **McKeith IG, Boeve BF, Dickson DW, Halliday G, Taylor J-P, Weintraub D, et al. Diagnosis and management of dementia with Lewy bodies: fourth consensus report of the DLB consortium. Neurology. 2017;89(1):88-100.**
   ⇨ **O último consenso dos critérios para diagnóstico de DCL, com considerações quanto ao manejo dos sintomas clínicos.**
2. Emre M, Aarsland D, Brown R, Burn DJ, Duyckaerts C, Mizuno Y, et al. Clinical diagnostic criteria for dementia associated with Parkinson's disease. Mov Disord. 2007;22(12):1689-707.
3. Ferman TJ, Smith GE, Boeve BF, Graff-Radford NR, Lucas JA, Knopman DS, et al. Neuropsychological differentiation of dementia with Lewy bodies from normal aging and Alzheimer's disease. Clin Neuropsychol. 2006;20(4):623-36.
4. Stinton C, McKeith I, Taylor J-P, Lafortune L, Mioshi E, Mak E, et al. Pharmacological management of Lewy body dementia: a systematic review and meta-analysis. Am J Psychiatry. 2015;172(8):731-42.
5. Wang H-F, Yu J-T, Tang S-W, Jiang T, Tan C-C, Meng X-F, et al. Efficacy and safety of cholinesterase inhibitors and memantine in cognitive impairment in Parkinson's disease, Parkinson's disease dementia, and dementia with Lewy bodies: systematic review with meta-analysis and trial sequential analysis. J Neurol Neurosurg Psychiatry. 2015;86(2):135-43.
6. Fields JA. Cognitive and neuropsychiatric features in Parkinson's and Lewy body dementias. Arch Clin Neuropsychol. 2017;32(7):786-801.
7. Liu S, Liu J, Wang X-D, Shi Z, Zhou Y, Li J, et al. Caregiver burden, sleep quality, depression, and anxiety in dementia caregivers: a comparison of frontotemporal lobar degeneration, dementia with Lewy bodies, and Alzheimer's disease. Int Psychogeriatrics. 2018;30(8):1131-8.
8. NICE – National Institute for Health and Care Excellence. Dementia: assessment, management and support for people living with dementia and their carers. NICE guideline [NG97]. London; 2018.
9. Collerton D, Taylor J-P. Advances in the treatment of visual hallucinations in neurodegenerative diseases. Future Neurol. 2013;8(4):433-44.
10. **Taylor J-P, McKeith IG, Burn DJ, Boeve BF, Weintraub D, Bamford C, et al. New evidence on the management of Lewy body dementia. Lancet Neurol. 2020;19(2):157-69.**
   ⇨ **Revisão das mais recentes evidências no manejo da DCL, que é destaque no box de aprofundamento.**

11. Reus VI, Fochtmann LJ, Eyler AE, Hilty DM, Horvitz-Lennon M, Jibson MD, et al. The American Psychiatric Association practice guideline on the use of antipsychotics to treat agitation or psychosis in patients with dementia. Focus (Madison). 2017;15(1):81-4.
12. Cummings J, Isaacson S, Mills R, Williams H, Chi-Burris K, Corbett A, et al. Pimavanserin for patients with Parkinson's disease psychosis: a randomised, placebo-controlled phase 3 trial. Lancet. 2014;383(9916):533-40.
13. Kuring JK, Mathias JL, Ward L. Prevalence of depression, anxiety and PTSD in people with dementia: a systematic review and meta-analysis. Neuropsychol Rev. 2018;28(4):393-416.
14. Reijnders JSAM, Ehrt U, Weber WEJ, Aarsland D, Leentjens AFG. A systematic review of prevalence studies of depression in Parkinson's disease. Mov Disord. 2008;23(2):183-9.
15. Patterson L, Rushton SP, Attems J, Thomas AJ, Morris CM. Degeneration of dopaminergic circuitry influences depressive symptoms in Lewy body disorders. Brain Pathol. 2019;29(4):bpa.12697.
16. Gatt A, Ekonomou A, Somani A, Thuret S, Howlett D, Corbett A, et al. Importance of proactive treatment of depression in Lewy body dementias: the impact on hippocampal neurogenesis and cognition in a post-mortem study. Dement Geriatr Cogn Disord. 2018;44(5-6):283-93.
17. Seppi K, Ray Chaudhuri K, Coelho M, Fox SH, Katzenschlager R, Perez Lloret S, et al. Update on treatments for nonmotor symptoms of Parkinson's disease-an evidence-based medicine review. Mov Disord. 2019;34(2):180-98.
18. Haasum Y, Fastbom J, Johnell K. Use of antidepressants in Parkinson's disease: a Swedish register-based study of over 1.5 million older people. Parkinsonism Relat Disord. 2016;27:85-8.
19. Seppi K, Weintraub D, Coelho M, Perez-Lloret S, Fox SH, Katzenschlager R, et al. The movement disorder society evidence-based medicine review update: treatments for the non-motor symptoms of Parkinson's disease. Mov Disord. 2011;26(S3):S42-80.
20. Bomasang-Layno E, Fadlon I, Murray AN, Himelhoch S. Antidepressive treatments for Parkinson's disease: A systematic review and meta-analysis. Parkinsonism Relat Disord. 2015;21(8):833-42.
21. Morrin H, Fang T, Servant D, Aarsland D, Rajkumar AP. Systematic review of the efficacy of non-pharmacological interventions in people with Lewy body dementia. Int Psychogeriatrics. 2018;30(3):395-407.
22. **Pagonabarraga J, Kulisevsky J, Strafella AP, Krack P. Apathy in Parkinson's disease: clinical features, neural substrates, diagnosis, and treatment. Lancet Neurol. 2015;14(5):518-31.**
    ⇨ **Uma revisão das principais vias comprometidas nos quadros de apatia relacionados a DCL e Parkinson, com considerações quanto ao manejo clínico.**
23. Frauscher B, Iranzo A, Gaig C, Gschliesser V, Guaita M, Raffelseder V, et al. Normative EMG values during REM sleep for the diagnosis of REM sleep behavior disorder. Sleep. 2012;35(6):835-47.
24. Dauvilliers Y, Schenck CH, Postuma RB, Iranzo A, Luppi P-H, Plazzi G, et al. REM sleep behaviour disorder. Nat Rev Dis Prim. 2018;4(1):19.
25. Schenck CH, Mahowald MW. Long-term, nightly benzodiazepine treatment of injurious parasomnias and other disorders of disrupted nocturnal sleep in 170 adults. Am J Med. 1996;100(3):333-7.
26. McGrane IR, Leung JG, St. Louis EK, Boeve BF. Melatonin therapy for REM sleep behavior disorder: a critical review of evidence. Sleep Med. 2015;16(1):19-26.
27. McCarter SJ, Boswell CL, St. Louis EK, Dueffert LG, Slocumb N, Boeve BF, et al. Treatment outcomes in REM sleep behavior disorder. Sleep Med. 2013;14(3):237-42.
28. Jung Y, St. Louis EK. Treatment of REM Sleep Behavior Disorder. Curr Treat Options Neurol. 2016;18(11):50.
29. Boeve B. Melatonin for treatment of REM sleep behavior disorder in neurologic disorders: results in 14 patients. Sleep Med. 2003;4(4):281-4.
30. **Bang J, Spina S, Miller BL. Frontotemporal dementia. Lancet. 2015;386(10004):1672-82.**
    ⇨ **Revisão bastante abrangente de DLFT.**
31. Piguet O, Kumfor F. Frontotemporal dementias: main syndromes and underlying brain changes. Curr Opin Neurol. 2020;33(2):215-21.
32. **Huey ED, Putnam KT, Grafman J. A systematic review of neurotransmitter deficits and treatments in frontotemporal dementia. Neurology. 2006;66(1):17-22.**
    ⇨ **Uma revisão dos principais neurotransmissores comprometidos na DFT, com considerações relacionadas a clínica. Destaque no box de aprofundamento.**
33. Seltman RE, Matthews BR. Frontotemporal Lobar Degeneration. CNS drugs. 2012;26(10):841-70.
34. Lebert F, Stekke W, Hasenbroekx C, Pasquier F. Frontotemporal dementia: a randomised, controlled trial with trazodone. Dement Geriatr Cogn Disord. 2004;17(4):355-9.
35. Lebert F. Behavioral benefits of trazodone are sustained for the long term in frontotemporal dementia. Therapy. 2006;3(1):93-6.
36. Rahman S, Nestor PJ, Hodges JR, Sahakian BJ, Deakin JB. Paroxetine does not improve symptoms and impairs cognition in frontotemporal dementia: a double-blind randomized controlled trial. Psychopharmacol. 2004;172(4):400-8.
37. Swartz JR, Miller BL, Lesser IM, Darby AL. Frontotemporal dementia: treatment response to serotonin selective reuptake inhibitors. J Clin Psychiatry. 1997;58(5):212-6.
38. Moretti R, Torre P, Antonello RM, Cazzato G, Bava A. Frontotemporal dementia: Paroxetine as a possible treatment of behavior symptoms. Eur Neurol. 2003;49(1):13-9.
39. Mdawar B, Ghossoub E, Khoury R. Selective serotonin reuptake inhibitors and Alzheimer's disease. Neural Regen Res. 2020;15(1):41-6.
40. Ikeda M, Shigenobu K, Fukuhara R, Hokoishi K, Maki N, Nebu A, et al. Efficacy of fluvoxamine as a treatment for behavioral symptoms in frontotemporal lobar degeneration patients. Dement Geriatr Cogn Disord. 2004;17(3):117-21.
41. Herrmann N, Black SE, Chow T, Cappell J, Tang-Wai DF, Lanctôt KL. Serotonergic function and treatment of behavioral and psychological symptoms of frontotemporal dementia. Am J Geriatr Psychiatry. 2012;20(9):789-97.
42. Tauscher J, Hussain T, Agid O, Verhoeff NPLG, Wilson AA, Houle S, et al. Equivalent occupancy of dopamine D1 and D2 receptors, with clozapine: differentiation from other atypical antipsychotics. Am J Psychiatry. 2004;161(9):1620-5.
43. Moretti R, Torre P, Antonello RM, Cazzato G, Griggio S, Bava A. Olanzapine as a treatment of neuropsychiatric disorders of Alzheimer's disease and other dementias: A 24-month follow-up of 68 patients. Am J Alzheimers Dis Other Demen. 2003;18(4):205-14.
44. Maust DT, Kim HM, Seyfried LS, Chiang C, Kavanagh J, Schneider LS, et al. Antipsychotics, other psychotropics, and the risk of death in patients with dementia. JAMA Psychiatry. 2015;72(5):438.
45. Curtis RC, Resch DS. Case of pick's central lobar atrophy with apparent stabilization of cognitive decline after treatment with risperidone. J Clin Psychopharmacol. 2000;20(3):384-5.
46. Nomoto H, Matsubara Y, Ichimiya Y, Arai H. A case of frontotemporal dementia with sexual disinhibition controlled by aripiprazole. Psychogeriatrics. 2017;17(6):509-10.
47. Kerrsens CJ, Pijnenburg YAL. Vulnerability to neuroleptic side effects in frontotemporal dementia. Eur J Neurol. 2008;15(2):111-2.
48. Li Y, Hai S, Zhou Y, Dong BR. Cholinesterase inhibitors for neurological conditions associated with rarer dementias. Cochrane Database Syst Rev. 2013;2013(7).
49. Kertesz A, Morlog D, Light M, Blair M, Davidson W, Jesso S, et al. Galantamine in frontotemporal dementia and primary progressive aphasia. Dement Geriatr Cogn Disord. 2008;25(2):178-85.
50. Mendez MF, Shapira JS, McMurtray A, Licht E. Preliminary findings: behavioral worsening on donepezil in patients with frontotemporal dementia. Am J Geriatr Psychiatry. 2007;15(1):84-7.
51. Moretti R, Torre P, Antonello RM, Cattaruzza T, Cazzato G, Bava A. Rivastigmine in frontotemporal dementia. Drugs Aging. 2004;21(14):931-7.
52. Vercelletto M, Boutoleau-Bretonnière C, Volteau C, Puel M, Auriacombe S, Sarazin M, et al. Memantine in behavioral variant frontotemporal dementia: negative results. J Alzheimer's Dis. 2011;23(4):749-59.
53. Boxer AL, Knopman DS, Kaufer DI, Grossman M, Onyike C, Graf-Radford N, et al. Memantine in patients with frontotemporal lobar degeneration: a multicentre, randomised, double-blind, placebo-controlled trial. Lancet Neurol. 2013;12(2):149-56.
54. Rahman S, Robbins TW, Hodges JR, Mehta MA, Nestor PJ, Clark L, et al. Methylphenidate ('Ritalin') can ameliorate abnormal risk-taking behavior in the frontal variant of frontotemporal dementia. Neuropsychopharmacol. 2006;31(3):651-8.

55. Jesso S, Morlog D, Ross S, Pell MD, Pasternak SH, Mitchell DGV, et al. The effects of oxytocin on social cognition and behaviour in frontotemporal dementia. Brain. 2011;134(9):2493-501.
56. Nardell M, Tampi RR. Pharmacological treatments for frontotemporal dementias: a systematic review of randomized controlled trials. Am J Alzheimers Dis Other Demen. 2014;29(2):123-32.
57. Caceres BA, Frank MO, Jun J, Martelly MT, Sadarangani T, de Sales PC. Family caregivers of patients with frontotemporal dementia: an integrative review. Int J Nurs Stud. 2016;55:71-84.
58. Talerico KA, Evans LK. Responding to safety issues in frontotemporal dementias. Neurology. 2001;56(11Suppl4):S52-5.
59. Piguet O, Hornberger M, Mioshi E, Hodges JR. Behavioural-variant frontotemporal dementia: Diagnosis, clinical staging, and management. Lancet Neurol. 2011;10(2):162-72.
60. Miller B, Llibre Guerra JJ. Frontotemporal dementia. In. Goldenberg G, Miller B. Handbook of clinical neurology. 1 ed. London: Elsevier; 2019. p. 33-45.
61. Cheng S-T, Chow PK, Song Y-Q, Yu ECS, Chan ACM, Lee TMC, et al. Mental and physical activities delay cognitive decline in older persons with dementia. Am J Geriatr Psychiatry. 2014;22(1):63-74.
62. Almeida SIL de, Gomes da Silva M, Marques ASP de D. Home-based physical activity programs for people with dementia: systematic review and meta-analysis. Gerontologist. 2019;20:gnz176.
63. Law CK, Lam FM, Chung RC, Pang MY. Physical exercise attenuates cognitive decline and reduces behavioural problems in people with mild cognitive impairment and dementia: a systematic review. J Physiother. 2020;66(1):9-18.
64. Manoochehri M, Huey ED. Diagnosis and management of behavioral issues in frontotemporal dementia. Curr Neurol Neurosci Rep. 2012;12(5):528-36.
65. Sposato LA, Kapral MK, Fang J, Gill SS, Hackam DG, Cipriano LE, et al. Declining incidence of stroke and dementia: coincidence or prevention opportunity? JAMA Neurol. 2015;72(12):1529.
66. Wolters FJ, Ikram MA. Epidemiology of vascular dementia. Arterioscler Thromb Vasc Biol. 2019;39(8):1542-9.
67. Graff-Radford J. Vascular cognitive impairment. Contin Lifelong Learn Neurol. 2019;25(1):147-64.
68. Tang EY, Amiesimaka O, Harrison SL, Green E, Price C, Robinson L, et al. Longitudinal effect of stroke on cognition: a systematic review. J Am Heart Assoc. 2018;7(2).
69. **Gorelick PB, Scuteri A, Black SE, DeCarli C, Greenberg SM, Iadecola C, et al. Vascular contributions to cognitive impairment and dementia. Stroke. 2011;42(9):2672-713.**

⇨ **Uma revisão sobre como a doença cerebrovascular compromete a cognição, com considerações quanto ao manejo clínico. Destaque no box de aprofundamento.**

4

Tratamento dos sintomas neuropsiquiátricos nas demências

Júlia Cunha Loureiro
Florindo Stella
Alexandra Martini de Oliveira
Orestes Vicente Forlenza

Sumário

PONTOS-CHAVE

- A manifestação de sintomas neuropsiquiátricos (SNP) nas demências é altamente prevalente. Em torno de 80 a 90% dos pacientes com declínio cognitivo e funcional, inclusive na doença de Alzheimer (DA), apresentam alterações de comportamento, como agitação, agressividade, delírios e alucinações, ansiedade, depressão ou apatia, ao longo do curso da doença.
- Há vários instrumentos com a finalidade de aferir a frequência e a severidade dos SNP, sendo o mais utilizado o Inventário Neuropsiquiátrico (INP), permitindo o acompanhamento da evolução clínica e possíveis modificações do padrão psicopatológico ao longo do tempo.
- O surgimento agudo ou subagudo de SNP pode ser decorrente de alterações ambientais, efeitos adversos de medicamentos, condições clínicas subjacentes (*delirium*) ou a própria evolução da doença neurodegenerativa. É imprescindível que o médico esteja atento a todos os fatores que podem estar contribuindo para as alterações comportamentais e investigue as diferentes causas.
- O tratamento dos SNP que ocorrem em pacientes com demência abrange diferentes vertentes que devem ser articuladas integradamente em termos de propostas psicofarmacológicas e não farmacológicas.
- Diversas diretrizes internacionais recomendam que intervenções não farmacológicas devem ser a primeira opção no tratamento dos SNP, costumam ser eficazes e contam com a vantagem de não estarem associadas aos efeitos colaterais e eventuais riscos do uso de medicações psicotrópicas.
- A escolha pelo uso de agentes antipsicóticos para controle de sintomas comportamentais nas demências deve envolver uma ponderação de risco e benefício. Em alguns casos, a prescrição pode ser inevitável. O importante é que o médico assistente esteja ciente dos riscos e possa adotar a menor dose efetiva pelo período de tempo mais curto possível.

INTRODUÇÃO

Embora o comprometimento progressivo da cognição e do desempenho das atividades cotidianas seja o marcador clínico mais extensamente consolidado no diagnóstico de demência, as manifestações neuropsiquiátricas vêm ganhando espaço considerável na abordagem clínica do paciente. Na 5ª edição do *Manual diagnóstico e estatístico de transtornos mentais* (DSM-5), de 2013, a APA (American Psychiatry Association)[1], nos critérios do diagnóstico de demência, designado como transtorno neurocognitivo maior, menciona os sintomas neuropsiquiátricos (SNP) como manifestações de demência, reforçando posturas semelhantes anteriores.

As manifestações neuropsiquiátricas têm sido consideradas uma condição intrínseca associada aos processos neurodegenerativos que evoluem com demência, inclusive, em sua fase prodrômica[2]. No entanto, a abordagem clínica, em geral, carece de uma investigação aprofundada da psicopatologia dos comportamentos de pacientes em estágio prodrômico da deterioração cognitiva e funcional, a despeito da prevalência relevante dessas manifestações clínicas.

DADOS EPIDEMIOLÓGICOS

Em torno de 80 a 90% dos pacientes com declínio cognitivo e funcional, inclusive na doença de Alzheimer (DA), apresentam alterações de comportamento, como agitação, agressividade, delírios e alucinações, ansiedade, depressão ou apatia, ao longo do curso da doença[3,4].

Entre pacientes em estágio prodrômico da deterioração cognitiva e funcional, a prevalência de alterações psicopatológicas atinge 31%; em indivíduos adultos, considerados cognitivamente preservados, elas ocorrem em torno de 15,1% e podem representar um indicador de demência[5]. De acordo com a progressão da gravidade da demência, os sintomas neuropsiquiátricos tornam-se mais frequentes e geram sofrimento emocional nos pacientes e aumentam a sobrecarga de trabalho dos familiares e cuidadores.

AVALIAÇÃO DOS SINTOMAS NEUROPSIQUIÁTRICOS

Um dos desafios impostos ao clínico consiste na avaliação dos SNP em pacientes com demência. É conveniente a utilização de uma escala para a aferição do nível de gravidade dos sintomas. Essa aferição permite, ainda, o acompanhamento da evolução clínica e possíveis modificações do padrão psicopatológico ao longo do tempo. Há vários instrumentos para essa finalidade, sendo o mais utilizado o Inventário Neuropsiquiátrico[6]. Uma limitação importante dessas escalas consiste no estabelecimento dos escores finais dos predomínios sintomatológicos pelo próprio cuidador ou familiar. Essa aferição nem sempre tem boa acurácia devido à influência de estresse, desgaste emocional ou dificuldade de percepção por parte do cuidador ou familiar. Na tentativa de superação desse problema, um consenso de pesquisadores, com a participação do Prof. Jeffrey Cummings, reconstruiu o INP em uma nova versão designada INP-C (C = clínico)[7,8]. Nesse instrumento, o escore final é estabelecido pelo clínico (C), que avalia o relato do cuidador ou familiar, entrevista o paciente ou observa seu comportamento, confere dados de outras fontes, como prontuários ou outras pessoas eventualmente acessíveis e que conhecem o paciente. Com base nesse conjunto de informações, o clínico efetua o escore final. Essa estratégia permite uma acurácia maior

Tabela 1 Instrumentos frequentemente utilizados para a avaliação dos sintomas neuropsiquiátricos em pacientes com demência, com destaque para o escore final efetuado pelo cuidador ou pelo clínico

Instrumento de avaliação dos sintomas neuropsiquiátricos na demência	Escore final	
	Aferido pelo cuidador	Aferido pelo clínico
Inventário neuropsiquiátrico – avaliação do clínico (INP-C) (de Medeiros, Lyketsos et al.[8])		X
Inventário neuropsiquiátrico (INP) (Cummings et al.[6])	X	
Inventário de agitação (Cohen-Mansfield[9])	X	
Inventário de apatia (Robert et al.[10])		X
Escala de avaliação de apatia (Marin et al.[11])	X	
Escala de apatia (Starkstein et al.[12])	X	
Escala de Cornell de depressão na demência (Alexopoulos et al.[13])	X	
Escala de avaliação do comportamento patológico na doença de Alzheimer (BEHAVE-AD) (Reisberg et al.[14])	X	
Escala de deterioração global (GDS) (Reisberg et al.[15])	X	
Escala de estadiamento funcional (FAST) (Reisberg[16])	X	
Escore clínico de demência (CDR) (Hughes et al.[17])	X	
Escala de depressão geriátrica (Yesavage et al.[18])	X	
Escala de Hamilton de depressão (Hamilton[19])	X	
Escala de ansiedade de Hamilton	X	

Fonte: adaptada de Stella, 2015[20].

da sintomatologia do paciente[8]. O INP-C pode ser utilizado por domínios separadamente, uma vez que suas subescalas são independentes. Assim, se preferir, o clínico tem a oportunidade de escolher, por exemplo, aferir determinados grupos de sintomas específicos, como delírios, alucinações, agitação, apatia, depressão, ansiedade, distúrbios do sono etc.

SINTOMAS NEUROPSIQUIÁTRICOS COMO PREDITORES DE DEMÊNCIA

As manifestações psicopatológicas em indivíduos sem demência foram designadas como comprometimento comportamental leve (MBI – *mild behavioral impairment*). Agitação, ansiedade, apatia, depressão, distúrbios do sono, irritabilidade, impulsividade, comprometimento do comportamento social, mudanças nos hábitos alimentares, alterações persistentes do comportamento, dentre outros, podem representar as manifestações do MBI que, por sua vez, sugere o início de um processo neurodegenerativo em curso[21].

Uma vez que os SNP têm sido associados ao maior risco de declínio cognitivo, uma questão relevante diz respeito à ausência de percepção das mudanças de comportamento por parte de sujeitos e, da mesma forma, pelos familiares que, muitas vezes, atribuem esses distúrbios ao envelhecimento[8].

Ademais, os clínicos nem sempre reconhecem as alterações de comportamento em indivíduos com CCL, e deixam de identificar o risco de demência que o MBI pode representar. A identificação dos fatores de risco de deterioração cognitiva que o MBI oferece, poderia propiciar a discussão com o sujeito e sua família, da disponibilidade de estratégias de intervenção não farmacológicas e, quando necessário, farmacológicas, com o propósito de retardar a progressão à demência.

Nesse contexto, presumivelmente, a queixa de declínio da memória em sujeitos sem demência, combinada com mudanças sutis de comportamento, facilitariam a identificação precoce de um possível risco de deterioração cognitiva de natureza neurodegenerativa[21].

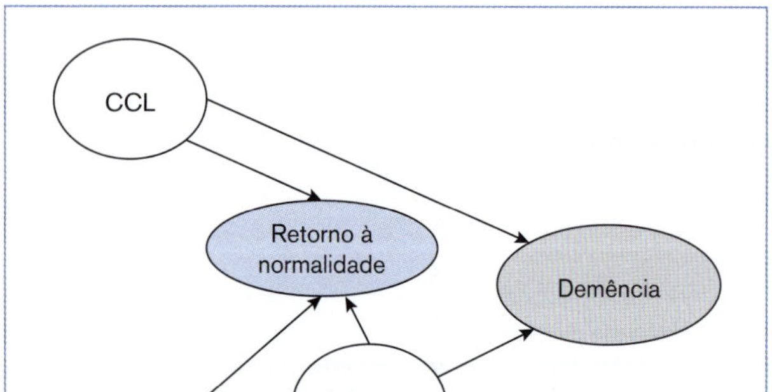

Figura 1 Demência.
CCL: comprometimento cognitivo leve; SNP: sintomas neuropsiquiátricos.

Cabe destacar que o diagnóstico precoce permite estratégias de intervenção, farmacológica ou não farmacológica, devido a um processo neurodegenerativo em curso[22].

Sujeitos com comprometimento cognitivo leve podem recuperar a normalidade cognitiva. Aqueles com um processo neurodegenerativo em curso podem evoluir para um quadro de demência. Por sua vez, os indivíduos com SNP também podem retornar ao padrão de normalidade psicopatológica, evoluir para comprometimento cognitivo leve e, então, retornar ao padrão de normalidade. No entanto, aqueles com processo neurodegenerativo subjacente também tendem a progredir para comprometimento cognitivo leve e, daí, para demência.

ABORDAGEM CLÍNICA

Investigação clínica e fatores associados ao surgimento de SNP nas demências

A abordagem clínica ineficiente dos SNP pode acarretar prejuízo na qualidade de vida do paciente, aumento no estresse do cuidador, iatrogenia e desgaste do médico assistente. É importante notar que a um paciente com demência que experiencia dor podem faltar as habilidades de linguagem necessárias para conseguir se comunicar de forma efetiva. Cabe ao clínico estar atento a aspectos dos SNP, como mudanças repentinas de comportamento, persistência ou flutuação dos sintomas, impacto em capacidade funcional, alterações no padrão do sono, horários em que o comportamento disruptivo ocorre, possíveis desencadeantes, fatores de melhora ou piora ou outros dados relevantes em busca de padrões que auxiliem o raciocínio clínico.

Uma mudança repentina no comportamento com flutuação dos sintomas e alteração no padrão do sono, por exemplo, pode indicar o desenvolvimento de *delirium*. Nesse caso, é fundamental que sejam coletados exames clínicos de triagem. Deve-se analisar a prescrição medicamentosa em busca de efeitos farmacológicos indesejáveis, interações nocivas ou prescrição de substâncias consideradas inapropriadas para pacientes idosos com demência. Para orientar a adequada escolha de medicamentos nessa população, o médico assistente pode contar com a listagem dos critérios de Beers, atualizados em 2019, pela Sociedade Americana de Geriatria[23]. Os critérios de Beers têm por objetivo orientar a prescrição médica, atenuar efeitos adversos e reduzir a exposição de pacientes idosos a drogas com efeitos potencialmente deletérios.

A população idosa costuma ser mais suscetível a efeitos adversos de medicamentos por representar um grupo mais frequentemente acometido por múltiplas comorbidades e, também, devido a mudanças fisiológicas e metabólicas próprias do envelhecimento. Idosos apresentam redução do percentual de água corporal e de massa muscular[24]. Em compensação, o percentual de gordura corporal aumenta 20 a 40%, resultando em maior volume de distribuição de drogas lipossolúveis[25,26]. Todos os médicos que assistem o paciente devem ser diligentes em relação à lista de medicações prescritas a fim de evitar o que se chama de polifarmácia – que consiste na prescrição de diferentes substâncias simultaneamente sem que elas tenham indicações indispensáveis. Se associa a risco aumentado de quedas, da mortalidade, da incidência de efeitos adversos, do risco de interações medicamentosas indesejáveis e efeitos deletérios na capacidade física global do idoso[27].

Uma vez descartadas as causas clínicas, deve-se, então, questionar a família a respeito de outros possíveis fatores que possam estar contribuindo para o desenvolvimento dos SNP. O comportamento agitado, por exemplo, pode abarcar uma grande variedade de sintomas, como perambulação, inquietação e maneirismos. Sintomas de agitação e agressividade podem ser interpretados como atitudes reativas que se manifestam, portanto, em resposta a situações de desconforto interno ou externo ao paciente. Frequentemente são uma tentativa do sujeito de comunicar seu incômodo com experiências, como dor, fome, solidão, tédio, sono etc. Também podem ocorrer em resposta a estressores ambientais, como barulho excessivo, temperatura ou problemas de relacionamento com os cuidadores – que são percebidos pelo paciente como extenuantes, dada sua já diminuída capacidade para lidar com o estresse. A ocorrência de tais comportamentos reativos, em alguns casos, conserva um padrão identificável. Essa informação é valiosa por permitir a detecção de gatilhos que deverão ser alvo das intervenções propostas.

A abordagem ineficaz dos SNP e sua persistência podem se associar à deterioração da cognição e da funcionalidade do paciente. Do ponto de vista terapêutico, intervenções não farmacológicas são a primeira escolha e costumam se associar a desfechos mais favoráveis. Caso não sejam bem-sucedidas ou sua implementação seja dificultada pelo fato de o paciente estar se colocando em risco, o médico deve recorrer às estratégias medicamentosas.

Intervenções não farmacológicas

Diversas diretrizes internacionais têm sugerido que intervenções não farmacológicas sejam a primeira opção no tratamento dos SNP, pois costumam ser eficazes com a vantagem de não estarem associadas aos efeitos colaterais e eventuais riscos do uso de medicações psicotrópicas[28-31].

Em uma revisão sistemática, Oliveira et al.[31] avaliaram vinte trabalhos sobre intervenções não farmacológicas para o tratamento de SNP em indivíduos com demência, com destaque aos diferentes tipos de intervenções não farmacológicas, que mostraram resultados positivos. A seguir, serão apresentadas as principais modalidades de intervenções não farmacológicas destacadas nesse e em outros estudos da literatura.

Musicoterapia

A musicoterapia é um dos métodos não farmacológicos que tem sido utilizado para reduzir os SNP[31,32].

O termo musicoterapia utilizado nessas revisões, refere-se a atividades musicais realizadas em grupo ou individualizadas que incluem: (1) ouvir música ao vivo ou gravada; ou (2) tocar instrumentos ou cantar juntamente com música gravada[33-38]. Tais atividades podem ser realizadas por musicoterapeutas ou por outros profissionais, como pessoas da equipe de enfermagem. De acordo com Hsu et al.[39], a musicoterapia e as intervenções musicais possuem elementos interativos que podem promover estímulos em diversas áreas cerebrais em pacientes idosos com demência.

No estudo realizado por Holmes et al.[40] foram comparados dois tipos de métodos de musicoterapia: um com música ao vivo e outro com música gravada, visando o tratamento da apatia de indivíduos com demência. A música tocada durante as sessões ao vivo e as músicas gravadas eram as mesmas e consistiam em uma mistura de músicas favoritas, de acordo com a idade do grupo. Esse estudo mostrou que a música ao vivo é mais eficaz do que a música gravada, na redução da apatia em pacientes com demência moderada e grave. Além disso, a música gravada parece também não ser tão eficaz para melhorar a apatia.

O efeito da musicoterapia também foi investigado em estudo de caso-controle por Svansdottir e Snaedal[33] com uma amostra de 38 pacientes com demência, que apresentou melhora significativa na agressividade e na ansiedade. Nesse estudo, pacientes e terapeutas cantaram músicas escolhidas pelo grupo: cada música foi cantada duas vezes, acompanhada de um violão e outros instrumentos da escolha dos pacientes. O grupo de terapia participou de dezoito sessões de musicoterapia, três vezes por semana, durante seis semanas, e o grupo controle não sofreu alteração na rotina de cuidados diários. A conclusão dos autores foi que a musicoterapia teve efeito significativo para reduzir a agitação e ansiedade na demência moderada e grave.

Sung et al.[37] investigaram os efeitos da musicoterapia para o tratamento de ansiedade e agitação em indivíduos com demência institucionalizados. Os pacientes dessa pesquisa participaram de sessões grupais de musicoterapia, duas vezes por semana, durante seis semanas. As músicas utilizadas nas sessões foram previamente selecionadas e fornecidas pelos cuidadores, a partir das sugestões dos cuidadores e familiares sobre as músicas preferidas dos pacientes. O grupo controle recebeu cuidados de rotina: atividades da vida diária, cuidados básicos de enfermagem, refeições e algumas atividades sociais (assistir à televisão, visitar a família etc.). Os resultados indicaram que a intervenção musical teve um efeito significativo na redução da ansiedade.

As intervenções de musicoterapia podem ser aplicadas individualmente ou em grupo, utilizando técnica ativa (cantando ou tocando instrumentos com os pacientes) ou receptiva (apenas ouvindo tipos musicais – cantados ou instrumentais – gravados ou ao vivo). De modo geral, os estudos indicam a eficácia da musicoterapia na diminuição da depressão, agitação e ansiedade, embora na literatura exista uma heterogeneidade das intervenções, desenho metodológico e instrumentos de avaliação utilizados[38].

Aromaterapia

A aromaterapia envolve o uso da difusão de óleos aromáticos no meio ambiente e de acordo com alguns estudos é uma intervenção que parece promover efeitos significativos na agitação de indivíduos com demência[31].

Embora seja uma técnica não muito utilizada no Brasil, trata-se de uma intervenção baseada em evidências, pois podemos encontrar diversos estudos na literatura que investigaram os efeitos de alguns óleos essenciais aromáticos nos SNP em indivíduos com demência. Um dos óleos amplamente utilizado é o óleo de lavanda cujo efeito aromático é considerado relaxante com propriedades calmantes e ações anticólicas. Lin et al.[41] realizaram um estudo randomizado comparando o uso de óleo de lavanda com um agente placebo (óleo de girassol) inodoro que não possui efeito terapêutico conhecido. Os difusores foram, então, colocados em cada lado do travesseiro do participante durante o sono à noite, por pelo menos uma hora. Cada participante recebeu os dois tratamentos (A e B) por três semanas, com um período sem intervenção (*washout*), de duas semanas entre cada tratamento. Nesse estudo, o aroma de lavanda foi eficaz na redução da agitação em indivíduos com demência.

Yang et al.[42] compararam o uso de aromaterapia e acupressão com aroma (onde os pontos de acupuntura foram usados nos protocolos de acupressão juntamente com óleos aromáticos) para tratar a agitação. A acupressão possui os mesmos princípios da acupuntura, mas sem o uso de agulhas. Os estímulos são feitos por meio das mãos e dedos em pontos específicos. Nesse estudo, os indivíduos do grupo de acupressão com aroma, tiveram alguns pontos específicos de acupuntura pressionados por dois minutos com óleo de lavanda, cinco vezes por semana, durante um mês. No grupo aromaterapia, o óleo de lavanda foi aplicado em cinco pontos de acupuntura (sem a pressão manual) com o mesmo procedimento de tempo. O grupo controle não recebeu nenhum procedimento, somente a rotina diária. Nesse estudo, tanto o aroma com acupressão quanto a aromaterapia tiveram efeito significativo para reduzir a agitação quando comparados ao grupo controle.

Os tratamentos aromaterapêuticos mais utilizados para os SNP na demência são representados por *Melissa officinalis* e *Lavandula officinalis*[40,43,44]. Ambos têm sido amplamente utilizados na medicina tradicional há séculos e, além disso, os óleos essenciais dessas duas plantas estão incluídos na Farmacopeia Europeia. Uma questão que se discute muito nos estudos sobre aromaterapia para o tratamento de SNP é que seu efeito pode estar relacionado com a diminuição da dor. Pacientes com demência não conseguem entender e expressar sua dor, e por conta disso, apresentam episódios de agitação e agressão; e de acordo com a literatura, a aromaterapia pode atenuar a dor e consequentemente, diminuir esses episódios[45-48]. No entanto, são necessários ensaios clínicos randomizados mais rigorosos que avaliem a eficácia da aromaterapia nos SNP, com recrutamento de amostras maiores de pacientes incluindo ainda, estudos que possam descrever os mecanismos farmacológicos relacionados ao efeito da aromaterapia[49].

Exercícios físicos

Vários estudos têm mostrado que a atividade física reduz os SNP e melhora a funcionalidade de pacientes com demência, além de reduzir a sobrecarga do cuidador[31,50,51]. Apatia, sintomas depressivos, distúrbios do sono, agitação, bem-estar emocional e capacidade funcional são as condições mais frequentemente relatadas como beneficiadas pela atividade física em paciente com demência. A atividade física regular, embora tenha sido investigada menos que o desempenho cognitivo, é considerada um tratamento não farmacológico bastante eficaz especialmente para alguns SNP[50].

Lowery et al.[52] verificou o efeito dos exercícios físicos nos SNP considerando um programa de caminhada individualizado. A intervenção consistiu em um programa de caminhada, que foi elaborado para tornar-se progressivamente mais intenso. Os indivíduos com demência eram submetidos a sessões de 20 a 30 minutos, com frequência de cinco vezes por semana. Os resultados mostraram que os exercícios não melhoraram os SNP, mas foram eficazes na atenuação da sobrecarga do cuidador.

Tendo em vista os resultados de diversos estudos, é possível considerar que a utilização de exercícios físicos, como caminhada ou outros exercícios aeróbicos, seja bastante interessante para a diminuição dos SNP de pacientes com demência, pois seus efeitos também impactam nos seus cuidadores, com a diminuição da sobrecarga[50].

Terapia da iluminação

A terapia de iluminação (TI) tem sido usada com diferentes resultados em pacientes com demência, sendo um método que atua nas flutuações dos ritmos circadianos (relacionados com as alterações de sono e a "síndrome do pôr-do-sol" – confusão ou agitação no final da tarde ou no início da noite). A principal explicação para esses efeitos está ligada à influência da TI no sistema de melatonina, implicado na regulação do comportamento motor aberrante[51] e melhorando os SNP, como agitação e agressividade[53].

Combinação de intervenções não farmacológicas

Alguns estudos têm investigado a eficácia da combinação de intervenções não farmacológicas na redução de SNP que incluem: musicoterapia, atividades motoras e cognitivas. E, de acordo com a literatura, os pacientes que participam de programas de atividades combinadas apresentaram redução significativa de sintomas, como delírios, alucinações e agitação[31,54].

Uso de atividades baseadas em técnicas de terapia ocupacional

O uso de atividades baseadas em técnicas de terapia ocupacional como tratamento de SNP em indivíduos com demência têm mostrado benefícios potenciais na qualidade de vida e na redução da agitação e sintomas de depressão[55-57]. No entanto, existe uma variação na literatura do que pode ser considerado "atividade". Alguns estudos envolvem atividades recreativas que mostram diminuição na apatia e na agitação em indivíduos com demência[58], outros estudos envolvem atividades consideradas significativas para o paciente, ou seja, atividades da preferência do paciente[59], e ainda podemos encontrar estudos sobre o efeito da horticulturoterapia que mostram ter impacto positivo em relação ao comportamento, afeto e bem-estar de pacientes com demência, além de promover melhora nas alterações comportamentais e de sono, com impacto positivo na funcionalidade[60,61].

Método TAP – programa de atividades personalizado

A ideia de proporcionar atividades para indivíduos com demência é de promover um momento de conexão com o ambiente, favorecendo um senso de identidade própria, pois a realização de atividades é uma necessidade humana, mesmo entre indivíduos com demência[62].

Nesse contexto, Gitlin et al.[63] desenvolveram um método de terapia ocupacional, denominado *Tailored Activity Program* (método TAP), que em português significa: Programa de Atividades Personalizado – que tem como objetivo diminuir os SNP em indivíduos com demência moderada a grave. Esse método foi desenvolvido nos Estados Unidos e está disponível para uso no Brasil nas versões domiciliar (TAP-BR)[57] e ambulatorial (TAP-O)[65].

No método TAP os atendimentos são realizados com cada dupla de participantes (idoso com demência e seu cuidador) envolvendo oito sessões presenciais semanais, que pode ser em regime ambulatorial ou domiciliar, ao longo de aproximadamente três meses, sendo cada sessão com uma hora a uma hora e meia de duração.

Os efeitos do TAP em indivíduos com demência moderada a grave tem mostrado ser um método eficaz no tratamento de SNP, com redução da frequência e melhora na gravidade dos SNP, incluindo melhora na qualidade de vida dos pacientes e diminuindo a sobrecarga entre os cuidadores[56,62].

Novelli et al.[64] traduziram para a língua portuguesa brasileira a versão domiciliar do método TAP. O estudo do efeito dessa versão, em uma amostra de indivíduos com demência no contexto brasileiro, comparou o método TAP (15 duplas de indivíduos e seus cuidadores) com o grupo controle de uma lista de espera. Os cuidadores do grupo experimental relataram maiores reduções na frequência e intensidade dos SNP, bem como melhora na sua sobrecarga e qualidade de vida[57].

Orientação de cuidadores

Indivíduos com demência que apresentam SNP apresentam algum nível de dependência que pode estar relacionada à incapacidade de raciocinar, falar, andar, ver ou sentir, e que levam a dificuldades para executar suas atividades diárias[66].

Nesse sentido, o papel do cuidador é fundamental nos cuidados diários dos pacientes com demência, pois é ele quem fornece a maior parte de todo cuidado, porém, para a maioria deles falta treinamento sobre os aspectos básicos que envolve o processo do cuidar e o manejo dos SNP[67].

O cuidador tem como papel principal auxiliar o paciente, em seu cotidiano, na realização de atividades básicas de vida diária, como as atividades de autocuidado (banhar-se, vestir-se, alimentar-se, higienizar-se etc.) e das atividades instrumentais de vida diária, como utilização de meios de transporte, tomar a medicação, cuidar das finanças etc.[66-68].

Muitas vezes, o despreparo e o desconhecimento do cuidador sobre a etiologia e o manejo dos SNP podem trazer sérios prejuízos ao paciente, podendo, inclusive resultar em hospitalizações mais frequentes e, o próprio cuidador pode se tornar mais vulnerável, desenvolvendo algumas patologias de ordem física ou psicológica[69,70]. Sendo assim, é de extrema importância que sejam realizadas orientações prévias sobre os SNP.

Orientações sobre os SNP

As orientações sobre os SNP podem ser fornecidas de maneira pontual, em um único encontro, individual ou grupal; ou por meio de sucessivos encontros denominados encontros psicoeducativos, que compreende a explicação sobre tipos de SNP e suas características[65]. Sabemos que o paciente com demência que apresenta SNP muito provavelmente deve estar impactando seu dia a dia e a de seu cuidador.

Estudos realizados junto a cuidadores de idosos com demência que apresentam SNP sugerem que as orientações sobre tais sintomas, que incluem também, informações sobre organização de rotina, técnicas de comunicação e manejo desses sintomas, podem tornar o convívio do familiar/cuidador com o paciente menos estressante e desgastante, diminuindo significativamente sua sobrecarga[55,64,65].

Dessa forma, a primeira orientação a ser fornecida pelo profissional está relacionada aos tipos de SNP existentes, incluindo etiologia, apresentação e manejo desses sintomas.

Para que isso seja possível, é necessário que o profissional esteja atualizado sobre os tipos de SNP, diversos tipos de tratamento, farmacológicos e não farmacológicos. A seguir, a Tabela 2 apresenta os SNP que são frequentes em indivíduos com demência, com as respectivas dicas de manejo desses sintomas.

Tabela 2 Manejo não farmacológico de sintomas neuropsiquiátricos (SNP) frequentemente observados nos quadros demenciais

Comportamento	Manejo
Comportamento disruptivo; agressividade verbal ou física	Diminuir os estímulos ambientais Identificar possíveis causas de desconforto físico Criar ambiente que seja emocionalmente confortável
Recusa alimentar ou recusa em tomar as medicações	Fracionar a alimentação: oferecer porções menores e mais frequentes Oferecer alimentos com apelo afetivo Simplificar o regime de tomada das medicações (menos tomadas) Priorizar as medicações indispensáveis Estabelecer comunicação calma, objetiva e compreensível
Perseveração ou comportamentos repetitivos	Otimizar tratamento da dor Identificar e tratar possíveis causas de desconforto físico Oferecer estimulação sensorial adequada (música, objetos) Engajar o paciente em atividades simples e compatíveis com suas habilidades

(continua)

Tabela 2 Manejo não farmacológico de sintomas neuropsiquiátricos (SNP) frequentemente observados nos quadros demenciais (*continuação*)

Comportamento	Manejo
Desinibição ou comportamento hipersexualizado	Oferecer local adequado para masturbação Permitir que o paciente tenha privacidade Não reforçar comportamentos inadequados com críticas em excesso
Hiperoralidade	Não deixar por perto objetos perigosos que possam ser levados à boca Não deixar comida à mostra; servir apenas o que o paciente for comer Estimulação oral com alimentos saudáveis Evitar medicamentos que aumentam o apetite
Alucinações e delírios	Orientar que os cuidadores ofereçam suporte ao paciente Não argumentar com o paciente sobre a veracidade das experiências Manter ambientes da casa bem iluminados Estimulação sensorial (visual e auditiva)

Vinheta clínica

Intervenção não farmacológica

Paciente TJ, 87 anos, viúva há 16 anos, diagnóstico de demência de Alzheimer há cerca de 8 anos, Miniexame do Estado Mental (MEEM) = 14, foi encaminhada para o setor de terapia ocupacional para avaliação e tratamento de SNP. A paciente tem duas filhas, sendo que a cuidadora é a filha mais velha. Há dois anos, a paciente se mudou para a casa desta filha por conta do agravamento do quadro. A cuidadora chega para avaliação relatando que TJ apresenta rotina bastante empobrecida, passando o dia todo sentada em frente à TV e que, diariamente, fica extremamente agitada ao final do dia, dizendo que quer "ir embora para casa", não reconhecendo a casa da filha como sua casa. E, à noite, antes de se deitar, fica constantemente agitada, levantando-se sucessivas vezes do sofá, enquanto a filha tenta fazer um curso *online*, mas a paciente não entende. A filha estava bastante irritada e sem paciência, dizendo discutir e brigar com a mãe todos os dias. A paciente também apresentava agitação, se recusando a ir dormir, tendo que ser abordada diversas vezes. Após avaliação, foi decidido aplicar o método TAP para reorganização da rotina, diminuição de agitação e da sobrecarga do cuidador. Assim, fizeram levantamento das atividades preferidas que TJ costumava realizar no passado, antes do quadro demencial. Após minuciosa avaliação cognitiva funcional, dos aspectos ambientais e da relação da paciente com a cuidadora, iniciou-se um treinamento para a cuidadora sobre demência, SNP e possíveis estratégias para diminuição da sobrecarga. Em seguida, foram prescritas as seguintes atividades: (1) assistir show do Roberto Carlos na TV (DVD). Essa atividade foi inserida todos os dias, ao entardecer e TJ passou a assistir e cantar junto, durante 1:30 hora. Terminado o DVD, a paciente era levada para cama. Após duas semanas, TJ passou a se levantar e ir dormir sozinha, sem precisar ser abordada; (2) cortar biscoitos com cortador (durante o horário de estudos da filha): a filha passou a colocá-la sentada à mesa junto com ela para que TJ tivesse a sensação de estar recebendo atenção da filha. A filha abria a massa do biscoito sobre a mesa e TJ cortava os biscoitos utilizando um cortador no formato de coração por cerca de 45 minutos enquanto a filha estudava; (3) incluiu-se também, como atividade física, caminhada, 3x/semana, pelas manhãs, para que TJ se mantivesse ativa, gastando energia, com uma rotina matinal mais movimentada. A filha, foi orientada também, quanto à necessidade de falar com sua mãe sem comandos autoritários, de forma carinhosa, clara e objetiva, o que melhorou significativamente a comunicação. A cuidadora foi orientada a realizar exercícios de relaxamento, bem como recebeu instruções sobre técnicas de resolução de problemas e a utilizar atividades quando do aparecimento de SNP. Após três semanas, segundo a reavaliação objetiva e relato da filha, TJ apresentou diminuição da agitação e a cuidadora, diminuição da sobrecarga.

INTERVENÇÕES FARMACOLÓGICAS

As evidências são limitadas no que diz respeito ao manejo dos sintomas comportamentais com base em estratégias farmacológicas. Os problemas acarretados por esses distúrbios conservam características muito heterogêneas. Ademais, os mecanismos neurobiológicos implicados na gênese dos SNP ainda são desconhecidos, o que dificulta a busca por fármacos com um grau consistente de eficácia. Dessa forma, as abordagens terapêuticas medicamentosas têm sido guiadas pela extrapolação dos mecanismos de ação e das indicações de drogas utilizadas, originalmente, para o tratamento de condições psiquiátricas primárias[71].

Cuidados especiais na prescrição de idosos com demência

As classes dos medicamentos mais comumente utilizados para o controle de SNP em idosos com demência são os anticolinesterásicos, o antagonista dos receptores NMDA (memantina), os antidepressivos, os antipsicóticos, os anticonvulsivantes (estabilizadores de humor) e, eventualmente e benzodiazepínicos. A prescrição de psicofármacos para o tratamento de pacientes com SNP merece cuidados especiais, sobretudo, os antipsicóticos e os benzodiazepínicos, que demandam cuidados especiais. Seu uso deve ser direcionado a alvos específicos e por tempo restrito, como discutido mais à frente.

Antipsicóticos: controvérsias

Há décadas os antipsicóticos têm sido utilizados para o tratamento dos SNP nas demências e, apesar de alguns estudos demonstrarem benefício modesto[72,73], nos últimos anos, agências de segurança têm alertado para os riscos do uso indiscriminado dessas drogas. Efeitos extrapiramidais, sedação, aumento do risco de quedas e síndrome metabólica são há muito tempo reconhecidos como efeitos adversos indesejáveis. Em 2003, a agência americana Food and Drug Administration (FDA) lançou um aviso a respeito do risco de eventos adversos cerebrovasculares relacionados ao uso de antipsicóticos por essa população. Em 2005, enquanto uma série de estudos atribuíam ao uso de antipsicóticos risco aumentado de morte[74], o FDA reforçou o alerta de que tais drogas são potencialmente deletérias[75]. Mais recentemente, um estudo retrospectivo procurou comparar mortalidade entre idosos com demência em uso de antipsicóticos, antidepressivos e um anticonvulsivante (ácido valproico)[76]. As maiores taxas de mortalidade, em ordem decrescente, foram observadas naqueles que estavam tomando haloperidol, risperidona, olanzapina e quetiapina. Os agentes antidepressivos e o ácido valproico não conferiram risco aumentado.

Além do risco cerebrovascular, o uso de antipsicóticos requer monitorização de ritmo cardíaco por risco de prolongamento do intervalo QT e, em casos graves, podendo chegar a *torsades de pointes*. Atenção especial deve ser dada à combinação de antipsicóticos com drogas que também prolongam o intervalo QTc ou agentes bradicardizantes (como os anticolinesterásicos)[77].

Especificamente no caso dos pacientes com diagnóstico de demência com corpos de Lewy (DCL), o cuidado com o uso de antipsicóticos deve ser ainda maior. Observa-se, nesses indivíduos, uma hipersensibilidade ao uso de neurolépticos de forma que, mesmo em baixas doses, o uso de antipsicóticos pode precipitar efeitos adversos muito proeminentes, como rigidez, piora da instabilidade postural, aumento do risco de quedas, disfagia e agravamento do quadro de flutuação cognitiva (confusão mental). Nesses pacientes, recomenda-se priorizar medidas não farmacológicas ou dar preferência a outras classes de medicações, como os anticolinesterásicos. Caso os antipsicóticos se façam indispensáveis, recomenda-se optar por doses baixas de quetiapina ou clozapina por constituírem alternativas com menor potencial de causar efeitos extrapiramidais.

A escolha pelo uso de agentes antipsicóticos para controle de sintomas comportamentais nas demências deve envolver uma ponderação de risco e benefício. Em alguns casos, a prescrição pode ser inevitável. O importante é que o médico assistente esteja ciente dos riscos e possa adotar a menor dose efetiva possível pelo período mais curto possível[78]. Dados recentes informam que tem havido um esforço, ao longo dos anos, no sentido de se reduzir a prescrição dessa classe de medicamentos para pacientes com demência. Assim, em pacientes residentes em instituições de longa permanência (ILP) observou-se que a média de prescrição de antipsicóticos caiu de 24%, em 2009, para 15% em 2018, dados do programa de parceria nacional para melhorar os cuidados com demência em ILP (tradução livre – NPIDCNH, 2019)[79].

Nesse contexto, Kales et al.[80] questionam se a redução da prescrição de antipsicóticos teve impacto no uso de benzodiazepínicos e se ela propiciou um aumento da prática de estratégias alternativas para o tratamento de pacientes com sintomas neuropsiquiátricos, em especial, aqueles institucionalizados.

Qual o impacto da redução da prescrição de antipsicóticos para pacientes com demência, especialmente, para residentes em ILP?

A despeito da diminuição discreta do uso de antipsicóticos no tratamento dos sintomas neuropsiquiátricos de pacientes com demência, ainda eles possuem uma alta taxa de prescrição, e seu uso vem sendo "compensado" pelo aumento de antidepressivos não sedativos, sedativos e por estabilizadores do humor, também de natureza sedativa, em ILP nos Estados Unidos e no Canadá[81,82]. O estudo de Maust et al.[82] demonstrou que, nos Estados Unidos, a redução do uso compensatório de antipsicóticos elevou a taxa de estabilizadores do humor e outros psicofármacos sedativos de 16%, em 2009, para 20% em 2014, apesar da evidência de falta de eficácia e das elevadas taxas de mortalidade.

Ademais, as taxas de uso de benzodiazepínicos também permanecem altas, em torno de 22% dos pacientes com demência em ILP nos Estados Unidos, segundo o estudo de Maust et al.[82], a despeito da falta de eficácia e de elevados riscos de quedas e outros acometimentos.

Outro dado que o estudo mencionado demonstra, consiste no fato de que a efetuação das prescrições de psicofármacos são formuladas com pouco entendimento dos determinantes causais subjacentes dos sintomas neuropsiquiátricos em quase 70%. Segundo Kales et al.[80], em muitos casos, a introdução de drogas como benzodiazepínicos, ácido valproico ou gabapentina oferecem maior risco ao paciente do que um antipsicótico de segunda geração, uma vez que elas reproduzem efeitos adversos semelhantes e não têm eficácia no tratamento dos sintomas neuropsiquiátricos, principalmente, quadro psicótico, agitação e agressividade com risco de dano.

A redução das prescrições de psicofármacos tem propiciado o aumento "compensatório" de alternativas de tratamento?

Embora em vários centros desenvolvidos, como nos Estados Unidos, tenham sido elaborados programas de treinamento e assistência com base em alternativas não farmacológicas centradas na pessoa, que resultariam na redução das prescrições de psicofármacos para pacientes com demência, em especial, aqueles institucionalizados, não há evidência do uso dessas estratégias em larga escala. Nesse país, menos de 2% das ILP têm implementado consistentemente abordagens não farmacológicas direcionadas para as necessidades, valores e potenciais do paciente[80]. No Brasil, há carência de estudos abrangentes sobre essa questão. Uma das explicações reporta à heterogeneidade das intervenções e à dificuldade de se aferir a eficácia dessas práticas. Os métodos distintos de intervenção, a natureza de cada programa, as características peculiares derivadas de cada instituição e de seus profissionais, os níveis diferentes de gravidade da demência, os aspectos pessoais de cada paciente e a ocorrência de dor, obstipação intestinal, descompensação de uma doença de base e outras comorbidades, geralmente deflagradoras de sintomas neuropsiquiátricos, tornam complexas a aferição e a comparação, entre grupos, da eficácia desse tipo tratamento. Assim, não há evidência suficiente, inclusive no Brasil, de que as estratégias tenham sido implementadas em larga escala como forma de "compensação" das prescrições de psicofármacos. Anteriormente, neste capítulo, a questão da intervenção não farmacológica foi amplamente abordada.

Recomendações de intervenções psicofarmacológicas segundo os domínios neuropsiquiátricos afetados

Os SNP mais comumente observados em pacientes com demência são depressão, apatia, delírios, alucinações, agitação e agressividade.

Depressão e ansiedade

Sintomas depressivos são manifestações muito comuns em pacientes com demência. Apesar de podermos contar com um bom arsenal de escalas e critérios objetivos, o diagnóstico de depressão no paciente com demência ainda pode ser desafiador particularmente em um contexto de fragilidade e comorbidades clínicas. A apresentação clínica frequentemente cursa com sintomas ditos atípicos, como irritabilidade, disforia, sintomas ansiosos, preocupação excessiva com a própria saúde (hipocondria), agravamento das queixas cognitivas (dificuldade de memória, desatenção), dificuldade em planejamento e resolução de problemas (disfunção executiva), alterações no padrão do sono, alterações no apetite, queixas somáticas (dores, fadiga, mal-estar inespecífico) e apatia. Os sintomas depressivos ocorrem em até 50% dos pacientes com DA, um terço dos pacientes com DCL, e constituem uma das principais manifestações não motoras da doença de Parkinson (DP)[83]. As intervenções farmacológicas que visem aliviar a apresentação depressiva, devem ter também como alvo a melhora da qualidade de vida e da funcionalidade do paciente.

As evidências na literatura de benefícios dos antidepressivos para tratamento de sintomas depressivos ou ansiosos em pacientes com demência são fracas[84,85]. Postula-se que isso seja devido à possibilidade de que a manifestação depressiva que ocorre no contexto das demências, do ponto de vista neurobiológico, seja diferente daquela que ocorre em indivíduos cognitivamente preservados. De qualquer forma, medicamentos inibidores seletivos da recaptação de serotonina (ISRS), como citalopram, escitalopram ou sertralina podem ser tentados. Caso não sejam observados benefícios, pode-se substituir por um inibidor da recaptação de serotonina e noradrenalina (IRSN), como duloxetina ou venlafaxina. Caso sejam necessários efeitos mais sedativos, pode-se prescrever trazodona ou mirtazapina. Antipsicóticos como quetiapina podem ser utilizados em doses baixas, como adjuvantes, principalmente no caso de associação com sintomas psicóticos.

Apatia

Em linhas gerais, apatia se caracteriza pela diminuição da motivação, do interesse, do comportamento direcionado a um objetivo, e pela diminuição da iniciativa e/ou da reatividade emocional[86]. Do ponto de vista neurobiológico, observa-se disfunção do córtex pré-frontal e de regiões mediais anteriores, como giro do cíngulo anterior. Estudos que buscaram testar opções medicamentosas para o tratamento da apatia demonstraram resultados modestos e conflitantes. Metilfenidato, modafinil, anticolinesterásicos (galantamina, rivastigmina e donepezil) e antidepressivos IRSN (como duloxetina e venlafaxina) são algumas opções de intervenções farmacológicas que podem ser utilizadas com cautela e testadas individualmente, considerando-se sempre as particularidades de cada paciente[87].

Agitação/agressividade

Comportamentos disruptivos que coloquem o paciente em risco devem ser tratados com urgência. Os medicamentos considerados úteis no tratamento da agitação e da agressividade incluem antidepressivos, antipsicóticos atípicos, anticolinesterásicos, memantina e benzodiazepínicos. Os antipsicóticos atípicos (risperidona, quetiapina e olanzapina) são as drogas com maior nível de evidência para controlar esse tipo de sintoma e devem ser utilizados em doses baixas e com cautela[88]. Caso o paciente tenha restrições ao uso de antipsicóticos devido, por exemplo, a sintomas parkinsonianos preexistentes, recomenda-se tentar utilizar antidepressivos com efeitos sedativos, como trazodona, mirtazapina ou citalopram. Dentro do espectro da agitação, o citalopram tem demonstrado eficácia no controle de uma margem mais abrangente de SNP concomitantes, como irritabilidade, inquietação e ansiedade[89]. Contudo, em virtude de relatos de prolongamento de intervalo QT em pacientes idosos usando doses de 30 a 40 mg por dia, aconselha-se precaução com a prescrição[90,91]. Atualmente, a dose máxima de citalopram preconizada para pessoas acima de 60 anos é 20 mg por dia. Anticonvulsivantes, como gabapentina, lamotrigina e ácido valproico têm evidência limitada para controle da agitação.

Quanto ao controle de comportamentos repetitivos como *skin picking*, maneirismos ou outros comportamentos perseverativos, do ponto de vista neurobiológico, sugere-se que eles sejam compreendidos como semelhantes a sintomas obsessivos. Caso as medidas não farmacológicas falhem, indica-se o uso de ISRS, como sertralina ou escitalopram.

Comportamento sexual inapropriado pode se apresentar de três formas principais: (1) discurso inadequado, com conteúdo hipersexualizado e incongruente quando comparado à personalidade prévia do paciente; (2) atitudes inapropriadas como tocar, agarrar, se expor ou se masturbar em público; (3) interesse sexual exacerbado, como aumento no consumo de pornografia. Desinibição e comportamento sexual inapropriado podem ser efeito colateral de medicamentos com ação dopaminérgica; portanto, essas drogas devem ser reduzidas caso o paciente passe a apresentar tais comportamentos. Benzodiazepínicos devem ser evitados por poderem piorar a desinibição. Intervenções que costumam auxiliar no controle da inadequação sexual são os ISRS, doses baixas de quetiapina, cimetidina ou medicamentos hormonais, como medroxiprogesterona ou ciproterona[92].

Em pacientes com diagnóstico de DCL são comuns sintomas como agitação e agressividade. Os anticolinesterásicos, como rivastigmina, donepezil e galantamina, demonstram benefícios nos casos de DCL[93,94], assim como na demência na DP[94] e na DA[95,96]. Alguns estudos defendem o benefício da prescrição da memantina, especialmente em associação com os anticolinesterásicos, no controle de sintomas comportamentais de pacientes com diagnósticos de DA[95] e DCL[97]. Um estudo[98] demonstrou benefício do uso da memantina em pacientes com diagnóstico de demência frontotemporal (DFT) em estágios moderado a severo para controle de sintomas, como agitação, desinibição, depressão e apatia. No caso da demência na DP, as evidências quanto ao uso da memantina são controversas[97,99].

Benzodiazepínicos e zolpidem devem ser idealmente evitados por poderem agravar o prejuízo cognitivo (podendo precipitar episódios de confusão mental) e pelo possível risco de produzir sedação excessiva e contribuir para o risco de quedas e fraturas[100,101]. Uma revisão sistemática[102] demonstrou que os benzodiazepínicos não promovem benefício adicional em relação às outras classes de medicações, ao contrário, podem ainda causar efeitos deletérios. Opções como o lorazepam podem ser utilizados muito pontualmente, em situações de agitação relacionadas a ocasiões específicas; por exemplo, se o paciente sempre fica agitado antes do banho e as medidas não farmacológicas falharam, pode-se utilizar a estratégia de oferecer uma dose baixa deste medicamento.

Novas alternativas farmacológicas estão sendo investigadas na tentativa de se obter tratamento mais eficaz e seguro para o manejo dos sintomas de agitação em pacientes com demência. Canabinoides, lítio, dextrometorfano/quinidina, pimavanserina, brexpiprazol são algumas dessas drogas[103].

Sintomas psicóticos

Sintomas psicóticos são manifestações comuns em diversas das doenças que cursam com demência. Fazem parte dos critérios diagnósticos da DCL, mas podem também ser observados na DA, na demência na DP, na demência vascular (DV) etc. Podem se caracterizar por alterações sensoperceptivas: alucinações visuais, auditivas, olfatórias etc.; e/ou alterações do pensamento: delírios cujos conteúdos podem ser dos mais diversos temas, ciúmes, perseguição etc.

O primeiro passo ao abordar sintomas psicóticos em pacientes com demência consiste em verificar se algum item da prescrição pode estar contribuindo para o surgimento dessas manifestações; por exemplo, agentes dopaminérgicos, como pramipexol ou levodopa devem ter suas doses reavaliadas.

Na DCL, sintomas psicóticos, como alucinações visuais e delírios são vivências comumente relatadas pelos pacientes. Os sintomas alucinatórios nem sempre requerem tratamento (especialmente quando não provocam desconforto ou sofrimento ao paciente). Caso os sintomas sejam graves ou repercutam negativamente no sujeito, podem-se utilizar medicamentos específicos. Nesses casos, os anticolinesterásicos (donepezil, rivastigmina ou galantamina) consistem em opções eficazes no controle dos sintomas e permitem ao clínico evitar o uso de antipsicóticos, já que esses pacientes frequentemente apresentam hipersensibilidade aos efeitos colaterais dos neurolépticos[104,105]. Em pacientes com DCL, os anticolinesterásicos podem promover benefício das flutuações cognitivas, das vivências alucinatórias e delírios, da agitação, de sintomas de humor e, eventualmente, dos sintomas apáticos.

A prescrição de antipsicóticos deve levar em consideração todas as ressalvas mencionadas neste capítulo. A opção pela instituição do tratamento farmacológico deve ser norteada pela avaliação da severidade e da frequência dos sintomas. Quetiapina, risperidona e olanzapina costumam ser as alternativas mais frequentes. No caso de pacientes com diagnóstico de DP ou DCL cujos sintomas persistiram mesmo após introdução e otimização da dose dos anticolinesterásicos, deve-se optar pela clozapina, que demonstra boa eficácia antipsicótica com baixa incidência de sintomas extrapiramidais, ou pela quetiapina, pelas mesmas razões. No entanto, a clozapina exige monitoramento hematológico cuidadoso e regular devido ao risco de induzir agranulocitose; além disso, a quetiapina tem evidências limitadas de eficácia. Uma nova estratégia, ainda não disponível para uso clínico no Brasil, é a pimavanserina. Esse antipsicótico possui efeito agonista inverso 5-HT2A, sem afinidade dopaminérgica, adrenérgica, histamínica ou muscarínica. Suas propriedades de ação farmacológica favorecem o uso em pacientes que manifestam sintomas psicóticos, mas cujos diagnósticos constituem doenças que cursam com hipersensibilidade a neurolépticos, como a DP e a DCL[106,107].

APA – adaptação do *guideline* para a prescrição de antipsicóticos para pacientes com demência[108]

As recomendações não substituem a tomada de decisão, por parte do clínico, de uma intervenção judiciosa para o tratamento do paciente.

A finalidade das recomendações visa melhorar o tratamento dos pacientes com demência e que desenvolvem quadros de sintomas psicóticos, agitação grave ou comportamento violento, quando outras alternativas de tratamento não se demostram efetivas. A prescrição de antipsicóticos pode ser apropriada para a redução dos riscos ao próprio paciente e aos demais, provocados por esses distúrbios neuropsiquiátricos.

Dentre as recomendações, sugere-se que:

- Avaliação do tipo, frequência, gravidade, padrão e início e duração dos sintomas.
- Aferição dos fatores potencialmente contribuintes do agravamento dos distúrbios de comportamento do paciente, como dor e outras condições médicas gerais, e que possam interferir na escolha do tratamento.

- Revisão de intervenções não farmacológicas anteriores possivelmente efetivas, antes da prescrição de antipsicóticos.
- Prescrição do antipsicótico somente para o tratamento de sintomas psicóticos bem definidos, episódios de agitação grave ou agressividade, que possam oferecer risco relevante de dano ao paciente ou a outras pessoas.
- O antipsicótico deve ser iniciado em doses baixas e, se necessário, com titulação cautelosa e com monitoramento da eficácia e dos efeitos adversos, bem como, deve-se considerar a descontinuação da droga assim que o episódio de agitação, agressividade ou o quadro psicótico seja controlado.
- Se não houver resposta clinicamente significativa após quatro semanas de uso do antipsicótico, este deve ter a dosagem reduzida e ser interrompido.
- Diante de eficácia relevante do antipsicótico, convém ao profissional de saúde discutir com o paciente, quando clinicamente viável, e com os familiares e cuidadores sobre a decisão de possível redução gradual da dose da medicação e sua interrupção.
- Após a interrupção do antipsicótico, o clínico deve monitorar os indicadores de uma possível recorrência do quadro, analisar o contexto em que ela tenha risco de ocorrer, bem como avaliar a pertinência, ou não, da reintrodução do medicamento.

CONSIDERAÇÕES FINAIS

O tratamento dos SNP que ocorrem em pacientes com demência abrange diferentes vertentes que devem ser articuladas integradamente em termos de propostas psicofarmacológicas e não farmacológicas. Deve-se levar em conta o ambiente em que o paciente está inserido, potenciais intercorrências clínicas contribuindo para as alterações comportamentais e, no caso de polifarmácia, considerar a possibilidade de eventuais efeitos indesejáveis de medicamentos inapropriados ou interações medicamentosas. O Quadro 1 resume as estratégias gerais.

As intervenções não medicamentosas ainda devem ser priorizadas pelo fato de (1) frequentemente, a natureza dos SNP tem relação com fatores ambientais; (2) são estratégias eficazes; (3) evitam a necessidade de introdução de medicamentos que poderiam causar novos efeitos adversos, muitas vezes, deletérios.

As orientações que norteiam o tratamento medicamentoso dos SNP nas demências ainda se utiliza de uma extrapolação dos princípios farmacológicos utilizados no tratamento de distúrbios psiquiátricos primários. Apesar disso, psicofármacos são estratégias largamente utilizadas no controle dos sintomas comportamentais. É de suma importância que o médico assistente tenha familiaridade com as drogas, seus efeitos colaterais e potenciais riscos, a fim de conseguir fazer escolhas conscientes e bem-sucedidas no controle e alívio dessas manifestações.

Tabela 3 Propriedades farmacológicas dos antipsicóticos frequentemente utilizados no paciente idoso com agitação grave ou sintomas psicóticos devido à demência. Na demência, recomenda-se o uso de antipsicóticos apenas para o tratamento de pacientes com episódios graves de sintomas psicóticos, agitação e agressividade que ofereçam risco ao paciente ou a outras pessoas, e restrito à vigência do período das alterações comportamentais mais intensas.

Medicamento	Dose terapêutica	Meia-vida plasmática (horas)	Efeitos adversos relevantes	Recomendações
Amissulprida	25-200 mg	12-17	Hipotensão, sedação	Monitorar: FC, PA, ECG Risco de alargamento do intervalo QTc, risco de quedas, AVC
*Aripiprazol	5-30 mg	46-75	Sonolência, tontura, tremores	Risco de quedas, tremores e outros SEP
Clozapina	25-100 mg	11-105	Sedação, hipotensão, ganho de peso, obstipação intestinal, granulocitopenia	Monitorar: FC, PA, perfil lipídio e hemograma mensal Risco de quedas, TEV
*Olanzapina	2,5-10 mg	20-70	Sedação, hipotensão, ganho de peso, dislipidemia, aumento da glicemia, SEP	Monitorar: FC, PA, perfil lipídico Risco de tremores e outros SEP, quedas, TEV
*Quetiapina	12,5-200 mg	7	Sedação	Monitorar: FC e PA Risco de quedas, TEV
*#Risperidona	0,25-3 mg	3-24	SEP	Monitorar rigidez articular e aumento do tônus, acatisia, risco de quedas
Ziprasidona	40-80 mg	4-10	Sedação, hipotensão, obstipação intestinal, risco de alargamento do intervalo QTc	Monitorar: FC, PA, ECG Risco de quedas, TEV

* Antipsicóticos mais utilizados para tratamento de distúrbios neuropsiquiátricos na demência.
# Licenciada para tratamento de distúrbios graves de comportamento, como agitação, agressão e sintomas psicóticos na demência, na Austrália e na Europa.
AVC: acidente vascular cerebral; ECG: eletrocardiograma; FC: frequência cardíaca; PA: pressão arterial; SEP: sinais extrapiramidais; TEV: tromboembolismo venoso.
Fonte: adaptada de Gareri et al., 2014[109]; Dayabandara et al., 2017[110].

Quadro 1 Estratégias gerais de tratamento dos sintomas neuropsiquiátricos do paciente com demência

Avaliação precisa dos sintomas: ▪ Definição da época e contexto do surgimento. ▪ Caracterização da natureza da demência (etiologia degenerativa, vascular, transitória).
Identificação de fatores clínicos deflagradores: ▪ Comorbidades clínicas gerais (doença sistêmica descompensada, dor, obstipação intestinal, retenção urinária, desidratação). ▪ *Delirium* (infecção urinária ou outras, interação medicamentosa, iatrogenia, hematoma subdural traumas, fraturas, desidratação, distúrbios hidroeletrolíticos).
Agravamento de características de personalidade que se agravam com a progressão da demência: ▪ Personalidade do tipo impulsivo, emocionalmente instável, retraimento social, dificuldade de autocontrole emocional ao longo da vida.
Aferição do contexto ambiental: ▪ Desconforto em relação à temperatura do ambiente, a ruídos excessivos, à posição de dormir, isolamento social, ausência de estímulos apropriados, falta de desempenho de atividades potencialmente viáveis. ▪ Ausência de parâmetros reais que possam ajudar o paciente, como calendários bem visíveis, cartazes para orientação geográfica dentro de casa – cozinha, sala, quarto, banheiro.
Atenção ao padrão de suporte de familiares e cuidadores: ▪ Relacionamento interpessoal, muitas vezes marcado por infantilização da relação com o paciente ("vozinho, agora o senhor vai tomar um remedinho.."). ▪ Capacidade de comunicação interpessoal – fala pausada, devagar, olhando para o paciente, sem exagero no volume de voz, evitar falar alto (nem todos os idosos têm hipoacusia). ▪ Habilidade no manejo do paciente, preparo técnico para o desempenho das atividades, controle emocional e do estresse. ▪ Valorização dos aspectos saudáveis do paciente (interesses musicais, alimentação, contatos, tarefas ainda possíveis, atividade física compatível com a condição clínica). ▪ Condição cognitiva do responsável pelos cuidados (o companheiro/a que cuida pode, também, ter declínio cognitivo).
Orientação do familiar e cuidador: ▪ Discussão do curso e prognóstico da doença. ▪ Orientação quanto às expectativas de tratamento farmacológico e não farmacológico. ▪ Manejo das frustrações pela pouca efetividade das intervenções.

Vinheta clínica

Intervenção farmacológica

Sr. Francisco, 74 anos, duas filhas, cinco anos de escolaridade, trabalhou como mestre de obras.

Procura o pronto-socorro, segundo relato da família, porque estaria se sentindo confuso. Contam que nos últimos meses tem oscilado entre períodos em que fica desorientado e desatento com momentos em que parece estar bem. Nas ocasiões em que melhora, consegue interagir e conversar. Dessa vez, faz uma semana que o Sr. Francisco está confuso, com discurso desconexo e marcada desorientação temporal. Além disso, a filha relata que nos últimos seis meses presenciou alguns comportamentos estranhos do pai – diz que ele tem afirmado ver bichos pela casa e até crianças. A esposa reclama que o Sr. Francisco, além de falar durante o sono, o que já era comum há anos, passou a se movimentar mais, chegando a atingi-la.

O plantonista responsável pelo atendimento solicitou exames gerais: HMG: Hb 13,5; leucócitos: 6.400; plaquetas 155.000; U: 25; Cr: 0,98; Na: 140; K: 4,1; raio X de tórax: sem alterações; urina I: sem alterações. Liberou o paciente de alta com a seguinte prescrição: risperidona 1 mg, a cada 12 horas.

Dias depois, o Sr. Francisco evoluiu com dificuldade para caminhar. Apresentou duas quedas da própria altura, piorou da confusão mental, deixou de se alimentar adequadamente por causa de engasgos, passou a necessitar de auxílio para atividades básicas, como tomar banho, vestir-se e deambular. A família procurou novamente o pronto-socorro e, em nova avaliação, o paciente apresentava o seguinte exame neurológico: paciente consciente, hipovigil, hipotenaz, motilidade ocular extrínseca preservada, mímica facial diminuída; força muscular simétrica globalmente 5+/5+; tônus muscular preservado (adequado para a idade); tremor: ausente no repouso, ausente na postura, ausente na ação. Também manifestava rigidez cervical e articular simétrica em MMSS 3+/4+ e MMII 1+/4+, bradicinesia simétrica em membros superiores 2+/4+, marcha lentificada com leve curvamento anterior da postura. O paciente apresentava, ainda, instabilidade postural importante à retropulsão, com a necessidade de efetuar vários passos para estabilizar a postura 4+/4+. Reflexos osteotendíneos estavam presentes e simétricos, sem alterações.

No pronto-socorro, o médico plantonista informou à família tratar-se de uma possível demência com corpos de Lewy, recomendou a suspensão da risperidona e sugeriu a introdução ambulatorial de rivastigmina.

Esta vinheta mostra como a DCL se manifesta frequentemente com sintomas comportamentais floridos. A escolha pelo manejo com antipsicóticos, nesses casos, pode precipitar efeitos adversos indesejáveis, como quedas, rigidez articular e piora dos episódios de confusão mental e flutuação cognitiva. Recomenda-se o uso dos anticolinesterásicos, que além de apresentarem um perfil de tolerabilidade mais favorável, contam com maior eficácia na melhora sintomática global. Se os sintomas psicóticos não cederem ou o paciente apresentar agitação importante ou agressividade, o clínico deve, primeiramente, discutir com a família as recomendações de intervenção não farmacológica. Caso haja a necessidade imprescindível de um antipsicótico, pode-se pensar em um agente que não cause bloqueio dos receptores dopaminérgicos. Quetiapina é uma sugestão, em doses baixas, e que deve ser descontinuada assim que haja a resolução dos sintomas.

Para aprofundamento

- Kales HC, Gitlin LN, Lyketsos CG. Management of neuropsychiatric symptoms of dementia in clinical settings: recommendations from a multidisciplinary expert panel. J Am Geriatr Soc. 2014;62(4):762-9.
  - ⇨ **Os autores fazem uma análise dos riscos de sedação e quedas causadas por antipsicóticos para o tratamento dos sintomas neuropsiquiátricos de pacientes com demência. Eles discutem a relação entre a diminuição das prescrições de antipsicóticos e o aumento, em paralelo, de outras classes psicofarmacológicas igualmente sedativas, porém, sem a eficácia dos antipsicóticos no controle de agitação grave, delírios e alucinações.**
- Loi SM, Eratne D, Kelso W, Velakoulis D, Jeffrey CL, Looi JCL. Alzheimer disease: Nonpharmacological and pharmacological management of cognition and neuropsychiatric symptoms. Australasian Psychiatry. 2018;26(4):358-65.
  - ⇨ **O tratamento dos sintomas neuropsiquiátricos na demência, com a utilização de psicofármacos e de procedimentos não farmacológicos, é o alvo desta revisão sistemática, que aborda, também, os benefícios dessas as intervenções para a cognição. Além dos procedimentos não farmacológicos e dos psicofármacos de uso corrente, os autores discutem, ainda, o papel das novas drogas atualmente em investigação.**
- Oliveira AM, Radanovic M, de Mello PC, Buchain PC, Vizzotto AD, Celestino DL, et al. Nonpharmacological interventions to reduce behavioral and psychological symptoms of dementia: a systematic review. Biomed Res Int. 2015;2015:218980.
  - ⇨ **Esta revisão sistemática investiga publicações relevantes sobre programas de intervenção não farmacológica para o tratamento dos sintomas neuropsiquiátricos de pacientes com demência moderada e grave. Os autores sugerem que procedimentos, como terapia ocupacional em suas diferentes modalidades, musicoterapia, orientação para a realidade e exercício físico aeróbio, dentre outras condutas, melhoram a frequência e a intensidade da agitação, e sua combinação com psicofármacos, quando necessários, traz benefícios adicionais.**

REFERÊNCIAS BIBLIOGRÁFICAS

1. American Psychiatry Association. Diagnostic and statistical manual of mental disorders – DSM-5. 5 ed. Washington: American Psychiatric Association; 2013.
2. Stella F, Radanovic M, Balthazar MLF, Canineu PR, de Souza LC, Forlenza OV. Neuropsychiatric symptoms in the prodromal stages of dementia. Curr Opin Psychiatry. 2014;27:230-35.
3. Alzheimer's Society. Optimising treatment and care for people with behavioural and psychological symptoms of dementia. A best practice guide for health and social care professionals. London: Alzheimer's Society; 2011.
4. Steinberg M, Shao H, Zandi P, Lyketsos CG, Welsh-Bohmer KA, Norton MC, et al. Cache county investigators. Point and 5-year period prevalence of neuropsychiatric symptoms in dementia: The cache county study. Int JGeriatr Psychiatry. 2008;23:170-7.
5. Peters ME, Rosenberg PB, Steinberg M, Tschanz JT, Norton MC, Welsh-Bohmer KA, et al. Prevalence of neuropsychiatric symptoms in CIND and its subtypes: the cache county study. Am J Geriatr Psychiatry. 2012;20:416-24.
6. **Cummings JL, Mega M, Gray K, Rosenberg TS, Carusi DA, Gornbein J. The neuropsychiatric inventory: comprehensive assessment of psychopathology in dementia. Neurology. 1994;44:2308-14.**
   - ⇨ **Esse artigo introduz o principal instrumento atualmente utilizado para avaliação de sintomas neuropsiquiátricos, chamado Inventário Neuropsiquiátrico (INP).**
7. Stella F, Laks J, Govone JS, de Medeiros K, Forlenza OV. Association of neuropsychiatric syndromes with global clinical deterioration in Alzheimer's disease patients. Int Psychogeriatrics. 2016;28(5):779-86.
8. de Medeiros K, Robert P, Gauthier S, Stella F, Politis A, Leoutsakos J, et al. and The NPI-C Research Group. The neuropsychiatric inventory-clinician rating scale (NPI-C): reliability and validity of a revised assessment of neuropsychiatric symptoms in dementia. Int Psychogeriatr. 2010;22:984-94.
9. Cohen-Mansfield J. Agitation in the elderly. Adv Psychosom Med. 1989;19:101-13.
10. Robert PH, Clairet S, Benoit M, Koutaich J, Bertogliati C, Tible O, et al. The Apathy Inventory: assessment of apathy and awareness in Alzheimer disease, Parkinson's disease and mild cognitive impairment. Int J Geriatr Psychiatry. 2002;17:1099-105.
11. Marin RS, Biedrzycki RC, Firinciogullari S. Reliability and validity of the apathy evaluation scale. Psychiatry Research. 1991;38:143-62.
12. Starkstein SE, Mayberg HS, Preziosi TJ, Andezejewski P, Leiguarda R, Robinson RG. Reliability, validity and clinical correlate of apathy in Parkinsons's disease. J Neuropsychiatry Cli Neurosci. 1992;4;134-9.
13. Alexopoulos GS, Abrams RC, Young RC, Shamoian CA. Cornell Scale for Depression in Dementia. Biol Psychiatr 1988;23:271-84.
14. Reichman WE, Coyne AC, Amirneni S, Molino B, Egan S. Negative symptoms in Alzheimer's disease.Am J Psychiatry. 1996;153:424-6.
15. Reisberg B, Ferris SH, de Leon MJ, Crook T. The Global Deterioration Scale for assessment of primary degenerative dementia. Am J Psychiatry. 1982;139(9):1136-9.
16. Reisberg B. Functional assessment staging (FAST). Psychopharmacol Bull. 1988;24:653-9.
17. Hughes CP, Berg L, Danziger WL, Coben LA, Martin RL A new clinical scale for the staging of dementia. Br J Psychiatry. 1982;140:566-72.
18. Yesavage JA, Brink TL, Rose TL, Lum O, Huang V, Adey M, et al. Development and validation of a geriatric depression screening scale: a preliminary report. J Psychiat Res 1983;17(1):37-49.
19. Hamilton M. Development of a Rating Scale for Primary Depressive Illness. British Journal of Social and Clinical Psychology. 1967;6(4).
20. Stella F, Radanovic M, Canineu PR, de Paula VJR, Forlenza OV. Anti-dementia medications: current prescriptions in clinical practice and new agents in progress. Ther Adv Drug Saf. 2015;6(4):151-65.
21. Creese B, Brooker H, Ismail Z, Wesnes KA, Hampshire A, Khan Z, et al. Mild behavioral impairment as a marker of cognitive decline in cognitively normal older adults. Am J Geriatr Psychiatry. 2019;27(8):823-34.
22. Wise EA, Rosenberg PB, Lyketsos CG, Leoutsakos JM. Time course of neuropsychiatric symptoms and cognitive diagnosis in National Alzheimer's Coordinating Centers volunteers. Alzheimer Demet. 2019;11:333-39.
23. Fick DM, Semla TP, Steinman M, Beizer J, Brandt N, Dombrowski R, et al. American Geriatrics Society 2019 Updated AGS Beers Criteria® for Potentially Inappropriate Medication Use in Older Adults. J Am Geriatr Soc. 2019;67(4):674-94.
24. Fülöp, Jr. T, Wórum I, Csongor J, Fóris G, Varga P, Leövey A. Body composition in elderly people. Gerontology. 1985;31(3):150-7.
25. Ginsberg G, Hattis D, Russ A, Sonawane B. Pharmacokinetic and pharmacodynamic factors that can affect sensitivity to neurotoxic sequelae in elderly individuals. Environ Health Perspect. 2005;113(9):1243-9.
26. McLean AJ, Le Couteur DG. Aging biology and geriatric clinical pharmacology. Pharmacol Rev. 2004;56(2):163-84.
27. Rawle MJ, Cooper R, Kuh D, Richards M. Associations between polypharmacy and cognitive and physical capability: a British Birth Cohort Study. J Am Geriatr Soc. 2018;66(5):916-23.
28. International Psychogeriatric Association. The IPA complete guides to behavioral and psychological symptoms of dementia. Milwaukee: International Psychogeriatric Association; 2010.
29. Brodaty H, Arasaratnam C. Meta-analysis of nonpharmacological interventions for neuropsychiatric symptoms of dementia. Am J Psychiatry. 2012;169(9):946-53.
30. **Kales HC, Gitlin LN, Lyketsos CG. Management of neuropsychiatric symptoms of dementia in clinical settings: recommendations from a multidisciplinary expert panel. J Am Geriatr Soc. 2014;62(4):762-9.**

⇨ **Os autores fazem uma análise dos riscos de sedação e quedas causadas por antipsicóticos para o tratamento dos sintomas neuropsiquiátricos de pacientes com demência. Eles discutem a relação entre a diminuição das prescrições de antipsicóticos e o aumento, em paralelo, de outras classes psicofarmacológicas igualmente sedativas, porém, sem a eficácia dos antipsicóticos no controle de agitação grave, delírios e alucinações.**

31. **Oliveira AM, Radanovic M, de Mello PC, Buchain PC, Vizzotto AD, Celestino DL, et al. Nonpharmacological interventions to reduce behavioral and psychological symptoms of dementia: a systematic review. Biomed Res Int. 2015;2015:218980.**

⇨ **Esta revisão sistemática investiga publicações relevantes sobre programas de intervenção não farmacológica para o tratamento dos sintomas neuropsiquiátricos de pacientes com demência moderada e grave. Os autores sugerem que procedimentos, como terapia ocupacional em suas diferentes modalidades melhoram a frequência e a intensidade da agitação, e sua combinação com psicofármacos, quando necessários, traz benefícios adicionais.**

32. Gómez-Romero M, Jiménez-Palomares M, Rodríguez-Mansilla J, Flores-Nieto A, Garrido-Ardila EM, González López-Arza MV. Benefits of music therapy on behaviour disorders in subjects diagnosed with dementia: a systematic review. Neurologia. 2017;32(4):253-63.
33. Svansdottir HB, Snaedal J. Music therapy in moderate and severe dementia of Alzheimer's type: a case-control study. Int Psychogeriatr. 2006;18(4):613-21.
34. Tuet RWK, Lam LCW. A preliminary study of the effects of music therapy on agitation in chinese patients with dementia. Hong Kong J Psychiatr. 2006;16:87-91.
35. Garland K, Beer E, Eppingstall B, O'Connor DW. A comparison of two treatments of agitated behavior in nursing home residents with dementia: simulated family presence and preferred music. Am J Geriatr Psychiatry. 2007;15(6):514-21.
36. Cooke ML, Moyle W, Shum DH, Harrison SD, Murfield JE. A randomized controlled trial exploring the effect of music on agitated behaviours and anxiety in older people with dementia. Aging Ment Health. 2010;14(8):905-16.
37. Sung HC, Lee WL, Li TL, Watson R. A group music intervention using percussion instruments with familiar music to reduce anxiety and agitation of institutionalized older adults with dementia. Int J Geriatr Psychiatry. 2012; 27(6):621-7.
38. Aleixo MAR, Santos RL, Dourado MCN. Efficacy of music therapy in the neuropsychiatric symptoms of dementia: systematic review. J Bras Psiquiatr. 2017;66(1):52-61.
39. Hsu MH, Flowerdew R, Parker M, Fachner J, Odell-Miller H. Individual music therapy for managing neuropsychiatric symptoms for people with dementia and their carers: a cluster randomised controlled feasibility study. BMC Geriatr. 2015;15:84.
40. Holmes C, Knights A, Dean C, Hodkinson S, Hopkins V. Keep music live: music and the alleviation of apathy in dementia subjects. Int Psychogeriatr. 2006;18(4):623-30.
41. Lin PW, Chan WC, Ng BF, Lam LC. Efficacy of aromatherapy (Lavandula angustifolia) as an inter-vention for agitated behaviours in Chinese older persons with dementia: a cross-over randomized trial. Int J Geriatr Psychiatry. 2007;22(5):405-10.
42. Yang MH, Lin LC, Wu SC, Chiu JH, Wang PN, Lin JG. Comparison of the efficacy of aroma-acupressure and aromatherapy for the treatment of dementia-associated agitation. BMC Complement Altern Med. 2015;15:;93.
43. Ballard CG, O'Brien JT, Reichelt K, Perry EK. Aromatherapy as a safe and effective treatment for the man- agement of agitation in severe dementia: the results of a double- blind, placebo-controlled trial with Melissa. J Clin Psychiatry. 2002;63(7):553-8.
44. Burns A, Byrne J, Ballard C, Holmes C. Sensory stimulation in dementia. Br Med J. 2002;325(7376):1312-13.
45. Bagetta G, Morrone LA, Rombola L, Amantea D, Russo R, Berliocchi L, et al. Neuropharma- cology of the essential oil of bergamot. Fitoterapia. 2010;8:(6)453-61.
46. Corbett A, Husebo B, Malcangio M, Staniland A, Cohen-Mansfield J, Aarsland D, et al. Assessment and treatment of pain in people with dementia. Nature Rev Neurol. 2012;8:264-74.
47. Kuwahata H, Komatsu T, Katsuyama S, Corasaniti MT, Bagetta G, Sakurada S, et al. Peripherally injected linalool and bergamot essential oil attenuate mechanical allodynia via inhibiting spinal ERK phosphorylation. Pharmacol Biochem Behav. 2013;103(4):735-41.
48. Katsuyama S, Otowa A, Kamio S, Sato K, Yagi T, Kishikawa Y, et al. Effect of plantar subcutaneous administration of bergamot essential oil and linalool on formalin-induced nociceptive behavior in mice. Biomed Res. 2015;36(1):47-54.
49. Scuteri D, Morrone LA, Rombolà L, Avato PR, Bilia AR, Corasaniti MT, et al. Aromatherapy and aromatic plants for the treatment of behavioural and psychological symptoms of dementia in patients with Alzheimer's disease: clinical evidence and possible mechanisms. Evid Based Complement Alternat Med. 2017;2017:9416305.
50. Christofoletti G, Oliani MM, Bucken-Gobbi LT, Gobbi S, Beinotti F, Stella F. Physical activity attenuates neuropsychiatric disturbances and caregiver burden in patients with dementia. Clinics. 2011;66(4):613-18.
51. Neville C, Henwood T, Beattie E, Fielding E. Exploring the effect of aquatic exercise on behaviour and psychological well-being in people with moderate to severe dementia: a pilot study of the Watermemories Swimming Club. Australas J Ageing. 2014;33(2):124-7.
52. Lowery AD, Cerga-Pashoja S, Iliffe S, Thuné-Boyle I, Griffin M, Lee J, et al. The effect of exercise on behavioural and psychological symptoms of dementia: the EVIDEM-E randomised controlled clinical trial. Int J Geriatr Psychiatry. 2014;29(8):819-27.
53. Dowling GA, Graf CL, Hubbard EM, Luxenberg JS. Light treatment for neuropsychiatric behaviors in Alzheimer's disease. West J Nurs Res. 2007;29(8):961-75.
54. Chen RC, Liu CL, Lin MH, Peng LN, Chen LY, Liu LK, et al. Non-pharmacological treatment reducing not only behavioral symptoms, but also psychotic symptoms of older adults with dementia: a prospective cohort study in Taiwan. Geriatr Gerontol Int. 2014;14(2):440-6.
55. Gitlin LN, Arthur P, Piersol C, Hessels V, Wu SS, Dai Y, et al. Targeting behavioral symptoms and functional decline in dementia: a randomized clinical trial. J Am Geriatr Soc. 2018;66(2):339-45.
56. O'Connor CM, Clemson L, Brodaty H, Low LF, Jeon YH, Gitlin LN, et al. The tailored activity program (TAP) to address behavioral disturbances in frontotemporal dementia: a feasibility and pilot study. Disabil Rehabil. 2017;15:1-12.
57. Novelli MMPC, Lima GB, Cantatore L, Sena BP, Machado SCB, D'Elia CIBR, et al. Adaptação transcultural do Tailored Activity Program (TAP) ao português do Brasil. Cad Bras Ter Ocup. 2018;26(1):5-15.
58. Fitzsimmons S, Buettner LL. Therapeutic recreation interventions need--driven dementia compromised behaviors in community-dwelling elders. Am J Alzheimers Dis Other Demen. 2002;17(6):367-81.
59. Teri L, Logsdon RG, Uomoto J, McCurry SM. Behavioral treatment of depression in dementia patients: A controlled clinical trial. J Gerontol B Psychol Sci Soc Sci. 1997;52(4):159-66.
60. Gonzalez MT, Kirkevold M. Benefits of sensory garden and horticultural activities in dementia care: a modified scoping review. J Clin Nurs, 2014;23(19-20):2698-715.
61. Whear R, Coon JT, Bethel A, Abbott R, Stein K, Garside R. What is the impact of using outdoor spaces such as gardens on the physical and mental well-being of those with dementia? A systematic review of quantitative and qualitative evidence. J Am Med Dir Assoc. 2014;15(10):697-705.
62. Gitlin LN, Rose K. Impact of caregiver readiness on outcomes of a nonpharmacological intervention to address behavioral symptoms in persons with dementia. Int J Geriatr Psychiatry. 2016;31:1056-63.
63. Gitlin LN, Winter L, Burke J, Chernett N, Dennis MP, Hauck WW. Tailored activities to manage neuropsychiatry behavior in persons with dementia and reduce caregiver burden: A randomized pilot study. Am J Geriatr Psychiatry. 2008;16(3):229-39.
64. Novelli MMPC, Lima GB, Cantatore L, Sena BP, Machado SCB, D'Elia CIBR, et al. Adaptação transcultural do Tailored Activity Program (TAP) ao português do Brasil. Cad Bras Ter Ocup. 2018b;26(1):5-15.
65. **Oliveira AM. Ensaio clínico randomizado e controlado para avaliar a versão brasileira ambulatorial do método TAP (Tailored Activity Program – Programa Personalizado de Atividades) no tratamento de sintomas neuropsiquiátricos em indivíduos com demência. [tese]. São Paulo: Faculdade de Medicina da Universidade de São Paulo; 2018**

⇨ **Neste estudo, o autor adapta um método de terapia ocupacional, denominado *Tailored Activity Program* (método TAP), que em português significa Programa de Atividades Personalizado, para a população brasileira. O TAP consiste em um conjunto de estratégias não farmacológicas e tem como objetivo principal diminuir os SNP em indivíduos com demência moderada a grave.**

66. Andrade LM, Costa MFM, Caetano JA, Soares E, Beserra EP. A problemática do cuidador familiar do portador de acidente vascular cerebral. Rev Esc Enferm USP. 2009;43(1):37-43.
67. Weiss P, Hadas-Lidor N, Sachs D. Participação de cuidadores familiares na recuperação/comunicação da cognição com base na Intervenção cognitiva dinâmica. In. Katz N. Neurociência, reabilitação cognitiva e modelos de intervenção em terapia ocupacional. 3 ed. São Paulo: Santos; 2014. p. 81-102.
68. Perlini NMOG, Faro ACM. Cuidar de pessoa incapacitada por acidente vascular cerebral no domicílio: o fazer do cuidador familiar. Rev Esc Enferm USP. 2005; 39(2):154-63.
69. Stengard E, Honkonen T, Koivisto A, Salokangas RK. Satisfaction of caregivers of patients with schizophrenia in Finland. Psychiatr Serv. 2000;51:1034-9.
70. Leite CDSM, Menezes TLM, Lyra EVV, Araújo CCMT. Conhecimento e intervenção do cuidador na doença de Alzheimer: uma revisão da literatura. J Bras Psiquiatr. 2014;63(1):48-56.
71. Forlenza OV, Loureiro JC, Pais MV, Stella F. Recent advances in the management of neuropsychiatric symptoms in dementia. Curr Opin Psychiatry. 2017;30(2):151-8.
72. Devanand DP, Mintzer J, Schultz SK, Andrews HF, Sultzer DL, de la Pena D, et al. Relapse risk after discontinuation of risperidone in Alzheimer's disease. N Engl J Med. 2012;367(16):1497-507.
73. Maher AR, Maglione M, Bagley S, Suttorp M, Hu J-H, Ewing B, et al. Efficacy and comparative effectiveness of atypical antipsychotic medications for off-label uses in adults. JAMA. 2011;306(12):1359.
74. Schneider LS, Dagerman KS, Insel P. Risk of death with atypical antipsychotic drug treatment for dementia. JAMA. 2005;294(15):1934.
75. US Food and Drug Administration – Center for Drug Evaluation and Research. FDA Public Health Advisory: deaths with antipsychotics in elderly patients with behavioral disturbances. Washington, DC: US Department of Health and Human Services; 2005.
76. Maust DT, Kim HM, Seyfried LS, Chiang C, Kavanagh J, Schneider LS, et al. Antipsychotics, other psychotropics, and the risk of death in patients with dementia. JAMA Psychiatry. 2015;72(5):438.
77. Wenzel-Seifert K, Wittmann M, Haen E. QTc prolongation by psychotropic drugs and the risk of Torsade de Pointes. Dtsch Aerzteblatt Online. 2011;108(41):687-93.
78. Greenblatt HK, Greenblatt DJ. Use of antipsychotics for the treatment of behavioral symptoms of dementia. J Clin Pharmacol. 2016;56(9):1048-57.
79. National Partnership to Improve Dementia Care in Nursing Homes (NPI-DCNH). Antipsychotic medication use data report (July 2018). National Partnership Data Report; 2019.
80. Kales HC, Gitlin LN, Lyketsos CG. When less is more, but still not enough: why focusing on limiting antipsychotics in people with dementia is the wrong policy imperative. JAMDA. 2019;20:1074-79.
81. Vasudeva SS, Shariff SZ, Liu K, Burhan AM, Herrmann N, Leonard S, et al. Trends in psychotropic dispensing among older adults with dementia living in long-term care facilities: 2004-2013. Am J Geriatr Psychiatry. 2015;23:1259-69.
82. Maust DT, Kim HM, Chiang C, Kales HC. Association of the Centers for Medicare & Medicaid Services' National Partnership to Improve Dementia Care with the use of antipsychotics and other psychotropics in long--term care in the United States from 2009 to 2014. JAMA Intern Med. 2018;178:640-7.
83. Kuring JK, Mathias JL, Ward L. Prevalence of depression, anxiety and PTSD in people with dementia: a systematic review and meta-analysis. Neuropsychol Rev. 2018;28(4):393-416.
84. Banerjee S, Hellier J, Dewey M, Romeo R, Ballard C, Baldwin R, et al. Sertraline or mirtazapine for depression in dementia (HTA-SADD): a randomised, multicentre, double-blind, placebo-controlled trial. Lancet. 2011;378(9789):403-11.
85. Sepehry AA, Lee PE, Hsiung GYR, Beattie BL, Jacova C. Effect of selective serotonin reuptake inhibitors in Alzheimer's disease with comorbid depression. Drugs Aging. 2012;29(10):793-806.
86. Robert P, Lanctôt KL, Agüera-Ortiz L, Aalten P, Bremond F, Defrancesco M, et al. Is it time to revise the diagnostic criteria for apathy in brain disorders? The 2018 international consensus group. Eur Psychiatry. 2018;54:71-6.
87. Lanctôt KL, Agüera-Ortiz L, Brodaty H, Francis PT, Geda YE, Ismail Z, et al. Apathy associated with neurocognitive disorders: Recent progress and future directions. Alzheimer's Dement. 2017;13(1):84-100.
88. Schneider LS, Dagerman K, Insel PS. Efficacy and adverse effects of atypical antipsychotics for dementia: meta-analysis of randomized, placebo-controlled trials. Am J Geriatr Psychiatry. 2006;14(3):191-210.
89. Leonpacher AK, Peters ME, Drye LT, Makino KM, Newell JA, Devanand DP, et al. Effets of citalopram on neuropsychiatric symptoms in Alzheimer's dementia: evidence from the CitAD study. Am J Psychiatry. 2016;173(5):473-80.
90. Drye LT, Spragg D, Devanand DP, Frangakis C, Marano C, Meinert CL, et al. Changes in QTc interval in the citalopram for agitation in Alzheimer's disease (CitAD) randomized trial. PLoS One. 2014;9(6):e98426.
91. Seitz DP, Adunuri N, Gill SS, Gruneir A, Herrmann N, Rochon P. Antidepressants for agitation and psychosis in dementia. Cochrane Database Syst Rev. 2011;85(1):20-2.
92. Black B, Muralee S, Tampi RR. Inappropriate sexual behaviors in dementia. J Geriatr Psychiatry Neurol. 2005;18(3):155-62.
93. McKeith I, Del Ser T, Spano PF, Emre M, Wesnes K, Anand R, et al. Efficacy of rivastigmine in dementia with Lewy bodies: a randomised, double-blind, placebo-controlled international study. Lancet. 2000;356(9247):2031-6.
94. Taylor J-P, McKeith IG, Burn DJ, Boeve BF, Weintraub D, Bamford C, et al. New evidence on the management of Lewy body dementia. Lancet Neurol. 2020;19(2):157-69.
95. Atri A. Current and future treatments in Alzheimer's disease. Semin Neurol. 2019;39(02):227-40.
96. Scheltens P, Blennow K, Breteler MMB, de Strooper B, Frisoni GB, Salloway S, et al. Alzheimer's disease. Lancet. 2016;388(10043):505-17.
97. Emre M, Tsolaki M, Bonuccelli U, Destée A, Tolosa E, Kutzelnigg A, et al. Memantine for patients with Parkinson's disease dementia or dementia with Lewy bodies: a randomised, double-blind, placebo-controlled trial. Lancet Neurol. 2010;9(10):969-77.
98. Li P, Quan W, Zhou Y-Y, Wang Y, Zhang H-H, Liu S. Efficacy of memantine on neuropsychiatric symptoms associated with the severity of behavioral variant frontotemporal dementia: A six-month, open-label, self-controlled clinical trial. Exp Ther Med. 2016;12(1):492-8.
99. Seppi K, Ray Chaudhuri K, Coelho M, Fox SH, Katzenschlager R, Perez Lloret S, et al. Update on treatments for nonmotor symptoms of Parkinson's disease: an evidence-based medicine review. Mov Disord. 2019;34(2):180-98.
100. Tang Y-J, Ho S-Y, Chu F-Y, Chen H-A, Yin Y-J, Lee H-C, et al. Is zolpidem associated with increased risk of fractures in the elderly with sleep disorders? A nationwide case cross-over study in Taiwan. PLoS One. 2015;10(12):e0146030.
101. Wang PS, Bohn RL, Glynn RJ, Mogun H, Avorn J. Hazardous benzodiazepine regimens in the elderly: effects of half-life, dosage, and duration on risk of hip fracture. Am J Psychiatry. 2001;158(6):892-8.
102. Gillies D, Sampson S, Beck A, Rathbone J. Benzodiazepines for psychosis--induced aggression or agitation. Cochrane Database Syst Rev. 2013;(4).
103. Liu SC, Ruthirakuhan MA, Chau S, Herrmann NF, Carvalho AL, Lanctôt K. Pharmacological management of agitation and aggression in Alzheimer's disease: a review of current and novel treatments. Curr Alzheimer Res. 2016;13(10):1134-44.
104. McKeith I, Del Ser T, Spano PF, Emre M, Wesnes K, Anand R, et al. Efficacy of rivastigmine in dementia with Lewy bodies: A randomised, double-blind, placebo-controlled international study. Lancet. 2000;356(9247):2031-6.
105. Taylor J-P, McKeith IG, Burn DJ, Boeve BF, Weintraub D, Bamford C, et al. New evidence on the management of Lewy body dementia. Lancet Neurol. 2020;19(2):157-69.
106. Cummings J, Isaacson S, Mills R, Williams H, Chi-Burris K, Corbett A, et al. Pimavanserin for patients with Parkinson's disease psychosis: a randomised, placebo-controlled phase 3 trial. Lancet. 2014;383(9916):533-40.

107. Seppi K, Ray Chaudhuri K, Coelho M, Fox SH, Katzenschlager R, Perez Lloret S, et al. Update on treatments for nonmotor symptoms of Parkinson's disease – an evidence-based medicine review. Mov Disord. 2019;34(2):180-98.
108. Reus VI, Fochtmann LJ, Eyler AE, Hilty DM, Horvitz-Lennon M, et al. The American Psychiatric Association Practice Guideline on the use of antipsychotics to treat agitation or psychosis in patients with dementia. Am Psychiatr Publ. 2017;15(1):81-4.
109. Gareri P, Segura-García C, Manfredi VG, Bruni A, Ciambrone P, Cerminara G, et al. Use of atypical antipsychotics in the elderly: a clinical review. Clin Interv Aging. 2014;9:1363-73.
110. Dayabandara M, Hanwella R, Ratnatunga S, Seneviratne S, Suraweera C, de Silva VA. Antipsychotic-associated weight gain: management strategies and impact on treatment adherence. Neuropsychiatr Dis Treat. 2017;13:2231-41.
111. Kennedy DO, Wake G, Savelev S, Tildesley NTJ, Perry EK, Wesnes KA, et al. Modulation of mood and cognitive performance following acute administration of single doses of Melissa officinalis (Lemon balm) with human CNS nicotinic and muscarinic receptor-binding properties. Neuropsychopharmacol. 2003;28(10):1871-81.

5

Tratamento dos transtornos do humor no idoso

Luana Dongue Martinez
Luiz Fernando de Almeida Lima e Silva
Júlia Cunha Loureiro
Leandro da Costa Lane Valiengo

Sumário

Pontos-chave

- Os transtornos de humor são frequentes na terceira idade e sua prevalência está aumentando com o envelhecimento da população.
- A depressão unipolar e o TB (transtorno bipolar) são doenças crônicas e frequentemente graves que comprometem a funcionalidade, reduzem a qualidade de vida e aumentam a mortalidade.
- O idoso que apresenta sintomas de mania, estados mistos ou depressão exige uma cuidadosa avaliação diagnóstica diferencial para excluir doença orgânica e identificar quaisquer condições médicas potencialmente tratáveis.
- Em função da presença de comorbidades clínicas e de mudanças relacionadas ao envelhecimento, atenção especial deve ser dada a potenciais interações medicamentosas, alterações na farmacocinética e desenvolvimento de efeitos colaterais.

INTRODUÇÃO

Definições e aspectos epidemiológicos

O envelhecimento populacional está crescendo rapidamente. Segundo dados da Organização Mundial da Saúde (OMS), estima-se que entre 2015 e 2050 a população idosa quase dobrará, de 12 para 22%. Aproximadamente 15% dos adultos com 60 anos ou mais sofrem de algum transtorno mental[1]. Os transtornos de humor representam a mais prevalente morbidade psiquiátrica entre os idosos. Depressão e transtorno bipolar (TB) em idosos estão associados a comorbidades médicas e declínio cognitivo, além de aumento do risco de demência, risco de suicídio e mortalidade geral. Existem particularidades na etiologia, apresentação clínica e tratamento dos transtornos do humor em idosos e o conhecimento dessas diferenças são importantes para um tratamento de eficácia nesta população[2].

Depressão em idosos

Depressão é um transtorno mental altamente prevalente em idosos[3]. A depressão unipolar ocorre em 10 a 38% da população idosa[4,5]. No geral, 35,3% dos casos de depressão tardia podem ser considerados leves, 51,9% moderados e 12,7% graves[5]. Nessa população, a apresentação clínica parece incluir mais sintomas somáticos do que em jovens[6], o que pode contribuir para uma maior dificuldade na identificação do quadro, de 40 a 60% dos casos[7,8]. Uma maior carga de doenças somáticas, comum em idosos, também se relaciona com maior gravidade dos sintomas depressivos[9]. Pacientes deprimidos são responsáveis por maiores porcentagens de casos com curso clínico desfavorável, taxas de recaída mais altas, pior resposta ao tratamento e recuperação funcional incompleta[10,11].

Transtorno afetivo bipolar em idosos

Estudos epidemiológicos relatam que a taxa de prevalência de transtorno bipolar em idosos (iTAB) com mais de 60 anos é de 0,5 a 1%[12]. Apesar dessa prevalência relativamente baixa de TAB (transtorno afetivo bipolar) entre idosos que vivem na comunidade, o iTAB em ambulatórios de psiquiatria geriátrica responde a 6%, variando de 8 a 10% em internações geriátricas[13]. Transtorno bipolar em idosos, termo relativo a presença de TAB em pessoas com mais de 50 anos de idade, representa até 25% do total de pacientes com TAB[14]. De fato, até 10% da população desenvolve TAB após os 50 anos, número que parece crescer com o aumento da expectativa de vida[15].Com relação ao iTAB, podemos dividir os pacientes em dois grandes grupos: os portadores de TAB desde o início da vida adulta e que envelheceram (TAB), e os pacientes com TAB de início tardio, após os 50 anos (iTAB-T)[15]. Esses diagnósticos parecem ter diferenças consideráveis, sugerindo que o TAB de início tardio seja uma entidade distinta do TAB clássico[16]. Uma dificuldade no estabelecimento dessas definições é que a distinção entre os casos de iTAB-T do grande corpo de evidências de iTAB é quase impossível. As evidências atuais apontam, contudo, que alterações vasculares parecem acarretar consideráveis alterações cerebrais nessa população, com implicações na gênese dos quadros de humor de início tardio[17]. Estudos também mostram que comprometimento cognitivo está associado a transtorno bipolar de início tardio.

Com relação ao tratamento dos pacientes com iTAB, foi observado que estabilizadores de humor foram as medicações mais prescritas (68%), seguido por antipsicóticos (54%) e antidepressivos (34%). A associação de medicações foi mais comum que a monoterapia (57 *vs* 38%). Remissão foi atingida em apenas 35%, com 32% não apresentando melhora significativa do quadro[18]. Os pacientes idosos não parecem apresentar diferença com relação aos pacientes jovens no que concerne ao tempo necessário para remissão do quadro, mas apresentavam maiores taxas de recorrência, que ocorre em intervalos menores[19].

Transtornos de humor nas demências

Sintomas depressivos figuram entre as manifestações neuropsiquiátricas mais prevalentes de pacientes com demência[20]. Cerca de 25% dos pacientes com demência apresentam sintomas depressivos, e 14% apresentam sintomas ansiosos significativos. Consideradas as possíveis etiologias para quadros demenciais, doença de Alzheimer (DA) apresenta a menor prevalência de depressão (20%), quando comparado com demência vascular (30%) e degeneração lobar frontotemporal (37%)[21]. Doença por corpúsculos de Lewy (DCL) também apresenta prevalência de depressão significativamente maior do que na DA[22]. De forma geral, depressão é significativamente mais prevalente em pacientes com demência do que controles, o que não se mostrou verdadeiro para ansiedade[21]. Contudo, especificidades na fisiopatologia dos quadros demenciais podem contribuir de forma distinta para a instalação do quadro de humor, e consequentemente ter implicação no tratamento. Por exemplo, quando comparamos pacientes com DCL e DA, apesar da idéia geral de que os quadros depressivos estão intimamente relacionados a distúrbios nas monoaminas, na DCL o quadro parece ser fortemente influenciado pelo déficit dopaminérgico[23].

TRATAMENTOS FARMACOLÓGICOS

Em função da presença de comorbidades clínicas e de mudanças relacionadas ao envelhecimento, atenção especial deve ser dada a potenciais interações medicamentosas, alterações na farmacocinética, desenvolvimento de efeitos colaterais e necessidade de monitoramento.

Depressão unipolar

Krause et al.[24] realizam uma extensa revisão sistemática com metanálise envolvendo o tratamento de depressão em pacientes idosos. Esse trabalho considerou como critério de resposta uma redução de pelo menos 50% nos sintomas depressivos, e evidenciou que duloxetina e quetiapina foram os fármacos que mais se distanciaram do placebo. Na metanálise pareada, agomelatina, imipramina e vortioxetina também se mostraram superiores ao placebo[24]. Contudo, o tratamento de idosos com depressão deve levar em consideração uma série de fatores, como segurança e risco de efeitos adversos. Duloxetina, por exemplo, se relacionou a maior incidência de diarreia[24]. O uso de antipsicóticos, como quetiapina, sabidamente aumentam o risco de morte em pacientes idosos[25]. Dessa forma, acreditamos que iniciar o tratamento com medicações com melhor perfil de efeitos adversos e tolerabilidade é desejável na população geriátrica. Thorlund et al.[26], em outra metanálise avaliaram a segurança e a eficácia do uso de inibidores seletivos da recaptação de serotonina (ISRS) e de inibidores da recaptação de serotonina e noradrenalina (IRSN) em idosos. Resposta parcial foi definida como uma redução $\geq$ a 50% na escala de Hamilton ou na de Montgomery-Asberg. Por se relacionarem mais especificamente à tolerabilidade, e serem de maior gravidade, os principais efeitos adversos avaliados foram tontura, síncope, vertigem, perda da consciência e quedas. O estudo encontrou evidência mais consistente com o uso de sertralina, paroxetina e duloxetina. Duloxetina e venlafaxina mostraram maior risco de tontura que o placebo[26]. O uso de sertralina, que além de eficaz parece estar relacionado a um menor risco de tontura e outros efeitos adversos[26], é preferível ao citalopram e escitalopram, considerado o potencial de alargamento de Qt destes últimos[27,28]. Apesar de eficaz, a paroxetina apresenta maior risco de efeito anticolinérgico, o que é de relevância especial em idosos, dado a risco de piora cognitiva[29].

Os antidepressivos ISRS estão associados a hiponatremia, em especial na população geriátrica. Alguns *guidelines* sugerem que a concentração sérica de sódio seja obtida antes do início da medicação e, posteriormente, após 2 e 4 semanas respectivamente, e finalmente quando se completarem 3 meses de uso[30]. Também devem ser considerados os riscos de hipotensão postural e quedas[28].

Transtorno afetivo bipolar

Os princípios do tratamento seguem as mesmas diretrizes de outros grupos populacionais, em função da pouca disponibilidade de estudos randomizados específicos em idosos acometidos por TAB[31]. Contudo, apesar da ampla maioria dos *guidelines* disponíveis mundialmente não apresentarem recomendações específicas para o tratamento do iTAB[32], estratégias eficazes em pacientes mais jovens nem sempre atendem as necessidades da população geriátrica[33]. As evidências de tratamento de iTAB são, em sua maioria, provenientes de estudos abertos, não controlados, naturalísticos, relatos de caso e experiência clínica[17]. É verdade, porém, que a experiência clínica parece apoiar a idéia de que tratamentos eficazes na população geral portadora de TAB são também eficazes em idosos[34]. Ainda assim, algumas considerações são necessárias com relação ao tratamento de idosos com TAB. Indivíduos nessa faixa etária costumam apresentar menor tolerabilidade e mais efeitos adversos, especialmente com o uso de antipsicóticos, com consequente desenvolvimento de tremores e sintomas extrapiramidais.

Outros fármacos frequentemente prescritos também são problemáticos em idosos, como o lítio. Em função de redução do *clearance* renal, comorbidade clínica e uso de outras drogas, como diuréticos tiazídicos e de alça, anti-inflamatórios não esteroidais e inibidores da ECA, esses pacientes apresentam risco aumentado de intoxicação[35]. Um escalonamento lento de dose, iniciando-se com 150 mg/dia, e a monitorização frequente da função renal e litemia (a cada 3-6 meses) são recomendadas. Classicamente, a faixa terapêutica de litemia preconizada é entre 0,6-0,8 mmol/L. Contudo, em função do maior risco de toxicidade, muitos pesquisadores apontam para a necessidade de valores de litemia específicos para a população geriátrica. Valores entre 0,4-0,8 mmol/L na faixa etária entre 60 e 79 anos e entre 0,4-0,7 mmol/L em pacientes acima dos 80 anos são sugeridos como mais adequados aos idosos[36].

Valproato está relacionado à maior incidência de efeitos motores, como tremores e parkinsonismo, além de alterações metabólicas resultando em ganho de peso e diabetes[37].

A presença de comorbidades clínicas em idosos quase sempre resulta em polifarmácia, exigindo atenção para o uso de medicações que interferem na metabolização hepática de drogas, como é o caso da carbamazepina (CBZ). Importante indutora de enzimas do citocromo P450, o uso de CBZ pode interferir no nível sérico de outros fármacos e comprometer o controle de morbidades clínicas e psiquiátricas[38].

Maust et al.[25] demonstraram um importante risco de morte relacionado ao uso de antipsicóticos na população geriátrica[25]. Ainda assim, dada a gravidade da clínica que muitos pacientes com TAB manifestam, e a dificuldade de estabilização do quadro clínico, o uso de antipsicóticos é prática frequente. Nessa população, o uso de doses menores pode beneficiar alguns pacientes, diminuindo o risco de sintomas motores, sedação, síndrome metabólica e sintomas cognitivos[39].

Depressão bipolar

O tratamento dos sintomas depressivos no paciente idoso com TAB seguem, em linhas gerais, os mesmos princípios do tratamento de adultos. As evidências apontam para quetiapina e lurasidona como opções de primeira linha na depressão bipolar, medicações que possuem relevância especial quando se deseja uma resposta mais rápida[34]. Além disso, essas são algumas das poucas drogas a possuírem evidência específica de eficácia na população geriátrica[15]. A associação de olanzapina e fluoxetina também é uma opção mas, especialmente em idosos, é necessária a ponderação quanto a potenciais efeitos adversos[34].

Apesar de carecerem de evidências mais consistentes no tratamento da depressão em idosos, o uso de lítio ou lamotrigina pode ser considerado como opção antes do uso de antipsicóticos[34], dado o aumento da mortalidade com o uso destes últimos na população geriátrica[25].

De forma semelhante ao que ocorre com pacientes mais jovens, comorbidade com sintomas ansiosos não é rara, e está associada a maior persistência do distúrbio de humor e ideação suicida. Quetiapina, olanzapina-fluoxetina e lurasidona parecem ser opções melhores quando a ansiedade é proeminente[34]. Há também alguma evidência de que o uso de Lítio diminua o risco de suicídio mas, novamente, com poucos dados específicos na população com iTAB[40].

Dados epidemiológicos mostram que a população geriátrica costuma receber mais antidepressivos que adultos jovens, e se questiona se este uso poderia estar relacionado à maior recorrência de sintomas de humor nos pacientes com iTAB (assim como hipotireoidismo e abuso de substâncias, que devem ser excluídos em pacientes cicladores rápidos). Contudo, o uso adjuvante de antidepressivos pode sim ser uma opção no tratamento, em especial quando há relato de resposta prévia sem virada maníaca. Não devem, contudo, ser usados em monoterapia e devem ser especialmente evitados em pacientes com estados mistos, pelo potencial de descompensação do quadro psiquiátrico[34,41].

Dos pacientes admitidos no hospital em função de depressão bipolar, até 20% apresentam sintomas psicóticos. ECT (eletroconvulsoterapia) e antipsicóticos parecem ser as melhores opções para essa população.

Lamotrigina costuma ser bem tolerada em pacientes com depressão bipolar, e existe alguma evidência do uso de lamotrigina no TAB em pacientes com mais de 55 anos[14]. Contudo, essa não é a melhor opção quando se precisa de uma resposta mais rápida, pela necessidade de titulação para evitar efeitos adversos como Steven-Johnson, em especial quando associado ao uso de valproato[42].

As evidências referentes ao uso de lítio e valproato no tratamento da depressão bipolar especificamente em idosos são pontuais. De especial relevância nessa população é que, além dos já referidos cuidados específicos relacionados ao uso de lítio, os pacientes em uso de valproato devem ter sua valproemia obtida regularmente, além de necessitarem de atenção especial a potenciais interações medicamentosas com medicações de uso frequente nessa faixa etária, como aspirina, warfarina, digitoxina e fenitoína[15].

Mania e estados mistos

Monoterapia com lítio ou valproato são considerados tratamentos de primeira linha para mania aguda. Quetiapina pode ser considerada uma opção de segunda linha, enquanto aripiprazol, risperidona e carbamazepina figuram como terceira linha. Finalmente, o ECT deve ser considerado, especialmente em casos refratários[34]. O GERI-DB foi o primeiro estudo a avaliar, de forma randomizada e controlada a diferença entre lítio e valproato no tratamento de episódio maníaco em pacientes idosos com TAB. Apesar da tolerabilidade dos dois fármacos ter sido semelhante, bem como os índices de resposta e remissão, o lítio demonstrou maior impacto na gravidade dos sintomas maníacos nas primeiras semanas, com um maior uso adjuvante de lorazepam no grupo do valproato. As taxas de remissão foram consideráveis, com menos de 20% dos pacientes necessitando de uso adjuvante de antipsicóticos, mesmo que 34% apresentasse sintomas psicóticos. Finalmente, nenhum dos fármacos se associou ao surgimento de sintomas depressivos[43]. Aproximadamente 50% dos pacientes apresentam melhora dos sintomas maníacos com a instituição de tratamento monoterápico no período de 3 a 4 semanas[44]. Monoterapia não é necessariamente a melhor opção para todos os pacientes, e associações de medicações devem ser consideradas baseadas na clínica do paciente, velocidade de resposta, história prévia de falha no tratamento com um único agente, perfil de efeitos adversos e contraindicações[34]. As evidências devem ser levadas em consideração, mas não excluem a necessidade de um bom julgamento clínico.

A maioria dos agentes antimaníacos se diferenciam, em termos de resposta, do placebo já na primeira semana de uso. Caso o paciente esteja em uso de um agente antimaníaco em dose terapêutica, por período superior a duas semanas, e não apresentar melhora clínica, excluídos outros fatores que podem estar contribuindo para a desestabilização do quadro, como não adesão e uso de substâncias psicoativas, uma mudança na estratégia terapêutica deve ser considerada[34].

A combinação de fármacos, em especial nos pacientes com maior gravidade sintomática, é uma opção melhor que a monoterapia com lítio ou valproato[45]. O uso de antipsicóticos, como quetiapina, aripiprazol e risperidona apresentam maior evidência. Um exemplo é a associação de lítio com quetiapina, que se mostrou mais efetiva no tratamento da mania aguda do que a monoterapia com quetiapina[46]. Especificamente no iTAB, quetiapina e aripiprazol apresentam evidência em populações com mais de 55 anos[47,48]. O tratamento combinado, contudo, apresenta maior potencial de efeitos adversos e, em especial na população geriátrica, deve ter seu custo/benefício ponderado com cautela.

Tratamento de manutenção no TAB em idosos

Mesmo considerada a miríade de tratamentos disponíveis, lítio se mantém como a primeira linha de tratamento na fase de manutenção do TAB em idosos[49]. Entretanto, deve ser levado em consideração o tratamento que teve sucesso na fase aguda. Além do lítio, valproato e lamotrigina possuem alguma evidência na manutenção de idosos com iTAB[15].

DEPRESSÃO ASSOCIADA À DEMÊNCIA

Como já mencionado, sintomas depressivos são frequentes em pacientes com demência, o que justifica intervenções terapêuticas que procurem melhorar a qualidade de vida desses indivíduos. Semelhante ao que ocorre no TAB, estudos específicos de pacientes com demência são raros.

Ainda assim, duas grandes revisões sistemáticas com metanálise foram conduzidas para estudar o tema. Ortega et al.[50] estudaram a eficácia do uso de antidepressivos no tratamento da depressão em indivíduos com diagnóstico de doença de Alzheimer, e não encontraram diferença de resposta no período de 6-13 semanas quando comparado com o placebo. Em uma revisão mais recente ligada ao Cochrane, Dudas et al.[51] também não encontraram evidências mais robustas de que o tratamento com antidepressivos resulta em melhora superior ao placebo nessa população, também no período de 6-13 semanas. É importante notar que o uso de antidepressivo resultou em uma maior taxa de abandono, provavelmente relacionada a efeitos adversos. Apesar de não ser possível afirmar que os antidepressivos são benéficos na população com demência, alguns achados dessa revisão sugerem que as taxas de remissão de depressão com antidepressivos são superiores ao placebo (40 *vs.* 21,7%)[51]. Contudo, é importante salientar que nenhuma das revisões investigou o impacto do tratamento relacionado a tipos específicos de depressão ou gravidade sintomática[52].

TRATAMENTOS NÃO FARMACOLÓGICOS

Eletroconvulsoterapia

As indicações da eletroconvulsoterapia (ECT) em pacientes idosos não se diferem das dos pacientes de outras faixas etárias; no entanto, o diagnóstico cuja indicação é mais comum é a de depressão refratária aos antidepressivos. Nesses pacientes, frequentemente a ECT é o tratamento de escolha por conta de doenças comórbidas, refratariedade ou intolerância aos antidepressivos[53]. A ECT parece ser efetiva e segura não só no tratamento de idosos com depressão, mas também naqueles que sofrem de mania refratária, catatonia, psicose, agitação grave associada a demência e na Doença de Parkinson sem comorbidade psiquiátrica[54]. Apesar do uso de ECT no tratamento da depressão unipolar em idosos ser prática consolidada, com sua eficácia não diminuindo com o envelhecimento[55], os dados específicos para idosos com iTAB são limitados. De forma geral, a ECT é considerada a segunda ou terceira linha de tratamento, quando a farmacoterapia falhou ou quando seus efeitos colaterais são intoleráveis. Contudo, a ECT pode ser considerada a primeira opção quando a resolução rápida dos sintomas é desejada, especialmente quando os sintomas psiquiátricos são graves o suficiente para colocar o paciente em risco (p. ex., diminuição da ingestão de alimento e líquido, risco de suicídio e estupor). Evidentemente, essa população requer atenção especial, já que o risco de efeitos adversos é maior entre os idosos com comorbidades clínicas (cardiovascular, pulmonar, cerebrovascular e musculoesquelética) e sintomas cognitivos, neste último por maior predisposição a piora transitória da cognição como efeito adverso ao procedimento[55]. Dados obtidos em países desenvolvidos apontam que pessoas idosas formam uma grande proporção dos pacientes que são submetidos à ECT. Pesquisas em países como Estados Unidos, Reino Unido e Austrália, indicam que indivíduos com 65 anos ou mais representam de um quarto à metade do total de pacientes submetidos à ECT[56].

Estimulação magnética transcraniana

A estimulação magnética transcraniana (EMT) consiste na aplicação de um campo magnético sobre o couro cabeludo, ultrapassando as estruturas cranianas até chegar ao córtex cerebral. A EMT produz um potencial de ação nos neurônios estimulados. Um único pulso pode ser usado para criar apenas um potencial de ação, enquanto mais de um pulso podem ser usados para fins de medidas neurofisiológicas ou de tratamento. A frequência de estímulos usada determinará as modificações que acontecem a região estimulada (alta frequência estimula a região e baixa inibe a região)[57]. Os mecanismos celulares envolvidos são neuroplasticidade por potencialização de longo-prazo[58] e depreciação a longo-prazo, respectivamente[59].

Estudos iniciais demonstraram que o tratamento de depressão em idosos com EMT apresenta resultados positivos, porém menores, quando comparados à população geral jovem[60]. Contudo, existem poucos estudos que avaliaram especificamente a eficácia da EMT na população geriátrica[61-63]. Um estudo naturalístico comparou a eficácia da EMT para depressão entre pacientes jovens e idosos[64]. Ambos os grupos obtiveram resposta satisfatória ao método, não demonstrando diferenças significativas no desfecho quanto à idade[64].

Em estudos específicos para a população geriátrica, encontram-se quatro ensaios-clínicos randomizados com EMT ativa *versus* a sham, demonstrando-se eficácia da EMT ativa em três desses estudos. Assim, a EMT pode ter um papel importante no tratamento do transtorno depressivo maior na população de idosos. A EMT também foi bastante estudada em pacientes com depressão pós-acidente vascular cerebral (AVC), que acontece não só em pacientes geriátricos, mas na maioria das vezes nessa faixa etária. Uma metanálise recente encontrou 22 ensaios clínicos para o tratamento da depressão pós-AVC com EMT e encontrou resultados positivos para o uso dessa técnica nessa população, com *odds ratio* de 3,46 para taxa de resposta (IC 95% de 2,52-4,76) e diferença de médias de 6,09 (IC 95% de 7,74-4,45)[65]. Assim, a população geriátrica parece se beneficiar desse tipo de intervenção. As revisões sistemáticas de estudos realizados com idosos demonstraram um alto grau de segurança e tolerabilidade[66]. Uma das grandes vantagens no uso da EMT no tratamento da depressão em idosos consiste nos poucos efeitos adversos associados (o mais comum é cefaleia, nos primeiros dias), que são bem menores e transitórios em relação à farmacoterapia e à ausência de interações farmacológicas que geralmente são muito comuns no grupo de pacientes idosos devido ao uso de várias medicações por parte deles.

Psicoterapia

As psicoterapias são tratamentos eficazes para a depressão e pode ser usada como um método de tratamento primário ou adjuvante, dependendo do paciente idoso, problema apresentando e disponibilidade. Tem ocorrido um aumento gradual em nosso conhecimento das características psicológicas do envelhecimento e em idosos, bem como em nossa experiência de condução geriátrica em psicoterapia nos últimos anos.

A terapia cognitivo-comportamental concentra-se na identificação e reformulação de quadros negativos, disfuncionais enquanto aumenta a participação em atividades sociais e prazerosas. Uma metanálise de 23 ensaios clínicos randomizados demonstraram que terapia cognitiva comportamental (TCC) foi significativamente superior para idosos com depressão[67]. No entanto, há um efeito menor em pessoas com deficiência física ou cognitiva. Ensaios clínicos mais recentes avaliando abordagens baseadas em TCC pela *internet* também mostraram eficácia para a depressão; no entanto, os idosos foram mal representados nesses estudos e podem necessitar de ajuda para navegar no *site* ou usar o computador[68].

A terapia de solução de problemas se concentra no desenvolvimento de habilidades para melhorar a capacidade de lidar com problemas de vida. Ensaios randomizados envolvendo idosos demonstraram que a terapia de solução de problemas é mais eficaz que os tratamentos usuais ou a terapia de reminiscência, uma psicoterapia com foco na avaliação e reformulação de eventos de vidas passadas[69]. Essa modalidade de terapia também tratou efetivamente os sintomas depressivos em idosos com déficits cognitivos (especificamente, disfunção executiva coexistente), um grupo que geralmente tem uma resposta fraca a medicamentos antidepressivos[70]. A terapia interpessoal para idosos com depressão concentra-se em transições de papéis, tristeza e questões interpessoais. Em estudos randomizados, a terapia interpessoal resultou em maiores reduções nos sintomas depressivos do que o habitual, como na TCC, entretanto, pessoas com condições médicas coexistentes ou déficits cognitivos podem não ter uma boa resposta a essa terapia[71].

CONSIDERAÇÕES FINAIS

Os transtornos de humor são frequentes na terceira idade e sua prevalência está aumentando com o envelhecimento da população. Devido às suas graves consequências, os transtornos de humor no final da vida podem ser considerados um importante problema de saúde pública, exigindo a necessidade de ferramentas de diagnóstico e abordagens de tratamento específicas. A depressão unipolar e o TB são doenças crônicas e frequentemente graves que comprometem a funcionalidade, reduzem a qualidade de vida e aumentam a mortalidade[2]. Estudos indicaram que a prevenção e a intervenção nos estágios iniciais são eficazes para reduzir a gravidade e prevenir distúrbios secundários, como o declínio das funções cognitivas[5].

Vinheta clínica

Paciente do sexo feminino, 60 anos, três filhos, diagnóstico de transtorno depressivo recorrente com cinco episódios depressivos prévios (primeiro aos 28 anos e outros aos 32, 50, 54 e 56 anos) com remissão completa do quadro em uso de ISRS (fluoxetina, sertralina e escitalopram). Vem encaminhada para internação hospitalar psiquiátrica com quadro iniciado há dois meses de prejuízo no autocuidado, apatia, isolamento social, múltiplas queixas somáticas, hiporexia, insônia, além de discurso delirante com conteúdo de ruína e persecutoriedade. Chegou usando fluoxetina 80 mg/dia, risperidona 4 mg/dia, além de medicações clínicas pelas comorbidades: hipotireoidismo, hipertensão arterial sistêmica, diabetes insulinodependente. Realizadas avaliações clínica e laboratorial extensas, além de neuroimagem com ressonância de crânio para excluir causas orgânicas e condições médicas reversíveis. Não apresentou nenhuma alteração em exames. Foi diagnosticada com episódio depressivo grave com sintomas psicóticos. Iniciado troca cruzada da fluoxetina por venlafaxina e em decorrência de importantes sintomas extrapiramidais, possivelmente secundários ao neuroléptico, e de episódios de agitação diante de sintomas delirantes, optou-se também pela troca cruzada da risperidona por olanzapina. Com a dose de venlafaxina (225 mg/dia e olanzapina 15 mg/dia), a paciente obteve melhora do quadro de rigidez e tremores, mas mantinha sintomas de humor depressivo exuberantes, bradipsiquismo, delírios e inapetência. Feita associação e progressão até a dose de mirtazapina 45 mg/dia, com pequena melhora do quadro psíquico global. Evoluindo com perda ponderal diante da inapetência importante associada a queixas de disfagia, teve excluída causas orgânicas consuptivas após investigação e indicação de eletroconvulsoterapia diante da refratariedade e gravidade do quadro. A paciente realizou doze sessões com aplicação de eletrodos bitemporais e remissão completa dos sintomas de humor e psicose evidenciando desfecho favorável. Teve alta hospitalar em uso de venlafaxina 225 mg/dia, olanzapina 15 mg/dia e mirtazpina 45 mg/dia. Foi encaminhada para acompanhamento em ambulatório de psicogeriatria.

Para aprofundamento

- Lavrestsky H, Sajatovic M, Reynolds CF. Late-life mood disorders. Oxford: Oxford University Press; 2013.
  - ⇨ **Esta revisão abrangente e detalhada dos avanços da pesquisa atual sobre transtornos de humor reflete o novo entendimento da neurobiologia e das origens psicossociais dos transtornos de humor geriátricos no século XXI pelos especialistas internacionais líderes no campo.**
- Forlenza OV, Radanovic M, Aprahamian I. Neuropsiquiatria geriátrica. 2 ed. São Paulo: Atheneu; 2014.
  - ⇨ **Publicação nacional de papel relevante com conteúdo abrangente de enfoque em conhecimento na área da neuropsiquiatria geriátrica. Este livro possui diversos capítulos voltados aos transtornos de humor em idosos.**
- Valiengo LCL, Stella F, Forlenza OV. Mood disorders in the elderly: prevalence, functional impact, and management challenges. Neuropsychiatr Dis Treat. 2016;12:2105-14.
  - ⇨ **Excelente revisão recente sobre prevalência, apresentação clínica e impacto cognitivo/funcional dos transtornos do humor em idosos.**

REFERÊNCIAS BIBLIOGRÁFICAS

1. WHO. World Health Organization. Manual health of old adults. 2017. Disponível em: https://www.who.int/news-room/fact-sheets/detail/mental-health-of-older-adults.
2. Valiengo LCL, Stella F, Forlenza OV. Mood disorders in the elderly: prevalence, functional impact, and management challenges. Neuropsychiatr Dis Treat. 2016;12:2105-14.
3. Byers AL, Yaffe K. Depression and risk of developing dementia. Nat Rev Neurol. 2011;7:323-31.
4. Blazer DG. Depression in late life: review and commentary. FOCUS. 2009;7:118-36.
5. Guerra M, Prina AM, Ferr CP, Acosta D, Gallardo S, Huang Y, et al. A comparative cross-cultural study of the prevalence of late life depression in low and middle income countries. J Affect Disord. 2016;190:362-8.
6. Wilkowska-Chmielewska J, Szelenberger W, Wojnar M. Age-dependent symptomatology of depression in hospitalized patients and its implications for DSM-5. J Affect Disord. 2013;150:142-5.
7. Mitchell AJ, Rao S, Vaze A. Do primary care physicians have particular difficulty identifying late-life depression? A meta-analysis stratified by age. Psychother Psychosom. 2010;79:285-94.
8. Álamo C, López-Muñoz F, García-García P, García-Ramos S. Risk-benefit analysis of antidepressant drug treatment in the elderly. Psychogeriatrics. 2014;14:261-8.
9. Hegeman JM, de Waal MWM, Comijs HC, Kok RM, van der Mast RC. Depression in later life: a more somatic presentation? J Affect Disord. 2015;170:196-202.
10. Tedeschini E, Levkovitz Y, Iovieno N, Ameral VE, Craig N, Papakostas GI. Efficacy of antidepressants for late-life depression: a meta-analysis and meta-regression of placebo-controlled randomized trials. J Clin Psychiatry. 2011;72:1660-68.
11. Beekman ATF, Penninx BWJH, Deeg DJH, Beurs E, Geerling SW, Tilburg W. The impact of depression on the well-being, disability and use of services in older adults: a longitudinal perspective. Acta Psychiatr Scand. 2002;105:20-27.
12. Hirschfeld RMA, Calabrese JR, Weissman MM, Reed M, Davies MA, Frye MA, et al. Screening for bipolar disorder in the community. J Clin Psychiatry. 2003;64:53-9.
13. Depp CA, Jeste DV. Bipolar disorder in older adults: a critical review. Bipolar Disord. 2004;6:343-67.

14. Sajatovic M, Gildengers A, Jurdi RKA, Gyulai L, Cassidy KA, Greenberg RL, et al. Multisite, open-label, prospective trial of lamotrigine for geriatric bipolar depression: a preliminary report. Bipolar Disord. 2011;13:294-302.
15. Sajatovic M, Strejilevich SA, Gildengers AG, Dols A, Jurdi RKAl, Forester BP, et al. A report on older-age bipolar disorder from the International Society for Bipolar Disorders Task Force. Bipolar Disord. 2015;17:689-704.
16. Nivoli AMA, Murru A, Pacchiarotti I, Valenti M, Rosa AR, Hidalgo D, et al. Bipolar disorder in the elderly: a cohort study comparing older and younger patients. Acta Psychiatr Scand. 2014;130:364-73.
17. Vasudev A, Thomas A. Bipolar disorder in the elderly: What's in a name? Maturitas. 2010;66:231-5.
18. Beyer JL, Burchitt B, Gersing K, Krishnan KR. Patterns of pharmacotherapy and treatment response in elderly adults with bipolar disorder. Psychopharmacol Bull. 2008;41:102-14.
19. Oostervink F, Nolen WA, Kok RM. EMBLEM advisory board. Two years' outcome of acute mania in bipolar disorder: different effects of age and age of onset. Int J Geriatr Psychiatry. 2015;30:201-9.
20. Berger AK, Fratiglioni L, Forsell Y, Winblad B, Bäckman L. The occurrence of depressive symptoms in the preclinical phase of AD: a population-based study. Neurology. 1999;53:1998-2002.
21. Kuring JK, Mathias JL, Ward L. Prevalence of depression, anxiety and PTSD in people with dementia: a systematic review and meta-analysis. Neuropsychol Rev. 2018;28:393-416.
22. Chiu PY, Wang CW, Tsai CT, Li SH, Lin CL, Lai TJ. Depression in dementia with Lewy bodies: A comparison with Alzheimer's disease. PLoS One. 2017;12:e0179399.
23. Piggott MA, Marshall EF, Thomas N, Lloyd S, Court JA, Jaros E, et al. Striatal dopaminergic markers in dementia with Lewy bodies, Alzheimer's and Parkinson's diseases: rostrocaudal distribution. Brain. 1999;122(Pt 8):1449-68.
24. Krause M, Gutsmiedl K, Bighelli I, Schnneider-Thoma J, Chaimani A, Leucht S. Efficacy and tolerability of pharmacological and non-pharmacological interventions in older patients with major depressive disorder: A systematic review, pairwise and network meta-analysis. Eur Neuropsychopharmacol. 2019;29:1003-22.
25. Maust DT, Kim HM, Seyfried LS, Chiang C, Kavanagh J, Schnneider LS, et al. Antipsychotics, other psychotropics, and the risk of death in patients with dementia: number needed to harm. JAMA Psychiatry. 2015;72:438-45.
26. Thorlund K, Druyts E, Wu P, Balijepalli C, Keohane D, Mills E. Comparative efficacy and safety of selective serotonin reuptake inhibitors and serotonin-norepinephrine reuptake inhibitors in older adults: a network meta-analysis. J Am Geriatr Soc.2015;63:1002-9.
27. Beach SR, Celano CM, Sugrue AM, Adams C, Ackerman MJ, Noseworthy PA. QT Prolongation, Torsades de Pointes, and psychotropic medications: A 5-year update. Psychosomatics. 2018;59:105-22.
28. Baruch N, Burgess J, Pillai M, Allan CL. Treatment for depression comorbid with dementia. Evid Based Ment Health. 2019;22:167-71.
29. Mdawar B, Ghossoub E, Khoury R. Selective serotonin reuptake inhibitors and Alzheimer's disease. Neural Regeneration Res. 2020;15:41-6.
30. Taylor DM, Barnes TRE, Young AH. The maudsley prescribing guidelines in psychiatry. New Jersey: John Wiley & Sons; 2018.
31. Goodwin GM, Haddad PM, Ferrier IN, Aronson JK, Barnes TRH, Cipriani A, et al. Evidence-based guidelines for treating bipolar disorder: revised third edition recommendations from the British Association for Psychopharmacology. J Psychopharmacol. 2016;30:495-553.
32. Dols A, Kessing LV, Strejilevich SA, Rej S, Tsai SY, Gildengers AG, et al. Do current national and international guidelines have specific recommendations for older adults with bipolar disorder? A brief report. Int J Geriatr Psychiatry. 2016;31:1295-300.
33. Warner JP. Old age psychiatry in the modern age. Br J Psychiatry. 2015;207:375-6.
34. **Yatham LN, Kennedy SH, Parikh SV, Schaffer A, Bond DJ, Frey BN, et al. Canadian Network for Mood and Anxiety Treatments (CANMAT) and International Society for Bipolar Disorders (ISBD) 2018 guidelines for the management of patients with bipolar disorder. Bipolar Disord. 2018;20:97-170.**
   ⇨ **Elaborado através de extensa revisão bibliográfica na literatura, consideradas as mais robustas evidências atuais, o guideline de tratamento de TAB do CANMAT serviu de base para boa parte das considerações quanto ao tratamento farmacológico neste capítulo e deve ser lido por todos os profissionais que trabalham com pacientes com transtorno mental. Nele, você encontrará uma seção específica de particularidades do tratamento de TAB em idosos.**
35. Eastham JH, Jeste DV, Young RC. Assessment and treatment of bipolar disorder in the elderly. Drugs Aging. 1998;12:205-24.
36. Shulman KI, Sajatovic M, Dols A. Laboratories should provide a separate therapeutic range for serum lithium levels in maintenance treatment of older adults with bipolar disorder (OABD). Bipolar Disord. 2019;21:190-1.
37. Zeng K, Wang X, Xi Z, Yan Y. Adverse effects of carbamazepine, phenytoin, valproate and lamotrigine monotherapy in epileptic adult Chinese patients. Clin Neurol Neurosurg. 2010;112:291-5.
38. Zaccara G, Perucca E. Interactions between antiepileptic drugs, and between antiepileptic drugs and other drugs. Epileptic Disord. 2014;16:409-31.
39. Graff-Guerrero A, Rajji TK, Mulsant BH, Nakajima S, Caravaggio F, Suzuki T, et al. Evaluation of antipsychotic dose reduction in late-life schizophrenia: a prospective dopamine D2/3 receptor occupancy study. JAMA Psychiatry. 2015;72:927-34.
40. Schaffer A, Isometsa ET, Tondo L, Moreno DH, Sinyor M, Kessing LV, et al. Epidemiology, neurobiology and pharmacological interventions related to suicide deaths and suicide attempts in bipolar disorder: Part I of a report of the International Society for Bipolar Disorders Task Force on Suicide in Bipolar Disorder. Aust N Z J Psychiatry. 2015;49:785-802.
41. Pacchiarotti I, Bond DJ, Baldessarini RJ, Nolen WA, Grunze H, Licht RW, et al. The International Society for Bipolar Disorders (ISBD) task force report on antidepressant use in bipolar disorders. Am J Psychiatry. 2013;170:1249-62.
42. Bowden CL. Lamotrigine in the treatment of bipolar disorder. Expert Opin Pharmacother. 2002;3:1513-9.
43. Young RC, Mulsant BH, Sajatovic M, Gildengers AG, Gyulai L, Jurdi RKAl, et al. GERI-BD: a randomized double-blind controlled trial of lithium and divalproex in the treatment of mania in older patients with bipolar disorder. Focus. 2019;17:314-21.
44. Ketter TA. Monotherapy versus combined treatment with second-generation antipsychotics in bipolar disorder. J Clin Psychiatry. 2008;69(Suppl 5):9-15.
45. Ogawa Y, Tajika A, Takeshima N, Hayasaka Y, Furukawa TA. Mood stabilizers and antipsychotics for acute mania: a systematic review and meta-analysis of combination/augmentation therapy versus monotherapy. CNS Drugs. 2014;28:989-1003.
46. Bourin MS, Severus E, Schronen JP, Gass P, Szamosi J, Eriksson H, et al. Lithium as add-on to quetiapine XR in adult patients with acute mania: a 6-week, multicenter, double-blind, randomized, placebo-controlled study. Int J Bipolar Disord. 2014;2:14.
47. Sajatovic M, Calabrese JR, Mullen J. Quetiapine for the treatment of bipolar mania in older adults. Bipolar Disord. 2008;10:662-71.
48. Sajatovic M, Coconcea N, Ignacio RV, Blow FC, Hays RW, Cassidy KA, et al. Aripiprazole therapy in 20 older adults with bipolar disorder: a 12-week, open-label trial. J Clin Psychiatry. 2008;69:41-6.
49. Malhi GS, Gessler D, Outhred T. The use of lithium for the treatment of bipolar disorder: recommendations from clinical practice guidelines. J Affect Disord. 2017;217:266-80.
50. Orgeta V, Tabet N, Nilforooshan R, Howard R. Efficacy of antidepressants for depression in Alzheimer's disease: systematic review and meta-analysis. J Alzheimers Dis. 2017;58:725-33.
51. Dudas R, Malouf R, McCleery J, Dening T. Antidepressants for treating depression in dementia. Cochrane Database Syst Rev. 2018;8(8):CD003944.
52. Bingham KS, Flint AJ, Mulsant BH. Management of late-life depression in the context of cognitive impairment: a review of the recent literature. Curr Psychiatry Rep. 2019;21:74.
53. Olfson M, Marcus S, Sackeim HA, Thompson J, Pincus HA. Use of ECT for the inpatient treatment of recurrent major depression. Am J Psychiatry. 1998;155:22-9.
54. Wilkins KM, Ostroff R, Tampi RR. Efficacy of electroconvulsive therapy in the treatment of nondepressed psychiatric illness in elderly patients: a review of the literature. J Geriatric Psychiatry Neurol. 2008;21:3-11.
55. American Psychiatric Association. The practice of electroconvulsive therapy: recommendations for treatment, training, and privileging : a task for-

ce report of the American Psychiatric Association. 2 ed. Philadelphia: American Psychiatric Association; 1990.

56. Chanpattana W. A questionnaire survey of ECT practice in Australia. J ECT. 2007;23:89-92.
57. Wischnewski M, Schutter DJLG. Efficacy and time course of theta burst stimulation in healthy humans. Brain Stimul. 2015;8:685-92.
58. Mosimann UP, Schmitt W, Greenberg BD, Kosel M, Muri RM, Berkhoff M, et al. Repetitive transcranial magnetic stimulation: a putative add-on treatment for major depression in elderly patients. Psychiatry Res. 2004;126:123-33.
59. Stafford J, Brownlow ML, Qualley A, Jankord R. AMPA receptor translocation and phosphorylation are induced by transcranial direct current stimulation in rats. Neurobiol Learn Mem. 2018;150:36-41.
60. Fregni F, Marcolin MA, Myczkowski M, Amiaz R, Hasey G, Rumi DO, et al. Predictors of antidepressant response in clinical trials of transcranial magnetic stimulation. Int J Neuropsychopharmacol. 2006;9:641-54.
61. Sayar GH, Ozten Tan. Transcranial magnetic stimulation for treating depression in elderly patients. Neuropsychiatric Dis Treat. 2013;501.
62. Nahas Z, Li X, Kozel FA, Mirzki D, Memon M, Miller K, et al. Safety and benefits of distance-adjusted prefrontal transcranial magnetic stimulation in depressed patients 55-75 years of age: a pilot study. Depress Anxiety. 2004;19:249-56.
63. Qin BY, Dai LL, Zheng Y. Efficacy of repetitive transcranial magnetic stimulation for alleviating clinical symptoms and suicidal ideation in elderly depressive patients: a randomized controlled trial. Nan Fang Yi Ke Da Xue Xue Bao. 2017;37:97-101.
64. Conelea CA, Philip NS, Yip AG, Barnes JL, Niedzwiecki MJ, Greenberg BD, et al. Transcranial magnetic stimulation for treatment-resistant depression: Naturalistic treatment outcomes for younger versus older patients. J Affect Disord. 2017;217:42-7.
65. Shen XY, Liu MY, Cheng Y, Jia C, Pan XY, Gou QY, et al. Repetitive transcranial magnetic stimulation for the treatment of post-stroke depression: A systematic review and meta-analysis of randomized controlled clinical trials. J Affect Disord. 2017;211:65-74.
66. Sabesan P, Lankappa S, Khalifa N, Krishnan V, Gandhi R, Palaniyappan L. Transcranial magnetic stimulation for geriatric depression: Promises and pitfalls. World J Psychiatry. 2015;5:170-81.
67. Pinquart M, Duberstein PR, Lyness JM. Effects of psychotherapy and other behavioral interventions on clinically depressed older adults: a meta-analysis. Aging Ment Health. 2007;11:645-57.
68. Crabb RM, Cavanagh K, Proudfoot J, Learmonth D, Rafie S, Weingardt KR. Is computerized cognitive-behavioural therapy a treatment option for depression in late-life? A systematic review. Br J Clin Psychol. 2012;51:459-64.
69. Arean PA, Perri MG, Nezu AM, Schein RL, Christopher F, Joseph TX. Comparative effectiveness of social problem-solving therapy and reminiscence therapy as treatments for depression in older adults. J Consult Clin Psychol. 1993;61:1003-10.
70. Areán PA, Raue P, Mackin RS, Kanellopoulos D, McCulloch C, Alexopoulos GS. Problem-solving therapy and supportive therapy in older adults with major depression and executive dysfunction. Am J Psychiatry. 2010;167:1391-8.
71. Reynolds CF, Dew MA, Pollock BG, Mulsant BH, Frank E, Miller MD, et al. Maintenance treatment of major depression in old age. N Engl J Med. 2006;354:1130-8.

6

Tratamento dos transtornos de ansiedade no idoso

Marcos Vasconcelos Pais
Livea Carla Fidalgo Garcêz Sant'Ana

Sumário

Pontos-chave

- Algumas características inerentes à fisiologia do idoso devem ser destacadas e levadas em consideração quando da prescrição de medicamentos e psicofármacos, como a redução na velocidade do metabolismo hepático e da excreção, redução de albumina e aumento do tecido adiposo.
- Os inibidores seletivos de recaptação da serotonina (ISRS) e inibidores seletivos da recaptação de serotonina e noradrenalina (IRSN) são recomendados como primeira escolha no tratamento dos transtornos de ansiedade, especialmente do transtorno de ansiedade generalizada (TAG).
- O benefício da prescrição de benzodiazepínicos para idosos é geralmente questionável e as recomendações atuais sugerem que todos os benzodiazepínicos devem ser evitados para a maioria dos adultos com mais de 65 anos.
- A abordagem psicológica para o tratamento da ansiedade em idosos com maior registro de estudos e análises de efetividade é a terapia cognitiva comportamental (TCC), mas é insuficiente no tratamento, com indicação de combinação com as intervenções farmacológicas.
- A estimulação magnética transcraniana (EMT) representa excelente opção de tratamento dos transtornos de ansiedade, com melhora de sintomas ansiosos com estimulação do córtex pré-frontal.

INTRODUÇÃO

Tratando-se de um período, em geral, extenso da vida, que condensa uma quantidade desmedida de experiências diversas, acarretando maior heterogeneidade na caracterização desse ciclo vital, é importante considerar a complexa gama de variáveis que se desdobram no envelhecimento. Essas variáveis compreendem uma série de mudanças que se expressam de formas distintas e, portanto, demandam cautela quanto às generalizações acerca de aspectos típicos da população idosa.

Aspectos comuns do envelhecimento, como fragilidade e adoecimento, declínio cognitivo, ruptura de laços familiares e viver sozinho representam fatores de risco para a ocorrência de transtornos de ansiedade em idosos. Os desafios representados pelo processo de envelhecer exige adaptações do sujeito e essa pode ser, por si só, uma causa de ansiedade. A despeito da capacidade do sujeito de vencer tais desafios, com ou sem a ajuda das equipes de saúde, o tratamento da ansiedade quando ela se instala é mandatório.

O envelhecimento proporciona mudanças no padrão de alterações psicopatológicas apresentado pelos indivíduos diagnosticados com transtornos de ansiedade. Aspectos da neurobiologia do envelhecimento parecem colaborar com a vulnerabilidade dessa população à instalação de transtornos de ansiedade. Esses transtornos são também bastante heterogêneos em suas apresentações clínicas. Essas características podem representar um desafio não apenas para o diagnóstico, mas também para a escolha de intervenções eficazes.

O tratamento da ansiedade no idoso merece especial atenção não apenas pelos riscos inerentes ao envelhecimento, mas também pela possibilidade de que sintomas ansiosos comuns, como queixas somáticas, mascarem a ocorrência de efeitos adversos potencialmente fatais. Dedicaremos este capítulo à reunião de evidências atuais acerca do tratamento dos transtornos de ansiedade na população idosa.

TRATAMENTO NÃO FARMACOLÓGICO

Devido à grande vulnerabilidade dos idosos às intervenções farmacológicas, abordagens alternativas à medicação e a busca de tratamentos eficazes e seguros ganham impulso e merecem especial interesse de pesquisadores.

Psicoterapia

A população idosa contemporânea carrega resquícios de um período em que a oportunidade de se beneficiar de intervenções psicoterapêuticas era concebida com bastante restrição[1]. Os desafios relacionados ao reconhecimento e diagnóstico de alterações de humor associados ao contexto cultural e geracional envolvem a baixa probabilidade ao reportar sintomas psicológicos, a despeito de priorizar queixas de caráter físico, desconforto para abordar aspectos afetivos e emocionais e maior resignação diante das vicissitudes da vida[2,3]. A esse entendimento também está associado o rebaixamento do desempenho das funções cognitivas relativos ao processo de envelhecimento[4], especialmente aqueles relacionados às funções executivas, necessárias para o comportamento adaptativo, adequado e autorregulado[5].

A abordagem psicológica para o tratamento da ansiedade em idosos com maior registro de estudos e análises de efetividade é a terapia cognitivo-comportamental (TCC), mas ainda existe a necessidade de maiores estudos com idosos[6,7]. Uma metanálise avaliou a eficácia da TCC para o tratamento dos transtornos de ansiedade em idosos. Nesse estudo a TCC foi mais efetiva que o tratamento usual ou lista de espera. Apesar desse resultado positivo, o pequeno efeito sugere que a TCC pode ser mais eficaz em jovens que em idosos. Questiona-se se a explicação para isso seria a presença de declínio cognitivo[8].

Ainda que receba o rótulo de padrão-ouro das intervenções psicoterapêuticas, de forma isolada, é insuficiente no tratamento. Algumas abordagens, como *mindfullness* e a terapia da aceitação e compromisso têm sido aliadas à TCC e mostrado benefícios no aumento da eficácia do tratamento, propiciando a manutenção do emprego das habilidades aprendidas após o término da intervenção[9]. Reforçando esses achados, um estudo de metanálise que comparou diferentes terapias comportamentais indicou a TCC e as técnicas de relaxamento como intervenções efetivas no tratamento de ansiedade em idosos. Em especial, as técnicas de relaxamento, que envolveram relaxamento muscular progressivo, exercícios de respiração, meditação e imaginação guiada, apresentaram altos índices de satisfação. A isso, atribuíram-se o alívio imediato de sintomas e a simplicidade para colocar em prática o treinamento dos métodos no dia a dia[10].

A escassez de estudos que visam comparar a efetividade de abordagens psicoterapêuticas distintas está relacionada essencialmente à problemática do objeto de estudo em questão. As ramificações das escolas de pensamento na psicologia promovem dissemelhança significativa no escopo das psicoterapias. Desse modo, torna-se difícil estabelecer algum nível de uniformidade às técnicas de intervenção, bem como para organizar critérios de compatibilidade na avaliação da eficácia dos desfechos. A esse cenário está associada a limitação de pesquisas em que as terapias analíticas protagonizam os métodos de intervenção avaliados, especialmente quando se trata da população longeva.

Tratando-se de intervenções não farmacológicas, os estudos que abordam psicoterapias no tratamento de transtornos ansiosos requerem maior quantidade para melhor direcionar esse serviço e conhecer as demandas particulares a essa população, assim como inovações nos modelos e flexibilidade na aplicação a fim de facilitar novas pesquisas[11].

Sugere-se ainda que antes do início de uma intervenção psicoterápica em um idoso, ele seja submetido a uma avaliação cognitiva criteriosa. Essa medida visa evitar que o declínio cognitivo não diagnosticado possa servir de obstáculo à intervenção.

Estimulação magnética transcraniana

O uso cada vez mais recorrente de intervenções não farmacológicas, incluindo a estimulação magnética transcraniana (EMT), representa uma resposta à busca de tratamentos eficazes para transtornos mentais resistentes aos medicamentos disponíveis, à combinação de intervenções com o objetivo de melhorar a eficácia dos tratamentos e ao aumento na cautela na escolha de tratamentos em pacientes com comorbidades clínicas. A EMT representa excelente opção de tratamento diante dessas questões. Uma série de estudos já sustentam a eficácia da EMT no tratamento de diversos transtornos neurológicos e psiquiátricos, como a depressão, a dependência química e a epilepsia. Estudos recentes sugerem que os mecanismos neuropatológicos associados aos transtornos de ansiedade, isto é, adaptação estrutural e funcional precária da neuroplasticidade do córtex pré-frontal e regiões límbicas[12], podem ser modulados pela EMT.

Uma revisão sistemática feita por Vicario et al.[13] investigou o uso da estimulação transcraniana não invasiva para o tratamento de transtornos de ansiedade em adultos. De um modo geral, houve melhora de sintomas ansiosos com estimulação do córtex pré-frontal, com benefícios observados na estimulação excitatória aplicada ao córtex pré-frontal dorsolateral esquerdo e estimulação inibitória aplicada ao córtex pré-frontal dorsolateral direito[13]. As perspectivas futuras são promissoras para o uso dessa intervenção nos transtornos de ansiedade, entretanto mais estudos dedicados à investigação de sua eficácia são necessários.

TRATAMENTO FARMACOLÓGICO

Princípios gerais

De um modo geral, a prescrição de medicamentos para o tratamento da ansiedade em idosos segue as mesmas recomendações que a prescrição das demais classes de medicamentos. Além disso, a ocorrência de eventos adversos, especialmente no início da administração de um novo medicamento, pode comprometer a adesão ao tratamento. Retornos mais frequentes para orientação sobre tais efeitos, observação de mudança do padrão sintomático e vigilância quanto à ocorrência de ideação suicida, bem como para ajustes mais lentos de dose podem ser necessários[14].

O primeiro passo fundamental na organização da prescrição do paciente idoso consiste em revisar e eliminar medicamentos redundantes ou potencialmente inadequados que podem estar agravando os sintomas comportamentais. Deve-se analisar a prescrição medicamentosa em busca de efeitos farmacológicos indesejáveis, interações nocivas ou prescrição de substâncias consideradas inapropriadas para pacientes idosos com demência. Para orientar a adequada escolha de medicamentos nessa população, o médico assistente pode contar com a listagem dos critérios de Beers, atualizados em 2019 pela Sociedade Americana de Geriatria[15]. Os critérios de Beers têm por objetivo orientar a prescrição médica, atenuar efeitos adversos e reduzir a exposição de pacientes idosos a drogas com efeitos potencialmente deletérios. Algumas regras podem ainda ser seguidas contemplando demandas específicas da população idosa:

- Uma história detalhada dos sintomas deve ser colhida, marcadamente sobre a ocorrência prévia de sintomas e sobre tratamentos realizados anteriormente e resultados alcançados. Essa revisão deve incluir a prescrição atual do idoso na busca de medicamentos potencialmente ansiogênicos.
- *Start slow and go slow (and keep going)*. Essa expressão em inglês, muito conhecida entre médicos com experiência no cuidado com idosos, reúne três recomendações importantes na prescrição de medicamentos psicotrópicos para essa população. Recomenda-se: (1) iniciar o medicamento em doses baixas, mesmo que subterapêuticas, objetivando a redução da ocorrência de efeitos adversos e melhor tolerabilidade pelo idoso; (2) a dose terapêutica do medicamento deve ser conhecida e atingida, com (3) acréscimos lentos e graduais após seguidas reavaliações. Deve-se estar atento acerca de mudanças na absorção e na biodisponibilidade dos medicamentos. Essas características podem ser alteradas por mudanças fisiológicas do envelhecimento. Ajustes na dose alvo frequentemente serão necessários.
- As interações medicamentosas são um risco comum nessa faixa etária pela presença frequente de polifarmácia. A escolha de medicamentos com perfis mais adequados e favoráveis deve ser realizada (discutido com mais detalhes a seguir).
- Alguns efeitos adversos menos comuns em adultos jovens podem apresentar maior incidência em idosos, como perda óssea, síndrome serotoninérgica, efeitos extrapiramidais e síndrome neuroléptica maligna[16].

Inibidores seletivos da recaptação de serotonina e inibidores da recaptação de serotonina e noradrenalina

Os ISRS e IRSN são recomendados como primeira escolha no tratamento dos transtornos de ansiedade, especialmente do TAG[17]. Citalopram, escitalopram, paroxetina, sertralina, venlafaxina e duloxetina são eficazes para o tratamento dos transtornos de ansiedade[14]. Escitalopram e venlafaxina apresentam as maiores evidências de eficácia, assim como a duloxetina, apesar de menos tolerada[18]. Efeitos adversos devem ser monitorados com maior atenção pela maior vulnerabilidade dessa população a ocorrências potencialmente fatais. O risco de queda, a hiponatremia e o sangramento gastrointestinal são três possíveis ocorrências muito frequentes em idosos fazendo uso de serotoninérgicos e merecem especial atenção[19,20]. Os medicamentos serotoninérgicos, especialmente o citalopram, podem causar prolongamento do intervalo QTc no ECG, com risco de ocorrência de *torsades des pointes*[21].

Outros compostos, como a pregabalina, a vilazodona, a mirtazapina e a vortioxetina, apresentaram resultados promissores em estudos de eficácia realizados até o momento[22]. A Tabela 1 resume as principais indicações aprovadas dos ISRS, IRSN e pregabalina utilizados no tratamento dos transtornos de ansiedade.

Tricíclicos

A prescrição de tricíclicos para idosos esbarra na ação anticolinérgica central e periférica dessa classe de medicamentos. Além dos efeitos na cognição, algo bastante problemático para idosos, os efeitos adversos incluem obstipação intestinal, retenção urinária, aumento do risco de infecções e visão turva. Ao optar pela prescrição de tricíclicos, a nortriptilina apresenta melhor perfil de efeitos adversos com menos efeitos anticolinérgicos que os demais[24].

Tabela 1 Indicações para o tratamento dos transtornos de ansiedade

Fármaco	Indicação
Escitalopram	Transtorno do pânico, TAG, transtorno de ansiedade social
Paroxetina	Transtorno do pânico, TAG, transtorno de ansiedade social
Venlafaxina	TAG, transtorno de ansiedade social, transtorno do pânico
Duloxetina	TAG
Pregabalina	TAG

TAG: transtorno de ansiedade generalizada.
Fonte: adaptada de Blay[23].

Benzodiazepínicos

O benefício da prescrição de benzodiazepínicos para idosos é geralmente questionável. Apesar disso, essas medicações ainda são frequentemente prescritas para o tratamento da ansiedade nessa população. Os cuidados, em geral, incluem prescrição por curto período, durante a fase mais aguda e sintomática de um transtorno de ansiedade, ou limitar a prescrição em fobias específicas e pouco frequentes. A cautela com a prescrição desses medicamentos para idosos está justificada pela evidência do aumento do risco de quedas e fratura do quadril em idosos que fazem uso de benzodiazepínicos, principalmente os de meia-vida de eliminação mais longa[15,25]. Na eventual necessidade de prescrição desses medicamentos, deve-se dar preferência aos de meia-vida de eliminação mais curta, como o alprazolam, e utilizar baixas doses.

As recomendações atuais da American Geriatrics Society são de que todos os benzodiazepínicos devem ser evitados para a maioria dos adultos acima dos 65 anos. Os benzodiazepínicos devem ser evitados também para idosos com demência, *delirium* ou algum comprometimento cognitivo, pelo potencial agravamento dessas condições. Esses indivíduos também estão particularmente vulneráveis à ocorrência de quedas e outros acidentes[15].

Estudos sugerem uma relação entre o uso de benzodiazepínicos e ocorrência de declínio cognitivo em idosos, mas ainda não há consenso na literatura[26]. Um estudo com 3.777 idosos acompanhados por oito anos investigou a associação entre o uso de benzodiazepínicos e a ocorrência de declínio cognitivo, evidenciando relação entre o uso e o aumento do risco para demência (RR = 1,7)[27]. Entretanto, um estudo não foi capaz de encontrar evidências dessa relação[28].

Interações medicamentosas no tratamento dos transtornos de ansiedade no idoso

As interações medicamentosas de interesse neste capítulo são derivadas majoritariamente dos efeitos de inibição ou indução do citocromo P450, podendo levar a toxicidade da medicação ou prejuízo da eficácia terapêutica[29,30]. Os demais fatores geralmente relacionados às interações medicamentosas podem ser resultantes da farmacocinética do medicamento, da distribuição, ligação a proteínas, eliminação e biotransformação. Vale lembrar que alterações fisiológicas resultantes do envelhecimento devem ser levadas em consideração no momento da definição da medicação e de sua dose[31]. A presença de polifarmácia no idoso é a principal responsável pela ocorrência de eventos adversos, pelo aumento do risco de interações medicamentosas. Há estimativas de que de 5 a 10% das internações hospitalares de idosos estejam relacionadas a interações medicamentosas deletérias[30].

Efeitos indesejáveis resultantes de interações medicamentosas incluem quedas por sedação excessiva, ocorrência de tontura ou parkinsonismo, *delirium*, síncope, comprometimento cognitivo, bradicardia e descompensação metabólica. Os psicofármacos principalmente responsáveis por interações medicamentosas em idosos são os que apresentam efeitos anticolinérgicos e os sedativos[32]. A Tabela 2 resume as principais vias de interações medicamentosas das medicações indicadas no tratamento dos transtornos de ansiedade no idoso.

Tabela 2 Drogas indicadas no tratamento dos transtornos de ansiedade e informações importantes sobre suas potenciais vias de interações medicamentosas

Drogas que inibem o citocromo P450	Drogas com efeito anticolinérgico	Drogas de maior risco de prolongamento o intervalo QTc
Fluoxetina (inibição moderada a alta)	Amitriptilina	Citalopram
Sertralina (inibição leve)	Imipramina	Doxepina
Paroxetina (inibição moderada a alta)	Doxepina	Amitriptilina
Citalopram (inibição leve)	Nortriptilina	Maprotilina
Duloxetina (inibição moderada)	Clomipramina	
Venlafaxina (inibição leve)	Paroxetina	
Mirtazapina (inibição leve)	Maprotilina	

Adaptada de Kratz, 2019[32].

CONSIDERAÇÕES FINAIS

Muitos estudos fornecem evidências para o tratamento da depressão no idoso e fazem referência à ansiedade como sintoma associado à depressão ou comorbidade. São poucos os estudos dedicados especialmente à abordagem e ao tratamento dos transtornos de ansiedade.

O tratamento dos transtornos de ansiedade na população idosa deve contar com uma combinação de intervenções não farmacológicas com medicamentos recomendados, além de um acompanhamento minucioso da resposta e da ocorrência de efeitos adversos nesses sujeitos. Os ISRS e os IRSN são considerados primeira linha no tratamento da ansiedade, mas não devem ser pensados como única alternativa, visto que a ansiedade no idoso frequentemente se torna crônica.

Desde a aprovação da duloxetina para o tratamento dos transtornos de ansiedade, nenhum novo composto foi aprovado para esse fim. Apesar disso, tem-se visto recentemente um crescimento do interesse de pesquisa no desenvolvimento de novas intervenções farmacológicas para o tratamento da ansiedade, colocando no horizonte tratamentos mais eficazes para o tratamento dessa condição tão prevalente.

Vinheta clínica

Idosa do sexo feminino, 67 anos, casada, dois filhos, com oito anos de escolaridade, do lar. Procurou atendimento em nosso serviço com o relato de que há aproximadamente seis meses vinha apresentando dificuldades para organizar a casa, com dificuldade para se concentrar e concluir as tarefas domésticas, iniciando diversas tarefas ao mesmo tempo, com sensação de agitação e inquietação, angústia e episódios de mal-estar súbito, taquicardia e sudorese com extremidades frias. Também apresentava prejuízo do sono, permanecendo deitada na cama, pensando sobre seu dia e sobre as tarefas do dia seguinte, sem conseguir iniciar o sono por pelo menos 1 hora após se deitar. Sentia-se frequentemente tensa e cansada no final do dia. Também relatou que passava boa parte do dia pensando sobre si e sobre seus familiares, preocupada com eventos corriqueiros do cotidiano, com a saúde dos filhos e do esposo. Quando questionados, familiares afirmaram que há pelo menos três meses observaram que houve piora das queixas da paciente, com episódios recorrentes de angústia e prejuízo do sono, além das dificuldades em realizar as tarefas domésticas. Relataram ainda que a paciente vinha se irritando muito facilmente com os familiares, aspecto que foi apontado como muito diferente de sua personalidade anteriormente.

Durante toda a consulta a paciente parecia muito inquieta, queixava-se de angústia, sensação de aperto no peito e chorava bastante. Não apresentava pensamentos negativos, mas sentia-se incomodada em não conseguir mais realizar suas tarefas tão bem como antes e preocupava-se em estar com alguma doença cardíaca.

Funcionalmente, a paciente mantinha independência para atividades instrumentais de vida diária, como manejo das finanças, organizar viagens a lugares pouco familiares, lidar com suas medicações. A paciente foi submetida a avaliação cognitiva de triagem que evidenciou prejuízo atencional. Exames gerais e eletrocardiograma também estavam sem alterações.

Antecedentes pessoais incluíam: dislipidemia e HAS. Estava em uso de: losartan 50 mg e atorvastatina 10 mg. Sem antecedentes familiares relevantes.

A paciente foi diagnosticada com transtorno de ansiedade generalizada (TAG). Foi iniciado o escitalopram na dose de 5 mg, com aumento posterior para 10 mg ao longo de duas semanas. Apresentou náusea inicialmente, mas não além de três dias. Tolerou o aumento da dose sem outros efeitos adversos. No primeiro retorno ainda se apresentava ansiosa e mantinha parte das queixas que relatou na primeira consulta. Havia observado melhora parcial do sono, com prejuízo apenas em alguns dias da semana. Observou melhora dos episódios de mal-estar súbito e sudorese. A dose do escitalopram foi então aumentada para 15 mg. Não apresentou efeitos adversos. Exames laboratoriais e eletrocardiograma de controle permaneceram sem alterações. No segundo retorno relatou melhora quase completa de sintomas, vinha se percebendo mais organizada e conseguia se concentrar mais em suas tarefas. Também não vinha mais sentindo-se excessivamente preocupada com sua saúde e a de seus familiares.

Iniciou no primeiro mês de tratamento psicoterapia em sessões semanais. Relatou que a psicoterapia a ajudava a se organizar, priorizando tarefas ao longo do dia e disse ter aprendido técnicas de respiração e relaxamento que a ajudavam a iniciar o sono mais rapidamente. Estabeleceu bom vínculo com a profissional que a atendia e manteve o acompanhamento durante todo o período do tratamento medicamentoso que durou cerca de 12 meses.

Para aprofundamento

- Bernik M, Savoia M, Lotufo Neto F. A clínica dos transtornos ansiosos e transtornos relacionados – A experiência do projeto AMBAN. 1 ed. São Paulo: Edimédica; 2019.
  - ⇨ **Livro com um panorama completo da clínica dos transtornos ansiosos baseado na experiência do Ambulatório de Ansiedade (AMBAN) do Hospital das Clínicas da FMUSP.**
- Cordioli AV, Grevet EH. Psicoterapias: abordagens atuais. 4 ed. Porto Alegre: Artmed; 2019.
- Vicario CM, Salehinejad MA, Felmingham K, Martino G, Nitsche MA. A systematic review on the therapeutic effectiveness of non-invasive brain stimulation for the treatment of anxiety disorders. Neurosci Biobehav Rev. 2019;96:219-31.
  - ⇨ **Revisão sistemática que reúne evidências acerca do tratamento da ansiedade com estimulação magnética transcraniana.**

REFERÊNCIAS BIBLIOGRÁFICAS

1. Cordioli AV, Grevet EH. Psicoterapias: abordagens atuais. 4 ed. Porto Alegre: Artmed; 2019.
2. Bryant C. Anxi ety and depression in old age: challenges in recognition and diagnosis. International psychogeriatrics. IPA. 2010;22:511-3.
3. Tampi RR, Chandran S, Tampi DJ. Anxiety disorders in late life. J Addict Res Ther. 2015;6:e129.
4. **Cleeland C, Pipingas A, Scholey A, White D. Neurochemical changes in the aging brain: a systematic review. Neurosci Biobehav Rev. 2019;98:306-19.**
   ⇨ **Revisão sistemática que reúne evidências sobre alterações neuropatológicas relacionadas ao envelhecimento.**
5. Miotto EC, Mara L, Scaff M. Neuropsicologia clínica. 2 ed. São Paulo: Editora Roca; 2017.
6. Barry TJ, Yeung SP, Lau JYF. Meta-analysis of the influence of age on symptom change following cognitive-behavioural treatment for anxiety disorders. J Adolesc. 2018;68:232-41.
7. Kodal A, Fjermestad KW, Bjelland I, Gjestad R, Ost LG, Bjaastad JF, et al. Predictors of long-term outcome of CBT for youth with anxiety disorders treated in community clinics. J Anxiety Disord. 2018;59:53-63.
8. Gould RL, Coulson MC, Howard RJ. Efficacy of cognitive behavioral therapy for anxiety disorders in older people: A meta-analysis and meta-regression of randomized controlled trials. J Am Geriatr Soc. 2012;60(2):218-29.
9. Helmes E, Ward BG. Mindfulness-based cognitive therapy for anxiety symptoms in older adults in residential care. Aging Mental Health. 2015;13:1-7.

10. Thorp SR, Ayers CR, Nuevo R, Stoddard JA, Sorrell JT, Wetherell JL. Meta-analysis comparing different behavioral treatments for late-life anxiety. Am J Geriatr Psychiat. 2009;17:105-15.

11. **Ramos K, Stanley MA. Anxiety disorders in late life. Psychiat Clin N Am. 2018;41(1).**

⇨ **Revisão atualizada das evidências disponíveis sobre os transtornos de ansiedade.**

12. Mansson NT, Salami A, Frick A, Carlbring P, Andersson G, Furmark T, et al. Neuroplasticity in response to cognitive behavior therapy for social anxiety disorder. Transl Psychiatry. 2016;6(2):e727.

13. Vicario CM, Salehinejad MA, Felmingham K, Martino G, Nitsche MA. A systematic review on the therapeutic effectiveness of non-invasive brain stimulation for the treatment of anxiety disorders. Neurosci Biobehav Rev. 2019;96:219-31.

14. Bower ES, Wetherell JL, Mon T, Lenze EJ. Treating anxiety disorders in older adults: current treatments and future directions. Harvard Rev Psychiatry. 2015;23:329-42.

15. **American Geriatrics Society Beers CriteriaVR Update Expert Panel. Updated AGS Beers CriteriaVR for potentially inappropriate medication use in older adults. J Am Geriatr Soc. 2019;67:674-94.**

⇨ **Importante guia de recomendações de cuidados na prescrição de medicamentos para idosos.**

16. Topiwala A, Chouliaras L, Ebmeier KP. Prescribing selective serotonin reuptake inhibitors in older age. Maturitas. 2014;77(2).

17. Baldwin DS, Anderson IM, Nutt DJ, Allgulander C, Bandelow B, den Boer JA, et al. Evidence-based pharmacological treatment of anxiety disorders, post-traumatic stress disorder and obsessive-compulsive disorder: a revision of the 2005 guidelines from the British Association for Psychopharmacology. J Psychopharmacol. 2014;28(5):403-39.

18. **He H, Xiang Y, Gao F, Bai L, Gao F, Fan Y, et al. Comparative efficacy and acceptability of first-line drugs for the acute treatment of generalized anxiety disorder in adults: A network meta-analysis. J Psychiatr Res. 2019;118:21-30.**

⇨ **Estudo de metanálise que reúne evidências atuais acerca do uso das medicações recomendadas no tratamento dos transtornos de ansiedade.**

19. De Picker L, Van Den Eede F, Dumont G, Moorkens G, Sabbe BGC. Antidepressants and the risk of hyponatremia: a class-by-class review of literature. Psychosomatics. 2014;55(6):536-47.

20. Coupland C, Dhiman P, Morriss R. Antidepressant use and risk of adverse outcomes in older people: Population based cohort study. Br Med J. 2011;343:d4551.

21. Cooke MJ, Waring WS. Citalopram and cardiac toxicity. Eur J Clin Pharmacol. 2013;69:755-60.

22. Strawn JR, Geracioti L, Rajdev N, Clemenza K, Levine A. Pharmacotherapy for generalized anxiety disorder in adult and pediatric patients: an evidence-based treatment review. Expert Opin Pharmaco. 2018;19(10):1057-70.

23. Blay SL, Marinho V. Transtornos ansiosos em idosos. In. Forlenza OV, Radanovic M, Aprahamian I. Neuropsiquiatria geriátrica. 2 ed. São Paulo: Atheneu; 2014. p. 179-82.

24. Hashemi S, Shirazi H, Mohammadi A, Zadeh-Bagheri G, Noorian K, Malekzadeh, M. Nortriptyline versus fluoxetine in the treatment of major depressive disorder: a six-month, double-blind clinical trial. Clin Pharmacol: Adv Applicat. 2012;4:1-6.

25. Díaz-Gutiérrez MJ, Martínez-Cengotitabengoa M, Sáez de Adana E, Cano AI, Martínez-Cengotitabengoa MT, Besga A, et al. Relationship between the use of benzodiazepines and falls in older adults: a systematic review. Maturitas. 2017;101:17-22.

26. Picton JD, Marino AB, Nealy KL. Benzodiazepine use and cognitive decline in the elderly. AJHP. 2018;75(1):e6-e12.

27. Lagnaoui R, Begaud B, Moore N, Chaslerie A, Fourrier A, Letenneur L, et al. Benzodiazepine use and risk of dementia: a nested case-control study. J Clin Epidemiol. 2002;55:314-8.

28. Imfeld P, Bodmer M, Jick SS, Meier CR. Benzodiazepine use and risk of developing Alzheimer's disease or vascular dementia: a case-control analysis. Drug Saf. 2015;38:909-19.

29. Piña IL, Di Palo KE, Ventura HO. Psychopharmacology and Cardiovascular Disease. J Am Coll Cardiol. 2018;71(20):2346-59.

30. Stang AS, Wingert AS, Hartling L, Plint AC. Adverse events related to emergency department care: a systematic review. PLoS One. 2013;8(9):e74214.

31. Błeszyska E, Wierucki Ł, Zdrojewski T, Renke M. Pharmacological Interactions in the Elderly. Medicina (Kaunas). 2020;56(7):320.

32. Kratz T, Diefenbacher A. Psychopharmacological Treatment in Older People: Avoiding Drug Interactions and Polypharmacy. Dtsch Arztebl Int. 2019;116(29-30):508-18.

7

Tratamento dos transtornos psicóticos no idoso

Martinus Theodorus Van de Bilt
Alexandra Martini de Oliveira

Sumário

Pontos-chave

- A primeira regra de tratamento da psiquiatria geriátrica, "comece em dose baixa, suba devagar", deve ser seguida ao se iniciar o uso de um antipsicótico.
- As doses iniciais de antipsicóticos para pacientes com transtornos psicóticos de início tardio devem ser 25% das doses recomendadas para adultos e as doses de manutenção entre 25 e 50%.
- Os idosos são especialmente sujeitos a efeitos adversos, como cardiovasculares, metabólicos, sedação, efeitos anticolinérgicos, sintomas extrapiramidais, discinesia tardia, hipotensão ortostática, quedas, hiperprolactinemia, agranulocitose e síndrome neuroléptica maligna.
- Importante no manejo dos antipsicóticos em idosos é a discinesia tardia, porque a idade avançada é importante fator de risco para seu desenvolvimento.
- Para a prevenção de discinesia tardia em idosos é importante buscar indicações objetivas para a prescrição de antipsicóticos, evitando seu uso *off-label*.
- O risco de eventos cerebrovasculares em pacientes idosos associados a antipsicóticos é elevado, especialmente durante as primeiras semanas de tratamento. Esse risco diminui com o tempo e volta ao nível básico após três meses de tratamento.
- Os tratamentos psicossociais devem ser utilizados em conjunto com o tratamento farmacológico em idosos com transtornos psicóticos, tendo como alvo os déficits no funcionamento social e ocupacional.

TRATAMENTO FARMACOLÓGICO

A primeira regra de tratamento da psiquiatria geriátrica, "comece em dose baixa, suba devagar", deve ser seguida ao se iniciar o uso de um antipsicótico.

Como decorrência do pouco interesse pelas psicoses de início tardio, também os estudos dedicados ao tratamento farmacológico de idosos com psicoses são escassos.

Esquizofrenia de início tardio

Uma revisão da Cochrane Library[1] buscou ensaios clínicos a partir dos seguintes critérios de seleção:

- Serem randomizados e com grupo controle.
- Recrutarem idosos (pelo menos 80% com mais de 65 anos) com um diagnóstico recente (até cinco anos) de esquizofrenia, transtorno delirante, transtorno esquizoafetivo ou transtorno esquizofreniforme.

Essa revisão encontrou apenas três ensaios clínicos randomizados envolvendo 252 pessoas. Um deles envolveu medicamentos que não estão mais disponíveis. Os outros dois estudos não encontraram diferenças entre risperidona e olanzapina e olanzapina e haloperidol.

Concluiu que não havia, até aquele momento, evidências baseadas em estudos que pudessem estabelecer diretrizes para o tratamento da esquizofrenia de início tardio e que os pacientes com esquizofrenia de início tardio continuariam sendo tratados pelo julgamento clínico e pelos hábitos de prescrição dos profissionais.

Portanto, atualmente, o tratamento baseado em evidências da esquizofrenia de início tardio baseia-se principalmente na experiência clínica adquirida no acompanhamento de indivíduos com esquizofrenia de início precoce que sobreviveram até a vida adulta.

Há, atualmente, considerável experiência clínica com risperidona, olanzapina, aripiprazol e clozapina para o tratamento da esquizofrenia tardia[2-4].

As diretrizes de consenso[2] atualmente recomendadas para esquizofrenia de início tardio se encontram no Quadro 1.

As doses iniciais para pacientes com início tardio devem ser 25% das doses recomendadas para adultos, e as doses de manutenção entre 25 e 50% das doses para adultos.

Transtorno esquizoafetivo

Existem poucos estudos sobre tratamentos específicos para o transtorno esquizoafetivo na vida adulta; em geral esse grupo de pacientes é incluído nos consensos de tratamento da esquizofrenia de início tardio[3]. Assim, recomenda-se, da mesma forma, uma abordagem cautelosa com a menor dosagem eficaz de antipsicóticos acompanhada de tratamento adjuvante, tendo como base o subtipo de transtorno esquizoafetivo e de acordo com as diretrizes de consenso para adultos. Os estabilizadores do humor (lítio, divalproato de sódio, carbamazepina, lamotrigina) e antidepressivos devem ser usados de modo criterioso e nas menores doses efetivas.

Transtorno delirante de início tardio

Não existem estudos disponíveis sobre o tratamento do transtorno delirante de início tardio. As diretrizes de consenso de especialistas[2] se encontram no Quadro 2.

Os idosos são especialmente sujeitos a efeitos adversos, incluindo efeitos cardiovasculares, metabólicos, sedação, efeitos anticolinérgicos, sintomas extrapiramidais, discinesia tardia, hipotensão ortostática, quedas, hiperprolactinemia, agranulocitose e síndrome neurolépticwa maligna[3,6].

Quadro 1 Diretrizes de tratamento da esquizofrenia de início tardio

Tratamento de 1ª escolha: risperidona 1,25 a 3,5 mg/dia. Ou:
▪ Quetiapina 100 a 300 mg/dia
▪ Olanzapina 7,5 a 15 mg/dia
▪ Aripiprazol 15 a 30 mg/dia

Fonte: Adaptado de Alexopoulos et al., 2004[2].

Quadro 2 Diretrizes de tratamento do transtorno delirante de início tardio

Tratamento de 1ª escolha: risperidona 0,75 a 2,5 mg/dia. Ou:
▪ Olanzapina 5 a 10 mg/dia
▪ Quetiapina 50 a 200 mg/dia

Fonte: Alexopoulos et al., 2004[2].

O monitoramento dos pacientes idosos em uso de antipsicóticos deve ser feito de forma regular, com os exames subsidiários listados no Quadro 3.

Efeitos colaterais dos antipsicóticos em idosos – particularidades

Discinesia tardia

Aspecto de grande importância no manejo dos antipsicóticos em idosos é a discinesia tardia, porque a idade avançada é um importante fator de risco para o seu desenvolvimento.

A síndrome clínica é composta por movimentos involuntários e repetitivos, principalmente na região perioral e na língua. São comuns: protrusão da língua, franzimento do rosto, caretas, movimentos mastigatórios. São menos comuns: movimentos anormais das mãos, pernas, pés e mesmo do tronco. A discinesia pode ser severa e persistente e pode levar a consequências tanto médicas quanto psicossociais[7].

Em muitos casos, uma vez estabelecida, não pode ser revertida e tem sido associada a pior qualidade de vida[8] e aumento da mortalidade[9].

Quadro 3 Itens de monitoramento do idoso em uso de antipsicóticos

▪ Hemograma
▪ Painel metabólico abrangente: › Glicemia de jejum › Cálcio › Ureia/creatinina › Sódio/potássio › Cloro › CO_2 › Eletroforese de proteínas › Bilirrubina › Fosfatase alcatina (ALP), aspartato amino-transferase (AST ou TGO), Amino alania-transferase (ALT ou TGP)
▪ Painel lipídico
▪ Hemoglobina glicada
▪ Eletrocardiograma
▪ Sinais vitais ortostáticos
▪ Aplicação da escala anormal de movimento involuntário (AIMS – *Abnormal Involuntary Movement Scale*)
▪ Verificação do peso e circunferência abdominal.

Os sinais de discinesia são tipicamente observados em pacientes em uso prolongado de antipsicóticos, especialmente em doses maiores, associadas a sintomas extrapiramidais.

Pelos critérios do DSM-5[10], o diagnóstico de discinesia tardia pode ser estabelecido se há a presença dos movimentos anormais com duração de, no mínimo, algumas semanas, e surgidos em associação com o uso de um medicamento neuroléptico durante pelo menos alguns meses ou após período mais curto em idosos.

No entanto, o diagnóstico de discinesia tardia pode representar considerável desafio para o clínico:

- Em geral o início é insidioso.
- Nas fases iniciais, os sintomas podem ser flutuantes.
- Esses sintomas podem ser confundidos com sintomas de comorbidades clínicas ou efeitos colaterais de outros fármacos: anti-histamínicos, estimulantes, fenitoina, antidepressivos ou mesmo cafeína[11].
- Desordens de movimento similares foram observadas em pacientes com esquizofrenia mesmo antes do desenvolvimento dos fármacos antagonistas dopaminérgicos, o que poderia sugerir que a própria esquizofrenia pode estar associada a alterações no sistema dopaminérgico que podem levar a movimentos involuntários anormais em alguns pacientes[12].

Correll e Schenk[13] fizeram uma revisão sobre a discinesia tardia com o uso de antipsicóticos de 1ª e de 2ª geração em quatro estudos publicados entre 2004 e 2008, envolvendo um total de 2.088 pacientes, e encontraram os seguintes números sobre a prevalência:

- Pacientes em uso de antipsicóticos de 2ª geração: 13,1%.
- Pacientes em uso de antipsicóticos de 1ª geração: 32,4%.
- Pacientes que não estavam fazendo uso de nenhum antipsicótico no momento da avaliação: 15,6%.

Ainda que similar à prevalência em pacientes sem uso no momento da avaliação, a prevalência com o uso dos antipsicóticos de 2ª geração foi maior do que a encontrada em relatos anteriores.

Uma metanálise recente, de Carbon et al.[14], mostrou conclusões interessantes:

- As taxas combinadas de prevalência de discinesia foram de 20,7% para os antipsicóticos de 2ª geração e de 30,0% para os antipsicóticos de 1ª geração.
- Nos estudos em que houve uma combinação de uso de antipsicóticos de 1ª e 2ª gerações, o risco de discinesia tardia foi menor do que com o uso exclusivo de antipsicóticos de 1ª geração, sugerindo que o uso combinado diminuiria o risco. Outra possível explicação seria a de que o antipsicótico de 1ª geração só foi associado ao de 2ª geração mais tarde, e em baixa dose, como estratégia de potencialização de um tratamento anterior somente com antipsicóticos de 2ª geração, o que poderia ter levado ao menor risco de discinesia.
- Nos estudos em que os pacientes foram expostos somente a antipsicóticos de 2ª geração, a prevalência de discinesia foi de 7,2%, enquanto em pacientes em tratamento com antipsicóticos de 2ª geração, anteriormente expostos a antipsicóticos de 1ª geração, a prevalência foi de 23,4 %. Esse achado pode sugerir que, em pelo menos um subgrupo de pacientes em uso de antipsicóticos de 2ª geração, os sintomas de discinesia tardia são decorrentes do tratamento prévio com antipsicóticos de 1ª geração.

Em revisão de estudos sobre a incidência de discinesia tardia em adultos em uso de antipsicóticos de 2ª geração[15], a incidência anual foi estimada em 0,8%; porém, a taxa combinada de incidência anual em três estudos com pacientes idosos (idade média de 78,3 anos) foi de 5,3%.

A incidência de discinesia com o início do emprego de antipsicóticos de 1ª geração em pacientes acima de 55 anos é ainda maior: 25% após 1 ano, 34% após 2 anos e 53% após 3 anos[16]. Essas taxas são de 3 a 5 vezes mais altas do que as encontradas em adultos jovens, ainda que as doses de antipsicóticos empregadas nos idosos sejam mais baixas.

A incidência de discinesia tardia também foi estudada em uma população com idade acima de 55 anos sem exposição prévia a antipsicóticos de 1ª geração. As taxas de incidência após 1 ano de uso foram de 5,3% para a risperidona e 6,7% para a olanzapina; e, após 2 anos, de 7,2% e 11,1%, respectivamente.

Além da idade avançada, outros fatores de risco para discinesia tardia são[17]:

- Sexo feminino.
- Transtornos do humor preexistentes.
- Prejuízo cognitivo.
- Abuso de álcool e outras substâncias.
- Uso de lítio ou de antiparkinsonianos.
- História anterior de sintomas extrapiramidais.
- Diabetes.

Assim, outros fatores de risco são, por sua vez, associados à idade avançada.

Desse modo, algumas medidas para prevenção de discinesia tardia em idosos devem ser adotadas[18] (Quadro 4).

Quadro 4 Medidas para prevenção da discinesia tardia

▪ Buscar indicações objetivas para a prescrição de antipsicóticos
▪ Limitar o uso prolongado de antipsicóticos a indicações baseadas em estudos clínicos – portanto, para transtornos psicóticos crônicos
▪ Evitar o uso *off-label* de antipsicóticos
▪ Buscar tratamentos alternativos aos antipsicóticos, se sinais de discinesia aparecem precocemente
▪ Usar a dose mais baixa efetiva de um único antipsicóticos
▪ Buscar de forma regular e específica sinais precoces de discinesia

Fonte: Tarsy et al., 2011[18].

O emprego de anticolinérgicos pode piorar a discinesia tardia em alguns pacientes[19]. A necessidade de seu uso, por outro lado, sinaliza a presença de sintomas extrapiramidais; que, como vimos, é fator de risco para o aparecimento futuro de discinesia tardia.

A alta prevalência e incidência da discinesia tardia em idosos tornam altamente recomendável que tanto os pacientes quanto seus familiares/cuidadores sejam orientados acerca do risco para discinesia tardia antes do início do uso de antipsicóticos.

Os pacientes devem ser monitorados com relação ao aparecimento de movimentos anormais preferencialmente pelo uso de escalas empregadas antes do início e a intervalos periódicos no curso do tratamento. A mais empregada é a Escala de Movimentos Involuntários Anormais (AIMS)[20].

Nos anos 2000, uma vez estabelecido o diagnóstico de discinesia tardia, se o paciente estivesse em uso de um antipsicótico de 1ª geração, a primeira estratégia proposta era sua substituição gradual por um antipsicótico de 2ª geração e a retirada das medicações anticolinérgicas[21]. Se não houvesse melhora, a troca do primeiro antipsicótico de 2ª geração por um segundo antipsicótico de 2ª geração poderia ser tentada. Se ainda assim não houvesse melhora, a recomendação era a substituição do segundo antipsicótico de 2ª geração pela clozapina.

Em 2013, a Associação Americana de Neurologia publicou um manual baseado em evidências para o tratamento da discinesia[22] em que concluiu que não havia dados suficientes comprovando que a interrupção da medicação associada à discinesia tardia levaria à supressão dos sintomas. Tampouco haveria evidências em suporte à estratégia de substituição por um antipsicótico de 2ª geração. O aumento da dose do antipsicótico poderia reduzir levemente os sintomas, porém, em geral, por um tempo limitado, o que levaria a aumentos sucessivos das doses dos antipsicóticos.

Poucas intervenções farmacológicas reuniam alguma evidência para seu emprego:

- Clonazepam: parece haver uma eficácia específica dos agonistas gabaérgicos na discinesia tardia. Um estudo de 1981[23] comparou clonazepam com fenobarbital em 21 pacientes com discinesia tardia. Os dois fármacos reduziram os movimentos discinéticos, com o clonazepam mostrando maior eficácia para os tremores periorais. Em 1990, dezenove pacientes participaram de um estudo radomizado, duplo-cego, placebo-controlado, com *crossover*[24]. A medida de eficácia foi a redução nos escores da Maryland Psychiatric Research Center Movement Disorder Scale. O tratamento com clonazepam, em doses entre 2 e 4,5 mg, reduziu os escores em 37%; e esse efeito foi perdido quando o fármaco foi substituído por placebo. O problema relatado foi o desenvolvimento de tolerância ao clonazepam em número expressivo dos pacientes após alguns meses de uso.
- Amantadina: é um bloqueador de receptores NMDA (N-metil-D-aspartato). Em um estudo de 2010[25], duplo-cego, placebo-controlado com *crossover*, 22 pacientes receberam amantadina até a dose máxima de 400 mg/dia ou placebo. Houve uma redução de 22% nos escores da AIMS nos pacientes em uso de amantadina, e nenhuma redução nos pacientes em uso de placebo. Em um segundo estudo[26], dezesseis pacientes receberam amantadina em dose fixa de 300 mg/dia ou placebo. Com a amantadina, quatro pacientes tiveram um aumento nos escores da AIMS; porém, em média, houve uma redução geral de 15 %, que foi estatisticamente significativa.
- Tetrabenazina: foi sintetizada ainda na década de 1950. É um inibidor reversível e específico do transportador de monoamina vesicular 2 (VMAT2). O VMAT2 transporta neurotransmissores monoaminérgicos em vesículas para liberação nas sinapses. A redução nos níveis da dopamina nas sinapses limitaria a superestimulação dopaminérgica e, com isso, reduziria os movimentos involuntários associados à discinesia tardia[27]. Um estudo de 1999[28] filmou vinte pacientes antes e depois de um período de tratamento com a tetrabenazina de vinte semanas. Os vídeos foram apresentados para *raters* cegos quanto ao *status* pré ou pós tratamento dos pacientes filmados. Houve diminuição de 54,2% na pontuação da seção motora da escala AIMS após o tratamento. O uso da tetrabenazina permaneceu limitado à doença de Huntington, devido aos efeitos colaterais (sonolência, parkinsonismo e acatisia), meia-vida curta (requerindo 2-3 doses por dia) e interações farmacológicas potencialmente graves[29]. Os efeitos colaterais são mais pronunciados quando há uso concomitante de inibidores da CYD2D6. Por esse motivo, para doses acima de 50 mg/dia é mandatória a genotipagem para a CYP2D6. Além disso, há aumento do risco para depressão e suicídio.

Em 2017, dois inibidores do VMAT2 derivados de modificações da tetrabenazina foram aprovados pelo FDA (Food and Drug Administration – EUA) para o tratamento da discinesia tardia:

- A modificação para deutetrabenazina levou à melhora da tolerabilidade e a uma redução na velocidade da metabolização, permitindo a posologia em uma única dose diária. Em dois ensaios clínicos placebo-controlados, a deutetrabenazina apresentou diferença estatisticamente significativa na redução nos escores da AIMS em relação ao placebo, após 12 semanas de tratamento[30,31].
- A modificação para valbenazina também viabilizou sua posologia em uma dose diária e melhora do perfil de feitos colaterais. Sua eficácia na discinesia tardia foi demonstrada em dois estudos duplo-cegos, placebo-controlados, após seis semanas de tratamento, com diferença estatisticamente significativa na redução nos escores da AIMS em relação ao placebo[32,33].

A valbenazina é comercializada sob o nome de Ingrezza® e tem duas apresentações: cápsulas de 40 mg e 80 mg. A deutrabenazina é comercializada sob o nome de Austedo®, com apresentação única em comprimidos de 12 mg.

Ainda que a eficácia e a tolerabilidade desses fármacos sejam encorajadoras, seu custo segue sendo proibitivo: O custo anual de tratamento com a valbenazina pode chegar a US$ 76.000,00 e com a a deutrabenazina a US$ 90.000,00, se as doses máximas diárias forem necessárias. Ambos não estão disponíveis no Brasil.

Eventos cerebrovasculares em idosos em uso de antipsicóticos

Os primeiros dados sobre o aumento do risco para eventos cerebrovasculares adversos associados ao uso de antipsicóticos em pacientes idosos com demência foram relatados já no início dos anos 2000[34,35].

Os potenciais mecanismos que podem contribuir para essa associação incluem: efeitos tromboembólicos, alteração da função plaquetária, efeitos cardiovasculares (hipotensão ortostática, arritmias) e efeitos ateroscleróticos decorrentes da desregulação do metabolismo da glicose e dos lipídios[36].

Baseado em análises *post-hoc* de ensaios clínicos randomizados[37,38], o FDA emitiu alertas e exigiu a inclusão de aviso nas bulas dos antipsicóticos sobre esse risco[39].

Além disso, achados de estudos epidemiológicos sugeriram que o risco de eventos cerebrovasculares adversos também pode ser maior com o uso de antipsicóticos convencionais[40,41], o que levou à inclusão de aviso semelhante nas bulas dos antipsicóticos convencionais também.

Porém, alguns estudos mostraram achados negativos na associação entre antipsicóticos e risco de eventos cerebrovasculares. Um estudo de coorte de pacientes idosos com demência concluiu que nem os antipsicóticos típicos, nem os atípicos estavam associados à admissão por eventos cerebrovasculares adversos[42]. Outro estudo de caso-controle comparou pacientes em uso de risperidona, olanzapina e antipsicóticos típicos a não usuários e não encontrou diferença significativa nos riscos de acidente vascular cerebral isquêmico ou ataque isquêmico transitório[43]. Desse modo, a possível relação entre o risco de acidente vascular cerebral e o uso de antipsicóticos em pacientes idosos com demência permanece controversa.

Apesar da controvérsia, poucos estudos buscaram investigar o risco de eventos cerebrovasculares em pacientes idosos não demenciados. Percudani et al.[44] em estudo farmacoepidemiológico envolvendo dados de 35.000 idosos acima de 65 anos, que receberam antipsicóticos por qualquer diagnóstico (portanto não só quadros demenciais), durante o período de um ano, concluíram haver um risco aumentado de eventos cerebrovasculares em indivíduos previamente expostos a antipsicóticos, principalmente aos atípicos.

Um estudo de Douglas e Smeeth[45] envolvendo todos os pacientes registrados no banco de dados GPRD (*General Practice Research Database*) da Grã-Bretanha levantou dados de 6.790 pacientes, independentemente da idade, que no período de um ano tiveram um registro de acidente cerebrovascular e pelo menos uma prescrição de qualquer medicamento antipsicótico. Concluiu que todos os antipsicóticos estão associados a um risco aumentado de acidente cerebrovascular (razão de taxas = 1,73) e que o risco pode ser maior em pacientes recebendo antipsicóticos atípicos (razão de taxas = 2,32) do que naqueles recebendo antipsicóticos típicos (razão de taxa = 1,69). Pacientes com demência parecem estar em maior risco de acidente vascular cerebral associado (razão de taxas = 3,50) em comparação com pacientes sem demência (razão de taxas = 1,41).

Outra possível abordagem da controvérsia seria a investigação de coortes de pacientes com esquizofrenia independentemente da idade. Hsieh et al.[46], em um estudo de caso-controle aninhado em uma coorte representativa da população étnica chinesa de Taiwan, concluíram haver um risco duas vezes maior de eventos cerebrovasculares em pacientes esquizofrênicos em uso atual de antipsicóticos. O risco foi significativamente maior na primeira semana do tratamento. Em comparação com os não usuários de antipsicóticos, os pacientes que apresentaram eventos cerebrovasculares tiveram maior probabilidade de receber tratamento com antipsicóticos de 1ª geração, em vez de antipsicóticos de 2ª geração. O estudo sugere, ainda, que o aumento do risco de eventos cerebrovasculares associados a antipsicóticos não foi exclusivo de pacientes idosos com demência, mas também foi demonstrado em pacientes esquizofrênicos jovens e de meia idade. Esse resultado reforça um achado anterior, de 2009, de Kleijer et al.[36], de relação temporal importante entre o início do uso do antipsicótico e o risco de eventos cerebrovasculares: neste último estudo, o OR para uma história de uso inferior a uma semana é 9,9 (5,7-17,2). O risco diminui com o tempo e é comparável aos não usuários após três meses de uso (OR 1,0, IC 0,7-1,3). A exposição cumulativa não foi associada a um aumento de risco.

Os dados sugerem que:

- O risco de eventos cerebrovasculares em pacientes idosos associados a antipsicóticos é elevado, especialmente durante as primeiras semanas de tratamento.
- Esse risco diminui com o tempo e volta ao nível básico após três meses de tratamento.
- O uso crônico não parece associado a maior risco de eventos cerebrovasculares.

TRATAMENTOS NÃO FARMACOLÓGICOS

Idosos com transtornos psicóticos apresentam prejuízos cognitivos que comprometem sua funcionalidade, ou seja, apresentam alterações relacionadas à capacidade de raciocinar, falar, andar, ver ou sentir que levam a dificuldades para realizar suas atividades cotidianas[47].

Como consequência dessas alterações cognitivas e funcionais, verifica-se um aumento drástico na sobrecarga dos cuidadores, o que pode causar a institucionalização precoce desses idosos[48,49].

Observa-se, portanto, uma necessidade de intervenções que, além de tratar os sintomas psicóticos e suas consequências, melhorem também as condições de saúde do indivíduo e do familiar e/ou cuidador, forneçam estratégias de enfrentamento e mobilizem a rede de apoio existente[50,51]. Sendo assim, as intervenções não farmacológicas devem ser utilizadas em conjunto com as intervenções farmacológicas, tendo como alvo os déficits no funcionamento ocupacional e social do indivíduo[52-54].

As abordagens não farmacológicas são descritas na literatura como sendo intervenções psicossociais e levam em consideração as necessidades individuais do paciente e os aspectos contextuais onde está inserido, como a rede de apoio (no caso, de familiares e/ou cuidadores) e as demandas do ambiente onde ele vive[52].

Neste sentido, as intervenções psicossociais atuam em aspectos psicológicos e sociais e incluem treinamento de habilidades, psicoterapias, orientações a familiares (técnicas psicoeducativas), abordagens de terapia ocupacional, recreação, atividades físicas, bem como intervenções com foco em aspectos sociais, como suporte do serviço social[55,56]. A seguir serão descritas algumas das abordagens indicadas para idosos com transtornos psicóticos.

Treinamento de habilidades

O treinamento de habilidades faz parte de uma categoria de intervenções que apresentam componentes educacionais e têm como objetivos: o desenvolvimento de habilidades cognitivas e a aquisição de estratégias para capacitar o indivíduo para a realização de atividades cotidianas.

- Bartels et al.[57] investigaram uma combinação de treino de habilidades para a realização de atividades cotidianas com treino de habilidades sociais em idosos com transtornos mentais graves. O treino de habilidades sociais é realizado por meio de sessões grupais de uma hora, duas vezes por semana. O programa ofereceu treino de habilidades sociais, treino para o manejo de medicamentos, psicoeducação e treino de habilidades sociais para comunicação. Essa intervenção demonstrou ser eficaz para melhorar o funcionamento social e as habilidades para a vida independente.
- Patterson et al.[58] avaliaram o Treinamento de Habilidades de Adaptação Funcional (*Functional Adaptation Skills Training* – FAST). O FAST é uma intervenção para pacientes com 40 anos ou mais, diagnosticados com esquizofrenia ou distúrbio esquizoafetivo e que são moradores de lares abrigados. A intervenção é padronizada e baseada na cognição social e em programas independentes de habilidades para atividades da vida cotidiana. Tem como alvo seis áreas do funcionamento diário: gerenciamento de medicamentos, habilidades sociais, habilidades de comunicação, organização e planejamento, transporte e gerenciamento financeiro. Nesse tipo de programa, as intervenções são realizadas uma vez por semana, em grupo, ao longo de 24 semanas. Os autores demonstraram que a intervenção levou a melhora significativa nas habilidades para atividades de vida diária ($p = 0,046$) e na habilidade social ($p = 0,003$), mas não nas habilidades para gerenciamento de medicamentos ($p = 0,268$).
- Granholm et al.[59] desenvolveram uma intervenção consistindo de 24 sessões semanais de terapia de grupo denominado Treinamento Cognitivo Comportamental de Habilidades Sociais (*Cognitive Behavioral Social Skills Training – CBSST*), que combinou terapia cognitivo-comportamental com treinamento de habilidades sociais e treinamento para resolução de problemas. Essa pesquisa demonstrou maior aquisição de habilidades e melhor desempenho autorreferido nas atividades da vida diária nos pacientes que participaram da intervenção CBSST. As diferenças em relação ao grupo controle se mantiveram nos doze meses de acompanhamento após o final da intervenção ($p \leq 0,05$). Os participantes do CBSST também mostraram habilidades cognitivas significativamente maiores no final do tratamento em relação ao grupo controle, mas essa melhora não foi mantida no acompanhamento.

Psicoeducativo para cuidadores

Em geral, familiares e cuidadores desconhecem os sintomas decorrentes de transtornos psicóticos, o que pode levar a um manejo inadequado dos pacientes por parte dos cuidadores, aumentando o risco de crises e hospitalizações, e também a maior vulnerabilidade da saúde do cuidador. O cuidador pode desenvolver ansiedade, depressão e maior desgaste físico decorrentes de uma sobrecarga de cuidados, a chamada sobrecarga do cuidador[60,61]. Um aspecto importante da sobrecarga do cuidador é a falta de treinamento e educação por profissionais da área da saúde[62,63].

Na abordagem psicoeducativa para cuidadores são fornecidas informações sobre diagnóstico e sintomas com o objetivo de causar mudanças diante da capacidade do cuidador de planejar e executar a assistência ao idoso com transtorno mental[64,65]. Além de ensinar sobre a doença e sobre os tipos de tratamentos, a abordagem psicoeducativa orienta os cuidadores sobre as necessidades específicas do paciente, considerando suas capacidades e limitações[66].

Na revisão sistemática realizada por Santos et al.[67], as intervenções psicoeducativas fornecem informações sobre o processo da doença e sobre tipos de tratamento, incluindo técnicas para que os cuidadores consigam lidar com os problemas mais comuns, como as alterações comportamentais.

Essas intervenções variam e incluem aulas e palestras, discussões em grupo, fornecimento de materiais impressos; e sempre há um moderador treinado para conduzir as sessões[67].

De modo geral, os métodos psicoeducacionais fornecem suporte e conhecimento para os cuidadores e se mostram efetivos em atingir as necessidades das famílias[66].

Abordagem ambiental

As abordagens ambientais são utilizadas por terapeutas ocupacionais e incluem a adaptação do ambiente e das atividades com o objetivo de facilitar a realização de atividades pelo idoso que apresenta dificuldades cognitivas. Essa abordagem é indicada para indivíduos que estejam enfrentando dificuldades em realizar atividades cotidianas e apresentam participação social e ocupacional reduzidas, inclusive com riscos à sua segurança devido aos déficits cognitivos[68].

A abordagem ambiental visa manter o indivíduo ativo, adaptando e facilitando atividades com o intuito de promover momentos de conexão com o ambiente e favorecendo o senso de identidade pelo idoso, pois a realização de atividades é uma necessidade humana, mesmo entre indivíduos com alterações cognitivas significativas[69,70].

Nessa abordagem, o tratamento envolve modificar as atividades e o ambiente físico para que eles sejam compatíveis com o nível cognitivo do paciente. Por exemplo, reduzindo as demandas de uma atividade, fornecendo e organizando todos os objetos envolvidos, deixando-os à vista ou diminuindo as expectativas com relação ao resultado de desempenho.

- O método TAP (*Tailored Activity Program*) é uma abordagem ambiental para idosos com sintomas neuropsiquiátricos por meio de atendimentos individuais com cada dupla de participantes (o idoso e seu cuidador)[71,72]. O terapeuta avalia a cognição e coleta informações sobre as atividades preferidas do passado do paciente; a partir dessas informações, prescreve três atividades e organiza a rotina do idoso de modo que ele se envolva em atividades significativas e de acordo com sua capacidade. Existem três versões do método TAP: domiciliar, ambulatorial e em regime de internação, sendo disponíveis para uso no Brasil as versões domiciliares e ambulatoriais[69,72,73]. Gitlin et al.[74] realizaram ensaio clínico randomizado e controlado para investigar os efeitos da versão domiciliar do método TAP em 160 duplas de indivíduos com demência e seus cuidadores. Esse estudo comparou dois tipos de intervenção, sendo que o grupo experimental recebeu o método TAP (76 duplas) em oito sessões, e o grupo controle recebeu oito ligações telefônicas com orientações sobre demência e organização de rotina (84 duplas). Após quatro meses de intervenção, os indivíduos com demência que participaram do grupo experimental (TAP) apresentaram redução da frequência e melhora na gravidade de sintomas neuropsiquiátricos, incluindo sintomas psicóticos, e melhora no nível de dependência funcional com diminuição no auxílio para execução de atividades mais básicas.

Oliveira[70] adaptou o método TAP para uso ambulatorial no contexto brasileiro, e realizou um ensaio clínico randomizado, controlado, duplo-cego, para o tratamento de sintomas neuropsiquiátricos em idosos. O grupo experimental recebeu oito sessões baseadas no método TAP, em regime ambulatorial, e o grupo controle recebeu oito sessões baseadas em um programa psicoeducativo com orientações para cuidadores. Nesse estudo, observou-se melhora estatisticamente significante no grupo experimental com relação aos seguintes sintomas: delírios, agitação, agressividade, depressão, ansiedade, euforia, apatia, desinibição, irritabilidade, distúrbio motor e vocalizações aberrantes. O método TAP para uso ambulatorial também se mostrou clinicamente eficaz na redução da sobrecarga nos cuidadores do grupo experimental. Os resultados mostraram que o uso de atividades adaptadas e prescritas de maneira personalizada, aliada ao treinamento do cuidador, pode ser uma abordagem clinicamente eficaz na redução de sintomas neuropsiquiátricos em idosos e na sobrecarga de cuidadores.

CONSIDERAÇÕES FINAIS

O tratamento dos transtornos psicóticos nos idosos representa considerável desafio. Deve-se ter em mente que nenhum guia pode abordar as complexidades de um paciente individual e que um bom julgamento clínico, baseado na experiência clínica, deve ser sempre usado na aplicação dessas recomendações.

Para aprofundamento

- Gareri P, Segura-García C, Manfredi VGL, Bruni A, Ciambrone P, Cerminara G, et al. Use of atypical antipsychotics in the elderly: a clinical review. Clin Interv Aging. 2014;9:1363-73.
  ⇨ **Extenso artigo de revisão sobre os mecanismos de ação dos antipsicóticos atípicos e seu uso clínico em idosos.**
- Correll CU, Kane JM, Citrome LL. Epidemiology, prevention, and assessment of tardive dyskinesia and advances in treatment. J Clin Psychiatry. 2017;78(8):1136-47.
  ⇨ **Excelente resumo sobre a discinesia tardia, com foco em prevenção e comparação entre as modalidades de tratamento.**
- Zivkovic S, Koh CH, Kaza N, Jackson CA. Antipsychotic drug use and risk of stroke and myocardial infarction: a systematic review and meta-analysis. BMC Psychiatry. 2019;19(1):189.
  ⇨ **Mais recente metanálise sobre eventos antipsicóticos e eventos cerebrovasculares em idosos..**

REFERÊNCIAS BIBLIOGRÁFICAS

1. Essali A, Ali G. Antipsychotic drug treatment for elderly people with late-onset schizophrenia. Cochrane Database Syst Rev. 2012;2:CD004162.
2. **Alexopoulos GS, Streim J, Carpenter D, Docherty JP. Expert consensus panel for using antipsychotic drugs in older patients. Using antipsychotic agents in older patients. J Clin Psychiatry. 2004;65(2):5-99.**
   ⇨ **Este estudo compilou a opinião de dezenas de reconhecidos especialistas e construiu um consenso ainda atual quando ao uso de antipsicóticos em idosos.**
3. **Iglewicz A, Meeks TW, Jeste DV. New wine in old bottle: late-life psychosis. Psychiatr Clin N Am. 2011;34(2):295-318.**
   ⇨ **Uma revisão abrangente da esquizofrenia de inicio tardio e psicose no contexto de distúrbios neurocognitivos.**
4. Sable JA, Jeste DV. Antipsychotic treatment for late-life schizophrenia. Curr Psychiatry Rep. 2002;4:299-306.
5. Jeste DV, Barak Y, Madhusoodanan S, Grossman F, Gharabawi G. International multisite double-blind trial of the atypical antipsychotics risperidone and olanzapine in 175 elderly patients with chronic schizophrenia. Am J Geriatr Psychiatr. 2003;11(6):638-47.

6. Huang X, Zhong Z, Zhang J. The effects of risperidone and olanzapine on the glucose metabolism and lipid metabolism in elderly patients with schizophrenia. J Clin Psychosom Dis. 2007;13(1):1-3.
7. Lerner PP, Miodownik C, Lerner V. Tardive dyskinesia (syndrome): current concept and modern approaches to its management. Psychiatry Clin Neurosci. 2015;69(6):321-34.
8. Browne S, Roe M, Lane A, Gervin M, Morris M, Kinsella A, et al. Quality of life in schizophrenia: relationship to sociodemographic factors, symptomatology and tardive dyskinesia. Acta Psychiatr Scand. 1996;94(2):118-24.
9. Ballesteros J, González-Pinto A, Bulbena A. Tardive dyskinesia associated with higher mortality in psychiatric patients: results of a meta-analysis of seven independent studies. J Clin Psychopharmacol. 2000;20(2):188-94.
10. American Psychiatric Association. Diagnostic an statistical manual for mental disorders. 5 ed. Washington, DC: American Psychiatric Association; 2013.
11. **Caroff SN, Citrome L, Meyer J, Sajatovic M, Goldberg JF, Jain R, et al. A Modified delphi consensus study of the screening, diagnosis, and treatment of tardive dyskinesia. J Clin Psychiatry. 2020;81(2).**
   ⇨ **O consenso mais atual de especialistas sobre triagem, diagnóstico e tratamento da discinesia tardia.**
12. Lerner PP, Miodownik C.Motor symptoms of schizophrenia: is tardive dyskinesia a symptom or side effect? A modern treatment. Curr Psychiatry Rep. 2011;13(4):295-304.
13. Correll CU, Schenk EM. Tradive dyskinesia and new antipsychtis. Curr Opin Psychiatry 2008;21(2):151-6.
14. **Carbon M, Hsieh C-H, Kane JM, Correll CU. Tardive dyskinesia prevalence in the period of second-generation antipsychotic use: a meta-analysis. J Clin Psychiaty. 2017;87(3):e264-e278.**
   ⇨ **Abrangente metanálise sobre o impacto do uso de antipsicóticos de 2ª geração na prevalência da discinesia tardia.**
15. Correll CU, Leucht S, Kane JM. Lower risk for tardive dyskinesia associated with second-generation antispychotics: a systematic review of 1-year studies. Am J Psychitry. 2004;161(3):414-25.
16. Woerner MG, Alvir JM, Saltz BL, Lieberman JA, Kane JM. Prospective study of tardive dyskinesia in the elderly: rates and rik factors. Am J Psychiatry. 1998;155(11):1521-8.
17. Waln O, Jankovic J. An update on tardive dyskinesia: from phenomenology to treatment. Tremor Other Hyperkint Mov. 2013;3;tre-03-161-4138-1.
18. Tarsy D, Lungu C, Baldessarini RJ. Epidemiology of tardive dyskinesia before and during the era of modern antipsychotic drugs. Handb Clin Neurol. 2011;100:601-16.
19. Jankelowitz SK. Treatment of neurolept-induced tardive dyskinesia. Neurospychiatr Dis Treat. 2013;9:1371-80.
20. Guy W. ECDEU Assessment Manual for Psychopharmacology. Washington DC: US Department of Health, Education, and Welfare; 1976.
21. Citrome L, Dufresne R, Dyrud JM. Tardive dyskinesia: minimizing risk and improving outcomes in schizophrenia and other disorders. Am J Manag Care. 2007. Available: http://www.ajmc.com/journals/supplement/2007/2007-12-vol12-n1-decisionmakernews/dec07-2760p1-12 (acesso 21 abr 2020).
22. Bhidayasiri R, Fahn S, Weiner WJ, Gronseth GS, Sullivan KL, Zesiewicz TA. Evidence-based guideline: treatment of tardive syndromes: report of the Guideline Development Subcommittee of the American Academy of Neurology. Neurology. 2013;81(5):463-9.
23. Bobruff A, Gardos G, Tarsy D, Rapkin RM, Cole JO, Moore P. Clonazepam and phenobarbital in tardive dyskinesia. Am J Psychiatry. 1981;138(2):189-93.
24. Thaker GK, Nguyen JA, Strauss ME, Jacobson R, Kaup BA, Tamminga CA. Clonazepam treatment of tardive dyskinesia: a practical GABAmimetic strategy. Am J Psychiatry. 1990;147(4):445-51.
25. Pappa S, Tsouli S, Apostolou G, Mavreas V, Konitsiotis S. Effects of amantadine on tardive dyskinesia: a randomized, double-blind, placebo-controlled study. Clin Neuropharmacol. 2010;33(6):271-5.
26. Angus S, Sugars J, Boltezar R, Koskewich S, Schneider NM. A controlled trial of amantadine hydrochloride and neuroleptics in the treatment of tardive dyskinesia. J Clin Psychopharmacol. 1997;17(2):88-91.
27. Bernstein AI, Stout KA, Miller GW.The vesicular monoamine transporter 2: an underexplored pharmacological target. Neurochem Int. 2014;73:89-97.
28. Ondo WG, Hanna PA, Jankovic J. Tetrabenazine treatment for tardive dyskinesia: assessment by randomized videotape protocol. Am J Psychiatry. 1999;156(8):1279-81.
29. Shen V, Clarence-Smith K, Hunter C, Jankovic J. Safety and efficacy of tetrabenazine and use of concomitant medications during long-term, open--label treatment of chorea associated with huntington's and other diseases. Tremor Other Hyperkinet Mov (NY). 2013;3(03):191-4337-1
30. Anderson KE, Stamler D, Davis MD, Factor SA, Hauser RA, Isojärvi J, et al. Deutetrabenazine for treatment of involuntary movements in patients with tardive dyskinesia (AIM-TD): a double-blind, randomised, placebo-controlled, phase 3 trial. Lancet Psychiatry. 2017;8:595-604.
31. Fernandez HH, Factor SA, Hauser RA, Jimenez-Shahed J, Ondo WG, Jarskog LF, et al. Randomized controlled trial of deutetrabenazine for tardive dyskinesia. The ARM-TD study. Neurology. 2017;88(21):2003-10.
32. O'Brien CF, Jimenez R, Hauser RA, Factor SA, Burke J, Mandri D, et al. NBI-98854, a selective monoamine transport inhibitor for the treatment of tardive dyskinesia: a randomized, double-blind, placebo-controlled study. Mov Disord. 2015;30(12):1681-7.
33. Hauser RA, Factor SA, Marder SR, Knesevich MA, Ramirez PM, Jimenez R, et al. KINECT 3: a phase 3 randomized, double-blind, placebo-controlled trial of valbenazine for tardive dyskinesia. Am J Psychiatry. 2017;174(5):476-84.
34. Wooltorton E. Risperidone (Risperdal): increased rate of cerebrovascular events in dementia trials. CMAJ. 2002;167:1269Y1270.
35. Wooltorton E. Olanzapine (Zyprexa): increased incidence of cerebrovascular events in dementia trials. CMAJ. 2004;170:1395.
36. Kleijer BC, van Marum RJ, Egberts AC, Jansen PA, Knol W, Heerdink ER. Risk of cerebrovascular events in elderly users of antipsychotics. J Psychopharmacol. 2009;23:909-14.
37. Schneider LS, Dagerman K, Insel PS. Efficacy and adverse effects of atypical antipsychotics for dementia: meta-analysis of randomized, placebo-controlled trials. Am J Geriatr Psychiatry. 2006;14:191-210.
38. Haupt M, Cruz-Jentoft A, Jeste D. Mortality in elderly dementia patients treated with risperidone. J Clin Psychopharmacol. 2006;26:566-70.
39. Lenzer J. FDA warns about using antipsychotic drugs for dementia. BMJ. 2006;330(7497):922.
40. **Layton D, Harris S, Wilton LV, Shakir SAW. Comparison of incidence rates of cerebrovascular accidents and transient ischaemic attacks in observational cohort studies of patients prescribed risperidone, quetiapine or olanzapine in general practice in England including patients with dementia. J Psychopharmacol. 2005;19:473-82.**
   ⇨ **Estudo pioneiro apontando possível associação entre uso de antipsicóticos em idosos e eventos cerebrovasculares.**
41. Kales HC, Valenstein M, Kim HM, McCarthy JF, Ganoczy D, Cunningham F, et al. Mortality risk in patients with dementia treated with antipsychotics versus other psychiatric medications. Am J Psychiatry. 2007;164:1568-76
42. Barnett MJ, Wehring H, Perry PJ. Comparison of risk ofcerebrovascular events in an elderly VA population with dementia between antipsychotic and nonantipsychotic users. J Clin Psychopharmacol. 2007;27:595-601.
43. Liperoti R, Gambassi G, Lapane KL, Chiang C, Pedone C, Mor V, et al. Cerebrovascular events among elderly nursing home patients treated with conventional or atypical antipsychotics. J Clin Psychiatry. 2005;66:1090-6.
44. Percudani M, Barbui C, Fortino I, Tansella M, Petrovich L. Second-generation antipsychotics and risk of cerebrovascular accidents in the elderly. J Clin Psychopharmacol. 2005;25:468-70.
45. Douglas IJ, Smeeth L. Exposure to antipsychotics and risk of stroke: self controlled case series study. BMJ. 2008;337:a1227.
46. Hsieh PH, Hsiao FY, Gau SS, Gau CS. Use of antipsychotics and risk of cerebrovascular events in schizophrenic patients: a nested case-control study. J Clin Psychopharmacol. 2013;33(3):299-305.
47. Andrade LM, Costa MFM, Caetano JA, Soares E, Beserra EP. A problemática do cuidador familiar do portador de acidente vascular cerebral. Rev Esc Enferm USP. 2009;43(1):37-43.
48. Burns A. The burden of Alzheimer's disease. Int J Neuropsychopharmacol. 2000;3:31-8.
49. Hassett A. Psychotic disorders in older persons. Curr Opin Psychiatry. 2001;14(4): 377-81.
50. Fialho PPA, Köenig AM, Santos MDL, Barbosa MT, Caramelli P (2012). Positive effects of a cognitive-behavioral intervention program for family caregivers of demented elderly. Arquivos de Neuropsiquiatra. 2012;70(10):786-92.
51. Joling KJ, van Marwijk HW, Smit F, van der Horst HE, Scheltens P, van de Ven P, et al. Does a family meetings intervention prevent depression and anxiety in family caregivers of dementia patients? A randomized trial. PLoS One. 2012;7(8):1-7.

52. Karim S, Byrne E. Treatment of psychosis in elderly people. Adv Psychiatr Treat. 2005;11(4):286-96.
53. Reinhardt MM, Cohen CI. Late-life psychosis: diagnosis and treatment. Curr Psychiatry Rep. 2015;17:1.
54. Gautam S, Jain A, Gautam M, Gautam A. Clinical practice guideline for management of psychoses in elderly. Indian J Psychiatry. 2018; 60(3):S363-S370.
55. Ruddy R, House A. Meta-review of high-quality systematic reviews of interventions in key areas of liaison psychiatry. Br J Psychiat. 2005;187(2):109-20.
56. Forsman AK, Schierenbeck I, Wahlbeck K. Psychosocial interventions of the prevention of depression in older adults: systematic review and meta-analysis. J Aging Health. 2010;23:387-416.
57. Bartels SJ, Forester B, Mueser KT, et al. Enhanced skills training and health care management for old persons with severe mental illness. Community Ment Health J. 2004;40:75-90.
58. Patterson TL, Mausbach BT, McKibbin C, Goldman S, Bucardo J, Jeste DV. Functional adaptation skills training (FAST): a randomized trial of a psychosocial intervention for middle-aged and older patients with chronic psychotic disorders. Schizophr Res. 2006;86(1-3):291-9.
59. Granholm E, McQuaid JR, McClure FS, et al. Randomized controlled trial of cognitive behavioral social skills training for older people with schizophrenia:12-month follow-up. J Clin Psychiatry. 2007;68:730-7.
60. Stengard E, Honkonen T, Koivisto A, Salokangas RK. Satisfaction of caregivers of patients with schizophrenia in Finland. Psychiatr Serv. 2000;51:1034-9.
61. Leite CDSM, Menezes TLM, Lyra EVV, Araújo CCMT. Conhecimento e intervenção do cuidador na doença de Alzheimer: uma revisão da literatura. J Bras Psiquiat. 2014;63(1): 48-56.
62. Moghimi C. Issues in caregiving: the role of occupational therapy in caregiver training. Top Geriatr Rehabil. 2007;23(3):269-79.
63. Weiss P, Hadas-Lidor N, Sachs D. Participação de cuidadores familiares na recuperação/comunicação da cognição com base na intervenção cognitiva dinâmica. In. Katz N. Neurociência, reabilitação cognitiva e modelos de intervenção em terapia ocupacional. 3 ed. São Paulo: Santos; 2014. p. 81-102.
64. Williams CL. What spouse caregivers know about communication in Alzheimer's disease: development of the AD communication knowledge test. Issues Ment Health Nurs. 2011;32(1):28-34.
65. Yektatalab SH, Kaveh MH, Sharif F, Fallahi Khoshknab M, Petramfar P. Characteristics of care and caregivers of Alzheimer's patients in elderly care homes: a qualitative research. Iran Red Crescent Med J. 2012;14(5):294-9.
66. Yacubian J, Lotufo Neto F. Psicoeducação familiar. Família, Saúde e Desenvolvimento; 2001. Available: https://revistas.ufpr.br/refased/article/view/5047 (acesso 6 maio 2020).
67. Santos GD, Ciasca EC, Oliveira AM, Forlenza OV. Intervenções psicossociais para cuidadores de idosos com demencia (ancianos con demencia)/Psychosocial interventions for caregivers of elderly people with dementia. Salud(i)ciencia (Impresa). 2018;23(3):275-80.
68. Katz N, Baum CM, Maeir A. Introdução à reabilitação cognitiva funcional. In. Katz N. Neurociência, reabilitação cognitiva e modelos de intervenção em terapia ocupacional. 3 ed. São Paulo: Santos; 2014. p. 81-102.
69. Gitlin LN, Piersol CV, Hodgson N, Marx K, Roth DL, Johnston D, et al. Reducing neuropsychiatric symptoms in persons with dementia and associated burden in family caregivers using tailored activities: Design and methods of a randomized clinical trial. Contemporary Clinical Trials. 2016;49:92-102.
70. Oliveira AM. Ensaio clínico randomizado e controlado para avaliar a versão brasileira ambulatorial do método TAP (Tailored Activity Program – Programa Personalizado de Atividades) no tratamento de sintomas neuropsiquiátricos em indivíduos com demência. [Tese]. São Paulo: Faculdade de Medicina da Universidade de São Paulo; 2018.
71. Gitlin LN, Winter L, Dennis MP. Assistive devices caregivers use and find helpful to manage problem behaviors of dementia. Gerontechnology. 2010;9(3):408-414.
72. Oliveira AM, Radanovic M, Homem de Mello PC, Buchain PC, Dias Vizzotto A, Harder J, et al. An intervention to reduce neuropsychiatric symptoms and caregiver burden in dementia: preliminary results from a randomized trial of the tailored activity program-outpatient version. Int J Geriatr Psychiatry. 2019;34(9):1301-7.
73. Novelli MMPC, Lima GB, Cantatore L, Sena BP, Machado SCB, D'Elia CIBR, et al. Adaptação transcultural do Tailored Activity Program (TAP) ao português do Brasil. Cad Bras Ter Ocup. 2018;26(1):5-15.
74. Gitlin LN, Arthur P, Piersol C, Hessels V, Wu SS, Dai Y, et al. Targeting behavioral symptoms and functional decline in dementia: a randomized clinical trial. J Am Geriatr Soc. 2018;66(2):339-345.

8

Cuidados paliativos em idosos

Octávio Gonçalves Ribeiro
Henrique Gonçalves Ribeiro

Sumário

Pontos-chave

- Os cuidados paliativos surgiram da percepção de que pacientes portadores de enfermidades graves e avançadas necessitavam de cuidados que não eram abarcados pela prática médica vigente, focada exclusivamente no cuidado à doença.
- Em muitos locais, os serviços de cuidados paliativos surgiram e se desenvolveram atrelados a serviços de geriatria, especialidade responsável por cuidar dos pacientes que estão mais próximos do fim da vida.
- Considerando-se a necessidade cada vez maior de auxílio para o autocuidado, não se pode deixar de salientar a importância de cuidar de quem cuida.
- A desprescrição de medicamentos cujos benefícios não se aplicam mais em fases avançadas de doença, podendo inclusive gerar malefícios, é igualmente importante.

INTRODUÇÃO AOS CUIDADOS PALIATIVOS

Aspectos históricos

Há séculos, a abordagem proposta pelo cuidado paliativo é praticada informalmente, quando locais denominados *hospices*, que em inglês significam hospedarias, recebiam e acolhiam peregrinos e viajantes que passavam por dificuldades e necessitavam de cuidados. No século XVII, na Europa, várias instituições de caridade abrigavam pobres, órfãos e doentes, e tal prática se propagou nos séculos seguintes com a atuação de organizações católicas e protestantes, que no século XIX já ganhavam características de hospitais. Em 1900, Irmãs da Caridade, irlandesas, fundaram o St. Josephs's Convent, em Londres, e começaram a visitar os doentes em suas casas. Em 1902, elas abriram o St. Joseph's Hospice com 30 camas para moribundos pobres[1].

Elisabeth Kübler-Ross, médica psiquiatra suíça radicada nos Estados Unidos, e Cicely Saunders, médica, enfermeira e assistente social britânica, eternizaram seus nomes na história dos cuidados paliativos pelos trabalhos pioneiros desenvolvidos com pacientes portadores de doenças avançadas e em situações de terminalidade da vida, contribuindo para a consolidação dos cuidados paliativos como área de atuação de profissionais de saúde. Dame Cicely Saunders, como ficou conhecida, fundou o St. Cristopher's Hospice em 1967, serviço reconhecido atualmente como um dos maiores do mundo em medicina paliativa, marco importante do movimento Hospice moderno[2,3].

Os cuidados paliativos surgiram da percepção de que pacientes portadores de enfermidades graves e avançadas necessitavam de cuidados que não eram abarcados pela prática médica vigente, focada exclusivamente no cuidado à doença. Com o intuito de avaliar a qualidade do cuidado oferecido para pacientes com doenças graves e avançadas no contexto hospitalar, o estudo SUPPORT (*Study to Understand Prognoses and Preferences for Outcomes and Risk Treatments*), prospectivo, multicêntrico e realizado com mais de 9.000 pacientes portadores de enfermidades graves, foi conduzido nos Estados Unidos no ano de 1995. Os principais resultados desse estudo apontaram para graves problemas de comunicação entre equipe médica e pacientes/familiares, utilização frequente de tratamentos agressivos e desproporcionais para o momento avançado de doença, além de controle ineficaz da dor e outros sintomas geradores de sofrimento na maior parte dos casos. Em outras palavras, esse estudo mostrou a urgência de revisão das práticas assistenciais adotadas[4].

Definição e conceitos

Segundo a definição da Organização Mundial da Saúde, criada em 1990 e reformulada em 2002, cuidado paliativo é uma abordagem que visa promover a qualidade de vida de pacientes e seus familiares durante o enfrentamento de doenças que ameaçam a continuidade da vida, por meio da prevenção e do alívio do sofrimento. Requer, para tanto, identificação precoce, avaliação e tratamento da dor e outros problemas de natureza física, psicossocial e espiritual[5].

Apesar da reformulação de 2002 ter ampliado consideravelmente o escopo dessa abordagem prática, a nova definição foi alvo de críticas, uma vez que limitava o cuidado paliativo ao cuidado de condições ameaçadoras da vida, não levando em consideração o sofrimento experimentado por muitos indivíduos que convivem com múltiplas condições crônicas graves. Percebeu-se que as demandas do paciente e seus familiares são indicadores mais relevantes da necessidade de cuidado paliativo do que o estágio da doença ou o prognóstico.

Nesse sentido, a definição mais atual, publicada pela Associação Internacional para Hospice e Cuidados Paliativos (IAHPC), em 2018, baseou-se no sofrimento significativo relacionado a condições médicas sérias (*serious health-related suffering*), definido tecnicamente como o sofrimento que não pode ser aliviado sem intervenção médica e que compromete o funcionamento físico, social, espiritual e emocional do indivíduo. Mudou-se o foco da definição, que passou a centrar-se na pessoa e não na doença[6].

Assim, concebeu-se o cuidado paliativo como o cuidado holístico ativo ofertado a pessoas de todas as idades que se encontram em intenso sofrimento em decorrência de doenças graves, sobretudo aquelas que estão no final da vida. Seus objetivos são:

- Prevenção, identificação precoce, avaliação integral e controle de problemas físicos – incluindo dor e outros sintomas desagradáveis, psicológicos, espirituais e sociais, por meio de intervenções baseadas em evidência.
- Ajudar o paciente a viver tão plenamente quanto seja possível até a sua morte, estabelecendo os objetivos de cuidado por meio de comunicação facilitadora e eficaz.
- Ser aplicável durante todo o curso da doença de acordo com as necessidades do paciente.
- Ser oferecido em conjunto com terapias específicas potencialmente modificadoras de doença.
- Pode influenciar positivamente o curso da doença.
- Nem abrevia nem adia a morte, respeita a vida e reconhece a morte como um processo natural.
- Proporciona apoio à família e aos cuidadores durante toda a trajetória da doença, estendendo-se também ao auxílio no processo de luto.
- Reconhece e respeita os valores e as crenças culturais do paciente e da família.
- É aplicável em todos os locais e todos os níveis de cuidados à saúde.
- Pode ser exercido por profissionais com treinamento básico em cuidados paliativos.
- Requer especialistas em cuidados paliativos atuando juntamente com uma equipe multiprofissional para o encaminhamento de casos complexos.

O modelo tradicional dicotômico (Figura 1A), em que o cuidado paliativo teria início apenas quando já não houvesse mais nenhuma terapêutica possível para curar ou prolongar a sobrevida do paciente, foi sendo gradativamente substituído por um modelo em que ambos os cuidados (paliativo e curativo) são ofertados simultaneamente, e no qual a proporção entre o cuidado paliativo e o cuidado potencialmente modificador aumenta progressivamente ao longo da trajetória, passando a ser exclusivo na fase final de vida (Figura 1B). Nota-se que nesses dois modelos o cuidado paliativo finda no momento do óbito.

Um terceiro modelo, que integra o cuidado paliativo ao cuidado modificador, reflete melhor a dinâmica das demandas e dos objetivos de cuidado ao longo da trajetória da doença e permite um cuidado mais customizado. O cuidado paliativo começa no momento do diagnóstico, proporcionalmente menor que o cuidado potencialmente curativo, e ambos crescem e decrescem em paralelo durante momentos de potencial ameaça imediata à vida por conta de intercorrências médicas graves (infecções, toxicidade a tratamentos oncológicos, descompensação de insuficiências orgânicas crônicas etc.), como representado na Figura 1C.

Em determinado ponto, já frágil e extremamente vulnerável a eventuais estressores biológicos, o cuidado paliativo ultrapassa o curativo e, daí em diante, passa a predominar. Diferentemente dos modelos anteriores, o cuidado se estende até após o óbito, direcionado ao luto dos familiares.

Quanto às atitudes médicas frente à fase final de vida, alguns termos foram cunhados para caracterizar a perspectiva de cuidado proposta diante do processo ativo de morte. A Tabela 1, a seguir, conceitua esses termos.

Se fossem necessários especialistas em cuidado paliativo para cuidar dos pacientes que necessitam dessa abordagem, certamente não haveria número suficiente de profissionais para atender a essa demanda. Nesse sentido, um artigo publicado por Timothy Quill et al. em 2013, na revista NEJM, sugeriu a divisão entre cuidado paliativo primário, que deveria ser praticado por todos os médicos, e cuidado paliativo especializado, executado por profissionais com formação de especialista na área. Enquanto o primeiro engloba o manejo básico de sintomas como dor, depressão, ansiedade, dispneia, aspectos de comunicação difícil e a discussão sobre

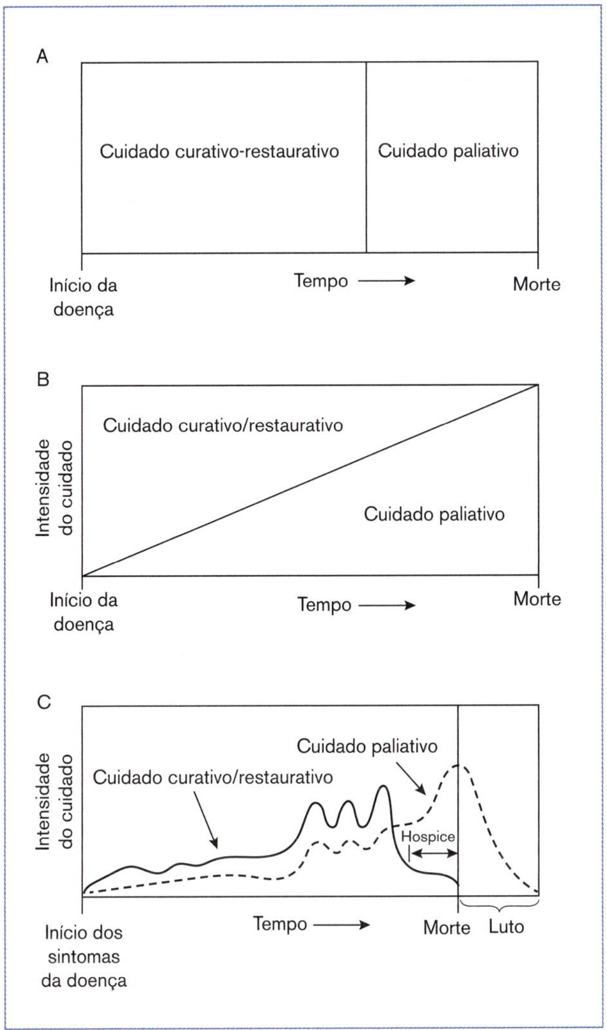

Figura 1 Modelos de cuidados paliativos. Fonte: adaptada de Lanken et al., 2008[7].

Tabela 1 Termos para caracterizar a perspectiva de cuidado proposta diante do processo ativo de morte

Ortotanásia	Morte que ocorre de acordo com o curso natural de uma doença avançada em fase final, buscando-se o alívio do sofrimento e a morte com dignidade.
Distanásia	Prolongamento do morrer por meio da obstinação terapêutica, causadora de uma morte lenta com prolongamento do sofrimento, por meio da utilização de ferramentas terapêuticas inúteis.
Eutanásia	Medida por meio da qual, a partir da solicitação voluntária do paciente, o médico produz a morte dele de maneira imediata e intencional, pela administração de substância letal. No Brasil, é um ilícito penal.
Mistanásia	Morte precoce, evitável e desassistida. É também conhecida como eutanásia social.

prognóstico, metas de cuidado e planejamento antecipado de cuidados, o cuidado paliativo feito pelo especialista é importante no manejo de sintomas refratários, luto complicado e sofrimento existencial, pedido de eutanásia e suicídio assistido, sedação paliativa, limitação e retirada de suporte artificial, resolução de conflitos complexos entre familiares, entre equipe e familiares e mesmo entre equipes diferentes prestando cuidado ao paciente[8].

Situação dos cuidados paliativos no Brasil

Em 2018, a Academia Nacional de Cuidados Paliativos (ANCP) realizou um levantamento sobre a disponibilidade e distribuição de serviços de cuidados paliativos no Brasil. De acordo com esse estudo, o Brasil dispõe de 177 serviços de cuidados paliativos, portanto, temos um serviço para cada 1.180.000 pessoas, sendo que a maioria deles encontra-se na região Sudeste (58%), funciona exclusivamente em ambiente hospitalar (74%), atende pelo Sistema Único de Saúde (66%) e apenas 21% são dedicados à população pediátrica. A inclusão dos cuidados paliativos em políticas de saúde pública e seu financiamento constituem recomendações oficiais da OMS para um acesso democrático e justo aos serviços de saúde ao redor do mundo, sobretudo em países de baixa renda como o Brasil[9].

A unidade de inteligência da *The Economist* desenvolveu um *ranking* para avaliar a qualidade de morte em 80 países, no qual o Brasil ocupou a 42ª posição. Os critérios utilizados para classificar os países foram: disponibilidade e acesso a serviços de Cuidados Paliativos, recursos humanos especializados, envolvimento da comunidade, acesso a opioides e suporte psicológico. Destaca-se um achado recente do Grupo de Fim de Vida do *Lancet*, que retratou uma baixa dose *per capita* de opioide utilizada no Brasil; traduzindo, uma cultura de opiofobia, baixa *expertise* dos médicos para prescrever opioides e, infelizmente, uma realidade de ineficiente controle de dor dos pacientes durante todo o curso da doença, incluindo a fase final de vida[10].

Em relatório publicado pela Comissão de Cuidados Paliativos e Alívio da Dor do Lancet no ano de 2017, ficou evidente que o Brasil apresenta uma prescrição *per capita* de 9,5 mg equivalente de morfina por paciente/ano, um nível aquém do recomendado para um controle adequado da dor e sintomas geradores de sofrimento no fim da vida, fato comum em países de baixa renda e que evidencia a desigualdade da distribuição de opioides quando comparado aos países ricos. Destaca-se o fato de a epidemia dos transtornos relacionados ao uso de opioides que acomete países da América do Norte, com doses equivalentes de morfina de 551 mg *per capita* nos Estados Unidos e 730 mg *per capita* no Canadá, contribuir com a opiofobia e com o baixo acesso a um adequado controle de sintomas por parte de pacientes residentes em países de baixa renda, como o Brasil. Além disso, a falta de treinamento para profissionais de saúde a fim de manejar adequadamente opioides em situações específicas favorece essa lacuna assistencial. Fica claro que esse cenário precisa ser mudado[11].

NORMATIVAS ÉTICAS

Três resoluções do Conselho Federal de Medicina (CFM) marcaram importantes avanços dos cuidados paliativos no Brasil, a saber, Resolução n. 1.805/2006, n. 1.995/2012 e n. 2.005/2012. A primeira delas, n. 1.805 de 2006, permitiu ao médico limitar ou suspender procedimentos ou tratamentos que prolonguem a vida do doente, em fase terminal, de enfermidade grave e incurável, respeitada a vontade do seu representante legal. Nessa mesma direção, uma nova edição do Código de Ética Médica, de 2010, reiterou tal resolução por meio do item XXII do Capítulo I, em que afirma "nas situações clínicas irreversíveis e terminais, o médico evitará a realização de procedimentos diagnósticos e terapêuticos desnecessários e propiciará aos pacientes sob sua atenção todos os cuidados paliativos apropriados", ressaltando em parágrafo único no artigo 41 que "é vedado ao médico abreviar a vida do paciente, ainda que a pedido deste ou de seu representante legal", reforçando o combate à distanásia e a proibição da eutanásia[12-14].

Em 2012, o CFM reconheceu a medicina paliativa como especialidade médica por meio da resolução 2005 em convênio firmado entre o Conselho Federal de Medicina (CFM), a Associação Médica Brasileira (AMB) e a Comissão Nacional de Residência Médica (CNRM). Para a obtenção do título de especialista em Cuidados Paliativos é exigido como pré-requisito o título de especialização em Anestesiologia, Cancerologia, Clínica Médica, Geriatria, Medicina de Família e Comunidade ou Pediatria. Paralelamente, cursos de pós-graduação e aprimoramento em cuidados paliativos surgiram por todo o país com a bandeira de instrumentalizar profissionais de saúde para a prática dos cuidados paliativos[15].

No mesmo ano de 2012, a Resolução n. 1.995 do CFM garantiu ao paciente o direito à autodeterminação referente ao seu tratamento, inclusive na ocasião em que ele estiver incapaz de manifestar sua vontade. Para isso, cria as diretivas antecipadas de vontade (DAV), instrumento que assegura ao paciente adulto mentalmente competente o direito de conceder ou negar seu consentimento para qualquer exame diagnóstico ou terapia a ser realizada durante todo o curso de sua doença, incluindo no período final da vida. Assim, consolida-se a autonomia como princípio ético fundamental para assegurar ao paciente a dignidade e o direito à autodeterminação referente a sua saúde no momento em que estiver incapaz de manifestá-la.

CUIDADOS PALIATIVOS NO CONTEXTO GERIÁTRICO

Aspectos gerais

Em muitos locais, os serviços de cuidados paliativos surgiram e se desenvolveram atrelados a serviços de geriatria, especialidade responsável por cuidar dos pacientes que estão mais próximos do fim da vida. Nos últimos cem anos, graças ao surgimento e aperfeiçoamento de intervenções diagnósticas e terapêuticas que permitiram curar, retardar a progressão e controlar boa parte das doenças, o ser humano experimentou um aumento significativo de sua expectativa média de vida, passando a viver entre 60 e 80 anos, três décadas a mais do que vivia no início do século passado[16]. Nesse contexto, houve uma mudança do perfil de morbidade e mortalidade, passando a ser comum envelhecer portando múltiplas doenças crônico-degenerativas.

Se há cem anos morria-se cedo e com rápida perda funcional entre o adoecimento e o óbito, recentemente passamos a viver um período mais longo após o diagnóstico das principais doenças que ameaçam a vida, com um declínio funcional lento e previsível ao longo de meses a anos, sendo frequente a necessidade de auxílio de terceiros para atividades básicas da vida diária.

Entre as principais doenças progressivas e incuráveis que levam à morte no século XXI, figuram as insuficiências orgânicas crônicas (insuficiência cardíaca, doença renal crônica, doença pulmonar obstrutiva crônica, cirrose hepática), as demências, as neoplasias malignas e a síndrome de fragilidade. A morte súbita, apesar de menos frequente, continua ocorrendo em decorrência de eventos neurológicos e cardiovasculares catastróficos, como hemorragias intracranianas, arritmias malignas, dissecção de aorta, tromboembolismo pulmonar maciço e rotura de aneurismas da aorta torácica e abdominal, sem contar as causas externas que contemplam, entre outros, acidentes de trânsito, ferimentos por arma de fogo e suicídio. Eventos cárdio e cerebrovasculares, quando não levam ao óbito de maneira súbita, incapacitam e podem engatilhar a trajetória para insuficiências orgânicas, demência e síndrome de fragilidade[17].

A seguir, a Figura 2 ilustra, por meio de modelos gráficos correlacionando a funcionalidade ao longo do tempo, a trajetória funcional esperada diante das principais causas de mortalidade no mundo atualmente.

Considerando-se a necessidade cada vez maior de auxílio para o autocuidado, não se pode deixar de salientar a importância de cuidar de quem cuida. O estresse ou sobrecarga do cuidador é uma consequência frequente e deve ser endereçado pela equipe de cuidados paliativos, sobretudo nos pacientes geriátricos, uma vez que apresentam frequente dependência para atividades de autocuidado muito antes do óbito. O adoecimento do cuidador impacta sobremaneira o cuidado do paciente e deve ser manejado como parte do cuidado ao paciente.

Particularidades e desafios do cuidado paliativo geriátrico

Aspectos clínicos e de tomada de decisão

Um dos maiores desafios do cuidado paliativo no idoso é a maior frequência de situações que o incapacitam para a tomada de decisão, como *delirium* e demência. Enquanto nas neoplasias e nas insuficiências orgânicas, com raras exceções, é comum que a cognição se mantenha íntegra até os últimos dias de vida, nas síndromes demenciais, a depender da etiologia e do estágio da doença, a capacidade para a tomada de decisão pode ser perdida muito tempo antes do óbito. Além disso, em virtude de a idade ser o principal fator de risco para o desenvolvimento de

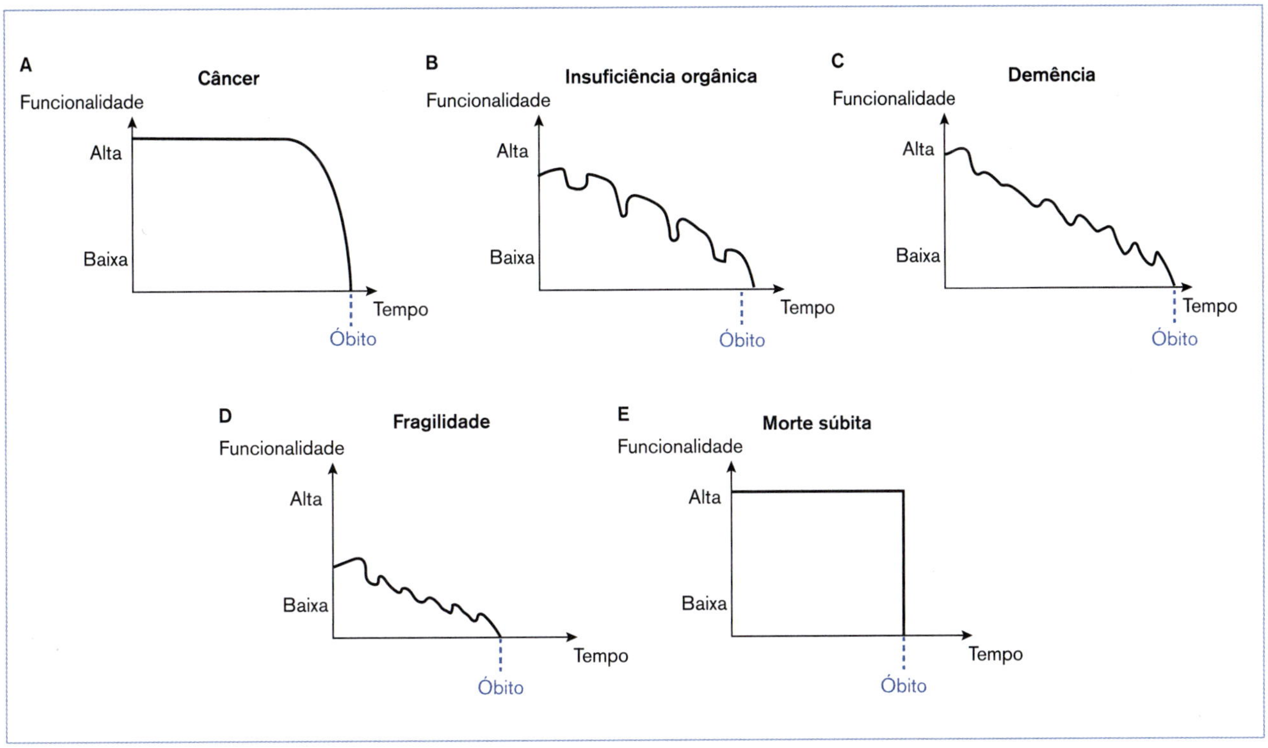

Figura 2 Trajetória funcional esperada diante das principais causas de mortalidade no mundo. A: câncer; B: insuficiências orgânicas crônicas; C: demências; D: fragilidade; E: morte súbita.

delirium, não é raro que insultos graves produzam, ainda que de maneira transitória, alterações cognitivas significativas no contexto da fase final de vida[18].

Nesse sentido, a discussão a respeito de valores e preferências, o estabelecimento de um plano antecipado de cuidados, a avaliação psicométrica acerca da capacidade para tomada de decisão (p. ex.: MACCAT-T) e a elaboração de Diretivas Antecipadas de Vontade em um momento mais precoce da doença tornam-se ferramentas fundamentais para guiar as decisões dos médicos juntamente aos familiares ou representantes legais no momento em que o paciente esteja enfrentando significativo comprometimento cognitivo[19].

As diretivas antecipadas de vontade nada mais são do que um conjunto de vontades, prévia e expressamente manifestadas pelo paciente, sobre cuidados e tratamentos que deseja, ou não, receber no momento em que estiver incapacitado de expressar sua vontade, de forma livre e autônoma[13].

Manejo de sintomas

Em razão do cenário frequente de multimorbidade e da polifarmácia no idoso, o surgimento de novos sintomas requer uma avaliação clínica ainda mais minuciosa. Descompensações de doenças de base podem se confundir com a progressão ou complicação da doença que ameaça a vida. O comprometimento da função renal que dificulta o *clearance* de muitos fármacos somado à incapacidade hepática de metabolizá-los e distribuí-los aos tecidos cria um cenário em potencial para interações medicamentosas perigosas, efeitos colaterais e intoxicações por fármacos comumente utilizados na fase final de vida, como os opioides e os psicofármacos. Justamente pelo fato de que qualquer sintoma possa se dever a efeitos colaterais de medicamentos, em geriatria duas premissas clássicas são extremamente valiosas: a de que menos é mais e a de que é recomendável iniciar medicações em dose baixa e progredir lentamente[20].

A desprescrição de medicamentos cujos benefícios não se aplicam mais em fases avançadas de doença, podendo inclusive gerar malefícios, é igualmente importante. Nesse grupo, encontram-se estatinas, antirreabsortivos ósseos, venotônicos, fibratos, aspirina, inibidores de bomba protônica, entre outros. Em contrapartida, a suspensão de alguns medicamentos pode levar à piora dos sintomas, devendo-se ser criterioso nesse julgamento. Como exemplos, a suspensão de psicofármacos pode levar à abstinência e síndrome de descontinuação, a suspensão abrupta de anticolinesterásicos pode ocasionar piora dos sintomas comportamentais, a suspensão de vasodilatadores pode piorar dispneia na insuficiência cardíaca e a retirada de broncodilatadores pode exacerbar a dispneia nas doenças pulmonares obstrutivas. Além disso, em algumas situações de doenças crônicas como hipertensão arterial sistêmica e *diabetes mellitus*, pode fazer sentido objetivar metas mais flexíveis de glicemia e pressão arterial, uma vez que a obstinação por manter níveis mais estritos pode trazer desconfortos ao paciente e maior risco de eventos graves como hipotensão e hipoglicemias, pautando-se no princípio da proporcionalidade no emprego dos recursos diagnósticos e terapêuticos[21,22].

CONSIDERAÇÕES FINAIS

Estimativas projetam que no ano de 2050 cerca de 16% da população mundial terá mais de 65 anos, o que corresponde a 1,5 bilhão de pessoas. Frente a essa perspectiva de progressivo envelhecimento populacional, fica evidente a necessidade de capacitar adequadamente cada vez mais profissionais para a prática de cuidados paliativos na população idosa, o que envolve não apenas geriatras, mas também médicos de família e clínicos gerais.

REFERÊNCIAS BIBLIOGRÁFICAS

1. Academia Nacional de Cuidados Paliativos. História dos cuidados paliativos. Disponível em: https://paliativo.org.br/cuidados-paliativos/historia-dos-cuidados-paliativos/.
2. Saunders DC. Introduction. In: Sykes N, Edmonds P, Wiles J. Management of Advanced Disease. 2004;3-8.
3. Kubler-Ross E. Sobre a morte e o morrer, 8.ed. São Paulo: Martins Fontes, 1998.
4. Connors Jr AF, Dawson NV, Desbiens NA, Fulkerson WJ, Goldman L, Knaus W, et al. A controlled trial to improve care for serious ill patients. The study to understand prognoses and preferences for outcomes and risks of treatments (SUPPORT). JAMA. 1995;274(20):1591-8.
5. World Health Organization Worldwide Palliative Care Alliance. 2014 Global atlas of palliative care at the end of life. Disponível em: http://www.who.int/nmh/Global_Atlas_of_Palliative_Care.pdf. Acesso em: set. 2020.
6. IAHPC Global Project: Consensus based definition of palliative care. Disponível em: https://hospicecare.com/uploads/2019/2/Palliative%20care%20definition%20-%20Portuguese%20(Brazilian).pdf. Acesso em set. 2020.
7. Lanken PN, Terry PB, Delisser HM, Fahy BF, Hansen-Flaschen J, Heffner JE, et al. An official American Thoracic Society clinical policy statement: Palliative care for patients with respiratory diseases and critical illnesses. Am J Respir Crit Care Med. 2008;177:912-27.
8. Quill TE, Abernethy AP. Generalist plus specialist palliative care: creating a more sustainable model. N Engl J Med. 2013;368:1173-5.
9. Academia Nacional de Cuidados Paliativos. Panorama dos cuidados paliativos no Brasil. 2018. Disponível em: https://paliativo.org.br/wp-content/uploads/2018/10/Panorama-dos-Cuidados-Paliativos-no-Brasil-2018.pdf. Acesso em: ago. 2020.
10. The Economist Intelligence Unit. 2015 Quality of Death Index. Disponível em: https://eiuperspectives.economist.com/healthcare/2015-quality-death-index. Acesso em: ago. 2020.
11. Knaul FM, Farmer PE, Krakauer EL, De Lima L, Bhadelia A, Kwete XJ, et al. Alleviating the access abyss in palliative care and pain relief-an imperative of universal health coverage: the Lancet Commission report. Lancet. 2018;391:1391-454.
12. Conselho Federal de Medicina. Resolução 1805/2006. Disponível em: https://sistemas.cfm.org.br/normas/visualizar/resolucoes/BR/2006/1805. Acesso em: set. 2020.
13. Conselho Federal de Medicina. Resolução 1995/2012. Disponível em: https://sistemas.cfm.org.br/normas/visualizar/resolucoes/BR/2012/1995. Acesso em: set. 2020.
14. Conselho Federal de Medicina. Resolução 2005/2012. Disponível em: https://sistemas.cfm.org.br/normas/visualizar/resolucoes/BR/2012/2005. Acesso em: set. 2020.
15. Brasil. Diário Oficial da União. Resolução n.41 de 31 de outubro de 2018. Disponível em: https://www.in.gov.br/web/guest/materia/-/asset_publisher/Kujrw0TZC2Mb/content/id/51520746/do1-2018-11-23-resolucao-n-41-de-31-de-outubro-de-2018-51520710. Acesso em: set.2020.
16. Our world in data. Life Expectancy. 2019. Disponível em: https://ourworldindata.org/life-expectancy. Acesso em: set.2020.
17. World Health Organization (WHO). Top ten causes of death. 2018. Disponível em: https://www.who.int/news-room/fact-sheets/detail/the-top-10-causes-of-death. Acesso em set.2020.
18. Cherny N, Fallon M, Kaasa S, Portenoy RK, Currow DC. Oxford textbook of palliative medicine, 5.ed. Oxford University Press; 2015.
19. Santos RL, Sousa MFB, Simões Neto JP, Bertrand E, Mograbi DC, Landeira-Fernandez J, et al. MacArthur competence assessment tool for treatment in Alzheimer disease: cross-cultural adaptation. Arq Neuropsiquiatr. 2017;75(1):36-43.
20. Halter JB, Ouslander JG, Studenski S, High KP, Asthana S, Supiano MA, et al. Hazzard's geriatric medicine and gerontology, 7.ed. McGraw-Hill Education, 2017.
21. Harman SE, Bailey FA, Walling AM. Palliative care: the last hours and days of life. UpToDate. 2020. Disponível em: http://www.uptodate.com/online. Acesso em: ago.2020.
22. Steinman M, Reev E. Deprescribing. UpToDate. 2020. Disponível em: http://www.uptodate.com/online. Acesso em: ago.2020.

Seção
10

Abordagem terapêutica das manifestações psiquiátricas na interface com outras especialidades

Editores de área

Eduardo de Castro Humes

Renério Fráguas Júnior

Marcio Eduardo Bergamini Vieira

1

Princípios da abordagem terapêutica em interconsulta

Renério Fráguas Júnior
Bruno Pinatti Ferreira de Souza

Sumário

Pontos-chave

- A efetividade da terapêutica depende do contato com o médico solicitante (e equipe) antes e depois de avaliar o paciente.
- O tratamento do transtorno factício é ambulatorial e requer um longo período.
- O tratamento do transtorno factício idealmente deve ser realizado por uma equipe multidisciplinar e a psicoterapia é fundamental.
- O princípio básico da abordagem do *delirium* é a identificação e o tratamento de sua causa de base.
- Entre os fatores de risco para *delirium* estão demência, presença e gravidade de doença física comórbida, polifarmácia e internação prolongada.
- Medidas não farmacológicas devem ser priorizadas em pacientes com *delirium*.
- Diante de um paciente com agitação sem causa definida, sempre se assume que a origem é clínica.
- É importante a identificação precoce de pacientes com risco de comportamentos violentos e planejar uma abordagem rápida e adequada para a situação.
- Realizada a contenção física, deve ser feito o tratamento medicamentoso para controle da agitação psicomotora.
- Durante a contenção, o paciente necessita de supervisão e monitoramento de nível de consciência e sinais vitais.

INTRODUÇÃO

A interconsulta psiquiátrica, denominada na literatura internacional como *consultation liaison psychiatry* e, eventualmente, como *psychosomatic medicine*, é a subespecialidade da psiquiatria preocupada com a interface da psiquiatria com outras áreas da medicina; na prática – pacientes com outras condições médicas, clínicas e/ou cirúrgicas. Sua origem é a atividade no hospital geral, mas o interconsultor também pode atuar em ambulatório e em atenção primária. Embora muitos dos princípios descritos neste capítulo possam ser considerados para o nível primário e secundário de atenção à saúde, teremos como base a atuação no hospital geral. A interconsulta faz a conexão (*liaison*) do trabalho do psiquiatra com o trabalho dos outros integrantes da equipe do hospital geral que assiste os pacientes nas unidades clínicas ou cirúrgicas. As atividades de ensino em interconsulta também têm sido consideradas atividades de ligação.

Uma boa abordagem terapêutica só é possível com uma sólida formação médica e psiquiátrica. Embora ter uma sólida formação médica e psiquiátrica seja o que todo psiquiatra deva ter, é na prática da interconsulta que essa formação é exigida ao extremo. Para a realização de uma boa abordagem terapêutica, espera-se que o interconsultor saiba integrar conhecimento da psiquiatria e da outra área médica, incluindo a parte clínica e cirúrgica.

Um aspecto a se considerar é a diferença entre o encaminhamento (*referral*) e a interconsulta em sua atividade de consultoria e ligação (*consultation liaison*). No encaminhamento é solicitado ao psiquiatra que ele assuma os cuidados do paciente, o que se observa principalmente em situações de ambulatório (o que não trataremos neste capítulo). Na consultoria, o psiquiatra dá uma opinião ou parecer ao médico solicitante e este se responsabiliza em seguir ou não o parecer do psiquiatra. Na ligação, o psiquiatra faz parte da equipe e pode atuar participando das visitas médicas, fazendo *screening* dos pacientes e grupos terapêuticos.

Neste capítulo, abordaremos aspectos básicos da abordagem terapêutica em interconsulta, com foco no paciente do hospital geral. Discorreremos sobre aspectos básicos para garantir a boa abordagem terapêutica (alicerce) e, em seguida, princípios da abordagem farmacológica e psicoterápica. Por fim, escolhemos algumas condições para falar sobre os princípios da abordagem terapêutica de modo um pouco mais específico, incluindo depressão, ansiedade, paciente violento, transtorno factício e *delirium*. A escolha dessas condições foi decisão subjetiva dos autores baseada na prevalência, relevância para a prática clínica ou na peculiaridade em lidar com essas condições no hospital geral.

CONSTRUINDO O ALICERCE PARA A BOA ABORDAGEM TERAPÊUTICA

A seguir, descreveremos alguns alicerces para o desenvolvimento de uma boa abordagem terapêutica em interconsulta.

Contato prévio com o médico solicitante

- Estabelecer contato prévio à avaliação com o médico solicitante para entender melhor o motivo do pedido de consulta. Por vezes, o motivo expresso no pedido de consulta é sucinto e não transmite adequadamente a real motivação da solicitação. Somente o contato direto com o médico solicitante e, com frequência, também com a equipe de saúde permite esclarecer o motivo da solicitação de interconsulta.
- Estabelecer contato prévio para melhorar a efetividade da interconsulta. Esse contato inicial com o médico solicitante é o alicerce para a efetividade das futuras recomendações que o interconsultor fizer. É comum existir uma discordância entre solicitante e interconsultor em relação aos aspectos psiquiátricos do caso. Por exemplo, a concordância em relação ao diagnóstico de depressão e ansiedade de acordo com o índice de Kappa foi de 0,11 e 0,31, respectivamente[1].

Dados prévios sobre o paciente

Obter o máximo possível de informações pertinentes sobre o paciente por parte do médico solicitante e da equipe de saúde e de familiars, antes de avaliar o paciente. Não obter dados de outros profissionais sobre o paciente para evitar supostos vieses na avaliação não é recomendado. Informações prévias permitem aprimoramento da abordagem e avaliação mais abrangente.

Condições para avaliar o paciente

Obtenha a maior privacidade possível para avaliar o paciente. A presença de outros pacientes ou familiares compromete a privacidade e limita a obtenção de uma boa entrevista. A privacidade pode ser difícil de se obter em determinas situações, como em unidades de emergência ou de terapia intensiva. Procure com a equipe de enfermagem obter a melhor condição de privacidade para a avaliação.

Avaliando o paciente

O ideal é que o médico consultante apresente o psiquiatra para o paciente. Na interconsulta, a demanda pelo atendimento psiquiátrico surge por parte do médico consultante, equipe de psicologia, enfermagem e familiares, e apenas excepcionalmente pelo próprio paciente. Desse modo, o indicado é que o psiquiatra seja apresentado ao paciente de preferência pelo médico solicitante.

Na ausência de alguém para apresentar, o psiquiatra deve se apresentar e informar ao paciente quem solicitou e o motivo da interconsulta. Situação essa em que, eventualmente, o paciente pode não ter claro o motivo da avaliação psiquiátrica ou mesmo se receberia a avaliação de um psiquiatra. Ao deixar claro para o paciente a natureza da avaliação tem-se a melhora da relação medico–paciente e maior confiabilidade na consulta, viabilizando o diagnóstico mais acurado.

Devolutiva para o paciente

Ao final da avaliação, o psiquiatra deve esclarecer ao paciente que conversará com o médico solicitante para ver qual o melhor tratamento. Embora proporcionar melhor assistência ao paciente seja o objetivo da interconsulta, a demanda veio do médico e é a ele que o interconsultor deve expor sua opinião sobre o caso. Entretanto, é fundamental que o psiquiatra informe ao paciente que ele conversará com o médico solicitante para proporcionar o melhor encaminhamento do tratamento.

Devolutiva para o médico

O psiquiatra deve dar a devolutiva da avaliação para o médico solicitante, de preferência em uma conversa, e não apenas no papel. Simplesmente responder ao pedido de interconsulta, com frequência deixa aspectos e dúvidas sobre o caso e tratamento não esclarecidos ao médico solicitante.

A devolutiva deve ser clara e específica. Na resposta ao pedido, o interconsultor deve ser claro e específico. Por exemplo, em vez de recomendar tratamento com antidepressivo começando com dose baixa e aumentando gradativamente; o interconsultor deve fazer a recomendação: iniciar tratamento com o antidepressivo "X", na dose de X mg/dia, no café da manhã, e aumentar para X' mg/dia depois de uma semana, em dose única, se não houver reação adversa que contraindique.

PRINCÍPIOS DA ABORDAGEM FARMACOLÓGICA

Estima-se que pelo menos um terço a metade das interconsultas psiquiátricas incluem recomendação de tratamento farmacológico. Entretanto, deve-se considerar que psicofármacos podem contribuir para o quadro psiquiátrico ou agravar o quadro clínico. A seguir, levantaremos alguns aspectos que devem ser considerados no manejo farmacológico, ilustrando com exemplos. Lembramos que, diante do paciente, outros fatores devem sempre ser considerados no julgamento clínico.

- Identificar psicofármacos que podem estar contribuindo para o surgimento/continuidade/agravamento do quadro psiquiátrico e/ou outra condição médica. Considerar, por exemplo, que em pacientes idosos, com câncer, benzodiazepínicos podem contribuir para o surgimento/continuidade/agravamento de um quadro de *delirium*[2]. Nesse caso, a orientação em relação à farmacoterapia deveria incluir a avaliação e a indicação do benzodiazepínico e possível redução, retirada e eventual substituição por outra medicação.
- Para estimativa da dose, considerar alteração de farmacocinética. Pacientes com obesidade podem apresentar alteração da farmacocinética e precisar de dose maior de alguns antidepressivos, como venlafaxina e desvenlafaxina; enquanto outros antidepressivos e alguns antipsicóticos tendem a não precisar de mudança significativa da dose (p. ex., amitriptilina, escitalopram, mirtazapina, clozapina, quetiapina e risperidona)[3].
- Para estimativa da dose, considerar alteração de metabolização hepática. Pacientes com insuficiência hepática e redução da metabolização, considerar a regra de iniciar com 50% da dose usual ao prescrever um antidepressivo[4]. Considerar que para antidepressivos com primeira passagem extensiva pelo fígado, mesmo que seja 50%, a dose pode ser elevada (p. ex., venlafaxina, sertralina, bupropiona). Em relação aos antipsicóticos, sulpirida, amisulprida, risperidona e paliperidona, por dependerem menos do fígado para metabolização, a redução da dose pode ser menor. Por outro lado, a clorpromazina e a quetiapina possuem extensa primeira passagem hepática e devem ser administradas com maior cautela, principalmente em função dos efeitos cardiovasculares[5].
- Para estimativa da dose, considerar alteração de função renal. Diante de um paciente com insuficiência renal, considerar particularidades de alguns psicofármacos como utilização de 50% da dose para alguns antidepressivos como mirtazapina e venlafaxina[6].

PRINCÍPIOS DA ABORDAGEM PSICOTERÁPICA

Em função da natureza da interconsulta, não é de se esperar que o psiquiatra interconsultor realize psicoterapia, mas sim a orientação para tal. Entretanto, entender o comportamento e as reações emocionais do paciente diante da doença, seu tratamento e conhecer a equipe terapêutica é fundamental para o correto diagnóstico e tratamento.

- Avaliar reações psicológicas à outra condição médica, ao seu tratamento e à equipe assistencial. O paciente internado no hospital geral está sujeito a uma convergência de estressores podendo gerar ou agravar sintomas ansiosos e depressivos, tornando-os muitas vezes intensos e disruptivos. O tratamento psicoterápico é fundamental nessas situações. Dependendo da situação, o indicado pode ser uma intervenção em crise, terapia cognitivo comportamental ou terapia suportiva. Por exemplo, um estudo com metanálise confirma a eficácia de intervenção psicoterápica breve para ansiedade em pacientes com doença física de longa duração[7].

PRINCÍPIOS DA ABORDAGEM DA DEPRESSÃO NO HOSPITAL GERAL

Depressão é o transtorno mental mais comum em pacientes no hospital geral, pode comprometer o prognóstico da outra condição médica e aumentar a mortalidade. Em função de sua prevalência e relevância descreveremos alguns princípios a serem considerados diante de um paciente com depressão no hospital geral. Para mais informações, ver o Capítulo "Tratamento dos transtornos depressivos".

- Avaliar o risco de suicídio. Dos pacientes que cometeram suicídio, aproximandamente 40 % recebeu alguma atenção de profissionais de saúde no mês anterior. O principal diagnóstico associado ao suicídio é a depressão. O tratamento do paciente com depressão impõe a avaliação da presença de diminuição do interesse pela vida, desejo de morrer, ideias suicidas, planejamento suicida, bem como eventuais tentativas prévias. Uma vez presente, o interconsultor deve avaliar se o risco é elevado e iminente.

- Atenção para especificidades no método do suicídio no hospital geral. Pacientes que se suicidam no hospital geral empregam métodos diferentes de suicídio em comparação com indivíduos que cometem suicídio em ambientes psiquiátricos ou com a população em geral[8]. O ambiente do hospital geral, de modo geral, não é preparado para o cuidado de um paciente com elevado risco de suicídio, há janelas das quais o paciente pode se atirar e portas abertas por onde o paciente pode sair. Desse modo, a vigilância assume importância crítica para pacientes em risco. Além disso, a saída fácil de tais unidades oferece oportunidades para fugir e fazer de pontes, estradas ou corpos d'água instrumentos de morte.
- Atenção para o perfil sociodemográfico do paciente suicida no hospital geral. O perfil sociodemográfico de pacientes que se suicidam em hospital geral também possui peculiaridades, esses pacientes foram caracterizados como idosos, frequentemente casados e com emprego em comparação com aqueles que se suicidaram em unidades psiquiátricas[8].
- Atenção para indicativos de risco iminente. Muito mais importante do que os fatores de risco anteriormente mencionados, a prevenção de suicídio em unidades médicas/cirúrgicas requer observação rigorosa do estado do paciente. Sinais de alerta comportamental, como inquietude, agitação e irritabilidade podem indicar risco iminente de suicídio impulsivo. Alguns pacientes podem negar a ideação suicida, e o psiquiatra interconsultor precisa afastar a possibilidade de dissimulação.
- O risco de suicídio após a alta hospitalar. Pacientes com risco de suicídio que recebem alta para o domicílio entram em um período potencialmente maior de risco. O lapso assistencial entre hospitalização e acompanhamento ambulatorial contribui para o dado de que o suicídio tende a se agrupar na primeira semana após a alta[9]. Uma estratégia que tem sido preconizada é um rápido acompanhamento pós-alta até que o paciente seja absorvido pelo ambulatório ou atenção primária[9].

Abordagem farmacológica da depressão no hospital geral

Avaliar o risco de bipolaridade antes de prescrever antidepressivos

Pacientes com depressão não costumam espontaneamente referir história pessoal ou familiar de bipolaridade. Aproximadamente 2 % dos pacientes com depressão tem o diagnóstico mudado para transtorno bipolar em três meses de tratamento com antidepressivos[10]. Cabe ao médico ativamente perguntar sobre a presença de período com humor expansivo, elevado, irritável, maior velocidade dos pensamentos, menor necessidade de sono e outros sintomas de mania. Na presença de bipolaridade, o médico deve considerar o uso de estabilizadores de humor.

Identificar medicamentos que podem causar depressão

A depressão no paciente de hospital geral com frequência decorre do acometimento do sistema nervoso central por algum tratamento utilizado para a outra condição médica. Por exemplo, medicamentos utilizados no tratamento do lúpus, como a belimumab, têm sido associados a ocorrência de quadros de depressão[11]. A identificação de uma possível associação entre medicamento e quadro depressivo é útil para não implicar a necessidade de suspenção do medicamento. A conduta a ser tomada depende do medicamento.

Identificar e tratar a condição médica associada à depressão

A depressão pode decorrer do impacto psicológico ou do acometimento do sistema nervoso central causado pela outra condição médica. Embora ainda sejam poucos os estudos abordando o tema, sintomas depressivos podem decorrer da agressão da outra doença no sistema nervoso central e o tratamento dessa agressão pode melhorar o quadro depressivo. Por exemplo, o tratamento da artrite reumatoide com sirukumab e siltuximab se associaram com a redução de sintomas depressivos[12]. Outro exemplo, é o tratamento do diabetes. O diabetes de difícil controle é psicologicamente intrusivo e, contribui para a ocorrência da depressão. Estabilizar o controle do diabetes é relevante para diminuir a depressão. Cabe lembrar ainda que o comprometimento da sinalização de insulina, característico do diabetes também tem sido proposto como possível mecanismo cerebral envolvido no transtorno depressivo; o que seria mais um mecanismo para fundamentar a importância de tratar a outra condição médica quando o objetivo é a melhora da depressão[13].

Uso de antidepressivos

Antidepressivos têm sido considerados eficazes para tratar a depressão em pacientes com outras condições médicas. De acordo com um estudo com metanálise, o tratamento com antidepressivo apresentou-se próximo ao dobro de chance (razão de chances – *odds ratio*) de conseguir uma resposta clínica comparado ao placebo, tanto o tratamento a longo prazo (18 semanas) como a curto prazo (4 a 5 semanas)[14].

Nenhum antidepressivo se mostrou, até o momento superior aos demais para o tratamento de depressão associada a outra condição médica[14].

Ao iniciar um antidepressivo, o interconsultor deve considerar os princípios gerais do tratamento antidepressivo (ver capítulo específico) e os princípios anteriormente citados sobre o tratamento farmacológico no hospital geral.

Ao iniciar um antidepressivo garanta o máximo possível a adesão ao tratamento. Ao recomendar um antidepressivo é essencial que o interconsultor considere, além dos demais parâmetros, a viabilidade da continuidade do tratamento (ver princípios gerais do tratamento farmacológico citado anteriormente neste capítulo). Pacientes no hospital geral podem aceitar passivamente o início de um tratamento sem que tenham avaliado/refletido sobre a continuidade após a alta. Perguntas como: "Com quem o paciente vai continuar o tratamento antidepressivo?"; "Quando será a primeira consulta para seguimento do tratamento antidepressivo?"; "A quem ele se reporta em caso de surgimento de efeitos colaterais?"; "Como ele continuará obtendo o medicamento?". Essas questões devem ser respondidas claramente ao paciente ou a aderência será perdida na transição da alta hospitalar para tratamento ambulatorial.

Abordagem psicoterápica da depressão no hospital geral

O interconsultor deve considerar a possibilidade de intervenção psicoterápica para todo paciente com depressão. O interconsultor deve se informar sobre as possíveis terapias disponíveis na instituição para que a indicação possa ser efetiva. Vários tipos de intervenção psicoterápica têm sido realizadas para tratar a depressão em pacientes no hospital geral, incluindo treinamento e aconselhamento. Com frequência, a intervenção não é realizada pelo psiquiatra, mas sim por um psicólogo ou mesmo outros profissionais da saúde, como enfermeiros. De acordo com metanálise, intervenções breves são eficazes para a depressão no paciente de hospital geral, embora o tamanho do efeito seja relativamente pequeno[15].

PRINCÍPIOS DA ABORDAGEM DA ANSIEDADE NO HOSPITAL GERAL

A abordagem da ansiedade depende de sua natureza e etiologia

A ansiedade pode ser considerada patológica ou não. Diferenciar a natureza patológica ou não da ansiedade é função do psiquiatra interconsultor. A ansiedade leve, de modo geral, é adaptativa, permitindo a antecipação da ameaça e a consequente possibilidade de desenvolver mecanismos adaptativos a ela. Por outro lado, pacientes com transtorno de ansiedade crônico podem considerar seu estado ansioso, como natural, normal, parte de sua personalidade.

Diferenciar a etiologia da ansiedade

O paciente no hospital geral pode ter ansiedade como sintoma de um transtorno ansioso; sintoma de outra condição psiquiátrica; sintoma da outra condição médica; decorrente de efeito colateral de substâncias, medicamento ou sua descontinuação; ou como uma reação de ansiedade aos estressores decorrentes do impacto psicológico de sua doença, do tratamento recebido e da relação com a equipe assistencial.

O tratamento de um transtorno ansioso (transtorno de ansiedade de separação, mutismo seletivo, fobia específica, transtorno de ansiedade social – fobia social, transtorno de pânico, agorafobia, transtorno de ansiedade generalizada, transtorno de ansiedade induzida por substância/medicamento e transtorno de ansiedade devido a outra condição médica) em um paciente no hospital geral, deve seguir os princípios gerais específicos para aquela condição.

Intervenção psicoterápica para a ansiedade no hospital geral

Intervenções psicoterápicas breves têm mostrado eficácia em reduzir a ansiedade do paciente no hospital geral, embora o tamanho do efeito seja relativamente pequeno[15].

PRINCÍPIOS DA ABORDAGEM DO PACIENTE VIOLENTO NO HOSPITAL GERAL

Definição do quadro de base

Raciocínio clínico

A causa do comportamento agitado pode ser dividida em doenças clínicas, abstinência/intoxicação e transtornos psiquiátricos primários. Obviamente muitas vezes a avaliação desses pacientes é limitada pela falta de colaboração, mas é importante ter como prioridade a exclusão de causas clínicas que coloquem em risco a vida do paciente. Dessa forma, os exames físicos e complementares devem ser feitos assim que possível. Diante de um paciente com agitação sem causa definida sempre se assume que é resultado de uma causa clínica.

Causas clínicas

Alguns fatores são sugestivos de causas clínicas, como início súbito da agitação, idade maior que 45 anos, sinais vitais alterados, ausência de histórico psiquiátrico, alucinações visuais, olfativas e/ou tácteis, discurso desconexo, confusão mental, desorientação, indícios de trauma e déficits neurológicos focais. A quantidade de causas clínicas que podem cursar com comportamentos violentos é enorme, como hipoglicemia, hipóxia, traumatismo cranioencefálico, distúrbios hidroeletrolíticos, meningite, sepse, acidente vascular cerebral, convulsão (estado pós ictal) e doenças tireoidianas[16,17].

Intoxicação/abstinência

Quadros de intoxicação ou abstinência de substâncias podem cursar com comportamentos violentos. Entre essas substâncias podemos citar álcool, cocaína, *ecstasy* e anfetaminas. É importante lembrar que intoxicação por medicamentos também podem cursar com agitação e comportamentos violentos.

Transtorno psiquiátrico primário

Entre os transtornos psiquiátricos podemos citar quadros psicóticos, mania, transtornos de personalidade e transtorno do espectro autista.

Intervenções não farmacológicas

Equipe treinada

Idealmente todos os membros da equipe de saúde devem ter treinamento em como lidar com pacientes agitados. É sempre importante considerar a segurança não só do paciente, mas também de toda a equipe. Diante de pacientes potencialmente violentos o atendimento não deve ser realizado por um profissional de saúde sozinho, a simples presença de duas pessoas pode inibir comportamentos violentos.

Ambiente

Os princípios básicos de segurança do ambiente incluem o cuidado de não haver objetos que possam ser usados em agressões e também que a disposição do ambiente seja favorável para saída rápida do profissional de saúde, caso necessário. Também é válido citar que a escolha do ambiente pode auxiliar no controle da agitação do paciente. Idealmente pacientes agitados devem ficar em um ambiente calmo e com pouco estímulo.

Abordagem do paciente

É importante a identificação precoce de pacientes com risco de comportamentos violentos e planejar uma abordagem rápida e adequada para a situação, considerando o ambiente e a equipe de suporte disponível. O contato com o paciente não pode ser confrontador e deve ser feito de maneira calma e clara. A linguagem corporal é muito importante nessas situações, assim como preservar o espaço do paciente. Entre as técnicas para essas abordagem temos o desescalonamento verbal que busca tranquilizar o paciente e prevenir comportamentos agressivos[18].

Contenção física

A contenção física é o último recurso na abordagem do paciente violento. É adotada quando as demais estratégias não farmacológicas e farmacológicas não surtiram efeito, sendo que o paciente permanece oferecendo risco a si mesmo e aos demais. O paciente deve ser informado do motivo da contenção e que não se trata de punição. Uma vez realizada a contenção física, deve ser feito o tratamento medicamentoso para controle da agitação psicomotora. O paciente necessita de supervisão e monitoramento de nível de consciência e sinais vitais durante a contenção.

Intervenções farmacológicas

Escolha da medicação

"O medicamento ideal para o manejo de pacientes com um quadro agudo de agitação deve ter uma administração fácil e não traumática; fornecer tranquilização rápida sem sedação excessiva; ter um rápido início de ação e uma duração de ação suficiente; e ter baixo risco de eventos adversos significativos e interações medicamentosas"[19].

Levando em conta os preceitos citados, basicamente os medicamentos que mais se enquadram nessa situação são os antipsicóticos e benzodiazepínicos. A escolha da droga deve levar em conta o risco de rebaixamento de nível de consciência e suporte disponível; a eficácia do medicamento para tratar o quadro de base (p. ex., benzodiazepínicos para abstinência alcoólica); perfil de efeitos colaterais e comorbidades clínicas (p. ex., baixa alteração no intervalo QT em pacientes cardiopatas) e a via de administração. Para pacientes que aceitam a medicação a via oral esta deve ser preconizada. Conforme descrito no item contenção física é importante o monitoramento do paciente de acordo com o risco de rebaixamento do nível de consciência da medicação.

PRINCÍPIOS DA ABORDAGEM DO PACIENTE COM TRANSTORNO FACTÍCIO NO HOSPITAL GERAL

O diagnóstico de transtorno factício é muitas vezes desafiador e é abordado no capítulo "Interconsulta no paciente com transtorno factício e transtornos somáticos". A literatura ainda é pobre em diversos aspectos da manutenção de pacientes com esse transtorno, mas citamos, a seguir, os principais pontos[20,21].

Manejo hospitalar

Comunicação do diagnóstico

A comunicação do diagnóstico é muitas vezes feita em âmbito hospitalar. A abordagem deve ser muito bem preparada e preferencialmente contar com o médico do paciente e um psiquiatra.

Confrontação e acolhimento

Caso seja necessária a confrontação durante a comunicação do diagnóstico é importante não deixar de lado o acolhimento. O paciente deve ser informado que está doente e que necessita de tratamento. Esses pacientes tendem a ter dificuldade em aceitar que os sintomas são de origem psíquica e em como explicar para pessoas próximas que seus sintomas são de origem emocional. Assim, é importante manejar a situação de forma que ele não se sinta humilhado.

Preparar para o tratamento

O tratamento desse transtorno é ambulatorial e requer um longo período. Dessa forma, um aspecto importante na abordagem hospitalar é maximizar a chance desse paciente aderir ao futuro tratamento ambulatorial.

Tratamento ambulatorial

Equipe multidisciplinar

O ponto central do tratamento é a psicoterapia. No entanto, idealmente esses pacientes devem ser seguidos por uma equipe multidisciplinar com uma linha de conduta bem definida e em constante comunicação.

Comorbidades psiquiátricas

Comorbidades psiquiátricas devem ser investigadas e adequadamente tratadas. Não raro, esses pacientes apresentam quadros depressivos ou ansiosos.

Prognóstico

Infelizmente em grande parte dos casos a evolução não é favorável. Muitos pacientes acabam procurando outros serviços de saúde quando recebem o diagnóstico.

PRINCÍPIOS DA ABORDAGEM DO PACIENTE COM *DELIRIUM* NO HOSPITAL GERAL

O capítulo "*Delirium*"aborda de forma mais abrangente o tema. Neste capítulo, destacamos os princípios da abordagem dessa condição, a seguir.

Tratar quadro de base

Por ser uma síndrome neuropsiquiátrica que se instala em decorrência de uma condição clínica, o princípio básico da abordagem do *delirium* é a identificação e tratamento de sua causa de base. No entanto, é importante ter em mente que muitas vezes o *delirium* é de origem multifatorial e que a continuação da investigação clínica pode ser necessária mesmo diante de uma causa plausível já identificada[22].

Medicamentos

Antipsicóticos

O uso de antipsicóticos para *delirium* pode ser feito em pacientes que mesmo com medidas comportamentais continuam com sofrimento refratário ao tratamento (*intractable distress*) ou que estão colocando si mesmos ou outros em risco. De modo geral, a recomendação é de utilizar a menor dose possível e por curtos períodos (≤ 1 semana). A parcimônia na utilização desses medicamentos em pacientes com *delirium* se deve em parte a estudos que demostraram resultados muito modestos[23-25].

Cabe lembrar que os antipsicóticos estão associados a um aumento da mortalidade em pacientes com demência e que seu uso em *delirium* ainda é *off-label*. Sua utilização em pacientes com doença de Parkinson ou demência com corpos de Lewy requer ainda mais cuidados[23].

Não há evidências de que algum antipsicótico seja superior aos demais. A escolha do medicamento deve ser fundamentada no perfil de efeitos colaterais, riscos e efeito desejado[25]. Um exemplo dessa escolha é priorizar antipsicóticos com menor alteração do intervalo QT em pacientes com risco aumentado de arritmia.

Medicamentos que devem ser evitados

Apesar de os benzodiazepínicos terem um efeito ansiolítico e sedativo na população geral, em pacientes com *delirium* esses medicamentos tendem a piorar o quadro confusional (cabe a ressalva que nesse tópico não nos referimos ao quadro de *delirium tremes* observado na abstinência alcoólica).

Medicamentos com efeito anticolinérgico também tendem a piorar o *delirium*, dentre eles está a prometazina.

Medidas não farmacológicas

Medidas comportamentais

Deve ser realizada a reorientação no tempo e espaço, intervenção comportamental, hidratação e minimizar possíveis déficits sensoriais. A comunicação deve ser feita usando instruções claras e mantendo contato visual.

Identificação de pacientes vulneráveis

Uma vez que a abordagem medicamentosa não tem demonstrado resultados satisfatórios a identificação de pacientes mais vulneráveis e intervenções preventivas tem recebido mais destaque. Entre os vários fatores de risco para *delirium* podemos citar: demência, presença e gravidade de doença física comórbida, polifarmácia e internação prolongada[26]. As medidas preventivas incluem as que estão listadas no item anterior, além de otimização da hidratação e nutrição e mobilização precoce[24].

Para aprofundamento

- Garriga M, Pacchiarotti I, Kasper S, Zeller SL, Allen MH, Vazquez G, et al. Assessment and management of agitation in psychiatry: expert consensus. World J Biol Psychiatry. 2016;17(2):86-128.
  ⇨ **Revisão ampla que aborda muito bem a abordagem não farmacológica e farmacológica.**
- National Institute for Health and Care Excellence. Prevention, diagnosis and management. London, UK: National Institute for Health and Care Excellence. 2019.
  ⇨ **Abordagem ampla e atualizada sobre o manejo do *delirium*.**

REFERÊNCIAS BIBLIOGRÁFICAS

1. Otani V, Otani T, Freirias A, Calfat E, Aoki P, Cross S, et al. Predictors of disagreement between diagnoses from consult requesters and consultation-liaison psychiatry. J Nerv Ment Dis. 2019;207(12):1019-24.
2. Caraceni A. Drug-associated delirium in cancer patients. EJC Suppl. 2013;11(2):233-40.
3. Warrings B, Samanski L, Deckert J, Unterecker S, Scherf-Clavel M. Impact of body mass index on serum concentrations of antidepressants and antipsychotics. Ther Drug Monit. 2020 Sep 04 [Online ahead of print].
4. Mullish BH, Kabir MS, Thursz MR, Dhar A. Review article: depression and the use of antidepressants in patients with chronic liver disease or liver transplantation. Aliment Pharmacol Ther. 2014;40(8):880-92.
5. Telles-Correia D, Barbosa A, Cortez-Pinto H, Campos C, Rocha NB, Machado S. Psychotropic drugs and liver disease: A critical review of pharmacokinetics and liver toxicity. World J Gastrointest Pharmacol Ther. 2017;8(1):26-38.
6. Shirazian S, Grant CD, Aina O, Mattana J, Khorassani F, Ricardo AC. Depression in chronic kidney disease and end-stage renal disease: simila-

rities and differences in diagnosis, epidemiology, and management. Kidney Int Rep. 2016;2(1):94-107.

7. Catanzano M, Bennett SD, Sanderson C, Patel M, Manzotti G, Kerry E, et al. Brief psychological interventions for psychiatric disorders in young people with long term physical health conditions: A systematic review and meta-analysis. J Psychosom Res. 2020;136:110187.
8. Ballard ED, Pao M, Henderson D, Lee LM, Bostwick JM, Rosenstein DL. Suicide in the medical setting. Jt Comm J Qual Patient Saf. 2008;34(8):474-81.
9. Bostwick JM, Lineberry TW. Editorial on "Inpatient suicide: preventing a common sentinel event". Gen Hosp Psychiatry. 2009;31(2):101-2.
10. Pradier MF, Hughes MC, McCoy Jr. TH, Barroilhet SA, Doshi-Velez F, Perlis RH. Predicting change in diagnosis from major depression to bipolar disorder after antidepressant initiation. Neuropsychopharmacology. 2020.
11. Minnema LA, Giezen TJ, Souverein PC, Egberts TCG, Leufkens HGM, Gardarsdottir H. Exploring the association between monoclonal antibodies and depression and suicidal ideation and behavior: a vigibase study. Drug safety. 2019;42(7):887-95.
12. Sun Y, Wang D, Salvadore G, Hsu B, Curran M, Casper C, et al. The effects of interleukin-6 neutralizing antibodies on symptoms of depressed mood and anhedonia in patients with rheumatoid arthritis and multicentric Castleman's disease. Brain Behav Immun. 2017;66:156-64.
13. Mansur RB, Cha DS, Woldeyohannes HO, Soczynska JK, Zugman A, Brietzke E, et al. Diabetes mellitus and disturbances in brain connectivity: a bidirectional relationship? Neuromolecular Med. 2014;16(4):658-68.
14. Rayner L, Price A, Evans A, Valsraj K, Higginson IJ, Hotopf M. Antidepressants for depression in physically ill people. Cochrane Database Syst Rev. 2010;(3).
15. Stein B, Müller MM, Meyer LK, Söllner W. Psychiatric and psychosomatic consultation-liaison services in general hospitals: a systematic review and meta-analysis of effects on symptoms of depression and anxiety. Psychother Psychosom. 2020;89(1):6-16.
16. **Mantovani C, Migon MN, Alheira FV, Del-Ben CM. Management of the violent or agitated patient. Braz J Psychiatry. 2010;32(2):S96-103.**
    ⇨ **Revisão brasileira muito prática e didática.**
17. Baldacara L, Ismael F, Leite V, Pereira LA, Dos Santos RM, Gomes Junior VP, et al. Brazilian guidelines for the management of psychomotor agitation. Part 1. Non-pharmacological approach. Braz J Psychiatry. 2019;41(2):153-67.
18. Vieta E, Garriga M, Cardete L, Bernardo M, Lombrana M, Blanch J, et al. Protocol for the management of psychiatric patients with psychomotor agitation. BMC Psychiatry. 2017;17(1):328.
19. Garriga M, Pacchiarotti I, Kasper S, Zeller SL, Allen MH, Vazquez G, et al. Assessment and management of agitation in psychiatry: Expert consensus. World J Biol Psychiatry. 2017;17(2):86-128.
20. Bass C, Halligan P. Factitious disorders and malingering: challenges for clinical assessment and management. Lancet. 2014;383(9926):1422-32.
21. **Bass C, Wade DT. Malingering and factitious disorder. Pract Neurol. 2019;19(2):96-105.**
    ⇨ **Revisão recente e didática sobre transtorno factício.**
22. Lee S, Gottlieb M, Mulhausen P, Wilbur J, Reisinger HS, Han JH, et al. Recognition, prevention, and treatment of delirium in emergency department: An evidence-based narrative review. Am J Emerg Med. 2020;38(2):349-57.
23. Young J, Murthy L, Westby M, Akunne A, O'Mahony R, Guideline Development. Diagnosis, prevention, and management of delirium: summary of NICE guidance. BMJ. 2010;341:c3704.
24. **Soiza RL, Myint PK. The Scottish Intercollegiate Guidelines Network (SIGN) 157: guidelines on risk reduction and management of delirium. Medicina (Kaunas). 2019;55(8):491.**
    ⇨ **Artigo objetivo e atual sobre as principais recomendações a serem tomadas em pacientes com *delirium*.**
25. Rieck KM, Pagali S, Miller DM. Delirium in hospitalized older adults. Hosp Pract. 1995;48(1):3-16.
26. MacLullich AMJ, Shenkin SD. Delirium research, education and practice. Age Ageing. 2019;48(5):619-23.

2

Impacto psiquiátrico de terapêuticas farmacológicas clínicas

Eduardo de Castro Humes

Sumário

Pontos-chave

- Reconhecer que diferentes medicações clínicas estão associadas a sintomatologias psiquiátricas potencialmente graves.
- Discutir as principais alterações psiquiátricas associadas a drogas específicas.
- Considerar as abordagens iniciais frente a alterações psiquiátricas secundárias a efeitos de medicações clínicas.

INTRODUÇÃO

O potencial das medicações psiquiátricas de gerar alterações comportamentais é conhecido entre profissionais de saúde e leigos, assim como a existência de potenciais interações medicamentosas entre medicações clínicas e psiquiátricas. Entretanto, o fato de que diversas manifestações psíquicas podem ser observadas em usuários de medicações clínicas é desconhecido por leigos e por parte dos profissionais de saúde. Estas situações podem favorecer o aumento de diagnósticos e medicalização dos pacientes.

Assim, o conhecimento destas potenciais associações e das condutas a serem tomadas é essencial para o manejo, inclusive de quadros relacionados a medicações cuja descontinuação apresenta potencial de maior morbidade e mortalidade aos pacientes.

MEDICAÇÕES CLÍNICAS COM EFEITOS PSIQUIÁTRICOS

Agentes quimioterápicos

O metotrexato, antagonista de folato utilizado como medicação quimioterápica e para o manejo de algumas doenças autoimunes, está associado a alterações cognitivas em especial entre pacientes oncológicos[1]. Este efeito é observado em outros agentes quimioterápicos, sendo que o declínio cognitivo pode ser observado entre pacientes que foram submetidos a quimioterapia, situação também conhecida como "*chemobrain*"[1].

Hormônios sexuais

O uso de hormônios sexuais femininos como anticoncepcionais está associado a maiores taxas de diagnóstico psiquiátrico e primeira prescrição psiquiátrica[2]. Estes achados são independentes do método de ingesta dos hormônios e da associação ou não entre anticoncepcionais combinados, de progestágenos ou de estrógenos isolados.

O uso de doses acima daquelas para reposição de testosterona está associado a sintomatologia depressiva, ansiedade irritabilidade e quadros maniformes[3,4]. Estes quadros podem ocorrer durante o uso, agudo ou crônico, ou durante a descontinuação entre usuários crônicos e com característica de uso abusivo.

Imunomoduladores

Corticoesteroides

Corticoides endógenos, como o cortisol, podem apresentar efeitos sobre o comportamento, o humor e outros processos cerebrais e cerca de 50% dos pacientes com hipercortisolemia endógena (síndrome de Cushing) atendem aos critérios para depressão maior e uma parcela importante experimentam psicose ou mania. Há ampla literatura associada a alterações do humor desencadeadas pelo uso de corticoides, prescritos para quadros inflamatórios em geral, além de outras situações como dor, em especial, com episódios hipomaníacos e maníacos, mas também sendo observados *delirium*, insônia, alterações cognitivas, episódios depressivos, estados mistos, auto e heteroagressividade[5-8]. As alterações do humor são dose-dependentes; os sintomas maníacos costumam surgir com frequência durante as primeiras semanas de terapia, enquanto os sintomas depressivos estão mais associados ao uso de longo prazo[6].

Outras medicações imunomoduladoras

A ciclosporina, um potente imunossupressor, usado principalmente em pacientes transplantados e em reumatologia, mas também para doenças inflamatórias intestinais e síndrome nefrótica, apresenta diversos relatos de desencadeamento ou piora de sintomas psicóticos e emergência de sintomas depressivos e ansiosos[9,10].

O interferon-alfa, ainda utilizado como tratamento alternativo para usuários crônicos de hepatite C, está altamente associado a transtornos psiquiátricos, incluindo depressão, mania, suicidabilidade, psicose e declínio cognitivo, principalmente observados entre a terceira e a décima sexta semanas, sendo que raramente se iniciam após 20 semanas[11]. Achados similares são observados para outras formas do interferon, como o beta, ainda utilizado para esclerose múltipla[12].

A cloroquina e a hidrocloroquina, medicações usadas para doenças autoimunes e para o manejo da malária, apresentam diversos relatos de casos na literatura de quadros maniformes associados ao seu uso, além de agitação, labilidade afetiva, *delirium*, desorientação, irritabilidade e aumento do risco de suicídio[13,14].

O tacrolimus, imunossupressor frequentemente utilizado em pacientes transplantados, é um inibidor da calcineurina, que cursa com alterações neuropsiquiátricas em aproximadamente 50% dos usuários, sendo que catatonia é um dos relatos frequentes[15], além de piora do manejo do transtorno bipolar[16], psicose[17].

Tratamentos imunobiológicos

O uso de imunoglobulinas endovenosas, por portadores de diversas patologias como imunodeficiência primária, púrpura trombocitopênica imune, polineuropatia desmielinizante inflamatória crônica, doença de Kawasaki e síndrome de Guillain-Barré, está associada a sintomas ansiosos[10]. As imunoglobulinas monoclonais, utilizadas em especial em tratamentos oncológicos, reumatológicos e neurológicos, como o belimumabe, estão associados a maior prevalência de transtornos psiquiátricos, em especial piora dos escores basais de depressão e aumento do risco associado para suicídio[18,19].

Medicações geralmente utilizadas em cardiologia

A correlação entre a presença de sintomatologia depressiva e ansiosa e uso de medicações cardiológicas esbarra na associação entre a emergência destes sintomas e os adoecimentos cardiológicos em si. A associação entre o uso de betabloqueadores e a emergência de sintomas depressivos , por exemplo, até o começo do século XXI era claramente colocado como verdadeira[20], entretanto esta realidade tem sido desafiada nos últimos anos por novos estudos que colocaram esta associação em cheque, incluindo estudos que mostram que a menor prescrição desta medicação para pacientes com sintomas depressivos persiste apesar das evidências de segurança[21]. O anti-hipertensivo com maior evidência de risco para depressão segue a alfametildopa, usada especialmente entre gestantes que apresentam quadros hipertensivos durante a gestação[22].

A amiodarona, um antiarrítmico utilizado principalmente em portadores de fibrilação atrial, pode desencadear indiretamente sintomatologia que remete a sintomas depressivos por meio da indução de hipotireoidismo.

Medicações geralmente utilizadas em dermatologia

A isotretinoína é um retinoide oral, um grupo de derivados da vitamina A, e é usada no tratamento de diversas condições dermatológicas, em especial acne, rosácea, psoríase e linfoma cutâneo de células T. Seu mecanismo de ação envolve a promoção da proliferação, diferenciação, regeneração, manutenção e apoptose celular epitelial, mas também apresenta ação no sistema nervoso central. Há importante literatura mostrando associação entre o uso de isotretinoína e maior risco de suicídio com discussão sobre o potencial impacto da isotretinoína em sintomatologia depressiva e ansiosa, psicose e mania[23], entretanto há dúvida se este é por um mecanismo causal ou está associado ao maior risco de suicídio nesta população[24].

A talidomida, utilizada no manejo de quadros de eritema nodoso leproso e mieloma múltiplo, está associada ao desenvolvimento de sonolência e alucinações[10].

Medicações geralmente utilizadas em gastroenterologia

Inibidores de bomba de prótons são utilizados principalmente em síndromes dispépticas, mas muitas vezes são regularmente prescritos para pacientes internados ou por preocupação em relação a potenciais efeitos adversos de outras medicações. Na literatura há raros relatos de casos associando a administração ou a descontinuação de inibidores de bomba de prótons a *delirium*[25]. Uma crescente preocupação é a potencial ação desta classe sobre a absorção de vitamina B12, principalmente quando ocorre acloridria gástrica, com o potencial efeito sobre a função cognitiva e a ocorrência de quadros demenciais, além de pior resposta a tratamentos com psicofármacos[26].

A escopolamina, um agente frequentemente utilizado como antiespasmódico, pode, em raros casos, estar associada à síndrome anticolinérgica, que em casos graves pode envolver confusão mental, agitação e alucinações[27] A metoclopramida, que tem ação antagonista de receptores dopaminérgicos tipo 2, e a domperidona, antagonistas dopaminérgicos, estão mais frequentemente associadas ao surgimento de sintomas extrapiramidais, em especial acatisia e discinesia tardia, mas também há relatos de precipitação de sintomas de depressão, mania e ansiedade[28-30].

Medicações geralmente utilizadas em infectologia

Antirretrovirais

Entre os antirretrovirais utilizados para o manejo da infecção pelo HIV o efavirenz apresenta a maior associação entre o uso e a emergência de sintomas depressivos, com parcelas importantes dos usuários desta droga apresentando sintomatologia compatível com quadro psiquiátrico, que eventualmente pode ser motivo para descontinuação de tratamento[31]. Achados similares, mas de menor impacto, também foram relatados em usuários de dolutegravir e raltegravir.

Antibióticos

O uso da dapsona, frequentemente prescrita para pacientes portadores de moléstia de Hansen, apresenta diversos relatos na literatura de indução de quadros maniformes[32]. Outros agentes antibacterianos estão associados a diversas apresentações psiquiátricas, incluindo *delirium*, agitação, ansiedade, depressão, mania e psicose[33]. Uma explicação que tem sido evocada na literatura nos últimos anos é o impacto dos antibióticos na microbiota do sistema gastrointestinal, o que poderia gerar impactos comportamentais. Entretanto, frequentemente estas condições não são adequadamente reconhecidas pelos profissionais de saúde inclusive por desconhecerem tais potenciais.

Medicações geralmente utilizadas em neurologia

A levodopa, assim como outras medicações utilizadas no manejo de quadros de parkinsonismo de ação central como a entacapona, pramipexol e seleginina, está associada a maior risco de psicose e comportamentos impulsivos, em especial em relação a compras, vida sexual e jogo patológico[34]. As medicações anticolinérgicas como o biperideno apresentam o potencial de confusão mental, tanto em portadores de doença de Parkinson, como em outras faixas etárias[35].

Amantadina, utilizada para a doença de Parkinson, por sua ação de antagonismo de receptores NMDA, e para algumas infecções virais, como o vírus da influenza tipo A, está associada a confusão mental e alucinações[36].

Os agonistas dopaminérgicos utilizados para quadros de hiperprolactinemia, como a cabergolina e a bromocriptina, estão associados a maior risco de psicoses, mas também com relatos de casos de quadros depressivos e ansiosos[37].

Medicações geralmente utilizadas em pneumologia

O uso de teofilina, uma xantina utilizada no manejo de asma e DPOC, está associado a maior sintomatologia depressiva e risco de suicídio em adultos, além de agitação e ansiedade[38]. Entre crianças são observadas alterações de memória, de controle de impulsos, de habilidades atencionais, de habilidade visual-espacial, de controle motor, de habilidades verbais e do desempenho escolar, além de hiperatividade, ansiedade e depressão[39].

As medicações beta-agonistas estão associadas a estimulação adrenérgica, que pode estar associada a sintomas de ansiedade, medo e irritabilidade[38]. O montelucaste, um bloqueador de leucotrienos, está associado a alterações comportamentais, agressividade, depressão e sintomatologia depressiva em crianças[40].

Relaxantes musculares

Além do risco de agitação em idosos associado ao uso da ciclobenzaprida, um derivado de antidepressivos tricíclicos, há um risco de quadros de psicose e indução maníaca[41].

Opioides

Além do potencial de dependências, o uso de opioides pode estar relacionado a alterações do nível de consciência, predispondo ou desencadeando quadros de *delirium*, e em formas mais leves ocorrendo quadros de sedação que podem evocar sintomas de quadros depressivos atípicos.

Medicações clínicas com potencial de abuso

A loperamida é um agonista do receptor μ-opioide com efeitos antidiarreicos apresentando potencial em especial entre usuários de outros opioides, que experimentam uma melhora dos sintomas de abstinência[42].

Medicações para disfunção erétil, em especial os inibidores da fosfodiesterase tipo 5, como a sildenafila, podem ser alvo de abuso, em especial entre usuários de outras substâncias e pacientes jovens com ansiedade de performance sexual[43].

O antitussígeno dextrometorfano pode ser alvo de abuso, causando um quadro similar a fenciclidina, em especial quando injetado[44]. Descongestionantes nasais, como dexclorfeniramina, dimenidrinato, difenidramina, efedrina e pseudoefedrina, estão associados ao abuso por sua ação euforizante[45].

O ritonavir e o efavirenz seriam utilizados como substância de abuso por algumas pessoas nos Estados Unidos em regiões da África em função de ações psicoativas, inalados ou fumados, isolados ou em conjunto com drogas psicoativas[46].

PRINCÍPIOS DO MANEJO DOS EFEITOS PSIQUIÁTRICOS DAS MEDICAÇÕES CLÍNICAS

Incialmente a indicação da medicação em uso deve ser reavaliada frente ao risco/benefício da emergência de sintomas psiquiátricos em relação ao potencial terapêutico envolvido.

Se a descontinuação não for possível outras alternativas como a redução de dose, a associação de outras medicações ou a troca da medicação clínica devem ser consideradas. Estas condutas podem resolver ou reduzir os sintomas de maneira a não necessitar do uso de psicofármacos.

O manejo de sintomas psiquiátricos mais importantes pode ser feito de maneira sintomática, com a prescrição levando em conta as potenciais interações medicamentosas, tempo de resposta e aspectos individuais do paciente. Assim, a prescrição de estimulantes pode ser uma alternativa para a sedação pelo uso de opioides em pacientes terminais, tendo em vista a rápida resposta e a menor preocupação em relação ao desenvolvimento de dependências. Nos quadros de *delirium* medicamentoso em que a prescrição não permite modificação pelo risco clínico associado, a prescrição de neurolépticos para o manejo de alterações comportamentais deve levar em conta as possíveis interações medicamentosas e os aspectos do próprio paciente.

A modificação do horário de uso de medicação pode ser útil, por exemplo nos casos de insônia, como no caso de alguns usuários de corticoides que desenvolvem insônia, em que o manejo pode envolver a administração dos corticoides apenas de manhã.

PERSPECTIVAS

Uma limitação importante, como a discutida no caso das medicações cardiológicas ou na discussão ainda presente em relação ao impacto da isotretinoína, é a necessidade de diferenciação entre sintomas psiquiátricos associados ao adoecimento clínico ou como resposta ao uso das medicações. Mais estudos são necessários para conhecer melhor estas associações.

A partir do reconhecimento de medicações com maior impacto psiquiátrico e com as melhorias no desenvolvimento de novas drogas, a redução do impacto psiquiátrico das medicações é um potencial para futuras pesquisas.

CONSIDERAÇÕES FINAIS

É de suma importância que as medicações clínicas podem apresentar uma relação com a emergência de alterações psíquicas. Sem esse reconhecimento não será possível a introdução das condutas adequadas que podem envolver uma ampla variedade de condutas dependendo da medicação, seu impacto e gravidade clínica associada.

Para aprofundamento

- Levenson JL. Textbook of psychosomatic medicine and consultation-liaison psychiatry, 3rd ed. American Psychiatric Association Publishing; 2019.
  - ⇨ **Livro internacional de referência em interconsultas psiquiátricas.**
- Brody S. Psychiatric observations in patients treated with cortisone and ACTH. Psychosom Med. 1952;14(2):94-103.
  - ⇨ **Um dos primeiros artigos a discutir sintomas do humor secundários ao uso de corticoides, em que aspectos de personaliade pré-mórbida, o teste de Rorschach, terapia de corticoides prescritas e as reações emocionais são descritas em uma série de casos.**

REFERÊNCIAS BIBLIOGRÁFICAS

1. Van der Plas E, Nieman BJ, Butcher DT, Hitzler JK, Weksberg R, Ito S, et al. Neurocognitive late effects of chemotherapy in survivors of acute lymphoblastic leukemia: focus on methotrexate. J Can Acad Child Adol Psychiatry. 2015;24(1):25-32.
2. Skovlund CW, Mørch LS, Kessing LV, Lidegaard Ø. Association of hormonal contraception with depression. JAMA psychiatry. 2016;73(11):1154-62. Estudo de coorte mostrando associação entre prescrição de diversas modalidades de contracepção hormonal e sintomatologia depressiva e prescrição de antidepressivos.
3. Grönbladh A, Nylander E, Hallberg M. The neurobiology and addiction potential of anabolic androgenic steroids and the effects of growth hormone. Brain Res Bull. 2016;126(Pt 1):127-37.
4. Piacentino D, Kotzalidis GD, Del Casale A, Aromatario MR, Pomara C, Girardi P, et al. Anabolic-androgenic steroid use and psychopathology in athletes. A systematic review. Current neuropharmacology. 2015;13(1):101-21. Revisão sistemática sobre o impacto do uso de esteroides sexuais na psicopatologia de atletas.
5. Caplan A, Fett N, Rosenbach M, Werth VP, Micheletti RG. Prevention and management of glucocorticoid-induced side effects. A comprehensive review: ocular, cardiovascular, muscular, and psychiatric side effects and issues unique to pediatric patients. J Am Acad Dermatol. 2017;76(2):201-7. Revisão sobre o impacto de glucocorticoides em diversos sistemas, incluindo saúde mental.
6. Warrington TP, Bostwick JM. Psychiatric adverse effects of corticosteroids. Mayo Clinic Proceedings. 2006;81(10):1361-7.
7. Kenna HA, Poon AW, de los Angeles CP, Koran LM. Psychiatric complications of treatment with corticosteroids: Review with case report. Psychiat Clin Neurosc. 2011;65(6):549-60.
8. Fardet L, Petersen I, Nazareth I. Suicidal behavior and severe neuropsychiatric disorders following glucocorticoid therapy in primary care. Am J Psychiatry. 2012;169(5):491-7.
9. Di Nuzzo S, Zanni M, De Panfilis G. Exacerbation of paranoid schizophrenia in a psoriatic patient after treatment with cyclosporine A, but not with etanercept. JDD. 2007;6(10):1046-7.
10. Liu M, Huang YYM, Hsu S, Kass JS. Neurological and neuropsychiatric adverse effects of dermatologic medications. CNS drugs. 2016;30(12):1149-68.
11. Coman HG, Herta D-C, Nemes B. Psychiatric adverse effects of interferon therapy. Clujul Medical. 2013;86(4):318-20.
12. Lana-Peixoto MA, Teixeira Jr. AL, Haase VG. Interferon beta-1a-induced depression and suicidal ideation in multiple sclerosis. Arq Neuro-psiquiatria. 2002;60(3-B):721-4.
13. Bhatia MS, Jhanjee A, Oberoi A. A case of chloroquine-induced recurrent mania. Prim Care Companion CNS Disord. 2012;14(3):PCC.11l01302.
14. Mascolo A, Berrino PM, Gareri P, Castagna A, Capuano A, Manzo C, et al. Neuropsychiatric clinical manifestations in elderly patients treated with

hydroxychloroquine: a review article. Inflammopharmacology. 2018;26(5):1141-9.

15. Davis LE, Tripathi S. Neuropsychiatric complications of immunosuppressants: a case report of tacrolimus-induced catatonia in a liver transplant recipient. Prim Care Companion CNS Dis. 2020;22(1):19l02481.
16. Thai JB, Sharma A, Egbert MK. A case of worsening bipolar disorder with tacrolimus in a patient with renal transplant. Prim Care Companion CNS Dis. 2020;22(1):19l02473.
17. Florentino ISM, Braga CdM, Machado L, da Silva RCM. Tacrolimus-induced psychosis. Clinical Schizophrenia & Related Psychoses. 2019:10.3371/CSRP.IFCB.121218.
18. Hui-Yuen JS, Li XQ, Askanase AD. Belimumab in systemic lupus erythematosus: a perspective review. Therap Adv Musculoskeletal Dis. 2015;7(4):115-21.
19. Minnema LA, Giezen TJ, Souverein PC, Egberts TCG, Leufkens HGM, Gardarsdottir H. Exploring the association between monoclonal antibodies and depression and suicidal ideation and behavior: A VigiBase Study. Drug safety. 2019;42(7):887-95.
20. Ko DT, Hebert PR, Coffey CS, Sedrakyan A, Curtis JP, Krumholz HM. Beta-blocker therapy and symptoms of depression, fatigue, and sexual dysfunction. JAMA. 2002;288(3):351-7.
21. Kim C, Duan L, Phan DQ, Lee M-S. Frequency of utilization of beta blockers in patients with heart failure and depression and their effect on mortality. Am J Cardiol. 2019;124(5):746-50.
22. Nayak AS, Nachane HB. Risk analysis of suicidal ideations and postpartum depression with antenatal alpha methyldopa use. Asian J Psychiatry. 2018;38:42-4.
23. Ludot M, Mouchabac S, Ferreri F. Inter-relationships between isotretinoin treatment and psychiatric disorders: Depression, bipolar disorder, anxiety, psychosis and suicide risks. World J Psychiatry. 2015;5(2):222-7.
24. Singer S, Tkachenko E, Sharma P, Barbieri JS, Mostaghimi A. Psychiatric adverse events in patients taking isotretinoin as reported in a food and drug administration database from 1997 to 2017. JAMA Dermatol. 2019;155(10):1162-6.
25. Razdan A, Viswanathan R, Tusher A. Pantoprazole-Induced Delirium: Review of a Case and Associated Literature. Case Reports in Psychiatry. 2018;2018:1232535-.
26. Ortiz-Guerrero G, Amador-Muñoz D, Calderón-Ospina CA, López-Fuentes D, Nava Mesa MO. Proton pump inhibitors and dementia: physiopathological mechanisms and clinical consequences. Neural Plasticity. 2018;2018:5257285. Discussão sobre a relação entre uso de inibidores de bomba de prótons e demência.
27. Lin CH, Lung HL, Li ST, Lin CY. Delirium after transdermal scopolamine patch in two children. J Neuropsychiatry Clin Neurosc. 2014;26(2):E01-E2.
28. Sewell DD, Jeste DV. Metoclopramide-associated tardive dyskinesia: an analysis of 67 cases. Arch Family Med. 1992;1(2):271-8.
29. Wijemanne S, Jankovic J, Evans RW. Movement disorders from the use of metoclopramide and other antiemetics in the treatment of migraine. Headache. 2016;56(1):153-61.
30. Kluge M, Schüssler P, Steiger A. Persistent generalized anxiety after brief exposure to the dopamine antagonist metoclopramide. Psychiatry and clinical neurosciences. 2007;61(2):193-5.
31. Law JKC, Butler LT, Hamill MM. Predictors of discontinuation of efavirenz as treatment for HIV, due to neuropsychiatric side effects, in a multi-ethnic sample in the UK. AIDS Res Hum Retroviruses. 2020;36(6):459-66. Artigo sobre fatores preditores de descontinuação de tratamento por efeitos colaterais neuropsiquiátricos de efavirenz.
32. Gawkrodger D. Manic depression induced by dapsone in patient with dermatitis herpetiformis. BMJ (Clinical research ed). 1989;299(6703):860-.
33. Sternbach H, State R. Antibiotics: neuropsychiatric effects and psychotropic interactions. Harvard Rev Psychiatry. 1997;5(4):214-26.
34. Hayes MT. Parkinson's Disease and Parkinsonism. Am J Med. 2019;132(7):802-7.
35. Kınay D, Soyata AZ. Biperiden-induced delirium in a five-years old child. Current Drug Safety. 2019;14(1):48-50.
36. Postma JU, Van Tilburg W. Visual hallucinations and delirium during treatment with amantadine (Symmetrel). J Am Geriatrics Soc. 1975;23(5):212-5.
37. Gupta P, Tundup T, Singh J, Deb KS, Verma R, Kumar N. Treatment complexities in psychosis associated with cabergoline treatment in patients having pituitary prolactinomas. Asian J Psychiatry. 2018;31:129-32.
38. Favreau H, Bacon SL, Joseph M, Labrecque M, Lavoie KL. Association between asthma medications and suicidal ideation in adult asthmatics. Respiratory Med. 2012;106(7):933-41.
39. Bender BG, Lerner JA, Ikle D, Comer C, Szefler S. Psychological change associated with theophylline treatment of asthmatic children: a 6-month study. Pediatric Pulmonology. 1991;11(3):233-42.
40. Ekhart C, Vries Td, Hunsel Fv. Psychiatric adverse drug reactions in the paediatric population. Archives Dis Childhood. 2020.
41. Cohen JY, Guilbault A. Induction of psychosis by cyclobenzaprine. Psychopharmacol Bull. 2018;48(4):15-9.
42. Miller H, Panahi L, Tapia D, Tran A, Bowman JD. Loperamide misuse and abuse. JAPhA. 2017;57(2S):S45-S50.
43. Chan WL, Wood DM, Dargan PI. Significant misuse of sildenafil in london nightclubs. Substance Use & Misuse. 2015;50(11):1390-4.
44. Murray S, Brewerton T. Abuse of over-the-counter dextromethorphan by teenagers. Southern Med J. 1993;86(10):1151-3.
45. Lessenger JE, Feinberg SD. Abuse of prescription and over-the-counter medications. JABFM. 2008;21(1):45-54.
46. Davis GP, Surratt HL, Levin FR, Blanco C. Antiretroviral medication: an emerging category of prescription drug misuse. Am J Addict. 2014;23(6):519-25.

3

Impacto cardiológico de terapêuticas farmacológicas psiquiátricas e seu manejo

Wagner Machado de Moraes Busato
Chei Tung Teng

Sumário

Pontos-chave

- O domínio do impacto cardiológico dos psicotrópicos é fundamental para todo profissional de saúde que trate destes pacientes, tendo em vista a alta prevalência de transtornos mentais na população em geral, mudança de hábitos de vida e maior risco de morte por etiologia cardiovascular em pacientes psiquiátricos.
- As arritmias representam um dos maiores riscos para a segurança dos pacientes. Podem ocorrer alterações com antidepressivos e antipsicóticos, principalmente, com alargamento do intervalo QTc e *torsade de pointes*.
- Efeitos adrenérgicos como aumento da pressão arterial ou da frequência cardíaca podem ocorrer com antipsicóticos, antidepressivos e estimulantes.
- Hipotensão postural é um efeito adverso comum com antipsicóticos, antidepressivos e bloqueadores adrenérgicos. Este efeito apresenta grande preocupação principalmente para os idosos.
- Miocardite e cardiomiopatia são complicações raras, mas possíveis com o uso de clozapina.

INTRODUÇÃO

É de grande importância para todos os profissionais que tratam de saúde mental ter conhecimentos básicos sobre a interação entre os psicofármacos e o aparelho cardiovascular. Isso se dá por vários motivos: alta prevalência de transtornos mentais na população em geral (uma em quatro pessoas no mundo[1]); alta prevalência de transtornos mentais em pacientes com doenças cardiovasculares (a prevalência estimada de depressão em pacientes com doenças das coronárias é em torno de 18%, sendo 7% na população geral[2]); maior risco de morte por doenças cardiovasculares em pacientes com transtornos mentais[3]; hábitos de vida de risco para a saúde cardiovascular em pacientes psiquiátricos, como tabagismo, sedentarismo e isolamento social[4]; efeito metabólico dos psicotrópicos; maior dificuldade de reportar sintomas físicos em pacientes com transtorno com comprometimento cognitivo (como esquizofrenia); efeitos adversos diretos dos psicotrópicos no aparelho cardiovascular (na eletrofisiologia, controle pressórico, hemostasia, entre outros); e potencial interação medicamentosa, principalmente na população geriátrica.

Este capítulo tem o objetivo de elucidar os impactos cardiológicos da psicofarmacologia e o seu manejo, para aprimorar o raciocínio clínico tanto de especialistas da área da saúde mental, quanto outros profissionais que prestem assistência a pacientes psiquiátricos em uso de psicofármacos.

Para tanto dividiremos o capítulo nas condições mais comuns de impacto das medicações psicotrópicas no aparelho cardiovascular e o seu manejo.

ARRITMIAS

Ao realizarem sua atividade circulação, as câmaras cardíacas contraem de maneira coordenada por meio de um sistema de condução especializado. O impulso se origina no nó sinoatrial, é conduzido pelos átrios, nó atrioventricular, feixe de His, fibras de Purkinje e ventrículos. Todo o processo ocorre em cinco fases: fase 0 de despolarização rápida com entrada de Na+; fase 1 de repolarização parcial, com corrente de Na^+ inativada; fase 2, o platô, com entrada de corrente de Ca^{2+}; fase 3 de repolarização, com inativação de corrente de Ca^{2+} e saída retificadora de K+ tardia; e fase 4, o potencial de marca-passo de despolarização gradual durante a diástole[5].

As arritmias, genericamente, ocorrem por quatro motivos: 1) retardo na pós-despolarização; 2) reentrada; 3) atividade de marca-passo ectópico; e 4) bloqueio cardíaco. Na psicofarmacologia, o interesse é no retardo da pós-despolarização, em que um influxo de Ca^{2+} excessivamente elevado promove um platô prolongado, fenômeno perceptivo no eletrocardiograma (ECG) como alargamento do intervalo QT[5] e com potencial de desenvolver arritmia do tipo *torsade de pointes*. Para se ter uma ideia, o risco de ocorrer um evento fatal aumenta conforme o aumento do intervalo QT: comparativamente 525 ms, 550 ms e 600 ms têm chances aumentadas em 1,88, 2,14 e 2,76, respectivamente. Ainda assim, em 600 ms o risco é menor que 1 em 4.000 pessoas[6].

Devemos considerar, também, a existência de outros fatores de risco para alargamento do QT, que não dependem dos psicotrópicos. O Quadro 1 elenca os principais fatores.

Quadro 1 Fatores de risco para alargamento QT

Sexo feminino Idade Síndrome do QT prolongado congênita Anormalidades de eletrólitos ▪ Hipocalemia ▪ Hipocalcemia ▪ Hipomagnesia
Anorexia nervosa* Uso de diuréticos* Condições cardiológicas ▪ Bradiarritmia ▪ Disfunção de ventrículo esquerdo ▪ Insuficiência cardíaca ▪ Prolapso da valva mitral ▪ Infarto do miocárdio
Outras condições médicas ▪ Disfunção renal* ▪ Hipertensão** ▪ Diabetes* ▪ Hipotireoidismo* ▪ Insuficiência pituitária* ▪ Insulto no SNC (AVC, trauma, tumor, infecção)* ▪ Síndrome da imunodeficiência adquirida ▪ Desnutrição* ▪ Obesidade (incluindo ganho agudo de peso)*

*Causas de alargamento do QTc por meio de efeitos dos eletrólitos. **Causas de alargamento do QTc por meio de disfunção diastólica. Fonte: Beach et al., 2013[7].

Antidepressivos

Antidepressivos tricíclicos (ADT)

Os ADT têm risco bem estabelecido de arritmias. Atribui-se este conhecimento, entre outros motivos, a um estudo em 1993[8] em que se testou a hipótese de que pacientes com história recente de IAM se beneficiariam do uso de ADT, tanto pela terapêutica antidepressiva, quanto pela propriedades antiarritmogências dos ADT, que se assemelham à quinidina (antiarrítmico classe 1, de bloqueio dos canais de sódio). A conclusão do estudo foi o contrário do esperado. Na literatura, existem vários relatos de caso de *torsades de pointes* com uso de amitriptilina e maprotilina. Deve-se ter em mente que a maioria dos relatos apresentavam outros fatores de risco associados, como sexo feminino, história familiar de síndrome do QT longo congênita, doenças metabólicas e cardiológicas associadas, hipocalemia e uso concomitante de outras drogas com potencial alargamento de QT. Existe certa predileção da nortriptilina entre os ADT devido a risco menor de arritmias.

Existe grande preocupação acerca de relatos de caso de morte súbita e o uso de ADT. Em uma revisão de 95 pacientes com overdose de ADT, foram contatados 12 casos de síndrome de Brugada (síndrome com elevada mortalidade devido a fibrilação ventricular). A mortalidade entre os 95 foi de 3%, sendo que entre os 12 indivíduos com síndrome de Brugada foi de 6,7%[9].

Inibidores seletivos da recaptação de serotonina (ISRS)

Entre os ISRS, o citalopram revelou ter risco aumentado em comparação aos outros. O risco potencial foi alertado por agências como Food and Drug Administration (FDA) e Medicines and Healthcare Products REgulartory Agency (MHRA) (Estados Unidos e Reino Unido, respectivamente), realizando-se estudos após que deixaram bem estabelecido alargamento médio próximo de 10-20ms, efeito este dose-dependente e com alterações a partir de 10 até 20 mg[6]. O efeito era reversível semanas após a suspensão ou redução da medicação. Curiosamente, estabeleceu-se relação insignificante do uso do citalopram à ocorrência de *torsades de pointes*.

O mesmo achado não é bem estabelecido para o escitalopram: em estudo comparando 2.407 pacientes em uso de escitalopram com 1.952 com placebo, não houve diferença estatística no intervalo QT[10]; o aumento médio foi de 3,5 ms, considerando todas as doses. Outros estudos corroboram a possibilidade de haver um risco, sendo este estatisticamente irrelevante.

Os demais ISRS apresentam segurança importante quanto ao risco de arritmias em geral. Existem relatos de caso com alargamento do intervalo QT com uso de fluvoxamina e fluoxetina, sem mais evidências sobre este risco[6]. A sertralina se mantém como o ISRS com perfil mais seguro e a paroxetina não apresenta nenhum relato de caso de arritmias.

Inibidores da recaptação de serotonina e noradrenalina (IRSN)

Entre IRSN, a venlafaxina é o fármaco com maiores descrições de prolongamento do intervalo QT, mas isso em contexto de overdose e, considerando o risco de taquicardia, muitos intervalos QTs podem ser reinterpretados dependendo da fórmula utilizada para corrigi-lo. A duloxetina não tem casos descritos, mas apresenta potencial de interação medicamentosa com este efeito.

Antidepressivos atípicos

Não existe associação na literatura de alargamento de QT associado ao uso de bupropiona em doses terapêuticas. Em overdose, existe maior risco de taquicardia, potencial confundidor na avaliação do intervalo QT. Além disso, estudos apontam para menor risco de morte súbita com bupropiona na população idosa, comparado à paroxetina.

Até o momento não foi identificado na literatura alargamento de QT associados a vortioxetina, vilazodona, brexpiprazol ou agomelatina[7].

Antipsicóticos

Os antipsicóticos, de maneira geral, são associados com alargamento do intervalo QTc, maior risco de *tosades de pointes* e morte súbita, acredita-se pelo mesmo mecanismo que o citalopram (bloqueio dos canais de potássio I_{Kr}).

Antipsicóticos típicos ou de primeira geração

Os antipsicóticos de primeira geração apresentam maior associação com arritmias. Como classe medicamentosa, um estudo[11] testou o risco de antipsicóticos típicos em 2.009 indivíduos sem alterações prévias no ECG, constatando alteração pequena (menor que 5 ms) mas estatisticamente relevante em comparação as pessoas sem estas medicações; o estudo descartou possíveis confundidores, como idade, sexo, uso de álcool, entre outros. Os efeitos de alargamento do QT são atribuídos principalmente às fenotiazidas, como corrobora outro estudo que comparou alterações no ECG em pacientes admitidos em emergência com níveis tóxicos de psicotrópicos[12]

Entre os antipsicóticos de primeira geração, destaca-se a tioridazina, que com doses médias de 300 mg apresentou maior aumento (aproximadamente 30 ms) comparado a doses diárias de ziprasidona 160 mg, risperidona até 16 mg, olanzapina 20 mg, haloperidol 15 mg e quetiapina 750 mg[13].

A clorpromazina, bem como os antipsicóticos de baixa potência, tem risco aumentado de alargamento do QT bem estabelecido[14] como fenômeno dose dependente, havendo o agravante na prática clínica de ter maior variabilidade de dose.

É interessante notar, entretanto, que sobre arritmia ventricular, *torsades de pointes* e morte súbita, os antipsicóticos típicos apresentaram maior risco comparados aos atípicos (1,66 contra 1,36, respectivamente), mas esta diferença não foi estatisticamente diferente.

O haloperidol merece especial atenção. Embora exista evidência do risco de alargamento do QT como alteração modesta, devido ao uso difundido da medicação, especialmente no contexto de agitação de pacientes críticos com agitação e delirium em UTI, esta possível alteração ganha grande relevância. Em ensaios randomizados, as alterações com 15 mg variam entre 4,7 ms e 7,1 ms; o que seria menor que alterações causadas pela ziprasidona ou tioridazina, mas maiores que olanzapina, risperidona ou quetiapina[7,15]. As administrações oral e intramuscular (IM) têm alterações constatadas em alargamento de QT e associação com *tosades de pointes*, porém apresentam risco menor comparado à administração intravenosa[16].

Antipsicóticos atípicos ou de segunda geração

Apesar do perfil mais seletivo e, de maneira geral, com maior tolerabilidade, os antipsicóticos atípicos também apresentam risco de arritmias. Em metanálise[17] recente feita com 32 antipsicóticos feita para avaliar o melhor perfil de eficácia, segurança e tolerabilidade; 7 dos 14 antipsicóticos apresentaram prolongamento do intervalo QT com diferença estatística. Foram estes, com média de alteração em ordem decrescente: sertindole 23,90 ms, amisulprida 14,10 ms, ziprasidona 9,70 ms, iloperidona 6,93 ms, risperidona 4,77 ms, olanzapina 4,29 ms e quetiapina 3,43 ms.

A ziprasidona é notadamente uma medicação com risco cardiológico devido ao alargamento de QT. Este risco foi reiterado ao longo dos últimos anos em pesquisas e relatos para a FDA[18] e agências europeias de regulamentação. Em estudo de comparação entre antipsicóticos, a ziprasidona apresentou alteração em 9,6 ms com 160 mg por dia[19]; existe ainda alguma evidência de que este efeito é dose dependente, constatando-se alterações significativas com doses em 320 mg por dia[20]. Deve-se ter em mente este risco para a prescrição da ziprasidona, levando-se em conta sua preferência por pacientes com síndrome metabólica.

A risperidona também apresenta risco estatisticamente relevante de prolongamento do QT, vale ressaltar, porém, que tal efeito, assim como morte súbita por arritmia, foi observado predominantemente em pacientes com comorbidades clínicas[6].

A quetiapina tem uso difuso na psiquiatria, com um leque variado de transtornos mentais indicados. Seu uso apresenta risco de alargamento do QTc, dado constatado em mais de uma meta-análise; comparando-se 15 antipsicóticos, foi detectado *odds ratio* de 0,25 para o alargamento de QTc com risperidona[21]. Os eventos descritos de morte súbita por torsade de pointes com quetiapina ocorreram em indivíduos com ao menos um fator e risco clínico. A olanzapina também apresenta risco de alargamento de QT e, curiosamente, sua apresentação intramuscular usada em casos de agitação apresentou menor risco quando comparado ao placebo e ao haloperidol na mesma apresentação[22].

Outras medicações psiquiátricas

Nos últimos anos não se constatou literatura para lítio ou drogas antiepilépticas/estabilizadores de humor como fatores de risco para arritmias. Da mesma maneira, não se estabeleceu evidência com os estimulantes, tais como modafinil e atomoxetina; bem como com guanfacina ou clonidina.

Existem alguns relatos de casos com inibidores da acetilcolinesterase, como a donepezila. Vale ressaltar que os relatos foram em pacientes com vários outros fatores de risco.

Manejo

Em primeiro lugar, devemos considerar a importância do risco de alargamento do QTc pelas medicações psicotrópicas como um fator importante no raciocínio clínico para a segurança do paciente. Também deve-se considerar que a maioria dos casos descritos, seja de alargamento de QTc ou de *torsade de pointes*, ocorreram em pacientes com outros fatores confundidores (estima-se que até 85% dos casos em pacientes com dois ou mais fatores de risco[23]). Ou seja, pacientes com fatores de risco para arritmias merecem atenção especial e, se possível, evitar o uso de medicações com potencial arritmogênico bem estabelecido (como citalopram, ziprasidona, tioridazina, amisulprida, etc.).

Embora não exista protocolo bem definido de exames de seguimento, recomenda-se realizar ECG de base e seriar exame em um mês após aumento da dose para pacientes com fator de risco estabelecido e medicação com potencial de alteração.

Em caso de alargamento de QTc constatado, recomenda-se consulta com cardiologista e redução de dose até a dose anterior sem alteração em ECG.

Para pacientes críticos em unidades de terapia intensiva, recomenda-se maior cuidado com a monitorização de ECG quando se administra medicações para controle de agitação, e preferencialmente evitar administração IV, dar preferência para IM ou oral. Isto é decorrente da somatória de fatores de risco, além da medicação psicotrópica em si. Para estes pacientes, também se recomenda maior rigor na correção de distúrbios hidroeletrolíticos, como Ca^{++}, Mg^{++} e K^{+}.

Em decorrência do risco aumentado de arritmias após infarto agudo do miocárdio (IAM), medicações com potencial arritmogênico como os ADT são contraindicados no período de até seis semanas após o evento (período de cicatrização). Seu uso posterior requer consulta com especialista, aumento cauteloso de dose e monitoramento com ECG.

Por fim, deve-se atentar para a adição de medicamentos com potencial de interação via citocromo p450, com chance de elevar o nível sérico da droga psicotrópica; além de medicações não psiquiátricas que também tenham risco estabelecido de arritmia.

CONTROLE PRESSÓRICO E DE FREQUÊNCIA CARDÍACA

Hipertensão arterial e aumento da frequência cardíaca

Medicações com perfil noradrenérgico têm maior risco de aumento da pressão arterial (PA) e da frequência cardíaca por ativação simpática, entre elas estão incluídos: ADT, IRSN, bupropiona e psicoestimulantes.

Entre os IRSN, a maioria apresenta pouca afinidade por receptores α-adrenérgicos, muscarínicos e histaminérgicos. Porém, existe correlação estabelecida entre eles e o aumento da pressão sistólica e diastólica, destacando-se a reboxetina, atomoxetina, duloxetina e venlafaxina[24], acredita-se pela ação α-2 adrenérgica pré-sináptica. Existe correlação entre o uso dos IRSN e o aumento da frequência cardíaca, mas não com diminuição da taxa de variação de frequência cardíaca; considerado um fator preditivo de futuros eventos cardiológicos.

A venlafaxina apresenta alteração de PA dose dependente, com efeito estabelecido em doses iguais ou superiores a 200 mg, com variação na pressão diastólica maior ou igual a 15 mmHg em 5,5% dos pacientes ou média de 7 mmHg após seis semanas de uso em doses entre 300 e 375 mg diárias[25].

Apesar da ação adrenérgica dos psicoestimulantes, seus efeitos adversos cardiovasculares ainda não são um consenso. Em revisão sistemática para crianças e adolescentes, as anfetaminas e atomoxetina foram associadas a aumento da frequência cardíaca e nas pressões diastólica sistólica, enquanto o metilfenidato apenas para a pressão sistólica[26].

A bupropiona apresenta alteração estatística significante na frequência cardíaca ou PA de pacientes deprimidos[27] e não apresenta diferenças na PA ou FC quando comparada à vareniclina ou aos adesivos de nicotina para pacientes e cessação de tabagismo[28].

Os antidepressivos tricíclicos estão ligados a redução da taxa de variabilidade da frequência cardíaca e pouca evidência de elevação da PA, sendo mais comum, e potencialmente mais grave, o efeito hipotensor.

Os inibidores da monoamino oxidase (IMAO) são conhecidos pelo contraste entre sua eficácia e perfil de efeitos colaterais, destacando-se os riscos de crise hipertensiva e crise serotoninérgico elevados. Esta preocupação consiste no fato de a enzima monoamino oxidase, que degrada as moléculas de noradrenalina liberadas nas fendas sinápticas, estar inibida temporariamente ou permanentemente, a depender da capacidade de inibição reversível, como nos IMAO A seletivos ou B seletivos, em contraste com a inibição irreversível da fenelzina e tranilcipromina, ambos inibidores não seletivos MAO A e B. A presença da tiramina na alimentação potencializar a liberação de noradrenalina ou uso concomitante de medicações simpatomiméticas ou aquelas que inibem a recaptação serotoninérgica[29]. Os alimentos com tiramina geralmente são envelhecidos, não pasteurizados e fora do prazo de validade.

Até o momento não existem estudos apontando aumento da PA com uso de antipsicóticos. Entretanto, existe alguma evidência com aumento da frequência cardíaca e diminuição da taxa de variação da frequência cardíaca, por meio da ação de bloqueio dos receptores α2 adrenérgicos[30].

Manejo

No início de qualquer terapêutica é fundamental para o clínico saber a PA e FC basal do seu paciente. Também é necessário saber comorbidades clínicas, principalmente fatores de risco cardiovascular, tais como: história prévia de doença arterioesclerótica do coração (DAC) ou cerebrovascular, comorbidade de hipertensão arterial sistêmica, dislipidemia, sobrepeso (IMC > 25 kg/m²), aumento da cintura abdominal (homens > 102 cm e mulheres > 88 cm), tabagismo, história familiar de DAC precoce (homens < 55 anos e mulheres < 65 anos)[31]. A princípio, estes não são fatores que excluem o uso de psicotrópicos com alteração na PA ou FC, mas sua escolha deve ser ponderada e, se possível, priorizar outros medicamentos.

Uma vez escolhido um psicotrópico com potencial de aumento da PA ou FC, deve-se ter cuidado com possíveis interações entre este e os anti-hipertensivos em uso, bem como os efeitos psíquicos destes. Todo aumento de dose deve ser feito com cautela, principalmente para população com risco cardiovascular constatado e idosos.

Para pacientes com aumento da frequência cardíaca secundária ao psicotrópico e necessidade de uso crônico, é recomendado o uso de betabloqueadores (se excluída história de broncoespasmos). Pode-se associar propranolol ou atenolol para controle de frequência.

O uso de IMAO não está proscrito para pacientes com HAS, porém devem ser feitas orientações e controle rigoroso de dieta e restrição de medicações durante o tratamento (ver Quadro 2). O paciente também deve ser orientado dos sinais de alarme para crise hipertensiva (cefaleia intensa, dor precordial, dispneia, vômitos em jato, sinais neurológicos focais súbitos ou aumento de PA de 180 x 120 mmHg), bem como para crise serotoninérgica (hipertermia, agitação, midríase, tremores, acatisia, rubor facial, rigidez muscular)[32]. As duas situações são emergências clínicas e devem ser prontamente dirigidas ao pronto socorro para melhor manejo.

Quadro 2 Restrições alimentares e farmacológicas com uso de inibidores da monoamino oxidase (IMAO)

Alimentos a serem evitados
▪ Carne, frango ou peixes secos, envelhecidos, defumados, fermentados, estragados ou inadequadamente armazenados ▪ Queijos envelhecidos ▪ Chope e cerveja não pasteurizada ▪ Chucrute, *kimchi* (vegetais fermentados da culinária coreana) ▪ Produtos de soja/tofu ▪ Casca de banana ▪ Vargens largas ▪ Suplementos nutricionais contendo tiramina
Fármacos a serem evitados
▪ Descongestionantes: fenilefrina, pseudoefedrina ▪ Estimulantes: anfetamina, metilfenidato, modafinila e armodafinila ▪ Antidepressivos com inibição da recaptação de noradrenalina: ADT, IRSN e erva-de-são-joão ▪ Substâncias de abuso: MDMA (*ecstasy*), cocaína, metanfetamina e anfetamina ▪ Opioides: meperidina, tramadol, metadona e fentanila ▪ Outros: sumatriptano não cutâneo, clorfeniramina, bronfeniramina e dextrometorfano

Fonte: Stahl, 2013[29].

HIPOTENSÃO

A hipotensão postural ou ortostase é a redução brusca da PA após a mudança de decúbito, com a queixa de "tontura" pelo paciente. Ocorre devido ao bloqueio α1-adrenérgico, mais frequente em pacientes com doença cardíaca prévia (insuficiência cardíaca ou bloqueio de ramo) e em pacientes idosos. Para os idosos existe uma preocupação aumentada pelo risco de quedas e fraturas (por exemplo o colo do fêmur), principalmente quando se trata de uma medicação sedativa e com redução dos reflexos.

No consultório, pode-se constatar a hipotensão postural pela aferição da PA: manter o paciente por 5 minutos em decúbito horizontal, aferir sua PA e medir novamente com ele em pé após 2 minutos. Caso haja redução de 20 mmHg na pressão sistólica ou 10 mmHg na diastólica, podemos então considerar como hipotensão postural[33].

Entre as medicações psiquiátricas, os ADTs são comumente associados a ortostase. Entre eles, destacam-se a amitriptilina, a imipramina e a clomipramina. Têm menor efeito hipotensor a nortriptilina e a desipramina. Vale lembrar que além do efeito de bloqueio α1-adrenérgico, os ADT ainda têm risco de alargamento de QTc, potencial confundidor em caso de síncope[34]. Os IMAO também são associados à hipotensão postural.

Os ISRS são conhecidos por ter um perfil mais seguro neste quesito, geralmente sendo a primeira escolha, principalmente para pacientes com maior risco, como os idosos. Existem, porém algumas descrições com a paroxetina e fluoxetina, devido ao seu efeito anticolinérgico[35]. Da mesma maneira os IRSN também têm descrições com venlafaxina em até 30% dos pacientes acima de 60 anos, devido ao seu efeito noradrenérgico. A mirtazapina tem descrição em 7% dos seus pacientes[35].

Os antipsicóticos, tanto de primeira quanto de segunda geração, comumente causam ortostase (descrição de até 40% dos pacientes em uso[35]), pelo mesmo mecanismo de bloqueio α1-adrenérgico periférico, risco de alargamento do QTc e efeito sedativo confundidor. Entre os mais comuns estão a clorpromazina, clozapina e quetiapina. Também existem descrições com uso prolongado com risperidona, olanzapina e ziprasidona.

Na psiquiatria é comum o uso de bloqueadores adrenérgicos como coadjuvantes ou tratamento de sintomas psíquicos. Este é o caso do propranolol, clonidina, guanfacina e prazosin (antagonistas β1- adrenérgico, agonista α2-adrenérgico pré-sináptico, agonista $\alpha 2_{A}$-adrenérgico central e antagosnismo α1-adrenérgico pré-sináptico, respectivamente), com usos variados em diversos transtornos mentais. Todos têm potencial de hipotensão postural.

Manejo

O risco da hipotensão postural sempre deve ser considerado, especialmente em população vulnerável (história pessoal ou familiar de cardiopatia e idosos), com risco de queda e fraturas. Todos estes fatores confundidores devem ser elencados, bem como o uso de outras medicações com risco de hipotensão ou de interação medicamentosa.

De maneira geral, todas as medicações com potencial de ortostase devem ser iniciadas cautelosamente, com a menor dose inicial possível. O mesmo serve para pacientes que descontinuaram o uso e necessitam de reintrodução. Trocas súbitas na frequência de administração (por exemplo, de 1 vez ao dia para 2 vezes ao dia ou o contrário) aumentam a chance de ocorrerem hipotensões; de maneira contrária, o uso de medicações de liberação prolongada pode reduzir este risco.

Recomendações gerais para hipotensão postural são muito úteis: cuidado com hidratação e ingesta de sal (principalmente em dias quentes), reposição rigorosa de líquidos em quadros de perda de volume concomitantes (diarreicos ou de êmese), evitar levantar-se da cama ou cadeira bruscamente, evitar banhos muito quentes e prolongados, usar meias compressivas se necessário e evitar a ingesta de álcool.

Pacientes com hipotensão postural refratária às medidas acima e com necessidade de manutenção ou aumento da medicação hipotensora podem se beneficiar do uso de fludrocortisona entre 0,3-0,5 mg por dia e início de 0,1 mg por dia. Trata-se de um mineralocorticoide usado para insuficiência adrenal. Outra opção seria a desmopressina, uma vasopressina para pacientes com disautonomia, com uso entre 5-40 µg intranasal ou 100-800 µg por dia[36], ou agentes simpatomiméticos como a midodrina. Em todas estas alternativas, recomenda-se o acompanhamento conjunto com um especialista.

MIOCARDITE/CARDIOMIOPATIA

Miocardite é uma complicação rara associada ao uso de clozapina; consiste em uma inflamação do miocárdio com infiltração eosinofílica. Geralmente ocorre, em média, no 16º dia após o início da medicação e tem mortalidade próxima a 10%[35] quando devidamente monitorada. Foram levantados como possíveis fatores de risco idade avançada, dose inicial elevado e uso concomitante de ácido valproico. A apresentação clínica é de febre, eventual dor torácica, taquicardia e elevação da proteína C-reativa (PCR) e troponina. Dias após há insuficiência do ventrículo esquerdo. Não existem fatores preditivos de mau prognóstico[37].

A cardiomiopatia é uma complicação mais rara, com dilatação do ventrículo esquerdo ou hipertrofia global, associada à clozapina e em menor frequência à quetiapina e à amisulprida. Tem início menos abrupto ao início da medicação e tem maior potencial de complicações como arritmias e morte súbita. Entre os fatores de risco encontram-se aumento da FC basal, diminuição da taxa de variação da frequência cardíaca e redução de selênio no plasma e células vermelhas[37].

Manejo

Recomenda-se orientar o paciente e familiares quanto a sinais e sintomas da miocardite. Em caso de suspeita, o paciente deve ser avaliado em pronto-socorro, com coleta de PCR, troponina, realização de ECG e de ecocardiograma se necessário. A suspensão da medicação prontamente é o melhor tratamento etiológico, alguns pacientes podem se beneficiar do uso de propranolol ou inibidores da enzima de conversão da angiotensina (IECA), além do suporte clínico. Em decorrência da gravidade desta complicação, uma nova tentativa com a medicação não é recomendada. Sugerimos que o raciocínio de nova tentativa seja feito com um cardiologista, família e paciente.

Para miocardiopatia, recomenda-se consulta com cardiologista, caso não apresente sinais de alarme ara emergência cardiológica, suspensão da clozapina e adição de IECA; betabloqueadores e diuréticos devem ser prescritos apenas em caso de miocardiopatia constatada. Não existe consenso para nova tentativa com clozapina, apesar de casos descritos com melhor psiquiátrica e cardiológica após reintrodução com medicações cardioprotetoras. É interessante monitorar e acompanhar o paciente após com ecocardiogramas anuais.

Para aprofundamento

- Stahl S. Psicofarmacologia: bases neurocientíficas e aplicações prática, 4th ed. Rio de Janeiro: Guanabara e Koogan; 2013.
  - ⇨ **Livro texto de psicofarmacologia, com fundamentos essenciais.**
- Huhn M, Nikolakopoulou A, Schneider-Thoma J, Krause M, Samara M, Peter N, et al. Comparative efficacy and tolerability of 32 oral antipsychotics for the acute treatment of adults with multi-episode schizophrenia: a systematic review and network meta-analysis. The Lancet. 2019;394:939-51.
  - ⇨ **Revisão recente que compara eficácia e segurança/tolerabilidade de 32 antipsicóticos.**

REFERÊNCIAS BIBLIOGRÁFICAS

1. World Health Organization, World Health Report. Disponível em: https://www.who.int/whr/2001/media_centre/press_release/en/
2. Bankier B, Januzzi JL, Littman AB. The high prevalence of multiple psychiatric disorders ins stable outpatients with coronary heart disease. Psychosom Med. 2004;66(5):645-50.
3. Koskenvuo M, Kaprio J, Rose RJ, Kesaniemi A, Sarna S, Heikkila K, et al. Hostility as a risk factor for mortality and ischemic heart disease in men. Psychosom Med. 1988;50(4):330-40.
4. **Sadock BJ, Sadock VA. Kaplan & Sadock's comprehensive textbook of psychiatry, 10th ed. Philadelphia: Wolter's Kluwer; 2017. Capítulo 27.2 Cardiovascular disorders.**
   ⇨ **Livro texto importante para a psiquiatria clínica, com capítulo valioso sobre a relação de duas vias entre doenças cardiológicas e transtornos mentais.**
5. **Rang HP, Ritter JM, Flower RJ, Henderson G. Rang & Dale Farmacologia. Capítulo "O Coração", 9ª ed. Rio de Janeiro: GEN Guanabara Koogan; 2020.**
   ⇨ **Livro texto de farmacologia geral com fundamentos importantes.**
6. Beach SR. QT Prolongation, torsades de pointes, and psychotropic medications: a 5-year update., 2018, Elsevier,
7. **Beach SR, Celano CM, Noseworthy PA, Januzzi JL, Huffman JC, et al. QTc prolongation, torsades de pointes, and psychotropic medications. Psychosomatics. 2013. 54(1):1-13.**
   ⇨ **Boa revisão sobre possíveis arritmias e psicotrópicos de maneira geral.**
8. Glassman AH, Roose SP, Bigger JT Jr. The safety of tricyclic antidepressants in cardiac patients: risk-benefit reconsidered. JAMA. 1993;269:2673-5.

9. Goldgran-Toledano D, Sideris G, Kevorkian J. Overdose of cyclic antidepressants and the Brugada syndrome. N Engl J Med. 2002;346:1591-2.
10. Thase ME, Larsen KG, Reines E, Kennedy SH. The cardiovascular safety profile of escitalopram. Eur Neuropsychopharmacol. 2013;23(11):1391-400.
11. Carra G, Crocamo C, Bartoli F, Lax A, Tremolada M, Lucii C, et al. First-generation antipsychotics and QTc: any role for mediating variables? Hum Psychopharmacol. 2016;31(4):313-8.
12. Miura N, Saito T, Taira T, Umebachi R, Inokuchi S. Risk factors for QT prolongation associated with acute psychotropic drug overdose. Am J Emerg Med. 2015;33(2):142-9.
13. Harrigan EP, Miceli JJ, Anziano R, Watsky E, Reeves KR, Cutler NR, et al. A randomized evaluation of the effects of six antipsychotic agents on QTc, in the absence and presence of metabolic inhibition. J Clin Psychopharmacol. 2004;24:62-9.
14. Chong SA, Mythily, Lum A, Goh HY, Chan YH. Prolonged QTc intervals in medicated patients with schizophrenia. Hum Psychopharmacol. 2003;18:647-9.
15. Harrigan EP, Miceli JJ, Anziano R, Watsky E, Reeves KR, Cutler NR, et al. A randomized evaluation of the effects of six antipsychotic agents on QTc, in the absence and presence of metabolic inhibition. J Clin Psychopharmacol. 2004;24:62-9.
16. US Food and Drug Administration. Information for healthcare professionals: haloperidol. FDA Alert 2007:9. Disponível em: http://psychrights.org/Drugs/haloperidolDearHealthCareProf070917.htm
17. Huhn M, Nikolakopoulou A, Scneider-Thoma J, Krause M, Samara M, Peter N, et al. Comparative efficacy and tolerability of 32 oral antipsychotics for the acute treatment of adults with multi-episode schizophrenia: a systematic review and network meta-analysis. Lancet. 2019;394(10202):939-51.
18. Raschi E, Poluzzi E, Godman B, Koci A, Moretti U, Kalaba M, et al. Torsadogenic risk of antipsychotics: combining adverse event reports with drug utilization data across Europe. PLoS One. 2013;8(11):e81208.
19. Potkin SG, Preskorn S, Hochfeld M, Meng X. A thorough QTc study of 3 doses of iloperidone including metabolic inhibition via CYP2D6 and/or CYP3A4 and a comparison to quetiapine and ziprasidone. J Clin Psychopharmacol. 2013;33(1):3-10.
20. Goff DC, McEvoy JP, Citrome L, Mech AW, Bustillo JR, Gil R, et al. High-dose oral ziprasidone versus conventional dosing in schizophrenia patients with residual symptoms: the ZEBRAS study. J Clin Psychopharmacol. 2013;33(4):485-90.
21. Leucht S, Cipriani A, Spineli L, et al. Comparative efficacy and tolerability of 15 antipsychotic drugs in schizophrenia: a multiple-treatments meta-analysis. Lancet. 2013;382(9896):951-62.
22. Kishi T, Matsunaga S, Iwata N. Intramuscular olanzapine for agitated patients: A systematic review and meta-analysis of randomized controlled trials. J Psychiatr Res. 2015;68:198-209.
23. Girardin FR, Gex-Fabry M, Berney P, Shah D, Gaspoz JM, Dayer P. Drug-induced long QT in adult psychiatric inpatients: the 5-year cross-sectional ECG Screening Outcome in Psychiatry study. Am J Psychiatry. 2013;170(12):1468-76.
24. Carvalho AF, Sharma MS, Brunoni AR, Vieta E, Fava GA. The safety, tolerability and risks associated with the use of newer generation antidepressant drugs: a critical review of the literature. Psychother Psychosom. 2016;85:270-88.
25. Feighner JP. Cardiovascular safety in depressed patients: focus on venlafaxine. J Clin Psychiatry. 1995;56:574-9.
26. Hennissen L, Bakker MJ, Banaschewski T, Carucci S, Coghill D, Danckaerts M, et al. Cardiovascular effects of stimulant and non-stimulant medication for children and adolescents with ADHD: a systematic review and meta-analysis of trials of methylphenidate, amphetamines and atomoxetine. CNS Drugs. 2017;31(3):199-215.
27. Roose SP, Dalack GW, Glassman AH, Woodring S, Walsh BT, Giardina EG. Cardiovascular effects of bupropion in depressed patients with heart disease. Am J Psychiatry. 1991;148(4):512-6.
28. Benowitz NL, Pipe A, West R, Hays JT, Tonstad S, McRae T, et al. Cardiovascular safety of varenicline, bupropion, and nicotine patch in smokers a randomized clinical trial. JAMA Intern Med. 2018;178(5):622-31.
29. **Stahl SM. Psicofarmacologia: bases neurocientíficas e aplicações práticas, 4. ed. Capítulo 7 – Antidepressivos. Rio de Janeiro: Guanabara Koogan; 2013.**
⇨ Livro texto de psicofarmacologia, com fundamentos essenciais.
30. Kim DD. Heart-rate response to alpha2-adrenergic receptor antagonism by antipsychotics. Clin Auton Res. 2017;27(6):407-10.
31. César LAM (ed.). Diretrizes de doença coronariana crônica angina estável. Arq Bras Cardiol. 2004;83(suppl.2).
32. Velasco IT, Brandão Neto RA, Souza HP, Marino LO, Marchini JFM, Alencar JCG (eds.). Medicina de emergência: abordagem prática, 14a ed. Barueri: Manole; 2020 .
33. Benseñor IM. Exagem geral quantitativo. In: Benseñor IM, Atta JA, Martins MA. Semiologia clínica. São Paulo: Sarvier, 1.ed. p.30-5.
34. Schoenberger JA. Drug-induced orthostatic hypotension. Drug Safety. 1991;6(6):402-7.
35. Manolis TA, Manolis AA, Manolis AS. cardiovascular safety of psychiatric agents: a cautionary tale. Angiology, 2018;000331971878014.
36. Gugger JJ. Antipsychotic pharmacotherapy and orthostatic hypotension identification and management. CNS Drugs. 2011;25(8):659-71.
37. Ronaldson KJ. Cardiovascular disease in clozapine-treated patients: evidence, mechanisms and management. Review Article. CNS Drugs. 2017;31:777-95. Revisão bem detalhada de efeitos cardiovasculares com uso de clozapina.

4

Impacto metabólico de terapêuticas farmacológicas psiquiátricas e seu manejo

Lucas Tokeshi
Eduardo de Castro Humes

Sumário

Pontos-chave

- Há uma importante correlação entre tratamentos psiquiátricos farmacológicos e a síndrome metabólica.
- Diversos mecanismos são utilizados para explicar a correlação, entretanto, não é possível estabelecer resposta única e universal para todas as pessoas.
- É essencial preconizar medidas de prevenção, além de observar proximamente esses potenciais efeitos para realizar a detecção precoce, favorecendo o melhor encaminhamento.
- Os melhores resultados em geral são observados pela associação de estratégias não farmacológicas e farmacológicas, que podem ser relacionadas às terapêuticas farmacológicas psiquiátricas ou a prescrição de outras medicações.

INTRODUÇÃO

A síndrome metabólica é uma condição médica associada a um conjunto de condições que possuem como ponto comum a resistência à insulina, como hipertensão, obesidade central, dislipidemia, hiperinsulinemia e intolerância à glicose[2]. Diversas medicações de ação psicotrópica primária apresentam como potencial efeito o impacto adverso na síndrome metabólica[1]. O escopo das medicações mais comumente associadas inclui antidepressivos, antipsicóticos, particularmente os de segunda geração, estabilizadores de humor e psicoestimulantes, portanto, a maior parte do arsenal farmacológico para o tratamento dos transtornos mentais mais prevalentes.

Particular atenção deve ser dada ao fato de que uma parcela significativa destas medicações tem repercussões multimodais na síndrome metabólica, podendo promover de maneira isolada hipertensão e ganho de peso, por exemplo. Em paralelo, deve-se ter especial cuidado em pacientes de difícil manejo farmacológico, que com frequência fazem uso de diversas medicações. Entretanto, é importante reiterar que não necessariamente o paciente em uso dessas medicações vai observar impacto metabólico. A presença destes efeitos depende não apenas de aspectos relacionados a medicação, mas também aspectos individuais.

Assim, é de suma importância no momento da prescrição de tratamentos farmacológicos o conhecimento dos fatores de risco individuais para síndrome metabólica, além da avaliação e do manejo precoce deste impacto tendo em vista seus potenciais reflexos diretos na vida do paciente, com diminuição na expectativa e na qualidade de vida[3], impostas por alterações clínicas comórbidas ao transtorno psiquiátrico, assim como seus reflexos indiretos, como muitas vezes observados na adesão dos pacientes ao tratamento[4].

GANHO DE PESO E DISLIPIDEMIA

Diversos transtornos psiquiátricos são associados com alteração ponderal, inclusive com ganho de peso, ou por características próprias do quadro clínico. Entre os sintomas frequentemente apresentados por portadores de quadros depressivos e ansiosos temos a hiperfagia e o aumento de peso, além da redução da energia e da psicomotricidade, por exemplo. Este conjunto de sintomas favorece a instalação de quadros metabólicos relacionados diretamente ao adoecimento psiquiátrico, aumentando o risco cardiovascular. As alterações nos níveis de colesterol podem ocorrer independentemente do aumento de peso, ocasionando um aumento importante no risco quando ocorre em paralelo à obesidade[5].

De maneira similar, a presença de alteração de apetite e redução de peso pode ser característica própria do quadro clínico. É esperado que, com a instalação do tratamento, esses sintomas sejam revertidos e, portanto, os pacientes possam apresentar ganho ponderal associado a melhora sua clínica.

Há ainda a possibilidade de que ocorram alterações de peso e de perfil lipídico como efeito adverso do tratamento medicamentoso. O ganho de peso classicamente é associado ao antagonismo a receptores histaminérgicos, mas também à ação em receptores serotoninérgicos e alfa-1-adrenérgicos[1]. O mecanismo de impacto das medicações sobre a dislipidemia não é claro, mas parece se relacionar com aumento da biossíntese de lípides induzida por aumento da expressão gênica de enzimas específicas[6].

Indivíduos jovens, do sexo feminino, com baixo índice de massa corpórea (IMC), história familiar de obesidade e submetidos a tratamentos mais longos e com doses mais altas de medicação são mais propensos a ganhar peso. O maior IMC no início do tratamento, entretanto, parece estar associado a maior modificação total do IMC[7], que pode potencializar os efeitos deletérios da síndrome metabólica em pacientes com uma maior vulnerabilidade prévia.

O impacto no peso e no perfil lipídico apresenta variações entre as diferentes classes medicamentosas e entre indivíduos de uma mesma população fazendo uso de um mesmo fármaco, não necessariamente sendo apresentadas universalmente. Dessa maneira, somente é possível apontar tendências quanto às relações entre o uso das medicações e seu impacto no peso.

Antidepressivos

Estudos apontam que mirtazapina, paroxetina e amitriptilina são os antidepressivos mais fortemente relacionados ao ganho de peso, sendo seguidos por tricíclicos, inibidores seletivos de recaptação da serotonina (ISRS) e, por fim, a bupropiona, um caso particular, relacionada muitas vezes com perda de peso significativa, diferentemente de seus pares[8].

Uma possível explicação para a diferença entre o perfil de ação no peso destes antidepressivos reside em suas ações sobre receptores histamínicos[9,10], serotoninérgicos e no sistema adrenérgico, uma vez que o antagonismo a receptores H1, $5HT_{2A}$, $5HT_{2C}$ e alfa-1-adrenérgicos correlaciona-se com ganho de peso[1]. O antagonismo a receptores de serotonina e histamina leva a aumento do apetite central e subsequente aumento da ingesta alimentar em geral. Ademais, o bloqueio de receptores H_1 está especificamente associado ao aumento da busca e consumo de alimentos ricos em carboidratos. Observa-se que os tricíclicos, mirtazapina e inibidores da monoamina oxidase (IMAO), antidepressivos com potente ação anti-histamínica são relacionados com o maior ganho de peso. O bloqueio de recaptura de dopamina e noradrenalina, em contrapartida, é relacionado com perda de peso, ação esperada com a utilização da bupropiona.

Estabilizadores do humor

O lítio e o valproato são relacionados a aumento ponderal, com maior tendência ao aumento de peso com o uso de valproato, sem que isto seja relacionado à dose utilizada, diferentemente do lítio. Outros estabilizadores, como a carbamazepina e a lamotrigina parecem apresentar pouco efeito no peso[1], enquanto o topiramato está associado a perda ponderal[11] por meio de uma ação de estímulo da lipoproteína lipase, enquanto inibe a anidrase carbônica e lipogênese[4]

A associação entre o uso do valproato e o ganho ponderal parece estar relacionada a uma ação inibitória sobre a adiponectina, cujo papel principal é regular a sensibilidade de insulina e homeostase da glicose[12]. Este mesmo fármaco, em conjunto com a carbamazepina, também pode estar associado com aumento nos níveis de triglicérides e colesterol total, ainda que esta evidência tenha se mostrado alvo de controvérsia[13].

O lítio, em contrapartida, não parece diretamente associado à dislipidemia[14], mas pode contribuir de maneira indireta em decorrência do hipotireoidismo induzido por este fármaco, algo também observado com a carbamazepina[15]. O aumento de peso observado em pacientes utilizando lítio pode ser compreendido por esta via indireta, assim como por meio de um impacto direto, via ação similar à insulina, algo sugerido por estudos que mostram diminuição dos níveis de insulina e aumento da glicemia em ratos, potencialmente explicado por sua ação como um ativador enzimático[16].

Antipsicóticos

Ainda que bem estabelecido, o ganho de peso com o uso de antipsicóticos tem sido alvo de promissores estudos, que contemplam inclusive a possibilidade de que a ação promotora do ganho de peso desta classe medicamentosa esteja associada de alguma maneira à resposta terapêutica[17].

No grupo de antipsicóticos, há particular aumento de peso observado em indivíduos em uso de olanzapina e clozapina, destacando-se inclusive entre o restante dos antipsicóticos de segunda geração. Estes dois antipsicóticos também se destacam por um risco significativo de hiperlipidemia e hipertrigliceridemia.

Entre os antipsicóticos de segunda geração, todavia, não há uma homogeneidade, com a ziprasidona e a lurasidona diferenciando-se de seus pares pelo menor impacto no ganho de peso[1]. Uma potencial explicação para esta expressiva diferença é a forte ação anti-histamínica observadas nos antipsicóticos com maior propensão ao ganho de peso[9].

A relação dos antipsicóticos com a dislipidemia parece ser atribuída à ação de diversos componentes desta classe medicamentosa em vias de metabolismo de lípides, com a geração e o acúmulo de diversos esteróis intermediários, levando a um aumento dos lípides complexos[18], assim como a relação do receptor de dopamina D2 ser uma chave reguladora de circuitos extra-hipotalâmicos de gratificação que modulam o aspecto motivacional do apetite[19].

RESISTÊNCIA À INSULINA E *DIABETES MELLITUS*

Nas últimas três décadas, observa-se aumento significativo nos casos de diabetes globalmente, com o número de diabéticos quadruplicando, um crescimento potencialmente associado a uma escalada do estilo de vida sedentário[20]. O aumento do número de casos, assim como a relação bem estabelecida entre resistência insulínica e diabetes com o uso de medicações psicotrópicas, requer atenção. Um foco deve ser dispensado aos antipsicóticos de segunda geração, uma classe medicamentosa com importante impacto metabólico, frequentemente utilizados em pacientes esquizofrênicos, uma população que já apresenta como principal causa de morte a síndrome metabólica[21].

Antidepressivos

Transtornos afetivos podem aumentar em decorrência de um processo inflamatório subjacente, atividade no eixo pituitária-adrenal e no sistema simpatoadrenérgico, aumentando o risco de distúrbios metabólicos, *diabetes mellitus* e complicações cardiovasculares[22]. A relação entre antidepressivos e repercussões metabólicas é controversa e pouco elucidada, havendo entretanto evidências sugerindo que alterações glicêmicas ocorrem de maneira dissociada do ganho de peso ao longo do tratamento.

A fluoxetina é um antidepressivo que vem ganhando destaque, com evidências sugerindo eficácia no tratamento de pacientes diabéticos deprimidos, contribuindo para a melhora dos sintomas depressivos e para a melhora da homeostase da glicose. A maior parte dos antidepressivos, entretanto, tem pouco impacto na resistência insulínica e diabetes, sendo exceções os casos de antidepressivos tricíclicos noradrenérgicos, que podem levar à diminuição da sensibilidade à insulina, e os inibidores da enzima monoaminoxidase, que podem causar hipoglicemia[23].

Antidepressivos de ação anti-histaminérgica constituem uma outra via de ação, sendo relacionados a alterações na homeostase de glicose e subsequentemente a quadro de hiperglicemia, pois agem contra o efeito anorexígeno central da histamina[9].

Estabilizadores de humor

Evidências sugerem uma correlação entre o ganho de peso ocasionado pelo uso de valproato com subsequente aumento de níveis de insulina, com parcas evidências de um mecanismo de ação direto deste fármaco com modificações na resistência insulínica. Outros anticonvulsivantes, como a lamotrigina e oxcarbazepina, e o lítio apresentam risco menor de *diabetes mellitus*, mesmo comparados com grupos sem uso de medicações[24].

Antipsicóticos

Os antipsicóticos de segunda geração são medicações com conhecido impacto metabólico, tanto pelo ganho de peso observado com sua utilização, como por modificações no metabolismo hepático, ocasionando aumento glicêmico.

A olanzapina em especial ocasiona aumento glicêmico dissociado de mudanças em massa gorda ou composição corpo-

Tabela 1 Relação entre classe medicamentosa e potencial impacto no peso

	Baixo ganho de peso	Moderado ganho de peso	Alto ganho de peso
Antidepressivos	Bupropiona	ADT	Amitriptilina
	Duloxetina	IMAO	Mirtazapina
	ISRS		Paroxetina
	Venlafaxina		
Estabilizadores do humor	Carbamazepina	Lítio	Valproato
	Lamotrigina		
	Oxcarbazepina		
	Topiramato		
Antipsicóticos	Lurasidona	Aripiprazol	Clozapina
	Ziprasidona	Haloperidol	Olanzapina
			Paliperidona
			Quetiapina
			Risperidona

ADT: antidepressivos tricíclicos; IMAO: inibidores da monoamina oxidase; ISRS: inibidores seletivos de recaptação da serotonina.

ral[25], em um efeito dose-dependente, por meio da ativação da proteína quinase ativada por AMP no hipotálamo, levando a uma gliconeogênese hepática[26].

HIPERTENSÃO

Entre os aspectos da síndrome metabólica, a hipertensão é o aspecto mais negligenciado no que diz respeito ao impacto metabólico com a psicofarmacologia. A ausência de diversos estudos, todavia, não deve ser entendida como ausência de evidências sugerindo correlação entre aumento pressórico e uso de medicações, por ação direta ou indireta (associada inclusive ao aumento do IMC). Assim, é necessário, em especial quando da prescrição das medicações mais frequentemente associadas a hipertensão, não apenas a aferição basal da pressão arterial mas também a monitorização regular, em consultas ou pelos próprios pacientes (ou cuidadores), ao longo do tratamento.

Psicoestimulantes

Psicoestimulantes são medicações mais associadas a elevação na pressão arterial, mesmo em populações jovens e saudáveis[27]. Este aumento é relacionado pela ação direta do fármaco, aumentando a liberação de serotonina, dopamina e, em especial, noradrenalina na fenda sináptica. Além da ação pressórica eles estão associados a maior risco de arritmias, como a fibrilação atrial.

Antidepressivos

De maneira análoga aos psicoestimulantes, antidepressivos duais e tricíclicos, que bloqueiam a recaptura de noradrenalina, também podem ocasionar aumentos pressóricos, algo potencializado nos antidepressivos tricíclicos, por sua ação anticolinérgica[28]. Destaca-se aqui a associação entre hipertensão e uso de venlafaxina (em especial doses superiores a 150 mg ao dia) e desvenlafaxina.

Estabilizadores de humor

Há evidências sugerindo correlação do valproato, em modelos animais, à diminuição da hipertensão, por *downregulation* da angiotensina II[29]. A evidência em humanos, entretanto, não é conclusiva[30]. O lítio também apresenta, em modelos animais, uma ação hipotensora[31], via um mecanismo renal presente em seres humanos.

Em contrapartida, há evidências sugerindo uma ação no aumento da pressão arterial com o uso de carbamazepina, provavelmente envolvendo um antagonismo de mecanismos noradrenérgicos centrais[32].

Antipsicóticos

Clozapina, olanzapina, lurasidona, ziprasidona e aripiprazol[33-35] parecem estar relacionadas com aumentos pressóricos, porém cabe ressaltar que os estudos apontando essa relação com o aripiprazol até o momento são restritos a relatos de caso.

O mecanismo de ação envolvendo o aripiprazol é atribuível à ação de agonismo parcial dos receptores $5HT2_A$ apresentado por este fármaco, causando contrações da musculatura lisa vascular[36], assim como a uma ação de inibição da produção de óxido nítrico (NO) em células da micróglia[36]. O mecanismo envolvendo antipsicóticos de primeira geração parece ser semelhante ao dos tricíclicos, via um efeito anticolinérgico[1].

MANEJO DO IMPACTO METABÓLICO DE TERAPÊUTICAS FARMACOLÓGICAS

A discussão com o paciente a respeito dos potenciais efeitos da terapêutica medicamentosa é de suma importância. Tendo em vista o importante preconceito relacionado ao uso de psicofármacos, é importante que o paciente não apenas saiba quais são os principais, mas que tenha conhecimento de que há estratégias, farmacológicas e não farmacológicas para o seu manejo. Sugere-se discussões antes do início do tratamento quanto às expectativas em relação a modificações ao longo do tratamento, assim como monitorização próxima visando a detecção precoce de eventuais alterações.

Medidas não farmacológicas

A promoção de hábitos de vida mais saudáveis devem ser precoces, uma vez que mudanças de peso, por exemplo, podem ser observadas no primeiro mês de tratamento[11] e aumentos significativos correlacionáveis com maior ganho de peso ao longo dos primeiros 6 meses de tratamento[37].

Assim, é primordial o estímulo à atividade física regular, que poderá ter impacto não apenas no manejo do quadro metabólico, mas também no quadro psiquiátrico, eventualmente impactando em menores doses necessárias de medicação para o alcance da remissão total dos sintomas. Não obstante, é importante o aconselhamento nutricional destes pacientes, com orientação sobre a importância do controle da ingesta de calorias, redução da ingesta de carboidratos e gorduras.

Outras medidas, como a diminuição do intervalo entre refeições e refeições noturnas mais precoces correlacionam-se com menor circunferência abdominal e maior tolerância à glicose em pacientes psiquiátricos em tratamento farmacológico, independentemente do número de refeições ao longo do dia[38]. A refeição noturna mais precoce também parece ter impacto na qualidade do sono que poderá ter impacto indireto sobre o quadro psiquiátrico de base e sobre o próprio peso.

A abordagem precoce destas questões é de suma importância, tendo em vista o maior potencial impacto positivo tanto no tratamento do ganho de peso como em sua prevenção, em paralelo a medições periódicas de medidas antropométricas, de pressão arterial e coleta de exames relacionados ao perfil metabólico dos pacientes. A despeito de estas intervenções demonstrarem efeitos na perda de peso, diminuição do nível de triglicérides, melhora da glicemia de jejum e níveis de insulina, não houve impacto sobre a pressão arterial ou colesterol[4], que muitas vezes deverão ser manejados farmacologicamente.

Atualmente, estratégias baseadas em aplicativos de celulares e vestuário inteligente, como relógios e tênis, podem facilitar não apenas a monitorização dos sinais vitais dos pacientes, mas também estabelecer metas de atividade física. Recentemente, alguns jogos de celular foram lançados com foco em adolescentes com o impacto em aumento de atividade física, destacando-se aqui o Pokémon GO®. Entretanto, estas estratégias devem levar em conta tanto o custo financeiro associado como potencial abuso do uso de telas por alguns pacientes.

Medidas farmacológicas

Pacientes graves, com necessidade de polifarmácia, constituem um grande desafio no manejo do impacto metabólico do tratamento farmacológico. Os mecanismos das diversas medicações sobre o ganho de peso e o risco de dislipidemia podem atuar em conjunto, de maneira aditiva ou com potencialização[19]. Assim, o reconhecimento destes fatores e o manejo adequado é essencial.

Um primeiro fator a ser considerado nestes pacientes é a expectativa de ganho de peso ao longo do tempo, novamente, por exemplo, considerando-se as alterações ponderais decorrentes do adoecimento. Por exemplo, observa-se que a associação de estabilizadores de humor com antipsicóticos eventualmente apresenta um platô no ganho de peso, de 20-40 semanas no caso da olanzapina e de 2 anos no caso do lítio[39], um dado que pode auxiliar na decisão de manutenção da terapêutica farmacológica ou sua troca precoce.

Deve ser ainda considerada a viabilidade da redução da dose da medicação ou eventual troca para auxiliar a perda de peso. A preferência ou troca por fármacos com menor potencial de impacto metabólico deve ser considerada, sempre levando em conta a importância da manutenção de estabilidade do quadro psiquiátrico subjacente, uma vez que alterações metabólicas podem estar correlacionadas com agudizações de transtornos mentais, em especial por descontinuação do tratamento. A redução da dose da medicação sempre deve pesar o risco de recorrência e a necessidade de manutenção da dose de remissão total para quadros depressivos e ansiosos, sendo estratégia mais comum para quadros psicóticos, em especial esquizofrenia, e na redução de antipsicóticos prescritos para portadores de transtorno bipolar.

Há evidências de boa resposta no tratamento do ganho de peso em pacientes psiquiátricos em uso de antipsicóticos, apontando, além da metformina como intervenção efetiva, resultados positivos com o uso de topiramato, aripiprazol e sibutramina (ainda que a evidência em relação a esta última seja controversa[4]) e diminuição de colesterol e dos níveis de triglicérides com o uso de aripiprazol, metformina e sibutramina[42].

Entre as medicações utilizadas para o manejo do ganho de peso, a mais estudada é a metformina, tipicamente indicada neste contexto quando há falha das estratégias não farmacológicas para o manejo do ganho de peso[40,41]. Trata-se de um agente anti-hiperglicêmico cujo mecanismo de ação inibe a gliconeogênese hepática e aumenta a sensibilidade à insulina em musculatura esquelética. Estudos apontam perda de peso com o uso desta medicação em relação ao placebo, podendo ser utilizada em doses entre 750 e 1.500 mg/dia com este intuito[4].

O topiramato surge como segunda opção ao uso da metformina, sendo mais efetivo particularmente em doses acima de 50 mg/dia[43]. Potencialmente, pode ser utilizada, inclusive, em conjunto com a metformina[44]. Cuidados devem ser tomados, todavia, tendo em mente potenciais efeitos colaterais com o uso do topiramato. Pode-se observar sintomas como alterações cognitivas, disgeusia, parestesia, insônia e boca seca, além da mesma ser contraindicada na gestação[45].

Outra importante medicação a ser considerada nas estratégias de manejo das alterações metabólicas com o uso da terapêutica farmacológica são os análogos de GLP-I. Trata-se de um hormônio sintetizado na mucosa intestinal, que estimula a secreção de insulina induzida por glicose e inibe a secreção de glucagon. Além desta ação periférica, ocorre a inibição do apetite e da ingesta de comida, via receptores centrais de GLP-1(4). Como efeitos colaterais que podem ocorrer com esta medicação, pode-se observar náuseas, constipação, diarreia e dor abdominal, além de, em casos mais graves, colelitíase e pancreatite.

CONSIDERAÇÕES FINAIS

O impacto metabólico do tratamento farmacológico de transtornos psiquiátricos não pode ser negligenciado, tanto pelo impacto na qualidade de vida e adesão ao tratamento, como no impacto sobre a morbimortalidade destes pacientes. Além de significativo, medidas precoces e de fácil aplicação para seu manejo podem ter repercussões positivas na adesão do paciente ao tratamento psiquiátrico, assim como no controle e na prevenção de comorbidades clínicas significativas.

As medidas farmacológicas para este manejo ainda são limitadas, porém demonstram promissora eficácia, devendo ser limitadas à utilização após esgotadas intervenções comportamentais, havendo tendência a privilegiar a associação das duas modalidades de abordagem em pacientes com quadros metabólicos mais preocupantes.

PERSPECTIVAS FUTURAS

O desenvolvimento de ferramentas inteligentes, baseadas em internet das coisas, parece ser uma estratégia interessante para a monitorização não apenas de atividade física, mas também de hábitos alimentares (possibilitando, por exemplo, a monitorização de número de aberturas de aparelhos refrigeradores ao longo do dia).

Medicações para o manejo de transtornos metabólicos como diabetes, em especial aqueles com efeito para redução de peso, são alvo de pesquisas intensas por parte da indústria farmacêutica, com sucessos de vendas, como o recente caso dos análogos de GLP-I. Assim, diversas pesquisas nesta área estão em curso atualmente.

Vinheta clínica

BE, 34 anos, engenheira, casada, durante o tratamento de uma psicose puerperal em seu primeiro parto há 9 meses foi diagnosticada portadora de transtorno bipolar e medicada com olanzapina e divalproato. Sempre foi obesa e, após cirurgia bariátrica há 4 anos teve dificuldade para engravidar, o que gera importante medo sobre o ganho de peso. Apesar da remissão dos sintomas, apresentou marcante ganho de peso nos primeiros 2 meses (aproximadamente 20% de seu peso inicial), o que determinou a interrupção precoce pela própria paciente do tratamento. No mês seguinte, após a recorrência dos sintomas, o tratamento medicamentoso foi reintroduzido e modificado para lítio e aripiprazol, entretanto, a paciente não conseguia apresentar redução de IMC apesar da atividade física regular e da reeducação alimentar. Após 2 meses apresentando remissão dos sintomas, optou-se conjuntamente pela redução e posterior suspensão do aripiprazol, com manutenção da eutimia e redução do peso para próximo ao peso pré-gestacional.

Para aprofundamento

- Annamalai, Aniyizhai. Medical management of psychotropic side effects. Cham: Springer International Publishing, 2017.
  - ⇨ **Livro texto direcionado ao manejo clínico dos efeitos colaterais de psicofármacos.**
- Goldberg JF, Ernst CL. Managing the side effects of psychotropic medications. American Psychiatric Pub; 2018.
  - ⇨ **Livro texto direcionado ao manejo clínico dos efeitos colaterais de psicofármacos publicado pela editora da Associação Psiquiátrica Norte-americana.**
- McCarron RM, Xiong GL, Keenan CR, Nasrallah HA, editors. Preventive medical care in psychiatry: a practical guide for clinicians. American Psychiatric Pub; 2014..
  - ⇨ **Guia prático para psiquiatras e não psiquiatras sobre a necessidade de observar e manejar adequadamente comorbidades clínicas em portadores de diagnósticos psiquiátricos, incluindo capítulos para o adoecimento cardiovascular, hipertensão, dislipidemia, diabetes, obesidade e síndrome metabólica.**
- Penninx BWJH, Lange SMM. Metabolic syndrome in psychiatric patients: overview, mechanisms, and implications. Dialogues Clin Neurosci. 2018;20(1):63-73.
  - ⇨ **Artigo de revisão sobre a síndrome metabólica em pacientes psiquiátricos e diversos aspectos discutidos neste capítulo.**

REFERÊNCIAS BIBLIOGRÁFICAS

1. **Abosi O, Lopes S, Schmitz S, Fiedorowicz JG. Cardiometabolic effects of psychotropic medications. Horm Mol Biol Clin Investig. 2018;36(1):1-15.**
   ⇨ **Um artigo que organiza de maneira clara e sistematizada as modificações cardiometabólicas com o uso de medicações psicotrópicas, em um raro esforço de fazê-lo abordando diferentes classes de medicamentos.**
2. Fisher M. Cardiometabolic disease: the new challenge? Pract Diabetes Int [Internet]. 2006 Apr 1 [cited 2020 Jun 14];23(3):95-7. Disponível em: http://doi.wiley.com/10.1002/pdi.909
3. Saboya PP, Bodanese LC, Zimmermann PR, da Silva Gustavo A, Assumpção CM, Londero F. Síndrome metabólica e qualidade de vida: uma revisão sistemática. Vol. 24, Revista Latino-Americana de Enfermagem. University of Sao Paulo, Ribeirao Preto College of Nursing Organisation; 2016.
4. Dayabandara M, Hanwella R, Ratnatunga S, Seneviratne S, Suraweera C, de Silva VA. Antipsychotic-associated weight gain: management strategies and impact on treatment adherence. Neuropsychiatr Dis Treat. 2017;13:2231-41.
5. Vekic J, Zeljkovic A, Stefanovic A, Jelic-Ivanovic Z, Spasojevic-Kalimanovska V. Obesity and dyslipidemia. Vol. 92, Metabolism: clinical and experimental. W.B. Saunders; 2019. p. 71-81.
6. Vik-Mo AO, Birkenaes AB, Fernø J, Jonsdottir H, Andreassen OA, Steen VM. Increased expression of lipid biosynthesis genes in peripheral blood cells of olanzapine-treated patients. Int J Neuropsychopharmacol. 2008;11(5):679-84.
7. Gebhardt S, Haberhausen M, Heinzel-Gutenbrunner M, Gebhardt N, Remschmidt H, Krieg JC, et al. Antipsychotic-induced body weight gain: Predictors and a systematic categorization of the long-term weight course. J Psychiatr Res. 2009;43(6):620-6.
8. Serretti A, Mandelli L. Antidepressants and body weight. J Clin Psychiatry [Internet]. 2010 Oct 15 [cited 2020 Jun 14];71(10):1259-72. Disponível em: http://article.psychiatrist.com/?ContentType=START&ID=10007128
9. Salvi V, Barone-Adesi F, D'Ambrosio V, Albert U, Maina G. High H1-affinity antidepressants and risk of metabolic syndrome in bipolar disorder. Psychopharmacology (Berl). 2016;233(1):49-56.
10. Salvi V, Mencacci C, Barone-Adesi F. Antidepressant induced weight gain associated with anti-histaminergic activity. BMJ. 2018;362:3222.
11. Grootens KP, Meijer A, Hartong EG, Doornbos B, Roberto Bakker P, Al Hadithy A, et al. Weight changes associated with antiepileptic mood stabilizers in the treatment of bipolar disorder. Eur J Clin Pharmacol. 2018;74(11):1491.
12. Qiao L, Schaack J, Shao J. Suppression of adiponectin gene expression by histone deacetylase inhibitor valproic acid. Endocrinology. 2006;147(2):865-74.
13. Belcastro V, D'Egidio C, Striano P, Verrotti A. Metabolic and endocrine effects of valproic acid chronic treatment. Epilepsy Res [Internet]. 2013;107(1-2):1-8. Disponível em: http://dx.doi.org/10.1016/j.eplepsyres.2013.08.016
14. McIntyre RS, McElroy SL, Eudicone JM, Forbes RA, Carlson BX, Baker RA. A 52-week, double-blind evaluation of the metabolic effects of aripiprazole and lithium in bipolar I disorder. Prim Care Companion J Clin Psychiatry. 2011;13(6).
15. Nishiyama M, Takami Y, Ishida Y, Tomioka K, Tanaka T, Nagase H, et al. Lipid and thyroid hormone levels in children with epilepsy treated with levetiracetam or carbamazepine: A prospective observational study. Epilepsy Behav. 2019;90:15-9.
16. Rose IA, Warms JVB. Lithium action on glucose uptake in brain; Role of glucose-1,6-P2 as a regulator of hexokinase. Biochem Biophys Res Commun. 1980;92(3):1030-6.
17. **Luckhoff H, Phahladira L, Scheffler F, Asmal L, du Plessis S, Chiliza B, et al. Weight gain and metabolic change as predictors of symptom improvement in first-episode schizophrenia spectrum disorder patients treated over 12 months. Schizophr Res. 2019;206(xxxx):171-6.**
    ⇨ **Trabalho recente avaliando a correlação entre alterações metabólicas e o ganho de peso com a resposta ao tratamento farmacológico na esquizofrenia, mostrando uma relação mais complexa do que apenas um efeito colateral indesejado da medicação.**
18. Canfra-Duque A, Casado ME, Pastor Ó, Sánchez-Wandelmer J, De La Penã G, Lerma M, et al. Atypical antipsychotics alter cholesterol and fatty acid metabolism in vitro. J Lipid Res. 2013;54(2):310-24.
19. Creta E, Fabbri C, Serretti A. Genetics of second-generation antipsychotic and mood stabilizer-induced weight gain in bipolar disorder: common

and specific effects of key regulators of fat-mass homoeostasis genes. Pharmacogenet Genomics. 2015;25(7):354-62.

20. Zheng Y, Ley SH, Hu FB. Global aetiology and epidemiology of type 2 diabetes mellitus and its complications. Vol. 14, Nature Reviews Endocrinology. Nature Publishing Group; 2018. p. 88-98.
21. Grajales D, Ferreira V, Valverde ÁM. Second-generation antipsychotics and dysregulation of glucose metabolism: beyond weight gain. Cells. 2019;8(11):1336.
22. Deuschle M. Effects of antidepressants on glucose metabolism and diabetes mellitus type 2 in adults. Curr Opin Psychiatry. 2013;26(1):60-5.
23. McIntyre RS, Soczynska JK, Konarski JZ, Kennedy SH. The effect of antidepressants on glucose homeostatis and insulin sensitivity: synthesis and mechanisms. Expert Opin Drug Saf. 2006;5(1):157-68.
24. Nestsiarovich A, Kerner B, Mazurie AJ, Cannon DC, Hurwitz NG, Zhu Y, et al. Diabetes mellitus risk for 102 drugs and drug combinations used in patients with bipolar disorder. Psychoneuroendocrinology. 2020;112.
25. Ballon JS, Pajvani UB, Mayer LES, Freyberg Z, Freyberg R, Contreras I, et al. Pathophysiology of drug induced weight and metabolic effects: findings from an RCT in healthy volunteers treated with olanzapine, iloperidone, or placebo. J Psychopharmacol. 2018;32(5):533-40.
26. Nagata M, Nakajima M, Ishiwata Y, Takahashi Y, Takahashi H, Negishi K, et al. Mechanism underlying induction of hyperglycemia in rats by single administration of olanzapine. Biol Pharm Bull. 2016;39(5):754-61.
27. Liang EF, Lim SZ, Tam WW, Ho CS, Zhang MW, McIntyre RS, et al. The effect of methylphenidate and atomoxetine on heart rate and systolic blood pressure in young people and adults with attention-deficit hyperactivity disorder (ADHD): Systematic review, meta-analysis, and meta-regression. Vol. 15, International Journal of Environmental Research and Public Health. MDPI AG; 2018.
28. Kahl KG. Direct and indirect effects of psychopharmacological treatment on the cardiovascular system. Horm Mol Biol Clin Investig. 2018;36(1):1-16.
29. Choi J, Park S, Kwon TK, Sohn SI, Park KM, Kim JI. Role of the histone deacetylase inhibitor valproic acid in high-fat diet-induced hypertension via inhibition of HDAC1/angiotensin II axis. Int J Obes. 2017;41(11):1702-9.
30. Zuberi NA, Baig M, Bano S, Batool Z, Haider S, Perveen T. Assessment of atherosclerotic risk among patients with epilepsy on valproic acid, lamotrigine, and carbamazepine treatment. Neurosciences. 2017;22(2):114-8.
31. Das S, Bhargava HN. Effect of lithium treatment on blood pressure and angiotensin-converting enzyme activity in normotensive Wistar-Kyoto and spontaneously hypertensive rats. Arch Int Pharmacodyn Ther. 1985;276(1):82-91.
32. Mosqueda-Garcia R, Oates JA, Appalsamy M, Robertson D. Administration of carbamazepine in the nucleus of the solitary tract inhibits the antihypertensive effect of clonidine. Eur J Pharmacol. 1991;197(2-3):213-6.
33. FT K, GS S. Minimizing cardiovascular adverse effects of atypical antipsychotic drugs in patients with schizophrenia. Cardiol Res Pract. 2014;2014.
34. Woo YS, Kim W, Chae JH, Yoon BH, Bahk WM. Blood pressure changes during clozapine or olanzapine treatment in Korean schizophrenic patients. World J Biol Psychiatry. 2009;10(4 PART 2):420-5.
35. Norman SM, Sullivan KM, Liu F, DiPaula BA, Jose PA, Kitchen CA, et al. Blood pressure and heart rate changes during clozapine treatment. Psychiatr Q. 2017;88(3):545-52.
36. Uzun AD, Sapmaz SY, Öztürk M, Kandemir H. Hypertension induced by aripiprazole use in an autistic child patient. Clin Psychopharmacol Neurosci. 2019;17(4):556-8.
37. Asmar K El, Fève B, Colle R, Gressier F, Vievard A, Trabado S, et al. Early weight gain predicts later weight gain in depressed patients treated with antidepressants: Findings from the METADAP cohort. J Affect Disord. 2018;241:22-8.
38. Soreca I, Wallace ML, Hall MH, Hasler BP, Frank E, Kupfer DJ. The association between meal timing and frequency with cardiometabolic profile in patients with bipolar disorder. Acta Psychiatr Scand. 2016;133(6):453-8.
39. Najar H, Joas E, Kardell M, Pålsson E, Landén M. Weight gain with add-on second-generation antipsychotics in bipolar disorder: a naturalistic study. Acta Psychiatr Scand. 2017;135(6):606-11.
40. de Silva VA, Suraweera C, Ratnatunga SS, Dayabandara M, Wanniarachchi N, Hanwella R. Metformin in prevention and treatment of antipsychotic induced weight gain: a systematic review and meta-analysis. BMC Psychiatry [Internet]. 2016;16(1):1-10. Disponível em: http://dx.doi.org/10.1186/s12888-016-1049-5
41. Cooper SJ, Reynolds GP, Barnes TRE, England E, Haddad PM, Heald A, et al. BAP guidelines on the management of weight gain, metabolic disturbances and cardiovascular risk associated with psychosis and antipsychotic drug treatment. J Psychopharmacol. 2016;30(8):717-48.
42. **Mizuno Y, Suzuki T, Nakagawa A, Yoshida K, Mimura M, Fleischhacker WW, et al. Pharmacological strategies to counteract antipsychotic-induced weight gain and metabolic adverse effects in schizophrenia: A systematic review and meta-analysis. Schizophr Bull. 2014;40(6):1385-403.**
    ⇨ **Uma interessante e aprofundada metanálise e revisão sistemática de diversas estratégias farmacológicas utilizadas para o tratamento do ganho de peso e impacto metabólico das terapêuticas farmacológicas.**
43. Hiluy JC, Nazar BP, Gonçalves WS, Coutinho W, Appolinario JC. Effectiveness of pharmacologic interventions in the management of weight gain in patients with severe mental illness. Prim Care Companion CNS Disord [Internet]. 2019 Dec 19 [cited 2020 Jun 14];21(6):0–0. Disponível em: http://www.psychiatrist.com/PCC/article/Pages/2019/v21n06/19r02483.aspx
44. Zhuo C, Xu Y, Liu S, Li J, Zheng Q, Gao X, et al. Topiramate and metformin are effective add-on treatments in controlling antipsychotic-induced weight gain: a systematic review and network meta-analysis. Front Pharmacol. 2018;9:1-10.
45. Patel DK, Stanford FC. Safety and tolerability of new-generation anti-obesity medications: a narrative review. Vol. 130, Postgraduate Medicine. Abingdon: Taylor and Francis; 2018. p. 173-82.

5

Impacto neurológico de terapêuticas farmacológicas psiquiátricas e seu manejo

Alexandre Jack Dwan

Sumário

Pontos-chave

- Ilustrar os efeitos adversos dos antagonistas de receptores de dopamina.
- Distinguir entre as apresentações clínicas dos transtornos do movimento causados por esses medicamentos.
- Auxiliar na escolha do tratamento mais apropriado para cada caso.

INTRODUÇÃO

As primeiras publicações com relatos de sintomas extrapiramidais associados ao uso de antipsicóticos começaram em 1954, dois anos após a introdução da clorpromazina na França[1]. Em 1957, um estudo avaliou o uso de iproniazida em pacientes com depressão e identificou a ocorrência de efeitos colaterais semelhantes[2]. A rápida disseminação do uso de psicofármacos na prática psiquiátrica tornou evidente que seu uso era acompanhado de efeitos colaterais agudos, e, posteriormente, em 1964, foi publicada uma compilação de casos nos quais eram identificados efeitos tardios associados a medicamentos[3].

A prevalência de efeitos extrapiramidais com antipsicóticos de primeira geração é estimada em 29% a 74%, somadas as formas agudas e tardias. Em ambiente de internação hospitalar, é estimada em 68,4%, sendo haloperidol o medicamento mais utilizado[4].

A clozapina foi a primeiro antipsicótico a não provocar altas taxas de sintomas extrapiramidais, e a partir dela foram desenvolvidos os antipsicóticos de segunda geração, também chamados de atípicos, visando reproduzir essa característica. Estudos estabelecem uma associação entre os sintomas extrapiramidais e a alta taxa de ocupação de receptores de dopamina no sistema nervoso central (SNC). Os medicamentos atípicos têm menor afinidade por esses receptores em comparação com a primeira geração, o que poderia explicar a diferença na prevalência de efeitos colaterais. Entretanto, estudos comparativos entre antipsicóticos de primeira e segunda geração não mostram melhor tolerabilidade nem efetividade significativa entre esses medicamentos, com exceção da clozapina[5].

Os efeitos colaterais dos antipsicóticos têm grande relevância para a prática clínica. Um estudo realizado com pacientes portadores crônicos de esquizofrenia identificou que apenas 26% deles continuavam em uso de medicação após 18 meses do início do tratamento[6].

Antidepressivos são associados a efeitos colaterais extrapiramidais em proporção menor do que 1:1.000. Inibidores seletivos da receptação de serotonina estão presentes em 80,2% desses casos[7]. O risco relativo de cada medicamento é variável: duloxetina 5,68%, mirtazapina 3,78%, citalopram 3,47%, escitalopram 3,23%, paroxetina 3,07%, sertralina 2,57%, venlafaxina 2,37%, bupropiona 2,31% e fluoxetina 2,03%[8].

A nomenclatura para designar essas condições mudou gradativamente. Inicialmente comparadas com os sintomas da doença de Parkinson e chamadas de estados parkinsonianos, essas síndromes de apresentações clínicas variadas passaram a receber designações que permitem a distinção entre elas, apesar de não haver pleno consenso entre autores da área. Este capítulo segue os termos utilizados por duas obras de referência: a Classificação Internacional de Doenças (CID-11), da Organização Mundial da Saúde, e o *Manual diagnóstico e estatístico de transtornos mentais* – 5ª edição, da American Psychiatric Association.

ETIOPATOGENIA (FATORES DE RISCO E MECANISMOS FISIOPATOLÓGICOS)

O mecanismo exato que leva aos sintomas extrapiramidais não é plenamente esclarecido. Acredita-se que o efeito antagonista em receptores de dopamina tipo D2 das vias mesolímbicas e mesocorticais afete o trato nigroestriatal, cause desequilíbrio do sistema acetilcolina/dopamina e resulte em movimentos involuntários. A prevalência de sintomas extrapiramidais pode estar associada com a maior afinidade de medicamentos por receptores de dopamina e a taxa de dissociação do receptor. A comparação de antipsicóticos de primeira geração com os de segunda geração mostra que os medicamentos mais recentes promovem um bloqueio intermitente, ligando-se e posteriormente dissociando do receptor em menos de 1 minuto[9].

Os antipsicóticos de primeira geração são o principal grupo de medicamentos associados ao parkinsonismo, principalmente as substâncias mais incisivas, como haloperidol, trifluoperazina e flufenazina. Os antipsicóticos de segunda geração, com menor afinidade por receptores tipo D2, têm menor associação, porém ainda significativa. Dentre esses, a clozapina e a quetiapina provocam menos efeitos parkinsonianos em comparação com a risperidona, a olanzapina e a ziprasidona.

Procinéticos e antieméticos atuam com frequência sobre receptores tipo D2. Medicamentos como domperidona e metoclopramida têm esse efeito bem documentado e podem causar hiperprolactinemia por bloqueio D2 no SNC. Medicamentos depletores de dopamina, que atuam no transportador vesicular de monoaminas tipo 2, causam redução dos níveis de dopamina. A reserpina, um inibidor irreversível, tem potência de dez a vinte vezes maior que o inibidor reversível tetrabenazina.

Além das substâncias que têm efeito bem conhecido sobre a dopamina, há relatos de sintomas parkinsonianos com diversas outras drogas, como lítio, bloqueadores de canais de cálcio, antidepressivos e ácido valproico[10]. A seguir estão descritas as síndromes extrapiramidais, de acordo com sua apresentação clínica.

PARKINSONISMO

Trata-se de uma síndrome caracterizada por alterações de postura e movimento. São marcos do parkinsonismo tremor, bradicinesia, instabilidade postural e rigidez. Esse quadro é visto eminentemente na doença de Parkinson, além de outros transtornos neurodegenerativos, traumatismo cranioencefálico, efeitos colaterais de medicamentos e distúrbios metabólicos.

O parkinsonismo é o transtorno de movimento mais frequente por efeito colateral do uso de medicamentos e tem prevalência estimada em 1,7 a 2,7%. Na maioria dos casos, ocorre em pessoas com idade entre 60 e 80 anos, faixa etária que dificulta o diagnóstico pela sobreposição com a doença de Parkinson[11].

Etiopatogenia

O uso de antagonistas de receptores de dopamina tipo D2 reduz o tônus dopaminérgico de neurônios do *striatum* (núcleo caudado e putâmen), induzindo aumento da sensibilidade à dopamina nos neurônios da via nigroestriatal. Esse estado, por sua vez, inibe a ação do tálamo, causando redução da estimulação cortical motora, uma situação análoga à das alterações da doença de Parkinson[12].

Os antipsicóticos de primeira geração em geral, incluindo haloperidol, clorpromazina e flufenazina, são os medicamentos mais frequentemente associados ao parkinsonismo. Dentre os antipsicóticos atípicos, risperidona, olanzapina, ziprasidona e aripiprazol são causas comuns de sintomas. Medicamentos depletores de dopamina (reserpina, tetrabenazina), antieméticos (metoclopramida) e bloqueadores de canais de cálcio (flunarizina, cinarizina) também estão associados a quadros parkinsonianos.

Pacientes do sexo feminino têm maior risco de desenvolver parkinsonismo induzido por medicamento[11].

Quadro clínico e diagnóstico

A CID-11 define o parkinsonismo como uma síndrome clínica com quatro características cardinais: tremor de repouso, rigidez muscular, acinesia/bradicinesia e alteração postural. O DSM-5 descreve o parkinsonismo induzido por neurolépticos e outros medicamentos como tremor parkinsoniano, rigidez muscular, acinesia ou bradicinesia que ocorre dentro de poucas semanas do início ou aumento da dosagem de medicamento ou após redução da dose de medicamento utilizado para tratar sintomas extrapiramidais.

O parkinsonismo induzido por medicamentos tem quadro clínico semelhante ao da doença de Parkinson. A instabilidade postural é decorrente da dificuldade de equilíbrio, e a marcha é feita em passos curtos. Movimentos passivos são realizados com resistência, sendo comuns o sinal da roda denteada e a rigidez. Tremor de repouso ocorre quando não há engajamento em atividade específica, tipicamente em membros superiores, mas também pode se manifestar nos membros inferiores e na boca. Bradicinesia afeta os movimentos em geral, reduzindo a agilidade, e pode comprometer a fala e as expressões faciais[10]. Quando o quadro é resultado da ação de medicamento, há associação temporal do uso com o início dos sintomas. A rigidez corporal e a bradicinesia são mais habituais e afetam o corpo de forma simétrica; em casos de doença de Parkinson, o acometimento é tipicamente assimétrico[11].

Diagnóstico diferencial

O principal diagnóstico diferencial do parkinsonismo induzido por medicamento é a própria doença de Parkinson. Outras possibilidades incluem Parkinson juvenil, Parkinson vascular, intoxicação por manganês, hidrocefalia de pressão normal, encefalopatia traumática crônica, tumores cerebrais, hipóxia, distúrbios metabólicos e estados pós-encefalites[10].

Exames complementares

O diagnóstico de parkinsonismo induzido por medicamento é clínico. Os exames complementares podem úteis para explorar os diagnósticos diferenciais.

Tratamento

A conduta apropriada na maioria dos casos compreende a interrupção da substância causadora do quadro. Antipsicóticos podem ser substituídos por medicamentos de segunda geração que provocam menos efeitos extrapiramidais, como clozapina e quetiapina. O uso de anticolinérgicos para amenizar os sintomas é comum na prática clínica, mas os resultados em estudos são inconsistentes[11].

SÍNDROME NEUROLÉPTICA MALIGNA

A síndrome neuroléptica maligna é uma das complicações mais graves que podem ocorrer com o uso de antipsicóticos. O quadro é raro, com incidência de 0,01 a 3,2%, mas é uma emergência médica com mortalidade de 5 a 20% que pode atingir 70% quando associada às complicações clínicas mais comuns decorrentes da síndrome[13].

O quadro é fundamentalmente associado a medicamentos antagonistas de dopamina, e o maior risco é com antipsicóticos de primeira geração, principalmente haloperidol e flufenazina. Antipsicóticos de segunda geração, benzodiazepínicos, lítio, inibidores seletivos da receptação de serotonina e outros antagonistas da dopamina também podem causar o quadro[14].

Etiopatogenia

Os mecanismos exatos que levam à síndrome neuroléptica maligna não são completamente esclarecidos. Entende-se que o bloqueio de receptores de dopamina tipo D2 ou a interrupção abrupta de estímulo nesses receptores causem uma diminuição súbita na atividade dopaminérgica central, hipótese que explica alguns dos principais sintomas apresentados na síndrome. A rigidez muscular e as alterações do estado mental são compatíveis com o bloqueio dopaminérgico central ou interrupção abrupta de estímulo D2.

Os principais fatores de risco incluem a introdução de medicamento antipsicótico, aumento da dosagem utilizada ou retirada súbita de agonista dopaminérgico. Combinações de antipsicóticos, medicamentos de perfil mais incisivo, de depósito e uso concomitante de lítio também estão associados a maior risco. Os antipsicóticos típicos são mais associados à síndrome, mas há casos com medicamentos atípicos incluindo clozapina, olanzapina, quetiapina, risperidona, ziprasidona, aripiprazol e outros antagonistas dopaminérgicos, como a metoclopramida. Há relatos de casos desencadeados após a suspensão de levodopa[15].

Evidências apontam para a possibilidade de alguns grupos carregarem vulnerabilidades determinadas geneticamente, conforme é visto em casos de famílias com múltiplos membros afetados. O desequilíbrio de outros neurotransmissores é provável, tendo em vista as manifestações autonômicas que fazem parte do quadro, enquanto alterações semelhantes às da hipertermia maligna sugerem a possibilidade de distúrbios no metabolismo de cálcio no sistema musculoesquelético[16].

Quadro clínico e diagnóstico

O quadro clínico completo da síndrome neuroléptica maligna é composto de hipertermia, rigidez muscular, alteração do estado mental e instabilidade autonômica. É comum história de exposição a antagonista de dopamina dentro dos três dias anteriores ao início dos sintomas.

A presença de febre com temperatura superior a 38°C e diaforese sinaliza uma alteração da termorregulação, o que auxilia na distinção de outros quadros causados por antipsicóticos. A rigidez muscular tem início precoce e dificilmente responde ao uso de medicamentos de antiparkinsonianos.

Delirium e outras alterações do estado mental ocorrem em diferentes níveis de gravidade. O DSM-5 inclui como critério diagnóstico o aumento sérico de creatinofosfoquinase maior do que quatro vezes o limite superior da normalidade.

A instabilidade autonômica se manifesta em uma variedade de parâmetros: diaforese, aumento na frequência cardíaca maior do que 25% da linha de base, aumento da pressão arterial maior do que 25% da linha de base, flutuação da pressão sistólica maior do que 25 mmHg ou da pressão diastólica maior do que 20 mmHg em 24 horas, incontinência urinária, palidez cutânea, taquipneia com aumento maior do que 50% da frequência respiratória de base e desconforto respiratório, que pode ser resultado de distúrbios metabólicos, pneumonia aspirativa, tromboembolismo ou rigidez torácica[16].

Diagnóstico diferencial

Há um conjunto de causas clínicas que podem provocar quadro muito semelhante ao da síndrome neuroléptica maligna e merecem atenção. Estado de mal epiléptico não convulsivo, síndrome de abstinência de álcool e benzodiazepínicos, intoxicação aguda por drogas psicoativas como cocaína e metilenodioximetanfetamina (MDMA), infecções do SNC, encefalopatias, feocromocitoma, tireotoxicose, *delirium* hiperativo e catatonia são os principais diagnósticos que devem ser considerados.

Febre, rigidez corporal e disautonomia são vistas em um grupo de alterações autonômicas agudas provocadas por medicamentos. A hipertermia maligna, clinicamente muito semelhante à síndrome neuroléptica maligna, se distingue pela associação a substâncias anestésicas inalatórias e relaxantes musculares como a succinilcolina. A catatonia maligna se diferencia por sintomas positivos, agitação e automatismos prévios à instalação do quadro de instabilidade autonômica. A síndrome serotoninérgica é provocada principalmente por inibidores seletivos da receptação de serotonina e tem, como alterações frequentes, hiper-reflexia, tremor, mioclonia e alterações do trânsito gastrintestinal[15,16].

Exames complementares

Uma testagem abrangente, incluindo dosagem sérica de eletrólitos, ureia, creatinina, função hepática e creatinofosfoquinase deve ser realizada. Alterações séricas de zinco, cálcio e magnésio podem estar presentes. O aumento de creatinofosfoquinase (CPK) acima de 1.000 UI/L é comum e útil para o diagnóstico e acompanhamento da evolução. Insuficiência renal aguda é outro achado frequente, caracterizando rabdomiólise. Leucocitose de até 40.000 células com desvio à esquerda auxilia na distinção entre síndrome neuroléptica maligna e síndrome serotoninérgica. Exames de imagem e coleta de líquido cefalorraquidiano podem avaliar a possibilidade de infecção e outras alterações de SNC[17].

Tratamento

O primeiro passo é a suspensão da medicação em uso. Os pacientes devem ser monitorados continuamente e tratados em unidade de terapia intensiva. É recomendável que a temperatura ambiente favoreça a dissipação de calor. A correção de distúrbios hidroeletrolíticos e o controle estrito da temperatura corporal são fundamentais. O risco de arritmias deve ser observado, e, caso necessário, medicamentos para controle de ritmo e frequência cardíaca são indicados. Devido à rigidez corporal, alguns casos necessitam de suporte ventilatório. As alterações do estado mental implicam risco de aspiração, o que pode ser minimizado com decúbito a 45°. Heparinas de baixo peso molecular protegem de eventos tromboembólicos.

Agonistas de dopamina são utilizados na prática clínica, principalmente a bromocriptina e a amantadina. O dantroleno é um inibidor da liberação de cálcio e pode ser administrado para diminuir a rigidez muscular. Lorazepam e eletroconvulsoterapia têm registros de sucesso no tratamento do quadro. Biperideno não tem evidência de ser eficaz[17,18].

ACATISIA

Ladislav Haškovec descreveu a acatisia no início do século XX. Inicialmente considerada uma alteração motora associada a causas psiquiátricas como histeria, foi também identificada em pacientes com parkinsonismo pós-encefalite. Entretanto, o quadro ganhou maior relevância após a introdução de antipsicóticos na Psiquiatria, quando os efeitos colaterais do bloqueio de dopamina passaram a ser vistos com frequência no tratamento dos doentes mentais. Em antipsicóticos de primeira geração, a prevalência de acatisia é estimada entre 8 e 76% dos casos, principalmente associada ao haloperidol. Essa frequência é menor nos antipsicóticos de segunda geração, entretanto ainda com impacto significativo. Risperidona é associada a acatisia em 7-50% dos casos, aripiprazol 23-42%, clozapina 15-31%, olanzapina 3-16% e quetiapina 2-13%. Na terceira geração de antipsicóticos, a incidência geral de acatisia recuou para 7,7%, sendo iloperidona responsável por 3,9%, asenapina 6,8%, brexpiprazol 10%, lurasidona 12,7% e cariprazina 17,2%[6,19,20].

Além dos antipsicóticos, a acatisia é associada a outros medicamentos. Entre antidepressivos há casos relatados com fluoxetina e paroxetina mais comumente, venlafaxina e duloxetina. Relatos incluem azitromicina, bloqueadores de canais de cálcio e lítio[6,7].

Etiopatogenia

A acatisia, como outros sintomas extrapiramidais, está relacionada ao antagonismo de receptores pós-sinápticos de dopamina tipo D2 no sistema nigroestriatal. Os fatores de risco para desenvolver acatisia incluem exposição inicial a antipsicótico, uso de alta dose de medicação, aumento rápido da dose de medicação, transtorno bipolar, traumatismo craniano, câncer, além da possibilidade de maior associação com idade avançada, sexo feminino e deficiência de ferro[6].

Quadro clínico e diagnóstico

A acatisia é caracterizada por dois componentes, um sintoma subjetivo e um sinal objetivo. O sintoma relatado por pacientes é notoriamente de difícil descrição. Desconforto, inquietação, coceira e outros termos são usados, apesar de não traduzirem exatamente a vivência do indivíduo. O sinal objetivo da acatisia é um transtorno do movimento. Tipicamente ocorre entre os quadris e tornozelos, mas pode acometer o corpo todo em quadros graves[19]. O DSM-5 estabelece o diagnóstico de acatisia em duas situações:

- Acatisia aguda induzida por medicamento: queixa subjetiva de inquietação, frequentemente acompanhada por excesso de movimento observável que começa dentro de poucos dias após início ou aumento da dose de medicamento ou após redução da dose de medicamento para tratar sintomas extrapiramidais.
- Acatisia tardia, que se distingue por iniciar tardiamente no curso do tratamento com potencial de persistir por meses ou anos, mesmo após reduzida a dose ou retirado o medicamento.

Diagnóstico diferencial

O subdiagnóstico de acatisia é comum por haver sobreposição dos sintomas com outras condições. Os diagnósticos diferenciais de acatisia estão listados no Quadro 1[19,21].

Exames complementares

Não há exames subsidiários laboratoriais que indiquem o diagnóstico. A *Barnes Akathisia Rating Scale* é o instrumento mais utilizado para medir os sintomas de acatisia. É recomendável que ela seja aplicada antes da introdução de um antipsicótico e repetida a cada mudança de dose, permitindo a comparação de diferentes momentos do tratamento a partir de uma linha de base[22].

Quadro 1 Diagnósticos diferenciais de acatisia

Ansiedade
Psicose
Mania
Transtorno de déficit de atenção e hiperatividade
Agitação por causas clínicas
Agitação psicomotora
Tourette, tiques
Discinesia tardia
Distonia
Parkinsonismo
Síndrome das pernas inquietas

Fonte: Lohr 2015[19]; Patel 2020[21].

Tratamento

A redução ou substituição da medicação psicotrópica em uso é recomendada, tendo em vista que a maior parte dos casos ocorre por efeitos colaterais. Antipsicóticos típicos devem ser substituídos por atípicos. O haloperidol é associado a maior risco de acatisia em comparação com risperidona e olanzapina, enquanto a clorpromazina causa mais acatisia em comparação com clozapina.

Entre antipsicóticos de segunda geração, o aripiprazol é mais associado à acatisia em comparação com olanzapina, clozapina e ziprasidona. Outros estudos apontam que risperidona, olanzapina, ziprasidona e quetiapina têm risco menor comparadas com lurasidona, asenapina e aripiprazol. Em alguns casos, existe a possibilidade de acatisia na retirada de medicamento com sintomas durando até seis semanas após a mudança do tratamento, com resolução espontânea após esse tempo.

Em casos refratários, há uma variedade de substâncias com relatos de melhora. Anticolinérgicos como biperideno, betabloqueadores, antagonistas de receptores de serotonina 5-HT2A e N-acetilcisteína são medicamentos já utilizados com sucesso em alguns casos. O tratamento da acatisia carece de estudos com maior nível de evidência, ficando restritos a relatos e séries de casos em sua grande maioria[21,22].

DISTONIA AGUDA

A distonia aguda é um quadro de contrações involuntárias da musculatura que geralmente acomete a cabeça e o pescoço, mas que pode atingir qualquer região do corpo. O quadro é associado ao uso de medicamentos antipsicóticos e antieméticos, mas pode ocorrer com outras substâncias: há relatos de distonia aguda com opioides, propofol, fentanila, foscarnete, quinina, metilfenidato, rivastigmina, albendazol, cetirizina, gabapentina e inibidores seletivos da recaptação de serotonina.

A prevalência de distonia aguda com o uso de antipsicóticos típicos vai de 2,3% a 60% e, com medicamentos atípicos, de 2% a 3%. As informações epidemiológicas sobre o quadro são escassas, com evidências baseadas em relatos e estudos com poucos casos. Estima-se que a metoclopramida seja responsável por uma incidência de 1:500[23,24].

Etiopatogenia

Antipsicóticos e antieméticos têm em comum o efeito antagonista da dopamina. Acredita-se que o uso desses medicamentos provoque um desequilíbrio entre o tônus de acetilcolina e dopamina nos gânglios da base, que leva às alterações de movimentos[23]. Os principais fatores de risco são sexo masculino, jovens e uso recente de antipsicótico em alta dose[24].

Quadro clínico e diagnóstico

Segundo a CID-11, a distonia é uma síndrome dominada por contração muscular sustentada, frequentemente causando torção e movimentos repetitivos ou posturas anormais. O DSM-5 define a distonia aguda como contração prolongada e anormal da musculatura ocular (crise oculogírica), cabeça, pescoço (torcicolo), membros ou tronco, desenvolvida dentro de poucos dias após o início ou aumento da dose de medicamento, ou redução da dose de medicamentos utilizado para tratar sintomas extrapiramidais.

Há um grupo de alterações incluídas dentro do termo distonias agudas, de acordo com a região do corpo afetada: crise bucolingual, oculogírica, torcicolítica, torcilopélvica, opistotônica, laríngea e pseudomacroglossia[23].

A distonia laríngea aguda é uma forma potencialmente letal que afeta a musculatura laríngea e leva à obstrução das vias aéreas superiores[25].

Diagnóstico diferencial

Os diagnósticos diferenciais principais são as condições que podem cursar com alterações agudas de movimento, de quadros funcionais como o transtorno conversivo, distúrbios hidroeletrolíticos, infecção do SNC, intoxicação exógena, fraturas, crise focal, acidente vascular cerebral, clônus, tétano e síndrome neuroléptica maligna[23].

Exames complementares

A investigação deve permitir a confirmação ou exclusão das possíveis causas. Hemograma completo, função renal, marcadores hepáticos, cálcio sérico, provas inflamatórias, exames de imagem da região afetada, líquido cefalorraquidiano e outros exames são pertinentes e devem ser considerados de acordo com a história do paciente, visando descartar os diagnósticos diferenciais.

Tratamento

Difenidramina injetável na dose de 50 mg por via intravenosa é o tratamento de escolha da distonia aguda. A penetração no SNC e seu efeito anticolinérgico promovem o reequilíbrio no sistema dopamina-acetilcolina. A melhora dos sintomas costuma ocorrer rapidamente, em até 30 minutos após a administração da medicação; após a fase aguda, é recomendável a manutenção com difenidramina por via oral a cada 6 horas nos dois dias seguintes.

Em casos que não melhoram com difenidramina, benzodiazepínicos injetáveis podem ser utilizados como alternativa. Diazepam 0,1 mg/kg ou lorazepam 0,1 mg/kg são opções nessas situações. Biperideno 2,5 mg a 5 mg por via oral é outra possibilidade.

Os medicamentos causadores do quadro devem ser preferencialmente descontinuados. Caso não seja possível, pode-se considerar o uso de anticolinérgicos em baixa dose por via oral como medida profilática contra outros episódios de distonia[23,24].

DISCINESIA TARDIA

Os antipsicóticos de primeira geração representaram uma evolução importante no tratamento das doenças mentais, mas seu uso veio acompanhado de inúmeros efeitos colaterais. Dentre os distúrbios do movimento causados por esses medicamentos, a discinesia tardia é um quadro potencialmente irreversível, debilitante, que atinge até 30% dos pacientes[26].

O uso atual de antipsicóticos tanto para quadros psicóticos como para transtornos do humor amplifica a ocorrência de discinesia tardia, sendo que a população idosa tem chance cinco vezes maior do que jovens de desenvolver o quadro. A introdução de antipsicóticos de segunda geração trouxe a expectativa de causarem discinesia com menor frequência em comparação com medicamentos da primeira geração, mas as evidências nesse sentido são conflitantes. A exceção é a clozapina, que em alguns casos tem se mostrado inclusive capaz de tratar o quadro instalado. Uma metanálise abrangendo 2.230 pacientes aponta que a clozapina é o único antipsicótico de segunda geração com perfil de segurança melhor que os demais. Outro estudo com dados de 11.493 pacientes encontrou discinesia tardia em 30% dos casos em uso de antipsicóticos típicos e 20,7% em atípicos, com prevalência de 25,3%[27].

Etiopatogenia

Os mecanismos fisiopatológicos exatos que levam à discinesia tardia não são plenamente conhecidos. A hipótese mais aceita propõe que a exposição prolongada a antagonistas de receptores de dopamina promova aumento da quantidade ou da sensibilidade de receptores tipo D2. Essa ideia encontra respaldo em estudos de laboratório com roedores nos quais esse fenômeno ocorre e na observação em seres humanos da diminuição de movimento associada à diminuição do tônus dopaminérgico. Mudanças na plasticidade dos neurônios afetando o processamento do sinal neuronal também poderiam explicar o quadro, como pode ser visto em estudos com roedores e em humanos expostos a substâncias antagonistas de dopamina. Esses medicamentos também poderiam causar alterações na substância nigra e reduzir a quantidade de neurônios secretores de dopamina, afetando o controle do movimento.

Essas hipóteses, entretanto, contêm falhas. A exposição crônica de roedores a antagonistas de dopamina não é associada a aumento da sensibilidade dos receptores, e os estudos nos seres humanos nesse sentido têm resultados inconsistentes, assim como as análises da substância nigra de pacientes em uso crônico de antipsicóticos.

O fator de risco de maior consenso é a idade avançada, com estudos comparando diretamente populações de faixas etárias diferentes expostas a antipsicóticos pelo mesmo tempo e observando maior incidência no grupo de maior idade. Outros fatores de risco são possíveis, mas com relação menos clara. Sexo feminino, dose utilizada de antipsicóticos, tempo de uso, lesão cerebral, déficit intelectual, demência, diabetes *mellitus*, uso de anticolinérgicos e infecção por HIV parecem estar associados a maior risco. Diferenças raciais podem ter papel relevante, mas a avaliação dessa hipótese é prejudicada pelo fato de pacientes negros receberem doses maiores de medicamentos com maior frequência[27,28].

Quadro clínico e diagnóstico

Segundo o DSM-5, a discinesia tardia é caracterizada por movimentos involuntários atetoides ou coreicos, com duração mínima de algumas semanas, geralmente de língua, região inferior da face, mandíbula e extremidades, que ocorre em associação ao uso de medicação neuroléptica por pelo menos alguns meses.

Note-se que o DSM-5 elenca movimentos coreicos, distônicos e acatisia como síndromes tardias. Discinesia tardia é muitas vezes utilizada como um termo comum para designar síndromes tardias, incluindo a forma orobucofacial.

O quadro clínico é de movimentos coreoatetoides acometendo com maior frequência língua, lábios, boca e mandíbula. O paciente pode estalar os lábios repetidamente e exibir movimentos mastigatórios e linguais. Uma parte dos casos pode desenvolver coreia ou atetose comprometendo tronco e membros[29].

Diagnóstico diferencial

Ver Quadro 2.

Quadro 2 Diagnóstico diferencial de discinesia tardia

Diagnóstico diferencial
Discinesia orofacial idiopática do idoso
Estereotipias
Coreia
Crises complexas
Tourette
Tiques
Doença de Wilson
Intoxicação por drogas
Discinesia por uso de levodopa

Fonte: Friedman 2019[28], Vasan 2020[29].

Tratamento

Valbenazine e deutetrabenazine são medicamentos aprovados para o tratamento de discinesia tardia e outras síndromes tardias. Ambos são inibidores seletivos do transportador de monoaminas vesicular tipo 2, que diminui o tônus dopaminérgico, compensando o efeito dos antipsicóticos. Tetrabenazina e reserpina são alternativas de menor custo[30].

A substituição do antipsicótico por clozapina é uma medida associada à melhora significativa dos sintomas de discinesia, em alguns casos dentro de quatro semanas, além da redução do risco associado a outros antipsicóticos[26].

Medicamentos com efeito anticolinérgico são úteis para controlar sintomas de parkinsonismo e efeitos colaterais extrapiramidais. É comum que sejam prescritos na discinesia tardia, entretanto não há evidência que corrobore com essa prática, além do risco de piora do quadro, como na associação de anticolinérgicos e coreia[31].

Para aprofundamento

- Sykes DA, Moore H, Stott L, Holiday N, Javitch JA, Lane JR, et al. Extrapyramidal side-effects of antipsychotics are linked to their association kinetics at dopamine D2 receptors. Charlton. Nature Communications. 2017;8(1):763.
  - ⇨ **Trabalho elaborado que acrescenta informações verdadeiramente novas e ajuda a esclarecer mecanismos bioquímicos do funcionamento de substâncias, um tipo de informação do qual a psiquiatria carece.**
- Fond G, Godin O, Schurfhoff F, Berna F, André M, Aouizerate B, et al. Confirmations, advances, and recommendations for the daily care of schizophrenia based on the French national FACE-SZ cohort. Prog Neuropsychopharmacol Biol Psychiatry. 2020;101:109927.
  - ⇨ **Oferece uma visão ampla da evolução de longo prazo de uma população vulnerável e consolida conhecimentos importantes; destaque para a magnitude da obra.**
- Su Ling Young, Mark Taylor, Stephen M Lawrie. "First do no harm." A systematic review of the prevalence and management of antipsychotic adverse effects. J Psychopharmacol. 2015;29(4):353-62.
  - ⇨ **Resgata o princípio fundamental da atuação médica, aponta como ele continua relevante e sinaliza aspectos da assistência que merecem atenção.**

REFERÊNCIAS BIBLIOGRÁFICAS

1. De Boucaud P, Fournial P. Parkinsonian states appearing during chlorpromazine therapy. J Med Bord. 1954;131(9):881-6.
2. DeVerteuil RL, Lehmann HE. Therapeutic trial of iproniazid (marsilid) in depressed and apathetic patients. Can Med Assoc J. 1958;78(2):131-3.
3. Faurbye A, Rasch P-J, Petersen PB, Brandborg G, Pakkenberg H. Neurological symptoms in pharmacotherapy of psychoses. Acta Psychiatr Scand. 1964;40(1):10-27.
4. Janno S, Holi M, Tuisku K, Wahlbeck K. Prevalence of neuroleptic-induced movement disorders in chronic schizophrenia inpatients. Am J Psychiatry. 2004;161(1):160-3.
5. **Divac N, Prostran M, Jakovcevski I, Cerovac N. Second-generation antipsychotics and extrapyramidal adverse effects. Biomed Res Int. 2014;2014:656370.**
   ⇨ **Um texto focado em antipsicóticos atípicos, os mais utilizados atualmente na prática clínica.**

6. Musco S, Ruekert L, Myers J, Anderson D, Welling M, Cunningham EA. Characteristics of patients experiencing extrapyramidal symptoms or other movement disorders related to dopamine blocking agent therapy. J Clin Psychopharmacol. 2019;39(4):336-43.
7. Hawthorne JM, Caley CF. Extrapyramidal reactions associated with serotonergic antidepressants. Ann Pharmacother. 2015;49(10):1136-52.
8. **Guo MY, Etmian M, Procyshyn RM, Kim DD, Samii A, Kezouh A, Carleton BC. Association of antidepressant use with drug-related extrapyramidal symptoms: a pharmacoepidemiological study. J Clin Psychopharmacology. 2018;38(4):349-56.**
   ⇨ **Trabalho focado em uma das classes de medicamentos mais utilizados em psiquiatria.**
9. Seeman P. Atypical antipsychotics: mechanism of action. Can J Psychiatry. 2002;47(1):27-38.
10. Shrimanker I, Tadi P, Sánchez-Manso JC. Parkinsonism. StatPearls [Internet]. 2020.
11. Shin H-W, Chung SJ. Drug-induced parkinsonism. J Clin Neurol. 2012;8(1):12-21.
12. Galvan A, Wichmann T. Pathophysiology of parkinsonism. Clin Neurophysiol. 2008;119(7):1459-74.
13. Sahin A, Cicek M, Cekic OG, Gunaydin M, Aykut DS, Tatli O, et al. A retrospective analysis of cases with neuroleptic malignant syndrome and an evaluation of risk factors for mortality. Turk J Emerg Med. 2017;17(4):141-5.
14. Sato I, Onishi H, Kawanishi C, Yamada S, Isida M, Kawakami K. Neuroleptic malignant syndrome in patients with cancer: a systematic review. BMJ Support Palliat Care. 2020;10(3):265-70.
15. Berman BD. Neuroleptic malignant syndrome: a review for neurohospitalists. Neurohospitalist. 2011;1(1):41-7.
16. Simon LV, Hashmi MF, Callahan AL. Neuroleptic malignant syndrome. StatPearls [Internet]. 2020.
17. **Tse L, Barr AM, Scarapicchia V, Vila-Rodrigues F. Neuroleptic malignant syndrome: a review from a clinically oriented perspective. Curr Neuropharmacol. 2015;13(3):395-406.**
   ⇨ **Trabalho abrangente com olhar prático sobre o tema.**
18. Schönfeldt-Lecuona C, Kuhlwilm L, Cronemeyer M, Neu P, Connemann BJ, Gahr M, et al. Treatment of the neuroleptic malignant syndrome in international therapy guidelines: a comparative analysis. Pharmacopsychiatry. 2020;53(2):51-9.
19. Lohr JB, Eidt CA, Alfaraj AA, Soliman MA. The clinical challenges of akathisia. CNS Spectr. 2015;20 Suppl 1:1-14; quiz 15-6.
20. **Demyttenaere K, Detraux J, Racagni G, Vansteelandt K. Medication--induced akathisia with newly approved antipsychotics in patients with a severe mental illness. CNS Drugs. 2019;33(6):549-66.**
   ⇨ **Trabalho com foco sobre medicamentos antipsicóticos introduzidos recentemente na prática clínica**
21. Patel J, Galdikas FJ, Marwaha R. Akathisia. StatPearls [Internet]. 2020.
22. Pringsheim T, Gardner D, Addington D, Martino D, Morgante F, Ricciardi L, et al. The assessment and treatment of antipsychotic-induced akathisia. Can J Psychiatry. 2018;63(11):719-29.
23. Lewis K, O'Day CS. Dystonic reactions. StatPearls [Internet]. 2020.
24. Burkhard PR. Acute and subacute drug-induced movement disorders. Parkinsonism Relat Disord. 2014;20 Suppl 1:S108-12.
25. Marion MH, Klap P, Perrin A, Cohen M. Stridor and focal laryngeal dystonia. Lancet. 1992;339(8791):457-8.
26. Pardis P, Remington G, Panda R, Lemez M, Agid O. Clozapine and tardive dyskinesia in patients with schizophrenia: a systematic review. J Psychopharmacol. 2019;33(10):1187-98.
27. Correll CU, Kane JM, Citrome LL. Epidemiology, prevention and assessment of tardive dyskinesia and advances in treatment. J Clin Psychiatry. 2017;78(8):1136-47.
28. **Friedman JH. Tardive syndromes. Continuum (Minneap Minn). 2019;25(4):1081-98.**
   ⇨ **Discute questões relevantes e controversas de forma direta.**
29. Vasan S, Padhy RK. Tardive dyskinesia. StatPearls [Internet]. 2020.
30. Korassani F, Luther K, Talreja O. Valbenazine and deutetrabenazine: vesicular monoamine transporter 2 inhibitors for tardive dyskinesia. Am J Health Syst Pharm. 2020;77(3):167-74.
31. Arya D, Khan T, Margolius AJ, Fernandez HF. Tardive dyskinesia: treatment update. Curr Neurol Neurosci Rep. 2019;19(9):69.

6

Intervenções psicológicas e formação de terapeutas no contexto do hospital geral: o papel das linhas analítico-comportamental, cognitiva e psicodinâmica

Maria Martha Hübner
Regina Christina Wielenska
Edinalva Cruz Souza
Abel Trindade Neto
Andréia A. Pires de Oliveira

Sumário

Pontos-chave

- A terapia analítico-comportamental tem no hospital universitário um espaço ideal para a implantação de programas terapêuticos para pacientes atendidos pela Psiquiatria e outros setores, bem como para formação de terapeutas, seja para atendimento de indivíduos autistas ou com desenvolvimento neurotípico.
- A Análise do Comportamento Aplicada, conhecida como ABA pela sigla em inglês, caracteriza-se como uma intervenção capaz de promover mudanças consistentes no repertório de indivíduos autistas por meio de estratégias cuidadosamente planejadas e também pelo ensino acidental ou naturalístico.
- A psicoeducação envolve ensinar o cliente a entender os principais aspectos da condição psiquiátrica que o afeta, as implicações dos sintomas para seus relacionamentos e outros aspectos da vida, a lógica da fármaco e da psicoterapia
- Em grupos de antitabagismo, sempre se pesquisam gatilhos que favorecem o comportamento de fumar para a prevenção da recaída.

INTRODUÇÃO

O contexto de atendimento em hospital geral é bastante rico e muitas vezes não explorado por profissionais da Psicologia, seja como campo de atuação, seja como campo de ensino. Assim, é essencial pensar no papel do profissional da Psicologia e as contribuições que diferentes linhas podem trazer, em especial a analítico-comportamental, a cognitiva e a psicodinâmica.

Inicialmente serão discutidas a formação teórica, supervisões e práticas clínicas desenvolvidas no curso de especialização (*lato sensu*) em Análise do Comportamento Aplicada e Terapia Comportamental, no Hospital Universitário da Universidade de São Paulo (HU-USP). Na segunda parte, serão apresentadas as atividades do Serviço de Psicologia do HU-USP, com menção a intervenções sobre tabagismo e manejo do estresse.

HOSPITAL-ESCOLA E OS ATENDIMENTOS POR ALUNOS DE ESPECIALIZAÇÃO NO HOSPITAL UNIVERSITÁRIO DA USP

Em 1999, iniciou-se o curso de especialização em Terapia Analítico-Comportamental, no Instituto de Psicologia da USP, destinado a formar psicólogos e psiquiatras na abordagem, além de oferecer atendimento psicológico a membros da comunidade universitária. O HU-USP passou a encaminhar para o curso alguns casos atendidos pela equipe de Psiquiatria, até que em 2008 o curso passou a ocorrer nas instalações do HU-USP, firmando-se uma parceria para aulas e atendimentos, em maior escala, dos casos encaminhados pelo setor de Psiquiatria da instituição.

Atualmente, o curso é oferecido às sextas-feiras, ao longo do ano letivo. Com aproximadamente 60 alunos, é composto por atendimento ambulatorial, supervisão clínica e aulas teóricas. No período da manhã ocorrem as supervisões dos atendimentos de adultos e crianças. Em seguida os alunos, distribuídos em duplas ou trios de terapeutas, atendem o paciente que lhes foi designado, e, no período da tarde, ocorrem as aulas teóricas, com professores das equipes do curso e da Psiquiatria, além de convidados de outras instituições. As aulas teóricas compreendem todos os alunos inscritos, os quais são divididos em grupos para atendimentos e supervisões, com um grupo de atendimento infantil e três grupos de atendimento de adultos.

Ao início do ano, nota-se uma variação expressiva entre repertórios clínicos e teóricos dos alunos. Recebemos alunos recém-saídos da graduação, outros com décadas de experiência em atividades não clínicas ou fundamentados em outros referenciais teóricos, e há alunos com mestrado e doutorado em Análise do Comportamento, mas que pouco dominam os meandros clínicos. O objetivo é que todos desenvolvam conhecimentos teóricos, habilidades terapêuticas e autoconhecimento, ganhando domínio sobre os principais aspectos da terapia analítico-comportamental. Para aquisição e desenvolvimento de tais repertórios dos alunos, faz-se necessária a condução de supervisões clínicas[1].

Supervisão e suas peculiaridades

A supervisão é uma atividade complexa, que ocorre em diversos contextos e possui várias definições, funções e modelos, sendo seu cerne uma troca interpessoal, que pode ser definida como a provisão de monitoria, orientação e *feedback* nas questões do desenvolvimento educacional, profissional e pessoal[1].

Através da supervisão[1], busca-se desenvolver um repertório que permita ao terapeuta discriminar as variáveis que controlam seu próprio comportamento, possibilitando assim o desenvolvimento de habilidades terapêuticas que impactam positivamente na qualidade de vida do cliente[2].

Starling[3] define o processo de formação de um terapeuta comportamental como a programação de contingências específicas que proporcionarão a construção de um repertório no formando, que tenha probabilidade de ser positivamente consequenciado dentro da situação profissional e que esteja sob controle da estimulação presente nesse contexto[3]. Assim sendo, o papel do supervisor é modelar o repertório do aprendiz, a partir do seu relato verbal e de outras técnicas específicas, como *role-playing*, modelação em sessão, fazendo análise funcional do comportamento do aluno em sessão e reforçando diferencialmente os comportamentos que se aproximam da aquisição da habilidade desejada[2].

A dinâmica das supervisões de atendimentos realizados no Hospital Universitário da USP junto ao curso de especialização em análise do comportamento aplicada e terapia comportamental

Anualmente são atendidas de seis a sete crianças e, aproximadamente, 23 adultos diagnosticados pela equipe de Psiquiatria do HU-USP. São diversas as demandas encaminhadas para atendimento psicológico, tais como transtornos do humor e de ansiedade, distúrbios de aprendizagem e transtorno do espectro autista[4].

A supervisão infantil tem duração de duas horas e meia, sendo o grupo composto por, em média, 21 alunos, e os casos são atendidos por trios de terapeutas, além do supervisor, que conta com o apoio de dois monitores (alunos egressos da especialização). O grupo de supervisão infantil abarca, durante três meses, dois alunos por ano, oriundos da residência médica em Pediatria do Desenvolvimento. Cada grupo de supervisão de adultos é composto por 14 a 15 alunos, formando cerca de sete duplas e um trio, além de um ou dois monitores e o supervisor. Reúnem-se, semanalmente, por três horas, discutindo cada caso em termos de variáveis dos terapeutas e do cliente.

Espera-se que na supervisão os terapeutas se engajem na discussão, oferecendo contribuições individuais para a dupla de colegas que apresenta seu caso nas reuniões de supervisão. Monitores e supervisor coordenam o processo, fazem comentários, oferecem modelos, buscam consequenciar diferencialmente os comportamentos dos terapeutas, de forma a promover repertórios clínicos mais refinados.

Adaptações nas salas de atendimento

O atendimento infantil é baseado na análise do comportamento aplicada (ABA, do inglês *applied behavior analysis*) e tem duração de duas horas, em função da natureza das intervenções, enquanto o atendimento de adulto tem cinquenta minutos de duração. Ambos levam em consideração o diagnóstico, acompanhado da análise funcional dos comportamentos observados em sessão para o melhor planejamento individual de intervenções.

As salas de atendimentos são as mesmas utilizadas por outros profissionais do HU, portanto se fazem necessárias adaptações, principalmente para atendimentos infantis, pois na aplicação de programas são requeridas mesa e cadeiras infantis, além de material, exclusiva e individualmente, elaborado para cada criança.

As aulas teóricas

As aulas teóricas ocorrem no período da tarde, com professores das equipes do próprio curso e da Psiquiatria do HU, além de convidados de outras instituições. Os diversos temas ministrados são baseados em evidências, abarcando tópicos como a ética profissional, conceitos básicos da análise do comportamento, história da terapia comportamental, avaliação comportamental, seleção de estratégias de intervenção e procedimentos de mudança comportamental, mensuração, tabulação e interpretação de dados comportamentais, tópicos avançados e específicos em análise do comportamento, psicopatologia, psicofarmacologia e neurociências.

Métodos de avaliação

A frequência mínima requerida para aprovação no curso é de 85%, e 7 (sete) a média mínima, composta por avaliações escritas, supervisão, apresentação de painel em minicongresso e monografia.

O curso realiza três avaliações escritas ao longo do ano, com complexidade crescente, de forma a acompanhar a literatura das aulas teóricas. Em supervisão, há avaliação constante, e a nota final compreende a pontualidade, assiduidade, participação, relatórios semanais e semestrais, além da participação na discussão e colaboração no planejamento de todos os casos. O *feedback* escrito, fornecido por monitor e supervisor para cada relatório clínico, é importante ferramenta para o aprimoramento dos terapeutas, que passam a ficar sob o controle de variáveis que antes não teriam sido capazes de identificar. Busca-se, adicionalmente, aprimorar a qualidade do texto e o rigor científico das análises realizadas.

Durante a semana, as duplas ou trios de terapeutas preparam seu relatório de atendimento clínico seguindo um modelo que contempla o resumo dos pontos principais da sessão, eventuais aspectos novos, mudanças observadas ou relatadas, análise de relações funcionais sobre eventos ocorridos na sessão ou relatados pelo cliente, gráficos e/ou tabelas dessas relações observadas e quantificadas (sobretudo no atendimento infantil), comentários dos terapeutas sobre o próprio desempenho e dos demais terapeutas do caso, planejamento dos próximos passos e, no caso dos atendimentos a adultos, transcrição dos quinze minutos mais relevantes da sessão.

Ao final do ano, cada aluno deposita uma monografia sobre um tema de sua escolha, sob a supervisão de um dos docentes, além de participarem de um minicongresso interno, no qual o caso atendido se converterá em um painel a ser apresentado aos demais grupos de supervisão, além dos docentes, monitores, equipe de Psiquiatria e convidados. Os painéis recebem a avaliação de um professor que não tenha supervisionado aquele caso específico. A seguir, serão especificadas as duas modalidades de atendimentos em terapia analítico-comportamental.

Análise do comportamento aplicada no atendimento de crianças com transtornos do desenvolvimento

O público infantojuvenil atendido no HU-USP é composto por casos encaminhados pela equipe de Psiquiatria do HU ou por profissionais externos (Hospital das Clínicas, por exemplo). Os principais diagnósticos referem-se ao transtorno do espectro autista (TEA), embora crianças com deficiência intelectual já tenham sido atendidas pela equipe.

O TEA é uma condição de início precoce e cujas dificuldades tendem a comprometer o desenvolvimento do indivíduo, ao longo de sua vida, ocorrendo uma grande variabilidade na intensidade e forma de expressão da sintomatologia, nas áreas que definem o seu diagnóstico[5].

Segundo o DSM-5[6], o TEA se caracteriza por déficits persistentes na comunicação e na interação social em múltiplos contextos e padrões restritos e repetitivos de comportamento, interesses ou atividades. No CID-10[7], o TEA está classificado e codificado por F84.0 - Autismo Infantil.

As intervenções baseadas na análise do comportamento aplicada apresentam-se como uma das únicas com validação empírica, com cerca de 400 estudos publicados em periódicos da área[8], além de ser uma das formas de intervenção mais eficazes, salientando-se que a intensidade de aplicação e a precocidade do ensino, com início anterior aos quatro anos de idade, são fatores que contribuem decisivamente para essa eficácia[9,10].

Durante o ano letivo são oferecidos, em média, 25 sessões de atendimento, e cada criança tem a oportunidade de ser atendida por até três anos, contando com uma nova dupla ou trio de terapeutas a cada ano. Os atendimentos prestados apresentam resultados satisfatórios no desenvolvimento das crianças, sendo tais ganhos aferidos de forma contínua por meio da coleta de dados quantitativos e qualitativos (HU-USP, 2019, Anais do XVI Minicongresso, Análise do Comportamento Aplicada e Terapia Comportamental).

Os terapeutas redigem um relatório anual com a evolução do desenvolvimento do cliente em diversas áreas de intervenção, assim como um currículo atualizado de programas terapêuticos realizados com o cliente, para servir de base para os atendimentos no ano seguinte.

Hübner et al.[8] descrevem algumas fases pelas quais são divididas as intervenções baseadas em ABA, ressaltando que essas fases se repetem ao longo de todo o processo: avaliação comportamental, cujo objetivo é descrever o repertório inicial do indivíduo, sendo que protocolos como o VB-MAPP[11] podem ser especialmente úteis nessa fase; seleção de comportamentos-alvo, definidos a partir da análise inicial do repertório do cliente, considerando-se a validade social dos comportamentos a serem treinados e a primazia pela escolha de *behavioral cusps*[12]; e a elaboração de programas de ensino individualizados por meio de um arranjo de contingências que aumentem a probabilidade de ocorrência futura dos comportamentos-alvo estabelecidos.

Semanalmente, os alunos/terapeutas apesentam dados quantitativos em forma de gráficos para a avaliação constante do aprendizado e aquisição de novos repertórios pelos clientes, assim como para possíveis variações, no que diz respeito aos objetivos terapêuticos.

Existem duas modalidades de ensino em ABA: o ensino por tentativa discreta e o ensino naturalístico ou incidental. A modalidade de ensino por tentativa discreta, ou DTT (do inglês *discrete trial training*), é uma modalidade de ensino estruturado bastante utilizada no tratamento comportamental de crianças com TEA, e sua principal característica é o uso da mesa na aplicação dos programas, valendo-se de um cuidadoso arranjo de tríplices contingências com o objetivo de aumentar a frequência de comportamentos socialmente relevantes e diminuir a frequência de excessos comportamentais.

O ensino naturalístico ou incidental, no qual se enquadram, por exemplo, o ensino incidental (IT, do *inglês incidental teaching*) e o treino de resposta pivotal (PRT, do inglês *pivotal response treatment*), caracteriza-se por atividades não planejadas, em ambientes variados, nos quais as oportunidades de ensino são apresentadas de modo contínuo e não estruturado, visando obter generalização de comportamentos aprendidos pela criança, além de aumentar as oportunidades para o treino do repertório social[8,13].

A sessão é dividida entre "tempo de trabalho", ou seja, programas estruturados (DTT), e "tempo de brincadeira" (ensino incidental), em que os terapeutas se valem de operações motivadoras para ensinar diversos repertórios, como o de brincar de forma social. O tempo é controlado por meio de um timer e, geralmente, é a criança quem o aciona (ativa e desativa o tempo em cada troca de turno). Para cada criança é estipulado um tempo para permanência em cada tipo de atividade, em função das especificidades de cada caso.

A situação de coterapia oferece aos alunos a oportunidade de divisão do peso da responsabilidade[14]. Além disso, os monitores, que já adquiriram a experiência durante o ano anterior, participam das sessões iniciais, dando o modelo de interação com a criança.

Em sessão, os integrantes do trio desempenham as funções de terapeuta principal, terapeuta sombra e terapeuta observador, sendo tais atribuições randomizadas entre os terapeutas a cada novo atendimento. O terapeuta principal é quem mantém contato direto com a criança, decide os procedimentos a serem adotados em sessão, e senta-se em frente a ela durante a aplicação dos programas no ensino por tentativas discreta. O terapeuta sombra senta-se atrás da criança e é quem fornece a ajuda necessária para cada programa, objetivando evocar respostas adequadas frente aos estímulos discriminativos apresentados pelo terapeuta principal. O terapeuta observador é o responsável pela coleta de dados para confecção do relatório semanal, anotando todas as tentativas, acertos independentes, acertos com ajuda e erros da criança em cada programa para que, posteriormente, seja possível transformar esses dados em gráficos de evolução de desempenho.

Para favorecer a generalização e a manutenção das habilidades treinadas em sessão, os terapeutas orientam os pais por meio do treinamento de habilidades comportamentais (BST, do inglês *behavior skills training*). Um dos meios mais efetivos para instalar uma nova habilidade, o BST é um pacote de ensino composto por instruções, modelação, ensaio e *feedback*, podendo contar com o acréscimo de outros procedimentos, a depender da habilidade a ser ensinada, como a inserção do treino em situação real para o ensino de habilidades de segurança[15,16].

As instruções são realizadas no próprio ambiente hospitalar, por meio de encontros ocasionais, e tem um caráter essencialmente psicoeducativo, além de contar com o auxílio de cartilhas nas quais estão descritos, de forma clara e acessível, os princípios básicos da Análise do Comportamento e alguns programas de ensino a serem aplicados em casa.

A modelação pode ocorrer por meio da exibição de vídeos da aplicação dos programas de ensino e estratégias de mudança de comportamento, ou pela demonstração, por parte dos terapeutas, de como uma intervenção deve ser realizada de forma correta. Em seguida, os pais ensaiam as intervenções demonstradas e contam com o *feedback* dos terapeutas, podendo ocorrer de forma corretiva, detalhando gentilmente falhas na aplicação ou valorizando os avanços alcançados.

A supervisão dos casos é um espaço para a definição dos programas a serem aplicados, materiais a serem utilizados, análise funcional dos comportamentos dos terapeutas e modelagem de comportamentos relevantes por meio do uso de estratégias facilitadoras, como o *role-playing*[17]. Vale ressaltar que, embora tenha sua origem no psicodrama, o *role-playing* tem sido empregado por terapeutas e pesquisadores à luz de outras abordagens teóricas[18], para alcançar objetivos psicoeducativos e terapêuticos. Supervisor e monitores participam de algumas sessões para modelar, *in loco*, o comportamento dos terapeutas, possibilitando melhor aquisição e desenvolvimento de manejos clínicos e repertórios para a aplicação dos programas.

Ao término de três anos, os clientes recebem alta ou são encaminhados para instituições que atendam sem limite de tempo. Raros casos recebem alta antes dos três anos de intervenção. Também existe uma ponte entre os serviços prestados pelo curso de especialização e o CAIS-USP (Centro para o Autismo e Inclusão Social da USP, realizado no Instituto de Psicologia da USP), proporcionando atendimento nos dois espaços e treinamento intensivo para as crianças, com mais horas de intervenção semanal, além do treinamento e da orientação de pais.

Terapia analítico-comportamental de adultos

Ao longo dos anos, observou-se uma gama ampla de problemas clínicos atendidos pela equipe de terapeutas analítico-comportamentais. Os diagnósticos psiquiátricos iniciais mais comuns são transtornos de humor (principalmente depressão e transtorno bipolar), transtorno obsessivo-compulsivo, transtornos de ansiedade (principalmente pânico, agorafobia, ansiedade social, estresse pós-traumático e fobias), entre outros.

É necessário diferenciar aqui o diagnóstico psiquiátrico, absolutamente necessário, da análise funcional que os terapeutas realizam com os clientes a partir de suas queixas iniciais. Uma pessoa com transtorno bipolar (um exemplo hipotético, para fins de ilustração) talvez sequer identifique com clareza as razões de seu diagnóstico médico, não reconhecendo em si os distintos padrões de humor e suas consequências prejudiciais. O terapeuta pode eventualmente notar no cliente uma dificuldade em aderir à psicofarmacoterapia e a inabilidade para se autodescrever e fornecer informações precisas às equipes responsáveis pelo atendimento.

Um aspecto marcante das sessões iniciais refere-se à construção do vínculo entre terapeutas e cliente. Cabe aos profissionais demonstrarem, consistentemente, que ouvem o cliente e se empenham em entender seu ponto de vista sobre os problemas que o afligem, sem julgamentos morais ou preconceitos. Com a crescente sensação de que os terapeutas o respeitam, surge no cliente alguma confiança interpessoal e a esperança de que haverá ajuda eficaz.

Em paralelo, poderá se proceder à psicoeducação, processo que envolve ensinar o cliente a entender os principais aspectos da condição psiquiátrica que o afeta, as implicações dos sintomas para seus relacionamentos e outros aspectos da vida, a lógica da fármaco e da psicoterapia, pois ambas as condutas terapêuticas podem estar cercadas por preconceitos e ideias errôneas em vigor em nossa sociedade. Vale também estabelecer, se for o caso, as primeiras hipóteses clínicas. Estas podem ser relações de funcionalidade entre variáveis organísmicas (por exemplo, estar em privação de sono ou abandonar medicação) e comportamentos públicos ou privados do cliente (por exemplo, um estado subjetivo de disforia ou pressão de discurso). A terapia se caracteriza por entender o jogo entre variáveis biológicas, da história de vida e culturais e a implicação disso tudo sobre a pessoa em atendimento.

Aprender sobre as variáveis que afetam o cliente não necessariamente torna alguém capaz de mudar o comportamento próprio ou o alheio. Quantos fumantes, desejosos de se livrarem da dependência do tabaco, sabem analisar tudo com precisão e até descrever as condutas terapêuticas mais conhecidas, sem que consigam abandonar o uso daquilo que tanto mal lhes causa?

Ao longo das sessões se faz necessário motivar o cliente, estabelecer esperança de modo realista, sem manifestações de otimismo excessivo por parte do terapeuta. A relação terapeuta-cliente é terreno fértil para o cliente aprender "novos comportamentos para lidar com os seus velhos problemas", formas mais flexíveis de se relacionar com as especificidades de cada pessoa com quem ele convive. A triangularidade relacional proposta pelo tipo de atendimento oferecido, com dois terapeutas presentes na sessão, com atribuições similares, mas estilos, valores, habilidades e opiniões nem sempre em comum, pode representar um fragmento do convívio social do cliente. Há evidências de que o modo como os terapeutas consequenciam os padrões interativos apresentados pelo cliente na sessão possa beneficiar ou prejudicar mudanças comportamentais de peso no contexto extrassessão.

O critério primordial para a adoção de algum recurso e procedimento é entender sua função no contexto e os prováveis benefícios disso para o cliente e dos alunos responsáveis pelo caso.

No HU-USP, o cliente é solicitado a autorizar que as sessões sejam registradas em áudio, para fins de supervisão e aperfeiçoamento do trabalho desenvolvido. Segundo Kerbauy[19], esse recurso permite uma análise detalhada do comportamento do terapeuta, o que pode proporcionar um crescimento mais objetivo de suas habilidades[19]. Através das gravações é possível analisar as sequências de interações entre terapeuta e cliente e avaliar a maneira como ela ocorre e sua efetividade.

A maioria dos terapeutas em formação entende e acolhe bem a proposta, assim como os clientes. Os especializandos que se sentem demasiado desconfortáveis com o registro em áudio permanecem geralmente mais calados, temendo ser avaliados por seus pares e supervisor, tendo comumente recebido punições em sua história acadêmica. Há também clientes que recusam os registros em áudio, usualmente pessoas que desconfiam das intenções alheias (por exemplo, alguém com ideação delirante de que todos estão em oposição a ele/ela, ou uma pessoa que já foi traída sucessivas vezes em relacionamentos significativos) ou que precisarão relatar temas muito controversos, como aborto induzido, abusos sofridos ou aplicados a terceiros, infidelidade conjugal etc. Essa recusa precisa ser respeitada, e, de tempos em tempos, os clientes poderão ser perguntados se mudaram de posição acerca da medida.

Anualmente ocorrem entre 25 e 35 sessões, a depender dos feriados e das intercorrências. Para alguns casos, esse tempo propicia um trabalho terapêutico com começo, meio e fim, além de resultados satisfatórios sob a ótica dos participantes (HU-USP, 2019, Anais do XVI Minicongresso, Análise do Comportamento Aplicada e Terapia Comportamental). Mas nem sempre um ano bastará, e aí se oferece ao cliente a oportunidade de apenas mais um ano de atendimento, com nova dupla de terapeutas. Geralmente surgem indagações como "Vou ter de começar do zero, contar tudo novamente?". As sessões finais podem contemplar um processo de luto pela separação inevitável, e todos podem aprender muito com essa experiência.

Casos de extrema gravidade poderão ser encaminhados para instituições que atendam sem limite de sessões, numa avaliação conjunta com o setor de Psiquiatria, dentro da escassa rede assistencial gratuita ou a baixo custo. Afinal, ficar sem apoio psicológico de meados de dezembro até o final de março pode ser tempo demasiado longo para um cliente em sofrimento, com ideação suicida, ou submetido a violência doméstica, por exemplo. Alguns terapeutas se voluntariam a fazer essa ponte para seus próprios clientes, e a supervisão apoia tais iniciativas, oferecendo consultoria.

Ocasionalmente, alguma dupla de terapeutas precisa ser desfeita devido a conflitos irreconciliáveis. Nesse caso, a conduta mais frequente é analisar com qual dos profissionais o cliente poderá ser mais bem beneficiado daquele ponto em diante. Para o outro terapeuta, designa-se um novo caso clínico, a ser conduzido individualmente.

A integração entre Psiquiatria e terapia analítico-comportamental

Desde o início, abriu-se uma rica oportunidade de diálogo entre profissionais de Psiquiatria e Psicologia. Os alunos tiveram acesso a aulas sobre características dos principais transtornos psiquiátricos, sua avaliação e correspondentes condutas farmacológicas. Dispondo desses conhecimentos, ações de psicoeducação conduzidas pelos terapeutas facilitaram a adesão dos clientes à farmacoterapia. Outro aspecto interessante foi a contribuição dos terapeutas para identificar, mais precocemente, sinais de piora clínica e a coleta de informações confiáveis, que possibilitaram até a revisão de hipóteses diagnósticas iniciais. Os clientes eram esclarecidos sobre os benefícios dessa eventual troca de informações e podiam solicitar aos terapeutas a omissão de algum aspecto cuja revelação ao médico lhes trouxesse algum constrangimento. A oferta de vagas de terapia, por sua vez, abriu aos psiquiatras mais um recurso para aprimorar o tratamento de alguns pacientes.

No tratamento infantil de casos com elevado comprometimento funcional, é necessária a atuação multiprofissional. Para melhor condução dos casos, cabe aos terapeutas manterem contato com os vários profissionais, para aprofundar o entendimento das queixas e evolução do caso.

PRÁTICAS TERAPÊUTICAS DESENVOLVIDAS PELO SERVIÇO DE PSICOLOGIA DO HU-USP

O Serviço de Psicologia do HU-USP realiza atendimentos, pesquisa e ensino. Em ambulatório, atende as populações USP e externa, nas modalidades apresentadas a seguir.

Psicoterapia breve grupal de abordagem psicodinâmica

Para participar, o paciente passa por três entrevistas de triagem com o psicólogo. Nela é possível determinar o foco a ser seguido nas próximas sessões, seguindo a abordagem da psicoterapia breve, ou seja, uma psicoterapia com tempo limitado, estabelecimento de um foco a ser trabalhado e os objetivos terapêuticos a serem alcançados[20].

Nas primeiras entrevistas pré-grupo, além de serem definidos foco e objetivos, pode-se conhecer a história clínica do paciente, estabelecendo uma relação terapêutica de confiança, que facilitará o encaminhamento para o tratamento em grupo, mesmo para aqueles que apresentam certa resistência à modalidade[21].

Ao longo do tratamento, o terapeuta pode oferecer, se necessário, entrevistas individuais visando facilitar o processo grupal e favorecendo a diminuição da resistência. Sendo suficientes as primeiras sessões no grupo, a maioria não necessitará dessa entrevista posterior ao início do grupo. Mas colocar essa oportunidade ao paciente diminui possíveis receios referentes à proposta de trabalho em grupo.

No HU-USP, os pacientes acabam gostando mais desse formato do que do individual. Sentem no grupo um espaço acolhedor, com outras pessoas que têm problemas como eles, o que traz um alívio. Pessoas com dificuldades em falar acabam se identificando e refletindo com o que escutam das demais pessoas e passam a apresentar mudanças. Percebem-se diminuição de sintomas e melhor resolução de conflitos internos[22].

Segundo Yalom, a terapia de grupo breve também é efetiva no tratamento psicológico de indivíduos com doenças médicas: ela promove o enfrentamento e o manejo do estresse, reduz os sintomas do humor e ansiedade e melhora os cuidados pessoais[21].

Trabalha-se para que os pacientes adquiram percepção, autoconhecimento, reflexão e caminho para a mudança[22]. O tempo do grupo pode variar de seis meses a um ano. No final do tratamento, passam por nova entrevista individual, para avaliar o quadro geral e a necessidade ou não de encaminhamento para dar continuidade no seu processo terapêutico. Nesse momento, alguns pacientes passam a perceber a necessidade da proposta de psicoterapia individual. Outros sentem que conseguiram na terapia de grupo clarear seus conflitos atuais, sanar algumas das suas dificuldades, favorecendo a diminuição de sintomas. Sentem-se satisfeitos com a proposta e prontos para encerrar com o tratamento.

Grupo de Antitabagismo do HU-USP (GAT-HU-USP)

O Grupo de Antitabagismo do Hospital Universitário da USP oferece tratamento gratuito para quem deseja parar de fumar. Os atendimentos são feitos em grupo ou individualmente, por uma equipe multiprofissional formada por médico, psicólogo, enfermeiros, farmacêuticos, além de estagiários, residentes e voluntários.

Como ilustra a Figura 1, o tratamento com foco na dependência psicológica é realizado nos formatos grupal e individual. Tem início nos grupos de cessação e continua nos grupos de manutenção por até um ano, depois de o participante ter parado de fumar. Os tabagistas que apresentam dificuldades em parar, ou que tiveram recaída, participam de uma entrevista individual com a psicóloga, para melhor avaliação do seu processo de cessação do tabagismo. A abordagem terapêutica realizada é, basicamente, a da terapia cognitivo-comportamen-

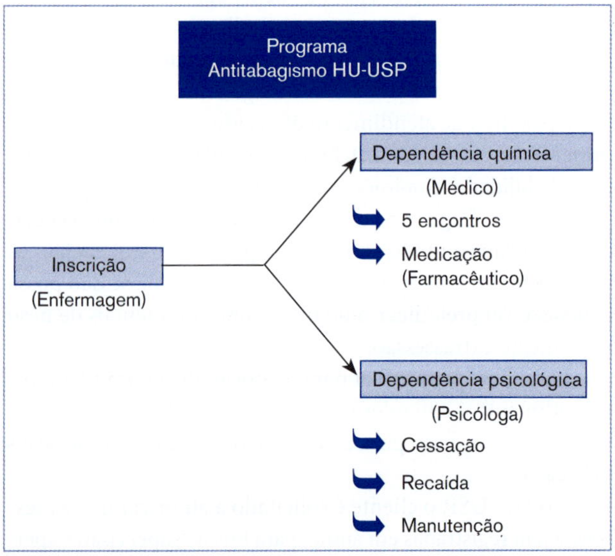

Figura 1 Fluxograma do Grupo de Antitabagismo do Hospital Universitário da Universidade de São Paulo (HU-USP).

tal. Ela consiste na detecção de situações de risco de recaída e no desenvolvimento de estratégias de enfrentamento. Para isso, podem-se utilizar estratégias de controle de estímulos, técnicas de relaxamento e de intervenção sobre comportamentos governados por crenças distorcidas[23,24].

Em grupos de antitabagismo, sempre se pesquisam gatilhos que favorecem o comportamento de fumar para a prevenção da recaída. O fumante deverá evitar as situações que produzem a vontade de fumar, engajando-se em atividades concorrentes, pensando que deve procurar novos comportamentos para substituir o hábito de fumar[24]. É importante que os programas de tratamento do tabagismo incluam medidas de manutenção. O dependente deixa de consumir o tabaco, mas continua em tratamento para evitar a recaída[25]. É preciso ampliar o repertório comportamental para lidar com a vontade de fumar, e para tal são ensinadas técnicas cognitivas de confronto de pensamentos[26].

O Serviço de Psicologia realiza estudos para delinear o processo de parar de fumar e aprimoramento do programa. Por meio de contatos telefônicos, são resgatados pacientes que não participavam mais do grupo. É importante esclarecer ao ex-fumante que este deverá ser sempre cuidadoso e não subestimar a chance de recidiva. Gatilhos como crise emocional, estresse e nervosismo foram os mais citados como razões para que as pessoas recaíssem após terem parado de fumar. Café e bebida alcoólica, festas e encontros sociais também foram citados. Unidades da USP como a Odontologia buscam o serviço para realizações de pesquisas dos alunos de pós-graduação. Além disso, profissionais de saúde de outras instituições, interessados em montar um programa de antitabagismo em sua unidade, procuram o serviço para aprender a implantar a proposta.

Anualmente, organizamos jornadas de antitabagismo para o Dia Mundial sem Tabaco e o Dia Nacional de Combate ao Fumo.

Grupo de Abordagem do Stress e Qualidade de Vida

Segundo Lipp[27], o estresse é uma reação que envolve componentes físicos, psicológicos, mentais e hormonais. Ocorre diante de qualquer desafio, positivo ou negativo, real ou imaginário, que exija grande adaptação e que produza desgaste no organismo. É um estado de tensão que produz desequilíbrio no funcionamento global e enfraquece o sistema imunológico, deixando a pessoa sujeita a infecções e doenças.

Qualidade de vida é, por sua vez, a percepção de bem-estar; a partir das necessidades individuais, do ambiente social e econômico e das expectativas de vida, considerando-se o fórum individual. As relações entre trabalho e qualidade de vida representam hoje crescente necessidade de valorização das condições de trabalho[28]. Funcionários da USP vêm apresentando sintomas de estresse e expõem suas queixas em consultas médicas.

O Grupo de Abordagem do Stress é uma proposta de grupo temático de dez encontros, com o objetivo de identificar os sintomas de estresse, seus fatores externos e internos e, a partir de então, descobrir estratégias que possam diminuir esses sintomas. Os pacientes encaminhados passam por uma triagem na qual se aplica o inventário de sintomas de estresse de Lipp[27], para avaliar se há ou não estresse, se este é físico ou psicológico e em qual fase se encontra. Dessa forma, é possível chegar a uma medida do nível de estresse que cada paciente do grupo está passando e formular estratégias compatíveis. No final, é agendada nova entrevista individual, para avaliar a necessidade de encaminhamento para outras propostas.

No estudo que realizamos com 75 funcionários do HU-USP, 39% apresentaram sintomas de estresse e 61% não apresentaram. A proposta em grupo propicia a troca e a descoberta de vivências semelhantes. A partir disso, buscam-se respostas de forma coletiva. Pacientes relatam que se sentem melhor ao descobrir colegas que estão passando pelas mesmas situações e aprendem ferramentas para lidar com o estresse e as situações difíceis. Percebemos nos pacientes uma postura inicial de acomodação em seus problemas, e a participação em grupos como esses propicia um movimento para a mudança.

Participação no projeto do Serviço de Humanização do HU-USP

A humanização é um tema frequente nos serviços públicos de saúde, nos textos oficiais e nas publicações da área da Saúde Coletiva. No HU-USP, foi proposta como um processo de mudança de cultura institucional, visando criar espaços de reflexão e diálogo sobre valores que permeiam as práticas institucionais, como também possibilitar a desconstrução e reconstrução de conceitos sobre a humanização, resultando em estímulo à mudança de comportamento e atitude, ao longo de extenso período de maturação[29].

A partir disso, idealizou-se um projeto por meio da música, inicialmente para funcionários, como proposta de humanizar o hospital, reconhecendo seus efeitos positivos sobre as pessoas. Principalmente em hospitais, onde o ambiente costuma ser de tensão, a música pode surgir como forma de descontração e até de possível melhora no relacionamento entre os profissionais e destes com os pacientes. O critério para admissão no grupo se pautou em funcionários do hospital que tivessem alguma proximidade com algum instrumento musical e/ou canto e que tivessem interesse em participar do projeto.

O projeto está em fase de construção e acontece quinzenalmente, em dois turnos de trabalho. Ideias futuras envolvem a promoção de apresentações nos principais espaços do hospital, para garantir maior abrangência de público, ou mesmo saraus, para que outros funcionários também possam participar. Embora esteja no início, já se percebe algum efeito positivo, seja pelas expressões de sorriso no rosto, seja pela maior motivação dos participantes. Alternativas simples como essas podem colaborar para melhorar a qualidade de vida dos funcionários e, consequentemente, proporcionar um ambiente hospitalar mais humanizado.

Para aprofundamento

- Cooper JO, Heron TE, Heward WL. Applied behavior analysis. 2. ed. Upper Saddle River: Pearson; 2007.
  - ⇨ **Este livro apresenta aspectos fundamentais da ABA e revela-se um guia teórico e prático para o exercício profissional.**
- Holman GI, Kanter J, Tsai M, Kohlenberg RJ. Functional analytic psychotherapy made simple: a practical guide to therapeutic relationships. Oakland: New Harbinger; 2017.
  - ⇨ **Através deste livro, o terapeuta em formação poderá conhecer as bases da Psicoterapia Analítica Funcional (FAP) e dela se beneficiar ao longo dos seus atendimentos, construindo relações terapeuta-cliente transformadoras, afetivas e efetivas.**
- Wielenska RC, Oshiro CKB. FAP group supervision: reporting educational experiences at the University of São Paulo, Brazil. Int J Behav Consult Ther. 2012;7(2-3):177.
  - ⇨ **Este artigo delineia um modelo de supervisão clínica que pode facilitar a formação de terapeutas analítico-comportamentais.**

REFERÊNCIAS BIBLIOGRÁFICAS

1. Fernandes LFB, Miyazak, MCOS, Silvares EFM. Caracterização da supervisão em um centro formador de Psicologia da Saúde. Estud Psicol. 2015;32(3):499-509.
2. Bitondi FR, Setem J. A importância das habilidades terapêuticas e da supervisão clínica: uma revisão de conceitos. Revista Brasileira Multidisciplinar. 2007;11(1):203-12.
3. Starling RR. Formação de terapeutas analítico-comportamentais: colocando o modelo sob as contingências do modelado. In: Teixeira MAS, organizador. Ciência do comportamento: conhecer e avançar. Santo André: ESETec; 2002.
4. Hübner MMC, Abreu PR, Magalhães A, Callonere A, Reis C, Hübner L. Psicologia da saúde, psicologia hospitalar e análise do comportamento. In: Humes EC, Vieira MEB, Fráguas Jr. R, Hübner MMC, Olmos RD, organizadores. Psiquiatria interdisciplinar. 1. ed. Barueri: Manole; 2016. p. 13-8.
5. Zanon RB, Backes B, Bosa CA. Identificação dos primeiros sintomas do autismo pelos pais. Psic Teor e Pesq. 2014;30(1):25-33.
6. American Psychiatric Association. DSM-5: Manual diagnóstico e estatístico de transtornos mentais. Porto Alegre: Artmed; 2014.
7. Organização Mundial da Saúde. Classificação Estatística Internacional de Doenças e Problemas Relacionados à Saúde: CID-10. 3. ed. São Paulo: EDUSP; 1996.
8. Hübner L, Hübner MMC, Sousa MVAB, Tardem F. Terapia comportamental para autismo: análise do comportamento aplicada. In: Antúnez AEA, Safra G, organizadores. Psicologia clínica: da graduação à pós-graduação. Rio de Janeiro: Atheneu; 2018.
9. Lovaas OI. Behavioral treatment and normal educational and intellectual functioning in young autistic children. J Consult Clin Psychol. 1987;55(1): 3-9.
10. Landa R. Early communication development and intervention for children with autism. Ment Retard Dev Disabil Res Rev. 2007;13(1):16-25.
11. Sundberg ML. VB-MAPP – Verbal Behavior Milestones Assessment and Placement Program: a language and social skills assessment program for children with autism or other developmental disabilities. 2. ed. AVB Press; 2008.
12. Bosch S, Fuqua RW. Behavioral cusps: a model for selecting target behaviors. J Appl Behav Anal. 2001;34(1): 123-5.
13. Carter CM, Harrower JK, Koegel LK, Koegel RL. Pivotal response intervention I: overview of approach. Res Pract Persons Severe Disabl. 1999;24(3):174-85.
14. Zaro JS, Barach R, Nedelman DJ, Dreiblatt IS. Introdução à prática psicoterapêutica. São Paulo: EPU; 1980.
15. Buck H. The efficacy of behavior skills training: a literature review. Carbondale. Dissertação [Mestrado em Análise do Comportamento] – Department of Behavior Analysis and Therapy in the Graduate School, Southern Illinois University; 2014.
16. Miltenberger RG, Gatheridge BJ, Satterlund M, Egemo-Helm KR, Johnson BM, Jostad C, et al. Teaching safety skills to children to prevent gun play: an evaluation of in situ training. J Appl Behav Anal. 2005;38(3):395-8.
17. Souza VB, Orti NP, Bolsoni-Silva AT. Role-playing como estratégia facilitadora da análise funcional em contexto clínico. Rev Bras Ter Comport Cogn. 2012;14(3):102-22.
18. Del Prette A, Del Prette ZAP. Psicologia das habilidades sociais: terapia e educação. Petrópolis: Vozes; 1999.
19. Kerbauy RR. O repertório do terapeuta sob ótica do supervisor e da prática clínica. In Guilhardi HJ, Madi MBBP, Queiroz PP, Seoz MC, organizadores. Sobre comportamento e cognição: contribuições para a construção da teoria do comportamento. Santo André, SP: ESETec; 2001.
20. Malan D. Fronteiras da psicoterapia breve. Porto Alegre: Artmed; 1981.
21. Yalom ID, Leszcz M. Psicoterapia de grupo: teoria e prática. Porto Alegre: Artmed; 2005.
22. Mascarenhas E. Grupo não é psicoterapia de pobre. In: Py LA, et al. Grupo sobre grupo. Rio de Janeiro: Rocco; 1987.
23. Sardinha A, Oliva AD, D´Augustin J, Ribeiro F, Falcone EMO. Intervenção cognitivo-comportamental com grupos para o abandono do cigarro. Rev Bras Ter Cogn. 2005;1(1):83-90.
24. Souza ETC. Quais são os principais aspectos socioambientais, comportamentais e emocionais da recaída?. In: Araújo, Alberto José de (org.). Manual de condutas e práticas em tabagismo, 1ed. São Paulo: AC Farmacêutica; 2012. p. 353-5.
25. Souza ETC et al. Identificação de gatilhos num programa antitabágico de um Hospital Universitário; 2014. (Apresentação de Trabalho/Simpósio.)
26. Cruz E. Prevenção do consumo de tabaco em crianças e adolescentes. In: Mieli M, Aguchiku E, Giacomini N, organizadores. Prevenção precoce na infância e adolescência dos problemas de saúde presentes nos adultos. Curitiba: CRV; 2015.
27. Lipp M, Tricoli V, organizadores. Relacionamentos interpessoais no século XXI e o stress emocional. Novo Hamburgo: Sinopsys; 2014.
28. Limongi França AC. Promoção de saúde e qualidade de vida no trabalho: o desafio da gestão integrada. In: Rossi AM, Quick JC, Perrewé PL, organizadores. Stress e qualidade de vida no trabalho: o positivo e o negativo. São Paulo: Atlas; 2009.
29. Rodrigues MAS, Rios IC. Considerações sobre gestão da humanização hospitalar: o caso do hospital universitário da Universidade de São Paulo. Organicom. 2017;(26):257-71.
30. Becoña EI. Programa para deixar de fumar. Santiago de Compostela: Servicio de Publicacións e Intercambio Científico da Universidade de Santiago de Compostela; 1993.
31. Limongi França AC, Rodrigues AL. Stress e trabalho: uma abordagem psicossomática. 4. ed. São Paulo: Atlas; 2013.
32. Lipp MEN, organizador. O stress no Brasil: pesquisas avançadas. Campinas: Papirus; 2004.
33. Lipp MEN. Stress no trabalho: implicações para a pessoa e para a empresa. In: Sobrinho FPN, Nassaralla I, organizadores. Pedagogia institucional: fatores humanos nas organizações. Rio de Janeiro: Zit Editora; 2005.
34. Lipp MEN. Manual do inventario de sintomas de stress para adultos de Lipp (ISSL). 2. ed. São Paulo: Casa do Psicólogo; 2002.
35. Sadir MA, Bignotto MM, Lipp MEN. Stress e qualidade de vida: influência de algumas variáveis pessoais. Paidéia. 2010;20(45):73-81.
36. Reichert J, Araújo AJ, Gonçalves CMC, Godoy I, Chatkin JM, Sales MPU, et al. Diretrizes para cessação do tabagismo. J Bras Pneumol. 2008;34(10):845-80.
37. Rios IC. Humanização: a essência da ação técnica e ética nas práticas de saúde. Rev Bras Educ Med. 2009;33(2):253-61.

7

Intervenções psicossociais no hospital geral

Marcio Eduardo Bergamini Vieira

Sumário

Pontos-chave

- Compreender as particularidades das questões psicossociais das diversas populações que estão no ambiente do hospital geral.
- Compreender a intervenção psicossocial junto aos pacientes e às equipes como estratégias eficazes e cujo conhecimento é necessário e o domínio é desejável.
- Compreender que as questões psicossociais podem ser trabalhadas tanto com os pacientes e seus familiares, quanto com os profissionais de assistência.

INTRODUÇÃO

Uma das maiores dificuldades deste capítulo está em definir quais seriam as questões psicossociais a serem avaliadas e quais seriam as possíveis intervenções para cada uma delas. Em muitos trabalhos, existem milhares de possíveis alterações que poderiam receber algum tipo de intervenção psicossocial intra-hospitalar e, uma vez podendo receber essa intervenção, qual seria e como compará-la com um controle ou com as demais intervenções. Alguns trabalhos falam em intervenções genéricas como o riso ,entendendo o humor como algo vital para o indivíduo e melhor do que a raiva ou a negação[1], mas saber se a melhora é estatisticamente significativa acaba virando a questão da maior parte dos pesquisadores. É fato que alguns pacientes se sentem tão bem com este tipo de intervenção, que o Sr. Kenneth B. Schwartz resolveu contar sua história e fazer sua parte no mundo. Ironicamente, foi diagnosticado com câncer de pulmão e era um indivíduo que comia bem, não fumava e praticava exercícios físicos regularmente. Durante o período de tratamento, Kenneth percebeu que aquilo que mais importava durante a doença era a conexão entre o paciente e seus profissionais assistentes. Neste período também escreveu sua experiência num artigo chamado "uma história de paciente" e fundou um centro para realizar tratamento humanizado para pacientes do Hospital Geral de Massachusetts[2].

INTERVENÇÕES COM CRIANÇAS E ADOLESCENTES

Quando avaliamos os trabalhos científicos que descrevem tratamento de crianças portadoras de algum tipo de malformação congênita de resolução cirúrgica, observamos que nas últimas décadas, menos de 1% deles mencionavam os impactos psicossociais que estas condições causavam. É importante perceber que estes impactos psicossociais podem atravessar a adolescência e chegar à fase adulta do indivíduo, com uma série de consequências, principalmente relacionadas à saúde mental[3]. O trabalho menciona vários direcionamentos possíveis para evitar este tipo de consequência, tais como intervenção multidisciplinar longitudinal (não relacionada apenas ao período de infância) e programas de suporte psicossocial, sem entretanto especificar quais seriam estas intervenções e sem descrever quais os resultados destas intervenções. Desta forma, percebemos que os problemas psicossociais são muito variados e as formas de intervenção são igualmente diversas, o que dificulta sua avaliação e a mensuração de sua eficácia.

Uma revisão sistemática avaliando unidades de terapia intensiva neonatal mostrou que as diversas intervenções psicossociais realizadas com os pais dos neonatos internados nestes espaços não obteve resultados expressivos, apesar de reforçar que este cuidado aos pais seria fundamental[4].

Um estudo holandês com crianças portadoras de hemofilia conseguiu criar um sistema estratificado de intervenções psicossociais que envolvem toda a equipe assistencial, cada um desenvolvendo o seu papel. O pediatra especialista em hemofilia começa com a detecção inicial de questões psicossociais da criança e a orienta sobre todas as suas necessidades e terapêuticas necessárias. Na sequência, um enfermeiro orienta sobre os procedimentos a serem adotados e dá continuidade à avaliação psicossocial. Se houver necessidade, um psicólogo pode ser chamado para dar suporte às dificuldades individuais e melhorar as estratégias de enfrentamento, bem como um assistente social pode trabalhar com questões relacionadas às autoridades (como finanças, domicílio e seguros de saúde). Eventualmente, um fisioterapeuta pode auxiliar nas orientações sobre como lidar com sangramentos e quais os tipos de exercícios e práticas esportivas que a criança pode desenvolver. Paralelamente a todo este trabalho, existe um acompanhamento através de um site de internet onde eles monitorizam aspectos de qualidade de vida do paciente e podem auxiliá-lo neste processo, além de estratégias de educação psicossocial na escola e na sociedade[5]. Como estratégias diretas, eles utilizam um processo cognitivo comportamental denominado "*on track*", que se trata de um programa de intervenção em grupo direcionado para portadores de quadros clínicos crônicos e foca em estratégias de enfrentamento, promoção de resiliência e prevenção de problemas psicossociais. Desenvolveram ainda um jogo de tabuleiro que pode ser jogado individualmente ou até em pequenos grupos para estimular e avaliar a compreensão sobre a patologia, estimular o auto cuidado e as estratégias de enfrentamento, potencializando a psicoeducação[5].

Em outro estudo de revisão, foram analisadas publicações relacionadas às intervenções não psicofarmacológicas para crianças com câncer que estivessem apresentando fadiga importante. Estas intervenções eram, em sua maioria, relacionadas a massagens, intervenções baseadas em exercícios e também por meio de intervenções baseadas em cuidado de enfermagem (estudo realizado em contexto de quimioterapia onde as crianças foram encorajadas a desenhar, ouvir música, entre outras atividades, ao invés de receberem cuidados padrão em enfermagem). Apesar dos trabalhos mostrarem que estas intervenções trouxeram alguma melhora para estas crianças, nenhum destes apresentou dados estatisticamente significativos[6].

Quando analisamos as intervenções em adolescentes, vemos que elas representam uma continuidade das intervenções propostas para as crianças em desenvolvimento, mas aqui destacamos aquelas voltadas para a sexualidade do adolescente. Alguns trabalhos falam sobre a possiblidade de se desenvolver jogos que possam falar de sexo e descrevem a existência de um em especial, que seria o jogo de tabuleiro chamado de SeCZ TaLK, que pode ser aplicado em ambiente hospitalar[7].

INTERVENÇÕES EM ADULTOS

As possíveis intervenções costumam variar entre informação e psicoeducação, ocorrem num contexto frequentemente multidisciplinar e incluem abordagens diretivas (cognitivas e/ou comportamentais) ou não diretivas (dinâmica ou de suporte)[8].

A maior parte dos trabalhos, em diferentes grupos de patologias de base e diferentes tipos de abordagens, seguem sem evidência robusta de resultados[8-11]. Mesmo as intervenções empáticas que podem ser fornecidas para pacientes tentaram suicídio e recebem o atendimento inicial em unidades de emergência de hospitais gerais não possuem um significado estatístico grande e precisam de mais estudos para serem endossadas[12], apesar do consenso popular já aprovar a utilização deste tipo de estratégia.

Mesmo dentro dos processos de terminalidade e dos cuidados psicossociais existentes, os dados são insuficientes e faltam dados de qualidade[13,14].

ATIVIDADE RELIGIOSA

Trabalhar com a perspectiva religiosa dentro de um hospital geral sempre foi um desafio, tanto pela necessidade de organização desta atividade espiritual dentro da instituição, quanto pela necessidade de adequação do que é pregado para sua população alvo. Avaliar a eficácia deste tipo de intervenção sempre foi bastante difícil e a maioria dos dados obtidos são muito mais qualitativos, muitas vezes em forma de relatos de caso ou de carta ao editor, do que estudos quantitativos, incluindo os estudos caso-controle[15,16].

Como conclusões, estes estudos apontam que a religião/espiritualidade auxiliam na recuperação e/ou no conforto aos pacientes e a seus familiares e que a publicação destes dados ajudam a fazer com que estes serviços inseridos em hospitais gerais possam solidificar seus espaços dentro das unidades hospitalares, desde que sejam capazes de compreender a diversidade/multiplicidade de crenças e interagir com elas[15,16].

GRUPOS BALINT

Os pacientes não são os únicos dentro de um hospital a se beneficiar com a possibilidade de contato com intervenções psicossociais. O trabalho em hospitais gerais costuma ser exaustivo e os plantões tendem a ser bastante puxados. Existe uma transição na moderna medicina onde o paradigma da forma clássica de assistência, centrada na doença, deu espaço para algo centrado no paciente. Este tipo de cuidado parece ter melhorado a percepção de qualidade de vida dos pacientes, mas se for aplicado de maneira incisiva, pode aumentar o risco de sobrecarga e, consequentemente de adoecimento de seus cuidadores, especialmente quando não existe um trabalho de equipe bem estruturado[17]. Estudos mostram uma prevalência de 75% dos médicos apresentando *burnout* e parece que a tendência é a de que estes casos venham a ocorrer cada vez mais precocemente com estes profissionais[18]. Alguns pesquisadores tentaram melhorar as questões organizacionais de sobrecarga no trabalho e perceberam que estas não foram suficientes para controlar o aparecimento de estresse na população de cuidadores, o que reforçou a hipótese de que aspectos organizacionais têm importância na gênese da sobrecarga, mas que aspectos individuais também têm seu impacto[18].

Importante perceber como os médicos e demais profissionais de assistência são submetidos a uma pressão intensa, seja pela própria sobrecarga de trabalho, pressão por resultados e sua percepção de responsabilidade sobre suas condutas, mas também por uma certa inabilidade de nomear/falar sobre seus sentimentos (alexitimia), ainda mais se considerarmos que a educação médica frequentemente encoraja a existência deste tipo de comportamento como um "estereótipo de cuidado heroico"[17]. Este tipo de dificuldade se apresenta de maneira bem mais frequente em equipes de cuidados paliativos, onde a pressão pelo cuidado centrado no paciente ainda é somada às dificuldades habitualmente encontradas neste grupo de pacientes, como o sentimento da impossibilidade de cura, a exposição repetitiva à morte, a dependência emocional do paciente, entre outras). Desta forma, o desenvolvimento de uma sobrecarga é algo quase que inevitável, culminando em *burnout*, entre outras consequências, como erros em sua prática profissional[18].

Em 1957, um médico chamado Michael Balint descreve em um livro chamado *O médico, seu paciente e a doença*, a prática reflexiva através de grupos nos quais seus participantes têm a oportunidade de discutir os aspectos psicológicos de suas relações com seus pacientes. Estas reflexões ocorriam num cenário de confidencialidade e de suporte emocional[19,20]. A proposta de Balint para seus grupos era a de "examinar as relações entre o médico e seu paciente para observar os sentimentos gerados no médico como sendo possivelmente parte do mundo do paciente e então esta reflexão para benefício deste último e, se este não parecesse fazer parte do mundo do paciente, mas do médico, poderiam ajudar também (mecanismos de transferência e contra transferência)"[20,21]. Inicialmente criado para ser aplicado e conduzido por médicos generalistas, os grupos passaram a ser utilizados amplamente por outros profissionais de saúde, além de residentes em psiquiatria e até acadêmicos de medicina em formação[19,20,22].

A estruturação de um grupo Balint normalmente começa com um profissional sendo solicitado a apresentar um caso adequado para apresentar aos demais membros (um resumo de aproximadamente 10 minutos). O grupo então é solicitado a fazer perguntas esclarecedoras para compreender melhor o caso apresentado. Ao final deste momento, o apresentador do caso se senta ao fundo da sala e não toma parte da discussão sobre o que foi apresentado, sendo que os demais participantes discutem a apresentação por um período de aproximadamente 30 minutos, sendo encorajados pelo líder (às vezes líderes) do grupo a discutir todos os aspectos da relação estabelecida entre o médico e seu paciente. O apresentador do caso é convidado a retornar ao grupo e a contribuir com a discussão realizada pelos minutos finais da realização do encontro. Neste processo, os envolvidos são instados a falar sobre relações interpessoais e as emoções que estas geram em si mesmos e nos outros. Ao mesmo tempo que um grupo possa ajudar a "solucionar" um determinado caso, muitas vezes os participantes poderão sair de suas discussões com muito mais perguntas do que respostas, já que as "soluções" são ativamente desencorajadas pelos facilitadores. A ideia existente no grupo é a de reflexão, percepção, observação, nomeação, e não necessariamente uma resolução[19,20,22].

Os estudos mostram que a estruturação de grupos Balint podem avaliar e discutir aspectos como a alexitimia, o estresse percebido, o suporte social percebido e o *burnout* entre os profissionais da saúde de um hospital geral e melhorar as percepções de como estas condições os acomete, desenvolvendo um papel de proteção para estas equipes. Importante salientar que os estudos tendem a demonstrar que os escores de *burnout* não diminuem quantitativamente, mas qualitativamente, isto é, minimizam os escores globais de sintomas, tais como exaustão emocional e despersonalização[17].

Para que um grupo Balint tenha sucesso, existe a necessidade de os participantes serem informados sobre como funciona o grupo, sua frequência, seus limites éticos e a confidencialidade nas discussões. Uma vez que o grupo esteja formado, o líder (ou líderes, se houver mais de um) precisará explicar os caminhos que serão utilizados, as questões que o grupo pretenderá abordar e as regras para se atingir esse(s) objetivo(s). O líder precisa fazer intervenções claras, ter a distribuição do tempo de execução do grupo sob controle, lidar confortavelmente com incertezas (elas certamente existirão), elaborar pensamentos e sentimentos que apareçam nas discussões, legitimar emoções, assumir diferentes papéis, ser empático com o processo do grupo, criando regras e limites se e quando necessário, proteger o apresentador e/ou membros de alguma eventual discriminação, respeitando todos os pontos de vista e permitindo voz para todos[19,20,23].

Como dificuldades para a aplicação do processo dentro de hospitais gerais, temos a ideia de que nem todas as instituições dariam suporte logístico a este tipo de atividade, já que seus profissionais precisariam ser liberados de seus trabalhos para a realização destes grupos, bem como pelo fato de nem todas as pessoas se sentirem à vontade para discorrer sobre um determinado caso, seja como apresentador, seja como debatedor. Além disso, nem todos os participantes se sentem confortáveis com a ideia de saírem de uma discussão sem uma solução, apenas com novas reflexões[19].

INTERVENÇÕES BASEADAS EM PRINCÍPIOS COGNITIVOS OU COMPORTAMENTAIS

Estas intervenções para profissionais de saúde descritas em diversos estudos foram bastante diversas, compreendendo estratégias de enfrentamento, gerenciamento de estresse, *mindfullness*, técnicas de comunicação e técnicas de reavaliação cognitiva, para a melhora de *burnout* e de estresse em geral. Como resultado geral, estas técnicas parecem ter resultado significativo, usando parâmetros quantitativos como frequência cardíaca, por exemplo, para determinação de eficácia[18].

CONSIDERAÇÕES FINAIS

Como mencionado anteriormente, intervenções psicossociais em hospitais gerais são diversas, em contextos diversos e, portanto, de difícil mensuração. Entretanto, existe um consenso para que estas intervenções diversas possam ser aplicadas para melhorar a percepção de qualidade de vida de nossos pacientes e das equipes que os assistem.

Vinheta clínica

Médico de um hospital geral passa a atender um paciente com diabetes mellitus tipo 2 que, como complicação clínica, apresenta uma necrose de extremidade em membro inferior direito, acometendo todos os pododáctilos. Necessitando de um processo de correção cirúrgica da lesão, o paciente começa a se introverter e a não mais interagir com a equipe assistencial. O profissional médico tenta conversar com ele e acaba sendo recebido com agressividade verbal pelo paciente e, prontamente, devolve a agressão verbal. Sai do quarto preocupado e procura a equipe de interconsulta psiquiátrica do hospital, que sugere a participação deste num grupo tipo Balint. Ao expor o caso para o grupo e ao presenciar a discussão que foi feita sobre o tema, o médico passa a refletir sobre as questões do paciente, sobre suas próprias questões, e se propõe a ter um pouco mais de paciência com este paciente e a entender a dificuldade pela qual o paciente tem passado.

Para aprofundamento

- https://www.sbmfc.org.br/noticias/balint/.
  ⇨ **Para o contato com a Associação Brasileira de Balint, sua origem e suas possibilidades.**

REFERÊNCIAS BIBLIOGRÁFICAS

1. Penson RT, Partridge RA, Rudd P, Seiden MV, Nelson JE, Chabner BA, et al. Laughter: the best medicine? Oncologist. 2005;10(8):651-60.
2. Schwartz C. Who are we / The Schwartz Center at Massachussets General Hospital [cited 2020 march]. Disponível em: https://www.theschwartzcenter.org/about/who-we-are.
3. Diseth TH, Emblem R. Long-term psychosocial consequences of surgical congenital malformations. Semin Pediatr Surg. 2017;26(5):286-94.
4. Sabnis A, Fojo S, Nayak SS, Lopez E, Tarn DM, Zeltzer L. Reducing parental trauma and stress in neonatal intensive care: systematic review and meta-analysis of hospital interventions. J Perinatol. 2019;39(3):375-86.
5. Limperg PF, Haverman L, Beijlevelt M, van der Pot M, Zaal G, de Boer WA, et al. Psychosocial care for children with haemophilia and their parents in the Netherlands. Haemophilia. 2017;23(3):362-9.
6. Bhardwaj T, Koffman J. Non-pharmacological interventions for management of fatigue among children with cancer: systematic review of existing practices and their effectiveness. BMJ Support Palliat Care. 2017;7(4):404-14.
7. Aujoulat I, Dechene S, Lahaye M. Non-disease specific health promotion interventions for chronically ill adolescents in medical settings: a systematic review. Front Public Health. 2018;6:301.
8. Razavi D, Delvaux N. The psychiatrist's perspective on quality of life and quality of care in oncology: concepts, symptom management, communication issues. Eur J Cancer. 1995;31A Suppl 6:S25-9.
9. Alexiou KI, Roushias A, Varitimidis SE, Malizos KN. Quality of life and psychological consequences in elderly patients after a hip fracture: a review. Clin Interv Aging. 2018;13:143-50.
10. Feast AR, White N, Candy B, Kupeli N, Sampson EL. The effectiveness of interventions to improve the care and management of people with dementia in general hospitals: A systematic review. Int J Geriatr Psychiatry. 2020.
11. Hawton K, Witt KG, Taylor Salisbury TL, Arensman E, Gunnell D, Hazell P, et al. Psychosocial interventions for self-harm in adults. Cochrane Database Syst Rev. 2016(5):Cd012189.
12. Shand F, Vogl L, Robinson J. Improving patient care after a suicide attempt. Australas Psychiatry. 2018;26(2):145-8.
13. Waller A, Dodd N, Tattersall MHN, Nair B, Sanson-Fisher R. Improving hospital-based end of life care processes and outcomes: a systematic review of research output, quality and effectiveness. BMC Palliat Care. 2017;16(1):34.
14. Singer AE, Goebel JR, Kim YS, Dy SM, Ahluwalia SC, Clifford M, et al. Populations and interventions for palliative and end-of-life care: a systematic review. J Palliat Med. 2016;19(9):995-1008.
15. Damiano RF, Costa LA, Viana MTSA, Moreira-Almeida A, Lucchetti ALG, Lucchetti G. Brazilian scientific articles on Spirituality, Religion and Health. Archives of Clinical Psychiatry (São Paulo). 2016;43:11-6.
16. Proserpio T, Piccinelli C, Clerici CA. Pastoral care in hospitals: a literature review. Tumori. 2011;97(5):666-71.
17. **Popa-Velea O, Trutescu CI, Diaconescu LV. The impact of Balint work on alexithymia, perceived stress, perceived social support and burnout among physicians working in palliative care: a longitudinal study. Int J Occup Med Environ Health. 2019;32(1):53-63.**
    ⇨ **Este trabalho evidencia a importância dos grupos Balint na possibilidade de singificar sentimentos entre profissionais de saúde médicos.**
18. **Clough BA, March S, Chan RJ, Casey LM, Phillips R, Ireland MJ. Psychosocial interventions for managing occupational stress and burnout among medical doctors: a systematic review. Syst Rev. 2017;6(1):144.**
    ⇨ **Este trabalho discute o burnout e o estresse entre médicos de um hospital e as possíveis intervenções nestes casos.**
19. **Douglas L, Feeney L. An established practice in new surroundings: concepts, challenges, pitfalls and guidelines for NCHD Balint Groups. Ir J Psychol Med. 2017;1-5.**
    ⇨ **Este trabalho discute a realização de grupos Balint e a caracterização de como são realizados.**
20. McKensey A, Sullivan L. Balint groups - helping trainee psychiatrists make even better use of themselves. Australas Psychiatry. 2016;24(1):84-7.
21. Balint M. The Doctor, His Patient and the illness. Londres: Churchill Livingstone; 1957.
22. Parker SD, Leggett A. Reflecting on our practice: an evaluation of Balint groups for medical students in psychiatry. Australas Psychiatry. 2014;22(2):190-4.
23. Marion-Veyron R, Tzartzas K, Saraga M. What remains of our Balints?. Rev Med Suisse. 2017;13(549):360-2.

Índice remissivo

A

B

C

D

E

F

G

H

I

J

L

M

Q

R

S

T

V

X

Y

Z